Hamid Abdolvahab-Emminger (Hrsg.)

EXAPLAN

Weitere Bücher und CD-ROMs von Ullstein Medical

Lohr/Keppler
Innere Medizin
Kompendium für Studium und Klinik
2., überarbeitete und aktualisierte Auflage
10/1998. ca. 800 Seiten, ca. 368 Abb., 57 Tab.
Format 14,5 cm × 21,5 cm. Softcover
ISBN 3-86126-182-0
Erscheint jährlich neu!

von Lieven/Flegel/Manegold (Hrsg.)
Strahlenschutz – Informationskurs
Vermittlung von Kenntnissen im Strahlenschutz für Ärzte in der Röntgendiagnostik nach § 23 Abs. 2 der Röntgenverordnung von 1987
1998. 104 Seiten, 18 Abb., 19 Tab.
Format 14,5 cm × 21,5 cm. Softcover
ISBN 3-86126-172-3

Fletcher/Fletcher/Wagner
Klinische Epidemiologie
Grundlagen und Anwendung
11/1998. ca. 400 Seiten, ca. 86 s/w-Abb., ca. 36 Tab.
Format 14,5 cm × 21,5 cm
ISBN 3-86126-147-2
Deutschsprachige Ausgabe adaptiert und herausgegeben von Johannes Haerting und Christoph Rink

Heinemeyer/Fabian (Hrsg.)
Der Vergiftungs- und Drogennotfall
Dritte, vollständig überarbeitete und erweiterte Auflage
1997. 190 Seiten, 11 Tab., 10 s/w-Abb.
Format 12,0 cm × 19,0 cm. Kunststoffeinband
ISBN 3-86126-145-6

Dragutin Novosel
WinHeart® 2.0
EKG-Trainingsprogramm
1998. CD-ROM (Windows)
ISBN 3-86126-923-6

Bayerische Landesärztekammer – Akademie für ärztliche Fortbildung (Hrsg.)
Schutzimpfungen
1999. Multimedia-CD-ROM (Windows)
ISBN 3-86126-926-0

Informationen über unsere Neuerscheinungen finden Sie im Internet unter http://www.UllsteinMedical.de

Hamid Abdolvahab-Emminger (Hrsg.)

EXAPLAN

Das Kompendium der klinischen Medizin
2., vollständig überarbeitete und erweiterte Auflage

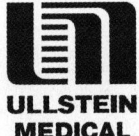

ULLSTEIN
MEDICAL

Herausgeber:
Dr. med. Hamid Abdolvahab-Emminger
Bansastr. 9, 63263 Neu-Isenburg

Die Deutsche Bibliothek – CIP-Einheitsaufnahme

Exaplan : das Kompendium der klinischen Medizin / Hamid Abdolvahab-Emminger (Hrsg.). – 2., vollst. überarb. und erw. Aufl. – Wiesbaden : Ullstein Medical, 1999
ISBN 3-86126-156-1

1. Auflage 1995 © Ullstein Mosby GmbH & Co. KG, Berlin/Wiesbaden

2., vollständig überarbeitete und erweiterte Auflage

© Ullstein Medical Verlagsgesellschaft mbH & Co., Wiesbaden, 1999

Lektorat: Regina Pawolka
Redaktion: Natalie Blanck, Wiesbaden, Dr. med. Helga Cramer, Berlin, Dr. med. Peter Dirschedl, Friesenheim, Dr. phil. Dr. med. Stephan Dressler, Berlin, Beate Kubitza, Euerdorf, Dr. med. Uta Landgraf, Stegen, Dr. med. Beate Platte, Düsseldorf, Dr. med. Almuth Trepel, Mönchengladbach, Jürgen Wittgrebe, Bogen-Furth
Grafiken und digitale Bildbearbeitung: Andreas Schollmayer, Mainz
Herstellung: Beate Immerheiser, Gudrun Kumbartzki
Satz: Fotosatz Otto Gutfreund GmbH, Darmstadt
Druck: Frotscher Druck GmbH, Darmstadt
Buchbindung: Fikentscher Großbuchbinderei GmbH, Darmstadt

Printed in Germany

ISBN 3-86126-156-1

Herausgeber und Verfasser haben größte Mühe darauf verwandt, daß die medizinischen Angaben, insbesondere zu Medikamenten, ihren Dosierungen und Applikationen, dem jeweiligen Wissensstand bei Fertigstellung des Werkes entsprechen. Da jedoch die Medizin als Wissenschaft ständig im Fluß ist, da menschliche Irrtümer und Druckfehler nie völlig auszuschließen sind, übernimmt der Verlag für derartige Angaben keine Gewähr. Jeder Anwender ist daher dringend aufgefordert, alle Angaben in eigener Verantwortung auf ihre Richtigkeit zu prüfen. Die Wiedergabe von Gebrauchsnamen, Handelsnamen oder Warenbezeichnungen in diesem Werk berechtigt auch ohne besondere Kennzeichnung nicht zu der Annahme, daß solche Namen im Sinne der Warenzeichen-Markenschutz-Gesetzgebung als frei zu betrachten wären und daher von jedermann benutzt werden dürften.
Dieses Werk einschließlich aller seiner Teile ist urheberrechtlich geschützt. Jede Verwertung außerhalb der engen Grenzen des Urheberrechts ist ohne Zustimmung des Verlages unzulässig und strafbar. Das gilt insbesondere für Vervielfältigungen, Übersetzungen, Mikroverfilmung und die Einspeicherung und Verarbeitung in elektronischen Systemen.

Autoren	Fachgebiet
Dr. med. Hamid Abdolvahab-Emminger Neu-Isenburg	Psychiatrie Dermatologie
Dr. med. Matthias Barton Zürich	Innere Medizin: Herz und Gefäße, Niere
Dr. med. Florian Bode Bad-Homburg	Spezielle Pathologie
Dr. med. Ahmad Bransi Liebenburg	Chirurgie
Dr. phil. Dr. med. Stephan Dressler Berlin	Innere Medizin: Infektiologie, Kapitel 4.9
Dr. med. Oliver Erens Stuttgart	Klinische Radiologie Medizinische Statistik und Informatik
Dr. med. Peter Hoos Frankfurt	Urologie
Ralf Hosse Burgdorf	Arbeitsmedizin
Thomas Kia Dreieich	Pädiatrie Innere Medizin: Infektiologie
Dr. med. Tatiana Kostanecka Kassel	Orthopädie
Ralf Ludwig Maintal	Hygiene
Dr. med. Wolfgang Miesbach Frankfurt	Allgemeinmedizin Naturheilvervahren und Homöopathie
Thomas Müller Düsseldorf	Augenheilkunde

Dr. med. Martin Oechler Dreieich	Hals-Nasen-Ohren-Heilkunde
Dr. med. Heike Papke Münster	Anästhesie, Intensivmedizin, Notfallmedizin
Dr. med. Karsten Papke Münster	Klinische Pharmakologie Innere Medizin: Blutzellsystem, Atmungsorgane, Verdauungs- organe, Endokrine Organe, Bewegungsapparat, Immunsystem
Manfred Piegsa Flörsheim	Therapie chronischer Schmerzen
Dr. med. Birgit Schäfer Dr. med. Henry Schäfer Bad Vilbel	Gynäkologie, Geburtshilfe
Dr. med. Jan Raimund Schäfer Münster	Zahn-, Mund- und Kiefererkran- kungen
Dr. med. Klaus-Peter Schaps Hamburg	Rechtsmedizin
Dr. med. Bernd Stadler Stuttgart	Klinische Pharmakologie
Dr. med. Frank Stubbe Recklinghausen	Sozialmedizin
Andreas Warnking Ostercappeln	Orthopädie
Frank Zehrden Frankfurt	Neurologie

Geleitwort zur ersten Auflage

Mit dem rasanten medizinischen Fortschritt der letzten Jahre hat unser Wissen in allen Gebieten und Teilgebieten der Medizin einen sprunghaften Anstieg erfahren. Dies ist einerseits als eine Errungenschaft der klinischen Forschung zu begrüßen. Andererseits führt die damit verbundene extreme Spezialisierung in einzelnen Fachgebieten häufig zu therapeutischen Unsicherheiten und Fachegoismen. Die Medizin läuft Gefahr, ihre ganzheitliche Betrachtung als Heilkunde für den gesamten Menschen und ihre Interdisziplinarität des Denkens und Handelns einzubüßen. Eine Vernetzung des fachübergreifenden medizinischen Wissens scheint daher dringend notwendig.

Das vorliegende Buch wagt einen solchen Versuch. Den Autoren, jungen Ärztinnen und Ärzten, ist es gelungen, das aktuelle medizinische Wissen aller klinischen Disziplinen in einer einheitlichen und kompakten Struktur zusammenzufassen, um ihren klinisch tätigen Kollegen einen schnellen Informationszugriff zu ermöglichen.

Auch bei der Vorbereitung auf die medizinischen Examina kann dieses Buch eine sachgerechte, didaktisch durchdachte Lösung zwischen den ausführlichen Lehrbüchern und den zumeist knappen Prüfungsskripten anbieten.

Ich wünsche den Autoren dieses Buches weiterhin viel Erfolg und dem Werk eine weite Verbreitung.

Prof. Dr. med. W. Mondorf
Leiter der Medizinischen Poliklinik
Universitätsklinik Frankfurt am Main

Vorwort des Herausgebers zur zweiten Auflage

EXAPLAN avancierte nach dem Erscheinen der ersten Auflage im Frühjahr 1995 offenbar zu einem der beliebtesten studentischen Bücher in Deutschland. Zahlreiche Leser bestätigten nach dem Bestehen ihres 2. Staatsexamens in Briefen das aus ihrer Sicht richtige Konzept des Buches, das die didaktischen Qualitäten eines Lehrbuches mit den prüfungsrelevanten Vorteilen eines Repetitoriums verbindet. Diesen aufmerksamen Lesern danke ich besonders herzlich, da sie durch ihre Zuschriften den Autoren geholfen haben, die „Kinderkrankheiten" der ersten Auflage zu beseitigen.

Entsprechend dieser Zuschriften und Wünsche wurde die zweite Auflage ergänzt und verbessert: Insgesamt 26 Autoren wirkten bei der kompletten Überarbeitung der Texte mit. Ganze Kapitel wurden völlig neu geschrieben und dem Fortschritt der Medizin sowie den neuen Fragenschwerpunkten des IMPP angepaßt. Durch die Aufnahme vieler neuer Abbildungen, Tabellen, Schemata und klinischer Fallbeschreibungen wurde die Didaktik des Buches weiter verbessert. Der Umfang des Buches wurde zwar dadurch etwas erhöht, durch die sehr kompakte und didaktische Präsentation wurde der Überblick jedoch weiterhin erhalten.

Für die fachliche Überarbeitung der Manuskripte arbeitete das Autorenteam erneut mit einem Team von erfahrenen Hochschuldozenten zusammen, für deren Engagement wir ihnen aufrichtig danken möchten; insbesondere Herrn Dr. A. Mortazawi, Darmstadt, sowie Herrn Dr. R. Schwab, Mainz, gilt unser Dank für die Durchsicht der Kapitel Gynäkologie und Schmerztherapie.

Auch unserer Lektorin im Ullstein Medical Verlag, Frau Regina Pawolka, gilt unser ausdrücklicher Dank. Sie begleitete das Werden und das Erscheinen der zweiten Auflage mit unermüdlichem Engagement und außergewöhnlicher Sorgfalt.

Nicht zuletzt möchte ich mich erneut bei allen Autoren des Werkes bedanken, die die uspründliche Idee des Buches mit ihren Texten zum Leben erweckten. Insbesondere meinem guten Freund und Kollegen, Dr. Karsten Papke, möchte ich für seine hervorragenden Beiträge, seine stetige Unterstützung und seine willkommene und konstruktive Kritik danken.

Dr. med. H. Abdolvahab-Emminger
Frankfurt am Main, im Oktober 1998

Vorwort des Herausgebers zur ersten Auflage

Einem „klassischen" Lehrbuch fällt gemeinhin die Aufgabe zu, den gesamten bisher erreichten Wissensstand im Augenblick seines Erscheinens objektiv und in angemessener didaktischer Qualität aufzubereiten. Kurzlehrbücher hingegen bieten oft nur eine Anhäufung prüfungsrelevanter Fakten, der häufig die Didaktik und somit das Verständnis zum Opfer fällt.

Hierbei stellt gerade der zweite Abschnitt der Ärztlichen Prüfung den Studenten vor ein scheinbar unlösbares Dilemma: einerseits *muß* er aufgrund der Kürze der Vorbreitungszeit und der Vielzahl der Prüfungsfächer (25) eine zeitökonomische Lernweise wählen. Andererseits stellt die Examensvorbereitung gerade die letzte Chance dar, sich den gesamten Lernstoff noch einmal zusammenhängend und in verständlicher Form anzueignen.

Das Konzept dieses Buches ist neu. Hier wird erstmalig medizinisches Wissen – insbesondere für den zweiten Abschnitt der Ärztlichen Prüfung – in kompakter und übersichtlicher Form dargeboten, ohne jedoch auf die lehrbuchspezifischen didaktischen Qualitäten zu verzichten.

Die Gliederung der einzelnen Kapitel orientiert sich an der Neufassung des Gegenstandskataloges für die Ärztliche Prüfung aus dem Jahr 1993. Auch die vier neu hinzugekommenen Fächer Naturheilverfahren, Schmerztherapie, Anästhesiologie und Notfallmedizin werden berücksichtigt. Dabei bauen die einzelnen Fächer logisch aufeinander auf. Es wurde darauf geachtet, daß die grundlegenden Kenntnisse sogenannter „kleiner Fächer" bereits in den Grundlagenfächern erlernt werden können.

Das einheitliche, vollkommen neu erarbeitete Lehrbuchkonzept berücksichtigt alle Prüfungsschwerpunkte und bietet dem Studenten durch Einsatz von Schemata, Abbildungen und Röntgenbildern eine verständliche und praxisnahe Aufbereitung des Lernstoffes für das *Langzeitgedächtnis*. Die besondere Prüfungsrelevanz erhält das Buch außerdem durch die verwendeten klinischen Fallbeispiele und den größten Teil der Abbildungen, die den Originalmaterialien des IMPP entstammen.

Das Buch ist somit für die Studenten zum Lernen und zur Prüfungsvorbereitung ebenso geeignet wie für den später in einem Spezialgebiet praktisch tätigen Arzt, der eine rasche und systematische Orientierung in einer Nachbardisziplin benötigt. Aufgrund der relativ ausführlichen Darstellung entfällt nunmehr das im Rahmen ärztlicher Tätigkeit lästige Nachschlagen in umfangreichen Speziallehrbüchern.

Die Autoren, durchweg junge Ärztinnen und Ärzte, besitzen aus eigener Erfahrung einen umfassenden Überblick über das vom Gegenstandskatalog geforderte Wissen und die neuesten Trends bei den schriftlichen Prüfungen. Alle Beiträge wurden in einem Rotationsverfahren von den Autoren gegenseitig redigiert. Häufige Redaktionssitzungen dienten dazu, die einzelnen Beiträge aufeinander formal und inhaltlich abzustimmen, so daß unnötige Wiederholungen vermieden werden konnten. Die Prüfungsrelevanz der Inhalte wurde außerdem durch das parallele Durcharbeiten der Altfragen sichergestellt.

Wertvolle Anregungen zur Verbesserung des Textes verdanken die Autoren den Mitgliedern des Wissenschaftlichen Beirates, die sich trotz vielfältiger Aufgaben die Zeit nahmen, die Manuskripte unter die „wissenschaftliche Lupe" zu nehmen und den Entstehungsprozeß kritisch zu begleiten. Da es in Deutschland ein noch recht ungewöhnliches Unterfangen ist, daß ein derartiges Buch von jungen Ärzten initiiert und geschrieben wird, soll an dieser Stelle all den Dozenten und Professoren besonders gedankt werden, die den Mut hatten, dieses Konzept tatkräftig zu unterstützen.

Ebenso gilt mein Dank, stellvertretend für alle Autoren, dem Verlag Ullstein Mosby, der dieses Buchprojekt so wirksam gefördert hat und bereitwillig auf unsere Wünsche und Anregungen eingegangen ist. Für die gute Ausstattung des Buches und die verständnisvolle Betreuung während der Entstehung möchte ich mich bei der Geschäftsführung des Verlages, Herrn Harald Schwer, und seinen Mitarbeitern, insbesondere unserem Lektor, Herrn Michael Herrmann, herzlich bedanken. Herr Dr. Dietmar Schallwich, vormals Geschäftsführer im Ullstein Mosby Verlag, hat das Erscheinen dieses Buches ermöglicht. Ihm gilt meine große Anerkennung und Dankbarkeit. Meinem Freund Wolfgang Zimmermann danke ich für seine kreative Unterstützung des Projektes.

Der größte Dank aber gilt natürlich den Autoren, die zwischen klinischer Tätigkeit und Bereitschaftsdiensten ein sagenhaftes Engagement an den Tag gelegt haben, um ihre eigenen Lern-Erfahrungen in ein Buch umzusetzen, das anderen Studenten die Prüfungsvorbereitung und ihren Kollegen den Zugriff auf notwendige Informationen leichter und effizienter machen soll.

Frankfurt am Main, im Januar 1995
HAMID ABDOLVAHAB-EMMINGER

Vorwort des Verlags

Vier Jahre, nachdem in unserem Verlag, damals noch Ullstein Mosby, die erste Auflage des von Dr. med. Hamid Abdolvahab-Emminger herausgegebenen EXAPLAN erschienen ist, legen wir Ihnen nun die vollständig überarbeitete und erweiterte zweite Auflage des Kompendiums der klinischen Medizin vor.

Die erste Auflage war ein voller Erfolg. Hunderte von Studenten, die mit Hilfe des EXAPLAN ihr Examen erfolgreich bestanden hatten, schrieben Briefe und sandten uns Antwortpostkarten: Sie lobten die kompakte Konzeption und die Möglichkeit der konzentrierten Prüfungsvorbereitung. Aber es gab auch kritische Stimmen, die Druckfehler, Abbildungsirrtümer und auch die drucktechnische Qualität des Werkes bemängelten. Diese Kritik haben wir beherzigt und sie bei der Neuauflage des Buches maximal berücksichtigt.

Um Herausgeber und Autoren zu unterstützen, haben neun Redakteure und das Lektorat an der Überarbeitung mitgewirkt. Ziel war nicht nur, eine größtmögliche Fehlerfreiheit zu erzielen, sondern auch die Systematik der Darstellung zu optimieren.

Der neue EXAPLAN erscheint auch in einem neuen lese- und gliederungsfreundlichen Layout mit neuer Typographie (die Schrift heißt Scala). Die Schemazeichnungen wurden allesamt überarbeitet und sind jetzt überwiegend zweifarbig angelegt, die Zahl der Farbfotos im Anhang beträgt nunmehr 79, die Gesamtzahl der IMPP-Abbildungen 246, die Gesamtzahl aller Abbildungen 574. Auf die qualitativ einwandfreie Reproduktion der Bilder haben wir dabei besonderen Wert gelegt.

Bei der Auswahl des Papiers mußten wir einerseits beachten, kein zu dickes Papier zu wählen, da das Buch bei seinem Umfang sonst zu dick und unhandlich geworden und schwierig zu binden gewesen wäre. Andererseits sollte das Papier nicht durchscheinend sein und auch der intensiven Bearbeitung mit lösungsmittelhaltigen Markerstiften standhalten. Auch die Abbildungsqualität sollte auf dem Papier optimal für den Bilderdruck, aber nicht reflektierend sein, damit man auch beim Lampenschein störungsfrei mit dem Buch arbeiten kann. Wir haben uns schließlich für ein opakes, mattes Offset-Papier entschieden und hoffen, daß unsere Wahl auch Sie überzeugt.

Eigentlich sind wir sicher, daß Ihnen die neue Auflage des EXAPLAN gefallen wird. Auf jeden Fall überzeugt sind wir, daß die zweite Auflage des Kompendiums der klinischen Medizin Sie noch sicherer zum Examenserfolg führen wird. Für Ihre anschließende ärztliche Tätigkeit wünschen wir Ihnen daher schon jetzt viel Erfolg.

Ihre
Ullstein Medical Verlagsgesellschaft mbH & Co.

Abkürzungsverzeichnis

A.; Aa.	Arteria; Arteriae	DSA	digitale Subtraktionsangiographie
ACTH	adrenokortikotropes Hormon	DVA	Datenverarbeitungsanlage
ACVB	Artrio-coronarer Venen-Bypass	E	Einheit(en)
Ag	Antigen	EKG	Elektrokardiogramm
AIDS	Acquired immunodeficiency syndrome	EMB	Ethambutol
		EMG	Elektromyogramm
Ak	Antikörper	ELISA	Enzym-linked immuno-sorbent assay
ALL	akute lymphatische Leukämie	ERCP	endoskopische retrograde Cholangio-pankreographie
AMG	Arzneimittelgesetz		
AML	akute myeloische Leukämie	Erkr.	Erkrankung
An.	Anamnese	ES	Extrasystolie
ANF	antinukleärer Faktor	EZ	Ernährungszustand
ANV	akutes Nierenversagen	EZR	Extrazellulärraum
a. p.	anterior-posterior	EZV	Extrazellulärvolumen
ARC	Aids Related Complex	F	Frauen
ARDS	Acute respiratory distress syndrome	FSH	follikelstimulierendes Hormon
ASS	Acetylsalicylsäure	FSME	Frühsommer-Meningoenzephalitis
a.-v.	arterio-venös	GE	Gesamteiweiß
AVK	arterielle Verschlußkrankheit	Gew.	Gewicht
AZ	Allgemeinzustand	GFR	glomeruläre Filtrationsrate
BB	Blutbild	GIT	Gastrointestinaltrakt
bds.	beidseits	GK	Gegenstandskatalog
BGA	Blutgasanalyse	GLDH	Glutamatdehydrogenase
BK	Berufskrankheit	GN	Glomerulonephritis
BSG	Blutkörperchensenkungsgeschwindigkeit	GOT	Glutamat-Oxalacetat-Transaminase
		GPT	Glutamat-Pyruvat-Transaminase
BTM	Betäubungsmittel	Gy	Gray
BWK	Brustwirbelkörper	h	Stunde(n)
BWS	Brustwirbelsäule	Hb	Hämoglobin
BZ	Blutzucker	HBDH	3-Hydroxybutyrat-dehydrogenase
CEA	karzinoembryonales Antigen	Hbs-Ag	Hbs-Antigen
chron.	chronisch	β-HCG	humanes Choriongonadotropin
CLL	chronische lymphatische Leukämie	HDL	High density lipoproteine
CML	chronische myeloische Leukämie	HF	Herzfrequenz
CMV	Zytomegalievirus	HIV	Humane immunodeficiency virus
COPP	Cyclophosphamid-Oncovin-Prednisolon-Procarbacin	Hkt	Hämatokrit
		HMV	Herzminutenvolumen
CRP	C-reaktives Protein	HT	Herzton
CT	Computertomographie	HWI	Harnwegsinfektion
d	Tag	HWK	Halswirbelkörper
DD	Differentialdiagnose	HWS	Halswirbelsäule
d. F.	der Fälle	HWZ	Halbwertszeit
Diagn.	Diagnose/Diagnostik	HZV	Herzzeitvolumen
DNCG	Dinatrium-Chromoglycinsäure	i. a.	intraarteriell
Dos.	Dosis, Dosierung	i. c.	intrakutan

ICR	Interkostalraum	NAP	Nervenaustrittspunkte
i. d. R.	in der Regel	NIDDM	Non insulin dependent diabetes mellitus
IE	internationale Einheit		
Ig	Immunoglobulin(e)	NMR	magnetische Resonanztomographie (= Kernspint.)
i. m.	intramuskulär		
Ind.	Indikation	NNH	Nasennebenhöhlen
Inj.	Injektion	NNM	Nebennierenmark
Ink.	Inkubationszeit	NNR	Nebennierenrinde
Intox.	Intoxikation	NSAR	nichtsteroidale Antirheumatika
i. v.	intravenös	nukl.	nuklearmedizinisch
J.	Jahr(e)	NW	Nebenwirkung
kardiol.	kardiologisch	o. B.	ohne Befund
KBR	Komplementbindungsreaktion	OGTT	oraler Glukosetoleranztest
KG	Krankengymnastik/Körpergewicht	OP	Operation
KHK	koronare Herzkrankheit	op.	operativ
KI	Kontraindikation	Ös.	Ösophagus
kkT	kontrollierte klinische Therapiestudie	p. a.	posterior-anterior
KM	Knochenmark/Kontrastmittel	PAS	Paraaminosalicylsäure
KO	Komplikation	PE	Probeexzision
KPR	kardiopulmonale Reanimation	PEEP	Positive endexpiratory pressure
kons.	konservativ	p. i.	post infectionem
Konz.	Konzentration	p. m.	Punctum maximum
Krea.	Kreatinin	PPSB	Prothrombin + Prokonvertin + Stuartfaktor + Hämophilie-B-Faktor
LA	Lebensalter		
Lab.	Labor	Pro.	Prophylaxe
LATS	Long acting thyroid stimulator	Prog.	Prognose
LDL	Low density lipoproteine	prox.	proximal
LH	luteinisierendes Hormon	PTC	percutane transhepatische Cholangiographie
li.	links		
Lj.	Lebensjahr	PTCA	percutane transluminale koronare Angiographie
LK	Lymphknoten		
Lok.	Lokalisation	pulm.	pulmonal
LV	linker Ventrikel	PUVA	psorale UV-Strahlung A
LWK	Lendenwirbelkörper	qual.	qualitativ
LWS	Lendenwirbelsäule	quant.	quantitativ
M	Männer	re.	rechts
M.	Muskel/Morbus	RES	retikuloendotheliales System
MAK	maximale Arbeitsplatz-Konzentration	rez.	rezidivierend
max.	maximal	RF	Rheumafaktor
MCL	Medioklavikularlinie	RG	Rasselgeräusche
MDP	Magen-Darm-Passage	Rö	Röntgen
MG	Molekulargewicht	RIA	Radioimmunoassay
min	Minute	RIVA	Ramus interventricularis anterior
min.	minimal	RR	Blutdruck nach Riva-Rocci
Mio.	Millionen	RV	rechter Ventrikel
mittl.	mittlere	s	Sekunde(n)
MODY	Maturity onset diabetes of the young	SAB	Subarachnoidalblutung
Mon.	Monat(e)	s. c.	subkutan
MOPP	Mustin-Oncovin-Prednisolon-Procarbacin	sec, Sek.	Sekunde(n)
		serol.	Serologisch
MÖT	Mitralöffnungston	SHT	Schädel-Hirn-Trauma
MS	Multiple Sklerose	Sono.	Sonographie
ms	Millisekunden	spp.	Subspezies
MSU	Mittelstrahlurin	sup.	superior
N.	Nervus	Std.	Stunde(n)

Symp.	Symptom(e)	WHO	World Health Organization
T¹/₂	Halbwertszeit	Wo.	Woche(n)
T4	Thyroxin	WS	Wirbelsäule
Tbc	Tuberkulose	WW	Wechselwirkungen
Tbl.	Tablette	ZNS	Zentralnervensystem
Temp.	Temperatur	ZVD	zentraler Venendruck
TRH	Thyreotropin releasing factor	zytol.	zytologisch
TSH	Thyroidea stimulating factor	↑	erhöht
TU	Tumor	↓	erniedrigt
TZ	Thrombinzeit	→	daraus folgt
U	Units	>	größer
V.	Vena	<	kleiner
VLDL	Very low density lipoproteine	=	gleich
weibl.	weiblich		

Inhalt

1 Innere Medizin ... 1
Herz und Gefäße ... 1
Blutzellsystem und Hämostase ... 79
Atmungsorgane ... 115
Verdauungsorgane ... 155
Endokrine Organe, Stoffwechsel und Ernährung ... 193
Niere, Harnwege, Wasser- und Elektrolythaushalt ... 236
Bewegungsapparat ... 278
Immunsystem und Bindegewebe ... 306
Infektionskrankheiten ... 321

2 Chirurgie ... 379
1 Topographische Anatomie ... 384
2 Indikation und Kontraindikation des operativen Eingriffs ... 394
3 Asepsis, Antisepsis, Hospitalismus ... 397
4 Grundprinzipien der Operationstechnik ... 399
5 Pathophysiologische Folgen, Vorbehandlung und Nachbehandlung bei operativen Eingriffen und Traumen ... 407
6 Wundheilung und Wundbehandlung ... 413
7 Chirurgische Infektionslehre ... 418
8 Schock ... 425
9 Chirurgische Diagnostik, Klassifikation und Behandlung von Tumoren ... 429
10 Chirurgische Begutachtung ... 432
11 Nervensystem ... 435
12 Thorax ... 455
13 Herz ... 469
14 Gefäße ... 483
15 Gesicht und Mundhöhle ... 497
16 Hals ... 501
17 Brustdrüse ... 507
18 Speiseröhre ... 512
19 Zwerchfell ... 521
20 Magen, Duodenum ... 523
21 Dünndarm ... 533
22 Kolon ... 539
23 Rektum und Anus ... 550
24 Akutes Abdomen, Peritonitis und Ileus ... 555
25 Leber ... 560
26 Gallenblase und Gallenwege ... 565
27 Pankreas ... 569
28 Nebenniere ... 573
29 Milz ... 575
30 Hernien, Hydrozele ... 577
31 Unfallchirurgie ... 580

3 Anästhesie, Intensivmedizin ... 633
1 Grundlagen der Anästhesiologie ... 634
2 Grundlagen der intensivmedizinischen Behandlung ... 652

4 Notfallmedizin ... 659
1 Akute Störungen der Atmung ... 660
2 Akute Herz-Kreislauf-Störungen ... 662
3 Akute Funktionsstörungen des Zentralnervensystems ... 665
4 Stoffwechselkomata ... 668
5 Spezielle Notfallsituationen ... 670

5 Spezielle Pathologie ... 675
1 Zentralnervensystem ... 678
2 Periphere Nerven ... 684
3 Sinnesorgane ... 685
4 Haut ... 687
5 Atemtrakt ... 688
6 Mediastinum ... 695
7 Herz und Gefäße ... 696
8 Verdauungstrakt ... 701
9 Peritoneum und Retroperitoneum ... 712
10 Endokrine Organe ... 713
11 Nieren ... 718
12 Ableitende Harnwege ... 723
14 Weibliche Geschlechtsorgane ... 728
15 Pathologie der Schwangerschaft ... 732
16 Knochenmark ... 733
17 Lymphknoten ... 737
18 Milz ... 741
19 Skelettmuskulatur ... 742
20 Weichteiltumoren ... 744
21 Knochen und Knorpel ... 745
22 Gelenke ... 747
23 Sehnen, Sehnenscheiden, Schleimbeutel und Faszien ... 749

6 Klinische Pharmakologie ... 751
1 Pharmakotherapie der arteriellen Hypertonie ... 755
2 Pharmakotherapie der Kreislaufinsuffizienz ... 759
3 Pharmakotherapie der Herzinsuffizienz ... 762
4 Pharmakotherapie von Herzrhythmusstörungen ... 765
5 Pharmakotherapie der koronaren Herzkrankheit ... 767
6 Pharmakotherapie arterieller und venöser Durchblutungsstörungen ... 769
7 Pharmakotherapie von Erkrankungen der Atmungsorgane ... 772
8 Pharmakotherapie von Erkrankungen des Blutes ... 774
9 Ursachen und Pharmakotherapie von Überempfindlichkeitsstörungen ... 776
10 Pharmakotherapie rheumatischer Erkrankungen und der Gicht ... 777

11 Pharmakotherapie des Diabetes mellitus	781
12 Pharmakotherapie von Fettstoffwechselstörungen	784
13 Pharmakotherapie von Erkrankungen der Schilddrüse	785
14 Pharmakotherapie von Störungen im Bereich des Gastrointestinaltraktes	789
15 Pharmakotherapie von Störungen des Wasser- und Elektrolythaushaltes	796
16 Therapie von Infektionskrankheiten mit antimikrobiellen Substanzen	800
17 Pharmakotherapie von Tumoren	820
18 Pharmakotherapie von Schmerzen	823
19 Pharmakotherapie von Schlafstörungen	827
20 Pharmakotherapie von Psychosen und Neurosen	829
21 Pharmakotherapie der Parkinson-Erkrankung	836
22 Pharmakotherapie hirnorganischer Anfallsleiden	838
23 Therapie von Vergiftungen	842
24 Besonderheiten der Pharmakotherapie im Kindesalter und im höheren Lebensalter	845
25 Pharmakotherapie in Schwangerschaft und Stillperiode	847

7 Therapie chronischer Schmerzen 849
    1 Physiologie und Pathophysiologie 850
    2 Schmerzdiagnostik 857
    3 Methoden der Schmerztherapie 859
    4 Besondere chronische Schmerzsyndrome 883

8 Naturheilverfahren und Homöopathie 891
    1 Allgemeine Grundlagen der Naturheilverfahren . . . 893
    2 Physikalische Therapie 897
    3 Ernährungstherapie 902
    4 Phytotherapie 904
    5 Weitere Verfahren 908
    6 Homöopathie 911

9 Neurologie 917
    1 Neurologische Syndrome 919
    2 Neuropsychologische Syndrome 944
    3 Krankheiten und Schäden des Gehirns und seiner Hüllen . 946
    4 Fehlbildungen, Krankheiten und Schäden des Rückenmarks, der Kauda und der Rückenmarkshüllen . 981
    5 Krankheiten und Schäden des peripheren Nervensystems . 990
    6 Muskelkrankheiten 998
    7 Neurologische Syndrome bei nichtneurologischen Grundkrankheiten 1006

10 Gynäkologie und Geburtshilfe 1011
    1 Die geschlechtsspezifische Entwicklung und ihre Störungen 1013
    2 Familienplanung 1022
    3 Schwangerschaft 1026

		4	Ärztliche Betreuung in der Schwangerschaft	......	1038

    4 Ärztliche Betreuung in der Schwangerschaft 1038
    5 Geburt 1044
    6 Wochenbett 1056
    7 Entzündungen der Fortpflanzungsorgane und der Brustdrüse 1059
    8 Sexuell übertragbare Erkrankungen 1063
    9 Tumorartige Läsionen und Tumoren der Fortpflanzungsorgane und der Brustdrüse 1065
    10 Lage und Haltungsveränderungen der Organe des kleinen Beckens und deren Folgen 1075
    11 Akute Notfallsituationen 1077

11 Pädiatrie 1079
    1 Wachstum, Entwicklung, Reife 1083
    2 Wachstumsstörungen 1095
    3 Vorgeburtliche Schädigungen 1102
    4 Geburtsabhängige Besonderheiten und spezielle Erkrankungen des Neu- und Frühgeborenen 1106
    5 Ernährung 1120
    6 Stoffwechsel 1123
    7 Erkrankungen endokriner Drüsen 1132
    8 Infektionskrankheiten 1142
    9 Immunologie, Immunpathologie, Immundefekte, Autoimmunerkrankungen, allergische und rheumatische Erkrankungen 1155
    10 Erkrankungen des Blutes und der blutbildenden Organe; bösartige Tumoren 1165
    11 Herz- und Kreislauferkrankungen 1173
    12 Erkrankungen der Atmungsorgane 1180
    13 Erkrankungen des Verdauungstraktes 1193
    14 Erkrankungen der Nieren, der ableitenden Harnwege und der äußeren Geschlechtsorgane 1201
    15 Knochen und Gelenke 1206
    16 Pädiatrisch wichtige Hauterkrankungen 1211
    17 Erkrankungen des Nervensystems 1215
    18 Sozialpädiatrie 1224
    19 Kinder- und Jugendpsychiatrie 1227
    20 Unfälle und akzidentielle Vergiftungen im Kindesalter . 1228

12 Orthopädie 1231
    1 Grundlagen 1232
    2 Generelle Erkrankungen 1248
    3 Regionale Erkrankungen 1283

13 Dermatologie 1333
    Einleitung 1337
    1 Erbkrankheiten und Fehlbildungen 1342
    2 Viruskrankheiten der Haut 1345
    3 Bakterielle Infektionen 1351
    4 Dermatomykosen 1355

	5	Protozoenerkrankungen, Epizoonosen 1359
	6	Physikalisch und chemisch bedingte Hauterkrankungen . 1362
	7	Intoleranzreaktionen und allergisch bedingte Erkrankungen der Haut 1366
	8	Autoimmunkrankheiten 1372
	9	Berufsdermatosen 1378
	10	Hautveränderungen bei Erkrankungen des Stoffwechsels und Erkrankungen der inneren Organe 1379
	11	Erythematöse und erythematosquamöse Erkrankungen . 1382
	12	Papulöse Hauterkrankungen 1387
	13	Granulomatöse und atrophisierende Hautkrankheiten und Hautveränderungen 1390
	14	Tumoren der Haut 1391
	15	Pseudokanzerosen 1401
	16	Erkrankungen des Pigmentsystems der Haut 1402
	17	Erkrankungen der Nagelplatte und des Nagelbetts 1404
	18	Erkrankungen der Haare und der Haarfollikel 1406
	19	Erkrankungen der Talg- und Schweißdrüsen 1408
	20	Erkrankungen des subkutanen Fettgewebes 1410
	21	Hautveränderungen bei Gefäßerkrankungen 1411
	22	Erkrankungen der Lippen und der Mundschleimhaut . . 1414
	23	Anorektaler Symptomenkomplex 1417
	24	Erkrankungen des äußeren Genitales 1419
	25	Grundbegriffe der dermatologischen Therapie mit Externa 1420
	26	Sexuell übertragbare Krankheiten 1421
	27	Andrologie 1428
14	**Psychiatrie** 1431	
	1	Psychiatrische Untersuchung, psychopathologischer Befund 1433
	2	Organische Psychosen 1443
	3	Affektive Psychosen 1447
	4	Schizophrene Psychosen 1454
	5	Abhängigkeit von Alkohol, Arzneimitteln und illegalen Drogen 1462
	6	Erlebnisreaktionen, Neurosen, Persönlichkeitsstörungen . 1469
	7	Kinder- und Jugendpsychiatrie 1478
	8	Sexualstörungen, Sexualabweichungen 1484
	9	Suizidalität 1487
	10	Arzt-Patient-Beziehung und Psychotherapie 1490
	11	Sozialpsychiatrie 1495
	12	Forensische Psychiatrie und Begutachtung 1497
15	**Urologie** 1499	
	1	Pathomechanismen, allgemeine Symptomatologie und Prinzipien der Therapie 1502
	2	Urologische Leitsymptome 1506
	3	Urologische Diagnostik 1509
	4	Urologische Therapie 1514
	5	Fehlbildungen und urologische Erkrankungen im Kindesalter 1517

    6 Entzündungen 1525
    7 Tumoren 1530
    8 Urolithiasis 1536
    9 Verletzungen von Niere, Harnleiter, Blase, Harnröhre und Genitale 1540
   10 Nebenniere 1543
   11 Urologische Andrologie 1545
   12 Urologische Erkrankungen der Frau 1547
   13 Neuropathische Blase 1549
   14 Urologische Notfallsituationen 1551
   15 Nierentransplantationen 1554

16 Augenheilkunde 1555
    1 Lider 1558
    2 Tränenorgane 1567
    3 Bindehaut 1572
    4 Hornhaut 1578
    5 Lederhaut 1583
    6 Linse 1585
    7 Gefäßhaut 1589
    8 Pupille 1594
    9 Vorderkammer und Glaukom 1598
   10 Glaskörper 1602
   11 Netzhaut 1604
   12 Sehnerv 1611
   13 Sehbahn 1616
   14 Augenhöhle 1619
   15 Optik und Refraktion 1621
   16 Bulbusmotilität, Schielen 1624
   17 Wichtige Leitsymptome 1628
   18 Unfallophthalmologie 1630
   19 Sehbehinderung, Begutachtung 1633

17 Hals-Nasen-Ohren-Heilkunde 1635
    1 Ohr 1637
    2 Nase, Nebenhöhlen und Gesicht 1652
    3 Mundhöhle und Pharynx 1661
    4 Larynx und Trachea 1669
    5 Ösophagus und Bronchien 1676
    6 Hals 1678
    7 Kopfspeicheldrüsen 1683
    8 Stimm- und Sprech- bzw. Sprachstörungen 1687
    9 Begutachtung 1689
   10 Notfälle und Erstmaßnahmen 1690

18 Klinische Radiologie 1691
    1 Radiologische Diagnostik von ZNS und seinen Hüllen . 1693
    2 Radiologische Diagnostik von Gesichtsbereich und Hals . 1701
    3 Radiologische Diagnostik des Bewegungsapparates ... 1707
    4 Radiologische Diagnostik von Herz, Blut und Gefäßen . 1718

5 Radiologische Diagnostik der Atmungsorgane 1729
 6 Radiologische Diagnostik der Verdauungsorgane 1737
 7 Radiologische Diagnostik von Becken
   und Retroperitoneum 1745
 8 Radiologische Diagnostik der Mamma 1751
 9 Radiologische Untersuchungsverfahren im Kindesalter . 1752
 10 Klinische Strahlentherapie, Radioonkologie und
    nuklearmedizinische Tumortherapie 1756

19 Zahn-, Mund- und Kiefererkrankungen 1761
 1 Entwicklung des Mund-Rachen-Bereiches 1762
 2 Anatomische Grundlagen 1767
 3 Erkrankungen der Zahnhartsubstanz und der Pulpa . . . 1769
 4 Erkrankungen des Zahnbetts 1772
 5 Vorbeugende Zahn-, Mund- und Kiefer-Heilkunde . . . 1774
 6 Zahnextraktion und -ersatz 1776
 7 Erkrankungen an Weichteilen und Knochen 1778
 8 Traumen im Kiefer- und Gesichtsbereich 1783

20 Hygiene 1785
 1 Individualhygiene 1787
 2 Umwelthygiene 1797
 3 Verhütung und Bekämpfung von Infektionen
   und Kontaminationen 1806
 4 Krankenhaushygiene 1813
 5 Sozialhygiene 1815
 6 Öffentliches Gesundheitswesen 1818

21 Rechtsmedizin 1821
 1 Thanatologie 1823
 2 Forensische Traumatologie 1833
 3 Vaterschaft 1856
 4 Spurensicherung 1858
 5 Forensische Toxikologie 1861
 6 Verkehrsmedizin 1866
 7 Forensische Psychophysiologie 1872
 8 Forensische Sexualmedizin 1874
 9 Ärztliche Rechts- und Berufskunde 1875
 10 Ärztliche Begutachtungskunde 1885

22 Arbeitsmedizin 1887
 1 Wichtige Arbeitsschutzvorschriften 1889
 2 Analyse von Arbeitsplatz- und Berufsbelastungen . . . 1897
 3 Toxizität von Arbeitsstoffen 1904
 4 Berufskrankheiten 1906
 5 Arbeitsunfälle 1932
 6 Begutachtungskunde 1935
 7 Ärztliche Aspekte der Rehabilitation 1937

23 Sozialmedizin ... 1939
1 Epidemiologie ... 1941
2 Gesundheitsbildung und Krankheitsverhütung ... 1954
3 Rehabilitation ... 1955
4 Medizinische Versorgung ... 1959
5 Grundfragen der sozialen Sicherung und des Sozialrechts ... 1964
6 Ökonomische Probleme in Gesundheit und Krankheit (Gesundheitsökonomie) ... 1968

24 Medizinische Statistik und Informatik ... 1971
Einleitung ... 1973
1 Statistiken im öffentlichen Gesundheitswesen ... 1976
2 Prinzipien der therapeutischen Prüfung ... 1978
3 Unterstützung von Diagnostik und Prognostik ... 1980
4 Grundlagen der medizinischen Informatik ... 1981
5 Medizinische Dokumentation ... 1983
6 Anwendungssysteme in der Medizin ... 1986
7 Datenschutz ... 1988

25 Allgemeinmedizin ... 1989
1 Funktionen und Besonderheiten in der Allgemeinmedizin 1991
2 Prävention und Früherkennung von Krankheiten ... 1999
3 Allgemeinärztliche Betreuung von Patienten ... 2003
4 Bewertung von Hausmitteln und Selbstmedikation, von Naturheilmitteln und Homöopathie und von Arzneistoffen ... 2023
5 Aufgaben im sozialen Bereich ... 2024

Bildquellennachweis ... 2029
Autoren der ersten Auflage ... 2033
Sachwortverzeichnis ... 2035

Innere Medizin

Herz und Gefäße

Dr. med. Matthias Barton

Inhalt

Einführung 3

1 **Herzinsuffizienz** 14
1.1 Klinische Einteilung 14
1.2 Pathogenese 14
1.3 Pathophysiologie 14
1.4 Symptomatik der Herzinsuffizienz 15
1.5 Diagnostik 16
1.6 Therapie 17
1.7 Prognose 17

2 **Rhythmusstörungen** 18
2.1 Klassifikationen der Arrhythmien 18
2.2 Erregungsbildungsstörungen 19
2.3 Erregungsleitungsstörungen 24

3 **Koronarerkrankungen** 30
3.1 Koronare Herzkrankheit 30
3.2 Myokardinfarkt 33

4 **Myokarderkrankungen** 39
4.1 Myokarditis 39
4.2 Dilatative Kardiomyopathie (DCM) . . . 40
4.3 Hypertrophische Kardiomyopathien . . . 40
4.4 Restriktive Kardiomyopathie (RCM) . . . 43

5 **Perikarderkrankungen** 44
5.1 Perikarditis 44
5.2 Perikarderguß 45
5.3 Konstriktive Perikarditis 46

6 **Erkrankungen des Endokards** 48
6.1 Allgemeines 48

7 **Erworbene Herzklappenfehler** 51
7.1 Rheumatische Endokarditis 51
7.2 Auskultation bei Herzklappenfehlern . . 51
7.3 Valvuläre Aortenstenose (AS) 51
7.4 Aorteninsuffizienz 53

7.5	Mitralstenose	55
7.6	Mitralinsuffizienz	57
7.7	Trikuspidalfehler	58

8 Angeborene Herzfehler ... 60

9 Arterielle Hypertonie ... 61
9.1	Definition	61
9.2	Einteilung der Hypertonien	61
9.3	Primäre (essentielle) arterielle Hypertonie	61
9.4	Sekundäre Formen der arteriellen Hypertonie	63

10 Arterielle Hypotonie ... 66
10.1	Klinische Bedeutung	66
10.2	Pathophysiologie und orthostatische Dysregulation	66
10.3	Symptomatik	66
10.4	Therapie der Hypotonie	67
10.5	Arterielle Hypotonie als Symptom anderer Erkrankungen	67

11 Angiologie ... 68
11.1	Arterielle Gefäßerkrankungen	68
11.2	Venöses System	74
11.3	Lymphsystem	77

Einführung

Die Anamnese

Die kardiologische Anamnese und Untersuchung ermöglichen es, bei Verdacht auf eine Herzerkrankung Informationen über das *Erkrankungsrisiko*, die *Entwicklung* einer etwaigen Herzerkrankung und über die derzeitige *Funktion des Herzens* zu erlangen. Diffentialdiagnostisch sollten stets auch nichtkardiale Ursachen bedacht werden, die ähnliche Symptome verursachen können.

Wichtig sind die *Familienanamnese* (z.B. Hypertonie, Myokardinfarkt, familiäre Hypercholesterinämie Typ IIa) und gezielte Fragen nach *Vorerkrankungen* (z.B. Infektionen, rheumatisches Fieber, angeborene oder erworbene Herzfehler, Gerinnungsstörungen) und *Arterioskleroserisikofaktoren* (Alter, positive Infarkt-Familienanamnese, Hypertonie, Hypercholesterinämie, Nikotinabusus, Diabetes mellitus, männliches Geschlecht, Adipositas, Bewegungsmangel, Streß, Menopause – insbesondere wenn vorzeitig, z.B. durch Ovarektomie). Ferner können *unspezifische Beschwerden* wie Leistungsminderung, Müdigkeit, Kopfschmerzen, Schweißausbrüche, Schwindelanfälle oder veränderte Schlafgewohnheiten (wie viele Kopfkissen? nächtliches Aufwachen mit Atemnot?) eine Rolle spielen. Besonders verdächtig auf eine mögliche kardiale Ursache sind Beschwerden wie Druckgefühl oder Schmerzen in der Brust, Palpitationen (das als unangenehm empfundene – häufig kräftige oder tachykarde – Schlagen des eigenen Herzens) Atemnot (vor allem in Ruhe bzw. bei Belastungen wie Treppensteigen), Schwellungen oder Schweregefühl der Beine sowie Nykturie (nächtliches Wasserlassen bedingt durch die Rückresorption von Ödemen).

Die körperliche Untersuchung

Zunächst mißt man Puls (kräftig? regelmäßig?), Blutdruck, Körpertemperatur und Atemfrequenz. Schon diese *Vitalzeichen* können erste Hinweise auf eine Herzerkrankung geben. Es folgt die *Inspektion*. Hierbei ist auf Zeichen einer peripheren (z.B. Gesicht, Lippen, Fingernägel, siehe Abb. 1.17 im Farbteil) oder zentralen Zyanose zu achten (Zunge, Trommelschlegelfinger, Abb. E1). Eine zentrale Zyanose wird vor allem bei angeborenen zyanotischen Herzfehlern und hypoxischen Pulmonalerkrankungen beobachtet. Untersuchung der Halsvenen (Füllungszustand, Stauung?, hepatojugulärer Reflux positiv?), der Haut (Farbe, Temperatur), Extremitäten (Ödeme, Minderdurchblutung, Ulzera, Xanthome), Finger (Nagelbettdurchblutung) sowie Spiegelung des Augenhintergrundes zur Beurteilung etwaiger druckbedingter Veränderungen der Netzhaut (siehe Augenheilkunde, Kap. 11.2).

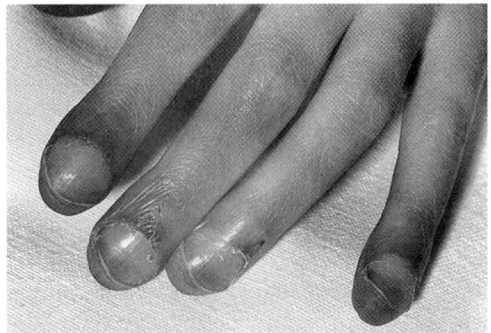

Abb. E1: Manifestationen einer zentralen Zyanose bei angeborenem Herzfehler, die Auftreibungen der Fingerendglieder werden als Trommelschlegelfinger, die Nagelveränderungen als Uhrglasnägel bezeichnet (Zetkin/Schaldach 1998)

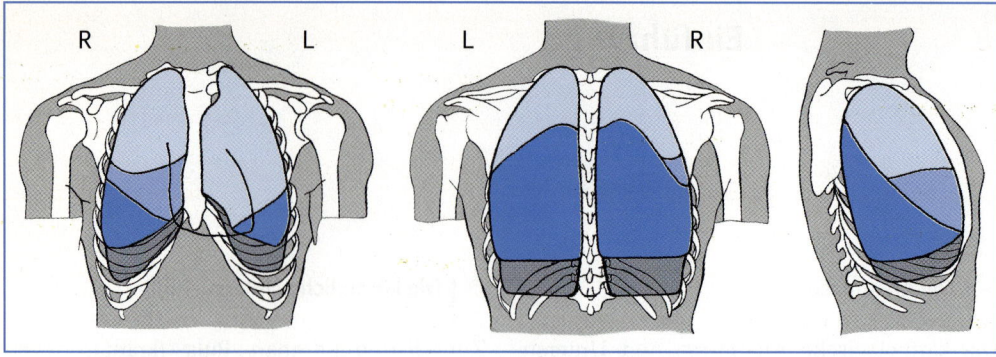

Abb. E 2: Projektion der Lungengrenzen auf die Thoraxwand bei Inspiration. Sie zeigt die Lagebeziehung der Lungenlappen zum Skelett und erlaubt eine topographische Zuordnung von pathologischen Befunden. **R** rechts, **L** links

Durch *Palpation der Arterien* lassen sich zentraler (A. carotis) und peripherer Puls (A. radialis, periphere Fußpulse) miteinander vergleichen: Der Untersucher hat so die Möglichkeit, ein *Pulsdefizit* zu erkennen, wie es z.B. bei Vorhofflimmern zu beobachten ist (bei schneller Ventrikelfrequenz ist der zentrale Puls schneller als der palpierte periphere Puls). Prüfung des Karotispulses im Seitenvergleich (vor allem bei älteren Patienten: einseitige Stenose?). Die *Pulsqualität* (Anstieg: tardus/celer, Amplitude: parvus/altus, Qualität: mollis/durus), Pulsfrequenz und der Pulsrhythmus (regelmäßig/unregelmäßig?) sollten notiert werden. Bei der *palpatorischen Untersuchung des Herzspitzenstoßes*, der sich normalerweise auf Höhe des 5. ICR links in der Nähe der Medioklavikularlinie befindet, ist insbesondere auf eine Verlagerung sowie auf einen hebenden bzw. dyskinetischen Charakter des Impulses zu achten. Schließlich folgen die palpatorische und perkutorische Untersuchung von Lunge (sonorer Klopfschall?, Dämpfung, Stimmfremitus; siehe Abb. E2), Leber (vergößert → Stauung?), Milz, Abdomen (Aszites?) und Nierenlager.

Mit der *Thoraxauskultation* (siehe unten) lassen sich Herztöne und Herzgeräusche beurteilen. Sie können organischen oder auch funktionellen Ursprungs sein. Extrakardiale Geräusche wie z.B. Atemgeräusche sind hörbar. Auch Karotiden und abdominale Gefäße (Aorta, A. renalis, A. iliaca) und extraabdominale Gefäße (z.B. A. femoralis) sollten auskultiert werden, um sowohl Stenosierungen als auch fortgeleitete Geräusche zu erfassen.

Die Auskultation

Herztöne

Die Bezeichnung der Herztöne ergibt sich aus ihrer Reihenfolge in der Herzaktion (siehe Abb. E3).

1. Herzton. Der 1. Herzton (1. HT) ist ein *Anspannungston* und entsteht bei Beginn der Systole gleichzeitig mit dem Schluß der beiden AV-Klappen Mitralis und Trikuspidalis. Ein lauter 1. HT ist oft Folge einer Mitralstenose („paukender" 1. HT) oder einer Anämie, ein abgeschwächter 1. HT ist häufig auf eine Mitralinsuffizienz oder myokardiale Insuffizienz zurückzuführen. Eine leichte Spaltung ist normal.

2. Herzton. Der 2. Herzton (2. HT) kommt durch den *Semilunarklappenschluß* zu Beginn der Diastole zustande, hierbei schließt die Aorten- (A_2) kurz vor der Pulmonalisklappe (P_2). Der Aortenklappenanteil überwiegt normalerweise in der Lautstärke. Bei Inspiration zeigt sich die physiologische Spaltung des 2. HT. Eine paradoxe Spaltung (erst P_2, dann A_2) wird bei Linksschenkelblock oder schwerer Aortenstenose beobachtet. Systemische oder pulmonale Hypertonie gehen häufig mit einem lauten 2. HT einher, eine Abschwächung des 2.

HT kann als Hinweis auf eine Linksherzinsuffizienz oder einen Schock dienen.

3. Herzton. Der 3. Herzton (3. HT) beschreibt einen tieffrequenten, ventrikulären *„Füllungston"* zu Beginn der Diastole, der unmittelbar nach dem 2. HT zu hören ist. Ursache ist eine diastolische Volumenüberlastung (das Vorhofvolumen trifft auf gefüllte Kammern), wie sie schon recht früh in der Herzinsuffizienz auftritt. Somit kann der 3. Herzton als recht sensitiver Parameter zur Beurteilung einer Herzinsuffizienz herangezogen werden. Das akustische Phänomen des 3. Herztones kann auch physiologischerweise bei Jugendlichen gehört werden.

4. Herzton. Der 4. Herzton (4. HT), ein diastolischer, tieffrequenter Vorhofton, entsteht unmittelbar vor Erklingen des 1. HT der nächsten Herzaktion durch Kontraktion des Vorhofs gegen einen „unnachgiebigen" Ventrikel (Compliance ↓).

Herzgeräusche

Die Ursache von Herzgeräuschen sind Wirbelbildungen. Herzgeräusche können *organischen* oder *funktionellen* Ursprungs sein und werden durch Zuordnung zur Herzaktion in *systolische*, *diastolische* und *systolisch-diastolische* Geräusche unterteilt. Entsprechend ihres akustischen Charakters spricht man von *Crescendo-* (anschwellend), *Decrescendo-* (abklingend), *spindelförmigen* (anschwellend-abklingend) und *bandförmigen* Geräuschen (Geräusch gleicher Amplitude). Der Tonhöhe nach unterscheidet man zwischen hochfrequenten und tieffrequenten Geräuschen. Die Wirbelbildung, die den Geräuschen zugrunde liegt, ist bei Stenosen „nach vorne", bei Klappeninsuffizienzen dagegen „nach hinten" gerichtet.

Systolische Geräusche sind entweder Folge einer Insuffizienz der AV-Klappen (Rückfluß in die Vorhöfe: bandförmiger oder Decrescendocharakter) oder kommen durch eine Stenose der Semilunarklappen (z.B. Aortenstenose → Geräusch mit spindelförmigem Charakter) zustande.

Diastolische Geräusche sind auf eine Stenose der AV-Klappen (z.B. Decrescendo bei Mitralstenose) zurückzuführen oder entstehen infolge einer Insuffizienz der Semilunarklappen (z.B. Decrescendogeräusch bei Aorteninsuffizienz).

Wichtige Verfahren in der kardiologischen Diagnostik

Dem Untersucher stehen neben der körperlichen Untersuchung verschiedene nichtinvasive und invasive Untersuchungsmethoden zur Verfügung.

Nichtinvasive Verfahren

Nichtinvasive Verfahren sind u.a. die Elektrokardiographie (EKG), die Phonokardiographie, die Echokardiographie (siehe Abb. E 4) und

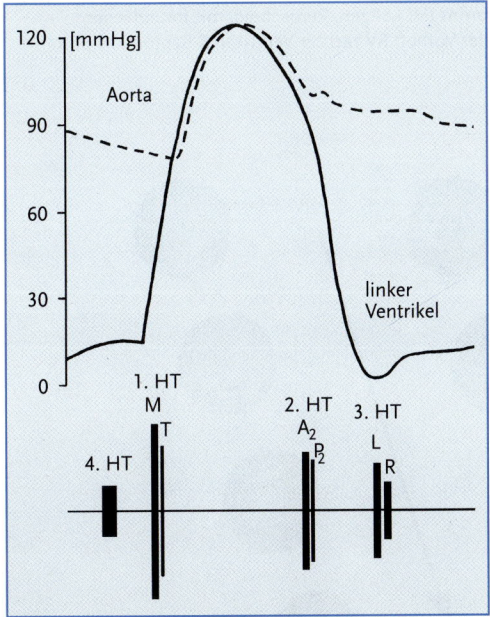

Abb. E 3: Die vier Herztöne im Verhältnis zu den Druckkurven von Aorta und linkem Ventrikel
1. HT = 1. Herzton mit Mitralis- (M-) und Trikuspidalisanteil (T)
2. HT = 2. Herzton mit Aorten- (A2) und Pulmonalisanteil (P2)
3. HT = frühdiastolischer 3. Herzton (L = linksseitige, R = rechtsseitige Auskultation)
4. HT = spätdiastolischer 4. Herzton, sogenannter Vorhofton

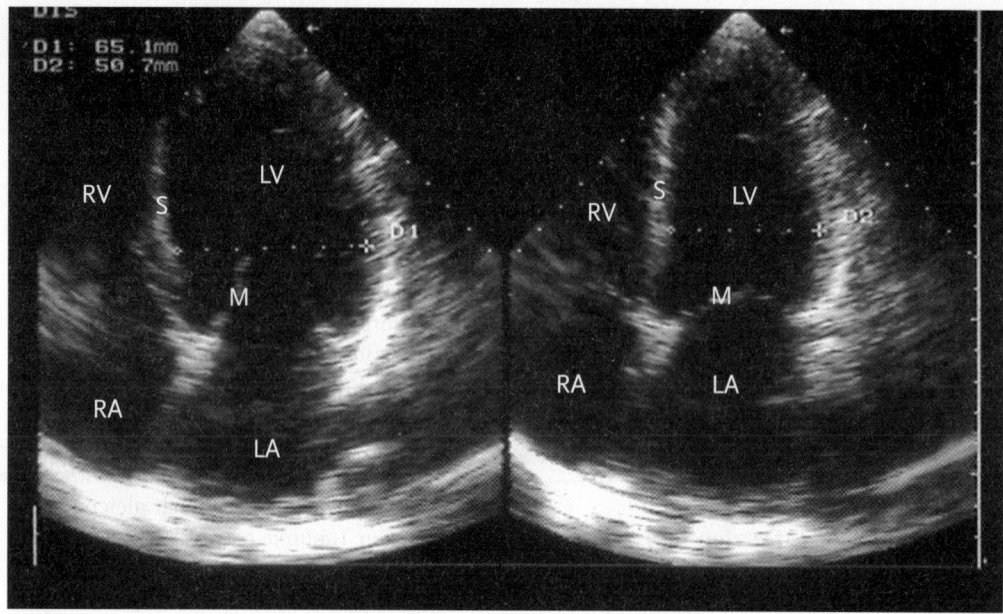

Abb. E4: Vierkammerblick (Normalbefund) im Echokardiogramm (H. Löllgen, Remscheid, mit freundlicher Genehmigung). **LA** linker Vorhof, **LV** linker Ventrikel, **RA** rechter Vorhof, **RV** rechter Ventrikel, **S** Septum, **M** Mitralklappe

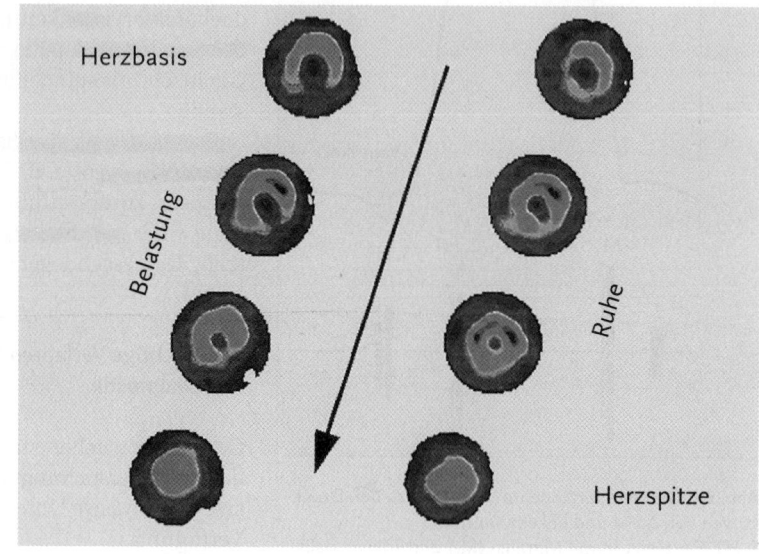

Abb. E5: Myokardszintigraphie mit ^{201}Tl-Chlorid, Kurzachsenschnitte von der Herzspitze (unten) zur Herzbasis (oben). Speicherdefekt unter Belastung (linke Reihe) füllt sich in Ruhe (rechte Reihe) auf: belastungsabhängige koronare Ischämie (Zetkin/Schaldach 1998)

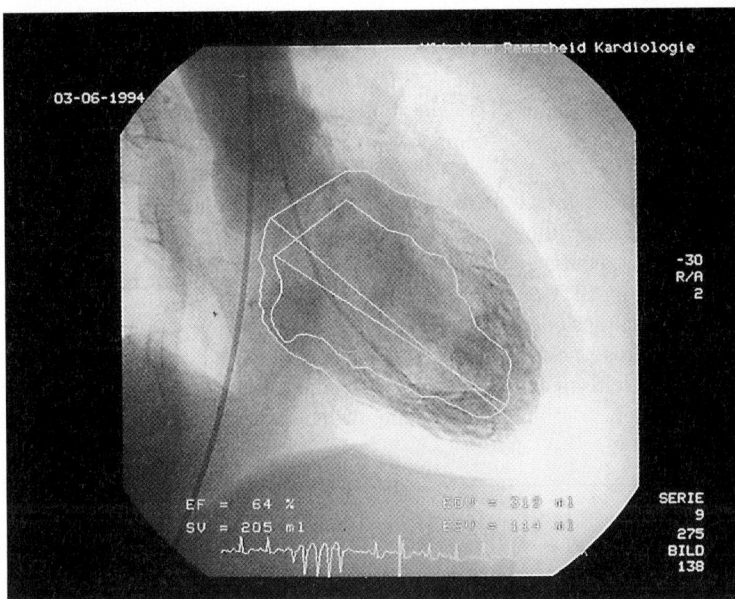

Abb. E 6: Lävokardiographie. Das äußere Oval markiert das enddiastolische Volumen im linken Ventrikel, das innere das endsystolische Volumen. Die Ejektionsfraktion (EF) beträgt 64 % des enddiastolischen Volumens (EDV) von 319 ml, was einem effektiven Schlagvolumen (ESV) von 205 ml entspricht. Die dunkle Struktur in der Kammer ist ein Pig-tail-Katheter, über den das Kontrastmittel injiziert wird (H. Löllgen, Remscheid, mit freundlicher Genehmigung)

zahlreiche radiologische Verfahren wie Thorax-Röntgen, oder CT-Aufnahmen. Nuklearmedizinische Untersuchungen mittels radioaktiv markierter Substanzen wie ^{201}Thallium und ^{99}Tc ermöglichen eine Lokalisationsdiagnostik ischämischer oder vernarbter Myokardareale (siehe Abb. E 5 und Radiologie, Kap. 4.1 und 4.2). Neuerdings ist eine Darstellung der Koronarien auch nichtinvasiv durch Magnetresonanzangiographie der Koronararterien möglich, die eine dreidimensionale Darstellung der proximalen Aorta samt der abgehenden Koronararterien erlaubt. Diese Methode bleibt vorerst wissenschaftlichen Anwendungen vorbehalten.

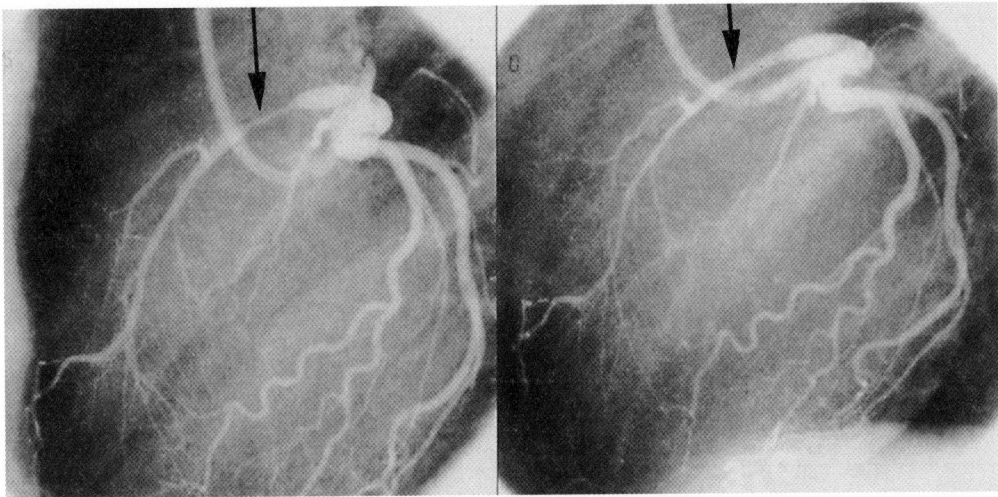

Abb. E 7: Beispiel einer proximalen Stenose des Ramus interventricularis anterior (RIVA), die durch eine perkutane transluminale Koronarangioplasie (PTCA) geweitet wurde (F.X. Kleber, 1996)

Invasive Methoden

Die invasive Untersuchung von Koronararterien, Herzfunktion und Lungenkreislauf mittels *Herzkatheter* (siehe Abb. E6) ermöglicht eine Darstellung der Koronararterien mittels Kontrastmittel (Koronarangiographie) oder intravaskulärem Ultraschall (IVUS). Die Herzkatheteruntersuchung läßt sich auch therapeutisch nutzen in Form der Ballondilatation (PTCA, siehe Abb. E7), Atherektomie von Plaques oder Stentimplantation bei Koronarsklerose sowie Katheterablation akzessorischer Reizleitungsfasern z. B. bei Präexzitationssyndromen.

Eine *Myokardbiopsie* ermöglicht die Untersuchung von Herzmuskelgewebe (z. B. bei Verdacht auf Kardiomyopathie oder Amyloidose), die *Perikardpunktion* kann diagnostisch zur Abklärung der Genese eines unklaren Perikardergusses herangezogen werden oder therapeutisch z. B. bei Herzbeuteltamponade angezeigt sein.

Elektrokardiographie (EKG)

Grundlagen

Das Elektrokardiogramm (EKG) spiegelt die elektrische Aktivität des Herzmuskels wider.

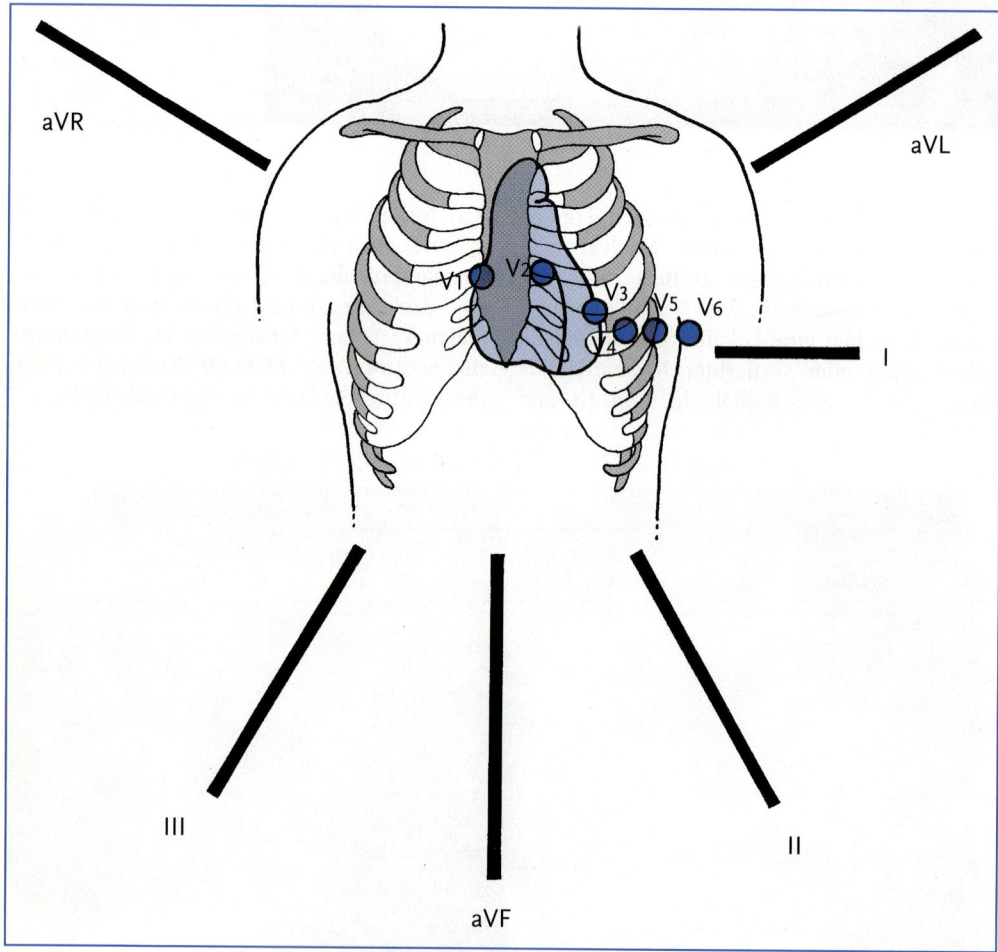

Abb. E8: Projektion der 12 Ableitungen des Standard-EKGs. Die Extremitätenableitungen zeigen die Richtung der Hauptvektoren und befinden sich in der Frontalebene. Die präkordialen Brustwandableitungen sind in der Horizontalebene plaziert.

Einführung

Dem Untersucher erlaubt es eine zeitliche wie räumliche Orientierung zum Verlauf der Herzaktion (siehe Abb. E 3).

Durch Aufzeichnung der elektrischen Herzaktivität an der Körperoberfläche entsteht das EKG. Potentialdifferenzen werden über die *Extremitätenableitungen* (I, II und III sowie aVR, aVL und aVF) und *präkordiale Ableitungen* (V_1–V_6) ermittelt und lassen sich entsprechend der Richtung des Hauptvektors der jeweiligen Ableitungen in Beziehung zur Herztopographie setzen (siehe Abb. E 8).

Das EKG ermöglicht die Zuordung der elektrischen *Herzachse* (Lagetyp) und gibt Hinweise auf eine Herzhypertrophie. Auch der *Herzrhythmus* läßt sich mit Hilfe des EKGs beurteilen: *Frequenz* (regelmäßig? Normo-, Brady- und Tachykardie?), der *Ursprung* des Rhythmus (Sinus-, AV-Junktional-/Kammer, Schrittmacher) und Rhythmusstörungen (*Arrhythmien*).

Schrittmacher- und Erregungsleitungssystem

Der reibungslose Ablauf der Herzerregung erfordert den Sinusknoten als Schrittmacher und ein intaktes Erregungsleitungssystem (siehe Abb. E 7). Das Erregungsleitungssystem teilt sich in vier Abschnitte: diese können bei Ausfall des übergeordneten Erregungszentrums ersatzweise Schrittmacherfunktionen übernehmen. Der *Sinusknoten* liegt in der Wand des rechten Vorhofs im Bereich der Einmündung der V. cava superior. Von dort gelangt die Erregung über die Vorhöfe zum *AV-Knoten*, der in der Nähe des interatrialen Septums auf der Ebene der Trikuspidalis lokalisiert ist. Von dort wird die Erregung über das gemeinsame *His-Bündel* in das interventrikuläre Septum geleitet, wo sich die Erregungsleitungsfasern in einen rechten und linken *Tawara-Schenkel* aufzweigen. Der linke Schenkel ist nochmals in

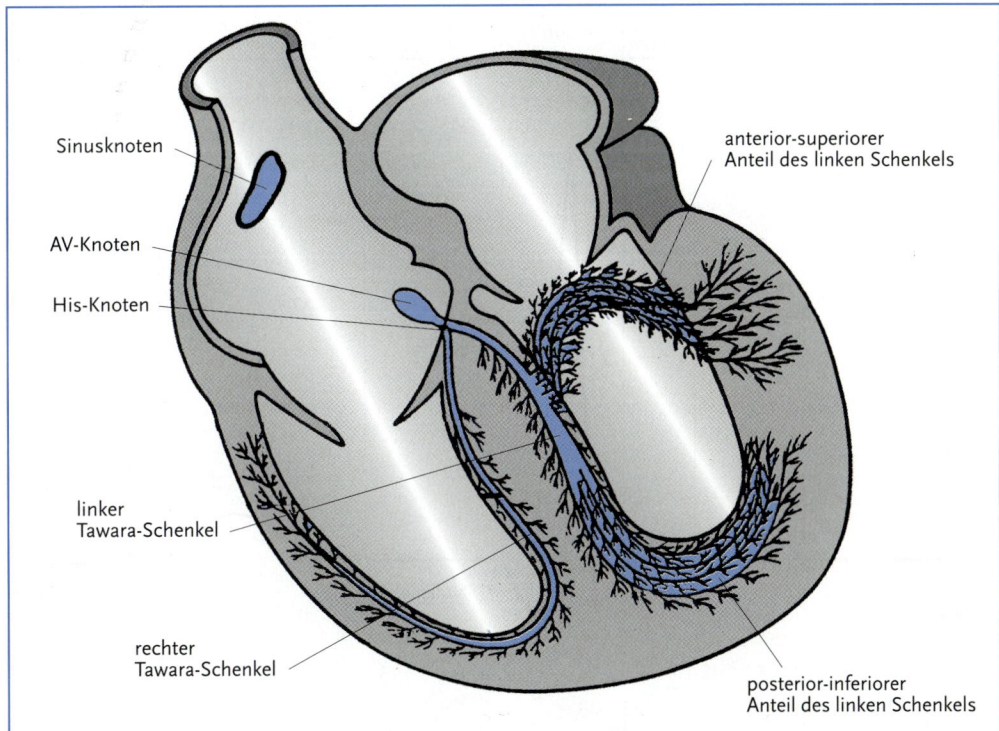

Abb. E 9: Anatomische Verhältnisse des Schrittmacher- und des Erregungsleitungssystems. Sinus- und AV-Knoten befinden sich subendokardial im rechten Vorhof und setzen sich fort ins His-Bündel. Von dort an beginnen rechter und linker Tawara-Schenkel, letzterer teilt sich in einen anterio-superioren und einen posterio-inferioren Anteil. Von den Tawara-Schenkeln entspringen die Purkinje-Fasern

einen anterior-superioren und posterior-inferioren Anteil unterteilt (siehe Abb. E 9). Fällt nur ein Anteil aus, so spricht man vom Hemiblock. Von den Tawara-Schenkeln entspringen schließlich die *Purkinje-Fasern,* die sich im Myokard verzweigen.

Das Elektrokardiogramm

Das normale EKG in Ableitung I zeigt drei positive (nach oben gerichtete) Abschnitte: die *P-Welle,* eine kleine, runde Welle, entspricht der Depolarisation des Vorhofmyokards. Ihr folgt der QRS-Komplex (als Ausdruck der Ventrikeldepolarisation), der die spitze und hohe *R-Zacke* enthält. Die Repolarisation des ventrikulären Myokards kommt durch die *T-Welle* zum Ausdruck: sie folgt dem QRS-Komplex und besitzt wie die P-Welle eine runde Form (siehe Abb. E 10).

Die Repolarisation der Vorhöfe läßt sich anhand der sog. T_a-Welle erkennen (a = Atrium). Da die T_a-Welle zeitlich mit dem QRS-Komplex zusammenfällt, ist sie meist im EKG nicht sichtbar. Der Beginn des QRS-Komplexes enthält die kleine, negative *Q-Zacke,* ihre Vergrößerung kann auf einen abgelaufenen transmuralen Myokardinfarkt hinweisen. Der letzte Teil des QRS-Komplexes führt zu einer kleinen und kurzzeitigen Negativierung im EKG, der S-Zacke.

Isoelektrische EKG-Bereiche innerhalb des Herzzyklus werden als *Strecken* bezeichnet. Die *PQ-Strecke* (Strecke vom Ende der P-Welle bis

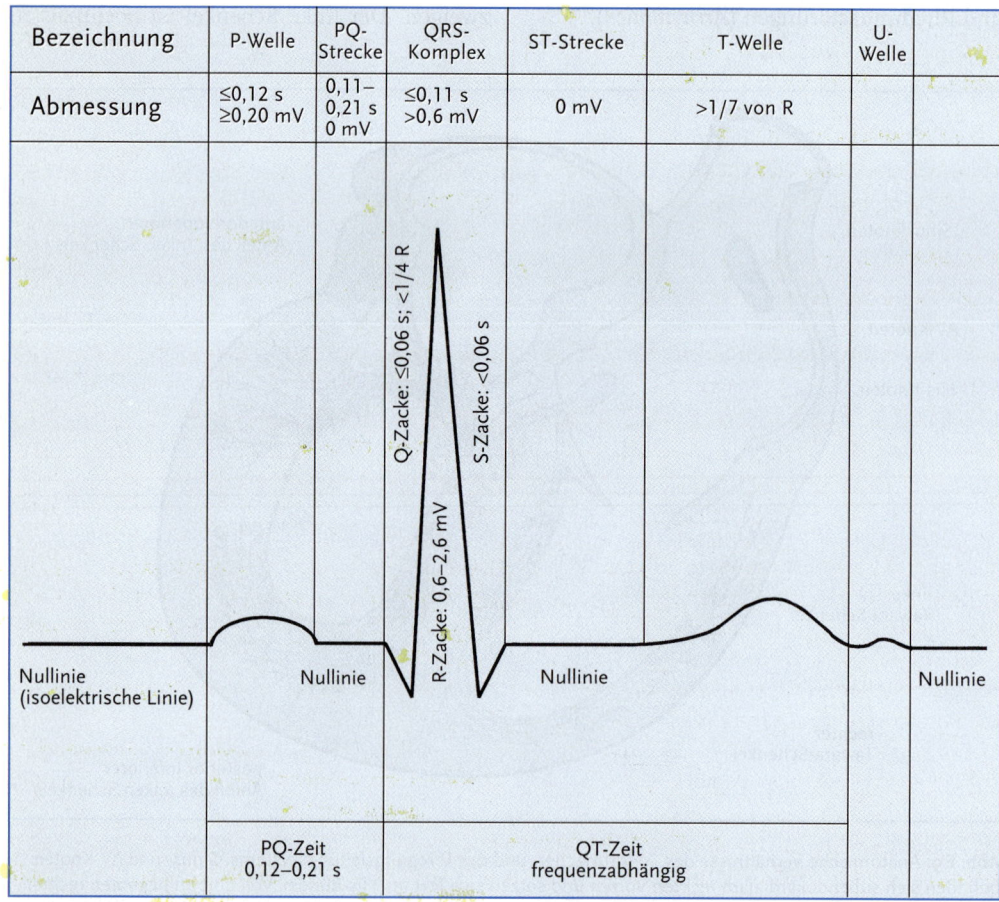

Abb. E 10: Schematisches Bild der einzelnen Abschnitte eines normalen Elektrokardiogramms

zum Beginn der Q-Zacke) ist identisch mit der atrioventrikulären Überleitungszeit. Die *ST-Strecke* (vom Ende der S-Zacke bis zum Beginn der T-Welle) zeigt Veränderungen vor allem bei Myokardschämien und bei Myokardinfarkt.

Die Erregungsausbreitungen in Vorhof und Kammern lassen sich im EKG als *Zeiten* erfassen: Die Vorhoferregung wird durch die *PQ-Zeit* dargestellt (Beginn der P-Welle bis zum Beginn der Q-Zacke), die Dauer der Kammererregung kann mit Hilfe der *QT-Zeit* ermittelt werden (Beginn der Q-Zacke bis zum Ende der T-Welle).

Besonderheiten bei der Interpretation des EKGs

Grundsätzlich sollte berücksichtigt werden, daß manche Ableitungen bestimmte Besonderheiten aufweisen: bedingt durch die Richtung des Hauptvektors in den Ableitungen aVR und V_1 findet sich eine kleine R-Zacke und tiefe S-Zacke. P-Welle und T-Welle erscheinen in diesen Ableitungen negativ.

Extremitätenableitungen spielen für die Bestimmung des *Lagetyps* eine wichtige Rolle. Bei der Beurteilung der präkordialen Brustwandableitungen sollte bedacht werden, daß die Amplitude der R-Zacke von V_1 nach V_6 kontinuierlich zunimmt (*R-Progression*). Ein R-Verlust innerhalb dieser „aufsteigenden" R-Zacken kann z.B. nach links-anteriorem Myokardinfarkt beobachtet werden.

Auswertung des EKGs

So vorhanden, sollte ein EKG immer mit früheren EKGs verglichen werden, um akute EKG-Veränderungen (insbesondere T- oder ST-Veränderungen) genau beurteilen zu können. Für die Auswertung ist es unerläßlich, aus dem EKG die Papiergeschwindigkeit und die Amplitude des Signals ersehen zu können: daher immer an eine Eichzacke vor EKG-Beginn denken!

1. Frequenz. Bei einer Papiergeschwindigkeit von 50 mm/s teilt man die Zahl 300 durch die Anzahl großer Kästchen (1 cm entsprechend 0,2 s) zwischen zwei aufeinander folgenden QRS-Komplexen (*RR-Intervall*). Beispiel: Der Abstand des RR-Intervalls beträgt 4 große Kästchen (300:4) → entsprechend beträgt die Herzfrequenz 75 Schläge pro Minute. Bei einer Schreibergeschwindigkeit von 25 mm/s teilt man die Zahl 300 durch die Anzahl kleiner Kästchen (0,5 cm entsprechend 0,2 s) und verfährt analog nach oben genanntem Schema. Eine Frequenz von >100/min wird als *tachykard*, eine Frequenz <60/min als *bradykard* bezeichnet.

2. Rhythmus. Ist der Rhythmus regelmäßig? Wo ist der Ursprung des Rhythmus (Sinus? AV-Junktional? Ventrikel? Schrittmacher?) Liegt ein Sinusrhythmus vor, so folgt jeder P-Welle ein QRS-Komplex, das PQ-Intervall beträgt >0,12 s und die P-Welle in den Ableitungen I, II und III positiv. Weiterhin sollte das EKG auf Arrhythmien untersucht werden. Hierbei ist darauf zu achten, ob die Rhythmusstörung regelmäßig-unregelmäßig nach einem bestimmten Muster verläuft (z.B. bei AV-Block II. Grades, siehe unten) oder unkontrolliert unregelmäßig-unregelmäßig verläuft (z.B. Vorhofflimmern, siehe unten).

3. Herzachse. Die Herzachse beschreibt den mittleren QRS-Vektor, dessen Lage in der Frontalebene bei normaler Erregungsausbreitung etwa der anatomischen Herzachse entspricht. Der Normbereich für die Lage der elektrischen Herzachse erstreckt sich von senkrecht kaudalwärts (Ableitung aVF, +90°) bis zur linken Schulter (Ableitung aVL, −30°, siehe Abb. E 8). Eine Linksdrehung der Herzachse im EKG (überdrehter Linkstyp) kann bei Linkshypertrophie, inferiorem Myokardinfarkt und bei linksanteriorem Hemiblock beobachtet werden. Im EKG zeigt sich ein überwiegend negativer QRS-Komplex in den Ableitungen II, III und aVF, entsprechend muß die Herzachse jenseits von −30° liegen.

Zu den Ursachen einer *Rechtsdrehung* der Herzachse im EKG (häufig bei Kindern zu beobachten) gehören Belastung des rechten Herzens (z.B. Lungenembolie), Rechtshypertrophie (R > S in V_1) und linksposteriorer Hemiblock. Das EKG zeigt bei Rechtsdrehung der Herzachse einen negativen QRS-Komplex in Ableitung I, d.h., die Herzachse liegt im Bereich zwischen +90° und −90°.

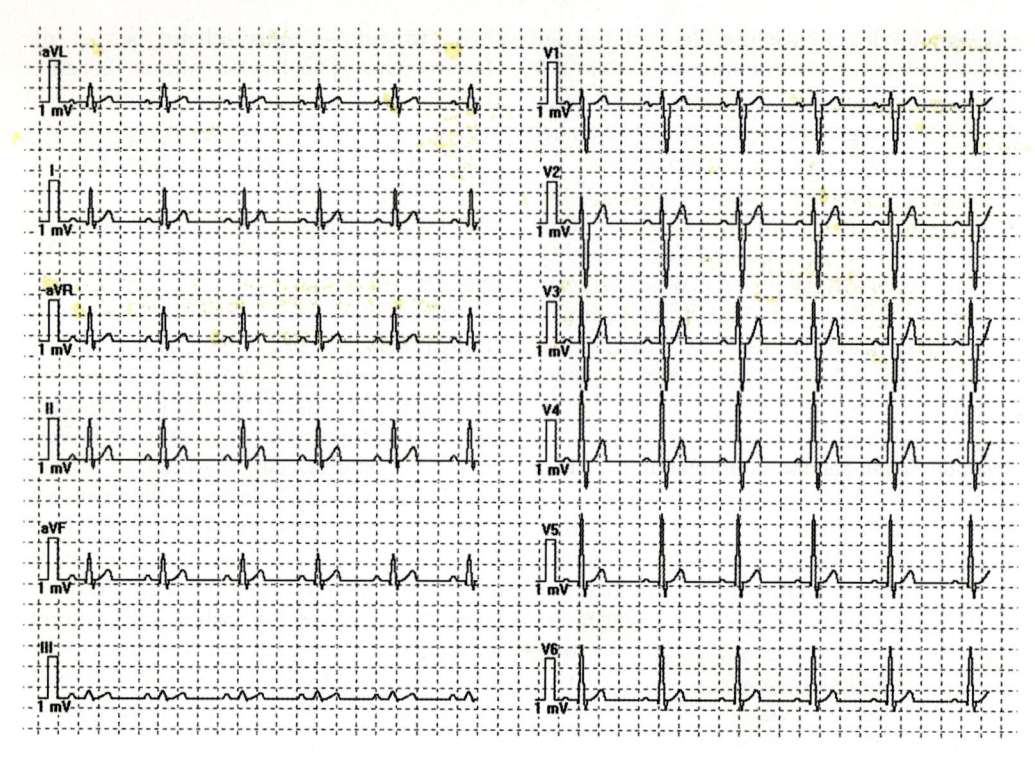

Abb E 11: 12-Kanal-Ableitung eines normalen Elektrokardiogramms. Die vektorielle Anordnung der Ableitungen gemäß Cabrera-Kreis (aVL, I, –aVR, II, aVF, III) erlaubt eine orientierende Bestimmung der elektrischen Herzachse über die höchste positive R-Amplitude in Ableitung –aVR (D. Novosel 1998)

4. Veränderungen einzelner EKG-Abschnitte.

- *P-Welle* (≤ 0,11 s, < 0,2 mV): Eine Vergrößerung und Verbreiterung der P-Welle wird bei Vorhofhypertrophie beobachtet, z.B. als P pulmonale (P in I < P in III) oder P mitrale (P in III < P in I)
- *PQ-Zeit* (0,12–0,21 s): Bei WPW-Syndrom (zusätzlich Delta-Welle im aufsteigenden Schenkel des QRS) oder AV-Ersatzrhythmus (invertierte P-Welle in aVF) ist die PQ-Zeit verkürzt. Eine Verlängerung der PQ-Zeit besteht z. B. bei AV-Block I. Grades.
- *Q-Zacke* (≤ 0,04 s): Eine relativ vergrößerte Q-Zacke findet man gelegentlich in Ableitung III ohne pathologische Bedeutung. Große Q-Zacken sind verdächtig auf einen abgelaufenen transmuralen Myokardinfarkt (zum EKG bei Myokardinfarkt siehe Kap. 3.2) oder eine hypertrophische obstruktive Kardiomyopathie (HOCM, siehe Kap. 4.3).
- *QRS-Komplex* (0,06–0,12 s): Verbreiterung bei Kammerhypertrophie, Schenkelblock, Intoxikation mit Chinidin oder schwerer Hypokaliämie. Ein Verlust „aufsteigender" R-Zacken innerhalb der präkordialen Ableitungen sollte an einen Myokardinfarkt denken lassen (*schlechte R-Progression*).
- *QT-Zeit* (≤ 0,43 s bzw. < 50 % des RR-Intervalls, die QT-Zeit ist frequenzabhängig!): Eine *verlängerte* QT-Zeit tritt auf bei Hypokalzämie, Hypokaliämie, Intoxikationen mit Pharmaka (Quinidin, Procainamid, trizyklische Antidepressiva) oder ist Ausdruck einer angeborenen Störung (*long QT-syndrome*). Eine *Verkürzung* der QT-Zeit wird bei Hyperkaliämie, Hypermagnesiämie und Hyperkalzämie beobachtet.
- *ST-Strecke* (isoelektrisch): Eine *ST-Hebung* sieht man bei akutem Myokardinfarkt, Koronarspasmus (insbesondere Prinzmetal-Angina), Perikarditis und linkventrikulärem Aneurysma. *ST-Senkungen* sind auf nichttransmurale Myokardinfarkte, einen abgelaufenen Myokardinfarkt, Myokardisch-

ämien, „Zerrung" des Herzmuskelgewebes bei Hypertrophie (*myocardial strain*) oder Digitalisintoxikation zurückzuführen.
- T-Welle (Amplitude mindestens $1/7$ der R-Zacke): Eine *spitze, hohe T-Welle* sollten an Hyperkaliämie (zeltförmiges T) oder akuten Myokardinfarkt (hyperakutes T) denken lassen, eine T-Negativierung wird infolge einer Myokardischämie oder eines nichttransmuralen Myokardinfarkts, Digitalisintoxikation, Hypokaliämie und Hypokalzämie sowie bei erhöhtem Hirndruck beobachtet
- U-Welle: Die U-Welle folgt der T-Welle. Hohe U-Wellen treten bei Elektrolytstörungen auf (insbesondere bei Hypokaliämie).

> **Merke!**
>
> Eine Verringerung der $Mg^{2+}/Ca^{2+}/K^+$-Konzentration führt zur Verlängerung der QT-Zeit und umgekehrt!

1 Herzinsuffizienz

1.1 Klinische Einteilung

Der Begriff Herzinsuffizienz (HI) beschreibt das Unvermögen des Herzens, das für den Stoffwechsel erforderliche Herzzeitvolumen (HZV) aufzubringen bzw. den venösen Rückstrom zum Herzen aufzunehmen. Entsprechend der vorherrschenden Pumpstörung spricht man von *Links-*, *Rechts-* und *Globalinsuffizienz*. Wird die primäre Insuffizienz eines Ventrikels nicht ausreichend therapiert, entwickelt sich meist eine Globalinsuffizienz beider Ventrikel. *Ruheinsuffizienz* bzw. *Belastungsinsuffizienz* beschreiben das Auftreten von Symptomen in Ruhe oder in Abhängigkeit von körperlicher Belastung. Der zeitliche Verlauf erlaubt außerdem eine Einteilung in *akute* (z. B. Myokardinfarkt) oder *chronische* Herzinsuffizienz (z. B. Kardiomyopathie).

1.2 Pathogenese

Herzinsuffizienz ist ein klinisches Syndrom mit unterschiedlichen Ursachen. Sie ist oft Folge *primär* kardialer Erkrankungen wie Kardiomyopathien oder Myokardinfarkt, kann aber auch *sekundär* durch Druckbelastung (Hypertonie, Klappenfehler), Stoffwechselanomalien (z. B. Hyperthyreose, Hyperaldosteronismus) oder Volumenbelastung (z. B. Niereninsuffizienz, übermäßige Natrium- und Wasserzufuhr) bedingt sein. Eine häufige Ursache der HI ist die unzureichende Einnahme verschriebener Medikamente bei bestehender kardialer Grunderkrankung.

1.3 Pathophysiologie

Charakteristikum der HI ist ein erniedrigtes Schlagvolumen (HZV) als Ausdruck einer verringerten myokardialen Kontraktilität. Das HZV ist abhängig von der Höhe der *Vorlast* (Vordehnung der Herzmuskelfasern bzw. Kammerfüllung) und der *Nachlast* (Wandspannung des linken Ventrikels in der Systole in Relation zum peripheren Widerstand). Entsprechend der resultierenden Pumpschwäche spricht man von Vorwärtsversagen oder Rückwärtsversagen. Beim *Vorwärtsversagen* bewirkt die erhöhte Nachlast eine Abnahme des HZV und führt so zur O_2-Minderversorgung von Myokard und Peripherie. Das *Rückwärtsversagen* ist Folge einer Vorlasterhöhung, entsprechend kommt es zur Stauung venösen Blutes vor der betroffenen Kammer. Ventrikelfunktionsstörungen können *regional* begrenzt (z. B. bei Vorderwandinfarkt) oder *global* auftreten (z. B. durch Kardiomyopathie).

Verschiedene Parameter erlauben eine Beurteilung der Schwere der Herzinsuffizienz.

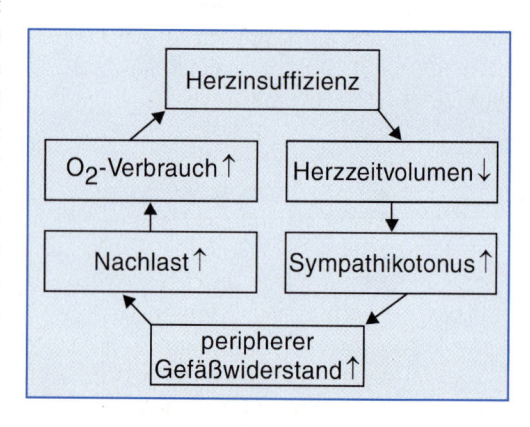

Abb. 1.1: Circulus vitiosus bei Herzinsuffizienz (Lohr/Bös 1998)

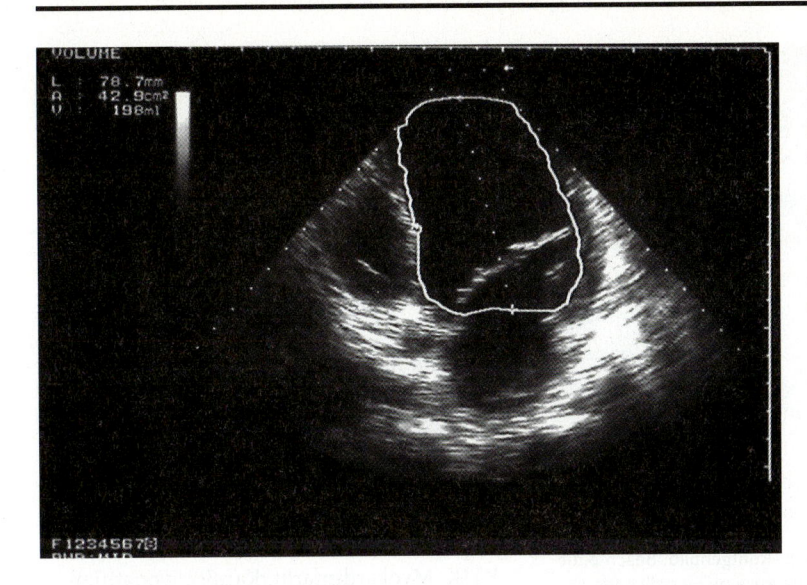

Abb. 1.2:
Echokardiogramm eines Patienten mit schwerer linksventrikulärer Funktionsstörung bei KHK. Die EF des linken Ventrikels (weiße Umrandung) beträgt nur noch 22 % des EDV (H. Löllgen, Remscheid, mit freundlicher Genehmigung)

1.3.1 Ejektionsfraktion (EF)

Die Ejektionsfraktion beschreibt das Verhältnis zwischen Schlag- und enddiastolischem Ventrikelvolumen (SV/EDV) und ist ein Maß für die systolische Ventrikelfunktion. Abnahme der Ejektionsfraktion ist daher Zeichen systolischer Herzfunktionsstörungen (siehe Abb. 1.2).

1.3.2 Ventrikelvolumen

Das enddiastolische und das endsystolische Ventrikelvolumen korrelieren mit der Schwere der Herzinsuffizienz: Je größer das enddiastolische oder das endsystolische Ventrikelvolumen, desto ausgeprägter ist die Insuffizienz.
- intrakardiale Drucke: Mit zunehmender Insuffizienz sinkt der endsystolische (Kontraktilität ↓) und steigt der enddiastolische Druck
- arteriovenöse O_2-Differenz $AVDO_2$: Die $AVDO_2$ läßt indirekt auf das HZV schließen. Beim *Low output failure* führt das verminderte HZV (z.B. durch Vorwärtsversagen) zur vermehrten O_2-Ausschöpfung in der Peripherie ($AVDO_2$ ↑). Kennzeichen des *High output failure* ist ein erhöhtes HZV (z.B. bei Hyperthyreose oder Anämie), das mit einer unzureichenden peripheren O_2-Ausschöpfung einhergeht ($AVDO_2$ ↓).

Kardiale *Kompensationsmechanismen* wie Myokardhypertrophie, Erhöhung des Sympathikotonus (vermehrte Ausschüttung von Katecholaminen → Tachykardie) sowie NaCl- und Flüssigkeitsretention (über Aktivierung des Renin-Angiotensin-Aldosteron-Systems) ermöglichen es, die verminderte Pumpfunktion des Herzens teilweise auszugleichen; das Fortschreiten der Grunderkrankung und zusätzliche Belastungen führen zu einer Dekompensation der Herzinsuffizienz.

1.4 Symptomatik der Herzinsuffizienz

Allgemeinsymptome sind gesteigerter Sympathikotonus (Tachykardie) und Ventrikelhypertrophie. Aufgrund der Ventrikeldilatation sind häufig systolische Geräusche einer „relativen" Mitral- oder Trikuspidalinsuffizienz auskultierbar.

1.4.1 Typische Symptome der Links- und Rechtsherzinsuffizienz

Linksherzinsuffizienz

Rückwärtsversagen (Lungenstauung). Belastungs-/Ruhedyspnoe, Orthopnoe, nächtliches Asthma cardiale, Lungenödem (siehe Abb. 1.3),

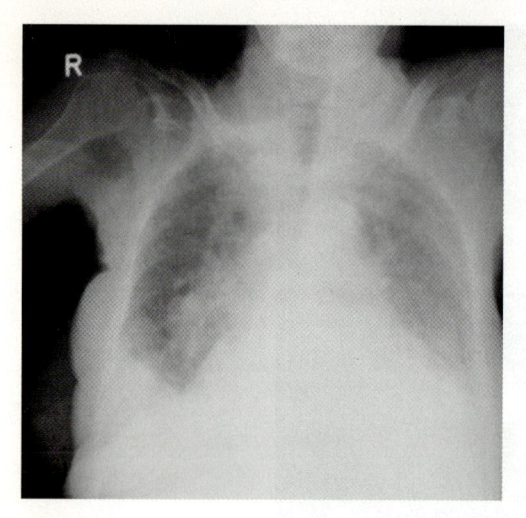

Abb. 1.3: Lungenödem im a.-p.-Röntgenbild. Beachte die streifige Verschattung und die extreme Herzdilatation. Der Patient starb wenige Stunden später

Zyanose, auskultatorisch basale feuchte Rasselgeräusche.

Vorwärtsversagen (vermindertes HZV). Müdigkeit, Schwäche, eingeschränkte Leistungsfähigkeit, periphere Minderdurchblutung, Rhythmusstörungen, Synkopen (Bewußtseinsverlust).

Rechtsherzinsuffizienz

Rückwärtsversagen. Periphere Ödeme (vor allem symmetrische prätibiale Ödeme und Knöchelödeme), Nykturie (bedingt durch die nächtliche Rückresorption von Ödemen), Jugularvenenstauung sowie ein positiver hepatojugulärer Reflux (das Eindrücken der Leber zeigt eine Druckwelle in der gestauten Jugularvene), gastrointestinale Symptome, periphere Zyanose, Organomegalien (Stauungsleber, eventuell mit Ikterus, Stauungsniere), Aszites.

Die Herzinsuffizienz läßt sich entsprechend ihrer klinischen Schweregrade gemäß Tabelle 1.1 einteilen.

1.5 Diagnostik

1.5.1 Nichtinvasive Diagnostik

- *Auskultation:* feuchte Rasselgeräusche bei Lungenstauung; früh findet sich 3. Herzton als Ausdruck der diastolischen Ventrikelüberlastung; ggf. Untersuchung mittels Phonokardiographie
- *EKG:* Rhythmusstörungen, Ventrikelhypertrophie, Zeichen der Grundkrankheit (z.B. KHK, Myokardinfarkt, Kardiomyopathie)
- *Thorax-Röntgen:* Kardiomegalie (Herz/Thorax-Quotient > 0,5), Lungenstauungszeichen: Kerley-B-Linien (gestaute Lymphgefäße in den Lungenunterlappen), gestaute Lungenvenen
- *Echokardiographie:* Beurteilung von Ventrikeldilatation, Myokardhypertrophie oder Vitien, hypo- oder akinetische Myokardareale, außerdem indirekte Bestimmung von Ejektionsfraktion (siehe Abb. 1.2) und Druckgradienten
- *Phonokardiographie:* Vitien als Ursache der Herzinsuffizienz
- *Spiroergometrie:* pulmonale Dekompensation infolge der Herzinsuffizienz

1.5.2 Invasive Diagnostik

- *Rechtsherzkathether*: intrakardiale Messungen von Drucken im rechtem Vorhof, rechtem Ventrikel und der Pulmonalarterie und von Druckgradienten, Messung des HZV

Tab. 1.1: Stadien der Herzinsuffizienz nach New York Heart Association (NYHA)

Stadium	Klinik
I	keine Beschwerden bei normaler körperlicher Belastbarkeit
II	Beschwerden bei schwerer körperlicher Belastung
III	Beschwerden bei leichter körperlicher Belastung
IV	Beschwerden in Ruhe

- *Linksherzkatheter*: Koronarangiographie mit Beurteilung von Stenosen, Messung des HZV über quantitative linksventrikuläre Angiographie, Beurteilung der linksventrikulären Funktion
- *Herzbinnenraumszintigraphie*: Bestimmung von Ventrikelvolumen und Ejektionsfraktion

1.6 Therapie

Allgemeine Maßnahmen bei bei *chronischer Herzinsuffizienz* (NYHA-Stadium I):

Behandlung der Grundkrankheit, kleine Mahlzeiten und körperliche Schonung zur Senkung der Herzarbeit. Rauchverbot, Gewichtsreduktion, kochsalzarme Kost und Trinkmengenbegrenzung (Volumen ↓), Thromboseprophylaxe, ggf. O_2-Zufuhr.

Medikamentöse Maßnahmen bei chronischer Herzinsuffizienz (NYHA-Stadium II–IV):
- Herzglykoside: positiv inotrop, Frequenzsenkung bei Tachyarrhythmie, Senkung des kardialen O_2-Verbrauchs
- Diuretika: langsame Ödemausschwemmung, z.B. mit Thiaziden, Drucksenkung
- Nitrate: venöse Gefäßerweiterung und *Pooling* von venösem Blut vor dem Herzen (Vorlastsenkung)
- ACE-Hemmer: Verringerung des peripheren Widerstands, Senkung von Vor- und Nachlast

Siehe hierzu auch Klinische Pharmakologie, Kapitel 3.2.

Die Behandlung der *akuten Herzinsuffizienz* (z.B. im kardiogenem Schock mit kardial bedingtem Lungenödem oder bei Lungenembolie) bedarf neben der medikamentösen Therapie mit Furosemid (schnelle Ödemausschwemmung), Nitraten (Vorlastsenkung), Dopamin (Diuresesteigerung) und Dobutamin (Erhöhung des HZV ohne periphere Vasokonstriktion) auch der kausalen Therapie. Diese erfolgt z.B. durch Lyse bei Myokardinfarkt oder Lungenembolie oder durch sofortige PTCA bei akutem Myokardinfarkt (Ballondilatation der soeben okkludierten Koronararterie) oder durch operative Korrektur, z.B. nach Klappensegelausriß oder Aneurysmaruptur. Zur medikamentösen Therapie siehe Klinische Pharmakologie, Kapitel 3.3.

1.7 Prognose

Die Prognose der Herzinsuffizienz hängt ab vom Ausmaß der Ventrikeldilatation, Herzmuskelhypertrophie und dem Stadium der Grundkrankheit. Ist eine Verbesserung der Grundkrankheit z.B. durch Klappenoperation bei Herzklappenfehler oder Koronarbypassoperation bei KHK nicht möglich, so kann nur symptomatisch behandelt werden. Bei therapieresistenter Herzinsuffizienz Stadium IV NYHA bleibt als ultima ratio nur die Herztransplantation.

2 Rhythmusstörungen

2.1
Klassifikationen der Arrhythmien

Rhythmusstörungen (Arrhythmien) umfassen Abweichungen von der normalen Herzschlagfolge *(Erregungsbildungsstörungen)* und Störungen in der Weiterleitung von Erregungen *(Erregungsleitungsstörungen)*. Ihrer Lokalisation entsprechend unterteilt man *supraventrikuläre* und *ventrikuläre Arrhythmien*.

Bei den Erregungsbildungsstörungen handelt es sich entweder um *nomotope*, d.h. vom Sinusknoten ausgehende (z. B. Sinustachykardie) oder um *heterotope*, außerhalb des Sinusknotens entstehende *Erregungen* (z. B. ventrikuläre Extrasystolen). Heterotope Erregungsbildungsstörungen wiederum werden in *passive* (Frequenz < Sinusknoten) und *aktive* Heterotopien (Frequenz > Sinusknoten) unterteilt.

Zu den Erregungsleitungsstörungen zählen u.a. Blockierungen des Reizleitungssystems. Diese werden je nach Ort der Unterbrechung als sinuatrialer (SA)-, atrioventrikulärer (AV)- und intraventrikulärer (Schenkel-)Block bezeichnet. Im Fall der Präexzitationssyndrome verursachen akzessorische Leitungsbahnen eine vorzeitige Erregung, zu ihnen gehören u. a. das WPW-Syndrom (Wolff-Parkinson-White) und das LGL-Syndrom (Lown-Ganong-Levine).

Entsprechend ihres klinischen Erscheinungsbildes lassen sich Arrhythmien in *unregelmäßige, bradykarde* und *tachykarde Rhythmusstörungen* einteilen.

2.1.1
Pathogenese

Eine Arrhythmie kann Ausdruck oder Folge einer *kardialen* wie auch einer *extrakardialen* Erkrankung sein. Auch beim Herzgesunden werden Arrhythmien beobachtet. Kardiale Ursachen beinhalten *erworbene Erkrankungen* wie Herzinsuffizienz, Myokardinfarkt, KHK, Klappenvitien oder Myokarditis sowie *angeborene Anomalien* wie das WPW-Syndrom oder *long QT-syndrome*; auch eine Zunahme von Größe und Druck des linken Vorhofs kann Arrhythmien auslösen (insbesondere Vorhofflimmern bei Mitralstenose!). Im Rahmen von Vorerkrankungen wie KHK oder Herzinsuffizienz kommt es aufgrund von Rhythmusstörungen häufig zur akuten Abnahme des HZV, die Folgen sind Schwindel und Synkopen. *Extrakardiale Ursachen* von Rhythmusstörungen sind Elektrolytstörungen (v.a. bei Niereninsuffizienz), Stoffwechselstörungen (Hyperthyreose), Genußmittel (Alkohol, Koffein), psychovegetative Faktoren sowie Nebenwirkungen von Medikamenten (v.a. Herzglykoside, Antiarrhythmika, Diuretika, Psychopharmaka).

2.1.2
Diagnostik

Eine zuverlässige Beurteilung der kardialen Erregung ermöglicht das *EKG*. Vorhofwellen lassen sich am besten in den Ableitungen V_1 oder V_2 beurteilen. Das Aufspüren passagerer Rhythmusstörungen (z. B. kurze Episoden ventrikulärer Tachykardien) gelingt am besten mit Hilfe eines Langzeit-EKGs (Monitoring über 24 h). Mit Hilfe elektrophysiologischer Katheteruntersuchungen im rechten Herzen (His-Bündel-EKG) lassen sich Leitungsverzögerungen im His-Bündel (vor allem bei AV-Blockierungen vom Typ Mobitz I und Mobitz II) erkennen. Arrhythmogene Zonen im Ventrikelmyokard werden mit Hilfe von Elektrodenkathetern diagnostiziert (intrakardiales Mapping).

2.2 Erregungsbildungsstörungen

2.2.1 Supraventrikuläre Rhythmusstörungen

Sinusbradykardie und Sinustachykardie

Diese Arrhythmieformen beschreiben nomotope Erregungsbildungsstörungen auf Vorhofebene. Eine *Sinusbradykardie* wird physiologischerweise bei Sportlern, erhöhtem Vagotonus oder alten Menschen beobachtet. Sekundär kann sie durch Pharmaka (z.B. Betablocker, Antiarrhythmika, Herzglykoside) oder Erkrankungen wie das Sick-Sinus-Syndrom, Infektionen oder Hypothyreose ausgelöst werden.

Pathophysiologisch bedeutsam ist ein Absinken der Herzfrequenz mit kompensatorischer Steigerung des Schlagvolumens (SV), eine Erhöhung der Blutdruckamplitude ist die Folge. Fällt die Herzfrequenz auf weniger als 40 Schläge pro Minute, so kann das SV nicht mehr weiter gesteigert werden, die Folge ist ein Abfall des HZV, und es kommt zur Herzinsuffizienz. *EKG-Kriterien der Sinusbradykardie*: HF <60/min., Sinusrhythmus.

Zu den physiologischen Ursachen der *Sinustachykardie* zählen körperliche Belastungen sowie ein erhöhter Sympathikotonus (z.B. bei Angst, Aufregung), physiologischerweise wird sie auch bei Säuglingen beobachtet (HF um 140/min). Zu den Erkrankungen, die mit einer Sinustachykardie einhergehen, zählen Anämie, Fieber, Hyperthyreose, Blutungen, Hypotonie, Schock oder Herzinsuffizienz. Pharmakologische Auslöser sind Genußmittel (Koffein, Nikotin, Alkohol) und Medikamente (z.B. Adrenalin, Anticholinergika). EKG: HF >100/min, Sinusrhythmus. Bei einer Herzfrequenz >180/min kann es ggf. zur ST-Senkung im EKG kommen, diese ist bedingt durch eine relative Koronarinsuffizienz aufgrund ungenügender Ventrikel- und Koronarienfüllung während der Diastole (HZV ↓).

Sick-Sinus-Syndrom (Syndrom des kranken Sinusknotens)

Unter der Bezeichnung Sick-Sinus-Syndrom werden verschiedene, anfallsweise auftretende Arrhythmien zusammengefaßt, die vor allem bei KHK und Herzmuskelerkrankungen (z.B. Myokarditis) auftreten. Abwechselnd treten persistierende *Sinusbradykardien*, *intermittierende Sinusstillstand* und *atriale Tachyarrhythmien* bis zum Vorhofflimmern auf (*Tachykardie-Bradykardie-Syndrom*). Es kann zu Adams-Stokes-Anfällen kommen (vorübergehender Abfall der Pumpleistung führt zu Schwindel, Synkopen und kurzen Ohnmachten). Eine Behandlung erfolgt durch Schrittmacherimplantation und Antiarrhythmika (siehe Klinische Pharmakologie, Kap. 4.3)

> **Klinischer Fall**
>
> Ein 69jähriger Patient klagt seit einigen Wochen über immer wieder, bevorzugt in körperlicher Ruhe auftretende Schwindelzustände. Außerdem bemerkte er ein „Stolpern des Herzens" und zeitweise ein „Herzrasen". Er wurde aufgenommen wegen einer plötzlichen, vorübergehenden Bewußtlosigkeit. Klinisch findet sich ein uncharakteristisches systolisches Geräusch über der Herzbasis. Der Untersuchungsbefund zeigt einen langsamen, regelmäßigen Rhythmus mit nicht atemsynchronen Frequenzschwankungen zwischen 48 und 60 Schlägen/min, unterbrochen durch einzelne Extrasystolen.
> *Verdachtsdiagnose:* Sick-Sinus-Syndrom

> **Merke!**
>
> Das Krankheitsbild kann sich akut dramatisch verschlechtern! Implantation eines Herzschrittmachers ist oft die Therapie der Wahl.

Supraventrikuläre Extrasystolen

Supraventrikuläre Extrasystolen (SVES, siehe Abb. 1.4) sind unregelmäßige, heterotope Erregungsbildungsstörungen mit Ursprung im Bereich der Vorhöfe. Sie lassen sich in *Vorhofextrasystolen* (EKG-Kriterien: deformierte P-Welle, QRS-Komplex unverändert) und *AV-Knoten-Extrasystolen* unterteilen (EKG-Kriterien: Bedingt durch die retrograde Erregung des Vorhofs ist die P-Welle evtl. negativ bzw. im Kammerkomplex verborgen oder folgt dem Kammerkomplex). Ursachen supraventrikulärer Extrasystolen sind Übermüdung, Erregung, Genußgifte wie Koffein oder Alkohol oder kardiale Erkrankungen (Myokarditis, KHK oder Myokardinfarkt). Vereinzelte SVES beim Gesunden bedürfen keiner Behandlung.

Supraventrikuläre Tachyarrhythmien

Diese Gruppe umfaßt die *paroxysmalen supraventrikulären Tachykardien, Vorhofflattern* und *Vorhofflimmern* (siehe Abb. 1.4); es handelt sich dabei um tachykarde Erregungsbildungsstörungen mit heterotopem Ursprung im Bereich der Vorhöfe.

Paroxysmale supraventrikuläre Tachykardien

Paroxysmale supraventrikuläre Tachykardien treten anfallsweise auf und entstehen durch

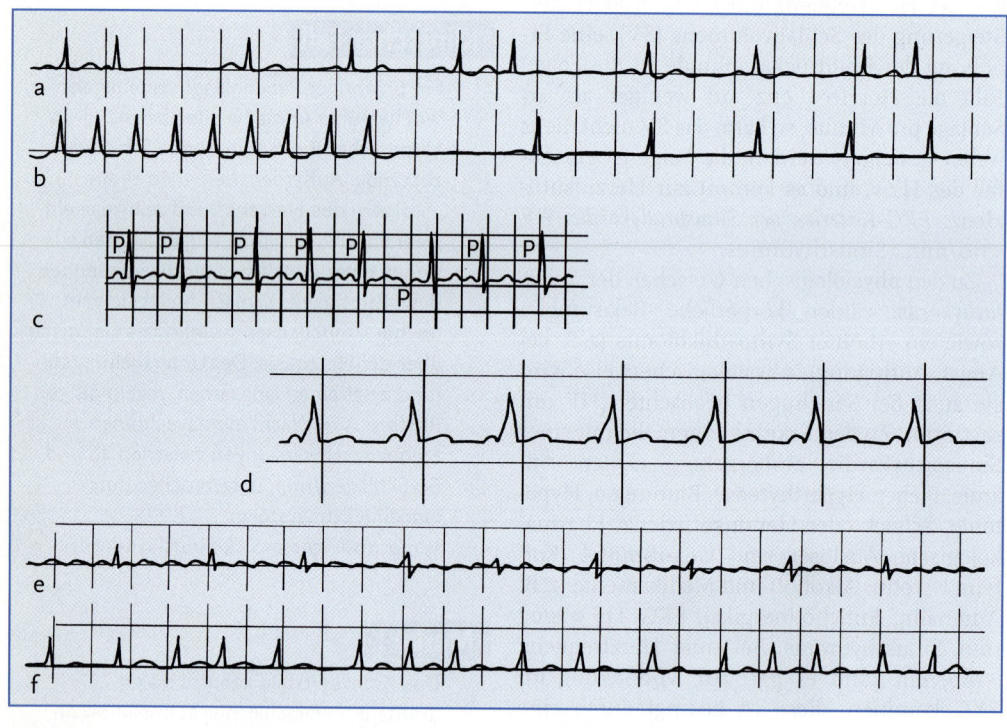

Abb 1.4: Supraventrikuläre Rhythmusstörungen im EKG. **a** supraventrikuläre Extrasystolen (AV-Knoten-Extrasystolie); die P-Welle ist zum Teil im Kammerkomplex verborgen. **b** supraventrikuläre Tachykardie (atriale Tachykardie); die P-Welle ist verändert, zeigt jedoch eine feste Beziehung zum QRS-Komplex. **c** supraventrikuläre Tachykardie (multifokale atriale Tachykardie, MAT); aufgrund des „wandernden" Schrittmachers kommt es zu unterschiedlicher P-Wellen-Morphologie, die RR-Intervalle sind verändert. **d** supraventrikuläre Tachykardie (AV-Reentrytachkardie bei WPW-Syndrom); es besteht Tachkardie mit PQ-Verkürzung, zudem finden sich charakteristische „Delta-Wellen" im aufsteigenden Schenkel des QRS-Komplexes. **e** Vorhofflattern („Sägezahnwellen"); die Flatterwellen zeigen die Form von „Sägezähnen", hier besteht außerdem eine absolute Kammerarrhythmie. **f** Vorhofflimmern; die P-Wellen fehlen, absolute Kammerarrhythmie.

Reentry-Mechanismen bzw. ektope Erregungsbildung im Vorhof oder AV-Knoten.

Wir unterscheiden hier zwischen der *atrialen Tachykardie*, der *AV-Reentry-Tachykardie*, der *AV-Reentry-Tachykardie bei WPW-Syndrom* und der *multifokalen atrialen Tachykardie*.

Atriale Tachykardien. Atriale Tachykardien (Frequenz 150–200/min) zeigen im EKG eine veränderte P-Welle mit fester Beziehung zum normalen QRS-Komplex, bei *AV-Reentry-Tachykardien ohne Präexzitationssyndrom* (Frequenz 180–220/min) hingegen fehlt die P-Welle im EKG. Beide Formen treten auch bei sonst Herzgesunden auf, ein gleichzeitig bestehender AV-Block legt den Verdacht auf eine Digitalisintoxikation nahe.

AV-Reentry-Tachykardie. Im Fall der AV-Reentry-Tachykardie bei WPW-Syndrom kommt es infolge angeborener, akzessorischer Leitungsbahnen (sog. Kent-Bündel) zwischen Vorhof und Kammer zur retrograden Erregung des Vorhofs. Im EKG ist eine Verkürzung der PQ-Dauer sowie eine charakteristische Verbreiterung im aufsteigenden Schenkel des QRS-Komplexes (*Delta-Welle*) zu erkennen.

Multifokale atriale Tachykardie. Eine multifokale atriale Tachykardie (MAT, „chaotische Tachykardie"), die im EKG anhand morphologisch unterschiedlicher P-Wellen zu indentifizieren ist, wird durch „wandernde" atriale Schrittmacher ausgelöst. Sie wird gehäuft bei schweren Lungenerkrankungen beobachtet. Ausgelöst durch multifokal entstehende Erregungen kommt es zu entsprechenden Veränderungen des Herzrhythmus, die im EKG anhand von PR-Intervall und RR-Intervall abzulesen sind. Die Diagnose einer MAT darf erst bei mindestens drei aufeinanderfolgenden P-Wellen unterschiedlicher Morphologie und einer Frequenz von >100/min gestellt werden. Klinisch kann die MAT ohne EKG-Befund aufgrund des unregelmäßigen Pulses z.B. mit einem Vorhofflattern bei 2:1-Block verwechselt werden.

Vorhofflattern

Diese Erregungsbildungstörung ist Folge von Reentry-Mechanismen: Bedingt durch eine gesteigerte Automatie bilden sich hochfrequente, ektope supraventrikuläre Erregungsherde, die durch „kreisende" Erregungen Vorhofflattern auslösen. Meist ist diese Arrhythmieform mit Herzerkrankungen wie KHK, Myokardinfarkt oder rheumatischer Myokarditis assoziiert. Im EKG findet sich ein typisches „Sägezahnmuster", die Vorhoffrequenz liegt zwischen 220–300/min, bei oft zu findendem 2:1-Block beträgt die Kammerfrequenz entsprechend 110–150/min. Es besteht Gefahr einer 1:1-Überleitung, welche eine lebensbedrohliche ventrikuläre Tachykardie zur Folge hat!

Vorhofflimmern

Die häufigste Form der supraventrikulären Tachykardien ist das Vorhofflimmern. Hauptauslöser sind Mitralvitien (Vorhofdilatation!) und KHK, jedoch auch hypertensive Krisen oder vorbestehendes Vorhofflattern können Vorhofflimmern hervorrufen. Durch die gesteigerte Automatie ektoper supraventrikulärer Erregungsbildungsherde und „kreisende" Erregungen kommt es zu extrem schnellen, unregelmäßigen Vorhoferregungen und in der Folge zu unkontrollierten, hämodynamisch unwirksamen Kontraktionen des Vorhofs: es resultiert eine Verringerung der Pumpfunktion mit *Abnahme des HZV* um etwa 10–20%. Die unzureichende Vorhofkontraktion bedingt zudem eine Verlangsamung des Blutflusses und erhöht so das *Risiko atrialer Thrombenbildung* mit nachfolgender arterieller Embolie. EKG-Kriterien (am besten in Ableitung V_1): durch unregelmäßige Überleitung im AV-Knoten besteht eine absolute Kammerarrhythmie mit einer Kammerfrequenz von 100–150/min, die P-Welle fehlt.

Therapie supraventrikulärer Tachyarrhythmien

Siehe Klinische Pharmakologie, Kapitel 4.2.

Beim Herzgesunden mit seltenen supraventrikulären Tachykardien ist keine Behandlung

Tab. 1.2: Formen ventrikulärer Extrasystolen (ES)

H	H	H	H	normale Herzaktion
H **ES**	H **ES**	H **ES**	H **ES**	Bigeminus
H **ES ES**	*	H **ES ES**	*	Trigeminus
H	**ES ES**	*	H	„Couplets" (paarweise ES)
H **ES ES ES**	*	H	H	Salve
* = Pause				

notwendig. Indikation zur Antiarrhythmikatherapie ist bei wesentlichen hämodynamischen Beeinträchtigungen und Erkrankungen gegeben, die mit einer erhöhten Letalität einhergehen (z. B. KHK). Bei Vorhofflimmern und Vorhofflattern kommen medikamentöse Behandlung (Digitalis, Verapamil, Betablocker, cave Kombination von Kalziumantagonisten und Betablocker), Kardioversion und Antikoagulation zur Emboliprophylaxe zum Einsatz. Die Behandlung eines symptomatischen WPW-Syndroms erfolgt durch die Katheterablation des akzessorischen Bündels.

2.2.2
Ventrikuläre Rhythmusstörungen

Ventrikuläre Extrasystolen

Ventrikuläre Extrasystolen (VES) sind heterotope Erregungsbildungsstörungen, die auf vorzeitig einfallende Kammeraktionen mit Ursprung im Ventrikel oder His-Bündel zurückzuführen sind. Auslöser sind neben *organischen Herzerkrankungen* auch *extrakardiale Ursachen* wie z. B. Hypokaliämie (häufig als Nebenwirkung einer Diuretikatherapie!).

EKG-Kriterien: vorzeitig auftretende, schenkelblockartig deformierte QRS-Komplexe, die P-Welle ist dabei oft im QRS-Komplex oder in der ST-Strecke der Extrasystole verborgen (siehe Abb. 1.5).

VES werden nach Ursprung, Häufigkeit und Form ihres Auftretens eingeteilt (siehe Tab. 1.2). *Monomorphe VES* zeigen einen gleichartig deformierten QRS-Komplex und kommen auch beim Herzgesunden vor. *Polymorphe VES* hingegen weisen aufgrund multifokalen Ursprungs unterschiedliche QRS-Formen auf und sind meist herzorganisch bedingt. Entsprechend ihrer Häufigkeit und Abweichung vom Normalrhythmus lassen sich VES gemäß Tabelle 1.2 einteilen.

Ventrikuläre Extrasystolen, insbesondere die in den aufsteigenden Schenkel der T-Welle fallenden Extrasystolen (man spricht vom *R-auf-T-Phänomen* in der sogenannten vulnerablen Phase der Herzaktion), können gefährliche ventrikuläre Tachyarrhythmien bis hin zum Kammerflimmern auslösen.

Eine Klassifikation der VES erfolgt nach Lown Grad 0–V (siehe Tab. 1.3).

Ventrikuläre Tachyarrhythmien

Ventrikuläre Tachykardie. Die ventrikuläre Tachykardie (VT) beschreibt eine lebensbedrohliche, ventrikuläre Erregungsbildungsstörung mit Ursprung in den Kammern oder im His-Bündel. Sie kann durch VES ausgelöst werden und ist meist auf eine myokardiale Vorschädigung durch KHK, Myokarditis, Myokardinfarkt, Hypertonie oder Herzinsuffizienz zurückzuführen. Ventrikuläre Tachykardien können auch bei Digitalisintoxikation auftreten.

Tab. 1.3: Klassifizierung ventrikulärer Extrasystolen nach Lown

Lown-Klasse	Morphologie
0	keine VES
I	monomorphe VES (<30/h)
II	monomorphe VES (>30/h)
III a	polymorphe VES
III b	ventrikulärer Bigeminus
IV a	Couplets
IV b	ventrikuläre Tachykardie (>3 VES)
V	vorzeitige VES (R-auf-T-Phänomen)

Klinisch werden eine *anhaltende* (selbstlimitierende) und *nichtanhaltende* Form der ventrikulären Tachykardie unterschieden. *EKG-Kriterien*: Verbreiterte (>0,11 s), schenkelblockartig deformierte QRS-Komplexe mit einer Frequenz von 120 bis 200/min, die P-Wellen „wandern" durch die QRS-Komplexe hindurch (siehe Abb. 1.5). Es besteht Gefahr eines Übergangs in Kammerflattern oder -flimmern!

Torsade-de-Pointes-Tachykardie. Eine Sonderform der ventrikulären Tachykardie stellt die Torsade-de-Pointes-Tachykardie dar. Elektrokardiographisch geht der Torsade-de-Pointes-

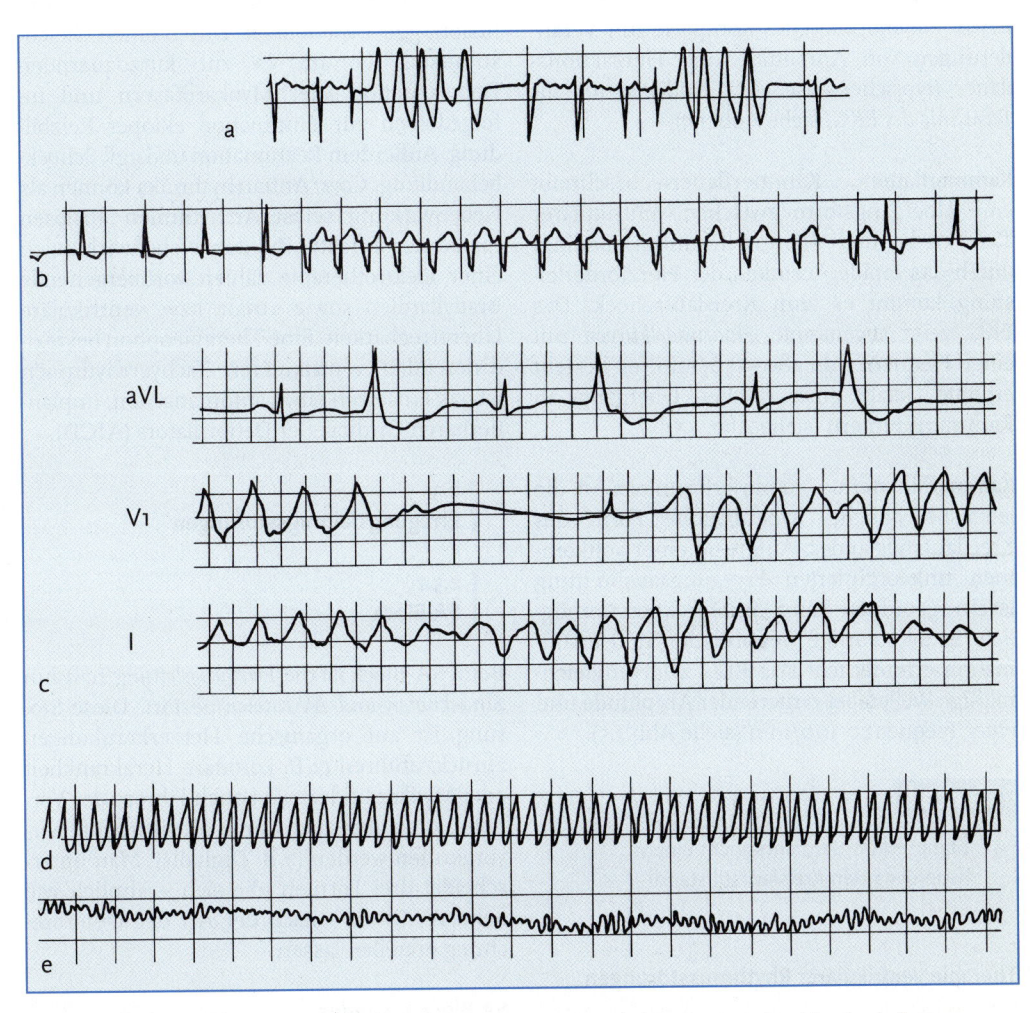

Abb 1.5: Tachykarde ventrikuläre Rhythmusstörungen im EKG. **a** ventrikuläre Extrasystolen; hier das Auftreten zweier „Salven", zunächst mit 5 VES, dann mit 4 VES. **b** ventrikuläre Tachykardie; zunächst Rhythmus mit normalen QRS-Komplexen, dann Übergang in eine ventrikuläre Tachykardie mit verbreiterten und schenkelblockartig deformierten QRS-Komplexen. **c** ventrikuläre Tachykardie (Torsade-de-Pointes); in aVL sind eine verlängerte QT-Zeit und ventrikuläre Extrasystolen („Bigemini") erkennbar, in der Mitte der V_1-Aufzeichnung sieht man ein verlängertes PR-Intervall und die Ableitung I zeigt das sog. Oszillieren um die EKG-Basislinie. **d** Kammerflattern; es besteht eine hochgradige Tachykardie, deren EKG-Morphologie Haarnadeln ähnelt, daher spricht man auch von Haarnadelkurven. **e** Kammerflimmern; die EKG-Wellen zeigen ungleichmäßige Amplituden, die Frequenz liegt bei über 300/min. Dieses EKG entspricht dem hyperdynamischen Kreislaufstillstand und erfordert sofortige Reanimation!

Tachykardie häufig eine ausgeprägte Verlängerung des QT-Intervalls voraus (bis zu 0,6 s und mehr), die verschiedene Ursachen haben kann (siehe QT-Syndrom, Kap. 2.3.4). Die Therapie besteht in der Beseitigung der auslösenden Faktoren (Absetzen von Medikamenten wie Antiarrhythmika, Phenothiazinen oder trizyklischen Antidepressiva; Elektrolytsubstitution) und ggf. Gabe von Magnesiumsulfat. *EKG-Kriterien*: Polymorphe QRS-Komplexe mit Veränderungen von Amplitude und Herzaktionsdauer (typischerweise ein *Oszillieren um die Basislinie des EKG*, siehe Abb. 1.5).

Kammerflattern. Kammerflattern beschreibt eine Übergangsform zwischen ventrikulärer Tachykardie und Kammerflimmern. Bedingt durch das rapide Absinken der Herzförderleistung kommt es zum Kreislaufschock. Das EKG zeigt sogenannte *Haarnadelkurven* mit einer Frequenz von 180–250/min; es besteht erhöhte Gefahr eines raschen Übergangs in Kammerflimmern (siehe Abb. 1.5)!

Kammerflimmern. Kammerflimmern ist die lebensbedrohliche, hyperdyname Form des Kreislaufstillstandes. Aufgrund einer vollkommen unkoordinierten Erregungsausbreitung ist eine geordnete Kammerkontraktion unmöglich. Es ist sofortige Defibrillation und Reanimation erforderlich! Das EKG zeigt ungleichmäßige Wellen bei variierender Amplitude und einer Frequenz >300/min (siehe Abb. 1.5).

> **Merke !**
> Kammerflimmern entspricht einem hyperdynamen Kreislaufstillstand!

Therapie ventrikulärer Rhythmusstörungen

Hierzu siehe auch Klinische Pharmakologie, Kapitel 4.2.

Ventrikuläre Extrasystolen. Ventrikuläre Extrasystolen beim Gesunden bedürfen keiner Behandlung. Bei organischen Herzleiden ist die Behandlung der Grunderkrankung und eventuell eine antiarrhythmische Therapie indiziert (z.B. Lidocain, Ajmalin, Flecainid, bei Therapieresistenz Amiodaron).

Ventrikuläre Tachykardien. Therapie u.a. mit Lidocain (1. Wahl), bei drohendem kardiogenen Schock elektrische Defibrillation.

Kammerflattern/Kammerflimmern. Lidocain-Bolusinjektion und anschließend Dauerinfusion, ggf. *Defibrillation:* Durch einen Gleichstromstoß kommt es zur kurzdauernden Depolarisation aller Myokardfasern und infolgedessen zur Elimination ektoper Reizbildung. Außerdem Reanimation und ggf. Schockbehandlung. *Cave:* Antiarrhythmika können als Nebenwirkung selbst Arrhythmien auslösen (paradoxer Effekt). Zu den Nebenwirkungen einer Elektrotherapie zählen vorübergehende Bradykardien sowie atriale bzw. ventrikuläre Übererregbarkeit. Eine Therapieoption bei rezidivierenden ventrikulären Tachyarrhythmien ist das Einsetzen eines automatischen, implantierbaren Cardioverter Defibrillators (AICD).

2.3 Erregungsleitungsstörungen

2.3.1 SA-Block

Beim SA-Block ist die *Erregungsleitung zwischen Sinusknoten und AV-Knoten* gestört. Diese Störung ist auf organische Herzerkrankungen zurückzuführen (z.B. koronare Herzkrankheit oder Myokarditiden, aber auch Fibrose des Vorhofs), kann aber auch durch Medikamente hervorgerufen werden (z.B. Digitalis). Man unterscheidet drei Formen, die sich – ähnlich wie beim AV-Block – nach der Art der Unterbrechung einteilen lassen.

SA-Block 1. Grades

Die Erregungsleitung vom Sinusknoten zum Vorhof ist *verzögert*, aber nicht unterbrochen. Da die Erregung des Sinusknotens im Standard-EKG nicht erkennbar ist, kann diese Form nur über invasiv gewonnene intrakardiale EKG-Ableitungen diagnostiziert werden.

SA-Block 2. Grades

Die Erregungleitung ist verzögert oder partiell unterbrochen, daher unterscheidet man zwei Formen:

SA-Block Mobitz I. Im Verlauf mehrerer Herzaktionen kommt es zu einer *Zunahme der Leitungsverzögerung* vom Sinusknoten zum Vorhof, bis eine Überleitung ganz ausfällt (Wenckebach-Periodik). *EKG-Kriterien*: zunehmende Verkürzung des P-P-Intervalls mit „Pause" im EKG, welche kürzer ist als das Doppelte des vorangehenden P-P-Intervalls.

SA-Block Mobitz II. Die Erregungsleitung ist *intermittierend* vollständig unterbrochen, es können Ersatzrhythmen einspringen (meist vom Vorhof oder AV-Knoten ausgehend, selten vom Ventrikel). Längere Bradykardien begünstigen die Entstehung einer Herzinsuffizienz. *EKG-Kriterien*: Bei Ausfall der Überleitung fehlen sowohl P-Welle als eventuell auch QRS-Komplex einer oder mehrerer Herzaktionen mit Pausen ≥ 2 P-P-Intervallen.

SA-Block 3. Grades

Bei dieser Form des SA-Blocks ist die Erregungsleitung *vollständig* unterbrochen, die Herzerregung wird durch Ersatzrhythmen aufrechterhalten. Vermehrtes Auftreten von Schwindel sowie erhöhtes Risiko von Adams-Stokes-Anfällen! *EKG-Kriterien*: P-Welle und evtl. auch QRS-Komplex fehlt, es bestehen Ersatzrhythmen.

Therapie des SA-Blocks

Abhängig von der Schwere der Symptome (Dauer, Häufigkeit) und den Komplikationen: Zunächst Gabe von Anticholinergika und Katecholaminen, bei Therapieresistenz, Herzinsuffizienz sowie Adams-Stokes-Anfällen Schrittmacherimplantation.

2.3.2 AV-Block

Diese *Störung der Erregungsleitung ist zwischen Vorhof und Ventrikel* lokalisiert, häufig ausgelöst durch *Affektionen des Myokards* wie KHK, Myokarditis, Hinterwandinfarkt oder Stoffwechselerkrankungen mit Myokardbeteiligung (z. B. Amyloidose). Der AV-Block kann aber auch *medikamentös* (KCl-Infusion, Antiarrhythmika und Digitalis!) oder posttraumatisch (Herzkontusion, Herzoperation) verursacht werden. Auch kongenitale Formen kommen vor. Die Art der Erregungsunterbrechung ist maßgeblich für die Einteilung.

AV-Block 1. Grades

Auch bei dieser Arrhythmieform ist die Erregungsleitung *verzögert*, aber nicht unterbrochen; nicht selten bei Sportlern und erhöhtem Vagotonus. Da jeder Vorhofaktion auch eine Kammeraktion folgt, läßt sich diese Form nur anhand der verlängerten PQ-Zeit im EKG nachweisen. Das EKG zeigt eine PQ-Verlängerung $> 0{,}20$ s (siehe Abb. 1.6a).

AV-Block 2. Grades (partieller AV-Block)

Die Erregungsleitung ist intermittierend unterbrochen mit zeitweisen Ausfällen der AV-Überleitung. Aufgrund der unterschiedlichen Art der Unterbrechung erfolgt eine Unterteilung in zwei Typen.

AV-Block Mobitz I (Wenckebach-Periodik). Die Lokalisation der Blockierung ist oberhalb des His-Bündels gelegen; Auslöser sind z. B. Digitalisintoxikation oder ein Hinterwandinfarkt. Im EKG sieht man eine sich zunehmend verlängernde PQ-Zeit, bis die AV-Überleitung ganz ausfällt. Die Folge ist ein Fehlen der folgenden Herzaktion mit „QRS-Pause" im EKG.

AV-Block Mobitz II. Dieser Typ des AV-Blocks ist unterhalb des AV-Knotens, aber noch oberhalb der Ventrikel lokalisiert; Ursachen sind z. B. ein anteroseptaler Infarkt. Oft liegt eine konstante Blockierung im 2:1- oder 3:1-Verhältnis vor, d.h., von 2 bzw. 3 Erregungen wird nur jeweils eine auf die Kammern übergeleitet. Es besteht erhöhte Gefahr eines totalen AV-Blocks! Das EKG zeigt Kammerkomplexe entsprechend des Blockierungsverhältnisses (siehe Abb. 1.6b).

Abb. 1.6: Formen des AV-Blocks im EKG.
a AV-Block 1. Grades: beachte die verlängerte PQ-Zeit >0,2 s. **b** AV-Block Mobitz II: ein QRS-Komplex nach jeweils 2 P-Wellen bei 2:1-Block **c** kompletter AV-Block: Hier ist eine komplette Dissoziation zwischen atrialer und ventrikulärer Erregung zu erkennen, die Ursache ist eine Unterbrechung der Erregungsleitung zwischen Vorhof und Kammern (D. Novosel 1998)

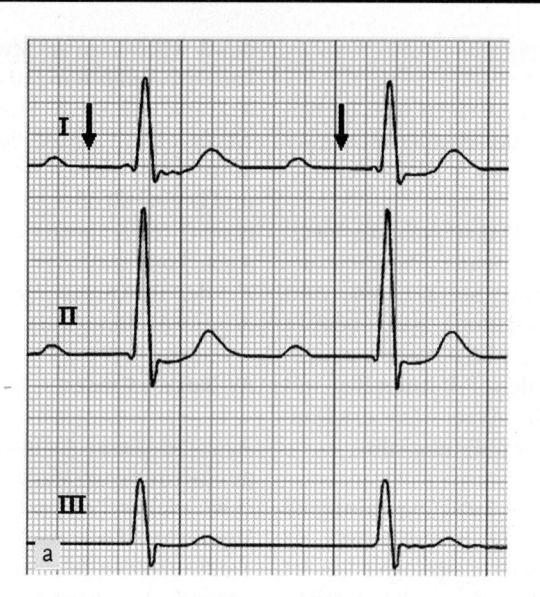

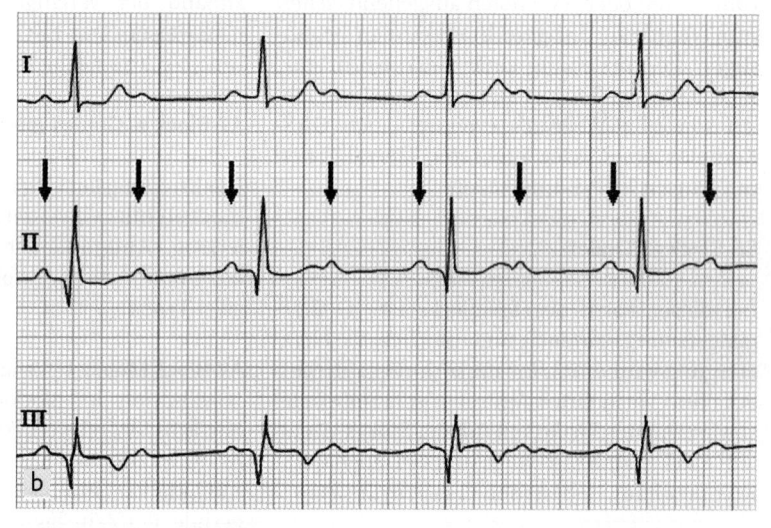

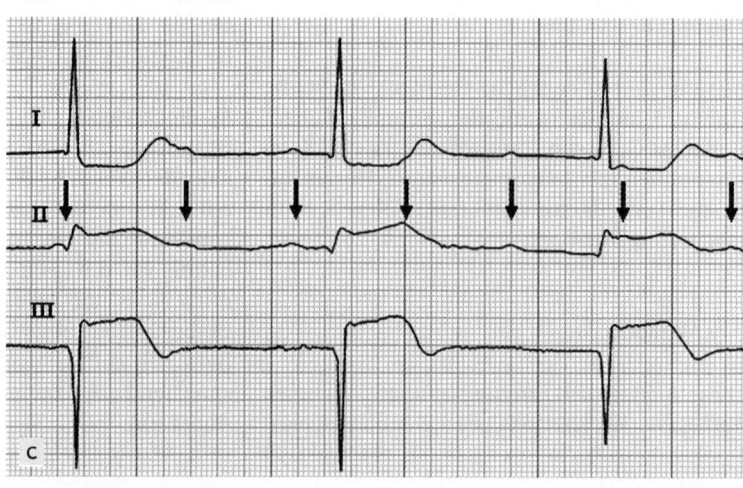

AV-Block 3. Grades (kompletter AV-Block)

Die Erregungsleitung zum Ventrikel ist *vollständig unterbrochen*. Da die Erregungsüberleitung auf die Ventrikel fehlt, muß ein langsamerer Ersatzrhythmus einspringen. Die Pause bis zum Einspringen des Ersatzrhythmus birgt die Gefahr eines hypodynamen *Adams-Stokes-Anfalls* in sich. Das EKG zeigt normale P-Zacken und eine QRS-Frequenz von 30–45/min (Ersatzrhythmus) ohne Beziehung zu den Vorhoferregungen; ein *ventrikulärer* Ursprung des Ersatzrhythmus führt zu schenkelblockartigen Deformierungen von QRS, bei *supraventrikulärem* Ursprung findet sich ein normaler QRS-Komplex (siehe Abb. 1.6c).

Therapie

Im Falle eines AV-Blocks 1. Grades oder einer Wenckebach-Periodik reicht eine *kausale* Therapie, z. B. Absetzen von Digitalis, zumeist aus. Bei AV-Block Mobitz II ist bei entsprechender Klinik ein Schrittmacher indiziert. Bei ausreichender Vorhofaktivität kann ein passender Schrittmacher gewählt werden. Insbesondere für die Therapie des totalen AV-Blocks stehen Schrittmacher zur Überwindung bradykarder Phasen zur Verfügung. Beim Adams-Stokes-Anfall infolge eines totalen AV-Blocks ist die Implantation eines Schrittmachers angezeigt.

2.3.3 Schenkelblock

Ursache des Schenkelblocks ist eine *gestörte Erregungsleitung im Bereich der Ventrikel* (siehe Abb. E 9). Charakteristikum des Schenkelblocks ist eine *Verbreiterung des QRS-Komplexes* im EKG. Zu den Auslösern gehören degenerative Herzerkrankungen wie KHK und Myokardinfarkt, Myokarditiden und Kardiomyopathien. Man unterscheidet ja nach den betroffenen Faszikeln zwischen *inkompletten* (einzelne Faszikel betroffen, QRS >0,12 s) und *kompletten* (vollständige Unterbrechung eines oder mehrerer Schenkel, QRS >0,12 s) Formen des Schenkelblocks; letztere haben stets eine herzorganische Ursache. Die trifaszikuläre Struktur des linksventrikulären Erregungsleitungssystems erlaubt eine Unterteilung in einen *linksanterioren* oder *linksposterioren Hemiblock* bzw. in einen kompletten Linksschenkelblock (unifaszikulär bei Blockierung vor der Aufzweigung des linken Tawara-Schenkels, bifaszikulär bei Blockierung nach der Aufzweigung). Allerdings können auch Extrasystolen das Bild eines Schenkelblocks im EKG verursachen: Eine rechtsventrikuläre ES bewirkt eine verfrühte Erregung des rechten Ventrikels und so kommt es zu einer „verspäteten" Erregung des linken Ventrikels, im EKG entsteht das Bild eines Linksschenkelblocks (bei linksventrikulären Extrasystolen entsprechend Rechtsschenkelblockzeichen im EKG).

Formen des Schenkelblocks und EKG-Morphologie

Inkompletter Linksschenkelblock (LSB). Diese Erkrankung tritt vermehrt bei Linkshypertrophie, KHK und Myokarderkrankungen auf (siehe Abb. 1.7d). Man unterscheidet zwei Formen, den linksanterioren und linksposterioren Hemiblock. Gemeinsame *EKG-Kriterien* sind eine grenzwertige Breite des QRS-Komplexes bis 0,12 s:
- *linksanteriorer Hemiblock:* Q in Ableitung I, Linksdrehung der Herzachse im EKG (überdrehter Linkstyp) mit S>R in Ableitung II, III und aVF
- *linksposteriorer Hemiblock:* Q in Ableitung III, S in Ableitung I, Rechtsdrehung der Herzachse im EKG (Rechtstyp)

Kompletter Linksschenkelblock. Die vollständige Unterbrechung wird nicht selten bei dilatativer Kardiomyopathie beobachtet, kann aber auch bei allen schweren degenerativen Herzmuskelerkrankungen auftreten. *EKG-Kriterien*: QRS-Verbreiterung >0,12 s und ST-Senkungen in den Ableitungen I, aVL, V_5 und V_6 (siehe Abb. 1.7c).

Inkompletter Rechtsschenkelblock. Es kommt zu einer partiellen Unterbrechung des rechtsventrikulären Reizleitungssystems. *EKG-Kriterien*: QRS 0,10–0,12 s, rSr'-Komplexe in typischer „M-Form" (siehe Abb. 1.7b).

Kompletter Rechtsschenkelblock. Der vollständige Ausfall der rechtsventrikulären Erregungsleitung kann durch einen Myokardinfarkt, akute Rechtsherzbelastung durch Lungenembolie oder durch kongenitale Vitien ausgelöst werden. *EKG-Kriterien:* QRS-Verbreiterung > 0,12 s, verbreiterte S-Zacke in Ableitung I oder in den lateralen Ableitungen V_5 und V_6 (rSr'-Komplex in V_1 und T-Wellen in den Ableitungen I und V_1 (siehe Abb. 1.7a).

2.3.4
Verlängerung des QT-Intervalls (Long-QT-Syndrom)

Die angeborene Verlängerung des QT-Intervalls wird als *long QT-syndrome* bezeichnet. Bei einem derartigen EKG-Befund ist deshalb immer eine Familienanamnese (Angehörige be-

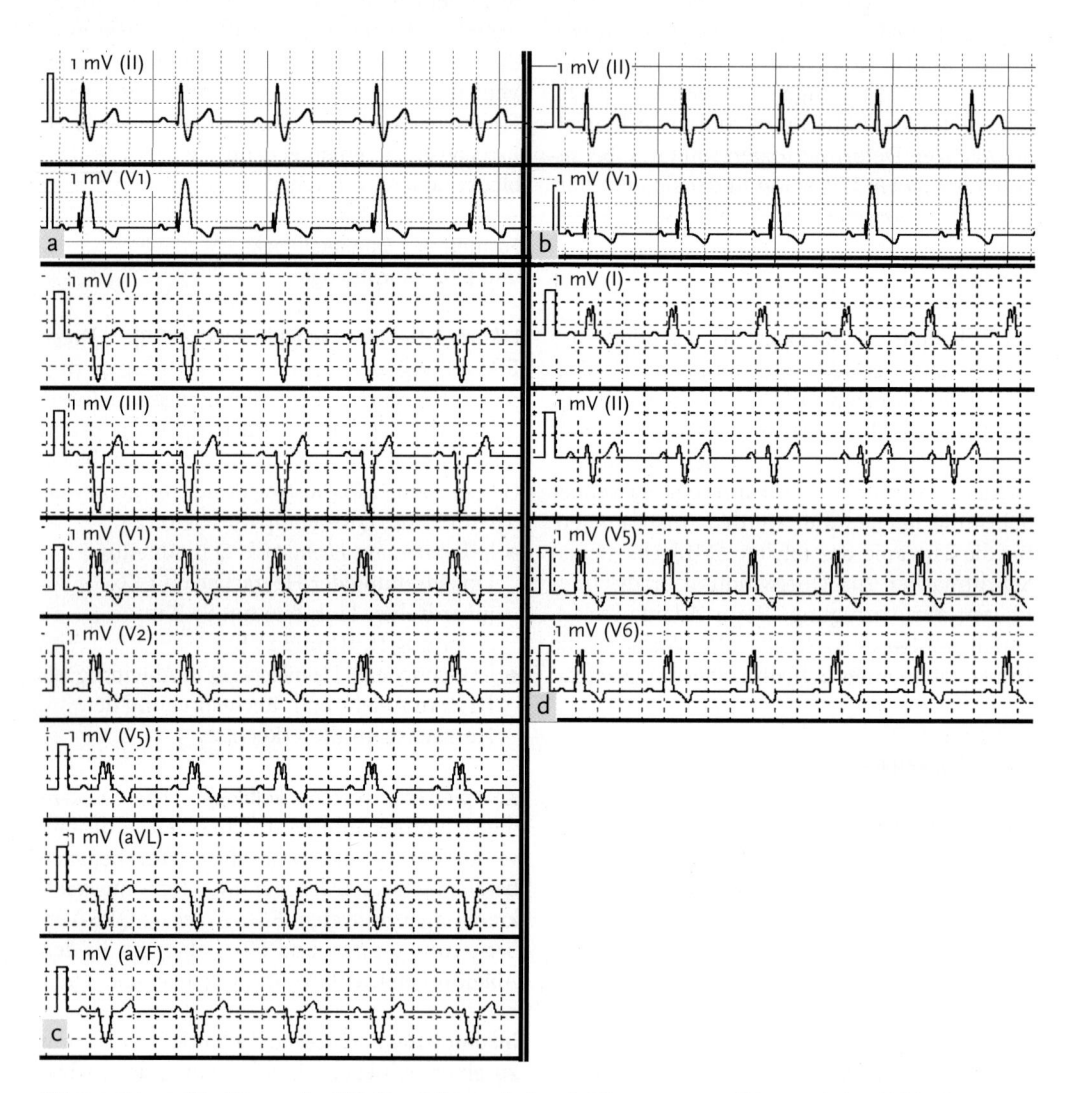

Abb. 1.7: Schenkelblockformen im EKG (Darstellung mit einer Auflösung von 0,5 mV/cm und einer Zeitbasis von 50 mm/s: **a** kompletter Rechtsschenkelblock mit gesplittetem R in V_1 und einer QRS-Dauer >120 ms; **b** inkompletter Rechtsschenkelblock mit gesplittetem R in V_1 und QRS-Dauer von 100–120 ms; **c** kompletter Linksschenkelblock mit einer QRS-Dauer von >120 ms, fehlendem physiologischen Q in I, V_5 und V_6, verbreitertem und gesplittetem Kammerkomplex in I, aVL, V_5 und V_6 sowie einem bizarren, breiten rS oder QS in III, aVF, V_1 und V_2; **d** inkompletter Linksschenkelblock mit einer QRS-Dauer von 100–120 ms, fehlendem physiologischen Q in I, V_5 und V_6 sowie einem verbreiterten und gesplittetem Kammerkomplex in I, II, V_5 und V_6 (D. Novosel 1998)

troffen?) angezeigt. Als Ursache der angeborenen Verlängerung des QT-Intervalls werden sowohl eine frühe Nachdepolarisation durch pathologisch verlängerte Aktionspotentialdauer und eine ungleiche, auf der linken Seite überwiegende Sympathikusinnervation diskutiert. EKG-Merkmale sind neben dem verlängerten QT-Intervall auch alternierende T-Wellen, Sinuspausen, sehr niedrige Ruhe- und Belastungsfrequenz sowie typischerweise eine gekerbte, biphasische T-Welle.

Auslöser einer exogenen Verlängerung des QT-Intervalls sind Antiarrhythmika (Chinidin und Amiodaron), Psychopharmaka (trizyklische Antidepressiva, Phenothiazine), subarachnoidale Blutungen und bradykarde Rhythmusstörungen (AV-Block 3. Grades!).

Die Behandlung des *long QT-syndrome* erfolgt durch nichtselektive β-Blocker (Medikamente der 1. Wahl, insbesondere Propanolol oder Nadolol), bei zusätzlicher Häufung von SA-Blöcken außerdem Schrittmacherimplantation. Bei Therapieresistenz linksseitige Sympathektomie. Andere Ursachen der QT-Verlängerung werden durch entsprechende Beseitigung des Auslösers behandelt (z. B. Absetzen der Antiarrhythmika).

3 Koronarerkrankungen

3.1 Koronare Herzkrankheit

3.1.1 Pathogenese

Die häufigste Todesursache in Industrienationen ist die koronare Herzkrankheit (KHK). Fast ausnahmslos durch eine Arteriosklerose der Herzkranzgefäße (Koronararterien) bedingt, kommt es zur *Koronarinsuffizienz*. Eine Unterversorgung des Myokards mit Sauerstoff ist die Folge. Die Minderdurchblutung des Myokards wird vor allem durch den erhöhten Gefäßwiderstand beeinflußt, aber auch extravaskuläre Faktoren, die den myokardialen O_2-Bedarf erhöhen, spielen eine Rolle: Klappenvitien wie die Aortenstenose, hypertrophische Kardiomyopathien, Herzhypertrophie bei Herzinsuffizienz und Bluthochdruck wirken begünstigend auf eine Koronarinsuffizienz. Allerdings können auch nicht-arteriosklerotische Prozesse wie Vaskulitiden (z. B. *Panarteriitis nodosa* oder das *Kawasaki-Syndrom* mit Aneurysmen der Koronararterien) oder kardiovaskuläre Manifestationen der Syphilis (Lues III) eine Koronarinsuffizienz auslösen.

3.1.2 Pathophysiologie

In Abhängigkeit verschiedener Risikofaktoren (siehe Tab. 1.4) kommt es meist über einen Zeitraum von zwei bis drei Jahrzehnten zum Wachstum arteriosklerotischer Plaques, das mit einer progredienten Verengung des Gefäßlumens einhergeht. Pathogenetisch bedeutsam ist zunächst eine Schädigung des Gefäßendothels. Während im gesunden Endothel eine basale Freisetzung vasorelaxierender und antithrombotischer Substanzen existiert (z. B. Stickstoffmonoxid [NO] und Prostazyklin), kommt es in arteriosklerotischen Arterien durch den Wegfall dieser Mediatoren zu einer Gefäßtonuserhöhung und zu einer vermehrten Anlagerung von Thrombozyten an subendotheliales Gewebe. Nachfolgend kommt es zur Einwanderung von Makrophagen, vermehrter Aufnahme von oxidiertem LDL-Cholesterin durch Makrophagen (Schaumzellen), Migration und Proliferation glatter Gefäßmuskelzellen sowie zu bindegewebigen Veränderungen, die zur Ausbildung arteriosklerotischer Plaques führen (siehe Abb. 1.8).

Das klinische Korrelat der unzureichenden Koronardurchblutung ist der Angina-pectoris-Anfall: Er hat seine Ursache in einem Mißverhältnis zwischen myokardialem O_2-Bedarf und O_2-Angebot. Bereits eine Stenose von 25 % kann Perfusionsstörungen des Myokards ohne Beschwerden bewirken (leichte ST-Senkung im EKG), beträgt die Stenosierung des Gefäßdurchmessers 50 % und mehr, so kommt es

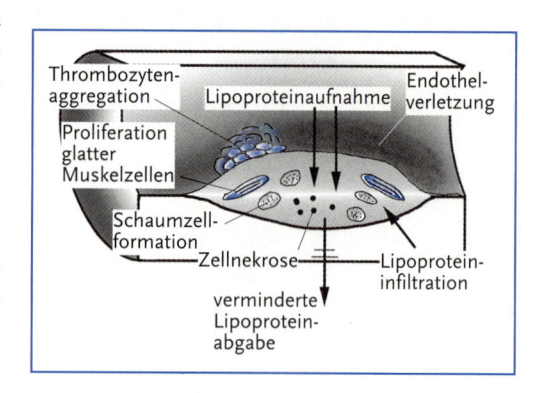

Abb 1.8: Entstehungsprozeß der Arteriosklerose. Verschiedene Faktoren, vor allem eine Schädigung des Gefäßendothels, die Ablagerung von Lipiden und eine Vermehrung glatter Muskelzellen verschlechtern die Tonusregulation und zerstören die Struktur der Gefäßwand.

Tab. 1.4: Risikofaktoren der koronaren Herzkrankheit

Risikofaktor	Ätiopathologie
Alter	Häufigkeitsmaximum der Infarkte ab dem 45. bis zum 60. Lj. bei Männern, bei Frauen nach der Menopause. Gehäuftes Auftreten nach dem 70. Lj. auch in Abwesenheit von Risikofaktoren
männliches Geschlecht, Östrogenmangel	Männer erleiden früher und häufiger Infarkte als Frauen (kardioprotektiver Effekt des höheren Östrogenspiegels, daher Angleichung der Infarktrate nach den Wechseljahren), drastische Erhöhung des Risikos durch Ovarektomie vor der Menopause!
genetische Faktoren	Herzinfarkte in der Familienanamnese, besonders vor dem 60. Lj.
Hyperlipidämie	Vor allem bei Patienten <50 Jahren mit hohem LDL-Serumcholesterin und niedrigem HDL-Cholesterin (vor allem bei Hypothyreose (Serumcholesterol ↑), familiäre Hypercholesterinämie Typ IIa) sowie erhöhten Triglyceriden
Bluthochdruck	Sowohl eine diastolische wie auch systolische Druckerhöhung begünstigt die Entstehung einer Koronarsklerose (oft ein Begleitsymptom bei Nierenerkrankungen!)
Nikotinabusus	zählt zu den Hauptrisikofaktoren (Reinfarktrate bei Rauchern doppelt so hoch wie bei Patienten, die das Rauchen nach dem Infarkt aufgegeben haben)
Diabetes mellitus	Koronarsklerose im Rahmen der Makroangiopathie, zusätzliche Erhöhung des Risikos durch Hypercholesterinämie und Hyperlipidämie sowie Hypertonie aufgrund der diabetischen Nephropathie
Hyperinsulinämie und Insulinresistenz	Erhöhte Insulinspiegel und eine Insulinresistenz verstärken das Risiko für die Ausbildung einer Koronarsklerose
Gerinnung	Erhöhte Fibrinogenspiegel, gestörte endogene Fibrinolyse durch Erhöhung von Plasminogenaktivator-Inhibitor-1 (PAI-1) und/oder verminderte Aktivität des Gewebsplasminogenaktivators (t-PA) erhöhen das Koronarskleroserisiko. Erhöhte PAI-1-Spiegel sind Prädiktoren für Reinfarkte!
Adipositas	erhöht das Koronarskleroserisiko – häufig verstärkt durch risikoassozierte Begleiterkrankungen wie Fettstoffwechselstörungen oder Diabetes mellitus
Bewegungsarmut	Mangelnde körperliche Bewegung („sedentary lifestyle") ist mit einem erhöhten Auftreten koronarvaskulärer Erkrankungen assoziiert
psychosoziale Faktoren	Emotionaler Streß und eine „A-Typ-Persönlichkeit" (ehrgeizig, aggressiv, hektisch) wirken infarktbegünstigend

zum Angina-pectoris-Anfall. Die myokardiale Minderdurchblutung beeinträchtigt die ventrikuläre Kontraktilität (Pumpfunktion ↓), das intrazelluläre Gleichgewicht (Laktatazidose → K^+ ↓) und die Reizleitung: Es kommt zu Repolarisationsstörungen, die im EKG als *ST-Senkungen* (bei subendokardialer Ischämie) bzw. *ST-Hebungen* (bei transmuraler Ischämie) zu erkennen sind. Abhängig von der Schwere der Koronarsklerose können maligne ventrikuläre Rhythmusstörungen auftreten, die zu den häufigsten Ursachen des plötzlichen Herztodes bei bestehender KHK zählen.

3.1.3
Symptomatik

Das typische, aber nicht spezifische Symptom der *Koronarischämie* ist die *Angina pectoris*, eine durch Belastung auslösbare thorakale Mißempfindung. Sie kann vor allem in den Arm, die Hand, in den Oberbauch, in den Unterkiefer oder auch in den Rücken ausstrahlen und ist meist von dumpfem Charakter. Auslöser sind Mahlzeiten, Aufregung, psychische Belastung oder Kälte. Die Beschwerden dauern meist nur wenige Minuten und sistieren nach Beendigung der Anstrengung. Sie sprechen – im Gegensatz zum Myokardinfarkt – gut auf

Nitrattherapie an. Die *stabile Angina* oder *Belastungsangina* zeigt Schmerzanfälle, die bezüglich Häufigkeit, Dauer, Charakter und bezüglich ihrer Auslösbarkeit durch Belastung praktisch keine Änderung zeigen, also reproduzierbar sind. Auch reagiert diese Form der Anfälle gut auf Nitrattherapie.

Der Begriff *instabile Angina* umschreibt in erster Linie drei Formen der Angina pectoris:
1. die erstmalig auftreten und rasch zunehmen (*Erstangina* oder *Recent onset angina*)
2. die eine Zunahme der Anfälle und der Anfallsdauer zeigen (*Crescendo-Angina*)
3. pektanginöse Beschwerden, die in Ruhe bestehen (*Ruheangina*)

Bei instabiler Angina ist die Ansprechbarkeit auf Nitrate verzögert, das Infarktrisiko dieses Krankheitsbildes ist erhöht und liegt bei etwa 25 % (sog. *Präinfarktsyndrom*)! Eine instabile Angina pectoris ist daher eine absolute Indikation zur Klinikeinweisung!

Die seltene *Prinzmetal-Angina* (*variant angina pectoris*) beruht auf anhaltenden Spasmen von meist arteriosklerotisch veränderten Koronargefäßen und zeigt Ruheschmerzen von mehr als 15 Minuten Dauer. Im EKG sieht man eine ST-Hebung für die Dauer des Anfalls. Auch Drogenabusus mit Kokain kann zu Koronarspasmen führen, die mit dem klinischen Bild einer Prinzmetal-Angina einhergehen können.

Ein weiteres kardiales Krankheitsbild, welches mit Angina pectoris einhergeht, ist das sog. *Syndrom X* (mikrovaskuläre Angina). Hier bestehen trotz fehlender koronarangiographischer Korrelate einer Koronarsklerose ischämietypische Schmerzen. Die Patienten sind in der Mehrzahl Frauen, die Prognose ist zumeist gut.

Bestehen trotz angiographisch nachweisbarer Stenosierungen und entsprechender EKG-Befunde keine Schmerzen, so spricht man von *stummer Ischämie*, die vor allem im Rahmen der diabetischen Polyneuropathie beobachtet wird (Befall der Vasa nervorum). Die Ursache dieses Phänomens ist nicht genau geklärt, zur Zeit werden vor allem Defekte in der Weiterleitung von Schmerzimpulsen vom Thalamus zum Cortex diskutiert.

3.1.4
Untersuchung und Diagnostik

Die körperliche Untersuchung des Koronarkranken kann bei moderat ausgeprägter Erkrankung unauffällig sein. Im weiteren Verlauf entwickeln sich Symptome einer Herzinsuffizienz (Dyspnoe, verringerte Belastbarkeit usw.), Rhythmusstörungen und Angina pectoris können hinzutreten. Ein lauter 3. oder 4. Herzton, die sich bei KHK-Patienten durch Kraftanstrengung (Festes Zugreifen mit der Hand o. ä.) verstärken lassen, sind wichtige Parameter, die Compliance und Druck des linken Ventrikels widerspiegeln. Neuere Untersuchungen haben ergeben, daß eine diagonale Falte in einem (v.a. bei jungen Patienten) oder beiden Ohrläppchen vermehrt mit Koronarerkrankungen assoziiert ist. Dieses sollte bei der körperlichen Untersuchung berücksichtigt werden.

Belastungs-EKG (Ruhe-EKG: 50 % falsch negative Ergebnisse!): Hinweise auf eine koronare Herzkrankheit geben *reversible* ST-Senkungen bei subendokardialer Ischämie (Extremitätenableitungen und präkordiale Ableitungen $\geq 0{,}1$ mV). ST-Hebungen werden bei transmuraler Ischämie (siehe Kap. 3.2) beobachtet, ein derartiger Befund erfordert weitere Abklärung. Neuerdings kommt neben dem Belastungs-EKG auch das sog. *Streß-Echo* zum Einsatz, bei dem ischämieinduzierte Veränderungen als Dys- oder Hypokinesien des Myokards imponieren können. Zudem kann indirekt die Ejektionsfraktion ermittelt werden. Die *Thalliummyokardszintigraphie* und das *Photonen-CT* (SPECT) erlauben – ebenfalls unter Belastung – die Darstellung ischämischer Myokardareale und postinfarzieller Narben (siehe Radiologie, Kap. 4.1 und 4.2).

Mit Hilfe von *Koronarangiographie* und *intravaskulärem Ultraschall (IVUS)* lassen sich Lokalisation und Ausmaß der Stenosen beurteilen, eine *Ventrikulographie* erlaubt Rückschlüsse auf die Bewegungseinschränkung des Ventrikels (Hypo- und Dyskinesien) und zeigt Veränderungen der Ejektionsfraktion.

> **Merke!**
>
> Das Auftreten einer Angina pectoris ist bei unauffälligem Ruhe-EKG dringende Indikation für ein Belastungs-EKG, da ein Ruhe-EKG in ca. 50 % der Fälle unauffällige Befunde zeigt!

3.1.5 Differentialdiagnose

Thorakale Schmerzen können durch eine Reihe von Erkrankungen ausgelöst werden (Diagnosekriterien in Klammern). Hierzu zählen *Refluxösophagitis* (v. a. Beschwerden nach dem Essen und im Liegen, Dysphagie), *Perikarditis* (inspiratorisch zunehmender Schmerz, der bei Aufsitzen und Vorbeugen des Oberkörpers abnimmt), *Oberbaucherkrankungen* (z. B. Ulkusperforation, Pankreatitis, Gallenkolik), *Affektionen der Pleura* (Pleuritis, Pneumothorax, Lungenembolie mit atemabhängigen Beschwerden), das *Schulter-Arm-Syndrom* (der präkordiale Schmerz fehlt typischerweise) und das *Tietze-Syndrom* (idiopathische Chondritis mit Schmerzen an der Thoraxwand).

3.1.6 Therapie

Siehe Klinische Pharmakologie, Kapitel 5.1.

3.1.6.1 Konservative Therapie

Elimination von Risikofaktoren durch Rauchverbot (!), Gewichtsreduktion, optimale Diabetes- und Hypertonuseinstellung und gemäßigtes körperliches Training. Bei milden Verlaufsformen der KHK mit geringgradig betroffenem Myokard und bei nichtoperablen Patienten beschränkt man sich auf Pharmakotherapie: Hierzu zählen Nitrate (Vasodilatation), Betablocker (Senkung des myokardialen O_2-Bedarfs) und ACE-Hemmer. Ziel der Behandlung ist eine Verbesserung der O_2-Versorgung und eine Verminderung des myokardialen O_2-Verbrauchs. Neueste Studien haben gezeigt, daß eine medikamentöse Senkung des Serumcholesterins mittels Statinen die kardiovaskuläre Mortalität deutlich senkt. Eine Mortalitätssenkung wurde auch mit Betablockern und ACE-Hemmern erreicht.

3.1.6.2 Revaskularisierende Therapie

Ist die KHK konservativ nicht mehr beherrschbar, so muß die Koronarzirkulation entweder interventionell oder kardiochirurgisch wiederhergestellt werden. *Interventionelle Therapieformen*, die sich bei konzentrischen Stenosen außerhalb des Hauptstammes der LCA empfehlen, sind die perkutane transluminale koronare Angioplastie (PTCA, Ballondilatation), Rotationsablation mittels rotierender Bohrvorrichtungen oder Laserbehandlung arteriosklerotischer Arterien.

Der *kardiochirurgische koronararterielle Bypassgraft* (CABG) durch die V. saphena oder verschiedene autologe Arterien (A. mammaria, A. epigastrica, A. gastroepiploica, A. radialis) dient der Revaskularisation bei Hauptstammstenose oder interventionell nicht therapierbarer KHK (z. B. bei Drei-Gefäß-Erkrankung). Arterielle Grafts sind der V. saphena hinsichtlich des Arterioskleroserisikos deutlich überlegen.

3.2 Myokardinfarkt

Der akute Myokardinfarkt (MI) ist die häufigste Todesursache in Industrienationen. Infolge eines vollständigen Koronarverschlusses – fast ausschließlich bei vorbestehender KHK – kommt es zur Myokardnekrose zumeist des linken Ventrikels. Die häufigste Form des MI ist der Vorderwandinfarkt (R. interventricularis anterior der linken Koronararterie), gefolgt vom Hinterwandinfarkt (R. circumflexus der linken Koronararterie). Obwohl der Großteil der Ereignisse jenseits der vierten Lebensdekade liegt, treten Infarkte nicht selten auch bei jungen Patienten mit Diabetes Typ I, hereditären Lipidstoffwechselstörungen (z. B. familiäre Hypercholesterinämie Typ IIa) oder positiver Familienanamnese auf.

3.2.1 Pathophysiologie

Der akute Verschluß ereignet sich in einer meist über lange Jahre vorgeschädigten Koronararterie. Durch Schädigung der innersten Intimaschicht, des Gefäßendothels, ist die Freisetzung vasorelaxierender und antithrombotischer Substanzen vermindert, der Gefäßtonus nimmt zu. Es folgen Intimaödem, später Lipideinlagerungen durch Makrophagen und fibromuskuläre Proliferation, die im Endstadium das Bild eines Atheroms ergeben. Durch die Lumenverminderung nimmt der Gefäßwiderstand zu, gleichzeitig ist das Thrombosierungsrisiko erhöht. Auslöser des akuten Gefäßverschlusses sind das Aufbrechen über Jahre gewachsener atheromatöser Plaques (v. a. bei körperlicher Anstrengung) sowie Thrombosierung der Koronararterie aufgrund von subintimalen Blutungen im Bereich geschädigter Endothelzellen im Plaquebereich. Eine weitere, jedoch seltenere Verschlußursache sind Spasmen arteriosklerotischer Gefäße.

Besteht die Arteriosklerose ohne vollständige Verschlüsse über lange Zeit, so können sich Kollateralen zwischen rechter und linker Koronararterie ausbilden, die während eines Infarkt eine Minimaldurchblutung des betroffenen Gefäßes aufrechterhalten. In solchen Fällen oder bei nur kurzzeitig bestandenem Verschluß resultiert ein *subendokardialer* oder *nichttransmuraler Infarkt*. Der *transmurale*, alle Wandschichten betreffende Infarkt ist Ausdruck des kompletten Verschlusses einer Koronararterie. Die Infarktausbreitung beginnt subendokardial, schreitet nach transmural fort, bis sie das subepikardiale Gewebe erreicht; spätestens 4–6 h nach dem Infarkt besteht eine irreversible, transmurale Nekrose, die später bindegewebig vernarbt. Aus diesen Narbenarealen können sich Aneurysmen bilden. Je weiter proximal der Verschluß liegt, desto ausgedehnter ist der Infarkt.

3.2.2 Symptomatik

Leitsymptom bei zwei Dritteln aller Patienten ist der heftige, retrosternale Schmerz mit Vernichtungsgefühl und Todesangst. Die Patienten sind kaltschweißig und aschfahl im Gesicht (Ausdruck der peripheren Zyanose) und zeigen vegetative Symptome wie Erbrechen und Übelkeit. Allerdings verlaufen etwa ein Viertel aller Infarkte schmerzlos (vor allem bei diabetischer Neuropathie und alten Patienten), sie werden als *stumme Infarkte* bezeichnet.

Charakteristischerweise persistieren die Schmerzen auch in Ruhe (von über 30 min bis zu 12 h) mit Schmerzausstrahlung ins Jugulum, in den linken Arm und in den Oberbauch (bei Hinterwandinfarkt) und sind *nitrorefraktär*! Zumeist kommen tachykarde ventrikuläre Rhythmusstörungen hinzu (cave: Kammerflimmern!), eine akute Linksherzinsuffizienz ist häufig (cave: kardiogener Schock!). Auch eher unspezifische Symptome wie plötzlich auftretende Dyspnoe oder Tachykardie sollten insbesondere bei älteren Patienten an einen Myokardinfarkt denken lassen. Beachte: Etwa die Hälfte aller Infarktpatienten zeigen bis zu einer Woche vor dem Infarktereignis Symptome einer instabilen Angina pectoris!

3.2.3 Diagnostik

Klinik

Siehe Tabelle 1.5 (KILLIP-Klassifikation). Je nach Schweregrad des Infarkts besteht ein mit Schock einhergehender Blutdruckabfall und systolischen Werten <90 mmHg. Zunächst schmerzbedingt Tachy-, wenig später Bradykardie und gelegentlich Fieber, welches jedoch erst allmählich ansteigt!

Auskultation

Abhängig vom Erkrankungsverlauf finden sich Perikardreiben (bei *Pericarditis epistenocardica* = akute Enzündungsreaktion zwischen Myo- und Perikard im Infarktbereich), Systolika, Galopprhythmus, feuchte Rasselgeräusche (→ Lungenstauung).

Thorax-Röntgen

Gegebenenfalls Kardiomegalie und/oder Zeichen von Lungenstauung oder Lungenödem.

Tab. 1.5: Schweregrade des Myokardinfarkts (KILLIP-Klassifikation)

Grad	Klinik	Krankenhaus-mortalität
I	keine Zeichen venöser oder pulmonaler Stauung	ca. 0–5 %
II	mäßige HI, Lungenstauung, Tachypnoe, Leberstauung	ca. 10–20 %
III	schwere HI, Lungenödem	ca. 30–45 %
IV	kardiogener Schock (systolischer Blutdruck <90mmHg), zusätzlich periphere Zyanose, Oligurie, Diaphorese (Schweißausbrüche)	ca. 85–95 %

HI = Herzinsuffizienz

Echokardiogramm

Hypo- und akinetische Areale des Herzmuskels, akut entstandene Vitien (Klappenausriß bei Papillarmuskelnekrose), Herzwandaneurysma, ggf. Thromben.

Labordiagnostik

Anstieg spezifischer und unspezifischer Enzyme. Die Höhe des durch Myokardnekrose (Zelluntergang) bedingten Enzymanstiegs korreliert mit der Infarktgröße. So kann es passieren, daß ein kleiner Infarkt wegen eines nur geringen, kurzzeitigen Enzymanstiegs der Enzymdiagnostik entgeht! Recht spezifische Enzyme, die für eine Schädigung des Herzmuskels sprechen, sind die Isoenzyme *CK-MB* der Creatin-Phosphokinase und die *LDH_1* (Laktatdehydrogenase$_1$), letztere ist identisch mit der α-Hydroxybutyratdehydrogenase (HBDH). Eine CK-MB-Erhöhung >6 % der Gesamt-CK spricht nach Ausschluß anderer Ursachen eines Myokard- (z.B. Herzkontusion, Myokarditis) oder Muskelschadens für einen Myokardinfarkt. Neue, frühe Markermoleküle für den Myokardinfarkt sind das kardiale *Troponin T* und *Troponin I*, die schon sehr früh ansteigen. Diese Marker sind sehr sensitiv und spezifisch für Myokardnekrosen. Ein anderer neuer, ebenfalls recht spezifischer, aber weniger sensitiver Marker sind *Myosin-Leichtketten*. Parallel zur CK-MB-Erhöhung steigt auch die Glutamatoxalazetat-Transaminase-Konzentration (*GOT*), dieses Enzym ist jedoch unspezifisch. Im Spätstadium wird vermehrt die ebenfalls unspezifische *Gesamt-LDH* freigesetzt (siehe Tab. 1.6 und Abb. 1.9).

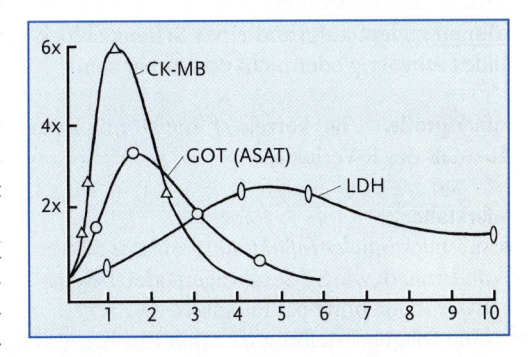

Abb. 1.9: Zeitlicher Verlauf der Enzym-Plasmakonzentrationen bei Myokardinfarkt

Tab. 1.6: Serodiagnostische Marker des Myokardinfarkts (*kursiv* = spezifische kardiale Schädigung)

Enzym/Isoenzym	Anstieg (h)	Maximum (h)	Rückbildung (Tage)
CK gesamt	4–8	16–36	3–6
CK-MB	4–8	12–18	2–3
GOT (AST)	4–8	16–48	3–6
LDH gesamt	6–12	24–60	7–15
LDH_1(α-HBDH)	6–12	30–72	10–20
Troponin T	<3	2–5	8–12

Anfangsstadium. Anstieg von Troponin T, CK-MB und GOT (AST) mit Maximum innerhalb der ersten zwei Tage. Wenige Stunden nach dem Infarktereignis besteht als unspezifisches Zeichen der Nekrose eine Leukozytose mit Linksverschiebung (bis 15 000/mm³), die bis zu einer Woche persistieren kann. Ebenso kann es zum Anstieg von CRP, BZ und BSG kommen.

Spätstadium. Erhöhte LDH_1 – Gesamt-LDH-Spiegel mit Normalisierung nach frühestens 1–2 Wochen.

> **Merke !**
> Die Herzenzyme steigen in alphabetischer Reihenfolge an. 1. **C**K, 2. **G**OT, 3. **L**DH

EKG bei Myokardinfarkt

Cave: Nur in etwa 50 % aller Fälle zeigt das EKG zum Zeitpunkt des Infarkts charakteristische Veränderungen, daher muß das EKG unbedingt laufend kontrolliert werden (EKG-Monitoring). Infarktbedingte EKG-Veränderungen können zudem aufgrund eines Schenkelblockbildes schwierig oder nicht erkennbar sein!

Infarktgröße. Sie korreliert meist mit dem Ausmaß des R-Verlustes.

Infarktalter.
- *subendokardialer Infarkt:* unspezifische ST-Veränderungen wie ST-Senkungen oder T-Negativierungen ohne pathologische Q-Zacke, eine Diagnosestellung ist daher nur bei positiver Serologie zulässig!
- *transmuraler Infarkt* (siehe Abb. 1.10): Unmittelbar zu Beginn des Infarktes, im *hyperakuten Stadium*, besteht eine ST-Überhöhung mit Erstickungs-T, die der EKG-Diagnostik meist entgeht. Im *Akutstadium* besteht die ST-Überhöhung weiter fort. Wenige Tage später im *Zwischenstadium* folgt eine Abnahme der ST-Überhöhung und Ausbildung eines terminal negativen T bei gleichzeitigem R-Verlust und Ausbildung einer pathologisch tiefen Q-Zacke. Nach Wochen, im *Folgestadium,* ist die T-Welle negativ und die Q-Zacke weiterhin pathologisch. Im *chronischen Stadium* (nach Monaten oder Jahren) findet sich eventuell eine Normalisierung der T-Welle, die Q-Zacke bleibt meist bestehen. Im angelsächsischen Sprachraum bezeichnet man deshalb den transmuralen Infarkt auch als *Q-wave infarction,* beim subendokardialen Infarkt spricht man von *Non-Q-wave infarction.*

Lokalisation des Infarktes im EKG. Sind EKG-Veränderungen wie pathologische Q-Zacken und ST-Hebungen/Senkungen vorhanden, so sind sie in den Ableitungen der betroffenen Areale erkennbar:
- *Vorderwandinfarkt = anteriorer Infarkt (RIVA der LCA):* Ableitungen I sowie V_2–V_4
- *anterolateraler Infarkt (R. circumflexus der LCA und laterale Anteile des RIVA):* Ableitungen I und aVL sowie V_5 und V_6
- *Hinterwandinfarkt = posteriorer Infarkt (RCA oder RCX):* In Ableitung V_1 (Beachte: spiegelbildlich zu interpretieren), die R-Zacke in V_1 entspricht dann der üblicherweise beobachteten Q-Zacke, anstelle der in

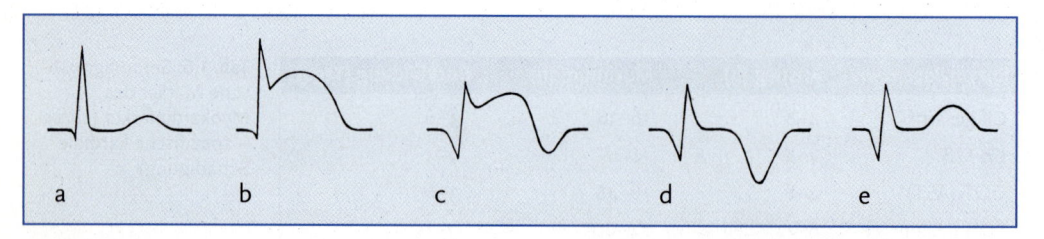

Abb. 1.10: Stadien des transmuralen Myokardinfarktes (*Q-wave infarction*). **a** normales EKG zum Vergleich, **b** akutes Stadium (Stunden), **c** Zwischenstadium (Tage), **d** Folgestadium (Wochen), **e** chronisches Stadium (Monate bis Jahre)

V₁ normalerweise vorhandenen ST-Hebung zeigt sich hier eine ST-Senkung!
- *diaphragmaler Infarkt = inferiorer Infarkt (distale Äste der RCA und des R. circumflexus der LCA)*: Veränderungen in den nach kaudalwärts zeigenden Ableitungen II, III und aVF

Komplikationen des Myokardinfarktes

Frühe Komplikationen. Insbesondere während der ersten 48 h können *tachykarde ventrikuläre Rhythmusstörungen* (cave: Kammerflimmern!) auftreten, auch bradykarde Arrhythmien und *akute Linksherzinsuffizienz* sind häufig. Kammerflimmern ist die häufigste Todesursache bei MI! Zu den Komplikationen zählen weiter nekrosebedingte Myokarddefekte (z. B. nekrosebedingte Herzruptur mit nachfolgender Herzbeuteltamponade), akute Mitralinsuffizienz nach Papillarmuskelnekrose (meist letal) oder Perforation des Ventrikelseptums nach anteroseptalem Infarkt (infarktbedingter VSD). Etwa 15 % aller Patienten entwickeln einen kardiogenen Schock: bei mehr als 40 % geschädigter Herzmuskelmasse kommt es zum akuten Vorwärtsversagen, die Letalität liegt bei über 90 %! (siehe Tab. 1.5).

Späte Komplikationen. Durch Vorwölbung des vernarbten Infarktareals kann es zur Bildung eines Aneurysmas kommen (cave: erhöhtes Risiko arterieller Embolien und erhöhtes Endokarditisrisiko!). Der Verlust kontraktilen Gewebes führt zur Zunahme der Herzinsuffizienz.

Prognose

Entscheidend sind sowohl *Diagnosezeitpunkt* wie auch der *Therapiebeginn* mit Revaskularisierung (Lyse, PTCA oder nach klinischer Stabilisierung Bypassoperation durch CABG) und/oder Arrhythmiebehandlung. Den weiteren Verlauf bestimmen die *Schwere der Insuffizienz* (Ventrikeldilatation), die Häufigkeit schwerer ventrikulärer Rhythmusstörungen und das Ausmaß der Funktionseinschränkung des linken Ventrikels (eine Verringerung der Ejektionsfraktion < 30 % ist prognostisch ungünstig).

Weitere Prognosefaktoren. Erhöhte PAI-1-Spiegel und erhöhte Fibrinogenspiegel steigern das Reinfarktrisiko! Die Gefahr eines erneuten Infarktes steigt auch in Abhängigkeit von *Ischämiezeichen* (Postinfarktangina), bei Fortschreiten der Koronarsklerose und ist abhängig von Art und Zahl der betroffenen Arterien (Reinfarktrisiko: Eingefäßerkrankung < Dreigefäßerkrankung < Hauptstammstenose).

Differentialdiagnose des akuten MI

An erster Stelle steht die *Prinzmetal-Angina* (persistierende Angina pectoris; die Nitroglyzerinansprechbarkeit ist *vermindert*, jedoch nicht aufgehoben!) und Angina pectoris (von kurzer Dauer, gute Reaktion auf Nitroglyzeringabe). Differentialdiagnostisch kommen außerdem die akute Aortendissektion, Perikarditis, funktionelle Herzbeschwerden, Spontanpneumothorax und akute Lungenembolie in Betracht (die beiden pulmonalen Krankheitsbilder zeigen atemabhängige, nicht ausstrahlende Schmerzen sowie schwere Dyspnoe).

Therapie

Siehe auch Klinische Pharmakologie, Kapitel 5.2. Schmerzbehandlung (Reduzierung der Sympathikusaktivierung), die Verhinderung der Infarktvergrößerung sowie Behandlung und Prophylaxe von Arrhythmien und mechanischen Komplikationen wie Klappenausriß oder Herzruptur stehen im Vordergrund. Schon vor Klinikaufnahme sollten initial Nitroglyzerin, Sedativa (z. B. Diazepam), ggf. Morphin i.v. (Analgesie) sowie Sauerstoff über eine Nasensonde gegeben werden, außerdem sind ein zentralvenöser Zugang und kontinuierliches EKG-Monitoring erforderlich!

Eine *Lysetherapie* ist nur ratsam, wenn der Infarkt weniger als 6 h zurückliegt: Die Reperfusion des verschlossenen Gefäßes erfolgt mittels Streptokinase, Urokinase oder tPA (Gewebsplasminogenaktivator). Absolute Kontraindikationen für eine Lysetherapie sind Zustand nach Operation, Blutungsneigung, chron. Blutungen und septische Endokarditis (Gefahr der Verschleppung infektiösen Materials). Zu den relativen Kontraindikationen zählen Schwangerschaft, Leber- und Niereninsuffizienz.

Eine weitere Behandlungsmöglichkeit bietet die akute PTCA (unverzügliche Ballondilatation der betroffenen Arterie) mit oder ohne Einbau eines Drahtgeflechts zur Reokklusionsprophylaxe (sog. Stents). Da es im Rahmen dieser Behandlung zum erneuten Verschluß kommen kann, ist ein Herzchirurg im Hintergrund erforderlich. Die *Rethromboseprophylaxe* wird stationär mit Heparin eingeleitet und mit Cumarinderivaten oder Low-dose-ASS (100 mg/d) ambulant fortgeführt. Die Therapie von Rhythmusstörungen erfolgt mittels Antiarrhythmika, Defibrillation oder durch den Einbau von Schrittmachern. Therapie der akuten Linksherzinsuffizienz, insbesondere bei kardiogenem Schock mit Vasoaktiva und forcierter Diurese (siehe Kap.1). Nach Stabilisierung des Patienten krankengymnastische Behandlung im Rahmen der Frühmobilisation.

Rehabilitation

Die Rehabilitation beinhaltet drei Phasen:
Phase 1: Frühmobilisation im Krankenhaus
Phase 2: Anschlußheilbehandlung in einer Rehabilitationsklinik
Phase 3: Nachbetreuung durch den Hausarzt

Die Anschlußheilbehandlung umfaßt physikalische wie psychologische Therapie (Angstabbau, Streßverminderung, Schulung des Gesundheitsbewußtseins), insbesondere soll das Bewußtsein um die Risikofaktoren und deren Elimination gestärkt werden (Rauchverbot, Ernährung, leichte körperliche Bewegung). Daneben wird der Patient auf seine Wiedereingliederung in den Beruf vorbereitet.

4 Myokarderkrankungen

Kardiomyopathien lassen sich in *primäre*, ätiologisch ungeklärte Formen und *sekundäre*, meist systemisch bedingte Formen unterteilen. Es handelt sich um Herzerkrankungen, die weder durch Druckbelastungen, Koronarinsuffizienz noch durch Perikardaffektionen entstanden sind. *Sekundäre Ursachen* einer Kardiomyopathie sind z.B. Infektionen, toxische Substanzen, Bestrahlung, metabolische Erkrankungen und immunologische Auslöser.

4.1 Myokarditis

4.1.1 Ätiologie

Entzündungen des Myokards werden in der Mehrzahl der Fälle durch Infektionen ausgelöst. Zu den Auslösern zählen Bakterien, Viren, Rickettsien, Pilze, Protozoen und Parasiten. Da das Perikard häufig mitbeteiligt ist, spricht man auch von einer Perimyokarditis. Häufige Ursachen sind das Coxsackie-B-Virus und Echo-Viren, aber auch Influenzaviren, die Diphtherie (Myokarditis in 10–25 % der Fälle, hohe Letalität!) und das HIV (30–50 % der Fälle), Männer sind häufiger betroffen als Frauen. Die Erkrankung ist oft Begleiterscheinung einer systemischen Infektion, die Prognose ist in der Mehrzahl der Fälle günstig. Eine Sonderform bildet die Myokarditis im Rahmen der rheumatischen Karditis nach Streptokokkeninfektion. Sie ist Ausdruck einer streptokokken*allergischen* Reaktion nach einem Infekt mit A-Streptokokken mit Bildung von Immunkomplexen – bestehend aus Myokardstrukturen und kreuzreagierenden Strep.-A-Antikörpern (siehe Kap. 7).

4.1.2 Symptomatik

Die Klinik der Myokarditis ist unspezifisch. Jedoch findet sich initial oft ein Leistungsknick mit Müdigkeit und Schwächegefühl. Neben lage- und atemabhängigen Thoraxschmerzen können Tachykardien und Arrhythmien auftreten, auskultatorisch finden sich Galopprhythmen, bei perikardialer Beteiligung ist ein Perikardreiben zu hören. Insbesondere bei rheumatischer Myokarditis kommt es zu Fieber; gelegentlich bestehen Herzinsuffizienzzeichen. Eine biventrikuläre Herzinsuffizienz hingegen ist äußerst selten.

4.1.3 Diagnostik

Labordiagnostik: BSG-Anstieg (unspezifisches Entzündungszeichen) und mäßiger CK-MB-Anstieg als relativ spezifischer Parameter einer Myokardaffektion (DD: Muskelerkrankung). Abhängig vom auslösenden Agens besteht eine Leukozytose und/oder Lymphozytose. Außerdem mikrobiologische Untersuchung von Blut, Urin und Fäzes mit Kulturen und virologisch-serologische Diagnostik. Eventuell Myokardbiopsie zur Diagnosesicherung. Im EKG finden sich Arrhythmien (vor allem Extrasystolen) und eventuell ST-Senkungen bei subendokardialer Beteiligung. Thorax-Röntgen und Echokardiogramm beantworten die Frage einer eventuellen Dilatation des Herzens infolge einer Herzinsuffizienz.

4.1.4 Therapie

Die Behandlung erfolgt vorzugsweise symptomatisch: zunächst Bettruhe, danach längere körperliche Schonung, die bis zu einem Jahr dauern kann. Bei Bettruhe ist eine Thromboseprophylaxe erforderlich. Komplikationen einer Myokarditis werden symptomatisch behandelt, z. B. mit Antiarrhythmika (bei schweren Arrhythmien) oder Herzinsuffizienztherapie. Eine Influenzamyokarditis heilt größtenteils ohne schwerwiegende Folgen aus, bei einem kleinen Teil der Patienten entwickelt sich allerdings eine Herzinsuffizienz, die Ursache eines plötzlichen Herztodes sein kann.

Kausale Therapie. Beseitigung von Auslösern bei bakterieller Ätiologie (Antibiotikatherapie und Fokussanierung im beschwerdefreien Intervall).

4.2
Dilatative Kardiomyopathie (DCM)

4.2.1
Pathogenese

Mit einem Anteil von mehr als 50 % ist die dilatative oder kongestive Kardiomyopathie die häufigste aller Kardiomyopathien. Ihre genaue Ätiologie ist ungeklärt, man vermutet eine genetische Disposition, Alkohol und kardiotoxische Substanzen als Auslöser. Vor allem Männer mittleren Alters sind betroffen, es besteht eine familiäre Häufung. Im Laufe der Erkrankung entsteht eine partiell fibrosierende Myokardhypertrophie; die so verminderte Kontraktionskraft der Ventrikel bewirkt eine Abnahme der Ejektionsfraktion und führt im weiteren Verlauf zur Dilatation des linken Ventrikels. Später entwickelt sich eine globale Herzinsuffizienz mit Vorwärts- und Rückwärtsversagen. Die Ventrikelvergrößerung bedingt relative Klappeninsuffizienzen, es kommt zu Arrhythmien und kardialer Thrombenbildung als Quelle arterieller Embolien.

4.2.2
Diagnostik

Auskultation: Systolische Geräusche als Ausdruck einer relativen Mitral- oder Trikuspidalinsuffizienz, ferner oft ein 3. Herzton („sound of rapid filling" bei Volumenüberlastung, d. h., das Vorhofvolumen trifft auf bereits gefüllte Kammern) oder 4. Herzton. Letzterer entsteht durch starke Kontraktion des Vorhofs gegen den anfangs noch hypertrophierten linken Ventrikel (Compliance ↓). Das *EKG* zeigt eine Linksherzhypertrophie, oft finden sich Arrhythmien und Erregungsleitungsstörungen. Im *Echokardiogramm* können Herzdilatation und systolische Wandbewegungen des Ventrikels sowie die echokardiographische Verkürzungsfraktion (= indirekte Bestimmung der Ejektionsfraktion) beurteilt werden. Mittels Farbdoppler evtl. Darstellung einer relativen Mitralinsuffizienz. *Thorax-Röntgen:* Dilatation der Ventrikel, pulmonale Stauungszeichen. Invasive Techniken beinhalten *Linksherzkatheter* (Beurteilung der ventrikulären Funktion mittels Messung der Ejektionsfraktion, der Ventrikeldilatation und sekundärer Vitien) oder *Myokardbiopsie*.

4.2.3
Therapie

Neben der Therapie der Herzinsuffizienz medikamentöse Behandlung von Arrhythmien (ggf. AICD) und Antikoagulation zur Thromboembolieprophylaxe, bei Erregungsleitungsstörungen ggf. Schrittmacherimplantation. Bei ausgeprägter Myokardschädigung entwickelt sich eine digitalisresistente Herzinsuffizienz. Für eine therapierefraktäre DCM Stadium IV NYHA bleibt als letzte Möglichkeit nur die Herztransplantation.

4.3
Hypertrophische Kardiomyopathien

4.3.1
Klinische Einteilung (HOCM und HNCM)

Beim Krankheitsbild der hypertrophischen Kardiomyopathien lassen sich eine *obstruktive* (HOCM) und eine *nichtobstruktive* Kardiomyopathie (HNCM) unterscheiden. Die Hälfte aller HOCM/HNCM wird autosomal-dominant vererbt, die Ätiologie der restlichen Fälle ist unbekannt.
- Morphologische Merkmale der HOCM, die in zwei Formen vorkommt

4 Myokarderkrankungen

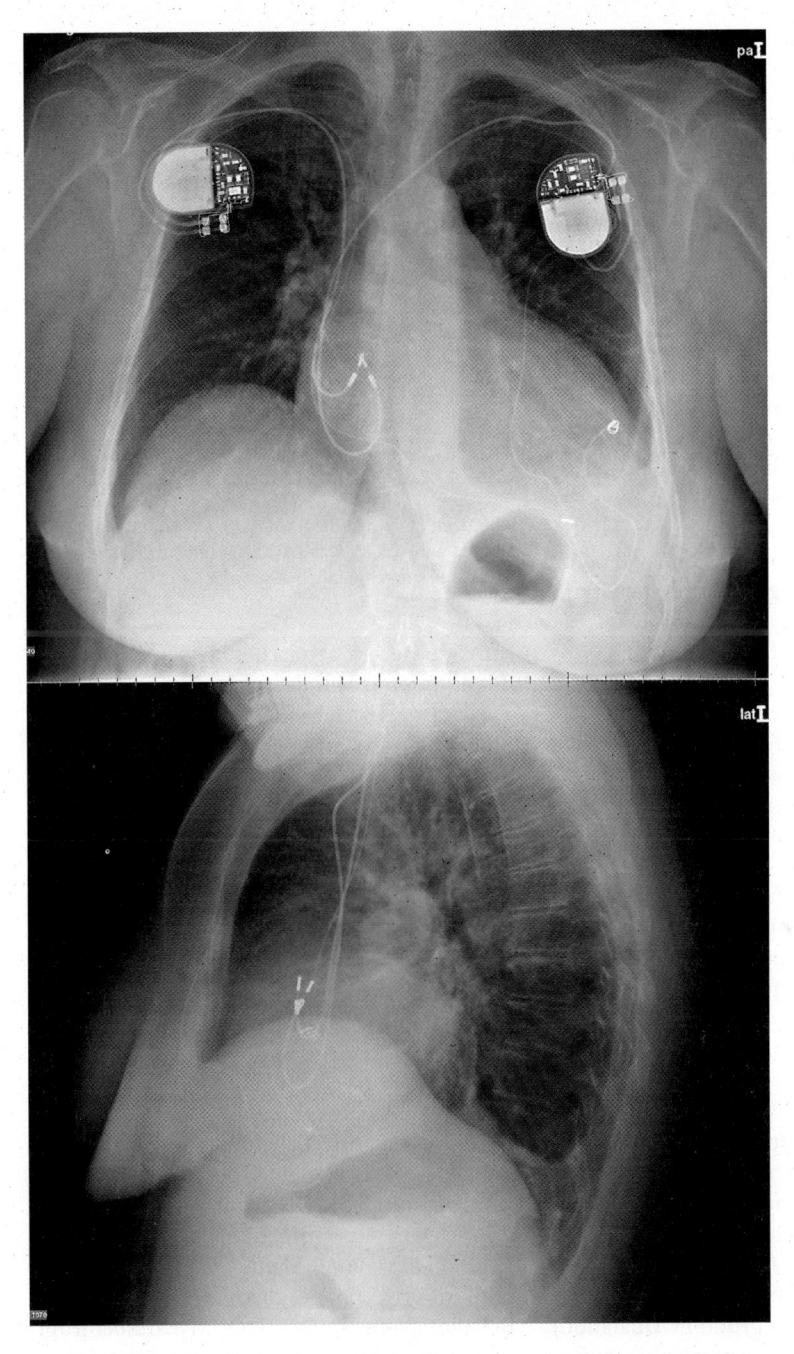

Abb. 1.11: Dilatative Kardiomyopathie. Ausgeprägte Kardiomegalie; die Herzsilhouette erreicht links fast die Thoraxwand. Kräftige pulmonale Gefäßzeichnung. Zwei Herzschrittmacher in situ (K. Papke, Münster, mit freundlicher Genehmigung)

- ○ Hypertrophie des Ventrikelseptums unmittelbar *unterhalb der Aortenklappe* mit Einengung der aortalen Ausflußbahn (*idiopathische hypertrophische Subaortenstenose*, IHSS)
- ○ Hypertrophie des *mesoventrikulären Myokards*
- ● Morphologische Merkmale der HNCM
- ○ Myokardverdickungen im *klappenfernen Septum* oder *Herzspitzenbereich*

4.3.2
Pathophysiologie

Maßgeblich für das Krankheitsbild bei allen hypertrophischen Kardiomyopathien ist eine *Hyperkontraktion der Ventrikel*. Diese ist Ursache progredienter myokardialer Insuffizienz. Im weiteren Verlauf der Erkrankung kommt es zur Dilatation des linken Ventrikels und infolgedessen zur Ausbildung einer relativen Mitralinsuffizienz. Im Fall der HOCM ist die diastolische Ventrikelfüllung sowohl durch die relative Mitralinsuffizienz als auch durch die ins Kavum gerichtete Hypertrophie behindert; somit bekommt die Vorhofkontraktion entscheidende Bedeutung für die Ventrikelfüllung. Aus diesem Grunde ist Nitroglyzerin bei HOCM kontraindiziert, da es über das venöse Pooling auch eine Drucksenkung im Vorhof bewirkt!

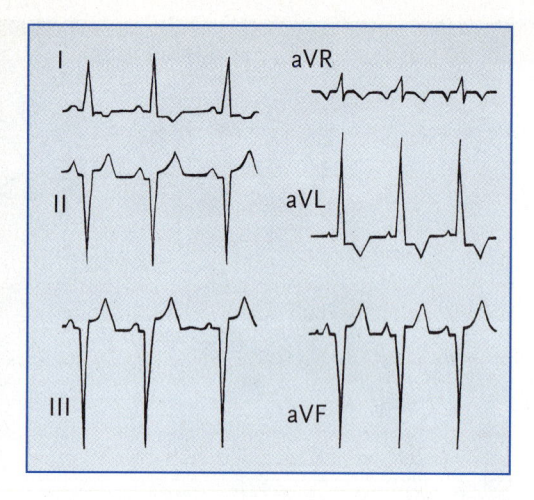

Abb. 1.12: Elektrokardiogramm der Extremitätenableitungen bei HOCM. Das EKG zeigt tiefe, pathologische Q-Zacken und eine LV-Hypertrophie

4.3.3
Symptomatik

Herzinsuffizienz mit Dyspnoe, v. a. ventrikuläre Arrhythmien und Tachykardien, Abnahme des HZV mit Symptomen wie Benommenheit, Schwindel und Synkopen; außerdem besteht eine relative Koronarinsuffizienz (gleichbleibendes O_2-Angebot bei Zunahme der funktionstüchtigen Myokardmasse). Häufig kommt es zum plötzlichen Herztod im mittleren Alter ohne vorherige Symptome (Sportler!).

4.3.4
Diagnostik

Auskultation (HOCM): spindelförmiges *Spätsystolikum* mit Punctum maximum über dem Aortenareal, bei Dilatation des Ventrikels zusätzl. 4. Herzton; eventuell kann ein Systolikum mit Punctum maximum über dem Mitralisareal gehört werden (Ausdruck einer relativen Mitralinsuffizienz aufgrund LV-Dilatation). Das *EKG* zeigt eine Linkshypertrophie, außerdem ventrikuläre Rhythmusstörungen und typischerweise tiefe, pathologische Q-Zacken (siehe Abb. 1.12). *Thorax-Röntgen*: Herzdilatation, Lungenstauung. Im *Echokardiogramm* sieht man bei der HOCM eine Verdickung der freien Ventrikelwand und des Ventrikelseptums sowie ein atypisches Bewegungsmuster des anterioren Mitralsegels.

Herzkatheter: Erhöhung des diastolischen Füllungsdrucks im Ventrikel aufgrund verminderter ventrikulärer Elastizität. Es besteht ein *intraventrikulärer Druckgradient*: Der Druck im linken Ventrikel nimmt von der Ventrikelspitze in Richtung Ausflußtrakt so stark zu, daß hierdurch die Überwindung der Stenose möglich wird (Gradient von bis zu 100 mmHg!).

4.3.5
Therapie

Allgemein: Körperliche Schonung und Meiden schwerer Anstrengungen. *Pharmakologische Therapie*: v.a. mit Kalziumantagonisten, evtl. Betablocker. Therapeutisches Ziel: Verringerung der durch die Überkontraktion bedingten systolischen Auswurfbehinderung. Es besteht *Kontraindikation für positiv inotrope Substanzen* und *Nitroglyzerin*. *Kardiochirurgische Therapie*: Bei therapieresistenter HOCM kardiochirurgische septale Myotomie (Abtragung des hypertrophierten Septums), bei therapieresistenter HNCM/HOCM Stadium IV NYHA Herztransplantation.

4.4 Restriktive Kardiomyopathie (RCM)

4.4.1 Pathogenese

Kennzeichnend für die restriktive Kardiomyopathie ist die unzureichende diastolische Ventrikelfüllung. Ursachen sind die afrikanische *subendokardiale Fibrose* (Ätiologie unbekannt, Ursache von 25 % aller Herztode in Afrika!), die *Endocarditis fibroplastica Löffler* (eosinophile Endokardinfiltration mit Endokardverdickung und sukzessiver Verkleinerung des Kavums), die *primäre Amyloidose* (die Herzamyloidose ist meist Todesursache) oder auch die *Sarkoidose* (Morbus Boeck). Die RCM zeigt eine myokardiale Fibrose, durch zunehmende Versteifung der Ventrikelwände (Compliance ↓) und Beeinflussung der systolischen Ventrikelfunktion nimmt die Herzinsuffizienz progredient zu. Das Herz versucht, die unzureichende Füllung der Ventrikel über die Vorhöfe zu kompensieren.

4.4.2 Symptomatik

Die Symptome der RCM ergeben sich aus dem Grad der Herzinsuffizienz, auffallend sind v.a. Leistungsschwäche und Tachykardie. Durch den erhöhten ZVD kommt es zur Einflußstauung vor dem Herzen, die Folge sind Ödeme und Aszites. Charakteristischerweise besteht ein früh einfallender 3. Herzton (Füllungston). Ein Pulsus paradoxus (bei Inspiration systolischer Blutdruckabfall >10 mmHg) kommt vor, ist jedoch nicht spezifisch für die RCM.

4.4.3 Diagnostik

Das EKG zeigt ein *Niedervoltage* des QRS und Arrhythmien. Die *Rechtshypertrophie* ist Folge der pulmonalen Widerstandserhöhung durch Rückstau aus dem linken Herzen über die Lunge. *Echobefund:* symmetrische Verbreiterung der linksventrikulären Wände, normale bis leicht eingeschränkte ventrikuläre Funktion durch Abnahme der diastolischen Dehnbarkeit (Compliance ↓) sowie Vergrößerung der Vorhöfe. Zur invasiven Diagnostik gehören endomyokardiale Biopsie (eosinophile Beteiligung oder Amyloidose?) und die Herzkatheteruntersuchung. Hier finden sich eine Verminderung des HZV und der Ejektionsfraktion, außerdem Anstieg des diastolischen Druckes im LV und RV.

4.4.4 Differentialdiagnose

Die differentialdiagnostische Abgrenzung einer konstriktiven Perikarditis gegenüber einer restriktiven Kardiomyopathie ist schwierig: Sowohl die RCM als auch die konstriktive Perikarditis zeigen eine diastolische Druckerhöhung, eine Niedervoltage im EKG und eine normale Herzgröße im Thorax-Röntgen. Die Sicherung der Diagnose erfolgt durch transvenöse endomyokardiale Biopsie (RCM) oder eine explorierende diagnostische Thorakotomie (konstriktive Perikarditis).

5 Perikarderkrankungen

5.1 Perikarditis

Der Herzbeutel mit seinem viszeralen und parietalen Blatt kann bei verschiedenen Erkrankungen in Mitleidenschaft gezogen werden. Da das Myokard meist mitbeteiligt ist, spricht man häufig auch von Perimyokarditis. Je nach Dauer der Erkrankung unterscheidet man eine *akute* (< 6 Wo.) von einer *chronischen* Perikarditis (>6 Mon.). Auch eine *konstriktive* Perikarditis kommt vor (siehe Kap. 5.3). Häufig entwickelt sich ein Perikarderguß, man spricht dann von einer *Pericarditis exsudativa*. Eine Perikarditis ohne Ergußbildung wird als *Pericarditis sicca* (trockene P.) bezeichnet.

5.1.1 Pathogenese

Der Perikarditis geht oft ein Atemwegsinfekt voraus. Am häufigsten sind die akut-idiopathische und die akut-infektiöse Perikarditis, letztere ist meist durch virale (vor allem Coxsackie-B-Virus) oder bakterielle Affektionen bedingt. Größtenteils erfolgt eine vollkommene Ausheilung binnen weniger Wochen. Eine Perikarditis als Begleiterkrankung tritt nicht selten auf im Rahmen einer Niereninsuffizienz (urämische Perikarditis) oder als Manifestation einer Tbc (Pericarditis tuberculosa) infolge hämatogener Streuung bzw. durch den Befall mediastinaler Lymphknoten. Weitere Ursachen sind neoplastische Prozesse (vor allem bei älteren Patienten), Systemerkrankungen (Kollagenosen wie z.B. Sklerodermie, SLE, rheumatische Erkrankungen), Zustand nach Strahlentherapie, AIDS oder Operationen am offenen Herzen (Postkardiotomiesyndrom). Bei Perikarditiden, die im Rahmen des Myokardinfarktes auftreten können, werden zwei Formen unterschieden: Die *Pericarditis epistenocardica* beschreibt eine *akute, perifokale Entzündung* im Infarktbereich des Perikards innerhalb der ersten Woche eines MI. Beim *Dressler-Syndrom* handelt es sich um eine *späte, immunologische Reaktion* am Perikard nach Bildung von Herzmuskelzell-Antikörpern Wochen bis Monate nach Myokardinfarkt.

5.1.2 Symptomatik

Allgemeinsymptome sind Krankheitsgefühl, Abgeschlagenheit, Fieber bereits zu Beginn der Erkrankung (beim Myokardinfarkt kann das Fieber fehlen oder erst im weiteren Verlauf entstehen). Weiterhin findet sich ein atemabhängiger Schmerz, der inspiratorisch verstärkt wird (er ist Ursache der Dyspnoe) und der beim Nach-vorne-Beugen des Patienten und bei Ergußbildung nachläßt.

5.1.3 Untersuchung und Diagnostik

Die *körperliche Untersuchung* zeigt bei Auskultation in der Mehrzahl der Fälle ein „kratzendes", inspiratorisch verstärktes *Perikardreibegeräusch*, das beim Auftreten eines Ergusses abnimmt und sogar vollständig aufgehoben sein kann. Bei bestehendem Erguß kann der Puls mit der Inspiration verschwinden, man spricht dann vom Pulsus paradoxus. Oft besteht eine Begleitpleuritis.
Laborwerte: Leuko- und/oder Lymphozytose, BSG ↑, serologische und mikrobiologische Untersuchungen sind zum Ausschluß bakterieller oder viraler Beteiligung angezeigt (ELISA, humorale Myokard-Ak). *Thorax-Röntgen:* Eventuell finden sich Perikardgußzeichen (Vergrößerung der Herzsilhouette) oder Kalkab-

5 Perikarderkrankungen

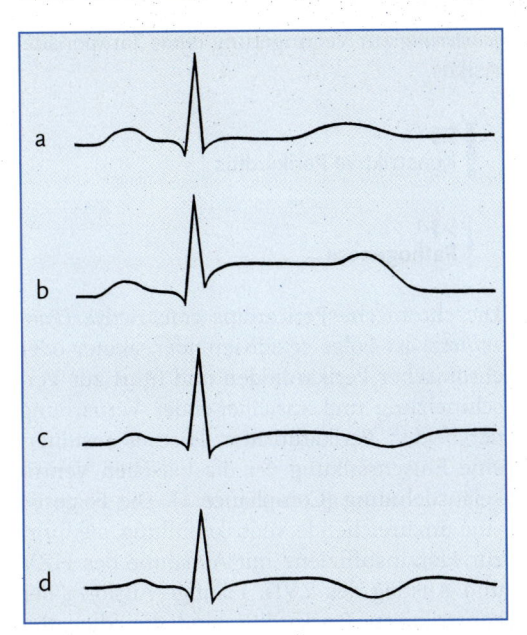

Abb. 1.13: EKG im Verlauf einer Perikarditis. **a** normales EKG zum Vergleich, **b** Stadium I: EKG bei akuter Perikarditis mit ST-Hebung durch subepikardiale Myokardbeteiligung, **c** Stadium II: EKG im weiteren Verlauf der akuten Perikarditis, es kommt zur Negativierung der T-Welle, **d** Stadium III: EKG nach Wochen, die T-Negativierung kann u. U. über Jahre persistieren

lagerungen. *EKG:* Tachykardien und Rhythmusstörungen, gelegentlich vorübergehende ST-Streckenhebung bei subepikardialer Myokardbeteiligung und T-Negativierung binnen Wochen (siehe Abb. 1.13). Gelegentlich persistieren die negativen T-Wellen über Jahre. *Echokardiogramm:* unspezifische Änderungen einzelner Funktionsparameter und des Herzinnendurchmessers, ggf. Perikarderguß oder Kalk.

5.1.4 Therapie

Mit Ausnahme einer Antibiotikatherapie bei bakteriellen Perikarditiden mit bekanntem Erreger gibt es keine spezifische Behandlung der Perikarditis. Die medikamentöse Behandlung erfolgt mit nichtsteroidalen Antiphlogistika, hochdosiert ASS und Gabe von Kortikosteroiden (allmähliche Dosisreduktion etwa eine Woche nach Abklingen der Beschwerden).

5.2 Perikarderguß

5.2.1 Pathogenese

Der Perikarderguß ist eine häufige Begleiterscheinung der Perikarditis (bei 90 % aller Perikarditiden), seine häufigste Ursache ist die Infektion mit Mycobacterium tuberculosis. Weitere Ursachen sind eine Herzinsuffizienz oder Nierenversagen mit massiver Ödembildung (Transsudation von Flüssigkeit in den Herzbeutel), eine z. B. traumatisch oder neoplastisch entstandene Verbindung zwischen Perikard und Ductus thoracicus (*Chyloperikard*), Stoffwechselstörungen, Einblutungen ins Perikard nach Operationen am offenen Herzen oder Herzruptur bei Myokardinfarkt (*Hämatoperikard*).

5.2.2 Klinische Formen

Entsprechend des zeitlichen Verlaufes der Erkrankung spricht man von *akutem* oder *chronischen Perikarderguß* (letzterer oft als Folge einer Pericarditis tuberculosa oder rezidivierender Perikarditiden). Der Perikarderguß gewinnt klinisch vor allem dann an Bedeutung, wenn sich ein großer, akuter Perikarderguß innerhalb kurzer Zeit entwickelt, es entsteht das Bild der *Herzbeuteltamponade*. Sowohl die akute als auch die chronische Form können zur Herzbeuteltamponade führen: Durch Behinderung der kardialen Pumpfunktion kommt es zur Verminderung des HZV (Vorwärtsversagen) und zur Stauung venösen Blutes vor dem Herzen (Rückwärtsversagen). *Häufigste Ursache einer Herzbeuteltamponade ist eine Blutung ins Perikard nach Herzoperation.* Bereits 250 ml können bei akuter Blutung klinisch kritisch werden. Bei langsamer Entwicklung der Tamponade wurden in einigen Fällen bis zu 1000 ml Flüssigkeit toleriert.

5.2.3 Diagnostik

Die *körperliche Untersuchung* ergibt eventuell perkutorisch Hinweise auf eine Herzvergrößerung und kann Symptome einer Einflußstauung aufgrund des Rechtsherzversagens zeigen. Bei akuter Herzbeuteltamponade kommt es zum Abfall des systolischen Blutdrucks (HZV ↓) und zum Anstieg des ZVD (Einflußstauung); kompensatorisch steigt die Herzfrequenz. *Auskultatorisch* lassen sich leise Herztöne (die Flüssigkeit im Perikard wirkt hierbei wie ein akustischer Filter) nachweisen, Reibegeräusche zwischen beiden Perikardblättern können aufgrund der Flüssigkeit vollständig verschwinden. Kennzeichnend für die Herzbeuteltamponade ist der *Pulsus paradoxus* mit inspiratorischer Abnahme des systolischen Blutdrucks um mehr als 10 mmHg. Daher ist die Diagnose des Perikardergusses oft schon mit Hilfe der Pulspalpation möglich. Die *Echokardiographie* ist das diagnostische Mittel der Wahl, sie zeigt Ergußflüssigkeit bereits ab einer Menge von 30 ml, ggf. ist ein vergrößerte Abstand zwischen den beiden Perikardblättern sichtbar. Im *Thorax-Röntgen* ist ein Perikarderguß ist erst ab ca. 200 ml relativ sicher erkennbar, er führt durch Verbreiterung der Herzsilhouette zur typischen Bocksbeutelform. Radiologisch sichtbare Aufhellungen in der Lunge weisen auf eine pulmonale Minderdurchblutung hin und sind auf das verminderte HZV zurückzuführen. Im *EKG* findet sich bei großen Ergußmengen ein QRS-Niedervoltage, bei Herzbeuteltamponade zusätzlich ein sogenannter elektrischer Alternans, d.h. veränderte Morphologie von P, QRS und T von einem Herzzyklus zum nächsten. Die *Perikardpunktion* erlaubt eine Zuordnung der Genese des Ergusses (z.B. Tbc oder Urämie).

5.2.4
Therapie

Bettruhe und Behandlung der Grundkrankheit (z.B. Tuberkulostatika, Antibiotika); Anwendung von nichtsteroidalen Antiphlogistika (hochdosiert ASS, Ibuprofen), in schweren Fällen auch Steroidtherapie. Bei der akuten Herzbeuteltamponade ist die *Perikardpunktion* oft die einzige Maßnahme zur sofortigen Senkung des intraperikardialen Drucks. Bei rezidivierenden Perikardergüssen besteht die Möglichkeit der kardiochirurgischen *Perikardfensterung* zur Verringerung eines Tamponaderisikos.

5.3
Konstriktive Perikarditis

5.3.1
Pathogenese

Die chronische Pericarditis constrictiva (*Panzerherz*) ist Folge rezidivierender, akuter oder chronischer Perikarditiden und führt zur Verschmelzung und anschließender Vernarbung der beiden Perikardblätter. Hieraus resultiert eine Einschränkung der diastolischen Ventrikelausdehnung (Compliance ↓). Die Folge ist eine unzureichende Ventrikelfüllung, sie führt zur Herzinsuffizienz mit Abnahme des HZV und Anstieg des ZVD. Häufige Auslöser der konstriktiven Perikarditis sind die idiopathische oder tuberkulöse Perikarditis, andere Ursachen sind Herzoperationen (Postkardiotomiesyndrom), ionisierenden Strahlen (v. a. nach Malignom-Radiotherapie) und Systemerkrankungen (SLE, Kollagenosen). Nach akut-fibrinöser Perikarditis kann es zur „Verlötung" der beiden Perikardblätter kommen (*Concretio* pericardii), bei chronischer Perikarditis ist der Vernarbungsprozeß vorherrschend (*Constrictio* pericardii). In einigen Fällen wird eine Verwachsung des Perikards mit den Nachbarorganen beobachtet (*Accretio* pericardii).

5.3.2
Symptomatik

Es bestehen Zeichen einer Herzinsuffizienz mit Vorwärts- und Rückwärtsversagen: Infolge des erhöhten enddiastolischen Drucks kommt es zum Anstieg des ZVD und zur Einflußstauung mit gestauten Halsvenen, Hepatomegalie und Aszites. Weitere Symptome sind leichte Dyspnoe (durch pulmonalen Rückstau), Müdigkeit und Abschwächung des Pulsdrucks (HZV ↓), nicht selten findet sich ein Pulsus paradoxus mit systolischem Druckabfall >10 mmHg während der Inspiration. Zudem besteht ein paradoxer inspiratorischer Anstieg des venösen Drucks. Da die konstriktive Perikarditis das klinische Bild einer Leberzirrhose vermitteln kann (*cirrhose cardiaque*), ist bei Verdacht eine sorgfältige Diagnostik hinsichtlich etwaiger kardialer Genese erforderlich.

5.3.3
Untersuchung und Diagnostik

Auskultatorisch präsentiert sich nicht selten ein 3. Herzton (sog. *pericardial knock*, ca. 0,1 s nach dem Aortenklappenschluß), bedingt durch ein „Schwingen" der AV-Klappen und Ventrikelwände wegen vorzeitiger Beendigung der diastolischen Ventrikelexpansion. Im EKG evtl. Hinweise auf eine chronische Perikarditis wie T-Negativierung sowie ein QRS-Niedervoltage. Im Thorax-Röntgen sieht man in der Hälfte der Fälle Perikardverkalkungen, evtl. besteht eine Herzschattenverkleinerung durch myokardiale Minderaktivitätsatrophie sowie bedingt durch die Einflußstauung eine Dilatation der Vv. cava superior et inferior. Im Echokardiogramm lassen sich Perikardverdickungen und Verkalkungen erkennen. Mit Hilfe der Herzkatheteruntersuchung läßt sich ein erhöhter enddiastolischer Druck im rechten Herzen ermitteln, im Verlauf der konstriktiven Perikarditis kommt es zum enddiastolischen Druckangleich in beiden Kammern und zur Abnahme der ventrikulären Dehnbarkeit.

5.3.4
Differentialdiagnose

Alle Erkrankungen, die das klinische Bild einer Einflußstauung verursachen können, sollten in Betracht gezogen werden (Diagnosekriterien in Klammern): Trikuspidalstenose (Stenosegeräusch, fehlender Pulsus paradoxus, oft mit Mitralvitium kombiniert), rechtsventrikulärer Myokardinfarkt (ST-Veränderungen, ggf. Enzymanstieg), restriktive Kardiomyopathie (Verdickung der Ventrikelwände im Echo), Herzinsuffizienz (Herzvergrößerung) und Cor pulmonale (anstatt eines inspiratorischen Anstiegs des venösen Druckes kommt es zum Druckabfall).

5.3.5
Therapie

Die Therapie richtet sich nach dem Grad der Einflußstauung. Bei einem ZVD von weniger als 15 cm Wassersäule steht die *Therapie der Herzinsuffizienz* im Vordergrund. Bei höheren ZVD-Werten ist eine kardiochirurgische *Perikardektomie* im Bereich des verdickten Perikards angezeigt („Befreiung des Herzens aus seinem Panzer").

6 Erkrankungen des Endokards

6.1 Allgemeines

Die Erkrankungen des Endokards werden in *infektiöse* und *nichtinfektiöse Endokarditiden* und *Endokardfibrosen* eingeteilt. Nichtinfektiöse Endokarditiden umfassen die rheumatische Endokarditis (*E. verrucosa rheumatica*, siehe unten), die embolische nichtinfektiöse Endokarditis (*E. verrucosa simplex*, häufig bei Malignompatienten zu finden; früher marante Endokarditis genannt) und die atypischen Formen bei Hypereosinophilie (*Löffler-Endokarditis*) oder SLE (*Libman-Sacks-Endokarditis*). Die Zerstörung der Herzklappen durch thrombotische Wärzchen (E. verrucosa) oder Bakterien (infektiöse Endokarditis) führt zur Klappendysfunktion.

6.1.1 Infektiöse Endokarditis

Formen

Die infektiöse Endokarditis beschreibt eine bakterielle Entzündung der Herzklappen (= Endokardduplikaturen) oder des Endokards. Man unterscheidet zwei Formen.

Akute bakterielle Endokarditis. Die akute bakterielle Endokarditis ist häufig Folge einer akuten Sepsis mit Befall zuvor meist gesunder Klappen (*native valve endocarditis*). Sie verläuft sehr häufig fulminant unter hohem Fieber, Erreger sind hochpathogene Keime. Die Letalität liegt mit 20–40 % sehr hoch, häufigste Todesursache ist Herzversagen durch akute Klappeninsuffizienz.

Subakute bakterielle Endokarditis. Die subakute bakterielle Endokarditis (E. lenta oder schleichende Endokarditis) hingegen zeigt einen langsamen Verlauf (Wochen oder gar Monate), sie entsteht vorwiegend auf rheumatisch oder kongenital *vorgeschädigten Klappen*. Das Krankheitsbild ist insgesamt milder. Auslöser sind in der Mehrzahl der Fälle transiente, bakteriämische Geschehen (streuende Eiterherde, Zahnextraktion etc.). Häufigster Erreger ist der im Oropharynxbereich angesiedelte *Streptococcus viridans*.

Pathogenese

Schädigungen des Klappenendothels (z.B. infolge rheumatischen Fiebers oder degenerativer Prozesse) führen zur Ablagerung von Thrombozyten und Fibrin. Durch Absiedlung von Keimen, die an den Klappen adhärieren, entstehen Bakterienkolonien. Durch weitere Ablagerungen von Fibrin kommt es zur Bildung von Vegetationen (siehe Abb. 1.14). Es kommt so zur fibrinös-ulzerösen Klappenzerstörung, außerdem entsteht thrombotisches Ausgangsmaterial für arterielle Embolien. Die bei bakterieller Endokarditis am häufigsten betroffene Klappe ist die Aortenklappe, gefolgt von der Mitralklappe. Die durch Staphylococcus aureus ausgelöste akute Endokarditis bei i.-v.-Drogenabusus (sog. Fixer-Endokarditis) befällt zumeist das rechte Herz, hier vorzugsweise die Trikuspidalklappe. Prädisponierend für eine Endokarditis sind alle Erkrankungen, bei denen ein Endokarddefekt besteht: rheumatische Klappenfehler, angeborene Vitien, Klappenprothesen, Marfan-Syndrom oder Herzwandaneurysma mit Endokarddestruktion (bes. bei Zustand nach Myokardinfarkt). Ein weiterer begünstigender Faktor ist eine Resistenzschwäche bei i.-v.-Drogenabusus, immunsuppressiver Therapie oder Infektion mit dem HIV.

6 Erkrankungen des Endokards

Die *akute* infektiöse Endokarditis wird durch hochvirulente Erreger (in ²/₃ der Fälle Staphylokokken oder Streptokokken) ausgelöst, die *subakute* Endokarditis ist zumeist auf eine Infektion mit weniger virulenten Erregern (³/₄ der Fälle durch Streptococcus viridans) zurückzuführen. Ursache der „Prothesenendokarditis" (Befall künstlicher Herzklappen) ist in der Mehrzahl der Fälle eine Infektion mit Staphylococcus aureus. Gelegentlich kann eine infektiöse Endokarditis auch durch Pilze, Viren oder Mykoplasmen ausgelöst werden.

Symptomatik

Prinzipiell sprechen *Fieber* und ein neu aufgetretenes oder verändertes *Herzgeräusch* bis zum Beweis des Gegenteils für eine Endokarditis! Dieses Geräusch spiegelt die entzündungsbedingten Klappen- bzw. Chordaveränderungen wider. Im Rahmen einer infektiösen Endokarditis kann es durch Emboliegeschehen zum Myokardinfarkt kommen. Nicht selten treten im Myokard Entzündungsherde oder gar Abszesse auf.

Akute Endokarditis. Die akute Endokarditis geht mit hohem, z. T. intermittierendem Fieber, Brustschmerz, Schüttelfrost und Anämie einher, nicht selten kommt es zu arteriellen Embolien. Neu aufgetretene neurologische Ausfälle – insbesondere bei jungen Patienten – sollten den Verdacht auf eine Endokarditis mit zerebraler Embolie lenken! Außerdem Splenomegalie, Gelenkschmerzen und Lymphknotenschwellungen, ggf. kutane Affektionen als Ausdruck einer infektallergischen Vaskulitis mit schmerzlosen erythematösen *Janeway-Läsionen* an Hand- und Fußsohlen; bei Nierenbeteiligung besteht häufig eine *Hämaturie*.

Subakute Endokarditis. Bei der subakuten Endokarditis hingegen finden sich unspezifische Symptome wie Schwäche, Müdigkeit, Gewichtsverlust und Nachtschweiß. Zeitweilig kommt es zu Fieber, Brustschmerz, Anorexie und Arthralgien. Es besteht eine Splenomegalie. Wie auch bei der akuten Endokarditis kommt es zu arteriellen Embolien und zu kutanen Manifestationen durch Petechien und schmerzhafte Osler-Knötchen an Handfläche und Fußsohle. Fast regelmäßig tritt eine durch Streptococcus viridans ausgelöste Löhlein-Herdnephritis auf.

Klinischer Fall

Ein 34jähriger Mann, in der Anamnese Erkrankung an rheumatischem Fieber, kommt zur Untersuchung mit 39,8 °C Fieber, allgemeinem Krankheitsgefühl und Gelenkschmerzen. Drei Wochen zuvor waren Halsschmerzen aufgetreten. Bei der klinischen Untersuchung wirkt der Patient blaß, einzelne Halslymphknoten sind vergrößert; keine Petechien; über den Lungen unauffällige Befunde, über dem Herzen holosystolisches Geräusch mit Punctum maximum über der Herzspitze, geringe Splenomegalie; Druckschmerz über beiden Kniegelenken; Ergebnisse der Blutkulturen liegen noch nicht vor. *Verdachtsdiagnose:* akute bakterielle Endokarditis

Diagnostik

Laborbefunde. Leukozytose, normochrome normozytäre Anämie (insbes. bei Endocarditis lenta), BSG-Beschleunigung, Anstieg von Kryoglobulinen und zirkulierenden Immunkomplexen; die Mikrohämaturie ist Leitsymptom der Löhlein-Nephritis, bei Nierenbeteiligung außerdem häufig Proteinurie.

Mikrobiologie. Diagnosesicherung durch Blutkulturen (mehrfache Blutabnahme und Anlegen der Kulturen *vor* Beginn der Antibiotikatherapie!), bester Entnahmezeitpunkt ist der Fieberanstieg! Eine negative Blutkultur schließt eine Endokarditis nicht aus. So kann bei Patienten mit Malignomen eine kulturnegative, nichtinfektiöse embolische Endokarditis auftreten!

EKG und weitere Diagnostik. Das *EKG* zeigt zumeist lediglich unspezifische Veränderungen, im *Thorax-Röntgen* sieht man ggf. eine Kardiomegalie. Die transthorakale *Echokardiographie* ist eine sehr sensitive Methode. Sie erlaubt

Abb. 1.14: Vegetationen an der Mitralklappe bei bakterieller Endokarditis (H. Löllgen, Remscheid, mit freundlicher Genehmigung)

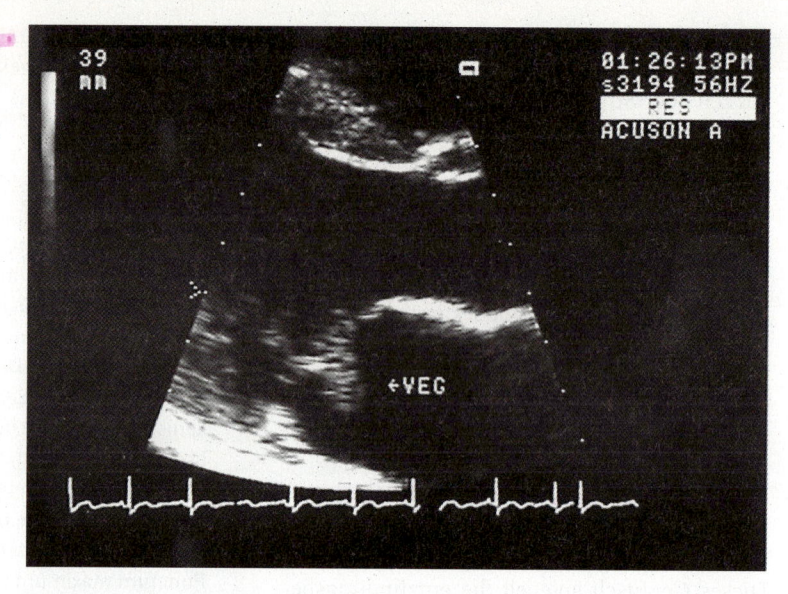

die Darstellung von Klappenasymmetrien und -verdickungen und zeigt Vegetationen bereits ab 2 mm Größe. Die „Trefferquote" unter Zuhilfenahme des *transösophagealen Echokardiogramms* (TEE) liegt weitaus höher. Anhand von Größe und Beweglichkeit der Vegetationen läßt sich das Embolierisiko abschätzen. Eine Indikation zur invasiven Untersuchung mittels *Herzkatheter* besteht ggf. präoperativ bei dekompensierter Klappeninsuffizienz (z.B. durch Klappensegelausriß oder nach Klappenperforation).

Differentialdiagnose

In erster Linie ist an eine nichtinfektiöse Endokarditis (keine Leukozytose, Malignom?) bzw. rheumatische Endokarditis zu denken (u.a. rheumatisches Fieber mit Pankarditis, Gelenkaffektionen etc.).

Therapie

Siehe auch Klinische Pharmakologie, Kapitel 16.

Besteht trotz negativer Blutkulturen ein klinisch begründeter Endokarditisverdacht, so ist eine zwingende Indikation zur *sofortigen Antibiotikabehandlung* gegeben, da die unbehandelte Endokarditis fast immer tödlich verläuft. Bei unbekanntem Erreger Gabe von Penicillin und Aminoglykosidantibiotikum i.v., bei Infektion mit Streptococcus viridans Therapie mit Penicillin G und Streptomycin (Gyrasehemmer als Reserve) über mindestens 4 Wochen; Eine Staphylococcus-aureus-Endokarditis (Fixer- oder Prothesen-Endokarditis) wird mit Oxacillin und Gentamycin über 4–6 Wochen behandelt. Bei Nachweis von Staphylococcus epidermitis als ursächlichem Erreger Kombinationstherapie mit Vancomycin, Gentamycin und Rifampicin.

Die Behandlungsdauer der infektiösen Endokarditis beträgt mindestens 4 Wochen, bei infizierten Klappenprothesen bis zu 8 Wochen. Kommt es während einer floriden Erkrankung zur akuten Klappeninsuffizienz (z.B. paravalvuläres Leck oder Klappensegelausriß), ist ein operativer Klappenersatz noch im akuten Stadium meist unumgänglich. Eine Endokarditisprophylaxe sollte im Falle eines Eingriffs bei angeborenen oder erworbenen Vitien, Klappenprothesenträgern und Patienten mit Endokarditisanamnese vorgenommen werden (*Oropharynxbereich*: z.B. 3 g Amoxicillin p.o. 60 min vor dem Eingriff, 1,5 g Amoxicillin p.o. 6 h nach dem Eingriff; bei Penicillinunverträglichkeit: Clindamycin. *Urogenital- oder Intestinalttrakt*: 2 g Ampicillin, 80 mg Gentamycin i.v. 30 min vor dem Eingriff, 1,5 g Amoxicillin p.o. 6 h nach dem Eingriff; bei Penicillinunverträglichkeit Vancomycin i.v.)

7 Erworbene Herzklappenfehler

Siehe auch Chirurgie, Kapitel 13.4 und 13.5 und Pädiatrie, Kapitel 11.3.

7.1 Rheumatische Endokarditis

Hauptursache von Herzklappenfehlern ist das rheumatische Fieber, eine etwa 10–20 Tage im Anschluß an einen Streptokokken-A-Infektion auftretende streptokokkenallergische (nicht infektiöse!), entzündliche Systemerkrankung mit erneutem Fieber und nachfolgender kardialer (*Karditis, Valvulitis*), artikulärer (*Polyarthritis*), zerebraler (*Chorea Sydenham*) und kutaner (*Erythema marginatum, subkutane Knötchen*) Manifestation. Diese Erkrankung ist in Industrienationen inzwischen relativ selten, aber v.a. in Entwicklungsländern ein häufig anzutreffendes Krankheitsbild. Die Erkrankung tritt meist im Alter von 5–15 Jahren auf. Im Rahmen der rheumatischen Pankarditis kommt es u.a. zum Endokardbefall. Die rheumatische *Endocarditis verrucosa* befällt fast ausschließlich die Klappen des linken Herzens und dabei fast immer die *Mitralklappe*: In 50% der Fälle ist die Mitralis allein betroffen, in weiteren 30% zusammen mit der Aortenklappe; lediglich bei 15% der Patienten kommt es zum isolierten Befall der Aortenklappe.

7.2 Auskultation bei Herzklappenfehlern

Die Auskultation bei Herzklappenfehlern (siehe Kap. Einführung) kann durch Faktoren, die zur Abschwächung der Herztöne führen, erschwert werden. Hierzu gehören Übergewicht, Lungenemphysem und Perikarderguß.

7.3 Valvuläre Aortenstenose

Zur subvalvulären Aortenstenose (IHSS) siehe Kapitel 4.3.

7.3.1 Pathogenese und Pathophysiologie

Die *valvuläre Aortenstenose* ist der zweithäufigste Klappenfehler und am häufigsten durch eine *rheumatische Endokarditis* erworben. Etwa 30% aller Aortenstenosen sind angeboren (z.B. Segelverschmelzung oder bikuspidale Anlage). Die Aortenklappe ist auch häufig betroffen bei bakterieller Endokarditis und kann so zur Aortenstenose führen. $3/4$ der betroffenen Patienten sind Männer. Eine Sonderform ist die mild verlaufende *idiopathische kalzifizierende Aortenstenose*; sie tritt im höheren Lebensalter auf und gewinnt aufgrund der steigenden Lebenserwartung der Bevölkerung zunehmend an Bedeutung.

Grad	klinische Symptomatik
I	ohne Beschwerden bei normaler Belastung
II	Leistungsgrenze bei stärkerer Belastung
III	Leistungsgrenze bei geringer Belastung
IV	hochgradige Leistungseinschränkung mit Ruhesymptomen

Tab. 1.7: Schweregradeinteilung der Klappenfehler (NYHA)

Tab. 1.8: Klinische Einteilung der Lautstärke von Herzfehlern

Bezeichnung	Grad der Wahrnehmung
6/6	aus Distanz wahrnehmbar
5/6	durch aufgelegte Hand hindurch mit dem Stethoskop hörbar
4/6	durch den Finger hindurch mit dem Stethoskop hörbar
3/6	unüberhörbares, lautes Geräusch bei normaler Auskultation
2/6	leises Geräusch, gerade noch hörbar
1/6	vom Ungeübten nicht hörbar, phonokardiographisch nachweisbar

Verringert sich die ursprüngliche Klappenöffnungsfläche um mehr als 30%, resultiert eine hämodynamisch wirksame Einengung der linksventrikulären Ausflußbahn. Die Folge ist eine Druckbelastung des linken Ventrikels, die eine konzentrische Hypertrophie des LV hervorruft. Der hypertrophierte Ventrikel fällt in der klinischen Untersuchung als hebender Herzspitzenstoß auf. Aufgrund des erhöhten Widerstandes, den die Aortenstenose dem Ventrikel entgegensetzt, können systolische Druckgradienten zwischen LV und Aorta bis zu 200 mmHg entstehen!

7.3.2
Symptomatik

Symptome einer Herzinsuffizienz entstehen spät und meist erst bei ausgeprägter Aortenstenose, da die Anpassungshypertrophie die Stenose lange kompensieren kann. Angina pectoris ist die Folge einer relativen Koronarinsuffizienz (gesteigerter O_2-Bedarf durch Druckbelastung und erhöhte Myokardmasse), Dyspnoe ist auf die zunehmende Lungenstauung zurückzuführen. Vorwärtsversagen mit poststenotischem Abfall des systolischen Blutdrucks führt zu Schwindel und Synkopen. *Leitsymptom* der Aortenstenose ist der *Pulsus parvus et tardus* (träger Anstieg bei kleiner Pulsamplitude). Häufig kommt es zu Rhythmusstörungen, die neben Linksherzversagen und Koronarinsuffizienz Ursache eines plötzlichen Herztodes bei Aortenstenose sein können. Die Herzinsuffizienz bestimmt die Schwere der Erkrankung (siehe Tab. 1.9).

7.3.3
Untersuchung und Diagnostik

Bei der körperlichen Untersuchung findet sich ein nach links verbreiterter, hebender Herzspitzenstoß als Ausdruck der Linkshypertrophie. Aufgrund der Stenose ist der Karotispuls abgeschwächt. *Auskultation* (siehe Abb. 1.15): Ejektionsklick, außerdem ein spindelförmiges Systolikum (Crescendo-Decrescendo) mit Punctum maximum über dem Aortenareal und deutlicher Fortleitung in die Karotiden. Über den Karotiden ist in einigen Fällen palpatorisch ein Schwirren wahrnehmbar. Da die Lautstärke eines Geräusches vom Druckgradienten an einer Klappe abhängt, nimmt die Lautstärke des Systolikums mit steigendem Schweregrad der Aortenstenose zu. Je schwerer die Aortenstenose, desto größer ist daher auch die Abschwächung des 1. Herztones. Bei hochgradiger Stenose entsteht eine *paradoxe Spaltung des*

Tab. 1.9: Schweregrade der Aortenstenose nach NYHA-Kriterien

Grad	klinische Symptomatik
I	normale Belastbarkeit ohne Symptome
II	zunehmende Erschöpfbarkeit und Belastungsdyspnoe
III	Orthopnoe, Lungenstauung (Asthma cardiale), Angina pectoris
IV	häufig Ruheangina

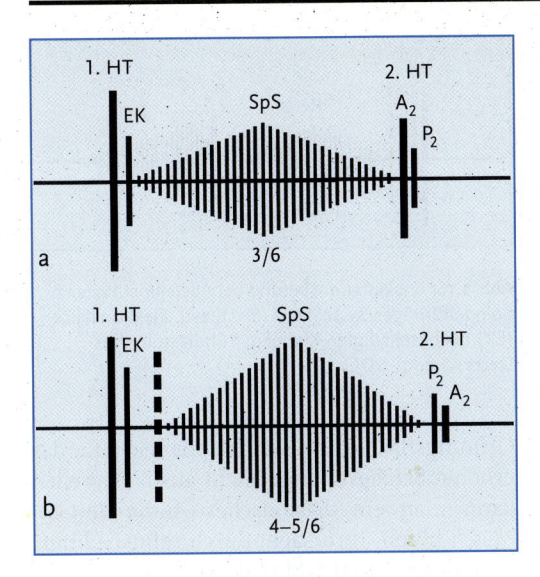

Abb. 1.15: Auskultationsbefunde **a** bei leichter und **b** schwerer Aortenstenose. Spindelförmiges Systolikum (SpS), Ejektionsklick (EK) bei leichter valvulärer Stenose, der bei schwerer AS verschwindet; außerdem paradoxe Spaltung und verminderte Intensität des 2. HT (A_2 = Aortenanteil, P_2 = Pulmonalanteil)

2. HT, d.h., der Pulmonalisanteil (P_2) erklingt vor dem Aortenklappenanteil (A_2).

Im EKG lassen sich ein Linkstyp, Linkshypertrophiezeichen, ggf. ischämiebedingte Veränderungen, VES oder AV-Blockierungen erkennen. Im *Thorax-Röntgen* imponiert z. T. eine poststenotisch dilatierte Aorta ascendens. Bei kompensierter Aortenstenose ist die Herzsilhouette unauffällig, im Stadium der Dekompensation kommt es zu einer Verbreiterung des Herzschattens (sog. aortenkonfiguriertes oder Holzschuhherz). *Echokardiogramm:* linksventrikuläre Hypertrophie, Einschränkung der Aortenklappenbeweglichkeit und ggf. fibrotisch-kalzifizierte Veränderungen an der Aortenklappe. *Linksherzkatheter:* Messung der Ejektionsfraktion und des LV/Ao-Druckgradienten, (kritischer Wert: 70 mmHg), höhere Werte als 70 mmHg bzw. eine symptomatische Aortenstenose (NYHA III) sind Indikation zur Klappenersatzoperation.

7.3.4 Prognose

Bei myokardialer Kompensation der valvulären Dysfunktion sind die Patienten meist ohne Beschwerden und voll leistungsfähig, deshalb besteht oft ein jahrelang asymptomatischer Verlauf mit plötzlicher progredienter Verschlechterung. Die Lebenserwartung bei symptomatischer Aortenstenose (ab Stadium II NYHA!) liegt nur noch bei etwa 2–4 Jahren, bei beginnender Linksherzdekompensation ohne Therapie durch Operation beträgt sie weniger als 1 Jahr.

7.3.5 Therapie

Die konservative Therapie besteht in allgemeiner und medikamentöser Behandlung der Herzinsuffizienz ab NYHA II.

Klappenrekonstruktion bei angeborener Aortenstenose ohne Verkalkungen, mechanischer oder Bioklappenersatz bei erworbener Aortenstenose, evtl. interventionell, herzkathetergesteuerte Klappensprengung. Bester Operationszeitpunkt ist eine beginnende symptomatische Aortenstenose ohne linksventrikuläre Insuffizienz. Die OP-Letalität beträgt in günstigen Fällen 2–5 %, bei schwerer Aortenstenose bis zu 25 %.

7.4 Aorteninsuffizienz

7.4.1 Pathogenese und Pathophysiologie

Kennzeichen der Aorteninsuffizienz ist eine diastolische Schlußunfähigkeit der Aortenklappe. Die Erkrankung ist häufig mit anderen Vitien kombiniert. Die Mehrzahl der Fälle entsteht infolge einer *rheumatischen Endocarditis verrucosa*. Andere Ursachen sind *infektiöse Endokarditis* (insbes. bei vorbestehender Aortenstenose), *Mesaortitis luetica* (Lues III) oder sekundär als Folge einer *Aortendilatation* (z. B. bei Marfan-Syndrom oder Aortendissektion). Auch die poststenotische Dilatation bei Aortenstenose führt zur sekundären Aorteninsuffizienz, die Folge ist ein kombiniertes Vitium.

Durch die Schlußunfähigkeit der Aortenklappe fließt während der Diastole Blut aus der Aorta zurück, was zur Volumenbelastung des linken Ventrikels führt. Diese wird durch eine exzentrische Hypertrophie, Ventrikeldilatation sowie durch Erhöhung des Schlagvolumens kompensiert. Außerdem bewirkt der Rückfluß ein Leck im „Windkessel" der Aorta. Dieses Leck ist für den diastolischen Blutdruckabfall verantwortlich.

7.4.2 Symptomatik

Infolge des kompensatorisch erhöhten Schlagvolumens und des Windkesseldefektes kommt es zur Vergrößerung der Blutdruckamplitude (Anstieg des systolischen und Abfall des diastolischen Blutdrucks), die Patienten berichten oft über Palpitationen und Druckgefühl im Hals; zusätzlich zeigen sie Symptome einer Herzinsuffizienz (v.a. Dyspnoe, Schwindel und Angina pectoris). Die Prognose ergibt sich aus dem hämodynamischen Schweregrad der Aorteninsuffizienz. Bei Ruheinsuffizienz (NYHA IV) beträgt die Lebenserwartung nur noch 1–2 Jahre.

7.4.3 Diagnostik

Körperliche Untersuchung: Bei ausgeprägter Aorteninsuffizienz besteht ein hebender, nach links verlagerter Herzspitzenstoß. Charakteristisch ist der *Pulsus celer et altus* mit vergrößerter Blutdruckamplitude (diastolischer Abfall und systolische Zunahme des Blutdrucks). Es bestehen sichtbare Pulsation der Halsarterien (*Corrigan*-Zeichen positiv) oder pulssynchrones Kopfnicken (*Musset*-Zeichen positiv). Außerdem findet sich bei Druck auf den Fingernagel ein sichtbarer Kapillarpuls (*Quincke*-Zeichen positiv). Die *Auskultation* (siehe Abb. 1.16) bietet dem Untersucher ein frühdiastolisches „gießendes" Decrescendogeräusch mit Punctum maximum über der Aorta oder dem Erb-Punkt (den Patienten dabei vorbeugen lassen). Bei schwerer Aorteninsuffizienz ist außerdem ein spindelförmiges Systolikum zu hören, bedingt durch eine „relative" Aortenstenose (die

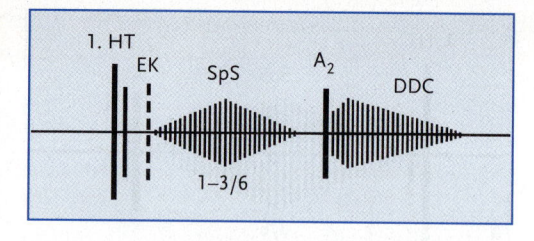

Abb. 1.16: Auskultationsbefund bei Aorteninsuffizienz. Spindelförmiges Systolikum (SpS), evtl. Ejektionsklick (EK) bei beschädigten Klappen; frühdiastolisches Decrescendo (DDC)

Öffnungsfläche der Aortenklappe reicht für das erhöhte Schlagvolumen nicht aus!). Bisweilen kann man ein diastolisches *Austin-Flint-Geräusch* hören, verursacht durch refluxbedingte Turbulenzen an der Mitralklappe.

Im *EKG* zeigen sich Sinusrhythmus, Linkshypertrophiezeichen und eventuell Zeichen einer Schädigung des linken Herzens bis zur ST-Senkung. Das *Thorax-Röntgen* zeigt eine linksventrikuläre Dilatation, die als Herzschattenverbreiterung imponiert (aortenkonfiguriertes Herz) und eine elongierte und verbreiterte Aorta. *Echokardiogramm*: Dilatationsbedingt vergrößertes linksventrikuläres Kavum, mit Hilfe des Farbdopplers läßt sich der Blutrückfluß in den Ventrikel darstellen (Insuffizienz-Jet). *Herzkatheteruntersuchung*: Beurteilung der Ventrikelfunktion (z.B. Ejektionsfraktionsbestimmung) und der Druckverhältnisse, die kathetergestützte Aortographie erlaubt eine Darstellung des aortalen Refluxes in den LV.

7.4.4 Therapie

Die konservativ-medikamentöse Behandlung orientiert sich am Schweregrad der Herzinsuffizienz. Bei Verschlechterung der Herzinsuffizienz ab Stadium III NYHA ist die Indikation zum operativen Klappenersatz gegeben (beste Ergebnisse lassen sich vor Entwicklung der insuffizienzbedingten – irreversiblen – Ventrikelschädigung erzielen).

7.5
Mitralstenose

7.5.1
Pathogenese

Die Mitralstenose ist mit 75% aller Fälle der häufigste erworbene Herzfehler und ist fast ausnahmslos auf eine rheumatische Endokarditis zurückzuführen; vereinzelt ist auch eine infektiöse Endokarditis oder ein angeborenes Vitium die Ursache. Durch Verklebung der Kommissuren, Verdickung der Segel und durch Verkürzung bzw. Verdickung der Chordae tendineae kommt es zur Verkleinerung der Klappenöffnungsfläche, eine Verengung von mehr als 50% wird hämodynamisch wirksam und damit klinisch relevant. Die Erkrankung kann über Jahrzehnte beschwerdefrei verlaufen, nach dem Auftreten erster Symptome kommt es zum rapiden Fortschreiten der Erkrankung und – falls keine Therapie mit Korrektur des Vitiums erfolgt – zum Tod binnen weniger Jahre. Im Gegensatz zur Aortenstenose, die vorwiegend Männer befällt, sind $^2/_3$ der Patienten mit Mitralstenose Frauen.

7.5.2
Pathophysiologie

Da der diastolische Bluteinstrom in den linken Ventrikel behindert ist, wird zur Überwindung der Stenose ein höherer Vorhofdruck benötigt. Es kommt zum Druckanstieg im linken Vorhof (dieser ist proportional zur Schwere der Stenose) mit zunächst konzentrischer Hypertrophie. Ist dieser Kompensationsmechanismus erschöpft, kommt es zur Dilatation des linken Vorhofs. Durch die Druckerhöhung im Vorhof ensteht ein Rückstau in den kleinen Kreislauf, es entsteht eine *pulmonale Hypertonie*. Das rechte Herz pumpt verstärkt gegen die pulmonale Widerstandserhöhung an; die Folge sind zunächst eine Hypertrophie und später eine Dilatation des rechten Ventrikels. Rechtsherzinsuffizienz bewirkt eine Stauung in den großen Kreislauf, es resultieren Organomegalien und Ödeme. Eine gefürchtete Komplikation der linksatrialen Druckerhöhung ist das Vorhofflimmern (*cave:* Thrombenbildung!).

Die HZV-Abnahme bei Mitralstenose ist auf die stenosebedingste Behinderung der Ventrikelfüllung wie auch auf die reduzierte myokardiale Funktion zurückzuführen.

7.5.3
Symptomatik

Im Stadium der myokardialen Kompensation sind die Patienten meist beschwerdefrei. Später entwickelt sich Dyspnoe infolge pulmonaler Hypertonie, die anfangs nur bei Belastung, später auch in Ruhe auftritt. Pulmonale Hypertonie ist auch Ursache des Asthma cardiale (nächtlicher Husten, z.T. mit Hämoptoe). Aufgrund des verringerten HZV bestehen Leistungsminderung und Müdigkeit, es kommt zur Ausbildung einer charakteristischen peripheren Zyanose im Gesicht (Facies mitralis, siehe Abb. 1.17 im Farbteil). Im Zuge der atrialen Dilatation häufen sich Arrhythmien: zunächst SVES, im weiteren Verlauf atriale Tachykardien, die schließlich in chronisches Vorhofflimmern übergehen können.

7.5.4
Diagnostik

Die körperliche Untersuchung kann bis auf den Auskultationsbefund unauffällig sein: Bei fortgeschrittener Erkrankung bestehen präkordiale Pulsationen (vergrößerter RV), ein positiver hepatojugulärer Reflux, Ödeme und Aszites bei rechtsventrikulärem Rückwärtsversagen.

Auskultation

Je nach Stadium der Erkrankung können sich fünf auffällige, jedoch nicht obligate Befunde nachweisen lassen (siehe Abb. 1.18):
- verspäteter, *paukender 1. HT* durch einen beschleunigten systolischen Druckanstieg. Ursache ist eine verminderte diastolische Ventrikelfüllung (stenosebedingt)
- *Mitralöffnungston* (MÖT): Er folgt dem 2. HT und entsteht durch „Umspringen" der Klappensegel während des Druckausgleichs zwischen Vorhof und Kammer. Der Abstand zwischen 2. HT und MÖT verringert sich mit zunehmender Stenose.

Abb. 1.18: Auskultationsbefund bei Mitralstenose: präsystolisches Crescendo (PC), paukender 1. HT (1. „P"), betonter pulmonaler Anteil des 2. HT (P2), diastolischer Mitralöffnungston (MÖT) mit unmittelbar folgendem diastolischen Decrescendo (DDC)

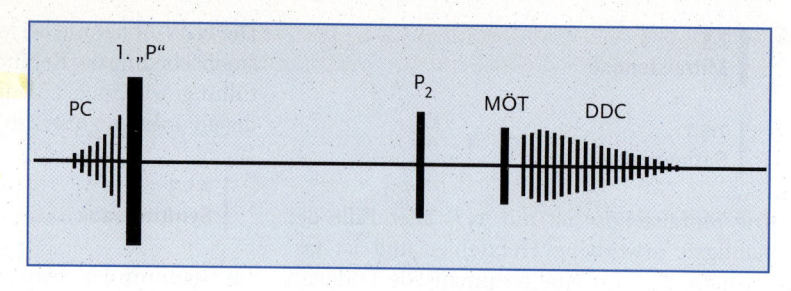

- Betonung des *pulmonalen Anteils des 2. HT* als Folge der pulmonalen Hypertonie
- *diastolisches Decrescendogeräusch:* Ursache ist ein erschwerter diastolischer Einstrom von Blut durch die verengte Mitralklappe
- *spätdiastolisches* bzw. *präsystolisches Crescendogeräusch* bedingt durch den Druckanstieg im Vorhof gegen Ende der Diastole; dieses Geräusch fehlt bei Vorhofflimmern!

Thorax-Röntgen

Dilatation des linken Vorhofs (verstrichene Herztaille), außerdem sieht man, bedingt durch die pulmonale Hypertonie, eine verbreiterte A. pulmonalis und eine verstärkte Zeichnung der arteriellen Lungengefäße. Stadienabhängig finden sich Zeichen einer Lungenstauung (*Kerley-B-Linien*), später auch eine Herzdilatation (Vergrößerung des rechten Ventrikels). Im Seitenbild sieht man eine Einengung des Retrosternalraumes durch den RV. Der Ösophagusbreischluck zeigt eine seitliche Verdrängung der Speiseröhre durch den erweiterten linken Vorhof.

EKG

Bei Sinusrhythmus in den Ableitungen I, II, V_5 und V_6 oft ein doppelgipfeliges, vergrößertes und verbreitertes P mitrale (P in Ableitung I > P in Ableitung III) als Ausdruck einer erhöhten Vorhofbelastung; außerdem Rechtshypertrophiezeichen. SVES und supraventrikuläre Tachykardien sind oft Vorboten eines Vorhofflimmerns. Schwere Formen der Mitralstenose gehen häufig mit Vorhofflimmern einher.

Echokardiogramm

Dilatation von *linkem Vorhof* und *rechter Kammer*, eingeschränkte Mitralklappenbeweglichkeit, Verdickung bzw. Verkalkungen der Segel sowie nicht selten Nachweis von Thromben (Vorhofflimmern erhöht das Risiko atrialer Thrombenbildung!). Der Farbdoppler zeigt eine eventuell gleichzeitig bestehende Mitralinsuffizienz.

7.5.5
Komplikationen

Durch den progredient verlaufenden Anstieg des Druckes im linken Vorhof entstehen im Verlauf der Erkrankung immer häufiger Arrhythmien. Bei Vorhofflimmern kann es zur Bildung atrialer Thromben kommen, die Folge können arterielle Embolien sein, die vor allem in Gehirn und Niere gelangen. Durch die Klappenschädigung besteht zusätzlich ein erhöhtes Risiko für eine bakterielle Endokarditis (dies gilt für alle erworbenen Herzklappenfehler!).

7.5.6
Therapie

Bei leichtgradigen Stenosen medikamentöse Behandlung von Rhythmusstörungen und Herzinsuffizienz, zusätzlich Antikoagulation zur Embolieprophylaxe bei Vorhofflimmern. Ab klappenbedingter Herzinsuffizienz NYHA III ist die operative Korrektur des Vitiums angezeigt. Sie erfolgt durch mechanischen Herzklappenersatz mittels künstlicher oder organischer Klappen (Homografts oder Schweineklappen). Bei nicht verkalkten Klappen besteht auch die Möglichkeit einer herzkathetergestützten Klappensprengung (Valvuloplastie).

Eine antibiotische Endokarditisprophylaxe bei operativen Eingriffen ist obligat.

7.6 Mitralinsuffizienz

7.6.1 Pathogenese

Dieser Herzklappenfehler geht mit einer systolischen Schlußunfähigkeit der Mitralklappe einher. Die Hälfte der Fälle ist auf eine rheumatische Endokarditis zurückzuführen. Weitere Auslöser sind die infektiöse Endokarditis, KHK oder Myokardinfarkt mit ischämischer Schädigung der Papillarmuskeln sowie Zustand nach Klappensprengung der Mitralis. Die *relative Mitralinsuffizienz* entsteht bei Dilatation des linken Ventrikels jedweder Genese. Meist besteht eine Mitralinsuffizienz in Kombination mit einer Mitralstenose oder anderen Vitien.

Eine Sonderform stellt der *Mitralklappenprolaps* dar: Hier besteht eine myxödematöse Degeneration der Klappensegel bei verlängerten Chordae tendineae, bei Schluß der Mitralklappe kommt es zur systolischen Vorwölbung der Klappensegel in den linken Vorhof (siehe Abb. 1.20).

7.6.2 Pathophysiologie

Bedingt durch die Schlußunfähigkeit der Mitralklappe entsteht sowohl ein systolischer Rückfluß in den linken Vorhof aus dem Ventrikel als auch eine vermehrte Füllung des linken Ventrikels während der Diastole. Dieses zusätzliche *Pendelvolumen* führt zur chronischen Volumenbelastung, die Folge sind zunächst exzentrische Hypertrophie und später Dilatation des linken Ventrikels (Compliance ↓). Das Pendelvolumen wie auch die zusätzliche Belastung durch die linksventrikuläre Druckerhöhung führen außerdem zur Dilatation des linken Vorhofs. Bei myokardialer Dekompensation der linken Kammer steigt der Druck im linken Vorhof, es entsteht eine pulmonalen Hypertonie, gegen die der rechte Ventrikel anzupumpen versucht. Am Ende der Erkrankung steht schließlich eine *Globalinsuffizienz* beider Ventrikel.

Im Fall der *akuten Mitralinsuffizienz* (z.B. durch Papillarmuskelinfarkt oder Sehnenfädenruptur) entsteht binnen kürzester Zeit das klinische Bild einer *akuten Linksherzinsuffizienz*, trotz akuter Druckerhöhung im linken Vorhof kommt es jedoch *nicht* zur Dilatation des LV (Compliance unverändert)!

7.6.3 Symptomatik

Aufgrund der vorteilhaften Volumenbelastung kann die Mitralinsuffizienz länger kompensiert werden als die Mitralstenose. Eine milde Mitralinsuffizienz zeigt wenig Symptome, zunächst nur Müdigkeit und allgemeines Schwächegefühl. Durch Rückstau in die Lunge bedingte Symptome wie Belastungsdyspnoe, Asthma cardiale und Orthopnoe entstehen erst bei Dekompensation des LV. Die Rechtsherzinsuffizienz bewirkt einen Rückstau in die Körperperipherie mit Ausbildung von Organomegalien und Ödemen. Beim *Mitralklappenprolaps* berichten die Patienten gehäuft über Palpitationen und pektanginöse Beschwerden, im EKG findet man häufig VES oder Tachyarrhythmien.

7.6.4 Diagnostik

Entsprechend des Stadiums der Erkrankung bietet sich dem Untersucher ein nach links verbreiterter Herzspitzenstoß (bedingt durch die Vergrößerung des LV); bei Rechtsherzversagen bestehen zusätzlich Halsvenenstauung und stauungsbedingte Organomegalien. *Auskultation* (siehe Abb. 1.19): Besteht ausschließlich eine Mitralinsuffizienz, so findet sich ein holosystolisches Geräusch (Punctum maximum über der Herzspitze) mit Fortleitung in die Axilla. Der 1. Herzton wird oft von diesem Geräusch überlagert und kann deshalb abgeschwächt erscheinen. Aufgrund der Volumenüberlastung ist häufig ein frühdiastolischer 3. Herzton zu hören (*sound of rapid filling*). Ihm folgt bei schwerer Mitralinsuffizienz ein kurzes, diastolisches Strömungsgeräusch; dieses beruht auf einer relativen Mitralstenose, welche durch ein übermäßiges Pendelvolumen entsteht.

Abb. 1.19: Auskultationsbefund bei Mitralinsuffizienz. Direkt im Anschluß an den 1. HT holosystolisches Bandgeräusch (HSG), evtl. Öffnungsklick (ÖK), zusätzlich 3. HT (3) und ein diastolisches Geräusch (DG)

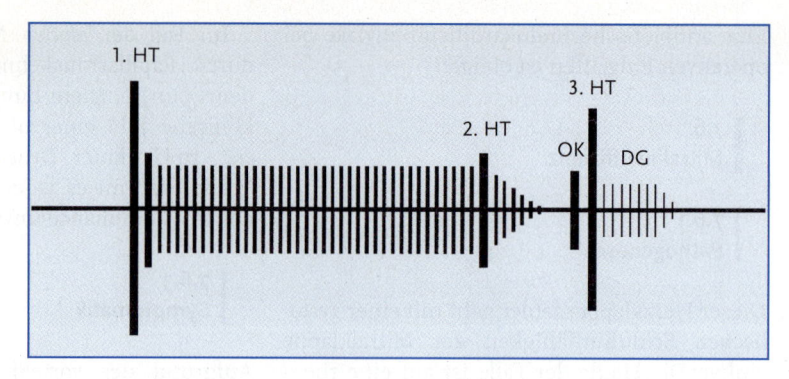

Beim Mitralklappenprolaps zeigt der Auskultationsbefund einen systolischen Klick (durch plötzliches Anspannen der verlängerten Sehnenfäden) und gelegentlich ein spätsystolisches Geräusch. Das *EKG* spiegelt ggf. die Linksherzhypertrophie wider und zeigt nicht selten Arrhythmien.

Im *Thorax-Röntgen* sieht man eine Vergrößerung des linken Vorhofs und Ventrikels sowie Zeichen einer Lungenstauung.

Im *Echokardiogramm* lassen sich Vergrößerung des Ventrikels und Vorhofs oder Klappenschäden (Prolaps, siehe Abb. 1.20; Segelausriß) erkennen. Der zusätzliche Einsatz eines Farbdopplers erlaubt die Darstellung des insuffizienzbedingten Refluxes (Insuffizienz-Jet).

7.6.5
Therapie

Die medikamentöse Behandlung der Mitralinsuffizienz orientiert sich an der Schwere der Herzinsuffizienzsymptomatik, die Indikation zur operativen Versorgung mittels Klappenersatz oder -rekonstruktion ist bei klinischer Symptomatik entsprechend Herzinsuffizienz Stadium III (NYHA) gegeben.

7.7
Trikuspidalfehler

7.7.1
Pathogenese

Bei Trikuspidalstenose und Trikuspidalinsuffizienz unterscheidet man *angeborene* und *erworbene* Formen.

Im Fall der *Trikuspidalstenose* besteht eine Querschnittsminderung des Trikuspidalostiums; die Folge ist eine Behinderung des diastolischen Einstroms in den rechten Ventrikel. Dies hat einen Druckanstieg im rechten Vorhof zur Folge, im weiteren Verlauf entwickelt sich eine venöse Stauung in die Peripherie. Häufig

Abb. 1.20: Mitralklappenprolaps im zweidimensionalen Echokardiogramm mit typischer, abrupter systolischer Posteriorbewegung (H. Löllgen, Remscheid, mit freundlicher Genehmigung)

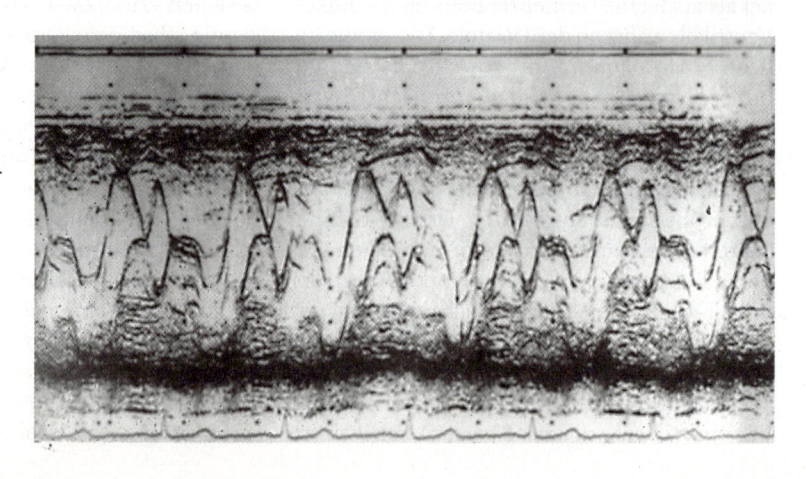

ist die Trikuspidalstenose mit symptomatischen Vitien des linken Herzens kombiniert und wird nicht sofort entdeckt. Sie ist meist Folge einer rheumatischen Endokarditis und tritt – wie auch die Mitralstenose – gehäuft bei Frauen auf.

Die *Trikuspidalinsuffizienz* ist meist sekundär bedingt (infolge rechtsventrikulärer Dilatation bei Mitralvitien oder Rechtsherzinsuffizienz); die sekundäre Erweiterung des Klappenringes führt zur relativen Trikuspidalinsuffizienz. Eine organische Trikuspidalinsuffizienz tritt häufig infolge einer sog. Fixer-Endokarditis auf (siehe infektiöse Endokarditis, Kap. 6.1.1), die bevorzugt das rechte Herz befällt. *Pathophysiologie*: Zwei Phänomene spielen hierbei eine Rolle: Während der Systole strömt ein Teil des ventrikulären Volumens zurück in den Vorhof. Dieses „Pendelvolumen" führt zur Volumenbelastung des rechten Ventrikels. Kompensatorisch kommt es zur exzentrischen Hypertrophie mit späterer Dilatation der RV, die schließlich in einer Rechtsherzinsuffizienz endet.

7.7.2 Symptomatik

Beide Trikuspidalvitien können lange Zeit asymptomatisch bleiben; bei Fortschreiten der Erkrankung entwickeln sich Symptome einer Herzinsuffizienz.
- *Trikuspidalstenose:* u.a. Halsvenenstauung; durch das symptomatische Vitium des linken Herzens bleibt die Trikuspidalstenose oft unentdeckt („Maskierung des rechten Herzens durch das symptomatische Vitium")
- *Trikuspidalinsuffizienz:* Bedingt durch den systolischen Rückstrom in den rechten Vorhof entsteht eine an den Jugularvenen sichtbare, pulsierende Druckwelle; sie ist das Leitsymptom der Trikuspidalinsuffizienz

7.7.3 Diagnostik

Klinische Untersuchung

Aufgrund ihrer Lokalisation im rechten Herzen findet man bei Trikuspidalvitien eine *Stauungssymptomatik*: gestaute Halsvenen, Organomegalie, Ödeme und Aszites sowie ein positiver hepatojugulärer Reflux. Bei Hypertrophie besteht eine *verstärkte Pulsation* des rechten Ventrikels.

Auskultation

Typischerweise verursachen Trikuspidalvitien eine inspiratorische Verstärkung der Auskultationsphänomene! Das Punctum maximum befindet sich rechts parasternal in Höhe des 5. ICR. Die Trikuspidalstenose verursacht ein Diastolikum, bei der Trikuspidalinsuffizienz entsteht durch den systolischen Rückstrom von Blut in den Vorhof ein holosystolisches Bandgeräusch.

EKG-Befunde

- *Trikuspidalstenose:* P-dextroatriale als Ausdruck eines vergrößerten rechten Vorhofs
- *Trikuspidalinsuffizienz:* Rechtshypertrophie, P pulmonale (P in Ableitung III > P in Ableitung I), häufig Vorhofflimmern infolge der Vorhofbelastung

Thorax-Röntgen

Eine Verbreiterung des rechten Vorhofs und eine Vergrößerung des rechten Ventrikels sind kennzeichnend für die *Trikuspidalinsuffizienz*, bei der Trikuspidalstenose bestimmt in der Regel das Vitium im linken Herzen die Form der Herzsilhouette.

Echokardiogramm

Ggf. sind *vergrößerte Herzhöhlen* sowie abnorme Klappenbewegungen erkennbar. Bei der Trikuspidalinsuffizienz kann mit Hilfe des Farbdopplers ein Insuffizienz-Jet sichtbar gemacht werden.

7.7.4 Therapie

Das Therapieschema der Trikuspidalklappenfehler gleicht dem anderer Vitien (konservativ bei Stadium NYHA I und II, ab Stadium III operativer Klappenersatz oder Rekonstruktion), jedoch sind die operativen Ergebnisse in der Regel wenig befriedigend.

8 Angeborene Herzfehler

Die angeborenen Herzfehler werden in Chirurgie, Kap. 13.1–13.3 und Pädiatrie, Kap. 11.2 ausführlich behandelt.

9 Arterielle Hypertonie

9.1 Definition

Der arterielle Blutdruck läßt sich als Produkt von HZV und arteriellem Gefäßwiderstand definieren. Er unterliegt physiologischen Schwankungen (zirkardiane Rhythmik) und steht unter dem Einfluß des autonomen Nervensystems: So kann der Blutdruck z. B. bei Erregung und körperlicher Belastung stark ansteigen (Aktivierung des Sympathikus), andererseits verursacht eine Vagusaktivierung (Schreck, Schlaf) einen Blutdruckabfall.

Bedingt durch die abnehmende Elastizität der Arterien und durch Verringerung der Windkesselfunktion der Aorta nimmt der systolische Druck im Alter zu, der diastolische Druck hingegen verändert sich wenig. Entsprechend steigt auch der Pulsdruck (Differenz zwischen systolischem und diastolischem Blutdruck). Gemäß WHO spricht man von *Normotonie* bei Blutdruckwerten unterhalb von 140/90 mm Hg. Eine *Hypertonie* besteht bei einem Blutdruck von mehr als 160/90 mm Hg. Der Bereich zwischen Normotonie und Hypertonie wird als *Grenzwerthypertonie* oder labile Hypertonie bezeichnet, die Blutdruckwerte liegen hier zwischen 140/90 mm Hg und 160/90 mm Hg. Die Blutdruckmessung erfolgt mittels einer Armmanschette nach Riva-Rocci. Beachte: breiter Arm → breite Manschette, schmaler Arm → schmale Manschette (sonst werden falsch zu hohe oder zu tiefe Werte ermittelt!). Für besondere Fragestellungen (z.B. krisenhafte Blutdruckerhöhungen) empfiehlt sich die *Langzeitblutdruckmessung* über 24 h. Ein dauerhaft erhöhter Blutdruck führt zu verschiedenen kardialen Erkrankungen (z.B. frühzeitige Arteriosklerose, KHK und Herzinsuffizienz) und einer signifikant verkürzten Lebenserwartung des Patienten.

9.2 Einteilung der Hypertonien

Man unterscheidet eine *primäre* (essentielle) von *sekundäre* Hypertonien. Im Gegensatz zur sekundären Hypertonie, die immer Ausdruck einer anderen Erkrankung ist (z.B. Nierenarterienstenose), läßt sich bei der pimären Hypertonie keine Krankheitsursache nachweisen.

Beide Formen können in eine *maligne Hypertonie* übergehen (diastolische Blutdruckwerte >130): Hierbei entwickelt sich eine rasch progrediente Nierenfunktionsstörung mit sekundärer maligner Nephrosklerose, bei Untersuchung des Augenhintergrundes läßt sich ein Fundus hypertonicus malignus mit Netzhautblutungen diagnostizieren (siehe auch Augenheilkunde, Kap. 11.3). Komplikationen sind kardiale Dekompensation und die hypertensive Enzephalopathie (siehe unten).

9.3 Primäre (essentielle) arterielle Hypertonie

9.3.1 Ätiologie und Häufigkeit

Der Anteil der primären (essentiellen) Hypertonie an der Gesamtheit der Hochdruckerkrankungen beträgt mehr als 90 %. Kausale Auslöser sind nicht bekannt, wohl aber Faktoren, die zur Ausbildung einer essentiellen Hypertonie beitragen. Hierzu gehören genetische Veranlagung (positive Familienanamnese), Ernährungsgewohnheiten (Adipositas sowie durch erhöhte NaCl-Zufuhr verursachte Flüssigkeitsretention), Alkohol- und Nikotinabusus, psychosozialer Streß sowie verschiedene Umweltfaktoren (Streß, Bewegungsmangel). Die primäre Hypertonie wird vermehrt bei Menschen von pyknischem Habitus beobachtet, sie

Tab. 1.10: Stadien der arteriellen Hypertonie

Stadium	Symptomatik
I	Hypertonie ohne Organveränderungen
II	Hypertonie, Herzhypertrophie, leichte hypertensive Retinopathie
III	Hypertonie mit manifesten Organschäden

manifestiert sich am häufigsten im Alter zwischen 30 und 50 Jahren. Bei Frauen beginnt die Hypertonie oft erst nach der Menopause, was offenbar auf den endokrin-protektiven Effekt prämenopausaler Östrogenspiegel zurückzuführen ist.

9.3.2
Symptomatik

Meist liegen weder eine charakteristische Anamnese noch ein pathologischer Organbefund vor. In etwa 70 % der Fälle findet sich eine positive Familienanamnese. Die essentielle Hypertonie entwickelt sich langsam. Typische Symptome sind Kopfschmerz (vor allem morgens), Schwindel, vasomotorische Labilität, Herzklopfen, Nasenbluten, Angina pectoris und Belastungsdyspnoe; diese Beschwerden wechseln häufig. Die Diagnose einer essentiellen Hypertonie ist nur dann zulässig, wenn eine organische Ursache des Hochdrucks ausgeschlossen werden kann (siehe Abb. 1.21).

9.3.3
Hypertensive Krise

Die hypertensive Krise ist eine akute klinische *Notfallsituation,* die bei primären wie auch bei sekundären Hypertonieformen (insbesondere beim Phäochromozytom) auftreten kann. Druckbedingt kommt es zur Linksherzüberlastung (Lungenödem, Schlagvolumen ↓) und zu Infarkten am Herz, sowie in der Niere und im Gehirn. Eine gefürchtete Komplikation ist die *Hochdruckenzephalopathie*: Eine Hyperperfusion des Gehirns führt zum Hirnödem und den damit verbundenen Komplikationen (siehe Neurologie); Symptome sind Übelkeit, Krämpfe und neurologische Ausfälle, bei Spiegelung des Augenhintergrundes imponiert ein Papillenödem.

9.3.4
Stadieneinteilung der Hypertonie

Der erhöhte systemische Druck führt zur frühzeitigen Entwicklung einer Arteriosklerose; es besteht ein erhöhtes KHK-Risiko. Die im Lauf der Erkrankung entstehenden Organschäden an Gehirn, Niere und Gefäßen sind hauptsächlich auf arteriosklerotische Veränderungen zurückzuführen. Der Zustand der arteriosklerotisch veränderten Gefäße entspricht in etwa den Fundusveränderungen im Auge (hypertensive Retinopathie). Im Stadium III der hypertensiven Retinopathie kommt es zu Blutungen und Degenerationen der Netzhaut, im Stadium IV der hypertensiven Retinopathie besteht ein Papillenödem (siehe Tab. 1.10 und Augenheilkunde, Kap. 11.3).

9.3.5
Begleiterkrankungen und Komplikationen

Die essentielle Hypertonie wird vermehrt bei bestimmten Erkrankungen beobachtet, z.B. bei Adipositas, Fettstoffwechselstörungen, Diabetes mellitus und Gicht. Hauptkomplikationen des Bluthochdrucks sind neben Hochdruckkrisen die druck- und arteriosklerosebedingten Organaffektionen (siehe Tab. 1.11).

9.3.6
Therapie der Hypertonie

Allgemeine Therapie: Diät (Kochsalz <5 g/d) und Ausschaltung von Risikofaktoren. Indikation zur medikamentösen Behandlung bei einem diastolischen Blutdruck von mehr als 90 mmHg oder systolischen Werten von >160 mmHg (letzteres nur bei Patienten über 65 Jahren). Die Blutdrucksenkung erfolgt mit sog. fünf „Basis-Antihypertensiva", die entsprechend der Grunderkrankung ausgewählt werden sollten und je nach Schweregrad des Hoch-

Tab. 1.11: Hochdruckbedingte Organveränderungen

Organsystem	Veränderung
Herz	Myokardinfarkt (KHK), Linksinsuffizienz, plötzlicher Herztod (kardiale Komplikationen sind Todesursache in etwa $2/3$ aller Fälle)
ZNS	hypertone Massenblutung, Hirninfarkt, Hochdruckenzephalopathie, neurologische Ausfälle
Niere	Nephrosklerose (Schrumpfniere) mit verminderter Nierenfunktion → zusätzlich sekundäre renale Hypertonie
Gefäße	Aortenaneurysmen (vor allem infrarenal) mit erhöhtem Rupturrisiko

drucks auch miteinander kombiniert werden können (Mono- bis Dreiertherapie):
- *ACE-Hemmer* (Vasodilatation, verringerte Angiotensin-II-Bildung, Verbesserung der Endothelfunktion, prognostisch günstig vor allem bei Diabetespatienten und renal bedingter Hypertonie)
- *Kalziumantagonisten* (Senkung des peripheren Gefäßwiderstandes)
- *Betablocker* (Senkung des HZV durch Herzfrequenzsenkung, „Sympathikusprotektion", NW: Glukosetoleranz ↓)
- *Diuretika* (Volumenminderung resultiert in einer Senkung des HZV
- *α-Blocker* des Doxazosin-Typs
- Angiotensin-Rezeptor-Antagonisten

In schweren Fällen des Bluthochdrucks sind auch Vasoaktiva wie α-Blocker oder Dihydralazin indiziert. Einige Begleiterkrankungen stellen eine Kontraindikation für bestimmte Antihypertensiva dar: *Kontraindikationen* für Betablocker können Diabetes mellitus und Asthma bronchiale sein (die Bronchodilatation wird über $β_2$-Rezeptoren vermittelt), Diuretika sind bei Gicht kontraindiziert (siehe auch Klinische Pharmakologie, Kap. 1).

Medikamentöse Therapie der hypertensiven Krise

Ambulant zunächst 10 mg Nifedipin p.o., dann abwarten, ggf. erneute Gabe. Clonidin, Dihydralazin, und ggf. Furosemid i.v. (bei Überwässerung). Phentolamin (α-Blocker) bzw. Nitroprussid-Natrium i.v. (*cave*: Überdosierung!) als Reserve.

> **Merke !**
> Therapie der hypertensiven Krise beim gleichzeitigen Vorliegen von Begleitsymptomen:
> Bei Tachykardie → Clonidin
> Bei Bradykardie → Dihydralazin

9.4 Sekundäre Formen der arteriellen Hypertonie

Die *sekundäre* arterielle Hypertonie ist Ausdruck einer Erkrankung, die neben anderen Krankheitszeichen mit dem Symptom *Hypertonie* einhergeht. Ihr Anteil an den Hypertonieerkrankungen beträgt weniger als 10 %. Verantwortlich sind renale, endokrine, neurogene und vaskuläre Auslöser. Je nach Ursache kommt es zu einem rein systolischen oder systolisch-diastolischen Druckanstieg. Um die Differentialdiagnose einer essentiellen Hypertonie stellen zu können, müssen zuvor sekundäre (= organische) Ursachen des Hochdrucks diagnostisch ausgeschlossen werden.

9.4.1 Renale arterielle Hypertonie

Die renale Hypertonie macht etwa 4 % aller Hypertonien aus und ist die häufigste sekundäre Hypertonie. Sie wird ausgelöst durch *parenchymatöse* (Glomerulonephritis, Schwangerschaftsnephropathie) oder *vaskuläre Faktoren* (z.B. Stenose der A. renalis).

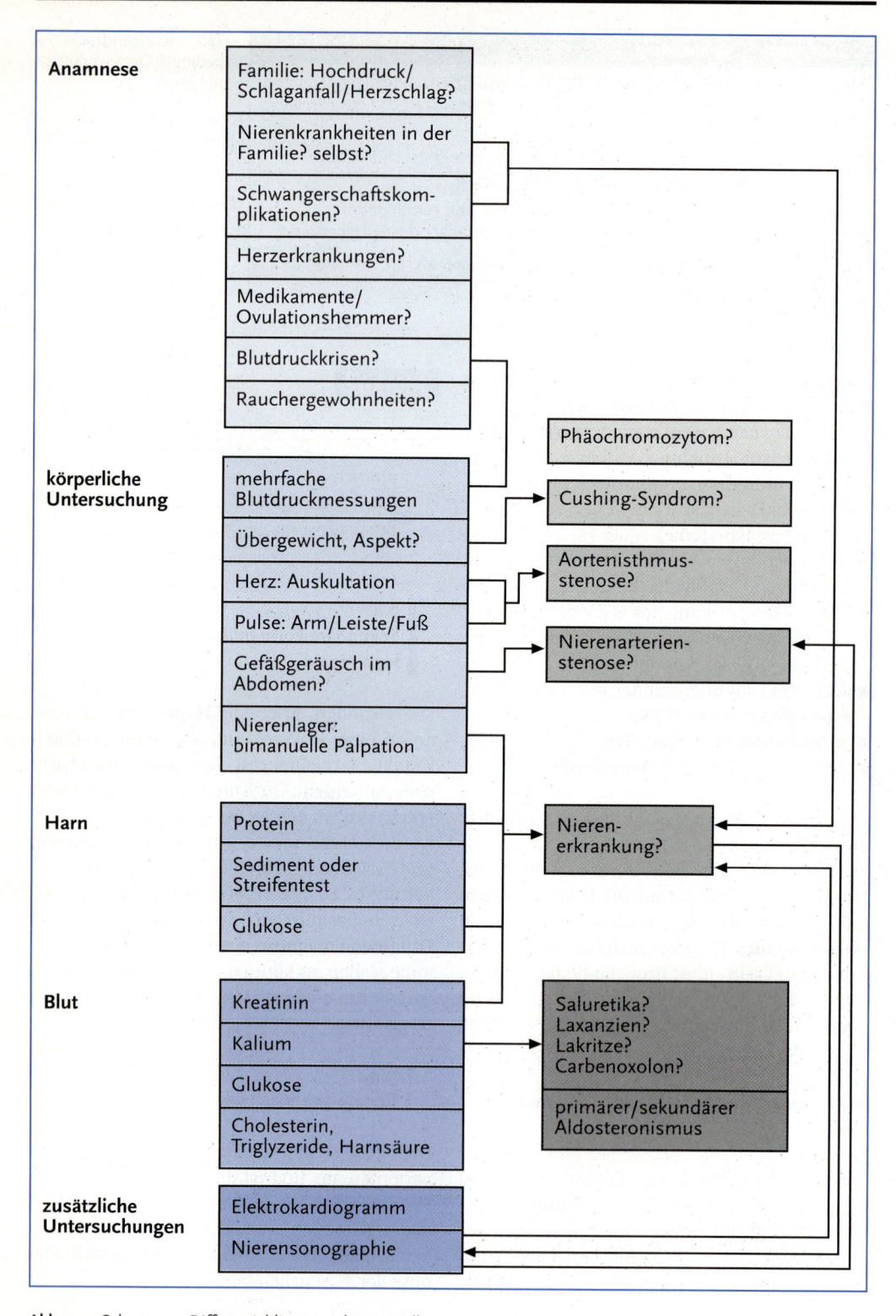

Anamnese	Familie: Hochdruck/ Schlaganfall/Herzschlag?	
	Nierenkrankheiten in der Familie? selbst?	
	Schwangerschaftskomplikationen?	
	Herzerkrankungen?	
	Medikamente/ Ovulationshemmer?	
	Blutdruckkrisen?	
	Rauchergewohnheiten?	
		Phäochromozytom?
körperliche Untersuchung	mehrfache Blutdruckmessungen	Cushing-Syndrom?
	Übergewicht, Aspekt?	
	Herz: Auskultation	Aortenisthmusstenose?
	Pulse: Arm/Leiste/Fuß	Nierenarterienstenose?
	Gefäßgeräusch im Abdomen?	
	Nierenlager: bimanuelle Palpation	
Harn	Protein	Nierenerkrankung?
	Sediment oder Streifentest	
	Glukose	
Blut	Kreatinin	Saluretika? Laxanzien? Lakritze? Carbenoxolon?
	Kalium	
	Glukose	primärer/sekundärer Aldosteronismus
	Cholesterin, Triglyzeride, Harnsäure	
zusätzliche Untersuchungen	Elektrokardiogramm	
	Nierensonographie	

Abb. 1.21: Schema zur Differentialdiagnose der arteriellen Hypertonie

Pathophysiologie. Hauptursache des Druckanstiegs bei renoparenchymatöser Hypertonie sind NaCl- und Volumenretention aufgrund eingeschränkter Nierenfunktion und die Aktivierung des Renin-Angiotensin-Aldosteron-Systems.

Die *Diagnostik* beinhaltet einen Urinstatus (Sediment!), die Messung harnpflichtiger Substanzen im Serum, Nierensonogramm und ggf. ein Ausscheidungsurogramm.

Therapie. Diuretika, Antihypertonika.

9.4.2 Renovaskuläre Hypertonie

Die renovaskuläre Hypertonie wird in $2/3$ der Fälle durch eine Arteriosklerose der A. renalis ausgelöst. Bei etwa $1/3$ der Fälle ist die Ursache eine fibromuskuläre Dysplasie der A. renalis. Andere Auslöser sind eine A.-renalis-Beteiligung bei SLE oder ein A.-renalis-Aneurysma.

Pathophysiologie. Die verminderte Nierendurchblutung führt zur vermehrten Reninausschüttung, diese aktiviert das Renin-Angiotensin-Aldosteron-System (RAAS) und bewirkt eine arterioläre Vasokonstriktion (Angiotensin II) und über eine vermehrte Natriumrückresorption (Aldosteron) eine Erhöhung des Blutvolumens. Gleichzeitig ist die Reninproduktion in der gesunden Niere gedrosselt; daher finden sich oft normale Renin-Serumspiegel! Insbesondere eine kurze Anamnese, Hypokaliämie (aldosteronbedingt) und das junge Alter der Patienten sind verdächtig.

Diagnostik. Ggf. Renin im Serum ↑, Angiographie der A. renalis.

Therapie. Bypassoperation oder Dilatation der A. renalis mittels Ballonkatheter (PTA).

9.4.3 Endokrine arterielle Hypertonie

Häufigste Ursache einer endokrin ausgelösten arteriellen Hypertonie (sekundäre Hypertonie, Anteil an allen Hypertonien ca. 2%) sind *orale Kontrazeptiva*. Auch hier kommt es zur RAAS-Aktivierung mit den obengenannten Folgen (siehe oben). Weitere Ursachen sind das *Conn-Syndrom* (die Hyperaldosteronämie führt zur vermehrten NaCl-Resorption → Erhöhung des intravasalen Volumens), das *Phäochromozytom* (typisch: krisenhafte Blutdruckanstiege, die vermehrte Katecholaminausschüttung führt zur Zunahme des HZV und Erhöhung des peripheren Widerstands), und die *Hyperthyreose* (Thyroxin hemmt den Adrenalinabbau). Eine endokrine Hypertonie kann auch durch das *Cushing-Syndrom* oder das *adrenogenitale Syndrom* (die Mineralkortikoidwirkung der gesteigerten Glukokortikoidsynthese führt zur vermehrten NaCl-Retention) und *Diabetes mellitus* ausgelöst werden (Diabetes mellitus Typ II bedingt eine relative Insulinresistenz, die erhöhten Insulinspiegel führen sowohl zur vermehrten NaCl-Rückresorption als auch zur Steigerung des Sympathikotonus und bewirken damit eine Erhöhung des peripheren Widerstandes). Eine Sonderform ist die *Schwangerschaftshypertonie* bei EPH-Gestose (siehe Gynäkologie und Geburtshilfe, Kap. 3.5).

9.4.4 Kardiovaskuläre arterielle Hypertonie

Diese Form der sekundären Hypertonie kann sowohl durch Erhöhung des Gefäßwiderstandes, als auch durch Zunahme des HZV ausgelöst werden. Ursachen sind *Arteriosklerose* oder *Aortenisthmusstenose* (erhöhter Widerstand), Aorteninsuffizienz, Bradykardie oder persistierender Ductus Botalli (HZV ↑).

10 Arterielle Hypotonie

10.1 Klinische Bedeutung

Arterielle Hypotonie besteht bei einem systolischen Blutdruck <110/100 (Männer/Frauen) bzw. diastolischen Werten <60 mmHg. Hypotonie kann durch *Training* (Sportler!) oder durch *orthostatische Dysregulation* bedingt sein, sekundär tritt eine arterielle Hypotonie im Rahmen verschiedener Erkrankungen auf. Einen Krankheitswert bekommt die Hypotonie erst dann, wenn es aufgrund des zu niedrigen Druckes zur verminderten Organdurchblutung kommt (v.a. Gehirn und Nieren). Die sog. essentielle Hypotonie wird oft bei Frauen von leptosomalem Habitus beobachtet.

10.2 Pathophysiologie und orthostatische Dysregulation

Durch Versacken des Blutes in der venösen Peripherie fällt das HZV beim Aufstehen aus liegender Position um ca. 20%. Der Körper verfügt über mehrere Mechanismen, um die Orthostase zu regulieren. Ein Ausgleich erfolgt durch gesteigerte Noradrenalinfreisetzung (HZV-Steigerung aufgrund einer Erhöhung der Herzfrequenz und gleichzeitiger Zunahme des Gefäßwiderstandes) und einer Aktivierung des Renin-Angiotensin-Aldosteron-Systems (Volumenzunahme durch Aldosteron und Vasokonstriktion durch Angiotensin II); so steigt der diastolische Druck leicht, während der systolische Druck sich nur wenig verändert. Bei der *orthostatischen Dysregulation* kommt es aufgrund extremer Dilatation der venösen Kapazitätsgefäße zu einem Abfall des HZV um bis zu 40%! Je nach Art der Gegenregulation durch das autonome Nervensystem unterscheidet man eine *sympathikotone* orthostatische Dysregulation (Abfall des systolischen Blutdrucks, Anstieg von diastolischem Blutdruck und Herzfrequenz) und eine *asympathikotone* orthostatischen Dysregulation (z.B. beim Shy-Drager-Syndrom; es kommt zum Abfall von systolischem und diastolischem Blutdruck, die Herzfrequenz bleibt unverändert).

Weiterhin unterscheidet man eine *hypertone* Form der orthostatischen Dysregulation (Anstieg von systolischem wie diastolischem Blutdruck sowie der Herzfrequenz) und die sog. *vasovagale* orthostatische Dysregulation mit Abfall von systolischem Blutdruck, diastolischem Blutdruck und Herzfrequenz.

10.3 Symptomatik

Arterielle Hypotonie ist in vielen Fällen nicht behandlungsbedürftig, da sie keine Symptome verursacht. Sie wird klinisch relevant beim Auftreten von – oft nur temporären – Symptomen. Diese sind kardialer Art (z.B. Palpitationen,

Tab. 1.12: Verhalten physiologischer Parameter bei orthostatischer Dysregulation

Dysregulation	Blutdruck systolisch	Blutdruck diastolisch	Herzfrequenz
sympathikoton	↓	↑	↑
asymphatikoton	↓	↓	unverändert
hyperton	↑	↑	↑
vagovasal	↓	↓	↓

thorakales Druckgefühl), kreislaufbedingt (kalte Hände, Schwindel, Akrozyanose) oder deuten auf eine zerebrale Genese hin (Kopfschmerz, Ohrensausen).

10.4
Therapie der Hypotonie

Eine Therapie ist nur bei subjektiven Beschwerden erforderlich. Ziel ist die Erhöhung des Blutdrucks durch Normalisierung des venösen Rückstroms und des arteriellen Gefäßtonus.

Allgemeine Therapie. NaCl-reiche Diät, Flüssigkeitszufuhr, Normalisierung des Körpergewichts.

Physikalische Therapie. Wechselbäder, körperliche Aktivität zur Verbesserung des venösen Rückstroms (Laufen, Schwimmen).

Pharmakotherapie. Sekalealkaloide wie Dihydroergotamin (Tonuserhöhung der venösen Kapazitätsgefäße), Sympathomimetika (erhöhter α-Tonus führt zur Vasokonstriktion) Betablocker (durch relatives Überwiegen des α-Tonus) und Mineralokortikoide (erhöhtes intravasales Volumen durch gesteigerte NaCl-Rückresorption).

10.5
Arterielle Hypotonie als Symptom anderer Erkrankungen

Verschiedene Grundkrankheiten gehen mit dem Symptom der arteriellen Hypotonie einher.

Kardiovaskuläre Hypotonie (Ursache: vermindertes HZV) kann aufgrund einer Aortenstenose, bei Herzrhythmusstörungen, Herzinsuffizienz, Infarkt oder Adams-Stokes-Anfällen auftreten.

Ursachen der *endokrinen Hypotonie* sind der *Morbus Addison* (die gestörte NNR-Funktion führt durch verminderte Bildung von Mineralokortikoiden zu einer Abnahme des intravasalen Volumens) oder eine HVL-Insuffizienz (die unzureichende ACTH-Sekretion bewirkt eine verminderte Mineralokortikoidproduktion). *Neurogene Hypotonien* werden bei Störungen im Bereich des Barorezeptorreflexbogens beobachtet, mögliche Auslöser sind Polyneuritis, Tabes dorsalis, multiple Sklerose oder Morbus Parkinson.

Weitere Ursachen einer Hypotonie sind Medikamente (*iatrogene Hypotonie*), Infektionskrankheiten (*infektiös-toxische Hypotonie*) oder Hirntumoren mit Befall des Kreislaufzentrums.

11 Angiologie

11.1 Arterielle Gefäßerkrankungen

11.1.1 Diagnostik

Gefäßerkrankungen – vor allem im Gehirn und am Herzen – spielen eine wesentliche Rolle in der Gesamtmortalität der Bevölkerung. Die minder- oder nichtdurchbluteten peripheren Areale sind in der klinischen Untersuchung durch Inspektion und Palpation beurteilbar. Auffällig sind blasse oder zyanotische Haut, Hautinfektionen, Nekrosen oder Gangrän (infizierte Nekrose). Palpatorisch erfaßbare Veränderungen der Pulsqualität (deshalb immer im Seitenvergleich!) entstehen z.B. durch Gefäßstenosen (bei fehlendem Puls Doppler-Kontrolle zum Ausschluß eines Verschlusses!). Im Bereich akuter Verschlüsse ist an den Extremitäten ein Temperatursprung tastbar (distal des Verschlusses deutlich kältere Haut). Mit Hilfe der Auskultation lassen sich Gefäßstenosierungen erfassen; sie verursachen proximal der Stenose pulssynchrone Geräusche (z.B. bei Stenose der A. carotis).

Methoden zur Untersuchung des Kreislaufs

Eine Prüfung der Kollateralkreisläufe der unteren Extremität erlaubt die *Ratschow-Lagerungsprobe*: Durch Hochlagern der Beine für 2 min und nachfolgendes Aufsitzen mit herabhängenden Beinen lassen sich die venöse und arterielle Funktion beurteilen: Beim Gesunden kommt es binnen 5–10 s zur reaktiven arteriellen Hyperämie, die Venenfüllung tritt innerhalb von 20 s auf.

Nach einem ähnlichen Prinzip verfährt man bei der *Faustschlußprobe:* Am vom Untersucher komprimierten, angehobenen Handgelenk kommt es nach 30 Faustschlüssen beim Gesunden nach Loslassen zur raschen, gleichmäßigen Hyperämie, diese ist Ausdruck einer intakten Endothelfunktion. Beide Untersuchungsverfahren können durch nichtvaskuläre Erkrankungen beeinflußt werden.

Funktionelle Abläufe (Kontraktionen, Dilatationen), Plaques und Blutgerinnsel in Gefäßen werden mit *Ultraschall* sichtbar. Die *Doppler-Sonographie* erlaubt eine Darstellung des arteriellen Strömungspulses, insbes. bei Arterien, die der Palpation nicht zugänglich sind (z.B. A. vertebralis). Die Verbindung von Doppler-Sonographie und Blutdruckmeßgerät ermöglicht bei arterieller Verschlußkrankheit zudem eine poststenotische Druckmessung an den Extremitäten (Verschlußdruckmessung); mit Hilfe der *Venenverschlußplethysmographie* läßt sich das arterielle Stromvolumen in bestimmten Extremitätensegmenten quantifizieren.

Interventionell lassen sich Gefäßerkrankungen mittels Angiographie und digitaler Subtraktionsangiographie beurteilen, neuerdings ist auch der *intravaskuläre Ultraschall* (IVUS) mit Hilfe eines arteriellen Katheters möglich, an dessen Spitze eine rotierende Ultraschallsonde montiert ist.

11.1.2 Arteriosklerose und andere arterielle Verschlußkrankheiten

Ätiologie und Pathogenese

Siehe hierzu auch Kap. 3.2 und Spezielle Pathologie, Kap. 7.

Die Arteriosklerose ist ein sich meist über Jahre bis Jahrzehnte entwickelnder Prozeß, der einen progredienten Verschluß arterieller Gefäße zur Folge hat. Begünstigende Faktoren sind Hyperlipidämie, Hypertonie, Nikotinabusus und Diabetes mellitus. Nach Schädigung der innersten Intimaschicht (Endothel), die antiatherogene Substanzen freisetzt, kommt es zur Intimahyperplasie, Einwanderung von Makrophagen, Ablagerung von Cholesterin sowie Proliferation der Gefäßmuskulatur. Es entstehen arteriosklerotische Plaques, die sich bevorzugt an strömungsbelasteten Gefäßabschnitten ausbilden; hierzu zählen vor allem physiologische Engen und Gefäßaufzweigungen. Bestimmte Arterien sind bevorzugt befallen (z.B. Aorta, Koronar- und Zerebralgefäße), während andere weitgehend verschont bleiben (z.B. A. mammaria interna, A. brachialis).

Andere Auslöser okklusiver Gefäßprozesse sind entzündliche Arterienerkrankungen wie die *Thrombangitis obliterans* (M. Winiwarter-Bueger, v.a. bei jungen Männern mit Nikotinabusus) oder die Mönckeberg-Mediasklerose, die vor allem distale Arterien wie die A. radialis oder A. ulnaris befällt.

Die progrediente Verlegung des Arterienlumens bewirkt eine Minderdurchblutung des betreffenden Organs. Diese kann sowohl *akut* auftreten (zerebrovaskulärer Insult, Myokardinfarkt), oder sie entwickelt sich *chronisch* (z.B. bei arterieller Verschlußkrankheit). Etwa 90% der chronischen nichtkardialen Arterienverschlüsse liegt im Bereich der unteren Gliedmaßen mitsamt Aorta und Iliakalgefäßen, gut 8% entfallen auf Kopf und proximale Armzirkulation, die restlichen 2% verteilen sich auf die viszeralen Aortenäste.

Chronische arterielle Verschlußkrankheit (AVK)

Definition und Klinik. Ursache der AVK ist die Arteriosklerose. Symptome treten auf, wenn mehr als 50% des Gefäßlumens verlegt sind, da eine Minderdurchblutung bis zu einem bestimmten Grad kompensiert werden kann. So können Patienten asymptomatisch sein, obwohl sich sonographisch oder angiographisch entsprechende Befunde nachweisen lassen. Charakteristisches Merkmal der AVK ist die *Claudicatio intermittens*, ein ischämiebedingter Schmerz, der den Patienten zum Stehenbleiben zwingt und nach dem Stehenbleiben verschwindet (sog. Schaufensterkrankheit). Die Beschwerden werden häufig als krampfartig beschrieben, es kann jedoch auch zu Schweregefühl, Schwäche und Kältegefühl in der entsprechenden Extremität kommen. Entsprechend der Symptome erfolgt eine Einteilung der AVK nach Fontaine-Ratschow (siehe Tab. 1.13).

Formen der AVK. Die chronische arterielle Verschlußkrankheit läßt sich in verschiedene Formen einteilen. Bei der AVK vom *Aortentyp* kommt es zur Sklerosierung der Aorta (Leriche-Syndrom), bei der Untersuchung findet sich eine Beinschwäche, die Patienten klagen häufig über Impotenz. Beim *Beckentyp* der AVK (*Iliaca-Verschluß*) bestehen Schmerzen im Gesäß und im Oberschenkel. Die häufigste Form ist die AVK vom *Oberschenkeltyp*. Es kommt zum zunehmenden Verschluß der *A. femoralis*. Symptome sind Claudicatio in der Wade und eine Abschwächung des Pulses der A. poplitea.

Weitere Formen sind der *periphere Typ* der AVK (PAVK) mit Verschluß der Unterschenkel- und Fußarterien; aufgrund der Minderdurchblutung kommt es zu Klaudikationssymptomatik. Bei der AVK vom *Schultergürteltyp* ist vor allem die A. axillaris, sehr selten die A. brachialis betroffen. Die Folge sind Schwäche und rasche Ermüdbarkeit der Schultergürtelmuskulatur; nur selten kommt es zu Schmerzen. Eine Ste-

Stadium	Symptome
I	Pulsverlust, keine Beschwerden
II a	Claudicatio intermittens, Gehstrecke >200 m
II b	Claudicatio intermittens, Gehstrecke <200 m
III	Ruheschmerz, besonders nachts
IV a	Nekrose
IV b	Gangrän (infizierte Nekrose)

Tab. 1.13: Stadien der chronisch-arteriellen Verschlußkrankheit (nach Fontaine-Ratschow)

nose des Truncus coeliacus und/oder A. mesenterica superior bzw. inferior ist Ursache der *Angina abdominalis*, die mit 1–2stündigen Schmerzen, Malabsorption, Meteorismus und gelegentlich hämorrhagischen Durchfällen einhergeht.

Therapie. Da der Arterioskleroseprozeß die intakte Gefäßstruktur zerstört, sind durch Arteriosklerose verursachte Gefäßläsionen zumeist irreversibel und eine kausale Therapie nicht möglich. Die Sekundärprävention beschränkt sich auf die Beseitigung oder Behandlung von Risikofaktoren (v. a. Nikotin, Hypertonie, Hypercholesterinämie, Diabetes mellitus, Östrogenmangel bei Frauen). Siehe auch Klinische Pharmakologie, Kapitel 6.2. Die *symptomatische Therapie* umfaßt Gabe von Thrombozytenaggregationshemmern (z. B. ASS) und Verbesserung der Durchblutung mittels Ergotherapie, physikalischer Therapie und Gehtraining. Vorsicht bei Therapie der AVK mit Vasodilatanzien und Wärme: Das Krankheitsbild der AVK zeigt einen sog. Steal-Effekt, d. h., durch Vasodilatation nimmt die Durchblutung prästenotisch zu, fällt jedoch poststenotisch stark ab und führt so zur *Unterversorgung* des Gewebes im Bereich der stenosierten Gefäße. Die *chirurgische Therapie* ist bei Versagen konservativer Maßnahmen angezeigt. In Frage kommen Embolektomie mittels Fogarty-Katheter oder ein Bypassgraft zur Überbrückung der Stenose, die Sympathektomie (Ziel: Gefäßerweiterung durch Senkung des α-Tonus der Gefäße) sowie *Amputation* bei AVK im Stadium IV ohne Möglichkeit einer Revaskularisierung. Relative Indikation zur chirurgischen Therapie ist das Stadium IIb, absolute OP-Indikationen sind Stadium III und IV. Die *Ballondilatation* (perkutane transluminale Angioplastie, PTA) erlaubt eine interventionelle Gefäßerweiterung; sie sollte jedoch nur bei kurzstreckigen, konzentrischen Verschlüssen angewandt werden.

Akuter Arterienverschluß

Formen und Symptome. Die häufigste Ursache sind arterielle Embolien. Es handelt sich um verschlepptes Material zumeist infolge *kardialer* Thrombenbildung, z. B. nach Herzinfarkt oder Vorhofflimmern. Seltener entstehen arterielle Verschlüsse aufgrund einer Thrombose, die zwar *arteriell* bedingt sein kann (z. B. paradoxe Embolie bei offenem Foramen ovale), meist aber *venösen* Ursprungs ist (>90% Becken- oder Beinvenen). *Cave:* Thrombosen können aufgrund noch unzureichender Fixierung des Thrombus während der ersten Tage zusätzlich Thrombembolien auslösen! Der akute Arterienverschluß bevorzugt das weibliche Geschlecht, die Symptome entsprechen dem Funktionsausfall des Organs; es entsteht das Bild eines Infarktes. Zu den bevorzugten Lokalisationen akuter Verschlüsse gehören die *Hirnarterien*. Etwa 60% aller arteriellen Embolien haben einen zerebrovaskulären Insult zur Folge. Bei Verschluß der am häufigsten betroffenen A. cerebri media kommt es u. a. zur kontralateralen Hemiplegie (siehe Neurologie, Kap. 3.6). Weitere Prädilektionsstellen des akuten Arterienverschlusses sind *Mesenterialarterien* (Angina visceralis, akutes Abdomen mit paralytischem Ileus), *Niere* (Lendenschmerz und Hämaturie) und *Milz* (leichte Stiche auf der linken Seite). Kommt es zum *akuten Verschluß der Extremitätenarterien*, treten plötzliche starke Schmerzen auf, distal des Verschlusses kommt es zum Pulsverlust, das betroffene Bein kühlt ab und wird blaß. *Cave:* Die Blässe weicht später einer Zyanose!

Klinik bei akutem Verschluß der Extremitätenarterien (Regel der 6 P's):
- *pain* (Schmerz)
- *palor* (Blässe)
- *paresthesia* (Mißempfindung)
- *pulselessness* (Pulslosigkeit)
- *paralysis* (Lähmung)
- *prostration* (Schock)

Therapie. Die Therapie beim akuten *Verschluß der Extremitätenarterien* sollte zunächst durch Tieflagerung und Wattepolsterung des betroffenen Beines erfolgen (→ Verbesserung der Perfusion), zusätzlich Heparinisierung (initial 5–10 Einheiten, danach i.v. ca. 15 Einheiten/kgKG/h, PTT >60 s) und Analgesie. Die chirurgische Behandlung des Verschlusses erfolgt durch *Embolektomie* mittels Fogarty-Katheter bis zu 12 h nach dem Verschlußereignis! Mit zunehmender Wartezeit steigt das Risiko eines *Tourniquet-Syndroms* mit Elektrolytverschiebungen (Laktatazidose, Hyperkaliämie → Kammerflimmern und Nierenversagen). Besteht eine floride bakterielle Endokarditis, muß der Patient vor der Embolektomie ausreichend antibiotisch abgedeckt werden! Eine *lokale Fibrinolyse* kommt bei akuten arteriellen Verschlüssen in der Peripherie in Frage (distal des Knies oder Ellenbogens). Im Anschluß an die Lyse wird die Behandlung mit Antikoagulanzien fortgeführt (siehe auch Klinische Pharmakologie, Kap. 6.1). Die Behandlung des *Mesenterialarterieninfarkts* erfolgt durch Revaskularisation, Resektion des infarzierten Darmteils und Schockbehandlung. Ein Niereninfarkt wird mittels Antikoagulation behandelt; ggf. operative Revaskularisation. Zur Therapie des Hirninfarkts siehe Neurologie, Kapitel 3.6.

Dissezierendes Aortenaneurysma (Aneurysmaruptur)

Die akute Aortendissektion (Einriß der Aortenintima mit Ausbildung eines zweiten Lumens) ereignet sich in einer durch Arteriosklerose oder Medianekrose geschädigten Aorta. Über die Hälfte dieser Ereignisse ist in der Aorta ascendens lokalisiert (siehe auch Stanford-Klassifikationen oder DeBakey-Klassifikationen, Chirurgie, Kap. 14.1). In der Vorgeschichte findet sich oft eine Hypertonie. Der *akuten Dissektion* des Aneurysmas geht oft eine plötzliche, schwere Anstrengung voraus. Leitsymptom ist ein plötzlicher, äußerst starker Schmerz mit Ausstrahlung entlang der thorakalen Dissektionslinie („Beilhieb in den Rücken"). Die Patienten zeigen die Symptome eines *Volumenmangelschocks* und einer *akuten Linksherzinsuffizienz*. Die Diagnosestellung erfolgt klinisch, Diagnosesicherung durch Echokardiographie und sofortige Einleitung der Operation.

Therapie. Schockbehandlung; falls das Aneurysma im Bereich des Aortenbogens lokalisiert ist, unverzüglich Operation mit Resektion des Aneurysmas und Einsetzen einer *Prothese*; ggf. *Aortenklappenprothese* und Rekonstruktion der Koronararterienostien. Bei Aneurysmen unterhalb des Aortenbogens wird die OP-Indikation nach dem klinischen Bild des Patienten gestellt.

Prognose arterieller Gefäßerkrankungen

Die Prognose arterieller Gefäßerkrankungen basiert auf dem Fortbestehen von *Risikofaktoren* und der Schwere der progredienten arteriosklerotischen *Gefäßwandveränderungen*. Die Gefäßveränderungen bestehen meist generalisiert (eine AVK im Stadium III oder IV ist fast ausnahmslos mit einer KHK assoziiert!) und bestimmen die *Komplikationen* (Myokardinfarkt, Herzinsuffizienz, Schlaganfall oder Niereninsuffizienz).

Auch die Prognose der operativen Ergebnisse ist von Komplikationen abhängig. So werden Rezidivverschluß und Restenose häufig nach PTA (perkutane transluminale Angioplastie, Ballondilatation) beobachtet. Zu den Komplikationen nach Bypassoperationen zählen Thrombosierung und Anastomosenaneurysmen am Übergang zwischen erkranktem Gefäß und Bypass.

11.1.3 Arteriitiden

Ätiologie und Formen

Arteriitiden sind entzündliche Gefäßveränderungen, die im Rahmen verschiedener Erkrankungen auftreten. Hierzu gehören *Infektionen* wie Syphilis in Form der Mesaortitis luetica oder eine Gefäßbeteiligung bei Tuberkulose oder Abszessen, außerdem *immunologisch-allergische Ursachen* wie rheumatische Arteriitis (Arteriitis im Rahmen einer chronischen Polyarthritis), Panarteriitis nodosa oder Hypersensitivitätsvaskulitis. *Kollagenosen* wie Sklerodermie, SLE oder Riesenzellarteriitis sind eine weitere Gruppe von Erkrankungen mit entzündlicher Gefäßbeteiligung.

Endangiitis obliterans (Synonym Thrombangitis obliterans, Morbus Winiwarter-Buerger). Eine wahrscheinlich immunologisch ausgelöste Erkrankung, die initial die Intima von kleinen und mittleren Arterien und Venen der distalen

Extremitäten befällt. Später dehnt sich die Erkrankung auf Media und Adventitia aus, was zu einer Thrombosierung der Gefäßlumina führen kann. Sie tritt typischerweise bei jungen Männern mit starkem Nikotinabusus auf. *Klinisch* bestehen Symptome der AVK an Unterschenkel und Unterarm (Schmerzen, Kältegefühl, Zyanose) sowie rezidivierende Phlebitiden. *Diagnose:* Arterienbiopsie, schubweise BSG-/Temperaturanstiege, ggf. positive Anti-Elastin-Antikörper. *Therapie:* Nikotinverbot, Ruhigstellung im Schub, Thrombolyse, Hämodilution.

Periarteriitis nodosa (Synonym Panarteriitis nodosa). Hierbei handelt es sich um eine immunologisch bedingte Erkrankung, die mit einer *generalisierten nekrotisierenden Vaskulitis* der Arteriolen und kleiner bis mittlerer Arterien einhergeht. Über die Hälfte der Fälle zeigt eine Assoziation mit Hepatitis-B-Infektionen. Neben häufig bestehenden Athralgien spiegeln die klinischen Symptome den Organbefall wider. So kommt es unter anderem zur Hypertonie und Niereninsuffizienz (*Nierenarteriitis*), Angina pectoris und Myokardinfarkt (*Koronararteriitis*), gastrointestinalen Beschwerden, Hepatitis und Pankreatitis (*Mesenterialarteriitis*) oder Polyneuropathie bzw. ZNS-Beteiligung (*Zerebralarteriitis*). Allgemeinsymptome sind Fieber und Gewichtsverlust. *Diagnose:* Arterienbiopsie, BSG ↑, Anämie, Leukozytose, Eosinophilie; je nach Organbefall Erhöhung von CK-MB, Transaminasen, Amylase oder Lipase; HBsAg in über 50 % positiv, pANCA in 40 % der Fälle positiv; ggf. gibt eine radiologische Untersuchung Aufschluß über die befallenen Organe. *Therapie:* Glukokortikoide als Mittel 1. Wahl, ggf. zusätzlich Immunsuppressiva.

Arteriitis temporalis Horton (Arteriitis cranialis). Kennzeichen ist eine *nekrotisierende Panarteriitis* mit Intimaproliferation und Riesenzellen, die aus zusammengelagerten Histiozyten bestehen. Sie befällt in der Mehrzahl Frauen im Alter von über 60 Jahren. Die Horton-Arteriitis manifestiert sich an den Gefäßen des äußeren Schädels (vor allem A. carotis und A. temporalis). Organmanifestationen sind selten. Klinisch zeigen sich subfebrile Temperaturen, Dauerkopfschmerz und Sehstörungen bei Befall der A. centralis retinae; es besteht Erblindungsgefahr! Die A. temporalis ist verdickt tastbar und druckschmerzhaft. Die Erkrankung tritt oft in Kombination mit einer *Polymyalgia rheumatica* auf, bei der die Schmerzen vor allem im Schultergürtel und in den Oberarmen lokalisiert sind. *Diagnostik:* Biopsie der A. temporalis, extrem erhöhte BSG, CRP ↑, Leukozytose. *Therapie:* hochdosiert *Glukokortikoide*, gefolgt von vorsichtiger Dosisreduktion, Erhaltungstherapie über 1–2 Jahre, ggf. länger.

Hypersensitivitätsangiitis (Synonym Hypersensitivitätsarteriitis). Eine *allergische Gefäßreaktion* auf exogene oder endogene Antigene. Durch Antigenkontakt entwickelt sich eine nekrotisierende Panangiitis der kleinen Arterien und Venen von Haut und Organen. Wichtige exogene Auslöser sind Medikamente (z.B. Antibiotika, Zytostatika, Ovulationshemmer); zu den endogenen Ursachen zählen u.a. Kryoglobuline. *Klinik:* Neben *Purpuraerscheinungen* der Haut kann es bei zusätzlich bestehender Organbeteiligung (= *Purpura Schoenlein-Henoch*) zu abdominalen Krämpfen, Nieren- und Herzbeteiligung sowie zu Arthralgien kommen (DD: Periarteriitis nodosa). *Diagnostik:* Anamnese (Medikamente!), akuter Krankheitsbeginn mit Gelenk- und Muskelschmerzen, BSG ↑, Eosinophilie, evtl. Leukozytose. *Therapie:* Eliminierung der Ursachen (z.B. Absetzen der Medikamente), evtl. sofortige Lyse, ASS-Langzeittherapie.

Luetisches Aortenaneurysma (Lues III). Das luetische Aortenaneurysma ist Ausdruck der kardiovaskulären Syphilis im Stadium III. Über eine Zeitraum von 10–40 Jahren nach Erstinfektion mit Treponema pallidum entwickelt sich eine Aortitis. Die so entstehende Medianekrose ist Ursache eines Aneurysmas der Aorta ascendens. Häufiger jedoch kommt es zu einer relativen Aorteninsuffizienz (bis zu viermal häufiger als das Aneurysma selbst!) und nicht selten zur Stenose im Bereich der Koronararterienostien. *Klinisch* bestehen Zeichen einer *Aorteninsuffizienz*, es kommt zu *Angina pectoris* sowie zu thorakalen Schmerzen im Bereich des Aneurysmas. *Diagnose:* Rö-Thorax (Ausweitung des Aortenbogens), 1. TPHA-Test gegen T. pallidum, 2. FTA-Test zum spezifischen Nachweis von Antikörpern gegen T. pallidum. *Therapie*: hochdosiert Penicillin, evtl. operative Rekonstruktion von Aneurysma, Aortenklappe und Koronarostien.

11.1.4
Aneurysmen

Siehe Chirurgie, Kapitel 14.1.

11.1.5
Funktionelle arterielle Durchblutungsstörungen

Siehe Dermatologie, Kapitel 21.

11.1.6
Arteriovenöse Fisteln

Ätiologie

AV-Fisteln sind pathologische Kurzschlüsse zwischen arteriellen und venösen Gefäßen, man unterscheidet zwischen erworbenen und angeborenen Formen. Zu den *angeborenen AV-Fisteln* zählen der *persistierende Ductus arteriosus* (PDA), eine lokalisierte Verbindung zwischen A. pulmonalis und Aorta. Auch das *Rankenangiom*, eine ebenfalls lokalisierte angeborene Shuntform, tritt als Aneurysma cirsoideum vor allem im Gehirn und an den Extremitäten auf. Das *Weber-Syndrom* beschreibt eine angeborene Shuntform mit generalisierter Hämangiombildung. *Erworbene AV-Fisteln* können *traumatisch* bedingt sein, z. B. nach gleichzeitiger Läsion einer Arterie und Vene (infolge von Stichverletzungen, Frakturen oder Gefäßpunktion) oder sind Ausdruck *angiopathischer Veränderungen* wie z. B. spontaner Aneurysmaeinbruch infolge von Syphilis, Mykose oder Arteriosklerose.

Pathophysiologie

Der arteriovenöse Kurzschluß bewirkt einen Abfall des Gefäßwiderstands (arterielle Durchblutung ↓), außerdem entsteht ein Volumenverlust arteriellen Blutes in das venöse System, es kommt zur venösen Volumenüberlastung. Die Folge ist eine erhöhte Rechtsherzbelastung, die später zur Herzinsuffizienz führt. Zwar kann der arterielle Volumenverlust durch periphere Vasokonstriktion und Zunahme des HZV kompensiert werden, distal der AV-Fistel ist jedoch – bedingt durch den arteriellen Druckabfall – keine ausreichende Perfusion möglich. Aus diesem Grund bilden sich Kollateralkreisläufe aus, die die Versorgung distal der Fistel übernehmen. Bei vaskulärer Dekompensation infolge erweiterter Gefäße entwickeln sich *Varizen* und eine chronisch-venöse Insuffizienz, bei unzureichender Durchblutung entstehen zusätzlich arterielle oder venöse *Ulzera*.

Symptomatik

Klinische Untersuchung. Charakteristischerweise läßt sich über der Fistel ein *Schwirren* palpieren, weiter besteht ein erhöhter Pulsdruck (durch Erhöhung der Blutdruckamplitude) und eine Tachykardie (HZV ↑); außerdem Pulsationen im Bereich der Fistelnahen Venen. Mit Hilfe des *Nicoladoni-Branham-Tests* lassen sich ein Blutdruckanstieg und eine Pulsverlangsamung bei Kompression der Fistel nachweisen.

Auskultation. Typisches *Maschinengeräusch*, das bei Arterienkompression verschwindet; der ZVD ist lokal (kleiner Shunt) oder systemisch (großer Shunt) erhöht. Im weiteren Verlauf der Erkrankung finden sich Ödeme, chronisch venöse Insuffizienz, Gewebsischämien und Ulzera.

Therapie

Die konservative Therapie besteht in Bandagierung der Extremitäten (zur Verminderung vaskulärer Komplikationen) und Therapie der Herzinsuffizienz. AV-Fisteln können auch chirurgisch behandelt werden: Arterie und Vene werden mittels Resektion, Ligatur oder Venennaht voneinander getrennt. Auch eine superselektive Embolisation der beteiligten Vene ist möglich.

11.1.7
Mikroangiopathie bei Diabetes mellitus

Die vaskulären Komplikationen des Diabetes mellitus bestimmen heute den Verlauf der Erkrankung, man unterscheidet frühe von späten Gefäßkomplikationen. Frühe Gefäßmanifestation des Diabetes mellitus ist die *Makroangiopathie* in Form einer frühzeitigen Arteriosklerose der Hirngefäße, Koronarien und peripheren Arterien. Die *Mikroangiopathie* bei Diabetes mellitus hingegen wird auch als diabetisches Spätsyndrom bezeichnet. In Abhängigkeit von Krankheitsdauer und Behandlung des Diabetes kommt es zum *generalisierten Befall der kapillären Basalmembran* mit nachfolgender Membranverdickung. Klinisch macht sich die Mikroangiopathie in Form mehrerer Krankheitsbilder bemerkbar: Die *diabetische Retinopathie* führt zu Mikroaneurysmen und Blutungen; es besteht Erblindungsgefahr. Die Entwicklung einer nodulären Glomerulosklerose Kimmelstiel-Wilson mit anfänglicher Mikroalbuminurie, Hypertonie und progredienter Niereninsuffizienz ist Ausdruck der *diabetischen Nephropathie;* weitere Manifestationen sind *diabetische Gangrän* (bedingt durch den Verschluß distaler Extremitätenarterien) und *diabetische Polyneuropathie* bei Befall der Vasa nervorum.

11.1.8
Gefäßmißbildungen

Zu Morbus Osler und Morbus Hippel-Lindau siehe Dermatologie, Kapitel 21.7.

11.2
Venöses System

11.2.1
Venöse Gefäßerkrankungen

Das Venensystem der unteren Extremität umfaßt *oberflächliche* (V. saphena magna und parva), *mitteltiefe* (Vv. perforantes) und *tiefe Venen* (Vv. iliaca, femoralis, poplitea und tibialis). Die Diagnostik erfaßt Art, Lokalisation und Ausmaß venöser Funktionsstörungen.

Diagnostik

Die Funktionsuntersuchung oberflächlicher Venen wird mit Hilfe des *Trendelenburg-Tests* durchgeführt: Durch Hochlagerung des Beines des liegenden Patienten entleert sich die V. saphena magna. Nach Komprimierung der Vene in der Leiste läßt man den Patienten aufstehen und löst die Stauung der komprimierten Vene. Beim stehenden Patienten und insuffizientem Klappenapparat erfolgt eine Wiederauffüllung der Vene von proximal nach distal (Rückfluß über die erweiterten Gefäße).

Der *Perthes-Test* prüft die Durchgängigkeit tiefer Venen („*Perthes* prüft *perforantes* und *profundae*"): Nach Anlegen eines Stauschlauchs proximal der Varizen läßt man den Patienten umhergehen. Sind die tiefen Venen funktionstüchtig, entleeren sich die Varizen.

Der *Linton-Test* dient ebenfalls zur Prüfung der Vv. perforantes und profundae: Nach Stauung eines Beines mit Varikosis und Anheben des Beines kommt es zur Entleerung der gestauten Varizen über die suffizienten tiefen Venen.

Druck- und Volumenschwankungen des venösen Blutstromes können mit Hilfe der Doppler-Sonographie, der Lichtreflexions-Rheographie und der Phlebodynamometrie dargestellt werden. Invasive Untersuchungsmethoden sind die Phlebographie (Darstellung eines Venenverschlusses oder einer Venenklappeninsuffizienz) oder die Szintigraphie (Gabe von ^{125}J oder ^{99}Tc-markiertem Fibrinogen zum Einbau in den sich formierenden Thrombus).

11.2.2
Varizen

Das Krankheitsbild pathologisch erweiterter, oberflächlicher Venen wird als *Varikosis* bezeichnet (siehe auch Dermatologie, Kap. 21.1). Varizen entstehen durch einen gestörten venösen Rückfluß aus tiefen und oberflächlichen Venen. Prädisponierende Faktoren sind Venenwandschwäche (hormonal, mechanisch oder familiär bedingt), übermäßige Beanspruchung durch stehende Tätigkeit (Volumenbelastung der Beinvenen), Adipositas und Schwangerschaft. Zu den sekundären Ursachen zählen venöse Überlastung durch Shuntvolumen (postthrombotisches Syndrom, AV-Fisteln) oder venösen Rückstau (Insuffizienz der Vv. perforantes oder Rechtsherzinsuffizienz).

Von einer *Stammvarikosis* spricht man bei Beteiligung der V. saphena magna oder parva, Ursache der *Besenreiservarikosis* ist eine Erweiterung kleinerer, subkutaner Venen. Im Verlauf chronischer Venenerkrankungen kommt es zu Hautveränderungen wie Hyperpigmentation, Juckreiz und Induration. Chronische Venenerkrankungen stellen eine Prädisposition für die Entwicklung eines venösen Ulcus cruris dar.

Symptome

Eine Varikosis ist durch Erweiterung, Verhärtung und Druckschmerzhaftigkeit der Venen gekennzeichnet. Es kommt zu Ödemen mit Spannungs- und Schweregefühl im betroffenen Bein. Die Ödeme nehmen gegen Abend zu und zeigen meist einen Rückgang bei Hochlagerung des Beines.

Therapie

Zur Behandlung leichter Formen der Varikosis stehen therapeutisch *konservative Maßnahmen* zur Verfügung (Kompressionsstrümpfe, Bewegungstherapie, Beinhochlagerung), bei ausgeprägter Stammvarikosis ist das *operative Vorgehen* indiziert (Varizenstripping, Varizenverödung). Ein Ulcus cruris wird meist konservativ therapiert. Nur ausnahmsweise erfolgt eine chirurgische Therapie (z. B. durch plastische Deckung mittels Meshgraft).

11.2.3 Thrombophlebitis

Pathogenese

Eine wichtige Ursache jedes Venenverschlusses sind Veränderungen der venösen Zirkulation. Virchow beschrieb seinerzeit Veränderungen von Gefäßwand, Blutströmung und Blutzusammensetzung als maßgebliche Faktoren (*Virchow-Trias*).

Die Thrombophlebitis ist Ausdruck einer thrombotisch-entzündlichen Reaktion oberflächlicher Venen, wobei das Entzündungsgeschehen dominiert. Die Thrombophlebitis schreitet von peripher nach zentral fort, sie kann also auch auf die tiefen Gefäße übergehen. Häufigste Form ist die *Varikophlebitis* bei vorbestehender Varikosis. Die *flächige Thrombophlebitis* ist auf Schäden an der Venenwand (z. B. infolge eines Venenkatheters) zurückzuführen. Eine *septische Thrombophlebitis* kann bei Infektionen auftreten.

Zu den Sonderformen der Thrombophlebitis gehört die *Thrombophlebitis migrans sive saltans* mit häufig wechselnden Lokalisationen. Sie wird als paraneplastisches Syndrom bei Patienten mit malignen Tumoren und schweren Infektionskrankheiten beobachtet. Die *Mondor-Thrombophlebitis* ist eine Thorax-Rumpfwand-Phlebitis mit Entzündung von V. thoracica und V. epigastrica.

Symptome

Symptome der Thrombophlebitis sind Rötung, Überwärmung und oberflächliche Schmerzen (*rubor, calor et dolor*). Der entzündete Venenstrang ist verhärtet und druckdolent, ggf. finden sich im Entzündungsbereich eine Schwellung und Zyanose, jedoch *keine* Ödeme! Labor: ggf. BSG erhöht, Leukozytose.

Therapie

Die Therapie besteht in konservativen Maßnahmen wie Kompressionsstrümpfen und kühlenden Umschlägen; Bettruhe steigert das Risiko einer tiefen Phlebothrombose. Außerdem Thromboseprophylaxe durch Heparin oder Heparinsalbe, bei stärkeren Schmerzen ASS. Bei immobilisierten Patienten Antikoagulation mit Cumarinderivaten zur Thromboseprophylaxe. Eventuell Gabe von Antiphlogistika. Bei *Thrombophlebitis migrans* werden neben Heparin und ASS auch Kortikosteroide verabreicht.

11.2.4 Phlebothrombose

Pathogenese, Formen und Symptome

Die Thrombosierung tiefer Beinvenen wird als Phlebothrombose bezeichnet. Im Gegensatz zur Thrombophlebitis, bei der die Entzündung überwiegt, dominiert der Verschluß das Krankheitsbild der Phlebothromose, welches mit einem stark erhöhten Lungenembolierisiko einhergeht. Maßgeblich ist eine Störung der venösen Zirkulation. Diese wird vor allem durch Faktoren wie Immobilisation, Operationen, Schenkelhalsfrakturen, Malignome, Kontrazeptiva (Potenzierung des Risikos durch zusätzl. Nikotinabusus!), Schwangerschaft, nephrotisches Syndrom (Antithrombin III ↓), Pankreatitis (erhöhte Gerinnungsaktivierung!) und Defekte des Gerinnungssystems beeinflußt.

Die überwiegende Zahl der Phlebothrombosen entsteht im Bereich der unteren Extremität und tritt in Form der *tiefen Bein-Beckenvenen-Thrombose* auf. Sie ist fast ausschließlich die Ursache von Lungenembolien. Das Embolierisiko bei Phlebothrombosen liegt bei etwa 10 % und ist abhängig von der Thrombuslokalisation: Proximal (Beckenvenenthrombosen) ist das Risiko doppelt so hoch wie distal (Beinvenenthrombosen)!

Symptome. Symptome der Phlebothrombose der Beinvenen sind ein akutes Knöchelödem (Zunahme des Beinumfangs), später Stauungsödem und Zyanose des gesamten Beines; außerdem klagen die Patienten über dumpfe Schmerzen in Unter- oder Oberschenkel, die durch Druck auf die Fußsohle (*Payr-Zeichen*) und Dorsalextension im oberen Sprunggelenk (*Homans-Zeichen*) verstärkt werden können. Eventuell bestehen Sensibilitätsstörungen. Unspezifische Symptome, die auch an eine tiefe Venenthrombose denken lassen sollten, sind Schmerz, Temperatur- und Pulsanstieg, beschleunigte BSG und Leukozytose.

Weitere Lokalisationen tiefer Thrombosen

Die Thrombosierung der V. axillaris oder V. subclavia wird als *Paget-von-Schroetter-Syndrom* bezeichnet. Ursache ist eine traumatische Wandschädigung durch Sport oder iatrogene Schädigung nach Subklaviakatheter. Die *V. cava superior* thrombosiert nicht selten aufgrund einer Obstruktion durch maligne Tumoren des Mediastinums, bei Bronchialkarzinom oder Aortenaneurysmen. Die *V.-cava-inferior-Thrombose* kann als Komplikation einer Beckenvenenthrombose auftreten oder entsteht infolge eines subdiaphragmalen Verschlußes der V. cava bei Verschluß der Lebervenen im Rahmen eines *Budd-Chiari-Syndroms*. Symptome sind Ikterus, Lebervergrößerung, Aszites und Anstieg der Transaminasen.

Weitere Lokalisationen sind die V. jugularis und die Vv. sinus durae matris (bei Entzündungen des Hals-Nasen-Ohren-Bereiches oder der Zähne), die Venen innerer Organe (V. lienalis, V. portae und Vv. mesentericae bei Entzündungen und Tumoren im Abdominalbereich) und selten die V. renalis (häufig bei Kindern diabetischer Mütter oder bei Nierenerkrankungen mit schwerer Proteinurie).

Sonderformen der Phlebothrombose

Eine seltene, jedoch schwere Form der Phlebothrombose ist die vollständige Thrombose aller venösen Abflußbahnen eines Beines. Dieses Krankheitsbild, *Phlegmasia coerulea dolens* genannt, tritt perakut auf und geht mit Schocksymptomatik und Fieber einher.

Wird eine Phlebothrombose unzureichend therapiert, entwickelt sich ein venöser Dauerschaden, der unter dem Begriff *postthrombotisches Syndrom* zusammengefaßt wird. Der persistierende Venenthrombus verursacht eine Abflußbehinderung, die über Venenklappenzerstörung, Venenwand- und Hautveränderungen zu chronisch-venöser Insuffizienz führt; häufig kommt es zur Ausbildung eines venösen Ulcus cruris.

Therapie, Verlauf und Prognose

Bei frischer Phlebothrombose Hochlagern des betroffenen Beines. Bei isolierter Unterschenkelthrombose ist Bettruhe nicht unbedingt erforderlich, jedoch konservative Therapie mit Heparin i.v. über 7 Tage (keine Lyse, keine Antikoagulation). Bei Thrombose des Oberschenkels und der Beckenvenen kann eine Thrombolyse mittels Streptokinase, Urokinase oder tPA erforderlich sein. Heparinisierung für eine Woche (PTT > 60 s), danach Umstellung auf orale Antikoagulation (z. B. Phenprocoumon). Heparin sollte erst nach Erreichen des Zielquickwertes von ≤30% abgesetzt werden. Allgemeinmaßnahmen beinhalten zunächst Bettruhe, sodann Frühmobilisation und Beinbandagierung. Rethrombose- und Lungenembolieprophylaxe mittels Antikoagulation bei Thrombosierung. Bei rezidivierenden Embolien trotz Antikoagulation ggf. operative Lungenembolieprophylaxe durch Ligatur der betroffenen Vene oder Einbau eines Cava-inferior-Schirmchens (es dient dem Abfangen venöser Thromben). Einschränkungen hinsichtlich einer Antikoagulationstherapie bestehen bei Erkrankungen mit erhöhter Blutungsneigung, postoperativen Zuständen, Leber- und Niereninsuffizienz (wegen unzureichender Steuerbarkeit der Medikamente), Schwangerschaft, Laktationsperiode und Sklerose der Hirngefäße (siehe auch Klinische Pharmakologie, Kap. 6.3).

Große Bedeutung für Verlauf und Prognose der Venenthrombose hat die möglichst *frühzeitige Rekanalisation* des thrombosierten Gefäßes. Dauert die Thrombosierung an, kommt es zur Organisation des Thrombus mit Kapillareinsprossung und Bindegewebsvermehrung, die bei großen Thromben zum dauerhaften Gefäßverschluß und zur Ausbildung von Kollateralgefäßen führen kann. Teilweise entwickelt sich eine Spaltbildung mit nachfolgender Endothelauskleidung, woraus eine partielle Rekanalisation des Thrombus resultieren kann.

Lungenembolie

Siehe Atmungsorgane, Kapitel 4.5.

11.3
Lymphsystem

11.3.1
Erkrankungen des Lymphsystems

Pathophysiologie

Die Funktion der Lymphgefäße besteht u.a. in der Drainage überschüssiger Flüssigkeit aus dem Interstitium. Bei Beeinträchtigung des Lymphtransports kommt es durch Stauung zur Erweiterung der Lymphgefäße und schließlich zum Lymphödem. Ursache eines *primären Lymphödems* sind z.B. defekte Klappen der Lymphgefäße und anlagebedingte Lymphgefäßmißbildungen. Ein *sekundäres Lymphödem* kann durch eine Verlegung des Lymphgefäßes bedingt sein, z.B. durch Gefäßobstruktion (Tumoren, Traumatisierung der Lymphgefäße), postoperativ oder durch lokale Infektionen.

Lymphödeme können auch durch Überlastung eines intakten Lymphsystem entstehen, so bei Herzinsuffizienz mit Rückwärtsversagen, Varikosis oder infolge eines thrombotischen Syndroms. Ursache ist in diesem Fällen ein Anstieg des kapillarhydrostatischen Drucks als Folge eines überhöhten venösen Drucks. So kann auch das nephrotische Syndrom ein Lymphödem verursachen: bedingt durch den renalen Albuminverlust sinkt der onkotische Druck. Die intravasale Volumenzunahme ist Ursache des gesteigerten kapillarhydrostatischen Druck, eine Zunahme der interstitiellen Flüssigkeit ist die Folge. Das Lymphödem ist – im Gegensatz zu kardialen Ödemen – meist einseitig und bezieht die Zehen mit ein; generalisierte Ödeme sind symmetrisch und sparen die Zehen aus. Mit zunehmender Krankheitsdauer wird das Lymphödem irreversivel, der Endzustand wird als *Elephantiasis* bezeichnet.

Diagnostische Verfahren. Die Darstellung des Lymphgefäßverlaufs erfolgt heute in erster Linie durch nuklearmedizinische Methoden *(Lymphsequenzszintigraphie)*. Weitere Möglichkeiten sind subkutane *Farbstoffinjektion* mit Aufnahme des Farbstoffs durch die oberflächlichen Lymphgefäße oder eine radiologische Darstellung auch tieferer Lymphgefäße mittels *Lymphangiographie*.

11.3.2
Elephantiasis

Das *Endstadium des chronischen Lymphödems* wird als Elephantiasis bezeichnet. Die Patienten haben massiv geschwollene, verdickte Gliedmaßen (deren Erscheinungsbild die Krankheit ihren Namen verdankt), zurückzuführen auf eine irreversible Lymphstauung mit Bindegewebsvermehrung. Die Erkrankung geht mit Spannungs- und Schweregefühl in den betroffenen Gliedmaßen einher; kutane

Affektionen wie Ekzeme oder Ulzera kommen vor. Iatrogene Ursachen einer Elephantiasis sind radikale axilläre Lymphadenektomie oder Radiatio (v.a. bei Mammakarzinom). Die Diagnostik gleicht der des Lymphödems.

11.3.3
Lymphadenitis und Lymphangitis

Im Rahmen lokaler Infektionen kann es aufgrund von Abwehrreaktionen zur schmerzhaften Vergrößerung der beteiligten regionalen Lymphknoten kommen, der sog. *Lymphadenitis*. Die lokale Entzündung eines Lymphgefäßes hingegen wird als *Lymphangitis* bezeichnet, sie wird häufig durch bakterielle Infektionen, meist über eine Eintrittspforte nach Hautverletzungen, beobachtet. Eine Lymphangitis kann jedoch auch bei Malignomen auftreten. Das entzündete Lymphgefäß imponiert bei der klinischen Untersuchung als unter der Haut gelegener, roter Streifen im Verlauf des Lymphgefäßes; zudem besteht eine Lymphadenitis und ggf. Fieber. Dieses Krankheitsbild wird im Volksmund fälschlicherweise oft als „Blutvergiftung" bezeichnet. Die Therapie besteht in Ruhigstellung, Antibiotikagabe sowie eventueller chirurgischer Sanierung.

Innere Medizin

Blutzellsystem und Hämostase

Dr. med. Karsten Papke

Inhalt

1	**Erkrankungen des erythrozytären Systems**	81
1.1	Hämolytische Anämien	82
1.2	Hereditäre Sphärozytose	82
1.3	Enzymopenische hämolytische Anämien	83
1.4	Thalassämie	84
1.5	Sichelzellanämie	85
1.6	Paroxysmale nächtliche Hämoglobinurie (PNH)	86
1.7	Autoimmunhämolytische Anämien	86
1.8	Eisenmangelanämie	87
1.9	Megaloblastische Anämien	88
1.10	Sideroachrestische Anämien	89
1.11	Sekundäre Anämien	89
1.12	Blutungsanämien	90
1.13	Polycythaemia vera	91
1.14	Sekundäre Erythrozytose	92
2	**Erkrankungen der Granulopoese**	93
2.1	Agranulozytose	93
3	**Erkrankungen des lymphatischen Systems**	95
3.1	Lymphadenopathien	95
3.2	Immundefekte	95
4	**Erkrankungen, die mehrere Zellsysteme betreffen**	96
4.1	Panmyelopathie	96
4.2	Hämozytopenien durch ionisierende Strahlen oder Zytostatika	96
4.3	Hypersplenismus	97
4.4	Milzverlust	97
4.5	Myelodysplastisches Syndrom (MDS)	97
5	**Maligne Erkrankungen**	99
5.1	Akute Leukämien	99
5.2	Chronische myeloische Leukämie (CML)	101
5.3	Chronische myeloproliferative Syndrome	102
5.4	Lymphogranulomatose (Morbus Hodgkin)	103
5.5	Chronisch lymphatische Leukämie und andere maligne Non-Hodgkin-Lymphome	105
5.6	Plasmozytom	107

6	**Hämorrhagische Diathesen**	109
6.1	Idiopathische thrombozytopenische Purpura, ITP (Morbus Werlhof)	110
6.2	Arzneimittelbedingte thrombozytopenische Purpura	110
6.3	Willebrand-Syndrom	111
6.4	Hämophilie	111
6.5	Verminderung der Faktoren des Prothrombinkomplexes	111
6.6	Andere Mangelzustände von Gerinnungsfaktoren	112
6.7	Störungen des Fibrinolysesystems	112
6.8	Störungen des Hämostasesystems mit gesteigerter Thromboseneigung	113
6.9	Thrombozytopathien	113
6.10	Disseminierte intravasale Gerinnung (Verbrauchskoagulopathie)	113

1 Erkrankungen des erythrozytären Systems

In diesem Kapitel werden zunächst die Anämien besprochen, die klinisch definiert sind durch eine Erniedrigung geschlechts- und altersentsprechender Normwerte von Erythrozytenzahl, Hämoglobinkonzentration und/oder Hämatokrit mit daraus resultierender gefährdeter Sauerstoffversorgung der Organe.

Je nach zugrundeliegender Pathogenese lassen sich *hämolytische Anämien* von Anämien durch *Erythropoesestörung* unterscheiden. Unter hämolytischen Anämien versteht man Anämien, die auf gesteigertem Erythrozytenabbau (= Hämolyse) mit reduzierter Überlebenszeit der Erythrozyten (normal: 120 Tage) beruhen. Sie können ihre Ursache in den Erythrozyten selbst haben *(korpuskuläre Defekte)* oder auf extrakorpuskulären Einflüssen beruhen.

Ursache der Erythropoesestörungen ist dagegen eine verminderte Bildung von Erythrozyten im Knochenmark (siehe Tab. 1.14).

Symptome

Eine Anämie kann z. B. durch Leistungsminderung, Belastungstachykardie, Dypnoe oder einschießende Kopfschmerzen in Erscheinung treten. In der klinischen Untersuchung können dann ein kräftiger Herzspitzenstoß, eine hohe Blutdruckamplitude, Strömungsgeräusche, konjunktivale Minderdurchblutung und Gesichtsblässe imponieren. Häufig wird eine Anämie jedoch auch als Zufallsbefund in einer Laboruntersuchung festgestellt, ohne daß charakteristische Beschwerden den Patienten zum Arzt geführt haben.

Differentialdiagnostik

Ist eine Anämie festgestellt worden, werden zur weiteren Diagnostik zunächst der *Färbekoeffizient (MCH = mean corpuscular hemoglobin)* und die *Größe des Einzelerythrozyten (MCV = Mean Cell Volume)* ermittelt (siehe Tabelle 1.15). Darauf basierend unterscheidet man:

Tab. 1.14: Einteilung der Anämien nach Pathomechanismen mit jeweiligen Krankheitsbildern

hämolytische Anämien		Erythropoesestörungen
korpuskulär	**extrakorpuskulär**	
Membrandefekte	*immunhämolytisch*	*Hb-Synthesestörung*
• hereditäre Sphärozytose	• autoimmunhämolytisch	• Eisenmangel
• paroxysmale nächtliche Hämoglobinurie	• Blutgruppenunverträglichkeit	• Eisenverwertungsstörung (Sideroachresie)
Enzymdefekte	• M. haemolyticus neonatorum	• sekundäre Anämie bei Tumor, Infekten etc.
• G-6-PDH-Mangel	*mechanisch*	• chronischer Blutverlust
• Pyruvatkinasemangel	• Herzklappenersatz	*DNS-Synthesestörung*
Hämoglobindefekte	• Mikroangiopathie	• megaloblastische Anämie
• Thalassämien	*toxisch*	*Hämopoesestörung*
• Sichelzellanämie	• Sulfonamide, Anilin, Schlangengift u.a.	• Panmyelopathie (toxisch, Strahlen, idiopathisch)
	parasitär	• Markinfiltration, z.B. bei Leukämie
	• Malaria	

Tab. 1.15: Differentialdiagnose der Anämien anhand wichtiger Parameter

	MCV	MCH	Serumferritin	Retikulozyten	Morphologie
Normwerte	76–96 fl	27–32 pg	40–160 µg/l	5–20 ‰	
Sphärozytose	n	n	↑	↑	(Mikro-)sphärozyten
G-6-PDH-Mangel (während Krise)	n	n	n	↑	Dakryozyten mit Heinz-Körpern
Thalassämie	↓	↓	↑	↑	Targetzellen
autoimmunhämolytische Anämie (Wärmetyp)	n	n	n	↑	Sphärozyten
Eisenmangelanämie	↓	↓	↓	↓	Mikrozyten, Anulozyten
megaloblastische Anämie	↑	↑	n-↑	↓	Anisozytose, Makrozyten
sideroblastische Anämie	n-↓	↓	↑	↓	Ringsideroblasten

n = Normalbefund

- hypochrom-mikrozytäre Anämien
- normochrom-normozytäre Anämien
- hyperchrom-makrozytäre Anämien

Hypochrom-mikrozytäre Anämien beruhen meist auf einem Eisenmangel (siehe Kap. 1.8) oder einer Eisenverwertungsstörung, z.B. bei der Infekt- und Tumoranämie (siehe Kap. 1.11).

Ursache einer *normochrom-normozytären Anämie* ist meist eine Hämolyse (siehe Kap. 1.1 bis 1.7).

Der Nachweis einer *hyperchrom-makrozytären (megaloblastären) Anämie* lenkt den Verdacht auf einen Vitamin-B_{12}- und Folsäuremangel (Kap. 1.9).

1.1 Hämolytische Anämien

Zu den hämolytischen Anämien zählen alle im folgenden unter 1.2 bis 1.7 aufgeführten Erkrankungen.

1.1.1 Pathogenese und Symptome

Gemeinsam sind allen hämolytischen Anämien die folgenden Merkmale:
- gesteigerter Abbau/verkürzte Lebensdauer der Erythrozyten
- Anhäufung von Hämoglobin und seinen Abbauprodukten (z.B. indirektes Bilirubin)
- LDH-Anstieg im Serum
- kompensatorische Steigerung der Erythropoese im Knochenmark → Retikulozytose

Durch den gesteigerten Abbau der Erythrozyten kommt es zur Anämie und damit zur Hypoxämie. Der resultierende Sauerstoffmangel stimuliert die Ausschüttung von Erythropoetin aus dem Nierenparenchym, wodurch die Erythropoese im Knochenmark gesteigert wird.

Die gesteigerte Hämolyse kann *intravaskulär* (dann überwiegend *extrakorpuskuläre* Ursache) oder *extravaskulär* in Milz und Knochenmark ablaufen (meist *korpuskuläre* Ursache).

1.2 Hereditäre Sphärozytose

1.2.1 Pathogenese

Die hereditäre Sphärozytose (*Kugelzellanämie*) ist eine autosomal-dominant vererbte Störung der Erythrozytenmembran mit dem Resultat einer *verminderten osmotischen Resistenz* der Erythrozyten. Ein gesteigerter Natrium- und Wassereinstrom führt zu einer starren Kugelform der roten Blutzellen, die bei der Milzpassage vermehrt hängenbleiben und abgebaut werden. Die Häufigkeit beträgt hierzulande etwa 1/5000; gelegentlich treten Neumutationen auf.

1.2.2 Symptome und Diagnostik

Klinische Symptome

Es imponiert eine *Splenomegalie* (bis 2000 g, normal 150–200 g), die tastbar ist oder sonographisch nachgewiesen kann. In Phasen starker Hämolyse kann ein *Ikterus* auftreten. Die Manifestation der Anämie ist beim selben Patienten von Zeit zu Zeit und auch interindividuell starken Schwankungen unterworfen.

Diagnostik

Radiologisch nachweisbar kann es zum sogenannten *Bürstenschädel* kommen (hyperplastische Erythropoese in Schädelkalotte → Arrosion der Lamina externa → reaktive Knochenneubildung in Form von Spiculae).

Blut. Es findet sich eine *normo- bis hyperchrome* Anämie mit charakteristischen *Sphärozyten* (kleine kugelige Zellen mit Verlust der zentralen Aufhellung). Die *verminderte osmotische Resistenz* ist ein sensitiver Parameter.

1.2.3 Therapie

Eine kausale Therapie (Beseitigung der Formanomalie) ist nicht möglich. Die *Splenektomie* beseitigt jedoch die Symptome und führt somit zur klinischen Heilung, da mit der Milz der Hauptabbauort der Erythrozyten ausgeschaltet wird (→ Verlängerung der Erythrozytenlebensdauer).

1.3 Enzymopenische hämolytische Anämien

1.3.1 Pathogenese

Hierbei handelt es sich um eine heterogene Gruppe von Anämien, denen ein vererbter Enzymdefekt des Erythrozyten zugrunde liegt. Der häufigste dieser Defekte ist der *Glucose-6-Phosphat-Dehydrogenase-(G-6-PDH-)Mangel*. Er wird *X-chromosomal rezessiv* vererbt und gehört zu den häufigsten Erbdefekten überhaupt.

Beim G-6-PDH-Mangel wird vermindert NADPH gebildet, welches zur Reduktion von Gluthation benötigt wird. Reduziertes Gluthation ist ein Oxidationsschutzmechanismus des Erythrozyten und dient z.B. zur Beseitigung von H_2O_2. Da es beim G-6-PDH-Mangel vermindert zur Verfügung steht, ist die Resistenz des Erythrozyten gegenüber oxidierenden Einflüssen herabgesetzt.

Zu hämolytischen Krisen kann es somit nach der Einnahme oxidierender Arzneimittel, bei Infektionen oder auch nach dem Genuß von Saubohnen (Vicia fava, Favismus) kommen.

1.3.2 Symptome, Diagnostik

Eine *hämolytische Krise* tritt 2–3 Tage nach Medikamenteneinnahme auf und geht mit *Hämoglobinämie* und *Hämoglobinurie* einher. Kompensatorisch kommt es zur gesteigerten Erythropoese mit erhöhter Retikulozytenzahl, die in die Remission überleitet.

Im Blutbild treten während der Krise charakteristische tropfenförmige Erythrozyten *(Dakryozyten)* mit *Heinz-Körpern* auf (Hämoglobinpräzipitate, mit Brillantkresylblau anfärbbar).

> **Klinischer Fall**
>
> Bei einem 28jährigen Mann, dessen Vater aus Sardinien stammt, treten zwei Tage nach dem Verzehr von Bohnen Fieber, Bauchschmerzen und Ikterus auf. Der Urin ist dunkel gefärbt. In den Erythrozyten sind bei Supravitalfärbung Heinz-Innenkörper nachweisbar.
> *Diagnose:* Favismus (G-6-PDH-Mangel)

1.4 Thalassämie

1.4.1 Pathogenese

Zu den genetisch bedingten *Hämoglobindefekten* gehören die *Thalassämien* und die *Sichelzellanämie*. Beide sind autosomal dominant vererbt.

Bei den Thalassämien besteht eine reduzierte oder fehlende Synthese entweder der α- oder der β-Ketten des Hämoglobins. Je nach genetischer Konstellation treten heterozygote und homozygote Formen auf, die sich klinisch im Schweregrad (*Thalassaemia major* bzw. *minor*) unterscheiden. *Homozygote Formen* manifestieren sich dabei meist als *Thalassaemia major*, *heterozygote Formen* als *Thalassaemia minor*. In Europa sind besonders Einwohner der Mittelmeerländer betroffen.

1.4.2 Symptome, Diagnostik

Die Anämie ist bei beiden Schweregraden *hypochrom* und *mikrozytär*. Im roten Blutbild finden sich charakteristische *Targetzellen* (auch *Schießscheiben-, Mexikanerhutzellen*), die aufgrund des Mißverhältnisses zwischen Hb-Menge und Erythrozytenmembranoberfläche entstehen.

Die Diagnose wird durch *Hämoglobinelektrophorese* gesichert. Hierdurch kann das vermehrte Vorkommen von sonst nur wenig vorhandenen Hb-Ketten nachgewiesen werden (z.B. Vermehrung von HbF = fetalem Hämoglobin bei homozygoter β-Thalassämie).

Bei *Thalassaemia minor* ist die Anämie – aufgrund der fehlenden oder nur geringen Hämolyse – meist nur wenig ausgeprägt. Auch gänzlich asymptomatische Verläufe kommen vor. Dementsprechend ist die Prognose meist gut.

Thalassaemia major wird dagegen meist schon bald nach der Geburt symptomatisch. Als Zeichen der exzessiv gesteigerten (aber ineffektiven) Erythropoese kommt es zur Knochenmarkhyperplasie mit *Skelettveränderungen* (Spontanfrakturen; Bürstenschädel, siehe Abb. 1.22) und vermehrter extramedullärer Blutbildung (Milz, Leber → *Hepatosplenomegalie*). Durch die Anämie kommt es zu Wachstumsstörungen, so daß schon im ersten Lebensjahr *Erythrozytentransfusionen* erforderlich werden. Aufgrund der Eisenüberladung des Organismus durch die Transfusionen sind die Patienten zusätzlich

Abb. 1.22: Bürstenschädel bei Thalassaemia major, hervorgerufen durch Vermehrung blutbildenden Knochenmarks in der Schädelkalotte (K. Papke, Münster, mit freundlicher Genehmigung)

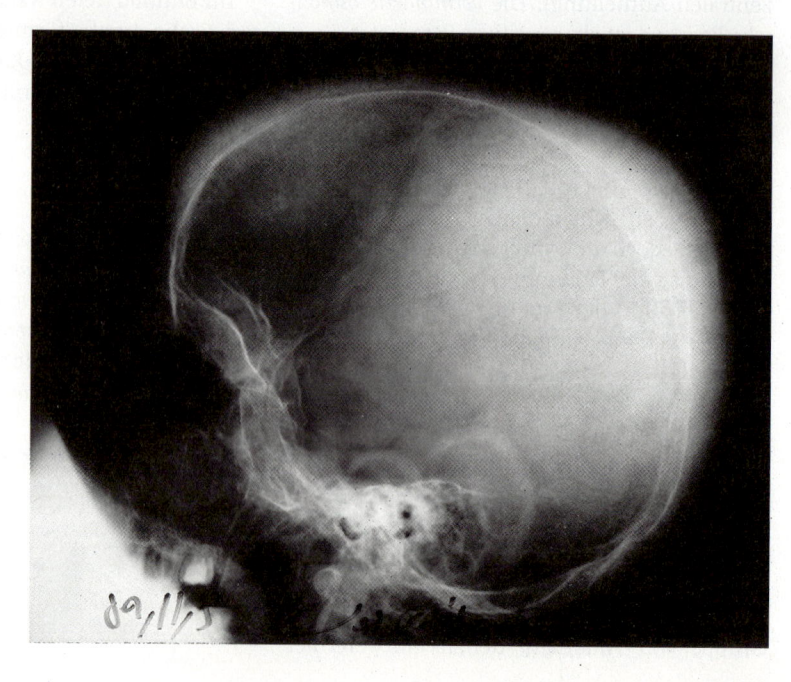

durch eine *Hämosiderose* gefährdet mit Kardiomyopathie, endokrinologischen Komplikationen (z. B. Diabetes mellitus) und Leberschäden. Diese Folgen der Eisenüberladung limitieren meist die Prognose, so daß eine früh einsetzende, lebenslange *Chelattherapie* mit Desferrioxamin notwendig ist.

1.4.3 Therapie

Leichte Thalassämieformen bedürfen keiner Therapie. Falls erforderlich, wird die symptomatische Therapie mit Transfusionen durchgeführt; durch die zusätzliche Chelattherapie mit Desferrioxamin wird dann versucht, der Eisenüberladung des Organismus entgegenzuwirken.

Eine kausale Therapie ist bei der Thalassämie nur durch *allogene Knochenmarktransplantation* möglich.

1.5 Sichelzellanämie

1.5.1 Pathogenese

Ursache der Sichelzellanämie ist eine Strukturanomalie der β-Kette des Hämoglobins durch Aminosäuretausch (Glutamin in Position 6 durch Valin ersetzt). Das abnorme Hb (Hb-S) bildet bei Hypoxämie (Höhenluft, Infekte, körperliche Anstrengung etc.) unlösliche Polymerisate und führt zu einer sichelförmigen Deformierung der Erythrozyten. Dadurch kommt es zu Gefäßverschlüssen und zu gesteigertem lienalen Abbau der Erythrozyten *(Sichelzellkrise)*. Rezidivierende Milzinfarkte führen im Verlauf der Erkrankung zu einer Schrumpfung der Milz (sog. Autosplenektomie).

1.5.2 Symptome

Während der Sichelzellkrisen kommt es zu Gefäßokklusionen in unterschiedlichen Stromgebieten (Verschlüsse von Hand- und Fußarterien, Infarkte von Bauchorganen sowie im Bereich von Lunge und ZNS). Dadurch ist die Lebenserwartung v. a. bei homozygoten Merkmalsträgern stark eingeschränkt.

1.5.3 Diagnose

Zur Diagnose führt beim Homozygoten das typische *Blutbild* mit charakteristischen Sichelzellen (Drepanozyten, siehe Abb. 1.23), starker Aniso- und Poikilozytose sowie erhöhter Retikulozytenzahl. Beim Heterozygoten kommt es erst im hypoxischen Milieu zur Sichelzellbildung.

Im *Knochenmarkaspirat* findet sich eine massiv gesteigerte Hämopoese. Beweisend ist der Nachweis des *Hb-S* in der *Hämoglobinelektrophorese*.

1.5.4 Therapie

Voraussetzung für die effektive Therapie ist die rechtzeitige Erkennung von Sichelzellkrisen. Die Sichelzellkrise macht eine sofortige Intensivtherapie, ggf. mit *Austauschtransfusion* erforderlich.

1.5.5 Prognose

Trotz heutiger Therapiemöglichkeiten erreichen nur wenige homozygote Patienten ein hohes Erwachsenenalter.

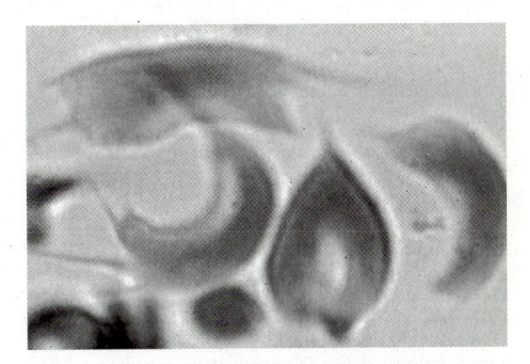

Abb. 1.23: Zur Sichelzellbildung kommt es, wenn die Erythrozyten des Patienten unter Luftabschluß mit Natriumdithionitlösung versetzt werden. Kristallisiert durch die reduzierende Wirkung das HbS in den Zellen, nehmen sie die typische Sichelform an (Lohr/Keppler 1998)

1.6 Paroxysmale nächtliche Hämoglobinurie (PNH)

1.6.1 Pathogenese

Die paroxysmale nächtliche Hämoglobinurie ist der einzige *erworbene* Defekt der Erythrozytenmembran, zu dem es durch somatische Mutation einer Knochenmarkstammzelle kommt. Der Defekt bewirkt eine erhöhte Empfindlichkeit der Erythrozytenmembran gegenüber Faktoren des Komplementsystems; schon durch geringe äußere Einflüsse (z.B. CO_2-Erhöhung im Schlaf) kann der alternative Weg der Komplementaktivierung in Gang gesetzt werden, so daß es zur *Hämolyse* mit fakultativer *Hämoglobinurie* kommt.

1.6.2 Diagnose

Diagnostisch bedeutsam ist eine verminderte Säureresistenz der Erythrozyten, d.h. Hämolyse in vitro bei pH 6,7.

1.7 Autoimmunhämolytische Anämien

1.7.1 Pathogenese

Autoimmunhämolytische Anämien haben ihre Ursache in zirkulierenden Autoantikörpern, die gegen die eigenen Erythrozyten gerichtet sind und so eine Hämolyse auslösen. Pathogenetisch werden *idiopathische (primäre)* und *symptomatische (sekundäre) Formen* unterschieden. Letztere kommen v.a. bei malignen Lymphomen (besonders CLL), Autoimmunerkrankungen (z.B. SLE), paraneoplastischen Syndromen und diversen Infektionen vor.

An der Hämolyse können unterschiedliche Autoantikörpertypen beteiligt sein, die sich hinsichtlich ihres Temperaturverhaltens, des Lysemechanismus und der Symptomatik unterscheiden:

Wärmeantikörper sind überwiegend inkomplette *IgG*-Antikörper und binden bei Körpertemperatur. Die IgG-bedeckten Erythrozyten werden von Makrophagen in Milz und Knochenmark vorzeitig abgebaut. Es resultiert eine chronische Anämie mit Splenomegalie durch Arbeitshypertrophie der Milz.

Kälteagglutinine sind meist *IgM*-Antikörper, die ihr Bindungsoptimum bei niedriger Temperatur ($<30°C$, Optimum: $0°C$) haben. Diese Antikörper binden an Erythrozyten, agglutinieren diese und binden Komplement. Dadurch kommt es zur intravaskulären Hämolyse v.a. in kälteexponierten Körperteilen wie Händen und Gesicht. Kälteagglutinine treten im Gefolge von Infektionen (v.a. Mykoplasmenpneumonie, Mononucleosis infectiosa) oder idiopathisch auf.

Bithermische Hämolysine (Typ Donath-Landsteiner) kommen v.a. bei Lues vor.

1.7.2 Symptome

Das Ausmaß der Hämolyse durch *Wärmeautoantikörper* ist sehr variabel. In schweren Fällen kann sich in kurzer Zeit eine lebensbedrohliche Anämie entwickeln.

Die klassische Symptomentrias der *chronischen Kälteagglutininkrankheit* umfaßt:
- Akrozyanose und Raynaud-Symptomatik (da niedrige Temperaturen v.a. in den Akren)
- kälteinduzierte Hämoglobinurie
- chronische hämolytische Anämie

1.7.3 Diagnostik

Von diagnostischer Bedeutung ist v.a. der *direkte Coombs-Test* zum Nachweis inkompletter Antikörper auf der Erythrozytenoberfläche.

1.7.4 Therapie

Die Therapie zielt bei sekundären Formen der autoimmunhämolytischen Anämien auf die Behandlung der Grundkrankheit ab.

Anämien durch *Wärmeautoantikörper* sprechen z.T. auf eine Immunsuppression an (Kortikoide, immunsuppressive Zytostatika). Da bei der Wärmeagglutininkrankheit der Abbau der Erythrozyten v.a. in der Milz stattfindet, kann eine Splenektomie Besserung bringen (Voraussetzung: vorheriger Nachweis mit ^{51}Cr-markierten Erythrozyten, daß tatsächlich die Milz Hauptabbauort ist). Bei schwerer progredienter Anämie müssen Erythrozyten transfundiert werden.

> **Merke !**
> Durch Antikörper auf der Erythrozytenoberfläche kann die Blutgruppenbestimmung erschwert werden (falsch positiver Ausfall der Kreuzprobe)! Im Notfall Erythrozyten der Blutgruppe 0 unter Beachtung biologischer Unverträglichkeitsreaktionen infundieren.

Bei der *Kälteagglutininkrankheit* sind Kortikoide unwirksam! Wichtige therapeutische Maßnahme ist die Vermeidung von Kälteexposition.

1.8 Eisenmangelanämie

1.8.1 Physiologie und Labordiagnostik des Eisenstoffwechsels

Das Gesamtkörpereisen des Menschen (ca. 4 g) liegt zu ca. 75 % als sogenanntes *Funktionseisen* vor, ist also in funktionell aktiven Verbindungen (v.a. Hämoglobin, aber auch Myoglobin und verschiedenen Enzymen z.B. der Atmungskette) gebunden. Etwa 1 g liegt als *Speichereisen* in Form von Ferritin und Hämosiderin im Knochenmark vor. Ferritin ist in geringen Mengen auch im Serum nachweisbar und gibt daher als Laborparameter Aufschluß über den Eisenspeicherbestand des Organismus. Demgegenüber ist Transferrin ein reines *Transportprotein*. Bei Eisenmangel ist es im Serum vermehrt und vergrößert so – gewissermaßen kompensatorisch – die Transportkapazität (= totale Eisenbindungskapazität, TEBK). Als Folge des Eisenmangels steht dem erhöhten Transferrin jedoch eine verminderte prozentuale Sättigung der TEBK gegenüber (normal ca. 35 %, bei Eisenmangelanämie < 10 %).

1.8.2 Pathogenese

Die Eisenmangelanämie ist Folge einer negativen Eisenbilanz, die aufgrund verschiedener Faktoren (einzeln oder in Kombination) entstehen kann (siehe Tabelle 1.16).

Bei einer länger bestehenden negativen Eisenbilanz entwickelt sich die Eisenmangelanämie in drei Schritten:
1. Entleerung der Eisenspeicher (Serumferritin ↓) bei noch normalem Serumeisen
2. erniedrigtes Serumeisen bei noch normalem Blutbild (eisendefizitäre Erythropoese)
3. manifeste Eisenmangelanämie

1.8.3 Symptome

Die Symptome der Eisenmangelanämie sind vielfältig; abhängig vom Schweregrad treten u.a. auf:
- Blässe
- Allgemeinsymptome (z.B. Leistungsminderung etc.)

Tab. 1.16: Differentialdiagnose des Eisenmangels

Eisenverluste	gesteigerter Bedarf	verminderte Resorption	ungenügendes alimentäres Angebot

• (Hyper-)menorrhö
• chron. Blutungen:
  ○ Ulzera
  ○ erosive Gastritis
  ○ Ösophagusvarizen
  ○ Karzinome etc.
  ○ Affektionen des Urogenitaltraktes
	• Schwangerschaft
	• Wachstum
	• Stillperiode
		• Malabsorption
		• Achlorhydrie
		• Z.n. Magenresektion
		• Z.n. Dünndarmresektion
			• Mangelernährung (häufig in unterentwickelten Ländern)

- Gewebesymptome
  - Mundwinkelrhagaden
  - Haut- und Schleimhautatrophie
  - Wuchsstörungen von Haut und -anhangsgebilden (Haare, Nägel)

1.8.4
Diagnostik

Laborchemisch zeigt sich der Eisenmangel zunächst am *erniedrigten Serumferritin* als Maß für das Speichereisen. Später sind auch das *Serumeisen*, die *Sättigung der totalen Eisenbindungskapazität* und das *Hämoglobin* erniedrigt.

Der *Blutausstrich* zeigt die typische *mikrozytäre, hypochrome Anämie* mit erniedrigter Retikulozytenzahl. Von anderen hypochromen Anämien unterscheidet sich die Eisenmangelanämie durch das erniedrigte Serumferritin.

Ist der Eisenmangel damit bewiesen, muß nach seiner Ursache gefahndet werden.

1.8.5
Therapie

Die Therapie hat möglichst kausal zu erfolgen und richtet sich nach der Grundkrankheit (siehe Tabelle 1.16). Beruht der Eisenmangel auf erhöhtem Bedarf (z.B. Schwangerschaft), ist Eisen zu substituieren. Dies erfolgt in der Regel *oral* in Form von zweiwertigen Verbindungen, z.B. Eisen(II)-Sulfat oder Eisen(II)-Glukonat. Die *parenterale* Eisensubstitution ist die Ausnahme (z.B. bei schlechter Compliance oder bei Malassimilation), da sie mit der erhöhten Gefahr einer *Eisenintoxikation* verbunden ist; daneben besteht das Risiko von Unverträglichkeitsreaktionen bis zum anaphylaktischen Schock.

1.9
Megaloblastische Anämien

1.9.1
Pathogenese

Ursache der megaloblastären Anämie ist ein *Mangel an Vitamin B_{12}* oder *Folsäure*. Zur Resorption von Vitamin B_{12}, die im terminalen Ileum erfolgt, ist dessen Bindung an den *Intrinsic Factor (IF)* notwendig. Dieser wird von den Parietalzellen (Belegzellen) der Magenschleimhaut gebildet. Ein Vitamin-B_{12}-Mangel kann daher unterschiedliche Ursachen haben:
- *IF-Mangel:* z.B. bei *chronisch-atrophischer Korpusgastritis* mit Antikörpern gegen Parietalzellen oder bei Zustand nach *Gastrektomie.* Die megaloblastäre Anämie aufgrund des IF-Mangels (hervorgerufen durch Autoantikörper gegen IF und Parietalzellen) bezeichnet man als *perniziöse Anämie* (synonym Morbus Biermer).
- *verminderte Resorption:* z.B. bei *Zöliakie, Morbus Crohn,* Zustand nach *Ileumresektion* oder bei Befall mit *Fischbandwurm* (Konsumption des Vitamin B_{12} im Darmlumen)

Ein Folsäuremangel kann als Folge von Mangelernährung, Malabsorption, Alkoholismus und Einnahme diverser Pharmaka (Folsäureantagonisten) auftreten.

Vitamin B_{12} spielt eine wichtige Rolle bei der DNS-Synthese. Bei Vitamin-B_{12}-Mangel kann die Kernreifung bei der Erythropoese nicht mit der Ausdifferenzierung des Zytoplasmas Schritt halten. Die Erythropoese ist zwar quantitativ gesteigert, aber ineffektiv, da die defekten Zellen z.T. bereits intramedullär zugrunde gehen. Ebenfalls betroffen sind vom Vitamin-B_{12}-Mangel die Granulopoese, die Regeneration von Epithelien im Verdauungstrakt und das ZNS in Form der funikulären Myelose.

Auch Folsäure ist an der DNS-Synthese beteiligt. Ihr Mangel führt daher zu ähnlichen Symptomen, nicht jedoch zur funikulären Myelose.

1.9.2
Symptome

Das Blutbild zeigt eine *megalozytäre, hyperchrome, aniso- und poikilozytäre Anämie;* z.T. besteht eine Neutropenie mit hypersegmentierten Granulozyten.

Im *Knochenmarkaspirat* finden sich zahlreiche polychromatische Megaloblasten mit aufgelockerter Chromatinstruktur.

Zeichen der gestörten Epithelregeneration im Verdauungstrakt sind das Zungenbrennen (*Glossitis atrophicans Hunter* mit glatter roter

Lackzunge) und *Zottenatrophie* des Dünndarms.

Die *funikuläre Myelose* kann der Manifestation der Anämie vorausgehen. Sie ist gekennzeichnet durch *Parästhesien, spinale Ataxie und Retentio urinae*. Dem Vollbild der funikulären Myelose geht häufig ein *abgeschwächtes Vibrationsempfinden* als Zeichen einer beginnenden Hinterstrangschädigung voraus (Untersuchung mit Hilfe der Stimmgabel).

1.9.3 Diagnostik

Zur Diagnostik wird der *Schilling-Test* herangezogen. Durchführung: orale Gabe von 1 μg radioaktiv markiertem Vitamin B_{12}, 2 h später i.-v.-Gabe von 1000 μg unmarkiertem Vitamin B_{12} (= Ausschwemmdosis, die verhindert, daß das enteral resorbierte radioaktive Vitamin B_{12} in der Leber abgelagert wird). Dadurch erscheinen normalerweise ca. 10–25 % der applizierten radioaktiven Dosis im 24-h-Urin (bei Malabsorption oder IF-Mangel unter 2 %).

Zur weiteren Unterscheidung zwischen Malabsorption und IF-Mangel wird der Schilling-Test nach einigen Tagen wiederholt, wobei das radioaktive Vitamin B_{12} zusammen mit einem Intrinsic-factor-Konzentrat verabreicht wird. Normalisiert sich dadurch das Ergebnis, ist als Ursache für die Vitamin-B_{12}-Hypovitaminose ein IF-Mangel anzunehmen; bleibt der Test pathologisch, liegt eine Malabsorption vor.

1.9.4 Therapie

Lebenslange *parenterale Substitution* von Vitamin B_{12}, meist kombiniert mit der Gabe von Folsäure, ist erforderlich. Möglich ist die Gabe als Depotpräparat alle 6–8 Wochen.

1.10 Sideroachrestische Anämien

Die sideroachrestischen Anämien sind eine heterogene Gruppe von Anämien, deren gemeinsames Merkmal eine *Störung der Eisenverwertung* für die Hämsynthese ist. Das Eisen wird zwar in die Mitochondrien der Erythroblasten aufgenommen, kann dort aber aus verschiedenen Gründen (siehe unten) nicht weiter ins Häm eingebaut werden. Es kommt zu einer hyperplastischen, aber *ineffektiven Erythropoese* (Retikulozyten ↓) mit den charakteristischen *Ringsideroblasten*. Die intestinale Eisenresorption ist gesteigert, Serumeisen und Serumferritin sind entsprechend erhöht, so daß bereits ohne Transfusionen eine Hämochromatose droht.

Exogene Ursache einer sideroachrestischen Anämie kann z. B. eine Bleiintoxikation sein, welche die Porphyrinsynthese (= Hämvorstufe) blockiert.

Als weitere Ursachen kommen angeborene oder erworbene Enzymdefekte der Porphyrinsynthese in Frage sowie Alkoholismus, Vitamin-B_6- und Folat-Mangel.

1.11 Sekundäre Anämien

1.11.1 Pathogenese

Zu den Krankheitsbildern, die sekundär zu einer Anämie führen können, zählen v. a. die *chronische Niereninsuffizienz* sowie *Infekte* und *maligne Tumoren*.

Hauptauslöser der renalen Anämie ist der Mangel an Erythropoetin, der zu einer verminderten Erythropoese führt. Zusätzlich kommt es jedoch auch zu einer gesteigerten Hämolyse mit verkürzter Lebensdauer der Erythrozyten.

Die Anämie bei chronischen Erkrankungen (*Infekt-* oder *Tumoranämie*) ist meist durch eine Eisenverteilungsstörung charakterisiert. Eisen ist im RES ausreichend gespeichert, wird jedoch nicht zum Transport ans Blut abgegeben. Es resultiert trotz voller Eisenspeicher eine Unterversorgung der Erythropoese mit Eisen.

1.11.2 Diagnostik

Die Diagnose der sekundären Anämien ergibt sich meist aus dem Zusammenhang mit der Grundkrankheit.

Renale Anämie

Bei Erythropoetinmangel kommt es zu einer verminderten Bildung normaler Erythrozyten (*normochrome* und *normozytäre* Anämie).

Infekt-/Tumoranämie

Die gestörte Eisenverteilung (erniedrigtes Serumeisen trotz voller Speicher) zeigt sich in den Serumparametern: Der *Serumeisenspiegel* ist *erniedrigt*, das *Serumferritin* (Maß für das Speichereisen) dagegen *normal* oder *erhöht*. Dieser Befund stellt die Abgrenzung von der Eisenmangelanämie sicher (wichtig, da Eisensubstitution hier kontraindiziert ist!).

Das *Blutbild* ist dagegen dem beim Eisenmangel ähnlich: Es zeigt eine zunächst *normo-*, später zunehmend *hypochrome* Anämie.

> **Merke!**
>
> Eisenmangelanämie: *Serumeisen* und *Serumferritin* ↓.
> Infekt-/Tumoranämie: *Serumeisen* ↓, *Serumferritin* ↑.

1.11.3 Therapie

Die Therapie zielt auf die Grundkrankheit; ist diese nicht kurabel, können Transfusionen notwendig werden.

Die renale Anämie bei chronischer Niereninsuffizienz kann mit rekombinantem humanem Erythropoetin therapiert werden.

1.12 Blutungsanämien

1.12.1 Pathogenese

Aufgrund des unterschiedlichen klinischen Bildes ist zwischen Anämien durch *akuten* und *chronischen Blutverlust* zu unterscheiden.

Akuter Blutverlust

Beim akuten Blutverlust kommt es zunächst nicht zum meßbaren Abfall des Hämatokrits, da zelluläre und flüssige Blutbestandteile im physiologischen Verhältnis verlorengehen. Erst wenn der Verlust an Flüssigkeit ausgeglichen wird (durch Volumenretention und/oder -substitution), sinkt der Hämatokrit und erreicht nach 48–72 h sein Minimum. Gesteigerte Erythropoetinausschüttung stimuliert die Erythropoese, was an der Retikulozytose (Maximum nach ca. 7 Tagen) erkennbar wird. Im weiteren Verlauf kommt es so zur Normalisierung der Blutparameter.

Chronischer Blutverlust

Beim chronischen Blutverlust steht dagegen der sich entwickelnde Eisenmangel im Vordergrund. Der Zellverlust kann meist durch gesteigerte Erythropoese kompensiert werden, es kommt jedoch mit dem chronischen Blutverlust zur Depletion der Eisenspeicher und damit zur Eisenmangelanämie (siehe Kap. 1.8).

1.12.2 Diagnostik

Beim akuten Blutverlust ist die Anämie *normochrom* und *normozytär*. 7–10 Tage nach dem Blutungsereignis erreicht die *Retikulozytose* ihr Maximum. Beim chronischen Blutverlust zeigt sich das Bild der Eisenmangelanämie (*hypochrome, mikrozytäre* Anämie).

1.12.3 Therapie

Akute Blutung

Volumensubstitution, ggf. Erythrozytenkonzentrate, Schockbehandlung etc. (siehe auch Spezielle Pharmakologie, Kap. 6.2.1).

Chronische Blutung

Beseitigung der Ursache, ggf. Eisensubstitution.

1.13 Polycythaemia vera

Im Gegensatz zu den bisher besprochenen Erkrankungen, die mit *verminderter* Erythrozytenzahl, Hämoglobinkonzentration und/oder Senkung des Hämatokrits einhergehen, ist das Leitsymptom der Polycythaemia vera die *Erythrozytenvermehrung*.

1.13.1 Pathogenese

Die seltene Polycythaemia vera ist gekennzeichnet durch eine *gesteigerte Erythro-, Granulo- und Thrombopoese* im Knochenmark mit Vermehrung aller drei Zellinien im peripheren Blut. Sie geht auf einen Defekt einer pluripotenten Vorläuferzelle zurück und gehört daher – wie z.B. die chronische myelotische Leukämie (CML) – zu den chronischen myeloproliferativen Syndromen (siehe Kap. 5.3). Betroffen sind meist ältere Patienten.

1.13.2 Symptome

Die Symptome sind überwiegend Folge der exzessiven Erythrozytenvermehrung und des damit verbundenen *erhöhten Blutvolumens* bei *gesteigerter Blutviskosität*. Dadurch kommt es zur vermehrten *Herzbelastung* und oft zur *Hypertonie*, teilweise zur Entwicklung einer Herzinsuffizienz. Es besteht einerseits erhöhte *Thromboseneigung*, andererseits kann es infolge Plethora (vermehrte Blutfülle der Organe) und Thrombozytendysfunktion zu Blutungen (v.a. in Nasopharynx, GI-Trakt und Gehirn) kommen. Leber und Milz sind vergrößert (Blutfülle).

Häufige *subjektive Beschwerden* sind Kopfschmerzen, Schwindel, Ohrensausen, Sehstörungen, Hautjucken etc.

1.13.3 Diagnose

Die Diagnose wird aufgrund von Laborparametern gestellt und durch Knochenmarkpunktion gesichert.

Labor

Hb, Hk, Erythro-, Thrombo- und Leukozyten ↑; dabei ist zu beachten, daß diese Veränderungen durch eine gleichzeitige Erhöhung des Plasmavolumens maskiert werden können. Die BSG ist oft stark *erniedrigt*. Durch gesteigerten Zellzerfall kann es zur *sekundären Hyperurikämie* kommen.

Knochenmarkpunktion

Hyperplastisches Mark mit trilinearer Proliferation. Reduktion des Fettmarks, Depletion des Retikulumeisens. Im ausgebrannten Spätstadium oft Markfibrose.

1.13.4 Therapie

Ziel der symptomatischen Therapie ist die Reduktion von Blutvolumen und -viskosität durch Aderlässe. Kontrollparameter ist hauptsächlich der Hämatokrit (Ziel: unter 45%). Bei starker Hyperurikämie kann die Gabe von Allopurinol sinnvoll sein.

Die Prognose wird durch die auftretenden Komplikationen limitiert (v.a. Thrombosen, aber auch Blutungen und Bluthochdruck; z.T. Übergang in Myelofibrose oder Leukämie); die mittlere Überlebenszeit beträgt ca. 15 Jahre.

Klinischer Fall

Ein 55 Jahre alter Patient hatte kürzlich eine transitorische ischämische Attacke. Er leidet an Varikosis beiderseits und hatte vor einem halben Jahr eine Thrombophlebitis. In letzter Zeit bemerkte er nachlassende Leistungsfähigkeit, Müdigkeit und eine Neigung zu Nasenbluten. Die Milz ist eben palpabel. Die Laborwerte zeigen: Hb 180 g/l, Erythrozyten $6{,}1 \times 10^{12}$/l, Leukozyten 12000×10^6/l, Thrombozyten 450000×10^6/l.
Diagnose: Polycythaemia vera

1.14 Sekundäre Erythrozytose

1.14.1 Pathogenese

Bei der sekundären Erythrozytose (Polyglobulie) besteht eine reaktive Vermehrung der Erythrozytenmasse (bei normalem Plasmavolumen) aufgrund gesteigerter Sekretion von Erythropoetin oder anderer erythropoesestimulierender Faktoren. Ursachen können u.a. sein:
- Erkrankungen, die mit einer *Hypoxie* einhergehen (z.B. kardiovaskuläre und pulmonale Leiden)
- *autonome Erythropoetinproduktion* (z.B. bei Nierentumoren)
- hormonelle Wirkungen bei *endokrinologischen Erkrankungen* (z.B. Morbus Cushing, hypothalamische oder hypophysäre Störungen, gesteigerte Androgenproduktion)

1.14.2 Symptome, Diagnostik

Häufiges Symptom ist eine Zyanose. Hämatokrit, Hämoglobingehalt des Blutes und die Erythrozytenzahl sind erhöht. Diese Veränderungen können auch durch eine Pseudopolyglobulie vorgetäuscht werden (normale Erythrozytenmasse bei vermindertem Plasmavolumen).

1.14.3 Therapie

Die Therapie besteht – soweit keine kausale Behandlung möglich ist – in Aderlässen. *Cave:* Eisenverluste!

2 Erkrankungen der Granulopoese

In den folgenden Kapiteln werden Erkrankungen des weißen Blutzellsystems behandelt. Diese führen – ebenso wie zahlreiche andere Krankheiten – oft zu Veränderungen des weißen Blutbildes (siehe Tabelle 1.17).

2.1 Agranulozytose

2.1.1 Pathogenese

Bei der Agranulozytose kommt es – meist arzneimittelinduziert – zu einer selektiven Verminderung der neutrophilen Granulozyten (Neutropenie) im peripheren Blut. Sie ist bei Absetzen des Medikamentes meist reversibel. Ätiologisch werden zwei Typen unterschieden.

Akute (allergische) Agranulozytose (Amidopyrin-Typ)

Die Neutropenie tritt nur bei *disponierten* Personen auf und ist weitgehend *dosisunabhängig*. Es liegt eine allergische Immunreaktion gegen zirkulierende reife Neutrophile zugrunde, die sich bereits *binnen Stunden* nach Medikamenteneinnahme einstellt.

Tab. 1.17: Differentialdiagnose von Veränderungen des weißen Blutbildes

Granulozytose, Neutrophilie	Granulozyto-/Neutropenie
• bakterielle Infektionen • rheumatisches Fieber • CML	• Typhus und Paratyphus • Brucellose (M. Bang) • Viruserkrankungen (z.B. Grippe, Masern, Mumps, Röteln, Aids) • Lupus erythematodes • Agranulozytose (toxisch, allergisch) • Hypersplenismus • chron. Entzündungen
Eosinophilie	**Eosinopenie**
• allergische Erkrankungen • parasitäre Erkrankungen • eosinophiles Lungeninfiltrat Löffler • Endocarditis fibroplastica Löffler • postinfektiös (z.B. nach Typhus) • *geringe* E. bei Scharlach, M. Hodgkin, Hypernephrom, M. Addison	• Typhus abdominalis • Masern • Akutstadium vieler bakterieller Infektionen • Glukokortikoidwirkung (M. Cushing, therapeutische Anwendung)
Lymphozytose	**Lymphopenie**
• Überwindungsphase vieler Infektionen • chron. Infektionen (z.B. Tbc, Lues) • Brucellose (M. Bang) • virale Erkrankungen: infektiöse Mononukleose, CMV, Hepatitis A • CLL	• M. Hodgkin • Aids • als *relative* Lymphopenie bei hoher Leukozytose

Schleichende (toxische) Agranulozytose (Phenothiazin-Typ)

Die Neutropenie tritt *unabhängig von individueller Disposition* und *meist dosisabhängig* auf. Es liegt eine toxische Schädigung der Vorläuferzellen im Knochenmark vor, die sich meist erst nach längerer Medikamenteneinnahme bemerkbar macht.

2.1.2
Symptome, Diagnostik

Die erhöhte Infektanfälligkeit äußert sich oft in einer Tonsillitis (Angina agranulocytotica); dazu besteht hohes Fieber. Oft treten Schleimhautulzerationen auf.

Das *Blutbild* zeigt eine isolierte Neutropenie (keine Anämie, keine Thrombopenie) mit relativer Lymphozytose.

Das Bild im *Knochenmarkpunktat* ist stadienabhängig. Charakteristisch ist das sogenannte Promyelozytenmark zu Beginn der Regeneration (synchrones Wiedereinsetzen der Granulopoese).

2.1.3
Therapie

Neben allgemeinen Schutzmaßnahmen zur Vermeidung von Infektionen (keimarme Umgebung etc.) und Antibiotikatherapie besteht die Möglichkeit der Gabe von G-CSF *(granulocyte colony-stimulating factor)* und GM-CSF *(granulocyte-macrophage colony-stimulating factor)*.

3 Erkrankungen des lymphatischen Systems

3.1 Lymphadenopathien

Entzündungen im Einzugsbereich einer Lymphknotenstation können zu einer Vergrößerung der betreffenden Nodi führen; häufig tritt dabei auch eine Lymphadenitis als roter Streifen auf, der seinen Ausgang von der Keimeintrittspforte nimmt (im Volksmund Blutvergiftung). Mögliche Ursachen lokalisierter Lymphknotenschwellungen sind z.B. Tuberkulose, Aktinomykose, Lues, Katzenkratzkrankheit u.a. Generalisierte LK-Schwellungen werden bei verschiedenen Infektionskrankheiten beobachtet.

Diese nichtmalignen Veränderungen sind von malignen Lymphknotenschwellungen abzugrenzen. Als differentialdiagnostischer Hinweis kann dabei gelten, daß entzündliche Lymphknotenschwellungen meist dolent und eher weich sind, während maligne Lymphknotenvergößerungen meist derb und indolent sind (siehe auch Spezielle Pathologie, Kap. 17).

3.2 Immundefekte

Siehe Immunsystem und Bindegewebe, Kapitel 1.

4 Erkrankungen, die mehrere Zellsysteme betreffen

4.1 Panmyelopathie

4.1.1 Definition

Die Panmyelopathie (aplastische Anämie) bezeichnet ein Krankheitsbild, bei dem es zu einer kombinierten Verminderung der Erythro-, Granulo- und Thrombopoese kommt.

4.1.2 Pathogenese

Ein Teil der Fälle läßt sich auf toxische Agenzien (z.B. Benzol oder diverse andere Industriechemikalien) oder bestimmte Medikamente (v.a. nichtsteroidale Antiphlogistika, Chloramphenicol, Hydantoin, Gold) zurückführen. Die Mehrzahl der Fälle bleibt jedoch ätiologisch ungeklärt (= idiopathische Panmyelopathie).

4.1.3 Symptome, Diagnostik

Die Beschwerden (Anämiesymptome, gesteigerte Infektanfälligkeit und Blutungsneigung) entwickeln sich meist schleichend über Monate bis Jahre.

Das *Blutbild* zeigt eine Anämie (meist makrozytär) sowie eine Neutro- und Thrombopenie.

In der *Knochenmarkhistologie* findet sich eine stark verminderte Zelldichte mit einzelnen Inseln verbliebener Hämatopoese.

4.1.4 Therapie

Eine Behandlung wird erforderlich, wenn der Patient durch die zunehmende Neutro- und Thrombopenie gefährdet wird. Sie kann bei Vorhandensein eines geeigneten Spenders in der Knochenmarktransplantation bestehen (bis zu 80 % Heilungsrate). Andernfalls ist eine immunsuppressive Therapie durchzuführen. Zur kurzfristigen Verbesserung der Zellzahlen werden Erythrozyten und Thrombozyten nach Bedarf substituiert.

Klinischer Fall

Eine 83jährige Patientin hatte seit einigen Wochen bei Bagatelltraumen blaue Flecken bemerkt, ermüdete sehr leicht und fühlte sich zunehmend schwach. Der Hausarzt fand folgendes Blutbild: Hb 63 g/l, Retikulozyten 1‰, Leukozyten $1,2 \times 10^9$/l (1200/mm³). Thrombozyten 12×10^9/l (12000/mm³).
Diagnose: aplastische Anämie

4.2 Hämozytopenien durch ionisierende Strahlen oder Zytostatika

Durch Therapie mit Zytostatika oder durch Bestrahlung des Knochenmarks kommt es dosisabhängig regelmäßig zu einer Schädigung der Hämopoese, die alle drei Zellinien betrifft. Dabei kommt es zunächst zu einem Abfall der Granulo- und Thrombozyten; die Zahl der Erythrozyten sinkt aufgrund ihrer längeren Lebensdauer verzögert ab.

Neben dem hämatopoetischen System sind bei den angesprochenen Schädigungsmechanismen auch andere Gewebe mit hoher Mitoserate (sog. Wechselgewebe) betroffen, so z.B. die Schleimhäute des Verdauungstraktes (→ Atrophie, Ulzerationen).

4.3 Hypersplenismus

4.3.1 Pathogenese

Als Hypersplenismus bezeichnet man eine „Überfunktion" der Milz, die aufgrund einer Splenomegalie besteht und eine Panzytopenie zur Folge hat. Zur Panzytopenie kommt es durch die vermehrte Sequestration zirkulierender Blutzellen (verlängerte Aufenthaltsdauer in der Milz) und – damit verbunden – gesteigerten Abbau. Für die zugrundeliegende Splenomegalie kommen vielfältige Ursachen in Betracht (siehe Tabelle 1.18).

4.3.2 Symptome, Diagnostik

Es finden sich Symptome der Anämie (Blässe, Leistungsschwäche, Tachykardie etc.), der Thrombozytopenie (thrombozytopenische Blutungen) oder erhöhte Infektanfälligkeit. Die Anämie ist von einer gesteigerten Hämatopoese begleitet (Retikulozytose).

4.3.3 Therapie

Die Splenektomie kommt in Frage, wenn einerseits die Symptome klinisch relevant sind (hohe Transfusionsfrequenz, starke Blutungsneigung) und andererseits das Knochenmark noch über eine ausreichende Blutbildungskapazität verfügt, so daß eine Besserung durch die Splenektomie erwartet werden kann.

4.4 Milzverlust

Der Milzverlust ist in der Regel Folge einer Splenektomie, die aufgrund eines Traumas oder diverser Erkrankungen (z.B. Kugelzellanämie, ITP) indiziert sein kann. Daneben gibt es noch die sogenannte Autosplenektomie bei Sichelzellanämie (siehe Kap. 1.5).

Nach einer Splenektomie besteht (v.a. bei Kindern) eine erhöhte Anfälligkeit für Infektionen. Es kommen gehäuft schwere, atypische Infektionsverläufe mit Pneumokokken vor; bedrohlich ist das sogenannte *OPSI-Syndrom* (overwhelming postsplenectomy infection), das sich als foudroyant verlaufende, lebensbedrohende Sepsis in wenigen Stunden aus einer Bakteriämie entwickeln kann. Eine Prophylaxe gegen Pneumokokkeninfektionen kann mit einem polyvalenten Impfstoff durchgeführt werden. Von einigen Autoren wird eine Penicillinprophylaxe in den ersten Jahren nach Splenektomie empfohlen.

Durch die Splenektomie kommt es zu einer vorübergehenden Thrombozytose (Maximum nach 10–14 Tagen) und Leukozytose; die Erythrozyten weisen bleibend sogenannte *Howell-Jolly-Körperchen* (= Chromatinreste) auf. Verschwinden diese wieder, spricht das für die Existenz einer Nebenmilz.

4.5 Myelodysplastisches Syndrom (MDS)

Der Begriff Myelodysplasie umfaßt eine Gruppe von Erkrankungen, deren gemeinsames Merkmal eine Störung von Proliferation und Differenzierung der drei blutbildenden Systeme ist. Klinisch resultiert eine *Anämie, Neutropenie, Monozytose* und *Thrombozytopenie*. In seinem

Tab. 1.18: Differentialdiagnose der Milzvergrößerung

leichte Vergrößerung	mäßige Vergrößerung	starke Vergrößerung
• Infektionen	• portale Stauung	• CML
• akute Leukämien	• hämolytische Anämie	• Osteomyelofibrose
• Leberzirrhose	• maligne Lymphome inkl. CLL	• Polycythaemia vera rubra
• kardiale Stauung	• Milz-Tbc	• Haarzelleukämie
• rheumatische Erkrankungen (cP, SLE)	• Speicherkrankheiten	• parasitäre Erkrankungen (z.B. Malaria, Schistosomiasis)
	• ITP	

Verlauf kann ein MDS in eine akute Leukämie übergehen (daher der frühere Name Präleukämie). Die Therapie ist palliativ bzw. supportiv und umfaßt die Gabe von Wachstumsfaktoren der Hämatopoese (G-CSF, Erythropoetin, Thrombopoetin), Infektprophylaxe und -therapie sowie ggf. die Substitution von Erythrozyten und Thrombozyten. Bei starker Progredienz kann bei jüngeren Patienten die allogene Knochenmark- oder Stammzelltransplantation erwogen werden.

5 Maligne Erkrankungen

5.1 Akute Leukämien

Akute Leukämien sind maligne Erkrankungen, die aus einer unkontrollierten Proliferation unreifer Vorläufer (Blasten) der Hämatopoese hervorgehen. Je nach der Art der betroffenen Zellen wird zwischen akuter lymphatischer Leukämie (ALL) und akuter myeloischer Leukämie (AML) unterschieden. Akute Leukämien weisen zahlreiche Gemeinsamkeiten auf, die sie insbesondere von chronischen Leukämien unterscheiden. Diese werden zunächst besprochen, bevor auf Unterschiede zwischen ALL und AML eingegangen wird.

5.1.1 Pathogenese

Akute Leukämien sind durch eine unkontrollierte Proliferation *unreifer hämatopoetischer Blasten* im Knochenmark gekennzeichnet. Diese führt dort zu einer Verdrängung der normalen Hämatopoese mit entsprechenden Symptomen und verläuft unbehandelt in wenigen Wochen tödlich. Hierin unterscheiden sich die akuten von den chronischen Leukämien, bei denen eine Vermehrung von Zellen aller Reifungsstufen besteht und die über Jahre relativ symptomarm verlaufen können.

5.1.2 Symptome, Diagnostik

Anamnestisch findet sich meist eine rasche Entwicklung mit unspezifischen Allgemeinsymptomen (*Leistungstief, Müdigkeit*) und deutlichen Zeichen der Anämie, der Thrombozytopenie (*Hämatomneigung, Petechien, Nasen-* und *Zahnfleischbluten*) und der Granulozytopenie (*Fieber, Infektionen, Soor*).

Das *Blutbild* ergibt die Verdachtsdiagnose, wobei jedoch die namensgebende Ausschwemmung weißer Zellen in das periphere Blut (Leukämie = weißes Blut) bei den akuten Leukämien nicht obligat ist; es können auch normale oder gar erniedrigte Leukozytenzahlen vorliegen. Die Symptomatik wird vielmehr durch die verdrängte normale Hämatopoese bestimmt, von der aufgrund ihrer kürzeren Lebensdauer die Thrombozyten meist stärker als die Erythrozyten betroffen sind. So finden sich meist eine *ausgeprägte Thrombopenie* (oft <10 000/µl) mit *mäßiger Anämie* (Hb 80–100 g/dl) und eine *Granulozytopenie*. Das Differentialblutbild zeigt häufig *unreife Blasten* neben ausgereiften Zellen bei *fehlenden* Zwischenstufen (= *Hiatus leucaemicus*).

Die *Knochenmarkpunktion* sichert die Diagnose; sie bringt ein *zellreiches Mark* hervor, dessen Bild ganz von *unreifen Blasten* beherrscht wird.

5.1.3 Therapie

Ziel ist eine *kurative Therapie*, die durch eine *aggressive Polychemotherapie* bei den akuten Leukämien in einem Teil der Fälle möglich ist. Die gängigen Therapieschemata versuchen, dieses Ziel in mehreren Schritten zu erreichen. Erstes Therapieziel ist das Erreichen einer *kompletten Remission* durch die *Remissionsinduktionstherapie*, die zu einer Knochenmarksaplasie führt. Eine komplette Remission ist klinisch definiert durch:
- Abwesenheit von Blasten im peripheren Blut
- weniger als 5 % Blasten im Knochenmark
- ein normalisiertes oder sich erholendes Blutbild
- fehlenden Nachweis extramedullärer Manifestationen

Sie kann bei der AML altersabhängig bei bis zu 70 %, bei der ALL bei 80–90 % der Patienten erreicht werden. Komplette Remission bedeutet jedoch nicht die vollständige Vernichtung aller Tumorzellen; zur Kontrolle der Restpopulation und zur Vermeidung eines Rezidivs ist daher eine *Erhaltungstherapie* erforderlich. Diese ist weniger aggressiv, führt nicht zu einer Knochenmarkaplasie und wird bis zu einer Gesamttherapiedauer von 2–3 Jahren durchgeführt.

Zur weiteren Reduktion der Rezidivhäufigkeit dienen auch zusätzliche aggressive Therapiestöße mit erneuter Knochenmarkaplasie (sog. Reinduktionen, Frühintensivierung).

Alternativ kommt bei geeigneten Patienten nach kompletter Remission eine *Knochenmarktransplantation*, allogen (HLA-identische Geschwister, Verwandte) oder autogen (mit eigenem in der Remissionsphase gewonnenem Mark) bzw. eine Stammzelltransplantation in Betracht.

Während der Knochenmarkaplasie ist der Patient in hohem Maß durch die Folgen der hervorgerufenen *Panzytopenie* gefährdet. Weitere therapeutische Maßnahmen dienen daher der Prophylaxe von Infektionen (Isolation, besondere hygienische Maßnahmen, Antibiose) und Blutungen (Gabe von Thrombozytenkonzentraten) sowie der Anregung der Granulopoese durch Gabe von G-CSF und GM-CSF. Die Anämie wird durch Gabe von Erythrozytenkonzentraten begrenzt.

Durch den starken Zellzerfall kann es zur *Hyperurikämie* mit konsekutivem akutem Nierenversagen kommen (Prophylaxe durch Allopurinol).

Bei der ALL ist noch die *Schädelbestrahlung* oder die intrathekale Methotrexatgabe zur Prophylaxe einer *Meningeosis leucaemica* zu erwähnen.

5.1.4
Prognose

Durch kombinierte Chemotherapie lassen sich bei Kindern in 90–100 % der Fälle Remissionen erzielen. Etwa 75 % der Patienten überleben rezidivfrei mehr als 5 Jahre und können als geheilt angesehen werden. Die Prognose der ALL ist günstiger als die der AML.

> **Merke !**
>
> *Lymphatische Leukämie = Längere Lebenserwartung (länger als myeloische Leukämien!)*

Die Remissionsquote beim Erwachsenen liegt bei ca. 60 %, die rezidivfreie 5-Jahres-Überlebensrate bei ca. 30 %. Eine wesentliche Verbesserung der Prognose verspricht die Knochenmarktransplantation, die insbesondere bei Patienten im jungen und mittleren Lebensalter in Betracht kommt (rezidivfreies Überleben in ca. 50 %).

> **Klinischer Fall**
>
> Eine 40 Jahre alte Patientin klagt über gehäuftes Nasen- und Zahnfleischbluten, außerdem hat sie seit einer Woche Halsschmerzen. Bei der Untersuchung sind die Tonsillen vergrößert und gerötet. Die Milz ist bei tiefer Inspiration tastbar. Beiderseits axillär tastet man bis 1 cm große Lymphknoten. Blutbild: Hb 120 g/l, Erythrozyten 3×10^{12}/l, Thrombozyten 25000×10^6/l, Leukozyten 2100×10^6/l, im Differentialblutbild 5 % Stabkernige, 90 % Lymphozyten, 5 % nicht sicher einzuordnende, blastenverdächtige Zellen. *Diagnose:* Verdacht auf akute Leukämie

5.1.5
Unterschiede zwischen ALL und AML

Zur Unterscheidung zwischen lymphatischen und myeloischen Leukämien dienen morphologische und zytochemische Besonderheiten der Zellen: Auer-Stäbchen (azurophile Zellorganellen) beweisen den myeloischen Ursprung der Blasten; myeloische Blasten sind außerdem Peroxidase-positiv, während Zellen monozytären Ursprungs eine positive Reaktion für a-Naphthylazetatesterase zeigen.

Zur weiteren Klassifikation der lymphatischen Leukämien werden immunzytochemische Methoden herangezogen. Weitere Unterschiede zwischen AML und ALL siehe Tabelle 1.19.

Tab. 1.19: Unterschiede zwischen AML und ALL

	ALL	AML
Charakteristika der Zellen		Auer-Stäbchen
Altersgipfel	Kindesalter	Erwachsenenalter (zunehmende Inzidenz mit steigendem Alter)
Prognose		
Remissionshäufigkeit	90–100 %	bis zu 70 %
5-Jahres-Überlebensrate	ca. 75 %	ca. 30 %

ALL. Die ALL geht von unreifen Lymphozytenvorläufern aus. Sie hat einen Häufigkeitsgipfel im *Kindesalter*. Häufiger als bei anderen Leukämien kommt es bei der ALL zur Infiltration der Meningen *(Meningeosis leucaemica)*, die von systemisch applizierten Zytostatika nur schlecht erreicht werden. Daher kann von dort ein Rezidiv seinen Ausgang nehmen.

AML. Die AML geht aus Vorläufern der Granulo-, Monozyto-, Erythro- oder Thrombopoese hervor. Beweisend für die Abgrenzung von einer lymphatischen Leukämie ist der Nachweis von Auer-Stäbchen.

5.2 Chronische myeloische Leukämie (CML)

Die CML gehört – ebenso wie die Osteomyelofibrose, die essentielle Thrombozythämie und die Polycythämia vera – zu den chronischen myeloproliferativen Syndromen (siehe Kap. 5.3).

5.2.1 Pathogenese

Die CML ist gekennzeichnet durch eine vermehrte Bildung von Zellen der *Granulopoese* im Knochenmark mit Ausschwemmung aller *Reifungsstufen ins periphere Blut*. Betroffen sind v.a. Patienten *mittleren Alters*. Die Erkrankung läuft zumeist in drei Phasen ab:
- chronische (stabile) Phase über Monate bis Jahre
- Akzelerationsphase (zunehmende Leukozytose)
- terminaler Blastenschub (Ausschwemmung zahlreicher Blasten, in der Regel mit Exitus letalis)

5.2.2 Symptome

Chronische Phase. Die Symptome sind oft unspezifisch (allgemeines Krankheitsgefühl) oder fehlen. Eine *Splenomegalie* ist jedoch bereits nachweisbar; häufig läßt sich ein Schmerz bei Druck auf das Brustbein auslösen.

Akzelerationsphase. Die zunehmende Splenomegalie führt zu *Oberbauchbeschwerden*; meist besteht Fieber.

Blastenkrise. Es kommt zu *schweren Allgemeinsymptomen* (Fieber, hoher Gewichtsverlust) und zu Zeichen der verdrängten normalen Hämatopoese *(Blutungen, Anämie)*.

5.2.3 Diagnostik

Im *Blutausstrich* zeigt sich ein Zellbild mit Granulozytenvermehrung (einschließlich Eosino- und Basophiler) aller Reifungs- inkl. Vorstufen. Es liegt eine Linksverschiebung vor (Überwiegen von sonst nur im Knochenmark zu findenden Zwischenstufen). Der Lymphozyten- und Monozytenanteil im Differentialblutbild ist dadurch erniedrigt, ihre absolute Zahl liegt aber im Normbereich. Charakteristisch ist der Nachweis einer *erniedrigten alkalischen Leukozytenphosphatase*.

Die *Beckenkammbiopsie* zeigt ein *zellreiches, hyperplastisches Mark* mit Überwiegen der Granulopoese. Fakultativ finden sich eine gesteigerte Megakaryopoese mit Bildung kleiner, reifungsgestörter Megakaryozyten und eine konsekutive *Thrombozytose*. In der Kultur der Knochenmarkzellen ist in 90 % das *Philadelphia-Chromosom* nachweisbar (reziproke Translokation zwischen den langen Armen von Chromosom 9 und 22).

In der Akzelerationsphase zeigt das Blutbild meist *Leukozytose* (v.a. Basophile) und *Thrombopenie*. Das Überwiegen von *unreifen Blasten* kündigt die *Blastenkrise* an, die meist innerhalb von Wochen bis Monaten tödlich verläuft.

5.2.4 Therapie und Prognose

Eine *kurative Therapie* ist nur durch eine frühzeitige allogene Knochenmarktransplantation möglich. Kommt diese nicht in Betracht (z.B. Fehlen eines geeigneten HLA-kompatiblen Spenders, reduzierter Allgemeinzustand), kommt eine Behandlung mit α-*Interferon* in Frage. Diese hat zum Ziel, in der chronischen Phase die weitere Progression und damit den Übergang in eine Blastenkrise zu verhindern.

Die Indikation zur *palliativen, zytoreduktiven Chemotherapie* wird anhand klinischer Kriterien gestellt (hohe Leukozytose, Krankheitsgefühl, Gewichtsverlust, Beschwerden durch Organomegalie). Ziel ist die Normalisierung des Blutbildes und ein verbessertes Allgemeinbefinden. Es werden v.a. *Busulfan* und *Hydroxyurea* eingesetzt. *Allopurinol* dient der Gichtprophylaxe.

Die mittlere Überlebenszeit in der chronischen Phase beträgt unter Therapie ca. 4 Jahre.

Klinischer Fall

Eine 35 Jahre alte Patientin bemerkt seit einem halben Jahr Müdigkeit, nachlassende Leistungsfähigkeit, neuerdings auch ein Druckgefühl im linken Oberbauch und gelegentlich zunehmende Gliederschmerzen, v.a. in den Oberschenkeln. Laborbefunde: Hb 135 g/l, Thrombozyten 180 000 × 10^6/l, Leukozyten 74 000 × 10^6/l, im Differentialblutbild 4 % Promyelozyten, 6 % Myelozyten, 9 % Metamyelozyten, 15 % Stabkernige, 38 % Segmentkernige, 8 % Eosinophile, 5 % Monozyten, 10 % Lymphozyten. Unter den blutchemischen Parametern sind die LDH mit 500 U/l und die Harnsäure mit 476 µmol (80 mg/l) erhöht.
Diagnose: Verdacht auf chronische myeloische Leukämie

5.3 Chronische myeloproliferative Syndrome

Unter dem Begriff chronische myeloproliferative Syndrome werden folgende Krankheitsbilder zusammengefaßt:
- Osteomyelofibrose (siehe unten)
- essentielle Thrombozythämie (siehe unten)
- Polycythaemia vera rubra (siehe Kap. 1.13)
- chronisch myeloische Leukämie (siehe Kap. 5.2).

Es handelt sich um klonale Erkrankungen, die aus einer neoplastisch transformierten Knochenmarkstammzelle entstehen und mit einer Überproduktion und Ausschwemmung von Abkömmlingen dieser Zellen ins periphere Blut einhergehen.

5.3.1 Erscheinungsformen

Osteomyelofibrose

Progressive Sklerosierung des blutbildenden Marks mit kompensatorischer extramedullärer Blutbildung in Milz und Leber → Ausschwemmung von Thrombozyten sowie reifen und unreifen roten und weißen Blutzellen.

Essentielle Thrombozythämie

Ausschwemmung von reifen Thrombozyten.

Polycythaemia vera

Reife Zellen aller drei Zellinien.

Chronische myeloische Leukämie

Reife und unreife weiße Blutzellen.

5.3.2 Symptome, Diagnostik

Gemeinsame Merkmale dieser Gruppe von Erkrankungen sind der chronische Verlauf und – im späteren Stadium – die extramedulläre Blutbildung mit Splenomegalie. Es kommen Übergänge in eine chronische oder akute Leukämie vor. Eine spezifische Therapie ist nicht möglich.

Osteomyelofibrose

Der Verlauf der Osteomyelofibrose läßt sich in zwei Stadien einteilen. Im hyperplastischen (faserarmen) *Frühstadium* ist die Produktion aller drei Zellinien im Knochenmark gesteigert. Parallel dazu besteht eine gesteigerte *Faserbildung*, die schließlich in die *Myelofibrose (Spätstadium)* überleitet (Spongiosaumbau mit Geflechtknochenbildung, Verdrängung der Hämopoese durch Kollagenfasern, Panzytopenie und extramedulläre Blutbildung).

Symptome. Im klinischen *Frühstadium* oft nur uncharakteristisch (Leistungsschwäche, Fieber), z.T. Thrombosen, Hämorrhagien, mäßige Splenomegalie. Im faserreichen *Spätstadium* häufig Oberbauchbeschwerden (Hepatosplenomegalie!), Zeichen der Anämie, Blutungsneigung oder Thrombosen, meist reduziertes Allgemeinbefinden.

Blutbild. Im *Frühstadium* meist Thrombo- und Leukozytose mit erhöhtem ALP-Index, normaler Hb-Wert; im *Spätstadium* Panzytopenie mit leukoerythroblastischem Blutbild.

Knochenmark. Im *Frühstadium* Zellvermehrung, v.a. der Megakaryopoese. Im *Spätstadium* faserreiches, zellarmes Mark; häufig Punctio sicca!

Therapie. Die Therapie erfolgt zurückhaltend und symptomatisch (bei ausgeprägter Thrombozytose im Frühstadium Hydroxyurea oder Busulfan in geringer Dosis, Bluttransfusionen im Spätstadium).

Primäre (essentielle) Thrombozythämie

Sie ist selten; im Unterschied zur Osteomyelofibrose ist bei der primären Thrombozythämie nur die Megakaryopoese ausgeprägt.

Symptome. Häufig gering; Thromboseneigung, aber auch Hämorrhagien (Nasenbluten, Meläna).

Blutbild. Starke Thrombozytose; Hb normal oder erniedrigt, Leukozyten normal oder erhöht.

Knochenmark. Herdförmige Proliferation der Megakaryopoese.

Therapie. Die Therapie erfolgt zurückhaltend; α-Interferon kann die Thrombozytenzahl normalisieren. Bei Versagen von Interferon und drohenden thromboembolischen Komplikationen kann Hydroxyurea zur Reduktion der Thrombozytenzahl eingesetzt werden.

Polycythaemia vera rubra

Hierzu siehe Kapitel 1.13.

Chronische myeloische Leukämie

Siehe Kapitel 5.2.

5.4 Lymphogranulomatose (Morbus Hodgkin)

5.4.1 Pathophysiologie

Bei Morbus Hodgkin handelt es sich um eine maligne granulomatöse Systemerkrankung, die ihren Ausgang von den Lymphknoten nimmt. Sekundär erfolgt die Ausbreitung auf dem Lymphweg oder per continuitatem, später auch hämatogen.

Charakteristisch sind *Hodgkin-Zellen* und *Sternberg-Riesenzellen*, in deren Umgebung sich ein begleitendes *Granulationsgewebe* befindet. Nach der Zusammensetzung dieser Gewebe werden vier histologische Typen mit unterschiedlicher Prognose unterschieden (siehe Tabelle 1.20). Bedeutsamer für die Prognose des

Tab. 1.20: Histologische Formen des Morbus Hodgkin

histologischer Typ	Häufigkeit	Prognose
lymphozytenreich	10%	am besten
nodulär-sklerosierend	45%	gut
gemischtzellig	30%	mäßig
lymphozytenarm	15%	schlecht

Tab. 1.21: Stadieneinteilung und stadienabhängige Therapie des Morbus Hodgkin

Stadium I	Befall *einer* Lymphknotenregion (I/N) oder *einzelner* extranodaler Herd (I/E)	Radiatio (bei Risikofaktoren zusätzlich Chemotherapie reduzierter Dauer)
Stadium II	Befall *zweier* oder *mehrerer* Lymphknotenregionen (II/N) **oder** *eine* od. *mehrere* Lymphknotenregionen mit einzelnem *extranodalem* Herd (II/E) auf *einer* Seite des Zwerchfells	Radiatio (bei Risikofaktoren zusätzlich Chemotherapie reduzierter Dauer)
Stadium III	wie II, jedoch Befall auf *beiden* Seiten des Zwerchfells	III A: Radiatio + Chemotherapie reduzierter Dauer III B: Polychemotherapie
Stadium IV	disseminierter Befall extralymphatischer Organe mit oder ohne Lymphknotenbefall	Polychemotherapie

M. Hodgkin ist jedoch das Stadium der Erkrankung (Stadieneinteilung siehe Tabelle 1.21).

5.4.2
Symptome

Subjektive Beschwerden zu Beginn der Erkrankung können *allgemeines Krankheitsgefühl* und *Abgeschlagenheit* sein. Besondere Bedeutung (da von prognostischem Wert) haben die sogenannten *konstitutionellen* oder *B-Symptome*:
- Nachtschweiß
- Fieber über 38 °C
- Gewichtsverlust über 10 % innerhalb von 6 Monaten

Derbe, schmerzlose *Lymphknotenschwellungen* treten bevorzugt stammnah auf, am häufigsten *zervikal* und *supraklavikulär* (siehe Abb. 1.24).

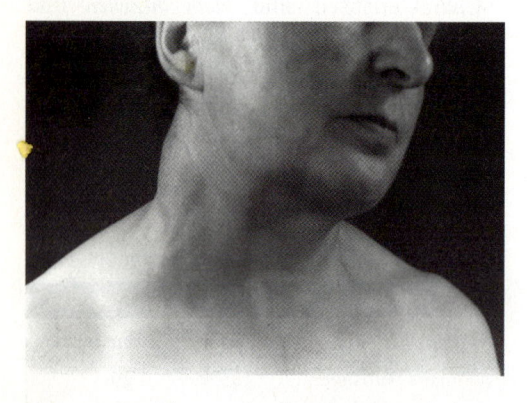

Abb. 1.24: Lymphknotenschwellungen im Bereich der rechten Halsseite bei Hodgkin-Lymphom (H. Stobbe, Berlin, mit freundlicher Genehmigung)

In späteren Stadien findet sich nicht selten eine Hepatosplenomegalie. Infiltrationen im Bereich des Skelettsystems mit konsekutiven Symptomen (Markverdrängung, pathologische Frakturen) sind dagegen selten.

5.4.3
Diagnose

Die Diagnose wird *histologisch* anhand der Biopsie eines befallenen Lymphknotens gestellt. Ist sie gesichert, wird zur Therapieplanung ein Staging durchgeführt. Dazu gehören die *körperliche Untersuchung* (Palpation der Lymphknotenareale, Leber und Milz), *bildgebende Verfahren* (Sonographie und CT des Abdomens, Röntgenuntersuchung und CT des Thorax), *Laborparameter, Knochenmarkbiopsie* sowie – nur in klinischen Frühstadien bei therapeutischer Konsequenz – die *explorative Laparotomie* mit *Splenektomie* (heute durch Fortschritte bei bildgebenden Verfahren zunehmend seltener).

Durch Zusatz von A oder B zur römischen Stadiumziffer wird das Vorhandensein oder das Fehlen der sogenannten *konstitutionellen Symptome (B-Symptome)* gekennzeichnet: A = keine konstitutionellen Symptome vorhanden; B = eines oder mehrere konstitutionelle Symptome vorhanden.

5.4.4
Therapie

In den Stadien I und II wird prinzipiell der *alleinigen Bestrahlung* der Vorzug gegeben. Die

Stadien III B und IV werden einer *Polychemotherapie* unterworfen. Im Stadium III A wird *zusätzlich* zur Strahlentherapie eine kombinierte *Chemotherapie* mit reduzierter Dauer durchgeführt; auch in den Stadien I und II wird diese zusätzliche Chemotherapie angewandt, wenn bestimmte Risikofaktoren vorliegen, z.B. große Tumormasse, ungünstige Histologie, extranodaler Befall, hohes Alter etc.

Strahlentherapie. Die Strahlentherapie (Stadien I bis III A) wird in Hochvolttechnik in zusammenhängenden großen Feldern durchgeführt („Mantelfeld" bei Befall oberhalb des Zwerchfells, „umgekehrtes Y-Feld" bei Befall unterhalb des Zwerchfells).

Polychemotherapie. Die Polychemotherapie (Stadien III B und IV) wird über mindestens 6 Monate Dauer durchgeführt. Diverse Protokolle liegen dazu vor, z.B. MOPP (Mustargen, Oncovin, Procarbazin und Prednison), COPP (Cyclophosphamid statt Mustargen) und ABVD (Adriblastin, Bleomycin, Vinblastin und DTIC). Dabei hat sich gezeigt, daß ein zyklischer Wechsel zwischen diesen Protokollen eine höhere Remissionshäufigkeit erzielen läßt.

5.4.5
Prognose

Verglichen mit den meisten anderen Tumorerkrankungen Erwachsener hat der Morbus Hodgkin eine günstige Prognose. Abhängig von Stadium und Histologie können 50–85% der Patienten dauerhaft geheilt werden. Es hat sich jedoch gezeigt, daß mittel- und langfristig gehäuft Zweitneoplasien (z.B. AML) nach erfolgreicher Therapie des Morbus Hodgkin auftreten.

> **Merke!**
> Für die Prognose ist beim Morbus Hodgkin das Stadium, bei Non-Hodgkin-Lymphomen die Histologie wichtiger!

5.5
Chronisch lymphatische Leukämie und andere maligne Non-Hodgkin-Lymphome

Non-Hodgkin-Lymphome (NHL) sind maligne Tumoren, die vom lymphatischen Gewebe ausgehen. Klinisch ähneln sie in vielerlei Hinsicht dem Morbus Hodgkin (klinische Manifestation mit LK-Schwellungen, begleitende Allgemein- bzw. „B-Symptome"). Vom Hodgkin-Lymphom unterscheiden sich die NHL durch das Fehlen von Hodgkin-Zellen. Es werden im folgenden Kapitel zunächst allgemeine Merkmale der NHL besprochen, bevor auf einige spezielle Krankheitsbilder (chronische lymphatische Leukämie, Haarzellleukämie, kutane T-Zell-Lymphome) eingegangen wird.

5.5.1
Pathophysiologie

Den Non-Hodgkin-Lymphomen liegt eine autonome Vermehrung von Zellen auf verschiedenen Entwicklungsstufen der Lymphopoese zugrunde. Man unterscheidet *niedrigmaligne* (Vermehrung von reifen Formen/„-zyten") von *hochmalignen* (Proliferation von unreifen Vorstufen/„-blasten") NHL. Niedrigmaligne NHL treten meist im höheren Lebensalter auf; sie verlaufen meist protrahiert, während hochmaligne NHL auch im jugendlichen Alter vorkommen und unbehandelt rasch zum Tode führen.

Zu den niedrigmalignen NHL gehört auch die chronische lymphatische Leukämie (= lymphozytisches, daher niedrigmalignes Lymphom). Die akute lymphatische Leukämie läßt sich dagegen als leukämisch generalisiertes lymphoblastisches (daher *hochmalignes*) Lymphom auffassen.

5.5.2
Diagnostik

NHL machen häufig durch Schwellung peripherer Lymphknoten auf sich aufmerksam. Diagnose und Einteilung erfolgen histologisch nach der Kieler Klassifikation (siehe auch Spezielle Pathologie, Kap. 17.5). Diese beruht v.a. auf der Unterscheidung zwischen reifzelligen,

„-zytischen" Lymphomen mit niedrigem Malignitätsgrad (z.B. lymphozytisches, zentrozytisches Lymphom und Immunozytom) und unreifzelligen, „-blastischen" Lymphomen mit hoher Malignität (z.B. zentroblastisches, lymphoblastisches und immunoblastisches Lymphom).

> **Merke!**
>
> Besonders bei den niedrigmalignen Non-Hodgkin-Lymphomen finden sich nicht selten maligne Zellen im peripheren Blut.

5.5.3 Therapie

Niedrigmaligne NHL verlaufen meist protrahiert. Die Chemotherapie führt allerdings kaum zu einer Verlängerung der Überlebenszeit; die Therapiestrategie ist daher eher abwartend, es wird erst beim Auftreten von Symptomen palliativ therapiert. Aggressivere Chemotherapieprotokolle oder die autologe KM-Transplantation mit dem Ziel einer Heilung sind Gegenstand aktueller Studien.

Hochmaligne NHL sind unbehandelt rasch tödlich; durch die Chemotherapie besteht jedoch eine – wenn auch geringe – Heilungschance. Die Therapie wird daher so rasch wie möglich nach Diagnosestellung eingeleitet, um eine komplette Remission als Voraussetzung einer Heilung zu erzielen.

5.5.4 Chronische lymphatische Leukämie (CLL)

Bei der CLL kommt es zur neoplastischen Vermehrung von reif wirkenden Lymphozyten, meist der B-Zellen (95%). Diese infiltrieren *Knochenmark, Milz* und *Lymphknoten* und sind auch im *peripheren Blut* regelmäßig nachzuweisen. Betroffen sind meist ältere Patienten (Altersgipfel jenseits von 60 Jahren).

> **Merke!**
>
> Die CLL kommt im Kindesalter praktisch nicht vor.

Symptome. Symptome sind fortschreitende *Leistungsminderung, Infektneigung, LK-Schwellungen* sowie *Splenomegalie*. Im Frühstadium ist die CLL allerdings oft asymptomatisch (ca. 25% Zufallsbefunde). Im weiteren Verlauf kommt es zu Komplikationen aufgrund der gestörten humoralen Immunfunktion (zwar viele, aber meist inkompetente B-Zellen). Diese imponieren v.a. als *Antikörpermangelsyndrom* mit konsekutiven bakteriellen Infektionen; auch *autoimmunhämolytische Anämien* (siehe Kap. 1.7) mit positivem Coombs-Test kommen vor (inkomplette Autoantikörper). Erst im Spätstadium zeigen sich Auswirkungen der Knochenmarkinfiltration *(thrombozytopenische Blutungen)* und der Infiltration extralymphatischer Gewebe.

Diagnose. Zur Diagnose verhilft das Differentialblutbild mit mäßiger bis hoher *Lymphozytose,* wobei die fragilen neoplastischen Zellen beim Ausstreichen häufig zerplatzen (= *Gumprecht-Kernschatten*).

Therapie. Die Therapie ist palliativ, es besteht keine Aussicht auf Dauerheilung. Die Therapiestrategie ist abwartend. Es wird erst dann und nur so lange therapiert, wie der Patient durch schwere Symptome (Anämie, Thrombopenie, Hämolyse, Splenomegalie, Lymphadenopathie) beeinträchtigt ist. Therapeutikum der ersten Wahl ist *Chlorambucil* (guter antilymphozytärer Effekt bei niedriger granulo- bzw. thrombozytotoxischer Wirkung). Infektionen werden antibiotisch behandelt, bei ausgeprägtem Antikörpermangelsyndrom können Gammaglobulingaben erforderlich sein.

Eine Splenektomie kann bei Hypersplenismus oder gesteigerter Hämolyse indiziert sein.

> **Klinischer Fall**
>
> Ein 75 Jahre alter Patient bemerkt zufällig zwei vergrößerte Lymphknoten am Hals. Er hat kein Fieber und keine ständigen Beschwerden, neigt jedoch zu fieberhaften Erkältungen. Vor 2 Monaten hatte er eine schmerzhafte Gürtelrose.
> Bei der Untersuchung finden Sie einige schmerzfreie Lymphknoten von bis zu

2,5 cm Durchmesser beidseits am Hals und axillär. Die Milz ist 4 cm unter dem Rippenrand vergrößert tastbar. Das Blutbild zeigt eine Leukozytose von $25000 \times 10^6/l$ mit 82 % Lymphozyten. Hämoglobin und Thrombozyten sind normal. Bei normalem Gesamteiweiß sind die Gammaglobuline in der Elektrophorese auf 7 % vermindert.
Diagnose: chronisch lymphatische Leukämie

5.5.5 Haarzellenleukämie

Bei der Haarzellenleukämie liegt eine neoplastische Proliferation von *B-Lymphozyten* mit namensgebenden *haarförmigen Zytoplasmaausläufern* vor. Die malignen Zellen infiltrieren v.a. *Knochenmark* und *Milz*. Dabei entwickelt sich eine Panzytopenie und eine häufig massive Splenomegalie; im Knochenmark kommt es zudem zu *gesteigerter retikulärer Faserbildung* (Cave: Bei Knochenmarkaspiration daher häufig Punctio sicca!). *Lymphknoten* sind nur *selten* befallen. Männer erkranken häufiger als Frauen, das Erkrankungsalter liegt im Mittel bei 50 Jahren.

Symptome. Als Symptome zeigen sich Abgeschlagenheit, Abdominalschmerzen (Splenomegalie) und Infektneigung (Infekte = Hauptursache). Im Spätstadium kann es zu thrombozytopenischen Blutungen kommen.

Diagnose. Diagnostisch beweisend ist die charakteristische Morphologie der Zellen im peripheren Blut sowie ihre zytochemisch nachweisbare *tartratresistente saure Phosphatase*.

Therapie. Die Therapie ist *palliativ*. Als Therapie der Wahl hat sich die primäre Gabe von *α-Interferon* inzwischen gegenüber der Splenektomie als überlegen erwiesen. Bei unzureichendem Ansprechen werden als sogenannte Salvagetherapie die neu entwickelten Purinanaloga Cladribin oder Pentostatin empfohlen.

5.5.6 Kutane T-Zell-Lymphome

Einige niedrigmaligne T-Zell-Lymphome weisen einen ausgeprägten Dermatotropismus auf, d.h., sie manifestieren sich bevorzugt in der Haut (*Symptome:* Erythrodermie, Lymphadenopathie, Juckreiz). Hierzu gehören die *Mycosis fungoides* und das *Sézary-Syndrom*. Charakteristisch für die *Diagnose* sind Zellen, die T-Zell-Antigene exprimieren und einen stark eingekerbten Zellkern aufweisen. Die *Therapie* erfolgt mit einer Kombination aus Psoralenen und UV-A-Licht (PUVA), ggf. unter zusätzlicher Gabe von Chlorambucil zur Zelldepletion.

5.5.7 Morbus Waldenström

Beim Morbus Waldenström handelt es sich um ein Non-Hodgkin-Lymphom mit IgM-Paraproteinämie. Er ist meist Ausdruck eines lymphoplasmozytoiden Immunozytoms. Klinisch ähnelt der Morbus Waldenström dem Plasmozytom.

5.6 Plasmozytom

Das Plasmozytom (synonym multiples Myelom, Morbus Kahler) ist eine maligne Erkrankung, die von der Immunglobulin produzierenden Plasmazelle ausgeht. Je nach dem gebildeten Immunglobulin („monoklonales Paraprotein") wird zwischen IgG- (ca. 50 %), IgA- (25 %), IgD- (1 %) und Leichtkettenplasmozytomen (20 %) unterschieden.

5.6.1 Pathogenese

Die intramedulläre Proliferation der Plasmazellen führt zu Skelettarrosionen und gesteigerter Kalziummobilisation. Das gebildete *monoklonale Paraprotein* verursacht in schweren Fällen Störungen der Mikrozirkulation (*Hyperviskositätssyndrom*).
Glomerulär filtrierte und rückresorbierte Leichtkettenproteine (Bence-Jones) können zu

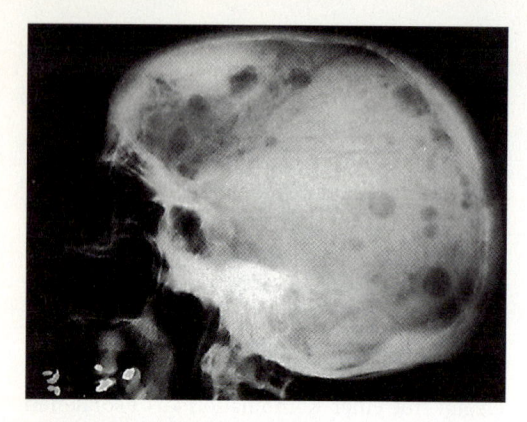

Abb. 1.25: Multiples Myelom mit ausgestanzten lytischen Knochendefekten des Schädels (sog. Schrotschußschädel) (IMPP)

Tubulusschädigung und *Amyloidose* mit konsekutiver *Niereninsuffizienz* führen. Diese kann gemeinsam mit der erhöhten Kalziummobilisation ein *Hyperkalzämiesyndrom* bedingen.

5.6.2
Symptome, Diagnostik

Klinische Symptome (meist erst bei fortgeschrittener Erkrankung) sind *Skelettbeschwerden* (v.a. Rückenschmerzen), eine gesteigerte *Infektneigung* und herabgesetztes Allgemeinbefinden.

Röntgenologisch zeigen sich *lokalisierte Osteolysen* (charakteristisch: sogenannter Schrotschußschädel, siehe Abb. 1.25) oder eine *diffuse Osteoporose* des Stammskeletts (*Cave:* Herde skelettszintigraphisch oft nicht nachweisbar!).

Blut- und Serumparameter: Oft stark *erhöhte BSG*, stark vermehrter *Eiweißgehalt* sowie Anzeichen einer *Anämie*, eines *Antikörpermangelsyndroms*, eines *Hyperkalzämiesyndroms* oder einer *Niereninsuffizienz*.

Die *Eiweißelektrophorese* dient dem Nachweis des Paraproteins (scharf begrenzter Peak in der IgG-Fraktion); der *Knochenmarkausstrich* zeigt polymorphe, teils mehrkernige Plasmazellen.

Für die Stadieneinteilung werden neben Skelettbefund und Paraproteingehalt in Serum und Urin (Bence-Jones-Proteinurie) auch Serumkalzium, Hb und Nierenfunktion berücksichtigt, da sich diese Faktoren auf Therapie und Prognose auswirken.

5.6.3
Therapie und Prognose

Die Indikation zur palliativen Chemotherapie (Standard: Melphalan oder Cyclophosphamid + Prednison; neuerdings versuchsweise auch α-Interferon) wird erst im fortgeschrittenen bzw. symptomatischen Stadium gestellt. Schmerzhafte oder frakturgefährdete Osteolysen können bestrahlt werden. Weitere Maßnahmen richten sich gegen Infektionen (Prophylaxe und Antibiotikatherapie) und Schmerzen. Ggf. werden Blutbestandteile substituiert. Die mittlere Überlebenszeit beträgt stadienabhängig ca. 3–4 Jahre (interindividuell sehr variabel von ca. 1–10 Jahren).

Klinischer Fall

Ein 76jähriger Mann ist beim Heben eines schweren Korbes plötzlich in sich zusammengesunken, und die gezielte Befragung ergibt, daß er seither etwa 3 cm kleiner ist. Er hat Rückenschmerzen. BSG 100/143 mm, Gesamteiweiß 93 g/l.
Wahrscheinlichste Diagnose: Plasmozytom

6 Hämorrhagische Diathesen

Als hämorrhagische Diathesen werden krankhafte Zustände bezeichnet, die mit einer gesteigerten Blutungsneigung einhergehen (Auftreten spontaner und/oder schwer stillbarer Blutungen). Sie können ihre Ursache in den *Thrombozyten* (Mangel oder Funktionsstörung), *Gerinnungsfaktoren* (v.a. Mangel) oder den *Gefäßen* (Fragilität, diverse immunologische Störungen) haben oder gemischte Störungen sein (siehe Tabelle 1.22).

Klinische Manifestationen der hämorrhagischen Diathesen umfassen:
- *Petechien* (hellrote stecknadelkopfgroße Flecken, „Flohstiche"). Sie sind am häufigsten Ausdruck einer thrombozytären Gerinnungsstörung, kommen aber auch bei vaskulären Hämostasestörungen vor
- *Purpura* (großflächig konfluierende Petechien, Ursachen siehe oben)
- *Muskelhämatome, Gelenkblutungen* (typische Manifestationen schwerer plasmatischer Gerinnungsstörungen, meist bei Hämophilie)

Die wichtigsten Labormethoden zur Diagnostik der hämorrhagischen Diathesen umfassen:
- *Quick-Test* (Thromboplastinzeit) zur Erfassung des *extrinsischen* Gerinnungssystems (Faktoren I, II, V, VII, X) und zur Kontrolle der oralen Antikoagulanzientherapie (Marcumarisierung)
- *partielle Thromboplastinzeit (PTT)* zur Erfassung des *intrinsischen* Gerinnungssystems (alle Faktoren außer VII und XIII) und zur Kontrolle einer Heparintherapie
- *Thrombinzeit* (verlängert v.a. bei Fibrinogenmangel, aber auch bei einer Thrombolysetherapie mit Strepto- oder Urokinase)
- *Thrombozytenzahl*

Klinische Tests zur Diagnose thrombozytärer oder vaskulärer Störungen sind:
- *Blutungszeit. Cave:* normale Blutungszeit bei plasmatischen Gerinnungsstörungen!
- *Rumpel-Leede-Test* (Stauung am Oberarm für 5 min, Auftreten von Petechien = Test positiv, siehe Abb. 1.26)

Tab. 1.22: Einteilung der hämorrhagischen Diathesen nach zugrundeliegenden Ursachen mit zugehörigen Krankheitsbildern

Thrombozytopenien oder -pathien	Koagulopathien	Vaskulopathien
angeboren • Thrombasthenie Glanzmann • Thrombopathie May-Heggelin *erworben* • ITP (M. Werlhof) • arzneimittelinduzierte thrombozytopenische Purpura • aplastische Thrombozytopenie • hämolytisch-urämisches Syndrom (s. Pädiatrie, Kap. 4.1)	*angeboren* • Hämophilie • Willebrand-Syndrom • div. weitere Faktormängel *erworben* • Mangel an Faktoren des Prothrombinkomplexes • Verbrauchskoagulopathie • Immunkoagulopathien	*angeboren* • Purpura simplex • M. Osler *erworben* • Purpura anaphylactoides (Schoenlein-Henoch) (s. Innere Medizin, Immunsystem, Kap. 2.3 und Pädiatrie, Kap. 4.3)
Blutungstyp: meist Petechien	Blutungstyp: Ekchymosen, Suffusionen, Hämarthros, Hämatome	Blutungstyp: Petechien, Purpura

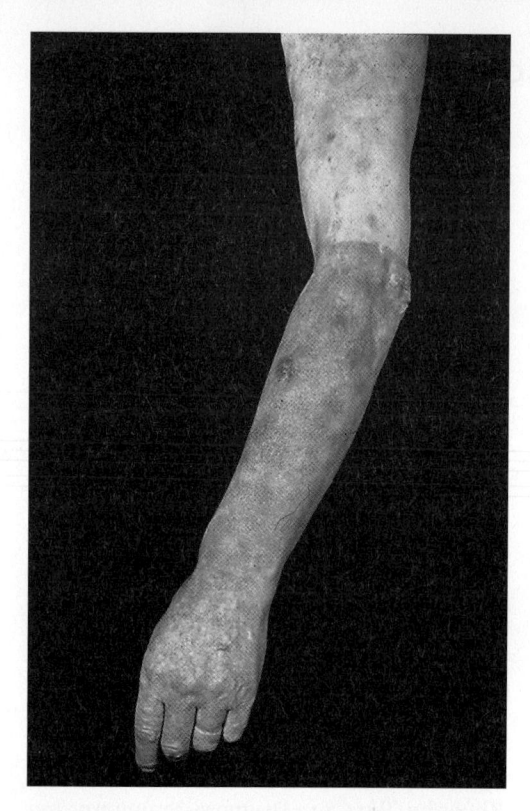

Abb. 1.26: Positiver Kapillarresistenztest (Rumpel-Leede-Test). Eine Blutdruckmanschette wird um den Oberarm gelegt, der Arm wird für 5 min unterhalb des systolischen Druckes gestaut. Danach wird die Manschette abgelassen. Normalerweise finden sich unterhalb der Manschette höchstens 2–3 kleine Petechien. Bei pathologischem Ausfall kommt es zu ausgeprägten petechialen Blutungen (Zetkin/Schaldach 1998)

Mit diesen sogenannten Globaltests werden die klinisch relevanten Störungen der Blutgerinnung mit Ausnahme des Faktor-XIII-Mangels erfaßt.

6.1
Idiopathische thrombozytopenische Purpura, ITP (Morbus Werlhof)

6.1.1
Pathogenese

Bei der ITP liegt eine isolierte Thrombozytopenie vor, die ihre Ursache in einer *verkürzten Thrombozytenüberlebenszeit* hat. Zwei Formen werden unterschieden:

- *akute postinfektiöse Form:* tritt meist im Zusammenhang mit vorausgegangenen viralen Infekten auf und betrifft überwiegend Kinder
- *chronische Form:* hier werden Autoantikörper gegen Thrombozyten gebildet. Dadurch werden die Thrombozyten v. a. in der Milz durch Makrophagen (Fc-Rezeptor) aus der Zirkulation entfernt. Betroffen sind v. a. Frauen zwischen 20 und 50 Jahren.

6.1.2
Symptome, Diagnostik

Die *akute postinfektiöse Form* ist meist durch verschiedene akut beginnende Blutungssymptome (Petechien, Schleimhautblutungen, Ekchymosen, Hämaturie etc.) gekennzeichnet.

Bei der *chronischen Form* besteht eher eine Neigung zu Nasenbluten, blauen Flecken oder Hypermenorrhoe.

Das Blutbild zeigt bei beiden Formen eine Thrombopenie. Die zirkulierenden Thrombozyten sind jung, ihre Überlebenszeit ist auf Stunden bis wenige Tage reduziert. Im Knochenmark ist die Megakaryopoese kompensatorisch gesteigert.

6.1.3
Therapie

Zur Therapie werden v. a. Glukokortikoide, Immunglobuline und Immunsuppressiva eingesetzt. Bei Bedarf werden Thrombozyten substituiert. Durch Splenektomie kann die Lebensdauer der Thrombozyten gesteigert werden, wenn die medikamentöse Therapie nicht dauerhaft erfolgreich ist. Die akute Form hat eine hohe Spontanheilungstendenz.

6.2
Arzneimittelbedingte thrombozytopenische Purpura

Eine allergisch bedingte Thrombopenie mit ähnlichen Symptomen wie die ITP kann durch zahlreiche Medikamente ausgelöst werden. Man vermutet, daß die verursachenden Medikamente dabei als Haptene an Antikörper gebunden und an die Oberfläche der Thrombozyten adsorbiert werden, was zu ihrem vorzeitigen Abbau führt. Als auslösende Agenzien kommen v.a. in Betracht: Chinin, Chinidin, Gold, Sulfonamide, Chlorothiazide und Chloroquin.

6.3 Willebrand-Syndrom

Beim Willebrand-Syndrom ist der sogenannte von Willebrand-Faktor (vWF) erniedrigt, der u.a. von Endothelzellen und Makrophagen gebildet wird und im Serum eine Carrier-Funktion für Faktor VIII hat. Daher kommt es sekundär zu einer Verminderung von FVIII, die eine hämorrhagische Diathese mit verlängerter Blutungszeit und verlängerter PTT nach sich zieht. Thrombozytenzahl und Quickwert sind dagegen normal.

> **Merke!**
> Das Willebrand-Syndrom wird häufig erst durch eine Blutung in Verbindung mit einem operativen Eingriff erkannt.

6.4 Hämophilie

6.4.1 Pathogenese

Bei der Hämophilie handelt es sich um einen X-chromosomal rezessiv vererbten Mangel an Faktor VIII (Hämophilie A) oder seltener an Faktor IX (Hämophilie B). Aufgrund dieses Vererbungsmodus sind fast nur Männer erkrankt, während Frauen Konduktorinnen sind.

6.4.2 Symptome, Diagnostik

Richtungsweisend ist häufig bereits die Familienanamnese (Nachweis des X-chromosomal rezessiven Erbganges). In knapp einem Drittel der Fälle ist die Hämophilie in der Familie jedoch nicht bekannt bzw. sind Neumutationen aufgetreten.

Die Schwere der Symptome ist abhängig von der Restaktivität des betroffenen Faktors. In schweren Fällen treten Blutungen der Haut, der Gelenke (v.a. Knie) und der Muskeln spontan oder bei minimalem Trauma auf. Auch Nasenbluten, Schleimhautblutungen, Hämaturie und intrazerebrale Blutungen (oft letal) sind mögliche Manifestationen.

In leichten Fällen macht sich die Hämophilie nur durch gesteigerte Blutungsneigung nach Traumen oder operativen Eingriffen bemerkbar.

Labordiagnostisch zeigt sich eine Verlängerung der PTT (= endogenes System inkl. Faktor VIII und IX); Quick und Blutungszeit sind meist normal. Die Bestimmung der Faktor-VIII- bzw. Faktor-IX-Aktivität sichert die Diagnose.

6.4.3 Therapie und Prognose

Zur Therapie ist die bedarfsgerechte Substitution des verminderten Faktors erforderlich. Sie kann prinzipiell entweder durch Plasmagabe oder durch Substitution von gereinigtem Faktor erfolgen. Letztere ist vorzuziehen, da die Gefahr der Volumenüberladung und der Übertragung viraler Erkrankungen dabei geringer ist.

Durch rechtzeitige und konsequente Therapie läßt sich der früher schicksalhafte Verlauf mit verkrüppelnder Arthropathie verhindern. Leider sind viele Bluter durch die Substitutionstherapie mit Viruserkrankungen (v.a. Hepatitis B und C) infiziert worden, die die Lebenserwartung begrenzen. Seit 1986 ist Aids die führende Todesursache bei Blutern.

6.5 Verminderung der Faktoren des Prothrombinkomplexes

6.5.1 Pathophysiologie

Zum Prothrombinkomplex werden die Faktoren II, VII, IX und X gerechnet. Ihnen ist gemeinsam, daß sie in der Leber gebildet bzw. dort Vitamin-K-abhängig posttranslational karboxyliert werden. Daher können sowohl Leberfunktionsstörungen (z.B. Leberzirrhose) als

auch ein Vitamin-K-Mangel zu einer Verminderung dieser Faktoren führen. Ursachen eines Vitamin-K-Mangels können sein:
- Malabsorptionssyndrom
- Cholestase (Vitamin K ist fettlöslich, seine Resorption daher von Gallensäuren abhängig)
- orale Antikoagulanziengabe (Vitamin-K-Antagonisten), v.a. bei Überdosierung
- Schädigung der Darmflora (diese bildet Vitamin K), z.B. durch Antibiotika.
Chronische Lebererkrankungen können zudem eine Thrombopenie bewirken (Hypersplenismus, vermehrte Sequestration).

6.5.2
Symptome, Diagnostik

Die Symptomatik besteht bei Leberzirrhose meist in Blutungen aus Ösophagusvarizen oder gastroduodenalen Ulzera. Sie wird durch die bestehende Hämostasestörung verstärkt. Im fortgeschrittenen Stadium treten auch Hautblutungen auf. Die Labordiagnostik ergibt einen erniedrigten Quick-Wert sowie eine verlängerte PTT und Blutungszeit.

6.5.3
Therapie

Soweit möglich, kausale Therapie (Beseitigung eines Gallenwegsverschlusses etc.); parenterale Gabe von Vitamin K, Kontrolle und korrekte Einstellung einer oralen Antikoagulanzientherapie. Bei verminderter Syntheseleistung der Leber (z.B. Zirrhose) mit Blutungskomplikationen müssen Gerinnungsfaktoren in Form von Frischplasma, Fresh frozen plasma oder Faktorenkonzentrat substituiert werden. Die Prognose wird durch die Grunderkrankung bestimmt.

6.6
Andere Mangelzustände von Gerinnungsfaktoren

Weitere Mangelzustände, die nachfolgend dargestellt werden, können die Faktoren XII, XIII und I (Fibrinogen) betreffen.

6.6.1
Faktor-XII-Mangel

Nur vereinzelt besteht leichte Blutungsneigung, häufiger kommt es zu Thrombosen.

6.6.2
Faktor-XIII-Mangel

Der Gerinnungsablauf selbst ist nicht gestört, das Fibringerinnsel ist jedoch instabil und kann leicht aufgelöst werden (Faktor XIII = fibrinstabilisierender Faktor); die Blutungsneigung ist daher erhöht. Zur Therapie muß Faktor XIII substituiert werden.

6.6.3
Faktor-I-(Fibrinogen-)Mangel

Unterschieden werden Mangel (A- und Hypofibrinogenämie) und Strukturanomalien (Dysfibrinogenämie). Bei der angeborenen Afibrinogenämie ist das Blut ungerinnbar (→ Nabelschnur-, flächenhafte Haut- und Schleimhautblutungen, häufig auch intrazerebrale Blutungen). Die Hypofibrinogenämie entspricht dem heterozygoten Zustand der Afibrinogenämie oder besteht sekundär (z.B. bei Verbrauchskoagulopathie). Die Therapie erfolgt durch Plasma- oder Fibrinogengabe. Die Dysfibrinogenämie beruht auf unterschiedlichen Strukturanomalien des Fibrinogens, die jedoch nur in etwa der Hälfte der Fälle zur Blutungssymptomatik führen und therapiert werden müssen.

6.7
Störungen des Fibrinolysesystems

Die *Hyperfibrinolyse* ist meist eine Begleiterscheinung der Verbrauchskoagulopathie (siehe Kap. 6.10) oder entsteht durch Übertritt von Plasminogenaktivatoren (z.B. aus Lunge oder Prostata bei Operationen) ins Blut.

Diagnose. Bei Hyperfibrinolyse kommt es zu einer Erhöhung der Konzentration der Fibrinspaltprodukte und zu einer Verlängerung der Thrombinzeit.

Therapie. Gabe von Antifibrinolytika wie Tranexamsäure oder Aprotinin (*Cave:* nur bei primärer Hyperfibrinolyse, nicht bei Verbrauchskoagulopathie!).

6.8
Störungen des Hämostasesystems mit gesteigerter Thromboseneigung

Zu einer gesteigerten Thromboseneigung kann es infolge einer Verminderung gerinnungsinhibitorischer Proteine kommen. Zu diesen gehören die in der Leber gebildeten Eiweißkörper
- Protein C
- Protein S
- Antithrombin III (AT III)

Ein angeborener Mangel an Protein C, Protein S oder AT III kann durch einen autosomal dominant vererbten Defekt hervorgerufen werden. Zu einer erworbenen Verminderung der Gerinnungsinhibitoren kann es z. B. durch nephrotisches Syndrom oder exsudative Enteropathie (Ausscheidung), Sepsis oder Schock mit disseminierter intravasaler Gerinnung (Verbrauch) oder Leberzirrhose (Bildung ↓) kommen.

Folge dieser Mangelzustände ist eine *erhöhte Thrombosegefahr* v.a. im venösen Stromgebiet.

6.9
Thrombozytopathien

Bei den Thrombopathien beruht die gesteigerte Blutungsneigung auf einer Störung der Thrombozytenfunktion bei normaler Thrombozytenzahl. Angeborene Störungen sind u.a.:
- Thrombasthenie Glanzmann-Naegeli (autosomal-rezessiv, Aggregationsstörung)
- Thrombozytopathie May-Heggelin (autosomal-dominant, Reifungsstörung)

Erworbene Funktionsstörungen werden z. B. beobachtet bei:
- Salizylatgabe (Zyklooxygenasehemmung → Prostaglandinsynthese ↑)
- Urämie (Schädigung der Thrombozyten durch retinierte Stoffwechselprodukte)
- chronischen myeloproliferativen Erkrankungen
- Dysproteinämien (z.B. Plasmozytom; Adsorption des Paraproteins an die Thrombozytenoberfläche)

6.10
Disseminierte intravasale Gerinnung (Verbrauchskoagulopathie)

Synonyme Bezeichnung DIC (*disseminated intravascular coagulation*).

6.10.1
Pathogenese

Verschiedene Ursachen können zu einer Aktivierung des Gerinnungssystems mit intravaskulärer Gerinnung führen. Kompensatorisch wird dabei auch die Fibrinolyse gesteigert, so daß Koagulation und Fibrinolyse gesteigert nebeneinander ablaufen. Dabei kommt es zum Verbrauch von Gerinnungsfaktoren und Thrombozyten mit nachfolgend gesteigerter Blutungsneigung, der sogenannten Verbrauchskoagulopathie. Ein Schock begünstigt ihre Entstehung. Mögliche Ursachen sind:
- Infektionen (z.B. Sepsis, Sonderform: Meningokokken-Sepsis mit Waterhouse-Friderichsen-Syndrom)
- geburtshilfliche Komplikationen (z.B. Fruchtwasserembolie, intrauteriner Fruchttod, septischer Abort)
- Malignome (z.B. Leukämien, Prostatakarzinom)
- vaskuläre Störungen (z.B. Kasabach-Merrit-Syndrom, hämolytisch-urämisches Syndrom)

6.10.2
Symptome, Diagnostik

Symptome bestehen in schwerer Blutungsneigung mit petechialen bzw. flächenhaften Blutungen der Haut und der Schleimhäute, Hämaturie und inneren Blutungen (z.B. intrakraniell). Diese Symptomatik wird von den klinischen Zeichen der Grunderkrankung überlagert.

Labortests ergeben pathologische Werte von Blutungszeit, Quick-Wert, PTT und Thrombinzeit; der Schweregrad korreliert am besten mit der Fibrinogenverminderung und der erniedrigten Thrombozytenzahl. Spezifisch ist die *Vermehrung von Fibrinogenspaltprodukten.*

6.10.3
Therapie

Im Vordergrund steht die Beeinflussung der Grunderkrankung. Die weitere Therapie richtet sich danach, ob Blutungen oder Thrombosen klinisch im Vordergrund stehen. Im ersten Fall wird eine Substitution mit Fibrinogen, Thrombozyten und FFP durchgeführt. Drohende oder manifeste Thrombosen werden dagegen durch Gerinnungsinhibierung mit Heparin und AT III behandelt. *Cave:* Antifibrinolytika sind streng kontraindiziert!

Innere Medizin

Atmungsorgane

Dr. med. Karsten Papke

Inhalt

1	**Störungen der Atmung**	117
1.1	Respiratorische Insuffizienz	117
1.2	Periodische Atmung	119
1.3	Azidoseatmung	120
1.4	Hyperventilationssyndrom	120
1.5	Schlaf-Apnoe-Syndrom (SAS) und Pickwick-Syndrom	121
2	**Krankheiten der unteren Atemwege**	122
2.1	Akute Bronchitis und Tracheitis	122
2.2	Chronische Bronchitis	122
2.3	Asthma bronchiale	124
2.4	Lungenemphysem	126
2.5	Bronchiektasen	127
2.6	Stenosen, Atelektasen, Aspiration	129
3	**Krankheiten der Lunge**	130
3.1	Pneumonien	130
3.2	Exogen allergische Alveolitiden	131
3.3	Lungenfibrosen	132
3.4	Strahlenpneumonitis	133
3.5	Pneumokoniosen	133
3.6	Chemisch-irritativ, chemisch-toxisch und physikalisch verursachte Krankheiten der Lunge und der Bronchien	133
3.7	Eosinophile Lungenerkrankungen	134
4	**Krankheiten des kleinen Kreislaufs**	135
4.1	Akutes Cor pulmonale	135
4.2	Primäre und sekundäre pulmonale Hypertonie	135
4.3	Chronisches Cor pulmonale	136
4.4	Lungenödem	137
4.5	Lungenembolie	137
4.6	Schocklunge	138
5	**Neoplasmen der Bronchien und der Lunge**	140
5.1	Bronchialkarzinom	140
5.2	Bronchialadenom und andere Tumoren	141
5.3	Primäre Lungentumoren (Alveolarzellkarzinom, maligne Lungenadenomatose)	141
5.4	Lungenmetastasen, Lymphangiosis carcinomatosa	142

6	**Tuberkulose**	143
6.1	Primärtuberkulose	144
6.2	Lymphknotentuberkulose	145
6.3	Miliartuberkulose	145
6.4	Tuberkulöse Pleuritis	145
6.5	Lungentuberkulose	146
6.6	Atypische Mykobakteriosen	146
7	**Sarkoidose (Morbus Boeck)**	147
7.1	Klinische Formen	147
7.2	Klinik, Stadieneinteilung	147
7.3	Symptomatik	147
7.4	Diagnostik	147
7.5	Differentialdiagnose	148
7.6	Prognose	148
7.7	Therapie	148
8	**Krankheiten der Pleura**	149
8.1	Pneumothorax	149
8.2	Pleuraerguß und Pleuritis	149
8.3	Pleuratumoren	150
8.4	Pleuraschwielen und -schwarten	151
9	**Mediastinum**	152
9.1	Entzündungen (Mediastinitis)	152
9.2	Tumoren	152
9.3	Mediastinalemphysem	152
9.4	Mediastinalverlagerung	153
10	**Krankheiten des Zwerchfells**	154
10.1	Verwachsungen	154
10.2	Zwerchfellhernien	154
10.3	Zwerchfellhochstand, Paresen	154
10.4	Zwerchfellspasmen	154

… INNERE MEDIZIN

1 Störungen der Atmung

1.1 Respiratorische Insuffizienz

Als respiratorische Insuffizienz wird ein Zustand bezeichnet, bei dem die Atemfunktion den Bedürfnissen des Organismus nicht mehr gerecht wird. Dies wird an Veränderungen der Blutgase erkennbar, die unter Belastung (Belastungsinsuffizienz) oder bereits in Ruhe (Ruheinsuffizienz) auftreten. Anhand der Blutgaskonstellation wird zwischen einer respiratorischen *Partial-* und einer *Globalinsuffizienz* unterschieden.

> **Merke!**
> Eine respiratorische Partialinsuffizienz ist gekennzeichnet durch Hypoxämie bei normalem pCO_2. Bei einer respiratorischen Globalinsuffizienz bestehen Hypoxämie und Hyperkapnie.

Begründung. Die Sauerstoffbindung an das Hämoglobin weist – im Gegensatz zum CO_2-Transport – eine Sättigungscharakteristik auf, die schon unter physiologischen Bedingungen fast maximal ausgeschöpft wird. Eine verminderte Oxygenierung des Blutes in einem Lungenabschnitt kann daher nicht durch vermehrte Oxygenierung des Blutes in einem anderen Lungenabschnitt ausgeglichen werden. Dagegen kann eine verminderte CO_2-Abgabe in einem Teil der Lunge kompensiert werden, da durch Hyperventilation eines anderen Lungenabschnittes die CO_2-Abgabe dort gesteigert werden kann. Insofern ist die Sauerstoffaufnahme des Körpers gegenüber der CO_2-Abgabe benachteiligt. Daher besteht bei der *Partialinsuffizienz* nur eine *Hypoxämie*, während bei der *Globalinsuffizienz* eine *Hypoxämie und Hyperkapnie* vorliegen.

Im einzelnen sind die nachfolgend beschriebenen Mechanismen an der Entstehung beteiligt.

1.1.1 Partialinsuffizienz (Hypoxie)

Eine respiratorische Partialinsuffizienz kann hervorgerufen werden durch verschiedene Störungen.

Verteilungsstörungen

Durch verschiedene Erkrankungen, z.B.
- Atemwegsobstruktionen
- gestörte Thoraxmotilität (z.B. Kyphoskoliose, Rippenserienfrakturen)
- behinderte Lungenentfaltung (Pleuraschwielen, restriktive Lungenerkrankungen wie z.B. Fibrose)

kann es zu Inhomogenitäten in der Lungenbelüftung kommen. Dies bedeutet, daß einige Lungenareale minderbelüftet sind, während andere normal oder kompensatorisch gesteigert ventiliert werden. Das Blut, welches minderbelüftete Areale passiert, gibt dort weniger CO_2 ab und wird nicht komplett mit Sauerstoff aufgesättigt. Durch kompensatorische Hyperventilation anderer Lungenbezirke kann dort zwar die CO_2-Abgabe gesteigert werden, die Sauerstoffaufnahme jedoch aufgrund der Sättigungscharakteristik der Sauerstoffbindung kaum verbessert werden. Das Lungenvenenblut als Mischblut aus hypo- und hyperventilierten Lungenbezirken ist somit hypoxämisch bei annähernd normalem CO_2-Gehalt.

Um die aufgrund von Belüftungsinhomogenitäten entstehende Hypoxämie zu begrenzen, wird unter physiologischen Bedingungen die Perfusion minderbelüfteter Areale reflektorisch gedrosselt (Euler-Liljestrand-Mechanismus: alveolärer O_2 ↓ → Konstriktion der zuführenden Arteriolen).

Alveolokapillärer Block

Hierbei ist der Gasaustausch zwischen Alveolarraum und Lungenkapillaren behindert (= *Diffusionsstörung*). Dies kann z.B. der Fall sein bei *Lungenfibrose, Lungenödem* oder *Schocklunge*.

Die Tatsache, daß sich eher eine Hypoxie als eine Hyperkapnie ausbildet, beruht darauf, daß unter sonst gleichen Bedingungen CO_2 etwa 23mal leichter diffundiert als O_2. Die aufgrund der Hypoxie reflektorisch gesteigerte Ventilation führt daher manchmal sogar zu einer Abnahme des pCO_2.

Venös-arterielle Shunts

Die Hypoxämie resultiert hierbei aus der Beimischung sauerstoffarmen venösen Blutes zum arterialisierten Blut. Bereits unter physiologischen Bedingungen passieren ca. 2% des Herzminutenvolumens die Lunge, ohne am Gasaustausch teilzunehmen (z.B. durch anatomische Kurzschlüsse zwischen Vv. bronchiales und Vv. cordis minimae). Die venöse Beimischung zum arterialisierten Blut kann pathologisch gesteigert werden durch:
- anatomische Shunts (intrapulmonal z.B. bei arteriovenösen Aneurysmen, kardial bei Vitien mit Rechts-Links-Shunt oder offenem Ductus Botalli)
- funktionelle Shunts (Blut passiert minderbelüftete Alveolen), z.B. bei kollabierten Lungen, Atelektase oder Verteilungsstörungen

Therapie

Neben der Behandlung der Grundkrankheit ist das Ziel, eine ausreichende Sauerstoffsättigung des arteriellen Blutes zu erhalten. Dies kann durch Anreicherung der Atemluft mit Sauerstoff z.B über eine Nasensonde erreicht werden. Gelingt es nicht, einen arteriellen pO_2 über 8 kPa zu erzielen, ist eine kontrollierte Beatmung zu erwägen (Indikationen und Durchführung, siehe Anästhesiologie, Intensivmedizin, Kap. 1).

1.1.2 Globalinsuffizienz (Hypoxie mit Hyperkapnie)

Zu einer Globalinsuffizienz mit Hypoxie und Hyperkapnie kommt es infolge einer alveolären Hypoventilation der gesamten Lunge. Sie kann u.a. hervorgerufen werden durch:
- Verlegung der oberen Atemwege (Fremdkörper, Glottisödem, Laryngospasmus)
- schweren Asthmaanfall (Cave: bei leichtem Asthmaanfall i.d.R. *Hyper*ventilation!)
- restriktive Lungenerkrankungen (z.B. Fibrose im Endstadium)
- neuromuskuläre Störungen (z.B. Phrenikusparese, Myasthenia gravis, Guillain-Barré-Syndrom)
- Störungen des Atemantriebs (z.B. Schlaf-Apnoe-Syndrom, s. Kap. 1.5; Opiatgabe)

Durch die Hypoventilation stellen sich ein erhöhter alveolärer pCO_2 und eine Erniedrigung der alveolären Sauerstoffspannung ein, was über den Euler-Liljestrand-Mechanismus zu einer Konstriktion der Lungenarteriolen führt. Dadurch kommt es zu einer Steigerung des pulmonalen Gefäßwiderstandes (pulmonale Hypertonie), die die Entstehung eines Cor pulmonale (siehe unten) nach sich ziehen kann. Die arterielle Hypoxie führt zudem zu einer Polyglobulie.

Therapie

Da bei einer chronischen Hyperkapnie die Ansprechbarkeit des Atemzentrums durch pCO_2 ↑ reduziert ist, erlangt die sonst gering ausgeprägte O_2-Antwort eine verstärkte Bedeutung. Dies bedeutet, daß Sauerstoffgabe bei Patienten mit Globalinsuffizienz den Atemantrieb reduziert und so einen Atemstillstand bewirken kann. Zudem ist die Toxizität hoher Sauerstoffkonzentrationen über einen längeren Zeitraum (Entwicklung eines toxischen Lungenödems) zu beachten. Bei bedrohlicher Hypoxie und Hyperkapnie wird daher in der Regel eine kontrollierte Beatmung erforderlich

(Indikationen und Durchführung siehe Anästhesiologie, Intensivmedizin, Kap. 1).

Durch bestimmte sedierende Pharmaka (z.B. Barbiturate, Opiate) wird die Reaktion des Atemzentrums auf pCO_2 ↑ zusätzlich reduziert; eine Sedierung ist daher nur unter besonderen Vorsichtsmaßnahmen (Beobachtung/Kontrolle respiratorischer Parameter) durchzuführen.

1.2 Periodische Atmung

Als periodische Atmung bezeichnet man Atmungsformen, bei denen es zu einer periodischen Veränderung von Atemfrequenz und/oder Atmungstiefe kommt. Häufige Ausprägungsformen sind die Cheyne-Stokes-Atmung und die Biot-Atmung (siehe Abb. 1.27).

1.2.1 Ursachen, Pathophysiologie, Formen

Der *Cheyne-Stokes-Atmung* liegt ursächlich eine verminderte Ansprechbarkeit des Atemzentrums auf die physiologischen Atemanreize (pCO_2 ↑ oder $[H^+]$ ↑) im Sinne eines gestörten Rückkoppelungsmechanismus zugrunde. Dadurch kommt es zu einer periodisch an- und abschwellenden Atemtiefe, z.T. mit dazwischenliegenden Apnoephasen.

Ursache der *Biot-Atmung* (Schnappatmung) ist meist eine direkte Schädigung des Atemzentrums. Es kommt zu wiederholten Phasen konstanter Atmungstiefe, unterbrochen von unregelmäßig langen Pausen.

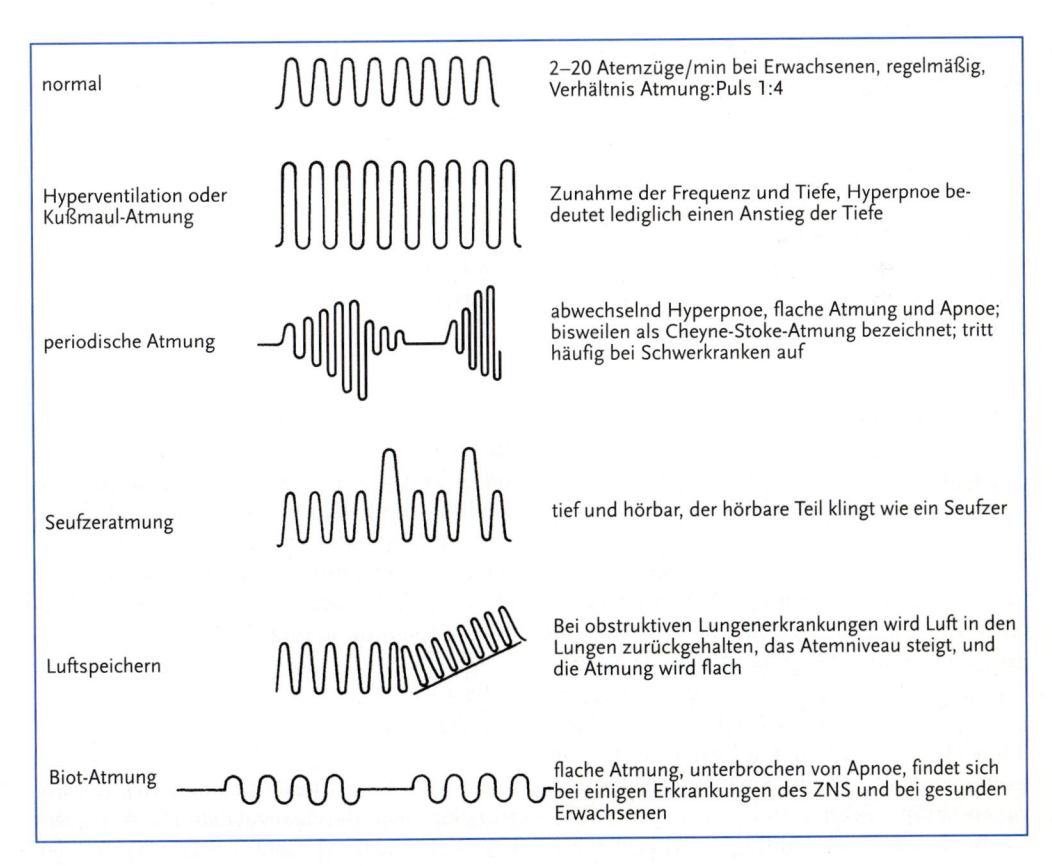

Atemtyp	Beschreibung
normal	2–20 Atemzüge/min bei Erwachsenen, regelmäßig, Verhältnis Atmung:Puls 1:4
Hyperventilation oder Kußmaul-Atmung	Zunahme der Frequenz und Tiefe, Hyperpnoe bedeutet lediglich einen Anstieg der Tiefe
periodische Atmung	abwechselnd Hyperpnoe, flache Atmung und Apnoe; bisweilen als Cheyne-Stoke-Atmung bezeichnet; tritt häufig bei Schwerkranken auf
Seufzeratmung	tief und hörbar, der hörbare Teil klingt wie ein Seufzer
Luftspeichern	Bei obstruktiven Lungenerkrankungen wird Luft in den Lungen zurückgehalten, das Atemniveau steigt, und die Atmung wird flach
Biot-Atmung	flache Atmung, unterbrochen von Apnoe, findet sich bei einigen Erkrankungen des ZNS und bei gesunden Erwachsenen

Abb. 1.27: Verschiedene Atemtypen als pathologische Anzeichen bestimmter Erkrankungen

1.2.2
Krankheiten mit periodischer Atmung

Folgende Krankheiten können den Formen der periodischen Atmung zugrunde liegen:

Cheyne-Stokes-Atmung

Sie findet sich z. B. bei *Herzinsuffizienz*, bei der es durch die verlängerte Kreislaufzeit zu einem verzögerten Ansprechen des Atemzentrums auf Veränderungen des CO_2-Partialdruckes kommt. Weitere Ursachen können metabolischer Art (*Urämie, metabolische Alkalose*) oder pharmakogen (z. B. Morphinapplikation) sein. Veränderungen mit direkter Einwirkung auf das Atemzentrum (zerebrale Gefäßleiden, Tumoren, Entzündungen des ZNS) können ebenfalls eine Cheyne-Stokes-Atmung bewirken.

Bereits beim Gesunden kann sie während des Aufenthaltes in großen Höhen beobachtet werden (Ursache: Verminderte Atemantwort auf CO_2 durch erniedrigten O_2-Partialdruck) oder in angedeuteter Form im Schlaf auftreten.

Biot-Atmung

Sie findet sich als terminale Schnappatmung oft im *Endstadium* verschiedener Erkrankungen. Bei *Hirntraumen* oder *erhöhtem Liquordruck* kann sie als Ausdruck einer direkten Schädigung zentraler Regulationsstrukturen auftreten.

1.3
Azidoseatmung

1.3.1
Ursachen, Pathophysiologie

Die Azidoseatmung (Kussmaul-Atmung) ist Ausdruck der respiratorischen Kompensation einer *metabolischen Azidose*. Sie entsteht aufgrund einer direkten Stimulation des Atemzentrums durch den erniedrigten Blut-pH (= $[H^+]$ ↑). Es kommt dadurch zu einer alveolären Hyperventilation mit gesteigerter Abatmung von CO_2, die zur Korrektur des erniedrigten Blut-pH führt.

Als Ursachen sind differentialdiagnostisch zu erwägen:

- ketoazidotisches Coma diabeticum (Lipolyse ↑, Bildung von Ketonkörpern ↑)
- Azidose bei Niereninsuffizienz (verminderte renale Elimination von Säureäquivalenten)
- Methanolvergiftung (Abbau des Methylalkohols zu Ameisensäure → metabolische Azidose)
- Salizylsäurevergiftung

1.3.2
Symptome

Augenfälligstes Symptom ist die stark vertiefte, z. T. auch beschleunigte Atmung (siehe Abb. 1.27). Die weitere Diagnostik berücksichtigt die möglichen Ursachen der Azidose.

1.3.3
Therapie

Sie richtet sich nach der Grunderkrankung. Zur Normalisierung des Säure-Basen-Haushaltes kann eine Alkalisierung mit Natriumbikarbonat, Tris-Puffer oder durch Gabe von Natriumlaktat oder Natriumazetat (Salze schwacher Säuren reagieren alkalisch) durchgeführt werden.

1.4
Hyperventilationssyndrom

Beim Hyperventilationssyndrom kommt es aufgrund einer primär *gesteigerten alveolären Ventilation* zur vermehrten Abatmung von CO_2, die zur Entstehung einer *respiratorischen Alkalose* führt. Die Alkalose bewirkt eine vermehrte Bindung von Kalzium an Albumin und ruft so eine Abnahme des ionisierten Kalziums hervor; dadurch kommt es zum typischen Bild der *Hyperventilationstetanie* mit Parästhesien, Tremor, Karpfenmund und Karpopedalspasmen.

1.4.1
Ursachen

Meist wird die Hyperventilation psychoreaktiv ausgelöst, z. B. durch vegetative Übererregbarkeit, Angst oder Schmerz (bei Frauen häufiger als bei Männern). Selten können zerebrale Veränderungen Ursache einer primär gesteigerten Ventilation sein (z.B. Enzephalitis, Meningitis, Brückenläsionen).

1.4.2
Differentialdiagnose

Die Diagnose der psychogen ausgelösten Hyperventilationstetanie ergibt sich meist bereits aus der Anamnese (plötzliches Auftreten aus voller Gesundheit, meist spontanes Abklingen nach kurzer Zeit). Zur Abgrenzung von der parathyreopriven Tetanie (= Tetanie durch Hypokalzämie bei Parathormonmangel) dient das Serumkalzium, das bei der Hyperventilationstetanie normal ist.

Von der durch Azidose bedingten Kussmaul-Atmung (= sekundäre Hyperventilation) unterscheidet sich das Hyperventilationssyndrom durch die bestehende respiratorische Alkalose.

Abzugrenzen ist das Hyperventilationssyndrom weiterhin von Erkrankungen, die mit einer Dyspnoe einhergehen (z.B. Herzinsuffizienz, Lungenembolie, Anämie etc.).

1.5
Schlaf-Apnoe-Syndrom (SAS) und Pickwick-Syndrom

Das seltene Pickwick-Syndrom (Adipositas-Hypoventilations-S.) gilt als Maximalvariante des Schlaf-Apnoe-Syndroms, bei dem es während des Schlafes zum intermittierenden Aussetzen der Atmung (mindestens 5 Atempausen von mind. 10 s Dauer pro Stunde im Nachtschlaf) mit resultierender alveolärer Hypoventilation kommt.

1.5.1
Ursachen, Pathophysiologie

Ein wesentlicher Faktor in der Entstehung des Pickwick-Syndroms ist die Adipositas, die zu einer Behinderung der Lungenentfaltung und einem erhöhten Kraftaufwand bei der Inspiration führt. Sie begünstigt zudem eine intermittierende Verlegung der oberen Atemwege (Ursache des obstruktiven SAS), an deren Entstehung auch eine unkoordinierte Innervation der entsprechenden Muskulatur beteiligt ist. Die so resultierende Apnoe führt über die Veränderungen der Blutgase zu einer „Schreckreaktion" mit Aktivierung des Wecksystems, Erhöhung des Muskeltonus und anschließender (reaktiver) Hyperventilation. Durch die häufigen Arousals kommt es zu einer Veränderung der Schlafarchitektur, häufig mit völligem Fehlen von Tiefschlafphasen. Dieses Schlafdefizit, dessen sich die Patienten häufig nicht bewußt sind, führt zu einem gesteigerten Schlafbedürfnis am Tag (Tageshypersomnie).

Durch die intermittierenden Apnoephasen besteht eine alveoläre Hypoventilation mit entsprechenden Blutgasveränderungen (Hypoxämie und Hyperkapnie), die häufig zu einer sekundären Polyglobulie führt. Weitere Folgeerscheinungen sind arterielle Hypertonie, Herzrhythmusstörungen bis hin zu Salven und AV-Block III. Grades, Herzinsuffizienz, Erektionsstörungen und eine Neigung zu Verkehrsunfällen.

1.5.2
Symptome

Aus der Pathophysiologie ergibt sich der klassische Symptomenkomplex: *Adipositas, Tageshypersomnie* und *intermittierende Apnoe* (v.a. im Schlaf) mit *alveolärer Hypoventilation*. Patienten mit wahrem Pickwick-Syndrom weisen auch tagsüber eine Hypoventilation mit Erhöhung des pCO_2 auf.

1.5.3
Therapie

Neben allgemeinen Maßnahmen (drastische Gewichtsreduktion, Verzicht auf Schlaf in Rückenlage, Verzicht auf abendlichen Alkoholkonsum, Verzicht auf Schlaf in großer Höhe) werden mit wechselndem Erfolg Medikamente (Theophyllin 350 mg ret. zur Nacht) und operative Maßnahmen (*Uvulo-Palato-Pharyngo-Plastik, UPPP*) eingesetzt. In vielen Fällen ist dennoch eine nächtliche nasale CPAP-(= *c*ontinuous *p*ositive *a*irway *p*ressure)Behandlung notwendig, die durch Überdruck die oberen Atemwege offenhält. Ultima ratio ist die Tracheotomie.

2 Krankheiten der unteren Atemwege

2.1 Akute Bronchitis und Tracheitis

Hierbei handelt es sich um eine häufig vorkommende akute Entzündung der Trachea, des Bronchialsystems oder des gesamten Tracheobronchialbaumes (Tracheobronchitis).

2.1.1 Ursachen

Sie ist meist viral (Rhino-, ECHO-, Adeno-, Coxsackie- oder Influenzaviren), seltener bakteriell (Pneumokokken, Haemophilus influenzae, Staphylococcus aureus) bedingt. Eine bakterielle Besiedlung kann sich als Superinfektion auf eine bestehende virale Entzündung aufpfropfen. Auch chemische oder physikalische Einflüsse sowie Allergene können eine Tracheobronchitis hervorrufen.

2.1.2 Symptome

Meist akuter Beginn mit produktivem Husten (hell-glasiges Sputum bei viraler, gelb-grünliches Sputum bei bakterieller Infektion), oft retrosternale Schmerzen. Im Rahmen grippaler Infekte häufig mit Schnupfen vergesellschaftet.

2.1.3 Therapie

Die viral bedingte Entzündung heilt in der Regel in wenigen Tagen ad integrum aus; die Therapie ist daher symptomatisch (bei Bedarf Antitussiva, Mukolytika; bei Fieber Bettruhe und Antipyretika). Eine Antibiotikagabe ist nur ausnahmsweise bei bakterieller Infektion indiziert und erfolgt nach Antibiogramm (Erregernachweis aus Sputum oder Trachealsekret). Meist sind Penicilline ausreichend.

2.2 Chronische Bronchitis

2.2.1 Definition

Laut WHO-Definition ist die chronische Bronchitis definiert als Husten mit Auswurf in wenigstens drei Monaten pro Jahr in mindestens zwei aufeinanderfolgenden Jahren.

2.2.2 Ursachen, Pathophysiologie

An erster Stelle in der Genese der chronischen Bronchitis steht die langdauernde Einwirkung diverser inhalativer Noxen (Zigarettenrauchen, Gefahrstoffe in Umwelt und Beruf); konstitutionelle Faktoren (z.B. Schwächung des Immunsystems mit rezidivierenden Infekten) begünstigen die Entstehung.

Das Zusammenwirken dieser verschiedenen Faktoren führt zu einer Störung der mukoziliären Clearance. Maßgebend dafür sind zum einen die akute Beeinträchtigung des Flimmerepithels durch inhalierte Noxen, zum anderen die im Laufe der Zeit entstehende Plattenepithelmetaplasie. Der Ausfall dieser wichtigen Schutzfunktion begünstigt rezidivierende bakterielle Infekte.

Die andauernde Reizung des Bronchialsystems führt zur Hyperplasie der Schleimdrüsen mit vermehrter Bildung eines abnormen, zähen Schleims (Dyskrinie), der nur schwer abgehustet werden kann. Zur Entwicklung einer chronischen obstruktiven Ventilationsstörung tragen neben dieser Dyskrinie auch weitere Faktoren bei, wie z.B. die Infiltration der Mukosa mit Entzündungszellen, die Hypertrophie der Bronchialmuskulatur und eine Hyperreaktivität der Atemwege. Es entstehen dadurch Verteilungsstörungen, die eine respiratorische Partialinsuffizienz hervorrufen.

Im weiteren Verlauf entwickelt sich eine Schädigung von Bronchialwand und Lungenstützgerüst, v. a. durch das Überwiegen von proteolytisch wirkenden Enzymen, die durch die verminderte Aktivität von Antiproteasen unzureichend inaktiviert werden; die so entstehende Bronchialwanderschlaffung begünstigt einen endexspiratorischen Kollaps der Bronchiolen. Es kommt zu Fibrose und Emphysem, das durch die Rarefizierung des Lungengefäßbettes eine pulmonale Hypertonie und ein Cor pulmonale bedingt. Terminal kommt es zur respiratorischen Globalinsuffizienz (Tod im hyperkapnischen Lungenversagen) oder zur Rechtsherzdekompensation.

2.2.3
Symptome und Verläufe

Leitsymptome der chronischen Bronchitis sind Husten und – vor allem morgendlicher – Auswurf. Im weiteren Verlauf stellt sich eine zunehmende Dyspnoe bis hin zur Ruhedyspnoe ein. Als Zeichen der chronischen Hypoxie entwickeln sich Zyanose, Trommelschlegelfinger und Uhrglasnägel.

Im Spätstadium treten Zeichen des chronischen respiratorischen Versagens oder der Rechtsherzdekompensation hinzu.

Im Verlauf chronischer Lungenerkrankungen werden klassischerweise zwei klinische „reine" Erscheinungsformen unterschieden, nämlich der bronchitische und der emphysematische Typ (siehe Tabelle 1.23). Häufig sind jedoch Übergänge zu finden.

2.2.4
Diagnostik

Anamnese. Zu erfragen sind v.a. Rauchgewohnheiten, berufliche Noxen und genetische Disposition (α_1-Proteinaseinhibitormangel: Familienanamnese!), das Auftreten von Husten und Auswurf sowie die Belastbarkeit (Belastungsdyspnoe).

Körperliche Untersuchung. Das Expirium ist verlängert, auskultatorisch finden sich trockene und/oder mittelblasige RG und abgeschwächtes Vesikuläratmen.

Lungenfunktionstests. Sie zeigen eine Einschränkung der Vital- und typischerweise der Einsekundenausatemkapazität und dienen auch dem Nachweis einer bronchospastischen Komponente der Obstruktion (Besserung der Werte nach Gabe von Bronchospasmolytika).

Rö-Thorax. Es können eine vermehrte Lungenzeichnung *(„dirty chest")*, Kalibersprünge der Bronchien, ein Verlust der Gefäßzeichnung in der Peripherie sowie tiefstehende, abgeflachte Zwerchfelle (bei emphysematischer Komponente) imponieren. Die Röntgendiagnostik dient auch dem Ausschluß anderer Erkrankungen (Bronchopneumonie, Tumor, Tbc etc.).

EKG. Nachweis einer Rechtsherzbelastung.

Tab. 1.23: Klinische Erscheinungsformen bei chronisch-obstruktiven Lungenerkrankungen

	reiner Bronchitistyp	reiner Emphysemtyp
pathologisches Korrelat:	zentroazinäres (zentrolobuläres) Emphysem	panazinäres (panlobuläres) Emphysem
Befallslokalisation:	Bronchioli terminales/respiratorii	gesamter Azinus
klinisches Bild:	„Blue Bloater"; adipös, zyanotisch; leichte Dyspnoe, viel Husten und Auswurf	„Pink Puffer"; mager, nicht zyanotisch; schwere Dyspnoe, mäßiger (Reiz)husten, kaum Auswurf
Blutgase:	Hypoxämie, Hyperkapnie	Normo- bis Hypoxämie, Normokapnie
Ursache:	Inhalationsnoxen	α-Proteinaseinhibitormangel

Sputum. Mikrobiologische Untersuchung für Erregernachweis und Antibiogramm, falls Fieber und/oder purulentes Aussehen Anhalt für bakterielle Infektion bieten.

2.2.5 Differentialdiagnose

Abzugrenzen ist das Asthma bronchiale, bei dem u.a. eine charakteristische Tageszeitabhängigkeit des Peak flow besteht. Auszuschließen ist außerdem eine respiratorische Insuffizienz anderer Genese sowie eine Linksherzinsuffizienz.

> **Merke !**
>
> Hinter den Symptomen einer chronischen Bronchitis kann sich ein Bronchialkarzinom verstecken!

2.2.6 Prognose

Die Prognose ist abhängig vom Schweregrad der Ventilationsstörung, dem Alter des Patienten und dem Nikotinkonsum (damit auch von der Compliance des Patienten). Günstig ist ein Ansprechen der Ventilationsstörung auf Bronchodilatatoren, ungünstig ist ein manifestes Cor pulmonale.

2.2.7 Therapie

An erster Stelle steht die konsequente Meidung von Noxen (Nikotinkarenz = einzige Maßnahme, die das Fortschreiten der Erkrankung nachweislich verhindert!). Bei beruflicher Exposition ist ein Arbeitsplatzwechsel zu erwägen.

Die Pharmakotherapie besteht in der Gabe von Anticholinergika (Ipratropiumbromid) und/oder β_2-Sympathomimetika zur Bronchodilatation (Wirksamkeit individuell durch Lungenfunktionstests objektivieren), ggf. Gabe von Glukokortikoiden (inhalativ oder oral).

Eine Sauerstofftherapie (regelmäßige Inhalation 12–15 h tgl.) senkt den pulmonalarteriellen Druck (alveolärer $pO_2 \uparrow \rightarrow$ pulmonalarterioläre Vasodilatation) und beugt so der Entstehung eines Cor pulmonale vor.

Krankengymnastischer Therapieansatz bei obstruktiven Lungenerkrankungen ist die sog. Lippenbremse (Ausatmung gegen leichten Widerstand durch gespitzte Lippen); durch den gesteigerten intratrachealen Druck während des Exspiriums wird der exspiratorische Bronchialkollaps vermindert.

Bei bestehender respiratorischer Insuffizienz ist eine intermittierende Überdruckinhalation zu erwägen (z.B. mehrmals täglich für 10 min zur Erholung der Atemmuskulatur).

2.2.8 Prävention

Wichtigste Präventivmaßnahme, die sowohl die Entstehung einer chronischen Bronchitis verhindern als auch ihre Entwicklung zum Cor pulmonale aufhalten kann, ist die Aufgabe des Zigarettenrauchens. Hier ist sowohl im Rahmen öffentlicher Gesundheitserziehung als auch ärztlicherseits wichtige Aufklärungsarbeit zu leisten. Weitere Präventivmaßnahmen bestehen in der Ausschaltung bzw. Reduzierung anderer inhalativer Noxen (z.B. Immissionsschutz; s.a. Hygiene, Kap. 2.7).

2.3 Asthma bronchiale

2.3.1 Definition

Das Asthma bronchiale ist eine variable und reversible Atemwegsobstruktion infolge Entzündung und Hyperreaktivität der Atemwege.

2.3.2 Formen

Man unterscheidet das *exogen-allergische* (*extrinsic*) Asthma, bei dem Allergene als Auslöser identifiziert werden können, von *nichtallergischem* (endogenem, *intrinsic*) Asthma. Bei beiden Formen können auch unspezifische Reize wie z.B. Belastung oder Kälte einen Anfall auslösen.

Lebensbedrohliche Anfälle können bei entsprechender Disposition auch durch nichtsteroidale Antiphlogistika ausgelöst werden (sog. Analgetikaasthma).

2.3.3 Pathophysiologie

Pathophysiologische Grundlage des Asthma bronchiale ist eine Hyperreaktivität des Bronchialsystems auf spezifische und/oder unspezifische Reize. Als Reaktion auf diese Reize kommt es – im Vergleich zum Gesunden überschießend – zur Trias aus:
- Konstriktion der Bronchialmuskulatur
- Ödem der Bronchialschleimhaut
- gesteigerter und in ihrer Zusammensetzung abnormer Schleimsekretion (Dyskrinie)

Beim exogen-allergischen Asthma liegt dieser Reaktion eine Hypersensitivität vom Typ I zugrunde: Diverse Inhalationsallergene (v.a. Pollen, Hausstaubmilben, Tierhaare und -epithelien) führen zur Produktion von spezifischem IgE durch B-Zellen, das sich an basophile Granulozyten und Mastzellen anlagert und zu deren Degranulation führt. Die dadurch freigesetzten Mediatoren (v.a. Histamin) bewirken eine Bronchokonstriktion. Diese IgE-vermittelte Bronchokonstriktion fehlt beim – wesentlich häufigeren – endogenen Asthma.

2.3.4 Symptomatik

Rezidivierende Anfälle von Atemnot wechseln mit völliger Beschwerdefreiheit. Während der Anfälle, zu denen es v.a. nachts und am frühen Morgen kommt, ist Giemen und Brummen zu auskultieren. Das Exspirium ist typischerweise verlängert. Häufig besteht Husten mit Expektoration eines zähen Sputums. Es kommt zur *Orthopnoe* (Inanspruchnahme der Atemhilfsmuskulatur in aufrechter Position), begleitet von Unruhe und Angst. Weitere typische Befunde sind Tachykardie und Zyanose.

2.3.5 Diagnostik

Anamnese. Erfragen von Symptomen der Atemnot (tageszeitliche Schwankungen?), dabei auf einen Zusammenhang mit verschiedenen Reizen (z.B. Kälte, Zigarettenrauch, psychische Belastung) achten. Bei exogenem Asthma ist die Familienanamnese oft positiv, außerdem finden sich weitere Atopie-Merkmale (Heuschnupfen, Neurodermitis etc.).

Lungenfunktion. Nachweis einer reversiblen Atemwegsobstruktion (Besserung nach Gabe von Bronchospasmolytika). Das Peak-flow-Protokoll zeigt die typischen tageszeitlichen Schwankungen.

Allergiediagnostik. Sie dient der Suche nach spez. IgE-Antikörpern, die in der Haut *(Hauttest)* oder im Serum *(RAST)* nachgewiesen werden können. Der *bronchiale Provokationstest* objektiviert den Zusammenhang zwischen Allergenexposition und Obstruktion. Eine hohe *Eosinophilenzahl* in Sputum und Blut läßt ein gutes Ansprechen der antiallergischen Therapie erwarten.

2.3.6 Differentialdiagnose

Besonders im Anfall sind andere Ursachen akuter Dyspnoe auszuschließen (z.B. Lungenembolie, Pneumothorax, Herzinsuffizienz/-infarkt), daher immer Rö-Thorax und EKG anfertigen.

2.3.7 Therapie

Zur Bronchospasmolyse finden β_2-Sympathomimetika, Parasympatholytika und Theophyllin Verwendung. Zur antiallergischen Therapie werden inhalative oder orale Glukokortikoide und Cromoglicinsäure eingesetzt (Indikationen, Stufenplan und Anfallstherapie siehe Spezielle Pharmakologie, Kap. 7.2). Der Erfolg hyposensibilisierender Maßnahmen wird kontrovers beurteilt. Tödliche Zwischenfälle sind dokumentiert.

Im Anfall. Zur Erleichterung der Exspiration im Anfall läßt sich die sog. Lippenbremse einsetzen (Ausatmung durch gespitzte Lippen), da der exspiratorische Bronchialkollaps durch gesteigerten intratrachealen Druck vermindert wird.

Wichtig für die weitere adäquate Therapie ist die Einstufung des Schweregrades. Kriterien dafür sind: Klinische Symptomatik, Herzfrequenz (HF), Atemfrequenz (AF), Peak flow (Pf) und Blutgase.

Leichter Anfall. Patient kann ganze Sätze zu Ende sprechen; HF < 100/min, AF < 24/min, Pf > 300 l/min, pO_2 nur leicht erniedrigt, pCO_2 < 4,5 kPa (Hyperventilation).

Schwerer Anfall. Mehrere Atemzüge für gesprochenen Satz notwendig; deutlicher Pulsus paradoxus. HF > 120/min, AF > 24/min, Pf < 200 l/min, pO_2 deutlich reduziert, pCO_2 < 4,5 kPa (Hyperventilation). *Cave:* Die Entwicklung einer Hyperkapnie (pCO_2 > 6 kPa) zeigt beginnende Erschöpfung an (Hypoventilation) → Indikation für maschinelle Beatmung prüfen!

Mittelschwerer Anfall. Symptomatik zwischen leichtem und schwerem Anfall.

Der Begriff *Status asthmaticus* ist nicht eindeutig definiert; es handelt sich um einen Zustand lebensbedrohlicher Ruhedyspnoe (z.T. länger als 24h), der auf die übliche Therapie nicht anspricht.

2.3.8
Verläufe

Bei allergischer Genese ist die Prognose relativ günstig, da sie sich durch Allergenkarenz beeinflussen läßt. Beim endogenen Asthma ist der Verlauf dagegen eher chronisch-rezidivierend und progredient, z.T. bis zur Entwicklung eines Cor pulmonale.

2.3.9
Prävention

Bei exogenem Asthma steht die weitestmögliche Allergenkarenz im Vordergrund. Beim Analgetikaasthma kann ein Allergiepaß die Gefahr einer versehentlichen Verabreichung entsprechender Substanzen mindern.

2.4
Lungenemphysem

2.4.1
Definitionen, Formen, Ursachen

Als Lungenemphysem bezeichnet man die irreversible Überblähung des Alveolarraumes der Lungen mit Rarefizierung des Gefäßbettes infolge von Destruktion des Lungenparenchyms.

Die größte klinische Bedeutung hat das obstruktive Emphysem als Folge einer chronischen Bronchitis. Selten wird ein Lungenemphysem durch einen vererbten α_1-Proteinaseinhibitormangel (früher: α_1-Antitrypsinmangel) verursacht.

Im weiteren Sinne werden z.T. noch folgende Veränderungen zum Lungenemphysem gerechnet:
- Als *Altersemphysem* (atrophisches E.) bezeichnet man die Lungendehnung des alten Menschen, die auf einer Gefügedilatation durch Bindegewebsdegeneration beruht
- Die Überblähung der Lungen beim Asthmaanfall wird als *funktionelles Emphysem* (Volumen pulmonum auctum) bezeichnet. Aufgrund ihrer nichtdestruktiven Genese sind diese Veränderungen jedoch vom Emphysem im engeren Sinn abzugrenzen.

2.4.2
Pathophysiologie

Durch Zerstörung von Alveolarsepten kommt es zur Verschmelzung benachbarter Alveolen mit Bildung immer größerer Emphysemblasen (siehe Abb. 1.28). Dies hat mehrere Folgen:

Zum einen wird die für den Gasaustausch zur Verfügung stehende innere Oberfläche der Lungen reduziert (→ Gasaustauschstörung, Diffusionskapazität ↓).

Zum anderen kommt es durch die Reduktion des Lungenparenchyms zur Rarefizierung des Kapillarbetts der Lunge (→ Strömungswiderstand ↑, Rechtsherzbelastung).

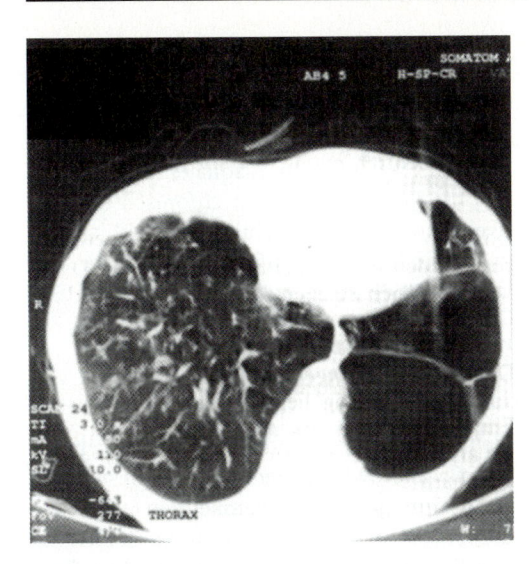

Abb. 1.28: Großbullöses Lungenemphysem an der Basis der linken Lunge im Computertomogramm (B. Wiesner 1996)

behandeln, bevor es zu irreversiblen Parenchymveränderungen kommt. Wird das Fortschreiten nicht durch therapeutische Maßnahmen (s.u.) aufgehalten, entwickeln sich respiratorische Insuffizienz und – als Folge der pulmonalen Hypertonie – ein Cor pulmonale; diese sind die limitierenden Prognosefaktoren.

2.4.6 Therapie

Da eine Rückbildung bestehender Veränderungen nicht zu erwarten ist, ist die Therapie symptomatisch (Allgemeinmaßnahmen, Infektprophylaxe und -behandlung etc.). Treten respiratorische und kardiale Insuffizienz bereits in jungem Alter auf, wird heute in zunehmender Zahl die Lungentransplantation durchgeführt. Bei α_1-Proteinaseinhibitormangel ist eine Substitution von α_1-Antitrypsinkonzentrat in der Erprobung. Langzeiterfahrungen stehen noch aus.

2.4.3 Diagnostik

Diagnostik der chronischen Bronchitis wurde bereits oben beschrieben. Die emphysematische Komponente wird erfaßt durch:
- körperliche Untersuchung: perkutorisch nachweisbare geringe Verschieblichkeit der Zwerchfelle
- Lungenfunktionstests: erhöhtes Residualvolumen
- Rö-Thorax: erhöhte Transparenz/rarefizierte Struktur der Lungen (v.a. peripher), betonte Hili, abgeflachte, tiefstehende Zwerchfelle
- EKG: Nachweis der Rechtsherzbelastung

2.4.4 Differentialdiagnose

Siehe chronische Bronchitis, Kapitel 2.2.

2.4.5 Symptome, Verlauf, Prognose

Die Symptome entsprechen oft denen der chronischen Bronchitis. Verlauf und Prognose hängen vom Schweregrad ab. Es ist daher wichtig, eine chronische Bronchitis zu erkennen und zu

2.5 Bronchiektasen

Bronchiektasen sind sackförmige oder zylindrische Erweiterungen großer Bronchien.

2.5.1 Ursachen

Sie entstehen meist bereits in der Kindheit als Folge angeborener (z.B. Mukoviszidose, Kartagener-Syndrom) oder erworbener Störungen (z.B. nach Infektionskrankheiten, durch poststenotische Entzündung bei Fremdkörperaspiration, Tumor oder Bronchus-Tbc) und kommen lokalisiert (meist basal) oder diffus vor. Ursache ist vermutlich eine Schädigung der Bronchialwand.

2.5.2 Symptomatik

Es bestehen meist seit der Kindheit rezidivierende Atemwegsinfekte mit Husten, purulentem (seltener hämorrhagischem) Auswurf („maulvolle Expektoration") und grobblasigen RG v.a. über den Lungenunterfeldern. Bei aus-

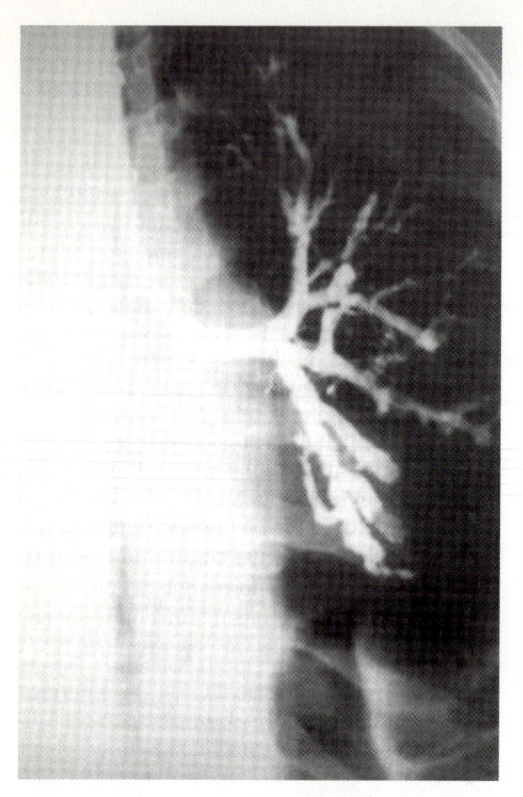

Abb. 1.29: Bronchographie: sackförmige Bronchiektasen des linken Unterlappens mit deutlicher Schrumpfung und konsekutiver Verlagerung des Oberlappens (B. Wiesner 1996)

gedehnterem Befall und chronischem Verlauf entwickeln sich Zyanose, Belastungsdyspnoe und gelegentlich Trommelschlegelfinger.

2.5.3 Diagnostik

Bei klinischem Verdacht sind *Bronchographie* (siehe Abb. 1.29) und *CT der Lunge* sichere Methoden zum Nachweis und zur Beurteilung von Lokalisation und Ausdehnung. Der Rö-Thorax kann unauffällig sein oder zeigt verdickte Bronchialwände mit Doppelkonturen (sog. „tram lines") oder Ringschatten mit Flüssigkeitsspiegeln (Schichtaufnahme!). Während einer *Fiberglasbronchoskopie* kann Sputum zur bakteriologischen Untersuchung gewonnen werden und eine Biopsie die Ursache der Bronchiektasen klären helfen.

2.5.4 Verläufe

Der Verlauf ist abhängig von Ausdehnung/ Schweregrad und von adäquater Therapie. Es gilt, die Entwicklung einer chronisch obstruktiven Bronchitis (= wichtigste Komplikation!) zu verhindern (Lungenfunktionstests zur Verlaufskontrolle).

2.5.5 Therapie

Sie erfolgt überwiegend konservativ durch *Antibiotikagabe*. Wegen der häufigen Besiedlung mit gramnegativen Problemkeimen (z.B. Pseudomonas, Klebsiella, Proteus) zusätzlich zu den für chronische Bronchitis typischen Erregern (Haemophilus influenzae und Pneumokokken) ist meist ein Antibiogramm erforderlich.

Zur Sekretmobilisation wirken *physikalische Maßnahmen* unterstützend: Lagerungsdrainage, Vibrationsmassagen und Inhalationen.

Eine Indikation zur *operativen Sanierung* kann gestellt werden, wenn die adäquate konservative Behandlung erfolglos blieb und der Befall (möglichst einseitig) auf 2–3 Segmente begrenzt ist.

Klinischer Fall

Ein 65jähriger Alkoholiker mit chronischer Bronchitis und morgendlichen Auswurfmengen von 100ml eitrigen Sputums bemerkt eine Hämoptoe. Schon 2 Jahre zuvor war das Sputum blutig tingiert gewesen. Es besteht eine deutliche Atemnot bei Belastung. Die Untersuchung des leicht zyanotischen Patienten ergibt einen Emphysemthorax mit bronchitischen Geräuschen. Die tiefstehende Leber erscheint bei der Palpation vergrößert und derb. Im Nasenrachenraum kein Anhalt für eine Blutungsquelle.
Diagnose: Verdacht auf Bronchiektasen

2.6
Stenosen, Atelektasen, Aspiration

2.6.1
Stenosen

Stenosen (Lumeneinengungen) von Trachea oder Bronchien können entstehen durch Raumforderungen im Lumen (z. B. Bronchialkarzinom, aspirierte Fremdkörper), durch Druck von außen (Lymphknotenschwellungen z. B. bei Tbc oder Lymphomen, durch Struma, Aortenaneurysma, Thymushyperplasie etc.) oder durch Wandveränderungen (z. B. allergisches oder entzündliches Wandödem). Typische Symptome sind Stridor und Hustenanfälle (v.a. bei Reizung der Trachealwand). Poststenotisch kann es zu Minderbelüftung ($\rightarrow$ abgeschwächtes Atemgeräusch) oder durch Ventilmechanismus zu Überblähung kommen.

2.6.2
Atelektasen

Atelektasen sind unbelüftete Lungenabschnitte mit kollabierten Alveolen. Sie entwickeln sich als *Obstruktionsatelektase* infolge von Minderbelüftungen durch Stenosen (s.o.), als *Kompressionsatelektase* durch Druck von außen auf das Lungenparenchym (z. B. bei pleuritischem Exsudat, Hämato- oder Pneumothorax, Zwerchfellhochstand) oder als *Kontraktionsatelektase* bei Schrumpfungsvorgängen im Lungenparenchym (z. B. chronische Entzündungen).

Sind größere Bezirke betroffen, zeigen sich darüber perkutorische Dämpfung und eine Abschwächung von Atemgeräusch, Stimmfremitus und Bronchophonie.

Radiologisch ist das betroffene Areal verdichtet; durch die Zugwirkung auf die Umgebung erscheint diese oft vermehrt transparent, und es können sich Zwerchfellhochstand und eine Mediastinalverlagerung zur betroffenen Seite entwickeln.

2.6.3
Aspiration

Durch Aspiration können sowohl Fremdkörper als auch Flüssigkeiten in die Atemwege gelangen. Diverse Fremdkörper werden gehäuft von kleinen Kindern aspiriert. Da der rechte Hauptbronchus in etwa den Verlauf der Trachea fortsetzt, gelangen die meisten Fremdkörper dorthin und rufen die Symptome der Bronchusstenose oder -obstruktion hervor. Therapeutisch wird die bronchoskopische Entfernung des Fremdkörpers versucht.

Die Aspiration von Flüssigkeiten (z. B. Erbrochenem) wird durch fehlende Schutzreflexe begünstigt (z. B. bei Bewußtlosigkeit, Narkose mit vollem Magen). Neben der Verlegung der Atemwege ist dabei die Entstehung einer Aspirationspneumonie von Bedeutung (chemische Genese durch Magensäure, häufig Besiedelung durch Anaerobier).

3 Krankheiten der Lunge

3.1 Pneumonien

3.1.1 Klinische Formen

Pneumonien lassen sich nach verschiedenen Kriterien einteilen. Aufgrund des unterschiedlichen Erregerspektrums (s.u.) ist es sinnvoll, zwischen *spontan (ambulant)* erworbenen und *nosokomialen* Pneumonien zu unterscheiden.

Die klassische Form der ambulant erworbenen Pneumonie ist die durch Streptococcus pneumoniae verursachte *Lobärpneumonie* mit dem für sie typischen Befall eines einzelnen Lungenlappens sowie dem charakteristischen Verlauf (s.u.). Davon abgegrenzt werden sog. *atypische Pneumonien* (z.B. durch Viren, Mykoplasmen, Pneumocystis carinii oder Coxiellen verursacht), die sich durch einen anderen („atypischen") Verlauf auszeichnen.

Die unterschiedliche Ätiologie wird in der Einteilung in *primäre* (in bisher gesunder Lunge entstandene) und *sekundäre* (auf dem Boden einer nichtentzündlichen Vorerkrankung entstandene) Pneumonien berücksichtigt.

3.1.2 Ätiologie

Primäre, typische Pneumonien (ambulant erworben) werden am häufigsten durch Pneumkokken (ca. 70%) und H. influenzae verursacht, atypische Pneumonien durch Viren, Mykoplasmen, Rickettsien (Coxiella burnetii), Chlamydien oder Legionellen. Erreger nosokomialer Pneumonien sind v.a. Staphylococcus aureus und gramnegative Keime (Klebsiellen, E. coli, Enterobacter, Serratia, Pseudomonas).

Sekundäre Pneumonien entstehen auf dem Boden diverser nicht-entzündlicher Vorerkrankungen, z.B. bei Lungenstauung, hinter Stenosen, im Bereich von Bronchiektasen und Infarkten, nach Aspiration, bei Immunschwäche (Pneumocystis-carinii-Pneumonie bei Aids!) etc.

3.1.3 Symptome

Der typische Verlauf der klassischen *bakteriellen Pneumonie* ist gekennzeichnet durch ihren plötzlichen Beginn mit hohem Fieber. Der obligate Husten ist zunächst trocken, später kommt es zu eitrigem Auswurf. Die physikalische Untersuchung zeigt über dem infiltrierten Areal verstärkte Dämpfung, Bronchialatmen, ohrnahe RG (Knisterrasseln). Bronchophonie und Stimmfremitus sind verstärkt.

Die *atypische Pneumonie* verläuft dagegen oft protrahiert mit geringerer Symptomatik, z.B. unter dem Bild eines banalen viralen Infekts. Der Auskultationsbefund ist häufig unauffällig, da sich die entzündlichen Veränderunge überwiegend im Lungeninterstitium abspielen; erst Röntgenbild oder CT zeigen dann das Ausmaß der Pneumonie.

> **Merke!**
> Ein unauffälliger Auskultationsbefund schließt eine Pneumonie nicht aus!

3.1.4 Diagnostik

Laborwerte. BKS ↑, Leukozytose (bei einigen Typen) mit Linksverschiebung. Die Blutgasanalyse zeigt Hypoxämie und Hypokapnie (durch Hyperventilation).

Rö-Thorax. Verschattung der infiltrierten Segmente, häufig mit Luftbronchogramm.

Keimnachweis. Bei ambulant erworbener Pneumonie ist meist die Sputumuntersuchung ausreichend, bei nosokomialen Pneumonien ist oft die Gewinnung von Bronchialsekret durch transtracheale oder fiberglasbronchoskopische Aspiration erforderlich.

3.1.5 Differentialdiagnose

Bei unzureichender Rückbildung unter antibakterieller Therapie ist an Tbc oder Pilzinfektion (v.a. bei immuninkompetenten Patienten) zu denken. Außerdem ist nach möglichen Ursachen einer sekundären Pneumonie zu fahnden (z.B. Stenose bei Bronchialkarzinom, Infarktpneumonie).

3.1.6 Therapie

Körperliche Schonung, ggf. Bettruhe zur Senkung des Sauerstoffbedarfs; die Inhalation mit 0,9%iger NaCl-Lösung unter Zusatz von β_2-Sympathomimetika fördert die mukoziliäre Clearance; ausreichende Flüssigkeitszufuhr. Die Antibiotikatherapie richtet sich nach dem nachgewiesenen Erreger (siehe auch Spezielle Pharmakologie, Kap. 16.1).

3.2 Exogen allergische Alveolitiden

3.2.1 Ätiologie und Pathogenese

Exogen allergische Alveolitiden sind entzündliche Veränderungen der Alveolen, die durch eine Hypersensitivität vom Typ III (Immunkomplexe) hervorgerufen werden. Diverse inhalative Allergene kommen in Betracht, z.B. thermophile Aktinomyzeten (Farmerlunge), Proteine aus Vogelfedern und -kot (Vogelhalterlunge), Rohbaumwolle (Byssinose) etc. Oft ist die Antigenexposition beruflich bedingt (siehe Arbeitsmedizin, Kap. 4).

3.2.2 Pathophysiologie

Die Aufnahme des Antigens stimuliert über eine Sensibilisierung der Lymphozyten die Bildung von spezifischen zirkulierenden IgM und IgG, die mit den Antigenen Immunkomplexe bilden. Diese lösen über eine Aktivierung des Komplementsystems, über Freisetzung lysosomaler Enzyme aus Granulozyten und interleukinvermittelt eine Entzündungsreaktion aus und bewirken so eine Schädigung der Alveolarwand. Durch Bindegewebsvermehrung kommt es schließlich zur Fibrose mit entsprechenden Folgen. Es entwickelt sich eine restriktive Lungenfunktionsstörung und eine Diffusionsstörung mit verminderter Vitalkapazität, die zu Hyperventilation, Hypoxie und damit langfristig zum Cor pulmonale führen.

3.2.3 Symptome

Einige Stunden nach Antigenexposition kommt es zu Atemnot, trockenem Husten, thorakalem Engegefühl, Frösteln/Schwitzen, Abgeschlagenheit und Fieber.

3.2.4 Diagnostik

Die *Laboranalytik* dient dem Nachweis vermehrter zirkulierender Antikörper; der Zusammenhang mit der Klinik ergibt sich aus den expositionsbezogenen Beschwerden bzw. einen Provokationstest.

Im *EKG* können sich Zeichen der Rechtsherzbelastung finden.

Die *Lungenfunktionstests* zeigen eine Verminderung von Vitalkapazität (restriktive Ventilationsstörung) und Transferfaktor (Diffusionsstörung).

Im *Rö-Thorax* läßt sich der Verlauf anhand der interstitiellen Strukturveränderungen dokumentieren (siehe Abb. 1.30).

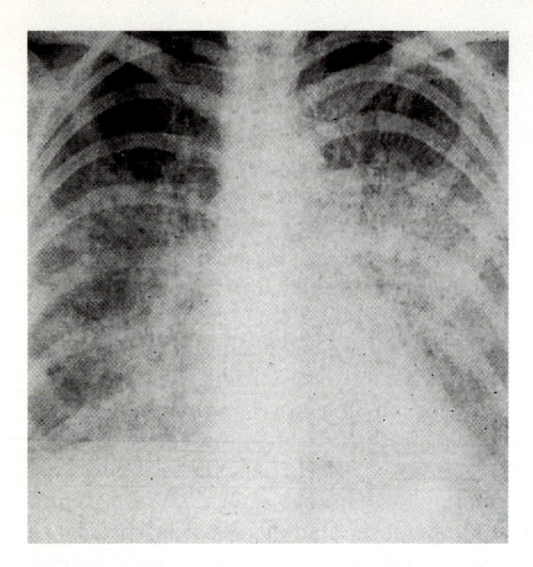

Abb. 1.30: Massive interstitielle Infiltration bei exogen allergischer Alveolitis (hier als „Vogelhalterlunge"); (Lohr/Keppler 1998)

3.2.5 Therapie

Wirksamste Therapie ist die konsequente Antigenkarenz zum frühestmöglichen Zeitpunkt. Bei starken Beschwerden wirken außerdem Glukokortikoide und – bei Therapieresistenz – Immunsuppressiva.

Klinischer Fall

Eine Bäuerin hat „rezidivierende grippale Infekte", Husten und zunehmende Dyspnoe. Sie wurde mehrfach wegen Pneumonieverdachts (beidseits feinblasige, basale Rasselgeräusche) in die Klinik eingewiesen, wo die Symptome jeweils in wenigen Tagen abklangen. Im Urlaub hatten sich die Beschwerden trotz körperlicher Anstrengung rasch gebessert. *Diagnose:* Verdacht auf exogen allergische Alveolitis

3.3 Lungenfibrosen

Die Lungenfibrose ist die gemeinsame Endstrecke vieler Erkrankungen und Schädigungen, die das Lungeninterstitium betreffen und dort zu einer irreversiblen Bindegewebsvermehrung führen.

3.3.1 Vorkommen

Die Lungenfibrose kann idiopathisch entstehen (sog. Hamman-Rich-Syndrom) oder ist Folge von Lungenerkrankungen, Systemerkrankungen oder der Einwirkung verschiedener Noxen (oft auch berufsbedingt; siehe Arbeitsmedizin, Kap. 4).

3.3.2 Pathophysiologie

Die Ansammlung von Entzündungszellen in den Alveolarsepten bedingt eine *Diffusionsstörung*. Durch die interstitielle Bindegewebsvermehrung kommt es zu einer Abnahme der Lungencompliance (Dehnbarkeit) mit Zunahme der Atemarbeit (= *restriktive Ventilationsstörung*). Die Zerstörung der Alveolarsepten führt im fortgeschrittenen Stadium zum Bild der Wabenlunge.

Zu den Rückwirkungen dieser Veränderungen auf den kleinen Kreislauf siehe Kapitel 4.3.

3.3.3 Symptome

Im Vordergrund steht die Belastungsdyspnoe, häufig begleitet von unproduktivem Husten. Klinische Zeichen insbesondere der fortgeschrittenen Lungenfibrose können sein:
- hochstehende Zwerchfelle mit verringerter Atemverschieblichkeit
- hochfrequentes inspiratorisches Knisterrasseln („Sklerosiphonie")
- Trommelschlegelfinger und Uhrglasnägel

3.3.4 Diagnostik

Durch *Lungenfunktionstests* lassen sich eine restriktive Ventilationsstörung (Vitalkapazität ↓) und eine Diffusionsstörung (Diffusionskapazität ↓) objektivieren. Die *Blutgase* zeigen vor allem unter Belastung einen Abfall des pO_2 (= respiratorische Partialinsuffizienz; Globalinsuffizienz erst terminal). *Röntgenologisch* zeigen sich im Fortgeschrittenenstadium diffuse retikuläre oder noduläre Strukturverdichtungen. Die Erfassung von Frühstadien gelingt sehr sensitiv im hochauflösenden CT (HR-CT).

Eine ätiologische Zuordnung wird z.T. durch die *Zytologie der Bronchialflüssigkeit* oder durch *Lungenbiopsie* möglich (im Spätstadium jedoch schwierig).

3.3.5
Therapie

Das Fortschreiten der Fibrose kann z.T. durch Kortikosteroide oder (bei Nichtansprechen) durch Immunsuppressiva aufgehalten werden. Eine einmal eingetretene Fibrose ist jedoch irreversibel, wobei die symptomatische Therapie auf eine Verbesserung der Sauerstoffversorgung abzielt. Bei ausgewählten Patienten kommt eine Lungentransplantation in Frage.

3.4
Strahlenpneumonitis

3.4.1
Ursachen, Diagnostik

Auch ionisierende Strahlen können irreversible Veränderungen des Lungenparenchyms auslösen, die zur Fibrose führen. Beobachtet wird dies v.a. nach der Strahlentherapie von thorakalen Prozessen wie z.B. Bronchial- und Mammakarzinom. Die pathologischen Veränderungen finden sich betont in den Bestrahlungsfeldern. Ansonsten unterscheiden sich Klinik, Röntgenbefund und Lungenbiopsie nicht charakteristisch von Lungenfibrosen anderer Genese.

3.5
Pneumokoniosen

3.5.1
Ursachen

Als Pneumokoniosen bezeichnet man die Erkrankungen der Lunge, die durch Inhalation anorganischer Stäube (z.B. Quarz, Asbest) verursacht werden. Sie spielen eine besondere Rolle im Zusammenhang mit Berufserkrankungen (siehe Arbeitsmedizin, Kap. 4.7).

3.5.2
Diagnostik

Meist führt die Berufsanamnese zur Diagnose. Die Lungenfunktionstests sind, wie bei Lungenfibrosen anderer Genese, im Sinne einer restriktiven Lungenfunktionsstörung verändert. Als Reaktion auf die inhalativen Noxen kann sich wie bei der chronischen Bronchitis auch eine Obstruktion hinzugesellen. Der Rö-Thorax dient der Verlaufskontrolle.

3.5.3
Differentialdiagnose

Auszuschließen sind ein Bronchialkarzinom und eine Tuberkulose, die sich hinter den chronischen Beschwerden verstecken können; auf dem Boden der silikotisch vorgeschädigten Lunge kann eine sog. Silikotuberkulose entstehen.

Auch Lungenfibrosen anderer Genese sind in Betracht zu ziehen.

3.5.4
Therapie

Expositionsprophylaxe, soweit möglich, verhindert das Fortschreiten. Die bestehende Fibrose ist entsprechend zu therapieren (siehe Kap. 3.3).

3.6
Chemisch-irritativ, chemisch-toxisch und physikalisch verursachte Krankheiten der Lunge und der Bronchien

Chemisch-irritativ, -toxisch und physikalisch bedingte Lungenerkrankungen sind häufig Folge beruflich bedingter Schädigung (siehe Arbeitsmedizin, Kap. 4).

Eine bedeutsame Sonderform dieser Erkrankungen ist die *medikamentös-toxische Alveolitis*. Verschiedene Medikamente (z.B. Zytostatika, Antibiotika und Antiphlogistika, aber auch Herz-Kreislauf-Medikamente und Antiepileptika) können bei dazu disponierten Individuen akut, subakut oder chronisch zu einer progredienten interstitiellen Lungenerkrankung führen.

> **Klinischer Fall**
>
> Eine 35jährige Patientin mit chronischer Pyelonephritis (Therapie zunächst mit Cotrimoxazol, jetzt mit Nitrofurantoin) entwickelt symmetrische basale Lungeninfiltrationen mit Reizhusten und Dyspnoe. Das Herz ist radiologisch unauffällig, RR 160/100 mm Hg. Die Infiltrationen persistieren trotz Therapie mit Erythromycin, Serumkreatininkonzentration 250 µmol/l (28 mg/l).
> Ätiologisch am wahrscheinlichsten ist eine medikamentös-toxische Alveolitis.

3.7 Eosinophile Lungenerkrankungen

Eine Gewebe- und/oder Bluteosinophilie wird bei verschiedenen Lungenerkrankungen beobachtet. Hierzu gehören v.a. Infektionen durch Parasiten (z.B. Spulwurm) und Pilze, in deren Abwehr die eosinophilen Granulozyten eine besondere Rolle spielen. Die Therapie erfolgt hierbei kausal.

Interstitielle eosinophile Lungeninfiltrate kommen außerdem bei der allergischen Granulomatose (Churg-Strauss) vor, bei der – meist ausgelöst durch Medikamente – eine Immunkomplexangiitis besteht.

Therapie. Glukokortikoide.

4 Krankheiten des kleinen Kreislaufs

4.1 Akutes Cor pulmonale

4.1.1 Ätiologie

Das akute Cor pulmonale ist eine plötzlich einsetzende Rechtsherzbelastung, die ihre Ursache in einer Steigerung des Strömungswiderstandes im kleinen Kreislauf hat. Häufigste Ursache ist die Verlegung der Lungenstrombahn durch Thrombembolie, Fettembolie, Luftembolie oder Fruchtwasserembolie. Auch im Status asthmaticus kann sich durch vasokonstriktiv gesteigerten Strömungswiderstand ein akutes Cor pulmonale entwickeln.

4.1.2 Symptome, Diagnostik

Im Vordergrund steht die akute Dyspnoe, z.T. mit Hämoptoe und Tachykardie; bei massiver Strombahneinengung kommt es zum Schock.
Im *EKG* sind Zeichen der Rechtsherzbelastung nachweisbar: P pulmonale, Rechtsdrehung der Herzachse, z.T. Rechtsschenkelblock, tiefes S in V_6, präterminal negative T in V_2 und V_3.
Der *Rö-Thorax* zeigt weite zentrale Pulmonalarterien und Zeichen der Dilatation des rechten Herzens. Der *pulmonalarterielle Druck* ist erhöht.

4.1.3 Therapie

Zur Reduktion der Rechtsherzbelastung ist die Behandlung der Grundkrankheit erforderlich (z.B. Lungenembolie).

4.2 Primäre und sekundäre pulmonale Hypertonie

Als pulmonale Hypertonie bezeichnet man eine andauernde Erhöhung des pulmonalarteriellen Drucks über 30/15–20 mm Hg.

4.2.1 Ätiologie

Die Ursache der sehr seltenen *primären* pulmonalen Hypertonie (v.a. bei Frauen um 30 Jahre) ist unbekannt, es handelt sich um eine Ausschlußdiagnose.
Eine *sekundäre* pulmonale Hypertonie entsteht durch Steigerung des Lungengefäßwiderstandes infolge
- Rarefizierung des Lungengefäßbettes bei chronischen Lungenerkrankungen (sog. *vasorestriktive* Form)
- chronische alveoläre Hypoxie, die über den Euler-Liljestrand-Mechanismus zur pulmonalarteriolären Vasokonstriktion führt (*vasokonstriktive* Form)
- Verlegung von Lungengefäßen (*vasoobstruktive* Form)

Auch die Steigerung des pulmonalen Blutflusses durch kongenitale Links-Rechts-Shunts führt durch die sich entwickelnde Pulmonalarteriosklerose zum Anstieg des Pulmonalarteriendruckes.
Die Steigerung des pulmonalarteriellen Druckes ist ein pathogenetischer Schritt in der Entwicklung eines chronischen Cor pulmonale. *Symptome, Diagnostik, Differentialdiagnose* und *Therapie* werden daher im Zusammenhang mit dem chronischen Cor pulmonale im folgenden Kapitel besprochen.

4.3 Chronisches Cor pulmonale

4.3.1 Definition

Das chronische Cor pulmonale ist eine Rechtsherzhypertrophie und/oder -dilatation, die sich als Folge einer anhaltenden oder fortschreitenden pulmonalen Hypertonie in unterschiedlichen Abstufungen entwickelt:
- latentes Cor pulmonale: pulmonale Hypertonie nur unter Belastung
- manifestes Cor pulmonale: pulmonale Hypertonie mit Rechtsherzhypertrophie ohne Stauungszeichen
- dekompensiertes Cor pulmonale: pulmonale Hypertonie mit Rechtsherzinsuffizienz in Ruhe

4.3.2 Pathophysiologie

Zum chronischen Cor pulmonale können alle Erkrankungen führen, die eine länger andauernde pulmonale Hypertonie (s.o.) zur Folge haben. Durch die resultierende Belastung (und schließlich Dekompensation) des rechten Herzens kommt es zur Einflußstauung vor dem rechten Herzen, die die Symptomatik der Erkrankung mitbestimmt.

4.3.3 Grundkrankheiten

Krankheiten, die über Vasorestriktion, Vasokonstriktion oder Vasoobstruktion zu pulmonaler Hypertonie und damit zum Cor pulmonale führen können, sind u.a.:
- Vasorestriktion: Lungenemphysem, interstitielle Lungenerkrankungen (z.B. Lungenfibrose, Sarkoidose, Asbestose, Kollagenosen)
- Vasokonstriktion: obstruktive Lungen- und Bronchialerkrankungen, Pickwick-S., Schlafapnoe-S., exogene Hypoxie (z.B. bei Aufenthalt in großer Höhe), mechanisch (z.B. Thoraxdeformitäten) oder neuromuskulär (z.B. Myasthenia gravis, Phrenikusparese etc.) bedingte Hypoventilation
- Vasoobstruktion: rezidivierende Lungenembolien

4.3.4 Symptome, Diagnostik

Symptome zeigen sich oft erst nach langer Latenz, wenn der Pulmonalismitteldruck das Doppelte der Norm überschritten hat.
Beschwerden: (Belastungs-)Dyspnoe, Müdigkeit, Husten, z.T. Hämoptysen, unspezifische Symptome.

Körperliche Untersuchung. Tachykardie, Zyanose; verstärkter Jugularvenenpuls, konjunktivale Injektion, Stauung der Venen am Augenhintergrund, Hepatomegalie, Knöchelödeme (Zeichen der Einflußstauung). *Auskultation*: Geräusche der dilatationsbedingten relativen Trikuspidalinsuffizienz, verstärkter Pulmonalklappenschlußton.

Bildgebende Verfahren. Der *Rö-Thorax* zeigt eine Erweiterung der pulmonalen Ausflußbahn und Zunahme zentraler Gefäßkaliber mit rascher Kaliberabnahme in der Peripherie (sog. Hilusamputation). *Sonographisch* sind Hepatomegalie, erweiterte zentrale Lebervenen und verringerter inspiratorischer Kollaps der V. cava inf. nachweisbar.

Kardiale Untersuchungen. Beweisend ist die Messung des erhöhten Pulmonalarteriendruckes durch *Rechtsherzkatheteruntersuchung*. Im EKG sind Zeichen der Rechtsherzbelastung/-hypertrophie nachweisbar; die *Echokardiographie* zeigt eine Verdickung der rechten Ventrikelwände oder eine Dilatation.

Labortests. Polyglobulie/Hämatokrit ↑ (hypoxiebedingt); die Blutgasanalyse zeigt Hypoxie, Hyperkapnie und Azidose.

4.3.5 Therapie

Im Vordergrund steht die Behandlung der zugrundeliegenden Lungenkrankheit.

4.4 Lungenödem

4.4.1 Definition

Als Lungenödem wird die Ansammlung von Flüssigkeit im Lungeninterstitium (= interstitielles Lungenödem) oder den Alveolen (= alveoläres Lungenödem) bezeichnet.

4.4.2 Pathophysiologie und Diagnostik

Die häufigste Ursache eines Lungenödems ist die Linksherzinsuffizienz (siehe auch Herz und Gefäße, Kap. 1.1). Durch Druckerhöhung im pulmonalvenösen und -kapillären System kommt es zunächst zum Übertritt von Flüssigkeit ins Lungeninterstitium (→ trockene Rasselgeräusche, Kerley-A- und B-Linien und retikuläres, interstitielles Verschattungsmuster im Rö-Thorax). Bei weiterem Druckanstieg folgt schließlich der Übertritt von Flüssigkeit in den Alveolarraum (→ mittel- bis grobblasige Rasselgeräusche, fleckig-konfluierende Verschattung im Rö-Thorax).

Weitere häufige Ursachen des Lungenödems sind:
- Überwässerung bei Nierenversagen
- toxisch-inhalative Noxen
- Magensaftaspiration

> **Klinischer Fall**
>
> Ein 52jähriger Patient wird schweißbedeckt als Notfall eingewiesen. Von den Angehörigen ist zu erfahren, daß der Patient beim Rasenmähen über Atemnot, Oppressionsgefühl und Husten geklagt hat. Der Zustand habe sich dann rasch verschlechtert. Bei Aufnahme frequente, rasselnde Atmung, reichlich rötlich-schaumiges Expektorat, bei der Auskultation diffuse mittel- bis grobblasige Rasselgeräusche über allen Lungenfeldern; Herzfrequenz 132/min, regelmäßig. RR 105/90 mm Hg. Temperatur 37,8°C rektal.
> *Verdachtsdiagnose:* Lungenödem infolge Herzinfarktes

4.5 Lungenembolie

Bei der Lungenembolie handelt es sich um einen partielle Verschluß der Lungenstrombahn durch ortsfremdes Material (am häufigsten Thromben aus den tiefen Becken- und Oberschenkelvenen, seltener Fett oder Luft).

4.5.1 Symptome, Diagnostik

Anamnestische Hinweise können sein: Zustand 1–2 Wochen nach chirurgischem Eingriff, Vorgeschichte einer tiefen Beinvenenthrombose oder schweres Trauma mit Frakturen (Fettembolie). Die Beschwerden sind abhängig vom Ausmaß des Verschlusses und v.a. durch das Leitsymptom der Atemnot (Dyspnoe) geprägt. Insbesondere bei peripheren Embolien mit pleuraler Reizung kann sich Brustschmerz (v.a. inspiratorisch) einstellen. Entwickelt sich aus der Lungenembolie ein hämorrhagischer Lungeninfarkt (möglich bei zusätzlich vorliegender Linksherzinsuffizienz), können zusätzlich Hämoptysen auftreten.

> **Merke !**
>
> Die Lungenembolie wird häufig nicht oder zu spät diagnostiziert. Jede plötzlich einsetzende, unerklärliche Dyspnoe ist auf eine Lungenembolie verdächtig.

Klinisch imponieren meist Tachypnoe und Tachykardie. Bradykardie, Kreislaufschock und Bewußtseinsverlust treten bei fulminanter Lungenembolie auf.

Die weiterführende apparative Diagnostik läßt folgende Befunde erheben:
- *Blutgasanalyse*: pO_2 ↓. Der pCO_2 kann normal oder (durch Hyperventilation) erniedrigt sein
- *Rö-Thorax*: verminderte Gefäßzeichnung der betroffenen Region, bei Lungeninfarkten keil- oder spindelförmige Verschattungen (nicht obligat!)
- *Perfusionsszintigraphie*: Perfusionsdefekte entsprechend der Verlegung der Lungenstrombahn

- *Pulmonalisangiographie*: sicherste Methode zum Nachweis einer Lungenembolie; sie zeigt Füllungsabbrüche oder -defekte hilusnaher Gefäße
- Der *EKG-Befund* kann Zeichen des akuten Cor pulmonale aufweisen (s. dort), jedoch auch normal sein

> **Merke !**
>
> Ein unauffälliger Rö-Thorax- und EKG-Befund schließen eine Lungenembolie nicht aus!

4.5.2 Differentialdiagnose

Wegen der oft unspezifischen Beschwerden sind die Differentialdiagnosen vielfältig: Angina pectoris, Myokardinfarkt, Pneumonie, Pneumothorax, schwerer Asthmaanfall, Schock anderer Ursache, gastrointestinale Störungen etc.

4.5.3 Therapie

Bei entsprechender Anamnese und Symptomatik ist sofort mit der Therapie zu beginnen (nicht erst radiologische Bestätigung abwarten). Maßnahmen:
- Patienten aufsetzen und ruhigstellen
- Sauerstoffgabe über Nasensonde
- 10 mg Morphium i.v. bei starken Schmerzen
- intravenöse Heparinisierung über ca. 8 Tage

Bei schweren Lungenembolien ist unter Beachtung der Kontraindikationen eine Thrombolyse mit Uro- oder Streptokinase oder mit rekombinantem Gewebe-Plasminogen-Aktivator (rTPA) möglich (siehe auch Klinische Pharmakologie, Kap. 6.3). Bei fulminanter Lungenembolie durch einen großen, zentral gelegenen Thrombus kann als ultima ratio dessen operative Entfernung lebensrettend sein (Embolektomie).

4.5.4 Prävention

Zur Prophylaxe einer Lungenembolie nach operativen Eingriffen dienen frühzeitige Mobilisierung, das Tragen von Antithrombosestrümpfen und Heparinisierung.

Bei einer tiefen Beinvenenthrombose ist eine orale Antikoagulation durchzuführen; bestehen dagegen Kontraindikationen, kommen Sperrmaßnahmen (Einführen eines Schirmfilters z.B. nach Mobin-Udin) an der V. cava inferior in Betracht (auch zur Verhinderung rezidivierender Embolien).

Orale Kontrazeptiva bei Patientinnen mit gesteigertem Thromboserisiko vermeiden.

> **Klinischer Fall**
>
> Ein 65jähriger Patient erkrankt 3 Wochen nach einer Prostataoperation plötzlich an Atemnot ohne wesentliche Schmerzen. Vom Arzt wird eine Lippenzyanose festgestellt, die nach Aussage der Ehefrau vorher nicht bestanden hat. Puls 124/min, Atmung 30/min, keine Besonderheiten bei Auskultation und Perkussion von Herz und Lunge.
> *Diagnose:* Verdacht auf Lungenembolie

4.6 Schocklunge

4.6.1 Symptome

Die Lunge gehört zu den Organen, die im Rahmen eines Schocks kritische Veränderungen erfahren (siehe auch Spezielle Pathologie, Kap. 5.5). Die Schocklunge entwickelt sich im Zeitraum von etwa einer Woche nach Schockbeginn und geht klinisch mit einer akuten respiratorischen Insuffizienz einher (Symptome: Dyspnoe, $pO_2 \downarrow$, $pCO_2 \uparrow$ → Blut-pH $\uparrow$).

4.6.2
Therapie

Die Therapie folgt den allgemeinen Prinzipien der Schockbehandlung (siehe Notfallmedizin, Kap. 2.). Zur Verbesserung der Sauerstoffsättigung des Blutes erfolgt eine Überdruckbeatmung (PEEP = *p*ositive *e*nd-*e*xspiratory *p*ressure).

4.6.3
Verlauf und Prognose

Hat die Therapie keinen Erfolg, geht die Schocklunge allmählich in eine irreversible interstitielle Fibrose über, die eine lebensbegrenzende Komplikation darstellt.

5 Neoplasmen der Bronchien und der Lunge

5.1 Bronchialkarzinom

Bronchialkarzinome sind maligne Tumoren, die sich als Plattenepithelkarzinom (33%), Adenokarzinom (ca. 25%) oder großzelliges Karzinom (16%) vom Oberflächenepithel der Bronchien/Bronchiolen herleiten oder als kleinzelliges Bronchialkarzinom (26%) vom bronchialen APUD-System ausgehen.

5.1.1 Ätiologie

In der Ätiologie des Bronchialkarzinoms spielt das Rauchen erwiesenermaßen die Hauptrolle. Andere inhalative Noxen (z.B. Umwelteinflüsse) sowie genetische Disposition sind quantitativ nur untergeordnet beteiligt.

5.1.2 Frühsymptome

Die ersten Symptome des Bronchialkarzinoms sind oft wenig spezifisch und treten häufig erst dann auf, wenn der Tumor schon inoperabel ist. Sie bestehen in Reizhusten (meist nur bei endobronchial wachsendem Tumor), Hämoptysen und Dyspnoe; bei tumorbedingter Einengung eines Bronchus kann ein Stenosegeräusch auskultierbar sein. Da bei der Hauptrisikogruppe (Raucher) oft eine chronische Bronchitis besteht, kann sich ein Bronchialkarzinom lange hinter deren Symptomen verstecken.

Weitere Symptome, wie z.B. obere Einflußstauung durch Ummauerung der V. cava superior, Heiserkeit bei Rekurrensparese, Horner-Syndrom und/oder Schmerzen bei Infiltration des Armplexus (Pancoast-Tumor), werden erst im fortgeschrittenen Stadium beobachtet. Manchmal machen erst *metastasenbedingte Beschwerden* oder, besonders beim kleinzelligen Bronchialkarzinom, *Paraneoplasien* (z.B. Cushing-Syndrom durch ACTH-produzierenden Tumor, Hyperkalzämie durch Parathormonbildung, hämatologische Störungen, Polyneuropathie) auf das Leiden aufmerksam.

Klinischer Fall

Ein 50jähriger Patient (Raucher, chronische Bronchitis, rezidivierende Magenulzera, arterielle Verschlußkrankheit der unteren Extremitäten) leidet seit 6 Monaten unter zunehmender Kachexie, Myasthenie und polyneuritischen Schmerzen, besonders beider Beine. Laborchemisch fällt u.a. eine erhebliche Hyperkalzämie auf.
Diagnose: Verdacht auf kleinzelliges Bronchialkarzinom mit paraneoplastischer Parathormonproduktion

5.1.3 Diagnostik

Die ersten diagnostischen Maßnahmen bei Verdacht auf Bronchialkarzinom sind ein Rö-Thorax in 2 Ebenen, ein Thorax-CT und eine Bronchoskopie. Eine positive Bronchoskopie sichert die Diagnose.

Nach Sicherung der Diagnose und histologischer Zuordnung erfolgt ein Staging mit dem Ziel, die Ausbreitung des Tumors festzustellen und die Therapie darauf abzustimmen; es umfaßt ein Thorax-CT (Ausdehnung des Primärtumors, Nachweis von Metastasen), Sonographie oder CT des Abdomens (Leber- oder NNR-Metastasen?), Skelettszintigraphie (Knochenmetastasen?) sowie Knochenmarkpunktion und Schädel-CT (nur bei kleinzelligem Bronchialkarzinom).

Etablierter Tumormarker in Diagnostik und Therapiekontrolle des kleinzelligen Bronchialkarzinoms ist die *neuronspezifische Enolase (NSE)*.

5.1.4 Differentialdiagnose

Differentialdiagnosen sind Pneumonie (die allerdings als Retentions- bzw. poststenotische Pneumonie auch begleitend beim Bronchialkarzinom auftreten kann), Tuberkulose, Sarkoidose und Metastasen anderer Tumoren.

5.1.5 Therapie

Die Therapie ist bei kleinzelligem und nichtkleinzelligem Karzinom unterschiedlich.

Nichtkleinzelliges Bronchialkarzinom. In der Regel *Operation*, die nur in lokal begrenzten Stadien kurative Chance bietet, ggf. mit Nachbestrahlung. Chemotherapie ist meist von geringer Effektivität. Die 5-Jahres-Überlebensrate nach kurativer OP liegt bei ca. 30%.

Kleinzelliges Bronchialkarzinom. Fast immer gutes Ansprechen auf *systemische Chemotherapie*, ggf. kombiniert mit lokaler Nachbestrahlung oder palliativer Bestrahlung z. B. von Knochenmetastasen. Die erzielten Remissionen sind jedoch meist von kurzer Dauer (mediane Überlebenszeit < 9 Monate).

5.1.6 Prophylaxe, Früherkennung

Männliche Raucher haben ein 22mal höheres Risiko, an einem Bronchialkarzinom zu versterben, als männliche Nichtraucher. Da das Erkrankungsrisiko auch beim Raucher nach Entwöhnung wieder abnimmt, ist zur Aufgabe des Rauchens zu motivieren. Wegen der Stadienabhängigkeit der Prognose ist auch die Früherkennung von großer Relevanz. Entsprechende Beschwerden müssen daher immer ernst genommen werden und zur Ausschlußdiagnostik führen. Kurativ zu behandelnde Frühstadien sind jedoch leider häufig noch asymptomatisch und auch im Rö-Thorax nicht sicher zu erfassen.

> **Klinischer Fall**
>
> Ein 56jähriger Patient wird in schwerkrankem Zustand in die Notaufnahme gebracht. Es imponieren Dyspnoe und ein Stokesscher Kragen als Zeichen der akuten oberen Einflußstauung. In der rechten Supraklavikulargrube sind mehrere derbe, kirsch- bis pflaumengroße Resistenzen tastbar.
> *Diagnose:* metastasiertes Bronchialkarzinom

5.2 Bronchialadenom und andere Tumoren

Unter dem Oberbegriff Bronchialadenom werden verschiedene semimaligne Tumoren des Bronchialsystems zusammengefaßt (z.B. Bronchuskarzinoid, Papillome, Zylindrome).

5.2.1 Symptome

Oft symptomlos, sind diese Tumoren häufig Zufallsbefunde bei Röntgenreihenuntersuchungen. Ihre Bedeutung liegt dann v.a. in der Abgrenzung von malignen Veränderungen. Das Bronchuskarzinoid kann endokrin aktiv sein (Serotoninproduktion), Papillome können zur Bronchusstenose führen.

5.2.2 Therapie

Wegen des zwar langsamen, aber dennoch malignen Wachstums (Bronchuskarzinoid, Zylindrome) bzw. wegen des Entartungsrisikos (Papillome) werden die Tumoren reseziert.

5.3 Primäre Lungentumoren (Alveolarzellkarzinom, maligne Lungenadenomatose)

Das Alveolarzellkarzinom (synonym maligne Lungenadenomatose) ist ein bronchioloalveoläres Adenokarzinom, das häufig multifokal im

Gefolge fibrosierender Lungenerkrankungen auftritt. Es besteht aus schleimproduzierenden Zylinderepithelzellen und kann daher klinisch durch Abhusten extremer Sputummengen imponieren. Die Prognose ist trotz frühzeitiger hämatogener Metastasierung besser als beim bronchogenen Adenokarzinom.

5.4
Lungenmetastasen, Lymphangiosis carcinomatosa

Hämatogene Lungenmetastasen entstehen durch Verschleppung von malignen Zellen via V. cava und rechtes Herz in die Lungen (häufig bei Hypernephrom, Osteosarkom, Mamma-, Schilddrüsen-, Prostata- und Pankreaskarzinom sowie Magen- und Kolonkarzinom). Röntgenologisch präsentieren sie sich meist als multiple Rundherde unterschiedlichen Durchmessers.

Die Lymphangiosis carcinomatosa (v.a. bei Magen- und Mammakarzinom) breitet sich in Lymphgefäßen entlang der Lungensepten und an der Pleuraoberfläche aus.

6 Tuberkulose

Die Infektion mit Mycobacterium tuberculosis erfolgt meist über die Lunge. Dabei bildet sich ein Primärinfiltrat (= Lungenpol, meist im rechten Lungenobergeschoß) mit begleitender Lymphadenitis der zugehörigen Hiluslymphknoten (= Lymphknotenpol), zusammen als *Primärkomplex* bezeichnet. Diese *Primärinfektion* verläuft meist klinisch inapparent, da es dem Immunsystem meist gelingt, die Infektion in diesem Stadium einzudämmen; sie heilt dann unter Granulombildung und Verkalkung aus (siehe Abb. 1.31). Dabei können jedoch u. U. jahrzehntelang lebende Tuberkelbakterien persistieren, von denen z. B. bei schlechter Abwehrlage eine Reaktivierung der Krankheit ausgehen kann (sog. *postprimäre Tuberkulose*).

Selten kommt es bereits unmittelbar im Gefolge der Primärinfektion im sog. *subprimären Stadium* zu unterschiedlichen klinischen Manifestationen (siehe Kap. 6.1).

Insgesamt können sich durch lymphogene und hämatogene Generalisierung sowie infolge einer Ausbreitung durch die Bronchien oder den GI-Trakt sehr unterschiedliche Manifestationen der Tuberkulose entwickeln (siehe Abb. 1.32). Von diesen Krankheitsbildern treten manche bevorzugt subprimär auf, andere kommen dagegen überwiegend im Rahmen einer postprimären Tuberkulose vor.

Diagnostik. Die spezifische, zellgebundene Immunität (Typ IV), die eine Infektion mit Mycobacterium tuberculosis hinterläßt, läßt sich diagnostisch im Tuberkulintest verwerten (Tuberkulintest positiv = es hat eine Auseinandersetzung mit Mycobacterium tuberculosis stattgefunden). Er ist vor allem bei negativem Vorbefund aussagekräftig (sog. Tuberkulintestkonversion). Röntgenologisch spricht der Nachweis einer bipolaren Veränderung (Lungeninfiltrat und Hiluslymphknoten) für einen tuberkulösen Primärkomplex.

> **Merke!**
>
> Ein negativer Tuberkulintest schließt eine Tuberkulose nicht aus. Ein positiver Tuberkulintest kann durch Infektion oder durch Impfung hervorgerufen werden.

Therapie. Jede aktive Tuberkulose ist behandlungspflichtig. Basis der Tuberkulosetherapie sind Chemotherapeutika, die in der sog. *Standardtherapie* zunächst für 3 Monate als Dreierkombination (INH, Rifampicin und Ethambutol) verabreicht werden (siehe auch Klinische Pharmakologie, Kap. 16.8). Anschließend wird die Therapie noch mindestens 6 Monate mit INH und Rifampicin fortgeführt. Dieser Stan-

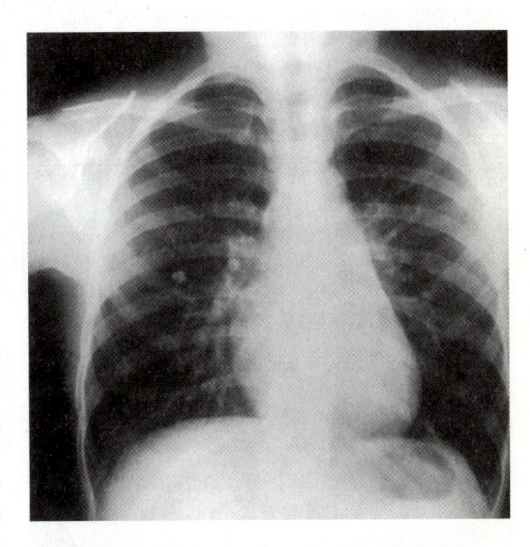

Abb. 1.31: Verkalkter Primärkomplex mit verkalktem Primärherd im rechten Mittelgeschoß und verkalkten Lymphknoten am rechten oberen Hilus bei einem zehnjährigen Mädchen (R. Loddenkemper 1996)

dardtherapie steht die sog. *Kurzzeittherapie* gegenüber, die zunächst für 2 Monate mit einer Viererkombination (zusätzlich Pyrazinamid) durchgeführt wird. Danach wird die Therapie mit INH und Rifampicin für mindestens 4 Monate weitergeführt.

Epidemiologie, Prognose. Nur 5–10 % der infizierten Personen erkranken im Laufe des Lebens klinisch manifest an der Tuberkulose. Für die Ausbreitung der Erreger und das Entstehen einer Organtuberkulose ist die Schwächung der natürlichen oder erworbenen Resistenz bedeutsam. Mögliche ätiologische Faktoren sind z.B. ein *schlechter hygienischer Standard, Alkoholismus,* längere *immunsuppressive Behandlung* oder *HIV-Infektion.*

Früherkennung, Prävention. Die BCG-Impfung der Neugeborenen wird heute nicht mehr generell empfohlen, unter anderem, weil sie die Aussagekraft des Tuberkulintests einschränkt (positiver Ausfall durch Impfung oder Infektion?).

6.1
Primärtuberkulose

6.1.1
Symptome

In den meisten Fällen verläuft die Erstinfektion mit Mycobacterium tuberculosis klinisch unbemerkt. Nur selten (ca. 2–3 %) kommt es bereits im subprimären Stadium zur klinisch manifesten Primärtuberkulose. Diese kann unterschiedliche Erscheinungsformen zeigen:

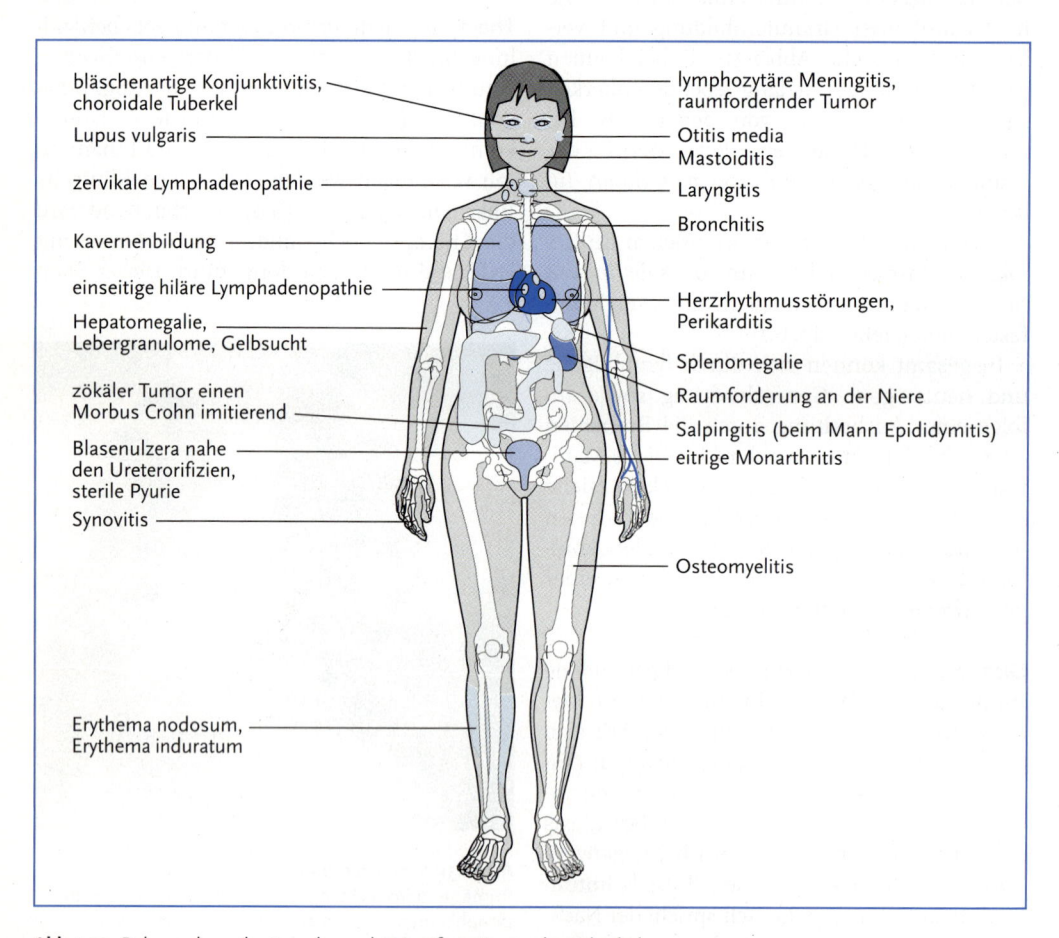

Abb. 1.32: Pulmonale und extrapulmonale Manifestationen der Tuberkulose

- pulmonale Manifestation (z.B. Primärkaverne, käsige Pneumonie)
- Lymphknotentuberkulose (Kap. 6.2)
- Miliartuberkulose (Kap. 6.3)
- tuberkulöse Pleuritis (Kap. 6.4)
- Landouzy-Sepsis (hochakute septische Verlaufsform)

6.1.2 Diagnostik

Die zu erhebenden Befunde hängen von der klinischen Manifestation der Tuberkulose ab (siehe in den jeweiligen Kapiteln).

6.2 Lymphknotentuberkulose

6.2.1 Vorkommen

Eine Lymphknotentuberkulose entsteht, wenn sich Tuberkelbakterien lymphogen in Bronchial- oder Halslymphknoten ausbreiten. Auch generalisierte Formen werden beobachtet.

6.2.2 Symptome, Diagnostik

Bei Befall der Halslymphknoten bemerkt der Patient eine meist schmerzlose Schwellung derselben. Sind Hiluslymphknoten befallen, kann sich durch Druck auf die Bronchien eine Stenosesymptomatik entwickeln.

6.2.3 Therapie

Die übliche Chemotherapie wird ggf. durch die operative Ausräumung befallener Lymphknoten ergänzt.

6.3 Miliartuberkulose

6.3.1 Krankheitsbild und Diagnostik

Die Miliar-Tbc entspricht einer hämatogen generalisierten Form der Tbc. Sie tritt am häufigsten im subprimären Stadium, seltener als postprimäre Manifestation einer Tbc auf. Es kommt zu einem disseminierten Befall verschiedener Organe in Form kleiner, wenige Millimeter großer Granulome. Dieser kann alle Organe betreffen, häufig sind jedoch Leber, Milz und Lungen befallen.

Im Vordergrund der Symptomatik steht häufig eine Meningitis tuberculosa (diese kann sich jedoch auch unabhängig von einer Miliartuberkulose entwickeln (siehe Neurologie, Kap. 3.4). Weitere Befunde sind trockener Reizhusten, Zyanose und Fieberkontinua. Dabei kommt es meist zu einem raschen körperlichen Verfall.

6.3.2 Therapie

Die antituberkulöse Therapie wird zunächst durch die Gabe von Kortikosteroiden ergänzt. Die Behandlungsdauer beträgt in der Regel mindestens 18 Monate.

6.4 Tuberkulöse Pleuritis

6.4.1 Klinische Bedeutung und Pathogenese

Insbesondere bei Primärinfektion im höheren Lebensalter kann eine tuberkulöse Pleuritis einzige Manifestation in der subprimären Phase sein. Die tuberkulöse Pleuritis kann jedoch auch Folge einer fortgeschritten Organtuberkulose der Lunge sein (= spezifische Begleitpleuritis).

6.4.2 Symptome, Diagnostik

Die Symptome entsprechen denen einer Pleuritis anderer Genese (siehe Kap. 8.2). Die Pleurapunktion liefert meist ein lymphozytenreiches, aber erregerfreies Punktat; der Erregernachweis gelingt besser durch Pleurabiopsie (Nachweis tuberkulöser Granulome oder positiver Kulturen aus Biopsiematerial).

6.4.3 Therapie

Die tuberkulostatische Therapie (min. 6 Monate) wird bei der Pleuritis tuberculosa ergänzt durch Abpunktieren des Ergusses (alle 3–5 Tage) mit nachfolgender intrapleuraler Injektion von Glukokortikoiden. Diese vermindert die Entstehung von Verwachsungen und Pleuraschwielen.

6.5 Lungentuberkulose

6.5.1 Formen

Im Verlauf einer postprimären Tbc können sich verschiedene Formen der Lungentuberkulose entwickeln. Besonders hervorzuheben ist die kavernöse Lungentuberkulose, die durch Bronchusarrosion entsteht und das pathologische Korrelat der offenen und damit infektiösen Tuberkulose darstellt. Durch die Verbindung der Kaverne mit dem Ableitungsbronchus werden Erreger abgehustet und z.T. verschluckt; häufig kommt es dabei auch zur Arrosion von Lungengefäßen (→ Hämoptysen).

6.5.2 Symptomatik, Diagnostik

Auskultatorisch kann sich sog. amphorisches Atmen zeigen (die Luft streicht wie beim Anblasen einer Flasche über die Kaverne). Verschluckte Mykobakterien können im Magensaft mit der Ziehl-Neelsen-Färbung nachgewiesen werden. Radiologisch stellt sich die Kaverne als Ringstruktur dar und muß daher von einem Abszeß oder einer tumorösen Kaverne abgegrenzt werden.

6.5.3 Prävention

Besondere Bedeutung hat die Erkennung ansteckender Patienten, die mit einem großen bzw. besonders gefährdeten Personenkreis in Verbindung kommen. Das Bundesseuchengesetz schreibt daher für bestimmte Berufsgruppen Röntgenreihenuntersuchungen vor Aufnahme der Tätigkeit vor. Die Erkrankung ist meldepflichtig. Bei Personen, die in intensivem Kontakt mit an offener Tuberkulose Erkrankten gestanden haben, wird eine Chemoprophylaxe mit INH empfohlen.

6.6 Atypische Mykobakteriosen

Atypische Mykobakteriosen gehören zur Differentialdiagnose der Lungentuberkulose. Es handelt sich um Infektionen mit fakultativ pathogenen Keimen, die auf dem Boden einer chronischen Lungenerkrankung (z.B. Bronchiektasen, Silikose) oder einer Immunschwäche (z.B. Aids) entstehen können. Die Abgrenzung von der Tuberkulose erfolgt durch kulturelle Differenzierung der Erreger.

7 Sarkoidose (Morbus Boeck)

7.1 Klinische Formen

Die Sarkoidose ist eine ätiologisch ungeklärte Erkrankung, die mit Proliferation des retikulären Bindegewebes einhergeht und zur Bildung von epitheloidzelligen Granulomen führt. Sie kann alle Organe befallen, bezüglich der Symptomatik steht jedoch meist die Lunge im Vordergrund.

7.2 Klinik, Stadieneinteilung

Klinisch wird die akute Form (Löfgren-Syndrom) von der chronischen Form abgegrenzt (letztere aus der akuten Form hervorgehend oder primär chronisch).

Radiologisch werden (nach Wurm) 3 Stadien unterschieden:
- *Stadium I*: bilaterale Hiluslymphknotenvergrößerung mit oder ohne Vergrößerung der rechten paratrachealen Lymphknoten bei unauffälliger Darstellung der Lungenstruktur (Gefäße)
- *Stadium II*: zusätzlich zur hilären Lymphadenopathie fein- bis mittelfleckige (1–10 mm große) intrapulmonale, meist unscharf begrenzte Verdichtungen mit Übergang in zunehmende scharf begrenzte streifige und netzige Verschattungen
- *Stadium III*: netzige und streifige, selten fleckige interstitielle Verdichtungen ohne Vergrößerung der hilären und mediastinalen Lymphknoten

Die Veränderungen in Stadium I und II sind reversibel, Stadium III ist irreversibel.

7.3 Symptomatik

Symptome der *akuten Form* sind (neben dem thorakalen Befall in Form von Hiluslymphomen und Lungeninfiltraten) v.a. Erythema nodosum, Uveitis und/oder Arthritis.

Bei der *chronischen Sarkoidose* entwickelt sich im Verlauf von Jahren eine restriktive Ventilationsstörung; zusätzlich sind häufig extrathorakale Organe betroffen, z.B.:
- Augen: (Kerato)konjunktivitis, Uveitis, Chorioretinitis
- Haut: Erythema nodosum und weitere, vielgestaltige granulomatöse Effloreszenzen
- innere Organe: *Leber u. Milz:* Hepatosplenomegalie; *Herz:* z.T. kongestives Myokardversagen
- Gelenke/Knochen: akute Polyarthritis, kleine, scharf begrenzte Osteolysen
- Nervensystem: ZNS-Beteiligung in Form von Hirnnervenausfällen, raumfordernden zerebralen und meningealen Granulomen etc. (siehe Abb. 1.33).

7.4 Diagnostik

Labor. Der ACE-Titer (Angiotensin *converting enzyme*) ist bei aktiver Sarkoidose in 70–80% erhöht (verwertbar für Diagnose und Verlaufskontrolle), außerdem: BSG ↑, Rheumafaktoren negativ.

Rö-Thorax/Thorax-CT. Er dient der Stadieneinteilung und der Verlaufsbeurteilung (siehe oben).

Bronchoskopie. Sie dient zum einen dem Nachweis epitheloidzelliger Granulome mittels Biopsie, zum anderen der Gewinnung einer *bronchoalveolären Lavage* mit folgenden Verän-

Abb. 1.33: Manifestationsorte und Klinik der Sarkoidose (Lohr/Keppler 1998)

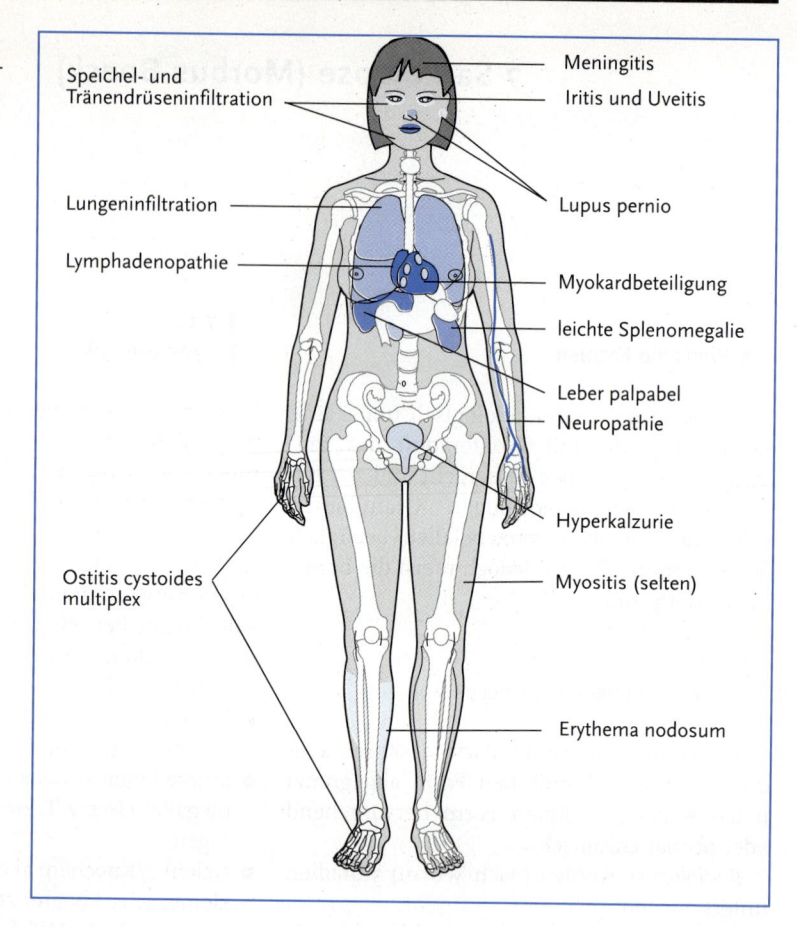

- Speichel- und Tränendrüseninfiltration
- Lungeninfiltration
- Lymphadenopathie
- Ostitis cystoides multiplex
- Meningitis
- Iritis und Uveitis
- Lupus pernio
- Myokardbeteiligung
- leichte Splenomegalie
- Leber palpabel
- Neuropathie
- Hyperkalzurie
- Myositis (selten)
- Erythema nodosum

derungen: Zellzahl ↑, 40–60% Lymphozyten, davon >90% T-Zellen; Quotient CD4 (T-Helfer-)/CD8 (T-Suppressorzellen) >5 (normal: 1,6).

7.5 Differentialdiagnose

Die histologischen Veränderungen müssen gegen andere granulomatöse Erkrankungen (z.B. Berylliose, Tuberkulose, Lepra, Morbus Crohn) sowie gegen eine allergische Alveolitis, Mykosen der Lunge und reaktive Reaktionen der Lymphknoten abgegrenzt werden.

7.6 Prognose

Akute Form. Spontanremission (60–90%), aber auch Übergang in die chronische Form möglich.

Chronische Form. Die Prognose ist abhängig von Ausmaß und Progredienz des Organbefalls; es droht eine progrediente Lungenfibrose mit chronischer respiratorischer Insuffizienz und Cor pulmonale.

7.7 Therapie

Akute Form. Symptomatische Therapie mit nichtsteroidalen Antiphlogistika.

Chronische Form. Behandlung mit Glukokortikoiden nach strenger Indikationsstellung (z.B. bei Stadium III des Lungenbefalls, Stadium II mit Progression oder bedrohlichem extrathorakalem Befall).

8 Krankheiten der Pleura

8.1 Pneumothorax

8.1.1 Pathogenese

Als Pneumothorax bezeichnet man den Zustand nach Eindringen von Luft zwischen viszerales und parietales Blatt der Pleura. Die Luft kann dabei von außen (durch unfallbedingtes oder iatrogenes Trauma) oder von innen (*Spontanpneumothorax*; idiopathisch oft bei jungen Patienten oder symptomatisch, z. B. durch Riß einer Emphysemblase) in den Pleuraraum gelangen. Da die Lunge dann nicht mehr durch den physiologischen Unterdruck im Pleuraraum entfaltet wird, zieht sie sich durch ihre eigene Retraktionskraft zusammen. Abhängig von der Menge der eingedrungenen Luft kommt es dabei im Extremfall zum völligen Kollaps einer oder beider Lungenhälften.

Besonders bedrohlich ist die Situation, wenn ein Ventilmechanismus entsteht, der zwar das Eindringen, nicht jedoch das Entweichen von Luft aus dem Pleuraraum gestattet. Es kommt dann zur zunehmenden Mediastinalverlagerung zur Gegenseite mit Abknickung der großen Gefäße und Entwicklung einer Einflußstauung (sog. *Spannungspneumothorax*).

8.1.2 Symptome, Diagnostik

Abhängig von der eingedrungenen Luftmenge kommt es zu Thoraxschmerzen und unterschiedlich ausgeprägter Dyspnoe. Auf der betroffenen Seite finden sich abgeschwächtes oder fehlendes Atemgeräusch, herabgesetzter Stimmfremitus, hypersonorer Klopfschall und verminderte Atemexkursion, beim Spannungspneumothorax zusätzlich Tachykardie und Tachypnoe.

Im *Rö-Thorax* zeigt sich die von der Thoraxwand abgehobene viszerale Pleura als röntgendichte Linie. Peripher davon ist die Lungengefäßzeichnung aufgehoben (siehe Radiologie, Kap. 5.2, Abb. 18.34).

8.1.3 Therapie

Beim traumatischen Pneumothorax ist das Leck rasch zu verschließen. Beim Spontanpneumothorax muß die Luft über mehrere Tage mit einer Pleurasaugdrainage abgesaugt werden.

Klinischer Fall

Ein 23jähriger Mann erkrankt während eines Sportwettbewerbes an zunehmender Atemnot und Schmerzen in der rechten Brust, Herzklopfen und Schwindelgefühl. Der Blutdruck beträgt 100/80 mm Hg, die Pulsfrequenz 100/min. Perkutorisch findet sich rechtsseitig eine kaum atemverschiebliche, tiefstehende Lunge mit hypersonorem Klopfschall und abgeschwächtem Atemgeräusch.
Diagnose: Verdacht auf Spannungspneumothorax

8.2 Pleuraerguß und Pleuritis

8.2.1 Pleuraerguß

Definition, Symptome. Ein Pleuraerguß ist eine Vermehrung der Flüssigkeit in der Pleurahöhle über das normale Maß hinaus. Große Ergüsse führen zu Dyspnoe, Beklemmungsgefühl, Zyanose und perkutorischer Dämpfung bei abgeschwächtem oder aufgehobenem Atemgeräusch.

Ursachen, Differentialdiagnose. Ein Pleuraerguß kann unterschiedliche Ursachen haben und muß daher differentialdiagnostisch abgeklärt werden. Es ist zunächst zu unterscheiden zwischen
- *Transsudat* (Eiweißgehalt <3 g/dl, klares Aussehen)
- *Exsudat* (Eiweiß >3 g/dl, ggf. trüb-blutiges Aussehen)

Ein Transsudat entsteht z.B. als *Stauungserguß* bei kardialer Insuffizienz oder infolge einer Hypoproteinämie. Ein Exsudat ist meist Folge einer Entzündung oder eines Tumors. Enthält der Erguß bei bakteriellen Infektionen viel Eiter, spricht man vom *Pleuraempyem* (z.B. infolge Pneumonie, fortgeleitet bei subphrenischen Prozessen etc.). Es erfordert die sofortige Drainage und Spülung der Pleurahöhle, kombiniert mit systemischer und intrapleuraler Antibiotikagabe. Enthält das Punktat Blut, handelt es sich um einen *Hämatothorax*. Er ist, falls nicht traumatisch entstanden, ein Signum mali ominis, da er den Verdacht auf einen Pleuratumor (z.B. Karzinose) lenkt. Als weitere Ursachen kommen Lungeninfarkt oder Tuberkulose in Betracht. Der sehr seltene *Chylothorax* (milchig-fettiger Erguß, Fettgehalt >400 mg/100 ml) kann als Folge einer Verletzung oder einer tumorbedingten Kompression des Ductus thoracicus entstehen.

8.2.2
Pleuritis

Entzündungen der Pleura lassen sich unterteilen in eine *Pleuritis exsudativa* (mit Ergußbildung) und eine *Pleuritis sicca* (ohne Ergußbildung; meist nur als Übergangsstadium in der Entstehung einer Pleuritis exsudativa). Ursachen können sein:
- bakterielle oder virale Infektionen
- Autoimmunerkrankungen
- Urämie
- Lungeninfarkt
- Strahlentherapie

Symptome. Symptome der Pleuritis sicca sind atemabhängiger Schmerz, Schonhaltung, Pleurareiben, Husten und Fieber. Die Symptome der Pleuritis exsudativa entsprechen denen des Pleuraergusses (s.o.).

Diagnostik. Sie umfaßt: Rö-Thorax, versch. Labortests (je nach klinischem Verdacht), Tuberkulin-Test, ggf. Ausschluß einer Lungenembolie und (bei Pleuritis exsudativa) Ergußpunktion. Letztere ermöglicht die differentialdiagnostische Abgrenzung gegen andere Erkrankungen mit Pleuraergußbildung (s.o.).

Therapie. Bei bakteriell verursachter Pleuritis systemische Gabe von Antibiotika gemäß Antibiogramm. Die virale Pleuritis wird symptomatisch mit nichtsteroidalen Antiphlogistika behandelt. Bei Pleuritis anderer Genese muß soweit möglich die Behandlung des Grundleidens erfolgen.

8.3
Pleuratumoren

Primäre Pleuratumoren (v.a. das Pleuramesotheliom) sind zu unterscheiden von sekundären Pleuratumoren (durch lymphogene oder hämatogene Metastasierung anderer Tumoren).

8.3.1
Pleuramesotheliom

Dieser Tumor entsteht vor allem im Zusammenhang mit Asbestexposition und ist daher als Berufserkrankung anerkannt (siehe auch Arbeitsmedizin, Kap. 4.7). Es breitet sich diffus in den Pleurablättern aus und führt häufig zu hämorrhagischen Pleuraergüssen.

Symptome. Symptome sind zunehmende Dyspnoe, Husten und Thoraxschmerzen.

Diagnostik. Radiologisch zeigen sich thoraxwandständige pleurale Verschattungen. Auch ein evtl. bestehender Pleuraerguß kann sich im Röntgenbild zeigen. Die Diagnose wird durch Pleurabiopsie, meist im Rahmen einer Thorakoskopie, gesichert.

Therapie und Prognose. Die Therapie (radikale Resektion des Tumorgewebes und Bestrahlung) ist nur in frühen Stadien erfolgversprechend. Die Diagnose wird jedoch meist erst im fortgeschrittenen Stadium gestellt, die Prognose ist dann infaust.

> **Klinischer Fall**
>
> Ein 63jähriger Fußbodenleger, der seit Jahrzehnten etwa 25 Zigaretten täglich raucht, klagt seit Jahren über eine langsam progrediente Luftnot, die sich in den letzten Wochen stark verschlimmerte. Im Röntgenbild zeigen sich eine vermehrte streifige Zeichnung der Lungen rechts basal, Verkalkungen im Zwerchfell und eine polyzyklische pleurale Verschattung oberhalb eines gut handbreiten Pleuraergusses links.
> *Diagnose:* Asbestose mit Pleuramesotheliom links

8.3.2
Pleurametastasen

Sie entstehen entweder lymphogen (Primärtumor meist ein Bronchial-, Magen- oder Mammakarzinom) oder hämatogen (Primärtumor dann meist extrathorakal). Die lymphogene Metastasierung imponiert klinisch als Lymphangiosis carcinomatosa (siehe Kap. 5.4), während die hämatogene Metastasierung zur Pleurakarzinose mit – oft hämorrhagischer – Ergußbildung führt.

8.3.3
Therapie maligner Pleuraprozesse

Die Therapie maligner Pleuraprozesse ist in der Regel palliativ und umfaßt Schmerzlinderung (Analgetika, palliative Bestrahlung) und Maßnahmen zur Verhinderung rezidivierender Pleuraergüsse (Pleurodese durch Fibrin oder Tetrazyklin). Eine Chemotherapie (systemisch oder durch Instillation in die Pleurahöhle) kann bei Pleurametastasen indiziert sein, beim Pleuramesotheliom ist sie dagegen wirkungslos.

8.4
Pleuraschwielen und -schwarten

Pleuraschwielen stellen einen Defektzustand z.B. nach durchgemachter Pleuritis exsudativa dar. Es kommt dabei zur fibrösen Verdickung der Pleura, die zu unregelmäßig begrenzten Verwachsungen beider Pleurablätter führt. Sie sind ein häufiger Zufallsbefund in der Röntgenuntersuchung des Thorax und meist ohne klinische Relevanz.

Klinisch bedeutsam sind nur großflächige Verwachsungen der Pleurablätter, die als Pleuraschwarten zur sog. „gefesselten Lunge" mit behinderter Atemexkursion und reduzierter Vitalkapazität führen können. Die *Diagnose* wird klinisch (Dämpfung, abgeschwächtes Atemgeräusch, verstärkter Stimmfremitus) und radiologisch (Beurteilung der Dicke im CT) gestellt. Die *Therapie* besteht in der Dekortikation (operative Entfernung der verdickten Pleura), die indiziert ist, wenn vier Wochen nach Rückgang der Entzündungszeichen noch klinische und radiologische Zeichen der Pleuraschwarte vorhanden sind.

9 Mediastinum

9.1 Entzündungen (Mediastinitis)

9.1.1 Ursachen

Entzündungen können sich im lockeren Bindegewebe des Mediastinums rasch ausbreiten; eine Mediastinitis stellt daher einen lebensbedrohlichen Zustand dar. Erreger können vor allem bei Perforation von Ösophagus oder Bronchien ins Mediastinum gelangen, z.B. iatrogen (Broncho-, Ösophago-, Mediastinoskopie), fremdkörper- oder tumorbedingt. Außerdem können Entzündungen im Hals- und Gesichtsbereich (Mundbodenphlegmone, Retrotonsillarabzeß) ins Mediastinum deszendieren.

9.1.2 Symptome, Diagnostik

Patienten mit akuter Mediastinitis zeigen meist schwerste Allgemeinsymptome (Fieber, Schüttelfrost, Tachykardie, Tachypnoe); weitere mögliche Symptome sind Dysphagie, Dyspnoe und Husten.

9.1.3 Therapie

Notwendig ist der schnellstmögliche Verschluß der Eintrittspforte, eine Drainage des Mediastinalraumes und Antibiotikagabe.

9.2 Tumoren

9.2.1 Formen

Das Mediastinum kann Sitz benigner oder maligner Tumoren sein. Anhand ihrer Lokalisation im Mediastinum läßt sich z.T. bereits auf ihre Art bzw. Herkunft schließen (siehe Chirurgie, Kap. 12.5).

9.2.2 Symptome, Diagnostik

Durch ihre Einwirkung auf unterschiedliche Strukturen im Mediastinum können Tumoren dort zu vieldeutigen Symptomen führen. So kann es durch Druck auf die großen Venen zur Einflußstauung kommen, während die Infiltration von Nerven vor allem bei malignem Wachstum zu Neuralgien, Rekurrens- oder Phrenikusparese und Sympathikussymptomen (Horner-Syndrom) führen kann. Die Kompression von Bronchusstrukuren kann Reizhusten oder Dyspnoe bewirken, Druck auf den Ösophagus kann Schluckbeschwerden verursachen. Auch kardiale Symptome können beobachtet werden. Ein Mediastinaltumor muß immer durch Biopsie (perkutan oder im Rahmen einer Mediastinoskopie oder Thorakotomie) abgeklärt werden.

9.2.3 Therapie

Da der Diagnose Mediastinaltumor unterschiedliche Krankheitsbilder zugrunde liegen können, ist die Therapie auf die jeweilige Grundkrankheit abzustimmen (meist operativ, seltener konservativ).

9.3 Mediastinalemphysem

Als Mediastinalemphysem wird die Anwesenheit von Luft im Mediastinum bezeichnet. Sie kann als primäres (syn. spontanes) Mediastinalemphysem durch vorübergehende intrathorakale Druckerhöhung (z. B. bei Husten, Erbrechen, Asthmaanfall) bedingt sein oder als sekundäres Mediastinalemphysem durch Thoraxtrauma oder eine Ruptur im Bereich von Ösophagus oder Bronchialbaum hervorgerufen werden. Es verläuft häufig asymptomatisch, kann jedoch auch zu Dyspnoe führen oder (sekundäres Mediastinalemphysem) von einer Mediastinitis begleitet werden.

Die *Therapie* besteht in Sauerstoffgabe (Erhöhung des Stickstoffgradienten) und ggf. Hautinzisionen oder der Anlage eines subkutanen Katheters zum Absaugen der Luft.

9.4 Mediastinalverlagerung

Sie kann prinzipiell durch zwei unterschiedliche Mechanismen bedingt sein:
- *Verdrängung* des Mediastinums zur gesunden Seite durch
  - Pneumothorax (v. a. Spannungspneumothorax)
  - große Pleuraergüsse
  - andere Raumforderungen (z. B. Tumor) etc.
- *Verziehung* des Mediastinums zur kranken Seite, z. B. bei
  - größeren Atelektasen
  - anderen unilateralen Schrumpfungsprozessen
  - Pleuraschwielen
  - nach Resektionen von größeren Lungenanteilen

Bei stärkerer Verlagerung können sich Einflußstauung (durch Abknicken vor allem der venösen Gefäße), Tachykardie, Dyspnoe und Zyanose entwickeln. Ansonsten richten sich Symptomatik und Therapie nach der Grunderkrankung.

10 Krankheiten des Zwerchfells

10.1 Verwachsungen

Verwachsungen sind meist Defektzustände nach Trauma, Operation oder Entzündungen. Sie gewinnen erst dann klinische Bedeutung, wenn es zur erheblichen Einschränkung der Zwerchfellmotilität und verminderter Ventilation kommt.

10.2 Zwerchfellhernien

Siehe Chirurgie, Kapitel 19.

10.3 Zwerchfellhochstand, Paresen

Ein Zwerchfellhochstand kann durch eine Vielzahl verschiedenartiger Erkrankungen hervorgerufen werden. Für eine *doppelseitige* Zwerchfellparese kommen vor allem neuromuskuläre Erkrankungen (Poliomyelitis, Myasthenia gravis) oder eine hohe Querschnittläsion in Betracht. Eine *einseitige* Parese ist am häufigsten durch die Läsion eines N. phrenicus bedingt, z.B. durch ein Bronchialkarzinom, andere mediastinale oder intrathorakale Prozesse oder idiopathisch (dann meist rechts). Zusätzlich zum Zwerchfellhochstand kommt dabei es auf der betroffenen Seite zu paradoxen Bewegungen, d.h., das Zwerchfell tritt bei forcierter Inspiration („Schnupfversuch") höher (sog. Waagebalkenphänomen).

Für einen Zwerchfellhochstand kommen neben einer Phrenikusparese auch mechanische Ursachen in Betracht:
- supradiaphragmale Schrumpfungsprozesse, z.B.
  - Atelektasen
  - Zustand nach Lungen(teil)resektion
- infradiaphragmale Raumforderungen, z.B.
  - Hepato- oder Splenomegalie
  - Interposition von Kolonanteilen zwischen Leber und Zwerchfell (Chilaiditi-Syndrom)
  - geblähte Magenblase oder Darmschlingen

Bei der angeborenen Relaxatio diaphragmaticae besteht das Zwerchfell aus einer dünnen, bindegewebigen Platte.

10.4 Zwerchfellspasmen

Die häufigste Form des Zwerchfellspasmus ist der Singultus (Schluckauf). Er ist meist harmlos und verschwindet innerhalb von Minuten, seltener Stunden. Persistiert er jedoch über längere Zeit, kann er Symptom verschiedener Erkrankungen sein und sollte Anlaß zur Suche nach pathologischen Prozessen des ZNS oder in der Nachbarschaft des N. phrenicus sein.

Innere Medizin

Verdauungsorgane

Dr. med. Karsten Papke

Inhalt

1	**Ösophagus**	157
1.1	Motilitätsstörungen	157
1.2	Divertikel	158
1.3	Ösophagitis	158
1.4	Hernien	158
1.5	Ösophaguskarzinom	159
1.6	Angeborene Veränderungen	159
1.7	Verätzungen	159
1.8	Mallory-Weiss-Syndrom	160
2	**Magen**	161
2.1	Funktionelle Störungen („Reizmagen")	161
2.2	Akute Gastritis	161
2.3	Chronische Gastritis	162
2.4	Ulcus pepticum (Ulcus ventriculi, Ulcus duodeni, Anastomosenulkus)	162
2.5	Benigne Tumoren	163
2.6	Magenkarzinom	163
2.7	Der operierte Magen	164
3	**Dünndarm**	166
3.1	Akute Enteritis (Enterokolitis)	166
3.2	Enteritis regionalis (Morbus Crohn)	166
3.3	Malabsorptionssyndrome	167
3.4	Ileus	169
3.5	Exsudative Enteropathie	169
3.6	Laktoseintoleranz	169
3.7	Tumoren	169
4	**Kolon**	170
4.1	Funktionelle Störungen	170
4.2	Divertikulose	170
4.3	Divertikulitis	171
4.4	Colitis ulcerosa	171
4.5	Infektiöse Kolitis	173
4.7	Benigne Tumoren	173
4.8	Karzinome	173

5	**Leber**	176
5.1	Virushepatitis	176
5.2	Chronische Hepatitis	178
5.3	Zirrhose	179
5.4	Komplikationen der Leberzirrhose	180
5.5	Toxische Leberschäden	182
5.6	Metabolische und genetische Lebererkrankungen	183
5.7	Parasitäre Erkrankungen der Leber	183
5.8	Maligne Erkrankungen der Leber	183
6	**Gallesystem**	185
6.1	Cholelithiasis	185
6.2	Akute Cholezystitis	186
6.3	Chronische Cholezystitis	187
6.4	Cholangitis	187
6.5	Postcholezystektomiesyndrom	188
6.6	Karzinome	188
7	**Pankreas**	189
7.1	Akute Pankreatitis	189
7.2	Chronische Pankreatitis	190
7.3	Endokrin aktive Tumoren	191
7.4	Pankreaskarzinom	191

1 Ösophagus

1.1 Motilitätsstörungen

1.1.1 Achalasie

Die Achalasie ist eine neuromuskuläre Störung des Ösophagus, bei der der untere Ösophagussphinkter während des Schluckvorganges unzureichend erschlafft. Dies bewirkt durch den Anstau von Speisebrei eine Erweiterung des Ösophagus oberhalb des unteren Sphinkters.

Symptome. Symptome sind Dysphagie, retrosternale Schmerzen und Regurgitation unverdauter Speisereste vor allem nachts. Dabei kann es zur Aspiration mit Hustenattacken und bronchopulmonalen Komplikationen kommen.

Diagnostik. Die Diagnostik stützt sich neben der Anamnese auf den *Röntgenbefund* (erweiterter Ösophagus mit unvollständiger Öffnung des unt. Sphinkters), die *Endoskopie* (sichtbare Speisereste, Zeichen einer Retentionsösophagitis) und die *Manometrie* (unkoordinierte Peristaltik, gesteigerter Ruhetonus und mangelnde Erschlaffung des unt. Sphinkters).

Therapie. Zur Therapie wird eine *pneumatische Dilatation* des verengten Sphinkters vorgenommen. *Kalziumantagonisten* und Nitrate können den erhöhten Sphinktertonus senken. Versagen diese Maßnahmen, kommt eine *longitudinale Myotomie* in Betracht. Ein neues Therapieverfahren ist die Injektion von muskellähmendem *Botulinustoxin* in den Sphinkter.

Prognose. Die Prognose der Erkrankung hängt von möglichen Komplikationen der Erkrankung selbst (bronchopulmonale Aspiration) oder ihrer Behandlung (Perforation, Blutungen) ab; das Karzinomrisiko ist ca. 10fach erhöht.

1.1.2 Ösophagospasmus

Der diffuse Ösophagospasmus ist eine Störung ungeklärter Ursache, die vor allem ältere Menschen betrifft. Es kommt intermittierend zu plötzlichen, nichtperistaltischen Kontraktionen des Ösophagus mit Bildung von Pseudodivertikeln.

Symptome. Vor allem retrosternale Schmerzen, z.T. mit Ausstrahlung in Hals, Kieferwinkel oder linken Arm (→ DD: Angina pectoris) und Dysphagie.

Diagnostik. Zur Diagnose werden *Röntgenbefund* (korkenzieherartige Verformung mit Pseudodivertikeln) und *Manometrie* (gesteigerte, unkoordinierte Kontraktionen) herangezogen. Gelingt der Nachweis nicht auf Anhieb, lassen sich die Veränderungen durch Cholinergika oder Pentagastrin provozieren. Zur Therapie können Nitroglycerin (→ Lösung des Spasmus), Anticholinergika, Sedativa sowie Dopamin- und Kalziumantagonisten eingesetzt werden.

> **Klinischer Fall**
>
> Ein 41jähriger Patient klagt über episodenhaft auftretende Schluckbeschwerden, die teils mit heftigen retrosternalen Schmerzen einhergehen. Bei der Röntgenuntersuchung ist die Breipassage im Ösophagus verzögert, es finden sich ausgeprägte „tertiäre Kontraktionen" sowie pseudodivertikelartige Ausstülpungen im Bereich des Ösophagus. Der untere Ösophagussphinkter öffnet sich vollständig.
> *Diagnose:* diffuser Ösophagospasmus

1.1.3
Systemerkrankungen

Auch verschiedene Systemerkrankungen können die Ösophagusmotilität beeinträchtigen. Die *Sklerodermie* führt durch bindegewebigen Umbau des Ösophagus zur Hypomotilität. Bei *Diabetes mellitus* kann sich eine Schluckstörung als Folge einer Neuropathie entwickeln.

1.2
Divertikel

Divertikel sind Wandausstülpungen, die am Ösophagus als *Traktionsdivertikel* (durch Zug von außen bei schrumpfenden Prozessen in der Nachbarschaft) oder als Pulsionsdivertikel (durch Mißverhältnis zwischen Innendruck und Wandspannung, sog. Zenker-Divertikel) auftreten können. Erstere bedürfen meist keiner Therapie, letztere werden chirurgisch angegangen (siehe Chirurgie, Kap. 18.2).

1.3
Ösophagitis

1.3.1
Pathogenese

Die Ösophagitis entsteht meist durch Reflux von saurem Mageninhalt, gegen den die Schleimhaut des Ösophagus (im Gegensatz zur Magenschleimhaut) ungeschützt ist. Pathogenetische Faktoren sind eine Sphinkterinsuffizienz (→ Reflux, vor allem bei abdomineller Druckerhöhung) und eine Motilitätsstörung (→ verzögerte Selbstreinigung, verlängerte Kontaktzeit). Eine Sonderform ist die Candidaösophagitis, die vor allem bei Immunschwäche auftritt (z.B. bei Aids).

1.3.2
Symptomatik

Leitsymptom ist das Sodbrennen (vor allem nach Mahlzeiten), das z.B. durch Bücken oder horizontale Lage begünstigt wird. Weitere mögliche Symptome sind Dysphagie, Regurgitation, Blutung aus Erosionen und, als Spätfolge, Stenosen (→ Megaösophagus).

1.3.3
Diagnostik

Wichtigste diagnostische Maßnahme ist die *Ösophagoskopie* mit Biopsie zum Nachweis erosiver Veränderungen und gleichzeitig zum Ausschluß eines Karzinoms. Mit der *Langzeit-pH-Metrie* lassen sich wiederholte, z.T. langandauernde pH-Abfälle als Ursache der Entzündung objektivieren. Durch *Manometrie* läßt sich die Sphinkterfunktion kontrollieren, das *Röntgenbild* zeigt vor allem die Spätfolgen der Refluxkrankheit (Stenosen, Megaösophagus).

1.3.4
Therapie

Allgemeinmaßnahmen. Gewichtsreduktion, kleine, fettarme Mahlzeiten, Verzicht auf Schokolade, Alkohol und Nikotin, Schlaf mit erhöhtem Oberkörper.

Medikamentös. Antazida (Säureneutralisation), H_2-Rezeptorblocker und Protonenpumpenhemmer (Säuresekretion ↓), Dopaminantagonisten (Sphinktertonus ↑).

Operativ. Fundoplicatio (bei Versagen der konservativen Therapie).

1.3.5
Prognose

Sie ist meist gut, verschlechtert sich jedoch mit dem Auftreten von Komplikationen wie z.B. Stenosen. Der Endobrachyösophagus (metaplastischer Ersatz des zerstörten Plattenepithels durch Zylinderepithel) prädilektiert zur Entwicklung von Karzinomen (regelmäßige endoskopische Kontrolle!).

1.4
Hernien

Verlagerungen von Magenanteilen in den Thoraxraum treten auf als:
- *axiale Gleithernie:* Die Kardia verlagert sich bei abdomineller Drucksteigerung entlang der Ösophagusachse in den Thorax. Sie findet sich häufig als Zufallsbefund und ist

nur dann klinisch relevant, wenn sie zu einer Refluxkrankheit führt.
- *paraösophageale Hernie:* Magenanteile verlagern sich neben dem Ösophagus in den Thorax. Die Symptome sind oft jahrelang unspezifisch (Völlegefühl, Übelkeit). Es besteht die Tendenz zur Progredienz; der Patient ist durch okkulte Blutverluste oder akute Komplikationen (Volvulus, Inkarzeration) gefährdet, daher frühzeitige operative Beseitigung.
- *diaphragmatische Hernie:* Magenanteile treten durch eine Schwachstelle im Zwerchfell
- *Mischformen*

1.5 Ösophaguskarzinom

Tumoren des Ösophagus sind fast immer maligne. Das Ösophaguskarzinom bevorzugt Männer im 5. bis 7. Lebensjahrzehnt und entwickelt sich bevorzugt an den physiologischen Engstellen der Speiseröhre. Meist handelt es sich um Plattenepithelkarzinome (in Kardianähe selten auch Adenokarzinom), die exophytisch, szirrhös oder ulzerierend wachsen. Risikofaktoren sind verschiedene Genußmittel (Alkohol, vor allem hochprozentig; Nikotin) und diverse Vorschädigungen des Ösophagus: Achalasie, Zustand nach Laugenverätzung, Endobrachyösophagus, Barrett-Syndrom (peptische Ulzera auf dem Boden einer Zylinderepithelmetaplasie), Plummer-Vinson-Syndrom (Folge einer Eisenmangelanämie).

1.5.1 Symptome

Symptome treten in Form von Dysphagie meist erst auf, wenn schon alle Wandschichten infiltriert sind. Spätsymptome sind Regurgitation, Erbrechen, Heiserkeit (bei Infiltration des N. recurrens), Horner-Syndrom (Befall des Halssympathikus), Hustenreiz (Einwachsen in die Trachea) und Aspirationspneumonie (ösophagotracheale Fistel).

1.5.2 Diagnostik

Die Sicherung der Diagnose erfolgt durch Endoskopie und Biopsie. Die Röntgendarstellung (Breischluck) zeigt vor allem bei stenosierenden Tumoren deren Längenausdehnung; die Tiefenausdehnung (wichtig für die Beurteilung der lokalen Operabilität) kann durch Endosonographie und CT dargestellt werden.

1.5.3 Therapie

Angestrebt wird die *kurative* Therapie durch Operation (Operabilitätskriterien und Verfahren siehe Chirurgie, Kap. 18.7); beim hochsitzenden Plattenepithelkarzinom kann auch die endokavitäre Bestrahlung kurativ sein. Palliative Verfahren zielen darauf ab, die Nahrungspassage zu erhalten (Resektion, Bougierung oder Laserkoagulation von Stenosen, Bestrahlung, Einlage eines Tubus). Die Prognose ist allgemein schlecht (bei Tumoren im unteren Drittel besser als im oberen, Plattenepithelkarzinom besser als Adenokarzinom).

1.6 Angeborene Veränderungen

Angeborene Veränderungen in Form von Ringen oder *Webs* (engl. Netz, Gespinst) können eine Dehnung des Ösophagus behindern und damit z. B. zur Bolusobstruktion führen. Ähnliche Veränderungen können auch erworben sein (z. B. „Schatzki-Ring" bei axialer Gleithernie) und sind bei Beschwerden soweit möglich endoskopisch zu entfernen.

1.7 Verätzungen

Verätzungen des Ösophagus sind Folge akzidenteller oder suizidaler Einnahme von Säuren (→ Koagulationsnekrose) oder Laugen (→ Kolliquationsnekrose). Da die Kolliquationsnekrose meist tiefer in das Gewebe eindringt, hat die Laugenverätzung eine schlechtere Prognose.

Hinsichtlich der Therapie sind zwei Phasen zu unterscheiden:

1. *Frühphase:* Es muß versucht werden, durch schnellstmögliche Verdünnung (z.B. reichlich Wasser trinken lassen) und Neutralisation der ätzenden Substanz weitere Schäden zu verhindern
   - Säureverätzung: Gabe von Milch oder Tris-Puffer per os
   - Laugenverätzung: verdünnte Säure (z.B. Zitronensäure)

   Es drohen Frühperforation, Infektion und Schock
2. *Spätphase:* Geht die Schädigung über Mukosa und Submukosa hinaus, kommt es während der Ausheilung zu Strikturen und Stenosen. Frühzeitige Kortikoidgaben dienen zur Prophylaxe; oft sind wiederholte Bougierungen erforderlich.

1.8 Mallory-Weiss-Syndrom

Beim Mallory-Weiss-Syndrom kommt es auf dem Boden diverser Vorschäden akut (z.B. durch Drucksteigerung bei Erbrechen) zu Längsrissen in der kardianahen Ösophagusmukosa. *Leitsymptom:* Hämatemesis; die *Diagnose* wird gastroskopisch gestellt, die *Therapie* besteht in Versorgung der Einrisse und Unterbindung der blutenden Gefäße.

Abzugrenzen ist das Mallory-Weiss-Syndrom vom *Boerhaave-Syndrom*, einer Ruptur aller Wandschichten des nicht vorgeschädigten Ösophagus (gehäuft als Folge von Erbrechen bei Alkoholikern).

2 Magen

2.1 Funktionelle Störungen („Reizmagen")

Der „Reizmagen" ist ein mögliches Beschwerdebild des sog. funktionellen Abdominalsyndroms (FAB), das sich auch unter dem Bild des irritablen Kolons manifestieren kann (siehe Kap. 4.1). FAB-Patienten machen ungefähr die Hälfte aller Patienten mit gastrointestinalen Beschwerden aus.

2.1.1 Symptomatik

Beim „Reizmagen" bestehen gastrointestinale Beschwerden ohne organisch faßbare Ursache. Die Symptome können dabei vielfältig sein: Druck- und Völlegefühl, v. a. postprandial, Übelkeit, wechselnde Nahrungsmittelunverträglichkeit, Aerophagie, Aufstoßen, Sodbrennen etc.

2.1.2 Diagnostik

Da die Symptome oft denen organischer Erkrankungen (z.B. Ulcus pepticum) ähneln, müssen diese zuerst ausgeschlossen werden (Röntgenuntersuchung, Gastroskopie). Vor allem bei Erkrankungsbeginn über 50 Jahren ist eine organische Ursache wahrscheinlich. Typisch für die funktionellen gastrointestinalen Syndrome ist dagegen eine lange Anamnese mit wechselnden Beschwerden. In der biographisch gesteuerten Anamnese läßt sich häufig ein Zusammenhang mit psychosozialen Konfliktsituationen, Streß und beruflichen oder sozialen Belastungen eruieren. Die Interaktion von FAB-Patienten mit Ärzten ist charakterisiert durch die Betonung somatischer Beschwerden bei gleichzeitiger Verschlossenheit für affektive Probleme.

2.1.3 Therapie

Wichtig ist die Aufklärung und Beruhigung des Patienten in bezug auf seine Beschwerden (sog. kleine Psychotherapie). Dabei kann es hilfreich sein, mit dem Patienten mögliche Änderungen seiner Lebensweise zu besprechen (Meidung von Streß, Ausgleich durch körperliche Aktivität und Entspannung, z.B. im Rahmen von autogenem Training, regelmäßige Mahlzeiten usw.).

Medikamentengabe ist generell problematisch, da sie die Somatisierungstendenz weiter verstärkt. Die Therapie sollte sich insbesondere auf die berufliche und familäre Situation des Patienten und auf dessen Erwartungen an den Arzt konzentrieren.

2.2 Akute Gastritis

2.2.1 Pathogenese

Die akute Gastritis ist eine Schädigung der Magenschleimhaut, die sich als Folge schwerer Allgemeinerkrankungen (z.B. Sepsis, Schock, Blutung, Urämie, Trauma, Verbrennung) oder nach Einnahme schleimhautschädigender Substanzen (NSAR, Alkohol, Säuren, Laugen) entwickelt. Von Bedeutung ist dabei der Zusammenbruch der Mukosabarriere durch Mikrozirkulationsstörung oder direkte Schädigung.

2.2.2 Symptomatik, Diagnostik

Symptome sind Übelkeit, Erbrechen und epigastrisches Druckgefühl. Wichtigste Komplikation ist die Blutung aus Erosionen. Die Gastroskopie zeigt Läsionen im Bereich der säureproduzierenden Schleimhaut.

2.2.3 Therapie

Wichtig ist die rechtzeitige Prävention bei gefährdeten Patienten (Gabe von H_2-Blockern). Werden akute Streßläsionen manifest, kommen lokale endoskopische Maßnahmen zur Blutstillung zur Anwendung (Unterspritzung mit Noradrenalin, Laserkoagulation). Wird so keine Blutstillung erzielt, muß einen chirurgische Behandlung erwogen werden (partielle oder totale Gastrektomie).

2.3 Chronische Gastritis

Unter der Diagnose chronische Gastritis werden verschiedene histologische Veränderungen der Magenschleimhaut zusammengefaßt. Anhand des Schädigungsmechanismus werden mehrere Formen unterschieden.

2.3.1 Autoimmungastritis (Typ A)

Es werden Autoantikörper gegen Belegzellen und Intrinsic factor gebildet, die zur Atrophie der säureproduzierenden Drüsen führen. Der Intrinsic-factor-Mangel führt zu einer Resorptionsstörung für Vitamin B_{12} und damit zur perniziösen Anämie.

2.3.2 Gastritis Typ B

Es liegt eine Infektion der Magenschleimhaut mit Helicobacter pylori vor, der durch Ureaseaktivität → Ammoniakproduktion im sauren Milieu des Magens überleben kann. Inwieweit diese Infektion mit gastrointestinalen Beschwerden zusammenhängt, ist noch nicht endgültig geklärt.

2.3.3 Gastritis Typ C

Die Schädigung der Magenmukosa wird durch chemisch-toxische Einflüsse verursacht, z.B. durch galligen Reflux aus dem Duodenum. Ein eindeutiges klinisches Bild ist der Typ-C-Gastritis nicht zuzuordnen.

2.4 Ulcus pepticum (Ulcus ventriculi, Ulcus duodeni, Anastomosenulkus)

2.4.1 Pathogenese

Grundlage der Ulkusentstehung ist ein Ungleichgewicht zwischen schleimhautaggressiven und -protektiven Faktoren. Für das *Ulcus duodeni* (Lokalisation: am häufigsten Bulbus duodeni) besteht eine enge Korrelation mit der Magensäuresekretion, die beim *Ulcus ventriculi* (vor allem des Magenkorpus) jedoch normal oder erniedrigt ist. Weitere ulzerogene Faktoren sind erhöhter Vagotonus, Hyperparathyreoidismus, Zollinger-Ellison-Syndrom sowie Rauchen, Streß und bestimmte Medikamente (NSAR, Kortikoide). Das *Anastomosenulkus* ist ein Geschwür der Dünndarmschleimhaut, das im Bereich der Anastomose nach Gastrektomie lokalisiert ist.

Auch die pathogenetische Rolle einer Infektion mit Helicobacter pylori, der durch spezielle Schutzmechanismen im sauren Milieu der Magenschleimhaut überleben kann, ist inzwischen für die Ulkuskrankheit gesichert. So läßt sich dieser Keim bei fast allen Patienten mit Ulcus duodeni und bei ca. 75% der Patienten mit Ulcus ventriculi nachweisen. Zwar liegt auch bei vielen gesunden Personen eine Besiedlung des Magens mit Helicobacter pylori vor; die Rolle von Helicobacter pylori in der Ulkuskrankheit wird jedoch durch die Tatsache belegt, daß erst eine Eradikation des Keims zur dauerhaften, rezidivreien Heilung der Ulkuskrankheit führt.

2.4.2
Symptomatik

Als typisch für die Ulkuskrankheit werden brennende epigastrische Schmerzen beschrieben:

Beim Ulcus duodeni als Nüchternschmerz (durch Nahrungsaufnahme gebessert), beim Ulcus ventriculi als postprandiale Beschwerden (durch Nahrungsaufnahme verstärkt).

Diese klassische Unterscheidung zwischen der Symptomatik des Ulcus ventriculi und des Ulcus duodeni wird in der Praxis jedoch eher selten beobachtet.

2.4.3
Verlauf, Komplikationen

Gefürchtete Komplikationen sind Blutungen und Perforationen. Bei Ulzera im Pylorusbereich kann sich durch narbige Umbauvorgänge eine Magenausgangsstenose entwickeln. Das Ulcus ventriculi kann maligne entarten (das Ulcus duodeni praktisch nie).

2.4.4
Diagnostik

Der positive Nachweis des Ulkus gelingt am sichersten durch *Endoskopie,* ggf. (vor allem Ulcus ventriculi) mit Biopsien zum Ausschluß maligner Entartung und Untersuchung auf Helicobacter pylori. *Röntgenologische Zeichen* sind Ulkusnische und Kontrastmittelfleck. Eine *Gastrinbestimmung* dient dem Ausschluß eines Zollinger-Ellison-Syndroms (= Gastrinom, → Säure ↑). Labordiagnostisch muß eine Anämie als Folge von Blutungen aus dem Ulkus ausgeschlossen werden. Die *Sonographie* hat differentialdiagnostische Bedeutung (Ausschluß anderer Ursachen von Oberbauchbeschwerden).

2.4.5
Therapie

Die Therapie erfolgt zunächst medikamentös. Zur Reduktion der Säuresekretion werden Protonenpumpenhemmer wie z.B. Omeprazol oder H_2-Blocker (z.B. Ranitidin, Famotidin) eingesetzt; hierdurch wird die Ulkusabheilung ermöglicht. Bei positivem Helicobacternachweis ist eine Eradikationstherapie indiziert, die z.B. als Dreifachtherapie mit Omeprazol, Clarithromycin und Metronidazol durchgeführt wird. Die Helicobactereradikation dient insbesondere der Rezidivprophylaxe.

Ergänzend können Anticholinergika (ebenfalls zur Verminderung der Säuresekretion), Antazida (zur Säureneutralisation) und Mukosaprotektiva wie z.B. Sucralfat eingesetzt werden.

> **Klinischer Fall**
>
> Aus voller Gesundheit heraus wird einem 32jährigen Mann übel und er erbricht große Mengen kaffeesatzartigen Mageninhalts. Er ist nie ernstlich krank gewesen, keine Magenbeschwerden. Als Kind hatte er eine Hepatitis durchgemacht, sein Alkoholkonsum beträgt verläßlich nicht mehr als 2 Flaschen Bier tgl., der Großvater ist an einem Magenkarzinom gestorben.
> *Diagnose:* peptisches Ulkus

2.5
Benigne Tumoren

Gutartige Tumoren des Magens können ihren Ausgang vom Epithel (Hyperplasie, hyperplasiogener Polyp, Adenom) oder vom Mesenchym (Leiomyom, Neurinom, Neurofibrom, Lipom u.a.) nehmen. Sie verursachen meist keine Beschwerden und werden als gastroskopische Zufallsbefunde entdeckt. Da die Dignität unsicher ist (Adenome sind Präkanzerosen) ist meist die endoskopische Abtragung und histologische Untersuchung indiziert.

2.6
Magenkarzinom

2.6.1
Definition

Das Magenkarzinom ist ein epitheliales Malignom, das histologisch vorkommt als Adenokarzinom (ca. 80%), seltener als Gallertkarzinom, Plattenepithelkarzinom oder szirrhöses Karzinom. Das *Magenfrühkarzinom* ist per definitionem auf Mukosa und Submukosa begrenzt, dabei können jedoch (selten) schon Lymphknotenmetastasen vorliegen.

2.6.2
Ätiologie

Es wirken exogene (z.B. Nitrosamine und Aflatoxine in der Nahrung, Teerstoffe durch Rauchen) und endogene (genetische Disposition, chronische Gastritis) Faktoren zusammen.

2.6.3
Symptomatik

Symptome erscheinen meist spät und sind oft uncharakteristisch: Unverträglichkeiten, Inappetenz, Widerwillen gegen Fleisch, Gewichtsabnahme, Leistungsknick, Anämie, epigastrische Schmerzen, später Schluckbeschwerden (Kardiastenose) oder Erbrechen (Magenausgangsstenose).

2.6.4
Diagnose

Die *klinische Untersuchung* kann durch sichtbare Kachexie, tastbaren Oberbauchtumor oder palpable Lymphknotenmetastasen (vor allem in linker Supraklavikulargrube = Virchow-Drüse) Hinweise geben.

Bedeutsame *Laborparameter* sind Blutbild (Anämie?), Benzidinprobe (okkultes Blut im Stuhl?), alkalische Phosphatase (bei Lebermetastasen z.T. ↑), Tumormarker CEA (sensitiv, aber wenig spezifisch, daher vor allem zur Verlaufskontrolle). *Röntgenologisch* (Doppelkontrast mit Bariumsulfat und Luft) können Zeichen des malignen Ulkus und Wandstarre (bei diffuser Infiltration) imponieren. Die Diagnose wird gesichert durch Gastroskopie mit Probenentnahme.

> **Merke !**
>
> Jeder Verdacht auf Magenkarzinom muß endoskopisch und histologisch abgeklärt werden!

Bestätigt sich die Verdachtsdiagnose, wird ein Staging durchgeführt. Dieses umfaßt: Rö-Thorax (Lungenmetastasen?), abdominelle Sonographie und CT (regionale Ausbreitung?), Endosonographie (Tiefenausdehnung?).

2.6.5
Differentialdiagnose

Abzugrenzen sind Ulcus ventriculi, benigne Magentumoren oder Malignome in der Nachbarschaft.

2.6.6
Therapie

Eine kurative Therapie ist nur durch Operation möglich (je nach Ausbreitung partielle oder totale Gastrektomie, siehe Chirurgie, Kap. 20.5). Bei inoperablem Tumor kommen palliative Maßnahmen in Betracht: Stenosebeseitigung durch Laserbestrahlung, Tubuseinlage, perkutane Gastrostomie sowie Analgesie mit Opiaten. Chemo- und Strahlentherapie sind von untergeordneter Bedeutung.

2.6.7
Prognose

Beim Magenfrühkarzinom beträgt die 5-Jahres-Überlebensrate ca. 90 %; beim fortgeschrittenen Karzinom überleben dagegen nur 20–30 % der operierten Patienten länger als 5 Jahre.

2.7
Der operierte Magen

2.7.1
Dumping-Syndrom, Postvagotomiesyndrom

Als Dumping-Syndrom bezeichnet man einen Folgezustand nach Magenresektion. Dabei wird unterschieden zwischen
- *Frühdumping* mit Leibschmerzen, Durchfall, Kollapsneigung und Tachykardie unmittelbar postprandial
- *Spätdumping* mit Hunger, Schwächegefühl und Blutdruck ↓ 2–3 h nach Nahrungsaufnahme

Ursache des *Frühdumping* ist ein rascher Einstrom von Flüssigkeit in das Darmlumen (verursacht durch hyperosmolare Nahrung), der zu einem Mangel an zirkulierendem Volumen führt. Das *Spätdumping* entspricht einer Hypoglykämie, die durch überschießende Insulinsekretion nach unphysiologisch rascher Glukoseaufnahme verursacht wird.

Das *Postvagotomiesyndrom* besteht in verschiedenen Funktionsstörungen von Ösophagus (Dysphagie), Magen (Entleerungsstörung, Erbrechen) oder Darm (Diarrhö) nach proximal gastrischer Vagotomie (PGV), die zur Säureverminderung bei Ulcus duodeni durchgeführt wird.

3 Dünndarm

3.1 Akute Enteritis (Enterokolitis)

3.1.1 Ätiologie

Akute Enteritiden können durch virale (z.B. Rota-, Coxsackie-, Adenoviren), bakterielle (z.B. Salmonellen, Shigellen, Campylobacter jejuni) oder parasitäre Infektion sowie durch Toxine (z.B. toxinbildende E.-coli-Stämme) hervorgerufen werden. Wegen der meist selbstlimitierenden Symptomatik erfolgt allerdings nur selten eine ätiologische Abklärung.

3.1.2 Symptomatik

Leitsymptome sind Diarrhö und Erbrechen, evtl. verbunden mit abdominalen Schmerzen. Liegt eine invasive Infektion vor (z.B. bei Shigellenruhr), sind die Durchfälle blutig, während bei toxinbedingter Genese (z. B. Cholera) voluminöse, wäßrige Stühle abgesetzt werden.

3.1.3 Diagnostik

Bei längerem Verlauf oder bei Verdacht auf infektiöse (z.B. Salmonellen-)Enteritis (meldepflichtig!) wird ein Erregernachweis mit serologischen oder bakteriologischen Methoden durchgeführt.

3.1.4 Therapie

Im Vordergrund steht die Volumen- und Elektrolytsubstitution (Exsikkosegefahr), die oral (Gabe von glukosehaltiger Elektrolytlösung) oder parenteral erfolgen kann. Durch Gabe von Antidiarrhoika kann der Wasserverlust gemindert werden, allerdings wird hierbei auch die Erregerausscheidung verlangsamt (→ verzögerter Verlauf von Salmonellosen). Antibiotika können bei bakteriellen Infektionen indiziert sein, vor allem bei solchen, die durch bakterielle Invasion verursacht werden.

> **Klinischer Fall**
>
> Bei einer 20jährigen Patientin traten plötzlich Durchfall, Übelkeit und später Bauchschmerzen auf.
> Befunde: Abdomen weich und wenig druckempfindlich, Hyperperistaltik, Temperatur rektal: 37,5°C, keine Leukozytose.
> *Diagnose:* Gastroenteritis

3.2 Enteritis regionalis (Morbus Crohn)

3.2.1 Pathogenese

Der Morbus Crohn ist eine unspezifische, granulomatöse, segmentale Darmentzündung, die prinzipiell von der Mundhöhle bis zum Rektum ubiquitär im Verdauungstrakt auftreten kann. Am häufigsten ist jedoch der Befall des terminalen Ileums (Ileitis terminalis). Die Erkrankung verläuft meist chronisch-rezidivierend. Von der Entzündung (mit tiefen, fissuralen Ulzera und Epitheloidzellgranulomen) sind alle Wandschichten betroffen, woraus sich z.T. die hohe Neigung zur Fistelbildung (Analfisteln, entero-enterische, -kutane, -vaginale, -vesikale Fisteln) erklärt. Weitere Komplikationen sind Stenosen (→ Ileus), Konglomerattumorbildung, Ureterkompression und (sehr selten) akute Blutungen und Kolon- bzw. Sigmadilatationen.

3.2.2
Symptomatik

Die *Diarrhö* (meist unblutig) mit erhöhter Stuhlfrequenz (bis 20 Entleerungen/d) geht mit krampfartigen *Unterbauchschmerzen* einher. Daneben können *extraintestinale Manifestationen* bestehen: Polyarthritis, Iridozyklitis, Erythema nodosum, Leberbeteiligung etc. Häufige begleitende *Allgemeinsymptome* sind Gewichtsverlust, Schwäche, subfebrile Temp., BSG ↑, Leukozytose und hypochrome Anämie.

3.2.3
Diagnostik

Die *Koloskopie* zeigt einen diskontinuierlichen Befall mit sog. „Skip lesions", die gesunde Segmente überspringen. Die Läsionen zeigen ein pflastersteinartiges Schleimhautrelief mit tiefen longitudinalen Ulzera. Histologisch sind Granulome erkennbar.
Radiologische Verfahren (Kolonkontrasteinlauf, Dünndarmdarstellung) ergänzen die Diagnostik (siehe Abb. 1.34). Zur Abgrenzung und zu Unterschieden gegenüber der Colitis ulcerosa siehe Tabelle 1.24.

> **Merke!**
> Häufigste Fehldiagnose beim Morbus Crohn ist die akute Appendizitis!

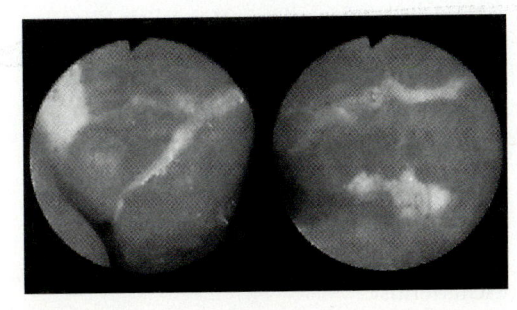

Abb. 1.34: Morbus Crohn: Aphthoide Läsionen und Ulzera (IMPP)

3.2.4
Verlauf, Komplikationen, Prognose

Der Verlauf der Erkrankung ist individuell kaum vorherzusagen. Bei etwa 80% der Patienten wird im Laufe der Zeit eine chirurgische Intervention erforderlich, am häufigsten durch Komplikationen wie Stenosen → (Sub)ileus, Fisteln, Abszesse, Perforation etc. Die Lebenserwartung wird bei optimaler Therapie durch den Morbus Crohn jedoch kaum eingeschränkt.

3.2.5
Therapie

Zur Verlängerung des symptomfreien Intervalls werden 5-Aminosalizylsäurehaltige Pharmaka (Sulfasalazin, Mesalazin) als Basistherapie gegeben. Glukokortikoide werden vor allem im akuten Schub und bei schweren Verläufen angewendet; sie haben die sicherste Wirkung. Das Immunsuppressivum Azathioprin ist nur als Mittel 2. Wahl bei Versagen von Kortikoiden indiziert. Unterstützend ist die symptomatische Therapie mit Analgetika, Antidiarrhoika und (bei krampfartigen Beschwerden) Spasmolytika (z.B. Butylscopolamin). Bei verschiedenen Komplikationen (z.B. bei enterovesikaler Fistel) besteht die Indikation zur Operation (s. Chirurgie, Kap. 21.3).

3.3
Malabsorptionssyndrome

Malabsorption ist ein krankhafter Zustand, bei dem eine verminderte enterale Resorption von verdauten Nahrungsbestandteilen besteht. Als Ursachen kommen insbesondere krankhafte Zustände des Dünndarms in Frage.
Bei der *Maldigestion* liegt dagegen eine Störung der enzymatischen Spaltung der Nahrung vor (z.B. bei Pankreasenzymen ↓ oder Gallensäuren ↓).
Der Begriff *Malassimilation* wird als Oberbegriff zu beiden Störungen verwendet. Diagnostische Nachweistests sind:
- Nachweis erhöhter Stuhlfettausscheidung (Steatorrhö)
- D-Xylose-Test
- Schilling-Test

3.3.1
Zöliakie

Bei der Zöliakie (bei Manifestation im Erwachsenenalter: *einheimische Sprue*) beruht die verminderte Resorption auf einer Überempfindlichkeit der Dünndarmmukosa gegen Gliadin (Eiweiß aus dem Weizenkleberprotein Gluten). Diese Überempfindlichkeit führt zur atrophisierenden Schädigung der Mukosa (Zottenreduktion → kolonähnlicher Aspekt der Dünndarmmukosa, sog. Kolonisation), die bei glutenfreier Ernährung reversibel ist.

Symptome. Das Vollbild der Zöliakie imponiert mit den Folgen mangelnder Resorption von Fett (→ schaumige, z.T. fettglänzende Durchfälle, Verlust des subkutanen Fettgewebes, Dystrophie), Kohlenhydraten, Eiweiß (→ -mangelödeme), Eisen (→ Anämie), Kalzium (→ Knochenschmerzen, Osteomalazie) und von Vitaminen.

Diagnose. Die Diagnose wird gestellt anhand der peroralen Dünndarmsaugbiopsie (erst unter gliadinhaltiger Kost, dann nach 1–2 Jahren gliadinfreier Diät). Es besteht eine Steatorrhö. Der Nachweis von Gliadinantikörpern im Serum ist als Screening-Test bei kleinen Kindern geeignet. Der D-Xylose-Test zeigt verminderte Resorption. Nebenbei sind viele Laborparameter verändert (u.a. Anämie, Eisen ↓, Ferritin ↓, Eiweiß ↓, Gerinnung ↓ durch Vit.-K-Mangel).

Therapie. Die Therapie besteht in glutenfreier Ernährung. Verboten sind Produkte aus Weizen, Roggen, Hafer und Gerste; erlaubt sind Hirse, Reis und Mais.

3.3.2
Bakterielles Überwachsen

Wird der Dünndarm mit Bakterien vom Typ der Kolonflora überwuchert, resultiert eine Malabsorption aus der Konsumption von Nährstoffen durch die Keime. Ursachen einer bakteriellen Überwucherung können z.B. sein: blinde Schlingen, Fisteln oder große Divertikel. Nachweis: Steatorrhö, pathologischer Ausfall von D-Xylose- und Schilling-Test, verfrühter Anstieg von H_2 in der Ausatemluft nach Glukosegabe, Besserung des Befindens und der Tests nach Antibiotikagabe.

3.3.3
Morbus Whipple

Beim Morbus Whipple (synonym Lipodystrophia intestinalis) liegt eine intestinale Lymphabflußstörung vor, die durch eine abnorme Speicherung von Bakterien in funktionsgestörten Makrophagen verursacht wird. Der Lymphabfluß wird durch Massen von Makrophagen verstopft, der resultierende Chylusstau führt zu kolbig aufgetriebenen Zotten. An *Symptomen* finden sich neben Zeichen der Malabsorption Lymphknotenschwellungen, Arthralgien, Hautpigmentierungen und bestimmte neurologische Ausfälle. Die *Diagnose* gelingt am sichersten durch eine Jejunumbiopsie (Nachweis PAS-positiver Einschlüsse in Ansammlungen von Makrophagen), die *Therapie* erfolgt durch Antibiotikagabe (Tetrazyklin über min. 3 Monate).

3.3.4
Postoperative Zustände

Zustand nach Ileumresektion (distales Kurzdarmsyndrom)

Das Ileum ist der Ort der Vitamin-B_{12}-Resorption, die Resektion von Ileumanteilen führt daher zur megaloblastären Anämie. Zusätzlich ist die Rückresorption von Gallensäuren vermindert (→ Diarrhö, im schweren Fall Steatorrhö). Auch beim *Zustand nach Gastrektomie* entwickelt sich eine megaloblastäre Anämie, in diesem Fall aufgrund von Mangel an Vitamin-B_{12}-bindendem Intrinsic factor.

Das proximale Kurzdarmsyndrom

Das proximale Kurzdarmsyndrom entsteht als Folge einer Resektion größerer Jejunumanteile. Die reduzierte Mukosaoberfläche führt zu einer Resorptionsstörung mit Diarrhö und Gewichtsverlust.

3.3.5
Varia

Eine Malabsorption kann ferner in Begleitung von Systemerkrankungen auftreten, z.B. bei Diabetes mellitus (autonome Neuropathie), Hyperthyreose (Motilität ↑ → verkürzte Passagezeit) und Sklerodermie (Motilitätsstörung).

3.4
Ileus

Siehe Chirurgie, Kapitel 24.3.

3.5
Exsudative Enteropathie

Zu einer exsudativen Enteropathie kann es im Rahmen verschiedener entzündlicher Darmerkrankungen (z.B. Morbus Crohn) kommen, wenn eiweißreiches Exsudat in das Darmlumen sezerniert wird. Die Folge ist ein Eiweißverlust (→ Hypoproteinämie).

3.6
Laktoseintoleranz

Die Laktoseintoleranz ist die häufigste Ursache einer Maldigestion. Aufgrund eines Mangels an intestinaler Laktase kann Laktose nicht in die Monomere Galaktose und Glukose gespalten werden. Sie verbleibt osmotisch wirksam im Darmlumen (→ Diarrhö), ihr bakterieller Abbau zu H_2 verursacht Flatulenz und Meteorismus. Die *Diagnose* gelingt durch Laktosetoleranztest oder H_2-Atemtest nach Gabe von 50 g Laktose. Die *Therapie* besteht in Meidung von Milch- und Milchprodukten (außer Joghurt, da dieser selbst Laktase enthält).

3.7
Tumoren

Siehe Chirurgie, Kapitel 21.6.

4 Kolon

4.1 Funktionelle Störungen

4.1.1 Irritables Kolon (Colon irritabile)

Das sog. irritable Kolon ist mögliche Manifestation eines funktionellen Abdominalsyndroms (FAB) (siehe Kap. 2.1). Beim irritablen Kolon (synonym Reizdarmsyndrom) bestehen verschiedene abdominelle Beschwerden ohne organische Ursache.

Die *Symptome* sind uncharakteristisch und oft wechselnd, meist bestehen Schmerzen (wechselnde Lokalisation, bohrend oder krampfartig, oft nach Stuhlgang gebessert), Stuhlunregelmäßigkeiten (Schafskot, Schleimbeimengung, Wechsel zwischen Diarrhö und Obstipation), Blähungen, die mit krampfartigen Schmerzen verbunden sind und meist im Tagesverlauf zunehmen.

Hinweise für die *Diagnose* liefert die gezielte Anamnese; wie bei allen funktionellen Störungen muß eine organische Ursache ausgeschlossen werden.

Die *Therapie* besteht in ärztlicher Zuwendung („kleine Psychotherapie") und symptomatischer Behandlung (siehe Kap. 2.1).

4.1.2 Obstipation

Sie ist definiert als zu seltene (alle 3 Tage oder seltener) Defäkation. Häufiger als die Obstipation ist die Pseudoobstipation, bei der die Stuhlentleerung subjektiv als zu selten empfunden wird (falsche Normvorstellung, daß Stuhlgang täglich erfolgen müsse, „Horror autotoxicus").

Ursachen. Ursachen der Obstipation können u.a. sein: falsche, schlackenarme Kost, Unterdrückung des Stuhlganges (bei Zeitmangel oder sekundär bei schmerzhaften Analläsionen), Pharmaka (Sedativa, Ca^{2+}-Antagonisten, Parasympatholytika etc.), irritables Kolon. Seltener sind organische Ursachen, z. B. angeborene Kolonanomalien, entzündete oder karzinomatöse Stenosen, Endokrinopathien (Hypothyreose, Hyperparathyreoidismus), neurogene Störungen (Lähmungen, MS).

Diagnostik. Sie erfolgt entsprechend der vermuteten Grundkrankheit. Findet sich keine Ursache, so muß eine verlängerte intestinale Transitzeit (durch Koordinationsstörung im Auerbach-Plexus) oder eine funktionelle Obstruktion (Unfähigkeit zur Sphinktererschlaffung, Anismus vor allem bei jungen Frauen) erwogen werden. Der Nachweis wird in diesen Fällen durch Gabe von radioopaquen Markern mit Kontrolle des Transports durch Abdomenleeraufnahme bzw. durch anorektale Manometrie geführt.

Therapie. Im Vordergrund steht die Aufklärung des Patienten und seine Gewöhnung an richtige Ernährung und regelmäßige Entleerung. Die Gabe von Laxanzien ist wegen der Nebenwirkungen (K^+-Verlust, Verstärkung der Obstipation) problematisch.

4.2 Divertikulose

Bei der Divertikulose bestehen Ausstülpungen der Mukosa durch die Darmwand (Pseudodivertikel), die vorwiegend im Sigma lokalisiert sind und – oft multipel – bevorzugt bei älteren Menschen auftreten. Die Ätiologie ist unbekannt; pathogenetische Faktoren sind eine

Schwäche der Darmwand und ein Druckgradient zwischen Darmlumen und Peritonealhöhle. Die Divertikulose ist meist asymptomatisch (daher oft röntgenologischer Zufallsbefund) und hat kein erhöhtes Entartungsrisiko. Symptome entstehen nur, wenn Entzündungen auftreten (= *Divertikulitis*).

4.3 Divertikulitis

4.3.1 Symptomatik

Akutes Krankheitsbild einer „linksseitigen Appendizitis" mit peritonealen Reizzeichen und Fieber. Bei chronischem Verlauf Druck, Schmerzen oder Krämpfe im linken Unterbauch, z.T. palpabler Tumor. Mögliche Komplikationen sind Blutung, Abszeßbildung (→ rezidivierende Fieberschübe), Stenosen (→ Subileus-, selten Ileussymptomatik), Fisteln und Perforation (meist gedeckt).

4.3.2 Diagnostik

Der Nachweis einer Divertikulose läßt sich röntgenologisch (Dickdarm-Doppelkontrast-Darstellung; siehe Radiologie, Kap. 6.4) oder endoskopisch führen (*cave:* Perforation!); beides dient auch dem Ausschluß eines Kolonkarzinoms. Bei Divertikulitis liegt zusätzlich eine Leukozytose mit Linksverschiebung vor. Abszesse lassen sich durch Sonographie oder CT darstellen. Bei rektaler Blutung läßt sich die Blutungsquelle meist endoskopisch lokalisieren.

4.3.3 Therapie

Faserreiche Kost führt zur Vermehrung des Stuhlvolumens und senkt den Druck im Sigmalumen; dieser Effekt kann durch kolloidale Laxanzien unterstützt werden. Spasmolytika und Analgetika führen zur symptomatischen Besserung der Beschwerden. Bei drohenden Komplikationen (Blutung, Perforation, Darmverschluß, Fistel) muß operativ interveniert werden.

4.4 Colitis ulcerosa

4.4.1 Pathogenese

Die Colitis ulcerosa ist eine chronisch-remittierend verlaufende Entzündung, die ihren Ausgang meist im Rektum nimmt und von dort aus aszendiert. Sie ist (im Gegensatz zu Morbus Crohn) auf die Mukosa beschränkt und führt dort zu flachen Ulzera, verletzlicher und leicht blutender Schleimhaut, Kryptenabszessen und zu Pseudopolypen im Zuge übersteigerter Schleimhautregeneration. Ist nur das Rektum befallen (ca. $^1/_3$ der Fälle), spricht man von hämorrhagischer Proktitis (dann wesentlich leichtere Symptomatik). Nach längerem Verlauf (>10 Jahre) mit ausgedehntem Befall steigt das Entartungsrisiko deutlich an.

4.4.2 Symptomatik

Blutig-schleimige Durchfälle (bis 20/d), verbunden mit krampfartigen Schmerzen und Tenesmen bestimmen das Bild. Begleitende Allgemeinsymptome sind Appetitlosigkeit, Müdigkeit, Fieber und Abmagerung. Oft bestehen (wie bei Morbus Crohn) extraintestinale Manifestationen (Erythema nodosum, Arthralgien, Iridozyklitis, sklerosierende Cholangitis oder Pyoderma gangraenosum). Gefürchtete Komplikation ist das toxische Megakolon (in ca. 2–10% der Fälle) mit schweren toxischen Allgemeinsymptomen und Perforationsgefahr.

4.4.3 Diagnostik

Die *Endoskopie* zeigt eine feingranulierte, ödematöse, gerötete, leicht verletzliche Mukosa, z.T. mit Pseudopolypen; Biopsien sind vor allem nach längerem Verlauf zum Ausschluß maligner Entartung erforderlich. *Röntgenologische* Zeichen sind sägezahnartig angenagte Wandkonturen mit fehlender Haustrierung, „Kragenknopfabszesse", „Gartenschlauchphänomen" (starrer, verengter Darm) und Pseudopolypen.

Tab. 1.24: Unterscheidungsmerkmale zwischen Colitis ulcerosa und Morbus Crohn

	Colitis ulcerosa	Colitis granulomatosa (Morbus Crohn)
Symptomatik • Leibschmerzen • Hämatochezie	selten regelmäßig vorhanden	häufig selten
Befallsmuster	primär Rektum und Kolon, kontinuierlich aszendierende Ausbreitung möglich; Ileum kann als „Backwash-Ileitis" mitbefallen sein	am häufigsten terminales Ileum, jedoch ubiquitär im Verdauungstrakt möglich; diskontinuierlicher Befall, „skip lesions" nahezu beweisend
Morphologie	flache Ulzerationen, Kryptenabszesse, Pseudopolypen, Haustrenverlust → Gartenschlauchphänomen	tiefreichende, keilförmige Fissuren in verdickter Wand → Pflastersteinaspekt, entzündliche Stenosen mit prästenotischer Dilatation → Kaliberschwankungen
Komplikationen • Stenosen • Fisteln • tox. Megakolon • maligne Entartung	seltener seltener häufiger häufiger	häufiger häufiger seltener seltener

Das *Labor* zeigt unspezifisch Zeichen der Entzündung (Leukozytose, BSG ↑) sowie Anämie, Elektrolytstörungen (vor allem Hypokaliämie) und Hypoproteinämie.

Klinisch bedeutsam ist insbesondere die differentialdiagnostische Abgrenzung von der Colitis granulomatosa (Morbus Crohn), die jedoch in 10–20 % der Fälle nicht eindeutig gelingt oder sich erst im weiteren Verlauf herausstellt. (siehe Tab. 1.24).

4.4.4 Therapie

Im Schub ist Wasser- und Elektrolytsubstitution erforderlich. Bei hochgradiger Anämie besteht die Indikation zur Bluttransfusion. Die medikamentöse Therapie ähnelt der beim Morbus Crohn (5-ASA-haltige Pharmaka als Basistherapie, Steroide, vor allem im Schub, ggf. Immunsuppressiva). Bei fulminantem Verlauf oder schweren Komplikationen kann die operative Therapie (Proktokolektomie, ileoanale Anastomose mit Reservoir) indiziert sein.

> **Merke !**
> Die Colitis ulcerosa wird durch Proktokolektomie geheilt!

4.4.5 Prognose

Die Prognose ist im Einzelfall schwer vorherzusagen. Chronisch-rezidivierender Verlauf ist die Regel, meist kommt es innerhalb eines Jahres nach einem Schub zu einem erneuten Schub. Auch Ausheilung ist möglich. Eine maligne Entartung ist häufiger als beim Morbus Crohn (bis zu 30 % nach 25 Jahren), daher ist rechtzeitig die Indikation zur Proktokolektomie zu stellen.

4.4.6 Differentialdiagnose

Wichtige Differentialdiagnose gegenüber Kolitiden anderer Genese ist die *ischämische Kolitis*. Es handelt sich hierbei um eine Verlaufsform arterieller Durchblutungsstörungen des Darmes, von der nur kleinere Segmente der Kolonschleimhaut betroffen sind. Die ischämische Kolitis wird daher vor allem bei älteren Patienten mit bestehenden kardiovasulären Erkrankungen (Arteriosklerose) diagnostiziert. Die *Symptomatik* ist gekennzeichnet durch krampfartige Schmerzen im Bereich der linken Flexur und blutige Stühle. Eine Abwehrspannung fehlt meist, die Peristaltik ist lebhaft. Die *Diagnose* läßt sich endoskopisch oder durch Kolonkontrasteinlauf stellen, es zeigen sich hier charakteristische ödematös verdickte Schleimhautpolster.

> **Klinischer Fall**
>
> Ein 40jähriger Patient mit einer bis ins Colon transversum reichenden Colitis ulcerosa hat ein schweres Rezidiv dieser Erkrankung. Seine Temperatur beträgt 38,6°C, die Pulsfrequenz 125/min. Er hat 8–10 Darmentleerungen, die z.T. nur aus Schleim, Eiter und Blut bestehen. Sein Leib ist gebläht, spärliche Darmgeräusche. Bei der Abdomenleeraufnahme wird der Querdurchmesser des luftgefüllten Transversums mit 11 cm gemessen.
> *Diagnose:* toxisches Megakolon

4.5 Infektiöse Kolitis

Im Rahmen infektiöser gastrointestinaler Erkrankungen (siehe auch Kap. 3.1) ist das Kolon in der Regel mitbetroffen. Eine Besonderheit ist in diesem Zusammenhang die iatrogen verursachte *antibiotikaassoziierte pseudomembranöse Kolitis*. Sie entsteht durch Überwuchern von Clostridium difficile im Kolon nach Antibiotikagabe (vor allem von Lincomycin, Ampicillin und Cephalosporinen). Das von Clostridium difficile gebildete Zytotoxin ist verantwortlich für die Entstehung eines manchmal bedrohlichen Krankheitsbildes mit Fieber, Diarrhö (z.T. blutig), Nierenversagen, Schock und toxischem Megakolon. Therapie der Wahl ist die Gabe von Vancomycin.

> **Klinischer Fall**
>
> Eine 62jährige bisher gesunde Ärztin hatte wegen einer Blasenentzündung 3mal 500 mg Amoxicillin über 7 Tage eingenommen, wobei die letzte Medikation vor 5 Tagen erfolgte. Seit 3 Tagen hat sie krampfartige abdominelle Schmerzen und Durchfall mit Blutbeimengungen. Bei der körperlichen Untersuchung war die Temperatur auf 38°C erhöht und der Bauch diffus druckschmerzhaft. Bei den Laboruntersuchungen fiel eine Leukozytose von $10 000 \times 10^6/l$ auf. Röntgenübersichtsaufnahme und Ultraschalluntersuchung des Abdomens waren unauffällig.
> *Diagnose:* Verdacht auf pseudomembranöse Kolitis

4.7 Benigne Tumoren

4.7.1 Formen

Gutartige Tumoren ohne Entartungsrisiko (z.B. hyperplastische Polypen) sind abzugrenzen von fakultativen oder obligaten Präkanzerosen (z.B. tubuläre oder villöse Adenome; siehe auch Spezielle Pathologie, Kap. 8.7).

4.7.2 Diagnostik

Da gutartige Tumoren des Kolons meist keine Beschwerden verursachen, werden sie oft zufällig im Rahmen von Früherkennungsuntersuchungen, Endoskopien oder Kontrastdarstellungen entdeckt. Zum Ausschluß weiterer Läsionen ist immer eine komplette Koloskopie durchzuführen. Die endoskopische Abtragung in toto mit histologischer Untersuchung sichert die Diagnose und ist gleichzeitig Therapie. Kommt eine endoskopische Resektion z.B. aufgrund der Größe nicht in Frage, ist der Tumor operativ zu entfernen.

4.8 Karzinome

4.8.1 Formen, Ätiologie, Epidemiologie

Maligne Tumoren des Dickdarms sind meist (in ca. 95%) Adenokarzinome, die durch maligne Entartung aus gutartigen Adenomen entstehen. Seltener sind undifferenzierte Karzinome, Sarkome, Melanome oder (bei Analkarzinom) Plattenepithelkarzinome. Die meisten

Tab. 1.25: Kolonkarzinom: Einteilung nach Dukes

Stadium	Ausdehnung des Befalls
Dukes A	Tumor hat Darmwand nicht überschritten, kein Befall regionaler Lymphknoten
Dukes B	Tumorinfiltration über die Darmwand hinaus, kein regionaler Lymphknotenbefall
Dukes C	Tumor beliebiger Ausdehnung, regionale Lymphknoten befallen
C_1	perikolische Lymphknoten befallen (tumornah)
C_2	regionäre Lymphknoten am Stamm des versorgenden Gefäßes befallen
Dukes D	Tumor beliebiger Ausdehnung mit Fernmetastasen

Dickdarmkarzinome sind im Rektosigmoid (Rektum 55%, Sigma 15%) und damit rektoskopisch erfaßbar. Höhere Darmabschnitte sind seltener befallen (Colon ascendens, transversum und descendens je 5%, Zökum ca. 15%). Zur Stadieneinteilung ist neben der TNM-Klassifikation vor allem die Einteilung nach Dukes gebräuchlich (siehe Tabelle 1.25).

Ätiologisch sind an der Entstehung des Dickdarmkarzinoms verschiedene alimentäre Faktoren beteiligt. Mit dem Fasergehalt der Nahrung nimmt das Erkrankungsrisiko ab, während sich ein hoher Gehalt an tierischen Fetten fördernd auf die Karzinomentstehung auswirkt. Die Wahrscheinlichkeit, daß die genannten Nahrungsfaktoren zur Karzinomentwicklung führen, wird jedoch offensichtlich auch genetisch beeinflußt.

Männer sind etwas häufiger als Frauen betroffen, der Erkrankungsgipfel liegt im 6. und 7. Lebensjahrzehnt. Das Kolonkarzinom ist in Deutschland der häufigste gastrointestinale Tumor.

Die Metastasierung erfolgt lymphogen oder hämatogen (beim Kolonkarzinom vor allem in die Leber, beim tiefsitzenden Rektumkarzinom auch über V. cava in die Lunge).

Merke !

Die Prognose ist um so schlechter, je tiefer der Tumor sitzt.

4.8.2 Symptomatik

Das Dickdarmkarzinom macht meist erst spät durch spezifische Symptome auf sich aufmerksam. Bei unklaren Abdominalschmerzen, Änderung der Stuhlgewohnheiten (z.B. Wechsel zwischen Obstipation und Diarrhö), Gewichtsverlust, Blut- und/oder Schleimbeimengung im Stuhl sowie Ileus und unklarer Anämie sollte daher stets ein Kolonkarzinom ausgeschlossen werden.

Merke !

Jede Appendizitis, jeder Dickdarmileus und jede Anämie jenseits des 60. Lebensjahres muß an ein Kolonkarzinom denken lassen.

4.8.3 Diagnostik

Da zum einen die Prognose des Kolonkarzinoms entscheidend von einer frühzeitigen Diagnosestellung abhängt, und zum anderen etwa 30% der Dickdarmkarzinome rektal-digital ertastet werden können, ist die regelmäßig durchgeführte Vorsorgeuntersuchung von herausragender Bedeutung für die Früherkennung dieser Erkrankung. Ergibt die digitale Austastung des Rektums einen verdächtigen Befund oder zeigen sich die o.g. Symptome, ist eine Koloskopie durchzuführen (wichtig, um gelegentlich vorliegendes Zweitkarzinom weiter oral nicht zu übersehen).

Als bildgebende Verfahren werden Röntgenuntersuchungen (Rö-Thorax, Kolonkontrasteinlauf, Abdomenübersicht bei Ileusverdacht, i.-v.-Pyelogramm präoperativ), Sonographie der Bauchorgane (Lebermetastasen?) sowie die Skelettszintigraphie (bei gesichertem Karzinom zum Ausschluß von Knochenfiliae) durchgeführt (siehe Radiologie, Kap. 6.4, Abb. 18.44).

Laboruntersuchungen können z.B. in Form einer erhöhten BSG oder durch Zeichen einer Anämie Hinweise geben. Wichtig ist auch der Nachweis von okkultem Blut im Stuhl. Tumormarker (CEA und CA 19-9) sind nicht als Screeningmethode geeignet (unspezifische Erhöhung möglich, aber auch negative Werte trotz fortgeschrittenem Tumor); sie sind jedoch bei behandeltem Karzinom wertvoll zur Verlaufskontrolle (Anstieg nach therapiebedingtem Abfall → Rezidivverdacht).

4.8.4
Therapie

Bei nichtmetastasierter Erkrankung wird die radikale Resektion des Tumors zusammen mit den regionalen Lymphknoten und -bahnen mit kurativer Zielsetzung durchgeführt. Die Prognose ist dann günstig (5-Jahres-Überlebensrate 80–95%) und wird durch eine adjuvante Chemotherapie nicht weiter verbessert. Bei lokal fortgeschrittenem Tumor läßt sich durch postoperative Bestrahlung die Rezidivhäufigkeit verringern. In fortgeschrittenen Stadien (Dukes C) wird neuerdings über eine verlängerte Überlebenszeit durch palliative Chemotherapie mit einer Kombination aus 5-Fluorouracil und Levamisol berichtet.

5 Leber

Labordiagnostik von Lebererkrankungen

In der Diagnostik von Lebererkrankungen sind verschiedene Laborparameter von Bedeutung, die Rückschlüsse zulassen auf Leberzellschädigung, verminderte Synthese- und Entgiftungsleistung der Leber (= Leberinsuffizienz) oder Cholestase (siehe Tabelle 1.26).

Die meisten Lebererkrankungen betreffen natürlich mehrere Teilaspekte der Leberfunktion und führen zu entsprechenden Laborveränderungen. Zur Basisdiagnostik bei Verdacht auf Lebererkrankungen gehört die Bestimmung von SGPT, γ-GT und CHE, da ca. 99% der Lebererkrankungen durch pathologische Werte dieser Enzyme erfaßbar sind.

5.1 Virushepatitis

5.1.1 Formen

Die akute Virushepatitis wird durch hepatotrope Viren hervorgerufen, von denen z. Zt. 6 verschiedene Vertreter bekannt sind; von der Hepatitis A und B werden die sog. Non-A-Non-B-Hepatitiden abgegrenzt, bei denen sich inzwischen die Hepatitiden Typ C, D, E und G unterscheiden lassen (Charakteristika und Übertragungswege siehe Tabelle 1.27). Daneben kann die Leber auch bei verschiedenen anderen Viruserkrankungen mitbefallen werden (z.B. bei Gelbfieber, Zytomegalie, Mumps etc.).

5.1.2 Symptomatik

Bis zu zwei Wochen vor der ikterischen Manifestation der akuten Hepatitis kann es zu prodromalen Allgemeinsymptomen wie Abgeschlagenheit, Inappetenz, Übelkeit, Kopfschmerzen, Verdauungsbeschwerden (Erbrechen, Obstipation, Diarrhö), Fieber etc. kommen. Nur in etwa 20–30% der Fälle kommt es danach zu einem Ikterus, der in wenigen Tagen seine volle Ausprägung erreicht und im Verlauf von etwa 30 Tagen langsam wieder abklingt. Die übrigen Fälle verlaufen anikterisch, weshalb häufig eine ablaufende Hepatitis gar nicht als solche erkannt wird.

Weitere Symptome sind eine vergrößerte, u.U. schmerzhafte Leber, dunkler Urin und heller Stuhl sowie in ca. $1/5$ der Fälle eine vergrößerte Milz. Bei ca. 5% der Fälle (vor allem bei älteren Patienten) zeigt sich das Bild einer

Tab. 1.26: Laborchemische Konstellationen in der Diagnostik von Lebererkrankungen

Art der Leberschädigung	charakteristische Laborparameter
Zellschädigung/-zerfall	Transaminasen (GPT, GOT), GLDH und Eisen ↑ (durch Übertritt aus den zerstörten Zellen ins Serum)
verminderte Syntheseleistung	Albumin, CHE, Gerinnungsfaktoren und Quick-Wert ↓
verminderte Entgiftungs- bzw. Metabolisierungsleistung	Ammoniak ↑, unkonjugiertes (indirektes) Bilirubin ↑
Cholestase	konjugiertes (direktes) Bilirubin ↑, γ-GT ↑, LAP (Leuzinaminopeptidase) ↑; (diese werden normalerweise mit der Galle ausgeschieden und treten bei Cholestase ins Serum über)

Tab. 1.27: Klinische Merkmale der verschiedenen Virushepatitiden

	Erreger	Übertragungsweg	Verlauf
Hepatitis A	HAV (ein RNA-Virus)	meist fäkal-oral, tritt oft epidemisch auf; auch durch Genuß von Meeresfrüchten (z. B. rohe Austern)	Restitutio ad integrum ist die Regel
Hepatitis B	HBV (ein hepatotropes DNA-Virus)	parenteral (z. B. durch Bluttransfusionen) oder durch Speichel und andere Körperflüssigkeiten (z. B. durch Geschlechtsverkehr)	in 5–10% Übergang in chronische Hepatitis
Hepatitis C	HCV (ein RNA-Virus)	vor allem posttransfusionell und nosokomial; auch bei i.-v.-Drogengebrauch	Übergang in chronische Hepatitis häufig (ca. 50%), oft nach blandem Akutstadium
Hepatitis D	sog. Delta-Agens; ein kleines RNA-Virus, das zur Vermehrung HBV als Helfervirus benötigt	hierzulande meist durch i.-v.-Drogenkonsum	sehr häufig chronischer Verlauf bei Superinfektion eines HBV-Trägers
Hepatitis E	ein RNA-Virus	enteral, ähnlich der Hepatitis A; epidemisches Auftreten in Indien, Nepal, Mexiko, GUS	kein chronischer Verlauf, jedoch in 10–20% akute fulminante Verlaufsform (gehäuft bei Schwangeren)
Hepatitis G	Hepatitis-G-Virus (RNA-Virus)	parenteral (überwiegend transfusionell)	meist mild, ohne Ikterus; chronische Hepatitis jedoch möglich

intrahepatischen Cholestase. Selten (<0,5%) entwickelt sich eine fulminante Hepatitis mit Leberzerfallskoma.

5.1.3 Diagnostik

Laborparameter. Als wichtigste Laborparameter sind die Transaminasen (SGOT und SGPT) erhöht. Das Serumbilirubin ist ebenfalls vermehrt (direktes und indirektes oft gleichermaßen). Oft findet sich auch eine leichte Erhöhung der γ-GT und der alkalischen Phosphatase. Als Ausdruck der verminderten Syntheseleistung der Leber können u.a. vermindert sein: Serumalbumin, Cholinesterase, Vitamin-K-abhängige Gerinnungsfaktoren (→ Quick-Wert ↓) sowie der Blutzuckerspiegel (durch verminderte Glykogenspeicherkapazität der Leber).

Serologische Tests. Serologische Tests umfassen die Bestimmung verschiedener viraler Antigene und Antikörper. Bei der akuten *Hepatitis A* gelingt im Zeitraum zwischen 2 und 6 Monaten nach Infektion der Nachweis von IgM-anti-HAV; der entsprechende IgG-Antikörper persistiert meist lebenslang im Serum. Zur Diagnostik der *Hepatitis B* sind drei verschiedene Ag-Ak-Systeme von Bedeutung: IgM-anti-HBc (= Antikörper gegen Core-Antigen), meist in Verbindung mit IgM-anti-HBs (= Antikörper gegen Surface-Antigen), dient zum Nachweis der akuten Infektion. IgG-anti-HBs erscheint ca. 8 Monaten nach der Infektion im Serum, schützt vor erneuter Infektion und bleibt lange (oft lebenslang) positiv; dieser Antikörper dient auch zur Kontrolle des Impfschutzes nach HBV-Immunisierung. Auf einen chronischen Verlauf weisen die Persistenz (länger als 11 Wochen) des HBe-Ag (= Envelope-Antigen), des HBs-Ag (>6 Mon.) und von HBV-DNA hin. Zur Diagnostik der *Hepatitis C* ist ein kommerzieller Test verfügbar, der einen IgG-Antikörper gegen virale RNA erkennt. Die klinische Aussagekraft ist derzeit noch umstritten, der Test wird vermutlich nicht eher als 6–12 Wochen nach akuter Infektion positiv. Inzwischen steht auch ein Verfahren zum Nachweis von HCV-RNA zur Verfügung. Zum Nachweis einer *Hepatitis D* werden IgM-anti-delta oder das Delta-Ag bestimmt. Der Nachweis viraler DNA oder RNA in Serum oder Lebergewebe mittels PCR (Polymerase chain reaction) ist Speziallaboratorien vorbehalten. Die *Hepatitis E* läßt sich neuerdings durch Nachweis von HEV-Anitkörpern und von Antikörpern gegen spezifische Antigene diagnostizieren. Die *Hepatitis G* kann durch Nachweis von HGV-RNA mittels PCR diagnostiziert werden (bisher nur in einigen Speziallaboratorien).

5.1.4
Therapie und Prophylaxe

Eine spezifische Therapie existiert nicht. Bettruhe sollte eingehalten werden, solange Beschwerden bestehen.

Wegen der fehlenden Therapiemöglichkeit kommt der Prophylaxe große Bedeutung zu. Die enterale Übertragung der Hepatitis A kann durch hygienische Maßnahmen (eigene Toilette für Erkrankte, nur abgekochtes Wasser, keine ungekochten Meeresfrüchte) vermieden werden. Ein kurzfristiger Schutz läßt sich durch die prä- oder postexpositionelle Gabe von Immunglobulin (IgG-anti-HAV) erzielen. Das Übertragungsrisiko von Hepatitis B und der NANB-Hepatitiden in Krankenhäusern und ähnlichen Einrichtungen kann durch Sorgfalt im Umgang mit Blut und Blutprodukten vermindert werden. Weitere bedeutsame Maßnahme ist die Benutzung ungebrauchter Injektionsnadeln (bei Drogenkonsumenten) und von Kondomen (vor allem bei häufigem Partnerwechsel). Gegen Hepatitis B wird die Impfung mit gentechnologisch hergestelltem HBV-Impfstoff vor allem für Risikogruppen (Krankenhauspersonal etc.) empfohlen.

5.1.5
Prognose

Die Hepatitis A heilt in der Regel folgenlos aus. Bei der Hepatitis E sind fulminante Verlaufsformen möglich, chronische Verläufe werden jedoch nicht beobachtet. Die Hepatitiden B, C und D zeigen mit unterschiedlicher Häufigkeit Übergänge in chronische Verläufe bis hin zur Leberzirrhose (siehe Tabelle 1.27).

5.2
Chronische Hepatitis

Von einer chronischen Hepatitis spricht man, wenn histologische Entzündungszeichen und laborchemische Zeichen der Leberfunktionsstörung länger als 6 Monate bestehen. Nach histologischen Merkmalen wird die *chronisch persistierende* Hepatitis von der *chronisch aktiven* (= *aggressiven*) Hepatitis unterschieden. Verlauf und Prognose sind dabei unterschiedlich:
- chronisch persistierende Hepatitis: relativ gute Prognose, oft jahrelanger Verlauf, aber auch Spontanheilung möglich; in 5–10 % Übergang in chronisch aktive Hepatitis
- chronisch aktive Hepatitis: schlechte Prognose, häufig progredienter Verlauf mit Übergang in Leberzirrhose

5.2.1
Formen

Die chronische Hepatitis ist ein Krankheitsbild mit unterschiedlicher Ätiologie. In etwa 60% handelt es sich um chronisch verlaufende *Virushepatitiden*. Ein Teil der übrigen Fälle steht als *autoimmune Hepatitis* im Zusammenhang mit diversen nachweisbaren Autoantikörpern, z.B. SLA (= *soluble liver antibody*), LKM (= *liver-kidney-microsomal antibody*) oder SMA (= *smooth muscle antigen*). Betroffen sind von autoimmunen Hepatitiden vor allem Frauen mittleren Alters. Eine chronische Leberschädigung kann auch durch eine Vielzahl an *Medikamenten* (z.B. Isoniazid, Halothan, Heparin) bedingt sein oder im Rahmen von *Stoffwechselstörungen* (z.B. bei Hämochromatose oder Morbus Wilson) auftreten.

5.2.2
Symptomatik

Die Symptomatik ist oft vieldeutig und läßt keinen Rückschluß auf die Ätiologie der chronischen Hepatitis zu. Es kommen z.B. Müdigkeit, Abgeschlagenheit, Appetitminderung, Druckgefühl im rechten Oberbauch und Gelenkbeschwerden vor.

5.2.3 Diagnostik

Der Nachweis einer viralen Genese beruht auf serologischen Tests zur Bestimmung von Virusantigenen und Antikörpern dagegen (bei Hepatitis B: Persistenz von HBV-DNA >8 Wochen, des HBe-Ag >11 Wochen, des HBs-Ag >6 Monate). Für die Diagnose der autoimmunen Hepatitis ist der Nachweis der entsprechenden Autoantikörper (s.o.) wegweisend. Der Verdacht auf eine medikamentöse Genese läßt sich anhand der Anamnese erhärten. Biochemische Tests (z.B. Nachweis von Eisen oder Kupfer im Lebergewebe) können eine Hämochromatose oder einen Morbus Wilson sichern.

5.2.4 Therapie

Bei viral induzierter chronischer Hepatitis hat sich die Gabe von α-Interferon als günstig erwiesen (bei Hepatitis B → 2–3mal häufiger Viruselimination als bei Spontanverlauf). Autoimmune Hepatitiden sprechen auf Immunsuppressiva (Steroide allein oder kombiniert mit Azathioprin) an; α-Interferon ist hier kontraindiziert, da es die Bildung von Autoantikörpern induzieren kann. Die medikamentös induzierte chronische Hepatitis kann sich bei Weglassen der auslösenden Noxe spontan zurückbilden. Bei metabolisch bedingter Hepatitis verhindern Aderlaß und Deferoxamingabe (bei Hämochromatose) bzw. D-Penicillamin (bei Morbus Wilson) die weitere Überladung der Leber mit Eisen bzw. Kupfer.

5.2.5 Prognose

Sie hängt ab von der Ätiologie. Bei medikamentös-toxischer Genese ist die Prognose – sofortiges Weglassen der Noxe vorausgesetzt – meist günstig. Metabolische Hepatitiden haben bei rechtzeitiger adäquater Therapie ebenfalls eine günstige Prognose. Durch Viruspersistenz induzierte chronische Hepatitiden haben eine unterschiedliche Prognose, die bei Hepatitis B besser ist als bei Typ D- und anderen Non-A-Non-B-Hepatitiden. Bei den autoimmunen Hepatitiden führt die immunsuppressive Langzeittherapie häufig zu enzymchemischer und histologischer Remission, die einen Auslaßversuch rechtfertigt.

5.3 Zirrhose

5.3.1 Ätiologie

Als Zirrhose bezeichnet man einen chronischen bindegewebig-narbigen Umbau der Leber mit Parenchym- und damit Funktionsverlust. Die Ätiologie ist unterschiedlich; prinzipiell kann jede chronische Schädigung der Leber zur Zirrhose führen. In Deutschland ist Alkoholabusus die häufigste Ursache (40–50% der Fälle), gefolgt von chronischer Virushepatitis (20–25%). Eine seltene Erkrankung (Inzidenz ca. 1/100 000/a) mit ungeklärter Ätiologie ist die *primäre biliäre Zirrhose,* die sich als chronische nichteitrige destruierende Cholangitis vorwiegend in den kleinen Gallenwegen abspielt. Bevorzugt sind Frauen zwischen 40 und 60 Jahren betroffen.

5.3.2 Symptomatik

Da die Leber hohe Funktionsreserven besitzt, wird die Leberzirrhose oft erst spät durch Dekompensation klinisch manifest. Die Symptome erklären sich aus dem Versagen der unterschiedlichen Teilfunktionen der Leber. Beobachtet werden Ikterus, Aszites (durch portale Hypertension und Albuminmangel), intestinale Blutung (portale Hypertension → Ösophagusvarizen; verminderte Syntheseleistung von Gerinnungsfaktoren → Blutungsneigung ↑) und Enzephalopathie (Stoffwechselleistung, vor allem Entgiftung von Ammoniak ↓). Häufig treten jedoch nur unspezifische Allgemeinsymptome (Abgeschlagenheit, abdominelle Beschwerden etc.) auf.

5.3.3
Diagnostik

Bereits die *klinische Untersuchung* kann richtungsweisend sein durch Feststellen der sog. *Leberhautzeichen*: Ikterus, Xanthelasmen, Teleangiektasien, Spider-Nävi, Lackzunge, Gynäkomastie und weiblicher Behaarungstypus beim Mann (durch verminderten Abbau von Östrogenen), Palmarerythem, Kollateralvenen, Striae, Dupuytren-Kontraktur sowie Weiß- oder Uhrglasnägel.

Die *Laborparameter* können Zeichen der verminderten Syntheseleistung aufweisen (Cholinesterase, Albumin und Gerinnungsfaktoren bzw. Quick-Wert ↓). Gesamtbilirubin, γ-Globulin, Immunglobuline, alkalische Phosphatase und Serumtransaminasen können erhöht sein.

Insbesondere bei primär biliärer Zirrhose lassen sich antimitochondriale Antikörper nachweisen.

Durch *bildgebende Verfahren* lassen sich z.B. der knotige Umbau der Leber, die Erweiterung von V. portae und V. lienalis (durch Sonographie) und Ösophagusvarizen (durch Breischluck oder Ösophagoskopie) nachweisen. Zur Sicherung der Diagnose dient die Laparoskopie mit Lebersichtbiopsie, deren Histologie oft auch die Artdiagnose ermöglicht.

5.3.4
Therapie

Da keine spezifische Therapie zur Verfügung steht, beschränkt sich die Behandlung auf Allgemeinmaßnahmen: Vermeidung toxischer Einflüsse (vor allem Alkohol) sowie regelmäßige Lebensführung mit kalorisch ausreichender und ausgewogener Ernährung (KH : Fette : Proteine = 60:40:10). Kommt ein Patient für eine Lebertransplantation in Betracht, so ist diese möglichst frühzeitig und nicht erst als Ultima ratio im Leberkoma durchzuführen. Die kumulative therapeutische Chance beträgt derzeit etwa 70%.

5.3.5
Prognose

Die Prognose ist generell schlecht, wenn die Leberzirrhose erst durch Komplikationen wie Aszites oder Varizenblutung auffällt. Die alkoholisch bedingte Leberzirrhose hat dagegen eine günstige Prognose, wenn vor ihrer klinischen Manifestation eine strikte Alkoholkarenz eingehalten wird. Ansonsten hängt die mittlere Überlebensdauer von der verbliebenen Leberfunktion (Klassifikation nach Child) ab und liegt zwischen 6 Jahren (gute Funktion) und 2 Monaten (sehr schlechte Funktion).

5.4
Komplikationen der Leberzirrhose

5.4.1
Aszites

Als Aszites bezeichnet man allgemein die Ansammlung freier Flüssigkeit in der Bauchhöhle. Die Leberzirrhose bewirkt durch verschiedene Mechanismen eine Erhöhung des intrahepatischen Strömungswiderstandes, die durch Blutrückstau vor der Leber zur portalen Hypertension führt. Dadurch steigt im Pfortaderstromgebiet der nach extravasal gerichtete hydrostatische Druckgradient. Bei der Leberzirrhose wird die Entstehung des Aszites noch durch den Albuminmangel (Synthese ↓) und den damit verbundenen erniedrigten, nach intravasal gerichteten kolloidosmotischen Druckgradienten begünstigt.

Der Aszites ist damit häufige Komplikation der Leberzirrhose, kann jedoch auch bei portaler Hypertension anderer Genese auftreten. Unterschieden wird dabei nach der Lokalisation des Strömungshindernisses zwischen posthepatischem, intrahepatischem und prähepatischem Pfortaderhochdruck (siehe Tabelle 1.28). Die Wahrscheinlichkeit der Aszitesentstehung ist dabei um so größer, je weiter posthepatisch der Block lokalisiert ist.

Bei dem durch portale Hypertension hervorgerufenen Aszites handelt es sich um ein Transsudat, d.h., die Flüssigkeit hat einen niedrigen Eiweißgehalt, ein niedriges spezifisches Gewicht (<1015 g/l) und ist zellarm. Davon ab-

Tab. 1.28: Lage des Strömungshindernisses bei unterschiedlichen Ursachen eines Pfortaderhochdrucks. Die weitergehende Untergliederung in prä-, post- und intrasinusoidal bei intrahepatischem Block läßt sich nicht immer eindeutig vornehmen. Insbesondere bei der Leberzirrhose sind alle drei Formen in wechselndem Ausmaß beteiligt.

posthepatisch	intrahepatisch	prähepatisch
• Budd-Chiari-Syndrom (= Endophlebitits der Vv. hepaticae) • konstriktive Perikarditis • Rechtsherzinsuffizienz	*kombiniert prä-, post und intrasinusoidal:* • Leberzirrhosen *vorwiegend postsinusoidal:* • Venookklusive Erkrankung *vorwiegend präsinusoidal:* • Schistosomiasis • Sarkoidose • hämatologische/lymphatische Systemerkrankungen • kongenitale Leberzirrhose	• Pfortaderthrombose • Kompression der Pfortader durch Raumforderungen in der Umgebung • angeborene Pfortaderanomalien

hoch ←——— Wahrscheinlichkeit der Aszitesbildung ——→ gering

zugrenzen ist das meist zellreiche Exsudat mit hohem Eiweißgehalt und spezifischem Gewicht (>1018 g/l), das bei entzündlich oder tumorös bedingtem Aszites beobachtet wird.

Diagnose. Die Diagnose des Aszites gelingt bei großen Flüssigkeitsmengen klinisch (vorgewölbtes Abdomen, im Liegen ausladende Flanken, mit Änderung der Körperlage verschiebliche Dämpfung, Undulation bei Perkussion). Kleine Aszitesmengen können durch Sonographie und CT nachgewiesen werden. Nächster diagnostischer Schritt bei unklarer Aszitesursache ist die Probepunktion (Transsudat? Exsudat? Maligne/entzündliche Zellen?).

Therapie. Eine spezifische Therapie ist in den meisten Fällen nicht möglich. Ziel der symptomatischen Therapie ist die *langsame* (<300 ml/d) Reduktion der Aszitesflüssigkeit durch Kochsalz- und Flüssigkeitsrestriktion (<1 g bzw. 1 l/d) und Diuretikagabe. *Cave:* Zu schnelle Reduktion → intravasales Volumen ↓ → ZVD und HMV ↓ → Nierenversagen und Oligurie. Eine Aszitespunktion findet nur bei schwerer Beeinträchtigung des Patienten Anwendung (Gefahr: Natrium- und Proteinverlust, dadurch Hypotonie und Kollaps).

5.4.2 Ösophagusvarizen

Der Pfortaderhochdruck bei Leberzirrhose führt zur vermehrten Durchblutung von Kollateralen, die einen Abstrom des Pfortaderblutes unter Umgehung der Leber in die V. cava ermöglichen. Klinisch bedeutsam sind dabei vor allem die Ösophagus- und Magenfundusvenen, die durch die gesteigerte Volumenbelastung zu Varizen erweitert werden. Mit steigendem Druck, zunehmendem Durchmesser der Varizen und abnehmender Wanddicke steigt das Risiko einer Blutung aus den Ösophagusvarizen, die sich unter dem *Leitsymptom* der Hämatemesis manifestiert.

Zur *Sicherung der Diagnose* wird notfallmäßig endoskopiert. Klinisch bisher stumme Ösophagusvarizen lassen sich endoskopisch oder durch Kontrastmitteldarstellung des Ösophagus erfassen.

Therapie. Die Therapie umfaßt neben allgemeinen Maßnahmen zur Schockbekämpfung die *endoskopische Sklerosierung* zur Blutungsstillung (Therapie der 1. Wahl), das Legen einer *aufblasbaren* Sonde nach Sengstaken oder Linton-Nachlas zur Kompression der Varizen und die Gabe von *Vasopressin* zur Senkung des Pfortaderdruckes. Trotz aller therapeutischer Bemühungen hat die Ösophagusvarizenblutung eine hohe Letalität, die sich durch Gerinnungsfaktormangel bei verminderter Synthese noch erhöht. Auch das Risiko einer Rezidivblutung ist beträchtlich.

5.4.3 Hepatische Enzephalopathie

Die hepatische Enzephalopathie ist Folge der nachlassenden Entgiftungsleistung der Leber, wobei vor allem Ammoniak, Merkaptane und Phenole als ZNS-toxisch angesehen werden. Die neurologischen und psychiatrischen *Symptome* sind vielfältig: Lethargie, Delirium, Amnesie, Ataxie, Tremor, Inkontinenz, Ophthalmoplegie, extrapyramidale Symptome und Verwirrung kommen vor. Frühes Zeichen der Enzephalopathie ist konstruktionelle Apraxie (klinischer Test: Unfähigkeit, z.B. fünfstrahlige Sterne zu zeichnen). Die neurologischen Ausfälle können bis zum hepatischen Koma führen. Dabei wird das Leberausfallskoma als Folge chronischer Lebererkrankungen vom Leberzerfallskoma bei akuten Lebererkrankungen abgegrenzt. Die symptomatische *Therapie* besteht in der Reduktion der täglichen Proteinzufuhr auf 20–30 g und der Gabe von *Laktulose* (→ Abbau zu Milchsäure → Ansäuerung des Darminhaltes, Verminderung der bakteriellen Ammoniumproduktion). Die Gabe eines schlecht resorbierbaren *Antibiotikums* (z.B. Neomycin) dient der Verminderung der bakteriellen Besiedlung des Darmes (→ Ammoniumproduktion ↓).

5.5 Toxische Leberschäden

Toxische Einflüsse können zu einer Vielzahl von pathologischen Veränderungen an der Leber führen. Mit fließenden Übergängen sind dabei akute und chronische Schädigungen der Leber zu unterscheiden.

Alkohol führt bei langfristigem übermäßigem Genuß zur alkoholischen Fettleber (bei strikter Alkoholkarenz noch reversibel) oder (seltener) zur alkoholischen Hepatitis.

> **Merke !**
>
> Bei der Alkoholhepatitis ist die GOT meist stärker erhöht als die GPT (Quotient GOT zu GPT >1)

Das Endstadium des alkoholischen Leberschadens ist die alkoholische Zirrhose. Bei Männern ist das Zirrhoserisiko ab einer täglichen Trinkmenge von 60 g reinem Alkohol fünffach gegenüber der Norm erhöht; bei Frauen gelten bereits Alkoholmengen von >20 g/d als gefährlich.

Verschiedene *Arzneimittel* können akut oder chronisch zum Leberschaden führen. Beispiele für akute Schädigungen sind Leberzellnekrosen durch Paracetamol, Halothan, Isoniazid und Methyldopa. Steroide, Chlorpromazin, Erythromycin, Sulfonamide, Paraaminosalizylsäure und Phenylbutazon können akut zur intrahepatischen Cholestase führen. Chronische Leberschädigungen (chronisch aktive Hepatitis, sekundäre biliäre Zirrhose, sklerosierende Cholangitis oder Lebertumoren) können z.B. durch Methotrexat, kata- oder anabole Steroide, Oxyphenisatin oder Methyldopa hervorgerufen werden. Unter den *pflanzlichen Giftstoffen* führt z.B. das Gift des Knollenblätterpilzes zum akuten fulminanten Leberzerfall. *Gefahrstoffe* in Beruf und Umwelt können ebenfalls Leberschäden verursachen (z.B. Arsen bei Winzern oder Vinylchlorid in der chemischen Industrie → Hämangiosarkom).

> **Klinischer Fall**
>
> Ein 42jähriger Patient hat seit 2 Tagen einen Ikterus mit Fieber. Wegen einer Herzrhythmusstörung wird er seit 2 Wochen mit Prajmaliumbitartrat behandelt. In der Klinik werden folgende Labordaten erhoben: GOT 260 U/l, GPT 310 U/l, γ-GT 360 U7l, HBsAg negativ; antiHBs, antiHBc und antiHBe positiv. *Diagnose:* Arzneimittelikterus

5.6 Metabolische und genetische Lebererkrankungen

Genetisch bedingte metabolische Störungen, die zu einer Leberzirrhose führen können, sind z.B. Morbus Wilson, hereditäre Hämochromatose und α_1-Antitrypsinmangel. Auch die Leberzirrhose aufgrund von Glykogenspeicherkrankheiten (vor allem Typ IV) gehört hierzu.

5.7 Parasitäre Erkrankungen der Leber

Unter den parasitären Erkrankungen führen vor allem die Echinokokkose und die Amöbenruhr zur Leberschädigung. Bei der *Echinokokkose* wird unterschieden zwischen Echinococcus cysticus (syn. unilocularis, granulosus) mit verdrängendem, „gutartigem" Wachstum und Echinococcus multilocularis (syn. alveolaris), der mit infiltrativer Ausbreitung Charakteristika eines bösartigen Tumors aufweist.

> **Merke !**
> Bei Verdacht auf Echinokokkuszyste keine diagnostische Punktion, da Gefahr der Ruptur mit peritonealer Aussaat und anaphylaktischem Schock besteht!

Bei der *Amöbenruhr* kommt es zu Leberabszessen, wenn sich die invasive Magnaform von Entamoeba histolytica über Vv. mesentericae und Pfortader in die Leber absiedelt.

5.8 Maligne Erkrankungen der Leber

5.8.1 Ätiologie

Maligne Tumoren der Leber sind in den meisten Fällen Metastasen anderer Primärtumoren (sog. sekundäre Lebertumoren). Von den verbleibenden primären Lebertumoren entfallen die meisten auf das primäre Leberzellkarzinom (hepatozelluläres Karzinom, HCC). Wesentlich seltener sind das Cholangiokarzinom (ausgehend von intrahepatischen Gallengangsstrukturen), das Hepatoblastom und das Zystadenokarzinom sowie mesenchymale Tumoren (z.B. Hämangiosarkom).

Die Ätiologie des primären Leberzellkarzinoms ist noch nicht restlos geklärt. Als potente Risikofaktoren gelten die Infektion mit Hepatitis B und die alkoholische Leberzirrhose (daher häufiger bei Männern als bei Frauen).

Das Hämangiosarkom als häufigster mesenchymaler Tumor wurde besonders häufig mit einer langjährigen Latenzzeit nach Verwendung des Röntgenkontrastmittels Thorotrast (seit 1955 nicht mehr verwendet) beobachtet. Weitere begünstigende Faktoren sind Arsenexposition (z.B. bei Winzern) und Umgang mit Vinylchlorid.

5.8.2 Symptomatik

Das primäre Leberzellkarzinom macht meist nur durch unspezifische Beschwerden wie Gewichtsverlust, rechtsseitige Oberbauchbeschwerden und Abgeschlagenheit auf sich aufmerksam. Veränderte Leberwerte können oft auf die bereits bestehende Leberzirrhose zurückgeführt werden. Eine unerwartet rasche Verschlechterung der Laborparameter sollte jedoch an ein primäres Leberzellkarzinom denken lassen. Relativ häufig werden beim primären Leberzellkarzinom paraneoplastische Syndrome beobachtet, die erste Manifestation sein können.

Seltener führen Metastasen (vor allem der Lunge und Knochen) zu Beschwerden.

5.8.3 Diagnostik

Klinisch imponiert eine vergrößerte und hartknotig-derb zu palpierende Leber. Die Laborbefunde entsprechen denen der Leberzirrhose; von Bedeutung ist zusätzlich das α-Fetoprotein als Tumormarker, dessen Erhöhung (regelmäßige Kontrolle bei Leberzirrhose!) den Übergang in ein primäres Leberzellkarzinom anzeigen kann. Tumorlokalisation und -ausdehnung werden bildgebend durch Sonographie und Angio-CT erfaßt; sonographisch gesteuerte Biopsie ermöglicht die histologische Diagnose.

Für die Operationsplanung kann die Angiographie zur Darstellung der Gefäßversorgung hilfreich sein.

5.8.4
Therapie

Therapie der Wahl ist die Leberteilresektion, die jedoch nur bei wenigen Patienten möglich ist. Systemische oder intraarterielle (A. hepatica) Chemotherapie bringen bisher keinen überzeugenden Erfolg. Die Prognose ist dementsprechend schlecht; nur wenige Patienten mit klinischer Symptomatik überleben länger als zwei Jahre.

6 Gallesystem

6.1 Cholelithiasis

6.1.1 Pathogenese

Das Steinleiden der Gallenwege wird am häufigsten durch Cholesterinsteine hervorgerufen; selten finden sich Pigmentsteine. Die Konkremente entstehen meist in der Gallenblase (*Cholezystolithiasis*) und können von dort aus in die ableitenden Gallenwege gelangen (sekundäre *Cholangiolithiasis*) bzw. auch primär dort entstehen (dann meist Pigmentsteine). Die Ätiologie ist nicht geklärt; es sind lediglich Faktoren bekannt, die das Auftreten von Gallensteinen begünstigen. Dazu gehören u.a. Übergewicht, weibliches Geschlecht, Ovulationshemmer, viele Schwangerschaften, hohes Alter und ein hohes Serumcholesterin.

6.1.2 Symptomatik

Bei der Cholezystolithiasis weist nur etwa jeder fünfte Steinträger Symptome auf. Liegen dagegen Konkremente in den ableitenden Gallenwegen (Ductus choledochus) vor, ist die Erkrankung meist symptomatisch. Leitsymptom der Cholelithiasis ist die Gallenkolik mit *Schmerzen* im rechten Oberbauch, häufig mit Ausstrahlung in den Rücken und die rechte Schulter, oft kombiniert mit Erbrechen. Durch Verschluß des Ductus choledochus (bei Choledocholithiasis) kommt es zum *Ikterus*. Häufig besteht zusätzlich *Fieber*, womit sich das Bild zur sog. *Charcot-Trias* komplettiert. Gelangen bei vollständigem Gallenwegsverschluß keine Gallenfarbstoffe mehr in das Duodenum, tritt eine Entfärbung des Stuhls ein. Ein Abflußbehinderung des Ductus pancreaticus kann zur akuten biliären Pankreatitis führen, so daß die Choledocholithiasis unter deren Bild manifest wird.

6.1.3 Diagnostik

Die Sonographie (siehe Abb. 1.35) ermöglicht mit hoher Sensitivität und Spezifität den Nachweis von Konkrementen in der Gallenblase (echoreiche Struktur mit dorsalem Schallschatten). Die Darstellung von Choledochussteinen gelingt dagegen sonographisch oft nicht ausreichend sicher; die Diagnose wird daher in erster Linie durch Klinik und Labor gestellt (bei totalem Verschluß: AP und γ-GT ↑; Urobilinogen fehlt. Bei Pankreasbeteiligung zusätzlich Amylase und Lipase ↑). Zum sensitiven und spezifischen Nachweis von Gallengangssteinen dient die retrograde Gangdarstellung (ERCP).

6.1.4 Therapie

Werden durch eine ERCP Gallengangskonkremente nachgewiesen, lassen sich diese meist in der gleichen Sitzung entfernen; dazu wird die Papilla Vateri mit einem elektrischen Draht durchtrennt (Papillotomie), bevor der Stein mit einem Körbchen gefaßt und in das Duodenum gezogen wird.

Die symptomatische Cholezystolithiasis wird dagegen meist operativ durch Cholezystektomie behandelt. In besonderen Fällen (1–3 Cholesterinsteine, max. Durchmesser 30 mm, funktionsfähige Gallenblase, durchgängiger Ductus cysticus) läßt sich eine extrakorporale Stoßwellenlithotripsie (ESWL), ggf. kombiniert mit oraler Lyse durch Gallensäuren, durchführen.

Eine Gallenkolik wird symptomatisch mit Choleretika, Analgetika und Spasmolytika behandelt.

Klinischer Fall

Eine 65jährige Frau kommt wegen heftiger rechtsseitiger Oberbauchschmerzen, die seit 3 Tagen bestehen, zur Aufnahme. Seit 2 Tagen bemerkt die Patientin eine Gelbfärbung der Augen. Sie hat vor etwa einem Jahr einmal eine Gallenkolik gehabt, sonst leere Anamnese. Bei der Untersuchung werden folgende auffällige Befunde erhoben: Ikterus, deutlicher Druckschmerz im Bereich der Gallenblase, Serumbilirubin 100 µmol/l (5,8 mg%), alk. Phophatase i.S. auf das Zweifache der Norm erhöht.
Diagnose: Verdacht auf Verschlußikterus bei Cholelithiasis

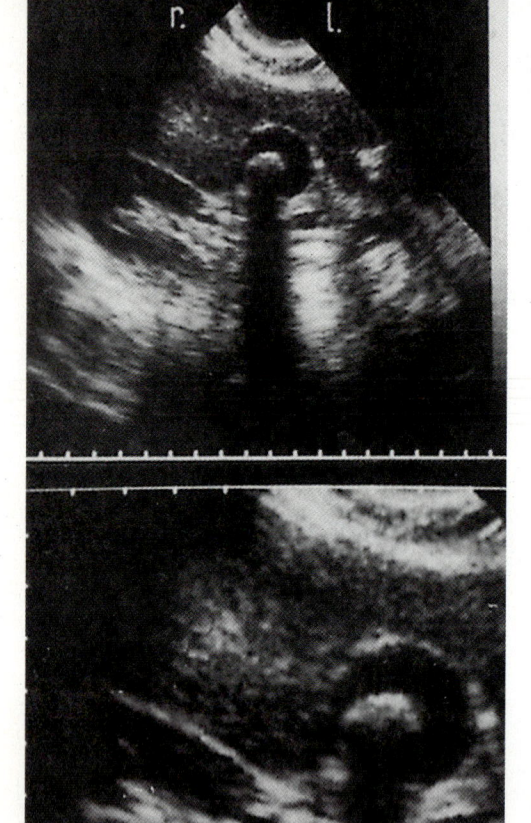

Abb. 1.35: Sonographischer Nachweis der Cholelithiasis. Beachte den Schallschatten des Steins (IMPP)

6.1.5
Prognose

Konkremente in der Gallenblase haben eine günstige Prognose, nur ca. 20% der Steinträger werden überhaupt symptomatisch. Die Choledocholithiasis führt dagegen häufig zu schweren Komplikationen (Cholangitis mit Sepsis, biliäre Pankreatitis, unbehandelt beides mit einer Letalität bis zu 90%).

6.2
Akute Cholezystitis

6.2.1
Ätiologie

Die akute Cholezystitis ist eine Entzündung der Gallenblase, die meist als Folge einer Cholelithiasis auftritt. Es erfolgt dabei eine Schädigung der Gallenblasenwand durch Bestandteile konzentrierter, gestauter Galle. Bakterien können zwar nachweisbar sein, spielen in der Pathogenese jedoch offenbar eine untergeordnete Rolle.

Seltener findet sich eine akute Cholezystitis im Rahmen eines Schocks (ischämische Cholezystitis), z.B. nach Verbrennungen, Polytrauma oder auch nach ausgedehnten abdominellen Operationen.

6.2.2
Symptomatik

Die akut entzündete Gallenblase ist oft druckdolent und geschwollen tastbar. Sie führt nicht selten zu einer entzündlichen Infiltration des Peritoneums mit Abwehrspannung und Fieber. Ansonsten entsprechen Schmerzcharakter und -ausstrahlung meist dem Bild der Cholelithiasis.

6.2.3 Diagnostik

Die Diagnose fußt auf Klinik, Laborbefunden (Leukozytose) und der Ultraschalluntersuchung (echoreiche, verdickte Gallenblasenwand, Gallenblase z.T. umgeben von entzündlichem Begleitödem).

6.2.4 Therapie

Zur Behandlung der akuten Cholezystitis dienen vor allem Breitbandantibiotika. Nach Abklingen der akuten Entzündungssymptomatik wird möglichst früh die Cholezystektomie durchgeführt.

6.3 Chronische Cholezystitis

6.3.1 Ätiologie

Die chronische Cholezystitis entsteht bei Fortdauer schädigender Einflüsse auf die Gallenblase, wobei ihre Ätiologie im wesentlichen der akuten Form entspricht; ihr Endstadium ist die Schrumpfgallenblase.

6.3.2 Symptomatik

Wiederholtes Auftreten von Gallenkoliken oder unklaren rechtsseitigen Oberbauchschmerzen. Meist bestehen Fettunverträglichkeit und Verdauungsstörungen (Flatulenz, Übelkeit etc.). Da die Beschwerden oft uncharakteristisch sind, ist die chronische Cholezystitis von anderen Oberbaucherkrankungen abzugrenzen.

6.3.3 Diagnostik

Sonographisch zeigt sich eine verdickte Gallenblasenwand, bei Steinen als Ursache sind diese nachweisbar. *Röntgenologisch* (Leeraufnahme oder Cholangiographie) kann ebenfalls die Steindarstellung oder der Nachweis einer nicht funktionierenden Gallenblase gelingen. In unklaren Fällen können die Gallenwege mittels der *ERCP* dargestellt werden. Zusätzlich kann zum Ausschluß anderer Oberbaucherkrankungen ein *CT* angefertigt werden.

6.3.4 Therapie

Bei gesicherter Diagnose und Operationsfähigkeit des Patienten wird cholezystektomiert. In unklaren Fällen oder bei schlechtem Allgemeinzustand besteht die konservative Therapie aus Analgetika- und Spasmolytikagabe sowie fettarmer Diät.

6.4 Cholangitis

6.4.1 Pathogenese

Die Cholangitis ist eine akut oder chronisch verlaufende bakterielle Infektion der Gallenwege, meist hervorgerufen durch gramnegative Keime. Ihr Auftreten steht meist im Zusammenhang mit einem Steinleiden der Gallenwege und ist dessen häufigste Komplikation. Seltener tritt sie als Folge eines malignen Verschlusses der Gallenwege auf.

6.4.2 Formen

Es werden eine akute und eine chronische Form unterschieden. Die akute Form geht unbehandelt meist in eine Sepsis mit hoher Letalität über. Die chronische Form kann durch andauernden Gallenstau zu einer biliären Leberzirrhose führen.

6.4.3 Symptomatik

Die Symptomatik ist gekennzeichnet durch die Charcot-Trias aus Ikterus, Schmerzen im rechten Oberbauch und Fieber.

6.4.4
Diagnostik

Klinik und Anamnese lenken bereits den Verdacht auf eine akute Erkrankung im Bereich der Gallenwege, das sonographisch objektiviert wird (Steinnachweis, dilatierte Gallenwege). Die ERCP sichert die Diagnose.

6.4.5
Therapie

Wird die Cholangitis durch ERCP nachgewiesen, wird in gleicher Sitzung eine endoskopische Papillotomie und ggf. eine Steinentfernung vorgenommen. Zusätzlich werden systemisch Antibiotika verabreicht. Bei Bedarf wird der Patient intensivmedizinisch überwacht.

6.5
Postcholezystektomiesyndrom

Unter dem Begriff Postcholezystektomiesyndrom werden heterogene Beschwerden zusammengefaßt, die im Anschluß an eine Cholezystektomie auftreten bzw. fortbestehen. Ursachen sind z.B. Verwachsungen, postoperative Gallenwegsstrikturen oder auch Fehldiagnosen (die Beschwerden rührten nicht von der Gallenblase, sondern z.B. vom Magen her). Es handelt sich daher bei dem Postcholezystektomiesyndrom nicht um eine eigenständige Krankheitsentität.

6.6
Karzinome

Bei Karzinomen des Gallensystems handelt es sich meist um Adenokarzinome. Das häufigere *Gallenblasenkarzinom* steht in engem pathogenetischen Zusammenhang mit der Cholelithiasis; die Ätiologie des *Gallengangskarzinoms* ist unbekannt. Von den primären Gallenwegskarzinomen sind metastatische (per continuitatem) Absiedlungen anderer Tumoren (Pankreas etc.) abzugrenzen.

Symptome sind Ikterus als Zeichen des malignen Gallenwegsverschlusses (z.T. schmerzlos, z.T. mit Schmerzen im rechten Oberbauch), Dunkelfärbung des Urins, Entfärbung des Stuhls und Gewichtsabnahme. Bei Verschluß distal des Abgangs des Ductus cysticus kann die Gallenblase schmerzlos tastbar sein (Courvoisier-Zeichen).

Die *Diagnose* wird durch bildgebende (Sonographie, CT), endoskopische (ERCP) und histologische (sonographisch gesteuerte Feinnadelbiopsie) Verfahren gestellt.

Zur kurativen *Therapie* kommen nur operative Verfahren in Betracht; allerdings sind etwa $^2/_3$ der Patienten mit Gallengangs- und $^4/_5$ der Patienten mit Gallenblasenkarzinom primär inoperabel. Die palliative Therapie umfaßt in diesen Fällen Maßnahmen zur Erhaltung des Gallenabflusses (endoskopische oder perkutane Einlage von Gallenwegsprothesen) und Schmerzbehandlung.

7 Pankreas

7.1 Akute Pankreatitis

7.1.1 Ätiologie und Pathogenese

Die akute Pankreatitis ist eine plötzlich beginnende Erkrankung des Pankreas, deren Ursache meist ein Verschluß des Pankreasganges durch einen Gallenstein ist (biliäre Pankreatitis). Seltener wird die akute Pankreatitis durch metabolische Störungen (Alkoholexzeß, überreiche Mahlzeit, Hyperkalzämie) ausgelöst. Gemeinsame Endstrecke der unterschiedlichen Ätiologien ist zunächst eine ödematöse Schwellung des Pankreas. Bei der klinisch mild verlaufenden *ödematösen Form* der Pankreatitis bleibt der Entzündungsprozeß auf dieser Stufe stehen. Kommt es jedoch durch intrapankreatische Aktivierung von Pankreasenzymen zur Selbstandauung des Pankreas mit Nekrosenbildung, spricht man von einer *hämorrhagisch-nekrotisierenden Pankreatitis*, die klinisch weit schwerwiegender verläuft. Durch Sequestration großer, eiweiß- und elektrolytreicher Flüssigkeitsmengen ins Retroperitoneum und in die Peritonealhöhle entwickelt sich ein Volumenmangelschock. Kalzium reagiert mit freien Fettsäuren (Produkt der Selbstandauung durch Lipasen) zu Kalkseifen, die als kalkspritzerartige Nekrosen auf dem Organ imponieren; aus dem Verbrauch von Kalzium resultiert eine Hypokalzämie. Gleichzeitig treten Pankreasamylasen und -lipasen sowie diverse Gewebstoxine und vasoaktive Substanzen ins Serum über, und können so auch an anderen Organen zu Schädigungen führen.

7.1.2 Symptomatik

Es kommt akut zu starken Schmerzen in der Mitte des Oberbauches mit gürtelförmiger Ausstrahlung in die Flanken. Das Abdomen ist abwehrgespannt und druckdolent. Oft bestehen Übelkeit und Erbrechen. Bei schwerem Verlauf kommt es rasch zu den Zeichen des Volumenmangelschocks.

7.1.3 Komplikationen

Ein entstehender Schock kann zu Schädigungen an verschiedenen Organen wie z. B. Nieren (akute Niereninsuffizienz) und Lungen (ARDS) führen. Verschiedene in die Blutbahn gelangende Substanzen können die Gerinnungskaskade aktivieren und so eine Verbrauchskoagulopathie hervorrufen. Werden die Pankreasnekrosen sekundär durch (meist gramnegative) Keime besiedelt, droht eine Sepsis. Lokale Komplikationen können in Form von Abszeßbildung, Kolonstenosen, Blutung und Aszitesbildung auftreten. Toxine in der Peritonealhöhle führen zu einem paralytischen Ileus. Bei weitreichenden Schädigungen des Pankreasparenchyms kann sich durch endokrine Insuffizienz (Insulinsekretion ↓) eine Hyperglykämie entwickeln.

7.1.4 Diagnostik

Die Diagnose der akuten Pankreatitis wird klinisch und durch Laboruntersuchungen gestellt (Serumamylase und -lipase↑, Hypokalzämie, Hypokaliämie, Hyperglykämie). Die Höhe der Pankreasenzyme im Serum korreliert jedoch nicht mit der Schwere der Erkrankung; so fallen die Enzyme bei fulminantem Verlauf mit rascher totaler Nekrose des Organs schnell wieder ab. Bildgebende Verfahren (Ultraschall, CT) dienen v. a. dem Ausschluß interventionspflichtiger Komplikationen (z. B. chirurgisch auszuräumende Nekrosen oder Abszesse). Differentialdiagnostisch sind alle Erkrankungen zu erwägen, die mit dem Bild des akuten Abdomens einhergehen.

7.1.5 Therapie

Die erste therapeutische Maßnahme besteht in Volumengabe zur Schockprophylaxe. Zur Schmerzbekämpfung dienen Analgetika mit Ausnahme von Morphin und seinen Derivaten (→ steigender Tonus des Sphinkter Oddi!). Das weitere Vorgehen besteht in oraler Flüssigkeits- und Nahrungskarenz, Anlage einer Magensonde zur Ableitung des Magensaftes sowie bilanzierter parenteraler Volumenzufuhr und Ernährung. Zusätzlich wird eine Überwachung durchgeführt, die auf die häufigen Komplikationen gerichtet ist und ein rechtzeitiges therapeutisches Eingreifen ermöglicht. Bei biliärer Pankreatitis ist eine Notfall-ERCP mit Papillotomie und Steinentfernung indiziert. Eine operative Therapie (Entfernung der Nekrosen, Spülung und Bursalavage) kann indiziert sein, wenn bei schweren Verläufen keine Besserung unter konservativer Therapie eintritt oder Komplikationen wie Infektion der Nekrosen, Abszeßbildung etc. auftreten.

Klinischer Fall

Ein Alkoholiker wird nachts mit heftigen Oberbauchschmerzen in die Notaufnahme eingewiesen. Das Gesicht ist gerötet, der Bauch ist mäßiggradig elastisch gespannt, aber kein lokaler Druckschmerz. Es sind keine Darmgeräusche zu hören. Bei der Abdomenleeraufnahme im Stehen ist keine freie Luft unter dem Zwerchfell sichtbar, es besteht aber ein linksseitiger Pleuraerguß. *Diagnose:* Verdacht auf akute Pankreatitis

7.2 Chronische Pankreatitis

7.2.1 Ätiologie

Die chronischen Pankreatitis steht in der Mehrzahl der Fälle im Zusammenhang mit Alkoholabusus. Die genaue Pathogenese der Pankreasschädigung durch Alkohol ist noch ungeklärt; sicher ist jedoch, daß langjähriger Alkoholabusus in Mengen über 80 g/d (Männer) bzw. 40 g/d (Frauen) zu einer exokrinen und später auch endokrinen Pankreasinsuffizienz führen kann. Sie beginnt mit einer Verminderung der Wasser- und Bikarbonatsekretion bei gleichzeitiger Vermehrung der Enzymeiweißsekretion, was fokale Obstruktionen kleiner Ausführungsgänge mit nachfolgenden atrophischen, fibrotischen und kalzifizierenden Veränderungen des Drüsenkörpers verursacht.

7.2.2 Symptomatik

Das Beschwerdebild ist durch Oberbauchschmerzen gekennzeichnet, die intermittierend über Tage oder Wochen auftreten. Weitere unspezifische Symptome sind Brechreiz, Völlegefühl, Übelkeit und Meteorismus. Bei fortgeschrittener exokriner Pankreasinsuffizienz entwickelt sich eine Maldigestion mit Steatorrhö. Erst später kommt es durch endokrine Pankreasinsuffizienz zu einer diabetischen Stoffwechsellage (erst wenn ca. $9/10$ des Pankreas zerstört sind). Selbst durch Alkoholkarenz ist dieser Prozeß ab einem gewissen Stadium nicht mehr aufzuhalten.

7.2.3 Diagnostik

Die Diagnose der chronischen Pankreatitis kann vor allem im frühen Stadium Schwierigkeiten bereiten. Sonographisch oder im CT zeigen sich Konturunregelmäßigkeiten, ein erweitertes Gangsystem, Zysten und Verkalkungen, die auch röntgenologisch nachgewiesen werden können (siehe Abb. 1.36). Mittels ERCP läßt sich das unregelmäßig erweiterte Gang-

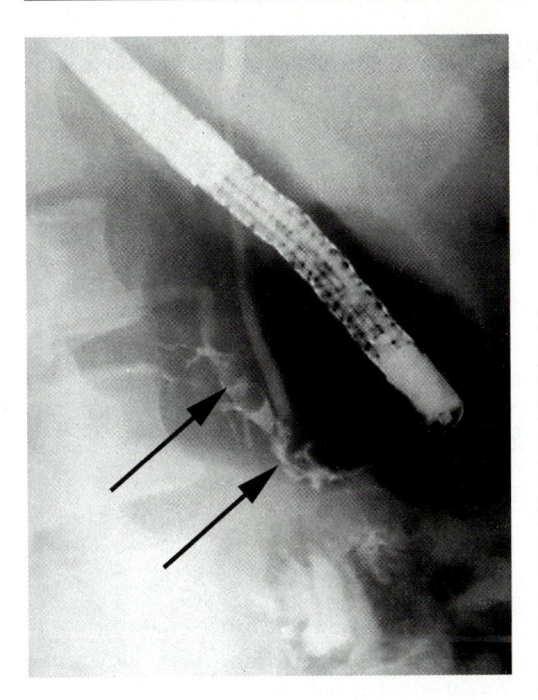

Abb. 1.36: Pankreassteine (Zetkin/Schaldach 1998)

zug kann es in der Nachbarschaft des Pankreas zu Duodenal- und Choledochusstenosen sowie zur Milzvenenthrombose kommen. Oft kommt es rezidivierend zu akuten Exazerbationen, die dem Bild der akuten Pankreatitis entsprechen.

7.2.6
Therapie

Die Therapie ist zunächst konservativ und besteht in absoluter Alkoholkarenz sowie fettarmer, protein- und kohlenhydratreicher Diät mit Begrenzung auf ca. 2000–3000 kcal täglich (Fettzufuhr vor allem in Form von lipaseunabhängig resorbierbaren mittelkettigen Triglyzeriden). Hierdurch kann die Progression der Erkrankung erheblich verlangsamt werden. Der Mangel an Pankreasenzymen wird durch exogene Zufuhr (magensaftresistente Präparate, die im Duodenum freigesetzt werden) ausgeglichen. Ein entstehender Diabetes mellitus ist meist mit geringen Insulinmengen (16–20 E Depotinsulin) einstellbar. Komplikationen (s.o.) zwingen häufig zur operativen Intervention.

system darstellen. Die verminderte Bikarbonat- und Enzymsekretion des Pankreas offenbart sich am empfindlichsten im Sekretin-Pankreozymin-Test. Weniger sensitiv sind die Chymotrypsinbestimmung im Stuhl und der Pankreolauryltest.

7.2.4
Differentialdiagnose

Schwierig ist mitunter die Abgrenzung vom Pankreaskarzinom, die häufig erst durch ultraschallgeführte Biopsie oder Probelaparotomie gelingt. Im Frühstadium kommen differentialdiagnostisch Erkrankungen wie Reizmagen, irritables Kolon oder Gastritis in Betracht.

7.2.5
Komplikationen

Häufig entstehen Pankreaszysten (vom Gangsystem ausgehend, mit Epithelauskleidung) oder Pseudozysten (im Gewebe, ohne Epithelauskleidung), die durch Gefäßarrosion zu starken Blutungen führen können. Durch Narben-

7.3
Endokrin aktive Tumoren

Entsprechend der Vielzahl der vom Pankreas sezernierten Hormone können von dem Organ unterschiedliche endokrin aktive Tumoren ausgehen (siehe Tabelle 1.29); diese Erkrankungen sind jedoch insgesamt sehr selten.

7.4
Pankreaskarzinom

Das Pankreaskarzinom ist meist ein Adenokarzinom, das sich zu 70–80 % im Pankreaskopf, seltener in anderen Teilen des Pankreas manifestiert.

7.4.1
Symptomatik

Ausgesprochene Frühsymptome fehlen vor allem aufgrund der retroperitonealen Lage des Pankreas. Das Pankreaskopfkarzinom kann sich durch malignen Gallenwegsverschluß mit

Tab. 1.29: Endokrin aktive Tumorerkrankungen des Pankreas

Erkrankung	Ausgangszellen	Symptomatik
Insulinom	B-Zellen	Hypoglykämie
Glukagonom-Syndrom	A-Zellen	Diabetes, nekrotisierende Dermatitis
Zollinger-Ellison-Syndrom	gastrinbildende Zellen	rezidivierende Magen- und Duodenalulzera
Verner-Morrison-Syndrom (VIPom)	VIP-(vasoaktives intestinales Peptid-)produzierende Zellen	● schwere wäßrige Diarrhö ● Hypokaliämie ● Achlorhydrie
Somatostatinom	D-Zellen	Diabetes, Statorrhö
GRFom	Growth-hormon-releasing-factor-produzierende Zellen	GRF im Serum nachweisbar; nur selten Akromegalie

einem Ikterus manifestieren. Weitere mögliche Symptome sind Aszites, palpabler Oberbauchtumor, *Courvoisier-Zeichen* und Lebervergrößerung sowie Allgemeinsymptome wie Schmerzen (im Epigastrium oder Rücken), Übelkeit, Erbrechen und Gewichtsverlust. All dies sind jedoch meist bereits Zeichen der fortgeschrittenen Erkrankung.

7.4.2 Diagnostik

Zur Diagnostik werden *bildgebende Verfahren* (Sonographie, CT, Gastroduodenoskopie mit ERCP, Cholezystocholangiographie, evtl. selektive Angiographie) und *Laborbefunde* herangezogen (BSG, Blutbild, Amylase, Lipase, BZ, γ-GT, AP, GPT, CHE, Bilirubin, LDH sowie die Tumormarker CEA und CA-19-9). In Zweifelsfällen, vor allem zur oft schwierigen Abgrenzung gegenüber einer chronischen Pankreatitis, muß CT- oder sonographiegesteuert *punktiert* werden. Nur bei <20% der Patienten ist der Tumor bei Diagnosestellung auf das Pankreas beschränkt.

7.4.3 Therapie

Eine geringe kurative Chance ergibt sich einzig aus der operativen Therapie unter der Voraussetzung, daß der Tumor auf das Pankreas beschränkt ist (siehe auch Chirurgie, Kap. 27.5). Die Strahlentherapie kommt bei inoperablem Tumor zur Schmerzlinderung ($\rightarrow$ Schmerzfreiheit bei $^2/_3$ der Pat.) und zur palliativen Bestrahlung von Skelett- und Hirnmetastasen in Betracht. Die Chemotherapie ist meist von geringem Nutzen und nur im Einzelfall zu erwägen. Die mittlere Überlebenszeit nach Diagnosestellung beträgt nur 8–12 Monate.

> **Merke!**
>
> Bei Diagnosestellung sind 80% der Pankreaskarzinome inoperabel.

Innere Medizin

Endokrine Organe, Stoffwechsel und Ernährung

Dr. med. Karsten Papke

Inhalt

1	**Hypophyse und Hypothalamus**	195
1.1	Diabetes insipidus centralis (syn. neurohormonalis)	195
1.2	Hypophysenvorderlappeninsuffizienz (HVLI)	196
1.3	Hormonaktive Hypophysenvorderlappentumoren (HVL-Tumoren)	197
2	**Schilddrüse**	200
2.1	Struma mit euthyreoter Funktion	201
2.2	Hypothyreose	202
2.3	Hyperthyreose und Thyreotoxikose	203
2.4	Thyreoiditiden	205
2.5	Schilddrüsenkarzinome	206
2.6	Multiple endokrine Neoplasien (MEN)	207
3	**Nebennierenrinde**	209
3.1	Nebennierenrindeninsuffizienz (NNRI)	209
3.2	Hyperkortisolismus (Cushing-Syndrom)	210
3.3	Adrenaler Hyperaldosteronismus	211
3.4	Phäochromozytom	212
4	**Testes**	214
4.1	Männlicher Hypogonadismus	214
5	**Epithelkörperchen, metabolische Osteopathien**	216
5.1	Hypoparathyreoidismus	216
5.2	Tetanie	217
5.3	Hyperparathyreoidismus	218
5.4	Osteomalazie	220
5.5	Osteoporose	221
5.6	Morbus Paget	222
6	**Endokrines Pankreas und Kohlenhydratstoffwechsel**	223
6.1	Diabetes mellitus	223
6.2	Hypoglykämien	227
7	**Stoffwechsel und Ernährung**	229
7.1	Adipositas	229
7.2	Hyperlipoproteinämien	229
7.3	Hyperurikämie, Gicht	231

7.4 Porphyrien und sekundäre Porphyrinstoffwechselstörungen . 232
7.5 Hämochromatose und sekundäre Hämosiderose 233
7.6 Morbus Wilson 234
7.7 Hungerdystrophie 234
7.8 Amyloidosen 235

1 Hypophyse und Hypothalamus

1.1 Diabetes insipidus centralis (syn. neurohormonalis)

1.1.1 Pathogenese

Dem Diabetes insipidus centralis (syn. neurohormonalis) liegt eine verminderte Sekretion von antidiuretischem Hormon (ADH) zugrunde. Folgende Ursachen des ADH-Mangels lassen sich unterscheiden:
- *idiopathischer* Diabetes insipidus (etwa $^1/_3$ der Fälle)
- *sekundärer* Diabetes insipidus, z.B. aufgrund von Schädel-Hirn-Trauma, Gehirntumoren, neurochirurgischen Eingriffen, Entzündungen des ZNS, Histiocytosis X, Morbus Hand-Schüller-Christian (multifokale Langerhans-Zellgranulomatose)

1.1.2 Symptome

Kennzeichnend ist die Ausscheidung großer, niedrig konzentrierter Harnvolumina. Die tägliche Harnmenge kann bis zu 18 l betragen. Die Patienten leiden unter einem permanenten Durstgefühl, das sie zur Aufnahme großer Flüssigkeitsmengen auch nachts veranlaßt (Polydipsie mit Zwangscharakter). Bei nicht ausreichender Flüssigkeitszufuhr droht eine Exsikkose mit Hyperelektrolytämie (hypertone Dehydratation).

1.1.3 Diagnostik, Differentialdiagnosen

Wegweisend ist die Bestimmung von Serum- und Urinosmolarität, die nach mindestens 8stündiger Flüssigkeitskarenz erfolgen sollte. Liegt hierbei die Urinosmolarität über 800 mOsmol/l und die Serumosmolalität unter 295 mOsmol/l, ist ein Diabetes insipidus ausgeschlossen. Ergibt sich aufgrund von Urinhypo- und Serumhyperosmolarität der Verdacht auf einen Diabetes insipidus, wird ein *Durstversuch* durchgeführt: Unter Flüssigkeitskarenz werden hierbei stündlich Serum- und Urinosmolarität sowie Körpergewicht und -temperatur bestimmt. Beim Gesunden führt dies zu einer Steigerung der Urinosmolarität auf das 2–4fache der Serumosmolarität; beim Diabetes insipidus bleibt diese Konzentrierung des Urins aus. Hieraus ergibt sich auch die Abgrenzung gegenüber der *psychogenen Polydipsie*, bei der es wie beim Gesunden zum deutlichen Anstieg der Harnkonzentration kommt.

Fällt der Durstversuch pathologisch aus, muß die Unterscheidung zwischen Diabetes insipidus *centralis* und einem Diabetes insipidus *renalis* getroffen werden. Bei letzterem liegt eine ADH-Refraktärität des distalen Tubulusepithels der Niere vor (siehe Innere Medizin, Niere, Kap. 2.26); ADH ist ausreichend vorhanden, es bleibt jedoch an seinem Zielort ohne Wirkung.

Die subkutane Gabe von Vasopressin (= ADH), führt daher nur beim zentralen Diabetes insipidus, nicht jedoch beim renalen, zum Anstieg der Urinosmolarität über die Plasmaosmolarität. Zur Differentialdiagnose der Polyurie siehe auch Tabelle 1.30.

1.1.4 Therapie

Die Behandlung erfolgt mit einem Vasopressinanalogon, das intranasal appliziert wird. Therapieziel ist eine Reduzierung der Urinmenge auf 2–6 l. Dabei muß auf ausreichende Flüssigkeitszufuhr geachtet werden.

Tab. 1.30: Differentialdiagnose der Polyurie

	Diabetes insipidus centralis	Diabetes insipidus renalis	psychogene Polydipsie
Plasmaosmolalität	↑	↑	↓
Urinosmolalität	↓	↓	↓
Plasma-ADH	↓	↑	↓
Urinosmolalität im Durstversuch	kein Anstieg	kein Anstieg	Anstieg
Urinosmolalität nach ADH-Gabe	kein Anstieg	Anstieg	Anstieg

1.1.5 Syndrom der inadäquaten ADH-Sekretion (SIADH)

Während beim Diabetes insipidus centralis ein Mangel an ADH vorliegt, kommt es beim seltenen SIADH (Schwartz-Bartter-Syndrom) zu einer *Steigerung der ADH-Sekretion*. Als Ursachen kommen verschiedene Störungen im Bereich des ZNS wie z.B. Enzephalitis, Blutungen und Epilepsien in Betracht. Auch eine ektope ADH-Sekretion ist möglich, z.B. bei Pankreaskarzinomen, Thymomen und Hepatomen.

Symptome, Laborparameter. Es kommt zu einer hypotonen Hyperhydratation mit Hyponatriämie (< 120 mmol/l) und Hypernatriurie. Die Symptome (v.a. Übelkeit, Erbrechen, Verwirrtheit, zunehmende Bewußtseinsstörungen, epilept. Anfälle) erklären sich überwiegend aus der Wirkung der Elektrolytverschiebungen auf das ZNS.

Therapie. Die Therapie besteht in Flüssigkeitsrestriktion zur Reduktion der Hyperhydratation. Zusätzlich muß bei schwerwiegender Symptomatik Natrium substituiert werden. Die Substitution von NaCl muß *hyperton* und *langsam* erfolgen, da anderenfalls die Gefahr einer zentralen pontinen Myelinolyse besteht.

1.2 Hypophysenvorderlappeninsuffizienz (HVL-Insuffizienz)

1.2.1 Pathogenese

Im Hypophysenvorderlappen werden, gesteuert durch den Hypothalamus, unterschiedliche Hormone produziert (siehe Abb. 1.37). Eine HVL-Insuffizienz kann z.B. durch intrazerebrale Raumforderungen oder Traumata entstehen. Eine eigene Krankheitsentität ist die *postpartale Hypophysennekrose (Sheehan-Syndrom)*, die selten nach postpartaler Blutung auftritt.

1.2.2 Symptomatik

Die Symptomatik beginnt meist schleichend. Charakteristisch ist die folgende zeitliche Reihenfolge in der Erscheinung der Hormonausfälle: Zunächst kommt es bei Frauen zur *Amenorrhö*, bei Männern zu Abnahme der Libido (Folge des hypogonadotropen Hypogonadismus). Später enwickelt sich schleichend eine *Hypothyreose*. Es folgen dann die Symptome des *ACTH-Mangels* (→ sekundäre Nebenniereninsuffizienz). Die Folgen der sekundären NNR-Insuffizienz (Hypotonie, Kollapsneigung) sind jedoch nicht so gravierend wie bei der primären NNR-Insuffizienz, da das Renin-Angiotensin-System funktionstüchtig bleibt.

Der *Prolaktinmangel* macht sich nur bei stillenden Frauen bemerkbar (Laktationsinsuffizienz).

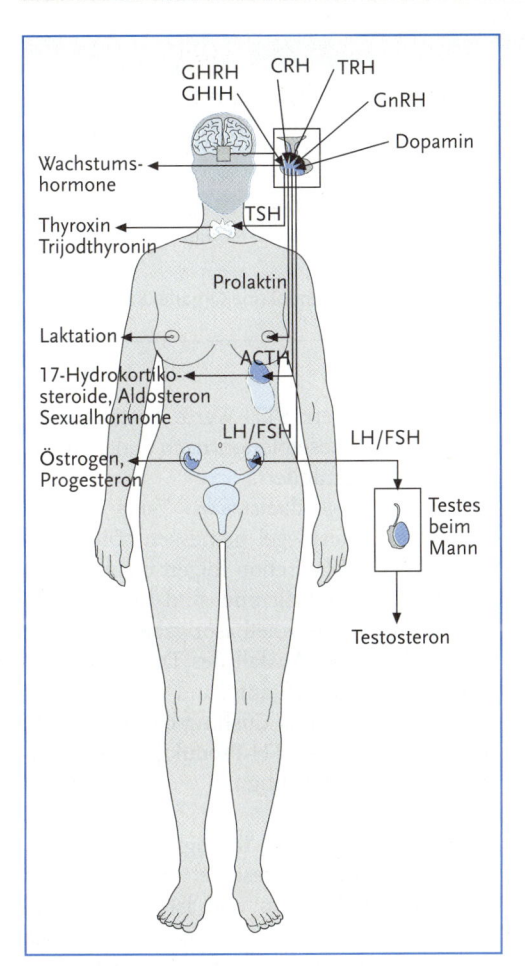

Abb. 1.37: Beziehungen zwischen den Hormonen des Hypothalamus, des Hypophysenvorderlappens und dem peripheren Zielgewebe

1.2.3
Diagnostik

Die Laboruntersuchungen zeigen zunächst erniedrigte Spiegel der Hormone der Effektororgane (Schilddrüsenhormon, Testosteron bzw. Östradiol, verminderte Cortisolantwort im ACTH-Test). Der zusätzliche Nachweis erniedrigter basaler Hypophysenhormonspiegel sichert die Diagnose einer hypothalamischen oder hypophysären Dysfunktion.

1.2.4
Therapie

Die Therapie erfolgt durch lebenslange orale Substitution der Hormone der peripheren Drüsen (Nebenniere, Schilddrüse, Gonaden). Diese ist einfacher zu realisieren als die direkte Substitution der ausgefallenen Hypophysenhormone, da letztere parenteral erfolgen müßte, um eine ausreichende Wirkung zu erzielen. Insbesondere die *Kortisolsubstitution* (normal z.B. 25 mg Hydrokortison/d) muß dabei an außergewöhnliche Belastungen wie Operation, Infektion oder Trauma angepaßt werden.

1.2.5
Komplikationen

Nicht ausreichende Substitution in Verbindung mit körperlichen Belastungssituationen kann zu einer krisenhaften Verschlechterung der HVL-Insuffizienz bis hin zum hypophysären Koma führen. Klinisch kann diese Krise unter dem Bild der *Hypothyreose* (siehe Kap. 2.2) oder des *Nebennierenrindenversagens* (siehe Kap. 3.1) ablaufen. Auch Mischformen kommen vor.

1.3
Hormonaktive Hypophysenvorderlappentumoren (HVL-Tumoren)

1.3.1
Pathogenese

Hormonaktive Hypophysenadenome entstehen durch Proliferation von HVL-Zellen mit gesteigerter Hormonsekretion. Der häufigste hormonaktive Tumor des HVL ist das *Prolaktinom*. Seltener sind *STH*- und *ACTH*-produzierende Hypophysenadenome.

1.3.2
Symptomatik

Kleine hormonaktive HVL-Tumoren werden insbesondere durch die Folgen der Hormonproduktion symptomatisch (siehe Tab. 1.31). Bei größeren Tumoren kommt es zudem zu Symptomen durch die Raumforderung in der Sellaregion (bitemporale Hemianopsie durch Druck

Tab. 1.31: Hormonaktive Tumoren des Hypophysenvorderlappens und ihre Symptomatik

sezerniertes Hormon	Symptomatik
Prolaktin	bei Frauen: Galaktorrhö, Amenorrhö, verminderte Libido, Hirsutismus, männlicher Behaarungstyp; bei Männern: meist erst durch selläre Raumforderung klinisch manifest
STH	Akromegalie (mögliche Folge z.B. Karpaltunnelsyndrom!), Diabetes mellitus, Kardiomyopathie, Struma diffusa
ACTH-produzierender Tumor	Cushing-Syndrom (s. Endokrine Organe, Kap.3.2)

auf das Chiasma opticum, Kopfschmerzen) sowie zum Ausfall der anderen Hormone des HVL.

Insbesondere das *Prolaktinom* wird v.a. bei Männern häufig erst durch Gesichtsfeldausfälle oder Kopfschmerzen manifest, da die Prolaktinproduktion hier keine wesentlichen klinischen Folgen hat.

Dagegen macht das *ACTH-produzierende Hypophysenadenom (Morbus Cushing)* meist frühzeitig durch die Folgen des Hyperkortisolismus (siehe Kap. 3.2) auf sich aufmerksam, bevor sich Symptome durch die selläre Raumforderung einstellen. Im Erwachsenenalter sind ACTH-produzierende Hypophysenadenome die häufigste Ursache eines nichtiatrogenen Cushing-Syndroms.

Für das *STH-produzierende Adenom* ist eine jahre- bis jahrzehntelange Anamnese der Akromegalie typisch (Vergrößerung von Händen und Füßen, Vergröberung der Gesichtszüge); mögliche Begleiterscheinungen sind z.B. periphere Neuropathie (Engpaßsyndrome wie z.B. Karpaltunnelsyndrom durch appositionelles Knochenwachstum), verminderte Glukosetoleranz bis hin zum Diabetes mellitus (diabetogene Wirkung des STH), Viszeromegalie (z.B. Kardiomegalie, Struma diffusa) sowie vermehrtes Schwitzen, Müdigkeit und Gewichtsabnahme.

1.3.3 Diagnostik

Laborparameter. Das *Prolaktinom* führt zu einer Erhöhung des basalen Prolaktinspiegels.

Beim *STH-produzierenden Tumor* wird der klinische Verdacht durch mehrfach erhöht gemessene Nüchtern-STH-Werte bestätigt. Zudem ist die Glukosetoleranz nach oraler Glukosebelastung vermindert.

Beim *ACTH-produzierenden Tumor* werden erhöhte Kortisolspiegel gemessen. Die Kortisol- und ACTH-Sekretion folgen nicht der üblichen Tagesrhythmik und sind nicht ausreichend durch Dexamethasongabe hemmbar (= pathologischer Ausfall des Dexamethason-Hemmtests). Allein aufgrund der Laborbefunde ist der Morbus Cushing damit oft nicht von der ektopen ACTH-Produktion zu unterscheiden (→ Bildgebung!).

Bildgebung. Die MR-Tomographie (insbes. mit Kontrastmittel) gestattet den Nachweis auch kleiner Tumoren und ist daher inzwischen Methode der Wahl, um einen klinisch und/oder laborchemisch vermuteten Hypophysentumor darzustellen.

1.3.4 Therapie

Das *Prolaktinom* wird zunächst medikamentös mit Dopaminagonisten (z.B. Bromocriptin, Lisurid) behandelt; hierdurch läßt sich sowohl eine Reduktion der Prolaktinsekretion als auch eine Abnahme der Adenomgröße erzielen. Eine operative Entfernung (transsphenoidale selektive Adenomektomie) ist z.B. bei Unverträglichkeit der medikamentösen Therapie, Größenzunahme unter Therapie oder zunehmenden Gesichtsfeldausfällen indiziert.

Beim *Morbus Cushing* ist die dagegen die transsphenoidale Adenomresektion Methode der Wahl. Die Operation ermöglicht auch bei fehlendem bildgebenden Nachweis eines Hypophysenadenoms eine Exploration der Hypophyse und dann häufig den Tumornachweis.

Auch bei der *Akromegalie* ist die Operation Methode der Wahl. Lediglich bei inoperablen Patienten oder in Fällen mit postoperativ noch erhöhter STH-Sekretion wird eine medikamentöse Therapie mit Dopaminagonisten (Bromocriptin, Lisurid) durchgeführt. Diese beruht auf der *paradoxen Hemmbarkeit* der STH-Sekretion durch Dopamin; die Adenomgröße bleibt hierdurch jedoch meist unbeeinflußt (im Gegensatz zum Prolaktinom, s.o.!).

2 Schilddrüse

Erkrankungen der Schilddrüse lassen sich anhand unterschiedlicher Kriterien beschreiben:
- *Größe* der Schilddrüse: Eine Vergrößerung der Schilddrüse unabhängig von ihrer Genese und dem dabei vorliegenden Funktionszustand bezeichnet man als Struma
- *Stoffwechsellage* (Eu-, Hyper-, Hypothyreose)
- *Funktionszustand* der Schilddrüse: Standarduntersuchung ist die quantitative Szintigraphie mit Technetium-99m-Pertechnetat; bei bestimmten Indikationen (z. B. Dosisberechnung vor Radiojodtherapie) erfolgt die Untersuchung mit Jodisotopen
- *Pathogenese* der Erkrankung (z. B. Entzündung, Malignom)

Diese Charakteristika können prinzipiell unabhängig voneinander kombiniert sein. So kann z.B. eine Vergrößerung der Schilddrüse (= Struma) mit einer Über- oder einer Unterfunktion vergesellschaftet sein; eine Schilddrüsenentzündung kann zu einer Struma oder zu einer Schrumpfung der Schilddrüse führen.

Größe, Gestalt und Funktionszustand der Schilddrüse lassen sich mit unterschiedlichen Untersuchungsmethoden erfassen, deren Ergebnisse auf die Pathogenese der Erkrankung schließen lassen.

Diagnostik der Schilddrüsenerkrankungen

Die Größe der Schilddrüse läßt sich durch *Palpation* und *Inspektion* erfassen (siehe Tab. 1.32). Eine genauere Volumenmessung und Aufschlüsse über die Binnenstruktur ermöglicht die *Sonographie*.

Zur Ermittlung der Stoffwechsellage dienen *Laboruntersuchungen*. Als Basisuntersuchung zur Erfassung des Funktionszustandes ist meist die Bestimmung des *TSH* ausreichend (Hyperthyreose → Suppression des TSH → TSH erniedrigt; Hypothyreose → Stimulation der TSH-Sekretion → TSH erhöht). Ist das TSH erhöht oder erniedrigt, ist zusätzlich die Bestimmung der Schilddrüsenhormone erforderlich. Die Hormone T_3 und T_4 liegen im Serum zum weitaus größten Teil an Transportproteine wie TBG (thyroxinbindendes Globulin) gebunden vor. Maßgebend für die Stoffwechsellage ist jedoch nur das freie Schilddrüsenhormon. Mit der Gesamtthyroxinbestimmung (Gesamt-T_4) wird nicht nur das für die Stoffwechsellage entscheidende freie T_4, sondern auch das an Transportproteine gebundene T_4 erfaßt. Das TBG kann z.B. durch Schwangerschaft, orale Kontrazeptiva und Lebererkrankungen erhöht sein. Dies hat auch eine Erhöhung des Gesamt-T_4 zur Folge, ohne das tatsächlich eine Hyperthyreose vorliegt. Daher muß zusätzlich zum Gesamt-T_4 die TBG-Konzentration gemessen werden; das Verhältnis Gesamt-T_4 zu TBG erlaubt dann einen indirekten Rückschluß auf das für den Stoffwechselzustand entscheidende freie Schilddrüsenhormon. Eine Alternative ist die direkte Bestimmung von *freiem T_4* und *freiem T_3* (fT_4 bzw. fT_3).

Der Funktionszustand der Schilddrüse läßt sich mit der *Szintigraphie* erfassen. Hierdurch lassen sich insbesondere „kalte", nicht jodspeichernde (= malignomverdächtige!) Knoten von jodspeichernden, „heißen" Knoten unterscheiden. Im Falle einer Schilddrüsenautonomie lassen sich szintigraphisch kompensierte von dekompensierten Adenomen unterscheiden (siehe Kap. 2.3).

Die Szintigraphie ist vor allem indiziert bei sonographisch echoarmen Knoten, sonographisch abgrenzbaren Knoten und Grenzhyperthyreose (supprimiertes TSH, normales fT_4

Grad 0	keine Struma	
Grad I	tastbare Struma	
Grad I a	Auch bei zurückgebeugtem Hals ist die Schilddrüse nicht sicht- oder tastbar, weist aber kleine Strumaknoten bei sonst normal großer Schilddrüse auf	
Grad I b	tastbare Struma, die nur bei zurückgebeugtem Hals sichtbar wird	
Grad II	sichtbare Struma, d.h. sichtbar bei normaler Kopfhaltung	
Grad III	sehr große Struma mit lokalen Stauungs- und Kompressionszeichen	

Tab. 1.32: Größeneinteilung der endemischen Struma nach WHO-Kriterien

und normaler T3-Spiegel) sowie beim Verdacht auf retrosternale Strumaanteile.

Weitere Untersuchungen, die Aufschluß über die Pathogenese geben können, sind:
- *Feinnadelpunktion*, mit der unter sonographischer Kontrolle Material für die zytologische Untersuchung gewonnen werden kann
- *Schilddrüsenautoantikörper*, deren diagnostische Bedeutung vor allem in der Erkennung von Immunthyreopathien liegt
- *Tumormarker* (Thyreoglobulin bei differenzierten Schilddrüsentumoren, Kalzitonin beim medullären Schilddrüsenkarzinom); diese dienen jedoch weniger der Diagnosestellung als der Verlaufskontrolle und Rezidiverkennung nach Therapie

Läßt sich die Ätiologie einer Schilddrüsenerkrankung auch hierdurch nicht klären, kann, insbesondere bei nicht anders auszuräumendem Malignomverdacht, eine Thyreoidektomie mit histologischer Untersuchung des Schilddrüsengewebes indiziert sein.

2.1
Struma mit euthyreoter Funktion

2.1.1
Pathogenese

Häufigste Ursache der euthyreoten (sog. blanden) Struma ist hierzulande der endemische Jodmangel. Dieser führt über noch nicht genau geklärte Mechanismen zu einer Hypertrophie und Hyperplasie der Schilddrüse.

2.1.2
Symptome

Leitsymptom ist die palpatorisch oder inspektorisch erfaßbare Vergrößerung der Schilddrüse. Das Ausmaß der Schilddrüsenvergrößerung läßt sich in vier Stadien einteilen (siehe Tab. 1.32).

Mögliche mechanische Folgen der Schilddrüsenvergrößerung sind:
- obere Einflußstauung
- Tracheakompression (→ inspiratorischer Stridor)
- Schluckbeschwerden
- Heiserkeit bei Rekurrensschädigung

2.1.3
Diagnostik

Durch Bestimmung des basalen TSH wird zunächst die euthyreote Stoffwechsellage gesichert. Die weitere Diagnostik dient dem Ausschluß anderer Ursachen einer Schilddrüsenvergrößerung (Malignom, Enzündung).

2.1.4
Prophylaxe und Therapie

In Jodmangelgebieten kann die Substitution von Jod das Auftreten einer Jodmangelstruma verhindern. Hierzu eignen sich z.B. jodiertes Speisesalz, mehrmals wöchentlicher Verzehr von Seefisch oder Jodidtabletten.

Auch eine bereits bestehende euthyreote Struma kann sich, insbesondere bei Kindern und Jugendlichen, unter Jodidgabe wieder zurückbilden, sofern es noch nicht zu regressiven Veränderungen des Gewebes gekommen ist.

Bei unzureichendem Erfolg der Jodidbehandlung ist eine zusätzliche Suppressionsbehandlung mit Thyroxin indiziert.

Ist es jedoch durch die Schilddrüsenvergrößerung bereits zu mechanischen Problemen gekommen, ist die operative subtotale Resektion Therapie der Wahl; hierbei wird das Schilddrüsengewebe bis auf einen kleinen Rest entfernt. Postoperativ wird die Jodidgabe fortgesetzt. Bei erneuter Größenzunahme oder zur Substitution bei postoperativer Hypothyreose wird Thyroxin gegeben.

2.1.5 Komplikationen

Innerhalb einer euthyreoten Struma können sich autonome Areale (uni- oder multifokale Schilddrüsenautonomie, siehe Kap. 2.3) entwickeln, die zu einer Hyperthyreose führen können. Insbesondere bei hochdosierter exogener Jodzufuhr (z.B. jodhaltige Kontrastmittel) besteht dann die Gefahr einer thyreotoxischen Krise (Thyreotoxikose).

2.2 Hypothyreose

2.2.1 Pathogenese

Als Hypothyreose bezeichnet man die Folgen einer *verminderten Schilddrüsenhormonwirkung*. Es werden *primäre* von *sekundären* Hypothyreosen unterschieden: Bei den primären Hypothyreosen geht die Störung von der Schilddrüse selbst aus; die Ursache von sekundären Hypothyreosen ist ein TSH-Mangel aufgrund einer Störung im Bereich von Hypophyse oder Hypothalamus.

Ursachen einer *primären Hypothyreose* können sein:
- Entzündungen der Schilddrüse
- Folgezustand nach Schilddrüsenresektion oder Radiojodtherapie
- extremer Jodmangel

Zu *sekundären Hypothyreosen* siehe oben (Hypophysenvorderlappeninsuffizienz, Kap. 1.2).

2.2.2 Symptomatik

Das klinische Erscheinungsbild der Hypothyreose ist gekennzeichnet durch:
- Antriebslosigkeit, Müdigkeit
- Kälteintoleranz
- Obstipationsneigung
- trockene, kühle, blasse Haut
- teigige Schwellung zunächst der Augenlider, später der gesamten Haut
- heisere, verwaschene Stimme
- kardiale Symptome, insbesondere Bradykardie

Im weiteren Verlauf können weitere Organmanifestationen auftreten, die klinsch führend sein können, so z.B. Myokardinsuffizienz (Myxödemherz), Herzrhythmusstörungen, Angina pectoris, Perikard-, seltener Pleuraergüsse.

2.2.3 Diagnostik

Die Diagnose einer Hypothyreose wird laborchemisch gesichert. Der *Ausschluß* einer primären Hypothyreose gelingt durch Nachweis eines normalen basalen TSH-Wertes. Zum *Nachweis* einer Hypothyreose ist die Bestimmung des Gesamt-T4/TBG-Quotienten oder die direkte Bestimmung von fT4 erforderlich (s.o.). Die weitere Diagnostik dient der Ermittlung der Grunderkrankung.

2.2.4 Therapie

Eine Hypothyreose erfordert die lebenslange Substitution von Schilddrüsenhormon (Thyroxin). Hierbei ist auf eine gute Compliance der Patienten zu achten, da bei Vernachlässigung der Medikamenteneinnahme die Gefahr einer langsam zunehmenden Hypothyreose besteht; wegen der daraus entstehenden Antriebsarmut suchen die betroffenen Patienten häufig nicht selbständig den Arzt auf (siehe auch Klinische Pharmakologie, Kap. 13.1)

2.2.5 Komplikationen

Eine schwerwiegende Verlaufsform der Hypothyreose ist das *Myxödem*, bei dem die beschriebenen Wirkungen des Schilddrüsenhormonmangels auf die Haut besonders zur Ausprägung kommen.

Eine lebensbedrohliche, jedoch seltene Komplikation der Hypothyreose ist das hypothyreote Koma („Myxödemkoma"). Dieses tritt insbesondere bei bisher nicht erkannter oder unzureichend behandelter Hypothyreose auf, wenn Belastungsfaktoren wie Trauma oder Infekt hinzutreten. Es ist dann oft schwer zu erkennen, weil es durch die Symptome der auslösenden Erkrankung überlagert sein kann. Die *Therapie* erfolgt durch sofortige Gabe von 500 µg L-Thyroxin i.v. Die i.-v.-Gabe wird mit 100 µg/d noch für 1–2 Wochen fortgesetzt, bevor auf eine orale Substitution übergegangen werden kann.

2.3 Hyperthyreose und Thyreotoxikose

2.3.1 Pathogenese, Definitionen, Ursachen

Unter dem Begriff *Hyperthyreose* werden die Folgen einer pathologisch gesteigerten Schilddrüsenhormonwirkung zusammengefaßt. Als *Thyreotoxikose* bezeichnet man eine Stoffwechselentgleisung durch krisenhafte Verschlechterung einer Hyperthyreose mit hoher Letalität. Die häufigsten Ursachen einer Hyperthyreose sind:
- *Immunthyreopathie* (Morbus Basedow)
- *Schilddrüsenautonomie*, entweder unifokal (= „autonomes Adenom") oder als multifokale Autonomie

Seltener wird eine Hyperthyreose durch andere Schilddrüsenentzündungen, Schilddrüsenkarzinome, paraneoplastische TSH-Produktion oder exogene Zufuhr von Schilddrüsenhormon verursacht (= Hyperthyreosis factitia).

Der *Morbus Basedow* wird durch schilddrüsenstimulierende Autoantikörper verursacht. Diese binden an den TSH-Rezeptor und veranlassen die Schilddrüse zur Thyroxinfreisetzung.

Bei der *Schilddrüsenautonomie* produzieren die Thyreozyten des autonomen Gewebes unabhängig vom TSH Schilddrüsenhormon. Ein Absinken des TSH führt dann nicht mehr zu einer Drosselung der Hormonproduktion, so daß sich eine hyperthyreote Stoffwechsellage entwickeln kann.

2.3.2 Symptomatik

Häufig beobachtete Beschwerden und Symptome bei Hyperthyreose sind:
- innere Unruhe, Nervosität
- Wärmeintoleranz, Schweißneigung, Durstgefühl
- feinschlägiger Tremor der Finger
- tachykarde Herzrhythmusstörungen
- Appetitsteigerung, trotzdem häufig Gewichtsabnahme
- häufiger Stuhlgang

Etwa 70 % der Patienten mit *Morbus Basedow* zeigen zusätzlich eine *endokrine Orbitopathie* (siehe Abb. 1.38), die meist beidseitig auftritt. Symptome sind Exophthalmus, Doppelbilder durch Augenmuskelbeteiligung, retrobulbäres Druckgefühl, Visusminderung durch Hornhaut- oder Sehnervenschädigung. Auch ein *prätibiales Myxödem* kommt nur beim Morbus Basedow vor, ist allerdings selten (*Cave:* nicht zu verwechseln mit dem Myxödem bei Hypothyreose!).

2.3.3 Diagnostik

Wichtig ist zunächst die Unterscheidung zwischen einer immunogenen und einer nichtimmunogenen Hyperthyreose.

Ein *Morbus Basedow* ist anzunehmen, wenn zusätzlich eine bilaterale endokrine Orbitopathie vorliegt. Meist lassen sich außerdem schilddrüsenstimulierende Autoantikörper (TSH-Rezeptor-Autoantikörper) nachweisen. Auch Antikörper gegen TPO (thyreoidale Peroxidase) und Tg (Thyreoglobulin) sind oft positiv. Diese sind allerdings nicht so spezifisch für den Morbus Basedow, sondern werden häufiger bei Hashi-

Abb. 1.38: Endokrine Orbitopathie bei Morbus Basedow (IMPP)

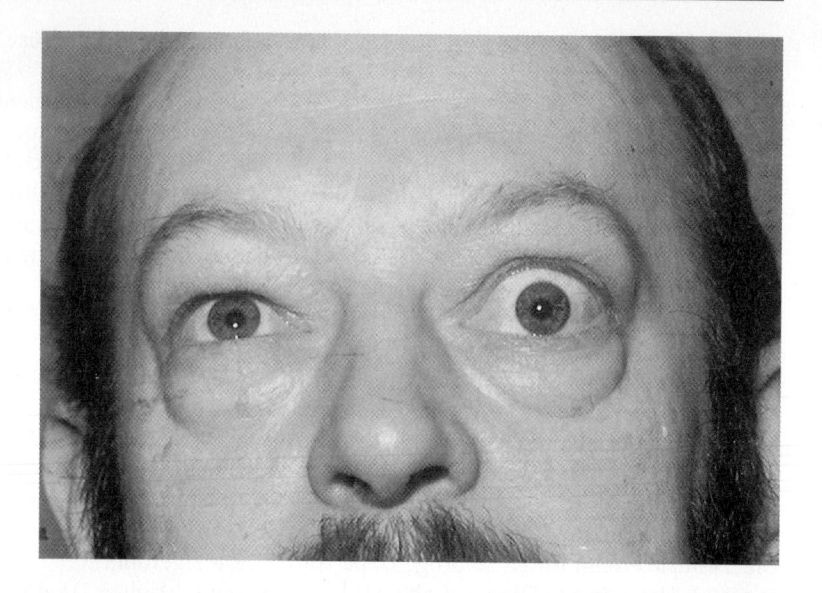

moto-Thyreoiditis gefunden. Auch eine auskultatorisch „schwirrende" Struma spricht für eine immunogene Hyperthyreose. Die Struma beim Morbus Basedow ist meist diffus, Knoten treten hier wesentlich seltener als bei der Schilddrüsenautonomie auf.

Die Diagnose einer *Schilddrüsenautonomie* wird szintigraphisch gestellt. Dadurch lassen sich entweder einzelne oder multiple „heiße Knoten" nachweisen. Nach rein szintigraphischen Kriterien werden (ohne festen Zusammenhang mit der Stoffwechsellage!) unterschieden:
- *kompensierte* Autonomie (im paranodalen Gewebe Speicherung >20% des Speicherungsmaximums)
- *dekompensierte* Autonomie (paranodale Speicherung <10% des Speicherungsmaximums)

Das paranodale Schilddrüsengewebe ist bei dekompensierter Autonomie in der Szintigraphie häufig gar nicht sichtbar und muß dann in sog. „Übersteuerungstechnik" oder sonographisch dargestellt werden.

2.3.4 Therapie

Beim *Morbus Basedow* ist die thyreostatische Therapie mit Thiamazol zur Einstellung einer Euthyreose angezeigt. Nach etwa einem Jahr ist ein Auslaßversuch gerechtfertigt, da es häufig zu Spontanremissionen kommt. Allerdings sind auch Rezidive nicht selten, so daß dann Operation oder Radiojodtherapie erwogen werden müssen.

Bei der *Schilddrüsenautonomie* ist die operative Behandlung mit Exstirpation autonomer Bezirke Therapie der Wahl. Präoperativ ist auf jeden Fall mittels Thyreostatika eine euthyreote Stoffwechsellage einzustellen. Eine Alternative bei nicht operablen Patienten ist die Radiojodtherapie (zu Indikationen, Wirkungen und NW der einzelnen Therapieverfahren siehe auch Klinische Pharmakologie, Kap. 13.3).

2.3.5 Komplikationen

Lebensbedrohliche Komplikation von Erkrankungen, die mit einer Hyperthyreose einhergehen, ist die Thyreotoxikose. Am häufigsten wird die Thyreotoxikose durch Jodapplikation bei Patienten mit vorher nicht erkannter Schilddrüsenautonomie hervorgerufen. Das *klinische Bild* wird v.a. geprägt durch:
- Hyperthermie
- Hyperhidrosis
- Erbrechen, Durchfälle → Exsikkose, Hyperosmolarität
- tachykarde Rhythmusstörungen (insbes. Sinustachykardien, Vorhofflimmern/-flattern mit absoluter Arrhythmie)

Die *Therapie* muß unverzüglich einsetzen und umfaßt insbesondere:
- hochdosierte *Thyreostatikagabe* i.v.
- *Glukokortikoidgabe* (100–200 mg Kortisol/d)
- adjuvant hochdosierte *Jodidgabe* (1–2 g/d = „Plummerung"); alternativ, insbesondere bei Verursachung der Thyreotoxikose durch Jodgabe, *Lithium-* oder *Perchlorat*infusion
- *Heparinisierung*
- *Plasmapherese* oder *subtotale Thyreoidektomie* bei bedrohlicher, jodinduzierter Thyreotoxikose

Nähere Erläuterungen siehe Spezielle Pharmakologie, Kapitel 13.3.

2.4 Thyreoiditiden

Entzündungen der Schilddrüse können unterschiedlicher Ätiologie sein (erregerbedingt, autoimmunologisch). Es werden folgende Krankheitsentitäten unterschieden:

2.4.1 Akut-subakute Thyreoiditis de Quervain

Es handelt sich wahrscheinlich um eine viral bedingte Entzündung der Schilddrüse, der häufig eine virale Infektion der oberen Luftwege vorausgeht.

Symptome. Meist besteht eine schmerzhafte Schilddrüsenvergrößerung mit allgemeinen Entzündungszeichen (Fieber, BSG-Erhöhung). Initial kann es zu einer vorübergehenden Hyperthyreose kommen.

Diagnostik. Die Sonographie der Schilddrüse zeigt häufig disseminierte echoarme Herde. Im Szintigramm findet sich meist ein schütteres Speicherungsmuster mit geringer oder sogar fehlender Radionuklidaufnahme. Die Diagnose läßt sich durch Feinnadelpunktion sichern (Nachweis von Riesenzellen, granulomatöse Entzündung).

Therapie und Verlauf. Die Therapie ist symptomatisch mit Antiphlogistika (nichtsteroidal oder mit Glukokortikoiden, je nach Schweregrad). Im Verlauf kommt es meist innerhalb von Wochen bis Monaten zur vollständigen Rückbildung der Entzündung ohne bleibende Funktionsstörungen.

2.4.2 Hashimoto-Thyreoiditis (Thyreoiditis lymphomatosa)

Die Hashimoto-Thyreoiditis wird ebenso wie die Basedow-Thyreoiditis zu den Autoimmunkrankheiten gerechnet. Es besteht eine lymphozytäre, destruierend verlaufende Entzündung der Schilddrüse. Im Unterschied zum Morbus Basedow resultiert aus der Hashimoto-Thyreoiditis daher meist eine Hypothyreose.

Symptome und Diagnose. Die Symptomatik ist häufig blande, die Diagnose wird daher oft erst im Rahmen der Abklärung einer Hypothyreose gestellt. Es werden hohe Antikörpertiter gegen Thyreoglobulin und TPO (thyreoidale Peroxidase) nachgewiesen, in der Feinnadelbiopsie zeigt sich eine lympho- und plasmozelluläre Infiltration. Der Entzündungsprozeß brennt in der Regel unter Zerstörung des Schilddrüsengewebes aus.

Therapie. Die Therapie besteht in der Substitution von Schilddrüsenhormon. Aufgrund der geringen Symptomatik ist eine symptomatische antiphlogistische Therapie meist nicht erforderlich.

2.4.3 Invasiv-fibrosierende Thyreoiditis (Riedel-Struma)

Bei dieser seltenen Erkrankung handelt es sich um eine chronisch verlaufende Entzündung der Schilddrüse, in deren Verlauf es zum Übergreifen auf das Nachbargewebe kommt. Es bildet sich ein hartes Narbengewebe aus (sog. „eisenharte Struma Riedel"). Mit den üblichen diagnostischen Maßnahmen ist diese Erkrankung oft nicht von einem Malignom zu unterscheiden.

Diagnose und Therapie. Die Diagnose wird daher meist histologisch gestellt, nachdem aufgrund eines Malignomverdachtes eine Thyreoidektomie durchgeführt wurde. Diese ist zugleich Therapie der Wahl; anschließend ist lebenslange Schilddrüsenhormonsubstitution erforderlich.

2.4.4
Morbus Basedow

Auch beim Morbus Basedow handelt es sich formalpathogenetisch um eine Entzündung mit meist nur geringer, diffuser lymphozytärer Infiltration der Schilddrüse. Lokale oder systemische Enzündungszeichen fehlen meist. Klinisch führend ist die Hyperthyreose durch schilddrüsenstimulierende Autoantikörper (siehe Kap. 2.3). Übergangsformen zwischen den Autoimmunthyreopathien vom Typ Morbus Basedow und Hashimoto-Thyreoiditis (s.o.) kommen vor.

2.5
Schilddrüsenkarzinome

Schilddrüsenkarzinome zeigen zu Beginn der Erkrankung oft nur wenige Symptome. Mögliche *Frühsymptome* sind z.B. Knotenneubildungen innerhalb bestehender Strumen, Wachstum bekannter Knoten oder Lymphknotenschwellungen im Kopf-Hals-Bereich. *Spätsymptome* sind in der Mehrzahl bereits Folge fortgeschrittenen Tumorwachstums (Schmerzen, Ulzeration nach außen, obere Einflußstauung, Rekurrensparese, Horner-Syndrom, Manifestation von Fernmetastasen). Die Stoffwechsellage ist überwiegend euthyreot, lediglich im Spätstadium wird gelegentlich eine Hyperthyreose manifest.

2.5.1
Diagnostik

Für die Diagnostik gilt daher, daß jeder palpable Schilddrüsenknoten und jede Rezidivstruma bis zum sicheren Ausschluß der Bösartigkeit malignomverdächtig ist. In der *Sonographie* sind vor allem echoarme oder echoinhomogene Areale malignomverdächtig; in der *Szintigraphie* sind Malignome meist *kalte* Areale (Ausnahme: sehr differenzierte Tumoren mit starker Jodspeicherung).

2.5.2
Therapie

Die Therapie ist in fast allen Fällen primär operativ und wird ggf. durch Radiojodbehandlung und Bestrahlung ergänzt. Nach Schilddrüsenresektion ist außerdem die Gabe von Thyroxin erforderlich. Dieses dient nicht nur der Substitution zur Vermeidung einer postoperativen Hypothyreose, sondern auch zur Suppression von TSH, das einen Wachstumsreiz auf die Tumorzellen ausübt.

Nach histologischen Kriterien werden die Schilddrüsenkarzinome wie folgt eingeteilt:
- *papilläres* Schilddrüsenkarzinom und *follikuläres* Schilddrüsenkarzinom (beides *differenzierte* Schilddrüsentumoren)
- *anaplastisches* (*undifferenziertes*) Schilddrüsenkarzinom
- *medulläres* Schilddrüsenkarzinom (C-Zell-Karzinom)

Diese Formen unterscheiden sich auch in Wachstumsverhalten, Metastasierungswegen, Prognose und Erkrankungsalter (siehe Tab. 1.33).

Tab. 1.33: Tumoren der Schilddrüse und ihre Unterscheidungsmerkmale

	papilläres Schilddrüsen-Ca.	follikuläres Schilddrüsen-Ca.	anaplastisches Schilddrüsen-Ca.	medulläres Schilddrüsen-Ca.
Erkrankungsalter	oft < 40 J.	meist > 40 J.	meist > 55 J.	?
Metastasierung	meist lokal lymphogen	etwas invasiver, oft hämatogen	rasch, lokalisiert und generalisiert	früh, hämatogen und lymphogen
Prognose	gut	etwas schlechter	sehr schlecht	schlecht
Jodspeicherung	meist vorhanden	möglich	in der Regel nicht	fast nie
Tumormarker	Thyreoglobulin	Thyreoglobulin	keiner	Kalzitonin

2.5.3 Papilläres Schilddrüsenkarzinom

Das papilläre Schilddrüsenkarzinom wird häufig bei *jüngeren Patienten* (< 40 J.) diagnostiziert. Es tritt bevorzugt in Regionen ohne Jodmangelstruma auf. Meist handelt es sich um isolierte Noduli, das Karzinom kann jedoch auch (in ca. 20–30%) multifokal entstehen. Das Malignom ist oft so hochdifferenziert, daß es erst durch Gefäßinvasion erkannt wird; die Malignomzellen speichern meist Jod.

Die Metastasierung erfolgt bevorzugt lokal auf dem *Lymphwege*.

Das papilläre Schilddrüsenkarzinom hat bei geringer Tumorgröße nach Operation eine gute Prognose (5-Jahres-Überlebensrate ca. 90%). Zur Erkennung eines Rezidivs nach Thyreoidektomie ist die Bestimmung von Thyreoglobulin als Tumormarker geeignet.

2.5.4 Folliculäres Schilddrüsenkarzinom

Das folliculäre Schilddrüsenkarzinom tritt häufiger jenseits des 40. Lebensjahres auf. Der Tumor verhält sich oft invasiver als das papilläre Schilddrüsenkarzinom und metastasiert bevorzugt hämatogen. Er hat daher eine etwas schlechtere Prognose. Auch beim folliculären Schilddrüsenkarzinom ist die Bestimmung von Thyreoglobulin zur Verlaufskontrolle angezeigt.

2.5.5 Anaplastisches (undifferenziertes) Schilddrüsenkarzinom

Das anaplastische Schilddrüsenkarzinom bevorzugt das höhere Lebensalter (etwa ab dem 55. Lj.). Als undifferenzierter Tumor hat das anaplastische Schilddrüsenkarzinom eine aggressive Wuchstendenz und neigt zu frühzeitiger lokaler und generalisierter Metastasierung. Dementsprechend ist die *Prognose* wesentlich schlechter als die der differenzierten Schilddrüsenkarzinome, die Patienten versterben meist innerhalb von zwei Jahren nach Diagnosestellung. Die *Therapie* ist meist nur palliativ (chirurgisch, strahlentherapeutisch); eine Radiojodtherapie ist wegen der fehlenden Jodspeicherung der undifferenzierten Zellen meist nicht möglich.

2.5.6 Medulläres Schilddrüsenkarzinom

Das medulläre Schilddrüsenkarzinom tritt häufig im Rahmen einer multiplen endokrinen Neoplasie auf (Kombination mit Phäochromozytom und primärem Hyperparathyreoidismus, siehe Kap. 2.6); sein Vorliegen muß daher Anlaß zum Ausschluß weiterer Neoplasien des endokrinen Systems geben. Aufgrund des familiär gehäuften Auftretens empfiehlt sich zudem eine Screening-Untersuchung der Angehörigen mittels Serumkalzitoninbestimmung.

Die *Therapie* erfolgt chirurgisch (totale Thyreoidektomie, ggf. zusätzlich Neck dissection wegen häufiger lymphogener Metastasierung). Der Tumor ist wenig strahlensensibel. Wegen der in der Regel fehlenden Jodspeicherung kommt eine Radiojodtherapie nicht in Betracht.

Als Tumormarker zur Verlaufskontrolle ist das *Serumkalzitonin* geeignet.

2.6 Multiple endokrine Neoplasien (MEN)

2.6.1 Pathogenese

Die multiplen endokrinen Neoplasien sind autosomal dominant vererbte Erkrankungen, bei denen Hyperplasien in zwei oder mehreren endokrinen Organen vorliegen. Unterschieden werden zwei Typen (Typ I = Wermer-Syndrom, Typ II = Sipple-Syndrom):
- beim *Typ I* sind betroffen:
  - Hypophyse (STH, ACTH oder Prolaktinproduktion ↑)
  - Pankreas (Gastrinom, Insulinom, VIPom oder Somatostatinom)
  - Nebenschilddrüse (Hyperparathyreoidismus)
- beim *Typ II* sind beteiligt:
  - Schilddrüse (medulläres Schilddrüsenkarzinom)

- Nebenniere (Phäochromozytom)
- Nebenschilddrüsen (Adenom)

2.6.2
Symptomatik

Das klinische Bild ist vielfältig und richtet sich nach den produzierten Hormonen und dem Ausmaß der Hormonüberproduktion. Häufig werden die Teilsymptome einer MEN nicht zur gleichen Zeit klinisch manifest. Wichtig ist daher, bei Vorliegen einer Hormonstörung und insbesondere bei positiver Familienanamnese an die Möglichkeit einer MEN zu denken.

2.6.3
Diagnostik

Der Nachweis erhöhter Spiegel der entsprechenden Hormone sichert die Diagnose. Zusätzlich kommen bildgebende Verfahren zur Lokalisationsdiagnostik zur Anwendung (insbesondere Sonographie und CT).

2.6.4
Therapie

Sie besteht in der operativen Entfernung des Adenomgewebes.

3 Nebennierenrinde

3.1 Nebennierenrindeninsuffizienz (NNR-Insuffizienz)

3.1.1 Pathogenese

Die primäre Insuffizienz der Nebennierenrinde (NNR) bezeichnet man als *Morbus Addison*. Sie führt zum Ausfall der Kortisol- und Aldosteronproduktion. Der Morbus Addison ist am häufigsten idiopathisch (sog. Autoimmunadrenalitis, ca. 80% der Fälle), seltener werden die Nebennieren durch eine Tuberkulose zerstört (ca. 20%). Andere Ursachen (z.B. infektiös, durch NNR-Metastasen) sind insgesamt selten, da mehr als 90% des NNR-Gewebes zerstört sein muß, bevor Symptome auftreten.

Der Ausfall der Kortisolproduktion führt zu gesteigerter ACTH-Sekretion im Hypophysenvorderlappen. Das ACTH stimuliert, ähnlich wie das melanozytenstimulierende Hormon (MSH), die Melanozyten der Haut, so daß es zu dem diagnostisch wichtigen Begleitsymptom der *Hyperpigmentierung* kommt.

Wesentlich seltener als die primäre NNR-Insuffizienz ist die *sekundäre NNR-Insuffizienz* durch ACTH-Mangel. Letzterer findet sich vor allem bei hypophysären Erkrankungen (siehe Kap. 1) oder nach langdauernder, plötzlich abgebrochener hochdosierter Kortisongabe (→ Suppression der ACTH-Produktion, die nicht sofort wieder einsetzt). Die Aldosteronsekretion der NNR bleibt bei der sekundären NNR-Insuffizienz unbeeinträchtigt. Da das ACTH erniedrigt ist, fehlt auch die für den Morbus Addison typische Hyperpigmentierung.

3.1.2 Symptomatik

Folgen der NNR-Insuffizienz sind in erster Linie Schwäche, rasche Ermüdbarkeit, Hyperpigmentation, Hypotonie und Gewichtsverlust. Außerdem können abdominelle und psychische Symptome auftreten, ebenso Zeichen des Hypogonadismus sowie Salzhunger und Muskelschmerzen.

3.1.3 Diagnostik

Der Nachweis von Hyperkaliämie, Kreatininanstieg (GFR ↓) und Anämie kann die klinische Verdachtsdiagnose erhärten. Beweisend sind erniedrigte Serumkortisolspiegel, die durch exogene ACTH-Gabe nicht zu stimulieren sind. Der endogene ACTH-Spiegel ist hoch und ermöglicht so die Abgrenzung vom ACTH-Mangel aufgrund einer hypophysären Erkrankung.

3.1.4 Therapie

Sie besteht beim *Morbus Addison* in der lebenslangen Substitution von Glukokortikoiden (20–25 mg Kortisol/d) unter Zugabe eines Mineralkortikoids (0,1–0,2 mg Fludrokortison/d). Die Kortisoldosis ist besonderen Streßsituationen (Trauma, Infektion etc.) anzupassen.

Bei der *sekundären NNR-Insuffizienz* ist die Substitution von Kortisol ausreichend, da die Aldosteronsekretion normal ist.

Patienten mit einer NNR-Insuffizienz sollten ständig einen Notfallausweis und eine Notfalldosis von 100 mg Hydrokortison mit sich führen.

3.1.5
Prognose, Komplikationen

Die Erkrankung verläuft oft lange symptomarm, bevor sie unbehandelt in eine letal verlaufende Addison-Krise mündet. Auslöser für eine Addison-Krise sind vor allem Zustände mit einem gesteigerten Glukokortikoidbedarf wie z.B. Trauma, Infektion oder Operation.

> **Klinischer Fall**
>
> Eine 46jährige Bäuerin bemerkte vor etwa 12 Jahren den Beginn eines allmählichen Verfalls ihrer körperlichen Leistungsfähigkeit mit einem Gewichtsverlust von ca. 9 kg. Die ausgeprägte Hyperpigmentation der Haut wurde mit der Sonnenexposition bei der Feldarbeit erklärt. Bei einem Infekt der oberen Luftwege traten Übelkeit, Erbrechen, abdominelle Schmerzen und Schwindel auf.
> *Diagnose:* Verdacht auf dekompensierte Nebennierenrindeninsuffizienz

3.2
Hyperkortisolismus (Cushing-Syndrom)

3.2.1
Pathogenese

Mögliche Ursachen eines adrenalen Hyperkortisolismus sind entweder *autonome kortisolproduzierende Nebennierenrindenadenome* oder (wesentlich seltener) eine *bilaterale noduläre Hyperplasie* der Nebennierenrinde. Durch die vermehrte Kortisolwirkung kommt es zum Cushing-Syndrom.

3.2.2
Wichtige Definitionen

Als *Cushing-Syndrom* bezeichnet man allgemein die Folgen gesteigerter Glukokortikoidwirkung. Als besondere Entität abzugrenzen ist der *Morbus Cushing*, bei dem das Cushing-Syndrom durch ein ACTH-produzierendes Hypophysenadenom hervorgerufen wird (siehe Kap. 1.3).

3.2.3
Symptomatik

Wie bei den anderen Ursachen des Cushing-Syndroms wird die Symptomatik durch die Folgen des Hyperkortisolismus bestimmt, die sich an unterschiedlichen Organsystemen zeigen. Die häufigsten Symptome sind:
- Vollmondgesicht
- Stammfettsucht
- diabetische Stoffwechsellage
- Hypertonie
- Hypogonadismus
- Osteoporose
- dünne Haut, Striae rubrae, Neigung zu Hautblutungen
- Muskelschwäche und -atrophie, insbesondere der Extremitäten
- Hirsutismus (bei Frauen)

3.2.4
Diagnostik

Zum Ausschluß eines Hyperkortisolismus ist der *Dexamethason-Kurztest* geeignet (abends Gabe von 2 mg Dexamethason, am nächsten Morgen Serumkortisolbestimmung).

Ist die Kortisolsekretion hierdurch ausreichend supprimierbar, ist der hypophysär-adrenale Rückkopplungskreis intakt und ein Hyperkortisolismus ausgeschlossen.

Zur Sicherung der Diagnose ist wegen der episodischen Sekretion die Bestimmung der *Kortisolausscheidung im 24-h-Urin* erforderlich, einzelne Serumkortisolwerte sind nicht aussagekräftig. Beim Hyperkortisolismus ist die Ausscheidung im 24-h-Urin erhöht, die Tagesrhythmik der Kortisolsekretion ist aufgehoben.

Zur Sicherung und Differentialdiagnostik des Hyperkortisolismus sind weitere Funktionstests erforderlich, deren Prinzip hier erläutert ist.
- *Insulin-Hypoglykämietest:* Gabe von Humaninsulin → Hypoglykämie von <50 mg/dl. Der hierdurch verursachte „Streß" führt normalerweise zur Steigerung der Kortisolsekretion; beim Cushing-Syndrom bleibt diese Steigerung aus.
- *CRH-Test:* Die Gabe von Kortikotropin-Releasing-Hormon stimuliert die hypophy-

Tab. 1.34: Differentialdiagnostik des Cushing-Syndroms

	CRH-Test	Kortisol im Dexamethasontest	Insulin-Hyperglykämie-Test
normal	Anstieg von ACTH und Kortison	Suppression	ACTH: Anstieg Kortisol: Anstieg
M. Cushing	überschießender Anstieg von ACTH und Kortisol	Kurztest: keine Suppression Langtest: Suppression um ca. 50%	keine Änderung
ektope ACTH-Produktion	kein Anstieg von ACTH und Kortisol	keine Suppression	keine Änderung
adrenaler Hyperkortisolismus	kein Anstieg von ACTH und Kortisol	keine Suppression	keine Änderung

säre ACTH-Sekretion. Dieser ACTH-Anstieg bleibt beim adrenalen Cushing-Syndrom aus, da die ACTH-Sekretion der Hypophyse durch das Kortisol supprimiert wird. Beim Morbus Cushing kommt es dagegen zu einem überschießenden ACTH-Anstieg.
- *Dexamethason-Langtest:* Prinzip wie bei dem Kurztest, jedoch mit höherer und längerdauernder Dexamethasongabe. Hierdurch läßt sich beim sekundären (hypophysären) Hyperkortisolismus eine Suppression des Kortisols auf <50% des Basiswertes erzielen.

3.2.5
Therapie

Zur Therapie des Morbus Cushing siehe Kap. 1.3. Beim Nebennierenadenom oder -karzinom ist die chirurgische Tumorentfernung Methode der Wahl. Da bei der mikronodulären Hyperplasie beide Nebennieren betroffen sind, muß hier adrenalektomiert werden.

Bei ektoper ACTH-Produktion wird, falls möglich, der ACTH-produzierende Tumor ebenfalls entfernt. Kann der Tumor jedoch nicht lokalisiert werden, wird zur Reduktion des Hyperkortisolismus biadrenalektomiert.

3.3
Adrenaler Hyperaldosteronismus

3.3.1
Pathogenese

Ein *adrenaler* (= *primärer*) Hyperaldosteronismus kann durch ein unilaterales Adenom (ca. 70–80%) oder durch eine bilaterale NNR-Hyperplasie (20–30%) bedingt sein. Den primären Hyperaldosteronismus bezeichnet man als *Conn-Syndrom*.

Sehr viel häufiger ist jedoch der *sekundäre Hyperaldosteronismus*. Dieser kann durch Stimulation des Renin-Angiotensin-Aldosteron-Systems hervorgerufen werden, z. B. bei renaler Hypertonie, Saluretikagabe, reninsezernierenden Tumoren (Rarität) oder beim Phäochromozytom (Katecholamine ↑ → Renin ↑). Auch ein gestörter Abbau des Aldosteron kann zum Hyperaldosteronismus führen. Dies kann z. B. bei Herzinsuffizienz (→ Stauungsleber) oder Leberzirrhose der Fall sein.

3.3.2
Symptomatik

Der Hyperaldosteronismus führt zu Natrium- und Wasserretention (→ *Hypertonie*, gelegentlich Ödeme) und zu gesteigerter renaler Kaliumausscheidung (→ *Hypokaliämie*). Im Austausch gegen Natrium werden auch Protonen verstärkt tubulär sezerniert (→ *metabolische Alkalose*). *Muskelschwäche* und *Parästhesien* sind mögliche Folgesymptome der Hypokaliämie.

3.3.3
Diagnostik

Es besteht eine Hypokaliämie, die mit einer metabolischen Alkalose kombiniert ist. Die Bestätigung der Verdachtsdiagnose ergibt sich aus dem Nachweis einer *supprimierten Plasmareninaktivität*, verbunden mit einem erhöhten *Aldosteronplasmaspiegel* bzw. einer erhöhten Aldosteronmetabolitenausscheidung im Urin. Dagegen ist beim *sekundären* Hyperaldosteronismus die Plasmareninaktivität – als Ursache desselben – erhöht.

Nach Diagnosesicherung eines primären Hyperaldosteronismus dient die weiterführende bildgebende Diagnostik (vor allem *Abdomen-CT*) der Unterscheidung zwischen Nebennierenrindenadenom und bilateraler Hyperplasie. Zusätzlich kann die *selektive Aldosteronbestimmung im Nierenvenenblutung* zur Lokalisationsdiagnostik erforderlich sein.

3.3.4
Therapie

Therapie der Wahl bei unilateralem Adenom ist die einseitige Adrenalektomie. Bei gesicherter bilateraler Hyperplasie wird dagegen konservativ mit einem Aldosteronantagonisten (z.B. Spironolacton) behandelt.

3.3.5
Prognose

Sie ist bei konsequenter, frühzeitiger Therapie gut.

3.4
Phäochromozytom

3.4.1
Pathogenese

Das Phäochromozytom ist ein katecholaminproduzierender Tumor, der in über 80% der Fälle im Nebennierenmark lokalisiert ist. In den übrigen Fällen wird das Tumorgewebe meist abdominell paravertebral oder im Zuckerkandl-Organ (Paraganglion) vorgefunden.

Die Phäochromozytome weisen eine meist intermittierend auftretende Sekretion von Adrenalin und Noradrenalin auf.

3.4.2
Symptomatik

Die Symptomatik ist meist durch *krisenhafte Blutdruckanstiege* gekennzeichnet. Diese gehen einher mit weiteren Symptomen der Katecholaminwirkung wie *Tachykardie* und *Schwitzen*.

3.4.3
Diagnostik

Zur Sicherung der Verdachtsdiagnose wird am besten die Ausscheidung *von Katecholaminen im 24-h-Urin* bestimmt, da die Plasmakatecholaminspiegel starken physiologischen Schwankungen unterworfen sind.

Nach biochemischer Sicherung der Diagnose muß die Lokalisationsdiagnostik erfolgen. Hierzu dient die Bildgebung (vor allem *Abdomen-CT*, siehe Abb. 1.39), der jedoch kleine extraadrenale Phäochromozytome gelegentlich entgehen können. In diesen Fällen kann die *Szintigraphie* mit <131J>-meta-Benzylguanidin hilfreich sein. Teilweise ist auch die venöse *Etagenblutabnahme* zur Tumorlokalisation indiziert.

Bei gesichertem Phäochromozytom ist der Ausschluß einer multiplen endokrinen Neoplasie wichtig (siehe Kap. 2.6).

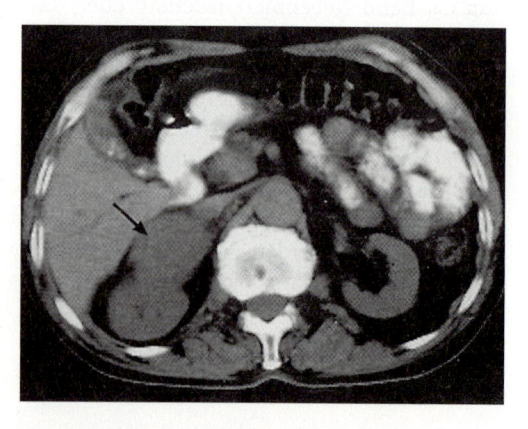

Abb. 1.39: Abdomen-CT eines großen, adrenalen Phäochromozytoms (IMPP)

3.4.4 Therapie

Therapie der Wahl ist die operative Tumorentfernung. Wichtig ist jedoch eine ausreichende präoperative Vorbehandlung mit Alphablockern; diese dient vor allem der Normalisierung des Blutdrucks, aber auch einer verbesserten Gewebeperfusion und dem Ausgleich der katecholamininduzierten Hypovolämie.

4 Testes

4.1 Männlicher Hypogonadismus

4.1.1 Pathogenese

Die Freisetzung der hypophysären Gonadotropine FSH und LH wird durch das hypothalamische GnRH (Gonadotropin-Releasinghormon) gesteuert. *FSH* stimuliert die *Spermiogenese* in den Tubuli seminiferi. Das *LH* regt die Leydig-Zwischenzellen zur Produktion von *Testosteron* an.

Als Hypogonadismus bezeichnet man beim Mann den Ausfall der Hodenfunktion. Die Störung kann hierbei entweder im Hoden selbst liegen (= *primärer Hypogonadismus*) oder durch einen Ausfall der Gonadotropine bedingt sein (= *sekundärer Hypogonadismus*).

Während der Gonadotropinspiegel beim *sekundären* Hypogonadismus vermindert ist (= *hypogonadotroper Hypogonadismus*), ist er beim *primären* Hypogonadismus gegenregulatorisch erhöht (= *hypergonadotroper Hypogonadismus*).

Mögliche Ursachen eines *primären* (*hypergonadotropen*) Hypogonadismus können z.B. sein:
- Kastration
- Klinefelter-Syndrom (XXY-Trisomie)
- Verschiedene erworbene Erkrankungen und Schädigungen des Hodens, wie z.B.:
  - Orchitis
  - Varikozele
  - Zustand nach Bestrahlung
  - Zytostatikagabe
  - Kryptorchismus etc.

Zu einem *sekundären* (*hypogonadotropen* Hypogonadismus) können führen:
- verschiedene angeborene Erkrankungen des Hypothalamus (s.u.)
- erworbene Störungen im Bereich von Hypophyse und Hypothalamus, z.B. Hypophysentumoren, Sheehan-Syndrom etc.

4.1.2 Allgemeine Symptomatik

Der Hypogonadismus führt zur *Infertilität* durch Sistieren der Spermatogenese. Die weitere Symptomatik des Hypogonadismus resultiert aus dem bestehenden *Androgenmangel*. Das klinische Bild des Androgenmangels wird dadurch bestimmt, ob dieser erst nach der Pubertät einsetzt oder ob bereits der physiologische Anstieg des Androgenspiegels während der Pubertät ausbleibt.

Beim *präpubertären* Androgenmangel kommt es zur *Pubertas tarda* mit:
- eunuchoidem Hochwuchs
- Ausbleiben der sekundären Geschlechtsbehaarung
- Ausbleiben des Stimmbruchs („Kastratenstimme")
- fehlendem Wachstum von Penis und Hoden

Die Spermatogenese wird nicht initiiert, die Entwicklung von Libido und Potenz bleibt aus.

Ein *postpubertärer* Androgenmangel ist weniger gravierend und wird häufig vom Patienten nicht bemerkt. Es kommt zum Rückgang von Libido und Potenz, die Spermatogenese sistiert (→ Infertilität). Zusätzlich entwickeln sich Osteoporose sowie Muskel- und Hautatrophien.

4.1.3 Hypothalamische Störungen

Bei den im folgenden beschriebenen hypothalamischen Störungen führt ein Mangel an Gonadotropin-Releasinghormon (GnRH) zur verminderten Freisetzung von FSH und LH.

Idiopathischer hypogonadotroper Hypogonadismus (IHH)

Durch verminderte GnRH Sekretion wird zu wenig LH und FSH gebildet → Testosteron ↓ → keine Spermatogenese. Beim *Kallmann-Syndrom* besteht zusätzlich eine An- oder Hyposmie; daneben kann eine Lippen-Kiefer-Gaumen-Spalte vorliegen. Sowohl beim IHH als auch beim Kallmann-Syndrom finden sich häufig Störungen des Hodendeszensus.

Die hormonchemische *Diagnostik* zeigt erniedrigte Werte von FSH, LH und Testosteron. Die LH- und FSH-Produktion ist jedoch durch GnRH zu stimulieren. Dies ist auch das Prinzip der *Therapie* beider Erkrankungen: Die Gabe von GnRH oder Gonadotropinen stimuliert die Hoden zur Spermien- und Testosteronbildung. Nach erfülltem Kinderwunsch kann man auf eine Substitution von Testosteron umstellen (Depot-i.-m.-Gabe alle 2–3 Wochen).

Prader-Labhardt-Willi-Syndrom

Beim Prader-Labhardt-Willi-Syndrom bestehen zusätzlich zum GnRH-Mangel Adipositas, Minderwuchs, Hypotonie, Diabetes mellitus Typ I, Strabismus, Skoliose und Intelligenzminderung. Die Therapie umfaßt Testosteronsubstitution, Diät und Diabeteseinstellung.

4.1.4
Erkrankungen der Hypophyse

Eine Minderung der hypophysären Gonadotropinsekretion ist am häufigsten durch einen Hypophysentumor verursacht (siehe Kap. 1.2 und 1.3). Bei einer *hypophysären* Ursache des Hypogonadismus ist die Gonadotropinsekretion – im Unterschied zur *hypothalamischen* Störung – nicht durch GnRH-Gabe stimulierbar.

Beim *Pasqualini-Syndrom* ist aus ungeklärter Ursache die Sekretion von LH reduziert. Es kommt damit zum präpubertären Androgenmangel mit Pubertas tarda und eunuchoidem Habitus. Das FSH ist jedoch normal, die Spermatogenese somit intakt. Wenn der Testosteronspiegel zur Ejakulationsfähigkeit ausreicht, sind die Patienten trotz eunuchoidem Äußeren zeugungsfähig.

5 Epithelkörperchen, metabolische Osteopathien

5.1 Hypoparathyreoidismus

5.1.1 Pathogenese

Das Parathormon spielt eine zentrale Rolle in der Regulation der Kalziumhomöostase. Seine Hauptwirkungen sind:
- Osteoklastenaktivierung → Abbau von Knochensubstanz, Freisetzung von Kalzium
- renale Ausscheidung von Kalzium ↓, Ausscheidung von Phosphat ↑
- Steigerung der Hydroxylierung von Vitamin D_3 in der Niere, das damit in seine wirksame Form (Vitamin-D_3-Hormon = 1,25-Dihydroxycholecalciferol) überführt wird und die enterale Resorption von Kalzium steigert

Insgesamt führt das Parathormon somit zu einer *Zunahme des Serumkalziumspiegels*. Eine Abnahme des Serumkalziumspiegels stimuliert umgekehrt die PTH-Ausschüttung; dieser Regelkreis sichert unter physiologischen Bedingungen die Kalziumhomöostase.

Eine Unterfunktion der Epithelkörperchen (Nebenschilddrüsen) mit verringerter Produktion von Parathormon (PTH) ist meist *iatrogen* verursacht (Zustand nach Resektion einer großen Struma, seltener Zustand nach chirurgischer Therapie eines primären Hyperparathyreoidismus). Seltener ist der *idiopathische Hypoparathyreoidismus*, der sich meist bereits im Kindesalter manifestiert.

Durch den Parathormonmangel kommt es über eine verminderte renale Phosphatausscheidung zur Hyperphosphatämie. Durch die verminderte renale Vitamin-D-Hormonbildung sinkt zudem die intestinale Kalziumresorption. Außerdem wird die Osteoklastenfunktion gehemmt, insgesamt resultiert daher eine *Hypokalzämie*.

Vom echten Hypoparathyreoidismus abzugrenzen ist der *Pseudohypoparathyreoidismus*, bei dem eine verminderte Empfindlichkeit der Zielorgane (vor allem Niere und Knochen) gegenüber der Parathormonwirkung besteht. Es kommt zu Hypokalzämie und Hyperphosphatämie, obwohl der Parathormonspiegel gegenregulatorisch erhöht ist.

5.1.2 Symptomatik

Die Hypokalzämie erklärt die Neigung zur *Tetanie* (siehe Kap. 5.2).

Langfristig kann es zu *Katarakt*, Wesensveränderung und *Stammganglienverkalkung* mit Störungen der Extrapyramidalmotorik kommen (siehe Abb. 1.40).

5.1.3 Diagnostik

Beweisend ist die laborchemische Konstellation aus Hypokalzämie, Hyperphosphatämie und erniedrigtem PTH.

5.1.4 Therapie

Die Therapie erfolgt nicht durch Substitution des ausgefallenen PTH, sondern vielmehr durch hochdosierte Vitamin-D-Gabe. Gleichzeitig wird Kalzium zugeführt (bis zu 1000 mg/d).

5.1.5 Komplikationen

Gefahr droht insbesondere durch Überdosierung von Vitamin D, die zum Hyperkalzämie-

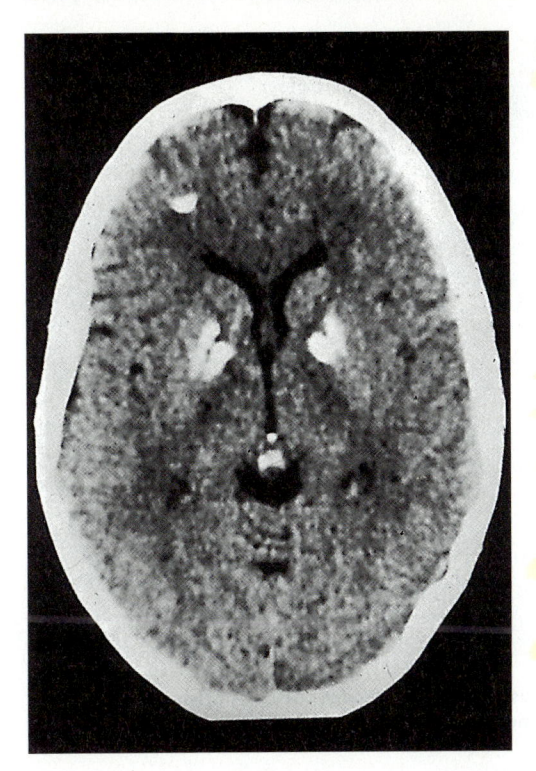

Abb. 1.40: Pseudohypoparathyreoidismus: Stammganglienverkalkung im CT (IMPP)

syndrom führen kann (siehe Niere, Harnwege, Kap. 9.2). Die Patienten sollten daher einen Notfallausweis mitführen und über die Symptome einer beginnenden Hyperkalzämie aufgeklärt sein.

5.2
Tetanie

5.2.1
Pathogenese

Unter Tetanie versteht man schmerzhafte, meist symmetrische Krämpfe der Extremitätenmuskulatur, die ihre Ursache in einer gesteigerten neuromuskulären Erregbarkeit haben. Diese wird durch eine Abnahme des ionisierten Kalziums im Serum hervorgerufen.

Die Tetanie wird am häufigsten durch Hyperventilation verursacht (→ respiratorische Alkalose → vermehrte Eiweißbindung von Kalzium → ionisiertes Kalzium ↓). Das Gesamtserumkalzium ist dabei jedoch normal (= normokalzämische Tetanie).

Bei der hypokalzämischen Tetanie liegt dagegen ein vermindertes Serumkalzium vor.

5.2.2
Symptomatik

Im tetanischen Anfall kommt es zu typischer Verkrampfung von Armen und Händen (sog. Pfötchenstellung) sowie der Füße (Karpopedalspasmen). Auch ein Laryngospasmus kann auftreten. Zudem bestehen Parästhesien, die insbesondere perioral und an den distalen Extremitäten lokalisiert werden.

Klinische Zeichen der gesteigerten Tetanieneigung (siehe Abb. 1.41) sind:
- *Chvostek-Zeichen:* Beklopfen des Fazialisstammes → tetanische Kontraktion der Gesichtsmuskulatur
- *Trousseau-Zeichen:* Entwicklung einer Pfötchenstellung innerhalb von 3 min nach Anlegen einer Blutdruckmanschette mit einem Druck zwischen diastolischem und systolischem Blutdruck

5.2.3
Diagnostik

Die Diagnose einer Hyperventilationstetanie ergibt sich meist aus der Anamnese. Das Serumkalzium ist bei der Hyperventilationstetanie normal, da es nur zu einer Umverteilung zwischen ionisiertem und eiweißgebundenem Kompartiment kommt.

Liegt dagegen tatsächlich eine Hypokalzämie vor, ist diese differentialdiagnostisch weiter abzuklären (siehe Niere, Harnwege, Kap. 9.1).

Als Zeichen der neuromuskulären Übererregbarkeit kann das EMG Spontanentladungen nachweisen.

5.2.4
Therapie

Die Hyperventilationstetanie läßt sich durch CO_2-Rückatmung (Plastikbeutelrückatmung) unterbinden. Da es sich um eine normokalzämische Tetanie handelt, ist eine Kalziumgabe nicht indiziert.

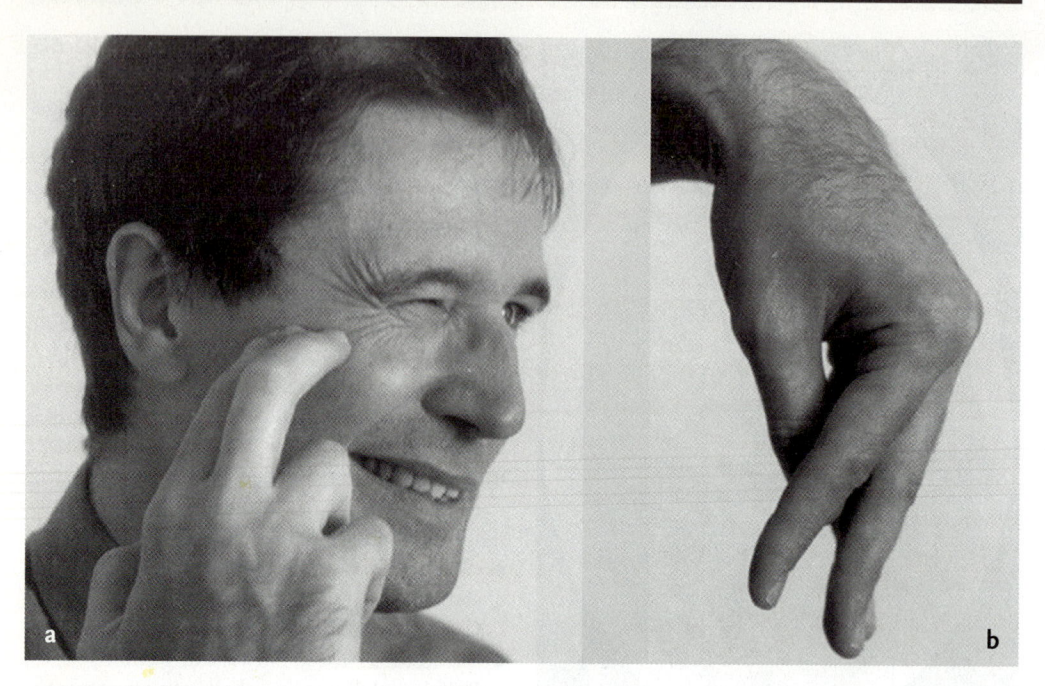

Abb. 1.41: a Chvostek-Zeichen: Kontraktion der Gesichtsmuskulatur, hervorgerufen durch Beklopfen des N. facialis. **b** Trousseau-Zeichen: Pfötchenstellung, aufgetreten nach mehrminütiger Stauung des Armes mit einer Blutdruckmanschette

Die akute hypokalzämische Tetanie wird dagegen durch langsame i.-v.-Injektion von 200–300 mg Kalzium in Form einer 10%igen Kalziumglukonatlösung behandelt (bei Bedarf zu wiederholen).

5.3 Hyperparathyreoidismus

5.3.1 Pathogenese

Der *primäre Hyperparathyreoidismus* (pHPT) ist eine relativ häufige endokrinologische Erkrankung. Ursache ist in mehr als 80% der Fälle ein Adenom in einem der vier Epithelkörperchen. Seltener liegt dem pHPT eine diffuse Hyperplasie aller Epithelkörperchen zugrunde. Die gesteigerte Parathormonfreisetzung aus dem autonomen Nebenschilddrüsengewebe hat insbesondere Auswirkungen auf

- *Knochen:* Die Osteoklastenfunktion wird stimuliert, dies führt zur Freisetzung von Kalzium (→ Hyperkalzämie) sowie zu Osteolysen und (selten) zu Osteoklastomen (braune Tumoren)
- *Niere:* Obwohl die Parathormonwirkung die tubuläre Reabsorption von Kalzium steigert, führt die bestehende Hyperkalzämie zu einer Hyperkalziurie. In Verbindung mit der gesteigerten Phosphatausscheidung resultieren hieraus Nephrolithiasis und Nephrokalzinose.
- *Magen:* Die Hyperkalzämie stimuliert die Gastrinsekretion, die dadurch ansteigende Magensäureproduktion prädestiniert zu peptischen Ulzera

Beim *sekundären HPT* ist der Parathormonspiegel durch ein vermindertes Serumkalzium gegenregulatorisch gesteigert. Als Ursache kommen damit sämtliche Erkrankungen in Frage, die mit einer Hypokalzämie einhergehen (insbesondere renale und gastrointestinale Erkrankungen, siehe Niere, Harnwege, Kap. 9.1); so ist bei der *chronischen terminalen Niereninsuffizienz* die renale Bildung von Vitamin-D$_3$-Hormon vermindert. Hierdurch ist die intestinale Kalziumresorption gestört, es kommt zur Hypokalzämie; der resultierende sekundäre Hyperparathyreoidismus ist mit verantwortlich für die *renale Osteopathie*.

Selten kann aus einem lange bestehenden sekundären HPT ein sog. *tertiärer HPT* hervorgehen. Hierbei beginnen die chronisch stimulierten Nebenschilddrüsen autonom PTH zu produzieren. Die gesteigerte PTH-Produktion persistiert auch nach Beseitigung der Ursache des sekundären HPT, und es kommt wie beim pHPT zur Hyperkalzämie.

5.3.2 Symptomatik

Das klinische Vollbild mit „Stein, Bein- und Magenpein" ist heute seltener geworden; bei den meisten Patienten wird die Diagnose bereits laborchemisch in einem beschwerdefreien Stadium der Erkrankung gestellt, wenn eine zufällig festgestellte Hyperkalzämie weiter abgeklärt wird.

Das fortgeschrittene Stadium der Erkrankung ist durch die Wirkung des Parathormons auf Niere und Skelett sowie durch die Folgen der Hyperkalzämie charakterisiert.

Nierensymptomatik. Sie äußert sich in einer rezidivierenden, oft beidseitigen Nephrolithiasis. Bei länger bestehendem pHPT findet sich zunehmend häufig eine Nephrokalzinose.

> **Merke!**
>
> Die Urolithiasis ist die häufigste klinische Manifestation eines symptomatischen Hyperparathyreoidismus.

Skelettsymptomatik. Es kommt zur Ostitis fibrosa cystica generalisata (von Recklinghausen); klinisch imponieren diffuse, unspezifische Skelettschmerzen.

Hyperkalzämiesyndrom

Leitsymptome sind:
- Polyurie und Polydipsie durch Hyperkalzi- und -phosphaturie
- Übelkeit, Erbrechen
- Obstipation
- Psychosen, Vigilanzstörungen, bei schweren Verläufen bis zum Coma hypercalcaemicum.

Siehe auch Niere, Harnwege, Kapitel 9.2.

5.3.3 Diagnostik

Die Bestimmung des Serumkalziums (→ Nachweis einer *Hyperkalzämie*) ist eine geeignete Sreeninguntersuchung bei klinischem Verdacht auf einen pHPT. Der zusätzliche Nachweis einer *PTH-Erhöhung* sichert die Diagnose.

Bei fortgeschrittener Erkrankung läßt sich am Skelett mit densitometrischen Verfahren eine *Minderung des Kalksalzgehaltes* nachweisen. Nativradiologisch lassen sich (selten) zystische Veränderungen am Knochen nachweisen (sog. „braune Tumoren"). Häufiger zeigen sich *subperiostale Resorptionen* insbesondere an Metakarpalia und Fingergliedern.

Im EKG kann als Folge der Hyperkalzämie eine *Verkürzung der QT-Zeit* erfaßt werden.

Zur Lokalisation eines Nebenschilddrüsenadenoms kann präoperativ die Sonographie eingesetzt werden.

5.3.4 Therapie

Die *kausale Therapie* des pHPT besteht in der Entfernung des Nebenschilddrüsenadenoms. Da mehrfache Adenome möglich sind, sollen intraoperativ alle vier Epithelkörperchen dargestellt werden.

Findet sich intraoperativ eine Vergrößerung aller vier Nebenschilddrüsen, ist eine diffuse Hyperplasie wahrscheinlich und damit die Entfernung aller vier Epithelkörperchen indiziert. Die Implantation von autologem Nebenschilddrüsengewebes in der Armmuskulatur soll dann einen Hypoparathyreoidismus verhindern.

Bei schwerer symptomatischer *Hyperkalzämie* ist zunächst eine medikamentöse Senkung des Serumkalziumspiegels angezeigt, um einer hyperkalzämischen Krise vorzubeugen. Durch die Gabe von physiologischer *NaCl-Lö-*

sung in Kombination mit *Saluretika* (Furosemid) wird die Kalziurie gesteigert. Ggf. kann die Kalziumelimination durch *Hämodialyse* zusätzlich gesteigert werden. *Kalzitonin* und *Plicamycin* hemmen die Osteoklastenaktivität.

5.4 Osteomalazie

5.4.1 Pathogenese

Die Osteomalazie (bei Manifestation im Kindesalter: Rachitis) ist eine Erweichung des Knochens durch unzureichende Kalzifizierung des Osteoids, die durch mangelhafte Versorgung mit Vitamin-D-Hormon hervorgerufen wird.

Vitamin-D-Hormon wird durch zweifache Hydroxylierung in Leber und Niere aus der Vorstufe Vitamin D gebildet. Vitamin D wird mit der Nahrung aufgenommen und – durch Parathormon stimuliert – enteral resorbiert. Es kann aber auch in der Haut durch Sonneneinstrahlung gebildet werden.

Als Ursachen für Mangelzustände von Vitamin-D-Hormon kommen damit in Frage:
- nutritiver Vitamin-D-Mangel (hierzulande selten)
- mangelnde Besonnung der Haut
- chronische Niereninsuffizienz (→ Umwandlung von Vitamin D in Vitamin-D-Hormon ↓)
- Vitamin-D-Hormon-Rezeptordefekt (selten)

Auch der *familiäre Phosphatdiabetes* kann ein der Osteomalazie ähnliches Krankheitsbild verursachen. Ursache ist ein tubulärer Resorptionsdefekt für Phosphat → Hypophosphatämie → Mineralisationsstörung des Knochens. Parathormonspiegel und Vitamin-D-Stoffwechsel sind normal.

5.4.2 Symptomatik

Beim Kind kommt es zu Wachstumsverzögerung und Skelettverformung, z.B. Kartenherzbecken, Säbelscheidentibia (siehe Abb. 1.42). Beim Erwachsenen resultieren Knochenerweichung und Streßfrakturen.

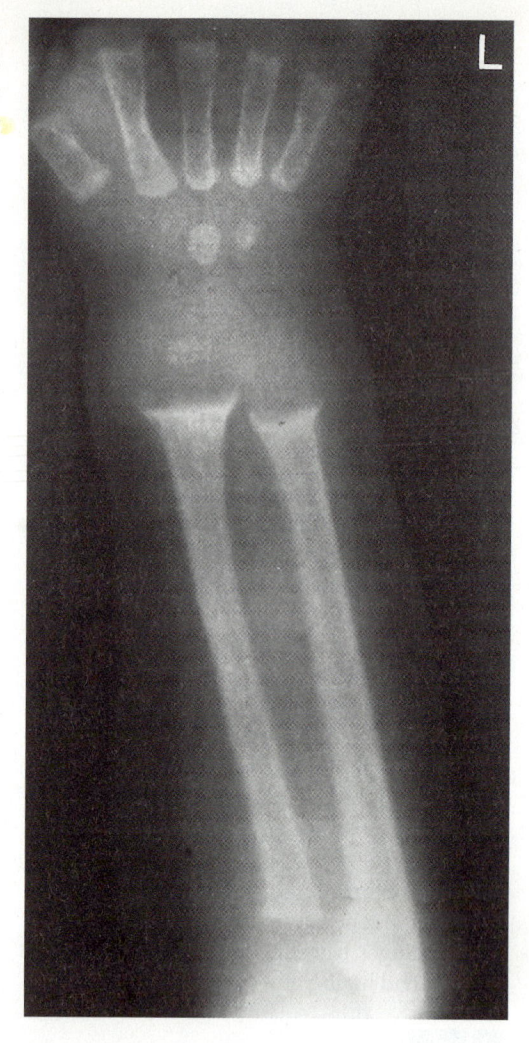

Abb. 1.42: Unterarm und Hand eines Kindes mit Osteomalazie (IMPP)

5.4.3 Diagnostik

Laborchemisch zeigt sich eine Erhöhung der alkalischen Phosphatase. Das Serumkalzium ist erniedrigt oder niedrig normal. Beim Phosphatdiabetes zeigt sich zusätzlich eine Hypophosphatämie. *Radiologisch* zeigen sich bei Jugendlichen die charakteristischen Skelettdeformitäten. Beim Erwachsenen sind die Knochenstrukturen verwaschen, zusätzlich finden sich Ermüdungsbrüche mit wolkigen Spongiosaverdichtungen.

5.4.4 Therapie

Die Osteomalazie wird mit hochdosierter Vitamin-D-Gabe behandelt. Hierunter kommt es rasch zur klinischen und laborchemischen Besserung. Einige Wochen später wird auf 1000 Einheiten täglich reduziert.

Beim Phosphatdiabetes ist die Gabe von Phosphat angezeigt.

5.5 Osteoporose

5.5.1 Pathogenese

Als Osteoporose bezeichnet man eine Verminderung der Knochenmasse mit gestörter Mikroarchitektur des Knochens. Ursache ist eine multifaktoriell bedingte negative Knochenbilanz (Knochenabbau > Knochenaufbau), die zu einer konsekutiv erhöhten Frakturgefährdung führt.

Die häufigere *primäre Osteoporose* ist eine Ausschlußdiagnose, bei der keine bekannte osteoporosefördernde Grunderkrankung vorliegt.

Die sog. *sekundäre Osteoporose* ist Folgezustand anderweitiger Erkrankungen und Zustände, z.B.:
- Endokrinopathien (z.B. Cushing-Syndrom, Hyperparathyreoidismus, Hyperthyreose, Hypogonadismus, Diabetes mellitus)
- Neoplasien (z.B. Plasmozytom)
- Medikamentengabe (vor allem Glukokortikoide)
- gastrointestinale Erkrankungen (z.B. Pankreasinsuffizienz, Morbus Crohn)
- Immobilisation (allgemeine Bewegungsarmut, Bettlägerigkeit)

Die primäre Osteoporose manifestiert sich insbesondere im höheren Alter unter deutlicher Bevorzugung des weiblichen Geschlechtes (sog. postmenopausale Osteoporose). Ein wesentlicher ätiologischer Faktor in der Entstehung der postmenopausalen Osteoporose ist der Ausfall der weiblichen Sexualhormone; während bei der Frau mit der Menopause die Östrogenproduktion des Ovars erlischt, bleibt beim Mann das Testesgewebe bis ins hohe Alter endokrinologisch aktiv. Der *Östrogenmangel* wirkt hemmend auf die Kalzitoninproduktion, was eine Freisetzung von Kalzium aus dem Skelett zur Folge hat. Der Anstieg des Serumkalziums supprimiert Parathormon und die Produktion von Vitamin-D-Hormon, es kommt zur verminderter intestinaler Aufnahme und zu gesteigerter renaler Ausscheidung von Kalzium. Es resultiert ingesamt ein gesteigerter Knochenmetabolismus mit negativer Massenbilanz.

Weitere bedeutsame Faktoren der Osteoporoseentstehung sind insbesondere *kalziumdefizitäre Ernährung* und *Bewegungsarmut*.

5.5.2 Symptomatik

Häufigstes Symptom sind *Rückenschmerzen*, die vor allem auf Einbrüche der Deck- und Abschlußplatten der Wirbelkörper zurückzuführen sind. Durch die oft ventral betonte Höhenminderung der Brustwirbelkörper (Keilwirbel) nimmt die Körpergröße ab, und es kommt zur Hyperkyphosierung der BWS.

Sinterungsfrakturen im Bereich der LWS führen ebenfalls zur Abnahme der Körpergröße, außerdem kommt es zur Verkleinerung des Abstandes zwischen Rippenbogen und Beckenkämmen mit charakteristischer Faltenbildung der Haut.

Die veränderte Statik der Wirbelsäule begünstigt schmerzhafte Muskelverspannungen (Myogelosen).

5.5.3 Diagnostik

Es existiert keine für die Osteoporose typische Laborkonstellation; die Serumspiegel der Parameter des Kalziumstoffwechsels überlappen sich in weiten Bereichen mit denen von Normalpersonen.

Die Diagnose der manifesten Osteoporose wird häufig *radiologisch* anhand der typischen Skelettveränderungen, vor allem der Wirbelsäule, gestellt: vermehrte Strukturtransparenz der Wirbel, sog. „Rahmenstruktur" der Wirbel,

Betonung der vertikalen Spongiosabälkchen in den Wirbeln, *Keilwirbel* insbesondere im Bereich der BWS sowie *Plattwirbel* (vor allem LWS). Besonders häufig sind der 9. und 12. BWK sowie der 1. bis 4. LWK betroffen.

Der Verlauf einer Osteoporose wird mittels *Densitometrie* erfaßt; als Verfahren zur Bestimmung der Knochenmasse stehen insbesondere die *quantitative Computertomographie* und die *duale Photonenabsorptiometrie* zur Verfügung.

5.5.4 Therapie

Zur *Prophylaxe* einer Osteoporose ist bei Frauen die kombinierte *Östrogen-Gestagen-Gabe* wirksam. Diese ist bei vorzeitiger Menopause (z. B. durch Ovarektomie) absolut indiziert. Bei Vorliegen mehrerer Risikofaktoren (einschließlich familiärer Belastung) besteht eine relative Indikation. Kontraindikationen sind östrogenabhängig wachsende Tumoren.

Ausreichende *Kalziumzufuhr* mit der Nahrung (Bedarf nach der Menopause: 1500 mg/d) sowie *körperliche Aktivität* sind prophylaktisch wichtige Maßnahmen.

Auch zur *Therapie* der bereits manifesten Osteoporose sind die o.g. Maßnahmen indiziert. Zusätzlich ist die Gabe von *Kalzitonin* (→ Knochendichte ↑, Frakturneigung ↓) wirksam. *Fluoridpräparate* (max. 2–3 Jahre anzuwenden) stimulieren die Osteoblastentätigkeit und steigern so ebenfalls die Knochendichte. *Biphosphonate* hemmen die Osteoklastentätigkeit, fördern damit den Knochenaufbau und senken so das Frakturrisiko.

Zur Schmerzlinderung sind insbesondere *nichtsteroidale Antiphlogistika* geeignet.

5.5.5 Komplikationen

Die wesentlichen Komplikationen des Knochenabbaus sind osteoporotische Frakturen. Bevorzugte Lokalisationen sind distale Radiusfraktur, Wirbelkörperfrakturen und Oberschenkelhalsfrakturen.

> **Klinischer Fall**
>
> Eine 78jährige Patientin zeigt folgende Befundkonstellation: diffuser Wirbelsäulenschmerz besonders bei Erschütterungen und nachts, Abnahme der Körpergröße, zunehmende Rundrückenbildung, Druck- und Klopfschmerz über der ganzen Wirbelsäule. Röntgen: vermehrte Strukturtransparenz der Wirbel, sog. „Rahmenstruktur" der Wirbel, Betonung der vertikalen Spongiosabälkchen in den Wirbeln, Wirbelkompression (Keilwirbel, Fischwirbel). Labor: Kalzium, alkalische Phosphatase, anorganisches Phophat im Serum und BSG im Normalbereich.
> *Diagnose:* primäre Osteoporose

5.6 Morbus Paget

5.6.1 Pathogenese

Der Morbus Paget ist eine lokalisierte Knochenerkrankung, bei der es zu einem überstürzten Knochenumbau mit Bildung eines mechanisch inkompetenten Knochens kommt. Der Morbus Paget ist keine metabolische Osteopathie im engeren Sinn; man nimmt als Ursache vielmehr eine Virusinfektion der Osteoklasten an. Eine ausführliche Besprechung des Krankheitsbildes findet sich in Orthopädie, Kap. 2.8.

6 Endokrines Pankreas und Kohlenhydratstoffwechsel

6.1 Diabetes mellitus

6.1.1 Definitionen

Der Diabetes mellitus ist eine Störung des Stoffwechsels, der ein absoluter oder relativer Insulinmangel zugrundeliegt und die durch einen erhöhten Blutglukosespiegel charakterisiert ist.

Beim *Diabetes Typ I* besteht ein *absoluter* Insulinmangel, d.h. die pankreatische Insulinproduktion ist vermindert oder aufgehoben (insulinabhängiger Diabetes = IDDM, früher juveniler Diabetes).

Beim *Diabetes Typ II* ist der Insulinmangel relativ; dies bedeutet, daß das produzierte Insulin, das nicht notwendigerweise vermindert sein muß, den Bedarf des Körpers nicht mehr decken kann (nichtinsulinabhängiger Diabetes = NIDDM, früher: Altersdiabetes). Beim Typ-II-Diabetes werden zwei Unterformen unterschieden: Der Diabetes Typ II b geht mit Übergewicht einher und ist wesentlich häufiger als der Diabetes II a (ohne Übergewicht).

Darüber hinaus kann ein Diabetes mellitus auch *sekundär* auftreten als Folgeerscheinung bei/nach:
- Pankreatektomie
- Hämochromatose
- akuter und chronischer Pankreatitis
- Medikation mit Glukokortikoiden
- Akromegalie
- Phäochromozytom

Patienten mit einem NIDDM machen hierzulande über 90% der Diabetiker aus, nur knapp 10% sind Typ-I-Diabetiker. Auf sekundäre Diabetesursachen entfallen nur knapp 1% der Erkrankungen.

6.1.2 Pathogenese

Insulinabhängiger Diabetes (IDDM)

Ursache des IDDM ist ein autoimmunologische Zerstörung der insulinproduzierenden Inselzellen (B-Zellen) des Pankreas, sog. Autoimmuninsulitis. Das Erkrankungsrisiko an IDDM ist genetisch determiniert; Personen mit einem positiven HLA-DR-3 oder DR-4 haben ein 3–6fach erhöhtes Risiko gegenüber der Durchschnittsbevölkerung.

Der absolute Insulinmangel führt zur *gesteigerten Lipolyse* mit Mobilisation der Depotfette. Die hepatische Metabolisierung der anfallenden Fettsäuren zu Ketonkörpern bedingt eine *ketoazidotische Stoffwechsellage*. Diese kann rasch dekompensieren und zum lebensbedrohlichen ketoazidotischen Koma führen (s.u.).

Nichtinsulinabhängiger Diabetes (NIDDM)

Der NIDDM wird durch eine noch nicht ganz verstandene Wechselwirkung zwischen *gestörter Insulinsekretion* und peripherer *Insulinresistenz* hervorgerufen. Die Insulinantwort auf eine Glukosestimulation ist zunächst verzögert und erfolgt dann z.T. überschießend. Die Insulinwirkung an den Zielzellen ist durch die Insulinresistenz vermindert, die physiologischen Stoffwechseleffekte des Insulins (→ Blutglukose ↓) bleiben aus. Dabei kann – insbesondere in einem frühen Stadium – die Insulinsekretion sogar noch gesteigert sein (Hyperinsulinämie!).

Da die Lipolyse auch durch eine verbliebene geringe Insulinwirkung noch wirksam gehemmt werden kann, ist eine ketoazidotische Stoffwechsellage beim NIDDM seltener. Führend ist daher die Hyperglykämie, die lange symptomarm verlaufen kann.

Bei beiden Formen des Diabetes mellitus führt die Hyperglykämie bei Überschreiten des tubulären Transportmaximums zur *Glukosurie*. Die Glukose im Urin ist osmotisch wirksam und zieht eine entsprechende Flüssigkeitsmenge nach sich (→ *osmotische Diurese*). Es kommt zur Hypovolämie mit gesteigertem Durstgefühl und dadurch zur *Polydipsie*.

6.1.3 Symptomatik

> **Klinischer Fall**
>
> Ein 18jähriger Mann (182 cm groß) hat in 6 Wochen von 75 kg auf 64 kg an Gewicht abgenommen. Er sucht wegen Müdigkeit die Sprechstunde auf. Er klagt über ein ungewohntes Durstgefühl und müsse nachts zum Wasserlassen aufstehen.
> *Diagnose:* Verdacht auf Diabetes mellitus Typ I (IDDM)

Zu unterscheiden ist zwischen der *Manifestationssymptomatik* und den *Folgeerscheinungen* im Verlauf der Erkrankung.

Manifestationssymptomatik. Manifestationsfördernde Faktoren eines Diabetes sind z. B. fieberhafte Infektion, Trauma, Operation, Hyperthyreose, Adipositas oder akute Pankreatitis. Die Manifestationssymptomatik unterscheidet sich bei IDDM und NIDDM. Häufige Symptome bei der Manifestation eines *IDDM* ist *Gewichtsabnahme*. Zum einen ist diese Gewichtsabnahme Folge der Lipolyse, die durch den Insulinmangel ungehemmt und damit gesteigert abläuft. Zum anderen ist sie Ausdruck der osmotisch gesteigerten Diurese, die durch die Glukosurie hervorgerufen wird. Die *Polyurie* hat ein *Durstgefühl* zur Folge. Insbesondere bei Jugendlichen manifestiert sich ein Diabetes mellitus in ca. 20 % mit einer ketoazidotischen Stoffwechselentgleisung. Nach der initialen Manifestation kommt es in ca. 80 % zu einer Remission für Wochen bis Monate ("honeymoon"). Ein *NIDDM* beginnt meist schleichend; typische Manifestationssymptome fehlen häufig. Der NIDDM wird oft zufällig im Rahmen einer Blut- oder Harnglukosekontrolle entdeckt.

Folgeerscheinungen. Die Folgeerscheinungen des Diabetes mellitus sind bei IDDM und NIDDM ähnlich; die Symptome im Verlauf der Erkrankung sind vor allem durch die Folgeerkrankungen an unterschiedlichen Organsystemen bestimmt. Deren Entstehung hängt von der Erkrankungsdauer ab und wird durch schlechte Stoffwechseleinstellung begünstigt (siehe Kap. 6.1.8).

6.1.4 Diagnostik

Führendes Laborsymptom des Diabetes mellitus ist die Hyperglykämie. Diese gilt als gesichert, wenn wenigstens zweimal nach 8 Stunden Nahrungskarenz im Kapillarblut ein Glukosespiegel von >120 mg/dl gemessen wird. Liegen die gemessenen Blutzuckerwerte im Grenzbereich, sollte ein oraler Glukosetoleranztest durchgeführt werden (Bestimmung des Nüchternblutzuckers, anschließend orale Gabe von 100 g Glukoseäquivalent; eine und zwei Stunden danach erneute Blutzuckerbestimmung). Für einen Diabetes mellitus spricht, wenn Ein- und Zwei-Stunden-Wert 200 mg/dl überschreiten.

Die Untersuchung des Urins auf Glukose mittels Teststäbchen ist eine verbreitete Screening-Untersuchung zur Diabetesdiagnostik.

6.1.5 Therapie

Therapeutische Basismaßnahmen. Basis der Therapie des Diabetes mellitus ist die konsequente *diätetische Behandlung*. Beim übergewichtigen Typ-IIb-Diabetiker dient die Diät in erster Linie der Gewichtsreduktion, die häufig bereits zur Normalisierung der Blutzuckerwerte führt und damit kausale Therapie ist. Beim Typ-I-Diabetiker dient der Ernährungsplan dazu, die erforderlichen Kalorien in ausgewogener Form zuzuführen und so auf den Tag zu verteilen, daß der Blutzucker möglichst im Normbereich bleibt. Der Anteil an verwertbaren Kohlenhydraten sollte dabei ca. 50 % betragen. Grundlage für die Erfassung der Kohlenhydratmenge ist die sog. *Berechnungseinheit* (früher Broteinheit; 1 BE = 12 g Kohlenhydrate). Auch *regelmäßige körperliche Bewegung* (möglichst regelmäßig und maßvoll, keine Exzesse) ist sinnvoll in der Behandlung beider Diabetesformen; Aktivität der Muskulatur fördert die Aufnahme von Glukose in die Muskelzellen und ist somit blutzuckersenkend. Da der Erfolg der Diabetestherapie entscheidend von der Mitarbeit des Patienten abhängt, ist eine *Schulung* des Patienten wichtiger Bestandteil der Therapie.

Medikamentöse Therapie. Im Gegensatz zu den o.g. Basismaßnahmen unterscheiden sich die medikamentös-therapeutischen Maßnahmen bei Typ-I- und Typ-II-Diabetes. Beim *IDDM* ist die lebenslange *Insulingabe* obligat. Wenn möglich (vor allem bei jungen, kooperativen Patienten) sollte hierbei die *intensivierte Insulintherapie* angewendet werden. Therapieziel ist, über 24 h – auch postprandial – normoglykämische Blutzuckerwerte zu unterhalten. Dies wird z. B. durch Verabreichung von ultralang wirkenden Verzögerungsinsulinen als Basistherapie und zusätzliche nahrungsabhängig dosierte Bolusinjektionen von Altinsulin realisiert (Basis-Bolus-Konzept). Auch tragbare programmierbare Infusionspumpen dienen einer intensivierten Insulintherapie. Eine intensivierte Insulintherapie ist inbesondere auch während einer Schwangerschaft indiziert. Orale Antidiabetika vom Typ der Sulfonylharnstoffe und Biguanide sind beim Typ-I-Diabetes unwirksam und daher nicht indiziert. Die notwendige Insulintherapie kann jedoch mit *Acarbose* ergänzt werden. Dieser Glukosidasehemmer verzögert die enterale Glukoseresorption und glättet so postprandiale Blutzuckerspitzen. Beim *Typ-II-Diabetes* ist eine medikamentöse Therapie mit oralen Antidiabetika und/oder Insulin erst dann indiziert, wenn die diätetische Behandlung allein nicht zur gewünschten Blutzuckersenkung führt. Verwendet werden:

- *Sulfonylharnstoffe (z. B. Tolbutamid, Glipizid, Glibenclamid):* Diese stimulieren die Insulinsekretion der intakten B-Zelle
- *Metformin:* Das Biguanid Metformin führt beim Typ-II-Diabetiker (nicht beim Stoffwechselgesunden!) nach mehrtägiger oraler Einnahme zur Senkung des Blutzuckerspiegels. Der Effekt beruht nicht auf einer Steigerung der Insulinfreisetzung, sondern auf einer Steigerung der Glukoseverwertung. Eine Hypoglykämie tritt wesentlich seltener als bei Sulfonylharnstoffen auf; gefürchtete Komplikation ist jedoch das Auftreten einer lebensgefährlichen *Laktatazidose* durch Hemmung der Milchsäureverwertung in der Leber.
- *Acarbose* hemmt die α-Glukosidase des Dünndarmepithels und verzögert so die Resorption von Glukose aus Di-, Oligo- und Polysacchariden. Damit werden postprandiale Blutglukosespitzen geglättet.

Insbesondere beim frühen Typ-II-Diabetes kann die Monotherapie mit Acarbose u. U. zur ausreichenden Blutzuckereinstellung führen. Da in dieser Phase häufig noch eine Hyperinsulinämie (mit peripherer Insulinresistenz) besteht, sollte diese nicht durch Sulfonylharnstoff- oder Insulingabe verstärkt werden. Später wird dann bei fortschreitendem Insulinmangel die Anwendung der Sulfonylharnstoffe zunehmend sinnvoll. Sämtliche oralen Antidiabetika können mit Insulin kombiniert werden. Zusätzliche Insulingaben werden beim Typ-II-Diabetes z. B. dann erforderlich, wenn nach anfänglicher Wirksamkeit der Effekt der Sulfonylharnstoffe nachläßt (sog. Sekundärversager). Eine vorübergehende Insulinbehandlung kann auch bei interkurrenten Erkrankungen notwendig werden. Zur Therapie des Diabetes mellitus siehe auch Klinische Pharmakologie, Kapitel 11.

6.1.6
Therapiekontrolle

Die Therapiekontrolle kann der Patient zum Teil selbst mit Blutzuckermessungen und Urinteststreifen durchführen. Zusätzlich sollte die Qualität der Stoffwechseleinstellung mit der Bestimmung des glykierten Hämoglobins (HbA1c) überprüft werden. Dieses ermöglicht als sog. „Blutzuckergedächtnis" eine rückblickende Beurteilung der Stoffwechseleinstellung im Verlauf der letzten 4–6 Wochen.

6.1.7 Akute Komplikationen: diabetische Stoffwechselentgleisungen

Durch Vernachlässigung der konsequenten Stoffwechselführung seitens des Patienten, aber auch bei interkurrenten Erkrankungen oder durch ärztliche Maßnahmen (Medikamentengabe, Operationen etc.) kann es akut zur lebensbedrohlichen Stoffwechseldekompensation kommen. Abhängig von der Stoffwechsellage werden das ketoazidotische, hyperosmolare und hypoglykämische Koma unterschieden.

Das *ketoazidotische Koma* (Coma diabeticum) wird durch relativen Insulinmangel hervorgerufen. Es kann erste Manifestation eines IDDM sein (sog. Manifestationskoma), aber auch jederzeit im weiteren Verlauf der Erkrankung infolge eines Insulinmangels auftreten.

Durch den Insulinmangel kommt es zu gesteigerter Glykogenolyse und verminderter Glukoseutilisation (→ Abbau zu sauren Ketonkörpern → Ketoazidose). Die metabolische Azidose wird durch eine vertiefte und beschleunigte Atmung (Kußmaul-Atmung) respiratorisch z.T. kompensiert (→ Hypokapnie). Die Hyperglykämie führt zu einer osmotischen Verschiebung von Flüssigkeit von intra- nach extrazellulär (→ intrazelluläre Dehydratation, osmotische Diurese). Initial besteht daher häufig ein Wasserdefizit von 4–7 Litern; dieses führt zu Symptomen der Exsikkose wie z.B. weichen Bulbi, stehenden Hautfalten und erhöhtem Hämatokrit.

Durch die metabolische Azidose kommt es zudem zur Aufnahme von H^+ in die Zellen im Austausch gegen K^+ (→ Hypokaliämie).

Das *hyperosmolare Koma* (nichtketotisches Coma diabeticum) ist wesentlich seltener als das ketoazidotische Koma und tritt bevorzugt bei älteren Typ-II-Diabetikern auf. Bei diesen Patienten reichen die noch vorhandenen Insulinmengen meist aus, eine gesteigerte Lipolyse und damit die Entstehung einer Ketose zu verhindern. Führend ist daher die Hyperglykämie, die wie beim ketoazidotichen Koma zur Hyperosmolarität und damit zur osmotischen Diurese mit Entstehung einer ausgeprägten Exsikkose führt.

Das hyperosmolare Koma entsteht meist langsamer als die diabetische Ketoazidose (im Verlauf von 3–7 Tagen).

Das *hypoglykämische Koma* wird durch einen Mangel an Blutglukose hervorgerufen, auf die insbesondere das ZNS als Energieträger angewiesen ist. Eine schwere Hypoglykämie (typischerweise < 40 mg/dl) führt daher unweigerlich zum oft plötzlich eintretenden Bewußtseinsverlust. Ursachen einer Hypoglykämie sind zum einen Überdosierungen von Insulin oder Sulfonylharnstoffen, zum anderen Umstände, die die Wirkungen dieser Medikamente verstärken (z.B. gesteigerte Resorption, verminderte Ausscheidung bei Nieren- bzw. Lebererkrankungen). Auch Wechselwirkungen mit anderen Pharmaka sind zu berücksichtigen (siehe auch Klinische Pharmakologie, Kap. 11).

Die ersten Symptome einer beginnenden Hypoglykämie lassen sich als Folge einer Stimulierung des adrenergen Systems auffassen (Tachykardie, Nervosität, Unruhe, Zittern, Blässe etc.). Während viele Diabetiker ihre eigenen Warnsymptome zuverlässig erkennen, werden diese jedoch von manchen Patienten nicht immer bemerkt, was z.B. durch eine fortgeschrittene autonome Neuropathie oder eine Therapie mit Betablockern begünstigt wird. Diabetiker mit einer derart gestörten Hypoglykämiewahrnehmung (engl. *hypoglycemia unawareness*) sind daher besonders durch plötzlich auftretende Bewußtseinsstörungen gefährdet.

Wenn es nicht durch eine längerdauernde, schwere Hypoglykämie zu einer irreversiblen Schädigung des ZNS gekommen ist, kehrt das Bewußtsein nach Infusion von Glukose in der Regel rasch wieder zurück.

Zur Differentialdiagnose und -therapie der Stoffwechselentgleisungen im Notfall siehe Notfallmedizin, Kapitel 4.

6.1.8 Folgeerscheinungen: diabetisches Spätsyndrom

Diabetische Mikroangiopathie

Die diabetische Mikroangiopathie steht in engem pathogenetischen Zusammenhang mit der Hyperglykämie. Diese führt zur verstärkten

Glykierung verschiedener Proteine und zur Funktionsbeeinträchtigung derselben. Die diabetische Mikroangiopathie ist Hauptursache verschiedener weiterer Organkomplikationen.

Diabetische Makroangiopathie

Sie entspricht der Arteriosklerose des Nichtdiabetikers, ist bei Diabetikern jedoch wesentlich häufiger und führt schneller zu den typischen Komplikationen.

Diabetische Nephropathie

Sie ist Folge der Mikroangiopathie der Nierengefäße. Die Nieren zeigen diffuse exsudative und noduläre Veränderungen (Kimmelstiel-Wilson-Glomerulosklerose). Die diabetische Nephropathie ist die häufigste Todesursache beim IDDM (siehe auch Niere, Harnweg, Kap. 2.21).

Diabetische Retinopathie

Durch Mikroaneurysmen kommt es zu Blutungen und Gefäßproliferationen. Zunehmender Visusverlust bis zur Erblindung kennzeichnet die Symptomatik (siehe auch Augenheilkunde, Kap. 11.3).

Diabetische Polyneuropathie

Die Symptomatik besteht in distal betonten, strumpfförmigen Schmerzen und Parästhesien sowie Areflexie der unteren Extremitäten (siehe auch Neurologie, Kap. 5.1).

Diabetische autonome Neuropathie

Hierunter versteht man die Schädigung viszeraler und peripherer sympathischer und parasympathischer Nerven. Diese kann sich an verschiedenen Organen manifestieren, insbesondere:
- *Herz*: Herzfrequenzstarre, Aufhebung der respiratorischen Arrhythmie, Schmerzempfindlichkeit ↓ → „stumme" Infarkte
- *Gastrointestinum*: Passagebeschleunigung (→ diabetogene Diarrhö) oder Gastroparese (→ Passageverlangsamung)
- *Urogenitalsystem*: Blasenentleerungsstörungen

Diabetischer Fuß

Der sog. *diabetische Fuß* ist ein Sammelbegriff für folgende Befunde bei Patienten mit Diabetes mellitus:
- distal-beinbetonte periphere Neuropathie
- schlecht heilendes Ulkus am lateralen Fußrand (trophisches Ulkus, Mal perforant), oft schmerzlos infolge der Neuropathie
- obliterierende Arteriosklerose im Unterschenkelbereich
- Osteoarthropathie (Typ Charcot)

Häufige Folge sind Amputationen, die bei Diabetikern ca. 30mal häufiger als in der Durchschnittsbevölkerung erforderlich werden.

6.2 Hypoglykämien

6.2.1 Pathogenese

Als Hypoglykämie wird das Absinken des Blutzuckerspiegels unter 45 mg/dl bezeichnet. Die Ursache schwerer Hypoglykämien liegt meist in einer Überdosierung von Sulfonylharnstoffen oder Insulin.

6.2.2 Symptomatik

Die Symptomatik wird bedingt durch:
- Wirkung des Glukosemangels auf das ZNS
- Zeichen der adrenergen Gegenregulation

Eine schwere Hypoglykämie führt zur Bewußtlosigkeit, da der Energiestoffwechsel des ZNS in hohem Maße von Glukose abhängt. Lange, schwere Hypoglykämien führen zu irreversiblen Hirnschäden. Entwickelt sich eine Hypoglykämie langsam, kann es vor Einsetzen der Bewußtlosigkeit durch Beeinträchtigung höherer Hirnfunktionen zu einer Phase mit läppisch-sinnlosem oder gefährlichem Verhalten kommen. Auch Krampfanfälle sind möglich.

Durch die adrenerge Gegenregulation kommt es zu Unruhe, Schweißausbrüchen, Heißhunger, Tremor und feuchter, blasser Haut. Der Puls ist meist beschleunigt.

6.2.3
Diagnostik

Die Bestimmung des Blutzuckers sichert die Diagnose.

6.2.4
Therapie

Zur Therapie wird 40%ige Glukose i.v. infundiert. Auch wenn bei einem bewußtlosen Diabetiker zunächst nicht klar ist, ob ein hyper- oder hypoglykämisches Koma vorliegt, sollte zunächst Glukose infundiert werden, da eine Insulingabe bei Hypoglykämie tödlich sein kann. Rasches Wiedererlangen des Bewußtseins bestätigt im Nachhinein die Verdachtsdiagnose einer Hypoglykämie.

Vor dem Eintreffen des Arztes können geschulte Angehörige eines Diabetikers Glukagon aus einer Fertigampulle i.m. spritzen.

7 Stoffwechsel und Ernährung

7.1 Adipositas

7.1.1 Pathogenese

Von Adipositas spricht man, wenn der Anteil des Fettgewebes am Körpergewicht 20 % (Männer) bzw. 25 % (Frauen) übersteigt.

Patienten, die den Arzt zur Abklärung einer Adipositas aufsuchen, haben meist eine hohe Erwartungshaltung bezüglich einer „organischen Ursache". Die weitaus häufigste Ursache der Adipositas ist jedoch ein Mißverhältnis aus *hyperkalorischer Ernährung* und *geringer körperlicher Aktivität*.

Als organische Ursache (< 5 % der Fälle) kommen z. B. Cushing-Syndrom, Hypothyreose, Hypogonadismus und Hyperinsulinismus in Frage.

7.1.2 Diagnostik

Das Körpergewicht läßt sich mittels zweier gebräuchlicher Indizes auf die Körpergröße beziehen.

Broca-Index. Sollgewicht in kg = Größe in cm minus 100; Idealgewicht = Sollgewicht minus 10 % bzw. minus 15 % bei Männern bzw. Frauen.

Body mass index (BMI, Quetelet-Index). Definiert als Köpergewicht (kg) : Körpergröße (m)^2. Bei normalgewichtigen Männern beträgt der BMI etwa 24 kg/m^2, bei Frauen etwa 23 kg/m^2. Ein BMI von mehr als 27,3 kg/m^2 bei Frauen bzw. von mehr als 27,8 kg/m^2 bei Männern wird als gesundheitsschädlich angesehen.

7.1.3 Therapie

Grundlage der Gewichtsreduktion ist eine ausgewogene, unterkalorische Ernährung. Eine Nulldiät sollte nur unter stationären Bedingungen mit regelmäßiger Elektrolyt-, Harnsäure- und Serumproteinkontrolle durchgeführt werden.

7.1.4 Prognose, Komplikationen

Die Lebenserwartung Adipöser ist gegenüber Normalgewichtigen um ca. 10 Jahre verkürzt; die Adipositas ist u.a. Risikofaktor für koronare Herzkrankheit, plötzlichen Herztod, Diabetes mellitus, Hyperlipoproteinämien, Hyperurikämie und verschiedene Krebserkrankungen (insbesondere Kolon-, Rektum-, Mammakarzinom).

7.2 Hyperlipoproteinämien

Triglyzeride (TG) und Cholesterin werden aufgrund ihrer Wasserunlöslichkeit im Innern von Lipoproteinen (Lp) im Blut transportiert; dazu werden sie von unverestertem Cholesterin und Phospholipiden umgeben, die die Wasserlöslichkeit vermitteln. Auf der Oberfläche der Lipoproteine befinden sich außerdem Apolipoproteine, die z.B. Enzyme des Lipidstoffwechsel aktivieren und an Rezeptoren auf der Zelloberfläche binden. Sie haben damit auch eine Regulationsfunktion im Lipidmetabolismus.

Nach ihrer Zusammensetzung und der Wanderungsgeschwindigkeit in der Elektrophorese werden unterschiedliche Lipoproteine unterschieden:

Chylomikronen. Sie werden vom Darm gebildet, bestehen zu 90% aus Triglyzeriden und transportieren diese über mesenteriale Lymphe und Blut zu Leber und extrahepatischen Geweben (EHG). Sie befinden sich nur postprandial im Serum und wandern nicht in der Elektrophorese.

Very low density lipoproteins (VLDL). Sie werden von der Leber gebildet und bestehen zu 60% aus Triglyzeriden. Der Großteil ihrer Triglyzeride wird zu freien Fettsäuren hydrolysiert (→ Aufnahme in Muskulatur und Fettgewebe zum Energiestoffwechsel). 40% werden zu cholesterinreichen, triglyzeridarmen Low density lipoproteins (LDL) umgewandelt. VLDL haben einen Anteil von 70% an den Serumtriglyzeriden und bilden in der Elektrophorese die Prä-β-Fraktion.

Low density lipoproteins (LDL). Sie sind Abbauprodukte aus Chylomikronen und VLDL, bestehen zu 65% aus Cholesterin, das sie zu Leber (70%) und extrahepatischem Gewebe (30%) transportieren. Die LDL machen 65% des Serumcholesterins aus und gelten als arteriosklerosefördernder Faktor! Sie wandern in der Elektrophorese mit der β-Fraktion.

High density lipoproteins (HDL). Sie bestehen zu 50% aus Phospholipiden, die sie aus abgebauten Chylomikronen und VLDL erhalten. Sie transportieren Cholesterin vom extrahepatischem Gewebe zurück in die Leber (→ antiatherogene Wirkung). Sie bilden die α-Fraktion der Elektrophorese.

> **Merke !**
>
> LDL enthalten viel Cholesterin und sind arteriosklerosefördernd. HDL transportieren Cholesterin zur Leber zurück und wirken antiatherogen.

7.2.1 Pathogenese

Man unterscheidet primäre Hyperlipoproteinämien aufgrund von Stoffwechseldefekten von sekundären Hyperlipoproteinämien. Sekundäre Hyperlipoproteinämien sind wesentlich häufiger als primäre und können u.a. verursacht werden durch:
- Diabetes mellitus
- Nierenkrankheiten
- Hypothyreose
- Pankreatitis
- Adipositas
- Alkoholismus

Außerdem können verschiedene Medikamente Hyperlipoproteinämien induzieren, z.B. Antikonzeptiva, Kortison, Diuretika, Betablocker etc.

Nach *Frederickson* unterscheidet man 5 klassische Typen von Hyperlipoproteinämien; aufgrund molekulargenetischer Befunde lassen sich jedoch inzwischen immer mehr Störungen abgrenzen.

Typ I. Ein autosomal rezessiver Mangel an Lipoproteinlipase bzw. ihres Aktivators. Apolipoprotein CII verhindert den Abbau von Chylomikronen. Das Manifestationsalter liegt vor dem 10. Lebensjahr. Die häufigsten *Symptome* sind eruptive Xanthome, Hepatosplenomegalie und rezidivierende abdominelle Koliken (Pankreatitiden). Es besteht kein Übergewicht, das Arterioskleroserisiko ist nicht gesteigert. Zur *Therapie* wird die Fettzufuhr auf <0,5 g/kgKG reduziert. Dabei werden langkettiger Fettsäuren (FS) gegen mittelkettige FS ausgetauscht, die ohne Chylomikronentransport direkt ins Blut gelangen.

Typ II. Ein autosomal dominanter Defekt des LDL-Rezeptors führt zu erhöhten LDL-Serumwerten mit Hypercholesterinämie. Die Triglyzeride können normal sein (Typ IIa) oder zusätzlich erhöht sein (Typ IIb). Patienten mit einem homozygoten Rezeptordefekt zeigen Serumcholesterinwerte >600 mg/dl, solche mit einem heterozygoten >300 mg/dl. Das Arterioskleroserisiko ist extrem gesteigert, die *Symptome* sind daher Folge von Komplikationen wie KHK und Herzinfarkt (Homozygote mit 20–30 Jahren, Heterozygote mit 30–40 Jahren). Außerdem entwickeln sich tendinöse und tuberöse Xanthome. Häufiger als durch den o.g. genetischen Defekt wird diese Hyperlipoproteinämie *sekundär* durch hohen Fettkonsum ausgelöst. In diesem Fall ist Diät mit dem Austausch langkettiger gesättigter Fettsäuren (→ Stimulation der Cholesterinsynthese in der Leber) durch mittelkettige ungesättigte FS therapeutisch wirksam. Gallensäurebindende Ionenaustauscher unterbinden die Wiederaufnahme von Cholesterin über den enterohepatischen Kreislauf. HMG-CoA-Reduktase-Hemmer hemmen die hepatische Cholesterinsynthese. Beide Verfahren senken den intrahepatischen Cholesterinspiegel und fördern dadurch die LDL-Rezeptorsynthese an der Leberoberfläche und die LDL-Aufnahme aus dem Blut. Bei homozygotem LDL-Rezeptordefekt müssen extrakorporale Eliminationsverfahren angewandt werden.

Typ III. Ein autosomal dominanter Defekt führt zu einer Punktmutation des Apolipoprotein E. Es kommt zur Erhöhung eines abnorm zusammengesetzten cholesterinreichen VLDL. Dadurch sind sowohl Serumcholesterin als auch Serumtriglyzeride erhöht. In der Elektrophorese wandert dieses abnorme VLDL zwischen β- und Prä-β-Fraktion. *Symptome* sind periphere AVK, tuberoeruptive Xanthome (siehe Abb. 1.43), Handlinienxanthome, verminderte Glukosetoleranz und Hyperurikämie. Zur *Therapie* muß eine kalorien-, kohlenhydrat- und cholesterinarme Diät eingehalten werden. Fibrate fördern die Umwandlung von VLDL zu LDL, Nikotinsäuren vermindern die LDL-Synthese.

Typ IV. Dieser Typ stellt die häufigste Fettstoffwechselstörung dar. Die Triglyzeride sind stark erhöht, das Cholesterin ist normal oder leicht erhöht. Neben einer genetischen Störung mit vermehrter VLDL-Synthese oder vermindertem Abbau spielt vor allem die vermehrte Kohlenhydratzufuhr eine Rolle. Die Hyperlipoproteinämie IV ist häufig assoziiert mit Diabetes mellitus, Adipositas, Alkoholismus, Gicht, Pankreatitis oder nephrotischem Syndrom. *Symptome:* Schwere Verlaufsformen können zu KHK und peripherer AVK führen. Bei der kohlenhydratinduzierten Hyperlipoproteinämie ist die Reduktion von Gewicht, Kalorien- und Kohlenhydratzufuhr vorrangiges Therapieziel. Medikamentös sind Clofibrat und Nikotinsäure wirksam, bei Hypercholesterinämie mehrfach ungesättigte Fettsäuren und HMG-CoA-Reduktase-Hemmer.

Typ V. Es liegt eine Erhöhung von Chylomikronen und VLDL vor, die durch Kohlenhydrat- und Fettzufuhr exogen induzierbar ist. Es entsteht ein Mischbild zwischen Hyperlipoproteinämie Typ I und IV. (Merke: V = I + IV). Die Kost sollte kalorien-, kohlenhydrat- und fettarm sein (Substitution fettlöslicher Vitamine bei Hyperlipoproteinämien I und IV).

Therapie

Zur Pharmakotherapie der Fettstoffwechselstörungen siehe Klinische Pharmakologie, Kapitel 12.

7.3 Hyperurikämie, Gicht

7.3.1 Pathogenese

Die Gicht ist eine Stoffwechselerkrankung, die sich klinisch vorwiegend an den Gelenken (Arthritis urica, siehe auch Bewegungsapparat, Kap. 2.1) und an der Niere (Uratnephropathie) manifestiert. Ursache der Gicht ist eine positive Harnsäurebilanz mit Erhöhung der Serumharnsäure (Hyperurikämie).

Harnsäure entsteht als Abbauprodukt bei der Verstoffwechselung von Purinbasen. Diese fallen z. T. endogen aus dem körpereigenen Zellstoffwechsel an, zum anderen Teil werden sie dem Körper mit der Nahrung zugeführt (insbe-

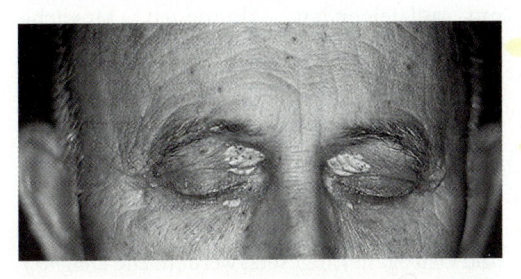

Abb. 1.43: Massive Xanthome erfordern oft eine chirurgische Therapie (Zetkin/Schaldach 1998)

sondere durch purinreiche Nahrung wie Innereien). Die als Endprodukt anfallende Harnsäure wird überwiegend renal eliminiert; unter physiologischen Bedingungen halten sich Harnsäureausscheidung und Harnsäurebildung die Waage.

Ursache der *primären Gicht* ist meist eine genetische Prädisposition zu einem Engpaß in der renalen Harnsäureausscheidung.

Mögliche Ursachen einer *sekundären Gicht* liegen in einem vermehrten endogenen Harnsäureanfall (z.B. bei chronischen Leukosen insbesondere unter Chemotherapie). Durch Saluretikagabe kann die Harnsäureausscheidung vermindert sein.

7.3.2 Symptomatik

Zur Pathophysiologie des Gichtanfalls und zur Gelenksymptomatik siehe Bewegungsapparat, Kapitel 2.1.

An der Niere kann die Hyperurikämie zur Uratnephropathie und zur Harnsäurenephrolithiasis führen (siehe Niere, Harnwege, Kap. 2.21).

7.3.3 Diagnostik

Der Nachweis einer Hyperurikämie > 6,5 mg/dl ist richtungsweisend, darf aber nicht überbewertet werden. Trotz eines Gichtanfalles kann z.B. aufgrund verschiedener Medikamente (z.B. NSAR, Kortison, Salizylate, Urikosurika) ein normaler Harnsäurespiegel gemessen werden. Umgekehrt findet sich eine Hyperurikämie auch in bis zu 30% bei Männern und bis zu 3% bei Frauen, die nicht an Gicht erkrankt sind. Die Diagnose beruht daher auf dem Gesamtbild aus Klinik und Laborparametern.

7.3.4 Therapie

Die Therapie erfolgt medikamentös mit *Urikosurika* (→ Harnsäureausscheidung ↑) und *Urikostatika* (→ Harnsäurebildung ↓). Die ebenfalls sinnvolle Diät scheitert oft an der leichten Verfügbarkeit der sicher wirksamen Medikamente (siehe auch Klinische Pharmakologie, Kap. 10.4).

7.4 Porphyrien und sekundäre Porphyrinstoffwechselstörungen

7.4.1 Pathogenese

Porphyrien sind eine heterogene Gruppe von Stoffwechselerkrankungen mit Störungen jeweils eines Enzyms der Hämbiosynthese. Sie können hereditär sein oder entstehen durch das Zusammenspiel von genetischer Disposition und exogenen Faktoren. Man unterscheidet akute (= Dysregulationskrankheiten) von chronischen Porphyrien (= Speicherkrankheiten).

7.4.2 Porphyria acuta intermittens

Die Porphyria acuta intermittens wird autosomal dominant mit variabler Expressivität und Penetranz vererbt; Frauen sind zweimal so häufig betroffen wie Männer.

Die Enzymaktivität der Uroporphyrinogen-I-Synthetase ist um 50% erniedrigt. Gegenregulatorisch werden die Ausgangssubstanzen der Hämsynthese, δ-Aminolaevulinsäure (DALS) und Porphobilinogen, erhöht. So wird die Hämsynthese normalisiert. Medikamente, Hormone und andere Faktoren können eine starke Überproduktion von DALS auslösen. Initiale *Symptome* sind intermittierende und kolikartige Abdominalschmerzen mit Obstipation, Übelkeit, Erbrechen und Ileussymptomatik (DD: akutes Abdomen). Neurologisch imponiert eine periphere motorische Neuropathie mit aufsteigenden Lähmungen. Mögliche psychiatrische Manifestationen sind Depression, Erregung und Halluzinationen, das kardiovaskuläre System kann mit Tachykardie und Hypertonie betroffen sein. Bei klinischem Verdacht auf eine Porphyrie müssen möglicherweise auslösende Substanzen (Alkohol, Barbiturate, Sulfonamide, Pyrazolon, Nitrofurantoin und Östrogene) abgesetzt werden. Die *Diagnose* wird durch erhöhte Metabolitenausscheidung in Stuhl und Urin (Rotfärbung) gestellt. Die

Therapie macht sich die Suppression der DALS-Synthetase durch Glukose zunutze (Gabe von 400g Kohlenhydraten pro Tag bereits bei Verdacht auf akute Porphyrie). Besteht oder entwickelt sich eine progrediente neurologische Symptomatik, wird Häm gegeben.

7.4.3 Porphyria cutanea tarda

Die Porphyria cutanea tarda ist eine Speicherkrankheit. Ein Defekt der Uroporphyrinogen-Decarboxylase stellt die Disposition dar; Alkohol, Östrogene, Hämodialyse und Umweltchemikalien sind Faktoren, die zur Manifestation führen.

Die *Symptome* manifestieren sich vor allem an der Haut mit Blasen und Narben an lichtexponierten Stellen. Die Haut ist leicht verletzlich. An Schläfen- und Jochbein kommt es zur Hypertrichose. In der Leber kommt es zur parallelen Speicherung von Porphyrin und Eisen, die zur Leberzirrhose führt. Die *Diagnose* wird anhand der Metaboliten in Stuhl und Urin gestellt. Die *Therapie* besteht in der Vermeidung der auslösenden Faktoren.

Intoxikationen mit Blei oder Schwermetallen, verschiedenen organischen und anorganischen Giften, sowie hämolytische und perniziöse Anämie, Kollagenosen oder chronische Lebererkrankungen können sekundäre Porphyrinstoffwechselstörungen verursachen.

7.5 Hämochromatose und sekundäre Hämosiderose

7.5.1 Pathogenese

Die *primäre Hämochromatose* ist eine autosomal rezessiv vererbte Störung des Eisenstoffwechsels mit gesteigerter Ablagerung von Eisen in verschiedenen Organen. Diese Eisenablagerung wird als *Hämosiderose* bezeichnet. Eine Hämosiderose kann auch sekundär vorkommen, insbesondere bei:
- *exogenem und endogenem Eisenüberangebot:* parenterale Eisengabe, Bluttransfusionen, gesteigerte Hämolyse
- *Eisenverwertungsstörungen:* sideroblastische Anämie
- *nutritiv-toxischer Leberschädigung:* Alkohol, Proteinsynthesemmung mit Apoferritinmangel

Ursache der primären Hämochromatose ist eine erhöhte intestinale Eisenresorption mit verminderter Eisenspeicherfähigkeit der Enterozyten. Hierdurch kommt es zu einer Erhöhung des Serumeisens, die zur Eisenablagerung in verschiedenen Organen führt.

7.5.2 Symptome

In der Leber stimuliert die Siderose die vermehrte Kollagensynthese mit konsekutiver Fibrose und *Leberzirrhose*.

Eisenablagerungen im Pankreas führen zu gestörter Glukosetoleranz bis zum manifesten *Diabetes mellitus*, an der Haut zeigt sich durch gesteigerte Melaninbildung eine auffallende *Hautbräunung* (Bronzediabetes).

Das Herz kann mit einer *Kardiomyopathie* und *Herzrhythmusstörungen* betroffen sein. Durch den beschleunigten Abbau von Vitamin C, welches an der Knochenbildung beteiligt ist, führt die Hämosiderose auch zu *Arthropathien*.

> **Merke!**
> Frühsymptome: Hepatomegalie und Arthropathie. Spätsymptome: Leberzirrhose, Diabetes mellitus, Hautbräunung

7.5.3 Diagnose

Serumeisen und das Serumferritin als Maß für das Speichereisen sind erhöht, die Eisenbindungskapazität ist zu >60% gesättigt (normal: 25–50%). Nach Gabe des Chelatbildners Desferoxamin ist die Eisenausscheidung im Urin erhöht. In der Leberbiopsie ist eine vermehrte Eisenablagerung mit der Berliner-Blau-Reaktion nachweisbar. Diese kann im Spätstadium auch im CT durch eine Erhöhung der Dichte erfaßt werden.

7.5.4 Therapie

Mittels der Aderlaßtherapie kann man die Eisenspeicher bei Hämochromatose in 1–2 Jahren entleeren. Dazu werden dem Körper 1- bis 2mal wöchentlich mit jeweils 500 ml Blut auch 250 mg Eisen entzogen. Ist eine Reduktion des Serumeisenspiegels in den unteren Normbereich und eine Normalisierung der Transferrinsättigung erreicht, muß eine lebenslange Erhaltungstherapie mit 4–8 Aderlässen jährlich durchgeführt werden. Wichtig ist, darauf zu achten, daß der Hb-Wert > 12 mg/dl und der Gesamteiweißspiegel > 6 mg/dl bleibt.

Wichtig ist der frühe Therapiebeginn vor Entwicklung einer Leberzirrhose, da diese irreversibel ist. Bei konsequenter und frühzeitiger Therapie ist die Lebenserwartung normal.

7.6 Morbus Wilson

7.6.1 Pathogenese

Der Morbus Wilson ist eine seltene autosomal-rezessiv vererbte Störung der Kupferstoffwechsels. Durch eine gestörte Kupferexkretion in die Galle kommt es bei normaler intestinaler Resorption zu einer positiven Kupferbilanz. Außerdem besteht ein *Mangel* an dem Kupfertransportprotein *Coeruloplasmin*; das im Serum vorliegende Kupfer wird statt dessen an Albumin gebunden, von dem es leicht abdissoziieren und sich in unterschiedlichen Organen anreichern kann.

Merke!

Coeruloplasmin und Serumkupfer ↓, Organkupfer ↑

7.6.2 Symptomatik

Die Symptomatik wird initial vor allem bestimmt durch die Schädigung von Leber und ZNS. An der Leber kann sich eine *chronisch-aktive Hepatitis* als Initialsymptom manifestieren.

Neurologische Symptome (extrapyramidale Störungen, Dysarthrie und Dysphagie, Spastik) führen bei fast der Hälfte der Patienten in der Manifestation des Morbus Wilson. Auch *psychische* Veränderungen sind häufig (insbesondere Affektstörungen, manisch-depressive oder schizophrene Psychosen, organische Demenz).

Seltenere bzw. späte Manifestationen sind Osteopathie, Nephropathie sowie Herzbeteiligung in Form von Kardiomyopathie und Rhythmusstörungen.

7.6.3 Diagnostik

Diagnostisch wichtig ist der sog. *Kayser-Fleischer-Kornealring* in Verbindung mit den o.g. Symptomen.

Die Diagnose wird laborchemisch durch folgende Befundkonstellation gesichert:
- Serumkupferspiegel ↓
- Coeruloplasminspiegel ↓
- Kupferausscheidung im Urin ↑
- Kupfergehalt der Leber (Biopsie!) ↑

7.6.4 Therapie

Die Therapie sollte möglichst früh mit der Gabe von D-Penicillamin und kupferarmer Diät einsetzen. Bereits vorhandene neurologische und psychische Symptome können sich zurückbilden. Auch die Leberschädigung ist rückbildungsfähig, solange sich noch keine Zirrhose gebildet hat.

7.7 Hungerdystrophie

Zu dem Gesamtbild oder Teilsymptomen einer Unterernährung kann es z.B. durch Nahrungsmangel, Störungen des Eßverhaltens wie Anorexia nervosa oder einseitige bzw. Fehlernährung kommen. Vitaminmangel führt zu entzündlichen Veränderungen an Haut und Schleimhaut. Durch Proteinmangel ist der onkotische Druck reduziert, dies führt zu Ödemen, Tonusverlust der glatten Muskulatur des Gastrointestinaltraktes und zu Diarrhö. Weitere Symptome der Hungerdystrophie sind Gewichtsabnahme, Hungergefühl, Schwäche, Kälteintoleranz, Polydipsie, Polyurie, Hypotonie, Interessenlosigkeit und Depression.

7.8 Amyloidosen

Amyloidosen treten primär (familiär, primär sporadisch) oder sekundär als Folge chronischer Erkrankungen auf. Die familiäre Amyloidose imponiert durch Herzinsuffizienz, Urtikaria, Taubheit und periphere Neuropathie, die sporadische durch Gelenkbeschwerden. Proteinablagerungen in folgenden Organen prägen das Bild der sekundären Amyloidose: Herz (digitalisrefraktäre Insuffizienz), Lunge (Husten, Dyspnoe und Hämoptyse), Niere (Proteinurie, nephrotisches Syndrom), Gehirn (selten vorzeitige Demenz), Gelenke (indolente periartikuläre Verdickung), Haut (petechiale Blutungen), Zunge (Dysphagie, Makroglossie), Gastrointestinaltrakt (Völlegefühl, Obstipation, Diarrhö, Kolik, Blutung, Hepatosplenomegalie).

Innere Medizin

Niere, Harnwege, Wasser- und Elektrolythaushalt

Dr. med. Matthias Barton

Inhalt

1	**Allgemeines**	238
1.1	Allgemeine Symptomatik	238
1.2	Allgemeine Diagnostik	240
2	**Erkrankungen der Niere**	242
2.1	Niereninsuffizienz	242
2.2	Chronische Niereninsuffizienz	242
2.3	Akutes Nierenversagen	244
2.4	Glomeruläre Nierenerkrankungen	246
2.5	Rapid progrediente Glomerulonephritis	247
2.6	Chronische Glomerulonephritis	247
2.7	Nephrotisches Syndrom	248
2.8	Harnwegsinfektionen	248
2.9	Akute bakteriell-interstitielle Nephritis (akute Pyelonephritis)	249
2.10	Chronische bakteriell-interstitielle Nephritis (chronische Pyelonephritis)	249
2.11	Akute abakteriell-interstitielle Nephritis	250
2.12	Chronische abakteriell-interstitielle Nephritis (Analgetikanephropathie)	250
2.13	Obstruktive Uropathien	250
2.14	Nephrolithiasis und Urolithiasis	250
2.15	Nierenarterienstenose (renovaskuläre Hypertonie)	251
2.16	Hereditäre Nierenerkrankungen	251
2.17	Fehlbildungen der Niere	252
2.18	Nierentumoren	252
2.19	Myelom-Nephropathie	253
2.20	Nierenamyloidose	253
2.21	Metabolische Nierenerkrankungen	253
2.22	Nephropathien bei Systemerkrankungen	254
2.23	Hepatorenales Syndrom (HRS)	255
2.24	Schwangerschaftsnephropathie (EPH-Gestose)	255
2.25	Nierentuberkulose	255
2.26	Tubuläre Syndrome	256
3	**Dialyseverfahren**	258
3.1	Funktionsprinzip der Dialyse	258
3.2	Hämoperfusion	259

4	**Nierentransplantation**	260
5	**Renale arterielle Hypertonie**	261
6	**Störungen des Wasserhaushaltes**	262
6.1	Allgemeines	262
6.2	Reiner Wasserüberschuß (Hypotone hyperhydratation)	263
6.3	Reines Wasserdefizit (hypertone Dehydratation)	263
7	**Störungen des Natrium- und Wasserhaushaltes – spezielle Formen**	265
7.1	Normonaträmische Störungen des Wasserhaushaltes	265
7.2	Hyponaträmie	266
7.3	Hypernaträmie	267
8	**Störungen des Kaliumhaushaltes**	269
8.1	Allgemeines	269
8.2	Hyperkaliämie	269
8.3	Hypokaliämie	270
9	**Störungen des Kalziumhaushaltes**	272
9.1	Hypokalzämie	272
9.2	Hyperkalzämie	272
10	**Störungen des Magnesiumhaushaltes**	273
10.1	Allgemeines	273
10.2	Hypomagnesiämie	273
10.3	Hypermagnesiämie	274
11	**Störungen des Säure-Basen-Haushaltes**	275
11.1	Dynamik und Regulation	275
11.2	Metabolische Azidose	276
11.3	Metabolische Alkalose	276
11.4	Respiratorische Azidose	277
11.5	Respiratorische Alkalose	277

1 Allgemeines

1.1 Allgemeine Symptomatik

Zahlreiche Erkrankungen gehen mit einer Beteiligung der Nieren einher. Von besonderem Interesse bei der Anamneseerhebung sind vor allem Diabetes mellitus, Hypertonie, Gicht, Erkrankungen des rheumatischen Formenkreises, Nierensteinleiden als Ausdruck metabolischer Störungen (z.B. Hyperurikämie) und *Medikamente*. Typische Symptome, die oft im Rahmen von Nierenerkrankungen beobachtet werden, sind Ödemneigung (besonders im Gesicht, siehe Abb. 1.44, und im Knöchelbereich), Miktionsbeschwerden, Müdigkeit, sowie Bluthochdruck, Herzbeschwerden und Atemnot als Ausdruck der Überwässerung.

1.1.1 Miktionsstörungen und Urinosmolarität

Sowohl Miktionsstörungen als auch Veränderungen der Urinosmolarität geben Hinweise auf eine mögliche Nierenerkrankung. Eine Harnmenge >2000 ml/d wird als *Polyurie* bezeichnet. Sie wird z.B. infolge osmotischer Diurese bei Diabetes mellitus, bei Niereninsuffizienz oder bei ADH-Mangel beobachtet. *Hyposthenurie* beschreibt die eingeschränkte Fähigkeit der Nieren, den Urin zu konzentrieren. Im Fall der *Isosthenurie* ist die Konzentrierungsfähigkeit gänzlich aufgehoben, man findet eine fixierte Osmolarität des Harns, die nicht durch zugeführte Flüssigkeit beeinflußt werden kann. Eine Harnmenge <400 ml/d wird als *Oligurie* bezeichnet, sie kann durch eine verminderte renale Ausscheidungsfunktion (z.B. durch akute oder chronische Niereninsuffizienz) oder durch Exsikkose bedingt sein. Bei *Anurie* beträgt die Urinausscheidung weniger als 100ml/d, sie ist ein häufiges Phänomen bei Schock, Crushniere, Nierenschäden oder postrenaler Abflußbehinderung. Unter *Pollakisurie* versteht man gehäuftes Wasserlassen, dies ist häufig Ausdruck einer Zystitis oder Pyelonephritis.

Algurie beschreibt schmerzhaftes Wasserlassen. Eine erschwerte Miktion, oft mit Schmerzen verbunden, wird als *Dysurie* bezeichnet. Ihr Auftreten ist typisch für Harnwegsinfektionen, sie kommt aber auch bei benigner Prostatahyperplasie (BPH) vor.

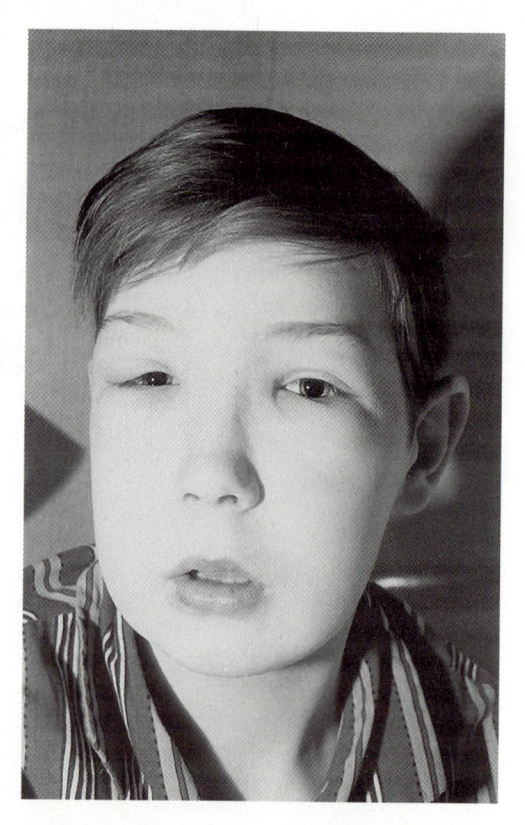

Abb. 1.44: Gesichtsödem durch glomerulär bedingten Eiweißmangel bei nephrotischem Syndrom infolge einer Post-Streptokokken-Glomerulonephritis (IMPP)

1.1.2 Hämaturie

Der Nachweis von Blut im Urin (>5 Erythrozyten pro Gesichtsfeld) wird als *Hämaturie* bezeichnet. Findet sich lediglich Hämoglobin (z.B. infolge einer Hämolyse) im Urin, so spricht man von *Hämoglobinurie*. Hämaturie ist ein Symptom, welches bei einer Reihe von Erkrankungen auftritt. Hierzu gehören Störungen der Blutgerinnung, Entzündungen der Harnwege, Traumen (vor allem im Abdominal- und Beckenbereich), Niereninfarkt, Tumoren sowie neoplastische Erkrankungen des Blutes. Der Ursprung der Hämaturie kann im Harntrakt im gesamten Bereich zwischen Glomerulum und Urethra liegen. Unter *Makrohämaturie* versteht man eine schon mit bloßem Auge sichtbare Blutbeimengung, die schon ab 4 ml Blut pro Liter Urin auftritt und als typisches Symptom der Urolithiasis beobachtet wird. Eine zusätzliche Proteinurie, Erythrozytenzylinder und stechapfelförmige, dysmorphe Erythrozyten (Akanthozyten) im Urin sprechen für eine Glomerulonephritis als Ursache.

Bei lediglich mikroskopischen Nachweis von Blut im Urin (>5 Erythrozyten/Gesichtsfeld) spricht man von *Mikrohämaturie*, sie ist Leitsymptom der Löhlein-Herdnephritis bei Endocarditis lenta, wird aber auch bei anderen Nephritiden beobachtet. Bei der IgA-Nephritis (idiopathische renale Hämaturie) können sowohl Mikrohämaturie als auch Makrohämaturie auftreten.

1.1.3 Proteinurie

Proteinurie ist als erhöhte Eiweißausscheidung definiert (>150 mg/d), zumeist als Folge einer vermehrten Proteindurchlässigkeit glomerulärer oder tubulärer Membranen. Auch benigne Proteinurien mit einer Proteinauscheidung <30 mg/d kommen vor. In diese Gruppe gehören die *transitorische Proteinurie*, ausgelöst durch Belastung, Fieber oder körperliche Anstrengung, und die *orthostatische Proteinurie*. Letztere tritt auf in stehender, orthostatischer Position, die Patienten sind meist junge Männer. Die Diagnose wird mit Hilfe des Nachturins gestellt, der normale Proteinwerte zeigt, die Prognose ist gut.

Ursächliche Erkrankungen, die zur einer Proteinurie führen können, sind vor allem Glomerulonephritiden (mittelmolekulare Proteinurie, zwischen 1,5 und 3,0 g/24 h) und das nephrotische Syndrom (großmolekulare Proteinurie >3,0 g/24 h). Eine Reihe anderer Erkrankungen geht mit geringer Proteinurie einher, zu ihnen zählen die diabetische Glomerulosklerose, Analgetikanephropathien, maligne Hypertonie, Myokardinfarkt, Infektionen oder auch Herzinsuffizienz. Die Proteinurie beim Plasmozytom (multiples Myelom) stellt einen Sonderfall dar: Der Urin dieser Patienten enthält sog. *Bence-Jones Proteine* vom Leichtkettentyp.

1.1.4 Leukozyturie, Bakteriurie und Zylindrurie

Das normale Urinsediment kann bis zu 5 Leukozyten pro Gesichtsfeld aufweisen (*physiologische Leukozyturie*). Enthält der Urin mehr als 20 Leukozyten pro Gesichtsfeld, so spricht man von *pathologischer Leukozyturie*. Sie ist meist Folge einer Infektion des Urogenitaltrakts, deshalb besteht oft auch eine begleitende Bakteriurie. Eine *sterile Leukozyturie*, d.h. eine Leukozyturie ohne gleichzeitigem Nachweis von Bakterien im Urinbefund, wird z.B. bei Urogenital-Tbc oder Gonorrhö beobachtet.

Kommt es zu einer bakteriellen Infektion der Harnwege mit Ausscheidung von mehr als 10^5 Keimen/ml Urin, so sprechen wir von *Bakteriurie*; Frauen sind aufgrund der kürzeren Urethra (leichtere Keimaszension) häufiger betroffen. Erkrankungen wie Nephrolithiasis, Diabetes mellitus und Gicht zeigen ein erhöhtes Risiko für Harnwegsinfektionen.

Im normalen Urinsediment können Epithelzellzylinder auftreten (sog. hyaline Zylinder). Bestehen die Zylinder aus weißen oder roten Blutkörperchen, so liegt eine pathologische *Zylindurie* vor:
- *Erythrozytenzylinder* sind bei gleichzeitig bestehender Proteinurie ein Hinweis auf eine Glomerulonephritis
- *Leukozytenzylinder* sind pathognomonisch für eine Pyelonephritis. Sie bestehen aus

ausgefälltem Serumeiweiß mit Auflagerungen von Leukozyten.

Eine *physiologische Zylindurie* kann nach körperlicher Anstrengung auftreten.

1.2
Allgemeine Diagnostik

1.2.1
Urindiagnostik

Der Harnstatus erlaubt die Beurteilung von Veränderungen klinisch-chemischer Urinparameter, die im Zusammenhang mit bestimmten Erkrankungen auftreten können. Eine *erhöhte Proteinausscheidung* ist ein typisches Symptom einer Schädigung des glomerulären Filters, z.B. bei Glomerulonephritiden oder nephrotischem Syndrom. Die vermehrte Ausscheidung von Glukose (*Glukosurie*) und *Ketonkörpern* sollte an einen Diabetes mellitus denken lassen (Nierenschwelle für Glukose: 160–180 mg/dl; bei höheren Werten: Glukosurie). Eine Erhöhung von Hämoglobin im Urin wird infolge einer *Hämolyse* beobachtet, vermehrtes direktes Bilirubin und Urobilinogen im Urin sprechen dagegen für Leberaffektionen. Erkrankungen der Bauchspeicheldrüse (z.B. Pankreatitis) zeigen häufig eine erhöhte *Urinamylase*, Störungen im Säure-Basen-Haushalt (s.u.) lassen sich anhand der pH-Veränderungen im Urin beurteilen.

Ein normales Urinsediment enthält vereinzelte Blutzellen (<5 Leukozyten oder Erythrozyten pro Gesichtsfeld) und einige Plattenepithelzellen. Ein pathologischer Harnsedimentbefund liegt vor, wenn sich qualitative (z.B. Erythrozytenzylinder, granulierte Zylinder, Kristalle, Nierenepithelien, Mikroorganismen) und quantitative Veränderungen (z.B. vermehrt Blutzellen) einstellen.

Die *Urinosmolarität* beschreibt die für die Harnkonzentrierung verantwortliche Tubulusfunktion der Niere. Eine erniedrigte Urinosmolarität kann z.B. bei ADH-Mangel oder nephrogenem Diabetes insipidus (tubuläre ADH-Resistenz) beobachtet werden.

1.2.2
Serumdiagnostik

Die Funktion der Niere läßt sich anhand mehrerer Parameter im Serum ablesen:

Kreatinin-Clearance. Dieser Nierenfunktionsparameter (Normwert: 100–150 ml/min) ist proportional zur Anzahl der funktionstüchtigen Glomerula und entspricht somit der GFR. Die Kreatinin-Clearance spiegelt die Eliminierung endogenen Kreatinins (täglich gebildete Menge: ca. 1 g) über die Nieren wider und erlaubt so einen Rückschluß auf das filtrierfähige Nierengewebe. Erst eine Reduktion des filtrierfähigen Nierengewebes um die Hälfte führt zum Anstieg des Serumkreatinins (Normwert 53–106 µmol/l). Da Kreatinin im Muskelstoffwechsel gebildet wird, sollte bei Muskelerkrankungen die renale Clearance ersatzweise mit Inulin bestimmt werden. Da die Serumkreatininbestimmung auch durch Ketonkörper oder Pharmaka beeinflußt werden kann, spricht man bei Werten im oberen Normbereich (80–106 µmol/l) auch vom „kreatininblinden Bereich" der Funktionseinschränkung. Derartige Befunde sollten deshalb mittels Funktionsprüfungen (Clearance) oder enzymatischer Kreatininbestimmung abgeklärt werden.

Harnstoff. Die Harnstoff-Serumkonzentration setzt sich aus Eiweißzufuhr, endogener Harnstoffproduktion und Nierenfunktion zusammen (GFR wie tubulärer Rückresorption). Der Normbereich der Serumkonzentration von Harnstoff, dem Endprodukt des Eiweißstoffwechsels, liegen im Bereich von 1,7–8,3 mmol/l. Eine erhöhte Harnstoffausscheidung ohne gastrointestinale Anzeichen einer urämischen Intoxikation spricht für einen renalen Verlust infolge glomerulärer Schädigung.

Harnsäure. Das Endprodukt des Purinstoffwechsels, welches vor allem bei Gicht erhöht ist, wird zu etwa 60% renal über glomeruläre Filtration und vor allem über tubuläre Sekretion eliminiert. Bei Störung der tubulären Sekretion kommt es zum Anstieg der Harnstoffkonzentration, Ausfällung und zur Ablagerung von Natriumurat im Gewebe.

1.2.3
Bildgebende Verfahren in der Nierendiagnostik

Sonographie

Die *Sonographie* besitzt einen hohen Stellenwert in der Nierendiagnostik. Veränderungen der Niere und des perirenalen Gewebes können auf diese Weise nichtinvasiv und zügig beurteilt werden (siehe Abb. 1.45). Auch eine Bestimmung des Restharns in der Blase ist möglich.

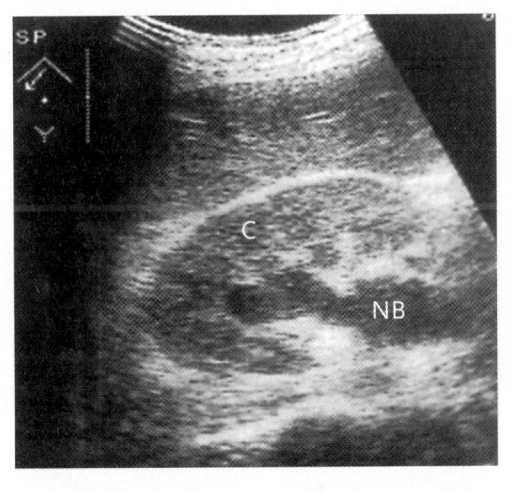

Abb. 1.45: Sonogramm einer mäßigen intrarenalen Harnstauung und erweitertem Nierenbecken. **C** Cortex, **NB** Nierenbecken (Nautsch/Goebel 1996)

Radiologische Untersuchungen

Zur Beurteilung von Form, Größe und Lage der Niere läßt sich die *Abdomenleeraufnahme* heranziehen. Das mittlerweile nur noch in Ausnahmefällen indizierte *Ausscheidungsurogramm* (AUG) nach Injektion eines Kontrastmittelbolus und die *Infusionspyelographie* (IVP) erlauben die Darstellung von Veränderungen und Obstruktionen von Nierenbecken und Harnwegen. Die A. renalis oder die Gefäßversorgung von Nierentumoren läßt sich mit Hilfe der *Angiographie* beurteilen.

Computertomographie oder *NMR* sind vor allem bei raumfordernden Prozessen im Bereich der Nieren indiziert.

Nuklearmedizinische Verfahren bieten die Möglichkeit einer funktionellen Diagnostik.

1.2.4
Nierenbiopsie

Zur Abklärung unklarer glomerulärer Erkrankungen – inbesondere bei Systemerkrankungen oder *rapid progredienter Glomerulonephritis* – kann eine Nierenbiopsie angezeigt sein. Sie kann nach Ausschluß prärenaler und postrenaler Ursachen bei akutem Nierenversagen angezeigt sein und erfolgt in der Regel unter Ultraschallkontrolle.

2 Erkrankungen der Niere

2.1
Niereninsuffizienz

Der Begriff *Niereninsuffizienz* beschreibt ein klinisches Syndrom mit Einschränkung sowohl exkretorischer als auch endokriner Funktionen der Niere. Der Salz-Wasser-Haushalt ist aufgrund der gestörten Ausscheidung von Elektrolyten und Flüssigkeit beeinträchtigt, die eingeschränkte renale Filtration hat zunächst eine leichte Retention von Harnstoff und Kreatinin im Serum zur Folge (*Azotämie*), bei weiterer Verschlechterung der Nierenfunktion steigen auch die Serumwerte für Harnsäure und Phosphat, bei terminaler Niereninsuffizienz kommt es zu einer Ablagerung in Organen (*Urämie*). Die kumulative Toxizität renal eliminierter Pharmaka ist erhöht, außerdem resultiert der Verlust intakten Nierengewebes in einer Abnahme der endokrinen Funktion der Niere (u.a. verminderte Erythropoetinproduktion → renale Anämie).

Der Krankheitsverlauf erlaubt eine Unterscheidung zwischen akuter und chronischer Niereninsuffizienz. Zu den Ursachen der *akuten Niereninsuffizienz* (z.B. akutes Nierenversagen) gehören Schock, Intoxikation, allergische Reaktionen oder Infektionen. Eine akute Niereninsuffizienz kann eine Urämie auslösen, die Krankheit heilt jedoch oft wieder vollkommen aus (restitutio ad integrum). Eine Sonderfall der akuten Niereninsuffizienz ist das akute Nierenversagen (siehe unten).

Im Gegensatz zur akuten Niereninsuffizienz besteht bei der *chronischen Niereninsuffizienz* ein zunehmender Ausfall funktionstüchtigen Nierenparenchyms. Dieser Prozeß ist meist irreversibel, kann jedoch z.B. bei diabetischer Nephropathie durch Pankreastransplantation rückgängig gemacht werden.

2.2
Chronische Niereninsuffizienz

Die chronische Niereninsuffizienz ist Ausdruck einer progredient-irreversiblen Schädigung exkretorischer (z.B. harnpflichtige Stoffe, H_2O, Ionen) und endokriner Funktionen der Niere (Erythropoetin, Vitamin D_3, Renin, Prostaglandine). *Renale Auslöser* sind Affektionen von Glomerulum (z.B. Glomerulonephritis), Interstitium oder Tubulussystem (z.B. interstitielle Nephritis). Auch *extrarenale Faktoren* wie Hypertonie, Thrombosen, Embolien oder ionisierende Strahlen können eine chronische Niereninsuffizienz zur Folge haben. Die häufigsten Ursachen chronischer Niereninsuffizienz sind diabetische Nephropathie, Hypertonie und chronische Glomerulonephritis.

2.2.1
Pathophysiologie und Klinik

Störungen der Exkretionsfunktion

Durch Retention von Wasser und NaCl Anstieg des intravasalen Volumens, die Folge sind Hypertonie, periphere Ödeme und Lungenstauung. Im weiteren Verlauf kann sich eine Herzinsuffizienz entwickeln. Durch Wasserretention sinkt die Serumosmolalität (dilutiver Effekt). Da die K^+-Ausscheidung erst spät deutlich beeinträchtigt ist, entwickelt sich eine Hyperkaliämie erst bei länger bestehender Erkrankung. Aufgrund der eingeschränkten H^+-Ausscheidung und ungenügender HCO_3^--Rückresorption entsteht eine *renale metabolische Azidose*, die der Körper durch eine verstärkte Abatmung von CO_2 zu kompensieren versucht (*Kussmaul-Atmung*, pulmonale Kompensation der Azidose). Die Stadieneinteilung ist Tabelle 1.35 zu entnehmen.

Tab. 1.35: Stadieneinteilung der chronischen Niereninsuffizienz

Stadium	Symptome, Diagnostik
I	*keine Retention*, jedoch leichte Funktionseinschränkung
II	*kompensierte Retention* (Azotämie) mit Anstieg harnpflichtiger Substanzen im Serum, jedoch noch keine Urämie; GFR < 50 ml/min, Serumkreatinin 177–707 µmol/l
III	*dekompensierte Retention* (fortgeschrittene Niereninsuffizienz = Prä-Urämie), GFR < 20 ml/min, Serumkreatinin 707–1414 µmol/l
IV	*terminale Niereninsuffizienz* (Urämie), GFR < 10 ml/min und Serumkreatinin > 1414 µmol/l

Bei *kompensierter Niereninsuffizienz* besteht eine Azotämie, aufgrund der eingeschränkten Ausscheidungsfunktion steigt die Konzentration von Harnstoff und Kreatinin im Serum leicht an. Im *Stadium der Dekompensation* steigen auch die Serumwerte für Harnsäure und Phosphat. Ausdruck der *terminalen Niereninsuffizienz* ist die Urämie, hier führt die Anreicherung harnpflichtiger Substanzen im Gewebe zu einer Intoxikation des Körpers. So kommt es zu einer charakteristischen Ablagerung von Pigment im distalen Bereich der Fingernägel (Leukonychie, siehe Abb. 1.46), dem sog. *Terry-Zeichen*. Die Folgen der Urämie sind Organschäden an Herz und Herzbeutel (urämische Perikarditis, hochdruckbedingtes Linksherzversagen und Lungenödem), ZNS (urämische Enzephalopathie, Polyneuropathie) und Gastrointestinaltrakt (urämische Enterokolitis und Gastritis). Klinisch stehen Gastrointestinalstörungen (Übelkeit, Erbrechen, Blutungen) und Perikarditis im Vordergrund. Die Prognose einer unbehandelten Urämie ist infaust, die Patienten versterben im Coma uraemicum.

Störungen der endokrinen Funktion

Renale Anämie. Ursache ist eine gestörte Hämatopoese im Knochenmark. Einerseits ist die renale Erythropoetinbildung vermindert, andererseits spielen toxische Knochenmarkschäden durch harnpflichtige Substanzen, Hämolyse durch verkürzte Lebensdauer der Erythrozyten und gastrointestinale Blutungen eine Rolle.

Renale Osteopathie. Die renale Osteopathie ist Ausdruck einer unzureichenden renalen Bildung von *Vitamin D_3* (1,25-Dihydroxycholecalciferol), es kommt zum Vitamin-D-Mangel mit Hypokalzämie und Phosphatretention bei verminderter intestinaler Ca^{2+}-Resorption. Das klinische Bild entspricht einem sekundären Hyperparathyreoidismus, eine vermehrter Mobilisation von Kalzium aus dem Knochen führt zur Knochendystrophie, die im Röntgen als Rarefizierung der Knochenstruktur sichtbar wird.

Renale Hypertonie. Die verminderte Durchblutung der Niere führt zur vermehrten Reninfreisetzung und RAAS-Aktivierung (renovaskuläre Hypertonie). Durch Verlust funktionstüchtigen Nierenparenchyms Erhöhung des Blutvolumens durch NaCl- und H_2O-Retention (renoparenchymatöse Hypertonie). Ein weiterer Faktor ist die *maligne Nephrosklerose*, die sich primär im Rahmen eines hämolytisch-urämischen Syndroms ausbildet oder sekundär in-

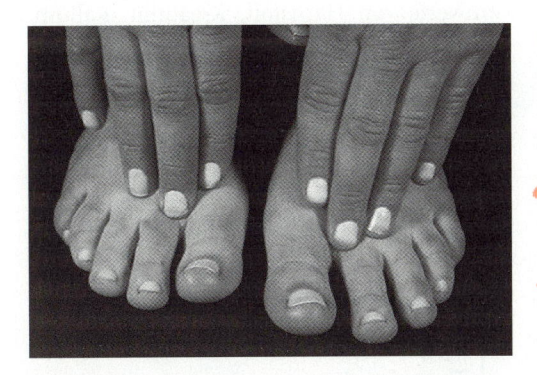

Abb. 1.46: Leukonychie bei chronischer Niereninsuffizienz. Beachte das proximal helle Nagelbett und die durch Ablagerung von Pigment hervorgerufene Dunkelfärbung distal (Zetkin/Schaldach 1998)

folge einer malignen Hypertonie entstehen kann.

2.2.2
Therapie der chronischen Niereninsuffizienz

Der Ausfall funktionellen Nierengewebes ist bis auf wenige Ausnahmen irreversibel. Daher erfolgt eine Behandlung der Grunderkrankung und eine Diät mit Einschränkung der NaCl- und Proteinzufuhr, letztere dient der Harnstoffreduktion. Symptomatische Behandlung mittels Elektrolytsubstitution, die Gabe von Flüssigkeit verbessert die Diurese und führt zur Erhöhung der Harnstoffausscheidung. Ggf. Therapie der Herzinsuffizienz und Gabe prognostisch günstiger Antihypertensiva (z.B. ACE-Hemmer). Behandlung des sekundären Hyperparathyreoidismus. Die Dosierung von Medikamenten mit renaler Elimination (z.B. Digitalis) ist der Nierenleistung anzupassen. Ggf. Erythropoetinsubstitution zur Behandlung der renalen Anämie.

Je nach Klinik ist bei „ausgebrannter" terminaler Niereninsuffizienz chronische Dialyse oder eine Nierentransplantation indiziert.

2.3
Akutes Nierenversagen (ANV)

2.3.1
Definition, Pathogenese und Diagnostik

Das akute Nierenversagen ist eine innerhalb von Stunden oder Tagen auftretende Niereninsuffizienz. Die Erkrankung besitzt eine hohe Letalität, ist aber bei entsprechender Therapie und fehlenden Komplikationen reversibel. Fast ausschließlich sind *prärenale Auslöser* verantwortlich, renale und postrenale Ursachen des akuten Nierenversagens spielen eine untergeordnete Rolle. *Häufigste Ursache* (80% aller Fälle) eines prärenalen akuten Nierenversagens ist die *Schockniere*: eine zirkulatorisch-ischämische Nierenschädigung infolge Volumenmangels, Hämolyse oder eines Traumas. Auch Toxine oder Noxen können zu prärenalem akutem Nierenversagen führen.

Zu den Auslösern eines *renalen* akuten Nierenversagens gehören *immunologisch-entzündliche Prozesse*, das Goodpasture-Syndrom oder die Nierenrindennekrose. Außerdem kann ein renal bedingtes akutes Nierenversagen durch Intoxikationen, Stoffwechselentgleisungen (diabetisches Koma!), Kontrastmittel oder Medikamente hervorgerufen werden. Ein vaskulär bedingtes akutes Nierenversagen kann bei Verschluß der A. renalis entstehen. Seltene *postrenale Ursachen* sind z.B. *Abflußbehinderungen* der ableitenden Harnwege.

2.3.2
Klinik des akuten Nierenversagens

Infolge eines *Kreislaufschocks* mit Blutdruckabfall und Hypovolämie kommt es zur *ischämischen Tubulusschädigung*. Es resultiert eine Reduktion des Glomerulumfiltrats und es kommt zum *Leitsymptom* des akutes Nierenversagen, der *Oligurie* (Urinmenge <400 ml über 24 h). Die Anurie (Urinmenge <100 ml/24 h) wird vor allem bei akutem Nierenversagen nach Verschluß der A. renalis, bei Nierenrindennekrose oder Harnwegsobstruktion beobachtet. Schon im Anfangsstadium des akuten Nierenversagens besteht eine Azotämie mit einem leichten Anstieg der Harnstoff- und Kreatininkonzentration im Serum (siehe Tab. 1.36).

2.3.3
Diagnostik des akuten Nierenversagens

Stündliche Messung der Diurese, Labor (Serumwerte von Harnstoff, Kreatinin, Kalium, Säure-Basen-Haushalt, Urinosmolarität). Anstieg des Serumkreatinins um 45–90 µmol/d, bei katabolen Zuständen auch mehr. Sonographie, evtl. Ausscheidungsurogramm (AUG, cave: Kontrastmittel ist nephrotoxisch, daher ggf. Kontrastmitteldialyse) bei postrenalen Obstruktionen, digitale Subtraktionsangiographie (DSA) bei Gefäßverschlüssen, Rö-Thorax (*fluid lung?*).

2.3.4
Therapie

Da es keine kausale Therapie des akuten Nierenversagens gibt, konzentriert sich die Be-

Tab. 1.36: Klinische Stadien und Verlauf des akuten Nierenversagens

Stadium	Dauer	Pathophysiologie
I	Stunden bis Tage	*Schädigung der Niere:* Innerhalb von Stunden oder Tagen entwickeln sich Symptome eines Schocks und ein Rückgang der Diurese
II	8–14 Tage	*Oligo- bzw. Anurie:* Starker Rückgang der Diurese bis zur Anurie. Die NaCl- und H_2O-Retention führt zur Ausbildung von peripheren Ödemen und Lungenödem mit Dyspnoe (dessen Vorstadium *fluid lung* ist schon vor Auftreten von Symptomen im Röntgen zu sehen!) sowie zur renalen Hypertonie. Durch die Gefahr eines Kammerflimmerns kann die Hyperkaliämie zu einem lebensbedrohlichen Zustand werden und bedarf daher unverzüglicher Therapie. Durch Verringerung des Glomerulumfiltrates kommt es zur Urämie mit Übelkeit und Erbrechen, neuromuskulärer Überregbarkeit und Somnolenz bis zum Coma uraemicum.
III	2–3 Wochen	*Polyurie:* Da sich die Tubulusfunktion später erholt als die Glomerulumfunktion, zeigt sich im Stadium der hyposthenurischen Polyurie wegen vorübergehender ADH-Refraktärität der Sammelrohre ein Verlust von H_2O (3–6 l/d, cave: Exsikkose!) und Elektrolyten (Hyponatriämie, Hypokaliämie mit Gefahr von Rhythmusstörungen).
IV	6–12 Monate	*Restitution bis zur Normurie:* Restitutio ad integrum mit langsamer Normalisierung der Nierenfunktion

handlung auf das Vermeiden eines Übergangs von funktionellem in ein organisches Nierenversagen. Neben der Behandlung der Grundkrankheit (Volumensubstitution zur Kreislaufstabilisierung) steht die symptomatische Therapie zur Vermeidung von – insbesondere urämischen – Komplikationen im Vordergrund.

Genaue Flüssigkeitsbilanzierung unter Berücksichtigung der physiologischen Wasserverluste: Bei Anurie beträgt der tägliche Wasserverlust 800 ml durch Perspiratio insensibilis und 100 ml über die Faeces. Mit 300 ml Oxidationswasser ergibt sich ein täglicher Nettoverlust von 600 ml. Die weitere Behandlung beinhaltet Diuretikatherapie (z. B. Furosemid). Eine Hyperkaliämie wird mittels Kationentauschern, $β_2$-Sympathikomimetika sowie Glukose-Insulin-Infusionen behandelt. Eiweißrestriktion, veränderte Pharmakokinetik renal eliminierter Medikamente sind zu beachten (insbesondere Digitalis). *Indikation zur Dialyse* besteht beim sogenannten dialysepflichtigen akuten Nierenversagen mit einem Serumharnstoff > 150 mg/dl, Harnausscheidung < 300 ml/d oder bei konservativ nicht mehr beherrschbarer Hyperkaliämie bzw. Überwässerung, ggf. kann eine Nierentransplantation angezeigt sein. Eine relativ schnelle Beurteilung erlaubt der *Furosemidtest* (Diurese nach 500 mg Furosemid i.v. ≤ 50 ml).

2.3.5 Prognose

Die Mortalität des akuten Nierenversagens liegt bei ca. 50 % mit und etwa 90 % ohne Dialyse. Sie wird durch das Auftreten von Komplikationen bestimmt und hängt entscheidend von der Behandlung des Auslösers ab. Die Mortalität bei chirurgischen Grundleiden (z. B. Polytrauma) ist doppelt so hoch wie bei internistischen Grunderkrankungen, die Prognose des akuten Nierenversagens im Rahmen eines Multiorganversagens ist äußerst schlecht.

Klinischer Fall

Ein 28jähriger Patient wurde wegen Blässe, Gewichtsabname und abdominellem Tumor aufgenommen. Bei der Aufnahme lag die Serumkreatininkonzentration bei

> 85 µmol/l, die Serumharnsäurekonzentration bei 265 µmol/l. Es wurde ein malignes Lymphom diagnostiziert und eine zytostatische Therapie eingeleitet. Am 4. Tag der Behandlung wird ein Oligurie festgestellt. Die Serumkreatininkonzentration liegt jetzt bei 283 µmol/l, die Eiweißausscheidung im Urin 1,5 g/d, im Urinsediment 10 Leukozyten und 15 Erythrozyten/Gesichtsfeld, Urinosmolalität 310 mosmol/kg, Urinnatriumkonzentration 120 mmol/l.
>
> *Diagnose:* akutes Nierenversagen

2.3.6 Hämolytisch-urämisches Syndrom (HUS, Gasser-Syndrom)

Es handelt sich um eine Sonderform des akuten Nierenversagens, das bevorzugt im Kindesalter auftritt, aber auch bei Erwachsenen beobachtet werden kann. Ursache ist eine *Mikroangiopathie der Glomerulumgefäße*, hervorgerufen vor allem durch enterohämorrhagische Escherichia coli oder Pneumokokken. Es kommt zur Nierenrindennekrose, Urämie und disseminierter intravasaler Gerinnung (DIC) mit Hämolyse, Thrombopenie und Fragmentozyten. Klinische *Symptome* sind Blässe, Oligurie, Erhöhung des Serumkreatinins und Hb-Abfall. Die Erkrankung kann trotz Dialysebehandlung tödlich verlaufen.

2.4 Glomeruläre Nierenerkrankungen

Der Erkrankungsverlauf erlaubt eine Einteilung in *akute, subakute* (= rapid progrediente) und *chronische Glomerulonephritis*. Häufigste Ursache der akuten Glomerulonephritis ist die Immunkomplexglomerulonephritis nach Infektion mit A-Streptokokken (*Poststreptokokken-Glomerulonephritis*). Andere Auslöser sind Infektantigene, Tumorantigene, Autoimmunerkrankungen oder Medikamente.

2.4.1 Akute Glomerulonephritis

Ätiologie und Pathogenese. Die akute Glomerulonephritis ist – ähnlich wie die rheumatische Karditis – eine abakterielle, zumeist immunologisch bedingte Entzündung beider Nierenrinden, bei der es zu einem diffusen Befall der Glomeruli kommt. Die unterschiedlichen Formen der immunologischen Reaktionen erlauben eine Einteilung der einzelnen Glomerulonephritiden.

Kennzeichnend für die *Immunkomplexglomerulonephritis* ist eine durch Immunkomplexe ausgelöste perimembranöse Entzündung. Eine andere Form der Glomerulonephritis zeigt eine Bildung von Anti-Basalmembran-Autoantikörpern (*Anti-Basalmembran-Glomerulonephritis*) mit rapidem Erkrankungsverlauf, zu dieser Gruppe zählen die rapid progrediente Glomerulonephritis und das *Goodpasture-Syndrom*. Eine Entzündung des Glomerulums kann auch durch Ablagerung von Immunglobulinen und Proliferation des Mesangiums hervorgerufen werden (*mesangioproliferative Glomerulonephritis*). Diese Form wird bei der IgA-Nephritis und bei der *Minimal-change*-Glomerulonephritis, einer mild verlaufenden Sonderform, beobachtet.

Symptomatik. Da die Erkrankung gehäuft nach Streptokokken-A-Infektion auftritt (Scharlach, Tonsillitis, Otitis), geht zumeist ein beschwerdefreies Intervall voraus. Folglich ist die Poststreptokokken-Glomerulonephritis eine Reaktion des Körpers auf eine extrarenale Infektion!

Klinik. Etwa die Hälfte der Fälle verläuft *asymptomatisch*. Oft besteht ein oligosymptomatischer Verlauf mit fakultativem Auftreten der Kardinalsymptome Hämaturie, Ödeme, Hypertonie (Vollhard-Trias) und mittelmolekularer Proteinurie (1,5 bis 3,5 g/d). Weitere klinische Zeichen, die auf eine akute Glomerulonephritis hindeuten können, sind Schmerzen in der Lendenregion, Kopfschmerzen, Epilepsien und hypertensive Krisen.

Labor. *Urin:* Hämaturie, Erythrozyturie und *Erythrozytenzylinder* (pathognomonisch für die Glomerulonephritis), mittelgradige Proteinurie zwischen 1,5 bis 3,5 g/d. *Blut:* BSG (↑), erhöhter Antistreptolysintiter in 50% der Fälle, neuerdings auch Nachweis einer abgelaufenen Streptokokkeninfektion durch die spezifische und sensitivere Anti-DNAse B; eventuell ist die Kreatinin-Clearance verringert.

Therapie. Die Behandlung erfolgt in der Regel *symptomatisch* (Bettruhe, körperliche Schonung) bzw. durch Gabe von Penicillin bei Streptokokken-A-Infekt. Außerdem Behandlung der Komplikationen Hypertonie, Ödeme, Lungenödem und Nierenversagen. Die Prognose der akuten Glomerulonephritis ist bei Kindern gut (Ausheilung in > 90% der Fälle), bei Erwachsenen heilt nur etwa die Hälfte der Fälle aus: weiterbestehende Symptome wie Hämaturie oder Proteinurie sind prognostisch ungünstig und sprechen für einen Übergang in eine chronische Glomerulonephritis.

2.5 Rapid progrediente Glomerulonephritis

2.5.1 Definition

Die rapid progrediente Glomerulonephritis (GN) ist eine Erkrankung mit subakutem Verlauf über Wochen bis Monate mit zunehmender Verschlechterung der Nierenfunktion. Histologisch zeigt sich eine diffuse, extrakapilläre Proliferation des Mesangiums (Epithelien der Bowman-Kapsel) mit typischer Halbmondbildung.

2.5.2 Formen und Pathophysiologie

Mit Hilfe der Immunhistologie lassen sich eine Immunkomplex-GN, eine Antibasalmembran-GN (Goodpasture-Syndrom) und eine GN ohne immunologische Beteiligung unterscheiden. Die *Immunkomplex-GN* wird häufig bei Systemerkrankungen wie SLE, Sklerodermie beobachtet, die Ablagerungen der Immunkomplexe imponieren dabei als sog. *humps* an der glomerulären Membran. Beim *Goodpasture-Syndrom* (*Antibasalmembran-GN*) besteht entweder eine isolierte Nierenbeteiligung oder zusätzlich ein Befall der Lunge. Ursache ist eine Kreuzreaktivität der Autoantikörper mit der alveolären Basalmembran. Ggf. Nachweis von Autoantikörpern oder Immunkomplexen im Serum.

Die nicht immunologisch bedingten Form der *rapid progredienten Glomerulonephritis* ist wahrscheinlich eine auf die Nieren beschränkte Manifestation von Vaskulitiden, z.B. der *Wegener-Granulomatose*. Im Serum lassen sich Anti-Neutrophil Cytoplasmatic Antibodies (ANCA) nachweisen.

2.5.3 Klinik

Symptome ähneln denjenigen der akuten Glomerulonephritis, sind jedoch stärker ausgeprägt; eine Niereninsuffizienz entwickelt sich relativ rasch und zeigt bei frühzeitiger Therapie oft Besserung. Die BSG ist beschleunigt.

Bei *Goodpasture-Syndrom* mit Lungenbeteiligung können außerdem Hämoptysen und Lungenblutungen auftreten, die nicht selten tödlich verlaufen. Entscheidend für die Prognose ist die frühzeitige Diagnose anhand von Anti-GBM-Ak und Neutropenie.

2.6 Chronische Glomerulonephritis

2.6.1 Pathogenese

Die chronische Glomerulonephritis entsteht infolge unterschiedlicher abakterieller Glomerulumschädigungen (z.B. Poststreptokokken-Glomerulonephritis oder IgA-Nephritis) und zeigt einen chronisch-progredienten Verlauf. Die Erkrankung beginnt zunächst schleichend mit zunehmender Einschränkung der Nierenfunktion, verläuft über Jahre und Jahrzehnte symptomarm und führt schließlich zur irreversiblen Niereninsuffizienz.

2.6.2 Klinik

Die chronische Glomerulonephritis bietet anfangs nur wenige, meist unspezifische Symptome, später finden sich Glomerulonephritis-typische Symptome wie Hämaturie oder intermittierende Erythrozyturie, es kommen Proteinurie und Hypertonie hinzu, in manchen Fällen entwickelt sich ein nephrotisches Syndrom.

2.6.3 Diagnostik

Sicherung der Diagnose durch *Nierenbiopsie* mit nachfolgender histologischer Untersuchung als Nachweis einer abgelaufenen Immunreaktionen (Immunfluoreszenz und evtl. Elektronenmikroskopie sowie Immunglobulin- und Komplementnachweis).

2.6.4 Therapie

Flüssigkeitsbilanzierung, Diuretika, Hypertoniebehandlung und Elektrolytkontrollen; bei nephrotischem Syndrom auf dem Boden einer Minimal-change-Glomerulonephritis Gabe von Steroiden, bei Steroidresistenz ggf. Zytostatika.

2.7 Nephrotisches Syndrom

2.7.1 Definition, Pathogenese und Diagnostik

Das nephrotische Syndrom („Eiweißverlustniere") bezeichnet einen Symptomenkomplex, bestehend aus *großmolekularer Proteinurie* (>3,0 g/d), *Hypoproteinämie, Ödemen* und *Hypercholesterinämie*. Die Erkrankung ist in erster Linie auf Nephropathien wie die diabetische Nephropathie und die Glomerulonephritis zurückzuführen, aber auch Noxen oder Systemerkrankungen wie SLE (antinukleäre Ak) oder Amyloidose (positive Rektumschleimhautbiopsie) können ein nephrotisches Syndrom auslösen. Eine diagnostische Abgrenzung der Krankheitsursache erlaubt die perkutane Nierenbiopsie.

Eine – offenbar immunologisch bedingte – vermehrte Proteindurchlässigkeit der glomerulären Basalmembran führt zur Proteinurie mit nachfolgender *Hypo- und Dysproteinämie*. Verminderte Antithrombin-III-Spiegel bewirken eine Hyperkoagulabilität und ein gesteigertes Thromboserisiko! Infolge des Albuminmangels sinkt der kolloidosmotische Druck, es entwickeln sich Ödeme. Ursache eines sekundären Hyperaldosteronismus bei nephrotischem Syndrom ist eine Flüssigkeitsverlagerung ins Interstitium, die das Plasmavolumen vermindert und so das Renin-Angiotensin-Aldosteron-System aktiviert.

Der renale Proteinverlust hat eine *kompensatorisch gesteigerte hepatische Eiweißsynthese* zur Folge, die auch die Apolipoproteine umfaßt, so kommt es zur *Hypercholesterinämie* (bei gleichzeitig verminderter Lipoproteinlipaseaktiviät!).

Bei der klinischen Untersuchung zeigen sich als *Leitsymptom Ödeme*, die vor allem in Lidbereich (siehe Abb. 1.44) und an den unteren Extremitäten lokalisiert sind. Außerdem lassen sich häufig ein Pleuraerguß oder Aszites nachweisen, die Laboruntersuchung zeigt eine stark erhöhte BSG, großmolekulare Proteinurie (>3,0 g/d), Hypo- und Dysproteinämie sowie Erhöhung der Serumlipidspiegel.

2.7.2 Therapie und Prognose

Da eine kausale Behandlung nur in den seltensten Fällen möglich ist (z.B. Beseitigung von Noxen oder infektiösen Antigenen), erfolgt die Therapie symptomatisch: körperliche Schonung, Diät mit NaCl-Einschränkung und Eiweißsubstitution (z.B. Albuminlösungen), Diuretika und Flüssigkeitsbilanzierung; ggf. immunsuppressive Therapie (Ciclosporin A, Steroide). Aufgrund des erhöhten Thromboserisikos sollte die Ödemausschwemmung mit Bedacht vorgenommen werden, außerdem Thromboseprophylaxe. Die Prognose hängt weitestgehend von der Grunderkrankung ab.

2.8 Harnwegsinfektionen

Siehe hierzu Urologie, Kapitel 6.8.

Tubulär-interstitielle Nierenerkrankungen

Diese Gruppe von Nierenerkrankungen zeigt primär einen entzündlichen Befall des Nierenparenchyms, sie kann aber auch sekundär zur glomerulären Mitbeteiligung führen (s.u.).

2.9 Akute bakteriell-interstitielle Nephritis (akute Pyelonephritis)

2.9.1 Definition, Ätiologie und Klinik

Die interstitielle Nephritis beschreibt eine interstitielle, herdförmige bakterielle Infektion einer oder beider Nieren mit fakultativer Beteiligung der ableitenden Harnwege. Im Gegensatz zur Glomerulonephritis, die stets Ausdruck einer infekt-allergischen Reaktion ist (z.B. Poststreptokokken-Glomerulonephritis), kommt es bei der interstitiellen Nephritis zu einer unspezifischen Entzündung.

Ihre *Ursache* ist in erster Linie eine aufsteigende Infektion der ableitenden Harnwege oder hämatogene Streuung von Erregern. Häufigster Auslöser akuter bakterieller interstitieller Nephritiden sind aufsteigende (Harnwegs-)Infektionen durch E. coli, seltener durch Streptococcus faecalis, Proteus oder Staphylococcus aureus. Frauen sind deutlich häufiger betroffen, da die kürzere Urethra eine Keimaszension erleichtert.

Sekundäre Ursachen sind vesikoureteraler Reflux (bei Blaseninnervationsstörungen), instrumentelle Eingriffe (Dauerkatheter, Zystoskopie), Gravidität (durch Kompression des Ureters meist rechtsseitige Pyelonephritis im letzten Trimenon), Stoffwechselerkrankungen (z.B. Diabetes mellitus) oder Ureterverlegung durch Striktur, Stein oder Stenose.

2.9.2 Klinik

Klinisch findet sich häufig eine Zystitis mit vorbestehender Dysurie und Pollakisurie, außerdem klagen die Patienten häufig über Flankenschmerz (DD: Lumbago, Ischialgie, akute Pankreatitis und Appendizitis). Weiter kann ein – meist einseitiger – Klopfschmerz im Nierenlager ausgelöst werden. Nicht selten besteht Fieber (bei hoher Temperatur und Schüttelfrost Verdacht auf Urosepsis!), die Laboruntersuchung zeigt eine beschleunigte BSG und eine Leukozytose mit Linksverschiebung. Im Urin Leukozyturie, Bakteriurie und eine mäßiggrade Proteinurie sowie Leukozyten oder Leukozytenzylinder im Sediment. Letztere können als sicheres Zeichen einer Infektion der oberen Harnwege gewertet werden und sind pathognomonisch für die interstitielle Nephritis.

2.9.3 Therapie und Prognose

Beseitigung von Abflußstörungen (siehe Urologie), außerdem Bettruhe, reichlich Flüssigkeit und Antibiotikatherapie mit Trimethroprim, Sulfonamiden, Amoxicillin und Gyrasehemmern (nach Antibiogramm). Die Komplikationen bestimmen die Prognose (Urosepsis, eitrige Nephritis mit Abzeßbildung oder die Ausbildung einer chronischen interstitiellen Nephritis). Aufgrund des Chronifizierungsrisikos einer akuten interstitiellen Nephritis sind sorgfältige Nachkontrollen geboten.

2.10 Chronische bakteriell-interstitielle Nephritis (chronische Pyelonephritis)

2.10.1 Pathogenese

Die chronische bakteriell-interstitielle Nephritis ist eine chronische Infektion des Nierenparenchyms und zumeist auf rezidivierende Harnwegsinfektionen, persistierende Obstruktion der Harnwege oder Reflux zurückzuführen. Möglicherweise spielen auch immunologische Ursachen eine Rolle, eine Kreuzantigenität von Nierenzellen und E. coli wird diskutiert. Durch Obstruktion oder Reflux kommt es zunächst zur Stauung, später zur irreversiblen, narbigen *Deformierung des Kelchsystems* und asymmetrischen *Schrumpfung der Nieren*, die mit Hilfe eines Ausscheidungsurogramms (siehe Urologie, Abb. 15.10) oder durch Sonographie dargestellt werden kann.

2.10.2 Klinik

Klinisch bestehen meist uncharakteristische Symptome (Kopfschmerzen, Rückenschmerzen, Gewichtsabnahme und Abgeschlagenheit), in der Hälfte der Fälle findet sich eine Hypertonie. Die Konzentrationsfähigkeit ist eingeschränkt (Hyposthenurie), der Urinbefund (u.a. Proteinurie, Sediment) entspricht der akuten Form der bakteriellen interstitiellen Nephritis. Differentialdiagnostisch kommt eine chronische Infektion der unteren Harnwege in Betracht (Pollakisurie, jedoch *keine Schmerzen* im Nierenlager!). Bestehen die auslösenden Faktoren fort, entwickelt sich häufig eine chronische Niereninsuffizienz, die im terminalen Stadium zur Urämie führt.

2.10.3 Therapie

Operative Beseitigung ursächlicher Störungen, außerdem Behandlung des Bluthochdrucks, Therapie der Niereninsuffizienz mit Flüssigkeitsbilanzierung und Korrektur der Elektrolytstörungen, ggf. Antibiotika.

2.11 Akute abakteriell-interstitielle Nephritis

Diese allergisch-akute Form der interstitiellen Nephritis wird vor allem durch Medikamente wie Antibiotika (Penicillin, Sulfonamide und Methicillin) sowie nichtsteroidale Antiphlogistika (ASS, Indometacin und Diclofenac) ausgelöst. Ein anderes Beispiel einer akuten abakteriellen interstitiellen Nephritis ist die Scharlachfrühnephritis, die in den ersten Krankheitstagen auftritt. Im Blutbild zeigt sich eine Eosinophilie, es bestehen Hämaturie und Proteinurie, Arthralgien, Exantheme und eventuell Fieber. Eine Nierenbiopsie sichert die Diagnose, die anhand lymphoplasmazellulärer Infiltrate des Interstitiums gestellt wird. *Therapie:* Elimination des auslösenden Agens; Steroide.

2.12 Chronische abakteriell-interstitielle Nephritis (Analgetikanephropathie)

Ursache dieser Erkrankung ist ein langjähriger (10–15 Jahre und länger) Abusus von Analgetika. Früher wurde diese Erkrankung durch das inzwischen verbotene Phenazetin hervorgerufen. Eine Blockade der renalen PGE_2-Synthese (PGE_2 wirkt vasodilatierend!) verursacht Durchblutungsstörungen mit Gefäßsklerosierung und Gefäßrarefizierung. Später entwickeln sich *Papillennekrosen*, die im Röntgen oft als Verkalkung erkennbar sind.

2.12.1 Klinik

Zu den Frühsymptomen gehören Hyposthenurie und Anämie (letzere renal und medikamentös-toxisch bedingt), im weiteren Verlauf Symptome einer Niereninsuffizienz (s.o.). Ein weiteres Kriterium zur Abgrenzung von anderen Nephropathien ist die typische schmutzig grau-bräunliche Farbe der Haut.

2.12.2 Prognose

Im Spätstadium der Analgetikanephropathie wird ein gehäuftes Auftreten von *Urothelkarzinomen* beobachtet, die Erkrankung ist nur durch die rechtzeitige Elimination der auslösenden Noxe vor Ausbildung einer Niereninsuffizienz zum Stillstand zu bringen.

2.13 Obstruktive Uropathien

Siehe Urologie, Kapitel 7.6 und Kapitel 8.

2.14 Nephrolithiasis und Urolithiasis

Eine Steinbildung in Niere (Nephrolithiasis) und ableitenden Harnwegen (Urolithiasis) ist Folge eines gestörten Stoffwechsels. Ursache ist eine Übersättigung des Harns mit organischen Säuren (u.a. Harnsäure) und anorganischen Salzen (Kalzium, Oxalat und Phosphat).

Die Urolithiasis ist eine recht häufige Erkrankung, ca. 5% der Bevölkerung sind betroffen, Männer in der Altersgruppe von 25–40 Jahren zeigen ein erhöhtes Risiko. Verschiedene Erkrankungen und prädisponierende Faktoren (z.B. Harnstauung, Harnwegsinfektionen) führen zur Anreicherung steinbildender Substanzen, die bei Überschreitung des Löslichkeitsprodukts ausfallen. *Kalzium* ist der häufigste Auslöser (60% aller Nierensteine sind Kalziumoxalatsteine), zurückzuführen auf einen Hyperparathyreoidismus (z.B. bei Nebenschilddrüsentumoren), Osteolyse (Immobilisation!) oder eine renal-tubuläre Azidose. *Cave:* erhöhtes Risiko einer Nephrokalzinose! Weitere steinbildende Substanzen sind *Harnsäure* (erhöht bei Gicht und Tumoren), *Struvit* (durch rezidivierende Proteus-Harnwegsinfekte) und *Zystin* (bei Zystinurie).

Ein Teil der Erkrankten bleibt klinisch unauffällig, bei anderen verursacht die Urolithiasis Makrohämaturien, Mikrohämaturien sind obligat; gelegentlich ist das Nierenlager klopfdolent. Konkremente können die Nierenfunktion beeinträchtigen, aber auch über Harnwegsobstruktion zu Koliken führen und so reflektorisch einen paralytischen Ileus auslösen (→ abgeschwächte Darmgeräusche). Gefährlichste Komplikation einer Urolithiasis ist die Urosepsis, Symptome sind Mikro- und Makrohämaturie, Fieber, Schüttelfrost, Hypotonie und Tachykardie (siehe Urologie, Kap. 8).

Die *Therapie* orientiert sich an den Auslösern und besteht z.B. in der Gabe von Flüssigkeit und Thiaziden (→ verminderte Kalziumausscheidung), Harnalkalisierung und Allopurinolgabe bei ursächlicher Harnsäureerhöhung. Penicillamin als Zystinkomplexbildner, bei harnsteinbedingten Koliken ist die Gabe von Spasmolytika indiziert. Ggf. Lithotrypsie oder Lithotomie.

2.15 Nierenarterienstenose (renovaskuläre Hypertonie)

Siehe Herz und Gefäße, Kapitel 9.4.

2.16 Hereditäre Nierenerkrankungen

2.16.1 Polyzystische Degeneration (Zystennieren)

Definition. Bei der polyzystischen Nierendegeneration des Erwachsenen (siehe Urologie, Abb. 15.4,) handelt es sich um eine autosomal dominant vererbte Fehlanlage der Nephrone beider Nieren, die im Gegensatz zu Nierenzysten fast immer symmetrisch auftritt. Im mittleren Lebensalter beginnt ein zystischer Umbau einzelner Nephrone in Zysten unterschiedlicher Größe, häufig tritt eine Zystenbildung auch in anderen Organen auf.

Symptomatik. Es kommt zur Niereninsuffizienz, Symptome sind Makrohämaturie, Proteinurie, Ödeme und Hypertonie, im Endstadium besteht eine Urämie.

Diagnostik. Eine positive Familienanamnese mit Nierenerkrankungen sollte an polyzystische Nierendegeneration denken lassen. Bei der körperlichen Untersuchung fallen palpatorisch vergrößerte Nieren auf. Durch die vermehrte Bildung von Erythropoetin besteht nicht selten eine Polyglobulie. Bildgebende Verfahren wie Sonographie und Computertomographie ermöglichen eine Darstellung der vergrößerten Nieren und der Zysten.

Therapie. Die symptomatische Therapie umfaßt Diuretika oder auch Dialyse bei schwerer Niereninsuffizienz, Hochdruckbehandlung und die Prävention von Harnwegsinfekten (ggf. Antibiotikatherapie).

2.16.2 Alport-Syndrom

Das Alport-Syndrom (familiäre idiopathische Hämaturie mit Schwerhörigkeit) beschreibt eine vererbte Erkrankung (autosomal-dominant oder x-chromosomal), kennzeichnend sind eine *Gehörschädigung* und eine *Nierenbeteiligung* in Form einer Glomerulonephritis und fibrosierender interstitieller Nephritis. Schon vor dem 40. Lebensjahr führt diese Erkrankung zur Niereninsuffizienz, terminal besteht eine Urämie. Die *Diagnosesicherung* erfolgt durch Elektronenmikroskopie, die Aufnahmen zeigen ausgedünnte und aufgebrochene Basalmembranen von Glomerulum und Tubulus. Auch eine Nierentransplantation kann diese Erkrankung nicht beeinflussen.

2.17 Fehlbildungen der Niere

Weitere Formen siehe Urologie, Kapitel 5.2.

2.17.1 Markschwammniere

Bei der Markschwammniere handelt es sich um eine seltene, angeborene *ektatische Erweiterung der Sammelrohre*. Hierbei kommt es zur Konkrementbildung in den Tubuli, die gleichzeitig eine Quelle rezidivierender Nierensteine darstellen. Die Diagnose erfolgt durch Ausscheidungsurographie, die perlschnurartige Konkremente im Bereich der Niere sichtbar werden läßt. Die Prognose wird durch die Komplikationen der Nephrolithiasis bestimmt, insbesondere durch Harnwegsobstruktion (→ Koliken), rezidivierende Harnwegsinfektionen und Pyelonephritiden.

2.18 Nierentumoren

Die Tumoren des Nierenparenchyms lassen sich in *primär* entstandene (z.B. Nierenzellkarzinom) oder *sekundäre* Formen einteilen (z.B. Metastasen eines Mammakarzinoms).

2.18.1 Nierenzellkarzinom

Das Nierenzellkarzinom (Hypernephrom, Adenokarzinom der Niere oder Grawitz-Tumor) ist der häufigste parenchymale Nierentumor (ca. 80% aller Fälle) und bevorzugt des männliche Geschlecht. Cadmium und Nikotin gelten als Risikofaktoren. Der Tumor metastasiert früh hämatogen (→ Einbruch in die V. renalis), Zielorgane sind Lunge und Knochen, seltener Gehirn, Nebenniere oder Milz.

Symptome. Diese sind meist Spätsymptome. Hierzu zählen *schmerzlose Makrohämaturie* (Einbruch des Tumors ins Nierenbecken), linksseitige *Varikozele* (die linke V. spermatica in die vom Tumor komprimierte V. renalis), *Fieber* und *BSG-Erhöhung*. Eventuell lassen sich Tumorzellen im Urin nachweisen. Infolge einer vermehrten Hormonproduktion kommt es zu paraneoplastischen Syndromen (Stauffer-Syndrom) mit *Hypertonie* (Reninproduktion ↑), *Polyglobulie* (Erythropoetin ↑) und *Hyperkalzämie* (PTH ↑).

Diagnostik. Differentialdiagnostische Abgrenzung gegenüber Nierenzysten, Zystennieren, Urogenital-Tbc oder Hydronephrose. Dies geschieht mit Hilfe der Sonographie (sichtbare Flüssigkeit im Falle von Zysten), Urographie (Verdrängung des Kelchsystems durch den Tumor) oder Angiographie (vermehrte Vaskularisation im Tumorbereich und Einbruch des Tumors in Gefäße). Radiologische Verfahren wie Abdomenübersicht, CT oder NMR können Metastasen in Lunge, Skelett, Gehirn und Leber nachweisen, als sehr sensitive Methode zur Suche nach Knochenmetastasen steht die Szintigraphie zur Verfügung. Präoperativ ist ein genaues Tumorstaging erforderlich.

Therapie. Totale Nephrektomie mit Ausräumung parakavaler bzw. paraaortaler Lymphknoten sowie prä- und postoperativer Bestrahlung der befallenen Niere. Bei palpablem Tumor besteht oft Inoperabilität. Hat der Tumor bereits metastasiert, ist eine Nephrektomie nur bei Komplikationen indiziert (z.B. Blutungen oder paraneoplastische Symptome). Eine Chemotherapie ist wenig aussichtsreich.

Prognose. Die 5-Jahres-Überlebensrate beträgt – abhängig vom Tumorstadium bei Diagnosestellung – durchschnittlich 50%, nach 10 Jahren leben nur noch 25% der Patienten.

2.18.2 Nephroblastom

Das Nephroblastom (Wilms-Tumor) ist die häufigste renale Neoplasie des Kindesalters (Altersgipfel im 4. Lebensjahr). Es ist prognostisch günstiger als das Nierenzellkarzinom und spricht recht gut auf Therapie an. Es tritt gehäuft bei einer Deletion von Chromosom 11 auf (siehe Pädiatrie, Kap. 10.5).

2.18.3 Sekundäre Parenchymtumoren der Niere

Sie treten in Form von Metastasen insbesondere bei *Mammakarzinom, Bronchialkarzinom* und *malignem Melanom* auf. Auch bei *malignen Lymphomen* kommt eine Nierenbeteiligung vor.

2.19 Myelom-Nephropathie

Bei der Hälfte aller Patienten mit multiplem Myelom (Plasmozytom) kommt es zur sogenannten Myelom-Nephropathie. Häufigste Ursache dieser Erkrankung ist die Hyperkalzämie, weitere Auslöser sind Amyloidose, Hyperurikämie und eine Schädigung des glomerulären Filters durch Überladung mit pathologischen Proteinen. Durch maligne Entartung von Plasmazellen kommt es zur vermehrten Produktion von L-Ketten (Paraproteinämie) und nachfolgend zur *L-Ketten-Proteinurie*. Dies hat auch eine Ablagerung der pathologischen L-Ketten in verschiedenen Organen zur Folge. Die Schädigung der Niere führt zur Niereninsuffizienz, es kann zum nephrotischen Syndrom kommen.

Daneben kann es bei Patienten mit multiplem Myelom im Rahmen von Röntgenuntersuchungen zur *akuten Niereninsuffizienz* kommen. Als Ursache der akuten tubulären Obstruktion wird das Ausfällen der Proteine in Anwesenheit von Röntgenkontrastmittel diskutiert, was durch die untersuchungsbedingte Dehydratation verstärkt wird.

2.20 Nierenamyloidose

Amyloidose ist definiert als lokalisierte oder generalisierte Ablagerung von Proteinen im Gewebe, im Bereich der Basalmembranen oder kollagener Fasern. Primäre Amyloidosen haben keine spezifischen Auslöser, sekundäre Amyloidosen sind oft Folge chronisch-entzündlicher Erkrankungen. Im Rahmen der *generalisierten Amyloidose* kommt es auch zur Nierenbeteiligung, die allerdings klinisch unauffällig verlaufen kann. Bei Fortschreiten der Erkrankung besteht zunächst eine Proteinurie, später kommt es zum nephrotischen Syndrom und fortschreitender Niereninsuffizienz. Differentialdiagnostisch ist die Nierenamyloidose von allen Erkrankungen abzugrenzen, die mit einer glomerulär bedingten Proteinurie einhergehen. Die Diagnosesicherung der Amyloidose erfolgt durch Biopsie der Rektumschleimhaut.

2.21 Metabolische Nierenerkrankungen

2.21.1 Diabetische Nephropathie

Beim Diabetes mellitus kommt es im Rahmen des diabetischen Spätsyndroms zur Mikroangiopathie, welche an der Niere mit zunehmender Dauer der Erkrankung die *Glomerulosklerose Kimmelstiel-Wilson* auslöst: Es kommt zur Verdickung der Basalmembranen und Ablagerungen im Mesangium mit Verlust funktionellen Nierengewebes. Charakteristisches Frühsymptom ist eine *Mikroalbuminurie*, im weiteren Verlauf Entwicklung einer Makroalbuminurie und Niereninsuffizienz (u.a. mit renaler Hypertonie). Die diabetische Nephropathie ist eine häufige Ursache der chronischen Niereninsuffizienz! Eine sorgfältige Einstellung des Diabetes und Behandlung renaler Komplikationen ist notwendig. Die Nierenschädigung im Rahmen der diabetischen Neuropathie ist durch Pankreastransplantation reversibel. Eine weitere Ursache renaler Affektionen im Rahmen des Diabetes mellitus sind rezidivierende Harnwegsinfekte und interstitielle Nephritiden, hervorgerufen durch eine diabetesbedingte Abwehrschwäche.

2.21.2 Uratnephropathie

Ein pathologisch erhöhter Harnsäurespiegel (Hyperurikämie, Gicht) hat die Ablagerung von Harnsäure-(Urat-)Kristallen in der Niere zur Folge; klinisch ergibt sich das Bild einer interstitiellen Nephritis. *Ursache* dieser Ablagerung ist eine gestörte tubuläre Harnsäuresekretion, seltener eine enzymdefektbedingte Harnsäureüberproduktion. Die Hyperurikämie führt zur Bildung von Uratsteinen; bei einem Teil der Patienten bestehen Symptome einer Urolithiasis. Diese Nierensteine sind jedoch im Röntgen nicht sichtbar! Zu den *Komplikationen* der Uratnephropathie gehören rezidivierende Harnwegsinfekte, Hydronephrose (Wassersackniere, hervorgerufen durch chronische Stauung der ableitenden Harnwege) und eine zunehmende Schädigung der Niere.

2.21.3
Hypokaliämische Nephropathie

Ursache dieser Erkrankung ist eine chronische Hypokaliämie, wie sie z.B. nach Diuretikatherapie, Laxanzienabusus oder bei chronisch-interstitiellen Nierenerkrankungen auftritt. Dieses eigenständige Krankheitsbild zeigt eine *ADH-refraktäre Tubulopathie* mit dem Bild eines renalen Diabetes insipidus: Klinisch imponieren Polydypsie sowie Polyurie und Isosthenurie als Ausdruck eines unzureichenden Konzentrierungsvermögens der Niere.

2.21.4
Hyperkalzämische Nephropathie

Bei Hyperkalzämie, die endokrin, medikamentöse oder neoplastisch bedingt sein kann, kann es zum sogenannten *Hyperkalzämiesyndrom* kommen, das mit kardialen, gastrointestinalen, neuromuskulären und renalen Symptomen einhergeht. Bei Nierenbeteiligung entwickeln sich Nephrokalzinose, Nephrolithiasis und ein ADH-refraktärer, renaler Diabetes insipidus mit Polyurie und Polydypsie; gelegentlich kommt es zur Niereninsuffizienz.

2.22
Nephropathien bei Systemerkrankungen

Bei vielen systemischen, häufig autoimmun bedingten Erkrankungen (SLE, M. Wegener, M. Goodpasture) kommt es zu einem Befall der Niere. Die Nierenbiopsie ist ein wesentlicher Eckpfeiler in der Diagnostik dieser Erkrankungen.

2.22.1
Lupusnephritis

Im Rahmen des multiplen Organbefalls bei SLE tritt auch eine durch Immunkomplexe ausgelöste, *glomeruläre Herdnephritis* auf. Die Diagnose wird nach Nierenbiopsie mit Hilfe der Immunfluoreszenzmikroskopie gestellt, die Befunde zeigen ANA (antinukleäre Antikörper) oder Anti-dsDNA-Antikörper. Es besteht ein nephrotisches Syndrom/Niereninsuffizienz; das Ausmaß der renalen Beteiligung bestimmt meist die Prognose. Die Therapie besteht in der Gabe von Steroiden, ggf. Immunsuppressiva (Cyclophosphamid oder Azathioprin) und Plasmapherese.

2.22.2
Panarteriitis nodosa

Auch bei der Panarteriitis nodosa (siehe Immunsystem, Kap.2.3) kommt es zum multiplen Organbefall. In 75 % der Fälle besteht eine renale Beteiligung, es kommt zur glomerulären Immunkomplexnephritis, die Folge sind Niereninsuffizienz und Hypertonie. Die renalen Komplikationen sind maßgeblich für den Verlauf.

Diagnose. Die Diagnosesicherung erfolgt mittels Nierenbiopsie, die Laboruntersuchungen zeigen oft eine Eosinophilie und in der Hälfte der Fälle ein positives HBsAg und p-ANCA (Anti-Neutrophile Cytoplasmatic Antibodies).

Therapie. Steroide und Immunsuppressiva.

2.22.3
Wegener-Granulomatose

Die Wegener-Granulomatose (granulomatöse Angiitis) zeigt vaskulitisbedingte Granulombildungen in der Niere und im Respirationstrakt (Nasennebenhöhlen, Lunge). Bevor es zur renalen Manifestation der Erkrankung kommt, gehen oft jahrelange Entzündungen der oberen Luftwege voraus.

An der Niere entwickelt sich aufgrund einer nekrotisierenden Glomerulonephritis eine Niereninsuffizienz mit den Symptomen Hämaturie, Proteinurie und Hypertonie. Diagnose: c-ANCA (Anti-Neutrophile Cytoplasmatic Antibodies).

Therapie. Immunsuppressiva, Zytostatika (Cyclophosphamid), bei pulmonalen Infektionen Antibiotikatherapie.

2.22.4
Goodpasture-Syndrom

Siehe auch rapid progrediente Glomerulonephritis.

Ursache des Goodpasture-Syndroms sind Autoantikörper, die gegen die Basalmembranen von Glomerulum und Alveolen gerichtet sind (Anti-GBM-Ak). Bei Nierenbefall entwickelt sich eine *rapid progrediente Antibasalmembran-Glomerulonephritis* mit den Symptomen Hypertonie, Proteinurie; es kann zum nephrotischen Syndrom und zur Niereninsuffizienz kommen. Bei einer Lungenbeteiligung, die nicht obligat ist, treten gelegentlich lebensbedrohliche Lungenblutungen auf.

Diagnose. Die Diagnose wird durch Nierenbiopsie mit Nachweis von Anti-GBM-Ak gestellt.

Therapie. Plasmaaustausch (Plasmapherese) zur Eliminierung der Antikörper, zusätzlich Steroide und Immunsuppressiva.

2.22.5
Progressive Sklerodermie

Diese Erkrankung zeigt eine Nierenbeteiligung in Form mulipler Niereninfarkte. Durch Ausfall von funktionellem Nierengewebe kommt es zur Niereninsuffizienz und zur renoparenchymatösen Hypertonie. Die Diagnose erfolgt durch Immunfluoreszenzmikroskopie, in 95 % aller Fälle finden sich ANA (antinukleäre Antikörper) und/oder anti-SCL-70 (Antitopoisomerase 1). Die Therapie ist symptomatisch.

2.23
Hepatorenales Syndrom (HRS)

Das hepatorenale Syndrom (HRS) beschreibt ein funktionelles, prinzipiell reversibles Nierenversagen aufgrund einer schweren Leberzellinsuffizienz. Zu seinen Ursachen zählen insbesondere Lebertumoren und Hepatiden, durch Verschlechterung der Leberfunktion und Minderperfusion der Nierenarterien kommt es zum Nierenversagen.

Symptome. Azotämie, Oligurie, Natriumretention, außerdem besteht aufgrund von Überwässerung eine Hyponaträmie.

Diagnose. Die Diagnose des hepatorenalen Syndroms kann nur mit Hilfe des Ausschlußverfahrens gestellt werden, d.h. nach Absetzen verdächtiger Medikamente oder negativer Urinkultur (bei Infektionsverdacht), Sediment (bei Verdacht auf interstitielle Nephritis), Tbc-Diagnostik und anderen Untersuchungen. Typischerweise besteht ein normaler Urinstatus bei verminderter Natriurese (< 10 mmol/24 h). Die Prognose ist meist infaust, eine kurative Therapie ist nur durch Lebertransplantation möglich. Nach der Transplantation normalisiert sich die Nierenfunktion wieder.

2.24
Schwangerschaftsnephropathie
(EPH-Gestose)

Siehe Gynäkologie, Kapitel 3.5.

2.25
Nierentuberkulose

Siehe auch Urologie, Kapitel 6.9.

Infolge einer postprimären hämatogenen Streuung von Mycobacterium tuberculosis in das rindennahe Parenchym – meist aus einem Primärherd in der Lunge – kommt es zur Nieren-Tbc (*parenchymatöses Frühstadium*). Auch Nebennieren, Geschlechtsorgane, Gehirn, Haut und seröse Häute werden befallen. Im weiteren Verlauf der Erkrankung gelangen Erreger über die Sammelrohre ins Nierenmark, dort kommt es zur Zerstörung der Nierenkelche und zur Ausbildung von Kavernen (*ulzero-kavernöses Spätstadium*). Die nachfolgende Streuung von Erregern über das Nierenhohlsystem in die ableitenden Harnwege und Ausbreitung in Prostata und Nebenhoden bzw. Uterus, Tuben oder Adnexe führen zur *Urogenitaltuberkulose*. Später entsteht durch Einschmelzung renaler Kavernen eine nekrotisierende, *verkäsende Nierentuberkulose* (siehe Spezielle Pathologie, Abb. 5.24).

Erste *Symptome* treten meist erst im ulzerokavernösen Stadium auf und ähneln den Symptomen einer Zystitis (Pollakisurie, Dysurie), gelegentlich besteht eine Hämaturie. Weitere Symptome basieren auf den durch die Tbc ausgelösten Erkrankungen. Zu ihnen zählen Epididymitis und Prostatitis beim Mann sowie Salpingitis, Endometritis und Adnexitis bei der Frau. *Leitsymptom* der Nierentuberkulose ist die *sterile Leukozyturie*, d.h. eine Leukozyturie ohne begleitende Bakteriurie. Jedoch kann der Urinbefund bei Superinfektionen der Niere auch andere Erreger als Mykobakterien enthalten und so die tatsächliche Diagnose verschleiern!

Diagnose. Gehäuftes Auftreten einer Tbc bei Abwehrschwächen wie Diabetes mellitus, malignen Erkrankungen und Immunsuppression; wiederholte Urinanalysen, mikroskopischer Nachweis mit Ziehl-Neelsen-Färbung, ggf. Anlegen einer Kultur.

Therapie. Tuberkulostatika (Rifampicin, Ethambutol, Isoniazid). Eine prophylaktische Chemotherapie ist nur bei ausgeprägter Abwehrschwäche (z.B. Aids) indiziert. *Cave:* In den letzten Jahren haben sich zunehmend chemotherapieresistente Mycobacterium-tuberculosis-Stämme gebildet!

2.26
Tubuläre Syndrome

Siehe Pädiatrie, Kapitel 14.2.

2.26.1
Nephrogener Diabetes insipidus

Ursache dieser seltenen Erkrankung ist eine ADH-Refraktärität der Niere. Diese kann einerseits durch einen angeborenen, x-chromosomal-rezessiv vererbten Tubulusdefekt bedingt sein, andererseits kann die Tubulusschädigung durch Nierenerkrankungen, Hypokaliämie (siehe Kap. 2.21), Hyperkalzämie oder Medikamente (Diuretika) erworben sein. Klinische *Symptome* sind Hypo- bis Asthenurie (Unfähigkeit der Harnkonzentrierung), Polyurie bis zu 25 l/d und Polydypsie. *Cave:* Kleinkinder zeigen häufig eine Diarrhö anstelle der Polyurie!

2.26.2
Renale Glukosurie

Kennzeichen dieser familär gehäuft auftretenden Erkrankung ist die Unfähigkeit der Glukoserückresorption über den proximalen Tubulus. Schon bei normalen Blutzuckerspiegeln kommt es zur Glukosurie. Differentialdiagnostisch kommt ein Diabetes mellitus in Betracht, allerdings tritt hier die Glukosurie erst bei Überschreiten der Glukosenierenschwelle auf.

2.26.3
Phosphatdiabetes

Die familär auftretende Vitamin-D-resistente Rachitis oder Phosphatdiabetes ist auf eine Störung der tubulären Phosphatrückresorption zurückzuführen. Die Erkrankung ist durch Vitamin-D-Gabe nicht beeinflußbar. Es kommt zur Phosphaturie, die kompensatorisch erhöhte Resorption von Phosphat aus den Knochen führt zu entsprechenden Knochenveränderungen (siehe Klinische Radiologie, Kap. 3).

2.26.4
Hyperaminoazidurie

Infolge einer gestörten tubulären Rückresorption (*renale Hyperaminoazidurie*) oder bedingt durch erhöhte Serumspiegel einer oder mehrerer Aminosäuren wie z.B. Zystin (*pränale Hyperaminoazidurie*) kommt es zur Auscheidung von Aminosäuren im Urin. Komplikationen der Hyperaminoazidurie sind Nephro- und Urolithiasis, insbesondere bei Zystinurie.

2.26.5
Renale tubuläre Azidose

Die Niere reguliert den Blut-pH u.a. über die Rückresorption von HCO_3^- und die Sekretion von H^+. Bei der renalen tubulären Azidose ist diese Regulation gestört, man unterscheidet in Abhängigkeit von der tubulären Lokalisation der Störung zwei Formen der Erkrankung:

Beim *proximalen Typ* liegt die Störung in einer mangelnden HCO_3^--Rückresorption, der *distale Typ* zeigt eine unzureichende Sekretion von H^+-Ionen. Wird der Blut-pH beim distalen Typ der renal-tubulären Azidose durch Ammoniak abgepuffert, so spricht man von kompensierter tubulärer Azidose.

Komplikationen. Bei Dekompensation der Azidose entsteht zur Wahrung der Elektroneutralität eine Hyperchlorämie. Nephrokalzinose und Nephrolithiasis sind Folgen einer Hyperkalziämie und Hyperkalzurie; bedingt durch den erhöhten Verbrauch von Kalzium und Phosphat kommt es nach vermehrter Mobilisation aus dem Knochen zur Osteomalazie.

Therapie. Normalisierung des arteriellen pH-Wertes (z. B. Natriumbikarbonat).

2.26.6
Salzverlustsyndrom

Diese Erkrankung ist durch einen erhöhten Kochsalzverlust charakterisiert. Eine Ursache des Salzverlustsyndrom ist das *adrenogenitale Syndrom*. Durch einen Defekt der 21-Hydroxylase entsteht eine sekundäre NNR-Insuffizienz mit unzureichender Kortisol- und Aldosteronsynthese, es resultiert eine unzureichende Rückresorption von Natrium und Wasser. Auch die *chronische Niereninsuffizienz* bietet häufig das klinische Bild der Salzverlustniere: Durch renalen Kochsalz- und Wasserverlust entwickelt sich eine Hypovolämie, ggf. mit Exsikkose und Kreislaufkollaps, außerdem Anstieg harnpflichtiger Substanzen im Serum. Herzrhythmusstörungen sind auf die gestörte Kaliumausscheidung zurückzuführen. Die Therapie besteht in Infusion von Kochsalzlösung, bei adrenogenitalem Syndrom zusätzlich Substitution von Mineralokortikoiden und Glukokortikoiden.

3 Dialyseverfahren

3.1
Funktionsprinzip der Dialyse

Die *Hämodialyse* dient der Eliminierung harnpflichtiger Substanzen aus dem Körper. Dialyseindikationen sind akute oder terminale chronische Niereninsuffizienz mit einem Serumkreatinin von mehr als 10 mg/dl (dies entspricht ca. 900 mmol/l), beginnenden urämischen Symptomen oder Komplikationen wie Hyperkaliämie oder Überwässerung (z. B. Lungenödem).

Bei der Dialyse bedient man sich des Prinzips der *semipermeablen Membran,* an deren Grenze zwischen zwei Flüssigkeiten (Blut/Dialysatflüssigkeit) ein Konzentrationsgefälle aufgebaut wird. Mit Hilfe dieses Konzentrationsgefälles lassen sich harnpflichtige Substanzen durch Diffusion aus dem Blut entfernen. Da Venen keinen ausreichenden Blutfuß liefern können, ist – insbesondere für wiederholte extrakorporale Dialysen – das Anlegen eines *Shunts* (eine Verbindung zwischen Arterie und Vene; siehe Abb. 1.47) notwendig. Zu den *Komplikationen* der Dialyse zählen die unzureichende Elimination harnpflichtiger Substanzen, die Entfernung essentieller Blutbestandteile (Aminosäuren, Kalium, Vitamine), Infektionen (z. B. Hepatitis bei Benutzung eines Dialysegerätes durch mehrere Patienten) sowie Komplikationen, die durch den Shunt oder Katheter ausgelöst wurden (z. B. Blutungen, Thrombose oder Infektionen). Die psychologischen Auswirkungen der Langzeitdialyse (sozial wie beruflich) sollten vom behandelnden Arzt besonders berücksichtigt werden.

3.1.1
Formen der Dialyse

Es wird zwischen *extrakorporaler Hämodialyse* (Gefäßzugang über einen Shunt mit Dialyse über eine synthetische Membran, siehe Abb. 1.47) und der *chronisch-ambulanten Peritonealdialyse (CAPD)* unterschieden. Bei der CAPD wird über einen chronisch implantierten Katheter Dialysatflüssigkeit in die Bauchhöhle ein- und ausgeleitet, so daß harnpflichtige Substanzen unter Zuhilfenahme des Peritoneums als semipermeable Membran über ein Konzentrationsgefälle in die Spülflüssigkeit diffundieren können. Dieser Vorgang wird

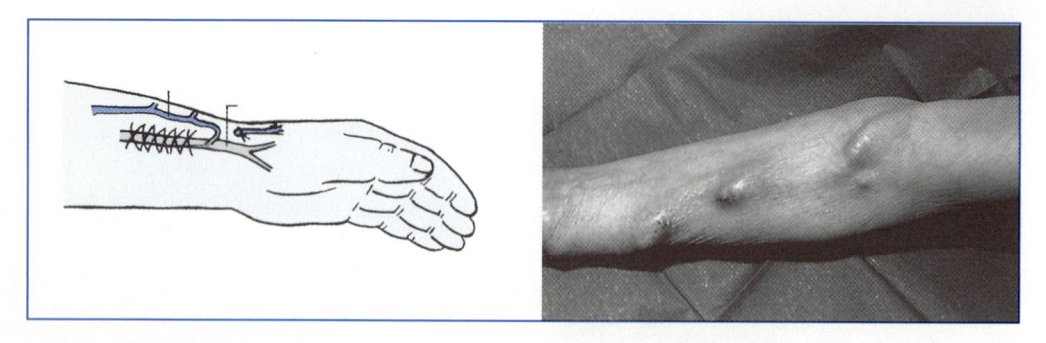

Abb. 1.47: Unterarmshunt (Cimino-Brescia-Fistel) zwischen A. radialis und einer subkutanen Vene. Durch die Druckerhöhung kommt es zur Dilatation der Vene (Zetkin/Schaldach 1998)

viermal täglich vom Patienten selbst wiederholt.

Die *Hämofiltration* verfährt nach einem der glomerulären Ultrafiltration ähnlichen Prinzip. Hierbei wird venöses Blut mit hohem Druck durch eine selektive Membran gepreßt, das dem Primärharn entsprechende Ultrafiltrat wird verworfen und die Flüssigkeit ersetzt. Indikation für die Hämofiltration ist z. B. die akute Überwässerung bei Lungenödem.

3.2
Hämoperfusion

Das Prinzip der *Hämoperfusion* benutzt ein Verfahren, welches bei Blutkontakt Giftstoffe aus dem Blut adsorbiert. Venöses Blut wird extrakorporal über mikroverkapselte Aktivkohle oder Kunstharze geleitet, dabei kommt es zur Adsorption von Giftstoffen an die Trägersubstanz. Indikationen für die Hämoperfusion sind Vergiftungen, beispielsweise durch Medikamente.

4 Nierentransplantation

Die Nierentransplantation ist neben der chronischen Dialyse eine Möglichkeit zur Therapie der terminalen Niereninsuffizienz. Als Organspender dienen entweder Verwandte des Empfängers (Lebendspender) oder Hirntote (Leichenspender). Bei Leichenspendern müssen vor der Organentnahme die Kriterien des Hirntodes erfüllt sein. Voraussetzung für eine Transplantation sind fehlende Kontraindikationen (insbesondere keine zytotoxischen Antikörper, CTAB), weitestgehende Übereinstimmung der AB0- und HLA-Antigene von Spender und Empfänger (Priorität gegenüber anderen Transplantationskandidaten). Die Nierentransplantation erfolgt in die kontralaterale Fossa iliaca des Empfängers. Etwaige Antigendifferenzen zwischen Spenderniere und Empfänger können durch Glukokortikoide oder monoklonale Antilymphozyten-Antikörper teilweise supprimiert werden. Die gefürchtetste *Komplikation* der Transplantation ist die *Transplantatabstoßung,* die *perakut* durch CTAB, *akut* binnen 8 Wochen oder *chronisch* nach mehr als 8 Wochen erfolgen kann. Ursache der Abstoßungsreaktion sind eine Endarteriitis und eine interstielle Nephritis. Eine beginnende Abstoßungsreaktion kündigt sich durch Azotämie, Proteinurie, Oligurie, Ödeme, Fieber sowie Nierenschwellung an.

Weitere Komplikationen der Nierentransplantation sind postoperative Nieren-, Gefäß- oder Ureterrupturen. Die lebenslange immunsuppressive Therapie mit Ciclosporin A und ggf. Glukokortikoiden oder monoklonalen Antikörpern soll dazu beitragen, eine Abstoßung des Transplantats zu verhindern.

Gleichzeitig bestimmt die immunsuppressive Therapie das Ausmaß der *Langzeitkomplikationen* nach Nierentranplantation. Zu ihnen zählen Abwehrschwäche (Leuko- bzw. Thrombopenie und rezidivierende Infekte bis zur Sepsis) durch Glukokortikoide; aufgrund erhöhter Natriumresorption entwickelt sich eine Hypertonie. Aufgrund toxischer Schädigung durch Ciclosporin A können sich eine Niereninsuffizienz (sog. Ciclosporinniere) und typische Hautveränderungen entwickeln. Die Nachsorge dient vor allem der rechtzeitigen Erkennung und Behandlung einer möglichen Abstoßung des Transplantats.

5 Renale arterielle Hypertonie

Hierzu siehe Herz und Gefäße, Kapitel 9.4.

6 Störungen des Wasserhaushaltes

6.1 Allgemeines

Der Wassergehalt des Körpers beträgt etwa die Hälfte des Körpergewichts (Frauen 50%, Männer 60%). Ein kleiner Teil der Körperflüssigkeit ist im Knochen, Bindegewebe oder Knorpel fixiert. Etwa 3% sind transzelluläres Wasser, der sogenannte *Third space* (u.a. Liquor, Drüsensekrete, Flüssigkeit aus serösen Körperhöhlen). Der *Third space* kann im Rahmen bestimmter Erkrankungen stark zunehmen.

Mehr als 80% der Körperflüssigkeit ist ständig am Wasserhaushalt beteiligt, zwei Drittel dieser Flüssigkeit befindet sich intrazellulär (IZF), etwa ein Drittel bildet die extrazelluläre Flüssigkeit (EZF); letztere läßt sich in *intravasale Flüssigkeit* (= Plasmavolumen, 25% der EZF) und *interstitielle Flüssigkeit* (75% der EZF) unterteilen.

Sowohl IZF als auch EZF besitzen unterschiedliche Ionenverteilungen. In der EZF dominiert Na^+ (zu über 90% verantwortlich für die Osmolalität der EZF!), Cl^- und HCO_3^-, in der IZF finden sich in erster Linie K^+ und Phosphat.

Bei Verlust von extrazellulärer Flüssigkeit ist der Körper über drei bedeutende Mechanismen in der Lage, den Flüssigkeitsverlust zu kompensieren (außerdem verursacht die Hyperosmolarität des Plasmas Durstgefühl):

ADH-(Vasopressin-)Mechanismus

Eine Verringerung des Plasmavolumens erhöht die Plasmaosmolarität. Infolgedessen werden Osmorezeptoren im Hypothalamus aktiviert, die eine hypophysäre ADH-Ausschüttung bewirken. ADH erhöht die H_2O-Permeabilität im distalen Tubulus und hat eine gesteigerte H_2O-Rückresorption zur Folge.

Renin-Angiotensin-Aldosteron-System (RAAS)

Sinkt das Plasmavolumen, so wird vermehrt Renin ausgeschüttet; Renin bewirkt eine Umwandlung von Angiotensinogen zu Angiotensin I aus dem wiederum durch die Wirkung von ACE (Angiotensin-converting-enzyme) Angiotensin II entsteht. Angiotensin II, ein potenter Vasokonstriktor, erhöht die *Sekretion von Aldosteron*, welches die renale H_2O- und Na^+-Rückresorption steigert; gleichzeitig nimmt die K^+-Ausscheidung zu.

Atriales natriuretisches Peptid (ANP)

Durch Erhöhung des Plasmavolumens kommt es zur Dehnung von Volumenrezeptoren in den Vorhöfen. Dies hat eine Ausschüttung von ANP zur Folge, welches vasodilatierend und hemmend auf die Reninsekretion wirkt (→ verminderte Aldosteronbildung über das RAAS). Daher wird vermehrt NaCl und H_2O ausgeschieden.

Der Wasserhaushalt läßt sich in erster Linie anhand der *extrazellulären Flüssigkeit* beurteilen, die sich aus *interstitieller* und *intravasaler Flüssigkeit* zusammensetzt. Auch der *Third space* kann bei bestimmten Erkrankungen klinisch relevant werden.

Bei intaktem Wasserhaushalt und normaler EZF spricht man vom Zustand der Euhydratation. Störungen des Wasserhaushaltes werden als Wasserüberschuß (Hyperhydratation = EZF ↑) oder Wasserdefizit (Dehydratation = EZF ↓) bezeichnet. Die Konzentration an Natriumionen erlaubt eine weitere Unterteilung in isotone ($[Na^+]$ normal), hypertone ($[Na^+]$ erhöht) und hypotone Störungen ($[Na^+]$ erniedrigt).

6.2 Reiner Wasserüberschuß (hypotone Hyperhydratation)

6.2.1 Pathogenese und Ätiologie

Ursache ist eine Erhöhung der EZF durch exzessive Zufuhr von Wasser (z.B. falsche Infusionstherapie, hypotone Einläufe, verminderte Wasserausscheidung bei Niereninsuffizienz oder Herzinsuffizienz). Pathophysiologie der Volumenzunahme: Herzinsuffizienz (RAAS-Aktivierung), *Hypoproteinämie* insbesondere bei nephrotischem Syndrom und Leberinsuffizienz (Abfall des kolloidosmotischen Druckes) sowie das *Syndrom der inadäquaten ADH-Sekretion (SIADH, Schwarz-Bartter-Syndrom)*: Eine ADH-Hypersekretion wirkt vermehrt antidiuretisch. Ein SIADH tritt als paraneoplastisches Syndrom bei Malignomen auf, wird bei verschiedenen zerebralen und pulmonalen Erkrankungen beobachtet und kann zudem endokrin oder medikamentös ausgelöst werden.

6.2.2 Symptomatik und Diagnostik

Klinik. ZVD-Erhöhung (u.a. vermehrte Halsvenenfüllung), Erhöhung von Puls und Blutdruck durch die HZV-Zunahme (*Cave*: Blutdruck = HZV × peripherer Widerstand), häufig besteht ein 3. HT („Füllungston").
Bei länger bestehender Überwässerung *Flüssigkeitseinlagerung* im Körper, insbesondere in der Lunge. Symptome sind ein erhöhter Hautturgor und Ödeme, die bei schwerster Ausprägung generalisiert auftreten können (Anasarka). Dyspnoe, *Fluid lung* und Lungenödem sind Ausdruck der pulmonalen Überwässerung, auskultatorisch finden sich beim Lungenödem basale RG. Außerdem Gewichtszunahme.

Labor. Hyponatriämie und Hypoosmolarität des Serums, außerdem Hb- und Hk-Abfall aufgrund der Hämodilution. Bei übermäßiger Hyponatriämie der EZF strömt Wasser in den Intrazellulärraum (zur Wahrung des osmotischen Gleichgewichts). Dies führt z.B. zur Zellschwellung im Gehirn, die Folge ist ein Hirnödem (→ neurologische Symptomatik).
Bei Niereninsuffizienz verstärkt die verminderte Diurese und der Verlust von Serumeiweiß die Symptomatik, auch sinkt der Hb-Wert aufgrund veminderter Erythropoetinbildung. Das SIADH zeigt eine Hypoosmolariät des Serums bei gleichzeitig paradox konzentriertem Urin (Urinosmolarität > Serumosmolarität).

6.2.3 Therapie

Kausal (z.B. Herzinsuffizienztherapie) und *symptomatisch:* konsequente Wasserrestriktion, genaue Bilanzierung von Ein- und Ausfuhr und Gabe von Diuretika (Elektrolytkontrolle!). Siehe auch Klinische Pharmakologie, Kapitel 15.4.

6.3 Reines Wasserdefizit (hypertone Dehydratation)

6.3.1 Pathogenese und Ätiologie

Eine Verringerung der EZF kann durch *ungenügende Zufuhr* (z.B. falscher Infusionstherapie oder Dursten) oder *hohe Verluste* (z.B. renal, gastrointestinal, pulmonal oder perkutan) von Flüssigkeit augelöst werden. Häufige Erkrankungen sind die fortgeschrittene chronische Niereninsuffizienz und *Diabetes insipidus renalis* (tubuläre ADH-Refraktärität) sowie gastrointestinale Erkrankungen (z.B. Erbrechen, Durchfall). Bei Fieber Flüssigkeitsverlust durch Schwitzen und erhöhte Hauttemperatur. Endokrinologische Auslöser: zentraler Diabetes insipidus (ADH-Ausschüttung ↓), osmotische Diurese bei Diabetes mellitus oder Gicht. Weitere Ursachen sind H_2O-Verluste über die Haut bei Verbrennungen oder *Third-space*-Verluste bei Pankreatitis, Peritonitis oder Ileus. *Cave:* Iatrogener Flüssigkeitverlust durch Infusionen von osmotisch wirksamen Substanzen, Sonden (z.B. eiweißreiche Kost) oder Drainagen.

6.3.2
Symptomatik und Diagnostik

Genaue Anamnese und Bilanzanalyse.

Klinik. *Hypovolämie* mit Blutdruckabfall, Kollapsneigung und Tachykardie, außerdem Oligurie und Durstgefühl. Zeichen einer *Exsikkose* mit vermindertem Hautturgor, trockene Haut und Schleimhäute.

Labor. Hypernatriämie und Hyperosmolarität des Serums sowie Erhöhung von Hk, Hb und Serumeiweiß als Folge der Hämokonzentration. Bei osmotischer Diurese fällt die Natriumkonzentration im Urin unter die Natriumkonzentration im Serum, da der Wasserverlust gegenüber dem Na^+-Verlust überwiegt.

6.3.3
Therapie

Bilanzierung der Ein- und Ausfuhr von Flüssigkeit, Elektrolytkontrolle und Zufuhr von osmotisch freiem Wasser (= natriumfrei) mittels 5%iger Glukoselösung. Etwa ein Drittel des Flüssigkeitsdefizits sollte durch isotonische Elektrolytlösung ersetzt werden. Die Infusionen sind *langsam* zu verabreichen, da bei zu schneller Infusion die Gefahr eines Hirnödems besteht.

7 Störungen des Natrium- und Wasserhaushaltes – spezielle Formen

Natrium ist das vorherrschende Kation der extrazellulären Flüssigkeit (EZF) (Serumkonzentration 135–145 mmol/l, *Normonatriämie*). Bei isotoner Störung liegen die Natriumwerte im Normbereich, bei hypertoner Störung darüber (*Hypernatriämie*) und bei hypotonen Störungen darunter (*Hyponatriämie*). Jede schwerwiegende Störung des Natriumhaushaltes führt zu einer zerebralen Symptomatik aufgrund folgender Phänomene: bei *hypotonen* Störungen kommt es durch Erhöhung der Na$^+$-Konzentration zur Zunahme des intrazellulären Volumens der Hirnzellen, es resultiert ein Hirnödem. Bei schweren *hypertonen* Störungen mit Verringerung des intrazellulären Volumens der Hirnzellen kommt es zur Zell-„Schrumpfung". Ursache ist eine Volumenverschiebung entsprechend des osmotischen Gradienten, deren Richtung durch die Natriumkonzentration in der EZF bestimmt wird.

7.1 Normonatriämische Störungen des Wasserhaushaltes

7.1.1 Pathogenese und Ätiologie

Bei einer normonatriämischen Störung besteht eine gleichsinnige Veränderung im Bestand von Natrium und Wasser. Da die EZF erniedrigt oder erhöht sein kann, unterteilt man normonatriämische Störungen in zwei Formen, die aufgrund ihrer normalen Natriumkonzentration auch als isotone Störungen bezeichnet werden.

Bei der *isotonen Dehydratation* nehmen sowohl EZF als auch Na$^+$-Konzentration ab, der Serumnatriumspiegel ist normal. Auslöser sind gleichzeitiger Na$^+$- und Flüssigkeitsverlust, z.B. die polyurische Phase des akuten Nierenversagens, Morbus Addison (NNR-Insuffizienz), gastrointestinale Erkrankungen, Verbrennungen oder *Third-space*-Verluste. Die isotone Dehydratation gehört zu den Nebenwirkungen einer Pharmakotherapie mit nichtsteroidalen Antiphlogistika oder Diuretika.

Ausschlaggebend bei der *isotonen Hyperhydratation* ist die gleichsinnige Erhöhung von EZF und der Na$^+$-Konzentration. Ursache ist eine Flüssigkeitsretention bzw. eine übermäßige Zufuhr beider Komponenten (gestörte renale Ausscheidungsfunktion infolge chronischer Niereninsuffizienz, venöse Hypervolämie bei Rechtsherzinsuffizienz, Eiweißmangel). Eiweißmangel wird bei Leberinsuffizienz beobachtet oder kann als Ausdruck eines renalen Proteinverlustes bei nephrotischem Syndrom auftreten. Eine isotone Hyperhydratation kann auch durch übermäßige Zufuhr isotoner Flüssigkeit (falsch berechnete „physiologische" 0,9%ige NaCl-Infusionen!) oder Medikamente (Zytostatika) hervorgerufen werden.

7.1.2 Symptomatik, Diagnostik und Therapie isotoner Störungen

Genaue Anamnese hinsichtlich ursächlicher Erkrankungen bzw. auslösender Faktoren (s.o.).

Isotone Dehydratation

Klinik. Symptome einer Hypovolämie (Hypotonie, verstärkte Kollapsneigung, Tachykardie). Oligurie und Durst. Die Schleimhäute sind trocken, der Hautturgor vermindert.

Labor. Zeichen einer Hämokonzentration mit Anstieg von Hb und Protein. Serumnatrium und Serumosmolarität sind normal, die erhöhte Urinosmolarität ist Folge einer Urinkonzentrierung infolge des Flüssigkeitsmangels.

Therapie. Symptomatische Behandlung mit Flüssigkeitssubstitution, Bilanzierung von Ein- und Ausfuhr und Elektrolytkontrolle, außerdem kausale Therapie des ursächlichen Leidens (z.B. Pankreatitis oder akutes Nierenversagen).

Isotone Hyperhydratation

Zunahme des intravasalen Volumens, klinisch besteht Hypervolämie (ZVD-Anstieg, Hypertonie). Durch Zunahme der interstitiellen Flüssigkeit entwickeln sich bei Überschreiten der Lymphgefäßtransportkapazität periphere Ödeme, eine *fluid lung* und schließlich ein Lungenödem.

Labor. Aufgrund der Hämodilution Hb- und Proteinabfall, Na^+ und Serumosmolarität liegen im Normbereich, infolge der Urinverdünnung durch Flüssigkeitsüberschuß ist die Urinosmolarität erniedrigt.

Therapie. Symptomatisch mittels negativer Flüssigkeitsbilanzierung und Diuretikagabe (z.B. Furosemid), Hypertoniebehandlung, häufiges Wiegen und Elektrolytkontrolle. Kausale Behandlung durch Therapie der Grundkrankheit (Herzinfarkt, Niereninsuffizienz) oder Eliminierung ursächlicher Medikamente wie z.B. Zytostatika. In lebensbedrohlichen Fällen ist eine Hämodialyse angezeigt.

7.2 Hyponatriämie

Die Hyponatriämie geht mit einem verringerten Serumnatrium einher (Na^+ <135 mmol/l). Es handelt sich dabei um eine *hypotone Störung*, die bei erhöhter, erniedrigter und normaler EZF auftreten kann.

7.2.1 Hypotone Dehydratation

Pathogenese, Ätiologie und Diagnostik

Zusätzlich zum Natriummangel besteht ein Wasserdefizit mit Verminderung der EZF. *Ursache* ist ein erhöhter renaler oder extrarenaler Verlust von Natrium und Wasser, wobei der Natriumverlust überwiegt. Zu den *renalen Ursachen* zählen Diuretika, Morbus Addison oder osmotische Diurese, *extrarenale* Ursachen sind Sekretverlust aus dem Magen-Darm-Trakt (Erbrechen, Durchfall).

Symptome

Abhängig vom Ausmaß der Hyponatriämie kommt es zur Zunahme des intrazellulären Volumens, unter Umständen entsteht durch Schwellung der Hirnzellen ein Hirnödem mit zerebralen Symptomen (Krämpfe, Benommenheit oder Koma). Außerdem Schwäche, Apathie, Übelkeit, Brechreiz sowie Zeichen einer Hypovolämie (s.o.). Die **Diagnostik** umfaßt Anamnese, Bilanzanalyse (Oligurie!), Labor (Serumnatrium und -osmolalität ↓, jedoch Hk und Protein ↑).

7.2.2 Hypotone Hyperhydratation

Pathogenese und Ätiologie

Diese Erkrankung ist durch Natriummangel bei Wasserüberschuß charakterisiert (Dilutionshyponatriämie). Ursachen sind Niereninsuffizienz (H_2O-Ausscheidung ↓), Herzinsuffizienz (Hypervolämie durch Rückwärtsversagen), Leberzirrhose oder nephrotisches Syndrom (kolloidosmotischer Druck ↓).

Symptome

Bei ausgeprägter Hyponatriämie zerebrale Symptomatik (s.o.), durch Hypervolämie Entwicklung von Ödemen, pulmonale Stauung bis zum Lungenödem und Gewichtszunahme.

Diagnostik

Anamnese, klinische Untersuchung. Die Laboruntersuchung zeigt eine Erniedrigung von Serumnatrium und Serumosmolarität. Die verminderte Urinosmolarität beruht auf einer Urinverdünnung, die auf den Flüssigkeitsüberschuß zurückzuführen ist.

7.2.3 Hypotone Euhydratation

Pathogenese, Ätiologie, Symptome und Diagnostik

Diese Form hyponatriämischer Störungen wird bei normaler oder gering erhöhter EZF beobachtet, der Natriummangel ist also nicht mit einer Störung des Flüssigkeitshaushaltes gekoppelt. Die Ursachen sind iatrogener Art (falsche Infusionstherapie), inadäquate ADH-Sekretion (SIADH, mit dilutiver Hyponatriämie ohne Hypervolämie) oder eine unphysiologische ADH-Stimulation durch Medikamente oder Entzündungen des ZNS. Je nach Schweregrad der Hyponatriämie kommt es zu zerebralen Symptomen und Übelkeit; das Labor zeigt einen Abfall der Serumosmolarität und des Serumnatriums.

7.2.4 Therapie hyponatriämischer Störungen

Kausal durch Behandlung oder Beseitigung zugrundeliegender Störungen. Medikamentöse Therapie zur Korrektur des Natrium- und Wasserbestandes. Maßgeblich für die Korrektur ist die EZF. Bei EZF-Erhöhung Wasserrestriktion sowie ggf. Diuretika oder Dialyse. Bei EZF-Verringerung Volumensubstitution mit 0,9%iger NaCl-Lösung. Natriumsubstitution durch zusätzliche Natriumgabe.

> **Merke!**
>
> Den Serumnatriumspiegel nur langsam (!) korrigieren, da sonst Gefahr der Ausbildung eines osmotischen Gradienten zwischen Liquor und EZF (→ Anstieg des Liquordruckes mit evtl. lebensgefährlichen zerebralen Komplikationen)

7.3 Hypernatriämie

Diese hypertone Störung zeigt einem Überschuß an Natrium im Verhältnis zum Körperwasser. Ursache ist meist eine übermäßige Natriumzufuhr und/oder ein Mangel bzw. Verlust von Wasser. Eine Hypernatriämie kann bei erhöhter, erniedrigter und normaler EZF auftreten.

7.3.1 Hypertone Dehydratation

Pathogenese, Ätiologie und Symptomatik

Durch Mangel an freiem Wasser und Natriumüberschuß kommt es zum *extrazellulären* (EZF ↓) und – hypernatriämiebedingt – zum *intrazellulären* Flüssigkeitsverlust. Auslöser sind eine verminderte Wasserzufuhr (Dursten), renale und extrarenale Flüssigkeitsverluste (Nierenversagen, Schwitzen, Hyperventilation, Erbrechen, Durchfall) sowie zentraler oder nephrogener Diabetes insipidus (ADH-Mangel bzw. verminderte tubuläre Ansprechbarkeit auf ADH). Weitere Ursachen sind Osmodiurese (Diabetes mellitus, osmotische Diuretika und Gicht), neurologische Erkrankungen (Bewußtseinsstörungen mit Beeinträchtigung des Durstempfindens) oder Tumoren in Nähe der Hypophyse oder des Hypothalamus (ADH-Bildung ↓).

Die *Symptome* umfassen – entsprechend der Schwere der Erkrankung – Durst, Exsikkose, zentralnervöse Symptomatik wie Übelkeit, Benommenheit und Verwirrtheit sowie Fieber.

Diagnostik. Anamnese, klinische Untersuchung, Bilanzanalyse (Oligurie!). *Labor:* Erhöhung des Serumnatriums und der Serumosmolarität, Anstieg von Hk/Hb und Protein; der MCV-Abfall ist Folge eines intrazellulären Flüssigkeitsmangels durch Hypernatriämie); die Urinosmolarität ist erhöht, bei ursächlichem ADH-Mangel erniedrigt!

Therapie. Nach Möglichkeit Behandlung bzw. Beseitigung der ursächlichen Störung. Behandlung der erniedrigten EZF durch langsame (!)

Zufuhr freien Wassers in Form von 5%iger Glukoselösung zur Senkung der osmolalen Konzentration in der EZF. Etwa ein Drittel des Flüssigkeitsdefizits sollte durch isotonische Elektrolytlösung ersetzt werden. *Cave:* Bei zu schneller Infusion besteht die Gefahr des Hirnödems! Außerdem Flüssigkeitsbilanzierung und Elektrolytkontrolle.

> **Merke !**
> Bei zu schneller Infusion besteht die Gefahr eines Hirnödems!

7.3.2
Hypertone Hyperhydratation

Pathogenese, Ätiologie, Symptomatik, Diagnostik und Therapie

Seltene Form hypertoner Störungen mit EZF-Erhöhung, sie wird zumeist iatrogen durch Infusion hypertoner Kochsalzlösungen ausgelöst. *Symptome* sind einerseits zentralnervöser Art (Abnahme des intrazelluläre Volumens der Hirnzellen), andererseits Hypervolämie Symptome (Hypertonie, Ödeme, Gewichtszunahme) und ggf. ein Lungenödem.

Diagnostik. Anamnese, Bilanzanalyse (Oligurie), im Labor Erhöhung von Serumnatrium und Serumosmolarität, Anstieg von Hb und Protein, Abfall des MCV (Flüssigkeitsshift von IZF in EZF), außerdem Anstieg der Urinosmolarität.

Therapie. Behandlung bzw. Beseitigung der ursächlichen Störung. Außerdem Flüssigkeitsrestriktion, Hypertoniebehandlung und Ödemausschwemmung mittels Diuretika. Bei *Lungenödem* Furosemidgabe, bei ursächlicher Niereninsuffizienz ggf. Dialysetherapie. Zusätzlich Behandlung der EZF-Veränderungen (Bilanzierung, Wiegen und Elektrolytkontrolle).

7.3.3
Essentielle zentrale Hypernatriämie

Pathogenese, Ätiologie, Symptomatik, Diagnostik und Therapie

Sehr seltene, idiopathische Form der Hypernatriämie ohne Störung des Wasserbestandes, d.h. normale EZF. Die *Symptome* sind vorwiegend neurologischer Art und abhängig von Ausmaß der Hypernatriämie.

Diagnostik. Labor (u.a. Erhöhung von Serumnatrium und Serumosmolarität), die Diagnose wird anhand fehlender ursächlicher Erkrankungen oder Auslöser in der Anamnese gestellt.

Therapie. Diuretika, Natriumrestriktion, Bilanzierung von Flüssigkeitszufuhr und -ausfuhr sowie Elektrolytkontrolle.

8 Störungen des Kaliumhaushaltes

8.1 Allgemeines

Kalium ist das vorherrschende Kation der IZF. Nahezu alle K$^+$-Ionen befinden sich intrazellulär und sorgen für die Aufrechterhaltung des Zellvolumens. Ein Austausch von Natrium- und Kaliumionen geschieht über die zelluläre Na$^+$/K$^+$-Pumpe. An der Zellmembran entsteht ein Konzentrationsgradient, so daß die intrazelluläre Kaliumkonzentration 160 mmol/l, die extrazelluläre Konzentration hingegen 3,5 bis 5,5 mmol/l beträgt. Die elektrische Differenz dieses Konzentrationsgradienten bestimmt das Membranpotential, Kalium hat somit einen wesentlichen Einfluß auf die neuromuskuläre Erregbarkeit. Klinisch ist dies vor allem am Herzmuskel relevant: Veränderungen der K$^+$-Konzentration können zu lebensgefährlichen kardialen Störungen führen. Kalium wird zu 90 % renal eliminiert, etwa 10 % wird über den Darm ausgeschieden (bei Niereninsuffizienz ist dieser Anteil erhöht).

Klinisch wird der Kaliumhaushalt anhand der Serum-Kaliumkonzentration (Kalium in der EZF!) beurteilt, er wird insbesondere durch Änderungen des Säure-Basen-Gleichgewichtes beeinflußt: Eine Azidose bewirkt einen Kaliumshift aus der IZF in die EZF (Serumkalium ↑), umgekehrt führt eine Alkalose zum Kaliumshift von der EZF in die IZF (Serumkalium ↓).

8.2 Hyperkaliämie

8.2.1 Pathogenese und Ätiologie

Die Erhöhung des Serumkaliums >5,5 mmol/l wird als *Hyperkaliämie* bezeichnet. Auslöser sind *externe* wie *interne Störungen* der Kaliumhomöostase.

Eine *externe Störung* gibt an, daß nur die EZF beteiligt ist, d.h. Ursache ist entweder eine erhöhte Kaliumzufuhr oder eine verminderte Kaliumelimination. Auslöser sind exzessive K$^+$-Zufuhr (KCl-Infusion, Obst!) und eine verminderte Elimination von Kalium (akutes Nierenversagen, chronische Niereninsuffizienz oder Diuretika). Beim Morbus Addison (NNR-Insuffizienz) ist die K$^+$-Ausscheidung aufgrund des Aldosteronmangels reduziert.

Interne Störungen führen über eine Kommunikation zwischen EZF und IZF zur Störung der Kaliumhomöostase. Im Fall der Hyperkaliämie entsteht ein K$^+$-Shift von der IZF in die EZF, Ursachen sind Säure-Basen-Störungen (Azidose), Zellschäden (infolge von Verbrennungen, Digitalisintoxikation, Hämo- und Myolyse oder Tourniquet-Syndrom bei akutem Arterienverschluß), Hyperkatabolismus oder Hungerzustände.

8.2.2 Symptomatik und Diagnostik

Häufig symptomarmer Verlauf. Allgemeine Symptome wie Schwäche, Verwirrung und Apathie, außerdem neuromuskuläre Symptome (Parästhesien, abgeschwächte Reflexe und schlaffe Lähmungen). Kardiale Manifestationen sind Rhythmusstörungen und ggf. Asystolie.

Eine *Hyperkaliämie* führt zu konzentrationsabhängigen EKG-Veränderungen wie Abflachung der P-Welle, Verlängerung der PQ-Zeit und Verkürzung der QT-Zeit. Bei mäßiger Hyperkaliämie (um 7,0 mmol/l) zeigt sich eine überhöhte, zeltförmig spitze T-Welle (siehe Abb. 1.48), bei höheren Konzentrationen kommt es zu einer Senkung der T-Welle und weiteren

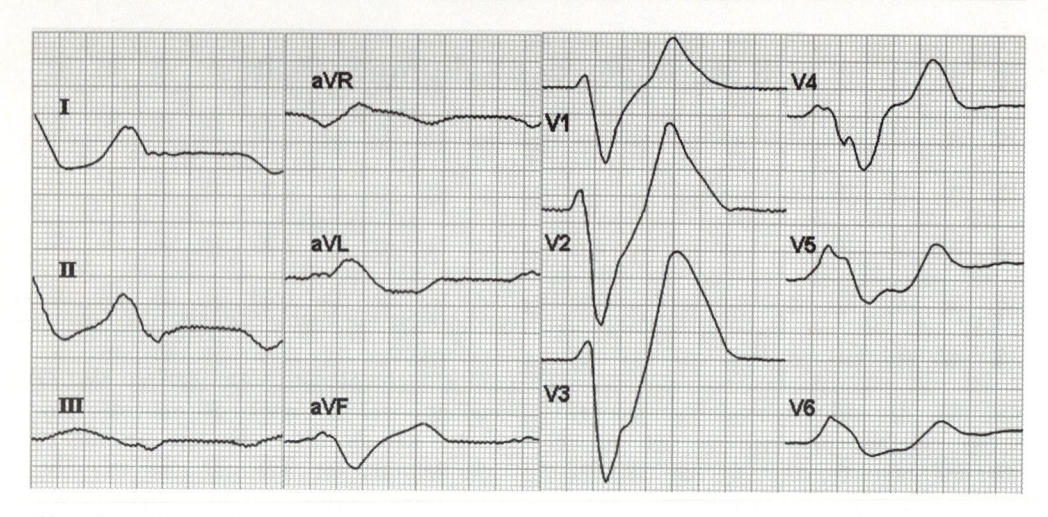

Abb. 1.48: EKG bei Hyperkaliämie. Beachte den verbreiterten QRS-Komplex und die hohen T-Wellen. (D. Novosel 1998)

Abflachung der P-Welle. Häufig Schenkelblock und Bradykardien, nicht selten Kammerflimmern! *Diagnosestellung* nach Anamnese und Laborbefunden (K^+ >5,5 mmol/l, evtl. Azidose oder Zeichen von Begleiterkrankungen wie Hämo- oder Myolyse).

8.2.3
Therapie

Kausal durch Beseitigung ursächlicher Faktoren. Ziel der symptomatischen Behandlung ist die Kaliumelimination. Die Korrektur einer externen Hyperkaliämie erfolgt mittels enteraler Kationentauscher oder Dialyse, eine interne Entfernung aus der EZF in die IZF geschieht durch Infusion einer Insulin/Glukose-Kombination oder mittels $NaHCO_3^-$ (Alkalisierung → K^+-Einstrom in die Zelle). Außerdem läßt sich die K^+-Wirkung durch Kalzium i.v. antagonisieren.

8.3
Hypokaliämie

8.3.1
Pathogenese und Ätiologie

Beträgt das Serumkalium <3,5 mmol/l, so spricht man von Hypokaliämie. Ursachen: unzureichende Kaliumzufuhr (z.B. Hungern), *externe Ursachen* beinhalten gastrointestinale Verluste durch Erbrechen, Durchfall, Fisteln oder Laxanzien. *Cave* bei Laxanzienabusus: Es entsteht ein Circulus vitiosus, da die laxanzieninduzierte Hypokaliämie die Obstipation, die durch die Laxanzientherapie behoben werden soll, noch verstärkt. Auslöser *renaler Verluste* sind Nephropathien, renale tubuläre Azidose, Diuretikatherapie oder osmotische Diurese, endokrine Ursachen sind Mineralkortikoidtherapie oder Erkrankungen wie Hyperaldosteronismus (Conn-Syndrom) oder Cushing-Syndrom (→ erhöhte Glukokortikoidbildung).

Interne Verluste verursachen einen K^+-Shift von extrazellulär nach intrazellulär, meist aufgrund einer Alkalose. Eine andere Möglichkeit ist die Insulinbehandlung des hyperosmolaren diabetischen Komas (es besteht *keine* Ketoazidose!): Die Insulinbehandlung führt zum K^+-Shift nach intrazellulär.

8.3.2
Symptomatik

Je akuter und je ausgeprägter die Hypokaliämie, desto schwerer ist auch die klinische Symptomatik; chronische Hypokaliämien verlaufen daher vergleichsweise symptomarm. *Allgemeinsymptome* sind Apathie und Müdigkeit, zu den neuromuskulären Symptome zählen Muskelschwäche und -zuckungen,

Parästhesien, Abschwächungen der Reflexe und Atonie des Darms bis zum paralytischen Ileus. *Kardiale Symptome* sind Herzrhythmusstörungen, insbesondere Tachykardien und Extrasystolen. Infolge der Hypokaliämie kann sich eine hypokaliämische Nephropathie ausbilden, es kommt zu Polyurie und Polydipsie infolge einer ADH-Refraktärität der distalen Tubuli (siehe Kap. 2.21). Da die Hypokaliämie eine vermehrte renale H^+-Ausscheidung bewirkt, entwickelt sich zudem eine metabolische Alkalose.

> **Merke!**
> Alkalosebedingt sinkt das ionisierte Ca^{2+}; es besteht die Gefahr einer Tetanie!

8.3.3
Diagnostik

Anamnese; die Laboruntersuchung zeigt ein Serumkalium <3,5 mmol/l, ein Kalium im Urin >20 mmol deutet auf renale Verluste, Werte <20 mmol/l lassen einen gastrointestinalen Kaliumverlust als Ursache vermuten. Außerdem Überprüfung des Säure-Basen-Status. Das EKG zeigt Tachykardien, Extrasystolen, eine Verkürzung der PQ-Zeit, ST-Senkungen und TU-Verschmelzungswellen.

8.3.4
Therapie

Zunächst wird das Kaliumdefizit mit Hilfe des pH und eines Nomogramms geschätzt. Die Behandlung umfaßt die Beseitigung der Ursachen (z. B. Absetzen von Medikamenten) und Korrektur des Kaliumspiegels. Enterale Kaliumsubstitution in Form von obstreicher Ernährung und KCl-Brausetabletten ist im Falle einer chronischen Hypokaliämie indiziert, bei akuter Hypokaliämie bedient man sich KCl-Infusionen zur parenteralen Substitution. Ein erwünschter Nebeneffekt hierbei ist die Alkalosekorrektur durch die Cl^--Ionen. Um eine therapieinduzierte Hyperkaliämie und Rhythmusstörungen zu vermeiden, sollte die Infusion langsam (<20 mmol/h) und ausreichend verdünnt geschehen.

9 Störungen des Kalziumhaushaltes

Der Kalziumbestand beträgt ca. $1/70$ des Körpergewichts. Kalzium ist fast vollständig im Knochen gebunden, nur etwa $1/700$ befindet sich in der extrazellulären Flüssigkeit (Normwert 2,15–2,75 mmol/l). Kalzium dient der Regulation biochemischer und elektrischer Vorgänge im Körper, der Kalzium- und Phosphatstoffwechsel wird über Parathormon, Calcitonin und Vitamin D_3 gesteuert. Störungen des Kalziumstoffwechsels beeinflussen die Kalziumplasmakonzentration; je nach Ursache resultiert eine Hyper- oder eine Hypokalzämie.

9.1 Hypokalzämie

Eine Hypokalzämie (Ca^{2+} < 2,15 mmol/l) kann durch Malabsorption, Niereninsuffizienz (Mangel an 1,25-Dihydroxycholecalciferol), Hypoparathyreodismus (PTH ↓) oder akute Pankreatitis (Kalkseifenbildung) ausgelöst werden. Gelegentlich kommt es auch beim medullären Schilddrüsenkarzinoms aufgrund vermehrter Calcitoninbildung zur Hypokalzämie. *Klinisch* finden sich eine hypokalzämische Tetanie mit Parästhesien, Stimmritzenkrampf und sog. Pfötchenstellung der Hände. Außerdem lassen sich ein positives *Chvostek-Zeichen* (Mundwinkelzucken bei Beklopfen des N. facialis) und ein positives *Trousseau-Zeichen* (einige Minuten nach Stauung des Arms entwickelt sich eine Pfötchenstellung) auslösen. Die Therapie erfolgt durch Beseitigung der Auslöser und ggf. Substitution von Kalzium und Vitamin D_3. Bei hypokalzämischer Tetanie intravenöse Gabe von Kalzium.

Cave: Die Konzentration des *ionisierten* Kalziums hängt ab vom pH-Wert und dem Proteingehalt des Blutes, der Normbereich liegt zwischen 1,15 und 1,45 mmol/l. Ein Abfall ionisierten Kalziums (z.B. durch Alkalose) erhöht ebenfalls das Tetanierisiko. Die Therapie unterscheidet sich in diesem Fall beträchtlich von der hypokalzämischen Tetanie (Korrektur der Alkalose)!

9.2 Hyperkalzämie

Ursache einer Hyperkalzämie (Serumkalzium > 2,75 mmol/l) sind resorptive (Knochen) oder absorptive Störungen (Darm, Niere). Knapp zwei Drittel aller Auslöser sind maligne Tumoren, die durch tumorbedingte Osteolyse oder durch paraneoplastische Syndrome mit erhöhter Hormonproduktion zum Anstieg des Kalziumspiegels führen. Weitere Ursachen: Hyperparathyreodismus (20 % aller Fälle), NNR-Insuffizienz (Morbus Addison), Immobilisation (Osteolyse), Medikamente (Thiazide, Vitamin-D-Intoxikation) und Sarkoidose. Das klinische Bild geht oft mit Symptomen der ursächlichen Erkrankung einher. Bei schweren Hyperkalzämien (Serumkalzium > 4 mmol/l) entsteht außerdem das *Hyperkalzämiesyndrom* mit *renalen* (Hyperkalzurie, Nephrolitiasis, renaler Diabetes insipidus, s.u.) und *gastrointestinalen* Komplikationen (Übelkeit, Obstipation oder Pankreatitis). Außerdem treten *neuromuskuläre* (Muskelschwäche) und *kardiale Symptome* auf (Verkürzung der QT-Zeit, Rhythmusstörungen). Die hyperkalzämische Krise bewirkt eine massive Dehydration. Ursache ist eine hyperkalzämieinduzierte Beeinträchtigung der renalen Konzentrierungsfähigkeit mit Polyurie (später Oligurie) und Erbrechen; es kommt zur Exsikkose. Aufgrund hyperkalzämiebedingter Hirnzellschäden kommt es zu Somnolenz bis zum Koma.

Therapie. Vollständige Kalziumrestriktion, forcierte Diurese (mittels Furosemid und physiologischer Kochsalzlösung), bei Niereninsuffizienz ggf. Dialyse. Bei hyperkalzämischer Krise außerdem intravenöse Gabe von Calcitonin.

10 Störungen des Magnesiumhaushaltes

10.1 Allgemeines

Der Magnesiumbestand eines Menschen beträgt etwa $1/3000$ des Körpergewichts. Über die Hälfte ist im Knochen gebunden, der Rest verteilt sich auf die Skelettmuskulatur, im Plasma (Normwert: 0,7–1,1 mmol/l) befindet sich lediglich ein kleiner Anteil von etwa 1% (z.T. an Albumin gebunden). Magnesium spielt eine wichtige Rolle im Stoffwechsel, es ist Kofaktor von ATP im Energiestoffwechsel und von Enzymen. Magnesium beeinflußt den Salz-Wasser-Haushalt über Aktivierung der Na^+/K^+-ATPase (sie ist für die Aufrechterhaltung des Membranpotentials verantwortlich, s.o.) und fungiert als physiologischer Kalziumblocker (Hemmung des Kalziumtransports nach intrazellulär). Die Ausscheidung von Magnesium geschieht zu $2/3$ über den Darm, $1/3$ wird renal eliminiert. Die Niere verfügt über einen Na^+/Ca^{2+}-gekoppelten Ausscheidungsmechanismus, d.h., eine erhöhte renale Ausscheidung von Na^+ und Ca^{2+} führt gleichzeitig zur Steigerung der renalen Mg^{2+}-Ausscheidung.

10.2 Hypomagnesiämie

Ursachen eines Magnesiummangels (Serum-Mg^{2+} <0,7 mmol/l) liegen in unzureichender Zufuhr (z.B. bei Alkoholismus, parenterale Ernährung oder Malabsorption) oder in Verlusten. Externe, auf die EZF beschränkte Verluste, haben ihre Ursache im GI-Trakt oder in der Niere, interne Verluste (extrazellulärer Mg^{2+}-Shift nach intrazellulär) entstehen durch Pankreatitis (Kolliquation), Zustand nach Parathyreoidektomie (*hungry-bone syndrome*) oder aufgrund eines erhöhten Mg^{2+}-Bedarfs im 3. Trimenon der Schwangerschaft. Die primäre Hypomagnesiämie als autosomal-rezessive Form ist selten.

10.2.1 Klinik

Abhängig vom Ausmaß der Hypomagnesiämie kommt es zu *zerebralen Symptomen* wie deliranten Zuständen, Chorea, Athetose oder Tremor, außerdem finden sich neuromuskuläre Zeichen in Form von Muskelschwäche, Parästhesien, oder Tetanie. Auch kommt es zu *gastrointestinalen Beschwerden* (Dysphagie, Darmkrämpfe) und zu *kardiovaskulären Symptomen*: Hierzu zählen Angina pectoris – ausgelöst durch Koronarspasmen –, VES und Kammerflimmern. Außerdem besteht durch fehlende physiologische Ca^{2+}-Blockerfunktion eine erhöhte Digitalisempfindlichkeit, eventuell entwickelt sich eine therapieresistente Herzinsuffizienz. Bei therapieresistenter Hypokaliämie und Hypokalzämie, die oft mit ähnlichen klinischen Zeichen einhergehen, ist immer an eine Hypomagnesiämie zu denken.

10.2.2 Diagnostik und Therapie

Die *Diagnostik* umfaßt Anamnese, Klinik, EKG, Labor.

Die Therapie erfolgt meist ein Form von Mg^{2+}-Substitution, eine Korrektur der Ernährung reicht in den meisten Fällen aus. Bei schweren, akuten Hypomagnesiämien $MgSO_4/5\%$-Glukoseinfusion.

10.3 Hypermagnesiämie

10.3.1 Ätiologie und Pathogenese

Die Hypermagnesiämie (Serum-Mg^{2+} > 1,1 mmol/l) ist auf verschiedene endogene und exogene Ursachen zurückzuführen. Ein wichtiger Auslöser ist eine verminderte renale Elimination, die häufig bei chronischer Niereninsuffizienz, akutem Nierenversagen oder aufgrund einer gesteigerten tubulären Mg^{2+}-Rückresorption beobachtet wird. Eine vermehrte tubuläre Mg^{2+}-Rückresorption tritt auf bei NNR-Insuffizienz, Lithiumtherapie oder bei Hypothyreose. Eine weitere Ursache ist die erhöhte Magnesiumzufuhr. Diese kann durch Antazida, Mg^{2+}-haltige Laxanzien oder Mg^{2+}-Therapie hervorgerufen werden. Außerdem wird im Rahmen von Rhabdomyolyse und Zytostatikatherapie eine erhöhte endogene Mg^{2+}-Freisetzung beobachtet.

10.3.2 Klinik

Meist besteht eine begleitende *Hyperkaliämie*; es finden sich *unspezifische Symptome* wie Übelkeit und Erbrechen. *Neuromuskuläre Manifestationen* sind abgeschwächte Sehnenreflexe, Paresen, ggf. Atemlähmung und Koma. *Kardiovaskuläre Zeichen* sind Hypotonie, Bradykardie (*cave:* Asystolie!) und Flush.

10.3.3 Diagnostik und Therapie

Diagnostik. Anamnese, Klinik und Labor. Im EKG zeigt sich eine Verlängerung des QRS-Komplexes und der PQ-Zeit, evtl. kompletter AV-Block oder Asystolie.

Therapie. Einschränkung der exogenen Mg^{2+}-Zufuhr, außerdem Mg^{2+}-Elimination durch Kalziumglukonat, bei Niereninsuffizienz – der häufigsten Ursache einer Hypermagnesiämie – ggf. Dialyse.

11 Störungen des Säure-Basen-Haushaltes

11.1 Dynamik und Regulation

Der Säure-Basen-Haushalt besitzt eine wichtige Funktion in der Aufrechterhaltung der Salz-Wasser-Homöostase. Verschiedene Parameter lassen Veränderungen des Säure-Basen-Haushaltes erkennen.

11.1.1 pH-Wert des Blutes

Der pH-Wert gibt den Säuregrad des Blutes an (Normwert: 7,36–7,44). Der pH-Wert ergibt sich aus dem Verhältnis von HCO_3^- (Regulation über die Niere) und CO_2 (Regulation über die Lunge). Eine Azidose (pH < 7,36) kann durch einen Verlust an Basen oder einen Säurenüberschusses ausgelöst werden, dies kann entweder metabolisch (Serum-HCO_3^- ↓) oder respiratorisch bedingt sein (pCO_2 ↑). Umgekehrt spricht man bei einem Verlust von Säuren oder Zugewinn an Basen von Alkalose (pH > 7,44) mit metabolischer (Serum-HCO_3^- ↑) oder respiratorischer Ursache (pCO_2 ↓).

11.1.2 Anion gap (Anionenlücke)

Der *Anion gap* gibt die Differenz zwischen dem überwiegenden Kation (Na^+) und den Anionen der EZF an (Cl^- und HCO_3^-):

$$Anion\ gap = Na^+ - (Cl^- + HCO_3^-)$$

Dieser Parameter gibt die nicht gemessenen Anionen an (Normbereich: 10–14 mmol/l) und ist hilfreich zur Beurteilung bei einer Anreicherung organischer und anorganischer Säuren. *Erhöhter Anion gap:* Verlust von Kationen (mit Ausnahme von Na^+) oder Überschuß an Anionen (ohne Cl^- und HCO_3^-), umgekehrt ist ein *erniedrigter Anion gap* bei erhöhter Kationenkonzentration und bei erniedrigter Anionenkonzentration zu finden. Der *Anion gap* erlaubt deshalb auch eine Unterscheidung zwischen normo- (*Anion gap* ↑) und hyperchlorämischer Azidose (*Anion gap* normal).

11.1.3 Puffersysteme

Änderungen des Blut-pH durch Abgabe bzw. Aufnahme von H^+-Ionen werden durch physiologische Puffersysteme ausgeglichen. Zu diesen Puffersystemen gehören das Kohlensäure-Bikarbonat-System, das Plasmaeiweiß und Hämoglobin.

Eine Überlastung der Puffersysteme führt zu pH-Verschiebungen mit Azidose oder Alkalose, die metabolisch oder respiratorisch korrigiert werden können. Eine *primär metabolische Störung* bewirkt einen respiratorischen Ausgleich mit Abatmung von CO_2 über die Lunge, die Korrektur einer *primär respiratorischen Störung* erfolgt renal, d.h. durch Aufnahme bzw. Abgabe von HCO_3^- und H^+. Im Gegensatz zur pulmonalen Kompensation, die sofort einsetzt, benötig eine renale Kompensation mehrere Tage, bis sich eine Änderung des pH-Wertes einstellt.

11.1.4 Base excess (Basenüberschuß)

Der *Base excess* (BE, Normwert: −2 bis +2 mmol/l) gibt die Abweichung der Pufferbasen vom Normwert wieder. Ein negativer BE deutet auf einen erhöhten Verbrauch von Pufferbasen (z.B. bei Azidose) hin. Ein positiver BE (= Anstieg der Pufferbasen) gibt Hinweise auf eine Alkalose.

11.2 Metabolische Azidose

11.2.1 Pathogenese und Ätiologie

Eine metabolische Azidose geht mit einem erniedrigten HCO_3^--Wert einher, hervorgerufen durch eine Erhöhung organischer oder anorganischer Säuren sowie durch kompensatorischen Verlust von Bikarbonat. Auch erhöhte Produktion oder Zufuhr nicht flüchtiger Säuren, eine verminderte renale H^+-Elimination oder exzessive HCO_3^--Verluste (GI-Trakt, Niere) können eine metabolische Azidose auslösen. Die Ursache läßt sich mit Hilfe des *Anion gap* eingrenzen. Ist der *Anion gap* erhöht, so ist die H^+-Konzentration erhöht (Ausnahme: HCl), ein normaler *Anion gap* spricht für einen reinen Bikarbonatverlust.

Ursächliche Erkrankungen mit vermehrter Bildung von H^+-Ionen (*High anion gap acidosis*) sind diabetische Ketoazidose, Laktatazidose (bei Kreislaufschock oder Hypoxie) und exogene Vergiftungen durch Salizylate, Methylalkohol oder Glykol; Beispiele einer ungenügenden H^+-Sekretion sind die renale tubuläre Azidose vom distalen Typ, das akute Nierenversagen oder chronische Niereninsuffizienz.

Ein Verlust von Bikarbonat (*Normal anion gap acidosis*) wird bei gastrointestinalen Störungen wie Diarrhö (Pankreassekret ↓), aber auch bei renal tubulärer Azidose vom proximalen Typ beobachtet (→ Störung der HCO_3^--Rückresorption)

11.2.2 Symptomatik

Der Schweregrad der Azidose bestimmt die Symptomatik. Es resultiert eine *Hyperkaliämie* (K^+-Shift in die extrazelluläre Flüssigkeit), Komplikationen sind insbesondere Rhythmusstörungen. Die Azidose wirkt außerdem negativ inotrop, die Ansprechbarkeit der Gefäßmuskulatur auf Katecholamine ist vermindert. Eine schwere Azidose (Laktatazidose bei Schock) führt außerdem zur Minderdurchblutung der Niere mit nachfolgender Oligo- bzw. Anurie. Der vermehrte Anfall saurer Valenzen hat eine kompensatorisch vertiefte Abatmung von CO_2 über die Lunge zur Folge; es entsteht die Kussmaul-Atmung.

11.2.3 Diagnostik

Anamnese, Klinik, die Prüfung des Säure-Basen-Status durch *Blutgasanalyse* ergibt bei kompensierter Azidose einen normalen pH- sowie verringerte HCO_3^-- und pCO_2-Werte; bei Dekompensation sinkt zusätzlich der pH-Wert. Ggf. *Anion gap* ↑ oder Ausscheidung eines sauren Urins.

11.2.4 Therapie

Langsame HCO_3^--Infusion ($HCO_3^- + H^+ \rightarrow H_2CO_3 + CO_2$, letzteres wird über die Lunge abgeatmet), ggf. Korrektur einer bikarbonatinfusionsbedingten Hypokaliämie.

11.3 Metabolische Alkalose

11.3.1 Pathogenese und Ätiologie

Kennzeichen der metabolischen Azidose ist ein Anstieg des Serumbikarbonats. Es kommt zum K^+-Shift nach intrazellulär (*Hypokaliämie*) und zur Verminderung des ionisierten Kalziums durch Ausfällen der Kalziumionen; es besteht Tetaniegefahr! Zu den Ursachen gehören Verlust saurer Valenzen (z.B. Magensaftverlust durch Erbrechen), eine erhöhte tubuläre H^+- und K^+-Sekretion bei NNR-Überfunktion (Conn-Syndrom) sowie übermäßige HCO_3^--Zufuhr (z.B. Infusionen) oder eine Hypokaliämie (ein niedriges Kalium erhöht die renale H^+-Ausscheidung!).

11.3.2 Symptomatik

Typischerweise findet sich eine kompensatorisch abgeflachte Atmung (pCO_2 ↑), z.T. bestehen kardiovaskuläre Symptome, die primär auf die Kaliumveränderungen zurückzuführen sind (z.B. Extrasystolen oder Tachykardien). Je der Schwere des Krankheitsbildes kommt es durch Abfall ionisierten Kalziums zur Tetanie.

11.3.3 Diagnostik

Anamnese, Klinik, Labor. Die BGA zeigt bei Kompensation einen Anstieg von HCO_3^- und pCO_2 bei normalem pH. Bei Dekompensation auch Anstieg des pH, EKG (ggf. Arrhythmien).

11.3.4 Therapie

Elimination ursächlicher Substanzen (Laxanzien, Diuretika), Infusion von physiologischer NaCl-Lösung und Korrektur der Hypokaliämie.

11.4 Respiratorische Azidose

Siehe Atmungsorgane, Kapitel 1.3.

Die respiratorische Azidose ist charakterisiert durch einen *Anstieg des pCO_2*, bedingt durch unzureichende Atemtätigkeit. Meist zeigt sich nur eine leichte pH-Verschiebung. Die *Ursachen* umfassen chronisch obstruktive Lungenerkrankungen, Atemwegsverlegungen, Lungenödem und Herzstillstand, neuromuskuläre Erkrankungen mit Beteiligung der Atemmuskulatur sowie Schlaganfall (Atemzentrum!) und sedierende Medikamente. Es bestehen *Symptome* in Form von Verwirrtheit und Hypoventilation.

Die *Therapie* gilt der Verbesserung der Ventilation und umfaßt Bronchialtoilette und Spasmolytika. In schweren Fällen ist eine Beatmung angezeigt.

11.5 Respiratorische Alkalose

Siehe Atmungsorgane, Kapitel 1.4.

Die respiratorische Alkalose wird durch übermäßige Abatmung von CO_2 ausgelöst (arterieller pCO_2 ↓), die Folge ist ein Anstieg des pH-Wertes in den alkalischen Bereich. Eine Reihe von *Ursachen* gehört zu den Auslösern: Lungenerkrankungen (Pneumonie, Lungenödem, Asthma), Sepsis, Fieber, zerebrale Schädigungen (z.B. Schlaganfall), psychogene Hyperventilation und schmerzbedingte Steigerung der Atmung.

Zu den *Symptomen* einer schweren respiratorischen Alkalose gehören Krämpfe, Tetanie (ionisiertes Kalzium ↓) und Bewußtlosigkeit.

Therapie. Behandlung der ursächlichen Erkrankung. Bei psychogener Hyperventilation CO_2-Rückatmung mit Hilfe einer über Mund und Nase gehaltenen Plastiktüte und eventuell Sedierung.

Innere Medizin

Bewegungsapparat

Dr. med. Karsten Papke

Inhalt

1	**Entzündliche Gelenkerkrankungen**	280
1.1	Chronische Polyarthritis (rheumatoide Arthritis)	280
1.2	HLA-B27-assoziierte Spondarthritiden	281
1.3	Infektiös reaktive Arthritiden	283
1.4	Virale Arthritiden	284
1.5	Infektiöse Arthritiden (eitrige Arthritiden)	285
1.6	Infektiöse Spondylitiden	285
2	**Arthropathien bei Stoffwechselerkrankungen**	286
2.1	Arthritis urica	286
2.2	Ochronose	286
2.3	Chondrokalzinose	286
3	**Degenerative Gelenkerkrankungen**	288
3.1	Arthrose großer Gelenke (Arthrosis deformans)	288
3.2	Interphalangealarthrosen (Fingerpolyarthrose)	288
3.3	Arthropathie bei Neuropathien	290
4	**Statikstörungen der Wirbelsäule**	291
5	**Degenerative Veränderungen der Wirbelsäule**	292
5.1	Sonderform: Spondylosis hyperostotica (Forestier-Ott-Syndrom)	292
6	**Wirbelsäulenerkrankungen bei metabolischen Grundleiden**	293
6.1	Ochronose	293
6.2	Osteomalazie	293
6.3	Osteoporose	293
7	**Wirbelmetastasen**	294
7.1	Symptomatik und Diagnostik	294
7.2	Therapie	294
8	**Erkrankungen der Muskulatur**	295
8.1	Polymyositis, Dermatomyositis	295
8.2	Polymyalgia rheumatica (arteriitica), Riesenzellarteriitis	295
8.3	Symptomatische Myopathien	296

9	**Erkrankungen der Sehnen, Sehnenscheiden und Bursen**	297
9.1	Tendinitiden, Insertionstendinitiden und Enthesopathien, Tendovaginitiden und Tendosynovitiden	297
9.2	Generalisierte Tendomyopathie (generalisierte Fibromyalgie)	297
10	**Kombinierte Weichteilerkrankungen**	298
10.1	Periarthropathia humeroscapularis	298
10.2	Neurodystrophien	298
11	**Periphere Kompressionssyndrome**	299
11.1	Pathogenese	299
11.2	Symptomatik und Diagnostik	299
12	**Knochenerkrankungen**	300
12.1	Osteodystrophia deformans (Morbus Paget)	300
12.2	Knochentumoren und -metastasen	300
13	**Systemerkrankungen des Binde- und Stützgewebes mit fakultativer Manifestation am Bewegungsapparat**	301
13.1	Lupus erythematodes (LE)	301
13.2	Arzneimittelinduzierter LE	302
13.3	Panarteriitis nodosa	302
13.4	Progressive systemische Sklerose (PSS; Sklerodermie)	303
14	**Systemische Begleiterscheinungen außerhalb des Bewegungsapparates bei Erkrankungen des Bewegungsapparates**	304
14.1	Sicca-Syndrom (Sjögren-Syndrom, SS)	304
14.2	Angioneuropathie (Raynaud-Syndrom und Morbus Raynaud)	304

1 Entzündliche Gelenkerkrankungen

1.1 Chronische Polyarthritis (rheumatoide Arthritis)

1.1.1 Einleitung

Die chronische Polyarthritis (CP) ist eine entzündliche Systemerkrankung, die neben Gelenken auch andere synoviale Strukturen, z. B. Sehnenscheiden und Bursae, befällt (siehe Abb. 1.49). Betroffen sind vor allem Patienten im 3.–5. Lebensjahrzehnt, Frauen 3mal häufiger als Männer. Träger des Merkmals HLA-DR4 erkranken 5mal häufiger.

Eine Sonderform ist die sich bereits im Kindesalter manifestierende juvenile chronische Arthritis (Still-Syndrom; siehe Pädiatrie, Kap. 9.3).

1.1.2 Symptomatik

Die Symptomatik entwickelt sich meist schleichend, seltener ist ein perakuter Beginn mit fieberhafter Polyarthritis. Die betroffenen Gelenke – vor allem Fingergrund- und -mittelgelenke sowie Handgelenke, oft mit symmetrischem Befall – sind schmerzhaft, spindelförmig geschwollen und bewegungseingeschränkt. Typisch ist die Morgensteifigkeit. Als unspezifische Begleitsymptome kommen Adynamie, Anorexie und Myalgien vor. Mögliche Spätfolgen des Gelenkbefalls sind:

Abb. 1.49: Querschnittsdiagramm eines gesunden Synovialgelenks (rechts) und eines Gelenks bei rheumatoider Arthritis (links).

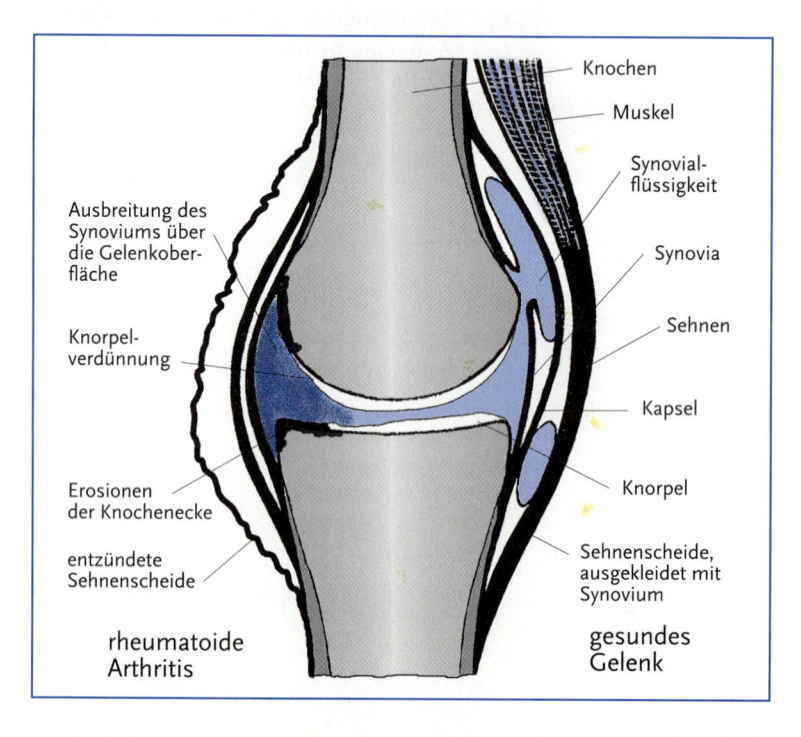

- an der Hand: Ulnardeviation, Schwanenhalsfinger, Knopflochdeformität, Karpaltunnelsyndrom (z.T. bereits initial bei Carpusarthritis; siehe auch Orthopädie, Kap. 2.9 und Kap. 3.5)
- an den Füssen: Hammerzehen
- am Kniegelenk: Baker-Zysten

Eine mögliche lebensbedrohliche Komplikation ist die atlantoaxiale Dislokation (→ Halsmarkkompression).

Mögliche extraartikuläre Manifestationen betreffen die *Gefäße* (vasomotorische Störungen → Raynaud-Symptomatik, Arteriitis der Fingerarterien → periphere Gefäßverschlüsse, der Koronararterien → KHK, der Vasa nervorum → Neuropathie), das *Herz* (Perikarditis), die *Lunge* (Pleuritis, fibrosierende Alveolitis), die *Augen* (Keratokonjunktivitis sicca, Korneaaffektionen, Skleritis) und die *Muskulatur* (Vaskulitis der Muskelarterien, noduläre Myositis).

1.1.3 Diagnose

Die Diagnose stützt sich auf verschiedene klinische, röntgenologische und laborparametrische Kriterien (ARA-Kriterien zur Diagnose der CP).

Mindestens 4 der 7 Kriterien müssen erfüllt sein:
- Morgensteifigkeit über 1h Dauer (länger als 6 Wo.)
- Schwellung von 3 oder mehr Gelenken (länger als 6 Wo.), von einem Arzt beobachtet
- Schwellung von Hand-, Fingergrund- oder Fingermittelgelenken (länger als 6 Wo.)
- symmetrischer Gelenkbefall (länger als 6 Wo.)
- Rheumaknoten: subkutane Knoten über Knochenvorsprüngen der gelenknahen Streckseiten
- Rheumafaktoren: Nachweis von IgM-Anti-IgG im Serum
- röntgenologische Veränderungen: gelenknahe Osteoporose, Gelenkspaltverschmälerung, Usuren, Subluxationen, Ankylosen

1.1.4 Therapie

Die Therapie ist symptomatisch mit NSAR und sog. Basistherapeutika (Chloroquin, Goldsalze, D-Penicillamin, Salazosulfapyridin, Methotrexat u.a.). Physikalische Maßnahmen sind u.a. Kryotherapie (Unterdrückung der entz. Reaktion), Bewegungstherapie (Erhaltung der Beweglichkeit, Verhinderung von Fehlstellungen) und Ergotherapie.

1.1.5 Sonderform: Felty-Syndrom

Das Felty-Syndrom ist gekennzeichnet durch die Trias aus CP, Splenomegalie und Neutropenie. Zusätzliche extraartikuläre Manifestationen, die häufig auftreten, sind Vaskulitis mit trophischen Störungen der Haut, Episkleritis und Pleuritis oder Perikarditis. Durch die Neutropenie kommt es zu gehäuften fiebrigen Infekten. Zur Diagnose sind Neutropenie, zirkulierende Immunkomplexe und granulozytenspezifische ANA richtungsweisend.

> **Klinischer Fall**
>
> Ein 66jähriger Patient mit über 10jährigem Verlauf einer entzündlichen Gelenkerkrankung entwickelt innerhalb des letzten Jahres ein zunehmend konsumierendes Krankheitsbild mit 8 kg Gewichtsabnahme, schlecht heilenden Hautulzera und einem großen Dekubitalgeschwür. Die klinische Untersuchung zeigt eine massive Splenomegalie, bei den Laborwerten imponiert eine Neutropenie (1000×10^6/l) und eine polyklonale Hypergammaglobulinämie (32 g/l).
> *Diagnose:* Felty-Syndrom

1.2 HLA-B27-assoziierte Spondarthritiden

Unter diesem Begriff werden rheumatische Erkrankungen zusammengefaßt, die durch ihr bevorzugtes Auftreten bei Patienten mit dem Merkmal HLA-B27 gekennzeichnet sind. Sie befallen vorwiegend das Achsenskelett (Wirbelsäule, Iliosakralgelenke) und die Gelenke der unteren Extremität (meist als Mono- oder Oligoarthritis). Die Rheumafaktoren sind zumeist negativ (daher auch der Name „seronegative Spondarthritiden").

1.2.1 Spondylitis ankylosans (Morbus Bechterew)

Der Morbus Bechterew ist eine entzündlich rheumatische Allgemeinerkrankung. Sie manifestiert sich vor allem an den Iliosakral-, Wirbelbogen- und Wirbelgelenken und führt dort zu Entzündung, Schmerzen und zunehmender Versteifung. Zusätzlich kann eine Oligoarthritis der unteren Extremitäten auftreten. Auch Sehnen- und Ligamentansätze können betroffen sein (Enthesiopathien). Mögliche extraartikuläre Manifestationen sind Iritis, abakterielle Urethritis/Prostatitis und sehr selten Aortitis. Männer sind viermal häufiger betroffen als Frauen; das Manifestationsalter liegt meist zwischen 20. und 40. Lj.

Symptomatik. Leitsymptom sind nächtliche Kreuzschmerzen. Untersuchungsbefunde sind Klopf- und Verschiebeschmerz (Menell-Handgriff). Später zeigt sich die Beweglichkeitseinschränkung der LWS und der BWS am verkürzten Schober- bzw. Ott-Maß.

Diagnose. Die Diagnose wird durch Nachweis der Sakroileitis gestellt (im Frühstadium durch Szintigraphie und CT möglich, später auch im Röntgenbild, bildgebende Diagnostik jedoch nicht immer zuverlässig). An der Wirbelsäule sind Kastenwirbel und überbrückende Syndesmophyten zu erkennen, die im Spätstadium zum Bild der Bambusstabwirbelsäule führen. In 90 % der Fälle ist HLA-B27 nachweisbar.

Therapie. Die Therapie ist, neben der Infektsanierung, symptomatisch; es werden NSAR und (bei starker Entzündungsaktivität) Steroide verwendet (Steroide jedoch bei Wirbelsäulenbefall meist unwirksam). Ziel der physikalischen Maßnahmen (KG und Selbstübungen) ist die Erhaltung der Beweglichkeit.

1.2.2 Reiter-Syndrom

Das Reiter-Syndrom (okulo-urethro-synoviales Syndrom) ist eine Zweiterkrankung („reaktiv") nach urethralen oder enteralen Infektionen vor allem mit Chlamydien, Gonokokken, Ureaplasmen, Campylobacter, Salmonellen, Shigellen oder Yersinien. Die Ätiologie der Erkrankung hängt vermutlich mit einer Kreuzreaktivität zwischen Zellwandbestandteilen und dem Merkmal HLA-B27 (in bis zu 80 % positiv) zusammen.

Symptome. Die klassische Symptomentrias besteht aus dem *Gelenkbefall* (Mono-/Oligoarthritis vor allem der unteren Extremität), *Augenmanifestationen* (Konjunktivitis oder Iridozyklitis) und einer sterilen *Urethritis*. Dazu können verschiedene Hauteffloreszenzen kommen (Erythema nodosum, Balanitis circinata, Keratodermie etc.).

Diagnose. Die Diagnose wird klinisch gestellt, eventuell ist ein serologischer Nachweis der auslösenden Bakterien möglich.

Therapie. Die Therapie ist symptomatisch mit NSAR und physikalischen Maßnahmen (Steroide nur selten, da oft wenig wirksam). Meist kommt es innerhalb von einigen Wochen bis Monaten zur Rückbildung, allerdings besteht Rezidivgefahr. Seltener sind chronische Verläufe oder der Übergang in eine Spondylitis ankylosans.

> **Klinischer Fall**
>
> Ein 28jähriger Mann stellt sich wegen einer akut aufgetretenen Schwellung und Schmerzhaftigkeit des linken Kniegelenks vor. In der Anamnese berichtet er über Schmerzen und Brennen beim Wasserlassen sowie Ausfluß aus der Harnröhre. Bei der Untersuchung zeigt sich eine Rötung der Konjunktiven beidseits. Beide Fußsohlen weisen eine Keratodermie auf.
> *Diagnose:* Reiter-Syndrom

1.2.3
HLA-B27-assoziierte reaktive Arthritiden

Hierbei handelt es sich wie beim Reiter-Syndrom um Zweiterkrankungen nach bakteriellen Infektionen, vor allem durch Yersinien und Chlamydien. Die typische *Symptomatik* besteht in einer Mono-/Oligoarthritis der großen Gelenke der unteren Exremität nach häufig schon überstandenem gastrointestinalen oder urogenitalen Infekt. Allerdings fehlen die okulären und urethralen Manifestationen (daher auch abortives Reiter-Syndrom genannt). *Diagnose* und *Therapie* erfolgen wie beim Reiter-Syndrom.

> **Klinischer Fall**
>
> Eine 18jährige Schülerin hat eine akute Durchfallerkrankung durchgemacht. Nach einem beschwerdefreien Intervall von 8 Tagen treten Schmerzen, Schwellung, Rötung und Funktionsbehinderung im Bereich des rechten Kniegelenkes, linken Fußgelenkes und rechten Handgelenkes auf.
> *Diagnose:* reaktive Arthritis

1.2.4
Arthritis psoriatica

Etwa 5–10 % der Patienten mit Psoriasis zeigen einen Gelenkbefall von unterschiedlicher Form. Charakteristisch ist der Befall der Fingergelenke im Strahl (sog. Wurstfinger). Es kann aber auch zur Psoriasis-Spondylitis kommen. Diese ist eng mit HLA-B27 assoziiert.

Die *Diagnose* ergibt sich primär aus dem Befallsmuster sowie aus dem Zusammenhang mit der Grunderkrankung.

Die *Therapie* ist symptomatisch; bei destruierendem Verlauf kommen auch Basistherapeutika zum Einsatz.

1.2.5
Intestinale Arthropathien

Chronische Darmerkrankungen gehen oft mit einer Gelenkbeteiligung (Arthralgien, selten Destruktionen) einher. Beim *Morbus Crohn* kommt es in ca. 10 % zu einer Spondylitis oder einer peripheren Arthritis. Nur die Spondylitis ist HLA-B27-assoziiert. Die *Colitis ulcerosa* führt in ca. 20 % zur Arthritis, von der in $3/4$ der Fälle periphere Gelenke (vor allem Knie- und Sprunggelenke), in $1/4$ der Fälle die Wirbelsäule und die Iliosakralgelenke betroffen sind (Symptomatik wie Spondylitis ankylosans). Beim *Morbus Whipple* kann eine Arthritis die erste Manifestation sein. Befallen sind vor allem Knie- und Sprunggelenke. Die Assoziation mit HLA-B27 wurde bisher nicht untersucht.

1.3
Infektiös reaktive Arthritiden

1.3.1
Rheumatisches Fieber (RF)

Das rheumatische Fieber ist eine Folgeerkrankung nach Infektion mit β-hämolysierenden Streptokokken der Gruppe A. Vermutete Ursache ist eine Kreuzreaktivität zwischen Streptokokken- und verschiedenen körpereigenen Antigenen.

Symptome. Die Symptomatik beginnt 10–20 Tage nach einem sensibilisierenden Racheninfekt in Form einer *Arthritis*, die oft innerhalb von Tagen wechselnd verschiedene Gelenke befällt. Weitere Manifestationen sind die *Karditis* (ca. $1/3$ der Fälle) und der *Hautbefall* mit Erythema anulare am Stamm und subkutanen Rheumaknoten. Seltener kommt es zur *Chorea minor*.

Diagnose. Die Diagnose wird anhand der Jones-Kriterien gestellt (siehe Tab. 1.37). Im Serum finden sich Antikörper gegen Streptokokken-Ag (Antistreptolysin-O-Titer ↑). Rheumafaktoren sind negativ, es besteht kein Zusammenhang mit HLA-B27.

Therapie. Zur Therapie in der akuten Phase des rheumatischen Fiebers werden die Entzündungsvorgänge durch Salizylate (initial 5–10 g/d), NSAR und Glukokortikoide unterdrückt. Da die Persistenz einer floriden Streptokokkeninfektion nicht immer sicher auszu-

Tab. 1.37: Kriterien nach Jones (revidiert nach Taranta) für die Diagnose des rheumatischen Fiebers. Die Diagnose ist wahrscheinlich, wenn nach vorangegangener Streptokokkeninfektion 2 Hauptkriterien oder 1 Haupt- und 2 Nebenkriterien erfüllt sind

Hauptkriterien	Nebenkriterien
Karditis	Fieber
Polyarthritis	Arthralgien
Chorea minor	vorausgegangenes rheumatisches Fieber
Erythema anulare	Laborbefunde: BSG ↑, CRP ↑, Leukozytose
subkutane Knötchen	Verlängerung der PQ-Zeit im EKG

schließen ist, empfiehlt sich im Zweifelsfall die hochdosierte Penicillingabe. Durch Langzeitgabe von Penicillin wird die Streptokokkeninfektion und die davon ausgehende Rezidivgefahr bekämpft.

1.3.2 Lyme-Arthritis

Die Lyme-Arthritis ist Folge einer durch Zeckenbiß übertragenen Infektion mit Borrelia burgdorferi, die zu Manifestationen an verschiedenen Organsystemen führen kann (z. B. Haut: Erythema migrans, ZNS: Bannwarth-Syndrom). Eine Arthritis entwickelt sich in Deutschland bei < 10 % der Patienten mit Lyme-Borreliose und tritt meist etwa 1 Monat bis 1 Jahr nach dem Zeckenbiß auf. Sie befällt mono- bis oligoartikulär vorwiegend die Kniegelenke, seltener (in abnehmender Häufigkeit) die Sprung-, Ellenbogen-, Finger-, Zehen-, Handwurzel- und Kiefergelenke und neigt unbehandelt zu chronisch-rezidivierendem Verlauf.

Diagnose. Zur Diagnose kann die Anamnese wegweisend sein, ein Zeckenbiß oder ein Erythema migrans ist jedoch oft nicht erinnerlich oder wird nicht gezielt erfragt. Der Nachweis von Antikörpern gegen Borrelien (Titerverlauf!) bestätigt die Verdachtsdiagnose.

Therapie. Die Therapie erfolgt antibiotisch mit Tetrazyklinen, Penicillinen, Erythromycin oder Cephalosporinen und zusätzlich symptomatisch.

Klinischer Fall

Ein 47jähriger Waldarbeiter kommt mit einer seit 3 Wochen zunehmenden schmerzhaften Schwellung des linken Knies. Sein Allgemeinbefinden ist wenig beeinträchtigt. Gezielte Fragen nach Durchfällen, Urethritis, Augenentzündungen werden verneint. Die Gelenkpunktatanalyse ergibt $17\,000 \times 10^6$/l überwiegend mononukleäre Zellen, kein Kristallnachweis.
Diagnose: Lyme-Arthritis (Borreliose)

Zu den infektiös reaktiven Arthritiden gehören auch das *Reiter-Syndrom* und die *HLA-B27-assoziierten reaktiven Arthritiden* (siehe Kap. 1.2).

1.4 Virale Arthritiden

1.4.1 Pathogenese

Eine Gelenkbeteiligung im Sinne einer Polyarthritis kommt bei Infektionen mit einer Vielzahl von Viren vor. Häufig wird sie bei Hepatitis-B-, Röteln- und Parvovirusinfektionen beobachtet. Seltener führen auch Mumps, Windpocken, infektiöse Mononukleose sowie die Infektion mit verschiedenen Adeno-, ECHO- oder Coxsackie-Viren zu Gelenkmanifestationen.

1.4.2 Symptomatik

Das Gelenkbefallsmuster ist meist symmetrisch. Häufig sind die Fingergelenke, aber auch Knie-, Sprung- oder Ellenbogengelenke befallen. Die Beschwerden entwickeln sich meist rasch und bilden sich in der Regel innerhalb von Tagen bis wenigen Wochen folgenlos zurück. Die Therapie ist symptomatisch mit NSAR.

1.5 Infektiöse Arthritiden (eitrige Arthritiden)

1.5.1 Pathogenese

Infektiös-eitrige Arthritiden werden durch direkten Befall eines Gelenkes mit pyogenen Erregern (meist Staphylococcus aureus, Neisseria gonorrhoeae, Streptococcus species, Haemophilus influenzae oder gramnegative Stäbchen) hervorgerufen. Die Infektion erfolgt meist hämatogen, seltener wird das Gelenk durch Trauma, iatrogen (z.B. bei Kniegelenkpunktion) oder fortgeleitet (durch Phlegmone in der Umgebung) infiziert. Verschiedene Vorerkrankungen (Diabetes, CP, Immunsuppression etc.) begünstigen das Auftreten.

1.5.2 Symptomatik und Diagnostik

Das Gelenk zeigt die Kardinalsymptome der Entzündung: Rötung, Überwärmung, Schwellung, Schmerz und Funktionsbehinderung. Bei floridem Verlauf kommt es zu Allgemeinsymptomen und Fieber. Die *Diagnose* wird durch Erregernachweis und hohe Leukozytose (>20 000/µl, Lymphozyten <25%) im Gelenkpunktat gestellt.

1.5.3 Therapie

Die Therapie erfolgt durch hochdosierte systemische Antibiotikagabe nach Antibiogramm aus Gelenkpunktat. Lokale Maßnahmen umfassen die Ruhigstellung des Gelenkes und Kälteapplikation. Manchmal sind Gelenkspülung und chirurgische Drainage notwendig.

1.6 Infektiöse Spondylitiden

1.6.1 Pathogenese

Bakterielle Infektionen der Wirbelkörper entstehen fast immer durch hämatogene Streuung aus Herden anderer Lokalisation. Die *spezifische* Spondylitis (Spondylitis tuberculosa) ist häufiger als *unspezifische* Spondylitiden, die durch verschiedene andere Keime (vor allem Strepto- und Staphylokokken) verursacht werden.

1.6.2 Symptomatik und Diagnostik

Die *Spondylitis tuberculosa* entwickelt sich meist schleichend und kann symptomatisch blande verlaufen; Frühsymptome können fehlen oder lokaler Art sein (Klopf-, Druck- oder Dauerschmerz über den betroffenen Segmenten, meist in LWS oder unterer BWS). Später kann durch Wirbelkörperzusammenbruch ein Gibbus entstehen. Die Defektheilung kann zur Blockwirbelbildung führen.

Unspezifische Spondylitiden verlaufen dagegen meist hochakut und gehen mit allgemeinen Symptomen wie Fieber und Schüttelfrost einher. Der Befall ist meist monosegmental und führt zu lokalem Klopf- oder Druckschmerz. Laborchemisch zeigen sich eine erhöhte BSG und eine hohe Leukozytose.

1.6.3 Therapie

Die Ruhigstellung im Gipsbett wird durch tuberkulostatische Therapie (Spondylitis tuberculosa) bzw. durch systemische Antibiotikagabe nach Antibiogramm (unspezifische Spondylitis) ergänzt. Gegebenenfalls wird der entzündliche Herd operativ ausgeräumt.

2 Arthropathien bei Stoffwechselerkrankungen

2.1 Arthritis urica

2.1.1 Pathogenese und Symptomatik

Ein erhöhter Harnsäurespiegel im Blut (Ursachen siehe Endokrine Organe, Stoffwechsel, Ernährung, Kap. 7.3) führt bei der Arthritis urica zur Ablagerung von Uratkristallen im Gewebe, durch die eine lokale Entzündungsreaktion mit Schwellung, Überwärmung und Schmerz hervorgerufen wird. Die Erstmanifestation in Form des *akuten Gichtanfalls* findet sich am häufigsten im Großzehengrundgelenk. Im Verlauf der *chronischen Gicht* kommt es zum polyartikulären Befall mit Gelenkdestruktionen vor allem im Bereich von Zehen und Fingern, deren äußerer Aspekt durch deformierende Gichtknoten (Tophi = urathaltige Granulome) gekennzeichnet ist. Als extraartikuläre Folgen unbehandelter Hyperurikämie können Uratnephropathie (70 %) und Nephrolithiasis (20 %) hinzutreten.

2.1.2 Diagnose

Zur Diagnose tragen die typische Klinik, Laboruntersuchungen (Serumharnsäure ↑) und Röntgenbefunde (Erosionen der Kortikalis, Usuren, Weichteilschatten durch Tophi) bei. Bei unklarer Differentialdiagnose kommt die Gelenkpunktion zum Nachweis von Uratkristallen in der Synovialflüssigkeit in Betracht.

2.1.3 Therapie

Zur Therapie wird im akuten Anfall *Colchicin* verwendet (→ Leukozytenmigration ↓ → Entzündungshemmung). Der Harnsäurespiegel läßt sich durch *Urikosurika* (Probenezid, Sulfinpyrazon oder Benzbromaron → Harnsäureausscheidung ↓) oder *Urikostatika* (Allopurinol: hemmt Xanthinoxidase → Harnsäurebildung aus Purinbasen ↓) senken. Auch Diät senkt den Harnsäurespiegel (cave jedoch: Harnsäure ↑ initial und bei starkem Fasten).

2.2 Ochronose

Der seltenen Ochronose (Alkaptonurie) liegt ein autosomal-rezessiv vererbter Defekt im Abbau der Homogentisinsäure zugrunde, der zur Ablagerung eines braunschwarzen Farbstoffes in kollagenhaltigen Geweben führt.

Symptome werden vor allem durch Ablagerungen am Gelenkknorpel (→ Arthrose, Spondylarthrose), den Gehörknöchelchen (→ Schwerhörigkeit) und an Herzklappen (→ kardiovaskuläre Störungen) hervorgerufen.

2.3 Chondrokalzinose

2.3.1 Ätiologie

Die Gelenkbeschwerden bei Chondrokalzinose (Pseudogicht) beruhen auf einer Auskristallisation von Kalziumpyrophosphat in Gelenkknorpel und Synovialflüssigkeit. Die Ursache der *primären Chondrokalzinose* ist unbekannt; eine *sekundäre Chondrokalzinose* ist oft assoziiert mit Hyperparathyreoidismus, Hämochromatose, Hypothyreose, Hypomagnesiämie oder -phosphatämie.

2.3.2
Symptomatik und Diagnostik

Im Vergleich mit der Gicht ist das Großzehengrundgelenk weniger häufig befallen als andere große Gelenke; am häufigsten ist das Kniegelenk betroffen. Die Symptomatik im Anfall entwickelt sich weniger akut als bei der Gicht. Die Diagnose läßt sich durch mikroskopischen Nachweis von Kalziumpyrophosphatkristallen in der Synovialflüssigkeit stellen. Spezifische pathologische Laborparameter fehlen.

2.3.3
Therapie

Da eine spezifische Therapie nicht bekannt ist, wird im Anfall symptomatisch mit NSAR behandelt.

3 Degenerative Gelenkerkrankungen

3.1 Arthrose großer Gelenke (Arthrosis deformans)

3.1.1 Pathogenese

Die Arthrosis deformans ist Folge degenerativer Vorgänge am Gelenkknorpel, die physiologischerweise im Alter auftreten oder – abhängig von Veranlagung und Belastung z. B. durch exzessiven Sport oder Adipositas – bereits in jungen Jahren einsetzen. Gelenkfehlstellungen („präarthrotische Deformitäten") bedingen oder beschleunigen durch unphysiologische Gelenkbelastung die degenerative Knorpelschädigung. Der Pathomechanismus besteht in einem Nebeneinander von Abbauprozessen (hyaliner Knorpel ↓) und reaktiven proliferativen Vorgängen (Faserknorpel- und Knochenneubildung).

3.1.2 Symptomatik, Diagnostik

Die Beschwerden sind durch *Start-* und *Belastungsschmerz* gekennzeichnet. Betroffen sind davon vor allem hochbelastete Gelenke (Hüfte: Coxarthrose, Knie: Gonarthrose). Das Röntgenbild zeigt – ohne starke Korrelation zur Klinik – Gelenkspaltverschmälerung und Geröllzysten (= Folge der Abbauvorgänge) sowie reaktive subchondrale Sklerose, Osteophyten- und Randwulstbildungen (= Anpassungsvorgänge).

3.1.3 Therapie

Physikalische Maßnahmen (Wärmepackungen, Elektrotherapie, Krankengymnastik, gelenkentlastende Maßnahmen etc.) haben großes Gewicht. Die *medikamentöse Therapie* umfaßt die Gabe von Analgetika und (bei entzündlich aktivierten Zuständen) NSAR. Erst nach Ausschöpfung dieser Möglichkeiten kommen invasive Maßnahmen (z. B. Spülungen, Instillation von Glukokortikoiden in das Gelenk) oder operative Maßnahmen (Knorpelglättung, Arthrodesen, Arthroplastik, Korrekturosteotomien) in Betracht.

3.1.4 Prävention

Zur Vorbeugung vorzeitiger Knorpeldegeneration dient vor allem die Vermeidung übermäßiger Gelenkbelastung durch Maßnahmen wie *Gewichtsreduktion* bei Adipositas, frühzeitige *Korrektur von Fehlstellungen,* Meidung außergewöhnlicher funktioneller Belastungen etc.

3.2 Interphalangealarthrosen (Fingerpolyarthrose)

3.2.1 Pathogenese

Diese Sonderformen der Arthrosis deformans treten familiär gehäuft vor allem bei Frauen um das 50. Lj. auf. Nach Befallslokalisation werden unterschieden: *Heberden-Arthrose* (Befall der distalen Interphalangealgelenke, siehe Abb. 1.50), proximale Interphalangealgelenksarthrose (PIP-Arthrose oder *Bouchard-Arthrose,* siehe Abb. 1.51) und *Rhizarthrose* (Befall des Daumensattelgelenkes). Die Ursache der Erkrankung ist ungeklärt.

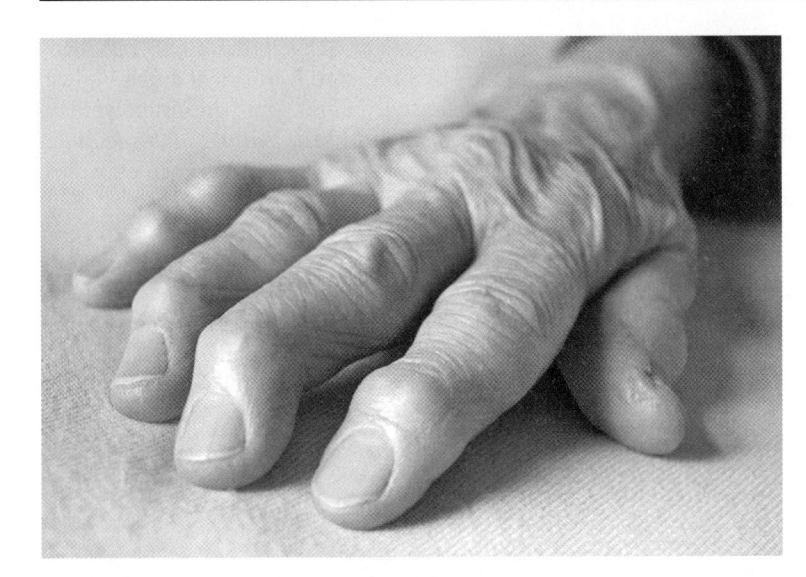

Abb. 1.50: Heberden-Arthrose mit Schwellungen der distalen Interphalangealgelenke. Sie biegen die Endglieder nach ulnar und vorne ab und sind meist schmerzlos (H. Stobbe, Berlin, mit freundlicher Genehmigung)

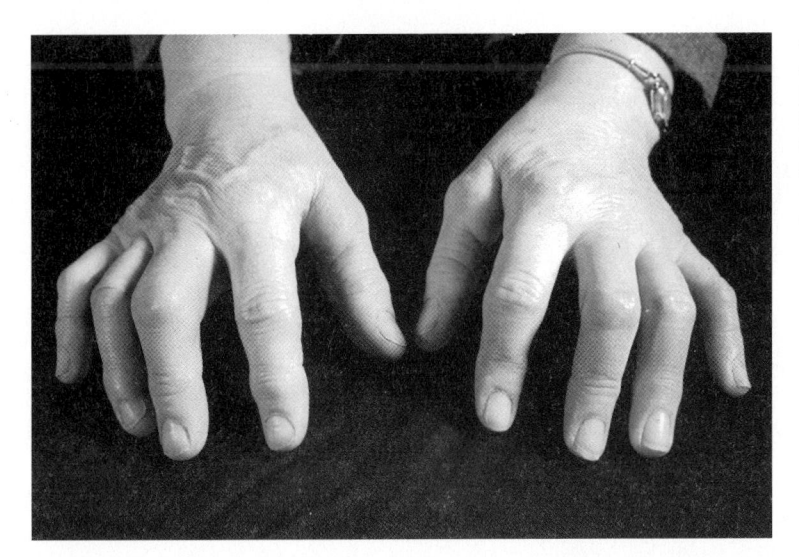

Abb. 1.51: Bouchard-Arthrose mit Befall der proximalen Interphalangealgelenke. Die Knoten treiben die Gelenke spindelförmig auf (H. Stobbe, Berlin, mit freundlicher Genehmigung)

3.2.2
Symptomatik und Diagnostik

Bei der Heberden-Arthrose zeigen sich Knötchen (dorsale Gelenkhöcker) über den betroffenen Gelenken. Die PIP-Arthrose führt zu einer diffusen Auftreibung der Fingermittelgelenke. Bei der Rhizarthrose ist die Oppositionsbewegung des Daumens schmerzhaft eingeschränkt. Im Röntgenbild der betroffenen Gelenke zeigen sich Merkmale der Arthrosis deformans (s.o.). Von der chronischen Polyarthritis (aufgrund der Befallslokalisation wichtigste DD) unterscheiden sich die Interphalangealarthrosen durch den Verlauf (s.u.), durch das Fehlen abnormer Laborparameter (insbes. normale BSG, Rheumafaktoren negativ) und durch andere Röntgenbefunde (CP spart Fingerendgelenke aus).

3.2.3
Therapie

Wie bei der Arthrosis deformans liegt das Hauptgewicht auf physikalischen Maßnahmen, ggf. ergänzt durch Analgetika und Gabe von NSAR.

3.2.4 Prognose

Verglichen mit der chronischen Polyarthritis ist der Verlauf günstiger, da es meist nicht zu Destruktionen der Hände kommt.

3.3 Arthropathie bei Neuropathien

3.3.1 Symptomatik

Verschiedene neurologische Erkrankungen führen an den Gelenken zu trophischen Störungen oder zur Schädigung durch rezidivierende Mikrotraumen (verursacht durch Verlust der Tiefensensibilität). Am häufigsten werden Gelenkveränderungen bei der *Tabes dorsalis* (siehe Neurologie, Kap. 3.4) beobachtet, wobei vor allem Hüft-, Knie- und Fußgelenke beteiligt sind. Bei der *Syringomyelie* (siehe Neurologie, Kap. 4.1) sind dagegen vor allem Ellenbogen- und Schultergelenk betroffen. Die *diabetische Polyneuropathie* führt zu einer Arthropathie besonders der Tarsal- und Zehengrundgelenke, die Teil des sogenannten diabetischen Fußes ist. Seltener sind die Fingergelenke betroffen.

4 Statikstörungen der Wirbelsäule

Siehe hierzu Orthopädie, Kapitel 3.

5 Degenerative Veränderungen der Wirbelsäule

Siehe auch Orthopädie, Kapitel 3.

5.1 Sonderform: Spondylosis hyperostotica (Forestier-Ott-Syndrom)

5.1.1 Pathogenese

Bei der Spondylosis hyperostotica kommt es durch überschießende Osteophytenbildung zur weiträumigen Überbrückung der Zwischenwirbelräume. Die Folge ist eine oft schmerzlose Versteifung der gesamten Wirbelsäule. Die Erkrankung ist assoziiert mit Adipositas und anderen Stoffwechselstörungen, vor allem Diabetes mellitus und Hyperurikämie.

5.1.2 Symptomatik und Diagnostik

Die Beschwerden sind meist geringer, als es der Röntgenbefund erwarten ließe (oft nur mäßige, diffuse Rückenschmerzen). Die Diagnose wird durch radiologischen Nachweis von weit ausladenden osteophytären Spangen im Bereich des vorderen Längsbandes gestellt. Diese können zuckergußartig mehrere Segmente überspannen und zu deren völliger Versteifung führen.

6 Wirbelsäulenerkrankungen bei metabolischen Grundleiden

6.1 Ochronose

Bei der Ochronose (siehe auch Kap. 2.2) kann die Wirbelsäule in Form einer Spondylarthrose befallen sein.

6.2 Osteomalazie

Die Osteomalazie (siehe Endokrine Organe, Stoffwechsel und Ernährung, Kap. 5.4) äußert sich an der Wirbelsäule wie auch am übrigen Skelettsystem in meist diffusen Schmerzen und einer radiologisch nachweisbaren Abnahme der Knochendichte. Charakteristische morphologische Veränderungen durch die Osteomalazie betreffen jedoch nicht nur die Wirbelsäule, sondern auch das Becken (Kartenherzform) sowie Metatarsalien und lange Röhrenknochen (Pseudofrakturen, Looser-Umbauzonen). Labor: AP ↑, Ca^{2+} (↑).

6.3 Osteoporose

Lumbale Rückenschmerzen sind oft erstes Symptom der Osteoporose (siehe Endokrine Organe, Stoffwechsel und Ernährung, Kap. 5.5). Radiologische Zeichen an der Wirbelsäule sind Dichteminderung der Spongiosa mit verdichteten (wie mit Bleistift nachgezeichneten) Wirbelkörperdeckplatten und Deformationen (sogenannte Fischwirbel mit stark konkaven Deckplatten). Diese Veränderungen prädisponieren zu Kompressionsfrakturen.

Merke!
Der Knochen ist bei Osteomalazie weich und biegsam, bei Osteoporose dagegen brüchig.

7 Wirbelmetastasen

7.1 Symptomatik und Diagnostik

Rückenschmerzen in höherem Alter müssen immer an Wirbelmetastasen denken lassen, die vor allem bei Mamma-, Bronchial-, Prostata-, Schilddrüsen- und Nierenkarzinom vorkommen. Es kommen *osteolytische* (vor allem bei Schilddrüsen- und Nierenkarzinom) oder *osteoplastische Formen* (häufig bei Prostatakarzinom) vor. Das Mammakarzinom kann sowohl osteoplastische als auch -lytische Metastasen setzen.

Das *Knochenszintigramm* zeigt osteoplastische Metastasen als Mehr-, rein osteolytische Metastasen als Minderspeicherungen. *Röntgenologisch* zeigt sich entsprechend eine Dichteerhöhung oder -minderung. *Laborparameter*, die auf Knochenmetastasen hinweisen können, sind Hyperkalzämie (bei osteolytischen Prozessen) bzw. Hypophosphatämie, Hypokalzämie und Erhöhung der alkalischen Phosphatase (bei osteoplastischen Prozessen). Sind die Metastasen Erstmanifestation eines noch unentdeckten Primärtumors, erfolgt die Tumorsuche nach der Wahrscheinlichkeit mit verschiedenen bildgebenden Verfahren.

7.2 Therapie

Die Therapie bei Wirbelmetastasen ist meist palliativ und erfolgt vor allem durch Bestrahlung.

8 Erkrankungen der Muskulatur

8.1 Polymyositis, Dermatomyositis

8.1.1 Pathogenese

Die Polymyositis ist eine seltene (Inzidenz ca. 5/Mio./Jahr) erworbene Muskelerkrankung, für deren Entstehung T-Zell-vermittelte Autoimmunreaktionen auf ein noch nicht näher charakterisiertes muskuläres Antigen verantwortlich sind. Der Muskelfaseruntergang führt zu rasch zunehmender Muskelschwäche, z.T. verbunden mit muskelkaterartigen Schmerzen. Eine HLA-abhängige Disposition wird diskutiert (HLA-B8, B14, B40). Im höheren Alter ist die Polymyositis häufig Manifestation eines paraneoplastischen Syndroms (Tumorsuche!).

8.1.2 Symptomatik und Diagnostik

Es kommt zu Paresen vor allem der proximalen Muskeln von Beinen (→ Schwierigkeiten beim Treppensteigen) und Armen (→ Beeinträchtigung der Elevation, z.B. beim Kämmen). Auch eine Beteiligung der Nacken- und Pharynxmuskulatur kommt vor. Im Verlauf bilden sich oft sichtbare Atrophien. Liegt zusätzlich eine Hautbeteiligung vor (charakteristisch: fliederfarbene Eytheme periorbital, an den Wangen und im Decolleté), spricht man von Dermatomyositis.

Für die Diagnose spielen *Laborparameter* (Erhöhung vor allem der Kreatinkinase), das EMG (myopathisches Muster, im akuten Stadium mit pathologischer Spontanaktivität) und die *Muskelbiopsie* (lympho- und hisitiozytäre Infiltration, Parenchymuntergang) eine Rolle.

8.1.3 Therapie

Die Therapie besteht in zunächst hochdosierter Glukokortikoidgabe (40–80 (–100) mg Prednison/d), die erst bei Besserung (klinisch, serumchemisch und im EMG) langsam unter die Cushing-Schwelle reduziert wird. Reicht die Glukokortikoidgabe nicht aus, ist der Einsatz von Azathioprin, Methotrexat oder Cyclophosphamid zu erwägen. Im floriden Stadium ist Bettruhe indiziert, nach Abklingen der akuten Entzündung ist Krankengymnastik und Atemtherapie indiziert.

8.1.4 Prognose

Die Prognose ist abhängig vom Verlauf, der akut, subakut oder primär chronisch sein kann. Wichtig für eine gute Prognose ist auch ein frühzeitiger Beginn der Therapie, die meist zur Remission führt. Bei paraneoplastischer Polymyositis führt in der Regel die Tumorentfernung zur Remission.

8.2 Polymyalgia rheumatica (arteriitica), Riesenzellarteriitis

8.2.1 Pathogenese

Die Polymyalgia rheumatica ist gekennzeichnet durch Muskelschmerzen, die in der Muskelbiopsie in der Regel kein morphologisches Korrelat zeigen. Sie ist häufig verbunden mit einer Riesenzellarteriitis der mittleren und großen Arterien (Polymyalgia arteriitica), die sich durch Biopsie aus der A. temporalis nachweisen läßt. Die Ätiologie ist ungeklärt.

8.2.2
Symptomatik und Diagnostik

Von den meist symmetrisch auftretenden Schmerzen sind vor allem die Muskeln des Schulter- und Beckengürtels betroffen. Der Arterienbefall bei der Polymyalgia arteriitica kann zu verschiedenen vaskulären Komplikationen (Amaurosis fugax, TIA oder Hirninfarkte z.B. mit Hemiparese) führen. Gelegentlich ist die A. temporalis prominent und verhärtet tastbar (siehe Abb. 1.52).

Zur Diagnose ist die Klinik, verbunden mit einer Erhöhung der BSG (>50 mm/1 h) und des CRP im Serum, richtungsweisend. Die übrigen Befunde (insbesondere Muskelenzyme im Serum, EMG, Muskelbiopsie) sind meist unauffällig. Ein wichtiges diagnostisches Kriterium ist das prompte Ansprechen der Beschwerden auf Kortison. Bei der arteriitischen Manifestationsform läßt sich die Diagnose anhand der Biopsie aus der A. temporalis stellen (*Cave:* segmentaler Befall, ausreichend großes Stück entnehmen); auch ohne Beschwerden, die auf eine Arterienbeteiligung hindeuten, erbringt die Biopsie gelegentlich einen positiven Befund. Klinisch ist die Erkrankung oft schwer von einer Spätform der CP abzugrenzen.

8.2.3
Therapie

Die Therapie erfolgt mit Glukokortikoiden (zunächst 40–60 mg Prednison/d). Nach Maßgabe durch Klinik, CRP und BSG wird schrittweise auf die Erhaltungsdosis von 5–10 mg/d reduziert. Nach rezidivfreiem Verlauf über 1–2 Jahre kann ein Auslaßversuch unternommen werden.

8.2.4
Prognose

Im Spontanverlauf findet meist über mehrere Jahre ein Wechsel zwischen Remissionen und Rezidiven statt. Erfolgt die Therapie nicht rechtzeitig, können bleibende Defizite (z.B. Erblindung) die Folge sein. Bei adäquater Therapie ist die Lebenserwartung nicht eingeschränkt.

8.3
Symptomatische Myopathien

8.3.1
Pathogenese

Bei einer Vielzahl von Erkrankungen können Myalgien als Begleiterscheinung auftreten. Hierzu gehören *Infektionskrankheiten* (Poliomyelitis, Bornholm-Krankheit, Tetanus, Leptospirosen etc.) und *endokrine Erkrankungen* (z.B. Hyperthyreose und Hyperparathyreoidismus). Auch verschiedene *Medikamente* können zu Myopathien führen (z.B. Kortikoide, Chloroquin, Clofibrat, orale Kontrazeptiva, Amphotericin B, Carbenoxolon und curareartige Muskelrelaxanzien).

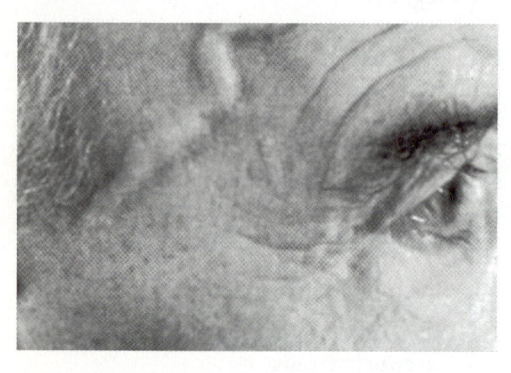

Abb. 1.52: Arteriitis temporalis. Bei diesem 74jährigen Patienten, der über starke Kopfschmerzen, Brennen und Druckempfindlichkeit über der Arterie sowie Sehstörungen klagte, ist die rechte A. temporalis dilatiert und tastbar verhärtet. Bei der Biopsie wurde eine Arteriitis temporalis festgestellt (F. Hiepe 1996).

9 Erkrankungen der Sehnen, Sehnenscheiden und Bursen

9.1 Tendinitiden, Insertionstendinitiden und Enthesopathien, Tendovaginitiden und Tenosynovitiden

Sofern synoviale Strukturen nicht im Rahmen von rheumatischen Erkrankungen (z. B. chronische Polyarthritis, Morbus Bechterew) mitbefallen sind, sind bei der Entstehung von Tenosynovitiden vor allem außergewöhnliche Belastungen, z. B. durch Haltungsfehler oder im Beruf, von Bedeutung. Sie spielen daher besonders in der Orthopädie (siehe Orthopädie, Kap. 2.6) und der Arbeitsmedizin (siehe Arbeitsmedizin, Kap. 5.2) eine Rolle.

9.2 Generalisierte Tendomyopathie (generalisierte Fibromyalgie)

9.2.1 Pathogenese

Diese Krankheit wird zusammen mit anderen nichtentzündlichen Erkrankungen der Muskulatur und des Binde- und Stützgewebes etwas unscharf unter dem Begriff des Weichteilrheumatismus zusammengefaßt. Ihre Ursache ist ungeklärt; psychosomatische Aspekte spielen vermutlich eine Rolle, sind aber sicher nicht allein ausschlaggebend.

9.2.2 Symptome

Es bestehen sogenannte *Tender points* oder generalisierte Schmerzen am ganzen Körper, oft verbunden mit unspezifischen Zeichen wie Müdigkeit, Abgeschlagenheit, Schlafstörungen etc. ohne objektivierbare pathologisch-anatomische Befunde. Gehäuft finden sich Depressionen.

9.2.3 Therapie

Wie bei anderen weichteilrheumatischen Erkrankungen sind Wärmeanwendung und Bewegungstherapie nützlich, ggf. verbunden mit Analgetikagabe, Psychotherapie und ggf. Psychopharmakagabe.

10 Kombinierte Weichteilerkrankungen

10.1 Periarthropathia humeroscapularis

Auch die Periarthropathia humeroscapularis gehört zu den lokalen weichteilrheumatischen Erkrankungen. Es bestehen Veränderungen im Bereich der Rotatorenmanschette und der Bursa subdeltoidea (z.B. radiologisch sichtbare Kalkeinlagerungen). Leitsymptom ist der „schmerzhafte Bogen" zwischen 80° und 120° bei der Abduktion des Armes. Es können Rupturen der Rotatorenmanschette auftreten (siehe Chirurgie, Kap. 31.9).

10.2 Neurodystrophien

10.2.1 Pathogenese

Ein Beispiel für die Neurodystrophien ist der Morbus Sudeck, bei dem es meist im Anschluß an ein Trauma oder einen chirurgischen Eingriff an einer Extremität zu einer Fehlregulation des sympathisch gesteuerten Vasotonus kommt.

10.2.2 Symptomatik und Diagnostik

Stadienabhängig finden sich Schmerzen, Weichteilödem, kalte Zyanose, Glanzhaut und trophische Störungen (Nagelwuchs ↓, Weichteilatrophien). Für die Diagnose ist die röntgenologisch nachweisbare fleckförmige bis diffuse Entkalkung des Knochens wegweisend.

10.2.3 Therapie

Die Therapie besteht in Allgemeinmaßnahmen (stadienabhängig Ruhigstellung bzw. physikalische Therapie einschließlich Krankengymnastik) und Medikamentengabe (Antiphlogistika, Analgetika, durchblutungsfördernde Mittel, Sympatholytika, Sedativa, Kalzitonin).

11 Periphere Kompressionssyndrome

11.1 Pathogenese

Periphere Nerven können in ihrem Verlauf an anatomischen Engstellen eingeengt und dadurch in ihrer Funktion beeinträchtigt werden. Häufigstes Beispiel ist das Karpaltunnelsyndrom des N. medianus, das durch raumfordernde Entzündungen benachbarter Strukturen (z.B. der Sehnenscheiden bei chronischer Polyarthritis) ausgelöst werden kann. Weitere Kompressionssyndrome siehe Neurologie, Kapitel 5.2.

11.2 Symptomatik und Diagnostik

Die Symptomatik ist durch Schmerzen, Dys- und Parästhesien und schließlich Paresen und Atrophien im Innervationsareal des Nerven peripher vom Engpaß gekennzeichnet. Die Diagnose läßt sich durch elektrophysiologische Methoden stellen (Nervenleitungsgeschwindigkeit verlangsamt).

12 Knochenerkrankungen

12.1 Osteodystrophia deformans (Morbus Paget)

12.1.1 Pathogenese

Beim Morbus Paget liegt ein pathologisch gesteigerter Knochenumbau vor (primär: Osteoklastenaktivität ↑, reaktiv: Osteoblastenaktivität ↑), aus dem die Bildung eines regellos aufgebauten, mechanisch inkompetenten Knochens resultiert, der zu Spontanfrakturen neigt. Ein *monoostotischer Befall* ist häufiger als die *polyostotische Manifestation*. Aus arteriovenösen Fisteln mit hohem Shuntvolumen können sich Kreislaufkomplikationen ergeben. Als Spätkomplikation kann es zur Entwicklung eines Osteosarkoms kommen.

Ätiologisch wird ein Zusammenhang mit einer Slow-virus-Infektion vermutet (Nachweis von Masern- und RS-Virus-Ag im befallenen Knochen).

12.1.2 Symptomatik und Diagnostik

Es bestehen Schmerzen in den betroffenen Knochen (häufigste Lokalisationen: Becken, untere Extremität, Schädelbasis). Mögliche lokale Komplikationen sind Knochenverbiegungen, Spontanfrakturen, sekundäre Arthrose benachbarter Gelenke durch Fehlbelastung sowie Hirnnervenausfälle (vor allem des VIII. Hirnnerven) bei Befall der Schädelbasis. *Röntgenologisch* ist der Knochen aufgetrieben mit osteolytischen und -sklerotischen Komponenten (→ wolkiger Aspekt). Das *Szintigramm* zeigt lokale Mehrspeicherungen und läßt die Unterscheidung zwischen mono- und polyostotischem Morbus Paget zu. Die *alkalische Phosphatase* ist erhöht und dient als Aktivitätsindex.

12.1.3 Therapie

Die Therapie wird mit osteoklastenhemmenden Substanzen (Kalzitonin, Phosphonate) durchgeführt.

12.2 Knochentumoren und -metastasen

12.2.1 Diagnostik

Tumoren, die primär vom Knochen ausgehen, sind wesentlich seltener als Knochenmetastasen anderer Primärtumoren. Hauptlokalisationen der Knochenmetastasierung sind Wirbelkörper, Femur, Becken, Rippen, Sternum und Humerus. Radiologische, szintigraphische und Laborbefunde entsprechen denen bei Wirbelmetastasen (siehe Kap. 7).

Das *Osteosarkom* ist der häufigste bösartige Primärtumor des Knochens (siehe Pädiatrie, Kap. 15.8 und Orthopädie, Kap. 2.4).

12.2.2 Therapie

Die Therapie bei *Knochenmetastasen* richtet sich nach dem Primärtumor. Palliative Bestrahlung dient der Schmerzlinderung und der Knochenstabilisierung. Pathologische Spontanfrakturen werden nach Ausräumung der Metastase durch Osteosynthese versorgt. Das *Osteosarkom* wird durch radikale OP + Chemotherapie behandelt (echte Heilungschance!).

13 Systemerkrankungen des Binde- und Stützgewebes mit fakultativer Manifestation am Bewegungsapparat

13.1 Lupus erythematodes (LE)

13.1.1 Pathogenese

Der systemische Lupus erythematodes (SLE) ist eine Systemerkrankung des Bindegewebes mit autoimmunologischer Pathogenese (siehe Immunsystem und Bindegewebe, Kap. 2.1).

13.1.2 Symptomatik und Diagnostik

Eine Beteiligung des Bewegungsapparates findet sich bei > 80 % der Fälle; es kommt dabei zu Arthralgien und nichtdestruierender Arthritis. Zusätzlich sind weitere Organe und Organsysteme befallen (siehe Tab. 1.38). Bei akutem Verlauf finden sich oft unklare Fieberzustände.

Diagnostisch wegweisend ist der Nachweis verschiedener Autoantikörper (siehe Immunsystem und Bindegewebe, Kap. 2.1).

13.1.3 Therapie

Die Therapie richtet sich nach der Krankheitsaktivität (klinische und immunologische Kriterien). Basis der Dauertherapie sind Chloroquinderivate und NSAR. Schübe werden mit Kortikoiden therapiert. Bei hoher Aktivität, die auch bei Dauermedikation mit Kortikoiden unterhalb der Cushing-Schwellendosis therapierefraktär ist, kommt Azathioprin zur Anwendung. Cyclophosphamid wird bei Lupusnephritis und bei schweren vaskulitischen Formen angewendet.

13.1.4 Prognose

Die Prognose richtet sich nach Art und Umfang des Organbefalls (Nieren- und ZNS-Befall → schlechte Prognose). Bei Ansprechen der Therapie beträgt die 5-Jahres-Überlebensrate ca. 85 %.

Tab. 1.38: Manifestationen und Häufigkeit der Organbeteiligung bei systemischem Lupus erythematodes (SLE)

beteiligtes Organ	Manifestationen	Häufigkeit
Gelenke	Arthralgien, nichtdestruierende Polyarthritis	>80%
Pleura	Pleuritis	>70%
Haut	Schmetterlingserythem, diskoider Lupus, Photosensibilität	>70%
Nieren	verschiedene Glomerulopathien, Lupusnephritis → Hypertonie, z. T. nephrotisches Syndrom	>70%
Blut	Anämie, Leuko-, Thrombopenie	>60%
Herz	Perikarditis, Perimyokarditis; selten Libman-Sacks-Endokarditis	>60%
Nervensystem	zerebrale Anfälle, HOPS, Polyneuropathie (Vaskulitis der Vasa nervorum)	>50%
Lunge	Lupuspneumonitis	>40%
Leber	entzündlich bedingtes Budd-Chiari-Syndrom	>40%

> **Klinischer Fall**
>
> Eine 32jährige Patientin wird wegen starker Dyspnoe und ausgeprägter Ödeme sowie Arthralgien stationär aufgenommen. Sie leidet bereits seit langem unter diesen Beschwerden sowie an rezidivierenden Pleuraergüssen. Im Gesicht, auf dem behaarten Kopf und an den Armen und Beinen finden sich frische Hauteffloreszenzen, aber auch zahlreiche ältere, oberflächliche Narben und Pigmentverschiebungen. Blutdruck 155/105 mm Hg, ausgedehnter rechtsseitiger Pleuraerguß, Eiweißausscheidung im Urin 6 g/l, Erythrozyturie, granulierte Zylinder im Sediment.
> BSG 65/97 mm, Gesamteiweiß im Serum 55g/l, Albumine 38%, α_2-Globuline 21%, γ-Globuline 32%, Serumkreatinin 322 µmol/l (36 mg/l).
> *Diagnose:* systemischer Lupus erythematodes

13.2 Arzneimittelinduzierter LE

13.2.1 Ätiologie, Pathogenese

Verschiedene Medikamente können ein Krankheitsbild hervorrufen, das große Ähnlichkeit zum SLE aufweist. Dazu gehören:
- *Antiarrhythmika*: Procainamid, Chinidin
- *Antihypertensiva*: Hydralazin, α-Methyldopa, Reserpin
- *Antiepileptika*: Carbamazepin, Phenytoin, Primidon, Hydantoin, Ethosuximid
- *Tuberkulostatika*: Isoniazid
- *Thyreostatika*: Propyl- und Methylthiouracil
- sowie orale *Kontrazeptiva, D-Penicillamin, Goldsalze, Chemotherapeutika* u.a.

13.2.2 Prognose

Der Verlauf ist in der Regel milder als beim SLE. Die Symptomatik bildet sich mit Absetzen des Medikamentes meist vollständig zurück.

13.3 Panarteriitis nodosa

13.3.1 Pathogenese

Es handelt sich um eine generalisierte Vaskulitis der mittelgroßen und kleinen Arterien, die sekundär zu Thrombosierung, Aneurysmen und ischämischen Nekrosen führt (siehe auch Immunsystem und Bindegewebe, Kap. 2.2).

13.3.2 Symptomatik und Diagnostik

Manifestationen am *Bewegungsapparat* (Arthralgien und Myalgien) sind sehr häufig. Zusätzlich imponieren die Folgen des Organarterienbefalls: *Hautbeteiligung, Glomerulitis* der Niere (→ GN, Hypertonie, Urämie), *Koronararteriitis* (Herzinfarkt, -insuffizienz, Rhythmusstörungen), *gastrointestinale Arteriitis* (→ gastrointestinale Blutungen und Infarkte), *Enzephalitis* und Befall der *Vasa nervorum* (→ Polyneuropathie). Auch Allgemeinsymptome (Fieber, Gewichtsabnahme, Nachtschweiß) kommen vor.

Die *Diagnose* wird durch Arteriographie (Mikroaneurysmen?) und Muskelbiopsie (spezifische Gefäßveränderungen?) gesichert. Die Laborbefunde zeigen unspezifische Entzündungsparameter (z.B. BSG ↑), Neutrophilie und Thrombozytose, z.T. Eosinophilie. In einem Teil gelingt der Nachweis von Autoantikörpern gegen zytoplasmatische Antigene in Granulozyten (ANCA), von HBsAg und/oder Rheumafaktoren (ca. 40%).

13.3.3 Therapie

Die immunsuppressive Therapie wird mit Glukokortikoiden und Cyclophoposphamid durchgeführt.

13.4 Progressive systemische Sklerose (PSS; Sklerodermie)

13.4.1 Symptomatik, Diagnostik, Therapie

Symptomatik. Die Symptomatik der PSS ist Folge einer diffusen Fibrose und einer obstruktiven Vaskulopathie in verschiedenen Geweben (siehe Tab. 1.39). Eine prognostisch günstigere Variante der Sklerodermie ist das CREST-Syndrom (*C*alcinosis cutis, *R*aynaud's phenomenon, dysfunction of the *E*sophagus, *S*clerodactylia, *T*eleangiectasia).

Diagnostik. Die Diagnose fußt vor allem auf klinischen Befunden und wird ergänzt durch bildgebende Verfahren (Rö-Thorax, Ösophagusbreischluck) und Funktionsprüfungen (EKG, Lungenfunktion) zum Nachweis von Organbeteiligungen. Das Labor erbringt unspezifische Entzündungszeichen und z.T. den Nachweis von Autoantikörpern (siehe auch Immunsystem und Bindegewebe, Kap. 2.1).

Therapie. Der Verlauf ist außerordentlich variabel, eine sicher wirksame Therapie existiert bisher nicht. Nur bei schweren Verläufen werden daher z.B. D-Penicillamin, Colchicin, Griseofulvin oder Immunsuppressiva versucht. Wichtig ist physikalische Therapie, z.B. zur Erhaltung der Beweglichkeit.

Tab. 1.39: Klinische Manifestationen der progressiven systemischen Sklerose (PSS)

betroffene Organe	Manifestationen, Folgen
Haut	*Hände:* Raynaud-Symptomatik → rattenbißartige Fingerkuppennekrosen. Sklerodaktylie → Beweglichkeit ↓. *Gesicht:* Mikrostomie, Teleangiektasien
Gastrointestinum	*Mund:* Verkürzung des Zungenbändchens. *Ösophagus* und *Darm:* Motilität ↓ → Dysphagie, Malabsorption
Lunge	interstitielle Fibrose → Rechtsherzbelastung, Cor pulmonale
Niere	Fibrosklerose von Arterien und Glomerula → renale Hypertonie, Nierenversagen
Herz	Perikarditis, Myokardfibrose, Cor pulmonale
Gelenke	nichterosive Polyarthritis

14 Systemische Begleiterscheinungen außerhalb des Bewegungsapparates bei Erkrankungen des Bewegungsapparates

14.1
Sicca-Syndrom (Sjögren-Syndrom, SS)

14.1.1
Symptomatik und Diagnostik

Symptomatik. Das sekundäre Sjögren-Syndrom ist eine fakultative Begleiterscheinung bei verschiedenen Erkrankungen aus dem rheumatischen Formenkreis (z.B. chronische Polyarthritis, SLE). Es ist gekennzeichnet durch verminderte Tränensekretion (*Xerophthalmie* → Keratoconjunctivitis sicca) und eine erniedrigte Speichelproduktion (*Xerostomie*). Ursache ist ein Autoimmunprozeß mit chronisch lymphozytärer Entzündung der Tränen- und Speicheldrüsen. Vom *sekundären Sjögren-Syndrom* wird das *primäre Sjögren-Syndrom* abgegrenzt, bei dem dieselbe Symptomatik ohne zugrundeliegende Systemerkrankung auftritt.

Diagnostik. Für die Diagnose ist der Schirmer-Test (verminderte Durchfeuchtung eines in den Konjunktivalsack gelegten Papierstreifens) von Bedeutung; die reduzierte Speicheldrüsenfunktion kann semiquantitativ durch Szintigraphie erfaßt werden.

Die symptomatische Therapie besteht in lokaler Applikation von künstlichem Speichel und Tränenersatzflüssigkeit (siehe Abb. 1.53).

14.2
Angioneuropathie (Raynaud-Syndrom und Morbus Raynaud)

14.2.1
Symptomatik und Diagnostik

Beim *Raynaud-Syndrom* (siehe Abb. 1.54) treten intermittierend Spasmen digitaler Arterien auf, durch die es zu einem phasenhaften Wechsel zwischen *Ischämie* (= arterieller Vasospasmus), *Zyanose* (= venöse Hyperämie) und *arterieller Hyperämie* kommt. Die Folge sind rattenbißartige Nekrosen der Fingerspitzen und trophische Störungen der Hautanhangsge-

Abb. 1.53: Schirmer-Test bei trockenen Augen. Ein Streifen sterilen Filterpapiers mit Standardporengröße wird über das untere Lid gelegt. Der Patient muß vorsichtig die Augen schließen, und nach 5 min. wird die Länge des nassen Gebietes gemessen. Bei weniger als 15 mm gilt die Produktion der Tränenflüssigkeit als vermindert.

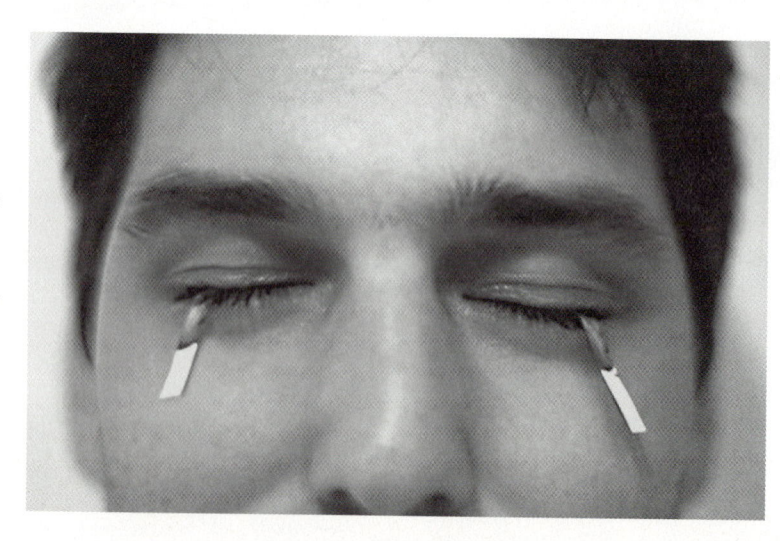

14 Systemische Begleiterscheinungen außerhalb des Bewegungsapparates

Diagramm – sekundäre Raynaud-Phänomene:

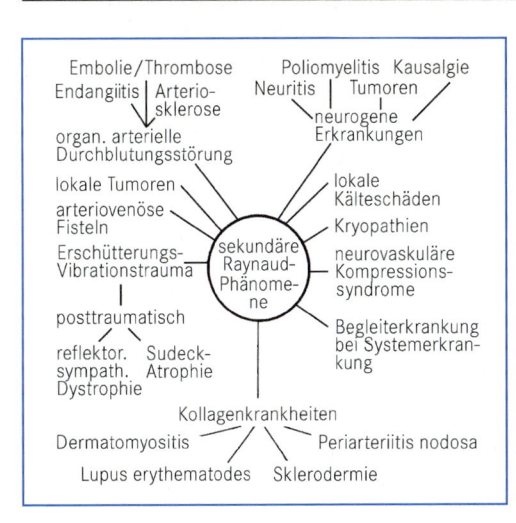

- Embolie/Thrombose
- Endangiitis
- Arteriosklerose
- organ. arterielle Durchblutungsstörung
- lokale Tumoren
- arteriovenöse Fisteln
- Erschütterungs-Vibrationstrauma
- posttraumatisch
- reflektor. sympath. Dystrophie
- Sudeck-Atrophie
- Poliomyelitis
- Neuritis
- Kausalgie
- Tumoren
- neurogene Erkrankungen
- lokale Kälteschäden
- Kryopathien
- neurovaskuläre Kompressionssyndrome
- Begleiterkrankung bei Systemerkrankung
- Kollagenkrankheiten
- Dermatomyositis
- Lupus erythematodes
- Sklerodermie
- Periarteriitis nodosa

Abb. 1.54: Sekundäre Raynaud-Phänomene (Zetkin/Schaldach 1998)

bilde. In der Entstehung spielen vaskulitische Prozesse und eine Fehlregulation des sympathisch gesteuerten Vasotonus eine Rolle. Das Raynaud-Phänomen tritt symptomatisch vor allem bei der PSS, aber auch bei anderen Kollagenosen (z. B. SLE, Mischkollagenose) auf.

Eine eigenständige Krankheitsentität ist der *idiopathische Morbus Raynaud*, bei dem die geschilderten Symptome ohne zugrundeliegende Systemerkrankung auftreten. Er befällt vor allem Frauen unter 40 Jahren.

Innere Medizin

Immunsystem und Bindegewebe

DR. MED. KARSTEN PAPKE

Inhalt

1	**Immundefekte**	307
1.1	Primäre Immundefekte	307
1.2	Sekundäre Immundefekte	308
2	**Autoimmunerkrankungen**	310
2.1	Kollagenosen	310
2.2	Entzündliche Gelenkerkrankungen	311
2.3	Vaskulitiden	311
2.4	Autoimmunzytopenien	313
2.5	Autoimmunopathien des Nervensystems	314
2.6	Endokrine Autoimmunkrankheiten	314
2.7	Immunologische Erkrankungen des Gastrointestinaltraktes	315
2.8	Autoimmune Nierenerkrankungen	316
2.9	Immunologische Lungenerkrankungen	316
2.10	Immunologische Erkrankungen der Haut	317
3	**Transfusionsmedizin**	318
4	**Transplantationsmedizin**	319
4.1	Organtransplantation	319
4.2	Knochenmarktransplantation	319

1 Immundefekte

1.1 Primäre Immundefekte

Unter primären Immundefekten versteht man angeborene Erkrankungen, die zu einer Fehlfunktion des Immunsystems führen. Davon können sowohl die zelluläre als auch die humorale Immunantwort betroffen sein.

1.1.1 Zelluläre Immundefekte

DiGeorge-Syndrom

Beim nicht erblichen *DiGeorge-Syndrom* kommt es aufgrund einer intrauterinen Fehlentwicklung zur angeborenen Thymushypoplasie. Es resultiert eine Verminderung und Fehlfunktion der T-Zellen (Aktivierbarkeit ↓, Zytokinproduktion ↓). Die Funktionsstörung betrifft vor allem die Immunantwort vom verzögerten Typ und ist durch opportunistische Infekte gekennzeichnet. Meist bessert sich die Symptomatik mit zunehmendem Alter. In schweren Fällen ist die Transplantation von fetalem Thymus Therapie der Wahl.

Schwerer kombinierter Immundefekt (SCID)

Der erbliche *schwere kombinierte Immundefekt* (SCID = severe combined immunodeficiency) beruht auf einem Stammzelldefekt, von dem sowohl die B- als auch die T-Zellen betroffen sind. Er verläuft unbehandelt rasch tödlich. Therapie der Wahl ist die Knochenmarktransplantation.

1.1.2 Humorale Immundefekte

X-chromosomale Agammaglobulinämie

Bei der *X-chromosomalen Agammaglobulinämie* ist die Reifung der B-Zellen und ihre Fähigkeit zur Antikörperproduktion beeinträchtigt. Die Folge ist eine verminderte Resistenz gegen bakterielle Infektionen. Diese können zu Bronchiektasen führen; durch Infektion mit Giardia lamblia kann sich ein Malabsorptionssyndrom entwickeln. Die Abwehr fungaler und viraler Infektionen ist dagegen ungestört (Ausnahme: Poliomyelitis). Zur Therapie wird IgG i.m. substituiert.

Common variable immunodeficiency

Zu den gleichen Symptomen führt die *Common variable immunodeficiency*. Sie wird jedoch nicht vererbt und manifestiert sich meist erst in der Pubertät. B-Zellen sind zwar vorhanden, ihre Funktion ist jedoch aufgrund von unterschiedlichen Mechanismen gestört. Therapie: IgG-Substitution.

1.1.3 Kongenitale Phagozytosedefekte

Die Phagozytose kann auf verschiedenen Ebenen beeinträchtigt sein. So führen Komplementdefekte (s.u.) zu einer Störung der Opsonisation und der Chemotaxis, während Defekte verschiedener Enzyme die Degranulation und/oder die intrazelluläre Abtötung phagozytierter Mikroorganismen beeinträchtigen. Beispiele dafür sind der Myeloperoxidasedefekt, Defekte der Glukose-6-Phosphatdehydrogenase oder der Glutathionperoxidase (→ Bereitstellung von NADH für oxidierende Enzyme ↓)

sowie die *septische Granulomatose* durch NADH-Oxidase-Mangel (→ H_2O_2-Bildung ↓).

1.1.4
Komplementdefekte

Das Komplementsystem ist ein System aus 9 Serumglykoproteinen (C1 bis C9), das körperfremde Zellen direkt lysiert oder für die Phagozytose opsoniert. Es besteht aus drei funktionellen Einheiten (Erkennungseinheit: C1, Aktivierungseinheit: C2 und C4, Membranzerstörungseinheit: C5 bis C9) und kann auf zwei unterschiedlichen Wegen aktiviert werden:
1. Bei der *klassischen* Aktivierung erkennt C1 an Antigene gebundene Antikörper und aktiviert die Aktivierungseinheit, die C3b aus C3 abspaltet. C3b bindet an die Zelloberfläche.
2. Bei der *alternativen* Aktivierung erfolgt die Bindung von C3b an die Zelloberfläche direkt, z.B. durch Lipopolysaccharide.

Gemeinsame Endstrecke beider Wege ist die Opsonierung oder die Aktivierung der Membranzerstörungseinheit durch C3b. Komplementdefekte können unterschiedliche Folgen haben:

Ein homozygoter Mangel an C3 führt zu häufigen, rekurrenten Infektionen mit verschiedenen Eitererregern. Fehlen dagegen Faktoren der Membranzerstörungseinheit (außer C9), besteht eine erhöhte Empfänglichkeit für Infektionen mit Neisserien (Neisseria meningitidis und Neisseria gonorrhoeae).

Das *hereditäre Angioödem* beruht auf einem autosomal vererbten Mangel an C1-Inhibitor. Anfallsweise (ausgelöst z.B. durch Gewebeschädigung) kommt es zu einer 48–72h anhaltenden Permeabilitätssteigerung der Gefäße. Diese führt zu ödematösen Schwellungen im Gesicht, Gastrointestinaltrakt (→ Darmkrämpfe, Diarrhöen) oder Respirationstrakt (→ Larynxödem). Der Anfall selbst ist schwer zu therapieren, eine Prophylaxe kann mit Proteaseinhibitoren (ε-Aminokapronsäure, Tranexamsäure) oder Anabolika (z.B. Danazol) erfolgen.

1.2
Sekundäre Immundefekte

Sekundäre Immundefekte sind die Folge verschiedener erworbener Erkrankungen.

1.2.1
Para- und postinfektiöse Immundefizienz

Bei Infektionen mit lymphotropen Viren (z.B. HIV, CMV, EBV, HSV) resultiert die immunologische Funktionsstörung direkt aus dem viralen Befall der Lymphozyten. Eine Immundefizienz wird jedoch auch bei verschiedenen bakteriellen (z.B. Tbc, Lepra) oder parasitären Erkrankungen (z.B. Leishmaniose, Bilharziose) gefunden, wofür unterschiedliche Mechanismen verantwortlich sind; so kommt es z.B. bei der Lepra zu einer Inaktivierung chemotaktischer Komplementfaktoren (→ Beeinträchtigung der Phagozytose).

1.2.2
Malignombedingte Immundefekte

Zu malignombedingten Immundefekten kommt es vor allem durch lymphoproliferative Erkrankungen (z.B. malignes Lymphom, CLL, Plasmozytom). Zugrundeliegende Mechanismen können z.B. sein: Knochenmarkinfiltration durch Tumorzellen mit Verdrängung der Hämatopoese oder das Überwiegen von Paraprotein, das beim Plasmozytom von immunkompetenten Tumorzellen gebildet wird. Auch solide Tumoren können durch indirekte Mechanismen einen Immundefekt hervorrufen; so kann z.B. die Tumorkachexie durch Proteinmangel zu einer Störung der Synthese von Immunglobulinen führen.

1.2.3
Stoffwechselbedingte Immundefekte

Stoffwechselbedingte Immundefekte kommen unter anderem vor bei Diabetes mellitus (vorwiegend Chemotaxiestörung → Phagozytoseinhibition), bei Leberinsuffizienz (Proteinmangel → Synthesestörung z.B. von Ig und Komplement), bei Morbus Cushing (immunsuppressive Glukokortikoidwirkung) sowie bei

Eiweißverlusten z.B. durch nephrotisches Syndrom, exsudative Gastroenteropathie, Mangelernährung etc.

1.2.4
Iatrogene und posttraumatische Immundefizienz

Iatrogen bedingt können z.B. verschiedene Pharmaka (Immunsuppressiva, Zytostatika) oder Bestrahlung zur Immundefizienz führen. Diese Zustände können verschiedene Aspekte der Immunantwort betreffen: Durch Zytostatikagabe oder Bestrahlung des Knochenmarks kommt es vor allem zu einer Verminderung der Granulozytenzahl. Glukokortikoide führen zur Umverteilung von T-Lymphozyten in Milz und Knochenmark sowie zur Beeinträchtigung verschiedener zellulärer Funktionen (z.B. Lymphokinfreisetzung). Verschiedene andere Medikamente (z.B. Amidopyrin, Phenothiazin) können eine Agranulozytose auslösen (siehe Blutzellsystem und Hämostase, Kap. 2).

Auch schwerwiegende Eingriffe in die Körperintegrität (z.B. Operationen, schwere Traumen, Narkosen) können die Funktion des Immunsystems beeinträchtigen.

2 Autoimmunerkrankungen

2.1 Kollagenosen

Unter dem Begriff der Kollagenosen werden verschiedene systemische Erkrankungen mit Autoimmunpathogenese zusammengefaßt, die sich histologisch als fibrinoide Kollagennekrosen äußern und sich daher vor allem am Bindegewebe abspielen.

2.1.1 Systemischer Lupus erythematodes (SLE)

Beim SLE (siehe Bewegungsapparat, Kap. 13.1) lassen sich eine Reihe von Autoantikörpern nachweisen, die gegen verschiedene Arten von Antigenen gerichtet sind (siehe Tab. 1.40). Ihre Rolle in der Pathogenese ist noch ungeklärt, z.T. spielen Immunkomplexe eine Rolle (→ Komplementaktivierung, Immunvaskulitis). Einige Autoantikörper spielen eine wichtige diagnostische Rolle; so sind Anti-ds-DNS-Ak spezifisch für den SLE (Titer auch zur Verlaufskontrolle geeignet), aber nicht sehr sensitiv (nur in ca. 50% der Fälle positiv).

2.1.2 Progressive Systemsklerose (PSS)

Für die gesteigerte Kollagensynthese, die bei der progressiven Systemsklerose zur Anhäufung von Kollagen und zur diffusen Fibrose der Gewebe führt, sind vermutlich verschiedene immunologische Reaktionen verantwortlich. Im erkrankten Gewebe finden sich vermehrt T-Helfer-Zellen sowie aktivierte Monozyten und Makrophagen. Von diesen Zellen freigesetzte Zytokine (z.B. IL-1 und IL-2) stimulieren die Fibroblastenaktivität und führen so zur vermehrten Kollagenbildung. Eine obstruktive Fibrosierung kleiner Gefäße führt zum Raynaud-Phänomen und zu Infarkten in verschiedenen Organen (siehe Bewegungsapparat, Kap. 13.4). Auf eine autoimmunpathologische Genese weisen auch antinukleäre Autoantikörper hin, die bei der progressiven Systemsklerose in einem Teil der Fälle nachgewiesen werden können. Hochspezifisch, aber nur mit einer Sensitivität von 10–15% ist der Antikörper gegen das chromosomale Ag SCL-70. Das CREST-Syndrom ist mit antizentromeren Antikörper assoziiert.

Tab. 1.40: Autoantikörper beim systemischen Lupus erythematodes

Art der Autoantikörper	Zielantigene
antinukleäre Ak (ANA)	ds-DNS, ENA (extrahierbares nukleäres Antigen), Sm-Antigen (ein nukleäres Glykoprotein), Histone, MA 1 (saures Kernantigen), RNS etc.
Antikörper gegen Zelloberflächenbestandteile	Antigene auf Lympho-, Erythro-, Granulo- und Thrombozyten
Antikörper gegen Zytoplasmakomponenten	Mitochondrien, Ribosomen, Lysosomen, zytoplasmatisches Glykoprotein (SS-A), zytoplasmatisches RNS-Protein (SS-B)
Antikörper gegen Serumeiweißkörper	Immunglobuline, Gerinnungsfaktoren

2.1.3
Dermato-/Polymyositis

Ursache der Dermato-/Polymyositis (siehe Bewegungsapparat, Kap. 8.1) ist eine zytotoxische, T-Zell-vermittelte Immunreaktion auf noch nicht näher definierte Antigene der Skelettmuskulatur. Zusätzlich lassen sich in einem Teil der Fälle Autoantikörper nachweisen (antinukleäre Ak, Antimyoglobin-Ak). Oft beobachtete hohe Titer gegen Coxsackie-B-Viren und Hepatitis-B-Viren deuten auf die Mitbeteiligung eines viralen Geschehens. Bei der paraneoplastischen Form könnte auch eine Kreuzreaktion mit Tumorantigenen eine Rolle spielen.

2.1.4
Sjögren-Syndrom

Beim Sjögren-Syndrom (siehe Bewegungsapparat, Kap. 14.1) lassen sich Antikörper nachweisen, die gegen Epithelien der Ausführungsgänge von Speichel- und Tränendrüsen gerichtet sind; histomorphologisch liegt eine chronische lymphozytäre Infiltration des Drüseninterstitiums vor. Nach längerem Verlauf besteht die Gefahr einer Lymphomentwicklung in den erkrankten Drüsen.

2.1.5
Mischkollagenosen, Überlappungssyndrome

Wegen der vielfältigen Organmanifestationen, die bei Kollagenosen auftreten können, ist eine eindeutige Zuordnung zu einem bestimmten Krankheitsbild in der Frühphase der Erkrankung oft schwierig. So können Patienten gleichzeitig Symptome verschiedener Kollagenosen aufweisen, so daß in diesen Fällen von einer Mischkollagenose gesprochen wird *(mixed connective tissue disease, Overlap-Syndrom)*. Beim sogenannten *Sharp-Syndrom* liegen Arthritiden, Hand- und Fingerschwellungen, ein Raynaud-Phänomen und Myositiden vor. Oft zeigt dann der weitere Verlauf die Entwicklung einer regelrechten Sklerodermie.

2.2
Entzündliche Gelenkerkrankungen

Autoimmunprozesse spielen eine Rolle in der Entstehung verschiedener Gelenkerkrankungen. Bei der *chronischen Polyarthritis* lassen sich im Serum IgM-Antikörper gegen IgG (Rheumafaktoren) nachweisen. An der gelenkzerstörenden Synovialitis sind zelluläre (aktivierte T-Lymphozyten → Zytokinproduktion → Fibroblastenaktivierung, Enzündungsmediatorfreisetzung etc.) und humorale (Ig-Produktion, Rheumafaktoren) Immunmechanismen beteiligt. Auch an den Gelenkmanifestationen bei verschiedenen Systemerkrankungen sind diverse Autoimmunmechanismen beteiligt. Die Klinik dieser Erkrankungen wird unter Bewegungsapparat, Kapitel 1 ausführlich besprochen.

2.3
Vaskulitiden

In diesem Abschnitt werden verschiedene systemische Vaskulitiden besprochen, deren gemeinsames Merkmal in den Gefäßen lokalisierte autoimmunologische Entzündungsvorgänge sind. Sofern die Erkrankungen an anderer Stelle ausführlicher beschrieben werden, wird hier nur auf die pathogenetisch zugrundeliegenden Autoimmunmechanismen eingegangen.

2.3.1
Periarteriitis nodosa (PAN)

Pathogenetisches Prinzip der PAN (siehe Bewegungsapparat, Kap. 13.3) ist eine generalisierte Vaskulitis der mittelgroßen und kleinen Arterien. Verschiedene Immunmechanismen scheinen ursächlich beteiligt zu sein; recht häufig findet sich eine Hepatitis-B-Antigenämie, was auf eine Beteiligung von Immunkomplexen hindeutet. In anderen Fällen scheinen jedoch zellulär vermittelte Immunreaktionen zu dominieren. Neuerdings wurden bei Patienten mit PAN Antikörper gegen intrazytoplasmatische Granulozyten-Ag (pANCA) entdeckt, deren pathogenetische Bedeutung jedoch noch unklar ist.

Als Sonderform der PAN gilt das *Kawasaki-Syndrom* (mukokutanes Lymphknotensyndrom) des Kindesalters, das sich mit Fieber, Schleimhautefforeszenzen, Hauteruptionen, Lymphadenitis und generalisierter Vaskulitis (Komplikation: KHK!) manifestiert (siehe Pädiatrie, Kap. 9.3).

2.3.2
Wegener-Granulomatose (WG)

Die Vaskulitis bei Wegener-Granulomatose betrifft vor allem die kleinen Arterien und Venen des Respirationstrakts (einschließlich Nase, Nasennebenhöhlen, Mittelohr) in Form einer nekrotisierend-granulomatösen Entzündung.

Die ersten Symptome manifestieren sich meist in Form einer „Kopfsymptomatik" mit Nasenbluten, Otitis media, „rotem Auge" etc. Später generalisiert die Wegener-Granulomatose zu einer Systemerkrankung mit Multiorganbefall (Lunge, Herz, Niere, Haut, Bewegungsapparat, Nervensystem), die unbehandelt eine schlechte Prognose hat. Für eine Immunpathogenese spricht der diagnostisch wichtige Nachweis von Antikörpern gegen Proteinase 3 (Anti-Neutrophilenzytoplasma-Ak, cANCA bzw. ACPA) und das Ansprechen auf die immunsuppressive Therapie mit Glukokortikoiden und Cyclophosphamid.

Eine wichtige Differentialdiagnose der Wegener-Granulomatose ist die *Churg-Strauss-Vaskulitis* (allergische Granulomatose), von der die kleinen Arterien vorwiegend der Lunge befallen werden. Der Erkrankung, von der vor allem Patienten mit Asthma bronchiale betroffen sind, liegt eine allergische Pathogenese mit Überempfindlichkeitsreaktionen vom Typ I und III zugrunde. Das Blutbild zeigt eine hohe Eosinophilie, röntgenologisch finden sich diffuse noduläre Lungeninfiltrate. Auch der *Morbus Behçet* kann z. T. zu ähnlichen Manifestationen wie die Wegener-Granulomatose führen (aphthös-ulzeröser Schleimhautbefall, Augensymptomatik).

2.3.3
Riesenzellarteriitis: Polymyalgia arteriitica und Takayasu-Arteriitis

Die Ätiologie der *Polymyalgia arteriitica* (siehe Bewegungsapparat, Kap. 8.2) ist noch weitgehend ungeklärt. In den betroffenen Gefäßen finden sich Rundzellinfiltrate (Lymphozyten, Monozyten), die Aktivierungsantigene exprimieren, sowie charakteristische Riesenzellen. Im Blut sind die T-Suppressorzellen vermindert, in der Gefäßwand die T-Helferzellen vermehrt.

Auch bei der *Takayasu-Arteriitis* kommen Riesenzellen in den befallenen Gefäßwänden vor. Die Erkrankung ist selten, befällt vor allem jüngere Frauen und manifestiert sich vorwiegend an der Aorta, an der es zur Stenosierung von Gefäßabgängen kommt (→ periphere Minderdurchblutung, „pulseless disease"). Zum Teil lassen sich Antikörper gegen Arterienwandmaterial nachweisen, was eine autoimmunologische Komponente in der Pathogenese nahelegt.

> **Klinischer Fall**
>
> Eine 29jährige Krankenschwester, die seit 12 Jahren in Deutschland auf einer geburtshilflichen Station arbeitet, fühlt sich krank und nimmt an Gewicht ab. Sie klagt über lageabhängigen Schwindel, Sehstörungen sowie über ein unangenehmes Kältegefühl im Bereich der rechten Hand. Sie gibt an, die Hand ermüde beim Schreiben schnell. Der Radialispuls ist rechts gegenüber links abgeschwächt, wiederholte Messungen zeigen eine deutliche Differenz des Blutdrucks zwischen rechtem Arm und rechtem Bein. Röntgenaufnahmen der HWS sind unauffällig. BSG 60/90 mm.
> *Diagnose:* Takayasu-Syndrom

2.3.4
Leukozytoklastische Vaskulitis (LV)/ Vasculitis allergica

Die leukozytoklastische Vaskulitis wird durch zirkulierende Immunkomplexe verursacht, die sich in den Wänden kleiner Arterien einlagern und dort über Komplementaktivierung und Granulozytenchemotaxis zur Schädigung führen. Die der Immunkomplexbildung zugrundeliegenden Antigene können unterschiedlicher Art sein. Bei der *Purpura Schoenlein-Henoch* des Kindes (siehe Pädiatrie, Kap. 9.3) wird eine Überempfindlichkeitsreaktion auf bestimmte Bakterienantigene (vor allem Streptokokken) vermutet. Beim älteren Menschen kann eine Immunkomplexbildung durch verschiedene Medikamente oder auch durch Malignome oder andere Grunderkrankungen ausgelöst werden. Es ist dann von großer Wichtigkeit, den sekundären Charakter der Vasculitis allergica zu erkennen und die zugrundeliegende Erkrankung zu diagnostizieren und zu behandeln.

2.3.5
Thrombendangiitis obliterans (Morbus von Winiwarter-Buerger)

Bei dieser Erkrankung kommt es zu einer schubweisen Entzündung kleiner und mittlerer Arterien, die ihren Ausgang von der Intima nimmt und zur sekundären Thrombosierung mit Obliteration neigt. Die Thrombendangiitis obliterans befällt fast ausschließlich stark rauchende Männer im Alter von 20–40 Jahren; Rauchverzicht bedeutet klinische Remission des Leidens, weshalb Bestandteile des Tabakrauches als auslösendes Agens angenommen werden. Diskutiert wird eine hyperergische Reaktion auf diese Noxen, die durch den erhöhten HbCO-Gehalt des Blutes bei Rauchern noch begünstigt wird. Der positive Nachweis von Anti-Elastin-Ak deutet auf ein immunpathologisches Geschehen.

Symptomatik. Die Symptomatik wird von segmentalen, primär peripheren, später z.T. langstreckigen Verschlüssen von Arterien, vor allem der Extremitäten, bestimmt und manifestiert sich daher als periphere arterielle Verschlußkrankheit (siehe Chirurgie, Kap. 14). Die begleitende Phlebitis migrans kann klinisch der Manifestation des Arterienbefalls um Monate bis Jahre vorausgehen.

Diagnose. Die Diagnose wird vor allem anamnestisch und klinisch gestellt (schubweiser Verlauf mit peripherer Verschlußlokalisation, begleitende Phlebitis, starker Raucher, Besserung durch Nikotinkarenz). Die Laborparameter zeigen Entzündungsmerkmale und den Nachweis von Anti-Elastin-Ak.

Therapie. Basis der Therapie ist absolute Nikotinkarenz. Ansonsten entspricht das Vorgehen dem bei AVK mit der Einschränkung, daß lumeneröffnende Maßnahmen wegen der peripheren Lage der Verschlüsse meist nicht möglich sind.

2.4
Autoimmunzytopenien

2.4.1
Autoimmunhämolytische Anämien

Autoimmunhämolytische Anämien werden durch zirkulierende Autoantikörper gegen die eigenen Erythrozyten verursacht. Sie treten sekundär bei verschiedenen Grunderkrankungen (para- oder postinfektiös, paraneoplastisch etc.) auf oder sind idiopathisch. Zur Symptomatik, Diagnostik und Therapie siehe Blutzellsystem und Hämostase, Kapitel 1.6.

2.4.2
Immunneutropenien

Immunologisch bedingte Neutropenien sind meist hervorgerufen durch die Einnahme bestimmter Medikamente (vor allem Amidopyrin), die bei disponierten Personen zur Bildung von Autoantikörpern gegen zirkulierende Granulozyten führt. Das klinische Bild wird bestimmt durch die Folgen der Agranulozytose (siehe Blutzellsystem und Hämostase, Kap. 2).

2.4.3
Immunthrombozytopenien

Autoimmunologische Thrombozytopenien können in verschiedenen Formen auftreten. Bei der chronischen Form der *idiopathischen thrombozytopenischen Purpura* (siehe Blutzellsystem und Hämostase, Kap. 6.1) kommt es aus ungeklärter

Ursache zur Bildung von Autoantikörpern gegen Thrombozyten, deren Lebensdauer dadurch verkürzt ist. Die *arzneimittelbedingte thrombozytopenische Purpura* (siehe Blutzellsystem und Hämostase, Kap. 6.2) ist auf die Einnahme verschiedener Medikamente zurückzuführen, die bei der Bindung von Antikörpern an Antigene auf der Thrombozytenoberfläche offenbar als Haptene fungieren.

2.5
Autoimmunopathien des Nervensystems

Für verschiedene Erkrankungen des Nervensystems ist eine Autoimmunpathogenese gesichert oder wahrscheinlich.

2.5.1
Myasthenia gravis

Bei der Myasthenia gravis sind Antikörper vorhanden, die sich gegen den Acetylcholinrezeptor der motorischen Endplatte auf den Skelettmuskelzellen richten. Die Rezeptoren werden durch die zirkulierenden Antikörper blockiert, die neuromuskuläre Erregungsübertragung so gestört. Die Erkrankung ist häufig mit einem Thymom assoziiert; es wird vermutet, daß in der Pathogenese eine fehlerhafte Selektion von autoreaktiven T-Lymphozyten im Thymus eine Rolle spielt.

2.5.2
Lambert-Eaton-Syndrom

Das Lambert-Eaton-Syndrom (pseudomyasthenisches Syndrom) weist eine ähnliche Symptomatik auf wie die Myasthenia gravis. Es beruht auf zirkulierenden Autoantikörpern (IgG) gegen die präsynaptische Membran der motorischen Endplatte, durch die die nervenimpulsabhängige Freisetzung von Acetylcholin in den synaptischen Spalt vermindert wird. Das Lambert-Eaton-Syndrom wird meist als neuromuskuläres paraneoplastisches Syndrom bei kleinzelligem Bronchialkarzinom (seltener auch bei anderen Karzinomen oder idiopathisch) beobachtet.

2.5.3
Guillain-Barré-Syndrom

Das Guillain-Barré-Syndrom ist eine akute demyelinisierende Erkrankung des peripheren Nervensystems. Meist geht seiner Entstehung ein viraler Infekt voraus, es tritt jedoch auch als paraneoplastisches Syndrom auf. Durch zellgebundene Immunreaktionen (Infiltration der befallenen Nerven mit Lympho- und Histiozyten, Phagozytose der Zerfallsprodukte durch proliferierende Schwann-Zellen) wird das Myelin peripherer Markscheiden zerstört, wobei häufig die Rückenmarkswurzeln besonders betroffen sind (= Polyradikulitis).

2.5.4
Multiple Sklerose

Auch für die Multiple Sklerose (MS) ist eine Autoimmunpathogenese wahrscheinlich. Es kommt schubweise zu einer herdförmigen, perivenösen Infiltration der weißen Substanz mit Lympho- und Plasmozyten, die zur Zerstörung zentralen Myelins führt und eine Entmarkung zur Folge hat. Die Defektheilung führt zur astrozytären Fasergliose. Die Inzidenz der MS ist regional unterschiedlich (in Äquatornähe seltener). Durch Migrationsstudien ließ sich zeigen, daß Einwanderer aus einem Hoch- in ein Niedrigendemiegebiet das niedrigere Erkrankungsrisiko erwerben, wenn die Einwanderung etwa vor dem 15. Lj. erfolgt. Daher wird für die Ätiologie ein in der Kindheit relevanter Umweltfaktor (Slow-virus-Infektion?) angenommen, der mit der späteren Erkrankung in Zusammenhang steht.

Ausführliche Besprechung der Krankheitsbilder siehe Neurologie.

2.6
Endokrine Autoimmunkrankheiten

Autoimmunprozesse sind auch bei verschiedenen endokrinologischen Erkrankungen zentraler Schritt in der Pathogenese.

2.6.1
Diabetes mellitus

Beim Diabetes mellitus Typ I fallen die insulinproduzierenden B-Zellen der Langerhans-Inseln im Pankreas einer lymphozytären Insulitis zum Opfer. Es lassen sich Antikörper gegen Oberflächenantigene der Inselzellen und gegen körpereigenes Insulin nachweisen. Für diesen Autoaggressionsvorgang spielen vermutlich sowohl genetische (höhere Erkrankungshäufigkeit bei Trägern von HLA DR3 oder HLA DR4) als auch exogene Faktoren (Virusinfektion?) eine Rolle.

2.6.2
Morbus Addison

Der Morbus Addison (Nebennierenrindeninsuffizienz) wird am häufigsten (ca. 80% der Fälle) durch eine Autoimmunadrenalitis verursacht, wobei Autoantikörper gegen NNR-Zellen nachweisbar sind.

2.6.3
Perniziöse Anämie

Die perniziöse Anämie hat ihre Ursache in einer Autoimmungastritis, die zu einer Zerstörung der Intrinsic-factor-(IF-)produzierenden Belegzellen führt. An diesem Vorgang sind Autoantikörper gegen die Belegzellen und gegen die Vitamin-B_{12}-Bindungsstelle des Intrinsic factors beteiligt.

2.6.4
Morbus Basedow

Der Morbus Basedow wird durch Antikörper gegen den TSH-Rezeptor an der Schilddrüsenzelle verursacht. Da diese Antikörper an dem Rezeptor eine stimulierende Aktivität entfalten, ist eine vermehrte Hormonfreisetzung mit konsekutiver Hyperthyreose die Folge.

2.6.5
Hashimoto-Thyreoiditis

Die Hashimoto-Thyreoiditis beruht ebenfalls auf immunologischen Prozessen an der Schilddrüse, führt jedoch meist zur *Hypo*thyreose. Es besteht ein genetisch prädisponierter (höhere Inzidenz bei HLA DR5-Trägern) Toleranzdefekt der Lymphozyten gegenüber den Schilddrüsenzellen, die daher im Rahmen einer chronisch-lymphozytären Thyreoiditis zerstört werden. Auch Autoantikörper gegen schilddrüsenspezifische Antigene (z.B. Thyreoglobulin und mikrosomales Antigen) spielen eine Rolle. Fließende Übergänge zwischen Morbus Basedow und Thyreoiditis Hashimoto kommen vor.

2.6.6
Polyendokrine Autoimmunopathien

Polyendokrine Autoimmunopathien sind Kombinationen aus verschiedenen, autoimmunologisch bedingten, endokrinen Störungen. Sie führen meist zu Unterfunktionen der betroffenen Drüsen und zu entsprechender endokrinologischer Symptomatik. Eine Prädisposition ist genetisch fixiert (erhöhte Erkrankungswahrscheinlichkeit bei HLA B8-, -DR3, -DR4- und DQ2β-Trägern).

Die *lymphozytäre Hypophysitis* mit autoimmunologisch bedingter Zerstörung des HVL wird meist bei Frauen während oder kurz nach der Schwangerschaft beobachtet. Sie ist in etwa der Hälfte der Fälle mit anderen endokrinen Immunopathien kombiniert.

Auch *Fertilitätsstörungen* können auf autoimmunologische Vorgänge zurückzuführen sein.

2.7
Immunologische Erkrankungen des Gastrointestinaltraktes

2.7.1
Primäre biliäre Zirrhose

Die primäre biliäre Zirrhose (siehe Verdauungsorgane, Kap. 5.3) ist eine Erkrankung, die vermutlich durch autoimmunologische Prozesse (Autoantikörper gegen Mitochondrien, Gallengangsepithelien etc.) zu einer chronisch destruierenden Entzündung intrahepatischer Gallenkanäle führt. Vermutlich spielen Immunkomplexe, aber auch zellvermittelte Immunvorgänge (Typ IV) eine Rolle. Es kommt zur chronischen Cholestase und letztlich zur Leberzirrhose.

2.7.2 Chronische Hepatitis

Auch eine chronische Hepatitis (siehe Verdauungsorgane, Kap. 5.2) kann Folge von Autoimmunprozessen sein. Ursache der autoimmunen chronisch-aggressiven Hepatitis ist vermutlich eine gestörte Funktion der T-Suppressorzellen. Im Serum können verschiedene Autoantikörper nachweisbar sein, z.B. ANA, SLA (= soluble liver antibody), LKM (liver-kidney-microsomal antibody oder SMA = smooth muscle antigen), die jedoch nicht spezifisch für die autoimmune Hepatitis sind, sondern auch bei anderen Autoimmunerkrankungen vorkommen können. Bei den betroffenen Patienten – meist Frauen mittleren Alters – wird überzufällig häufig HLAB8 oder DR3 nachgewiesen (genetische Disposition). Die Klinik der autoimmunen Hepatitis ähnelt der anderer chronischer Hepatitisformen, gelegentlich wird die Symptomatik jedoch von anderen Autoimmunerkrankungen bestimmt, mit denen die autoimmune Hepatitis oft kombiniert ist.

2.7.3 Morbus Crohn

Beim Morbus Crohn sind in einem Teil der Fälle zirkulierende Antikörper gegen RNA, Kolonenterozyten oder Lymphozyten nachweisbar. Die Präsenz von Epitheloidzellen in den Granulomen in der entzündeten Schleimhaut spricht für eine Mitbeteiligung von T-Zellen. Auf eine autoimmunologische Genese deutet auch die Tatsache hin, daß bei Morbus-Crohn-Patienten häufig immunologische Begleiterkrankungen, wie z.B. Erythema nodosum, Arthritiden oder Vaskulitiden zu finden sind.

2.7.4 Colitis ulcerosa

An der Entstehung der Colitis ulcerosa ist vermutlich eine Kreuzreaktion zwischen Wandantigenen von E. coli und Kolonenterozyten beteiligt (ein entsprechender kreuzreaktiver Antikörper ist in >50% der Fälle nachweisbar). Durch die Bildung von Immunkomplexen kommt es zu Komplementaktivierung und Granulozytenchemotaxis, gleichzeitig findet eine Aktivierung autoreaktiver zytotoxischer T-Zellen statt. Diese Vorgänge unterhalten eine chronische autoaggressive Entzündung.

2.8 Autoimmune Nierenerkrankungen

Verschiedene autoimmunologische Mechanismen können zu einer Nierenschädigung führen. Beim *Goodpasture-Syndrom* finden sich autoreaktive Antikörper, die sich (in der Immunfluoreszenz sichtbar) *linear* an der glomerulären Basalmembran anlagern. Bei der *Poststreptokokken-Glomerulonephritis* liegt eine Kreuzreaktivität zwischen Streptokokkenantigenen und körpereigenen Antigenen vor (→ Immunkomplexbildung mit *granulärem* Immunfluoreszenzmuster). Auch die Mitbeteiligung der Niere bei verschiedenen Systemerkrankungen (z.B. SLE, Lupusnephritis) ist auf Autoimmunvorgänge zurückzuführen (siehe Niere, Harnwege, Kap. 2.5).

2.9 Immunologische Lungenerkrankungen

Immunologisch bedingte Lungenerkrankungen können durch unterschiedliche Immunpathomechanismen verursacht werden: Eine Überempfindlichkeitsreaktion auf *exogene Allergene* liegt z.B. vor beim allergischen Asthma bronchiale und bei der exogen-allergischen Alveolitis. *Endogene Autoimmunvorgänge* sind dagegen verantwortlich für die Lungenbeteiligung beim Goodpasture-Syndrom und bei verschiedenen Systemerkrankungen (z.B. SLE).

2.9.1 Asthma bronchiale

Beim Asthma bronchiale handelt es sich um eine Überempfindlichkeitsreaktion vom Typ I mit IgE-vermittelter Bronchokonstriktion, Dyskrinie und Schleimhautödem.

2.9.2 Exogen-allergische Alveolitis

Die exogen-allergische Alveolitis (je nach auslösendem Allergen „Farmerlunge", „Vogelhalterlunge" etc.) beruht dagegen auf einer Überempfindlichkeitsreaktion vom Typ III. Zirkulierende spezifische Anikörper (IgG und IgM) bilden mit dem jeweiligen Antigen Immunkomplexe, die z. B. über Komplementaktivierung zur Schädigung führen.

2.9.3 Allergische bronchopulmonale Aspergillose

Eine Kombination beider Immunmechanismen liegt vor bei der allergischen bronchopulmonalen Aspergillose. Sie findet sich bei Asthmatikern, die Antikörper vom Typ IgE und IgG gegen Aspergillus fumigatus entwickelt haben. Bei Allergenkontakt kommt es zu einer kombinierten Symptomatik aus Überempfindlichkeitsreaktionen vom Typ I und III.

2.9.4 Goodpasture-Syndrom

Beim Goodpasture-Syndrom sind Autoantikörper gegen die Basalmembran von Lungenalveolen und Nierenglomerula nachweisbar.

2.9.5 Lupuspneumonitis

Die Lupuspneumonitis ist eine Mitbeteiligung der Lunge beim SLE, für dessen Pathogenese verschiedene Autoantikörper eine Rolle spielen (siehe Kap. 2.1 und Bewegungsapparat, Kap. 13.1). An der Lunge kommt es dadurch zu einem diffusen Alveolarschaden. Auch an der Lungenschädigung durch verschiedene systemische Vaskulitiden (z. B. Wegener-Granulomatose, Churg-Strauss-Arteriitis, siehe Kap. 2.3) sind Autoantikörperbildung und Immunkomplexe beteiligt.

2.10 Immunologische Erkrankungen der Haut

Erkrankungen der Haut, bei denen exogenallergische oder autoimmunologische Prozesse eine Rolle spielen, sind z. B. das atopische Ekzem, Urtikaria, Angioödeme und bullöse Dermatosen (siehe Dermatologie, Kap. 7 und Kap. 8). Auch bei verschiedenen Systemerkrankungen mit Immunpathogenese (z. B. Vaskulitiden, Kollagenosen) ist die Haut häufig mitbeteiligt.

3 Transfusionsmedizin

Abhängig von der Indikation kann eine Transfusion mit Vollblut, Plasma oder mit Konzentraten von Erythrozyten, Thrombozyten oder Gerinnungsfaktoren durchgeführt werden. Voraussetzung für eine Bluttransfusion ist die Übereinstimmung der Blutgruppenmerkmale des ABo- und Rhesus-Systems von Spender- und Empfängererythrozyten. Obligat ist daher die Kreuzprobe mit Major- und Minor-Test und ein Antikörpersuchtest bei Spender und Empfänger.

Major-Test. Zusammengeben von Empfängerserum und Spendererythrozyten.

Minor-Test. Spenderserum plus Empfängererythrozyten, Agglutination zeigt Inkompatibilität.

Antikörpersuchtest. Suche nach Serumantikörpern gegen irreguläre Erythrozytenantigene.

Vor Beginn der Transfusion müssen die Identität des Patienten überprüft und die Blutgruppen von Konserve und Patient mittels Bedside-Test verglichen werden.

Immunologische Komplikationen der Transfusion können hämolytischer Art (durch Antikörper gegen infundierte Erythrozyten) oder nichthämolytischer Art (durch Sensibilisierung des Empfängers gegen nichterythrozytäre Antigene, z.B. Leukozytenantigene) sein.

4 Transplantationsmedizin

4.1 Organtransplantation

4.1.1 Nierentransplantation

Die Nierentransplantation wurde erstmals 1954 an eineiigen Zwillingen erfolgreich durchgeführt. Im Jahre 1989 wurden bereits 6334 Nieren transplantiert. Indiziert ist die Nierentransplantation bei dialysepflichtigen Patienten, bei denen keine potentiell reversible Nierenerkrankung vorliegt und die keine akuten Infektionen aufweisen. Vor der Aufnahme in die Transplantationswarteliste werden daher Untersuchungen zum Ausschluß infektiöser Foci (HNO, Gynäkologie, Haut, Urologie, Gastrointestinaltrakt) durchgeführt. Das Transplantat wird nach bestmöglicher Übereinstimmung der HLA-Merkmale von Spender und Empfänger ausgewählt. Trotzdem ist nach der Transplantation eine immunsuppressive Therapie erforderlich, die zu vielfältigen Komplikationen, vor allem infektiöser Art, führen kann. Die Patientenüberlebensrate beträgt heute nach 5 Jahren ca. 82%, die Transplantatüberlebensrate 56%.

4.1.2 Lebertransplantation

Die Lebertransplantation wird bei Patienten durchgeführt, deren Lebererkrankung mit keinen anderen Mitteln mehr therapiert werden kann. Auch nach einer Lebertransplantation treten in 50–60% Abstoßungsreaktionen auf, weshalb auch hier eine lebenslange immunsuppressive Therapie erforderlich ist. Die 5-Jahres-Überlebensrate nach Lebertransplantation betrug in einer Untersuchung von 1988 zwischen 64 und 78% (abhängig von der zugrundeliegenden Lebererkrankung).

4.1.3 Herz- und Herz-Lungen-Transplantation

Als Kandidaten für eine *Herztransplantation* kommen Patienten unter 60 Jahren in Frage, die an einer anders nicht therapierbaren Herzerkrankung im Terminalstadium leiden (Lebenserwartung <1 Jahr). Die 5-Jahres-Überlebensrate beträgt etwa 75%.

Die *Herz-Lungen-Transplantation* kommt vor allem bei schwerer, irreversibler pulmonaler Hypertonie in Frage. Hauptkomplikationen sind Abstoßungreaktionen (→ obliterative Bronchiolitis) und rezidivierende Pneumonien. Die Überlebensrate nach 2 Jahren beträgt etwa 60–70%.

4.2 Knochenmarktransplantation

Wichtigste Voraussetzung für eine erfolgreiche Knochenmarktransplantation ist das Vorhandensein eines möglichst HLA-identischen Spenders. Indikationen sind z.B. aplastische Anämie, Leukämien, verschiedene Lymphome und verschiedene angeborene Defekte der hämatopoetischen Stammzellen. Bei malignen Erkrankungen wird eine Vorbehandlung zur Abtötung der Tumorzellen durchgeführt (Gabe von Cyclophosphamid, kombiniert mit einer Ganzkörperbestrahlung). Das Transplantat (ca. 1000 ml Spenderknochenmark aus dem Beckenkamm) wird dem Patienten i.v. transfundiert, die übertragenen Stammzellen besiedeln das Knochenmark und beginnen dort mit der Hämopoese.

Die Knochenmarktransplantation unterscheidet sich von anderen Organtransplantationen durch die hohe Zahl übertragener immunkompetenter Zellen. Mögliche Komplikation ist daher nicht nur die Abstoßung des Transplantats durch den Empfänger, sondern auch die Reaktion von transplantierten Zellen mit Gewebe des Empfängers (sog. Graft-versus-Host-Reaktion).

Zunehmende Bedeutung hat in letzter Zeit die autologe Transplantation peripherer Stammzellen erlangt. Hierzu werden patienteneigene Stammzellen verwendet, die durch Apherese aus dem peripheren Blut gewonnen werden; die Ausbeute an Stammzellen läßt sich durch Vorbehandlung mit Wachstumsfaktoren erheblich steigern. Nach einer myelotoxischen Radio- oder Chemotherapie werden die gewonnenen Stammzellen reinfundiert und restituieren das Knochenmark. Vorteil dieser Therapie ist die mehrfache Wiederholbarkeit, die eine erhebliche Intensivierung von Chemotherapien ermöglicht.

Innere Medizin

Infektionskrankheiten

Dr. phil. Dr. med. Stephan Dressler (Kap. 4.9)
Thomas Kia

Inhalt

1	**Allgemeine Grundlagen**	323
1.1	Übertragung	323
1.2	Bekämpfung der Infektionskrankheiten	323
1.3	Allgemeinreaktionen auf Infektionen	324
2	**Bakterielle Infektionskrankheiten**	326
2.1	Systemische Infektionen	326
2.2	Bakterielle Enteritiden	330
2.3	Infektionen des Respirationstraktes durch obligat pathogene Bakterien	336
2.4	Geschlechtskrankheiten	337
2.5	Infektionen durch Mykobakterien	339
2.6	Sonstige bakterielle Infektionskrankheiten	340
3	**Infektionen durch fakultativ pathogene Bakterien**	344
3.1	Allgemeines	344
3.2	Spezielle Infektionen	344
3.3	Septikämien	349
3.4	Pneumonien	351
3.5	Bakterielle Meningitiden	351
3.6	Infektionen der Luftwege	351
3.7	Harnwegsinfektionen	352
3.8	Infektionen der Adnexe und gynäkologische Infektionen	352
4	**Virusinfektionen**	353
4.1	Allgemeines	353
4.2	Virusinfektionen mit Manifestation vorwiegend an der Haut	353
4.3	Virusinfektionen des Respirationstraktes	354
4.4	Virusinfektionen mit vorwiegend intestinaler Symptomatik	355
4.5	Virusinfektionen des ZNS	355
4.6	Virusbedingtes hämorrhagisches Fieber	357
4.7	Virushepatitiden	357
4.8	Slow-virus-Infektionen (infektiöse Prionerkrankungen)	357
4.9	HIV-Infektionen und AIDS	358

5	**Pilzinfektionen**	370
5.1	Allgemeines	370
6	**Infektionen durch Protozoen**	372
6.1	Malaria	372
6.2	Amöbiasis	374
6.3	Toxoplasmose	375
6.4	Leishmaniose	376
7	**Wurminfektionen**	377

1 Allgemeine Grundlagen

Eine *exogene Infektion* bezeichnet das Eindringen von Krankheitserregern in einen Wirtsorganismus, sowie deren Ansiedlung und Vermehrung. Eine *endogene Reinfektion* kann durch im Wirtsorganismus persistierende Erreger ausgelöst werden (z.B. Herpes zoster). Der Organismus reagiert je nach Virulenz des Erregers und Abwehrlage des Wirtes entweder *inapparent* (ohne Symptome) oder *apparent* (mit Symptomen verschiedener Schweregrade) auf die Infektion.

> **Merke !**
> Auch bei einer inapparenten Infektion kommt es zur Antikörperbildung, was als „stille Feiung" bezeichnet wird (z.B. bei Poliomyelitis).

1.1 Übertragung

Grundvoraussetzung für das Entstehen einer Infektion ist das Eindringen eines Erregers in das Wirtsgewebe. Dazu gibt es verschiedene Möglichkeiten:
- *direkte Übertragung*: Erreger können über Tröpfchen, Haut- oder Schleimhautkontakt, Nahrungsmittel oder über Schmierinfektion (via Stuhl, Urin, Sputum) übertragen werden. Dies geschieht meist über die Schleimhäute und seltener über Hautdefekte. Nur in Ausnahmefällen ist die intakte Haut die Eintrittspforte, z.B. Bilharziose, Hakenwurm. Zu den direkten Übertragungen gehören auch die diaplazentare Übertragung sowie die Übertragung während der Geburt.
- *indirekte Übertragung*: Hierzu gehört die Übertragung via Lebensmittel (Salmonellen), Trinkwasser, Muttermilch, Staub und Gegenstände
- *Übertragung durch Vektoren (Arthropoden)*: In diese Gruppe gehört die Übertragung durch Insektenstiche: Gelbfieber, Malaria, Leishmaniosen (Kalar-Azar, Orientbeule), Schlafkrankheit, Elephantiasis (Wuchereria bancrofti), Onchozerkose, Chagaskrankheit u.a.

1.1.1 Übertragungskette

Wenn ein Erreger von Mensch zu Mensch übertragen wird, spricht man von *homologer Infektionsquelle*. Wird die Krankheit vom Tier auf den Menschen übertragen (oder umgekehrt), spricht man von *heterogener Infektkette* (siehe Übertragung durch Vektoren). Bei einer Infektionsübertragung zwischen Wirbeltier und Mensch spricht man von *Zoonosen*. Die wichtigsten Zoonosen im Mitteleuropa sind Brucellosen, Salmonellenenteritis, Leptospirosen, Milzbrand, Q-Fieber, Tollwut, Toxoplasmose und Yerseniosen.

1.2 Bekämpfung der Infektionskrankheiten

Gesetzliche Bestimmungen. Für eine Reihe von schweren Erkrankungen besteht im Rahmen des Bundesseuchengesetzes Meldepflicht (siehe Hygiene, Kap. 3.2).

Expositionsprophylaxe. Neben der Isolierung der Infektionsquelle (also z.B. des Kranken) gehören die Desinfektion und Sterilisation von Ausscheidungen und kontaminierten Gegenständen, Anwendung von Insektiziden und Pestiziden sowie Ausrottung tierischer Seuchenträger (Pest in Indien, BSE-Rinder in GB) zu den expositionsprophylaktischen Maßnahmen.

Dispositionsprophylaxe. Hierzu gehören die aktive und passive Immunisierung (siehe Pädiatrie). Durch Impfungen sind einige Infektionskrankheiten beherrschbar bzw. ausgerottet worden, z.B. Masern, Poliomyelitis, Pocken (Variola).

Chemoprophylaxe. Hierzu gehört z.B. die Malariaprophylaxe.

1.3 Allgemeinreaktionen auf Infektionen

Klinische Symptome

Bei Infektionskrankheiten findet sich eine Reihe von klinischen Symptomen, die, besonders wenn sie plötzlich auftreten, den Verdacht auf das Vorliegen einer Infektionskrankheit nahelegen. Dazu gehören Fieber, Schüttelfrost, diffuse Muskel- und Gliederschmerzen (typisch bei viralen Infekten), Halsschmerzen, Durchfall, Lymphadenopathie oder Splenomegalie.

Im Rahmen der Frühreaktionen können Lymphangitis, Lymphadenitis oder Thrombophlebitis zu einer Bakteriämie mit nachfolgender Generalisierung führen. Das Stadium der Generalisation zeigt bei Infektionskrankheiten in der Regel das *Exanthem*.

Die *LK-Schwellungen* können zervikal (Infektionen der oberen Luftwege, Viren, A-Streptokokken, etc.), okzipital (Masern, Röteln) oder generalisiert (Mononukleose, Zytomegalie, Toxoplasmose, HIV) auftreten.

Laborbefunde

Neben den klinischen Symptomen können Laboruntersuchungen auf das Vorliegen einer Infektion hinweisen (siehe Tabelle 1.41).

Bakterielle Infektionen. Die früheste Veränderung im Blut ist bei zahlreichen bakteriellen Erkrankungen eine Leukozytose mit Linksverschiebung. Schilling teilt die bakterielle Infektion in 3 Stadien ein:

- *neutrophile Kampfphase*: Leukozytose mit Linksverschiebung, oft verbunden mit toxischen Granulationen und einem Anstieg der Leukozytenphosphatase, α_1- und α_2-Globulin ↑↑, Albumin ↓. 1–2 Tage nach der Leukozytose ist vor allem bei bakteriellen Infekten die BSG stark erhöht. CRP steigt bei bakteriellen Infektionen ebenfalls meist sehr viel höher an als bei viralen (s.u.).
- *monozytäre Überwindungsphase*: α_2- und γ-Globulin ↑
- *lymphozytär-eosinophile Heilungsphase*: γ-Globulin ↑

Die Eosinophilen im Blutbild sinken bei bakteriellen Infektionskrankheiten anfangs ab. Deren Wiedererscheinen wird vom Kliniker als „Morgenröte der Genesung" bezeichnet.

Chronische Entzündungen. Bei chronischen Entzündungen findet man α-Globulin ↑↑, γ-Globulin ↑↑, Albumin ↓.

Virale Infektionen. Leukopenie, Anstieg der Lymphozyten und ein Absinken der alkalischen Leukozytenphosphatase.

Ferner kann es im Rahmen einer Infektionskrankheit zu Eisenverteilungsstörungen kommen → Anämie, MCH ↓, MCV ↓, Serum-Fe ↓, totale Eisenbindungskapazität ↓, Ferritin ↑.

Tab. 1.41: Häufige Laborbefunde bei Infektionskrankheiten

erhöht	erniedrigt
Granulozyten*	Erythrozyten
Thrombozyten**	Prä-/Albumin
BSG	Transferrin
Akutphaseproteine (CRP, AAP)	Fe
C3, C4	Zn
Fibrinogen	
α_2-Globulin (Coeruloplasmin, α_2-Makroglobulin)	
α_1-Antitrypsin	

* erniedrigt bei Typhus, M. Bang, Viruserkrankungen, Malaria, Kalar-Azar
** erniedrigt u.a. bei Malaria, Rickettsiosen, Mononukleose

1 Allgemeine Grundlagen

Das Gerinnungssysten zeigt folgende Befunde: Komplementsystem ↓, Fibrinogen ↑↑, Thrombozyten ↑.

Merke!

Eine Leukozytose zeigen v.a. bakterielle Infektionen (außer Typhus). Eine Leukopenie zeigen meist Viruserkrankungen (Masern, Influenza) sowie Morbus Bang, Kalar-Azar und Malaria.

Exkurs

Fieber (lat. Febris)

Messen der Körpertemperatur. Die Körpertemperatur wird am genauesten rektal gemessen. Das Thermometer sollte etwa 4 cm tief in den After eingeführt werden. Der übliche Normbereich liegt bei:
- rektal 37,1 ± 0,5 °C
- oral im Mittel 0,5 °C niedriger
- axillär im Mittel 1 °C niedriger

Von pathologisch erhöhten Körpertemperaturen sind physiologisch erhöhte Werte abzugrenzen:
- zirkardiane Rhythmik: das Maximum der Körpertemperatur liegt zwischen 17 und 19 Uhr, das Minimum zwischen 2 und 6 Uhr (morgens)
- in der 2. Menstruationszyklushälfte (→ postovulatorisch)
- in der Schwangerschaft
- postbrandial (besonders bei Säuglingen)

Klinische Definition von Fieber. Erst bei Temperaturen von > 38 °C oral gemessen sprechen wir von Fieber. Sonst gilt:
- bis 38 °C: subfebrile Temperatur
- bis 38,5 °C: mäßiges Fieber
- über 39 °C: hohes Fieber
- über 41 °C: Hyperpyrexie

Fiebertypen. Oft kann der Verlauf des Fiebers erste differentialdiagnostische Hinweise auf die Ursache geben. Da das Fieber heute allerdings sehr früh schon mit Antipyretika oder Antibiotika „behandelt" wird, kommt es zur Veränderung des Fieberverlaufs, so daß dem diagnostischen Stellenwert der Fiebertypen keine große Bedeutung mehr zukommt. Dennoch stellen wir hier einige wichtige Fiebertypen und deren Ursachen vor:
- Febris continua: >39 °C und nicht mehr als 1 °C Schwankung zwischen Morgen- und Abendtemperatur, z.B. bei Typhus, Fleckfieber, Brucellose, Virusinfekten
- Febris remittens (remittierendes Fieber): Tagesschwankungen bis zu 2 °C, z.B. bei TBC, Lokalinfektionen (Sinusitis, Harnwegsinfekt, Segmentpneumonie)
- Febris intermittens: Tagesschwankungen von >2 °C; Hinweis auf Erregereinschwemmung in das Blut, z.B. Sepsis, Abszeß, Malaria, Miliar-TBC
- Febris undulans: Fieberanstieg → einige Tage continua → Entfieberung → neuer Fieberschub, z.B. bei Brucellose, Morbus Hodgkin (Pel-Ebstein-Fieber)

Diagnostisches Vorgehen.
- Anamnese: Beginn?, Dauer?, Auslandsreisen?, Vorerkrankungen? (Tumor, künstliche Herzklappe, Diabetes mellitus, COLD, Prothesen u.a.), Tierkontakt?, Medikamente? (Steroide, Zytostatika, Immunsupressiva, „Drug fever" z.B. durch Atropinintoxikation)
- körperliche Untersuchung, u.a. Röntgenthorax
- Labordiagnostik:
  - Differentialblutbild, BSG, CrP, Immunelektrophorese, Elektrolyte, BZ
  - Stuhl- und Blutkultur, Urinstatus
  - Gerinnung (disseminierte intravasale Gerinnung (DIC) bei Sepsis!)

Therapie. Primär sollten Patienten aufgeklärt werden, daß Fieber eine Abwehrreaktion des Körpers darstellt (Virusnukleinsäuren sind hitzeempfindlich; die Phagozytose hat ihr Optimum bei 39 °C u.a.).
- physikalische Maßnahmen:
  - Wadenwickel (macht nur Sinn, wenn Waden und Füße heiß sind)
  - Einlauf wirkt bei fiebernden Kindern oft Wunder!
- Ausgleich des Wasser- und Elektrolythaushalts: Der Flüssigkeitsverlust durch Haut und Lunge (= Perspiratio insensibilis) beträgt bei Fieber 1 l/d + 0,5 bis 1 l je °C>37 °C
- Antipyretika: ASS, Paracetamol, bei Nichtansprechen Metamizol

Infektionskrankheiten

2 Bakterielle Infektionskrankheiten

2.1
Systemische Infektionen

2.1.1
Typhus abdominalis und Paratyphus

Erreger, Epidemiologie. Typhus abdominalis ist eine zyklische Allgemeininfektion, die durch Salmonella typhi verursacht wird. Das einzige Erregerreservoir ist der infizierte Mensch. Über bakteriell kontaminierten Stuhl, eventuell auch Harn, Blut, Eiter oder Sputum, kommt es vor allem indirekt (verseuchtes Wasser, kontaminierte Lebensmittel), selten direkt (Schmutz-, Schmierinfektion) zur Ausbreitung der Erkrankung. Epidemiologisch spielen dabei sogenannte *Dauerausscheider* (s.u.) eine wesentlich größere Rolle als akut Infizierte. Erreger des Paratyphus ist Salmonella paratyphi B (A und C nur in den Tropen).

Pathogenese. Nach oraler Aufnahme gelangen die Typhusbakterien, die den Kontakt mit der Magensäure überlebt haben, in den Darm, und über mesenteriale Lymphknoten in die Blutbahn. Je nach Anzahl der Erreger treten nach 7–14 (21) Tagen die ersten Symptome auf.

Symptomatik. Der durch Salmonella paratyphi verursachte Paratyphus hat einen leichteren und kürzeren Krankheitsverlauf als der Typhus abdominalis. Diagnostik und Therapie gleichen sich (s.u.). *Stadium incrementi:* Im Zuge der Bakteriämie kommt es zu stufenförmig ansteigendem Fieber bis 40 °C (langsamer Beginn) und einer relativen Bradykardie. Zerebral werden Bakterientoxine für Kopfschmerzen, Schwindel, Benommenheit und Schlaflosigkeit verantwortlich gemacht (griech. typhos = Nebel). In den Peyer-Plaques verursachen Bakterienabsiedlungen eine markige Schwellung, einhergehend mit abdominellen Schmerzen, Obstipation und Meteorismus. In den Luftwegen können katarrhalische Symptome mit Husten und Bronchitis und komplizierend eine Bronchopneumonie auftreten. *Stadium fastigii:* In der 2. und 3. Krankheitswoche kommt es zu plateauförmigen Fieberkontinua zwischen 39 und 41 °C *ohne* Schüttelfrost (siehe Abb. 1.55). Neben einer Splenomegalie treten Roseolen vorwiegend am Stamm auf. Die markigen Schwellungen der Peyer-Plaques werden nekrotisch, was mit erbsbreiartigen Durchfällen einhergeht. Typisch ist auch ein dickweißer Zungenbelag, ab Zungenmitte brauntrocken (Spitze frei). *Stadium decrementi:* Ab der 4. Krankheitswoche kommt es zum Rückgang der Symptome und des Fiebers. Bei 10–20 % der Erkrankten tritt durch Salmonellenpersistenz nach einem fieberfreien Intervall von 7–10 Tagen ein Typhusrezidiv auf.

Komplikationen. Es kann zu Bakterienabsiedlungen in fast allen Organen mit zahlreichen Komplikationen (Meningitis, Myokarditis, Thrombosen, Osteomyelitis, fokale Lebernekrosen etc.) kommen. Im Darm können Nekrosen und Geschwürsbildung über Erosionen von Blutgefäßen zu *Darmblutungen* bzw. über Perforationen zu einer *Perforationsperitonitis* führen.

Diagnose. Da es sich beim Typhus um eine Allgemeininfektion handelt, die sekundär den Darm befällt, sind in der 1. *Krankheitswoche* die Erreger nur in der Blutkultur (nicht aber in Stuhl- oder Harnkultur) nachweisbar, in der 2.–3. *Krankheitswoche* im Stuhl und Harn (im Gegensatz zur Salmonellenenteritis, einer lokalen Infektion, die schon zu Beginn der Krankheit im Stuhl und Harn, aber nicht im Blut nachgewiesen werden kann). *Blutbild:* Leukopenie mit Lymphozytose und absoluter Eosinopenie, im Gegensatz zu Paratyphus und den meisten anderen bakteriellen Krankheiten, die eine Leukozytose aufweisen. *Antikörpernachweis* (*Widal-Reaktion*): Agglutinationstest von Salmonellen-Ag mit steigenden Verdünnungen des Patientenserums. Da jedes unverdünnte Patientenserum Typhusbakterien agglutiniert, ist erst eine Agglutination bei einer Serumverdünnung von 1:100 verdächtig und ausschließlich ein Titeranstieg im Abstand von 1–2 Wochen beweisend.

Therapie. Isolierung und im akuten Stadium intensive Pflege mit Überwachung und Ausgleich des Wasser- und Elektrolythaushaltes sind notwendig. Gyrasehemmer (Ciprofloxacin, Ofloxacin), Ampicillin und Cotrimoxazol sind Mittel der Wahl. Nach Absetzen der Antibiotikatherapie müssen mindestens drei aufeinanderfolgende Stuhlkulturen negativ sein. Findet man ein Jahr nach Krankheitsbeginn noch Erreger im Stuhl, handelt es sich um einen *Dauerausscheider*. Die Therapie erfolgt mit Ciprofloxacin 500 mg p.o. alle 12 h für 3 Wochen. Da $^2/_3$ der Dauerausscheider Salmonellen über die Galle ausscheiden, kann u.U. eine Cholezystektomie indiziert sein. Dauerausscheider gelten als geheilt, wenn 10 aufeinanderfolgende Stuhlproben negativ bleiben.

> **Merke !**
> Die Therapie sollte einschleichend erfolgen, da die Gefahr einer Herxheimer-Reaktion (Schockzustand durch große Mengen an Zerfallsprodukten des Erregers) droht.
> *Cave:* Auch bei Syphilis ist eine Herxheimer-Reaktion möglich (s.u.).

Prognose. Sie ist abhängig von Alter, Ernährungs- und Immunstatus. Die Letalität liegt bei 1 %.

Prophylaxe. Trinkwasser- und Nahrungsmittelhygiene sind neben der persönlichen Hygiene die wichtigste Prophylaxe, besonders in tropischen Ländern. Ferner gibt es für Tropenreisende den Typhus-Lebendimpfstoff, der im Abstand von je 2 Tagen p.o. mindestens 10 Tage vor Reisebeginn eingenommen werden soll (Impfschutz ca. 50 %) oder den länger anhaltenden parenteralen Impfstoff (Typhim).

2.1.2 Rickettsiosen

Erreger, Epidemiologie. Rickettsien sind obligat intrazelluläre Bakterien. Man unterscheidet die Untergruppen Rickettsia, Rochalimea und Coxiella. Rickettsien befallen *Ektoparasiten* (Läuse, Flöhe, Zecken und Milben), die ihrerseits Säugetiere und Menschen befallen. Bis auf Rickettsia prowazekii (klassisches Fleckfieber) und Rochalimea quintana (Wolhynisches Fieber), deren Erregerreservoir ausschließlich der

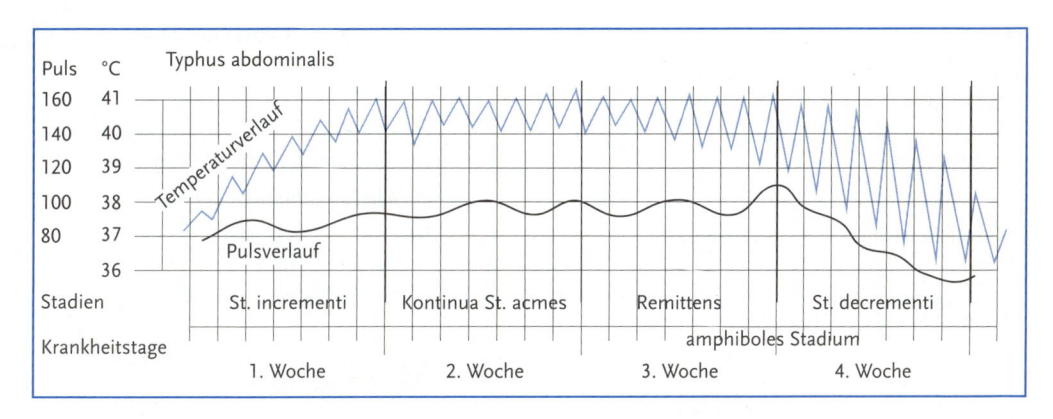

Abb. 1.55: Puls- und Temperaturverlauf bei Typhus abdominalis (Lohr/Keppler 1998)

Mensch ist, stellen Säugetiere und Menschen das Erregerreservoir dar (siehe Tabelle 1.42).

Pathogenese, Symptomatik. Nach Floh- und Lausbiß erfolgt die Infektion durch Einreiben erregerhaltigen Parasitenkots, Zecken- und Milbenbiß durch infektiösen Speichel (Ausnahmen: Rickettsia prowazekii → auch Inhalation erregerhaltigen Kleiderlauskotstaubs; Coxiella burnetti (Q-Fieber) → Inhalation erregerhaltiger, getrockneter Säugetierexkremente, Genuß infizierter Milch, Kontakt mit infizierten Tieren). Bei einigen Rickettsiosen bildet sich an der Eintrittspforte ein Knötchen mit zentraler Exulzeration und schwarzer Kruste (Primärläsion), das von einer regionären Lymphknotenschwellung begleitet wird. Die Rickettsien vermehren sich in den Endothelien von Arteriolen und Kapillargefäßen und bewirken so eine *Vaskulitis*. Hämatogen streuen sie in viele Organe und bewirken eine Allgemeininfektion mit mehr oder weniger periodischem Fieber und/oder Exanthem. Das klinische Spektrum reicht vom abortiven bis zum schweren septischen Verlauf. Auch Rezidive sind durch persistierende Rickettsien nach 10–30 Jahren möglich (→ *Brill-Zinsser-Krankheit*).

Diagnose.
- KBR: vierfacher Titeranstieg in 2 Wochen ist beweisend
- Weil-Felix-Reaktion: unspezifische agglutinierende Antikörper gegen Antigene von Proteus OX-Stämmen, die eine Ag-Gemeinschaft mit Rickettsien haben
- spezifische Rickettsien-Ag erlauben eine spezifische Diagnostik

Therapie. Therapeutisch sind Tetrazykline hochwirksam, als Alternativen gelten Chinolone und Chloramphenicol.

Merke !

Beim Q-Fieber (Query fever) findet sich im Gegensatz zu anderen Rickettsieninfektionen meist kein Exanthem.

2.1.3 Brucellosen

Erreger, Epidemiologie. Brucellosen sind systemische Anthropozoonosen, die hervorgerufen werden durch:

Tab. 1.42: Rickettsiosen (Auswahl)

Krankheit	Erreger	Überträger	Klinik
Fleckfieber			
• epidemisches Fleckfieber	R. prowazekii	Kleiderlaus	IZ: 10–14 d; starkes Fieber, Exanthem am Thorax mit Ganzkörperausbreitung (außer Gesicht, Handflächen u. Fußsohle)
• murines Fleckfieber	R. typhi	Rattenfloh	s. epidemisches Fieber, nur milder
Zeckenfieber			
Rocky Mountain Spotted Fever	R. rickettsii	Zecke	IZ: 6–7 d; Fieber ↑↑, makulopapulöse Exantheme an den Extremitäten
Rickettsienpocken	R. akari	Milbe	varizelenähnliche Exantheme
Tsutsugamuschi-Fieber	R. tsutsugamushi	Milbenlarven	„japanisches Fleckfieber"; Symptome wie Fleckfieber, mit Lymphknotenschwellungen
Wolhynisches Fieber (Fünftagefieber)	Rochalimaea quintana	Kleiderlaus	periodische Fieberschübe alle 5 Tage
Q-Fieber	Coxiella burnetii	Staubinhalation	IZ: 2–3 Wochen; interstitielle Pneumonie, selten Endokarditis, Hepatitis

IZ: Inkubationszeit

- *Brucella melitensis:* Maltafieber, Hauptwirt Ziege, kommt häufiger vor und verläuft schwerer
- *Brucella abortus (Morbus Bang).* Hauptwirt Rind, seltener, leichterer Verlauf, längere Inkubationszeit. Der Mensch infiziert sich über direkten Kontakt mit Tieren (über Hautläsionen, Konjunktiven) bzw. die Aufnahme infizierter Milchprodukte.

Pathogenese, Symptomatik. Anfänglich kommt es zu einer lokalen lymphogenen Ausbreitung, die sich klinisch in unspezifischen Prodromalsymptomen äußert. Es folgt das bakteriämische Stadium mit charakteristischem undulierendem Fieber (abends Fieber bis 40°C → 2–3 Tage Kontinua → Entfieberung → neuer Fieberschub).

Die Brucellen besiedeln das RES (Leber, Milz, Knochenmark) und vermehren sich in den Makrophagen, was die Entstehung epitheloidzelliger Granulome (Hepatosplenomegalie, Arthritis, selten Osteomyelitis) zur Folge hat. Prinzipiell kann es zum Befall aller Organe mit Entzündungen und Abszessen kommen.

Diagnose. *Blutbild:* mäßige Leukozytose mit relativer Lymphozytose (Makrophagenbefall) und Neutropenie. *Erregernachweis:* In Blutkulturen, aber auch in Knochenmark-, Gelenk- oder Organpunktaten.

Therapie. Antibiotisch werden Doxycyclin/Streptomycin (ausnahmsweise Kombination bakteriostatisch/bakterizid) bzw. Gyrasehemmer oder Cotrimoxazol eingesetzt.

Prognose. Je nach Zeitpunkt des Beginns der antibiotischen Therapie kann es zu akuten (1–3 Monate) oder subakuten (bis zu 1 Jahr) Verläufen kommen. Haben sich die Brucellen im RES festgesetzt, kann es in Abhängigkeit von der Abwehrlage zu chronischen Verläufen mit Rezidiven über Jahre hinweg kommen.

2.1.4 Borreliosen

Siehe Dermatologie, Kapitel 5.4.

2.1.5 Leptospirosen

Erreger, Epidemiologie. Leptospirosen stellen eine Gruppe von Anthropozoonosen dar, die durch unterschiedliche Spezies von *Leptospira interrogans* hervorgerufen werden und unterschiedliche Symptome hervorrufen. Die meisten Leptospiren sind apathogen. Als Erregerreservoir dienen vor allem Kleinsäugetiere, die die Leptospiren über infizierten Urin verbreiten. Die Übertragung erfolgt über Hautläsionen oder die Schleimhaut, entweder direkt (Haustiere: Hamster, Mäuse etc.) oder indirekt über infiziertes Wasser. Besonders gefährdet sind Kanal- und Feldarbeiter.

Symptomatik. Nach einer Inkubationszeit von 1–2 Wochen beginnt die zweiphasige Allgemeininfektion: In einer 1. Phase (3–8 Tage) kommt es zu einer Bakteriämie mit akutem, hohen Fieber, Schüttelfrost, Bradykardien und Kollaps; weiterhin Kopfschmerzen, meningealen Symptomen, Gliederschmerzen (bes. Wade!), Iridozyklitis und Konjunktivitis. Diese Phase ist bei allen Leptospirosen gleich, wenn auch unterschiedlich stark ausgebildet. Nach kurzer Entfieberung beginnt die 2. Phase (Organmanifestation) mit erneutem Fieber, die unterschiedlich verläuft:
- *Morbus Weil:* Erreger *Leptospira icterohaemorrhagiae*, zeigt den schwersten Verlauf unter den Leptospirosen. Wie der Name des Erregers andeutet, bewirkt der Befall der Leber eine Hepatitis mit Hepatomegalie, die oft ikterisch verläuft und infolge Leberkoma eine Letalität bis zu 25% aufweisen kann. Meningitis, Nephritis, Hämorrhagien, Nasenbluten, petechiale Blutungen und polymorphe Hautexantheme sind weitere klinische Erscheinungen.
- *Feld-, Schlamm-, Erntefieber:* Hervorgerufen durch *Leptospira grippotyphosa*, zeigt das sogenannte Feldfieber das klinische Bild einer gutartig verlaufenden Meningoenzephalitis oder Polyneuritis ohne abrupten Beginn

Andere Leptospirosen sind meist auf Phase 1 beschränkt.

Diagnose.
- BB: Leukozytose mit Linksverschiebung
- BSG ↑
- Urin: Eiweiß, Erythrozyten, Leukozyten und Leukozytenzylinder
- Erregernachweis: ist aus Blut und Liquor in der 1. Woche, aus Urin bis zu 40 Tagen möglich
- Antikörpernachweis: KBR oder Agglutinationsreaktion

Therapie. Eine hochdosierte Penicillingabe, alternativ Doxycyclin ist nur bis spätestens 3 Tage nach Beginn der Erkrankung erfolgreich. In manchen Fällen kann eine Hämodialyse indiziert sein.

> **Merke !**
>
> Leitsymptome der Leptospirose: schlagartig hohes Fieber (besonders bei Kanal- oder Feldarbeitern) + Wadenschmerzen!

> **Klinischer Fall**
>
> Ein Tiefbauarbeiter, der Deutschland nie verlassen hat, erkrankt am 20. 8. mit Schüttelfrost, hohem Fieber und Gliederschmerzen. Ab 25. 8. tritt ein zunehmender Ikterus auf. Am 28. 8. bestehen folgende Befunde: Fieber 39 °C, Ikterus, Leber handbreit vergrößert, Milz am Rippenbogen tastbar, BSG 85/105, Leukozyten 17 000 × 10^6/l mit Linksverschiebung, HBsAg negativ, geringe Proteinurie, im Serum direktes Bilirubin 325 µmol/l (150 mg/l), GOT 70 U/l; GPT 45 U/l, AP 412 U/l, Kreatinin 248 µmol/l (28 mg/l).
> *Wahrscheinliche Diagnose:* Leptospirose (Morbus Weil)

2.2 Bakterielle Enteritiden

2.2.1 Enteritiden ohne Erregernachweis

In mehr als 50 % der Fälle gelingt der Erregernachweis bei akuten infektiösen Durchfallerkrankungen nicht. Leitsymptome sind plötzlich einsetzende, wäßrige oder blutig-schleimige Durchfälle und krampfartige Bauchschmerzen, oft verbunden mit grippeähnlichen Allgemeinsymptomen. Bei leichten Verläufen ist keine Diagnostik notwendig, die Therapie besteht aus dem Ausgleich der verlorenen Flüssigkeit. Bei schweren Verläufen mit Fieber, Exsikkose und oft blutigen Stühlen sind folgende Laboruntersuchungen angezeigt: BB, HK, Elektrolyte, Kreatinin und BGA. Diagnostisch werden serologische und bakteriologische Untersuchungen von Stuhl und Serum durchgeführt. Eine Sigmoidoskopie mit Biopsien gibt weiteren Aufschluß. Die Therapie ist symptomatisch.

2.2.2 Salmonellosen

Erreger, Epidemiologie. Die Art Salmonella enterica gliedert sich in ca. 2000 Subspezies wie z.B. *S. typhi* (Erreger des Typhus abdominalis), *S. typhimurium* und *S. enteritidis* und führen zu einer lokalen Infektion des Dünndarms und des oberen Dickdarms. Als Zoonanthroponose erfolgt die Infektion hauptsächlich über kontaminierte tierische Produkte (Milch, Eis, Geflügel, Eier).

Symptomatik. Nach einer Inkubationszeit von 12–36 h kommt es, hervorgerufen durch Endotoxine der Salmonellen, zu Übelkeit, Erbrechen, Durchfall, Fieber und Kopfschmerzen (siehe Tab. 1.43).

Komplikationen. Komplikationen einer Salmonellenenteritis sind Schock, Exsikkose, Septikämie (bes. bei immundefizienten Patienten z.B. mit AIDS oder nach Organtransplantation) und Cholezystitis. Mit Absiedlung in Knochen, Gelenke und anderen Körperarealen ist zu rechnen. Insbesondere bei Kindern ist dabei an die Entwicklung einer Meningitis zu denken (sehr selten).

Diagnose. Erregernachweis im Stuhl (u. U. auch in Nahrungsmittelresten oder Erbrochenem).

Therapie. Die Therapie ist rein symptomatisch. Antibiotika sind bis auf wenige Ausnahmen (Septikämien, Meningitiden, Säuglinge, Dauerausscheider) kontraindiziert, da der Krankheitsverlauf zwar verkürzt, die Keimausscheidung aber verlängert wird. Bei Septikämien sind Ciprofloxacin und Cotrimoxazol, bei Meningitiden ist Cefotaxim Mittel der Wahl.

> **Merke!**
> Bei typhösen Salmonellosen resultiert ein generalisiertes, septisches Krankheitsbild (siehe Kap. 2.1). Enteritische Salmonellosen bleiben dagegen in der Regel auf den Magen-Darm-Trakt beschränkt.

2.2.3 Bakterienruhr

Erreger, Epidemiologie. Die Bakterienruhr ist eine lokale invasive Kolitis, hervorgerufen durch Endotoxine verschiedener Shigellen (Sh.). Am wichtigsten sind:
- *Shigella dysenteriae:* Sie kommt hauptsächlich in den tropischen und subtropischen Gebieten Mittelamerikas vor und ist der Erreger der klassischen, schwersten Bakterienruhr, die häufig mit Geschwüren und Nekrosen der Darmwand einhergeht. Neben dem Endotoxin produziert sie ein Ektotoxin („Shigatoxin") mit toxischer Wirkung auf ZNS und das Herz-Kreislauf-System.
- *Shigella sonnei:* Verbreitung weltweit, geringere Pathogenität

Die Ausbreitung dieser Anthroponose erfolgt fäkal-oral, hauptsächlich in dichtbesiedelten Gebieten zusammen mit fäkaler Verschmutzung der Wasservorräte (mangelhafte Kanalisation, Katastrophengebiete etc.). In unseren Breitengraden vereinzelt durch kontaminierte Speisen.

Pathogenese, Symptomatik. Die Invasion von Shigellen bewirkt in der Darmschleimhaut eine Hyperämie und Leukozyteninfiltration. Nach einer Inkubationszeit von 1–7 Tagen kommt es akut zu Fieber und immer häufigeren wäßrigen Stuhlentleerungen (bis 40/d), die zumeist mit schmerzhaften Tenesmen verbunden sind. Greift die Infektion vom Dünn- auf den Dickdarm über, kann es zusätzlich zu Schleim-, Eiter- und Blutbeimengungen kommen.

Komplikationen. Es können Darmblutungen und -perforationen mit nachfolgender Peritonitis auftreten, weiterhin eine nekrotisierende Kolitis, das toxische Megakolon, das hämolytisch-urämische Syndrom, das Reiter-Syndrom, eine reaktive Arthritis und Neuritis.

Diagnose. Rektalabstrich mit Wattebausch (Shigellen sterben im feuchten Kot innerhalb weniger Stunden ab). *Cave:* schneller Transport ins Labor, da die Erreger relativ umweltempfindlich sind!

> **Merke!**
> Die Bakterienruhr erfordert eine Isolierung der Patienten, die erst aufgehoben werden darf, wenn 3 Stuhl- und Urinkontrollen im Abstand von einer Woche negativ sind.

Therapie. Neben der symptomatischen Behandlung (Korrektur des Wasser- und Elektrolythaushaltes) erfolgt immer eine antibiotische Therapie. Wegen zunehmender Resistenzen gegen Ampicillin, Cotrimoxazol und Tetrazyklinen werden neuerdings auch Gyrasehemmer empfohlen.

> **Klinischer Fall**
> Ein 20jähriger Tourist erkrankt im Spätsommer 3 Tage nach dem Verzehr eines mayonnaisehaltigen Fleischsalats akut mit kolikartigen Bauchschmerzen und wäßrigem Durchfall, gefolgt von Fieber. Die sehr schmerzhaften Durchfälle werden schließlich blutig-schleimig.
> *Wahrscheinliche Diagnose:* Bakterienruhr

2.2.4 Yersinienenterokolitis

Erreger, Epidemiologie. Die Yersinienenterokolitis ist eine Zooanthroponose, hervorgerufen durch *Yersinia enterocolitica* und seltener *Yersinia pseudotuberculosis*. Sie kommen bei Kälbern und Schweinen, aber zunehmend auch bei Hunden und Katzen vor (Tiere sind klinisch gesund!). Yersinien werden meist indirekt über Lebensmittel aufgenommen, seltener durch direkten Tierkontakt.

Symptomatik. Die Symptome sind stark altersabhängig:
- *Kinder unter fünf Jahren und Erwachsene:* In dieser Gruppe beginnt die Erkrankung meist abrupt als Enteritis bzw. Enterokolitis mit Fieber, Bauchschmerzen, Übelkeit, Erbrechen und Durchfall
- *Schulkinder und Jugendliche:* Hier zeigt sich das Bild einer mesenterialen Lymphadenitis (DD: Neoplasma, TBC), oder akuten terminalen Ileitis → *Pseudo-Crohn* (DD: Morbus Crohn). Oft haben die Patienten auch Bauchschmerzen mit leichtem Durchfall, bis hin zum Bild des akuten Abdomens → *Pseudoappendizitis* (DD: Appendizitis).

> **Merke!**
> Häufigste Fehldiagnosen bei Yersiniose sind akute Appendizitis und Morbus Crohn.

Komplikationen. Zu den Komplikationen zählen:
- *reaktive Mono- oder Oligoarthritis:* Mit 10–30 % die häufigste Komplikation. Sie hat eine hohe Korrelation zu positivem HLA-B27.
- *Erythema nodosum:* Tritt ca. 4–14 Tage nach Beginn der Erkrankung, insbesondere bei Frauen über 20 Jahren auf und verschwindet üblicherweise mit der Yersinienenterokolitis innerhalb von 3 Wochen
- *septische Verläufe:* Septische Verläufe mit hoher Mortalität kommen gehäuft bei Patienten mit Eisenstoffwechselstörungen infolge von Eisenüberladung vor, z. B. behandelte Thalassämiepatienten, Hämosiderose u. a. → Fe ↓ schützt vor Yersiniosen (daher geringe Peststerblichkeit der Frauen im Mittelalter).

Diagnose.
- Erregerisolierung aus Stuhlproben, mesenterialen Lymphknoten, Appendix, Eiter oder Blut
- Serum-Ak sind ab 8.–10. Tag positiv und können in der Heilungsphase, besonders bei reaktiven Folgeerkrankungen, sehr hoch sein. *Cave:* Es gibt Kreuz-Ag zwischen Y. enterocolitica und Brucellen bzw. E. coli und Y. pseudotuberculosis und Salmonellen der Gruppen B + D.

Therapie. In den meisten Fällen klingt die Erkrankung innerhalb 1–2 Wochen ohne antibiotische Therapie ab. Lediglich bei rezidivierenden abdominellen Verläufen, Septikämien oder bei Patienten mit konsumierender Grunderkrankung ist eine antibiotische Therapie mit Tetrazyklinen oder Gyrasehemmer indiziert.

2.2.5 Campylobacterenteritis

Erreger, Epidemiologie. Die Campylobacterenteritis wird hauptsächlich durch *Campylobacter jejuni* hervorgerufen, der durch infizierte Nahrungsmittel (Milch, Geflügel etc.), Schmutz- oder Schmierinfektion übertragen, schon bei geringer Keimzahl zu einer Infektion führen kann.

Pathogenese, Symptomatik. Der Erreger dringt in die Mukosa hauptsächlich des Dünndarms ein und führt, wahrscheinlich über die Produktion eines Enterotoxins und eines zytotoxischen Exotoxins, zu einer Entzündung von Dünn- und Dickdarm. Nach einer Inkubationszeit von 1–7 Tagen kommt es unter allgemeinem Krankheitsgefühl, Kopfschmerzen, Schwindel, hohem Fieber, Erbrechen und kolikartigen Bauchschmerzen zu explosiven, wäßrigen Diarrhöen (bis 20/Tag), die nach 1–2 Tagen Schleim, oft Blut und Granulozyten enthalten. Die Symptome dauern 2–7 Tage an.

Komplikationen.
- Darmblutungen oder toxisches Megakolon
- Guillain-Barré-Syndrom: demyelinisierende Entzündung des peripheren Nervensystems

Diagnose. Diagnostisch gelingt in 50–75 % der Nachweis von Vibrioformen in Selektivmedien. Endoskopisch sieht man das Bild einer diffusen exsudativen Kolitis.

Therapie. Die Campylobacterenteritis ist meist selbstlimitierend und bedarf nur der Wasser- und Elektrolytsubstitution. In schweren Fällen kann Erythromycin (nur bei frühzeitiger Therapie) oder Ciprofloxacin gegeben werden, bei Septikämien Gentamycin und Erythromycin.

> **Merke!**
> Bei HLA-B27 positiven Patienten können, wie bei Salmonellen-, Shigellen- und Yersinieninfektionen, 2–6 Wochen nach einer Enteritis reaktive Arthritis und Reiter-Syndrom (Reiter-Tetrade: Arthritis, Urethritis, Konjunktivitis, Dermatosen) auftreten.

2.2.6 Cholera

Erreger, Epidemiologie. Cholera ist eine akute Anthroponose, die durch das *Enterotoxin* von *Vibrio cholerae* ausgelöst wird. Sie breitet sich, meist im Gefolge von unhygienischen Verhältnissen, über verseuchtes Trinkwasser oder mit infizierten Exkrementen kontaminierter Speisen aus.

Pathogenese, Symptomatik. Nach Besiedelung des Dünndarms produziert Vibrio cholerae ein Enterotoxin, welches über eine irreversible Aktivierung der Adenylatcyclase den cAMP-Gehalt der Mukosazelle steigert. Nach einer Inkubationszeit von 24–48 h führt dies zu einer Blockierung der Natriumresorption in den Zellen mit Villi und einer Stimulierung der Cl⁻-Sekretion in den Krypten. Über diesen Mechanismus kommt es zu einem massiven Ausstrom isotonischer Flüssigkeit in das Dünndarmlumen, die vom Kolon nicht reabsorbiert werden kann (Volumenverlust bis 20 l/d!). Da die Darmzellen selbst von den Vibrionen nicht befallen werden, ist der Darm nicht entzündet → die abrupten Durchfälle (reiswasserartig mit kleinen Schleimflecken) sind deshalb schmerzlos. Zu unterschiedlichen Zeitpunkten, nach Beginn der Durchfälle, hat der Patient ohne

Tab. 1.43: Bakterielle Enteritiden in der Übersicht

Erreger	Salmonellen	Shigellen	Yersinien	Campylobacter	V. cholerae
Infektionsquelle	Zoonose	Mensch	Zoonose	Zoonose	Mensch
Infektionsdosis	hoch	niedrig	mittel	mittel	hoch
Inkubationszeit	10–48 h	1–3(–7) Tage	1–10 Tage	2–4 Tage	1–3 Tage
Beginn	verschieden	abrupt	abrupt	verschieden	abrupt
Erbrechen	+	+	++	+	+
Diarrhö	++	++	++	++	++++
Blut im Stuhl	–(+)	+++	–	+	–
Tenesmen	++	+++	++	++	–
Kollaps	–/+	+	–/+	–/+	++++
Schmerzen	+++	++	++	++	–
Fieber	+	+++	++	++	–

– selten/schwach ausgeprägt bis ++++ sehr häufig/stark ausgeprägt

Anstrengung oder vorausgehende Übelkeit auch reiswasserähnliches Erbrechen. Alle weiteren Symptome ergeben sich aus den Wasser- und Elektrolytverlusten, die zu einem hypovolämischen Schock und einer metabolischen Azidose (Bikarbonatverluste) führen.

Diagnose. Zur Diagnosesicherung Rektal- oder Stuhlabstrich mit einem Wattetupfer, der in 1 %iger Peptonlösung transportiert werden muß.

Therapie. Da es keine kausale Therapie der Cholera gibt, steht die Flüssigkeitssubstitution (3–10 Liter Elektrolyt-Glukose-Lösung/Tag) im Vordergrund. Bei milden Verlaufsformen geschieht dies oral, ansonsten über einen großlumigen parenteralen Zugang, der neben dem Ausgleich von Elektrolyten und metabolischer Azidose die ZVD-Messungen ermöglicht. Unterstützend kann eine Therapie mit Ciprofloxacin, Tetrazyklinen oder Cotrimoxazol eingeleitet werden, um die Dauer und das Volumen des Durchfalls sowie die Dauer und Intensität der Erregerausscheidung zu reduzieren. Letzteres ist von epidemiologischer Bedeutung.

Prophylaxe. Neben hygienischen Maßnahmen gibt es die Möglichkeit der aktiven Immunisierung: Parenteraler Totimpfstoff (NW: häufig Lokalreaktionen) oder oraler Lebensimpfstoff (besser wirksam und verträglicher). Indikation: Nur wenn sie vom Einreiseland vorgeschrieben wird.

2.2.7
Pseudomembranöse Enterokolitis

Erreger, Pathogenese. Meist im Zusammenhang mit Antibiotikaeinnahme (Clindamycin, Tetrazykline, Ampicillin), selten auch bei konsumierenden Grundkrankheiten, kommt es zur Ausbreitung von *Clostridium difficile*, das bei 4 % der Bevölkerung in der Kolonflora gefunden wird und auch oral übertragen werden kann. Seine Toxine A + B führen zu unterschiedlich schweren Symptomen.

Symptomatik. In ausgeprägten Fällen kommt es zu Erbrechen, Fieber, krampfartigen Bauchschmerzen und schweren Durchfällen mit Abgang pseudomembranöser Fibrinfetzen, Megakolon, Exsikkose und Schock.

Diagnose.
- Stuhl: Granulozyten ↑, Kultur
- Nachweis von Toxin B in Gewebekulturen
- Latexschnelltest auf Toxin A: Nachweis eines nichttoxischen Proteins, das auch von anderen Darmbakterien gebildet wird → häufig falsch positiv
- Endoskopie: multiple kleine, gelb-weißliche, leicht entfernbare Plaques auf der Darmschleimhaut. Ohne entsprechende Klinik und Endoskopie ist die Diagnostik nicht aussagekräftig.

Therapie. Therapeutisch stehen das Absetzen des auslösenden Antibiotikums und die Substitution von Wasser und Elektrolyten im Vordergrund. Reicht dies nicht aus, muß Vancomycin, alternativ Metronidazol oral eingesetzt werden.

2.2.8
Reisediarrhö

Erreger, Epidemiologie. Die Reisediarrhö ist eine hauptsächlich durch enterotoxinbildende Escherichia coli (über 50 % Ursache einer Reisediarrhö), aber auch Salmonellen, Shigellen, Campylobacter oder Enteroviren verursachte Infektion, die häufig mit einer starken Dünndarmsekretion einhergehen. Sie tritt vor allem in südlichen Ländern auf und wird fäkal-oral übertragen, weswegen Wasser nur aus verschlossenen Flaschen (oder abgekocht) getrunken und keine rohen Speisen zu sich genommen werden sollten.

> **Merke!**
> Boil it, cook it, peel it or forget it!

Symptomatik. Überlaufdiarrhö u. U. mit Koliken und Erbrechen, die nach 2–5 Tagen selbstlimitierend verschwindet.

Therapie. Die Therapie ist bei leichten Fällen rein symptomatisch (Flüssigkeits- und Elektrolytsubstitition).

2.2.9
Bakterielle Lebensmittelvergiftung

Erreger, Ätiologie. Bakterielle Lebensmittelvergiftungen werden durch *Enterotoxine* hervorgerufen, die entweder
1. vor der Aufnahme des Keimes durch sein Wachstum in Lebensmitteln entstehen (Staphylococcus aureus, Bacillus cereus → Abstand Essen – Vergiftungserscheinungen < 6 h), oder
2. nach Aufnahme des Keimes durch sein Wachstum im Darm gebildet werden, ohne eine echte Infektion hervorzurufen (Clostridium perfringens, B. cereus → Abstand Essen – Vergiftungserscheinungen > 6 h)

Symptomatik. Siehe Tabelle 1.44; gewöhnlich gehen die Symptome innerhalb von 24–48 h vollständig zurück.

Therapie. Die Therapie ist symptomatisch, parenteraler Flüssigkeits- oder Elektrolytersatz ist nur in seltenen Fällen notwendig. Antibiotika sind nicht indiziert.

> **Merke !**
>
> Brechdurchfall 1–6 h nach fleischhaltiger Mahlzeit → Staphylokokkentoxinvergiftung

> **Klinischer Fall**
>
> Ein Tourist erkrankt 3 Stunden nach Verzehr eines mayonnaisehaltigen Fleischsalates mit Durchfall und Erbrechen.
> *Wahrscheinliche Diagnose:* Staphylokokkenenteritis

2.2.10
Botulismus

Erreger, Epidemiologie. Clostridium botulinum ist ein grampositives, anaerobes, sporenbildendes, ubiquitär verbreitetes Bakterium. Werden seine hitzeresistenten Sporen durch ungenügende Sterilisation oder Konservierung nicht vollständig abgetötet, so keimen sie in kontaminierten Nahrungsmitteln (meist Selbsteingemachtes oder geräuchertes Fleisch) zur Vegetativform aus. Dies führt in einigen Fällen zur Gasbildung mit Vorwölbung des Verschlußdeckels (= *Bombage*).

Pathogenese. Die Vegetativform von Clostridium botulinum bildet unter anaeroben Bedingungen ein hitzelabiles Exotoxin, das Botulinustoxin, welches die Freisetzung von Acetylcholin an der motorischen Endplatte verhindert und somit die neuromuskuläre Übertragung unterbricht.

Symptomatik. Intoxikationen führen zu Nausea (Übelkeit), Erbrechen, Meteorismus und

Erreger	C. perfringens	B. cereus	S. aureus
Toxinbildner	Fleisch, Fisch	Getreide, Reis	Fleisch, Milchprodukte
Übertragung durch	Backwaren	pflanzliche Produkte	Backwaren
Inkubationszeit	6–12 h	2–18 h	1–6 h
Erkrankungsdauer	1–2 d	1–2 d	1–2 d
Erbrechen	+	++	+++
Diarrhö	+++	++	++
Kollaps	+	+	+++
+ schwach bis +++ stark ausgeprägt			

Tab. 1.44: Keime, die häufig eine bakterielle Lebensmittelvergiftung hervorrufen

Diarrhö. Nach einer dosisabhängigen Latenzzeit von 6–48 h kommt es zuerst zu symmetrischen Hirnnervenlähmungen mit Ptosis, Akkomodations- und Konvergenzstörungen, Mydriasis, Oberlidptose, Mundtrockenheit, Schluck- und Sprachstörungen. Die Paralyse kann weiter abwärts steigen, und zur Atemlähmung führen.

Diagnose. Das Toxin kann durch intraperitoneale Injektion in Mäuse nachgewiesen werden.

Therapie. Giftelimination (Magenspülung, Kohle, Abführmittel) und frühzeitige i.-v.-Gabe von Antitoxin, nach subkutaner oder konjunktivaler Testung. Um ein respiratorisches Versagen rechtzeitig zu erkennen, sollten regelmäßig die Blutgase gemessen werden. Intensivmedizinische Betreuung mit Langzeitbeatmung kann notwendig werden.

> **Klinischer Fall**
>
> 24 Stunden nach dem Genuß einer Hausmacherkonserve treten bei einem Patienten Mundtrockenheit, Schluckstörungen, Doppelbilder und Muskelschwäche auf.
> *Wahrscheinliche Diagnose:* Botulismus

> **Merke !**
>
> Eine durch Gasentwicklung aufgetriebene (bombierte) Lebensmittelkonserve ist möglicherweise mit Clostridium spec. kontaminiert.

2.3 Infektionen des Respirationstraktes durch obligat pathogene Bakterien

2.3.1 Mykoplasmenpneumonie

Erreger, Epidemiologie. Die durch Mycoplasma pneumoniae verursachte Mykoplasmenpneumonie wird bei engem Kontakt durch Tröpfchen übertragen. Der Mensch ist die einzige Infektionsquelle. Die Erkrankung ereignet sich gehäuft in Familien, Schulen und Kinderheimen und tritt vermehrt im Alter von 5–15 Jahren auf.

Pathogenese. Die Mykoplasmen heften sich an die Epithelien von Trachea, Bronchien und Bronchiolen. Dort zerstören sie den Ziliarapparat und die Epithelzellen, was zu peribronchialen entzündlichen Infiltraten aus Lymphozyten und Plasmazellen führt.

Symptomatik. Nach einer Inkubationszeit von 12–20 Tagen beginnt die Mykoplasmenpneumonie meist mit Prodromalsymptomen im Sinne eines grippalen Infektes. Zu mäßigem Fieber, Abgeschlagenheit und Kopfschmerzen gesellen sich besonders bei Kindern starke Ohrenschmerzen, die durch eine Entzündung des Trommelfells hervorgerufen werden. Der Husten ist hartnäckig, aber trocken und ohne starke Sekretproduktion. Extrapulmonale Manifestationen betreffen:
- Gastrointestinaltrakt: Übelkeit, Erbrechen, Durchfall, Anorexie
- Muskulatur/Skelettsystem: Myalgie, Arthralgie, Arthritis
- Neurologische Symptome
- Haut (selten): Erythema multiforme → *Stevens-Johnson-Syndrom,* Erythema nodosum

Diagnose.
- Rö-Thorax: diffuse Bronchopneumonie mit interstitieller Komponente mit milchglasartigen oder schleierförmigen Trübungen (meist einseitig segmental begrenzt)
- Labor: BSG kann beschleunigt sein, das Blutbild zeigt u. U. eine diskrete Leukozytose. Oft werden Kälteagglutinine nachgewiesen, die zu einer autoimmunhämolytischen Anämie führen können.

Therapie. Da Mykoplasmen keine Zellwand besitzen, sind viele Antibiotika unwirksam. Mittel der Wahl sind beim Kind Erythromycin, beim Erwachsenen Tetrazykline und Gyrasehemmer (Ciprofloxacin, Ofloxacin).

2.3.2 Ornithose (Papageienkrankheit)

Erreger, Epidemiologie. Chlamydia psittaci, der Erreger der Ornithose, wird durch direkten Kontakt mit Vögeln (Papageien) oder Inhalation ihrer Exkremente verbreitet. Die direkte Übertragung von Mensch zu Mensch ist sehr selten.

Pathogenese, Symptomatik. Nach der Inhalation erfolgt eine Invasion über den Respirationstrakt in das Blut und das RES von Leber und Milz. Nachdem sie sich dort vermehrt haben, befallen sie andere Organe und bevorzugt die Lunge. Nach einer Inkubationszeit von 1–3 Wochen beginnt die Ornithose schleichend bis akut mit hohem Fieber und starken diffusen Kopfschmerzen (meningoenzephalitische Zeichen), wobei man 2 verschiedene Ausprägungsformen unterscheiden kann:
- *atypische Pneumonie.* Ausgedehnte Pneumonie mit Exsudatbildung, Fibrinablagerungen, Hämorrhagien, Infiltrationen und Nekrosen der Alveolarwände. Radiologisch finden sich fleckförmige alveoläre und interstitielle Infiltrationen über mehrere Segmente. Bei vorwiegend interstitiellen Infiltraten ist der Lungenauskultationsbefund jedoch unauffällig (= *atypisch*), sonst feinblasige RG.
- *septischer Verlauf.* Schüttelfrost, Hepatosplenomegalie, aber nur eine milde Pneumonie

Diagnose.
- BSG ↑
- BB: Leukozyten → oder ↓, Eosinophile ↓, Transaminasen ↑
- Urin: transitorische Proteinurie und Mikrohämaturie
- Antikörpernachweis: vierfacher Anstieg nach 2 Wochen, KBR ist nach 10–14 Tagen >01:40
- Elek-Ouchterlony-Test: Immundiffusionstest zum Toxinnachweis

Therapie. Symptomatisch mit O_2 und ASS. Kinder werden antibiotisch mit Erythromycin, Erwachsene mit Tetrazyklinen oder Gyrasehemmern über mindestens 4 Wochen behandelt.

Komplikationen. Myo- und Perikarditis.

2.3.3 Q-Fieber (Balkan-Grippe)

Erreger. Weltweite Zoonose, die durch die Rickettsienart *Coxiella burnetii* verursacht wird (siehe Kap. 2.1).

Epidemiologie. Die Übertragung erfolgt durch aerogene Staubinfektion über infizierter Stalltiere (Rind, Ziege, Schaf) oder infiziertes Material (z. B. Heu).

Symptomatik. Meist verläuft das Q-Fieber als milde Grippe. Nach einer Inkubationszeit von 2–3 Wochen kann es aber auch akut zu remittierendem, hohem Fieber, Schüttelfrost, schweren, oft retrobulbären Kopfschmerzen und Muskelschmerzen kommen, die 1–3 Wochen anhalten. Häufigste Organmanifestation ist die Lunge in Form einer atypischen Pneumonie, die klinisch durch trockenen Reizhusten und Brustschmerzen, radiologisch durch interstitielle Infiltrationen imponiert und auskultatorisch oft unauffällig bleibt.

Diagnose. Serologisch mit KBR.

Therapie. Das Q-Fieber wird mit Tetrazyklinen behandelt.

Komplikationen. Thrombophlebitis, Myokarditis oder Perikarditis.

2.4 Geschlechtskrankheiten

Eine ausführliche Besprechung der Geschlechtskrankheiten erfolgt im Kapitel Dermatologie.

2.4.1 Syphilis

Erreger. Die Syphilis ist eine kontagiöse und infektiöse Erkrankung von Haut, Schleimhäuten und inneren Organen, hervorgerufen durch Treponema pallidum.

Symptomatik. Syphilis verläuft in 3 Stadien:
- *Lues I:* Nach 3 Wochen Ulcus durum, 1 Woche später indolente Schwellung der regionären Lymphknoten. Beides zusammen ergibt den Primärkomplex.
- *Lues II*
  - 8–12 Wochen p.i. Ag-Ak-Reaktionen mit Fieber, Arthralgien, Exanthemen, Angina syphilitica, Plaques muqueuses und Condylomata lata (= hochinfektiöse troponemareiche Papeln),
  - 24 Wochen p.i. Leukoderma syphiliticum
  - 30 Wochen p.i. eine mottenfraßähnliche Alopezie

  Im anschließenden Latenzstadium kann es zur Spontanheilung kommen oder zur
- *Lues III:* Syphilome, Gummen, obliterierende Endarteriitis Heubner: ZNS → Parenchymatrophie, Demenz, Vasa vasorum der Brustaorta → Mesaortitis, Aortenaneurysma; progressive Paralyse (Enzephalopathie) und Tabes dorsalis

Diagnostik. Treponemen im Dunkelfeldmikroskop, Suchteste: TPHA-, FTA-ABS-Test, Verlaufskontrolle: VDRL.

Therapie. Mittel der 1. Wahl ist Penicillin G täglich für 14 Tage (*Cave:* Herxheimer-Reaktion). Bei Einnahmeunzuverlässigkeit Benzathin-Penicillin i.m. Zur rechtzeitigen Erkennung eines Rezidivs werden nach 3, 6 und 12 Monaten Serumkontrollen empfohlen.

2.4.2
Gonorrhö

Die Gonorrhö ist die häufigste bakterielle Geschlechtskrankheit, sie wird durch Gonokokken verursacht.

Symptome. 50% der Frauen und 25% der Männer sind asymptomatische Keimträger (trotzdem Infektionsquelle).
- Urogenitaltrakt: 2–4 Tage nach Infektion akute Urethritis mit eitrigem Ausfluß, Dysurie und Pollakisurie; bei Frauen zusätzlich Zervizitis und Bartholinitis
- Rektum: Proktitis
- Auge: Konjunktivitis bei Neugeborenen

Komplikationen.
- übergreifende Infektion auf benachbarte Organe (Prostatitis, Endometritis, Peritonitis u.a.) bis zur Sterilität
- reaktive Arthritis: Monoarthritis des Kniegelenkes

Diagnose. Antigennachweis und Erregernachweis aus Urethralabstrich (*Cave:* spezielle Transportmedien).

Therapie. Penicillin; bei Resistenz Chinolonderivate.

2.4.3
Chlamydia-trachomatis-Infektion

Klinik. Chlamydia trachomatis kann in zahlreiche Serotypen eingeteilt werden, die unterschiedliche Krankheitsbilder hervorrufen (siehe Abb. 1.56):
- *A–C:* Trachom, eine chronische, follikuläre Keratokonjunktivitis
- *D–K:* unspezifische Genitalinfektion: häufigste Erreger der nichtgonorrhoischen Zervizitis und Urethritis mit Dysurie, Pollakisurie und serös-glasigem bis trüb-purulentem Ausfluß als Folge
- *L1–L3:* Erreger des Lymphogranuloma inguinale (M. Durand-Nicolas-Favre), einer Geschlechtskrankheit, die nach 2–30 Tagen einen kleinen, uncharakteristischen genitalen Defekt hervorruft. Diesem folgt eine meist einseitige, kräftige inguinale oder femorale Lymphadenitis (Bubonen), die zu Einschmelzungen und Fistelbildungen neigt.

Komplikationen. Beim Mann Epididymitis und Infertilität, bei der Frau, die meist symptomarm verlaufende Salpingitis mit Sterilität oder Extrauteringravidität. Einschlußkonjunktivitis: Erreger der „Schwimmbadkonjunktivitis". Über die Besiedelung des Geburtskanals kann nach einer Inkubationszeit von 6–18 Ta-

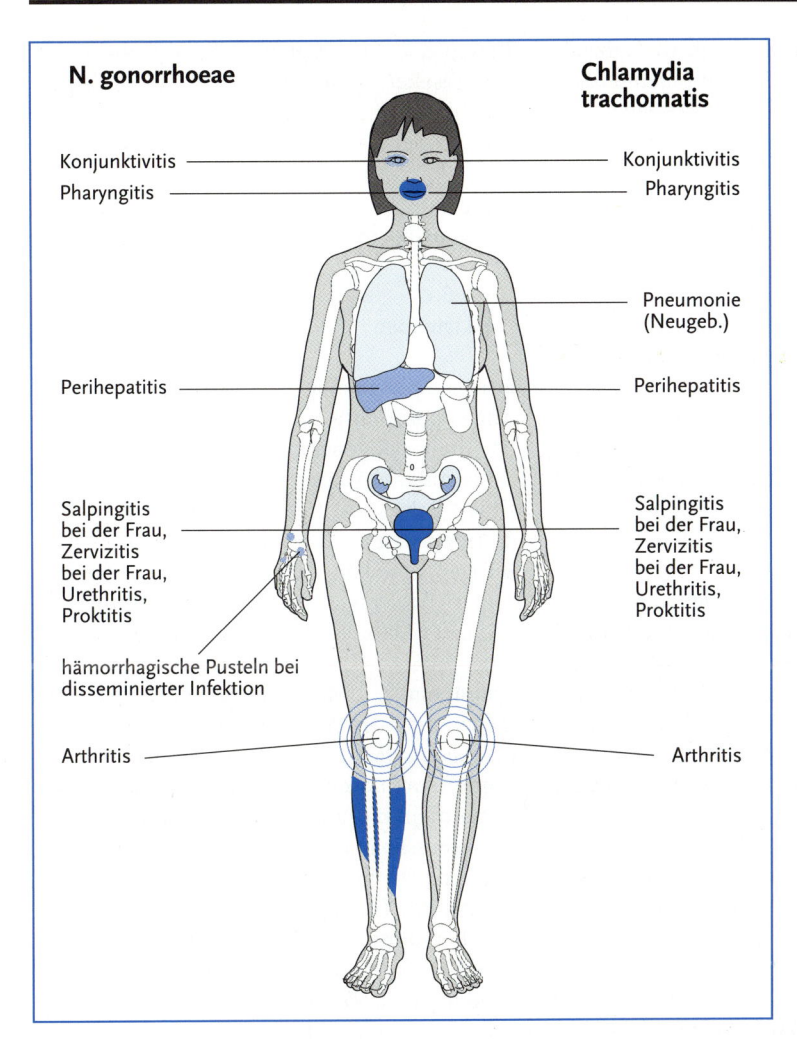

Abb. 1.56: Symptome bei Gonokokken- und Chlamydieninfektion (Lohr/Keppler 1998)

N. gonorrhoeae
- Konjunktivitis
- Pharyngitis
- Perihepatitis
- Salpingitis bei der Frau, Zervizitis bei der Frau, Urethritis, Proktitis
- hämorrhagische Pusteln bei disseminierter Infektion
- Arthritis

Chlamydia trachomatis
- Konjunktivitis
- Pharyngitis
- Pneumonie (Neugeb.)
- Perihepatitis
- Salpingitis bei der Frau, Zervizitis bei der Frau, Urethritis, Proktitis
- Arthritis

gen eine Neugeborenenkonjunktivitis entstehen, die durch die *Credé-Prophylaxe* nicht verhindert wird. 30 % der Neugeborenenpneumonien werden durch Chlamydia trachomatis hervorgerufen.

Diagnose. Diagnostisch können Chlamydien direkt im Abstrich, Antikörper im Immunfluoreszenztest oder im Enzymimmunoassay nachgewiesen werden.

Therapie. Doxycyclin, bei Kindern Erythromycin.

2.5 Infektionen durch Mykobakterien

2.5.1 Tuberkulose

Siehe Atmungsorgane, Kapitel 6 und Klinische Pharmakologie, Kapitel 16.8.

Die klassische Tuberkulose wird durch Mycobacterium tuberculosis (selten M. bovis, M. africanum in Westafrika) verursacht. Sie kann fast symptomfrei bis hochakut beginnen. Meist sind Lunge, intrathorakale Lymphknoten, Bronchien und Pleura befallen, seltener periphere Lymphknoten, Urogenitalsystem, Knochen und Gelenke oder andere Organe.

Therapeutisch werden Rifampicin, Isoniazid, Pyrazinamid, Streptomycin und Ethambutol in verschiedenen Kombinationen gegeben.

2.5.2
Lepra

Siehe Dermatologie, Kapitel 3.4.

2.5.3
Infektionen durch atypische Mykobakterien

Definition. Mykobakterien, die nicht zu den Erregern der Tuberkulose und Lepra gehören werden atypische Mykobakterien bzw. nichttuberkulöse Mykobakterien (NTM) genannt.

Erreger, Epidemiologie. Ein sehr geringer Prozentsatz der mykobakteriellen Infektionen werden in westlichen Industrieländern durch atypische Mykobakterien verursacht, bei Patienten mit Malignomen oder AIDS wesentlich mehr. Sie werden in Abwässern, Staub und bei Tieren nachgewiesen. Der Mensch infiziert sich über die Inhalation oder Aspiration kontaminierter Aerosole.

Symptomatik. Die verschiedenen atypischen Mykobakterien können zumeist chronisch verlaufende Mykobakteriosen auslösen. Diese sind in Tabelle 1.45 zusammengefaßt.

Diagnose. Die Tuberkulinreaktion fehlt oder ist sehr schwach. Diagnostisch erfolgt der Erregernachweis im Sputum, Urin, Blut, Stuhl und Biopsieproben.

Therapie. Da die atypischen Mykobakterien sehr resistent gegen Antibiotika und Tuberkulostatika sind, ist die Behandlung außerordentlich schwierig → Antibiogramm!

2.6
Sonstige bakterielle Infektionskrankheiten

2.6.1
Listeriose

Erreger, Epidemiologie. Die Listeriose ist eine Anthropozoonose, hervorgerufen durch Listeria monocytogenes, ein ubiquitär in Erde, Schlamm und Wasser vorkommendes grampositives Bakterium mit hoher Umweltresistenz (Vermehrung auch im Kühlschrank!). Es wird aerogen, oral, konjunktival, genital oder diaplazentar übertragen. Die Durchseuchung ist hoch, der Manifestationsindex gering.

Symptomatik. Man unterscheidet lokale Infektionen und systemische Infektionen:
- *Lokalinfektion* mit typischen Listeriomen, granulomatösen Entzündungsherden mit Zentralnekrose und Abszeßherden
- *systemische Infektionen:* Systemisch sind vor allem betroffen immungeschwächte Patienten (Alkoholismus, Diabetes mellitus, Tuberkulose, Neoplasmen, AIDS). Hier verursacht die Listeriose hauptsächlich Meningitis, Meningoenzephalitis und Listerienendokarditis.

Schwangere können infiziert werden. Die Symptome reichen von einer milden Grippe bis zu einer Sepsis.

Tab. 1.45: Infektionen, die durch atypische Mykobakterien ausgelöst werden können

Krankheit	Häufige Spezies	Klinik
chronische Lungenerkrankung	M. avium, M. intracellulare, M. kansasii	Meist Erwachsene mit Grunderkrankung der Lunge, ohne Fieber; AIDS
lokale Lymphadenitis	M. avium, M. intracellulare	Meist Kinder u. Adoleszenten v. a. bei AIDS
Haut- u. Weichteilerkrankungen	M. marinum M. ulcerans	„Swimming pool Granulomata" Buruli-Ulkus
disseminierte Erkrankungen	M. avium, M. intracellulare, M. kansasii	Vorwiegend bei immunsupprimierten Patienten

Konnatale Listeriose. Wird der Fötus, vor allem in der 2. Schwangerschaftshälfte, diaplazentar infiziert, ist die Prognose schlecht. Infektionen führen meist zur Sepsis mit Keimaussaat in viele Organe, z.B. Meningitis mit Krämpfen, miliar verteilte Granulome der Haut (→ *Granulomatosis infantiseptica*), Herdpneumonie etc. (siehe Pädiatrie, Kap. 3).

Diagnose.
- Grampräparat, das aus Mekonium, Blut, Liquor oder Zervixabstrich gewonnen wird
- Serologisch ist wegen der breiten Durchseuchung der Bevölkerung nur ein Titeranstieg beweisend

Therapie. Ampicillin, in schweren Fällen kombiniert mit Gentamycin ist die Therapie der Wahl. Bei Penicillinallergie sind alternativ Erythromycin, Chloramphenicol oder Tetrazykline meist wirksam.

2.6.2 Milzbrand (Anthrax)

Erreger. Milzbrand ist eine Anthropozoonose, hervorgerufen durch den aeroben Sporenbildner Bacillus anthracis. Milzbrand kommt vor allem in Südeuropa und Südamerika vor. Der Mensch infiziert sich beim Umgang mit infektiösen Tieren oder kontaminierten tierischen Produkten (siehe Abb. 1.57). Daher ist Milzbrand eine typische Erkrankung von Landwirten, Fleischern, Tierärzten und Personen, die mit Tierhäuten zu tun haben (Berufskrankheit). In Deutschland sehr selten.

Symptomatik. Je nach Eintrittspforte des Erregers bilden sich unterschiedliche Krankheitsbilder aus:
- *Haut-Milzbrand (Pustula maligna):* die häufigste Form des Milzbrands. Durch Infektion oberflächlicher Hautverletzungen entstehen rote Papeln mit schwarzem Zentrum, die sich zu Pusteln serös-blutigen Inhalts weiterentwickeln.
- *Lungen-Milzbrand:* Durch Inhalation kommt es zu einer atypischen hämorrhagischen Bronchopneumonie
- *Darm-Milzbrand:* Aufnahme in den Gastrointestinaltrakt führt zu blutigem Erbrechen und blutigen Stühlen

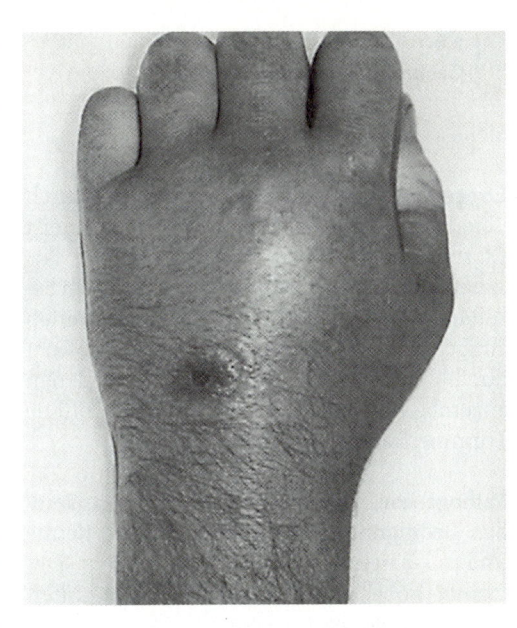

Abb. 1.57: Milzbrandkarbunkel (R. Baumgarten 1996)

> **Merke !**
> Inzision kontraindiziert, da Gefahr der Milzbrandsepsis, die sehr foudroyant verläuft und rasch zum Tod führt.

Diagnose. Mikroskopischer und kultureller Erregernachweis in Körpersekreten.

Therapie. Therapie der Wahl ist die hochdosierte Penicillingabe, eventuell mit Milzbrandantiserum.

> **Klinischer Fall**
> Ein 50jähriger Landwirt bemerkt am linken Arm eine stark juckende Papel mit einem zentralen Bläschen. Bei der klinischen Untersuchung finden sich eine schwarz-dunkle Platte von der Größe eines 5-Mark-Stücks mit einem Bläschen in der Umgebung. Die angrenzenden Weichteile sind gerötet, hart; die regionalen Lymphknoten geschwollen, kein Fieber.
> *Wahrscheinliche Diagnose:* Milzbrand

2.6.3 Gasbrand, anaerobe Zellulitis

Siehe auch Chirurgie, Kapitel 7.3.

Erreger, Epidemiologie. Gasbrand wird durch ubiquitär vorkommende Clostridien (meist Clostridium perfringens) hervorgerufen. Als anaerobe Sporenbildner vermehren sie sich besonders gut in tiefen, taschenreichen Verletzungen (*Wundkontamination*) oder schlecht durchbluteten Extremitäten (AVK), in denen anaerobe Bedingungen herrschen (z.B. offene Trümmerfrakturen).

Pathogenese, Symptomatik. Unter anaeroben Bedingungen vermehren sich die Keime und produzieren stark gewebszerstörende Exotoxine, wobei zwei differente Infekte unterschieden werden:
- *anaerobe Zellutitis:* Infektion der Faszienlogen ohne Beteiligung der Muskulatur; Gasbildung im Gewebe führt bei Berührung zu knisternden Geräuschen; keine Toxinämie
- *Gasbrand:* Agressive Infektion der Muskulatur mit Myonekrosen und Toxinämie, die innerhalb von Stunden zum körperlichen Verfall der Kranken führt. Ödembildung (Weichteilschwellund durch Gasbildung), blaugrüne Verfärbung der Haut, Krepitation, Tachykardie und massive Schmerzhaftigkeit sind typische Zeichen. Besonders bei Patienten mit maligner Grunderkrankung, verursachen in den Blutkreislauf gelangte Clostridiumtoxine hohes Fieber und Kreislaufstörungen bis zum Schock.

Diagnose. Neben der Klinik können das Rö-Bild mit „Muskelfiederung" und ein gramnegatives Präparat die Diagnose bestätigen.

Therapie. Der Gasbrand hat eine schlechte Prognose (Letalität 30–50%), daher ist ein schnelles Vorgehen mit hochdosiertem Penicillin, Metronidazol (Anaerobier!) und hyperbarem O_2 erforderlich. Infizierte Wunden müssen chirurgisch großzügig revidiert und offengelassen werden. Bei Nekrosen ist eine lokale Abtragung, eventuell eine Amputation erforderlich.

> **Klinischer Fall**
>
> Es wird ein 30jähriger Mann aufgenommen, der sich bei Gartenarbeit vor 24 h eine tiefe Rißwunde am linken Unterarm zugezogen hat. Sehr schmerzhafte Wunde mit blaßgrauen Rändern und wäßrigem Wundsekret. Im Wundgebiet Ödembildung und „Knistern" der Haut. Temperatur rektal 38°C. Pulsfrequenz: 130/min.
> *Wahrscheinliche Diagnose:* Gasbrand

2.6.4 Tetanus

Siehe hierzu Chirurgie, Kapitel 7.3 und Pädiatrie, Kapitel 8.3.

2.6.5 Aktinomykose

Siehe auch Chirurgie, Kapitel 7.4.

Erreger, Epidemiologie. Hierbei handelt es sich um grampositive, anaerobe Stäbchenbakterien, die zur Standortflora der Schleimhäute (bes. des Mund- und Rachenraums) gehören. In 90% ist der Erreger Actinomyces israelii (A.i.), aber auch andere Aktinomyzeten kommen vor (z.B. Actinomyces naeslundii). Aktinomykosen sind weltweit verbreitet. Sie stellen eine endogene Infektion dar und treten meist auf dem Boden einer lokalen Vorerkrankung (Zahnextraktion, Wunde etc.) auf.

Symptomatik. Aktinomykosen sind fast immer Mischinfektionen, vor allem mit Anaerobiern der Mundhöhle oder fakultativen Anaerobiern (Staphylokokken, Streptokokken u.a.). Das klinische Bild kann vielseitig sein (siehe Tabelle 1.46). Bei hämatogener Streuung sind Absiedlungen in allen Organbereichen möglich (Knochen, Hirnabszeß).

Diagnose.
- klinisch, anamnestisch und röntgenologisch

Tab. 1.46: Aktinomykosen

Aktinomykose	Klinik
zervikofaziale	häufigste Form; derbe, brettharte, tumorartige Schwellung der Weichteile der Hals- u. Gesichtregion, später nekrotisierende Entzündung mit Abszeß- u. Fistelbildung mit Drusen
thorakale	selten, nach Aspiration von Speichel oder durch hämatogene Streuung → Bronchiektase, Empyem
abdominale	gehen von Darmverletzungen oder Verletzungen der weibl. Genitale aus → Appendizitis, Divertikulitis
genitale	durch Verwendung intrauteriner Verhütungsmittel
Kanalikulitis	Entzündung der Tränenkanälchen

- Erregernachweis: mikroskopisch und kulturell aus Eiter, Fistelsekret, Granulationsgewebe oder Bronchialsekret. Charakteristischerweise lassen sich mikroskopisch *Drusen* (Aktinomyzeten im eitrigen Auswurf) nachweisen.

Therapie. Da es sich bei Aktinomykosen immer um aerobe/anaerobe Mischinfektionen handelt, werden chemotherapeutisch Aminopenicilline mit β-Laktamaseinhibitoren oder Breitspektrumpenicilline mit Clindamycin oder Metronidazol verwendet, ggf. Abszeßdrainagen.

2.6.6 Legionellose

Erreger, Epidemiologie. Die Legionellose wird hauptsächlich von Legionella pneumophila mit bisher 11 bekannten Serotypen hervorgerufen. Daneben sind 24 weitere Spezies mit mehr als 30 Serotypen beschrieben. Die Legionellen werden über Abwässer, Klimaanlagen, Inhalationssysteme, Duschanlagen etc. aerogen verbreitet. Bevorzugt sind ältere Menschen mit Grundleiden betroffen.

Symptomatik. Nach Inhalation keimhaltiger Tröpfchen kommt es nach einer Inkubationszeit von 5–14 Tagen zu uncharakteristischen Symptomen mit hohem Fieber, relativer Bradykardie, Diarrhöen, Myalgien, Arthralgien, Enzephalopathien. Bei unproduktivem Husten zeigt der Rö-Thorax häufig multilobuläre Infiltrate. Das klinische Spektrum reicht dabei von milden Infektionen der oberen Luftwege bis zu schweren pneumonischen Manifestationen.

Komplikationen. Als Komplikationen können Lungenabszesse mit Empyembildung, Ateminsuffizienz, Herz-, Kreislauf- und Nierenversagen auftreten.

Diagnostik.
- Ag-Nachweis: Bronchialsekret, Urin
- kulturell
  - Bronchialsekret
  - Pleuraerguß
  - Lungenbiopsiematerial
- serologisch
  - indirekte Fluoreszenz-Ak >1:128 oder vierfacher Titeranstieg

Therapie. Therapeutisch werden Erythromycin (in schweren Fällen zusätzlich Rifampicin) oder Gyrasehemmer (Ciprofloxacin, Ofloxacin) eingesetzt.

> **Merke!**
> Legionellen gehören zu den häufigsten Pneumonieerregern, die Patienten mit Abwehrschwäche (z.B. CLL) und vor allem ältere Menschen befallen.

3 Infektionen durch fakultativ pathogene Bakterien

3.1 Allgemeines

Fakultativ pathogene Bakterien sind Bestandteil der physiologischen Mikroflora von Haut, Schleimhaut und inneren Organen des Menschen. Normalerweise besteht ein ausgewogenes Verhältnis zwischen ihrem Bedürfnis nach Ernährung und Vermehrung und der Resistenz des menschlichen Wirtsorganismus gegenüber Invasion und Gewebsschädigung. Wird dieses Verhältnis gestört, nutzen die kommensalen Bakterien diese Gelegenheit, um in den Wirtsorganismus einzudringen und ihn zu infizieren, weshalb sie auch als opportunistische Erreger bezeichnet werden. Eine Resistenzminderung wird durch die vielen Formen der Immunsuppression verursacht (Neoplasien, immunsuppressive Therapie nach Organtransplantationen oder hämatologischen Erkrankungen, Verbrennungen, Diabetes, Kachexie, HIV-Infektion etc.). Möglichkeiten der Invasion sind durch Operationen, instrumentelle Maßnahmen wie z.B. Katheter und künstliche Beatmung oder Autoinfektion eines durch Mißbildung oder Steinleiden funktionell beeinträchtigten Organs gegeben.

Kommt es zu einer Infektion mit fakultativ pathogenen Bakterien während eines Krankenhausaufenthaltes, ist die Isolierung des Keimes mit anschließendem Antibiogramm vordringlich. Denn erstens haben Krankenhauskeime durch den langen Kontakt mit diversen Antibiotika die unterschiedlichsten Mehrfachresistenzen entwickelt, und zweitens läßt sich aus der, bei unterschiedlichsten opportunistischen Erregern ähnlichen Klinik, keine richtungsweisende Verdachtsdiagnose stellen.

Diese Schwierigkeiten in der Behandlung fakultativ pathogener Keime verdeutlichen die Wichtigkeit der Prophylaxe durch fachgerechte Sterilisation des Instrumentariums sowie sorgfältige Hygiene und Pflegeschutz.

3.2 Spezielle Infektionen

3.2.1 Staphylococcus aureus

Erreger, Epidemiologie. Staphylococcus aureus ist ein aerober Keim der Haut und Schleimhaut, der bei etwa 50% der Bevölkerung nachgewiesen werden kann. Er wird durch direkten Kontakt, auch über Luft (Staub) oder Gegenstände übertragen und kann Infektionen aller Organe hervorrufen, die zur Sepsis führen können. Mögliche Infektionsquellen im Krankenhaus sind:

- durch Hände des Pflegepersonals von Patient zu Patient
- Haare des Krankenhauspersonals
- Schutzbekleidung des Personals
- Nasen-Rachen-Raum des Personals
- Bettdecke u.a.

Symptomatik. Es gibt verschiedene Stämme mit unterschiedlichen Exotoxinen. Hauptsächlich betroffen sind:

- *Haut* (siehe auch Dermatologie):
  - durch eine vertikale Ausbreitung entlang der Follikel, Talg- und Schweißdrüsen Follikulitis, Furunkel, Karbunkel, Phlegmone (DD: selten A-Streptokokken oder gramnegative Bakterien), Paronychie, Panaritien
  - Oft kommt es auf dem Boden einer Streptokokkeninfektion zu einer Staphylokokkeninfektion mit grobblasiger Impetigo contagiosa (siehe Abb. 1.58)
  - Lyell-Syndrom oder SSS (= scalded skin syndrome) entsteht durch das von

Staphylococcus aureus gebildete Exotoxin *Exfoliatin*, wobei es zu plötzlichem Fieber und einem ausgeprägten Exanthem der Haut kommt, gefolgt vom Verlust großer Teile der Epidermis, ähnlich einer schweren Verbrühung. Die neonatale Form ist die Ritter-Krankheit (→ *Dermatitis exfoliativa neonatorum*).
- *Schleimhäute:* Konjunktivitis, Otitis media, Balanitis, Kolpitis, Parotitis, Mastitis puerperalis. Ein Enterotoxin von Staphylococcus aureus kann eine hochakute Enterotoxikose hervorrufen, die nach 24–48 h folgenlos abklingt.
- *Atemwege:* Sinusitis, Aspirationspneumonie, Sekundärpneumonie nach Virusbefall
- *Knochen:* Primäre hämatogene Osteomyelitis oder sekundäre postoperative bzw. posttraumatische Osteomyelitis
- *Katheterinfektionen:* Gefäßprothesen, Hämodialyseshunts
- *Wundinfektionen:* Abszeßbildung, außerdem Empyeme in Pleura und Gelenken
- *Toxic Shock Syndrome (TSS, Syndrom des toxischen Schocks).* Diese durch das Toxic Shock Syndrome Toxin 1 (TSS1) bestimmter Staphylococcus aureus Stämme ausgelöste Erkrankung tritt in 90 % der Fälle im Zusammenhang mit der Benutzung von mit Staphylococcus aureus kontaminierten Tampons während der Menstruation auf.

Die 10 % der nichtmenstruellen TSS haben mit 15 % eine fast doppelt so hohe Letalität wie die menstruellen TSS mit 8 %. In allen Fällen beginnt die Erkrankung mit Fieber, Hypotonie und einem feinfleckigen, scarlattiformen Exanthem von Stamm, Schultergürtel und Extremitäten, das sich bis zur Erythrodermie ausweiten kann. Definitionsgemäß werden beim TSS darüber hinaus mindestens 2 weitere Organsysteme beeinträchtigt. Schlimmstenfalls kann es zum Multiorganversagen kommen. In der Rekonvaleszenzphase schuppt die Haut vor allem an Handflächen und Fußsohlen groblamellär ab. Als Spätfolgen können Niereninsuffizienz, das Karpaltunnelsyndrom oder Verhaltensstörungen auftreten.

> **Merke !**
>
> Staphylococcus aureus ist der häufigste Erreger der hämatogenen Osteomyelitis.

Diagnose. Erregernachweis über Blutkultur, Empyem-, Abszeßpunktat oder Wundabstrich.

Therapie. Da Staphylococcus aureus oft primäre oder sekundäre Antibiotikaresistenzen aufweist, ist ein Antibiogramm notwendig. Bis dieses angefertigt ist, werden in der Regel Ce-

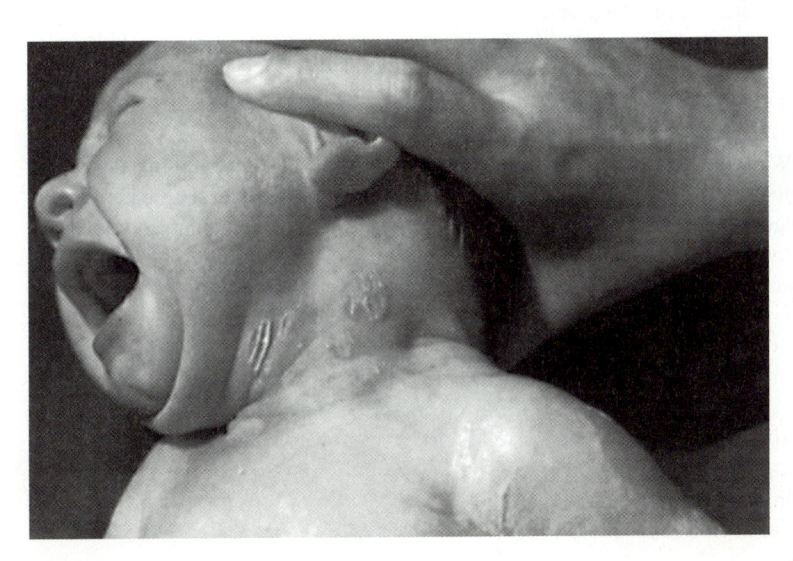

Abb. 1.58: Pemphigus neonatorum bei Staphylokokkeninfektion. Der Pemphigus neonatorum, besser als Pempigoid der Neugeborenen bezeichnet, hat mit dem eigentlichen Pemphigus nichts zu tun, sondern ist eine durch Staphylokokken bedingte bullöse Dermatose (IMPP)

phalosporine eingesetzt. Bei vermuteter Multiresistenz muß Vancomycin gegeben werden. Clindamycin kann bei Pneumonie und Osteomyelitis eingesetzt werden. Da es schon in subinhibitorischen Dosen die Toxinbildung hemmt, wird es auch bei toxinvermittelten Staphylococcus-aureus-Erkrankungen eingesetzt. Bei vielen abszedierenden Infektionen ist darüber hinaus eine schnelle chirurgische Intervention mit Eröffnung und Drainage von Empyemen und Abszessen sowie die Entfernung von Sequestern und Fremdkörpern notwendig.

3.2.2 Streptokokken

A-Streptokokken (A-Strep.)

Zu den A-Streptokokken gehört u.a. der β-hämolysierende Streptococcus pyogenes, den viele gesunde Keimträgern im Oropharynx tragen. Er wird durch Tröpfcheninfektion übertragen und verursacht hauptsächlich Infektionen des Respirationstraktes und der Haut.

Respirationstrakt. Vor allem Kinder im frühen Schulalter erkranken hauptsächlich im Winter und Frühjahr an A-Streptokokkeninfektionen des Pharynx, meist in Form einer hochfieberhaften exsudativen Tonsillitis mit Halsschmerzen, Schluckbeschwerden und Schwellung der zervikalen und submandibulären Lymphknoten. Besitzen die verursachenden A-Streptokokken die erythrogenen Toxine A, B oder C, kommt es bei fehlender Immunität zusätzlich zur Ausbildung eines mikropapulären Scharlachexanthems mit Angina und Enanthem. Fiebergerötete Wangen mit perioraler Blässe (Milchbart), sowie eine anfangs weißlich belegte, später rote Zunge mit verdickten Papillen (Himbeerzunge) vervollständigen das Bild. Nach Abblassen des Exanthems kommt es zur Hautschuppung.

Haut. An der Haut ist mit folgenden Symptomen zu rechnen:
- Impetigo contagiosa (bes. Säuglinge)
- Erysipel (siehe Abb. 1.59 im Farbteil) infolge einer akuten Infektion der Lymphspalten des Koriums, das als lokalisiertes Erythem, oft mit zungenförmigen Ausläufern, imponiert. Plötzliches Fieber, Schüttelfrost und allgemeines Krankheitsgefühl ergänzen das Bild.
- Phlegmone, ausgehend von Mikrotraumen tieferer Hautschichten. Eine besondere Form der Phlegmone ist die *Fasciitis necroticans* mit rascher Zerstörung von Faszien und Muskelgewebe.
- Das Lymphsystem kann isoliert oder bei Erysipel und Phlegmone in Form von Lymphadenitis und Lymphangitis beteiligt sein

Komplikationen. Beim septischen Scharlach kommt es zu multilokulärer Absiedlung der Erreger, beim toxischen Schock durch besondere pyogene Toxine zu Krämpfen und Hautblutungen.

A-Streptokokken können weiterhin akute Sinusitis, akute Otitis media, otogene Meningitis, Mastoiditis, septische Sinusthrombose, Peritonsillar- und Retropharyngealabszesse sowie Phlegmonen von Mundboden, Kehlkopf und Hals und Pneumonien verursachen.

10–20 Tage nach einem Infekt des Respirationstraktes kann es zu *rheumatischem Fieber* und einer *akuten Glomerulonephritis* kommen. Neben Fieber, schmerzhafter Schwellung vor allem der mittleren und großen Gelenke und Pankarditis können Erythema nodosum, Erythema annulare und Chorea minor auftreten.

Diagnose. Diagnostisch wird der kulturelle Erregernachweis aus Abstrich- oder Punktionsmaterial angestrebt. Bei Erkrankungen des Respirationstraktes oder bei rheumatischem Fieber ist meist der *Antistreptolysintiter* stark erhöht. Bei Erkrankungen der Haut kommt es eher zu einem Anstieg des Antistreptodornase- bzw. des Antidesoxyribonuklease-B-(ADB-)Titers. Höchste Werte erreicht der ADB-Titer bei akuter Poststreptokokkenglomerulonephritis.

Therapie. Antibiotikum der Wahl ist Penicillin, alternativ bei Kindern Erythromycin oder Cefaclor, in schweren Fällen Vancomycin.

> **Klinischer Fall**
>
> Eine 23jährige Patientin erkrankt 4 Wochen nach einem Jugoslawienaufenthalt mit Fieber, Halsschmerzen, Schluckbeschwerden, Schwellung der Hals- und submandibulären Lymphknoten sowie eitrig belegten Tonsillen. Blutdruck 115/80 mm Hg. Im Urin ist die qualitative Eiweißprobe positiv, im Sediment sind mehrere Erythrozyten, vereinzelte Leukozyten und Epithelien.
> *Diagnose:* Da die geringen Nierensymptome zur gleichen Zeit wie die A-Streptokokkenpharyngitis auftreten, handelt es sich am ehesten um eine parainfektiöse Herdnephritis.

B-Streptokokken

Zu den B-Streptokokken gehört der β-hämolysierende Streptococcus agalactiae. Infektionen durch B-Streptokokken sind in den letzten 20 Jahren häufiger geworden und kommen gehäuft bei Erwachsenen, Abwehrgeschwächten und Neugeborenen vor.

Symptomatik. Als Bestandteil der Vaginalflora können B-Streptokokken das Ungeborene beim Durchtritt durch den Geburtskanal infizieren. Besonders gefährdet sind die Kinder, wenn der Blasensprung länger als 6 Stunden vor der Geburt stattfindet. Es kann zu Pneumonie, Meningitis und Sepsis in den ersten 2 Tagen post partum kommen. Bei Erwachsenen werden Wund- und Harnwegsinfekte beschrieben.

Therapie. Antibiotikum der Wahl ist Penicillin G.

3.2.3 Enterokokken

Enterokokken sind Keime der normalen Darmflora (selten Mundflora) und verursachen Harnwegsinfekte, Wundinfekte, im Rahmen von Mischinfektionen Adnexitiden und etwa 10% aller Endokarditiden. Da Enterokokken eine Penicillin G- und Isoxazolylpenicillinresistenz aufweisen, werden bei Harnwegsinfekten Aminopenicilline, bei Endokarditiden Acylureidopenicilline in den ersten 2 Wochen zusammen mit Gentamycin gegeben. Bei Penicillinallergie Vancomycin.

Fakultativ pathogene, gramnegative Stäbchen der Familie Enterobacteriaceae

Zusammen mit Staphylococcus aureus sind die im folgenden abgehandelten Bakterien die wichtigsten Erreger *nosokomialer Infektionen* und der gefürchteten gramnegativen Sepsis mit Endotoxinschock. Die einzelnen Stäbchen können nur durch die „Bunte Reihe" differenziert werden.

Escherichia coli (E. coli). Die natürliche Standortflora des gramnegativen E. coli ist der Darm. Extraenteral verursacht er folgende Erkrankungen:
- *Urogenitaltrakt:* Zystopyelonephritis, Prostatitis, Epididymitis
- *galleabführende Wege:* Cholezystitis, Cholangitis
- *Atemwege:* Bronchitis, Bronchiektasien, Abszesse
- *hämatogen-metastatisch:* Peritonitis, Endokarditis, Meningitis

Neben diesen extraenteralen Escheriosen gibt es enterotoxische und enteroinvasive Erkrankungen, die durch E. coli hervorgerufen werden.

Enteropathogene E. coli (EPEC). Die EPEC werden fäkal-oral oder durch Schmierinfektion übertragen. Oft kommt es zu epidemischem Auftreten in Säuglingsheimen, wobei Früh- und Neugeborene besonders empfänglich sind. Klinisch imponieren verminderte Trinklust, Gewichtsabnahme, Erbrechen, schleimig-wäßrige Stühle, Exsikkose und Kollaps. Vor allem bei Säuglingen und Neugeborenen kann es zur Kolimeningitis kommen. Neben symptomatischer Therapie kann eine Antibiotikatherapie nach Antibiogramm erforderlich werden (meist Cotrimoxazol, Gentamycin, Amoxicillin, Cefotiam). Bei Meningitis ist Cefotaxim Mittel der Wahl.

Enterotoxinogene E. coli (ETEC). ETEC kommen im mediteranen und subtropischen Bereich vor und verursachen bei Personen, die nicht, wie die dort Einheimischen, eine lokale mukosale Immunität gegen das Toxin besitzen, eine Enterotoxikose, die nur wenige Tage anhält und als Reisediarrhö bekannt ist. Die Therapie ist rein symptomatisch.

Enteroinvasive E. coli (EIEC). EIEC besitzen Adhäsions- und Invasionsmechanismen, die ihnen ein Eindringen in die Mukosa erlauben, wodurch sie ein ruhrähnliches Bild hervorrufen. In schweren Fällen Antibiotika nach Antibiogramm.

Enterohämorrhagische E. coli (EHEC). EHEC kommen hauptsächlich bei Kleinkindern vor. Sie produzieren ein hochpotentes Toxin, das dem Shigatoxin ähnlich ist und eine hämorrhagische Kolitis verursacht. Vor allem bei dem EHEC O157H7 besteht ein pathogenetischer Zusammenhang mit dem Auftreten des hämolytisch-urämischen Syndroms und der thrombotisch-thrombozytopenischen Purpura. Therapie nach Antibiogramm. Cotrimoxazol ist kontraindiziert, weil es die Toxinwirkung verstärkt.

Klinischer Fall

Ein deutscher Fotoklub macht eine Safari in Afrika. Im Verlauf einer Woche leiden nacheinander $^2/_3$ der Gruppe an wäßrigen Diarrhöen, die nur wenige Tage anhalten. Der Stuhl enthält kein Blut, Fieber tritt nicht auf.
Wahrscheinliche Diagnose: Reisediarrhö durch enterotoxische Escherichia coli

Enterobacter. Enterobacterinfektionen betreffen häufig immunsupprimierte Patienten, bei denen es zu Bakteriämien und septischen Prozessen kommen kann. Sehr häufig verursachen sie auch Harnwegsinfektionen. Seltener Pneumonien, Otitiden und Cholezystitiden.

Klebsiella sp. und Proteus sp. Klebsiella sp. und Proteus sp. sind wichtige opportunistische Enterobacteriaceae und verursachen mindestens 10 % der nosokomialen Infekte. Im Vordergrund stehen prognostisch ernste Pneumonien (bes. Klebsiella pneumoniae, Friedländer-Pneumonie). Außerdem sind sie häufige Erreger postoperativer Infektionen und führen zum septischen Schock. Speziell in Kliniken können sie gehäuft zu Harnwegsinfekten und Wundinfektionen führen.

Weitere Enterobacteriaceae: Citrobacter spp., Serratia spp., Providencia spp., Morganella spp., Hafnia spp. und Erwina spp.

3.2.4
Fakultativ pathogene, gramnegative Stäbchen der Familie Bacteroidaceae

Erreger, Epidemiologie. Unter den obligat anaeroben, fakultativ pathogenen (opportunistischen) Bacteroidaceae ist vor allem die Gattung Bacteroides von Bedeutung. Bacteroides gehört zur Normalflora von Oropharynx, Intestinal- und Genitaltrakt. Im Darmtrakt sind sie sogar 1000mal häufiger als die oben besprochenen Enterobacteriaceae. Opportunistische Infektionen erfolgen *ausschließlich* endogen, meist im Rahmen von Mischinfektionen. Die bei enteralen und genitalen Infektionen am häufigsten isolierte Bacteroidesspecies ist Bacteroides fragilis.

Symptomatik. Eiter, der bei Beteiligung von pigmentbildenden Bacteroides übel riecht, ist immer ein Hinweis auf Anaerobier. Vom Oropharynx ausgehend, kann es zur Gingivitis, Sinusitis, Otitis media oder Mastoiditis, gelegentlich auch zum Hirnabszeß kommen. Nach traumatischen oder operativen Koloneröffnungen kann es zu generalisierten Peritonitiden, von der Vagina ausgehend zu Adnexitiden kommen.

Therapie. Antibiotika der Wahl sind Metronidazol oder Clindamycin, alternativ können Meropenem oder Imipenem eingesetzt werden.

3.2.5
Haemophilus influenzae (HI)

Grundsätzlich unterscheidet man gekapselte und nicht gekapselte Haemophilus-influenzae-Stämme.

Haemophilus influenzae b

Haemophilus-influenzae-Stämme mit dem Kapseltyp b (Hib) sind vor allem für Kleinkinder von Bedeutung, die noch keine Antikörper gegen die Kapsel entwickelt haben. Sie erkranken an Meningitis, Epiglottitis, Pneumonie, periorbitaler Zellulitis, septischer Osteomyelitis bzw. Arthritis. Eine Impfung wird empfohlen.

Ungekapselte Haemophilus influenzae

Diese Haemophilus-influenzae-Stämme kommen auch physiologisch im Oropharynx vor. Sie können Sinusitis, Otitis media, Bronchopneumonie und Exazerbationen chronischer Bronchitiden hervorrufen. Aufgrund der Umweltempfindlichkeit und der hohen Nährstoffansprüche ist die Erregerisolierung schwierig.

Therapie. Antibiotika der Wahl sind Aminopenicilline u.U. mit β-Laktamaseinhibitoren oder Cephalosporinen der 2. Generation. Bei Meningitis auch Cephalosporine der 3. Generation.

3.2.6 Pseudomonas

Erreger, Epidemiologie. Die in der Humanmedizin wichtigste Art ist Pseudomonas aeruginosa, ein ubiquitär vorkommender, extrem anspruchsloser Feuchtkeim (Oberflächengewässer, Waschbecken, Dusche, Toilette, Feuchträume, Klimaanlagen), der vor allem bei Patienten mit schweren Grunderkrankungen, abwehrgeschwächten Kleinkindern und Frühgeborenen pyogene Infektionen verursacht (Krankenhauskeim!).

Symptomatik. Auf großflächigen Hautwunden wie Verbrennungen oder Ulcus cruris verursachen Exotoxine pyogene Infektionen mit blauem Eiter. Bei Langzeitbeatmeten kann es zu Pneumonien, bei Fixern zu Endokarditiden, bei kardiochirurgischen Eingriffen zur gefürchteten Osteomyelitis, bei Schädeltraumen oder Lumbalpunktionen zur Meningitis und bei der oralen Aufnahme zur schweren Enterokolitis, der sogenannten Pyocyaneusruhr kommen. Vor allem Pneumonien bei Mukoviszidose werden von Pseudomonas aeruginosa verursacht.

Therapie. Als Therapeutika kommen Aminoglykoside und Cephalosporine der 3. Generation in Frage.

3.3 Septikämien

Unter dem Begriff Septikämien verbirgt sich eine Gruppe heterogener Erkrankungen, bei denen von einem Sepsisherd im Körper kontinuierlich oder schubweise Bakterien in die Blutbahn gelangen. Je nach Art des Erregers, der Eintrittspforte und der Abwehrlage des Organismus (gehäuftes Auftreten bei reduzierter Abwehrlage: Hämodialysepatienten, Diabetiker, Leberzirrhose, maligne Tumoren, Leukämie, immunsuppressive Therapie), sind unterschiedliche klinische Formen möglich. Dabei können Absiedlungen oder Allgemeinerscheinungen (septischer Schock) klinisch im Vordergrund stehen.

3.3.1 Typische Sepsiserreger und ihre Symptomatik

Erreger

Nachfolgend werden typische Sepsiserreger mit ihrer Symptomatik genannt, wobei die ersten beiden häufiger, die übrigen eher seltener eine Sepsis hervorrufen:

Staphylokokken. Osteomyelitis, Endoplastitis (= Infektion intravasaler Fremdkörper), Hautinfektionen, Abszesse, Endokarditis (akute und frühe postoperative), Lungenabsiedlungen und metastatische Herdenzephalitis sind häufig.

Escherichia coli. Urosepsis, cholangitische Sepsis, Sepsis post partum/abortum.

Pseudomonas aeruginosa. Vor allem bei Verbrennungen und myeloischer Insuffizienz verursacht Pseudomonas große hämorrhagische Hautnekrosen.

Klebsiellen, Enterobacter, Proteus, Clostridien. Gallenwege, Gastrointestinaltrakt, Sepsis post partum/abortum.

Enterokokken, Pneumokokken, Streptokokken. Endokarditis (subakute, späte postoperative), dentogene/tonsillogene Sepsis, hämatogene Meningitis.

Bacteroides sp. Dentogene/tonsillogene Sepsis, cholangitische Sepsis, Lungenabsiedlung.

Meningokokken. Purpura, Meningitis, hohes Fieber, Schock, DIC, Thrombosen der Venolen der Haut (siehe Abb. 1.60 im Farbteil), der Sinusoide der Nebenniere (→ Nebenniereninsuffizienz) und der Kapillaren der Niere.

Candida. Ausschließlich bei Immunschwäche über Endoplastitis und künstliche Herzklappen.

Pathophysiologie und Klinik.
1. Der Einbruch der Erreger in die Blutbahn löst Fieber aus
   - bei gramnegativen anaeroben Erregern intermittierend, weil sie nur kurze Zirkulationszeiten im Blut haben
   - bei Staphylokokken kontinuierlich, weil sie eine Dauerbakteriämie verursachen. Leber und Milz können anschwellen.
2. Organbefall durch zirkulierenden Erreger
   - Lungenabsiedlungen
   - Niere: herdförmige Nephritiden, Nierenrindenabszesse
   - Knochen und Gelenke: Osteomyelitis, eitrige Arthritiden, entzündliche Ergüsse der Gelenke
   - ZNS: eitrige Herdenzephalitis, Hirnabszesse
3. septischer Schock: Durch die Endotoxinwirkung kommt es zu zwei hämodynamischen Formen:
   - *hyperdyname Frühphase*
     - Laktazidose → Hyperventilation
     - periphere Vasodilatation: warme, rosige Haut
     - Fieber → Tachykardie
     - HZV ↑, RR ↓
     - Verbrauchskoagulopathie (DIC = disseminierte intravasale Koagulopathie)
   - *hypodyname Spätphase*
     - HZV ↓, RR ↓
     - periphere Vasokonstriktion
     - graublasse, eventuell marmorierte Haut
     - blasse, kühle Extremitäten und Bewußtseinstrübung

Diagnose. Die Diagnose ist häufig durch die Vorgeschichte (instrumentelle Eingriffe, Geburt, Harnwegsinfektionen, immunsupprimierende Grunderkrankungen) leicht zu stellen. Zum Nachweis des Erregers werden vor Therapiebeginn wiederholt Blutkulturen im Fieberanstieg abgenommen (mindestens 2 aerobe und 2 anaerobe im Abstand von ca. 1 Stunde). Eventuell ist eine Erregerisolierung von der Eintrittspforte (i.-v.-Zugänge, Katheter), aus Absiedelungen (Punktate), Urin, Sputum oder Liquor möglich.

Laborbefunde.
- Laktat ↑ (prognostischer Parameter)
- CRP ↑↑, BSG ↑↑
- BGA: Hypoxie, metabolische Azidose
- Elektrolyte, Kreatinin, γ-GT, BZ müssen kontrolliert werden

Die Verbrauchskoagulopathie bewirkt in ihren verschiedenen Phasen unterschiedliche Veränderungen von Gerinnungsparametern:
- *I Aktivierungsphase:* Thrombozyten ↓ (empfindlichster Parameter bei Septikämien), PTT eher verkürzt (Hyperkoagulabilität)
- *II frühe Verbrauchsphase:* Thrombozyten ↓, Fibrinogen ↓, Gerinnungsfaktoren ↓, AT III ↓ (empfindlichster Parameter der DIC), Fibrinogenspaltprodukte ↑
- *III späte Verbrauchsphase und reaktive Fibrinolyse:* Fibrinogen ↓, Thrombozyten ↓, Quick ↓, Thrombinzeit ↓, Fibrinspaltprodukte ↑, Reptilasezeit ↓, Clotlysezeit ↓

Bildgebende Diagnostik.
- Rö-Thorax: eventuell Pneumonie, septische Metastasen, Lungenödem und Schocklunge
- Rö-Abdomen: eventuell freie Luft und Zeichen eines Ileus
- Sonographie: eventuell Harnstau, Cholestase, Milzgröße, septische Metastasen und Abszesse

Therapie.
- *Antibiose:* adäquate Antibiotikatherapie → Antibiogramm. Bei unbekanntem Erreger werden hochdosiert β-Laktamaseinhibitoren (Breitbandpenicilline und Cephalosporine) mit Aminoglykosiden kombiniert, um möglichst alle in Frage kommenden Keime zu erfassen.
- *septischer Schock:* Schocktherapie (Überwachung der Vitalparameter, O_2-Gabe, ZVD → Volumensubstitution, Dopamin-, Dobutamingabe über Perfusor, Azidosekorrektur nach BGA, Streßulkusprophylaxe etc.)
- *Sepsis durch gramnegative Keime:* monoklonale Endotoxinantikörper

Prophylaxe. Die Prophylaxe umfaßt:
- hygienische Maßnahmen: regelmäßige Händedesinfektion, steriler Umgang mit implantierbaren Fremdkörpern
- eventuell Antibiotikaprophylaxe (Endokarditisprophylaxe vor Zahnsanierung bei vorgeschädigten Herzklappen etc.)

Klinischer Fall

Ein 24jähriger Medizinstudent erkrankt 3 Wochen nach einer Urethritis an hohem Fieber mit Schüttelfrost, Schmerzen im rechten Kniegelenk. Bei der körperlichen Untersuchung findet man multiple, nur gering schmerzhafte Hautherde.
Wahrscheinliche Diagnose: Gonokokkensepsis

3.4 Pneumonien

Zur Pharmakotherapie siehe Klinische Pharmakologie, Kapitel 16.2.

Die *primär*, d.h. ohne prädisponierende Vorerkrankungen, erworbene, typische (= lobäre) Pneumonie wird durch Pneumokokken verursacht. Prädisponierende Faktoren für das Entstehen einer *sekundären* Pneumonie sind kardiale Stauung, chronisch-obstruktive Bronchitis, Bronchialstenosen, Kollagenosen sowie Bettlägrigkeit (→ Apoplex), Diabetes mellitus oder Alkoholismus (Klebsiellen → *Friedländer-Pneumonie* mit kavernösen abszedierenden Einschmelzungen in den Untergeschossen). DD: TBC → Obergeschosse, DD: Staphylokokken → zartwandigere Kavernen. Erreger sind Streptokokken, Staphylokokken, Haemophilus influenzae, Klebsiellen und nosokomiale gramnegative Keime (E. coli, Enterobacter, Serratia, Pseudomonas). Die Erreger der häufigen atypischen interstitiellen Pneumonien sind neben Viren auch Mykoplasmen, Chlamydien, Rickettsien und Legionellen. Bei Abwehrschwäche (Aids, Leukämien) treten als Erreger Viren (Zytomegalie-, Varizellavirus), Bakterien (Mykobakterien, Nokardien, nosokomiale Pneumonieerreger) und Pilze (Candida, Aspergillus, Cryptococcus neoformans) sowie Pneumocystis carinii auf.

3.5 Bakterielle Meningitiden

Die verschiedenen Formen der bakteriellen Meningitis werden in Neurologie, Kapitel 3.4, besprochen. Hier einige epidemiologische Angaben:

Im Alter von 0–5 Jahren treten 50%, im Alter von 0–15 Jahren 70% aller eitrigen Meningitiden auf:

Bei *Neugeborenen* erfolgt meist eine Übertragung von Escherichia coli, Streptokokken der Gruppe B, Listeria monocytogenes, Klebsiellen und Proteus auf dem Weg durch den Geburtskanal.

Klein- und Schulkinder werden von Haemophilus influenzae (seit der Hib-Impfung fast verschwunden), Meningokokken und Pneumokokken infiziert.

Im *Erwachsenenalter* werden 70–80% der Infektionen durch Meningokokken oder Pneumokokken verursacht. Weitere Erreger sind Staphylokokken und Haemophilus influenzae.

3.6 Infektionen der Luftwege

Siehe auch Hals-Nasen-Ohren-Heilkunde, Kapitel 4.

Streptokokken, Stapylokokken, Pneumokokken und Haemophilus influenzae sind die Haupterreger von Pharyngitis, Angina, Sinusitis, Laryngitis und Tracheitis.

3.7
Harnwegsinfektionen

Siehe auch Urologie, Kapitel 6.8 und Klinische Pharmakologie, Kapitel 16.3.

Erreger nichtnosokomialer Infekte sind in 90 % Enterobacteriaceae (Escherichia coli wesentlich häufiger als Proteus und Klebsiellen), selten Pseudomonas aeruginosa, Enterokokken und Staphylokokken.

3.8
Infektionen der Adnexe und gynäkologische Infektionen

Siehe auch Gynäkologie und Geburtshilfe, Kapitel 7.

Erreger der Kolpitis sind Candida, Trichomonas vaginalis, Mykoplasmen, Staphylokokken, Escherichia coli, Proteus und Herpes genitalis. Haupterreger der Salpingitis sind Staphylokokken, Streptokokken, Escherichia coli, Proteus und Chlamydien. Eine Zervizitis tritt meist im Rahmen einer Gonorrhö oder Chlamydieninfektion auf. Die Endometritis wird durch aufsteigende (Kolpitis, Zervizitis) und absteigende Infektionen (Salpingitis) ausgelöst, selten hämatogen (TBC).

4 Virusinfektionen

4.1 Allgemeines

Viren besitzen weder Organellen noch Proteinbiosyntheseapparat oder Enzyme zur Energiegewinnung. Aus diesem Grund müssen sie Zellen infizieren, die die einzelnen Virusbestandteile synthetisieren. Viren haben eine DNS *oder* RNS, umschlossen von einem Proteinmantel, dem Kapsid. Es ist für Wirtsspezifität und Antigenität verantwortlich und ermöglicht eine reversible Bindung an spezifische Rezeptoren der Zellmembran der Wirtszelle (Adsorption). Nach Eindringen des Virus in die Zelle (Penetration), wird die genetische Information freigelegt (Uncoating) und die Zelle beginnt mit der Synthese viraler Proteine und der Viruszusammensetzung. Anschließend erfolgt die Freisetzung der Viren durch Knospung oder Lyse der Zelle. Gelingt es dem Wirtsorganismus nicht, die exogene Primärinfektion mittels spezifischer oder unspezifischer Abwehrmechanismen zu eliminieren, entsteht eine latente Infektion mit der Gefahr einer endogenen Reaktivierung der Virusvermehrung (Herpes zoster).

4.2 Virusinfektionen mit Manifestation vorwiegend an der Haut

Siehe hierzu Dermatologie, Kapitel 2 und Pädiatrie, Kapitel 8.2. Eine Übersicht über Laborbefunde und Hauptkomplikationen gibt die Tabelle 11.20 in Pädiatrie. Mit Verweis auf andere Kapitel des Buchs erfolgen die Angaben hier nur stichwortartig:

4.2.1 Herpes

Herpes simplex virus (HSV) Typ I (Haut/Schleimhautbefall), HSV II (Genitalschleimhaut), Tröpfchen- oder Schmierinfektion. 99% verlaufen inapparent, Inkubationszeit 3–7 (–12) Tage.

HSV I. Herpes labialis → Stomatitis aphthosa bei Erstinfektion, Keratokonjunktivitis herpetica, Ekzema herpeticatum, gefürchtete Komplikation Meningoenzephalitis.

HSV II. Herpes genitalis, Balanitis, Vulvovaginitis, Herpes neonatorum (oft tödlich).

4.2.2 Windpocken/Zoster

Varizellazostervirus, hochinfektiöse Tröpfcheninfektion! Inkubationszeit 2–3 Wochen, Windpocken mit Effloreszenzen in verschiedenen Entwicklungsstadien; endogene Reinfektion → Herpes zoster mit segmental angeordneten Bläschen entlang von Dermatomen.

4.2.3 Zytomegalie

Zytomegalievirus, Tröpfchen- oder Schmierinfektion, diaplazentar, postnatal mild verlaufendes mononukleoseähnliches Bild, konnatal petechiale Blutungen, Hepatosplenomegalie, Ikterus, Mikrozephalus und Chorioretinitis.

4.2.4 Infektiöse Mononukleose

Epstein-Barr-Virus, Tröpfchen- oder Kontaktinfektion mit geringer Kontagiosität, Inkubationszeit 4–14 Tage, schleichender katarrhalischer Beginn, generalisierte druckdolente Lymphknoten, Angina lacunaris, Hepatosplenomegalie, Cave: Ampicillin → Arzneimittelexanthem.

4.2.5
Masern

Masernvirus (Paramyxovirus), hochkontagiöse Tröpfcheninfektion, Inkubationszeit 9–14 Tage, katarrhalische Prodromi mit *Koplik-Flecken* (Enanthem der Wangenschleimhaut), nach Fieberabfall zweiter Fieberanstieg mit makulopapulösem, konfluierendem Exanthem.

4.2.6
Röteln

Rötelnvirus (Togavirus), Tröpfcheninfektion und diaplazentar, Inkubationszeit 10–21 Tage, postnatal katarrhalische Prodromi, fein- bis mittelfleckiges hellrotes, nicht konfluierendes Exanthem mit Beginn hinter den Ohren.

4.2.7
Mumps

Paramyxovirus, Tröpfcheninfektion, Inkubationszeit 18–21 Tage. Fast immer Befall der Speicheldrüsen, es können aber auch andere Drüsen, z.B. Pankreas oder Schilddrüse betroffen sein. Mögliche Komplikationen sind Meningitis oder Enzephalitis, bleibende Taubheit und bei ca. 10–15% erwachsener Männer eine uni- oder bilaterale Orchitis.

4.3
Virusinfektionen des Respirationstraktes

4.3.1
Influenzavirusinfektion

Erreger, Epidemiologie. Die Influenzaviren A, B und C sind Erreger der Grippe, einer hochakuten, fieberhaften Erkrankung mit besonderem Befall des Respirationstraktes. Influenzaviren treten vorwiegend epidemisch über Zeiträume von 5–6 Wochen auf und betreffen in dieser Zeit 10–20% der Bevölkerung. Die Übertragung erfolgt aerogen oder durch direkten Kontakt.

Symptomatik. Nach einer kurzen Inkubationszeit von 1–3 Tagen kommt es zu plötzlichem hohen Fieber, Schüttelfrost, Kopf- und Gliederschmerzen. Katarrhalische Symptome äußern sich in Schnupfen und schmerzhaftem, unproduktivem Reizhusten. Substernale Schmerzen deuten auf eine Tracheitis hin. Nach 3–6tägiger akuter Symptomatik fühlen sich die Patienten noch 1–2 Wochen hinfällig. Neben primären Pneumonien durch Influenza entwickeln sich auf dem Boden der viralen Schädigung bakterielle Pneumonien meist mit Haemophilus influenzae, Staphylokokken und Pneumokokken (bakterielle Superinfektion). Besonders betroffen sind Patienten mit kardiopulmonalen Vorerkrankungen, Diabetes, Nierenerkrankungen und Immunsuppression, ebenso Kinder.

Diagnose. Diagnostisch ist die BSG leicht erhöht, häufig besteht eine Leukopenie. Leukozytenzählung und Differenzierung dient der Erkennung einer bakteriellen Superinfektion. Die Isolierung von Influenzaviren dient genau wie serologische Tests epidemiologischen Untersuchungen.

Therapie. Symptomatische Maßnahmen wie Bettruhe, Fiebersenkung und Flüssigkeitsausgleich sind vorrangig. Amantadin wirkt spezifisch gegen Influenza A. Gefährdeten Personen (s.o.) sowie besonders exponierten Personen ist die Impfung zu empfehlen. Sie wird jährlich mit Anpassung an den vorherrschenden Antigentyp wiederholt.

4.3.2
Grippaler Infekt

Der Begriff grippaler Infekt ist eine Sammelbezeichnung für fieberhafte Infektionen der oberen Luftwege, deren Symptome denen eines leichten Verlaufs der echten Grippe ähneln. Ursächlich sind zumeist Viren (Adeno-, ECHO-, RS- und Coxsackie-Viren). Die Diagnosestellung erfolgt aufgrund des klinischen Bildes.

Bei unkompliziertem Verlauf unterbleibt die Diagnostik bezüglich der vielen in Frage kommenden Erreger. Die Therapie ist symptomatisch.

Virusschnupfen ist eine gehäuft in den Wintermonaten auftretende Erkrankung der oberen Atemwege, hervorgerufen durch Rhino-, seltener Adenoviren etc. Eine wäßrige Sekretion der Nase ist oft verbunden mit Kopfschmerzen und Konjunktivitis, bei Kindern gelegentlich Fieber. Eine kausale Therapie ist nicht möglich, symptomatisch können kurzfristig abschwellende Nasentropfen gegeben werden → Gefahr der vasomotorischen Rhinitis.

4.4 Virusinfektionen mit vorwiegend intestinaler Symptomatik

4.4.1 Coxsackie-Virus-Infektionen

Erreger, Epidemiologie. Coxsackie-Virus (CSV) A und B lösen vorwiegend im Sommer nach einer Inkubationszeit von 1–2 Wochen durch Tröpfcheninfektion fieberhafte Erkrankungen oft mit Exanthem aus (→ „Sommergrippe").

Symptomatik. Gastrointestinale Symptome stehen eher im Hintergrund. *CSV A* verursacht eine Herpangina. Diese imponiert durch eine charakteristische Pharyngitis mit vesikulärem Enanthem. Kommt ein vesikuläres Exanthem der Hände und Füße hinzu, spricht man von der *Hand-Mund-Fuß-Krankheit*. *CSV B* kann, häufig abrupt nach fieberhaften Prodromi, langanhaltende Pleurodynien *(Bornholm-Erkrankung, Myalgia acuta epidemica)* auslösen. Dabei kommt es zu erheblichen zosterartigen, atmungseinschränkenden Thoraxschmerzen.

Komplikationen. Komplizierend kommt es bei Coxsackie-Virus A zu Meningitiden, bei Coxsackie-Virus B zu Myositis, Myokarditis und Hepatitis → akutes Abdomen.

Diagnose, Therapie. Diagnostik ist serologisch durch KBR möglich, aber kaum sinnvoll, da die Therapie rein symptomatisch ist.

4.4.2 ECHO-Virus-Infektionen

ECHO-Viren können nach einer Inkubationszeit von 1–2 Wochen Erkrankungen der oberen Luftwege, Gastroenteritis, Meningitis, Myalgien und Exantheme verursachen. Die Klinik ist meist leicht und uncharakteristisch (→ grippaler Infekt). Diagnostik und Therapie s.o.

4.4.3 Rotavirusinfektionen

Rotaviren zählen zu den Hauptverursachern von Enteritiden, hauptsächlich bei Säuglingen. Die Enteritiden beginnen plötzlich, mit übelriechendem Stuhl, der häufig Blutbeimengungen aufweist. Der Erregernachweis erfolgt aus dem Stuhl (Ag-Nachweis mittels ELISA-Test). Die Therapie ist symptomatisch.

4.5 Virusinfektionen des ZNS

4.5.1 Poliomyelitis

Siehe auch Pädiatrie, Kapitel 8.2.

Erreger, Epidemiologie. Poliomyelitis (P.) wird durch 3 Polioviren hervorgerufen. In Europa hauptsächlich Typ I (85%) mit der höchsten Virulenz und Typ III (10%), Typ II vorwiegend in Übersee. Zwischen den Typen besteht keine Kreuzimmunität, weshalb Mehrfacherkrankungen möglich sind. Die Übertragung erfolgt durch Schmier- und Tröpfcheninfektion und verläuft in 95% inapparent.

Symptomatik. Nach einer Inkubationszeit von 10–14 Tagen, kann die Infektion in 3 Formen in Erscheinung treten:
- *abortive Poliomyelitis:* Grippesymptomatik, die 2–5 Tage anhält
- *meningitische Poliomyelitis:* Virämie mit Rückenmarksabsiedlungen bewirken nach 1–3tägiger Latenz erneutes Fieber und Meningismus (auch präparalytische Form genannt)
- *paralytische Poliomyelitis:* Bei 0,1–1% aller manifest Erkrankten kommt es zu Lähmun-

gen durch Befall der motorischen Vorderhornzellen. Der Befall von Bulbus und Pons bewirkt Hirnnervenlähmungen, der Befall des Enzephalons Krämpfe und Bewußtseinstrübungen. Durch Befall des Kreislaufzentrums im Bulbus treten die meisten Todesfälle durch Kreislaufversagen auf. Das endgültige Ausmaß der Lähmungen kann erst nach völligem Rückgang der entzündlichen Veränderungen nach 1–2 Jahren abgeschätzt werden.

Diagnose. Erreger können in Stuhl, Nasen-Rachen-Spülwasser, Blut, Liquor oder Zellkulturen nachgewiesen werden.

Therapie. Das Fehlen einer kausalen Therapie macht die Relevanz der Schutzimpfung mit dem Totimpfstoff IPV deutlich.

4.5.2 Tollwut

Erreger, Epidemiologie. Tollwut ist eine durch Lyssaviren verursachte Erkrankung des ZNS. Die Übertragung durch infizierte Tiere (Fuchs, Hund, Katze, Fledermaus) erfolgt meist durch Biß, selten durch Belecken. Eine Mensch-zu-Mensch-Übertragung ist nicht bekannt.

Symptomatik. Die Inkubationszeit beträgt meist 1–3 Monate, je nach Nähe der Infektionsstelle zum ZNS. Der Infizierte kann eine subklinische oder grippale Infektion durchmachen. Auf ein Prodromalstadium mit leichtem Fieber, schmerzender Bißwunde, Übelkeit und Kopfschmerzen folgt ein Erregungsstadium mit Tobsuchtsanfällen, Halluzinationen und Krämpfen im Larynxbereich, die durch den Anblick von Wasser provoziert werden können (Hydrophobie). Ohne postexpositionelle Impfmaßnahmen kommt es in 50 % zur manifesten Tollwut, die immer tödlich endet! Nach etwa 4–20 Tagen tritt der Tod durch Lähmung des Atem- und Kreislaufzentrums ein.

Therapie. Nach Tierbiß sind folgende Maßnahmen indiziert: Hautreinigen mit Wasser und Seife, besser Desinfektion der Wunde. In manchen Fällen kann eine Wundausschneidung indiziert sein. Nach Biß eines tollwutverdächtigen Tieres wird dieses 10 Tage lang beobachtet. Kommt es in dieser Zeit nicht zu Anzeichen von Tollwut, erfolgt keine Behandlung. Erkrankt das betreffende Tier, wird aktiv und passiv geimpft. Ebenso bei nicht verfügbaren Tieren oder in Tollwutgebieten. Hier kann die Impfserie unterbrochen werden, wenn das Tier 14 Tage lang gesund bleibt.

> **Merke!**
>
> Eine aktive Immunisierung gegen Tollwut kann auch postexpositionell erfolgen, weil die Inkubationszeit der Tollwut lang genug ist.

> **Klinischer Fall**
>
> Ein 16jähriger Schüler wird in einem ländlichen Tollwutgebiet beim Spielen mit einem Pudel in den unbedeckten Unterschenkel gebissen; es entsteht eine oberflächliche Wunde.
> Als Maßnahme hinsichtlich einer Tollwut ist die Vorstellung des Hundes beim Tierarzt angezeigt.

4.5.3 Arbovirusinfektionen

Erreger, Epidemiologie. Arboviren (*a*rthropode *bo*rne = von Arthropoden übertragen) sind eine heterogene Gruppe, von denen etwa 250 Viren beim Menschen Symptome hervorrufen können. Das Erregerreservoir stellen Tiere (Mücken, Zecken, Milben) dar, über die die Übertragung auf den Menschen erfolgt. Einer dieser Serotypen ist das *Gelbfiebervirus*, das endemisch in Afrika vorkommt.

Symptomatik. Die Arbovirusinfektion kann subklinisch oder als uncharakteristische fieberhafte Erkrankung, begleitet von Muskel- und Gelenkschmerzen verlaufen. In Falle des Gelbfiebervirus kann die Infektion über einen mäßig schweren Verlauf zum Tod führen. Andere Arbovirusinfektionen führen ebenfalls zu schweren Krankheitsbildern, z.B. FSME (zu FSME siehe Neurologie, Kap. 5).

Therapie. Sie erfolgt symptomatisch.

Prophylaxe. 17-D-Gelbfieber-Vakzine sind erhältlich. Die Impfung darf nur mit Lizenz der WHO und nur von zentralen Impfstellen durchgeführt werden.

4.6
Virusbedingtes hämorrhagisches Fieber

4.6.1
Erreger

Eine Reihe exotischer Viren verursachen eine fulminante disseminierte intravasale Koagulation (DIC) unklarer Ätiologie. Hierzu zählen folgende Krankheitsbilder: Denguefieber (Denguevirus), Gelbfieber (s.o.), hämorrhagisches Krim-Kongo-Fieber (Nairovirus), Koreanisches hämorrhagisches Fieber (Hantavirus), Lassa-Virus-Infektion und Ebola.

4.6.2
Symptomatik

Beim hämorrhagischen Fieber können sich neben der Temperaturerhöhung Meningitis, Hämorrhagien bis hin zur Verbrauchskoagulopathie sowie Leber- und Niereninsuffizienz ausbilden. Coma hepaticum oder Coma uraemicum können zum Tod führen.

4.6.3
Therapie

Die Gabe des Spurenelements *Selen* scheint durch Syntheseaktivierung von Prostazyklin und Verringerung der Koagulation die Sterblichkeit erheblich zu senken.

4.7
Virushepatitiden

Siehe Tabelle 1.47 und Verdauungsorgane, Kapitel 5.1.

4.8
Slow-virus-Infektionen (infektiöse Prionerkrankungen)

Siehe Neurologie, Kapitel 3.4.

Prionen sind normale zelluläre Proteine (PrP^C), die in fast allen Zellen (besonders Neuronen) nachweisbar sind. Sporadisch, erblich oder infektiös können Isoformen der Prionen im Organismus neurodegenerative Erkrankungen auslösen. Diese Prion-Isoformen (synonym *scrapie causing prion protein*, PrP^{Sc}) sind außerordentlich resistent gegen Hitze, Kälte, Austrocknung, Proteasen und Formaldehyd. Bei infektiösen Prionerkrankungen besteht eine Beziehung zu Scrapie, einer tödlich verlaufenden Enzephalopathie bei Ziegen und Schafen in Island. Durch Scrapie-infizierte Schlachtabfallprodukte von Schafen wurde die Erkrankung auf Rinder übertragen, was seit 10 Jahren zu einem sprunghaften Anstieg der bovinen spongiösen Enzephalopathie (BSE,

Tab. 1.47: Virushepatitiden

	Hepatitis A	Hepatitis B	Hepatitis C	Hepatitis D	Hepatitis E	Hepatitis G
IZ	2–6 Wochen	1–6 Monate	2–20 Wochen	1–6 Monate	3–10 Wochen	?
Übertragung	fäkal-oral	parenteral	parenteral	parenteral	fäkal-oral	Blutweg
Verlauf	oft mild	oft schwer	oft mild	oft schwer	oft mild	subklinisch?
chronische Verläufe	keine	5–10 %	50 %	>10 %	keine	keine
fulminante Verläufe	sehr selten	selten	häufig	häufig	häufig nur bei Schwangeren	keine

IZ: Inkubationszeit

Rinderwahnsinn) geführt hat. Inzwischen sind einige Krankheiten bekannt, die eindeutig auf Prionen zurückzuführen sind (infektiös, erblich oder sporadisch!). Nachfolgend eine Übersicht (und klinische Leitsymptome):

4.8.1 Creutzfeldt-Jakob-Krankheit

Demenz → Koordinationsverlust.

Ursache.
- meist sporadisch
- vererbte Mutation im PrP-Gen
- iatrogene Infektion (selten): Duratransplantation, Übertragung durch menschliches Wachstumshormon oder Hornhauttransplantationen

4.8.2 Gerstmann-Sträußler-Syndrom

Koordinationsverlust → Demenz.

Ursache. Vererbte Mutation im PrP-Gen (nicht infektiös!).

4.8.3 Kuru

Koordinationsverlust → Demenz. Eine bei der Urbevölkerung Neuguineas durch das rituelle Verspeisen von Gehirnen Verstorbener übertragene Krankheit (also infektiös). Seit Aufgabe dieses Brauchs 1958 ist Kuru praktisch verschwunden.

4.8.4 Neue Variante der Creutzfeldt-Jakob-Krankheit

Ursache. Übertragung durch den Verzehr von BSE-verseuchtem Rindfleisch.

Symptomatik. Nach Inkubationszeiten von Monaten bis Jahren führt sie ohne Anzeichen einer entzündlichen oder immunologischen Reaktion zu folgenden einheitlichen neuropathogenen Symptomatik:
1. Myoklonie
2. visuelle oder zerebrale Symptome
3. pyramidale/extrapyramidale Störungen
4. akinetischer Mutismus

Diagnose.
- progressive Demenz und typische EEG-Veränderungen sowie mindestens zwei der vier o. g. Symptome
- serologische Tests (in Entwicklung): Nachweis von abnormen Proteinen im Liquor (p130 und p131)
- erhöhte Aktivität der neuronspezifischen Enolase (NSE)

Therapie. Keine spezifische Therapie bekannt.

Prognose. Prioneninfektionen des Menschen führen bisher über progrediente neurologische Ausfälle und Demenz zum Tod.

4.9 HIV-Infektionen und AIDS

4.9.1 Erreger, Epidemiologie

Das erworbene Immundefektsyndrom AIDS (acquired immunodeficiency syndrome) ist die Folge einer Infektion mit dem humanen Immundefizienzvirus (HIV) und gekennzeichnet durch tiefgreifende Funktionsstörungen des Immunsystems mit opportunistischen Infektionen und Tumorerkrankungen. 3 HIV-Haupttypen sind bekannt:
- HIV-1 mit 9 Virusstämmen: A, B (in Europa am häufigsten), C, D, E, F, G, H, O
- HIV-2 vor allem in Westafrika
- HIV-0

Seit 1981 wurden weltweit HIV-Infektionen beschrieben, wobei epidemiologisch jeweils regional unterschiedliche Übertragungswege im Vordergrund stehen. Nach WHO-Schätzungen sind derzeit weltweit bis zu 40 Mio. Menschen mit HIV infiziert. In Deutschland und Westeuropa waren von einer HIV-Infektion zunächst vor allem promisk lebende homosexuelle Männer (ca. 70 %), injizierende Drogengebraucher (ca. 15 %) und – vor Einführung eines obligatorischen HIV-Antikörpertests bei Blut und Blutprodukten 1985 – Hämophile und Bluttransfusionsempfänger (ca. 8–10 %). Dieses Spektrum hat sich im Lauf der Zeit verschoben. Infektionen durch Blut und Blutprodukte sind erheblich zurückgegangen, der Anteil von Drogengebrauchern hat sich reduziert, während andererseits die Zahl der durch heterosexuelle Kontakte Infizierten insbesondere bei den Frauen gestiegen ist. Bis zum 31. März 1998 wurden für die Bundesrepublik Deutschland 82817 HIV-Infektionen nach Ausschluß der erkennbaren Doppelmeldungen berichtet. Nach Schätzungen des Robert Koch-Instituts dürfte die Zahl der HIV-Infizierten in Deutschland bei 50 000–60 000 liegen.

HIV ist ein Virus mit vergleichsweise geringer Kontagiosität. So liegt das Infektionsrisiko

Tab. 1.48: CDC-Klassifikation von 1993 für Jugendliche (≥ 13 Jahre) und Erwachsene

Kategorie A	Asymptomatische HIV-Infektion Persistierende generalisierte Lymphadenopathie Akute, symptomatische (primäre) HIV-Infektion (auch in der Anamnese)
Kategorie B	Krankheitssymptome oder Erkrankungen, die nicht in die AIDS-definierende Kategorie C fallen, dennoch aber der HIV-Infektion ursächlich zuzuordnen sind oder auf eine Störung der zellulären Immunabwehr hindeuten • Bazilläre Angiomatose • Oropharyngeale Candida-Infektionen • Vulvovaginale Candida-Infektionen, die entweder chronisch (>1 Monat) oder nur schlecht therapierbar sind • Zervikale Dysplasie oder Carcinoma in situ • Konstitutionelle Symptome wie Fieber über 38,5 °C oder eine länger als 4 Wochen bestehende Diarrhö • Orale Haarleukoplakie • Herpes zoster bei Befall mehrerer Dermatome oder nach Rezidiven in einem Dermatom • Idiopathische thrombozytopenische Purpura • Listeriose • Entzündungen des kleinen Beckens, besonders bei Komplikationen eines Tuben- oder Ovarialabszesses • Periphere Neuropathie
Kategorie C	AIDS-definierende Erkrankungen • Pneumocystis-carinii-Pneumonie (PcP) • Toxoplasma-Enzephalitis • Candida-Infektion der Speiseröhre oder Befall von Bronchien, Luftröhre oder Lungen • Chronische Herpes-simplex-Ulzera oder Herpes-Bronchitis, Herpes-Pneumonie oder -Ösophagitis • CMV-Retinitis • Generalisierte Zytomegalie-Infektion (nicht von Leber oder Milz) • Rezidivierende Salmonellen-Septikämien • Rezidivierende Pneumonien innerhalb eines Jahres • Extrapulmonale Kryptokokkose • Chronische intestinale Kryptosporidiose • Chronische intestinale Isosporiasis • Disseminierte oder extrapulmonale Histoplasmose • Tuberkulose • Infektionen mit Mycobacterium avium complex (MAC) oder Mycobacterium kansasii, disseminiert oder extrapulmonal • Kaposi-Sarkom • Maligne Lymphome • Invasives Zervixkarzinom • HIV-Enzephalopathie • Progressive multifokale Leukenzephalopathie (PML) • Wasting-Syndrom (HIV-Kachexiesyndrom)

bei einer perkutanen Stichverletzung mit einer HIV-kontaminierten Kanüle bei <0,05% (Hepatitis B 20–30%). Das Virus ist Umwelteinflüssen gegenüber sehr labil.

4.9.2
Pathogenese

HIV ist ein einsträngiges RNS-Retrovirus, das von einer Lipidhülle umgeben ist. HIV bindet mit dem Hüllprotein gp120 vor allem an Zellen, die CD4-Rezeptoren an ihrer Zelloberfläche tragen. Dies sind unter anderem CD4-Zellen (T-Helferzellen), Makrophagen, Langerhans-Zellen der Haut und des Darms, Gliazellen des ZNS und Monozyten, mit deren Hilfe HIV die Blut-Hirn-Schranke überwindet. Über andere Mechanismen (unter anderem Phagozytose, Pinozytose) kann HIV andere Zellen (z.B. CD8-Zellen) infizieren. Nachdem HIV in die Zelle eingedrungen ist, transkribiert es mit Hilfe des viralen Enzyms reverse Transkriptase die RNS in DNS. Diese DNS wird in das Genom der Wirtszelle eingebaut. Durch Aktivierung der viralen DNS kommt es zu einer Virusneubildung. Zu klinischen Symptomen kommt es durch zunehmende Defizite der zellulären Immunabwehr oder durch massive zelluläre Funktionsstörungen und Zytolyse, die nicht mehr kompensiert werden kann.

4.9.3
Symptomatik

Nach einer Klassifikation der amerikanischen Centers for Disease Control von 1993 (CDC) werden HIV-Infektion und AIDS klinisch in drei Stadien eingeteilt, die durch Angabe der Laborkategorie ergänzt werden.

Nach einer HIV-Infektion kommt es in <25% zum Zeitpunkt der Immunantwort auf HIV nach 3–6 Wochen zu einer Serokonversionskrankheit mit unspezifischen Beschwerden, Fieber, Abgeschlagenheit, erythematösem Stammexanthem, Lymphknotenschwellungen, Hepatomegalie und mononukleoseartigen Symptomen. Diese Symptomatik geht mit einer initialen Virusvermehrung, einer ausgeprägten Virämie und einem (vorübergehenden) Abfall der CD4-Zellen einher und klingt nach etwa 3–14 Tagen spontan ab. Im Blut sind Antikörper gegen HIV meist nach 4–6 Wochen nachweisbar. Mehr als 95% der Infizierten haben nach spätestens 16 Wochen nachweisbare Antikörper gegen HIV gebildet.

Kategorie A

Mehr als 50% der Patienten sind über 10 Jahre oder länger klinisch asymptomatisch. Der HIV-Antikörpertest ist in der Regel positiv. Auch in dieser Phase findet eine Virusvermehrung statt, die durch Messung der Viruslast nachweisbar ist.

Die Virusvermehrung resultiert in einer zunehmenden Schwächung des Immunsystems, die sich in der Regel bei einer CD4-Zellzahl von <500/µl klinisch bemerkbar macht. In diesem Stadium, das früher als AIDS-related Complex (ARC) bezeichnet wurde, kann es zu vermehrten Infektionen kommen, die jedoch noch keine AIDS-definierenden Erkrankungen darstellen.

Erstes klinisches Symptom nach einer HIV-Infektion und einer eventuellen Serokonversionskrankheit ist häufig eine generalisierte Lymphadenopathie (auch Lymphadenopathiesyndrom, LAS), definiert als eine über mindestens 3 Monate persistierende Lymphknotenvergrößerung >1 cm an mindestens 2 extrainguinalen Lymphknotenstationen, für die es keine andere Erklärung als die HIV-Infektion

Tab. 1.49: Laborkategorien nach der CDC-Klassifikation

Laborkategorie (CD4-Zellen/µl)	A (asymptomatisch)	B (Symptome, kein AIDS)	C (Symptome, AIDS)
1: ≥500	A1	B1	C1
2: 200–499	A2	B2	C2
3: <200	A3	B3	C3

gibt. Die Lymphknoten sind nicht druckdolent und nicht miteinander verbacken. Die darüberliegende Haut ist weder erwärmt noch gerötet.

Kategorie B

Bazilläre Angiomatose. Gefäßwucherungen an Haut und inneren Organen, die durch Bartonella henslae oder Bartonella quintana verursacht sind und meist bei einer CD4-Zellzahl <200/µl auftreten. Therapie der Wahl mit Erythromycin, alternativ z.B. Azithromycin oder Ciprofloxacin.

Oropharyngeale Candida-Infektionen. Soorinfektionen – vor allem Candida albicans – im Mund- und Rachenbereich sind die häufigsten Pilzinfektionen bei HIV-Patienten. Sie imponieren als weiße, abwischbare Belege. Therapiert wird durch lokale Anwendung von Nystatin, Amphotericin B-Lutschtabletten oder Miconazol-Gel.

Vulvovaginale Candida-Infektionen. Vulvovaginale Candida-Infektionen, die entweder chronisch (>1 Monat) sind oder nur schlecht therapierbar sind. Zur Behandlung ist Fluconazol das Mittel der Wahl.

Zervikale Dysplasie oder Carcinoma in situ. Bei der zervikalen intraepithelialen Neoplasie handelt es sich um oberflächliche Gewebeneubildungen innerhalb der Cervix. Die Diagnose erfolgt histologisch bzw. kolposkopisch. Chirurgische Therapie durch Exzision.

Konstitutionelle Symptome. Konstitutionelle Symptome wie Fieber über 38,5° oder eine länger als 4 Wochen bestehende Diarrhö. Sowohl bei Fieber, als auch bei Durchfällen müssen spezifische Ursachen ausgeschlossen werden. Die Behandlung erfolgt dann symptomatisch.

Orale Haarleukoplakie. Wahrscheinlich durch Epstein-Barr-Virus verursachte, nicht abstreifbare Beläge der Mundschleimhaut, die typischerweise am Zungenrand und an der Wangenschleimhaut auftreten. Eine Behandlung ist nicht immer erforderlich, kann aber topisch mit Aciclovir erfolgen.

Herpes zoster. Herpes zoster bei Befall mehrerer Dermatome oder nach Rezidiven in einem Dermatom. In 10–20% kommt es zur Reaktivierung eines Zoster oder zu Herpes mit typisch aussehenden, ulzerierenden und stark schmerzhaften Läsionen der Haut, HSV I orofazial, HSV II genital, perianal oder anal. Histologisch sind mehrkernige Riesenzellen und herpetische Einschlußkörperchen nachweisbar. Mittel der Wahl ist Aciclovir i.v. Brivudin oder Vidarabin können ebenfalls eingesetzt werden. Eine Rezidivprophylaxe wird mit oralem Aciclovir durchgeführt.

Idiopathische thrombozytopenische Purpura (ITP). Mit abnehmender CD4-Zellzahl (etwa <400 µl) können zunehmend pathologische Laborwerte (Lymphozytopenie, Thrombozytopenie, Granulozytopenie) auftreten. Der ITP bei HIV-Infektion liegt ein Autoimmunmechanismus mit Antikörperbildung gegen körpereigene Thrombozyten zugrunde. Die HIV-assoziierte ITP ist in der Regel nicht lebensbedrohlich. Die Gabe von Kortison oder intravenösen Immunglobulinen kann zu einem vorübergehenden Anstieg der Thrombozytenzahl führen, ist aber keineswegs immer indiziert.

Listeriose. Infektion durch Listeria monocytogenes mit Sepsis und Meningitis. Ampicillin, eventuell in Kombination mit Gentamycin, ist die Therapie der Wahl.

Entzündungen des kleinen Beckens, besonders bei Komplikationen eines Tuben- oder Ovarialabszesses. Häufige gynäkologische Komplikationen bei HIV-infizierten Frauen, Behandlung nach gynäkologischer Diagnostik mit Breitbandantibiotika und Antiphlogistika.

Periphere Neuropathie. Eine periphere Neuropathie kann in allen Stadien der HIV-Infektion auftreten. Am häufigsten ist die distale, symmetrische, schmerzhafte Neuropathie. Das vermehrte Auftreten von akuten, inflammatorischen, demyelinisierenden Polyneuropathien mit einer klinischen Symptomatik ähnlich dem Guillain-Barré-Syndrom im Frühstadium wurde beschrieben. Die Therapie erfolgt überwiegend symptomatisch, bei Zytomegalie-bedingter Polyneuropathie kann eine Behandlung mit Ganciclovir oder Foscarnet zu einer raschen Rückbildung führen.

Kategorie C: AIDS-definierende Erkrankungen

Pneumocystis-carinii-Pneumonie (PcP). Die PcP ist mit etwa 30% die häufigste AIDS-definierende Erkrankung in Deutschland und kann bei >80% der AIDS-Patienten irgendwann im Verlauf der Erkrankung auftreten. Erreger ist Pneumocystis carinii, das vermutlich ein Protozoon ist. Beim Auftreten der Symptomtrias Fieber, trockener Husten und Belastungsdyspnoe sollte bei HIV-Infektion immer an eine PcP gedacht werden. Diese zunächst interstitielle, später auch alveoläre Pneumonie zeigt bei ausgeprägter Klinik nur diskrete radiologische Veränderungen. Ein Abfall des pO_2 <70 mm Hg unter Belastung ist typisch. Die Diagnose wird durch Röntgen-Thoraxaufnahme, Lungenfunktionsuntersuchungen, Blutgasanalyse und mikroskopischen Erregernachweis aus (provoziertem) Sputum bzw. bei der Bronchiallavage gestellt. Die Therapie erfolgt mit Trimethoprim-Sulfamethoxazol, Pentamidindiisethionat, Dapson + Trimethoprim, Atovaquon oder Trimetrexat + Calciumfolinat. Gegebenenfalls ist eine kurzfristige Gabe von Kortison indiziert. Eine Primärprophylaxe, z.B. mit Trimethoprim-Sulfamethoxazol oder Pentamidininhalation, wird bei einer CD4-Zellzahl unter 200/µl empfohlen.

> **Merke !**
>
> Die Pneumocystis-carinii-Pneumonie (PcP) ist die häufigste opportunistische Infektion bei AIDS. Therapie mit Trimethoprim-Sulfamethoxazol, Pentamidindiisethionat, Dapson + Trimethoprim, Atovaquon oder Trimetrexat + Calciumfolinat. Wirksame Primärprophylaxe z.B. mit Trimethoprim-Sulfamethoxazol oder Pentamidininhalation bei CD4-Zellzahl unter 200/µl.

Toxoplasmenenzephalitis. Siehe Abbildung 1.61. Ein hoher Anteil der Bevölkerung hat inapparente Infektionen mit dem Protozoon Toxoplasma gondii durchgemacht und dabei erregerhaltige Zysten zurückbehalten. Mit regionalen Unterschieden führen reaktivierte oder neu erworbene Toxoplasmen bei bis zu 30% der HIV-Infizierten zu einer Enzephalitis. Neben Fieber und Kopfschmerzen sowie allgemeinen Zeichen einer intrakraniellen Raumforderung stehen je nach Lokalisation Seh-, Sprach- und Gangstörungen im Vordergrund. Das CT zeigt die Entzündungsherde, im Unterschied zur konnatalen Toxoplasmose sind in der Röntgenschädelübersichtsaufnahme in der Regel keine Verkalkungen erkennbar. Seltener kann eine Toxoplasmose sich auch als Chorioretinitis manifestieren. Pyrimethamin + Sulfadiazin sind Therapie der Wahl. Bei positivem oder steigendem Antikörpertiter und einer CD4-Zellzahl <100/µl wird eine Primärprophylaxe empfohlen. Eine Erhaltungstherapie (Sekundärprophylaxe) nach Abschluß der Initialtherapie ist aufgrund der sonst fast 100%igen Rezidivrate notwendig.

> **Merke !**
>
> Bei jeder neurologischen Symptomatik bei HIV-Infizierten immer auch an Toxoplasmose denken.

> **Klinischer Fall**
>
> Ein Patient, der vor einem Jahr eine Pneumocystis-carinii-Pneumonie durchgemacht hat (CD4-Zellen 35/µl, starker Gewichtsverlust), entwickelt binnen einer Woche Fieber und zunehmende Kopfschmerzen. Er wirkt leicht desorientiert, es kommt zu epileptiformen Krämpfen. Im CT des Schädels stellt sich ein haselnußgroßer Herd mit großem perifokalem Ödem und ringförmiger Kontrastmittelanreicherung im linken Schläfenlappen dar.
> *Diagnose:* Toxoplasmenenzephalitis

Candida-Infektion der Speiseröhre oder Befall von Bronchien, Luftröhre oder Lungen. Die Soorösophagitis manifestiert sich klinisch durch retrosternales Brennen und Schluckbeschwerden. Endoskopisch imponieren weiße

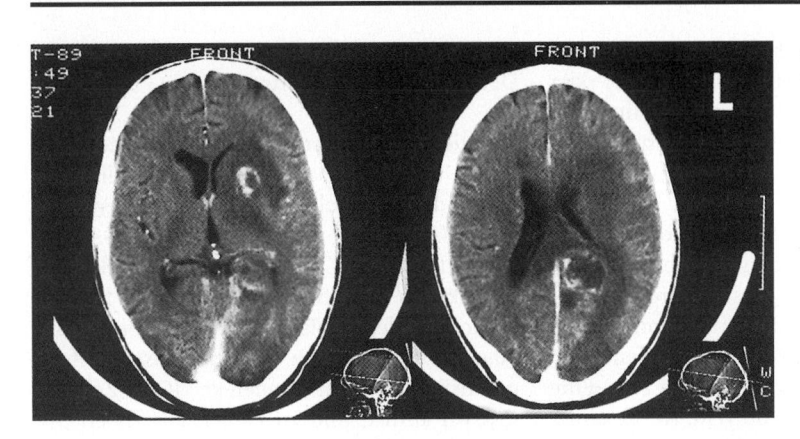

Abb. 1.61: Toxoplasmoseabszeß bei AIDS (IMPP)

Beläge, histologisch sieht man die typischen Pilzfäden. Wird auch der Darm befallen, kommt es zu heftigen Durchfällen. Therapiert wird durch lokale Anwendung von Nystatin oder Amphotericin B, das auch zur Rezidivprophylaxe eingesetzt wird, um einer gefürchteten Candidapneumonie oder einer systemischen Candidiasis mit Fieber, Husten und möglichem Befall von Retina, Niere oder Endokard vorzubeugen. Hier sollten Erregernachweis aus Blut, Harn oder Biopsiematerial sowie der Antigennachweis erbracht werden. Eine systemische Therapie erfolgt mit Fluconazol oder einer Kombinationstherapie aus Amphotericin B und Flucytosin.

Chronische Herpes-simplex-Ulzera oder Herpes-Bronchitis, Herpes-Pneumonie oder Herpes-Ösophagitis. Auftreten meist bei fortgeschrittenem Immundefekt. Behandlung mit Aciclovir, Brivudin oder Vidarabin.

CMV-Retinitis. Mehr als 90 % der HIV-Infizierten sind CMV-seropositiv, bei etwa 30 % der HIV-Infizierten kommt es zu einer klinisch manifesten endogenen Reaktivierung einer latenten Zytomegalievirus-Infektion. Die CMV-Retinitis beginnt klinisch mit einer schmerzlosen Sehschärfenabnahme und kann über Netzhautblutungen und Nekrosen zur irreversiblen Erblindung führen. Ophthalmoskopisch sieht man Cotton-wool-Herde. Intrazelluläre Einschlüsse zeigen histologisch typische Eulenaugenzellen. Zur Therapie stehen Ganciclovir, Foscarnet und Cidofovir zur Verfügung. Eine Primärprophylaxe wird bei CD4-Zellzahlen <50 µl empfohlen. Wegen der hohen Rezidivrate ist eine Erhaltungstherapie notwendig.

Generalisierte Zytomegalie-Infektion (nicht von Leber oder Milz). Das Zytomegalievirus (CMV) kann den Magen-Darm-Trakt, das Gehirn und seltener die Lunge befallen und zu Ulzerationen, CMV-Kolitis, CMV-Enzephalitis oder einer Pneumonie führen.

Rezidivierende Salmonellen-Septikämien. HIV-Patienten haben ein erhöhtes Risiko für Salmonella-typhimurium-Infektionen, die sich durch eine Vielzahl unspezifischer Symptome (Fieber, Appetitlosigkeit, Abgeschlagenheit) bemerkbar machen können.

Rezidivierende Pneumonien innerhalb eines Jahres. Streptococcus pneumonia, Staphylococcus aureus und Haemophilus influenzae zählen zu den häufigsten Erregern bakterieller Infektionen bei AIDS.

Extrapulmonale Kryptokokkose. Cryptococcus neoformans ist ein Hefepilz, der ubiquitär vorkommt und vornehmlich in Taubenkot nachweisbar ist. Bei etwa 5 % der HIV-Infizierten kommt es durch Inhalation zu einem Lungenbefall, wo der Pilz Herdpneumonien hervorrufen kann. Nach hämatogener Streuung kann es zu einer Dissemination kommen, wobei vor allem die Kryptokokkenmeningitis und -enzephalitis von Bedeutung sind. Je nach befallenem Organ erfolgt der Erregernachweis aus Liquor, Sputum oder Bronchiallavage. Ein spezifischer Antigennachweis kann aus Liquor oder Serum geführt werden. Fluconazol oder Amphotericin B + Flucytosin sind Mittel der Wahl. Die Rezidivprophylaxe erfolgt mit oralem Fluconazol.

Chronische intestinale Kryptosporidiose. Kryptosporidien sind Protozoen und befallen die Darmzellen, vor allem des unteren Dünndarms, und führen bei Immunsupprimierten zu heftigen abdominellen Krämpfen und schweren wäßrigen Durchfällen (15–20 l). Eine Therapie kann mit Azithromycin, Nitozoxanid, Paromomycin, bovinem Hyperimmunkolostrum oder Diclazuril versucht werden, ergänzt durch eine symptomatische Behandlung.

Chronische intestinale Isosporiasis. Infektionen mit dem Protozoon Isospora belli führen bei Immunsupprimierten zu langanhaltenden Durchfallerkrankungen mit Abdominalschmerzen und hohem Fieber. Therapiert wird mit Trimethoprim-Sulfamethoxazol oder Metronidazol.

Disseminierte oder extrapulmonale Histoplasmose. Nach Inhalation des Pilzes Histoplasma capsulatum kann es über hämatogen Streuung zu einer generalisierten Histoplasmose (Systemmykose) mit Läsionen fast aller Organe kommen. Symptome sind unter anderem Fieber, Nachtschweiß und Gewichtsverlust. Die Behandlung erfolgt mit Amphotericin B oder aber auch mit Itraconazol oder Fluconazol, das auch zur Rezidivprophylaxe eingesetzt wird.

Tuberkulose. Die Tuberkulose tritt häufig relativ früh, bei noch erhaltener Immunkompetenz, auf. Häufig sind gleichzeitige pulmonale und extrapulmonale (Lymphknoten, Meningen, Niere, Knochenmark, diffus) Manifestation. Die Therapie bei immunkompetenten HIV-infizierten Patienten erfolgt mit einer initialen Dreifachtherapie aus Rifampicin + Isoniacid (INH) + Pyrazinamid oder Ethambutol und anschließender Zweifachtherapie. Die Gesamttherapiedauer sollte im Vergleich zu HIV-Negativen auf 9 Monate ausgedehnt werden. Multiresistente Tuberkulosefälle wurden vor allem in den USA beschrieben, sind aber in Deutschland seltene Ausnahmen.

Infektionen mit Mycobacterium avium complex (MAC) oder Mycobacterium kansasii, disseminiert oder extrapulmonal. Die Inzidenz der MAC-Erkrankung nimmt zu. In den USA liegt sie bei bis zu 40 % aller HIV-Patienten. Im Gegensatz zur typischen Mykobakteriose handelt es sich bei der atypischen Mykobakteriose um eine Erkrankung, die typischerweise bei fortgeschrittenem Immundefekt (CD4-Zellzahl < 50 µl) auftritt und zu Fieber, Diarrhöen mit Gewichtsabnahme, Hepatosplenomegalie und Vergrößerung abdominaler Lymphknoten führt. Die klassischen Tuberkulostatika Isoniacid (INH), Rifampicin und Pyrazinamid sind unwirksam. Als Standardtherapie gilt eine Kombination aus Clarithromycin oder Azithromycin + Rifabutin + Ethambutol.

Kaposi-Sarkom. Das Kaposi-Sarkom (KS) ist ein angioproliferativer Tumor, der z. B. bei immunsuppressiver Therapie oder im Rahmen einer HIV-Infektion auftreten kann und mit etwa 12 % die nach der PcP zweithäufigste AIDS-definierenden Erkrankung ist. Möglicherweise besteht ein Zusammenhang mit Herpesviren (HHV 8). Typisch sind bläulich-rote Hautherde. Ein Befall innerer Organe (Lymphknoten, Schleimhaut des Magen-Darm-Trakts einschließlich Mundschleimhaut, Lunge) ist möglich. Ein KS ist nicht in jedem Fall therapiebedürftig. Eine Behandlung ist z. B. mit kosmetischer Abdeckung (Camouflage), Exzision, lokale Injektion von Vinblastin, Laserkoagulation, Kryotherapie oder Radiatio möglich. Mit liposomalem Daunorubicin oder Doxorubicin stehen neue, wirksame Chemotherapeutika zur Verfügung, die eventuell in höherem Prozentsatz als die intrakutane Gabe von α-Interferon zu einer Remission führen.

Maligne Lymphome. Sie entstammen bei AIDS-Patienten fast immer der B-Zellreihe und sind hochmaligne. 50 % der Erstmanifestationen betreffen nicht Lymphknoten, sondern ZNS, Knochenmark, Magen-Darm-Trakt und Haut. Das Non-Hodgkin-Lymphom (NHL) steht im Vordergrund, das sich nicht selten als primär intrazerebrales NHL manifestiert. Eine virale Genese (Epstein-Barr-Virus) des Tumors wird angenommen. Je nach Tumorstadium und Immunstatus ist noch eine aggressive oder lediglich eine palliative Therapie angezeigt. Nach Strahlentherapie und eventuell Chemotherapie sind vorübergehende Remissionen möglich.

Invasives Zervixkarzinom. Bei fortgeschrittenem Immundefekt ist ein rascher Übergang von einer Präkanzerose oder einer intraepithelialen zervikalen Neoplasie zu einem Zervixkarzinom möglich.

HIV-Enzephalopathie. Sie tritt überwiegend bei ausgeprägter Immunschwäche auf. Typische Symptome sind Konzentrations- und Gedächtnisstörungen, Interessens- und Antriebsverlust bis hin zur Apathie. Bei einer schweren Ausprägung mit erheblicher Beeinträchtigung der Aktivitäten des täglichen Lebens spricht man von AIDS-Demenz-Komplex, der häufig mit motorischen Störungen oder einer Myelopathie einhergeht. Die antiretrovirale Behandlung mit liquorgängigen Medikamenten (z.B. Zidovudin, aber auch Stavudin) kann zu einer Besserung führen.

> **Merke!**
> Die HIV-Enzephalopathie ist die wichtigste primäre neurologische Komplikation bei HIV-Infektion.

Progressive multifokale Leukenzephalopathie (PML). Bei etwa 3% aller AIDS-Patienten kommt es zu einer PML, die durch JC-Virus (ein Papovavirus) verursacht wird. Diagnose durch Kernspintomographie und Erregernachweis im Liquor durch Polymerasekettenreaktion. Es gibt keine kurative Therapie, die PML führt in wenigen Monaten zu Koma und Tod.

Wasting-Syndrom (HIV-Kachexiesyndrom). Unbeabsichtigter Gewichtsverlust von mehr als 10% des Körpergewichts, mit gleichzeitigem intermittierenden oder kontinuierlichem Fieber und chronischen Durchfällen oder Müdigkeit, die mehr als 30 Tage anhalten und für die es keine andere ursächliche Erklärung gibt als die HIV-Infektion. Das Wasting-Syndrom tritt typischerweise bei fortgeschrittener Immunschwäche auf. Eine Behandlung mit anabolen Steroiden oder Somatropin kann erprobt werden.

4.9.4 Diagnose

Die Diagnose einer HIV-Infektion erfolgt durch Such- und Bestätigungstest. Bevor jedoch eine labormedizinische Untersuchung veranlaßt wird, muß ein ausführliches, persönliches Beratungsgespräch mit dem Patienten bzw. der Patientin geführt werden. Dabei sollten unter anderem folgende Fragen geklärt werden:
- Hat ein Infektionsrisiko bestanden?
- Was bedeutet ein positives Testergebnis? (z.B. hinsichtlich Prävention und Schutz von Sexualpartnern oder Partnerinnen, individuelle Gesundheitsfürsorge und Behandlungsmöglichkeiten)
- Welche Konsequenzen hat ein negatives Testergebnis? (z.B. hinsichtlich individuell präventivem Verhalten oder Partnerschaft mit HIV-positivem Partner)

Eine HIV-spezifische Diagnostik ist nur nach ausführlicher Aufklärung und Information mit Zustimmung des Patienten oder der Patientin zulässig.

> **Merke!**
> Eine Blutentnahme z.B. zur routinemäßigen Bestimmung des HIV-Status (z.B. vor operativen Eingriffen) ohne vorherige Aufklärung gilt in der Regel als Kunstfehler!

Serologische Diagnostik

Antikörpernachweis. Als allgemeiner Suchtest oder Screeningtest werden in Deutschland heute in der Regel ELISA-Antikörpertests angewendet, die sowohl HIV 1 als auch HIV 2 erfassen und eine hohe Sensitivität haben. HIV-Suchtests sollten nach einem ausführlichen Beratungsgespräch bei anamnestisch bestätigtem Verdacht auf HIV-Infektion durchgeführt werden. Den Klienten sollte beim ersten Aufklärungsgespräch bereits mitgeteilt werden, daß mit einem endgültigen Testergebnis frühestens nach 14 Tagen zu rechnen ist, denn so lange dauert es in der Regel, bis ein eventuell erforderlicher Bestätigungstest durchgeführt wurde.

Fällt ein Suchtest positiv aus, muß ein Bestätigungstest durchgeführt werden, in der Regel als *Western Blot*, selten noch als Immunfluoreszenztest. Erst wenn auch das Ergebnis dieses Bestätigungstests positiv ausfällt, darf bzw. muß der Patient oder die Patientin informiert werden. Unzumutbar für Patienten ist es, ihnen eine Woche nach der Blutentnahme mitzuteilen, daß der erste Labortest Unklarheiten ergeben hat und daß daher weitere Untersuchungen erforderlich sind. Daher von vornherein Patienten auf eine Wartezeit von etwa 14 Tagen für das Ergebnis einstellen, da in dieser Zeit in der Regel die Durchführung eines Bestätigungstests (und damit diagnostische Klarheit) möglich ist!

Direkter Virusnachweis. Der direkte Virusnachweis, z. B. mit Polymerasekettenreaktion (PCR), spielt in der Primärdiagnostik einer HIV-Infektion bei Jugendlichen und Erwachsenen eine untergeordnete Rolle, kann aber dennoch in Einzelfällen indiziert sein. Zur Bedeutung bei pädiatrischem AIDS siehe unten.

Weitere diagnostische Maßnahmen

Bei der Basisuntersuchung sollten – auch im Hinblick auf eine mögliche Therapie – eine gründliche körperliche Untersuchung, Laboruntersuchungen mit Differentialblutbild, Bestimmung der CD4-Zellzahl, der CD4/CD8-Ratio und Bestimmung der Viruslast, Hauttest, Thoraxröntgenbild und Oberbauchsonographie durchgeführt werden. Im Intrakutantest kann eine Anergie mit Recallantigenen nachweisbar sein, die normalerweise eine allergische Hautreaktion vom verzögerten Typ und Indurationen <5 mm hervorrufen (Tetanus, Trichophyton, Mumps, Candida).

> **Merke!**
>
> Normalwert: 4000–8000/µl Leukozyten, davon 25 % (= 2000) Lymphozyten, davon 50 % (= 1000) CD4-Zellen (T-Helferzellen) davon 50 % (= 500) CD8-Zellen (T-Suppressor- oder Killerzellen).
> Auch bei anderen Virusinfektionen kann der CD4/CD8-Quotient unter 2 liegen, weil die CD8-Zellen zunehmen.

4.9.5 Behandlung

Zur ärztlichen Behandlung HIV-infizierter Patienten gehört eine umfassende Betreuung, in die je nach Bedarf Psychologen, Sozialarbeiter oder Selbsthilfeorganisationen (örtliche AIDS-Hilfe) ebenso wie Ernährungsberater oder Wohlfahrtsverbände integriert werden sollten. Bei der medizinischen Therapie ist die Kooperation mit einem Zentrum (Schwerpunktpraxis, Ambulanz, Klinik) erstrebenswert. Die Prognose HIV-infizierter Patienten hängt wesentlich ab von Erfahrung und Kenntnissen des behandelnden Arztes.

Zur antiretroviralen Therapie (siehe Tabelle 1.50) stehen heute zahlreiche Medikamente zur Verfügung, die an unterschiedlichen Ansatzpunkten die Vermehrung von HIV unterdrücken. Nukleosidanaloga und Nicht-Nukleosidanaloga (NNRTI) hemmen die reverse Transkriptase. Proteasehemmer inhibieren die virale Protease, die für die Bildung neuer, infektiöser Viren erforderlich ist. Zum heutigen Zeitpunkt (Stand 6/1998) ist noch nicht abschließend geklärt, zu welchem Zeitpunkt während des Krankheitsverlaufs welche Kombinationstherapie den größten klinischen Nutzen im Hinblick auf Überlebenszeit und Supprimierung klinischer AIDS-Manifestationen bringt.

Die zu erwartenden Vorteile einer antiretroviralen Behandlung müssen individuell gegen mögliche Nachteile abgewogen werden:
- Bei bis zu 50 % der Patienten kann es unter Therapie zu (teilweise lebensbedrohlichen) Nebenwirkungen kommen, die zu einer Änderung des Behandlungsregimens zwingen können

Tab. 1.50: Antiretrovirale Medikamente zur Behandlung der HIV-Infektion

Substanz bzw. -gruppe	wichtigste Nebenwirkungen	Dosis*
Reverse-Transkriptase-Inhibitoren – Nukleosidanaloga		
Didanosin	Pankreatitis, Neuropathie	2 × 200 mg
Lamivudin	Kopfschmerz	2 × 150 mg
Stavudin	Neuropathie, Pankreatitis	2 × 40 mg
Zalcitabin	Neuropathie, orale Ulzera	3 × 0,75 mg
Zidovudin (Azidothymidin)	Neutropenie, Anämie	2 × 250 mg
Proteasehemmer		
Indinavir	Nephrolithiasis, Hyperbilirubinämie	3 × 800 mg
Nelfinavir	Diarrhö, Übelkeit	3 × 750 mg
Ritonavir	Diarrhö, Übelkeit, Hypertriglyzeridämie	2 × 600 mg
Saquinavir	Diarrhö, Übelkeit (meist mild)	3 × 600 mg (Softgel), 3 × 1200 mg (Hartgel)
Reverse-Transkriptase-Inhibitoren – Nichtnukleosidanaloga (NNRTI)		
Nevirapin	Arzneimittelexanthem	2 × 200 mg
Delavirdin	Arzneimittelexanthem	3 × 400 mg

* normale Nierenfunktion, Körpergewicht > 60 kg

- Bei allen heute verfügbaren Medikamenten wurde die Entwicklung von Resistenzen von HIV beschrieben. Ein zu früher Behandlungsbeginn könnte zu einem Wirkungsverlust führen.
- Die Arzneimittel müssen zwei- bis dreimal täglich nach einem genauen Schema eingenommen werden, was für den Patienten eine große Belastung darstellen kann
- Eine Behandlung in einer klinisch asymptomatischen Phase kann ein Krankheitsgefühl evozieren und für den Patienten psychisch belastend sein

Bei einem Ansprechen auf die Therapie steigt die Zahl der CD4-Zellen innerhalb von 2–6 Wochen deutlich an, und die Virämie geht innerhalb von 2–4 Wochen deutlich zurück. Ein Wirkverlust durch eine Resistenz macht sich zunächst durch eine Zunahme der Viruslast (HIV-Kopien im Blut) bemerkbar. Andererseits ist nicht jeder Anstieg der Viruslast ein Indiz für eine Resistenz: Auch interkurrente Infekte oder Impfungen können zu einem (vorübergehenden) Anstieg der Viruslast führen.

Die antiretrovirale Therapie stützt sich heute auf die Empfehlungen der Deutschen AIDS-Gesellschaft (Stand 12/97):
- Bei symptomatischen Patienten (klinische Manifestationen B und C der CDC-Klassifikation) ist eine Behandlungsindikation gegeben. Sämtlichen Patienten aus diesen Gruppen sollte eine Therapie dringend angeraten werden.
- Bei asymptomatischen Patienten können Grenzwerte, bei denen eine Therapie begonnen werden sollte, nur unscharf formuliert werden. Sie liegen wahrscheinlich zwischen 350–500 CD4-Zellen/µl sowie zwischen 10 000–20 000 HIV-RNA-Genomkopien/ml bei der Viruslast. Hier sind nicht nur die absoluten Werte von Bedeutung, sondern auch die zeitliche Entwicklung.
- Bei asymptomatischen Patienten mit einem eingeschränkten Immunsystem und <350 CD4-Zellen/µl besteht unabhängig von der Viruslast ein deutliches Risiko der immunologischen und klinischen Progression. Eine Behandlung dieser Patienten ist deshalb sinnvoll.

- Patienten mit mehr als 350–500 CD4-Zellen sollten behandelt werden, falls >10 000 HIV-RNA-Genomkopien/ml nachweisbar sind

Die initiale Therapie sollte eine maximale Absenkung der Viruslast bewirken, was in der Regel mit einer Kombination von zwei Nukleosidanaloga mit mindestens einer dritten Substanz (vorzugsweise ein Proteasehemmer) erreicht werden kann. Alternative Kobinationen bestehen aus zwei Nukleosidanaloga, zwei Nukleosidanaloga und einem NNRTI oder aus zwei Proteasehemmern, wobei die Kombinationen Didanosin + Zalcitabin (+ Saquinavir Hartgel), Zidovudin + Stavudin (+ Delavirdin) oder Zalcitabin + Stavudin wegen additiver Nebenwirkungen, identischer Resistenzmechanismen oder kompetitiver Verstoffwechselung nicht empfohlen werden.

Kontrolle des therapeutischen Effekts durch Bestimmung der CD4+-Zellzahl und Viruslast alle 2–3 Monate. Bei Anzeichen für Therapieversagen (Anstieg der Viruslast, Abfall der CD4+-Zellzahl) ist eine Kombinationsumstellung mit Austausch möglichst aller Medikamente notwendig.

4.9.6
Prävention

Kondome schützen. Eine wirksame Verhinderung einer sexuellen Übertragung von HIV ist durch den konsequenten Gebrauch von Kondomen möglich. Andererseits wird der Kondomgebrauch als störend beim Geschlechtsverkehr empfunden, als Indiz für ein eventuelles „Mißtrauen" und als einfach lusthemmend. Ärzte sollten den Nutzen der Kondomanwendung erklären und darauf hinweisen, daß mit dem Kondomgebrauch vielmehr ein Verantwortungsgefühl für die Gesundheit des Partners bzw. der Partnerin zum Ausdruck kommt.

Bei injizierendem Drogengebrauch sollte eine gemeinsame Benutzung von Injektionsbesteck (sogenanntes Needlesharing) vermieden werden. Nadelaustauschprogramme, bei denen Drogengebraucher gebrauchte Kanülen gegen sterile Kanülen eintauschen können, haben zu einer Verringerung der Neuinfektionen mit HIV geführt.

Die HIV-Übertragung durch Blut und Blutprodukte oder transplantierte Organe wurde durch Einführung eines obligaten HIV-Antikörpertests weitgehend ausgeschlossen.

Bei Nadelstichverletzungen bzw. intraoperativen Schnittverletzungen oder beruflicher Exposition gegenüber HIV-haltigem Material muß ein Durchgangsarzt-Verfahren eingeleitet werden. Zur Postexpositionsprophylaxe wird vom Robert Koch-Institut eine sofortige Dreifachkombinationstherapie mit zwei Nukleosidanaloga und einem Proteasehemmer empfohlen.

4.9.7
HIV-Infektion bei Kindern

Epidemiologie und Übertragungswege. Bis zum 31. 3. 1998 waren in Deutschland 114 AIDS-Fälle bei Kindern unter 13 Jahren gemeldet. Häufigste Ursache (80%) ist die prä- oder perinatale Infektion von der Mutter auf das Kind. Die vertikale HIV-Infektion von der Mutter auf das Kind kann wahrscheinlich intrauterin (diaplazentar) sowie nach Einsetzen der Wehentätigkeit erfolgen. Der genaue Übertragungsmechanismus ist noch nicht geklärt. Das Risiko der vertikalen Transmission ist regional unterschiedlich und liegt in Westeuropa bei unbehandelten Frauen bei etwa 10–15%. Eine Reduktion der Transmissionswahrscheinlichkeit auf <2% ist durch Gabe von Zidovudin während der Schwangerschaft und eine primäre Schnittentbindung vor Einsetzen der Wehen möglich. Eine Übertragung durch Muttermilch ist möglich, daher sollten HIV-infizierte Frauen nicht stillen.

Klinik. HIV-infizierte Neugeborene sind zunächst relativ unauffällig. Das Vollbild der Erkrankung äußert sich in 25% nach 3–24 Monaten mit Gedeihstörungen, Muskelschwäche, schwerem Mund- und Windelsoor, Hepatomegalie, Lymphknotenschwellungen. Eine Pneumocystis-carinii-Pneumonie mit hoher Mortalität kann trotz hoher CD4-Zellzahl auftreten. Mit einer Zytomegalievirus-Infektion muß gerechnet werden. Bakterielle Infektionen treten vermehrt auf, insbesondere schwere Pneumokokkeninfektionen. Bei lymphoider interstitieller Pneumonie (LIP) kommt es zu chronischen, beidseitigen Lungeninfiltraten. Eine zweite (größere) Gruppe HIV-infizierter Kinder erkrankt ab etwa dem 6. Lebensjahr an AIDS.

Diagnose und Therapie. Auch bei nicht-HIV-infizierten Kindern HIV-infizierter Mütter sind HIV-Antikörper nachweisbar (mütterliche Antikörper). Der HIV-Antikörpertest kann erst mit Verschwinden der mütterlichen Antikörper 15–18 Monate nach der Geburt verwertbare Anhaltspunkte zum Infektionsstatus des Kindes liefern. Daher erfolgt die HIV-Diagnostik bei exponierten Neugeborenen heute mit der Polymerasekettenreaktion (PCR). Eine HIV-Infektion kann bei zweimal negativer PCR zwischen 1. und 6. Lebensmonat weitgehend ausgeschlossen werden. Zur Behandlung werden Nukleosidanaloga und Proteasehemmer, die zum Teil als Sirup oder Lösungen zur oralen Aufnahme zur Verfügung stehen, verwendet. Ein einheitliches Therapieschema gibt es nicht.

5 Pilzinfektionen

Siehe auch Dermatologie, Kapitel 4.

5.1 Allgemeines

Pilze befallen mit Ausnahme der obligat pathogenen dimorphen Pilze (Kokzidioidomykose, Histoplasmose) fast ausschließlich Patienten mit lokaler oder generalisierter Immunsuppression. Unter klinischen Aspekten hat sich die Einteilung nach dem DHS-System bewährt (D = Dermatophyten, H = Hefepilze und S = Schimmelpilze). Zu Infektionen mit Candida und Cryptococcus siehe oben (→ HIV-Infektion, Kap. 4.9).

5.1.2 Aspergillus

Erreger, Epidemiologie. In über 90 % werden Aspergillus fumigatus, seltener Aspergillus niger, Aspergillus flavus u.a. gefunden. Sie sind ubiquitär vorkommende Schimmelpilze. Gehäuft findet man sie auf faulenden Pflanzen.

Pathogenese, Symptomatik. Das Bronchialsystem ist die wichtigste Eintrittspforte des Erregers (aerogen). Seltener entsteht eine Aspergillose durch Verletzungen der Haut oder Schleimhäute. Die verschiedenen Lokalisationen der Aspergillose sind in Tabelle 1.51 dargestellt. Im Rahmen der *Mykotoxikosen* sind einige Aspergillusarten in der Lage, Mykotoxine zu synthetisieren, sog. *Aflatoxine*, die möglicherweise in der Ätiologie des primären Leberkarzinoms eine Rolle spielen (besonders in Afrika und Südostasien).

Therapie. Im Fall der bronchopulmonalen Aspergillose (siehe Abb. 1.62) sollte ggf. eine chirurgische Sanierung erfolgen. Chemotherapeutisch wirkt Amphotericin B.

> **Merke!**
> Aspergillom ist eine typische Komplikation einer tuberkulösen Kaverne.

Tab. 1.51: Lokalisationen der Aspergillose

Lokalisation	Hinweis
bronchopulmonale Aspergillose	
• bei existenter Lungenerkrankung	Aspergillome (Pilzknoten mit einem Durchmesser vom mehreren cm), entstehen im vorgeschädigten Bronchialsystem (Kaverne u. a.) → nekrotisierende Pneumonie
• allergische Form	oft bei Asthmatikern, Asthma- und Pneumonieschüben mit Eosinophilie, Schleim ↑ → Lungenfibrose bzw. Bronchiektasien
Otitis externa	selten
Endophthalmitis	postoperativ oder durch Verletzung des Auges; führt meist zum Verlust des Auges
disseminierte septische Aspergillose	Ausgangspunkt Lunge → hämatogene Steuung in Niere, Herz und ZNS

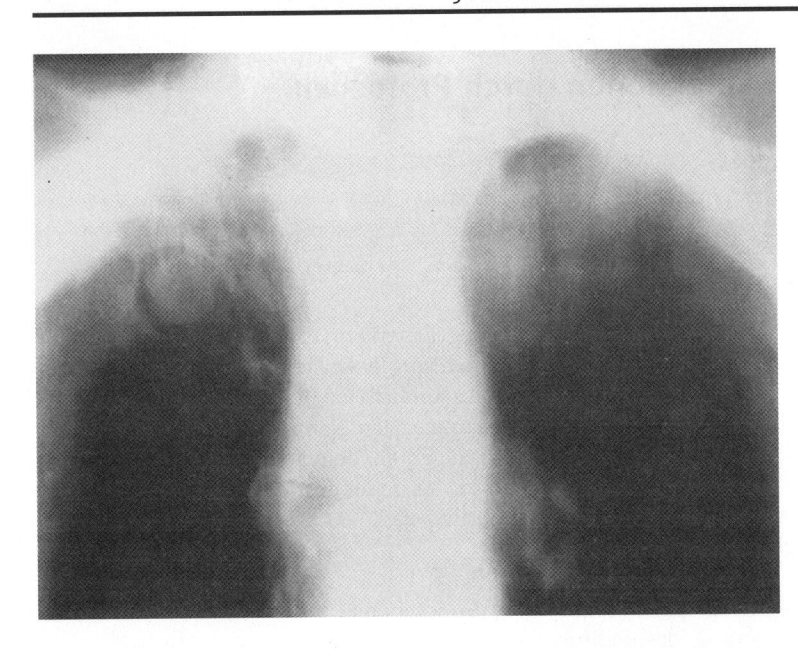

Abb. 1.62: Aspergillom in einer Röntgenschichtaufnahme bei einem Patienten mit abgeheilter Tuberkulose. Das Aspergillusmycel füllt die verbliebene tuberkulöse Kaverne im rechten Oberlappen bis auf eine randständige Luftsichel nahezu vollständig aus (IMPP)

6 Infektionen durch Protozoen

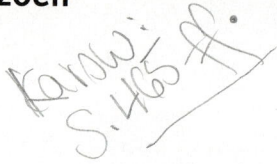

6.1 Malaria

Siehe auch Klinische Pharmakologie, Kapitel 16.11.

6.1.1 Erreger, Epidemiologie

Malaria ist ein Sammelbegriff für 4 Erkrankungen durch Protozoen der Gattung Plasmodium (siehe Tabelle 1.52). Die Übertragung erfolgt durch den Stich der weibliche Anophelesmücke.

6.1.2 Pathogenese

Als Sporozoiten gelangen die Erreger durch den Stich der Anophelesmücke ins Blut und vermehren sich ungeschlechtlich im RES (Leber) → *Gewebsschizogonie*. Nach dem Vermehrungszyklus in der Leber befallen die Plasmodien die Erythrozyten, wo ein erneuter asexueller Vermehrungszyklus erfolgt → *Blutschizogonie*. Nach Vermehrung im Erythrozyten wird dieser lysiert, die Merozoiten werden freigesetzt, befallen weitere Erythrozyten und der Prozeß beginnt erneut. Gleichzeitig werden pyrogene Faktoren freigesetzt, die einen Fieberanstieg bewirken. Parallel zu der asexuellen Vermehrung entstehen im Blut die apathogenen, männlichen Mikro- und weiblichen Makrogametozyten. Kommen diese Formen durch Blutsaugen in den Magen einer Anophelesmücke, so findet dort die geschlechtliche Vermehrung statt.

6.1.3 Symptomatik

Die Symptomatik beginnt mit schwerem Krankheitsgefühl, Schüttelfrost und raschem Temperaturanstieg auf 40–41 °C. Nach 34 Stunden hohen Fiebers folgt eine rasche Entfieberung mit profusen Schweißausbrüchen, gefolgt von Mattigkeit und Schlafbedürfnis bei relativem Wohlbefinden. Bei einigen Plasmodien entwickelt sich ein typischer Fieberrhythmus (siehe Abb. 1.63).

> **Merke !**
>
> Bei Malaria tropica fehlt ein regelmäßiger Fieberverlauf. Die Symptome können vielseitig und für Malaria untypisch sein, was die Malaria tropica zum gefährlichsten Malariatyp macht (siehe Abb. 1.64). Häufigste Todesursache: akutes Nierenversagen und zentrales Koma

Tab. 1.52: Malaria

Plasmodium	Malaria	Inkubationszeit	Fieberrhythmus	Prognose
falciparum	tropica	7–20 Tage	unregelmäßig	gefährlichste Form (unbehandelt 25 % Letalität; häufigste eingeschleppte Art)
vivax/ovale	tertiana	10–20 Tage	48 h	Malariarückfälle und Spontanheilung möglich
malariae	quartana	15–40 Tage	72 h	keine Spontanheilung

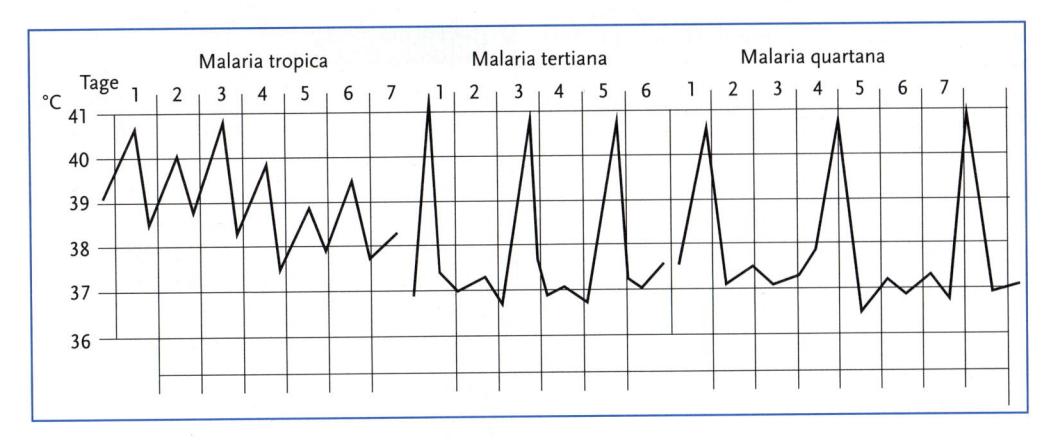

Abb. 1.63: Die Temperaturkurve bei Malaria zeigt die typischen Intervalle von M. tertiana und quartana (Lohr/Keppler 1998)

6.1.4 Komplikationen

Komplikationen betreffen fast ausschließlich Malaria tropica und entwickeln sich innerhalb weniger Stunden:

Perniziöser Verlauf. Erythrozyten, welche Plasmodium falciparum enthalten, bleiben vermehrt am Endothel „kleben". Verstopfte Kapillargebiete können ausgedehnte Ischämien (Cave: Niereninsuffizienz) und eine disseminierten intravasale Gerinnung (DIC) verursa-

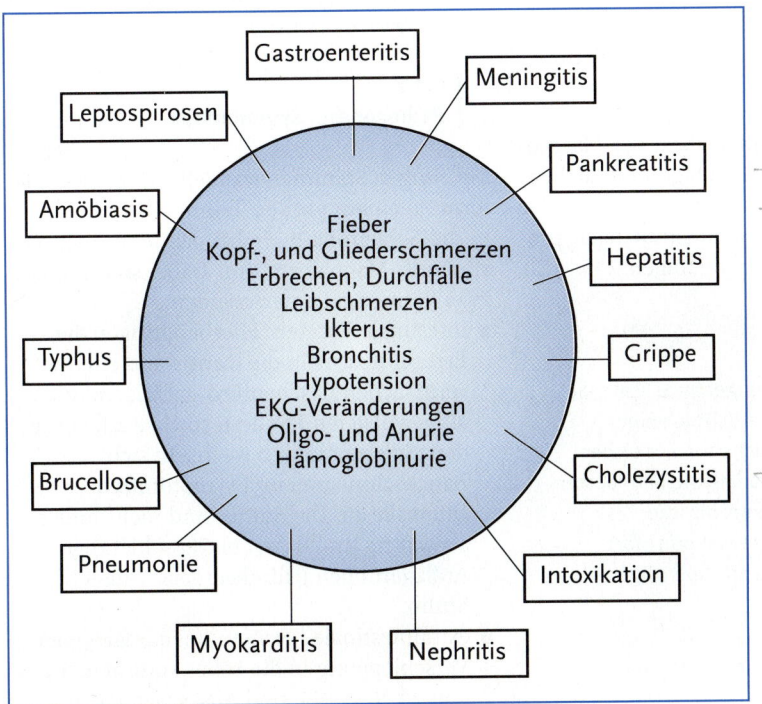

Abb. 1.64: Symptome und Differentialdiagnose der Malaria tropica

chen, die unbehandelt innerhalb kurzer Zeit zum Tod führt.

Zerebrale Form. Nackensteifigkeit, Krämpfe und delirante Erregungszustände bis Koma (DD: Meningitis).

Gastrointestinale Form. Blutiges Erbrechen mit ruhr- oder choleraartigem Durchfall, Zeichen eines akuten Abdomens.

Kardiale Form. Kreislaufschock, Myokarditis, Lungenödem u.a.

6.1.5 Diagnose

Die Diagnose wird mittels mikroskopischem Parasitennachweis im dicken Tropfen gestellt.

6.1.6 Therapie

Chloroquin, bei Resistenz Chinin, Pyrimethamin + Sulfadoxin und Mefloquin sind die Chemotherapeutika der Wahl (siehe Klinische Pharmakologie, Kap. 16.11).

6.1.7 Prophylaxe

Wegen Resistenzproblemen (bes. bei Plasmodium falciparum) ist heutzutage eine sichere Malariaprophylaxe kaum noch möglich. Vor Auslandsreisen stets Tropeninstitut nach prophylaktischer Chemotherapie fragen.

> **Merke!**
>
> Eine konsequent durchgeführte Malariaprophylaxe kann den Ausbruch einer Malariaerkrankung nicht absolut sicher verhindern → Malaria läßt sich am besten durch die Expositionsprophylaxe kontrollieren. Infizierte sollten sofort behandelt werden, da sie Überträger darstellen.

> **Klinischer Fall**
>
> Ein 35jähriger Mann erkrankt kurze Zeit nach Rückkehr von einer Safari in Afrika an Kopf und Gliederschmerzen. Er fühlt sich abgeschlagen, hat Bauchschmerzen, Durchfälle und einen unregelmäßigen Fieberverlauf. Leber und Milz zeigen palpatorisch eine weiche Schwellung, das kleine Blutbild zeigt eine Anämie.
> *Wahrscheinliche Diagnose:* Malaria

6.2 Amöbiasis

6.2.1 Erreger, Epidemiologie

Amöbiasis wird von Entamoeba histolytica verursacht. Viele Stämme leben normalerweise als Minutaform apathogen und kommensal im Darmlumen. Sie vermehren sich durch Teilung und bilden Zysten, die mit dem Kot ausgeschieden, recht umweltresistent sind. Werden sie mit verunreinigtem Wasser oder Lebensmitteln oral aufgenommen, setzen sie wieder Entamöben im Darmlumen frei.

6.2.2 Pathogenese, Symptomatik

Bei einigen Stämmen wandelt sich die Minutaform zu einem großen Teil in eine aggressive, in die Schleimhaut eindringende und sie zerstörende, Magnaform um. Dabei sind klinisch zwei Formen zu unterscheiden:
- intestinale Formen: Hierbei dringen die Erreger invasiv in die Darmwand ein und verursachen flaschenförmige Ulzera mit aufgewulsteten Rändern sowie Zerfallsherden. Symptomatisch wechseln sich Bauchschmerzen und symptomfreie Intervalle ab. Die Stühle sind mehr breiig als wäßrig und haben blutig-schleimige Auflagerungen („himbeergeleeartiger" Stuhl).
- extraintestinale Formen: Bei hämatogener Verschleppung in die Leber kommt es auch hier zu Nekrosen und Abszessen (siehe

6 Infektionen durch Protozoen

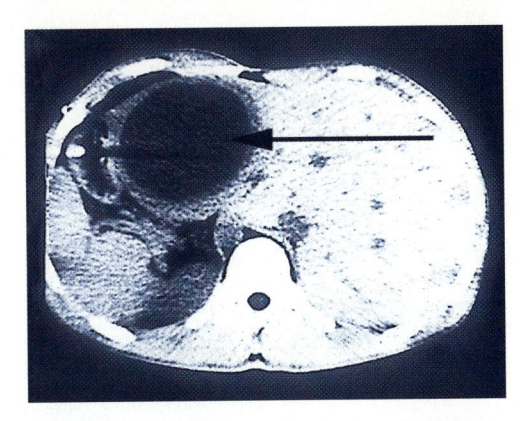

Abb. 1.65: Amöbenleberabszeß im CT-Befund (Pfeil) bei einer Patientin, die vor zwei Monaten von einem Keniaurlaub zurückgekehrt war. Sie klagte über Fieber und Schmerzen im rechten Oberbauch (Zetkin/Schaldach 1998)

Abb. 1.65). Der Leberabszeß löst hohes Fieber, Oberbauchschmerzen, Lebervergrößerung, Zwerchfellhochstand, Leukozytose und allgemeine Schwäche aus. Weiter kann es zu Hautinfektionen kommen.

6.2.3 Diagnose

Diagnostisch sind die Magnaformen in der mikroskopischen Untersuchung des frischen Stuhls gut zu erkennen. Bei der invasiven Amöbiasis sind auch Antikörpernachweise positiv. Bei Verdacht auf Leberabszeß sind Ultraschall, Szintigraphie, CT und Leberpunktion (schokoladenbraunes Punktat) angezeigt.

6.2.4 Therapie

Therapeutisch werden 5-Nitroimidazole eingesetzt.

> **Merke !**
>
> Allgemein gilt:
> Durchfall + Blut ohne Fieber = (intestinale) Amöben
> Durchfall + Blut + Fieber = bakterielle Infektion (Shigella)

6.3 Toxoplasmose

6.3.1 Erreger, Epidemiologie

Durch Genuß von rohem oder ungenügend gekochtem, zystenhaltigem Fleisch (bes. rohes Hackfleisch) oder durch den Verzehr von Lebensmitteln, die durch Katzenkot verunreinigt sind, infiziert sich der Mensch mit Toxoplasma gondii. Die Durchseuchung in Mitteleuropa beträgt 20–80 % (Alter 5–65 J.). Es vermehrt sich vor allem in Zellen des RES.

6.3.2 Symptomatik

Die Infektion wird schon nach kurzer Zeit durch das Immunsystem begrenzt. Parasiten kommen dann nur noch in Zysten vor, in denen sie vor dem Immunsystem geschützt sind, und von denen aus sie bei Immunsuppression den Körper generalisiert befallen können (siehe HIV-Infektion, Kap. 4.9 und Abb. 1.61).

In der Regel verläuft die Erkrankung fast asymptomatisch, lediglich Krankheitsgefühl, leichte Temperaturerhöhung und zervikale Lymphknotenschwellung treten auf.

6.3.3 Diagnose

Hohe IgG- und IgM-Antikörpertiter deuten auf eine Frischinfektion.

6.3.4 Therapie

Toxoplasmose wird beim Immunkompetenten mit Ausnahme der Erstmanifestation während der Schwangerschaft nicht behandelt. Hier gilt vor der 15. SSW Spiramycin und nach der 15. SSW eine Kombinationstherapie mit Sulfonamid/Pyrimethamin als Therapie der Wahl.

6.4 Leishmaniose

6.4.1 Erreger, Epidemiologie

Die Leishmaniosen werden durch weibliche Sandmücken (Phlebotomen) übertragen, wobei die Sandmücke als Überträger zwischen dem Wirt (Hund, Füchse, Nagetiere) und dem Menschen steht. Es gibt verschiedene Formen der Leishmaniosen (siehe Tabelle 1.53).

6.4.2 Symptomatik

Siehe Tabelle 1.53.

6.4.3 Diagnose

Diagnostisch werden Leishmanien im Knochenmarks- oder Milzpunktat nachgewiesen (Kala-Azar). Bei den kutanen Leishmaniosen wird die Diagnose klinisch gestellt.

6.4.4 Therapie

Therapiert wird mit 5-wertigen Antimonverbindungen. Allopurinol kann gegen das Wachstum der Leishmanien eingesetzt werden.

> **Klinischer Fall**
>
> Nach einem Mittelmeerurlaub hat sich bei einem Kind an der linken Wange ein knapp kirschgroßer, geröteter Tumor mit zentraler Ulzeration entwickelt. Die regionären Lymphknoten sind nicht vergrößert.
> *Wahrscheinliche Diagnose:* kutane Leishmaniose

Tab. 1.53: Wichtige Leishmaniosen des Menschen

Leishmaniose	Verteilung	Klinik
viszerale (Kala-Azar)	Afrika, Europa, Amerika, Asien	Hepatosplenomegalie, Fieber, Lymphadenopathie, Leukopenie, Hyperpigmentierung der Haut
kutane (Orientbeule)	Afrika, Amerika, Asien, Mittelmeer	trockene, später geschwürig zerfallene Papeln, chronische Hautulzera
mukokutane	Südamerika	Befall der Schleimhäute mit Gewebezerstörung

7 Wurminfektionen

Die wichtigsten Wurminfektionen sind in Tabelle 1.54 zusammengefaßt.

Siehe auch Pädiatrie, Kapitel 13.7 und zur Therapie Klinische Pharmakologie, Kapitel 16.12.

Tab. 1.54: Wurminfektionen

Erkrankung	Erreger	Verbreitung	Übertragungsmodus	Symptome	Diagnose	Therapie
Echinokokkosen						
zystische	E. granulosus (Hundebandwurm)	weltweit	Schmierinfektion durch Hundekot oder direkt (Echinococcus-Eier)	70% Leberbefall: Schmerz im re. OB, selten Ikterus 20% Lungenbefall: Husten, symptomarm	CT, Sono, Angio, Ak-Nachweis	chirurgisch: Zystektomie
alveoläre	E. multilocularis (Fuchsbandwurm)	nördliche Hemisphäre	indirekt über Fuchskot (kontaminierte Waldbeeren, Pilze) oder direkt (Echinococcus-Eier)	95% Lungenbefall: Husten, Atembeschwerden, Metastasierung möglich → Leberbefall (s. o.)	CT, Sono, Angio, Ak- und Ag-Nachweis (Em 2-ELISA)	Albendazol
polyzystische	E. vogeli	Mittel- u. Südamerika	indirekt Waldhundkot, direkt (Echinococcus-Eier)	je nach Lokalisation, schwerer Verlauf	CT, Sono, Angio, Ak-Nachweis	Albendazol
Täniosen						
Rinderfinnenbandwurmbefall	Taenia saginata	ubiquitär	oral, Finnen im rohen Rindfleisch	oft symptomlos, OB-Schmerzen, Erbrechen, Durchfall, Eosinophilie	Proglottiden und Eier im Stuhl, Ag-Nachweis (ELISA)	Niclosamid Praziquantel
Schweinefinnenbandwurmbefall	Taenia solium	weltweit	oral, Finnen im rohen Schweinefleisch	Zystizerkose (Ansiedlung in verschiedenen Organen: Gehirn, Auge, Muskel)	siehe Taenia saginata	Niclosamid Praziquantel
Fischbandwurmbefall	Diphyllobothrium latum	Binnenseegebiete	oral, Finnen im rohen Fisch oder indirekt (fischfressende Tiere)	oft symptomlos, 2% Anämie durch Vitamin-B$_{12}$-Mangel	siehe Taenia saginata	Niclosamid Praziquantel
Ascariasis	Ascaris lumbricoides (Spulwurm)	weltweit	oral, Eier in Nahrungsmittel, Selbstinfektion	grippeähnlich, Allergosen, Ileus, eosinophile Lungeninfiltrate (Lungenpassage)	Rö, Stuhl (Eier, Würmer), Sputum (Larven)	Mebendazol
Trichinellosen	Trichinella spiralis	nördliche Hemisphäre	oral, rohes Fleisch (Larven)	intestinale Phase: GIS extraintestinale Phase: Muskelschmerz, Exanthem, Gesichtsödem KO: Myokarditis, Meningoenzephalitis	Muskelbiopsie, Ak-Nachweis	Mebendazol

Erkrankung	Erreger	Verbreitung	Übertragungsmodus	Symptome	Diagnose	Therapie
Oxyuriasis	Enterobius vermicularis (Madenwurm)	weltweit	oral, Wurmeier, Selbstinfektion (After-Finger-Mund)	analer Juckreiz, Gewicht ↓, Appetit ↓, selten Vulvovaginitis, Appendizitis	Klebestreifenmethode	Mebendazol
Bilharziose	Schistosoma haematobium	Afrika, Südwestasien	perkutanes Eindringen der Zerkarien (im Wasser)	Fieber, Leber-, Milz- und Lymphknotenschwellung, OB-Schmerz, Eosinophilie, Hämaturie	Stuhl (Eier), Urin Blasenwandbiopsie	Praziquantel
Filariose (Elephantiasis)	Wuchereria bancrofti	nicht Europa	Larvenübertragung durch Insektenstich	Lymphvarizen, Schwellung von Bein, Skrotum, Lymphknoten, pulmonale Eosinophilie	Blut (Mikrofilarien) Ak- u. Ag-Nachweis	Diäthylcarbamazin
Ancylostomiasis	Ancylostoma duodenale (Hakenwurm)	Tropen, Südeuropa	perkutane Larveninvasion	Dermatitis, abdominelle Beschwerden, Eosinophilie	Stuhl (Eier, Larven)	Mebendazol
OB: Oberbauch, KO: Komplikationen, GIS: Gastrointestinalsymptome						

Chirurgie

Dr. med. Ahmad Bransi

Inhalt

1	**Topographische Anatomie**	384
1.1	Kopf	384
1.2	Hals	386
1.3	Brust	388
1.4	Bauch und Becken	389
1.5	Rücken	389
1.6	Obere Extremitäten	390
1.7	Untere Extremitäten	391
2	**Indikation und Kontraindikation des operativen Eingriffs**	394
2.1	Rechtliche Grundlagen	394
2.2	Fachliche Grundlagen	394
2.3	Operationszeitpunkt	395
2.4	Prognose	395
2.5	Ergänzende Therapie zum operativen Eingriff	396
3	**Asepsis, Antisepsis, Hospitalismus**	397
3.1	Asepsis	397
3.2	Antisepsis	397
3.3	Infektiöser Hospitalismus	398
4	**Grundprinzipien der Operationstechnik**	399
4.1	Grundbegriffe	399
4.2	Instrumentarium	400
4.3	Operationstechnik	402
4.4	Organtransplantation	405
5	**Pathophysiologische Folgen, Vorbehandlung und Nachbehandlung bei operativen Eingriffen und Traumen**	407
5.1	Pathophysiologische Folgen	407
5.2	Voruntersuchungen und Vorbehandlung	409
5.3	Postoperative Therapie, Nachsorge und Rehabilitation	410
6	**Wundheilung und Wundbehandlung**	413
6.1	Wundformen	413
6.2	Wundheilung	415
6.3	Wundbehandlung	415

7 Chirurgische Infektionslehre ... 418
7.1 Allgemeine Infektionslehre ... 418
7.2 Putride Infektionen ... 418
7.3 Gasbrand und Tetanus ... 418
7.4 Aktinomykose ... 419
7.5 Tuberkulose ... 419
7.6 Syphilis ... 420
7.7 Sonstige bakterielle Infektionen ... 420
7.8 Virusinfektionen ... 423
7.9 Parasitäre Erkrankungen ... 424

8 Schock ... 425
8.1 Allgemeine Grundlagen ... 425
8.2 Therapie des Schocks ... 427
8.3 Komplikationen ... 427
8.4 Herz-Kreislauf-Stillstand ... 428

9 Chirurgische Diagnostik, Klassifikation und Behandlung von Tumoren ... 429
9.1 Korrelation von klinischen Zeichen und biologischem Verhalten ... 429
9.2 Krebsfrüherkennungsuntersuchungen ... 429
9.3 Diagnostische Eingriffe ... 429
9.4 Klassifizierung der Tumorausbreitung ... 430
9.5 Operative Geschwulsttherapie ... 430
9.6 Kombinierte Geschwulstbehandlung ... 430
9.7 Prognose ... 431
9.8 Tumornachsorge ... 431

10 Chirurgische Begutachtung ... 432
10.1 Rechtliche Grundlagen ... 432
10.2 Grundbegriffe ... 432
10.3 Untersuchungsmethoden ... 432

11 Nervensystem ... 435
11.1 Kopf und Gehirn ... 435
11.2 Rückenmark und periphere Nerven ... 447

12 Thorax ... 455
12.1 Pathophysiologie der Atmung ... 455
12.2 Untersuchungsmethoden ... 455
12.3 Thoraxverletzungen ... 456
12.4 Thoraxwand und Pleura ... 459
12.5 Mediastinum ... 462
12.6 Bronchien und Lunge ... 464

13 Herz ... 469
13.1 Kongenitale Herz- und thorakale Gefäßfehler ohne Kurzschlüsse (GK 13.1.1) ... 469
13.2 Kongenitale azyanotische Herz- und Gefäßfehler mit Links-rechts-Kurzschluß (GK 13.1.2) ... 471

13.3	Kongenitale zyanotische Herzfehler (GK 13.1.3)	473
13.4	Erworbene Aortenklappenfehler (GK 13.1.4)	474
13.5	Erworbene Mitral- und Trikuspidalklappenfehler (GK 13.1.5)	475
13.6	Koronare Herzerkrankung (GK 13.1.6)	477
13.7	Erkrankungen des Reizleitungssystems (GK 13.1.7)	478
13.8	Herztumoren (GK 13.1.8)	479
13.9	Erkrankungen der thorakalen Aorta (GK 13.1.9)	479
13.10	Erkrankungen des Perikards (GK 13.1.10)	479
13.11	Operationsverfahren (GK 13.1.11)	480
13.12	Herztransplantation (GK 13.1.12)	482
13.13	Postoperative Intensivüberwachung und -therapie (GK 13.1.13)	482

14 Gefäße — 483
14.1	Arterien und Venen	483
14.2	Lymphgefäße	495

15 Gesicht und Mundhöhle — 497
15.1	Traumatologie (GK 15.1.1)	497
15.2	Tumoren (GK 15.1.2)	499

16 Hals — 501
16.1	Fehlbildungen (GK 16.1.1)	501
16.2	Verletzungen (GK 16.1.2)	501
16.3	Tumoren (GK 16.1.3)	502
16.4	Entzündungen der Schilddrüse (GK 16.1.4)	502
16.5	Blande, euthyreote Struma (GK 16.1.5)	502
16.6	Hyperthyreote Struma (GK 16.1.6)	503
16.7	Schilddrüsenkarzinom (GK 16.1.7)	504
16.8	Hyperparathyreoidismus (GK 16.1.8)	505
16.9	Hypoparathyreoidismus (GK 16.1.9)	506

17 Brustdrüse — 507
17.1	Fehlbildungen (GK 17.1.1)	507
17.2	Gynäkomastie (GK 17.1.2)	507
17.3	Entzündungen (GK 17.1.3)	508
17.4	Mastopathie (GK 17.1.4)	508
17.5	Gutartige Tumoren (GK 17.1.5)	509
17.6	Mammakarzinom (GK 17.1.6)	509

18 Speiseröhre — 512
18.1	Ösophagusatresie (GK 18.1.1)	512
18.2	Ösophagusdivertikel (GK 18.1.2)	512
18.3	Verletzungen (GK 18.1.3)	514
18.4	Achalasie (GK 18.1.4)	515
18.5	Refluxkrankheit (GK 18.1.5)	515
18.6	Hiatushernien (GK 18.1.6)	516
18.7	Tumoren der Speiseröhre (GK 18.1.7)	518
18.8	Ösophagusvarizenblutung (GK 18.1.8)	519

19	**Zwerchfell**	521
19.1	Angeborene Hernien und Defekte (GK 19.1.1)	521
19.2	Zwerchfellruptur (GK 19.1.2)	521
20	**Magen, Duodenum**	523
20.1	Pathophysiologie (GK 20.1.1)	523
20.2	Fehlbildungen (GK 20.1.2)	523
20.3	Verletzungen (GK 20.1.3)	524
20.4	Ulkuskrankheit (GK 20.1.4)	525
20.5	Tumoren (GK 20.1.5)	529
20.6	Obere gastrointestinale Blutung (GK 20.1.6)	531
21	**Dünndarm**	533
21.1	Atresien, Stenosen und Anomalien (GK 21.1.1)	533
21.2	Verletzungen (GK 21.1.2)	533
21.3	Enteritis regionalis Crohn (GK 21.1.3)	534
21.4	Malabsorption nach Dünndarmresektion (GK 21.1.4)	535
21.5	Durchblutungsstörungen (GK 21.1.5)	536
21.6	Tumoren des Dünndarms (GK 21.1.6)	537
22	**Kolon**	539
22.1	Megakolon (GK 22.1.1)	539
22.2	Verletzungen (GK 22.1.2)	539
22.3	Appendizitis (GK 22.1.3)	540
22.4	Colitis ulcerosa (GK 22.1.4)	541
22.5	Morbus Crohn (GK 22.1.5)	542
22.6	Divertikulose, Divertikulitis (GK 22.1.6)	542
22.7	Kolontumoren (GK 22.1.7)	543
22.8	Familiäre Polypose (Adenomatosis coli) (GK 22.1.8)	549
23	**Rektum und Anus**	550
23.1	Fehlbildungen (GK 23.1.1)	550
23.2	Hämorrhoidalleiden (innere Hämorrhoiden) (GK 23.1.2)	550
23.3	Anal- und Rektumprolaps (GK 23.1.3)	551
23.4	Entzündliche Erkrankungen (GK 23.1.4)	552
23.5	Tumoren von Rektum und Anus (GK 23.1.5)	553
24	**Akutes Abdomen, Peritonitis und Ileus**	555
24.1	Akutes Abdomen (GK 24.1.1)	555
24.2	Peritonitis (GK 24.1.2)	557
24.3	Ileus (GK 24.1.3)	558
25	**Leber**	560
25.1	Fehlbildungen (GK 25.1.1)	560
25.2	Portale Hypertension (GK 25.1.2)	560
25.3	Verletzungen (GK 25.1.3)	561
25.4	Entzündungen (GK 25.1.4)	562
25.5	Tumoren (GK 25.1.5)	563

26 Gallenblase und Gallenwege ... 565
- 26.1 Gallensteinleiden (GK 26.1.1) ... 565
- 26.2 Cholestase (GK 26.1.2) ... 567
- 26.3 Tumoren (GK 26.1.3) ... 567

27 Pankreas ... 569
- 27.1 Fehlbildungen (GK 27.1.1) ... 569
- 27.2 Verletzungen (GK 27.1.2) ... 569
- 27.3 Entzündungen (GK 27.1.3) ... 570
- 27.4 Pankreaszyste und -pseudozyste (GK 27.1.4) ... 571
- 27.5 Tumoren (GK 27.1.5) ... 572

28 Nebenniere ... 573
- 28.1 Erkrankungen der Nebennierenrinde (GK 28.1.1) ... 573
- 28.2 Phäochromozytom (GK 28.1.2) ... 574

29 Milz ... 575
- 29.1 Verletzungen (GK 29.1.1) ... 575
- 29.2 Splenomegalie und Hypersplenismus (GK 29.1.2) ... 575

30 Hernien, Hydrozele ... 577
- 30.1 Hernien (GK 30.1.1) ... 577
- 30.2 Hydrozele (GK 30.1.2) ... 579

31 Unfallchirurgie ... 580
- 31.1 Polytrauma und Traumamanagement ... 580
- 31.2 Physikalische und chemische Verletzungen ... 581
- 31.3 Frakturen und Luxationen ... 583
- 31.4 Spezielle Maßnahmen bei Extremitätenverletzungen ... 594
- 31.5 Wirbelsäule ... 596
- 31.6 Verletzungen des knöchernen Thorax ... 599
- 31.7 Verletzungen des Abdomens ... 601
- 31.8 Verletzungen des Urogenitalsystems ... 602
- 31.9 Verletzungen der oberen Extremitäten ... 604
- 31.10 Verletzungen des Beckens und der Hüftgelenke ... 619
- 31.11 Verletzungen der unteren Extremitäten ... 621

1 Topographische Anatomie

Zugunsten der übrigen Abschnitte der Chirurgie erfolgt hier nur eine kurze Darstellung einiger anatomischer Verhältnisse mit praktischen Hinweisen.

1.1 Kopf

1.1.1 Hirnhäute, Ventrikelsystem, Gefäßsystem

Sinus durae matris

Die *Durasinus* sind muskel- und klappenlose Duraduplikaturen, das heißt, sie liegen zwischen den beiden Durablättern. Hier sammelt sich das venöse Blut des Gehirns, das über die V. jugularis interna in den großen Kreislauf abgeleitet wird. Es werden folgende Sinus unterschieden (siehe Abb. 2.1):
- Der *Sinus sagittalis superior* liegt unpaarig auf der Falx cerebri und erhält das Blut aus den Vv. cerebri superiores. Er mündet in den Confluens sinuum.
- Der *Sinus sagittalis inferior* verläuft unpaarig am Unterrand der Falx cerebri. Er liegt auf dem Balken und mündet in den Sinus rectus.
- Der *Sinus rectus,* ebenfalls unpaarig, entsteht durch Zusammenfluß der V. cerebri magna und des Sinus sagittalis inferior. Er verläuft an der Vereinigungsstelle der Falx cerebri und des Tentoriums und mündet in den Confluens sinuum.
- Der *Sinus transversus* verläuft über das Os occipitale bis zur Oberkante des Felsenbeins, führt das Blut des Confluens sinuum und setzt sich fort als Sinus sigmoideus.
- Der *Sinus sigmoideus* ist die s-förmige Fortsetzung des Sinus transversus von der Oberkante des Felsenbeins bis zum Foramen jugulare. Er liegt in enger Nachbarschaft zu den Cellulae mastoideae. Daher kann bei Mittelohrentzündungen die Infektion auf diesen Sinus übergehen.
- Der *Sinus cavernosus* ist ein vielfach gekammerter Blutleiter, der seitlich der Sella turcica liegt. Er steht in topographischer Beziehung zur A. carotis interna, den Hirnnerven III, IV, V und VI, der Keilbeinhöhle und extrakraniellen Venen.

Versorgungsgebiet der A. carotis interna und der A. vertebralis

Die arterielle Blutversorgung des Gehirns erfolgt über die A. carotis interna und die Aa. vertebrales.

A. carotis interna. Sie verläuft im Canalis caroticus und dann eine kurze Strecke im Sinus cavernosus. *Äste*: A. ophthalmica, A. cerebri anterior und A. cerebri media. Die beiden Aa. cerebri anteriores werden zusammen anastomosiert durch die A. communicans anterior. *Versorgungsgebiete*: Orbita, Lobi frontales und temporales, Basalganglien und Zwischenhirn.

Aa. vertebrales. Die beiden Aa. vertebrales verlaufen durch die Foramina transversaria der Halswirbel und treten durch das Foramen magnum in das Schädelinnere ein, wo sie sich zur A. basilaris vereinigen. Die Aa. vertebrales geben folgende *Äste* ab:
- A. cerebelli inferior
- Aa. spinales (entspringen aus den Aa. vertebrales vor der Vereinigung zur A. basilaris)
- A. basilaris (Vereinigung beider Aa. vertebrales)

Die Aa. vertebrales versorgen das Rückenmark, das Kleinhirn und kaudale Anteile des Großhirns.

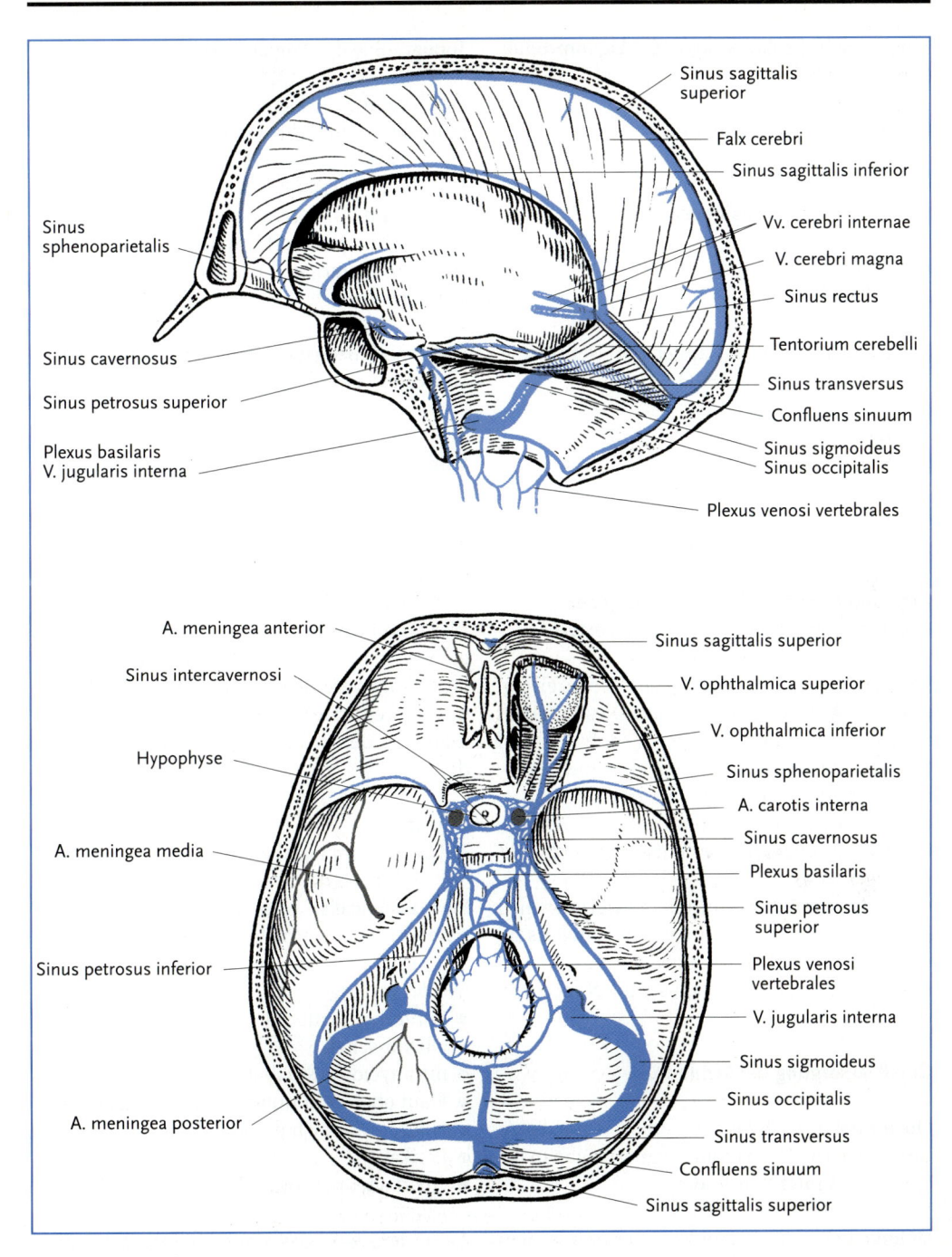

Abb. 2.1: Sinus durae matris. **a** Ansicht von links, **b** Aufsicht von oben (Bertolini et al. 1995)

Morphologische Grundlagen der Liquorproduktion und -zirkulation

Siehe Neurologie, Kapitel 1.9.

1.1.2 Gehirn und Kopfsinnesorgane

1.1.3 Schädel

Siehe entsprechende Kapitel der Neurologie, Augenheilkunde und HNO.

1.2 Hals

1.2.1 Gefäße im Halsbereich

Lage und Nachbarschaftsbeziehung der A. carotis communis und A. carotis externa

Die arterielle Blutversorgung des Kopfes erfolgt über die A. carotis communis. Diese verläuft medial der V. jugularis interna kopfwärts und teilt sich in Höhe des vierten Halswirbels in die medial gelegene A. carotis interna, die das Gehirn versorgt, und die lateral gelegene A. carotis externa, über die Gesichtseingeweide versorgt werden.

Die Aa. carotis communis et externa stehen in Nachbarschaftsbeziehung zu V. jugularis interna, N. vagus, N. laryngeus recurrens, Rr. cardiaci cervicales des N. vagus und N. accessorius.

Gefäßversorgung der Schilddrüse

Oberer Pol. A. thyreoidea superior aus der A. carotis externa. V. thyreoidea superior, die in die V. jugularis interna mündet.

Unterer Pol. A. thyreoidea inferior aus dem Truncus thyreocervicalis. Plexus thyreoideus impar und V. thyreoidea inferior, die in die V. brachiocephalica münden.

Topographie des Venenwinkels

Der Venenwinkel entsteht durch die Vereinigung der V. jugularis interna mit der V. subclavia zur V. brachiocephalica an der vorderen Skalenuslücke (zwischen M. scalenus anterior, Klavikula und M. sternocleidomastoideus). Hier münden die großen Lymphstämme:
- *Ductus thoracicus*, links
- *Ductus thoracicus longus*, rechts

Lage und Einzugsgebiet der Nodi lymphatici cervicales superficiales et profundi

Die Nodi lymphatici cervicales superficiales bekommen die Lymphe hauptsächlich aus der Haut und dem subkutanen Gewebes des Kopfes. Sie liegen an der Oberfläche des M. sternocleidomastoideus neben der V. jugularis externa.

Zu den Nodi lymphatici cervicales profundi fließt die Lymphe aus den Gesichts- und Halseingeweiden. Sie sind der V. jugularis angelagert und vereinigen sich mit den Nodi lymphatici cervicales superficiales zum Truncus jugularis, der in den Ductus thoracicus mündet.

1.2.2 Nerven im Halsbereich

Plexus cervicalis. Durch Vereinigung der ventralen Äste der Wurzeln C1-C4 entsteht der Plexus cervicalis, dessen Äste folgende Gebiete *sensibel* versorgen:
- Hinterkopfhaut
- Ohrmuschel
- infrahyoidale Muskulatur
- Haut ober- und unterhalb des Zungenbeins
- Haut im Bereich der Klavikula
- Perikard
- Oberbauchperitoneum

Außerdem wird das Zwerchfell über die Wurzeln C3 und C4 motorisch innerviert.

N. vagus. Er liegt im Halsbereich zwischen der A. carotis communis und der V. jugularis interna.

N. hypoglossus. Er zieht zwischen A. carotis interna und V. jugularis interna zum Zungengrund.

Truncus sympathicus (Halsgrenzstrang). Er bildet im Halsbereich folgende drei Ganglien:
- Das *Ganglion cervicale superius* liegt unmittelbar unter der Schädelbasis hinter der A. carotis interna
- Das *Ganglion cervicale medium* liegt hinter der Karotisgabel
- Das *Ganglion cervicale inferius* liegt hinter der Abzweigung der A. subclavia

Nn. laryngeus superior et inferior. Sie sind Äste des N. vagus. Der N. laryngeus superior bildet folgende zwei Äste:
- Ramus externus für die motorische Versorgung der Mm. constrictor pharyngis inferior et cricothyreoideus
- Ramus internus für die sensible Versorgung der Kehlkopfschleimhaut oberhalb der Stimmritze

Der rechte *N. laryngeus inferior (recurrens)* schlingt sich um die A. subclavia, der linke um den Aortenbogen, dann verlaufen sie in kranialer Richtung und innervieren die Kehlkopfschleimhaut unterhalb der Stimmritze sensibel und die inneren Kehlkopfmuskeln motorisch. Durch ihren Verlauf an der Rückseite der Schilddrüse sind die Nn. recurrentes bei jeder Strumektomie gefährdet. Werden sie verletzt, wird die Stimme des Patienten heiser und rauh.

N. accessorius. Der N. accessorius verläuft im seitlichen Halsbereich zwischen M. sternocleidomastoideus und V. jugularis interna.

Plexus brachialis. Der Plexus brachialis wird aus den ventralen Ästen der Nn. C5-Th1 gebildet. Im supraklavikulären Teil (Pars supraclaviculare) vereinigen sich diese Nerven zu drei Trunci (Truncus superior, medius und inferior), die der Lungenspitze und der A. subclavia eng benachbart liegen. Im weiteren Verlauf bilden diese Trunci in der Achselhöhle drei Faszikel (Pars infraclaviculare mit Fasciculus superior, medius und inferior), aus denen Nerven zur Versorgung der Schulter und des Arms hervorgehen.

1.2.3
Faszienverhältnisse

Durch drei Faszien (Lamina superficialis, Lamina praetrachealis und Lamina praevertebralis fasciae cervicalis) wird der Hals in verschiedene Räume eingeteilt, so daß *Entzündungsprozesse* nur in einem Halsraum, das heißt nur zwischen zwei Halsblättern, ablaufen können. Von Bedeutung ist der Raum zwischen den Laminae praetrachealis und praevertebralis (Retropharyngealraum), der nach kaudal in das hintere Mediastinum übergeht. Bei Entzündungen, die sich in diesem Raum abspielen, kann eine Mediastinitis entstehen.

1.2.4
Halswirbelsäule

Halswirbelgelenke und Luxationsmöglichkeiten siehe Chirurgie, Neurologie und Orthopädie.

Die *Halsrippe* ist eine rudimentäre Rippe, die vom siebten Halswirbel ausgeht und durch Druck auf die A. subclavia oder auf den Plexus brachialis zum Thoracic-outlet-Syndrom führen kann (siehe Kap. 14.1.3).

1.2.5
Atemwege

Morphologische Grundlagen der Intubation

Siehe Anästhesiologie, Kapitel 1.2.3.

Bei Erstickungsgefahr und Intubationsproblemen können die Tracheotomie oder die Koniotomie (Luftröhrenschnitte) lebensrettend sein.

Die *Tracheotomie* ist ein Schnitt der Luftröhre oberhalb oder unterhalb des Isthmus der Schilddrüse (daher superiore und inferiore Tracheotomie). Die Lage des Schilddrüsenisthmus ist bei der Tracheotomie von großer Bedeutung. Bei Kindern muß beachtet werden, daß die Schilddrüse höher liegt als bei Erwachsenen. Da die Gefahr besteht, daß lebenswichtige Halsorgane (Gefäße, Schilddrüse) versetzt werden, sollte die Tracheotomie im Operationssaal durchgeführt werden.

Die *Koniotomie* ist ein einfacher Notfalleingriff, der bei drohender Erstickungsgefahr schnell durchgeführt werden kann. Dabei wird das Ligamentum cricothyreoideum zwischen Ring- und Schildknorpel (Conus elasticus) quer durchschnitten.

1.2.6 Speisewege

Die Speiseröhre liegt dorsal der Luftröhre. Beim Einführen eines *Magenschlauches* durch den Mund beugt man den Kopf des Patienten nach vorne, so daß die Epiglottis die Luftröhre verschließt und die obere Öffnung der Speiseröhre ausgeweitet wird.

Bei der Einführung einer *Magensonde durch die Nase* gleitet diese an der Rückwand des Epipharynx in den Mesopharynx und kann bis in den Magen geschoben werden.

> **Merke!**
>
> Die maximale Dicke eines Magenschlauches richtet sich nach dem engsten Durchmesser des Ösophagus. Dies ist die obere Ösophagusöffnung hinter dem Zungenbein mit einem Durchmesser von 12–14 mm.

1.3 Brust

1.3.1 Brustwand

Lymphabfluß der Mamma. Die Lymphe der Mamma fließt über zwei Lymphnetze ab, ein oberflächliches und ein tiefes. Diese stehen untereinander und mit folgenden Lymphknotengruppen in Verbindung:
- Nodi lymphatici axillares apicales entlang der V. subclavia
- Nodi lymphatici centrales auf dem M. subscapularis
- Nodi lymphatici praecentrales am Unterrand des M. pectoralis minor
- Nodi lymphatici parasternales entlang der Vasa thoracica interna
- Nodi lymphatici cervicales profundi

Gefäß- und Nervenstraßen und ihre Bedeutung für die Pleurapunktion. Die segmentalen Gefäß-Nerven-Straßen der Brustwand, in denen die interkostalen Arterien, Venen und Nerven verlaufen, liegen an den Unterrändern der Rippen in den Sulci costae. Daher wird die Pleura am Oberrand der Rippe, hinter der Axillarlinie, punktiert.

Projektion von Herz, Lunge, Leber, Milz und Pleuragrenzen auf die Brustwand

Die Erkennung von Organprojektionen an die äußere Brust- beziehungsweise Bauchwand ist unerläßlich für die Diagnostik und Therapie.

Herz. Die Hauptmasse des Herzens reicht in den linken Thorax hinein. Die linke Herzkontur beginnt in Höhe der ersten Rippe links parasternal mit dem Aortenbogen und zieht nach unten und lateral bis zur Herzspitze in Höhe der fünften Rippe in der Medioklavikularlinie. Von hier zieht die kaudale Kontur etwa waagerecht bis zum rechten Parasternalrand. Die rechte Herzkontur beginnt etwa am rechten Parasternalrand in Höhe der ersten Rippe.

Lunge. Die beiden Lungenspitzen liegen in gleicher Höhe, einige Zentimeter oberhalb der Klavikula. Die mediale Lungengrenze rechts reicht vom Ansatz der ersten Rippe bis zum Ansatz der sechsten Rippe am Sternumrand. Die mediale Lungengrenze links reicht vom Ansatz der ersten Rippe bis zum Ansatz der vierten Rippe und zieht dann bogenförmig zum Schnittpunkt der Klavikularlinie mit der sechsten Rippe.

Leber. Der Unterrand der Leber projiziert sich von der neunten rechten Rippe schräg aufwärts zum Knorpelteil der fünften linken Rippe.

Milz. Die Milz liegt in der Regio hypocardiaca direkt unter dem Zwerchfell in Höhe der neunten bis elften Rippe, wobei ihre Längsachse parallel zur zehnten Rippe läuft.

Auskultationsstellen des Herzens:
- Mitralklappe (Bicuspidalis): 4. ICR links parasternal/Herzspitze
- Trikuspidalklappe: 4. ICR rechts parasternal

- Pulmonalklappe: 2. ICR links parasternal
- Aortenklappe: 2. ICR rechts parasternal

1.3.2 Brusteingeweide

Trachea. Die Trachea ist 10–12 cm lang und beginnt in Höhe C6/7 im Anschluß an den Ringknorpel. Sie teilt sich in Höhe von Th5 in die beiden Hauptbronchien. Der linke Hauptbronchus bildet einen größeren Winkel zur Trachea als der rechte, daher finden sich aspirierte Fremdkörper häufiger rechts als links.

Lunge. Der rechte Lungenflügel besteht aus drei Lungenlappen (Ober-, Mittel- und Unterlappen), die in zehn Segmente unterteilt und nach internationaler Nomenklatur von 1–10 numeriert werden. Der linke Lungenflügel besteht aus zwei Lungenlappen (Ober- und Unterlappen), die in neun Segmente unterteilt werden. Die Segmente 4 und 5 des linken Oberlappens werden als Lingula bezeichnet. Die Lungensegmente werden von zentral verlaufenden Segmentbronchien und -arterien versorgt, während die Äste der Pulmonalvenen in der Grenzzone zweier Segmente verlaufen.

Herz. Das Herz liegt kugelförmig im vorderen Mediastinum. Nach ventral grenzt es an Sternum und Rippen, nach dorsal an Aorta thoracica und Ösophagus.

Herzkranzgefäße. Die Koronararterien entspringen aus dem Sinus aortae direkt hinter der Aortenklappe. Die rechte Koronararterie zieht im Sulcus coronarius dexter zur Facies diaphragmatica cordis, von wo sie als Ramus interventricularis posterior zur Herzspitze zieht. Die linke Koronararterie teilt sich kurz nach ihrem Abgang von der Aorta in Ramus interventricularis sinister und Ramus circumflexus. Das venöse Blut fließt über die V. cordis media im Sulcus interventricularis posterior und die V. cordis magna an der Herzvorderseite bis zum Sinus coronarius und dann zum rechten Vorhof.

Ösophagus. Er verläuft im hinteren Mediastinum etwas links hinter der Trachea im oberen Anteil und ventral der Aorta im unteren Anteil. Der Ösophagus weist drei Engen auf:
- die *obere Enge* hinter dem Zungenbein am Übergang des Pharynx in den Ösophagus
- die *mittlere Enge* an der Überkreuzung des Ösophagus mit linkem Bronchus, Aortenbogen und A. pulmonalis
- die *untere Enge* beim Durchtritt des Ösophagus durch den Hiatus oesophageus

1.4 Bauch und Becken

1.4.1 Bauchwand

Durch mögliche Schwachstellen der Bauchwand oder des Zwerchfells können sich die Baucheingeweide ausstülpen.

Schwachstellen des Zwerchfells sind Hiatus oesophageus, Trigonum sternocostale (Larry) und Trigonum lumbosacrale (Bochdalek).

Schwachstellen der Bauchwand liegen im Bereich der Linea alba und des Nabels sowie im Bereich des Trigonum lumbocostale (M. obliquus internus und M. transversus) der dorsalen Bauchwand.

Topographie des Beckenbodens siehe Gynäkologie. *Leistenhernien* siehe Kapitel 30.1.

1.4.2 Baucheingeweide

Siehe Kapitel 20 bis 23.

1.4.5 Becken

Siehe Gynäkologie.

1.5 Rücken

1.5.1 Wirbelsäule

Die menschliche Wirbelsäule ist doppelt s-förmig. Sie besteht aus 33 Wirbeln (7 Hals-, 12 Brust-, 5 Lenden-, 5 Kreuz- und 4 Steißwirbel) und 23 Bandscheiben. Die Wirbelbögen bilden

den Spinalkanal, in dem das Rückenmark verläuft.

Die Zahl der Wirbel kann variieren. Das Verschmelzen des fünften Lendenwirbels mit dem Kreuzbein nennt man *Sakralisation*. Ist der erste Sakralwirbel vom Kreuzbein gelöst, nennt man dies *Lumbalisation*. Als *Atlasassimilation* bezeichnet man Verwachsungen zwischen Atlas und Os occipitale.

Unter *Bewegungssegment* versteht man die Einheit aus Knochen, Muskulatur und dazugehörenden spinalen Nerven. Diese Einheit ergibt sich aus der Metamerie des Körpers mit Ausbildung von Myotomen und ist nur im Rücken- und Rumpfbereich deutlich sichtbar.

1.5.2
Rückenmark

Topographie des Rückenmarkquerschnitts siehe Neurologie, Kapitel 1.4.

Morphologische Grundlagen für die Lumbalpunktion. Beim Erwachsenen endet das Rückenmark in Höhe L1–L2 (Filum terminale), so daß bei der Lumbalpunktion in Höhe L4/5 keine Gefahr mehr besteht für die Verletzung des Rückenmarks (siehe Abb. 2.2).

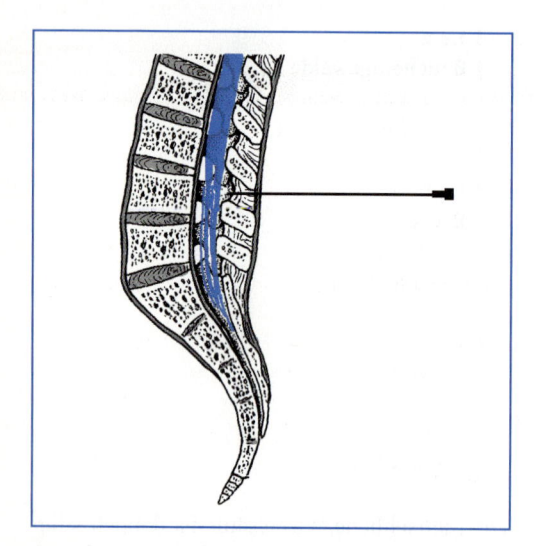

Abb.2.2: Position und Einstichwinkel der Nadel bei Lumbalpunktion. Man beachte, daß die Nadel im 4. Interlumbalraum unterhalb der Ebene des Spinalmarks liegt

1.6
Obere Extremitäten

1.6.1
Blut- und Lymphgefäße

Die Arme werden aus den Aa. subclaviae versorgt. Die linke A. subclavia entspringt aus dem Aortenbogen, die rechte aus dem Truncus brachiocephalicus. Im ihrem Verlauf geht die A. subclavia in die A. axillaris, dann in die A. brachialis und schließlich in Aa. radialis und ulnaris über. Der venöse Blutrückstrom erfolgt über zwei Wege:
- V. mediana cubiti → V. basilica; diese durchbohrt die Faszie in der Ellenbeuge und geht in die tiefe V. brachialis über, die wiederum in die V. axillaris, dann in die V. subclavia übergeht
- V. cephalica zieht die ganze Strecke vom Unterarm bis zum Sulcus deltoideopectoralis subkutan und mündet schließlich in die V. subclavia

Die V. subclavia bildet zusammen mit der V. jugularis interna die V. brachiocephalica, die in die V. cava superior mündet.

Der Lymphabfluß des Armes erfolgt über tiefe und oberflächliche Lymphbahnen. Sie begleiten die tiefen und oberflächlichen Armgefäße bis zu den Nodi lymphatici axillares apicales, wo sie sich vereinigen und schließlich in den Truncus subclavius im Venenwinkel münden.

1.6.2
Nerven

Der Arm wird von den Nerven innerviert, die vom Plexus brachialis (C5–Th3) gebildet werden: Nn. axillaris, musculocutaneus, radialis, medianus et ulnaris. Die proximalen Teile dieser Nerven (die Faszikeln des Plexus brachialis) liegen zusammen mit der A. axillaris in einer Muskelloge zwischen M. biceps und M. triceps brachii.

1.6.3 Bewegungsapparat

Das *Schultergelenk* ist ein sehr bewegliches Gelenk. Dies ist zurückzuführen auf:
- die Größendifferenz zwischen dem großen (Humerus-)Kopf und der kleinen Gelenkpfanne
- die weite Gelenkkapsel
- die *muskuläre Sicherung des Gelenks*, die auch die Beweglichkeit in allen Richtungen ermöglicht:
  - Mm. supra- und infraspinatus
  - M biceps
  - Mm. teres minor und major
  - M. subscapularis
  - M. deltoideus
  - M. coracobrachialis

Das *Ellenbogengelenk* ist ein kombiniertes Scharnier-Rad-Gelenk, in dem Extension, Flexion, Pronation und Supination möglich sind.

Das *Handgelenk* ist ein Eigelenk, das aus Radius, Ulna und Handwurzelknochen gebildet wird. Es sind folgende Bewegungen möglich:
- Extension/Flexion
- Abduktion/Adduktion
- Pronation/Supination

> **Merke !**
>
> Bei Supination stehen Radius und Ulna parallel, bei Pronation überkreuzen sie sich.

Sehnenscheiden im Karpalbereich und im Bereich der Finger. Für eine bessere Gleitfähigkeit sind die relativ langen Hand-/Fingersehnen in Sehnenscheiden eingebettet. Die Sehnen der dorsalen Handseite verlaufen nur im Bereich des Handgelenks durch sechs Sehnenfächer. Die Sehnen auf der Volarfläche verlaufen in drei Sehnenscheiden: der Flexor carpi radialis und der Flexor pollicis longus jeweils in einer eigenen Sehnenscheide und die Fingersehnen in einer gemeinsamen Sehnenscheide. Die Sehnenscheiden der Finger II–IV beginnen im Bereich des Fingergrundgelenks, die des Daumens und des Kleinfingers stehen mit der Hohlhandsehnenscheide in Verbindung. Infektionen hier können zum Bild der *V-Phlegmone* führen.

1.6.4 Oberflächenanatomie

Tastbare Knochenpunkte des Armes

Von *dorsal* tastbar:
- Akromion
- Spina scapulae
- Tuberculum majus
- Epikondylen
- Olekranon
- Radiusköpfchen
- distales Radiusende
- gesamte Ulna
- Handwurzel-, Mittelhand- und Fingerknochen

Von *ventral* tastbar:
- Akromion
- Klavikula
- Tuberculum majus und minus
- Epikondylen
- distaler Radius
- Ulna
- Handwurzelknochen
- Köpfchen der Mittelhandknochen
- Fingerknochen

1.7 Untere Extremitäten

1.7.1 Blut- und Lymphgefäße

Der venöse Rückstrom der Beine geschieht über *drei Venensysteme*, die vom Venennetz am Fußrücken hervorgehen:
- oberflächliches (epifasziales) System: Die V. saphena parva steigt lateral, hinter dem Außenknöchel, bis zur Kniekehle, wo sie in die tiefe V. poplitea einmündet. Die V. saphena magna steigt medial, vor dem Innenknöchel, bis zur Leiste, wo sie in die V. femoralis mündet.
- tiefes (subfasziales) Venensystem: Dieses System besteht im Unterschenkelbereich aus drei Venenpaaren, die die entsprechen-

den Arterien begleiten (Aa. tibialis anterior, posterior und peronea) und im Bereich der Kniekehle in die V. poplitea drainieren. Die V. poplitea setzt sich herzwärts in die V. femoralis fort.
- Vv. perforantes oder communicantes: Sie sind kurze Verbindungen zwischen dem oberflächlichen und tiefen Venensystem. Bei Stauungen der Vv. perforantes und/oder der V. saphena magna kommt es zur Varikosis.

Das *arterielle* Blut für die Beine stammt aus der A. iliaca externa, die sich in die A. femoralis fortsetzt. Die A. femoralis gibt die A. profunda femoris ab und erreicht die Kniekehle als A. poplitea. Diese spaltet sich hier in die A. tibialis anterior und die A. tibialis posterior, zur Versorgung von Unterschenkel und Fuß auf.

Der *Lymphabfluß* des Beins geschieht über tiefe und oberflächliche Lymphbahnen, die in Verbindung miteinander stehen. Diese Lymphbahnen erreichen die Nodi lymphatici inguinales superficiales et profundi im Leistenbereich und vereinigen sich hier.

1.7.2 Nerven

Die Innervation des Beins erfolgt über den Plexus lumbosacralis. Aus dem oberen Plexusteil geht der N. *femoralis*, aus dem unteren der N. ischiadicus hervor.

Der *N. ischiadicus* tritt aus dem Beckeninneren nach dorsal durch das Foramen infrapiriforme (Verletzungsgefahr bei fehlerhaften intramuskulären Injektionen). Proximal liegt er dicht hinter dem Hüftgelenk (Verletzungsgefahr bei Luxationen, Schenkelhalsfrakturen, TEP). Im weiteren Verlauf zieht der N. ischiadicus, geschützt durch die Mm. adductor magnus und biceps femoris in die Kniekehle, wo er sich in den N. tibialis und N. peronaeus teilt.

Der *N. tibialis* verläuft mit der A. tibialis posterior in der Kniekehlenmitte (Gefährdung bei Kniekehlenverletzungen) bis zum Innenknöchel (Gefährdung bei Frakturen und Luxationen des Innenknöchels) und dann zur Fußsohle.

Der *N. peronaeus* zieht vor dem Fibulaköpfchen (Gefährdung bei längerem Knien, bei Frakturen des Fibulaköpfchens und durch Gips) zu den Unterschenkel- und Fußstreckern.

1.7.3 Bewegungsapparat

Das *Hüftgelenk* ist ein Kugelgelenk und das größte Gelenk des Körpers. Die Gelenkpfanne entspricht mehr als der halben Kopfgröße. Die Beweglichkeit des Gelenks ist durch starke Bänder eingeschränkt: Ligg. iliofemorale, pubofemorale und ischiofemorale. Das Hüftgelenk ist von einem kräftigen Muskelmantel umgeben: innere (Mm. iliopsoas, pectineus) und äußere (Mm. glutaei, piriformis, obturatorius internus, gemelli, quadratus femoris) Hüftmuskeln, Adduktoren (Mm. adductor magnus, brevis, longus, M. gracilis), teilweise Flexoren (Mm. semimembranosus, semitendinosus, biceps femoris) und Extensoren (Mm. rectus femoris, sartorius) des Oberschenkels.

Durch die starke ligamentäre und muskuläre Sicherung sind Hüftgelenksluxationen selten.

Die arterielle Versorgung des Schenkelhalses und -kopfes erfolgt über die Aa. circumflexae femoris lateralis und medialis aus der A. profunda femoris.

Das *Kniegelenk* ist ein Scharniergelenk, gebildet aus der Artikulation des distalen Femurendes mit der Gelenkfläche des Tibiakopfes. Zwischen den Gelenkflächen liegen zwei c-förmige Menisken. Die Gelenksicherung erfolgt durch die Kreuzbänder (vorderes, hinteres und mediales), die Seitenbänder und das Lig. patellea. Weil es ein Scharniergelenk ist, sind im Kniegelenk nur Extension und Flexion aktiv möglich. Eine Rotation ist nur passiv in Beugestellung des Kniegelenks durchführbar.

Das *obere Sprunggelenk* ist ebenfalls ein Scharniergelenk, das durch die Artikulation der Malleolengabel (Tibia und Fibula) mit dem Talus gebildet wird. Die Malleolen sind durch die Ligg. talofibulare anterius und posterius, das Lig. calcaneofibulare und das Lig. deltoideum an den Fußknochen befestigt. In diesem Gelenk sind nur Extension und Flexion möglich.

Das *untere Sprunggelenk* stellt die Verbindung zwischen Talus und Kalkaneus einerseits und Talus/Kalkaneus und Os naviculare andererseits dar. In diesem Gelenk sind auch Drehbewegungen des Fußes (Pronation, Supination) möglich.

Entlastungsstellung der Hüft-, Knie-, und Sprunggelenke:
- Hüftgelenk: gestreckte Stellung (Vermeidung einer Beugekontraktur)
- Kniegelenk: leicht gebeugt
- Sprunggelenk: im 90° Winkel und leichter Pronation

1.7.4 Oberflächenanatomie

Tastbare Knochenpunkte des Beines

Von *ventral* tastbar:
- Beckenkamm
- Trochanter major
- Patella
- beide Epikondylen
- Tibiakopf
- Fibulakopf
- vordere Schienbeinkante
- beide Malleolen
- Teile der Fußwurzel und des Mittelfußes
- Zehenknochen

Von *dorsal* tastbar:
- Beckenkamm
- Sitzbeinhöcker
- Trochanter major
- die Epikondylen
- Tibiakopf
- Fibulakopf
- Malleolen
- Fersenbein
- Teile der Fußknochen

Die *Traglinie des Beines* geht von der Mitte des Hüftgelenkes über die Mitte der Patella bis zur Mitte des oberen Sprunggelenkes. Bei Gesunden überquert diese Linie das Kniegelenk im Bereich der Patella. Beim Genu valgum (X-Bein) liegt diese Linie lateral, beim Genu varum (O-Bein) medial der Patella.

2 Indikation und Kontraindikation des operativen Eingriffs

2.1 Rechtliche Grundlagen

Siehe Rechtsmedizin, Kapitel 9.2.

Einwilligung des Patienten

In der Rechtsprechung erfüllt die ärztliche Heilbehandlung den Tatbestand der Körperverletzung. Daher ist zu operativen ärztlichen Eingriffen die Einwilligung des mündigen Patienten nötig, die normalerweise schriftlich dokumentiert wird (eventuell auch unter Zeugen). Bei Unmündigen ist die Einwilligung des Vormunds einzuholen z.B. Eltern, Vormundschaftsgericht etc. Ist der Patient bewußtlos und vital gefährdet, wird seine Einwilligung zum lebensrettenden Eingriff als gegeben angenommen.

Aufklärungspflicht

Vor einer ärztlichen Behandlung (auch einer konservativen) sind die Ärzte verpflichtet, in einem persönlichen Gespräch mit dem Patienten diesen über seine Diagnose und Prognose sowie über den geplanten operativen Eingriff, das Narkoseverfahren und mögliche Risiken aufzuklären und seine Einwilligung einzuholen. In diesem Gespräch sollte das direkte postoperative Befinden des Patienten (Magensonde, Drainage, Anus praeter, Unfähigkeit zu sprechen wegen des Beatmungstubus etc.) ebenso berücksichtigt werden wie die möglichen Spätfolgen des Eingriffs (z.B. Rekurrensparese bei Halsoperationen).

Erzwungener Eingriff

Unter Berücksichtigung der Güterabwägung kann in sehr seltenen Fällen ein chirurgischer Eingriff gegen den Willen des Patienten vorgenommen werden (z.B. gemäß § 81 StGB, Verdacht auf strafbare Tat, und § 17 Bundesseuchengesetz).

2.2 Fachliche Grundlagen

2.2.1 Allgemeines

Die Entscheidung für oder gegen eine Operation geschieht unter Abwägung der Vor- und Nachteile der operativen beziehungsweise konservativen Behandlung. Hier spielen oft soziale Aspekte eine große Rolle.

Voraussetzungen für eine Operationsindikation oder -kontraindikation.
- Kenntnis der Diagnose
- Vergleich der Operationsergebnisse mit Ergebnissen anderer Behandlungsmethoden (z.B. Radiatio, Zytostatika)
- Kenntnis der Prognose sowohl bei Spontanverlauf als auch nach einem chirurgischem Eingriff
- Kenntnis der Risikofaktoren der Operation selbst, der zu behandelnden Krankheit und des Patienten

Risikofaktoren des Patienten.
- Herz-Kreislauf-Krankheiten, z.B. Hypertonus, Herzinsuffizienz
- Krankheiten der Lunge und Atemwege
- Nierenfunktionseinschränkung
- Krankheiten des Nervensystems
- Stoffwechsel- und Gerinnungsstörungen
- reduzierter Allgemein- und Ernährungszustand, z.B. in hohem Alter
- Schwangerschaft
- Drogenabusus

2.2.2
Indikationsformen

Absolute Indikation. Die Operation ist dringend notwendig, da keine andere Behandlungsmaßnahme die gleiche Heilungschance gewährleistet. Beispiele sind ein rupturiertes Aortenaneurysma, eine einzeitige Milzruptur, eine Perforationsperitonitis, eine Ösophagusatresie und lobuläres Mammakarzinom.

Relative Indikation. Das Leben des Patienten ist ohne Operation nicht in unmittelbarer Gefahr, sie verbessert jedoch die Prognose, z.B. bei einem Gallensteinleiden.

Kosmetische Indikation. Ist ein Patient sozial oder psychisch belastet, kann aus diesem Grund ein korrigierender Eingriff durchgeführt werden, z.B. bei Mastoptose.

Soziale Indikation. Wenn eine Krankheit den Patienten im sozialen Bereich beeinträchtigt, kann dies eine Operationsindikation sein, z.B. häufige Arbeitsunfähigkeit bei Magenulkusleiden.

Diagnostische Indikation. Sie dient der Diagnosestellung oder der Überprüfung der Operabilität, z.B. die Exzision vergrößerter Halslymphknoten.

Prophylaktische Indikation. Obwohl ein nicht behandlungsbedürftiger Befund vorliegt wird der Patient operiert; um mögliche spätere Komplikationen zu verhindern, z.B. nicht eingeklemmte Leistenhernie.

Kontraindikation. Wenn durch die Operation ein höheres Risiko entsteht als durch eine konservative Therapie, darf nicht operiert werden, z.B. bei Milzbrand.

2.2.3
Operationsziele

Chirurgische Eingriffe verfolgen zwei Ziele:
- *Heilung* der Grundkrankheit und Herbeiführung eines Normalzustandes (kurativer Eingriff)
- Herbeiführung einer *symptomatischen Besserung*, wenn eine Heilung nicht mehr möglich ist (palliativer Eingriff); z.B. Überbrückung eines inoperablen, stenosierenden Ösophaguskarzinoms mit einem Kunststofftubus

2.2.4
Inoperabilität

Lokale Inoperabilität. Sie besteht, wenn Tumoren auf nichtresezierbare Nachbarorgane übergreifen, oder wenn sie nur theoretisch resezierbar sind (z.B. Ausräumung aller Kleinbeckenorgane mit Anlegen von Kolon-Konduit und Anus praeter).

Allgemeine Inoperabilität. Wenn die Operation eine vitale Gefährdung darstellt (z.B. sehr schlechter Allgemeinzustand oder hohes Alter), oder wenn Metastasen eines Tumors überall im Körper verstreut sind, ist der Patient inoperabel.

2.3
Operationszeitpunkt

Nach der Dringlichkeit des Operationszeitpunktes unterscheidet man:
- *Sofort- (Not-)operation:* Der Patient ist vital bedroht, er muß sofort operiert werden; ein Zeitaufschub für präoperative Maßnahmen wie Röntgenaufnahme des Thorax ist nicht möglich; z.B. Ruptur eines Bauchaortenaneurysmas mit akuter lebensbedrohlicher Blutung
- *dringlicher Eingriff:* Ein Zeitaufschub von wenigen Stunden möglich, z.B. ein gedeckt perforiertes Ulkus
- *elektiver (Wahl-) Eingriff:* Es besteht keine akute, vitale Bedrohung für den Patienten und der Operationszeitpunkt kann frei gewählt werden

2.4
Prognose

Definition. Statistische Aussagen über den voraussichtlichen Verlauf, die Dauer und den Ausgang einer Krankheit mit und ohne chirurgische Therapie. Voraussetzungen für die Richtigkeit dieser Aussagen sind die Ermittlung des Spontanverlaufs und die ständige Kontrolle der Behandlungsergebnisse. Risikofaktoren beeinflussen die Prognose (siehe Kap. 5.1 und 5.2).

2.5 Ergänzende Therapie zum operativen Eingriff

Besonders in der Tumorchirurgie und in der Chirurgie des Bewegungsapparates stellt der chirurgische Eingriff die Grundlage für ergänzende Maßnahmen dar, die den Zustand des Patienten weitgehend verbessern sollen.

In der *Tumortherapie* kennt man folgende Formen der ergänzenden Maßnahmen:
- Kombination von operativer und Strahlentherapie, z.B. bei Wilms-Tumor
- adjuvante Chemotherapie eines radikaloperierten Tumors ohne Metastasen zur Prophylaxe von Rezidiven und Metastasen, z.B. bei Osteosarkom
- palliative Chemotherapie bei nicht radikal operablen Tumoren oder Tumorrezidiven sowie bei Nachweis von Metastasen
- andere Maßnahmen wie Hormontherapie (Prostata-, Mammakarzinom), Immunstimulation (noch im Stadium der Erforschung) und Diättherapie (aufgrund der Erkenntnis, daß viele Karzinogene in der Nahrungskette enthalten sind)

Nach *orthopädisch-chirurgischen Eingriffen* ist unbedingt auf physikalische Ergänzungsmaßnahmen (Massagen, Bewegungs-, Kryo-, Thermotherapie u.a.) zu achten, um Funktionseinbußen und Deformitäten soweit wie möglich zu verhindern.

3 Asepsis, Antisepsis, Hospitalismus

Siehe auch Hygiene, Kapitel 3.1.

3.1 Asepsis

Definition. Gesamtheit aller Maßnahmen zur Erzielung von *Keimfreiheit* (vor allem Sterilisation und diszipliniertes Verhalten im Operationssaal). Sterilität ist dann erreicht, wenn alle Keime abgetötet sind.

Methoden der Sterilisation.
- Heißluftsterilisation (trockene Hitze), geeignet für thermisch belastbare Materialien wie Metall, Glas oder Porzellan. Pyrogenfreiheit wird bei 200 °C in einer Stunde oder bei 180 °C in 30 Minuten erreicht.
- *Dampfsterilisation (feuchte Hitze)* erfolgt in Autoklaven. Die Luft wird evakuiert und statt dessen wird gesättigter Wasserdampf eingelassen: 2,5 atü bei 138 °C, 10 min für Wäsche, Metallinstrumente u.a. oder 1,5 atü bei 120 °C, 25 min für thermolabile Materialien, z.B. Gummihandschuhe.
- *Gassterilisation* mit Äthyloxid-CO_2-Gemisch in Autoklaven; geeignet für sehr thermolabile Gegenstände wie optische Instrumente oder Herzschrittmacher
- *Strahlensterilisation* mit Gammastrahlen für verpackte Einmalartikel

Die Zuverlässigkeit der Sterilisation muß regelmäßig überprüft werden.

Keimresistenzstufen. Die Tabelle 2.1 gibt die Resistenzstufen für verschiedene Keime in Wasserdampf von 100 °C bei Atmosphärendruck wieder.

3.2 Antisepsis

Definition. Gesamtheit aller Maßnahmen, die zu *Keimreduktion* von Gewebe und Materialien führen. *Anerkannte Desinfektionsmittel* sind Alkohole, Phenole, Halogene usw. (siehe Hygiene, Kap. 3.1). Antiseptische Maßnahmen:
- physikalische Maßnahmen: UV-Strahlen (zur Raumluftdesinfektion), Auskochen und Verbrennen von kontaminierten Materialien
- chemische Desinfektion: Keimreduktion durch Einreiben oder Verdampfen mit anerkannten Desinfektionsmitteln wie Alkoholen, Phenolen, Schwermetallen, u.a.

Chirurgische Händedesinfektion. Ziel ist die maximale Reduktion der oberflächlichen und tiefsitzenden Keime auf der Haut. Zwei bis drei Minuten lang werden die Hände mit Bürste und Seife mechanisch vorgereinigt, anschließend werden sie fünf Minuten lang mit Alkohol eingerieben.

Resistenzstufe	Keime	Bedingung	Zeit
I	Pilze, Bakterien, Viren	100 °C	sec-min
II	Milzbrandsporen	100 °C	15 min
III	andere Sporen	100 °C	40–50 h
	Sporenerde	121 °C	10 min
IV	thermophile native Erdsporen	100 °C	40–50 h

Tab. 2.1: Keimresistenzstufen

Hygienische Händedesinfektion. Ziel ist die Vermeidung der Keimübertragung über die Hände des Arztes im täglichen Arbeitsablauf. Die trockenen Hände werden mit einem Desinfektionsmittel (meist Alkohol) 30 Sekunden bis 5 Minuten lang eingerieben.

Vorbereitung des Operationsgebietes. Nach dem Rasieren und Reinigen des Operationsgebietes wird die Haut dreimal mit einem Desinfektionsmittel (z. B. Polyvidon-Iod) gewaschen. Andere Körperpartien werden mit sterilen Tüchern bedeckt.

Nicht sterilisierbare Geräte (z. B. Operationsmikroskop) werden mit sterilen Kunststoffhüllen oder ähnlichem bedeckt.

3.3 Infektiöser Hospitalismus

Definition. Jede im Krankenhaus während eines Klinikaufenthaltes erworbene Infektion *(nosokomiale Infektion)*.

Ursache. Resistenzbildung der Bakterien (z. B. Proteus, Klebsiellen, Pseudomonas) gegenüber Antibiotika und Desinfizienzien. Die Resistenzbildung wird vor allem durch nicht indizierten Antibiotikaeinsatz verursacht. Er führt zu einer Selektion von resistenten Bakterienstämmen und einer Schädigung der normalen Keimflora, so daß geschwächte Patienten leicht infiziert werden können. 35% der nosokomialen Infektionen manifestieren sich als Infektionen der ableitenden Harnwege, 20% als infizierte Operationswunden, 15% als Atemwegsinfekte und 30% sind andere Infekte. Die wichtigste *Infektionsquelle* stellt das Krankenhauspersonal dar, Instrumente und Inventar stehen an zweiter Stelle.

Maßnahmen zur Bekämpfung des infektiösen Hospitalismus.
- Einhaltung einer konsequenten Antisepsis (Händedesinfektion, Kleidungswechsel u. a.)
- ständige hygienische Kontrolle im Krankenhaus
- Isolierung infizierter Patienten und Schleusenprinzip
- strenge Indikationsstellung für Antibiotikatherapie
- diszipliniertes Verhalten im Operationssaal (Mundschutz, ruhige Bewegungen zur Vermeidung von Luftturbulenzen und schonendes, zügiges Operieren)

4 Grundprinzipien der Operationstechnik

4.1 Grundbegriffe

- *Amputation (Ablatio):* Abtrennen eines Körper- oder Organabschnitts
- *Anastomose:* Lumenverbindung zweier Hohlorgane, angeboren oder operativ
- *Bypass:* operativ angelegte Umgehungsanastomose eines Gefäßabschnitts
- *Ektomie:* vollständiges Herausschneiden eines Organs (siehe Exstirpation), z.B. (Hemi-) Thyreoidektomie
- *endoskopische Operation:* kleine operative Eingriffe, die mittels eines Endoskops durchgeführt werden können, z.B. Papillotomie, Steinextraktion aus dem Ductus choledochus, Implantation von Prothesen in den Ösophagus, Fremdkörperextraktion und Sklerosierung von Ösophagusvarizen
- *Enterostomie:* Bildung von Darm- (Entero-) Anastomose oder operative Schaffung einer Verbindung zwischen Darm und Körperoberfläche im Sinne einer Fistel
- *Enterotomie:* Schnitteröffnung des Darms unter ständigem Absaugen des Darminhalts
- *Enukleation:* Ausschälen von Tumor, abgekapseltem Fremdkörper oder Augapfel
- *Exhairese:* Herausziehen vor allem von Venen oder Nerven
- *Exkochleation:* Auskratzung mit Hilfe eines scharfen Löffels
- *Exstirpation:* Entfernung von Geschwulst oder ganzem Organ
- *Exzision:* Herausschneiden von pathologisch veränderten Organteilen einschließlich des umgebenden Gewebes, z.B. eines Hauttumors
- *Gefäßdesobliteration:* Freimachen eines durch Blutgerinnsel verlegten Gefäßlumens
- *Gewebeersatz:* Transplantation eines Gewebeblocks, welcher einen eigenen Gefäßbaum besitzt, am Rand eines Defektes
- *Implantation:* Einpflanzung von Fremdkörpern in den Organismus
- *Injektion:* Einbringen von Flüssigkeit in den Organismus auf parenteralem Wege
- *Inzision:* Einschneiden, Einschnitt
- *Osteosynthese:* Vereinigung reponierter Knochenfragmente durch Verschrauben, Nageln, Plattenanlagerung etc.
- *Punktion:* Zugang mittels einer Kanüle zu einer Körperhöhle (z.B. Lumbalpunktion) oder in ein Organparenchym (z.B. Leberpunktion)
- *Rekonstruktion:* Wiederherstellung von Strukturen, z.B. rekonstruktive Plastik zum Ersatz verlorengegangener Körperteile
- *Resektion:* Teilentfernung eines kranken Organs z.B. Magenteilresektion nach Billroth
- *Sklerosierung:* Verödung von z.B. Varizen oder Hämorrhoiden durch entzündungsauslösende Substanzen, auch pathologische Verhärtung von Organen, z.B. Oto- oder Arteriosklerose
- *Transplantation:* operative Einpflanzung (oder Austausch) von lebendem Gewebe oder von Organen an eine andere Stelle des gleichen Organismus (autologe Transplantation) oder in einen anderen Organismus.
  - *autolog* (Spender und Empfänger sind dieselbe Person)
  - *syngen* oder *isogen* (Spender ist der eineiige Zwilling)
  - *allogen* oder *homolog* (Spender ist ein artgleiches Individuum, z.B. bei Transplantation menschlicher Nieren)
  - *xenogen* (z.B. von Tier auf Mensch)
  - *alloplastisch* (Transplantation vom künstlichem Material)

- *Trepanation:* operative Eröffnung von Mark- oder Schädelhöhle oder von pneumatischen Warzenfortsatzzellen

4.2 Instrumentarium

4.2.1 Instrumente

Wichtige Instrumente für diagnostische und operative Eingriffe sind in den Abbildungen 2.3 bis 2.9 dargestellt.

4.2.2 Nahtmaterial

Anforderungen an chirurgisches Nahtmaterial:
- Fadenreißfestigkeit

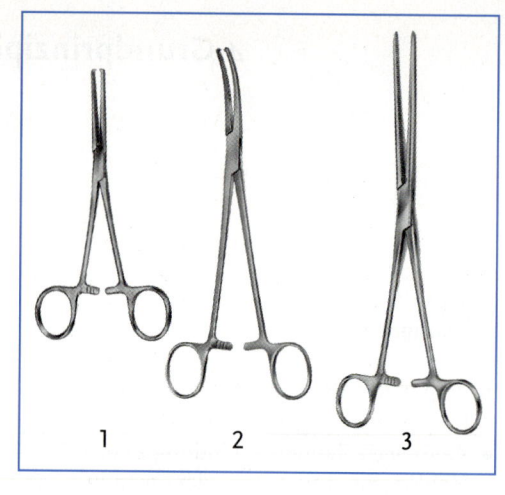

Abb. 2.3: Die wichtigsten Klammerinstrumente für die Laparotomie: **1** Ochsner- oder Kocher-Hämostasezange, **2** Mikulicz-Zange, **3** Rochester-Pean-Hämostasezange (mit freundlicher Genehmigung der Fa. Aesculap, Tuttlingen)

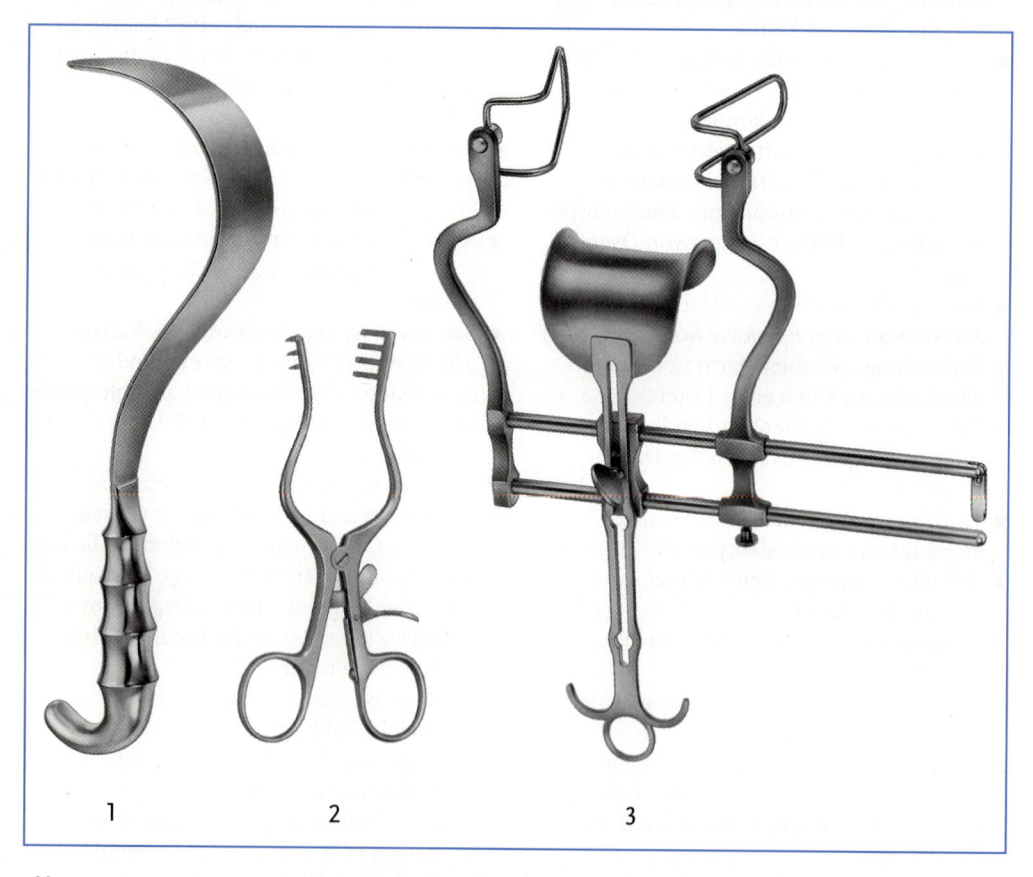

Abb. 2.4: Die wichtigsten Instrumente zum Freihalten des Operationsfeldes bei der Laparotomie: **1** Deaver-Retraktor, **2** Witelaner-Retraktor, **3** selbsthaltender Balfour-Retraktor (mit freundlicher Genehmigung der Fa. Aesculap, Tuttlingen)

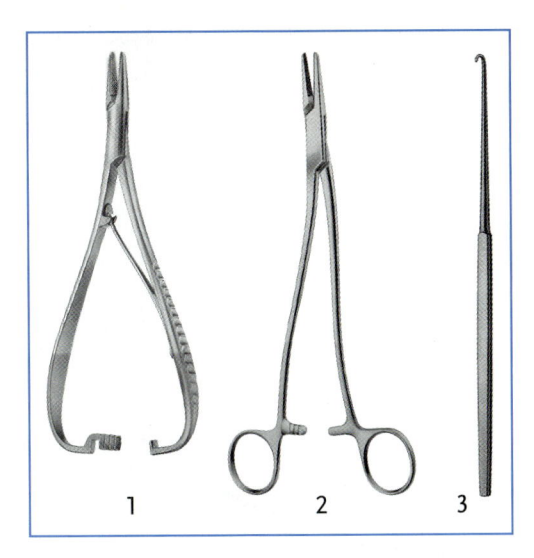

Abb.2.5: Die wichtigsten Nahtinstrumente: **1** Mathieu-Nadelhalter, **2** Wertheim-Nadelhalter, **3** Hauthaken (mit freundlicher Genehmigung der Fa. Aesculap, Tuttlingen)

- Knotenreißfestigkeit
- Gewebeverträglichkeit (Verhinderung von Fremdkörpergranulomen oder Abstoßungsreaktionen)
- Resorbierbarkeit (es stehen resorbierbare und nicht resorbierbare Nahtmaterialien zur Verfügung)

Resorbierbare Nahtmaterialien:
- *Catgut:* Kollagenfäden aus Schafsdarm (Resorptionszeit 8-12 Tage), eventuell chromiert zur Verzögerung der Resorption (Resorptionszeit ca. 20 Tage)
- *Polyglykolsäure- (PGS) und Polydioxanonfäden (PDS)* u.a. sind resorbierbare, vollsynthetische Kunststofffäden. Die Resorptionszeit beträgt bei PGS etwa 40 Tage und bei PDS ca. 90 Tage.

Resorbierbare Nahtmaterialien werden unter anderem bei Schleimhaut, Subkutis, Muskeln und parenchymatösen Organen angewendet. Die Resorption erfolgt durch enzymatischen Abbau oder Hydrolyse.

Nicht resorbierbare Nahtmaterialien:
- *Metalldraht* ist besonders reißfest und geeignet für die Zuggurtung bei Sehnennaht, Fasziennaht, Sternum- und Patellacerclage

- *Seide und Zwirn* sind sehr reiß- und knotenfest und geeignet für Hautnaht, Faszie, Zwerchfell u.a. Wegen der gelegentlich beobachteten Bildung von Fremdkörpergranulomen wurden sie von synthetischen Nahtmaterialien verdrängt.
- *Synthetische Kunststofffäden* werden aus Verbindungen wie Polyamid, Polyester, Polypropylen u.a. hergestellt. Sie sind zugfest und sehr gewebefreundlich, besitzen aber keine Dochtwirkung und sind nicht knotenfest, da ihre Oberfläche monofil ist. Angewendet werden sie in der kardiovaskulären Chirurgie, der Transplantations- und plastischen Chirurgie und zu Nerven- und Fasziennähten.

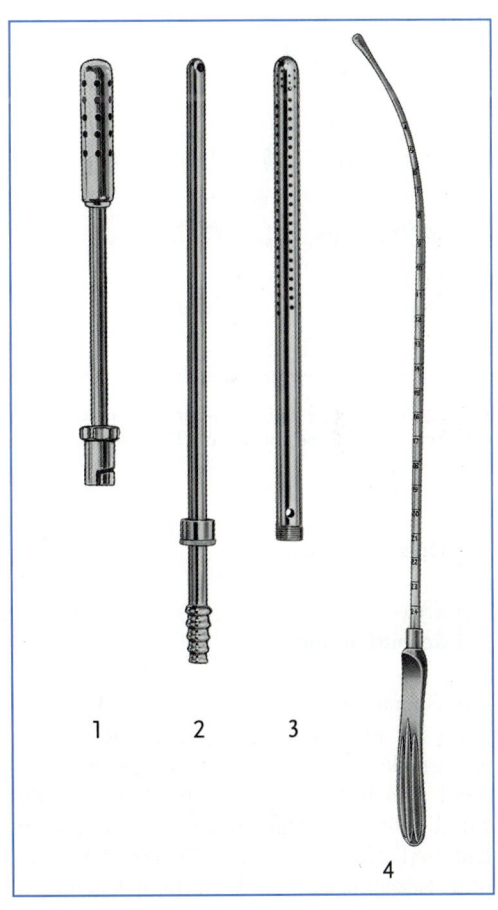

Abb. 2.6: Zusatzinstrumente: **1** Korbsauger, **2** Standardsauger mit Olive, **3** Sauger mit Sogunterbrechung, **4** Uterussonde (mit freundlicher Genehmigung der Fa. Aesculap, Tuttlingen)

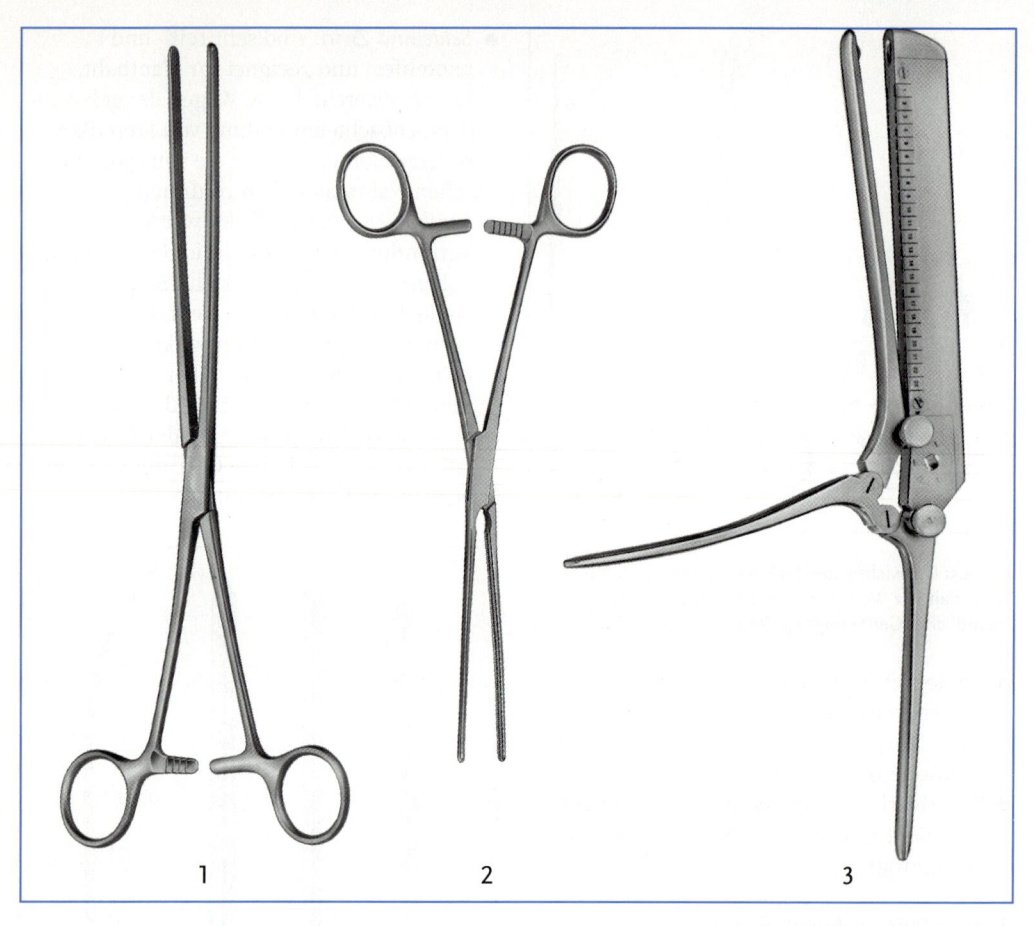

Abb. 2.7: Instrumente für Magen-Darm-Operationen: **1** harte Darmklemme, **2** weiche Darmklemme, **3** Linearstabler (mit freundlicher Genehmigung der Fa. Aesculap, Tuttlingen)

4.3 Operationstechnik

4.3.1 Schnittführung

Ein Operationsschnitt ist unter Berücksichtigung der topographischen Anatomie so kurz wie möglich zu legen. Er muß gewebeschonend sein und eine gute Übersicht und Zugänglichkeit im Operationsfeld garantieren. Die Verläufe von Nerven, Gefäßen, Muskel- und Faszienfasern sind zu berücksichtigen. Hautschnitte sollen entlang der *Hautspaltlinien (Langer-Spaltlinien)* der Haut verlaufen, damit die Wundränder nicht unter Spannung stehen und auseinanderweichen. Die Langerlinien verlaufen am Rumpf und über den Gelenken quer zur Körperachse, während sie an den Extremitäten eine Längsorientierung zeigen. Typische Schnittführungen zeigt Abbildung 2.10

4.3.2 Blutstillung

Kompression und Tamponade. Die diffus blutende Fläche wird mit Gaze, die häufig mit gerinnungsfördernden Mitteln beschichtet ist, vollgestopft und unter Druck gesetzt, bis die Blutung steht.

Ligatur. Bei Blutungen aus größeren Gefäßen wird das Gefäß mit einer Klemme gefaßt und mit einem Faden unterbunden.

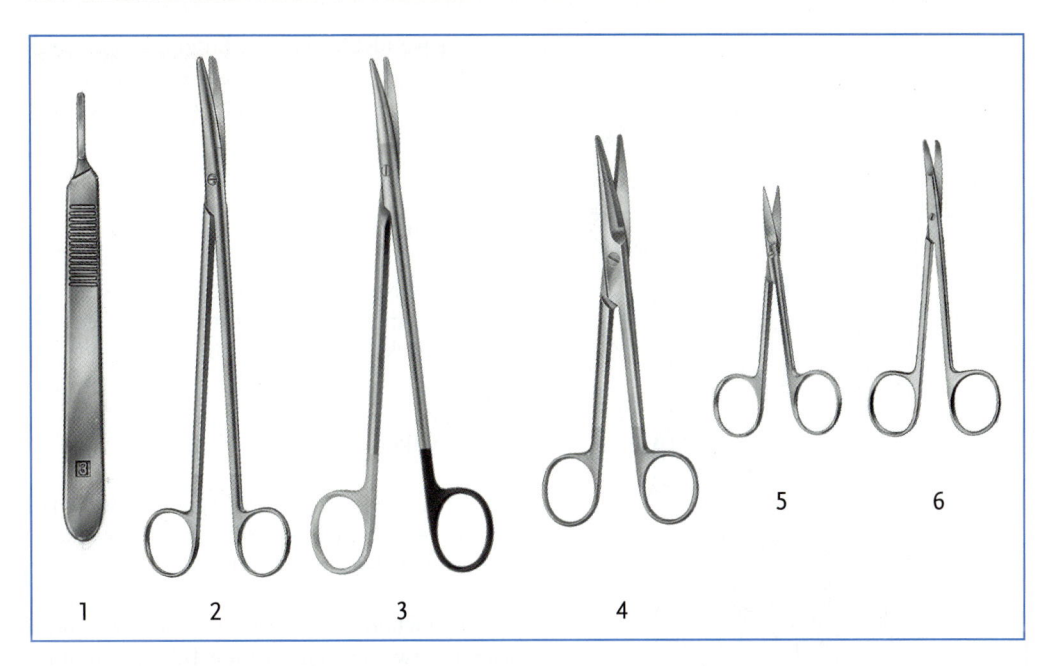

Abb. 2.8: Die wichtigsten Schneideinstrumente für die Laparotomie: **1** Klingenhalter, **2** Metzenbaumschere, gebogen, **3** Fadenschere, **4** Majo-Schere, **5** gerade, spitze Standardschere, **6** Kilner-Schere (mit freundlicher Genehmigung der Fa. Aesculap)

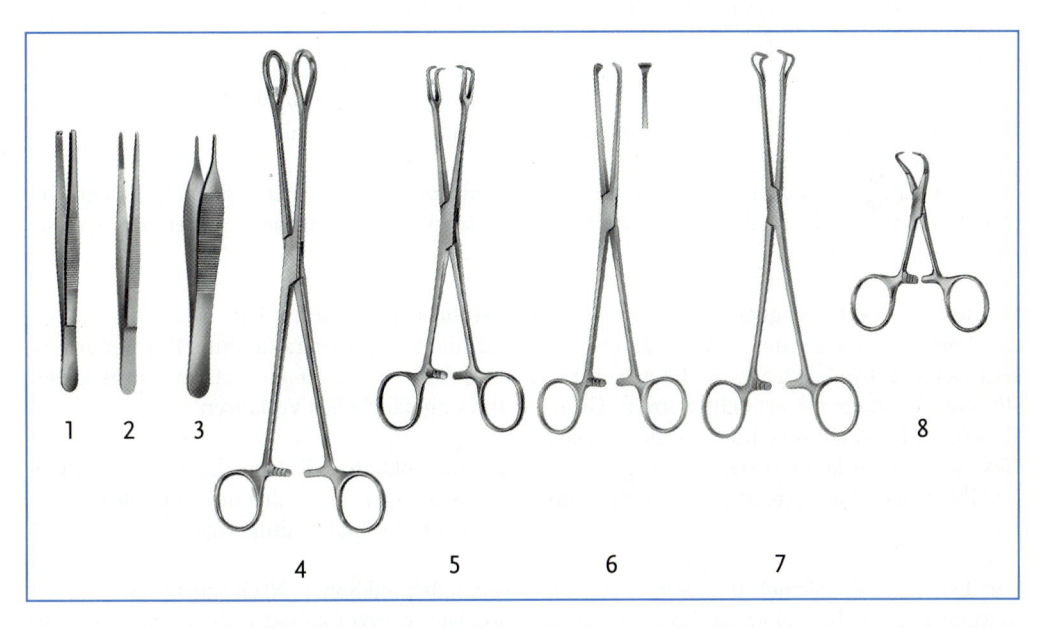

Abb. 2.9: Die wichtigsten Halteinstrumente für die Laparotomie: **1** chirurgische Pinzette, **2** atraumatische Pinzette, **3** Adson-Pinzette, **4** Gallenblasenzange, **5** Museux-Zange, **6** Allis-Zange, **7** Babcock-Zange, **8** Backhaus-Zange (mit freundlicher Genehmigung der Fa. Aesculap)

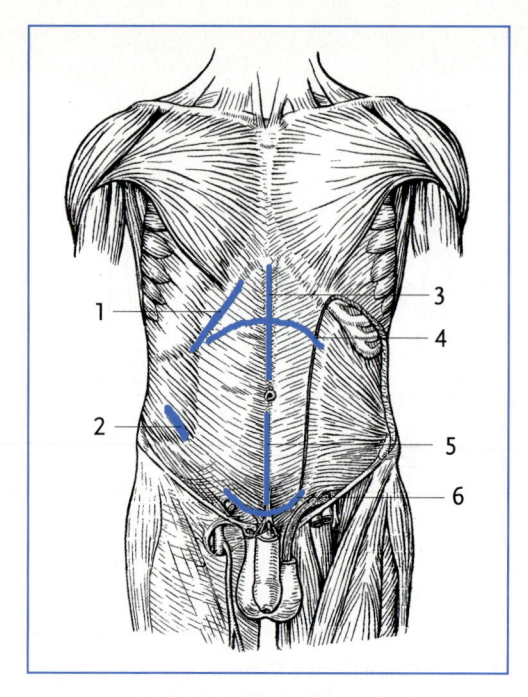

Abb. 2.10: Wichtige Hautschnitte: **1** Rippenbogenrandschnitt, **2** Wechselschnitt (Appendektomie), **3** Oberbauchmedianschnitt, **4** Oberbauchquerschnitt, **5** Unterbauchmedianschnitt, **6** suprapubischer Querschnitt (Pfannenstiel)

Umstechungsligatur. Bei Parenchymblutungen, bei denen sich der Gefäßstumpf schlecht isolieren läßt; wird das umliegende Gewebe vernäht, so daß es durch diese indirekte Kompression zur Blutstillung kommt.

Diathermie (Elektrokoagulation). Intraoperative Verschorfung kleiner Gefäße durch eine sehr kleine, aktive Elektrode, an der gewebszerstörende Wärmegrade erreicht werden. Große Gefäße dürfen nicht verschorft werden, da sich Nekrosen bilden können oder es zu größeren Nachblutungen nach Abfall des Schorfes kommen kann.

Von Esmarch-(künstliche) Blutleere. Die Extremität wird hochgehalten und das Blut nach zentripetal ausgestrichen. Proximal des Operationsgebietes wird eine Blutdruckmanschette anlegt und aufgepumpt (am Oberarm maximal 400 mm Hg, am Unterschenkel 600 mm Hg). Diese Methode wird in der Extremitätenchirurgie angewendet und ist bei Entzündungen und hochgradiger Arteriosklerose kontraindiziert. Die Blutleere darf maximal zwei Stunden andauern.

4.3.3 Nahttechnik

Durch die Naht werden anatomische Strukturen nur adaptiert. Eine zu fest angezogene Naht kann zu Nekrosen des Gewebes führen.

4.3.4 Punktion

Es gibt therapeutische und diagnostische Punktionen. Jede Punktion wird unter sterilen Kautelen in Lokalanästhesie vorgenommen.

Pleurapunktion. Bei Spannungspneumothorax wird im zweiten oder dritten Interkostalraum medioklavikular (am Rippenoberrand) punktiert, bei Pleuraerguß oder Hämatothorax im fünften bis achten Interkostalraum in der hinteren Axillarlinie.

Perikardpunktion. Der Eingang erfolgt vom epigastrischen (Larry-) Winkel parallel zur Medianlinie nach kranial.

Aszitespunktion. Stichinzision im linken Unterbauch fünf Zentimeter unterhalb des Nabels.

Harnblasenpunktion. Die Nadel wird oberhalb der Symphyse in Richtung Promontorium eingeführt. Dies ist ein relativ schmerzloses und ungefährliches Verfahren.

Gelenkpunktion. Entsprechend den jeweiligen Zugängen zum Gelenk unter Beachtung höchster Sterilitätsbedingungen.

Feinnadelpunktion. Nach transkutaner Punktion wird durch Aspiration ein Gewebszylinder gewonnen (z.B. von der Leber), der histologisch und zytologisch untersucht wird.

4.3.5 Drainage

Drainagen dienen in der Chirurgie der fortlaufenden Ableitung von Wundsekret, Blut oder Eiter, gegebenenfalls auch der Spülung.

Thorax-(Bülau-)Drainage. Der Drainageschlauch wird in die Pleurahöhle eingelegt und unter Wasser abgeleitet (in Höhe des vierten Interkostalraumes in der mittlere Axillarlinie bei thorakalen Notfällen oder am tiefsten Punkt im Sinus phrenicocostalis bei Lungenresektionen). Sie soll die Entfaltung der Lunge ermöglichen.

Peritoneallavage. Ein Lavagekatheter wird über eine Stichinzision, etwa zwei Querfinger unterhalb des Nabels, in die Bauchhöhle eingeführt und in eine auf den Boden gestellte Flasche geleitet. Die Peritoneallavage dient dem Nachweis einer intraperitonealen Blutung oder der postoperativen Entfernung von Sekreten.

Liquordrainage. Sie ist eine Dauerdrainage des Ventrikelsystems oder der äußeren Liquorräume zur Liquorableitung bei Hydrozephalus.

Wunddrainage (Redon-Drainage). In der Wunde wird ein seitlich perforiertes, luftdichtes Kunststoffröhrchen gelegt, das in eine unter Vakuum stehende Flasche geleitet wird. Dadurch wird Sekret und Blut kontinuierlich abgesaugt. Komplikationen bei langer Liegedauer sind Infektion, Drucknekrosen oder Organperforation.

4.3.6 Rekonstruktion

In der plastischen Chirurgie bedeutet Rekonstruktion die Wiederherstellung oder den Ersatz einer anatomischen Form oder Struktur (Form- und Funktionsplastik).
Die Voraussetzung für die erfolgreichen Rekonstruktionen war die Entwicklung mikrochirurgischer Techniken mit dem Operationsmikroskop und mit feinstem Instrumentarium, was die Rekonstruktion von durchschnittenen Gefäß- und Nervenanteilen erlaubte.

Anwendungsbereich der mikrochirurgischen Technik.
- Ersatzplastiken, z. B. Muskeltransposition bei Lähmungen
- konstruktive Plastiken: Ersatz einer anatomisch nicht angelegten Struktur (z. B. Gaumenspalte)
- rekonstruktive und reparative Plastiken: Replantation von amputierten Körperteilen oder Transplantation von Gewebe (z. B. Zehentransplantation bei Daumenverlust)

Andere Anwendungsbereiche der Mikrochirurgie gibt es in der HNO, der Ophthalmologie und der Neurochirurgie.

4.4 Organtransplantation

Voraussetzungen:
- Einwilligung von Spender, Angehörigen oder, bei nicht natürlichem Tod, dem Staatsanwalt (Gerichtsmediziner einschalten)
- funktionierender Kreislauf und funktionstüchtige Organe des Spenders; bei Fremdspendern muß der Hirntod nachgewiesen werden
- kompatible Empfänger-Spender-Antigene (Histokompatibilität: ABO, HLA-, A, B, DR-Locus, Kreuzprobe)

Organkonservierung

Das Konservierungsprinzip besteht in der hypothermen Schwerkraftperfusion der Organe in situ mit der Euro-Collins-Lösung, wobei über einen intraortal gelegenen Katheter die Organe (wie Niere und Leber, Ausnahme: Herz) *en bloc* perfundiert und danach entnommen werden. Die kaltperfundierten Organe werden anschließend steril in Plastikbeuteln mit eisgekühlter Kochsalzlösung verpackt und transportiert.

Nierentransplantation

Sie ist indiziert bei terminaler chronischer Niereninsuffizienz. Beim Erwachsenen wird eine Niere in die Fossa iliaca (extraperitoneal) verpflanzt, beim Kind in die Fossa lumbalis (transperitoneal).

Abstoßungsreaktion

Bei jeder Fremdtransplantation werden mit dem gespendeten Organ Transplantationsantigene der HLA-Klasse übertragen, die über eine Fremdkörperreaktion zur Transplantatabstoßung führen können. Man unterscheidet zwischen akuter Abstoßungskrise und chronischer, arteriitis-ähnlicher, angiologisch faßbarer Abstoßungsreaktion.

Durch *Immunsuppression* kann die Abstoßungsreaktion gering gehalten werden.
- *medikamentös* mit Steroiden, Antimetaboliten (z.B. Azathioprin), alkylierenden Substanzen (z.B. Cyclophosphamid) u.a.
- *biologisch und physikalisch* durch Lymphdrainage, Thymektomie oder Ganzkörperbestrahlung. Diese Methoden wurden durch medikamentöse Immunsuppression ersetzt.

Zu den Möglichkeiten und Gefahren einer immunsuppressiven Therapie siehe Urologie, Pharmakologie und Innere Medizin.

5 Pathophysiologische Folgen, Vorbehandlung und Nachbehandlung bei operativen Eingriffen und Traumen

5.1 Pathophysiologische Folgen

Schwere Traumata und chirurgische Eingriffe lösen im Organismus eine Streßreaktion aus, die zu Veränderungen im Wasser-, Elektrolyt- und Säure-Basen-Haushalt sowie im Stoffwechsel führen. Diese Veränderungen werden unter dem Namen Postaggressionssyndrom (siehe Kap. 5.1.2) zusammengefaßt.

5.1.1 Postoperativer und posttraumatischer Energiestoffwechsel

Veränderungen des Wasser-Elektrolyt-Haushaltes

Wasser. Bei direktem Flüssigkeitsverlust durch eine Blutung, Perspiratio insensibilis und Verschiebung in den sogenannten dritten Raum bei Ödem, Aszites etc. entsteht ein intravasaler Volumenmangel. Die Symptome sind Blutdruckabfall, Tachykardie, kleine Mengen von hochkonzentriertem Urin (ADH ↑), trockene Zunge und später erniedrigter Hautturgor mit stehenden Falten. Der zentralvenöse Druck ist erniedrigt, der Hämatokrit erhöht. Das Flüssigkeitsdefizit muß unter fortlaufender Kontrolle des zentralvenösen Druckes und der Urinausscheidung korrigiert werden.

Natrium. Der gesamte Natriumbestand ist durch verminderte Ausscheidung und Retention (Aldosteronwirkung) erhöht. Es besteht jedoch eine intravasale Hyponatriämie durch Verschiebung in den Intrazellularraum. Symptome und Therapie wie bei Wassermangel.

Kalium. Der gesamte Kaliumbestand ist erniedrigt, es besteht aber eine leichte intravasale Hyperkaliämie, was zu erhöhter Kaliumausscheidung führt. Pathomechanismen: Noradrenalin und ACTH ↑ → Lipolyse und Glykogenolyse ↑ → Azidose → Hyperkaliämie, Zelltrauma und Transmineralisation → Hyperkaliämie. Die Symptome sind Adynamie und gestörte Darmmotorik.

Diagnostik. Serumosmolarität, Serumelektrolyte, Hämoglobin, Hämatokrit, Blutdruck, zentralvenöser Druck, Urinvolumen, Ödeme (bei Natriumüberschuß), Hautturgor, Zungenfeuchtigkeit.

Therapie. Bilanzierte Substitution (siehe Innere Medizin, Niere, Harnwege, Wasser und Elektolythaushalt und Bewegungsapparat).

Veränderungen des Säure-Basen-Haushaltes

Postoperative metabolische Azidose. Ätiologie:
- Mangeldurchblutung mit Laktatvermehrung
- vermehrt anfallende Ketonkörper beim dekompensierten Diabetes mellitus
- H-Ionen-Retention bei Niereninsuffizienz
- Verlust von Bikarbonat über den Darmtrakt

Die metabolische Azidose wird durch Hyperventilation kompensiert. Der pCO_2 (Partialdruck von CO_2) sinkt und die Kaliumkonzentration steigt durch den Austausch von intravasalen H^+-Ionen gegen intrazelluläre K^+-Ionen.

Respiratorische Azidose. Sie entsteht durch eine insuffiziente Atmung, z.B. bei Bronchusverletzung oder durch atemdepressive Analgetika oder Narkotika, und wird durch renale $NaHCO_3$-Retention kompensiert.

Metabolische (hypochlorämische) Alkalose. Durch Erbrechen, diuretische Therapie oder durch Absaugen von Magensaft kommt es zum Verlust von starken Säuren, Kalium und Chlorid. Die dabei entstehende metabolische Alkalose wird durch Hypoventilation mit nachfolgendem pCO_2-Anstieg kompensiert. Therapeutische Kompensationsmöglichkeiten bestehen in der Kaliumsubstitution beim Kaliummangel, Substitution von Extrazellulärflüssigkeit bei Flüssigkeitsmangel sowie H^+-Ionen-Substitution (Zufuhr von 0,1 bis 0,25 molarer HCl-Infusion).

> **Merke!**
>
> Der gastrale Sekretverlust führt über HCl-Verlust zur hypochlorämischen Alkalose.

Respiratorische Alkalose. Sie entsteht durch Hyperventilation, z. B. bei Sepsis oder Meningitis und wird mit einer Blutgasanalyse nachgewiesen. Therapie siehe Innere Medizin.

5.1.2 Postaggressionssyndrom

Unter dem Postaggressionssyndrom, auch *postoperative Krankheit* genannt, versteht man die pathophysiologischen Veränderungen, die nach Operationen oder Traumata auftreten. Auslöser können Schmerzreaktionen, Sepsis, Hypovolämie u.a. sein. Dabei können präoperative Allgemeinfaktoren wie Hunger, emotionale Beanspruchung etc. verstärkend wirken. Beruhigungsmittel und Analgetika können das Postaggressionssyndrom hemmen.

Klinische Phasen der posttraumatische Reaktion nach Moore.
- *I. Verletzungsphase:* Sie dauert zwei bis drei Tage. Es treten vor allem hormonelle Veränderungen auf (siehe unten), die Müdigkeit, Abgeschlagenheit und depressive Stimmung zur Folge haben.
- *II. Wendepunkt:* In den nächsten zwei bis drei Tagen gehen die endokrinen Veränderungen zurück und der Allgemeinzustand beginnt sich zu normalisieren.
- *III. Anabole Phase:* Sie dauert zwei bis fünf Wochen. Die körperliche Leistungsfähigkeit ist immer noch vermindert, die endokrine Lage erreicht den Normalwert. Die Stickstoffbilanz wird positiv; Eiweiß und Muskelmasse werden ersetzt, aber erreichen noch nicht den Ausgangswert.
- *IV. Gewichtszunahme:* Die Rekonvaleszenz wird erst nach Wochen bis Monaten abgeschlossen. Bis dahin bildet sich ein Fettdepot und die Leistung kann durch körperliches Training gesteigert werden.

Hormonelle Veränderungen im Postaggressionssyndrom

Es kommt zu einer erhöhten Ausschüttung von Katecholaminen aus dem Nebennierenmark, ADH, STH, ACTH und Cortison sowie Aldosteron (über Aktivierung des Renin-Angiotensin-Systems). Außerdem werden Hormone freigesetzt, z.B. aus Pankreas und Schilddrüse, deren Wirkung in diesem Zusammenhang noch nicht geklärt ist. Durch diese Hormone werden die physiologischen Größen im Herz-Kreislauf- und Stoffwechselsystem sowie im Wasser-Elektrolyt-Haushalt verändert:

Herz-Kreislauf-System. Durch Adrenalin (β-Rezeptorstimulation) steigen Herzfrequenz, Herzminutenvolumen und systolischer Blutdruck. Durch Noradrenalin steigt der periphere Gefäßwiderstand.

Stoffwechsel. Es besteht ein postaggressorischer *Katabolismus* mit erhöhtem Energiebedarf:
- *Eiweißstoffwechsel:* Hier überwiegt der Katabolismus, um aus den Muskelproteinen Aminosäuren für den Aufbau lebenswichtiger Eiweiße (z.B. Gerinnungsfaktoren) bereitzustellen und um die Glukoneogenese aufrechtzuerhalten. Als Folge davon werden im Harn vermehrt Stickstoff und Harnstoff ausgeschieden. Ab dem dritten postoperativen Tag sollten deshalb ca. 1–1,5 g Aminosäuren/kg KG/d substituiert werden.
- *Kohlenhydratstoffwechsel:* Es besteht eine diabetogene Stoffwechsellage, die durch Glykogenolyse (Katecholamine und Glukagon), Glukoneogenese (Katecholamine, Cortison und STH) und erhöhte Verwertung von Fettsäuren zustande

kommt. Der Blutzucker steigt. Deshalb sollten Zuckeraustauschstoffe, z.B. Sorbit, oder Insulin-Glukose-Lösung infundiert werden.
- *Fettstoffwechsel:* Die Konzentration an freien Fettsäuren ist durch gesteigerte Lipolyse erhöht. Katecholamine ↑ → cAMP ↑ → Aktivierung lipolytischer Enzyme → FFS ↑, Glyzerin ↑ → Glukoneogenese und Anfall von Ketonkörpern → Glukoseeinsparung. Die Therapie besteht im Zusatz von Fettsäuren zur Infusion, am besten mittelkettige Triglyzeride (MCT), maximal 1,5 g/kg KG.

5.2
Voruntersuchung und Vorbehandlung

5.2.1 Risikofaktoren
5.2.2 Vorbehandlung

Entscheidend für den intra- und postoperativen Verlauf sowie für die Prognose sind Begleiterkrankungen anderer Organe. Diese stellen Risikofaktoren dar und müssen bei Wahleingriffen entsprechend vorbehandelt werden.

Allgemeine Risikofaktoren. Dies sind biologisches Alter, Kachexie, Adipositas, Infektionen, Allergien, Alkoholismus, Schwangerschaft, Drogenmißbrauch und konsumierende Prozesse. Wenn möglich sollte präoperativ ein symptomatischer Normalzustandes herbeigeführt werden.

Spezifische Risikofaktoren.
- *respiratorische Störungen:* z.B. obstruktive Lungenerkrankungen, können mit Sekretolytika, Atemtraining, Inhalationstherapie u.a. behandelt werden
- *Kardiozirkulatorische Störungen* sind z.B. Herzinsuffizienz, Arrhythmien, Koronarsklerose und Hypertonie. Eine präoperative Therapie mit Digitalis, Antiarrhythmika, Antihypertensiva beziehungsweise Diuretika (evtl. Volumenersatz) und eine Thromboembolieprophylaxe können hier das Risiko senken.
- *Wasser- und Elektrolytstörungen:* Vor einer geplanten Operation muß die Ursache behandelt und eventuell Volumen substituiert werden
- *renale Störungen* wie Niereninsuffizienz können mit Diuretika und Dopamin in Nierendosis unter Kontrolle der Kreatinin- und Harnstoffwerte im Serum behandelt werden
- *Stoffwechselstörungen:* z.B. Diabetes mellitus oder Schilddrüsenentgleisungen werden präoperativ genau medikamentös eingestellt
- *Gerinnungsstörungen:*
  ○ bei Hypoprothrombinämie, z.B. bei Cumarintherapie nach Herzinfarkt oder bei Verschlußikterus, werden die gerinnungshemmenden Medikamente abgesetzt und Konakion (Vitamin K) 5,0–10 mg/d intravenös verabreicht, bis ein Quickwert von mehr als 30 % erreicht wird
  ○ bei Hämophilie A werden Faktor VIII oder Fraktion I nach Cohn infundiert
  ○ bei Hämophilie B wird Faktor IX ersetzt

Klinischer Fall

Ein 22jähriger Mann wird ein Jahr nach Appendektomie mit aufgetriebenem Leib, krampfartigen Bauchschmerzen und heftigem Erbrechen, seit drei Tagen, eingewiesen. Auf der Abdomen-Leeraufnahme im Stehen erkennt man zahlreiche Dünndarmspiegel. Hämatokrit 51 %, Plasmakalium 2,5 mmol/l, Plasmachlorid 58 mmol/l.
Diagnose: Verdacht auf Bridenileus.
Sinnvolle präoperative Maßnahme: Infusion von Ringerlösung und KCl

Klinischer Fall

Ein Patient wird wegen eines Herzinfarktes mit Cumarin behandelt. Er muß wegen akuter Appendizitis operiert werden. Die Prothrombinzeit (Quick) beträgt 18 %.
Maßnahmen: Cumarin absetzen, Vitamin K/ Prothrombinkomplex langsam i.v. injizieren und erst nach Anstieg des Quickwertes operieren.

Obligate Voruntersuchungen. Standarduntersuchungen umfassen Herz-Kreislauf System, Atmung, Blutbild, Gerinnung, Serumelektrolyte, Rö-Thorax in zwei Ebenen und Kreuzblut, bei über 40jährigen zusätzlich EKG, Serumkreatinin und Lungenfunktion. Spezielle Untersuchungen sind je nach Begleiterkrankung durchzuführen, z.B. Herzkatheteruntersuchung bei Herzinsuffizienz.

5.2.3
Blutersatz

Siehe auch Notfall- und Intensivmedizin.

Nach Bestimmung der Blutgruppe müssen vor der Operation Blutkonserven bestellt werden, deren Anzahl sich nach dem zu erwartenden Blutverlust richtet.

- zwei Konserven bei Mastektomie, Thyreoidektomie, Prostatektomie
- vier Konserven bei Gastrektomie, Kolektomie, Hiatushernie
- sechs Konserven bei Rektumexstirpation
- zehn Konserven bei Eingriffen an der Aorta

Wegen der Komplikationen und Risiken der Fremdbluttransfusion (Hepatitis, Aids etc.) wird seit einiger Zeit bei elektiven Eingriffen das Verfahren der Eigenblutspende durchgeführt, wobei der Patient vor dem geplanten Eingriff Blut für den Eigenbedarf spendet.

5.2.4
Thromboembolieprophylaxe

Durch Änderungen der *Virchow-Trias* besteht bei jedem frisch operierten Patienten das Risiko von Venenthrombosen, deren Folge eine Thromboembolie (vor allem in der Lunge) sein kann:

- Veränderung der Blutzusammensetzung führt zu postoperativ gesteigerter Thrombozytenadhäsion
- Verlangsamung der Strömungsgeschwindigkeit hat intra- und postoperative Blutstase zur Folge
- Veränderung der Gefäßwand (postoperative Endothelveränderung)

Ausgeprägte Varikosis, hohes Alter, Herzinsuffizienz, Adipositas u.a. begünstigen eine postoperative Venenthrombose.

Prophylaxe.
- *Physikalische Maßnahmen* zur Verhinderung der Blutstase durch Betätigung der Muskelpumpe (M. soleus und gastrocnemius):
  ○ Frühmobilisation und Physiotherapie (schon am Abend des Operationstages)
  ○ Kompressionsverbände und Thrombosestrümpfe
  ○ intermittierende pneumatische Beinkompression
- *Medikamentöse Prophylaxe:*
  ○ Low-Dose-Heparinisierung: 3 × 5000 E/d Heparin s.c. (300 mg/kg/d) (präoperativ beginnen) → Aktivierung des Antithrombins III
  ○ Dextrane → Verbesserung der Fließeigenschaften
  ○ Antikoagulanzien: heute selten verwendet wegen erhöhter Blutungsgefahr

5.3
Postoperative Therapie, Nachsorge und Rehabilitation

5.3.1
Postoperative Therapie

Unmittelbar nach der Operation (sogenannte *Aufwachphase*) soll eine kontinuierliche Kontrolle der Vitalfunktionen (Atmung, Blutdruck, Puls, periphere Durchblutung und renale Funktion) erfolgen. Zyanose, Blutdruckabfall und Pulsanstieg deuten auf Störungen dieser Funktionen hin (z.B. Verlegung der Atemwege oder postoperative Blutungen). Während dieser Aufwachphase und danach sollen außerdem Maßnahmen einsetzen, die das Ziel der Operation ergänzen und dem Organismus zur Genesung verhelfen. Dazu zählen:

Medikamentöse Therapie.
- bilanzierte parenterale Substitution und eventuell Ernährung
- je nach Indikation z.B. Analgetika, Zytostatika oder Hormone

- perioperative Antibiotikaprophylaxe bei Patienten mit besonderen Risiken (Endokarditis), Eingriffe mit erhöhtem Infektionsrisiko (Bauch-, Herz- und Transplantationschirurgie). Einmalige, parenterale Applikation des Antibiotikums 30–60 min präoperativ. Dauert die Operation länger als sechs Stunden, kann man eine zweite Dosis intraoperativ applizieren. Diese Prophylaxe muß aber spätestens nach 24 Stunden beendet werden.

Physikalische Therapie. Zur Verhinderung von allgemeinen Liegekomplikationen (z.B. Thromboembolie, Pneumonie) sowie zur Beschleunigung von Kraft- und Muskelaufbau sollen baldmöglichst nach der Operation krankengymnastische Maßnahmen einsetzen: Frühmobilisierung, Atemgymnastik, passive und später aktive Übungen.

Postoperative Komplikationen

Respiratorische Störungen. Dem Zurücksinken der Zunge kann mit einem Nasen-Rachen-Tubus (Wendel-Tubus) vorgebeugt werden. Beim Laryngospasmus nach der Extubation muß die Narkose vertieft werden. Nach einer Aspiration muß der Patient abgesaugt werden, O_2-Maske, Pneumonieprophylaxe mit Antibiotika. Eine Lungenembolie geht mit plötzlicher Atemnot, Zyanose, Vernichtungsangst Schocksymptomen und einer Vigilanzstörung einher. Therapie: Sedierung, O_2-Maske, Sympathomimetika (Schockbehandlung), Lyse- (Streptokinase) und Antikoagulanzientherapie, eventuell Digitalisierung, Embolektomie (siehe Innere Medizin).

Fettembolie. Sie entsteht durch Ausschwemmung von Fetttröpfchen aus dem Knochenmark ins Blut bei Knochenfrakturen. Es kommt zu einer Zunahme der Blutviskosität und zu Gerinnungsstörungen mit nachfolgender Einlagerung von Fetttröpfchen und Thrombozytenaggregaten in den peripheren Lungengefäßen. Dadurch kommt es zu schwerer Hypoxie mit Dyspnoe, Zyanose, Verwirrtheit, Tachykardie und Schweißausbruch. In der Röntgenaufnahme des Thorax sieht man diffuse, kleinfleckige Verschattungen, im EKG eine Rechtsherzüberlastung. Der zentralvenöse Druck ist erhöht. In 20% der Fälle kommt es zu petechialen Blutungen der Haut, der Bindehaut und des Augenhintergrundes. Die Behandlung besteht in der Immobilisierung der Fraktur, Behandlung der Hypovolämie, Bekämpfung der Hypoxie durch Überdruckbeatmung und der Gabe von niedermolekularen Dextranen zur Verminderung der Plättchenadhäsion.

> **Klinischer Fall**
>
> Zwölf Stunden nach operativer Versorgung einer Unterschenkelfraktur kommt es bei einer 25jährigen Patientin zu folgender Symptomatik: Verwirrung, Tachykardie, Zyanose, Fieber, Dyspnoe.
> *Diagnose:* Verdacht auf Fettembolie

Lungenödem. Symptome sind Dyspnoe, Zyanose, Rasselgeräusche über der Lunge, schaumiger Auswurf, Tachykardie, Einflußstauung. Therapie: Oberkörper aufrichten, Diuretika, O_2-Überdruckbeatmung, Aderlaß, Sedierung, eventuell Kortikoide.

Herz-Kreislauf-Funktionsstörungen. Eine postoperative arterielle Hypotonie kann neurogene oder entzündliche Ursachen haben. Eine Hypovolämie und Analgetika können ebenfalls zur Hypotonie führen. Therapie: Beine hochlagern, Vasokonstriktoren, Volumenersatz, Korrektur des Säure-Basen-Haushalts.

Rhythmusstörungen. Flimmern, Asystolie. Therapie: Reanimation (Adrenalin, Schrittmacher, Herzmassage, Defibrillation).

Störungen in Wasser-Elektrolyt- und Säure-Basen-Haushalt. Sie werden mit Volumensubstitution, Diuretika, und Pufferlösungen therapiert.

Stoffwechselstörungen. Siehe oben.

5.3.2
Nachsorge

Nachuntersuchungen sind notwendig, um sicherzustellen, daß das Operationsziel erreicht wurde, um Komplikationen vorzubeugen (Infektionen, Blutungen u.a.) und um Folgeschäden zu erkennen und adäquat zu behandeln (z.B. Rekurrensparese oder Epithelkörperchenentfernung bei Schilddrüsenoperationen). Außerdem sind bei Tumorpatienten und bei Krankheiten mit längerem Heilungsprozeß (z.B. Karotis-TEA nach Schlaganfall) Nachsorge- und Kontrolluntersuchungen in bestimmten Fristen (z.B. halbjährlich) anzuordnen, um den weiteren Verlauf zu verfolgen.

5.3.3
Rehabilitation

Siehe Sozialmedizin, Kapitel 3.

Die Ziele der Rehabilitation sind die Wiedererlangung eines optimalen Funktionszustandes des betroffenen Organsystems und der Ersatz einer durch Trauma oder Operation verlorengegangenen Funktion, um den Patienten wieder in die Gesellschaft eingliedern zu können.

Die Rehabilitationsmaßnahmen (krankengymnastische Übungen, Massagen, Atemtherapie, Elektrotherapie, Hydrotherapie u.a.) werden bereits während des stationären Aufenthaltes eingeleitet und nach der Entlassung in einem Reha-Zentrum weitergeführt.

6 Wundheilung und Wundbehandlung

Die Wunde ist eine Gewebszerstörung beziehungsweise -zerreißung, die durch äußere Gewalt entstanden ist. Man unterscheidet zwischen offener und geschlossener Wunde.

6.1 Wundformen

6.1.1 Mechanische Wunden

Sie werden durch spitze oder stumpfe Gegenstände sowie durch tangentiale Gewalt auf der Haut verursacht. Es gibt Schnitt-, Stich-, Riß-, Platz-, Biß- und Schußwunden. Sonderformen sind Schürfwunden, Ablederungen (Décollement) und geschlossene Wunden (siehe auch Rechtsmedizin). Für die Wundbehandlung und -heilung ist die Beurteilung von Wundrändern, -tiefe, -oberfläche und eventuell -verschmutzung von großer Bedeutung.

6.1.2 Thermische Wunden

Erfrierungen

Meist sind die Akren betroffen. Das Ausmaß der Schädigung hängt von der Temperaturtiefe und der Expositionsdauer ab. *Schädigungsgrade* (ähneln denen der Verbrennungen):
- *Grad I:* Zyanose durch Gefäßspasmus und schmerzhafte Parästhesien
- *Grad II:* Ischämie, Blasenbildung und schmerzhafte Parästhesien
- *Grad III:* Tiefe Gewebsnekrosen und Anästhesie!

Erfrierungen werden mit aktiven Muskelübungen und Bedecken mit der warmen Hand des Retters notfallmäßig behandelt. Im Krankenhaus wird die Extremität in kaltes Wasser getaucht und in zwei Stunden auf 40 °C erwärmt. Zusätzlich warme Infusionen, eventuell Sympathikuswurzelblockade.

> **Merke !**
> Alle definitiven Erfrierungen sind Wiedererwärmungsschäden.

Verbrennungen und Verbrühungen

Überschreitet die lokale Hauttemperatur 56 °C, entsteht eine Koagulationsnekrose (Verbrennung).

Bei der *lokalen Schädigung* sind drei Verbrennungsgrade zu unterscheiden (siehe Tabelle 2.2).

Die Oberflächenausdehnung einer Verbrennung wird beim Erwachsenen nach der „Neunerregel" bestimmt, beim Kind nach der Fünferregel (siehe Abb. 2.11).

Mehr zu Verbrennungen siehe Kapitel 31.2.1.

Therapie. Grad I und II wird konservativ mit Salbenverband behandelt, bei Grad III tangentiale Exzision und Bedeckung mit Spalthaut.

6.1.3 Chemische Wunden

Es handelt sich um Verätzungen durch starke Säuren oder Laugen, wobei die entstandenen Nekrosen denen der Verbrennungen ersten bis dritten Grades ähneln:

Durch *Säurenverätzung* kommt es zu einer Koagulationsnekrose, die im weiteren Verlauf wie bei Verbrennungen abgestoßen wird. Bei *Laugenverätzung* entstehen Kolliquationsnekrosen (Erweichungen) des Bindegewebes, so daß

Tab. 2.2: Schweregrade der Verbrennung

Schädigungsgrad	Symptomatik	Ausdehnung der Schädigung
I. Grad	Schmerz, Rötung, Schwellung	oberste Epidermis, Heilung spontan (epidermale Läsion)
II. Grad	Schmerz, Rötung, Schwellung, Blasen	Epidermis und Teile des Coriums
II. Grad a		oberflächliche dermale Läsion
II. Grad b		tiefe dermale Läsion
III. Grad	Nekrose, graue, weiße oder schwarze, lederartige Haut, Analgesie	Epidermis und Corium vollkommen zerstört (subdermale Läsion), keine Spontanheilung, Defektheilung (Narben)

sich die Zerstörung weiter in die Tiefe fortsetzt. Laugenverätzungen sind daher gefährlicher als Säurenverätzungen.

Sofortmaßnahmen. Getränkte Kleidung entfernen und Wunde ausgiebig mit Ringer- und physiologischer NaCl-Lösung (0,9%) spülen.

6.1.4
Strahlenbedingte Wunden

Abhängig von Art und Energie der ionisierenden Strahlung sowie von der Empfindlichkeit des betroffenen Gewebes beobachtet man *verbrennungsähnliche Verletzungen* bei hohen Do-

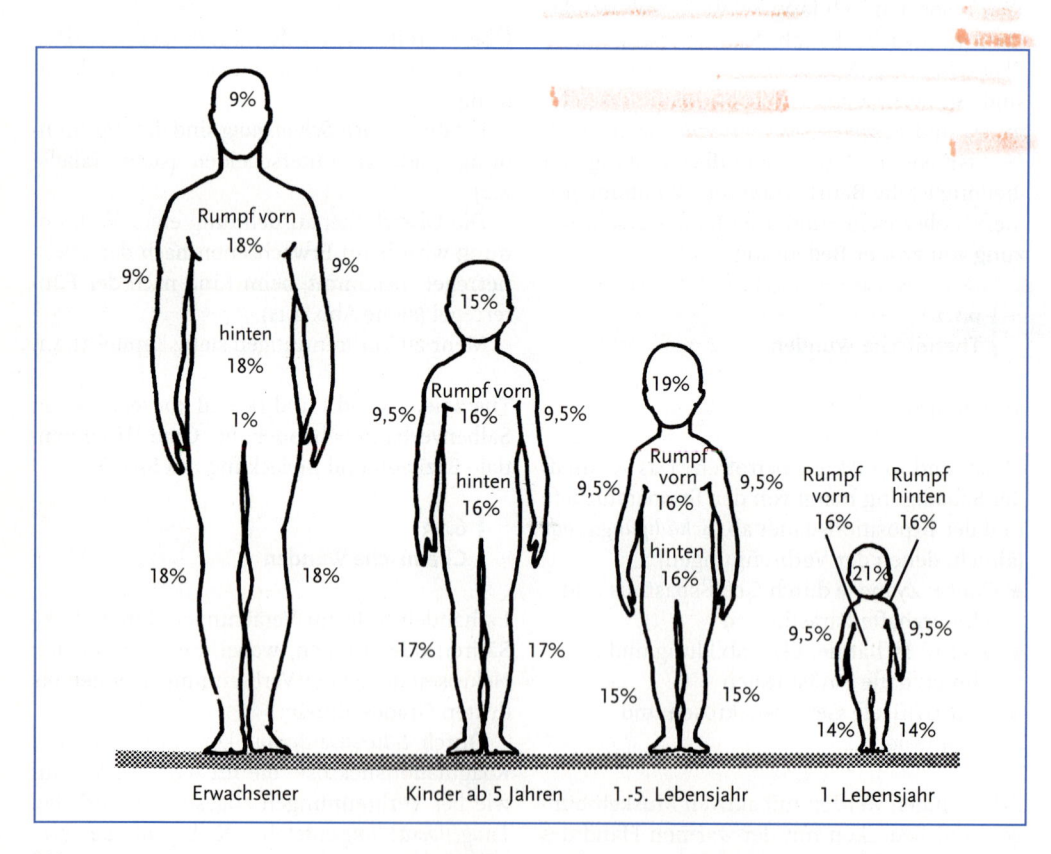

Abb. 2.11: Neunerregel nach Wallace und unterschiedliche Proportionen beim Kind (Wehner/Sander 1988)

sen und *systemischen Tiefenwirkungen* (häufiger). Bei mittleren oder niedrigen Dosen und langer Expositionsdauer ist vor allem das hämatopoetische System betroffen.

6.2 Wundheilung

6.2.1 Strukturelle und funktionelle Grundlagen

Die Wundheilung erfolgt stufenweise durch Ersatz des Gewebsdefektes durch Granulations- und später durch Bindegewebe. Man unterscheidet drei Phasen:

1. *exsudative Phase:* In den ersten Minuten wird die Wunde durch ein Blutkoagel (Thrombozyten und Fibrin) vorläufig verschlossen. Es folgt eine Einwanderung von Leukozyten und Makrophagen. Aus den Makrophagen werden inflammatorische Substanzen freigesetzt, die zu einer lokalen Entzündung mit Hyperämie und Ödembildung führen. Die exsudative Phase dauert ein bis drei Tage.
2. *proliferative Phase (Granulation):* Sie ist gekennzeichnet durch die Proliferation von ortsständigen Fibroblasten sowie durch die Kapillarendotheleinsprossung (Granulationsgewebe), Epithelisierung und Wundkontraktion. Ab dem vierten Tag wird eine Zunahme der Reißfestigkeit beobachtet. Die proliferative Phase dauert etwa zehn Tage, daher *Nahtentfernung am 10.–14. Tag.*
3. *reparative Phase:* Umwandlung von Granulationsgewebe in Narbengewebe durch gesteigerte Kollagensynthese. Dauer mehrere Wochen.

6.2.2 Wundheilungsstörung

Allgemeine Ursachen sind hohes Alter und Kachexie (schlechte Gefäßversorgung), Eiweiß- und Vitaminmangel (besonders Vitamin C und K), vermindertes Blutvolumen, vasokonstriktorische Hormone, verschiedene Erkrankungen (z.B. Diabetes mellitus), hoher Kortisolspiegel (meist iatrogen). *Lokale Ursachen* sind mechanische Belastung der Wunde, große Wundfläche mit zerstörten Wundrändern, Kontamination, Infektion und schlechte Gefäßversorgung.

Symptome. Verzögerter Wundverschluß, Druckempfindlichkeit, möglicherweise Infektionszeichen.

Folgen.
- *Haut:* funktionelle und kosmetische Beeinträchtigung durch Wunddehiszenz (klaffende Wunde mit freiliegendem Granulationsgewebe), Narbenhypertrophie (durch Spannung und mangelnde Ruhigstellung; reversibel), Gewebsnekrose, Wundinfektion und Keloidbildung (überschießende Narbenbildung bei disponierten Personen)
- *Knochen:* Pseudarthrose
- *Muskeln und Gelenkkapseln:* Versteifung und Kontraktur
- *Gefäße und Hohlorgane:* Bildung von Stenosen oder Fisteln

6.3 Wundbehandlung

Ziel ist die Vermeidung von allgemeinen und lokalen Beeinträchtigungen. Je nach Wundart ist eine andere Methode anzuwenden.

Kleinere Schürfwunden werden *konservativ* behandelt. Die Wunde wird gesäubert und desinfiziert, anschließend verbunden. Sie heilen ohne Narben.

Operative Wundversorgung

Primäre Wundversorgung. Ist die Wunde nicht älter als sechs Stunden und weist sie keine stärkere Verschmutzung auf, wird sie primär versorgt: Wundtoilette (Desinfektion und Débridement nach Friedrich) und chirurgische Naht zur Adaptation der Wundränder, anschließend Verband und Ruhigstellung. Bei guter Adaptation der Wundränder kommt es zu fast narbenfrei verschlossener Wunde (*Sanatio per primam,* siehe Abb. 2.12).

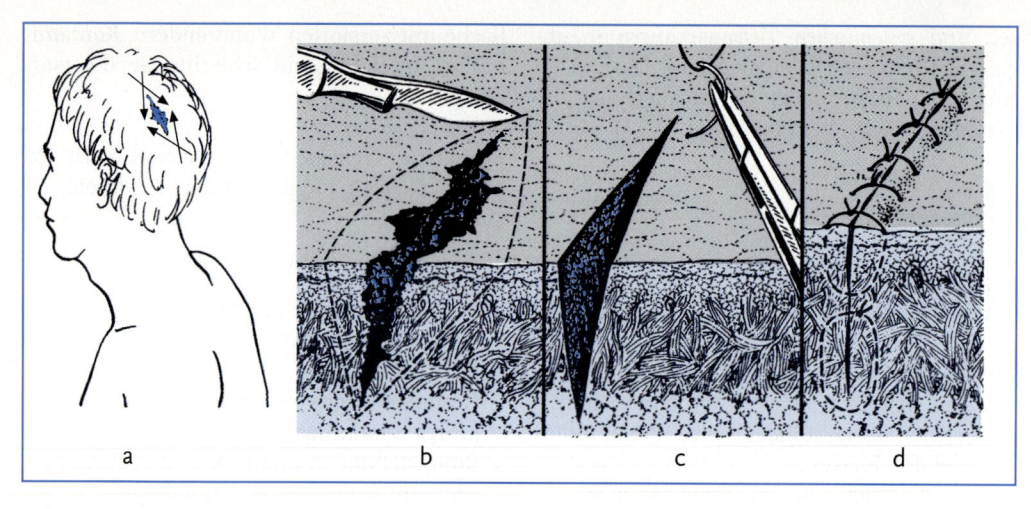

Abb. 2.12: Operative Wundversorgung. **a** Lokale Infiltrationsanästhesie am Beispiel einer Kopfplatzwunde. Ausgehend von den Wundpolen werden die Weichteile durch Infiltration eines Lokalanästhetikums „örtlich betäubt". **b** Vollständige Ausschneidung einer Platzwunde. **c** durch diese Ausschneidung werden die Gewebstrümmer und eingedrungene Infektionserreger entfernt. Danach Naht der glattrandigen Wunde. **d** Zustand nach Wundnaht (Senst et al. 1987)

> **Klinischer Fall**
>
> Ein 45jähriger Patient wurde mit einem Messer am Unterarm verletzt. Bei Klinikaufnahme vier Stunden nach der Verletzung stellt man eine klaffende, 6 cm lange Wunde fest. Keine Knochenverletzung, keine neurologischen Ausfälle, Durchblutung ungestört.
> Die am ehesten angezeigte Maßnahme ist die primäre Naht nach Wundexzision.

Sekundäre (offene) Wundversorgung. Sehr große, stark verschmutzte Wunden oder Wunden, die älter als sechs Stunden sind, werden sekundär versorgt: Nach der Wundtoilette wird die Wunde nicht verschlossen, sondern mit einem Salbenverband steril bedeckt und ruhiggestellt. Nach drei bis sechs Tagen und bei guten Wundverhältnissen wird die Wunde mit *„verzögerter Primärnaht"* verschlossen. Dabei entstehen manchmal kosmetisch oder funktionell beeinträchtigende Narben (*Sanatio per secundam*).

Tetanus- und Gasbrandprophylaxe

Bei der Wundversorgung ist die Infektionsprophylaxe (vor allem die Tetanus- und Gasbrandprophylaxe) von besonderer Bedeutung.
Der Hauptteil der *Tetanusprophylaxe* ist die chirurgische Wundbehandlung mit Desinfektion und Débridement. Die Indikationen zur simultanen Tetanusprophylaxe oder zur alleini-

Tab. 2.3: Tetanusprophylaxe bei Verletzungen

bisherige Tetanus-immunisierung	Tetanusimpfstoff (z.B. 0,5 ml Tetanol®)	Tetanusimmunglobulin (z.B. 250 IE Tetagam®)
unbekannt	ja	ja
0–1mal	ja	ja
2mal	ja	nein (b)
3mal oder mehrmals	ja (a)	nein

(a) Nein, wenn seit der letzten Impfstoffinjektion weniger als 5 Jahre vergangen sind
(b) Ja, wenn die Verletzung länger als 24 Stunden zurückliegt

gen Prophylaxe mit Tetanusimmunglobulin bei Verletzungen zeigt Tabelle 2.3.

Die Gasbrandprophylaxe umfaßt: Spülung mit 3%iger H_2O_2-Lösung, Débridement, Entfernung von Nekrosen und Hämatomdrainage zur Beeinflussung der Wachstumsbedingungen der anaeroben Keime. Verdächtige Wunden sollen nach der Spülung offen bleiben.

Merke !

Es gibt keine Gasbrandschutzimpfung.

7 Chirurgische Infektionslehre

Aus therapeutischen Gründen werden chirurgische Infektionen von anderen abgegrenzt. Eine große Rolle spielen hier posttraumatische und lokal-eitrige Infektionen.

7.1 Allgemeine Infektionslehre

Um das Eindringen von Keimen in den Organismus zu verhindern, verfügt dieser über spezifische, humorale und zelluläre, und allgemeine Schutzmechanismen wie Säuremantel der Haut, Schutzfunktion des Schleims, physiologische Bakterienflora, saurer Magensaft, intakte Durchblutung mit ihrer Spülfunktion, Mukoziliarapparat, Fähigkeit Granulationsgewebe zu bilden u.a. Zur Infektion kommt es nach Durchbrechung dieser Schutzbarrieren infolge von exogenen Noxen (auch Feuchtigkeit) und Abwehrschwäche bei Leukopenie, Agammaglobulinämie, Kortison- und Zytostatikatherapie, Bestrahlung u.a.

Eine *lokale Infektion* äußert sich in folgenden Symptomen: Calor, Rubor, Dolor, Tumor und Functio laesa; gegebenenfalls Fluktuation, Lymphangitis und -adenitis.

Bei einer *systemischen Infektion* findet man Abgeschlagenheit, Krankheitsgefühl, Fieber (eventuell Schüttelfrost), Leukozytose und erhöhte Blutkörperchensenkungsgeschwindigkeit.

Meldepflichtige Infektionen. Bei Milzbrand und Tollwut ist schon der alleinige Verdacht, bei Gasbrand, Tetanus und Tuberkulose sind Krankheit und Tod meldepflichtig.

7.2 Putride Infektion

Erreger sind anaerobe grampositive und gramnegative Kokken, z.B. Enterokokken, Pseudomonas, Actinomyces, Clostridien. Die eitrige Infektion ist meist eine Mischinfektion.

Symptome. Schwarzbraune, trockene Nekrosen ohne Entzündungswall und ohne Blasenbildung, manchmal Gasbildung im Gewebe. Sekrete und Eiter haben einen üblen, teilweise süßlichen Geruch.

Diagnostik. Klinik und Wundabstrich (Erregernachweis und Antibiogramm).

Therapie. Breite Eröffnung der Wunde und offene Wundbehandlung nach Ausräumung von Nekrosen und Eiter, eventuell Drainage. Antibiotika nach Antibiogramm.

7.3 Gasbrand und Tetanus

7.3.1 Gasbrand

Erreger ist meist das obligat anaerobe *Clostridium perfringens*. In tiefen, schlecht durchbluteten Wunden kommt es zur Bildung von Ektotoxin, das die Kapillaren schädigt. Die Folge ist eine fortschreitende ödematöse Muskelischämie mit Gasbildung.

Symptome. Rascher körperlicher Verfall (Inkubationszeit 18 Stunden bis 6 Tage), Unruhe, Tachykardie und Hypotonie, Schock, Hämolyse, Anämie und Ikterus. Schmerzhaftes Weichteilödem mit „Knistern" der Haut; übelriechendes Wundsekret; grünbräunliche Haut; blaßrosa, brüchige Muskulatur.

Diagnose. Klinik und Verlauf der Intoxikation. Der Nachweis von Clostridien allein reicht nicht aus. Im Röntgenbild sieht man eine *Mus-*

kelfiederung, die durch Gas innerhalb der Muskulatur verursacht wird.

Therapie.
- Freilegung der Wunde und Exzision der Nekrosen
- Penicillin und Metronidazol hochdosiert
- Intensivpflege, Antitoxingabe, hyperbare Oxygenation

Klinischer Fall

Es wird ein 30jähriger Mann aufgenommen, der sich bei der Gartenarbeit vor 24 Stunden eine tiefe Rißwunde am linken Unterarm zugezogen hat. Die Wunde ist sehr schmerzhaft mit blaßgrauen Rändern und wäßrigem Wundsekret. Im Wundgebiet hat sich ein Ödem gebildet, die Haut „knistert". Temperatur rektal 38,0 °C, Puls: 130/min.
Diagnose: Gasbrand

7.3.2 Tetanus

Erreger ist das obligat anaerobe, sporenbildende *Clostridium tetani*. Inkubationszeit zwei Tage oder länger. Anaerob bilden sich *Exotoxine*, das *Tetanolysin*, das eine Hämolyse verursacht und das *Tetanospasmin*, das Krämpfe auslöst. Tetanospasmin erreicht entlang der Nerven die motorischen Vorderhornzellen und hemmt dort vor allem die inhibitorischen Synapsen. Reize werden dadurch ungehemmt ausgebreitet, was zu den charakteristischen Krämpfen führt.

Symptome. Uncharakteristische Prodromi, Trismus und Dysphagie durch Krämpfe der Kau- und Schluckmuskulatur → Risus sardonicus (seitlich scharf ausgezogene Mundwinkel). Die Muskelkrämpfe und die Muskelstarre schreiten von kranial nach kaudal fort. Schließlich wird das Zwerchfell befallen → Erstickungstod bei vollem Bewußtsein. Durch sensorische Reize (Licht, Lärm, Injektion) lassen sich die Krämpfe provozieren.

Diagnose. Klinisches Bild; Einsendung von Wundexzidat zum Erregernachweis im Tierversuch.

Therapie. Vermeidung von Reizen, Einweisung in Intensivstation, Tetanusimmunglobulin (Toxinneutralisierung), Diazepam-Infusion (Krampfminderung), Penicillin G intravenös. Bei Erstickungsgefahr Relaxation und Beatmung. Zur Tetanus- und Gasbrandprophylaxe siehe Kapitel 6.3.

7.4 Aktinomykose

Nicht ansteckende, meist lokal begrenzte, durch *Actinomyces israelii* (grampositives Stäbchen der Mundflora) hervorgerufene chronische Infektionskrankheit. Das betroffene Gewebe zeigt eine starke Bindegewebsreaktion, oft mit Einschmelzungen und Fistelbildung (siehe auch Dermatologie).

Symptome. Brettharte livide Schwellung, die später zu Vereiterung und Fistelbildung führt; meist zervikofazial (ca. 70 %).

Diagnose. Lokalbefund, Nachweis von Drusen oder Erregern.

Therapie. Hochdosierte Penicillingabe, gegebenenfalls über mehrere Monate. Herdausräumung und eventuell Entfernung von befallenem Gewebe bei Abszessen oder Fistelbildung.

7.5 Tuberkulose

Infektionskrankheit durch *Mycobacterium tuberculosis*, die alle Organe befallen kann (siehe auch Innere Medizin).

Therapie. Konservativ mit Tuberkulostatika. Große Lungenherde sowie Knochenabszesse werden chirurgisch ausgeräumt und eventuell mit Drainage versorgt. Zur *Spondylitis tuberculosa* kommt es durch Befall der Wirbelsäule nach einer hämatogenen Aussaat. Neben der Allgemein- und Schmerzsymptomatik kommt es in späteren Stadien zur heute selten gewordenen *Pott-Trias*: Abszeß (Paravertebral-/Senkungsabszeß), Gibbus (durch Bruch der Wirbelkörperkanten) und Lähmung. Behandlung mit Antituberkulosa, Ruhigstellung im Gipsbett, operative Ausräumung.

7.6
Syphilis

Die spezifischen luischen Ulzerationen treten erst im späteren Stadium III der Krankheit auf und sind heute klinisch sehr selten.

7.7
Sonstige bakterielle Infektionen

7.7.1
Abszeß

Von einer Membran umschlossene Gewebseinschmelzung infolge einer leukozytären Entzündung. Erreger sind meist Staphylokokken.

Symptome. Lokalsymptome siehe Kapitel 7.1, eventuell Fluktuation. Pulssynchrone Schmerzen signalisieren einen Spannungszustand, der eine schnelle chirurgische Intervention erfordert.

Therapie. Inzision (Punktion ist ungenügend), (Spül-)Drainage, Ruhigstellung. Antibiotika sind in der Regel nicht indiziert.

7.7.2
Sepsis

Sepsis ist ein Infektionszustand, bei dem, ausgehend von einem Herd, konstant oder intermittierend Erreger in den Blutkreislauf gelangen und bei dem die klinischen Folgen dieses Geschehens das Krankheitsbild auf die Dauer beherrschen.

Klassische Symptome.
- intermittierendes Fieber (>38,5 °C) mit Schüttelfrost
- positive Blutkulturen (Bakteriämie), manchmal mit Milztumor
- toxische Reaktion des Knochenmarks beziehungsweise des Blutes (Leukozytose >15 000 mm³, Anämie, Thrombopenie <130 000 mm³, Gerinnungsstörungen)
- toxische Kreislaufreaktion mit Tachykardie, Zentralisation, Ödemen und Oligurie (Komplikation: septischer Schock)

Erstmaßnahmen.
- Beseitigung von potentiellen Eintrittspforten für Erreger, z.B. zentralvenöser Katheter
- Abnahme von Blutkulturen, am besten im Fieberschub
- hochdosierte Antibiotikatherapie, zunächst Breitspektrumantibiotika bis zum Eintreffen des Antibiogramms, dann gezielt
- intensivtherapeutische Überwachung der Vitalfunktionen und bilanzierte Infusionstherapie

7.7.3
Empyem

Eiteransammlung in einer präformierten Körperhöhle (z.B. Gallenblase, Knie oder Pleura) durch direkte oder fortgeleitete Infektion. Die Erreger sind meist Staphylo- oder Streptokokken.

Symptome. Fieber und schmerzhafte Schwellung.

Therapie. Ausreichende (Spül-)Drainage, operative Entlastung (z.B. Knieeröffnung, Cholezystektomie etc.), Antibiotika nach Antibiogramm.

7.7.4
Erysipel (Rotlauf)

Kutane, durch hämolysierende Streptokokken hervorgerufene, nicht eitrige Entzündung. Die Erreger breiten sich über Lymphspalten aus. Komplikationen sind Lymphgefäßobliteration → Elephantiasis, Genitalnekrose, Glottisödem bei Schleimhautbefall. Das Erysipel (siehe Abb. 2.13 im Farbteil) ist vor allem im Gesicht (Gesichtsrose) und Oberschenkel lokalisiert.

Symptome. Flammende, flächenhafte Rötung mit zungenförmigen Ausläufern, Fieber, Schüttelfrost, Leukozytose, regionäre Lymphadenitis, Perilymphangiitis.

Therapie. Konservativ (Penizillin G hochdosiert, feuchte Umschläge, Ruhigstellung). Eine operative Versorgung ist nur bei Gangränentwicklung indiziert.

> **Klinischer Fall**
>
> Eine 55jährige Patientin stellt sich mit den in Abbildung 2.13 gezeigten Veränderungen am rechten Bein vor. Die entzündete Haut juckt stark, die Patienten hat Fieber und kann sich nicht an eine Verletzung im Bereich der betroffenen Extremität erinnern. *Diagnose:* Erysipel. Eine systemische Antibiotikatherapie ist angezeigt.

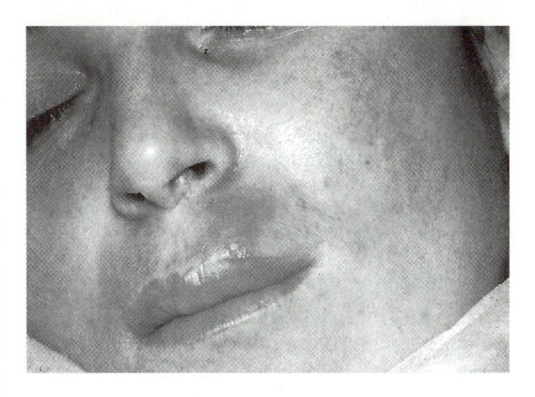

Abb. 2.14: Furunkel der Oberlippe (IMPP)

7.7.5 Erysipeloid (Schweinerotlauf)

Handinfektion durch Erysipelothrix rhusiopathiae; betroffen sind vor allem Tierhalter, Fischer und Hausfrauen.

Symptome. Lividrote Schwellung, keine klare Abgrenzung in den Randbereichen, kein Fieber, kein Schüttelfrost, keine Schmerzen (Differentialdiagnose: Panaritien und Erysipel).

Therapie. Feuchter Verband, Antibiotika, Ruhigstellung.

7.7.6 Follikulitis, Furunkel

Eine eitrige Entzündung eines Haarfollikels ist eine Follikulitis. Dehnt sich die Follikulitis auf den gesamten Haarbalg aus, entsteht ein Furunkel. Betroffen sind nur behaarte Körperstellen wie Nacken, Nase, äußerer Gehörgang, Oberlippe, Innenseite des Oberschenkels (siehe Abb. 2.14 und Abb. 2.15). Die Erreger sind koagulasepositive Staphylokokken. Bei Furunkeln der Oberlippe besteht die Gefahr der Keimverschleppung auf die Hirnsinus.

Therapie. Primär konservativ, keine Inzision, nicht ausdrücken. Kau- und Sprechverbot (Breikost), feuchte Umschläge und Bettruhe, Breitspektrumantibiotika.

7.7.7 Karbunkel

Entsteht vor allem bei abwehrgeschwächten Patienten (z.B. Diabetes mellitus) durch Zusammenfluß mehrerer Furunkel. Die Hauptlokalisation ist am Nacken.

Symptome. Fieber, Schüttelfrost, Lymphangitis, Sepsisgefahr.

Therapie. Exzision bis auf die Faszie, penicillinasefeste Antibiotika.

7.7.8 Lymphangitis (Blutvergiftung) und Lymphadenitis

Rötliche, streifige Verhärtungen der Lymphbahnen (Lymphangitis) und regionäre Lymph-

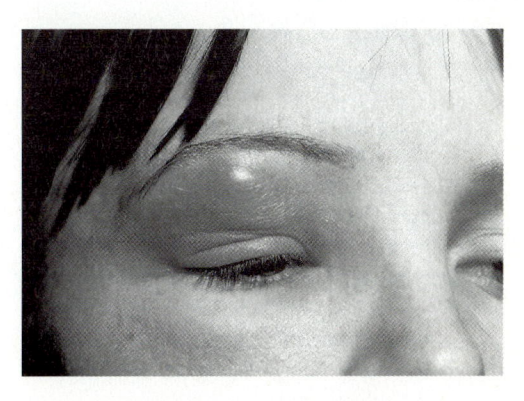

Abb. 2.15: Furunkel der Augenbraue (IMPP)

knotenschwellung (Lymphadenitis) durch zentripetale Weiterleitung der Entzündung vom Infektionsherd über die Lymphbahnen.

Therapie. Infektionsherd beseitigen, Antibiotika, feuchte Verbände, Ruhigstellung.

7.7.9
Eitrige Meningitis

Bakterielle Entzündung der Hirnhäute und der meningealen Gefäße. Die häufigsten Erreger sind *Meningokokken, Pneumokokken und Haemophilus influenzae*. Zur Klinik, Diagnostik und Behandlung siehe Neurologie, Kapitel 3.4.1.

7.7.10
Milzbrand

Meldepflichtige Infektionskrankheit (*Bacillus anthracis*), die in 95% d. F. die Haut betrifft.

Symptome. *Pustula maligna* (schmerzlose, zentral schwärzliche Pustel mit einem hochroten Rand und kleinen Bläschen in der Umgebung), blutig-seröse Absonderungen, Lymphangitis mit Ödem.

Diagnose. Lokalbefund, Untersuchung des Bläscheninhaltes.

Therapie. Konservativ (Inzision ist kontraindiziert): Penicillin 10 Mega/d, Schutzverband, Ruhigstellung.

> **Klinischer Fall**
>
> Ein 50jähriger Landwirt bemerkt am linken Arm eine stark juckende Papel mit einem zentralen Bläschen. Bei der klinischen Untersuchung findet man eine schwarzdunkle Platte von Fünfmarkstückgröße mit kleinen Bläschen in der Umgebung. Die angrenzenden Weichteile sind gerötet, hart; die regionalen Lymphknoten geschwollen, kein Fieber.
> *Diagnose:* Verdacht auf Milzbrand (→ bakteriologische Untersuchung).
> Behandlung: Ruhigstellung der Extremität und Antibiotikagabe.

7.7.11
Osteomyelitis (Knocheneiterung)

Die hämatogene Osteomyelitis ist eine meist durch Bakterien (hauptsächlich Staphylococcus aureus) hervorgerufene Knochenentzündung. Es werden nach Trueta drei Typen unterschieden:

Die *Säuglingsosteomyelitis* entsteht im ersten bis zweiten Lebensjahr. Die Entzündung ist meist in der Metaphyse lokalisiert. Da sich hier noch keine Epiphysenkerne oder -fugen gebildet haben, kann die Entzündung in das Gelenk fortschreiten. Die Infektion geht von der Nabelschnur, den Luftwegen u.a. aus. Komplikationen sind Epiphysenlösung und Wachstumsstörung.

Die *kindliche Osteomyelitis* entsteht nach dem zweiten Lebensjahr und ist primär in der Metaphyse lokalisiert. Da es keine Verbindung zwischen den metaphysären und den epiphysären Gefäßen gibt, kann sich die Entzündung nicht in die Epiphyse und ins Gelenk ausbreiten. Es kann zur Ausbildung einer Markhöhlenphlegmone kommen.

Die *Osteomyelitis des Erwachsenen* ist äußerst selten. Die Ausbreitung erfolgt aufgrund der gemeinsamen Gefäßversorgung von Meta- und Epiphyse in das Gelenk, nach subperiostal und in die Markhöhle.

Symptome. Dauerschmerz, Rötung, Schwellung, Bewegungseinschränkung.

Therapie. Nach der Abnahme von Blutkulturen systemische Antibiotikatherapie und Ruhigstellung. Bei eitriger Einschmelzung chirurgische Behandlung. Weiteres siehe Orthopädie, Kapitel 2.3.

Beim *Brodie-Abszeß* handelt es sich um einen chronischen Knochenabszeß der Metaphyse beim Jugendlichen oder der Diaphyse beim Erwachsenen. Nach spontaner Abkapselung der Erreger kommt es bei guter Resistenzlage des Patienten zu einer kortikalen Verdickung mit mäßiger Schwellung und geringen Schmerzen. Der Abszeß wird operativ ausgeräumt und der Defekt mit Spongiosa aufgefüllt.

7.7.12
Panaritium

Volarseitige, eitrige Entzündung der Finger, die meist durch *Staphylokokken* hervorgerufen wird. Je nach Lokalisation unterscheidet man Panaritium cutaneum, subcutaneum, subunguale, articulare, ossale und tendinosum.

Symptome. Schmerz, Schwellung, Überwärmung, kolbige Auftreibung der Fingergelenke.

Therapie. Inzision, Ausräumung, Drainage, gegebenenfalls Spülung und Nagelentfernung, lokal Antibiotika oder Antisepsis, Ruhigstellung. Immer ein Röntgenbild anfertigen und einen Abstrich machen (siehe Kap. 31.9.4).

7.7.13
Paronychie

Eitrige Infektion von Nagelwall und -wurzel.

Symptome. Schmerz, Schwellung, Rötung und Überwärmung.

Therapie. Zu Beginn konservativ mit Alkoholverband, Bäder, Antiphlogistika und Unterarm- oder Fingerschiene. Bei fortgeschrittener Entzündung Inzision, gegebenenfalls Nagelentfernung, Schiene, nach vier bis fünf Tagen Bädertherapie (siehe Kap. 31.9.4).

7.7.14
Phlegmone

Kutane und subkutane eitrige Entzündung, die sich entlang der Gewebsspalten ausbreitet und mit schweren Allgemeinsymptomen einhergeht. Erreger sind meist Strepto- und Staphylokokken.

Symptome. Flächige Ausdehnung mit Rötung, Schmerzen, Überwärmung und Allgemeinsymptomen.

Therapie. Operative Entlastung, Drainage, Antibiotika und absolute Ruhigstellung.

7.7.15
Wunddiphtherie

Wundinfektion und Toxinämie durch *Corynebacterium diphtheriae*. Heute sehr selten.

Symptome. Graugelbe Pseudomembranen mit tiefgreifender Nekrose.

Diagnose. Bakteriologisch mit Abstrich.

Therapie. Konservativ mit Antitoxin, Antibiotika; Isolierung des Patienten.

7.8
Virusinfektionen

7.8.1
Rabies (Tollwut)

Symptome. Kopfschmerzen, leichtes Fieber, motorische Unruhe, schmerzhafte Kontraktion der Schluckmuskulatur, tonisch-klonische Krämpfe, im späten Stadium Lähmung und Erstickungstod.

Therapie. Lokalbehandlung der Bißwunde, Tetanusprophylaxe, Sedierung mit Barbiturat oder Phenothiazin, Intensivtherapie.

7.8.2
Hepatitis

Siehe Innere Medizin, Infektionskrankheiten, Kapitel 4.7.

7.8.3
Aids

Zu den theoretischen Grundlagen siehe Innere Medizin, Infektionskrankheiten, siehe Kapitel 4.9.
Infektionen mit dem HI-Virus treten durch Übertragung von Körperflüssigkeiten, meist Blut, von einer Person auf die andere auf. Chirurgen sind gefährdet, weil sie unter unkontrollierbaren Umständen mit Körperflüssigkeit von Patienten in Kontakt kommen und weil sie sich durch den Handschuh hindurch an Nadeln und Skalpellen verletzen können.

Maßnahmen bei akzidentellen Verletzungen. Verletzung mit Wasser und Seife auswaschen und bluten lassen. Meldung der Verletzung an die Berufsgenossenschaft, Blutentnahme zur Untersuchung.

Gruppen von HIV-Patienten, die in chirurgische Behandlung kommen.
- Patienten mit Aids, die chirurgisch behandelt werden müssen
- homosexuelle Patienten, die Aids haben oder HIV-positiv sind
- unbekannte Patienten mit Verletzungen oder anderen chirurgischen Problemen

> **Merke!**
> Der Operateur sollte dreifache Handschuhe tragen, da die Inzidenz für Blutdurchtritt durch unbemerkte Handschuhdefekte ca. 30 % beträgt.

7.9 Parasitäre Erkrankungen

7.9.1 Echinokokkose

Siehe Kapitel 25.4.

7.9.2 Amöbiasis und 7.9.3 Ascaridiasis

Siehe Innere Medizin, Infektionskrankheiten, Kapitel 6.

8 Schock

Definition. Akut einsetzendes Kreislaufversagen, das mit verminderter peripherer Gewebsperfusion einhergeht und dadurch zu Gewebshypoxie und metabolischer Azidose führt.

8.1 Allgemeine Grundlagen

8.1.1 Formen

Hypovolämischer (Volumenmangel-)Schock

Ursache. Akute Verminderung des zirkulierenden Blutvolumens mit Versagen des venösen Blutrückstroms zum Herzen, z.B. bei Blutungen, Verbrennungen, Trauma, Erbrechen, Durchfällen, extremer Diurese.

Symptome. Diese treten erst bei Verlust von mindestens 20% des Blutvolumens auf. Ein Verlust von 50% des Blutvolumens ist akut lebensgefährlich. Die Hauptsymptome sind starker Abfall des zentralvenösen Druckes, eventuell mit kollabierten Jugularvenen. Weitere Symptome wie beim anaphylaktischen Schock, siehe Tabelle 2.4.

Therapie. Schocklagerung (Beine anheben → Autotransfusion), Volumensubstitution (rasche Infusion von 1000–1500 ml Plasmaexpander o.ä.).

> **Merke!**
> Vasokonstringenzien sind kontraindiziert, da sie die periphere Durchblutung weiter drosseln.

Septischer Schock

Ursache. Vasoaktive Toxine, v.a. bei Infektionen mit gramnegativen Bakterien.

Symptome. Zeichen einer Sepsis sind Fieber, Schüttelfrost und Schocksymptome. Die Frühphase des septischen Schocks ist hyperdynamisch, das Herzzeitvolumen ist gesteigert und der periphere Gesamtwiderstand vermindert. Im weiteren Verlauf kann dieser Zustand in die hypodyname Form übergehen.

Therapie. Flachlagerung, Volumenexpander, Katecholamine, Sauerstoffbeatmung, hochdosierte Antibiotika, Heparin bei drohender Verbrauchskoagulopathie, chirurgische Sanierung des Sepsisherdes.

Anaphylaktischer Schock

Ursachen. Eine Antigen-Antikörper-Reaktion mit Freisetzung von vasoaktiven, biogenen Aminen, die zu akuter Dilatation der Arteriolen und Venen führt mit nachfolgendem Kreislaufversagen, z.B. nach Insektenstichen, Bluttransfusionen, Kontrastmittelgaben. Diese Schockform kann innerhalb von Minuten zum Tode führen.

Symptome. Je nach Schweregrad (siehe Tabelle 2.4).

Therapie. Intravenös Cortison, Antihistaminika, Adrenalin, Kalzium und Volumensubstitution.

Endokrine Schockzustände

Thyreotoxische Krise, Myxödem (hypothyreotes Koma), hyperkalzämische Krise, Tetanie (hypo-

Tab. 2.4: Überempfindlichkeitsreaktion, Schweregrade und Symptome

Schweregrade		Symptome
I	Hautreaktion und Allgemeinsymptome	Flush, Erythem, Urtikaria, Ödem, Juckreiz, Unruhe, Schwindel, Kopfschmerz, Tremor
II	hämodynamische Reaktion und gastrointestinale Symptome	Herzfrequenzanstieg um mehr als 20/min und Abfall des systolischen Blutdrucks um mehr als 20 mm Hg, Übelkeit, Erbrechen, Leibschmerzen, Durchfall
III	Schocksymptome	Bewußtseinsstörung, schwere Bronchospastik
IV	Kreislauf- und Atemstillstand	

kalzämische Krise), Addison-Krise (akute Nebennierenrindeninsuffizienz), hypophysäres Koma.

Die Ursachen für diese Schockzustände sind Hormondysbalance, Operationen, Infektionen und Traumen. Sie treten als „maskierte Notfälle" in Erscheinung und können als zerebrovaskuläre Notfälle verkannt werden. Symptome sind Störung des Bewußtseins, der Psyche, des sensorischen und vegetativen Nervensystems, der Herz- Kreislauffunktion, des Intestinums und der Niere. Näheres hierzu siehe Innere Medizin, Endokrine Organe, Stoffwechsel und Ernährung.

Kardiogener Schock

Ursachen. Akute Herzinsuffizienz als Folge einer akut einsetzenden kardialen (z.B. Infarkt, Rhythmusstörungen) oder extrakardialen (z.B. Lungenembolie) Störung des Herzens in seiner Förderleistung.

Symptome. Zeichen der Grundkrankheit, Anstieg des zentralvenösen Drucks, gestaute Halsvenen, allgemeine Schockzeichen.

Therapie. Oberkörperhochlagerung, Sedierung (Diazepam), eventuell Analgesierung, O_2-Maske, Katecholamine (Dopamin und Dobutamin) zur Stabilisierung des arteriellen Blutdrucks, schnellwirkende Diuretika (Furosemid), spezifische Behandlung der Grundkrankheit.

> **Merke!**
> Vorsicht bei Volumenzufuhr, da sonst das Lungenödem verstärkt wird.

8.1.2 Pathomechanismen

Das zentrale Geschehen bei allen *hypodynamen Schockformen* ist die *Abnahme des Herzzeitvolumens* infolge einer *Minderung des venösen Blutrückstroms*. Die Folgen sind arterielle Hypotonie, periphere Minderperfusion und dadurch bedingte Gewebshypoxie mit metabolischer Azidose. Die *Ursachen* des verminderten venöse Rückstroms sind:
- Abnahme des zirkulierenden Blutvolumens beim Volumenmangelschock
- Störung des peripheren (venösen) Gefäßtonus durch zirkulierende Mediatoren beim septischen und anaphylaktischen Schock
- Pumpleistungsschwäche des Herzens beim kardiogenem Schock

> **Merke!**
> Die Gewebshypoxie ist ein Merkmal aller Schockformen.

Beim septischen Schock gibt es zusätzlich eine (anfängliche) *hyperdyname Form* des Schocks, die meist durch Escherichia-coli-Sepsis hervorgerufen wird. Dabei kommt es zu peripherer Vasodilatation mit Eröffnung arteriovenöser

Shunts im Endstromgebiet. Die Symptome sind warme Extremitäten, relativer Volumenmangel, hohes Herzminutenvolumen, hohe Blutdruckamplitude, hoher zentralvenöser Druck, niedrige arteriovenöse Sauerstoffdifferenz (avDO$_2$).

Kompensationsmechanismen. Die Abnahme des Herzzeitvolumens führt zur Sympathikusaktivierung mit gesteigerter Ausschüttung von Adrenalin und Noradrenalin. Die Folgen sind Tachykardie zur Erhöhung des Herzzeitvolumens und Drosselung der peripheren Organdurchblutung, vornehmlich Haut, Niere, Splanchnikusgebiet und Skelettmuskulatur, unter Schonung lebenswichtiger Organe wie Gehirn, Herz und Lunge. Hält diese *Zentralisation* länger an, so kommt es zu Azidose, peripherer Ischämie, Mikrozirkulationsstörungen (hyaline Mikrothromben) und dadurch zu *Verbrauchskoagulopathie* und *Schockorganen*.

8.1.3
Symptomatik, Diagnostik

Allgemeine *Symptome* des Schocks:
- kalte, feuchte, blaßzyanotische Haut, nur bei Sepsis und Verbrennung warme Haut
- Unruhe und Bewußtseinsstörung
- Dys- und Tachypnoe (Cheyne-Stokes)
- Tachykardie, arterielle Hypotonie, kleine Blutdruckamplitude, flache Pulse, verzögerte Nagelbettdurchblutung
- metabolische Azidose, Hypoxämie, Oligurie
- pathologischer Schockindex nach Allgöwer

Schockindex nach Allgöwer. Quotient aus Puls und systolischem Blutdruck. Der Schockindex erlaubt keine exakten Aussagen über das Ausmaß des Schockgeschehens.
- Schockindex < 1 (z.B. 0,5): normal
- Schockindex 1: drohender Schock
- Schockindex > 1 (z.B. 1,7): manifester Schock

Diagnostik. Zentralvenendruck ↓, arterieller Druck ↓, Blutgasanalyse (BGA) mit pH-Wert ↓, Hb < 10 g%, Hkt < 30%, Thrombozyten < 80 000, Urinausscheidung bzw. Kreatininclearance (Oligurie bis Anurie).

8.2
Therapie des Schocks

Sofortmaßnahmen sind Flach- oder Hochlagerung der Beine, beim kardiogenen Schock Hochlagerung des Oberkörpers und Tieflagerung der Beine. Es wird ein venöser Zugang gelegt, bei Bedarf erhält der Patient Analgetika und Sedativa. Sauerstoffzufuhr, Volumenexpansion (nicht bei kardiogenem Schock) und/oder positiv inotrope Pharmaka, Korrektur der metabolischen Azidose, je nach Einzelfall kardiopulmonale Reanimation, Blutstillung etc. Bei Einschränkung der Atemfunktion Intubation und Beatmung. Die weitere *Differentialtherapie* erfolgt je nach Schockform auf einer intensivmedizinischen Station.

8.3
Komplikationen

Abhängig von der Ischämiedauer und der Überlebenszeit der einzelnen Organe führt die Minderperfusion zur Azidose und zu typischen Organfunktionsausfällen.
- Niere: Anurie und später Nierenversagen
- Leber: Die Leberzellen reagieren empfindlich auf Anoxie; die Entgiftungsfunktion fällt aus, Leberzellverfettung, gestörte Infektabwehr
- Darm: Anfangs Stuhldrang und Durchfälle, später Darmatonie; hält die Minderperfusion länger an, entstehen (wahrscheinlich im Darmlumen) Toxine, die von der hypoxischen Leber nicht entgiftet werden können
- Blut:
  - Verdünnung durch Flüssigkeitsbewegung vom Interstitium nach intravasal
  - Hyperkoagulabilität durch Veränderungen der Fließeigenschaften
  - später *Verbrauchskoagulopathie* nach Verbrauch der Gerinnungsfaktoren
- Herz: Wird erst sehr spät insuffizient
- Gehirn: Schon bei einer Anoxie von wenigen Minuten muß man mit irreversiblen Schäden rechnen

> **Klinischer Fall**
>
> Ein 78jähriger Patient wurde wegen eines gedeckt-perforierten, infrarenalen Aortenaneurysmas im Blutungsschock aufgenommen. Er konnte erfolgreich operiert werden bei gleichzeitiger Schockbekämpfung und Gabe von Fremd- und Eigenblutkonserven (cell saver). Er zeigt als Folge des Volumenmangelschocks folgende Symptome: diffuse Verschattung über beiden Lungenflügeln im Röntgenbild, Ikterus, Oligurie, dann Anurie, protrahierte Darmatonie.

8.4 Herz-Kreislauf-Stillstand

Ursachen sind Herzinfarkt, Herzbeuteltamponade, Herzkontusion; die Folgen sind Kammerflimmern, Kammerflattern oder Asystolie.

Symptome. Allgemeine Schocksymptome und zusätzlich Bewußtlosigkeit nach 10 sec, Schnappatmung nach 20 sec, Pulslosigkeit, EKG-Veränderungen, Mydriasis und eventuell Krämpfe.

Therapie. Kardiopulmonale Reanimation (CPR) mit externer Herzmassage, eventuell präkordialer Faustschlag, Defibrillation, Beatmung. Adrenalin, Dopamin, Natriumbikarbonat und gegen vasovagale Reflexe Atropin. Ausführliches hierzu in Notfallmedizin, Kapitel 2.

9 Chirurgische Diagnostik, Klassifikation und Behandlung von Tumoren

9.1 Korrelation von klinischen Zeichen und biologischem Verhalten

Gegenüber dem Gesamtorganismus verhalten sich die Tumoren benigne, semimaligne oder maligne.

Benigne Tumoren wachsen langsam expansiv; bilden keine Metastasen, sind meist abgekapselt, derb und verschieblich. Sie haben große histologische Ähnlichkeit mit dem Ursprungsgewebe. Es gibt selten Rezidive. Die Beschwerden werden durch die Raumforderung hervorgerufen.

Semimaligne Tumoren wachsen schnell und verdrängen das umliegende Gewebe. Sie haben keine Kapsel und besitzen die Fähigkeit zu infiltrieren, zu destruieren und zu entarten. Sie neigen zu Rezidiven, bilden jedoch keine Metastasen.

Maligne Tumoren wachsen rasch infiltrativ und destruierend. Sie sind histologisch stark entdifferenziert und haben eine große Metastasierungs- und Rezidivneigung.

9.2 Krebsfrüherkennungsuntersuchungen

Die Früherkennung bösartiger Tumoren vergrößert die Heilungschance. In der BRD hat jede Frau ab dem 20. und jeder Mann ab dem 45. Lebensjahr gesetzlichen Anspruch auf eine jährliche Vorsorgeuntersuchung, die die Symptome des Portio-, Mamma-, Rektum- und Prostatakarzinoms einschließt, neuerdings auch des Haut- und Nierenkarzinoms. Beispiele siehe Tabelle 2.5.

9.3 Diagnostische Eingriffe

Zur *zytologisch-histologischen Untersuchung* von Tumoren sind unter Umständen folgende invasive Maßnahmen zur Materialgewinnung indiziert:
- Punktionszytologie (Feinnadelbiopsie)
- Exfoliativzytologie (nach Papanicolau bei Portiokarzinom)
- Zytologie von Körperflüssigkeiten (Aszites, Blut bei Leukämie u.a.)

Die *histologisch-zytologische Diagnostik* ist aussagekräftiger, da ein Zellverband untersucht wird:
- endoskopische Biopsie
- Stanzzylinder (Leber, Knochenmark)
- intraoperative Probeexzision (PE), Schnellschnittuntersuchung
- diagnostische Tumorexstirpation in toto zur Verhinderung von Verschleppung der

Tab. 2.5: Beispiele der Tumorfrüherkennung

Organ	Frühsymptome	Risikogruppen	Maßnahmen
Mamma	Knoten, Mastopathie, Ekzem der Mamille	Nullipara, Status post Mastitis, familiäre Häufung	Inspektion, Palpation, Mammographie, Exstirpation
Dickdarm	Wechsel von Obstipation und Diarrhö, okkulte Blutungen	>50 Jahre, Colitis ulcerosa, familiäre Polyposis intestini	rektale Untersuchung, Koloskopie Kontrasteinlauf
Prostata	Miktionsbeschwerden, Lumbalgie (Metastasen)	Männer >40 Jahre	rektale und äußere Palpation

Tumorzellen (vor allem bei Mammakarzinom)
- Probelaparotomie oder explorative Operation, eventuell mit PE, zur Abklärung der Operabilität

Fehlermöglichkeiten dieser Methoden, z.B. die Entnahme von einer falschen Gewebestelle, sind bei richtiger Anwendung gering; sie nehmen in der Reihenfolge der Aufzählung ab.

Weitere Untersuchungen. Labor, RIA-Serologie (Tumormarker wie CEA: karzinoembryonales Antigen, AFP: α-Fetoprotein, saure Prostata-Phosphatase u.a.), Röntgen, NMR, Szintigraphie.

9.4 Klassifizierung der Tumorausbreitung

Zur prätherapeutischen Stadieneinteilung maligner Tumoren sowohl für diagnostische als auch für therapeutische und prognostische Zwecke wurde das einheitliche *TNM-System* entwickelt, wobei *T* den Infiltrationsgrad oder die Ausdehnung des Primärtumors, *N* das Fehlen, Vorhandensein und die Ausdehnung von regionären Lymphknotenmetastasen und *M* das Fehlen oder Vorhandensein von Fernmetastasen beschreibt.

TNM-Klassifikation am Beispiel des Mammakarzinoms.
- T0: kein Primärtumor auffindbar
- TIS: Carcinoma in situ
- T1: Tumorgröße 0–2 cm
- T2: 2–5 cm oder eingeschränkt beweglich
- T3: 5–10 cm mit oder ohne Fixation
- T4: jede Größe mit Infiltration der Brustwand oder Haut
- N0: keine Lymphknoten tastbar
- N1: bewegliche homolaterale Lymphknoten
- N2: bewegliche kontralaterale oder homolaterale LK
- N3: fixierte Lymphknotenpakete
- M0: keine Metastasen
- M1: Fernmetastasen

9.5 Operative Geschwulsttherapie

Radikaloperation. Sie ist die Therapie der Wahl und beinhaltet die vollständige Resektion oder Exstirpation des Tumors unter Einhaltung von Sicherheitsgrenzen durch Resektion im gesunden Gewebe.

Rezidivoperation. Entfernung einer nachgewachsenen Geschwulst, die früher operiert wurde.

Palliativoperation. Operation zur Beschwerdenminderung bei inoperablen Tumoren, z.B. Anlegen eines Anus praeter bei Kolonkarzinom oder Palliativresektion zur Entfernung eines stenosierenden Tumors.

Metastasenchirurgie. Chirurgisch exstirpiert werden insbesondere solitäre Lungen- und Lebermetastasen, wenn während einer gewissen Beobachtungszeit (1–3 Monate) keine weiteren Metastasen auftreten und der Primärtumor radikal operiert worden ist. Die Metastasenchirurgie bedeutet eine große Chance zur definitiven Heilung.

9.6 Kombinierte Geschwulstbehandlung

Gemeint ist die Kombination der operativen Therapie mit Chemotherapeutika, Bestrahlung, Hormon- und eventuell Immuntherapie. Diese kann *präopertiv* zur Verkleinerung der Tumormasse oder zur Verhinderung der intraoperativen Tumoraussaat, oder *postoperativ*, wenn die radikale Entfernung des Tumors nicht möglich war oder wenn man mit Metastasen rechnet, durchgeführt werden.

Beispiele. Strahlensensible Tumoren sind Wilms-Tumor, Mammakarzinom, Vaginalkarzinom, Morbus Hodgkin. Durch Hormone beeinflußbare Tumoren sind Mammakarzinom, Korpuskarzinom des Uterus, Prostatakarzinom.

9.7 Prognose

Die Prognose eines Tumors ist abhängig von:
- histologischem Tumortyp
- Entdifferenzierungsgrad
- lokaler Ausbreitung
- Metastasen und Metastasierungswegen
- prä- (und auch post-) therapeutischem TNM-Befund

Je stärker das Gewebe entdifferenziert ist, desto schlechter ist die Prognose.

9.8 Tumornachsorge

Ziele der Nachsorge bei Karzinompatienten, die kurativ operiert wurden, ist die Erkennung von Rezidiven, Zweitkarzinomen oder Mangelzuständen sowie die Kontrolle der Therapieergebnisse und die psychische Betreuung des Patienten.

10 Chirurgische Begutachtung

10.1 Rechtliche Grundlagen

Siehe Rechtsmedizin, Kapitel 10.3 und Sozialmedizin, Kapitel 5.7.

10.2 Grundbegriffe

Minderung der Erwerbsfähigkeit (MdE). Einschränkung der Fähigkeit, eine gewisse Tätigkeit (bezogen auf den allgemeinen Arbeitsmarkt) in gewisser Regelmäßigkeit auszuüben. Die Tätigkeitseinschränkung wird in Prozentzahlen ausgedrückt.

Vorläufige und Dauerrente. Eine Dauerrente wird bei MdE von mindestens 20% und erst zwei Jahre nach dem Unfall gewährt, vorher wird eine Übergangsrente gezahlt.

Formulargutachten. Für Rentenversicherung, Privatversicherung u.a. werden sogenannte Formulargutachten (vorgedruckte Fragebögen) erstellt. Hier erfolgt keine Stellungnahme zu Zusammenhangfragen.

Freie Gutachten. Sie werden erstellt, um Zusammenhangsfragen zu beantworten, z.B. für Berufsgenossenschaften, Gerichte und bei schweren Unfällen. Dafür wird der Patient gründlich untersucht und jede denkbare Verletzungsfolge wird berücksichtigt.

10.3 Untersuchungsmethoden

Grundlage für Gutachten sind einheitliche diagnostische Methoden, besonders für den Bewegungsapparat. Beispiele:
- Neutral-Null-Methode: Die natürliche Ruhelage eines Gelenkes wird als Nullstellung definiert. Bewegungen und Gegenbewegungen werden als Winkel zu dieser Nullstellung angegeben, z.B. Flexion-Null-Extension (siehe Abb. 2.16 bis 2.18).
- *Längen- und Dickenmessung von Gliedmaßen*
- *Messung von Finger-Fußboden-Abstand oder von Hautmarken (Zeichen nach Schober)* bei Rückenuntersuchung u.a.

Zu Rentenbemessung und Berechnung und Höhe der Rente siehe Sozialmedizin.

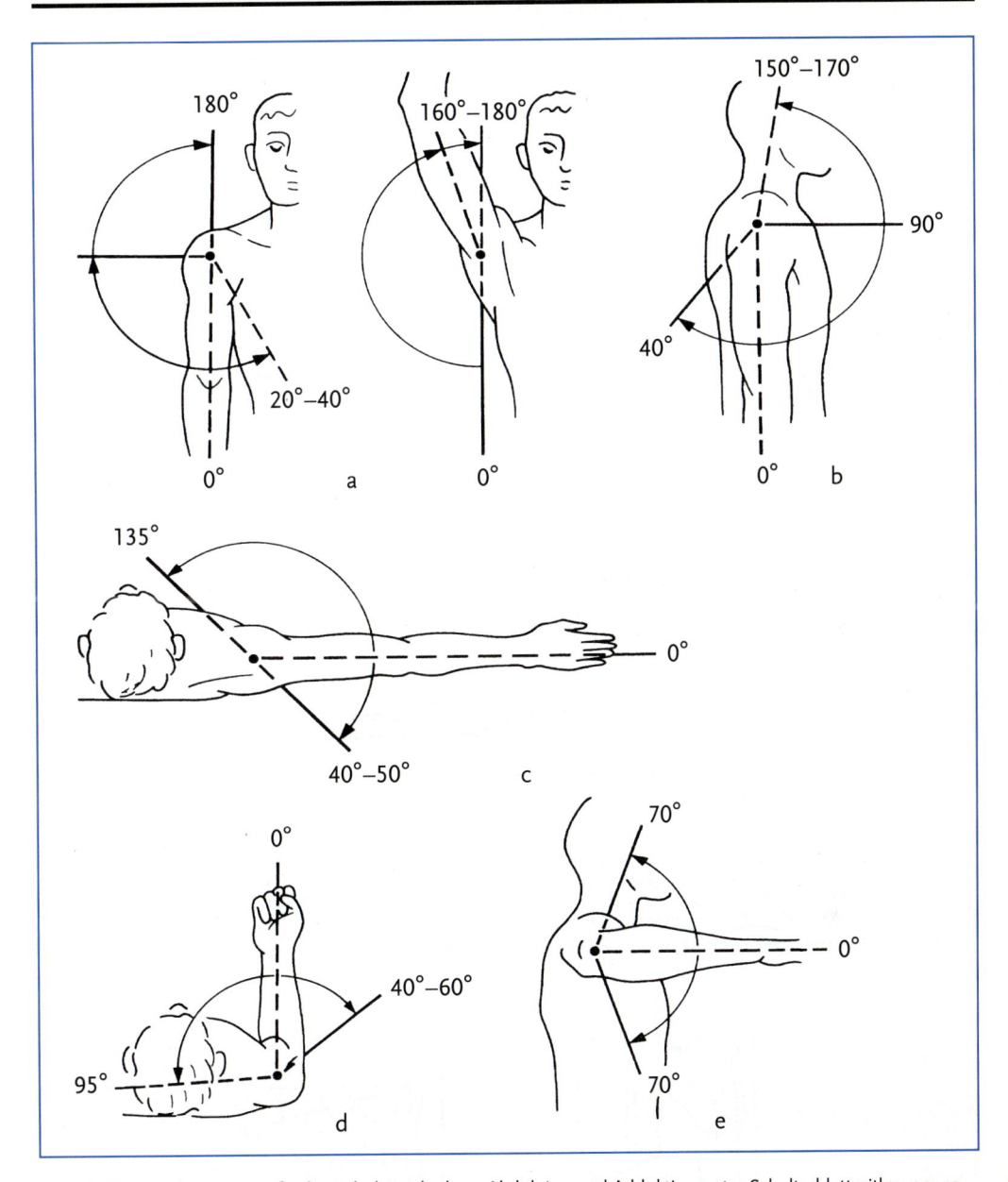

Abb. 2.16: Bewegungsausmaße des Schultergelenks: **a** Abduktion und Adduktion unter Schulterblattmitbewegung, **b** Rückwärts- und Vorheben (bei nicht fixiertem Schultergürtel auch über die Horizontale), **c** Horizontalbewegung in Seithalte, **d** Rotation bei hängendem Arm, **e** bei abduziertem Arm (Wehner/Sander 1988)

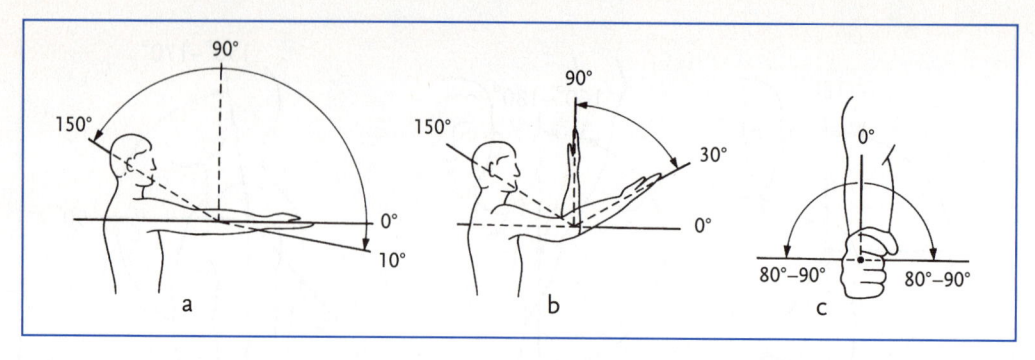

Abb. 2.17: Ellenbogenregion. **a** normale Extension und Flexion, **b** Beispiel eingeschränkter Beweglichkeit, **c** Pronation und Supination des Unterarms (Wehner/Sander 1988)

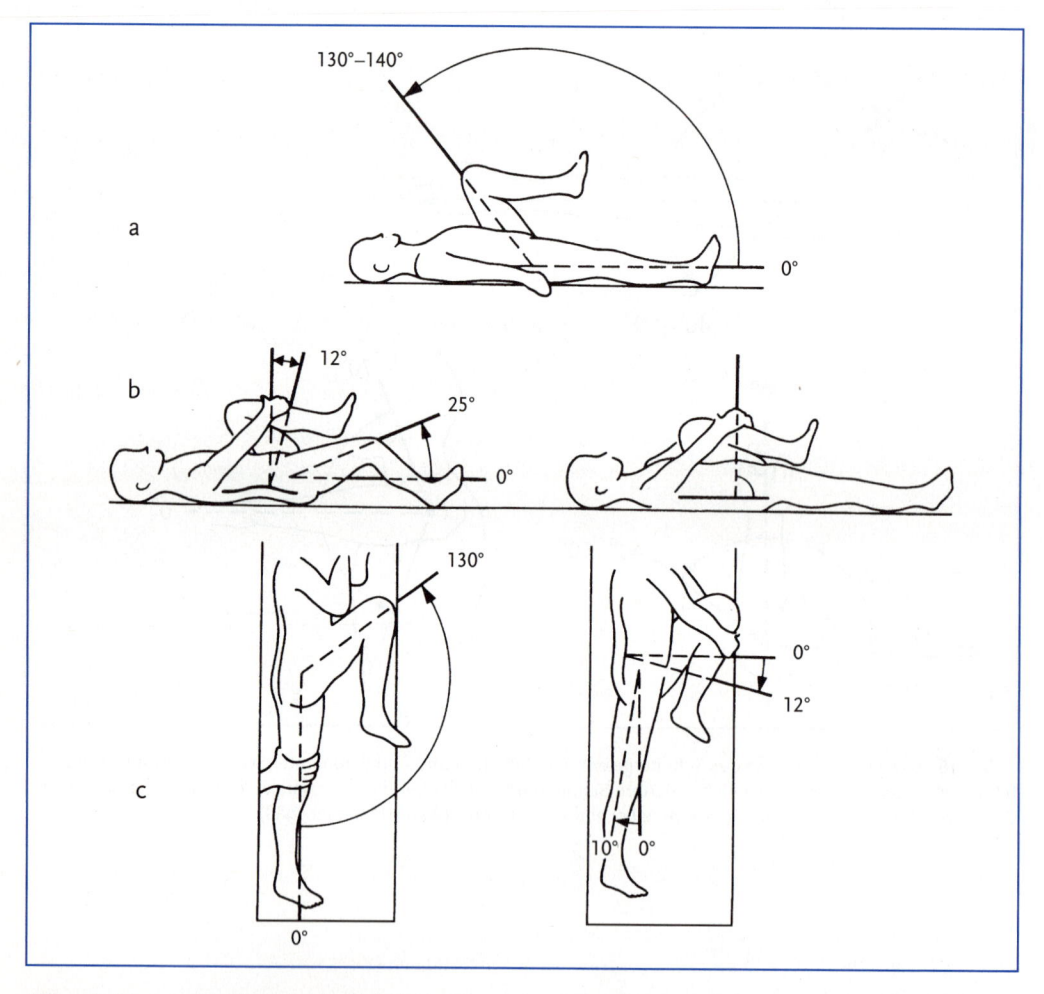

Abb. 2.18: Bewegungsprüfung des Hüftgelenks. **a** Extension und Flexion in Rückenlage, **b** die echte Streckbarkeit ist erkennbar, wenn mit dem dargestellten Thomas-Handgriff das Becken um 12° nach vorn gekippt wird, **c** gleiche Untersuchung in Seitenlage (Wehner/Sander 1988)

11 Nervensystem

11.1 Kopf und Gehirn

11.1.1 Raumfordernde intrakranielle Prozesse

Siehe auch Neurologie, Kapitel 3.2.

Intrakranielle Drucksteigerung

Das Gehirn, die Hirnhäute und die intrakraniellen Gefäße werden allseits vom knöchernen Schädel umschlossen. Kommt es zu einer Volumenzunahme der genannten Strukturen (Tumor, Blutung, Abszeß etc.), verhindert der Schädel das Ausweichen nach außen, wodurch es zu einer Erhöhung des intrakraniellen Druckes kommt (ICP, intracranial pressure). Diese intrakranielle Volumenzunahme führt zu *Massenverschiebung* von Hirngewebe und dadurch zur *Verlegung der Liquorwege* sowie zu Kompression von intrakraniellen Gefäßen. Infolgedessen entsteht ein *zunächst lokales und später generalisiertes Hirnödem*. Eine weitere Steigerung des Hirndruckes führt zu Einklemmungserscheinungen. Die beginnende Einklemmung im Tentoriumschlitz (obere Einklemmung) zeigt sich durch eine ipsilaterale Mydriasis (der N. oculomotorius wird gegen die Klivuskante gedrückt). Die weitere Steigerung des intrakraniellen Druckes führt zum Mittelhirnsyndrom mit beidseitiger Mydriasis und Streckkrämpfen (Enthirnungsstarre). Die Einklemmung der Kleinhirntonsillen im Foramen magnum (untere Einklemmung) führt zur Kompression der Medulla oblongata mit nachfolgender Atemlähmung und schwerer vegetativer Entgleisung.

Symptome der Hirndrucksteigerung

Allgemeinsymptome. Kopfschmerzen, Schwindel, Übelkeit, Erbrechen, Wesensveränderungen und psychomotorische Verlangsamung mit Verminderung der intellektuellen Fähigkeiten, später Somnolenz, dann Sopor und schließlich zerebrales Koma mit Hirnstammeinklemmung im Foramen magnum und vegetativer Entgleisung: Fieber, Schweißausbruch, Tachypnoe, Azidose, Elektrolytentgleisung und schließlich Atem- und Kreislaufstillstand. Bei der Augenuntersuchung können *Stauungspapille* (ein- oder beidseitig; kann auch fehlen) und Gesichtsfeldausfälle festgestellt werden. Im Röntgenbild sind weite Sella, vertiefte Impressiones digitatae und Nahtsprengung (bei Jugendlichen) sowie Wolkenschädel sichtbar.

Herdsymptome.
- Hypophyse: hormonelle Störungen, bitemporale Hemianopsie (Chiasmakompression)
- Olfaktoriusrinne: Anosmie, *Foster-Kennedy-Zeichen* (ipsilaterale Optikusatrophie mit homolateraler Stauungspapille)
- Vierhügelplatte: Seh- und Hörstörungen; Nystagmus
- Mittelhirn: Mydriasis, Streckkrämpfe
- kaudaler Hirnstamm: nukleäre Hirnnervenlähmungen: periphere Fazialisparese, Trigeminusausfälle, Motilitätsstörungen der Augen, Schluckstörungen u.a.
- Kleinhirnbrückenwinkel: Ohrensausen, Taubheit
- Medulla oblongata: vegetative Störungen

Hirntumoren

Nach der Herkunft und dem histologischen Bild werden Hirntumoren in neuroepitheliale, mesodermale und ektodermale Tumoren eingeteilt. Die Prognose ist von der Histologie und der Lokalisation des Tumors abhängig. Durch die Volumenzunahme der Hirnsubstanz kommt es zur Erhöhung des Hirndruckes (siehe auch Neurologie).

Therapie.
- Kraniotomie und Total- oder Teilexstirpation des (zugänglichen) Tumors
- Bestrahlung
- allgemeine Therapiemaßnahmen, z.B. Hirnödembekämpfung, antikonvulsive Behandlung etc.
- zytostatische Behandlung bei bestimmten Tumorarten

Prognose. Die Prognose ist von der Dignität, der Infiltration und Lokalisation des Tumors sowie von der funktionellen Entbehrlichkeit der betroffenen Region abhängig. Ist der Tumor gutartig, gut abgegrenzt und sitzt er in einer funktionell entbehrlichen Struktur, kann er radikal exstirpiert werden und hat dann eine gute Prognose. Anderenfalls ist mit Rezidiven und Defektheilung zu rechnen. Eine kombinierte Behandlung mit Bestrahlung beeinflußt die Prognose. Eine *relativ gute Prognose* haben Astrozytome, Spongioblastome, Neurinome, Ependymome und Meningeome (Radikaloperation ist möglich). Eine *schlechte Prognose* haben Glioblastome (multiforme) und Medulloblastome, bei denen praktisch keine Radikaloperation möglich ist.

Meningeome

Diese sind die häufigsten und gutartigsten Hirntumoren, wobei sie in seltenen Fällen auch entarten können. Sie gehen von der Arachnoidea und den Pacchioni-Granulationen aus und zeigen ein langsames, rein expansiv verdrängendes Wachstum und öfters *Verkalkungen*. Häufige Lokalisationen sind Parasagittalregion, Falx, Olfaktoriusrinne und Keilbeinflügel. Häufigkeitsgipfel im 40.–50. Lebensjahr. Je nach Lokalisation können verschiedene sensible oder motorische Herdsymptome auftreten, nicht selten aber stehen ausschließlich epileptische Anfälle im Vordergrund.

Diagnose. Kraniales CT (CCT), NMR, Angiographie, Szintigraphie.

Therapie. Totalexstirpation, diese führt normalerweise zur Rezidivfreiheit. Sind große Blutgefäßen oder der Hirnstamm benachbart, wird eine Teilresektion durchgeführt, wonach nicht selten Rezidive beobachtet werden.

Klinischer Fall

Eine 56jährige Patientin zeigte im Verlaufe der letzten drei Jahre eine zunehmende Wesensänderung. Sie klagte häufig über Kopfschmerzen und entwickelte eine sensomotorische Hemisymptomatik. Die NMR-Untersuchung zeigt ein Keilbeinmeningeom (siehe Abb. 2.19).

Medulloblastom

Bösartigster Hirntumor beim Kind, der sehr rasch wächst und Liquormetastasen bildet. Die Prognose ist sehr schlecht. Häufigste Lokalisation ist der Kleinhirnwurm.

Symptome. Rasche Hirndrucksteigerung, ataktische Störungen.

Therapie. Teilresektion und Liquordrainage zur Hirndruckentlastung in Kombination mit hochdosierter Bestrahlung. Die Totalentfernung ist meist nicht möglich. Das Medulloblastom ist der strahlenempfindlichste Hirntumor.

Klinischer Fall

Bei einem 5jährigen Mädchen wurde vor einem halben Jahr ein Medulloblastom des Kleinhirns makroskopisch total exstirpiert. Vorher war wegen eines Hydrozephalus ein ventrikulo-atrialer Shunt angelegt worden. Das Kind kommt jetzt nach vorübergehendem Wohlbefinden wegen einer schlaffen Paraparese der Beine zur Aufnahme.
Diagnose: Verdacht auf Metastasierung in den Spinalkanal

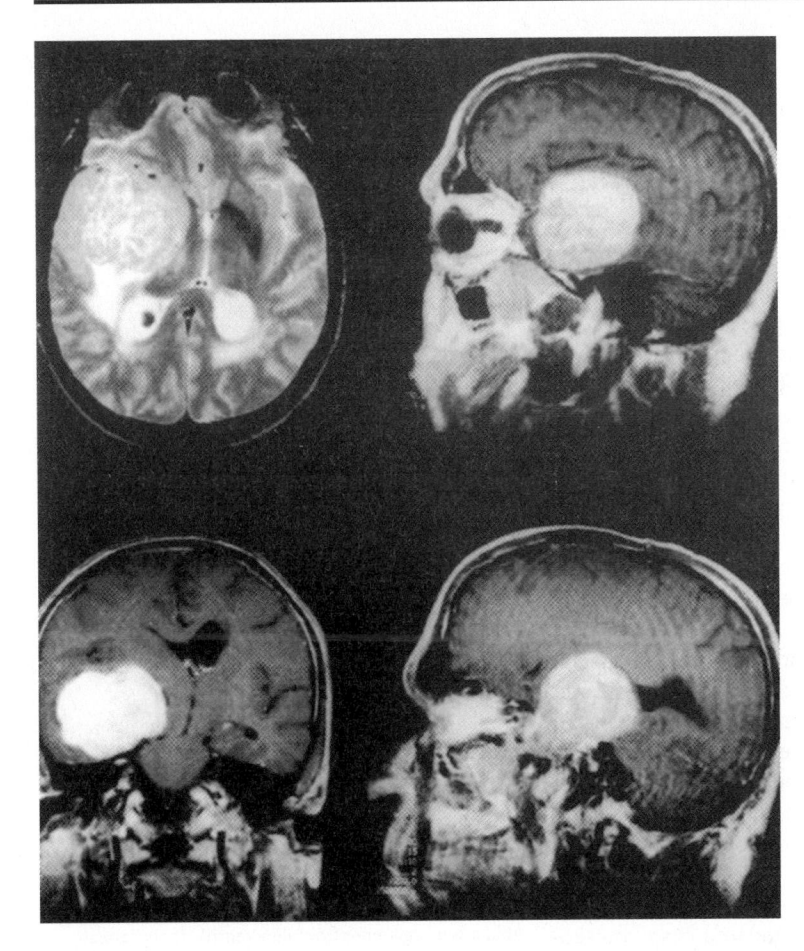

Abb. 2.19: Keilbeinmeningeom im Kernspintomogramm (IMPP)

Hirnabszesse

Infektiöse Prozesse, die bei entsprechender Größe zu Symptomen der intrakraniellen Raumforderung führen. Die Hirnabszesse werden eingeteilt in *Frühabszesse* mit Eiterverhaltung ohne Abkapselung, Tage bis Wochen nach dem Erregereintritt, und in *Spätabszesse*, die Monate bis Jahre nach dem Erregereintritt, in derben, gliösen Narben abgekapselt, diagnostiziert werden. *Differentialdiagnose:* Tumoren mit zentraler Nekrose wie Glioblastom. Nach dem *Entstehungsmechanismus* können Hirnabszesse eingeteilt werden in:

- *hämatogen-metastatische Hirnabszesse:* vorwiegend durch Kokken aus dem Hals- und Thoraxbereich; oft multipel vorkommend, vor allem in der Rinden-Mark-Grenze der Großhirnhemisphäre lokalisiert
- *fortgeleitete otorhinogene Hirnabszesse:* häufigste Form, Fortleitung einer otogenen (temporal) oder rhinogenen (frontal) Entzündung über eine retrograde Thrombophlebitis ins Schädelinnere
- *direkte Hirnabszesse:* direkter Keimeintritt bei offenen, perforierenden Schädel-Hirn-Verletzungen

Therapie. *Frühabszesse* werden punktiert und der Abszeßinhalt wird abgesaugt; Einlegen einer Drainage und Spülung sowie Antibiotikainstillation bis zur Abszeßsanierung. *Spätabszesse mit Kapsel* werden je nach Lokalisation und Allgemeinzustand des Patienten entweder in toto exstirpiert oder punktiert und saniert und später in einer zweiten Sitzung wird die Abszeßhöhle entfernt.

Hydrozephalus

Erweiterung der Liquorräume auf Kosten der Hirnsubstanz.

Der Hydrozephalus wird in einen kommunizierenden Hydrocephalus communicans und einen nicht kommunizierenden Hydrocephalus occlusus eingeteilt:
- *Hydrocephalus communicans:* Es existiert eine freie Liquorpassage zwischen den inneren Liquorräumen (Ventrikelsystem) und den äußeren (Zisternen, Subarachnoidalraum). Ursachen sind Überproduktion von Liquor beim Hydrocephalus hypersecretorius oder mangelnde Resorption beim Hydrocephalus aresorptivus.
- *Hydrocephalus occlusus:* Er entsteht, wenn im Bereich des Ventrikelsystems ein Verschluß vorliegt. Hauptursache sind Tumoren.

Symptome. Beim Kind dehiszente Schädelnähte, gespannte Fontanellen, abnormes Kopfwachstum, verstärkte Venenfüllung der Kopfhaut; später Hirndruckzeichen mit Vigilanzstörung, Opisthotonus und Sonnenuntergangsphänomen. Beim Erwachsenen entstehen Hirndrucksymptome (siehe oben).

Diagnose. Klinik, Röntgenaufnahme des Schädels, CCT, Sonographie und Diaphanoskopie (bei Kindern), eventuell Serologie und Liquoruntersuchung zur Ursachendiagnose (z. B. bei Tumoren).

Therapie. Beim Hydrocephalus occlusus wird das Passagehindernis operativ entfernt. Ist dies nicht möglich oder liegt ein inoperabler Tumor vor, muß eine Umgehungsdrainage angelegt werden, wobei mittels eines Katheters der Liquor von dem Seitenventrikel epidural zur Hinterhauptzisterne und bis in den Spinalkanal geleitet wird (*Ventrikulozisternostomie*). Beim Hydrozephalus communicans wird der Liquor über eine Drainage vom Seitenventrikel in den rechten Vorhof (*ventrikuloatriale Drainage*) oder ins Peritoneum (*ventrikuloperitoneale Drainage,* siehe Abb. 2.20) abgeleitet. Die Komplikationen sind Verstopfung und Verklebung oder Infektion der Drainage.

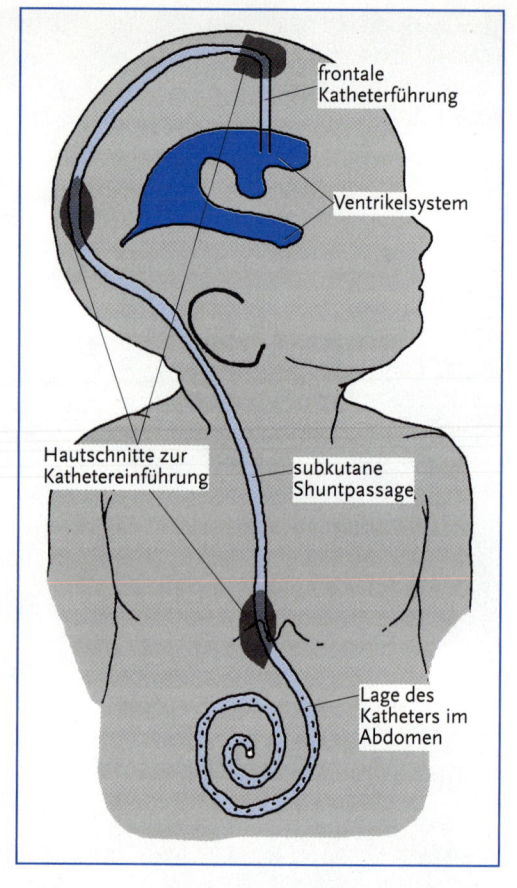

Abb. 2.20: Lage einer frontalen Ventrikuloperitonealdrainage

Prognose. Hängt von der Vorschädigung des Gehirns ab. Nach frühzeitiger Operation zeigen 60 % der Kinder eine normale intellektuelle Entwicklung.

Hirnödem

Durch Störungen der Blut-Hirn-Schranke im Bereich der Kapillaren, z. B. nach Schädel-Hirn-Trauma, Entzündungen oder akutem Durchblutungsmangel, kommt es vor allem in der weißen Hirnsubstanz des Marklagers (Gliazellen) zur Flüssigkeitseinlagerung. Es resultiert eine Zunahme des Hirnvolumens mit Anstieg des Hirndruckes. Das Hirnödem kann anfangs lokalisiert sein und später diffus generalisiert werden.

Therapie.
- osmotische Diuretika und Glukokortikoide, z.B. Dexamethason
- künstliche Hyperventilation → CO_2 ↓ → Gefäßtonus ↓ → Hirndruck ↓
- Korrektur der Flüssigkeits- und Elektrolytimbalanz unter Kontrolle des zentralvenösen Druckes
- Sicherung von O_2 Zufuhr und O_2 Transport zum Gehirn
- Sedierung (mit Barbituraten) → Verminderung des Gehirnstoffwechsels

Intrakranielle Blutungen

Auch intrakranielle Blutungen können eine Volumenzunahme im Schädel bewirken und zur Steigerung des Hirndruckes führen. Sie entstehen spontan (z.B. Angiomblutung) oder nach Traumen (z.B. traumatisches epidurales Hämatom). Je nach Lokalisation unterscheidet man epi- und subdurale Hämatome sowie subarachnoidale und intrazerebrale Blutungen (siehe auch Kap. 11.1.2 und 11.1.3 sowie Neurologie, Kap. 3.5 und 3.6).

Therapie. Kraniotomie und Hämatomevakuation (traumatische intrakranielle Hämatome siehe Kap. 11.1.3). Die operative Therapie ist indiziert wenn, es beim wachen, verwirrten, desorientierten oder schläfrigen Patienten zu einer Verschlechterung der Bewußtseinslage oder der neurologischen Symptomatik kommt bei nachgewiesener Blutung im CCT, oder wenn bei gestörter Bewußtseinslage keine spontane Rückbildung des Hämatoms erfolgt.

Wache Patienten mit kleinen Blutungen (<4cm im CT), die keine neurologischen Ausfälle zeigen, werden unter engmaschiger Intensivüberwachung konservativ behandelt.

Klinische neurologische Untersuchungen

Diese Untersuchungen dienen der Diagnose pathologischer Hirnprozesse und deren topographischen Einordnung, z.B. motorische oder sensible Ausfälle bei Erkrankung des Gyrus prä- oder postcentralis. Das Mantelkantensyndrom mit Paresen der Beine und/oder Sensibilitätsstörungen sowie Blasenfunktionsstörung tritt bei pathologischen Prozessen in der medialen Hirnkante, besonders im Gyrus praecentralis, auf. Störungen der Pupillomotorik findet man bei hirnstammnahen Prozessen, Skotome und optische Sensationen bei Prozessen des okzipitalen Hirnpoles. Bei zerebellären Prozessen (siehe auch Neurologie, Kap. 1). kommt es zu einer Ataxie mit Koordinationsstörungen.

Die Liquorpunktion und die Beurteilung des Augenhintergrundes sind weitere wertvolle klinische Untersuchungen zur Bestätigung der Diagnosen z.B. Stauungspapille bei Hirndruckerhöhung oder Hydrozephalus.

Apparative diagnostische Methoden

- Röntgenaufnahme des Schädels mit *Knochentrias*: Wolkenschädel, Entkalkung des Dorsum sellae und Nahtsprengung als Hinweis auf erhöhten Hirndruck
- CT und NMR: hohe Detailgenauigkeit und genaue Darstellung verschiedener Gehirnstrukturen; durch intravenöse Applikation von Kontrastmitteln wird eine Störung der Blut-Hirn-Schranke nachweisbar.
- Angiographie
- Elektroenzephalogramm
- Ventrikulographie
- Liquordiagnostik
- Szintigraphie

Stereotaktische Biopsie

Gezieltes Einführen von Instrumenten in das Gehirn nach vorheriger stereometrischer Bestimmung und Errechnung eines gewünschten Zielpunktes innerhalb des Schädels, um Proben aus subkortikalen Strukturen zu entnehmen. Dabei werden die darüberliegenden, funktionell wichtigen Rinden- und Markanteile weitgehend geschont.

11.1.2 Zerebrovaskuläre Erkrankungen

Aneurysmen

Umschriebene, stecknadelkopfgroße bis kirschgroße Arterienerweiterung aufgrund angeborener Gefäßwandschwäche in der Mediaschicht. Diese sind an Aufgabelungsstellen der A. communicans anterior (75%) oder der A. communicans posterior (25%) des Circulus arteriosus Willisii lokalisiert.

Symptomatik. In 90% der Fälle manifestieren sich die Aneurysmen zwischen dem 40. und 60. Lebensjahr als *Subarachnoidalblutung* (SAB) mit plötzlich auftretenden heftigsten Kopfschmerzen, Meningismus und eventuell Vigilanzstörung. Bei den übrigen 10% rufen sie isolierte oder kombinierte Hirnnervenausfälle, Hemiparesen oder Epilepsien hervor.

Diagnose. Anamnese und Klinik, Röntgenbild (eventuell Verkalkungen), CT (mit und ohne Kontrastmittel, zeigt hyperdense Zonen und Hirnödem bei Blutung), Angiographie zur genaueren Lokalisation, Hirnszintigraphie (Aktivitätsanreicherung), EEG (Herdbefund), Liquor (blutig oder xanthochrom im Falle einer Massenblutung).

Operative Therapie. Ziel ist die Abdichtung des Aneurysmas zur Prophylaxe einer Rezidivblutung. Methoden (siehe Abb. 2.21):
- Clipping: Unterbindung eines gestielten Aneurysmas mit einem Metallclip
- Trapping: Einfangen eines Aneurysmas zwischen Clips
- Wrapping: Einwickeln eines Aneurysmas mit einem Muskel- oder Faszienstück

Bei der Aneurysmaruptur ist die Intensivbehandlung mit Sedierung, Beatmung, Hirnödembekämpfung und antibiotischer Prophylaxe erforderlich (siehe auch Neurologie).

> **Klinischer Fall**
>
> Ein 44jähriger Patient wird bewußtlos in die Klinik eingewiesen. Äußere Verletzungen bestehen nicht. Als er nach 12 Stunden erwacht, ist ein deutlicher Meningismus vorhanden, der übrige neurologische Befund ist unauffällig. Der Patient gibt an, beim Treppensteigen mit einem schweren Koffer starke Kopfschmerzen bekommen zu haben. Danach könne er sich an nichts mehr erinnern.
> *Diagnose:* Verdacht auf Aneurysmablutung (Subarachnoidalblutung)

Angiome

Gutartige Mißbildungstumoren der Blutgefäße, die sich meist vor dem 40. Lebensjahr manifestieren (weiteres siehe Neurologie).

Symptomatik. Durch diffuse Hypoxie mit Rindenatrophie und Gliose kommt es zu psy-

Abb. 2.21: Möglichkeiten der Ausschaltung eines blutenden Hirnaneurysmas, am Beispiel der A. communicans anterior: **a** Unterbinden eines gestielten Aneurysmas (clipping), **b** Einfangen zwischen Clips (trapping), **c** Einwickeln mit einem Muskel- oder Faszienstück (wrapping)

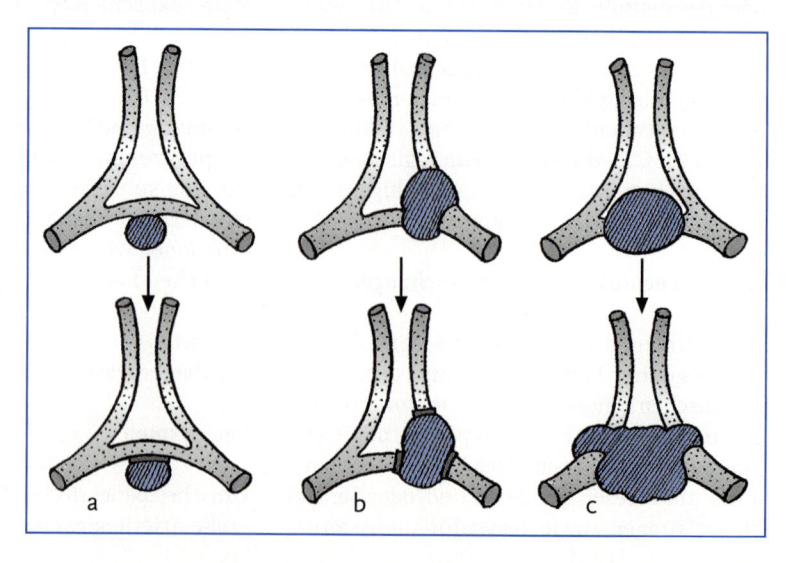

chomotorischen Entwicklungsstörungen, Herdsymptomatik und fokalen oder generalisierten epileptischen Anfällen. Bei Ruptur der Angiomgefäße kommt es zu intrakranieller Blutung (ICB) und evtl. zu Subarachnoidalblutung.

Diagnostik. Wie bei Aneurysmen, siehe oben.

Therapie. Ziel ist es, Blutungen vorzubeugen und die Hirndurchblutung wieder herzustellen. Bei günstiger Lokalisation wird das Angiom totalexstirpiert. Durch eine präoperative Embolisation der zuführenden Hauptgefäße (vom Radiologen durchzuführen) wird die operative Blutungsrate gesenkt. Liegt eine Angiomepilepsie vor, so wird nur bei Pharmakoresistenz operiert.

Obstruktive arterielle Gefäßveränderungen

Dies sind *sklerotische* oder *endangiitische Prozesse* (siehe Neurologie, Kap. 3.6.) und *embolische Verschlüsse* durch Thromboembolien, vor allem aus dem linken Herzen, oder Mikroembolien aus atheromatösen Plaques.

Symptome. Akute Durchblutungsstörung bestimmter Hirnareale mit Vigilanzstörung, Herdsymptomen u.a. (Schlaganfall). Meist ist die A. cerebri media betroffen.

Therapie. Intensivmedizinische Behandlung (siehe Neurologie, Kap. 3.6.).

Obstruktive venöse Gefäßveränderungen

Blande Verschlüsse der Hirnvenen sind Folge von thrombotischen (Tumorpatienten, Schwangere), entzündlichen (oto-, rhinogen) oder infektiösen Venenwandveränderungen. Wegen der guten Kollateralversorgung bleiben sie nicht selten symptomlos. Klinisch können Hirndruckzeichen akut oder subakut auftreten: Somnolenz, Halbseitensymptome, epileptische Anfälle. Durch Diapedese können Hirnvenenthrombosen hämorrhagische Hirninfarkte verursachen. Kortikale Venenthrombosen verursachen meist Infarkte beider Hemisphären.

Septische Venenthrombosen sind Zeichen einer fortgeleiteten Sinusitis, Mastoiditis u.a.

Meist ist der Sinus cavernosus, selten der Sinus transversus betroffen. Symptome sind vor allem septische Temperatur, Schüttelfrost und Druckdolenz der V. jugularis. Bei der *Sinus-cavernosus-Thrombose* beobachtet man außerdem Protrusio bulbi, Chemosis, Diplopie, Abschwächung des Kornealreflexes und in 50% der Fälle Papillenödem.

Diagnostik. Klinik, Liquor, Röntgen (Infektionsquelle), EEG (epileptogene Foci), CT (Dichteanhebung der Gyri nach Kontrastmittelgabe), Angiographie (Kontrastmittelaussparungen).

Therapie. Intensivbehandlung: Senkung des erhöhten Hirndruckes, Antikoagulantien und bei septischen Venenthrombosen Antibiotikatherapie mit chirurgischer Ausräumung des Ursprungsherdes.

Subarachnoidalblutung (SAB)

Akute Blutung in den Subarachnoidalraum, am häufigsten als Folge einer spontanen Ruptur eines basalen Aneurysmas (siehe oben).

Symptome. Plötzlich auftretende, heftigste Kopf- und Nackenschmerzen, oft mit Nausea und Erbrechen (meist nach körperlicher Anstrengung, Aufregung oder Koitus), in 50% der Fälle kombiniert mit initialer Bewußtlosigkeit, Meningismus und Okulomotoriusparese (Mydriasis und Ptose). Bei starker Hirndrucksteigerung sind die Patienten komatös mit entgleistem Vegetativum (Schweißausbruch, Blutdruck- und Pulsschwankungen). Entsprechend dem neurochirurgischen Risiko werden subarachnoidale Blutungen in folgende Schweregrade nach *Hunt und Hess* eingeteilt:
- Grad I: Kopfschmerzen, leichter Meningismus
- Grad II: starke Kopfschmerzen und starker Meningismus
- Grad III: Somnolenz, Desorientierung, eventuell leichte fokale Symptome
- Grad IV: Koma, ausgeprägte fokale Symptome
- Grad V: tiefes Koma, möglicherweise Einklemmungssymptomatik

Diagnostik. Lumbalpunktion (blutiger oder xanthochromer Liquor), CT (Nachweis von Blutung und Hirnschwellung), zerebrale Angiographie (Lokalisation der Blutungsquelle, Aneurysma), transkranielle Doppler-Sonographie (zur Verlaufsbeobachtung eines eventuellen Gefäßspasmus).

Therapie. Absolute Bettruhe, Sedierung, Analgetika, Vermeidung von Blutdruckspitzen, Hirnödemprophylaxe mit Steroiden, Vasospasmusprophylaxe mit Nimodipin. Bei Patienten mit *Grad I–III* sollte innerhalb der ersten *48 Stunden* nach der Blutung das angiographisch nachgewiesene Aneurysma geclippt werden, um die Gefahr der Nachblutungen, die in 20% der Fälle innerhalb der ersten zwei Wochen auftreten, zu verringern und die Gefahr eines Vasospasmus zu minimieren: Infolge der Blutbeimengung im Liquor kommt es in der Umgebung der Blutungsquelle zu mehr oder weniger ausgeprägten Gefäßspasmen mit der Gefahr der zerebralen Minderperfusion. Patienten mit *Grad IV–V* werden zunächst konservativ auf einer neurologischen Intensivstation behandelt bis sich der Allgemeinzustand gebessert hat. Erst nach der zweiten bis dritten Woche werden sie operiert.

> **Klinischer Fall**
>
> Beim Geschlechtsverkehr empfindet ein Mann plötzlich heftige Kopfschmerzen. Nach kurzer Bewußtlosigkeit ist er wieder wach, aber nackensteif.
> *Diagnose:* Verdacht auf Aneurysmaruptur mit Subarachnoidalblutung.
> Zur Klärung der Diagnose ist u. a. eine Lumbalpunktion angezeigt.

Zerebrale Ischämie

In mehr als der Hälfte der Fälle liegt die Ursache der Hirnmangeldurchblutung in einer Stenose der extrakraniellen Gefäße, hauptsächlich im Bereich der *Karotisgabel*. Hämodynamisch wirksam sind Stenosen mit Einengung des Gefäßlumens um ca. 70–80%. Diese führen zu einer meßbaren Minderung der zerebralen Durchblutung. Es werden vier Stadien der zerebralen Ischämie unterschieden:
- Stadium I: asymptomatische Stenose
- Stadium II: transitorisch ischämische Attacke (TIA), reversibel in 24 Stunden
- Stadium III: prolongiertes reversibles neurologisches Defizit (PRIND)
- Stadium IV: postapoplektischer Endzustand (Hirninfarkt)

Siehe dazu Neurologie, Kapitel 3.6.

Therapie. Im Stadium II sollte prophylaktisch operiert werden, im Stadium III ist die Operation dringlich. Desobliteration der A. carotis mit Einlegen eines intraluminalen Shunts, Bypassoperation oder Gefäßerweiterung durch Einnähen eines Streifentransplantates (Patch).

11.1.3
Schädel-Hirn-Trauma (SHT)

Man unterscheidet offene und geschlossene Schädel-Hirn-Traumata. Beim *offenen SHT* besteht eine Verbindung zwischen Liquorraum und Außenwelt, beim *gedeckten SHT* nicht. Letzteres kommt häufiger vor und wird hauptsächlich durch Verkehrsunfälle verursacht.

Die *Schweregrade* der Schädel-Hirn-Traumata werden nach Tönnis und Loew eingeteilt:
- leichtes SHT (Commotio cerebri): Bewußtlosigkeit bis maximal 5 min, Übelkeit und Erbrechen sowie retro- und/oder anterograde Amnesie; diese Erscheinungen bilden sich innerhalb von 5 Tagen vollständig zurück
- mittelschweres SHT: Bewußtlosigkeit bis zu 30 min, Symptomrückbildung innerhalb von 30 Tagen
- schweres SHT: (Contusio cerebri). Bewußtlosigkeit länger als 30 min, mehr oder minder ausgeprägte bleibende neurologische Schäden

Die Bewußtseinslage des traumatisierten Patienten wird am einfachsten anhand der *Glasgow-Coma-Scale* bestimmt (siehe Tabelle 2.6): Ein einfaches Punktsystem, das sich von 3–15 erstreckt und mittels drei leicht erfaßbaren Reak-

Tab. 2.6: Glasgow-Coma-Scale

Reaktion	Punktzahl
Augenöffnen	
spontan	4
auf Ansprache	3
auf Schmerzreiz	2
keine	1
beste verbale Reaktion	
orientiert	5
verwirrt	4
unangemessen	3
unverständlich	2
keine	1
beste motorische Reaktion	
gezielt (auf Aufforderung)	6
gezielt (auf Schmerzreiz)	5
ungezielt	4
abnorme Beugung	3
Streckreaktion	2
keine Reaktion	1

tionen (Augenöffnen, sprachliche Antwort und motorische Reaktion) ermittelt wird. Eine Gesamtpunktzahl von 3 entspricht dem zerebralen Tod, eine von 15 entspricht einer normalen zerebralen Funktion.

Gedecktes Schädel-Hirn-Trauma

Es entsteht durch stumpfe oder indirekte Gewalteinwirkung. Neben Gehirnerschütterung (Commotio) und -prellung (Contusio) kann es dabei zu traumatischen intrakraniellen Hämatomen (epidurale, subdurale oder intrazerebrale), Schädelfrakturen oder Kopfschwartenverletzungen kommen. Je nach Lokalisation der Fraktur unterscheidet man zwischen Kalotten-, Basis- und Gesichtsfrakturen.

Epidurales Hämatom

Arterielle Blutung aus der *A. meningea media* oder einem ihrer Äste, häufig als Folge einer Kalottenfraktur, besonders einer *Querfraktur des Os temporale* (Temporalschuppe), da diese die Meningeafurche kreuzt, was zur Zerreißung der A. meningea media führen kann. Die Blutung sammelt sich zwischen Dura mater und Schädelkalotte an und wird durch die Anheftungsstellen der Dura an den Knochennähten begrenzt. Da es sich um eine arterielle Blutung handelt, entsteht das epidurale Hämatom ziemlich schnell (Minuten bis Stunden nach dem Trauma) und kann unbehandelt ebenso schnell zum Tode oder zu irreversiblen Hirnschäden führen.

Symptome. Zunehmende *Bewußtseinstrübung* bis zum Koma mit Abnahme oder Erlöschen der Reaktion auf Schmerzreize. Manche Patienten bleiben zunächst einige Stunden (max. 12 Stunden, sogenanntes *freies Intervall*) bewußtseinsklar. Durch eine Okulomotoriuskompression gegen die Klivuskante derselben Seite kann eine *homolaterale Mydriasis* entstehen. Eine *kontralaterale Hemiparese* entsteht bei Kompression der motorischen Hirnrinde. Bleibt das raumfordernde Hämatom unbehandelt, kommt es zur *Einklemmung des Mittelhirns* im Tentoriumschlitz mit *Dezerebrationssymptomatik* (Streckkrämpfe, lichtstarre, weite Pupillen und tiefes Koma). Steigt der Hirndruck weiter, so kommt es zur Einklemmung des Stammhirns im Foramen magnum mit Kompression der Medulla oblongata und dadurch zu Atem- und Kreislaufinsuffizienz und schließlich zum Tod.

Diagnostik. Unfallanamnese, Bewußtseinstrübung oder Koma, eventuell nach einem freien Intervall, Anisokorie, Halbseitensymptomatik. In der Röntgenaufnahme des Schädels sieht man fast regelmäßig eine Kalottenfraktur über dem Hämatom. Das CCT zeigt als wichtigstes Diagnostikum eine hyperdense Konvexität (siehe Abb. 2.22).

Therapie. Das epidurale Hämatom zählt zu den ernsthaftesten Notfällen in der Neurochirurgie und erfordert eine zügige Intervention. Die Behandlung besteht aus der *sofortigen* (temporalen) *Trepanation* (eventuell auch Kraniotomie) und der Hämatomevakuation.

Akutes subdurales Hämatom

Akute, *venöse Blutung* zwischen Dura mater und Arachnoidea aus einer abgerissenen Brückenvene oder aus einem Hirnkontusionsherd. Die Blutung ist meist temporal oder frontal lokalisiert und kann eine ganze Hemisphäre

Abb. 2.22: Epidurales Hämatom rechts. Computertomografisch, hyperdense, bikonvexe Raumforderung mit Kompression des rechten Seitenventrikels (IMPP)

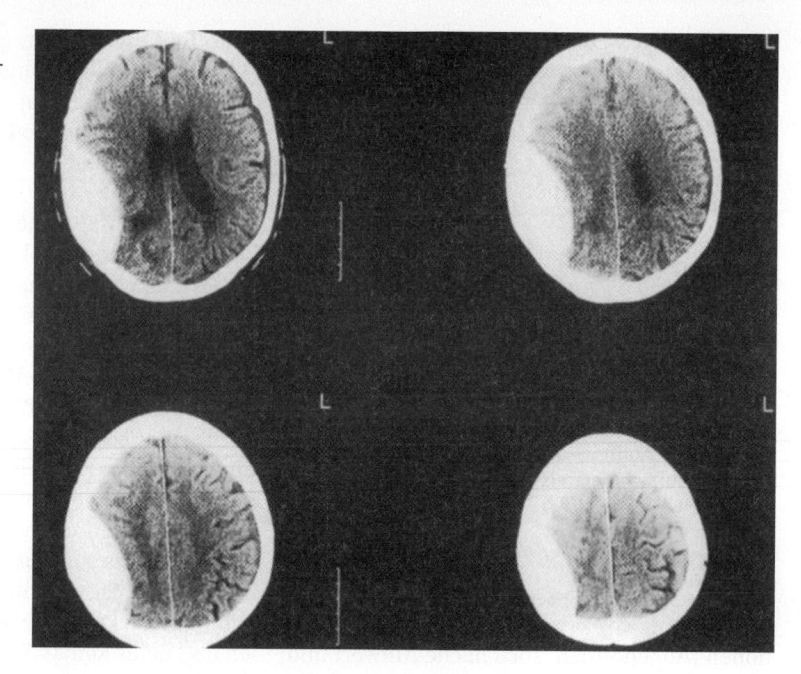

flächenhaft mehr oder weniger dick bedecken. Da es sich um eine venöse Blutung handelt, breitet sich das subdurale Hämatom langsamer aus als das epidurale aus. Die begleitende traumatische Hirnschädigung ist in der Regel schwerwiegender als die Blutungsausdehnung, daher ist die Prognose auch nach rechtzeitiger Hämatomevakuation ungünstiger als beim epiduralen Hämatom.

Symptome. Primäre Bewußtlosigkeit, kein freies Intervall, zunehmende Verschlechterung des neurologischen Status mit homolateraler Ophthalmoplegie (Mydriasis) und kontralateraler Hemiparese.

Diagnostik. Im CCT kalottennahe, halbmondförmige Hyperdensität (siehe Abb. 2.23), eventuell Kontusionsherde (Coup- und Contrecoupherde).

Therapie. Große Hämatome werden trepaniert und entleert, um eine Druckentlastung zu erreichen. Kleine Hämatome heilen in der Regel durch Resorption spontan aus, daher ist eine operative Entlastung nicht nötig. Zur besseren Überwachung wird gegebenenfalls eine Hirndrucksonde gelegt.

Traumatische intrazerebrale Blutung

Kontusionsblutungen in das Hirnparenchym oder in das Marklager aus solitären oder multiplen Kontusionsherden. Die Blutungen sind vor allem frontal oder temporal lokalisiert und sind oft mit epi- oder subduralen Hämatomen vergesellschaftet.

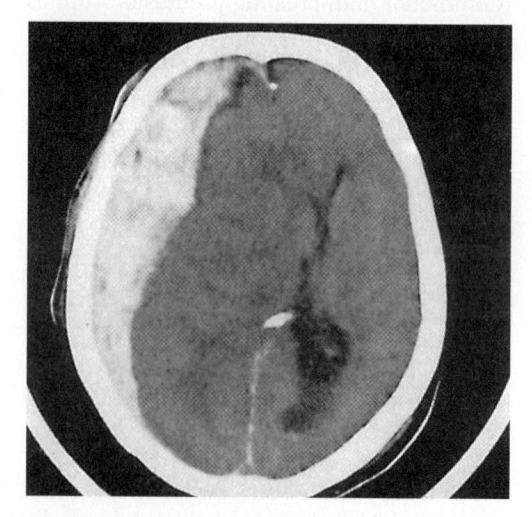

Abb. 2.23: Akutes subdurales Hämatom im CT. Beachte die deutliche Kompression und Verlagerung des Seitenventrikels zur Gegenseite (IMPP)

Symptome. Primäre Bewußtlosigkeit, Herdsymptomatik, bei größeren Blutungen und starker Hirndruckerhöhung Einklemmungssymptomatik.

Diagnostik. CCT. Blutungen und Kontusionsherde sind häufig nach ein bis zwei Tagen erkennbar oder haben dann erheblich an Größe zugenommen.

Therapie. Große Blutungen werden über Bohrlochtrepanation oder Kraniotomie evakuiert. Bei kleinen Hämatomen und Kontusionen intensivmedizinische Überwachung.

Kopfschwartenverletzungen ohne Schädeleröffnung

Es handelt sich dabei um Verletzungen der Kopfhaut beziehungsweise der Galea. *Hämatome* entstehen durch stumpfe Gewalteinwirkung. Kutane und subkutane Hämatome sind hart und nicht verschieblich. Subperiostale Hämatome sind weich und fluktuierend. *Scharfe Verletzungen und Platzwunden* durch scharfe Gegenstände oder Einwirkung stumpfer Gewalt sind offene Wunden mit Blutaustritt. Bei diesen Verletzungen muß immer eine Knochenbeteiligung ausgeschlossen werden (Infektionsgefahr).

Diagnostik. Wegen Penetrations- und Infektionsgefahr immer genaue Inspektion, neurologische Untersuchung zum Ausschluß von Hirnstrukturbeteiligung, gegebenenfalls Röntgenaufnahme des Schädels zum Frakturausschluß und Elektroenzephalogramm für Fokusdiagnostik.

Therapie. Konservativ bei Hämatomen. Steriler Verband bei oberflächlichen Wunden. Sparsame Wundexzision und einschichtige Naht der Haut und Galea (nicht Periost) bei tiefen Wunden. Eventuell Antibiotika bei verschmutzten Wunden. Wegen guter Gefäßversorgung gute Heilung.

Frakturen des Schädeldaches

Entsprechend den Frakturformen unterscheidet man zwischen Fissur, Stückbruch, Impressions-, Biegungs- und Berstungsfraktur. Biegungsbrüche entstehen durch umschriebene Gewalteinwirkung und verlaufen entlang des Äquators. Berstungsbrüche entstehen durch großflächige Kompression des gesamten Schädels und verlaufen entlang des Meridians. Lineare Frakturformen können durch Mitverletzung der A. meningea media oder eines der Hirnsinus zur Entwicklung eines epiduralen Hämatoms führen (besonders temporale Frakturen), daher ist die stationäre Beobachtung des Patienten in den ersten Tagen besonders wichtig, ansonsten konservative Behandlung. *Impressionsfrakturen* mit Dislokation um mehr als eine Kalottendicke können neben der Entwicklung eines intrakraniellen Hämatoms zusätzlich durch die Druckwirkung auf die Hirnoberfläche später zur Entwicklung von fokalen Anfällen führen. Aus diesem Grund werden diese Frakturen in den ersten drei Tagen nach dem Trauma operativ angehoben, kleinere Fragmente werden entfernt und entstehende Defekte werden nach etwa drei Monaten mit Knochenzement, der mit Gentamicin versetzt sein kann, plastisch gedeckt.

Ferner werden geschlossene und offene Schädelknochenverletzungen unterschieden. Bei *offenen Schädelfrakturen* findet man neben einer Zerreißung der Schädelhaut und des Schädelknochens eine Ruptur der Dura mater und der weichen Hirnhäute. Die Bedeutung dieser Verletzungen liegt in der Infektionsgefährdung des Liquorraumes und Gehirns, weshalb sie möglichst bald operativ versorgt werden müssen.

Diagnostik. Tastbare Stufenbildung bei ausgedehnten Impressionsfrakturen, Diagnosesicherung durch Röntgenaufnahmen und Schädel-CT.

Schädelbasisfrakturen

Diese Frakturen sind gefährlicher als die Konvexitätsfrakturen, da die Hirnnerven an der Schädelbasis mitverletzt werden können und die Gefahr einer Verbindung des Schädelinneren zu den Nasennebenhöhlen immer gegeben ist. Man unterscheidet zwischen frontobasalen und laterobasalen Frakturen.

Frontobasale Frakturen sind Brüche des Ethmoids und des Sphenoids. Klinisch zeigen sie sich durch *Rhinoliquorrhö, Rhinohämatorrhö* Monokel- oder Brillenhämatom und eventuell Pneumatozephalus (Lufteintritt in den Schädel durch die Verbindung zwischen Subarachnoidalraum und Nasennebenhöhlen). Wegen der erhöhten Gefahr einer aufsteigenden Infektion besteht bei diesen Frakturen eine dringliche Operationsindikation zum Verschließen der Liquorfistel.

Laterobasale Frakturen sind Brüche im Bereich des Felsenbeins. Diese fallen klinisch durch *Otoliquorrhö, Othämatorrhö* mit retroaurikulärem Hämatom auf. Da diese Frakturen zur Spontanheilung mit spontanem Verschluß der Liquorfistel neigen, besteht hier keine dringliche Operationsindikation, daher nimmt man zunächst eine abwartende Haltung unter Antibiotikaschutz ein und operiert erst bei Persistenz der Fistel.

Die Diagnosesicherung erfolgt durch die Bestimmung des Zuckergehaltes im austretenden Sekret (50-70% des Blutzuckers), Szintigraphie (Nachweis einer Liquorfistel) und Röntgenspezialaufnahmen. Die Therapie besteht in einer plastischen Deckung des Defektes.

Offenes Schädel-Hirn-Trauma

Beim offenen Schädel-Hirn-Trauma besteht eine Verbindung zwischen Außenluft und Liquorraum. Diese kommt zustande durch stärkere Gewalteinwirkung mit gleichzeitiger Verletzung der Haut, Schädelknochen und Hirnhäute *(Dura- und eventuell Arachnoideaverletzung)* oder durch stumpfe Gewalt mit Brüchen im Bereich der Schädelbasis. Die Bedeutung dieser Form der Verletzungen liegt in der Infektionsgefährdung des Liquorraumes und Gehirns, außerdem in der direkten Gehirnverletzung durch die stärkere Gewalteinwirkung.

Diagnostik. Austritt von Liquor und evtl. Hirnsubstanz mit dem Blut. Rö-Schädel, CT.

Therapie. Erweiterung der traumatischen Knochenlücke und Ausräumung der Wunde. Gefäßrekonstruktion und Wundverschluß spannungsfrei. Evtl. plastische Deckung des Knochendefekts. Sehr wichtig ist die antibiotische Behandlung.

Prognose. Sie ist abhängig von Lokalisation, Größe und möglicher Infektion der Wunde.

Spätkomplikationen sind Hirnabszeß, Meningitis, epileptogene Narbe, Hydrozephalus, Schädelosteomyelitis, Fistel zwischen Karotis und Sinus cavernosus.

Spätkomplikationen des Schädel-Hirn-Traumas

Chronisches subdurales Hämatom. Entwickelt sich erst Wochen bis Monate nach dem Trauma. Betroffen sind meist alte Menschen. Die Pathogenese ist unklar. Das Hämatom bildet meist eine fibröse Kapsel. Mit der Zeit verliert das Hämatom im Schädel-CT seine Kontrastdichte und erscheint hypodens (siehe Abb. 2.24).

Diagnostik. Leistungsabfall, Halbseitensymptomatik und Hirndruckzeichen. Schädel-CT.

Therapie. Hämatomevakuation unter Mitnahme der Hämatomkapsel.

Infektionen. Früh- und Spätabszesse.

Krampfanfälle (Spätepilepsie). Können nach Jahren durch Rindenkontusionsherde auftreten.

Hydrozephalus. Atrophischer Hydrozephalus nach schweren Kontusionen oder aresorpti-

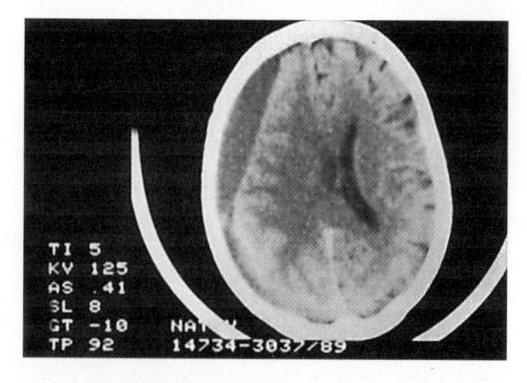

Abb. 2.24: Chronisches subdurales Hämatom als sichelförmige, hypodense Raumforderung im CT (IMPP)

ver Hydrozephalus durch posttraumatische Verklebungen.

11.1.4 Erkrankungen und Verletzungen der Hirnnerven

Durch operative oder traumatische Gewalteinwirkung kann es zu Verletzungen der Hirnnerven kommen, z.B. Verletzung des N. facialis bei der Exstirpation eines Kleinhirnbrückenwinkeltumors. Therapeutisch wird hier, wie bei den peripheren Nerven, versucht eine spannungsfreie Nervenadaptation durch End-zu-End-Naht zu erreichen. Ist die zu überbrückende Strecke für eine spannungsfreie Naht zu groß, so wird auch hier ein Suralistransplantat eingenäht. Sind die Fazialisdefekte operativ mit den genannten Methoden nicht zu überbrücken, kann der Fazialisstumpf mit dem N.hypoglossus anastomosiert werden (sogenannte Ersatzoperation). Dieses operative Vorgehen scheint nur bei den Hirnnerven sinnvoll zu sein, die einen ähnlichen Aufbau wie die peripheren gemischten Nerven haben: Fazialis, Okulomotorius, aber nicht Olfaktorius oder Optikus. Zu den Hirnnervenerkrankungen siehe Neurologie, Kapitel 1.

11.2 Rückenmark und periphere Nerven

11.2.1 Raumfordernde Prozesse des Spinalkanals

Tumoren

Nach der anatomischen Lokalisation unterscheidet man bei den intraduralen Tumoren die intramedullären (Astrozytome, Ependymome, Angioblastome) und die extramedullären (Meningeome, Neurinome, spinale Angiome). Die extraduralen Tumoren unterteilt man in intraspinale und vertebrale (Metastasen, Plasmozytome).
Zur weiteren Beschreibung siehe Neurologie, Kapitel 4.2.

Symptomatik. Die Beschwerden und Symptome spinaler Prozesse werden durch die Höhenlokalisation und durch die Beziehung des Tumors zum Rückenmark und zu den Nervenwurzeln bestimmt. Klinische Leitsymptome sind radikuläre oder lokale Schmerzen, Parästhesien und Sensibilitätsstörungen. Anfangs sind diese Störungen segmental angeordnet, später entwickelt sich daraus bei entsprechender Ausdehnung des Tumors ein querschnittförmiges Bild mit motorischen Erscheinungsformen und Blasen-/Mastdarmstörungen.

Diagnostik. Röntgen (Destruktionen von Wirbelkörpern oder Wirbelbögen, osteoplastische oder osteoklastische Herde, Verschmälerung der Zwischenwirbelräume oder des Spinalkanals, Erweiterung der Neuroforamina), CT und NMR (Tumorausdehnung, beteiligte Strukturen), Myelogramm (Kontrastmittelstop oder -aussparung, Darstellung der Wurzeltaschen), Knochenszintigramm (herdförmige Speicherungen z.B. Wirbelmetastasen), Lumbalpunktion (*Froin-Syndrom:* Sperrliquor mit Eiweißerhöhung unterhalb der Läsion; *Queckenstedt-Zeichen*), Elektrophysiologie (Elektromyographie und somatosensorisch evozierte Potentiale „SSEP": Veränderung der Muskel- und Nervenpotentiale).

Therapie. Laminektomie oder Laminotomie (Wirbelbogeneröffnung) und mikrochirurgische Tumorentfernung. Dabei können intradurale, gutartige Tumoren mit den mikrochirurgischen Operationsmethoden unter dem Mikroskop radikal exstirpiert werden. Meningeomrezidive können durch die totale Ausschneidung der Tumormatrix verhindert werden. Extradurale metastatische Geschwülste und Neoplasien können in der Regel nicht totalexstirpiert werden. Da diese Prozesse zu Querschnittsyndromen führen können, soll zur Erhaltung der Gehfähigkeit rechtzeitig eine *Entlastungslaminektomie* durchgeführt werden, wodurch auch eine Besserung der Lebensqualität durch die neurologische Besserung erreicht werden kann. Ergänzend oder alternativ stehen hier Bestrahlung, Chemotherapie und orthopädische Maßnahmen zur Verfügung.

Spinale Angiome

Meist intradural, im Bereich der weichen Rückenmarkshäute oder im Rückenmark selbst auftretende, arteriovenöse Angiome oder Venenektasien (seltener). Diese sind vorwiegend über den dorsalen Anteilen des Rückenmarks lokalisiert und erstrecken sich über mehrere Segmente. Männer sind häufiger betroffen als Frauen (5:1).

Symptome. Meist treten die Beschwerden erst im mittleren Lebensalter auf als Folge von Zirkulationsstörungen bei Insuffizienz des Kollateralkreislaufs, selten infolge mechanischer Kompression. Über lokale Ödeme, venöse Stauungen und Gewebsnekrosen (*angiodysplastische Myelomalazie*) kommt es zu akuten, subakuten oder intermittierenden, progredienten radikulären Schmerzen und zu Extremitätenparästhesien, die später in spastische Hemi- und Paraparesen mit vegetativen Ausfällen übergehen. Analog zu den zerebralen Angiomen kann es zu apoplektiformen, *spinalen Subarachnoidalblutungen* kommen. Typisch dafür sind heftigste initiale Rückenschmerzen mit Schmerzausstrahlung in die unteren Extremitäten und deutlichem Meningismus. Der Liquor ist anfangs blutig und später xanthochrom.

Diagnostik. Klinik, Röntgen (evtl. Angiomwirbel), CT (Blutung), Angiographie (geschlängelte, streifige Kontrastmittelaussparungen), superselektive spinale Angiographie (Tumorausdehnung und versorgende Gefäße).

Therapie. Ziel ist die Normalisierung der regionalen Durchblutung und Verhinderung von (rezidivierenden) spinalen Subarachnoidalblutungen, wenn möglich durch radikale Resektion des Angioms. Ist dies nicht möglich, erfolgt eine Teilentfernung oder eine Teilunterbindung der zuführenden Gefäße. Bei inoperablen Angiomen mit der Gefahr der Querschnittlähmung ist die Embolisation nach superselektiver Angiographie die Behandlungsmethode der Wahl.

Spinaler Epiduralabszeß

Synonyme sind epidurale Eiterung, Extraduralabszeß, Epiduritis und Pachymeningitis externa.

Eiteransammlung im Epiduralraum zwischen der Dura spinalis und dem spinalen Periost, die durch Fortleitung von Wirbelprozessen oder durch hämatogene Streuung bei bakteriellen Allgemeininfektionen zustande kommt. Selten wird eine Sekundärinfektion eines traumatischen Hämatoms als Ursache beobachtet.

Symptome. Medulläre Kompressionserscheinungen. Bei einer Durchwanderung der Entzündung kann es zu Gefäßreaktionen kommen (Venenthrombose), die Folge ist ein komplettes irreversibles Querschnittsbild.

Therapie. Laminektomie, Drainage der Abszeßhöhle und lokale sowie systemische Antibiotikaapplikation nach Resistenztestung.

Intramedulläre Abszesse

Sie sind extrem selten und werden meist zufällig diagnostiziert, z.B. bei einer Operation wegen Verdacht auf spinalen Tumor. Sie zeigen immer massive neurologische Defektsyndrome und werden immer operativ behandelt.

11.2.2 Wurzelkompressionssyndrome

Die häufigste Ursache sind *degenerative Bandscheibenveränderungen*, hauptsächlich in Höhe L4/5 und L5/S1. Durch die Verringerung des Gehalts an Glykoproteinen und Flüssigkeiten nehmen mit zunehmendem Alter Elastizität und Turgor des Nucleus pulposus ab und der umgebende Faserring (Anulus fibrosus) erfährt durch die Bradytrophie regressive Veränderungen. Unter normaler alltäglicher Belastung der Bandscheiben kommt es im Anulus fibrosus, vor allem im dorsalen Abschnitt, zu Spaltbildungen und Rissen, in die sich Teile des N. pulposus einlagern können. Der durch regressive Veränderungen verschmälerte Faserring wird durch das Nachdrücken des Nukleusgewebes nach ventral, lateral oder dorsal zum Wirbelkanal hin gewölbt (*Protrusion*), dadurch kommt es zu lokalen Schmerzen und Muskelverhärtungen (*Omalgie, Lumbalgie*) oder, bei Wurzelkompression, zu *Ischialgien*. Eine Spontanheilung ist in dieser Phase möglich.

Bricht der Nucleus pulposus aus dem Anulus fibrosus hinaus, entsteht ein *Prolaps* (Bandscheibenvorfall, BSV). Dabei steht das prolabierte Gewebe noch in fester Verbindung mit dem übrigen Bandscheibengewebe. Wird der vorgefallene Bandscheibenteil vom übrigen Gewebe losgelöst, so kann er durch die Lücke im Faserring als freies Sequester in den Spinalkanal hindurchrutschen und raumfordernd als intraspinale Geschwulst wirken (*sequestrierter Bandscheibenvorfall,* siehe Abb. 2.25). Die Folgen sind Irritation des Ligamentum longitudinale posterior (*Hexenschuß*), Wurzelirritationen (*Lumboischialgien*) oder Rückenmarkskompression (evtl. *Querschnittlähmung*). In diesem Stadium ist eine Spontanheilung nicht mehr möglich.

Ebenso können *degenerative Wirbelkörperveränderungen* wie Osteochondrose (Verdickung der Deck- und Grundplatte), Spondylosis deformans oder Spondylarthrosis deformans (Einengung des Foramen intervertebrale) zu einem Wurzelkompressionssyndrom führen.

Andere Ursachen sind Syndrom des engen Spinalkanals, Spondylolisthesis, Spondylolyse und Instabilitas intervertebralis.

Zervikale Bandscheibenvorfälle

Diese sind meist in den unteren Abschnitten der Halswirbelsäule lokalisiert.

Symptome. Je nach Höhenlokalisation und mechanischer Reizung oder Schädigung neuraler Strukturen (Wurzeln, Halsmark) oder Gefäße (A. spinalis) werden folgende Syndrome beobachtet:
- *Nacken-Hinterkopf-Syndrom* (Zephalalgie, Migraine cervicale)
- *Nacken-Arm-Syndrom* (Brachialgie)
- *vertebragener Schwindel* (meist uncharakteristische Schwindelsensationen mit Schwerhörigkeit und Tinnitus)
- *zervikale Myelopathie* (langsam fortschreitende spastische Para- oder Tetraparesen mit Sensibilitätsstörungen und Störung der Blasen- und Mastdarmfunktion durch direkte Markschädigung oder Drosselung des Blutstromes in der A. spinalis anterior, Pyramidenbahnzeichen, spinale Ataxie)

Zur Höhenlokalisation (segmentale Einordnung) siehe Neurologie, Kapitel 1.1.3 und 1.4.1.

Diagnostik. HWS-Röntgen in zwei Ebenen (Verschmälerung der Zwischenwirbelräume, evtl. knöcherne Exophyten), CT (Lage und Größe des Bandscheibenvorfalls), Myelographie, eventuell mit Postmyelo-CT (mit wasserlöslichem Kontrastmittel, Aussparung oder Stop), Neurophysiologie (Veränderungen im Elektromyogramm bei chronischem Gesche-

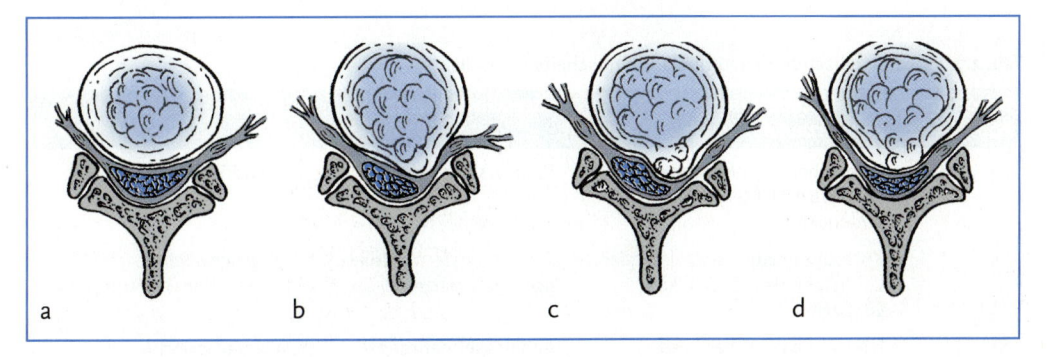

Abb. 2.25: Lumbale Bandscheibenvorfälle: **a** normaler Befund, **b** mediolateraler Nucleus-pulposus-Prolaps, **c** sequestrierter Nucleus-pulposus-Prolaps, **d** medialer Massenprolaps mit Kompression der Cauda equina

hen), Liquor (Eiweißvermehrung bei Passagehindernis).

Therapie. Konservativ ähnlich wie beim lumbalen Bandscheibenvorfall, siehe unten. *Operation nach Cloward oder nach Smith-Robinson*: ventraler Zugang zwischen Ösophagus und Karotis, Ausräumung des Bandscheibenvorfalls und anschließend Fusionierung (Verblockung) der benachbarten Wirbelkörper zur Stabilisierung der operierten Höhe. Postoperativ Schanz-Krawatte zur Ruhigstellung und Krankengymnastik.

Lumbale Bandscheibenvorfälle

Diese sind meist in Höhe L4/5 oder L5/S1 lokalisiert.

Symptome. Je nach Lokalisation und Richtung des Prolapses werden verschiedene radikuläre Beschwerden und Reflexausfälle sowie dermatomabhängige Sensibilitätsstörungen beobachtet (siehe auch Neurologie, Kap. 1.1.3):
- *dorsolaterale Protrusion*: akute Lumbalgien, lokale Druck- und Klopfschmerzen, verspannte Rückenmuskeln, eingeschränkte Beweglichkeit
- *dorsolateraler Bandscheibenvorfall*: Paresen mit dermatomabhängigen Hypästhesien und -algesien durch Kompression von Nervenwurzeln und Anteilen des N. ischiadicus. Zur Höhenlokalisation siehe Tabelle 2.7.
- *medialer Bandscheibenvorfall*: seltener als der dorsolaterale Bandscheibenvorfall, da das hintere Längsband im medialen Bereich kräftiger ausgebildet ist als im lateralen. Es kommt zu akuten Kreuzschmerzen mit Ausstrahlung in die Beine und kurz darauf zu schlaffer Lähmung von Gesäß und Beinen, Areflexie, Reithosenanästhesie, Stuhl- und Harninkontinenz (Restharnbildung) und Potenzstörung. Treten die Schmerzen plötzlich ein und klingen rasch ab mit Hinterlassung von schlaffen Lähmungen, so besteht der Verdacht auf *"Wurzeltod"*, Patienten mit diesem Krankheitsbild müssen sofort operiert werden, sonst droht die Gefahr einer bleibenden Lähmung.

Therapie. Beim ersten Auftreten von Lumbalgien und Ischialgien wird *konservativ* behandelt. Ziel ist die Unterbrechung des Circulus vitiosus der Bandscheibendegeneration (Schmerz → Muskelverspannung und weitere Verschlechterung → Schmerz):
- strenge Bettruhe und Stufenbettlagerung zur Entlastung
- Analgetika, Muskelrelaxanzien und Wärmeapplikation zur Muskelentspannung
- Physiotherapie zur Stärkung der Rumpfmuskulatur und zur Rezidivprophylaxe

Indikationen für die operative Behandlung sind erfolglose konservative Therapie, Symptomverschlechterung, drohender Wurzeltod, Rezidiv mit neurologischen Ausfällen und myelographisch stark ausgeprägtem Bandscheibenvorfall. Die degenerierte Bandscheibe wird nach *interlaminärer Fensterung* (Entfernung des

Tab. 2.7: Höhenlokalisation des lumbalen Bandscheibenvorfalls

betroffene Wurzel	Sensibilitätsstörungen Schmerzausdehnung	abgeschwächter Reflex	Folgen
L4	Oberschenkelaußenseite über Patella und Unterschenkelaußenseite	Patellarsehnenreflex	Quadrizepsschwäche
L5	Knieaußenseite, ventrolateraler Unterschenkel, Fußrücken, *Großzehe*	Tibialis-posterior-Reflex positiver Lasegúe	abgeschwächte Großzehenstreckung
S1	laterodorsaler Ober- und Unterschenkel, Ferse, laterale Fußkante, *Kleinzehe*	Achillessehnenreflex	Plantarflexion ↓ Lähmung des M. glutaeus maximus

Ligamentum flavum zwischen zwei benachbarten Wirbelbögen) mikrochirurgisch ausgeräumt, es wird eine *Laminektomie* (Wirbelbogenentfernung) oder *Hemilaminektomie* durchgeführt. Ca. 75 % aller Patienten werden dadurch vollständig oder weitgehend beschwerdefrei. Ein anderes Verfahren ist die *Chemonukleolyse:* der Nucleus pulposus wird durch Einspritzung von Chemopapain oder Kollagenase enzymatisch aufgelöst. Wegen möglicher Komplikationen, z.B. Überempfindlichkeit, kommt dieses Verfahren kaum zur Anwendung. Bei der *perkutanen Nukleotomie* wird unter Röntgenkontrolle eine Hohlnadel in die Zwischenwirbelscheibe eingeführt und der Nucleus pulposus abgesaugt, verdampft oder ausgeräumt.

Enger Spinalkanal (Claudicatio spinalis)

Angeborene (z.B. bei der Chondrodystrophie) oder erworbene Einengung des Spinalkanals mit Reduktion des Sagittal- und/oder Transversaldurchmessers.

Die Einengung kann postoperativ (Narbenbildung, nach Spondylodese), posttraumatisch oder aufgrund degenerativer Prozesse (Arthrose der Wirbelgelenke, Osteochondrose der Wirbelkörper u.a.) entstehen.

Symptome. Eine Stenose im Zervikalbereich verursacht Symptome der zervikalen Myelopathie wie spastische Para- oder Tetraparese, Pyramidenbahnzeichen, spinale Ataxie u.a. (siehe auch Neurologie). Eine Stenose im Lumbalbereich führt zu einem schmerzhaften Kaudasyndrom, polyradikulären neurologischen Defiziten und schmerzbedingter Verkürzung der Gehstrecke (*Claudicatio intermittens der Cauda equina*).

Diagnostik. Myelographie und transversales CT (Passagebehinderung, eventuell in mehreren Segmenten).

Therapie. Ruhe, antirheumatische Analgetika, Wärmeapplikation. Bei erfolgloser konservativer Therapie erweiterte interlaminäre Fensterung bei einseitigen Beschwerden oder Laminektomie bei doppelseitigen Beschwerden.

11.2.3 Rückenmarkverletzungen

Offene Verletzungen

Es besteht eine Kommunikation zwischen Außenluft und Intraspinalraum. Neben der Durazerreißung kommt es zu partieller oder vollständiger Kontinuitätsunterbrechung des Rückenmarks. Die häufigste Ursache ist die Geschoßeinwirkung. Die neurologischen Symptome variieren je nach Läsionsort und -ausmaß von radikulären Ausfällen über partielle Querschnittläsionen bis zum kompletten Querschnittsyndrom. Wegen der Gefahr der Liquorfistelentwicklung mit Infektion der Meningen erfordern diese Verletzungen die sofortige neurochirurgische Versorgung mit Verschluß der Dura.

Geschlossene Verletzungen

Sie sind häufiger als die offenen Verletzungen und entstehen durch indirekte oder stumpfe Gewalteinwirkung, z.B. bei Sturz, Stoß oder Anprall. Die Dura bleibt dabei intakt (siehe auch Neurologie, Kapitel 4.5). Schweregrade:
- *Commotio spinalis*: passagere motorische Lähmungen und Sensibilitätsstörungen, die Stunden bis Tage dauern und danach vollständig abklingen
- *Contusio spinalis*: nicht reversible Funktionsausfälle mit morphologisch faßbaren Veränderungen des Myelons
- *Lazeration*: komplette Rückenmarkszerreißung oder -durchtrennung

Therapie. Bei der Commotio Bettruhe für wenige Tage, bei partiellen Läsionen und Kompressionen Entlastungslaminektomie, beim kompletten Querschnitt keine Operation.

Komplikationen. Liquorfisteln mit nachfolgender Meningitis bei offenen Verletzungen; epidurale Blutungen durch Zerreißung epiduraler Venenplexus oder häufiger als Sickerblutung aus der Wirbelspongiosa bei Wirbelfrakturen; subdurale und subarachnoidale Blutungen von flächenhafter Ausdehnung, die selten ein raumbeengendes Ausmaß erreichen.

Die traumatische Querschnittläsion

Meist vollständige Lähmung nach Quetschung des Rückenmarks durch traumatisch luxierte Wirbelkörper (-brüche) oder Bandscheiben. Das Rückenmark zeigt ein begleitendes regionales Ödem. Phasen:
- 1. Phase (*spinaler Schock*): plötzliche und vollständige schlaffe Lähmung distal der Leitungsunterbrechung (Tetraplegie im HWS-Bereich oder Paraplegie im BWS-Bereich) mit Aufhebung der Eigen- und Fremdreflexe, akuter Stuhl- und Harninkontinenz und vegetativen Störungen. Durch eine hämodynamisch wirksame Gefäßdysregulation besteht zusätzlich die Gefahr der Schockentwicklung.
- 2. Phase (*Querschnittsyndrom*): tritt etwa acht Wochen nach der akuten Phase ein. Symptome sind schlaffe Lähmung in Höhe der Läsion (Vorderhornschädigung), gesteigerte Eigenreflexe, Auftreten von Pyramidenbahnzeichen und bleibende Sensibilitätsstörungen unterhalb der Läsion. In manchen Fällen entwickelt sich eine Reflexblase mit Restharnbildung.

Höhenlokalisation der Läsion und Diagnostik.
- Halsmark: Tetraparese; Zwerchfelllähmung bei Läsionen oberhalb von C4
- Brustmark: spastische Beinparese, Reflexblasenbildung (Th12 und tiefer), segmentale Muskellähmung von Brust, Bauch und Rücken
- Lumbalmark: schlaffe Beinparesen
  - Konus-Kauda-Syndrom: Reithosenanästhesie, schlaffe Beinparese, Areflexie, Mastdarm- und Blaseninkontinenz, Impotenz

Die Diagnostik wird durch Röntgen-, CT- und NMR-Aufnahmen sowie durch elektrophysiologische Untersuchungen bestätigt.

Therapie. Die Ursache des Querschnitts wird operativ behandelt, z.B. Wirbelfraktur oder traumatischer Bandscheibenvorfall, außerdem werden zur Bekämpfung des Rückenmarksödem Kortikoide gegeben. Nach Beendigung der neurochirurgischen Behandlung sollen die Patienten frühzeitig in Spezialkliniken verlegt werden, wo durch Weiterbehandlungsmaßnahmen die berufliche, soziale und psychophysische Rehabilitation möglich ist.

Komplikationen und Prognose. Liegekomplikationen wie sekundäre Venenthrombose, Dekubitus, Harnwegsinfekte, Ateminsuffizienz und Kontrakturen. Die Rückbildungsfähigkeit des inkompletten Querschnitts hängt von Ausmaß und Dauer der Schädigung ab. Beim irreparablen Querschnitt kommt es zu bleibenden segmentabhängigen Lähmungen.

11.2.4 Erkrankungen und Verletzungen peripherer Nerven

Verletzungen

Es gibt offene Verletzungen durch Schnitt, Stich, Schuß etc. und geschlossene Verletzungen wie Quetschung, Überdehnung, Einklemmung bei Frakturen, Luxation oder Distorsionen. Iatrogen bei falscher Lagerung während der Operation (*Narkoselähmung*), enger Gipsschiene, Abschnürbinde (Operation in Blutleere) und bei falscher Injektionstechnik (*Spritzenlähmung* des N. ischiadicus).

Die Folgen sind *schlaffe Lähmungen* der versorgten Muskulatur. Die am meisten gefährdeten Nerven sind:
- N. radialis am Oberarm → Fallhand
- N. ulnaris im Ellenbogen → Krallenhand
- N. medianus → Schwurhand
- N. fibularis → Steppergang (Hahnentritt)
- N. tibialis → aufgehobener Zehenstand bzw. -gang

Symptome. Schlaffe Lähmung, Areflexie, trophische Störungen, Störung der Oberflächen- und Tiefensensibilität, Schweißsekretionsstörung.

Beispiele.
- *obere (komplette) Radialislähmung (C5–C8)*: Tritt meist nach Oberarmschaftfraktur mit Beteiligung des Sulcus nervi radialis auf. Die Folgen sind Aufhebung der aktiven Streckung im Ellenbogen-, Hand- (Fallhand)

und Fingergrundgelenk, Herabhängen des Unterarms, Pronationsstellung, Abschwächung von Radiusperiostreflex, Trizepssehnenreflex und Brachioradialisreflex.
- *proximale Medianuslähmung (C5–Th1):* Die Folgen sind Lähmung der Hand- und der langen Fingerbeuger (Schwurhand), Lähmung der Thenarmuskulatur und Schwäche der Abduktion und Opposition des Daumens. Da dieser Nerv besonders reich an vegetativen Fasern ist, werden zusätzlich vegetativ-trophische Störungen beobachtet und bei teilweiser Läsion Kausalgie.
- *Ulnarislähmung (C8–Th1):* Die Folgen sind Krallenhand mit Schwäche der Spreizung und Abduktion der Finger (Atrophie der Spatia interossea I–IV, Atrophie des M. abductor digiti minimi) und positives Froment-Zeichen (Parese des M. adductor pollicis).
- *Femoralislähmung (L1–L4):* Zur Schädigung dieses Nerven kommt es bei Beckenfrakturen, Psoasabszessen oder -hämatomen (Hämophilie) oder intrapelvinen Tumoren. Die Folgen sind Schwierigkeiten beim Treppensteigen (Quadrizepsparese → Kniebeugeschwäche und Iliopsoasparese → Hüftbeugungsschwäche), Abschwächung des Patellarsehnenreflexes.

Diagnostik. Anamnese, neurologische Untersuchung, Elektrophysiologie (Elektromyographie, NLG: Nervenleitgeschwindigkeit), Röntgen.

Therapie. Bei Kontinuitätsunterbrechung mikrochirurgische, spannungsfreie Adaptation der Nervenstümpfe durch eine End-zu-End-Nervennaht mit feinem, atraumatischem Nahtmaterial unter dem Mikroskop. Ist eine spannungsfreie Adaptation der Nervenenden nicht möglich, muß ein autologes Nerventransplantat vom N. suralis zwischengeschaltet werden. Die Operationstechnik ist die gleiche (End-zu-End-Anastomose). Bei geschlossenen Verletzungen mit Nervenquetschung zunächst konservative Behandlung, bei Ausbleiben elektromyographischer Reinnervationszeichen sechs bis acht Wochen nach dem Trauma muß eine operative Freilegung (*Neurolyse*) vorgenommen werden: Durch Narbengewebe eingeschnürte, aber in der Kontinuität erhaltene Nerven werden von diesem Narbengewebe abpräpariert beziehungsweise abgelöst. Man unterscheidet zwischen epineuraler und endoneuraler interfaszikulärer Neurolyse.

Tumoren

Insgesamt sind Nerventumoren sehr selten. Man unterscheidet *mesodermale* (Fibrome, Hämangiome) und *neuroektodermale Tumoren* (Neurome, Neurofibrome, -epitheliome). Am häufigsten sind die gutartigen *Neurinome* (aus den Schwann-Zellen), am zweithäufigsten *Lipome*.

Symptome. Schmerzen, Parästhesien, motorische Ausfälle und Tastschmerzen (Trigger).

Therapie. Mikrochirurgische Tumorentfernung, bei Neuromen Resektion im Gesunden, dann direkte oder indirekte Wiedervereinigung der Nervenenden (evtl. Zwischenschaltung eines Nerventransplantats). Lipome lassen sich herausschälen.

Kompressionssyndrome (Engpaßsyndrome)

Durch zunehmende, chronische Kompression eines peripheren Nervs an einer anatomischen Engstelle kommt es zu Schmerzen, trophischen Störungen und Lähmungen distal des betroffenen Nerven, z. B. beim Karpaltunnelsyndrom (N. medianus), Skalenussyndrom (Plexus brachialis), Ulnarisrinnensyndrom (N. ulnaris), Meralgia paraesthetica (N. cutaneus femoris lateralis) u.a.

Die neurochirurgische Behandlung besteht in der Beseitigung des Engpasses, z. B. Spaltung von komprimierenden Strukturen, Neurolyse und gegebenenfalls Verlagerung des Nerven in ein geschütztes Weichteilbett.

Als Beispiel soll hier das *Karpaltunnelsyndrom* aufgeführt werden (zu den übrigen Syndromen siehe Neurologie, Kap. 5.2) das durch die chronische Kompression des N. medianus unter dem Retinaculum flexorum (Ligamentum carpi transversum) am Handgelenk entsteht. Die Ursachen sind vielfältig, z.B. fibrotische Verdickung des Ligamentums, Traumata etc. Frauen sind häufiger betroffen als Männer.

Symptome. Hauptsächlich nächtliche Schmerzen und Parästhesien im ersten, zweiten und dritten Finger mit Morgensteife, später Atrophie des Daumenballens.

Diagnostik. Typische Klinik, positives Hoffmann-Tinell-Zeichen (elektrisierender Schmerz beim Beklopfen des Handgelenkes), Elektrophysiologie (NLG, EMG).

Therapie. Zunächst konservativ mit Kortikoidinjektionen und Ruhigstellung. Bei fehlendem Erfolg operative Spaltung des Retinakulums.

> **Klinischer Fall**
>
> Eine ältere Patientin klagt über Sensibilitätsstörungen im I.–III. Finger der rechten Hand, starke Schmerzen, die besonders nachts auftreten, und über Schwäche des M. abductor pollicis.
> *Diagnose:* Verdacht auf Karpaltunnelsyndrom

11.2.5 Spaltmißbildungen im Bereich der Wirbelsäule

Spina bifida

Es handelt sich um Mißbildungen, die durch mangelhafte Rückenmarksanlage oder durch Störung des Schließungsprozesses der Neuralplatte (Dysraphien) zustande kommen. Dabei kommt es zu Spaltbildungen im Bereich der Wirbelsäle und der Rückenmarkshüllen, eventuell mit Beteiligung des Rückenmarks selbst. Nach der Art des Defektes und nach den beteiligten Strukturen unterscheidet man Rachischisis, Meningozele, Meningomyelozele und Spina bifida occulta. Weiterhin ist die Syringomyelie als zentrale (stiftförmige) Höhlenbildung im Rückenmark zu erwähnen. (siehe Neurologie, Kap. 3.1 und 4.1).

Therapie. Die Behandlung der Dysraphien besteht aus dem operativen Verschluß des Defektes mit Duraresektion und -plastik. Bei der Syringomyelie wird operativ ein Shunt zwischen der Syrinx und dem Subarachnoidalraum angelegt. Ergänzende Maßnahmen sind Physiotherapie, orthopädische Gehhilfe, Prophylaxe von Harnwegsinfekten und Analgetika.

12 Thorax

12.1 Pathophysiologie der Atmung

Atemstörungen werden in Störungen der Diffusion, Ventilation und Perfusion unterteilt. Bei der *Diffusionsstörung* ist der Gasaustausch zwischen Alveolarraum und Blut betroffen. Die Ursache dafür kann eine Verdickung der alveolokapillären Membran (Fibrose) oder eine Verkleinerung der Diffusionsoberfläche (Lungenödem) sein. Eine Störung des Gasaustauschs innerhalb der Alveolen bezeichnet man als *Ventilationsstörung*, die Ursachen sind Beeinträchtigung des Atemzentrums (Narkose, Trauma etc.), der Atemmechanik (Rippenfraktur, Pneumothorax etc.) oder des Lungenparenchyms (Emphysem, Lungenödem). Bei der *Perfusionsstörung* sind die Lungendurchblutung vermindert und die Pulmonalarteriendrücke erhöht; es gibt dafür präkapilläre (Thrombose, chronische Lungenerkrankung etc.) oder postkapilläre (Herzerkrankungen) Ursachen.

Alle Störungen der Atmung führen zur sogenannten *respiratorischen Insuffizienz* mit arterieller Hypoxämie und respiratorischer Azidose (siehe Innere Medizin, Atmungsorgane, Kap. 1.1).

12.2 Untersuchungsmethoden

Neben der klinischen Untersuchung (Anamnese, Inspektion, Palpation, Perkussion, Auskultation) werden zur Beurteilung der Operabilität Lungenfunktionsuntersuchungen und Blutgasanalysen durchgeführt. Weitere präoperative Verfahren sind Sonographie-, Röntgen- und endoskopische Untersuchungen.

12.2.1 Bildgebende Verfahren

Sonographie. Diese Methode ist bei stumpfen Thoraxtraumata zum Nachweis von Pleuraergüssen und Hämatomen wichtig. Bei der Nachsorgeuntersuchung von onkologischen Patienten dient sie dem Nachweis von Pleuraergüssen oder Schwellungen der regionären Lymphknoten.

Röntgenverfahren. Thoraxübersicht in zwei Ebenen (p.a. und seitlich), eventuell mit der Rippenaufnahmetechnik; Durchleuchtung und Tomographie, Thorax-CT und Thorax-NMR (Nuclear magnetic resonance, Kernspinresonanz; auch: magnetische Resonanztomographie, MRT) Bronchographie und Angiographie (mediastinale Phlebographie der A. und V. pulmonalis).

12.2.2 Endoskopische Untersuchungen (Spiegelung)

Diese Untersuchungen werden erst nach eingehender, nicht invasiver Diagnostik (siehe oben) durchgeführt.

Bronchoskopie. In Vollnarkose oder örtlicher Betäubung kann ein starres oder flexibles Bronchoskop durch den Mund bis zu den Segmentbronchien eingeführt werden, was diagnostische und therapeutische Eingriffe erlaubt, z.B. Biopsieentnahme zur Zystendiagnostik, Entfernung von Fremdkörpern, Absaugen. Etwa 60 % der Bronchialkarzinome können auf diese Weise entdeckt werden.

Mediastinoskopie. Durch dieses Verfahren wird das obere vordere Mediastinum untersucht. In Vollnarkose wird das Mediastinoskop, über einen Hautschnitt im Jugulum, entlang der Hauptbronchien bis zur Bifurkation eingeführt, wodurch die Entnahme von bifurkalen Lymphknoten und die Operabilitätsbeurteilung von Bronchialkarzinomen (inoperabel bei befallenen paratrachealen Lymphknoten) möglich wird.

Thorakoskopie. Das Thorakoskop wird in Allgemeinnarkose und meist nach Anlegen eines iatrogenen Pneumothorax über einen Hautschnitt in die Pleurahöhle eingeführt. Man kann Pleura, Lunge und Mediastinum beurteilen und Untersuchungsmaterial gewinnen.

12.3
Thoraxverletzungen

Man unterscheidet offene und geschlossene Thoraxverletzungen. Offene Verletzungen werden von Messerstichen oder Schußwaffen verursacht, geschlossene Verletzungen sieht man häufig nach direkter Einwirkung stumpfer Gewalt, z.B. Aufprallunfälle und Sprengstoffexplosionen. Straßenverkehrsunfälle liegen in der Häufigkeit an erster Stelle.

Bei den Thoraxverletzungen können alle thorakalen Strukturen betroffen werden; knöcherne Thoraxwand und Pleura, Lunge und Tracheobronchialsystem, Herz und große Gefäße, Speiseröhre und Wirbelsäule.

12.3.1
Hämatothorax und Hämatomediastinum

Bluterguß im Pleuraspalt oder im Mediastinum, der durch Abriß von Interkostalgefäßen oder von intrathorakalem Organparenchym entsteht.

Symptome. Hypovolämie und positiver Schockindex durch den intrathorakalen Blutverlust, Blässe, Dyspnoe, perkutorische Dämpfung, abgeschwächte Atemgeräusche. In der Röntgenaufnahme Spiegelbildung und Mediastinalverlagerung zur gesunden Seite.

Diagnose. Durch Ergußpunktion.

Therapie. Neben der Schockbehandlung ist das Anlegen einer Bülau-Saugdrainage für mehrere Tage die Methode der Wahl. Sie ermöglicht Blutentleerung gleichermaßen wie Quantifizierung des Blutverlustes und eine Entfaltung der Lunge. In vielen Fällen führt sie auch durch Expansion der Lunge und Verklebung der Pleurablätter zur Blutstillung. Bei unstillbaren Blutungen und bei Koagelbildung, die zu Pleuraschwarten mit Atembeeinträchtigung führen kann, ist die Thorakotomie indiziert.

12.3.2
Pneumothorax

Durch Verletzung der Pleura visceralis (Lungenfell) oder der Pleura parietalis (Rippenfell) kommt es zum Lufteintritt in den Pleuraspalt mit nachfolgendem Kollaps der betroffenen Lungenhälfte. Je nach Menge der eingedrungenen Luft resultiert ein partieller oder totaler Lungenkollaps (Pneumothorax).

Alle Pneumothoraxformen können sehr schnell zu einer hochgradigen respiratorischen Insuffizienz führen. Beim Spannungspneumothorax (siehe unten) kann es zusätzlich zur Behinderung des venösen Rückstroms zum Herzen und dadurch zu einer kardiopulmonalen Insuffizienz kommen.

Symptome. Hypersonorer Klopfschall mit aufgehobenem Atemgeräusch und ziehenden Schmerzen in der betroffenen Thoraxseite. Im Röntgenbild finden sich Luftansammlung in der betroffenen Thoraxhälfte mit Aufhebung der peripheren Lungenzeichnung in diesem Bereich und Verschiebung des Mediastinums zur gesunden Seite.

Offener Pneumothorax

Entsteht durch offene Verbindung zwischen Pleuraraum und Außenluft über einen Brustwanddefekt. Es kommt zu einem intrathorakalen Druckausgleich mit der Außenluft. Die Folge ist der Lungenkollaps.

Symptome. Thoraxwunde, hörbares Lufteinsaugen bei Inspiration, spürbarer Luftaustritt bei Exspiration, Abhusten ist unmöglich.

Komplikationen. Mediastinal- und Hautemphysem, Mediastinalflattern (Beeinträchtigung des venösen Rückstroms), Pleurainfektion.

Therapie. Erstmaßnahmen sind sofortige, wenn möglich sterile Wundabdichtung (Hand, Kompresse, Pflaster), Analgesie, Sedierung, Prophylaxe von Schock und Spannungspneumothorax. Die endgültige Versorgung besteht im operativen Wundverschluß sowie Bülau-Drainage zur Wiederausdehnung der Lunge, Intubation und Beatmung, Antibiotika (Pneumonieprophylaxe).

Geschlossener Pneumothorax

Bei dieser Form des Pneumothorax gelangt die Luft über die normalen Atemwege in den Pleuraraum, wo es durch die Luftansammlung zum intrathorakalen Druckausgleich mit der Außenluft und zum Lungenkollaps kommt. Die Ursachen dafür sind Lungenkontusion bei Rippenfraktur, Trachea- und Bronchusruptur und manchmal auch Überdruckbeatmung.

Symptome. Dyspnoe, Tachykardie, Zyanose, Brustschmerz.

Diagnostik. Hypersonorer Klopfschall, aufgehobenes Atemgeräusch auf der Seite des Pneus, Rö-Thorax wie oben.

Therapie. Spontanheilung bei kleineren Luftansammlungen (Röntgenkontrolle), sonst Thoraxpunktion und Bülau-Drainage.

Spannungs-(Ventil-)Pneumothorax

Pneumothorax mit ventilartigem Verschluß: bei Inspiration gelangt Luft in den Pleuraspalt, die bei Expiration nicht oder nur unvollständig entweichen kann; dadurch kommt es zu ständiger Zunahme des Druckes in der Brusthöhle mit Verdrängung der Lunge zur kontralateralen, gesunden Seite (Mediastinalverschiebung).

Symptome. Todesangst, Dyspnoe, Zyanose, Tachykardie, Brustschmerz.

Diagnose. Erweiterte Interkostalräume, Verlagerung des Herzspitzenstoßes, Anstieg des ZVD (durch venöse Drosselung), Abfall des systolischen Blutdrucks, evtl. Haut- und Mediastinalemphysem, sonst wie oben.

Therapie. Erstmaßnahme: Druckentlastung durch Punktion im vierten Interkostalraum medioklavikular mit einer Hohlnadel → Luftentweichung (cave: A. mammaria interna). Operativ: Beseitigung der Ursache und Anlegen einer Bülau-Drainage.

> **Klinischer Fall**
> Bei einem 72jährigen Patienten entwickelte sich als Folge einer frischen Rippenserienfraktur eine respiratorische Insuffizienz. Unter der daraufhin eingeleiteten PEEP-Beatmung kommt es plötzlich zu einem Anstieg des Beatmungsdrucks und des zentralvenösen Drucks, anschließend zu einem Blutdruckabfall.
> *Diagnose:* Verdacht auf Spannungspneumothorax.

Nichttraumatische Pneumothoraxformen

Der *Spontanpneumothorax* betrifft meist jüngere Menschen mit bislang unauffälliger Lungenanamnese. Ursächlich kommen angeboren Lungenmißbildungen in Frage, z.B. subpleurale Emphysemblasen. Der symptomatische Pneumothorax kann auch im Rahmen verschiedener Lungenerkrankungen auftreten z.B. Lungenemphysem, Bronchiektasen, Tuberkulose etc. Auch diese Formen des Pneumothorax werden mit Pleuradrainage behandelt. Weiteres in Innere Medizin, Atmung, Kapitel 8.1.

> **Klinischer Fall**
> Ein 27jähriger Patient klagt seit 24 Stunden über zeitweise ziehende Schmerzen in der linken Thoraxseite mit Dyspnoe bei Belastung. Aus der Anamnese sind keine wesentlichen Vorerkrankungen zu erfragen. Klinisch findet sich über der linken

> Thoraxseite ein hypersonorer Klopfschall mit aufgehobenem Atemgeräusch. Die Röntgenaufnahme zeigt folgendes Bild (siehe Abb. 2.26).
> *Diagnose:* Pneumothorax, am ehesten durch Ruptur einer subpleural gelegenen Emphysemblase.

12.3.3 Mediastinal- und Gewebsemphysem

Mediastinalemphysem

Luftansammlung im Mediastinalraum bei Ösophagus-, Trachea- oder Bronchusruptur. Bei zusätzlicher Ruptur des Zwerchfells besteht die Möglichkeit einer offenen Verbindung zwischen dem Mediastinalraum und einem Hohlorgan des Bauchraumes. Das Mediastinalemphysem kann über die obere Thoraxapertur in die Hals- und Supraklavikularregion vordringen.

Symptome und Diagnostik. Pulssynchrones Geräusch über dem Herzen, retrosternale Schmerzen, venöse Einflußstauung, Blutdruckabfall, Dyspnoe und Hypoxie.

Komplikationen. Ein exzessives Emphysem führt zur sogenannten *extrakardialen Herztamponade*. Bei Übergreifen des Emphysems auf den Rachen besteht akute Erstickungsgefahr.

Therapie. Notfallmäßige Entlastung durch *kollare Mediastinotomie* (quere Inzision über dem Jugulum und von dieser Inzision aus stumpfe Eröffnung des Mediastinums mit dem Finger, später operative Beseitigung der Ursache.

Hautemphysem

Luftansammlung im Subkutanraum des Brustkorbes und des Kopf- und Halsbereiches als Hinweis auf Atemweg- oder Ösophagusverletzung.

Diagnose. Schneeballknirschen bei Palpation, streifige Aufhellungen im Röntgenbild.

Therapie. Beseitigung der Ursache, eventuell Einstechen von Nadeln in den Subkutanraum.

12.3.4 Herzverletzungen

Stumpfe Herzverletzungen

Diese werden hauptsächlich im Rahmen von Polytraumata bei Straßenverkehrsunfällen angetroffen. Man unterscheidet zwei Schweregrade:

Die *Commotio cordis* ist eine rein funktionelle Störung ohne morphologische Komponente (frühe ST-Senkung als Ischämiezeichen). Sie wird nur beobachtet.

Die *Contusio cordis* ist eine echte Verletzung des Herzens mit einer morphologischen Komponente, aber ohne Eröffnung des Herzens oder Schädigung von intrakardialen Strukturen (subepikardiale, subendokardiale oder myokardiale Blutungen). Das Krankheitsbild ist mit dem Herzinfarkt vergleichbar (siehe auch Innere Medizin, Herz und Gefäße, Kap. 3). Wegen der Gefahr der Rhythmusstörungen wird das EKG überwacht, eventuell muß eine Punktion bei Perikardtamponade vorgenommen werden.

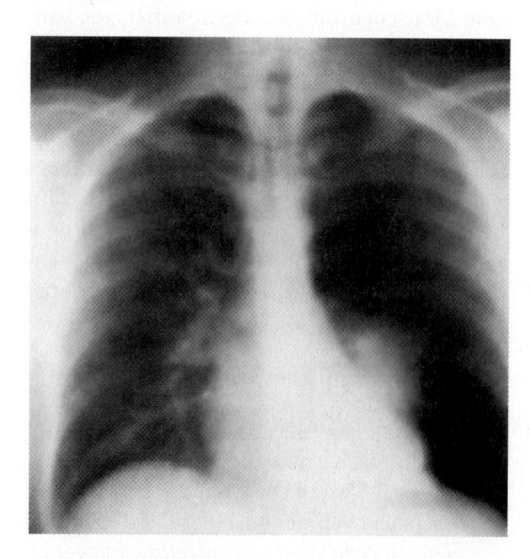

Abb. 2.26: Linksseitiger Pneumothorax mit vollständig kollabierter Lunge (IMPP)

Penetrierende Herzverletzungen

Bei diesen Verletzungen sind in 70 % der Fälle beide Herzventrikel betroffen. Kleinere Verletzungen bleiben häufig klinisch stumm. Bei großen Verletzungen entwickeln sich möglicherweise Hämoperikard, Herzbeuteltamponade, Hämatomediastinum, Hämatothorax oder Pneumoperikard.

Therapie. Bei asymptomatischen Verletzungen wird die Brustwand genäht, es erfolgt eine Tetanusprophylaxe. Eine *Luxatio cordis* mit starken Blutungen muß operativ revidiert werden.

12.3.5 Verletzungen intrathorakaler Gefäße

Verletzungen von intrathorakalen Venen oder kleinen Arterien führen zu einem Hämatomediastinum mit Herzkompression.

Aortenruptur

Lebensbedrohliche Perforation oder Zerreißung der Aorta vor allem bei Frakturen der ersten, zweiten und dritten Rippe links oder bei horizontalen und vertikalen Dezelerationstraumata (Verkehrsunfälle, Liftabsturz). Die Aorta reißt dabei an ihrem mechanischen Schwerpunkt, dem Übergang vom Bogen in den deszendierenden Teil distal des Abgangs der A. subclavia. Zerreißt dabei die gesamte Gefäßwand (*komplette Aortenruptur*), resultiert das Bild des akuten Herztodes am Unfallort durch Verbluten in den Thorax. Die *inkomplette* (oder *gedeckte*) *Aortenruptur* zeigt folgendes klinisches Bild: Schocksymptomatik, Dyspnoe, Tachypnoe, Zyanose, Schmerzen im Brustkorb und im Rücken zwischen den Schulterblättern, Blutdruckdifferenz zwischen oberer und unterer Extremität.

Therapie. Sofortige Operation, gewöhnlich ist die Interposition einer Patchprothese notwendig, manchmal kann die Ruptur aber mit einer direkten Naht verschlossen werden.

Klinischer Fall

Ein 30jähriger Mann wird in die Klinik gebracht, nachdem er mit seinem PKW frontal gegen einen Baum gefahren ist. Er ist bei klarem Bewußtsein und hat eine ausgedehnte Prellmarke am unteren Brustkorb ventral. Krepitation und Druckschmerzhaftigkeit der mittleren bis unteren linken Rippen in der Mediokalvikularlinie. Der Blutdruck am rechten Arm beträgt 130/70 mmHg, am linken Arm 90/60 mmHg. Pulsfrequenz ist 120/min. Röntgenbefunde: Rippenserienfraktur 5.–9. Rippe, auffallend breites Mediastinum. *Diagnose:* Verdacht auf inkomplette Aortenruptur

---

12.3.6 Kombinierte Verletzungen beim polytraumatisierten Patienten

Etwa ein Drittel aller Thoraxverletzungen kommt im Rahmen eines Polytrauma in Verbindung mit Verletzungen anderer Organsysteme vor, z.B. Schädel-Hirn-Trauma, Bauchtrauma etc. Thoraxtraumata stellen eine akute Lebensgefahr für den Patienten dar (z.B. durch Hämatothorax) und sollten zuerst gesucht und behandelt werden, erst danach werden andere Organsysteme versorgt. Am Unfallort werden erste lebenserhaltende Maßnahmen durchgeführt: Bekämpfung der respiratorischen Insuffizienz, des Schocks und Herstellung der Transportfähigkeit. Weiteres in Notfallmedizin, Kapitel 5.1.

12.4 Thoraxwand und Pleura

12.4.1 Deformitäten

Die Hühnerbrust (*Pectus carinatum*) ist durch Rachitisprophylaxe heute selten geworden. Es gibt eine kosmetisch-psychische Indikation zur operativen Korrektur.

Die Trichterbrust (*Pectus excavatum*) wird auch aus kosmetisch-psychischen Gründen operiert (Chondroplastik).

Rippendeformitäten entstehen z. B. durch einseitige Rippenverschmelzungen. Zur Skolioseprophylaxe werden sie reseziert.

Sternumspalte und Rippenaplasie entstehen, wenn die entsprechenden Myotome in der frühen Fetalzeit nicht angelegt werden. Im Defektbereich fehlt die Muskulatur immer. Die Folge ist eine instabile Thoraxwand mit paradoxer Atmung und gestörter Ventilation. Bei einer Sternumspalte werden die beiden Sternumleisten operativ vereinigt. Auf der kontralateralen Seite werden ein oder zwei Rippen subperiostal reseziert und in den Defekt implantiert.

12.4.2
Pleuraerguß

Ein Pleuraerguß ist eine Flüssigkeitsansammlung im Pleuraraum. Dies können entzündliche *Exsudate* spezifischer oder unspezifischer Pleuritiden oder nicht entzündliche *Transsudate* sein, z. B. bei Rechts- oder Linksherzinsuffizienz oder bei pleuralen Tumormetastasen. Bei letzteren ist der Erguß blutig.

Symptome. Aufgehobenes Atemgeräusch und perkutorische Dämpfung auf der betroffenen Seite, Schmerzen, zunehmende Dyspnoe.

Diagnose. Verschattung im Röntgenbild (siehe Abb. 2.27), eventuell sonographischer Flüssigkeitsnachweis.

Therapie. Ergußpunktion und bakteriologisch-zytologische Untersuchung der Ergußflüssigkeit. Die Punktion kann mehrmals wiederholt werden. Bei häufigen Rezidiven ist das Anlegen einer Bülau-Drainage indiziert (siehe auch Innere Medizin, Atmungsorgane, Kap. 8.2).

12.4.3
Entzündungen

Pleuraempyem

Eiteransammlung im Pleuraraum (*Pyothorax*) am häufigsten nach spezifischen und unspezifischen Infektionen der Lunge und des Mediastinums, gefolgt von hämatogenen Infektionen aus dem Bauchraum und seltener postoperativ oder posttraumatisch.

Symptome. Symptome eines Pleuraergusses und zusätzlich Fieber, Tachykardie, Leukozytose, Linksverschiebung im Blutbild, BSG-Erhöhung.

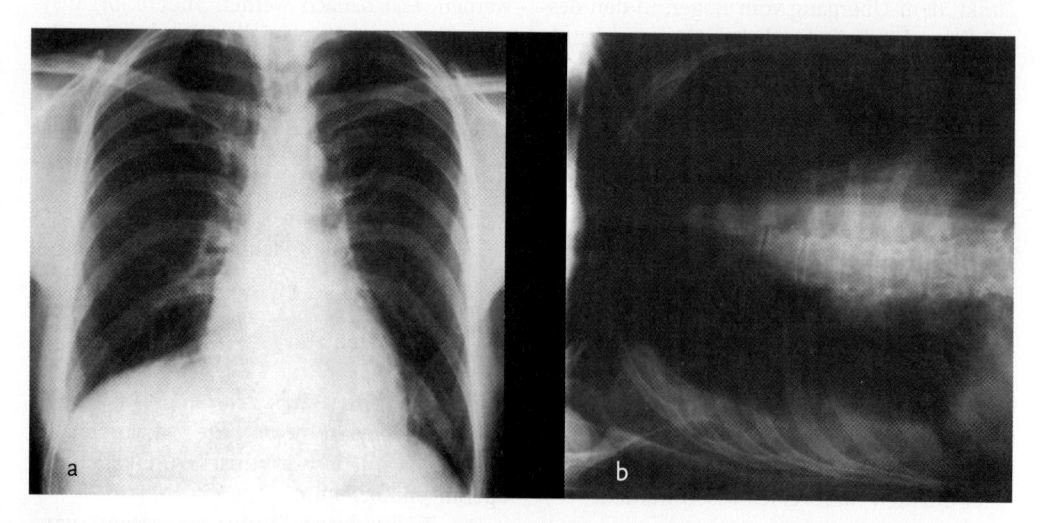

Abb. 2.27: Pleuraerguß rechts in **a** p.-a.-Thoraxaufnahme und **b** Rechtsseitenlage bei horizontalem Strahlengang. Der Erguß läuft in Rechtsseitenlage nach kranial aus und ist als breite, bandförmige Verschattung an der lateralen Thoraxwand zu erkennen (IMPP)

Diagnose. Basale Verschattung im Röntgenbild, Punktion und bakteriologische Untersuchung des Punktats.

Komplikationen. Thoraxwandperforation (Empyema necessitatis), Bronchialperforation, Pleuraschwiele.

Therapie. Antibiotika; mehrmalige Punktion bis zur völligen Entleerung und Behandlung des Grundleidens. Ergibt die bakteriologische Untersuchung eine Infektion des Punktats, so wird die Empyemhöhle am tiefsten Punkt mit einer Spüldrainage versorgt (Spülung und Antibiotikainstillation). Bleibt nach drei bis vier Wochen eine starre Empyemhöhle durch Verschwielung der Pleura visceralis und parietalis zurück, dann ist eine *Dekortikation* (operative Schwielenentfernung) indiziert. Bleibt bei ungenügender Lungenentfaltung eine Empyemresthöhle zurück, so führt man eine *Thorakoplastik* durch. Darunter versteht man die Entfernung der die Höhle begrenzenden knöchernen Strukturen in der Thoraxwand, insbesondere der Rippen. Dadurch legen sich muskulären Anteile der Thoraxwand in die Höhle und füllen den Defekt aus.

Zu den Pleuritiden siehe Innere Medizin, Atmungsorgane, Kapitel 8.2.

12.4.4 Tumoren

Primäre Tumoren der Thoraxwand

Benigne Tumoren des *Thoraxskeletts* sind z.B. Chondrome und fibröse Dysplasien, maligne Tumoren das Chondrosarkom und das Ewing-Sarkom. Bei den *Weichteiltumoren* sind das Lipom und das kavernöse Hämangiom benigne, das Liposarkom und Fibrosarkom maligne Tumoren.

Symptome. Schwellung und evtl. Schmerzen.

Diagnose. Röntgen in zwei Ebenen, CT, diagnostische Gewebsentnahme.

Therapie. Resektion des Tumors und histologische Untersuchung.

Sekundäre Tumoren der Thoraxwand

Dies sind metastatische Absiedlungen in die Rippen aus Mamma-, Bronchial-, Nieren-, Prostata-, Schilddrüsen-, Uterus- oder Kolonkarzinomen oder direkte Brustwandinfiltrationen aus Pancoast-Tumor, Pleuramesotheliom oder Cancer en cuirasse der Mamma.

Therapie. Konservativ mit Zytostatika und Bestrahlung; evtl. palliative Resektion.

Primäre Pleuratumoren

Primäre Tumoren der Pleura sind selten. Das *maligne Pleuramesotheliom* ist der wichtigste primäre Pleuratumor. Dieser geht aus den Serosadeckzellen hervor und steht in Zusammenhang mit einer Asbestexposition. Das diffuse Pleuramesotheliom hat eine schlechte Prognose, das lokalisierte, breitbasig oder gestielt aufsitzende eine bessere Prognose.

Symptome. Zunächst besteht lediglich ein meist blutiger Pleuraerguß, später, bei Infiltration, kommt es zu Thoraxschmerzen. Die Diagnosestellung und -sicherung erfolgt durch Ergußpunktion und durch Probeexzision aus der Pleura bei einer Thorakoskopie oder Thorakotomie.

Therapie. In der Regel ist das Pleuramesotheliom inoperabel. Bei umschriebenen Tumoren kann eine partielle Pleurektomie teilweise mit Thoraxwandresektion, und bei diffusen Tumoren eine Pleuropneumonektomie durchgeführt werden. Die internistische Behandlung besteht aus der tangentialen Bestrahlung mit Telekobalt und Schmerzlinderung (siehe auch Innere Medizin, Atmungsorgane, Kap. 8.3).

Prognose. Schlecht, die 5-Jahres-Überlebensrate beträgt bei radikaler Operation ca. 10 %.

Sekundäre Pleuratumoren

Vor allem sind das Metastasen aus Mamma- oder Bronchialkarzinomen. Symptome, Diagnose und Therapie wie beim Pleuramesotheliom.

12.5 Mediastinum

12.5.1 Entzündungen

Akute Mediastinitis

Da die Entzündung sich im lockeren Bindegewebe des Mediastinums schnell ausbreiten kann, ist die akute Mediastinitis eine lebensbedrohliche Erkrankung. Sie entsteht durch Perforationen des Tracheobronchialsystems oder des Ösophagus, z.B. durch Traumata, Endoskopie, Bougierung etc. als direkte Infektion oder als fortgeleitete Entzündung von Halsorganen, Lunge oder Pleura (z.B. Tonsillitis, Mundbodenphlegmone) oder von dem Thoraxskelett (z.B. Rippenosteomyelitis).

Symptome. Fieber, Schüttelfrost, Tachykardie, Tachy- und Dyspnoe, Husten, Dysphagie mit retrosternalen Schmerzen, Erbrechen (Vagusreiz), Singultus (Phrenikus- oder Zwerchfellreiz); akute obere Einflußstauung (infektiöse Cava-superior-Thrombose), Hautemphysem des Jugulums (Mediastinalemphysem).

Komplikationen. Sepsis, respiratorische Insuffizienz.

Diagnose. Labor (Entzündungszeichen), Rö-Thorax (verbreitertes Mediastinum und mediastinale Luftansammlungen bei Organperforation), Röntgen mit Kontrastmittel, Ösophagoskopie bei Hinweis auf Ösophagusperforation und Bronchoskopie bei Tracheobronchialperforation.

Therapie. Zusätzlich zur hochdosierten Antibiotikatherapie ist meist eine sofortige operative Entlastung und ausgiebige Drainage des Mediastinums erforderlich. Die Letalität: beträgt bei konservativer Therapie ca. 70%, bei chirurgischer Therapie ca. 30%. Operationsverfahren:

- kollare Mediastinotomie bei Abszessen des vorderen Mediastinums
- parasternale Mediastinotomie bei Prozessen des unteren Mediastinums
- posteriore Mediastinotomie (extrapleuraler Zugang von dorsal her nach Rippenteilresektion) bei Prozessen des hinteren Mediastinums
- Thorakotomie (transpleuraler Zugang) bei Perforationen des Ösophagus oder des Tracheobronchialsystems

Chronische Mediastinitis

Die chronische Mediastinitis verläuft wesentlich milder als die akute Mediastinitis. Sie tritt als Folge einer akuten Mediastinitis oder als Folge spezifischer Entzündungen im Hals-Thorax-Bereich (Tbc, Lues, Aktinomykose u.a.) auf sowie als Folge von Fremdkörpern z.B. Projektilen. Die Symptome sind wie bei der akuten Form, jedoch deutlich weniger ausgeprägt.

Therapie. Konservative Behandlung der Grundkrankheit, evtl. Entfernung des Fremdkörpers.

12.5.2 Tumoren

Die Raumforderungen des Mediastinums können echte Neubildungen (mesodermaler, ektodermaler oder entodermaler Herkunft) oder Prozesse der im Mediastinum liegenden Organe sein, z.B. Aortenaneurysma, Zysten, Thymusgewebe oder retrosternale Strumen etc. Je nach Lokalisation der Raumforderung im Röntgenbild kann man auf typische Tumoren schließen (siehe Abb. 2.28). Im vorderen oberen Mediastinum sind vor allem retrosternale Strumen, Thymome und Lymphome lokalisiert; im vorderen unteren Perikardzysten, Lipome und Hiatushernien. Im mittleren Mediastinum finden sich hauptsächlich Lymphome und Granulome und im hinteren neurogene Tumoren wie Neurinome, Neurofibrome, Ganglioneurome etc.

Symptome. Meist Zufallsbefund. Durch Kompression oder Infiltration von Mediastinalstrukturen findet man, besonders bei langsam wachsenden Tumoren, die in Tabelle 2.8 aufgeführten Symptome.

hiläre und mediastinale Lymphknoten
Sarkoidose
- symmetrisch, bilateral, asymptomatisch

Tuberkulose
- gewöhnlich asymmetrisch, mediastinal
- Erstinfektion bei Kindern oft symptomatisch
- häufig bei Asiaten (auch bei Emigranten)

Lymphom
- asymmetrisch, oft symptomatisch

Morbus Hodgkin
- die Lymphknoten können sehr groß sein
- das vordere Mediastinum kann betroffen sein

metastasierendes Karzinom
- praktisch immer bronchialen Ursprungs
- gelegentlich Ursprung in den Mammae oder im Kolon

Aortenaneurysmen
gewöhnlich im absteigenden Teil, gelegentlich in der Aorta ascendens und syphilitischer Genese

neurogene Tumoren
der häufigste mediastinale Tumor; kann die Rippen aufspreizen oder erodieren

Neurolemmom
- gutartig, aus Schwann-Zellen

Neurofibrom
- aus den Interkostalnerven (Morbus Recklinghausen)
- thorakale Skoliose

Ganglioneurinom
- geht aus dem peripheren autonomen Nervensystem hervor
- gewöhnlich gutartig

Neuroblastom
- entsteht aus dem sympathischen Nervensystem
- gewöhnlich bösartig
- tritt meist bei Kindern vor dem 12. Lebensjahr auf

bronchogene Zyste
entspringt dem tracheobronchialen Baum; meist nahe der Karina

paravertebrale Abszesse
gewöhnlich tuberkulös
Verlust des Zwischenwirbelraums als frühes Zeichen

enterogene Zyste
geht aus dem Ösophagus hervor und ist selten

retrosternale Struma
Schilddrüsengewebe

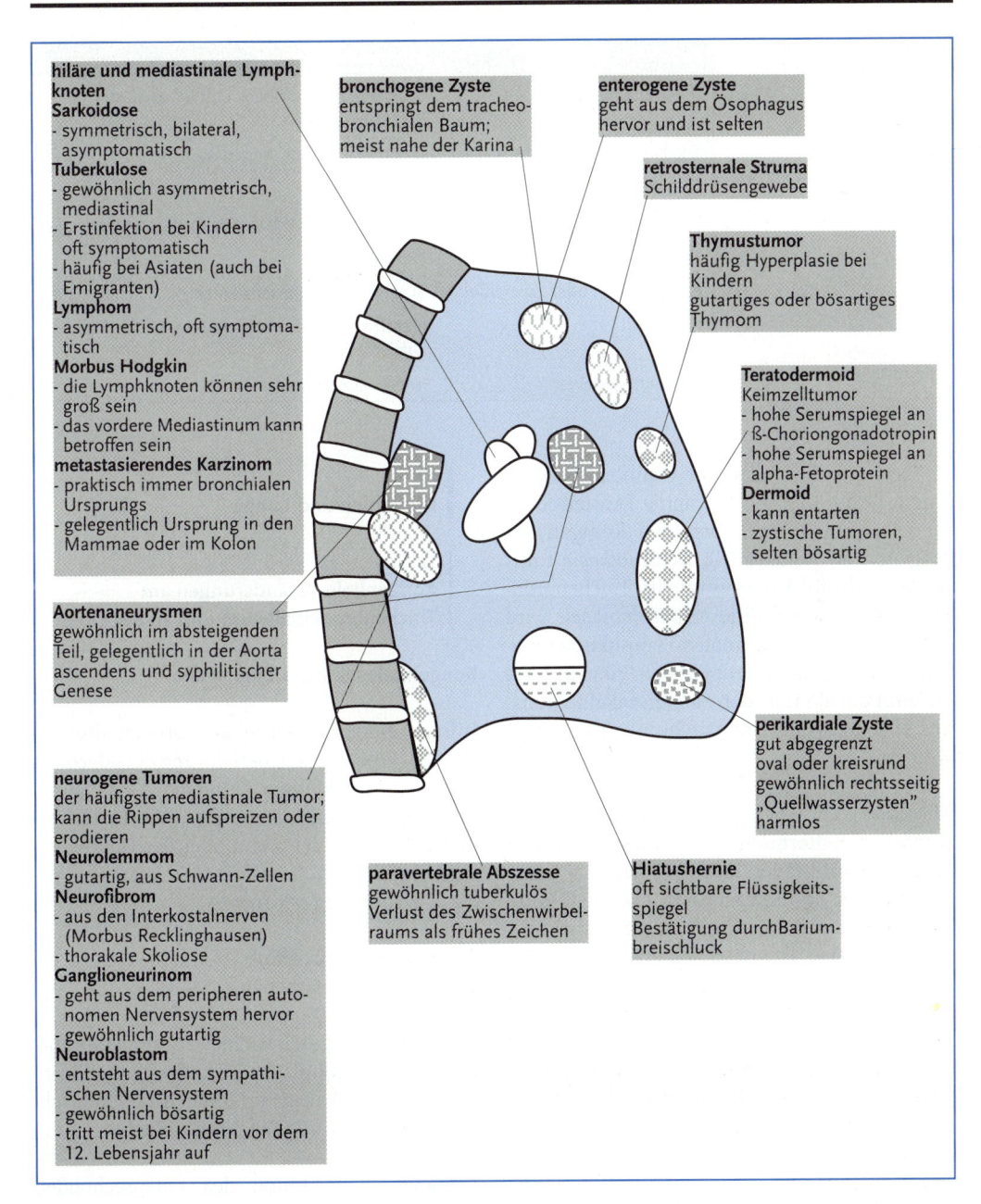

Thymustumor
häufig Hyperplasie bei Kindern
gutartiges oder bösartiges Thymom

Teratodermoid
Keimzelltumor
- hohe Serumspiegel an ß-Choriongonadotropin
- hohe Serumspiegel an alpha-Fetoprotein

Dermoid
- kann entarten
- zystische Tumoren, selten bösartig

perikardiale Zyste
gut abgegrenzt
oval oder kreisrund
gewöhnlich rechtsseitig
„Quellwasserzysten"
harmlos

Hiatushernie
oft sichtbare Flüssigkeitsspiegel
Bestätigung durch Bariumbreischluck

Abb. 2.28: Schematische Darstellung des Mediastinums. Dargestellt sind einige Ursachen pathologischer Röntgenaufnahmen des Thorax. (S.G. Spiro 1986)

Diagnostik. Rö-Thorax in zwei Ebenen (ungefähre Lokalisation und Ausdehnung des Prozesses), Thorax-CT (Beziehung der Raumforderung zur Trachea und Bronchialsystem), evtl. Kymographie (Bewegungsabläufe des Tumors). Des weiteren Kontrastmitteluntersuchungen: Ösophagoskopie (Infiltrationen), Schilddrüsenszintigraphie (ektope oder substernale Strumen), mediastinale Phlebographie zur Operationsplanung (Infiltration oder Verdrängung der

Tab. 2.8: Mediastinalsymptome

Betroffene Struktur	Symptome
V. cava superior	Stockes-Kragen: obere Einflußstauung mit livider Hautfarbe
Tracheobronchialsystem	Dyspnoe, Stridor, Reizhusten
Ösophgus	Dysphagie
Sympathikusgrenzstrang	Horner-Trias (Miosis, Ptosis, Enophthalmus)
N. recurrens	Heiserkeit
N. phrenicus oder Zwerchfell	Singultus, Zwerchfellparese
N. vagus	Herzrhythmusstörung, Magen-Darm-Atonie, Diarrhö
Nn. intercostales	Interkostalneuralgie

V. Cava superior oder der Pulmonalgefäße), Angiokardio- bzw. Aortographie (Aorten- oder Herzwandaneurysma), eventuell Röntgen des Magens und Kolons. Die *Bronchoskopie* führt bei Verdacht auf Stenosierung im Tracheobronchialsystem weiter. Eine *Mediastinoskopie* wird besonders bei mediastinalen Lymphknotengranulomen vorgenommen. Mit der *Feinnadelbiopsie* kann transkutan oder transthorakal Material zur histologischen Untersuchung entnommen werden.

Therapie. Die Therapie der Wahl ist die chirurgische Entfernung der Raumforderung (außer bei Infiltration lebenswichtiger Strukturen und bei Fernmetastasen), eventuell kombiniert mit Chemo- und Strahlentherapie. Auch gutartige Tumoren sollten operativ entfernt werden, da sie entarten oder vitale Mediastinumstrukturen zerstören können. Es wird eine mediane Sternotomie bei Prozessen des vorderen Mediastinums gemacht, eine antero- oder posterolaterale Thorakotomie bei Prozessen des hinteren Mediastinums.

Prognose. Sie ist bei malignen Tumoren trotz Bestrahlung und Chemotherapie schlecht (siehe auch Innere Medizin, Atmungsorgane, Kap. 9.2).

12.6 Bronchien und Lunge

12.6.1 Kongenitale Veränderungen am Tracheobronchialbaum und an der Lunge

Kongenitales lobäres Emphysem

Infolge einer Dysplasie des Bronchialbaums entsteht eine starke Überblähung der Alveolen, meist eines einzelnen Lungenlappens. Durch die angeborenen Anomalien der Bronchialknorpel, der Schleimhaut oder der Gefäße bildet sich ein *Ventilmechanismus* mit nachfolgender Überblähung der Alveolen.

Symptome. Das akute Atemnotsyndrom bei der Geburt ist relativ häufig.

Diagnose. Abgeschwächte Atemgeräusche, hypersonorer Klopfschall. Im Röntgenbild findet man Bezirke mit erhöhter Strahlendurchlässigkeit, die von Atelektasen umgeben sind.

Therapie. Lobektomie des entsprechenden Lappens. Die Prognose ist gut.

Lungenzysten

Angeborene, mit respiratorischem Epithel ausgekleidete, multiple Hohlräume der Lunge, die durch Abschnürungsprozesse entstanden sind.

Symptome. Unspezifisch: Atemnot und manchmal Brustschmerzen bei Anstrengung. Bei Infektion Zyanose, Pneumonie und Sepsis. *Komplikation.* Infektionen bei Anschluß an das Bronchialsystem, Blutungen.

Diagnose. Röntgen und Tomographie zeigen transparent (Luft) oder homogen (Flüssigkeit) verschattete, strukturlose Hohlräume.

Therapie. Je nach Ausdehnung der zystischen Veränderungen Zystenenukleation, Segmentresektion oder Lobektomie.

12.6.2
Entzündliche und parasitäre Lungenerkrankungen

Bronchiektasen

Zylinderförmige, sackförmige oder fusiforme Erweiterung der Luftwege, hauptsächlich der Segment- und Subsegmentbronchien. Zu Ursachen, Formen, Symptomen, Diagnostik und Komplikationen siehe Innere Medizin, Atmungsorgane, Kapitel 2.5.

Therapie. Konservativ bei leichten Bronchiektasen und bei Inoperabilität: Antibiotika nach Antibiogramm, Inhalationstherapie, Expektorantien, Atemgymnastik, Ausgleich von Eiweiß- und Blutverlusten. Operiert wird heute nur selten. Indiziert ist eine Operation nur bei jüngeren Patienten mit ein- oder beidseitigem Segment- oder Lappenbefall, bei rezidivierenden Hämoptysen, bei Mißerfolg der konservativen Therapie und bei drohender Invalidität: Nach Behandlung der akut entzündlichen Erscheinungen wird eine Segmentresektion, eine Lobektomie oder selten eine Pneumonektomie durchgeführt. Ist die Lunge beidseitig befallen, wird häufig zweizeitig operiert, wobei die zweite Operation frühestens nach einem halben Jahr durchgeführt wird. Prä- und postoperativ werden Antibiotika gegeben und Inhalationstherapie betrieben.

Prognose. Etwa 80% der Patienten werden nach der Operation relativ beschwerdefrei.

Lungenabszeß

Akute oder chronische, eitrige Parenchymeinschmelzung mit Kapselbildung nach einer Lungenentzündung. Die häufigsten Erreger sind Staphylo- und Pneumokokken.

Symptome. Anfangs Fieberschübe mit Schüttelfrost, Dyspnoe, Husten und manchmal schmerzhafte Atmung. Wenn sich der Abszeß an einen Bronchus angeschlossen hat, kommt es zu eitrigem Sputum mit starken Hustenanfällen besonders bei Lagewechsel (Sekretabfluß in den Drainagebronchus).

Diagnose. Manchmal (diskrete) grobblasige Rasselgeräusche und perkutorische Dämpfung, im Röntgenbild Einschmelzungshöhle mit Flüssigkeitsspiegel. Bakteriologische Sputumuntersuchung mit Resistenzbestimmung.

Komplikationen. Metastatische Gehirnabszesse über Rückenmarksvenen.

Therapie. Konservativ bei frischen Abszessen: Antibiotika, Expektoranzien, Lagerungsdrainage (Kopftieflage). Bessert sich das Befinden des Patienten nicht, kann eine transthorakale Abszeßdrainage oder eine bronchoskopische Abszeßpunktion durchgeführt werden. Wenn alle oben genannten Maßnahmen acht Wochen lang erfolglos bleiben, muß eine Lobektomie erfolgen.

Lungengangrän

Fortschreitender Lungengewebszerfall infolge einer Infektion mit Anaerobiern. Wegen der Antibiotikabehandlung ist dieses Krankheitsbild heute selten geworden.

Symptome. Rasche Verschlechterung des Allgemeinzustandes, Schüttelfrost, Fieber, fötider Auswurf.

Diagnose. Rasselgeräusche und perkutorische Dämpfung, im Röntgenbild fortschreitende, begrenzte Verschattung, Tomographie. Anaerobier in der bakteriologischen Sputumuntersuchung.

Therapie. Die Lungengangrän wird wie der Lungenabszeß behandelt. Eine nicht abszedierende Gangrän ist therapeutisch wenig beeinflußbar und besitzt daher eine schlechte Prognose.

Lungentuberkulose

Siehe Innere Medizin, Atmungsorgane, Kapitel 6.

Die frische Lungentuberkulose ist eine Domäne der konservativen Behandlung. Die Indikation zur operativen Therapie besteht erst in späten Stadien, und zwar nach ausreichender Vorbehandlung mit Tuberkulostatika. Da durch die Operation die Aktivierung von latenten Herden provoziert werden kann, soll die Behandlung mit Tuberkulostatika nach der Operation noch drei bis sechs Monate weitergeführt werden. Operationsindikationen:
- Tuberkulome (verkäsende Rundherde)
- Restkavernen (durch Parenchymeinschmelzung entstandene Hohlräume, die konservativ nicht beeinflußbar sind)
- narbige, tuberkulöse Bronchusstenosen; die Resektion ist erst nach Ausheilung der Bronchustuberkulose erlaubt, sonst kommt es zur sogenannten Bronchustumpfinsuffizienz
- kavernöse, szirrhöse und narbige Herde; diese können auf einzelne Lungensegmente begrenzt sein oder einen ganzen Lungenflügel zerstören ("destroyed lung")

Lungen-Echinokokkus-Zyste

Diese Krankheit ist bei uns selten. Die Erreger sind Echinococcus granulosus (Hundebandwurm) und Echinococcus multilocularis (Fuchsbandwurm). Die Infektion erfolgt meist über den Verdauungstrakt, wobei die Zysten zunächst in der Leber auftreten (siehe Kap. 25.4) und erst nach Streuung in den großen Kreislauf in den anderen Organen (Lunge, Gehirn, Niere etc.). Die Zysten sind meist solitär, selten multipel.

Symptome. Trockener Husten evtl. mit Pleuraschmerz und Ateminsuffizienz durch Gewebskompression. Bei Bronchusperforation kommt es zu Dyspnoe, Schmerzen und zu wäßrigem Auswurf.

Diagnose. In der Röntgenaufnahme scharf begrenzte Rundherde, eventuell mit verkalkten Wänden. Komplementbindungsreaktion und Intrakutantest.

Therapie. Vollständige, operative Entfernung der intakten Zyste (Zystektomie), selten ist eine Lungenresektion erforderlich. Die Prognose ist nach Zystektomie gut.

Mykosen

Als Erreger kommen Hefepilze (Candida albicans u.a.), Schimmelpilz (Aspergillus), Blastomyces u.a. in Betracht.

Symptome. Allgemeine Krankheitszeichen, Husten mit Auswurf, manchmal Hämoptyse und Brustschmerzen.

Diagnose. Röntgen, Tomographie, Sputumkultur, Serologie.

Therapie. Zunächst konservativ, meist mit Amphotericin B und 5-Fluorocytosin. Versagt diese Therapie, so werden die Patienten operiert.

12.6.3 Tumoren

Gutartige Tumoren

Nur etwa 2% aller Lungentumoren sind gutartig (siehe auch Innere Medizin, Atmungsorgane, Kap. 5.2).

Bronchialadenome machen 50–75% aller benignen Lungentumoren aus. Sie sind meist im zentralen Bronchussystem lokalisiert und wachsen infiltrativ-destruierend.

Papillome und Polypen sind wahrscheinlich eine granulomatöse Reaktion auf Virusinfektionen und sind meist im oberen Respirationstrakt lokalisiert.

Hamartome enthalten Knorpelgewebe und andere mesenchymale und epitheliale Komponenten.

Symptome. Trockener Reizhusten und Dyspnoe. Infolge Bronchusstenosierung und Minderbelüftung kommt es später zu gehäuften Sekundärinfektionen und zu Atelektasenbildung distal der Stenose. Eine Blutungsneigung und Hämoptoe kann hinzukommen.

Diagnose. Wie bei malignen Lungentumoren (siehe unten).

Therapie. Wegen der Gefahr einer malignen Entartung des Tumors (15–20%) und wegen möglicher Stenosierung ist die Indikation zur operativen Entfernung immer gegeben. Zentrale Tumoren werden möglichst parenchymsparend reseziert. Bei peripheren Tumoren erfolgt eine Enukleation, Segmentresektion oder Lobektomie.

Prognose. Unbehandelt auch ohne maligne Entartung schlecht, sonst nach Operation gut.

Bronchialkarzinom

Das Bronchialkarzinom ist das häufigste Karzinom des Mannes und tritt hauptsächlich in Zusammenhang mit exogenen Noxen, vor allem Tabakrauch und anderen Umweltnoxen, auf. Histologisch handelt es sich in ca. 60% der Fälle um Plattenepithelkarzinome, in 20% um undifferenzierte Karzinome und in 10% um Adenokarzinome.

TNM-Klassifikation des Bronchialkarzinoms:
- T1: Tumorausdehnung bis 3 cm, kein Hinweis auf Infiltration
- T2: Tumor jeder Größe mit Infiltration des Hauptbronchus, Invasion der Pleura visceralis und tumorassoziierter Atelektase oder Pneumonie, aber ohne Befall der gesamten Lunge
- T3: Tumor jeder Größe mit direkter Invasion einer der folgenden Strukturen: Brustwand, Zwerchfell, mediastinale Pleura, Perikard (nicht Herz), sonst wie T2, jedoch mit größerer Ausdehnung
- T4: Tumor mit Invasion einer der folgenden Strukturen: Mediastinum, Herz, große Gefäße, Trachea, Ösophagus, Wirbelsäule, Carina oder Tumor mit malignem Erguß

- N0: keine regionären Lymphknotenmetastasen
- N1: Metastasen in ipsilateralen, peribronchialen Hiluslymphknoten
- N2: Metastasen in ipsilateralen mediastinalen und/oder subcarinalen Lymphknoten
- N3: Metastasen in kontralateralen Lymphknoten und ipsi- oder kontralateralen Skalenuslymphknoten oder supraklavikulären Lymphknoten
- M0: keine Fernmetastasen
- M1: Fernmetastasen
- Mx: Die Minimalerfordernisse zur Feststellung von Fernmetastasen liegen nicht vor.

Tumorstadien:
- Stadium I: T1–2, N0, M0
- Stadium II: T1–2, N1, M0
- Stadium III: Von T3, N1 bis T4, N2
- Stadium IV: M1

Symptome. Anfangs bestehen keine oder nur unspezifische Symptome. Später kommt es zu Husten, Hämoptyse, Nervenlähmung (Nn. recurrens et phrenicus), bei Überschreiten der Organgrenze zu Einflußstauung und Schluckstörung, auch Interkostalneuralgie und Horner-Syndrom. In manchen Fällen führen erst Metastasenkomplikationen (z. B. zerebrale Anfälle) zur Diagnosestellung. Manchmal kommen *paraneoplastische Syndrome* vor (z. B. Cushing-Syndrom, Gynäkomastie, Hypokalzämie, Acanthosis nigricans u.a.).

Diagnose. Röntgen und CT (siehe Abb. 2.29 und 2.30, Infiltrationen, Atelektasen, Emphysem), Szintigraphie, Thorakoskopie. Die endgültige Diagnosestellung erfolgt durch *zytologisch-histologische* Untersuchungen.

Therapie. Operation, Bestrahlung, Zytostatika. Die Indikation zur Operation ist gegeben, wenn durch die Resektion eine Lebensverlängerung erzielt werden kann. Dies ist nur der Fall wenn:
- der Tumor innerhalb der Organgrenze liegt
- keine Metastasen vorliegen (paratracheal, supraklavikulär, Leber etc.)
- dem Patienten die Operation zumutbar ist

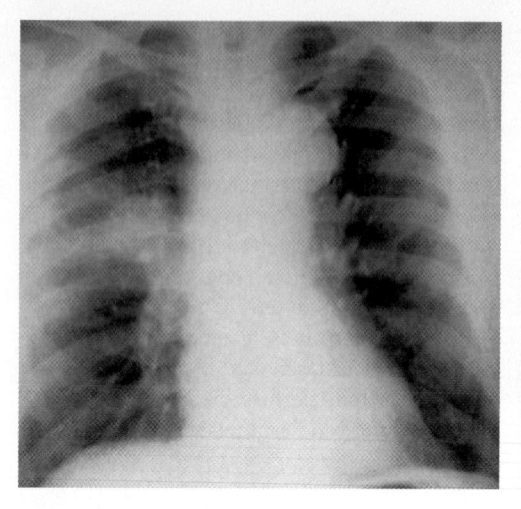

Abb. 2.29: Proximales Bronchialkarzinom als rechtsseitige hiläre Raumforderung (IMPP)

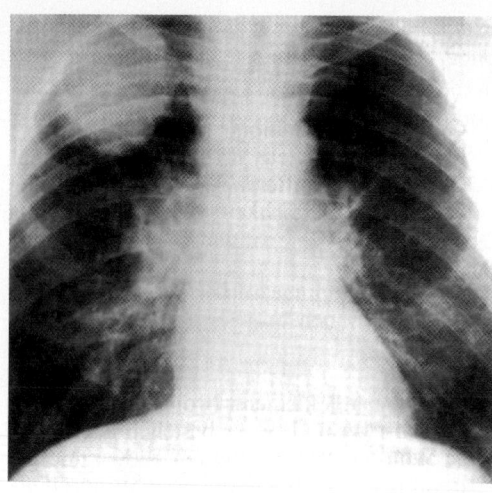

Abb. 2.30: Peripheres Bronchialkarzinom im rechten Oberlappen (B. Wiesner 1996)

Nach diesen Kriterien sind nur ca. 30 % der Patienten mit Bronchialkarzinom operabel. Ziel ist die Tumorentfernung im Gesunden mit systematischer Lymphadenektomie (Ausräumung der Abflußwege, dies ist nur im Stadium I und II möglich). Je nach Ausdehnung erfolgt die Lobektomie, Bilobektomie, Pneumonektomie oder auch die atypische Lungenresektion (Keil- oder Klemmenresektion bei gefährdeten Patienten mit kleinen peripheren Tumoren). Eine Kombination der Resektion mit einer postoperativen Bestrahlung verbessert die Prognose signifikant. Die konservative Therapie mit energiereichen Strahlen (Betatron, Telekobalt) führt nur zu kurzen Remissionen, die Überlebenszeit wird nur unwesentlich verlängert (von 5–9 Monaten bei nicht bestrahlten auf 12–14 Monaten bei bestrahlten Patienten), die Tumorschmerzen, vor allem durch Knochenmetastasen, werden allerdings gelindert. Die Zytostatikatherapie kann, hauptsächlich beim Adenokarzinom, zu kurzen Remissionen führen, der Erfolg ist aber nicht erwiesen.

Prognose. Im allgemeinen ist sie schlecht; abhängig von Tumorstadium, histologischem Typ und Radikalität der Operation. Die 5-Jahres-Überlebensrate beträgt bei operablen Tumoren 26 %. Sind bereits extrapulmonale Lymphknoten befallen, so beträgt sie nur 14 %.

13 Herz

13.1 Kongenitale Herz- und thorakale Gefäßfehler ohne Kurzschlüsse

Siehe auch Innere Medizin, Herz und Gefäße, Kapitel 8 und Pädiatrie, Kapitel 11.2.

Isolierte Pulmonalstenose

Pulmonalstenosen werden in valvuläre, sub- und supravalvuläre Stenosen eingeteilt. Die häufigere valvuläre Pulmonalstenose entsteht durch angeborene Verschmelzung der Kommissuren. Die sub- und supravalvulären Formen entstehen durch fibromuskuläre Hypertrophie oder durch Septumbildung. Durch die eingeschränkte Lungendurchblutung besteht die Gefahr der Entwicklung einer *Hypoxämie*. Der vorgeschaltete rechte Ventrikel entwickelt durch die chronische Drucküberlastung eine Muskelhypertrophie. In der wandschwachen A. pulmonalis entsteht durch die hohe kinetische Energie des Blutstrahles eine poststenotische Dilatation.

Symptome. Leistungsminderung durch Verminderung des Schlagvolumens mit Tachykardie bei Belastung, Anstrengungsdyspnoe, Systolikum im 2. ICR links parasternal (Preßstrahlcharakter), später entwickelt sich möglicherweise ein Rechts-links-Shunt mit peripherer Zyanose (offenes Foramen ovale).

Diagnose. EKG (P pulmonale, Rechtshypertrophie), Rö-Thorax (a.p.: normal großes oder verbreitertes Herz, Prominenz des Pulmonalsegments, helle Lungenflecken, seitlich: Einengung des Retrosternalraums), Angiokardiographie, Herzkatheteruntersuchung (Druckgradient zwischen rechtem Ventrikel und A. pulmonalis).

Therapie. Wenn der Druckgradient in Ruhe >60 mm Hg beträgt, ist die Operation indiziert. Das Operationsrisiko ist gering, die Letalität beträgt 5%.
- Kommissurotomie (Klappendurchtrennung), entweder bei kurzfristigem Kreislaufstillstand oder bei extrakorporaler Zirkulation (siehe unten)
- transventrikuläre Infundibulumresektion, gegebenenfalls mit Einschalten eines Kunststoffflickens (analog der Erweiterungsplastik)

Klinischer Fall

Bei einem Schulkind finden sich folgende Herz-Kreislauf-Befunde: systolisches Geräusch im 2 ICR links parasternal, Rechtstyp im EKG, normaler Blutdruck, vergrößerte Herzfigur im Röntgenbild mit verminderter Lungengefäßzeichnung, keine Zyanose.
Diagnose: Verdacht auf isolierte Pulmonalstenose

Kongenitale Aortenstenose

Verwachsung einer oder mehrerer Kommissuren (*valvuläre Aortenstenose*) oder ringförmige, fibromuskuläre Einengung (*supra- oder subvalvuläre Aortenstenose*) des Ausflußtraktes. Aufgrund der chronischen Drucküberlastung des linken Ventrikels entsteht eine linksventrikuläre Hypertrophie mit poststenotischer Dilatation. Die Koronardurchblutung ist vermindert, später kommt es zum Lungenödem.

Symptome. Leistungsminderung, Kurzatmigkeit, Pektangina, Synkopen, spindelförmiges Systolikum, fortgeleitet in die Karotiden.

Diagnose. EKG (Linkshypertrophie, eventuell Myokardschädigung), Rö-Thorax (Linksherzverbreiterung, prominenter Aortenbogen), Herzkatheteruntersuchung (Druckgradient zwischen linkem Ventrikel und Aorta).

Therapie. Die Indikation zur Operation ist gegeben, wenn der Druckgradient in Ruhe >60 mm Hg beträgt. Die Operation birgt das Risiko der Entwicklung von Aorteninsuffizienz oder Reizleitungsstörung in sich, die Letalität beträgt 5–10%.
- bei valvulärer Aortenstenose Kommissurotomie; bei Klappenverkalkung Klappenersatz
- bei supravalvulärer Aortenstenose Erweiterungsplastik der Aorta ascendens mit Kunststoffflicken
- bei subvalvulärer Aortenstenose transaortale Resektion oder Inzision des fibromuskulären Rings (Operation nach Bigelow)

Aortenbogenanomalien

Aortenbogenanomalien entstehen durch unvollständige Rückbildung des in der Embryonalzeit doppelt angelegten Aortenbogens. Die häufigsten Formen sind Arcus aortae duplex, rechtsabsteigende Aorta mit linkem Ductus Botalli, Arteria lusoria (aus der Aorta descendens entspringende rechte A. subclavia).

Symptome. Meist haben diese Anomalien keine hämodynamischen Wirkungen. Bei Kompression von Trachea und Ösophagus kommt es zu Dysphagie, Stridor, Dyspnoe und Bronchopneumonien, außerdem besteht die Gefahr der Tracheomalazie.

Diagnose. Ösophagogramm (Impression), Herzkatheteruntersuchung.

Therapie. Beim Auftreten von klinischen Symptomen muß operiert werden: Durchtrennung des einschnürenden Gefäßrings und Stumpfübernähung.

Aortenisthmusstenose

Unterschiedlich lange Einengung der Aorta distal des Abgangs der linken A. subclavia am Übergang zum Deszendensabschnitt; häufig mit anderen intrakardialen Anomalien kombiniert (z. B. ASD). Je nach Lage der Stenose zum Ductus Botalli unterscheidet man zwischen prä-, juxta- oder postduktaler Aortenisthmusstenose. Bei der präduktalen Form ist der Ductus arteriosus Botalli offen. Es kommt oft in den ersten Lebenswochen bis -monaten zur kardialen Dekompensation, so daß frühzeitig operiert werden muß. Die postduktale Form (adulter Typ) wird häufig im Erwachsenenalter infolge arterieller Hypertonie entdeckt.

Symptome. Arterielle Hypertonie der oberen Extremitäten mit seitendifferenten Blutdruckwerten, niedriger Blutdruck der unteren Extremitäten, abgeschwächter bis fehlender Femoralispuls, systolisches Geräusch über dem Herzen (2. ICR links parasternal), dem Jugulum und über dem Rücken paravertebral (zwischen Schulterblätter); verstärkter Herzspitzenstoß.

Diagnose. EKG (Linkshypertrophie), Rö-Thorax (Rippenusuren, linksbetontes Herz, Verbreiterung des linken oberen Mediastinums durch die A. subclavia, Einkerbung der Aorta unterhalb des Aortenbogens, siehe Abb. 2.31).

Therapie. Eine Indikation zur Operation ist immer gegeben. Beim infantilen Typ ist eine notfallmäßige Operation möglich, planmäßig wird die Operation ab dem 14. Lebensjahr durchgeführt. Kurzstreckige Stenosen werden reseziert und End-zu-End anastomosiert oder alternativ mit der Erweiterungsplastik nach Voßschulte oder der Operation nach Waldhausen (Subklaviaklappplastik) versorgt. Bei langstreckigen Stenosen macht man eine indirekte Isthmusplastik mit Kunststoffflicken, eine Protheseninterposition oder einen Aszendens-Deszendens-Bypass. Bei ungenügender Kollateralisation oder degenerativen Wandveränderungen sollte die Operation in extrakorporaler Zirkulation durchgeführt werden.

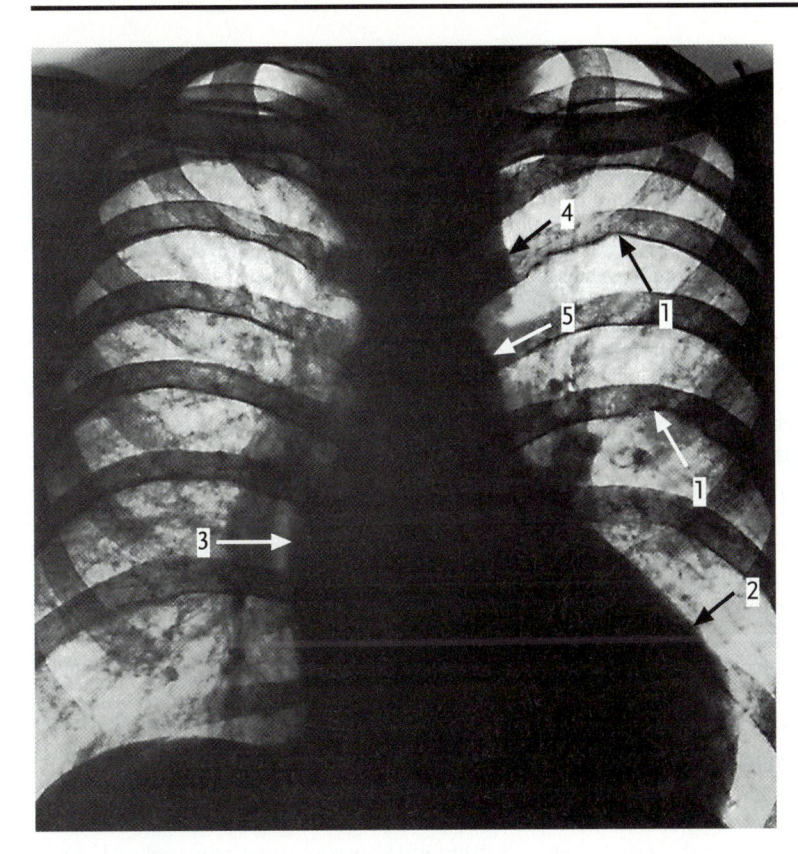

Abb. 2.31: Aortenisthmusstenose bei einem 32jährigen Mann (E. Baudisch 1988)
1 Rippenusuren (durch Kollateralkreislauf über erweiterte Interkostalarterien), **2** Vergrößerung des linken Ventrikels, **3** Erweiterung der Aorta ascendens, **4** schmaler Aortenbogen (manchmal ist die Einschnürung der Aorta erkennbar), **5** poststenotische Dilatation

Klinischer Fall

Ihnen wird ein 11 Jahre alter Junge vorgestellt, weil er wieder einmal Nasenbluten hat. Weitere anamnestische Angaben: Schmerzen in beiden Waden bei Laufbelastung und häufige Kopfschmerzen.
Diagnose: Verdacht auf Aortenisthmusstenose

Klinischer Fall

Ein 35jähriger Mann klagt über Kopfschmerzen; Blutdruck an beiden Armen: 200/100 mm Hg, Blutdruck an beiden Beinen: 120/70 mm Hg. Das Röntgenbild zeigt Rippenusuren.
Diagnose: Aortenisthmusstenose

13.2 Kongenitale azyanotische Herz- und Gefäßfehler mit Links-rechts-Kurzschluß

Vorhofseptumdefekt (ASD)

Lückenbildung im Vorhofseptum durch Hemmungsmißbildung des Endokards. Frauen sind häufiger betroffen als Männer.
- Sinus-venosus-Defekt: hochsitzender ASD, häufig kombiniert mit Fehlmündung der Lungenvenen
- Ostium-Sekundum-Defekt *(ASD II,* Fossa-ovalis-Defekt): häufigste Form (75%), zentraler, klappenferner Defekt des Vorhofseptums; keine weiteren Mißbildungen
- Ostium-Primum-Defekt *(ASD I)*: im unteren Anteil des Vorhofseptums sitzender Defekt; seltene Form
- Endokardkissendefekt (Atrioventrikularkanal): Bei dieser Form fehlt die gewebliche

Abgrenzung zum Ventrikelseptum partiell oder total. Diese Form kommt selten vor und ist immer mit Anomalien der AV-Klappen verbunden.
- Atrium commune: Das Vorhofseptum fehlt ganz
- persistierendes Foramen ovale: sehr häufig, jedoch hämodynamisch ohne Bedeutung

Durch die Vorhofseptumdefekte entsteht ein Links-rechts-Shunt mit Volumenüberlastung des rechten Ventrikels, rechtsventrikulärer Hypertrophie, pulmonaler Hypertonie, Rhythmusstörungen und schließlich Rechtsherzinsuffizienz.

Symptome. Spät einsetzende Leistungsminderung, Neigung zu pulmonalen Infekten, atemunabhängige fixierte Spaltung des 2. Herztones, spindelförmiges Frühsystolikum im 2./3. ICR links parasternal.

Diagnose. EKG (Inkompletter Rechtsschenkelblock), Rö-Thorax (verstärkte Lungengefäßzeichnung; prominente A. pulmonalis, tanzende Hili, Vergrößerung von linkem Vorhof und linkem Ventrikel, normal weite oder schmale Aorta).

Therapie. Ein Vorhofseptumdefekt wird planmäßig im Vorschulalter operiert, wenn das Shuntvolumen > 30 % ist. Die Operation erfolgt am offenen Herzen. Der Defekt wird durch direkte Naht oder durch Kunststoffflicken verschlossen, vorhandene Anomalien werden korrigiert.

Prognose. Die Lebenserwartung beträgt beim unbehandelten ASD ca. 35 Jahre. Nach ASD-II-Korrektur haben die Patienten eine gute Prognose.

Ventrikelseptumdefekt (VSD)

Der VSD ist der häufigste angeborene Herzfehler. Dabei besteht eine Direktverbindung zwischen den beiden Ventrikeln. Sehr häufig ist diese Verbindung hochsitzend, im membranösen Septumanteil, *(membranöser VSD)*, viel seltener ist sie tiefsitzend mit Ausdehnung auf den muskulären Septumteil *(perimembranöser VSD)*.

Der Links-rechts-Shunt führt zur Volumenüberlastung des rechten Ventrikels, des linken Vorhofs und des linken Ventrikels. Später entwickelt sich eine Pulmonalsklerose mit starker Widerstanderhöhung im Pulmonalkreislauf, so daß es zur sogenannten Shuntumkehr (*Eisenmenger-Reaktion*) kommt: sekundär entstandener Rechts-links-Shunt als Folge des erheblich gesteigerten Lungengefäßwiderstandes.

Symptome. Rasche Ermüdbarkeit, Dyspnoe, Neigung zu bronchopulmonalen Infekten; Zyanose bei Shunt-Umkehr.

Diagnose. Systolisches Preßstrahlgeräusch im 3. ICR. Im EKG anfangs Linksherzhypertrophie, später Links- und Rechtsherzhypertrophie. Rö-Thorax: Hypertrophie beider Ventrikel, dilatierter linker Vorhof, prominenter Pulmonalbogen, vermehrte Lungenzeichnung.

Therapie. Die Indikation zur Operation ist bei allen Ventrikelseptumdefekten unabhängig von der Shuntgröße gegeben. Große Defekte mit einem Shuntvolumen von mehr als 50 % werden im Säuglingsalter operiert; kleine Defekte, die sich bis zum Vorschulalter nicht spontan verschlossen haben, werden im Alter von 4–6 Jahren operiert. Bei der *Korrekturoperation* wird bei extrakorporaler Zirkulation (Herz-Lungen-Maschine) der VSD verschlossen, je nach Größe mit einer Naht oder einem Kunststoffflicken. Der Zugang erfolgt über den rechten Vorhof und die Trikuspidalklappe (häufig) oder transventrikulär (selten). Dabei darf das Widerstandsverhältnis pulmonaler/systemischer Widerstand 0,8 nicht überschreiten. Bei VSD mit unbeherrschbarer Herzinsuffizienz ist zur Verhinderung der pulmonalen Volumenüberlastung die *Palliativoperation* indiziert: Durch die supravalvuläre Bändelung der A. pulmonalis mit Teflonband (Operation nach Müller-Dammann) wird der Pulmonalarteriendruck auf 50 % des Systemdrucks reduziert. Dadurch wird Zeit bis zur endgültigen Korrektur gewonnen. Die Letalität der Operation beträgt 5 %. Unbehandelt sterben die Patienten bis zum 20. Lebensjahr.

> **Merke!**
>
> Keine Operationsindikation bei Shuntumkehr.

> **Klinischer Fall**
>
> Ein Kind weist folgende Befunde auf: lautes Systolikum mit Punctum maximum im 3. ICR links, im Röntgenbild vergrößerte Herzfigur bei verstärkter Lungengefäßzeichnung, keine Zyanose, normaler Blutdruck.
> *Diagnose:* Verdacht auf VSD

Persistierender Ductus arteriosus Botalli (PDA)

Unter dem Einfluß des postnatal erhöhten pO_2 im Blut verschließt sich der Ductus Botalli in den ersten Lebenstagen. Bleibt er jedoch offen, so fließt aufgrund des Druckgradienten Blut von der Aorta in den Pulmonalkreislauf. Dieses Vitium führt also zu einem Links-rechts-Shunt mit Volumenbelastung der Lungen und des linken Herzens und Druckbelastung des rechten Ventrikels (Gefahr der Eisenmenger-Reaktion).

Symptome. Je nach Größe des Defektes rasche Ermüdbarkeit, Dyspnoe, große Blutdruckamplitude, hohe Pulsamplitude (Ausfall der Windkesselfunktion der Aorta), Neigung zu pulmonalen Infekten, Gedeihstörung.

Diagnose. Auskultatorisch systolisch-diastolisches Maschinengeräusch im 2. ICR links parasternal. Im EKG Linkstyp, Linkshypertrophie. Rö-Thorax: Prominenter Pulmonalisbogen, vermehrte Lungengefäßzeichnung.

Therapie. Ist ein PDA nachgewiesen, ist wegen der Gefahr der Komplikationen die Operation immer indiziert. Das Operationsalter liegt zwischen zwei und zwölf Jahren. Die Gefäßverbindung zwischen der Aorta und der A. pulmonalis wird doppelt ligiert oder durchtrennt, die Gefäßstümpfe werden übernäht. Die Operationsletalität beträgt 5 %. Ohne Operation würden 30 % der Patienten im Säuglingsalter sterben und die mittlere Lebenserwartung läge bei 30 Jahren. In Einzelfällen ist es in der Neugeborenenperiode möglich, durch Einwirkung von Pharmaka operative Eingriffe zu vermeiden. Indometacin kann unter Umständen den Ductus definitiv verschließen.

13.3 Kongenitale zyanotische Herzfehler

Fallot-Tetralogie

Bei der Fallot-Tetralogie sind folgende Anomalien kombiniert:
- großer Ventrikelseptumdefekt
- Pulmonalstenose oder -atresie (meist infundibulär)
- Rechtshypertrophie
- Dextroposition der Aorta (über dem VSD, *reitende Aorta*)

Aufgrund des hohen Widerstandes im Ausflußtrakt des rechten Ventrikels durch die Pulmonalstenose kommt es zu konsekutiver Rechtsherzhypertrophie, zu *systolischem Druckausgleich* zwischen beiden Ventrikeln und zu *Rechts-links-Shunt*, dessen Ausprägung das klinische Bild bestimmt. Über die reitende Aorta gelangt Blut vom rechten Ventrikel in den großen Kreislauf.

Symptome. Zyanose, Trommelschlegelfinger, Uhrglasnägel, eventuell hypoxiebedingte zerebrale Anfälle. Die Kinder nehmen häufig die Hockstellung ein.

Diagnose. P dextrokardiale im EKG. Helle Lungenfelder durch Durchblutungsverminderung und rechtsventrikuläre Hypertrophie mit Holzschuhform des Herzens im Röntgenbild, kompensatorische Polyglobulie, Systolikum im 2. ICR links.

Therapie. Wegen schlechter Prognose ohne chirurgische Behandlung ist die Operationsindikation immer gegeben. Man operiert ab dem ersten Lebensjahr bei ausgeprägter klinischer Symptomatik, bei gutem Allgemeinzustand des Kindes zwischen dem 6. und 8. Lebensjahr. Bei der *Palliativoperation* wird eine Subklavia-

Pulmonalis-Anastomose (End-zu-Seit) nach Blalock-Taussig oder eine Aorta-ascendens-Pulmonalis-Anastomose vorgenommen. Durch diese Maßnahmen gelangt mehr arterialisiertes Blut in den systemischen Kreislauf. Die Operationsletalität beträgt 2–11 %. Bei der *Korrekturoperation* unter Verwendung der Herz-Lungen-Maschine wird die infundibuläre Pulmonalstenose beseitigt und der VSD verschlossen. Die Operationsletalität beträgt 2–18 %. Unbehandelt erreichen nur 10 % der Kinder das Erwachsenenalter; nach operativer Korrektur haben ca. 85 % der Patienten ein gutes funktionelles Langzeitergebnis.

Klinischer Fall

Ein 18 Monate alter Junge, bei dem seit dem frühen Säuglingsalter ein Herzfehler bekannt ist, bekommt jetzt plötzlich minutenlang anhaltende Blausuchtanfälle. Weitere Befunde: systolisches Herzgeräusch, Rechtshypertrophie im EKG, verminderte Lungendurchblutung im Röntgenbild.
Diagnose: Verdacht auf Fallot-Tetralogie

Transposition der großen Gefäße (TGA)

Bei der totalen TGA entspringt die Aorta aus dem morphologisch rechten und die hinten liegende A. pulmonalis aus dem morphlogisch linken Ventrikel (ventrikuloarterielle Diskordanz). Dadurch werden Pulmonal- und Systemkreislauf parallel (statt seriell) geschaltet. Das sauerstoffgesättigte Blut zirkuliert durch die Lunge und das sauerstoffarme Blut durch den großen Kreislauf. Die betroffenen Kinder sind nur dann lebensfähig, wenn zusätzlich ein gekreuzter (bidirektionaler) Kurzschluß vorhanden ist: (VSD, PDA, ASD).

Symptome. Schwere Zyanose schon am ersten Lebenstag, Dyspnoe, Trommelschlegelfinger, rechtsventrikuläre Hypertrophie im EKG.

Therapie. In der Regel zwingt die schwere Zyanose bereits in der Neugeborenenperiode zur ersten Therapie. Die wichtigste palliative Maßnahme zur Verbesserung der Blutdurchmischung ist die *Ballon-Atrio-Septotomie nach Rashkind*, bei der mit einem Ballonkatheter ein Vorhofseptumdefekte neu geschaffen oder vergrößert wird. Ist diese Maßnahme nicht ausreichend, so muß eine *Vorhofseptektomie nach Blalock-Hanlon* (chirurgische Teilresektion) oder eine sofortige Frühkorrektur erfolgen. Ein offener Ductus Botalli wird durch die Gabe von Prostaglandin E1 offengehalten. Wenn möglich erfolgt die funktionelle Korrektur zwischen dem 6. und 12. Lebensmonat. Die Indikation dafür ist die Zunahme der Zyanose und der Herzinsuffizienz. Bei der *Vorhofumkehroperation* (nach Mustard beziehungsweise Senning) erfolgt nach Exzision des Vorhofseptums die Umleitung des Hohlvenenblutes über die Mitralklappe zum linken Ventrikel und damit zur A. pulmonalis einerseits und andererseits die Umleitng des Lungenvenenblutes über die Trikuspidalklappe zum rechten Ventrikel und damit zur Aorta. Vorhandene Defekte werden gleichzeitig verschlossen. Bei der anatomischen Korrektur (*Switchoperation*) werden die normalen anatomischen Verhältnisse durch Austausch von Aorta und A. pulmonalis oberhalb der Klappenebene wiederhergestellt. Separat davon erfolgt ein Koronararterientransfer in die neue Aorta.

Prognose. Ohne Operation überleben nur 5–20 % der Kinder. Das Operationsrisiko beträgt ca. 20 %. Die 5-Jahres-Überlebensrate nach der Operation beträgt 80 %.

13.4 Erworbene Aortenklappenfehler

Aortenstenose

Die valvuläre Aortenstenose ist der zweithäufigste erworbene Klappenfehler nach der Mitralstenose. Männer sind 2 bis 3mal häufiger betroffen als Frauen. (siehe auch Innere Medizin, Herz und Gefäße, Kap. 7.1). Ist die Öffnungsfläche kleiner als 1 cm² (die Hälfte der Norm), so kommt es zu Drucküberlastung des linken Herzens mit Myokardhypertrophie, Mangeldurchblutung der Koronarien und später zu Herzinsuffizienz.

Ursachen. Komissurenanomalien (kongenitale bikuspidale Aortenklappen), rheumatische Endokarditis oder viel seltener bakterielle Endokarditis mit Klappenverkalkung.

Symptome. Leistungsabfall, Dyspnoe, Rhythmusstörungen, Synkopen, Angina pectoris. Die Aortenstenose wird lange kompensiert und ist dann rasch progredient.

Diagnose. Zeichen der Linksherzhypertrophie und der Linksherzbelastung im EKG, siehe auch Innere Medizin, Herz und Gefäße, Kapitel 7.1.

Therapie. Die Indikation zur operativen Behandlung besteht bei Auftreten der klinischen Symptomatik (Ruheinsuffizienz). Die künstliche Herzklappe wird transaortal subkoronar implantiert (Aortenklappenersatz, AKE). Seltener wird, bei nicht verkalkter Klappe, eine Kommissurotomie vorgenommen.

Prognose. Operationsletalität 4–8%, meist als Folge von postoperativem Linksherzversagen oder technischen Problemen wie extrem verkalkte Aortenbasis, infektiöse Endokarditis u.a. Operierte Patienten zeigen eine deutlich höhere Lebenserwartung im Vergleich zu nicht operierten.

Komplikationen. Bei jedem Klappenersatz sind Klappenthrombose (mit peripherer Embolisation), -infektion, -sepsis, Stenoseeffekte, paravalvuläre Lecks, Klappenausriß und Hämolyse möglich. Bei allen Herzklappenträgern wird zur *Embolieprophylaxe* trotz des Blutungsrisikos eine orale Dauerantikoagulation z.B. mit einem Cumarinderivat durchgeführt (siehe Klinische Pharmakologie, Kap. 6.3, orale Antikoagulation).

Aorteninsuffizienz

Eine Aorteninsuffizienz entsteht am häufigsten nach rheumatischer Endokarditis mit Segelschrumpfung, Klappenperforation oder -ablösung, seltener als Aortenanulusdilatation (bei Medianekrose der Aorta oder bei Lues, siehe auch Innere Medizin, Herz und Gefäße, Kap. 7.2).

Zunächst kommt es zur Volumenüberlastung des linken Ventrikels mit hoher Blutdruckamplitude, Kapillarpuls u.a. In späteren Stadien steigt das enddiastolische Volumen und der enddiastolische Druck im linken Ventrikel, was eine funktionelle Mitralstenose nach sich zieht. In späteren Stadien kommt es zur Linksherzinsuffizienz.

Symptome. Rasche Ermüdbarkeit, Herzklopfen.

Diagnostik. Hebender Herzspitzenstoß, Pulsus celer et altus, hohe Blutdruckamplitude, Diastolikum im 3. ICR links parasternal. Im Rö-Thorax Erweiterung der Aorta ascendens und Verbreiterung des linken Herzrandes. Einengung des Retrokardialraums in der linksseitlichen Thoraxaufnahme mit Ösophagusbreischluck.

Therapie. Bei Herzinsuffizienz ab Grad III (NYHA-Einteilung) und bei akuter Aorteninsuffizienz ist die Operation indiziert: Kommissurenraffung oder Aufhebung eines prolabierten Segelteils, selten Aortenklappenersatz.

Prognose. Sie hängt von der Myokardvorschädigung ab. Spätergebnisse, Komplikationen und Embolieprophylaxe wie bei Aortenstenose.

13.5 Erworbene Mitral- und Trikuspidalklappenfehler

Mitralstenose

Siehe auch Innere Medizin, Herz und Gefäße, Kapitel 7.5.

Von allen erworbenen Herzklappenfehlern ist die Mitralstenose am häufigsten (75%). Ganz überwiegend ist sie auf rheumatische Entzündungsprozesse mit Fibrosierung und Schrumpfung der Segelränder zurückzuführen. Die Kommissuren können verkleben und die Klappe kann sekundär verkalken. Durch Verkleinerung der Klappenöffnungsfläche wird das Herzzeitvolumen reduziert. Die Folgen der Drucküberlastung und Dilatation des linken

Vorhofs sind Blutstau im Vorhof mit der Gefahr der Thrombosierung und Embolisation; Vorhofflimmern; Lungenstauung und später pulmonale Hypertonie mit Verminderung der Sauerstoffsättigung des Blutes. In späteren Stadien kommt es zur Rechtsherzbelastung und relativer Trikuspidalinsuffizienz.

Symptome. Leistungsminderung, Bronchitiden, Hämoptyse, Lungenödem.

Diagnose. Intervalldiastolikum und Mitralöffnungston, Vorhofflimmern mit absoluter Arrhythmie. Rö-Thorax: Vergrößerung des linken Vorhofs und des rechten Ventrikels bei unauffälligem linken Ventrikel, Verlagerung des Ösophagus, Anhebung des linken Hauptbronchus, Lungenstauung, Kerley-Linien.

Therapie. Ab NYHA-Schweregrad III (Ruheinsuffizienz: bei mehr als 60%iger Stenosierung) besteht eine Operationsindikation. Bei nicht verkalkter, schlußdichter und gut beweglicher Klappe wird diese rekonstruiert: Meist wird am offenen Herzen eine Kommissurotomie vorgenommen, wobei Verklebungen der Sehnenfäden und der Papillarmuskel gelöst werden. Selten erfolgt eine instrumentelle, transventrikuläre Sprengung der Herzklappe am geschlossenen Herzen. Bei verkalkter, fibrotisch veränderter Klappe muß man eine künstliche Klappe einsetzen (Mitralklappenersatz, MKE).

Prognose. Abhängig davon, inwieweit die Stenose beseitigt werden konnte, erfahren 70–80% der Patienten eine postoperative Besserung. Die Letalität der Operation ist kleiner als 5%.

Mitralinsuffizienz

Im Gegensatz zur Mitralklappenstenose ist die Mitralinsuffizienz überwiegend nicht rheumatischer Genese. Eine akute Mitralinsuffizienz kann durch eine bakterielle Endokarditis, eine Sehnenfadenruptur nach Herzinfarkt oder bei mukoider Degeneration entstehen. Die Ursachen für eine chronische Mitralinsuffizienz sind rheumatische Endokarditis und Mitralklappenprolaps.

Die Mitralinsuffizienz führt zur reinen Volumenbelastung des linken Ventrikels und zur Volumen- und Druckbelastung des linken Vorhofs. Das Pendelvolumen führt zur Dilatation des linken Vorhofs und linken Ventrikels. Die Neigung zu Thrombosierung und Embolisation sowie die Folgen auf Lungengefäße und rechtes Herz sind weniger ausgeprägt als bei der Mitralstenose, dagegen besteht aber starke Neigung zum linksventrikulären Versagen (Verminderung des Schlagvolumens).

Symptome. Rasche Ermüdbarkeit, Herzklopfen, Tachykardie.

Diagnose. Gießendes, holosystolisches Geräusch im Bereich der Herzspitze mit Fortleitung in die Axilla, 3. Herzton. Später kommt es zu Lungenstauung und peripheren Ödemen. Im EKG zunächst Zeichen der Linkshypertrophie, später kombinierte Links- und Rechtshypertrophie, eventuell Zeichen der Myokardschädigung. Im Rö-Thorax Verbreiterung des Herzschattens nach links.

Therapie. Indikationen zur operativen Therapie wie bei der Mitralstenose.

Mit der Rekonstruktionsoperation (Anuloplastik) wird der murale Abschnitts des Klappenrings eingeengt, bei isolierter Klappenringdilatation ohne Verlust von Segelmaterial. Wenn die Anuloplastik nicht durchführbar ist, wird die Klappe ersetzt (Mitralklappenersatz, MKE).

Prognose. Sie ist abhängig vom Zustand des linksventrikulären Myokards zur Zeit der Operation, sonst wie bei der Mitralstenose.

Mehrfachklappenersatz

Sind Mitral- und Aortenklappe gemeinsam betroffen (z.B. bei chronischer rheumatischer Endokarditis) und zeigen beide starke Symptome, so müssen sie unter Umständen beide prothetisch ersetzt werden. Komplikationen und Embolieprophylaxe siehe oben.

13.6
Koronare Herzerkrankung (KHK)

Siehe auch Innere Medizin, Herz und Gefäße, Kapitel 3.1.

Bei der KHK kommt es durch stenosierende Erkrankung der Koronararterien zu Mangeldurchblutung und Schädigung des Myokards.

Die *degenerative Koronarsklerose* (diffus oder lokal) ist am häufigsten. Meist ist sie segmental lokalisiert, d.h. die Stenose liegt im proximalen Abschnitt der Koronararterie, wobei der distale Abschnitt durchgängig ist; dies bildet die Grundlage für die Möglichkeit der Myokardrevaskularisation.

Die regionale Myokardischämie bei Koronarstenosen ist in der Regel reversibel (Anginapectoris-Anfall). Bei hochgradiger Stenosierung mit völliger Unterbrechung der Durchblutung wird die Ischämieregion bindegewebig umgewandelt (Herzinfarkt).

Ursachen. Genetische Disposition, Fettstoffwechselstörung, Hypertonus, Nikotinabusus, Übergewicht, Diabetes mellitus etc.

Symptome. Angina pectoris. Eine Koronarstenose von mehr als 70–75 % führt zu Belastungsangina, eine Stenose von über 90 % zu Ruheangina. Die Angina pectoris ist „stabil", wenn sie immer wieder einem einmal entstandenen Muster folgt, oder „instabil", wenn sie wechselnde (zunehmende) Frequenz und Intensität zeigt. Im EKG sind Zeichen der Myokardischämie erkennbar.

Diagnostik. Präoperativ immer Echokardiographie (nicht invasiv), Koronarangiographie, Herzkatheteruntersuchung mit anschließender Ventrikulographie, eventuell Thalliummyokardszintigraphie.

Therapie. Medikamentöse Reduktion des Sauerstoffverbrauchs, hierzu siehe Innere Medizin, Herz und Gefäße, Kapitel 3.1 und Klinische Pharmakologie, Kapitel 5.1. Die *absoluten Indikationen zur operativen Behandlung*, deren Ziel die Normalisierung des Sauerstoffangebotes ist, sind:

- isolierte Hauptstammstenose der linken Koronararterie mit einer mehr als 70%igen Einengung
- Drei-Gefäß-KHK: Einengung der rechten Koronararterie, des R. descendens anterior und des R. circumflexus der linken Koronararterie
- therapieresistente Angina pectoris beziehungsweise drohender Myokardinfarkt

Ein- und Zwei-Gefäß-Erkrankungen werden heute zunehmend mit der perkutanen transluminalen Koronarangioplastie (PTCA, Ballondilatation) dilatiert (siehe Innere Medizin).

Die *Kontraindikationen* für eine Operation sind diffuse Koronarsklerose und generalisierte Einschränkung der Ventrikelfunktion (Auswurffraktion < 15 %). Die operative Behandlung der Wahl ist die direkte Revaskularisierung durch Überbrückung der Koronarstenose mit einer körpereigenen Vene: *aortokoronarer Venenbypass* (ACVB). Die Operation wird am geschlossenen Herzen mit extrakorporaler Zirkulation in Hypothermie durchgeführt. Eine oder mehrere autologe Venenbrücken werden zwischen der stenosierten Koronararterie, distal der Stenose, und der Aorta ascendens interponiert. Die Vene stammt aus der V. saphena magna des Unterschenkels; sie muß vor der Interposition um 180° gedreht werden, weil sonst die Venenklappen den Blutstrom behindern würden. Bei schmalkalibrigem R. descendens anterior (RIVA) kann auch die linke A. mammaria interna (IMA) als Bypass benutzt werden (End-zu-Seit-Anastomose). Für das Bypassverfahren sind Koronararterien mit einem Innendurchmesser von mehr als 1 mm geeignet.

Prognose. Die Letalität der Operation beträgt 1–3 %. Die 5-Jahres-Überlebensrate mit 80–85 % ist besser als bei internistischer Therapie (ca. 50 %). 60 % der Patienten sind postoperativ beschwerdefrei und 80 % beschwerdereduziert. Die jährliche Venenverschlußrate beträgt 2–3 %; 50–60 % der Venenbypässe sind nach zehn Jahren noch durchgängig.

Komplikationen. Intraoperative Infarzierung, Bypassverschluß mit erneuter Angina, Spätthrombose (bei zu geringem Bluteinstrom).

13.7 Erkrankungen des Reizleitungssystems

Siehe Innere Medizin, Herz und Gefäße, Kapitel 2.

Reizleitungsstörungen des Herzens können über eine Verminderung des Herzzeitvolumens lebensbedrohlich werden. Durch elektrische Stimulation mit externen Impulsgebern (Herzschrittmacher) werden kardiale Rhythmusstörungen unterdrückt; es kommt zu einem Anstieg des Herzzeitvolumens und Synkopen werden verhindert.

Vor allem folgende Reizleitungsstörungen des Herzens werden mit der Elektrotherapie behandelt:
- extreme, medikamentös nicht zu beeinflussende Bradykardien
- Störung der elektrisch gesteuerten, sequentiellen Vorhof-Kammer-Kontraktion
- medikamentenresistente Tachykardien (Antitachykardieschrittmacher, AICD)

Herzschrittmacher

In der Praxis verwendet man folgende Bezeichnungen für die *Funktion und Steuerung der Herzschrittmacher* (siehe auch Tabelle 2.9)
- Stimulation (output): Efferenzfunktion
- Sensing (Wahrnehmung): Afferenzfunktion; im Vorhof (A) oder im Ventrikel (V) oder in beiden (D)
- inhibiert (I): stimuliert nur bei unzureichender Eigenfrequenz (Demand-Funktion)
- getriggert (T): registriert eine Vorhofaktion und stimuliert daraufhin die Kammer
- dual (D): kann sowohl inhibiert als auch getriggert arbeiten

Indikationen für die Herzschrittmachertherapie. Die Implantation eines Schrittmachers zur permanenten Unterdrückung von Reizleitungsstörungen oder zur Prophylaxe von synkopalen Anfällen ist bei folgenden Krankheitsbildern indiziert:
- Sinusbradykardie
- Sick-Sinus-Syndrom
- symptomatisches Karotissinussyndrom (Adams-Stockes-Anfälle)
- Bradyarrhythmia absoluta
- sinuatrialer Block
- AV-Block (II. und III. Grades)
- bestimmte Formen der Tachykardie und Tachyarrhythmie
- medikamentös bedingte Bradykardie (relative Indikation)

In machen Fällen ist auch die Implantation eines temporären Schrittmachers indiziert, z.B. bei Digitalisüberdosierung, nach Herzoperationen oder nach einem Herzinfarkt.

Implantation eines permanenten Herzschrittmachers. In Lokalanästhesie und unter Durchleuchtungskontrolle wird die Elektrode über die V. cephalica (alternativ V. subclavia) bis zum rechten Ventrikel eingeschoben. Der Elektrodenkopf (Kathode) wird dann im endomyokardialen Trabekelwerk der Ventrikelspitze fixiert. Nach Messung der Reizschwelle und des Sensingverhaltens erfolgt die Konnektion mit dem Impulsgeber (Anode). Der Impulsgeber wird dann prä- oder subpektoral (alternativ Oberbauch links) implantiert. Kann die Kathode transvenös nicht fixiert werden, muß sie transthorakal (per Thorakotomie) im Epimyokard implantiert werden (myokardiale Schraubenelektrode).

Temporärer Schrittmacher. Er ist indiziert bei notfallmäßig auftretenden Rhythmusstörungen mit Aussicht auf Reversibilität (siehe oben); die elektrische Stimulation erfolgt über einen externen Schrittmacher. Dabei werden

Tab. 2.9: Funktionsprinzipien der wichtigsten Schrittmachertypen

Ort der Stimulation	Ort der Steuerung	Funktion	Bezeichnung
Vorhof (A)	Vorhof (A)	inhibiert (I)	AAI
Ventrikel (V)	Ventrikel (V)	inhibiert (I)	VVI
Vorhof und Ventrikel (D)	Vorhof und Ventrikel (D)	inhibiert und getriggert (D)	DDD

endokardiale Elektroden über die V. subclavia bis zum rechten Ventrikel vorgeschoben, endokardial befestigt und an einen externen Generator angeschlossen. *Epikardiale Elektroden* werden bei Herzoperationen befestigt. Neuerdings werden *transkutane Schrittmacher* für den Rettungsdienst befürwortet. Zwei große Klebeelektroden werden ventral (EKG-Ableitungsorte V4/V5) und dorsal, unter dem Schulterblatt, angebracht.

Überwachung. Jeder Schrittmacherträger erhält einen Herzschrittmacherausweis, in dem alle wichtigen Daten über Indikation, Implantation und Typ des Schrittmachers angegeben sind. Wegen möglicher Komplikationen erfolgt regelmäßig (meist halbjährlich) eine Kontrolle.

Komplikationen. Elektrodendislokation, Elektrodenbruch, Impulsgeberstörungen, Perforation, Infektion.

13.8
Herztumoren

Sie sind außerordentlich selten und für die Chirurgie höchstens in Form von *Vorhofmyxomen* bedeutsam. Diese gehen vom Vorhofseptum aus und behindern den Blutstrom zum Ventrikel.

Symptome. Je nach Tumorlokalisation beobachtet man die Symptome von Mitral-, Trikuspidal- oder Pulmonalstenosen. Typisch ist die Abhängigkeit der Beschwerden von der Körperhaltung des Patienten.

Diagnose. Echokardiographie u.a.

Therapie. Tumorentfernung am offenen Herzen von rechten Vorhof aus.

13.9
Erkrankungen der thorakalen Aorta

Siehe Kapitel 12.3.5 und 14.1.4, auch Innere Medizin, Herz und Gefäße, Kapitel 11.

13.10
Erkrankungen des Perikards

Siehe auch Innere Medizin, Herz und Gefäße, Kapitel 5.

Akuter Perikarderguß (Herzbeuteltamponade)

Beim akuten Perikarderguß kommt es zu einer Flüssigkeitsansammlung im Herzbeutel, wodurch die diastolische Füllung, besonders die der Ventrikel, behindert wird. Bei einer Flüssigkeitsansammlung von mehr als 150–200 ml im Herzbeutel führt dies zu einer erheblichen Verminderug des Schlagvolumens mit hämodynamischen Auswirkungen. Durch die extravasale Erhöhung des Koronararterienwiderstandes kommt es zu einer hypoxiebedingten Herzinsuffizienz (siehe auch Innere Medizin, Herz und Gefäße, Kap. 5.2).

Ursachen. Entzündungen (viral, bakteriell), Herzwandruptur (Herzinfarkt, -trauma), urämische Perikarditis (hämorrhagischer Erguß).

Symptome. Gestaute Halsvenen, Tachykardie.

Diagnose. Leise Herztöne, Niedervoltage im EKG, Herzverbreiterung im Rö-Thorax, erhöhter zentraler Venendruck.

Therapie. Punktion des Herzbeutels oder gegebenenfalls Pericardiotomia inferior über einen subxiphoidalen Zugang mit Einlegen einer Drainage. Bei Verletzungen des Herzens ist eine linkslaterale Thorakotomie zum Übernähen der Verletzungsstelle notwendig. Bei rezidivierenden Ergüssen ist eine Fensterung des Perikards oder eine Resektion der ventralen Herzbeutelanteile nach Thorakotomie oder Sternotomie erforderlich.

Pericarditis constrictiva (Panzerherz)

Die Pericarditis constrictiva entsteht nach akuter Perikarditis. Sie geht mit Verschwielung des Herzbeutels und des Perikards einher. Bei zusätzlicher Kalkeinlagerung spricht man von Pericarditis calcarea (Panzerherz; siehe auch Innere Medizin, Herz und Gefäße, Kap. 5.3).

Meist ist die Entzündung rheumatischen oder infektiösen Ursprungs (heute bakteriell oder viral, früher tuberkulös), kann aber auch nach Herzoperationen auftreten. In 50 % der Fälle bleibt die Ursache unbekannt.

Die Einschnürung des Herzens führt zur Verminderung der diastolischen Füllung und der systolischen Auswurfleistung (Reduktion des Herzminutenvolumens). Pathognomonisch ist der hohe Füllungsdruck des rechten Ventrikels in Verbindung mit dem sogenannten frühdiastolischen Dip (Abfall) in der rechten Ventrikeldruckkurve.

Symptome. Gestaute Jugularvenen, Leistungsminderung, Dyspnoe.

Diagnose. Erhöhung des zentralvenösen Druckes, Ödeme, Hepatomegalie (Stauungsleber), Aszites, leise Herztöne; Niedervoltage im EKG, eventuell Verkalkungen im Rö-Thorax, obengenannte Befunde in der Herzkatheteruntersuchung.

Therapie. Perikardiolyse (Dekortikation): vollständige Resektion der bindegewebig umgewandelten Perikardanteile und Verkalkungen unter sorgfältiger Schonung der Koronararterien (unter Umständen mit Hilfe der extrakorporalen Zirkulation). Die Perikardresektion wird über dem linken Herzen begonnen und umfaßt zum Schluß den rechten Ventrikel.

Prognose. Das Operationsrisiko beträgt 1–3 %. In 70–80 % der Fälle tritt postoperativ eine Besserung der Leistungsfähigkeit ein. Das Spätergebnis hängt aber von den bereits vorhandenen Myokardschäden ab.

13.11
Operationsverfahren

Operationen am geschlossenen Herzen (geschlossene Operationen)

Herzeingriffe ohne Kreislaufunterbrechung, d.h. ohne Einsatz der Herz-Lungen-Maschine. Die Methode eignet sich für kurze extrakardiale Korrekturen (Aortenisthmusstenose, aortopulmonale Anastomose u.a.) oder für kurze kardiale/intrakardiale Eingriffe, z.B. Perikardiolyse bei Panzerherz oder Kommissurotomie bei Pulmonalstenose.

Operationen am offenen Herzen (offene Operationen)

Standardverfahren der modernen intrakardialen Herzchirurgie mit Kreislaufunterbrechung und Einsatz der Herz-Lungen-Maschine (HLM). Die offenen Herzoperation haben den Vorteil, daß man unter Sichtkontrolle operieren kann und daß für die Operation mehr Zeit zur Verfügung steht (mehrere Stunden).

Zwei Methoden kommen zur Anwendung:

Extrakorporale Zirkulation (EKZ). Eine HLM übernimmt die Funktionen der Lunge und des linken Ventrikels und versorgt die Peripherie mit Blut, während das Herz für die Dauer der Operation blutleer und, durch die kardioplegische Lösung, asystolisch bleibt. Das venöse Blut wird aus den Hohlvenen durch die Schwerkraft in einen Oxygenator abgeleitet, wo es mit Sauerstoff angereichert und zum nachgeschalteten Wärmeaustauscher weitergeleitet wird, der der Temperaturregulierung dient. Die nachgeschaltete Rollpumpe pumpt das Blut über einen Millipore®-Filter (Blutreinigung) in die Aorta oder in die A. femoralis (siehe Abb. 2.32). Dauert der HLM-Einsatz mehr als vier Stunden, besteht das Risiko der Embolien (Fett, Luft, Fremdkörper), der Schädigung der Blutbestandteile (Hämolyse u.a.) und der Organschäden durch inadäquate Perfusion. Perfusionszeiten von mehr als sechs Stunden werden nur in Ausnahmefällen überlebt (sogenanntes Postperfusionssyndrom).

Hypothermie ohne HLM. Diese Methode wird nur selten benutzt. Sie ist indiziert bei unkomplizierten Vitien, z.B. ASD II und bei Noteingriffen im Säuglingsalter, z.B. valvulärer Pulmonalstenose. Um den Sauerstoffbedarf lebenswichtiger Organe zu verringern, wird die Körpertemperatur extern auf 28–32 °C gesenkt. Danach wird thorakotomiert, die Hohlvene und gegebenenfalls auch die Aorta abgeklemmt und das Herz zur intrakardialen Korrektur eröffnet. Nach spätestens 10 Minuten

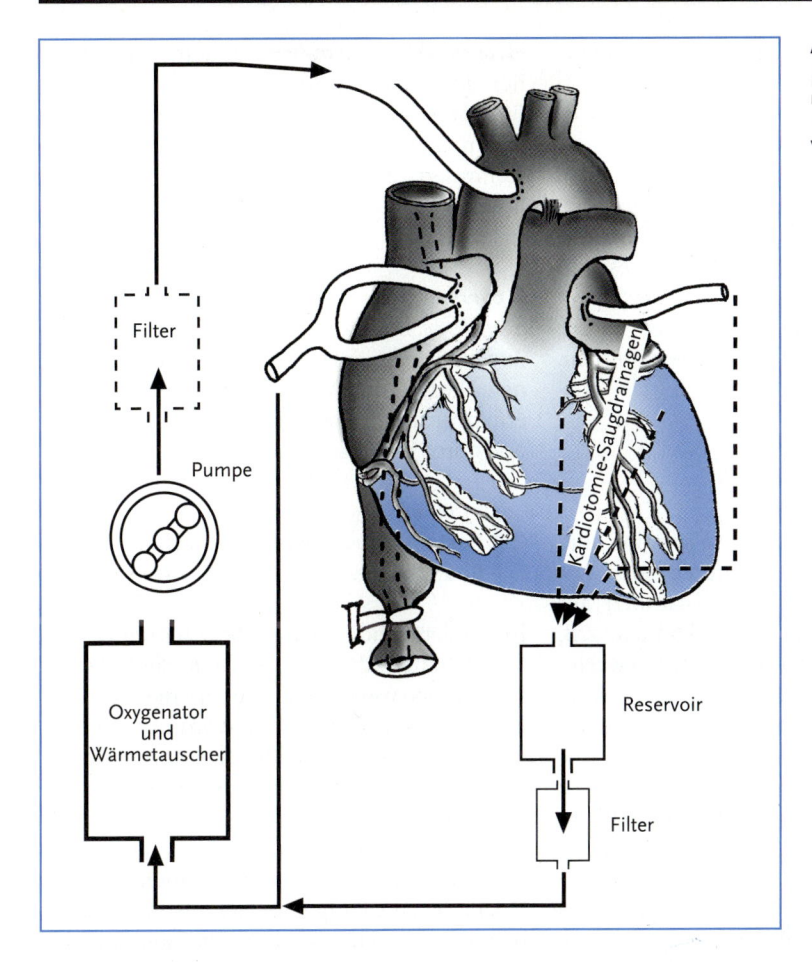

Abb. 2.32: Schema einer Herz-Lungen-Maschine mit Plazierung der Kanülen in Aorta und Vene

wird die Körperzirkulation freigegeben und der Körper aufgewärmt. In der Säuglingsherzchirurgie und bei ungünstigen anatomischen Verhältnissen kommt die *tiefe Hypothermie* zur Anwendung: bei einer Körpertemperatur von 16–20 °C ist ein Kreislaufstillstand für 60–70 Minuten möglich. Beim Erwärmen kann es zu Arrhythmien kommen.

Assistierte Zirkulation durch IABP (intraaortale Ballonpulsation)

Zur temporären Entlastung des ischämiegefährdeten linken Ventrikels, z. B. nach Herzoperation oder Herzinfarkt, wird ein extern steuerbarer, EKG- und pulssynchronisierter Ballonkatheter in die Aorta descendens gelegt. Das rasche Kollabieren des Ballons in der Anspannungsphase des Herzens senkt den Aortendruck und damit die linksventrikuläre Nachlast, während das Wiederaufblasen (mit Gas) während der Diastole den Aortendruck erhöht und damit die Koronarperfusion verbessert.

Myokardprotektion

Darunter sind die Maßnahmen zum Schutz des Myokardes während des Herzeingriffes zu verstehen. Die wichtigste Methode ist die Kardioplegie mit der kardioplegischen Lösung nach Bretschneider. Sie führt durch Elektrolytverschiebung (Hyperkaliämie mit Natriumentzug), Lokalanästhetika und Kalziumantagonisten zur abrupten Membranstabilisierung und elektromechanischen Entkopplung, also zum Stillstand des Herzens.

Die Kombination der Kardioplegie mit der Hypothermie kann einen sicheren Myokardschutz des blutleeren, stillstehenden Herzens bis zu zwei Stunden gewährleisten.

Kardiovaskuläre Implantate

Verwendet werden entweder künstliche Klappen aus Kunststoff und Metall (alloplastische Prothesen), die verschiedene Formen besitzen (Kugel-, Kippdeckel- und Doppelflügelklappe) oder biologische Schweineklappen, die in der Regel mit Glutaraldehyd konserviert werden. Zu Gefäßprothesen siehe Kapitel 14.

13.12 Herztransplantation

Die Indikationen zur Herztransplantation sind Herzkrankheiten, die weder durch konservative noch durch operative Maßnahmen auf längere Sicht gebessert werden können, z.B. kongestive Kardiomyopathie (CMP), Herzinsuffizienz bei KHK und Herzvitien mit sekundärer CMP. Der Empfänger sollte nicht älter als 60 Jahre sein.

Die Kontraindikation für eine Herztransplantation sind maligne Tumoren, Infekte, erhöhter pulmonaler Widerstand, insulinpflichtiger Diabetes mellitus u.a.

Die Organspender sollten nicht älter als 35 Jahre sein, um eine KHK weitgehend auszuschließen. Zur Verhinderung von Abstoßungsreaktionen werden Immunsuppressiva (Ciclosporin A und Prednison) gegeben.

Orthotope Herztransplantation. Das Herz des Spenders wird am Ort des resezierten Empfängerherzens implantiert.

Heterotope Herztransplantation. Implantation des Spenderherzens in den Brustkorb des Empfängers, ohne das Empfängerherz zu resezieren. Beide Herzen werden miteinander anastomosiert: Seit-zu-Seit-Anastomose der Vorhöfe und End-zu-Seit-Anastomose der großen Arterien.

Prognose. Die 1-Jahres-Überlebensrate beträgt 80%. Die Todesursachen sind Infektionen und akute oder chronische Abstoßungsreaktionen. Die Diagnostik von Abstoßungsreaktionen erfolgt durch zytologische Blutuntersuchungen und durch perkutane Endomyokardbiopsie.

13.13 Postoperative Intensivüberwachung und -therapie

Im Vordergrund steht die Überwachung der Vitalfunktionen, die Kontrolle von *Blutverlusten*. Blutverluste von mehr als 200 ml in den ersten postoperativen Stunden sind immer bedenklich und lassen eine Rethorakotomie indiziert erscheinen. Auf die Zeichen der *Herzbeuteltamponade* muß besonders geachtet werden. Vor allem bei digitalisierten Patienten ist der *Kaliumwert* von Bedeutung. Da alle Patienten nach der Operation eine temporäre Herzinsuffizienz haben, wird die Flüssigkeitszufuhr sorgfältig bilanziert.

Näheres siehe Anästhesiologie und Intensivmedizin, Kapitel 2.1.2.

14 Gefäße

14.1 Arterien und Venen

14.1.1 Verletzungen

Offene Verletzungen

Meist handelt es sich um eine begrenzte laterale Durchtrennung aller Gefäßwandschichten mit unstillbarer Blutung (vollständig durchtrennte Gefäße bluten häufig nicht, da sich die Intima und Media retrahieren und das Gefäßlumen verschließen). Ursachen sind z.B. Stiche, Schüsse, intraoperative Verletzungen.

Symptome. Perforierendes Trauma mit pulsierender Blutung oder lokaler Hämatombildung bei Sickerblutung, Zeichen des Blutverlustes (Hb-Abfall, Tachykardie, Schock etc.).

Therapie. Die Erstversorgung besteht in der provisorischen Blutstillung durch Kompression proximal der Wunde, digital oder mit Verband, um den Blutverlust zu begrenzen. Die Wunde soll möglichst steril bleiben, Kälte- oder Wärmezufuhr soll vermieden werden. Zur endgültigen Versorgung wird das verletzte Gefäß operativ freigelegt und mit lateraler Naht bei nicht vollständiger Durchtrennung versorgt. Bei völliger Durchtrennung wird eine End-zu-End-Anastomose gemacht. Bei langstreckiger Verletzung wird eine Vene interponiert. Ligiert werden nur kleine Arterien bei guter Kollateralisierung.

Geschlossene Verletzungen

Meist langstreckige Verletzungen des Gefäßinneren (Intima und Media) ohne Durchtrennung der Adventitia, häufig als Begleitverletzungen bei Quetschungen, Kontusionen und Frakturen. Besonders gefährdet sind Gefäße im Ellenbogen und Kniegelenk (enge Nachbarschaft).

Symptome. Sichtbares Trauma meist ohne Blutung, Ischämie peripher der Wunde (Intima und Media retrahieren sich und verschließen dadurch das Gefäßlumen). Im Angiogramm das unbedingt notwendig ist, sind traumatische Verschlüsse mit Minderversorgung der Peripherie sichtbar.

Therapie. Wie oben.

Indirekte Gefäßverletzungen

Wie geschlossene direkte Verletzungen.

14.1.2 Akuter Arterienverschluß

Häufigste Ursache eines akuten Arterienverschlusses ist die *Embolie*. Quellen sind meist Vorhofthromben bei Vorhofflimmern beziehungsweise bei Mitralfehlern. In absteigender Reihenfolge sind die Karotiden (60%) betroffen, dann Femoralisbifurkation, Iliakabifurkation, A. poplitea, A. brachialis, Aortenbifurkation, A. mesenterica superior, A. renalis und Truncus coeliacus. *Thromben* bilden sich meist an einer chronisch stenosierenden Wandveränderung (in der Anamnese Claudicatio intermittens). Am häufigsten entstehen sie in der A. femoralis superficialis, seltener in der Aortenbifurkation.

Symptome. Die Symptome sind bei Embolien und Thrombosen ähnlich, jedoch setzen sie bei Embolie dramatischer ein, da der Körper bei Thrombosen Zeit hat, Kollateralen zu bilden. Beim kompletten Verschluß der Arterie einer Extremität beobachtet man die sofortige Ausbildung der sog. *sechs P:* Pain (Schmerz), palor (Blässe, Kälte), pulselessness (Pulslosigkeit), paresthesia (Gefühllosigkeit), paralysis (Lähmungen), prostration (Schocksymptomatik). Beim Verschluß einer Organarterie beobachtet man organabhängige Symptome, z.B. PRIND (prolongiertes reversibles neurologisches Defizit) bei Karotisverlegung, Mesenterialinfarkt bei Mesenterikaverlegung usw.

Diagnostik. Anamnese, Inspektion, Temperatur- und Pulspalpation. Direkte Doppler-Sonographie, Doppler-Druckindex (systolisch), Oszillographie, präoperative Angiographie (nur bei inkomplettem Ischämiesyndrom der Extremität sowie bei Verdacht auf Verschluß von Organarterien), intraoperative Angiographie nach Thrombektomie zur Darstellung der Verschlußursache. Besondere Untersuchungen:
- Viszeralgefäße: Übersichts- und selektive Angiographie
- Nierenarterien: Szintigraphie, Isotopennephrogramm
- Hirnarterien: Ultraschall-Doppler-Sonographie (indirekt und direkt), Angiographie, Okuloplethysmographie

Differentialdiagnose. Muskelriß, Phlegmasia coerulea dolens (fehlende periphere Pulse), akute neurologische Störungen (Ischialgie etc.).

Therapie. Als Erstmaßnahme 5000–10 000 IE Heparin intravenös als Bolus zur Prophylaxe von Appositionsthromben, Einweisung in die Klinik, eventuell Analgesierung und Infusionstherapie zur Schockbekämpfung. Bei frischen Thromben und fehlenden Kontraindikationen kann eine Lysetherapie (Thrombolyse) angefangen werden; anschließend kann eine *Dilatation nach Dotter* durch einen Gefäßballonkatheter durchgeführt werden. Die operative Behandlung des Thrombus entspricht den Richtlinien der Behandlung chronischer Arterienverschlüsse (und nicht denen der Emboliebehandlung): Beseitigung der Stenose (*Desobliteration*) und anschließend Gefäßrekonstruktion oder Bypass (Ausschälplastik, siehe unten). Bei einer Embolie erfolgt die sofortige *Fernembolektomie:* Einführen eines Ballonkatheters (nach Fogarty, siehe Abb. 2.33) in die A. femoralis communis oder in A. brachialis/cubitalis in Lokalanästhesie und Thrombusentfernung. Die postoperative Behandlung besteht in der Entfernung von Streuherden und in der Dauerantikoagulation zur Rezidivprophylaxe.

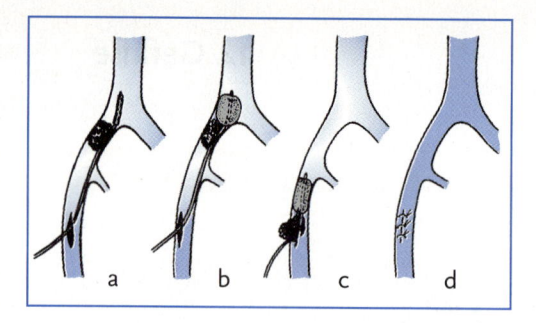

Abb. 2.33: Embolektomie mit dem Fogarty-Katheter. **a** Der Katheter wurde über eine Inzision in das Gefäß ein- und am Embolus vorbeigeführt. **b** Der Ballon an der Spitze des Katheters ist aufgeblasen. **c** Durch Herausziehen des Katheters schiebt der Ballon den Embolus vor sich her. Entfernung des Gerinnsels durch die Wunde im Gefäß. **d** Die Gefäßwunde ist mit atraumatischen Nähten verschlossen. (W. Senst 1987)

14.1.3
Chronische arterielle Verschlußkrankheit (AVK)

Chronische Stenosen und Verschlüsse der Extremitäten- und Organarterien, bedingt durch degenerative Angiopathien (90–95%), Arteriosklerose oder entzündliche Angiopathien. Sie treten vor allem an den Bifurkationsstellen und Ostien großer Gefäße und an den Innenkrümmungen geschlängelter und mechanisch beanspruchter Gefäße auf.

Symptome. Die chronische AVK wird in vier Symptomstadien (Schweregrade) nach *Fontaine-Ratschow* eingeteilt (siehe Tabelle 2.10).

Diagnostik. Bei AVK im *Organarterienbereich* siehe Tabelle 2.11. Bei AVK im Bereich der *Extremitäten:*

Tab. 2.10: Klinische Einteilung der chronischen AVK in den großen Gefäßprovinzen

Stadium	Gehirn	Herz	Eingeweide	Niere	Extremitäten
I	nicht hemisphärische Symptome (Kopfschmerzen, Konzentrationsschwäche, Psychosyndrom)	asymptomatisch	asymptomatisch	asymptomatisch	asymptomatisch
II	TIA	Belastungsangina, EKG-Veränderungen bei Belastung, Rhythmusstörungen	Angina abdominalis postprandial	labiler renovaskulärer Hochdruck	Claudicatio intermittens, Parästhesien
III	PRIND	Ruheangina, Herzinsuffizienz bei KHK, Rhythmusstörungen	Ischämische, intestinale Resorptionsstörung	progressive ischämische Niereninsuffizienz	Ruheschmerzen, beginnende trophische Störungen
IV	ischämischer Hirninfarkt	Myokardinfarkt, akinetische Zone	Darminfarkt, Darmgangrän, Durchwanderungsperitonitis	prärenale Anurie, Schrumpfniere	Nekrose, Gangrän

- Inspektion, Palpation, Auskultation und vergleichende Blutdruckmessung
- Lagerungsprobe nach Ratschow: Die Beine werden hochgelagert, wobei sie blaß und ischämisch werden. Nach zwei Minuten läßt man sie herabhängen. Die Zeit bis zum Eintreten der reaktiven Hyperämie ist bei AVK verlängert.
- Faustschlußprobe: Provokationstest bei AVK der oberen Extremitäten
- standardisierter Gehtest mit dem Metronom oder auf dem Laufbandergometer: erfaßt genau das Ausmaß der Durchblutungsstörung
- Doppler-Sonographie: Messung von Blutstromrichtung, -geschwindigkeit und systolischem Blutdruck
- Arteriographie: wichtigste Untersuchung zur Lokalisation von Stenosen und Verschlüssen, außerdem können Gefäßwand und -lumen sowie Kollateralkreisläufe beurteilt werden
- digitale Subtraktionsangiographie

Indikationen zur Operation.
- Stadium I: nur prophylaktische Desobliteration einer A. carotis interna

Tab. 2.11: AVK-Diagnostik im Organbereich

Organ	Untersuchung
Gehirn	klinisch-neurologische Untersuchung, EEG, Doppler-Sonographie, CT, Angiographie
Herz	klinisch-kardiologische Untersuchung, Ruhe- und Belastungs-EKG, Myokardszintigraphie, Echokardiographie, Koronarangiographie, Herzkatheteruntersuchung
Eingeweide	klinisch-gastroenterologische Untersuchung, MDP, Endoskopie, Übersichtsaortographie, selektive Katheterangiographie
Niere	klinisch-nephrologische Untersuchung, Labor (Harnstoff-N, Kreatinin, endogene Kreatininclearance, Elektrolyte, Urineiweiß, Urinsediment), Isotopennephrogramm, Renovasographie, seitengetrennte Reninbestimmung

- Stadium II: günstigster Zeitpunkt zur chirurgischen Behandlung einer arteriellen Organinsuffizienz (z.B. renovaskuläre Hypertonie, Belastungsangina bei Koronarstenose oder Angina abdominalis). Die Extremitäten sind in diesem Stadium nur selten gefährdet, daher wird hier nur bei starker Beeinträchtigung des Patienten (z.B. beruflich oder sozial) operiert.
- Stadium III: dringliche Indikation zur Operation sowohl von Organ- als auch von Extremitätenarterien, da sonst mit Übergang in das Stadium IV gerechnet werden muß

Sympathektomie. Teilweise bis vollständige operative Resektion des sympathischen Grenzstranges, die bei bestimmten Hypertonieformen, bei vasospastischen Syndromen und bei schwerer akraler Ischämie durchgeführt wird. Bei Verschlüssen der Digitalarterien (z.B. beim Raynaud-Syndrom) wird die *thorakale Sympathektomie* durchgeführt: entweder als bilaterale Stellatumresektion (Nebenwirkung: Horner-Syndrom) oder als transaxilläre, transthorakale Resektion der Ganglien Th2–Th4. Bei isolierten Verschlüssen der Unterschenkelarterien (vor allem bei Diabetikern und bei Thrombangiitis obliterans) wird die *lumbale Sympathektomie* durchgeführt: Resektion der Ganglien L2–L5 von retroperitoneal aus. Dieser Eingriff verbessert nur die Hautdurchblutung, nicht die der Muskulatur, daher wird er in den letzten Jahren zunehmend durch mikrochirurgische Methoden ersetzt.

Desobliteration. Rekonstruktion des Arterienlumens durch Entfernung des thrombotischen Materials. Man unterscheidet die Thrombektomie und die Ausschälplastik. Bei letzterer wird der Thrombus und die Intima entfernt (auch Intimektomie oder Thrombendarteriektomie, TEA). Die *offene (direkte) Endarteriektomie* wird bei kurzstreckigen Stenosen durchgeführt, z.B. die Karotis-TEA: Das Gefäß wird längs eröffnet und der gesamte Verschlußbereich wird freigelegt, indem das Verschlußmaterial einschließlich der Intima und Tunica elastica interna mit dem Dissektionsspatel oder mittels Gasdruck (CO_2-Einblasung) ausgeschält wird. Die *halbgeschlossene Endarteriektomie* wird bei langstreckigen Stenosen mit speziellen Gefäßsonden durchgeführt: Desobliteration mit einem Ringstripper von queren Einschnitten aus, vor und hinter der Stenose.

Bypass. Wiederherstellung der Strombahn durch Umgehung von Verschluß oder Stenose. Für langstreckige Rekonstruktionen an Organ- und mittleren oder kleineren Extremitätenarterien wird die V. saphena magna als autologes Transplantat bevorzugt. Zum Ersatz kurzstreckiger Arteriensegmente eignet sich auch sehr gut eine autologe Arterie (A. iliaca interna, A. femoralis).

Im Bereich der Aorta und der großen, aortanahen Arterien werden *Kunststoffprothesen* als Gefäßersatz verwendet. Dies sind gewebte oder gestrickte Dacronröhren, deren Einheilung mit zunehmender Porosität verbessert wird.

Amputation. Sie wird dann durchgeführt, wenn es durch die chronische Minderdurchblutung zur Gangrän gekommen ist sowie bei unerträglichen Schmerzen, wenn das Gefäß nicht rekonstruiert werden kann. Weiteres zur Amputation in Kapitel 31.4.1.

Komplikationen der operativen Behandlung. Thrombose, Infektion, erneuter Verschluß.

Interventionelle und endovaskuläre Therapie. In der Behandlung der AVK (besonders bei Stenosen und kurzen Verschlüssen im Bereich der Bein- und Beckenarterien) haben in den letzten Jahren konservative Maßnahmen als Alternative zum operativen Vorgehen zunehmend an Bedeutung gewonnen:
- *perkutane transluminale Angioplastie (PTA):* Ballonkatheterdilatation, besonders bei Stenosen und bei bis zu 10 cm langen Verschlüssen im Bereich der A. iliaca und A. femoralis, eventuell auch der Unterschenkelarterien
- *dynamische Angioplastie:* Rekanalisierung alter und verkalkter Verschlüsse durch langsam rotierende Welle, wenn herkömmliche Verfahren versagen
- *Laserangioplastie:* Zerstörung der Gefäßablagerungen durch Laserstrahlen; alternativ zu

den Ballondilatationsverfahren bei chronischen Verschlüssen unter 10 cm Länge

Chronische AVK der unteren Extremitäten

AVK vom Beckentyp (aortoiliakaler Abschnitt). Verschlüsse im terminalen Aortabereich oder in den Aa. iliacae. Die operative Therapie (ab Stadium II) ist die Desobliteration oder Prothesenumleitung (Bypass). Ziel ist die Verbesserung der lokalen Durchblutungsverhältnisse. Ein Sonderfall ist das *Leriche-Syndrom*: Verschluß der Aortenbifurkation mit Claudicatio intermittens, ischialgiformen Schmerzen und Impotentia coeundi wegen fehlender Erektion.

Klinischer Fall

Ein 56jähriger Mann kommt wegen einer seit 3 Monaten bestehenden Impotentia coeundi in die Sprechstunde. Er gibt an, er werde in der letzten Zeit beim Gehen rasch müde, „die Beine wollen nicht mehr", und er leide besonders nach stärkeren Anstrengungen an ziehenden Schmerzen im Kreuz und Gesäß.
Diagnose: Verdacht auf Aortenbifurkationsverschluß (Leriche-Syndrom)

AVK vom Oberschenkeltyp (Femoralis-Poplitea-Abschnitt). Verschluß vor allem der A. femoralis superficialis, wobei die Kollateralisation hauptsächlich über die A. profunda femoris erfolgt. Bei noch durchgängigen Arterien distal der Stenose wird ein Femoralis-Poplitea-Bypass (Fem-Pop) mit einem Saphena-magna-Transplantat gemacht oder, wenn die Saphena magna nicht verwertbar ist, eine Desobliteration. Bei der Desobliteration sind die Langzeitergebnisse schlechter als beim Fem-Pop. Wenn distal der Stenose die Arterien verschlossenen sind und Nekrosen vorhanden sind, wird amputiert. Die Amputationshöhe wird angiographisch bestimmt.

AVK vom Unterschenkeltyp (popliteokruraler oder digitaler Abschnitt). Versuch der mikrochirurgischen Venenumleitung, Sympathektomie oder Amputation, wenn die oben genannten Maßnahmen ohne Erfolg bleiben.

Chronische AVK der oberen Extremitäten

Thoracic-outlet-syndrome. Neurovaskuläre Kompressionssyndrome der oberen Thoraxapertur.
- Skalenuslückensyndrom: Es kommt aufgrund einer engen Skalenuslücke zu intermittierender Subklaviastenose beim Kopfdrehen nach hinten.
- Hyperabduktionssyndrom: Kompression von A. und V. axillares unter dem M. pectoralis minor durch Hyperelevation des Armes
- Kostoklavikularsyndrom: Kompression der A. und V. subclavia zwischen 1. Rippe und Klavikula (bei Klavikulaexostose) oder zwischen 1. Rippe und Halsrippe

Bei diesen Krankheiten beobachtet man Kompressionssymptome von Gefäßen und Nervenplexus. Die operative Therapie ist die Resektion der Halsrippe oder die Durchtrennung des M. scalenus anterior.

Verschlüsse der Digitalarterien. (siehe auch Innere Medizin, Herz und Gefäße, Kap. 11.1 und Bewegungsapparat, Kap. 14.2) z.B. bei Raynaud-Syndrom, Endangiitis obliterans oder Sklerodermie. Die operative Therapie ist die Sympathektomie.

Verschlüsse der Mesenterialarterien (Angina visceralis)

Verschlüsse des Truncus coeliacus oder der Aa. mesenterica superior und inferior. Therapie ist die Desobliteration oder aortomesenteriale Bypässe ab Stadium II.

Zerebrovaskuläre Insuffizienz aufgrund extrakranieller Gefäßobliteration

Siehe auch Neurologie, Kapitel 3.6.2.

Karotisstenose. Stenosierung vor allem der A. carotis interna und der Karotisgabel. Therapie ist die Karotis-TEA (Thrombendarteriektomie) mit anschließender plastischer Erweiterung durch ein Venenstück oder einen Kunststoffstreifen (prophylaktische Operation im Stadium I–II).

Subclavian-steal-syndrome. (Sonderform der Vertebralis-Basilaris-Insuffizienz) Minderdurchblutung des Armes durch eine zentrale Stenose der A. subclavia. Zur Versorgung des Armes mit der nötigen Blutmenge bei Armarbeit wird Blut aus den vertebrobasilären Arterien und retrograd aus dem Circulus Willisii „gestohlen". Dadurch kommt es zur Umkehr des Blutstromes in der gleichseitigen A. vertebralis mit neurologischen Symptomen. Therapie: PTA (perkutane transluminale Angioplastie), Implantation der A. subclavia supraklavikulär in die A. carotis communis links, eine offene Desobliteration rechts oder ein Karotis-Subklavia-Bypass.

14.1.4
Aneurysmen

Als Aneurysma wird eine umschriebene Ausweitung der Wand einer Arterie (oder der Herzkammer) bezeichnet (siehe Abb. 2.34).

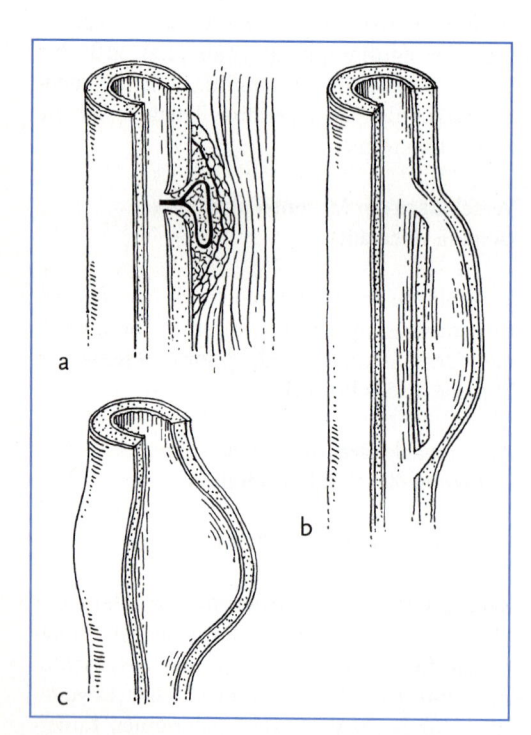

Abb. 2.34: Formen des Aneurysmas: **a** Aneurysma spurium, **b** Aneurysma dissecans, **c** Aneurysma verum

Aneurysma verum (echtes Aneurysma). Alle drei Wandschichten des Gefäßes (Intima, Media, Adventitia) sind ausgeweitet.

Aneurysma spurium (falsches Aneurysma). Verletzung der Gefäßwand mit paravasaler Hämatombildung.

Aneurysma dissecans (dissezierendes Aneurysma). Nach Intimaeinriß kommt es zur Einblutung zwischen die Gefäßwandschichten mit oder ohne Wiederanschluß an das Gefäßlumen.

Es werden folgende Formen unterschieden: Aneurysma sacciforme (sackförmig), fusiforme (spindelförmig) und cuneiforme (kahnförmig).

Ursachen und Lokalisation.
- arteriosklerotisches Aneurysma, häufig in der Bauchaorta distal der Abgänge der Nierenarterien, aber auch in der Aorta descendens
- traumatisches Aneurysma, Aorta descendens
- luisches Aneurysma, Aorta ascendens
- angeborenes Aneurysma, Zerebralarterien
- peripheres Aneurysma, selten, vor allem in den unteren Extremitäten

Thorakales Aortenaneurysma

Dieses bleibt lange Zeit stumm; bei entsprechender Größe kommt es dann zu Brust- oder Rückenschmerzen, Husten und Dyspnoe (Atemwegskompression), manchmal auch Heiserkeit (Rekurrensparese) und Horner-Syndrom (Sympathikuskompression), selten Dysphagie (Kompression des Ösophagus) und venöser Einflußstauung (Kompression der V. cava).

Diagnose. Klinik, Röntgen (bogenförmig verbreitertes Mediastinum mit schalenförmigen Verkalkungen, Differentialdiagnose: Mediastinaltumor), Thorax-CT, Aortographie.

Komplikationen.
- Aneurysmaruptur: Unabhängig von der Größe des Aneurysmas, frei in eine

Körperhöhle oder gedeckt. Die Ruptur geht mit der akuten Symptomatik des Verblutungsschocks einher.
- Aneurysmathrombosierung: vor allem aber bei peripheren Aneurysmen
- Bildung von Thromboembolien
- Penetration: Druckschädigung benachbarter Organe durch Größenzunahme

Therapie. Die Operationsindikation ist wegen der Gefahr einer Komplikation immer und unabhängig von Größe und Form des Aneurysmas gegeben. Technik: Aneurysmaresektion und Interposition einer Gefäßprothese. Ein besonderes Operationsrisiko stellt eine gleichzeitig bestehende Hypertonie dar.

Bauchaortenaneurysma

Dieses zeigt unspezifische Symptome: pulsierender Tumor im Bauch, Rückenschmerzen (cave: Fehldiagnose degenerative LWS-Erkrankungen), Druckgefühl im linken Oberbauch.

Diagnose. Wie beim thorakalen Aneurysma.

Komplikationen.
- allgemeine Komplikationen wie beim thorakalen Aneurysma
- Hydronephrose und rezidivierende Pyelonephritiden durch Ureterkompression (meist linksseitig)
- radikuläre Schmerzen durch Nervenwurzelkompression
- Claudicatio intermittens der Beine
- arteriovenöse Fistelbildung mit der V. cava inferior und dadurch periphere venöse Stauung

Therapie. Wegen der Rupturgefahr besteht immer eine dringliche Operationsindikation. Die Operationsletalität liegt bei 6%, bei rupturiertem Aneurysma steigt sie auf 50% an. Aneurysmaeröffnung nach Herstellung von proximaler und distaler Blutungskontrolle, Thrombendektomie und Rekonstruktion durch ein intraluminales Dacronprothesenrohr, anschließend wird der Aneurysmasack um die Prothese vernäht, um bessere Heilungsbedingungen zu schaffen. Wenn erforderlich, wird der gesamte geschädigte Aortenabschnitt samt beider Aa. iliacae communes durch eine Y-Prothese ersetzt. Besondere Risikofaktoren stellen die Nierenarterienstenose und das suprarenal liegende Aneurysma dar, da hier die Gefahr der ischämischen Nierenschädigung mit nachfolgender Niereninsuffizienz besteht.

> **Klinischer Fall**
>
> Ein 74jähriger Patient wird wegen plötzlich auftretender, starker, linksseitiger Bauch- und Rückenschmerzen stationär aufgenommen. Bei der Untersuchung ist die Haut feucht und blaß. Im linken Oberbauch ist eine Tumorbildung mit expansiver Pulsation tastbar. Die Darmgeräusche sind reduziert. Blutdruck 13/8 kPa (90/60 mmHg), Puls 120/min.
> *Diagnose:* Verdacht auf rupturiertes Bauchaortenaneurysma

Thorakoabdominale Aneurysmen und Aneurysmen mit Beteiligung des Truncus coeliacus und der Nierenarterienabgänge haben eine hohe Operationsletalität (20–30%). Die Indikation zur Operation muß vorsichtig gestellt werden.

Periphere arterielle Aneurysmen

Vor allem sind die Aa. popliteae betroffen. Es kommt zu akuten arteriellen, thrombotischen oder thromboembolischen Verschlüssen, zu Phlebothrombosen durch Venenkompression und zu Schmerzen durch Nerven- und Plexuskompression. Die Diagnose wird durch Angiographie gestellt.

Therapie. Kleinere Aneurysmen werden vorzugsweise exstirpiert und durch ein Interponat ersetzt. Bei ungünstiger anatomischer Lokalisation (A. poplitea, A. subclavia) wird gelegentlich das Aneurysma durch proximale und distale Ligatur ausgeschaltet und die Strombahn mittels Bypass wiederhergestellt.

Aneurysma dissecans

Es entsteht durch Intimariß und Bluteintritt zwischen Intima und Gefäßmedia bei Mediaschwäche. Die Mediaschwäche entsteht meist durch degenerative Veränderungen bei Hypertonie, durch zystische Medianekrose (Medianecrosis idiopathica cystica Erdheim-Gsell) und selten entzündlich (Lues, Riesenzellaortitis). Die Dissektion kann sich über den ganzen Aortenverlauf erstrecken und sich in den aus der Aorta entspringenden Gefäßen fortsetzen und dadurch Durchblutungsstörungen verursachen. *Typeneinteilung nach De Bakey:*
- Typ I: Die Dissektion beginnt in der Aorta ascendens und erstreckt sich über den gesamten Aortenverlauf
- Typ II: Dissektion der Aorta ascendens
- Typ III: Die Dissektion beginnt distal des Abgangs der A. subclavia sinistra und schreitet bis zur Aortenbifurkation oder auch bis in die Beckenstrombahn fort

Nach der *Stanford-Klassifikation* entsprechen Typ I und II jeweils dem neuen Typ A (Aorta-ascendens-Befall), während Typ III dem neuem Typ B entspricht.

Symptome. Plötzlich einsetzende Vernichtungsschmerzen des Thorax und eventuell auch des Abdomens bei der akuten Dissektion, die häufig von Schocksymptomatik begleitet wird (Differentialdiagnose Herzinfarkt). Multiple, intermittierende, periphere Ischämiezeichen, die sich scheinbar nicht auf eine gemeinsame Ursache zurückführen lassen, sind typisch für eine Beteiligung verschiedener Seitenäste. Die Patienten haben einen wechselnden Pulsbefund.

Diagnose. Röntgen: Verbreitertes Mediastinum, eventuell mit doppelkonturierter Aorta im Röntgenbild; CT, Aortographie.

Komplikationen. Verblutungsschock bei Ruptur, Aortenklappeninsuffizienz bei ihrer Mitbeteiligung, Herzbeuteltamponade.

Therapie. Der erste Schritt der Behandlung ist die medikamentöse Senkung und Stabilisierung des Blutdrucks: Dadurch senkt man das Operationsrisiko und gewinnt Zeit. Ersatz der Aorta ascendens durch eine Dacronprothese, gegebenenfalls kombiniert mit prothetischem Klappenersatz und Reimplantation der Koronararterien, wird mit *Typ Stanford A* bezeichnet. *Typ Stanford B* bezeichnet eine intraluminale Dacronprothese.

Prognose. 25% Letalität beim behandelten Patienten; 90% beim unbehandelten durch Komplikationen. Eine Spontanheilung kann bei Reperforation des distalen Endes eintreten, wenn das Blut in die Aorta abfließt und die Gefäßschichten miteinander verkleben.

> **Klinischer Fall**
>
> Bei einem 55jährigen Mann mit jahrelang nachgewiesenem, arteriellem Hochdruck treten plötzlich heftige Schmerzen im oberen Thoraxbereich auf, die sich im weiteren Verlauf in die untere Thoraxregion und den Oberbauch verlagern. Das EKG zeigt bei Klinikaufnahme eine konstante Linkshypertrophie ohne weitere Auffälligkeiten. Kreatinphosphatase und Transaminasen sind nicht charakteristisch verändert.
> *Diagnose:* Verdacht auf dissezierendes Aortenaneurysma

14.1.5 Angiodysplasien (arteriovenöse Malformationen)

Angeborene (und wahrscheinlich erworbene) Gefäßmißbildungen und -tumoren, die gut- oder bösartig sein können.

Teleangiektasien

Kleine erweiterte Gefäße der Haut oder Schleimhaut, die angeboren oder erworben sind.

Morbus Osler (Hämorrhagische Teleangiektasie)

Seltener, autosomal dominant vererbter, vaskulär bedingter Hämostasedefekt mit zahlreichen Teleangiektasien, insbesondere an der Haut-Schleimhaut-Grenze, vorwiegend im Gesicht, aber auch in inneren Organen.

Symptome. Traumatogene Blutungsneigung; rezidivierende, massive Darmblutungen oder chronische Sickerblutungen.

Therapie. Transfusionen, Koagulation (u.U. endoskopische Laser- oder Photokoagulation).

Naevus flammeus (Feuermal)

Angeborenes, intrakutan gelegenes, rötlichlivid verfärbtes, sichtbares Kapillarnetz, das vorzugsweise an Nacken und Stirn oder im Verlauf eines peripheren Nerven (Dermatom an Extremitäten) lokalisiert ist. Mit dem Körperwachstum tritt eine entsprechende Vergrößerung ein. In späteren Stadien kann es zur Proliferation kommen.

Therapie. Vereisung mit CO_2-Schnee oder Exzision.

Klippel-Trénaunay-Syndrom

Hier findet sich zusätzlich zum Naevus flammeus eine einseitige Beinvarikosis sowie Knochen- und Weichteilhypertrophie. Die Veränderungen sind auf ein Bein beschränkt und greifen nur selten auf den Stamm über.

Therapie. Symptomatisch.

F.-Parkes-Weber-Syndrom

Hier finden sich zusätzlich zum Klippel-Trénaunay-Syndrom multiple, hämodynamisch wirksame, arteriovenöse Fisteln der befallenen Extremität; der Zustand führt zur Dekompensation des Herzens und der zuführenden Arterien (HZV ↓). Die arteriovenösen Fisteln rezidivieren und führen oft zum Ulcus cruris. Therapie: Operative oder radiologisch kontrollierte Embolisation der betroffenen Arterien. Beim Ulcus cruris eventuell Amputation.

Sturge-Weber-Syndrom

Knochenhypertrophie einer Extremität mit intrakraniellen Angiomen und gegebenenfalls Glaukom.

Hippel-Lindau-Syndrom

Angiome der Retina und des Kleinhirns. Weiteres in Neurologie, Kapitel 3.1.

Kavernöses Hämangiom (Blutschwamm)

Umschriebene, schwammartige Venenkonvolute in Subkutis, an Extremitäten oder in inneren Organen, die in 10 % der Fälle maligne entarten oder zu Blutungen und Ulzerationen führen können.

Therapie. Exzision.

Glomustumoren

Ein peripheres Glomus ist ein thermoregulatorisches Organ der Haut, das besonders im Bereich der Akren (Nagelbett) vorkommt. Wenn sich ein Angiom entwickelt (Glomustumor) entstehen schmerzhafte, derbe, blaurote, erhabene Knötchen, die bei der isolierten Form ihren Sitz unter dem Fingernagel haben. Die multiplen, generalisierten Formen treten familiär gehäuft auf und sind häufig mit anderen Mißbildungen kombiniert.

Therapie. Exzision.

14.1.6 Entzündliche Gefäßerkrankungen

Siehe auch Innere Medizin, Herz und Gefäße, Kapitel 11.

Vaskulitis (Angiitis)

Wandentzündung eines Blut- oder Lymphgefäßes mit dem gemeinsamen morphologischen Kennzeichen der entzündlichen Gefäßwandveränderung. Je nach betroffenem Gefäßsystem unterscheidet man Arteriitis, Phlebitis und Lymphangitis. Ätiologie und Pathogenese sind meist unbekannt. Die Symptome und Krankheitsverläufe variieren durch Befall unterschiedlicher Gefäßregionen und Organe sowie durch die unterschiedlichen Schweregrade. Bevorzugt betroffen ist die Haut mit Blutungen, Knotenbildungen, Infiltraten, hämorrhagischen Blasen, Nekrosen und Ulzerationen.

Beispiele. Purpura Schönlein-Hennoch, Erythema nodosum, Erythema induratum, Churg-Strauß-Syndrom, Pannikulitis Weber-Christian.

Therapie. Bei bekannter Ätiologie schaltet man die verursachenden Faktoren, z.B. Medikamente oder Mikroorganismen, aus. Bei unbekannter Ätiologie therapiert man symptomatisch: Antiphlogistika, Zytostatika, Plasmapherese, angioplastische (z.B. Katheterdilatation) und operative Methoden (z.B. Bypassoperation).

Aortitis

Entzündung der Aortenwand.
Die *Aortitis rheumatica* kommt bei akuten oder chronischen Rheumaformen vor und betrifft meist die Bauchaorta.

Die *Mesaortitis luetica (syphilitica)* ist die häufigste Manifestation der Spätsyphilis und tritt etwa zwanzig Jahre nach der Primärinfektion auf: Die Aorta ascendens wird von außen her über die Vasa vasorum befallen. Die entzündlichen Infiltrate dringen in die Aortenmedia ein und führen dort zu Nekrosen, die bindegewebig organisiert werden. Es bildet sich ein *Aortenaneurysma*, kombiniert mit *Atherosklerose* und *spezifischen luetischen Veränderungen*.

Die *Mesaortitis tuberculosa* ist seltener als die Mesaortitis luetica. Sie entsteht hämatogen bei der Miliartuberkulose, von außen her über die Vasa vasorum, oder von innen durch Intimatuberkel oder durch direktes Übergreifen eines tuberkulösen Herdes. Die Folgen für die Gefäße sind unterschiedlich; es kann zu Gefäßobliteration oder zu Aneurysmabildung kommen.

Symptome. Thoraxschmerzen, pektanginöse Beschwerden, Interkostalneuralgie u.a.

Therapie. Behandlung des thorakalen Aortenaneurysmas.

Endangiitis obliterans (v. Winiwarter-Buerger)

Zur Generalisierung neigende Allgemeinerkrankung des Gefäßsystems, mit Bevorzugung bestimmter Gefäßprovinzen (untere und obere Extremitäten) und Befall von Arterien und Venen. Die Ätiologie ist unklar. Betroffen sind fast immer junge Männer (30.–40. Lebensjahr) mit Raucheranamnese. Weitere begünstigende Faktoren sind Kältetraumen, chronische Infekte und toxische und allergische Prozesse. Die Erkrankung beginnt in der Peripherie und befällt schubweise kleine und große Gefäße von der Intima aus.

Symptome. Beinbetonte Arteriosklerose mit Claudicatio oder auch Gangrän, Thrombophlebitiden, Hyperhidrosis, Magenbeschwerden. Diagnostisch ist die Krankheit schwer zu unterscheiden von der Arteriosklerose (Histologie).

Therapie. Wie bei der AVK: Endarteriektomie oder Gefäßprothese, Amputation bei Gangrän.

14.1.7
Variköser Symptomkomplex

Varizen (Krampfadern)

Knotenförmig erweiterte und geschlängelte oberflächliche Venen der unteren Extremitäten. Die Varizen kommen familiär gehäuft vor. Frauen sind viermal häufiger betroffen als Männer.

Die Ursache der *primären (idiopathischen) Varizen* ist wahrscheinlich eine angeborene Schwäche der Venenwand oder -klappen. Häufig bestehen auch Zeichen der allgemeinen Bindegewebsschwäche: Eingeweidebrüche, Hämorrhoiden, Senk-Spreiz-Füße etc. Begünstigende Faktoren sind Hormone (Schwangerschaft), statische Faktoren (langes Stehen, Übergewicht, mangelnde Bewegung, Schädigung der Fußmuskulatur durch harte Böden) oder mechanische Abflußhindernisse (Arterienverschlüsse, Abdominaltumoren, Obstipation, rasch aufeinanderfolgende Schwangerschaften). Diese Varizenform zeigt selten Zeichen der venösen Insuffizienz wie Ödem, Ekzem, Ulcus cruris u. a.

Die häufigste Ursache der *sekundären (symptomatischen) Varizen* ist eine Abflußbehinderung im tiefen Venensystem aufgrund einer tiefen Beinvenenthrombose mit nachfolgender Funktionsstörung der tiefen Venen. Auch hier können die Varizen nur dann entstehen, wenn eine angeborene Disposition vorliegt, denn ohne entsprechende Disposition gibt es überhaupt keine Varizen. Bei den sekundären Varizen beobachtet man eine allmähliche Zunahme der venösen Insuffizienz. Sie sollten daher immer früh behandelt werden.

Nicht invasive Untersuchungsmethoden.
- Inspektion und Palpation
- Perkussion: von proximal nach distal fortgeleitete Druckwelle
- Trendelenburg-Test zum Nachweis von Insuffizienz der oberflächlichen Venenklappen (Mündungsklappen der V. saphena magna und der Vv. communicantes): Man lagert die Beine hoch, streicht die Venen aus und legt eine Staubinde an. Dann läßt man den Patienten aufstehen.
   - Test negativ: Venen füllen sich nicht oder nur langsam (intakte Vv. communicantes). Bei Insuffizienz der Saphena-magna-Klappen füllen sich die Venen retrograd (von oben nach unten).
   - Test positiv: Venen füllen sich trotz Staubinde aufgrund insuffizienter Communicantes-Klappen. Eventuell retrograde Venenauffüllung beim Lösen der Binde.
- Perthes-Test: Kompression der oberflächlichen Venen durch Tourniquet beim stehenden Patienten in verschiedenen Höhen, anschließend Umhergehen oder Zehenstandsübungen. Die Varizen entleeren sich bei intaktem tiefen Venensystem; die Varizen bleiben gefüllt bei einer Abflußhinderung im tiefen Venensystem.
- Doppler-Sonographie, Plethysmographie

Invasive Untersuchungsmethoden. Phlebographie, blutige Venendruckmessung.

Therapie der primären Varizen. Sind keine venösen Insuffizienzerscheinungen vorhanden, therapiert man nicht. Begünstigende Faktoren sind zu vermeiden. Bei Insuffizienzerscheinungen wie bei den sekundären Varizen.

Therapie der sekundären Varizen. Aktives und passives Gefäßtraining. Physikalische Maßnahmen und Kompressionsbehandlung mit elastischen Binden verbessern die venöse Zirkulation und beseitigten die Beinödeme. Bei der medikamentösen Therapie kommen Mutterkornalkaloide zur Anwendung. Bei der Sklerosierung werden die Venen durch Injektion von entzündungsauslösenden Mitteln verödet.

Operative Therapie.
- *Exhairese (Stripping) der V. saphena magna:* Indikation ist die Stammvarikosis und insuffiziente Vv.-communicantes-Klappen. Nach Markierung der insuffizienten Vv. perforantes am stehenden Patienten werden diese ligiert und durchtrennt. Die V. saphena magna wird jetzt durch einen Schrägschnitt in der Fossa ovalis unterhalb der Leistenbeuge freigelegt und *alle* ihre Seitenäste in diesem Bereich werden ligiert und durchtrennt (*Crossektomie*, wichtig zum Rezidivausschluß). Erst wenn alle Seitenäste ausgeschaltet sind, wird die Saphena magna durchtrennt. Nun wird das distale Saphenaende durch einen Längs- oder Querschnitt im Bereich des Malleolus medialis freigelegt und nach distal unterbunden. Eine flexible Sonde (Meyers-, Nabatoff- oder Babcock-Sonde) wird in die Vene eingeführt und in die Leiste vorgeschoben. Nach Fixierung der Vene am distalen Sondenkopf wird sie durch Zug am proximalen Sondenende in der Leiste extrahiert. Am Tag nach der Operation wird der Patient mobilisiert. Kompressionsverbände werden postoperativ sechs Wochen lang getragen. Komplikationen dieser Operation ist die Verletzung des N. saphenus oder des N. suralis.
- *Stripping der V. saphena parva:* Prinzip wie oben; s-förmiger Schnitt in der Kniekehle und Längsschnitt zwischen Malleolus lateralis und Achillessehne

- *Fingerstripping (Operation nach Narath)* bei stark geschlängelten Varizen. Nach Anbringen von kleinen Hautschnitten im Abstand von 10–20 cm über die Saphena wird die Vene an jeder Inzisionsstelle durchtrennt und nach distal oder nach proximal extrahiert.
- *offene Exstirpation nach Madelung* bei umschriebenen Varizenkonvoluten ohne Stammvarikosis

14.1.8 Phlebothrombose/Thrombophlebitis (Venenthrombose)

Venenthrombosen können überall am Körper entstehen, am häufigsten kommen sie aber an den unteren Extremitäten vor. Die Entstehung wird durch Änderungen der Virchow-Trias (siehe Kap. 5.2.4) begünstigt.

Oberflächliche Venenthrombose

Ursachen. Varikosis, Infusionen, intravenöse Injektionen, Verletzungen der Extremitäten u. a.

Symptome. Schmerzhafter, tastbar verhärteter, geröteter Venenstrang, erhöhte Hauttemperatur in der Venenumgebung, keine Schwellung.

Therapie. Kompressionsverband, Bewegung (keine Immobilisation, da sonst Gefahr der tiefen Beinvenenthrombose), Heparinsalbe bei örtlicher Entzündung, Analgetika und Antipyretika bei Schmerzen und Fieber, Diuretika bei Ödementwicklung. Bei einer Varikophlebitis mit fluktuierenden Knoten wird der Thrombus durch eine Stichinzision entfernt.

Tiefe (Bein-)Venenthrombose

Tiefe Venenthrombosen entstehen bei Immobilisation (z. B. postoperativ), Herzinsuffizienz, Tumoren, nach Traumen etc. Die Früherkennung einer tiefen Beinvenenthrombose ist zur Vermeidung von Lungenembolien wichtig.

Beckenvenenthrombosen entstehen meist durch eine aufsteigende tiefe Beinvenenthrombose.

Bei der *Phlegmasia coerulea dolens* sind alle Venenstämme einer Extremität thrombosiert. Die Extremität ist schwarzblau und schmerzhaft geschwollen, die Pulse fehlen, es kommt zu Zehen- und Fußgangrän.

Durch Überanstrengung (Sport), Trauma oder Narben entsteht, meist bei jungen Männern, das *Paget-Schroetter-Syndrom*, eine akute Thrombose der V. subclavia oder V. axillaris.

Symptome. Schweregefühl mit Schwellung und Schmerzen, auch Krämpfe in der betroffenen Extremität, Hustenschmerz im Bein, Zyanose der gestauten Extremität, pralle Resistenz unterhalb der Wade bzw. des Adduktorenkanals, Steigerung des Muskeltonus und des Gewebsturgors, glänzende, blasse oder livide Haut, Hervortreten prätibialer Venen (Pratt-Warnvenen). Druckschmerz der Wadenmuskulatur, Plantardruckschmerz (Peyer-Zeichen), Wadenschmerzen bei Kompression des Oberschenkels (May-Löwenberg-Zeichen), Wadenschmerz bei passiver Dorsalflexion des Fußes (Homans-Zeichen). Die Diagnosesicherung erfolgt durch die Phlebographie.

Therapie. Die Ziele der Behandlung sind Embolieprophylaxe, Rückgang von Schwellung und Schmerz und Verhüten des postthrombotischen Syndroms.
- allgemein: strenge Bettruhe, Beinhochlagerung, Kompression und Antikoagulation mit Heparin intravenös, Kontrollphlebographie bis zur Ausheilung
- Fibrinolyse mit Streptokinase oder Urokinase bei frischen, 1–6 Tage alten Thromben und fehlenden Kontraindikationen
- Thrombektomie mit Ballonkatheter und Ringstripper, bei Beckenvenenthrombose bis zum 14. Tag, (bei iliofemoraler Thrombose bis zum 7. Tag möglich). Die Operation wird unter Antikoagulation (Heparin) durchgeführt, daher kann es zu Blutverlusten (ca. 500 ml) kommen. Zur Rezidivprophylaxe wird nach Naht der Venotomie eine kleine, temporäre (4–6 Monate) arteriovenöse Fistel angelegt, damit die Blutströmung in den Beckenvenen beschleunigt wird. Postoperative Dauerantikoagulation

mit Heparin und Cumarin. Fistelschluß nach 4–6 Monaten.

> **Klinischer Fall**
>
> Eine 41jährige Patientin, die während ihres Urlaubs öfters Tennis spielte, klagt am Tage der Rückkehr aus dem Urlaub über eine zunehmende Anschwellung und livide Verfärbung der rechten Hand und des rechten Armes, verbunden mit Schwächegefühl. Im Bereich der rechten Axilla und im Schulterbereich findet sich eine deutliche Venenzeichnung.
> *Diagnose:* Verdacht auf Paget-Schroetter-Syndrom

Postthrombotisches Syndrom

Venöse Insuffizienz infolge einer tiefen Beinvenenthrombose, bedingt durch Venenobliteration oder Venenklappeninsuffizienz.

Symptome. Extremitätenschwellung nach längerem Stehen und Gehen, besonders abends, Müdigkeits- und Schweregefühl sowie Belastungsschmerz.

Fulminante Lungenembolie

Verschleppung eines abgelösten Thrombus aus einer tiefen Venenthrombose in die arterielle Lungenstrombahn mit partieller Verlegung des Ausflußtraktes des rechten Herzens. Dies führt häufig innerhalb von Minuten zum Tode.

Symptome. Je nach Ausmaß der pulmonalen Gefäßobstruktion Oppressionsgefühl, Schmerz, Dyspnoe, Tachypnoe, Zyanose, Einflußstauung, Blutdruckabfall, Tachykardie, Anstieg des zentralvenösen Drucks, Hämoptoe, Schock.

Diagnostik. Röntgen (keilförmige Verschattung der Lunge), Lungenperfusionsszintigraphie (Perfusionsstörung), EKG (Rechtsherzbelastung, S_I–Q_{III}-Typ), Labor (LDH ↑, pO_2 ↓, pCO_2 ↓, respiratorische Alkalose).

Therapie. Beruhigung und Schmerzbekämpfung, z.B. mit Diazepam und Morphium, O_2-Applikation (2–4 l/min), gegebenenfalls Intubation und Beatmung (CPAP oder PEEP), gegebenenfalls Katecholamine (Dobutamin und Dopamin). Bei protrahierten Verläufen hochdosierte Heparinisierung mit 40000–50000 E/die; bei fehlenden Kontraindikationen eventuell Streptokinase. Bei gesicherter Makrolungenembolie sofortige Embolektomie aus der A. pulmonalis mit oder ohne extrakorporale Zirkulation (Trendelenburg-Operation).

14.2 Lymphgefäße

Siehe Innere Medizin, Herz und Gefäße, Kapitel 11.

14.2.1 Lymphödem

Stauung von Lymphflüssigkeit im interstitiellen Gewebe durch Lymphabflußbehinderungen.

Primäres Lymphödem

Familiär oder sporadisch vorkommend entsteht es durch direkte Schädigung der Lymphgefäße (z.B. Lymphgefäßaplasie).

Sekundäres Lymphödem

Durch indirekte Schädigung des Lymphtransportes, z.B. bei Tumorinfiltration aus der Nachbarschaft.

Symptome. Spannungsgefühle und Schwellungen, die im Extremfall in eine Elephantiasis (bei Parasiteninfektion) übergehen.

Diagnostik. Durch Phlebographie, Lymphographie und klinisch-chemische Untersuchung des Ergußpunktats kann zwischen venösen Ödemen und Lymphödemen differenziert werden.

Konservative Therapie. Ziel der Therapie ist die Förderung des Rückflusses:

- elastische Strümpfe zur Kompression
- Hochlagerung der Extremität über Nacht
- pneumatische Massagen
- eventuell Lymphdrainagen
- Hautpflege zur Verhinderung von Infektionen

Operative Therapie. Bei Versagen der konservativen Maßnahmen und starker Umförmigkeit und Funktionseinbuße der Extremitäten.
- lymphovenöse Anastomosierung
- Transplantation von Lymphkollateralen zur Überbrückung abflußbehinderter Zonen
- Resektion zur Massenverkleinerung von ödematösem Gewebe: Exzision des subkutanen Fettgewebes zusammen mit der Faszie und anschließende Oberflächendeckung mit freier Spalthaut oder mit dünner Hautplastik. Die kosmetischen Resultate sind unbefriedigend.

14.2.2
Lymphangitis, Lymphadenitis

Durch Erreger, die meist über kleinste Hautverletzung (z.B. bei Fußmykose) eintreten, kommt es zur Entzündung der Lymphbahnen (Lymphangitis) und der dazugehörigen Lymphknoten (Lymphadenitis). Die Erreger sind vor allem Streptokokken.

Symptome.
- „Roter Streifen" über der befallenen Region (nicht immer vorhanden)
- derbe, schmerzhafte regionäre Lymphknotenschwellung
- starke Schmerzen im Bereich der Eintrittspforte
- eventuell allgemeines Krankheitsgefühl mit Fieber und Schüttelfrost

Komplikationen. Frühkomplikation ist die Sepsis bei zu später Diagnosestellung. Spätkomplikation ist die Obliteration der abführenden Lymphbahnen mit Entwicklung eines chronisch progredienten sekundären Lymphödems.

Therapie.
- Eröffnung des Infektionsherdes und Versorgung mit feuchten Verbänden
- Ruhigstellung (Bettruhe)
- Antiphlogistika und Fiebersenkung
- Antibiotika, am besten nach Anlegen einer Kultur
- operative Entfernung von abszedierenden, einschmelzenden Lymphknoten

15 Gesicht und Mundhöhle

15.1 Traumatologie

Siehe auch HNO, Kapitel 2.3.

Weichteilverletzungen

Weichteilverletzungen kommen selten allein vor, sie sind häufig mit Gesichtsschädelfrakturen kombiniert. Am häufigsten entstehen sie bei Verkehrsunfällen, seltener bei Gewalttaten.

Therapie. Glattrandige Verletzungen werden nach exakter Wundrevision und sparsamer Wundexzision mit atraumatischem Nahtmaterial spannungsfrei verschlossen, am besten durch intrakutane Naht. Am 4.–5. Tag wird der Faden entfernt und durch Steristrips (Klebeverband) ersetzt.

> **Merke!**
> Die Wundexzision, besonders im Bereich von Augenbrauen, Lid, Mundwinkel und Nase, soll so sparsam wie möglich sein, sonst kann es zu Ektropium oder Entropium der Augenlider, zu Stenose des Naseneingangs oder zu asymmetrischer Gesichtsverziehung kommen.

Verletzungen mit Gewebsverlust haben wegen der guten Durchblutung im Gesichtsbereich eine gute Heilungstendenz. Daher sollen abgetrennte Teile replantiert werden. Gewebsdefekte werden mit autologen Hauttransplantaten aus anderen Körperregionen gedeckt. Diese zeigen jedoch wegen ihrer unterschiedlichen Hautbeschaffenheit keine befriedigenden kosmetischen Resultate.

Bei *kombinierten (Weichteil-Knochen-)Verletzungen* wird zunächst eine Stabilisierung der frakturierten Knochenteile durchgeführt; anschließend werden die Weichteilverletzungen versorgt. Hier ist die interdisziplinäre Zusammenarbeit von Kiefer-Gesichts-Chirurgen, Chirurgen, Augenärzten, HNO-Ärzten u.a. von großer Bedeutung, um eine optimale Versorgung zu gewährleisten.

Jochbein-, Jochbogen- und Kieferhöhlenfraktur

Meist handelt es sich um Impressionsfrakturen des Jochbeins in die Oberkieferhöhle durch direkte Gewalteinwirkung. Sie werden als *laterale Mittelgesichtsfrakturen* bezeichnet.

Symptome. Stufenbildung am Infraorbitalrand, Sensibilitätsstörung im Bereich des N. infraorbitalis, eventuell Diplopie, Kieferklemme und Impression oder Zertrümmerung der vorderen oder hinteren, seitlichen Kieferwand.

Diagnose. Röntgen: häufig Hämatosinus (Einblutung der Kieferhöhle) in der NNH-Aufnahme.
Oft ist die Jochbeinfraktur mit einer Jochbogenfraktur kombiniert, bei der die entsprechende Gesichtspartie abgeflacht ist und eine Kieferklemme entstehen kann.

Therapie. Selten und nur wenn keine Dislokationen vorliegt, ist eine konservative Therapie möglich.
Bei der operativen Therapie werden Jochbein oder Jochbogen zunächst perkutan reponiert: Der eingedrückte Knochen wird mit einem Einzinker (scharfer Haken) durch Zug entgegen der Impressionsrichtung reponiert. Danach werden Impressionsfrakturen der Kieferhöhle transmaxillär reponiert und in die Kieferhöhle wird ein Kunststoffspann eingebracht. Nach sechs Wochen wird diese Kunststoff-

stütze in einem zweiten Eingriff wieder entfernt.

Die zweckmäßigste Form der Behandlung ist die Draht- oder Miniplattenosteosynthese, bei der die Fragmente freigelegt und mit Draht oder Miniplatten fixiert werden.

Orbitaboden-Fraktur (Blow-out-Fraktur)

Fraktur des Orbitabodens an seiner dünnsten Stelle durch direkte Gewalteinwirkung auf den Bulbus oculi (siehe Abb. 2.35).

Symptome. Enophthalmus durch Dislokation des Bulbus nach kaudal und dorsal. Bei dieser Fraktur besteht die Gefahr der Einklemmung der Mm. rectus inferior oder obliquus inferior und dadurch die Gefahr einer bleibenden Bulbusmotilitätsstörung mit Diplopie, daher ist eine rasche operative Intervention erforderlich.

Diagnostik. Röntgen der NNH, Orbitaübersicht, Tomographie (siehe Radiologie, Abb. 18.5).

Therapie. Rekonstruktion des Orbitabodens durch Einbringen von homologem oder alloplastischem Implantat, transnasale Tamponade zur Abstützung.

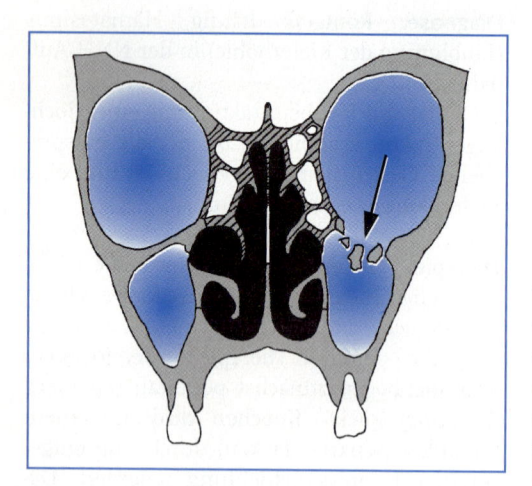

Abb. 2.35: Blow-out-Fraktur der Orbita

Orbitarand-Fraktur

Diese Frakturform tritt am häufigsten in Kombination mit anderen Frakturen auf (LeFort III, siehe unten).

Zentrale Mittelgesichtsfrakturen

Dies sind Frakturen, die in verschiedenen Höhen zwischen Processus alveolaris maxillaris und Nasenwurzel ohne Beteiligung der Jochbeine verlaufen. Sie treten meist an bestimmten Stellen auf, daher die klassische Einteilung nach LeFort (siehe Abb. 2.36 und 2.37):

- *LeFort-I-Fraktur:* horizontale Absprengung der Maxilla einschließlich des Gaumenbeins in Höhe des Nasen- und Kieferhöhlenbodens mit Okklusionsstörung, abnormer Maxillabeweglichkeit (einschließlich des Gaumens) und manchmal Nasenbluten
- *LeFort-II-Fraktur:* Absprengung der Maxilla mit Abtrennung des Nasenbeins und Stirnbeins. Die Bruchlinie verläuft bis zu Fissura orbitalis. Symptome sind Okklusionsstörung, Tellergesicht (dish face) durch Abflachung des Mittelgesichts, Brillenhämatom, Stufenbildung am Infraorbitalrand, abnorme Beweglichkeit von Maxilla und Mittelgesicht. Bei Verletzung von Jochbein und Kieferhöhle ist auch ein Hautemphysem möglich.
- *LeFort-III-Fraktur:* totale Abtrennung des Gesichtsskeletts vom Hirnschädel, Durchtrennung des Stirn-Nasen-Pfeilers, des Jochbeinpfeilers und des Flügelgaumenpfeilers; Symptome sind Brillenhämatom, Stufenbildung in Höhe der Sutura frontozygomatica, eventuell Kieferklemme

Therapie. Dentale Schienenverbände mit intermaxillärer Ruhigstellung für etwa sechs Wochen und Wiederherstellung der Kontinuität durch Fixierung an intakte kraniale Knochenstrukturen (siehe Abb. 2.37). Die Operation soll früh durchgeführt werden, sonst besteht die Gefahr der Kallusbildung und der Befestigung in falscher Stellung.

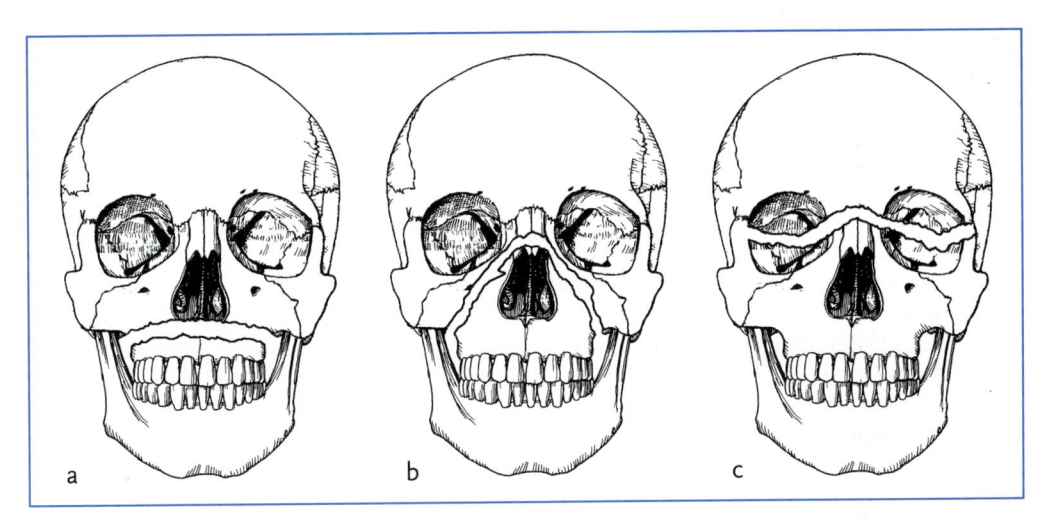

Abb. 2.36: LeFort-Klassifikation der zentralen Mittelgesichtsfrakturen. **a** LeFort I mit frontalem Bruch der Maxilla, **b** LeFort II mit pyramidenförmiger Fraktur der Maxilla, **c** LeFort III mit Trennung von Hirn- und Gesichtsschädel (Zetkin/Schaldach 1998)

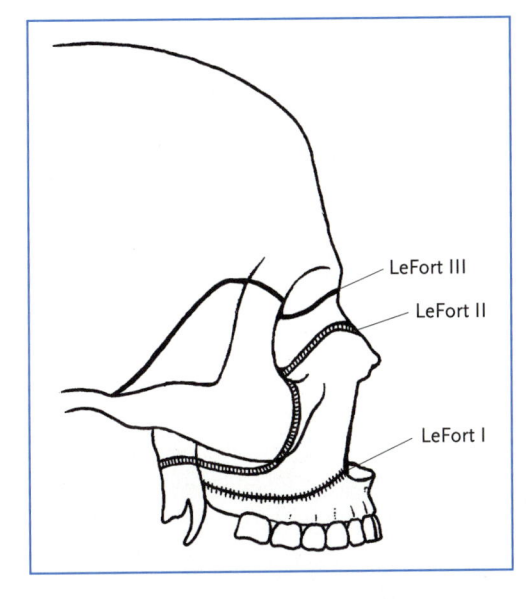

Abb. 2.37: Stabilisieren von Mittelgesichtsfrakturen. Der Unterkiefer, falls nicht gebrochen, wird gegen die Schädelbasis gehalten und kann zur Stabilisierung von unteren Mittelgesichtsfrakturen benutzt werden. Obere Mittelgesichtsfrakturen werden gegen das Stirnbein stabilisiert. Sind alle gebrochen, kann zur Stabilisierung ein Georgiade-Halo eingesetzt werden.

Unterkieferluxation

Das Gelenkköpfchen gleitet aus der Kieferpfanne und ist vor dem Tuberculum articulare unphysiologisch fixiert.

Symptome. Leere Gelenkpfanne, Kieferklemme, Abweichung des Kinns zur gesunden Seite bei einseitiger Luxation, progene Stellung des Unterkiefers bei doppelseitiger Luxation.

Therapie. Manuelle Reposition, eventuell in Narkose.

15.2 Tumoren

Siehe auch HNO.

Benigne Tumoren sind Fibrome, Lipome, Papillome, Hämangiome u.a. Sie werden in toto exstirpiert. Bei Hämangiomen wartet man zunächst ab, da manche eine spontane Rückbildungstendenz zeigen. Man kann sie später operativ entfernen und den Defekt plastisch decken.

Der *Parotismischtumor (pleomorphes Adenom)* ist mit 80% der häufigste Speicheldrüsentumor. Er kann beträchtliche Größe erreichen und zeigt in 5% der Fälle eine karzinomatöse

Entartung (siehe auch HNO, Kap. 7.3). Er wird unter Schonung des N. facialis exstirpiert. Eine Probeexzision ist kontraindiziert, da diese bei malignen Tumoren zu Tochtergeschwülsten führen kann.

Semimaligne Tumoren sind *Basaliome* und *Adamantinome*. Die Basaliome wachsen infiltrierend und lokal destruierend. Sie werden operativ entfernt und der Defekt plastisch gedeckt. Adamantinome sind zystische, seltener solide Tumoren des Unterkieferknochens. Der betroffene Kieferabschnitt muß reseziert werden.

Maligne Tumoren

Karzinome sind die häufigsten Malignome im Mund-Gesicht-Bereich.

Sie breiten sich hauptsächlich lymphogen in die regionären Lymphknoten (submental, submandibulär, Kieferwinkel), dann in die weiteren Lymphknoten aus. Größere Tumoren infiltrieren das Knochengewebe. Nur bei ca. 5% der Patienten werden hämatogene Metastasen beobachtet.

Diagnostik. Klinik, Röntgen (Knochendestruktion), Probeexzision.

Therapie. Radikale Entfernung und Ausräumung der regionären Lymphknoten im Block, Neck dissection, anschließend, wenn nötig, Gewebsersatz.

Knochenmalignome, die vor allem im Oberkiefer vorkommen sind die *Sarkome*. Sie sind viel seltener als die Karzinome. Die Therapie besteht in der radikalen Operation mit Nachbestrahlung und Zytostatikatherapie.

16 Hals

16.1 Fehlbildungen

Mediane Halszysten und -fisteln

Kongenitale Fehlbildungen aus Resten des Ductus thyreoglossus, die in der Medianlinie des Halses liegen.

Symptome. Nicht schmerzhafte, prall gefüllte Zyste, die bei Infektion nach außen perforiert; wodurch eine Fistel entsteht.

Diagnose. Sondierung des Fistelganges, Röntgen mit Kontrastmittel.

Therapie. Exstirpation der Zyste und der Fistel nach Markierung des gesamten Fistelganges mit Methylenblau und Resektion des Zungenbeinkörpers. Bei infizierter Zyste wird zuerst drainiert und nach Abheilung reseziert.

Laterale Halszysten und -fisteln

Diese Fehlbildungen entstehen aus Anomalien des Ductus thymopharyngicus und der Kiemenbögen und liegen am Vorderrand des M. sternocleidomastoideus.

Symptome. Die Fisteln haben häufig eine äußere Mündung an der Haut und eine innere am Pharynx.

Therapie. Radikale Exstirpation nach Darstellung der Gefäße und Nerven.

Erworbene Halsfistel

Sie kommen als Folge von Kieferosteomyelitis, Tuberkulose oder Aktinomykose vor. Nach radikaler Exstirpation wird der Herd saniert.

16.2 Verletzungen

Bei vollständiger Durchtrennung der *A. carotis communis*, z.B. in suizidaler Absicht, ist die Prognose infaust. Bei teilweiser Durchtrennung der Gefäßwand entsteht ein pulsierendes Hämatom, das Trachea und Ösophagus komprimieren kann. Man beobachtet eine rasche Zunahme des Halsumfanges. Die Arterie muß sofort digital komprimiert werden bis zur endgültigen operativen Versorgung mit Naht oder autologem Venenstreifen. Die A. carotis interna soll nach Möglichkeit nicht ligiert werden, da dies zu zerebralen Erweichungsherden führen kann.

Bei *Halsvenenverletzungen* besteht die Gefahr der Luftembolie, die zu einer akuten Herzinsuffizienz führen kann. Manchmal ist das schlürfende Geräusch des Lufteintritts zu hören.

Die Vene muß sofort digital komprimiert werden. Der Patient wird intubiert und mit Überdruck beatmet. Bei einer Luftembolie wird das rechte Herz punktiert und die Luft abgesaugt

Bei einer Halsverletzung sind der *N. vagus* (Herzstillstand, Atemlähmung), der *N. phrenicus* (Zwerchfellhochstand) und der *N. recurrens* (Heiserkeit, Stimmlähmung) gefährdet. Nervenverletzungen müssen sofort mikrochirurgisch exakt genäht werden. Nach der Wundheilung beginnt die Physiotherapie.

Bei Verletzung der *Trachea* besteht die Gefahr der Blutaspiration und der Asphyxie. Wenn die sofortige Intubation nicht möglich ist, muß tracheotomiert werden.

16.3
Tumoren

Siehe auch HNO, Kapitel 6.3.

Etwa 20% der Halstumoren sind gutartig: Lipome, Fibrome, Glomus-caroticum-Tumoren. Bei den malignen Tumoren unterscheidet man zwischen primären Tumoren und Metastasen.

Symptome. Benigne Tumoren sind bis auf eine tastbare Schwellung häufig asymptomatisch, größere Tumoren können Drucksymptome hervorrufen. Bei malignen Tumoren finden sich tastbare Knoten.

Therapie. Exakte totale Exstirpation und histologische Untersuchung. Bei Metastasen Behandlung des Primärtumors.

Die kongenitalen, zystischen Lymphangiome bei *Lymphadenoma colli congenitum cysticum* können eine beträchtliche Größe erreichen und zur Kompression von Gefäßen, Trachea und Ösophagus führen. Daher müssen die Neugeborenen sofort operiert werden.

16.4
Entzündungen der Schilddrüse

Siehe auch Innere Medizin, Endokrine Organe, Stoffwechsel und Ernährung, Kapitel 2.4.

Thyreoiditiden machen ca. 3% aller Schilddrüsenerkrankungen aus. Es handelt sich dabei um Entzündungen der normal großen Schilddrüse, die das Organ in Form und Größe verändern können. Zur weiteren Ausführung, Diagnostik und Therapie siehe Innere Medizin.

Die *akute Thyreoiditis* ist eine schmerzhafte, bakterielle Entzündung mit Vergrößerung der Schilddrüse. Sie wird konservativ therapiert. Nur bei einer Abszedierung ist eine Inzision und Drainage indiziert.

Die *subakute Thyreoiditis de Quervain* ist eine schmerzhafte, häufig knotige, umschriebene Schwellung der Schilddrüse, wahrscheinlich viraler Genese. Sie wird nur konservativ behandelt, eine Operation ist kontraindiziert.

Wahrscheinlich durch ein Immungeschehen wird die *chronische lymphozytäre Thyreoiditis Hashimoto* hervorgerufen. Die Schilddrüse schwillt langsam an und ist von derber Konsistenz. Nur bei mechanischer Beeinträchtigung oder Verdacht auf Malignität wird operiert.

Bei der *eisenharten chronischen Thyreoiditis Riedel* findet man sehr derbe Knoten, die fest mit der Umgebung verwachsen sind. Zur mechanischen Entlastung wird die Schilddrüse reseziert.

16.5
Blande (euthyreote) Struma

Siehe Innere Medizin, Endokrine Organe, Stoffwechsel und Ernährung, Kapitel 2.1.

Exzessive Vergrößerung der Schilddrüse ohne hormonelle Über- oder Unterfunktionszeichen. Palpatorisch ist diese Drüsenvergrößerung entweder diffus oder knotig (Struma nodosa). Für die Entstehung der euthyreoten Struma ist besonders der alimentäre Jodmangel bedeutsam.

- Struma Grad 0: nicht sichtbar und nicht palpabel
- Struma Grad I: palpabel, aber nicht sichtbar
- Struma Grad II: palpabel und sichtbar
- Struma Grad III: auf Entfernung sichtbar

Symptome. Normale Schilddrüsenfunktion und Stoffwechsellage. Eine exzessive Größenzunahme (siehe Abb. 2.38) der Thyreoidea führt zu einer mechanischen Behinderung von Trachea und Ösophagus (Dyspnoe, Schluckbeschwerden). Selten kommt es zu Heiserkeit (Rekurrensparese) und zu Stauung der Halsgefäße. Bei beidseitiger hochgradiger Einengung der Trachea entsteht das Bild der „Säbelscheidentrachea". Die Verdrängung der Trachea kann zum schweren Krankheitsbild der Tracheomalazie führen.

Diagnostik. Schilddrüsenhormone, -sonographie, -szintigraphie, Ösophagusbreischluck, Tracheaspezialaufnahme.

Therapie. Schilddrüsenhormone sind indiziert bei der juvenilen Form der Struma (da man nach einer Resektion öfter Rezidive beobachtet) und bei Struma diffusa bis Grad II ohne lokale Komplikationen. Das Verfahren der Wahl bei älteren Patienten mit Risikofakto-

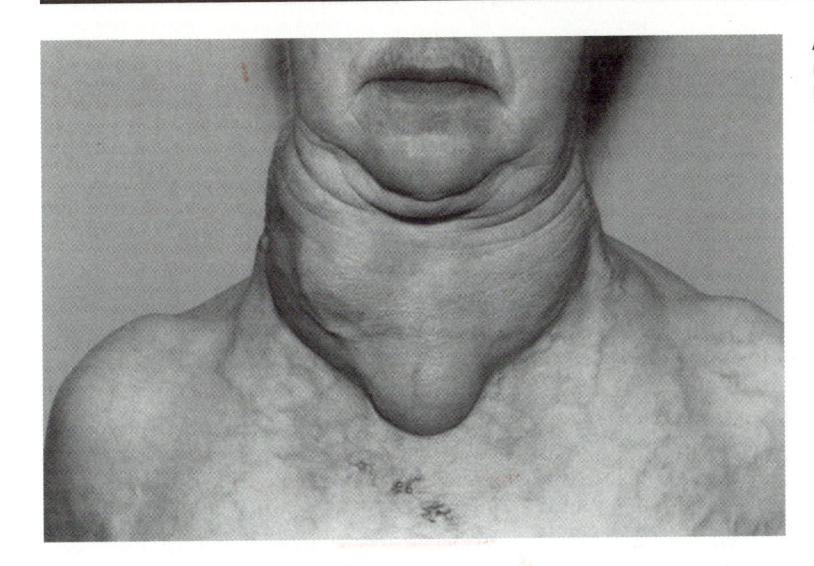

Abb. 2.38: Nach retrosternal reichende Struma mit immensem Ausmaß (IMPP)

ren ist die *Radiojodtherapie*. Die Behandlung der Wahl bei mechanischer Behinderung, raschem Wachstum und bei solitären kalten Knoten mit Malignitätsverdacht ist die *Resektion*. Sie wird auch bei älteren Patienten mit Risikofaktoren durchgeführt, wenn szintigraphisch kalte Bezirke und ungenügende Radiojodspeicherung nachweisbar sind.

Nach dem Kocher-Kragenschnitt und der Spaltung der geraden Halsmuskulatur wird das Operationsgebiet freigelegt. Die Struma wird mit Klemmen schrittweise entwickelt. Die A. thyreoidea superior sowie die seitlichen und unteren Venen werden unterbunden und durchtrennt. Anschließend wird die Schilddrüse reseziert, der Kapselparenchymrest vernäht und die Schilddrüsenloge mit einer Redon-Drainage, die 48 Stunden liegen bleibt, versorgt.

> **Merke !**
> Bei retrosternalen und intrathorakalen Strumen ist eine partielle mediane Sternotomie erforderlich.

Nachbehandlung. Substitution mit Trijodthyronin ab dem 2. oder 3. postoperativen Tag. Ein Jahr nach der Operation wird ein drei Monate dauernder Auslaßversuch gemacht. Sind die Ergebnisse bei der anschließenden Kontrolluntersuchung normal, kann die Rezidivprophylaxe unterbleiben. Bei Hypothyreose wird lebenslang substituiert. Eine Rezidivstruma wird wie eine Erststruma behandelt.

16.6 Hyperthyreote Struma

Siehe auch Innere Medizin, Endokrine Organe, Stoffwechsel und Ernährung, Kapitel 2.3.

Struma mit vermehrter Wirkung der Schilddrüsenhormone Thyroxin und/oder Trijodthyronin, die zu einer allgemeinen Stoffwechselsteigerung führt. Betroffen sind vor allem Frauen im Alter von 30–50 Jahren. Ätiologisch unterscheidet man Hyperthyreosen vom Typ des Morbus Basedow und Hyperthyreosen bei funktioneller Autonomie (multinodöse Hyperthyreose und autonome Adenome).

Symptome. Tachykardie, Herzklopfen, Wärmeintoleranz, vermehrtes Schwitzen, Appetitsteigerung, Gewichtsabnahme, erhöhte Stuhlfrequenz bis zur Diarrhö, Oligomenorrhö, Tremor, Affektlabilität, Nervosität, innere Unruhe, Haarausfall. Außerdem beobachtet man häufig einen *Exophthalmus* bei der *endokrinen Ophthalmopathie*.

Therapie. Nach *Thyreostatikatherapie* kommt es in 70 % der Fälle innerhalb von zwei Jahren zu einem Rezidiv (cave: Schwangerschaft). Die *Radiojodtherapie* ist nur bei Patienten über 40 Jahre mit Struma ohne Kompressionseffekte und bei älteren Patienten mit erhöhtem Operationsrisiko indiziert. Die *Strumaresektion* ist die Behandlung der Wahl bei großen und substernalen Strumen mit mechanischen Lokalkomplikationen, bei kalten Knoten, bei funktioneller Autonomie bei jüngeren Patienten und nach dem 1. Schwangerschaftstrimenon. Akute Schilddrüsenoperationen werden nur ausnahmsweise bei unbeherrschbar schweren Hyperthyreosen unter β-Blocker-Schutz durchgeführt.

Es wird eine radikale, d.h. *subtotale* Resektion der beiden Schilddrüsenlappen durchgeführt. Angestrebt ist ein Restvolumen von nur 4–6 g Schilddrüsengewebe, da sonst eine hohe postoperative Rezidivgefahr besteht. Die Operation wird nur durchgeführt, wenn die Schilddrüsenfunktion präoperativ mit Thyreostatika, β-Blockern und Plummer-Lösung medikamentös eingestellt wurde. Die antithyreoidalen Medikamente werden bis zum Operationstag gegeben.

Komplikationen. Hypothyreose, Rekurrensverletzung (1–2%), parathyreopriver Hypoparathyreoidismus (Tetanie). Die Operationsletalität beträgt ca. 0,1%.

Nachbehandlung. Nur bei persistierender und rezidivierender Hyperthyreose werden antithyreoidale Medikamente verordnet, Schilddrüsenhormone nur bei postoperativer Hypothyreose.

> **Merke!**
>
> Eine postoperative Hypothyreose ist besser zu behandeln als eine persistierende Hyperthyreose. Bei Autonomien führt man heute eine funktionelle Resektion durch, d.h. man entfernt alle knotigen Veränderungen und erhält das makroskopisch unveränderte Gewebe.

16.7 Schilddrüsenkarzinom

Siehe Innere Medizin, Endokrine Organe, Stoffwechsel und Ernährung, Kapitel 2.5.

Primäre Schilddrüsenkarzinome sind seltene Malignomarten mit einer relativen Häufigkeit von 0,5%. Frauen sind davon bis zu vier mal häufiger betroffen. *Metastasen* in der Schilddrüse sind ebenfalls selten; sie entstehen hämatogen bei Mamma-, Kolon- und Nierenkarzinom sowie bei malignen Melanomen. Es werden vier histologische Typen unterschieden (siehe Tabelle 2.12):

- *papilläres Karzinom:* (43%); vorwiegend bei jüngeren Menschen unter 30 Jahren. Es metastasiert früh in die regionalen Lymphknoten (lymphogen). Die Prognose ist relativ günstig, 50% der Patienten überleben mehr als 10 Jahre.
- *follikuläres Karzinom:* (32%); es ähnelt histologisch dem normalen Schilddrüsengewebe und metastasiert früh hämatogen in die Lunge und/oder Knochen. Die Metastasen sind häufig einer Radiojodtherapie zugänglich. 40% der Patienten überleben 10 Jahre.
- *anaplastisches Karzinom:* (12%); bösartigstes primäres Schilddrüsenkarzinom. Es wächst und metastasiert früh auf dem Blut- und Lymphwege. Es zeigt oft keine Jodaufnahme. Die Prognose ist ausgesprochen schlecht.
- *medulläres (oder C-Zell-) Karzinom:* (5%); es tritt in allen Altersgruppen auf. Das familiäre Auftreten ist oft mit einem MEN-Syndrom (multiple endokrine Neoplasie) vergesellschaftet. Die Prognose ist sehr unterschiedlich.

Symptome. Diffuse oder knotige Schwellung (Struma maligna), Lymphknotenschwellung. Harte und beim Schlucken unverschiebliche Knoten deuten auf Infiltration der Nachbarorgane hin. Weitere Spätsymptome sind Heiserkeit (Rekurrensparese), Schluckbeschwerden, Horner-Syndrom, Halsvenenstauung.

Diagnostik. Klinische Untersuchung, Schilddrüsensonogramm und -szintigraphie, Fein-

Tab. 2.12: Wichtigste Karzinome der Schilddrüse

Parameter	papilläres Karzinom	follikuläres Karzinom	C-Zell-Karzinom	anaplastisches Karzinom
Alter	vorwiegend jüngere Patienten	Patienten mittleren Alters	familiär: jüngere Patienten sporadisch: ältere Patienten	ältere Patienten, Kropfträger
Geschlecht	F >> M	F > M	F = M	F = M
Tumorausbreitung T N M	+ +++ +	+ + +++	++ +++ +	+++ ++ ++
Prognose	sehr gut	nach Differenzierungsgrad unterschiedlich	familiär besser	sehr schlecht, Überlebenszeit auf Monate beschränkt
Jodspeicherung (Radiojodtherapie)	+	++	– – –	(+)

nadelbiopsie. Bei Verdacht auf Infiltration müssen die Nachbarstrukturen untersucht werden, z.B. Tracheazielaufnahme, Ösophagusbreischluck, CT.

Der Serumkalziumspiegel muß prä- und postoperativ überprüft werden.

Therapie. Beim papillären und follikulären Karzinom totale Thyreoidektomie und lebenslange Substitution mit L-Thyroxin, bei Metastasen oder Inoperabilität Radiojodtherapie mit J^{131}. Beim anaplastischen und beim medullären Karzinom wird zusätzlich eine Neck dissection vorgenommen mit Nachbestrahlung und lebenslanger Thyroxinsubstitution. Bei lokaler Inoperabilität wird nur bestrahlt.

16.8
Hyperparathyreoidismus (HPT)

Siehe auch Innere Medizin, Endokrine Organe, Stoffwechsel und Ernährung, Kapitel 5.3.

Erhöhte Parathormon- (PTH-) Sekretion der Epithelkörperchen (Nebenschilddrüse). Infolge des erhöhten PTH-Spiegels kommt es zu *Hyperkalziämie*, *Hypophosphatämie* und *Hyperkalziurie*.

Beim *primären HPT* liegt eine autonome Überproduktion von Parathormon (PTH) inadäquat dem Serumkalziumspiegel durch ein Epithelkörperadenom (90 %) oder viel seltener durch diffuse Hyperplasie oder Karzinome (10 %) vor. Frauen sind 3mal häufiger betroffen als Männer.

Der *sekundäre HPT* stellt eine reaktive Hyperplasie der Epithelkörperchen als Reaktion auf Hypokalzämien jeglicher Genese dar, z.B. Malabsorption, Niereninsuffizienz etc.

Aus dieser reaktiven Hyperplasie der Epithelkörperchen können Epithelkörperchenadenome entstehen: *tertiäre HPT*.

Symptome. Die Symptome sind vielseitig und anfangs meist nur als Rheumatismus oder allgemeine Müdigkeit verschleiert: Müdigkeit, Antriebslosigkeit, Depression, muskuläre Hypotonie, Myalgie. Später kommen *renale* Beschwerden (Urolithiasis, Kalziumphosphat- oder Kalziumoxalatsteine, 70% der Fälle), *ossäre* Beschwerden (Osteopathia fibrosa cystica generalisata von Recklinghausen, siehe Abb. 2.39, Chondrokalzinose u.a.; 25% der Fälle) und/oder *gastrointestinale* Beschwerden (chronisches Ulkusleiden, akute oder chronische Pankreatitis; 27% der Fälle) dazu. Zur Diagnostik siehe Innere Medizin.

Therapie. Beim primären HPT ist die Parathyreoidektomie die sinnvollste Behandlungsmaßnahme. Nach der Darstellung von N. recurrens und Gefäßen wird eine subtotale Parathyreoidektomie (Entfernung von drei und einem halben Epithelkörperchen) oder eine totale Parathyreoidektomie (Entfernung aller vier Epithelkörperchen), wenn alle vier Drüsen hyperplastisch sind, durchgeführt. Im Anschluß an die totale Parathyreoidektomie erfolgt die autologe Epithelkörperchentransplantation am Unterarm zur Verhinderung des Hypoparathyreoidismus. Einige Teile des exstirpierten Gewebes sollten kryokonserviert werden (−196 °C) für den Fall, daß eine sekundäre Transplantation notwendig wird. Beim *sekundären HPT* ist die Operation nur als ultima ratio zu betrachten bei Versagen der konservativen Therapie. Operationsmöglichkeiten wie oben. Ist der HPT renal verursacht, wird erst operiert, wenn die Nierentransplantation zu keiner Besserung führt.

16.9
Hypoparathyreoidismus

Siehe auch Innere Medizin, Endokrine Organe, Stoffwechsel und Ernährung, Kapitel 5.1.

Unterfunktion der Epithelkörperchen mit Hypokalzämie und Tetanie.

Therapie. Dauerbehandlung mit Dihydrotachysterol, Vitamin D_3 und Kalzium. Sekundäre autologe Epithelkörperchentransplantation (aufgetautes kryokonserviertes Material) bei sekundärem Hypoparathyreoidismus nach totaler Parathyreoidektomie.

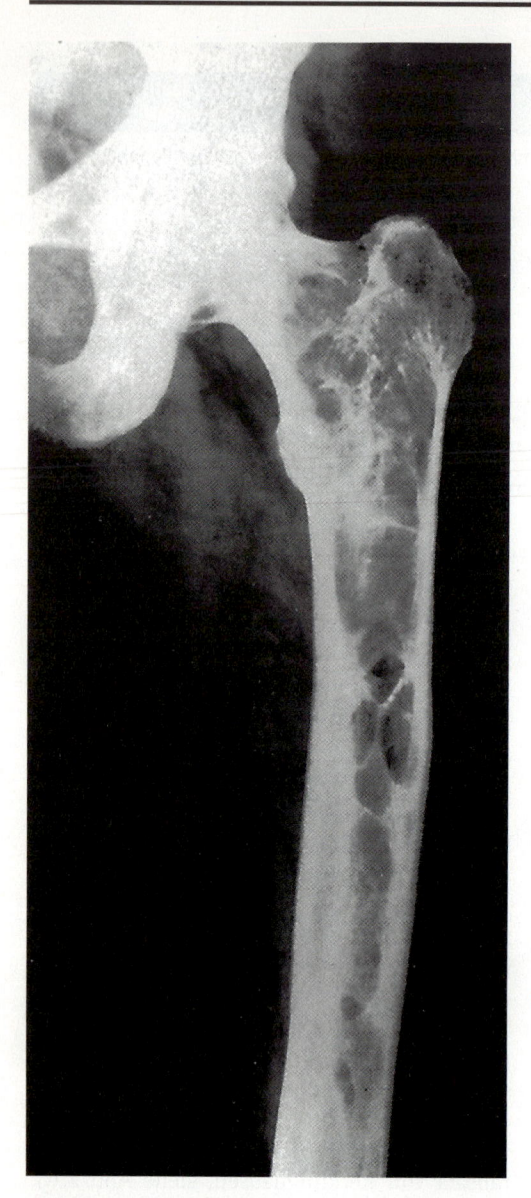

Abb. 2.39: Ostitis fibrosa cystica des Schenkelhalses. Man erkennt multiple zystische Aufhellungen in Spongiosa und Kompakta. (IMPP)

17 Brustdrüse

17.1 Fehlbildungen

Siehe auch Gynäkologie, Kapitel 1.2.

Anlagebedingte Fehlbildungen (ein- oder beidseitig)

- *Amastie:* fehlende Brustdrüsen- und Mamillenanlage
- *Aplasie:* vorhandene Mamille bei fehlender Drüsenanlage
- *Athelie/Dysthelie/Polythelie:* fehlende/fehlgebildete/im Verlauf der Milchleiste überschüssige Brustwarzen bei normalen Drüsenkörpern
- *Polymastie:* akzessorische Brustdrüsen, meist axillär oder im Verlauf der Milchleiste
- *Mamma aberrata:* akzessorisches Drüsengewebe, das außerhalb der Brustdrüse liegt

> **Merke!**
> Bei Polymastie und Mamma aberrans besteht erhöhtes Entartungsrisiko.

Wachstumsbedingte Fehlbildungen

Die *Mammahyperplasie* ist ein ernährungs- oder konstitutionsbedingtes, überschießendes Wachstum des Binde- und Fettgewebes und des Hautmantels der Mamma bis zum Abschluß der Wachstumsperiode. Die starke Hyperplasie führt zu statischen Wirbelsäulen- und Schulterbeschwerden. Eine physiologische Hyperplasie tritt in der Schwangerschaft auf und bildet sich nach dem Abstillen zurück. Daneben gibt es die *Hypoplasie* bei konstitutionsbedingt kleiner Mamma.

Korrekturmöglichkeiten. Es gibt verschiedene Methoden für eine *Mammareduktionsplastik* bei Hyperplasie, z.B. Operation nach Strömbeck: Nach Deepithelialisierung des perimamillären Gewebsteils wird ein supramamillärer Zylinder exzidiert. Nun wird der untere Drüsenanteil reseziert und das restliche Gewebe nach oben geschoben und durch Naht der vorgeschnittenen Haut in die neue Form gebracht. Wichtig ist die Belassung einer ausreichenden Durchblutung. Die *Mammaaugmentationsplastik* bei Mammaaplasie oder -hypoplasie besteht in der Implantation einer Silikonprothese (Silikonsack mit Gel- oder NaCl-Füllung) von einem axillären, submammären oder periareolären Schnitt aus. Bei Silikonabschilferung aus den oberen Schichten kann es zu Fremdkörpergranulomen kommen.

17.2 Gynäkomastie

Bei der Gynäkomastie handelt es sich um eine Vergrößerung der männlichen Brustdrüse, die ein oder beidseitig auftreten kann und meist durch *Hyperöstrogenismus* zustande kommt.

Ursachen.
- physiologisch im hohen Alter oder vereinzelt in der Pubertät, sogenannte Pubertätsmakromastie, diese ist von Ödem und Spannungsgefühl begleitet, bleibt für einige Wochen bestehen und bildet sich spontan zurück
- endokrin bei Leberzirrhose, östrogenproduzierenden Hoden- oder Nebennierentumoren, Gonadenunterfunktion, Morbus Addison, Hyperthyreose, Akromegalie, Östrogentherapie beim Prostatakarzinom, gelegentlich nach Prostatektomie
- medikamentös bedingt, z.B. durch Spironolacton, Isoniazid, Digitalis usw.

- genetisch bedingt beim Klinefelter-Syndrom und der testikulären Feminisierung

Diagnostik. Endokriner Status, Mammographie, Galaktographie.

Therapie. Drüsenentfernung von einem unteren semizirkulären, perimamillären Schnitt aus nach endokrinologischer Abklärung. Bei großem Drüsenkörper zusätzlich Hautraffung.

17.3 Entzündungen

Thelitis

Entzündung der Mamille, die meist durch oberflächliche Läsionen beim Saugakt verursacht wird und durch lymphogene Ausbreitung eine Mastitis verursachen kann.

Therapie. Desinfektion, Kühlung, Antiphlogistika, evtl. Antibiotika und Abstillen.

Akute (eitrige) Mastitis

Entzündung der Brustdrüse, meist in Form der Mastitis puerperalis (85–95% der Fälle).

Bei der puerperalen Mastitis handelt es sich um eine eitrige Brustentzündung der Wöchnerinnen. Die Keimeintrittspforte ist meist eine Thelitis mit Entzündung der Milchgänge; durch Milchstau kommt es zur Aszension der Infektion. Der Erreger ist in mehr als 90% der Fälle Staphylococcus aureus.

Die nichtpuerperale Mastitis tritt außerhalb der Laktationsperiode auf. Die Ursachen sind z.B. mechanische Reizung oder Verletzung der Mamille, Ekzem, hämatogene Abszedierung, Erysipel, Tuberkulose, Lues usw.

Symptome. Schmerzhafte Rötung, Infiltration und Schwellung der Mamma, subfebrile und febrile Temperaturen; bei Einschmelzungen entstehen multiple Abszesse, später eventuell Nekrose von Brust und Drüsengewebe.

Therapie. Abstillen oder Abpumpen der Milch, Alkoholverbände, Antibiotika, medikamentöse Sekrethemmung. Bei Abszedierung muß der Abszeß breit eröffnet und drainiert werden, nach Möglichkeit mit kosmetischer Schnittführung, am besten in der Submammarfalte. Eventuell Abtragung der Nekrose und lokale Spülung. Bei *chronischen Entzündungen* histologische Untersuchung zum Ausschluß eines verjauchenden Karzinoms.

17.4 Mastopathie

Die Mastopathie ist die häufigste Brustdrüsenerkrankung der Frau. Es handelt es sich um eine primär gutartige Erkrankung der weiblichen Brustdrüse mit hormonell induzierten, progressiven und/oder regressiven, dysplastischen Veränderungen von mehr oder weniger großen Bezirken der Mamma. Betroffen sind hauptsächlich Frauen zwischen dem 30. und 50. Lebensjahr. Nach dem histologischen Befund unterscheidet man folgende *Verlaufsformen:*
- Mastopathia fibrosa mit Ersatz des Epithelanteils durch hyalines Bindegewebe
- Mastopathia fibrosa cystica mit Vermehrung des Bindegewebes in Kombination mit Erweiterung der Drüsengänge
- Mastopathia fibroadenomatosa: adenomatöse Hyperplasie der Drüsengänge, die mit Blut, Sekret oder Eiter gefüllt sein können

Die Proliferationstendenz bedingt das hohe Entartungspotential. Histopathologisch wird die Mastopathie nach *Prechtel* in drei Schweregrade unterteilt, die Hinweis auf ein mögliches Entartungsrisiko geben:
- Grad I: benigne Parenchymdysplasie ohne Epithelproliferation (häufigste Form, 70%) mit einem Entartungsrisiko von 1%
- Grad II: benigne Parenchymdysplasie mit Epithelproliferation ohne Atypien (20% der Fälle); 2–4% Entartungsrisiko
- Grad III: Parenchymdysplasie mit Epithelproliferation und mäßigen Atypien (Grad IIIa) oder gehäuften Atypien (Grad IIIb, Carcinoma in situ); 30% Entartungsrisiko

Symptome. Druckdolente Knoten, „Schrotkugelbrust" bei kleinzystisch-knotigen Veränderungen, prämenstruelle Spontanschmerzen, Mamillenabsonderung.

Therapie. Bei Grad I und II Probeexstirpation beziehungsweise Zystenpunktion und histologische Untersuchung. Ergeben sich keine Hinweise auf Malignität, so ist die Behandlung damit beendet. Neu gebildete Zysten und Knoten (feststellbar durch Kontrolluntersuchungen: im ersten Jahr viermal, dann einmal jährlich) müssen exstirpiert werden.

Bei Grad III subkutane Mastektomie (Entfernung des Drüsenkörpers unter Erhaltung von Hautmantel und Mamille) oder gegebenenfalls Mastektomie. Kontrolle mindestens zweimal jährlich.

Prognose. Heute wird vor allem die proliferative hyperplastische Mastopathie als *Präkanzerose* angesehen. Zum Risiko der malignen Entartung siehe oben.

17.5 Gutartige Tumoren

Die gutartigen Geschwülste der Mamma machen ca. 15–20% aller Mammatumoren aus. Die häufigsten sind die Fibroadenome (70–75%). Weitere benigne Tumoren, die bei jüngeren Frauen als isolierte, gut verschiebliche, pralle Knoten tastbar sind, sind Adenome, Zysten, Papillome (seröse/blutige Mamillensekretion, hohes Entartungsrisiko), Lipome, Fibrome und Myome.

Das Fibroadenom tritt bei Frauen zwischen 15 und 35 Jahren auf und ist als diskrete, weiche, verschiebliche Masse zu tasten.

Diagnostik. Anamnese (Risikofaktoren für eine maligne Mammaerkrankung), Inspektion und Palpation (Abgrenzbarkeit, Verschieblichkeit, tastbare Lymphknoten), Mammographie (90% Treffsicherheit), Sonographie (Unterscheidung zwischen zystischem und solidem Gewebe), Xeroradiographie als Ergänzung zur Mammographie. Tumorexzision mit histologischer Untersuchung.

Therapie. Exzision des Knotens oder Zystenpunktion.

17.6 Mammakarzinom

Siehe auch Spezielle Pathologie, Kapitel 14.5 und Gynäkologie, Kapitel 9.2.

Das Mammakarzinom ist der häufigste Tumor bei Frauen der westlichen Welt (ca. 30 000 Erkrankungen/Jahr in der BRD). Die höchste Erkrankungsinzidenz liegt zwischen dem 50. und 60. Lebensjahr; diese beträgt 1:14 und verdoppelt sich bei Erkrankung einer erstgradigen Verwandten. Auf hundert Mammakarzinome bei Frauen kommt etwa ein Mammakarzinom bei einem Mann. *Risikogruppen:*
- familiäre Belastung
- Nullipara, Spätgebärende (jenseits des 35. Lebensjahres) und nichtstillende Frauen
- Frauen zwischen 40 und 60 Jahren
- deutliche Adipositas
- Frauen mit Mastopathie II. oder III. Grades
- erhöhte Zufuhr von tierischem Fett während der Pubertät

Symptome. Schmerzen sind sehr selten. 80% der Patientinnen entdecken selbst den Knoten in der Brust, der härter, höckriger, körniger und oft größer als bei der Mastopathie und unverschieblich gegen die Haut und/oder Thoraxwand ist. Eine Hauteinziehung über dem Tumor (*Plateauphänomen*) ist schwer zu sehen, kann aber durch einen Fingerdruck beidseits des Knotens, wenn das Brustgewebe durch die Subkutisinfiltration flach oder sogar eingezogen wird, sichtbar gemacht werden. Ebenfalls durch die Infiltration der Subkutis kann ein Brust- oder Mamillenhochstand entstehen. Die tumorbedingte, subkutane Lymphstauung mit Ödem und Verdickung der Epidermis führt zur Einziehung der Hautporen über dem Tumor (Apfelsinenhaut, *Peau d'orange*). Die Haut selbst kann hier höckrig, derb und rot bis violett verfärbt sein. Bei der Palpation kann Sekret aus der Mamille austreten. Selten besteht ein Lymphödem des ipsilateralen Armes infolge einer Abflußbehinderung. Versicherte der gesetzlichen Krankenkassen haben ab dem 30. Lebensjahr einmal jährlich Anspruch auf eine *Früherkennungsuntersuchung* nach den Krebsfrüherkennungsrichtlinien des Bundesausschusses der Ärzte und Krankenkassen.

Diagnostik.
- Anamnese zur Klärung der Risikofaktoren
- klinische Untersuchung mit Inspektion und Palpation und genauer Befunddokumentation
- Blutparameter einschließlich Leberfunktionsproben und CEA
- Suche nach Fernmetastasen mittels Rö-Thorax, CCT, Skelettszintigraphie, Ultraschalluntersuchung der Leber
- Mammographie: Sie ist unerläßlich wegen ihrer Treffsicherheit von ca. 90 %. Malignitätszeichen sind unscharf begrenzte Verdichtung (siehe Abb. 2.40), ein in der zweiten Ebene nicht auflösbarer Kernschatten, gruppierte Mikrokalzifikationen und Verschattung mit strahligen Ausläufern.

Die Diagnosesicherung erfolgt durch die diagnostische, intraoperative Tumorexstirpation in toto und die intraoperative histologische (Schnellschnitt-)Untersuchung, bevor die Indikation zur Mastektomie gestellt wird. Ist die intraoperative histologische Untersuchung des exstirpierten Tumors nicht möglich, so kann die endgültige Operation (Mastektomie) maximal sieben Tage aufgeschoben werden, ohne daß man mit einer Verschlechterung der Prognose rechnen muß. In manchen Fällen kann die Diagnose allein durch eine Feinnadelpunktion gesichert werden.

Lokalisation des Mammakarzinoms.
- 60 % im oberen äußeren Quadranten
- 12 % im Zentrum
- 12 % im oberen inneren Quadranten
- 10 % im unteren äußeren Quadranten
- 6 % im unteren inneren Quadranten

Zur TNM-Klassifikation des Mammakarzinoms siehe Kapitel 9.4.

Therapie. Die *modifizierte radikale Mastektomie* (Patey-Operation) stellt die Behandlungsmethode der Wahl beim Mammakarzinom dar. Dabei werden Brustdrüse und axilläre Lymphknoten unter Erhaltung der Mm. pectoralis major et minor (bessere kosmetische Ergebnisse als Rotter-Halsted-Operation) radikal ausgeräumt. Nach abgeschlossener Behandlung wird die Rekonstruktion der Brust in Erwägung gezogen. Infolge radikaler Ausräumung der Lymphknoten kann es zu einem Lymphödem des Armes kommen, das mit manueller Lymphdrainage und Antivarikosa therapiert wird. Weitere Operationsmethoden sind die radikale Mastektomie nach Rotter-Halstedt (wie Patey-Operation, jedoch mit Entfernung der Mm. pectorales; kosmetisch nicht zufriedenstellend); die subkutane Mastektomie (nur wenigen Indikationen vorbehalten: Carcinoma lobulare in situ), und die Quadrantenresektion (nur im Stadium T1M0N0 indiziert). Wenn operativ keine sichere Tumorentfernung möglich war oder eine axilläre Lymphknotenmetastasierung bestand sowie nach brusterhaltenden Operationen (eingeschränkte Mastektomie) ist die *adjuvante postoperative Strahlentherapie* indiziert. Es werden 45–50 Gy in 6–8 Wochen als Megavolttherapie fraktioniert appliziert.

Bei Patientinnen in der Prämenopause mit axillärem Lymphknotenbefall und bei Patientinnen in der Postmenopause mit positivem Hormonstatus ist die *adjuvante postoperative*

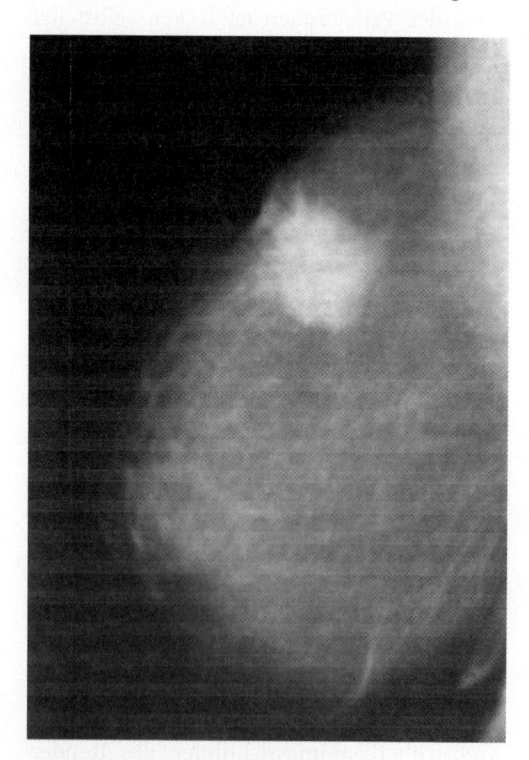

Abb. 2.40: Mammakarzinom (IMPP)

Hormon- und Chemotherapie indiziert: Tamoxifen (antiöstrogen) und CMF-Schema (Cyclophosphamid, Methotrexat und 5-Fluorouracil). Die Therapie des metastasierten Mammakarzinoms besteht in der alleinigen Hormon- oder Chemotherapie.

Nachsorge. Kontrolluntersuchungen, während der ersten 3 Jahre alle 3 Monate, im 4.–5. Jahr alle 6 Monate, im 6.–10. Jahr einmal jährlich, mit klinischer Untersuchung, Labor, Abdomensonographie und Mammographie der kontralateralen Mamma.

Ein Lokalrezidiv (Rezidiv ohne Fernmetastasen) wird lokal operiert und/oder lokal bestrahlt. Führt diese Behandlung nicht zum Erfolg, ist eine Chemotherapie indiziert.

Prognose. Erkrankungsrezidive sind auch noch 15–20 Jahre nach der Primärtherapie möglich. Ausgedehnte Tumoren mit mehr als vier axillären Lymphknotenmetastasen haben die schlechteste Prognose. Gut differenzierte und östrogenrezeptorpositive Tumoren haben eine günstigere Prognose. Die 10-Jahres-Überlebensrate beträgt 34–36%, wenn 1–3 Lymphknoten befallen waren und nur 14–16%, wenn mehr als vier Lymphknoten befallen waren.

18 Speiseröhre

18.1 Ösophagusatresie

Es handelt sich um einen angeborenen thorakalen Verschluß der Speiseröhre, der in Frequenz von 1:3000 Geburten vorkommt und zu den häufigsten Mißbildungen zählt.

Je nach Vorhandensein oder Fehlen einer Fistel zum Tracheobronchialsystem werden nach Vogt Ösophagusatresien in verschiedene Formen unterteilt (siehe Pädiatrie). In mehr als 90% der Fälle wird der Typ IIIb beobachtet: Das obere Segment endet blind, während das untere Segment eine ösophagotracheale Fistel aufweist.

Symptome. Da vom Feten ungenügend Amnionwasser „geschluckt" wird, entsteht ein intrauterines Hydramnion. Das Neugeborene hat schaumigen Speichel in Mund, Rachen und Nase. Es kann keine Nahrung aufnehmen, beim ersten Fütterungsversuch hustet es und wird zyanotisch.

Diagnose. Bei der sofortigen Ösophagussondierung findet sich nach 10–12 cm ein Stop. Die Luftinsufflation über die eingeführte Sonde ist über dem Rücken hörbar. Im Röntgenbild sieht man einen erweiterten Ösophagusblindsack und bei einer distalen Fistel eine luftgefüllte Magenblase. Die Höhe und die Anzahl der Fisteln wird bei der Röntgenuntersuchung mit wasserlöslichem Kontrastmittel festgestellt.

Therapie. Durchtrennung und Verschluß der Fistel, anschließend End-zu-End-Anastomose der freien Ösophagusenden. Bei langstreckigen Atresien kann ein Schleimhautsegment vom Magen, Darm oder Dünndarm interponiert werden, um die Ösophaguskontinuität wiederherzustellen.

18.2 Ösophagusdivertikel

Umschriebene Ausstülpungen der Ösophaguswand, die in der Regel an den physiologischen Ösophagusengen auftreten.

Pulsionsdivertikel

Auch „falsche Divertikel" genannt, da die Divertikelwand nur Mukosa und Submukosa, aber keine Muskelschicht enthält. Am häufigsten sind die Pulsionsdivertikel im pharyngoösophagealen Abschnitt lokalisiert (*Zenker-Divertikel*), seltener im epiphrenalen Abschnitt. Die Zenker-Divertikel sind die häufigsten Ösophagusdivertikel überhaupt. Betroffen sind meist Männer ab dem 60. Lebensjahr. Die Divertikel entstehen aufgrund einer Muskelschwäche der Pars cricopharyngea am Übergang des Pharynx zum Ösophagus durch eine schluckabhängige Druckerhöhung im oberen Ösophagussphinkter.

Symptome. Das Leitsymptom ist die Dysphagie. Typisch ist ein Gurgelgeräusch beim Trinken. Je nach Größe der Füllmasse sind die Divertikel druckschmerzhaft. Besonders in Rechtsseitenlage können im Divertikel gebliebene Speisereste regurgitiert werden, was Hustenreiz und Aspirationsgefahr zur Folge hat. Verfaulen die Speisereste im Divertikel, entstehen Foetor ex ore, Ulzerationen (selten) und später möglicherweise Karzinome.

Diagnose. Beim Röntgen mit wasserlöslichen Kontrastmitteln wird das meist links paravertebrale Divertikel nachgewiesen (siehe Abb. 2.41), Cave: Aspirationsgefahr. Die genaue Eingangslokalisation wird endoskopisch bestimmt. Koordinationsstörungen der Schluck-

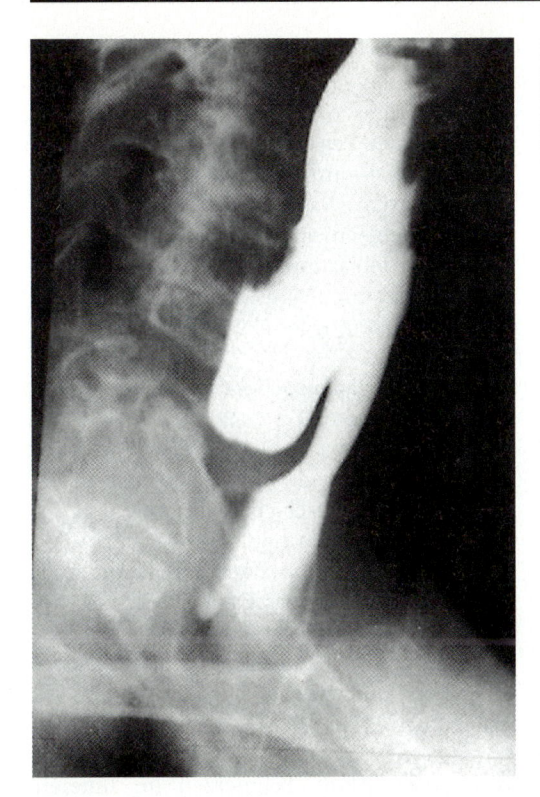

Abb. 2.41: Zenker-Divertikel sichtbar in der Magen-Darm-Passage mit Kontrastmittel (IMPP)

peristaltik werden mit der Manometrie untersucht.

Therapie. Um die oben genannten Komplikationen (Aspiration, Ulzeration, Karzinomentstehung) zu verhindern, ist die Operation indiziert: Inzision entlang des M. sternocleidomastoideus und Divertikeldarstellung, Abtragung des Divertikel und Zwischenschichtennaht mit resobierbarem Nahtmaterial; eventuell Myotomie des oberen Ösophagussphinkters zur Minderung der Rezidivgefahr.

Klinischer Fall

Eine 55jährige Patientin in gutem Allgemeinzustand klagt über eine Dysphagie. Es fällt ihr auf, daß sie die ersten Bissen einer Mahlzeit mit Appetit schlucken kann. Später sei ihr die Speiseröhre „wie zugeschnürt". Sie verschlucke sich dann regelmäßig. Es fiele ihr außerdem auf, daß sie manchmal morgens Speisen schmecke, die sie am Abend vorher gegessen habe. Beim Schlucken von Flüssigkeiten trete ein gurgelndes Geräusch auf.
Diagnose: Verdacht auf Zenker-Divertikel

Traktionsdivertikel

Auch „echte Divertikel" genannt, da nicht nur die Schleimhaut allein ausgestülpt ist, sondern alle Wandschichten, also auch die Muskularis. Am häufigsten sind Traktionsdivertikel im mittleren Ösophagusabschnitt lokalisiert und kommen bei Männern und Frauen gleich häufig vor, meist nach dem 40. Lebensjahr. Sie entstehen aufgrund entzündlicher Prozesse der ösophagealen, bifurkalen oder paratrachealen Lymphknoten, die narbig ausheilen und zu zipfelförmigen Ausziehungen aller Ösophaguswandschichten führen.

Symptome. Häufig bleiben Traktionsdivertikel asymptomatisch. Bei Entzündungen kommt es zur Dysphagie. Der Patient hustet, wenn die Divertikel mit der Trachea verwachsen sind. Selten kommt es zur Perforation oder Fistelbildung.

Diagnose. Bei der Röntgenuntersuchung sieht man das kontrastmittelgefüllte Divertikel im mittleren Thoraxbereich. Bei der Endoskopie kann Material zum Malignomausschluß gewonnen werden.

Therapie. Die Indikation zur transthorakalen (operativen) Divertikelabtragung ist nur bei sehr starker Symptomatik mit Gefahr der Fistelbildung gegeben.

Epiphrenische Pulsionsdivertikel

Diese werden gehäuft bei der Achalasie (siehe unten) beobachtet und sind meist oberhalb des Zwerchfells lokalisiert. Die Indikation zur operative Entfernung ist nur bei Kompressionsbeschwerden (Dysphagie, Erbrechen) und bei Komplikationen (Entzündung, Fistelung) gegeben.

18.3 Verletzungen

Fremdkörper im Ösophagus

Betroffen sind vor allem Kinder und geistig Kranke. Fremdkörper, z.B. Gräten, Münzen oder Spielzeug, bleiben an den drei physiologischen Engen stecken.

Symptome. Schmerzen und Mediastinitis bei Perforation.

Diagnose. Anamnese, Röntgen (Münzen und Knochen sind kontrastgebend), Ösophagoskopie.

Therapie. Endoskopische Fremdkörperentfernung. Ist die endoskopische Extraktion unmöglich oder ist eine Perforation vorhanden, so erfolgt die Extraktion nach transthorakaler Ösophagotomie.

Traumatische Perforation

Hier spielen die iatrogen verursachten traumatischen Ösophagusperforationen durch instrumentelle diagnostische oder therapeutische Eingriffe (Ösophagoskopie, Bougierung, Einführen einer Magensonde) die größte Rolle. Meistens sind diese Traumata im cricoösophagealen Übergang lokalisiert.

Symptome. Dysphagie, Dyspnoe, Schmerzen, Fieber und eventuell Schockzeichen mit Tachykardie und Hypotension bei großen Blutungen. Manchmal ist ein Mediastinal- oder Hautemphysem vorhanden.

Komplikationen. Sepsis, Mediastinitis, Pneumonie, Pleuraempyem.

Diagnose. Freie Luft in der Rö-Thorax-Nativaufnahme. Kontrastmittel (wasserlöslich) tritt in die Pleurahöhle aus.

Therapie. Anlegen einer Magensonde zum permanenten Absaugen von Magensäure, Nahrungskarenz und parenterale Ernährung. Zur Vermeidung von Infektionen und Sepsis werden zehn Tage lang Antibiotika appliziert. Die Indikation zur Operation ist bei Längsrissen des Ösophagus oder bei Nahrungsaufnahme nach erfolgter Perforation gegeben: Nach der Thorakotomie wird die perforierte Stelle mit resorbierbarem Nahtmaterial übernäht. Bei alten, „verschleppten" Perforationen mit nachfolgender Mediastinitis wird ausgiebig drainiert und der Ösophagus durch Anlegen eines Gastrostomas ruhiggestellt.

Spontane Ösophagusperforation (Boerhaave-Syndrom)

Spontane (ohne Prodromi), postemetische Perforation aller Wandschichten des unteren Ösophagusdrittels. Die Ätiologie beruht wahrscheinlich auf einer starken Druckerhöhung im Ösophagus bei massivem Erbrechen. Betroffen sind vor allem Alkoholiker ab dem 50. Lebensjahr. Anamnestisch sind gehäuftes Erbrechen und gelegentliche Hämatemesis feststellbar.

Symptome. Akute Schmerzen im unteren Thorax- und Oberbauchbereich, die rasch zum Schock führen. Beeinträchtigte Atmung bei Pneumothorax.

Diagnose. Rö-Thorax nativ (Pneumothorax) und Röntgen mit Kontrastmittel.

Therapie. Transthorakaler oder transabdominaler Zugang und Übernähen der perforierten Stelle.

Verätzungen durch Säuren und Laugen

Laugen verursachen tiefgreifende *Kolliquationsnekrosen* und lösen außerdem einen Kardiospasmus aus; aus diesen Gründen wird der Magen weniger geschädigt als bei der Säurenverätzung.

Säuren verursachen oberflächliche *Koagulationsnekrosen*, lösen keinen Kardiospasmus aus und dringen daher ungehindert zum Magen.

Symptome. Anamnese, Verätzungen von Lippen, Mund und Rachen.

Komplikationen. Blutung, Perforation, Mediastinitis, später Narbenstrikturen und Fistelungen.

Therapie. Soforttherapie für die ersten 3–4 Tage: Analgetika, Pharynxspülsonde (Neutralisation), hochdosierte Kortikoide (Verhinderung der Narbenbildung), hochdosierte Antihistaminika, hochdosierte Antibiotika. In den folgenden 5–6 Wochen wird der Ösophagus vorsichtig bougiert. Die Ernährung erfolgt dabei über ein Gastrostoma. Bei Spätkomplikationen (z.B. Narbenstriktur) wird der stenosierte Abschnitt reseziert und durch ein Darmsegment ersetzt.

18.4 Achalasie

Verminderte oder fehlende schluckreflektorische Erschlaffung des unteren Ösophagussphinkters (Kardia; daher die fälschliche Bezeichnung Kardiospasmus) aufgrund einer sekundären Degeneration des Plexus myentericus (Auerbach). Die Ätiologie ist ungeklärt. Die Krankheit tritt vor allem im 30.–60. Lebensjahr auf.

Symptomatik. Jahrelang kann eine Dysphagie und Regurgitation nach der Nahrungsaufnahme bestehen. Durch die Retention der Speisen entsteht eine diskrete, prästenotische Ösophagitis. Später kommt es zur totalen Ösophagusamotilität und Abmagerung.

Diagnostik. Prästenotischer *Megaösophagus* mit 3–4 cm langer, hochgradiger Stenose (Weinglasform, siehe Abb. 2.42) in der Röntgenaufnahme mit Kontrastmittel. Die Endoskopie mit Materialentnahme dient dem Ausschluß eines Kardiakarzinoms. Die fehlende Kardiaerschlaffung und die Erhöhung des Kardiatonus wird mit der Ösophagusmanometrie nachgewiesen.

Therapie. Zunächst immer konservativ: kleine, gut gekaute Mahlzeiten, Vermeiden von Reizstoffen, Spasmolytika (Anticholinergika, Nifedipin, eventuell Sedativa). Mit der Starck-Sonde kann der Sphinkter pneumatisch gedehnt werden (siehe Abb. 2.43), eventuell werden Bougierungsversuche unternommen.

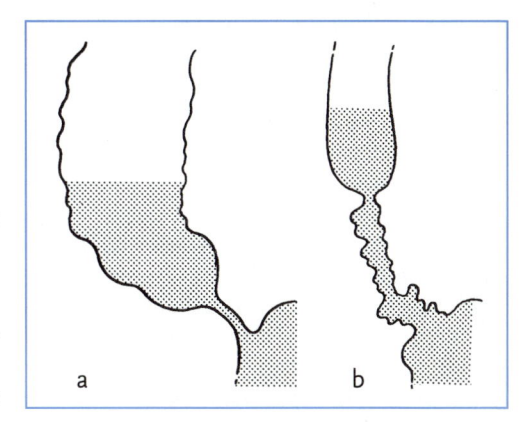

Abb. 2.42: Röntgendarstellung typischer Kardiaformen. **a** Achalasie, **b** Ösophagus- oder Kardiakarzinom

Wenn zwei bis drei Versuche der pneumatischen Dehnung ohne Erfolg bleiben, ist die Operation indiziert. Es wird eine extramuköse *Ösophagokardiomyotomie* nach Heller (siehe Abb. 2.43) durchgeführt: Längsinzision aller Muskelschichten der Kardia bis auf die Schleimhaut. Zur Vermeidung der Refluxösophagitis ist meistens eine *Fundoplikatio* nach Nissen erforderlich, bei der eine Magenfundusmanschette um den distalen Ösophagus gelegt wird.

18.5 Refluxkrankheit

Durch eine Kardiainsuffizienz, eine Funktionsstörung des unteren Ösophagussphinkters,

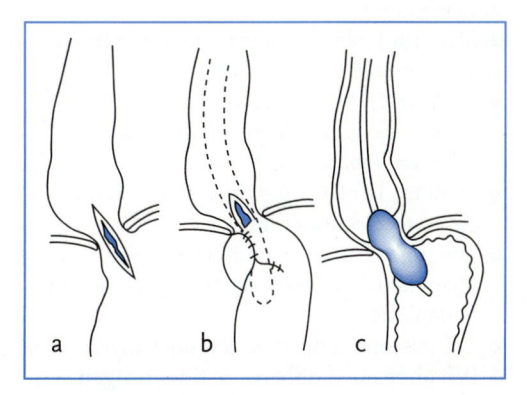

Abb. 2.43: Behandlung der Achalasie. **a** extramuköse Ösophagokardiomyotomie nach Heller, **b** Fundoplikatio nach Nissen, **c** pneumatische Dehnung

wird ein gastroösophagealer Reflux von Magensäure und Mageninhalt in den Ösophagus ermöglicht, wodurch es zu entzündlichen Schleimhautveränderungen des Ösophagus kommt (Refluxösophagitis). Prädisponierend wirken Hiatushernien, Adipositas, Gravidität, Bauchpresse etc.

Bei der *primären Refluxkrankheit* sind die Ursachen der Kardiainsuffizienz ungeklärt. Der Sphinkter spricht ungenügend auf exogen zugeführtes Gastrin, auf Cholinergika sowie auf eine Proteinmahlzeit an.

Die *sekundäre Refluxkrankheit* kann in der Schwangerschaft (Östrogen- und Gestageneinfluß) sowie bei der Sklerodermie auftreten.

Symptome. Sodbrennen, besonders nach dem Essen und im Liegen, später Dysphagie, retrosternale Schmerzen.

Komplikationen. Ödem, Erosionen, Strikturen, peptische Ulzera und Brachyösophagus im Terminalstadium (Differentialdiagnose: Barrett-Syndrom, siehe unten).

Diagnostik. Die Anamnese ist typisch. In Kopftieflage fließt Kontrastmittel vom Magen in die Speiseröhre zurück. Die Endoskopie ermöglicht eine Biopsie und die makroskopische Stadieneinteilung. Bei der Manometrie ist der Kardiasphinkter hypoton und zeigt möglicherweise keine Reaktion auf appliziertes Pentagastrin. In der 24-Stunden-pH-Metrie sind die Refluxepisoden ersichtlich. *Endoskopische Stadieneinteilung*:
- Stadium I: oberflächliche, nicht konfluierende Schleimhauterosionen
- Stadium II: konfluierende Schleimhauterosionen, die nicht die ganze Zirkumferenz erfassen, Fibrinbeläge
- Stadium III: Die Erosionen erfassen die gesamte Zirkumferenz.
- Stadium IV: Komplikationen der Refluxösophagitis (Ulcus, Stenose, Brachyösophagus, Metaplasie)
- IVa mit entzündlichen Veränderungen
- IVb ohne entzündliche Veränderungen (Narbenstadium)

Therapie. Im Stadium I und II immer konservativ: kleine Mahlzeiten, Vermeiden von scharfen Speisen und Getränken, Gewichtsreduktion, Schlafen mit erhöhtem Oberkörper, Antazida, H_2-Rezeptoren-Blocker. Diese Maßnahmen zeigen in 80 % der Fälle gute Erfolge.

In den Stadien III und IV sowie bei erfolgloser konservativer Therapie ist die Operation indiziert. Die Operation der Wahl ist die Fundoplikatio nach Nissen; da die Fundoplikatio wie ein Ventil fungiert, das genau wie die Kardia auf die physiologischen Peptidhormone reagiert. Bestehen zur Zeit der Operation peptische Stenosen, so wird zuerst bougiert und dann operiert (Fundoplikatio).

> **Klinischer Fall**
>
> Eine 55jährige Patientin klagt über quälendes saures Aufstoßen und über ein Zurückfließen vorher genossener Speisen vermischt mit Magensaft in den Mund, weiterhin über Sodbrennen und einen retrosternalen Schmerz. Die Symptomatik verstärkt sich nach dem Essen und im Liegen.
> *Diagnose:* Refluxkrankheit der Speiseröhre

18.6 Hiatushernien

Es handelt sich um Hernien des Hiatus oesophageus (Zwerchfell) mit mehr oder minder ausgeprägter Herniation des Magens oder Teilen davon in den Thoraxraum (siehe Abb. 2.44, 2.45 und 2.46). Die Hernien treten in der Regel erst im Laufe des Lebens auf.

Gleithernie (axiale Hernie)

Mit 90 % die häufigste Hernienart des Zwerchfells überhaupt. Durch Lockerung des Bandapparates gleitet die Kardia und ein Teil des oberen Magenanteils durch den funktionell insuffizienten Hiatus ins hintere Mediastinum (Abb. 2.44) unter Mitnahme des Peritoneums. Die Kardia bildet einen Hernienwandteil. Betroffen sind meist Patienten ab dem 40. Lebensjahr.

Symptome. Gleithernien verursachen in der Regel keine Beschwerden und sind eher Zufallsbefunde bei der Untersuchung des Magens. Nur bei jedem 3. oder 4. Patienten treten die Symptome einer Refluxösophagitis auf.

Diagnostik. Kontrastmittelreflux in Kopftieflage, weitere Diagnostik wie bei der Refluxkrankheit.

Therapie. Gleithernien ohne Beschwerden bedürfen in der Regel keiner Therapie. Refluxbeschwerden werden konservativ wie oben behandelt. Bei Versagen dieser Therapie wird eine Fundoplikatio durchgeführt. Die Hernie selbst braucht man nicht durch Naht zu verschließen (mit Ausnahme großer Hernien), da sie selbst nicht für die Refluxsymptomatik verantwortlich ist.

Paraösophageale Hiatushernien

Seltene Form. Der Magenfundus tritt (evtl. mit Kolonanteilen) in das linke Mediastinum ein, entlang des distalen Ösophagusabschnitts. Die Kardia bleibt anatomisch richtig fixiert (keine Bandlockerung) und es liegt eine normale Sphinkterfunktion vor (siehe Abb. 2.45 und 2.47). Meist sind ältere Patienten davon betroffen.

Symptome. Intermittierende Dysphagie, postprandialer Schmerz (Magendehnung), kardiopulmonale Beschwerden (Magen liegt im Thorax), Singultus (Schluckauf) durch Irritation des N. phrenicus.

Diagnose. Wie bei der Hiatushernie.

Komplikationen. Inkarzeration mit Gangrän, Perforation, Magenvolvulus, Magenulzera.

Therapie. Rückverlagerung der Abdominalorgane und Verschluß des Thoraxdefektes durch Nähte, eventuell kombiniert mit Fundoplicatio und/oder Gastropexie (Magenfixierung). Bei durchblutungsgestörtem Magen kann auch die notfallmäßige Magenresektion indiziert sein.

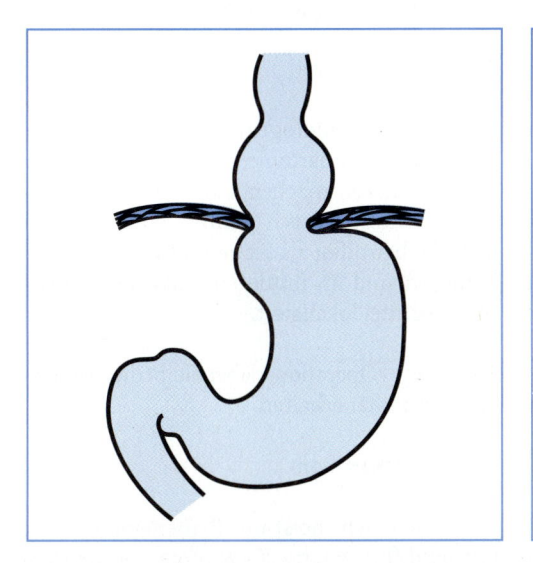

Abb. 2.44: Gleithernie oder ösophagogastrische Hernie. In 90% der Fälle liegt dieser Typ vor. Der Magenfundus aszendiert durch den funktionell insuffizienten Hiatus in das hintere Mediastinum. Die Symptome sind variabel und durch Reflux hervorgerufen.

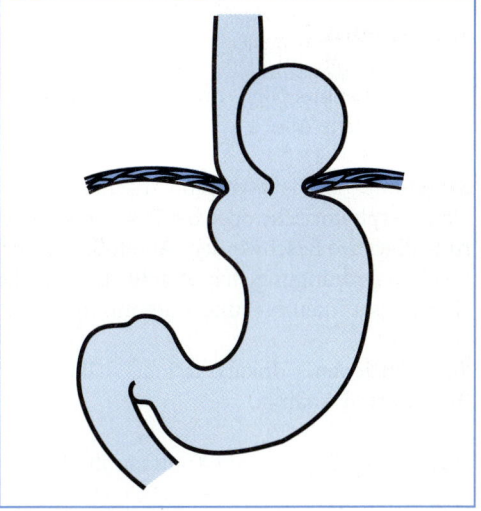

Abb. 2.45: Paraösophagealhernie. Die Kardia des Magens liegt an ihrer anatomisch richtigen Stelle, aber die große Kurvatur oder seltener der gesamte Magen aszendiert in das hintere Mediastinum. Die Symptome entstehen eher durch den wiederholten Magenvolvulus als durch Reflux.

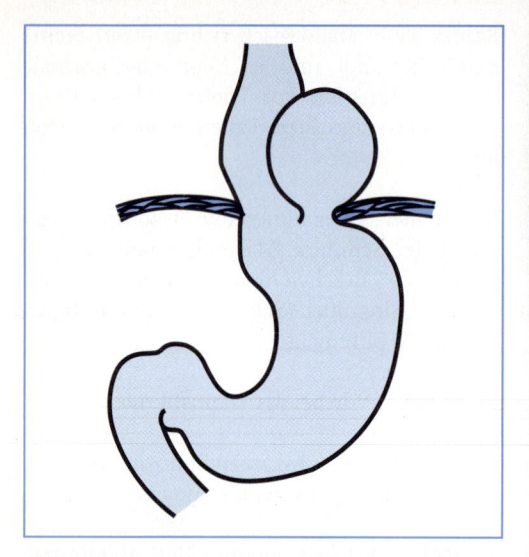

Abb. 2.46: Gemischte Hiatushernie. Dabei handelt es sich um eine Kombination aus ösophagogastrischer und paraösophagealer Hernie.

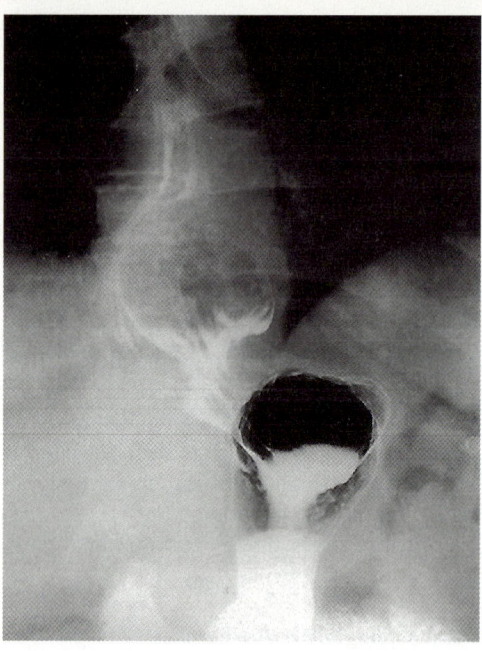

Abb. 2.47: Paraösophageale Hiatushernie (Magen-Darm-Passage = MDP) (IMPP)

Upside-down-stomach

Der Magen rotiert um die eigene Längsachse und tritt durch die Hernie in den Thoraxraum ein. Die große Kurvatur zeigt dabei nach kranial.

Mischformen

Kombination aus Gleit- und paraösophagealen Hernien (siehe Abb. 2.46).

Symptome. Meist asymptomatisch, sonst kardiale, respiratorische oder bei Passagebehinderung digestive Beschwerden (Aufstoßen) durch Strukturverdrängung, hauptsächlich nach der Nahrungsaufnahme (Fundusdehnung).

Komplikationen. Inkarzeration, Ulkus mit Blutung und Anämie.

Diagnose. Röntgen mit Kontrastmittel.

Therapie. Wegen der Komplikationsmöglichkeiten muß immer operiert werden. Nach einer transabdominalen Reposition erfolgt eine Gastropexie (Magenfixierung) an der vorderen Bauchwand, eine größere Hernienlücke wird mit Einzelnähten verschlossen.

18.7 Tumoren der Speiseröhre

Gutartige Tumoren

Leiomyome, enterogene Zysten, polypöse Adenome, Hamartome, Lipome, Fibrome. Diese Tumoren machen nur 1–2 % aller Ösophagustumoren aus. Männer sind zweimal häufiger betroffen als Frauen. Etwa 50 % dieser Tumoren sind im mittleren und unteren Ösophagusdrittel lokalisiert.

Therapie. Operation, dabei bleibt die Ösophaguskontinuität erhalten.

Ösophaguskarzinom

Es handelt sich meist um Plattenepithel- oder um entdifferenzierte Karzinome, die in 50 % der Fälle im mittleren und in 35 % im unteren Ösophagusdrittel lokalisiert sind. Sarkome sind sehr selten. Adenokarzinome kommen im Kardiabereich vor und zählen nicht zu den Ösophaguskarzinomen. Männer, vor allem im

50.–60. Lebensjahr, sind 2-3 mal häufiger betroffen als Frauen. Epidemiologisch besteht wahrscheinlich ein Zusammenhang mit dem Alkoholkonsum.

Im Frühstadium zeigt das Karzinom eine pilzartige, ins Lumen vorwachsende Struktur mit zentraler Nekrose; später führt es durch Infiltration zur totalen Obstruktion. Die Ausbreitung erfolgt per continuitatem, lymphogen in alle Nachbarstrukturen oder hämatogen vor allem in Leber, Lunge, Knochen und Gehirn.

Symptome. Sie treten erst spät auf: Dysphagie zuerst bei festen, später auch bei flüssigen Speisen. Im Spätstadium Husten, Heiserkeit, Gewichtsverlust, Appetitlosigkeit, Müdigkeit, Anämie etc. Schmerzen kommen selten vor.

Diagnostik. Röntgen mit Kontrastmittel: Füllungsdefekte bis zur totalen Obstruktion. Im CT werden Infiltrationen in die großen Gefäße und die Lunge nachgewiesen. Bei der Ösophagoskopie sieht man Mukosadefekte. Die entartete Histologie des Biopsiematerials erlaubt die differentialdiagnostische Abgrenzung gegenüber anderen stenosierenden Prozessen und Tumoren.

Therapie. Das Operationsziel ist die Wiederherstellung der Schluckfähigkeit des Patienten.

Je nach Tumorausdehnung wird eine radikale, subtotale oder totale Resektion mit Interposition von Darmsegment zur Kontinuitätserhaltung vorgenommen, eventuell mit Ausräumung der Lymphknoten. Bei inoperablen Tumoren kann palliativ operiert werden: Einlegen eines Plastiktubus, Gastro- oder Jejunostomie zur Ernährung. Strahlen- und Zytostatikabehandlung zur Tumorverkleinerung. Die Prognose ist schlecht.

18.8 Ösophagusvarizenblutung

Ösophagusvarizen entstehen durch einen Pfortaderhochdruck, hauptsächlich durch Leberzirrhose (Akoholismus), viel seltener durch Budd-Chiari-Syndrom, Pfortaderthrombose oder progrediente Lebermetastasierung etc. (siehe auch Kap. 25.2). Idiopathische Ösophagusvarizen sind selten; sie entstehen wahrscheinlich durch Venenwandschwäche und sind gewöhnlich im mittleren bis oberen Ösophagusdrittel lokalisiert.

Die Ösophagusvarizen manifestieren sich häufig durch eine obere gastrointestinale Blutung. Die Letalität der ersten Blutung beträgt etwa 50 %, die der Rezidivblutung ca. 80 %.

Diagnostik. Endoskopie, Röntgen mit Kontrastmittel, Leberdiagnostik, portale Hypertension.

Therapie. Bei der akuten Blutung notfallmäßige Kompression mit der Sengstaken-Blakemore-Sonde (Abb. 2.48) oder einer Linton-Nachlaßsonde (Fundusvarizen) für 24–48 Stunden. Wichtig ist die richtige Füllung des Ballons zur Gewährleistung einer ausreichenden Kompression und Vermeidung eines Hochrutschens mit Erstickungsgefahr. Gleichzeitig wird der Schock bekämpft, es werden Maßnahmen zur Verhütung des Leberversagens eingeleitet und Gerinnungsstörungen therapiert. Mit einer Vasopressin-Infusion versucht man, den Druck im Splanchnikusgebiet medikamentös zu senken.

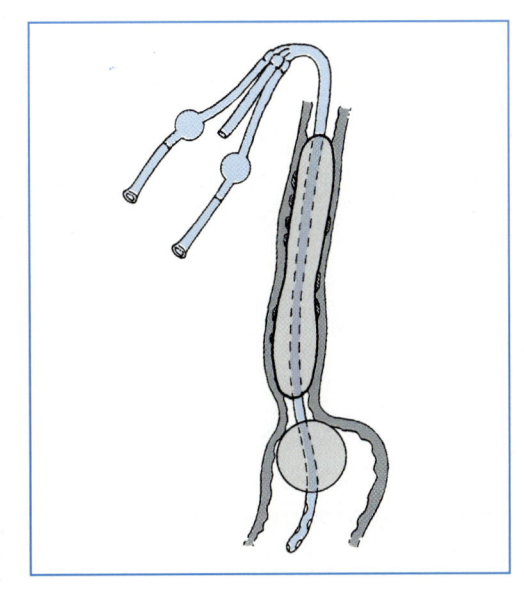

Abb. 2.48: Ballonsonde nach Sengstaken-Blakemore in situ

Notfallmäßig initial oder nach Entblockung der Sonde kann man endoskopisch versuchen, die Varizen zu sklerosieren (wird heute als Therapie der Wahl angesehen). Im blutungsfreien Intervall können die Varizen elektiv sklerosiert werden oder es kann ein Elektivshunt angelegt werden.

19 Zwerchfell

19.1 Angeborene Hernien und Defekte

Angeborene Zwerchfellücken sind Hemmungsmißbildungen. Sie befinden sich vorzugsweise in der linken Zwerchfellhälfte. Durch den Defekt können die Bauchorgane in den Thoraxraum prolabieren (*falsche Hernie*, da ohne Bruchsack) und kardiorespiratorische Beschwerden verursachen.

Zwerchfellhernie des Neugeborenen

Die häufigste Form ist die links posterolaterale Hernie (die ventrale Form ist selten und hat eine sehr gute Prognose). Durch die Verlagerung der Abdominalorgane in die Thoraxhöhle während der Fetalzeit kommt es zur Lungenhypoplasie, so daß die Neugeborenen Minuten bis Stunden nach der Geburt zunehmend ateminsuffizient und zyanotisch werden. Obwohl es sich um einen einfachen Defekt handelt, versterben ca. 50–60 % der Kinder mit dieser Mißbildung.

Symptome. Schnell zunehmende Atemnot und Zyanose, beim Schreien füllen sich die in den Thorax verlagerten Abdominalorgane mit Luft und komprimieren die Lungen weiter. Das Abdomen ist eingefallen, da es kaum Organe enthält.

Diagnose. Sie wird durch Röntgen gesichert.

Therapie. Zunächst intermittierendes Absaugen des Magens und Anreicherung der Atemluft mit Sauerstoff (Blutgasanalysen!) bis zur Stabilisierung des Kindes, dann endgültige operative Korrektur. Die Stabilisierung erfordert das gesamte Rüstzeug der modernen Intensivmedizin. Gelingt die Stabilisierung nicht, so versterben die Kinder.

Bochdalek-Hernie

Hernierung durch das linke Trigonum lumbocostale, die auf das Bochdalek-Dreieck beschränkt ist und sich erst im späten Kindesalter oder im Erwachsenenalter manifestiert.

Morgagni-Hernie

Angeborene oder erworbene Hernierung durch das Larry-Dreieck, die sich meist erst im Erwachsenenalter manifestiert und überwiegend bei Frauen vorkommt.

Symptome. Druckgefühle in der Brust, Oberbauchschmerzen, evtl. Einklemmungserscheinungen, Tachykardie, Dyspnoe.

Diagnose. Im Röntgenbild Darmschlingen im Thorax.

Therapie. Reposition der prolabierten Eingeweide und Verschluß des Defektes.

Hiatushernie

Siehe Kapitel 18.6.

19.2 Zwerchfellruptur

Die traumatische Zwerchfellruptur entsteht meist nach stumpfen Thoraxtraumata. Bevorzugt ist die linke Zwerchfellseite betroffen, da die rechte durch die Leber geschützt ist. Die Ruptur ist meist im Centrum tendineum lokalisiert.

Symptome. Akut auftretende, starke kardiorespiratorische Beschwerden durch die Verlagerung der Baucheingeweide in den Thoraxraum (siehe Abb. 2.49), eventuell Einklemmungserscheinungen. Manchmal zeigt die Ruptur einen protrahierten Verlauf: Zu Beschwerden kommt es erst nach Tagen oder Wochen.

Diagnose. Darmgeräusche im Thorax. Im Rö-Thorax Darmschlingen im Thoraxraum, Konturunregelmäßigkeiten des Zwerchfells. Diagnosesicherung durch Kontrastmitteldarstellung.

Therapie. Wegen der Inkarzerationsgefahr besteht eine absolute Indikation zur operativen Reposition.

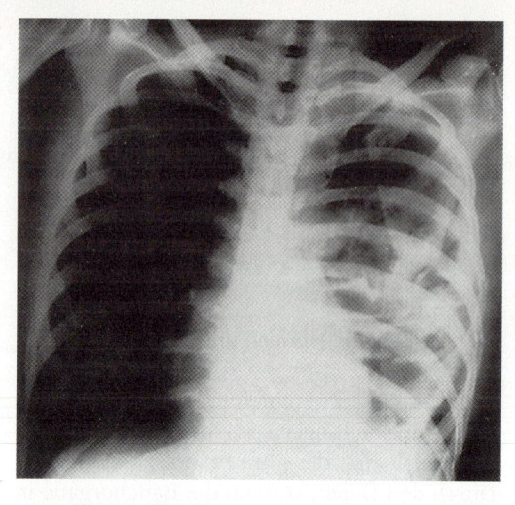

Abb. 2.49: Zwerchfellruptur links mit Verlagerung der Baucheingeweide in den Thorax (IMPP)

20 Magen, Duodenum

20.1 Pathophysiologie

Siehe hierzu Spezielle Pathologie

20.2 Fehlbildungen

Siehe auch Pädiatrie, Kapitel 4.3.

Dünndarmstenose, -atresie

Die Dünndarmatresie entsteht wahrscheinlich durch intrauterine Zwischenfälle wie Invagination, Volvulus oder Thrombose der Mesenterialgefäße. Duodenum öfter betroffen als Ileum.

Symptome. Galliges Erbrechen ab dem ersten Lebenstag, isoliert aufgetriebener Oberbauch, eventuell Atemstörungen durch Aspiration oder durch Zwerchfellhochstand.

Diagnose. Die Abdomenübersichtaufnahme im Hängen zeigt Spiegelbildungen bei Atresie (je nach Anzahl der Spiegel kann auf die Atresielokalisation geschlossen werden) und das *Double-bubble-Phänomen* bei der Duodenalstenose (luftleerer Darm mit zwei Luftblasen, eine im Magen, die andere im Duodenum).

Therapie. Es besteht eine sofortige Operationsindikation bei schwerer Stenosierung: Stenoseresektion und End-zu-End-Anastomosierung der entstandenen Darmenden (Duodenoduodenostomie oder Duodeno-jejunostomie).

Hypertrophische (spastische) Pylorusstenose

Spastische muskuläre Hypertrophie der Pylorusmuskulatur. Jungen sind häufiger betroffen als Mädchen.

Symptome. Die Symptome beginnen meist in der 3.–6. Lebenswoche mit Unruhe, Schmerzen und Erbrechen im Schwall. Durch Elektrolyt- und Wasserverlust kommt es zu Exsikkose, hypochlorämischer Alkalose und schwerer Dystrophie.

Diagnose. Palpabler Bauchtumor (Muskelwulst) im rechten Oberbauch, sichtbare Darmhyperperistaltik, röhrenförmige Magenausgangstenose im Röntgenbild mit Kontrastmittel.

Therapie. Zunächst konservativer Behandlungsversuch. Bleibt dieser ohne Erfolg, so führt man eine *Pyloromyotomie nach Weber-Ramstedt* (siehe Abb. 2.50) durch: Längsspaltung der hypertrophierten Pylorusmuskeln bis auf die Mukosa.

Duodenaldivertikel

Duodenaldivertikel sind Ausstülpungen der Mukosa und Submukosa durch Muskellücken (falsche Divertikel), hauptsächlich an der Innenseite der Pars descendens et ascendens duodeni.

Symptome. Meist Zufallsbefunde, z. B. bei der Röntgenuntersuchung des Magen-Darm-Traktes mit Kontrastmittel (MDP, Magen-Darm-Passage), da sie keine oder nur geringe Beschwerden verursachen. Symptome beziehungsweise Komplikationen sind Brechreiz, Druckgefühl, Erbrechen, Divertikulitis, Blutung, Perforation. Juxtapapilläre Divertikel können den Gallen- und Pankreasausgang verlegen.

Therapie. Die chirurgische Abtragung ist nur bei heftigen Beschwerden und bei Komplikationen indiziert.

Abb. 2.50: Die Querinzision von 2–3 cm Länge wird im rechten Oberbauch, rechts von der Mittellinie oberhalb der palpablen Olive durchgeführt, wodurch Pylorus und proximales Duodenum gut erkennbar werden. **a** Der Pylorusmuskel wird in Längsrichtung, d. h. quer zum Muskelfaserverlauf inzidiert. Markiert ist der Gefahrenpunkt, an dem am häufigsten Veletzungen der Duodenalschleimhaut auftreten. Hier grenzt die Duodenalmukosa an den verdickten Pylorusmuskel. **b** Die Pyloromyotomie wird mit dem Benson-Spreizer bei vollständiger Entfernung aller Muskelfasern von der Submukosa vervollständigt, so daß die Mukosa in der Wunde protrahieren kann. **c** Diese Übersicht veranschaulicht eine Obstruktion, welche durch eine korrekte Pyloromyotomie beseitigt wurde.

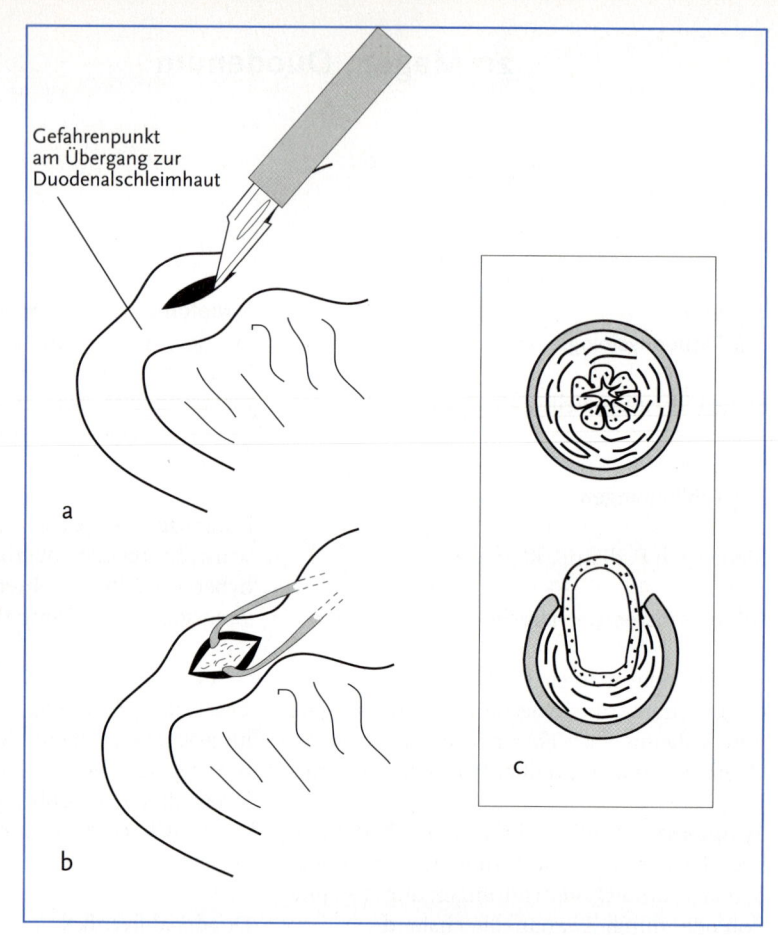

20.3 Verletzungen

Siehe auch Verletzungen der Speiseröhre, Kapitel 18.3.

Fremdkörper

Betroffen sind hauptsächlich Kinder und geistig Kranke.

Diagnose. Anamnese, Abdomenübersichtsaufnahme (Lokalisation und Größe von schattengebenden Gegenständen), Endoskopie.

Therapie. Bei kleinen, runden Gegenständen wartet man zunächst den spontanen Abgang ab. Selbst spitze Gegenstände werden durch den Exner-Reflex in aller Regel per vias naturales ausgeschieden. Bei diesem Reflex kommt es zur Erschlaffung der Darmwand nach deren Anspießung durch den spitzen Gegenstand, wodurch der Gegenstand „mit dem Kopf nach unten" den Darm ungehindert passieren kann.

Bleibt der Spontanabgang des Fremdkörpers nach 24 Stunden aus, so wird zunächst eine Röntgenverlaufskontrolle durchgeführt. Nicht scharfe Gegenstände werden dann endoskopisch entfernt. Eine Gastro-(Entero-)tomie wird bei großen, scharfen Gegenständen (Perforationsgefahr!) oder bei Pylorusblockade (Passagestopp) durchgeführt.

> **Klinischer Fall**
>
> Eine Mutter stellt ihren 3jährigen Sohn in der Praxis vor. Sie hat gesehen, daß er ein 50-Pfennig-Stück verschluckt hat. Im Röntgenbild liegt das verschluckte Geldstück im Magen.
> Vorgehen: Spontanen Abgang abwarten und wiedereinbestellen

Verletzungen

Diagnostik. Anamnese (auch Fremdanamnese), klinisches Bild (Schmerzen, äußere Verletzungen, Intoxikation etc.), Endoskopie, Magensaftuntersuchung.

Therapie. Sofortige, neutralisierende Magenspülung. Zur Vermeidung von möglichen Komplikationen wie Sepsis und narbig-stenosierenden Prozessen) gibt man hochdosierte Antibiotika und Kortikoide über mehrere Tage.
Eine sofortige Laparotomie ist beim Auftreten eines akuten Abdomens (Perforation) indiziert. Kommt es später zu Magenstenosen durch narbige Schrumpfungen oder durch Entwicklung eines Karzinoms, so ist, abhängig von der Prozeßausdehnung, eine Magenteilresektion oder eine totale Gastrektomie indiziert.

20.4 Ulkuskrankheit

Mehrere Faktoren sind für die Entstehung von gastroduodenalen Ulzera verantwortlich:
- Störung der Gleichgewichtes zwischen aggressiven und protektiven Faktoren: gesteigerter Gallenreflux, Störung der Schleimhautmikrozirkulation, Veränderung der Schleimhautzusammensetzung und Störung des „Cell turn over"
- proteolytische Aktivität des Magensaftes (Pepsin) und die hohe Säurekonzentration (pH 1–2)
- Infektion mit Helicobacter pylori: bei 35–70 % der Ulcera ventriculi und bei 70–100 % der Ulcera duodeni nachweisbar

Klinisch von entscheidender Bedeutung für die Ulkusentstehung sind außerdem die familiäre Disposition und die psychischen Streßfaktoren; der direkte pathophysiologische Zusammenhang ist jedoch bislang ungeklärt.
Nach *Johnson* werden vier verschiedene Typen des Gastroduodenalulkus unterschieden:
- Typ I: hochsitzendes Ulcus ventriculi
- Typ II: gastroduodenales Kombinationsulkus
- Typ III: präpylorisches (distales) Ulcus duodeni
- Typ IV: Duodenalulkus

Ulcus ventriculi

Entscheidend für die Entstehung des Ulcus ventriculi ist der Verlust der protektiven Funktion der Magenschleimhaut; die Hyperazidität spielt dabei eine sekundäre Rolle (Regel: je höher der Sitz des Ulcus ventriculi, desto geringer die Hyperazidität). Begünstigende Faktoren sind morphologische Veränderungen der Magenwand, Magenentleerungsstörung, duodenogastraler Reflux, Streß, Drogen, Alkohol, Pharmaka, Cushing-Syndrom etc.
Der Altersgipfel liegt beim Magenulkus zwischen dem 50. Und 70. Lebensjahr. Die häufigste Erscheinungsform ist das hochsitzende Geschwür (Typ I nach Johnson) mit typischem Sitz an der kleinen Kurvatur (60 %) proximal der Incisura angularis.

Symptome. Sofortschmerz nach dem Essen, nahrungsunabhängige Schmerzen, Völlegefühl und Unwohlsein, Speiseunverträglichkeit, Inappetenz, Übelkeit und Erbrechen, Druckschmerz im Epigastrium und/oder rechts kranial des Nabels; fehlende Periodizität für Rezidive (siehe Ulcus duodeni).

Diagnostik. Die Bariumdoppelkontrastuntersuchung läßt die Ulkusnische erkennen; die Gastroduodenoskopie mit Biopsie dient dem Ausschluß von Magendivertikel und Karzinom; Pentagastrintest.

Komplikationen. Gedeckte oder freie Perforationen, Penetrationen und Ulkusblutungen sind akute Komplikationen. Bei länger bestehender Erkrankung kann es zum Sanduhrmagen, zur Pylorus- oder Duodenumstenose oder zur karzinomatösen Entartung (nur beim Ulcus ventriculi) kommen.

Indikationen zur operativen Therapie. Wegen der Gefahr der Karzinomentstehung ist die Indikation zur operativen Therapie frühzeitig zu stellen; außerdem ist die Indikation bei Auftreten von Komplikationen sowie bei chronischen, therapieresistenten Ulzera gegeben. Die Operation der Wahl ist die Resektion (siehe unten).

Ulcus duodeni

Im Gegensatz zum Magengeschwür spielt bei der Entstehung des Ulcus duodeni die Hyperazidität (vermehrte Säureproduktion) die Hauptrolle. Mögliche Ursachen dafür sind erhöhter Vagotonus, erhöhte Belegzellzahl, unzureichende Hemmechanismen, Zollinger-Ellison-Syndrom (Hypergastrinämie → Ulzera in allen Abschnitten des Duodenums bis in das Jejunum hinein).

Der Altersgipfel liegt beim Duodenalulkus zwischen dem 30. und 50. Lebensjahr. Es entwickelt sich üblicherweise im ersten Abschnitt des Duodenums (Pars I), hauptsächlich im Bulbus duodeni.

Symptomatik. Epigastrische Schmerzen, typischerweise im nüchternen Zustand, die sich durch Essen bessern. Die Patienten weisen daher in der Regel einen guten Ernährungszustand auf. Nächtliche Schmerzattacken (Spätschmerzen) sprechen gut auf Antazida an. Erbrechen und Aufstoßen tritt bei Stenosierung auf. Die Rezidive zeigen eine gewisse Periodizität und treten gehäuft im Frühjahr und Herbst auf. Die Beschwerden bestehen oft nur für 10-14 Tage und rezidivierden häufig in drei- bis sechsmonatigen Abständen.

Diagnostik und Komplikationen wie beim Ulcus ventriculi.

Indikation zur operativen Therapie. Erfolglose konservative Therapie, starker Leidensdruck, Komplikationen. Wegen ihrer niedrigen Letalität wird die proximale selektive Vagotomie (PSV) heute gerne durchgeführt; der Nachteil dieser Methode ist aber die hohe Rezidivrate (siehe unten).

Therapie der Ulkuskrankheit

Siehe auch Innere Medizin, Verdauungsorgane, Kapitel 2.4.

Die unkomplizierte Ulkuskrankheit ist die Domäne der konservativen Therapie mit Antazida, H_2-Rezeptorenblockern, Omeprazol und, wenn Helicobacter pylori nachgewiesen wird, Antibiotika über einen ausreichenden Zeitraum. Unter dieser Therapie werden ca. 90% der Patienten beschwerdefrei.

Bei erfolgloser konservativer Therapie und bei rezidivierenden Ulzera ist die Indikation zur operativen Behandlung gegeben.

Nichtresezierende Operationsverfahren (Vagotomieverfahren). Mit der Durchtrennung der Nervenfasern des N. vagus (siehe Abb. 2.51) wird die vagale Säuresekretionsphase unterbunden und die Säureproduktion auf 60–70% reduziert. Der Vorteil liegt in der geringen Operationsletalität (0–1%). Der Nachteil ist die hohe Rezidivrate (ca. 20%).

- *trunkuläre Vagotomie*: Die Durchtrennung des Vagustrunkus (thorakal oder subdiaphragmal) führt zur Reduktion der

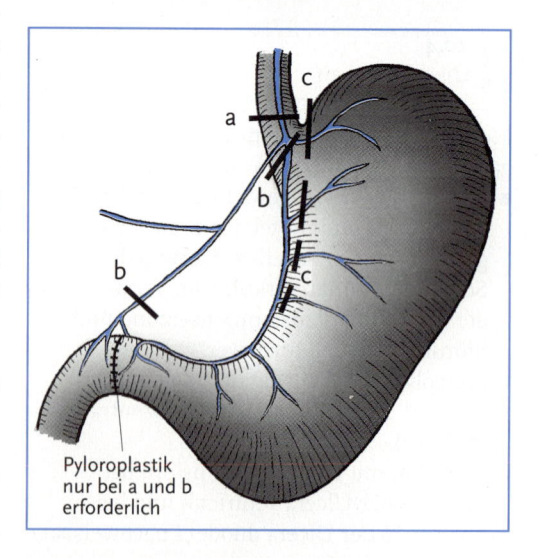

Abb. 2.51: Vagotomietypen: **a** trunkuläre, **b** selektive gastrische, **c** proximale selektive

Säureproduktion und zur vagalen Denervierung der Oberbauchorgane, daher wird diese Methode nur bei Notfällen und bei Ulcus pepticum jejuni durchgeführt. Wegen Ausfall der Entleerungsfunktion des Antrums ist zusätzlich eine Pyloroplastik (siehe unten) erforderlich.
- *selektive gastrische Vagotomie*: Denervierung des gesamten Magens unter Schonung der Rr. hepatici et coeliacus des N. vagus. Eine Pyloroplastik ist erforderlich.
- *proximale selektive Vagotomie*: Es werden nur Magenfundus und -korpus denerviert. Eine Pyloroplastik ist nicht erforderlich, da die Antrumfunktion erhalten bleibt.

Pyloroplastik. Drainageoperation des Magens (plastische Erweiterung des Pyloruskanals) zur Beseitigung einer Pylorusstenose oder einer Passagebehinderung durch Antrumlähmung.

Resektionsverfahren.
- *Billroth-I-Operation:* distale $^2/_3$ Resektion des Magens mit anschließender Anastomosierung als *Gastroduodenostomie*. Durch die Antrumresektion, die die Aufhebung der antralen Gastrinproduktion bewirkt, und die Verkleinerung der säureproduzierenden Belegzellfläche wird die Säureproduktion um ca. 80 % reduziert (siehe Abb. 2.52).

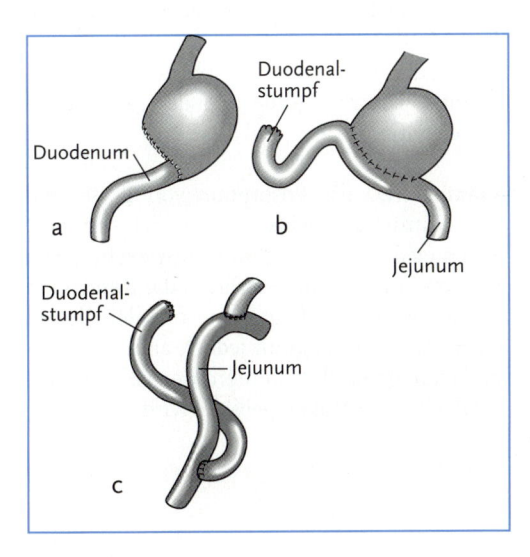

Abb. 2.52: Typen der Magenresektion mit Anastomosen: **a** Billroth I, **b** Billroth II, **c** totale Gastrektomie

- *Billroth-II-Operation:* distale $^2/_3$ Resektion des Magens wie bei Billroth I, aber mit anschließender Anastomosierung als ante- oder retrokolische *Gastrojejunostomie*. Durch Ausschalten der Duodenalpassage sind hier häufiger postoperative Funktionsstörungen (siehe unten) zu erwarten. Zur Vermeidung eines duodenogastrischen Refluxes zwischen der zuführenden und der abführenden Schlinge sind weitere Anastomosen (Braun-Anastomose oder Roux-Y-Anastomose) erforderlich.
- *Antrektomie:* distale Hemigastrektomie (30–50 % Resektion) mit anschließender Gastroduodenostomie, meist kombiniert mit selektiver gastraler Vagotomie

Frühkomplikationen nach Magenoperationen

- intestinale Nachblutung mit Zeichen des Blutverlustes bis zum Schock → Relaparotomie
- Nahtinsuffizienz im Bereich der Anastomose, die zu einer Peritonitis führt. Die Diagnose wird mit der Röntgenkontrastmitteluntersuchung gestellt. Zuerst wird konservativ therapiert, wenn nötig erfolgt dann die Relaparotomie und Nahtrevision.
- Duodenalstumpfinsuffizienz: eine seltene Komplikation nach Billroth-II-Operationen. In diesem Fall muß relaparotomiert und revidiert werden.
- postoperative Magenatonie: zuerst konservative Therapie mit Einläufen und peristaltikfördernden Mitteln, operative Revision bei Verdacht auf Herniation
- Diarrhö tritt meist nach Billroth-II-Operationen auf durch Veränderung des Speiseweges und die dadurch bedingte mangelnde Zumischung von Verdauungssekreten. Die Therapie ist konservativ.

Spätkomplikationen nach Magenoperationen

Ulkusrezidiv. Durch eine relative Hyperazidität kann es nach einer erfolgreichen Ulkusoperation zu einem Ulkusrezidiv kommen, meist in Form eines *Ulcus pepticum jejuni* (sogenanntes Anastomosenulkus), da die Jejunumschleimhaut keine Säureschutzmechanismen besitzt. Die Ursachen für die relative Hyperazidität sind zu sparsame Resektion, alleinige Gastrojejunostomie, unvollständige Vagotomie, endokrine Störungen (z. B. Gastrinom) etc. Symptome des Ulkusrezidivs sind starke epigastrische Schmerzen, Erbrechen und Gewichtsabnahme. Es kann zu Blutungen, Perforationen und gastro-jejuno-kolischen Fisteln kommen. Die Diagnose wird endoskopisch, radiologisch und laborchemisch (Hypergastrinämie) gestellt. Ulkusrezidive nach Vagotomien werden erfolgreich mit Antihistaminika behandelt. Ulkusrezidive anderer Genese bessern sich kaum durch konservative Maßnahmen und werden daher operativ behandelt (z. B. Vagotomie, Nachresektion etc.).

Postalimentäres Frühdumpingsyndrom (Dumpingsyndrom i. e. S.). Über den verkürzten Speiseweg kommt es zu einer raschen Entleerung des *hyperosmolaren* Mageninhaltes in den Dünndarm. Hier kommt es zu überschießender Hyperämie mit konsekutiv erhöhtem Flüssigkeitseinstrom ins Darmlumen und *Verringerung des Plasmavolumens*. Dieser Vorgang ist besonders ausgeprägt bei der Aufnahme von Kohlenhydraten (Reduzierung des Plasmavolumens um bis zu 15 %). Die daraus resultierende Hypovolämie führt 20–30 Minuten nach dem Essen zu vasomotorischen und intestinalen Symptomen: Schwächegefühl, Schwindel, Unruhe, Schweißausbruch, Übelkeit, Hypotonie und selten Kollaps. Die Vermeidung von süßen und flüssigen Speisen führt meist zur Besserung der Beschwerden. Eine operative Behandlung, z. B. eine Umwandlungsoperation Billroth II in Billroth I, ist nur selten erforderlich (Dumping-Syndrom wird kaum nach Billroth-I-Operation beobachtet).

Spätdumpingsyndrom. Dieses Syndrom ist seltener. Durch die schnelle Kohlenhydratresorption im Dünndarm kommt es zur reaktiven Hyperinsulinämie mit nachfolgender Hypoglykämie. Die oben genannten Symptome treten erst 1-3 Stunden nach der Nahrungsaufnahme auf und werden diätetisch therapiert.

> **Klinischer Fall**
>
> Ein 43jähriger Mann gibt an, ca. 2–3 Stunden nach dem Essen trete bei ihm Übelkeit auf, verbunden mit Schwächezuständen oder Ohnmacht.
> *Diagnose:* Spätdumpingsyndrom

Afferent-Loop-Syndrom. Stenosierung oder Abknickung der anastomosierten, zuführenden Jejunumschlinge (Billroth-II-Anastomose) mit Aufstau von Gallen- und Pankreassekret. Die Symptome sind Völlegefühl, Oberbauchschmerzen, Erbrechen, Subileus. Nachdem die Diagnose röntgenologisch (mit Kontrastmittel) und endoskopisch gesichert wurde, erfolgt die operative Revision, z. B. mit Anlegen einer Anastomose.

> **Klinischer Fall**
>
> Ein 56jähriger Patient klagt in Verbindung mit der Nahrungsaufnahme über Völlegefühl und über Oberbauchschmerzen, die sich oftmals nach galligem Erbrechen bessern.
> *Diagnose:* Syndrom der zuführenden Schlinge (Afferent-loop-Syndrom)

Postvagotomiesyndrom. Besonders nach trunkulärer Vagotomie verlieren Magen und Darm ihre Motilität. Die Folgen sind Entleerungsstörungen des Magens, Dysphagie, Refluxösophagitis, Diarrhö, Änderung der intestinalen Bakterienflora u. a.

Anämie. Da die Resorption von Eisen und von Vitamin B_{12} ausbleibt, kann sich sehr spät eine megaloblastäre Anämie entwickeln. Eisen wird im Duodenum resorbiert, die Resorption von Vitamin B_{12} erfolgt im terminalen Ileum. Zuvor muß das Vitamin jedoch an den Intrinsic factor gebunden werden, der von den Parietalzellen im Magen gebildet wird.

20.5 Tumoren

Gutartige Tumoren

Die häufigsten gutartigen Magentumoren sind die Pseudopolypen und die multipel oder solitär vorkommenden Polypen (siehe Abb. 2.53), beides sind epitheliale Tumoren. Mesenchymale Tumoren wie Leiomyome, Fibrome, Lipome etc. sind selten.

Symptome. Diese Tumoren sind meist asymptomatische Zufallsbefunde. Bei Entstehung von tumorbedingten Drucknekrosen kommt es über Schleimhautulzerationen zu okkulten Blutungen, Oberbauchschmerzen, Obstruktionen und selten zu Hämatemesis.

Diagnose. Röntgenkontrastmitteluntersuchung (MDP) und endoskopische Biopsie.

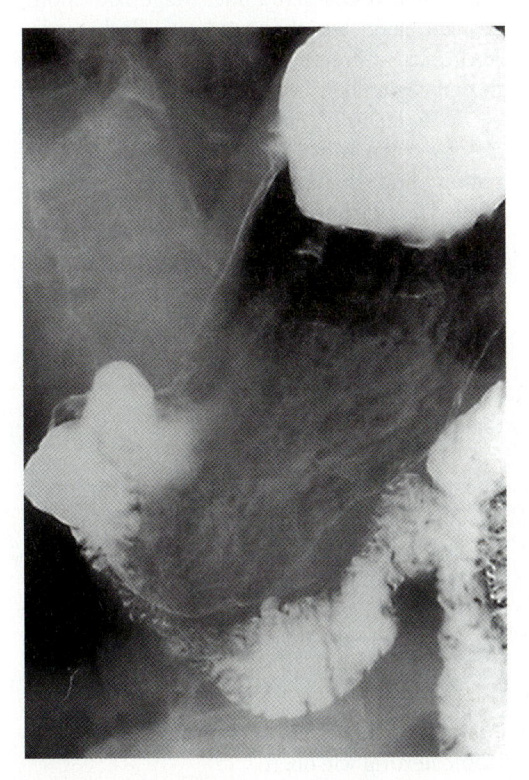

Abb. 2.53: Magenpolypen (MDP) (IMPP)

Therapie. Vereinzelte Tumoren werden endoskopisch reseziert und histologisch untersucht. Bei einer ausgedehnten Magenpolyposis besteht wegen der hohen Entartungsgefahr (über 30%) die Indikation zur subtotalen Magenresektion oder zur totalen Gastrektomie.

Magenkarzinom → histolog. Einteilung nach Lauren

Beim Magenkarzinom handelt es sich in ca. 95% der Fälle um ein Adenokarzinom (epithelial), das besonders bei 50–70jährigen Männern vorkommt. Nach dem Bronchial- und Kolorektalkarzinom ist das Magenkarzinom das dritthäufigste Malignom in Westeuropa.

Ätiologisch sind für die Entstehung des Tumors genetische und ernährungsbedingte Faktoren entscheidend. Begünstigende Vorerkrankungen (Präkanzerosen) sind chronische atrophische Gastritis, chronische Ulzera, Zustand nach Magenresektion (Magenstumpfkarzinom), perniziöse Anämie und Polyposis ventriculi.

Erscheinungsformen nach Borrmann:
- ulzerierend (40–60%)
- ulzerierend-polypös (30–40%)
- infiltrierend szirrhös (10–20%)
- polypös-exophytisch (ca. 5%)

Am häufigsten ist das Magenkarzinom im Antrum und (seltener) in der kleinen Kurvatur lokalisiert (70%), noch seltener an der Kardia (20%) und sehr selten im Fundus und in der großen Kurvatur. Die Tumorausbreitung erfolgt infiltrativ per continuitatem (Peritonealkarzinose), lymphogen in die Virchow-Drüse oder hämatogen, hauptsächlich in Leber, Lunge und Gehirn.

Symptome. Es gibt keine typischen Symptome für das Magenkarzinom. Im frühen Stadium haben die Patienten unbestimmte Oberbauchschmerzen, Appetitlosigkeit, Abgeschlagenheit und Leistungsminderung. Später kommt es zu Abneigung gegen Fleisch, Gewichtsverlust, Teerstühlen und Anämie. Erbrechen kommt bei präpylorischen und Dysphagie bei kardianahen Tumoren vor.

Diagnose. Bei Verdacht auf Magenkarzinom muß wegen des schnellen Fortschreitens des Tumors die Diagnose zügig gesichert werden. Anamnestisch und klinisch sind meist die oben genannten Vorerkrankungen feststellbar. Die Diagnosesicherung erfolgt röntgenologisch und endoskopisch. Die Magen-Darm-Passage (MDP, Treffsicherheit 70–90%) kann Wandstarre, Krater, Nischen, Füllungsdefekte, verändertes Faltenrelief u.a. zeigen. Die endoskopische Biopsie aus mehreren Etagen weist eine Treffsicherheit von ca. 95% auf. Wichtig ist auch die Suche nach Fernmetastasen.

Therapie. Über die Hälfte der diagnostizierten Magenkarzinome ist resezierbar. Die Operabilität ist von der Metastasierung und nicht von der Tumorgröße abhängig. Kriterien für die Wahl der Operationsmethode sind Lokalisation, Alter, Allgemeinzustand, Tumorstadium (zum Staging siehe Innere Medizin, Verdauungsorgane, Kap. 2.6) und Metastasierung. Die *kurative Therapie* besteht aus der radikalen Tumorentfernung kombiniert mit einer Lymphknotendissektion:

- Antrumkarzinom: subtotale Magenresektion nach Billroth II mit Sicherheitsabstand von 6 cm oral und 3 cm aboral mit Lymphadenektomie und Resektion des kleinen und des großen Netzes
- Korpuskarzinom: totale Gastrektomie und Resektion von kleinem und großem Netz, Milz und Pankreasschwanz
- kardianahe Karzinome: thorakoabdominale Gastrektomie und anschließende Anastomosierung des Ösophagus mit dem Dünndarm (Ersatzmagen), entweder als Ösophagojejunostomie in Roux-Y-Technik oder durch Jejunuminterposition zwischen Ösophagus und Duodenum

Bei inoperablen Tumoren werden *palliativ* die Magenstenosen mit einer Gastrektomie ohne Lymphadenektomie beseitigt, um die Kontinuität des Speiseweges zu erhalten (Anastomosierungsmethoden wie oben). Bei inoperablen Mageneingangs- oder -ausgangsstenosen wird die Stenose mittels eines starren Tubus (Endoprothese) überbrückt, um die orale Ernährung des Patienten mit flüssigen und breiigen Speisen zu ermöglichen. Ist die orale Ernährung durch fortbestehende Dysphagie und Übelkeit unmöglich, so wird eine Ernährungsfistel am Magen (bei proximaler Stenose) oder am Jejunum angelegt. Die Operationsletalität beträgt 3–5% bei Teilresektion, 5–10% bei abdominaler und 10–15% bei abdominothorakaler Gastrektomie.

Prognose. Unbehandelt sterben die Patienten etwa ein Jahr nach Diagnosestellung. Bei frühzeitiger Erkennung und Resektion beträgt die 5-Jahres-Überlebensrate ca. 45%. Selbst gastrektomierte Patienten können arbeitsfähig werden, wenn eine adäquate Ernährung erfolgt. Die 5-Jahres-Überlebensrate beträgt im fortgeschrittenen Tumorstadium nur 10–25%.

Magen-Frühkarzinom (Early cancer)

Das Magenfrühkarzinom ist ein auf die *Mukosa* und *Submukosa* beschränktes Magenkarzinom, das jahrelang bestehen und großflächig oder multifokal auftreten kann. Eine Metastasierung in den regionalen Lymphknoten erfolgt nur in 15–20% der Fälle. Es geht mit ulkusähnlichen Beschwerden mit Schmerzen und Blutungen einher. Endoskopisch ist meist eine ulzerierende Oberfläche zu sehen.

Therapie. Wie beim Magenkarzinom.

Prognose. Die 5-Jahres-Überlebensrate beträgt 80–90%.

Maligne Duodenaltumoren

Meist handelt es sich um sekundäre Tumoren, die aus der Umgebung (Pankreas, Gallengang) ins Duodenum einwachsen. Primäre Tumoren sind selten und meist auf eine maligne entartete Polyposis zurückzuführen. Die Diagnose erfolgt durch die hypotone Duodenographie und durch die endoskopische Untersuchung.

Therapie. Resektion und anschließende Anastomosierung wie oben.

20.6
Obere gastrointestinale Blutung

Die typischen klinischen Zeichen einer oberen gastrointestinalen Blutung sind Bluterbrechen (Hämatemesis) und Teerstuhl (Melaena). Das Absetzen von frischem Blut ist eher typisch für eine untere gastrointestinale Blutung.

Etwa 85% aller gastrointestinalen Blutungen kommen aus dem *oberen Gastrointestinaltrakt*. Die Ursachen sind in absteigender Häufigkeit: Ulcus pepticum (ventrikuli und duodeni; 40–50% aller Blutungsfälle), Ösophagusvarizen, Refluxösophagitis, Mallory-Weiss-Syndrom (Kardia- und Subkardiablutungen aus Ösophaguslängsrissen; bevorzugt bei jungen Männern; in der Regel durch häufiges Würgen und Erbrechen ausgelöst), Gastritis, Karzinome.

Nur ca. 10% aller gastrointestinalen Blutungen stammen aus dem unteren Gastrointestinaltrakt (aboral des Treitz-Bandes). 90% davon sind Blutungen aus dem Dickdarm. Die häufigste Ursache für eine Blutung aus dem Kolon sind Hämorrhoiden. Weitere Ursachen sind Kolondivertikel, Angiodysplasien, Polypen und Karzinome. Im Dünndarm werden Blutungen von Ulzera, Meckel-Divertikel, Invaginationen (im Kindesalter) und Mesenterialinfarkten etc. verursacht.

Symptome. Okkultes Blut im Stuhl bei Sickerblutungen, eventuell Teerstuhl und Hämatemesis mit Schocksymptomen bei akuten intensiven Blutungen.

Diagnostik. Die Methode der Wahl bei Blutungen aus dem oberen Gastroinsestinaltrakt ist die Endoskopie; bei akuten Blutungen die *Notfallendoskopie*. Manche Läsionen lassen sich auch radiologisch darstellen. Bei Blutungen aus dem unteren Gastrointestinaltrakt ist die Endoskopie schwierig wegen mangelnder Vorbereitungsmöglichkeiten. Eine weitere diagnostische Methode ist die Angiographie der Mesenterialarterien, wobei nur aktive Blutungen nachweisbar sind. Schwächere Blutungen können mit radioaktiv markierten Erythrozyten nachgewiesen werden, wobei sie sich aber nicht immer exakt lokalisieren lassen. *Einteilung der Ulkusblutung nach Forrest:*

- Forrest I: derzeit bestehende Blutung
- Ia: spritzende Blutung
- Ib: Sickerblutung
- Forrest II: derzeit nicht nachweisbare Blutung, aber Hinweise auf eine abgelaufene frische Blutung mit sichtbarem Gefäßstumpf, Thrombus auf dem Ulkus, Blutreste im Magen oder Duodenum
- Forrest III: keine Zeichen einer stattgehabten Blutung

Therapie. Sofortmaßnahmen sind Bettruhe, Nahrungskarenz, eventuell Magensonde, Überwachung der Vitalfunktionen, Volumenersatz, Notfallabor, Bereitstellung von vier Blutkonserven und Transfusion je nach Hb, eventuell Nofallendoskopie mit endoskopischer Blutstillung (Unterspritzung, Laserkoagulation), Ballonsonde bei Ösophagusvarizenblutung, Gabe von H_2-Blockern und Antazida. Eine absolute Operationsindikation ist bei nicht zu beherrschendem Volumenmangel und bei endoskopischem Hinweis auf eine frische Rezidivblutung gegeben. Die Operation muß notfallmäßig durchgeführt werden bei endoskopisch nicht zu stillender Blutung sowie bei Gabe von mehr als vier Blutkonserven in 24 Stunden. Die Notfalloperation ist mit erhöhter Letalität behaftet.

- Ulcus duodeni: extra- und intraluminale Umstechung der A. gastro- bzw. pancreaticoduodenalis, eventuell kombiniert mit PSV (proximaler selektiver Vagotomie) bei fehlenden Begleitkrankheiten
- Ulcus ventriculi: endoskopische Laserkoagulation und später Operation im blutungsfreien Intervall, Umstechungsligatur. Sollte eine Resektion notwendig werden, dann wird sie nach Billroth II durchgeführt. Bei multiplen Erosionen Vagotomie und Drainageoperation, in verzweifelten Fälle auch Notfallgastrektomie. Blutungen aus einer erosiven Gastritis und Streßulzera werden konservativ behandelt.
- Ösophagusvarizen: bei Versagen der Ballonsonde und der endoskopischen Sklerosierung wird eine Ösophagustransektion durchgeführt, als Notfallshunt wird der portokavale Shunt bevorzugt, da er technisch weniger aufwendig ist als andere Verfahren (siehe auch Kap. 25.2).

- Blutung aus dem unteren Gastrointestinaltrakt: Resektion nach Lokalisierung der Blutung; kann die Blutungsstelle präoperativ nicht lokalisiert werden, dann wird intraoperativ eine Reendoskopie gemacht. Gelingt die Lokalisierung auch damit nicht, so werden divertikeltragende Abschnitte abgetragen. In allen anderen Fällen wird eher die rechtsseitige Hemikolektomie durchgeführt.

21 Dünndarm

21.1 Atresien, Stenosen und Anomalien

Darmverschluß bei Neugeborenen und Säuglingen

Siehe hierzu Kapitel 20.2.

Darmverschlüsse und Stenosen können zur Entwicklung eines mechanischen Ileus oder später, aufgrund einer Durchwanderungsperitonitis, zur Entwicklung eines paralytischen Ileus führen.

Meckel-Divertikel

Das Meckel-Divertikel ist eine Ausstülpung des Ileums, die durch ungenügende Rückbildung des Ductus omphaloentericus (Dottergangs) am antemesenterialen Ileumrand entsteht. Daher ist es normalerweise mit Ileumschleimhaut ausgekleidet, selten mit Schleimhaut anderer Darmabschnitte. Das Meckel-Divertikel ist bei 2–4% aller Menschen nachweisbar. Es ist 20–120 cm oral der Bauhin-Klappe lokalisiert.

Symptome. Das Meckel-Divertikel bleibt normalerweise lebenslang symptomlos. Bei Entzündung beobachtet man das Bild der Appendizitis, wobei die Schmerzen meist im Mittelbauch lokalisiert sind.

Komplikationen. Entzündliche Divertikulitis, peptische Ulzera, Blutung, Anämie, Perforation, ileoileale oder ileokolische Invagination, Nabelfistel, Hernien, traumatischer Abriß etc.

Therapie. Bei jeder Laparotomie muß immer nach einem Meckel-Divertikel gesucht werden. Ist es vorhanden, so muß es wegen der Gefahr der Komplikationen abgetragen werden. Ein entzündetes oder großes Divertikel wird wie eine Appendix abgetragen. Bei Ausdehnung der Entzündung auf den Darm wird der divertikeltragende Darmabschnitt reseziert.

21.2 Verletzungen

Dünndarmverletzungen

Sie werden meist nach Verkehrsunfällen beobachtet. Durch Einwirkung stumpfer Gewalt werden hauptsächlich die fixierten Dünndarmteile (oberes Jejunum und unteres Ileum) „gequetscht" und rupturiert.

Symptome. Oft kommt es nach einem symptomarmen Intervall von 1–3 Tagen zu zunehmender Schocksymptomatik, Leukozytose, peritonitischer Abwehrspannung und Zeichen der inneren Blutung.

Diagnose. Freie Luft (siehe Abb. 2.54) im Abdomen in der Röntgenaufnahme, eventuell intraabdominale freie Blutungen in der Ultraschalluntersuchung.

Therapie. Kleine Perforationsöffnungen werden übernäht. Bei ausgedehnten Verletzungen erfolgt eine partielle Dünndarmresektion mit anschließender End-zu-End-Anastomosierung.

Mesenterialarterienverletzungen

Die Verletzungen der Mesenterialarterien können durch intraabdominale Blutung zu akuter Schocksymptomatik mit Vorwölbung des Douglas-Raumes kommen. In diesem Fall müssen die verletzten Gefäße bei einer Laparotomie sofort ligiert werden. Kommt es nach einem freien Intervall zu peritonealer Sympto-

Abb. 2.54: Freie Luft unter beiden Zwerchfellkuppeln nach Hohlorganperforation (IMPP)

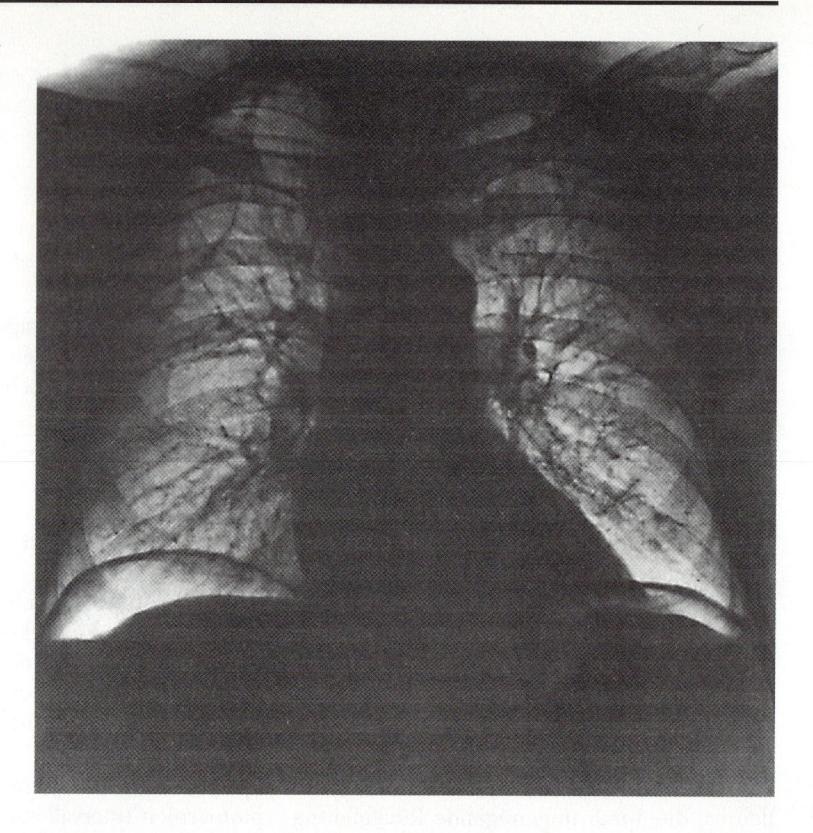

matik, wird eine explorative Laparotomie vorgenommen. Im Fall einer Darmwandnekrose wird eine Dünndarmteilresektion mit Anastomose gemacht.

Darmverletzungen durch penetrierende Abdominalverletzungen

Dabei werden Bauchdecke und Eingeweide durch scharfe Gegenstände verletzt. Es wird sofort operiert, verletzte Darmteile werden übernäht oder reseziert.

21.3
Enteritis regionalis Crohn
(Morbus Crohn, Ileitis terminalis)

Siehe auch Innere Medizin, Verdauungsorgane, Kapitel 3.2.

Der Morbus Crohn ist eine unspezifische, granulomatöse, segmentale Entzündung unbekannter Ätiologie, wobei immunologische Faktoren, Virusinfektionen und psychische Konstillationen diskutiert werden. Die Erkrankung zeigt einen akuten, subakuten oder chronischen Verlauf und führt über nekrotisierende Ulzera schließlich zu Darmvernarbungen. Außerdem besteht bei dieser Erkrankung die Möglichkeit der malignen Entartung (6–20 mal höheres Risiko im Vergleich zu Gesunden). Bevorzugt betroffen sind junge Menschen zwischen dem 20. und 30. Lebensjahr, die Krankheit kann aber in jedem Alter beginnen.

Die Enteritis regionalis kann in jedem Abschnitt des Gastrointestinaltraktes lokalisiert sein, von der Mundhöhle bis zum Anus. In 80 % der Fälle ist sie aber im terminalen Ileum (ileozökal) zu finden.

Symptomatik. Die häufigsten Symptome sind Schmerzen, breiige Durchfälle (im Gegensatz zur Colitis ulcerosa nur selten mit Blut- oder Schleimbeimengungen), Fieber, anale und perianale Läsionen. Beim *akuten Verlauf* haben die Patienten heftige Schmerzen im rechten Unterbauch, eventuell mit tastbarer Resistenz in diesem Bereich, Fieber (38–39 °C), ähnlich den Symptomen der akuten Appendizitis oder des inkompletten akuten Ileus. Manchmal bestehen auch Übelkeit, Erbrechen, Meteorismus, Durchfälle, Schwäche, Gewichtsverlust, Anämie etc. Selten klagen die Patienten über extraintestinale Symptome wie Gelenkschmerzen und Erythema nodosum.

Beim *chronischem Verlauf* stehen vor allem Folgezustände und Komplikationen der Krankheit im Vordergrund wie Ileumperforation, Darmblutung, Anämie, Malassimilation, Amyloidose, Beckenvenenthrombose etc.

Komplikationen. Stenosierung mit Neigung zu Subileus bis Ileus, Fistelbildung und Abszesse. Besonders häufig sind anale Abszesse und Fisteln; ferner enteroenterale, -kolische, -vesikale und -vaginale Fisteln. Ein toxisches Megakolon und intestinale Blutungen sind sehr selten.

Diagnostik. Röntgenkontastmitteluntersuchung aller Darmabschnitte (zerstörtes Schleimhautrelief mit Pflastersteinrelief, polypöse Füllungsdefekte). Die Diagnosesicherung erfolgt durch Endoskopie und Schleimhautbiopsien. In fortgeschrittenen Stadien werden Stenose, Fisteln und Abszesse beobachtet.

Therapie. Primär wird die Enteritis regionalis konservativ behandelt mit Diät und Salazosulfapyridin, Prednison, ACTH etc. (näheres siehe Innere Medizin, Verdauungsorgane, Kap. 3.2). Bei Versagen der konservativen Therapie und bei Komplikationen wird eine chirurgische Therapie erforderlich. Wegen der starken Tendenz zu Rezidiven (bei 90 % endoskopisch nachweisbares, bei 40 % symptomatisches Rezidiv nach 5 Jahren) muß die Indikation zur Darmresektion streng gestellt werden. Absolute Operationsindikationen sind freie und gedeckte Perforationen und Peritonitis, akuter Ileus, schwere therapieresistente Blutung, toxisches Megakolon, enterovesikale Fistel und Ureterkompression. Wenn der Patient nur mäßig auf die medikamentöse Therapie anspricht oder wenn sie gänzlich versagt und seine Lebensqualität dadurch vermindert ist, besteht eine relative Operationsindikation. Die Methode der Wahl ist die sparsame Dünndarmresektion mit einem Sicherheitsabstand von mindestens 5 cm, eventuell auch die Ileozökalresektion. Ist eine ausgedehnte Resektion erforderlich, so sollen proximal und distal je 10 cm des makroskopisch normalen Darmes mitreseziert werden. Die offenen Darmenden werden End-zu-End anastomosiert unter Vermeidung von Blindsackbildung. Die früher durchgeführten Umgehungsoperationen haben sich nicht bewährt. Findet sich bei Laparotomie unter Appendizitisverdacht als Überraschungsdiagnose ein Morbus Crohn, so wird die Appendektomie nur dann durchgeführt, wenn das Zökum mit Sicherheit nicht befallen ist; *die Operation bleibt auf die Appendektomie beschränkt.*

21.4
Malabsorption nach Dünndarmresektion

Syndrom der blinden Schlinge (Blind-loop-syndrome)

Die Blindschlinge (Blindsack) ist eine aus der normalen Speisepassage ausgeschaltete Darmschlinge, die bei laterolateraler oder terminolateraler Darmanastomosierung entstehen kann. Ein Blindsack kann auch bei ileo- oder jejunokolischer Fistel mit Umgehung des terminalen Ileums, bei Dünndarmstenosen und bei Divertikeln entstehen. Dieses Syndrom wurde früher häufig nach den damals durchgeführten Umgehungsoperationen mit End-zu-Seit- oder Seit-zu-End-Anastomosierung beobachtet. Im blind endenden Sack siedelt sich sekundär eine pathologische Bakterienflora an, die zu Veränderung der Gärungsprozesse und dadurch zu einem globalen Malabsorptionssyndrom führt.

Symptome. Resorptionsstörung von Vitaminen und Gallensäure, Hypoproteinämie, Anämie, Hyperperistaltik, Schmerzen.

Diagnose. Labor, Röntgen (Schneegestöber).

Therapie. Ist die konservative Substitutions- und Antibiotikatherapie (Keimreduktion) nicht ausreichend, so wird die Blindschlinge reseziert und die Darmkontinuität durch End-zu-End-Anastomose wiederhergestellt.

Malabsorption nach Teilresektion des terminalen Ileums

Die Hauptfunktion des terminalen Ileums ist, neben dem mechanisch-peristaltischen Transport, vor allem die Resorption von Gallensäuren und Vitamin B_{12}. Fehlt die Resorption von oral zugeführtem Vitamin B_{12} nach einer Teilresektion des terminalen Ileums, werden die Depots (v.a. in der Leber) verbraucht, so daß es nach ca. 2 Jahren zur *megaloblastären Anämie* kommt. Das Vitamin muß parenteral substituiert werden.

Abhängig von der Länge des resezierten Ileumteils kommt es zu einer Störung des enterohepatischen Kreislaufs der Gallensäuren und zum *Gallensäureverlustsyndrom*. Bei Resektionen bis 100 cm kann die Leber durch eine vermehrte Produktion den Gallensäureverlust ersetzen. Die im Darm verbliebene Gallensäure führt zu Steatorrhö. Bei Resektionen von mehr als 100cm kann die verlorene Gallensäure von der Leber nicht mehr ersetzt werden. Da die Gallensäure im Duodenum fehlt, können die Nahrungsfette nicht mehr resorbiert werden und es kommt zu massiver Steatorrhö mit fettglänzenden, massigen, übelriechenden Stühlen.

Therapie. Beschränkung der Fettzufuhr und Gabe von mittelkettigen Triglyzeriden (MCT), die trotz Säuremangel resorbiert werden können.

21.5 Durchblutungsstörungen

Akute Durchblutungsstörungen

Akute Verschlüsse der Mesenterialarterien sind meist die Folge eines *arteriellen Embolus*; Hauptquelle ist das Herz. Beim akuten Verschluß der A. mesenterica superior kommt es zur Dünndarmischämie, die unbehandelt nach etwa 12 Stunden in einen irreversiblen Darminfarkt übergeht. Bei Embolisation am Abgang der A. mesenterica aus der Aorta kommt es zur Ischämie von Jejunum, Ileum, Colon ascendens und zwei Drittel des Colon transversum (A. colica media et dextra). Bei Embolisation ca. 3cm distal des Abgangs entsteht eine Ischämie von Jejunum und Ileum allein.

Symptomatik. Bei Embolisation der *A. mesenterica superior* (siehe Abb. 2.55 im Farbteil) kommt es in den ersten *6 Stunden* zu akuten, heftigen Bauchschmerzen im unteren rechten Quadranten und zu allgemeiner Schwäche bei unauffälligem Abdomen mit hyperperistaltischen Geräuschen. Nach dieser Schmerzphase kommt es zu einem *schmerzfreien Intervall* von einigen Stunden und danach zu Durchwanderungsperitonitis, paralytischem Ileus (Totenstille im Bauch), *blutigen Stühle*, Erbrechen und beginnenden *Schockzeichen*. Die Letalität beträgt in den ersten 6 Stunden ca. 30%, nach 12 Stunden erreicht sie fast 100%. Bei Verschluß der *A. mesenterica inferior* kommt es temporär zu Schmerzen im linken Bauch mit einmaligem Absetzen von blutigen Stühlen.

Komplikationen. Schock, Darminfarzierung.

Diagnostik. Akuter Bauchschmerz, kardiovaskuläre Vorschädigung in der Anamnese, Abdomenübersichtsaufnahme mit luftgefüllten, stehenden Darmschlingen und Spiegelbildung bei Ileus, Katheterangiographie im seitlichen Strahlengang mit Darstellung der Viszeralarterien.

Therapie. Bei begründetem Verdacht sollte eine frühzeitige Laparotomie erfolgen. Findet sich intraoperativ eine durch eine Embolie ischämische Darmschlinge, so wird eine Embolektomie durchgeführt und die Durchblutung anschließend getestet. Ist die Darmschlinge schon infarziert (gangränös mit blauschwarzer Verfärbung), so führt man eine sparsame Resektion mit End-zu-End-Anastomose durch. Ausgedehnte Darminfarkte haben eine infauste Prognose. Postoperativ wird die Emboliequelle gesucht und zur Rezidivprophylaxe behandelt. Bei Embolisation der A. mesenterica inferior ist eine Laparotomie selten erforderlich, da eine Kompensation durch einen Kollateralkreislauf möglich ist.

Chronische Durchblutungsstörungen

Zugrunde liegt eine chronische, langsam fortschreitende Stenosierung des Truncus coeliacus und der A. mesenterica superior oder inferior.

Symptome. Wegen der guten Kollateralisation bestehen selten Beschwerden. Sie werden hauptsächlich durch Stenosen der *A. mesenterica superior* hervorgerufen. Man kennt vier Krankheitsstadien:
- Stadium I: asymptomatisch
- Stadium II: postprandiale Angina abdominalis
- Stadium III: ischämische intestinale Resorptionsstörung
- Stadium IV: Darminfarkt, Darmgangrän, Durchwanderungsperitonitis

Symptome. Postprandiale Schmerzen, Fettstühle, manchmal Stenosegeräusche im Oberbauch.

Diagnose. Die Diagnosesicherung erfolgt durch die Angiographie im seitlichen Strahlengang mit Darstellung der Viszeralarterien (wichtigste Untersuchung).

Therapie. Die Operation ist ab Stadium II bei nachweisbaren Durchblutungsstörungen indiziert und besteht in der Desobliteration oder im Anlegen von aortomesenterialen Bypässen. Die Operationsletalität ist im Stadium IV sehr hoch (90%), da bei einer Darmgangrän eine umfangreiche Resektion erforderlich ist.

Klinischer Fall

Ein 62jähriger Patient klagt über postprandiale, krampfartige Bauchschmerzen, Gewichtsabnahme und Angst vor voluminösen Mahlzeiten. Bei der Auskultation des Abdomens werden Gefäßgeräusche festgestellt.
Diagnose: Angina intestinalis

21.6 Tumoren des Dünndarms

Gutartige Tumoren

Polypen (z.B. Peutz-Jeghers-Syndrom, Gardner-Syndrom), Lipome, Leiomyome und Fibrome (Morbus Recklinghausen) sind im Dünndarm insgesamt selten. Am häufigsten kommen Polypen vor. Beschwerden und Symptome sind ebenfalls selten und treten meist bei Komplikationen auf.

Komplikationen. Darmstenosierung und Ileus durch Lumenverlegung, Ulzerationen mit Blutungen, die oft stärker sind als bei malignen Tumoren, und Anämie, außerdem Invaginationen und maligne Entartung.

Diagnostik. Dünndarmendoskopie, Sonographie, CT, fraktionierter Dünndarmdoppelkontrast (die MDP ist nach wie vor die Methode der Wahl), selektive Angiographie.

Therapie. Die Therapie der Wahl ist die Resektion des tumortragenden Dünndarmabschnitts mit End-zu-End-Anastomosierung. Selten wird eine lokale Exzision des Tumors durchgeführt. Die Prognose ist bei rechtzeitiger Operation gut.

Peutz-Jeghers-Syndrom

Familiär auftretende Polyposis intestini mit schon im Kindesalter nachweisbarer Lippen- und Gesichtspigmentierung. Diese Melaninflecken befinden sich gelegentlich auch im Gelenk- und Genitalbereich. Komplikationen sind Invagination, Darmlumenobstruktion und maligne Entartung.

Gardner-Syndrom

Intestinale Polyposis mit Weichteiltumoren und Osteomen vor allem im Gesicht und im Kopf.

Primär maligne Tumoren

Die häufigsten primär malignen Dünndarmtumoren sind Karzinome, Sarkome und maligne Karzinoide. Insgesamt sind sie selten. Die Beschwerden manifestieren sich meist nach Auftreten von Metastasen und Komplikationen, die zum Operieren zwingen.

Komplikationen. Stenosen, Ileus, Blutungen, Perforation.

Diagnose. Wie bei den benignen Tumoren.

Therapie. Bei begründetem Verdacht wird eine Probelaparotomie durchgeführt. Findet sich ein maligner Tumor, so erfolgt eine Dünndarmresektion weit im Gesunden unter Mitnahme von Mesenterium und mesenterialen Lymphknoten. Bei einem inoperablen Befund wird palliativ eine Entero- (Umgehungs-)anastomose geschaffen. Die Prognose ist schlecht; die 5-Jahes-Überlebensrate beträgt 10–20 %.

Karzinoide

Epitheliale Neubildungen, die sich aus dem Helle-Zellen-System entwickeln und endokrine Aktivität besitzen. Sie produzieren Serotonin, was zum *Karzinoidsyndrom* führt.

Im Dünndarm ist vor allem das terminale Ileum befallen. Der Tumor ist semimaligne, kann aber maligne entarten und metastasieren. Das Auftreten von Abdominalsymptomen weist in der Regel auf eine Metastasierung hin.

22 Kolon

22.1 Megakolon

Beim Megakolon handelt es sich um einen erweiterten, wandverdickten und eventuell elongierten Dickdarmabschnitt. Je nach Entstehungsursache unterscheidet man folgende Formen:

Das *Megacolon congenitum* (*Morbus Hirschsprung*) entsteht aufgrund einer Hemmungsmißbildung des Darmes unbekannter Ätiologie, bei der die Ganglienzellen des Plexus myentericus und submucosus meist im rektosigmoidalen Übergang fehlen (*Aganglionose des Dickdarms*). Dadurch kommt es zum Dauerspasmus (d.h. Stenosierung) im betroffenen Abschnitt mit Dilatation proximal der Stenose. Aufgrund der fehlenden Peristaltik in diesem Abschnitt ist ein koordinierter Transport der Fäzes unmöglich; die betroffenen Kinder zeigen einen Blähbauch mit Obstipation und eventuell Ileus. Je nach Länge des aganglionären Segmentes manifestiert sich die Erkrankung im Säuglingsalter (am häufigsten) oder seltener beim älteren Kind.

Das *idiopathische generalisierte Megakolon* kommt durch eine Tonuserhöhung des inneren Sphinkters (evtl. generalisierte Koloninnervationsstörung) zustande, aber oft auch ohne auffindbare Ursache.

Bei allen organischen, stenosierenden Prozessen des distalen Kolonbereiches entsteht ein *funktionelles oder symptomatisches Megakolon*.

Eine akute, extreme Dickdarmdilatation entsteht beim *toxischen Megakolon* bei Colitis ulcerosa (siehe unten). Die Anamnese und Symptomatik (Stuhlverhaltung, Blähungen, Verdauungsstörungen, Entwicklungsstörung bei Kindern mit Morbus Hirschsprung) ist diagnoseweisend; sie wird gesichert durch einen Röntgenkontrasteinlauf, bei dem ein enges Segment mit prästenotischer Dilatation zu sehen ist. Der diagnostischen Abgrenzung dient die Endoskopie mit Biopsieentnahme sowie die Elektromanometrie.

Therapeutische Richtlinien. Beim Morbus Hirschsprung werden zuerst konservative Maßnahmen (z.B. Darmtraining, schlackenreiche Kost) versucht. Versagen diese, wird das enge Darmsegment teilreseziert und End-zu-End anastomosiert. Wegen der Gefahr der Inkontinenz muß ein aganglionäres Restsegment von ca. 3 cm Länge belassen werden. Postoperativ werden Enkopresis, Obstipation und Enterokolitiden gehäuft beobachtet. Beim idiopathischen Megakolon erfolgt eine linksseitige Hemikolektomie mit Transversorektostomie. Beim funktionellen Megakolon wird die distal gelegene Stenose beseitigt, z.B. durch Sphinkterotomie bei Sphinkterstenose. Beim toxischen Megakolon siehe Kapitel 22.4 (Colitis ulcerosa).

22.2 Verletzungen

Dies sind gedeckte oder offene Traumata wie Quetschung, Ruptur, Einriß oder Perforation, die auch iatrogen entstehen können, z.B. bei der Koloskopie.

Symptome. Schmerzen, eventuell rasch zunehmende Schocksymptomatik mit Abwehrspannung, Leukozytose, Zeichen der inneren Blutung (in diesem Fall Sofortlaparotomie).

Diagnose. Anamnese, klinisches Bild, Abdomenübersichtsaufnahme im Stehen (freie Luft im Peritonealraum), Peritoneallavage.

Therapie. Laparotomie und direkte Naht bei kleinen Rissen oder Perforationen, Resektion bei ausgedehnten Quetschungen.

22.3 Appendizitis

Die akute Appendizitis ist noch immer die häufigste Ursache des akuten Abdomens. Die Symptome sind variabel und die Diagnose erfolgt bis heute nur nach klinischen Gesichtspunkten.

Die Symptome beginnen akut mit ziehenden Schmerzen im Mittelbauch, die später in den rechten Unterbauch wandern und krampfartig werden. Dazu kommen Übelkeit und Erbrechen und meist Stuhl- und Windverhalten. Der Patient liegt mit angezogenen Beinen (Psoasschmerz).

Jugendliche und junge Erwachsene sind bevorzugt betroffen, selten Kleinkinder und Frauen in der Schwangerschaft.

Diagnostik. Anamnese mit Schmerzverschiebung, Klopf- und Druckdolenz des rechten Unterbauchs, Pulsbeschleunigung, Fieber, axillarrektale Temperaturdifferenz von 0,8–1,5 °C, trockene Haut, Leukozytose, oft Druckschmerz im Douglas-Raum bei der rektalen oder vaginalen Untersuchung.

- *Charakteristische Schmerzpunkte* (siehe Abb. 2.56)
  - *McBurney:* Druckschmerz in der Mitte zwischen Spina iliaca anterior superior rechts und Nabel
  - *Lanz:* Druckschmerz im rechten Drittel auf der Linie zwischen beiden Spinae
  - *Blumberg:* positiver kontralateraler Loslaßschmerz
  - *Rovsing:* Distensionsschmerz beim retrograden Ausstreichen des Dickdarms zum Zökum hin
- *Atypische Symptome bei Lageanomalien der Appendix:*
  - subhepatische Lage (z. B. bei zu langer Appendix): der Druckpunkt liegt sehr hoch, Differentialdiagnose Cholezystitis
  - retrozökale Lage: Schmerzausstrahlung in Rücken und Flanken, Differentialdiagnose Nieren- oder Ureterentzündung
  - blasennahe Lage: Differentialdiagnose akute Zystitis
  - Lage im kleinen Unterbauch: unklare Unterbauchschmerzen, Differentialdiagnose Adnexitis, extrauterine Gravidität
- *Atypische Symptome in Abhängigkeit von Alter und Geschlecht:*
  - Baby: Diarrhö, Erbrechen, gestörtes Allgemeinbefinden, nächtliche Unruhe, Blähbauch, Differentialdiagnose Infekte, z. B. Enteritis
  - Schulkind: unbestimmte Oberbauchschmerzen und Appetitlosigkeit; Differentialdiagnose Pleuritis, basale Pneumonie, Magen-Darm-Ulzera
  - Schwangere: Durch Uterusvergrößerung wird die Appendix nach oben rechts verlagert, daher liegt der Druckpunkt rechts höher.
  - alte Patienten: rascher, aber lavierter Verlauf mit fehlender Abwehrspannung wegen schlaffer Bauchdecken

Differentialdiagnose. Lymphadenitis mesenterica (Durchfälle), akute Adnexitis, Ovarialzyste, Extrauteringravidität (Anämie, Hypovol-

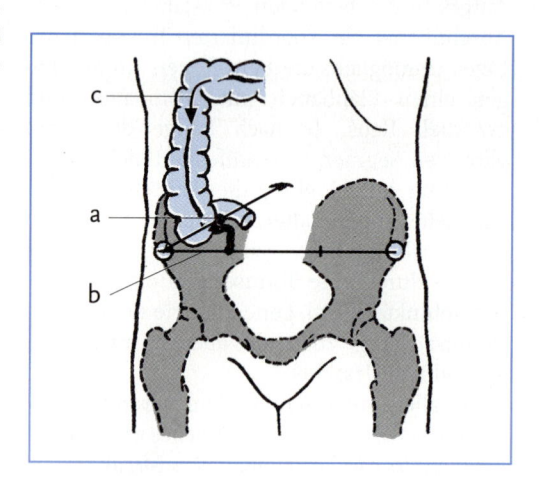

Abb. 2.56: Klinische Proben bei Appendizitis. **a** Probe nach McBurney: Palpationsschmerz in der Mitte der Verbindungslinie zwischen Nabel und vorderem oberen Darmbeinstachel, **b** Probe nach Lanz: Druckschmerz am Übergang vom rechten zum mittleren Drittel der Verbindungslinie zwischen beiden vorderen oberen Darmbeinstachel, **c** Probe nach Rovsing: Dehnungsschmerz des Blinddarms bei retrogradem Ausstreichen des Dickdarminhaltes (W. Senst 1987)

ämie), Ileitis terminalis, Ureterkolik, entzündliche Nierenerkrankungen, akute Pankreatitis, Pseudoperitonitis diabetica.

Komplikationen. Eine *primäre Komplikation* ist die freie Perforation in die Bauchhöhle, die bereits in frühem Stadium geschehen kann. Es kommt zu kurzfristiger Schmerzentlastung, dann zu diffuser oder septisch-toxischer Peritonitis. Ist die Perforation durch Netz oder Darmschlingen gedeckt, entsteht daraus ein perityphlitischer Abszeß, der wiederum perforieren und zu diffuser Peritonitis führen kann. Eine *sekundäre Komplikation* ist, je nach Lage der Appendix, der perityphlitische, ileoinguinale, mesozökale oder pyelophlebitische Abszeß.

Therapie. Die einzige sinnvolle Behandlung ist die chirurgische Abtragung der Appendix. daher stellt jede diagnostizierte Appendizitis eine Indikation zur Appendektomie im Frühstadium dar. Bei unklaren Bauchentzündungen mit dringlichem Verdacht auf Appendicitis acuta ist die Indikation zur Probelaparotomie gegeben. Bei einer unkomplizierten Appendizitis mit beginnender Peritonitis besteht eine dringliche Indikation zur Laparotomie. Nur in verschleppten Fällen mit Verdacht auf perityphlitischem Abszeß ist das abwartende Verhalten unter stationärer Beobachtung und antibiotischer Therapie indiziert, um eine introperative Keimverschleppung zu verhindern. Nach 2–3 Monaten wird dann eine Intervallappendektomie durchgeführt.

Appendektomie. Wechselschnitt mit Durchtrennung der Haut, der Externusaponeurose, des M. obliquus internus und des Peritoneums oder Pararektalschnitt. Darstellung und Abtragung der Appendix mit Unterbindung der Gefäße des Mesenteriolums. Nach der Appendektomie wird der ligierte Stumpfe durch eine Z-Naht (oder Tabaksbeutelnaht) versenkt und es werden mehrere Serosanähte gemacht. Schichtweiser Bauchdeckenverschluß. Die laparoskopische Appedektomie hat sich bislang nicht in gleichem Maße durchsetzen können, wie dies bei der Cholezystektomie der Fall ist. Erweist sich die Diagnose intraoperativ als Irrtum, ist wegen des geringen Risikos bei fehlenden Abdominalerkrankungen dennoch die prophylaktische Appendektomie vertretbar. Liegt eine andere abdominale Krankheit vor, unterbleibt die Appendektomie.

22.4 Colitis ulcerosa

Siehe auch Innere Medizin, Verdauungsorgane, Kapitel 4.4.

Entzündung der *Kolonmukosa* unklarer Genese (immunologische Faktoren?, psychische Faktoren?), die von Hyperämie bis zu ulzeröser Schleimhautzerstörung reicht und in späteren Stadien zur narbigen Erstarrung der Kolonwand führt. Die Erkrankung tritt vor allem bei jungen Menschen (20.–40. Lebensjahr) auf und zeigt drei verschiedene Verlaufsformen:
- fulminant-toxisch
- chronisch-intermittierend (häufigste Form)
- chronisch-progredient

Die Erkrankung beginnt in etwa 90% der Fälle im Rektum und greift später auf das Kolon über. Gelegentlich sind die angrenzenden Dünndarmabschnitte im Sinne der „backwash Ileitis" betroffen.

Symptomatik. Im Intervall bestehen nur geringe Symptome. Im Schub werden folgende Symptome beobachtet: Diarrhöe mit blutig-schleimigen Beimengungen; je nach Schweregrad variieren die Stuhlfrequenzen zwischen wenigen und 20–30 Entleerungen am Tag; oft schmerzhafte Darmtenesmen, stark reduzierter Allgemeinzustand, Status febrilis, Anämie, Abmagerung.

Diagnostik. Rektoskopie und Koloskopie (typische Schleimhautbefunde), Schleimhautbiopsie zur Diagnosebestätigung, Kolonkontrasteinlauf (feingranulierte Oberfläche, „Spikulabildung", Wandstarre, später auch Doppelkonturen und Kragenknopfphänomene, Pseudopolypen, Verlust der Haustrierung).

Verlauf. Siehe auch Spezielle Pathologie, Kapitel 8.7.2. Über anfängliche Hyperämie bilden sich zahlreiche Schleimhautulzerationen; zwischen diesen Ulzerationen bilden sich später auf Schleimhautresten Regenerationshypertrophien (*Pseudopolypen*). Im weiteren Verlauf kommt es über ödematöse Wandveränderungen zu Narbenbildungen. Der befallene Kolonanteil schrumpft zunehmend, verschmälert und verkürzt sich, so daß es zu Stenosierung kommt.

Komplikationen. Massive Blutverluste, häufig multiple Perforationen (frei oder gedeckt), toxisches Megakolon (akute, extreme Dickdarmdilatation), Peritonitis, Stenosen, maligne Entartung bei langjährigem Bestehen.

Therapie. Zunächst wird die Colitis ulcerosa konservativ behandelt. Die operative Therapie ist dann indiziert, wenn unter der konservativen Therapie der fulminanten Form nach 3–5 Tagen keine Besserung eintritt, wenn neue Krankheitsschübe unter konservativer Behandlung auftreten und wenn Komplikationen entstehen. Abhängig von Stadium und Ausdehnung der Colitis ulcerosa stehen mehrere operative Verfahren zur Verfügung. Beim vollständigen Befall des gesamten Kolons beseitigt die *totale Proktokolektomie* mit endständigem Ileostoma am schnellsten die Colitis ulcerosa und ihre Komplikationen. Bei allen schweren Verlaufsformen und Komplikationen, wenn die konservative Therapie versagt hat, ist die *totale Kolektomie* zu erwägen. *Subtotale Resektionen* führen nur selten zur Heilung und erfordern später meist die Entfernung des Restkolons. *Hemikolektomie* oder *Segmentresektion* werden nur bei dem selten vorkommenden, partiellen oder segmentalen Kolonbefall durchgeführt. Bei schweren Intoxikationen kann das Kolon subtotal reseziert und der Resektionsstumpf verschlossen werden. Nach der Erholung erfolgt in einer zweiten Setzung die Rektumstumpfexstirpation. Das toxische Megakolon wird sofort durch eine oder mehrere Kolostomien entlastet. Nach der Erholung erfolgt in einer zweiten Setzung die Proktokolektomie; danach erholen sich die Patienten sehr schnell. Das Operationsrisiko beträgt im Intervall 3–5 %. Bei ausgedehntem Kolonbefall und langjährigem Verlauf besteht durch den andauernden Entzündungsprozeß zunehmende *Karzinomgefahr* (siehe Tabelle 2.13). Daher muß bei langjährigem Verlauf kritisch gegeneinander abgewogen werden, ob die Erkrankung einschließlich ihres Malignitätsrisikos oder die Kolektomie eine größere Gefahr und Belastung für den Patienten darstellt.

Tab. 2.13: Risiko der malignen Entartung bei der Colitis ulcerosa

Entartungsrisiko	Entartungsrisiko
10 Jahre	2 %
15 Jahre	5–8 %
20 Jahre	12 %

22.5
Morbus Crohn

Siehe Kapitel 21.3.

22.6
Divertikulose, Divertikulitis

Kolondivertikel sind Schleimhautausstülpungen durch die Darmwand, die keine Symptome hervorrufen (Zufallsbefunde) und erst bei Auftreten von Komplikationen (Entzündung, Perforation, Blutung, Stenosierung, bakterieller Überwucherung) klinische Bedeutung bekommen. Die meisten Kolondivertikel sind falsche Divertikel, d. h. Schleimhautausstülpungen hauptsächlich an Gefäßdurchtrittsstellen; echte Divertikel, bei denen die gesamte Darmwand betroffen ist, sind selten. Kolondivertikel treten vor allem ab dem 50. Lebensjahr auf. Die Divertikel des Dickdarms sind nach den Hämorrhoiden die häufigste Ursache der massiven unteren gastrointestinalen Blutung bei Patienten jenseits des 5. Dezenniums.

Kolondivertikel entstehen durch intraluminale Druckerhöhung im Darm. Bei häufiger Obstipation und durch die intramurale Muskelatrophie im Alter kommt es zu Schleimhautausstülpungen durch die Muskellücken. Wahrscheinlich ist auch eine genetische Disposition für die Divertikelentstehung verantwortlich.

In 80 % der Fälle sind Kolondivertikel im Sigmabereich lokalisiert, vereinzelt auch im Zökum- Aszendens- und Deszendensbereich. Echte Divertikel kommen vereinzelt vor.

Die *Divertikulose*, die in der Regel symptomlos und ein Zufallsbefund ist, ist eine Ansammlung von mehreren Divertikeln. Sie stellt keine Präkanzerose dar.

Bei Entzündung der Divertikel kommt es zur *Divertikulitis*, die akut, subakut oder chronisch verlaufen kann. Die Symptome der Divertikulitis sind peritoneale Reizerscheinungen, Fieber, Leukozytose, BSG-Erhöhung und Schmerzen im linken Unterbauch (ähnlich der akuten Appendizitis, daher die Bezeichnung „linksseitige Appendizitis"). Beim chronische Geschehen ist zusätzlich ein druckempfindlicher Tumor im linken Unterbauch tastbar.

Komplikationen.
- Abszeßbildung mit rezidivierenden Fieberschüben, evtl. auch Leberabszeß
- Stenosierung mit Subileus oder selten Ileus (Differentialdiagnose Sigmakarzinom)
- Blutungen mit massiven Blutverlusten (Melaena)
- Perforation, meist gedeckt, ausnahmsweise freie Perforation mit diffuser Peritonitis (siehe Abb. 2.57)
- Fistelbildung zu Anus, Blase, Vagina oder Haut mit Kotaustritt

Therapie. Bei Divertikulose ist lediglich die Stuhlregulierung unter schlackenreicher Kost erforderlich. Die akute Divertikulitis ohne Komplikationen wird anfangs konservativ mit Bettruhe, Nahrungskarenz, milden Laxantien und Antibiotika behandelt; später im Intervall nach Abklingen der akuten Entzündung wird das Sigma reseziert (einzeitige Operation). Ist die konservative Therapie erfolglos, wird die dreizeitige Operation vorgenommen: Zunächst wird zur Entlastung eine Kolostomie angelegt, 2-3 Monate später das Sigma unter Beibehaltung des Kolostoma reseziert. Wiederum 2-3 Monate später wird die Kolostomie verschlossen. Bei der akut perforierten Divertikulitis ist die Operation absolut indiziert. Entweder wird eine primäre Resektion durchgeführt oder eine zweizeitige Operation, wobei in der ersten Sitzung ein doppelläufiger Anus praeter angelegt wird und nach Abklingen der Entzündung in der zweiten Sitzung die Resektion erfolgt. Heute besteht die Tendenz, bereits bei leichteren chronisch verlaufenden Formen zu operieren, um eine Ausdehnung und Komplikationen zu vermeiden, da das Operationsrisiko bei komplizierten Formen wesentlich höher ist als bei elektiv durchgeführten Eingriffen.

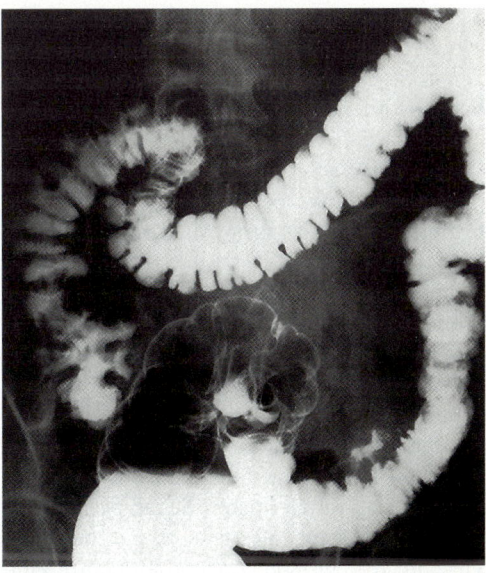

Abb. 2.57: Gedeckte perforierte Divertikulitis im Doppelkontrast (IMPP)

22.7 Kolontumoren

Siehe auch Innere Medizin, Verdauungsorgane, Kapitel. 4.7 und 4.8.

Bei den *benignen Dickdarmtumoren* handelt es sich ganz überwiegend um Adenome, das sind tubuläre, adenomatöse Schleimhautneoplasien. Andere Tumoren wie Leiomyome, Fibrome und Lipome sind selten. Die Adenome ragen in das Darmlumen hinein und werden makroskopisch als *Polypen* (polypöse Adenome) bezeichnet.

Polypöse Adenome

Sie sind bei 7-10% aller Menschen nachweisbar und zeigen eine deutliche Zunahme im höheren Lebensalter. Histologisch werden unterschieden:

- tubuläre Adenome: am häufigsten, gestielt oder breitbasig aufsitzend, Entartungsrisiko 1–10 %
- villöse Adenome: zottige, rasenförmige Oberfläche, je nach Größe ist das Entartungsrisiko 40–50 %. Daher sind villöse Adenome Präkanzerosen.
- tubulovillöse Adenome: Mischform

Symptome. Zunächst sind die Dickdarmadenome asymptomatisch, später gibt es als erstes Symptom okkulte oder manifeste rektale Blut- oder Schleimabgänge (Blut bei papillären, Schleim bei villösen Adenomen). Bei großen, villösen Adenomen kommt es durch vermehrte Sekretion zu lebensgefährlichen Eiweiß-, Wasser- und Elektrolytverlusten. Selten prolabieren anusnah gelegene, gestielte Adenome. Eine Vielzahl von großen Adenomen kann eine Darmobstruktion herbeiführen.

Diagnostik. Kolonkontrasteinlauf und Koloskopie bei Kolonadenomen, Rektoskopie bei Rektumadenomen. Wegen des Entartungsrisikos ist die histologische Untersuchung immer angezeigt. Dabei wird das Adenom als ganzes endoskopisch abgetragen, da bei einer Teilentfernung (Biopsieren) die Gefahr besteht, daß entartete Adenome die Dickdarmwand infiltrieren. Als Tumoren epithelialen Ursprungs entarten Adenome in 6–7 % der Fälle. Je breiter die Basis und je höckriger die Oberfläche, desto größer das *Entartungsrisiko*. Es kommt zum sogenannten Adenom mit Adenokarzinom. Das größte Risiko der malignen Entartung bergen Kolonadenome, die größer als 1 cm sind, multipel vorkommen, breitbasig aufsitzen und eine höckrige Oberfläche haben. Villöse Adenome entarten in 30 % der Fälle und zählen neben der familiären Polyposis (sieh unten) zu den Präkanzerosen des Kolons. Tubuläre Adenome entarten nur in 5 % der Fälle.

Therapie. Alle endoskopisch erreichbaren, gestielten, nicht breitbasigen Adenome werden mit der elektrischen Schlinge endoskopisch abgetragen. Bei villösen Adenomen wird eine Mukosektomie gemacht. Der Schnitt sollte wegen des größeren Entartungs- und Rezidivrisikos dieser Adenome in die gesunde Schleimhaut reichen. Je nach Sitz und Größe des Tumors wird der Zugang transanal, sakral (posterior) oder transperitoneal (abdominal) gewählt. Bei Stielmalignität und Infiltration der Submukosa wird die Darmwand lokal reseziert. Bei einem Adenom mit Adenokarzinom, bei dem sämtliche Darmwandschichten infiltriert sind, wird, je nach Befallsstärke, eine Segmentresektion, Hemikolektomie oder subtotale Kolonresektion durchgeführt.

Nachuntersuchungen. Nach Abtragung tubulärer Adenome wird alle 1–2 Jahre, nach Abtragung villöser Adenome nach $1/2$–1 Jahr eine röntgenologische oder endoskopische Nachuntersuchung fällig.

Maligne Tumoren

In mehr als 90 % der Fälle handelt es sich um Adenokarzinome, die histologisch in medulläre, szirrhöse und papilläre Adenokarzinome eingeteilt werden. Sie stehen beim Mann an dritter und bei der Frau an zweiter Stelle aller Malignome und nehmen in den letzten Jahrzehnten stetig an Häufigkeit zu. Der Häufigkeitsgipfel liegt zwischen dem 60. und 70. Lebensjahr, Männer sind häufiger betroffen als Frauen (ca. 3:2).

Prädisponierende Faktoren sind familiäre Polyposis (obligate Präkanzerose), adenomatöse Polypen (hauptsächlich villöse), chronische Colitis ulcerosa, Ruhr und Strahlenkolik.

Das kolorektale Karzinom

Etwa 90 % der kolorektalen Karzinome gehen aus Adenomen hervor (Adenom-Karzinom-Sequenz). In 75 % der Fälle sind die Dickdarmkarzinome im Rektosigmoid lokalisiert. Zur Stadieneinteilung nach Dukes siehe Innere Medizin, Verdauungsorgane, Kapitel 4.8. Tabelle 2.14 zeigt die TNM-Klassifikation des kolorektalen Karzinoms. *Metastasenwege:*
- Kolonkarzinom: lymphogen oder hämatogen, überwiegend Lebermetastasen, häufig auch Lungen- und mit zunehmender Dauer auch Skelettmetastasen
- Rektumkarzinom: überwiegend frühe Lungenmetastasen (anderer venöser

Tab. 2.14: TNM-Klassifikation des kolorektalen Karzinoms

Stadium	Ausdehnung
T1	Tumor infiltriert Submukosa
T2	Tumor infiltriert Muscularis propria
T3	Tumor infiltriert die Subserosa und perikolisches oder perirektales Fettgewebe
T4	Tumor perforiert das viszerale Peritoneum oder infiltriert direkt andere Strukturen
N0	keine regionalen Lymphknotenmetastasen
N1	1–3 regionale Lymphknotenmetastasen
N3	Lymphknotenmetastasen entlang eines benannten Gefäßstammes
M0	keine Fernmetastasen
M1	Fernmetastasen

Abstrom), aber auch hier sind Lebermetastasen häufig. Lymphogene Metastasierung:
- unteres Rektumviertel: Lymphabfluß nach kranial, lateral und kaudal zu den Leisten
- im darauf folgenden Viertel: nach kranial und lateral
- obere Hälfte: ausschließlich nach kranial

Symptome. Dickdarmkarzinome bleiben lange symptomlos, deshalb soll beim Auftreten verdächtiger Symptome eine rasche Abklärung erfolgen. Tumoren der *rechten Kolonhälfte* verursachen die typischen Symptome später als Tumoren der linken Kolonhälfte, da in diesem Abschnitt der Stuhl immer noch flüssig ist und dadurch die tumorbedingte Stenosierung ungehindert passieren kann. Wichtige Hinweise auf Tumoren in diesem Abschnitt sind Änderung der Stuhlgewohnheiten, Obstipation oder Diarrhö, Flatulenz, Darmkrämpfe, Leistungsknick. Tumoren der *linken Kolonhälfte* verursachen als Frühsymptom Blut- und Schleimbeimengung im Stuhl, Wechsel von Obstipation und Diarrhö, Subileus bis Ileus.

Komplikationen. Obstruktion des Darmlumens, Perforationsperitonitis, Eisenmangelanämie (Spätsymptom), Peritonealkarzinose, Verwachsungen und Fistelbildungen.

Diagnostik. Beim Kolonkarzinom retrograde Doppelkontrastuntersuchung (siehe Radiologie, Abb. 18.44), Koloskopie mit Biopsie, Tumormarker (CEA, CA 19–9: eignen sich nicht zur Frühdiagnose, sondern zur Verlaufskontrolle) und Hämokkult-Test (im Rahmen der Vorsorgeuntersuchung; ein negativer Test schließt ein Karzinom nicht aus). Beim Rektumkarzinom Abdomenpalpation, digitale rektale Untersuchung, Rektosigmoidoskopie mit Biopsie, Röntgen mit Kontrastmittel als Zusatzmethode zur Bestimmung der Ausdehnung.

Therapie des Kolonkarzinoms. Da Kolonkarzinome kaum auf Strahlen- oder Chemotherapie ansprechen, ist die Indikation zur operativen Therapie großzügig zu stellen, auch bei fraglicher Operabilität oder Metastasierung. Die einzige erfolgreiche, *kurative Therapie* eines nichtmetastasierten Kolontumors ist die radikale En-bloc-Resektion des tumortragenden Darmabschnitts mit den mesokolischen Lymphknoten und den zugehörigen Lymphbahnen unter Wiederherstellung der Darmkontinuität durch eine spannungsfreie End-zu-End-Anastomose. Angestrebt wird die einzeitige Resektion (Operation in einer Sitzung). Ein mehrzeitiges Vorgehen (dreizeitige Operation) ist bei hochgradigen Stenosen und beim Ileus erforderlich: Dabei wird in 1. Sitzung ein weit proximal liegendes, doppelläufiges Kolostoma zur Stuhlableitung angelegt. Nach Erholung des Patienten erfolgt in 2. Sitzung die Resektion des tumortragenden Abschnitts. In 3. Sitzung wird das Kolostoma verschlossen. Bei rechtsseitigen Kolontumoren kann man auf dieses mehrzeitige Vorgehen verzichten, wenn man eine erweiterte Hemikolektomie rechts durchführt.

Die Resektionsgrenzen werden in Abhängigkeit von der Tumorlokalistion unterschiedlich gewählt, wobei jeweils die Blutversorgung und der Lymphabfluß berücksichtigt werden. Nach der Resektion wird so viel an Dickdarm mobilisiert, daß eine spannungsfreie End-zu-End-Anastomose möglich wird. *Resektionsverfahren* (siehe Abb. 2.58):

- rechtsseitige Hemikolektomie mit Ileotransversostomie: bei Tumorlokalisation im Zökum, Colon ascendens oder im rechtseitigen Abschnitt des Colon transversum. Es werden 10 cm vom Ileum mitreseziert.
- Transversumresektion: bei Transversumtumoren. Die anschließende Aszendens-Deszendens-Anastomose ist insuffizienzgefährdet, da sie leicht unter Spannung gerät. Daher ist es besser, eine Hemikolektomie rechts oder links mit entsprechender Anastomose durchzuführen.
- linksseitige Hemikolektomie mit Transversosigmoideostomie: bei Tumoren im linksseitigen Abschnitts des Colon transversum und im Colon descendens
- Sigmaresektion mit Deszendorektostomie: bei Sigmatumoren

Bei inoperablen Tumoren, das sind großflächige Tumoren, die in eine Umgebung infiltriert sind, die nicht entfernt werden kann (siehe Abb. 2.59), kann man als *palliative* Maßnahme Seit-zu-Seit-Kurzschlüsse zwischen prä- und poststenotischen Darmabschnitten anlegen.

Therapie des Rektumkarzinoms.
- *Kurative Therapie:*
  - Tumoren des oberen Rektums (12–20 cm oberhalb der analen Haut-Schleimhaut-Grenze): transabdominale Resektion mit Anastomosierung; praktisch bleibt die Kontinenz immer erhalten; meist zweizeitige Operation mit Anlegen eines temporären Anus praeter zum Schutz der Anastomose
  - Tumoren des mittleren Rektums (8–10 cm oberhalb der Analgrenze): Meist ist eine anteriore Resektion unter Mitnahme einer 4–5 cm breiten, distalen Sicherheitszone und anschließender kontinenzerhaltender Anastomosierung möglich (70–90 % der Fälle); andernfalls abdominosakrale Totalexstirpation mit Opferung des Sphinkterorgans und endständigem Anus praeter
  - Tumoren des unteren Rektums (bis 8 cm oberhalb der Analgrenze): Totalexstirpation und Anlegen eines endständigen Anus praeter sigmoidalis
  - sehr kleine gut differenzierte Tumoren (T1–T2 N0 M0): Um die Kontinenz nicht zu gefährden, wird versucht, diese Tumoren durch lokale Wandresektion oder durch Kryochirurgie zu entfernen. Postoperativ müssen engmaschige Kontrollen erfolgen.
- *Palliative Therapie:*
  - bei ausgedehntem Einbruch des Tumors in das kleine Becken: Verschluß des tumortragenden Rektumstumpfes und Anlegen eines endständigen Anus praeter
  - bei inoperablen Patienten (hohes Alter, Begleitkrankheiten): Erhaltung einer ausreichenden Rektumpassage durch intraluminale Tumorverkleinerung mittels Laser- oder Thermokoagulation (Fulguration) oder mittels Kryochirurgie (Vereisung)

Prognose und Nachsorge. Die Heilungschancen nach radikaler Operation eines kolorektalen Karzinoms sind günstiger als bei den meisten anderen Malignomen. So beträgt die 5-Jahres-Überlebenschance bei frühzeitiger Operation nicht infiltrierter Karzinome ca. 70 %. Selbst bei palliativ behandelten Karzinomen beträgt die 5-Jahres-Überlebensrate 20–25 %. Zur Früherkennung und Behandlung von Rezidiven oder Zweitkarzinomen sowie von Metastasen sollen in regelmäßigen Abständen Nachsorgeuntersuchungen durchgeführt werden (siehe hierzu Innere Medizin).

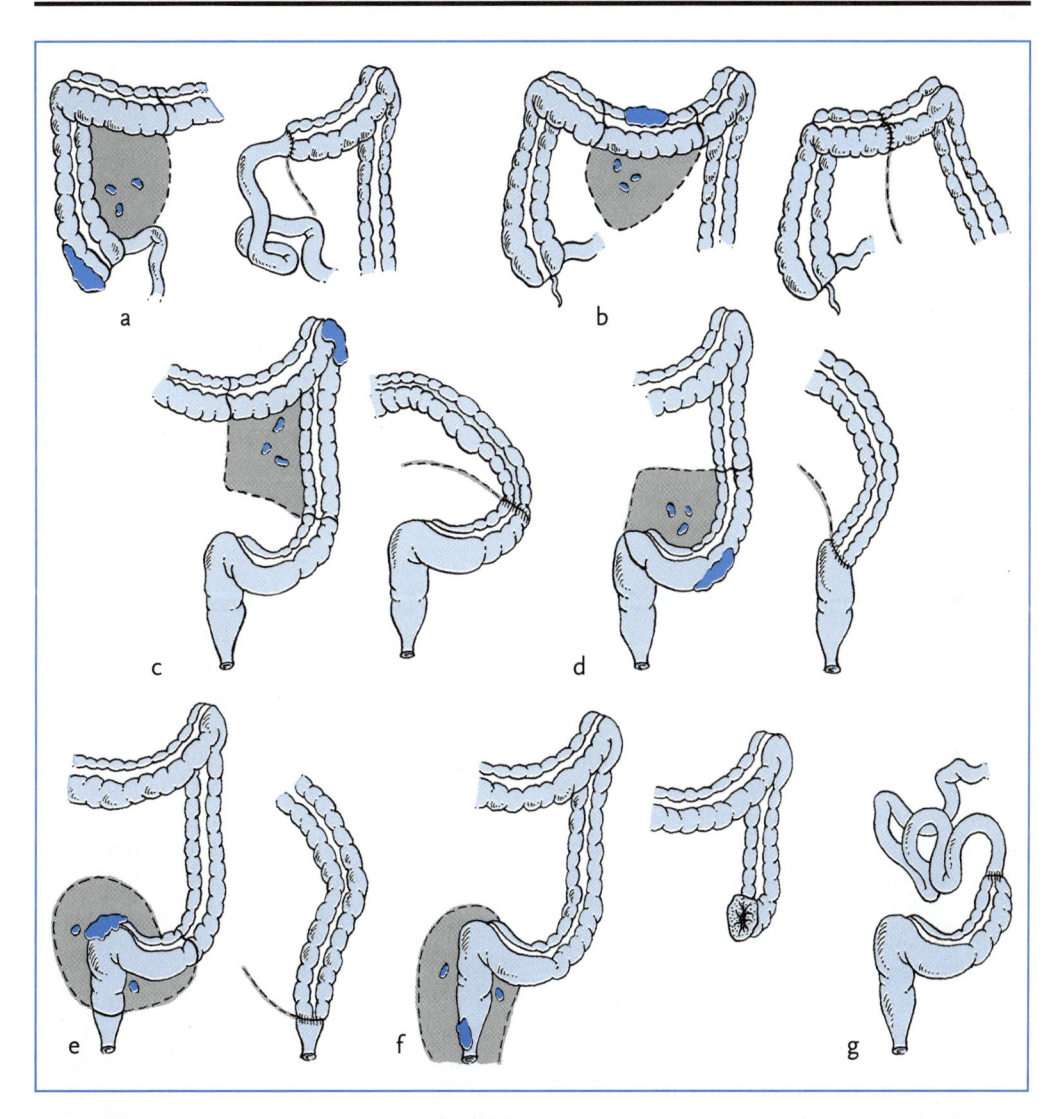

Abb. 2.58: Resektionsverfahren bei Dickdarmkarzinom: **a** Hemikolektomie rechts mit End-zu-End-Ileotransversostomie, **b** Transversumresektion, **c** Hemikolektomie links mit Transversosigmoidostomie, **d** Sigmaresektion mit Deszendorektostomie, **e** Rektumresektion mit Deszendorektostomie, **f** Rektumamputation oder -exzision mit endständigem Anus praeter sigmoideus, **g** subtotale Kolektomie mit Ileosigmoidostomie

Multiple Dickdarmkarzinome und Karzinomrezidiv

Bei 5% der Patienten mit Kolonkarzinom findet sich ein zweites Karzinom im Kolon und bei 50% Dickdarmpolypen. Nach der Resektion kolorektaler Karzinome werden in 30–40 % der Fälle Lokalrezidive beobachtet.

Diagnostik. Wie oben.

Therapie. Bei isolierten Lokalrezidiven und bei isolierten Lebermetastasen versucht man diese operativ zu entfernen. Bei inoperablen Tumoren und multiplen oder diffusen Metastasen sowie bei schmerzenden und/oder frakturgefährdeten Skelettmetastasen setzt man die Chemo- oder Strahlentherapie ein.

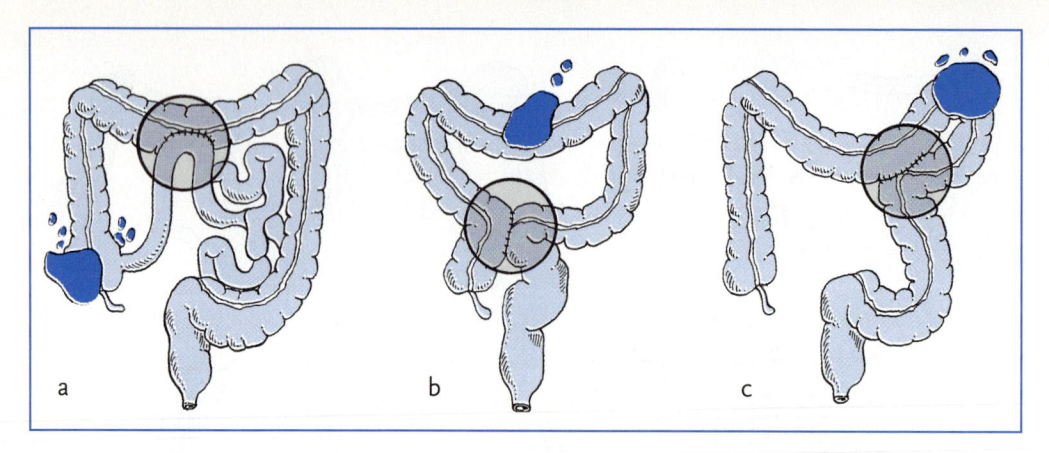

Abb. 2.59: Palliative Umleitungsverfahren bei inoperablen Tumoren: **a** Ileotransversostomie, **b** Aszendosigmoidostomie, **c** Transversodeszendostomie

Patientenvorbereitung auf Kolonoperationen

Der Dickdarm wird gründlich mit *Abführmitteln* gereinigt, um intraoperativ eine saubere Schleimhaut vorzufinden und postoperativ wenig Ausgangsmaterial für eine intraluminale Gasbildung zu haben. Alternativ kann eine mechanische *Intestinalspülung* mit einer Elektrolytlösung über eine Magen- oder Duodenalsonde durchgeführt werden: 6–12 Liter über 2–3 Stunden, bis die Entleerung völlig klar bleibt. Den letzten zwei Litern kann man nichtresorbierbare Antibiotika zusetzen. Kontraindikationen für die Spülung sind Herz- und Niereninsuffizienz, Hypertonus und hochgradige Darmstenose. Für mindestens vier Tage präoperativ nimmt der Patient zur Keimreduktion schlackenfreie, bereits im Dünndarm resorbierbare *Astronautenkost* zu sich. 48 Stunden präoperativ werden nicht resorbierbare Antibiotika, z.B. Sulfonamide, gegeben. Die direkt präoperativ begonnene, intravenöse Antibiotikakurzzeitprophylaxe mindert die lokale Infektionsgefahr.

Ileostoma

Nach Kolektomien und Proktokolektomien, z.B. bei Colitis ulcerosa oder familiärer Polyposis, und bei Zökumverletzungen und Intestinalfisteln wird der Dünndarm durch einen Bauchdeckenkanal, der meist im rechten Unterbauch liegt, auf die Hautoberfläche herausgeleitet (siehe Abb. 2.60). Da der Dünndarm mehrmals täglich flüssigen Stuhl mit verdauungsaktiven Enzymen entleert, wird die Stomie etwa 2–3 cm vorspringend angelegt, um eine Schädigung der Operationswunde zu verhindern. Bei jungen Patienten mit komplikationslosem Verlauf besteht die Möglichkeit, einige Monate später ein kontinentes Ileostoma anzulegen: Die beiden distalen Ileumschlingen werden aneinandergenäht und die Zwischenwände durchtrennt, dadurch wird ein peristaltikfreies Reservoir gebildet, in das das nach außen führende Ileumende nippelförmig hineinragt und ein flüssigkeitskontinentes Ventil bildet, das durch den Innendruck verschlossen wird. Die Entleerung erfolgt mittels eines Spezialkatheters.

Kolostoma (Anus praeter naturalis)

Bei den Herausleitungen des Dickdarms auf die Hautoberfläche unterscheidet man temporäre (meist doppelläufige) und permanente (oft einläufige endständige) Kolostomien.

Ein Kolostoma kann nach Dickdarmresektionen bei Malignomen, nach Verletzungen, Entzündungen und Inkontinenz notwendig werden.

Beim *endständigen* Kolostoma wird der Darm durch einen 2–3 cm weiten Bauchdeckenkanal nach außen geleitet und durch eine enteroku-

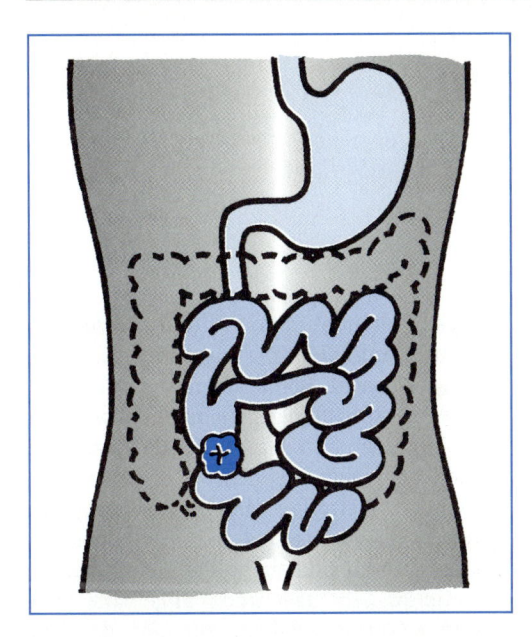

Abb. 2.60: Totale Proktokolektomie mit Ileostoma (M. Peters-Gawlik 1998)

tane Naht im Hautniveau direkt an die Bauchdecke befestigt.

Beim *doppelläufigen* Kolostoma wird die ausgeleitete, doppelläufige Darmschlinge für 10–14 Tage über einen Reiter (Gummi, Kunststoff oder Glas) angelagert, womit ein Stuhlübertritt in den abführenden Schenkel vermieden werden soll.

Versorgung des Stomas

Unmittelbar nach der Operation wird das Stoma mit einem gutsitzenden, selbstklebenden Beutel versorgt. Bei distaler Kolostomie kann ab dem 8. postoperativen Tag mit der Darmirrigation begonnen werden: Mit Hilfe eines Einlaufs über das Stoma (2–4 Liter lauwarmes Leitungswasser) wird der Darm dazu erzogen, sich einmal täglich zu einem vorhersehbaren Zeitpunkt zu entleeren, was dem Patienten Sicherheit verleiht. Zahlreiche Versuche, einen kontinenten, wasser- und luftdichten Anus praeter naturalis operativ zu konstruieren, z.B. mit einem Magnetverschluß oder einem Muskelring, sind praktisch gescheitert.

Stomakomplikationen. Hautirritationen, Stomaretraktion, Nekrose, Kolostomieprolaps, Kolostomiestenose, Parakolostomiehernie.

22.8 Familiäre Polypose (Adenomatosis coli)

Die Adenomatosis coli ist eine dominant vererbte Krankheit mit zahlreichen Polypen unterschiedlicher Größe im Kolon und Rektum. Sie zählt zu den obligaten Präkanzerosen. Die maligne Entartung kann bereits ab den 10. Lebensjahr auftreten, ab dem 30. Lebensjahr ist sie fast obligat.

Symptome. Die Symptome beginnen meist während der Kindheit mit Blut- und Schleimabgängen, Diarrhöen, Tenesmen, krampfartige Bauchschmerzen und auch Polypenprolaps.

Therapie. Frühzeitige Proktokolektomie mit kontinenter Ileostomie (Ileumafter: Koch-Ileostomie). In Ausnahmefällen wird ein kurzer Rektumstumpf belassen, so daß eine Ileorektostomie ausgeführt werden kann. In diesem Fall sollen aber kurzfristige endoskopische Kontrollen erfolgen, um eine maligne Entartung früh zu erkennen.

23 Rektum und Anus

23.1 Fehlbildungen

Anal- und Rektumatresie

Anal- und Rektumatresie kommt bei ca. 1:15000 Geburten vor und ist in 60–70% der Fälle von anderen Mißbildungen begleitet, die hauptsächlich den Urogenitaltrakt (Fistelbildung zu Perineum, Vagina oder Skrotum), aber auch die Wirbelsäule, den Gastrointestinaltrakt oder das Kardiovaskularsystem betreffen. In 60% der Fälle findet sich eine hohe Atresie (z.B. Rektumblindsack) und in 40% der Fälle eine tiefe Atresie (z.B. Analmembran).

Diagnostik. Fehlende oder hypoplastische Analöffnung, evtl. Mekoniumabgang aus vorhandenen Fisteln nach 24 Stunden, Röntgenbild im Hängen, Punktion des Blindsackes und Injektion von Kontrastmittel zur Höhenlokalisation, Miktionszystographie, wenn keine äußeren Fisteln nachweisbar sind.

Therapie. Bei der tiefen Analatresie wird möglichst am 1. Lebenstag die Analmembran beseitigt oder eine Erweiterungsplastik durchgeführt und die vorhandenen Fisteln verschlossen.

Bei der hohen Anal- und Rektumatresie wird zunächst im Alter von 7–8 Monaten ein Anus praeter sigmoidalis angelegt. Bei Erreichen eines Gewichtes von 6–7 kg erfolgt dann die endgültige Rekonstruktion: Der mobilisierte Enddarm wird im Bereich des M. sphincter ani externus herausgeleitet. In 25–30% der Fälle ist mit schlechter Stuhlkontinenz zu rechnen.

Sinus pilonidalis (Haarnestgrübchen)

Synonyme: Steißbeinfistel, Rekrutenabszeß, Jeep's disease.

Diese Veränderung wird durch Haareinsprießungen in die Rima ani, dorsal des Steißbeins, verursacht: Beim Sitzen und durch Reiben der Gesäßhälften gegeneinander kommt es zum Einreiben von Haaren in die Haut, die schließlich völlig in den Weichteilen verschwinden. Betroffen sind vor allem junge Männer zwischen 20 und 40 Jahren. Begünstigende Faktoren sind starke Behaarung, fettreiches Gesäß, Schwitzen und mangelhafte Analhygiene. Eine fäkale Kontamination des Pilonidalsinus setzt einen Entzündungsprozeß in Gang, der in Abzeßbildung exazerbiert. Der Prozeß breitet proximalwärts präsakrale Beschwerden.

Diagnose. Rezidivierende Abszeßbildung oberhalb der Rima ani. Manchmal sind mehrere Hautöffnungen vorhanden, aus denen sich auf Druck Eiter entleert, in den Fistelöffnungen können Haare sichtbar sein.

Therapie. Exzision in toto, die Heilung erfolgt sekundär durch Granulation. Vor der kompletten Entfernung werden die Fisteln durch Einspritzen von Blaulösung markiert. Die Rezidivrate beträgt 10–15%.

23.2 Hämorrhoidalleiden (innere Hämorrhoiden)

Hämorrhoiden sind knotenartige, variköse Erweiterungen des arteriovenösen Corpus cavernosum recti im oberen Analkanal in Höhe der Linea dentata.

Die Ursachen dafür sind jahrelange Obstipation (Pressen behindert den Schwellkörperabfluß), überwiegend sitzende Tätigkeit, Hypertrophie oder Hyperplasie des Sphinkters und Sphinktersklerose. Genetische und hormonelle

Faktoren (Gravidität) sowie Alkoholmißbrauch und einseitige, ballastarme Ernährung begünstigen die Entstehung von Hämorrhoiden.

Die Knoten entstehen bevorzugt an den Eintrittstellen der Aa. rectales superior und media, dementsprechen sind sie bei 3, 7 und 11 Uhr (Steinschnittlage) lokalisiert (siehe Abb. 2.61).

Stadieneinteilung und Symptome:

- Stadium I: schmerzlose, hellrote Blutung, eventuell mit Pruritus ani. Die Knoten liegen in Höhe der Linea dentata, sind nicht palpabel und nur proktoskopisch nachweisbar.
- Stadium II: schmerzhaftes Prolabieren der Knoten bei der Defäkation (außen sichtbar) und Spontanreposition in den Analkanal bei Nachlassen der Bauchpresse, Verdickung der Schleimhaut, daher seltener Blutung
- Stadium III: Prolaps der Knoten beim Stehen und Gehen, nur noch manuelle Reposition möglich (keine spontane Reposition), leichte schmierige, aber schmerzhafte Absonderung
- Stadium IV: Die Knoten sind ständig außerhalb des Anus; auch manuell ist keine vollständige Reposition möglich (sogenannter *Analprolaps*)

Diagnose. Inspektion, Palpation, Prokto- und Rektoskopie. Andere Ursachen für Blutauflagerungen (z.B. kolorektales Karzinom) müssen durch Kolonkontrasteinlauf und Rektoskopie ausgeschlossen werden.

Therapie. Im Stadium I konservativ: Stuhlregulierung durch Diät und milde Laxanzien, Analhygiene, Analsuppositorien, eventuell Sklerosierung der Knoten. Im Stadium II werden die Knoten durch proktoskopische, submuköse Injektion von Sklerosierungsmittel rechts und links der zuführenden Arterien bei 3, 7 und 5 Uhr einmal wöchentlich in 3–8 Sitzungen verödet. Im fortgeschrittenen Stadium II, bei elongierten Knoten, wird eine Infrarotkoagulation oder eine Gummibandligatur nach Barron durchgeführt. Im Stadium III und IV wird die Operation nach Milligan-Morgan oder Parx durchgeführt: Die drei Hauptknoten werden dargestellt, die zuführenden Arterien umstochen und die Knoten submukös abgetragen. Die dazwischenliegende Schleimhaut darf nicht verletzt werden.

23.3
Anal- und Rektumprolaps

Analprolaps

Beim Analprolaps handelt es sich um einen Vorfall der Schleimhaut und der Darmwand des Anus. Dies ist erkennbar an der *radiären Fältelung* der prolabierten Schleimhaut. Die Ursachen dafür sind beim Erwachsenen Sphinkteratrophie und prolabierte Hämorrhoiden, beim Kind Mukosaprolaps.

Beim Analprolaps besteht *keine* Inkontinenz. Eine partielle, sensible Inkontinenz entsteht jedoch, wenn die sensible anodermale Zone ausgestülpt wird.

Therapie. Beim Erwachsenen wird operiert: Der Prolaps wird vorgezogen und an minde-

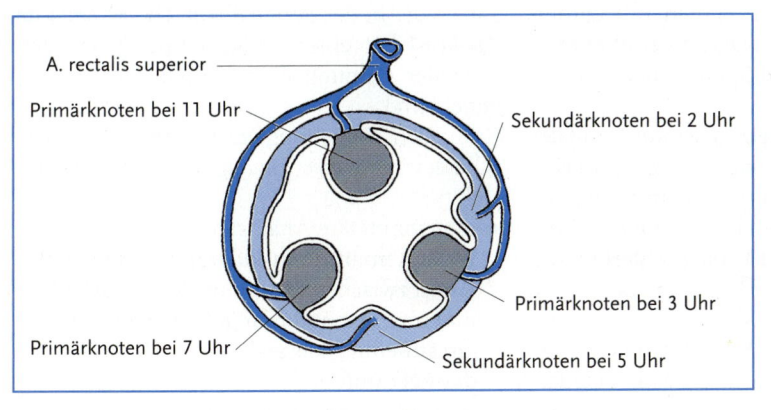

Abb. 2.61: Typische Lokalisation von Hämorrhoiden

- A. rectalis superior
- Primärknoten bei 11 Uhr
- Sekundärknoten bei 2 Uhr
- Primärknoten bei 3 Uhr
- Primärknoten bei 7 Uhr
- Sekundärknoten bei 5 Uhr

stens drei Stellen verschorft. Bei Hämorrhoiden wie oben.

Beim Kind wird konservativ therapiert: Reposition und Retention durch Verband für ca. 6 Wochen.

Rektumprolaps

Es handelt sich um eine Ausstülpung des Rektums mit allen Wandschichten bis zu 20 cm nach außen, erkennbar an der *zirkulären Fältung* der geschwollenen, geröteten Schleimhaut. Die Ursache ist die Insuffizienz des M. levator ani. Beim Rektumprolaps besteht eine Stuhlinkontinenz, da die Sphinkterfunktion fehlt.

Therapie. Beim Erwachsenen intraabdominale Sigmoido- oder Rektopexie mit künstlichem Gewebe, eventuell mit Beckenbodenraffung. In manchen Fällen wird die vorgefallene Schleimhaut reseziert, mit oder ohne Beckenbodennaht.

Beim Kind sind diese Verfahren nicht zulässig, hier wird die Rektumwand ziehharmonikaartig von sakral her gerafft.

23.4 Entzündliche Erkrankungen

Analfissur

Die Analfissur ist ein Längsriß der Analschleimhaut, der häufig von Analrhagaden ausgeht und meist in der hinteren Komissur lokalisiert ist. Die Fissur kann sich beim chronischen Verlauf zum Ulkus entwickeln. Bevorzugt betroffen sind Frauen mit chronischer Obstipation. Die Ursachen sind chronische Entzündungen und Sphinktersklerose.

Symptome. Die Schmerzen beginnen mit der Defäkation, lassen kurz nach und steigern sich dann zu krampfartigen Nachschmerzen; dadurch kommt es zu angst- und schmerzbedingter Obstipation sowie zu Verschlechterung des Allgemeinzustandes.

Diagnostik. Erhöhter Sphinktertonus; die Proktoskopie in Lokalanästhesie zeigt eine Fissur der hinteren Komissur hinter einer sogenannten *Vorpostenfalte*.

Therapie. Die akute Analfissur wird konservativ mit Sitzbädern, Salben und Suppositorien behandelt. Die chronische Analfissur wird operiert: elektrochirurgische Fissurektomie oder innere submuköse Sphinkterotomie des M. sphincter internus bei 3 Uhr in der Steinschnittlage.

> **Klinischer Fall**
>
> Ein 54jähriger Mann klagt über heftige Schmerzen am After. Beim Stuhlgang seien die Schmerzen besonders stark und steigerten sich nach einigen Minuten noch weiter. Bei der Inspektion ist die Analregion bis auf eine kleine Längsfalte bei 6 Uhr (Steinschnittlage) unauffällig. Die digitale Untersuchung ist bei starkem Sphinkterspasmus und heftigen Schmerzen nicht möglich.
> *Diagnose:* Verdacht auf Analfissur

Analfistel

Analfisteln entstehen als Folge chronischer periproktitischer Abszesse (siehe unten), selten durch andere Ursachen. Dabei perforieren die Abszesse der Proktodealdrüsen und suchen sich Wege zur Entleerung.

Die *komplette Analfistel* ist eine durchgehende Fistel vom Darmlumen zur Haut. Die innere Öffnung wird vom Analdrüsengang gebildet, die äußere Öffnung liegt im unteren Analkanal oder in der Perianalhaut. Die *inkomplette Analfistel* hat eine einzige Öffnung, je nach Lage der Öffnung eine äußere oder innere, endet blind.

Je nach Beziehung zum Sphinker unterscheidet man *vier Hauptgruppen* der Analfistel:

- intersphinktäre Analfistel: häufigste Form; verläuft im intramuskulären (sphinktären) Raum zwischen M. sphincter ani externus und internus und mündet am häufigsten am äußeren Analrand, selten nach oben in das Rektum

- transsphinktäre Analfistel: verläuft durch den M sphincter ani externus und mündet meist in die Perianalhaut oder nach unten, oder sie endet mit einem hohen Gang durch die Levatormuskeln in die Beckenhöhle (Inkontinenzgefahr)
- suprasphinktäre Analfistel: seltene Form, verläuft im intersphinktären Spaltraum
- extrasphinktäre Analfistel: seltene Form, der Fistelgang durchsetzt die Levatorplatte und geht durch die Fossa ischiorectalis außerhalb der Spinktermuskeln

Symptome. Die äußere Fistel weist eine sichtbare, äußere Öffnung auf, sie näßt und juckt und ist manchmal mit einem paraanalen Ekzem vergesellschaftet. Bei kompletten Fisteln wird manchmal Stuhl abgesondert. Die innere Fistel führt zu Schmerzen und Tenesmen.

Diagnose. Rektale Untersuchung, vorsichtige Fistelsondierung (Einspritzen von Milch oder Methylenblau in tiefe Fisteln; erscheint diese in der Ampulle, ist damit eine komplette Fistel bewiesen), Röntgenuntersuchung mit Kontrastmittel, Rekto- und Koloskopie zum Ausschluß anderer anorektaler Krankheiten.

Therapie. Ohne operative Behandlung ist mit einer Heilung nicht zu rechnen. Das Ziel ist die Sanierung der Analdrüsengänge. Präoperativ muß die Lage zum M. puborectalis eindeutig bestimmt werden, da es zu einer irreversiblen Inkontinenz kommt, wenn dieser verletzt wird. Bei inter- und transsphinkteren Analfisteln wird durch eine eingeführte Sonde die Fistel gespalten und der Herd saniert, eventuell werden die Mm. sphincter externus und internus durchtrennt. Supra- und extrasphinktäre Analfisteln dürfen wegen der Gefahr der Verletzung des M. puborectalis nicht radikal gespalten werden (irreversible Stuhlinkontinenz). Diese Fisteln werden durch einen transabdominellen oder posterioren Zugang saniert. Bei hoher Lage dieser Fisteln wird zusätzlich bis zur Ausheilung eine protektive Kolostomie angelegt.

Periproktitischer Abszeß

Es handelt sich um den akuten Verlauf einer perianalen Fistelerkrankung. Männer sind davon öfter betroffen als Frauen. Die Ursache dafür ist zumeist eine Entzündung der Proktodealdrüsen. Jedoch können auch Perforationen, z. B. durch Manipulationen, einen Abszeß auslösen. In 80 % der Fälle liegen die Perianalabszesse intrasphinktär, in 15 % transsphinktär.

Symptome. Druckschmerzen, Rötung, Fluktuation mit ödematöser Induration, Fieber, Leukozytose.

Therapie. Transanale Inzision und Abszeßdrainage. Bei tiefen Abszessen ist ein transabdominaler oder parasakraler bogenförmiger Schnitt erforderlich.

23.5 Tumoren von Rektum und Anus

Benigne Tumoren (Rektumpolyp)

Siehe benigne Kolontumoren, Kapitel 22.7.
Zu Condylomata lata und acuminata siehe Dermatologie, Kapitel 2.3.

Rektumkarzinom

Siehe auch Kapitel 22.7 und Innere Medizin, Verdauungsorgane, Kapitel 4.8.

Analkarzinom

Analkarzinome sind im allgemeinen selten. Meist sind es Plattenepithelkarzinome, die schnell lymphogen nach inguinal und retroperitoneal metastasieren. Es werden Analrand- und Analkanalkarzinome unterschieden. Das Analrandkarzinom entsteht an der Haut-Schleimhaut-Grenze als Plattenepithelkarzinom. Das Analkanalkarzinom wächst im Bereich des Übergangsepithel der Linea dentata.

Symptome. Defäkationsschmerz mit Stuhlunregelmäßigkeiten, Pruritus ani, Blutungen, Fremdkörpergefühl.

Diagnose. Rektale digitale Untersuchung, Proktorektoskopie mit Biopsie, Untersuchung der inguinalen Lymphknoten.

Therapie. Die besten Behandlungsergebnisse sind bei kombinierter Radio- und Chemotherapie zu erzielen, gefolgt von einer Exzision des Tumorrestes bzw. der Narbe oder einer abdominoperinealen Rektumexstirpation.

Prognose. Sie ist abhängig von der Größe und der Infiltrationstiefe des Tumors. Die 5-Jahres-Überlebensrate beträgt 100%, wenn der Sphinkter noch nicht infiltriert war, 50–80% bei Sphinkterinfiltration und weniger als 40% bei Lymphknotenbefall.

24 Akutes Abdomen, Peritonitis und Ileus

24.1 Akutes Abdomen

Das akute Abdomen ist ein Sammelbegriff für akut einsetzende, lebensbedrohliche Erkrankungen der Bauchhöhle mit lokalen und allgemeinen Reaktionen, die schnelles diagnostisches und therapeutisches Handeln erfordern.

Mehrere intra- und extraabdominelle Erkrankungen können zum Bild des akuten Abdomens führen. Die wichtigsten intraabdominellen Ursachen sind Infektion, Organperforation bzw. -penetration, Darmverschluß und Blutungen (siehe Abb. 2.62), extraabdominelle Ursachen können z. B. Herzinfarkt oder basale Pleuritis sein.

Symptome.
- plötzlich einsetzender, heftiger Spontanschmerz, Koliken und Krämpfe, dann Dauerschmerz, Druckschmerz mit und ohne Abwehrspannung (Schonhaltung)
- Darmparese, Darmparalyse oder gesteigerte Peristaltik mit klingenden, knurrenden oder plätschernden Geräuschen; bei Durchwanderungsperitonitis Paralyse mit Totenstille im Abdomen
- Erbrechen, reflektorisch oder als Überlauferbrechen
- zunehmend gestörtes Allgemeinbefinden, Schocksymptomatik, evtl. Fieber und Schüttelfrost

> **Merke!**
> Symptomtrias: Schmerz, Peristaltikveränderung, Erbrechen.

Diagnostik.
- körperliche Untersuchung mit Inspektion, Palpation, Perkussion, Auskultation, rektaler Untersuchung, Bauchumfangsmessung, gynäkologischer und urologischer Untersuchung, rektaler und axillärer Temperaturmessung, Blutdruck und Puls (Schockzeichen), Lungenauskultation
- Labor: Blutbild und Gerinnung sowie Parameter von Leber, Niere, Herz und Pankreas
- EKG
- Sonographie und Röntgen (Thorax und Abdomenübersicht), eventuell CT, Kontrastmitteldarstellung und Ausscheidungsurogramm
- bei unklarer Diagnose Peritoneallavage und eventuell explorative Laparotomie

Differentialdiagnose. Basale Pneumonie, Pleuritis, Spontanpneumothorax, Herzinfarkt, akute Hepatitis, Hyperlipidämie, Urämie, akute Porphyrie, Nieren- und Uretersteine, Pyelitis, Schwermetallvergiftung etc.

Therapie. Erstmaßnahmen sind Nulldiät, Magensonde zur Dekompression, Klinikeinweisung, Anlegen eines intravenösen Zuganges bei schweren Krankheitsbildern, Katheterisierung zum Ausschluß einer Retentionsblase. Bei vitaler Bedrohung (Peritonismus, Ileus, Blutung usw.) darf der Patient nicht der Diagnostik geopfert werden, sondern muß unter Verzicht auf weitere Ursachenabklärung sofort laparotomiert werden. Die notfallmäßige Sofortlaparotomie erfolgt bei Blutung in die freie Bauchhöhle, Organperforation, Darmverschluß und Mesenterialinfarkt.

Eine lokale Peritonitis (z. B. Cholezystitis, Salpingitis, Divertikulitis) und Koliken erfordern keine sofortige Laparotomie. Bei Pneumonie, Herzinfarkt, Vergiftungen, diabetischer Azidose u. a. wird nicht laparotomiert.

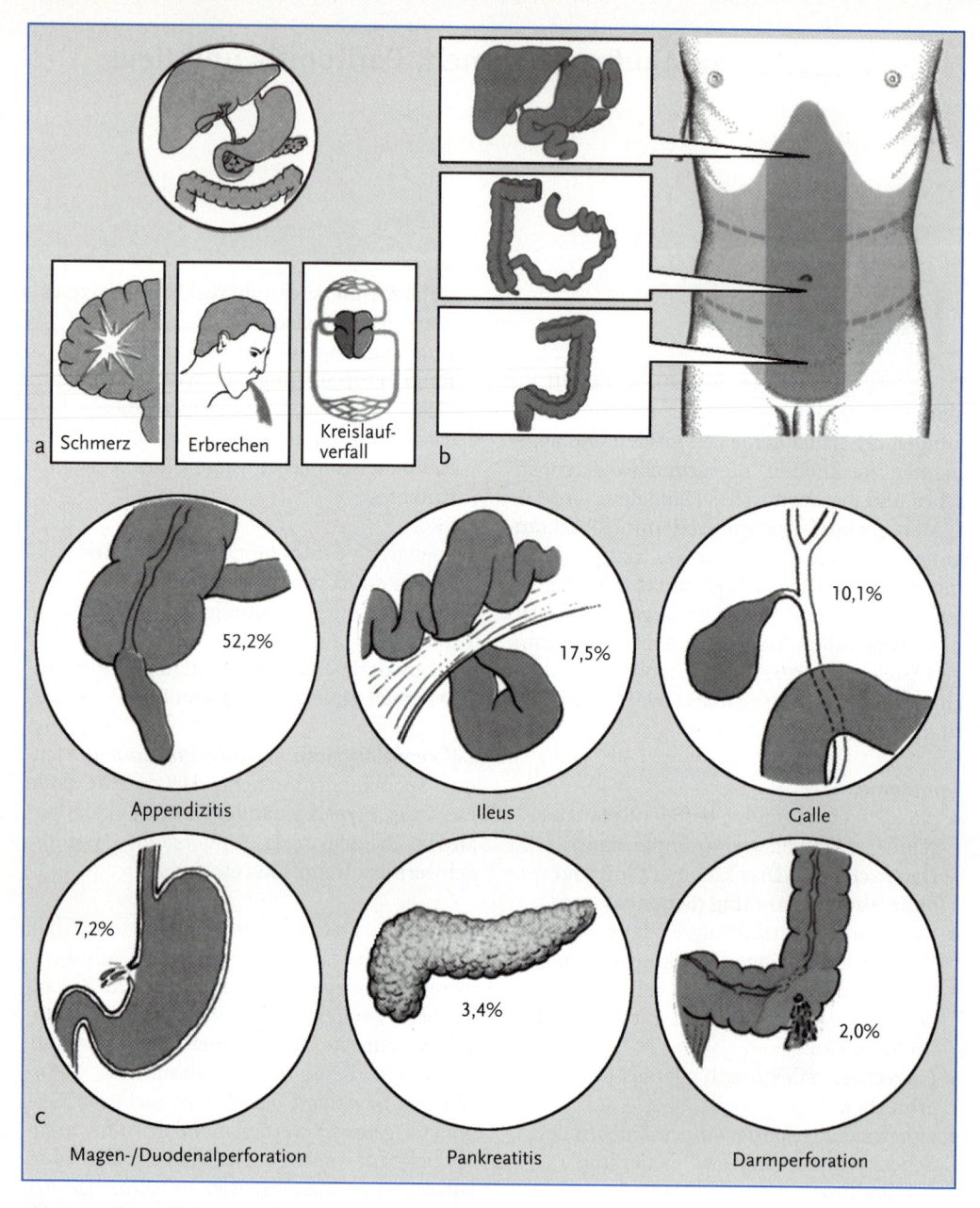

Abb. 2.62: Akutes Abdomen. **a** Symptomtrias, **b** Etagenlokalisation des Viszeralschmerzes im grauen Feld, **c** die häufigsten Ursachen des akuten Abdomens (Reifferscheid/Weller 1986)

> **Merke !**
> Keine Antibiotika oder starkwirkende Analgetika vor Abklärung der Ursache und Indikationsstellung zur chirurgischen Intervention, da sonst das Krankheitsbild verschleiert wird.

24.2 Peritonitis

Die Peritonitis ist eine Entzündung des Bauchfells, die meist durch Mikroorganismen und deren Toxine (septische Peritonitis) oder durch physikalisch-chemische Noxen (aseptische Peritonitis, durch Blut, Galle, Verdauungsenzyme u.a.) ausgelöst wird. Sie kann serös, fibrinöse, eitrig oder jauchig sein und lokal umschrieben (Peritonitis circumscripta) oder diffus generalisiert (Peritonitis libera) auftreten.

Die *primäre Peritonitis* ist Folge einer Bakteriämie bei hämatogener Streuung, z.B. einer Pneumokokken- oder Tuberkuloseinfektion, und kommt selten vor.

Die *sekundäre Peritonitis* entsteht bei Verletzung (Perforation eines Hohlorgans; postoperativer Nahtbruch) oder Infektion intraabdomineller Organe (Appendizitis, Abszesse, Divertikulitis). So kommt es bei der *Perforationsperitonitis* nach entzündlicher, traumatischer oder tumorbedingter Organperforation zur Peritonealkontamination mit Keimen (septische Peritonitis) und/oder Darminhalt (chemisch-toxische Peritonitis), was meist zu einer diffusen Peritonitis führt. Bei einer Keiminvasion durch die ischämische Darmwand bei Hernieninkarzeration, Darmstrangulation etc. entsteht eine *Durchwanderungsperitonitis*. Häufige Ursachen:

- bakteriell: Dünn- bzw. Dickdarmperforation mit Austritt von Darminhalt bei Appendizitis, M. Crohn, Kolondivertikulitis und perforiertem Kolonkarzinom, Strangulation mit Darmwandnekrose und Keimdurchwanderung, hämatogene Keiminvasion bei Bakteriämie (primäre Pneumokokkenperitonitis im Rahmen eines Postsplenektomiesyndroms als Komplikation einer Septikopyämie), penetrierende Verletzungen von außen oder von innen (z.B. Perforation des Uterus durch eine Spirale, IUP)
- chemisch-toxisch, häufig mit sekundärer Keiminvasion: Magensaft und Galle bei Perforation dieser Hohlorgane, Pankreatitis, rupturierte ektopische Schwangerschaft, Reaktion auf bariumhaltige Kontrastmittel etc.

Symptome und Befunde. Je nach Ursache akute oder progrediente Schmerzen, welche umschrieben oder diffus generalisiert sind. Bei der *diffusen Peritonitis* finden sich Abwehrspannung mit Schmerzverlagerung, Schonhaltung und Schonatmung. Übelkeit, Erbrechen, Meteorismus, Darmatonie, Schocksymptomatik, Leukozytose, erhöhter Hämatokritwert und Azidose. Zur Pathogenese der Symptome siehe Tabelle 2.15.

Therapie. Magensonde, Infusionstherapie, Azidosekorrektur, Gabe von Breitbandantibiotika, Behandlung von möglichen Komplikationen wie septischem Schock, ARDS (Adult re-

Tab. 2.15: Peritonitis: Folgen und Symptome

pathogenetische Folgen	Peritonitisfolgen	klinische Symptome
Entzündungsreaktion mit Mehrdurchblutung	Kreislaufbelastung, Sequestrierung von Blut	Schmerzen, Abwehrspannung, Schonhaltung
Ödem, Exsudat	Flüssigkeitsverlust, Hypovolämie	Hämokonzentration, Leukozytose, Fieber, Tachykardie
Toxinwirkung	hämorrhag. Nekrose, Darmparalyse	Exsikkose, Meteorismus, Erbrechen, Sepsis, Schock
Pathogene Keime	Endotoxinschock, Sepsis, Adhäsion	Kreislaufversagen, Schlingenabszeß, Adhäsionsileus

spiratory distress syndrome), Niereninsuffizienz etc. Wichtig ist die Bekämpfung eines peritonealen Schocks vor der operativen Beseitigung der Ursache. Die operative Behandlung richtet sich nach dem Grundleiden: Organexstirpation, Ulkusübernähen, Resektion eines ischämischen Darmabschnitts, Drainage etc. Intraoperativ wird eine Bauchhöhlenspülung mit geeigneten Lösungen vorgenommen, um kontaminierte Flüssigkeiten zu entfernen und dadurch spätere Abszedierungen oder Verschwartungen zu verhindern. Für die postoperative Lavage wird gegebenenfalls eine intraperitoneale Drainage gelegt.

Klinischer Fall

Ein 62jähriger Patient klagt über seit einem Tag bestehende abdominelle Schmerzen, die in den letzten Stunden zugenommen hätten. Er habe auch zweimal erbrochen. Bei der klinischen Untersuchung findet sich ein Druckschmerz im gesamten Abdomen, besonders ausgeprägt im rechten Unterbauch. Die Darmperistaltik ist spärlich. Leukozyten: 13 000/µl. Die Röntgenübersichtsaufnahme zeigt freie Luft unter beiden Zwerchfellkuppeln.
Diagnose: Verdacht auf diffuse Peritonitis bei Ulkusperforation.
Nächste Maßnahme: Laparotomie.

24.3 Ileus

Ileus (Darmverschluß) ist eine allgemeine Störungen der Darmperistaltik bis zum völligen Stillstand der Peristaltik mit nachfolgender Behinderung der Darmpassage. Es kommt zur Stase des Darminhaltes und zum intraluminären Druckanstieg. Man unterscheidet den mechanischen und den paralytischen Ileus.

Mechanischer Ileus

- *Okklusionsileus:* mechanische Darmlumenverlegung von außen, ohne primäre Gefäßabschnürung: durch Briden, Adäsionen, Strikturen, Zysten, Tumoren, Entzündungen etc.
- *Obstruktionsileus:* Verlegung des Darmlumens von innen durch Fremdkörper, Tumoren, Parasiten, Kot- und Gallensteine
- *Strangulationsileus:* mechanische Behinderung der Darmpassage mit primärer Gefäßabschnürung und dadurch Zirkulationsstörung in den betroffenen Darmabschnitten, bei Briden, Inkarzeration, Invagination und Volvulus (v.a. bei Kindern)

Pathophysiologie. Beim mechanischen Ileus kommt es zu einer prästenotischen Dehnung der Darmwand und dadurch zu Vagusreizung, die zu Hyperperistaltik mit kolikartigen Schmerzen ohne Abwehrspannung führt. Später, ohne Behandlung, kommt es zur Überdehnung der Darmwand und zur Erhöhung des Sympathikotonus und dadurch zu einer reflektorischen Darmlähmung (paralytischem Ileus). Durch den begleitenden Einstrom von Plasma und Flüssigkeiten die Bauchhöhle und in das Darmlumen kommt es zu Hypovolämie und Exsikkose mit Verlust von Elektrolyten. Die Folgen sind Hypotonie, Oligurie und schließlich Kreislaufversagen. Die Zirkulationsstörungen führen zur Nekrose der Darmwand und zur Durchwanderungsperitonitis.

Symptomatik. Die Stenosezeichen beim mechanischen Ileus sind Aufstoßen, Meteorismus, Trommelbauch, Erbrechen, Miserere, Darmsteifung (gesteigerte Darmperistaltik), plätschernde und spritzende Darmgeräusche, Sistieren von Stuhl und Winden, Nahrungsverweigerung. Beim Dünndarmileus kommt es frühzeitig zum schwallartigen Erbrechen, wobei zunächst noch Stuhl abgesetzt werden kann. Einige Tage später kommt es zu Koterbrechen und zur Durchwanderungsperitonitis. Beim Dickdarmileus wird zunächst eine mehrtägige Verstopfung beobachtet, später kolikartige Schmerzen mit Meteorismus, Völlegefühl und Übelkeit und schließlich Koterbrechen. Der Strangulationsileus zeigt einen plötzlichen Beginn mit heftigen lokalen Schmerzen, Störung des Allgemeinzustandes und Schockzeichen.

Diagnostik. Bei der rektalen Untersuchung tastet man eine leere Ampulle, am Fingerling ist Blut. Die Abdomenübersichtsaufnahme im Stehen oder in Seitenlage zeigt Flüssigkeitsspiegel und darüberliegende Luftsicheln, die Höhenbestimmung erfolgt durch Kontrastmitteleinlauf. Beim Dünndarmileus finden sich zahlreiche Spiegel im Röntgenbild und es kommt früh zur Indikanurie. Beim Dickdarmileus finden sich Spiegel im Zökum und Colon ascendens im Röntgenbild, Meteorismus, Trommelbauch, spätes Erbrechen und späte Indikanurie.

Therapie. Der mechanische Ileus erfordert die chirurgische Intervention mit dem Ziel, die Darmpassage wiederherzustellen und eventuelle Störungen der Darmdurchblutung zu korrigieren. Je nach Ursache sind dies eine Darmresektion, eine Lösung von Volvulus, Invagination oder Adhäsion, eine Bridendurchtrennung oder das Anlegen von Anus praeter etc. Bei überfüllten, geblähten Dünndarmschlingen wird eine präoperative *Darmintubation* zur Entlastung vorgenommen (transnasale Einführung einer Miller-Abbot-Sonde, Harris-Sonde oder Duodenalsonde). Stoffwechselstörungen müssen korrigiert werden.

Therapie der Stoffwechselstörungen. Durch das häufige Erbrechen und die Resorptionsstörung beim Ileus kommt es zu Exsikkose mit hypochlorämischer Alkalose und Hypokaliämie. Therapeutisch erfolgt eine Volumensubstitution mit Zusätzen von Eiweiß, KCl, NaCl, Glucose etc. Der Therapieerfolg wird durch häufigere Blutgasanalysen (BGA) und ZVD-Messungen kontrolliert.

Paralytischer Ileus

Siehe Abbildung 2.63.
- *primär paralytischer Ileus:* Darmlähmung, die durch infektiöse oder toxische (entzündliche) Faktoren verursacht wird, z.B. bei M. Crohn, Divertikulitis, diffuser Peritonitis, Kolonkarzinom. Weitere Ursachen sind stumpfes Bauchtrauma (traumatischer Ileus), akuter Verschluß der Mesenterialarterien (vaskulärer Ileus), Koliken oder Torsionen (reflektorischer Ileus), diabetische Azidose, Urämie, Hypokaliämie (metabolischer Ileus), Porphyrie, Tabes dorsalis, Bleivergiftung (spastischer Ileus) etc.
- *sekundär paralytischer Ileus:* Endzustand des mechanischen Ileus

Symptome. Beim paralytischen Ileus ist kein Kolikschmerz vorhanden und in der Auskultation sind keine Darmgeräusche hörbar (Totenstille). Der Meteorismus ist hier stärker ausgeprägt als beim mechanischen Ileus.

Therapie. In der Regel behandelt man den primär paralytischen Ileus konservativ mit Darmintubation und ständigem Absaugen, Klistieren, feuchten Bauchumschlägen und Korrektur der Stoffwechselstörungen (siehe oben). Zur Erhöhung des erniedrigten Parasympathikotonus beim paralytischen Ileus kann Ceruletid gegeben werden. Die Indikation zur operativen Therapie besteht beim sogenannten gemischten Ileus (paralytischem Ileus mit mechanischer Komponente), beim sekundären Ileus, bei Peritonitis und Abdominalabszeßen.

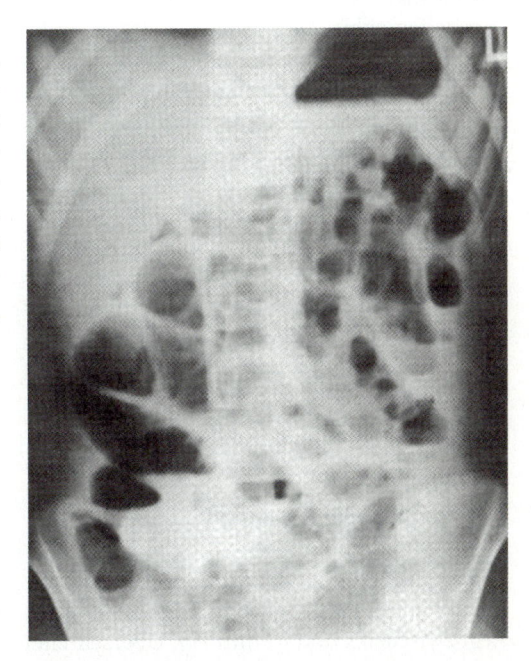

Abb. 2.63: Paralytischer Ileus bei einem 13jährigen Jungen, 6 Tage nach Appendektomie bei diffuser eitriger Peritonitis (E. Baudisch 1988)

25 Leber

25.1 Fehlbildungen

Gallengangsatresie

Bei der Gallengangsatresie liegt eine Obstruktion aller oder eines Teiles der extrahepatischen Gallenwege vor. Die häufigste Form ist die Umwandlung aller extrahepatischen Gänge in fibröse Stränge. Die Ursache ist unklar, eine entzündliche Genese ist am wahrscheinlichsten (Siehe auch Pädiatrie, Kap. 13.6).

Symptomatik. Hepatomegalie, zunehmender Obstruktionsikterus, Aszites.

Diagnostik. Blut- und Urinchemie, Abdomensonographie, Oberbauch-CT, ERCP (endoskopisch retrograde Cholangiopankreatikographie), PTC (perkutane transhepatische Cholangiographie), hepatobiliäre Sequenzszinigraphie, eventuell Laparoskopie mit Leberbiopsie.

Operative Therapie. Bei den sehr seltenen „korrigierbaren" Formen (nur ca. 10 % der Fälle) wird eine Roux-Y-Anastomose zwischen Ductus hepaticus und einer Jejunumschlinge zur Ableitung der Galle angelegt. Bei den übrigen, „nicht korrigierbaren" Formen wird eine Hepatoportojejunostomie nach Kasai durchgeführt.

25.2 Portale Hypertension

Siehe auch Innere Medizin, Verdauungsorgane, Kapitel 5.4. Der normale Pfortaderdruck liegt zwischen 5 und 10 mm Hg. Überschreitet er 20 mm Hg, hat das klinische Folgen.

Ursachen.
- *Prähepatischer Block* (20 %): Da das Hindernis vor der Leber liegt, bleibt das Leberparenchym unverändert.
  - idiopathische Milzvenenthrombose
  - kongenitale Portalvenenagenesie
  - Pfortaderthrombose (idiopathisch, posttraumatisch, nach Umbilikalvenensepsis, tumorbedingt)
- *Intrahepatischer Block* (80 %):
  - präsinusoidal: Hypertension der portalen Venolen, am häufigsten durch Schistosomiasis, aber auch durch myeloproliferative Krankheiten, Sarkoidose, hepatoportale Sklerose
  - sinusoidal: Folge einer Leberzirrhose unterschiedlicher Genese, in Mitteleuropa überwiegend äthyltoxisch
  - postsinusoidal: vor allem nach hochdosierter immunsuppressiver Therapie
- *Posthepatischer Block* (Rarität):
  - Rechtsherzinsuffizienz
  - Einengung der V. cava inferior (rheumatisch, luitisch, Ovulationshemmer, Polyzythämie, angeborene Membran)
  - Lebervenenthrombose (Budd-Chiari-Syndrom)

Kollateralkreisläufe. Durch Druckerhöhung im portalen System kommt es zur Ausbildung und Ausweitung portosystemischer venöser Kollateralkreisläufe:
- umbilikal → Caput medusae
- mesenterikohämorrhoidal → Hämorrhoiden
- gastrophrenosuprarenal
- gastroösophageal (V. coronaria ventriculi) → *Ösophagusvarizen*

Folgen und Komplikationen der portalen Hypertension.
- Blutung aus den erweiterten Kollateralkreisläufen, hierbei ist vor allem die Ösophagus-/Fundusvarizenblutung bedrohlich
- Splenomegalie mit Anämie und Thrombozytopenie
- Aszites
- Enzephalopathie mit Vigilanzstörung und Psychose durch gestörte Elimination von Ammoniak und Harnstoff

Diagnostik.
- Ultraschalluntersuchung zur Prüfung der Durchgängigkeit der V. portae
- Klärung der Ätiologie der Leberzirrhose
- indirekte oder direkte Splenoportographie, dient der Höhenbestimmung und Operationsplanung durch Darstellung des Pfortadersystems
- Pfortaderdruckmessung bei der direkter Splenoportographie
- Einordnung nach der Child-Klassifikation (siehe Innere Medizin, Verdauungsorgane, Kap. 5.3 und 5.4)
- Ösophagoskopie und Ösophagographie mit Kontrastmittel zur Darstellung von Ösophagusvarizen

Operative Behandlung. Eine kausale Behandlung ist nur selten möglich. Behandlung der Ösophagusvarizenblutung siehe Kapitel 18.8. In vielen Fällen ist eine kontinuierliche endoskopische Kontrolle mit Nachsklerosierungen erfolgreich und mit geringem Risiko durchführbar. Daher ist sie zumeist das Verfahren der Wahl. Bei Milzvenenthrombose wird eine Splenektomie durchgeführt und ein splenorenaler Shunt angelegt. Eine symptomatische Behandlung stellt die *elektive Shuntchirurgie* dar, bei der ein portokavaler, ein splenorenaler oder ein mesentericokavaler Shunt mit venovenöser Anastomose angelegt wird. Die Hauptindikation zur Operation ist eine stattgehabte Ösophagusvarizenblutung bei Patienten der Child-Stadien A und B (siehe Innere Medizin, Verdauungsorgane, Kap.5.3). Das Prinzip besteht in der Umleitung von Teilen des Pfortaderblutes unter Umgehung der Leber in die V. cava. Der portokavale Shunt wird mit Seit-zu-Seit- oder End-zu-Seit-Anastomosierung durchgeführt, der mesentericokavale Shunt (Darapan-Shunt) durch Interposition eines großlumigen Kunststoffrohres zwischen V. mesenterica superior und V. cava inferior. Bei den Shuntoperationen ist auf die Effektivität der Druckentlastung zu achten. Pankreatitiden erschweren die Anlage splenorenaler Shunts.

Postoperative Komplikationen. Shuntthrombose, Ösophagusrezidivblutung, Enzephalopathie durch toxische Eiweißmetabolite. Bei allen Verfahren können hypoxische Leberschäden entstehen, wenn zu wenig sauerstoffhaltiges Blut zur Leber gelangt. Außerdem erschweren portokavale Shunts eine spätere Lebertransplantation. Die Operationsletalität beträgt im blutungsfreien Intervall 5 % und steigt bis auf 50 % bei Noteingriffen.

25.3 Verletzungen

Leberruptur

Leberverletzungen kommen hauptsächlich nach stumpfem Trauma des rechten Oberbauches und des rechten unteren Thoraxbereichs vor. In 70 % der Fälle ist der rechte Leberlappen betroffen. Die Leberruptur ist häufig mit einer rechtsseitigen Zwerchfellruptur vergesellschaftet.

Symptome. Schulterschmerz (Phrenikus), Abwehrspannung im rechten Oberbauch, Flankendämpfung und Zwerchfellhochstand. Bei der *offenen Ruptur* gelangen Blut und Galle in den Peritonealraum (Nachweis durch Peritoneallavage), wodurch es zu peritonitischen Zeichen mit starker Leukozytose kommt. Je nach Größe des Blutverlustes steht der hämorrhagische Schock im Vordergrund. Bei der *geschlossenen Ruptur* entwickelt sich zunächst ein subkapsuläres oder zentrales Hämatom. Nach einem freien Intervall von Stunden bis Wochen kommt es zur freien Ruptur und zur Entwicklung der vollen Symptomatik.

Diagnostik. Sonographie, eventuell Peritoneallavage, Labor, Röntgen (Zwerchfellhochstand oder -ruptur), CT, ERCP.

Komplikationen. Leberabszeßbildung, gallige Peritonitis, Bildung von arteriobiliären oder portobiliären Fisteln, die sich bei der zentralen Ruptur als intestinale Blutung äußern.

Therapie. Bei einer positiven Peritoneallavage besteht eine absolute Operationsindikation: Blutstillung, Entfernung von Nekrosen und Parenchymnaht, eventuell auch Leberteilresektion.

Prognose. Die Letalität bei frühzeitiger Operation beträgt 30%, bei Diagnoseverschleppung 90%.

25.4 Entzündungen

Siehe auch Innere Medizin, Verdauungsorgane, Kapitel 5.7.

Echinococcus cysticus (unilocularis)

Diese Erkrankung entsteht bei Befall mit dem Hundebandwurm, wobei der Mensch Fehlzwischenwirt ist. Die mit der Nahrung aufgenommene Hakenlarve gelangt über die V. portae zur Leber, wandelt sich zur Finne und bildet dort eine bis mannskopfgroße, gekammerte Zyste, die vor allem Kompressionssymptome verursacht. Nach Absterben des Echinokokkus kann die Zyste verkalken und röntgenologisch nachweisbar werden.

Symptome. Erst spät kommt es zu Schmerzen und Druckgefühl im Oberbauch. Durch Gallengangskompression entwickelt sich ein Ikterus und durch Pfortaderkompression ein Aszites.

Diagnostik. Sonographie, Röntgen, CT, Laparoskopie, Splenoportographie, eventuell Eosinophilie, indirekte Hämagglutination mit Immunfluoreszenztest (Sensitivität über 90%).

Therapie. Nach der Laparotomie werden zunächst die Parasiten mit 0,5%igem Silbernitrat oder 5%igem Polyvidon abgetötet. Dann erfolgt die Zystektomie der geschlossenen Zyste aus der Wirtskapsel der Leber; eine Perizystektomie (Entfernung der Wirtskapsel) ist nicht erforderlich. Es muß nicht mit einem Anthelminthikum nachbehandelt werden.

> **Merke !**
> Eine Probepunktion der Zysten ist wegen der Gefahr der Aussaat kontraindiziert.

> **Klinischer Fall**
> Ein 60jähriger Mann, Verwalter eines Tierheimes, kommt wegen rezidivierender Schmerzen und Druckgefühl im rechten Oberbauch in die Klinik. Sein Allgemeinzustand ist nicht beeinträchtigt. Auf einer Röntgenaufnahme des Abdomens erkennt man in Projektion auf die Leber einen 3 cm großen, rundlichen, verkalkten Herd.
> *Diagnose:* Verdacht auf Echinokokkuszyste (Infektion mit Echinococcus cysticus)

Echinococcus alveolaris

Die Infektion mit dem Echinococcus alveolaris führt zur Bildung multipler Zysten, die langsam und infiltrativ wachsen. Während beim Echinococcus cysticus die Kompressionssymptome im Vordergrund stehen, ist das destruierende Wachstum beim E. alveolaris das Hauptproblem.

Therapie. Leberteilresektion. Bei nicht resezierbaren Zysten wird mit Mebendazol (Anthelminthikum) behandelt. Manchmal werden verschiedene Palliativmaßnahmen erforderlich. Die postoperative Rezidivquote ist hoch.

Bakterielle Abszesse

Leberabszesse entstehen hauptsächlich durch Infektion mit Staphylokokken, Streptokokken, Kolibakterien oder Pneumokokken. Ursächlich kommen hämatogene, pyogen-aszendierende oder cholangitisch fortgeleitete Entzündungsprozesse in Frage.

Symptome. Fieber, Schüttelfrost, Erbrechen, Leukozytose, Anämie, Schmerzen im Oberbauch, peritonitische Reizung.

Diagnostik. Druckdolente vergrößerte Leber, Zwerchfellhochstand, eventuell mit Pleuraerguß (Röntgen), Sonographie, CT.

Therapie. Solitäre Abszesse werden unter sonographischer oder CT-gesteuerter Kontrolle perkutan punktiert und unter Antibiotikaschutz drainiert. Bei multiplen Abszessen ist die Laparotomie und die Drainage der eröffneten Abszeßhöhle unter Antibitikaschutz erforderlich. Sind abgekapselte, starrwandige Abszesse vorhanden, muß die Leber teilreseziert werden.

Parasitäre Abszesse (Amöbenabszeß)

Diese Abszesse entsteht nach einer Amöbenkolitis, meist nach Aufenthalt in den Tropen.

Symptome. Unklare Fieberschübe, rechtsseitige Oberbauchschmerzen.

Diagnose. Sonographie, CT, Sicherung der Diagnose durch KBR (Komplementbindungsreaktion), indirekte Hämagglutination, Latexagglutinationstest.

Therapie. Konservativ mit Metronidazol, eventuell perkutane Punktion zur Entlastung. Die operative Behandlung ist nur bei Versagen der konservativen Therapie indiziert.

25.5 Tumoren

Benigne Lebertumoren

Am häufigsten sind die Hämangiome (Kavernome), die entweder in die freie Bauchhöhle rupturieren oder durch arteriovenöse Verbindungen bei entsprechender Größe zu Rechtsherzhypertrophie führen können. Die Therapie besteht in der *Enukleation* oder in der *Lobektomie* bei großen Kavernomen.

In den letzten Jahren wurden vermehrt Adenome und fokalnoduläre Hyperplasien als Folge von Ovulationshemmern beobachtet.

Maligne Lebertumoren

Über 50% aller Hepatome (hepatozelluläre Karzinome) treten in einer zirrhotisch veränderten Leber auf. In Europa spielt die postalkoholische Zirrhose die größte Rolle. In Asien und Afrika besteht ein direkter Zusammenhang zwischen der Hepatitis-B-Durchseuchung und der Entstehung des primären hepatozellulären Karzinoms. Betroffen sind vor allem Männer zwischen dem 40. und 50. Lebensjahr.

Symptomatik. Anfangs uncharakteristisch, später durch Größenzunahme Völlegefühl und Leberkapselschmerz; Gewichtsverlust, Anämie, Aszites, Ödeme und Ikterus.

Diagnostik. Tastbarer Tumor, Sonographie, CT, Szintigraphie, selektive Arteriographie (Truncus coeliacus), Laparoskopie. Die alkalische Phosphatase und oft auch das α-Fetoprotein (AFP) sind erhöht. Die Leberfunktionsproben ergeben nicht immer pathologische *Veränderungen*.

Therapie. Lobektomie, Segmentresektion oder Hemihepatektomie (links- oder rechtsseitige) bei unifokalen Prozessen: Die zugehörigen Äste der A. hepatica, der V. portae und des Ductus hepaticus werden unterbunden, dann wird der erkrankte Leberbezirk abgetragen und die entstandene Resektionsfläche mit Fibrin-

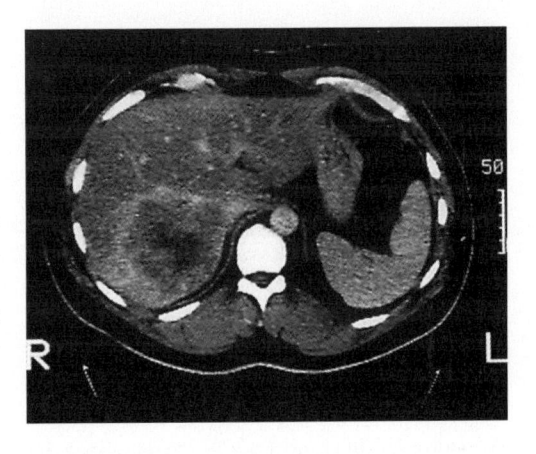

Abb. 2.64: Lebermetastasen (IMPP)

kleber oder durch Infrarotkoagulation versiegelt. Ausgedehnte, multifokale Hepatome sind inoperabel und können nur mit einer Chemotherapie behandelt werden.

Lebermetastasen

Die Lebermetastasen sind Ausdruck eines fortgeschrittenen Tumorleidens (siehe Abb. 2.64).

Bei solitären Metastasen ist eine operative Entfernung indiziert, eventuell mit lokoregionärer Chemotherapie über die A. hepatica zur Behandlung von Mikrometastasen in der Restleber. Diffuse Lebermetastasen sind inoperabel.

26 Gallenblase und Gallenwege

Siehe auch Innere Medizin, Verdauungsorgane, Kapitel 6.

26.1 Gallensteinleiden

10–15 % aller Menschen leiden mit steigendem Lebensalter an Gallensteinen. Frauen sind dreimal häufiger betroffen als Männer. Gallensteine entstehen am häufigsten in der Gallenblase, seltener in den Gallengängen. Fettsucht, Cholezystitis, Diabetes, Obstipation, Gravidität und Pleiochromie (hämolytischer Ikterus) sowie genetische Disposition fördern die Gallensteinbildung.

Etwa 70–80 % aller Gallensteine bestehen überwiegend aus *Cholesterin mit Kalziumeinlagerungen* (gemischte Cholesterinsteine). Der Kalziumgehalt dieser Steine bestimmt ihre Röntgendichte. 10 % sind *reine Cholesterinsteine* und weitere 10 % sind *Pigmentsteine* (Bilirubin). Die Pigmentsteine sind häufig mit hämolytischen Erkrankungen, alkoholbedingter Leberzirrhose und Gallenwegsinfektionen durch E. coli vergesellschaftet.

Etwa 80 % der Gallensteine bleiben *klinisch stumm* und verursachen keine Beschwerden; sie sind Zufallsbefunde und bedürfen nur der Beobachtung. Die übrigen 20 % verursachen Symptome und Komplikationen und machen eine chirurgische Behandlung notwendig.

Bei der unkomplizierten Cholelithiasis kommt es durch eine katarrhalische Mukosaentzündung zu leichten Oberbauchschmerzen (besonders nach fettreichen Speisen) und zu Druckdolenz der Gallenregion; die Laborwerte bleiben unverändert. Die Entzündung kann sich auf alle Wandschichten ausdehnen und zu akuter oder zu chronisch rezidivierender Cholezystitis führen. Besonders kleine Steinen, die im Gallenblasenhals oder im Ductus cysticus steckenbleiben, lösen Gallenkoliken aus: plötzliche, heftige, wellenförmige Schmerzen im rechten Oberbauch, die manchmal in die rechte Schulter (Phrenicus) ausstrahlen, oft mit galligem Erbrechen.

Symptome. Leitsymptom ist die Gallenkolik. Daneben gibt es Übelkeit und Völlegefühl vor allem nach fettreichen Mahlzeiten, rechtsseitige Oberbauchschmerzen mit Ausstrahlung in die rechte Schulter, positives *Murphy-Zeichen* bei der akuten Cholezystitis (Druck- und Spontanschmerz mit Abwehrspannung über dem Gallenblasenlager unter dem Rippenbogen, vor allem bei Inspiration). Beim Gallenblasenhydrops ist unter dem rechten Rippenbogen eventuell ein Tumor tastbar, bei Choledocholithiasis besteht ein schmerzhafter Ikterus mit Koliken.

Komplikationen. Akute Cholezystitis, Gallenblasenhydrops, Gallenblasenempyem oder -gangrän, Gallenblasenperforation mit galliger Peritonitis, Choledocholithiasis mit schmerzhaftem Ikterus, lithogene/biliäre Pankreatitis, Ausbildung biliodigistiver Fisteln mit Auftreten eines Gallensteinileus (dann fast immer Aerobilie), häufige Entwicklung von Gallenblasenkarzinom bei chronischem Gallensteinleiden.

Diagnostik. Sonographie zum Steinnachweis (siehe Abb. 2.65), Abdomenleeraufnahme zur Darstellung kalziumhaltiger Steine (siehe Abb. 2.66), Cholegraphie zur Darstellung der anatomischen Verhältnisse, ERC, gegebenenfalls mit endoskopischer Papillotomie und Steinextraktion, Gastroduodenoskopie zum Ausschluß anderer Oberbaucherkrankungen.

Therapie. Die Indikation zur Cholezystektomie besteht nur bei symptomatischen Gallen-

Abb. 2.65: Sonographisch nachgewiesenes, großes Solitärkonkrement in der Gallenblase einer 64jährigen Frau mit Oberbauchbeschwerden. Beachte den „Schallschatten", der wie ein Finger auf den Stein zeigt (IMPP)

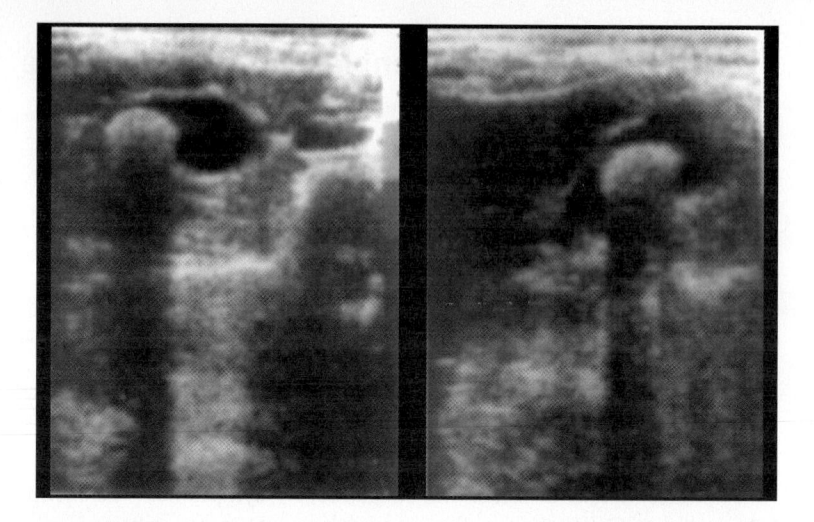

steinen und beim komplizierten Gallensteinleiden, zur Vermeidung von Komplikationen aber auch bei multiplen kleinen Steinen, großen Solitärsteinen, scharfkantigen Kalksteinen, Zystikusverschlußsteinen und Diabetes mellitus. Die Cholezystektomie erfolgt laparoskopisch (minimalinvasive Operation) oder konventionell. Gallengangssteine werden bei einem Patienten über 55 Jahre mittels endoskopischer Papillotomie (EPT) entfernt, bei einem Patienten unter 55 Jahre mittels Choledochotomie, um die Papille zu erhalten. Besteht eine Kontraindikation für eine Operation, so können folgende Alternativverfahren versucht werden: orale Lyse mit Chenodeoxycholsäure oder Ursodeoxycholsäure bei reinen Cholesterinsteinen <1 cm, extrakorporale Stoßwellenlithotrypsie bei röntgennegativen Steinen <3 cm, Me-

Abb. 2.66: Kalkdichter Gallenblasenstein in der Abdomenleeraufnahme (IMPP)

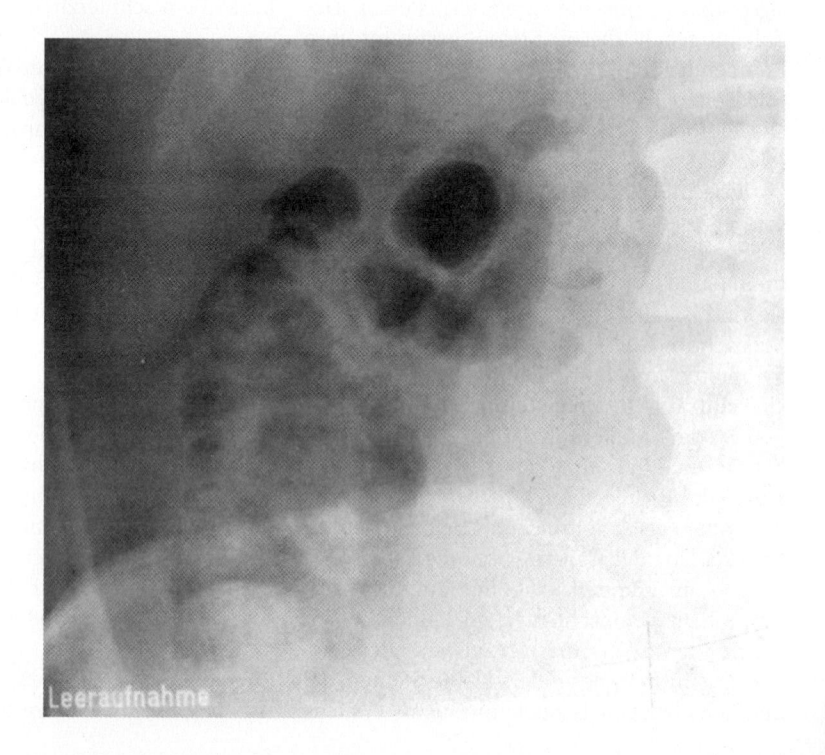

thylbuthyläther-Instillation in die Gallenblase (löst Steine in wenigen Stunden).

Intraoperative Diagnostik der Gallenwege. Zur genauen Darstellung der Verhältnisse im Bereich des Ductus choledochus einschließlich der intrahepatischen Aufzweigungen und der Papille (Steine, Tumoren, Papillenfunktion etc.) wird bei jeder konventionellen Cholezystektomie eine intraoperative Cholangiographie durchgeführt, meist kombiniert mit einer Cholangiomanometrie (Überprüfung der Papillenfunktion). Außerdem ist es ratsam, bei der Routinecholezystektomie eine Leberpunktion vom Gallenblasenbett aus durchzuführen, um eine karzinomatöse Entartung auszuschließen.

26.2 Cholestase (Ikterus)

Bei einer Bilirubinerhöhung im Serum auf Werte von mehr als 1,4 mg/dl kommt es zur charakteristischen gelben Färbung von Konjunktiven und Haut.

Der *Verschlußikterus* oder *mechanische Ikterus* ist eine chirurgisch behandelbare, extrahepatische (posthepatische) Cholestase mit Gallenstauung in den extra- oder intrahepatischen Gallenwegen. Chirurgisch nicht behandelbar ist eine *intrahepatische Cholestase*.

Ursachen des Verschlußikterus.
- Stein oder Striktur des Gallengangs, Papillenstenose
- Tumoren der Gallenwege oder Papille
- Pankreaskopfkarzinom oder chronische Pankreatitis mit Gangschrumpfung
- Kompression von außen durch entzündliche oder metastatische Lymphknoten
- Mißbildungen

Symptome. Der Ikterus ist bei Cholelithiasis schmerzhaft, bei Gallenwegstumoren schmerzlos. Die Stühle sind acholisch und der Patient hat, außer bei Karzinomen, Koliken. Bei entzündlichen Prozessen ist das *Murphy-Zeichen* (stehende Gallenblase mit Schmerz bei Palpation und Inspiration), bei tumorösen Prozessen das *Courvoisier-Zeichen* (tastbare, harte, reizlose Gallenblase) vorhanden. Oft geht die Cholestase mit Fieber und Schüttelfrost einher, eventuell auch mit Pruritus. Milz und Leber sind nicht palpabel.

Diagnostik. Alkalische Phosphatase stark erhöht, LAP (Leucinaminopeptidase, Leucinarylamidase) stark erhöht, Bilirubin in Serum und Urin erhöht, kein Urobilinogen im Urin, Transaminasen normal, Cu im Serum erhöht, Fe im Serum erniedrigt.

Im Sonogramm sieht man erweiterte Gallengänge, eventuell auch Steine, auf der Abdomenleeraufnahme eventuell ein Konkrement. Bei geringem Ikterus ist die Cholangiographie sinnvoll, bei starkem Ikterus die PTC (perkutane, transhepatische Cholangiographie). Weitere Untersuchungen sind Oberbauch-CT, ERCP (endoskopisch transpapilläre retrograde Cholangiopankreatikographie) oder intraoperative Cholangiographie, Mit der Leberszintigraphie können indirekt Metastasen nachgewiesen werden. Laparoskopisch sieht man eine grüne Leber.

Therapie. Ziel der operativen Therapie ist die ungehinderte Sekretableitung in den Darm. Bei Papillenstenosen oder präpapillären Steinen kann die endoskopische transduodenale Papillotomie erfolgreich sein, eingeklemmte Steine müssen mit einer Choledochotomie entfernt werden. Bei Strikturen der Gallenwege wird der Gallenweg rekonstruiert oder die Striktur reseziert. Bei Narbenstrikturen oder durch chronische Pankreatitis zerstörtem Ductus choledochus macht man eine biliobiliäre Anastomose über einer Choledochusdrainage oder eine biliodigestive Anastomose des leberwärts dilatierten Gallenganges mit einer (nach Roux) y-förmig ausgeschalteten Jejunumschlinge (Hepatikojejunostomie). Bei Papillen- oder Pankreaskopfkarzinom ist die Duodenopankreatektomie indiziert.

26.3 Tumoren

Gallenblasenkarzinom

Bei den Gallenblasenkarzinomen handelt es sich überwiegend um Adenokarzinome, die besonders häufig bei chronischer Reizblase auftreten. Etwa 80% der Patienten hatten eine chronische Cholelithiasis oder -zystitis. Die Karzinome sind überwiegend im Gallenblasenfundus lokalisiert. Frauen sind viel häufiger betroffen als Männern.

Symptomatik. Die Erkrankung wird spät entdeckt. Anfangs stehen Symptome der Cholezystitis und Cholelithiasis im Vordergrund, erst danach kommt es zu Leistungsknick, Tumorkachexie, hoher Senkung, kontinuierlich zunehmendem Ikterus mit oder auch ohne Schmerzen und Verdauungsstörungen.

Diagnostik. Tastbare, harte und reizlose Gallenblase (Courvoisier-Zeichen), pathologische Leberfunktionswerte mit stark erhöhter alkalischer Phosphatase, CT, Sonographie.

Therapie. Sitzt der Tumor am Gallenblasenbett, wird eine Cholezystektomie mit keilförmiger Resektion des Gallenblasenbettes aus der Leber durchgeführt. Sind die Hiluslymphknoten befallen, wird zusätzlich eine Lymphadenektomie notwendig. Bei starker Ausdehnung des Tumors mit cholestatischem Ikterus wird palliativ eine biliodigestive Anastomose oder Endoprothese angelegt (endoskopisch, transnasal).

Prognose. Das Gallenblasenkarzinom hat die schlechteste Prognose aller Karzinome überhaupt, vor allem wegen der späten Diagnosestellung aufgrund der unspezifischen, cholezystitis- und cholelithiasisähnlichen Symptomatik. Die 5-Jahres-Überlebensrate beträgt nach einem kurativen Eingriff ca. 10%; die Überlebenszeit beträgt nach palliativem Eingriff maximal 6 Monate.

27 Pankreas

27.1 Fehlbildungen

Pancreas anulare (Ringpankreas)

Seltene Fehlbildung, bei der durch eine unvollständige Rückbildung des ventralen Pankreasanteils die Pars descendens duodeni von Pankreasgewebe umschlossen bleibt, wodurch es zu Duodenalstenosen unterschiedlicher Ausprägung kommt.

Symptomatik. Je nach Ausprägung der Stenose kommt es zu Zeichen der Pylorusstenose mit Erbrechen. In den meisten Fällen manifestiert sich die Krankheit schon im frühen Säuglingsalter. In seltenen Fällen bleibt sie asymptomatisch oder wird erst im hohen Alter symptomatisch (Völlegefühl und Erbrechen).

Diagnostik. Röntgenaufnahme mit Doppelblase durch Luftansammlung in Magen und Bulbus duodeni als Stenosezeichen. In Zweifelsfällen hilft die Kontrastmitteldarstellung weiter.

Therapie. Es besteht eine dringliche Operationsindikation. Operativ wird eine Umgehungsanastomose (Duodenoduodenostomie oder Duodenojejunostomie) angelegt. Die Ringdurchtrennung ist kontraindiziert, da nach Schädigung des Gangsystems die Gefahr besteht, daß eine Pankreasfistel entsteht.

27.2 Verletzungen

Pankreasverletzungen entstehen meist infolge eines stumpfen Oberbauchtraumas (Lenkradkontusionen), dabei wird das Organ gegen die Wirbelsäule gepreßt. Häufig werden gleichzeitig andere Organe (Leber, Milz, Duodenum) verletzt. *Schweregrade:*

- Pankreaskontusion: Quetschung ohne Unterbrechung des Pankreasgangs
- subkapsuläre Ruptur: Unterbrechung des Pankreasgangs, Einblutung und Gefahr der Pseudozystenbildung; die Organkapsel bleibt intakt
- transkapsuläre (komplette) Pankreasruptur: Durchtrennung von Parenchym und Gang mit Blutung und Fermentsekretion in die Bauchhöhle; die Folge ist eine gedeckte oder eine diffuse Peritonitis

Symptomatik. Zunächst keine oder uncharakteristische Oberbauchbeschwerden (Schmerzen, Erbrechen, spärliche Darmgeräusche); nach 12–24 Stunden Zunahme der Beschwerden durch Oberbauchperitonitis, Darmparalyse, Volumenmangelschock.

Diagnostik. Labor (Amylase, Lipase und Leukozyten erhöht), Abdomensonogramm und -CT (Hämatom, Flüssigkeitsansammlung), gegebenenfalls Peritoneallavage (Amylase- und Lipasenachweis in der Spülflüssigkeit), ERCP zum Ausschluß einer Gangverletzung.

Therapie. Nachgewiesene Pankreasverletzungen mit oder ohne Verletzung des Hauptgangs stellen eine Indikation zur Laparotomie dar: Gangrekonstruktion, Drainage einer Trümmerzone in einen ausgeschalteten Jejunumschenkel, ausgiebige parapankreatische Drainage, gegebenenfalls Exstirpation eines abgerissenen Schwanzabschnittes. Bei stumpfen Verletzungen ohne Ruptur wird mit Dauerabsaugen, Nahrungskarenz, Antibiotika und Analgetika behandelt. Eine Peritonitis wird entsprechend behandelt.

Komplikationen. Pankreaspseudozyste (siehe unten), postoperative traumabedingte Pankreatitis, postoperative Pankreasfistel, Nekrosen mit Arrosionsblutungen, Abszeßbildung.

27.3 Entzündungen

Akute Pankreatitis

Die akute Pankreatitis wird am häufigsten durch Abflußstörung des Pankreassekrets bei Erkrankungen der Gallenwege (z.B. Choledochussteine) und durch Alkoholexzesse verursacht. Es werden zwei Formen unterschieden: Die harmlose *ödematöse (seröse)* Form und die prognostisch ungünstige *hämorrhagisch-nekrotisierende* Form mit Blutungen, nekrotischen Sequestrierungen (Abstoßung von totem Gewebe), kalkspritzerartigen Fettgewebsnekrosen und Schockerscheinungen. Diese Form entsteht durch eine tryptische Autodigestion (enzymatische Selbstverdauung) des Pankreas. Alle Übergangsformen sind möglich.

Symptomatik. Starkes Krankheitsgefühl mit akut einsetzenden, heftigen Bauchschmerzen, die gürtelförmig nach links oder rechts in den Rücken ausstrahlen, manchmal auch in die linke Schulter. Weiterhin Übelkeit und Erbrechen, eventuell elastisch gespannte Bauchdecke (Gummibauch), Verminderung der Darmperistaltik bis zum „paralytischen Ileus". Bei der hämorrhagisch-nekrotisierenden Form entwickeln sich schon früh Schocksymptome. Spezifische Symptome sind die zyanotische Verfärbung der Flanken (Grey-Turner-Zeichen) und die zyanotische Verfärbung der Nabelregion (Collen-Zeichen).

Diagnostik. Labor: Amylase in Serum und Urin stark erhöht (Werte über das 10- bis 30fache sind beweisend), Lipase in Serum erhöht (spezifischer als Amylase, da nur in Pankreas gebildet), BSG erhöht, Leukozytose (10 000–30 000/μl), Leberfermente erhöht. Eventuell Hypokalzämie, Hyperglykämie (kurzfristig), Hämatokrit erniedrigt, Säure-Base-Störung.

Mittels Abdomen-CT und -NMR wird die Formdiagnostik (harmlose ödematöse oder ungünstige hämorrhagisch-nekrotisierende Form) und die Ursachendiagnostik (z.B. Gallensteine) möglich.

Therapie. Die Behandlung der akuten Pankreatitis ist primär konservativ mit Bettruhe, Nahrungs- und Flüssigkeitskarenz mit parenteraler Ernährung, Vagolyse (Atropin) und Schmerzbekämpfung (nicht mit Morphium, sonst Tonisierung der Papilla vateri). Zusätzlich kann der Magensaftes permanent über eine Magensonde abgesaugt werden. Ein wesentlicher Teil der Therapie ist die Schockbekämpfung, hauptsächlich durch intravenöse Flüssigkeitszufuhr und Elektrolytkorrektur. In schweren Fällen gibt man Antibiotika zur Vermeidung von Sekundärinfektionen. Bei der akuten, biliären Pankreatitis ist außerdem die ERCP mit endoskopischer Papillotomie indiziert. Bessern sich die klinischen Symptome unter der konservativen Therapie nicht innerhalb von maximal zwei Tagen, so wird der Chirurg hinzugezogen. Für die Operationsindikation sind die klinischen Symptome entscheidender als die Laborbefunde. Bei der Operation werden Nekrosen ausgeräumt, Sequester exstirpiert, das Pankreas teilreseziert und eine Spüldrainage eingelegt. Bei septischen Komplikationen können operative Eingriffe wiederholt indiziert sein.

Chronische Pankreatitis

Die Hauptursache der chronischen Pankreatitis ist der chronische Alkoholismus. Dabei kommt es wahrscheinlich zur Ausfällung von Sekretbestandteilen in den Ganglumina, was später über Gangläsionen zur Sklerosierung (*chronisch-kalzifizierende Pankreatitis*) und zur Zerstörung des Drüsengewebes führt (*Pankreaszirrhose*). Durch die Progression der Organschädigung kommt es anfangs zu einer exokrinen (Maldigestion) und später zu einer endokrinen (Diabetes mellitus) Pankreasinsuffizienz.

Symptome. Rezidivierende Oberbauchschmerzen, die gürtelförmig nach links oder rechts in den Rücken ausstrahlen können, Völlegefühl, Übelkeit, Erbrechen, Gewichtsabnahme, Maldigestionssyndrom mit Fettunverträglichkeit, Diarrhö und Steatorrhö und später Diabetes mellitus.

Diagnostik. Sonographie (Erweiterung des Pankreasgangs und zystische Organveränderungen), ERCP (besonders für die Operationsplanung wichtig; zeigt das Ausmaß der dilatativen Gangveränderungen), Stuhluntersuchung zum Nachweis der exokrinen Insuffizienz (Erniedrigung von Trypsin und Chemotrypsin und Erhöhung der Neutralfette), Erhöhung der Amylase und Lipase im Serum im akuten Schub.

> **Merke!**
> Die Serum- und Urinamylase sowie die Lipase sind bei der chronischen Pankreatitis nicht so aussagekräftig wie bei der akuten Pankreatitis.

Therapie. Die konservative Therapie besteht aus Alkoholkarenz, diätätischer Behandlung (fettarme, eiweiß- und kohlenhydratreiche Ernährung mit häufigen kleinen Mahlzeiten), Substitution der Pankreasfermente vor jeder Mahlzeit, ausreichender Schmerzbehandlung (mit Spasmolytika, eventuell auch in Form einer Blockade des Plexus coeliacus) und einer guten Einstellung des Diabetes mellitus. Bei Verschlechterung der Symptomatik ist die operative Therapie indiziert. Die Indikation zur operativen Behandlung besteht bei Patienten mit rezidivierenden, schweren Schmerzattacken, bei Kompression des Ductus choledochus durch Entzündungen, narbige Fibrosen und Zysten im Pankreaskopfbereich und bei Verdacht auf Pankreaskarzinom. Je nach makroskopischem Befund und Duktogramm werden folgende Verfahren durchgeführt:
- Drainageoperation: Bei Erweiterung des Ductus pancreaticus (Wirsungianus) erfolgt nach seiner Längsschlitzung eine Anastomosierung mit einer ausgeschalteten Jejunumschlinge
- resezierende Operationsverfahren: bei pseudotumorösen Formen mit Einbeziehung benachbarter Organe und bei multiplen Strikturen, entweder als begrenzte bis subtotale Linksresektion und End-zu-End-Pankreatojejunostomie oder als *Whipple-Operation* (partielle Duodenopankreatektomie, siehe unten)

27.4 Pankreaszyste und -pseudozyste

Bei den Pankreaszysten handelt es sich in 80% der Fälle um erworbene Pseudozysten mit bindegewebiger Zystenwand ohne Epithelauskleidung und nur in 20% der Fälle um echte Zysten. Die Pankreaspseudozysten sind Ansammlungen von Pankreassekret in Hohlräumen, innerhalb oder außerhalb der Drüse, die sich im Bereich resorbierter Nekrosen nach akuten Pankreatitisschüben oder nach Traumata gebildet haben.

Symptome. Kleine Zysten können symptomlos bleiben. Bei entsprechender Größe der Zyste entsteht Völlegefühl und Spontanschmerz, der in hockender Stellung *(Pankreasstellung)* eine Linderung erfährt. Manchmal entsteht ein Pleuraerguß oder Aszites.

Diagnostik. Tastbarer Bauchtumor, Sonographie, Oberbauchröntgen (diffuse Verschattungen), Abdomen-CT. Die ERCP ist wegen der Infektionsgefahr kontraindiziert.

Therapie. Kleine Zysten können spontan ausheilen (Abfluß in den Ductus pancreaticus) und sollen nur regelmäßig sonographisch kontrolliert werden. Große Zysten können in den Bauchraum rupturieren oder infiziert werden und sollen daher operiert werden: Frische posttraumatische Zysten (3–4 Wochen alt) werden nach außen drainiert. Ältere Zysten mit derber Zystenwand werden nach innen drainiert mittels Zystojejunostomie (mit Roux-Y-Anastomose) oder mittels Zystogastrostomie. Bei Lokalisation im Pankreasschwanz können der zystentragende Pankreasanteil und die Milz reseziert werden.

> **Klinischer Fall**
>
> Acht Wochen nach Beginn einer akuten Pankreatitis wird bei einem 40jährigen Patienten eine 6 × 7 × 5 cm große Pankreaspseudozyste mit 5mm dicker Wand im Kopfbereich diagnostiziert. Der Patient ist schmerzfrei.
> Maßnahme: Zystojejunostomie mit ausgeschalteter Schlinge (nach Roux)

27.5 Tumoren

Pankreaskarzinom

Mehr als 75% der Pankreaskarzinome sind Adenokarzinome. Die Ursache des Pankreaskarzinoms ist unbekannt, es wird ein Zusammenhang mit Alkohol, Nikotinabusus, Gallenwegs- und Lebererkrankungen angenommen. 70–80% der Patienten sind älter als 60 Jahre, die Geschlechtsverteilung ist ausgeglichen. Etwa 60% der Karzinome sind im Kopfbereich lokalisiert, 20% im Schwanzteil und weitere 20% in der periampullären Region. Letztere haben die günstigste Prognose. Die Tumorausbreitung erfolgt sehr früh durch Infiltration der Umgebung und lymphogen.

Symptomatik. Schmerzloser Verschlußikterus oder Oberbauch- und Rückenschmerzen, diese sind häufig und treten spät auf (Organüberschreitung); lediglich beim periampullären Karzinom ist der Ikterus Frühsymptom. Leistungsknick, Gewichtsverlust, Erbrechen, Steatorrhoe (duodenale Passagestörung). Evtl. schmerzlos vergrößerte Gallenblase (Courvoisier-Zeichen); selten Milzvenenthrombose mit Splenomegalie. Gerinnungsstörungen *(Thrombophlebitis migrans)* und selten *Akromegalie* sind paraneoplastische Begleiterscheinungen.

Diagnose. Abdomensonographie und -CT, ultraschallgesteuerte Punktionszytologie, ERCP, zytologische Pankreassaftuntersuchung, präoperativ Zöliako- und Mesenterikographie. Fernmetastasen und Infiltration bzw. V.-portae-Verschluß weisen zumeist auf Inoperabilität hin.

Therapie. Zum Zeitpunkt der Diagnosestellung sind nur ca. 20% aller Pankreastumoren operabel, da sie früh in die Lymphknoten metastasieren. Die Therapie der Wahl bei operablen Pankreaskopfkarzinomen ist die partielle Duodenopankreatektomie (Whipple-Operation), in manchen Fällen ist auch die totale Pankreatektomie indiziert. Korpus- und Schwanzkarzinome sind selten resektabel. Bei inoperablen Kopf- und Papillenkarzinomen wird palliativ eine biliodigestive Anastomose (Choledochoduodenostomie, Gastroenterostomie oder Pankreatojejunostomie) zur Gallenableitung angelegt mit dem Ziel, stauungsbedingte Schmerzen zu bessern. *Whipple-Verfahren*: Die Operation nach Whipple ist eine partielle Duodenopankreatektomie: Das rechtsseitige Pankreas wird en-bloc zusammen mit dem damit fest verbundenen Duodenum reseziert, ebenso der distale Choledochus und die Gallenblase. Zur Reduktion der Säuresekretion und damit Verhütung eines Ulcus pepticum jejuni werden die distalen zwei Drittel des Magens ebenfalls reseziert. Die Kontinuität wird durch Pankreatikojejunostomie (End-zu-End), Hepatikojejunostomie (End-zu-Seit) und Gastrojejunostomie wiederhergestellt. Verschiedene Modifikationen sind möglich. Die perioperative Sterblichkeit liegt zwischen 10–30%.

Prognose. Die 5-Jahres-Überlebensrate beträgt nach der Resektion nur 5–10%.

> **Klinischer Fall**
>
> Bei einem 56jährigen Patienten wird seit vier Wochen ein zunehmender schmerzloser Ikterus beobachtet. Bei der klinischen Untersuchung ist die prall gefüllte Gallenblase im rechten Oberbauch tastbar. Gesamtbilirubin 94 mg/l, alkalische Phosphatase nicht deutlich erhöht.
> *Diagnose:* Verdacht auf Pankreaskopfkarzinom

Hormonaktive Tumoren

Insulinom, Gastrinom, VIPom, GIPom, Sekretinom: Tumoren des endokrinen Pankreas mit unkontrollierter Hormonproduktion; siehe Innere Medizin, Verdauungsorgane, Kapitel 7.3.

28 Nebenniere

28.1 Erkrankungen der Nebennierenrinde

Cushing-Syndrom

Eine chronische Überproduktion von Glukokortikoiden durch NNR-Adenom beziehungsweise -karzinom führt zum *primären* oder *adrenalen Cushing* (20–30% der Fälle), eine beidseitige NNR-Hyperplasie auf der Basis einer ektopen, hypophysären oder hypothalamischen Stimulation zum *sekundären* oder *zentralen Cushing* (Morbus Cushing; 70–80% der Fälle). Andere Ursachen sind Kortikoidtherapie (iatrogen) oder ektope ACTH-Produktion durch paraneoplastische Syndrome. Frauen sind bis zu viermal häufiger betroffen als Männer.

Symptome. Stammfettsucht, Vollmondgesicht, Stiernacken, Bluthochdruck, Osteoporose, Striae rubrae u.a.

Diagnostik. Erhöhter Plasmakortisolspiegel mit fehlender zirkadianer Schwankung und fehlende Suppression im Dexamethasonhemmtest. Oberbauchsonographie und -CT, Nebennierenszintigraphie, Nebennierenphlebographie. ACTH im Plasma ist bei NNR-Tumoren nicht nachweisbar, bei M. Cushing aber erhöht. Im Röntgenbild und im Schädel-CT ist die Sella vergrößert.

Operative Therapie. Beim einseitigen NNR-Adenom ist die unilaterale *Adrenalektomie* die Therapie der Wahl. In der postoperativen Phase wird die atrophische kontralaterale Seite durch Substitutionsbehandlung entlastet. Bei bilateralen Adenomen und beidseitiger Hyperplasie wird eine totale bilaterale Adrenalektomie vorgenommen, anschließend erfolgt eine lebenslange Substitutionsbehandlung mit Steroiden.

Bei den Hypophysenadenomen ist die mikrochirurgische, transnasale, transsphenoidale Tumorentfernung heute das bevorzugte Verfahren. Bei Kindern und Jugendlichen ist jedoch stets die bilaterale Adrenalektomie anzustreben, da die Hypophysektomie zu Fertilitätsstörungen führt. In diesen Fällen ist die Autotransplantation von entnommenem NNR-Gewebe in den Unterarmbereich möglich. Nach totaler, beidseitiger Adrenalektomie besteht die Gefahr der Entwicklung eines Hypophysentumors (Nilson-Tumor, 10–20%).

Conn-Syndrom

Beim Conn-Syndrom (*primärer Hyperaldosteronismus*) handelt es sich um eine Überproduktion von Mineralokortikoiden (Aldosteron) durch ein unilaterales NNR-Adenom (70–80% der Fälle) oder durch eine idiopathische Hyperplasie der Zona glomerulosa der NNR (20–30%). Der *sekundäre Hyperaldosteronismus* entsteht durch gesteigerte Renin-Angiotensin-Aktivität. Frauen sind häufiger betroffen als Männer.

Symptome. Arterieller Hypertonus, Polydipsie, Polyurie, Kopfschmerzen, Muskelschwäche u.a.

Diagnostik. Hypokaliämie und Hypernatriämie mit Alkalose, erhöhte Aldosteronwerte und verminderte Reninwerte; Oberbauchsonographie und -CT.

Therapie. Unilaterale oder bilaterale (subtotale) Adrenalektomie. Bei der bilateralen Hypertrophie kann als Alternative zur operativen Behandlung eine medikamentöse Therapie mit dem Aldosteronantagonisten Spironolacton versucht werden.

Adrenogenitales Syndrom (AGS)

Kongenitale oder erworbene, verschiedene Enzymdefekte in der Biosynthese der NNR-Hormone. Wichtige klinische Symptome sind Hypertonie, Salzverlustsyndrom, Hirsutismus und Virilisierung bei der Frau und intersexuelle Veränderungen beim Mann. Diese Symptome sind zum Teil durch Kortisolsubstitution therapierbar. Bei NNR-Tumoren wird eine Adrenalektomie durchgeführt.

28.2 Phäochromozytom

Adrenalin und/oder Noradrenalin produzierender Tumor des Nebennierenmarks (80 %) oder des sympathischen Grenzstranges (20 %). In den meisten Fällen ist nur eine Nebenniere betroffen. Das Erkrankungsalter liegt zwischen dem 30. und 50. Lebensjahr. Etwa 10 % aller Phäochromozytome treten gemeinsam mit anderen endokrinen Erkrankungen auf (MEA: multiple endokrine Adenomatose). Beispiel ist das Sipple-Syndrom (MEA-Typ IIA), bei dem ein Phäochromozytom, ein medulläres Schilddrüsenkarzinom sowie eventuell ein Adenom der Nebenschilddrüse vorkommt.

Durch die vermehrte Katecholaminproduktion kommt es zur Steigerung des peripheren Gefäßwiderstandes, des Herzzeitvolumens und der Pulsfrequenz. Die Folge ist entweder eine Dauerhypertonie oder (typischerweise) paroxysmale hypertone Krisen. Außerdem werden Hypermetabolismus ohne Hyperthyreose und auch Diabetes mellitus beobachtet.

Diagnostik. Plasma- und Urinkatecholamine, Vanillinmandelsäure im 24-Stunden-Urin, Phentolamintest, Clonidintest, Nebennieren-CT, Nebennierenphlebographie, Übersichtsaortographie, Sonographie, szintigraphische Darstellung durch jodmarkiertes Benzylguanid. Bei dystopem Tumorsitz wird etagenweise Blut aus der V. cava auf Katecholamine untersucht.

Therapie. Die Behandlung der Wahl ist die chirurgische Entfernung des Tumors. Bei einseitigem Sitz wird die Nebenniere vollständig entfernt; bei beidseitigem Sitz sollte eine Nebenniere zur Vermeidung eines anadrenalen Syndroms erhalten bleiben. Vor der Operation wird der Patient mit α-Rezeptorenblocker (z.B. Phenoxybenzamin) behandelt, um intraoperative Hypertoniekrisen zu vermeiden. Postoperativ kann es zu abruptem Blutdruckabfall kommen, so daß eine Noradrenalininfusion notwendig wird.

29 Milz

29.1 Verletzungen

Milzruptur

Die Milzruptur ist die häufigste Organverletzung. Am häufigsten kommt sie im Rahmen eines Polytraumas oder eines stumpfen Oberbauchtraumas vor. Eine spontane Milzruptur wird auch bei inadäquatem Trauma oder bei Hyersplenie beobachtet. Man unterscheidet die *einzeitige* Milzruptur mit komplettem Parenchym-Kapsel-Riß von der *zweizeitigen* Milzruptur mit zentralen und subkapsulären Rissen.

Symptomatik und Diagnostik. Die einzeitige Milzruptur führt sofort zu starken Schmerzen im linken Oberbauch und zu einer erst lokalen und später generalisierten Abwehrspannung. Durch den starken Blutverlust kommt es zu Zeichen des hämorrhagischem Schocks mit Tachykardie, Hypotonie, Blässe, Angst, Hämoglobin- und Hämatokritabfall. Zusätzlich beobachtet man Leukozytose, Schonatmung und Schulterschmerz links *(Kehr-Zeichen)*. Die Peritoneallavage ist in 98 % der Fälle positiv. Bei der zweizeitigen Milzruptur führen zentrale und subkapsuläre Risse erst zu einem subkapsulären Hämatom, das gelegentlich nach einem Intervall von Stunden bis Tagen (evtl. Wochen) rupturiert. Der Nachweis erfolgt durch eine Abdomensonographie.

Therapie. Bei geringen, rasch abklingenden Symptomen mit stabiler Kreislauflage und gering positiver Peritoneallavage ist die alleinige intensivmedizinische Beobachtung gerechtfertigt. Sonst ist die Laparotomie mit Ausräumung des Blutes aus der Bauchhöhle bei beiden Rupturformen notwendig. Je nach Verletzungsmuster wird versucht, die Blutung durch organerhaltende Operationsverfahren zu stillen, ohne Zeit zu verlieren. Kleine Kapselrisse werden durch Infrarotkoagulation versorgt. Muß die Milz exstirpiert werden, so kann mit der heterotopen autologen Milztransplantation (Verpflanzung zerkleinerter Milzfragmente in das Omentum majus) versucht werden, die Organfunktion zu retten. Während das Autotransplantat die Aufgaben in der Blutreinigung erfüllt, ist die immunologische Kompetenz noch nicht gesichert.

Klinischer Fall

Ein 25jähriger Fußballspieler prallt mit einem Mitspieler zusammen. Er hat Schmerzen in der linken Thoraxseite, spielt aber bis zum Spielende weiter. Später werden Frakturen der 9. und 10. Rippe etwa im Bereich der hinteren Axillarlinie festgestellt. Der Verletzte fühlt sich zwei Tage lang wohl. Die Beschwerden klingen ab. Nach diesen zwei Tagen tritt innerhalb kurzer Zeit Übelkeit auf. Der Patient wirkt blaß und ängstlich.
Diagnose: Verdacht auf zweizeitige Milzruptur

29.2 Splenomegalie und Hypersplenismus

Siehe auch Innere Medizin, Blutzellsystem und Hämostase, Kapitel 4.3.

Die Ursachen der Splenomegalie (Milzvergrößerung) sind vielfältig, z.B. portale Hypertension, Entzündungen, Neoplasien etc. Die Splenomegalie kann zur Steigerung der normalen Milzfunktion führen (Hypersplenismus), wodurch es zu *Panzytopenie* im peripheren Blut und zu *Hyperplasie* im Knochenmark kommen kann. Dieser Zustand geht sehr oft mit Pfortaderhochdruck einher.

Symptome. Anämie mit Blässe, Blutungen durch Thrombopenie, Infektanfälligkeit bei Leukozytopenie, tastbare Milzvergrößerung. Bei rascher Volumenzunahme (z. B. bei Leukämien) kann es zu Kapselspannung oder zum Milzinfarkt mit akuten Schmerzen kommen.

Diagnostik. Sonographie, CT, Splenoportographie oder Laparoskopie mit Milzbiopsie.

Therapie. Splenektomie und Therapie der portalen Hypertension. Die Indikationen zur Splenektomie sind Beeinträchtigung des peripheren Blutes (z. B. sekundäre Anämie oder Thrombopenie), Schmerzen, Verdrängung anderer Organe, Ösophagusvarizenblutung bei Milzvenenthrombose, Echinokokkuszyste oder Milztumor. Mögliche Komplikationen nach der Splenektomie sind Immunschwäche bei Kindern, erhöhte Infektanfälligkeit, besonders für Pneumokokken (*OPSI-Syndrom*: overwhelming postsplenectomy infection syndrome), Thrombozytose mit Thrombosegefahr etc. Bei der *Osteomyelofibrose* ist die vergrößerte Milz eine wichtige extramedulläre Bildungsstätte für Blutzellen, daher ist die Indikation zur Splenektomie hier streng zu stellen.

30 Hernien, Hydrozele

30.1 Hernien

Hernien sind Protrusionen des Peritoneums und Teilen des Peritonealinhaltes durch eine normale oder pathologische Öffnung der Abdominalwand. Etwa 1 % aller Menschen haben irgendwann einmal eine Hernie. Am häufigsten sind Inguinalhernien (70 %), Femoralhernien (20 %) und Nabelhernien (10 %). Zusätzlich kommen Hernien im supraumbilikalen Bereich und in der Linia alba vor.

Abdominale Hernien werden von einem Bruchsack umgeben, gewöhnlich dem Peritoneum (Hernia vera). Eine Sonderform ist die Gleithernie, bei der ein peritonealer Bruchsack ganz oder teilweise fehlt. Organteile, die nur auf einer Seite mit Peritoneum überzogen sind (Zökum, Colon ascendens, Colon descendens, Blase etc.) gleiten in den Bruchsack hinein, so daß die Darmwand selbst einen Teil des Bruchsacks bildet (Hernia spuria).

Der Hals des Sackes ist definiert als der Bereich der Durchtrittsstelle durch die Bauchwand. Der Bruchinhalt kann aus Darm (Enterozele) oder Omentum (Omentozele) oder beidem bestehen.

Bei *angeborenen Hernien* (Hernia congenita) liegt eine Schwäche der Bauchwand vor, die durch eine Erhöhung des intraabdominellen Druckes (Husten, Pressen, Heben von schweren Lasten etc.) verschlimmert wird.

Erworbene Hernien (Hernia acquisita) treten meist im höheren Alter auf. Chronische intraabdominelle Druckerhöhung (Obstipation, erschwerte Miktion, Tumoren, Gravidität etc.) schwächt präformierte Bauchwandlücken.

Symptomatik.
- reponible Hernien: deutlicher Hustenanprall der Hernie und leichte Reponibilität in die Bauchhöhle; manchmal leichte, ziehende Schmerzen, die sich beim Abtasten verstärken, manchmal Bauchbeschwerden und Verdauungsstörungen
- irreponible Hernien: Bruchpforte und Bruchsack sind nicht mehr eindeutig feststellbar, Vergrößerung beim Hustenanprall, stärkere Beschwerden bis zu Koliken
- Strangulation (Einklemmung): Zur Strangulation kommt es, wenn Darmabschnitte oder Omentum in einer irreponiblen Hernie ischämisch werden, die Blutzufuhr unterbrochen ist und eine Gangrän droht. Gangrän und Perforation führen zum Austritt des Darminhaltes in die Peritonealhöhle und zur Peritonitis. Eine Sonderform der Strangulation tritt bei der Femoralhernie auf, wenn nur ein Teil der Darmwand im Herniensack eingeschlossen wird: Richter-Hernie.

Diagnostik. Es handelt sich immer um eine klinische Diagnose: Schwellung an typischer Stelle, die durch leichten Druck in den Bauchraum rückverlagert werden kann. Bei unklarem Befund läßt sich das Austreten des Bruchinhaltes durch Husten und Pressen provozieren. Eine irreponible Hernie hat keine Pulsation bei Hustenstoß.

Inguinalhernien

Leistenhernie ist die häufigste Hernienform (70%).

Die *indirekte (laterale, schräge) Leistenhernie* ist meist angeboren. Männer sind häufiger betroffen als Frauen. Die innere Bruchpforte befindet sich oberhalb des Ligamentum inguinale, *lateral* der Vasa epigastrica. Der Bruchkanal verläuft vom inneren Leistenring durch den Leistenkanal zum äußeren Leistenring, durchsetzt die Bauchdecke in schräger Richtung und wird von Kremasterfasern umgeben (siehe Abb. 2.67). Bei der angeborenen Form bleibt die Obliteration des Processus vaginalis peritonei nach dem Hodendeszensus aus, so daß der Bruchsack bis zum oberen Hodenpol hindurchgleiten kann. Der Bruchsack beinhaltet alle Teile des Samenstranges. Bei Frauen folgt die Hernie dem Ligamentum rotundum und erscheint in den Labien. Die Hernien können inkarzerieren und verursachen dann starke Schmerzen.

Meist erworben und viel seltener als die indirekten Hernien sind die *direkten (medialen, geraden) Leistenhernien*. Betroffen sind hauptsächlich Männer im höheren Alter, Frauen kaum. Diese Hernien inkarzeriert selten. Die innere Bruchpforte liegt oberhalb des Lig. inguinale, *medial* der Vasa epigastrica. Der Bruchkanal verläuft senkrecht durch die Bauchdecke (direkt) von der Fossa inguinalis medialis bis zum äußeren Leistenring und hat keine Beziehung zum Samenstrang.

Symptome. Einige Patienten haben keine Beschwerden, andere berichten über ziehende Schmerzen gegen Abend. Die Schmerzen verstärken sich bei Anstieg des intraabdominalen Druckes (Husten, Niesen, Pressen). Die indirekte Hernie erscheint am äußeren Ring des Leistenkanals und erstreckt sich bis zum Skrotum; die direkte Hernie erscheint als diffuse Schwellung im medialen Abschnitt des Leistenkanals. Wenn keine spontane Schwellung sichtbar ist, kann am äußeren Leistenringe beim Husten ein Anprallen der Eingeweide getastet werden. Bei Kindern sind die Leistenhernien durchleuchtbar. Anhaltende, schwere Schmerzen weisen auf eine Strangulation hin.

Komplikationen. Kotstauung im Bruchsack, Bruchentzündung mit nachfolgender Verklebung und Verwachsung des Bruchsackinhalts, Inkarzeration mit starken Schmerzen und beginnendem Ileus mit der Gefahr der Darmgangrän.

Therapie. Die Behandlung des Leistenbruchs ist operativ. Bei unkomplizierten Hernien wird der Zeitpunkt der Operation vom Patienten gewählt (klassische elektive Indikation). Die Standardmethode ist die *Operation nach Shouldice*: Reposition und zweireihige Dopplung der Fas-

> **Merke!**
> LIA Laterale Hernien sind Indirekt und häufig Angeboren.
> MED Mediale Hernien sind häufig Erworben und Direkt.

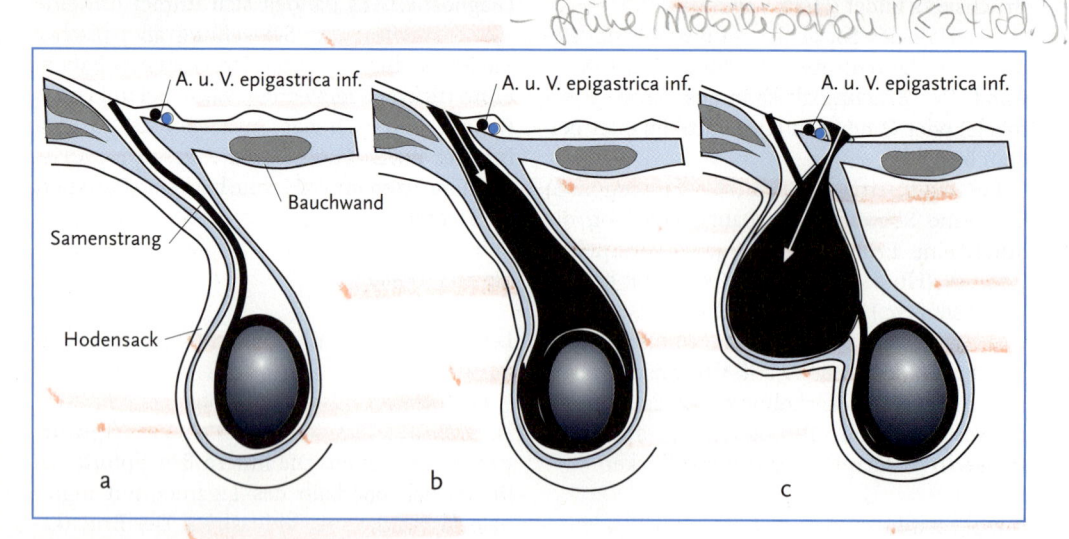

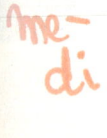

Abb. 2.67: Schema der Leistenbrüche: **a** normale Verhältnisse, **b** angeborener indirekter Leistenbruch, **c** erworbener direkter Leistenbruch

cia transversalis, zweireihige Naht der Internusmuskulatur ans Leistenband. In letzter Zeit wird versucht, mit alloplastischem Material die Rezidivquote zu senken (laparoskopische Hernienplastik). Bei extremer Kontraindikation zur Operation verordnet man ein Bruchband zum externen Verschluß der Bruchpforte durch das komprimierende Bruchkissen. Bei strangulierten Hernien muß notfallmäßig operiert werden, gegebenenfalls mit Resektion von Darmteilen und Rekonstruktion des Leistenkanals.

> **Klinischer Fall**
>
> Bei ihrem acht Wochen alten Sohn fand die Mutter eine Schwellung in der rechten Leiste, die das Kind bisher kaum beeinträchtigte, sich beim Schreien stärker vorwölbte und im Schlaf fast vollständig verschwand.
> *Diagnose:* Verdacht auf angeborene (indirekte) Leistenhernie aufgrund eines offenen Processus vaginalis

Schenkelbruch (Hernia femoralis)

Diese Bruchform tritt vorwiegend bei Frauen auf. Die Hernien sind schwer zu reponieren und inkarzerieren häufiger als Leistenhernien, da die Bruchpforte sehr eng ist. Der Bruchsack tritt unterhalb des Lig. inguinale hervor, läuft durch die Lacuna vasorum und gelangt durch die Fossa ovalis unter die Haut. Es kommt zu einer Schwellung am medialen Oberschenkel.

Darmwandhernie (Richter-Littrè-Hernie)

Divertikelartige Herniation eines Darmwandabschnittes, meist bei kleinen Schenkelhernien: Im Bruchsack liegt nur ein Teil der Darmwand, nicht das ganze Darmlumen; wegen der Gefahr der Darmnekrose besteht eine dringliche Operationsindikation.

Nabelhernie (Hernia umbilicalis)

Meist bei älteren Frauen vorkommend, sind sie selten reponibel, da oft Verwachsungen des Bruchinhaltes entstanden sind. Die Hernie tritt durch die Bauchwandlücke, die einmal die Austrittsstelle der Nabelschnur war (neben oder oberhalb des Nabels). Im Bruch finden sich Anteile des Omentum majus sowie Darm.

Epigastrische Hernie (Hernia epigastrica)

Sie wird oft von Erkrankungen des Magens, Duodenums oder der Gallenblase begleitet. Die Hernie tritt durch eine Faszienlücke zwischen Processus xiphoideus und Nabel in der Linea alba. Sie Führt häufig zu Oberbauchbeschwerden nach dem Essen.

Rektusdiastase

Die Rektusdiastase ist eine unechte Hernie: eine angeborene oder erworbene Verbreiterung der Linea alba oberhalb oder unterhalb des Nabels mit Auseinanderweichen der Rektusmuskeln. Die Bauchwand wölbt sich ovalär vor, wenn der Patient sich aus einer liegenden in eine sitzende Position begibt.

30.2 Hydrozele

Siehe auch Urologie, Kapitel 7.6.

Durchsichtige Flüssigkeitsansammlung innerhalb der Tunica vaginalis testis, zwischen Epi- und Periorchium. Die Hydrozele kommt infolge einer gestörten Resorption, nach Entzündungen oder Traumen vor.

Diagnostik. Praller, schmerzloser Hodentumor, der beim Pressen und Husten unverändert bleibt (Differentialdiagnose zu Leistenbruch), Diaphanoskopie, Punktion der Hydrozele (klare Flüssigkeit, bei Trauma auch blutig).

Therapie. Bleibt die Punktion ohne Erfolg, wird die Operation nach Winkelmann (Periorchium eröffnen und resezieren und nach Evertierung nähen) oder nach von Bergmann durchgeführt.

31 Unfallchirurgie

31.1 Polytrauma und Traumamanagement

Definition und Schweregrade

Nach Tscherne und Trenz versteht man unter einer *Mehrfachverletzung* (Polytrauma) eine gleichzeitig entstandene Verletzung mehrerer Körperregionen und/oder Organsysteme, wobei wenigstens eine Verletzung oder die Kombination mehrerer lebensbedrohlich ist.

Was die Lebensbedrohung betrifft, werden Polytraumata nach einem Punkteschema (Polytraumaschlüssel, PTS) in vier unterschiedliche Schweregrade unterteilt (siehe Tabelle 2.16 und 2.17).

Schweregrade nach Schweiber und Sauer:
- Grad I, leicht verletzt: Prellungen, Schürfungen, oberflächliche und tiefe Wunden, einfache Knochenbrüche, Gelenk- und Muskelzerrung, Schädel-Hirn-Verletzung Grad I
- Grad II, schwer verletzt, nicht lebensbedrohlich: ausgedehnte Wunden, offene Frakturen, SHT Grad II
- Grad III, lebensbedrohlich verletzt: Wunden mit gefährlicher Blutung, Trümmer- und Kompressionsfrakturen, gefährliche Thorax- und Bauchverletzungen, SHT Grad III, manifester Schock

Tab. 2.16: Klassifizierung der Polytraumata

Schweregrad	Punktzahl	Letalität
I	19	bis 10 %
II	20–24	bis 25 %
III	35–48	bis 50 %
IV	>49	bis 75 %

Stufenplan bei der Behandlung Polytraumatisierter

Es kann keine standardisierten Therapiekonzepte zur Versorgung Polytraumatisierter geben, jedoch gilt in der Regel folgendes:

Reanimationsphase (Erstmaßnahmen). Stabilisierung der Vitalfunktionen durch Einleitung der ersten, lebenserhaltenden Maßnahmen bzw. Eingriffe: Behebung der respiratorischen Insuffizienz (evtl. Intubation), therapeutische Beeinflussung der zentralen Zirkulationsstörung (Vollblut, Plasma- und Erythrozytenkonzentrate, Suprarenin, Natriumbikarbonat, Kalzium etc.) und Schockbekämpfung.

Erste Operationsphase (Sofortoperationen). Hier werden unmittelbar lebensrettende Operationen durchgeführt: Punktion eines Spannungspneumothorax, Überführung eines offenen Pneumothorax in einen geschlossenen, Thorakotomie bei Herzbeuteltamponade.

Stabilisierungsphase. Unter laufender Schock- und Beatmungstherapie erfolgt in dieser Phase

Tab. 2.17: Polytraumaschlüssel bei Thoraxverletzungen

betroffene Organe	Punktzahl
Sternum, Rippenfraktur (1–3)	2
Rippenserienfraktur	5
Rippenserienfraktur beidseitig	10
Hämato-, Pneumothorax	2
Lungenkontusion	7
Lungenkontusion beidseitig	9
instabiler Thorax zusätzlich	3
Aortenruptur	7

die ausgiebigere Diagnostik und die Korrektur der Funktionsstörungen von Kreislauf, Lunge, Nieren, Gerinnung und sämtlichen Organsystemen. Je nach Ausmaß der Störung und der Dringlichkeit der folgenden Operationen kann diese Phase einige Stunden bis zu einem Tag dauern.

Zweite Operationsphase (verzögerte Primäreingriffe). Der Patient ist stabilisiert. Es erfolgt die definitive chirurgische Versorgung von Verletzungen des Thorax, des Abdomens, des Retroperitoneal- und des Beckenraums. Offene Frakturen werden in dieser Phase osteosynthetisch versorgt zur Erhaltung der Extremität und Vermeidung von Infektionen. Die einzigen geschlossenen Frakturen, die in dieser Phase operiert werden müssen, sind die Oberschenkelfrakturen und die instabilen Frakturen und Luxationen des Beckens. Eine frühe Versorgung wirkt sich günstig auf den weiteren Krankheitsverlauf aus.

Intensivphase. Postoperative Weiterbehandlung des Patienten auf der Intensivstation, um erneut die Vitalfunktionen zu stabilisieren und das eventuelle Auftreten von ARDS, posttraumatischer Sepsis oder Multiorganversagen (MOV) früh zu erkennen und zu bekämpfen.

Die Erholung, aber auch die Entgleisung metabolischer Funktionen ist in der Regel zwischen dem 3. und 6. Tag zu erwarten. Mit der Intensivphase endet die notfallmäßige Versorgung des Polytraumatisierten. Jetzt kann eine Versorgung nicht lebensgefährlicher Verletzungen erfolgen und die Rehabilitation begonnen werden. Während der oben genannten Phasen bleibt der Patient intubiert und beatmet.

ARDS (Adult respiratory distress syndrome, Schocklunge)

Progressive respiratorische Insuffizienz bei primär gesunder Lunge infolge eines systemischen (z.B. Polytrauma) oder die Lunge betreffenden Ereignisses (z.B. Lungenembolie). Diese tritt einige Tage nach scheinbar schon überstandenem Schockereignis auf.

Symptome und Diagnostik.
- Stadium I: geringgradige Dyspnoe, leichte Hypoxämie und respiratorische Alkalose; keine Röntgenzeichen
- Stadium II: Tachypnoe und stärkere Hypoxämie; interstitielles Lungenödem im Thoraxbild
- Stadium III: Ateminsuffizienz, starke Hypoxie, respiratorische Azidose, hämorrhagisches Sputum; interstitielles Lungenödem und Infiltrationen im Thoraxbild

Therapie. Frühzeitige PEEP-Beatmung, Glukokortikoide, Stabilisierung von Herz- und Kreislauffunktion, Heparin und Salizylate zur Verhinderung von Thrombenbildung.

31.2 Physikalische und chemische Verletzungen

31.2.1 Verbrennungen

Verbrennungen entstehen durch Feuer, Dampf, heiße Flüssigkeiten, UV-Licht (Sonnenbrand), Strahlen, Strom etc. Es werden drei Grade der Verbrennung unterschieden (siehe auch Kap. 6.1.2). Typisch für die Verbrennungen ersten und zweiten Grades sind Schmerzen, bei Verbrennungen dritten Grades bestehen typischerweise keine Schmerzen (Analgesie bei Nadelstich), da die Hautrezeptoren zerstört sind. Gradeinteilung:
- *Grad I*: schmerzhaftes Erythem infolge Ödem der Epidermis und Hyperämie des Koriums, narbenlose Ausheilung
- *Grad IIa*: oberflächliche Verbrennung mit unvollständiger Nekrose der Epidermis und mit Blasenbildung durch Exsudation eiweißreicher Flüssigkeit zwischen Korium und Epidermis; Ausheilung ohne Narbenbildung in 5–10 Tagen
- *Grad IIb*: tiefe dermale Verbrennung; neben der Zerstörung der Epidermis sind auch tiefere Koriumschichten befallen. Es treten erste Sensibilitätsstörungen auf. Betrifft die Schädigung nicht alle Schichten des Koriums, so erfolgt die Regeneration von den Resten der Hautanhangsgebilde wie Schweißdrüsen und Haarfollikel aus. Die

Wunden heilen in 15–30 Tagen (abhängig von Tiefe und Infektion) unter Narbenbildung.
- *Grad III*: subdermale, totale Verbrennung mit Nekrose aller Hautschichten und Hautanhangsgebilden. Klinisch trockenes, braunweißes oder schwarzes Aussehen der harten, lederartigen Haut. Typischerweise keine Schmerzen, da die Schmerzrezeptoren zerstört sind (Analgesie bei Nadelstich). Es erfolgt keine Rekapillarisierung, die Reepithelialisierung ist vom Wundrand her noch möglich. Die Verbrennungen dritten Grades heilen nur selten spontan und unter Ausbildung hypertropher Narben.

Gelegentlich wird einer vollständigen Verkohlung der Verbrennungsgrad IV zugeordnet.

Neunerregel. Die Ausdehnung der Verbrennung wird nach der Neunerregel (nach Wallace) abgeschätzt, dabei wird die Körperoberfläche in mehrere Abschnitte unterteilt:
Jeder Arm 9%, Gesicht 9%, vorderer Rumpf 18%, hinterer Rumpf 18%, jedes Bein 18%, Damm 1% (bei Erwachsenen); siehe auch Abbildung 2.11 in Kapitel 6.1.2.

Therapie. Die Erste Hilfe besteht zunächst im Löschen des Brandes. Dann werden die verbrannten Extremitäten in kaltes Wasser getaucht, die Verbrennungswunden mit sauberen Tüchern oder mit in kaltem Leitungswasser getränkter Kleidung bedeckt (Vermeidung einer Kontamination), Die Atemwege müssen freigehalten werden, eventuell muß künstlich beatmet werden. Der Patient wird in die Klinik eingewiesen. Wenn weniger als 15% der Körperoberfläche (bei Kindern weniger als 10%) zweitgradig verbrannt sind oder wenn weniger als 2% drittgradig verbrannt sind, kann der Patient ambulant behandelt werden. Bei ausgedehnteren Verbrennungen ist die stationäre Behandlung mit Sicherstellung der Atmung, Elektrolyt- und Wassersubstitution und der Wundversorgung erforderlich. Die Wundversorgung erfolgt durch Wundreinigung (in Analgesie), aseptische Blasenpunktion, trockene Okklusivverbände bei Verbrennungen II. Grades, Exzision des Brandschorfes und eventuell lokal antibiotische Behandlung. Wichtig bei ausgedehnten Verbrennungen ist auch, Sepsis (Pseudomonas aeruginosa, Streptokokken) und Streßulzera vorzubeugen.

> **Klinischer Fall**
>
> Ein 48jähriger Familienvater erleidet bei dem Versuch, bei einem Sommerfest ein Grillfeuer zu entzünden, durch die Explosion einer Spiritusflasche zweit- bis drittgradige Verbrennungen im Gesicht, am vorderen Rumpf und an beiden oberen Extremitäten, die sich auf 30–40% der Körperoberfläche ausdehnen.
> Maßnahme vor dem Eintreffen des Notarztes: sofortiges Berieseln der verbrannten Fläche mit kaltem Wasser.

Verbrennungskrankheit

Bei tiefen Verbrennungen von mehr als 20% der Körperoberfläche kommt es zu gefährlichen Funktionsstörungen des Gesamtorganismus und seiner einzelnen Organe, zur Verbrennungskrankheit. Diese bleibt über längere Zeit bestehen und kann noch nach Wochen zu Störungen bestimmter Organsysteme führen.

Primäre Phase: Verbrennungsschock. Sie beginnt unmittelbar im Anschluß an den Verbrennungsunfall mit massiver Sekretion von Katecholaminen und Gewebsmediatoren (z.B. Histamin, Kininen, Serotonin, Prostazyklin, Thromboxanen) und dauert 2–3 Tage. Die Folgen sind:
- Flüssigkeitsverlust mit Hypovolämie durch Sequestrierung von zellfreier, proteinhaltiger Flüssigkeit und Natrium in das geschädigte Gewebe (durch gesteigerte mikrovaskuläre Permeabilität)
- Hämokonzentration mit Erythrozyten- und Thrombozytenaggregation
- Verminderung des Herzzeitvolumens durch Erniedrigung des intravasalen Volumens
- Konstriktion der Arteriolen und der postvenolären Kapillaren
- Transmineralisationsvorgänge mit Störung der Zellfunktion

Zweite Phase: Verbrennungskrankheit. Sie beginnt am 2.–3. Tag mit Progredienz in der ersten Woche und dauert bis zu vier Wochen, eventuell auch länger. Klinisch werden eine kontinuierliche Verschlechterung des Allgemeinzustandes, Antriebslosigkeit, Temperaturanstieg, Leukozytose, kardiale, pulmonale und nephrogene Komplikationen und in 60% der Fälle eine Sepsis mit hoher Letalität beobachtet. Als Ursache wird neben der zunehmenden Keimbesiedlung als Auslöser ein Verbrennungstoxin angenommen, ein Lipid-Protein-Komplex, der experimentell das volle Bild der Krankheit auslösen kann.

31.2.2
Kälteschäden

Siehe Kapitel 6.1.2.

31.2.3
Verletzungen durch Säuren und Laugen

Siehe Kapitel 6.1.3.

31.2.4
Unerwünschte Bestrahlungsfolgen

Siehe Kapitel 6.1.4.

31.3
Frakturen und Luxationen

Fraktur. Bruch; vollständige Kontinuitätsunterbrechung eines Knochens durch direkte oder indirekte Gewalteinwirkung.

Infraktion. Spaltbruch; Bruch ohne vollständige Kontinuitätsunterbrechung.

Fissur. Nicht klaffende Spaltbildung; auf dem Röntgenbild sieht man lediglich einen Knochenriß.

Luxation. Verrenkung; angeborene oder traumatische Verschiebung zweier gelenkbildender Knochenenden in eine funktionseinschränkende Lage; entweder als unvollkommene Luxation (Subluxatio: Gelenkflächen stehen sich teilweise gegenüber) oder als vollkommene Luxation (mit Kapsel- und Bänderriß und schmerzhafter Gelenkschwellung).

31.3.1
Entstehungsmechnismen

Traumatische Frakturen

Direkte Brüche entstehen direkt am Ort der Gewalteinwirkung. Ursachen sind Schlag, Stoß, Schuß etc. Beispiel ist die Stoßstangenverletzung eines angefahrenen Fußgängers mit Tibia- und Fibulafraktur.

Indirekte Brüche entstehen an einer von der Gewalteinwirkung entfernten Stelle; das Gewaltmoment wird zum schwächsten Punkt eines Knochens fortgeleitet und verursacht dort eine Fraktur. Ursachen sind Stauchung, Biegung, Scherung, Torsion oder Abriß. Beispiel ist die Fraktur des Radiusköpfchens beim Sturz auf die Hand.

Pathologische Fraktur

Diese Fraktur entsteht spontan oder durch geringfügiges, inadäquates Trauma bei einem pathologisch vorgeschädigten Knochen. Ursachen können Knochenmetastasen, Osteoporose, Knochentumoren, Osteomyelitis, Osteogenesis imperfecta etc. sein.

Ermüdungsfraktur

Sie entstehen durch anhaltende, rezidivierende Mikrotraumatisierung ohne Einwirkung äußerer Gewalt an einem im Umbau begriffenen Knochen; z.B. nach Einbau von künstlichen Gelenken oder als die sog. *Marschfraktur* der Ossa metatarsalia II und III bei untrainierten Rekruten.

31.3.2
Frakturtypen

Nach der Art der Gewalteinwirkung werden die traumatischen Frakturen in folgende Frakturformen eingeteilt (siehe Abb. 2.68):
- *Biegungsbruch:* entsteht durch Einwirkung direkter der indirekter Gewalt: Durch Zugspannung auf der Konvexseite und

Druckspannung auf der Konkavseite reißt der Knochen auf der Konvexseite ein und auf der Konkavseite wird ein Biegungskeil ausgesprengt. Beispiel: Fraktur nach Wadenstoß, Parierfraktur des Unterarms.
- *Drehbruch (Torsionsfraktur):* entsteht durch indirekte Gewalteinwirkung. Der an einem Ende fixierte Knochen wird einer gegenläufigen Drehung ausgesetzt; es kommt zu einer spiralförmig verlaufenden Bruchlinie. Die Torsionsfraktur ist die typische Fraktur des Skifahrers.
- *Abscher- und Schubbruch:* entsteht durch direkte Gewalteinwirkung auf nicht abgestützte und fixierte Knochen. Meist kommt es zu Querbrüchen. Zu den Abscherfrakturen gehören auch die Knorpel-Knochen-Absprengungen (flake fracture).
- *Abrißbruch:* entsteht durch Einwirkung von starken Zugkräften über Muskeln und Sehnen auf Knochenfortsätze. Es kommt zum Abriß eines Knochenfragments, dessen Frakturlinie senkrecht zur Zugspannung steht. Außerdem kommt es zur Dislokation der Fragmente (z.B. Patellafraktur).
- *Kompressionsfraktur (Stauchungsbruch):* entsteht durch Stauchung der Längsachse eines Knochens, v.a. im Wirbelsäulen-, Tibiakopf- und Fersenbereich.
- *Mehrfragment- und Trümmerfraktur:* Mehrfragment- (4–6 Fragmente) und Trümmerfraktur (mehr als 6 Fragmente) entstehen durch breite und rasante Gewalteinwirkung.
- *Etagen- und Stückfraktur:* entsteht durch breitflächige Gewalteinwirkung (Stoßstangenverletzung des Fußgängers). Zwischen den Hauptfragmenten findet sich ein langes Knochenfragment.
- *Ketten- und Serienfraktur:* mehrere Frakturen einer Extremität zugleich.
- *Defektfraktur:* ausgedehnte Knochenzerstörung, evtl. mit Verlust mehrerer Fragmente.

Frakturdislokation

Durch die Gewalteinwirkung und den Muskelzug werden die Knochenfragmente verlagert (siehe Abb. 2.69):
- *Dislocatio ad axim:* reine Achsenknickung bei Knochenfrakturen, vor allem bei

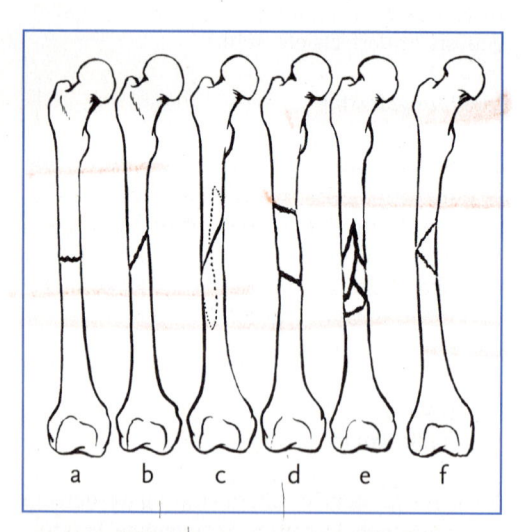

Abb. 2.68: Frakturtypen: **a** Querbruch, **b** Schrägbruch, **c** Spiralbruch, **d** Stückbruch, **e** Trümmerbruch, **f** Keilbruch (Biegungsbruch) (Wehner/Sander 1981)

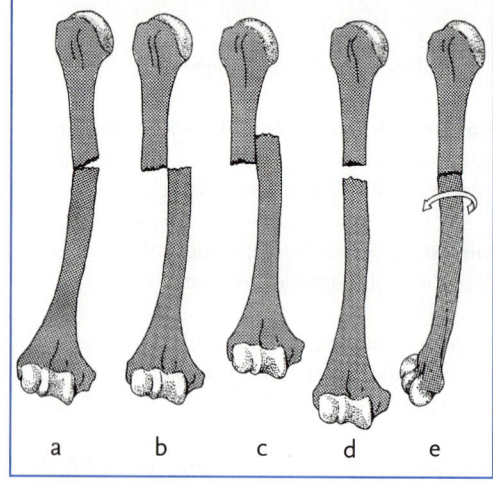

Abb. 2.69: Möglichkeiten der Dislokation: **a** Dislocatio ad axim, **b** Dislocatio ad latus, **c** Dislocatio ad longitudinem cum contractione, **d** Dislocatio ad longitudinem cum distractione, **e** Dislocatio ad peripheriam (Wehner/Sander 1981)

Infraktionen, z. B. Antekurvation, Retrokurvation, Varus- oder Valgusfehlstellung
- *Dislocatio ad latus:* Verlagerung des Bruchstücks zur Seite unter Bildung einer senkrecht zur Längsachse stehenden Stufenbildung (bajonett- oder gabelförmig versetzt)
- *Dislocatio ad longitudinem:* Fragmentverschiebung in der Längsachse unter Verkürzung (Dislocatio cum contractione) oder Verlängerung (Dislocatio cum distractione)
- *Dislocatio ad peripheriam:* gegensinnige Verdrehung angrenzender Knochenfragmente (oder meist nur des peripheren Fragments), wobei sich diese Verdrehung nur selten radiologisch, aber immer klinisch feststellen läßt

31.3.3
Frakturzeichen

Sichere Frakturzeichen. Achsenfehlstellung, pathologische (falsche) Beweglichkeit (schmerzhaft, daher nur bei Bewußlosen überprüfen), Knochenreiben (Crepitatio), sichtbare Knochenfragmente bei offenen Frakturen.

Unsichere Frakturzeichen. Schmerz, Schwellung, Hämatom und eingeschränkte oder fehlende Funktion.

Röntgenuntersuchung. Bei jedem Verdacht auf eine Fraktur muß die betroffene Extremität in zwei zueinander senkrecht stehenden Ebenen (a.p. und seitlich) geröntgt werden. Die Aufnahmen sollen benachbarte Gelenke erfassen. Eventuell sind zusätzlich Schräg- und andere Spezialaufnahmen erforderlich. Um Wachstumsfugen nicht mit Frakturlinien zu verwechseln, werden vor der Osteosynthese von Gelenkfrakturen und bei Kindern stets beide Seiten zum Vergleich geröntgt *(Vergleichsaufnahme).* Frische Frakturen zeigen eine scharfe Zeichnung der Frakturenden im Röntgenbild; ältere Frakturen zeigen dagegen eine Kallusbildung, die bereits nach fünf Tagen zusätzlich im Knochenszintigramm zu sehen ist.

31.3.4
Geschlossene und offene Frakturen mit und ohne Weichteilschäden

Bei den *geschlossenen Frakturen* besteht *keine* Verbindung zwischen der Fraktur und der Außenwelt. Durch mögliche Wundheilungsstörungen des umgebenden Weichteilmantels kann sich diese Frakturform sekundär in eine offene Fraktur umwandeln. Das Frakturhämatom und das begleitende posttraumatische Muskelödem können erhebliche Ausmaße annehmen, wodurch es zur Selbstkompression der Muskulatur mit nachfolgender Kompression von Nerven und Gefäßen und ischämischen Schäden (sogenanntes *Kompartmentsyndrom*) kommen kann.

Bei den *offenen Frakturen* besteht durch eine Weichteilverletzung eine offene Verbindung zwischen der Fraktur und der Außenwelt. Diese Frakturen sind durch Keimkontamination einem erhöhten Infektionsrisiko ausgesetzt, das den Heilungsprozeß erheblich verzögern kann.

Weiterhin werden *Frakturen mit Eröffnung von Körperhöhlen und Verletzung innerer Organe* beobachtet: z.B. Pleuraeröffnung und Lungenanspießung bei Rippenfrakturen oder Darm-, Ureter- und Blasenverletzung bei Beckenfraktur.

Geschlossene und offene Frakturen werden, je nach Ausdehnung und Weichteilbeteiligung, in folgende *Schweregrade* eingeteilt:
- *Geschlossene Frakturen*
    - Grad 0: einfache Bruchform ohne oder mit nur unbedeutender Weichteilverletzung
    - Grad I: einfache bis mittelschwere Fraktur mit oberflächlicher Schürfung oder Kontusion, Fragmentdruck von innen
    - Grad II: mittelschwere bis schwere Fraktur (z.B. 2-Etagen-Fraktur der Tibia durch Stoßstangenanprall) mit tiefer, kontaminierter Schürfung, lokalisierter Haut- oder Muskelkontusion und drohendem Kompartmentsyndrom
    - Grad III: schwere Frakturen; Trümmerfrakturen mit ausgedehnter Hautkontusion, Hautquetschung, Zerstörung der

Muskulatur und dekompensiertem Kompartmentsyndrom
- *Offene Frakturen*
  - Grad I: kleine Hautwunde durch Fragmentdurchspießung von innen mit unbedeutender bakterieller Kontamination
  - Grad II: Hautdurchtrennung von außen ohne wesentliche Verschmutzung der Wunde, zusätzliche Quetschung des Weichteilmantels
  - Grad III: breite Eröffnung der Fraktur mit massiver Zerstörung des bedeckenden Weichteilmantels, häufig kombiniert mit Sehnen-, Gefäß- und Nervenläsion
  - Grad IV: totale oder subtotale Amputation. Die subtotale Amputation bedeutet immer eine periphere Ischämie.

Diagnostik. Inspektion und Palpation (sichere und unsichere Frakturzeichen), Röntgen in zwei Ebenen und eventuell zusätzliche spezielle Aufnahmen, Funktionsüberprüfung der Arterien und Nerven *(DMS):* Palpation der peripheren Pulse *(Durchblutung),* Zehen und Finger sollen aktiv bewegt werden *(Motorik;* die reflektorische Ruhigstellung durch Muskelspasmen darf nicht mit einer Lähmung verwechselt werden), Ausschluß von *Sensibilitätsstörungen.* Diagnose von Begleitverletzungen.

Frakturbehandlung

Das Ziel der Frakturbehandlung ist die Wiederherstellung der vollen Funktion des frakturierten Skelettabschnitts in möglichst kurzer Zeit. Dabei soll beachtet werden, daß operative Eingriffe sich verbieten, wenn mit konservativen Methoden dieselben Ergebnisse erreicht werden können.

Die drei Grundsätze der Frakturbehandlung sind die Reposition (Einrichtung), die Retention (sichere Fixation und andauernde Ruhigstellung) und die funktionelle Übungsbehandlung zur Wiederherstellung der Funktion. Dies kann man auf konservativem oder auf operativem Wege erreichen.

Indikationen zur konservativen Behandlung. Die meisten Wirbelfrakturen und Beckenfrakturen werden konservativ behandelt. An den oberen Extremitäten sind es die Skapula- und Klavikulafraktur, die proximalen Humerus- und Humerusschaftfrakturen und die Radiusfrakturen an typischer Stelle, an den unteren Extremitäten die unkomplizierten langen Drehfrakturen des Unterschenkels und die meisten Frakturen des Fußes.

Indikationen zur operativen Behandlung. Allgemein anerkannt für eine Osteosynthese sind:
- zweit- und drittgradig offene Frakturen, Frakturen mit begleitenden Gefäß- und Nervenverletzungen
- dislozierte Gelenkfrakturen
- Frakturen beim Polytraumatisierten zur Pflegeerleichterung
- Oberschenkelfrakturen beim Erwachsenen
- Pseudarthrosen

Konservative Verfahren

Reposition (Einrichtung). Voraussetzung für die Einrichtung ist die Analgesie und eventuell auch die Muskelrelaxation. Bei der manuellen Reposition wird unter Durchleuchtung durch Zug und Gegenzug das distale Fragment rotations- und achsengerecht zum proximalen Fragment eingestellt. Drehfehler und Achsenknicke sollen vermieden werden, geringgradige Seitenverschiebungen und Verkürzungen sind ohne Bedeutung. Frakturen langer Röhrenknochen werden durch einen Streckverband (Extension) behandelt.

Retention (Fixation). Wichtig für die Heilung sind die Fixation sowie die sichere Ruhigstellung der Fraktur. Diese kann durch folgende Maßnahmen erreicht werden:
- *Gipsverband:* Bei gewissen Brüchen kann man damit eine gute Retention der Fragmente und eine ausreichende (nie absolute) Stabilität im Frakturbereich erreichen. Die beiden benachbarten Gelenke sollten auch (in Funktionsstellung) immobilisiert werden. Bei frischen Frakturen mit posttraumatischer Schwellung darf kein zirkulärer Gipsverband angelegt werden wegen der Gefahr des Kompartmentsyndroms. Der Vorteil des

Gipsverbandes ist die geringe Infektionsgefahr, da er eine geschlossene Frakturbehandlung darstellt. Seine Nachteile liegen in der nicht absoluten Ruhigstellung, der Gefahr der Gelenkversteifung, der Muskelatrophie und der Knochenentkalkung (eventuell Sudeck-Krankheit).

- *Extension:* Direkt am peripheren Hauptfragment wird ein Kirschner-Draht oder ein Steinmann-Nagel befestigt, an den über einen Bügelzug Gewichte gehängt werden. Durch den Dauerzug werden die dislozierenden Muskelkräfte neutralisiert und die bestehende Fehlstellung und Verkürzung allmählich korrigiert. Achsenfehler können durch Änderung der Zugrichtung, Drehfehler durch Rotation des peripheren Segments in gewissem Maße korrigiert werden. Im Kleinkindesalter benutzt man zur Extension Klebeverbände. Die Vorteile dieser Behandlung sind die der geschlossenen Frakturbehandlung, die Verhinderung von Redislokationen, Erleichterung der Weichteilpflege (gegenüber Gipsverband) und die Korrekturmöglichkeit von Fehlstellungen. Seine Nachteile bestehen in der Osteomyelitisgefahr bei Draht- oder Nagelinfektion, der Gefahr der Fragmentdiastase, der Thrombosegefahr bei längerer Bettlägerigkeit und der Überdehnung des Kapsel-Band-Apparates.

Operative Behandlung (Osteosynthese)

Durch die Osteosynthese werden die Knochenfragmente exakt zu einem festen Block reponiert. Dies ermöglicht den frühzeitigen Einsatz der Übungsbehandlung, was zur Reduzierung der Immobilisationsrisiken führt. Je nach erzieltem Stabilitätsgrad unterscheidet man zwischen *adaptationsstabiler, übungsstabiler* und *belastungsstabiler* Osteosynthese. Außerdem unterscheidet man je nach Operationsverfahren zwischen offenen und gedeckten Osteosyntheseverfahren.

Der *Vorteil* der Osteosynthese besteht darin, daß man mit der exakten, anatomischen Reposition meist Übungsstabilität erreicht, so daß Immobilisationsschäden wie Thrombosen, Atrophien etc. verringert werden. Die Pflege von Intensivpatienten wird erleichtert, die Infektionsrate bei drittgradigen offenen Frakturen wird reduziert und der Krankenhausaufenthalt verkürzt.

Nachteile sind die Infektionsgefahr (Osteomyelitis), die Gefahr von Begleitverletzungen durch unzweckmäßige operative Zugänge und die Minderung der Gefäßversorgung einzelner Fragmente durch die Präparation.

Osteosyntheseverfahren.

- *Marknagelung (intramedulläre Kraftträger):* Nach gedeckter oder offener Reposition wird der Marknagel (Küntscher-Nagel, elastische Ender-Nägel) in den Markraum eingebracht. Dadurch lassen sich übungsstabile Verhältnisse erreichen. Die Indikationen dafür sind geschlossene Quer-, Biegungs- und Drehbrüche im mittleren Tibia- und Femurabschnitt. An den oberen Extremitäten ist diese Methode wegen der anatomischen Verhältnisse nicht indiziert. Bei der Verriegelungsnagelung wird der Marknagel zusätzlich an seinem proximalen und distalen Ende mit quer in den Knochen eingebrachten Bolzen verankert.
- *Schraubenosteosynthese (interfragmentäre Verschraubung):* Durch Zugschrauben wird eine interfragmentäre Kompression erreicht. Im spongiösen Bereich werden Spongiosaschrauben und im diaphysären Bereich Kortikalisschrauben benutzt. Hauptanwendungsgebiet sind Frakturen der oberen Extremität.
- *Plattenosteosynthese:* Die Platten werden benutzt, um schädliche Druck- und Zugkräfte (nicht Biegungs- oder Drehkräfte) aufzunehmen und zu neutralisieren. Die Platte muß unter Spannung am Knochen befestigt werden. Für diaphysäre Frakturen werden gerade Platten, für gelenknahe Frakturen Winkel- oder T-Platten benutzt. Neutralisationsplatten (Platten- und Schraubenosteosynthese zusammen) werden bei Trümmerfrakturen verwendet. Sie nehmen Druck- und Biegekräfte auf und leiten sie über den Frakturbereich hinweg.
- *Zuggurtung:* Umformung der Zugkräfte in Druckkräfte. Dies kann durch Platten oder durch einfache Drahtschlingen (Cerclagen)

erfolgen. Dadurch werden übungsstabile Verhältnisse erreicht. Indikation sind Abrißfrakturen, z. B. von Malleolen, Patella oder Olekranon.
- *Spickdrahtosteosynthese:* Drahtspickung durch die Fraktur. Da damit nur Adaptationsstabilität erreicht wird, ist sie immer in Kombination mit einem Gipsverband oder anderen Osteosyntheseverfahren durchzuführen. Indikation ist die Epiphysenfraktur im Kindesalter.
- *Fixateur externe:* indirekte, externe Frakturstabilisierung. Steinmann-Nägel oder Schanz-Schrauben werden ober- und unterhalb der Fraktur angebracht und durch eine Spannvorrichtung fest miteinander verbunden.
- *Verbundosteosynthese:* Auffüllen der Knochendefekte mit Knochenzement und Anbringen von Metallimplantaten zur Stabilisierung, wodurch Belastungsstabilität erreicht wird. Indiziert ist die Verbundosteosynthese bei pathologischen Frakturen.

31.3.5
Ischämieschäden

Kompartment-Syndrom

Das Frakturhämatom und vor allem das posttraumatische Muskelödem können erhebliche Ausmaße annehmen, so daß in den unnachgiebigen Muskellogen an Unterarm und Unterschenkel eine erhebliche Drucksteigerung entsteht. Die Folge ist eine Selbstkompression der Muskulatur mit nachfolgender Nerven- und Gefäßkompression (venöse Kompression und arterielle Stauung: Ernährungsstörung) und dadurch ischämischen Schäden. Bleibt dieser Zustand unbehandelt, so kommt es zu *ischämischer Muskelnekrose* und zu narbiger Kontraktur. Am bekanntesten ist die *Volkmann-Kontraktur* des Unterarms (siehe Orthopädie, Abb. 12.20), am häufigsten aber ist das *Tibialis-anterior-Syndrom* des Unterschenkels.

Diagnostik. Progredient bohrender und brennender Schmerz sowie rasch einsetzende, sensible Ausfälle (z. B. Sensibilitätsstörung an der ersten und zweiten Zehe beim Tibialis-anterior-Syndrom) und motorische Ausfälle (Zehen- und Fußheberschwäche bei Schädigung des N. peronaeus superficialis), außerdem zug- und druckdolente Verhärtung der betroffenen Muskelloge. *Die peripheren Pulse bleiben auch beim voll entwickelten Kompartmentsyndrom erhalten.* Die Diagnosesicherung erfolgt durch Messung des subfaszialen Gewebedrucks, der von normalerweise 0–5 mm Hg auf Werte von 40–60 mm Hg ansteigen kann.

Therapie. Bei Verdacht auf Kompartmentsyndrom ist die sofortige, notfallmäßige Dekompression durch Faszienspaltung indiziert.

Klinischer Fall

> Bei einem Patienten hat sich nach einem Sportunfall (Tritt ventral gegen den Unterschenkel, vor einigen Stunden) unter großen Schmerzen eine Paralyse der Fußheber- und Großzehenheberfunktion entwickelt. Beim Laufen klappt der Fuß nicht wie beim Steppergang auf den Boden, sondern er ist infolge einer Kontraktur des M. tibialis anterior fixiert. Der M. tibialis anterior ist derb palpabel.
> *Diagnose:* starker Hinweis auf Tibialis-anterior-Syndrom
> Maßnahme: sofortige Spaltung der Fascia cruris

31.3.6
Frakturheilung

Die Frakturheilung erfolgt durch Füllung des Knochendefektes mit neugebildetem Knochengewebe, wobei die Knochenneubildung vom Periost, vom Endost oder vom Havers-System ausgehen kann.

Analog der Wundheilung unterscheidet man bei der Frakturheilung zwischen primärer, sekundärer und Spaltheilung. Die allgemeinen *Voraussetzungen für eine optimale Frakturheilung* sind:
- Adaptation des Frakturspaltes
- ununterbrochene Ruhigstellung
- Infektionsfreiheit
- ausreichende Durchblutung der Fragmente

Primäre Frakturheilung und Spaltheilung

Direkte Überbrückung des Frakturspaltes durch die in Längsrichtung vorwachsenden Osteone (Kontaktheilung); es bildet sich dabei *kein* Frakturkallus. Voraussetzung sind der innigste Kontakt der Frakturflächen und eine absolute Ruhigstellung. Dies ist nur bei operativer, osteosynthetischer Frakturversorgung möglich. Bleiben zwischen den osteosynthetisch fixierten Fragmenten minimale Spalten, so werden diese zunächst von Geflechtknochen aufgefüllt, die dann sekundär durch den Havers-Umbau in Lamellenknochen umgewandelt werden.

Sekundäre Frakturheilung

Bei nicht eng adaptierten Knochenenden wird der Frakturspalt zunächst mit einem Frakturhämatom ausgefüllt. Nach dem Einsprossen von Kapillaren und dem Einwandern von Fibroblasten wird dieses Hämatom organisiert und in einen Bindegewebskallus und später, unter zunehmender funktioneller Belastung, in einen Fixationskallus umgewandelt. Dieser phasenhafte Verlauf mit *röntgenologisch nachweisbarer* Kallusbildung tritt typischerweise bei der konservativen Frakturversorgung auf.

Verzögerte Frakturheilung

Von verzögerter Frakturheilung (delayed union) spricht man, wenn die Fraktur nach 20 Wochen noch nicht knöchern verheilt ist. Ist sie nach Ablauf von 8 Monaten noch nicht ausgeheilt (nonunion), spricht man von Pseudarthrose (Falschgelenkbildung, siehe unten).

Die Faktoren, die zur Verzögerung der Frakturheilung führen, sind Instabilität, Knochendefekte, Fragmentdiastase, Knochennekrose und Infektionen.

Pseudarthrose

Bei der Pseudarthrose handelt es sich um eine Falschgelenkbildung durch Ausbleiben der knöchernen Heilung. Sie weist auf gestörte Frakturheilung hin, die durch die oben genannten Faktoren hervorgerufen werden kann.

Man unterscheidet zwischen hypertrophischer und atrophischer Form der Pseudarthrose (siehe Abb. 2.70).

Die Ursache für eine *hypertrophische Pseudarthrose (Elefantenfußpseudarthrose)* ist die insuffiziente Ruhigstellung bei ausreichender Durchblutung der Fragmente. Das Pseudarthrosegewebe besitzt eine hohe osteogene Potenz, so daß die osteosynthetische Stabilisierung (z. B. mit einem Marknagel) rasch zur Knochenheilung führt.

Die Ursache für eine *atrophische (avitale) Pseudarthrose* ist die Instabilität gekoppelt mit einer Durchblutungsstörung der Fragmente. Die Therapie besteht im Anfrischen der porotischen Knochenenden, Spongiosatransplantation, stabile Osteosynthese (Plattenosteosynthese, Fixateur externe) und anschließend strenge Ruhigstellung des Frakturgebietes und der benachbarten Gelenke.

Bei ausgedehnten Defekten kann es zu *Defektpseudarthrose* kommen. Die Therapie der Wahl ist hier die Spongiosaplastik in Verbindung mit einer Frakturstabilisierung mittels Fixateur externe.

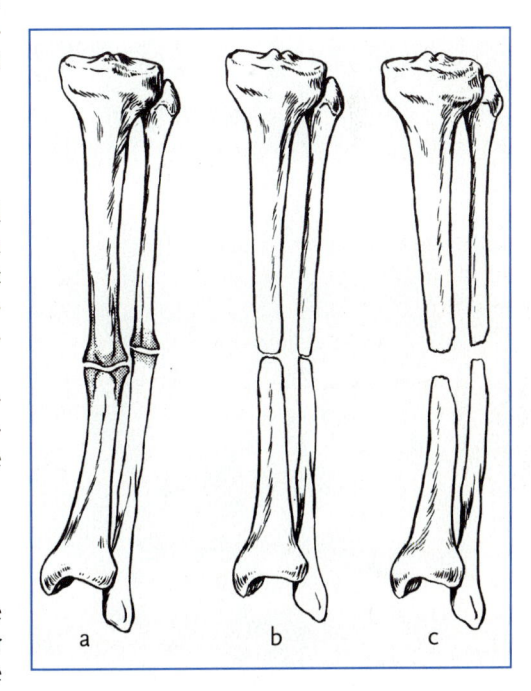

Abb. 2.70: Pseudarthrosen: **a** hypertrophische Form, **b** atrophische Form, **c** Defektform (Wehner/Sander 1981)

Sudeck-Syndrom

Synonyme: Sudeck-Dystrophie, sympathische Reflexdystrophie.

Es handelt sich um posttraumatische Dystrophien von Weichteilen und Knochen mit neurovegetativen Dysregulationen und Durchblutungsstörungen, vor allem an Hand und Unterarm. Die Beschwerden treten meist nach gelenknahen Frakturen, wiederholten Repositionsmanövern und nach schmerzhafter, brüsker, früh einsetzender Nachbehandlung auf. Die Ursache ist unbekannt. Bevorzugt sind ältere Patientinnen betroffen. Die Erkrankung verläuft in drei Stadien:

- akutes (entzündliches) Stadium I: dauert 8 Wochen. Typisch sind nächtliche Ruheschmerzen, Schmerzzunahme bei Belastung, teigige Weichteilschwellung, leicht livide, glänzende und schwitzende Haut. Im Röntgenbild zeigt sich rarefizierte subchondrale Spongiosa.
- dystrophisches Stadium II: dauert 8 Wochen bis 1 Jahr. Rückgang der Schmerzen und Zunahme der trophischen Veränderungen: blasse, kühle Haut, Weichteilschrumpfung (spitze Finger), Muskelatrophie. Im Röntgenbild zunehmende fleckige Entkalkung des Knochens, vor allem gelenknah (siehe Abb. 2.71).
- atrophisches Stadium III: Atrophie von Haut, Knochen, Subkutis und Muskulatur mit schmerzloser Bewegungsunfähigkeit der Extremität. Im Röntgenbild diffuse Osteoporose und Verschmälerung der Kortikalis.

Therapie. In Stadium I und II Ruhigstellung, Analgesie (durch elektrische Neurostimulation, Antirheumatika, Antiphlogistika, Psychopharmaka), Kortikoide, durchblutungsfördernde Mittel (Sympatholytika) und physikalische Therapie (Bewegungsübungen, Teilbäder). Im Stadium III palliative operative Eingriffe.

Klinischer Fall

Bei einer 57jährigen Patientin findet sich nach einer Radiusfraktur loco typico der folgende Befund: glänzende, livide verfärbte Haut, teigige Weichteilschwellung an Unterarm und Hand, heftiger Ruhe- und Bewegungsschmerz.
Diagnose: Verdacht auf Sudeck-Dystrophie

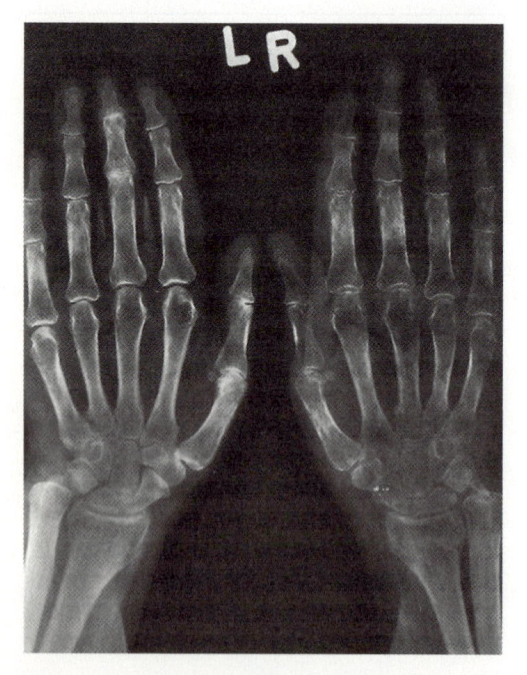

Abb. 2.71: Sudeck-Knochendystrophie mit ausgeprägter Entkalkung der Handknochen rechts (IMPP)

31.3.7 Fehlstellungen nach Frakturen

Zu Fehlstellungen kann es durch Fehlverheilen von Frakturen (z.B. durch falsche Reposition) oder durch posttraumatisch entstandene Arthrosen kommen, welche wiederum durch traumatische Knorpelschäden oder durch Fehlbelastung entstehen.

Therapie. Eine spontane Korrektur von Fehlstellungen ist nur in begrenztem Umfang am wachsenden Skelett möglich, daher sind bei posttraumatischen Fehlstellungen des Erwachsenen Korrekturosteotomien indiziert: Achsenkorrekturen, Derotationsosteotomien, Verlängerungs- oder Verkürzungsosteotomien, Korrektur der Gelenkkongruenz, Gelenkresektionen, alloplastischer Gelenkersatz oder Arthrodese bei Arthrosen.

31.3.8
Luxationen (Verrenkungen)

Luxationen sind Gelenkverletzungen mit Kontaktverlust der gelenkbildenden Knochenenden. Man unterscheidet zwischen traumatischer, habitueller und pathologischer Luxation. Am häufigsten betroffen sind das Schultergelenk (45%), gefolgt vom Ellenbogengelenk (18%), Handgelenk (9%) und Kniegelenk (2%).

Symptome. *Sichere Luxationszeichen* sind dislozierter Gelenkkopf, leere Gelenkpfanne, federnde Fixation außerhalb des Gelenks und Fehlstellung, *unsichere Luxationszeichen* Schmerz, Schwellung und Funktionseinschränkung.

Diagnose. Röntgenaufnahmen in zwei Ebenen.

Traumatische Luxation

Sie entsteht meist durch indirekte Gewalteinwirkung, wobei es nach Zerreißung des Kapselapparates es zur Luxation kommt. Mögliche Begleitverletzungen sind Knorpel-, Knochen-, Gefäß- und Nervenverletzungen.

Therapie. Analgesierung und schonende Reposition durch Zug und Gegenzug, wobei man den Verrenkungsmechanismus rückläufig wiederholt, anschließend Röntgenkontrolle und Kontrolle von Durchblutung, Sensibilität und Motorik. Nach der Reposition erfolgt eine Ruhigstellung für 2–5 Wochen, je nach Gelenk. Ist die geschlossene Reposition nicht möglich, z.B. wegen eines Interponates (Sehne, Muskel etc.), so wird operiert.

Habituelle Luxationen

Rezidivierende Luxationen, die durch Bagatelltraumen entstehen. Die Ursache ist eine angeborene (z.B. Gelenkdysplasie) oder posttraumatische Gelenkinstabilität.

Therapie. Reposition. Ein dauernder Therapieerfolg wird nur durch operative Korrektur erreicht.

Pathologische Luxation

Pathologische Luxationsneigung infolge einer chronischen Schädigung des Gelenkkörpers und des Kapselapparates, z.B. bei chronischen Infekten oder neurogenen Schäden.

31.3.9
Frakturen am wachsenden Skelett

Das wachsende Skelett unterscheidet sich in der Anatomie und der Stabilität von dem des Erwachsenen. Hinsichtlich der Frakturen gibt es einige Besonderheiten: Es werden im allgemeinen einfachere Bruchformen und Unfallmechanismen im Epiphysen- und Schaftbereich beobachtet. Das wachsende Skelett besitzt eine erhebliche Regenerationsfähigkeit, daher heilen die Frakturen schneller, Achsenfehler werden spontan korrigiert und Pseudarthrosen treten seltener auf.

Das Längenwachstum geht von den Wachstumsfugen (Stratum germinativum) aus, während Form und Dicke des diaphysären Knochens vom Endost und Periost gebildet werden. Die Größe der Gelenkkörper wird von den Epiphysen gestaltet. Bei Frakturen können diese Vorgänge gestört werden. So kann z.B. nach Schaftfrakturen kann ein überschießendes Längenwachstum oder nach Epiphysenfrakturen eine Wachstumshemmung auftreten.

Epiphysenfrakturen

Entscheidend bei diesen Frakturen ist, ob die eigentliche Wachstumsfuge (Stratum germinativum) betroffen ist oder nicht. Wird sie mitverletzt, so besteht die Gefahr von Störungen des Längenwachstum infolge partiellen Fugenverschlusses (Epiphysiodese). Die Epiphysenfrakturen werden eingeteilt in (siehe Abb. 2.72):

- *reine Epiphysenfugenlösung (Salter I):* Lösung der Epiphysenfuge in der Verknöcherungszone durch horizontale Schermechanismen. Das für das Längenwachstum verantwortliche Stratum germinativum wird dabei nicht mitverletzt, daher ist mit Wachstumshemmung nicht zu rechnen. Die Therapie ist konservativ.

- *Epiphysenlösung mit Aussprengung eines metaphysären Keils (Aitken I, Salter II):* entsteht durch Scherbelastung mit zusätzlichem Biege- oder Drehmoment. Auch hier wird das Stratum germinativum nicht verletzt. Die Therapie ist in der Regel konservativ.
- *Epiphysenfugenfraktur:*
  - ohne metaphysäres Fragment *(Aitken II, Salter III)*
  - mit metaphysärem Fragment *(Aitken III, Salter IV):* Diese Frakturen entstehen durch axiale Stauchung und Abscherung. Das Stratum germinativum wird dabei mitverletzt. Werden diese Verletzungen unsachgemäß behandelt, kommt es durch kallöse Überbrückung zu einem partiellem Fugenverschluß der Wachstumszone (Epiphysiodese). Hieraus resultiert die Gefahr einer einseitigen Wachstumshemmung mit einer sich daraus entwickelnden Gelenkinkongruenz. Die Therapie ist operativ.
- *Crush-Verletzung der Epiphysenfuge (Salter V):* Epiphysenstauchung durch direkte Gewalteinwirkung mit irreversibler partieller Zerstörung des Stratum germinativum. Diese Verletzung ist radiologisch primär nicht nachweisbar, daher ist primär keine Therapie möglich. Die Folge ist eine Wachstumsstörung oder ein -stop, der je nach Alter des Patienten zu erheblichen Fehlstellungen führen kann.

Diagnostik. Epiphysenfrakturen zeigen im allgemeinen geringe Symptome und werden daher häufig übersehen. Die Diagnose erfolgt durch röntgenologische Beurteilung der betroffenen Stelle. Bei Unklarheiten wegen unvollständiger Ossifikation soll grundsätzlich auch die gesunde Seite zum Vergleich geröntgt werden.

Therapie. Die reine Epiphysiolyse und die Aitken-I-Fraktur werden konservativ durch Reposition und Ruhigstellung in Gips behandelt. Aitken-II- und Aitken-III-Frakturen werden mit Zugschraubenosteosynthese operativ versorgt; die Schrauben werden nach etwa 4–8 Wochen entfernt. Nach Ausheilung der Fraktur muß das weitere Wachstum der betroffenen Extremität mindestens zwei Jahre lang kontrolliert werden, um etwaige Wachstumsstörungen (Verlängerung, Verkürzung, Achsenabweichung) mit Sicherheit ausschließen oder rechtzeitig behandeln zu können.

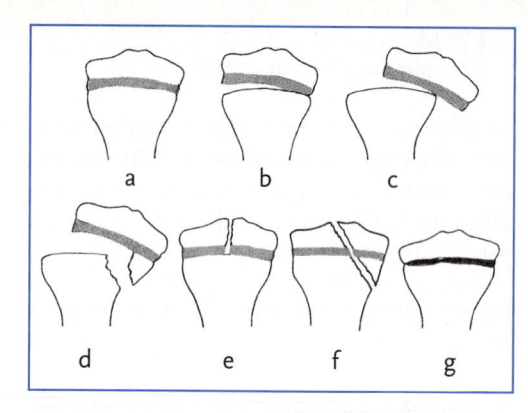

Abb. 2.72: Epiphysenverletzungen: **a** Epiphysenlockerung, **b** Chondroepiphysenlösung, **c** desgleichen mit erheblicher Dislokation (Salter I), **d** Osteoepiphysenlösung mit metaphysärem Fragment (Aitken I oder Salter II), **e** Epiphysenfraktur mit Knorpelschädigung (Aitken II oder Salter III), **f** Kombination von d und e (Aitken III oder Salter IV), **g** Epiphysenstauchung (Salter V) (Wehner/Sander 1981)

Schaftfrakturen

Während der Kortikalisknochen beim Kind elastisch ist, ist der Periostmantel dick und resistent. Aus diesem Grund werden beim Kind in der Regel unvollständige Schaftbrüche beobachtet. Man unterscheidet folgende Bruchformen:

- *Grünholzfraktur (subperiostale Fraktur):* Durch Biegekräfte bricht der Kortikalisknochen, während der stark entwickelte, elastische Periostschlauch erhalten bleibt, es kommt zu einer subperiostalen Fraktur (siehe Abb. 2.73). Kommt es dabei zu einem Einriß des Periosts, so liegt dieser auf der gegenüberliegenden Seite der Gewalteinwirkung (Konvexseite unter Zugspannung). Am häufigsten kommt die Grünholzfraktur am distalen Unterarm vor. Die subperiostale Tibiafraktur (Fibula bleibt intakt) ist die häufigste Fraktur beim Kind.

- *Wulstbruch (Stauchungsfraktur):* Durch Stauchung der noch weichen Kortikalis kommt es zu einer leichten Berstung mit ringförmiger Wulstbildung, am häufigsten am distalen Unterarm.
- *Bowing fracture:* Durch Überbiegung der Kortikalis kommt es an mehreren Stellen zu kleinen Einrissen, die radiologisch nicht nachweisbar sind. Diese Fraktur heilt meist primär ohne Ausbildung von Kallus.

Symptome und Diagnostik. Die Symptomatik bei kompletten Schaftfrakturen entspricht der des Erwachsenen. Die Diagnose erfolgt klinisch und röntgenologisch.

Therapie. In der Regel konservativ. Nur in seltenen Fällen ist die operative Behandlung von Schaftfrakturen zur Pflegeerleichterung des polytraumatisierten Kindes indiziert.

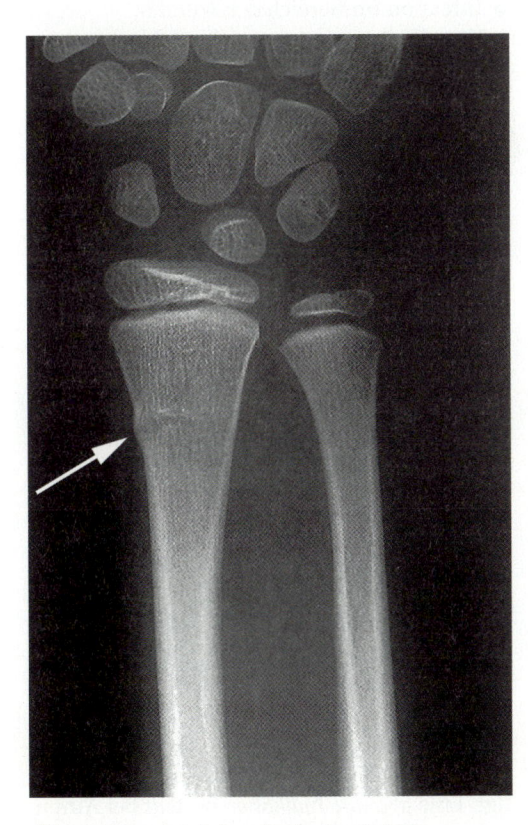

Abb. 2.73: Grünholzfraktur des Radius (IMPP)

Die Behandlung kindlicher Frakturen

Bei ca. 90 % aller Frakturen des wachsenden Skeletts ist die konservative Therapie möglich. Dabei muß folgendes beachten werden:
- Die *Kallusbildung* setzt schneller und stärker ein als beim Erwachsenen. Die Reposition muß frühzeitig und exakt erfolgen, sonst können Fehlstellungen evtl. nach einigen Tagen nicht mehr konservativ korrigiert werden.
- Geringfügige Achsenabweichungen, Verkürzungen und Seitenverschiebungen können bei der Reposition toleriert werden, da sie spontan durch *kompensatorisches Wachstum* ausgeglichen werden können. Rotationsfehler dagegen sollten exakt reponiert werden, da sie spontan nicht ausgeglichen werden können.
- Infolge der Hyperämie am betroffenen Knochen anläßlich des Heilungsprozesses kommt es zu *Wachstumsbeschleunigung*, d.h. zu Knochenverlängerung. Aus diesem Grunde versucht man, bei der Reposition eine mäßige Verkürzung zu erreichen.
- Pseudarthrosen sind nach konservativer Behandlung höchst selten. Das Sudeck-Syndrom ist unbekannt.

Die operative Therapie ist nur in ca. 10 % der Fälle erforderlich. Die Indikationen dafür sind z.B. Olekranonfraktur, Tibiaspiralfraktur und Schenkelhalsfraktur. Die *Osteosyntheseformen* sind:
- lagerungsstabile Bohrdrahtosteosynthese
- Zugschraubenosteosynthese
- Plattenosteosynthese

Die Marknagelung ist beim Kind wegen der möglichen Epiphysenfugenschädigung und/oder der möglichen Rotationsinstabilität kontraindiziert.

31.4
Spezielle Maßnahmen bei Extremitätenverletzungen

31.4.1
Amputationen

Siehe auch Orthopädie, Kapitel 1.4.2.

Die Amputation ist das vollständige Absetzen eines endständigen Körperteils ohne die Möglichkeit zur Wiederherstellung der Kontinuität.

Indikationen.
- Durchblutungsstörungen (bei AVK oder diabetischer Angiopathie)
- maligne Tumoren (z. B. Osteosarkom)
- posttraumatische Funktionseinschränkung des distalen Extremitätenabschnitts mit Sensibilitäts- und Durchblutungsstörungen
- primäre Amputationen nach schweren Unfällen mit Extremitätenzertrümmerung (z. B. Schußverletzung)
- kombinierte, totale sensible und motorische Lähmungen (z. B. nach Motorradunfällen mit totaler Plexuslähmung)
- angeborene Deformitäten (z. B. umschriebener Riesenwuchs von Fingern)

Bei der Amputation wird die Ausdehnung der Erkrankung (Tumorbefall, ausreichende Durchblutung) berücksichtigt. Wichtig für die nachfolgende prothetische Versorgung ist der Erhalt eines funktionstüchtigen Stumpfes mit guter Muskelbedeckung und gut durchblutetem dorsalen (Unterschenkel) oder ventralen (Oberschenkel, Hand) Haut-Muskel-Lappen. Es werden je nach Extremität verschiedene Amputationslinien berücksichtigt.

Myoplastik. Nach der Amputation werden die antagonistischen Muskelgruppen über dem entsprechend gekürzten, knöchernen Stumpf mit Nähten vereint.

Myodese. Die Muskelstümpfe werden am Knochenende mittels Bohrkanälen verankert.

Exartikulation. Absetzen der Gliedmaßen im Gelenk; meist bei gelenknahen Tumoren.

Prothetische Versorgung. Der Sinn der prothetischen *Sofortversorgung* ist es, einen allgemeinen körperlichen Funktionsverlust zu vermeiden und eine frühzeitige Übung und Belastung zu ermöglichen: Nach dem Wundverband wird eine gute Stumpfpolsterung vorgenommen und darüber sofort ein zirkulärer Gips modelliert. An den Gipsköcher wird am ersten postoperativen Tag eine Rohrskelettprothese angebracht, die der Patient am 3.–4. Tag belasten darf. Am 12.–14. Tag wird der Gips entfernt und eine Übungsprothese angepaßt.

Eine prothetische *Frühversorgung* ist angezeigt, wenn die Gefahr der verzögerten Wundheilung (vor allem bei AVK) besteht. Sie unterscheidet sich von der Sofortversorgung nur durch die zeitliche Verschiebung: Erst am 12.–14. Tag, d.h. nach gesichertem Heilungsverlauf, wird der Gipsverband anmodelliert und das Prothesentraining begonnen. Weiteres siehe Orthopädie, Kapitel 1.4.2.

Stumpfkrankheiten:
- Infektion im Bereich der Wunde
- Wundheilungsstörungen bei schlechter Gefäßversorgung
- Entwicklung einer tiefen Venenthrombose mit der Gefahr der Lungenembolie
- eventuell Herzinfarkt
- Neurombildung und Entwicklung von Phantomschmerzen

31.4.2
Replantation

Replantation bedeutet das Wiedereinfügen von traumatisch abgetrennten Körperteilen. Aus praktischen Gründen unterscheidet man *Großreplantationen* bei Abtrennung zentral des Hand- und Sprunggelenks und *Kleinreplantationen* bei Abtrennung peripher des Hand- und Sprunggelenks sowie bei Amputation von Nasenteilen, Ohrmuschel, Penis etc. Kleinreplantationen wurden erst durch die Entwicklung der Mikrochirurgie möglich.

Nach traumatischen Amputationen besteht immer eine Indikation zur Replantation. Bei der Indikationsstellung wird die funktionelle Wichtigkeit des amputierten Teils berücksichtigt: Eine *absolute Indikation* besteht bei Amputation von Daumen, mehreren Langfingern, der Mittelhand und der gesamten Hand (Greiffunktion); alle anderen Teile haben nur eine relative Indikation. Psychologische und persönliche Gesichtspunkte müssen berücksichtigt werden.

Kontraindikationen zur Replantation bestehen nur bei lebensbedrohenden Begleitverletzungen und bei einer Anoxämiezeit des amputierten Teils von über 6 Stunden.

Operationstechnik. Nach Markierung aller später zu vereinigenden Strukturen und ausführlichem Dèbridement von nicht mehr vitalisierbarem Gewebe erfolgt die eigentliche Replantation in folgender Reihenfolge:
- Osteosynthese
- Naht der Beugesehnen und Sehnenscheiden
- Anastomose der Arterien (Veneninterponat bei großen Gefäßen)
- Nervennaht
- Anastomose der Venen
- Hautnaht

Prognose. Bei günstigen Voraussetzungen liegt die Revitalisierungschance zwischen 60 % und 90 %.

31.4.3
Rekonstruktion (plastische Chirurgie)

Rekonstruktion bedeutet die Wiederherstellung von anatomisch vorgegebenen Strukturen. Die rekonstruktive Chirurgie basiert auf Verschiebung oder Transplantation von Geweben. Bei größeren Defekten werden auch Kunststoffe verwendet.

Hauttransplantationen und Hautplastiken

Freie Hauttransplantation. Verpflanzung eines völlig von der Entnahmestelle gelösten Hautlappens ohne subkutanes Fettgewebe auf eine andere Körperstelle. *Vollhauttransplantate (Wolfe-Krause)* bestehen aus Epidermis und Kutis ohne Subkutis. Sie wachsen nur auf gut vaskularisiertem Gebiet, z.B. Hand, Fußsohle und Gesicht. *Spalthauttransplantate (z.B. dünner Thiersch-Lappen)* lassen sich in beliebiger Schichtdicke mit speziellen Instrumenten (Dermatomen) entnehmen. Sie werden vor allem bei großflächigen Wunden und Verbrennungen verpflanzt, sind anspruchsloser als Vollhauttransplantate und haben dadurch bessere Überlebenschancen. Beim *Netztransplantat* (mesh graft) wird das Spalthauttransplantat durch instrumentelle Einschnitte gitterförmig auseinandergezogen, so daß größere Wundflächen gedeckt werden können.

Hautplastik. Verpflanzung eines Hautlappens, der auch das subkutane Fettgewebe einbezieht. Bei diesen Transplantaten wird das sie ernährende Gefäß als Stiel belassen, daher die Bezeichnung gestielte Hauttransplantate. Das Verhältnis von Länge und Breite des Transplantatlappens darf nie größer als 2:1 sein, da sonst die Blutversorgung unzureichend ist. Man unterscheidet *gestielte Nahplastiken* aus der unmittelbaren Wundumgebung (direkter Verschiebelappen, einfacher oder doppelter Rotationslappen und Z-Plastik), die dem Defektverschluß im Nahbereich und der Änderung der Verlaufsrichtung dienen, und *gestielte Fernplastiken* von einer anderen Körperstelle, z.B. Flügellappen von Arm, Bein, Brust oder Bauch und Rundstiellappen.

Knochen

Zur Füllung von Knochendefekten werden Kortikalis- oder Spongiosatransplantate verwendet. Bevorzugt setzt man autologe Transplantate ein, da sie besser und schneller zur Knochenneubildung führen als Allotransplantate. Heterotransplantate werden oft nur resorbiert.

Die häufigste Entnahmestelle für Spongiosa und Kortikalis ist der Beckenkamm. Spongiosa kann auch am Trochantermassiv und am Tibiakopf, Kortikalis an der Tibiavorderkante und an den Rippen entnommen werden.

31.4.4
Vorgehen bei posttraumatischen und postoperativen Infektionen

Die Erreger der posttraumatischen Knocheninfektionen, meist Staphylococcus aureus, aber auch gramnegative Hospitalkeime wie Pyozyaneus und Proteus, gelangen von außen her in das Wundgebiet, breiten sich im Bereich von

Weichteilwunden, Seromen und Hämatomen aus und gelangen so in die Knochenwunde und in die Markhöhle. Die Krankheit kann entweder akut mit allen Entzündungszeichen oder subakut, schleichend, mit nur geringen Schmerzen und geringer Schwellung beginnen.

Nach prophylaktischer Antibiotikagabe bei Knochenoperationen wird eine chronische Knocheninfektion mit geringen Entzündungszeichen, entzündeten Weichteilen, Fisteln und kontinuierlicher Sekretion beobachtet.

Diagnose. Im Röntgenbild sieht man oft erst nach Wochen periostale Auflagerungen, Osteolysen und Verdichtungen der Knochenstruktur. Bei chronischer Knochenentzündung ist die Knochenstruktur eventuell aufgelockert und man erkennt vereinzelt Sequester.

Therapie. Bei *drohender posttraumatischer Infektion mit geringen Entzündungszeichen* ist die Osteotomie und Stabilisierung der Fraktur indiziert. Das infizierte Hämatom wird ausgeräumt, die Extremität ruhiggestellt und hochgelagert. Eine kurzfristige, hochdosierte Antibiotikatherapie nach Antibiogramm ist notwendig. Bei *ausgedehnten Abszeßhöhlen* werden für 2–3 Wochen PMMA-Ketten (Polymethylmetacrylat, antibiotikahaltige Knochenzementkugeln) eingelegt und Antibiotika verordnet. Knochendefekte werden nach Abklingen der Entzündung mit autologer Spongiosa aufgefüllt. Die Therapie der *chronischen Knocheninfektion* besteht in zügigem Knochen- und Weichteildébridement, Entfernung aller Sequester und ausreichender Ruhigstellung sowie kurzfristiger hochdosierter Antibiotikatherapie. Bei Markhöhlenphlegmone wird eine Spül-Saug-Drainage oder PMMA-Ketten eingebracht. In schweren Fällen kann die Amputation indiziert sein.

31.4.5
Nachbehandlung von Frakturen und Gelenkverletzungen

Sie ist ein wesentlicher Teil der Frakturbehandlung und sollte direkt nach der Versorgung beginnen. In der Akutphase ist auf einen ausreichenden venösen Rückfluß zu achten, um durch die Abschwellung tiefen Venentrombosen und trophischen Störungen vorzubeugen.

Bei der konservativen Frakturbehandlung werden alle nicht ruhiggestellten Gelenke unter krankengymnastischer Anleitung aktiv mobilisiert. Nach Entfernung des Gipsverbandes wird das ruhiggestellte Gelenk krankengymnastisch remobilisiert.

Bei einer *lagerungsstabilen* Osteosynthese werden Bewegungen vorsichtig durch die Krankengymnastin (passiv) durchgeführt, ist dies nicht möglich, so wird die Extremität ruhiggestellt.

Bei den *übungsstabilen* Osteosynthesen werden alle Gelenke der verletzten Extremität funktionell unter krankengymnastischer Anleitung aktiv bewegt. Nach Entfernung der Drainage beginnt das Gehtraining unter Entlastung des Beines nach Osteosynthesen der unteren Extremitäten. Bewegungsmöglichkeiten bestehen an Unterarmstützen, am Gehwagen und am Gehbarren.

Bei den *belastungsstabilen* Osteosynthesen sollte bis zur Schmerzgrenze belastet werden.

Weitere physikalische Behandlungsmaßnahmen Massagen (diese darf nicht vorzeitig anfangen, sonst Gefahr der Myositis ossifikans), Bewegungsbäder, Übungsbehandlung mit Eisanwendung (Behandlung mit Kälte).

31.5
Wirbelsäule

Wirbelsäulenverletzungen (Frakturen/Luxationen) können Folge einer direkten (10%) oder indirekten Gewalteinwirkung sein. Die Hauptursache für die Verletzungen sind nach wie vor Verkehrsunfälle (30–50%). Die Verletzungen entstehen durch axiale Stauchung (Sturz/Absturz) oder durch maximale Verbiegung (Fahrzeuganprall). In 15–20% der Fälle ist das Rückenmark mitbeteiligt. Die Schädigung des Rückenmarks hat eine Querschnittlähmung zur Folge. Bestimmend für die Ausprägung der spinalen Schädigung sind Ischämie, Ödem, Markkompression, Hypotension als Folge des spinalen Schocks, Vasospasmen und Thrombosierung der spinalen Gefäße durch Freisetzung verschiedener Mediatoren.

Einteilung der Wirbelsäulenverletzungen:
- Kontusion und Distorsion ohne Knochenschäden (HWS-Schleudertrauma)
- isolierte Kapsel- und Bandverletzung
- isolierte Bandscheibenverletzung
- isolierter Wirbelkörperbruch
- Wirbelkörperbruch mit Bandscheibenverletzung
- voll ausgebildete Wirbelsäulenverletzung mit Wirbelkörper-, Bogen- und Dornfortsatzbruch und Zerreißung des Bandapparates
- Wirbelluxation ohne Fraktur (selten)
- isolierte Frakturen von Bogen und Dornfortsatz

Es wird zwischen *stabilen* und *instabilen* Wirbelbrüchen unterschieden. Instabil sind Verletzungen des mittleren Wirbelsegments, das die Wirbelkörperhinterwand und die Zwischenwirbelbänder umfaßt. Meist besteht eine Teilverrenkung.

Symptome. Gürtelförmiger Schmerz, Zwangshaltung, Prellmarke, Druck-, Klopf- und Stauchungsschmerz, vergrößerter Abstand zwischen den Dornfortsätzen, Stufen- und Gibbusbildung. Geh-, Steh- und Bewegungsunfähigkeit. Bei Rückenmarksbeteiligung Paresen, Lähmungen und Sensibilitätsstörungrn. *Je später die neurologischen Ausfälle auftreten, desto besser ist die Prognose.*

Diagnose. Anamnese und Klinik, Röntgen in zwei Ebenen, eventuell Ziel-, Schräg- und Schichtaufnahmen oder Wirbelsäulen-CT.

Verletzungen der Halswirbelsäule

65% dieser Verletzungen, die größtenteils reine Weichteil-Band-Verletzungen sind, werden durch Verkehrsunfälle verursacht.

Typische Verletzungsmechanismen sind beim Frontalaufprall (Kraft von vorne) die starke Hyperflexion und anschließende Hyperextension der HWS, beim Auffahrunfall (Kraft von hinten) umgekehrt die starke Hyperextension und anschließende Hyperflexion der HWS, die sogenannte *Whiplash injury* (Peitschenschlagverletzung). Der typische Badeunfall, der Kopfsprung ins seichte Wasser, führt zu einer Hyperextension oder -flexion der HWS, wobei das vordere Längsband reißt und Bögenbrüche und Teil- oder Volluxationen der Halswirbel entstehen.

Die häufigste Lokalisation der knöchernen Verletzung liegt zwischen C4 und C6. Durch Dreh- und Überdehnungskräfte kann es zu Luxationen (mit oder ohne Brüche der Gelenkfortsätze) oder zu Kompressionsfrakturen der Wirbelkörper kommen. Bei instabilen Frakturen kommt es in etwa 60% zu Paresen bis hin zur Tetraplegie.

Verletzungen im Bereich des 1. und 2. HWK:
- transligamentäre Verrenkungen des Atlas unter Zerreißung der Bandverbindung zum Axis und des Lig. transversum atlantis (eine nichttraumatische atlantoaxiale Luxation kann bei rheumatoider Arthritis mit Degeneration des Lig. transversum auftreten und zum plötzlichen Tod bei der Reklination des Kopfes bei der Intubation führen)
- transdentale Verrenkung des Atlas nach vorn, hinten oder zur Seite
- Hangman's fracture: doppelseitige Bogenbrüche des Axis mit Luxation von C2 nach vorne beim Erhängen, heute häufig eine Verletzung bei Autounfällen
- Jefferson-Fraktur: Berstungsfraktur des Atlas durch axial auf den Kopf einwirkende Kräfte

Begleitverletzungen. Halsmarkschädigung (komplette oder inkomplette Querschnittsymptomatik), Schädigung der Nervenwurzel (Paresen), Halsmarkerschütterung (flüchtige neurologische Ausfälle), isolierte Nerven-Muskel-Syndrom: neurogene zervikale, zervikobrachiale oder zervikozephale Schmerzsymptome.

Symptome. Nackenschmerzen und -steife, geschützte Kopfhaltung und Vermeidung jeglicher Bewegung, Drehung des Kopfes zur gesunden Seite und Neigung zur kranken Seite bei einseitigen Verletzungen, flüchtige oder bleibende neurologische Ausfälle. Stabile Verletzungen sind gelegentlich völlig symptomlos.

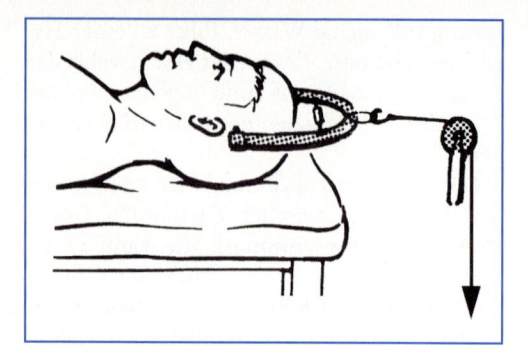

Abb. 2.74: Extension eines Dornfortsatzbruches mit der Crutchfield-Klammer (Wehner/Sander 1981)

Diagnose. HWS-Röntgen in zwei Ebenen, eventuell Funktions-, Ziel-, Schräg- und Schichtaufnahmen oder HWS-CT.

Therapie. Stabile Verletzungen werden konservativ mit einer Schanz-Krawatte für 4–6 Wochen behandelt. Instabile Verletzungen werden mit Hilfe der Crutchfield-Extension (siehe Abb. 2.74) reponiert und retiniert und danach für wenigstens 8–10 weitere Wochen mit Minerva-Gips oder Halo-Fixateur externe (siehe Abb. 2.75) ruhiggestellt. Bei zunehmender neurologischer Symptomatik, bei irreponiblen Luxationen und Luxationsfrakturen sowie bei Frakturen mit bleibender Fehlstellung besteht die Indikation zur operativen Versorgung, bei der die benachbarten, stabilen Wirbelsäulensegmente mit Platte, Drahtcerclage oder Spongiosaspan verblockt werden (vordere oder hintere Fusionierung).

HWS-Schleudertrauma

Das HWS-Schleudertrauma führt meist nur zu reinen Weichteilverletzungen im Halsbereich. Durch Auffahrunfälle wird die HWS entsprechend dem Peitschenschlagmechanismus (siehe Abb. 2.76) forciert bewegt. Als Folge des gewaltsamen Überschreitens der physiologischen Bewegungsgrenze kommt es zu einer vorübergehenden Subluxation der HWS-Gelenke mit sofortiger Reposition und zu einer Bänderüberdehnung oder -zerreißung (Distorsion).

Symptome. Nach dem typischen schmerzfreien Intervall kommt es zu Schmerzen und zu schmerzbedingter Bewegungseinschränkung. Es wird eine zervikale, zervikobrachiale und zervikozephale Schmerzsymptomatik unterschieden. Begleitende kochleovestibuläre

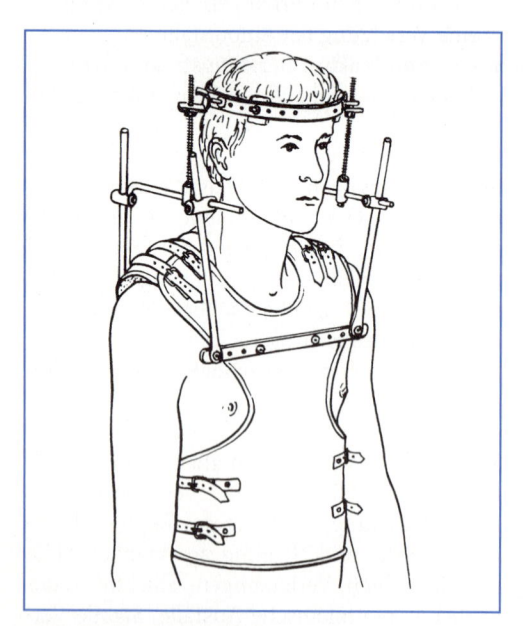

Abb. 2.75: Halo-Fixateur zur externen Fixation der Halswirbelsäule (H. Zippel 1988)

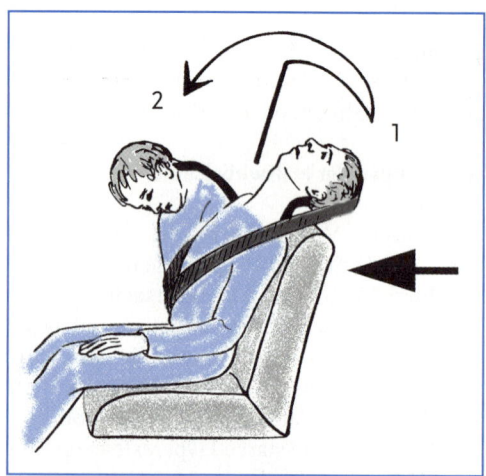

Abb. 2.76: Schleudertrauma (Peitschenschlagmechanismus) (Wehner/Sander 1981)

Störungen (Ohrensausen, Schwindel, Übelkeit) werden auf Zerrung der A. vertebralis und des Halssympathikus zurückgeführt.

Therapie. Ruhigstellung in einer Schanz-Krawatte für 2–6 Wochen, eventuell krankengymnastische Nachbehandlung.

Verletzungen der Brust- und Lendenwirbelsäule

Im Vordergrund stehen knöcherne Verletzungen; isolierte Weichteilverletzungen sind selten. Die Ursachen sind Sturz aus großer Höhe, gewaltsame Kyphosierung der Wirbelsäule und Stabilitätverlust der osteoporotischen Wirbelkörper.

Es gibt *stabile Frakturen* mit keilförmiger Veränderung der Wirbelkörper ohne Deformierung des Spinalkanals und *instabile Frakturen* mit Subluxation von Wirbelkörpern, Bänderzerreißung, Abscherung der Deckplatten und Deformierung des Spinalkanals.

Symptome. Stauchungs- und Klopfschmerz des betroffenen Bewegungssegments, neurologische Ausfälle bei Beteiligung des Rückenmarks, eventuell Gibbusbildung.

Diagnostik. Röntgenaufnahmen in zwei Ebenen, Schicht- und Zielaufnahmen sowie Wirbelsäulen-CT.

Begleitverletzungen. Rückenmark und Nervenwurzelverletzungen, Nierenkontusion, Milzruptur, retroperitoneales Hämatom mit Retentionsblase.

Therapie. Patienten mit stabilen Frakturen im Bereich der kranialen und mittleren BWS werden auf einer harten Unterlage bis zur Beschwerdefreiheit gelagert und beginnen früh mit der Krankengymnastik. Bei stabilen Frakturen der kaudalen BWS und LWS wird unter Hyperlordosierung ebenso therapiert, dann ein Dreipunktmieder angepaßt und weiter nachbehandelt.

Die konservative Therapie der instabilen Frakturen besteht in der Lagerung des Patienten auf einer harten Unterlage und Immobilisierung für 8–12 Wochen. Bei Luxationsfrakturen mit zunehmenden neurologischen Ausfällen und bei Bildung von Gibbus oder Skoliose erfolgt die operative Therapie mit ventraler oder dorsaler Fusionierung.

31.6
Verletzungen des knöchernen Thorax

31.6.1
Thoraxwandverletzungen

Brustbeinfraktur

Durch direkte, ventrale oder indirekte Gewalteinwirkung bei BWS-Kompressionsfrakturen kann es zur Sternumfraktur kommen. Es werden Impressions- und Stückfrakturen beobachtet. Die Komplikationen sind Herzkontusion, Mediastinitis bei offener Fraktur und Thoraxinstabilität bei der Stückfraktur.

Symptome. Druckdolenz und Schmerzen.

Diagnose. Röntgen-Thorax (a.p. und seitlich).

Therapie. Schmerzausschaltung, eventuell innere pneumatische Dehnung; selten Osteosynthese.

Rippenfrakturen

Da die ersten drei Rippen eine geschützte Lage und die basalen Rippen eine große Beweglichkeit aufweisen, sind die mittleren Rippen am häufigsten betroffen. Bei direkter Gewalteinwirkung entsteht die Fraktur an der betroffenen Stelle, bei flächenhafter Gewalteinwirkung (Stauchung, Kompression) an der Stelle der größten Biegebeanspruchung. Rippenfrakturen sind relativ harmlos, wenn weniger als sechs Rippen gebrochen sind. Die Komplikationen sind Pneumothorax, Hämatothorax, Hämatopneumothorax und Milz- und Leberrupturen bei unteren Rippenfrakturen etc. (siehe Kap. 12.3).

Wenn eine Rippe an zwei Stellen gebrochen ist, spricht man von einer *Rippenstückfraktur*. Bei einer *Rippenserienfraktur* sind mehr als drei Rippen oder mindestens zwei benachbarte Rippen gebrochen. Stückfrakturen mehrerer Rippen nennt man *Rippenserienstückfraktur*.

Symptome und Diagnose. Kompressionsschmerz des Thorax, stechende Schmerzen bei Husten und Lagewechsel, eventuell auch Hautemphysem, Hämato- und Pneumothorax und bei instabilem Thorax paradoxe Atmung mit Ventilationsstörung. Ein *instabiler Thorax* mit *paradoxer Atmung* entsteht bei beidseitigen Rippenfrakturen. Die Diagnose wird röntgenologisch gesichert, wobei man bedenken sollte, daß Rippenfrakturen auf dem Röntgenbild leicht übersehen werden.

Therapie. Analgesie, eventuell Nervenblockade oder Periduralanästhesie, Ruhigstellung für 2-3 Wochen mit einem Dachziegelverband oder Rippenfrakturgürtel, Atelektase- und Pneumonieprophylaxe durch Krankengymnastik und Inhalationstherapie. Bei Rippenserien- und -stückfrakturen und beim instabilen Thorax ist die Intensivtherapie mit Intubation und PEEP-Beatmung indiziert, selten aber die operative Fixation mittels Plattenosteosynthese, intramedullärer Nägel etc.

31.6.2
Intrathorakale Verletzungen

Lungenparenchymeinriß

Die Ursachen sind penetrierende Thoraxverletzungen, z.B. Rippenfrakturen, stumpfe Verletzungen wie Thoraxkontusionen und plötzliche Druckstöße mit intrathorakaler Druckerhöhung wie bei Explosionen. Die Komplikationen sind intrapulmonales Hämatom, Pneumonie, Bronchiektasen und Lungenabszeß, der auch nach Monaten bis Jahren noch auftreten kann.

Symptome und Diagnose. Luft- und Blutaustritt führen zu Pneumothorax, Hämatothorax, Atelektasen und damit zu einer ventilatorischen Störungen mit respiratorischer Azidose (respiratorische Insuffizienz). Erreicht sie ein gewisses Ausmaß, erfordert dieser sogenannte thorakalen Notstand eine rasche Abklärung (Punktion) und Behandlung.

Therapie. Entscheidend für das therapeutische Vorgehen, konservativ oder operativ, sind die funktionellen Folgen. Bei kleineren Einrissen kommt es zur spontanen Blutstillung, an die sich manchmal eine Punktion- und Drainagebehandlung anschließt. Die Thorakotomie, eventuell mit Segmentresektion, wird notwendig bei großen Zerreißungen, großen Fremdkörpern, anhaltender Hämoptoe und bei Versagen der Punktions- und Drainagebehandlung. Zur Pneumonieprophylaxe sollen bei beiden Behandlungsformen Antibiotika gegeben werden.

Verletzungen von Trachea und Bronchialbaum

Die häufigste Ursache für diese Verletzungen ist die intrathorakale Druckerhöhung infolge eines Verkehrsunfalls (stumpfe Thoraxverletzung). Es kommt zu kompletter oder inkompletter Verletzung der Atemwege, d.h. zu Trachea- oder Bronchusfraktur (komplett) oder -ruptur (inkomplett). Betroffen sind vor allem die Hauptbronchien, da sie durch die Membrana pericardiaca fixiert sind. Die Lappenbronchien sind aufgrund ihrer geschützten Lage seltener betroffen. Komplikationen sind extrakardiale Herztamponade, Aspiration und Infektionen.

Symptome und Diagnose. Dyspnoe, Zyanose, Hämatothorax, Hämoptoe, Atelektase und Schocksymptomatik; Haut- und Mediastinalemphysem und, in Extremfällen, *Spannungsmediastinalemphysem* mit Weichteilschwellung von Kopf, Hals, Thorax, Abdomen und Skrotum. Die Diagnose wird durch röntgenologisch und bronchoskopisch gesichert. Auf dem Thoraxbild sieht man manchmal eine perikardiale Luftsichel.

Therapie. Zunächst Intubation, Absaugen und Sicherstellung einer ausreichenden Ventilation. Nach der Diagnosesicherung und Lokalisation der Verletzung erfolgt eine frühe Thorakotomie zur Herstellung der Trachea- und Bronchuskontinuität (End-zu-End-Anastomose oder direkte Naht der Rupturstelle). Zur Wiederausdehnung der Lunge und Verhinderung eines Spannungspneu bei der unterstützenden

PEEP-Beatmung wird eine Thoraxdrainage gelegt.

31.7
Verletzungen des Abdomens

Stumpfes Bauchtrauma

Stumpfe Bauchverletzungen entstehen durch stumpfe Gewalteinwirkung auf den Bauchraum, z.B. Schlag, Stoß, Sturz, Explosion, Lenkradkontusion. Rund 40 % der geschlossenen Bauchtraumen sind mit anderen Verletzungen kombiniert, z.B. Becken- und Extremitätenfrakturen, Thoraxverletzungen und Schädel-Hirn-Trauma. Die Letalität stumpfer Bauchverletzungen ist im Vergleich zu perforierenden etwa doppelt so hoch. Die Hauptkomplikationen und Todesursachen sind eine intraabdominale Blutung, eine Peritonitis durch Organperforation oder eine Kombination aus beiden.

Alle Maßnahmen konzentrieren sich auf die Suche nach Symptomen der Blutung und der Peritonitis. Die Symptomatik kann sowohl vital bedrohliche Zustände als auch lavierte Verläufe über Wochen mit allen Abstufungen umfassen. Die Beurteilung des Patienten ist durch andere gravierende Verletzungen häufig erschwert.

Symptome der Peritonitis.
- nach starkem Initialschmerz gelegentlich freies Intervall über Stunden
- danach rasche Verschlechterung mit Übelkeit
- Erbrechen, Meteorismus
- Schonhaltung, Schulterschmerz
- Abwehrspannung, bretthartes Abdomen
- Tachykardie, Fieber, Leukozytose
- abnehmende Peristaltik
- Douglas-Schmerz
- Darmparalyse
- Nachweis freier Luft im Abdomen
- Exikkose
- Somnolenz
- Schocksymptomatik

Symptome der intraabdominellen Blutung.
- Durst, Unruhe
- Blässe, kalter Schweiß
- Tachypnoe, Zyanose
- Tachykardie, Blutdruckabfall, Schockindex > 1
- Bewußtseinstrübung
- Hämoglobin- und Hämatokritabfall
- Flankendämpfung, zunehmender Bauchumfang, Douglas-Vorwölbung
- Phrenikusschmerz

Erstmaßnahmen. Die Prognose des stumpfen Bauchtraumas hängt davon ab, ob es gelingt, die Vitalfunktionen des Patienten aufrechtzuerhalten. Schon am Unfallort kann die Schockbekämpfung einschließlich der Intubation und Beatmung notwendig werden. Ansonsten gilt, daß die Patienten auf dem ärztlich überwachten Transport in die Klinik einer strengen Nahrungs- und Flüssigkeitskarenz unterliegen; eventuell wird eine Magensonde gelegt. Analgetika werden nur bei gesicherter Operationsindikation oder bei längerem Transport verabreicht.

Diagnostik. Suche nach Begleitverletzungen und abdominalen Prellmarken als Hinweis auf innere Verletzungen; Auskultation, Perkussion und Palpation des Abdomens in kurzen Abständen; rektale Untersuchung (Flüssigkeitsansammlung im Douglas-Raum); Überwachung von Puls, Blutdruck, zentralvenösem Druck und Urinausscheidung. Hämoglobin, Hämatokrit, Leukozyten, Erythrozyten im Urinsediment etc. Die *Sonographie* ist die einfachste und schnellste diagnostische Methode mit hoher Aussagekraft und Spezifität. Die *Peritoneallavage (Peritonealspülung)* dient der Erfassung einer intraabdominalen Blutung. Nach der raschen Peritonealspülung mit 1000 ml Ringer-Lösung wird der Rückfluß der Spülflüssigkeit beobachtet und die Blutbeimengung als negativ, schwach oder stark beurteilt. In Zweifelsfällen kann die Lavage stündlich wiederholt werden. Es werden Röntgenbilder des Abdomens (im Stehen, freie Luft, Organverletzungen) und des Thorax (z.B. Pneumothorax oder Zwerchfellruptur als Begleitverletzungen) angefertigt und je nach Verlauf eine Angiographie, ein CT oder eine ERCP gemacht.

Indikationen zur Laparotomie bei stumpfem Bauchtrauma.
- positive Peritoneallavage
- entsprechende klinische Symptomatik
- nicht beherrschbarer Volumenmangelschock (z.B. bei Cavaverletzung oder Mesenterialeinriß, vitale Indikation)
- erneuter Schockzustand nach anfänglicher Besserung (z.B. zweizeitige Leber- oder Milzruptur, absolute Indikation)
- Hinweise auf Peritonitis (bei Magen-Darm-Verletzungen, dringliche Indikation)
- klinisch nicht klärbarer Befund (diagnostische Indikation)

Differentialdiagnose. Bauchdeckenprellung und -hämatom, retroperitoneales Hämatom, distale Rippenserienfrakturen, Zwerchfellruptur, Lumbalwirbelfraktur, Beckenfraktur.

Offenes (penetrierendes und perforierendes) Bauchtrauma

Wegen der Gefahr der inneren Verblutung oder der Perforationsperitonitis bedürfen offene Bauchverletzungen der raschen chirurgischen Versorgung mit Überwachung der Vitalfunktionen. Die häufigsten Ursachen für ein offenes Bauchtrauma sind Stich-, Schuß- und Pfählungsverletzungen. Oft besteht eine Diskrepanz zwischen der Größe der äußeren Wunde und dem Ausmaß der inneren Verletzung.
Erstversorgung:
- Anlegen eines intravenösen Zugangs und gegebenenfalls Schockbekämpfung und Intubation
- Lagerung auf dem Rücken mit Knierolle bei ventralen Verletzungen
- perforierende Fremdkörper bis zur definitiven Versorgung belassen
- prolabierte Eingeweide steril abdecken, ohne sie zu reponieren
- Nahrungs- und Flüssigkeitskarenz
- ausreichende Schmerzbekämpfung intravenös, (z.B. Pethidin)

Diagnostik. Grundsätzlich gilt, daß nicht viel Zeit für die Diagnostik verloren gehen darf. Nach der Inspektion, Palpation und Auskultation des Abdomens wird eine Röntgendiagnostik nur dann durchgeführt (Nachweis von freier Luft, Suche nach Projektil), wenn stabile Kreislaufverhältnisse vorliegen. Laborwerte (Hb, Hk, Leukozyten und Blutkreuztest) werden im Rahmen der Operationsvorbereitung bestimmt. Die Sondierung von Stich- und Schußkanälen ist zu unterlassen.

Definitive Versorgung. Aseptische, schrittweise Exploration, Blutstillung, Übernähen von Perforationen, Resektion bei Darmzerreißung, Entfernen von Fremdkörpern, Revision des gesamten Bauchraums, Exzision der Wundränder, Drainage, Antibiotikatherapie und Tetanusprophylaxe. Zu den einzelnen Organverletzungen und deren Versorgung siehe entsprechende Kapitel.

> **Klinischer Fall**
>
> Bei einer Schlägerei wird ein Jugendlicher durch einen Stich in den Bauch verletzt. Bei der Aufnahmeuntersuchung in der chirurgischen Ambulanz ist er kreislaufstabil und ohne klinische Zeichen einer Peritonitis. Die Abdomenübersichtsaufnahme im Stehen zeigt eine Luftsichel unter dem Zwerchfell.
> *Diagnose:* Penetrierendes Bauchtrauma mit Hinweis auf Eröffnung eines Hohlorgans.
> Maßnahmen: Stationäre Aufnahme und sofortige Laparotomie.

31.8
Verletzungen des Urogenitalsystems

Siehe auch Urologie, Kapitel 9.

Die Verletzungen des Urogenitalsystems machen ca. 0,2–2% aller Unfalltraumen aus. Man unterscheidet zwischen offenen und geschlossenen Verletzungen.

Nierenverletzungen

Sie entstehen durch stumpfe Gewalteinwirkung in die Flanke. Es werden *leichte* (Parenchymeinriß, Kapselhämatom oder Einriß des Nierenbeckenkelchsystems), *schwere* (Polabscherung, Einriß des Nierenbeckens mit Urinextravasat oder Parenchymverletzung mit Eröffnung des Hohlsystems) und *kritische* Verletzungen (Organzertrümmerung oder Nierenstielabriß) unterschieden.

Symptome. Flankenschmerz, Atembeschwerden, Zunahme des Bauchumfangs. Mikro- oder Makrohämaturie (die Makrohämaturie fehlt bei Nierenstielabriß). Bei Infektion der Verletzung kann ein paranephritischer Abszeß entstehen.

Diagnose. Blutdruckabfall, Hämoglobin- und Hämatokritabfall, Abdomen-CT (Dichteunterschiede), Sonographie (Echoveränderungen), i.v.-Urogramm (fehlende Kontrastmittelausscheidung oder -extravasat), Nierenangiographie (Gefäßabbrüche und Kontrastmittelextravasat).

Therapie. Bei leichten Verletzungen reicht Bettruhe. Bei schweren und kritischen Verletzungen muß möglichst organerhaltend operiert werden: Rekonstruktion des Hohlsystems, Naht von Nierenparenchym, Nierenstiel und größeren Gefäßen. Bei Nierenzertrümmerung ist die Nephrektomie indiziert.

Ureterverletzungen

Diese seltenen Verletzungen haben dieselben Symptome und werden genauso diagnostiziert wie die Nierenverletzungen. Bei unklaren Verhältnissen der Harnausscheidung ist das retrograde Urogramm sehr hilfreich.

Therapie. Sofortige Wiederherstellung der Kontinuität durch:
- Ureterozystoneostomie bei Verletzungen des unteren Drittels
- Nierenbecken-Ureter-Neoanastomose bei Verletzungen des oberen Drittels
- Harnleiterersatz bei Verletzungen des mittleren Drittels mittels Blasenlappenplastik, Dünndarm oder durch Autotransplantation der Niere

Ist die sofortige Rekonstruktion nicht möglich, erfolgt eine transrenale Fistelung der Niere, der Ureter wird nach 6–8 Wochen rekonstruiert.

Blasenverletzungen

Sie entstehen durch stumpfe Gewalteinwirkung auf die Blase, wobei die Verletzlichkeit mit zunehmender Blasenfüllung zunimmt. Zu unterscheiden sind *intra- und extraperitoneale* Verletzungen.

Symptome. Schmerzhafter, tastbarer Unterbauchtumor, Mikro- oder Makrohämaturie, schmerzhafter Harndrang ohne Urinentleerung, akutes Abdomen mit peritonitischer Abwehrspannung bei intraperitonealer Verletzung.

Diagnose. Rektale und vaginale Untersuchung, Uro- und Zystogramm (Kontrastmittelextravasat). Die Blase darf nicht katheterisiert werden.

Therapie. Laparotomie und Verschluß des Defektes, Drainage.

Urethraverletzungen

Sie entstehen durch stumpfe Gewalteinwirkung im Beckenbereich. Man Unterscheidet zwischen infra- und supradiaphragmatischen Harnröhrenverletzungen. Bei der männlichen Harnröhre unterscheidet man zwischen membranösen, bulbösen und penilen Verletzungen.

Symptome. Dammhämatom, Blutung aus der Harnröhre, Mikro- und Makrohämaturie, Harnverhaltung bei Harndrang. Diagnose wie bei Blasenverletzungen.

Therapie. Bei totalen oder subtotalen Harnröhrenabrissen semizirkuläre Naht oder End-zu-End-Schräganastomose und Harnableitung über einen suprapubischen Blasenkatheter. Bei Läsionen ohne Kontinuitätsunterbrechung genügt die suprapubische Harnableitung.

Klinischer Fall

Ein 40jähriger Mann hat eine Kompressionsfraktur des Beckens mit Fraktur der Schambeinäste erlitten. Er kann trotz Harndrangs nicht spontan urinieren. *Diagnose:* Verdacht auf supradiaphragmatischen Urethraabriß

31.9
Verletzungen der oberen Extremitäten

31.9.1
Schultergürtel

Klavikulafrakturen

Entstehen meist durch indirekte Gewalteinwirkung beim Sturz auf den ausgestreckten Arm oder auf die Schulter; dabei ist meist das mittlere Drittel der Klavikula betroffen. Selten entstehen diese Frakturen durch direkte Gewalteinwirkung (Schlag, Schuß, Stoß), dabei frakturiert meist das laterale Drittel (siehe Abb. 2.78).

Symptome. Das mediale Drittel wird durch den Zug des M. sternocleidomastoideus nach kranial disloziert, während das laterale Fragment nach distal zeigt. Die Schulter hängt herab und die Funktion des Gelenks ist eingeschränkt, die Schulterbreite ist vermindert. Krepitation und Stufenbildung sind bei geringer Weichteilschwellung tastbar.

Diagnose. Röntgen a.p. und seitlich.

Therapie. In der Regel konservativ mit einer Redression durch einen Rucksackverband für 3–6 Wochen. Bei stärkeren Dislokationen muß eventuell nach einer Bruchspaltanästhesie primär reponiert werden. Nur sehr selten ist eine Plattenosteosynthese notwendig. Die Indikationen dafür sind offene Frakturen (II.–III. Grades) mit Nerven- oder Gefäßverletzungen, gelenknahe Frakturen mit Bandrupturen und Pseudoarthrosen.

Komplikationen. Schädigungen des Armplexus sowie der A. und V. subclavia.

Skapulafraktur

Diese entsteht hauptsächlich durch direkte Gewalteinwirkung bei Polytraumata. Es kommt zu Abrißfrakturen an den Muskelansätzen des Skapulawinkels, des Akromions und des Processus coracoideus. Indirekte Brüche wie Stauchungsfrakturen des Skapulahalses und der Schultergelenkpfanne entstehen durch Sturz auf die Schulter.

Symptome. Absinken der Schulter, Druck- und Stauchungsschmerz, schmerzhafte Bewegungseinschränkung im Schultergürtel.

Diagnose. Röntgenaufnahmen in zwei Ebenen, eventuell Schrägaufnahmen.

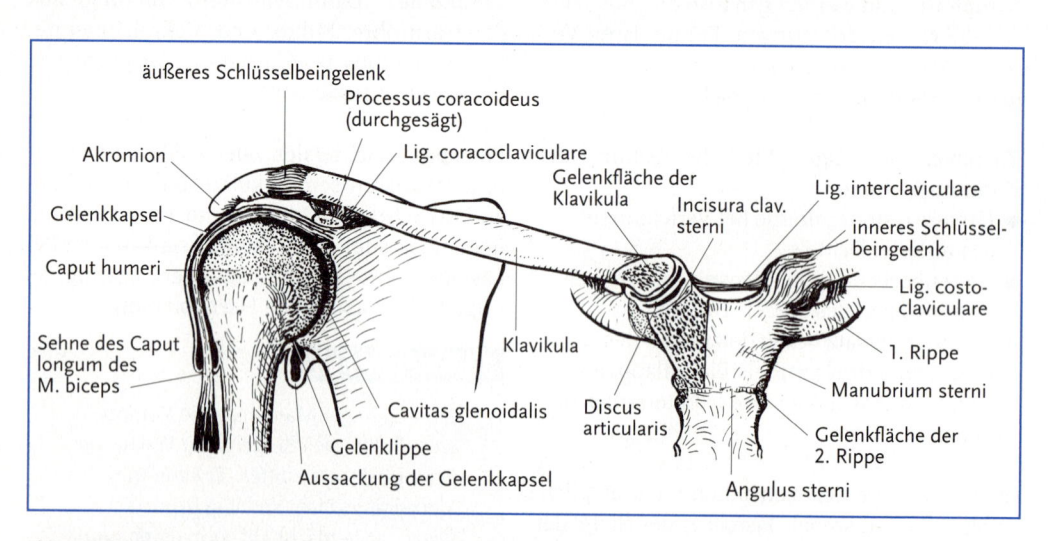

Abb. 2.77: Inneres Schlüsselbeingelenk (frontal eröffnet), äußeres Schlüsselbeingelenk, Schultergelenk (frontal eröffnet) (Leutert/Schmidt 1997)

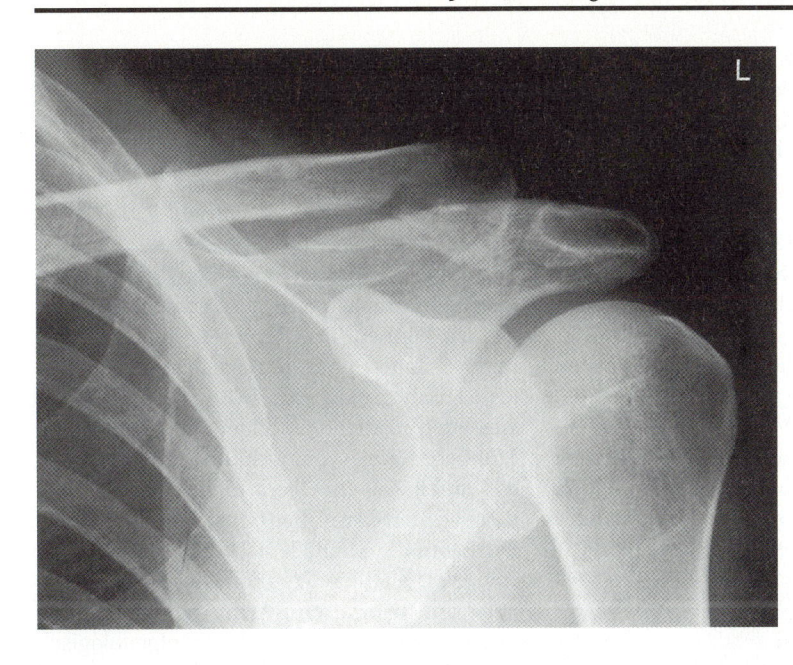

Abb. 2.78: Trümmerfraktur des lateralen Endes der Klavikula (IMPP)

Therapie. In der Regel wird die Fraktur in einem Desault- oder Gilchrist-Verband bis zum Abklingen der akuten Schmerzphase ruhiggestellt, dann beginnt eine frühe funktionelle Übungsbehandlung. Nur Abrißfrakturen des Akromions und des Processus coracoideus mit starker Diastase und stark dislozierte Hals- oder Pfannenfrakturen werden operativ mit Platten- oder Schraubenosteosynthese behandelt (selten).

Verletzungen des Schultergelenkes (Akromioklavikulargelenkes, ACG)

Vor allem durch Sturz auf die Schulter, z.B. beim Reitunfall, oder auf den gestreckten Arm kann es zu einer Sub- oder Volluxation des ACG kommen.

Schweregrade nach Tossy:
- Tossy I (Kontusion): Überdehnung der Ligamenta acromio- und coracoclaviculare
- Tossy II (Subluxation des Schultergelenks): Rupur des Lig. acromioclaviculare und Überdehnung des Lig. coracoclaviculare
- Tossy III (Volluxation des Schultergelenkes): Ruptur der Ligamenta acromio- und coracoclaviculare und Luxation des lateralen Klavikulaendes nach kranial (*Klaviertastenphänomen*)

Symptome. Druck- und Funktionsschmerz des Schultergelenks, *Klaviertastenphänomen* nur bei Tossy III mit Hochstand des peripheren Klavikulaendes und federndem Widerstand (der Klavikulahochstand wird durch Zug am Arm verstärkt).

Diagnose. Vergleichende, gehaltene Röntgenaufnahmen beider Schultergelenke.

Therapie. Die Verletzungen Tossy I und II werden wie Klavikulafrakturen behandelt. Bei Tossy-III-Frakturen wird für 4–6 Wochen ein festsitzender Hartung-Verband angelegt.
Bei Jugendlichen mit Verletzungen vom Typ Tossy III und bei sportlich wie körperlich tätigen Personen werden die Bänder genäht und das Akromioklavikulargelenk mit einer Arthrodese für 6 Wochen temporär fixiert (z.B. mit Spickdraht). Anschließend beginnt die krankengymnastische Behandlung. Bei älteren Verletzungen ist auch eine Bandplastik möglich.

Sternoklavikularluxation

Diese Luxation entsteht meist durch direkte (z.B. Schlag), seltener durch indirekte (Sturz) Gewalteinwirkung auf das sternale Klavikulaende. Dabei werden eine *vordere* oder eine *hin-*

tere Luxation beobachtet. Bei der hinteren Luxation besteht die Verletzungsgefahr von Organen des oberen Mediastinums (großen Gefäße, Ösophagus, Trachea und Ductus thoracicus).

Symptome. Hämatom, druckschmerzhafte Schwellung bei der vorderen und eine Delle bei der hinteren Luxation, Schmerzen im Sternoklavikulargelenk bei Armbewegungen.

Diagnose. Röntgen-Thorax in zwei Ebenen, eventuell CT.

Therapie. Da unter konservativer Therapie keine bleibende Retention möglich ist, ist die offene operative Rekonstruktion mit Bändernaht und Reposition des Discus articularis zu empfehlen.

Schultergelenkluxationen

Die Schulterluxation ist mit 50 % die häufigste aller Luxationen. Die besondere Disposition dafür erklärt sich durch die anatomischen Gegebenheiten des großen Humeruskopf in der kleinen, flachen Gelenkpfanne. Die traumatische Luxation entsteht meist durch indirekte Gewalteinwirkung mit hebelnder Bewegung des Humerus.

Nach der ersten primär traumatischen Luxation des Schultergelenks kann sich bei mangelhafter Ruhigstellung eine *habituelle* (gewohnheitsmäßige) Schulterluxation entwickeln, die durch bestimmte Bewegungsabläufe oder durch Bagatelltraumen ausgelöst wird. *Begünstigende Faktoren* für die Entstehung der habituellen Schulterluxation sind:
- Abriß des Labrum glenoidale inferius mit Abflachung des unteren Pfannenrandes: Bankart-Läsion
- Impressionsfraktur des Humeruskopfes mit Einkeilung am vorderen Pfannenrand: Hill-Sachs-Läsion
- Gelenkkapselerweiterung

Formen (siehe Abb. 2.79):
- Luxatio subcoracoidea, nach vorne (80 %)
- Luxatio axillaris, nach unten (15 %)
- Luxatio infraspinata, nach hinten (5 %)

Symptome. Leere Gelenkpfanne, Zwangshaltung des Armes, federnde Fixation im Schultergelenk.

Diagnose. Röntgenaufnahmen a.p., transthorakal, transskapulär (nie axial).

Therapie. Sofortige Reposition, da veraltete Luxationen nicht mehr geschlossen reponiert werden können. Die Reposition gelingt meist unter Sedation ohne Narkose. Die subkorakoidale Luxation wird *nach Arlt* eingerichtet: Beim sitzenden Patienten bildet die gepolsterte Stuhllehne ein Hypomochlion in der Axilla, so daß durch Zug am Oberarm die Schulter reponiert werden kann. Bei muskelkräftigen Männern wird die Methode *nach Hippokrates* angewendet: Die axilläre Luxation wird durch Längszug am elevierten Arm reponiert. Das Repositionsergebnis muß röntgenologisch kontrolliert werden. Nach der Reposition wird der Arm 1-2 Wochen in einem Desault-Verband oder in einer Armschlinge ruhiggestellt und anschließend unter *Vermeidung der Außenrotation* mobilisiert. Die Indikation zur *operativen Therapie* besteht bei mehr als zweimaliger Luxation: Operation nach M. Lange, Operation nach Putti-Platt (vordere Kapselraffung, Versetzung des M. scapularis nach lateral), Operation nach Witt (wie oben und zusätzlich Versetzung des M. coracobrachialis auf das Akromion), Operation nach Weber (subkapitale quere Humerusosteotomie, Innenrotation des Humeruskopfes gegen den Schaft um 25°, Fixation mit Winkelplatte). Anschließend wird die Schulter 3–6 Wochen in einem Thorax-Arm-

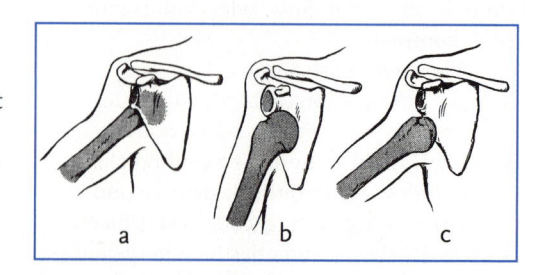

Abb. 2.79: Typische Verrenkungsformen des Schultergelenkes: **a** Luxatio infraspinata (nach hinten), **b** Luxatio subcoracoidea sive infraclaviculare (nach vorn), **c** Luxatio axillaris (nach unten) (Wehner/Sander 1981)

Gipsverband ruhiggestellt, bevor die Übungsbehandlung beginnt.

Komplikationen. Habituelle Schulterluxation, Kapselschrumpfung mit bleibender Bewegungseinschränkung, Humeruskopfnekrose bei Luxationsfrakturen, Verletzung von Nerven (N. axillaris, Plexus brachialis) und Gefäßen.

Sehnenverletzungen

Offene Sehnenverletzungen entstehen durch ein direktes mechanisches Trauma (Stich, Schuß etc.) und kommen am häufigsten an der Hand vor.

Geschlossene Sehnenverletzungen (subkutane Sehnenrupturen) entstehen meist durch eine indirekte Traumatisierung *degenerativ veränderter Sehnen*. Hauptsächlich sind die Supraspinatussehne, die lange Bizepssehne, die Strecksehne am Fingerendglied, die Quadrizepssehne und die Achillessehne betroffen.

Symptome. Unmittelbar nach dem Trauma findet man eine deutliche Dehiszenz im Bereich der Sehne mit Weichteilschwellung, Hämatom und Bewegungsausfall entsprechend der betroffenen Sehne.

Diagnose. Intaktes Skelettsystem im Röntgenbild.

Therapie. Siehe einzelne Verletzungen.

Rotatorenmanschettenruptur

> **Merke!**
>
> Die *Rotatorenmanschette* besteht aus den Mm. subscapularis, infra- und supraspinatus, teres major et minor.

Die Rotatorenmanschettenruptur entsteht meist durch Bagatelltraumen der degenerierten Sehnen, betroffen sind vor allem Patienten jenseits des 40. Lebensjahres.

Es gibt die *partielle oder totale Zerreißung* der Rotatorenmanschette und den *knöchernen Abriß* der Rotatorenmanschette aus dem Humeruskopf.

Symptome. Druckschmerz des Tuberculum majus, Schmerz beim seitlichen Anheben des Armes (typisch), schmerzbedingte Abduktionsbehinderung des Armes zwischen 60° und 110° bei der Teilruptur, der 90° abduzierte Arm kann bei der Totalruptur nicht mehr gehalten werden.

Diagnose. Röntgen in zwei Ebenen (intaktes Skelettsystem), Arthrographie mit Kontrastmittelaustritt in die Bursa subacromialis.

Therapie. Teilrisse werden in der akuten Phase im Desault-Verband ruhiggestellt und anschließend funktionell symptomatisch behandelt (Lokalanästhetika, Wärmetherapie, Krankengymnastik). Bei totalen Rupturen wird die Rotatorenmanschette genäht beziehungsweise am Tuberculum majus reinseriert.

31.9.2 Oberarm

Proximale Humerusfrakturen

Die proximalen Humerusfrakturen sind typische Fraktur des alten Menschen. Meist entstehen sie durch indirekte Gewalteinwirkung beim Sturz auf die Schulter, auf den Ellenbogen oder auf die ausgestreckte Hand, selten durch direkte Gewalteinwirkung.

Es gibt Abduktions- und Adduktionsfrakturen, Abrißfrakturen des Tuberculum majus, Luxationsfrakturen, Kompressionsfrakturen und Frakturen mit Dislokation des Schaftes nach oben (siehe Abb. 2.80). Eine typische Verletzung des alten Menschen ist die *subkapitale Humerusfraktur* nach indirektem Trauma durch Sturz auf die ausgestreckte Hand oder auf den Ellenbogen.

Symptome. Schmerzhafte Schulterschwellung, schmerzbedingte Bewegungseinschränkung des Oberarmes, nach Tagen ausgedehnte Hämatomverfärbung an der Innenseite des gesamten Oberarms und an der seitlichen Thoraxwand.

Diagnose. Beim Röntgen in zwei Ebenen sieht man manchmal eine starke Dislokation.

Abb. 2.80: Frakturen des Humerus. **1** Subkapitale Humerusfrakturen: **a** im Collum anatomicum, **b** pertuberkulär, **c** im Collum chirurgicum, **d** Abduktionstyp, **e** Adduktionstyp, **f** lagerungsstabile Osteosynthese durch Spickdraht, **g** übungsstabile Osteosynthese durch Spezialplatte, **h** funktionelle Behandlungsmethode nach Poelchen.
2 Oberarmschaftbrüche: **a** und **b** Dislokationsformen entsprechend der Frakturhöhe (Deltoideusansatz), **c** funktionsstabile Schrauben-Platten-Osteosynthese, **d** funktiosstabile Osteosynthese durch Küntscher-Nagelung, **e** konservative Behandlung im Thoraxabduktionsgipsverband, **f** konservative Therapie durch Hängegipsverband.
3 Distale Humerusfrakturen: **a** Flexionsbruch, **b** Extensionsbruch mit Interposition der A. brachialis, **c** funktiosstabile Schrauben-Platten-Osteosynthese, **d** funktiosstabile Osteosynthese mit zusätzlichen Zugschrauben (Wehner/Sander 1981)

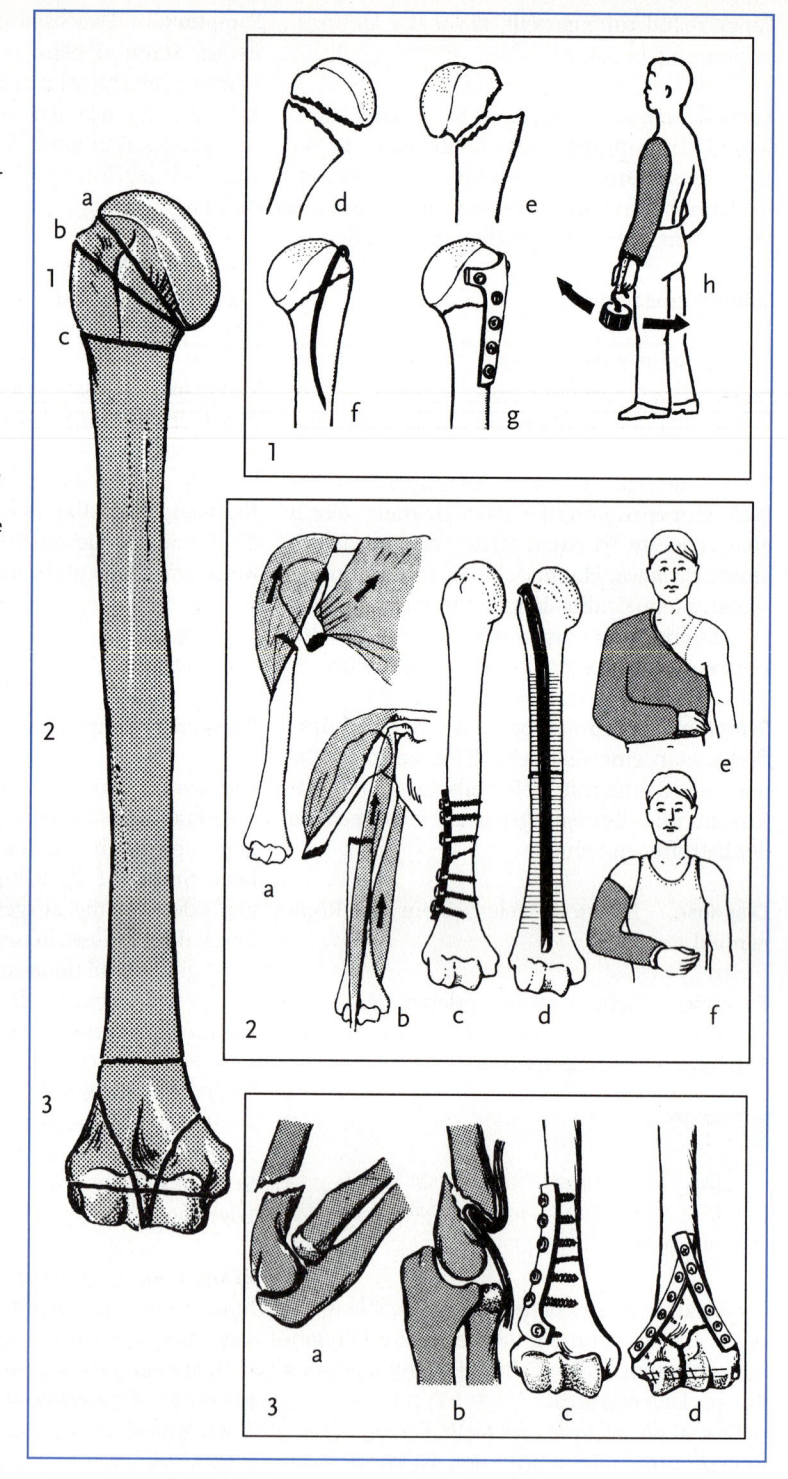

Therapie. Eingestauchte, wenig dislozierte, subkapitale Frakturen werden funktionell behandelt, zunächst mit Pendelübungen nach Poelchen und später mit aktiven Bewegungen.

Dislozierte Frakturen werden geschlossen reponiert und mit einem Thoraxabduktionsgips oder mit einer Thoraxabduktionsschiene für drei Wochen ruhiggestellt.

Irreponible Frakturen (Abriß des Tuberculum majus, Luxationsfrakturen etc.) werden operativ reponiert und mit Spickdrähten, Drahtschlingen oder mit einer T-Platte versorgt. Der zertrümmerte Humeruskopf beim alten Menschen kann ersatzlos reseziert werden.

Komplikationen. Humeruskopfnekrose, schmerzhafte Schulternekrose, Schädigung der Wachstumsfuge bei Kindern.

Humerusschaftfrakturen

Humerusschaftfrakturen entstehen durch direkte und indirekte Gewalteinwirkung, vor allem bei Verkehrsunfällen. Alle Frakturformen sind möglich: Schräg-, Spiral-, Quer- oder Trümmerfrakturen; am häufigsten kommen einfache Brüche vor, offene Brüche sind selten (siehe Abb. 2.80 und 2.81). Die gefürchtetste Begleitverletzung ist die Läsion des N. radialis.

Symptome. Klassische Frakturzeichen, evtl. neurologische Ausfälle bei Nervenverletzung.

Diagnose. Röntgen in zwei Ebenen mit Darstellung der angrenzenden Gelenke.

Therapie. Die Behandlung erfolgt prinzipiell konservativ wegen der problemlosen Frakturheilung. Es stehen zahlreiche Behandlungsmethoden zur Verfügung: Reposition und Fixierung des Oberarms im Abduktionsverband oder -gips, U-Gips-Schiene, Oberarmgips mit Schulterkappe, Hanging-cast-Verband (schwerer Gips vom Oberarm bis zum Handgelenk zur Extension in der Längsachse; dieser beinhaltet die Gefahr einer Distraktion bis hin zur Arthrose). Die Gesamtruhigstellungszeit beträgt für Drehbrüche 5-6 Wochen, für die übrigen Bruchformen 6-8 Wochen. Die operative Behandlung (selten) ist nur bei offenen Frakturen, Defektfrakturen (Schuß), Radialisverletzungen und Weichteilinterpositionen indiziert. Die Versorgung erfolgt mit einer Plattenosteosynthese, gegebenenfalls mit dem Fixateur externe und selten durch Bündelnagelung nach Hackethal.

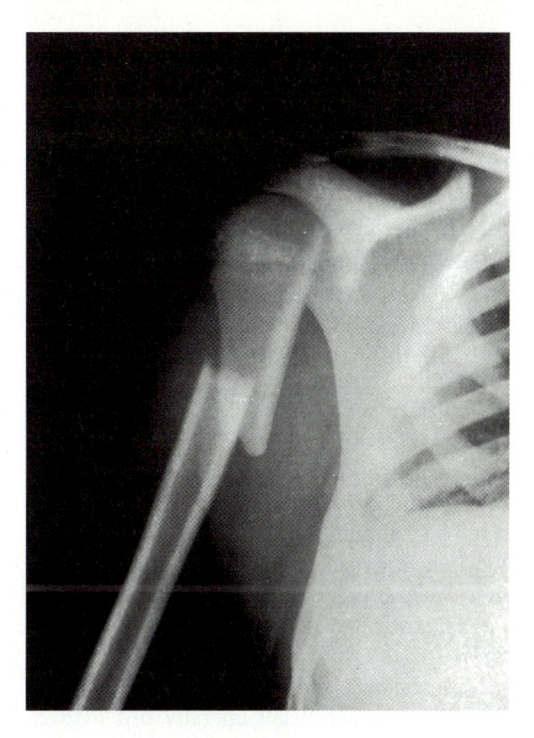

Abb. 2.81: Humerusschaftfraktur (IMPP)

Distale Humerusfrakturen

Diese entstehen durch direktes Trauma (Sturz auf Ellenbogen etc.) oder durch indirekte Gewalteinwirkung bei Sturz auf die abfangende Hand beim Kind. Beim Erwachsenen überwiegt die Stauchung in der Längsachse, beim Kind überwiegt der Biegemechanismus, wodurch es zu verschiedenen Bruchformen kommt (siehe Abb. 2.80). Mögliche Begleitverletzungen sind Läsionen der Nn. ulnaris, radialis oder medianus sowie der A. brachialis.

Im Kindesalter ist die suprakondyläre Extensionsfraktur am häufigsten, seltener sind Flexionsfrakturen, Abrißfrakturen des Epicondylus humeri ulnaris und Abscherfrakturen des Condylus humeri radialis.

Im Erwachsenenalter ist das Gelenk meist y-förmig gebrochen, seltener sind suprakondyläre Frakturen oder Kondylusabrisse.

Diagnose. Starke Schwellung, schmerzhafte Bewegungseinschränkung, Röntgenaufnahmen in zwei Ebenen mit Vergleichsaufnahmen der gesunden Seite bei Kindern.

Therapie. Beim Kind ist die Therapie konservativ: Nach dem Verfahren von Blount-Charnley wird in Operationsbereitschaft die Fraktur geschlossen reponiert. Anschließend retiniert man das Repositionsergebnis durch maximale spitzwinklige Beugung im Ellenbogengelenk und Fixation des Handgelenks in einer Halsschlinge (Blount-Verband) für etwa vier Wochen. Die operative Versorgung ist bei offenen Frakturen, bei Nerven- und Gefäßbeteiligung sowie bei starken Dislokationen indiziert.

Beim Erwachsenen wird die distale Humerusfraktur in der Regel operativ mit Platten, Schrauben und Drähten versorgt. Das Material wird nach zwei Jahren entfernt. Die konservative Therapie mit einem Oberarmgips für 4–6 Wochen ist nur bei nicht dislozierten Brüchen indiziert.

Komplikationen. Beim Kind Kompartmentsyndrom und Entwicklung eines Cubitus varus, beim Erwachsenen Bewegungseinschränkung im Ellenbogengelenk.

Klinischer Fall

Ein vierjähriges Kind stürzt auf den vorgestreckten rechten Arm. Bei der klinischen Untersuchung findet sich eine hochgradige Bewegungseinschränkung im rechten Ellenbogengelenk.
Diagnose: Verdacht auf suprakondyläre Humerusfraktur

Verletzungen der Bizepssehne

Meist ist die lange Bizepssehne (Caput longum) im sulcus intertubercularis humeri betroffen. Die Ruptur der langen (proximalen) Bizepssehne entsteht meist durch Bagatellverletzungen oder Spontanruptur der *degenerativ* veränderten Sehne (nach Oberarmfrakturen, bei rheumatischen Erkrankungen), die seltenere Ruptur der distalen Sehne (Caput breve) am Tuberculum radii kommt fast immer nach Trauma vor. Rupturen der langen Sehne werden durch die intakte distale Sehne teilkompensiert, während Rupturen der distalen Sehne zu völligem Verlust der Bizepsfunktion führen.

Symptome. Schmerzen, sicht- und tastbarer Muskelbauch am distalen Oberarm bei der Caput-longum-Ruptur, am proximalen Oberarm bei der distalen Ruptur; geschwächte Beugung im Ellenbogen, Abschwächung der aktiven Supination bei der distalen Ruptur.

Therapie. Die Rupturen der langen Sehne werden konservativ funktionell behandelt (da Kompensation durch Caput breve), nur bei jüngeren Sportlern operativ. Die Rupturen der distalen Sehne werden immer operativ durch transossäre Refixierung der Bizepssehne an der Tuberositas radii versorgt.

Klinischer Fall

Ein 42jähriger Mann hat Freunden beim Wohnungsumzug geholfen. Am darauffolgenden Tag verspürt er im rechten Arm leichte Bewegungsschmerzen und stellt im distalen Drittel der Beugeseite des Oberarms eine erhebliche Wulstbildung fest, die sich bei Beugebewegungen des Armes verstärkt, bei Streckbewegungen verringert.
Diagnose: Verdacht auf Riß der proximalen Bizepssehne

31.9.3 Ellenbogengelenk und Unterarm

Olekranonfrakturen

Olekranonfrakturen entstehen meist durch direkte Gewalteinwirkung wie Schlag oder Sturz auf den gebeugten Ellenbogen. Durch den star-

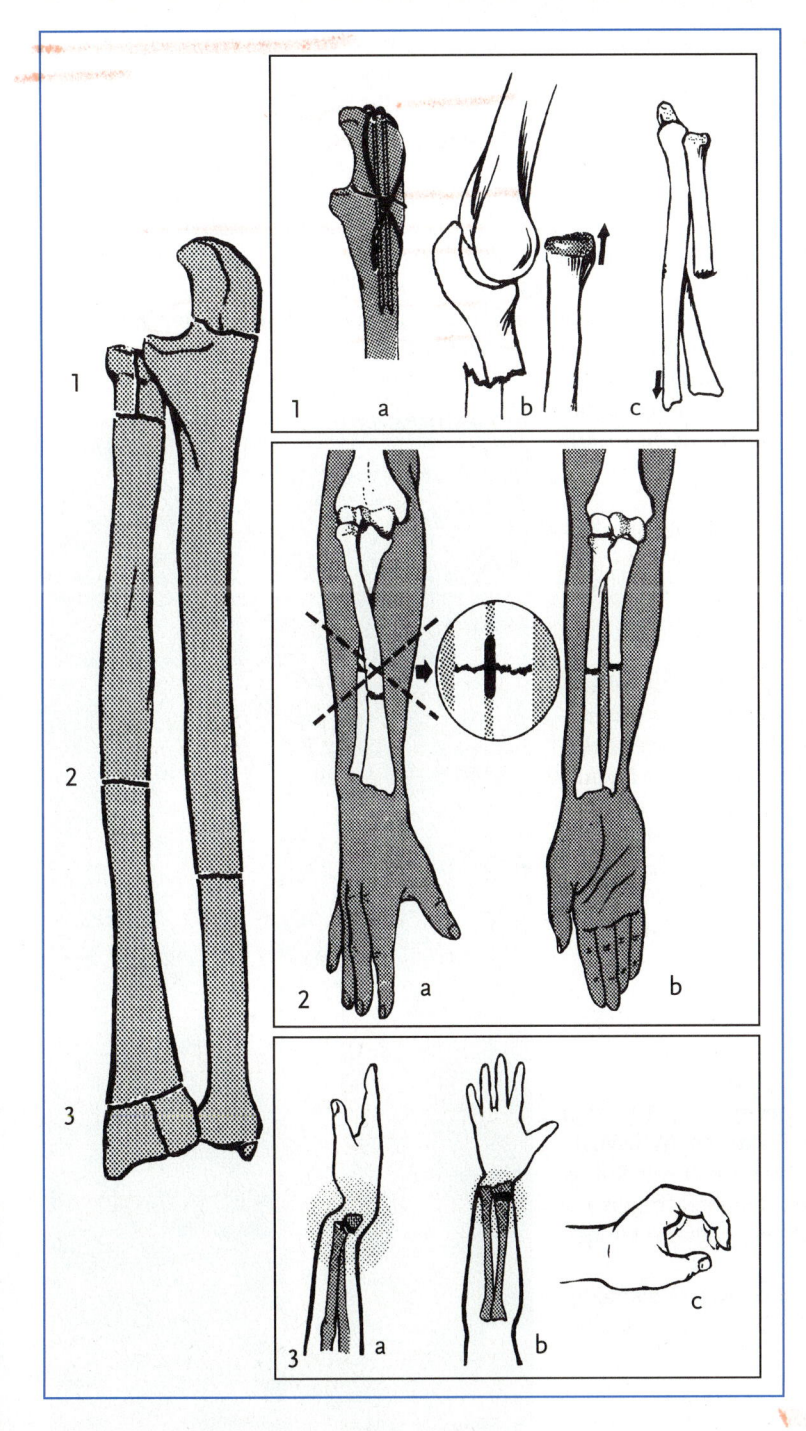

Abb. 2.82: Unterarmfrakturen. **1** Proximale Unterarmfrakturen: **a** durch Zuggurtung nach Weber funktionsstabil versorgte Olekranonfraktur, **b** Monteggia-Fraktur, **c** Galeazzi-Fraktur. **2** Frakturen im Unterarmschaftbereich: **a** falsche Ruhigstellung einer kompletten Unterarmfraktur in Pronationsstellung (Brückenkallus), **b** regelrechte Ruhigstellung in Supinationsstellung. **3** Distale Unterarmfrakturen: **a** und **b** typische Radiusfraktur mit den klinischen Zeichen der Fourchette- und Bajonettstellung, **c** physiologische Ruhigstellung der Hand in mittlerer Beuge- bzw. Gebrauchsstellung (Wehner/Sander 1981)

ken Zug des M. triceps kommt häufig zu ausgeprägten Dislokationen.

Symptome. Tastbare Lücke über dem Olekranon durch den massiven Trizepszug; die Streckung gegen Widerstand ist nicht mehr möglich.

Diagnose. Röntgenaufnahmen in zwei Ebenen.

Therapie. In der Regel operativ durch Zuggurtungsosteosynthese (siehe Abb. 2.82) oder Plattenosteosynthese bei Trümmerfrakturen. Postoperativ beginnen die Bewegungsübungen. Konservativ werden nur nicht dislozierte Frakturen behandelt.

Komplikationen. Pseudarthrosen und Arthrosen.

Radiusköpfchenfraktur

Sie entsteht durch Sturz auf die Hand bei ausgestrecktem Ellenbogen und proniertem Unterarm. Es werden Meißel-, Trümmer- und subkapitale (Hals-) Frakturen beobachtet. Die Radiushalsfrakturen sind typische Frakturen des Kindesalters. Eine mögliche Begleitverletzung ist die Läsion des Ramus profundus nervi radialis.

Symptome. Schmerzhafte Pronations- und Supinationseinschränkung.

Diagnose. Röntgenaufnahmen in zwei Ebenen.

Therapie. Konservativ bei nicht dislozierten und gut reponierbaren Frakturen (Achsenabweichungen bis 10° sind tolerabel) mit Ruhigstellung des Ellenbogens im Oberarmgips für zwei Wochen und anschließender funktioneller Behandlung.
Operativ bei stark dislozierten Halsfrakturen, dislozierten Meißelfrakturen und bei Trümmerfrakturen.

Unterarmschaftfrakturen

Diese Frakturen entstehen durch direkte (z.B. Parierfraktur) oder seltener indirekte Gewalteinwirkung. Dabei sind alle Frakturformen möglich. Sind Ulna und Radius gleichzeitig frakturiert, spricht man von einer *Unterarmschaftfraktur*. Bei Kindern beobachtet man häufig *Grünholzfrakturen*.

Spezielle Frakturformen (siehe Abb. 2.82):
- *Monteggia-Fraktur:* Kombination von Ulnaschaftfraktur und Luxation des Radiusköpfchens (siehe Abb. 2.83)
- *Galeazzi-Fraktur:* Kombination von Radiusschaftfraktur und Luxation der distalen Ulna

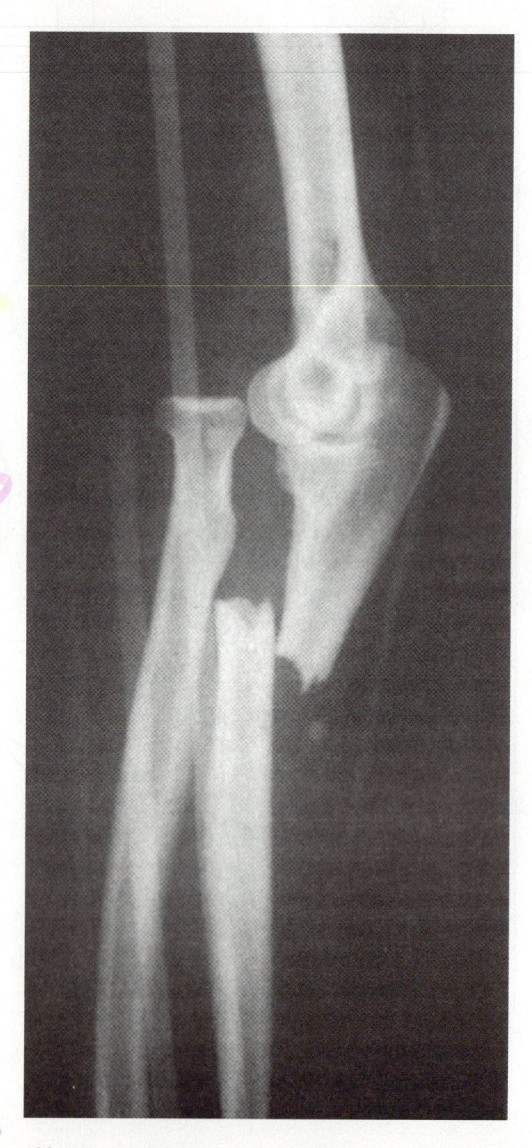

Abb. 2.83: Monteggia-Fraktur (IMPP)

Diagnose. Unsichere, selten sichere Frakturzeichen, Röntgenaufnahmen in zwei Ebenen (benachbarte Gelenke immer mitröntgen).

Therapie. Beim Kind in der Regel konservativ mit einem Oberarmgipsverband. Dabei können geringgradige Achsenfehlstellungen toleriert werden. Die operative Therapie ist indiziert bei offenen Frakturen, starken Dislokationen und Luxationsfrakturen.

Beim Erwachsenen sind die Ergebnisse der konservativen Therapie unbefriedigend. Deshalb wird in der Regel eine Plattenosteosynthese gemacht und der Arm in einer Oberarmgipsschiene ruhiggestellt. Das Metall wird nach zwei Jahren entfernt.

Radiusextensionsfraktur loco typico

Diese Fraktur, auch *Colles-Fraktur* oder Radiusextensionsfraktur an typischer Stelle genannt, ist der häufigste Knochenbruch überhaupt (25% aller Brüche) und entsteht durch Sturz auf die dorsalflektierte Hand.

Diagnose. Röntgen in zwei Ebenen, wobei man mögliche Navikularfrakturen oder perilunäre Luxationen beachten sollte.

Das distale Fragment disloziert nach radial und dorsal, was zu der typischen Fehlstellung führt. Bei Ansicht von der Beuge- oder Streckseite imponiert die radiale Abknickung als *Bajonettstellung*, bei seitlicher Ansicht (siehe Abb. 2.83) die dorsale Verschiebung als *Gabelstellung (Fourchettestellung)*.

Therapie. Reposition durch Extension in volarer und ulnarer Zugrichtung und Ruhigstellung für 4–6 Wochen mit einer dorsalen Unterarmgipsschiene, die von den Fingergrundgelenken bis unterhalb des Ellenbogengelenks reicht. Das Ellenbogengelenk ist frei beweglich und der Faustschluß sowie der Spitzgriff aller Finger müssen gewährleistet sein. Eine Röntgenkontrolle erfolgt am 3., 7., 14. und 28. Tag nach der Reposition um erneute Dislokationen nicht zu übersehen.

Bei offenen Frakturen und bei Zertrümmerung der dorsalen Kortikalis wird die Radiusköpfchenfraktur operativ behandelt.

Komplikationen. Sekundäre Fehlstellungen, Sudeck-Syndrom bei brüsken Repositionsmanövern oder wiederholten Repositionsversuchen.

Radiusflexionsfraktur (Smith-Fraktur)

Auch *umgekehrte Colles-Fraktur* genannt. Sie entsteht durch Sturz auf den Handrücken, was zu Zertrümmerung der volaren Radiusanteile und Verschiebung des Ulnakopfes nach dorsal führt.

Symptom. Palmare Abknickung.

Diagnose. Röntgen in zwei Ebenen (Abkippung des distalen Radiusendes nach volar).

Therapie. Stabilisierung mit einer volar angebrachten Platte.

Frakturen der distalen Ulna

Diese treten meist in Verbindung mit distalen Radiusfrakturen auf: 50% aller Radiusfrakturen loco typico sind begleitet von distalen Ulnafrakturen.

Diagnose und Therapie. Wie bei distalen Radiusfrakturen. Bei einer Zertrümmerung oder zusätzlichen Luxation ist eine Schrauben- oder Plattenosteosynthese erforderlich.

Luxationen des Ellenbogengelenkes

Durch Sturz auf den nur leicht gebeugten Arm (Gewaltwirkung in Längsrichtung) oder durch abnorme Verdrehungen kann es zur Luxation des Ellenbogengelenks kommen. Dabei erfolgt die Luxation meist im *Humeroulnargelenk*, selten im Radioulnargelenk. Die humeroulnare Luxation ist die zweithäufigste aller Luxationen (20%). Bei Erwachsenen sind die Verrenkungen gewöhnlich mit Frakturen oder knöchernen Bandausrissen kombiniert. Kinder zeigen meist reine Verrenkungen.

- hintere Luxation (am häufigsten): oft mit einer Fraktur des Processus coronoideus kombiniert
- seitliche Luxation nach radial

- divergierende Luxation: Ruptur der Membrana interossea mit Luxation der Ulna nach hinten und des Radius nach vorn
- vordere Luxation: seltene Form

Symptome. Konturveränderungen des Ellenbogens, federnde Fixation, schmerzhafte Bewegungsblockade.

Diagnose. Gehaltene Röntgenaufnahmen in zwei Ebenen.

Therapie. Möglichst rasche konservative Reposition unter Analgesie, anschließend Röntgenkontrolle und Ruhigstellung des Gelenks in Oberarmgipsverband für drei Wochen, danach vorsichtige Übungsbehandlung. Bei Repositionshindernissen und Reluxationen ist die operative Stabilisierung indiziert.

Komplikationen. Begleitverletzung von A. und V. cubitalis, Nn. radialis und ulnaris, Myositis ossificans bei falscher Behandlung.

Chassaignac-Lähmung (Pronatio dolorosa)

Die Chassaignac-Lähmung ist eine Subluxation des Radiusköpfchens und eine typische Verletzung des Kindes im Alter von 2–6 Jahren, die durch plötzlichen Zug am pronierten Unterarm und ausgestrecktem Ellenbogengelenk entsteht. Das Radiusköpfchen springt aus dem Ringband und klemmt am Capitulum humeri ein.

Symptome. Bewegungsblockade im Ellenbogengelenk, schmerzhafte Fixation des Vorderarmes in Pronationsstellung.

Diagnose. Vergleichende Röntgenaufnahmen in zwei Ebenen (keine Veränderungen feststellbar).

Therapie. Reposition durch passive Supination und Beugung des Unterarms bei fixiertem Oberarm. Eine Ruhigstellung ist nicht erforderlich.

> **Klinischer Fall**
>
> Ein Kleinkind wurde beim Spielen von seinem Vater an den Handgelenken gefaßt und hochgehoben. Anschließend hielt es den rechten Arm in Schonhaltung und konnte diesen nicht mehr aktiv bewegen.
> *Diagnose:* Radiusköpchensubluxation (Chassaignac-Lähmung)

31.9.4 Handgelenk und Hand

Navikularefraktur (Kahnbeinfraktur)

Häufigste Handwurzelfraktur, die nach Sturz auf die gestreckte Hand bei ulnarer Abduktion entsteht. In 80% der Fälle ist das mittlere Drittel des Kahnbeins gebrochen. Die Frakturlinie verläuft quer oder schräg. Es wird eine Quer-, Mehrfragment- oder Trümmerfraktur beobachtet. Bei der sogenannten *Quervain-Luxationsfraktur* ist die Kahnbeinfraktur mit einer perilunären Luxation kombiniert. Da das Os naviculare nur von einer Stelle her mit Blut versorgt wird, gehen Kahnbeinfrakturen häufig in Pseudarthrosen über.

Symptome. Bewegungsschmerz des Handgelenks, Druckschmerz der Tabatiere, Stauchungsschmerz des Daumens.

Diagnose. Röntgenaufnahmen in zwei Ebenen und Zielaufnahmen in vier Ebenen (Kahnbeinquartett). Häufig ist die Frakturlinie erst nach zwei Wochen sichtbar.

Therapie. Bei gesicherter Fraktur Ruhigstellung in einem Böhler-Gips, einem zirkulären Unterarmgips mit Einschluß von Daumen- und Zeigefingergrundgelenk, für 8–12 Wochen. Auch bei Verdacht auf eine Kahnbeinfraktur Ruhigstellung des Handgelenks in einer Unterarmgipsschiene und röntgenologische Kontrolle nach 2 Wochen. Bestätigt sich der Verdacht, vorgehen wie oben dargestellt. Bei einer Quervain-Fraktur wird die Luxation operativ beseitigt und die Fraktur mit einer Schraube fixiert.

> **Klinischer Fall**
>
> Eine 22jährige Patienten kommt zur Untersuchung in die Sprechstunde. Sie gibt an, im Skiurlaub sei sie vor drei Tagen bei einer Abfahrt mit hoher Geschwindigkeit gestürzt. An der Radialseite des Handgelenkes bestehen seitdem Schmerzen und eine leichte Schwellung. Bei Zug am Daumen oder Stauchung des Daumens wird starker Schmerz in der Tabatiere angegeben. Die Radialabwinkelung im Handgelenk ist ebenfalls sehr schmerzhaft.
> *Diagnose:* Verdacht auf Kahnbeinfraktur

Mittelhandfrakturen

Die Mittelhandfrakturen entstehen durch Sturz auf die Hand (Biegung, Stauchung) oder durch direkte Gewalt (Boxer).

Basisnahe Frakturen der Metakarpalia II–V werden mit einer dorsalen Gipsschiene in Funktionsstellung für 3–4 Wochen ruhiggestellt.

Die *Winterstein-Fraktur*, eine extraartikuläre Fraktur des I. Metakarpale, wird mit einem Unterarmgips versorgt.

Die *Bennett-Fraktur* (Bennet-Verrenkungsbruch) ist eine intraartikuläre, schräge Luxationsfraktur an der Basis des I. Os metacarpale durch Längsstauchung des adduzierten Daumens. Sie geht mit einer schmerzhaften Schwellung und Bewegungseinschränkung im Daumensattelgelenk einher. Während das Hauptfragment nach dorsoradial disloziert wird, bleibt ein mediovolares Basisfragment am Daumensattelgelenk stehen. Ohne adäquate Behandlung führt diese Luxationsfraktur zu einer schmerzhaften Arthrose des Daumensattelgelenks. Sie wird mit Kirschner-Drähten perkutan gespickt, bei großen Basisfragmenten offen reponiert und verschraubt.

Bei der *Rolando-Fraktur* ist die Basis des I. Metakarpale y- oder t-förmig frakturiert. Therapie wie bei der Bennett-Fraktur.

Subkapitale Mittelhandfrakturen neigen zur volaren Abkippung mit der Gefahr der Störung des Muskelsehnengleichgewichts, wodurch es zu Grundgelenksüberstreckung und Schwanenhalsdeformität der Finger kommen kann. Sie werden konservativ durch Ruhigstellung im Gipsverband für drei Wochen oder, bei Dislokationen, operativ mit Miniplättchen oder Zuggurtung behandelt.

Frakturen der Phalangen

Sie entstehen durch direkte Gewalteinwirkung.

Therapie. 3–6wöchige Ruhigstellung mit einer dorsalen 2-Finger-Gipsschiene bei rechtwinkliger Beugung im Grundgelenk und mittlerer Beugestellung im Endgelenk. Bei Gelenkfrakturen und bei instabilen Frakturen wird operiert.

Perilunäre Luxationen der Handwurzel

Die perilunären Handwurzelluxationen entsteht durch Sturz auf die Hand. Es handelt sich dabei um Verrenkungen der Handwurzel gegenüber dem Mondbein. In Abhängigkeit von Kombinationsverletzungen beobachtet man folgende Formen:
- Luxation nach volar oder dorsal
- transstyloperilunäre Luxation
- transnavikulo-transkapitato-perilunäre Luxation
- Quervain-Fraktur (siehe oben)
- Subluxation des Kahnbeins mit Mondbeinbruch

Symptome. Schmerzbedingte Bewegungseinschränkung im Handgelenk, angedeutete Bajonettstellung, Parästhesien im Ausbreitungsgebiet des N. medianus.

Diagnose. Röntgen in zwei Ebenen.

Therapie. Sofortige Reposition in Leitungsanästhesie durch Zug an den Fingern und Reposition des Os lunatum durch Druck auf die volare Seite bei Gegendruck auf das Os capitatum. Gelingt dies nicht, so erfolgt die offene Reposition mit temporärer Fixierung durch Kirschner-Drähte und Ruhigstellung in einer Unterarmgipsschiene für 6–8 Wochen.

Luxationen der Phalangen

Diagnose. Bajonettstellung der Finger, federnde Fixation. Röntgen in zwei Ebenen.

Therapie. Reposition in Leitungsanästhesie und Ruhigstellung in Funktionsstellung für 3–4 Wochen.

Sehnenverletzungen

Diese entstehen durch spontane oder traumatische Sehnenrupturen. Typisch dabei ist die Einschränkung beziehungsweise Aufhebung der Streck- oder Beugefähigkeit distal der Läsion.

Sehnenverletzungen werden primär durch eine spannungsfreie Naht versorgt. Eine sekundäre Versorgung erfolgt bei stark verschmutzten Wunden, offenen Frakturen und Verletzungen im sogenannten *Niemandsland* (gemeinsame Sehnenscheide für tiefe und oberfläche Beugesehnen der Finger 2–5 sowie der Daumensehne).

Bei Durchtrennung beider Beugesehnen wird nur die tiefe Sehne mit einer Naht versorgt.

Die verschiedenen Nahttechniken sind End-zu-End-Naht, Schnürsenkelnaht, Durchflechtungsnaht der Sehnenenden miteinander und Ausziehnaht.

Strecksehnenverletzung

Diese werden, mit Ausnahme des Mallet-Fingers, primär genäht. Man unterscheidet folgende Formen:

- *Drop- oder Mallet-Finger*: subkutane Ruptur der Strecksehnen über dem distalen Interphalangealgelenk (Endgelenk) mit ausgeprägtem Streckverlust im Grundgelenk (das Endglied kann nicht ausgestreckt werden). Die Röntgenaufnahme dient dem Nachweis oder Ausschluß eines knöchernen Ausrisses. Die Therapie ist meist konservativ mit einer Winterstein- beziehungsweise Stack-Schiene für 5 Wochen. Bei knöchernem Ausriß der Sehnenansatzzone und bei degenerierten Sehnen wird operativ rekonstruiert.
- *Knopflochphänomen (Maladie de Boutonnière)*: Ruptur des Tractus medialis der Streckaponeurose über dem Mittelgelenk (proximalen Interphalangealgelenk) beziehungsweise am Ansatz der Basis des Mittelgliedes durch direkte Schlagwirkung. Es resultiert eine typische Fehlstellung mit Streckdefizit (Beugung) im Mittelgelenk bei Überstreckbarkeit im Endgelenk, weil der intakt gebliebenen Tractus lateralis der Streckaponeurose nach volar absinkt. Es kommt zu einer schmerzhaften Bewegungseinschränkung mit Schwellung. Bei frischen Verletzungen wird die Sehne primär genäht. Eine Ruhigstellung für 5 Wochen ist erforderlich.
- *Strecksehnenruptur über dem Grundgelenk:* Durch Abriß des Mittelzügels der Strecksehne kommt es zu Streckdefizit im Grundgelenk bei erhaltener Streckfähigkeit im Mittel- und Endgelenk. Die sofortige direkte Naht und Ruhigstellung für 5 Wochen ist indiziert.
- *Strecksehnenverletzung über der Mittelhand:* Es kommt zu einem partiellen Streckausfall bei erhaltener Restfunktion durch Funktionsübernahmen der Nachbarsehnen. Es wird ebenfalls genäht und immobilisiert.
- *Verletzungen des Extensor pollicis longus:* Die Ursachen dafür sind eine Spontanruptur in Höhe des Handgelenks (Trommlerlähmung), eine offene Durchtrennung oder Sekundärruptur nach Radiusfraktur (durch lokale Ischämie). Das Daumenendglied kann aktiv nicht gestreckt werden bei Streckschwäche des Daumenendgelenks. Hier wird eine Indizisplastik mit einem Transfer der Sehne des M. extensor indicis proprius als Kraftspender gemacht und der Daumen 5 Wochen in „Autostophaltung" ruhiggestellt.

Beugesehnenverletzungen

Die oberflächlichen und tiefe Beugesehnen können zusammen oder einzeln verletzt werden.

- Durchtrennung der *tiefen* Beugesehne → Unfähigkeit zur aktiven Beugung im Fingerendgelenk bei Fixation des Grund- und Mittelgelenkes in Streckstellung

- Durchtrennung der *oberflächlichen* Beugesehne → Unfähigkeit zur aktiven Beugung im Mittelgelenk bei Fixierung der übrigen Langfinger in Streckstellung (Ausschaltung der Beugefunktion der tiefen Sehne)
- Durchtrennung der *tiefen und oberflächlichen* Beugesehne → Ausfall der Fingerbeugung im Mittel- und Endgelenk

Klinischer Fall

Ein 14jähriger Junge fügt sich beim Schnitzen eine Schnittverletzung an der palmaren Seite der Grundphalanx des Zeigefingers zu. Der Chirurg stellt eine intakte Sensibilität der Fingerkuppe fest. Obwohl die aktive Beugung des Zeigefingers im Grundgelenk möglich ist, kann der Patient weder im Mittelgelenk noch im Endgelenk den Zeigefinger aktiv beugen.
Diagnose: Durchtrennung der oberflächlichen und der tiefen Beugesehne

Merke !

Die Beugung in den Grundgelenken erfolgt durch die kurzen Handmuskeln.

Beugesehne des Daumens:
- Durchtrennung der langen Beugesehne → Ausfall der Beugung im Endgelenk
- Durchtrennung der kurzen Beugesehne → unvollständige Beugung im Grundgelenk

Therapie. Primäre Versorgung mit einer Naht nach *Kessler:* fortlaufende Naht bei guter Adaptation, wobei die Kanten nicht auf der Außenseite liegen dürfen, da sie sonst das Gleiten der Sehne behindern. Danach erfolgt die Ruhigstellung in der dynamischen Schiene nach *Kleinert:* dorsale, die Fingerspitzen überragende Gipsschiene, die das Handgelenk in leichter Flexionsstellung hält. Die Finger werden mit Gummibändern am Handgelenk in maximaler Beugestellung fixiert, so daß eine aktive Extension zur Verhinderung der Verwachsung mit der Umgebung möglich ist. Nach fünf Wochen wird die aktive Rehabilitation eingeleitet.

Die Beugesehnenverletzungen im Bereich der Hohlhand mit der Unfähigkeit zur Beugung von Langfingern oder Daumen werden durch primäre Naht bei funktioneller Frühmobilistation nach Kleinert versorgt.

Dupuytren-Kontraktur

Knötchen- und strangförmige Veränderung der Palmaraponeurose und der fibrolipomatösen Anhangsgebilde im Sinne einer Bindegewebsmetaplasie. Meist sind Männer über 65 Jahre betroffen. Die Dupuytren-Kontraktur tritt meist beidseitig als Begleiterkrankung bei Diabetes mellitus, Epilepsie, generalisierter Arteriosklerose, Polyneuritis, viszeralen Zirrhosen und Traumen auf. Die Ätiologie ist unbekannt, es gibt aber eine genetische Komponente.

Symptome. Nach passageren Schmerzen mit Spannungsgefühl kommt es zu zunehmender Behinderung der Greiffunktion. Der kleine Finger ist am meisten betroffen, danach der Ringfinger. Die Krankheit ist schmerzlos, die betroffenen Finger können jedoch beim Ankleiden etc. stören. Die Kontraktur der Plantarfaszie ist wesentlich seltener.

Diagnose.
- 1. Stadium: isolierte Strangbildung oder diffuse Knötchenbildung im Hohlhandbereich, meist im Verlauf des 4. und 5. Fingers; noch keine Kontraktur der Langfinger
- 2. Stadium: beginnende Kontraktur mit Streckdefizit im Grundgelenk, Kryptenbildung der Haut über der Strangbildung infolge regressiver Prozesse (siehe Abb. 2.84)
- 3. Stadium: Beugekontraktur im Grund- und Mittelgelenk, erhebliche Funktionsstörung
- 4. Stadium: Beugekontraktur am Grund- und Mittelgelenk mit Verkürzung der Haut; Schädigung der Streckaponeurose des Mittelgelenkes mit Überstreckung im Endgelenk

Therapie. Wenn der Patient seine Hand nicht mehr flach auf den Tisch legen kann (2. Sta-

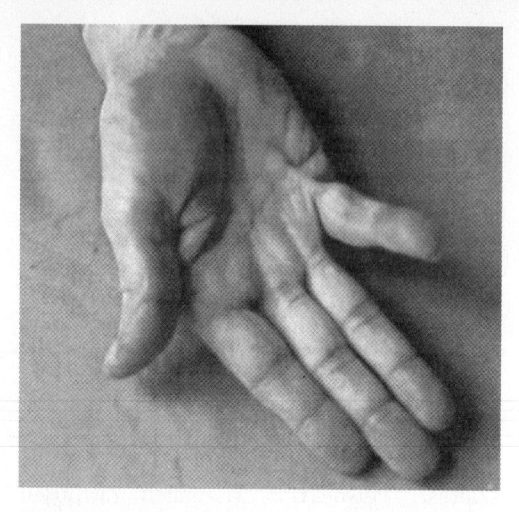

Abb.2.84: Dupuytren-Kontraktur (Palmarfibromatose) in Stadium 3 (IMPP)

dium), ist die partielle oder totale Aponeurektomie angezeigt. Komplikationen sind Hämatom, Wundrand- oder Hauptlappennekrose, Infekt und Sudeck-Syndrom. Konservative Therapien sind nicht erfolgversprechend.

Nervenverletzungen

Die primäre chirurgische Therapie ermöglicht die besten Resultate. Die Nervennaht erfolgt spannungsfrei mit dem Operationsmikroskop. Nach einer Immobilisierung für vier Wochen wird mehrere Monate nachbehandelt (siehe auch Kap. 11.2.4).

Karpaltunnelsyndrom

Siehe Kapitel 11.2.4.

Infektionen

Zu Infektionen der Hand kommt es durch oberflächliche Wunden, Fremdkörper usw. Die Erreger sind vor allem Staphylokokken, Streptokokken, E. coli, ebenso gibt es Mischinfektionen. Man unterscheidet zwischen Infektionen der Finger, der Palmarfläche und der Dorsalfläche.

Symptome. Starke, klopfende Schmerzen, Rötung, Schwellung, lokale Druckschmerzen.

Paronychie (Nagelumlauf)

Eitrige Infektion des Nagelwalls und der Nagelwurzel mit lokalem Schmerz, Schwellung, Rötung und Überwärmung. Die Vereiterung erscheint um den Nagel herum zwischen Haut und Nagelmatrix.

Therapie. Im frühen Stadium konservativ mit Alkoholverbänden, Bäder, Antiphlogistika und Fingerschiene. Ansonsten operative Ausräumung des Eiterherdes, Schienung und nach 4–5 Tagen Bäderbehandlung.

Panaritium (eitrige Infektionen von Phalangen)

Volarseitige Infektion der Finger (seltener Zehen). Streckseitig finden sich meist phlegmonöse Entzündungen oder Furunkel. Das Panaritium ist äußerst schmerzhaft und kann eine Thrombose der distalen Fingergefäße zur Folge haben, wodurch eine ischämische Nekrose des Fingers entstehen kann. Durch die senkrechte Anordnung der Bindegewebsfaserzüge wird die Ausbreitung der Entzündung in die Tiefe begünstigt. Man unterscheidet zwischen Panaritium cutaneum, subcutaneum, subunguale, articulare, ossale und tendinosum. Das sogenannte *Kragenknopfpanaritium* ist eine subkutane Eiterung mit schmaler Verbindung zum Kutangewebe (Eisberg-Phänomen).

Symptome. Schmerzhafte Schwellung, Überwärmung und Funktionseinschränkung, klopfende Schmerzen, kolbige Auftreibung der Finger.

Diagnose. Röntgenaufnahmen zum Ausschluß von knöchernen oder artikulären Veränderungen, Abstrich und Antibiogramm.

Therapie. Frühzeitige operative Ausräumung des Eiterherdes, wobei für einen ausreichenden Sekretabflusses gesorgt werden muß. Beim Panaritium subunguale wird der betroffene Nagelteil reseziert. Beim Panaritium ossale und articulare erfolgt nach der Ausräumung und Drainage eine längere Ruhigstellung bis zur Ausheilung.

V-Phlegmone

Sonderform des Panaritium tendineum. Die Sehnenscheiden des 1. und 5. Fingers erstrecken sich bis zur Handwurzel, wo sie in einen radialen und ulnaren Sehnenscheidensack münden. Über eine Kommunikation im Handgelenk kann sich eine Infektion von der einen zur anderen Seite hin entwickeln.

Therapie. Freilegung der Sehnenscheide, Spülung, Ruhigstellung, Abdeckung.

Hohlhandphlegmone

Kann infolge eines Panaritiums oder durch direkte Verletzung entstehen.

Symptome. Starke Schmerzen, Handrückenödem, Druckschmerz über der Vola manus, die Finger sind im Grundgelenk gestreckt, im Mittel- und Endgelenk gebeugt, Fieber, Leukozytose, Lymphadenitis.

Therapie. Operative Ausräumung des Herdes, Spaltung der Sehnenscheide, Débridement, Drainage, Antibiotika nach Antibiogramm, längere Ruhigstellung, krankengymnastische Nachbehandlung.

Interdigitalphlegmone

Geht von interdigitalen Rhagaden, Mykosen oder Verletzungen aus. Es kommt zu einer schmerzhaften Spreizung von Zehen beziehungsweise Fingern und zu ausgedehnten Ödembildungen am Fuß- oder Handrücken.

Eitrige Infektionen von Hand- und Fingerrücken

Furunkel, Abszeß, Phlegmone.

Therapie. Eröffnung und Ausräumung des nekrotischen Materials, anschließend Ruhigstellung bei hochgelagertem Oberarm.

31.10 Verletzungen des Beckens und der Hüftgelenke

31.10.1 Becken

Beckenbrüche

Sie entstehen durch direkte oder indirekte Gewalteinwirkung. Typischerweise sind zwei Patientengruppen betroffen: über 60jährige bei häuslichen Stürzen und unter 60jährige vor allem bei Verkehrsunfällen oder Verschüttungen. In mehr als 50 % besteht eine Kombination mit anderen Verletzungen (Extremitäten, Abdomen, Thorax, Schädel). Es sollte also bei jedem Polytraumatisierten an Beckenfrakturen gedacht werden.
- Beckenrandbrüche: Beckenschaufel-, Steiß- und Sitzbeinfrakturen sowie Abrißfrakturen im Bereich der sehnigen Ansätze der Muskulatur (Tuber ischiadicum, Spinae iliacae)
- Beckenringbrüche
- Hüftpfannenbrüche
- vordere und hintere Beckenringfraktur, Sprengung der Iliosakralfuge, Symphysenruptur. Eine doppelte Vertikalfraktur, d.h. eine Kombination von vorderer und hinterer Ringfraktur oder von hinterer Ringfraktur und Symphysenruptur nennt man *Malgaigne-Fraktur*.

Symptome. Stauchungsschmerz bei Kompression, Druckschmerz. Das Anheben des gestreckten Beins ist oft nicht oder nur unter Schmerzen möglich.

Diagnose. Röntgen (a.p., eventuell Spezialaufnahmen), gegebenenfalls CT; Abdomenuntersuchung. Der Patient wird aufgefordert, Wasser zu lassen; Bewußtlose werden katheterisiert (Hämaturie?). Motilität, Sensibilität und Reflexe werden überprüft (Ischiadikusbeteiligung?).

Therapie. Bettruhe, bei Randfrakturen 2–3 Wochen, bei vollständigen Ringbrüchen ohne Dislokationen und ohne Begleitverletzungen etwa 4 Wochen. Alle Frakturen mit Dislokationen oder schweren Begleitverletzungen werden operativ therapiert.

Komplikationen. Begleitverletzungen von Blutgefäßen, Blase und Mastdarm (Gefahr des hämorrhagischen Schocks und der Peritonitis). Pseudarthrosenbildung bei unzureichender Reposition mit Gehbehinderung und Geburtsbehinderung bei Frauen.

31.10.2
Hüftgelenk

Hüftpfannenbrüche

Sie entstehen als Begleitverletzungen bei Luxationen des Hüftkopfes durch direkte oder indirekte Gewalteinwirkung. Eine häufige Verletzung ist die Abscherfraktur des dorsalen Hüftpfannenrandes bei einer Hüftluxation durch ein Knieanpralltrauma, z.B. bei einem Auffahrunfall mit Anprall des Kniegelenkes an das Armaturenbrett (*Dashboard-Verletzung*).

Es gibt Pfannendachfrakturen, dorsale und ventrale Pfeilerfrakturen sowie Querfrakturen. Außerdem werden Luxationsfrakturen und kombinierte Frakturen unterschieden.

Symptome. Bewegungsschmerz und Bewegungseinschränkung, Innenrotation und Beinverkürzung bei Luxationsfrakturen.

Diagnose. Röntgen, eventuell mit Spezialaufnahmen. Neurologische Untersuchung der unteren Extremitäten zum Ausschluß von Nervenbeteiligungen.

Therapie. Sofortige Reposition in Narkose durch Längszug am gebeugten Oberschenkel. Größere dorsale Pfannenfragmente sollten operativ fixiert werden, damit die Hüfte nicht wieder luxiert.

Komplikationen. Verletzung von Blutgefäßen und Nerven, später Schmerzen und Gehbehinderung durch Schenkelkopfnekrose und Coxarthrose.

Traumatische Hüftgelenkluxation

Sie entsteht durch starke Gewalteinwirkung mit Stauchung oder Hebelung des Oberschenkels bei Entspannungsstellung der Kapsel. Eine typische Verletzung ist die *Dashboard-Verletzung* (siehe oben), die zur hinteren Luxation führt. Der Anprall bei abgespreiztem Bein führt zur vorderen Luxation. Die Spätfolgen sind Hüftkopfnekrose und Coxarthrose mit Gehbehinderung sowie Arthrosis deformans bei der zentralen Luxation.

- hintere Luxation (75%): Luxatio iliaca oder seltener Luxatio ischiadica; Adduktion des Beines in Innenrotation

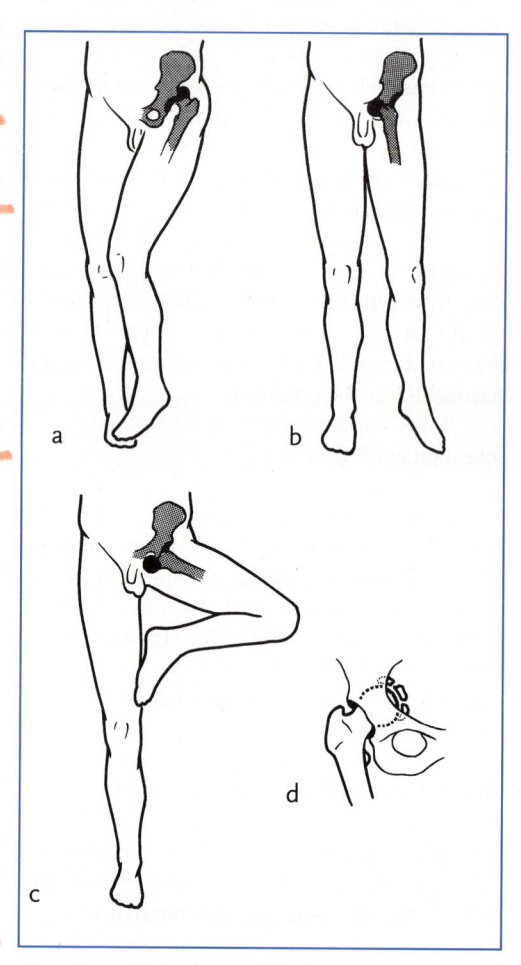

Abb. 2.85: Formen der Hüftluxation: **a** Luxatio iliaca, **b** Luxatio pubica, **c** Luxatio obturatoria, **d** die sog. zentrale Hüftluxation. (Wehner/Sander 1981)

- vordere Luxation (25 %): Luxatio pubica oder seltener Luxatio obturatoria (siehe Abb. 2.85); Abduktion des Beines in Außenrotation
- zentrale Luxation: Einstauchung des Femurkopfes in das Becken nach Azetabulumfraktur

Diagnose. Prüfung der Ischiadikusfunktion. Röntgen in zwei Ebenen (Kopf und Pfanne passen nicht mehr zusammen).

Therapie. Sofortige Reposition in Vollnarkose innerhalb 4–6 Stunden, sonst besteht die Gefahr der Hüftkopfnekrose; anschließend Röntgenkontrolle des Repositionsergebnisses und Längsextension. In den folgenden 12 Wochen wird das Bein ohne Belastung mobilisiert. Bei Luxationsfrakturen besteht eine Operationsindikation.

Komplikationen. Läsion der Kapselgefäße, die den Hüftkopf versorgen mit nachfolgender Hüftkopfnekrose, Verletzung der A. femoralis, Läsionen der Nn femoralis und ischiadicus, Frakturen im Bereich der Hüftpfanne, Knorpelschäden.

31.11 Verletzungen der unteren Extremitäten

31.11.1 Oberschenkel

Frakturen des proximalen Oberschenkels werden in Abbildung 2.86 gezeigt.

Schenkelhalsfrakturen

Schenkelhalsfrakturen entstehen durch Dreh-, Biege- und Scherkräfte beim Sturz auf die gleichseitige Hüfte. Es sind typische Frakturen des alten Menschen mit osteoporotischen Knochen. Frauen sind häufiger betroffen als Männer.

Die Schenkelhalsfrakturen werden in *intrakapsuläre mediale* und *extrakapsuläre laterale* Frakturen eingeteilt. Bei den häufigeren medialen Brüchen werden Abduktions- und Adduktionsbrüche unterschieden. Die Abduktions-

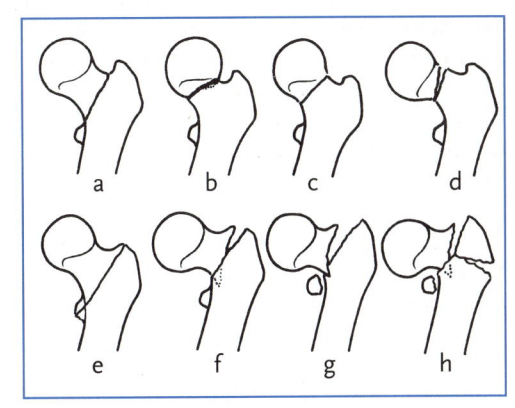

Abb. 2.86: Hüftgelenknahe Frakturen: **a** laterale Schenkelhalsfraktur, **b** mediale Schenkelhalsfraktur (Abduktionsbruch, Typ Pauwels I), **c** mediale Schenkelhalsfraktur (Adduktionsbruch, Typ Pauwels II), **d** mediale Schenkelhalsfraktur (Adduktionsbruch, Typ Pauwels III), **e** pertrochantäre Oberschenkelfraktur ohne Dislokation (stabile Fraktur), **f** pertrochantäre Oberschenkelfraktur mit leichter Varusstellung (stabile Fraktur), **g** pertrochantäre Oberschenkelfraktur mit stärkerer Varusstellung und Abbruch des Trochanter minor (instabile Fraktur), **h** pertrochantäre Oberschenkeltrümmerfraktur (instabile Fraktur) (Wehner/Sander 1981)

brüche zeigen eine Valgusstellung mit Einkeilung der Fragmente. Bei den Adduktionsbrüchen zieht die pelvitrochantäre Muskulatur das Bein in Außenrotation nach kranial (Beinverkürzung), wodurch es zur Varusstellung kommt; die Fragmente hier sind nicht eingekeilt.

Je nach Neigung der Frakturebene zur Horizontalen lassen sich die *medialen Schenkelhalsfrakturen nach Pauwels* in drei Schweregrade unterteilen:
- Typ Pauwels I (Abduktionsfraktur): Winkel zwischen Horizontaler und Bruchlinie unter 30°
- Typ Pauwels II (Adduktionsfraktur): Winkel zwischen Horizontaler und Bruchlinie 30° bis 70°
- Typ Pauwels III (Adduktionsfraktur): Winkel zwischen Horizontaler und Bruchlinie über 70°

Diese Einteilung ist prognostisch wichtig, denn je steiler der Bruchlinienverlauf ist, desto ungünstiger ist die Prognose der Frakturheilung.

Symptome. Abduktionsfrakturen sind häufig asymptomatisch, man stellt lediglich einen Stauchungs- und Klopfschmerz im Hüftgelenk fest. Adduktionsfrakturen gehen mit Stauchungsschmerz der Ferse und des Trochanter, Bewegungsschmerz, Außenrotation und Verkürzung des Beins einher.

Diagnose. Röntgen in zwei Ebenen (Beckenübersicht und Hüftgelenk axial), gegebenenfalls Schichtaufnahmen.

Therapie. Abduktionsfrakturen werden meist konservativ-funktionell behandelt, da sie durch die Einstauchung der Fragmente stabil sind: Reposition durch Abduktion-Außenrotation, Extension und Innenrotation; nach 2–4wöchiger Bettruhe schließt sich die funktionelle Therapie an. Bei fraglicher Stabilität wird eine Schraubenosteosynthese gemacht.
Adduktionsfrakturen werden immer operativ behandelt, da bei der konservativen Behandlung die Gefahr der Schenkelhalspseudarthrose, der Schenkelkopfnekrose und der Sekundärkomplikationen (Dekubitus, kardiopulmonale Komplikationen) vorhanden ist.
Operationsverfahren:
- *beim Erwachsenen:*
  - Die gedeckte Schenkelhalsnagelung mit dem 3-Lamellen-Nagel ist die klassische, gedeckte Osteosynthesemethode: Nach der geschlossenen Reposition wird der Nagel über eine kleine Hautinzision einschlagen.
  - offene Reposition und Stabilisierung mit einer 130°-Winkelplatte und einer zusätzlichen Zugschraube
- *beim Jugendlichen* (auch Erwachsenen): Verschraubung nach der anatomischen Reposition, wobei die Wachstumsfuge intakt bleiben soll
- *beim greisen Patienten*: Totalendoprothese (TEP): Resektion der Fraktur mitsamt dem Hüftgelenk und Ersatz durch eine alloplastische Endoprothese (bei Pauwels-I/II-Fraktur ab einem biologischen Alter von 75 Jahren, bei Pauwels-III-Fraktur von über 70 Jahren)

Die Osteosynthesen des Schenkelhalses mit Nagel, Winkelplatte und Schraube sind übungsstabil. Da die Schenkelhalsfrakturen für die Heilung 3–4 Monate brauchen, darf das Bein postoperativ etwa drei Monate nicht belastet werden, der Patient muß an Gehstützen gehen.
Bei der Totalendoprothese kann eine Frühbelastung erfolgen, wodurch die Komplikationen der Immobilisation (Thrombose, Embolie, Dekubitus etc.) vermieden werden. Darüber hinaus hat sie den Vorteil, im osteoporotischen Knochen besseren Halt als die anderen Metallimplantate zu haben.

Komplikationen.
- Komplikationen der Immobilisation wie Dekubitus, Embolie etc.
- *Schenkelkopfnekrose*: durch Unterbrechung der versorgenden Arterien (Aa. circumflexae femoris und A. ligamenti capitis femoris) oder durch den interkapsulären Hämatomdruck (vor allem bei Kindern); Therapie: Endoprothese
- *Pseudarthrosen* (in 15 % der Fälle): durch Fragmentverschiebung oder unzureichende Stabilität; Therapie: valgisierende intertrochantäre Osteotomie (siehe auch Orthopädie)
- *Implantatlockerung oder -bruch* und dadurch Instabilität, Knochenresorption, Beinverkürzung und Pseudarthrose

Pertrochantäre Schenkelfrakturen

Diese entstehen hauptsächlich durch ein Außenrotationstrauma, wobei eine ausgeprägte Osteoporose, eine Rarefizierung des Knochenskeletts und eine fehlende muskuläre Koordination prädisponierend wirken. Daher ist die pertrochantäre Schenkelfraktur ein typischer Bruch des hohen Alters.
Es werden stabile und instabile Frakturen unterschieden. Das Kriterium ist der dislozierte Trochanter minor, wobei ein dorsomedialer Defekt entsteht, der zur Instabilität führt. Alle Frakturformen vom einfachen Schrägbruch bis zur Trümmerfraktur sind möglich.

Symptome. Die Verkürzung und Außenrotation des Beins ist stärker als bei Schenkelhalsfrakturen. Das Bein kann nicht aktiv gehoben werden.

Diagnose. Röntgen in zwei Ebenen.

Therapie. Praktisch immer operativ wegen der langen Immobilisation bei der konservativen Therapie. *Operationsverfahren:*
- Osteosynthese mit einer Kondylen- (Winkel-) Platte
- Osteosynthese mit der *dynamischen Hüftschraube*: Die durch eine Platte eingebrachte Schraube wirkt als Zugschraube und setzt die Fragmente unter Kompresssion.
- Nagelung mit *elastischen Federnägeln* (Ender-Nägeln): Nach geschlossener Valgisierung des Schenkelhalses werden die Nägel von medial oberhalb des inneren Femurkondylus in die Markhöhle eingebracht und in das proximale Fragment eingeschlagen.
- Verbundosteosynthese (Auffüllung mit Spongiosa und Knochenzement) mit Winkelplatte: bei instabilen Frakturen im hohen Alter und bei ausgeprägter Osteoporose

Komplikationen. Varusdislokation, Implantat- und Fragmentdislokation, Pseudarthrosen, Immobilisationsschäden. Wegen der breiten Spongiosakontaktfläche sind Wundheilungsstörungen selten.

Subtrochantäre Frakturen

Sie entstehen durch direkte und indirekte Gewalteinwirkung mit Biegung oder Drehung. Es kommt meist zu Schrägfrakturen, oft mit mehreren Fragmenten. Die Diagnosestellung erfolgt durch die Feststellung von sicheren und unsicheren Frakturzeichen sowie durch Röntgenaufnahmen in zwei Ebenen.

Therapie. Operativ mit einer Winkelplatte. Bei Trümmerfrakturen wird die Kortikalis mit Knochentransplantaten wiederhergestellt.

Komplikationen. Achsenfehlstellungen, Pseudarthrose.

Femurschaftfrakturen

Um diesen stärksten Extremitätenknochen mit dem dicken Muskelmantel zu brechen, sind große Kräfte notwendig: Direkte (Verkehrsunfall) oder indirekte (Sturz aus großer Höhe) Gewalteinwirkung ist möglich. Die Femurschaftfrakturen kommen häufig bei jungen Leuten vor.

Je nach Art der einwirkenden Kraft sind alle Bruchformen vom einfachen Schrägbruch bis zum Trümmerbruch möglich. Abhängig von der Höhe der Fraktur liegt immer eine Verschiebung, Achsenknickung und Verdrehung entsprechend den dominierenden Muskelansätzen vor: Valgusposition durch die Adduktoren oder Rekurvationsstellung durch den M. gastrocnemius.

Durch Muskelzerreißungen entstehen in der Regel ausgedehnte Hämatome. Am Unfalltag beträgt der Blutverlust zwischen 600–1000 ml und steigt bis zum dritten Tag nach dem Unfall auf 1400–2400 ml an.

Diagnose. Sichere und unsichere Frakturzeichen. Fast immer besteht ein *Schock* durch einen größeren Blutverlust. Bei der Röntgenuntersuchung müssen die benachbarten Knie- und Hüftgelenke immer mitbeurteilt werden. Begleitverletzungen von Gefäßen, Nerven etc. müssen ausgeschlossen werden.

Therapie. Immer operativ, außer bei absoluten Kontraindikationen zur Osteosynthese und bei Kindern unter 12 Jahren. Einfache Frakturen der Schaftmitte müssen postoperativ für 2–4 Wochen entlastet werden, Trümmerfrakturen etwa 10–12 Wochen.
- einfache Frakturen im mittleren Drittel werden mit der *Marknagelung nach Küntscher* versorgt: offene oder geschlossene Reposition, Einführung des leicht gekrümmten Marknagels vom Trochanter major in die aufgebohrte Markhöhle (evtl. in Kombination mit Drahtumschlingungen bei Mehrfragmentbrüchen). Kortikalisdefekte (z.B. bei Trümmerfrakturen) müssen durch Knochentransplantate aufgefüllt werden.
- Frakturen im proximalen oder distalen Metaphysenbereich: Plattenosteosynthese

oder Verriegelungsnagelung. Die Platte neutralisiert die Biegungs- und Torsionskräfte auf Frakturhöhe.
- Femurschaftfrakturen im Kindesalter werden konservativ behandelt: bis zum 2. Lebensjahr mit einer Overhead extension durch Heftpflasterverbände, vom 3.–12. Lebensjahr mit einer Extension am Weber-Tisch bei Doppelrechtwinkellage in Hüft- und Kniegelenk. Nach drei Wochen wird eventuell ein Becken-Bein-Gips angelegt.

Komplikationen. Blutverluste und Schock, Fehlstellungen, Beinverkürzung, Pseudarthrose, Gelenksteife, Schrumpfung der Muskulatur, Infektionen, Implantatbrüche.

Distale Femurfrakturen

Sie entstehen meist durch direkte Gewalt, typischerweise als Dashboard-Trauma (siehe oben) seltener durch Torsion oder Biegung. Es gibt supra-, dia- und perkondyläre Frakturen sowie Kombinationsformen.

Symptome. Schmerzhafte Bewegungseinschränkung, Deformierung, Beinverkürzung.

Diagnose. Röntgen in zwei Ebenen, Suche nach Begleitverletzungen, Kontrolle der peripheren Durchblutung (A. poplitea) und des Neurostatus.

Therapie. Die konservative Therapie ist nur bei suprakondylären Brüchen möglich: Extension am Schienbeinkopf und Immobilisation für 6–10 Wochen.
Bei der Osteosynthese wird die Gelenkfläche wiederhergestellt und mit einer von lateral eingebrachten Kondylenplatte stabilisiert. Eine Immobilisation für 10-14 Wochen ist erforderlich.

Komplikationen. Gelenkinkongruenz oder -arthrose, Achsenfehler (X- oder O-Beine), Kniegelenksteife durch Muskelschrumpfung, Pseudarthrosen und Infektionen.

Quadrizepssehnenrupturen

Durch übermäßig hohe Zugspannung (z.B. plötzliche Kniebeugung, Sturz) kann beim älteren Menschen die degenerativ veränderte Quadrizepssehne proximal der Patella reißen.

Diagnose. Tastbare Delle über der Durchtrennungsstelle oberhalb der Patella, Das Knie kann nicht aktiv gestreckt werden, die Patella steht tief (zu Patellahochstand kommt es bei Ruptur des Lig. patellae).

Therapie. Naht der Sehenanteile, gegebenenfalls transossäre Reinsertion; Oberschenkelgips für 6 Wochen.

> **Klinischer Fall**
>
> Ein 65jähriger, adipöser Patient stürzte beim Treppensteigen infolge eines plötzlichen Kraftverlustes im linken Bein. Dieses kann nicht mehr aktiv gestreckt werden. Oberhalb der Patella ist eine Delle zu tasten. Röntgenologisch besteht links ein Patellatiefstand. Der Wert der Harnsäure im Serum ist erhöht.
> *Diagnose:* Quadrizepssehnenruptur

31.11.2 Kniegelenk und Unterschenkel

Patellafrakturen

Sie entstehen durch direkte Gewalteinwirkung, z.B. Sturz oder Schlag auf das gebeugte Knie. Neben subaponeurotischen Fissuren gibt es Längs-, Quer- und Trümmerfrakturen.

Diagnose. Hämarthros, Schwellung, Delle in der Kniescheibenmitte und Unmöglichkeit zum aktiven Anheben des gestreckten Beins. Röntgen in drei Ebenen (a.p., seitlich und axial).

Therapie. Wenn keine Dislokation vorliegt, wird das Knie bei subaponeurotischen und bei Längsfrakturen in einer Gips- oder Plastikhülse ruhiggestellt. Bei Dislokationen wird die Patella verschraubt Die Streckaponeurose muß immer genäht werden. Die Heilung dauert etwa 6 Wochen. Bei Trümmerfrakturen wird eine Patellektomie vorgenommen.

Komplikationen. Redislokation mit Streckausfall, Gelenkstufen mit Chondropathie, Arthrose bei Gelenkschäden.

Frakturen des Tibiakopfes

Sie entstehen durch axiale Stauchung in der Längsrichtung mit zusätzlichen Biegemomenten. Beim Sturz auf die Beine werden die Femurkondylen in den Tibiakopf hineingetrieben.

Es gibt Abrißfrakturen an den Seitenrändern, Spalt-, Impressions- und Trümmerfrakturen und Kondylusfrakturen. Die Brüche können intra- oder extraartikulär sein.

Diagnose. Fehlstellungen im Kniebereich, Hämarthros, Röntgen in zwei Ebenen.

Therapie. Nur nicht dislozierte Brüche und Brüche im höheren Alter werden konservativ behandelt: 1–3wöchige Ruhigstellung im Gipsverband und danach funktionelle Übungsbehandlung. Die Heilung dauert 8–12 Monate.

In allen anderen Fällen wird die Gelenkfläche rekonstruiert und der imprimierte Bezirk mit Spongiosa unterfüttert und mit Schrauben oder Platten abgestützt. Postoperativ muß für etwa 3 Monate entlastet werden.

Komplikationen. Verletzung des N. fibularis, Gelenksteife (Frühkomplikation) oder posttraumatische Arthrose (Spätkomplikation), Achsenfehlstellungen (X- oder O-Beine).

Unterschenkelschaftfraktur

Es handelt sich um einen gleichzeitigen Bruch der Tibia und Fibula durch direkte, ventrale Gewalteinwirkung, z.B. Stoßstange, Tritt etc. (Tibiaschräg- oder -querbrüche), oder durch indirekte Gewalteinwirkung wie Biegung und Drehung, die Torsionsbrüche mit spiraliger Bruchlinie nach sich ziehen. Alle Bruchformen sind möglich.

Diagnose. Klassische Frakturzeichen, Röntgen.

Therapie. Gute Behandlungsergebnisse werden sowohl durch die konservative als auch durch die operative Therapie erreicht. Die Wahl der Behandlungsmethode erfolgt nach der Risikoabwägung, z.B. Rotationsfehler bei der konservativen und Infektion bei der operativen Therapie.

Bei allen nicht dislozierten, geschlossenen Brüchen sowie bei Kindern und Jugendlichen wird ein Oberschenkelliegegips für 4 Wochen und anschließend ein Gehgips für 6 Wochen angelegt.

Bei instabilen Frakturen erfolgt zunächst eine 3–4wöchige Extension im Streckverband, dann wird für 6 Wochen ein Obeschenkelgipsverband angelegt.

Alle Frakturen mit starker Fragmentverschiebung sowie offene Frakturen werden operativ behandelt mit der Marknagelung, Plattenosteosynthese oder Verriegelungsnagelung. Bei Knochendefekten wird Spongiosa transplantiert.

Komplikationen. Pseudarthrose bei der konservativen Behandlung, posttraumatische Ostitis bei der operativen Behandlung. Tibialis-anterior-Syndrom durch ein intrafasziales Hämatom (Therapie: Sofortige Spaltung der Faszie).

Kniegelenksluxation

Seltene Verletzung bei starker Gewalteinwirkung. Der Kapsel-Band-Apparat ist meist vollständig zerrissen. Häufig sind Gefäße (A. poplitea) und Nerven (N. peronaeus) verletzt.

Diagnose. Deutliche Deformität, Prüfung von Sensibilität, Motorik und Durchblutung, Röntgen in zwei Ebenen.

Therapie. Notfallmäßige Reposition, operative Versorgung des zerrissenen Kapsel-Band-Apparates, Oberschenkelgips mit anschließender krankengymnastischer Behandlung.

Komplikationen. Akute Ischämie, Peronaeusparese, Schlottergang, Arthrose.

Patellaluxation

Die Patellasubluxation ist nach der Meniskusläsion die häufigste Verletzung des Kniegelenks. Sie entsteht meist aufgrund einer Patelladysplasie, selten rein traumatisch. Weitere disponierende Faktoren sind flache Femurkondylen und X-Beine. Die Patella luxiert praktisch immer nach lateral, dabei reißt das Retinaculum mediale. Über eine schmerzhafte Subluxation kommt es zur vollständigen Patellaluxation.

Diagnose. Schmerzhafte Zwangshaltung des Gelenkes, Röntgen in drei Ebenen zum Ausschluß von begleitenden Frakturen.

Therapie. Reposition und Ruhigstellung für 3-4 Wochen. Herausgerissene Knorpel-Knochen-Fragmente werden am Ursprungsort fixiert. Zur Vermeidung einer rezidivierenden Luxation wird eine operative Transposition der Tuberositas tibiae nach medial empfohlen.

Komplikationen. Läsion von N. peronaeus und A. poplitea, Gelenkfunktionsstörungen.

Knorpelverletzungen der Gelenkflächen

Sie entstehen durch direkte (Knieanprall) oder indirekte (Rotation, Kompression etc.) Gewalteinwirkung.

Knorpelquetschungen und -fissuren führen über eine Chondropathie zur Arthrose. Knorpelimpressionen verursachen chronische Beschwerden durch instabile subchondrale Bezirke. Knorpelabsprengungen entstehen bei Rotationstraumata und gleichzeitigem axialem Druck, z.B. bei Berufstänzerinnen. Knorpelabscherfrakturen mit und ohne Knochenbeteiligung kommen besonders bei Luxationsfrakturen vor.

Symptome. Chronische Gelenkschmerzen und Reizknie (Synovitis), Druckschmerz an Stellen verstärkter synovialer Reizung, Einklemmung bei freien Fragmenten, Hämarthros mit Fettaugen bei frischen Verletzungen.

Diagnose. Arthroskopie (Gelenkspiegelung).

Therapie. Bei der konservativen Therapie bei frischen Verletzungen wird das Knie punktiert und für 6-12 Wochen ruhiggestellt. Gleichzeitig werden antiphlogistische und analgetische Medikamente verordnet. Bei der operativen Therapie werden die gequetschten Knorpelteile ausgeschnitten, die freien Fragmente entfernt und die Knorpel-Knochen-Anteile refixiert. Das Knie wird unter krankengymnastischer Weiterbehandlung 6-12 Wochen ruhiggestellt. Bei einer Gelenkzertrümmerung ist ein prothetischer Gelenkersatz indiziert.

Bei chronischen Verletzungen erfolgt eine Korrektur der Gleitbahn.

Meniskusläsionen

Der laterale Meniskus ist ringförmig, der mediale halbmondförmig.

Meniskusläsionen entstehen meist durch indirekte Gewalt (Rotation, Abduktion, häufig bei Kampfsportarten), selten durch direkte Gewalt (Tibiakopffraktur). Der Innenmeniskus ist etwa 20mal häufiger betroffen. Spontanläsionen kommen bei degenerativen Veränderungen vor (Berufskrankheit bei Bergarbeitern). Eine Beugehaltung mit federnder Streckhemmung ist typisch für die Meniskuseinklemmung.

Symptome. Schmerz, Schwellung, federnder Streckausfall (typisch), Blockierung des Kniegelenks in Beugestellung, eventuell Hämarthros mit tanzender Patella.

Diagnose. Arthrographie, Arthroskopie. *Meniskuszeichen:*
- *Steinmann I:* Prüfung am rechtwinklig gebeugten Knie:
  - Läsion des Innenmeniskus → Schmerz am medialen Gelenkspalt bei Außenrotation der Tibia
  - Läsion des Außenmeniskus → Schmerz am lateralen Gelenkspalt bei Innenrotation der Tibia
- *Steinmann II:* wandernder Druckschmerz nach dorsal bei langsamer Beugung des gestreckten Kniegelenks; unsicherer Hinweis auf Meniskusverletzung
- *Payr-Zeichen:* der Patient sitzt im Schneidersitz, der Untersucher drückt auf die Innen-

seite des Kniegelenks → Schmerz bei Innenmeniskusläsion
- *Apley-Grinding-Test:* Patient in Bauchlage, Kniegelenk rechtwinklig gebeugt, passive Rotation des Unterschenkels unter Druck gegen die Femurkondylen → je nach Meniskusläsion Schmerz innen oder außen

Therapie. Ruhigstellung in Gips bei peripheren Randrissen: arthroskopische Entfernung der flottierenden Teile bei Lappen- oder Längsrissen; Meniskektomie bei Mehrfachrissen und Degenerationen.

Komplikationen. Chronische Gelenkbeschwerden, Arthrose.

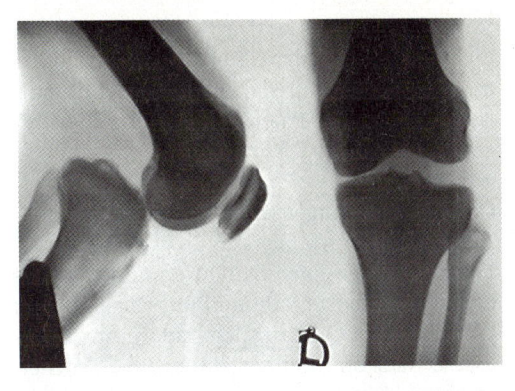

Abb.2.87: Ruptur des hinteren Kreuzbandes. Die starke vordere Instabilität läßt eine gleichzeitige Verletzung der Seitenbänder vermuten (IMPP)

Klinischer Fall

Ein Fußballspieler verspürt unmittelbar nach einem Schuß aus der Drehung starke Schmerzen im Kniegelenk seines Standbeins. Bei der Untersuchung bestehen ein Gelenkerguß und eine Streckhemmung; Steinmann-Zeichen positiv.
Diagnose: Verdacht auf Meniskusverletzung

Bandverletzungen

Es gibt Abduktions-, Adduktions- und Rotationstraumen. Je nach Schweregrad unterscheidet man Zerrung (Dehnung, Distorsion), Überdehnung (Reißen einzelner Fasern) und vollständigen Bandriß. Als „unhappy triad" bezeichnet man eine Kombinationsverletzung des vorderen Kreuzbandes, medialen Seitenbandes und des medialen Meniskus.

Diagnose. Eine Zerrung verursacht Druckschmerz und Streckstellung beim Gehen, eine Überdehnung die Schonhaltung bei 160° und ein Hämarthros. Zusätzlich zu den oben genannten Symptomen ist das Gelenk bei einer Bandruptur weiter aufklappbar. (Röntgen, siehe Abb. 2.87).

Einfache Instabilität:
- mediales Seitenband → Abduktionsschmerz und Valgusinsuffizienz
- laterales Seitenband → Adduktionsschmerz und Varusinsuffizienz
- vorderes Kreuzband → vordere Schublade
- hinteres Kreuzband → hintere Schublade

Komplexinstabilität:
- posteromediale Instabilität bei Verletzung von posteromedialem Kapselbandapparat und hinterem Kreuzband
- anteromediale Instabilität beim unhappy triad; häufigste Komplexinstabilität des Kniegelenks
- anterolaterale Instabilität bei Verletzung von lateralem Seitenbandsystem, vorderem Kreuzband und eventuell Außenmeniskus
- posterolaterale Instabilität bei Verletzung von posterolateralem Kapselbandsystem und hinterem Kreuzband

Therapie. Funktionell bei Zerrung; Gipsruhigstellung für 4 Wochen bei Überdehnung; Bändernaht, transossäre Naht und Verschraubung ausgerissener Knochen beim Bandriß.

Komplikationen. Bandinsuffizienz und -instabilität (Therapie: Bandplastik).

Sehnenverletzungen (Streckapparat)

Durch degenerative oder traumatische Schädigung kann es zu Verletzung des Streckapparates des Kniegelenks (Quadrizepssehne, Patella, Retinaculum patellae, Lig. patellae) kommen.

Symptome. Eine aktive Kniestreckung ist nicht möglich, tastbare Delle über der Durchtrennungsstelle, Patellahochstand bei Ruptur des Lig. patellae, Patellatiefstand bei Quadrizepssehnenruptur.

Diagnose. Röntgenuntersuchung.

Therapie. Bei einer Durchtrennung des Retinaculum patellae Naht und Ruhigstellung für 3 Wochen; bei Quadrizepssehnenruptur transossäre Naht und Ruhigstellung für 6 Wochen in einem Oberschenkelgips; bei rupturiertem Lig. patellae Ligamentnaht und Drahtnaht zwischen Patella und Tuberositas tibiae zur Sicherung.

Achillessehnenruptur

Häufigste subkutane Sehnenruptur, die hauptsächlich infolge degenerativer Veränderungen und selten als Traumafolge entsteht.

Symptome. Plötzlicher Schmerz, aktive und passive Bewegungen des Sprunggelenks sind schmerzhaft. Über der Rupturstelle ist eine Delle tastbar, der Zehenstand ist unmöglich und der Achillessehnenreflex fehlt.

Diagnose. Röntgen zum Ausschluß von Abrißfrakturen.

Therapie. Naht der Achillessehne und postoperative Ruhigstellung im Unterschenkelgips für 6 Wochen (3 Wochen Spitzfußstellung zur Entlastung der Naht, anschließend weitere 3 Wochen Rechtwinkelstellung im Sprunggelenk); Sportverbot für 3 Monate.

Pilon-tibial-Frakturen (distale Tibiagelenkfrakturen)

Sie entstehen durch Einpressung des härteren Talus in die distale Tibiagelenkfläche durch ein axiales Stauchungstrauma. Es kommt zu Spaltbildung, Impression, Impaktion (scheinbarem Knochenverlust) oder Zertrümmerung.

Diagnose. Heftige Beschwerden, Röntgen.

Therapie. In der Regel operative Rekonstruktion des Gelenks, Auffüllung der Knochendefekte mit autologer Spongiosa, Verstärkung des Pilonmassivs durch spezielle Metallimplantate.

Komplikationen. Gelenkfehlstellungen und posttraumatische Arthrose (Therapie: Arthrodese des oberen Sprunggelenks).

31.11.3 Sprunggelenke und Fuß

Malleolarfrakturen

Sie sind die häufigsten Frakturen des Erwachsenen und entstehen durch einen kombinierten Mechanismus von Stauchung, Biegung, Dehnung und Zug (z.B. beim Ausrutschen und Hinstürzen). Die Hauptkräfte sind dabei die Supination und die Pronation.

Die Einteilung der Knöchelbrüche erfolgt nach Danis und Weber, wobei die Höhe der Fibulafraktur maßgebend ist (siehe Abb. 2.88):

- *Typ Weber A:* Die Fibulafraktur liegt unterhalb der Syndesmose, die Syndesmose ist intakt
- *Typ Weber B:* Die Fibulafraktur liegt auf Höhe der Syndesmose, diese kann geschädigt werden
- *Typ Weber C:* Der Bruch liegt oberhalb der Syndesmose, die Syndesmose ist immer gerissen, daher besteht eine Luxationstendenz nach lateral.

Eine Sonderform der Weber-C-Fraktur ist die *Maisonneuve-Fraktur,* eine mediale Knöchelfraktur mit Sprengung der Syndesmose, Lateraldislokation des Fußes und subkapitulärer Fibulafraktur (siehe Abb. 2.89).

Die Fraktureinteilung nach Lauge-Hansen berücksichtigt den Unfallmechanismus. Je nach Supinations- oder Pronations-Torsions-Trauma kann es zu schweren kombinierten Luxationsfrakturen mit typischen Läsionsmustern kommen. Bei gleichzeitigem Abriß beider Malleolen spricht man von einer *Bimalleolarfraktur*. Ist dazu die dorsale Tibiakante (sogenanntes *Volkmann-Dreieck*) ausgerissen, spricht man von einer *Trimalleolarfraktur*.

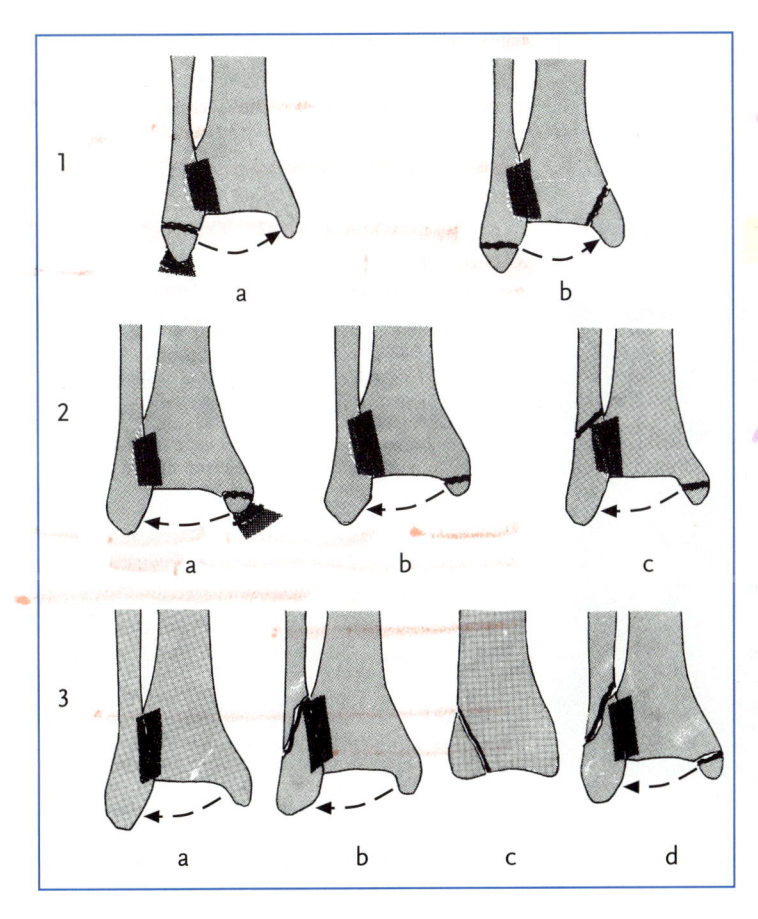

Abb. 2.88: Einteilung der Sprunggelenkfrakturen nach Lauge-Hansen. **1** Supination-Adduktions-Fraktur (Weber A): **a** Abriß des lateralen Malleolus oder Bandriß, **b** Schrägfraktur des inneren Malleolus. **2** Pronations-Abduktions-Fraktur (Weber B): **a** Abriß des medialen Malleolus oder Bandriß, **b** Abriß des Tuberculum tibiale anterius oder Riß des Ligamentum tibiofibulare anterius, **c** Schrägbruch der Fibula. **3** Supinations-Eversions-Fraktur (Weber B): **a** Abriß des Tuberculum tibiale anterius oder Riß des Lig. tibiofibulare anterius, **b** Schräg- oder Mehrfragmentbruch der Fibula, **c** Abbruch der dorsalen Tibiakante (sog. Volkmann-Dreieck), **d** Abscherung des inneren Malleolus, **4** Pronations-Eversions-Fraktur (Weber C): **a** Abriß des medialen Malleolus oder Bandriß, **b** kompletter Riß der Syndesmose, **c** hoher Fibulabruch (bis wenig distal des Fibulaköpfchens), **d** Abbruch der dorsalen Tibiakante (sogenanntes Volkmann-Dreieck) (Wehner/Sander 1981)

Diagnose. Frakturzeichen, Röntgen (eventuell gehaltene Supinationsaufnahmen).

Therapie. Beim Auftreten nimmt der Außenknöchel etwa die Hälfte des Körpergewichtes auf. Geringe Dislokationen dieses Knöchels (Verkürzung, Verdrehung) bewirken eine beträchtliche Reduktion der tragenden Berührungsfläche Sprungbein-Schienbein mit konsekutiver Drucksteigerung. Die Folge ist eine Arthrose des oberen Sprunggelenks. Daher erfolgt eine anatomische Reposition der Frakturen mit Wiederherstellung der normalen Fibulalänge und Rekonstruktion der Syndesmosebänder.

- Typ-A-Frakturen: konservativ durch Gipsruhigstellung für 6 Wochen
- Typ-B-Frakturen: in der Regel offene Reposition und Verschraubung
- Typ-C-Frakturen: immer operative Revision des vorderen Syndesmosenbandes und Osteosynthese (außer im hohen Alter)

Die Ruptur des Lig. deltoideum wird durch eine Naht adaptiert. Prä- und postoperativ ist die Hochlagerung der verletzten Extremität erforderlich, um die Schwellung (und dadurch die trophischen Schäden) zu beseitigen.

Komplikationen. Gelenkinkongruenz und Arthrose (Therapie: Arthrodese), Syndesmoseninstabilität bei ungenügender Reposition.

Talusfrakturen

Sie entstehen hauptsächlich indirekt durch Verrenkungen im Rückfußbereich (Abdrehen des Fußes bei fixiertem Unterschenkel) oder durch axiale Stauchung (Sturz auf die Füße).

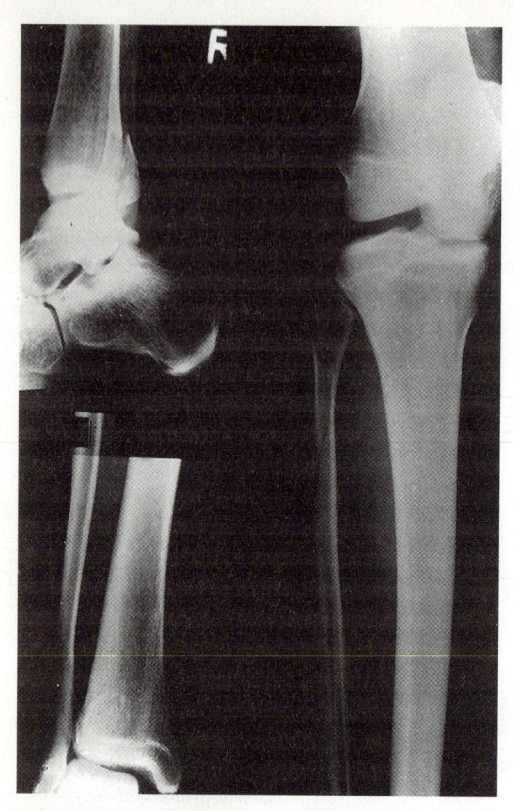

Abb. 2.89: Maisonneuve-Fraktur (IMPP)

Es gibt Quer-, Kompressions- oder Luxationsfrakturen mit und ohne Fragmentdislokation, wobei der Talushalsbereich am häufigsten verletzt wird.

Diagnose. Starke Schwellung des Mittel- und Rückfußes, schmerzhafte Beweglichkeit und Schmerzen beim Auftreten.

Therapie. Nicht dislozierte Frakturen in Narkose geschlossen reponiert und in einem Gipsverband für 6–8 Wochen ruhiggestellt. Dislozierte Frakturen werden offen reponiert und verschraubt.

Komplikationen. Talusnekrose (Therapie: Arthrodese der Sprunggelenke), Sprunggelenkarthrose (Therapie Arthrodese), Gefäß- und Nervenläsionen, Tarsaltunnelsyndrom.

Kalkaneusfrakturen

Häufigste Frakturen im Bereich der Fußwurzel (siehe Abb. 2.90), die meist durch ein axiales Stauchungstrauma (Schlag von unten, Sturz) entstehen.

Die extraartikulären Abrißfrakturen der Kalkaneusfortsätze, d.h. des Tuber calcanei (*Entenschnabelfraktur:* Abriß der Achillessehne) oder des Processus anterior calcanei hinterlassen keine bleibenden Schäden. Intraartikuläre Frakturen mit Einstauchung des Talus in den Fersenbeinkörper gehen häufig mit einer starken Zertrümmerung einher und sind dann technisch nicht zu reponieren.

Diagnose. Fersenschmerz, Hämatom, Verbreiterung des Rückfußreliefs, Röntgen (seitlich und axial zur Bestimmung des Tubergelenk- (Böhler-) Winkels: Abflachung bei intraartikulären Brüchen).

Therapie. Fixierung mit Schrauben oder mit Drahtschlingen bei Entenschnabelfrakturen

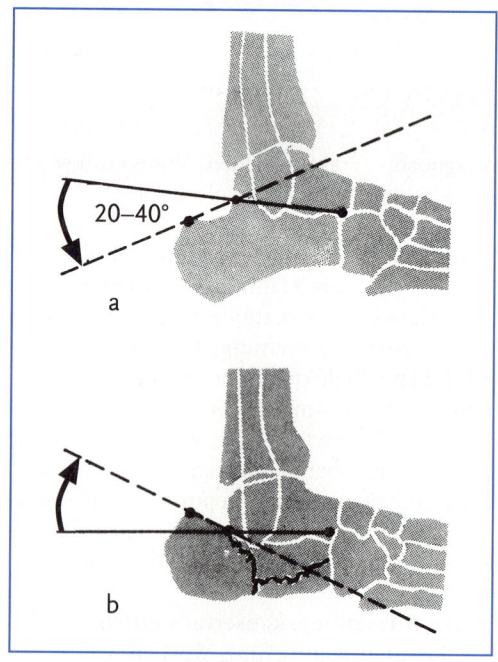

Abb. 2.90: Fersenbeinbruch. **a** normaler Tubergelenkwinkel, **b** negativer Tubergelenkwinkel bei Fersenbeintrümmerbruch (Wehner/Sander 1981)

und bei starken Dislokationen. Funktionelle Behandlung (Extremitätenhochlagerung und Fußbewegung bis zum Abschwellen) bei zertrümmerten intraartikulären Brüchen. Operative Maßnahmen bringen selten bessere Resultate.

Komplikationen. Arthrose und posttraumatischer Plattfuß (Therapie: Arthrodese oder orthopädische Schuhe).

Mittelfußfrakturen

Sie entstehen durch Einklemmung, Kontusion (direktes Trauma, führt häufig zur Verletzung eines einzelnen Metatarsalknochens) und Quetschung (führt häufig zu einer Serienfraktur). Bei chronischer Belastung kommt es zu Ermüdungsbrüchen (Marschfraktur im Schaftbereich des Metatarsale II oder III). Es gibt Köpfchen-, Schaft- oder Basisfrakturen.

Symptome. Starke Schwellung des Fußrückens, Hämatom, Achsenstoßschmerz, Stufenbildung.

Diagnose. Röntgen (dorsoplantar und schräg).

Therapie. Bei geringgradiger Verschiebung erfolgt die Ruhigstellung im Unterschenkelgips für 4–6 Wochen. Bei dislozierten (vor allem subkapitalen) Frakturen erfolgt die operative Reposition und Osteosynthese (wie Drahtspickung), später werden eventuell orthopädische Schuheinlagen nötig. Bei Marschfrakturen bringen die Sohlenversteifung und die Abrollrampe Schmerzfreiheit und Heilung.
   Komplikationen. Arthrose des unteren Sprunggelenks, Läsionen von Gefäßen, Nerven und Sehnen.

Zehenfrakturen

Sie entstehen durch direktes Stoßtrauma. Es gibt Quer-, Schräg- und Trümmerbrüche.

Symptome. Schwellung und schmerzhafte Bewegungseinschränkung.

Therapie. Nicht dislozierte Frakturen werden in einem Dachziegelheftpflasterverband oder mittels Schienung an die Nachbarzehe für 2 Wochen nach Abschwellung ruhiggestellt. Dislozierte Frakturen werden geschlossen reponiert und im Unterschenkelgips für 3 Wochen ruhiggestellt. Offene Frakturen mit zerfetzten Weichteilen machen die Amputation unumgänglich.

Kapselbandläsionen

Bei Gewalteinwirkung auf den Fuß in Supinationsstellung kann es zu Zerrung, Überdehnung oder Riß von Kapsel und Bändern kommen. Besonders häufig wird das Lig. fibulare anterius verletzt.

Symptome. Lokaler Druckschmerz, Schwellung, eventuell Hämatom.

Diagnose. Röntgen (gehaltene Aufnahmen in Supinationsstellung und Seitenvergleich: Aufklappbarkeit > 10°).

Therapie. Zerrungen werden funktionell behandelt. Bei Überdehnungen wird für 4–6 Wochen ein Unterschenkelgips angelegt. Beim Bandriß wird das Band genäht und für 4–6 Wochen ein Gips angelegt.

Komplikationen. Bandinsuffizienz und dadurch habituelle (rezidivierende) Distorsion (Schlottergelenk), Therapie: Bandplastik oder Arthrodese.

Anästhesie, Intensivmedizin

Dr. med. Heike Papke

Inhalt

1 **Grundlagen der Anästhesiologie** 634
1.1 Vorbereitung zur Anästhesie 634
1.2 Allgemeinanästhesie 636
1.3 Regionalanästhesie 645
1.4 Unmittelbar postoperative Versorgung 648
1.5 Flüssigkeits- und Volumentherapie 649

2 **Grundlagen der intensivmedizinischen Behandlung** 652
2.1 Behandlung, Überwachung, Pflege des Patienten 652
2.2 Spezielle Aspekte der Intensivtherapie 657

1 Grundlagen der Anästhesiologie

1.1 Vorbereitung zur Anästhesie

Vor der Entscheidung für ein bestimmtes Anästhesieverfahren ist eine gründliche Beurteilung des Patienten erforderlich.

1.1.1 Allgemeine Maßnahmen

Voruntersuchung

Die Voruntersuchung dient dem Erkennen patientenbedingter Narkoserisiken. Sie umfaßt:
- die *Anamneseerhebung* zur Erfassung früherer Krankheiten und Operationen, bestehender kardiovaskulärer und pulmonaler Beschwerden sowie von Krampf- oder Blutungsneigungen und Allergien; auch eine Medikamenteneinnahme und ein Zigaretten- und Alkoholkonsum sind von Bedeutung
- die *körperliche Untersuchung* erfaßt insbesondere den Zustand von Herz und Lunge, den Zahnstatus (Intubation), Gefäßverhältnisse (i.-v.-Zugänge) und die Beweglichkeit der Gelenke (intraoperative Lagerung)
- die *apparative Diagnostik*, zumeist EKG, Rö-Thorax und Laborparameter. Das EKG dient dem Ausschluß symptomarmer Herzerkrankungen (Myokarditis, Herzrhythmusstörungen, stummer Herzinfarkt) und der Einschätzung bestehender Störungen. Das Thorax-Röntgenbild hilft bei der Beurteilung des kardiopulmonalen Systems (Herzkontur, Pleuraerguß, Lungenödem). Nur bei Hinweis auf respiratorische Störungen erfolgt die Testung der Lungenfunktion (forcierte Vitalkapazität und forcierte exspiratorische Einsekundenkapazität zum Nachweis obstruktiver und restriktiver Ventilationsstörungen) und der arteriellen Blutgase.
- als typische *Laborparameter* werden bestimmt: Hb (Anämie?), Hkt (Hydratationszustand?), Elektrolyte (kardiale Reizleitung?), Gesamteiweiß (Pharmakokinetik, -dynamik bei Medikamentengabe), Harnstoff und Kreatinin (Nierenfunktion?), Transaminasen (Leberfunktion?), Quick-Wert, PTT, Thrombozyten (Gerinnungsstatus?) und Blutzucker (Diabetes mellitus?)

Erhöhtes Narkoserisiko

Bei Vorliegen kardiovaskulärer (KHK, manifeste Herzinsuffizienz) und/oder respiratorischer Störungen ist das Narkoserisiko erhöht; ebenfalls bei Patienten im höheren Lebensalter (Begleiterkrankungen) oder im ersten Lebensjahr. Auch die Art des Eingriffs kann risikosteigernd sein, so z.B. abdominelle, thorakale, intrakranielle oder Zweihöhleneingriffe, Notfalleingriffe oder Operationen von langer Dauer.

Therapeutische Konsequenzen bei Begleiterkrankungen

Ziel ist es, den Patienten optimal vorzubereiten und dadurch die perioperative Komplikationsrate zu senken.

Kardiovaskuläre Störungen. Hier sind vor allem KHK, Herzinsuffizienz, Hypertonie und Rhythmusstörungen vor der Narkose zu behandeln (siehe Tabelle 3.1).

Respiratorische Störungen. Chronisch obstruktive Atemwegserkrankungen (Raucher!), Asthma bronchiale und Infekte der oberen Luftwege komplizieren insbesondere den postoperativen Verlauf durch das Auftreten von

1 Grundlagen der Anästhesiologie

Tab. 3.1: Perioperative Risiken, die sich aus unterschiedlichen kardiovaskulären Störungen ergeben, und ihre präoperative Therapie

Störung	perioperatives Risiko	Vorbehandlung
KHK (elektiver Eingriff nur bei stabiler KHK)	perioperative Myokardischämie (durch sympathikotone Reaktionen, Hypotension, Volumenmangel)	Stabilisierung der myokardialen O_2-Versorgung: Vermeidung von Frequenz ↑, RR ↑, RR ↓ durch Beibehaltung/Beginn einer Pharmakotherapie (Betablocker, Nitrate, Kalziumantagonisten, Antihypertensiva)
Herzinsuffizienz (elektiver Eingriff nur bei kompensierter HI)	Dekompensation bis zum kardiogenen Schock durch neg. Inotropie von Narkotika, massive RR-Anstiege, übermäßige oder mangelhafte Volumenzufuhr, Anämie, akute Ischämie	Pharmakotherapie + Bettruhe + Na^+- und H_2O-Restriktion, bis Kompensation erreicht ist
Hypertonie (Stadium III)	Reaktion auf verschiedene Stimuli mit stärkeren RR-Schwankungen	Beginn/Fortsetzung einer antihypertensiven Pharmakotherapie
Herzrhythmusstörungen	AV-Block, Kammerflimmern, Herzstillstand	auslösende Faktoren beseitigen (Elektrolytstörungen); Pharmakotherapie; temporärer Schrittmacher

Atelektasen, Pneumonien und akuter respiratorischer Insuffizienz (siehe Tabelle 3.2).

Leberfunktionsstörungen. Bei dieser Störung besteht eine oft nicht kalkulierbare Wirkungsverlängerung der eingesetzten Pharmaka → weitere Verschlechterung der Leberfunktion durch pharmakotoxische Effekte, daher strenge OP-Indikation; keine Narkose bei akuter Hepatitis.

Erkrankungen der Niere. Besteht gleichzeitig eine Niereninsuffizienz, so sollte durch präoperative Dialysetherapie der Volumen- und Elektrolythaushalt (Kaliumspiegel!) normalisiert werden.

Epilepsie. Durch Narkotika können Anfälle ausgelöst werden. Mögliche *Komplikationen* besonders bei Grand-mal-Anfällen: Nahtdehiszenz, Redislokation von Frakturen, Aspirationspneumonie. Daher medikamentöse Einstellung vor OP (Kontrolle des Antikonvulsivaspiegels!).

Diabetes mellitus. Perioperativ engmaschige Kontrollen der Stoffwechsellage (Hyper-, Hypo-

Tab. 3.2: Perioperative Risiken bei respiratorischen Störungen und ihre präoperative Behandlung

Störung	perioperatives Risiko	Vorbehandlung
chronisch obstruktive Atemwegserkrankung	respiratorische Dekompensation mit Hypoxämie ($pO_2 < 40$ mm Hg), Hyperkapnie ($pCO_2 > 60$ mm Hg), pH < 7,3	Raucherentwöhnung; gezielte Antibiose bei bakteriellen Begleitinfekten; Bronchospasmolyse; Sekretolyse; Atemgymnastik; O_2-Zufuhr (cave Hypoventilation, da bei chronischer Hyperkapnie ein erniedrigter pO_2 als Atemanreiz dient)
Asthma bronchiale (elektive Eingriffe nur bei Beschwerde- und Infektfreiheit)	akuter Bronchospasmus bis hin zum Status asthmaticus (durch Irritation bei Intubation, Schmerzreize, Medikamente)	Beginn oder Fortführung einer Pharmakotherapie mit Bronchospasmolyse, Sekretolyse, gezielter Antibiose; Atemgymnastik

glykämien sowie eine Ketoazidose vermeiden). Aufgrund insulinantagonistischer Streßhormone und der Muskelinaktivität ist postoperativ der Insulinbedarf erhöht. Glukose- und Insulinzufuhr werden per infusionem genau gesteuert. Der Typ-II-Diabetiker wird vor dem Eingriff von oralen Antidiabetika auf die besser zu steuernde Insulinsubstitution umgestellt.

Hyperthyreose. Ist vor einem elektiven Eingriff durch ca. 2wöchige Pharmakotherapie in eine Euthyreose umzuwandeln. *Cave:* thyreotoxische Krise. Die Struma kann zu Problemen bei der Intubation führen.

Hypothyreose. Soll durch präoperative Hormonsubstitution behandelt werden. *Cave:* Hypoventilation, Hypothermie, Verdünnungshyponatriämie.

1.1.2 Auswahl des Anästhesieverfahrens

Unter Berücksichtigung aller bekannten Umstände (geplanter Eingriff, Anamnese und Voruntersuchungen und weitere Faktoren) wird das geeignete Anästhesieverfahren ausgewählt (Regional- oder Allgemeinanästhesie).

Aufklärung des Patienten. Das Aufklärungsgespräch hat primär das Ziel, Ängste des Patienten abzubauen, indem ihm das weitere Vorgehen erläutert wird. Der Patient wird auf das Gebot der präoperativen Nahrungskarenz aufmerksam gemacht: 6–8 Stunden vor dem geplanten Eingriff muß wegen Aspirationsgefahr auf Nahrungsaufnahme (auch Flüssigkeiten) und Nikotinkonsum verzichtet werden. Schließlich wird das Verabreichen einer Prämedikation angekündigt.

Juristische Aspekte. Die Aufklärung hat weiterhin einen juristischen Hintergrund. Die Durchführung einer Narkose erfüllt den strafrechtlichen Tatbestand der Körperverletzung. Der Rechtfertigungsgrund ergibt sich aus der (schriftlichen) Zustimmung des aufgeklärten einsichtsvollen Patienten. Der Umfang der Aufklärung bestimmt sich durch die Dringlichkeit des Eingriffs und den Wunsch des Patienten. Für Minderjährige und Entmündigte gibt der gesetzliche Vormund oder ein Gericht die Zustimmung. Bei einer Notoperation, die indiziert ist bei akuten, unmittelbar lebensbedrohlichen Zuständen, darf bzw. muß auf eine zeitraubende, umfangreiche Aufklärung (soweit überhaupt möglich) verzichtet werden. Hier wird nach dem mutmaßlichen Willen des Patienten, sein Leben zu erhalten, verfahren.

1.1.3 Prämedikation

Die Prämedikation erleichtert die Narkoseeinleitung, reduziert die Gesamtdosis der Narkotika und das Auftreten anästhesiebedingter Nebenwirkungen. Gewünschte Effekte: sedierend und anxiolytisch (psychischer und physischer Streß ↓), analgetisch (→ katecholaminerge Reaktionen ↓), antihistaminerg, antiemetisch, anticholinerg (→ Magensaft-, Speichelsekretion ↓, vagale Reflexe ↓).

Diese Wirkungen werden durch eine individuell an das Bedürfnis des Patienten angepaßte Kombination von Pharmaka realisiert (siehe Tabelle 3.3).

1.2 Allgemeinanästhesie

Die Allgemeinanästhesie oder Narkose besteht aus den drei medikamentös induzierten Komponenten Bewußtlosigkeit, Analgesie und für viele Operationen einer Muskelrelaxation. Es resultieren unter anderem eine Amnesie und Areflexie. Angriffsort ist die neurale Membran im ZNS (genauer Wirkmechanismus ungeklärt). Man fordert von einem idealen Anästhetikum hauptsächlich eine gute Steuerbarkeit = schnelle Änderbarkeit der Narkosetiefe, große therapeutische Breite und geringe Toxizität sowie gute Analgesie, Relaxation und Reflexdämpfung bei möglichst geringen vegetativen Wirkungen (auf Kreislauf und Atmung).

Diese Anforderungen werden von einem einzelnen Anästhetikum bislang nicht alle erfüllt. Bei Einsatz eines einzigen Narkotikums (in der Vergangenheit Äther) werden die vier Narkosestadien Analgesie, Exzitation, Toleranz und Asphyxie nacheinander durchlaufen.

Tab. 3.3: In der Prämedikation verwendete Pharmaka, ihre erwünschten und unerwünschten Wirkungen

Wirkstoff	erwünschte Wirkung	unerwünschte Wirkung
Benzodiazepine	sedierend, anxiolytisch, antikonvulsiv, muskelrelaxierend	selten: atem-, kreislaufdepressiv; unvorhersehbar lange Wirkdauer
Barbiturate	sedierend, hypnotisch, narkotisch, antikonvulsiv	Erregungs-, Verwirrungszustände (paradoxe Reaktion); hyperalgetisch, atemdepressiv, negativ inotrop
Opioide	analgetisch, sedierend, anxiolytisch, euphorisierend, antitussiv	atemdepressiv, emetisch, dysphorisierend, blutdrucksenkend, miotisch, antidiuretisch, tonisiert glatte Muskulatur (Sphinkterspasmen), Histaminfreisetzung
Neuroleptika	sedierend bei erhaltener Kooperation, anxiolytisch, antiemetisch, antihistaminerg	extrapyramidalmotorische Störungen, blutdrucksenkend
Neuroleptikum + Opioid (Neuroleptanalgesie)	potenzierte Analgesie und s.o.	Angst-, Panikzustände und s.o.
Anticholinergika	Sekretionshemmung von Speichel-, Magen-, Bronchialdrüsen; Hemmung der Magen-Darm-Peristaltik, Erschlaffung glatter Muskulatur; Bronchodilatation; Prävention der vagotonen Reflexbradykardie	exzitatives ZNS-Syndrom (Erregtheit, Desorientierung, Halluzination, Krämpfe, Delir, zentrale Atemlähmung); Tachykardie, Ektopieneigung; gastroösophagealer Reflux; Hemmung der Schweißsekretion mit Hyperthermie
H_2-Rezeptorenblocker	Erhöhung des Magensaft-pH-Werts zur Aspirationsprophylaxe bei Notfällen, ambulanten Eingriffen, Refluxpatienten	Kopfschmerz; selten ZNS-Wirkungen wie Antriebsarmut, Desorientierung, Agitiertheit, Halluzination

Nachteilig ist dabei insbesondere das Auftreten des Exzitationsstadiums aufgrund des erhöhten Muskeltonus und der gesteigerten Reflextätigkeit, die zum Erbrechen führen kann. Außerdem werden für die erforderliche Narkosetiefe hohe Konzentrationen benötigt, die zu Nebenwirkungen vorwiegend kardiovaskulärer Art führen. Deswegen wird heute anstelle der Mononarkose eine Kombinationsnarkose mit intravenösen Anästhetika zur raschen Einleitung, Inhalationsanästhetika, Analgetika und Muskelrelaxanzien durchgeführt.

1.2.1 Medikamente

Inhalationsanästhetika

Inhalationsanästhetika passieren die Alveolarschranke der Lunge, lösen sich im Blut und verteilen sich von dort aus in die Körpergewebe. Durch Interaktionen mit der Neuralmembran kommt es zum Zustand der Allgemeinanästhesie.

Steuerbarkeit. Die Tiefe einer Inhalationsnarkose wird von der Konzentration der Inhalationsanästhetika im ZNS bestimmt, die über die Blutkonzentration des Narkotikums direkt von seinem Partialdruck in den Alveolen abhängig ist. Die Steuerung der Narkosetiefe läßt sich daher über die Veränderung der Konzentration des Narkotikums in den Alveolen und damit in der inspirierten Luft realisieren. Gute Steuerbarkeit ist gegeben, wenn die Narkosetiefe rasch zu ändern ist. Nach dem Henry-Gesetz stellt sich ein Gleichgewicht zwischen dem Partialdruck des Inhalationsanästhetikums in den Alveolen, im Blut und im ZNS ein. Abhängig von der Löslichkeit des Narkotikums in den Kompartimenten Alveolarluft, Blut und ZNS liegen dabei jedoch unterschiedliche Konzentrationen vor. Ein Maß für die Blutlöslichkeit ist der Blut-Gas-Verteilungskoeffizient, welcher das Verhältnis der Anästhetikumkonzentrationen in den Kompartimenten Blut und Alveolarluft nach Gleichgewichtseinstellung beschreibt. Maßgebend für die Steuerbarkeit ist jedoch die Geschwindigkeit der Gleichgewichtseinstellung, die von der Löslichkeit abhängt. Dabei bestehen folgende Zusammenhänge:

> **Merke !**
>
> *Hohe Löslichkeit* = großer Blut-Gas-Verteilungskoeffizient → langsames An- und Abfluten = schlechte Steuerbarkeit
> *Niedrige Löslichkeit* = kleiner Blut-Gas-Verteilungskoeffizient → schnelles An- und Abfluten = gute Steuerbarkeit.

Je besser die Löslichkeit der Substanz im Blut ist, desto mehr Inhalationsanästhetikum muß aufgenommen werden, damit sich der Partialdruck im Blut erhöht, denn der alveoläre Partialdruck wird durch Abtransport der Substanz mit dem Blut laufend verringert. Die Konzentration gut löslicher Substanzen im Blut (und damit sekundär auch im Gehirn) steigt daher nur langsam an, so daß die erforderliche Narkosetiefe erst spät erreicht wird. Dieselben Prinzipien gelten für die Verteilung des Narkotikums in den Kompartimenten Blut und ZNS. Aufgrund des hohen Gehalts des Gehirns an Lipiden wird das Konzentrationsverhältnis zwischen Blut und ZNS durch den Blut-Fett-Verteilungskoeffizienten der Substanz bestimmt.

Für die Steuerung der Narkosetiefe sind außerdem die Ventilationsparameter Atemtiefe und Atemfrequenz sowie die Konzentration des Inhalationsanästhetikums in der Einatmungsluft zu berücksichtigen. Schließlich spielt auch das Herzzeitvolumen (HZV) eine Rolle, vor allem die Größe der Lungen- und Gehirndurchblutung. Diese Faktoren können teilweise von außen modifiziert werden (z.B. durch maschinelle Beatmung oder pharmakologisch), um dadurch Einfluß auf die Narkosetiefe zu gewinnen.

Wirkungsstärke. Wie oben ausgeführt, ist die Narkosetiefe abhängig vom Partialdruck des Anästhetikums im Gehirn, der mit dem Partialdruck in den Alveolen übereinstimmt. Folglich ist eine Mindestkonzentration vom Inhalationsanästhetikum in der Alveolarluft nötig, um eine bestimmte Narkosetiefe zu erreichen. Diese *minimale alveoläre Konzentration (MAC)* ist definiert als die alveoläre Konzentration eines Inhalationsanästhetikums, bei der 50% aller Patienten auf Hautinzision keine Abwehrbewegungen mehr zeigen. Sie wird in Prozent vom Atmosphärendruck angegeben und erlaubt Konzentrationsangaben zur Narkosesteuerung oder zum Vergleich verschiedener Substanzen.

> **Merke !**
>
> Je niedriger der MAC-Wert einer Substanz, desto größer ist ihre Wirkungsstärke.

Kombination verschiedener Substanzen. Kombiniert man unterschiedliche Substanzen, erniedrigt sich jeweils ihr MAC-Wert, was auf eine additive Wirkung hinweist (Beispiel Halothan: MAC-Wert bei 100% O_2 = 0,75, MAC-Wert bei 70% N_2O = 0,29). Außerdem wird der MAC-Wert noch durch andere Faktoren beeinflußt, wie z.B. Lebensalter (Alter ↑ → MAC ↓) oder Körpertemperatur (Temperatur ↓ → MAC ↓).

Lachgas. Gasförmiges Inhalationsanästhetikum (Synonym: Distickstoffoxid, Stickoxydul). Lachgas ist stark analgetisch, aber nur schwach narkotisch. In der Konzentration von maximal 70% wird keine ausreichende Narkosetiefe erreicht (→ Kombination mit anderen Anästhetika). Die Narkosetiefe ist gut steuerbar (schlecht blutlöslich → rasches An- und Abfluten). Nachteilig ist die Diffusion in luftgefüllte Körperhöhlen (Volumenzunahme eines Pneumothorax).

> **Merke !**
>
> Hypoxiegefahr durch rasche Diffusion in die Alveolen bei der Ausleitung → Verdrängung des Sauerstoffs → bei Narkoseausleitung 3 bis 5 Minuten reine O_2-Gabe!

Halogenierte Kohlenwasserstoffe. Flüssige, volatile Inhalationsanästhetika. *Halothan* ist bei Raumtemperatur flüssig und wird deswegen dem Inhalationsgemisch über einen Verdampfer in einer bestimmten Konzentration zugeführt. Das rasch an- und abflutende Halothan besitzt einen stark hypnotischen, aber nur geringen analgetischen Effekt. Halothan sensibilisiert das Myokard gegenüber Katecholaminen (Rhythmusstörungen, Kammerflimmern) und wirkt negativ inotrop und chronotrop (HZV ↓, RR ↓). Unter hoher Dosierung und/oder wiederholter Anwendung kann es zu Leberschäden kommen. Außerdem führt Halothan zur Atemdepression (Hyperkapnie, Hypoxämie bei Spontanatmung). Es besteht ein geringer muskelrelaxierender Eigeneffekt, die Wirkung nicht depolarisierender Muskelrelaxanzien wird verstärkt. Vorteilhaft ist seine bronchodilatatorische Wirkung.

Aus Halothan entwickelte man Substanzen mit ähnlichen Eigenschaften und Nebenwirkungen: *Methoxyfluran* besitzt eine geringe An- und Abflutungsgeschwindigkeit, und sein sicherer Dosierungsbereich („Narkosebreite") ist klein (→ Metabolisierung zu nephrotoxischem Fluorid mit Tubulusschädigung, Polyurie). Es besitzt die gleichen kardiorespiratorischen Nebenwirkungen wie Halothan, der muskelrelaxierende Effekt dagegen ist viel stärker ausgeprägt.

Die Strukturisomere *Enfluran* und *Isofluran* fluten sehr rasch an und ab. Das Myokard wird nicht für Katecholamine sensibilisiert. Der arrhythmogene Effekt ist geringer, die atemdepressive Wirkung dagegen stärker ausgeprägt, ebenso die muskelrelaxierende Wirkung, die sowohl zentral als auch peripher angreift und nicht über Cholinesterasehemmer antagonisiert werden kann. Enfluran ruft bei hoher Dosierung kurzfristige tonisch-klonische Muskelaktivität hervor. Es kann außerdem zu Leberschäden führen. Isofluran weist die geringste Metabolisierungsrate der halogenierten Äther auf (daher die fehlende Leber- und Nierentoxizität).

Injektionsanästhetika

Aufgrund des sofortigen Wirkungseintritts (Bewußtlosigkeit) und der fehlenden oder geringen Analgesie werden i.v. applizierbare Anästhetika vorwiegend zur Narkoseeinleitung verwendet. *Vorteile:* Rasches Einschlafen, fehlendes Exzitationsstadium und einfache Anwendungstechnik. *Nachteil:* mangelhafte Steuerbarkeit nach der Injektion. Die Dosierung erfolgt nach Körpergewicht in mg/kg. Nachinjektionen erfolgen in Abhängigkeit von der beobachteten Wirkung. Nachfolgend werden die verwendeten Substanzgruppen genannt.

Barbiturate. Die ultrakurzwirkenden Vertreter *Thiopental* und *Methohexital* dämpfen reversibel die Aktivität der Formatio reticularis über eine Interaktion mit GABAergen Synapsen. Rückkehr des Bewußtseins nach ca. 30 Minuten (durch Umverteilung in Muskulatur → Plasmakonzentration ↓). Die Elimination erfolgt durch Biotransformation in der Leber (Enzyminduktion, absolute Kontraindikation bei akuter intermittierender Porphyrie). *Cave:* Wirkungsverlängerung bei Lebererkrankungen.

Nebenwirkungen. Sensibilisierung für Schmerzreize (Hyperalgesie), Dämpfung des Atemzentrums (Apnoe), Begünstigung von Laryngo- und Bronchospasmus sowie negative Inotropie. *Cave:* versehentliche i.-a.-Injektion → Gefäßspasmus → Gangrän und potentiell irreversible Schädigung der Extremität. Sofortmaßnahme: Injektion von Kochsalzlösung und vasodilatierendem Lidocain, eventuell Plexusblockade (Sympathikolyse).

Etomidat. Ist ein schnell und sehr kurz wirkendes Hypnotikum ohne analgetischen Effekt und mit großer therapeutischer Breite. Nebenwirkungen: Myoklonien, venöse Thrombosen, Suppression der Nebennierenrinde mit Kortisol- und Aldosteronspiegel ↓.

Propofol. Ist ein rasch und kurz wirkendes Hypnotikum ohne analgetische Komponente. Es wird zur Narkoseeinleitung oder in Kombination mit potenten Analgetika wie Fentanyl (ein Opioid) zur Kurznarkose (sogenannte totale intravenöse Anästhesie – TIVA) verwendet. Wichtig ist die fast immer einsetzende Apnoe nach Injektion, die ca. 1 Minute anhält. Außerdem kommt es zu einem Blutdruckabfall durch negativ inotrope Wirkung.

Ketamin. Erzeugt als halluzinogenähnliches Pharmakon einen Zustand der „dissoziativen" oder „kataleptoiden Anästhesie" mit ausgeprägter Analgesie, Amnesie und Bewußtseinsverlust bei geöffneten Augen und unter Fortleitung von Sinnesreizen (kein normaler Schlafzustand!). Man erklärt sich dieses Phänomen durch funktionelle Abkopplung des limbischen vom thalamokortikalen System. Reflexe und Muskeltonus bleiben weitgehend erhalten, Herzfrequenz und Blutdruck steigen an. Alpträume in der Aufwachphase (10–15 Minuten post injectionem) und Erregungszustände lassen sich durch Sedativa oder Neuroleptika abschwächen. Anwendung bei kurzdauernden chirurgischen Eingriffen an der Körperoberfläche und in der Notfallmedizin (Verbrennungen, Polytrauma und Schockpatienten).

Benzodiazepine. *Diazepam, Flunitrazepam* und *Midazolam* werden als Sedativhypnotika sowohl zur Prämedikation als auch für die Narkoseeinleitung benutzt. Es zeigen sich amnestische, anxiolytische, muskelrelaxierende und antikonvulsive Effekte. Ihre Bindung an Rezeptoren des limbischen Systems und der Formatio reticularis kann durch den spezifischen Benzodiazepinantagonisten *Flumazenil* aufgehoben werden. *Nebenwirkungen*: Wirkverstärkung anderer Anästhetika (*Cave:* Atemdepression), Kardiodepression. Gefahr durch Akkumulation im Fettgewebe.

Neuroleptanalgesie und -anästhesie. Ein spezielles Verfahren der i.v.-Anästhesie ist die Kombination eines Neuroleptikums wie z.B. *Droperidol* mit dem Opioid *Fentanyl* (Kombinationspräparat): zur sogenannten Neuroleptanalgesie, ein Zustand der Sedation, Anxiolyse und Indifferenz. Der Patient bleibt meist ansprechbar und kooperativ und atmet spontan. *Indikation*: Kleinere endoskopische Eingriffe oder Verbandswechsel. Wegen unzureichender Reflexdämpfung und Analgesie wird für größere Eingriffe zusätzlich Lachgas (→ Bewußtlosigkeit, potenziert analgetische Wirkung des Opioids) und eventuell ein Muskelrelaxans verabreicht (Neuroleptanästhesie) mit kontrollierter Beatmung. Vorteile sind geringe Auswirkungen auf Herz und Kreislauf, lang anhaltende Analgesie, stark antiemetischer Effekt des Neuroleptikums, Aufwachen ohne Desorientierung und die Möglichkeit, bei Überdosierung des Analgetikums den Morphinantagonisten *Naloxon* einzusetzen. *Nachteile* bestehen in der Gefahr der Atemdepression insbesondere in der postoperativen Phase („silent death") → sorgfältige Überwachung. Bei hypovolämischen oder älteren Patienten besteht Gefahr durch RR ↓. *Nebenwirkungen*: Extrapyramidale Bewegungsstörungen.

Hypnoanalgetika = Opioide. Die Opioide wirken über einen Angriff an Opiatrezeptoren, wobei man zentrale und periphere Wirkungen unterscheidet. Agonisten zeigen folgende wichtige zentrale Effekte: Analgesie, Sedation, Anxiolyse, Dys- und Euphorie, Atemdepression, Übelkeit und Erbrechen, Miosis, Toleranzentwicklung und mögliche Abhängigkeit. Peripher verändern sie den Tonus der glatten Muskulatur (spastische Obstipation, Harnretention, Orthostase) und setzen Histamin frei (Urtikaria, Bronchospasmus). Die stark wirksamen Analgetika werden zur Prämedikation, Supplementierung von Inhalationsanästhetika, postoperativen Schmerztherapie, Neuroleptanalgesie, -anästhesie eingesetzt. Wichtige Vertreter: Fentanyl und seine Analoga Alfentanil und Sulfentanil. Fentanyl ist eines der potentesten Analgetika (100mal stärkere Wirkung als Morphin, Wirkdauer ca. 30 Minuten). Gefahr der Atemdepression! Bei Apnoe kann der Antagonist *Naloxon* verabreicht werden, dessen Wirkung nach 1–2 Minuten sichtbar wird. Oft sind Nachinjektionen nötig. *Nachteile*: mangelnde Bewußtseinsausschaltung, Bradykardien, Blutdruckabfall.

Muskelrelaxanzien

Diese Substanzen greifen an der postsynaptischen Membran an und führen über eine Dauerdepolarisierung oder Membranstabilisierung zur reversiblen schlaffen Lähmung. *Indikation:* Eingriffe an Bauch und Thorax, zur Erleichterung der Intubation und kontrollierten Beatmung.

Membranstabilisierende oder nichtdepolarisierende Muskelrelaxanzien. Sie lagern sich an Acetylcholinrezeptoren der postsynaptischen Membran an und verdrängen kompetitiv Acetylcholin, ohne selbst eine Muskelkontraktion auszulösen. Umgekehrt kann durch Erhöhung der Acetylcholinkonzentration mittels Cholinesterasehemmer (Neostigmin, Pyridostigmin, Edrophonium) ihre Wirkung aufgehoben werden. Zu dieser Gruppe gehören: Tubocurarin, Gallamin, Alcuronium, Vecuronium, Pancuronium, Atracurium. Betroffen sind zuerst kleine Muskeln (Finger oder Augen), zuletzt die Atemmuskulatur wie das Zwerchfell. Tonusrückkehr in umgekehrter Reihenfolge. Wirkdauer je nach Substanz bis rund 45 Minuten. *Nebenwirkungen*: Kardiovaskuläre Effekte aufgrund einer Vagolyse (Tachykardie, RR ↑) oder Histaminliberation mit RR ↓ und Tachykardie, histaminbedingter Bronchospasmus. Bei Überdosierung kommt es zu verlängerter Apnoe, Kreislaufkollaps und Zeichen der Histaminfreisetzung. Durch Antagonisierung mit Cholinesterasehemmern wird nur die Apnoe durchbrochen. Maßnahmen sind kontrollierte Beatmung, Volumensubstitution und Sympathomimetika. Antihistaminika helfen nur, wenn sie vor der Injektion des Muskelrelaxans gegeben werden.

Depolarisierende Muskelrelaxanzien. Der Vertreter Suxamethonium = Succinylcholin (strukturell wie Diacetylcholin) depolarisiert die postsynaptische Membran und blockiert diese wegen seines im Vergleich zu Acetylcholin langsamen Abbaus für weitere Erregungen (Depolarisationsblock, Phase-I-Block). Der Abbau erfolgt mittels hydrolytischer Spaltung durch das Enzym Pseudocholinesterase. Die depolarisierende Wirkung zeigt sich in wenige Sekunden anhaltenden Muskelfaszikulationen vor Eintritt der Muskellähmung. Diese ist nach 2 Minuten nach der Injektion maximal ausgeprägt und hält etwa 5 Minuten an. *Indikation*: endotracheale Intubation, Endoskopie oder Frakturreposition. Nach wiederholten Injektionen ändert sich die Membranblockade, bis schließlich eine Blockierung ohne Depolarisation vorliegt (Dualblock, Phase-II-Block).

Nebenwirkungen: Herzrhythmusstörungen mit Bradykardie bis zur Asystolie (Atropinprophylaxe), RR ↓ oder Speichel- und Bronchialsekretion ↑ durch Stimulation autonomer Ganglien. Kaliumverschiebungen in den Extrazellularraum (Hyperkaliämien → Herzrhythmusstörungen). Einige Patienten besitzen eine atypische Pseudocholinesterase, welche das Succinylcholin nicht spaltet → erhebliche Wirkungsverlängerung → kontrollierte Beatmung erforderlich. Eine häufige, aber harmlose Nebenwirkung ist das postoperative Auftreten von Muskelschmerzen, die auf die Muskelfaszikulationen zurückgeführt werden.

1.2.2
Narkosegeräte

Zur Durchführung der Inhalationsnarkose werden heute praktisch nur noch halbgeschlossene und geschlossene Systeme verwendet. Prinzip eines Narkosekreisteils (siehe Abb. 3.1): Frischgas strömt in ein kreisförmiges System, in dem das Gas durch Ventile nur in einer Richtung fließen kann. Über das Inspirationsventil wird das Narkosegas dem Patienten zugeführt. Das ausgeatmete Gas wird durch sogenannten „Atemkalk" in einem Ab-

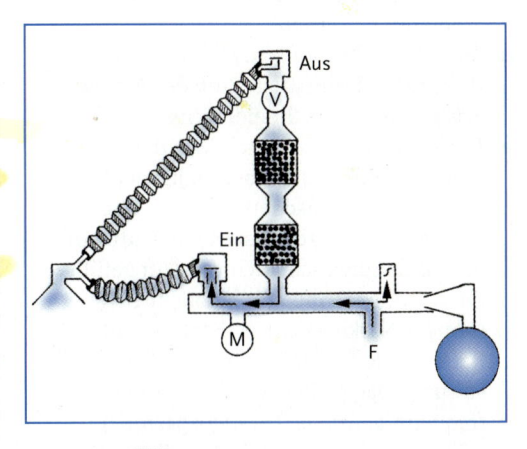

Abb. 3.1: Halbgeschlossenes Kreissystem: **F** Frischgaszufuhr am Kreislaufteil, **V** Ausatemventil und Volumeter über den Absorbern (Borchert/Hache 1990)

sorber chemisch von CO_2 befreit und erneut mit Frischgas versetzt; überschüssiges Gas strömt über ein Überdruckventil ab (= *halbgeschlossenes System*). Ist die gewünschte Narkosetiefe erreicht, kann das Überdruckventil geschlossen werden und die Frischgaszufuhr dem Sauerstoff- und Narkotikaverbrauch des Patienten angepaßt werden (= *geschlossenes System*). Vorteil gegenüber dem halbgeschlossenen System: geringerer Narkotikaverbrauch. Nachteil: schlechtere Steuerbarkeit.

1.2.3 Intubation

Die endotracheale Intubation wird üblicherweise während der Narkose beim relaxierten Patienten zur *Sicherung freier Atemwege* durchgeführt (Aspirationsprophylaxe, kontrollierte Beatmung). Man unterscheidet die orotracheale, nasotracheale und direkte (nach Krikothyreotomie) Intubation.

Orotracheale Intubation. Durchführung unter Sicht:
- *Kontrolle des Zubehörs:* Laryngoskop (Spatel mit Lichtquelle, Griff mit Batterien), Auswahl des Tubus
- *Lagerung des Patienten* in Rückenlage mit gebeugtem Hals bei gestrecktem Kopf, sog. „Schnüffelposition" (→ Ausrichtung der Atemwege in einer Linie)
- *Kontrolle der Mundhöhle* (bewegliche Zahnprothesen entfernen)
- *Darstellung der Stimmritze* mittels Laryngoskop. *Cave:* Traumatisierung der Atemwege, Ausbrechen der Schneidezähne
- *Einführen des Tubus* durch Mund, Pharynx und Kehlkopf in die Trachea, bis der Cuff (= Blockungsmanschette, dichtet Trachea ab) die Stimmritze passiert hat; Cuff wird über Zuleitungsschlauch mit Luft gefüllt. *Cave:* Reflexstimulation bei nicht ausreichender Narkosetiefe: sympathikotone Reflexe (RR ↑, Herzfrequenz ↑, Rhythmusstörung), vagale Reflexe (RR ↓, Herzfrequenz ↓, Apnoe, Laryngospasmus), Rückenmarksreflexe (Husten, Erbrechen) → Prophylaxe mit Lidocainspray
- *Konnektion* des Tubus an Beatmungsgerät
- *Lagekontrolle* durch Inspektion; Auskultation über beiden Lungen und im epigastrischen Winkel

> **Merke!**
>
> *Richtige Tubuslage:* Seitengleiche Bewegung und Belüftung beider Thoraxhälften
> *Fehllage in einem Hauptbronchus:* aufgrund der anatomischen Gegebenheiten meist rechter Bronchus bei Erwachsenen, linker Bronchus bei Kindern; asymmetrische Thoraxbewegung; nur eine Lunge wird ventiliert → unzureichende Beatmung; Maßnahme: Tubus entblocken, etwas zurückziehen, erneute Blockung und Kontrolle.
> *Fehllage im Ösophagus* → Aufblähen des Magens → gurgelndes Geräusch (auskultatorisch) → Regurgitation, Magenruptur, Hypoxie. Maßnahme: sofort Extubation, Druckentlastung mit Magensonde.

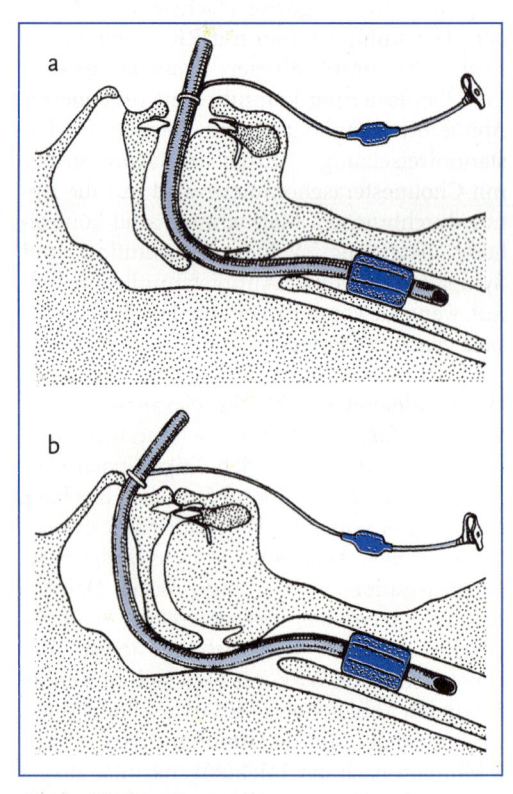

Abb. 3.2: Korrekte Lage oro- (a) und nasotrachealer (b) Tubi in der Trachea nach Sych (Borchert/Hache 1990)

1 Grundlagen der Anästhesiologie

Nasotracheale Intubation. Ein mit Gleitmittel (Lidocaingel) behandelter Tubus wird durch das größere Nasenloch eingeführt und über den unteren Nasengang und Nasopharynx in den Oropharynx geschoben. Dann wird mit dem Laryngoskop die Stimmritze eingestellt und der Tubus – eventuell mit Hilfe einer Magill-Zange – in die Trachea vorgeschoben. Falls die Laryngoskopie nicht möglich ist, wird der Tubus blind unter Überprüfung durch Auskultation und Palpation des Kehlkopfs vorgeschoben (Blindintubation).

Fiberbronchoskopische Intubation. Heute wird bei schwierigen anatomischen Verhältnissen (Mißbildungen, Tumoren) oft auch mit Hilfe eines Fiberbronchoskops intubiert. *Vorteile:* Durchführung auch beim spontan atmenden, sedierten Patienten (unter Lokalanästhesie) möglich; risikoarm, weil bei genügender Übung des Durchführenden wenig traumatisierend.

Direkte endotracheale Intubation. Ist ein Noteingriff, bei dem der Tubus nach Inzision zwischen Schild- und Ringknorpel (Krikothyreotomie oder Koniotomie) in die Trachea eingeführt wird.

1.2.4 Narkoseverlauf

Prinzipien der Narkoseeinleitung. Die Einleitung einer (Intubations-)Narkose umfaßt folgende Schritte:
- Patient in *Rückenlagerung* mit rekliniertem Kopf (Schnüffelposition)
- Anlage eines *i.-v.-Zugangs*, Elektrolytinfusion anschließen
- Anschluß des Patienten an *EKG und Blutdruck*meßgerät
- *Präoxygenierung* durch Zuführung von 100 % O_2 für 3–5 Minuten über Maske (→ O_2-Reserve ↑ für Dauer des Intubationsvorgangs)
- i.-v.-Injektion von *Anästhetika* (Fentanyl, Hypnotikum) und Muskelrelaxans
- *Maskenbeatmung* bis zur Intubation (nur beim nüchternen Patienten), Inhalationsgemisch zuführen

Narkoseführung. Hierunter versteht man das Erreichen und Beibehalten der erforderlichen Narkosetiefe unter kontinuierlicher Überwachung (= Monitoring) und Steuerung der Vitalfunktionen von Herz, Kreislauf und Atmung. Viele Beobachtungen, insbesondere die kardiorespiratorischen Meßwerte, geben Aufschluß über die Narkosetiefe. Dosierung und Nachinjektion z. B. der Opiate oder Muskelrelaxanzien erfolgen nach Bedarf. Alle Daten und Maßnahmen des Anästhesisten werden im Narkosebogen protokolliert. Ziele der Narkoseführung sind das Aufrechterhalten der Narkosewirkung (Analgesie und Amnesie) bis zum Ende der OP und die rechtzeitige Wirkungsbeendigung durch Ausleitung. Durch Abflachen der Narkose bereits vor Beendigung des Eingriffs wird erreicht, daß der Patient kurz nach dem Eingriff wieder spontan atmet und ansprechbar ist.

Prinzipien des Monitoring.
- *Atmung:* Inspektion von Haut und Schleimhaut, der Thoraxbewegung; Auskultation der Lunge; Erfassung von Atemfrequenz und -rhythmus, Atemzugvolumen und Atemminutenvolumen (Spirometer, Flowmeter); Messung der inspiratorischen O_2-Konzentration, der arteriellen Blutgase, Pulsoximetrie
- *Kreislauf:* Inspektion von Haut und Schleimhaut; kontinuierliche EKG-Ableitung; Messung und Dokumentation von RR und Puls, in mindestens 5minütlichen Abständen
- *Volumenhaushalt:* Bilanzierung von Einfuhr (Infusion, Blutkonserven) und Ausfuhr (Blutverlust, Urin, Sekrete) und adäquate Substitution; Kontrolle des Säure-Basen- und Elektrolythaushaltes

Prinzipien der Ausleitung.
- *keine* Opiate, Muskelrelaxanzien ab 30 Minuten vor OP-Ende
- *Beendigung* der Zufuhr des Inhalationsanästhetikums ca. 15 Minuten vor OP-Ende und Beatmung mit 100 % O_2 (wirkt Diffusionshypoxie durch abflutendes Lachgas entgegen)
- *Antagonisieren* der Opiat- und Muskelrelaxanswirkung (falls erforderlich)

- *Extubation* bei ausreichender Spontanatmung, sorgfältige Überwachung der Vitalfunktionen. *Cave:* Verlegung der Atemwege (Zunge, Sekrete, Mageninhalt), Aspiration, Laryngospasmus

Besonderheiten bei Notfallpatienten. Unter Notfallpatienten versteht man Patienten, die nicht gründlich auf OP und Narkose vorbereitet worden sind, woraus sich spezielle Risiken ergeben: Patient ist nicht nüchtern; fehlende Kenntnisse über Vorerkrankungen und Risikofaktoren; Ausmaß der OP nicht vorhersehbar, instabile Vitalfunktionen (z.B. Volumenmangel, respiratorische Insuffizienz). Grundsätzlich sind daher folgende Maßnahmen zu ergreifen: Stabilisierung der Vitalfunktionen (z.B. Volumen-, Elektrolytsubstitution); bei entsprechendem operativen Eingriff und fehlenden Kontraindikationen Regionalanästhesie, ansonsten Kombinationsnarkose mit schneller i.-v.-Einleitung, Intubation und kontrollierter Beatmung. Vorteile der Intubationsnarkose: Aspirationsschutz, Sicherung freier Atemwege; Eingriff kann bei Bedarf ausgeweitet werden.

1.2.5
Narkosekomplikationen

Mögliche Komplikationen werden durch engmaschige Überwachung des Narkoseverlaufs (siehe oben, Kap. 1.2.4 und 1.4) erkannt und entsprechend behandelt. Häufige *kardiale Störungen* sind Herzrhythmusstörungen und Herzinsuffizienz (Therapie siehe Innere Medizin, Herz und Gefäße, Kap. 1 und 2). *Respiratorische Störungen* treten häufig durch fehlerhafte Intubation (siehe oben, Kap. 1.2.3), Verlegung der Atemwege oder des Tubus, Laryngospasmus, Aspiration oder atemdepressive Wirkungen der Narkotika auf. *Zentralnervöse Störungen* sind oft kardiogen verursacht (durch Embolie oder durch Ischämie bei Zirkulationsstörungen) oder sind Folge respiratorischer Störungen (Hypoxämie, Hyperkapnie oder Hyperventilation) oder unerwünschter Nebenwirkungen der verabreichten Medikamente (z.B. Krampfanfälle bei Enfluran, langanhaltende Sedation bei Barbituraten).

Spezielle Komplikationen

Laryngospasmus. Ist ein partieller oder totaler Kehlkopfverschluß durch Spasmus der Ligg. vestibularia („falsche Stimmbänder"); er wird ausgelöst durch Reizung der Atemwege (In-, Extubation) bei ungenügender Narkosetiefe. *Symptome* sind Stridor, inverse Atembewegung (inspiratorisch Einziehungen am Thorax und Vorwölbung des Abdomens) und Zyanose. *Folgen:* Hypoxie, Hyperkapnie, Asphyxie. *Therapie:* Beseitigung des Stimulus, Beatmung mit O_2-Gabe, eventuell Succinylcholin i. v. zur Intubation oder Krikothyreotomie.

Aspiration. Ist das Eindringen von Mageninhalt in Atemwege und Lunge durch aktives Erbrechen oder passive Regurgitation unter Aufhebung der Schutzreflexe beim bewußtlosen/anästhesierten Patienten. Eine Regurgitation wird durch Steigerung des intragastralen Drucks (Succinylgabe mit Muskelfaszikulationen) und Erschlaffung des unteren Ösophagussphinkters (z.B. nach Atropingabe) begünstigt. Gefährdet ist vor allem der unvorbereitete Notfallpatient ohne präoperative Nahrungskarenz. Eine Aspiration kann außerdem bei Verzögerung der normalen Magenentleerung aufgrund mechanischer, psychischer, vegetativer (posttraumatisch) oder medikamentöser Einflüsse sowie bei erhöhter Nüchternsekretion oder Gallereflux auftreten. *Folgen:* Aspiration von Magensäure → Bronchospasmus, Rasselgeräusche, pulmonale Gefäßkonstriktion → Zyanose, Hypoxie als Sofortreaktion. *Spätfolge:* Mendelson-Syndrom (Ausbildung einer chemischen Pneumonitis). Bei Aspiration von festem Mageninhalt → partieller oder totaler Atemwegsverschluß mit Tachykardie, Dys-, Tachypnoe, inverser Atmung, Zyanose → Asphyxie. *Therapie:* Sofort intubieren; Kopftieflagerung, endobronchiales Absaugen; kontrollierte Beatmung mit $100\% O_2$. *Prophylaxe:* Präoperative Anlage einer Magensonde, Lagerung mit erhöhtem Oberkörper; schnelle Narkoseeinleitung, Vermeiden des Exzitationsstadiums; Sellick-Manöver am (bewußtlosen) Patienten (Druck auf Ringknorpel komprimiert Ösophagus zwischen Trachea und Wirbelsäule, Schutz gegen Regurgitation. *Cave:* Ösophagusruptur bei (aktivem) Erbrechen → Druck rechtzeitig lösen); keine Maskenbeatmung, -narkose (→ Magenblähung → Regurgitationsgefahr ↑); Bereithalten eines Absauggerätes (schnelles Eingreifen bei Aspiration).

Anaphylaxie. Durch viele der perioperativ verabreichten Pharmaka kann es zu anaphylaktischen (Ig-E-vermittelten) oder anaphylaktoiden (durch Histaminliberation vermittelten) Reaktionen kommen: Urtikaria, Flush, Bronchospasmus, Schleimhautödem, Übelkeit, Erbrechen, Vasodilatation (→ RR ↓, Herzfrequenz ↑); Herzrhythmusstörung, Kreislauf-Atem-Stillstand. *Therapie*: Volumenzufuhr (ca. 1000 ml initial); Adrenalin i.v.; Kortikosteroide hochdosiert; Intubation, Reanimation. Prophylaktisch ist die Gabe von Antihistaminika möglich.

Maligne Hyperthermie. Diese Narkosekomplikation entsteht aufgrund einer genetisch bedingten Störung der Kalziumaufnahme in den Skelettmuskel mit Steigerung des Muskelzellstoffwechsels → extremer Anstieg von Körpertemperatur, CO_2 und Laktat. Sie kann ausgelöst werden durch volatile Inhalationsanästhetika, Succinylcholin, Lokalanästhetika vom Amidtyp, Ketamin und Streß. Präoperative Hinweise auf eine Gefährdung des Patienten sind: Narkosekomplikationen oder Muskelerkrankungen (z.B. Myotonia congenita oder Duchenne-Muskeldystrophie) in der Eigenanamnese oder bei Verwandten; Kreatininphosphokinase im Serum↑. Bei Verdacht Diagnosesicherung durch Muskelbiopsie. *Symptome*: Fieber innerhalb weniger Minuten nach Narkoseeinleitung; Rigor nach Succinylcholin-Injektion; Tachykardie, Herzrhythmusstörung; Tachypnoe; Zyanose, fleckige Haut, Schwitzen. *Komplikationen*: pCO_2 ↑, metabolische Azidose, Ca^{++} ↑, K^+ ↑, Myoglobinurie und akutes Nierenversagen, Herzstillstand. *Therapie*: sofortiger Narkoseabbruch bzw. Wechsel des Narkosegeräts und Übergang auf sichere Substanzen (siehe unten); Beatmung mit 100% Sauerstoff (Hyperventilation); Dantrolen (Muskelrelaxans, wirkt über partielle Blockierung der Ca^{++}-Freisetzung aus dem longitudinalen System des Skelettmuskels); Ausgleich der metabolischen Azidose (Natriumbikarbonat), der Hyperkaliämie (Kalzium-, Glukose-Insulin-Infusion); Diuretika (Furosemid); Kühlung des Patienten bis auf 38 °C. Sichere Substanzen zur Anästhesie bei Hyperthermieverdacht sind Barbiturate, Benzodiazepine, Opioide, nicht depolarisierende Muskelrelaxanzien und Lokalanästhetika vom Estertyp.

Lagerungsschäden. Sie entstehen vor allem durch längerdauernde Druck- oder Dehnungsbelastung peripherer Nerven, meist im Nervenverlauf unmittelbar über knöchernen Strukturen. Da sich Nervenschäden erst nach der Narkose durch Parästhesien, Sensibilitätsverlust und Paresen äußern, ist ihnen durch korrekte Lagerungsposition und sorgfältige Abpolsterung der Auflagepunkte vorzubeugen. Es können auch Gelenkschäden durch Tonusverlust der führenden Muskulatur entstehen. In Rückenlage ist meist der N. ulnaris im Sulcus ulnaris betroffen, bei Abwinkeln des Armes der Plexus brachialis durch Überdehnung. Es kann auch zur Humerussubluxation kommen. In Seitenlage kann eine Plexusschädigung durch Druck auf die untenliegende Axilla entstehen. Typische Komplikation bei Seiten- und Steinschnittlagerung ist die Läsion des N. peroneus communis am lateralen Unterschenkel (→ Fußheberparese).

1.3
Regionalanästhesie

1.3.1
Medikamente

Lokalanästhetika blockieren örtlich begrenzt und reversibel die Erregungsleitung von Nervenendigungen, peripheren Nerven und Spinalnervenwurzeln.

Man unterscheidet Lokalanästhetika vom Ester- und Amidtyp.

Vertreter des *Estertyps* sind Cocain (wirkt als einziges Lokalanästhetikum vasokonstriktorisch), Procain, Tetracain. Abbau durch hydrolytische Spaltung (Pseudocholinesterase) im Plasma zu Paraaminobenzoesäure (→ allergische Reaktionen).

Vertreter des *Amidtyps* sind Lidocain (auch antiarrhythmisch wirksam), Prilocain, Mepivacain, Bupivacain und Etidocain. Abbau durch Biotransformation in der Leber (→ Wirkdauer ↑).

Wirkmechanismus. (siehe Abb. 3.3); Diffusion der lipophilen Substanzen in die Nervenfaser → Bindung an Membranlipide und -proteine → Blockade von Ionenkanälen (Natriumkanal) → Membranerregbarkeit ↓ im Sinne eines Nichtdepolarisationsblocks. Dabei gilt: Je dicker die Nervenfaser, desto größer die zur Blockade erforderliche Konzentration. In Abhängigkeit von der Faserdicke fallen einzelne Funktionen zeitlich nacheinander aus. Zunächst kommt es zur Symphatikusblockade (→ Gefäßdilatation), dann erlöschen Temperatur- und Schmerzsinn, schließlich Berührungs- und Drucksinn und dann die Motorik. Die Wirkstärke des Lokalanästhetikums hängt zudem von anatomischen Eigenschaften des umliegenden Gewebes ab, in welches das Lokalanästhetikum injiziert wird, vom pH-Wert des Gewebes (z.B. bei Entzündung: pH ↓ → Wirkungsstärke ↓) und von der Stimulationsrate des Nerven (Stimulationsrate ↑ → Wirkstärke ↑).

Systemische Nebenwirkungen. Bei zu hoher Dosierung, schneller Resorption oder intravasaler Injektion können folgende Nebenwirkungen auftreten:
- *ZNS-Störungen* mit Erregungssymptomen wie Tremor, Angst, Delir, klonischen Krämpfen und Atemlähmungen). *Therapie*: bei klonischen Krämpfen Diazepam i.v., als ultima ratio Succinylcholin; bei Atemlähmung O_2-Beatmung
- *kardiale Störungen* durch Hemmung der Erregungsleitung → Bradykardie, AV-Block, Asystolie; Vasodilatation → RR ↓; *Therapie*: bei Asystolie Adrenalin, Herzmassage
- *allergische Nebenwirkungen* wie Urtikaria, Bronchospasmus, Anaphylaxie

Vasokonstringentien. (α-Sympathomimetika wie z.B. Adrenalin, Adiuretinanaloga) werden zur Aufhebung der vasodilatatorischen Wirkung der Lokalanästhetika häufig zugesetzt. *Vorteile*: verzögerter Abtransport aus dem Gewebe (→ Wirkdauer ↑ Nebenwirkungen ↓), Gewebedurchblutung ↓ (→ bessere Übersicht im OP-Feld). Dies gilt nicht für stark durchblutete Gewebe mit rascher Resorption der Substanzen (Nebenwirkungen ↑). *Nebenwirkungen*: Angst, Unruhe, Kopfschmerz, RR↑, Rhythmusstörungen.

> **Merke!**
> Kein Vasokonstriktorenzusatz an Akren (Gefahr der ischämischen Gangrän)!

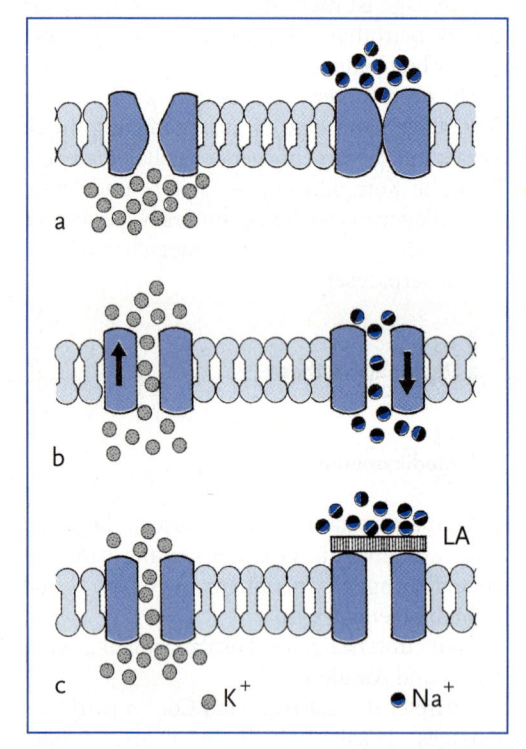

Abb. 3.3: Blockade der Schmerzleitung durch Lokalanästhetika. **a** Ruhezustand der Nervenzelle: hohe Kaliumkonzentration innerhalb der Zelle, **b** Depolarisation: Kaliumaustritt und Natriumeinstrom, **c** Wirkung der Lokalanästhetika: Sie behindern den Natriumeinstrom und damit die Erregbarkeit der Nerven (Borchert/Hache 1990)

1.3.2
Techniken der Regionalanästhesie

Oberflächenanästhesie

Nach Auftragen von Lidocain, Mepivacain oder Tetracain auf Wundflächen und Schleimhäute kommt es zu einer Diffusion des Lokalanästhetikums zu den sensiblen Endorganen; dagegen findet keine Diffusion durch intakte Epidermis statt. Wirkeintritt nach ca. 5 Minuten. Rasche Resorption → Gefahr durch hohe Plasmaspiegel.

Infiltrationsanästhesie

Die Infiltrationsanästhesie erfolgt durch subkutane, intradermale oder intramuskuläre Injektion von Lidocain oder Mepivacain mit Adrenalinzusatz. Die Ausdehnug der anästhesierten Region hängt von der injizierten Menge ab. Diese Anästhesie ist zur Wundversorgung und bei oberflächlichen kleinen chirurgischen Eingriffen indiziert.

Die *intravenöse Infiltrationsanästhesie* ist eine Sonderform der Infiltrationsanästhesie. Nach Durchführung einer Blutleere durch Auswickeln einer Extremität und Anlegen einer Stauungsmanschette erfolgt die Injektion des Lokalanästhetikums in eine Vene distal der Stauungsmanschette. Die Wirkung tritt durch Diffusion der Substanz in benachbarte Nervenäste ein und endet mit Lösen der Stauungsmanschette. *Indikation:* Eingriffe an Unterarm und Hand bzw. Unterschenkel und Fuß. *Nachteile:* systemische Nebenwirkungen durch in den Kreislauf einflutendes Lokalanästhetikum nach Lösen der Blutsperre, Nervendruckschäden durch Manschette. Die OP-Dauer ist durch die maximal verträgliche Stauungszeit limitiert.

Periphere Nervenblockade

Zur Blockierung einzelner peripherer Nerven wird eine kleine Menge Lokalanästhetikum in das benachbarte Gewebe injiziert → rasch eintretende und lang anhaltende Anästhesie im Innervationsgebiet des peripheren Nerven. Nach Injektion einer größeren Menge Lokalanästhetikums in die Umgebung eines *Plexus* (brachialis bzw. lumbosacralis) stellt sich langsam und lang anhaltend eine Plexusblockade ein. Gefahren der Plexus-brachialis-Blockade: Pneumothorax nach Durchstechen der Pleura; hohe Peridural-, totale Spinalanästhesie nach akzidenteller Injektion in den Peridural-, Subarachnoidalraum; Phrenikus-, Vagus-, Rekurrens-, Halssympathikusblockade.

Zentrale Nervenblockade

Periduralanästhesie. Hier werden Spinalnervenwurzeln durch Injektion von Lokalanästhetikum in den Periduralraum blockiert.

Vorteile: Möglichkeit gezielter segmentärer Blockade und der „differenzierten Blockade" (dosisabhängig Ausfall des Sympathikus oder zusätzlich der Sensorik ohne Beeinträchtigung der Motorik). Die Durchführung einer kontinuierlichen Blockade über Tage bis Wochen ist ebenfalls möglich. *Nachteile:* Die benötigte Menge und Konzentration ist hoch (→ systemische Nebenwirkungen ↑). Die Ausdehnung der Anästhesie ist nicht genau vorhersehbar oder unzureichend; die Injektionstechnik ist schwierig und birgt die Gefahr von Dura-, Rückenmarks- oder Periduralvenenpunktion (→ epidurales Hämatom, toxische Systemreaktion) oder eines Periduralabszesses. *Indikationen:* Wie Spinalanästhesie (siehe unten), außerdem Schmerzlinderung bei vaginaler Entbindung durch Differentialblockade, postoperative Schmerztherapie, Therapie chronischer Schmerzen (z.B. bei Tumorleiden).

Spinalanästhesie. Wird durch Injektion von Lokalanästhetikum in den Subarachnoidalraum erzeugt. *Vorteile:* rascher Wirkeintritt; gut steuerbare Ausdehnung der Anästhesie; ausgeprägter sensorischer und motorischer Ausfall; geringer Bedarf an Lokalanästhetikum (→ Nebenwirkungen ↓); einfache Punktionstechnik (siehe Neurologie). *Nachteile:* Vasodilatation → RR ↓, Auskühlung; Bradykardie; Übelkeit und Erbrechen; totale Spinalanästhesie mit vollständiger Sympathikusblockade und Zwerchfelllähmung (sofort endotracheale Intubation, O₂-Beatmung, Volumengabe); „postspinaler Kopfschmerz" durch Liquorverlust. *Indikationen:* Eingriffe am Unterbauch (insbesondere gynäkologische, urologische Eingriffe), an der unteren Extremität, bei nicht nüchternen Patienten, bei Atemwegserkrankungen. *Kontraindikationen:* Infektionen der Punktionsstelle, Blutgerinnungsstörung, hypovolämischer Schock (relativ).

Diagnostische Nervenblockaden. Werden zur Schmerzlokalisation durch gezielte Blockade des fraglichen Nervens vorgenommen.

Therapeutische Blockaden. Blockaden peripherer Nerven, Nervenplexus, der Spinalwurzeln oder des Sympathikus zur Therapie akuter (z.B. postoperativer) und chronischer Schmerzen. Wirkprinzip ist z.B. das Durchbrechen des Circulus vitiosus: Schmerz → Muskelverspannung → Schmerz oder die Ausschaltung dysregulierter Sympathikusreflexe (→ Durchblutungssteigerung durch Vasodilatation). Eine Sonderform ist die *irreversible neurolytische Blockade* durch Injektion neurolytischer Substanzen (z.B. hochprozentigen Alkohols) in das Nervengewebe mit definitiver Blockierung der Nervenleitung. *Indikationen*: z.B. Tumorschmerzen, Phantomschmerzen nach Amputation (siehe auch: Therapie chronischer Schmerzen, Kap. 3.2).

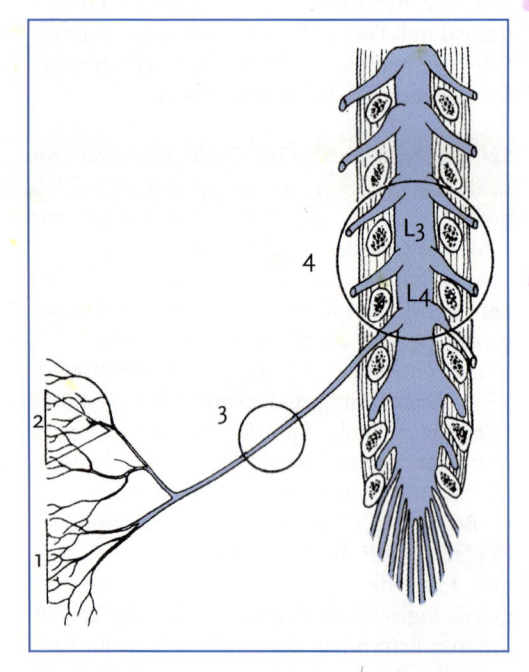

Abb. 3.4: Möglichkeiten der Schmerzausschaltung durch Lokalanästhetika: **1** Oberflächenanästhesie, **2** Infiltrationsanästhesie, **3** Leitungsanästhesie, **4** rückenmarksnahe Anästhesie (Borchert/Hache 1990)

1.4 Unmittelbar postoperative Versorgung

Organisation und Aufgaben der postoperativen Überwachung

Nach Ende der Narkose bleibt der Patient durch Auswirkungen von OP und Anästhesie in seinen Vitalfunktionen eingeschränkt. Er bedarf einer sorgfältigen Überwachung im Aufwachraum der OP-Einheit durch intensivmedizinisch geschultes Personal unter ärztlicher Leitung bis Spontanatmung, stabile Herz-Kreislauf-Funktion, Schutzreflexe und klares Bewußtsein des Patienten wiederhergestellt sind. Im Zuge der Überwachung werden nach einem bestimmten Schema die Parameter Aktivität, Atmung, Kreislauf, Bewußtsein und Hautfarbe protokolliert (Aufwachscore nach Aldrette). Neben Überwachung und Protokollierung der Vitalfunktionen gehört auch die Behandlung von postoperativen Frühkomplikationen zu den Aufgaben des Aufwachraumpersonals. Die wichtigsten Frühkomplikationen sind Störungen

- *der Atmung* durch verlegte Atemwege (erschlaffte Zunge, Laryngospasmus), periphere und/oder zentrale Atemlähmung (anhaltende Muskelrelaxation, Nachwirkung von atemdepressiven Anästhetika/Analgetika, fehlender Atemreiz durch pCO_2 ↓ nach Hyperventilation), schmerzbedingte Hypoventilation, Aspiration
- *des Herz-Kreislauf-Systems* mit RR ↓ (Volumenmangel durch mangelnde Zufuhr oder Blutung, Sepsis, Herzinsuffizienz), RR ↑ (Schmerz, pO_2 ↓, pCO_2 ↑, infusionsbedingte Hypervolämie), Herzrhythmusstörungen (Elektrolyt- und Säure-Basen-Verschiebungen, pO_2 ↓, pCO_2 ↑), Herzinsuffizienz (negative Inotropie von Anästhetika, vorbestehende Herzerkrankungen, Myokardinfarkt, Lungenembolie)
- *des Volumen- und Elektrolythaushaltes* meist durch intra-, postoperative Flüssigkeitsverluste, durch mangelnde oder überreichliche Volumenzufuhr

Weitere Komplikationen. Häufige Probleme sind *Übelkeit* und *Erbrechen* (u.a. durch emetische Wirkung von Anästhetika und Opioiden), Unterkühlung und Bewußtseinsstörungen (Agitiertheit oder Bewußtseinstrübung aufgrund respiratorischer oder kardiovaskulärer Komplikationen, Überdosierung von Anästhetika/Analgetika oder Medikamentenentzug).

Prinzipien der postoperativen Analgesie

Eine am Bedarf des Patienten orientierte Analgesie verbessert nicht nur das subjektive Wohlbefinden, sondern wirkt auch unerwünschten Reaktionen des Organismus auf Schmerzen entgegen wie z.B. Streßsymptomen (Katecholamine ↑ → RR ↑, Herzfrequenz ↑, Gefäßwiderstand ↑ → periphere Perfusion ↓, metabolische Azidose) oder Einschränkungen der Ventilation (pO_2 ↓, pCO_2 ↑, Sekretretention → Atelektasen, Pneumonie). Außerdem wird die postoperative Mobilisierung zur Vorbeugung thromboembolischer Komplikationen erleichtert. Mittel der Wahl sind Opioide i.v. in niedriger Dosierung bei stärkeren Schmerzen; die Gefahr der Atemdepression oder Suchterzeugung ist bei richtiger Anwendung gering. Bei mäßigen Schmerzzuständen kommen auch nichtopioide Analgetika (Prostaglandinsäurehemmer wie Acetylsalicylsäure-, Anilin- oder Pyrazolonderivate) zur Anwendung. Daneben werden regionalanästhetische Methoden durchgeführt.

1.5
Flüssigkeits- und Volumentherapie

Perioperative Infusionstherapie

Der Volumen- und Elektrolythaushalt eines Patienten ist perioperativ durch verschiedene Faktoren bedroht, z.B. durch Flüssigkeits- und Nahrungskarenz, Streß, metabolische Fehlregulationen oder Blut- und Flüssigkeitsverluste (Magensonde, Erbrechen, Durchfall, Aszites). Deswegen muß der Volumen- und Elektrolythaushalt kontrolliert (Hkt, Elektrolyte), bilanziert und nötigenfalls substituiert werden. Man berücksichtigt den *Erhaltungsbedarf* = Ersatz von Flüssigkeitsverlust über Haut und Lunge (Perspiratio insensibilis) und über Urin bzw. Stuhl (Perspiratio sensibilis) sowie den *Korrekturbedarf* (zusätzliche Verluste aus den oben genannten Gründen), um den *Gesamtbedarf* zu ermitteln. Je nach Indikation kommen unterschiedliche Infusionslösungen zur Anwendung.

Volumenersatz des Intravasalraumes. Als Volumenersatz (z.B. bei akuten Blutungen) gibt man Blut, Plasma und Kolloide (Dextran, Hydroxyethylstärke, Humanalbumin). Die darin enthaltenen Proteine bzw. hochmolekularen Substanzen (MG > 10000 Dalton) erzeugen einen onkotischen Druck und halten damit Flüssigkeit im intravasalen Raum.

Substitution der Flüssigkeit des Extrazellulärraumes. (EZR = intra- und extravasaler Raum); wird erforderlich bei *isotoner Dehydratation*. Sie wird durchgeführt mit Lösungen, die in ihrer Elektrolytzusammensetzung etwa der der extrazellulären Flüssigkeit entsprechen (isotone Vollelektrolytlösung), z.B. 0,9%ige NaCl-Lösung oder Ringer-Laktatlösung (enthält Na^+, K^+, Ca_2^+, Cl^- und Laktat).

Substitution der Flüssigkeit des Extrazellulär- und Intrazellulärraumes. Bei *hypertoner Dehydratation* gibt man eine 5%ige Glukoselösung; nach der Metabolisierung der Glukose verteilt sich das elektolytfreie Wasser auf beide Räume und senkt dort die Elektrolytkonzentration. *Cave:* Kontraindiziert bei Gefahr von Hirndrucksteigerung (verursacht zusätzlichen Wassereinstrom in die Hirnzellen). Bei *hypotoner Dehydratation* substituiert man mit einer Kombination aus 5%iger Glukoselösung und einer Elektrolytlösung (Halbelektrolytlösung). Der Glukoseanteil verteilt sich auf EZR und IZR, während der Elektrolytanteil im EZR bleibt.

Transfusions- und Blutkomponententherapie

Zu den immunologischen Grundlagen der Transfusionsmedizin siehe Innere Medizin, Immunsystem, Kapitel 3.
Nach Bedarf wird die Substitution mit Vollblut oder verschiedenen Teilkomponenten des Blutes durchgeführt.

Vollblutkonserve. Mit Stabilisator versetztes Blut ist auf Lues-, HIV-Ak, HBs-Ag untersucht.

Nachteile: Überlebenszeit der Blutzellen ↓, Aktivität der Gerinnungsfaktoren ↓, Elektrolytverschiebungen (extrazell. K$^+$ ↑, Na$^+$ ↓), pH-Wert ↓, Mikroaggregate. *Indikation:* schwere Blutverluste (mit hypovolämischem Schock).

Erythrozytenkonzentrate. Durch Zentrifugierung Hkt-Anstieg auf 60–70%, reduziertes Flüssigkeitsvolumen gegenüber Vollblutkonserve (Gefahr der Hypervolämie des Empfängers ↓). Waschen der Erythrozytenkonzentrate mit Kochsalzlösung reduziert Plasmaanteil und Proteingehalt sowie Menge der Leukozyten und Thrombozyten. Erythrozyten seltener Blutgruppen können tiefgefroren jahrelang gelagert werden. *Indikation:* Mittelschwere Blutung, chronische Anämie (bei Herzinsuffizienz, Niereninsuffizienz). *Komplikationen:* hämolytische Sofortreaktion mit Schüttelfrost, Fieber, RR-Abfall, Tachykardie bis zum Vollbild des Schocks und der disseminierten intravasalen Gerinnung. Ursachen: AB0-Inkompatibilität durch Verwechslungen, seltener durch andere hämolytisch wirksame Alloantikörper (bakterielle Kontamination der Konserve); Infektionsrisiko; Hypothermie bei Massivtransfusion, Hyperkaliämie.

Thrombozytenkonzentrate. Verwendung von plättchenreichem Plasma = PRP (aus Vollblut zentrifugierter Plasmaanteil mit darin enthaltenen Thrombozyten) oder Herstellung von Thrombozytenkonzentraten (aus thrombozytenreichem Plasma abzentrifugiert oder durch maschinelle Thrombozytapherese gewonnen). Nachteil: HLA-Sensibilisierung bei wiederholter Transfusion → nur HLA-identische Thrombozyten transfundieren. *Indikation:* Therapie und Prophylaxe von Blutungen infolge thrombozytärer Bildungsstörung. Meist bei Thrombopenie < 30000/ml.

Frisch gefrorenes Plasma. Synonym: fresh frozen plasma, FFP. Aus Frischblut (Einzelspende) gewonnenes Zentrifugat, enthält minimal korpuskuläre Bestandteile. Durch Tiefgefrierung bleibt die Aktivität von Gerinnungsfaktoren (wichtig: V, VIII) erhalten. *Nachteil:* Gefahr der Hepatitis- und HIV-Übertragung (die jedoch aufgrund langer Lagerzeit und zwischenzeitlicher Spenderkontrollen unwahrscheinlich ist). *Indikation:* isolierter manifester Gerinnungsfaktorenmangel.

Gerinnungsfaktorenkonzentrate. Aus Plasma gewonnene Gerinnungsfaktoren, einzeln oder in Kombination, wie Humanfibrinogen, Faktor VIII, Faktor IX, Prothrombinkomplex, Faktor XIII. *Nachteile:* sehr teuer, Gefahr der Hepatitisübertragung. *Indikation:* angeborener/erworbener Gerinnungsfaktorenmangel.

Humanalbuminlösung. Enthält isolierte humane Albuminfraktion in 5%iger (isoonkotischer) oder 20%iger (hyperonkotischer) Konzentration; ist AB0-unabhängig und pasteurisiert. Nachteil: sehr teuer! *Indikation:* Volumenmangel mit Hypalbuminämie bei akuter Hypoproteinämie, Verbrennungskrankheit, Ileus sowie neonataler Hämolyse.

> **Merke!**
>
> Therapieplan für Volumen- und Blutkomponentenersatz bei akuter Blutung:
> - Blutvolumenverlust < 20%: Gabe von körperfremden Kolloiden
> - Blutvolumenverlust < 50%: Gabe körperfremder Kolloide plus Erythrozytenkonzentrate
> - Blutvolumenverlust < 90%: Gabe von Humanalbuminlösung plus Erythrozytenkonzentraten
> - Blutvolumenverlust > 90%: Gabe von Frischblut, Thrombozytenkonzentraten bzw. FFP, EK

Autologe Transfusionsverfahren

Aufgrund der verbreiteten Beunruhigung über HIV-Infektionen durch Fremdbluttransfusionen haben in letzter Zeit autologe Transfusionsverfahren zunehmende Bedeutung erlangt. Folgende Verfahren kommen dabei zur Anwendung:

Akute normovolämische Hämodilution. Bei dieser Methode werden unmittelbar präoperativ ca. 15 ml Blut/kg Körpergewicht entnommen und der Volumenverlust durch Gabe kolloidaler Lösungen ausgeglichen (→ Hämoglobinkonzentration ↓ bei unverändertem zirkulierenden Blutvolumen = normovolämische Anämie). Intraoperative Blutverluste gehen daher mit einem verminderten Verlust an zellulären Blutbestandteilen einher. Nach der OP wird das präoperativ entnommene Blut zurücktransfundiert; auf diese Weise lassen sich ca. ein bis zwei Einheiten Erythrozyten einsparen.

Maschinelle Autotransfusion. Durch dieses Verfahren wird intraoperativ verlorenes Blut aufgefangen, wiederaufbereitet und retransfundiert. Dazu werden in einer Waschzentrifuge die Erythrozyten von der übrigen Flüssigkeit separiert und zu autologem Erythrozytenkonzentrat aufbereitet. Auch größte Erythrozytenverluste lassen sich so kompensieren. *Nachteil*: Auch Plasmabestandteile (und damit z. B. Gerinnungsfaktoren) gehen verloren und müssen ab einer kritischen Menge (einige Liter Blutverlust) durch FFP substituiert werden. Als Kontraindikationen gelten Operationen in infizierten Körperregionen und Tumoroperationen (→ Gefahr der Verschleppung von Keimen oder malignen Zellen).

Eigenblutspende und Plasmapherese. Kommen bei elektiven Eingriffen in Betracht. Bei der Eigenblutspende wird das entnommene Vollblut zu Erythrozytenkonzentraten und FFP verarbeitet. Limitierend ist dabei die Haltbarkeit der Erythrozytenkonzentrate (bis 7 Wochen). Bei der Plasmapherese werden nur Plasmabestandteile entnommen, als FFP gelagert und dann z. B. im Zusammenhang mit der maschinellen Autotransfusion zur autologen Substitution von Plasmaverlusten verwendet.

2 Grundlagen der intensivmedizinischen Behandlung

2.1
Behandlung, Überwachung, Pflege des Patienten

2.1.1
Behandlung

Maschinelle Beatmung

Sie wird eingesetzt bei respiratorischer Insuffizienz (siehe Innere Medizin, Atmungsorgane, Kap. 1.1) und unterstützt oder ersetzt die Spontanatmung. *Indikation*: zentrale Atemlähmung (Pharmaka, Hirndruck), periphere Atemlähmung (Myasthenia gravis, Guillain-Barré-Syndrom u.a. neurologische Erkrankungen, therapeutische Muskelrelaxation z.B. bei Tetanus), pulmonale Insuffizienz (z.B. bei ARDS nach Schock o. bei Neugeborenen, Status asthmaticus, Aspiration), zirkulatorische Insuffizienz (Linksherzinsuffizienz). Beatmungsformen: Man unterscheidet zwischen *assistierter Beatmung*, bei der die spontane Inspiration des wachen und kooperativen Patienten einen Beatmungshub des Respirators auslöst (= triggert), und *kontrollierter Beatmung*, bei der die Atemhübe automatisch (unabhängig von einer bestehenden Spontanatmung) erfolgen (→ Patient meist sediert und relaxiert).

Zwischenform der assistierten und kontrollierten Beatmung ist die *intermitted mandatory ventilation (IMV)*: Patient kann zwischen vorgegebenen Atemhüben spontan inspirieren. *Indikation*: Zur Erleichterung der Atemarbeit bei erhaltener Spontanatmung. *Vorteile*: Relaxation nicht erforderlich, Sedierungsgrad ↓, Komplikationsrate der maschinellen Beatmung ↓.

Die IMV kann mit *positivem endexspiratorischen Druck (PEEP)* durchgeführt werden, wobei zu Beginn des maschinellen Atemhubes kurzfristig ein negativer Druck herrscht (venöser Rückfluß ↑), am Ende der Exspiration aber ein positiver Druck bestehen bleibt. *Vorteile*: Oxygenation ↑, Flüssigkeitsgehalt der Lunge ↓, exspiratorischer Kollaps der terminalen Atemwege ↓. *Nachteile*: HZV ↓ → Stauung im großen Kreislauf (mit Leber-, Nierenfunktion ↓), inspiratorischer Spitzendruck ↑ → Gefahr von Barotrauma ↑. *Indikation*: Hypoxie durch gestörten Gasaustausch (z.B. ARDS).

Wird dagegen IMV mit *kontinuierlich positivem Atemwegsdruck (CPAP)* durchgeführt, bleibt während In- und Exspiration ein positiver Druck bestehen. Vorteil: Atemwegskollaps ↓, Atemarbeit ↓, Oxygenation ↑. *Nachteile*: HMV ↑, bei Applikation mit Maske Gefahr der Luftinsufflation in GI-Trakt. *Indikation*: spontan atmender Patient mit beginnendem Lungenversagen (Schock, Peritonitis, Lungenödem u.a.).

Komplikationen der maschinellen Beatmung. Diffuse Atelektasen (Synthese des Surfactant factors ↓ → pO_2 ↓; Infektion der Atemwege; Streßulzera; interstitielles Lungenödem (fluid lung) und generalisiertes Ödem (Anasarka); Barotrauma (Pneumothorax, -mediastinum, -perikard, Hautemphysem).

Entwöhnung. (= Weaning); Die Entwöhnung vom Respirator soll zum frühestmöglichen Zeitpunkt erfolgen, um einer Inaktivitätshypotrophie der Atemmuskulatur vorzubeugen, den Patienten zu motivieren und die Komplikationsrate zu senken. *Voraussetzung*: Stabile Herz-Kreislauf-Funktion, ausgeglichener Säure-Basen-Haushalt. Nach der *konventionellen* Entwöhnungsmethode wird unter Überwachung der Vitalfunktionen der Respirator für zunehmend längere Zeitperioden abgeschaltet, der Patient erhält in dieser Zeit angefeuchtete und sauerstoffangereicherte Luft (O_2-Gehalt höher als unter maschineller Beatmung). Unter *IMV-Anwendung* gibt es einen kontinuierlichen Übergang zur Spontanatmung mit schrittweiser Senkung der maschinellen Atemhubrate. *Vorteile:* Überwachungsbedarf ↓, früherer Entwöhnungsbeginn, Sedationsbedarf ↓, besseres Atemmuskeltraining.

Atem- und Inhalationstherapie

Sie dient der Verbesserung und dem Training der Atemfunktion und soll Infektionen vorbeugen. Maßnahmen im einzelnen:

Krankengymnastik. (Mehrmals täglich $1/2$ Stunde); Atemschulung → Verbesserung der Atemfunktion, Vibrationen, Klopfungen, Lagerungsdrainage → „Bronchialtoilette", Expektoration ↑.

Sauerstoffinsufflation. Über Nasenkatheter oder Maske; Gasfluß von mind. 5 l/min, angefeuchtet und erwärmt. *Indikation:* Diffusionsstörungen (chronisch obstruktive Atemwegserkrankungen), zystische Fibrose, interstitielle Lungenerkrankungen. Gefahr bei respiratorischer Azidose: Empfindlichkeit des Atemzentrums für pCO_2-Anstieg ↓, bei O_2-Gabe fehlt Atemanreiz → Hypoventilation.

Medikamentöse Aerosoltherapie. Inhalation von Medikamentenpartikeln (5–10 mm Durchmesser) aus Düsenverneblern oder als Dosieraerosole (Trägermedium NaCl-Lösung bzw. Fluorkarbontreibgas). *Vorteile:* Lokale therapeutische Konzentration ↑, systemische Nebenwirkungen ↓. *Indikation:* Chronisch obstruktive Atemwegserkrankungen (siehe Innere Medizin, Atmungsorgane, Kap. 2).

Pharmakotherapie

Katecholamine. Sind Sympathomimetika mit positiv inotroper und chronotroper Wirkung (siehe Klinische Pharmakologie, Kap. 3.3). Wegen ihrer Nebenwirkungen (Herzfrequenz ↑, O_2-Verbrauch des Myokards ↑, Ektopie ↑) werden sie nur unter strenger Indikationsstellung bei akuten Störungen der Herz-Kreislauf-Funktion (akute Herzinsuffizienz) angewendet.

Antiarrhythmika. Substanzen, die die Erregungsbildung und -leitung am Herzen beeinflussen (siehe Klinische Pharmakologie, Kap. 4; Innere Medizin, Herz und Gefäße, Kap. 2). Ihre intensivmedizinische Anwendung finden sie bei tachy- oder bradykarden Rhythmusstörungen, wenn diese zu einer Abnahme des HZV führen (mögliche Folgen: kardiogener Schock, zerebrale Ischämie, Herzinsuffizienz, Herzinfarkt). Der Therapieerfolg wird durch kontinuierliche Überwachung der Herz-Kreislauf-Parameter kontrolliert (siehe unten).

Antibiotika. Die Antibiotikatherapie ist in der Intensivmedizin problematisch, weil einerseits die Abwehr des Patienten herabgesetzt ist, andererseits die Intensivstation ein Erregerreservoir für multiresistente nosokomiale Problemkeime (Staph.- Pseudomonas-, Proteus-, Klebsiella-, Enterobakter-, Serratia-Spezies, Candida albicans) darstellt. Therapieregime: restriktiver Antibiotikagebrauch (keine routinemäßige Antibiotikaprophylaxe, systemische Therapie nur bei klinischem und bakteriologischem Infektionsnachweis). Anforderungen an Antibiotika: breites Wirkspektrum, bakterizider Wirkmechanismus, geringe Beeinträchtigung der körpereigenen Flora. Infektionen mit nichtnosokomialen Keimen werden mit Monotherapie, solche mit Hospitalkeimen mit Kombinationstherapie behandelt (siehe Klinische Pharmakologie, Kap.16; Innere Medizin, Infektionskrankheiten).

Sedativa. (Angst- und spannungsreduzierende Wirkung); es werden überwiegend Benzodiazepine und Barbiturate eingesetzt (siehe Klinische Pharmakologie, Kap. 19). *Indikation:* maschinelle Beatmung, Krämpfe (Epilepsie, Tetanus), psychomotorische Unruhezustände, Schlafstörungen, Angstzustände. *Nachteile:* Gefahr der Atemdepression, Toleranzentwicklung.

Analgetika. Zur Schmerzbekämpfung in der Intensivmedizin kommen meist Opioide zur Anwendung (Wirkung und Nebenwirkungen siehe Klinische Pharmakologie, Kap. 18). *Indikation* sind z.B. postoperative Schmerzzustände, Schmerzen unheilbar Kranker (Tumorschmerzen) oder Herzinfarkt. *Relative Kontra-*

indikationen: Schädel-Hirn-Trauma (Atemdepression durch Opioide), akutes Abdomen und kardiovaskuläre Instabilität (Symptommaskierung durch Analgesie).

Künstliche Ernährung

Unter künstlicher Ernährung versteht man die *enterale* (über Sonden) oder *parenterale* (i.-v.-Infusion) Applikation lebensnotwendiger Substrate bzw. Flüssigkeiten, wenn der Patient nicht selbst essen/trinken kann oder darf. Dies erfordert genaue Planung und Kontrolle mittels Bilanzierung. Die Planung der Zufuhr von Energieträgern, Elektrolyten, Mineralien und Vitaminen sowie Wasser wird durch Standardtabellen erleichtert. Dabei wird veränderten Stoffwechsellagen (z.B. bei Postaggressionssyndrom, siehe Chirurgie, Kap. 5.1) Rechnung getragen. Die Kontrolle erfolgt im wesentlichen durch Laborparameter: BZ, Triglyzeride und Laktat (Energiestoffwechsel), Kreatinin und Harnstoff (Stickstoffbilanz), Hb und Hkt (Volumenhaushalt), Elektrolyte, Blutgase (Elektroyt-, Säure-Basen-Haushalt) und andere. Es sind zahlreiche Komplikationen möglich, z.B. überhöhte Stickstoffzufuhr bei Leberfunktionsstörungen (→ Leberkoma, Enzephalopathie), überhöhte Glukosezufuhr (→ hyperosmolares hyperglykämisches Koma), Dehydratation, Schock.

Indikation für enterale Ernährung. Die Notwendigkeit enteraler Ernährung über Magen-, Duodenal-, Jejunalsonde besteht bei einer gestörten oralen Nahrungsaufnahme bei gleichzeitig erhaltener Verdauungsfunktion, z.B. durch Verletzungen, OP, Tumoren, Ösophagusstenose oder fehlenden Schluckreflex bei Bewußtlosigkeit (dann keine Magensonde!). *Komplikationen*: Bauchschmerz, Erbrechen, Diarrhö, Dumping-Syndrom.

Indikation für parenterale Ernährung. Gastrointestinale Funktionseinschränkung, längerdauernder Verlust der gastrointestinalen Funktionen oder vorübergehende Stillegung (z.B. bei Pankreatitis) können eine parenterale Ernährung über periphere/zentrale Venen notwendig machen.

Transfusion von Blut und Blutbestandteilen

Siehe oben, Kapitel 1.5.

Extrakorporale Blutreinigungsverfahren

Die extrakorporalen Blutreinigungsverfahren entziehen dem Blut gelöste endogene und exogene Toxine. Techniken der extrakorporalen Blutreinigung sind die Hämodialyse, Hämofiltration und Hämodiafiltration.

Hämodialyse. Heparinisiertes Blut strömt an einer semipermeablen Membran vorbei, auf der anderen Seite fließt Dialysat = Waschwasser nach dem Gegenstromprinzip. Diffusion gemäß dem Konzentrationsgradienten aus dem Blut ins Waschwasser, Elimination kleinmolekularer Substanzen (Elektrolyte, Harnstoff, Kreatinin, MG < 7000 Dalton) gemäß Porengröße. Über das Dialysat können dem Patienten auch Stoffe zugeführt werden (Kalzium, Bikarbonat, Glukose). Gefäßzugang im Akutfall: Shaldon-Katheter in zentraler Vene, bei chronischem Nierenversagen Anlegen einer Brescia-Cimino-Fistel zwischen A. radialis und V. cephalica am nichtdominanten Unterarm. Alternative: Einbau einer Kunststoffgefäßprothese. *Indikation*: Chronische Niereninsuffizienz, akutes Nierenversagen (Kreatinin > 6–8 mg/dl, Harnstoff > 200 mg/dl), Hyperkaliämie, Hyperurikämie > 14 mg/dl, metabolische Azidose, Laktatazidose, exogene Intoxikation mit dialysablen Giften.

Hämofiltration (HF). Mit Hilfe eines Druckgradienten – Überdruck auf der Blutseite – wird Plasmawasser durch eine großporige Filtermembran gepreßt → Übertreten (Konvektion) von größermolekularen Stoffen (MG bis 20 000). In einer Sitzung werden ca. 20 l Plasmawasser ausgetauscht, die durch sterile Elektrolytflüssigkeit ersetzt werden. Intermittierende oder kontinuierliche Anwendung. Vorteil des kontinuierlichen Verfahrens: Geringe Volumenverschiebung (günstig bei Kreislaufinstabilität), konstantes Entgiftungsniveau (erleichtert respiratorische und hämodynamische Therapie und parenterale Ernährung). Durchführung als *kontinuierliche arteriovenöse HF*

(CAVH): Filtration durch arteriovenöses Druckgefälle) oder als *kontinuierliche venovenöse HF (CVVH):* Pumpenunterstützte Filtration → Filtrationsvolumen↑. *Komplikationen:* Medikamentendosierung schwierig, da Pharmaka im Filtrat verlorengehen; Störung von Hormon-, Mineralhaushalt, Knochenstoffwechsel, Infektabwehr.

Ultrafiltration (UF). Reine Druckfiltration geringer Plasmawassermengen (ca. 2 l) ohne Substitution zur Therapie endogener/exogener (diuretikaresistenter) Hyperhydratation. *Membranplasmaseparation.* Filtration durch Membran mit Elimination von Plasmabestandteilen bis zu einem MG von 3 Millionen, was die Substitution von proteinhaltiger Lösung notwendig macht. *Indikationen* sind immunologische (z.B. SLE, Goodpasture-Syndrom, Transplantatabstoßung) und nichtimmunologische Erkrankungen (Morbus Waldenström, Morbus Kahler, akutes Leberversagen, Intoxikation).

Hämodiafiltration (HDF). Kombination von Dialyse (Stofftransport durch Diffusion) und UF (Stofftransport durch Konvektion) → Elimination klein- und großmolekularer Substanzen. *Indikation:* akutes Nierenversagen, Lungenödem, Hyperhydratation.

Intrakorporales Blutreinigungsverfahren

Im Gegensatz zu den extrakorporalen Verfahren dient bei dieser Methode das patienteneigene Peritoneum als Filter.

Peritonealdialyse (PD). Das Peritoneum dient bei dieser Methode als semipermeable Membran. Glukose- und elektrolythaltiges Dialysat wird über einen intraperitoneal plazierten Dauerkatheter eingebracht → Stofftransport durch osmotischen Gradienten. Intermittiernd (3mal/Woche mit 40 l Spülvolumen) oder kontinuierlich ambulant (3–4mal tägliches Auswechseln von 2 l Dialysat). *Komplikationen:* Peritonitis, Eiweißverluste ins Dialysat. *Indikationen:* kein Gefäßzugang möglich, kardiovaskuläre Komplikationen, Diabetes mellitus, Heparinunverträglichkeit.

Physikalische Therapie

Sie umfaßt *Lagerung* (Förderung/Entlastung von Herz, Kreislauf, Atmung, bei Frakturen, Bewußtlosigkeit); *Massage* (Förderung des venösen/lymphatischen Rückflusses, der arteriellen Durchblutung, des Muskeltonus; Effekte auf innere Organe, Bronchialtoilette); *Bewegungsübungen* (Vorbeugung/Besserung der Folgen von Immobilisation: Muskelatrophie, Gelenkkontraktur, trophische Störungen wie Morbus Sudeck, Kreislaufstörungen); *Reizstromtherapie* bei schlaffen Lähmungen, Inaktivitätsatrophie. Spezielle Formen sind *Atemtherapie* (siehe oben), *Thromboseprophylaxe* (venöser Rückstrom↑ durch Hochlagern, Wickeln, Muskeltonus↑, Mobilisieren) oder *Mobilisation* nach Herzinfarkt durch Stufenplan mit Bewegungsübungen, Gehstreckentraining.

2.1.2
Überwachung

Das klinische Monitoring wird durch ständig anwesendes Pflegepersonal und Ärzte durchgeführt. Dazu gehört auch die Bilanzierung von Flüssigkeitseinfuhr und -ausfuhr. Berücksichtigung sämtlicher Verlustquellen (Magensonde, Wunddrainage). Elektronisches Monitoring ermöglicht kontinuierliche Überwachung der Vitalfunktionen mittels elektronischer Datenaufnahme und Bildschirmdarstellung. Zur Überwachung der verschiedenen Organsysteme dienen unterschiedliche Verfahren.

Überwachung der Organsysteme

Kardiovaskuläres System. Kontinuierliche EKG-Ableitung mittels Oberflächenelektroden und Displaydarstellung mit gleichzeitiger Erfassung von Herzfrequenz und Herzrhythmus. Automatische unblutige RR-Messung (mit Blutdruckmanschette) oder kontinuierliche blutige (invasive) Messung des arteriellen Blutdruckes mit Kanülierung der A. radialis bzw. femoralis (im hypotonen Bereich genauer als unblutige Messung). Bestimmung des zentralvenösen Druckes = ZVD (normal 3–10 mm H_2O) über einen zentralen Venenkatheter = ZVK, der meist in der V. cava plaziert ist. Der vom angeschlossenen Manometer abgelesene Druck entspricht dem Druck im rechten Vorhof, Bezugspunkt des Manometers wird mit einer Thoraxschublehre bestimmt: ca. $^2/_5$ des Thoraxdurchmessers unterhalb des Sternums. *Komplikationen:* Katheterkontamination → Sepsis. Messung des pulmonalarteriellen Druckes erfolgt mit Hilfe des Balloneinschwemmkatheters nach Swan-Ganz. Er wird in den rechten Vorhof geschoben, gelangt mit dem Blutstrom in die Pulmonalarterie (PA) und zeigt Veränderungen des pulmonalen Gefäßwiderstandes an. *Komplikationen:* Infektion, Blutung, Arrhythmie, Arterienruptur. Messung des HZV (in l/min) durch Thermodilution: eine Kältelösung wird als 10-ml-Bolus über Katheter in den rechten Vorhof injiziert, wobei ein in der PA befindlicher Thermosensor die Abkühlung pro Zeiteinheit erfaßt.

Respiratorisches System. Erkennen von Diffusions- und Ventilationstörungen, Veränderungen im Ventilations-Perfusions-Verhältnis durch arterielle Blutgasanalyse (→ Indikation z. B. für maschinelle Beatmung). Die atemmechanischen Parameter Atemfrequenz und -tiefe können bei nicht intubierten Patienten über die EKG-Elektroden bestimmt werden (Änderung der Thoraximpedanz). Beim intubierten Patienten ist die Messung weiterer Parameter (Flow = Gasfluß, Atemdrucke, funktionelle Residual-, Vitalkapazität, Compliance und Resistance) durch den Respirator möglich.

Körpertemperaturmessung. Mit Hilfe von Temperaturmeßsonden im Rektum, Ösophagus oder Pulmonalarterie (Swan-Ganz-Katheter siehe oben) mißt man die Körperkerntemperatur. Problem: bakterielle Besiedlung der Sonden. Alternative: manuelle intermittierende Temperaturmessung.

ZNS. Durch Ableitung des EEG erhält man Hinweise auf herdförmige/diffuse Veränderungen (Entzündung, Tumor, Trauma, Ischämie, Intoxikation) oder epileptische Potentiale (Verlaufsdiagnostik der Epilepsie). Bei Verdacht auf intrakranielle Drucksteigerung (>20mm Hg): Langzeitdruckmessung als intraventrikuläre Messung (Punktion des Seitenventrikels und Einbringen einer Drucksonde, Komplikation: Infektion), subdurale Messung (Fixieren einer Hohlschraube an der Kalotte mit Eröffnung des Subduralraumes, Anschluß an Druckmesser) oder epidurale Messung (frontale Lochtrepanation mit Einbringen einer Drucksonde zwischen Dura und Kalotte, Vorteil: geringe Infektgefahr). Siehe auch Neurologie, Kapitel 1, 3 und 4.

Laborparameter

Laboruntersuchungen geben Aufschluß über wichtige Parameter der Vitalfunktionen. Das Basisprogramm umfaßt Blutbild (Hb, Hkt, Leukozyten, Thrombozyten zum Nachweis z. B. von Anämie, Entzündung), Gerinnungsparameter (Quick, PTT, Thrombinzeit), Elektrolyte (z. B. K^+ ↑ bei Niereninsuffizienz), Stoffwechselparameter (z. B. BZ, Laktat, Kreatinin, Harnstoff, Gesamteiweiß) und verschiedene Enzyme (CK, CK-MB, GOT, GPT, Amylase, Lipase), die bei Herzinfarkt, Leberversagen, Pankreatitis und anderen Erkrankungen Veränderungen zeigen. Diese Parameter werden regelmäßig kontrolliert; Ergebnisse müssen bei Intensivpatienten innerhalb kurzer Zeit zur Verfügung stehen.

Bildgebende Verfahren

Die Anwendung bildgebender Verfahren beschränkt sich in der Intensivmedizin in den meisten Fällen auf Untersuchungen, die mit transportablen Geräten am Krankenbett durchführbar sind:
- konventionelle *Röntgenaufnahmen* von Thorax, Abdomen, Skelett; Problem: meist nur liegende oder sitzende Aufnahmen möglich → eingeschränkte Aussagekraft
- *Sonographie:* problematisch, wenn Patient eingeschränkt oder nicht kooperativ; erschwerte Bedingungen durch Wundverbände, Drainagen etc. *Indikationen* sind überwiegend Diagnosestellung, Therapie- und Verlaufskontrolle und Lagekontrolle von Sonden, Kathetern, Tuben etc.

Computertomographie. Bietet bezüglich diagnostischer Aussagekraft und Therapieplanung Vorteile, denen jedoch einige Nachteile gegenüberstehen: Der Patient muß zum Tomographen transportiert werden, oft ist eine Sedation/Kurznarkose erforderlich, der Zeitaufwand ist größer. *Hauptindikationen* für ein CT sind Schädel-Hirn-Trauma, Verdacht auf Hirnblutungen oder Hirndruckzeichen.

2.1.3 Pflege

Regelmäßige Ganzkörperwaschung und Hautpflege dienen sowohl dem subjektiven Wohlbefinden des Patienten wie auch der Vermeidung von Infektionen und trockener und spröder Haut. Sachgemäßes Umlagern ist erforderlich zum Training von Atmung, Kreislauf und Muskulatur sowie zur Thrombose- und Dekubitusprophylaxe. Immobilität, Kachexie, Durchblutungsstörungen, schlechte Hautpflege und Inkontinenz sowie langes Aufliegen knochiger Körperstellen fördern das Entstehen von Druckstellen (→ Nekrose → Ulkus → Erregereintrittspforte). Zur gleichmäßigen Druckverteilung werden spezielle Matratzen und Polster eingesetzt. Die Reinigung von Trachea und Bronchien (Bronchialtoilette) ist insbesondere bei intubierten, tracheotomierten und resistenzgeschwächten Patienten sowie bei fehlenden Schutzreflexen (Hustenreiz ↓) zur Infektionsprophylaxe erforderlich. Die Bronchialtoilette wird mit Absaugkatheter oder durch Bronchiallavage (Spülung mit physiologischer Kochsalzlösung) durchgeführt. So gewonnenes Sekret wird regelmäßig bakteriologisch untersucht. Notwendig ist auch die regelmäßige Pflege liegender Katheter durch desinfizierende Reinigung und/oder aseptischen Verbandswechsel.

2.2 Spezielle Aspekte der Intensivtherapie

Die Intensivmedizin ermöglicht bei bestimmten Krankheitsbildern spezielle therapeutische Maßnahmen.

Schock, Polytrauma und Multiorganversagen

Zur Aufrechterhaltung der Oxygenation wird die assistierte oder kontrollierte Beatmung mit PEEP zur Verhinderung einer Atelektasenbildung eingesetzt. Bei beginnendem Nierenversagen (Oligo-/Anurie, Harnstoff >150 mg/dl) wird frühzeitig mit Blutreinigungsverfahren begonnen, um Ödembildung, GI-Blutungen und Infektionen zu vermeiden. Zur Unterstützung der Hämodynamik kann die assistierte Zirkulation mittels intraaortaler Ballonpulsation eingesetzt werden. Prinzip: Einführen eines Ballonkatheters in die Aorta descendens, EKG-getriggerte Ballonfüllung am Ende der Systole, Entleerung am Ende der Diastole → Verbesserung der Koronardurchblutung, Austreibungswiderstand↓, Schlagvolumen↑.

Akute gastrointestinale Blutung

Nach endoskopischer Lokalisation der Blutungsquelle erfolgt die lokale Blustillung durch Injektion bzw. Sklerosierung, Elektro- oder Laserkoagulation oder mechanischen Gefäßverschluß durch Aufsetzen eines Clips. Ösophagusvarizenblutungen können zunächst durch Tamponade und Kompression mit der Sengstaken-Blakemore-Sonde zum Stillstand gebracht werden. Die Sonde besitzt einen kleinen Ballon zur Verankerung in der Kardia und einen länglichen Ballon, der im Ösophagus aufgeblasen wird. Über das zentrale Lumen kann Blut aus dem Magen abgeleitet werden.

Schädel-Hirn-Trauma

Neben der Stabilisierung von Kreislauf und Atmung und der Korrektur verschiedener möglicher vegetativer und metabolischer Entgleisungen (z. B. hyperosmolares Koma, Diabetes insipidus centralis) erfolgt eine spezifische konservative Therapie zur Bekämpfung der traumatischen Hirndrucksteigerung durch Hirnödem; Oberkörperhochlagerung. Durch maschinelle Hyperventilation senkt man den pCO_2 auf 25–30 mm Hg und nutzt dadurch die metabolische Autoregulation der Hirngefäße (Hypokapnie → Vasokonstriktion → intrakranielles Blutvolumen ↓, intrakranieller Druck ↓). Kontrolle durch epidurale Drucksonde möglich (ICP-Monitoring). Bei Bedarf erfolgt eine weitere Drucksenkung durch Ventrikelpunktion und Liquorentnahme. Durch Infusion hypertoner Infusionslösungen (Mannit 20%, Glyzerin 10%, Sorbit), eventuell in Kombination mit einem Schleifendiuretikum, wird der Hirndruck durch Wasserentzug aus gesundem Hirngewebe gesenkt (Osmotherapie). Nachteil: Eine bestehende intrakranielle Blutung kann sich weiter ausdehnen, daher ultima ratio. Umstritten: In der Frühphase des Traumas wird hochdosierte Kortikoidgabe empfohlen (→ Stabilisierung der Blut-Hirn-Schranke), Nachteil: Immunsuppression.

Verbrennungskrankheit

Für die Therapie ausgedehnter Verbrennungen wurden Spezialstationen geschaffen. Dort stellt man mittels Klima- und Filteranlagen, Druckschleusen und leicht desinfizierbarer Ausstattung eine möglichst keimarme Umgebung her. Der Patient wird isoliert und auf täglich erneuertem sterilen Schaumstoff gelagert. Dadurch wird ein Verzicht auf Verbände (Bildung feuchter Kammern) möglich. Die Prinzipien der aseptischen Pflege und der antiseptischen Wundbehandlung sowie gezielte sytemische Antibiose finden Anwendung.

Notfallmedizin

Dr. med. Heike Papke

Inhalt

1 **Akute Störungen der Atmung** 660
1.1 Ätiologie 660
1.2 Klinik 660
1.3 Therapie 661

2 **Akute Herz-Kreislauf-Störungen** 662
2.1 Ätiologie 662
2.2 Klinik 663
2.3 Therapie 663

3 **Akute Funktionsstörungen des Zentralnervensystems** 665
3.1 Ätiologie 665
3.2 Klinik 666
3.3 Therapie 666

4 **Stoffwechselkomata** 668
4.1 Leberkoma 668
4.2 Urämisches Koma 668
4.3 Diabetisches Koma 668

5 **Spezielle Notfallsituationen** 670
5.1 Polytrauma 670
5.2 Akutes Abdomen 670
5.3 Verbrennungen 671
5.4 Intoxikationen 671

1 Akute Störungen der Atmung

1.1 Ätiologie

Unterschiedliche Ursachen zentraler, mechanischer oder peripherer Art können zur Störung des pulmonalen Gasaustausches mit respiratorischer Insuffizienz (→ Hypoxämie, Hyperkapnie, respiratorische Azidose) führen.
- *zentrale Ursachen:* zentrale Atemdepression zum Beispiel durch Schädel-Hirn-Trauma, ZNS-Infektion, Intoxikation
- *mechanische Ursachen:* Beeinträchtigung der Thoraxmotilität und/oder Lungenentfaltung, z.B. durch Rippenserienfraktur, Hämato- oder Pneumothorax, neuromuskuläre Erkrankungen (z.B. Myasthenia gravis, Guillain-Barrée-Syndrom, Phrenikusparese)
- *periphere Ursachen:* Hierzu zählen Behinderungen der proximalen oder distalen Atemwege: Verlegung/Obstruktion von Pharynx, Larynx, Trachea oder Bronchien (Fremdkörperaspiration, allergisch bedingte Schwellung, Asthma bronchiale) oder Behinderung des Gasaustausches (Pneumonie, Lungenödem, Emphysem, Lungenembolie)

1.2 Klinik

1.2.1 Pathophysiologie

Zu den Pathomechanismen der respiratorischen Insuffizienz siehe Innere Medizin, Atmungsorgane, Kapitel 1.

1.2.2 Symptomatik

- *Veränderungen von Atemfrequenz und -tiefe:* Bradypnoe (zentrale Atemdepression), Tachypnoe (periphere Störung), forcierte Atmung (Obstruktion)
- *Atemform:* paradoxe Atmung = Czerny-Atmung (Thoraxinstabilität), inverse Atmung (kompletter Atemwegsverschluß)
- *Atemperiodik:* Kussmaul-Atmung (metabolische Azidose), Cheyne-Stoke-Atmung (chronisch respiratorische Insuffizienz, zum Beispiel bei Emphysem, Cor pulmonale), Biot-Atmung (Meningitis), terminale Schnappatmung, Atemstillstand (zum Beispiel bei zerebraler Hypoxie)
- *Atemnebengeräusch:* pharyngeal (Schnarchen), laryngeal (Stridor), bronchitisch (Pfeifen, Giemen, Brummen) alveolär (feinblasige RG)
- *Vegetativum:* Kaltschweißigkeit, RR und Herzfrequenz ↑, später RR und Herzfrequenz ↓, Asystolie
- *Zerebralfunktion:* Bewußtlosigkeit, Krämpfe, Areflexie, Pupillenstarre

1.2.3 Diagnostik

Inspektion (Zyanose, Einsatz der Atemhilfsmuskulatur, Hautemphysem), arterielle Blutgasanalyse, Auskultation, Labor: Säure-Basen-Haushalt (zum Beispiel respiratorische Azidose), Rö-Thorax (Fremdkörper, Atelektase, Ödem, Überblähung)

1.3 Therapie

1.3.1 Sofortmaßnahmen

Freimachen und Sichern der Atemwege

Nach Ausräumen der Mundhöhle (Sekret, Blut, Erbrochenes, Zähne) den Kopf überstrecken (*cave:* Halswirbelsäulenverletzungen?), den Unterkiefer anheben und vorschieben (Esmarch-Handgriff). Danach wird ein Pharyngealtubus eingeführt oder endotracheal intubiert; bei epiglottisch lokalisiertem Verschluß kann man nach Koniotomie auch direkt endotracheal intubieren (siehe Anästhesiologie und Intensivmedizin, Kap. 1.2.3). Bei Fremdkörperobstruktion: durch Heimlich-Handgriff (Kompression des Epigastriums) ausgeübte plötzliche abdominelle Druckerhöhung; *cave:* hohes Verletzungsrisiko! Bei Erfolglosigkeit manuelle Extraktion oder endoskopisch mit Faßzange. Bei ausreichender Spontanatmung in stabiler Seitenlage lagern.

1.3.2 Beatmung

Bei klinischen Zeichen der Hypoxie (Zyanose, Dyspnoe, Tachykardie, Bewußtseinstrübung) und/oder $pO_2 < 60\,mm\,Hg$ (Blutgasanalyse) sollte eine Sauerstoffgabe erfolgen. Dies kann mittels Nasensonde oder über Gesichtsmaske beziehungsweise Endotrachealtubus (insbesondere bei Atemwegsobstruktionen oder Aspirationsgefahr) mit Beatmungsbeutel beziehungsweise Respirator geschehen (zur Durchführung und Komplikationen der endotrachealen Intubation siehe Anästhesiologie und Intensivmedizin, Kapitel 1.2, zur Respiratorbeatmung Kap. 2.1). Gefahr bei Maskenbeatmung: Luftinsufflation in Ösophagus und Magen → Regurgitation und Aspiration, Magenruptur. Ziel der Beatmung: $pO_2 > 60\,mm\,Hg$ (Blutgasanalyse).

Erfolgskontrolle

Beobachtung von symmetrischen Thoraxexkursionen, Auskultation von seitengleichen Atemgeräuschen, schnelle Besserung der Hypoxiezeichen (Hautfarbe, RR, Herzfrequenz). Sonst überprüfen: falsche Beatmungstechnik? Falsche Tubuslage?

Komplikationen

- *iatrogener Spannungspneumothorax* (→ Mediastinalshift, obere Einflußstauung)? Sofortmaßnahme bei Spannungspneu: Punktion im 2.–3. Interkostalraum in der Medioklavikularlinie durch großkalibrige Kanüle mit Fingerling (Tiegel-Ventil)
- *bei Herz-Kreislauf-Stillstand* kardiale Reanimation (siehe unten)

1.3.3 Pharmakotherapie

Sie wird abhängig von der Ursache der respiratorischen Störung durchgeführt.

Akuter Asthmaanfall

Patient sitzend lagern, sedieren, zum Beispiel mit 5–10 mg Diazepam i.v., zur Senkung des O_2-Bedarfs (bei schwerem Anfall kontraindiziert). Die Therapie umfaßt weiterhin die Inhalation eines β_2-Adrenorezeptoragonisten; die Gabe von Theophyllin i.v. und/oder β_2-Sympathomimetika s.c. unter Berücksichtigung vorangegangener Therapie. Glukokortikoide i.v. als Stoßtherapie; Sekretolytika und eventuell Antibiotika sind ebenfalls indiziert. O_2-Gabe unter Berücksichtigung der Blutgasanalyse. Eine kontrollierte Beatmung kann notwendig sein.

Alveoläres Lungenödem

Der Patient soll sitzend gelagert und eventuell sediert werden, eine Sauerstoffgabe ist notwendig. Bei kardialem Ödem werden zur Senkung der Vorlast Nitrate und Furosemid gegeben (cave bei arterieller Hypotonie). Die zusätzliche Gabe von Katecholaminen kann erforderlich werden, bei allergischem oder toxischem Ödem von Kortikosteroiden. Bei entsprechendem Zustand des Patienten ist eventuell eine Überdruckbeatmung mit PEEP erforderlich.

2 Akute Herz-Kreislauf-Störungen

2.1
Ätiologie

2.1.1
Kardiale Ursachen

Ein Kreislaufversagen kann aus einer Störung der kardialen Auswurfleistung resultieren, zum Beispiel aufgrund von Rhythmusstörungen mit Kammerflimmern = hyperdynames Herzversagen, durch Asystolie = hypodynames Herzversagen sowie von Herzinsuffizienz, Herzinfarkt und Herztamponade (= kardiale Ursachen).

Auch primär extrakardiale Ursachen können sich auf die kardiale Auswurfleistung auswirken, zum Beispiel durch Verminderung des zirkulierenden Blutvolumens als Störung der ventrikulären Vorlast (→ Ventrikelfüllung ↓) oder bei Veränderungen des vaskulären Widerstandes als Störung der ventrikulären Nachlast (Widerstand ↑ bei hypertensiver Krise, Widerstand ↓ z.B. beim anaphylaktischen Schock). Siehe auch Innere Medizin, Herz und Gefäße, Kapitel 1; Chirurgie, Kapitel 8.

2.1.2
Embolie

Bei der Embolie (Verschleppung ortsfremden Materials mit dem Blutstrom) resultiert eine Kreislaufstörung aus der Verlegung eines Teils der Strombahn. Betroffen ist entweder die Lungenstrombahn (Lungenembolie → pulmonaler Gefäßwiderstand ↑ → Rechtsherzversagen; siehe Innere Medizin, Atmungsorgane, Kap. 4.5) oder das arterielle Gefäßsystem (→ Minderperfusion distal des Arterienverschlusses). Venöse Thrombosen, meist der Becken- und der tiefen Oberschenkelvenen, sind meist die Ursache einer Lungenembolie. Bei offenem Foramen ovale können venöse Thromben auch zu einer arteriellen Thrombembolie führen (sogenannte gekreuzte Embolie). Wesentlich häufiger sind arterielle Thrombembolien jedoch durch intrakardiale Thrombenbildung (zum Beispiel im linken Vorhof bei Vorhofflimmern) bedingt. Löst sich ein solcher Thrombus, gelangt er häufig in die A. carotis (→ Hirninfarkt), die A. mesenterica sup. (→ Dünndarminfarkt → akutes Abdomen), die Nierenarterie (→ Niereninfarkt) oder die A. femoralis (→ Extremitätengangrän).

2.1.3
Schock

Der Schock ist die gemeinsame Endstrecke verschiedener Ursachen eines Kreislaufversagens, sofern diese nicht rechtzeitig beseitigt werden.

Mögliche Schockursachen in abnehmender Häufigkeit sind:
- *Hypovolämie*
- *Herzversagen* (kardiogener Schock)
- *Sepsis*
- *Anaphylaxie*
- *neurologische Störungen* (zum Beispiel Rückenmarksverletzung, Versagen des Vasomotorenzentrums)
- *Behinderung der Blutzirkulation* (Lungenembolie, Aneurysma, Herztamponade)
- *hormonelle Störungen* (selten), z.B. Versagen von Nebennierenmark oder -rinde

Der Schock ist gekennzeichnet durch eine kritische Einschränkung der Mikrozirkulation mit resultierender Gewebshypoxie und Anreicherung saurer Metabolite. Dabei dilatieren die präkapillären Gefäßabschnitte bei gleichzeitiger Engstellung der postkapillären, gefolgt von Erythrozytenaggregation (Sludge-Phänomen), intravasaler Hämokonzentration und Gewebsödem. Im Sinne eines Circulus vitiosus schreitet das Schockgeschehen unabhängig von der auslösenden Ursache bis zum Multiorganversagen fort.

2.2 Klinik

2.2.1 Pathophysiologie

Die Folgen des akuten Kreislaufversagens ergeben sich aus der Minderperfusion verschiedener Organe, wie z.B. Niere (→ GFR ↓ → Oligo-/Anurie), Gehirn (→ Bewußtlosigkeit), Lunge (→ Schocklunge → respiratorische Insuffizienz), Herz (→ Myokardischämie → Auswurfleistung ↓, Arrhythmien ↑).

2.2.2 Symptomatik

Hypovolämischer Schock

Anzeichen des hypovolämischen Schocks sind Blässe, Schweißausbruch, Blutdruck ↓, Puls ↑. Ein Schockindex > 1 (Herzfrequenz/systolischer RR) bedeutet Schockgefahr (unsicherer Parameter).

Kardiogener Schock

Bei der Auskultation der Lungen findet man oft feuchte, basale RG, eine obere Einflußstauung ist oft sichtbar.

Septischer Schock

Nach der initialen hyperdynamen Phase (peripherer Widerstand ↓) mit warmer, trockener, geröteter Haut und normalem RR folgt eine hypodyname Phase (peripherer Widerstand ↑) mit Bild wie beim hypovolämischen Schock.

Herzstillstand

Die Symptome sind Bewußtlosigkeit, Pulslosigkeit der A. carotis beziehungsweise A. femoralis, keine Atemtätigkeit sowie weite, lichtstarre Pupillen.

> **Merke !**
>
> Atemstillstand führt zu Herz-Kreislauf-Stillstand! Herz-Kreislauf-Stillstand führt zu Atemstillstand!

2.2.3 Diagnostik

Die Diagnostik zielt auf Feststellung der Ursache (EKG, Labordiagnostik) und Ermittlung des Ausmaßes der Kreislaufinsuffizienz (Puls- und Blutdruckmessung, Abschätzung des Volumenmangels).

2.3 Therapie

2.3.1 Sofortmaßnahmen

Schock

Im Vordergrund steht die Behandlung der Schockursache und symptomatische Therapie mit Volumensubstitution (*nicht* bei kardiogenem Schock); man gibt zunächst bis 1 l Plasmaexpander und nachfolgend isotonische Vollelektrolytlösung.

Blutung

Man leitet eine Transfusionstherapie ein; eine metabolische Azidose wird mit Bikarbonatpuffer korrigiert.

Sepsis

Nach Abnahme von Blutkulturen beginnt man mit einer Breitbandantibiose. Die Therapie der Organkomplikationen besteht in Dialyse, PEEP-Beatmung und anderen Maßnahmen.

Atem- und Kreislaufstillstand

Die kardiopulmonale Reanimation (KPR) mit ihren Basismaßnahmen folgt der *ABC-Regel*:

> **Merke !**
>
> A = Atemwege freimachen (wichtig: Intubation)
> B = Beatmung
> C = Zirkulation durch kardiale Reanimationsmaßnahmen wiederherstellen oder aufrechterhalten: mechanisch durch extrathorakale Herzmassage (1 Helfer: 2 Beatmungen pro 15 Herzmassagen; 2 Helfer: 1 Beatmung pro 5 Herzmassagen).
> *Erweiterte kardiale Reanimationsmaßnahmen:*
> D = Drugs (medikamentöse Therapie, unter anderem Volumensubstitution, Natriumbikarbonat gegen metabolische Azidose)
> E = EKG-Diagnostik und Elektrotherapie

Maßnahmen bei Asystolie. Unter Fortsetzung der Basismaßnahmen Gabe von Adrenalin i.v. oder endobronchial (0,5–1 mg), Atropin i.v. (1,0 mg), transthorakale Elektrostimulation (externer Schrittmacher).

Maßnahmen bei Kammerflimmern. Unter Fortsetzung der Basismaßnahmen je nach Reaktion wiederholte Defibrillation (200 J, 300 J, 350 J), Adrenalin i.v. (0,5–1 mg), Lidocain i.v. (1 mg/kg KG).

Erfolgskontrolle

Anzeichen einer erfolgreichen Reanimation sind ein tastbarer Karotispuls, eine Pupillenverengung und Reaktion auf Lichtreflexe und die einsetzende Spontanatmung.

Komplikationen

Es können durch Minderperfusion bedingte zerebrale Schäden auftreten. Weitere Komplikationen sind: Organversagen (Nierenversagen); durch die Reanimation bedingte Rippen- oder Sternumfraktur; Leber-, Milzkontusion beziehungsweise -ruptur; Magenüberblähung, -ruptur; Herz- oder Aortenruptur.

2.3.2 Pharmakotherapie

Zusätzlich zu den medikamentösen Basismaßnahmen beim Schock (siehe Klinische Pharmakologie, Kap. 2) erfolgt möglichst eine ursachenspezifische Therapie des Kreislaufversagens (zum Beispiel Antiarrhythmika bei Herzrhythmusstörungen, Nitrate und Diuretika zur Vorlastsenkung bei Herzinsuffizienz, Dopamin bei Kardiodepression, Antikoagulanzien bei Thrombembolie, Glukokortikoide bei anaphylaktischem Schock etc.).

3 Akute Funktionsstörungen des Zentralnervensystems

3.1
Ätiologie

3.1.1
Schädel-Hirn-Trauma

Folgen von Gewalteinwirkung auf den Schädel können unter anderem sein: Commotio cerebri (traumatische Bewußtseinsstörung ohne Nachweis eines morphologischen Korrelates) oder Contusio cerebri (Nachweis von Kontusionsherden), Schädelfraktur, epi-/subdurales oder intrazerebrales Hämatom. Unterschieden wird zwischen gedecktem SHT und offenem SHT (mit Duraeröffnung). Symptomauslösend ist meist die diffuse oder lokale Raumforderung. Siehe auch Chirurgie, Kapitel 11; Neurologie, Kapitel 3.

3.1.2
Zerebrovaskuläre Ursachen

Thrombembolien aus stenosierten hirnversorgenden Arterien oder aus dem linken Herzen führen zu TIA (= transitorische ischämische Attacke), PRIND (= prolongiertes reversibles neurologisches Defizit) oder zum Hirninfarkt. Rupturen intrazerebraler Arterien führen zur Hirnmassenblutung, das Platzen basaler intrakranieller Aneurysmen zur Subarachnoidalblutung (SAB).

3.1.3
Epilepsie

Bei der Epilepsie führen Spontanentladungen zentraler Neurone anfallsartig zu rezidivierenden akuten Funktionsstörungen des ZNS mit fokaler oder generalisierter Symptomatik. Von der Epilepsie (mit wiederholten Anfällen) werden die sogenannten Gelegenheitsanfälle unterschieden, die auch bei sonst gesunden Personen auftreten können, zum Beispiel in der Kindheit bei hohem Fieber, sowie bei Alkoholintoxikation oder -entzug, Schlafentzug, unter Psychopharmakamedikation, bei metabolischen Entgleisungen (Hypoglykämie!), vaskulärer Enzephalopathie, degenerativen Hirnerkrankungen.

Status epilepticus. Vom Grand-mal-Status spricht man bei einer Anfallsserie (>2/h) tonisch-klonischer Krämpfe mit Bewußtseinsverlust, wobei zwischen den Krämpfen das Bewußtsein nicht vollständig wiederkehrt.

3.1.4
Infektionen

Beispiele für bakterielle, virale oder parasitäre Infektionen des ZNS sind: Haubenmeningitis durch verschiedene Eitererreger, Basalmeningitis durch Mycobacterium tuberculosis, Herpes-simplex-Enzephalitis (→ Nekrosen basal in Frontal- und Temporallappen) sowie die zerebrale Toxoplasmose bei AIDS.

3.1.5
Psychosen

Erregungszustände. Sie finden sich bei Intoxikationen (Alkohol, Drogen, Medikamente), bei manischen oder schizophrenen Erkrankungen oder sind psychogen („hysterischer Anfall"). Eine häufige Ursache ist das alkoholentzugsbedingte Prädelir beziehungsweise Delir mit Vigilanzstörungen, Halluzinationen, Tremor und vegetativen Begleitsymptomen.

Suizidalität. Tritt häufig bei akuten Lebenskrisen auf (Verlust des Selbstwertgefühls oder von Bezugspersonen); alte, einsame, chronisch beziehungsweise unheilbar kranke Menschen sind häufig suizidal. Bei sämtlichen psychiatrischen Erkrankungen, vor allem bei Depressionen und Suchterkrankungen, liegt eine Suizidgefahr vor.

Extrazerebrale Ursachen. Extrazerebrale Ursachen (kardiovaskulär, respiratorisch, metabolisch, hormonell, toxisch) können sekundär zu akuten zentralnervösen Störungen führen (siehe Psychiatrie, Kap. 2 und 5).

3.2
Klinik

3.2.1
Symptomatik

Je nach Ätiologie und Lokalisation der Störung imponieren:
- *Vigilanzstörungen* unterschiedlichen Grades: Somnolenz, Sopor, Koma, vor allem bei diffuser Raumforderung beziehungsweise Hirnödem. Einteilung nach der Glasgow-Coma-Scale
- *Hirndruckzeichen* mit Adynamie, Vigilanzstörung, Stauungspapille, Kopfschmerz, Erbrechen, Mydriasis, Atem- und Kreislaufdysregulation, Mittelhirn- und Bulbärhirnsyndrom und anderen Symptomen
- *Krämpfe* mit generalisierten oder fokalen Krampfanfällen
- *neurologische Herdzeichen* bei lokalisierter Schädigung
- *meningeale Reizungserscheinungen* (zum Beispiel Nackensteife, Kopfschmerz) unter anderem bei Meningitis und SAB
- *Erregungszustände:* Symptome sind Desorientiertheit, Halluzinationen, eventuell paranoide Ideen, Schlafstörung, fahrige Bewegungen, motorische Stereotypien (Nesteln, Greifen, Wischen), Tremor, vegetative Störungen (Tachykardie, Schwitzen)
- Anzeichen für *Suizidalität* sind Rückzug und Einengung des Denkens und Fühlens auf depressive Inhalte, Aggressionsstauung, Suizidphantasien und -drohungen (gefährlich: scheinbare „unheimliche" Ruhe nach vorherigen Suizidäußerungen), depressive Symptome mit Leistungs-, Vigilanz-, vegetativen Störungen, Wahnideen

3.2.2
Diagnostik

Die Erstuntersuchung beinhaltet die Beurteilung der Vitalfunktionen Atmung, Herz, Kreislauf (vitale Bedrohung?) und die Überprüfung der Ansprechbarkeit, der Spontanmotorik, des Reflexstatus (insbesondere Pupillenmotorik und -reflexe) zur Ermittlung der Bewußtseinslage. Eine Augenhintergrundspiegelung dient der Erkennung eines gesteigerten Hirndrucks (Stauungspapille?). Ein kompletter Neurostatus ermöglicht das Erkennen fokaler neurologischer Symptome und ihre Zuordnung zur Lokalisation der Schädigung. Laborparameter geben eventuell Aufschluß, zum Beispiel Leukozytose bei bakterieller Meningitis, Antikörper-Screening bei viraler Meningitis. Im Anschluß gegebenenfalls bildgebende Diagnostik.

3.3
Therapie

Sofortmaßnahmen. Bei Bewußtseinsstörungen Sicherung der Vitalfunktionen (ABC-Regel). Der früher häufig empfohlene Zahnkeil bei epileptischen Anfällen ist heute umstritten (Verletzungsgefahr des Helfers!)

Pharmakotherapie. Bei Hirndruckzeichen zusätzlich antiödematöse Therapie einleiten (Hyperventilation, Glukokortikoide i.v., Diuretika und Osmotherapie, siehe Anästhesiologie und Intensivmedizin); beim Status epilepticus Gabe von Clonazepam oder Diazepam i.v. bis zum Sistieren der Anfälle (*Cave:* Atemdepression!). Eventuell Phenytoin i.v., Klinikeinweisung (siehe auch Neurologie).

Akutmaßnahmen bei Erregungszuständen. Ärztliches Gespräch (Feststellung von Eigen- oder Fremdgefährdung), Gabe von Sedativa (Benzodiazepinen), Neuroleptika (antipsychotische und sedierende Komponente, zum Beispiel Haloperidol plus Levomepromazin), Klinikeinweisung und Überwachung des Patienten bis zur Einlieferung.

Akutmaßnahmen bei vermuteter Suizidalität.
Ärztliches Gespräch (Selbstgefährdungsrisiko einschätzen, wichtig: Suizidgedanken ansprechen und ernst nehmen), Fremdanamnese. Klinikeinweisung, bei akuter Selbstgefährdung auch zwangsweise; eventuell Sedativa (Benzodiazepin) und sedierende (niedrig potente) Neuroleptika (Levomepromazin).

4 Stoffwechselkomata

4.1 Leberkoma

Ätiologie und Pathophysiologie. Beim Coma hepaticum unterscheidet man zwischen Leberzerfallskoma und Leberausfallkoma. Das Leberzerfallskoma entspricht einer akuten Insuffizienz infolge ausgeprägter Organnekrose durch Virusinfektion oder Intoxikation. Typisch ist die kurze Krankheitsanamnese. Das Leberausfallkoma dagegen ist die Folge einer dekompensierten Leberzirrhose. Auslösend ist eine hohe Eiweißbelastung nach Diätfehlern oder gastrointestinalen Blutungen (Ösophagusvarizen). Die Leberinsuffizienz führt zur hepatischen Enzephalopathie und zur Niereninsuffizienz (hepatorenales Syndrom), die ihrerseits zur Enzephalopathie beiträgt.

Klinik. Apathie, Desorientiertheit, „flapping tremor", Reflexe ↑, später Koma mit Reflexen ↓.

Diagnostik. Bei der Untersuchung finden sich Leberzeichen, z.B. Foetor hepaticus, Ikterus, Palmarerythem, Spider naevi, Petechien und Ekchymosen (Gerinnungsfaktoren ↓), bei Zirrhose Splenomegalie und Aszites. Ammoniak im Blut ist stark erhöht.

Therapie. Sie beschränkt sich auf die Sicherung der Vitalfunktionen. In der Klinik: Eiweißreduktion (Zufuhr ↓ bei parenteraler Ernährung), Darmentleerung und -sterilisation. Therapie der Gerinnungsstörung. Intensivmedizinische Leberersatzmethoden, zum Beispiel extrakorporale Leberperfusion, eventuell bei terminaler Insuffizienz Lebertransplantation.

4.2 Urämisches Koma

Ätiologie und Pathophysiologie. Die Retention harnpflichtiger Substanzen bei terminaler Niereninsuffizienz führt zum urämischen Koma, wenn nicht rechtzeitig eine Dialyse erfolgt. Durch die Volumenretention kommt es zu Ödemen, durch die verminderte Ausscheidung von Säureäquivalenten zur Kußmaul-Atmung. Eine Hyperkaliämie kann kardiale Komplikationen hervorrufen.

Klinik. Apathie, fahlgraues Hautkolorit, Foetor uraemicus, Pruritus, Petechien, Zuckungen und Krämpfe, Dyspnoe (Lungenödem), Azidoseatmung.

Diagnostik. Wegweisend sind die Serumwerte von Kreatinin (>10 mg%) und Harnstoff (>200 mg%).

Therapie. Sofortige Klinikeinweisung zur Dialyse. Bis dahin symptomatische Therapie: Natriumbikarbonatinfusion bei Azidose, Tranquilizer bei zerebralem Krampfanfall, bei Hyperkaliämie (EKG!) Resonium und gegebenenfalls Infusion einer Glukose-Insulin-Lösung.

4.3 Diabetisches Koma

Ätiologie und Pathophysiologie. Das diabetische hyperglykämische Koma ist Folge einer Stoffwechselentgleisung beim Diabetes mellitus. Es tritt meist bei bekanntem Diabetes mellitus auf, in einem Viertel der Fälle aber auch als Manifestation eines bisher latenten Diabetes. Ursachen können unter anderem Diätfehler, fehlerhafte Insulinsubstitution oder interkurrente Infektionen sein. Der hypoglykämische Schock (auch: hypoglykämisches Koma) ist meist durch eine relative Insulinüberdosierung (zum Beispiel bei fehlender Nahrungsaufnahme oder erhöhter körperlicher Tätigkeit) bedingt.

Klinik. Hinsichtlich der Therapie ist die Unterscheidung zwischen hyperglykämischem Koma und hypoglykämischem Schock lebenswichtig (siehe Tabelle 4.1).

Diagnostik. BZ-Schnelltest.

> **Merke!**
>
> Im Zweifel immer i.-v.-Injektion von 50 ml 40%iger Glukoselösung! Eine fälschliche Insulingabe bei hypoglykämischem Schock kann letal sein. Eine Symptombesserung bestätigt die Diagnose der Hypoglykämie.

Therapie. Beim hypoglykämischen Schock Volumensubstitution und wiederholte oder kontinuierliche Glukosezufuhr. Beim hyperglykämischen Koma: Volumen- und Elektrolytsubstitution (0,9 %ige NaCl-Lösung), bei Schockzeichen auch Albumininfusion. Gabe von Normalinsulin (kurze HWZ → bessere Kontrolle). *Cave:* Hirnödem bei rascher BZ ↓, Hypokaliämie, Hypoglykämie (Kaliumsubstitution bei ausreichender Diurese).

Tab. 4.1: Differenzierung zwischen hyperglykämischem Koma und hypoglykämischem Schock

	Hyperglykämie: ketoazidotisch (Typ-I-Diabetes) und hyperosmolar (Typ-II-Diabetes)	Hypoglykämie
Prodromi	langsam zunehmende Polydipsie, -urie, Erbrechen, Inappetenz	plötzlicher Heißhunger, Unruhe, Kopfschmerz, Verwirrtheit
Befund	Zeichen der Exsikkose (weiche Bulbi, trockene Haut), Schock, Muskeltonus ↓, Reflexe ↓; ketoazidotisch: Kussmaul-Atmung, Azetongeruch, Bauchschmerz (Pseudoappendizitis)	feuchte, warme Haut, Muskeltonus ↑, Reflexe ↑, Krämpfe! Evtl. neurol. Ausfälle, pathologische Reflexe (Babinski positiv)
Labor	Glukosurie, Hypernatriämie, Hypokaliämie **Ketoazidotisch:** Hyperglykämie >300 mg/dl, Ketonkörper ↑ → metab. Azidose **Hyperosmolar:** Hyperglykämie >600 mg/dl, Hyperosmolarität	Hypoglykämie, Osmolarität, Ketonkörper, Basenexzeß normal

5 Spezielle Notfallsituationen

5.1 Polytrauma

Man bezeichnet gleichzeitig entstandene Verletzungen mehrerer Organsysteme oder Körperregionen mit lebensbedrohlichem Charakter als Polytrauma.

Erstbehandlung

Nach der orientierenden Erstbefundung sind unverzüglich reanimierende und lebenserhaltende Maßnahmen nach dem ABC-Katalog durchzuführen:
- *Blutungen* möglichst lokalisieren und stillen (häufig: Abdomen, Oberschenkel)
- *Sauerstoff* und i.-v.-*Volumenersatz* sollen immer zur Stabilisierung der Vitalfunktionen gegeben werden
- *Neurostatus:* Wachheitsgrad, Pupillengröße und -reflexe, Muskeltonus und -bewegung, Atemmuster, Reflexstatus und Sensorik; dient der Erkennung und Behandlung einer intrakraniellen Raumforderung (Blutung, Hirnödem)

Weitergehende Versorgung

Nach der Stabilisierung der Vitalfunktionen erfolgt in einem zweiten Schritt die Diagnostik.

Diagnostik. CT (Schädel, Thorax, Abdomen), Rö-Thorax, Rö-Abdomen (freie Luft? Spiegel?). Bei Hämaturie oder Beckenfraktur: Nephro-, Urethrozystographie.

Erstellung einer chirurgischen Prioritätenliste. Unterscheidung zwischen vitalen, dringlichen und aufzuschiebenden Indikationen für lebensrettende und wiederherstellende Eingriffe.

5.2 Akutes Abdomen

Sammelbegriff für akute, häufig lebensbedrohliche Baucherkrankungen, die meist mit einem peritonealen Reizzustand einhergehen.

Ursachen. Entzündung, Perforation, Ruptur von Bauchorganen, Blutung, Darm-, Gefäßverschluß.

Symptome. Plötzlicher heftiger Schmerz; Entwicklung einer Abwehrspannung, Veränderung der Darmmotilität (Hyperperistaltik eventuell mit Erbrechen, Diarrhö oder Darmparalyse mit „Totenstille"); zunehmende Beeinträchtigung des Allgemeinzustandes (Schock, Exsikkose, Oligo-/Anurie).

Diagnostik. Kurze, gezielte Anamnese mit Gewichtung von Vorerkrankungen, alters-, geschlechtsspezifischen Erkrankungen; orientierende klinische Untersuchung (z.B. Douglas-Schmerz, rektal-axilläre Temperaturdifferenz); Labor (Urinstatus, Blutbild, Enzyme, z.B. Amylase, Lipase); Rö-Abdomen im Stehen (Nachweis freier Luft, Spiegel, Konkremente), eventuell Kontrastdarstellung (Perforation); Sonographie (freie Flüssigkeit im Abdomen, Entzündung, Tumor); EKG obligatorisch (Herzinfarkt).

Differentialdiagnose. Kardial (Hinterwandinfarkt), vaskulär (Aneurysma dissecans), pulmonal (Pleuritis diaphragmatica, Basalpneumonie), urologisch (Pyelonephritis, Nephrolithiasis, akuter Harnverhalt), metabolisch (diabetische Ketoazidose mit Pseudoappendizitis, Porphyrie).

Therapie.

> **Merke!**
>
> Die Diagnose „akutes Abdomen" bedeutet Handlungsbedarf! Rechtzeitige chirurgische Intervention bestimmt die Prognose → frühe Indikationsstellung geht vor vollständiger Diagnostik.
> Keine Gabe potenter Analgetika vor Abklärung/Indikationsstellung → Gefahr der Symptommaskierung!

5.3 Verbrennungen

Verbrennungen entstehen durch thermische Einwirkung mit der Folge von Gewebsschädigung und -untergang.

Symptome. In der Frühphase schwerer Verbrennungen (1.–3. Tag) kommt es zur Kreislaufdysregulation (hypovolämischer Schock) aufgrund Permeabilitätsstörungen der kleinen Gefäße im schadhaften Gewebe → Verlust von Flüssigkeit, Elektrolyten, Erythrozyten und Plasmaproteinen → Verbrennungsödem, Hypovolämie, Hypalbuminämie → Zentralisation, metabolische Azidose. In der 2. Phase (1.–3. Woche) verstärkt sich die Kreislaufdysregulation durch Einschwemmung von Bakterientoxinen über große, kontaminierte Wundflächen (septischer Schock), durch ausgeprägten Eiweißzerfall (Katabolismus) und Erythrozytenmangel (Anämie). Nach 4 Wochen normalisiert sich der Proteinstoffwechsel, die Rehabilitation beginnt.

Komplikationen. Oligo-/Anurie, Leberschaden, Streßulkus, Infektionen (Tetanus), Narbenbildung (Keloid, Verwachsung, Lidektropium, Narbenkarzinom).

Diagnostik. Feststellung des Ausmaßes der Verbrennungen durch Abschätzung der Ausdehnung in % der Körperoberfläche (Neunerregel) und in die Gewebstiefe (Schweregrad).

> **Merke!**
>
> Neunerregel (für Erwachsene):
> Kopf und Hals: 1 × 9%
> Arm und Hand links: 1 × 9%
> Arm und Hand rechts: 1 × 9%
> Rumpfvorderseite: 2 × 9%
> Rumpfrückseite: 2 × 9%
> Bein und Fuß jeweils Vorderseite: 1 × 9%, Rückseite: 1 × 9%

Gradeinteilung:
- *1. Grad* = Nekrose des Stratum corneum → Erythem, Ödem, Schmerz
- *2. Grad* = Nekrose von Epidermis und oberem Korium → Blasenbildung
- *3. Grad* = Nekrose von Epidermis und gesamtem Korium → weißer oder schwarzer Schorf, Gefühllosigkeit. Schwere Verbrennungen liegen vor bei Grad 2–3, Ausdehnung > 25% und/oder ungünstiger Lokalisation (Gesicht, Hände, Füße, Genitale)

Therapie. Verbrannte Flächen sofort mit fließendem, kalten Wasser kühlen; mit nichthaftenden Folien/Tüchern steril abdecken; orale oder intravenöse Volumenzufuhr (Elektrolyte, Glukose); Analgesie; Tetanusprophylaxe; topische Antihistaminika und Glukokortikoide. Bei schweren Verbrennungen Einweisung in Verbrennungszentrum (siehe Anästhesiologie und Intensivmedizin, Kap. 2.2).

5.4 Intoxikationen

Rascher Informationsgewinn

Die Behandlung hängt wesentlich von den erhältlichen Informationen über die vorgefundene Situation ab.

„6 W's". Man fragt die sechs „W's": *Wer* (Alter, Geschlecht); *Wann* und *Womit* (fragliche Substanz sicherstellen); *Wie* (oral, inhaliert, perkutan absorbiert); *Wieviel* und *Warum* (Unfall, Suizid, Fremdzuführung).

Allgemeine Sofortmaßnahmen. Werden nach der ABCDE-Regel durchgeführt:

> **Merke !**
> A = Freihalten der Atemwege
> B = Künstliche Beatmung
> C = Zirkulation (Aufrechterhalten des Kreislaufs)
> D = Drugs (Gabe von Medikamenten i.v.)
> *Wichtig: Zuvor 10 ml Blut asservieren!*
> E = Elimination des Giftes

Giftentfernung

Zur Entgiftung stehen folgende Möglichkeiten zur Verfügung:

Magenentleerung. Durch mechanische Rachenreizung (vor allem bei Kindern), Brechmittel (Apomorphin, nicht bei Kleinkindern), Magenspülung (Absaugen von Mageninhalt zur Analyse, dann körperwarme Spülflüssigkeit verwenden). Nicht bei Bewußtlosigkeit, nach Verätzung mit Säuren, Laugen oder bei Kohlenwasserstoffvergiftung!

Adsorbenzien. Carbo medicinalis, gegebenenfalls durch Magenschlauch, sonst oral nach Magenspülung, auch zusätzlich Laxanzien.

Spezifische Antidota. Antidota gegen bekannte, inkorporierte Gifte siehe Tabelle 4.2.

Forcierte Diurese. Hohe Volumenzufuhr über Infusionen und Gabe eines stark wirksamen Diuretikums (in der Klinik eventuell Hämodialyse).

Leberschädigende Gifte. Forcierte Diarrhö mit Laktulose.

Tab. 4.2: Spezielle Gifte: Wirkung, Symptome und Erstmaßnahmen

Gift	Wirkung	Symptome	Ersatzmaßnahme (zus. zur ABCDE-Regel)
Alkylphosphate = Phosphorsäureester (E 605)	Acetylcholinesterasehemmung	Miosis, Bradykardie, Speichelfluß, Muskelfaszikulieren, Harn-, Stuhlabgang, Dyspnoe	Antidot: Atropinsulfat i.v.
Botulismustoxin (Clostridium botulinum), Vorkommen in selbsteingemachten Konserven, Geräuchertem	neuromuskuläre Blockade durch Verhinderung der Freisetzung von Azetylcholin	nach Latenz von 18–36 h zuerst Akkommodationsstörung, Mydriasis, Doppelbilder, Ptosis, gefolgt von Dysarthrie, Schluckstörung, Schwindel, Erbrechen, Diarrhö, später Obstipation, Lähmung von Rumpf- u. Extremitätenmuskulatur, Atemlähmung	Magenspülung, Carbo med., Laxans, trivalentes Antitoxin (Cave Anaphylaxie; bindet nur im Serum zirkulierendes Toxin), ggf. Beatmung, parenterale Ernährung
Chlorgase	Verätzung durch Bildung von HCl	Haut-, Schleimhautreizung, Glottis-, Lungenödem mit Dyspnoe, Stridor, blutigem Auswurf	Spülung von Haut u. Schleimhaut; Glukokortikoide i.v. und inhalativ; ggf. Diuretikum
Digitalisglykoside	zentralnervöse, gastrointestinale, kardiale Wirkungen	Xanthopsie, Halluzinationen, Apathie, Erbrechen, Rhythmusstörungen (Tachykardie, Kammerflimmern, Bradykardie, AV-Block)	Magenspülung, Carbo med., Colestyramin (Anionenaustauscher, unterbricht enterohepatischen Kreislauf), Ca-EDTA (Serumkalzium ↓), Digitalisantidot (Schafglobulin, bindet Digitalisantigen)

Gift	Wirkung	Symptome	Ersatzmaßnahme (zus. zur ABCDE-Regel)
Ethanol	Bewußtseinsstörung (Exzitation, Hypnose, Narkose, Asphyxie)	Foetor alcoholicus, Konzentrations-, Koordinationsstörung, periphere Vasodilatation (rote Haut, Unterkühlung), Erbrechen, Bewußtlosigkeit, Atemdepression, Areflexie, Hypotonie, Hypoglykämie. *Merke:* häufig kompliziert durch Schädel-Hirn-Trauma	Magenspülung, bei Exzitation Haloperidol i.v. oder Benzodiazepine, Glukosezufuhr, (in der Klinik evtl. Dialyse)
Kohlendioxid	Hyperkapnie, CO_2-Narkose	Kopfschmerz, Schwindel, RR und HF ↑, Dyspnoe, später Bewußtlosigkeit, Krämpfe, RR und HF ↓	O_2-Beatmung
Kohlenmonoxid	CO-Hb-Bildung	Bewußtseinsstörung, CO-Hb > 20% → hellrote Hautfarbe, Atemlähmung, Hirn-, Lungenödem	O_2-Beatmung (bei Lungenödem mit Überdruck), Hirnödemtherapie
Knollenblätterpilz (Amantidin, Phalloidin)	gastrointestinale Reizung, Leber-, Nierentoxizität	nach 8–24 h Latenz: choleraähnliche Gastroenteritis (Exsikkose, Schock), akute Leberinsuffizienz (Leberzerfallskoma) u. Niereninsuffizienz (Oligoanurie, Urämie)	Magenentleerung (Erbrechen, Spülung), Carbo med., Volumenzufuhr i.v., Silibium (hemmt intestinale Absorption von Amantadin, in Klinik: Hämodialyse
Methanol	Neurotoxizität, gastrointestinale Reizung, Pankreatitis, metab. Azidose (Abbau über Formaldehyd zu Ameisensäure), Nephrotoxizität	Kopfschmerz, Schwindel, Erblindung, Verwirrtheit, Krämpfe, Bewußtlosigkeit, Atemstillstand	Ethanol p.o./i.v. bis Serumspiegel 1 g/l (höhere Affinität zu Alkoholdehydrogenase verlangsamt Metabolisierung) plus Hämodialyse; Folsäure i.v.; 4-Methylpyrazol (hemmt Alkoholdehydrogenase)
Nitrosegase (Schweißen, Produktion von Salpetersäure)	Reizung von Haut, Schleimhaut, toxisches Lungenödem	Husten, Rhinitis, Zyanose, Dyspnoe, Bewußtlosigkeit, blutiger Auswurf	wie bei Chlorgasvergiftung
Opiate (Morphium, Heroin)	periphere, zentrale Wirkungen (Atemdepression!)	Erbrechen, Harnverhalt, spast. Obstipation, RR u. HF ↓, Miosis, Bewußtlosigkeit, Atemlähmung	Antidot: Naloxon i.v., evtl. Magenspülung bei oraler Vergiftung
Sedativa (Barbiturate, Benzodiazepine)	Dämpfung des ZNS, bei Benzodiazepinen auch periphere Skelett- u. Gefäßmuskelrelaxation	Bewußtseinsstörung bis Koma, Hyporeflexie, RR ↓, Atemdepression; Barbiturate, zusätzlich „Schlafmittelblasen" (Hautnekrose an Auflagepunkten), Körpertemp. ↓; Benzodiazepine: zusätzlich Muskeltonus ↓, Ataxie	Magenspülung, Carbo med.; Barbiturate: in Klinik forcierte alkalische Diurese; Benzodiazepine: Antidot Flumazenil

Gift	Wirkung	Symptome	Ersatzmaßnahme (zus. zur ABCDE-Regel)
Säuren/Laugen	Koagulations-/Kolliquationsnekrose des Gastrointestinaltraktes	Glottisödem, Ösophagus-, Magenperforation, Schock, Hämolyse, Verbrauchskoagulopathie	frühzeitige Verdünnung mit Wasser, frühe Gastroskopie/Laparotomie (ggf. Ösophagus-/Magenresektion und -ersatz)
Thallium (Salze in Rattengift oder Industrie)	akutes Syndrom mit gastrointestinalen u. bronchialen Reizerscheinungen, chronische Ablagerung im Körpergewebe (Leber, Niere, Muskel, Knochen, Haare)	Erbrechen, Lungenödem, RR und HF ↑, Polyneuritis, Lähmungen, Leber-, Nierenfunktion ↓, Mees-Nagelstreifen, Haarausfall, psych. Alteration, Erblindung	Magenspülung mit Zusatz von Ferrihexacyanoferrat(II) oder 1%iger Natriumiodidlösung, Carbo med., sonst oral Ferrihexacyanoferrat(II) über Wochen
Zyanide, Blausäure	innere Erstickung durch Blockierung der Atmungskette, hohe Toxizität	Bittermandelgeruch, Bewußtlosigkeit, Krämpfe, Atem-Kreislauf-Stillstand	rasches Handeln! O_2-Überdruckbeatmung, 4-Dimethylaminophenolhydrochlorid = 4-DMAP i.v. und Natriumthiosulfat i.v.

Spezielle Pathologie

Dr. med. Florian Bode

Inhalt

1	**Zentralnervensystem**	678
1.1	Mißbildungen	678
1.2	Perinatale Störungen	678
1.3	Alterungsprozesse und degenerative Erkrankungen	679
1.4	Stoffwechselstörungen	679
1.5	Kreislaufstörungen	680
1.6	Entzündungen	681
1.7	Traumatische Schädigungen	682
1.8	Tumoren	682
2	**Periphere Nerven**	684
3	**Sinnesorgane**	685
3.1	Entzündungen	685
3.2	Tumoren	685
4	**Haut**	687
5	**Atemtrakt**	688
5.1	Nase und Nebenhöhlen	688
5.2	Kehlkopf	688
5.3	Trachea	689
5.4	Bronchien	689
5.5	Lunge	690
5.6	Pleura	694
6	**Mediastinum**	695
6.1	Tumoren und Entzündungen	695
6.2	Thymus	695
7	**Herz und Gefäße**	696
7.1	Mißbildungen	696
7.2	Adaptive Formveränderungen des Herzens	696
7.3	Regressive Herzveränderungen	696
7.4	Myokard	696
7.5	Endokard	698
7.6	Perikard	698
7.7	Tumoren	699

7.8	Herzveränderungen nach diagnostischen und therapeutischen Eingriffen	699
7.9	Das alternde Herz	699
7.10	Arterien	699
7.12	Koronararterien	700
7.13	Venen	700
7.14	Gefäßveränderungen nach diagnostischen und therapeutischen Eingriffen	700
7.15	Lymphgefäße	700
8	**Verdauungstrakt**	**701**
8.1	Mundhöhle	701
8.2	Pharynx und Tonsillen	702
8.3	Speicheldrüsen	702
8.4	Ösophagus	703
8.5	Magen	704
8.6	Duodenum und Dünndarm	705
8.7	Dickdarm, Appendix	707
8.8	Pankreas	708
8.9	Leber	708
8.10	Extrahepatische Gallenwege und Gallenblase	711
9	**Peritoneum und Retroperitoneum**	**712**
9.1	Nichttumoröse Veränderungen	712
9.2	Tumoren und tumorartige Veränderungen	712
10	**Endokrine Organe**	**713**
10.1	Hypophyse	713
10.2	Schilddrüse	713
10.3	Epithelkörperchen	715
10.4	Inselzellsystem	715
10.5	Nebennierenrinde (NNR)	716
10.6	Nebennierenmark (NNM)	717
11	**Nieren**	**718**
11.1	Fehlbildungen	718
11.2	Erkrankungen der Nierengefäße	718
11.3	Kreislaufstörungen	719
11.4	Akute nephrotoxische Tubulusnekrose	719
11.5	Entzündungen	719
11.6	Nephropathien bei Systemerkrankungen	720
11.7	Nichtentzündliche Glomerulo- und Nephropathien	721
11.8	Sekundäre Nephropathien	721
11.9	Urämie	721
11.10	Tumoren	721
12	**Ableitende Harnwege**	**723**

13	**Männliche Geschlechtsorgane**	725
13.1	Prostata	725
13.2	Hoden und Nebenhoden	726
13.3	Penis	727
14	**Weibliche Geschlechtsorgane**	728
14.1	Ovar	728
14.2	Tube	729
14.3	Uterus	729
14.4	Vulva und Vagina	731
14.5	Mamma	731
15	**Pathologie der Schwangerschaft**	732
16	**Knochenmark**	733
16.1	Aufbau und Funktion	733
16.2	Erythropoetisches System	734
16.3	Granulopoetisches Syndrom	735
16.4	Thrombopoetisches System	735
16.5	Pathologie der Erkrankungen aller drei Marksysteme	736
17	**Lymphknoten**	737
17.1	Morphologische und funktionelle Gliederung	737
17.2	Defektimmunopathien	738
17.3	Stoffwechselstörungen und Ablagerungen	738
17.4	Reaktiv hyperplastische und entzündliche Lymphknotenveränderungen	738
17.5	Maligne Lymphome	738
17.6	Proliferative Erkrankungen des retikulohistiozytären Systems	739
17.7	Tumormetastasen	740
18	**Milz**	741
19	**Skelettmuskulatur**	742
20	**Weichteiltumoren**	744
21	**Knochen und Knorpel**	745
22	**Gelenke**	747
23	**Sehnen, Sehnenscheiden, Schleimbeutel und Faszien**	749

1 Zentralnervensystem

1.1 Mißbildungen

Die Ursachen von Mißbildungen des Zentralnervensystems (ZNS) können genetischer Natur oder während der intrauterinen Entwicklung einwirkende äußere Noxen sein.

Die häufigsten genetischen Ursachen für Mißbildungen sind die Chromosomenaberrationen, die bekannteste ist die *Trisomie 21* (Down-Syndrom). Obwohl bei den Betroffenen erhebliche mentale Defizite bestehen können, ist das morphologische Korrelat im Bereich des ZNS meist nicht sehr ausgeprägt.

Zu den äußeren Noxen zählen vor allem Alkohol, Virusinfekte (Röteln), manche Pharmaka und ionisierende Strahlung. Mißbildungen des ZNS sind häufig mit denen anderer Organe, insbesondere des Herzens und des Urogenitalsystems, kombiniert.

Zu den wichtigen Störungen der ZNS-Entwicklung zählen die *Dysrhaphien* (siehe Tabelle 5.1). Sie beruhen auf einer Störung des Neuralrohrschlusses (ca. 4. Schwangerschaftswoche).

1.2 Perinatale Störungen

In späteren Entwicklungsphasen kann es zu Störungen der histologischen Ausdifferenzierung kommen. Man unterscheidet: *Agyrie* (Fehlen der Hirnwindungen), *Pachygyrie* (Verplumpung der Hirnwindungen), *Polymikrogyrie* (Fältelung der Hirnwindungen) und *Heterotopien* (Ansammlung von grauer Substanz im Marklager). Diese Störungen haben mehr oder weniger starke geistige Defizite zur Folge. Durch angeborene Gehirnaplasien oder perinatale Traumen, Kreislaufstörungen und Meningitiden kann es zu Substanzdefekten im Gehirn kommen (*Porenzephalie*).

Tab. 5.1: Mißbildungen des Zentralnervensystems

dysraphische Störung	Beschreibung
Akranie	Fehlen des Hirnschädels
Anenzephalie	Fehlen größter Teile des Gehirns
Arhinenzephalie	Fehlen von Nase und Riechhirn
Kraniorhachischisis	Spaltbildung des Schädels und der kranialen WS
Enzephalozele	Verlagerung von Hirn und Meningen aus dem Schädel durch einen Knochendefekt
Meningomyelozele	Verlagerung von Rückenmark mit Häuten durch einen WS-Spalt
Meningozele	Verlagerung von Rückenmarkshäuten durch einen WS-Spalt
Syringomyelie	Höhlenbildung im Rückenmark
Hydromelie	Erweiterung des Zentralkanals (häufig mit Hydrozephalus)

1.3 Alterungsprozesse und degenerative Erkrankungen

Generalisierte Prozesse betreffen mehr oder minder ausgeprägt das gesamte ZNS. Der Befall richtet sich nicht nach der Funktion des Gewebes.

Morbus Alzheimer

Ein Beispiel für einen generalisierten Prozeß ist der *Morbus Alzheimer*. Er wird nach dem Alter des Patienten in eine *präsenile* und eine *senile Demenz* unterteilt, morphologische Unterschiede bestehen nicht. Es besteht eine allgemeine Atrophie der Großhirnrinde, besonders frontal und okzipital mit Lichtung des Nervenzellbestandes und Verringerung der Kernnukleolen. Die Neurofibrillen sind zopfförmig verändert, und es finden sich sog. senile Drusen und Plaques.

Ein Zusammenhang zwischen dem Morbus Alzheimer und Aluminiumablagerungen im Gehirn, der in den letzten Jahren diskutiert wurde, wird inzwischen wieder abgelehnt.

Systematrophien

Die *Systematrophien* (Tabelle 5.2) sind dadurch gekennzeichnet, daß funktionell zusammengehörige Nervenzellverbände im ZNS zugrunde gehen. Den einzelnen Systematrophien lassen sich typische Verteilungsmuster der Läsionen zuordnen.

Die Ätiologie der beschriebenen Systematrophien ist nicht im einzelnen geklärt, bei einigen läßt sich eine genetische Disposition vermuten, da sie familiär gehäuft auftreten können. Der Morbus Parkinson kann auch als postenzephalitischer Parkinsonismus (Economo-Enzephalitis), bei CO_2-Vergiftungen und bei Atherosklerose auftreten.

Das klinische Bild des Morbus Parkinson läßt sich vereinfachend als Gegenteil der Auswirkungen der Chorea major (Huntington) beschreiben. Die Klinik der spinalen Muskelatrophie ist die einer myatrophischen Lateralsklerose ohne Großhirnbeteiligung (siehe auch Neurologie, Kap. 3 und 6).

1.4 Stoffwechselstörungen

Die wichtigen Stoffwechselstörungen im ZNS untergliedern sich in *Mangelkrankheiten* und

Tab. 5.2: Systematrophien im ZNS

Krankheit	Lokalisation	Klinik
Pick-Atrophie	Großhirnrinde frontal, basal und temporal	Persönlichkeitsveränderungen *„Witzelsucht"*
Chorea Huntington	Nucleus caudatus, Putamen = Corpus Striatum Erweiterung der *Vorderhörner der Seitenventrikel*	*Hypotonie und Hyperkinesie „Veitstanz"*, aber *auch* wurmförmige Bewegungen
M. Parkinson	dopaminerge, melaninhaltige Zellen in der Substantia nigra Depigmentierung der S. nigra	Hypertonie und Hypokinesie Trias: Akinese, Rigor, Ruhetremor
Friedreich-Ataxie	Hinterstränge des Rückenmarks (kennzeichnend)	Verlust der Tiefensensibilität Störung der Koordination
myatrophische Lateralsklerose	motorische Zentren vom Großhirn, Pyramidenseiten- und -vorderstränge bis motorische Endplatte (Muskelbiopsie!)	Atrophie und schlaffe Lähmung, spastische Lähmung auf der Gegenseite. *keine Sensibilitätsstörung*
spinale Muskelatrophie	motorische Vorderhornzellen des Rückenmarks (2. Neuron)	Muskelatrophie, schlaffe Lähmung

Enzymopathien. Bei letzteren ist durch einen Enzymmangel ein Stoffwechselschritt blockiert oder eingeschränkt. Dadurch kommt es zur Ablagerung von Stoffwechselprodukten; mikroskopisch zeigt sich dies in einer Auftreibung der betroffenen Zellen. Infolge eines Enzymmangels kann es auch zu sekundären Mangelerscheinungen kommen, wenn ein notwendiges Produkt des Zellstoffwechsels nicht mehr hergestellt werden kann.

Mangelkrankheiten

Wernicke-Enzephalopathie. Dies ist eine bei chronischen Alkoholikern typische Mangelerkrankung. Infolge eines Vitamin-B_1-Mangels kommt es zu Hämorrhagien und Atrophie hauptsächlich im Bereich der Corpora mammillaria, die typischerweise schrumpfen und sich braun verfärben (siehe Abb. 5.1). Symptome sind Somnolenz, Ataxie und Ophthalmoplegie, außerdem besteht oft eine Korsakow-Psychose. Neben der Wernicke-Enzephalopathie führt die *alkoholische Enzephalopathie* zur Großhirnrindenatrophie, Polyneuropathie und zu myelinotropen Schädigungen. Hier ist insbesondere die pontine Myelinolyse erwähnenswert.

Funikuläre Myelose. Bei dieser weiteren Mangelkrankheit besteht ein Vitamin-B_{12}-Mangel, wodurch es zu einer Störung des Phospholipidstoffwechsels und zur Entmarkung der Hinterstränge des Rückenmarks kommt. Klinisch besteht eine gestörte Tiefensensibilität, Ataxie und Parästhesien.

Enzymopathien

GM_2-Gangliosidose *(Tay-Sachs-Krankheit)*. Frühere Bezeichnung amaurotische Idiotie; hier kommt es durch einen Mangel des Enzyms *β-Hexosaminidase* zu einer pathologischen Speicherung von Gangliosiden in den dadurch geblähten Ganglienzellen. Klinisch stehen Krämpfe, Lähmungen, Erblindung (Neurone der Retina) und Idiotie im Vordergrund. Eine pränatale Diagnostik durch Amniozentese sowie eine postpartale Diagnostik durch Rektumschleimhautbiopsie oder Enzymbestimmungen im Serum sind möglich.

Phenylketonurie. Durch einen Mangel des Enzyms *Phenylalaninhydroxylase* kommt es zu einem Aufstau von Phenylalanin im Gehirn. Die Folgen sind Defekte der Myelinisierung und dadurch geistige Retardierung. Der Guthrie-Test, der beim Neugeborenen am 6. Lebenstag durchgeführt wird, erlaubt die Bestimmung der erhöhten Phenylalaninkonzentration. Durch eine phenylalaninarme Diät kann die geistige Retardierung verhindert werden.

Metachromatische Leukodystrophie *(Zerebrosidsulfatidose)*. Diese Erkrankung ist die Folge eines *Arylsulfatase-A*-Mangels. Dieser führt zu einer diffusen Entmarkung aller Nervenzellen. Sie äußert sich durch Ataxie, Lähmungen, Epilepsien, Optikusatrophie und Demenz. Eine Diagnose kann durch Amniozentese, Rektumschleimhautbiopsie oder Biopsien aus dem N. suralis sowie durch verminderte Enzymaktivität im Urin gestellt werden.

1.5 Kreislaufstörungen

Die wichtigen Ursachen der zentralnervösen Kreislaufstörungen sind Atherosklerose, hochdruckbedingte Gefäßschäden, Embolien und Blutungen aus angeborenen Aneurysmen (→ frontobasale Blutung).

Die Atherosklerose betrifft im Bereich des ZNS neben der A. carotis int. hauptsächlich die

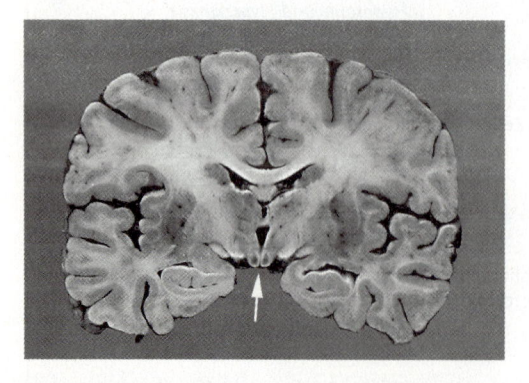

Abb. 5.1: Atrophie und braune Verfärbung der Corpora mamillaria bei Wernicke-Enzephalopathie (IMPP)

großen Arterien des Circulus Willisii. Die Folgen sind Stenosen, Aneurysmen und Embolien in der Peripherie, die durch Verschleppung von Material aus atherosklerotischen Plaques bedingt sind.

Die Folgen dieser Gefäßprozesse sind:
- *ischämische Schädigungen* durch Gefäßverschluß, die am häufigsten im Versorgungsgebiet der A. cerebri media auftreten und zur Kolliquationsnekrose des betroffenen Hirngebiets führen (Spätfolge: Erweichungszyste) (siehe Abb. 5.2)
- Treten bei einem Patienten multiple ischämische Infarkte des Gehirns auf, so spricht man vom *Multiinfarktsyndrom* (mögliche Folge: Demenz)
- *intrazerebrale Massenblutungen*, die mit 70 % am häufigsten die Stammganglien betreffen
- Durch *Thrombosen* im venösen System des Gehirns kann es zur *hämorrhagischen Infarzierung* des Gebietes kommen, dessen venöser Abstrom behindert ist

Ähnlich wie beim Volumenmangelschock kommt es im epileptischen Anfall zu einer Störung der Mikrozirkulation im Gehirn. Wiederholen sich diese Schädigungen, kann es zu Parenchymnekrosen kommen. Eine Prädilektionsstelle hierfür ist das Ammonshorn.

1.6 Entzündungen

Entzündungen des ZNS können durch Bakterien, Viren, Protozoen oder Pilze hervorgerufen werden.

Bakterielle Herdenzephalitis

Ursache ist eine hämatogene Streuung von infiziertem Material ins Gehirn; Ausgangspunkt ist zumeist der kleine Kreislauf. Die Folge sind bakterielle Embolien und Hirnabszesse. Die *tuberkulöse* Meningoenzephalitis ist ebenfalls die Folge einer hämatogenen Streuung von Tuberkelbakterien ins Gehirn. Sie führt neben tuberkulösen Granulomen an den Meningen vor allem zu basalen Zirkulationsstörungen durch Einbeziehung der basalen Hirngefäße.

Lues

Das ZNS ist auch bei der Lues mitbetroffen. Im Generalisationsstadium führt sie zur Meningitis luica simplex, im Spätstadium (nach 10–15 Jahren) entwickelt sich neben Gefäßveränderungen eine progressive Paralyse mit Atrophie des Stirnhirns und Fibrosierung der darüberliegenden Meningen. Die Tabes dorsalis ist eine weitere Spätkomplikation, sie führt durch Hinterstrangdegeneration zu Ataxie und Parästhesien.

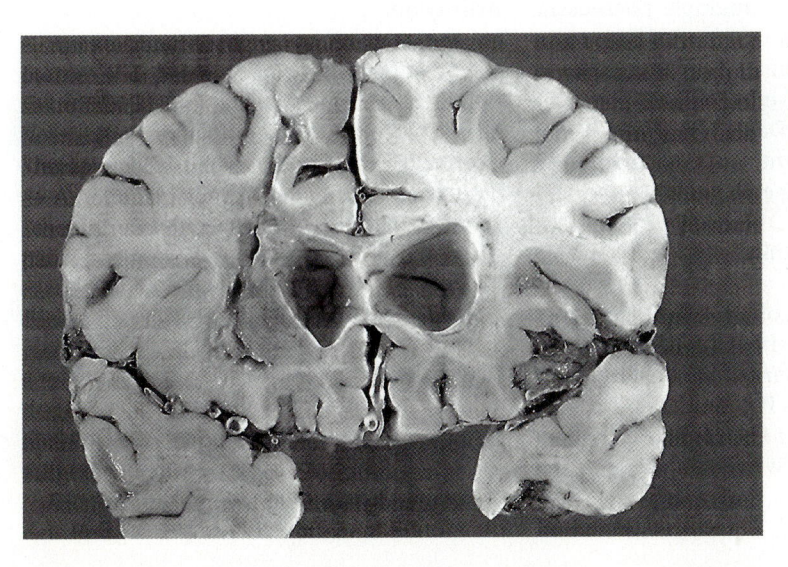

Abb. 5.2: Erweichungszyste nach ischämischer Hirnschädigung nach Verschluß der A. cerebri media (IMPP)

Herpes-simplex-Enzephalitis

Bei der durch das *Herpes-simplex-Virus* verursachten akut nekrotisierenden Enzephalitis sind hauptsächlich der Temporallappen und die Inselrinde betroffen. In den Zellkernen finden sich „Cowdry-Einschlußkörperchen". Besonders gefährdet sind Neugeborene, die sich beim Durchtritt durch den Geburtskanal infiziert haben. Alle Altersgruppen können jedoch betroffen sein. Die Prognose ist schlecht.

Toxoplasmose

Die Infektion des ZNS durch das Protozoon *Toxoplasma gondii* hat nur in ihrer konnatalen Form klinische Auswirkungen. Sie führt zu ventrikelnahen Substanzdefekten mit Höhlenbildung sowie Mißbildungen der Augen.

Multiple Sklerose (Encephalomyelitis disseminata)

Bei der multiplen Sklerose handelt es sich um eine in Schüben auftretende entzündlich-degenerative Erkrankung des ZNS. Die Genese ist unklar. Genetische, infektiöse und autoimmunologische Faktoren scheinen eine Rolle zu spielen. Es kommt zum Schwund der Markscheiden, die Axone selbst bleiben erhalten. Der Schwund der Markscheiden wird durch eine Gliafaservermehrung ausgeglichen. Makroskopisch zeigen sich multiple sklerotische Entmarkungsherde. Mikroskopisch imponieren lymphoplasmazelluläre Infiltrate. Prädilektionsstellen sind die ventrikelnahen Bereiche der weißen Substanz. Da der Prozeß perivenös seinen Ausgang nimmt, findet sich im Zentrum der Herde häufig eine Vene.

Creutzfeldt-Jakob-Erkrankung

Bei der Creutzfeldt-Jakob-Krankheit kommt es zu ausgedehntem Nervenzellverlust in den Stammganglien und der Hirnrinde. Erreger ist ein sog. *Prion* (nur aus Protein bestehendes infektiöses Agens). In der Folge treten Krampfanfälle, extrapyramidale Symptome und eine progrediente Demenz auf.

1.7 Traumatische Schädigungen

Verletzungen des ZNS können entweder zu direkten Gewebsschädigungen (offene Verletzungen, Kontusionen) oder zu Gefäßverletzungen mit Versorgungsstörungen und Hämatomen (→ Massenverschiebungen, Einklemmungen) führen.

Frühkomplikationen sind Hirnödem und sekundäre Hirnstammblutung. Bei offenen Verletzungen kommt es zu Meningitiden und Abszessen.

Spätkomplikationen sind Liquorfisteln, Duranarben, in seltenen Fällen eine posttraumatische Epilepsie.

1.8 Tumoren

Meningiom

Das Meningiom (20 %) geht von den Arachnoidalzellen aus und wächst langsam und verdrängend subdural. Es ist ein benigner Tumor des mittleren Lebensalters und hat eine gute Prognose.

Histologie. Zwiebelschalartiger Aufbau und gelegentlich zentrale Psammomkörperchen (siehe Abb. 5.3).

Astrozytom

Beim Astrozytom (20 %) unterscheidet man das Astrozytom des *Erwachsenen* (lange Verläufe, aber schlechte Prognose), das vorwiegend das Großhirn befällt, sowie das Astrozytom des *Kindes*, das im Bereich des Kleinhirns auftritt (gute Prognose nach radikaler Operation).

Histologie. Pflasterförmige Zellen und kleine Zysten (siehe Abb. 5.4 im Farbteil).

Glioblastom

Das Glioblastom (15 %) tritt im mittleren und höheren Lebensalter auf und ist der häufigste Hirntumor. Es ist außerordentlich maligne und derzeit keiner kurativen Therapie zugänglich.

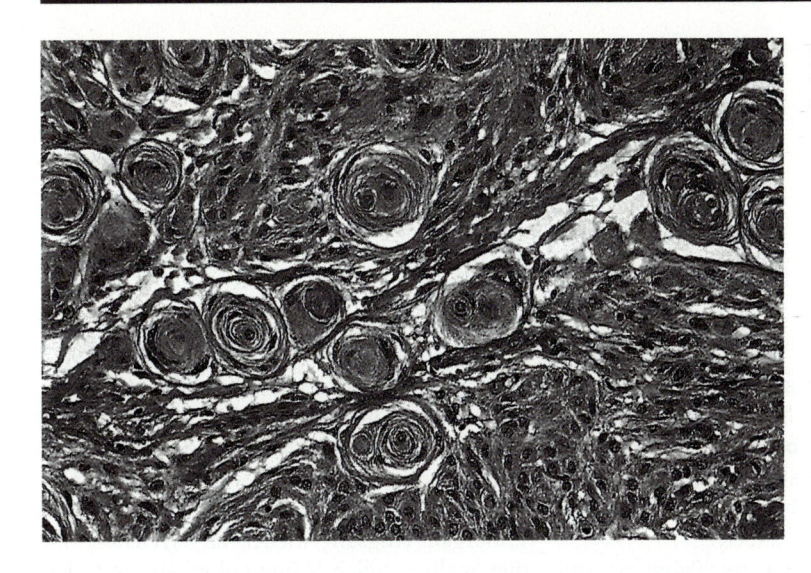

Abb. 5.3: Meningiom: Zwiebelschalenartiger Aufbau mit zentralen Psammomkörperchen (IMPP)

Histologie. Nekrosen, Gefäßmißbildungen und Kernpolymorphie (siehe Abb. 5.5 im Farbteil).

Oligodendrogliom

Das Oligodendrogliom (7 %) ist ein maligner Tumor des Erwachsenenalters.

Histologie. Honigwabenartige Anordnung der Zellen und Mikroverkalkungen (siehe Abb. 5.6 im Farbteil).

Medulloblastom

Das Medulloblastom (3 %) ist der häufigste maligne Tumor des Kindes. Es ist hochmaligne und hat eine schlechte Prognose. Häufigster Sitz ist das Kleinhirn. Durch die Nähe zum Liquorraum kommt es zur Aussaat von Tumorzellen in das gesamte ZNS und bei Verlegungen zu einem Hydrozephalus.

Histologie. Dicht zusammenliegende Zellen mit sog. rübchenförmigen Zellkernen. Eventuell angedeutete Rosettenbildung (siehe Abb. 5.7 im Farbteil).

Kraniopharyngiom

Das Kraniopharyngiom (2 %) ist ein überwiegend im Jugendalter auftretender Tumor der Hypophysenregion. Es ist benigne, kann jedoch durch verdrängendes Wachstum zur Hirnstammschädigung führen → *Sehstörungen, endokrine Ausfälle.*

Histologie. Zellnester, Verkalkungen.

Metastatische Tumoren

Neben den von ZNS-Geweben ausgehenden Tumoren können auch Metastasen anderer maligner Tumoren im ZNS auftreten. Häufig ins ZNS metastasieren: Bronchial-, Mamma-, Nierenzell-, Magen-, Kolonkarzinome und maligne Melanome. Maligne Lymphome können entweder primär im ZNS auftreten oder ins ZNS metastasieren. Bevorzugter Sitz der Metastasen sind die weichen Hirnhäute.

2 Periphere Nerven

Polyneuropathien

Polyneuropathien können von den Perikarien der Nervenzellen ausgehen und sich nach distal ausbreiten (dying forward). Die Ursachen hierfür sind u.a. Zytostatika, die den DNS-Stoffwechsel beeinträchtigen, sowie Aluminium, Kupfer und Quecksilber.

Wenn primär das Axon geschädigt ist und die Schädigung retrograd fortschreitet (dying backward), liegt die häufigere Form der *axonalen Neuropathie* vor. Ursachen hierfür sind Diabetes mellitus, Urämie, Alkohol, Isoniazid (Tuberkulostatikum) und weitere Medikamente.

Die *demyelisierenden Neuropathien* (z.B. bei Bleivergiftung), bei denen es zu einem Untergang der Schwann-Zellen kommt, sind seltener.

Als *interstitielle Neuropathien* bezeichnet man Nervenläsionen, bei denen es durch eine allgemeine hypoxische Schädigung des perineuralen Gewebes zu einer Infarzierung des Nerven kommt (z.B. diabetische Mikroangiopathie).

Polyneuropathien können auch im Rahmen eines paraneoplastischen Syndroms auftreten.

Polyneuritis

Entzündungen der peripheren Nerven können als *Neuritis* einzelner Nerven durch Entzündungen des umliegenden Interstitiums und der versorgenden Gefäße (meist bakterielle oder virale Genese) auftreten. Sind auch die Spinalganglien und Nervenwurzeln mitbetroffen, spricht man von einer *Ganglioradikulitis*. Beispiele hierfür sind das *Guillain-Barré-Syndrom* (autoimmunologische Genese) und der *Herpes Zoster* → Infektion der Spinalganglien mit dem *Varizellenvirus*.

Traumen

Wird ein peripherer Nerv durchtrennt, zerfallen die distalen Enden der Axone (sog. *Waller-Degeneration*). Vom proximalen Ende aus versuchen die Axone, die noch erhaltenen Schwann-Zellen als Leitschiene nutzend, das Endorgan langsam wieder zu erreichen. Ist dies nicht möglich (Amputation, zu große Läsion), bilden die proximalen Neurone einen endständigen Knoten, das *Neurom* (kein Tumor!).

Nach Amputationen kann es zu Schmerzempfindungen in der nicht mehr vorhandenen Gliedmaße kommen. Dieser *Phantomschmerz* ist häufig außerordentlich therapieresistent.

Tumoren

Der häufigste Tumor des peripheren Nerven ist das gutartige *Neurinom*, das aus den Schwann-Zellen hervorgeht und auch als „Schwannom" bezeichnet wird. Da das ZNS keine Schwann-Zellen enthält, kann es dort nicht vorkommen. Histologisch besteht es aus spindelförmigen Zellen, die palisadenartig angeordnet sind (siehe Abb. 5.8 im Farbteil).

Hat das Neurinom einen hohen Bindegewebsanteil, spricht man von einem *Neurofibrom*. Treten Neurofibrome gehäuft auf, besonders als beidseitiges Akustikusneurinom, und bestehen zudem multiple Café-au-lait-Flecken der Haut, so liegt wahrscheinlich eine *Neurofibromatose Recklinghausen* vor. Die als subkutane Knötchen tastbaren Neurofibrome können in diesem Fall zu Fibrosarkomen entarten.

3 Sinnesorgane

3.1 Entzündungen

Hordeolum oder Gerstenkorn

Dies ist eine durch pyogene Kokken hervorgerufene Entzündung der Liddrüsen. Bei Entzündung der Meibom-Drüsen spricht man vom Hordeolum internum, bei Befall der Zeis- oder Moll-Drüsen vom Hordeolum externum.

Chalazion oder Hagelkorn

Hierbei handelt es sich um eine durch Sekretstauung hervorgerufene chronische Entzündung der Meibom-Drüsen. Es handelt sich nicht um eine Infektion. Durch lipidhaltige Substanzen, die ins Gewebe gelangen, entsteht ein Fremdkörpergranulom, das mit durch Sarkoidose oder Tbc-induzierten Granulomen verwechselt werden kann.

Dakryoadenitis sicca

Bei dieser Entzündung der Tränendrüsen kommt es zu einer Verminderung des Tränenflusses und daraus resultierenden Hornhautschäden. Diese Entzündung tritt gehäuft im Rahmen des Sjögren-Syndroms auf, bei dem die Schleimdrüsen des Respirations- und Verdauungstrakts mitbetroffen sind und auch eine Polyarthritis vorliegen kann. Diese Erkrankung wird dem rheumatoiden Formenkreis zugerechnet.

3.2 Tumoren

Retinoblastom

Das Retinoblastom ist ein maligner Tumor undifferenzierter Netzhautzellen und manifestiert sich im Säuglings- und Kleinkindesalter. Es kann autosomal vererbt werden (6%) oder durch genetische Mutation (23%) entstehen, bei den übrigen Fällen ist die Genese nicht geklärt. Es wächst destruierend in die Umgebung und kann hämatogen metastasieren, eine lymphogene Metastasierung ist selten.

Histologie. Undifferenzierter Typ: ohne Struktur. Differenzierter Typ: mit Rosettenbildung; häufig Nekrosen und Verkalkungen.

Malignes Melanom

Im höheren Lebensalter kann es zur malignen Entartung von Melanozyten der *Uvea* kommen. Dieses maligne Melanom der Uvea zählt zu den häufigen malignen Tumoren des Auges, es wächst infiltrierend und metastasiert bevorzugt in die Leber.

Cholesteatom

Keine echte Neubildung ist das Cholesteatom. Es entsteht durch embryonale Versprengung von Epidermiszellen in das Mittelohr oder nach Trommelfellschädigungen (Otitis media, Trauma), wenn Epidermis aus dem Gehörgang in das Mittelohr einwächst. Die Folge ist eine Epidermoid*zyste* des Mittelohrs, die zwar gutartig ist, aber zu Druckatrophien des umgebenden Knochengewebes führen kann.

Histologie. Von hochdifferenziertem Plattenepithel ausgekleidete Zyste, die mit Hornlamellen angefüllt ist.

Hauterkrankungen

Sämtliche dermatologischen Erkrankungen können natürlich auch im Bereich der Ohrmuschel und der Augenlider auftreten. Wegen ihrer lichtexponierten Lage ist die Ohrmuschel häufig Sitz von Basaliomen und Plattenepithelkarzinomen.

SPEZIELLE PATHOLOGIE

4 Haut

Die makroskopische und mikroskopische Beschreibung und Klassifikation der Hauterkrankungen machen einen großen Teil des dermatologischen Faches aus. Die pathologischen Grundlagen finden sich deshalb im Kapitel Dermatologie.

5 Atemtrakt

5.1 Nase und Nebenhöhlen

Entzündungen

Die akute *katarrhalische Rhinitis* wird selten durch Bakterien, häufiger durch verschiedene Viren verursacht; es kann allerdings zu einer bakteriellen Superinfektion kommen. Weitere Auslöser sind allergische Überempfindlichkeitsreaktionen, chemische und physikalische Noxen sowie Infektionskrankheiten (z. B. Masern, Scharlach), die eine Begleitrhinitis verursachen können. Eine Ausbreitung auf die Nasennebenhöhlen, die tieferen Atemwege und die Konjunktiven ist häufig.

Durch Nasennebenhöhlenentzündungen oder hyperplastische Rachenmandeln kann sich eine *chronische Rhinitis* ausbilden. Sie kann hyperplastisch (Flimmerepithel → Plattenepithel) oder atrophisch (Rhinitis sicca) sein.

Tumoren

Im Bereich der Nase und der Nasennebenhöhlen werden vier verschiedene *Tumoren* häufig beobachtet.

Papillome. Die gutartigen *Papillome*, die zumeist am Naseneingang und Septum gelegen sind, gehen aus Plattenepithel hervor und haben ein blumenkohlartiges Aussehen.

Adenoidzystisches Karzinom. Es geht aus Drüsen der Nasenschleimhaut hervor, wächst infiltrierend und setzt lymphogene, seltener hämatogene Fernmetastasen.

Plattenepithelkarzinom. Häufigstes Malignom in diesem Bereich. Es wächst infiltrierend und metastasiert lymphogen und hämatogen.

Nasen-Rachen-Fibrom. Das juvenile Nasen-Rachen-Fibrom ist ein Angiofibrom, das bis zur Pubertät auftreten kann und zu Rezidiven neigt. Es ist zwar gutartig, verursacht aber ausgeprägte Druckatrophien des umgebenden Knochens und hat erhebliche klinische Probleme zur Folge. Es kann sich spontan zurückbilden. Männliche Jugendliche werden bevorzugt befallen.

5.2 Kehlkopf

5.2.1 Larynxödem

Durch verschiedene Ursachen (Reizungen, Infektionen, fortgeleitete Entzündung, Anaphylaxie) kann es zu einem Anschwellen der Larynxschleimhaut, dem Larynxödem kommen, das durch Behinderung der Atmung lebensbedrohlich sein kann. Das *Quincke-Ödem* ist ein angioneurotisches Larynxödem, das durch vegetativ-nervöse Dysregulation verursacht wird. Ein kongenitaler Mangel an C1-Inhibitor ist ursächlich. Es tritt gehäuft bei atopischen Frauen auf und kann lebensbedrohliche Ausmaße erreichen.

5.2.2 Laryngitis

Akute Laryngitis

Die schon unter 5.1 erwähnte Rhinitis ist die häufigste Ursache für eine *akute katarrhalische Laryngitis*. Daneben können thermische und chemische Noxen eine Laryngitis verursachen oder befördern. Es kommt zur Hyperämie und zum Schleimhautödem, die Schleimsekretion ist anfänglich vermindert, später vermehrt. Bei

Kindern kann durch die engeren anatomischen Verhältnisse das durch die Infektion hervorgerufene Schleimhautödem zu einem lebensbedrohlichen Atmungshindernis werden (sog. Pseudo-Krupp oder Laryngitis hypoglottica).

Bei der *Virusgrippe* kommt es zur Hyperämie der Larynxschleimhaut mit multiplen punktförmigen Einblutungen, der *hämorrhagischen Laryngitis*.

Durch bakterielle Superinfektion (meist Strepto- Staphylo-, Pneumokokken) einer Laryngitis viraler Genese, oder durch bakterielle Besiedlung allein, kann eine *phlegmonöse Laryngitis* entstehen.

Die *pseudomembranös-nekrotisierende* Laryngitis (= Echter Krupp) ist die Folge einer Infektion mit dem Corynebacterium diphtheriae, durch dessen Ektotoxine es zur Bildung von Fibrinbelägen kommt, die die Atmung behindern können.

Chronische Laryngitis

Nach einer akuten Laryngitis, aber auch durch chronische Reizeinwirkung (Rauchen), kann sich eine chronische Laryngitis entwickeln. Meist liegt eine *hyperplastische Laryngitis* mit Schleimhautödem vor. Daraus können sich, ebenso wie bei chronischer Überbeanspruchung der Stimmbänder, Polypen auf oder unterhalb der Stimmbänder ausbilden. Diese entarten äußerst selten. Die atrophierende Form der chronischen Laryngitis ist seltener.

Im Gegensatz zur obenerwähnten Hyperplasie des Bindegewebes kann eine chronische Reizeinwirkung auch zur Hyperplasie des Plattenepithels der Stimmbänder führen. Diese *Leukoplakien* haben eine starke Entartungstendenz (30–40 %).

5.2.3 Tumoren

Die häufigsten echten Tumoren des Larynx sind die *Papillome* und die *Karzinome*.

Papillome

Die Papillome haben einen Häufigkeitsgipfel im Jugendalter. Sie werden durch Viren verursacht und sind meist multipel. Zwar haben sie eine hohe Rezidivquote, heilen jedoch in der Pubertät oft spontan ab und sind in jedem Falle benigne. Zum anderen treten Papillome gehäuft im Alter auf, ihre Ätiologie ist unbekannt. Sie scheinen aber mit Leukoplakien im Zusammenhang zu stehen. Sie sind meist solitär. Eine maligne Entartung wird in ca. 10 % beobachtet.

Larynxkarzinom

Die meisten (80 %) *Larynxkarzinome* sind verhornende Plattenepithelkarzinome. Sie entwickeln sich de novo, aus Leukoplakien oder Alterspapillomen. Karzinome können sich an allen Stellen des Larynx entwickeln und wachsen infiltrierend in die Umgebung. Eine Lokalisation an der Glottis begünstigt die Prognose. Metastasen treten selten und spät auf.

5.3 Trachea

Zu Stenosen der Trachea kann es sowohl durch intratracheale Veränderungen (Bolus, Tumoren, Narbengewebe) als auch durch Kompression von außen (Tumoren, besonders Struma) kommen. Hält der äußere Druck länger an, können die Ringknorpel erweichen → *Tracheomalazie* (sog. Säbelscheidentrachea). Diese Veränderungen können ebenso die Bronchien betreffen.

5.4 Bronchien

Bronchiektasen

Neben den sekundären Bronchiektasen (siehe unten) gibt es auch die seltenen *angeborenen Bronchiektasen*. Man unterscheidet eine großblasige *Zystenlunge* und eine kleinblasige *Wabenlunge*. Der Destruktionsprozeß der Lunge schreitet durch rezidivierende Infektionen und chronische Entzündung fort und führt über eine verminderte Perfusion zur pulmonalen Hypertension und zum Cor pulmonale.

Bronchitis

Im Zusammenhang mit Laryngitiden kommt es durch Deszendierung der Erreger häufig zur akuten *Tracheitis* und *Bronchitis*. Bei rezidivierenden Bronchitiden und bei Einwirkung äußerer Reize (Rauchen) kann eine *chronische Bronchitis* entstehen. Das respiratorische Flimmerepithel wird teilweise durch schleimbildende Becherzellen ersetzt. Einer vermehrten Schleimproduktion steht somit eine verminderte bronchiale Clearance gegenüber. Es kommt zu einer obstruktiven Behinderung der Ventilation und zur bakteriellen Infektion des liegenbleibenden Schleims und der minderbelüfteten Lungenabschnitte. Spätfolgen können *Herdemphyseme* und *sekundäre Bronchiektasen* sein.

Mukoviszidose (zystische Fibrose)

Bei der autosomal-rezessiv erblichen Mukoviszidose führt eine extreme Viskosität des gebildeten Bronchialsekrets zu rezidivierenden Bronchitiden, Bronchopneumonien und Bronchiektasen.

Asthma bronchiale

Beim Asthma bronchiale, einer *allergischen Reaktion* vom Typ I, kommt es zur antigeninduzierten Histaminfreisetzung aus den Mastzellen. Diese bewirkt eine bronchiale *Hypersekretion* und *bronchiale Obstruktion*. Histologisch finden sich ein entzündliches Ödem der Mukosa mit Basalmembranverdickung, eine Infiltration der Bronchialwand mit eosinophilen Granulozyten und Schleimpfröpfe. Die bronchiale Muskulatur ist hypertrophiert. *Charcot-Leyden-Kristalle*, ein Zerfallsprodukt der eosinophilen Granulozyten, und *Curschmann-Spiralen* (= gewundene Schleimpfröpfchen), können ebenfalls nachweisbar sein. Die bronchialen Gefäße sind nicht mitbetroffen.

Bei länger bestehendem Asthma bronchiale kann es zu einem Stabilitätsverlust der Bronchialwände und zu einer Rarefizierung des Lungenparenchyms kommen. Daraus resultiert eine emphysematische Umwandlung der Lungenstruktur. Diese kann durch eine Einengung der Lungenstrombahn zum Cor pulmonale führen.

5.5 Lunge

5.5.1 Atelektase

Bei jeder Form der pulmonalen Minderbelüftung (bronchialer Verschluß, Kompression, Pneumothorax) kommt es zur *Atelektase* (fehlende Luftfüllung oder mangelnde Ausdehnung der Lunge), bei der eventuell noch in den Alveolen verbliebene Luft resorbiert wird. Eine Sonderform ist die fetale Atelektase, bei der es durch einen Mangel an *Surfactant* zur nur unvollständigen Entfaltung der Lungen kommt. Mikroskopisch sieht man *hyaline Membranen* an den Alveolarwänden, die den Gasaustausch behindern.

5.5.2 Emphysem

Als Emphysem bezeichnet man eine Überblähung der Alveolen (alveoläres Emphysem) oder ein Eindringen der Luft in das Interstitium (interstitielles Emphysem). Die Folgen sind eine Verminderung des am Gasaustausch beteiligten Gewebes, Ventilationsstörungen und pulmonale Hypertonie.

5.5.3 Kreislaufstörungen

Akute Stauungslunge

Bei einer akuten Druckerhöhung im kleinen Kreislauf spricht man von einer akuten Stauungslunge. Übersteigt der Kapillardruck den kolloidosmotischen Druck, tritt Serum in die Alveolen (alveoläres Lungenödem) oder das Interstitium (interstitielles Lungenödem) über. Bei der Sektion findet man eine schwere Lunge mit schaumig belegter Schnittfläche, histologisch sind die Alveolen mit einem homogen eosinophilen Material angefüllt. Weitere Ursachen für ein Lungenödem können Entzündungen sowie exogene (toxisches Lungenödem) und endogene (z.B. urämisches Lungenödem) Vergiftungen sein.

Chronische Stauungslunge

Bei der *chronischen pulmonalen Hypertonie* (häufigste Ursache: Mitralstenose) entwickelt sich eine chronische Stauungslunge mit Pulmonalarteriensklerose, Stauungsbronchitis und Übertritt von Erythrozyten in die Alveolen. Durch die Hämosiderinmakrophagen, die sich im Sputum als Herzfehlerzellen nachweisen lassen, erhält die Lunge eine braune Farbe.

Schock

Im Schock kommt es in den Lungen zu Mikrothromben, Lungenparenchymblutungen, Lungenödem und Atelektasen. Im protrahierten Schock können sich hyaline Membranen ausbilden.

Lungenarterienembolie

Zu einer Thromboembolie der Lunge kommt es, wenn sich Thromben (bevorzugt aus den tiefen Beinvenen) ablösen und in den kleinen Kreislauf gelangen. Werden beide Pulmonalterienäste verschlossen, tritt der sofortige Herztod durch Rechtsherzüberlastung ein. Wird nur ein Teil des Gesamtquerschnitts der Lungenarterien verschlossen, kann die Thromboembolie überlebt werden. Erfolgt die Rekanalisierung nicht rechtzeitig, bildet sich ein hämorrhagischer Lungeninfarkt aus (siehe Abb. 5.9). Als Folge der Erhöhung des Perfusionswiderstands im kleinen Kreislauf entwickelt sich ein Cor pulmonale. Weitere Ursachen für eine Lungenembolie können Fetttröpfchen (→ Fettembolie), Luft, Fruchtwasser und Fremdpartikel (z.B. Venenkatheterspitzen, Knochenmark bei KM-Transplantationen) sein.

5.5.4 Entzündungen

Die Pneumonien werden grob in die nachfolgend beschriebenen drei Typen eingeteilt.

Herdpneumonie

Die Herdpneumonie ist eine aerogen erworbene, intraalveoläre Pneumonie. Sie entsteht oft infolge einer deszendierenden Infektion der oberen Atemwege (Bettlägrigkeit → Minderbelüftung; ihre Verteilung ist herdförmig peribronchiär (Bronchopneumonie) (siehe Abb. 5.10 im Farbteil). Die häufigsten Erreger sind Sta-

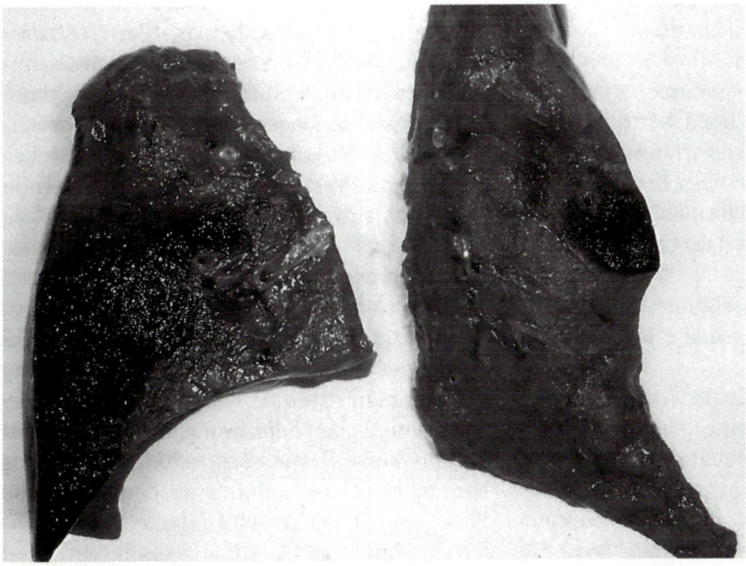

Abb. 5.9:
Hämorrhagischer Lungeninfarkt (IMPP)

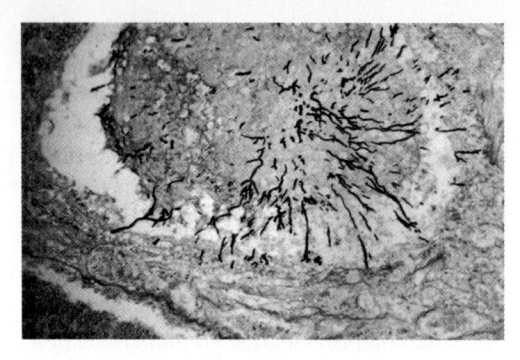

Abb. 5.11: Pilzpneumonie durch Aspergillus fumigatus (IMPP)

phylo-, Strepto-, Pneumokokken, E. coli und Pseudomonas aeruginosa. Hauptsächlich bei abwehrgeschwächten Patienten können ubiquitär vorkommende Pilze (Candida, Aspergillus) im Rahmen einer deszendierenden Infektion vom Rachenraum her eine *Pilzpneumonie* verursachen (siehe Abb. 5.11). *Aspergillome* sind durch Pilzmyzel des Aspergillus fumigatus ausgefüllte Kavernen oder Bronchien.

Lobärpneumonie

Die Lobärpneumonie (siehe Abb. 5.12 im Farbteil) ist eine *hämatogene Infektionskrankheit*. Es werden ein oder mehrere Lungenlappen gleichzeitig betroffen, die Verteilung ist diffus. Die Erreger sind meistens Pneumokokken. Die Lobärpneumonie tritt schlagartig auf und verläuft in folgenden Stadien:
1. *Anschoppung* (1. Tag, Hyperämie)
2. *rote Hepatisation* (2.–3. Tag, Übertritt von Erythrozyten in den Alveolarraum)
3. *graue Hepatisation* (4.–6. Tag, Einwanderung von Leukozyten, Fibrinablagerung)
4. *gelbe Hepatisation* (7.–8. Tag, Leukozytenzerfall)
5. *Lyse* (9.–10. Tag, Verflüssigung und Resorption des Fibrinexsudates)

Komplikationen. Die Pleura ist regelmäßig beteiligt, meist in Form einer *fibrinösen Pleuritis*. Wird das fibrinöse Exsudat nicht resorbiert, folgt eine *Abszeßbildung* mit der Gefahr eines Pleuraempyems. Kommt es zur Gewebsnekrose, entwickelt sich eine *Gangrän*. Wird das Fibrin bindegewebig organisiert *(Karnifikation)*, entsteht ein luftleerer Lungenteil, der nicht mehr am Gasaustausch teilnimmt. Durch *hämatogene Streuung* der Erreger kann es zur Abszedierung und zu Zweitinfektionen, vor allem im ZNS *(Meningitis)*, kommen.

Interstitielle Pneumonie

Die interstitielle (= atypische) Pneumonie, die meist durch Viren verursacht wird, spielt sich im Interstitium der Lunge ab, das lymphozytär infiltriert ist. Gelegentlich lassen sich Riesenzellen finden. Die interstitielle Pneumonie führt zur Nekrose des Flimmerepithels und heilt meist ohne Folge ab, wenn sie sich nicht bakteriell superinfiziert. Eine Sonderform ist die *Pneumocystis-carinii-Pneumonie*. Das Interstitium ist plasmazellulär infiltriert. Im Alveolarraum findet sich ein pneumozystenhaltiges Exsudat.

Granulomatöse Entzündungen

Die Lunge ist häufig (80%) Sitz der Erstinfektion einer *Tuberkulose*. Neben der käsigen Pneumonie können Pleuraschwarten, eventuell unter Mitbeteiligung des Perikards, Narbenemphysem und Karzinom sowie eine Amyloidose die Folgen einer abgelaufenen Lungentuberkulose sein.

Die Abgrenzung eines tuberkulösen Granuloms gegen ein Granulom bei der *Sarkoidose* (= Morbus Boeck) ist schwierig. Beide Granulome enthalten Epitheloidzellen (entwickeln sich aus Makrophagen) und Langhans-Riesenzellen. Den Sarkoidosegranulomen fehlt aber die zentrale Verkäsung und der umgebende Lymphozytenwall.

Lungenfibrose

Alle entzündlichen Lungenerkrankungen sowie auch exogene Noxen (z. B. Bestrahlung, Bleomycin) können zu einer Lungenfibrose führen. Nach einer Lobär- oder Bronchopneumonie sowie im Verlauf einer Schocklunge kann sich eine *alveoläre* Lungenfibrose ausbilden. Hierbei bleibt die Alveolarstruktur erhalten, die Alveolen sind mit Bindegewebe ausgefüllt.

Die häufigere *interstitielle* Lungenfibrose führt zu einer Vermehrung des interstitiellen Bindegewebes und im Endzustand zu einem völligen Umbau der Lungenstruktur. Die Folge ist eine Wabenlunge, die aus Narbenplatten und wabenartigen Hohlräumen besteht. Eine Sonderform ist das *Hamman-Rich-Syndrom,* eine idiopathische, progressiv verlaufende, interstitielle Lungenfibrose mit diffuser Verteilung.

5.5.5 Pneumokoniosen

Pneumokoniosen sind die sog. „Staublungenerkrankungen" (siehe auch Arbeitsmedizin, Kap. 4.7). Neben der *Anthrakose*, die durch inerte Stäube (z.B. Ruß) hervorgerufen wird und außer einer Schwarzfärbung des Gewebes keine Folgen hat, zählen hauptsächlich die *Silikose* (durch Quarzstaub) und die *Asbestose* zu dieser Krankheitsgruppe.

Die eingeatmeten Stäube werden von Makrophagen aufgenommen und gelangen ins Interstitium. Nach Zerfall der Makrophagen entstehen um die Partikel lokale entzündliche Reaktionen mit Auslösung einer Fibroblastenproliferation und nachfolgender Narbenbildung. Das Endstadium ist eine diffuse interstitielle Lungenfibrose mit Widerstandserhöhung im kleinen Kreislauf → Cor pulmonale. Durch Narbenzug können auch Narbenemphyseme entstehen. Die Pneumokoniosen bleiben auf die Lunge beschränkt, können jedoch zu anderen Erkrankungen prädisponieren. So kommt es im Rahmen einer Silikose häufiger zu einer Tuberkulose. Die Asbestose prädisponiert zur Entwicklung von Pleuramesotheliomen und Bronchialkarzinom.

5.5.6 Tumoren

Bronchialkarzinom

Das Bronchialkarzinom ist das häufigste Karzinom bei Männern, jedoch holen Frauen in den letzten Jahren rasant auf (Rauchen!). Das Verhältnis m:w beträgt jetzt 8:1. Die häufigste Lokalisation ist in der Nähe des Lungenhilus (65%), die übrigen Bronchialkarzinome wachsen peripher. Die hilusnahe Form metastasiert früh lymphogen. Die peripheren Karzinome neigen dazu, auf die Thoraxwand überzugreifen („Pancoast-Tumor"). Die histologische Klassifikation zeigt Tabelle 5.3.

Von diesen Lungenkarzinomen hat das *kleinzellige Karzinom* die schlechteste Prognose. Es ist sehr strahlen- und chemotherapiesensibel, metastasiert jedoch früh. Bei Auftreten klinischer Symptome (z.B. obere Einflußstauung), ist es bereits inkurabel.

Zehn Prozent aller Bronchialkarzinome bilden Hormone und verursachen paraneoplastische Syndrome, ebenso das *Bronchialkarzinoid,* ein semimaligner Tumor der Bronchialschleimhaut, der Serotonin bilden kann.

Metastatische Tumoren

Die Lunge ist häufig Sitz von hämatogenen und lymphogenen Karzinommetastasen anderer Tumoren (häufig: Nieren-, Magen-, Mamma-,

Ursprungsgewebe	Histologie
erkennbar:	
Plattenepithel-Ca (40%)	konzentrische Schichtung, Hornperlen
Adeno-Ca (10%)	verschiedene Wachstumsformen: tubulär, papillär, azinös, solide. Beim **bronchoalveolären Karzinom** tapetenförmige Auskleidung der Alveolen
nicht erkennbar:	
kleinzelliges Karzinom (45%)	Oat-cell-Ca, intermediärer Typ
großzelliges Karzinom (5%)	große polymorphe Zelle, Riesenzellen

Tab. 5.3: Histologische Klassifikation der Bronchialkarzinome

Schilddrüsen-, Chorionkarzinom). Erfolgt eine lymphogene Karzinomausbreitung per continuitatem, so spricht man von einer *Lymphangiosis carcinomatosa*. Makroskopisch erkennt man eine weißliche, netzartige Zeichnung des Organs. Mikroskopisch findet man massenhaft Karzinomzellen in den peribronchiolären Lymphspalten. Bei extranodulärer Lymphommanifestation ist die Lunge ebenfalls häufig befallen.

5.6 Pleura

Alle die Lunge betreffenden Entzündungen können in der Pleura eine *Pleuritis* induzieren. Hierbei unterscheidet man eine exsudative und eine trockene (sicca) Form. Bei chronischen Pleuritiden kann eine *Pleuraschwarte* zurückbleiben, die die Atmung erheblich behindern kann.

Im Rahmen einer *Asbestose* kann sich ein *Pleuramesotheliom* bilden (siehe Abb. 5.13), außerdem kann die Pleura Sitz von Karzinommetastasen sein.

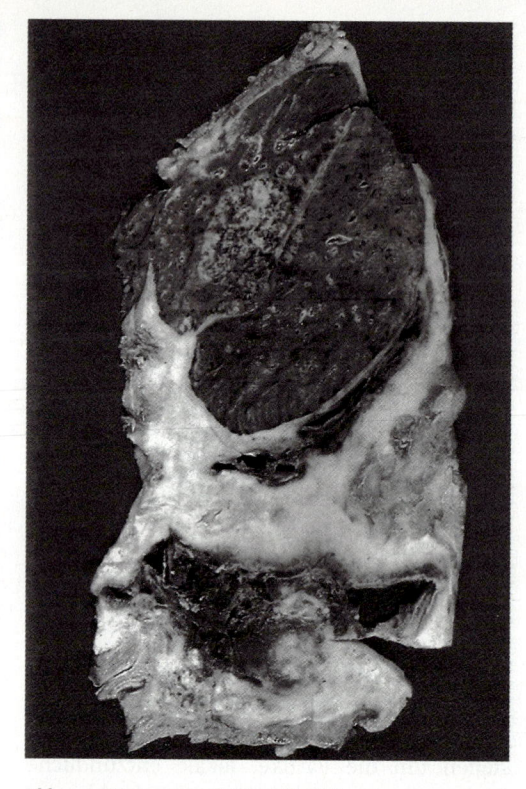

Abb. 5.13: Pleuramesotheliom (IMPP)

6 Mediastinum

6.1 Tumoren und Entzündungen

Entzündungen

Bei Verletzungen oder Perforationen von Ösophagus und Trachea kann sich eine lebensbedrohliche *akute eitrige Mediastinitis* entwickeln. Auch phlegmonöse oder eitrige Erkrankungen des Mund- und Rachenraums sowie Lungenabszesse können eine Mediastinitis verursachen.

Der erste Hinweis auf eine *Sarkoidose* ist häufig der radiologische Nachweis vergrößerter mediastinaler Lymphknoten.

Tumoren

Alle im Mediastinum (M.) gelegenen Strukturen können Ausgangspunkt von Tumoren sein:
- vorderes oberes M.: Struma, Teratom, Thymom
- vorderes unteres M.: Teratom, Lipom, Perikardzysten
- hinteres M.: neurogene Tumoren, gastroenterogene Zysten

Lymphome können in allen Bereichen des Mediastinums entstehen. Sowohl benigne Lymphome *(Castleman-Tumor)* als auch Hodgkin- (besonders die nodulär-sklerosierende Form) und Non-Hodgkin-Lymphome kommen vor.

6.2 Thymus

Der Thymus ist das Ausreifungsorgan der T-Lymphozyten und besteht aus einer epithelialen (= Matrix) und einer lymphatischen (ausreifende T-Lymphozyten) Komponente. Nach der Pubertät macht der Thymus eine physiologische Altersinvolution durch. Wenn im Verlauf von Infektionen oder Streßsituationen Lymphozyten benötigt werden, wandern diese aus dem Thymus ab = akzidentelle Involution.

Fehlbildungen

Bei *Thymusaplasie* oder *-hypoplasie* (Di-George-Syndrom) kommt es zur Entwicklung von immuninkompetenten Lymphozyten. Liegt ein Defekt der T- und B-Lymphozyten vor (Schweizer-Agammaglobulinämie), so kommt es ebenfalls zu einer Thymushypoplasie.

Tumoren

Thymome gehen vom epithelialen Anteil des Thymus aus, sind meist gutartig und kommen gehäuft im Jugendalter vor. Allerdings gibt es auch Thymuskarzinome (selten).

Neoplasien des lymphozytären Anteils werden als Lymphome bezeichnet und sind oft maligne. Mischtumoren beider Thymusanteile treten häufig auf.

Ein ätiopathogenetischer Zusammenhang von Thymomen und der Myasthenia gravis gilt als erwiesen.

7 Herz und Gefäße

7.1 Mißbildungen

Neben den in Pädiatrie, Kapitel 11.2, beschriebenen kongenitalen kardialen Mißbildungen sind noch die angeborenen *Pulmonal-* und *Aortenstenosen* zu erwähnen (siehe Tabelle 5.4). Beide Stenosen können *subvalvulär* durch Muskelhypertrophie, *valvulär* durch Fehlanlage der Klappensegel und *supravalvulär* durch Verengung des entsprechenden Gefäßstammes entstehen.

Die Folge ist eine je nach Schweregrad der Stenose unterschiedlich ausgeprägte konzentrische Druckhypertrophie des entsprechenden Ventrikels. Beide stenotisch veränderten Klappen prädisponieren zu einer bakteriellen Endokarditis, aber nur die stenosierte Aortenklappe neigt zur späteren Verkalkung.

7.2 Adaptive Formveränderungen des Herzens

Alle schwereren Veränderungen der Herzklappen haben eine Veränderung des Myokards zur Folge. *Insuffizienzen* verursachen eine erhöhte Volumenbelastung mit *exzentrischer* Herzhypertrophie. *Stenosen* bewirken eine erhöhte Druckbelastung mit *konzentrischer* Hypertrophie. Überschreitet ein hypertrophiertes Herz das sog. kritische Herzgewicht von ca. 500 g, wird es insuffizient und dilatiert → exzentrische Hypertrophie.

7.3 Regressive Herzveränderungen

Bei chronischem Nahrungsmangel, Malignomen und manchen Infektionskrankheiten (z.B. AIDS) kommt es zur *Herzatrophie*. Hierbei nimmt der Durchmesser der Kardiomyozyten deutlich ab. Zudem kann eine sog. Gallertatrophie des subepikardialen Fettgewebes eintreten.

Bei Stoffwechselerkrankungen können sich Stoffwechselprodukte (z.B. Amyloid), bei Eisenspeicherkrankheiten Hämosiderin in den Herzmuskelzellen ablagern. Bei starken Ablagerungen resultiert eine Herzinsuffizienz.

7.4 Myokard

7.4.1 Ischämische Myokardschädigungen

Bei einem Mißverhältnis von myokardialem O_2-Angebot und O_2-Bedarf besteht eine sog. relative Koronarinsuffizienz. Deren klinisches Korrelat ist die *Angina pectoris*. Die häufigsten

Tab. 5.4: Kongenitale Herzmißbildungen

Mißbildung	Shunt
Koronarien entspringen aus der A. pulmonalis	links-rechts möglich
Vorhofseptumdefekt	links-rechts
Ventrikelseptumdefekt	links-rechts
offener Ductus Botalli	links-rechts, später Shuntumkehr
Fallot-Tetralogie	rechts-links

Ursachen hierfür sind die koronare Atherosklerose, Herzklappenfehler, Myokardhypertrophie, verminderter O_2-Gehalt des Blutes sowie als akutes Ereignis der kardiogene Schock. Das Myokard weist morphologisch disseminierte Zellnekrosen bzw. Narben auf.

Herzinfarkt

Ein Herzinfarkt entsteht, wenn es zur hochgradigen Einengung oder zum kompletten Verschluß eines größeren Herzkranzgefäßes kommt, ohne daß eine ausreichende Kollateralisierung stattgefunden hat. Hierbei sind die resultierenden Nekrosen nicht disseminiert, sondern betreffen den ganzen Bezirk, der von dem betroffenen Gefäß versorgt wurde. Somit geht ein Herzinfarkt mit einem deutlichem Verlust an kontraktilem Myokard einher.

Beim Verschluß des Ramus interventricularis der linken Koronararterie resultiert ein Vorderwandinfarkt, beim Verschluß des Ramus circumflexus der linken Koronararterie ein Seitenwandinfarkt. Ist die rechte Kranzarterie betroffen, resultiert ein Hinterwandinfarkt. Sind kleinere Koronararterienäste betroffen, ist das Infarktareal entsprechend kleiner, u.U. betrifft es nicht alle Wandschichten.

Der infarzierte Bezirk ist makroskopisch anfänglich blaß, später zeigt sich ein rötlicher Randsaum, die Farbe wechselt schließlich ins Lehmgelbe. Eine alte Infarktnarbe ist weißlich. Mikroskopisch läßt sich das Alter eines Infarktes nach Tabelle 5.5 bestimmen.

Komplikationen. Als akute Komplikationen können Papillarmuskelabrisse, ein Hämoperikard oder periphere Gefäßverschlüsse durch verschleppte Thromben auftreten.

Im Infarktbezirk kann es auf der Herzoberfläche zu einer Begleitreaktion des Perikards, der *Pericarditis epistenocardica,* kommen. In einer alten Herzinfarktnarbe können sich Herzwandaneurysmen ausbilden.

7.4.2 Myokarditis

Im Rahmen von Infektionen und Infektionskrankheiten können sich nichteitrige Begleitmyokarditiden entwickeln. Ihre Morphologie ist durch ein lymphoplasmazelluläres Infiltrat gekennzeichnet. Ein granulozytäres Infiltrat ist hingegen Kennzeichen einer eitrigen Myokarditis, die durch pyogene Kokken verursacht wird. Hierbei finden sich disseminierte Mikroabszesse mit hämorrhagischem Randsaum, die narbig ausheilen.

Diphtherische Myokarditis

Eine Sonderform ist die diphtherische Myokarditis. Die durch das Diphtherietoxin (der Erreger befindet sich nicht notwendigerweise im Herzen) geschädigten Herzmuskelzellen verfetten oder werden nekrotisch, sekundär wandern Granulozyten ein. Es bildet sich Granulationsgewebe, und es kommt zu einer narbigen Ausheilung.

7.4.3 Kardiomyopathien (KMP)

Unter Kardiomyopathien (= Myokardiopathien, idiopathische Herzhypertrophie) versteht man

	Beginn	Maximum	Verschwinden
Kernverlust	5–8 h	24–48 h	mit der Abräumung der Zelltrümmer
Eosinophilie	5 h	5–6 Tage	2 Wochen
Granulozyten	6 h	48 h	14 Tage
Kapillarproliferation	3.–4. Tag	3.–6. Woche	Monate
Fibroblasten	4. Tag	10–21 Tage	6. Woche
kollagene Fasern	ab 9. Tag	stetige Zunahme bis zur Narbe	

Tab. 5.5: Histologische Altersbestimmung des Herzinfarktes

Erkrankungen des Myokards, die nicht Folge einer O_2-Mangelversorgung, eines Klappenfehlers oder eines arteriellen Hochdrucks sind. Sie werden eingeteilt in *primäre* (= unbekannte Ätiologie) und *sekundäre* (= Begleiterscheinung einer anderen Erkrankung) Kardiomyopathien.

Die primären KMP führen zu einer Hypertrophie und/oder Dilatation des Herzens. Sie können mit und ohne Einflußstauung bzw. Obstruktion auftreten.

Die sekundären Kardiomyopathien können ihre Ursache in Vergiftungen (z.B. Alkoholismus), Stoffwechselstörungen und rheumatischen Systemerkrankungen haben.

7.5 Endokard

Endokarditiden können bakteriellen und abakteriellen Ursprungs sein. Sie spielen sich bevorzugt an den Herzklappen (bevorzugt Mitral- und Aortenklappe = Hochdrucksystem) ab → Klappenschäden → veränderte Hämodynamik.

Abakterielle Endokarditis

Rheumatische Endokarditis. Die rheumatische *Endocarditis verrucosa* ist die *Folge* einer Infektion eines anderen Organs (z.B. der Tonsillen) mit β-hämolysierenden Streptokokken der Gruppe A. Teile der Bakterienwand haben ähnliche antigene Eigenschaften wie Teile der Herzklappe → Ablagerung von Ag/Ak-Komplexen in der Klappe und entzündliche Reaktion durch Komplementaktivierung. Die Folge sind *Aschoff-Knötchen*, perlschnurartig aufgereihte Wärzchen (= organisierte Thrombozytenauflagerungen) an den Klappenrändern.

Endokarditis Libman-Sacks. Sie tritt im Rahmen eines systemischen *Lupus erythematodes* auf. Es zeigen sich warzenartige Veränderungen, die aus aufgequollenem Bindegewebe bestehen.

Endocarditis parietalis fibroplastica (Löffler). Sie befällt nicht primär die Herzklappen, sondern das ventrikuläre Endo- und Myokard (bevorzugt an der Herzspitze). Histologisch zeigt sich eine *Gewebseosinophilie*, die mit einer Bluteosinophilie einhergeht.

Bakterielle Endokarditiden

Eine vorgeschädigte Herzklappe (z.B. durch *rheumatische Endocarditis verrucosa*) weist Endothelläsionen auf, die die Bildung von Thromben begünstigen. Diese Thromben können im Falle einer Bakteriämie sekundär infiziert werden. Die Infektion kann sich auf die Klappen und das restliche Endokard ausdehnen → *infektiöse Endokarditis* (siehe Abb. 5.14 im Farbteil). Die häufigsten Erreger sind Staphylococcus aureus (Endocarditis ulcerosa) und Streptococcus viridans (Endocarditis ulceropolyposa, Endocarditis lenta). Histologisch findet man Thromben, Bakterienrasen und Nekrosen (Ulzerationen). Eine Streuung der infizierten Thromben in den großen Kreislauf ist relativ häufig.

Als Endzustand einer abgelaufenen Endokarditis finden sich *Lambl-Exkreszenzen*, warzenförmige Veränderungen an den Klappenrändern.

Im Rahmen des *Karzinoidsyndroms* und der *Fibroelastose* kann es zu Endokardverdickungen kommen, die die Herzklappen einbeziehen können.

7.6 Perikard

Ergüsse und Blutungen

Kommt es aufgrund von rupturierten Aneurysmen der Herzwand (nach Infarkt) oder der Aortenwurzel oder durch perforierende Traumen zu einem Austritt von Blut in das Perikard, entsteht ein sog. Hämoperikard. Diese *Herzbeuteltamponade* verhindert die Blutfüllung des Herzens in der Diastole. Erfolgt nicht schnellstens eine Entlastungspunktion, stirbt der Patient am Herzversagen. Denselben Effekt hat im Rahmen einer Perikarditis (siehe unten) transsudierte Flüssigkeit (sog. Herzbeutelerguß).

Perikarditis

Wie alle serösen Häute reagiert das Perikard auf verschiedenartige Reize relativ uniform. Durch Transsudation entsteht anfänglich eine *seröse Perikarditis*, die später meist durch Exsudation von Fibrinogen in eine serofibrinöse oder fibrinöse Perikarditis übergeht.

Fehlt das seröse Vorstadium, kommt es zur *Pericarditis sicca*. Das austretende Fibrin bildet hierbei zottige Auflagerungen (Zottenherz = Cor villosum). Bei späterer granulozytärer Organisation des Fibrins und Ersatz durch Narbengewebe resultieren Verwachsungen der Herzbeutelblätter (Concretio pericardii) oder Verwachsungen des Herzbeutels mit anderen Organen (Accretio pericardii).

Wenn eine Perikarditis in ein chronisches Stadium (länger als 3 Monate) übergeht, können diese Verwachsungen verkalken; es entsteht ein Panzerherz (Constrictio pericardii), das die Herzaktionen behindern kann.

7.7 Tumoren

Tumoren des Herzens sind nicht sehr häufig. Gelegentlich wird ein Rhabdomyom (siehe Kap. 20) oder ein Vorhofmyxom (gutartig) beobachtet. Auch leukämische Infiltrate kommen vor. Tumormetastasen sind selten.

7.8 Herzveränderungen nach diagnostischen und therapeutischen Eingriffen

Folgen und Komplikationen nach chirurgischen Eingriffen siehe Chirurgie, Kapitel 13. Bei der Transplantation kann es zu Abstoßungsreaktionen kommen. Sie zeigen sich in Zellschwellung, Nekrosen, interstitiellem Ödem und (perivaskulären) Rundzellinfiltraten.

7.9 Das alternde Herz

Beim alten Menschen beobachtet man häufig eine Herzinsuffizienz mit entsprechenden Folgen (siehe Innere Medizin, Herz und Gefäße, Kap. 1). Diese ist keine altersbedingte Erscheinung, sondern die Folge einer im Alter nachlassenden Aktivität und verschiedener Vorerkrankungen. Bei ausreichendem Training und ohne Erkrankungen z.B. des Gefäßsystems ist die Herzleistung auch im Alter kaum vermindert.

7.10 Arterien

Atherosklerose

Durch das Zusammenwirken verschiedener Risikofaktoren (familiäre Disposition, Diabetes mellitus, Rauchen, Hyperlipidämie, Bluthochdruck, Urämie) kommt es früher oder später zum Auftreten einer mehr oder weniger ausgeprägten Atherosklerose.

Prädilektionsstellen sind die Aorta, die Koronarien und die Hirnbasisarterien. Insbesondere von Gefäßabschnitten, in denen Strömungswirbel auftreten können (Gefäßabgänge, Verzweigungen, Unregelmäßigkeiten der Gefäßintima), kann die Atherosklerose ihren Ausgang nehmen.

Morphologisch sind die atherosklerotischen Veränderungen durch ein initiales Intimaödem (reversibel) und darauf folgend durch Lipideinlagerungen, atherosklerotische Plaques, Proliferation glatter Muskelzellen, Ulzerationen und Thromben gekennzeichnet. Gefäßverschlüsse, Thromboembolien und Aneurysmen sind meist die Folgen.

Eine Sonderform der Atherosklerose ist die *Mönckeberg-Atherosklerose*. Im Gefolge einer Mediaverkalkung entstehen starre Arterien, die aufgrund ihres Aussehens auch als „Gänsegurgelarterien" bezeichnet werden. Es sind vorwiegend Extremitätenarterien, hauptsächlich bei älteren Männern, betroffen.

Die *Arteriolosklerose* ist die Arteriosklerose der kleinsten Arterien, der Arteriolen. Sie tritt häufig in den Nieren auf (siehe Kap. 11.2).

Arteriitiden

Panarteriitis nodosa. Dies ist vermutlich eine Autoimmunkrankheit, die zu einer sektorförmigen fibrinoiden Nekrose der Media sowie zu einer Intimaproliferation führt. Makroskopisch sieht man perlschnurartige Auftreibungen an den betroffenen Arterien. Durch Gefäßverschlüsse kommt es zu Ischämien. Die erste diagnostische Maßnahme ist eine Muskelbiopsie.

Thrombangiitis obliterans (Morbus Winiwarter-Buerger). Sie tritt häufig bei rauchenden

Männern auf und führt zu entzündlichen Reaktionen in kleinen Arterien und Venen, die Narben und Gefäßverschlüsse nach sich ziehen.

Arteriitis temporalis Horton. Diese sog. Riesenzellarteriitis befällt bevorzugt Arterien des Kopfes. Diese sind zu Beginn granulozytär infiltriert, später bildet sich ein Granulationsgewebe aus, dessen besonderes Merkmal die Riesenzellen sind. Betroffene Gefäße stenosieren.

Aneurysmen

Hierzu siehe Chirurgie, Kapitel 14.1.4.

7.12
Koronararterien

Anomalien

Eine oder beide Koronararterien können aus dem Truncus pulmonalis entspringen. Nur wenn einzig die rechte Kornararterie betroffen ist, ist dies auf Dauer mit dem Leben vereinbar. Ist diese Anomalie bei der linken A. coronaria gegeben *(Bland-White-Garland-Syndrom)*, so tritt der Tod wenige Wochen postnatal ein.

Ist eine Koronararterie nicht angelegt oder hypoplastisch, übernimmt die andere A. coronaria die Versorgung beider Ventrikel.

Koronararteriensklerose

Die atherosklerotischen Veränderungen in den Koronarien entsprechen denen aller anderen Arterien (siehe oben).

7.13
Venen

Phlebitis, Phlebothrombose, Thrombophlebitis

Durch Entzündungen der oberflächlichen Venen kann es zu einer *Thrombophlebitis* kommen. Bei verlangsamter Blutströmung besteht die Gefahr von *Phlebothrombosen* in den tiefen Beinvenen (Gefahr von Lungenembolien). Nach Thrombosen der tiefen Beinvenen treten häufig trophische Störungen (Stauungsdermatosen mit Hämosiderinablagerungen) auf → sog. *postthrombotisches Syndrom*. Die *Phlebitis migrans* führt nacheinander zu Thrombosen in verschiedenen Venen. Hier muß, wie bei allen Thrombosen unklarer Genese, nach einem malignen Geschehen gesucht werden.

Phlebektasien

Die Varikosis der Beine ist ein häufige Erkrankung. Durch Wandschwäche und Klappeninsuffizienzen kommt es zu Aussackungen und Verlängerung der Venen, die geschlängelt verlaufen. Die histologischen Veränderungen sind gering. Durch eine Wandverdünnung besteht jedoch die Gefahr der Ruptur. In den Varizen können Thrombosen und durch den gestörten venösen Abfluß trophische Störungen des umgebenden Gewebes entstehen.

7.14
Gefäßveränderungen nach diagnostischen und therapeutischen Eingriffen

Hierzu siehe Chirurgie, Kapitel 14.1.7.

7.15
Lymphgefäße

Die Lymphgefäße stellen „Straßen" dar, in denen sich sowohl eingedrungene Erreger *(eitrige Lymphangitis)* als auch Karzinomzellen *(Lymphangiosis carcinomatosa)* mit dem Fluß der Lymphe durch das Gewebe bewegen können. Wird der Lymphabfluß gestört (Lymphangiosis carcinomatosa, Operationen), resultiert ein *Lymphödem*, das bis zur Elephantiasis führen kann.

8 Verdauungstrakt

8.1 Mundhöhle

Entzündungen

Tabelle 5.6 gibt die Merkmale der wichtigsten Entzündungen der Mundhöhle wieder.

Tumoren und tumorartige Veränderungen

Benigne Tumoren der Mundhöhle können von zahlreichen Strukturen ausgehen.

Zungengrundstruma. Aus Schilddrüsengewebe, das im Bereich des Ductus thyreoglossus verblieben ist, kann sich eine Zungengrundstruma entwickeln.

Ranula. Reste der Kiemenbögen oder verschlossene Speicheldrüsenausführungsgänge können eine Retentionszyste, die sog. Ranula, bilden.

Granuloma teleangiectaticum. Dies ist ein gefäßreicher Tumor, der entweder ein Hämangiom oder eine gefäßreiche Geschwulst aus Granulationsgewebe darstellt.

Epulis. Die Epulis ist eine reaktive Gewebshyperplasie, die dem Zahnfleisch aufsitzt.

Benigne Tumoren. Es werden Pseudofibrome (chronische Irritationen) und Papillome (Präkanzerose?) beobachtet.

Leukoplakien. Den Übergang zwischen benignen und malignen Tumoren der Mundhöhle stellen die Leukoplakien dar. Sie entwickeln sich auf dem Boden chronischer Reize (Prothesen, Alkohol, Nikotin) und imponieren als weißliche, derbe, scharf begrenzte Flecken, die im Schleimhautniveau liegen können oder erhaben sind. Liegt nur eine Hyperplasie mit erhaltener Epithelschichtung vor, handelt es sich um eine einfache Leukoplakie. Findet man Hyper- oder Parakeratosen, vermehrte Mitosen oder Kernatypien, handelt es sich um eine *dysplastische Leukoplakie*. Diese ist eine *fakultative Präkanzerose*.

Karzinom. Die Karzinome der Mundhöhle treten gehäuft bei Rauchern, Trinkern und Personen mit unzureichender Zahnhygiene auf. Es handelt sich fast immer um Plattenepithelkarzinome. Die Metastasierung erfolgt lymphogen in die Halslymphknoten.

> **Merke!**
> Bei Ohrenschmerzen immer die Mundhöhle inspizieren, ein Karzinom des Zungengrundes könnte die Ursache sein.

Tab. 5.6: Entzündungen der Mundhöhle

Erkrankung	Ätiologie	Morphologie
Stomatitis catarrhalis	physikalische und chemische Reize, Infektionen	Schleimhautrötung, Ödem, Epithelzelldesquamation
Stomatitis aphthosa	virale Infektion, Allergie	weißlich belegte Erosionen
Stomatitis ulcerosa et necroticans	infizierte Nekrosen bei mangelhafter Abwehr	areaktive, stinkende Nekrosen

8.2 Pharynx und Tonsillen

Entzündungen

Entzündungen des Pharynx bezeichnet man als Pharyngitis, der Tonsillen als Tonsillitis. Entzündungen, die den gesamten Rachenring betreffen, werden als Angina bezeichnet.

Katarrhalische Pharyngitis und Tonsillitis. Sie stellt die weitaus häufigste Entzündung des Rachenraums dar und ist meist viraler Genese. Makroskopisch zeigt sich eine geschwollene und gerötete Schleimhaut; das mikroskopische Korrelat ist ein Schleimhautödem mit Hyperämie, seröser Exsudation und Epithelzelldesquamation. Die Abheilung verläuft meist folgenlos, allerdings kann sich eine bakterielle Superinfektion ausbilden.

Eitrige Tonsillitis. Die häufigsten Erreger eitriger Tonsillitiden sind β-hämolysierende Streptokokken. Die Tonsillen sind hierbei von weißlichen Punkten übersät; diese entsprechen dem aus den Krypten hervorquellenden Exsudat aus desquamierten Epithelien, Bakterien und Leukozyten. Komplikationen sind Peritonsillarphlegmone und Abszesse sowie rheumatisches Fieber und Immunkomplexnephritis. Diese kommt durch die antigene Ähnlichkeit der Oberfläche der A-Streptokokken mit manchen Epithelien zustande. Die gegen die Bakterien gerichteten Antikörper binden an diese Epithelien und lösen eine Autoimmunreaktion aus.

Weitere Formen. Eine weitere Tonsillitis ist die *nekrotisierende Tonsillitis*, die bei geschwächter Abwehr zu ausgedehnten Nekrosen führt. Durch das Zusammenwirken von Fusobacterium fusiforme und Borrelia vincenti kann sich bei verminderter Resistenz eine *Angina Plaut-Vincenti* entwickeln. Sie ist meist einseitig; ihr besonderes Merkmal sind tiefe Ulzerationen und grau-grünliche Pseudomembranen. Auch bei der *Mononukleose* (Pfeiffer-Drüsenfieber), die durch das Epstein-Barr-Virus verursacht wird, sind die Tonsillen mitbetroffen. Neben einer generalisierten Lymphknotenschwellung finden sich hier ebenfalls graugrünliche Beläge.

8.3 Speicheldrüsen

Entzündungen (Sialadenitiden)

Am häufigsten wird die Glandula parotidea von Entzündungen befallen, jedoch können alle Speicheldrüsen Ort einer Sialadenitis sein. Meistens sind die Ausführungsgänge mitbetroffen. Resistenzminderung und Abflußhindernisse (z.B. Speichelsteine) wirken begünstigend.

Eine eitrige Sialadenitis (meist durch Staphylokokken verursacht) verursacht eine Schwellung, granulozytäre Infiltration und eitrige Exsudation des Organs. Abszesse, Phlegmone und Sepsis können auftreten.

Die häufigste nichteitrige Sialadenitis viraler Genese ist die *Parotitis epidemica*. Sie wird durch das Mumpsvirus verursacht (Parenchymdegeneration, Nekrosen, interstitielle Entzündung, Restitutio ad integrum). Cave: Orchitis (→ Infertilität). Auch die Siladenitis durch das *Zytomegalievirus* tritt oft auf (bei Kleinkindern oder Resistenzminderung), mikroskopisch beweisend sind hier die epithelialen *Riesenzellen*.

Im Rahmen des *Sjögren-Syndroms* können die Speicheldrüsen mitbetroffen sein, es kommt zur Reduktion des Speichelflusses.

Tumoren

Pleomorphes Adenom. Dieser häufigste Tumor der Glandula parotidea ist in ca. 90% der Fälle benigne. Es handelt sich um einen Mischtumor aus einer adenomatösen, epithelialen Komponente, die in einem Stroma eingebettet ist. Dieses kann aus myxoidem (ähnlich der Wharton-Sulze der Nabelschnur), hyalinem, chondroidem (ähnlich hyalinem Knorpel), chondromyxomatösem oder fibrösem Material bestehen. Bei der malignen Form finden sich anaplastische Epithelien (wie Karzinom). Der Tumor hat eine Kapsel, die jedoch häufig durchbrochen wird. Tumorreste führen nach Exstirpation meist zu Rezidiven.

Adenolymphom. Gutartige, von einer Kapsel umgebene Geschwulst ausschließlich der Glandula parotidea. Es besteht aus Drüsenschläuchen, die von lymphatischen Gewebe umgeben sind (siehe Abb. 5.15 im Farbteil). Zystadenolymphom → der Tumor enthält auch zystische Anteile (sog. Warthin-Tumor).

Mukoepidermoidtumor. Dies ist ein potentiell maligner Tumor (infiltratives Wachstum möglich), der aus Plattenepithelien, schleimsezernierenden Epithelien (Zystenbildung) und sog. Intermediärzellen besteht. Die Epithelzellen stellen metaplastische Gangepithelzellen dar.

Adenoid-zystisches Karzinom (Zylindrom). Ein Zylindrom ist ein spät metastasierender und langsam wachsender maligner Tumor hauptsächlich der kleinen Speicheldrüsen. Der Tumor besteht aus siebartig durchlöcherten Epithelzellnestern (cribriformer Aufbau), die in ein hyalines Stroma eingebettet sind.

Plattenepithelkarzinom. Metastasierendes und infiltrativ wachsendes Karzinom. Es entsteht durch Metaplasie aus den Gangepithelien. Wichtig ist die Abgrenzung zu den Mukoepidermoidtumoren.

8.4 Ösophagus

Fehlbildungen und Lichtungsveränderungen

Neben angeborenen Stenosen können auch Narbenzug, Kompression durch Strumen u.a. sowie ein Kardiaspasmus (Achalasie: Engstellung der Kardia durch neurogene Dysregulation) zu einem Passagehindernis führen. Die Folge ist eine Aufweitung des Ösophagus vor der Stenose, der sog. Megaösophagus. Stenosen fördern die Entwicklung einer chronischen Ösophagitis, auf deren Boden wiederum nach längerer Zeit ein Karzinom entstehen kann.

Divertikel und Varizen

Divertikel. Bei Wandschwächen kann es hauptsächlich vor den physiologischen Engen des Ösophagus (Pharynx = Zenker-Divertikel, Bifurkation der Trachea, Zwerchfelldurchtritt = epiphrenisches Divertikel) infolge des erhöhten Innendrucks beim Schluckakt zur Ausbildung von *Pulsionsdivertikeln* kommen. Infolge eines Narbenzuges kann es an jeder Stelle des Ösophagus zu sog. *Traktionsdivertikeln* kommen.

Die Folgen der Ösophagusdivertikel sind chronische Entzündungen, Leukoplakien und möglicherweise Karzinome sowie eine Divertikulitis, die im ungünstigsten Fall perforieren und zu einer Mediastinitis führen kann.

Varizen. Kommt es wegen einer fortgeschrittenen Leberzirrhose zur Ausbildung eines Pfortaderhochdrucks und zu einem portokavalen Umgehungskreislauf, können sich Ösophagusvarizen ausbilden. Diese submukösen Varizen liegen im unteren Drittel des Ösophagus. Mechanische Reizungen bewirken Erosionen und Rupturen der Varizenwand mit nachfolgenden schweren Blutungen.

Entzündungen

Neben den oben erwähnten Ursachen können Entzündungen des Ösophagus durch Infektionen (Bakterien, Viren, Pilze = Soorösophagitis) sowie durch Verätzungen (Säuren, häufig: Magensäure, Laugen, Alkohol) verursacht werden.

Bei chronischer Einwirkung von saurem Magensaft kommt es zur *Refluxösophagitis*. Diese ist durch Erosionen gekennzeichnet, die mit Schorf aus salzsaurem Hämatin belegt sind. Das distale Ösophagusepithel kann durch Zylinderepithel des Magens ersetzt werden → *Barrett-Ösophagus*, oder verhornen → Epidermisierung des Ösophagus.

Bei lange anhaltendem Erbrechen kann es im Bereich der Kardia zu Längsrissen der Schleimhaut mit Blutungen kommen. Dies wird als *Mallory-Weiss-Syndrom* bezeichnet.

Tumoren

Die malignen Tumoren des Ösophagus sind zum überwiegenden Teil Plattenepithelkarzinome. Sie wachsen polypös, ulzerös oder szirrhös. Sie metastasieren rasch lymphogen und wachsen infiltrierend in die Umgebung. Erreichen sie die Trachea, kommt es häufig zu *Aspirationspneumonien.*

Männer sind weit häufiger betroffen als Frauen, der Altersgipfel liegt zwischen 60 und 80 Jahren. Neben den obengenannten Faktoren prädisponieren vor allem Rauchen, chronischer Abusus von höherprozentigen alkoholischen Getränken und die Ösophagusachalasie zu Ösophaguskarzinomen.

8.5 Magen

Entzündungen, exogene Schädigungen und Metaplasien

Akute Gastritis. Diverse Noxen und endogene Faktoren können eine akute Gastritis verursachen. Sie zeigt sich in Hyperämie und Ödem der Magenschleimhaut, vermehrter Schleimproduktion und oberflächlichen Schleimhautnekrosen mit Blutungen. Wird die Noxe beseitigt, bildet sich die akute Gastritis rasch zurück.

Chronische Gastritis. Bleibt die akute Gastritis länger bestehen, kann es zur Ausbildung einer chronischen Gastritis kommen. Diese führt mit der Zeit zu einer Schleimhautatrophie mit Verminderung der sekretorischen Aktivität. Das Oberflächenepithel bleibt jedoch erhalten. Die Langzeitfolgen sind Anazidität (Verminderung der HCl-Sekretion) und perniziöse Anämie (Mangel an intrinsic factor).

Intestinale Metaplasie. Im Rahmen eines entzündlichen Geschehens kann es zur intestinalen Metaplasie der Magenschleimhaut kommen. Dabei wandelt sich die Magenschleimhaut in eine Schleimhaut vom intestinalen Typ um. Histologische Merkmale sind die Verlängerung der Krypten und die Vermehrung der Becherzellen. Finden sich Paneth-Körnerzellen, liegt eine intestinale Metaplasie vom Dünndarmtyp vor.

Hyperplasien

Die Hyperplasien der Magenschleimhaut werden in eine Hyperplasie der schleimproduzierenden Epithelien der Magengrübchen (Foveolae) = *foveoläre Hyperplasie* und eine der Haupt- und Becherzellen (Magendrüsen) = *glanduläre Hyperplasie* eingeteilt.

Die Ursache einer fokalen foveolären Hyperplasie liegt in einem chronischen Reizzustand (chron. Gastritis). Beim *Ménétrier-Syndrom* kommt es ohne bekannte Ätiologie zu einer foveolären Hyperplasie der gesamten Magenschleimhaut, die dadurch Riesenfalten bildet. Zeichen der Entzündung fehlen. Durch die ausgeprägte Hypersekretion kommt es zu ausgedehnten Eiweiß- und Elektrolytverlusten.

Die glanduläre Hyperplasie *(Zollinger-Ellison-Syndrom)* wird durch gastrinsezernierende Tumoren des Pankreas und Duodenums verursacht. Die Schleimhautfalten sind verbreitert, und es findet sich eine Vermehrung hauptsächlich der HCl-sezernierenden Belegzellen, aber auch der Hauptzellen. Die Folge ist eine Hyperazidität mit therapieresistenten Ulzera.

Erosion und Ulkus

Erosion. Als Erosion bezeichnet man einen Substanzdefekt der Magenschleimhaut, der sich auf die Tunica mucosa der Magenwand beschränkt. Makroskopisch handelt es sich um bis etwa 0,5 cm im Durchmesser große, scharfrandige Substanzdefekte, deren Grund durch hämatinsaures Blut schwärzlich gefärbt ist. Erosionen treten häufig multipel auf. Ihre Genese beruht auf Mikrozirkulationsstörungen (z.B. Schock).

Ulkus. Ein Ulkus ist ein Substanzdefekt, der nicht auf die Schleimhaut beschränkt bleibt, sondern *bis in die Submukosa* reicht. Der Ulkusgrund besteht aus einer fibrinoiden Nekrose, die durch Granulationsgewebe aufgefüllt wird und entweder ohne Narbenbildung ausheilt (akutes Ulkus), oder mit Narbenbildung und Randwall in ein chronisches Stadium übergeht. Zu den Ursachen von Magenulzera siehe Innere Medizin, Verdauungsorgane, Kapitel 2.4.

Tumoren und tumorartige Veränderungen

Benigne Tumoren. Im Magen kommen eine Reihe benigner Tumoren vor, z.B. Leiomyome,

Farbabbildungen

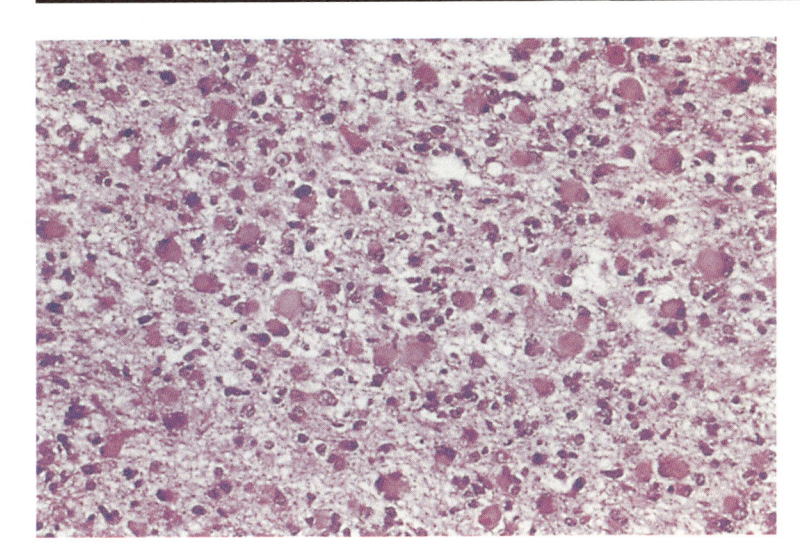

Abb. 5.4: Astrozytom mit pflasterförmigen Zellen und kleinen Zysten (IMPP)

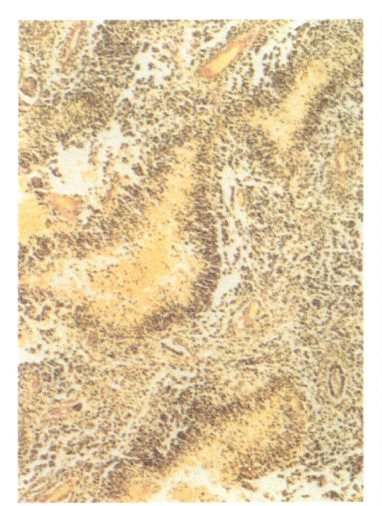

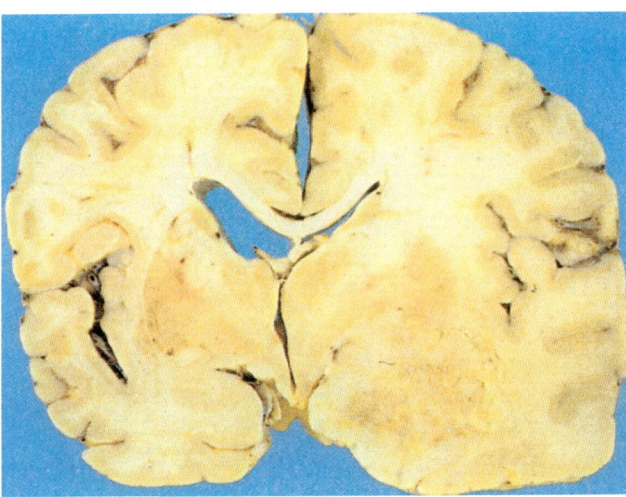

Abb. 5.5: Glioblastom: Histologie und Makroskopie (IMPP)

Abb. 5.6: Obligodendrogliom mit honigwabenartiger Zellanordnung (IMPP)

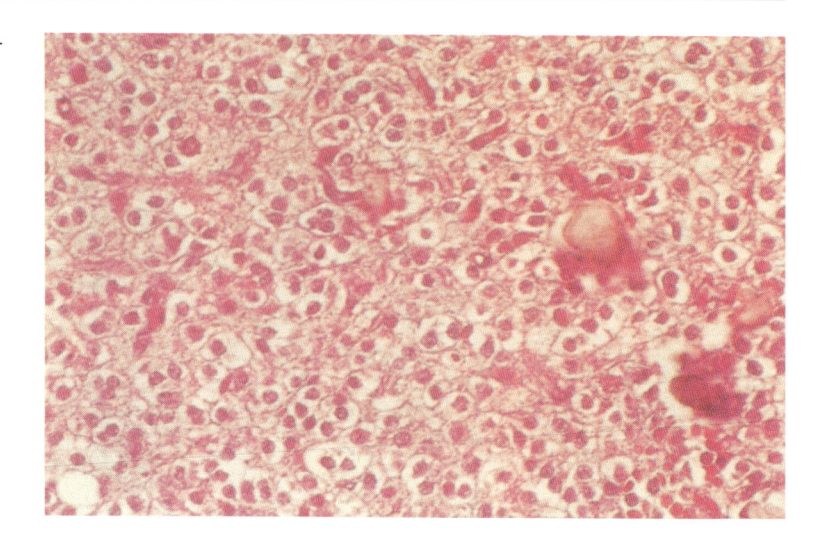

Abb. 5.7: Medulloblastom (IMPP)

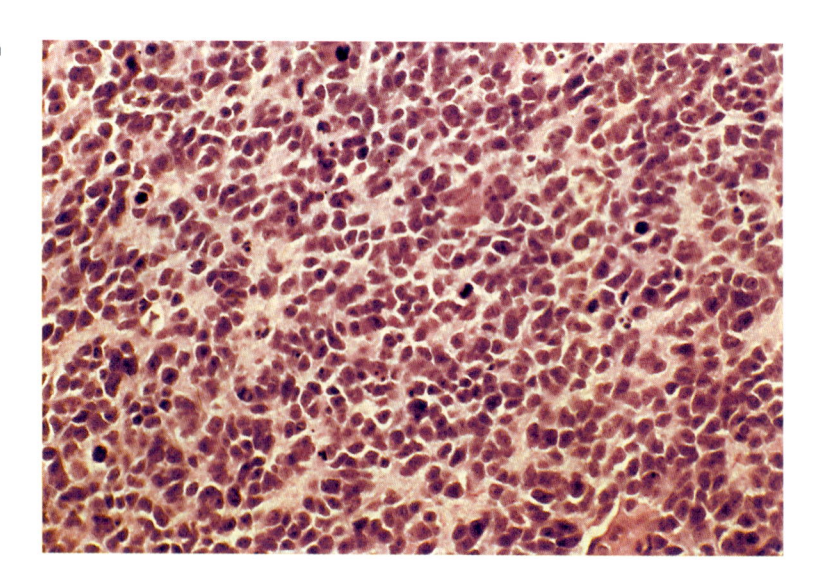

Farbabbildungen

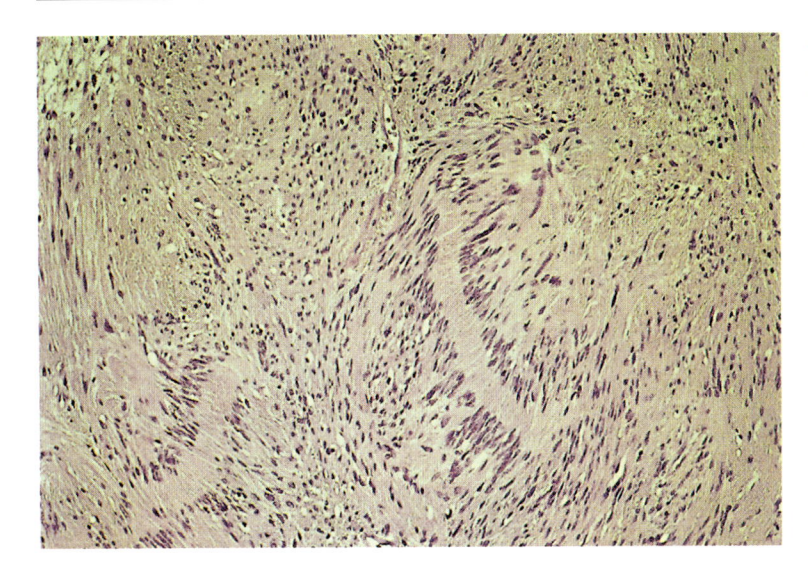

Abb. 5.8: Neurinom mit palisadenförmiger Anordnung der spindelförmigen Zellen (IMPP)

Abb. 5.10: Eitrige Herdpneumonie (IMPP)

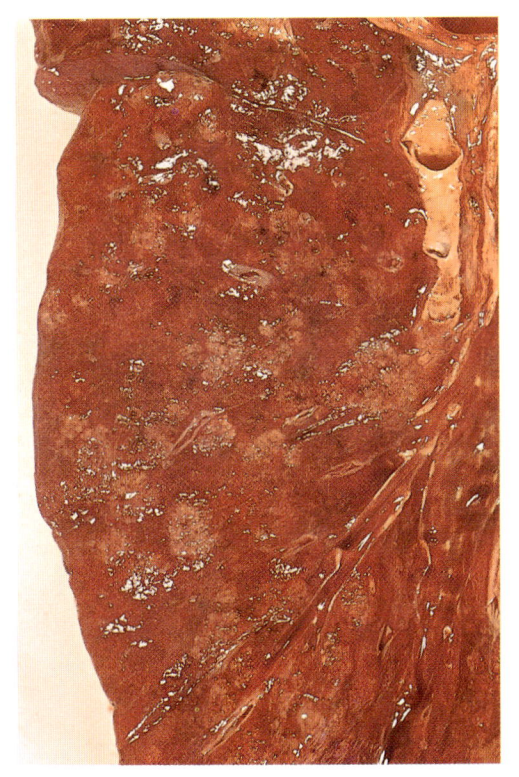

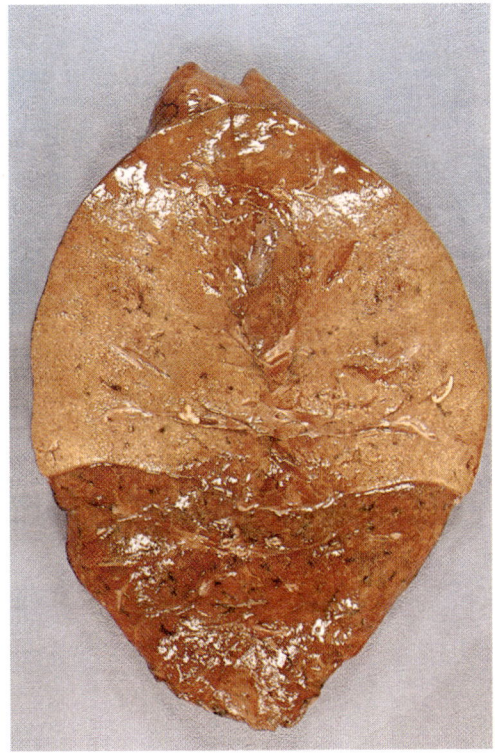

Abb. 5.12: Lobärpneumonie (IMPP)

Farbabbildungen

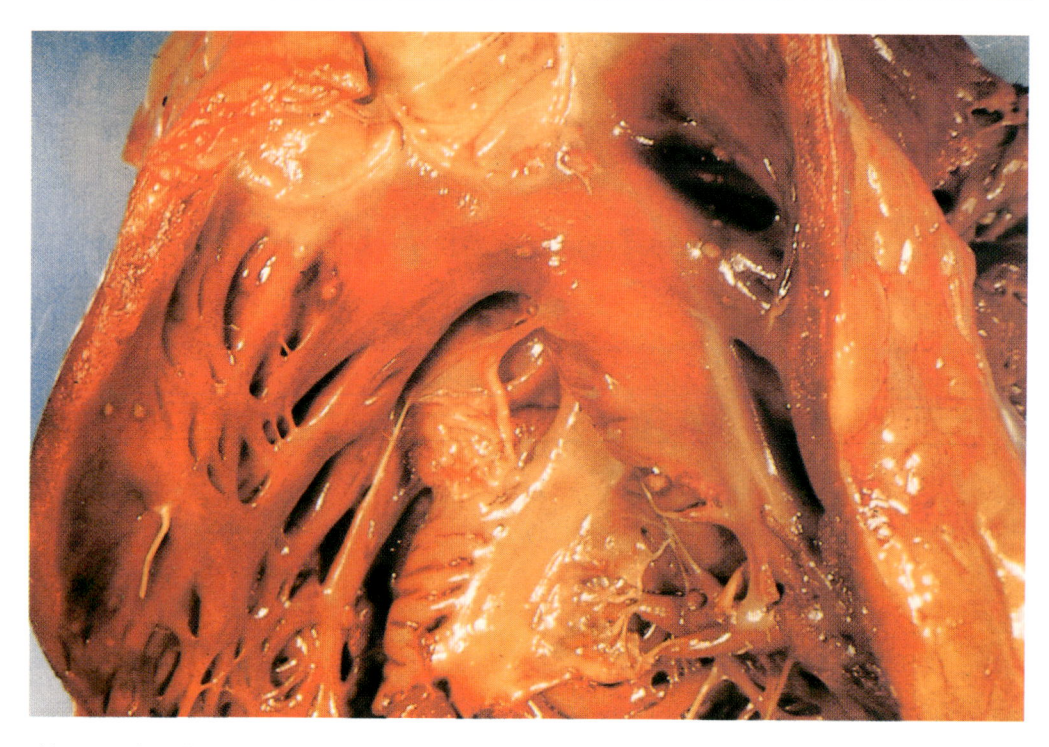

Abb. 5.14: Bakterielle Endokarditis (IMPP)

Abb. 5.15: Adenolymphom der Glandula parotidea (IMPP)

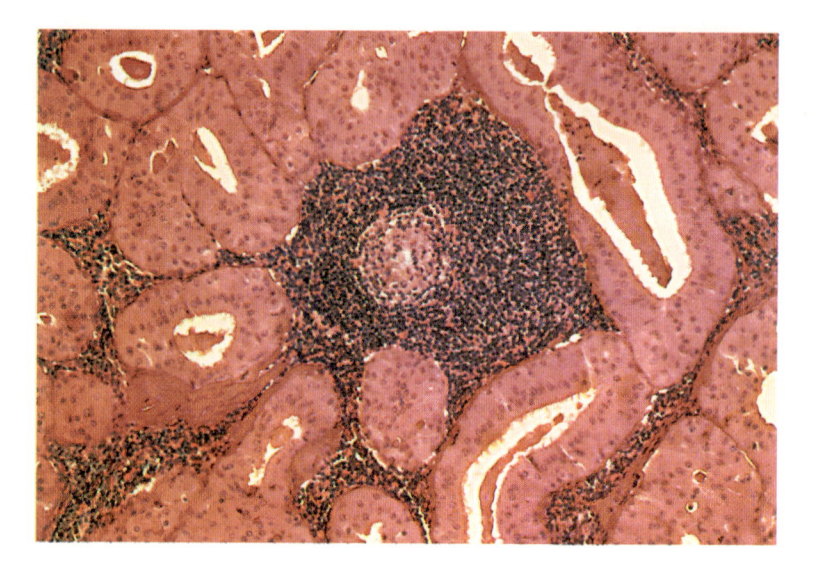

Farbabbildungen

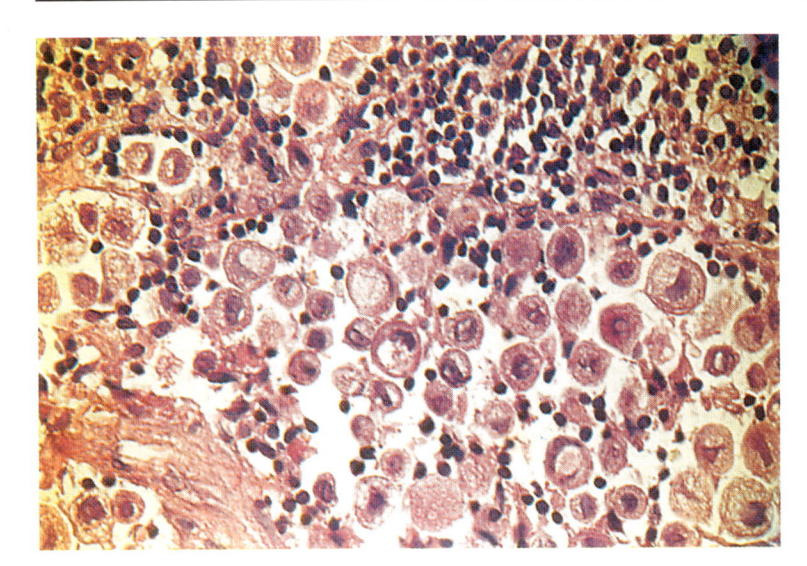

Abb. 5.16: Gallertkarzinom des Magens mit Siegelringzellen (IMPP)

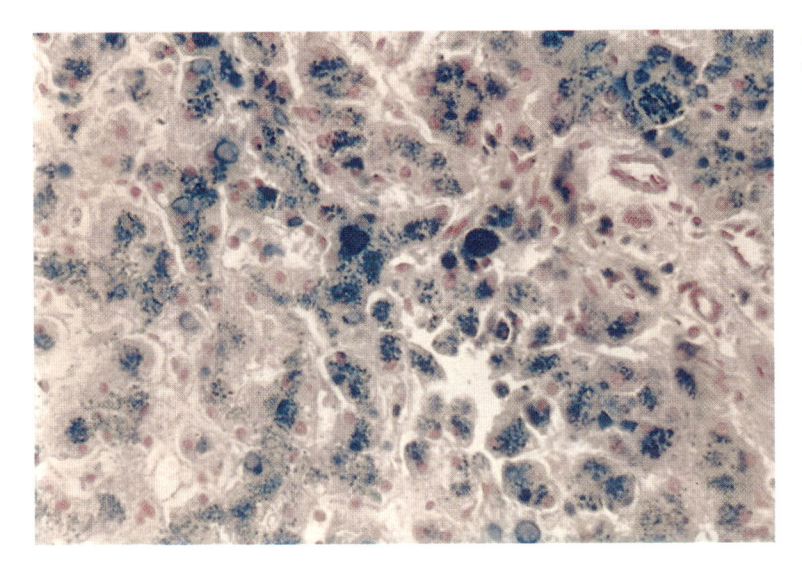

Abb. 5.19: Hämosiderinspeicherung in der Leber (IMPP)

Farbabbildungen

Abb. 5.20: Thyreoiditis Hashimoto (IMPP)

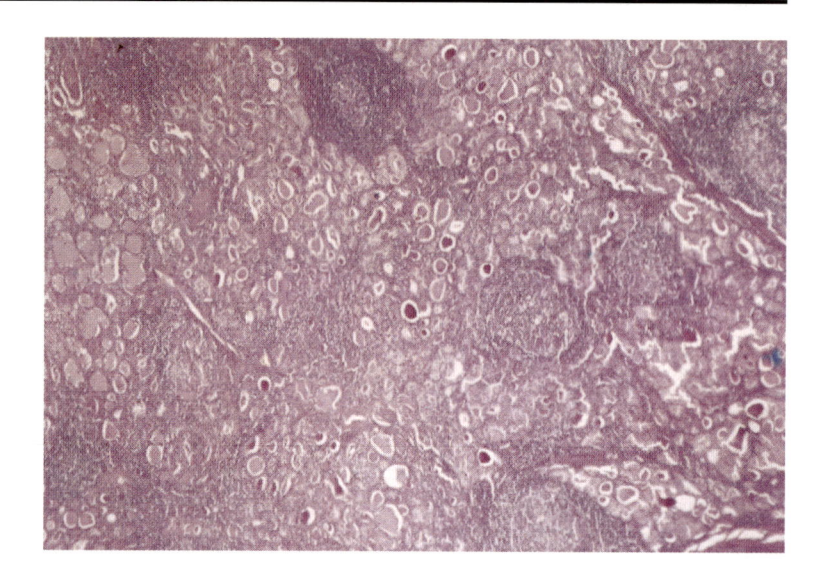

Abb. 5.21: Papilläres Schilddrüsenkarzinom (IMPP)

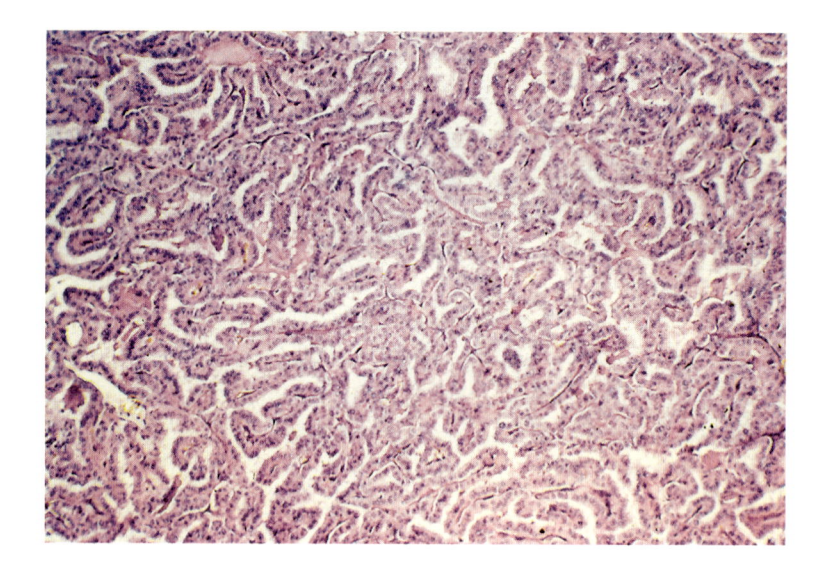

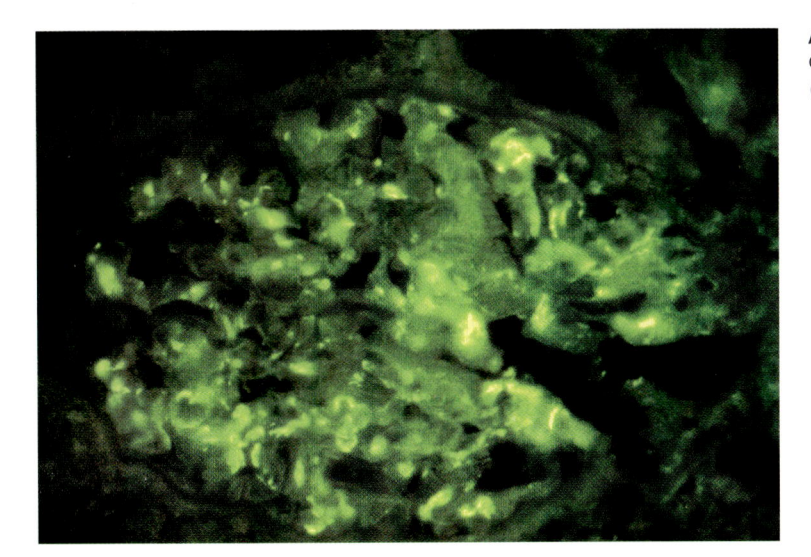

Abb. 5.22: Akute Glomerulonephritis (IMPP)

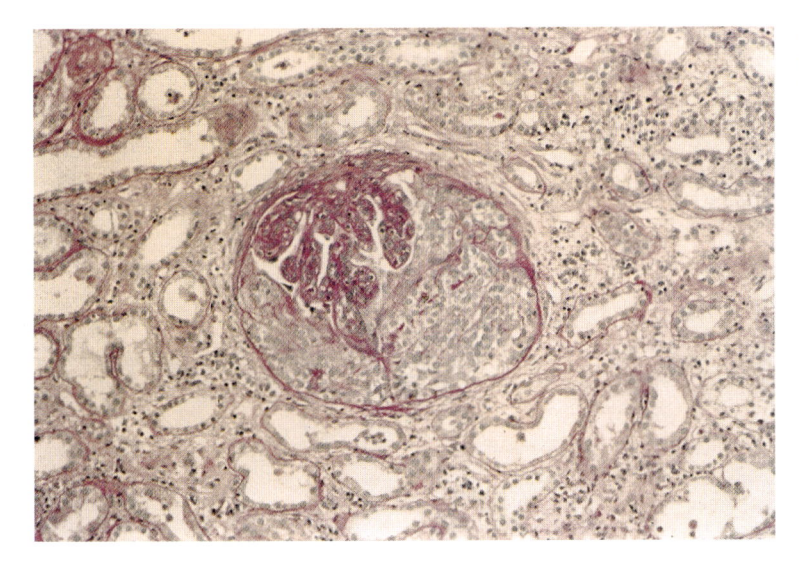

Abb. 5.23: Rapid-progressive Glomerulosklerose (IMPP)

Farbabbildungen

Abb. 5.25: Diabetische Glomerulosklerose (IMPP)

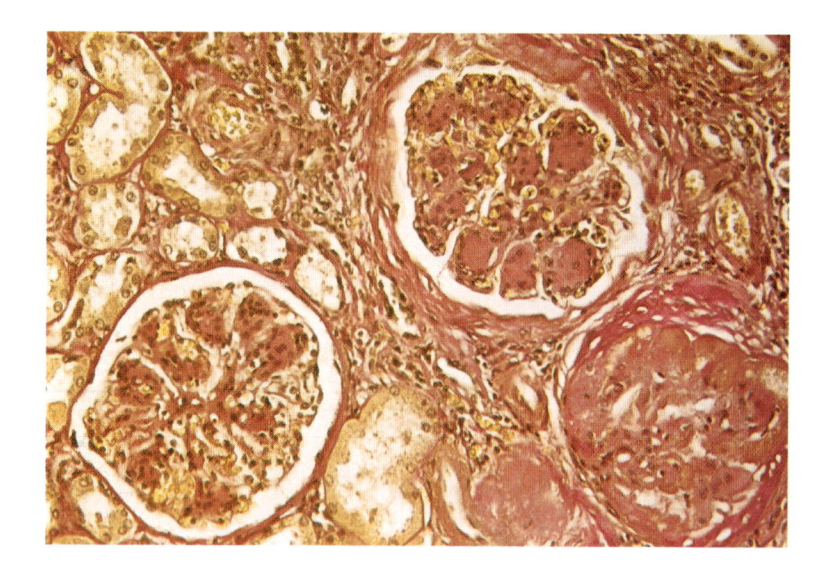

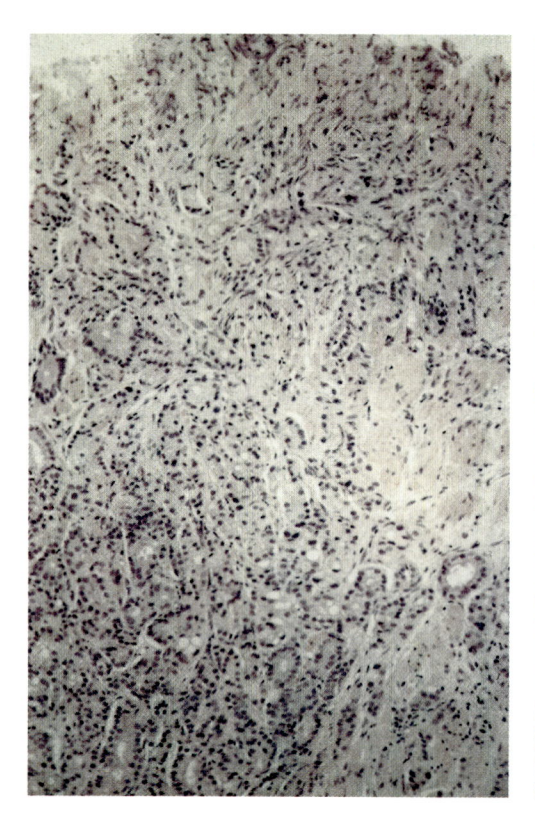

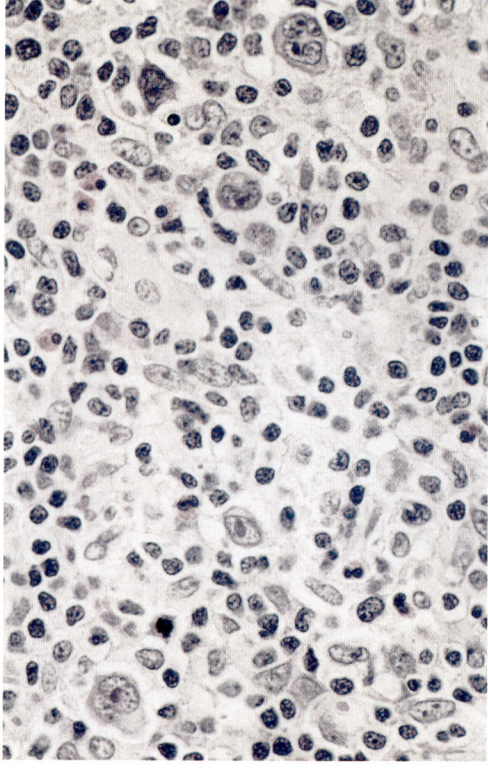

Abb. 5.27: Adenokarzinom der Prostata (IMPP)

Abb. 5.32: Lymphogranulomatose mit Hodgkin- und Sternberg-Zellen (IMPP)

Neurinome, Neurofibrome und Lipome. Das im gesamten Gastrointestinaltrakt vorhandene Lymphgewebe kann im Magen hyperplasieren und zu tumorartigen Pseudolymphomen führen (allerdings können sich im Magen auch echte maligne Lymphome manifestieren).

Polypen. Die im Magen vorkommenden Polypen sind zu ca. 90% hyperplastische Polypen, d.h., sie entstehen durch Hyperplasie der Magenschleimhaut, z.B. bei der chronischen Gastritis. Diese Polypen entarten (fast) nie. Die übrigen 10% sind adenomatöse Polypen, also echte Neubildungen. Ab einem Durchmesser von 2 cm sieht man sie als entartungsverdächtig an.

Magenkarzinom. Das Magenkarzinom (siehe auch GK II, allgemeine Pathologie) ist eine der häufigsten malignen Neoplasien in unserem Kulturkreis (m:w = 2:1). Sein Auftreten wird durch chronisch-atrophische Gastritis, perniziöse Anämie, Narben der Magenwand (chronische Ulzera, chirurgische Narben), Morbus Ménétrier und durch das Vorhandensein von Magenpolypen begünstigt. Makroskopisch teilt man das Magenkarzinom in polypöse, ulzeröse und diffus infiltrierende Karzinome ein. Histologisch findet sich ein mehr oder weniger gut differenziertes Adenokarzinom oder ein Gallertkarzinom mit sog. *Siegelringzellen* (siehe Abb. 5.16 im Farbteil).

Magenfrühkarzinom. Der sog. *Early Cancer* des Magens ist kein Carcinoma in situ, sondern ein infiltrierend wachsender Tumor, der die Muscularis propria noch nicht erreicht hat, aber schon lymphogene Metastasen gesetzt haben kann. Die 5-Jahres-Überlebensrate liegt bei über 80%.

8.6 Duodenum und Dünndarm

Fehlbildungen

Lageanomalien sind nur bei einem sog. *Volvolus*, d.h. der Drehung eines Mesenterialabschnitts um die eigene Achse, bei der es zu einer Abklemmung der Gefäßversorgung kommt, von Bedeutung. Daneben spielen die *Atresien* und *Divertikel* eine Rolle. Die angeborenen oder erworbenen Atresien können zu einem Ileus führen. Die Divertikel (am bekanntesten: Meckel-Divertikel = Rest des Ductus omphaloentericus) können Ausgangspunkt einer Divertikulitis sein.

Kreislaufstörungen

Kommt es durch den Verschluß einer Mesenterialarterie zu einem *Darminfarkt*, bildet sich wegen der reichlichen Kollateralen kein ischämischer, sondern ein hämorrhagischer Infarkt aus, da durch die Kollateralen zwar noch Blut in die betroffenen Abschnitte gelangt, dieses aber zur Gewebsversorgung nicht ausreicht. Der Darmabschnitt ist düsterrot, es kommt zu petechialen Blutungen, Wandödem und Blutübertritt ins Lumen. Ein ähnliches Bild entwickelt sich bei der Thrombose einer Mesenterialvene. Die *ischämische Enterokolitis* ist eine nekrotisierende Darmentzündung auf dem Boden von Zirkulationsstörungen.

Ileus

Man unterteilt den Ileus (Darmverschluß) nach seinen Ursachen in zwei Gruppen:
- *mechanischer Ileus:* das Darmlumen wird von innen (Tumor, Fremdkörper o.ä.), oder von außen (Hernien, Tumor, Narben o.ä.) verlegt
- *paralytischer Ileus:* Lähmung der Darmmotorik u.a. durch Bakterientoxine, Hypokaliämie, Rückenmarksverletzungen oder Reflexe bei schweren Traumen

Der Darm ist beim Ileus ektatisch und mit schwappender Flüssigkeit gefüllt (Spiegelbildung im Röntgenbild), es kann zu einer Durchwanderungsperitonitis kommen. Beim mechanischen Ileus resultiert durch die druckbedingte Blutzirkulationsstörung der Darmwand ein Schleimhautödem und bei längerem Bestehen eine Gangrän der Darmwand.

Entzündungen

Akute katarrhalische Enteritis. Sie ist die häufigste Entzündung im Bereich des Dünndarms und wird durch aufgenommene Bakterien, Viren oder Toxine verursacht. Die Folge ist eine Schleimhauthyperämie mit vermehrtem Serumaustritt und erhöhter Schleimproduktion → Durchfälle. In schweren Fällen kommt es zu vermehrter Fibrinausschwitzung, das Fibrin schlägt sich auf der Darmwand nieder und verursacht das Bild der *pseudomembranösen Enteritis*. Bei längerer Einwirkung der Schädigung kann eine *chronische Enteritis* mit Hyperplasie oder Atrophie der Schleimhaut entstehen.

Tuberkulose. Eine Tuberkulose des Darms entsteht durch Verschlucken von eigenem Auswurf, der Tuberkelbakterien enthält (sekundäre Darmtuberkulose), oder durch Aufnahme von Tuberkelbakterien mit der Nahrung (primäre Darmtuberkulose). Es kommt in der Submukosa zur Entwicklung von *ringförmig angeordneten Tuberkeln* (den Lymphbahnen folgend). Bei Verkäsung können die Tuberkel ulzerieren, Narben können zu Stenosen führen.

Typhus. Der Erreger des Typhus abdominalis, *Salmonella typhi*, wird mit der Nahrung aufgenommen und gelangt, ohne dort morphologische Veränderungen zu verursachen, über den Darm ins Blut. Neben anderen Organen erreichen die Salmonellen über den Kreislauf die Peyer-Plaques des Dünndarms und verursachen hier sowie in den Mesenteriallymphknoten die sog. *markige Schwellung* (Merke: kein granulozytäres Infiltrat). Später kommt es zu *längsgestellten Nekrosen* der Darmschleimhaut, die später vernarben. Stenosen treten nicht auf.

Malabsorption

Bei einer Malabsorption ist der Darm nicht in der Lage, die ausreichend vorhandene Nahrung aufzunehmen, aufzuschließen bzw. weiterzutransportieren. Die primären Malabsorptionssyndrome beruhen auf angeborenen Enzymdefekten, die sekundären entstehen infolge von Veränderungen der Mukosa im Rahmen von chronischen Prozessen (Entzündungen, Amyloidose) oder einer Verminderung der Resorptionsoberfläche (Fisteln, Resektionen).

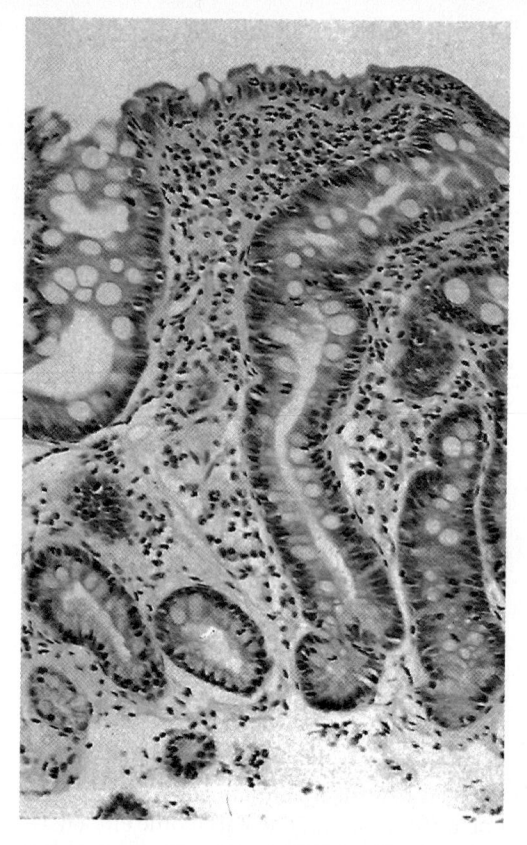

Abb. 5.17: Zottenatrophie bei Zöliakie (IMPP)

Zöliakie. Die Zöliakie (einheimische Sprue) ist eine angeborene Unverträglichkeit gegen das in vielen Getreiden vorkommende Gluten. Es kommt zu einer entzündlichen Reaktion der Dünndarmschleimhaut mit Atrophie der Zotten, Verlängerung der Krypten und Becherzellvermehrung (siehe Abb. 5.17). Klinisch resultiert ein Malabsorptionssyndrom.

Tumoren

Die häufigsten Tumoren des Dünndarms sind Polypen. Diese sind meist gutartig. Beim *Peutz-Jeghers-Syndrom* treten sie familiär gehäuft im gesamten Gastrointestinaltrakt auf und sind mit einer Melanose der Lippen und Mundschleimhaut verknüpft.

Bösartige Tumoren im Dünndarm sind sehr selten. Das *Karzinoid*, eine Neubildung der enterochromaffinen Zellen des Dünndarms, wird als niedrig malignes Karzinom betrachtet. Außer im Dünndarm tritt es auch im Wurmfortsatz sowie im Bronchialbaum (siehe oben) auf. Es wächst langsam infiltrierend und setzt erst spät Lebermetastasen. Komplikationen können durch freigesetztes Serotonin, Histamin und Prostaglandin entstehen.

8.7 Dickdarm, Appendix

Fehlbildungen

Wichtige Fehlbildungen des Dickdarms sind Divertikel und das Megacolon congenitum (Morbus Hirschsprung).

Divertikel. Sie treten oft multipel auf (Divertikulose), häufig finden sie sich im Colon sigmoideum. Im Colon ascendens und Colon transversum sind sie selten. In Divertikeln kann es zur Kotverhaltung und Entzündungen (Divertikulitis), im schlimmsten Fall zur Perforation kommen.

Morbus Hirschsprung. Das Megacolon congenitum beruht auf einer vererbten Agenesie des Plexus myentericus Auerbach. Diese führt zu einer spastischen Stenose des Rektums, da die parasympathische Innervation fehlt, die die Relaxation der glatten Darmmuskulatur steuert. Die Folge ist eine Druckerhöhung im proximal gelegenen Darmabschnitt mit konsekutiver Erweiterung dieses Segments.

Akute Entzündungen

Bakterielle Ruhr. Shigellentoxine führen im Dickdarm zur bakteriellen Ruhr. Shigellen der Gruppe B verursachen die leichtere katarrhalische Form, Shigellen der Gruppe A die schwere pseudomembranös-nekrotisierende Form. Es kommt zu Nekrosen und Ulzerationen, klinisch entwickelt sich eine hämorrhagische Diarrhö.

Amöbenruhr. Die Amöbenruhr (tropische Ruhr) wird durch Entamoeba histolytica verursacht und ist ebenfalls eine pseudomembranös-nekrotisierende Entzündung. An den Rändern der Ulzera sind Amöben nachweisbar. Wenn sie mit dem Pfortaderblut in die Leber gelangen, können sie einen sog. tropischen Leberabszeß verursachen.

Autoaggressive Kolitis

Die beiden klinisch bedeutsamsten derartigen Entzündungen, die im Dickdarm auftreten können, sind die Colitis ulcerosa und der Morbus Crohn. Zur Differentialdiagnose siehe Tabelle 5.7.

Tumoren

Die häufigsten Tumoren des Dickdarms sind *Polypen* (siehe Kap. 8.5). Bei der Polyposis coli ist das gesamte Kolon mit unterschiedlich großen, meist adenomatösen Polypen besetzt. Das Entartungsrisiko ist hier sehr hoch. *Dick-*

Parameter	Morbus Crohn	Colitis ulcerosa
Lokalisation	gesamter GI-Trakt (bes. terminales Ileum)	Kolon
Rektumbeteiligung	selten	häufig
Ausbreitung	diskontinuierlich	kontinuierlich
Histologie	ges. Darmwand betroffen, Epitheloidzellgranulome (auch in LK), Fibrose	Mukosa und Submukosa betroffen, Kryptenabszesse, Becherzellverluste
Makroskopie	aphthöse Läsionen, Ulzera, Fisteln, Stenosen, Abszesse	Rötung, Ulzera, Blutungen, Pseudopolypen
Entartungsrisiko	geringer	höher

Tab. 5.7: Differentialdiagnose Morbus Crohn – Colitis ulcerosa

darmkarzinome treten gehäuft im Sigma und Rektum auf. Männer sind häufiger betroffen (m:w = 3:1).

Das *Analkarzinom* ist entweder ein Plattenepithelkarzinom oder ein mukoepidermoides Karzinom (schleimbildende Becherzellen). Es wächst infiltrierend und metastasiert in die regionären Lymphknoten.

Appendizitis

Die Appendizitis wird durch im Dickdarm physiologisch anzutreffende Erreger verursacht. Die *akute* Appendizitis beginnt mit einem katarrhalischen Stadium. Die Schleimhaut ist granulozytär infiltriert und weist multiple Erosionen auf. Granulozyten treten in das Lumen aus. Die Erosionen können weiter in die Tiefe vordringen, und die zunehmenden granulozytären Infiltrate ergeben das Bild der *phlegmonösen* (eitrigen) Appendizitis. Breiten sich die Erosionen noch weiter aus, entsteht die *ulzerösphlegmonöse* Form. Schließlich kann die von Abszessen durchsetzte Wand der Appendix perforieren → *Peritonitis*. Kommt es zur Fäulnis des Appendixinhalts mit Durchwanderung der nekrotischen Wand, spricht man von einer *gangränösen* Appendizitis.

8.8 Pankreas

Entzündungen

Akute tryptische Pankreatitis. Sie kommt durch die Selbstandauung des Organs beim Freiwerden von Verdauungsenzymen zustande. Die Ursache kann u.a. eine Verlegung des Pankreasganges (Sekretstau), Gallenreflux, Infektionen, hypoxämische Zellschädigung oder Nahrungs- und Alkoholexzeß sein. Das Organ ist ödematös geschwollen und mit Blutungen und Nekrosen durchsetzt. Das umgebende Fettgewebe kann kalkspritzerartige Nekrosen aufweisen. Die aus dem Pankreas freigesetzten Mediatoren können einen Schockzustand hervorrufen; eine mögliche Insuffizienz des endo- und exokrinen Pankreas kann in Maldigestion und Diabetes mellitus resultieren.

Chronisch-rezidivierende tryptische Pankreatitis. Sie beruht auf denselben Ursachen wie die akute Pankreatitis. Sie verläuft weniger fulminant, führt aber schließlich zu einer totalen Vernarbung mit vollständiger Insuffizienz des Pankreas.

Pankreasfibrose

Bei der Pankreasfibrose (z.B. bei Mukoviszidose) wird ein abnorm visköses Pankreassekret sezerniert, das nicht ausreichend abfließen kann. Es entstehen Zysten, außerdem kommt es zur Atrophie und Fibrosierung des Drüsenparenchyms.

Tumoren

(Pseudo-)Zysten. Im Pankreas treten häufig (angeborene) Zysten und Pseudozysten auf. Die echten Zysten werden von einem kubischen Epithel ausgekleidet und sind mit dem Pankreasgangsystem verbunden. Die Pseudozysten, die nach der Resorption von Blutungen und Nekrosen verbleiben, sind mit Narbengewebe ausgekleidet. Sie haben keinen Anschluß an die Ausführungsgänge.

Karzinome. Die Karzinome des Pankreas (am häufigsten duktale Adenokarzinome) befallen bevorzugt Männer im 6.–7. Dezenium und treten am häufigsten im Pankreaskopf, seltener im Pankreasschwanz auf. Es handelt sich meistens um szirrhöse Adenokarzinome, die lokal infiltrieren und früh lymphogen metastasieren. Durch Ummauerung der Papilla Vateri können sie zum Gallenstau und durch Zerstörung des Inselzellapparates zum Diabetes mellitus führen.

8.9 Leber

Kreislaufstörungen

Stauungsleber. Bei Rechtsherzinsuffizienz, Hypertonie des kleinen Kreislaufes, Pericarditis constrictiva, Endophlebitis hepatica obliterans und beim Budd-Chiari-Syndrom (Lebervenenthrombose) resultiert eine Stauungsleber.

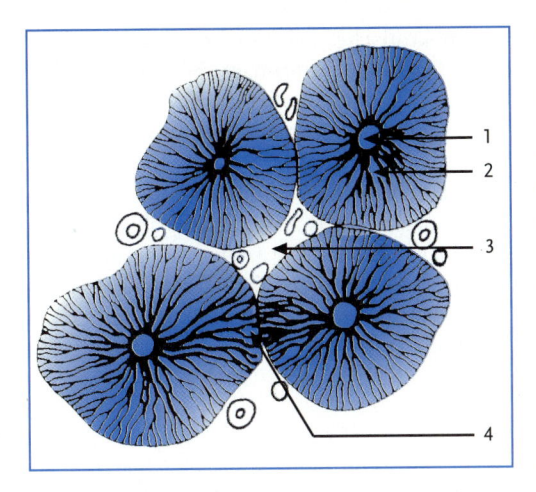

Abb. 5.18: Veränderung bei venöser Leberstauung (A. Hecht 1989):
1 Erweiterung der Zentralvene
2 erweiterte und mit blut gefüllte Sinusoide
3 Portalfeld
4 Beginn einer Stauungsstraße

Die Leber wird größer und schwerer. Die Sinusoide sind blutgestaut, es kommt zu einer läppchenzentralen hypoxämischen Verfettung der Leberzellen. Bei einer chronischen Blutstauung bilden sich Stauungsstraßen, die die Läppchenzentren miteinander verbinden. Das erhaltene periportale Parenchym hebt sich gelblich von den dunklen Stauungsstraßen ab (Muskatnußleber) (siehe Abb. 5.18). Schließlich kommt es durch Fibrosierung der Gefäßwände zur Stauungsinduration.

Pfortaderthrombose. Bei einer Pfortaderthrombose ist zwar die Sauerstoffversorgung durch die A. hepatica gesichert, durch den Mangel an Substraten kommt es jedoch zu läppchenzentraler Atrophie. Eine Stauungsleber tritt nicht auf. Bei zusätzlichen Verschlüssen der Leberarterien entstehen keilförmige subkapsuläre anämische Infarkte mit rotem Randsaum (Zahn-Infarkte).

Stoffwechselstörungen

Hierzu siehe Innere Medizin, Verdauungsorgane, Kapitel 5.6.

Pigmentspeichererkrankungen

Dubin-Johnson-Syndrom. Bei dieser erblichen Erkrankung kommt es intermittierend zu einer Störung der Bilirubinsekretion in die Gallenkanälchen. In den Hepatozyten lagert sich ein dunkles Pigment an, das der Leber makroskopisch eine *dunkelviolette* Farbe gibt. Obwohl dieses Syndrom mit einem intermittierendem Ikterus einhergeht, bedarf es keiner Therapie.

Hämochromatose. Hier entstehen durch einen erhöhten Serumeisenspiegel Eisenablagerungen in vielen Organen. Die Leber erhält dadurch eine *rotbraune* Farbe. Mikroskopisch können die Eisenablagerungen durch die Berliner-Blau-Reaktion sichtbar gemacht werden (siehe Abb. 5.19 im Farbteil). Unbehandelt kann eine hämosiderotische Leberzirrhose resultieren.

Cholestasen

Bei einer Cholestase kann das in der Leber konjugierte Bilirubin entweder nicht aus den Leberzellen transportiert werden (Dubin-Johnson-Syndrom, Rotor-Syndrom, Virushepatitis, Alkohol, Medikamente), oder die Gallenwege sind intra- oder extrahepatisch durch Steine oder Tumoren verlegt. Makroskopisch entsteht ein Parenchymikterus der Leber und später ein generalisierter Ikterus. Mikroskopisch sieht man in den Leberzellen und Gallenkanälchen Gallenfarbstoff.

Der intermittierende juvenile Ikterus (Morbus Gilbert-Meulengracht) verursacht keine histologischen Veränderungen des Leberparenchyms.

Entzündungen

Akute Hepatitis. Eine durch Viren ausgelöste akute Hepatitis zeigt morphologisch, unabhängig vom Typ des Virus, das gleiche Bild. Das Organ ist leicht vergrößert und hat einen stumpfen Rand. Mikroskopisch finden sich disseminierte Einzelzellnekrosen, die aus dem Leberzellverband herausgelösten nekrotischen Zellen finden sich als homogen rot gefärbte sog. *Councilman-Bodies* im perisinusoidalen

Raum. Vorwiegend läppchenzentral zeigen sich Ballonzellen (oder Milchglashepatozyten = hydropisch geschwollene Hepatozyten). Die Portalfelder sind leukozytär infiltriert, und es kann eine intrahepatische Cholestase bestehen. Bei einer fulminant verlaufenden Hepatitis B kann es zur akuten Leberdystrophie kommen, die Leber ist verkleinert, schlaff und von gelblicher Farbe.

Chronische Hepatitis. Kommt es nach einer Virushepatitis nicht zur Ausheilung, kann sie in eine *chronisch-persistierende* oder *chronisch-aggressive Form* übergehen. Die chronisch-persistierende Hepatitis zeigt fibrosierte Portalfelder mit lymphozytärer Infiltration. Bei der chronisch-aggressiven Hepatitis greift der Prozeß von den Portalfeldern auf die Läppchen über. Diese sind lymphozytär infiltriert, es kommt zu massiven sog. Mottenfraßnekrosen. Zwei Drittel der chronisch-aggressiven Hepatitiden gehen in eine Leberzirrhose über.

Cholangitis. Sind die Gallengänge von einer Entzündung betroffen, liegt eine Cholangitis vor. Bei der *eitrigen aszendierenden Cholangitis* ist der Gallenabfluß gestört, die Gallenwege werden sekundär durch Bakterien besiedelt. In den gestauten Gallengängen finden sich Granulozyten. Bei längerer Dauer entsteht, beginnend mit der Fibrosierung der Portalfelder, eine cholangitische Leberzirrhose. Schwere Cholangitiden können Leberabszesse verursachen.

Die *chronisch-destruierende Cholangitis* ist eine vermutlich autoimmunologisch bedingte Entzündung der kleinen Gallengänge. Sie führt auf lange Sicht zu massiver Bindegewebsvermehrung der Portalfelder, die als primäre biliäre Zirrhose bezeichnet wird.

Leberzirrhosen

Leberzirrhosen sind durch eine Vermehrung des portalen Bindegewebes gekennzeichnet. Diese geht auf Kosten des funktionsfähigen Leberparenchyms. Die normale Läppchenstruktur geht langsam verloren, es können Regeneratknoten aus Leberzellen entstehen. Ursache können z.B. die chronisch-aggressive Hepatitis (postnekrotische Leberzirrhose), die nichteitrige Cholangitis (primäre biliäre Zirrhose), chronischer Alkoholkonsum (Fettzirrhose) oder erhöhtes Serumeisen (Pigmentzirrhose) sein.

Eine Leberzirrhose führt zu einer Herabsetzung der hepatischen Stoffwechselleistung und zur Ausbildung eines Pfortaderhochdrucks → Stauungsmilz, Umgehungskreisläufe. Hepatozelluläre Karzinome können als Spätfolge auftreten.

Tumoren

In der Leber kommen hauptsächlich epitheliale Tumoren vor. Das *hepatozelluläre Adenom*, das multipel auftreten kann, ist primär gutartig, kann jedoch in ein hepatozelluläres Karzinom übergehen. Das *Cholangiofibrom* geht aus Gallengängen hervor und ist immer gutartig.

Aus beiden Epithelien können Karzinome hervorgehen, die als *hepatozelluläres Karzinom* und *cholangiozelluläres Karzinom* bezeichnet werden.

Die Leber wird vom gesamten venösen Blut des Gastrointestinaltrakts bis zur Mitte des Rektums durchströmt, Tumoren der Verdauungsorgane metastasieren deshalb bevorzugt in die Leber. Auch Lungenkarzinome, Mammakarzinome und maligne Lymphome neigen zur Metastasierung in die Leber.

Lebertransplantation

Hauptindikationen für eine Lebertransplantation sind akutes Leberversagen, nicht resezierbare Lebertumoren, Stoffwechselerkrankungen, Leberschäden durch Gefäßprozesse (Budd-Chiari-Syndrom) und die Leberzirrhosen.

Die Hauptkomplikation neben chirurgischen Mängeln stellt die Abstoßungsreaktion dar. Man unterscheidet die akute Abstoßungsreaktion mit Zellödem, lymphoplasmazellulärem Infiltrat und Nekrosen sowie die chronische Abstoßungsreaktion, die sich hauptsächlich in bindegewebigen Gefäßverschlüssen manifestiert.

Parasiten

Hierzu siehe Innere Medizin, Verdauungsorgane, Kapitel 5.7.

8.10 Extrahepatische Gallenwege und Gallenblase

Entzündungen

Die akute Cholezystitis ist eine nicht seltene Entzündung der Gallenblase, die mit dem Vorhandensein von Gallensteinen assoziiert ist. Die dadurch verursachte Stase der Galle begünstigt eine Besiedlung mit Bakterien. Es besteht die Gefahr der Perforation und der Entwicklung einer chronischen Cholezystitis. Diese führt häufig zu einer verkleinerten und wandstarren Gallenblase (Schrumpfgallenblase, Porzellangallenblase).

Cholelithiasis

Hierzu siehe Innere Medizin, Verdauungsorgane, Kapitel 6.1.

Tumoren

Bei den Tumoren der Gallenblase und Gallengänge handelt es sich häufig um szirrhöse Adenokarzinome. Ein Zusammenhang mit Gallensteinen wird diskutiert. Frauen sind häufiger betroffen. Das Karzinom wächst infiltrierend in die Umgebung und metastasiert in die regionären Lymphknoten. Da es spät diagnostiziert wird, ist die Prognose sehr schlecht.

9 Peritoneum und Retroperitoneum

9.1 Nichttumoröse Veränderungen

Blutungen und Ergüsse

Durch eine Änderung des Verhältnisses zwischen kolloidosmotischem Druck und Blutdruck im venösen Kreislauf kommt es zur Transsudation von Flüssigkeit in den Bauchraum, dem *Aszites*. Ursachen sind portaler Hochdruck, Rechtsherzinsuffizienz sowie Kachexie, Leberfunktionsstörungen und renaler Eiweißverlust. Auch im Rahmen einer Peritonitis (siehe unten) kann es zu einer Flüssigkeitsansammlung im Bauchraum kommen. Hierbei handelt es sich allerdings um eine seröse Entzündung.

Sonderformen sind der chylöse Aszites bei Abflußstörungen im Ductus thoracicus und der hämorrhagische Aszites bei Organ- oder Gefäßverletzungen sowie bei einer Extrauteringravidität und der Endometriose.

Ein rupturiertes Aortenaneurysma führt dagegen häufig zu einem *retroperitonealen Hämatom*.

Entzündungen

Bei Erkrankungen intraperitonealer Organe kommt es fast immer zu einer Begleitreaktion des Peritoneums. Es entsteht eine *Peritonitis*, die anfänglich serös, später fibrinös verläuft (Spätfolge: Verwachsungen). Bei Infektionen kann eine eitrige Peritonitis, bei Verletzungen der Hohlorgane eine kotige Peritonitis auftreten.

Neben dem lebensbedrohlichen akuten peritonealen Schock ist der Patient insbesondere durch die Entwicklung eines paralytischen Ileus gefährdet.

Fibröse Veränderungen

Die *idiopathische retroperitoneale Fibrose* (Morbus Ormond) ist eine Erkrankung unbekannter Genese, die z.T. mit der mediastinalen Fibrose vergesellschaftet ist. Es kommt zur Bildung narbenartigen Gewebes im Retroperitoneum, was häufig zur Obstruktion der Harnleiter führt.

9.2 Tumoren und tumorartige Veränderungen

Peritoneum

Genuine Tumoren des Peritoneums, wie das *maligne Mesotheliom*, sind selten. Bei Karzinomen der Bauchorgane (Ovarial-, Gallenblasen-, Pankreaskarzinom) kommt es jedoch häufig zum metastatischen Befall des Peritoneums. Meist bildet sich eine Peritonealkarzinose aus. Das Peritoneum ist hierbei mit kleinen Karzinommetastasen übersät. Hinzu tritt meistens ein Aszites. Ist das Karzinom schleimbildend, kann der gesamte Bauchraum mit gallertiger Masse ausgefüllt sein → *Pseudomyxoma peritonei*.

Retroperitoneum

Im Retroperitoneum kommen neben Tumormetastasen Lipome, Liposarkome, Leiomyosarkome, maligne Lymphome und neurogene Tumoren vor.

10 Endokrine Organe

10.1 Hypophyse

10.1.1 Adenohypophyse (Hypophysenvorderlappen)

Hypophysenadenome

Adenome der Hypophyse gelten als gutartige Tumoren mit verdrängendem Wachstum, allerdings wird auch destruierendes Wachstum beobachtet. Ein echtes Karzinom der Adenohypophyse ist selten.

Wenn die Adenome den knöchernen Raum der Sella ausgefüllt haben, sprengen sie bei weiterem Wachstum den dünnen Boden der Sella und können das Chiasma opticum komprimieren und zerstören. Eine *Sehstörung* von der bitemporalen Hemianopsie bis zur Erblindung ist die Folge. Ein Einbruch von Tumorgewebe in das Ventrikelsystem kann zum *Hydrocephalus internus* führen.

Hypophysenadenome können zur Insuffizienz der Hypophyse führen (siehe unten), keine Auswirkungen auf das endokrine System haben (chromophobe Adenome) oder aber hormonell aktiv sein. Eine Überproduktion von STH (azidophile Adenome) führt zum kindlichen Riesenwuchs oder zur Akromegalie des Erwachsenen, eine ACTH-Überproduktion (basophile Adenome) zu einem Morbus Cushing.

Adenohypophyseninsuffizienz

Die sekretorische Insuffizienz der Adenohypophyse, die erst bei einem Ausfall von mehr als 85% des Drüsengewebes klinisch relevant wird, wird als *Panhypopituitarismus* bezeichnet. Ursachen hierfür sind Tumoren, Verletzungen, Blutungen und hauptsächlich das Sheehan-Syndrom (postpartale Nekrose des Hypophysenvorderlappens infolge einer ausgedehnten Ischämie) (Klinik siehe Innere Medizin, Endokrine Organe, Kap. 1.2).

Kommt es in frühem Kindesalter durch ein Geburtstrauma oder ein Kraniopharyngiom zu einem Ausfall der Hypophyse oder besteht ein familiär gehäuft auftretender isolierter STH-Mangel, resultiert ein *hypophysärer Minderwuchs*. Beim isolierten Gonadotropinmangel kommt es zum Eunuchoidismus.

10.1.2 Neurohypophyse (Hypophysenhinterlappen)

Die Neurohypophyse ist keine endokrin sezernierende Drüse im eigentlichen Sinne, sondern nur der Ort, wo die im Hypothalamus gebildeten Hormone ADH (antidiuretisches Hormon = Vasopressin) und Oxytocin gespeichert und bei Bedarf in den Kreislauf abgegeben werden. Die übermäßige Harnproduktion beim *Diabetes insipidus* beruht auf einem ADH-Mangel. Er kann durch Tumoren und Traumen bedingt sein, tritt jedoch häufig als idiopathischer Diabetes insipidus ohne nachweisbares morphologisches Korrelat auf.

10.2 Schilddrüse

Fehlbildungen

Bei der Schilddrüse kommen Heterotypien, Hypoplasien und sehr selten Aplasien vor.

Eine *Heterotypie* liegt vor, wenn das Drüsengewebe nicht an üblicher Stelle zu finden ist, weil der Deszensus vom Zungengrund in die Kehlkopfregion nicht ordnungsgemäß abgelaufen ist. Man findet in diesem Fall eine (häufig hypoplastische) *Zungengrundstruma*. Bildet sich der Ductus thyreoglossus nur unvollständig zurück, kann sich eine *mediane* Halszyste ausbilden. Eine hypoplastische Struma kann auch orthotop gefunden werden.

Eine *Aplasie*, d.h. das völlige Fehlen von Schilddrüsengewebe, ist sehr selten. Hierbei ist das Organ entweder nicht angelegt oder in einem frühen Entwicklungsstadium zugrunde gegangen.

Hypothyreose

Neben den obengenannten Hypo- und Aplasien können auch angeborene Enzymdefekte (juvenile Struma) sowie erworbene Hypothyreosen (Atrophie nach Entzündungen, Resektionen, Thyreostase, mangelnde TSH-Sekretion aufgrund einer HVL-Insuffizienz) zu einer verminderter Sekretion von Schilddrüsenhormon führen. Bei intakter Hypophyse folgt daraus eine erhöhte TSH-Sekretion, die verbliebenes Schilddrüsengewebe zur Strumabildung anregt.

Hyperthyreose

Eine vermehrte Bildung von Schilddrüsenhormonen wird am häufigsten durch den *Morbus Basedow* sowie durch *autonome Adenome* der Schilddrüse ausgelöst. Beim Morbus Basedow wird durch ein abnormes Immunglobulin (LATS = Long-acting-thyroid-stimulator), das an den TSH-Rezeptor bindet, eine ungeregelte Stimulation der Hormonausschüttung und ein exzessives Wachstum der Thyreozyten bewirkt. Das autonome Adenom bildet völlig unabhängig vom TSH Hormone. Durch den erhöhten Serumspiegel der Schilddrüsenhormone wird die TSH-Ausschüttung gehemmt, das normale Schilddrüsenparenchym atrophiert.

Endemische Struma

Von einer endemischen Struma spricht man, wenn mehr als 10 % der Population eines Gebietes eine blande Struma aufweisen. Ursachen sind neben der Aufnahme bestimmter Stoffe (versch. Kohlarten), die die Hormonsynthese blockieren, vor allem der *Jodmangel* in der Nahrung. Dieser ist besonders häufig in Gebieten, die weit von der Küste entfernt sind und in denen keine Jodprophylaxe (Jodierung des Speisesalz) betrieben wird.

Infolge der verminderten Jodaufnahme sinkt der Thyroxinspiegel, der TSH-Spiegel steigt und die Schilddrüse wird zur Hyperplasie angeregt. Diese verläuft anfänglich diffus, später meist knotig. Die vergrößerte Drüse ist häufig in der Lage, genug Hormon bereitzustellen, so daß eine gerade noch euthyreote Stoffwechsellage vorliegt.

Neben kosmetischen Problemen kann die Struma eine Kompression von Ösophagus und Trachea mit Erweichung der Trachealknorpel verursachen.

Struma congenita

Die Struma congenita ist eine diffuse Hyperplasie der Schilddrüse. Sie kann durch kongenitale Jodverwertungsstörungen oder hohe Jodaufnahme sowie durch eine Thyreostasetherapie der Mutter während der Schwangerschaft verursacht werden. Sie kann zu Erstickungsanfällen beim Säugling führen.

Entzündungen

Die wichtigsten spezifischen Entzündungen der Schilddrüse (siehe Abb. 5.20 im Farbteil) sind in Tabelle 5.8 dargestellt.

Warum alle diese Thyreoiditiden vorwiegend Frauen befallen, ist nicht geklärt.

Tumoren

Die Karzinome der Schilddrüse werden grob in *undifferenzierte* und *differenzierte (folliculäre* und *papilläre)* Karzinome sowie das aus den C-Zellen hervorgehende sog. *medulläre* Karzinom unterteilt.

Undifferenzierte Karzinome. Sie lassen kein Ursprungsgewebe mehr erkennen. Sie werden nach der Zellmorphologie in *spindelzellige, großzellige* und *kleinzellige* Karzinome unterteilt. Sie treten in der zweiten Lebenshälfte auf und haben eine schlechte Prognose.

Tab. 5.8: Entzündungen der Schilddrüse

Erkrankung	Histologische Merkmale	Übergreifen auf Nachbargewebe	Ursache
Struma lymphomatosa Hashimoto	lympho-plasmazelluläre Infiltration (Abb. 5.20 im Farbteil)	nein	autoimmun
subakute Thyreoiditis de Quervain	riesenzellhaltige Granulome	nein	ungeklärt
„eisenharte" Riedel-Struma	Fibrosierung, Vernarbung	ja	ungeklärt

Follikuläre Karzinome. Sie ähneln histologisch dem Ursprungsgewebe stark, weshalb die Diagnose schwierig sein kann. Mikroverkalkungen (Psammomkörper) können vorkommen.

Das follikuläre Karzinom ist relativ selten, wird meist spät entdeckt und hat eine schlechte Prognose. Es metastasiert vorwiegend hämatogen in Knochen und Lunge.

Papilläre Karzinome. Das papilläre Schilddrüsenkarzinom ist das häufigste Malignom der Schilddrüse und zeigt ein typisches papilläres Wachstum (siehe Abb. 5.21 im Farbteil). Es tritt auch schon bei Jugendlichen auf und hat die beste Prognose aller Schilddrüsentumoren. Eine Metastasierung erfolgt vorwiegend in die regionalen Lymphknoten.

Medulläre Karzinome. Das medulläre Schilddrüsenkarzinom geht aus den calcitoninbildenden C-Zellen der Schilddrüse hervor (es speichert daher kein Jod!). Es kann *Amyloid* bilden, was zur Verdrängung anderer Strukturen führen kann. Seine Prognose liegt zwischen den undifferenzierten und den differenzierten Schilddrüsenkarzinomen. Selten kommt es im Rahmen eines MEN-Syndroms (multiple endokrine Neoplasien) zum gleichzeitigen Auftreten von Karzinomen anderer endokriner Organe.

10.3 Epithelkörperchen

Hypoparathyreoidismus

Zur Unterfunktion der Epithelkörperchen kommt es beim angeborenen Fehlen der Epithelkörperchen (Di-George-Syndrom [selten], häufig mit Thymusaplasie einhergehend) oder nach ihrem versehentlichen Entfernen bei Strumektomien.

Hyperparathyreoidismus

Zu einer Überfunktion der Epithelkörperchen kommt es durch Epithelkörperchenadenome und Karzinome sowie durch eine Hyperplasie der Epithelkörperchen. Diese wird in eine primäre Hyperplasie und eine sekundäre Hyperplasie durch zu niedrigen Serumkalziumspiegel unterteilt. Histologisch sieht man hier wasserhelle Zellen in allen vier vergrößerten Drüsen (Gewicht bis 100 g!).

10.4 Inselzellsystem

Diabetes mellitus

Beim Diabetes mellitus unterscheidet man den juvenilen (Typ I) vom Altersdiabetes (Typ II). Der Altersdiabetes kann allerdings auch bei jungen Erwachsenen auftreten. Während beim juvenilen Diabetes mellitus die B-Zellen zugrunde gehen (genetisch bedingter oder viral induzierter Autoimmunmechanismus?), besteht beim Altersdiabetes eine periphere Insulinresistenz, die ständig zu maximal stimulierten Inselzellen und einem erhöhten Insulinspiegel führt. Histologisch sieht man beim Diabetes mellitus vom Typ I eine drastische Verminderung der Inselzellmasse, beim Typ II eine interstitielle Hyalinose der Langerhans-Inseln (zu den Folgen des Diabetes mellitus siehe Innere Medizin, Endokrine Organe, Kap. 6.1)

Tumoren

Die häufigeren Adenome sowie die selteneren Karzinome der B-Zellen sind fast immer insulinbildend und können zu hypoglykämischen Schockzuständen führen. Die Adenome und Karzinome der Glukagon produzierenden A-Zellen können ebenfalls Hormone sezernieren und einen Diabetes mellitus verursachen oder verschlimmern.

Beim *Zollinger-Ellison-Syndrom* kommt es durch adenomatöse Vermehrung der Gastrin produzierenden D-Zellen des Inselzellapparates zu einer vermehrten Sekretion von Magensäure. Die Folge sind multiple Ulzera des Magens.

10.5 Nebennierenrinde (NNR)

Angeborene Störungen

Hypoplasie. Bei der *primären* Hypoplasie oder Aplasie der NNR ist diese trotz intakter Hypophyse hypoplastisch oder nicht angelegt. Die *sekundäre* Hypoplasie der NNR entsteht infolge mangelnder Stimulierung bei Hypoplasie oder Aplasie des Zwischenhirn-Hypophysen-Systems (z. B. bei Anenzephalie). Ist der Defekt mit dem Leben vereinbar, besteht ein Morbus Addison.

Adrenogenitales Syndrom. Beim *angeborenen* adrenogenitalen Syndrom kommt es durch einen Enzymdefekt in der NNR zu einer Überschußproduktion von NNR-Androgenen und einer verminderten Produktion von Steroiden. Infolgedessen schüttet die Hypophyse vermehrt ACTH aus, was zu einer Stimulierung der NNR mit nachfolgender Hyperplasie führt. Die vergrößerte NNR ist mikroskopisch aus kompakten, lipoidfreien Zellen aufgebaut. Beim *erworbenen* adrenogenitalen Syndrom werden die Androgene von Adenomen oder Karzinomen der NNR gebildet, die Steroidproduktion ist meist normal.

Regressive Veränderungen

Akute Streßsituationen führen zu einer gesteigerten Hormonausschüttung der NNR mit Lipoidentspeicherung (Verlust der gelben Farbe) der NNR. Chronischer Streß führt zu einer dauernden Stimulation der NNR durch die Hypophyse mit nachfolgender Hyperplasie. Die Lipoidentspeicherung ist reversibel.

Beim *Waterhouse-Friderichsen-Syndrom* kommt es im Rahmen einer perakut verlaufenden Sepsis (meist Meningokokken) zu einer disseminierten intravasalen Gerinnung und einer hämorrhagischen Infarzierung der Nebennierenrinden, die ihre äußere Gestalt jedoch beibehalten.

Entzündungen

Im Rahmen von Immundefekten kommt es häufig zum Befall der Nebennieren mit Mykobakterien ($\rightarrow$ Granulome mit zentralen Nekrosen) und zu viralen Entzündungen. Bei der Zytomegalieadrenalitis finden sich in dem zugrunde gegangenen Parenchym typische Eulenaugenzellen. Die zytotoxische Atrophie (idiopathische NNR-Dystrophie) ist eine Autoimmunerkrankung mit Antikörpern gegen die steroidproduzierenden Zellen.

Chronische Nebennierenrindeninsuffizienz

Die oben genannten Entzündungen (am häufigsten die zytotoxische Atrophie), eine Amyloidose, aber auch das plötzliche Absetzen einer langzeitigen Steroidtherapie können einen Steroidmangel, den Morbus Addison, auslösen. Die NNR ist meist völlig atrophisch. Der ACTH-Spiegel ist erhöht. Dadurch werden die Melanozyten stimuliert, und es kommt zur Braunfärbung der Haut (ACTH ist mit Melatonin verwandt).

Nebennierenrindenüberfunktion

Eine NNR-Überfunktion kann sowohl die Glukokortikoide (Morbus Cushing) als auch die Mineralokortikoide (Conn-Syndrom) betreffen. Für den Morbus Cushing, der gehäuft bei Frauen in der 4. Dekade auftritt, gibt es mehrere Ursachen:
- *hypothalamisch:* Der Hypothalamus reagiert nicht mehr auf den (steigenden) Kortisolspiegel und schüttet unkontrolliert ACTH aus

- *hypophysär:* Ein basophiles Adenom des Hypophysenvorderlappens führt zur ungesteuerten ACTH-Sekretion
- *adrenal:* Autonome Tumoren der NNR bilden auch ohne Stimulierung durch ACTH Hormone
- *paraneoplastisch:* Karzinome schütten Substanzen aus, die wie ACTH wirken

Die dauernde Stimulierung durch ACTH führt zur beidseitigen NNR-Hyperplasie. Bei hormonproduzierenden NNR-Tumoren bedingt jedoch der sinkende ACTH-Spiegel eine Atrophie des Restparenchyms.

Tumoren

In der NNR können funktionell stumme, aber auch hormonell aktive, zum Morbus Cushing führende Adenome auftreten. Ebenso verhält es sich mit den Karzinomen, die in jedem Alter auftreten können und früh lymphogen und hämatogen metastasieren.

10.6
Nebennierenmark (NNM)

Im NNM entwickeln sich mehr als die Hälfte aller *Neuroblastome*. Das Neuroblastom ist ein Tumor des frühen Kindesalters. Es ist außerordentlich bösartig und metastasiert in Leber, Lunge, Skelett und Haut. Histologisch sieht man Tumorzellen mit schmalem Zytoplasmasaum, die durch fibrovaskuläre Septen getrennt sind, sowie Neurofibrillen.

Das *Phäochromozytom* ist ein zu 97% gutartiger Tumor, zumeist im NNM lokalisiert. Er kommt bei beiden Geschlechtern etwa gleich häufig und im mittleren Lebensalter vor. Sein klinisches Hauptsymptom ist der therapieresistente Hypertonus. Histologisch sieht man chromaffine Zellen, die sich mit Kaliumbichromatlösung anfärben lassen.

11 Nieren

11.1 Fehlbildungen

Agenesie, Hypo- und Aplasie

Die Nieren können völlig fehlen (Agenesie) oder die Nierenanlage kann nicht entwickelt (Aplasie) sein. Tritt dies beidseitig auf, ist das Neugeborene nicht lebensfähig. Hypoplasien sind mit dem Leben vereinbar, wenn die Masse des funktionstüchtigen Nierenparenchyms ausreicht, um die Aufgaben der Nieren wahrzunehmen.

Form- und Lageanomalien

Heterotypien der Niere, wie z.B. die *Beckenniere*, die aus einem mangelhaften Aszensus des Organs resultieren, haben auf die Nierenfunktion keinen Einfluß, prädisponieren aber zum Auftreten von Pyelonephritiden.

Die Verschmelzungen der Nierenanlagen an ihrem unteren Pol *(Hufeisenniere)* oder an beiden Polen (sog. Kuchenniere) haben normalerweise keinen Einfluß auf die Nierenfunktion.

Zystische Fehlbildungen

Zystennieren. Die angeborenen Zystennieren bestehen aus exzessiv zystisch erweiterten Tubuli. Zwischen diesen mit Tubulusepithel ausgekleideten Zysten befindet sich normales Nierenparenchym. Makroskopisch können diese Zystennieren erhebliche Ausmaße und durch die zahlreichen, an der Oberfläche durchscheinenden Zysten eine sehr unregelmäßige Form annehmen. Normalerweise reicht das Restgewebe aus, um eine genügende Funktion zu gewährleisten. In der zweiten Lebenshälfte kommt es jedoch häufig durch die sich vergrößernden Zysten zur Ausbildung von druckbedingten Ischämien des Nierenparenchyms. Daraus entwickelt sich ein renaler Hochdruck mit nachfolgender Atherosklerose. Zusammen mit den rezidivierenden Pyelonephritiden entwickelt sich im Laufe der Zeit meist eine terminale Niereninsuffizienz.

Nierenzysten. Die ebenso auf Fehlbildungen beruhenden Nierenzysten sind meist ohne pathologische Bedeutung, solange sie nicht zu groß werden und durch Kompression andere Organe schädigen.

11.2 Erkrankungen der Nierengefäße

Arterien

Alle chronischen Veränderungen der Nierenarterien, seien sie entzündlich bedingt (z.B. Panarteriitis nodosa) oder nicht entzündlich (Atherosklerose, fibromuskuläre Dysplasie), führen letztlich zu ähnlichen Veränderungen am Nierengewebe. Die Lumeneinengung verursacht Ischämien der Niere mit nachfolgender Reninausschüttung, die ihrerseits zur renalen Hypertonie (und damit zur Progredienz der Atherosklerose) führt. Später treten Subinfarkte und anämische Infarkt der Niere auf. Am Ende steht die Niereninsuffizienz.

Ist die A. renalis von diesen Veränderungen betroffen, entsteht bei weitgehender Einengung des Lumens eine zentralarterielle Schrumpfniere (= Subinfarkt der gesamten Niere).

Benigne Nephrosklerose. Dies ist eine hochdruckbedingte atherosklerotische Erkrankung der Arteriolen (= Arteriolosklerose). Sie tritt bei chronischer Hypertonie häufig zuerst in der Niere auf und führt zur sog. *roten Granularatrophie* der Nieren, die nur selten mit einer klinisch wirksamen Niereninsuffizienz einhergeht.

Maligne Nephrosklerose. Sie entwickelt sich im Rahmen der malignen Hypertonie. Sie betrifft die kleineren und mittleren Nierenarterien und bewirkt dort atherosklerotische Veränderungen. Es entwickeln sich zahlreiche Niereninfarkte, die häufig zu einer Niereninsuffizienz führen.

Hämolytisch-urämisches Syndrom. Es beruht auf einer toxischen Schädigung der Nierenendothelien. Diese führt zu intravasalen Gerinnungsstörungen, die eine Fragmentierung der Erythrozyten (Anämie) und eine Niereninsuffizienz (Urämie) nach sich ziehen.

Venen

Bei allmählichem Verschluß einer großen Nierenvene können sich genügend Kollateralen ausbilden. Bei nicht ausreichender Kollateralisierung kann sich eine Proteinurie mit nephrotischem Syndrom entwickeln. Ein plötzlicher Verschluß einer oder beider Vv. renales verursacht einen ausgedehnten hämorrhagischen Niereninfarkt.

11.3 Kreislaufstörungen

Hierzu siehe auch Kapitel 11.2.
Bei der Schockniere kommt es zu einem interstitiellen Ödem → die Nierenrinde erscheint verbreitert und abgeblaßt. Das Mark ist infolge von Tubulusnekrosen, Infiltraten und Anreicherung unreifer Blutzellen in den Markkapillaren dunkelrot.

11.4 Akute nephrotoxische Tubulusnekrose

Durch verschiedene nephrotoxische Substanzen (manche Metallsalze, Glykol, Arsen, Tetrachlorkohlenstoff u.a.) kommt es zu einer selektiven Schädigung der Tubulusepithelien, die in weniger schweren Fällen reversibel ist. Schwere Vergiftungen können zum akuten Nierenversagen führen.

11.5 Entzündungen

Glomerulonephritiden

Glomerulonephritiden (GN) sind immunologische Erkrankungen, sie beruhen nicht auf Infektionen der Nieren. Die wichtigsten Unterscheidungskriterien der verschiedenen Glomerulonephritiden sind in Tabelle 5.9 dargestellt.

Alle Glomerulonephritiden können prinzipiell zu *sekundären Schrumpfnieren* führen. Diese sind im Gegensatz zur primären Schrumpfniere bei Stenosen der A. renalis nicht glatt, sondern grob granuliert. Die Mark-Rinden-Grenze ist unscharf, häufig tritt eine Vakatwucherung des peripelvinen Fettgewebes auf. Mikroskopisch sind die Glomerula größtenteils vernarbt, die restlichen Glomerula sind abnorm groß und blutgefüllt. Als Folge treten eine renale Hypertonie mit Linksherzüberlastung und eine Niereninsuffizienz (wenn beide Nieren betroffen sind) auf (siehe Abb. 5.22 und 5.23 im Farbteil).

Pyelonephritis

Pyelonephritiden werden bakteriell verursacht. Sie können durch hämatogene Keimverschleppung in die Nieren oder durch Aufsteigen der Erreger aus den ableitenden Harnwegen entstehen.

Bei der *akuten* Pyelonephritis sieht man eine eitrige Entzündung des Nierenbeckens und Nierengewebes mit streifenförmig angeordneten Granulozytenansammlungen. Das Organ ist vergrößert und weist multiple, bis stecknadelkopfgroße Abszesse auf.

Bei der *chronischen* Pyelonephritis ist die Niere verkleinert und herdförmig vernarbt.

Sowohl rezidivierende akute Pyelonephritiden als auch die chronische Pyelonephritis können zu renaler Hypertonie, Niereninsuffizienz und Schrumpfnieren führen.

Analgetikanephropathie

Chronischer Abusus von sog. „kleinen" Analgetika (insbesondere, aber nicht ausschließlich: Phenacetin) kann eine *interstitielle Nephritis* zur

Tab. 5.9: Glomerulonephritiden

Bezeichnung	Ursache	Morphologie	Folgen
Immunkomplexnephritis (Poststreptokokkennephritis oder akute mesangioproliferative Glomerulonephritis)	Immunkomplexablagerungen nach Streptokokkeninfekten	Mesangiumproliferation, Endothelproliferation, Immunkomplexablagerungen an der Basalmembran, granulozytäres Infiltrat	nephrotisches Syndrom Herzinsuffizienz Spontanheilung möglich
mesangioproliferative Glomerulonephritis	chronische Form der Immunkomplexnephritis	starke Mesangiumproliferation	spontane Ausheilung oder Übergang in eine entzündliche Schrumpfniere → Niereninsuffizienz
Minimal change Glomerulonephritis	Immunkomplexnephritis? (häufig bei Kindern)	minimale Mesangiumproliferation	Spontanheilung möglich, sonst → nephrot. Syndrom
membranöse Glomerulonephritis	Ablagerung kleiner Immunkomplexe an den Kapillarwänden	PAS-positive Verdickung der Kapillarwände	Renale Hypertonie, Niereninsuffizienz
Rapid-progressive Glomerulonephritis	Antikörper (IgG) gegen die Basalmembran	extrakapilläre Kapselproliferation (sog. Halbmondbildung) beim Goodpasture-Syndrom	rapid-progressiver Verlauf mit Hämaturie, Proteinurie → terminale Niereninsuffizienz
fokale Glomerulonephritis	autoimmunologisch? Bei verschiedenen Systemerkrankungen	Mesangiumproliferation einzelner Glomeruli	je nach Ausdehnung bis zur Niereninsuffizienz

Folge haben. Diese sog. Phenacetinniere weist schon makroskopisch sichtbare, dunkle Papillennekrosen auf. Mikroskopisch sieht man ein lympho-plasmazellulär infiltriertes und sklerosiertes, verbreitertes Interstitium. Eine Niereninsuffizienz ist die Folge.

Nierentuberkulose

Die Nierentuberkulose entsteht hämatogen. Bei allgemeiner Miliartuberkulose findet man außer in anderen Organen auch in der Niere kleine Tuberkel. Bei der verkäsenden Nierentuberkulose (siehe Abb. 5.24) finden sich große, verkäsende Bezirke, die die Nierenoberfläche durchbrechen können.

11.6 Nephropathien bei Systemerkrankungen

Verschiedenste Systemerkrankungen führen zu einer Mitbeteiligung der Glomeruli. Beim *Lupus erythematodes* ist die Nierenbeteiligung, die bis zur rapid-progressiven Glomerulone-

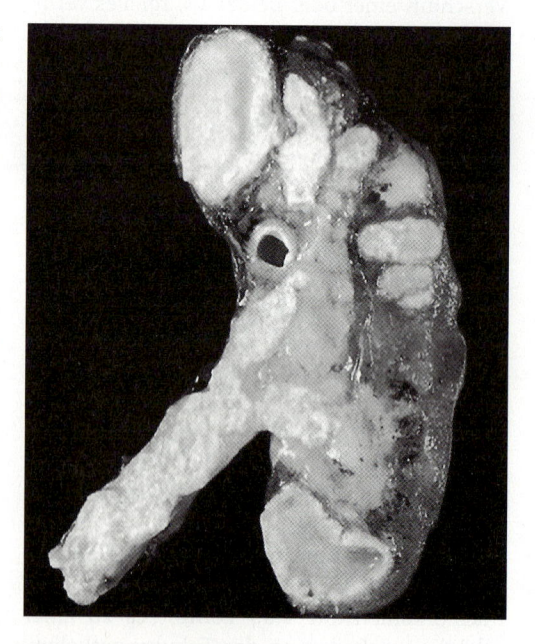

Abb. 5.24: Verkäsende Nierentuberkulose (IMPP)

phritis (siehe oben) reichen kann, meistens der limitierende Faktor der Lebenserwartung. Das *Goodpasture-Syndrom* ist gekennzeichnet durch das Auftreten von Autoantikörpern gegen Basalmembranen in Lunge und Niere und führt ebenso zur rapid-progressiven GN. Bei der *Wegener-Granulomatose* können in der Niere Granulome auftreten, die zu unterschiedlich ausgeprägten Störungen der Nierenfunktion führen können.

11.7 Nichtentzündliche Glomerulo- und Nephropathien

Bei der sekundären *Amyloidose* kommt es häufig zu einer Mitbeteiligung der Niere. Sie weist einen speckigen Glanz auf und ist merklich vergrößert. Amyloidablagerungen an den Basalmembranen der Glomeruli führen zu Proteinurie, nephrotischem Syndrom und Niereninsuffizienz.

Die *diabetische Nephropathie* (Morbus Kimmelstiel-Wilson) führt zu einer vollständigen Sklerosierung der Glomeruli. Sowohl das Vas afferens als auch das Vas efferens unterliegen einer diabetischen Mikroangiopathie mit Wandverdickung (siehe Abb. 5.25 im Farbteil). Renale Hypertonie, Proteinurie und Niereninsuffizienz sind die Folge.

Das angeborene *Alport-Syndrom* ist durch die Kombination mesangioproliferative Glomerulonephritis, Innenohrschwerhörigkeit und Retinitis pigmentosa definiert.

11.8 Sekundäre Nephropathien

Zu Kalkablagerungen in den Nierentubuli (*Nephrokalzinose*) kommt es entweder infolge von Kalkeinlagerungen in Partialnekrosen der Tubuli oder durch Ausfällung von Kalksalzen in die Tubuli bei Hyperkalzämie und Hyperkalzurie. Als Folge kann eine Tubulusinsuffizienz entstehen.

Die *Hyperurikämie* (Gicht) begünstigt die Ausfällung von Uratkristallen in Tubuli und Harnleiter. Es kann dadurch zur Obstruktion der Harnwege und Niereninsuffizienz kommen.

11.9 Urämie

Wenn die obengenannten Nephropathien zu einer weitgehenden Einschränkung der Nierenfunktion geführt haben, resultiert eine Urämie und Azotämie, die den Organismus „vergiftet". Diese Intoxikation führt u.a. zu serösen und fibrinösen Entzündungen des Perikards und der Pleura, zur Gastroenteritis sowie zum Lungen- und Hirnödem. Urämiker sind bisweilen auch psychisch labil.

11.10 Tumoren

Benigne Tumoren

Relativ häufig findet man kleine *Adenome* (< 2 cm im Durchmesser) der Nierenrinde, die oft multipel auftreten. Andere gutartige Tumoren der Niere (z.B. das Onkozytom) sind selten.

Maligne Tumoren

Nierenzellkarzinom. Das Nierenzellkarzinom kann durch die Transformation von Adenomen (> 2 cm im Durchmesser) entstehen oder sich spontan entwickeln. Für das Nierenzellkarzinom existieren aus historischen Gründen noch die Bezeichnungen Grawitz-Tumor und hypernephroides Karzinom, diese Bezeichnungen

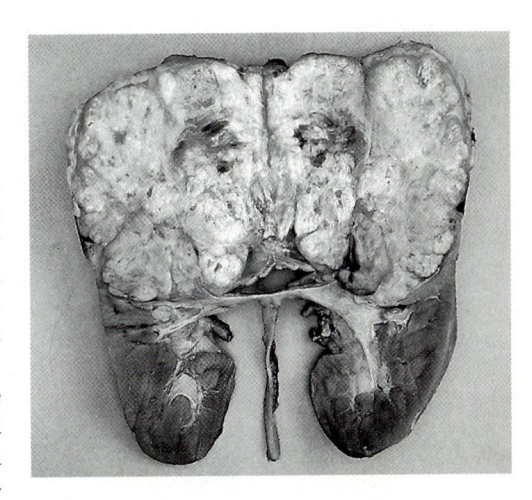

Abb. 5.26: Nierenzellkarzinom (IMPP)

sind obsolet. Es besteht aus relativ großen Zellen mit hellem Zytoplasma (siehe Abb. 5.26) und kann papillär, tubulär, sowie trabekulär wachsen. Der Tumor kann längere Zeit lokal verdrängend wachsen, bevor er in das Venensystem und die Harnwege einbricht. Er metastasiert bevorzugt in Lunge, Skelett, Leber und seltener in das Gehirn.

Nephroblastom. Das Nephroblastom (sog. Wilms-Tumor) ist der häufigste embryonale Mischtumor der Nieren und das zweithäufigste Malignom des Kindesalters. Es besteht aus undifferenziertem, mesenchymalem Gewebe, unreifen Glomeruli und Tubuli sowie reifem Binde-, Knorpel-, Fett-, und Muskelgewebe. Makroskopisch hat es eine Pseudokapsel und eine lobulierte, bunte Schnittfläche. Es metastasiert in Lunge und Leber. Die Prognose ist wegen der häufig späten Diagnose schlecht.

12 Ableitende Harnwege

Fehlbildungen

Nierenbecken und Ureter. Doppelbildungen der Nierenbecken und Ureteren sind häufig. Man unterscheidet den *Ureter duplex* (zwei Nierenbecken) und den *Ureter fissus* (gespaltener Ureter mit einem Nierenbecken). Beim *Ureter bifurkatus* liegt neben dem normalen ein blind endender Ureter vor. Die *Ureterklappe* ist eine angeborene Überschußmißbildung, die zum rezidivierenden partiellen oder vollständigen Verschluß des Ureters führen kann Die Folge ist ein Harnstau mit Hydronephrose (siehe unten).

Harnblase. Die *Agenesie* der Harnblase mit Mündung der Ureteren in das Rektum ist, ebenso wie die *Ektopie*, bei der die Harnblase in die Bauchwand verlagert ist, extrem selten. Die häufigste Mißbildung der Harnblase ist die *Ekstrophie* (Spaltblase). Dabei fehlt der ventrale Teil der Blase, deren Ränder mit der offenen Bauchdecke verwachsen sind (Dysrhaphie).

Hydronephrose

Jede Stenose der ableitenden Harnwege (Mißbildungen, Steine, Kompression von außen) führt zum Harnstau. Dieser begünstigt einerseits das Entstehen von Pyelonephritiden, andererseits führt er bei chronischem Bestehen zu einer Atrophie der Nierenrinde.

Entzündungen

Alle harnableitenden Organe können von einer (meist durch aufsteigende Bakterien verursachten) Entzündung betroffen sein (Nierenbecken = Pyelitis, Ureter = Ureteritis, Blase = Zystitis). Es kommen katarrhalische (Schleimhaut gerötet), eitrige und ulcerös-nekrotisierende Formen (Schleimhaut matt, eventuell Pseudomembranen) vor.

Nephro- bzw. Urolithiasis

Hierzu siehe auch Urologie, Kapitel 8.

Verschiedene kristalline Substanzen (z.B. Harnsäure, Oxalat, Ascorbinsäure) können im Harn ausfallen, wenn ihr Löslichkeitsprodukt überschritten wird. Die Steingröße reicht von feinem Grieß bis bohnengroß. Bevorzugt bilden sich Steine im Nierenbecken, von wo sie in den Ureter und die Blase wandern. Steine begünstigen bakterielle Infektionen der Harnwege und können bei Stenosen zur Hydronephrose (siehe oben) führen.

Vom Übergangsepithel ausgehende Papillome und Karzinome

Die häufigsten Tumore des Urothels (Übergangsepithel) sind die *Papillome*. Echte gutartige Papillome (entsprechend einem Urothel-

Grad	Zellschichten	Kernatypien	Mitosen	Stromainvasion
0	max. 7	keine	keine	nein
I	ca. 10	wenige	keine	selten
II	> 10	reichlich	keine	ja
III	> 10	reichlich	ja	ja, auch Infiltration der Harnblasenwand

Tab. 5.10: Dignitätseinteilung urothelialer Papillome

karzinom Grad 0) sind selten, häufiger sind die papillären Karzinome (Urothelkarzinom Grad I–III). De novo entstandene Karzinome sind ebenfalls selten.

Papillome entwickeln sich bevorzugt in der Harnblase. Bei Männern treten sie etwa dreimal so häufig auf wie bei Frauen. Ihr Häufigkeitsgipfel liegt im 6.–8. Dezennium. β-Naphthylamin („Anilinarbeiterkrebs"), Teer im Zigarettenrauch und eine chronische Urozystitis begünstigen das Entstehen papillärer Karzinome. Zur Dignitätseinteilung siehe Tabelle 5.10.

Die Prognose der urothelialen Papillome hängt vom Malignitätsgrad und dem Vorliegen von Metastasen ab. Papilläre Karzinome vom Grad I haben eine fast 100%ige Heilungschance, neigen aber zu Rezidiven.

13 Männliche Geschlechtsorgane

13.1 Prostata

Entzündungen

Die *akute Prostatitis* wird meist durch Bakterien verursacht, die über die Harnwege (Katheter!) aufsteigend in das Organ gelangen. Seltener sind hämatogene Streuherde bei einer Sepsis. Die Prostata ist vergrößert und leukozytär infiltriert.

Daneben gibt es noch die meist aus den Harnwegen fortgeleitete, *tuberkulöse Prostatitis* (selten) sowie die unspezifische *granulomatöse Prostatitis*. Diese tritt gehäuft bei älteren Männern auf. Vermutlich wird sie durch den chronischen Reiz von ins Interstitium ausgetretenem Sekret hervorgerufen. Kennzeichnend ist ein Infiltrat von Entzündungszellen aller Art. Später entwickelt sich eine herdförmige Sklerosierung; aus diesem Grund kann die granulomatöse Prostatitis klinisch wie ein Karzinom imponieren.

Benigne noduläre Prostatahyperplasie

Die benigne noduläre Prostatahyperplasie spielt sich in der *Innendrüse* ab, gleichzeitig kommt es zu einer Atrophie der Außendrüse. Für beide Vorgänge wird die altersbedingte Verschiebung des Östrogen-Androgen-Quotienten zugunsten der Östrogene verantwortlich gemacht.

Histologisch sieht man proliferierende Drüsenschläuche und wucherndes fibromuskuläres Gewebe. Die bis auf 8 cm im Durchmesser vergrößerte Drüse ist von hartgummiartiger Konsistenz.

Da die periurethralen Anteile betroffen sind, kommt es frühzeitig zu einer Abflußbehinderung. Dadurch entwickelt sich eine Hypertrophie der Blasenmuskulatur (*Balkenblase*); durch den Harnstau wird außerdem das Entstehen von bakteriellen Entzündungen der ableitenden Harnwege begünstigt.

Karzinome

Das Prostatakarzinom entwickelt sich bevorzugt in der *Außendrüse*. Es kann adenoid differenziert bis anaplastisch sein (siehe Abb. 5.27 im Farbteil). Das Auftreten einer benignen Prostatahyperplasie (Innendrüse) prädisponiert nicht zur Entwicklung eines Karzinoms. Durch seine steinharte Konsistenz und seine bevorzugt dorsale Lage ist es vom Rektum aus gut tastbar.

Wird es entfernt, bevor Metastasen vorliegen, liegt die 5-Jahres-Überlebensrate bei 70%; liegen bereits Metastasen vor, sinkt sie auf 20%. Zur Stadieneinteilung siehe Tabelle 5.11.

Das Prostatakarzinom metastasiert bevorzugt in die regionären Lymphknoten und das Skelett. Ein das Tumorwachstum fördernder Einfluß der Androgene (Therapieversuch: Kastration) und ein hemmender Einfluß der Östrogene ist häufig zu beobachten.

Stadium	Befund
A	rektal tastbarer kleiner Knoten
B	rektal tastbare Infiltration ohne Überschreiten der Organgrenzen
C	rektal tastbare Infiltration über die Organgrenzen hinaus
D	Karzinom mit Metastasen

Tab. 5.11: Stadieneinteilung des Prostatakarzinoms

> **Merke!**
>
> Das Prostatakarzinom ist ein Tumor des alten Mannes. In bis zu 50% des Autopsiematerials über 75jähriger Männer finden sich kleine, klinisch stumme Karzinome.

13.2 Hoden und Nebenhoden

Angeborene Störungen

Am häufigsten ist der *Maldescensus testis*. Hierbei sind ein oder beide Hoden nicht in das Skrotum gewandert und liegen in der Bauchhöhle, retroperitoneal oder im Leistenkanal. Solche Hoden atrophieren (Tubulusatrophie, Bindegewebsvermehrung; die Leydig-Zwischenzellen sind nicht betroffen) nach wenigen Lebensjahren. Eine Neigung zu maligner Entartung im Erwachsenenalter wird angenommen.

Davon abzugrenzen sind der *Gleithoden,* der in das Skrotum exprimiert werden kann, und der *Pendelhoden,* der sich beim Kremasterreflex in den Leistenkanal zurückzieht.

Ursachen der männlichen Infertilität

Hierzu siehe Dermatologie, Kapitel 27.

Entzündungen

Epididymitis. Die *akute eitrige Epididymitis* wird am häufigsten durch kanalikulär fortgeleitete Bakterien verursacht. Sie kann auf Hoden, Ductus deferens, Samenblasen und Prostata übergreifen. Die befallenen Organe sind schmerzhaft vergrößert, das Interstitium massiv leukozytär infiltriert. Kommt es zu Befall des Ductus deferens, kann dies durch Obliteration mit eitrigem Sekret zur Azoospermie führen. Die *unspezifische granulomatöse Epididymitis* tritt im Gefolge bakterieller Entzündungen oder idiopathisch auf. Sie ist möglicherweise eine Autoimmunreaktion auf ins Interstitium ausgetretene Spermien. Mikroskopisch zeigen sich epitheloidzellige Granulome.

Orchitis. Die *tuberkulöse* Orchitis (meist kanalikulär, selten hämatogen verursacht) führt zu ausgedehnten Verkäsungen und epitheloidzelligen Granulomen. Bei einer *Mumpsinfektion* kann es zur hämatogenen Mitbeteiligung der Hoden kommen. Diese zeigen eine schmerzhafte Schwellung. Bei massiver Orchitis droht eine ausgeprägte Sklerose des Hodens. Ist diese beidseitig, resultiert Infertilität.

Tumoren und tumorartige Veränderungen

Die *Hydrocele testis* ist keine Neubildung, sondern eine Flüssigkeitsansammlung zwischen

Tab. 5.12: Hodentumoren

Parameter	Seminom	Teratom	Kombinationstumor	Leydig-Zelltumor
Ursprungszelle	Spermatogonien	Keimzellen	Keimzellen	Leydig-Zellen
Morphologie	groß, lobuliert, grauweiß	„bunte" Schnittfläche	uneinheitlich	klein, homogen
Histologie	Stränge heller, gleichförmiger Zellen, wenig Stroma	in Teratomen können Gewebe aller drei Keimblätter vorkommen (z. B. Haare, Zähne, Nervengewebe)	Kombination aus Seminom und Teratom	Nester polygonaler Zellen mit bindegewebigen Septen
Altersgipfel	40–50 Jahre	10–30 Jahre	20–30 Jahre	5–7 und 30–35 Jahre
Prognose	gut, strahlensensibel, häufigster Hodentumor	schlecht; das trophoblastische Teratom produziert Choriongonadotropin	schlecht	gut, meist benigner Tumor, jedoch Hormonproduktion

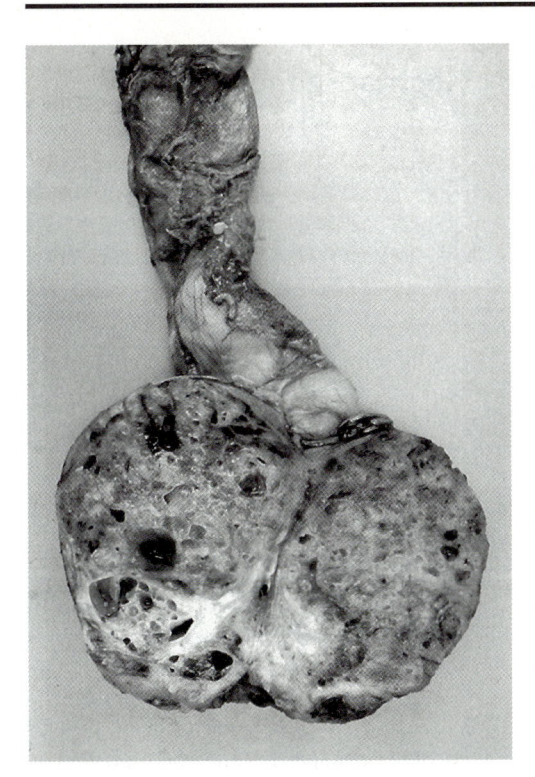

Abb. 5.28: Teratom (IMPP)

den beiden Blättern der Tunica vaginalis. Daneben gibt es typische *echte Hodentumoren*, die in Tabelle 5.12 aufgelistet sind.

Seminome und Teratome (siehe Abb. 5.28) treten meist einseitig mit geringer Bevorzugung des rechten Hodens auf. Sie metastasieren zuerst in die regionären und paraaortalen Lymphknoten, die Teratome auch hämatogen.

Der wichtigste Tumor des Nebenhodens ist der *Adenomatoidtumor*.

13.3 Penis

Fehlbildungen

Phimose. Verengung der Vorhaut.

Hypospadie. Unvollständiger Schluß der Harnröhre, die eine nach unten offene Röhre bildet.

Epispadie. Unvollständiger Schluß der Harnröhre, die eine nach oben offene Röhre bildet.

Entzündungen

Hierzu siehe Dermatologie, Kapitel 24.

Tumoren

Tumorartige Veränderungen. Am Penis kommt es insbesondere im Bereich des Übergangs zwischen Schaft (verhornendes Plattenepithel) und Glans (unverhorntes Plattenepithel) zu tumorartigen Veränderungen. Dazu zählen *Fibromatosen* (umschriebene Bindegewebsvermehrungen) und *Zysten* kleiner um den Sulcus coronarius angelegter Drüsen. Der Schaft-Glans-Übergang ist auch Prädilektionsort der durch Kondylom-Viren verursachten *Condylomata acuminata* und der durch das HPV-Virus induzierten *Papillome*.

Präkanzerosen. Die Papillome sind ein Risikofaktor für das Entstehen des Peniskarzinoms (fakultative Präkanzerose). Daneben gibt es andere obligate Präkanzerosen (Leukoplakie, Morbus Bowen, Erythroplasie), auch mangelnde Hygiene (Smegmaretention) und andere chronische Reizzustände begünstigen das Auftreten eines Karzinoms.

Peniskarzinom. Dieses ist meist ein verhornendes Plattenepithelkarzinom. Es tritt selten auf (1–3 % der Karzinome des Mannes) und hat seinen Häufigkeitsgipfel in der 7. Lebensdekade. Es wächst langsam und metastasiert in die regionären, inguinalen, parailiakalen und paraaortalen Lymphknoten (siehe auch Urologie, Kap.7.4).

14 Weibliche Geschlechtsorgane

14.1 Ovar

Fehlbildungen

Die Ovarien können fehlen (*Agenesie*) oder durch Bindegewebe (Keimleisten) ersetzt sein (*Dysgenesie*, z. B. bei Turner-Syndrom).

Atrophie und Involution

Hierzu siehe Gynäkologie, Kapitel 1.8.

Kreislaufstörungen

Eine *Stieldrehung* des Ovars kann zu einer Kreislaufstörung des Ovars mit konsekutiver hämorrhagischer Infarzierung führen.

Entzündungen

Zu einer Entzündung der Ovarien (*Oophoritis*) kommt es meist im Zusammenhang mit einer bakteriellen Salpingitis (siehe unten). Man unterscheidet eine seltene *interstitielle* Form (serös, eitrig oder hämorrhagisch) und eine häufigere *parenchymatöse* (follikuläre) Form, bei der es zur Ausbildung von Follikelabszessen kommen kann.

Tumoren und tumorartige Veränderungen

Zysten. Zu den nichtneoplastischen, tumorartigen Veränderungen des Ovars gehören die Zysten der Follikel und des Corpus luteum. *Follikelzysten* stellen nicht geplatzte, persistierende Graaf-Follikel dar. Treten diese multipel auf, spricht man vom polyzystischen Ovarien. Bei erhaltener hormoneller Aktivität kann es zur Endometriumhyperplasie und möglicherweise zu einem Korpuskarzinom kommen. *Corpus-luteum-Zysten* entstehen aus einem normalen Corpus luteum, in das es verstärkt eingeblutet hat und das verzögert resorbiert wird. Makroskopisch erkennbar sind sie an ihrem gelblichen Zystenbalg.

Endometriose. Diese Erkrankung manifestiert sich am häufigsten am Ovar. Das ektope Endometrium macht dabei die normalen zyklischen Stadien der Uterusschleimhaut mit. In der Menstruationsphase bilden sich mangels Abflußmöglichkeiten blutgefüllte Zysten, die später organisiert werden und eine bräunliche Farbe annehmen (*Schokoladenzysten*); sie enthalten viele eisenspeichernde Makrophagen.

Echte ovarielle Neubildungen. Sie können ihren Ursprung in verschiedenen Geweben haben:
- Keimepithel (70 %): Kystome und solide Tumoren (z. B. Zystadenokarzinom = häufigster ovarieller Tumor)
- pluripotente Keimzellen (20 %): Teratome, Dysgerminome (entsprechen dem Seminom des Mannes), Choriokarzinom
- ovarielles Stroma (5 %): Granulosazelltumor (häufig hormonaktiv), Thekazelltumor
- Bindegewebe: Fibrome u. Fibrosarkome, Myome u. Leiomyosarkome, Angiome u. Angiosarkome

Daneben treten in den Ovarien alle Tumoren mesenchymalen Ursprungs auf; ihr histologisches Erscheinungsbild ist das gleiche wie in anderen Organen. Zehn Prozent aller ovariellen Tumoren sind Metastasen anderer Tumoren. Neben hämatogenen und lymphogenen Metastasen gibt es den sog. Krukenberg-Tumor. Dieser stellt Abtropfmetastasen von Adenokarzinomen des Gastrointestinaltrakts dar, mikroskopisch sieht man häufig Siegelringzellen.

14.2 Tube

Fehlbildungen

Hierzu siehe Gynäkologie, Kapitel 1.2.

Entzündungen

Durch aufsteigende bakterielle Infektionen kommt es zu akuten katarrhalischen oder eitrigen Salpingitiden. Die tuberkulöse Salpingitis führt zu Granulombildung und Verkäsung. Häufig gehen Salpingitiden in ein chronisches Stadium über, es kommt zu einer Lumeneinengung, die Sekretstau und Extrauteringravidität begünstigt (siehe auch Gynäkologie, Kap. 7.4).

Tumoren

Maligne Tumoren (Karzinome, Adenomatoidtumor) der Tube sind selten. Sehr häufig dagegen sind Zysten und Auftreibungen durch Sekretstau (siehe oben).

14.3 Uterus

Fehlbildungen

Hierzu siehe Gynäkologie, Kapitel 1.2.

Lageveränderungen

Hierzu siehe Gynäkologie, Kapitel 10.1.

Cervix uteri

An der Cervix uteri entstehen häufig Entzündungen sowie benigne und maligne Neoplasien. Hier spielt vor allem die Tatsache eine Rolle, daß sich an der Portio uteri die Grenze zwischem dem Plattenepithel der Scheide und dem schleimbildenden, kubisch bis hochprismatischen Epithel des Zervikalkanals befindet. Diese Grenze verschiebt sich infolge wechselnder Hormoneinflüsse. Dabei stellt das kubische Epithel der Portio eine physiologische *Ektopie* dar. Einen Bereich, in dem diese Ektopie von metaplastischen Plattenepithel verdrängt wird, bezeichnet man als *Transformationszone*. Hier finden sich häufig *Dysplasien, Leukoplakien* und *Erosionen*.

Dysplasie. Hier kommt es im Gegensatz zur Metaplasie, bei der ein differenziertes Gewebe in ein anderes differenziertes Gewebe übergeht, zur Entstehung von atypischen Zellen. Das Spektrum der Dysplasie reicht von leichten, z.T. entzündungsbedingten Zellfehlbildungen bis zu schweren, irreversiblen Zellatypien. Diese haben ein deutlich erhöhtes Entartungsrisiko.

Carcinoma in situ. Es weist alle Merkmale eines infiltrierend wachsenden Karzinoms auf, allerdings ist die *Basalmembran noch nicht durchbrochen*.

Zervixkarzinom. Das infiltrierend wachsende Zervixkarzinom, das fast immer ein *Plattenepithelkarzinom* und selten ein Adenokarzinom ist, neigt zu früher lymphogener Metastasierung und lokaler Invasion mit Fistelbildung. Es tritt am häufigsten in der 4.–5. Dekade auf. Multiparae und Frauen mit häufigem Partnerwechsel sind besonders gefährdet (siehe Gynäkologie, Kap. 9.2). Zur Stadieneinteilung siehe Tabelle 5.13.

Stadium	Ausdehnung
T1	beschränkt auf Zervix
T2	Ausdehnung auf die oberen zwei Drittel der Vagina
T3	Ausdehnung auf das untere Drittel der Vagina oder die Parametrien oder die Beckenwand
T4	Ausdehnung auf Blase/Rektum oder über das kleine Becken hinaus

Tab. 5.13: TNM-Stadieneinteilung des Zervixkarzinoms

Gutartige Tumoren der Zervix. Hier sind Kondylome, Papillome (virusbedingt) sowie Polypen und Zysten zu nennen.

Entzündungen. Entzündungen des unteren Genitaltraktes, insbesondere sexuell übertragbare Krankheiten, können häufig auf die Cervix uteri übergreifen. Bakterien finden einen fast idealen Nährboden vor.

Vorsorge. Alle obengenannten Faktoren, insbesondere die Tatsache, daß Zervixkarzinome, die das Stadium des Carcinoma in situ verlassen haben, eine schlechte Prognose aufweisen, verdeutlichen die Notwendigkeit einer regelmäßigen kolposkopischen Untersuchung mit Abstrichentnahme und zytologischer Diagnostik.

Endometrium

Hormonell bedingte Veränderungen. Das Endometrium wird stark hormonell beeinflußt. So führt ein verminderter Östrogenspiegel zur Hypoplasie bis Atrophie. Erhöhte Östrogenspiegel bewirken eine glanduläre oder glandulär-zystische Hyperplasie, die sich zu einer adenomatösen Hyperplasie (Präkanzerose) entwickeln kann.

Endometritis. Sie entsteht meist durch aszendierende Keime. Nach Aborten (Endometritis post abortum) und Geburten (Endometritis puerperalis) können Keime besonders leicht durch den geöffneten Muttermund eindringen und das Kindbettfieber (Puerperalsepsis) auslösen.

Gutartige Tumoren. Am häufigsten sind *Korpuspolypen*. Sie entstehen oft infolge einer glandulär-zystischen Hyperplasie (siehe oben). Sie zeigen zystisch ausgeweitete Drüsen und faserreiches Stroma. Eine maligne Entartung ist selten.

Korpuskarzinom. Es tritt gehäuft bei Nulliparae und im Gefolge einer adenomatösen Hyperplasie auf. Der Häufigkeitsgipfel liegt zwischen dem 50.–60. Lebensjahr. Man unterscheidet hochdifferenzierte (G1), mäßig entdifferenzierte (G2) und stark entdifferenzierte (G3) Adenokarzinome. Die Korpuskarzinome wachsen relativ langsam und werden nach dem TNM-System folgendermaßen eingeteilt:
- Tis: Carcinoma in Situ
- T1: Tumor auf das Corpus uteri beschränkt
- T2: Zervixinfiltration
- T3: Ausdehnung auf das kleine Becken
- T4: Rektum-/Blaseninfiltration, Ausdehnung über das kleine Becken hinaus

Myometrium

Der häufigste Tumor des Uterus überhaupt ist das gutartige *Leiomyom* des Myometriums

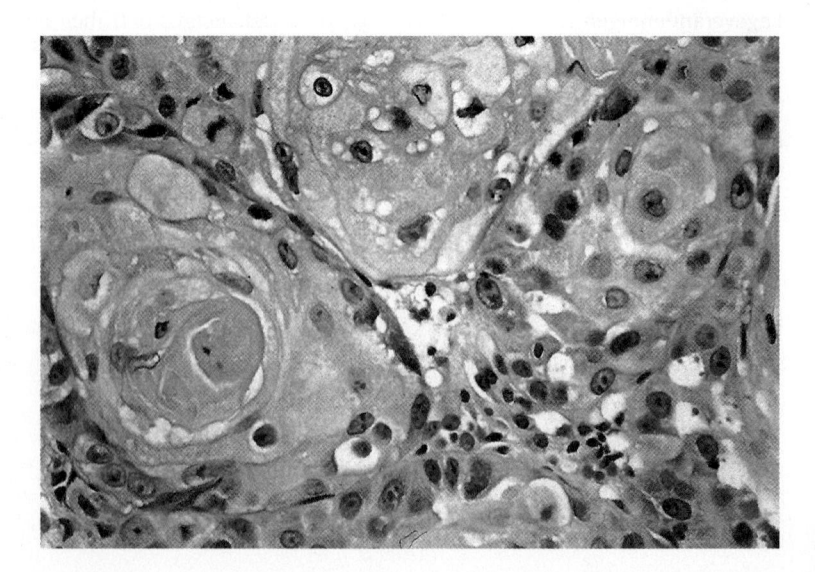

Abb. 5.29: Leiomyom des Uterus (IMPP)

(siehe Abb. 5.29). Es wird in subseröse, intramurale und submuköse Myome unterteilt. Mikroskopisch sieht man verflochtene Muskelfaserbündel und kollagene Faserabschnitte. Nekrosen und regressive Veränderungen (Verkalkungen) sind häufig. Eine maligne Entartung ist, ebenso wie ein primäres Leiomyosarkom, sehr selten.

14.4 Vulva und Vagina

Häufige Entzündungen der Vulva sind der Herpes genitalis sowie die klassischen Geschlechtskrankheiten. Die *Craurosis vulvae* (= Lichen sclerosus) ist ein chronisch-entzündlicher, atrophierender Prozeß, der bis zum Verschwinden der kleinen Labien führen kann.

Neben viral induzierten Tumoren wie Papillomen, Kondylomen und dem Molluscum contagiosum können gutartige Polypen und Karzinome auftreten; an der Vulva kommen auch maligne Melanome vor.

14.5 Mamma

Benigne Tumoren und tumorartige Veränderungen

Die häufigste tumoröse Veränderung der Mamma ist die *Mastopathie*. Es handelt sich um eine meist hormonabhängige Vermehrung des Drüsen- und Bindegewebes. Bei Überwiegen der bindegewebigen Komponente spricht man von einer Mastopathia fibrosa. Bei vorwiegendem Anteil der dann zystisch erweiterten Gänge von einer Mastopathia fibrosa cystica. Proliferieren hierbei die Gangepithelien, so liegt eine proliferierende Mastopathia fibrosa cystica vor. Sind hauptsächlich die Drüsenläppchen betroffen, liegt eine adenomatöse Hyperplasie (= Adenose) vor.

Wenn eine Epithelproliferation stattfindet, insbesondere bei Vorliegen von Zellatypien, muß dies im Sinne einer Präkanzerose gewertet werden. Bei den nichtproliferierenden Formen liegt kein höheres Entartungsrisiko vor.

Das *Fibroadenom* ist ein gutartiger Mammatumor. Es wächst außerhalb von Schwangerschaften (Hormonstimulation) langsam und entartet nur selten maligne. Histologisch zeigen sich proliferierende Drüsenschläuche und bindegewebiges Stroma.

Maligne Tumoren

Das *Mammakarzinom* ist das häufigste Malignom der Frau. Sein Altersgipfel liegt zwischen dem 40. und 50. Lebensjahr. Kinderlose Frauen und Frauen, die nicht gestillt haben, sind häufiger betroffen (sog. „Nonnenkarzinom"). Hormonelle Einflüsse spielen vermutlich eine große Rolle. Ein Teil der Karzinomzellen trägt Östrogenrezeptoren, in diesen Fällen sind Östrogenantagonisten therapeutisch wirksam. Histologisch unterscheidet man die häufigen *duktalen* Karzinome (intrakanalikuläre und infiltrierende Typen) und die seltenen *lobulären* Karzinome (Carcinoma lobulare in situ und infiltrierendes lobuläres Mammakarzinom). Die Mammakarzinome metastasieren häufig lymphogen in die regionären uni- und kontralateralen Lymphknoten. Ein lokal invasives Wachstum mit Ulzeration der Haut und Infiltration des knöchernen Thorax ist häufig. Nach der TNM-Klassifikation werden die Mammakarzinome folgendermaßen eingeteilt:

- Tis: Carcinoma in situ
- T1: Durchmesser kleiner 2 cm
- T2: Durchmesser 2–5 cm
- T3: Durchmesser über 5 cm
- T4: Infiltration von Haut u./o. Thorax
- N0: keine LK-Metastasen
- N1: palpable, bewegliche axilläre Metastasen
- N2: verbackene LK-Metastasen
- N3: supra- oder infraklavikulär palpable LK
- M0: keine Fernmetastasen
- M1: Fernmetastasen

Wird das Mammakarzinom nicht sehr früh entdeckt, sind Rezidive auch bei radikalem Vorgehen häufig, die Prognose ist auf längere Sicht sehr schlecht.

Andere maligne Tumoren der Mamma wie das Angiosarkom und Tumormetastasen sind selten.

15 Pathologie der Schwangerschaft

Die pathologischen Grundlagen der Schwangerschaft sind hauptsächlich in den entsprechenden Abschnitten der Gynäkologie (siehe Gynäkologie, Kap.3), der Pädiatrie (siehe Pädiatrie, Kap. 3.1) sowie in den einzelnen Organkapiteln dargestellt.

Morphologie wichtiger Mehrfachfehlbildungen

Viele Mehrfachmißbildungen werden als Syndrom bezeichnet. Syndrom bedeutet, daß mehrere pathologischen Befunde gleichzeitig auftreten, ohne daß ihnen dieselbe kausale Ursache zugrunde liegt.

Da der fetale Urin ein Hauptbestandteil des Fruchtwassers ist, beruht die *Oligohydramnie* (Mangel an Fruchtwasser) auf einer Fehlbildung der fetalen Nieren oder ableitenden Harnwege.

Holoprosenzephaliesyndrom. Es kommt zu schwersten Mißbildungen des Gehirns und Gesichtsschädels mit Verringerung des Augenabstandes bis zur Zyklopie und Abflachung der Nase sowie Lippen-Kiefer-Gaumen-Spalten. Ein Zusammenhang mit Chromosomenaberrationen scheint gegeben. Das Wiederholungsrisiko liegt bei ca. 6 %.

Chromosomenaberrationen. Sie entstehen hauptsächlich bei der Meiose. Teilt sich ein Chromosom nicht vollständig, entsteht eine Zelle, bei der ein Chromosom dreifach (Trisomie) vorhanden ist, sowie eine Zelle mit einem nur einfach vorliegenden Chromosom (Monosomie). Keimzellen mit Chromosomenaberrationen sind meistens nicht lebensfähig. Jedoch gibt es einige genetisch bedingt Krankheiten, die auf Chromosomenaberrationen beruhen (z.B. Klinefelter-Syndrom = XXY-Chromosomensatz; Trisomie 21 = Down-Syndrom = dreifaches Vorhandensein des Chromosoms 21). Das Risiko, ein Kind mit einem aberranten Chromosomensatz zu bekommen, steigt mit dem Alter der Mutter an.

Gestosen

Gestosen sind Erkrankungen, die im Rahmen einer Schwangerschaft auftreten. Man unterscheidet Frühgestosen (bis 30. SSW, z.B. Übelkeit) und Spätgestosen (ab 31. SSW, z.B. schwangerschaftsinduzierte Hypertonie, früher als EPH-Gestose bezeichnet). Letzteren liegt eine Durchblutungsstörung der Plazenta mit Ausschüttung vasokonstriktorischer Substanzen zugrunde. Diese führt zur Mangeldurchblutung und Hypoxie aller Organe mit Funktionsstörung vor allem der Nieren (Albuminurie) und der Leber (Synthesestörungen).

16 Knochenmark

16.1 Aufbau und Funktion

Im Knochenmark werden bis auf einen Teil der Lymphozyten alle korpuskulären Anteile des Blutes gebildet (siehe Abb. 5.30). Beim Neugeborenen nimmt es den Markraum aller Knochen ein. Mit zunehmendem Alter zieht es sich zentripetal in die Knochen des Rumpfes und Kopfes zurück. Auch in den Wirbelkörpern bildet sich im Alter das blutbildende Mark zurück und wird durch Fettzellen ersetzt (grobe Faustregel: Alter in Jahren = Anteil des Fettmarkes in den Wirbelkörpern). Bei erhöhtem Zellabbau oder Verdrängung des Markes durch Lymphome oder Tumormetastasen kann sich allerdings in den langen Röhrenknochen der Extremitäten wieder blutbildendes Mark ansie-

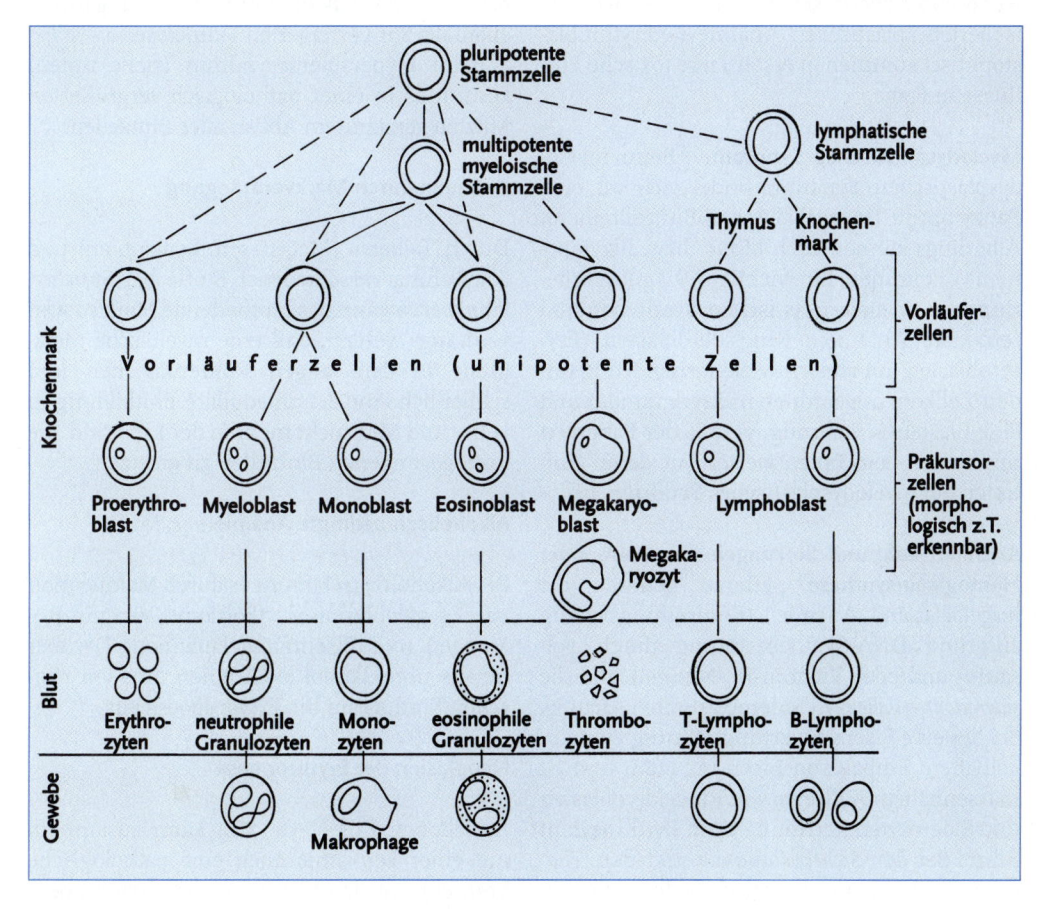

Abb. 5.30: Schematischer Aufbau des hämatopoetischen Systems (H. Stobbe 1991)

deln. Die Retikulumzellen des Knochenmarks sind auch ein bedeutender Eisenspeicher des Körpers. Dieses Eisen ist allerdings histologisch nicht zu erkennen, da es als Ferritin gespeichert wird. Erst bei einem pathologischen Überangebot an Eisen wird es als Siderin gespeichert, das mit der Berliner-Blau-Reaktion nachweisbar ist.

16.2 Erythropoetisches System

Siehe auch Innere Medizin, Blutzellsystem und Hämostase, Kapitel 1.

Anämien durch Blutbildungsstörungen

Aplastische Anämie. Die isolierte Verminderung der Bildung unveränderter Erythrozyten ist vergleichsweise selten. Als Auslöser dieser isolierten aplastischen Anämie (= Erythroblastophtise) kommen in erster Linie toxische Einflüsse in Frage.

Myelodysplastisches Syndrom. Beim myelodysplastischen Syndrom findet sich oft eine Panzytopenie (Mangel aller drei Blutzellreihen). Allerdings können auch Mono- bzw. Bizytopenien vorkommen. Ein wichtiges Diagnosekriterium des myelodysplastischen Syndroms sind refraktäre Anämien, Ringsideroblasten (Erythroblasten mit abnorm vielen, ringförmig um den Zellkern angeordneten Eisengranula) und eine Blastenvermehrung. 5–10 % der Patienten mit akuten Leukämien weisen vor deren Auftreten ein myelodysplastisches Syndrom auf.

Anämien aufgrund Störungen der DNA- oder Hämoglobinsynthese. Hierzu gehören die *megaloblastäre* Anämie (Kernreifungsverzug aufgrund DNA-Synthesestörung durch Folsäure- und/oder Vitamin-B_{12}-Mangel) und die *sideroachrestische* (syn. sideroblastische) Anämie, bei der eine Eisenverwertungsstörung zu mangelhaftem Einbau von Eisen ins Häm und zu massenhaftem Auftreten von Ringsideroblasten und Siderozyten (ferritinhaltigen Erythrozyten) führt. Bei der *Sichelzellanämie* und den *Thalassämien* kommt es genetisch bedingt zur Bildung pathologisch veränderten Hämoglobins.

Anämien durch erhöhten Zellverlust

Sowohl Ursachen, die außerhalb der Erythrozyten liegen, z.B. Blutungen, Schädigungen durch Klappenprothesen, Infektionen, (Auto)-Antikörper, als auch gesteigerter Erythrozytenabbau durch intrakorpuskuläre Ursachen können einen erhöhten Erythrozytenverlust und damit eine Anämie bedingen.

Erythrozytenstörungen entstehen durch die oben erwähnten DNA- und Hämoglobinsynthesestörungen sowie bei der genetisch bedingten *Kugelzellanämie* und *Elliptozytose*. Die Erythrozyten haben Kugel- oder Ellipsenform, sie werden in der Milz frühzeitig abgebaut. Deshalb bringt eine Splenektomie entscheidende Besserung.

Der ebenfalls vererbte *Glukose-6-Phosphat-Dehydrogenase-Mangel* führt unter dem Einfluß bestimmter Medikamente oder Nahrungsstoffe ebenfalls zur gesteigerten Hämolyse.

Beim Hyperspleniesyndrom (siehe unten) kommt es in einer pathologisch vergrößerten Milz zu verstärktem Abbau aller Blutzellen.

Anämien durch Markverdrängung

Durch *Tumoren* (Metastasen, Leukämien) und Anhäufung verschiedener Stoffe bei *Speicherkrankheiten* kann das blutbildende Mark so weit verdrängt werden, daß eine myeloische Metaplasie in den langen Röhrenknochen und schließlich eine extramedulläre Blutbildung in Leber und Milz nicht mehr in der Lage sind, die untergegangenen Blutzellen zu ersetzen.

Alkoholisch bedingte Anämien

Bei Alkoholikern kommt es durch Malnutrition zu megaloblastären (Folsäure-/Vitamin-B_{12}-Mangel) und Eisenmangelanämien. Darüber hinaus übt Alkohol auch einen direkten toxischen Einfluß auf die Erythropoese aus.

Neoplasien der Erythropoese

In seltenen Fällen (ca. 1 %) kann zusammen mit einer Leukämie auch eine pathologische Vermehrung der Vorstufen der Erythropoese auftreten. Bei einem Anteil von mindestens

50 % kernhaltiger Zellen spricht man von einer Erythroleukämie oder dem Di-Guglielmo-Syndrom. In den Zellen lassen sich eine PAS-positive Granulation und zytologische Atypien nachweisen. Die Klinik entspricht der der myeloischen Leukämien.

16.3 Granulopoetisches Syndrom

Bildungsstörungen

Bei der *Panmyelophtise* (siehe unten) sowie der zumeist medikamentös bedingten *Granulozytopenie* und *Agranulozytose* kommt es zu einem starken Abfall (bis zum völligen Verschwinden) der Granulozyten im Blut. Ursache für die Agranulozytose sind häufig Medikamente, die als Haptene wirken und zusammen mit Proteinen Antigene bilden, die eine Autoantikörperbildung induzieren. Die Folge sind Zytopenien aller drei Leukozytentypen (Lymphozyten, Granulozyten und Monozyten). Dadurch kommt es zu Infektneigungen und areaktiven Nekrosen, da kein Granulationsgewebe mehr entstehen kann.

Granulozytopoetische Hyperplasie

Bei Streß und Infektionen kommt es in einer initialen Phase zur granulozytären Hyperplasie des Knochenmarks und zum Anstieg der neutrophilen Granulozyten und Monozyten im Blut sowie zu einer Ausschüttung unreifer Vorstufen (→ Linksverschiebung) in die Peripherie. Der Titer der eosinophilen und basophilen Granulozyten sowie der Lymphozyten sinkt ab. In der Heilungsphase normalisieren sich die Werte ab ca. dem 5. Krankheitstag.

Akute (AML) und chronische (CML) myeloische Leukämie

Siehe auch Innere Medizin, Blutzellsystem und Hämostase, Kapitel 5.
Die AML (häufig im Erwachsenenalter) ist gekennzeichnet durch das massenhafte Auftreten nur *einer* Vorläuferpopulation (Blasten) der Granulopoese. Bei der CML liegen *alle* Reifungsstufen der Granulopoese vermehrt im Blut vor. Zur Differentialdiagnose werden neben klinischen Befunden wie Hepato- und *Splenomegalie*, Bindegewebsinfiltration (bei der CML) und dem peripheren Blutbild (Leukozytose, Linksverschiebung) immunhistochemische Differenzierungsmethoden und der Nachweis des Philadelphia-Chromosoms (CML) herangezogen. Zur Abgrenzung gegen lymphatische Leukämien dienen der immunhistochemische Nachweis der Myeloperoxidase sowie der Nachweis von Auer-Stäbchen (Knochenmarksausstrich), die nur bei myeloischen Blasten auftreten. Nicht immer lassen sich die Neoplasien des Knochenmarks eindeutig einer Kategorie zuteilen. Man hat deshalb den Begriff der *myeloproliferativen Erkrankungen* eingeführt.

Als Verursacher von AML und CML gelten organische Lösungsmittel, ionisierende Strahlen sowie genetische Einflüsse wie Chromosomenanomalien (siehe oben). Die Folgen erklären sich einerseits aus leukämischen Infiltraten (Hepatosplenomegalie mit Verdrängung und Atrophie des normalen Gewebes) sowie aus der Verdrängung des normalen Knochenmarks und Funktionsausfall der Blutzellen: Anämie, Blutungs- und Infektneigung, Wundheilungsstörungen bis zu areaktiven Nekrosen. Ein ZNS-Befall (Meningen) ist möglich. Als Spätfolge der CML kann eine sekundäre Markfibrose mit Ersatz des blutbildenden Knochenmarks durch faserreiches Bindegewebe auftreten.

16.4 Thrombopoetisches System

Bei einer *Panmyelophtise* (siehe unten) kommt es auch zu einer Thrombozytopenie mit verminderter Megakaryozytenzahl.

Durch Infektionen und nach Splenektomie (verminderter Abbau) kommt es zu einer *reaktiven Thrombozytose*. Bei der CML, der Osteomyelosklerose sowie bei der Megakaryozytenleukämie (selten) beobachtet man eine starke Vermehrung der Megakaryozyten und eine neoplastische periphere Thrombozytose.

16.5 Pathologie der Erkrankungen aller drei Marksysteme

Panmyelopthise

Bei einer chemisch-toxisch (Medikamente, insbes. Zytostatika), physikalisch (Strahlung) oder viral (Hepatitis, Miliartuberkulose) induzierten oder auch idiopathischen *Panmyelopthise* sowie bei der angeborenen *Fanconi-Anämie* kommt es zu einem Ausfall aller drei Marksysteme.

Das Knochenmark weist vermehrt lymphozytisch infiltriertes Fettmark auf. Die stützenden Retikulumzellen des Knochenmarks sind vermehrt und häufig eisenbeladen. Die Folgeerscheinungen sind Anämien, Blutungsneigung (Thrombozytopenie), Infektneigung und areaktive Nekrosen, da keine Granulozytenmigration in das nekrotisches Gewebe mehr erfolgt.

Eine Panmyelophthise kann ebenso bei Verdrängung des Marks durch Neoplasien (leukämische Infiltrate, Metastasen) auftreten.

Polycythaemia vera (PCV)

Die PCV (syn. *Morbus Vaquez-Osler*) ist eine neoplastische Vermehrung aller drei Marksysteme mit Verdrängung des Fettmarkanteils. Klinisch steht eine *Mikrozirkulationsstörung* im Vordergrund. Allerdings kann auch eine vermehrte Blutungsneigung auftreten, wenn die Thrombozytenfunktion gestört ist. Ein Übergang in eine Osteomyelosklerose oder eine AML sind möglich.

Primäre Osteomyelosklerose (OMS)

Die OMS (syn. Osteomyelofibrose) kann primär oder sekundär nach einer CML oder PCV entstehen. Auch Zytostase und Radiatio können zur OMS führen. Zugrunde liegt eine autonome Proliferation einer pluripotenten Stammzelle. Durch Ausschwemmung von PDGF (platelet-derived growth factor = Thrombozytenwachstumsfaktor) werden Fibroblasten aktiviert → Kollagenbildung → Markraumfibrose. Histologisch sieht man initial eine Vermehrung atypischer und vergrößerter Megakaryozyten. Später ist das Knochenmark durch faserreiches Bindegewebe ersetzt. Die Blutbildung ist auf Leber und Milz verdrängt (→ Hepatosplenomegalie).

Knochenmarkstransplantation

Bei der Knochenmarkstransplantation wird zuerst mittels Ganzkörperbestrahlung und/oder Zytostase das Knochenmark des Empfängers weitgehend zerstört. Die intravenös injizierten Spenderzellen siedeln sich wieder in den Markräumen an. Wie sie den Weg dorthin finden und ihren Bestimmungsort erkennen, ist noch nicht gänzlich bekannt.

Nach Knochenmarkstransplantationen beobachtet man häufig kleine Knochenmarksthromben in der Lunge. Diese sind zumeist ohne klinische Relevanz.

Plasmozytom

Das Plasmozytom ist Folge der ungehemmten Teilung eines *B-Lymphozyten*. Das gebildete Immunglobulin wird teilweise im Urin ausgeschieden und läßt sich dort als Bence-Jones-Protein nachweisen. Das Plasmozytom besteht ausschließlich aus reifen Plasmazellen (Radspeichenkern). Es führt in den platten Knochen zu ausgedehnten Osteolysen (z.B. Schrotschußschädel). Der Altersgipfel des Plasmozytoms liegt im 7. Lebensjahrzehnt.

17 Lymphknoten

17.1 Morphologische und funktionelle Gliederung

Der erste Kontakt eines Antigens mit dem peripheren Immunsystem findet meist in den in die Lymphbahnen als Filter eingeschalteten Lymphknoten statt. Diese bestehen aus einem normalerweise zellfreien Sinus, einer Rinde, in der die Lypmhfollikel liegen, und einem Mark aus lymphoretikulärem Gewebe mit dazwischenliegenden Lymphsinus.

Nach Kontakt mit einem Antigen entsteht aus einem *T-Lymphozyten* ein T-Immunoblast. Aus diesem entwickeln sich T-Gedächtniszellen und T-Effektorzellen (zytotoxische T-Zellen). Aus einem *B-Lymphozyten* entsteht ein B-Immunoblast, dieser differenziert sich in Plasmazellen und B-Gedächtniszellen (siehe Abb. 5.31). Bei diesen Vorgängen beobachtet

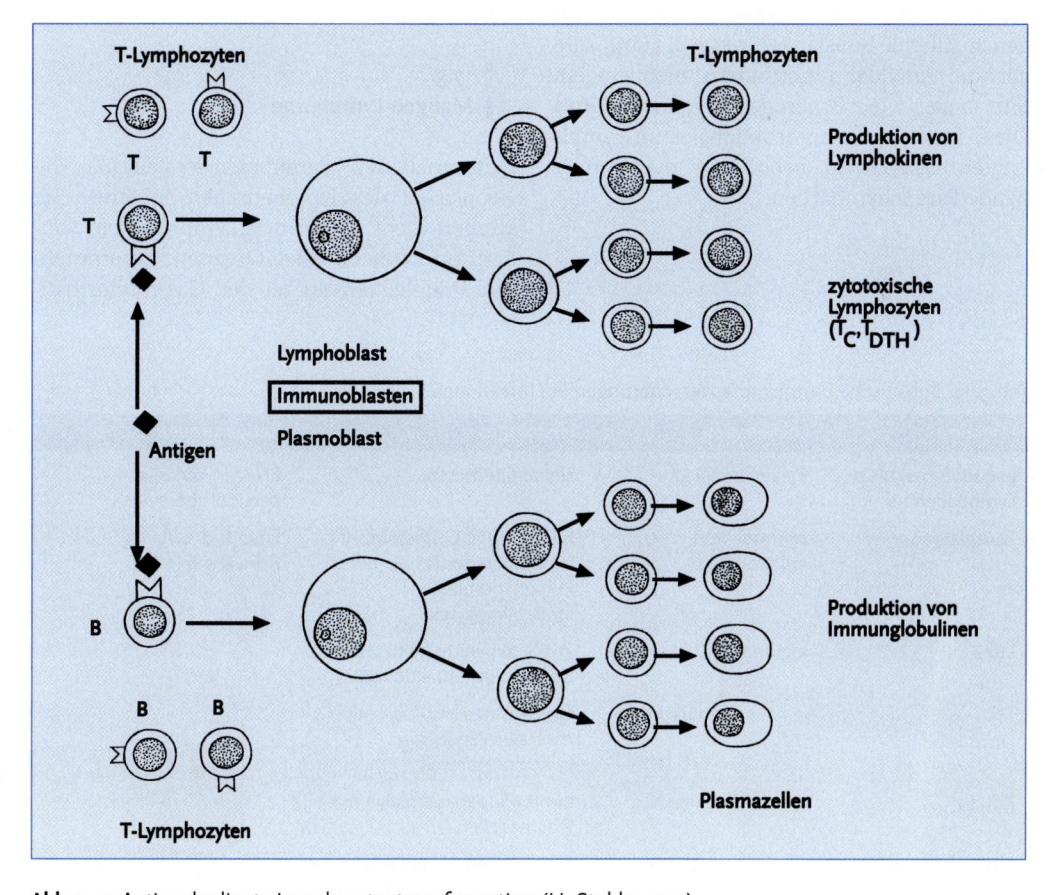

Abb. 5.31: Antigenbedingte Lymphozytentransformation (H. Stobbe 1991)

man vermehrt Mitosen an den Rändern der Follikel. Die Follikel weisen zudem ein helleres Reaktionszentrum auf. Die abbauenden und resorptiven Vorgänge in den Lymphknoten finden ihren Ausdruck in der Sinushistiozytose, d.h. der Vermehrung von Makrophagen in den Sinus. Diese geht mit einer Lymphknotenschwellung einher.

17.2
Defektimmunopathien

Hierzu siehe Innere Medizin, Immunsystem und Bindegewebe, Kapitel 1 und Pathologie, Kapitel 6.1.

17.3
Stoffwechselstörungen und Ablagerungen

In seiner Funktion als Filter nimmt der Lymphknoten nicht nur im Rahmen von Erkrankungen anfallende Substanzen wie z.B. Hämosiderin und Amyloid auf, sondern auch exogene Substanzen wie z.B. aerogen zugeführten Ruß. Diese liegen meistens reaktionslos im Lymphknoten. Manchmal beobachtet man umgebende Parenchymnarben.

17.4
Reaktiv hyperplastische und entzündliche Lymphknotenveränderungen

Durch mit dem Lymphstrom angeschwemmte Erreger kommt es zu einer *lymphatischen Hyperplasie*. Sie kann die gesamte Pulpa (diffus) oder nur die Keimzentren (follikulär) betreffen. Bei der sog. bunten Pulpahyperplasie (bei Mononukleose = Infektion mit dem Epstein-Barr-Virus) sieht man eine Hyperplasie der stimulierten Lymphozyten und einen hohen Anteil an Plasmazellen. Die normale LK-Struktur erscheint verwaschen. Bei (Haut)-Infektionen mit Streptokokken und Staphylokokken sind die Lymphknoten massiv granulozytär infiltriert. Sie sind vergrößert und druckschmerzhaft. Es kommt zu Einschmelzungen und möglicherweise zu Perforationen. Weitere spezifische Veränderungen bei Infektionen siehe Tabelle 5.14.

17.5
Maligne Lymphome

Unter malignen Lymphomen versteht man die Neoplasien des lymphatischen Systems. Sie können nicht nur in den Lymphknoten, sondern prinzipiell in allen Organen vorkommen. Ein Prädilektionsort ist der Gastrointestinal-

Tab. 5.14: Spezifische Lymphknotenveränderungen bei Infektionen

Infektion	Lokalisation	Histologie	Bemerkungen
pseudotuberkulöse Lymphadenitis	mesenteriale LK	kleine Eiterherde	Erreger: Yersinia pseudotuberculosa
Toxoplasmose	zervikale und axilläre LK	kleinherdige Epitheloidzellreaktion in der Rinde, bunte Pulpahyperplasie, Sinushistiozytose	Fruchtschädigung in der Schwangerschaft
Lues	inguinale LK	große aktivierte Keimzentren, Epitheloidzellreaktionen	
Tbc	je nach Primärkomplex	Epitheloidzellreaktion mit zentraler Verkäsung, Lymphozytenwall	
Röteln	retroauriculäre LK	bunte Pulpahyperplasie mit Plasmazellen	
HIV-Infektion	alle LK können betroffen sein	Hyperplasie der Follikel, später Atrophie und Fibrose	

trakt. Auch die CLL ist den Lymphomen zuzuordnen. Die Hauptunterteilung erfolgt in den *Morbus Hodgkin* (syn.: Lymphogranulomatose) und die *Non-Hodgkin-Lymphome*. Der Morbus Hodgkin ist durch das Vorhandensein von Hodgkin- und/oder Sternberg-Riesenzellen gekennzeichnet. Die *Non-Hodgkin-Lymphome* werden in viele Subtypen eingeteilt. Eine Zuordnung zu der von K. Lennert erarbeiteten Kiel-Klassifikation erfolgt nach zytologischen und immunhistochemischen Merkmalen.

Bei einigen T-Zell-Lymphomen vermutet man eine Assoziation mit HTLV-I- und -II-Viren. Das Burkitt-Lymphom scheint in Afrika mit dem Epstein-Barr-Virus assoziiert. Beim Burkitt-Lymphom beobachtet man zudem regelmäßig Chromosomentranslokationen.

Lymphogranulomatose (LG = Morbus Hodgkin)

Die LG wird aufgrund ihres histologischen Bildes (siehe Abb. 5.32 im Farbteil) in folgende vier Typen unterteilt (Einteilung, Staging und Prognose siehe Innere Medizin, Blutzellsytem und Hämostase, Kapitel 5.4):
- *lymphozytenreich:* diffuse Lymphozytenansammlungen, Epitheloidzellen, nur wenige Hodgkin- und Sternbergzellen
- *nodulär-sklerosierend:* vermehrte Kollagenfaserbündel, die knotige Separierung des Lymphknoten bewirken; „Lakunenzellen" = artifiziell veränderte Sternberg-Zellen (geht überwiegend von mediastinalen LK aus)
- *Mischtyp:* Lymphozyten, Plasmazellen, Histiozyten, Granulozyten; reichlich Sternberg-Zellen
- *lymphozytenarme Form:* lymphozytäre Depletion, diffuse Hyalinisierung, Hodgkin- und Sternberg-Zellen

Bis auf die nodulär-sklerosierende Form, die relativ konstant ist, kann sich das histologische Bild im Laufe der Krankheit wandeln.

Non-Hodgkin-Lymphome (NHL)

NHL werden nach zytologischen und immunhistochemischen Kriterien in *B- und T-Zell-Lymphome* eingeteilt. Von beiden Typen existieren niedrigmaligne Formen, die im höheren Alter auftreten, und hochmaligne Formen, die bei Kindern und Erwachsenen vorkommen. Merkmal der niedrigmalignen Typen sind reife Zellen. Sie sind einer zytostatischen Therapie nicht zugänglich. Die *Haarzelleukämie* ist ein der CLL verwandtes Non-Hodgkin-Lymphom vom B-Zell-Typ. Ihr Name leitet sich von den haarähnlichen Zellausläufern ab. Hochmaligne NHL zeichnen sich durch das Auftreten von blastären Zellen aus. Hierbei ist die Prognose ohne Behandlung infaust, durch Zytostase lassen sich aber echte Heilungen erzielen. Liegt ein NHL vom B-Zell-Typ vor, können *Immunglobuline* gebildet werden. So wird z.B. beim Waldenström-Syndrom funktionsloses IgM ins Blut abgegeben. Es setzt die Blutviskosität herauf und beeinträchtigt somit die Mikrozirkulation.

Neben nodalen und leukämischen Formen existieren verschiedene andere Manifestationen, wie z.B. das MALT-(= mucosa-associated lymphoid tissue)Lymphom, das bevorzugt in den Schleimhäuten des Gastrointestinaltraktes auftritt, und die *Mycosis fungoides*. Hierbei handelt es sich um eine Neoplasie der kutanen T-Lymphozyten.

17.6
Proliferative Erkrankungen des retikulohistiozytären Systems

Die Erkrankungen, die durch die Proliferation der kutanen Langerhans-Zellen verursacht werden, wurden unter dem Oberbegriff *Histiozytosis X* zusammengefaßt:

Akute, disseminierte Histiozytose (Letter-Siwe-Krankheit). Im Säuglingsalter auftretender, disseminierter Befall der Haut, der lymphatischen Organe, der Lunge und Knochen. Die Erkrankung verläuft meist tödlich.

Hand-Schüller-Christian-Krankheit. Es werden multiple Organsysteme befallen. Auftreten im Kindes- und Jugendalter. Cholesterineinlagerungen in die Histiozyten. Schlechte Prognose.

Eosinophiles Granulom. Solitäres oder multiples Auftreten von eosinophilen Granulomen, bevorzugt in den Knochen. Auftreten im Jugendalter. Gute Prognose.

17.7
Tumormetastasen

Gelangen Tumorzellen durch passive Ausschwemmung oder aktive Migration in die Lymphspalten ihres Entstehungsorgans, werden sie in den nachgeschalteten Lymphknoten herausgefiltert. Dort können sie sich festsetzen und eine Lymphknotenmetastase bilden. *Manchmal überspringen Tumormetastasen jedoch eine LK-Station.* Aus der LK-Metastase werden später möglicherweise erneut Zellen abgegeben und verursachen ihrerseits LK-Metastasen in der nächsten LK-Station.

Suspekte Lymphknotenschwellungen sollten entfernt und untersucht werden, da sie manchmal noch vor dem Primärtumor klinisch in Erscheinung treten.

18 Milz

Struktur und Funktion

Die Funktion der Milz als immunologisch aktives Filterorgan spiegelt sich in ihrer Struktur wider. Die Milz besteht aus der *weißen Pulpa* und der *roten Pulpa*, die ein zwischen Arteriolen und Venolen gelegenes System aus blutgefüllten Sinus ist. Sie werden von Retikulumzellen ausgekleidet und durchzogen. Die Retikulumzellen verfügen über die Fähigkeit zur Phagozytose. In der roten Pulpa werden die überalterten Blutzellen abgebaut. Bei pathologisch veränderten Erythrozyten (z. B. Sphärozytose) werden diese ebenfalls in der roten Pulpa zurückgehalten und abgebaut → *Splenomegalie*.

Die aus Lymphozyten bestehende weiße Pulpa teilt sich in einen paraarteriellen (T-Lymphozyten) und einen follikulären Anteil (B-Lymphozyten) auf.

Die Milz ist ein wichtiges Organ der Immunabwehr. Hier werden Antigene aufgenommen, aufbereitet und den Immuneffektorzellen präsentiert. Ein Verlust der Milz wird jedoch meistens trotzdem recht gut toleriert. Jedoch kann eine verstärkte Infektneigung die Folge sein. In manchen Fällen tritt nach Splenektomie ein sog. *OPSI-(Overwhelming postsplenektomie infection)Syndrom* auf. Dieses verläuft perakut, ähnlich einer Sepsis, ist klinisch schwer zu beherrschen und hat häufig einen letalen Ausgang.

Kreislaufstörungen

Bei Rechtsherzinsuffizienz, portaler Hypertonie und bei Milzvenenthrombose kommt es zu einer venösen Hyperämie der Milz mit nachfolgender Stauungsmilz.

Thrombembolien und leukämische Infiltrate sind die häufigsten Ursachen für Infarkte der Milz. Rezidivieren diese Infarkte (z. B. bei CML), kommt es schließlich zum Untergang des gesamten Organs (sog. Autosplenektomie).

Splenomegalie

Neben den obengenannten Ursachen kommen Infektionen (insbesondere viraler und parasitärer Genese), Speicherkrankheiten (Morbus Gaucher, Morbus Niemann-Pick) und hämatologische Erkrankungen (Haarzelleukämie, Leukämien, Osteomyelosklerose, Morbus Hodgkin, Non-Hodgkin-Lymphom, Hämolysen) als Ursachen für eine Splenomegalie in Betracht. Sie kann bis zu 10 kg (bei Speicherkrankheiten) erreichen. Die Splenomegalie durch Mononukleose (Kapselinfiltration) kann bei mechanischer Belastung (Palpation) zur Milzruptur führen. Bakterielle Infektionen rufen eine schnell reversible akute Milzschwellung hervor.

Bleibt eine Splenomegalie jedweder Genese längere Zeit bestehen, kann sich ein *Hyperspleniesyndrom* (syn.: Hypersplenismus) entwickeln. Durch längere Verweildauer des Blutes in der vergrößerten Milz kommt es zu verstärktem Abbau aller Blutzellen mit nachfolgender Panzytopenie. Das Knochenmark versucht dies durch eine Hyperplasie auszugleichen. Nach operativer Splenektomie normalisiert sich das Blutbild wieder.

19 Skelettmuskulatur

Neurogene Muskelatrophien

Wenn der neurogene Stimulus über längere Zeit fehlt, atrophieren die betroffenen Muskeln, die sich im Zustand der schlaffen Lähmung befinden. Ursachen hierfür können Traumen oder Rückenmarkserkrankungen sein, z.B. die *spinale Muskelatrophie*. Hierbei kommt es durch den Ausfall des zweiten motorischen Vorderhornneurons zu zentripetal fortschreitenden Atrophien (siehe auch Tabelle 5.2). Auch periphere Nervenausfälle können zur Muskelatrophie führen.

Erkrankungen der motorischen Endplatte

Myasthenie. Bei der *Myasthenia gravis* wird eine Autoimmunität gegen den nikotinergen Azetylcholinrezeptor der motorischen Endplatte angenommen. Dadurch kommt es zu einer unvollständigen Depolarisation der postsynaptischen Muskelfaser. Klinisch besteht eine Muskelschwäche und rasche Ermüdbarkeit der Muskulatur. Davon abzugrenzen ist das paraneoplastische *myasthenische Syndrom*. Im Gegensatz zur Myasthenia gravis ist die Muskelschwäche hierbei bei Anstrengung kurzzeitig reversibel.

Vergiftungen. Beim *Botulismus*, einer Vergiftung mit dem bakteriellen Botulinustoxin, wird die Azetylcholinausschüttung an der neuromuskulären Endplatte blockiert. Die Folge sind lebensbedrohliche Lähmungen.

Durch verschiedene Pestizide (z.B. *E 605*) wird die Azetylcholinesterase gehemmt. Vergiftungen mit diesen Stoffen bewirken eine Dauerdepolarisation der motorischen Endplatte mit nachfolgenden spastischen Lähmungen.

Myopathien

Myopathien sind Schädigungen des Muskelgewebes, die nicht auf einer Störung der versorgenden Nerven oder der neuromuskulären Übertragung beruhen. Neben den durch Stoffwechselstörungen bedingten endokrinen und den toxischen exogenen (siehe unten) Myopathien spielen die vererbten endogenen Myopathien eine große Rolle.

Die X-chromosomal vererbte *Duchenne-Muskeldystrophie* tritt in den ersten Lebensjahren auf. Sie macht sich in Lähmungen insbesondere des Rumpfes und Beckengürtels bemerkbar. Histologisch zeigen sich starke Kaliberschwankungen der Myozyten und kleinherdiger Faserzerfall.

Daneben gibt es verschiedene Formen kongenitaler Myopathien, deren morphologisches Korrelat eine Mitochondrienverarmung ist.

Die myotonische Dystrophie (*Dystrophia myotonica Curschmann-Steinert*) ist eine häufige erbliche Erkrankung der gestreiften Mukulatur. Es tritt eine distale Muskelatrophie mit myotonen Symptomen auf.

Bei autosomal vererbten Glykogenosen kommt es durch Enzymdefekte zur massiven Einlagerung von Glykogen in die Muskelzellen. Auch beim Carnitinmangel führt ein Enzymdefekt zu progressiven Myopathien.

Weitere Ursachen für Myopathien sind Hypothyreose, Morbus Cushing und Mangelernährung, z.B. bei Alkoholismus.

Traumatische und ischämische Muskelschädigungen

Normalerweise ist der Bewegungsapparat durch verschiedene Dehnungs- und Spannungsrezeptoren gegen Traumen durch zu starke mechanische Belastungen geschützt.

Neben Gewalteinwirkung durch Sturz, Schlag u.ä. können fest mit dem Körper verbundene Hebel (z.B. Ski) zu Muskelrissen führen. Auch während Krampfanfällen kann die unkontrollierte Aktivierung von Agonisten und Antagonisten zu Muskelverletzungen und sogar Knochenbrüchen führen.

Der nach großen Kraftanstrengungen verspürte Muskelkater geht auf multiple Mikrotraumen der Muskulatur zurück.

Nach Verletzungen kann es durch direkte Gefäßschädigung oder durch Einblutung in die Faszienloge *(Kompartmentsyndrom)* zu Durchblutungsstörungen der Muskulatur kommen. Wird nicht schnellstens für eine Verbesserung der Durchblutung gesorgt, resultieren ischämische Nekrosen und ischämische Kontrakturen der Muskulatur. Die *Volkmann-Kontraktur* ist eine ischämische Kontraktur der Hand- und Fingerbeuger infolge inadäquat behandelter Humeruskopffrakturen.

Entzündliche Muskelerkrankungen (Myositiden)

Die *Polymyositis* ist eine generalisierte, autoimmun bedingte Entzündung der Muskulatur unter Mitbeteiligung von Gefäßen und Bindegewebe. Histologisch sieht man interstitielle lymphozytäre Infiltrate. Ist die Haut mitbefallen (periorbitale Ödeme), liegt eine *Dermatomyositis* vor. Diese kann auch als paraneoplastisches Syndrom auftreten.

Eine *interstitielle Myositis* kann im Rahmen einer Panarteriitis nodosa auftreten. Das lymphozytäre Infiltrat findet sich hier vorwiegend perivaskulär.

20 Weichteiltumoren

Die häufigsten benignen und malignen Weichteiltumoren sind in Tabelle 5.15 aufgeführt.

Das *Steward-Treves-Syndrom* ist definiert als multiple Angiosarkome, die auf dem Boden eines chronischen Lymphödems nach ca. 8–10 Jahren in der betroffenen Extremität auftreten.

Das *Kaposi-Sarkom* gewann in den vergangenen Jahren zunehmend an Bedeutung, weil es häufig bei HIV-Infizierten auftritt. Erster Manifestationsort ist häufig die Mundhöhle. Später werden Haut und innere Organe befallen. Es wird diskutiert, daß das HIV-assoziierte Kaposi-Sarkom Folge einer viralen Zweitinfektion ist. In den letzten Jahren haben die Fälle von Kaposi-Sarkom bei HIV-Infizierten wieder etwas abgenommen.

Tab. 5.15: Weichteiltumoren

Tumor	Ursprungsgewebe	Morphologie
benigne Tumoren:		
Fibrom	Bindegewebe	in Zügen angeordnete Fibrozyten ohne Atypien
Fibromatose	Bindegewebe	Ersatz von Funktionsparenchym durch Bindegewebe (z. B. im Pankreas)
Lipom	Fettgewebe	große, optisch leere Lipozyten unterschiedlicher Größe
Leiomyom	glatte Muskulatur	geflechtartige, glatte Muskelzellen ohne Atypien
Hämangiom	Kapillaren	von Endothelzellen ausgekleidete Hohlräume
Rhabdomyom	quergestreifte Muskulatur	rundliche Zellen mit quergestreiftem Zytoplasma
maligne Tumoren:		
Leiomyosarkom	glatte Muskulatur	bündelförmig angeordnete, spindelige Zellen mit deutlicher Kernpolymorphie, zahlreiche Mitosen
malignes fibröses Histiozytom	Histiozyten	Histiozyten mit Kernpolymorphie, viele Mitosen
Liposarkom	Fettgewebe	polymorphe Zellen mit bizarren Kernen und Fettvakuolen. Teilweise reife Fettzellen. Die häufige myxoide Variante besteht aus einer myxoiden Grundsubstanz mit sternförmigen Tumorzellen
Rhabdomyosarkom	quergestreifte Muskulatur	Zellen mit quergestreiftem Zytoplasma an untypischen Stellen (z. B. Vagina)
Angiosarkom	Endothelzellen der Kapillaren	solide Tumoren mit deutlichen Zellatypien
Kaposi-Sarkom	Endothelzellen (?)	spindelzelliges Sarkom mit reichlich Gefäßneubildungen

21 Knochen und Knorpel

Angeborene Störungen

Bei der *autosomal-dominant vererbten Achondroplastie* liegt eine verminderte Bildung des metaphysären Säulenknorpels vor. Die daraus resultierende enchondrale Ossifikationsstörung bewirkt ein vermindertes Längenwachstum der enchondral ossifizierenden Knochen. Es entsteht das Bild eines Zwergwuchses mit abnorm groß erscheinender, aber normal großer Schädelkalotte (Anm.: die desmale Ossifikation der Schädelkalotte ist nicht gestört).

Die *Osteogenesis imperfecta* ist eine angeborene Störung der Osteoblastentätigkeit. Die gebildeten Knochen sind extrem dünn und brechen bei der geringsten mechanischen Belastung. Multiple Verkrüppelungen aufgrund mangelhafter Frakturheilung sind die Folgen. Dünne (blau erscheinende) Skleren geben einen diagnostischen Hinweis.

Atrophien

Die *generalisierte Osteoporose* (= Knochenatrophie) ist auf eine verminderte Osteoblastentätigkeit, die *fokale Osteoporose* auf eine verstärkte Osteoklastentätigkeit zurückzuführen. Neben der senilen Form kann eine generalisierte Osteoporose z.B. auch durch metabolische Störungen, endokrin oder durch Malabsorption bedingt sein. Die fokale Osteoporose ist z.B. durch Inaktivierung (Gips), Morbus Sudeck, Druckatrophie oder Strahlenwirkung verursacht. Histologisch sieht man hauptsächlich eine Rarefizierung der Spongiosabälkchen.

Mineralisationsstörungen

Die *Rachitis* (Fehlernährung, UV-Lichtmangel, renal) ist die Vitamin-D-Mangelerkrankung des Säuglings, die *Osteomalazie* (Resorptionsstörung im Dünndarm) die entsprechende Avitaminose des Erwachsenen. Beim Kind führt die mangelhafte Verkalkung des Osteoids zu Kleinwuchs, verbogenen Röhrenknochen sowie multiplen Knochenfehlbildungen (rachitischer Rosenkranz an der Knorpel-Knochen-Grenze der Rippen, Hühnerbrust, Quadratschädel u.a.). Beim Erwachsenen bewirkt die Knochenerweichung eine Verkrümmung von Wirbelsäule und Extremitäten.

Endokrine Osteopathien

Die Überfunktion der Epithelkörperchen, der *Hyperparathyreoidismus*, stimuliert die Tätigkeit der Osteoklasten. Die Folgen sind osteoklastische Lakunen, die mit fibrösem Bindegewebe aufgefüllt werden. Beim Vollbild der Erkrankung, der *Osteodystrophia fibrosa cystica generalisata v. Recklinghausen* (Anm.: diese Erkrankung hat nichts mit der Neurofibromatose Recklinghausen zu tun) treten multiple eingeblutete Knochenzysten auf.

Das Thyroxin fördert die Kalziumaufnahme, deshalb kann bei *Hyperthyreose* eine vermehrte Knochenmineralisation beobachtet werden. Beim *Morbus Cushing* kommt es durch den Hyperkortizismus zur Osteoporose. Ein erhöhter Somatotropinspiegel bewirkt einen Knochenanbau an den Akren (*Akromegalie*).

Zirkulationsstörungen

Durch Störungen der Blutversorgung kann es zu aseptischen Knochennekrosen und Infarkten kommen. Ein nekrotisches Knochenstück wird sequestriert und befindet sich dann in einem Hohlraum, der von gesundem Knochen umgeben wird.

Traumatische Knochenveränderungen

Frakturen sind eine Folge übermäßiger mechanischer Belastungen; von *pathologischen* Frakturen spricht man, wenn diese bei normalen Belastungen auftreten. Ursache ist ein z.B. durch Metastasen geschädigter Knochen.

Frakturen heilen bei optimaler Osteosynthese *primär* unter primärer Kallusbildung zwischen den Fragmenten. Bei nicht optimaler Stellung der Fragmente entsteht zunächst ein bindegewebiger Brückenkallus, der *sekundär* mineralisiert. Kommt es während der Frakturheilung zu rezidivierenden Dislokationen, kann eine überschießende Kallusbildung (→ Callus luxurians) einsetzen. Ständige Bewegungen der Fragmente sowie eine schlechte Blutversorgung des Heilungsgebietes können die Bildung einer *Pseudarthrose* auslösen. Hierbei besteht eine abnorme Beweglichkeit über 6 Monate nach der Fraktur.

Entzündungen

Pyogene Keime können in den Knochen eindringen und eine *Osteomyelitis* verursachen. Am häufigsten geschieht dies durch hämatogene Streuung, seltener durch offene Frakturen oder Fortleitung von benachbarten Herden. Es kommt zu Knochennekrosen, die sequestriert werden. Der umgebende Knochen wird osteoblastisch umgewandelt, es entsteht das Bild der „Totenlade", d.h., der „tote" Knochen liegt in einem „Sarg" aus verdicktem vitalen Knochen. Dieser Sequester reicht allein aus, um die eitrige Entzündung zu unterhalten. Eine chirurgische Sanierung ist deshalb geboten.

Histologisch sieht man serofibröses Exsudat im Markraum, das später stark leukozytär infiltriert wird. Bei der *tuberkulösen* Osteomyelitis finden sich perifokale Osteoporoseherde und epitheloidzellige Granulome in den Markhöhlen. Diese Form befällt vorwiegend die Wirbelkörper und die langen Röhrenknochen.

Folgen der Osteomyelitis können Nekrosen, Deformationen und ausgeprägte Fistelgänge mit der Gefahr der Entwicklung eines Fistelgangkarzinoms („Fistelkrebs") sein. Auch können benachbarte Gelenke in den Prozeß mit einbezogen werden.

Sklerosierende Osteopathien

Ostitis deformans Paget. Diese Erkrankung stellt keine Entzündung dar und wird deswegen besser als *Osteodystrophia deformans* bezeichnet. Sie ist gekennzeichnet durch einen gesteigerten Knochenumbau. Es entsteht ein verdickter, jedoch minder belastbarer Knochen, der starke Verbiegungen aufweisen kann. Histologisch sieht man eine sog. *Mosaikstruktur* durch ungeordnet verlaufende Kittlinien. Diese beruhen auf dem raschen Wechsel von Knochenab- und -aufbau. Die lumbale Wirbelsäule, Tibia, Becken und Femur sind am häufigsten betroffen. Die Krankheit tritt jenseits des 40. Lebensjahres auf. Pathologische Frakturen, Nervenkompressionen und in ca. 10 % ein osteogenes Sarkom sind die Folgen.

Osteopetrosis Albers-Schönberg. Sie beruht auf verminderter Osteoklastentätigkeit bei normaler Osteoblastentätigkeit und führt zur Verdrängung des Knochenmarks bei Vermehrung der Knochensubstanz (Marmorknochenkrankheit).

Tumorartige Knochenveränderungen

Juvenile und aneurysmatische *Knochenzysten* sowie *kartilaginäre Exostosen* (benigner Knorpeltumor) können radiologisch und klinisch einen malignen Knochentumor vortäuschen.

Die *fibröse Dysplasie* führt zu einer Fibrose des Markraums; der Knochen ist verdickt und instabil. Sie kommt fast ausschließlich bei Jugendlichen vor.

Knochentumoren

Hierzu siehe Orthopädie, Kapitel 2.4.

Knochenimplantationen und -transplantationen

Autologe Knochenimplantate werden häufig gut in den Knochen eingebaut; heterologe Knochentransplantate können als Stabilisierung für die Knochenneubildung dienen. Prothesen aus körperfremdem Material können bei günstiger Oberflächenstruktur von Knochen bewachsen und fest eingebaut werden.

22 Gelenke

Arthropathien bei kongenitalen Bindegewebserkrankungen

Beim erblichen *Ehlers-Danlos-Syndrom* ist die *Kollagenbildung* gestört. Das minderwertige Kollagen ist extrem dehnbar, was u.a. zu einer starken Überstreckbarkeit der Gelenke führt. Durch die pathologischen Bewegungen und häufigen Luxationen werden die Gelenke stark beansprucht und zeigen früh Verschleißerscheinungen.

Beim ebenfalls erblichen *Marfan-Syndrom* werden minderwertige elastische Fasern gebildet → Folgen wie beim Ehlers-Danlos-Syndrom.

Degenerative Erkrankungen

Arthrosis deformans. Dies ist eine degenerative Gelenkveränderung, die sich bei fast 100% aller über 60 Jahre alten Patienten finden läßt. Zu Beginn wird die hyaline Knorpelgrundsubstanz abgebaut. Dadurch kommt es zur Demaskierung der kollagenen Fasern. Im weiteren Verlauf wird der Knorpel immer mehr abgebaut, bis es schließlich zum direkten Knochenkontakt der Gelenkflächen kommt. Begleitend kann eine sekundäre granulomatöse Synovialitis auftreten. Knochendefekte und Knochenneubildungen (Randzacken) sind die Folgen. Sie führen zu Funktionseinschränkungen und Fehlstellungen der Gelenke. Lösen sich Knorpel- und Knochenteilchen ab, können sie frei im Gelenk flottieren. Man spricht von sog. Gelenkmäusen *(Osteochondrosis dissecans)*, die zu Gelenkblockierungen führen können.

Spondylosis deformans. Darunter versteht man die Kombination aus der Degeneration der Bandscheiben und der *Spondylarthrosis*, der Degeneration der kleinen Wirbelgelenke. Sie führt zur Randzackenbildung und Bewegungseinschränkungen der Wirbelsäule. Bei der Degeneration der Bandscheiben (Chondrosis intervertebralis) bilden sich Spalten im äußeren Fasering. Es kommt zum Höhenverlust der Bandscheiben und eventuell zum Auspressen des inneren Nucleus pulposus (Bandscheibenvorfall).

Meniskuserkrankungen

Rezidivierende Überbeanspruchung der Menisken und Gelenktraumen führen zur Meniskopathie. Diese äußert sich in Meniskusganglien, zystenartige Veränderungen der Meniskusränder sowie Meniskuserweichungen. Im Endstadium ist vom Meniskus nur noch ein zerfetzter Rest vorhanden.

Entzündungen

Unspezifische Arthritis. Unspezifische Arthritiden sind selten hämatogen, häufiger lokal durch Fortleitung oder iatrogen, z.B. durch unsterile Gelenkpunktionen, verursacht. Die häufigsten Erreger sind Staphylokokken und Streptokokken. Morphologisch handelt es sich um eine *serofibröse Entzündung* der Synovialmembran, die dann in einen eitrigen Gelenkerguß (Gelenkempyem) einmündet. Das Gelenk schwillt dadurch stark an. Wird sofort entlastet und antibiotisch behandelt, kann eine Restitutio ad integrum erfolgen. Ist der Gelenkknorpel bereits zerstört, sind Gelenkdeformierungen die Folge. Am häufigsten sind die großen Gelenke betroffen.

Akuter Gelenkrheumatismus. Er tritt im Rahmen eines akuten rheumatischen Fiebers infolge einer *Streptokokkeninfektion* auf. Man geht heute davon aus, daß gegen Bakterienprodukte gerichtete zirkulierende Antikörper sich auch gegen mesenchymale Strukturen richten. An den Gelenken kommt es dabei zu einer akuten serösen Entzündung der Synovia. Eine Restitutio ad integrum ist die Regel.

Rheumatoide Arthritis. (= primär-chronische Polyarthritis, PCP). Dies ist eine chronische, schubweise verlaufende, entzündlich-degenerative Erkrankung der Gelenke. Sie beginnt in den kleinen Fingergelenken und schreitet zentripetal fort. Sie beruht wahrscheinlich auf Autoimmunprozessen. Morphologisch äußert sie sich in einer fibrinösen Entzündung der Synovialmembran und *Pannusbildung* (= subchondrales Granulationsgewebe). Schließlich kommt es mit fortschreitender Destruktion des Knorpels zur Ankylosierung (Versteifung) des Gelenks. Mikroskopisch sieht man eine Hypertrophie und Hyperplasie der Synovialzellen, fibrinoide Nekrosen, lympho-plasmazelluläre Infiltrate und Granulationsgewebe. Die Synovialflüssigkeit ist *eiweiß-* und *zellreich*, ihr pH-Wert ist erniedrigt.

Spondylarthritis ankylopoetica. Diese auch als *Morbus Bechterew* bezeichnete Erkrankung ist eine rheumatoide Arthritis der Sakroiliakalfugen und kleinen Wirbelgelenke. Der Morbus Bechterew tritt bevorzugt bei Männern auf, beginnt vor dem 20. Lebensjahr und führt schließlich zur völligen Versteifung der Wirbelsäule.

Arthropathien als Folge pathologischer Ablagerungen (Kristallarthropathien)

Verschiedene Ablagerungen in den Gelenken können eine massive seröse Entzündung des Gelenks hervorrufen. Abgelagert werden können z.B. Harnsäure (bei Gicht), Kalziumhydroxylapatit (nach Knochentraumen), Pyrophosphat (bei Chondrokalzinose = Pseudogicht), Bilirubin (bei rez. Gelenkblutungen bei Gerinnungsstörungen) sowie iatrogen in das Gelenk eingebrachte Kristalle.

Tumoren und tumorartige Veränderungen

Die pigmentierte *villonoduläre Synovitis* ist das benigne Gegenstück zum synovialen Karzinom (siehe unten). Sie stellt eine diffuse Proliferation des Synovialepithels unter Bildung brauner Zotten dar.

Die *synoviale Chondromatose* ist eine Metaplasie der Synovia. Es entstehen synoviale Knorpel und Knochenherde.

Das *synoviale Sarkom* ist der einzige maligne Tumor des Synovia. Er tritt häufig bei jüngeren Erwachsenen auf. Histologisch sieht man ein biphasisches Wachstum aus einer adenomatösen und einer fibrosarkomatösen Komponente.

23 Sehnen, Sehnenscheiden, Schleimbeutel und Faszien

Entzündungen

Chronische Überbeanspruchung sowie rezidivierende Traumen führen zu Entzündungen der Sehnen und Sehnenscheiden. Diese beginnen meist mit einer serösen Entzündung der Synovia. Später können fibrinöse Exsudate und zelluläre Infiltrate hinzutreten *(Tendovaginitis crepitans)*. Verdickungen der Sehnenscheidenwand durch Zellproliferation können zur Behinderung der Sehnenbewegung führen *(Tendovaginitis chronica stenosans de Quervain)*; eindringende Erreger verursachen eine Tendovaginitis purulenta mit möglichen Sehnennekrosen.

In den Schleimbeuteln führt chronische Überbeanspruchung zu Wandnekrosen und Bildung von Granulationsgewebe. Zystische Erweiterungen (Hygrome) des Schleimbeutels sind die Folge *(Baker-Zyste* = Hygrom der Bursa in der Kniekehle).

Tumoren

Fibromatosen. Benigne, plattenförmige Verdickungen von Faszien und Aponeurosen. Beispiele: Morbus Dupuytren = Fibromatose der Palmaraponeurose; Desmoid = Fibromatose der Aponeurose des M. rectus abdominis.

Tendosynovitis. Granulationsgewebetumor, ähnlich der villonodulären Synovitis, siehe oben.

Tendosynoviales Sarkom. Synoviales Sarkom (siehe oben) der Sehnenscheide.

Ganglion. Von der Sehnenscheide ausgehende, mit mukoider Substanz gefüllte, bindegewebige Kapsel. Das Ganglion ist eine Folge chronischer Überbeanspruchung.

Klinische Pharmakologie

Dr. med Karsten Papke (Kap. 1–14)
Dr. med. Bernd Stadler (Kap. 15–25)

Inhalt

1	**Pharmakotherapie der arteriellen Hypertonie**	755
1.1	Therapieprinzipien	755
1.2	Dauertherapie der arteriellen Hypertonie	755
1.3	Hypertensive Krise	758
2	**Pharmakotherapie der Kreislaufinsuffizienz**	759
2.1	Akuter Volumenmangel	759
2.2	Anaphylaktischer Schock	760
2.3	Septischer Schock	760
2.4	Hypotone Kreislaufregulationsstörungen	760
3	**Pharmakotherapie der Herzinsuffizienz**	762
3.1	Therapieprinzipien	762
3.2	Chronische Herzinsuffizienz	763
3.3	Akute Herzinsuffizienz	764
4	**Pharmakotherapie von Herzrhythmusstörungen**	765
4.1	Therapieprinzipien	765
4.2	Tachykarde Herzrhythmusstörungen	765
4.3	Bradykarde Herzrhythmusstörungen	765
5	**Pharmakotherapie der koronaren Herzkrankheit**	767
5.1	Angina pectoris	767
5.2	Myokardinfarkt	768
6	**Pharmakotherapie arterieller und venöser Durchblutungsstörungen**	769
6.1	Akuter Arterienverschluß	769
6.2	Chronische arterielle Durchblutungsstörungen	769
6.3	Thromboembolische Erkrankungen	770
7	**Pharmakotherapie von Erkrankungen der Atmungsorgane**	772
7.1	Rhinitis	772
7.2	Asthma bronchiale	772
7.3	Akute und chronische Bronchitis	773
8	**Pharmakotherapie von Erkrankungen des Blutes**	774
8.1	Eisenmangelanämie	774
8.2	Megaloblastäre Anämie	774

8.3	Renale Anämie	774
8.4	Hämolytische Anämien	775

9 Ursachen und Pharmakotherapie von Überempfindlichkeitsstörungen 776
9.1 Ursachen von Überempfindlichkeitsreaktionen 776
9.2 Chronisch verlaufende Überempfindlichkeitsreaktionen und dermatologische Manifestationen 776

10 Pharmakotherapie rheumatischer Erkrankungen und der Gicht 777
10.1 Akutes rheumatisches Fieber 777
10.2 Chronische Polyarthritis und andere rheumatische Erkrankungen 777
10.3 Degenerative Gelenkerkrankungen 779
10.4 Gicht 779
10.5 Osteoporose 780

11 Pharmakotherapie des Diabetes mellitus 781
11.1 Therapieprinzipien 781
11.2 Insulinmangel-Diabetes (Typ-I-Diabetes) 781
11.3 Therapie und Prophylaxe der Stoffwechseldekompensation 782
11.4 Nichtinsulinabhängiger Diabetes (Typ-II-Diabetes) 782

12 Pharmakotherapie von Fettstoffwechselstörungen 784
12.1 Therapieprinzipien 784

13 Pharmakotherapie von Erkrankungen der Schilddrüse .. 785
13.1 Hypothyreose 785
13.2 Blande (euthyreote) Struma 785
13.3 Hyperthyreose und Thyreotoxikose 786

14 Pharmakotherapie von Störungen im Bereich des Gastrointestinaltraktes 789
14.1 Motorische Störungen 789
14.2 Übelkeit und Erbrechen 790
14.3 Magen- und Duodenalulkus 790
14.4 Refluxkrankheit 792
14.5 Colitis ulcerosa und Morbus Crohn 792
14.6 Diarrhö 792
14.7 Obstipation 793
14.8 Entzündliche Lebererkrankungen 794
14.9 Gallensteinleiden 794
14.10 Pankreatitis 794

15 Pharmakotherapie von Störungen des Wasser- und Elektrolythaushaltes 796
15.1 Elektrolytstörungen 796
15.2 Azidose 798

15.3	Alkalose	798
15.4	Ödeme	798
16	**Therapie von Infektionskrankheiten mit antimikrobiellen Substanzen**	**800**
16.1	Infektionen der Luftwege	800
16.2	Infektionen des Gastrointestinaltraktes	803
16.3	Infektionen des Urogenitaltraktes	805
16.4	Infektionen von Haut und Weichteilen	808
16.5	Infektionen des Bewegungsapparates (insbesondere Osteomyelitis)	809
16.6	Septische Infektionen (insbesondere Meningitis)	810
16.7	Infektionen bei Vorliegen einer Granulozytopenie	811
16.8	Tuberkulose	812
16.9	Syphilis	813
16.10	Pilzerkrankungen	813
16.11	Protozoonosen	815
16.12	Wurmerkrankungen	817
16.13	Viruserkrankungen	817
17	**Pharmakotherapie von Tumoren**	**820**
17.1	Prinzipien der Polychemotherapie	820
17.2	Risiken	820
17.3	Supportive Therapie	821
17.4	Prognose	821
18	**Pharmakotherapie von Schmerzen**	**823**
18.1	Akute Schmerzen	823
18.2	Chronische Schmerzen	823
19	**Pharmakotherapie von Schlafstörungen**	**827**
20	**Pharmakotherapie von Psychosen und Neurosen**	**829**
20.1	Schizophrene Psychosen	829
20.2	Organisch begründbare Psychosen	831
20.3	Depressive Syndrome	831
20.4	Manie	833
20.5	Prophylaxe depressiver und manischer Phasen	834
20.6	Neurotische, reaktive und psychosomatische Störungen	834
21	**Pharmakotherapie der Parkinson-Erkrankung**	**836**
22	**Pharmakotherapie hirnorganischer Anfallsleiden**	**838**
22.1	Endogene und exogene Ursachen	838
22.2	Symptomatische Therapie mit Antiepileptika	838
23	**Therapie von Vergiftungen**	**842**
23.1	Allgemeine Maßnahmen	842
23.2	Verminderung der Resorption und lokalen Wirkung	842

23.3	Beschleunigung der Elimination	843
23.4	Symptomatik und Therapie von Vergiftungen mit Arzneimitteln und anderen Substanzen	843
23.5	Besonderheiten bei Vergiftungen im Kindesalter	844
24	**Besonderheiten der Pharmakotherapie im Kindesalter und im höheren Lebensalter**	**845**
24.1	Besonderheiten der Pharmakotherapie im Kindesalter	845
24.2	Besonderheiten der Pharmakotherapie im höheren Lebensalter	845
25	**Pharmakotherapie in Schwangerschaft und Stillperiode**	**847**
25.1	Schwangerschaft	847
25.2	Stillperiode	847

1 Pharmakotherapie der arteriellen Hypertonie

1.1 Therapieprinzipien

Da eine arterielle Hypertonie zu vielfältigen Komplikationen prädisponiert (siehe Innere Medizin, Herz und Gefäße, Kap. 9), ist eine Senkung pathologisch erhöhter Blutdruckwerte stets indiziert. Nach heutigen Kenntnissen müssen bereits Werte über 140/90 mm Hg als pathologisch gelten. In mehr als 90 % der Fälle ist die Hypertonie *essentiell (primär)*, also ohne erkennbare Ursache (Ausschlußdiagnose), daher ist die Therapie der Hypertonie meist symptomatisch. Um antihypertensive Medikamente, die immer auch Nebenwirkungen haben, einzusparen, sind *Allgemeinmaßnahmen* die Basis jeder antihypertensiven Therapie:

- Kochsalzrestriktion
- Gewichtsreduktion
- Nikotin- und Alkoholkarenz
- Korrektur von Störungen des Glukose- und Fettstoffwechsels

Erst wenn diese Maßnahmen allein nicht zur erwünschten Blutdrucksenkung führen, ist zusätzlich eine medikamentöse Therapie indiziert.

1.2 Dauertherapie der arteriellen Hypertonie

Zur Therapie der arteriellen Hypertonie werden unterschiedliche pharmakologische Prinzipien einzeln oder kombiniert angewendet. Ziel ist dabei zunächst die Monotherapie.

Diuretika

Sie senken den Blutdruck über eine Verminderung des zirkulierenden Flüssigkeitsvolumens und eine Verminderung des peripheren Gefäßwiderstandes (durch renalen Na^+-Entzug?). Indiziert sind v. a. *Benzothiadiazide* in niedriger Dosierung (z. B. 12,5–25 mg/die Hydrochlorothiazid), womit unerwünschte Nebenwirkungen wie Hypokaliämie, Hyperurikämie, Erhöhung von VLDL und LDL vermieden werden sollen. Schleifendiuretika sind nur bei fortgeschrittener Niereninsuffizienz indiziert. Der Einsatz von Thiaziddiuretika in fixer Kombination mit kaliumsparenden Diuretika senkt zusätzlich die Gefahr der Hypokaliämie. Kontraindikationen und Nebenwirkungen der Diuretika siehe Kapitel 15.

β-Rezeptor-Antagonisten

Ihre blutdrucksenkende Wirkung beruht vermutlich auf einer kompetitiven Blockade der $β_1$-Rezeptoren am Myokard. Sie wirken negativ inotrop und negativ chronotrop und senken somit das Herzzeitvolumen. Wegen der geringeren Nebenwirkungen werden v. a. die relativ $β_1$-selektiven Substanzen *Atenolol, Acebutolol* und *Metoprolol* verwendet. Der Frequenzanstieg bei körperlicher oder emotioneller Belastung wird vermindert und der Sauerstoffbedarf des Myokards gesenkt, was bei gleichzeitigem Vorliegen einer Koronarinsuffizienz erwünscht ist (siehe Kap. 5.1).

> **Merke!**
> Keine β-Blocker bei obstruktiven Atemwegserkrankungen (Asthma bronchiale, chronisch-obstruktive Bronchitis), bei Herzinsuffizienz und peripherer arterieller Verschlußkrankheit.

Begründung. Bei obstruktiven Ventilationsstörungen kann eine β-Blockade zur Bronchokonstriktion führen. Bei Herzinsuffizienz besteht die Gefahr der Dekompensation, da die β-Blockade die adrenergen Kompensationsmechanismen unterdrückt, die sich bei Herzinsuffizienz gebildet haben. Da trotz relativer $β_1$-Selektivität auch die $β_2$-Rezeptoren der peripheren Gefäße in geringem Ausmaß stimuliert werden, können periphere Durchblutungsstörungen verstärkt werden. Außerdem können bradykarde Herzrhythmusstörungen oder ein AV-Block ausgelöst werden. Das Risiko einer unerwünschten Ruhebradykardie ist geringer bei Verwendung von *Pindolol*, das eine partiell agonistische (sympathomimetische) Aktivität am Rezeptor entfaltet. Weitere unerwünschte Nebenwirkungen können sein: Verstärkung einer Hypoglykämie bei gleichzeitiger Maskierung ihrer Symptome; psychische Symptome (Angstträume, Antriebslosigkeit), Diarrhö etc.

Zentral und peripher wirkende Antisympathotonika

Die zentral wirkenden α-Rezeptor-Agonisten *Clonidin* und *Guanfacin* gelangen aufgrund ihrer Lipophilität durch die Blut-Hirn-Schranke ins ZNS. Dort stimulieren sie postsynaptische $α_2$-Rezeptoren und senken den peripheren Sympathikotonus. Außerdem stimulieren sie noradrenerge präsynaptische $α_2$-Rezeptoren im Nebennierenmark und imitieren dadurch die physiologische Rückkopplungshemmung der Noradrenalinfreisetzung. Beide Effekte senken die Plasmakonzentration von Noradrenalin.

Reserpin führt in der Peripherie und im ZNS zu einer Entleerung der Noradrenalinspeicher und damit zu verminderter Noradrenalinfreisetzung durch sympathische Stimuli.

Methyldopa wird als Aminosäure aktiv ins ZNS transportiert und dort in α-Methylnoradrenalin umgewandelt. Dieses wirkt als „falscher Transmitter" mit höherer Affinität als Noradrenalin an postsynaptischen $α_2$-Rezeptoren und hat denselben Effekt wie Clonidin. Da es ebenso wie DOPA Substrat der DOPA-Decarboxylase ist, hemmt es kompetitiv die Umwandlung von DOPA in Dopamin → Dopaminproduktion↓; dies erklärt einen Teil der unerwünschten Nebenwirkungen wie extrapyramidalmotorische Symptome und depressive Verstimmung. Weitere mögliche Nebenwirkungen sind immunologische Komplikationen, z.B. kutane Reaktionen, Arzneimittelfieber und hämolytische Anämie.

> **Merke !**
>
> Alle zentral wirksamen Antihypertensiva können Sedation, Müdigkeit und Libidoverlust bewirken. Aus diesem Grund setzen die Patienten (!) das Medikament häufig ab.

Guanethidin bewirkt ähnlich wie Reserpin eine Entleerung noradrenalinspeichernder Vesikel, dies jedoch nur in der Peripherie (keine zentralnervösen Nebenwirkungen).

Kalziumkanalblocker

Verwendet werden drei verschiedene Substanztypen:
- *Nifedipintyp*; Analogsubstanzen: z.B. Nisoldipin, Nicardipin, Nitrendipin, Nimodipin, Felodipin
- *Verapamiltyp*; Analogsubstanz: Gallopamil
- *Diltiazemtyp*

Die Wirkung der Kalziumblocker beruht auf einer Erschlaffung der glatten Muskulatur der kleinen Arteriolen (→ peripherer Widerstand ↓) durch Blockade langsamer Ca^{2+}-Kanäle. Ihre dilatierende Wirkung auf die Koronargefäße ist ein erwünschter Nebeneffekt, wenn gleichzeitig eine koronare Herzkrankheit besteht. Nifedipin hemmt im Gegensatz zu Verapamil und Diltiazem nicht die kardiale Erregungsleitung.

ACE-Hemmer

Hemmstoffe des Angiotensin converting enzyme blockieren die Umwandlung von Angiotensin I in das stark vasokonstriktorisch wirkende Angiotensin II und senken dadurch den peripheren Gefäßwiderstand. Substanzen siehe Tabelle 6.1.

1 Pharmakotherapie der arteriellen Hypertonie

Tab. 6.1: ACE-Hemmer

Substanz	Einzeldosis (mg)
Captopril	12,5–75
Enalapril	5–20
Lisinopril	5–20
Perindopril	2–8
Trandolapril	1–4
Ramipril	2,5–10
Quinapril	10–40
Cilazapril	1,25–5
Benazepril	10–40
Fosinopril	10–40

Dihydralazin

Dieses Medikament senkt den Tonus der glatten Gefäßmuskulatur aufgrund eines bisher unbekannten Mechanismus. Es bewirkt jedoch eine ausgeprägte Gegenregulation über den Barorezeptorreflex ($\rightarrow$ HF $\uparrow$, HZV $\uparrow$) und über eine erhöhte Freisetzung von Renin ($\rightarrow$ Angiotensin I und II $\uparrow$ $\rightarrow$ Vasokonstriktion, Aldosteron $\uparrow$ $\rightarrow$ Na^+- und H_2O-Retention).

Auswahl der geeigneten Substanz

Die Wahl des geeigneten Antihypertensivums wird in erster Linie bestimmt vom Alter des Patienten und von den unerwünschten Nebenwirkungen der jeweiligen Substanz.

> **Merke !**
>
> Die Wirksamkeit von Diuretika und Kalziumantagonisten nimmt mit dem Alter zu, die Wirkung der β-Blocker nimmt mit dem Alter ab.

Begründung. Beim jugendlichen Hypertoniker ist das Herzzeitvolumen meist erhöht (Angriffspunkt der β-Blocker), beim älteren Patienten dagegen der periphere Widerstand (Angriffspunkt der Kalziumantagonisten). Therapeutika der ersten Wahl sind daher:
- beim jugendlichen Hypertoniker β-Blocker oder ACE-Hemmer
- beim älteren Patienten Diuretikum oder Kalziumantagonist

Kombinationstherapie

Ist der gewünschte Effekt nicht mit einer einzelnen Substanz zu erzielen, wird eine Kombinationstherapie mit zwei oder mehr Therapeutika durchgeführt. Sinnvoll sind Kombinationen, bei denen die Zweitsubstanz die durch die Erstsubstanz bewirkte Gegenregulation des Organismus durchbricht.

Beispiel. Es wurde zunächst ein Diuretikum verwendet ($\rightarrow$ Barorezeptorreflex $\rightarrow$ HF $\uparrow$, HZV $\uparrow$); durch zusätzliche Gabe eines β-Blockers werden diese Effekte unterdrückt.

Kontraindiziert sind dagegen Kombinationen, bei denen es zu einer unkontrollierten Verstärkung der Nebenwirkungen kommen kann.

Beispiele.
- Verstärkung einer Bradykardie durch β-Blocker plus Antisympathotonikum
- AV-Block durch β-Blocker plus Verapamil
- starke Sedation bei Kombination zentralwirkender Antisympathotonika

Einen Überblick über geeignete Kombinationen zeigt Tabelle 6.2.

Tab. 6.2: Kombinationstherapie der arteriellen Hypertonie

Erstsubstanz	Kombination geeignet mit
ACE-Hemmer	Diuretikum, Kalziumantagonist
Betablocker	Diuretikum, Nifedipin, Vasodilatator
Diuretikum	ACE-Hemmer, Betablocker, Antisympathotonikum
Kalziumantagonist • Verapamiltyp • Nifedipintyp	 ACE-Hemmer, Diuretikum ACE-Hemmer, Betablocker

1.3 Hypertensive Krise

Bei einer hypertensiven Krise ist eine rasche und gut steuerbare Blutdrucksenkung erforderlich. Zusätzlich zu den Substanzen für die Dauertherapie werden dabei verwendet:
- *Diazoxid* ist ein starker Vasodilatator, der zusätzlich antidiuretisch wirkt. Außerdem hemmt Diazoxid die Insulinfreisetzung (→ Hyperglykämie, daher Nebenindikation bei Hypoglykämie, z.B. durch Insulinom). Nach intravenöser Injektion tritt die Wirkung bereits nach 2–3 min ein, hält bis zu 10–24 h an und aktiviert die adrenergen Mechanismen der Gegenregulation (z.B. Herzfrequenz ↑).
- *Nitroprussid-Natrium* senkt ebenfalls den Tonus der arteriellen Widerstandsgefäße. Es ist oral nicht verfügbar und muß über einen Perfusor infundiert werden, da die antihypertensive Wirkung auf den Zeitraum der Injektion beschränkt ist.

Ist durch einen Blutdruck von mehr als 240/140 mmHg eine *lebensbedrohliche Situation* eingetreten, wird folgendes Vorgehen empfohlen:

1. 5–10 mg Nifedipin sublingual (ggf. stündliche Wiederholung)
2. 0,15 mg Clonidin oder 6,25–25 mg Dihydralazin langsam i.v.; falls gewünschter Effekt ausgeblieben ist:
3. Gabe von 20–40 mg Furosemid i.v.
4. 150–300 mg Diazoxid in fraktionierter Dosierung; bei ausgebliebener Wirkung:
5. Infusion von Nitroprussid-Natrium unter engmaschiger Kontrolle von Blutdruck und Herzfrequenz

Ungeeignet zur raschen Blutdrucksenkung ist Methyldopa.

Für die hypertone Krise durch Katecholaminfreisetzung aus einem *Phäochromozytom* ist die Gabe des α-Blockers *Phentolamin* (2,5–10 mg i.v.) Therapie der ersten Wahl. Zur Blutdruckeinstellung vor der operativen Entfernung dieses Tumors ist vor allem der α-Blocker *Phenoxybenzamin* geeignet, der mit einem β-Blocker kombiniert wird, um eine gegenregulatorische Erhöhung der Herzfrequenz zu vermeiden (Gefahr von Tachyarrhythmien!).

Hypertonie während der Schwangerschaft

In der Schwangerschaft sind Antihypertensiva kontraindiziert, die die plazentare (und damit die fetale) Durchblutung gefährden oder die auf die Frucht übergehen und zur Schädigung führen können. *Kontraindiziert* sind daher *Diuretika* (→ Verminderung des physiologisch erhöhten Plasmavolumens → Plazentaperfusion ↓) und *ACE-Hemmer*. Als sicher gelten β-Blocker, Methyldopa und Dihydralazin. Diazoxid kann nach Plazentapassage zu einer fetalen Hyperglykämie führen und hemmt außerdem die Wehentätigkeit. Es kann jedoch als Antihypertensivum im Notfall verwendet werden.

2 Pharmakotherapie der Kreislaufinsuffizienz

2.1 Akuter Volumenmangel

Blutverluste

Bei akuten Blutverlusten ist der Patient in erster Linie durch den Mangel an zirkulierendem Volumen und erst in zweiter Linie durch den Verlust an Erythrozyten gefährdet. Die Volumenauffüllung erfolgt daher auch wegen des Infektionsrisikos bei Bluttransfusionen zunächst durch sogenannte Plasmaersatzmittel; erst bei größeren Blutverlusten müssen zusätzlich Erythrozyten substituiert werden. Plasmaersatzmittel sollen isoton sein und mindestens den gleichen kolloidosmotischen Druck erzeugen wie das Blutplasma. Lösungen mit einem höheren kolloidosmotischen Druck werden als *Plasmaexpander* bezeichnet, da durch den Druckgradienten zusätzlich extravasales Volumen nach intravasal verschoben wird.

Um einen akuten Volumenmangel auszugleichen, werden *Dextran 40* (mittlere 40 000) in 10%iger und *Dextran 60* (mittlere Molekülmasse 60 000) in 6%iger Lösung angewendet. In diesen Konzentrationen ist der onkotische Druck höher als der des Blutplasmas (Plasmaexpander). Dextran 40 wird in höherer Konzentration als Dextran 60 verwendet, weil es schneller renal eliminiert wird (Halbwertszeit 6 h gegenüber 24 h bei Dextran 60). Niedermolekulares Dextran hemmt die Aggregation von Erythro- und Thrombozyten → Verbesserung der Fließeigenschaften des Blutes. Die Kreuzprobe zur Blutgruppenbestimmung ist nach Dextraninfusionen schlecht beurteilbar. Werden große Mengen infundiert, wird die Gerinnung gestört. Selten kommt es zu anaphylaktischen Reaktionen (ca. 3/10 000 Infusionen). Dextran 60 erhöht, Dextran 40 vermindert die BSG.

Hydroxyethylstärke ist ein Plasmaexpander mit hoher Molekülmasse (ca. 450 000); Halbwertszeit und rheologische Eigenschaften ähneln denen des Dextrans. Anaphylaktische Reaktionen sind etwas häufiger.

Gelatinepräparate haben eine kürzere Halbwertszeit als Dextrane, da sie einen großen Anteil relativ kleiner Moleküle enthalten. Blutviskosität und Erythrozytenaggregation werden erhöht (→ BSG ↑). Ihr Vorteil ist, daß sie die Blutgruppenbestimmung und die Blutgerinnung nicht stören.

Hypertone Dehydratation

Zum Ausgleich hypertoner Dehydratation wird 5%ige Glukoselösung verwendet. Dadurch wird zunächst der Volumenmangel ausgeglichen. Nach Metabolisierung der Glukose senkt das so zugeführte freie Wasser die Osmolarität des Extrazellulärraumes.

Hypovolämischer Schock

Volumenmangel ist die häufigste Ursache des Schocks, dessen Basistherapie in Sauerstoffzufuhr, Azidosekorrektur und, bei verminderter Urinausscheidung, in der Gabe von Diuretika beziehungsweise Dopamin (siehe unten) besteht. Diese Basismaßnahmen werden durch spezifische Maßnahmen zur Bekämpfung der auslösenden Ursache des Schocks ergänzt (beim hypovolämischen Schock Volumensubstitution, siehe oben).

Dopamin ist ein Agonist, der mit unterschiedlicher Affinität (daher dosisabhängig) an verschiedenen Rezeptoren wirkt (siehe Tabelle 6.3).

Seine Anwendung im hypovolämischen Schock dient vor allem der Verbesserung der renalen Perfusion. Die Wirkung von Dopamin

Tab. 6.3: Dosisabhängige Wirkung von Dopamin

Infusionsrate (μg/kg/min)	vermittelnder Rezeptor	Effekt
<1–3	Dopaminrezeptoren an Nieren- und Mesenterialgefäßen	Vasodilatation → renale und mesenteriale Perfusion ↑
>5	β_1-Rezeptoren	Herzminutenvolumen ↑
>10	α-Rezeptoren	Vasokonstriktion (renal und peripher), teils durch direkte Rezeptorstimulation, teils indirekt durch Noradrenalinfreisetzung ↑

kann durch Dopaminrezeptorantagonisten (Neuroleptika, z.B. Haloperidol) abgeschwächt werden.

2.2 Anaphylaktischer Schock

Therapie der Wahl beim anaphylaktischen Schock ist die intravenöse Gabe von *Adrenalin* (1mg in 10ml physiologischer Kochsalzlösung, initial davon 1ml injizieren, das entspricht 0,1mg Adrenalin). Dabei ist vor allem der α-sympathomimetische Effekt (→ Vasokonstriktion, Schleimhautabschwellung) erwünscht; die Stimulation von β_2-Rezeptoren führt zur Bronchodilatation und zur verminderten Mediatorfreisetzung. Die unerwünschte β_1-Wirkung am Herzen muß dabei in Kauf genommen werden. Zusätzlich werden Theophyllin (4 mg/kg Körpergewicht), *Antihistaminika* (z.B. Diphenhydramin 50 mg i.v.) und *Glukokortikoide* (z.B. Methylprednison 250 mg i.v. oder Dexamethason 24 mg i.v.) gegeben.

2.3 Septischer Schock

Neben den pharmakologischen Basismaßnahmen zur Schocktherapie sind beim septischen Schock systemische Breitspektrumantibiotika nach Entnahme von Blutkulturen angezeigt.

2.4 Hypotone Kreislaufregulationsstörungen

Beim Übergang vom Liegen zum Stehen kommt es durch die Schwerkraft zum Versacken von Blut in venöse Kapazitätsgefäße der abhängigen Körperpartien (→ Ventrikelfüllung ↓ → Herzminutenvolumen ↓). Dies bewirkt eine Gegenregulation durch den Barorezeptorenreflex (→ kurzfristig Herzfrequenz ↑) und durch Noradrenalinausschüttung (→ α-Rezeptor-Stimulation → venöser Tonus ↑ → Auspressen der Kapazitätsgefäße).

Bei der orthostatischen Dysregulation sind diese Gegenregulationen gestört, wobei zwischen einer sympathikotonen Form (systolischer Blutdruck ↓, diastolischer Blutdruck ↑, überschießender Anstieg der Herzfrequenz) und einer asympathikotonen Form (systolischer Blutdruck ↓, diastolischer Blutdruck ↓, kein Anstieg der Herzfrequenz) unterschieden wird. Therapeutische Allgemeinmaßnahmen bestehen in körperlichem Training (z.B. Lagewechsel- und Intervalltraining) und physikalischen Maßnahmen (z.B. Wechselbäder, Bürstenmassage etc.).

Eine medikamentöse Therapie mit *Sympathomimetika* ist nur bei der asympathikotonen Form (ohne Anstieg der Herzfrequenz) sinnvoll:

- *Etilefrin*: direkt wirkendes β- und α-Sympathomimetikum
- *Ameziniummetilsulfat*: indirekt wirkendes Sympathomimetikum

Ein Nachteil der Sympathomimetika ist, daß sie nicht nur zur Konstriktion der Kapazitätsgefäße führen, sondern über eine Konstriktion der Arteriolen auch den peripheren Gefäßwiderstand erhöhen, was der erwünschten Steigerung des Herzminutenvolumens entgegenwirkt. Dagegen ist die Vasokonstriktion durch das Sekalealkaloid *Dihydroergotamin* relativ selektiv auf das venöse System beschränkt. Zusätzlich kann die Gabe von *Mineralkortikoiden* (z.B. Fludrocortison) erforderlich werden (→ Na^+- und H_2O-Retention → zirkulierendes Volumen ↑).

Merke!

Orthostatische Dysregulation als Nebenwirkung einer antihypertensiven Therapie tritt besonders häufig auf bei α-Blockern, z.B. Prazosin sowie Guanethidin und Methyldopa.

3 Pharmakotherapie der Herzinsuffizienz

3.1 Therapieprinzipien

Eine Herzinsuffizienz kann unterschiedliche Ursachen haben (siehe Innere Medizin, Herz und Gefäße, Kap. 1), wovon auch die Auswahl einer geeigneten Wirksubstanz abhängt. Pharmakologische Prinzipien in der Therapie der Herzinsuffizienz sind im folgenden wiedergegeben.

Digitalis

Herzglykoside wirken positiv inotrop, steigern also die myokardiale Kontraktilität. Dadurch kann die insuffizienzbedingte Ventrikeldilatation z.T. rückgängig gemacht werden und das Herz damit wieder in den Bereich der Wirksamkeit des Frank-Starling-Mechanismus gelangen (Vordehnung durch diastolische Füllung ↑ → Auswurfleistung ↑). Außerdem bremst Digitalis die Erregungsüberleitung vom Vorhof auf das Myokard. Es ist Therapeutikum der ersten Wahl bei Herzinsuffizienz aufgrund von supraventrikulären Tachyarrhythmien, aber auch Quelle gefährlicher Nebenwirkungen.

Neben- und Wechselwirkungen, Überdosierungsfolgen. Digitalispräparate haben einen engen therapeutischen Bereich, die Gefahr unerwünschter Nebenwirkungen ist daher hoch. Unerwünschte Nebenwirkungen betreffen vor allem:

- *Erregungsleitungssystem:* verschiedenste Rhythmusstörungen; beim Herzgesunden (z.B. Vergiftungen bei Kindern) vor allem Überleitungsstörungen, bei Herzkranken (Überdosierung der Digitalistherapie) hauptsächlich ventrikuläre Ektopien mit oder ohne AV-Überleitungsstörungen
- *Gastrointestinum:* Übelkeit, Erbrechen, Durchfall
- *Nervensystem:* Störungen des Farbensehens (Xanthopsie), Kopfschmerzen, Müdigkeit, Verwirrtheit, Muskelschwäche

Seltene Nebenwirkungen sind Allergien und Gynäkomastie. Die Digitaliswirkung und damit die Gefahr von Nebenwirkungen wird durch unterschiedliche Faktoren beeinflußt.

- *Serumkalium:* Bei Hyperkaliämie sinkt die (erwünschte) positiv inotrope Wirkung; die negativ dromotrope Wirkung wird dagegen verstärkt. Bei Hypokaliämie steigt die Gefahr von ventrikulären Rhythmusstörungen → Gefahr bei Gabe nichtkaliumsparender Diuretika.
- *Serumkalzium:* Hyperkalzämie (z.B. bei Hyperparathyreoidismus) verstärkt die Neigung zu Rhythmusstörungen
- *gastrointestinale Resorption:* Verminderte Resorption (z.B. bei Diarrhö, durch Hyperthyreose, Gabe von Laxantien, Antazida, Kohle, Cholestyramin etc.) reduziert die Digitaliswirkung
- *Nierenfunktion:* Die verschiedenen Herzglykoside sind in unterschiedlichem Umfang an Plasmaproteine gebunden. Je weniger die Substanz an Plasmaproteine gebunden ist, desto mehr wird sie unverändert renal ausgeschieden, womit ihre Ausscheidung von einer intakten Nierenfunktion abhängig ist. Die Gefahr erhöhter Toxizität bei Niereninsuffizienz nimmt in folgender Reihenfolge zu: Digitoxin < Digoxin < Strophantin.
- *Leberfunktion:* Digitoxin wird vorwiegend in der Leber metabolisiert → verstärkter Abbau durch Enzyminduktion bei Gabe von Rifampicin, Phenobarbital, Phenylbutazon, Phenytoin etc.

> **Merke !**
>
> Bei Niereninsuffizienz ist Strophantin kontraindiziert! Bei Digoxin ist eine Dosisreduktion erforderlich. Digitoxin kann unverändert dosiert werden.

Therapie bei Digitalisintoxikation. Bei geringen Überdosierungserscheinungen (z.B. AV-Block I. Grades) ist nur eine kurze Unterbrechung der Digitalisgabe erforderlich. Ansonsten hängt die Therapie von der aufgetretenen Herzrhythmusstörung ab:
- *Sinusbradykardie, AV-Block II. u. III. Grades:* Gabe von Atropin, β-Sympathomimetika, Schrittmacher
- *ventrikuläre Ektopien bei Hypokaliämie:* Kaliumsubstitution
- *Kammertachykardien:* Lidocain bzw. Phenytoin i.v.
- *Kammerflimmern:* Defibrillation unter Phenytoinschutz

Eine Hyperkalzämie ist z.B. durch Chelatbildner (Na^+-EDTA) zu beseitigen. Zur Elimination von Digitalis dienen Hämoperfusion, Hämodialyse und Gabe von digitalisspezifischen Antikörpern. Digitoxin kann durch Cholestyramin dem enterohepatischen Kreislauf entzogen werden.

Diuretika

Diuretika führen zu einer Abnahme des zirkulierenden Volumens und damit zur Senkung der Vorlast. Sie bewirken eine rasche Besserung der Symptome (Ödemmobilisierung), verbessern jedoch nicht die Prognose. In Kombination mit Digitalis kann zur Vermeidung einer Hypokaliämie die Gabe eines kaliumsparenden Diuretikums sinnvoll sein. Bei Kombination mit einem ACE-Hemmer werden jedoch keine kaliumsparenden Diuretika verwendet.

ACE-Hemmer

Hemmstoffe des Angiotensin converting enzyme vermindern die Bildung des vasokonstriktiven Angiotensin II aus Angiotensin I (→ Nachlast ↓). Außerdem reduzieren sie die Aldosteronfreisetzung (→ Na^+- und H_2O-Retention ↓ → Vorlast ↓). Ihre Einführung in die Therapie der Herzinsuffizienz war ein erheblicher Fortschritt, da für diese Wirkstoffgruppe nicht nur eine Verbesserung der Symptomatik, sondern erstmals auch eine Verlängerung der Überlebenszeit nachgewiesen wurde.

Vasodilatoren

Nitrate bewirken durch Dilatation der Kapazitätsgefäße eine Senkung der Vorlast. Dieser Effekt tritt rasch ein und ist daher vor allem bei akuter Herzinsuffizienz nutzbar.

Kalziumantagonisten greifen vor allem an den arteriellen Widerstandsgefäßen an (→ peripherer Widerstand ↓ → Nachlast ↓). Nachteilig ist ihr negativ inotroper Effekt.

3.2 Chronische Herzinsuffizienz

Die Indikation zur allgemeinen und medikamentösen Therapie der chronischen Herzinsuffizienz wird in Abhängigkeit von ihrem Stadium nach NYHA (siehe Innere Medizin, Herz und Gefäße, Kap.1) gestellt. Die Auswahl der geeigneten Pharmakotherapie hängt von der Ursache der chronischen Herzinsuffizienz ab. *Digitalis* ist Therapeutikum der ersten Wahl bei NYHA III und IV sowie bei Herzinsuffizienz mit Vorhofflimmern/-flattern, supraventrikulären Tachyarrhythmien und schneller Überleitung. *Diuretika* zeigen einen raschen Wirkungseintritt, müssen jedoch im Verlauf durch weitere Substanz ergänzt werden, um den initialen Therapieerfolg aufrechtzuerhalten (z.B. Kombination mit ACE-Hemmer bei NYHA II). *ACE-Hemmer* können bei allen Schweregraden der Herzinsuffizienz angewendet werden und bessern nicht nur die Symptome, sondern auch die Prognose. Bei leichter Herzinsuffizienz werden sie zunehmend anderen Wirkstoffen vorgezogen.

Läßt sich mit einer Monotherapie kein dauerhafter Therapieerfolg erzielen, sind auch Zweier- oder Dreierkombinationen der oben genannten Substanzen anwendbar.

3.3 Akute Herzinsuffizienz

3.3.1 Kardial bedingtes Lungenödem

Bei akuter linksventrikulärer Funktionsstörung kommt es zum Lungenödem. Ziel der Therapie ist die Erniedrigung des pulmonalen Kapillardruckes, um dem Übertritt von Flüssigkeit ins Lungeninterstitium entgegenzuwirken. Dazu ist eine rasche Entlastung des insuffizienten Myokards erforderlich durch:
- *Saluretika* (Vorlast ↓)
- *Vasodilatoren;* dazu gehören z.B.
- Nitrate (z.B. Nitroglyzerin, Isosorbiddinitrat): Dilatation der Kapazitätsgefäße, sogenanntes „venöses Pooling" → Vorlast ↓)
- Dihydralazin: direkte Vasodilatation, vorwiegend der Arteriolen → Nachlast ↓
- α-Blocker (z.B. Prazosin, Phentolamin): Gefäßdilatation auf arterieller und venöser Seite → Nach- und Vorlast ↓

Eine Steigerung der Kontraktilität kann durch *Dobutamin* erzielt werden. Dies ist ein Racemat aus dem unselektiven β-Sympathomimetikum (⁺)-Dobutamin und dem α-Sympathomimetikum (⁻)-Dobutamin. Dieses antagonisiert den β_2-Effekt (Vasodilatation) des (⁺)-Enantiomers, so daß eine scheinbar reine β_1-Wirkung resultiert (Myokardkontraktilität ↑ → Herzminutenvolumen ↑). Auch *Dopamin* in mittlerer Dosierung (vergleiche Tabelle 6.3) kann zur Steigerung des Herzminutenvolumens eingesetzt werden. Die Anwendung von *Digitalis* bei akuter Herzinsuffizienz ist durch langsamen Wirkungseintritt und schlechte Steuerbarkeit limitiert.

Weitere Maßnahmen beim akuten kardialen Lungenödem sind Hochlagerung des Oberkörpers, Verminderung des venösen Rückstroms durch Tieflagerung der Beine und venöse Staubinden, Gabe von Morphin, Diazepam oder Barbituraten (Angst ↓ → Sympathikotonus ↓ → Sauerstoffverbrauch ↓).

4 Pharmakotherapie von Herzrhythmusstörungen

4.1 Therapieprinzipien

Antiarrhythmika sind Substanzen, die die Erregungsbildung und -ausbreitung im Herzen beeinflussen. *Indikationen* zur Therapie mit Antiarrhythmika sind vor allem:
- Herzrhythmusstörungen mit hämodynamischen Auswirkungen
- hohes Risiko einer Gefährdung des Patienten, z.B. durch plötzlichen Herztod

Jedes Antiarrhythmikum besitzt ein gewisses arrhythmogenes Potential! Der Nachweis von Herzrhythmusstörungen im EKG mit nur geringen Symptomen (z.B. unangenehme Sensationen) stellt daher allein noch keine Therapieindikation dar.

4.2 Tachykarde Herzrhythmusstörungen

Für die Entstehung tachykarder Herzrhythmusstörungen werden unterschiedliche Mechanismen (z.B. Reentry) postuliert. Nach ihrem antiarrhythmogenen Wirkprinzip bzw. ihrer Wirkung auf das Aktionspotential der Myokardzelle werden vier Klassen von Antiarrhythmika unterschieden (siehe Tabelle 6.4). Zu Indikationen und Besonderheiten siehe Tabelle 6.5.

Wechselwirkungen und Kontraindikationen. Substanzen, die die AV-Überleitung verlangsamen (also z.B. β-Blocker, Verapamil, Chinidin und Verwandte), sind bei AV-Überleitungsstörungen i.d.R. kontraindiziert. Vorsicht ist auch bei der Kombination solcher Substanzen geboten, da sich die Effekte verstärken können.

4.3 Bradykarde Herzrhythmusstörungen

Bradykarde Herzrhythmusstörungen beruhen auf Störungen der Erregungsbildung im Sinusknoten oder der Erregungsüberleitung vom Sinusknoten auf den Vorhof (sinuatrialer Block) oder vom Vorhof auf die Ventrikel (AV-Block).

Tab. 6.4: Klassifikation der Antiarrhythmika nach Wirkmechanismus und Effekt auf das Aktionspotential (AP)

Klasse	Wirkmechanismus	Effekt auf das Aktionspotential	Vertreter
Ia	mäßige Blockade schneller Na^+-Kanäle	Verlängerung von AP und Refraktärperiode, Leitungsgeschwindigkeit ↓	Chinidin, Ajmalin, Prajmalin, Disopyramid, Procainamid
Ib	wie Ia, jedoch nur schwache Blockade	Repolarisation verkürzt, Flimmerschwelle ↑	Lidocain, Mexiletin, Tocainid
Ic	starke Na^+-Kanal-Blockade	v. a. Leitungsgeschwindigkeit ↓, Repolarisation normal	Flecainid, Propafenon, Aprindin
II	β-adrenerge Blockade	Hemmung katecholaminerger Effekte	Metoprolol, Propranolol etc.
III	Hemmung des K^+-Ausstroms	Repolarisationszeit ↑	Amiodaron, Sotalol
IV	Blockade langsamer Ca^{2+}-Kanäle	AV-Überleitung ↓	Verapamil, Diltiazem, Gallopamil

Tab. 6.5: Antiarrhythmika: Wirkprinzipien, Indikationen und Besonderheiten

Substanz	Wirkprinzip	Indikationen	Besonderheiten
Lidocain	Leitung verlangsamt, Repolarisation verkürzt	VES, VT	nur bei i.-v-Gabe ausreichend verfügbar
Mexiletin, Tocainid, Aprindin	wie Lidocain	wie Lidocain	auch oral
Phenytoin	wie Lidocain	wie Lidocain	v. a. bei Digitalisintoxikation
Chinidin	Leitung verlangsamt, Repolarisation verlängert	SV- und VES, SVT	
Procainamid, Disopyramid	wie Chinidin	SVT, VT	
Ajmalin, Prajmalin	wie Chinidin	WPW-Synd r., VES	
Propafenon	Leitung verlangsamt, Repolarisation unverändert	V- und SVES, V- und SVT	
Amiodaron	Repolarisation verlängert	SVT, VES, VT	
Sotalol	Betablocker	VT, SVT, VES	zum Herzschutz bei Hyperthyreose
Verapamil, Diltiazem, Gallopamil	Ca^{2+}-Antagonist mit Verzögerung der AV-Überleitung	Vorhofflattern, -flimmern, SVT, SVES	kontraindiziert bei AV-Block II. und III. Grades
Digitalis	Verzögerung der AV-Überleitung	Vorhofflattern, -flimmern, SVT	Vorsicht bei AV-Block

Zur Therapie dieser Rhythmusstörungen werden vor allem β-Sympathomimetika (z.B. Orciprenalin, Isoprenalin) und Parasympatholytika (m-Cholinorezeptorantagonisten wie Atropin, Ipratropiumbromid); beide Substanzklassen steigern die Herzfrequenz und die Leitungsgeschwindigkeit.

5 Pharmakotherapie der koronaren Herzkrankheit

5.1 Angina pectoris

Eine Angina pectoris entwickelt sich, wenn ein Mißverhältnis zwischen myokardialer Arbeitsbelastung und O_2-Versorgung besteht. Häufigste Ursache hierfür ist die Koronarinsuffizienz durch Sklerose. Die Therapie beruht auf zwei Prinzipien: Senkung der Herzarbeit ($\rightarrow O_2$-Bedarf $\downarrow$) und Verbesserung der Myokardperfusion ($\rightarrow O_2$-Versorgung $\uparrow$).

5.1.1 Therapie des Angina-pectoris-Anfalls

Im Anfall ist eine rasche Senkung der Herzarbeit erforderlich. Neben körperlicher Ruhe dienen hierzu v.a. *organische Nitrate* wie z.B. Amylnitrit, Nitroglycerin und Isosorbiddi- bzw. -mononitrat. Ihre Wirkung beruht vorwiegend auf einer Dilatation der postkapillären Kapazitätsgefäße ($\rightarrow$ Senkung der Vorlast), in geringerem Maß auch auf einer Dilatation der Arteriolen ($\rightarrow$ Nachlast $\downarrow$). Nach perlingualer Applikation oder Gabe eines Sprühstoßes tritt die Wirkung innerhalb von 2–8 min ein und hält bis zu 45 min an.

Unerwünschte Nebenwirkungen sind vor allem Kopfschmerzen durch Dilatation der Meningealgefäße, Flush durch Dilatation der Hautgefäße, orthostatische Hypotension (Kapazitätsgefäßdilatation) und Reflextachykardie.

Bei schweren Anfällen kann durch *Morphingabe* der Circulus vitiosus „Schmerz $\rightarrow$ Angst/Erregung $\rightarrow$ erhöhter myokardialer O_2-Bedarf $\rightarrow$ verstärkter Schmerz" durchbrochen werden. Unterstützend kann der O_2-Bedarf durch β-Blocker gesenkt werden.

5.1.2 Anfallsprophylaxe bei Angina pectoris

Ziel der Intervalltherapie ist die Reduktion der Anfallsfrequenz, wenn möglich die Anfallsfreiheit.

Zur *Senkung der Myokardarbeit* werden auch in der Intervalltherapie organische Nitrate verwendet, allerdings vorwiegend in oral verabreichten Retardformen (Wirkungsdauer 4–6 h). Problematisch ist die Toleranzentwicklung bei konstant hohen Blutspiegeln. Die Therapie ist daher so durchzuführen, daß die Einnahme mehrmals täglich jeweils vor Belastungssituationen erfolgt, der Nitratspiegel jedoch zwischendurch wieder auf niedrige Werte abfällt. Weitere pharmakologische Prinzipien zur Senkung der Herzarbeit:

- *Molsidomin:* gleiche Wirkung wie organische Nitrate, jedoch länger und ohne Toleranzentwicklung
- *β-Blocker* verhindern den belastungsabhängigen Anstieg der Herzfrequenz und ökonomisieren so die Herzarbeit
- *Kalziumantagonisten:* Über eine Hemmung der elektromechanischen Koppelung bewirken sie eine Abnahme der Kontraktilität und damit des Sauerstoffverbrauches.

Die *Myokardperfusion* ist vom Gefäßzustand abhängig und wird daher durch Vasotonus, Gefäßsklerose, Thromben etc. (sogenannte vasale Komponente der Myokardperfusion) beeinflußt. Hieraus ergeben sich folgende Prinzipien zur Verbesserung der myokardialen Durchblutung:

- *Vasodilatoren:* Als Substanzgruppen werden organische Nitrate, Molsidomin und Kalziumantagonisten verwendet. Neben den bereits erwähnten systemischen Gefäßwirkungen bewirken diese Substanzen auch

eine Öffnung spasmusbedingter Gefäßstenosen. Kalziumantagonisten sind daher Therapie der Wahl bei vasospastischer Angina pectoris.
- *Thromboseprophylaxe:* Acetylsalicylsäure (ASS) hemmt die Plättchenaggregation und wird vorwiegend bei instabiler Angina pectoris, nach Myokardinfarkt und nach Eingriffen an den Koronarien angewendet. Der prophylaktische Effekt wird jedoch kontrovers beurteilt. Orale Antikoagulanzien (siehe Kap. 6) werden vor allem zur Prophylaxe thromboembolischer Komplikationen nach Myokardinfarkt angewendet.
- *Rekanalisierung durch Fibrinolyse:* Sie ist vor allem beim Herzinfarkt bedeutsam (siehe dort).
- *sogenannte Koronardilatatoren:* Die verwendeten Substanzen (z. B. Dipyridamol, Carbocromen) greifen an den präkapillären Widerstandsgefäßen des Myokards an. Ihr Nutzen ist jedoch umstritten, da Gefäße in gut durchbluteten Arealen wesentlich besser ansprechen als schon maximal dilatierte Gefäße in schlecht perfundierten Arealen. So kann es zur negativen Umverteilung aus minderversorgten Gebieten in besser versorgte Areale kommen (sogenanntes Steal-Phänomen).

Die Myokardperfusion ist zudem von der Wandspannung abhängig und erreicht daher ihr Maximum während der Diastole (sogenannte extravasale Komponente der Myokarddurchblutung). Daher wird eine *Verlängerung der Diastole* und eine *Erniedrigung des linksventrikulären enddiastolischen Druckes (LVEDP)* angestrebt. Folgende pharmakologische Prinzipien werden dazu genutzt:
- *Vasodilatoren:* Organische Nitrate, Molsidomin und Kalziumantagonisten vermindern den venösen Rückstrom zum Herzen und reduzieren so den enddiastolischen Druck
- *Herzglykoside* führen zu einer Verlängerung der Diastole

5.2 Myokardinfarkt

Führt eine Ischämie, die meist durch einen thrombotischen Lumenverschluß einer Koronararterie entsteht, zur irreversiblen Myokardschädigung, spricht man vom Herzinfarkt.

5.2.1 Akuttherapie

Therapieziele sind:
- Bekämpfung lebensbedrohlicher Komplikationen, z. B. Herzrhythmusstörungen (siehe Kap. 4), akute Herzinsuffizienz bzw. kardiogener Schock (siehe Kap. 3.3)
- Schadensbegrenzung durch schnellstmögliche Rekanalisation des Lumens

Eine systemische Thrombolyse mit *Streptokinase* (1,5 Mio. I. E. über 60 min) verspricht nur bei frühzeitigem Beginn Erfolg (< 90 min nach Schmerzbeginn). Eine intrakoronare Thrombolyse mit *Streptokinase, Urokinase* oder *Gewebsplasminogenaktivator* (tPA) kann noch bis zu 6 h nach Symptombeginn unternommen werden.

5.2.2 Rezidivprophylaxe

Zur Rezidivprophylaxe werden dieselben Medikamente wie zur Anfallsprophylaxe bei Angina pectoris eingesetzt. Gegebenenfalls werden sie durch Thrombozytenaggregationshemmer (z. B. ASS) oder orale Antikoagulation (siehe Kap. 6) ergänzt. Indikationen und Nutzen werden unterschiedlich beurteilt.

6 Pharmakotherapie arterieller und venöser Durchblutungsstörungen

6.1
Akuter Arterienverschluß

Primäres Therapieziel bei einem akuten Arterienverschluß ist die Wiedereröffnung des Gefäßlumens. Hierbei konkurrieren chirurgische Verfahren (siehe Chirurgie) und *lokale* oder *systemische Fibrinolyse*. Zusätzlich wird eine *Heparinisierung* eingeleitet, die die Bildung von Appositionsthromben verhindern soll. Weitere Maßnahmen sind Tieflagerung der in einem Watteverband gepolsterten Extremität sowie Schmerz- und gegebenenfalls Schockbekämpfung.

Fibrinolytika

Urokinase, Streptokinase und *Gewebsplasminogenaktivator* (tissue plasmin activator, tPA) sind proteolytische Enzyme, die mit unterschiedlichen Mechanismen Fibrin auflösen. Urokinase überführt durch proteolytische Spaltung Plasminogen in Plasmin → Fibrinolyse. Streptokinase ist eine Art Proaktivator für Plasminogen. Der tPA wirkt dagegen bevorzugt direkt am Gerinnselfibrin proteolytisch.

Nebenwirkungen.
- Blutungsneigung (hauptsächlich bei systemischer Anwendung)
- embolische Komplikationen, z.B. durch Ablösung kardialer Wandthromben
- anaphylaktische Reaktionen, am häufigsten bei Streptokinase, da bakterielles Fremdprotein

Heparin agiert als Kofaktor des Antithrombin III und hemmt so die Aktivität von Faktor Xa, die Bildung von Thrombin aus Prothrombin wird vermindert. In höheren Dosen erfolgt auch eine direkte Inaktivierung von Thrombin.

Heparin ist oral praktisch nicht verfügbar und muß daher parenteral (i.v. oder s.c.) appliziert werden. Die Therapiekontrolle erfolgt durch Bestimmung der PTT. Diese ist im therapeutischen Bereich 2–3fach verlängert. Zur Inaktivierung bei Überdosierung von Heparin wird Protaminsulfat i.v. gegeben (→ Salzbindung mit Heparin → Bildung inaktiver Komplexe).

Mögliche *Nebenwirkungen* des Heparins sind:
- heparininduzierte Thrombopenie (HIT); Typ I: unmittelbar nach Therapiebeginn, meist milde; Typ II: Beginn 5.–14. Tag nach Therapiebeginn → arterielle und venöse Thromboseneigung)
- Haarausfall (reversibel)
- Wundheilungsstörungen
- Osteoporose

6.2
Chronische arterielle Durchblutungsstörungen

6.2.1
Verbesserung der lokalen Durchblutung

Zur Verbesserung der lokalen Durchblutung kommen als pharmakologische Prinzipien in Frage:
- vasoaktive Substanzen: *Prostaglandin E_1* → Dilatation der Endstrombahn, Thrombozytenaggregation ↓, Erythrozytenflexibilität ↑, es wird intraarteriell verabreicht, da es oral nicht resorbiert wird und bei intravenöser Gabe bei der Lungenpassage rasch abgebaut wird. *Kalziumantagonisten* und *Nitrate* nur bei Vasospastik (Morbus Raynaud).
- Hämodilution: Infusion von *Hydroxyethylstärke* oder *Dextran 40* ändert die rheologischen Eigenschaften des Blutes durch Verdünnung und Minderung der Viskosität

- Absenkung des Fibrinogenspiegels durch Schlangengifte: subkutane Injektion von *Ancrod*, dem Gift der malaysischen Grubenotter → enzymatische Spaltung/Abbau von Fibrinogen

Da die Alternative zur Pharmakotherapie oft die Amputation ist, sind die Bemühungen zur Rettung der Extremität polypragmatisch.

6.2.2
Prophylaxe atherosklerotischer Veränderungen

Beruht die Atherosklerose auf einer Störung des Fettstoffwechsels, kann die Normalisierung des Lipidstatus die Progression des Leidens verlangsamen. Neben diätetischen Maßnahmen spielen dabei auch sogenannte Lipidsenker eine Rolle (siehe Kap. 12).

6.3
Thromboembolische Erkrankungen

6.3.1
Thromboseprophylaxe

Eine kurzfristige Thromboseprophylaxe ist vor allem nach Operationen oder Traumata indiziert (jede Thrombose birgt die Gefahr der Lungenembolie!). Diese wird meist für die Dauer von 10–12 Tagen mit *Heparin* durchgeführt. Vor allem bei Hochrisikopatienten (z.B. nach Hüftendoprothese) kann die Kombination mit *Dihydroergotamin* sinnvoll sein. Dihydroergotamin tonisiert die Venen und vermindert die Stase und damit die Thromboseneigung. Die neuentwickelten *niedrigmolekularen Heparine* unterscheiden sich vom konventionellen Heparin hauptsächlich durch eine längere Plasmahalbwertszeit, so daß eine statt zwei Injektionen pro Tag ausreichen, und durch ein vermindertes Risiko für eine Thrombozytopenie. Thrombozytenaggregationshemmer (z.B. ASS) spielen in der postoperativen Thromboseprophylaxe eine untergeordnete Rolle.

6.3.2
Therapie von Thrombose und Embolie

Phlebothrombosen führen einerseits zu lokalen Symptomen (siehe Chirurgie), andererseits geht von ihnen die Gefahr einer embolischen Verschleppung thrombotischen Materials aus (→ Lungenembolie). Die Therapie akuter tiefer Phlebothrombosen erfolgt nach denselben Grundsätzen wie bei akuten Arterienverschlüssen (Heparinisierung, gegebenenfalls Fibrinolyse; siehe oben).

Verschiedene Erkrankungen sind mit einer besonderen Gefahr thromboembolischer Komplikationen verbunden (Lungenembolie bei venösen Thrombosen, Hirninfarkte oder akute Arterienverschlüsse in anderen Stromgebieten bei kardialer Emboliequelle) und erfordern daher eine längerfristige Unterdrückung der Thromboseneigung durch *orale Antikoagulation* mit Cumarinderivaten, die sogenannte „Marcumarisierung" nach dem Präparat Marcumar®; (Phenprocoumon). Diese Therapie ist indiziert:

- nach tiefer Phlebothrombose (hier zusätzlich zur physikalischen Thromboseprophylaxe)
- nach Lungenembolie (für mindestens sechs Monate)
- nach Myokardinfarkt
- bei Herzvitien (Dauerantikoagulation!)
- nach Herzklappenersatz (bei Bioprothesen drei Monate, sonst Dauerantikoagulation)
- bei Vorhofflimmern mit dilatiertem Vorhof (aufgrund eines Mitralvitiums) oder nach vorheriger pulmonaler oder arterieller Embolie
- chronische periphere Arteriopathien (Dauerantikoagulation)

Die oralen Antikoagulantien sind Vitamin-K-Antagonisten und vermindern als solche die Bildung der Gerinnungsfaktoren II, VII, IX und X. Verwendete Substanzen sind Phenprocoumon und Warfarin-Natrium. Die Therapiekontrolle erfolgt durch regelmäßige Bestimmung des Quick-Wertes (neuerdings INR: international normalized ratio).

Als unerwünschte Nebenwirkungen können Blutungen (vor allem bei Überdosierung),

Exantheme, Dermatitiden, passagerer Haarausfall und selten Hautnekrosen (sogenannte Cumarinnekrosen) auftreten. Nach dem Absetzen des Medikamentes normalisiert sich die Gerinnung aufgrund der langsamen Metabolisierung erst im Verlauf von bis zu zwei Wochen. Dieser Vorgang kann durch Vitamin-K-Gabe (spezifisches Antidot) beschleunigt werden. Bei Blutungen oder dringlichen Operationen ist eine Substitution von Gerinnungsfaktoren mit frischgefrorenem Plasma (FFP) oder einzelnen Faktorenkonzentraten erforderlich.

7 Pharmakotherapie von Erkrankungen der Atmungsorgane

7.1 Rhinitis

7.1.1 Akute Rhinitis

Die Therapie der akuten Rhinitis erfolgt durch lokale Applikation von Vasokonstriktiva. Verwendet werden meist Imidazolinderivate wie *Xylometazolin*. Diese führen als α-Sympathomimetika zu Schleimhautabschwellung und Sekretionsminderung. Die Therapie mit α-Sympathomimetika ist zwar symptomatisch (der Schnupfen ist meist viraler Genese), dient aber durch Offenhalten der Nasennebenhöhlenausführungsgänge der Vermeidung von Komplikationen (z.B. Sinusitis). Systemische Nebenwirkungen (Blutdruck↑, Herzfrequenz↑, Gefahr der Tachyarrhythmie) resultieren aus der Resorption der lokal applizierten Substanz.

> **Merke !**
> Die Applikation einer Erwachsenendosis beim Säugling kann zu tödlichen Komplikationen (Atemlähmung, Koma) durch Resorption der lokal applizierten Substanz führen.

Die Dauer der Therapie soll wegen der Toleranzentwicklung und der Gefahr der atrophischen Schleimhautschädigung auf ein bis zwei Wochen beschränkt werden.

7.1.2 Chronische und allergische Rhinitis

Auch die Therapie der allergischen Rhinitis ist symptomatisch. Therapeutische Prinzipien sind:
- *Antihistaminika:* kompetitive Blockade von Histaminrezeptoren → Wirkung von Histamin aus degranulierenden Mastzellen↓ mit H_1-Rezeptoren-Blockern, z.B. *Terfenadin* und *Astemizol*. Die Applikation erfolgt oral.
- *Cromoglicinsäure* hemmt die Freisetzung von Entzündungsmediatoren aus Mastzellen (sogenannte Mastzellstabilisierung). Sie ist nur lokal applizierbar, die Wirkung (6–8 h) ist rein prophylaktisch.
- *Glukokortikoide* lokal, z.B. *Beclometason* oder *Flunisolid;* in schweren Fällen orale Glukokortikoidgabe

7.2 Asthma bronchiale

Die Therapie des Asthma bronchiale ruht auf zwei Säulen: der Intervalltherapie zur Anfallsprophylaxe und der Therapie des akuten Asthmaanfalls.

7.2.1 Anfallsprophylaxe des Asthma bronchiale

Zur Intervalltherapie des Asthma bronchiale kommen Substanzen mit verschiedenen Wirkmechanismen zum Einsatz.

β-Sympathomimetika wirken durch relativ selektiven Angriff an den $β_2$-Adrenozeptoren bronchodilatierend:
- *Fenoterol*
- *Terbutalin*
- *Salbutamol*

Nach Anwendung als Dosieraerosol setzt die Wirkung sofort ein und hält 4–6 h an.

Nebenwirkungen durch Resorption der Substanz sind Tokolyse (ebenfalls $β_2$-vermittelt), Tachykardie, Rhythmusstörungen (Stimulation von kardialen $β_1$-Rezeptoren, wenngleich mit niedriger Affinität) sowie Muskeltremor.

Glukokortikoide werden in der Intervalltherapie des Asthma bronchiale möglichst nur lokal in Dosieraerosolen angewendet, und zwar bevorzugt vor den Mahlzeiten (Rückstände auf der Mundschleimhaut werden durch das Essen entfernt → Prophylaxe gegen Candidabefall). Nur wenn anders kein Erfolg erzielt wird, werden sie oral verabreicht. Die Dosierung sollte kleiner als 10 mg Prednisolonäquivalent gehalten und in Anpassung an den Kortisoltagesrhythmus morgens eingenommen werden.

Cave: Keine unmittelbare Wirkung, regelmäßige Anwendung erforderlich!

- *Cromoglicinsäure* (Dinatrium-Cromoglycat u.a.). Die mastzellstabilisierende Wirkung der Cromoglicinsäure ist auch beim allergischen Asthma bronchiale von therapeutischem Nutzen (nur Prophylaxe!). Die Substanz wird nur lokal angewendet, da sie oral schlecht verfügbar ist.
- *Ipratropiumbromid*: Muskarinrezeptorantagonist (Anticholinergikum), der bronchospasmolytisch wirkt und als Dosieraerosol angewendet wird
- *Ketotifen*: hemmt, ebenso wie Cromoglicinsäure, die Mediatorfreisetzung aus Mastzellen (→ Anwendung beim allergischen Asthma bronchiale) und ist zusätzlich ein H_1-Rezeptor-Antagonist. Es wird zur oralen Anfallsprophylaxe appliziert.
- *Theophyllin*: ein Methylxanthin (ebenso wie Coffein); sein Wirkspektrum umfaßt u.a. Bronchospasmolyse (auch wenn gegenüber β_2-Sympathomimetika bereits Toleranz eingetreten ist), ZNS-Stimulation, Vasodilatation, Anstieg von Puls und Blutdruck und verstärkte Diurese. Es kann sowohl oral zur Anfallsprophylaxe als auch intravenös zur raschen Kupierung eines akuten Anfalls verwendet werden. Die therapeutische Breite ist gering. Bei Rauchern muß mit einer schnelleren Metabolisierung von Theophyllin gerechnet werden, so daß eine höhere Dosierung erforderlich ist.

Die Anwendung der beschriebenen Substanzen erfolgt nach einem Stufenschema.

7.2.2
Akuter Asthmaanfall und Status asthmaticus

Im akuten Anfall ist die Therapie abhängig vom Schweregrad des Anfalls (siehe Innere Medizin, Atmungsorgane, Kap. 2):
- *leichter Anfall:* Inhalation eines β_2-Sympathomimetikums
- *mittelschwerer Anfall:* zusätzlich O_2-Gabe, Theophyllin (als Infusion oder orale Tropflösung, Dosis abhängig von Vormedikation, Kontrolle der Serumkonzentration wegen enger therapeutischer Breite)
- *schwerer Anfall:* zusätzlich 250 mg Prednisolonäquivalent i.v., β_2-Sympathomimetika systemisch

7.3
Akute und chronische Bronchitis

Die Therapie der akuten Bronchitis erfolgt symptomatisch mit Antitussiva (bei Reizhusten), Sekretagoga (z.B. *Ambroxol, Carbocistein* → Sekretion dünnflüssigen Sekretes) und Mukolytika (z.B. *Acetylcystein* → Viskosität von bereits sezerniertem Mucus ↓), bei Fieber gegebenenfalls Antipyretika. Antibiotika (siehe Kap. 16) sind nur bei bakterieller Superinfektion indiziert.

Tab. 6.6: Therapie der akuten Bronchitis

Substanz	Wirkprinzip
Sekretolytika	Ambroxol, Carbocistein
Mukolytika	Acetylcystein

Merke!

Keine Antitussiva bei produktivem Husten. Bei Gabe von Sekreto- und Mukolytika auf ausreichende Flüssigkeitszufuhr achten (Voraussetzung für wirksame Expektoration).

Bei chronischer Bronchitis können unterstützend Ipratropiumbromid (hier wirksamer als bei Asthma bronchiale), β_2-Sympathomimetika, Theophyllin (gegen bronchospastische Komponente) wirken. Wichtig ist, die Wirkung durch Lungenfunktionstests zu objektivieren! Unwirksam: Ketotifen und Cromoglicinsäure.

8 Pharmakotherapie von Erkrankungen des Blutes

8.1 Eisenmangelanämie

Die kausale Therapie, die die Ursache des Eisen- oder Blutverlustes beseitigt, wird ergänzt durch eine Eisensubstitution (i.d.R. oral). Es werden anorganische Verbindungen zweiwertigen Eisens verwendet, da sie besser enteral resorbiert werden, z.B. Fe(II)-Glukonat oder Fe(II)-Sulfat. Die Einnahme erfolgt 2–4mal täglich, am besten vor den Mahlzeiten, in Einzeldosen von etwa 50 mg. Eisenpräparate sollten nicht gleichzeitig mit anderen Medikamenten eingenommen werden, da sie durch Bildung stabiler Verbindungen deren Resorption hemmen können.

Zur Ermittlung des Substitutionsbedarfes dient folgende Faustformel:

Substitutionsbedarf in g =
$(Hb_{normal} - Hb_{aktuell}) \times 0{,}255$

Kontrollparameter für den Therapieerfolg ist der Hb-Wert. Nur selten (z.B. bei Malassimilation) muß Eisen parenteral gegeben werden. Hierbei ist die Gefahr einer Überdosierung erhöht, da die Bindungskapazität des Transferrins im Serum begrenzt ist und freies Eisen toxisch wirkt. Bei Eisenvergiftung wird Deferoxamin parenteral gegeben (→ Bindung von freiem Fe).

> **Merke!**
> Eisensubstitution ist nur bei nachgewiesener Eisenmangelanämie indiziert.

Die Anämie bei chronischen Entzündungen (z.B. bei rheumatoider Arthritis) oder nicht blutenden Tumoren beruht nicht auf einem Eisenmangel, sondern u.a. auf einer gestörten Mobilisation von Eisen aus den überfüllten Eisenspeichern (Serumeisen ↓, Serumferritin ↑). Eine Eisensubstitution ist daher nicht nur wirkungslos, sondern sogar schädlich.

8.2 Megaloblastäre Anämie

Die megaloblastäre Anämie (siehe Innere Medizin, Blutzellsystem und Hämostase, Kap. 1) ist Folge eines Mangels an Vitamin B_{12} (Cyanocobalamin) oder Folsäure. Ursache des Vitamin-B_{12}-Mangels ist i.d.R. eine verminderte Resorption, so daß die therapeutische Substitution parenteral erfolgen muß. Die Therapie wird mit täglichen Injektionen von *Cyanocobalamin* begonnen, später kann allmählich auf Depotpräparate, die alle 6–8 Wochen verabreicht werden, umgestellt werden. Die Vitamin-B_{12}-Substitution bei megalozytärer Anämie wird stets mit der Gabe von *Folsäure* kombiniert.

Eine isolierte Verminderung der Folsäure ist eine Indikation zur alleinigen Substitution von Folsäure und kann als Nebenwirkung verschiedener Medikamente auftreten, z.B. von Antiepileptika (z.B. Phenytoin), oralen Kontrazeptiva und Folsäureantagonisten (z.B. Methotrexat).

8.3 Renale Anämie

Teilursache der renalen Anämie ist die verminderte Bildung von Erythropoetin im Nierenparenchym. Erythropoetin steht gentechnisch produziert zur therapeutischen Substitution zur Verfügung, wobei Unterschiede in der Wirkungsstärke von Präparaten verschiedener Hersteller bestehen. Bei Überdosierung kommt es zur Polyglobulie, die zu Infarzierungen von Nieren- und Myokardgewebe führen kann (Gefahr bei mißbräuchlicher Anwendung als Dopingsubstanz).

8.4
Hämolytische Anämien

Beruht eine hämolytische Anämie auf Autoimmunprozessen (Autoantikörper gegen eigene Erythrozyten), kann die hochdosierte Gabe von Glukokortikoiden, mindestens 2 mg Prednison/kg, die Zerstörung der Erythrozyten kurzfristig vermindern. Zur langfristigen Unterdrückung der Antikörperproduktion ist eine prolongierte Gabe von niedriger dosierten Kortikoiden oder Immunsuppressiva wie Azathioprin oder Cyclophosphamid erforderlich.

9 Ursachen und Pharmakotherapie von Überempfindlichkeitsstörungen

9.1 Ursachen von Überempfindlichkeitsreaktionen

Überempfindlichkeitsstörungen können durch eine Vielzahl von Stoffen ausgelöst werden, mit denen der Körper durch Inhalation, Ingestion, Haut- und Schleimhautkontakt oder Injektion in Berührung kommt. Quoad vitam bedrohlich sind dabei v. a. Überempfindlichkeitsreaktionen vom Typ I (Soforttyp), die zum anaphylaktischen Schock (siehe Kap. 2.2) führen können.

9.2 Chronisch verlaufende Überempfindlichkeitsreaktionen und dermatologische Manifestationen

Weniger gefährlich, dafür aber oft schwer zu therapieren sind chronisch verlaufende Überempfindlichkeitsreaktionen, die häufig zu dermatologischen Manifestationen führen. Oft ist die allergische Reaktion nur einer von vielen Kausalfaktoren (z.B. bei der Neurodermitis), entsprechend vielseitig muß die Therapie sein (siehe Dermatologie). Einige antiallergische Prinzipien wurden bereits erwähnt: Glukokortikoide (siehe Kap.7.2 und 10.2) hemmen unspezifisch Entzündungsvorgänge; Antihistaminika (H_1-Rezeptoren-Blocker) inhibieren kompetitiv die Wirkung von Histamin, das aus Entzündungszellen freigesetzt wird.

10 Pharmakotherapie rheumatischer Erkrankungen und der Gicht

10.1 Akutes rheumatisches Fieber

Da die pathogenetische Grundlage des rheumatischen Fiebers ein Streptokokkeninfekt ist, besteht die kausale Therapie in der Gabe von Antibiotika; zusätzlich werden zur symptomatischen Therapie (Entzündungshemmung) Antiphlogistika eingesetzt.

Akutes Stadium

Für 2–3 Wochen wird eine bakterizid wirksame Penicillindosis (z.B. täglich 1 Mega I.E. Penicillin G i.m.) gegeben, bei Penicillinallergie Erythromycin. Zusätzlich werden nichtsteroidale Antirheumatika (ASS, anfangs 5 g/die) zur Unterdrückung der Entzündungsvorgänge verabfolgt. Ist eine Herzbeteiligung (rheumatische Karditis) nachgewiesen oder wahrscheinlich, wird über 6–8 Wochen mit Glukokortikoiden therapiert (zunächst 1,5 mg Prednisolonäquivalent/kg/die, nach 10 Tagen schrittweise Reduktion beginnen).

Rezidivprophylaxe

Die Rezidivprophylaxe soll erneute Streptokokkeninfekte verhindern und wird über mindestens 5 Jahre durchgeführt. Am zuverlässigsten ist die monatliche intramuskuläre Injektion von 1,2 Mega I.E. Benzylpenicillin-Benzathin. Bei Penicillinallergie können Sulfonamide verwendet werden.

10.2 Chronische Polyarthritis und andere rheumatische Erkrankungen

In der Therapie von Erkrankungen aus dem rheumatischen Formenkreis werden v.a. eingesetzt:
- *nichtsteroidale Antirheumatika (NSAR)* wie z.B. ASS, Derivate anderer organischer Säuren wie z.B. Ibuprofen, Diclofenac, Indometazin etc., Phenylbutazon und Oxyphenbutazon
- *Glukokortikoide*
- sogenannte *„Basistherapeutika"* (Penicillamin, Goldpräparate, Chloroquin)

Nichtsteroidale Antirheumatika (NSAR)

In der symptomatischen Therapie mit NSAR wird deren antiphlogistische und analgetische Wirkung genutzt.

Wirksamer Metabolit der *Acetylsalicylsäure* ist die Salizylsäure mit einer Halbwertszeit von etwa drei Stunden. Ihre Elimination verläuft langsamer als die Resorption und weist zudem eine Sättigungskinetik auf → Gefahr der Kumulation. Als unerwünschte Nebenwirkungen drohen gastrointestinale Störungen (Oberbauchschmerzen, okkulte Blutungen, Ulzera), Überempfindlichkeitsreaktionen (Salizylatasthma, Urtikaria, Rhinitis) sowie selten Thrombozytopenie. Überdosierungsfolge sind Ohrensausen, irreversible Taubheit, Kopfschmerzen, Schwindel, gastrointestinale Ulzera und Blutungen, Erbrechen und Verwirrtheit. Bei Dosen über 10 g kommt es durch Stimulierung des Atemzentrums zu Hyperpnoe, was zu einer respiratorischen Alkalose, verbunden mit einer metabolischen Azidose durch die resorbierten Säureäquivalente, führt. Schließlich kann es zu Tremor, Delirien, Atemnot, Koma und Tod kommen.

Das Pyrazolonderivat *Phenylbutazon* ist aufgrund der teilweise ernsten Nebenwirkungen (allergische Agranulozytose, toxische Knochenmarksdepression) in seiner Anwendung auf den akuten Gichtanfall und akute Schübe von chronischer Polyarthritis und Morbus Bechterew beschränkt. Die Anwendungsdauer soll eine Woche nicht überschreiten, das Blutbild muß überwacht werden. Weitere Nebenwirkungen sind gastrointestinale Störungen (ähnlich wie ASS), Na^+- und Wasserretention ($\rightarrow$ Ödeme) und Überempfindlichkeitsreaktionen.

> **Merke !**
>
> Paracetamol besitzt keine antiphlogistische, sondern nur eine analgetische und antipyretische Wirkung.

Glukokortikoide besitzen eine ausgeprägte antiinflammatorische Wirkung, die sich jedoch erst bei einem Serumspiegel einstellt, der ein Mehrfaches der natürlichen Serumkonzentration beträgt. Daraus resultieren *Nebenwirkungen* auf verschiedene Organsysteme:

- *Endokrinum:*
  - Glukoneogenese ↑ → verminderte Glukosetoleranz, Steroiddiabetes
  - Suppression von ACTH → sekundäre Nebennierenrindeninsuffizienz. Steroidtherapie daher stets ausschleichend beenden, andernfalls → Morbus Addison
  - mineralkortikoide Nebenwirkung → Na^+- und Wasserretention, z.T. → Hypertonie
- *Bewegungsapparat:*
  - Osteoporose durch verminderte Kalziumresorption bei gesteigerter Elimination
  - Myopathie mit Muskelschwäche, -schmerzen und -atrophie
  - *Gastrointestinaltrakt:* Aktivierung/verzögerte Heilung von Ulzera, Blutungen
  - *Blut/Gefäße:* Blutbildveränderungen, erhöhte Kapillarfragilität
  - *ZNS:* psychische Störungen, gesteigerte Anfallsbereitschaft
  - *Auge:* Steroidglaukom nach lokaler Anwendung, posteriore subkapsuläre Katarakte
  - *Haut:* Striae, Hirsutismus, Steroidakne, verzögerte Wundheilung
  - *Habitus:* Stammfettsucht, Vollmondgesicht

Die verschiedenen Glukokortikoide unterscheiden sich vom natürlich vorkommenden Kortisol, der Referenzsubstanz, hinsichtlich ihrer mineralkortikoiden Nebenwirkungen und ihrer glukokortikoiden Potenz (siehe Tabelle 6.7). Die erwünschte antiinflammatorische Wirkung ist dabei annähernd proportional der glukokortikoiden Potenz (4fache Potenz entspricht 4facher Wirkung); die Cushing-Schwellendosis (30 mg/die für Kortisol) ist annähernd umgekehrt proportional zur glukokortikoiden Potenz (5fache Potenz → Cushing-Dosis ist $^1/_5$ der Kortisol-Cushing-Dosis). Der Vorteil synthetischer (z.B. Prednison) gegenüber den natürlichen Glukokortikoiden liegt daher in der niedrigen mineralkortikoiden Wirkung bei ver-

Tab. 6.7: Vergleich verschiedener Glukokortikoide mit Cortisol. Der erwünschte antiinflammatorische Effekt und die Cushing-Schwellendosis ergeben sich aus der relativen glukokortikoiden Potenz (höhere Potenz → höhere antiinflammatorische Wirkung und niedrigere Schwellendosis).

Substanz	relative gluko-kortikoide Potenz	relative mineral-kortikoide Wirkung
Cortison	0,8	0,8
Cortisol (Hydrocortison)	1	1
Prednison	4	0,6
Prednisolon	4	0,6
Fluocortolon	5	0
Triamcinolon	5	0
Methylprednisolon	5	0
Betamethason	30	0
Dexamethason	30	0

gleichsweise stärkerer antiinflammatorischer Wirkung.

Basistherapeutika greifen vermutlich an der Basis des entzündlich-rheumatischen Geschehens an. Anders als ihr Name vermuten läßt, bilden sie jedoch nicht die Grundlage jeder antirheumatischen Therapie; ihre Anwendung ist wegen der z.T. erheblichen Nebenwirkungen sorgfältig zu überdenken.

Das Antimalariamittel *Chloroquin* hat auch beim systemischen Lupus erythematodes eine günstige Wirkung, deren Mechanismus ungeklärt ist. Als Nebenwirkungen werden gastrointestinale Beschwerden, Hautpigmentierungen und -keratosen sowie eine Retinopathie beobachtet.

Penicillamin wirkt hemmend auf die Kollagenbildung und fördert den Abbau der Rheumafaktoren; es ist daher v.a. bei Erkrankungen mit hohem Rheumafaktortiter indiziert. Als Chelatbildner (→ Einsatz als Antidot bei Schwermetallvergiftungen) kann es die Wirksamkeit von Goldpräparaten abschwächen. Weitere Nebenwirkungen können tubuläre Nierenschäden, Thrombo- und Leukopenie, seltener Agranulozytose, Optikusatrophie, Skelett- und Augenmuskellähmungen sowie Sensibilitäts- und Geschmacksstörungen sein.

Goldpräparate hemmen mesenchymale Reaktionen und sind v.a. bei chronischer Polyarthritis, Psoriasisarthritis, chronischem Morbus Reiter und Morbus Bechterew mit Beteiligung peripherer Gelenke wirksam. Kontraindiziert sind sie u.a. bei ausgebrannten rheumatischen Erkrankungen ohne Entzündungszeichen, bei Kollagenosen, in der Schwangerschaft und bei Begleiterkrankungen, die durch die Nebenwirkungen verschlechtert werden können. Sie sind in der Langzeittherapie gut wirksam, ihre Anwendung wird jedoch durch schwere Nebenwirkungen limitiert. Hierzu gehören Dermatitis, Stomatitis, Glomerulonephritis (regelmäßige Kontrolle des Urinstatus!) sowie Thrombopenie und Agranulozytose (regelmäßig Blutbildkontrolle!). Bei Überdosierung wird Dimercaprol als Antidot gegeben (→ Beschleunigung der renalen Ausscheidung von Gold). *Aurothioglucose* und *Natriumaurothiolamat* werden parenteral angewendet, *Auranofin* kann oral verabreicht werden.

10.3
Degenerative Gelenkerkrankungen

Bei degenerativen Gelenkerkrankungen (Arthrosen) werden zusätzlich zu physikalischen Maßnahmen Analgetika und NSAR verwendet. Damit wird der Circulus vitiosus „Entzündung → Gelenkschmerz → Dauerkontraktion von Muskeln zur Gelenkentlastung → Muskelschmerz" durch Entzündungs- und Schmerzhemmung durchbrochen. Die systemische Anwendung von Kortikosteroiden ist hierbei kontraindiziert, sie werden allenfalls intraartikulär injiziert.

10.4
Gicht

Bei der Gicht wird zwischen der Therapie im Anfall und der Intervalltherapie zur Anfallsprophylaxe unterschieden.

10.4.1
Akuter Anfall

Im akuten Gichtanfall entwickelt sich aufgrund eines erhöhten Serumharnsäurespiegels ein Circulus vitiosus aus Harnsäureablagerung → Entzündungsreaktion → Leukozytenchemotaxis → Phagozytose der Kristalle → Freisetzung von Laktat aus dem Granulozytenstoffwechsel → Gewebe-pH ↓ → vermehrte Ausfällung von Harnsäurekristallen. Dieser kann durch Substanzen mit verschiedenen Wirkmechanismen durchbrochen werden:

Colchizin bindet an das Tubulin der Granulozyten und hemmt so deren Motilität. Die Leukozytenansammlung im Entzündungsgebiet und die dadurch mittelbar verursachte pH-Senkung (→ weiterer Harnsäureausfall) bleibt dadurch aus. Dosierung: Beginn mit 4 mg innerhalb von 4 h, verteilt auf Einzeldosen von 1 mg. Ab dann bis zu 8 mg/die, verteilt auf Einzeldosen von 0,5–1 mg. Eine Nebenwirkung in therapeutischen Dosen ist die Diarrhö; bei toxischen Dosen kann es zu Nierenschädigung, Agranulozytose, Haarausfall und Myopathien kommen.

Auch *NSAR* sind im akuten Gichtanfall wirksam, es sind jedoch hohe Dosen erforderlich.

Mittel der Wahl ist *Indometacin* (300 mg in drei Einzeldosen am ersten Tag, dann weiter mit 150–200 mg/die), es kommen jedoch auch andere NSAR der neueren Generation (z.B. Acemetacin, Diclofenac, Naproxen, Oxicame) in Frage. Phenylbutazon steigert zusätzlich zu seiner antiphlogistischen Wirkung auch die renale Elimination der Harnsäure, wird aber wegen seiner Nebenwirkungen (Na^+- und Wasserretention → Gefahr der Dekompensation einer Herzinsuffizienz) nur ausnahmsweise verwendet.

Glukokortikoide werden nur verwendet, wenn der Patient auf die o.g. Substanzen nicht anspricht.

10.4.2
Intervalltherapie

Die Intervalltherapie zielt auf eine Senkung des Serumharnsäurespiegels, die durch zwei unterschiedliche pharmakologische Prinzipien erreicht werden kann:

Urikosurika fördern die renale Sekretion von Harnsäure. Zur Vermeidung einer Konkrementbildung mit der Gefahr der Entstehung einer Gichtniere ist bei einer Therapie mit Urikosurika die Steigerung der Urinmenge auf ca. 2 l/die und eine leichte Alkalisierung des Harns notwendig. Zu den Urikosurika gehören *Benzbromaron* und *Probenecid*. Diese Substanzen büßen ihre Wirkung bei Niereninsuffizienz zunehmend ein und sind daher bei Nierenerkrankungen kontraindiziert.

Das *Urikostatikum Allopurinol* und sein Metabolit Oxipurinol hemmen nach dem Prinzip der Antimetaboliten die Xanthinoxidase, die den letzten Schritt des Purinnukleotidabbaus, die Entstehung der Harnsäure aus Hypoxanthin und Xanthin, katalysiert. Es fallen vermehrt Xanthin und Hypoxanthin an, die besser wasserlöslich sind als Harnsäure. Die Harnsäureausscheidung wird somit auf drei Metaboliten verteilt.

10.5
Osteoporose

Siehe auch Innere Medizin, Endokrine Organe, Stoffwechsel und Ernährung, Kap. 5.

Bei der postmenopausalen Osteoporose der Frau (Typ I) werden Östrogene substituiert. Die senile Osteoporose (Typ II) wird durch Substitution von Kalzium und ggf. Vitamin-D_3-Behandlung therapiert. Die wesentlich selteneren sekundären Osteoporosen werden möglichst kausal behandelt. Inzwischen sind auch Biphosphonate für die Therapie der Osteoporose zugelassen; diese hemmen die Osteoklastentätigkeit, erhöhen damit die Knochendichte und senken die Frakturrate.

11 Pharmakotherapie des Diabetes mellitus

11.1 Therapieprinzipien

Beim Diabetes mellitus ist die Insulinsekretion im Verhältnis zur Glukosezufuhr unzureichend. Wichtiger Bestandteil jeder Diabetestherapie ist daher die Diät zur Kontrolle der Glukosezufuhr. Beim Typ-II-Diabetes ist sie oft allein ausreichend und steht daher im Stellenwert noch vor der Pharmakotherapie. Beim Typ-I-Diabetes ist sie wichtige Ergänzung der Insulinsubstitution. Auch körperliche Bewegung ist bei beiden Diabetesformen eine sinnvolle Basismaßnahme, da sie die Glukoseutilisation steigert.

Besonders zu berücksichtigen sind die Auswirkungen verschiedener Medikamente und Begleiterkrankungen auf den Glukosestoffwechsel (siehe Tabelle 6.8).

11.2 Insulinmangel-Diabetes (Typ-I-Diabetes)

Beim Typ-I-Diabetes besteht ein absoluter Insulinmangel, der eine Insulinsubstitution zwingend erforderlich macht. Die verwendeten Insulinarten (siehe Tabelle 6.9) unterscheiden sich in ihrer Herkunft (Schweine-, Rinder-, Humaninsulin) und in ihrer Wirkdauer (Alt-, Semilente-, Ultralenteinsulin).

Schweineinsulin unterscheidet sich vom Humaninsulin in nur einer Aminosäure und ist diesem in der Wirkungsstärke vergleichbar. Rinderinsulin unterscheidet sich dagegen in drei Aminosäuren vom Humaninsulin und führt daher häufiger zur Bildung zirkulierender Antikörper (→ Wirkungsverlust) oder zu allergischen Reaktionen. Da gentechnisch hergestelltes Humaninsulin heute zum gleichen Preis wie tierisches Insulin verfügbar ist, sollte es bei allen neu einzustellenden Diabetikern verwendet werden.

Um eine möglichst gute Anpassung der Insulinsubstitution an die natürlichen Gegebenheiten zu erzielen, was zur Prophylaxe der Spätfolgen wichtig ist, wird das Basis-Bolus-Konzept bevorzugt: Etwa 40 % der Gesamtdosis werden durch ein- bis zweimalige tägliche Gabe eines lang oder intermediär wirkenden Insulins abgedeckt. Die Glukosespitzen nach Nahrungsaufnahme werden mit einem Altinsulin, das ca. 30 min vor den Mahlzeiten gege-

Tab. 6.8: Auswirkungen verschiedener Pharmaka und Erkrankungen auf den Glukosestoffwechsel

Verringerung der Glukosetoleranz (diabetogene Wirkung, erhöhter Insulinbedarf)	Erhöhung der Glukosetoleranz (verringerter Insulinbedarf)
Pharmaka: • Glukokortikoide, Thyroxin, Sympathomimetika • Saluretika • Diazoxid • ACE-Hemmer • trizyklische Antidepressiva, Barbiturate u. a.	**Pharmaka:** • Betablocker • Methyldopa, Guanethidin • Methotrexat, Cyclophosphamid • Sulfonamid, Tetrazykline • Clofibrat • MAO-Hemmer u. a.
Erkrankungen: • Hyperthyreose • Morbus Cushing • akute Infektion	**Erkrankungen:** • Hypothyreose • Morbus Addison

Tab. 6.9: Wirkungsdauer verschiedener Insulinpräparationen

Präparatetyp	Wirkungsdauer	maximale Wirkung
	(in Stunden nach subkutaner Injektion)	
Altinsulin (syn. Normalinsulin, reguläres Insulin)	4–6	2–3
Intermediär wirkende Insuline (syn. Semilente-, NPH-Insuline)	10–20	4–12
Lang wirkende Insuline (syn. Ultralente, Long-, Ultratardinsuline)	28–36	16–24

ben wird, aufgefangen. (Dosierung nach Blutzuckermessung). Nur wenn diese intensivierte Insulintherapie nicht durchführbar ist, begnügt man sich mit einer zweimaligen täglichen Gabe eines intermediären Insulins (morgens ²/₃, abends ¹/₃ der Tagesdosis).

11.3 Therapie und Prophylaxe der Stoffwechseldekompensation

Bei Vernachlässigung der konsequenten Stoffwechselführung seitens des Patienten sowie bei interkurrenten Erkrankungen kann es akut zur lebensbedrohlichen Stoffwechseldekompensation kommen. Zur Symptomatik und Therapie von ketoazidotischem, hyperosmolarem und hypoglykämischem Koma siehe Notfallmedizin, Kapitel 4.

11.4 Nichtinsulinabhängiger Diabetes (Typ-II-Diabetes)

Beim Typ-II-Diabetes liegt ein *relativer* Insulinmangel vor. Beim Typ IIb ist der Patient übergewichtig, die Stoffwechseleinstellung kann durch Gewichtsreduktion gebessert werden. Eine medikamentöse Therapie ist erst indiziert, wenn die diätetische Behandlung versagt. Als orale Antidiabetika werden Sulfonylharnstoffe, Biguanide und Acarbose verwendet.

Sulfonylharnstoffe führen kurz nach oraler Gabe an der intakten B-Zelle zur Insulinsekretion und damit zur Blutzuckersenkung. Verwendete Substanzen sind *Tolbutamid, Glipizid, Glibenclamid, Glibornurid, Glisoxepid, Gliquidon und Glymidin.*

Wichtigste unerwünschte Nebenwirkung ist eine schwere und langanhaltende Hypoglykämie bei Überdosierung. Außerdem kann es zu gastrointestinalen Störungen, Blutbildveränderungen und Hautreaktionen kommen.

Bei der Dosierung sind die in Tabelle 6.11 angegebenen Tageshöchstdosen zu beachten. Diese reichen aus, das gesamte aus den B-Zellen des Pankreas mobilisierbare Insulin freizusetzen. Eine Überschreitung der angegebenen Dosen führt daher nicht zu einer weiteren Blutzuckersenkung.

Wichtige Kontraindikationen sind Schwangerschaft (mögliche Teratogenität), Stillzeit, Typ-I-Diabetes (keine Wirkung), diätetisch einstellbarer Diabetes und Überempfindlichkeit gegen die Substanz sowie schwere Leber- und Nierenfunktionsstörungen (Metabolisierung/Ausscheidung ↓). Bei Kombination mit verschiedenen anderen Pharmaka sind Wechselwirkungen zu beachten (siehe Tabelle 6.10).

Tab. 6.10: Veränderung der Wirkung von Sulfonylharnstoff durch andere Pharmaka

Wirkungsverstärkung durch	Wirkungsabschwächung durch
Betablocker	orale Kontrazeptiva
Phenprocoumon	Diphenylhydantoin
Probenecid	Glukokortikoide
Phenylbutazon	Thiaziddiuretika
Salizylate u. a.	Katecholamine u. a.

Das *Biguanid Metformin* senkt beim Typ-II-Diabetiker (nicht beim Stoffwechselgesunden!) nach mehrtägiger oraler Einnahme den Blutzuckerspiegel. Die Wirkung beruht zwar nicht auf einer gesteigerten Freisetzung von Insulin, sie ist aber dennoch an die Gegenwart von Insulin gebunden; Biguanide sind daher nur beim Typ-II-Diabetiker wirksam. Die Wirkung erklärt sich aus einer Hemmung von enteraler Glukoseresorption und Glukoneogenese sowie einer Steigerung der Glukoseaufnahme v.a. in die Muskelzelle. Zwar verursachen Biguanide wesentlich seltener als Sulfonylharnstoffe eine Hypoglykämie, sie begünstigen jedoch das Auftreten einer lebensgefährlichen *Laktatazidose* durch Hemmung der Milchsäureverwertung in der Leber. Ein vermehrter Anfall von Laktat im Organismus kann durch Gewebshypoxie (z.B. durch kardiovaskuläre und respiratorische Störungen), peri- und postoperativ bzw. posttraumatisch, unter Reduktionskost, nach Gabe von Röntgenkontrastmitteln sowie bei verschiedenen schweren Erkrankungen entstehen (→ *Kontraindikationen!*). Die Ausscheidung erfolgt über die Niere (Halbwertszeit ca. 2 h), so daß auch Niereninsuffizienz eine Kontraindikation darstellt. Weitere Kontraindikationen sind Schwangerschaft, Stillzeit und schwere Leberfunktionsstörungen.

Acarbose hemmt die α-Glukosidase des Dünndarmepithels und verzögert so die Abspaltung und folglich die Resorption von Glukose aus Di-, Oligo- und Polysacchariden. Damit werden postprandiale Blutglukosespitzen geglättet. Beim Typ-I-Diabetiker kann die Acarbosegabe die erforderliche Insulintherapie ergänzen; beim Typ-II-Diabetes kann die Monotherapie mit Acarbose u.U. zur ausreichenden Blutzuckereinstellung führen.

> **Merke !**
>
> Orale Antidiabetika sind in der Schwangerschaft kontraindiziert; es besteht eine Indikation zur intensivierten Insulintherapie mit dem Ziel, die Blutglukose dauernd kleiner als 160 mg/dl zu halten.

Tab. 6.11: Orale Antidiabetika

Substanzgruppe	Wirkung	verwendete Substanzen	Tageshöchstdosis (mg)
Sulfonylharnstoffe	Freisetzung von Insulin aus den B-Zellen des Pankreas ↑	Tolbutamid	1500
		Glipizid	40
		Glibenclamid	10,5
		Glibornurid	75
		Glisoxepid	12
		Gliquidon	120
Biguanide	Glukoseverwertung in Muskulatur und Fettgewebe ↑	Metformin	3 × 850
Glukosidasehemmer	Glukoseresorption ↓	Acarbose	600

12 Pharmakotherapie von Fettstoffwechselstörungen

12.1 Therapieprinzipien

Bei verschiedenen Störungen des Fettstoffwechsels läßt sich durch Diät allein keine ausreichende Reduktion der Blutfettwerte erzielen. Aufgrund der Neigung zur Atherosklerose und den daraus resultierenden Komplikationen kann dann eine medikamentöse Senkung v.a. der Cholesterinwerte indiziert sein.

Anionenaustauscherharze

Colestyramin und *Colestipol* binden im Darm Gallensäuren und unterbrechen so deren enterohepatischen Kreislauf (→ Ausscheidung). Zur Neusynthese der Gallensäuren wird LDL-Cholesterin herangezogen, das durch eine gesteigerte Expression von LDL-Rezeptoren in die Leberzelle aufgenommen wird. Anionenaustauscherharze wirken daher nicht bei kongenitalem LDL-Rezeptor-Defekt (familiäre Hypercholesterinämie).

Nikotinsäure und ihre Derivate

Nikotinsäure und *Nikotinylalkohol* führen nach oraler Aufnahme durch Hemmung der Lipolyse zunächst zu einer Reduktion der freien Fettsäuren im Serum. Dadurch wird vermutlich die Lipoproteinbildung in der Leber gehemmt (→ zunächst Triglyzeride↓, später auch Cholesterin↓).

Fibrate

Clofibrat, *Bezafibrat*, *Fenofibrat* und *Gemfibrozil* bewirken eine gesteigerte VLDL-Utilisation in der Peripherie und steigern die Aktivität der Lipoproteinlipase. Es kommt zu einer Senkung von zirkulierenden VLDL und LDL, während die HDL-Konzentration erhöht wird.

HMG-CoA-Reduktase-Hemmer

Die HMG-CoA-Reduktase ist das geschwindigkeitsbestimmende Schlüsselenzym der Cholesterinbiosynthese. Die therapeutisch verwendeten Substanzen *Lovastatin*, *Simvastatin* und *Pravastatin* haben eine wesentlich höhere Affinität zu diesem Enzym als dessen physiologisches Substrat HMG-CoA und bewirken so eine kompetitive Hemmung des Enzyms. Gesamt- und LDL-Cholesterin werden um bis zu 40% und die Triglyzeride um bis zu 25% reduziert.

Probucol

Das Antioxidans *Probucol* bewirkt aufgrund eines bisher ungeklärten Mechanismus eine Senkung von Gesamt- und LDL-Cholesterin um ca. 8–16%; Triglyzeride und VLDL bleiben dagegen unbeeinflußt. Allerdings sinkt auch (unerwünscht) die HDL-Konzentration.

Sitosterin

Sitosterin ist chemisch mit dem Cholesterin verwandt und hemmt in täglichen Dosen ab etwa 10 g (verteilt auf mehrere Einzeldosen) dessen enterale Resorption. Da Sitosterin selbst kaum resorbiert wird, sind die Nebenwirkungen v.a. gastrointestinaler Art (Blähungen, Völlegefühl etc.).

13 Pharmakotherapie von Erkrankungen der Schilddrüse

13.1 Hypothyreose

Die Unterversorgung des Körpers mit Schilddrüsenhormon macht eine Substitutionsbehandlung erforderlich. Diese wird i.d.R. mit dem 4fach jodierten Tetrajodthyroxin (T_4) durchgeführt, welches peripher zu dem wirksameren Trijodthyronin (T_3) dejodiert wird. Thyroxin hat daher eine längere Plasmahalbwertszeit und führt zu konstanteren Plasmaspiegeln, als dies bei einer Substitution mit T_3 der Fall wäre.

Bei Überdosierungen kommt es zu den Symptomen der Hyperthyreose: Unruhe, Schwitzen, Reflexe ↑, Erbrechen, Diarrhö, Herzfrequenz und -schlagvolumen ↑. Die Gefahr solcher Nebenwirkungen ist erhöht, wenn die Einstellung einer euthyreoten Stoffwechsellage zu rasch erfolgt, was v.a. bei älteren Patienten mit kardiovaskulären Vorerkrankungen zu gefährlichen Komplikationen (z.B. Angina-pectoris-Anfälle bei koronarer Herzkrankheit) führen kann. Die Substitutionsbehandlung sollte daher einschleichend vorgenommen werden, z.B. Initialdosis 12,5–50 µg T_4/die, alle 1–4 Wochen Steigerung um die Initialdosis bis zur Erhaltungsdosis von 100–200 µg T_4/die.

Eine Ausnahme stellt das hypothyreote Koma dar, bei dem die sofortige Gabe von 500 µg Thyroxin i.v. erforderlich ist (siehe Innere Medizin, Endokrine Organe, Stoffwechsel und Ernährung, Kap. 2.2).

> **Merke!**
> Die Substitutionsbehandlung ist eine Dauertherapie und wird auch bei Schwangerschaft oder Operationen nicht unterbrochen.

Die richtige medikamentöse Einstellung wird durch das Fehlen klinischer Symptome und durch ein niedrignormales basales TSH verifiziert (bei sekundärer Hyperthyreose mit niedrigem oder normalem TSH: normales T_4).

Bei Hypothyreose durch Resektion oder Radiotherapie eines Schilddrüsenkarzinoms muß TSH vollständig supprimiert sein (Dosis ca. 150–300 µg T_4/die).

13.2 Blande (euthyreote) Struma

Bei der euthyreoten Struma liegt eine Schilddrüsenhypertrophie vor, die ihre Ursache meist in alimentärem Jodmangel hat; wesentlich seltener ist die Struma durch strumigene Substanzen wie z.B. Thyreostatika (siehe unten) verursacht. Zur Prophylaxe der Jodmangelstruma ist auf ausreichende Jodzufuhr mit der Nahrung zu achten, z.B. durch Jodsalz, häufigen Verzehr von Seefisch oder Jodtabletten. Auch die Therapie einer noch nicht regressiv veränderten Struma erfolgt durch Jodidgabe, gegebenenfalls ergänzt durch eine Suppressionsbehandlung mit Thyroxin.

Jodidbehandlung

Durch die Behandlung mit Jodid kommt es durch Normalisierung des intrathyreoidalen Jodgehaltes zur Rückbildung der Hyperplasie (kausale Therapie). Der wesentliche Nachteil der Jodtherapie liegt jedoch darin, daß sich in länger bestehenden Strumen oft autonome Areale gebildet haben. Unter Jodzufuhr besteht dann die Gefahr einer Hyperthyreose. Bei Patienten, die älter als 45 Jahre sind, muß daher vor einer Jodtherapie das Vorhandensein von Autonomien ausgeschlossen werden. Bei Kindern und Jugendlichen gilt die Jodidbehandlung dagegen als Regeltherapie; kleine diffuse Strumen können sich unter ihr vollständig zurückbilden, die Rezidivrate ist niedrig.

Suppressionsbehandlung mit Thyroxin

Sie beruht auf der Hemmung der Sekretion von TSH, das zur Hypertrophie der Schilddrüse beiträgt. Thyroxin wird meist zur Einleitung der Strumatherapie verwendet. Ist nach ca. 6 Monaten eine deutliche Volumenreduktion eingetreten, kann auf die Jodidbehandlung umgestellt werden. Thyroxin ist auch indiziert, wenn es trotz Jodtherapie zu einer Größenzunahme einer euthyreoten Struma kommt. Außerdem wird Thyroxin zur Rezidivprophylaxe nach Strumaresektion eingesetzt; hierbei dient es gleichzeitig der Vermeidung einer Hypothyreose durch überreichliche Resektion von Schilddrüsengewebe.

> **Merke !**
>
> Thyroxingabe ist die am besten geeignete Maßnahme zur Rezidivprophylaxe nach Strumaresektion.

Strumatherapie in der Schwangerschaft

In der Schwangerschaft kann die Suppressionsbehandlung mit Thyroxin fortgesetzt werden, da Thyroxin kaum plazentagängig ist. Zusätzlich soll laut WHO-Empfehlung eine Jodidsubstitution mit ca. 200 µg/die vorgenommen werden, da in der Schwangerschaft ein erhöhter Jodidbedarf besteht (durch erhöhte renale Jodclearance und Abgabe von Jod an den Feten).

13.3 Hyperthyreose und Thyreotoxikose

Die *Hyperthyreose* bezeichnet eine Stoffwechsellage mit gesteigerter Schilddrüsenhormonwirkung und kann Symptom unterschiedlicher Erkrankungen der Schilddrüse sein (z.B. Struma mit Autonomien, Morbus Basedow). Die *Thyreotoxikose* ist eine lebensgefährliche Stoffwechselentgleisung (Letalität ca. 50 % trotz intensivmedizinischer Maßnahmen!) als Folge einer Hyperthyreose.

Antithyreoidale Substanzen

> **Merke !**
>
> Alle antithyreoidalen Substanzen können (v.a. bei Überdosierung) strumigen wirken.

Schwefelhaltige Thyreostatika (Thioamide) hemmen die Synthese von Schilddrüsenhormon durch Blockierung des Einbaus von Jod in die Tyrosinreste des Thyroxins. Ihre Wirkung tritt daher erst ein, wenn die in der Schilddrüse gespeicherten Hormonvorräte aufgebraucht sind. Bedrohlichste Nebenwirkung der Thioamide ist die Agranulozytose, die bei rechtzeitigem Absetzen der Medikation meist reversibel ist. Substanzen:
- *Thiamazol*
- *Carbimazol*
- *Propylthiouracil*

> **Merke !**
>
> Eine Halsentzündung, die im Zusammenhang mit einer Thioamidtherapie auftritt, ist verdächtig auf eine Agranulozytose (Angina agranulocytotica).

Weiterhin können verschiedene allergische Reaktionen auftreten (z.B. Erytheme, Urticaria, seltener Fieber, Arthralgien, Ödeme). Diese verschwinden oft spontan oder bessern sich durch Umstellung auf ein anderes Thioamid. Der Gefahr einer Hypothyreose kann durch zusätzliche Gabe von Thyroxin (Ausnahme: Schwangerschaft, siehe unten) oder durch Dosisreduktion begegnet werden.

Thioamide werden bei Schilddrüsenautonomien meist nur übergangsweise zur Einstellung einer Euthyreose vor definitiver Behandlung durch eine Operation oder Radiojod eingesetzt.

> **Merke !**
>
> Operationen (Strumektomie oder andere) nur im Zustand der Euthyreose.

Bei Basedow-Hyperthyreose dienen Thioamide als Initial- oder Dauertherapie bis zum Erreichen einer Remission.

Hohe Dosen von *Jodid*, verabreicht als *Kaliumjodid* oder *Lugol-Lösung*, hemmen durch Proteaseninhibition kurzzeitig die Freisetzung von Schilddrüsenhormon aus dem Speicherprotein Thyreoglobulin. Dieser Effekt wird in Kombination mit Thioamidgabe zur Operationsvorbereitung bei Patienten mit Morbus Basedow genutzt, da sich hierdurch eine Verminderung der Schilddrüsendurchblutung erzielen läßt. Die unerwünschten Wirkungen hoher Joddosen werden unter dem Begriff Jodismus zusammengefaßt: Jodnachgeschmack, Schnupfen, Konjunktivitis, Kopfschmerzen, Gastroenteritis, Bronchitis, Speicheldrüsenbeschwerden; seltener allergische Reaktionen: Exanthem, Juckreiz, Eosinophilie, Fieber, in schweren Fällen Ikterus, Schleimhautblutungen, Bronchospasmus. Wichtigste Kontraindikationen sind Hyperthyreosen (außer präoperative Gabe bei Morbus Basedow, siehe oben) und Autonomien auch bei euthyreoter Stoffwechsellage.

Radioaktives ^{131}Jod reichert sich in der Schilddrüse an und emittiert dort vorwiegend β-Strahlung kurzer Reichweite (ca. 1 mm), die eine relativ selektive Zerstörung von Schilddrüsengewebe bewirkt. Eine genaue Steuerung dieses Effektes mit dem Ziel einer Euthyreose ist schwierig; therapeutisches Ziel ist daher meist eine leichte Hypothyreose, da diese (durch Substitutionsbehandlung) leichter zu therapieren ist als eine verbliebene geringe Hyperthyreose. Die Radiojodtherapie wird heute auch zunehmend bei jüngeren Patienten ab 25 Jahren favorisiert. Absolute Kontraindikationen sind Schwangerschaft, Stillzeit und Wachstumsalter, außerdem Erkrankungen mit unzureichender Jodidspeicherung in der Schilddrüse.

Perchlorate und andere einwertige Anionen hemmen kompetitiv die Aufnahme von Jod in die Schilddrüse. Diese Hemmwirkung betrifft auch appliziertes Radiojod, wodurch verschiedene diagnostische und therapeutische Maßnahmen (z. B. Schilddrüsenszintigraphie, Radiojodtherapie) beeinträchtigt werden. Perchlorat ist daher vor einer therapeutischen oder diagnostischen Radiojodgabe kontraindiziert.

Hauptindikation von Perchlorat ist die „Blockung" der Schilddrüse vor Applikation von jodhaltigem Kontrastmittel bei Patienten, denen anderenfalls durch Jodidgabe eine thyreotoxische Krise drohen würde (z. B. Patienten mit Schilddrüsenautonomie). Zur Langzeittherapie sind Perchlorate ungeeignet, da ihre Wirkung schlecht steuerbar ist.

Lithiumsalze hemmen die Schilddrüsenhormonfreisetzung und vermindern den intrathyreoidalen Jodumsatz. Ihr therapeutischer Bereich ist eng; es wird daher in der Therapie der Hyperthyreose nur ausnahmsweise verwendet (z. B. bei Thyreotoxikose).

Therapie der Hyperthyreose in der Schwangerschaft

Sämtliche Thyreostatika passieren die Plazentaschranke und gehen in die Muttermilch über. Eine Hyperthyreose in der Schwangerschaft führt jedoch zu einer gesteigerten Mißbildungs- und Abortrate und ist daher therapiepflichtig. Die Therapie wird mit Thioamiden in der niedrigsten Dosierung durchgeführt, mit der eine Euthyreose erreicht werden kann. Die sonst oft durchgeführte Kombination von Thyreostatika mit Thyroxin ist daher in der Schwangerschaft kontraindiziert.

Therapie der Thyreotoxikose

Die Thyreotoxikose ist ein lebensbedrohlicher Zustand. Die erforderliche *Intensivtherapie* umfaßt:
- *Thyreostatika* (Thiamazol i.v., ca. 160–240 mg/die)
- *Glukokortikoide* (z. B. 100–200 mg Kortisol i.v./die)
- *Plasmapherese* oder *Hämoperfusion* zur Entfernung zirkulierenden Schilddrüsenhormons aus dem Blut
- Hemmung der Hormonsekretion durch *Jodid* in hoher Dosierung (Cave: nicht bei jodinduzierter Krise, z.B. durch Kontrastmittelgabe; hier statt dessen Perchlorat- und Lithium)
- *Heparin per infusionem* wegen erhöhter Emboliegefahr
- *Betablocker* (z. B. Propranolol) unterdrücken die periphere Schilddrüsenhormonwirkung,

insbesondere die Tachykardie und Hypertonie (sogenannter „Herzschutz"). Wegen der Gefahr der kardialen Dekompensation werden sie jedoch heute nicht mehr generell empfohlen.
- weitere Maßnahmen: hochkalorische Ernährung, Flüssigkeitsbilanzierung, physikalische Kühlung
- *frühe Operation* (subtotale Thyreoidektomie), sobald Euthyreose erreicht ist; Operation während florider Hyperthyreose nur als Ultima ratio bei anders nicht zu beherrschender hyperthyreoter Krise

14 Pharmakotherapie von Störungen im Bereich des Gastrointestinaltraktes

14.1 Motorische Störungen

14.1.1 Spasmen im Gastrointestinaltrakt

Spasmen im Gastrointestinaltrakt sind teils eigenständige Krankheitsbilder (z. B. diffuser Ösophagospasmus), teils treten sie als Begleiterscheinung bei anderen gastrointestinalen Erkrankungen auf (z. B. Gallenkoliken bei Cholelithiasis, Darmkoliken bei entzündlichen Darmerkrankungen). Zur Spasmolyse werden unterschiedliche pharmakologische Prinzipien angewendet:

Zu den *Anticholinergika*, die durch kompetitive Hemmung von m-Cholinorezeptoren zur Erschlaffung der parasympathisch innervierten glatten Muskulatur führen, zählen z. B. Atropin, Papaverin und *Butylscopolamin*, von denen vor allem letzteres bei Gallenkoliken, zur Vermeidung von Spasmen bei endoskopischen Eingriffen oder gegen krampfartige Beschwerden bei Morbus Crohn verwendet wird. Wegen der schlechten enteralen Resorption kann es auch intravenös appliziert werden.

Nitrate wie z. B. *Nitroglyzerin* (siehe auch Kap. 5) führen über einen direkten Angriff an der glatten Muskelzelle zu deren Erschlaffung (→ Anwendung bei Gallenkoliken).

Auch *Kalziumantagonisten* wie *Nifedipin*, das z. B. beim diffusen Ösophagospasmus und unterstützend bei Achalasie angewendet wird, senken den Tonus der glattmuskulären Sphinkteren.

Auch der zentral muskelrelaxierende Effekt von *Sedativa* wie z. B. Diazepam kann zur Beeinflussung von Spasmen des Gastrointestinaltraktes genutzt werden.

Die spasmolytische Therapie wird gegebenenfalls mit Analgetika unterstützt, da Spasmus und Schmerz sich im Sinne einer positiven Rückkopplung wechselseitig beeinflussen können. Morphium ist wegen seiner spasmogenen Wirkung kontraindiziert; bei einigen synthetischen Opiaten (z. B. *Pethidin*) ist jedoch die spasmogene Wirkung geringer ausgeprägt als bei Morphium, weshalb sich diese Substanzen auch bei Koliken zur Analgesierung eignen.

14.1.2 Verzögerte Magenentleerung, Darmatonie, paralytischer Ileus

Gemeinsames Merkmal dieser Störungen ist eine verminderte Peristaltik des Gastrointestinaltraktes. Eine Förderung der Peristaltik läßt sich mit Cholinergika, Dopaminantagonisten und Cisaprid erzielen.

Bei den *Cholinergika* fördern Agonisten an Muskarinrezeptoren, wie *Carbachol*, die parasympathisch innervierte Peristaltik des Gastrointestinums. Diese Substanzen lassen sich daher zur Behandlung der Darm- oder Blasenatonie nutzen, die oft nach Operationen oder Entbindungen auftritt. Unerwünschte Nebenwirkungen ist v. a. die gesteigerte Magensaftsekretion. Diese limitiert die Verwendung der Cholinergika z. B. bei Refluxösophagitis trotz der erzielten Förderung der Ösophagusperistaltik.

Dopaminantagonisten werden eingesetzt, da an der Regulation der gastrointestinalen Motilität v. a. am Magen nicht nur cholinerge, sondern auch dopaminerge Mechanismen beteiligt sind. Die Stimulation von Dopaminrezeptoren am Magen bewirkt eine Erschlaffung des Korpus und eine Kontraktion des Pylorus (→ Verzögerung der Magenentleerung). Eine Blockade dieser Rezeptoren durch kompetitive Antagonisten wie *Metoclopramid*, *Bromoprid* und *Dompe-*

ridon beschleunigen daher die orthograde Magenentleerung. Diese Eigenschaft begründet auch ihre Verwendung als Antiemetika und den Einsatz bei Refluxösophagitis (siehe unten). In höherer Dosierung wird auch die Motilität des Dünndarms gesteigert.

Unerwünschte Nebenwirkungen betreffen hauptsächlich das Zentralnervensystem: Aufmerksamkeit ↓, Somnolenz, Prolaktinerhöhung (→ Gynäkomastie, Galaktorrhö, Menstruationsstörungen), ferner Dystonien, von denen die Spätdyskinesien eine sehr schlechte Prognose haben!

Cisaprid regt die Motilität von Magen, Dünndarm und Kolon an; sein Wirkmechanismus ist noch nicht genau geklärt.

14.2
Übelkeit und Erbrechen

Erbrechen als Symptom kann z.B. Ausdruck gastrointestinaler oder zentralnervöser Erkrankungen sein oder durch Pharmaka (z.B. Zytostatika) oder ungewohnte passive Bewegung (Kinetose, „Reisekrankheit") induziert sein. Zusätzlich zur Therapie der Grunderkrankung kann bei Gefährdung durch Elektrolyt- und Volumenverluste oder bei starker subjektiver Beeinträchtigung eine symptomatische Therapie indiziert sein. Als Antiemetika werden verwendet:

Die *Dopaminantagonisten Metoclopramid* und *Domperidon* fördern die orthograde Magenentleerung (siehe oben) und mindern in hoher Dosierung durch ihren zentraldämpfenden Effekt auch zentrales Erbrechen.

Antihistaminika (H_1-Rezeptor-Antagonisten) entfalten ihre Wirkung nach Aufnahme ins Zentralnervensystem durch Blockade der dortigen H_1-Rezeptoren. Hieraus ergeben sich auch die unerwünschten zentraldämpfenden Wirkungen (→ Müdigkeit, Reaktionsvermögen ↓ etc.). Verwendet werden z.B. *Meclozin, Dimenhydrinat, Promethazin* und *Chlorpromazin*.

Anticholinergika (Parasympatholytika) wie z.B. *Scopolamin* werden v.a. bei Reisekrankheit prophylaktisch eingesetzt. Sie werden am besten am Vorabend vor Reiseantritt eingenommen, die Applikation kann aber auch transkutan mittels wirkstoffhaltiger Pflaster erfolgen.

5-HT_3-*Antagonisten* werden v.a. zur Antiemese bei der zytostatischen Therapie von Tumoren eingesetzt: *Ondansetron, Granisetron* und *Tropisetron*.

Hyperemesis gravidarum

In der Schwangerschaft gilt der Grundsatz, daß die Einnahme jeglicher Medikamente v.a. im ersten Trimenon so weit wie möglich unterbunden werden sollte. Eine medikamentöse Therapie des Schwangerschaftserbrechens darf daher nur mit strenger Indikationsstellung erfolgen. Verwendet werden v. a. Phenothiazine wie *Thiethylperazin* und *Triflupromazin*.

14.3
Magen- und Duodenalulkus

Peptische Ulzerationen im Magen und Duodenum werden durch die Magensäure unterhalten, deren Reduktion daher therapeutisches Hauptprinzip ist. Hierzu dienen *säuresekretionshemmende* und *säureneutralisierende* (Antazida) Pharmaka. Ein weiterer, wichtiger pathogenetischer Faktor ist die Besiedlung des Magens mit Helicobacter pylori. Insbesondere bei rezidivierenden Ulzera ist daher eine *Eradikation von Helicobacter pylori* indiziert.

Säuresekretionshemmer

Die Säuresekretion der Belegzelle wird durch verschiedene Mechanismen gesteuert, die sich teilweise pharmakologisch beeinflussen lassen.

Die H_2-*Histaminrezeptorantagonisten Cimetidin, Ranitidin, Famotidin* und *Nizatidin* hemmen kompetitiv zum Histamin die H_2-Rezeptoren der Belegzelle → Säuresekretion sinkt um ca. 70%. Die Einnahme einer oralen Dosis zur Nachtzeit ist ausreichend (Cimetidin 800 mg, Ranitidin und Nizatidin 300 mg, Famotidin 40 mg). In jeweils halber Dosierung werden die Präparate zur Rezidivprophylaxe eingesetzt. Zur Streßulkusprophylaxe bei Intensivpatienten können die Substanzen auch intravenös injiziert werden. Unerwünschte Nebenwirkungen des Cimetidin, mit dem die längsten Erfahrungen vorliegen, können das ZNS (Antrieb ↓, aber auch Verwirrtheit), das

Endokrinium (Hyperprolaktinämie → Gynäkomastie), die Leber (Transaminasenanstieg), die Niere (Kreatininanstieg) sowie Blut/Knochenmark (Neutro-, Thrombopenie, Agranulozytose) betreffen. Selten kommt es zu Überempfindlichkeitsreaktionen (z.B. Urtikaria, Bronchospasmus, Anaphylaxie). Verschiedene Arzneimittel, deren Abbau von der Monooxygenase Cytochrom P_{450} abhängig ist, werden unter Cimetidin verlangsamt abgebaut, was zu einer Wirkungsverlängerung von z.B. Carbamazepin, Phenytoin, Propranolol, Theophyllin, Chinidin, Imipramin, Morphium, Pentazocin und Lidocain führt.

Das *Prostaglandinanalogon Misoprostol* ist ein Analogon des Prostaglandins E_2. Es hat eine schleimhautprotektive Wirkung, indem es die Schleim- und Bikarbonatsekretion sowie die Durchblutung der Magenmukosa steigert und gleichzeitig die Säuresekretion senkt. Nebenwirkungen sind v.a. Diarrhöen und Spasmen. Wegen Abortgefahr ist Misoprostol bei Patientinnen im gebärfähigen Alter kontraindiziert.

Der *Muskarinrezeptorantagonist Pirenzepin* hemmt den vagal vermittelten Anteil der Magensäuresekretion, indem er muskarinartige M_1-Rezeptoren an parasympathischen Ganglien blockiert. Die Säurereduktion ist jedoch schwächer ausgeprägt als bei H_2-Antagonisten (ca. 40–50 %). Pirenzepin wird daher meist nicht als Monotherapeutikum angewendet, sondern zusätzlich zu H_2-Antagonisten gegeben, wenn diese allein keine Abheilung der Ulzera bewirken konnten.

Der *Protonenpumpenhemmer Omeprazol* ist der Prototyp einer Substanz, die irreversibel die H^+/K^+-/ATPase hemmt und so die Säuresekretion der Belegzelle nahezu vollständig (90–95 %) unterdrücken kann. Die Wirkung hält lange an (24–72 h) und wird erst durch Neusynthese von H^+/K^+-ATPase-Molekülen beendet. Es ist daher ausreichend, das Medikament einmal pro Tag einzunehmen. Die Substanz ist sowohl zur oralen Einnahme als auch zur intravenösen Injektion geeignet. Aufgrund der besonders starken Säurereduktion kommt es zu einer Stimulation der Gastrinsekretion, die für die Entstehung von Karzinoiden bei Ratten verantwortlich gemacht wird. Deshalb wird die Anwendung von Omeprazol über acht Wochen hinaus derzeit noch nicht empfohlen. Weitere inzwischen zugelassene Substanzen dieser Wirkstoffgruppe sind *Lansoprazol* und *Pantoprazol*.

Säureneutralisatoren (Antazida)

Antazida wie *Aluminium-* oder *Magnesiumhydroxid* neutralisieren freigesetzte Magensäure. Die gelartige Zubereitung der Antazidapräparate besitzt zudem schleimhautprotektive adsorptive Eigenschaften. Die Substanzen müssen in ausreichender Dosierung etwa eine Stunde nach den Mahlzeiten eingenommen werden, um die dann verstärkt gebildete Magensäure abzufangen. Magnesium- und aluminiumhaltige Antazida unterscheiden sich in bestimmten Charakteristika (siehe Tabelle 6.12). Gemeinsam ist ihnen die Fähigkeit, Komplexe mit verschiedenen Medikamenten zu bilden und so deren Resorption zu beeinträchtigen. Die Einnahme von Antazida und anderen Medikamenten sollte daher um ca. 2–3 h zeitlich versetzt erfolgen.

Tab. 6.12: Unterschiedliche Merkmale aluminium- und magnesiumhaltiger Antazida

Substanz	Neutralisationskapazität	Wirkung auf Verdauung	spezifische Nebenwirkungen
Aluminiumhydroxid	niedriger	obstipierend	Phosphat ↓ (wird im Darm gebunden)
Magnesiumhydroxid	höher → Gefahr überschießender Säuresekretion	laxierend	Mg-Resorption (v. a. bei Niereninsuffizienz und chronischer Einnahme) → neuromuskuläre Erregungsüberleitung ↓ (Cave: Myasthenie!); „Magnesiumnarkose"

Eradikation von Helicobacter pylori

Eine dauerhafte Eradikation kann meist mit einer gleichzeitigen Gabe von zwei Antibiotika (Clarithromycin und Amoxicillin) plus Omeprazol oder andere Protonenpumpenhemmer erzielt werden. Als sogenanntes Versagerschema kommt die vierwöchige Tripeltherapie aus *Wismutsubcitrat*, *Amoxicillin* und *Metronidazol* zur Anwendung.

14.4 Refluxkrankheit

Bei der Refluxkrankheit kommt es zur Schädigung der Ösophagusschleimhaut durch aziden Mageninhalt. Therapeutische Bedeutung haben daher *Antazida* (→ Säureneutralisation) und *Säuresekretionshemmer*, wie sie auch in der Ulkustherapie Verwendung finden (siehe Kap. 14.3).

Zusätzlich kann die orthograde Entleerung des Magens durch Dopaminantagonisten wie *Metoclopramid* und *Domperidon* und durch *Cisaprid* günstig beeinflußt werden.

14.5 Colitis ulcerosa und Morbus Crohn

In zahlreichen Studien wurde gezeigt, daß verschiedene 5-Aminosalizylsäure (5-ASA) enthaltende Pharmaka die Beschwerden bei Morbus Crohn und Colitis ulcerosa lindern und auch den Abstand zwischen den Schüben verlängern können. Die folgenden 5-ASA-haltigen Substanzen gehören daher zur Basistherapie von Colitis ulcerosa und M. Crohn.

Im *Sulfasalazin* ist 5-ASA an Sulfapyridin (ein Sulfonamid) gekoppelt, von dem es in den unteren Darmabschnitten mikrobiell abgespalten wird. Therapeutisch entscheidend ist die lokale entzündungshemmende Wirkung des Salizylsäurederivates. Sulfasalazin wird daher entweder in magensaftresistenter Zubereitung oral oder als Klysma (v.a. bei distalem Befall) verabreicht. Unerwünschte Nebenwirkungen ergeben sich beim Sulfasalazin hauptsächlich durch Resorption des Sulfonamidanteils: Kopfschmerzen, Übelkeit und Schwindel sind dabei häufiger als Thrombo-/Leukopenie oder Agranulozytose. Beim Mann kann es zur reversiblen Oligospermie (→ Infertilität) kommen. Bei Glukose-6-Phosphat-Dehydrogenase-Mangel können hämolytische Krisen auftreten.

Mesalazin entspricht chemisch der 5-ASA. Durch diese direkte Anwendung von 5-ASA können die sulfonamidbedingten Nebenwirkungen des Sulfasalazin umgangen werden, seit bekannt ist, daß 5-ASA und nicht der Sulfonamidanteil im Sulfasalazin für die therapeutische Wirkung verantwortlich ist. Auch Mesalazin wird in Form von magensaftresistenten Tabletten oder als Suppositorium verabreicht (letzteres v.a. im symptomfreien Intervall zur Rezidivprophylaxe bei Colitis ulcerosa).

Auch entzündungshemmende Pharmaka wie Glukokortikoide oder Azathioprin werden in der Therapie dieser chronisch-entzündlichen Darmerkrankungen verwendet. Glukokortikoide werden v.a. im Schub und bei besonders schweren Fällen angewendet. Erst als Mittel der zweiten Wahl, bei Versagen oder Komplikationen von Kortikoiden, kommt Azathioprin in Betracht.

14.6 Diarrhö

Akute Diarrhö

Bei akuter Diarrhö (meist als Folge von Gastroenteritis, Lebensmittelvergiftung o.ä.) ist der Patient v.a. durch Flüssigkeits- und Elektrolytverlust gefährdet. Die Therapie besteht daher vordringlich in der Volumen- und Elektrolytsubstitution, entweder oral oder, in schweren Fällen, parenteral. Als Ergänzung kommen Stopfmittel, Carbo medicinalis und motilitätsregulierende Substanzen in Betracht. Antibiotika sind nur in einigen Fällen bakteriell-infektiös bedingter Diarrhö indiziert (z.B. bei Shigellenruhr, Typhus und Paratyphus).

> **Merke!**
>
> Keine Antibiotikagabe bei unkomplizierten Salmonelleninfektionen, da hierdurch die Ausscheidungsdauer der Bakterien verlängert werden kann.

Die *orale Substitution* sollte mit zucker- und salzhaltigen Flüssigkeiten erfolgen (z.B. ein Teelöffel NaCl und vier Eßlöffel Zucker auf einen Liter Wasser oder Cola mit Salzstangen), da Glukose im Symport mit Natrium aktiv resorbiert wird. Eine entsprechende Flüssigkeitsmenge folgt dem Konzentrationsgradienten. Dadurch sinkt der Nettoverlust trotz gleichbleibender pathologischer Sekretion. Nur bei schwerem Verlauf ist eine Infusionstherapie mit Elektrolytlösungen erforderlich.

Medizinische Kohle (Carbo medicinalis) vereinigt eine stopfende mit einer stark adsorbierenden Wirkung und wird daher v.a. bei toxischen Enteritiden gegeben. Zu beachten ist, daß auch gleichzeitig gegebene Pharmaka gebunden werden und dadurch deren Resorption vermindert werden kann.

Motilitätsregulierende Substanzen wie *Loperamid* und *Diphenoxylat* hemmen, ebenso wie die heute kaum noch verwendete Tinctura opii, die Darmmotorik; durch die Verlängerung der Darmpassagezeit werden Elektrolyt- und Flüssigkeitsverluste vermindert. Im Gegensatz zu den Opiaten fehlen diesen Substanzen weitgehend die unerwünschten zentralnervösen Nebenwirkungen. Diphenoxylat hat allerdings noch eine leichte suchterzeugende Wirkung und kann bei Überdosierung zur Atemlähmung führen (→ Gabe von Naloxon als Antidot).

Chronische Diarrhö

Chronische Diarrhö als Symptom funktioneller oder organischer Störungen macht umfassende Diagnostik und gegebenenfalls eine kausale Therapie der Grunderkrankung erforderlich. Eine Besonderheit stellt hierbei die chologene Diarrhö dar, die, z.B. nach Ileumresektion, durch unresorbierte, osmotisch wirksame Gallensäuren hervorgerufen wird. Sie kann mit Colestyramin therapiert werden.

Colestyramin ist ein Anionenaustauscherharz, das Gallensäuren bindet, indem es sie gegen Cl^--Ionen austauscht. Es werden 3–4mal täglich 4 g gegeben. Zu beachten ist jedoch, daß auch bestimmte Arzneimittel gebunden und dadurch vermindert resorbiert werden (z.B. Digitoxin und Eisen).

14.7
Obstipation

Das Symptom Obstipation ist in den meisten Fällen nicht organischer Ursache (verursacht z.B. durch falsche Eß- und Lebensgewohnheiten) oder beruht als sogenannte „Pseudoobstipation" auf falschen Normvorstellungen vom Stuhlgang. Eine medikamentöse Behandlung der Obstipation kommt nur in Betracht, wenn diese durch allgemeine Maßnahmen (z.B. Ernährungsumstellung, „Darmerziehung") nicht zu beherrschen ist. Sie sollte keinesfalls als Dauertherapie durchgeführt werden, da sich durch Gewöhnung und andere Mechanismen ein Circulus vitiosus entwickeln kann.

Zu den *Gleitmitteln* zählen *Paraffinum subliquidum* und *Glyzerin*, die durch einen „Schmiereffekt" die Defäkation erleichtern. Nebenwirkungen: Bei chronischem Gebrauch werden durch Resorption Fremdkörpergranulome gebildet; die Resorption fettlöslicher Vitamine (Vitamin A, D, E, K) wird behindert.

Füll- und Quellmittel wie z.B. *Agar Agar, Methylzellulose* oder das Hausmittel Leinsamen werden nicht verdaut und nehmen durch Quellung Wasser auf. Das so vergrößerte Stuhlvolumen dehnt die Darmwand und löst damit den Defäkationsreflex aus.

Osmotisch wirksame Substanzen, die nicht oder nur schwer resorbiert werden, z.B. Sulfationen, Sorbit, Lactose und Lactulose, sind im Darmlumen osmotisch wirksam und verhindern durch Flüssigkeitsbindung eine Eindickung der Fäzes.

Die Gruppe der *antiabsorptiven und sekretagogen Stoffe* beinhaltet verschiedene Substanzen, die die Resorption von Na^+ hemmen (antiadsorptive Wirkung) und zu einem Einstrom verschiedener Elektrolyte (Na^+, Cl^-, K^+ und Ca^{2+}) ins Darmlumen führen (sekretagoge Wirkung). Den Elektrolyten folgt Wasser → Aufweichung und Volumenzunahme der Fäzes → Defäkationsreiz durch Darmwanddehnung.

Aus dem Triglycerid der Ricinolsäure im *Rizinusöl* wird diese im Dünndarm durch Lipaseneinwirkung abgespalten und regt die Dünndarmperistaltik an. Die Wirkung tritt bereits 2–4 h nach oraler Applikation ein.

Die laxierende Wirkung der *Anthrachinonderivate* tritt ebenfalls nach ca. 2–4 h ein. Aus glykosidischen Bindungen werden im Darm die sogenannten Emodine (Aglykone der Anthrachinone) abgespalten, die durch mikrobiellen Einfluß zu den wirksamen Anthranolen bzw. Anthronen reduziert werden. Charakteristische Nebenwirkungen dieser Laxantiengruppe ist die Melanosis coli (sogenanntes Laxantienkolon). Die Hautberührung mit den Fäzes kann Ekzeme hervorrufen.

Zur Gruppe der *diphenolischen Laxantien* gehören *Phenolphthalein, Bisacodyl* und *Natriumpicosulfat*. Diese Stoffe durchlaufen z.T. nach Resorption im Dünndarm erst den enterohepatischen Kreislauf, bevor sie nach 8–12 h chemisch modifiziert als freie Diphenole im Dickdarm wirksam werden.

14.8 Entzündliche Lebererkrankungen

14.8.1 Chronische Hepatitis B und C

Bei viral verursachter chronischer Hepatitis ist die Wirksamkeit von α-Interferon gesichert. Bei Hepatitis B kommt es unter α-Interferongabe 2–3mal häufiger zur Viruselimination als im Spontanverlauf.

14.8.2 Autoimmune chronisch-aggressive Hepatitis

Bei der autoimmunologisch bedingten chronisch-aggressiven Hepatitis sind anders als bei der durch Viruspersistenz verursachten Form *Glukokortikoide* wirksam. Diese werden allein oder in Kombination mit *Azathioprin* appliziert. Die Monotherapie mit Azathioprin ist unwirksam! Therapiebeispiele:
- *Glukokortikoide:* Zu Beginn zwei Wochen lang Prednisolon 40 mg/die, dann langsam reduzieren auf Erhaltungsdosis von 10–15 mg/die. Nach mindestens zwei Jahren Rezidivfreiheit Auslaßversuch (langsam ausschleichen!)
- *Glukokortikoide plus Azathioprin.* 10–15 mg/die Prednisolon plus 50–75 mg/die Azathioprin. Beim Auslaßversuch nach mindestens zwei Jahren Rezidivfreiheit werden zuerst die Steroide abgesetzt, dann nach einem weiteren halben Jahr Azathioprin.

14.9 Gallensteinleiden

Die symptomatische Cholelithiasis ist i.d.R. eine Indikation für die Cholezystektomie. Eine medikamentöse Steinauflösung wird daher meist nur bei erhöhtem Operationsrisiko versucht, gegebenenfalls nach vorheriger Fragmentierung der Konkremente durch extrakorporale Stoßwellenlithotripsie.

Steinauflösung mit Dihydroxygallensäuren

> **Merke !**
>
> Eine medikamentöse Litholyse gelingt nur bei unverkalkten, nicht schattengebenden Cholesterinsteinen, die kleiner als 2 cm sind. Die Behandlung dauert 1–2 Jahre.

Die Dihydroxygallensäuren *Chenodeoxycholsäure (Chenodiol)* und *Ursodeoxycholsäure (Ursodiol)* verringern die Abgabe von Cholesterin in die Galle u.a. durch Hemmung der Hydroxymethylglutaryl-CoA-Reduktase (→ Cholesterinbildung ↓). Der verminderte Cholesteringehalt der Galle ermöglicht eine Auflösung kleinerer Cholesterinkonkremente; nach Absetzen der Therapie gewinnt die Galle jedoch ihre ursprüngliche Lithogenität zurück.

Nebenwirkungen der Therapie sind Diarrhö (häufig), Leberschäden (Transaminasenanstieg bei mehr als 30% der Patienten!) sowie Schleimhautschäden an Ösophagus, Magen und Duodenum.

14.10 Pankreatitis

14.10.1 Akute Pankreatitis

Bei der akuten Pankreatitis kommt es durch Selbstverdauung des Pankreas zur Pankreasnekrose mit starken Schmerzen und einem schweren Krankheitsbild. Gefährlich sind v.a. Volumenverluste ins Retroperitoneum (→ Volumenmangelschock). Die Therapie besteht daher zunächst in rascher Volumensubstitution (gegebenenfalls Schocktherapie) und Analgesierung. Die Behandlung wird dann mit Flüssigkeitsbilanzierung und parenteraler Ernährung unter ständiger Kontrolle des Elektrolyt- und Glukosehaushalts fortgesetzt.

Geeignete Analgetika sind z.B. *Paracetamol*, *Salizylate* und *Procain* (als Dauerinfusion). Bei schweren Schmerzen werden notfalls synthetische Opiate mit geringerer spasmogener Wirkung als Morphium eingesetzt (z.B. *Tramadol*, *Buprenorphin*, *Pentazocin*).

> **Merke!**
> Morphium ist bei Pankreatitis kontraindiziert.

Morphium steigert durch seine spasmogene Wirkung den Tonus des Sphincter Oddi → Abfluß des Pankreassaftes ↓ → Verstärkung des Krankheitsgeschehens.

14.10.2
Chronische Pankreatitis

Die chronische Pankreatitis führt zur zunehmenden exokrinen Insuffizienz des Pankreas, die v.a. die Fettverdauung betrifft (Lipasen ↓). Es kommt zur Steatorrhö, die eine Substitution mit Pankreasenzymen erforderlich macht. Diese werden als Kapseln oder als Granulat zu den Mahlzeiten eingenommen. Entscheidend für die Wirkung ist die unversehrte Magenpassage des Präparates und die rasche Freisetzung der Enzyme im Duodenum. Erst bei großen Parenchymverlusten (durch chronische Pankreatitis seltener als z.B. durch Pankreasresektion) resultiert auch eine endokrine Insuffizienz des Pankreas → Diabetes mellitus → Insulinsubstitution.

15 Pharmakotherapie von Störungen des Wasser- und Elektrolythaushaltes

15.1 Elektrolytstörungen

15.1.1 Störung des Kaliumhaushaltes

Siehe auch Innere Medizin, Niere, Harnwege, Wasser- und Elektrolythaushalt, Kapitel 8.

Der Gesamtkaliumbestand des Menschen befindet sich zu 98% im Intrazellulärraum und nur zu 2% im Extrazellulärraum (Na^+/K^+-ATPase). Die Plasmakonzentration (3,6–5,4 mmol/l) wird vom Gesamtkalium und der Funktion von Niere und Darm bestimmt. Eine enge Beziehung besteht zwischen Kalium- und Säure-Basen-Haushalt.

> **Merke!**
>
> Änderung des Blut-pH um ca. 0,1 führt zu gegensinniger Veränderung des Kaliums um 0,5 mmol/l, d. h. eine Alkalose geht mit einer Hypokaliämie und eine Azidose mit einer Hyperkaliämie einher.
> Ein normales Serumkalium bei Azidose bedeutet Kaliummangel.

Hyperkaliämie

Ursachen sind meist Niereninsuffizienz, Morbus Addison, Azidose, Hämolyse oder Zellzerfall bei Chemotherapie. Als weitere, iatrogene Ursachen kommen kaliumsparende Diuretika (Spironolacton, Triamteren), Betablocker und alte Blutkonserven in Betracht.

Symptome. Parästhesien, schlaffe Lähmungen, Obstipation und Herzrhythmusstörungen.

Therapie. Schleifendiuretika (z. B. Furosemid); in dringenden Fällen bei Kaliumkonzentrationen >7 mmol/l oder EKG-Veränderungen (T-Anstieg; QRS-Verbreiterung; ES):
- Kalziumsalze: 20 ml Kalziumglukonat 10%ig unter EKG-Kontrolle langsam i. v. → Abschwächung der kardialen Wirkung von Kalium. Nicht bei Digitalisierung!
- Infusion von Glukoselösung mit Insulin (→ „Kalium geht in die Zelle"), z. B. 200–500 ml Glukose 10%ig mit 10 I. E. Altinsulin
- Alkalisierung des Blutes durch Natriumbikarbonatinfusion
- Kationenaustauscher zum enteralen Kaliumentzug (Einlauf oder oral)
- Hämodialyse oder Peritonealdialyse (v. a. bei chronischer Niereninsuffizienz)

Hypokaliämie

Ursachen sind Durchfallerkrankungen, Erbrechen, metabolische Alkalose, Morbus Cushing, Bartter-Syndrom oder iatrogen durch Laxantienabusus, Saluretikatherapie, bei Insulintherapie eines Coma diabeticum etc.

Symptome. Typisch sind Muskelschwäche, Digitalisüberempfindlichkeit, Arrhythmien, Nephropathie (Polyurie, Polydipsie).

Therapie. Leichte Hypokaliämien werden diätetisch mit Bananen oder Dörrobst behandelt. Bei schweren Mangelzuständen sollte Kalium als Chlorid oral oder intravenös zugeführt werden. Die zusätzliche Gabe von Chlorid ist v. a. bei einer Alkalose angezeigt. Kaliumchlorid ist schlecht verträglich und kann zu Ulzera im Magen-Darm-Trakt führen.

Vorsicht ist geboten bei Niereninsuffizienz und Therapie mit kaliumsparenden Diuretika.

15.1.2 Störung des Natriumhaushaltes

Die Störungen des Natriumhaushaltes werden in der Inneren Medizin, Niere, Harnwege, Wasser- und Elektrolythaushalt, Kapitel 7, ausführlich und deshalb hier kurz behandelt.

Hypernatriämie

Häufige Ursachen sind Wasserverlust (Schwitzen, Diarrhö, Diabetes insipidus), Hyperaldosteronismus und, hauptsächlich bei alten Menschen, verminderte Wasseraufnahme.

Symptome. Durst, Verwirrtheit, Krämpfe oder Koma.

Therapie. Sie richtet sich nach der Natriumkonzentration: bei Na < 160 mmol/l reichlich Flüssigkeit oral, bei Na > 160 mmol/l wird wegen der Gefahr des Hirnödems langsam vorgegangen: initial NaCl-Lösungen 0,45%ig i.v., erst später Glukose 5%ig i.v. (Glukose wird abgebaut → entspricht „freiem Wasser").

Hyponatriämie

Ursachen der hypotonen Dehydratation sind häufig forcierte Saluretikagabe und inadäquate Infusionstherapie.

Therapie. Infusion hypertoner NaCl-Lösungen. Bei hypotoner Hyperhydratation (Verdünnung) sind Wasserrestriktion, bei erhaltener Diurese Furosemid und die Behandlung der Grundkrankheit (zuviel Flüssigkeitszufuhr, Bartter-Syndrom, mangelhafte Ausschwemmung von Ödemen u.a.) angezeigt.

15.1.3 Störung des Kalziumhaushaltes

Siehe Innere Medizin, Niere, Harnwege, Wasser- und Elektrolythaushalt, Kapitel 9.

Die Gesamtkonzentration von Kalzium im Plasma beträgt 2,25–2,7 mmol/l. Davon liegen ca. 60 % als Ionen vor, der Rest ist an Proteine oder Komplexe gebunden.

Hypokalzämie

Tritt auf bei Hypoparathyreoidismus, Niereninsuffizienz (Phosphat ↑, Vitamin D ↓), Malabsorption, akuter Pankreatitis etc.

Symptome. Häufige klinische Zeichen sind Muskelsteife, Tetanie, Katarakt und trophische Hautstörungen.

Therapie. Bei geringem Mangel Kalziumglukonat als Brausetablette, Vitamin D, eventuell Calcitriol und Magnesium substituieren.

> **Merke!**
> Die normokalzämische Hyperventilationstetanie (respiratorische Alkalose) wird durch Plastikbeutelrückatmung behandelt (pO_2 ↓, pCO_2 ↑).

Die akute hypokalzämische Krise wird mit Kalziumglukonat 10 %, 20–40 ml i.v. (nicht bei Digitalisierung) behandelt. Gegebenenfalls wird Magnesium substituiert.

Hyperkalzämie

Mögliche Ursachen sind Osteolysen (Malignome), primärer Hyperparathyreoidismus, Vitamin-D-Überdosierung, Thiazid- und Lithiumgabe und das Milch-Alkali-Syndrom.

Symptome. Muskelschwäche, Obstipation, Ulzera, Polyurie, Polydipsie, Urolithiasis („Stein-, Bein-, Magenpein").

Therapie. Bei chronischer Hyperkalzämie Behandlung der Grunderkrankung, z.B. Diphosphonate (Osteoklastenhemmer) wie *Clodronsäure* oder *Pamidronsäure* bei Malignomen, Glukokortikoide, die die Kalziumresorption aus dem Darm hemmen, und orales Phosphat oder Calcitonin. Die akute Hyperkalzämie wird nach Rehydrierung durch forcierte Diurese mit Furosemid und Infusionen von NaCl 0,9 % behandelt.

15.2 Azidose

Bei der Azidose sinkt der pH-Wert des Blutes unter 7,36, der Bikarbonatspiegel sinkt, und der Basenexzeß wird negativ. Ursachen sind z.B. Nierenerkrankungen, diabetische Ketoazidose und Diarrhöen mit Bikarbonatverlust. Medikamentös kann eine Azidose z.B. durch Laxantienabusus, Acetylsalicylsäure- und Alkoholvergiftung und durch Hyperkaliämie bei Triamterentherapie entstehen. Biguanide, die in der Diabetestherapie eingesetzt werden, können eine Laktatazidose mit hoher Letalität (ca. 90%) verursachen.

> **Merke!**
> Bei Bikarbonatüberdosierung ist ein Umschlag in eine Alkalose möglich, es kann zu Hypokalzämie und Hypokaliämie kommen.

Therapie. *Natriumbikarbonat* ist das Mittel der ersten Wahl bei akuten Azidosen. Die Ausscheidung erfolgt über die Atmung als CO_2. Mögliche Nebenwirkung ist eine Natriumüberladung → Diuretikagabe!

Trometamol (z.B. TRIS 36,34%®, „Trispuffer", Tham-Köhler®) ist ein Protonenakzeptor ohne die Gefahr der Natriumüberladung. Die osmotisch diuretische Wirkung ist bei metabolischer Azidose und Oligurie erwünscht. Mögliche Nebenwirkungen sind v.a. Venenschädigung, Gewebsnekrosen bei paravasaler Applikation, Hypoglykämie und Atemdepression (pCO_2 ↓).

Organische Säuren (Natriumlaktat, -citrat, -acetat) wirken vornehmlich bei intrazellulärer Azidose. Als Nebenwirkung ist eine Hemmung des Atemzentrums möglich, so daß eine Beatmung erforderlich werden kann!

15.3 Alkalose

Bei den meisten Fällen der metabolischen Alkalose ist die Gabe von Kaliumchlorid indiziert. In seltenen Fällen sind Säureäquivalente angezeigt, wie Argininhydrochlorid oder Ammoniumchlorid (bei hohen Bikarbonatkonzentrationen).

15.4 Ödeme

Ödeme entstehen bei einer Vermehrung des Extrazellularvolumens oder bei Verminderung des intravasalen onkotischen Druckes. Ursachen sind z.B. Herzinsuffizienz (GFR ↓), Niereninsuffizienz (GFR ↓, Eiweißausscheidung ↑, sekundärer Hyperaldosteronismus) und Leberinsuffizienz (Eiweißproduktion ↓, Pfortaderhochdruck → Aszites). Akut kann man Ödeme mit Diuretika behandeln, langfristig steht jedoch die Behandlung der Grunderkrankung im Vordergrund. Durch verminderte Kochsalzzufuhr sinkt der osmotische Druck → überschüssiges Volumen wird besser ausgeschieden.

Das *Hirnödem* erfordert die sofortige Behandlung mit *Diuretika* bzw. osmotisch wirksamen Substanzen wie *Sorbitol*, *Mannitol* oder *Dextranlösungen* i.v. als Mittel der Wahl. Zusätzlich Oberkörperhochlagerung und ggf. Beatmung (Hyperventilation). Die Gabe von Glukokortikoiden (z.B. Dexamethason), die die Gefäßpermeabilität senken, wird unterschiedlich beurteilt.

Das *Hungerödem*, das *nephrotische Ödem* und die *Ödeme bei Leberzirrhose* entstehen durch Eiweißmangel → Senkung des onkotischen Druckes. Neben der Behandlung der Grunderkrankung ersetzt man den Albuminmangel durch Humanalbumingaben und schwemmt die Ödeme mit Diuretika aus.

Thiaziddiuretika (Benzothiadiazine)

Dazu gehören *Hydrochlorothiazid, Mefrusid und Chlortalidon*. Sie sind indiziert bei Ödemen und Hypertonie. Um die Gefahr der Hypokaliämie zu vermindern, werden sie mit kaliumsparenden Diuretika kombiniert. Die Thiazide wirken über eine Hemmung der Natriumrückresorption im distalen Tubulus → Na, Cl, H_2O-Ausscheidung ↑ und über die direkte Relaxation von Gefäßen → RR ↓ → Renin ↑; die Wirkstärke beträgt ca. 15% der GFR. Die wichtigsten Nebenwirkungen sind Hypokaliämie (→ Digitalistoxizität ↑, Alkalose), Insulinsekretion ↓ (Hyperglykämie), Hyperurikämie und Hyperkalzämie (sekundärer Hyperaldosteronismus), selten sind Anämie und Thrombopenie.

Kontraindikationen sind Sulfonamidallergie (Kreuzallergie), Niereninsuffizienz und Schwangerschaft.

Schleifendiuretika

Furosemid und *Etacrynsäure* hemmen die Rückresorption von Natrium und Chlorid in der Henle-Schleife und steigern die Nierendurchblutung. Die Wirkstärke beträgt bis 40% der GFR. Sie werden beim akuten Lungen- und Hirnödem, drohender Anurie, Herzinsuffizienz, bei Vergiftungen und Stoffwechselstörungen (z.B. hyperkalzämische Krise) angewendet. Häufige Nebenwirkungen sind Hypokaliämie, hypochlorämische metabolische Alkalose, Hyperglykämie, Hyperurikämie und selten passagere Taubheit. Die Toxizität von Digitalis (Kalium ↓) und von Cephalosporinen wird gesteigert (Tubulusschäden).

Kaliumsparende Diuretika

Amilorid und *Triamteren* werden v.a. in Kombination mit anderen Diuretika angewandt, um Kaliumverluste auszugleichen.

Aldosteronantagonisten

Spironolacton hemmt den aldosteronabhängigen Na^+/Cl^--Austausch. Es wird bei Aszites, bei nephrotischen Ödemen und kombiniert mit anderen Diuretika angewendet. Häufige Nebenwirkungen sind Hyperkaliämie, Hyperkalzämie (Azidose), Gynäkomastie und Amenorrhö.

16 Therapie von Infektionskrankheiten mit antimikrobiellen Substanzen

Siehe auch Innere Medizin, Infektionskrankheiten.

Der Einsatz von Antibiotika ist dann angezeigt, wenn damit der Krankheitsverlauf entscheidend verkürzt oder abgeschwächt oder Komplikationen verhindert werden können. Eine Kombination von mehreren Antibiotika sollte man bei schweren Infektionen (synergistische Wirkung), Mischinfektionen und bei Gefahr der Resistenzentwicklung unter der Therapie (z. B. Tbc) einsetzen. Bakterizide Antibiotika sollten nicht mit bakteriostatischen kombiniert werden, da sonst antagonistische Effekte auftreten! Kreuzresistenzen treten auf zwischen Penicillinen und Cephalosporinen, Erythromycin und Clindamycin und unter allen Sulfonamiden und Aminoglykosiden.

16.1 Infektionen der Luftwege

Siehe auch Innere Medizin, Infektionskrankheiten, Kapitel 3.6.

16.1.1 Tonsillitis

Die Angina lacunaris, follicularis oder catarrhalis wird meist durch Streptococcus pyogenes (A-Streptokokken) oder Viren hervorgerufen, seltener durch Staphylokokken oder Pneumokokken. Für eine Streptokokkenangina sprechen eine Granulozytose, ein erhöhtes CRP (C-reaktives Protein) oder druckdolente Lymphknoten im Kieferwinkel. Eine Leukopenie schließt i.d.R. eine Streptokokkentonsillitis aus. Aus dem Abstrich ist auch der direkte Antigennachweis als Schnelltest möglich, serologisch ist u.a. der Antistreptolysintiter hinweisend.

Therapie. *Penicillin V* für 10–14 Tage. Zur Verhütung von Komplikationen, v. a. rheumatischer Endokarditis, Nephritis und Polyarthritis, ist eine Therapiedauer von mindestens 7 Tagen erforderlich. Sprechen jüngere Patienten innerhalb von 48 h nicht auf die Penicillintherapie an, besteht der Verdacht auf eine infektiöse Mononukleose.

Bei Penicillinallergie gibt man *Erythromycin* 1,5–2 g/die über 10 Tage oder ein Cephalosporin.

> **Merke!**
>
> Keine Therapie mit Tetracyclinen (nicht bakterizid, Entwicklung von resistenten Keimen) oder Ampicillin (hohe Allergierate, Exantheme v.a. bei Mononukleose).

Die Angina Plaut-Vincenti (Angina ulceromembranacea) ist durch Fusobacterium fusiforme und Borrelia vincenti verursacht und tritt meist als einseitige, ulzeröse Tonsillitis mit schmierigen Belägen auf. Sie wird mit Penicillin G (Benzylpenicillin) oder V (Phenoxymethylpenicillin) behandelt.

16.1.2 Bronchitis

Akute Bronchitis

Die akute Bronchitis ist eine akute Entzündung der großen Bronchien mit unterschiedlicher Ätiologie, die bei Infektionskrankheiten (Masern, Grippe, Keuchhusten) und begünstigt durch Kälte, Staub oder Rauchen (!) auftreten kann. Häufig tritt sie als Exazerbation einer chronischen Bronchitis oder auch als Stauungsbronchitis bei Herzinsuffizienz auf. Die Erreger sind fast immer Viren, die dann

Schrittmacher für bakterielle Infektionen, vorwiegend durch Pneumokokken oder Haemophilus influenzae, sind. Sekundärinfektionen mit Staphylokokken, Streptokokken, Klebsiellen, Pseudomonas u.a. kommen seltener vor.

Für eine Virusinfektion sprechen trockener Husten (Tracheitis), Heiserkeit und wäßriger Schnupfen. Eitriges Sputum dagegen deutet auf eine bakterielle Infektion hin.

Therapie. *Amoxicillin* (eventuell mit Clavulansäure kombiniert), *Makrolide*, *Tetracycline*, *Co-trimoxazol*, aber auch *Cephalosporine* (Cefaclor) und *Gyrasehemmer* (Chinolone). Cefaclor, Amoxicillin oder Erythromycin wirken sowohl bei Pneumokokken als auch bei Haemophilus, bei nachgewiesener Infektion mit Pneumokokken ist jedoch Penicillin V das Mittel der Wahl, bei Haemophilusnachweis wird Amoxicillin bevorzugt (bei Resistenz Cefaclor). Bei Bronchitis durch Mykoplasmen oder Chlamydien ist ein Makrolid (z.B. Roxithomycin) angezeigt.

Bei persistierendem Husten mit eitrigem Sputum sind kulturelle Untersuchungen, Tuberkulintest (Tine) und gegebenenfalls eine Röntgenuntersuchung erforderlich.

Chronische Bronchitis

Von einer chronischen Bronchitis spricht man, wenn Husten mit Auswurf in wenigstens drei Monaten pro Jahr in mindestens zwei aufeinanderfolgenden Jahren auftritt. Die chronische Bronchitis ist eine unspezifische Erkrankung, die besonders häufig bei älteren Menschen und Rauchern auftritt und mit einer Vielzahl bronchopulmonaler Erkrankungen wie Emphysem, Fibrose, Stauungslunge etc. verknüpft ist. Die häufigsten Erreger eines akuten Schubes einer chronischen Bronchitis sind Haemophilus influenzae und Streptococcus pneumoniae. Da bei der chronischen Bronchitis die Mechanismen der Keimelimination im Bronchialtrakt gestört sind, sind die Erfolgsaussichten der Pharmakotherapie begrenzt.

Therapie. Wichtig ist die intermittierende Behandlung des akuten Schubes mit eitrigem Sputum, Husten und Fieber. Man behandelt für 1–2 Wochen mit *Amoxicillin* (erste Wahl bei Haemophilus), einem *Cephalosporin* oder *Co-trimoxazol* (bei Resistenz werden auch Gyrasehemmer eingesetzt). Wichtig ist der frühe Behandlungsbeginn und der Wechsel des Antibiotikums; nie sollte der Patient das gleiche Mittel wie beim letzten Schub erhalten! Eine Unterstützung durch Rauchverbot, Bronchospasmolytika, Sekretolytika (z.B. Acetylcystein), Atemgymnastik oder eine Klimakur kann das Krankheitsbild bessern.

16.1.3
Pneumonien

Siehe auch Innere Medizin, Infektionskrankheiten, Kapitel 3.4.

Die Pneumonie ist die fünfthäufigste Todesursache und die häufigste zum Tod führende Infektionskrankheit. Hauptformen sind die Bronchopneumonie, die Lobärpneumonie und die interstitielle Pneumonie, die sogenannte Viruspneumonie. Echte Viruspneumonien treten relativ selten bei Atemwegsinfektionen durch Viren, Mykoplasmen, Rickettsien und Chlamydien auf und erscheinen dann radiologisch meist als interstitielle Pneumonie.

Diagnostik. Bei Verdacht auf Pneumonie bei der klinischen Untersuchung und im Röntgenbild des Thorax sollte zum Nachweis der infektiösen Genese der Pneumonie eine mikroskopische und kulturelle Untersuchung von Sputum, Bronchialsekret, Blut und eventuell Lungengewebe und eine serologische Antikörperbestimmung durchgeführt werden. Ein Erregernachweis gelingt jedoch nur in einem bis zwei Drittel aller Fälle! Deshalb richtet man sich in der Initialtherapie und in der ungezielten Therapie v.a. nach klinischen Kriterien (siehe Tabelle 6.13). Initial wird das entsprechende Antibiotikum parenteral in hoher Dosierung verabreicht, in der Rekonvaleszenzphase kann auf eine orale Behandlung mit reduzierter Dosis übergegangen werden. Bakterizide Antibiotika sind grundsätzlich von Vorteil, jedoch nicht unbedingt erforderlich. Pneumonien durch gramnegative Stäbchen sollten mit einer Kombination aus einem β-Laktam-Antibiotikum und einem modernen Aminogly-

Tab. 6.13: Ungezielte Therapie der Pneumonien (nach W. Rau)

klinische Form	typische Erreger	Therapie der Wahl	Alternativen
Lobärpneumonie	Pneumokokken, selten Streptokokken, Klebsiellen, Legionellen, Meningokokken	β-lactamasefeste Penicilline Makrolide	Cefazolin, Erythromycin
interstitielle Pneumonie	Viren, Mykoplasmen, Ornithose, Q-Fieber, Legionellen	Makrolide Azithromycin Doxycyclin	Ofloxacin bei Erwachsenen, Erythromycin bei Kindern Co-trimoxazol
Grippepneumonie	Staphylokokken, Pneumokokken, Hämophilus, Streptokokken	Cefuroxim	Cefotiam
sekundäre Pneumonie (im Hospital)	resistente Hospitalkeime	Cefotaxim Ceftriaxon	Cefotaxim und Clindamycin oder Gentamicin
Sekundäre Pneumonie (unter Antibiotika)	mehrfach resistente Keime	Imipenem, Cefotaxim (evtl. + Aminoglykosid)	Piperacillin, Ciprofloxacin, Gentamicin, Rifampicin

kosid behandelt werden. Die Dauer der Therapie richtet sich v.a. nach dem Röntgen- und dem klinischen Befund und darf besonders bei abszedierender Pneumonie wegen der Rezidivgefahr nicht zu kurz sein.

Wichtig sind Bettruhe, eventuell mit Thromboembolieprophylaxe, sowie eine sorgfältige Herz- und Kreislaufbehandlung, ausreichende Flüssigkeitszufuhr (Fieber!), Sauerstoffzufuhr, eventuell Sedierung, Sekretolytika, Atemgymnastik und Inhalation. Bei schweren Pneumonieformen oder respiratorischer Insuffizienz ist die stationäre Einweisung unerläßlich.

Eine primär bakterielle Pneumonie (plötzlicher Beginn mit hohem Fieber und Schüttelfrost, Husten mit eitrigem Sputum) *bei vorher gesunden Personen, die außerhalb des Krankenhauses entstanden ist,* behandelt man mit *Penicillin G*, einem *Aminopenicillin* oder einem *Cephalosporin*, wenn grampositive Kokken im Sputum nachgewiesen werden können (die ersten Tage bis zur Entfieberung hochdosiert, z.B. zweimal täglich 4–10 ml I. E. i.v.). Wenn der Patient innerhalb von zwei Tagen nicht entfiebert ist oder bei klinischem Verdacht auf eine atypische Pneumonie (langsamer Beginn, Kopfschmerz, Gliederschmerz, trockener Reizhusten), sollte eine Behandlung beispielsweise mit Erythromycin 2 × 1 g p.o., Roxithromycin, Clarithromycin oder Tetracyclin erfolgen.

Bei weißlichem Sputum, fehlender Leukozytose, bei hohem Fieber und radiologisch milchglasartiger Trübung ergibt sich der Verdacht auf eine *interstitielle Pneumonie („Viruspneumonie"),* die durch Mykoplasmen, Chlamydien (Ornithose) oder Rickettsien (Q-Fieber) verursacht wird. Die Behandlung erfolgt dann mit *Tetracyclin* (z.B. *Doxycyclin* 200 mg/die) oder mit einem Makrolid.

Bei *sekundären Pneumonien bei Abwehrschwäche* und *im Krankenhaus erworbenen Pneumonien* sind die Erreger oft resistente Hospitalkeime oder es liegen Mischinfektionen vor. Sie werden mit hohen Dosen von Erythromycin (2–3mal 1 g/die) oder Cephalosporin (z.B. *Cefuroxim* 3mal täglich 1500 mg i.v.) behandelt, eventuell gegen Anaerobier und Staphylokokken mit Clindamycin kombiniert (Antibiogramm!). Bei sekundären Pneumonien und nach antibiotischer Vorbehandlung muß sich die Therapie deutlich von der vorangegangenen Medikation unterscheiden. Am besten ist dabei eine Omnispektrumtherapie mit Imipenem oder Cephalosporin plus Aminoglykosid (z.B. Cefotaxim plus Gentamicin) oder Gyrasehemmer. Um Wirkungslücken zu schließen, müssen eventuell andere Mittel eingeschlossen werden, so z.B. bei beatmeten Patienten Azlocillin oder Tazobactam gegen Pseudomonaden. Bei Aspirationspneumonien liegen meist

Mischinfektionen vor, die am besten mit Imipenem, eventuell in Kombination mit Gentamicin, oder alternativ mit Clindamycin i. v. plus Cephalosporin i. v. behandelt werden. Bei Nichtansprechen auf die Therapie muß man an eine Pilz- oder Pneumocystispneumonie, aber auch an eine Tbc oder ein Bronchialkarzinom denken.

Erregerabhängige Therapie der Pneumonie

Pneumokokken sind die häufigsten Erreger primärer Pneumonien, kommen aber auch bei sekundären Pneumonien vor. Mittel der Wahl ist Penicillin G. In den ersten zwei Tagen oder bis zur Entfieberung 4–10 Mio I.E. parenteral, dann Penicillin V 1–2 Mio I.E. oral für mindestens zwei Wochen. Bei Penicillinallergie kommen Cefazolin oder Erythromycin in Frage.

A-Streptokokken verursachen selten eine Pneumonie, *B-Streptokokken* dagegen häufiger. Man therapiert mit Penicillin G (Dosierung wie bei Pneumokokken), bei Penicillinallergie werden Cephalosporine angewandt (z. B. Cefazolin).

Staphylokokken verursachen meist multiple Lungenabszesse, die oft zu Pleuraempyem, Pneumothorax oder Sepsis führen. Bei Nachweis von Penicillin-G-empfindlichen Staphylokokken wird Penicillin G in gleicher Dosis wie bei der Pneumokokkenpneumonie, nur wesentlich länger verabreicht. Bei Penicillinresistenz wird zunächst mit Flucloxacillin i. v. (5–10 g/die), danach oral (2–3 g/die) bis zum völligen Rückgang der Infiltrationen behandelt. Eine Alternative ist die Therapie mit Clindamycin oral. Bei Penicillinallergie werden Cephalosporine oder Clindamycin eingesetzt.

Klebsiellen (→ Friedländer-Pneumonie) sind häufig Erreger von sekundären Pneumonien bei schwerem Grundleiden. Die Behandlung ist schwierig; man verwendet Kombinationen aus Cephalosporinen und Aminoglykosiden oder Imipenem oder Ciprofloxacin in hoher Dosierung.

Pneumonien durch *Pilze* treten bei Agranulozytose, Leukämie oder Tumorleiden auf. Die Diagnose ist oft schwierig und verläßlich nur im Trachial-/Bronchialsekret oder in der Blutkultur. Appliziert werden *Amphotericin B* in Kombination mit *Flucytosin*, eventuell zusätzliche Inhalation von *Nystatin* oder Amphotericin B.

Legionellen gehören zu den häufigsten Pneumonieerregern. Sie kommen im Trinkwasser vor, die Übertragung erfolgt durch Inhalation von versprühtem kontaminiertem Wasser (Dusche, Klimaanlage etc.). Im typischen Fall kommt es zu Atemnot und Husten (wenig Sputum), Bauchschmerzen mit Durchfall und Zeichen einer Enzephalopathie (Verwirrtheit, Krämpfe, Bewußtseinstrübung). Makrolide sind das Mittel der Wahl, z. B. Erythromycin anfangs i. v. (3–4 g/die), später oral (2 g/die) oder Clarithromycin.

Pneumocystis-carinii-Pneumonien kommen als interstitielle Pneumonien bei Säuglingen, Leukämien, Abwehrschwäche und besonders bei Immunsuppression (z. B. nach Nierentransplantation oder bei Aids) vor. Die systemische Pilzinfektion wurde früher zu den Protozoonosen gerechnet und ist die häufigste Erstmanifestation bei einer HIV-Infektion. Die Therapie erfolgt mit *Co-trimoxazol* in hoher Dosierung (ca. 4faches der Normaldosis) über drei Wochen. Bei stark gefährdeten Patienten und nach Ausschluß anderer Ursachen ist die Behandlung auch auf bloßen Verdacht hin gerechtfertigt. Alternativ kann *Pentamidin* gegeben werden, initial 1–2 Wochen lang hochdosiert, dann ist auch eine inhalative Prophylaxe möglich! Pentamidin ist nephro-, hepato- und myelotoxisch, insbesondere bei intravenöser Anwendung!

16.2
Infektionen des Gastrointestinaltraktes

Siehe Innere Medizin, Infektionskrankheiten, Kapitel 2.2.

16.2.1
Enteritis

Leitsymptom der Enteritis ist der Durchfall, definiert als breiig-wäßriger Stuhl, der mehr als dreimal täglich abgesetzt wird und ein Gewicht von mindestens 250 g bei mehr als 90 % Wassergehalt aufweist. Er wird durch Viren, Bakterien, Parasiten und Pilze ausgelöst, aber auch nichtinfektiöse Ursachen wie die Sprue, Morbus Crohn, Colitis ulcerosa, VIPom, Hyperthyreose, Medikamente und ein irritables Kolon kommen in Frage. Nach der Pathogenese der Darmentzündung kann man zwei verschiedene Formen unterscheiden:

- invasive Enteritis vom Ruhrtyp: Invasion von Erregern in die Darmwand, vor allem in den Dickdarm, führt zu stärkerer Entzündung, schleimig-blutigen Stühlen und längerem Fieber. Typische Erreger sind: Salmonellen, Shigellen, Campylobacter jejuni, E. coli 0157, Clostridium difficile u.a.
- nichtinvasive Enteritis vom Choleratyp: Es kommt durch Enterotoxinbildung (erhöhen den cAMP-Gehalt der Enterozyten → höhere Wasser- und Elektrolytsekretion) zu wäßrigen Durchfällen mit wenig Granulozyten und meist ohne Fieber. Typische Erreger sind Vibrio cholerae, Salmonellen, E. coli (Enterotoxin bildende!), Clostridien, Bacillus cereus. Manche Erreger (z.B. Clostridien, Salmonellen, Yersinien) haben sowohl ein Antigen zur Erzeugung einer invasiven Enteritis als auch ein Toxin zur Erzeugung einer wäßrigen Diarrhö.

Grundsätze der Therapie

Die meisten Enteritiden heilen in kurzer Zeit spontan ab, so daß Antibiotika bei leichteren Erkrankungen nicht notwendig sind. Schwere Enteritiden mit Fieber, blutigen oder eitrigen Durchfällen sowie Enteritiden bei schweren Grunderkrankungen (Leukämie, Zirrhose etc.) benötigen jedoch eine systemische Behandlung. In diesen Fällen kann die Antibiotikatherapie die Krankheit abkürzen und Komplikationen verhüten. Zu bedenken ist jedoch, daß bei allen Durchfallerkrankungen die Bakterienausscheidung aus dem Darm durch die Antibiotikagabe verlängert werden kann! Nach Möglichkeit sollte das Antibiotikum oral genommen werden. Mittel der Wahl zur ungezielten Therapie von bakteriellen Enteritiden sind *Co-trimoxazol* und *Gyrasehemmer*. *Tetracycline* kommen in Frage bei Verdacht auf Yersiniose und Cholera. Parenterale Antibiotika werden nur bei starkem Erbrechen oder extraintestinalen Komplikationen angewandt. Bei schwerem Verlauf kann die Substitution von Flüssigkeit und Elektrolyten (siehe Tabelle 6.14) wichtiger sein als die Antibiotikatherapie.

Spezielle Therapie

Die *Reisediarrhö* beruht meist auf einer Infektion mit enterotoxischen E. coli, seltener Helicobacter oder Viren. Die Therapie besteht in der Verabreichung von Flüssigkeit, Glukose und Elektrolyten bei Nahrungskarenz. Nur bei sehr schweren Formen werden Co-trimoxazol oder Gyrasehemmer (als Einmaldosis!) eingesetzt. Zusätzlich kann man die Gabe von *Loperamid* oder *Diphenoxylat* (ein Opioid) erwogen werden. Hierbei werden vor allem die Peristaltik und die Flüssigkeitssekretion gehemmt.

Salmonellen lösen eine akute, fieberhafte Enteritis wechselnder Schwere aus, meist 8–24 h nach Verzehr einer salmonellenhaltigen Speise. Sie darf nicht mit Typhus oder Paratyphus verwechselt werden (dann wäre die Behandlung mit Co-trimoxazol oder Gyrasehemmern, früher Chloramphenicol, erforderlich, Ampicillin als dritte Wahl). Bei leichten Formen mit Spontanheilung ist keine Antibiose erforderlich, bei schweren Formen wird ebenfalls mit Co-trimoxazol, Ampicillin oder Gyrasehemmern behandelt.

Tab. 6.14: Empfehlung der WHO zur Behandlung der Diarrhö mit Glukoseelektrolytlösung

Elektr./Gluk.	Verdünnung	Menge auf 1 l Wasser
Na$^+$	80 mmol/l Wasser	½ Teel. NaCl
K$^+$	20 mmol/l Wasser	¼ Teel. KCl
Cl$^-$	65 mmol/l Wasser	½ Teel. NaCl
HCO$_3^-$	35 mmol/l Wasser	¼ Teel. NaHCO$_3$
Glukose	140 mmol/l Wasser	2 Eßl. Glukose

Die *Shigellose* ist meist eine selbstlimitierende Krankheit, nur bei schwerem Verlauf ist noch eine Antibiose indiziert.

Die klassische Therapie der *Cholera* ist die Wasser- und Elektrolytsubstitution, falls erforderlich werden Tetracycline eingesetzt.

Die Infektion mit *Yersinien* (Yersiniose) erfolgt im terminalen Ileum oder als Ileokolitis. Differentialdiagnostisch kommen Appendizitis, Morbus Crohn, Darm-Tbc oder Aktinomykose in Frage. Therapeutisch werden Tetracycline, alternativ Co-trimoxazol oder Ampicillin angewendet.

Parasitäre Diarrhöen durch Giardia lamblia oder Entamoeba histolytica (Amöbenruhr) werden mit *Metronidazol* (3mal täglich 0,5–0,75 g über 5–8 Tage) behandelt.

Aufgrund einer Antibiotikatherapie kann es zu einer *Antibiotika-assoziierten Enterokolitis* kommen. Die normale Darmflora wird beeinträchtigt, und fakultativ pathogene Keime überwuchern im Darm. Die Durchfälle werden häufig von Antibiotika ausgelöst, die oral schlecht resorbiert oder besonders gut mit der Galle ausgeschieden werden und auch auf Anaerobier wirken. Die gefährliche pseudomembranöse Kolitis durch Selektion von Clostridium difficile tritt vor allem nach Clindamycin, aber auch nach Ampicillin, Tetracyclinen oder anderen Antibiotika auf. Sie verläuft oft chronisch, ähnlich einer Colitis ulcerosa, und kann auch tödlich enden. Die Therapie muß bereits auf Verdacht hin begonnen werden. Mittel der Wahl ist *Vancomycin* per os (0,125 g für 10 Tage); auch Metronidazol, das intravenös verabreicht werden kann, ist wirksam.

16.2.2
Cholezystitis und Cholangitis

Eine bakterielle Cholezystitis oder Cholangitis tritt fast nur auf dem Boden einer Abflußbehinderung bei Gallensteinleiden auf. Meist finden sich Gallenblasensteine, seltener auch Gallengangssteine oder ein Gallenblasenkarzinom.

Die antibiotische Therapie ist angezeigt bei hohem Fieber, deutlicher Leukozytose, Sepsis, hohem Alter, Diabetes oder Immunschwäche. Erreger sind meist E. coli, aber auch Enterokokken, Klebsiellen, Bacteroides u.a. Mischinfektionen sind häufig.

Ein Antibiotikum, das zur Behandlung von Gallenwegsinfektionen eingesetzt wird, sollte bestimmte Voraussetzungen erfüllen:
- Wirkung auf das vorhandene Erregerspektrum
- hohe Blut- und Gewebsspiegel (v.a. ableitende Gallenwege)
- wirksamer Spiegel in Leber- und Blasengalle, auch bei Cholestase
- keine Inaktivierung des Antibiotikums durch die Galle (findet z.B. bei Tetracyclinen statt)

Bei leichten Gallenwegsinfektionen sind β-Laktame wie Amoxicillin (bessere enterale Resorption als Ampicillin → weniger Nebenwirkungen, höhere Wirkspiegel), Mezlocillin (nur i.v. möglich), Cefotaxim, Aminoglykoside (Gentamicin) oder Ciprofloxacin geeignet, bei schweren Fällen ist eine Kombinationstherapie mit einem β-Laktam-Antibiotikum und einem Aminoglykosid oder ein Gyrasehemmer günstig. Da es ohne die Beseitigung des Abflußhindernisses i.d.R. innerhalb von Monaten zu Rezidiven kommt, ist die baldige Operation oder Papillotomie die wichtigste Voraussetzung für eine dauerhafte Heilung. Die konservative antibiotische Therapie dient daher meist der Operationsvorbereitung oder als kurzfristige Infektionsprophylaxe bei endoskopischen Eingriffen.

16.3
Infektionen des Urogenitaltraktes

Siehe Innere Medizin, Infektionskrankheiten, Kapitel 3.7 und Urologie, Kapitel 6.

16.3.1
Harnwegsinfektionen inklusive akuter und chronischer Pyelonephritis und Zystitis

Von einer Harnwegsinfektion (HWI) spricht man bei Anwesenheit von Bakterien im Harntrakt oberhalb des Harnblasensphinkters. Eine Unterteilung in obstruktive und nichtobstruktive HWI ist sinnvoll, da obstruktive Faktoren wie Abflußhindernisse, Konkremente, Urethralklappen- oder Prostatahypertrophie bei der Therapie berücksichtigt werden. Bei Diabetes mellitus und in der Gravidität kommen HWI gehäuft vor, ebenso bei Durchnässung, Unterkühlung, verstärkter sexueller Aktivität ("Honeymoon-Zystitis") oder bei zu geringer Harnbildung.

Diagnostik. Für die mikroskopische und bakteriologische Untersuchung wird Mittelstrahl- oder Katheterurin verwendet, der dann sofort aufgearbeitet oder gekühlt rasch transportiert werden sollte. Harnproben sollten vor der Antibiotikatherapie gewonnen werden. Ein HWI liegt wahrscheinlich vor bei einer signifikanten Bakteriurie von mehr als 100 000 Bakterien pro ml Urin oder einer signifikanten Leukozyturie von mehr als 20 Granulozyten pro µl Urin und der entsprechenden klinischen Symptomatik. Leukozytenzylinder gelten als Hinweis für eine Pyelonephritis. Die Untersuchung des Urins mit Teststäbchen ist v.a. bei Hausbesuchen oder zur Selbstkontrolle der Patienten geeignet.

> **Merke !**
>
> Die häufigsten Erreger von HWI sind mit 60 bis 80 % E. coli, gefolgt von Klebsiellen, Proteus, Enterokokken und Pseudomonaden (jeweils ca. 5 %).

Grundsätze der Therapie

Nahezu alle unkomplizierten HWI bei jüngeren Frauen können durch eine Einmaltherapie erfolgreich behandelt werden. Die häufigen HWI älterer Frauen mit Deszensus oder anderen obstruktiven Faktoren erfordern eine längere Therapie (über 3–5 Tage). Bei obstruktiven Zeichen, vorangegangenen urologischen Eingriffen und klinischer Symptomatik einer akuten Pyelonephritis ist eine Einmaltherapie ebenfalls nicht indiziert. Bei chronischer Pyelonephritis und bei HWI von Männern sollte die Behandlungsdauer mindestens 20 Tage betragen. Alle HWI müssen durch wiederholte Urinkulturen über längere Zeit kontrolliert werden, das Rezidiv wird erneut behandelt. Bei rezidivierenden HWI erfolgen intermittierende Antibiotikagaben und eventuell eine Ansäuerung des alkalischen Harns (z.B. mit L-Methionin). Eine asymptomatische Bakteriurie ist nur bei Schwangeren und Kindern (höhere Gefahr der Pyelonephritis), sowie bei Harnabflußhindernissen therapiebedürftig.

Allgemeinmaßnahmen:
- reichlich Flüssigkeitszufuhr, häufige Blasenentleerung
- bei Bedarf Spasmolytika, keine potentiell nephrotoxischen Analgetika
- bei akuter Pyelonephritis Bettruhe

Akuter Harnwegsinfekt

Bei akuten Symptomen eines HWI muß eine Therapie eingeleitet werden, bevor das Ergebnis der bakteriologischen Untersuchung vorliegt. Dabei ist die Anamnese des Patienten besonders wichtig: Besteht kein Verdacht auf resistente Keime, kann die Initialtherapie mit *Amoxicillin, Co-trimoxazol* oder einem *Gyrasehemmer* erfolgen. Bei Frauen ist auch eine Einmaltherapie mit *Cefotaxim, Gentamicin* oder (bei Erwachsenen) einem Gyrasehemmer geeignet. Nach der Einmaltherapie ist eine Urinkontrolle nach 2 und 10 Tagen unerläßlich! Beim Verdacht auf eine Infektion mit mehrfach resistenten Erregern (vorausgegangene urologische Eingriffe, Blasenkatheter, Rezidiv einer Pyelonephritis) sollte die Initialbehandlung mit Gentamicin, einem Cephalosporin oder einem Gyrasehemmer erfolgen. Bei komplizierten HWI (z.B. Obstruktion) sollte die Therapiedauer mindestens 20 Tage betragen. Die gezielte Therapie erfolgt je nach Erreger und Antibiogramm mit dem am besten wirksamen Mittel, meist Amoxicillin, Gyrasehemmern oder Co-trimoxazol.

Rezidivierender Harnwegsinfekt

Beim rezidivierenden HWI, bei Frauen häufiger als bei Männern, liegt meist ein Versagen der Mechanismen vor, die eine Aszension von Erregern durch die Urethra verhindern (Obstruktion, mangelnde Hygiene, unterlassene Miktion bei Harndrang). Für die langfristige, niedrig dosierte Antibiotikagabe zur Prophylaxe eignen sich besonders Co-trimoxazol (0,2–0,4 g/die) oder Cefalexin (250 mg/die); Nitrofurantoin ist obsolet.

Pyelonephritis

Die akute Pyelonephritis, einhergehend mit Fieber, Nierenklopfschmerz und Leukozytose, kann zu Urosepsis oder bleibenden Nierenschäden führen. Leichtere Pyelonephritiden können mit Ampicillinderivaten oder Co-trimoxazol über eine Woche behandelt werden, bei komplizierten Formen kommen hochdosierte Cephalosporine, Aminoglykoside und Gyrasehemmer (bei Kindern wegen Knorpelschäden kontraindiziert) zur Anwendung.

Chronische Pyelonephritis

Bei der chronischen Pyelonephritis sollte jedes Rezidiv wie eine akute Pyelonephritis behandelt werden, jedoch über einen längeren Zeitraum. Da eine Persistenz der Bakterien im Nierenmark möglich ist, kann eine Langzeittherapie (i.d.R. 6–12 Wochen) sinnvoll sein. Bei Therapieresistenz kommt zusätzlich eine Behandlung mit Penicillin, Cephalosporin, eventuell in Kombination mit einem Aminoglykosid, in Betracht.

Harnwegsinfekte in der Schwangerschaft

Bei unkomplizierten HWI in der Schwangerschaft werden in der Einmaltherapie Amoxicillin, bei Unverträglichkeit Cephalosporine (z.B. Cefotaxim) eingesetzt. Eine Pyelonephritis ist in der Schwangerschaft relativ häufig. Da einer akuten Schwangerschaftspyelonephritis oft eine asymptomatische Bakteriurie vorausgeht, sollten regelmäßig Untersuchungen im Rahmen der Vorsorge erfolgen. Co-trimoxazol, Aminoglykoside und Gyrasehemmer sind kontraindiziert.

Probleme und Risiken der antibiotischen Therapie bei eingeschränkter Nierenfunktion

Die Gesamtfunktion der Niere kann auch bei eingeschränkter Nierenfunktion am besten durch Messung der glomerulären Filtrationsrate (GFR entspricht der Kreatininclearance) und der Serumkonzentration von Kreatinin abgeschätzt werden. Da erwünschte wie unerwünschte Wirkungen (z.B. Nephrotoxizität) nur schwer direkt zu erkennen sind, kann nicht nach Effekt dosiert werden, sondern müssen feste Richtlinien befolgt werden, wie z.B. Tabelle 6.15 für *Ofloxacin* zeigt. Vorwiegend hepatisch metabolisierte Antibiotika wie *Doxycyclin* und *Rifampicin* eignen sich besonders bei Niereninsuffizienz, da keine Dosisanpassung erforderlich ist.

Urethritis

Zu unterscheiden ist zwischen der gonorrhoischen (siehe unten) und der nichtgonorrhoischen Urethritis. Als Erreger der nichtgonorrhoischen Urethritis kommen E. coli, Enterokokken, Proteus, aber auch Chlamydien, Mykoplasmen, Trichomonaden u.a. in Betracht. Bei bakteriell bedingten Urethritiden ist wie bei der akuten Pyelonephritis eine länger dauernde Antibiose wegen der möglichen Komplikationen (periurethrale Abszesse, Harnröhrenstrikturen u.a.) notwendig. Die durch Mykoplasmen (Ureaplasma urealyti-

Grad der Einschränkung	GFR (ml/min)	Serumkreatinin (mg/dl)	Dosis (g)	Invervall (h)
1	120	0,8	0,2	12
2	45	2	0,2	24
3	18	3,5	0,1	24
4	8	6	0,1	24–48
5	<2	>15	0,1	48

Tab. 6.15: Dosierungsbeispiel Ofloxacin bei Niereninsuffizienz

kum) bedingte Urethritis behandelt man mit Tetracyclinen (wichtige Nebenwirkungen: Photodermatose, Komplexbildung mit Kalzium u.a.). Gegen Chlamydien wirken Tetracycline, Erythromycin oder Gyrasehemmer. Bei der Trichomonadenurethritis ist Metronidazol das Mittel der Wahl.

16.3.2
Gonorrhö

Die Gonorrhö ist die häufigste bakterielle Geschlechtskrankheit und bleibt oft lange Zeit unerkannt. Bei der Frau führt die Infektion mit Neisseria gonorrhoeae (gramnegative Diplokokken, meist intrazellulär) zu Urethritis oder Zervizitis, oft jedoch mit asymptomatischem Verlauf. Bei Männern führt die Gonorrhö zu akuter Urethritis mit eitrigem Ausfluß und Brennen beim Wasserlassen. Wegen der möglichen Komplikationen (Adnexitis, Endometritis, Prostatitis, Epididymitis mit Sterilität, Arthritis oder Sepsis) ist eine Antibiotikatherapie erforderlich, die die Behandlung des Partners einschließen muß.

Früher war Penicillin G (4–6 Mio I.E. i.m.) das Mittel der Wahl. Da heute vielfach gegen Penicillin, Tetracycline oder Erythromycin resistente Gonokokken vorkommen, ist die einmalige i.m.-Injektion von 2 g *Cefuroxim* oder *Cefotaxim*, 500 mg i.v. oder i.m.) angezeigt. Zur Einmaltherapie ist auch *Spectinomycin* verwendbar (2 g i.m., Versagerquote ca. 10 %). Bei oraler Gabe wirken die neuen Gyrasehemmer (Ofloxacin, Ciprofloxacin) auch bei Penicillin-G-Resistenz bisher zuverlässig. Steigt unter der Therapie das Fieber an, muß an eine Herxheimer-Reaktion bei Syphilis gedacht werden, bei Therapieversagen auch an nichtbakterielle Urethritiden (z. B. Morbus Reiter).

16.4
Infektionen von Haut und Weichteilen

Siehe Chirugie Kap. 6 und 7.

Grundsätzlich gilt bei der Therapie von Infektionen der Haut, daß bei leichten Störungen eine lokale, bei ausgedehnten, komplikationsträchtigen Prozessen eine systemische Behandlung ratsam ist. Die antibiotische Lokalbehandlung ist nur bei oberflächlichen Hautinfektionen gerechtfertigt, da Antibiotika nicht durch die intakte Haut diffundieren. Einer Lokaltherapie zugänglich sind oberflächliche Pyodermien, Impetigo contagiosa, eiternde Wunden, Verbrennungen 2. und 3. Grades und sekundär infizierte Ulzera und Ekzeme. Bei allen kutanen und subkutanen Infektionen wie Erysipel, Phlegmone, Furunkulose, Erysipeloid etc. ist die lokale Anwendung eines Antibiotikums sinnlos.

Zur Lokalbehandlung von Hautinfektionen sollten Antibiotika bevorzugt werden, bei denen

- keine rasche Resistenzentwicklung zu befürchten ist
- keine oder geringe Sensibilisierungsgefahr für den Patienten besteht

Bei bekanntem Erreger sollten möglichst Antibiotika mit schmalem Spektrum, bei Mischinfektionen Breitspektrumantibiotika verwendet werden. Desinfektionsmittel wie *Ethacridin*, *Chlorhexidin* oder Polyvidon-Jod haben sich in der Lokalbehandlung unkomplizierter Hautinfektionen bewährt, sind aber toxikologisch nicht unbedenklich und dürfen in ihrer Wirkungsfähigkeit nicht überschätzt werden. Die Vorteile der Lokaltherapie bestehen v. a. in der hohen, meist bakteriziden lokalen Wirkstoffkonzentration, die bei systemischer Applikation nicht erreichbar ist. Wegen der hohen Sensibilisierungsgefahr werden für die Lokaltherapie alle penicillin-, cephalosporin- und sulfonamidhaltigen Präparate abgelehnt. Bei Neomycin kommt es gelegentlich zu allergischen Kontaktekzemen. Tetracyclin-, Aminoglykosid- und Chloramphenicolsalben führen dagegen selten zu einer Allergie; viele Sensibilisierungen sind oft durch die Konservierungsmittel (z. B. Parabene) bedingt. Weitere Nebenwirkungen der lokalen Antibiose sind eine Störung der normalen Bakterienflora, ein Überwuchern von Pilzen und toxische Allgemeinerscheinungen durch teilweise perkutane Resorption.

Pyodermien

Dazu gehören z. B. Impetigo contagiosa, Follikulitis und Pemphigus. Die Erreger sind meist

Staphylokokken oder Streptococcus pyogenes. Sie werden mit *Neomycin* plus *Bacitracin* und *Gentamicin* lokal therapiert. Wegen der häufigen Generalisierung werden bei der systemischen Therapie stets penicillinasefeste Penicilline (wie Flucloxacillin) oder Erythromycin eingesetzt.

Abszeß, Panaritium und Phlegmone

Sie werden meist von Staphylokokken oder Streptokokken hervorgerufen. Lokal wird gegebenenfalls inzidiert ohne Antibiotikatherapie. Systemisch wird bei Streptokokken Penicillin G., bei Staphylokokken Flucloxacillin, Erythromycin oder Cefazolin gegeben.

Herpes genitalis oder labialis, Zoster der Kornea und Herpes-simplex-Keratitis

Dies sind Erscheinungsformen einer Infektion mit Herpesviren. Für die lokale Therapie steht *Aciclovir* in Salben oder Cremes zur Verfügung. Bei immunsupprimierten Patienten genügt die alleinige Behandlung der Haut nicht, da die Gefahr der Generalisierung besteht. Aciclovir muß dann intravenös verabreicht werden.

16.5
Infektionen des Bewegungsapparates (insbesondere Osteomyelitis)

Siehe auch Orthopädie, Kap. 2.3.
Die Osteomyelitis kann in vier Formen auftreten, die eine unterschiedliche Behandlung erfordern:
Wichtig für eine erfolgreiche Behandlung sind die Erregerkultur und das Antibiogramm. Die Erreger sollten bereits vor Therapiebeginn aus dem Herd der Sepsis, der Blutkultur, subperiostalem Eiter oder einer Knochenbiopsie angezüchtet werden.

Akute hämatogene Osteomyelitis

Sie wird meist durch Staphylokokken, seltener B-Streptokokken, Klebsiellen, Bacteroides u.a. hervorgerufen, die posttraumatische Osteomyelitis außer durch Staphylokokken häufig durch Mischinfektionen mit Pseudomonas, E. coli u.a. Die Behandlung erfolgt i.d.R. mit bakteriziden Antibiotika in maximaler Dosierung. Wegen der schlechten Diffusion der Antibiotika in den Knochen ist die Rezidivgefahr hoch, so daß eine lange Nachbehandlung erforderlich ist.

Sobald die Verdachtsdiagnose gestellt ist, beginnt die *ungezielte Therapie*. Nach Entnahme von Blutkulturen und Abstrichen wird hochdosiert mit einer Kombination von *Penicillin G* i.v. (30 Mio I.E./die) und *Flucloxacillin* i.v. (6–10 g/die, Kinder 200 mg/kg KG) behandelt. Bei Abwehrgeschwächten oder Kleinkindern sind breit wirksame Kombinationen wie Cefotaxim und Piperacillin oder Cefotaxim und Clindamycin günstig. Nach klinischer Besserung kommen in der oralen Nachbehandlung Clindamycin, Penicillin V, Fusidinsäure, Cefalexin und auch Gyrasehemmer gezielt zur Anwendung.

Bei der *gezielten Therapie* werden Infektionen durch Penicillin-G-empfindliche Erreger mit Penicillin G, das die stärkste Aktivität hat, behandelt (bei Resistenz mit Flucloxacillin i.v. oder Clindamycin i.v.). Fusidinsäure ist gut knochengängig, fördert jedoch eine schnelle Resistenzentwicklung und sollte stets mit einem zweiten wirksamen Mittel kombiniert werden. Vancomycin (obwohl schlecht knochengängig) oder Fosfomyzin (gut knochengängig) sind v.a. in Kombination mit Fusidinsäure oder Rifampicin günstig.

Fortgeleitete Osteomyelitis

Dazu gehört z.B. eine Kieferosteomyelitis nach einer Zahnwurzelentzündung. Meist liegt eine Infektion mit Staphylokokken oder eine Mischinfektion von Anaerobiern (Bacteroides, Streptokokken, usw.) vor. Neben der operativen Therapie kommen Penicillin G in hoher Dosis oder Clindamycin zur Anwendung.

Chronische Osteomyelitis

Sie entsteht vor allem nach Operationen und Traumen und nach ungenügend behandelten akuten Infektionen. Chirurgische Maßnahmen (Sequesterotomie usw.) und eine lokale Behandlung durch intraossäre Instillation von Antibiotika, Spüldrainagen oder Einlegen von Gentamicinkugeln sind vordringlich. Zur Unterstützung sollte eine systemische, gezielte Antibiotikagabe erfolgen, z.B. bei Staphylokokken mit Flucloxacillin oder Cefazolin, bei Enterobakterien mit Cefotaxim oder Ciprofloxacin, bei Pseudomonas mit Azlocillin oder Tobramycin.

16.6
Septische Infektionen (insbesondere Meningitis)

Die Sepsis ist eine bakterielle Allgemeininfektion, bei der ständig oder intermittierend Bakterien von einem Ausgangsherd in die Blutbahn gelangen (→ Bakteriämie) und zu schweren Krankheitserscheinungen, u.U. auch mit Absiedlungen in inneren Organen führen. Typische Symptome sind intermittierendes Fieber, Schüttelfrost, Milzvergrößerung und ein schlechter Allgemeinzustand. Durch Endotoxine (v.a. bei gramnegativen Erregern) kann es zur Verbrauchskoagulopathie mit Schock und Organversagen kommen. Bei Abwehrschwäche oder nach Anbehandlung mit Antibiotika können diese eindeutigen Zeichen jedoch fehlen, so daß bakteriologische Untersuchungen und der Nachweis des Ausgangsherdes und möglicher Absiedlungen unverzichtbar sind. Wichtig sind wiederholte Blutkulturen (aerob/anaerob), möglichst vor Therapiebeginn und im Fieberanstieg, und bakteriologische Untersuchungen mit Antibiogramm (Liquor, Sputum, Ausgangsherd etc.). Allgemeine Regeln für die Sepsisbehandlung:

- alle unwirksamen und unnötigen Medikamente absetzen, alle intravenösen Zugänge und Katheter ziehen bzw. wechseln
- Sanierung des Sepsisausgangsherdes
- möglichst bakterizide Antibiotika parenteral, hochdosiert und langfristig

Zur Erweiterung des Wirkungsspektrums und zur Steigerung der Effektivität werden vorwiegend Kombinationen von bakteriziden Antibiotika gegeben. Therapie der Wahl bei der *ungezielten Therapie* ist ein *β-lactamasefestes Cephalosporin* mit einem *Aminoglykosid* kombiniert oder ein Carbapenem. Wichtig sind die ototoxischen und nephrotoxischen Nebenwirkungen und neuromuskulären Störungen durch Aminoglykoside, v.a. in Kombination mit Cephalosporinen, Furosemid und bei Niereninsuffizienz. Kommt auch Pseudomonas aeruginosa als Erreger in Betracht, so ist die Kombination von Cefotaxim und Azlocillin sinnvoll. Bei Verdacht auf mehrfach resistente Erreger kann auch die Kombination Imipenem und Gentamicin oder Ciprofloxacin indiziert sein.

Die *gezielte Therapie* erfolgt je nach Erreger und Antibiogramm (siehe Tabelle 6.16).

Meningitis

Als Ursachen für diese Infektion des ZNS mit vorwiegendem Befall der Hirnhäute (Pia mater, Arachnoidea) kommen Viren, Bakterien, aber auch Pilze und Protozoen in Betracht.

Bereits beim geringsten Verdacht auf eine Meningitis sollte eine Liquorentnahme zur bakteriologischen und zytologischen Untersuchung erfolgen. Unabhängig davon sollten aber auch

Tab. 6.16: Sepsis: Beispiele für Erreger, Ausgangsherde und Therapie

Sepsiserreger	Ausgangsherd	Therapie
Staphylokokken	intravenöse Fremdkörper (Katheter), Hautinfektionen	Penicillin G, Flucloxacillin, Cephalosporine (z. B. Cefazolin)
E. coli	Harnwege, Gastrointestinaltrakt, nosokomial	Cefotaxim, Ampicillin, Imipenem
Pneumokokken, Streptokokken	Endokarditis, Pneumonie	Penicillin G, Cephalosporin, Aminoglykosid
Candida	Venenkatheter, Klappenersatz, v. a. bei Abwehrschwäche	Amphotericin B, evtl. Kombination mit Flucytosin

Tab. 6.17: Meningitis: Erreger und Initialtherapie

	Erwachsene	Kinder	Neugeborene
Erreger	Meningokokken (45 %) Pneumokokken (40 %) Haemophilus (ca. 1 %)	Meningokokken Haemophilus (20 %) Pneumokokken (20 %)	Enterobakterien Streptokokken
Therapie	Cefotaxim Ampicillin Chloramphenicol	Cefotaxim (Haemophilus!)	Cefotaxim und Gentamicin und Piperacillin

Blutkulturen angelegt werden, die bei hämatogener Meningitis positiv sind. Die Ausgangsherde sind besonders im Kopfbereich (Otitis media, Mastoiditis, Fraktur etc.), aber auch in den Lungen zu suchen (z. B. Pneumonie).

Für den Therapieerfolg bei Meningitis sind hohe Liquor- und Gewebespiegel der Antibiotika erforderlich. Die Liquorkonzentration erreicht bei Sulfonamiden und Chloramphenicol ca. 50 % der Serumkonzentration, bei Penicillinen und Cephalosporinen nur etwa 1 %. Bei entzündeten Meningen diffundieren jedoch die Antibiotika wesentlich besser in den Liquor, so daß bei i.v. Gabe und hoher Dosierung auch mit Penicillinen und Cephalosporinen ausreichende Spiegel erreichbar sind. Zur Initialtherapie und zur gezielten Therapie siehe Tabellen 6.17 und 6.18.

16.7
Infektionen bei Vorliegen einer Granulozytopenie

Unter einer Granulozytopenie versteht man die Verminderung der neutrophilen Granulozyten unter 2500/nl. Neutropenien über 1000/nl sind meist asymptomatisch, zwischen 1000 und 500/nl steigt das Infektionsrisiko stark an, und bei Werten kleiner als 500/nl kommt es regelmäßig zu Infektionen. Es überwiegen dabei bakterielle Infektionen bis zur Sepsis. Die Entzündungszeichen sind meist abgeschwächt!

Als mögliche *Erreger* kommen sämtliche fakultativ pathogenen Keime in Betracht. Im Vordergrund stehen bakterielle Erreger (Pseudomonas, Bacteroides etc.), aber auch Pilze (z. B. Candida, Cryptococcus, Aspergillus) und Viren (Zytomegalievirus, Herpesviren, Varizellen etc.) sind häufig Erreger. Als Reservoir dient v.a. die normale Dickdarm- und Mundflora, jedoch breiten sich auch exogene Infektionen besonders rasch aus.

Da es durch eine gezielte Chemotherapie bei myeloischer Insuffizienz mit Granulozytopenie rasch zu einem Keimwechsel kommt und häufig Mischinfektionen vorliegen, ist eine gezielte Chemotherapie nicht sinnvoll. Auch bei nachgewiesenen Erregern muß immer das ganze Spektrum der möglichen Keime durch eine Kombination von bakteriziden Antibiotika erfaßt werden. Insbesondere bei reversiblen Formen der Granulozytopenie erfolgt die Gabe

Tab. 6.18: Meningitis: gezielte Chemotherapie

Erreger	Infektionsweg	Therapie
Meningokokken	meist hämatogen	1. Penicillin G i. v. hochdosiert (20 Mio I. E./die) 2. Cefotaxim
Pneumokokken	hämatogen, HNO-Prozesse	1. Penicillin G i. v. hochdosiert (20 Mio I. E./die) 2. Cefotaxim
Haemophilus influenzae	hämatogen, rhinogen, otogen	Cefotaxim i. v.
Herpesviren, selten, aber gefährlich → temporobasale Enzephalitis		Aciclovir i. v. (3mal täglich 10 mg/kg KG)

Abb. 6.1: Interventionstherapie bei Granulozytopenie (Vorschlag der Paul-Ehrlich-Gesellschaft): Granulopenie, Infektionszeichen, Temperatur >38,5 °C → Blutkultur

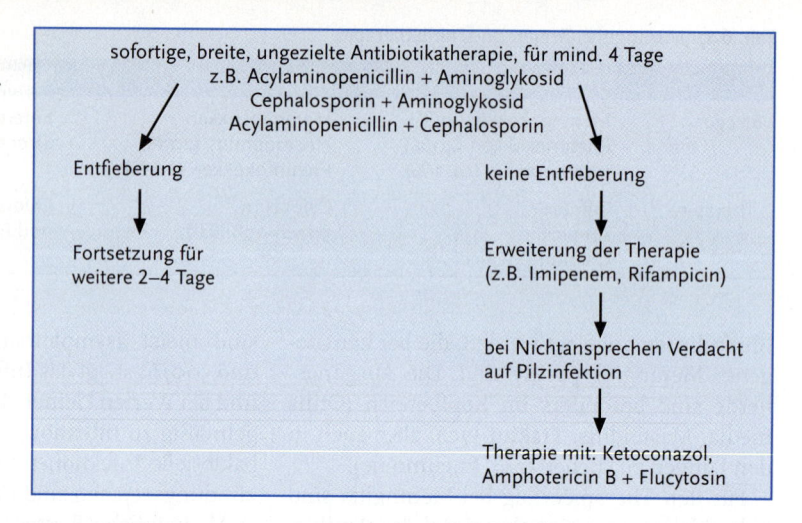

sofortige, breite, ungezielte Antibiotikatherapie, für mind. 4 Tage
z.B. Acylaminopenicillin + Aminoglykosid
Cephalosporin + Aminoglykosid
Acylaminopenicillin + Cephalosporin

Entfieberung → Fortsetzung für weitere 2–4 Tage

keine Entfieberung → Erweiterung der Therapie (z.B. Imipenem, Rifampicin) → bei Nichtansprechen Verdacht auf Pilzinfektion → Therapie mit: Ketoconazol, Amphotericin B + Flucytosin

von GM-CSF (Granulocyte monocyte colony stimulating factor). Wegen der schlechten Prognose der manifesten Infektionen sind prophylaktische Maßnahmen indiziert. Der Patient wird isoliert und Darm, Mund und Haut z.B. mit Neomycin, Co-trimoxazol oder Gyrasehemmern dekontaminiert.

16.8 Tuberkulose (Tbc)

Sowohl die Morbidität als auch die Mortalität der Tbc konnte seit Einführung der Tuberkulostatika deutlich verbessert werden. Mit Neuerkrankungen ist jedoch v. a. bei Ausländern, Aids-Patienten und bei jüngeren Erwachsenen zu rechnen.

Da die Chemotherapie mit dem Risiko von Nebenwirkungen konsequent über längere Zeit durchgeführt werden muß, muß die *Diagnose* in jedem Fall vorher gesichert sein:
- mikroskopische und kulturelle Untersuchung von Sputum, Magensaft, Urin und gegebenenfalls Liquor mit Resistenzbestimmung (evtl. PCR = Polymerase chain reaction)
- Tuberkulintest (Tine-Test); *cave:* falsch negative Resultate bei frischer Infektion mit Tbc, Anergie, Aids, Steroidtherapie

Wegen des hohen Risikos einer Resistenzentwicklung werden grundsätzlich mehrere Tuberkulostatika miteinander kombiniert. Isoniazid und *Rifampicin* sind am besten bakterizid wirksam. Bei einem Patienten ohne Kavernen, der nicht vorbehandelt ist und dessen Sputum negativ ist (Normalfall), geht die Tendenz derzeit zur *Kurzzeittherapie*:
- Initialphase (zwei Monate):
  ○ Isozianid
  ○ Rifampicin
  ○ Pyrazinamid
  ○ Ethambutol oder Streptomycin
- Stabilisierungsphase (vier Monate):
  ○ Rifampicin
  ○ Isoniazid

Bei *Problemfällen* (Rezidiv, Immunsuppression etc.) sollte die Therapiedauer jedoch mindestens 12 Monate betragen; zum Einsatz kommen neben den klassischen Antituberkulotika auch Ciprofloxacin oder Imipenem.

Falls eine *Tuberkuloseprophylaxe* notwendig wird, gilt die Gabe von Isoniazid über 6–12 Monate als optimal.

Bei der *offenen Tbc* sollte die Dreifachtherapie auf jeden Fall fortgeführt werden, bis das Sputum negativ wird. Danach wird für weitere 6–9 Monate Isoniazid und Rifampicin gegeben.

Nebenwirkungen und Kontraindikationen der Tuberkulostatika

Isoniazid (INH) ist relativ kontraindiziert bei Leberschäden und Polyneuropathie. Es senkt die Krampfschwelle. Eine Prophylaxe der Nebenwirkungen erfolgt mit Pyridoxin (Vitamin B6, 40 mg/die).

Charakteristische Nebenwirkungen von *Rifampicin* (RMP) sind cholestatische Hepatitis und Thrombopenie, Kontraindikationen sind Leberschäden und Gravidität. Es ist bei Niereninsuffizienz das Mittel der Wahl, da es hier nicht kumuliert. Bei Hinweisen auf eine Leberschädigung (Transaminasen ↑) wird es gegen Streptomycin ausgetauscht. *Cave:* Ovulationshemmer können unwirksam werden und Körperflüssigkeiten können sich rot färben!

Bei einer Therapie mit *Ethambutol* sollten wegen der Gefahr von Sehstörungen und Optikusneuritis regelmäßige augenärztliche Kontrollen erfolgen. Kontraindikationen sind Alkoholismus, Augenleiden und Niereninsuffizienz.

Streptomycin ist schon in therapeutischen Dosen ototoxisch und nephrotoxisch, deshalb müssen die Vestibularisfunktion (Audiogramm) und die Nierenfunktion kontrolliert werden. Kontraindikationen sind Niereninsuffizienz, Unverträglichkeit, Hörstörung, Gravidität und die gleichzeitige Behandlung mit einem anderen Aminoglykosid.

Pyrazinamid kann zu Leberschäden, Hyperurikämie und Photodermatose führen und sollte bei Leber- und Nierenschäden und Gicht nicht angewendet werden. Harnsäure, Nierenfunktion und Transaminasen sollten regelmäßig kontrolliert werden, es empfiehlt sich die prophylaktische Gabe von Allopurinol.

Bei ständiger Kontrolle des Patienten ist das Risiko einer irreversiblen Schädigung durch die Chemotherapie jedoch gering. Beim Auftreten von Allergien muß zuerst Streptomycin, das Medikament mit der größten Allergiehäufigkeit, abgesetzt werden.

16.9
Syphilis

Die Syphilis (Lues) gehört zu den meldepflichtigen Geschlechtskrankheiten. Unabhängig vom Stadium (I–III) ist *Penicillin* das Mittel der Wahl. Da sich die Treponemen langsam vermehren, muß mindestens 2–3 Wochen therapiert werden. Orale Penicilline kontraindiziert, da die Erkrankung schwer ist und die Patienten häufig unzuverlässig sind.

Vor der ersten Penicillingabe sollte das Reizsekret (Primäraffekt, Condylomata lata) mikroskopisch untersucht werden und eine Lueserologie (TPHA-Test, VDRL-Test) zur späteren Verlaufskontrolle vorgenommen werden.

Penicillin G wird in einer Dosierung von 1,2 Mio I.E./die i.m. für 15 Tage, bei Lues II und III über eine längere Zeit gegeben. Bei Lues im Stadium I kann alternativ Benzathin-Penicillin G 2,4 Mio I.E. i.m. verabreicht werden (Bemerkung: Benzathin-Penicillin wird auch zur Rezidivprophylaxe bei rheumatischem Fieber eingesetzt). *Cave:* Am ersten Behandlungstag kann eine Herxheimer-Reaktion mit Fieber, Schüttelfrost und Schocksymptomatik auftreten. Die Therapie darf dann nicht unterbrochen werden, der Patient muß Bettruhe einhalten und erhält ein Antipyretikum.

Eine Kontrolle der Serumbefunde sollte 3, 6 und 12 Monate nach Abschluß der Therapie erfolgen. Wichtig ist es, den Sexualpartner mitzubehandeln.

Bei Penicillinallergie gibt man Tetracyclin (z.B. Minocyclin 2mal 100mg/die für 2 Wochen) oder ein Makrolid, in der Gravidität Cefuroxim (2mal 1 g/die i.m. für 2 Wochen). Da die Lues bei einer HIV-Infektion schlechter auf die Therapie anspricht, sollte bei jedem positiven Befund zusätzlich die HIV-Serologie durchgeführt werden.

16.10
Pilzerkrankungen

Siehe auch Dermatologie.

Der mikroskopische und kulturelle Nachweis von Pilzen ist im allgemeinen einfach. Da sie aber Teil der normalen Körperflora sein können, ist die Interpretation von Pilzbefunden oft schwierig. Begünstigend wirken Grundkrankheiten wie Diabetes, Aids oder eine Antibiotikatherapie (Selektion). Systemische Pilzinfektionen treten v.a. bei Intensivpatienten mit Dauervenenkathetern oder bei myeloischer Insuffizienz auf. Zur Einteilung der humanpathogenen Pilze siehe Tabelle 6.19.

Zusätzlich gibt es dimorphe Pilze, die Erreger der Histoplasmose, Kokzidiomykose u.a. sind.

Tab. 6.19: Einteilung humanpathogener Pilze nach dem DHS-System

Dermatophyten	Hefepilze (Sproßpilze)	Schimmelpilze
Trichophyton	Candida (albicans u. a.)	Aspergillusarten
Microsporum	Malassezia furfur (Pityrosporon)	Mucor
Epidermophyton	Cryptococcus neoformans	

Dermatophyten

Sie verursachen Oberflächenmykosen. Leichte Formen sprechen auf eine Lokalbehandlung gut an. Mittel der Wahl ist *Tolnaftat*, aber auch Azole (*Clotrimazol, Miconazol*) oder *Naftifin*. Sind Kopfhaut, Haare oder Nägel betroffen, so ist zusätzlich eine systemische Therapie mit *Griseofulvin* (0,5g/die oral) oder *Ketokonazol* indiziert.

Hefepilzerkrankungen

Die Pityriasis versicolor (Erreger: Malassezia furfur) wird lokal behandelt. Mittel der Wahl ist *Selendisulfid* 2,5%ig, aber auch Clotrimazol und Miconazol sind lokal wirksam.

Candida albicans ist häufig Bestandteil der normalen Körperflora. Bei klinisch manifester Candidainfektion, z.B. Mundsoor, ist *Nystatin* lokal (bei Darmsoor auch oral wegen mangelnder Resorption) oder Gentianaviolett (Pyoktanin) lokal Mittel der Wahl, möglich sind auch Miconazol, Clotrimazol oder *Amphotericin B*

Tab. 6.20: Antimykotika

Medikament	Wirkmechanismus	Anwendung	Nebenwirkungen, Kontraindikationen	Bemerkungen
Amphotericin B	Schädigung der Zellmembran, fungistatisch	Systemmykosen, durch Candida, Aspergillus, Cryptococcus	nephrotoxisch, neurotoxisch, hämatotoxisch	intravenöse Applikation, orale Gabe bei intestinaler Candidiasis (keine Resorption)
Flucytosin	Antimetabolit zu Cytosin, fungizid	systemische Hefemykosen (Komb. mit Amphotericin B)	gastrointestinal, Leuko-, Thrombopenie, Leberfunktionsstörung	oral, intravenös
Griseofulvin	RNA-Synthesehemmer, fungistatisch	Dermatophyten, großflächige Mykosen, Onychomykosen	gastrointestinal, Exantheme, KI: Leber-, Nierenschäden	oral! Behandlungsdauer über 3 Wochen! nicht bei Candidiasis wirksam!
Ketoconazol, Fluconazol	fungizid	großflächige Mykosen, Candidiasis, Prophylaxe bei Immunsuppression	gastrointestinal, Leberschäden	oral, Fluconazol besser liquorgängig
Nystatin	fungizid	Sproßpilze (Candidiasis)	gastrointestinal	lokal (toxisch), oral gegen Darmsoor
Imidazolderivate (Clotrimazol, Miconazol, Bifonazol)	fungizid	wirksam gegen alle Pilze, Dermatomykosen	gastrointestinal, keine bei lokaler Anwendung	lokal, Miconazol, Clotrimazol auch systemisch anwendbar
Tolnaftat		Dermatomykosen	KI: Anwendung am Auge	lokal, keine Wirkung bei Candida

Tab. 6.21: Malariaerreger und Verlaufsformen

Erreger	Erkrankung	Symptome
Plasmodium vivax, Plasmodium ovale	Malaria tertiana	Fieberanfälle im Abstand von 48 Stunden
Plasmodium malariae	Malaria quartana	Fieberanfälle im Abstand von 72 Stunden
Plasmodium falciparum	Malaria tropica	unregelmäßiges Fieber, schwerste Form

lokal. Bei schweren Infektionen oder bei Abwehrschwäche sollte zusätzlich eine systemische Therapie mit *Fluconazol* erfolgen. Die Candidasepsis wird mit Amphotericin B und *Flucytosin* behandelt.

Schimmelpilzinfektionen

Wichtigster Erreger ist *Aspergillus fumigatus*. Die schwierige Chemotherapie besteht aus einer Kombination von Amphotericin B und Flucytosin. Bei der Infektion präformierter Höhlen (z. B. alte Kavernen; typisches Röntgenbild mit Luftsichel!) entstehen Aspergillome, die operiert werden müssen.

Zur Pharmakotherapie der Mykosen stehen eine Reihe von Medikamenten zur Verfügung (siehe Tabelle 6.20).

16.11 Protozoonosen

16.11.1 Malaria

Malariaerreger und Verlaufsformen siehe Tabelle 6.21.

Die Behandlung der Malaria erfolgt in Abhängigkeit von der zu erwartenden Schwere der Erkrankung und der Resistenz der Erreger gemäß den Richtlinien in Tabelle 6.22.

Chloroquin wirkt auf die erythrozytäre Phase der Erreger. Nebenwirkungen sind gastrointestinale Störungen und Hautreaktionen. Bei Glukose-6-Posphat-Dehydrogenase-Mangel können hämolytische Krisen ausgelöst werden, und bei Langzeitanwendung kann es zu Retinopathien und Kardiomyopathien kommen, v. a. wenn die Gesamtdosis 100 g Base übersteigt!

Primaquin wirkt auch auf die präerythrozytäre Phase in der Leber (schizontozid und ga-

Tab. 6.22: Therapie der Malaria

Indikation	Mittel	Dosierung
Malaria tertiana, quartana oder unkomplizierte Malaria tropica in Gebieten mit Chloroquinempfindlichkeit	Chloroquin oral	0,6 g Base, 0,3 g Base nach 6 h, 24 h und 48 h
unkomplizierte Malaria tropica in Gebieten mit Chloroquinresistenz	Halofantrin oder Mefloquin (alternativ Chinin und Tetracyclin oral)	Halofantrin 3mal 500 mg p. o. im Abstand von 6 Stunden, Wdh. nach 1 Woche. Mefloquin 500 mg p. o. nach 8 h erneute Gabe (abh. vom Körpergewicht)
schwere Erkrankung in Gebieten mit Chloroquinresistenz	Chinin i. v., Kombination mit Mefloquin oder Halofantrin	
Nachbehandlung der Malaria (P. vivax, P. ovale, P. malariae)	Primaquin oral	bis zu 15 mg p. o. täglich für 14 Tage

metozid). Es ist nur als Abschlußbehandlung bei Malaria tertiana indiziert und nur über Auslandsapotheken zu beziehen. Typische Nebenwirkungen sind MetHb-Bildung, hämolytische Anämie bei Glukose-6-Posphat-Dehydrogenase-Mangel und gastrointestinale Störungen. In der Schwangerschaft ist es kontraindiziert.

Chinin wirkt schizontozid. Nebenwirkungen sind Tinnitus, Schwindel, Sehstörungen und Schwarzwasserfieber, eine massive Hämolyse bei Glukose-6-Posphat-Dehydrogenase-Mangel. Bei dieser Erkrankung darf Chinin nicht gegeben werden, ebensowenig in der Schwangerschaft und bei einer Allergie.

Bei einer Therapie mit *Mefloquin* treten als unerwünschte Wirkungen gastrointestinale Störungen, Schwindel und psychische Störungen auf, seltener sind hämatologische Störungen und Rhythmusstörungen. In der Schwangerschaft ist Mefloquin kontraindiziert.

Halofantrin wirkt schizontozid und kann zu Leberschädigung und gastrointestinalen Störungen führen. Im EKG kann eine (chininähnliche) Verlängerung der QT-Zeit auftreten. Kontraindiziert ist Halofantrin in Schwangerschaft und Stillzeit.

Die Überwachung der Therapie erfolgt mit anfangs täglichen Kontrollen von klinischen und serologischen Werten und Blutausstrichen (Reduzierung von Ringformen).

Resistenzproblem

Von einer Resistenz muß ausgegangen werden, wenn die Prophylaxe versagt und die Entfieberung unter der Therapie ausbleibt. Langfristig wird das Resistenzproblem nur durch Wahl geeigneter Mehrfachkombinationen zu lösen sein (vergl. Tbc-Therapie).

Malariaprophylaxe

Eine generelle Verhinderung der Infektion gelingt nicht, da es kein Mittel gegen die durch den Mückenstich übertragenen Sporozoiten gibt. Lediglich die Entwicklung der Blutschizonten und damit der Ausbruch der Krankheit wird verhindert. Bei der Auswahl des Prophylaxemittels ist die Malariasituation in dem betreffenden Gebiet zu berücksichtigen.

In Gebieten ohne Chloroquinresistenz wird 1mal wöchentlich 0,3 g Chloroquinbase eingenommen. Die Prophylaxe beginnt eine Woche vor der Einreise und wird nach der Ausreise sechs Wochen lang weitergeführt. Bei Krankheitsverdacht ist eine anschließende Primaquinkur (täglich 15mg für zwei Wochen) angezeigt. In der Schwangerschaft ist Chloroquin unbedenklich.

In Epidemiegebieten mit Chloroquinresistenz (häufigster Fall) wird Mefloquin eine Woche vor Ankunft bis vier Wochen nach der Ausreise (1mal wöchentlich 250 mg) eingenommen. Aufgrund der langen Halbwertzeit von Mefloquin (21 Tage!) ist nach der vierten Dosis die zweiwöchentliche Gabe ausreichend. Eine Alternative bei Mefloquinunverträglichkeit ist Doxycyclin (100mg täglich).

16.11.2
Toxoplasmose

Der klinische Verlauf der Toxoplasmose ist je nach Alter und Immunlage verschieden:

Die *konnatale Toxoplasmose* kann generalisieren und mit Hepatitis, Myokarditis, Enzephalitis (häufig), mit Hydrozephalus, Chorioretinitis und intrazerebralen Verkalkungen einhergehen. Deshalb ist eine Erstinfektion während der Schwangerschaft behandlungsbedürftig!

Als *chronisch latente Toxoplasmose* ohne Symptome bei Immunkompetenten kommt diese Infektion am häufigsten vor. 60–80% der Bevölkerung haben Antikörper gegen Toxoplasma gondii.

Die *Lymphknotentoxoplasmose* geht mit einer Lymphknotenschwellung und leichtem Fieber einher. Eine Behandlung ist nicht erforderlich!

Bei *immunsupprimierten* Patienten und Patienten mit *Aids* ist zur Verringerung des Komplikationsrisikos eine Behandlung notwendig!

Die Therapieindikation ergibt sich dann aus einem signifikanten IgG-Titeranstieg, einem erhöhten IgM-Titer oder (v.a. bei Immunsupprimierten) dem Erregernachweis und dem positiven Therapietest.

Mittel der Wahl ist *Pyrimethamin* mit einem Sulfonamid (z.B. Sulfamethoxazol) kombiniert. Bei Unverträglichkeit und in der Schwangerschaft gibt man Spiramycin, ein gut verträgliches Makrolidantibiotikum oder Clindamycin. Immunsupprimierte erhalten prophylaktisch einmal pro Monat Pentamidininhalationen.

Pyrimethamin wirkt als Hemmer der Folsäuresynthese gegen Toxoplasmen im Vermehrungsstadium; Pseudozysten werden nicht beeinflußt. Als Nebenwirkungen treten Leukopenie, Thrombopenie, Anämie, zerebrale Anfälle und teratogene Effekte auf. Pyrimethamin ist in der Schwangerschaft kontraindiziert. Als Antidot bei Nebenwirkungen gibt man Calciumfolinat i. m. für 3 Tage.

Sulfonamide (z. B. Sulfamethoxydiazin) sind Folsäuresynthesehemmer mit Neutropenie, Allergie, Ausfällen von Kristallen in den Nierentubuli (→ Hämaturie) als Nebenwirkungen. Kontraindiziert sind sie in der Schwangerschaft.

16.11.3
Amöbiasis (Entamoeba histolytica)

Die Infektion erfolgt von Mensch zu Mensch, durch Fliegen oder über Lebensmittel. Im frühen Stadium mit gastrointestinaler Lokalisation fehlen die Symptome oft (Gefahr durch Dauerausscheider), bei Befall der Darmwand kommt es zu Kolitis und Dysenterie, und es kann eine Ausbreitung über den Blutweg stattfinden (am häufigsten Leberabszesse).

Diagnostiziert wird die Amöbiasis durch die Untersuchung von frischem Stuhl, Darmbiopsien und Serologie, bei Verdacht auf Amöbenabszeß auch Sonographie und CT.

Bei Darmbefall und Infiltration der Leber gilt *Metronidazol* als bestes Mittel. Alternativen sind *Ornidazol* und *Tinidazol*. Die Nitroimidazole wirken bei allen Formen der Krankheit und sollten wegen der Gefahr einer Gewebeinvasion auch bei einer asymptomatischen Darminfektion angewendet werden.

Bei extraintestinalen Formen (Leberabszeß, Amöbenpneumonie u.a.) ist *Chloroquin* das Mittel der Wahl (da Chloroquin sich nicht in den Darmzellen anreichert, wirkt es nicht bei rein intestinalen Formen). Da der Übergang von intestinalen zu extraintestinalen Formen nur schlecht erkennbar ist, wird häufig Metronidazol mit Chloroquin kombiniert.

Metronidazol wirkt bakterizid, v.a. auf Anaerobier, und ist bei Infektionen mit Amöben, Anaerobiern, Trichomonaden und Lamblia angezeigt. Nebenwirkungen sind gastrointestinale Störungen, Leukopenie und disulfiramähnliche Alkoholunverträglichkeit. Schwangerschaft, Neutro- und Thrombopenie sind Kontraindikationen. Die Substanz kann oral oder intravenös verabreicht werden und wird vorwiegend renal ausgeschieden.

16.12
Wurmerkrankungen

In Mitteleuropa kommen vor allem Infektionen mit Nematoden (Ascaris, Trichuris, Enterobius etc.) und Cestoden (Bandwürmer wie Taenia saginata, Taenia solium) vor. Bei Reisen in außereuropäische Länder sind auch Infektionen mit anderen Arten, z. B. Trematoden (Saugwürmer wie Schistosoma) möglich.

Neben dem klinischen Bild stützt sich die Diagnose vor allem auf die mikroskopische Untersuchung des Stuhles auf Wurmeier. Zur Therapie der Wurmerkrankungen siehe Tabelle 6.23.

16.13
Viruserkrankungen

Die Behandlung von Virusinfektionen wird unter anderem durch die Ähnlichkeit der Viren mit den lebenswichtigen Nukleinsäuren, durch die intrazelluläre Lage der Viren, durch den Einbau der Viren in das Genom der körpereigenen Zellen und durch Mutationen (z. B. HIV) erschwert. Viren sind nur selten direkt nachweisbar (z. B. Hepatitis-Viren-DNA/RNA mittels PCR). Die Diagnose erfolgt deshalb meist anhand der Klinik und der entsprechenden Serologie (Antikörpertiter).

Aciclovir wirkt nach Phosphorylierung durch die Hemmung der viralen DNS-Polymerase. Es wird bei Infektionen mit Herpesviren (Herpes simplex, genitalis, Varizellen, Zoster) angewendet. Die Applikation ist i.v., oral (wird nur zu 20% resorbiert!) und lokal als Salbe möglich. Aciclovir ist im allgemeinen gut verträglich. Bei oraler Gabe können gastrointestinale Störungen auftreten, bei intravenöser

Tab. 6.23: Therapie von Wurmkrankheiten

Infektion mit	Mittel der Wahl	Bemerkungen	sonstige Medikamente
Nematoden			
• Ascaris	Pyrantel	Einmalgabe (10 mg/kg), NW: Diarrhö, Übelkeit, Erbrechen; KI: Schwangerschaft	Mebendazol
• Enterobius	Pyrantel	Einmalgabe, Wiederholung nach einer Woche, Familie mitbehandeln	Mebendazol, Pyrivinumembonat
• Hakenwürmer (Ankylostoma)	Pyrantel	Einmalgabe (10 mg/kg)	Mebendazol Bephenium
• Peitschenwurm (Trichuris)	Mebendazol	2mal 100 mg für 3 Tage, NW: wegen geringer Resorption nur geringe NW, wie Diarrhö, KI: Schwangerschaft	Albendazol
Cestoden			
• Taenia	Niclosamid	Einmalgabe, gute Verträglichkeit wegen geringer Resorption. Cave: Abgang des Wurmkopfes notwendig!	Praziquantel
Trematoden			
• Schistosoma	Praziquantel	Einmalgabe, NW: Bauch- und Kopfschmerzen, Hautausschläge, KI: Allergie, Schwangerschaft	

Gabe eine Phlebitis. Durch Auskristallisieren in den Nierentubuli steigt vorübergehend das Kreatinin an, und es kann eine Hämaturie auftreten (viel trinken!). Kontraindikationen sind Schwangerschaft und Stillzeit. Die Salbe soll nicht an den Schleimhäuten angewendet werden.

Zur antiretroviralen Therapie bei HIV-Infektion stehen Inhibitoren der reversen Transkriptase und Proteinaseinhibitoren zur Verfügung. Hierbei hat sich – analog zur Therapie der TBC – die Kombinationstherapie mit mehreren Substanzen einer Monotherapie als überlegen erwiesen. In der Regel wird eine Dreifachtherapie durchgeführt.

Vertreter der *Reversen-Transkriptase-Inhibitoren* sind die Nukleosidanaloga *Zidovudin* (Azidothymidin, AZT), *Didanosin* (NW Pankreatitis, Neuropathie), *Lamivudin* (NW Cephalgien) und Nichtnukleosidanaloga wie *Nevirapin* (NW Hautausschlag) oder *Delavirdin*.

Typische Nebenwirkungen des Zidovudin sind Knochenmarksdepression (Neutropenie, Anämie), Myopathie, ZNS-Symptome, Reaktionsvermögen ↓. Diese Nebenwirkungen werden durch hepatisch metabolisierte Medikamente wie Paraceteamol, NSAR, Morphine, Rifampicin, Ketoconazol u.a. verstärkt. Azidothymidin ist in der Schwangerschaft, im Kindesalter, bei Neutropenie <750/nl, Anämie (Hb <7,5 g/dl), Leber- und Niereninsuffizienz kontraindiziert.

Beispiele für *Proteinaseinhibitoren* sind *Indinavir* (NW Nephrolithiasis, Bilirubin ↑), *Saquinavir* (NW: Diarrhö, Übelkeit) oder *Ritonavir* (Übelkeit, Diarrhö, Triglyceride ↑).

Ganciclovir hemmt nach Phosphorylierung die DNS-Synthese von CMV-Viren und EBV-Viren als Guanidinanalogon. Es ist bei lebens- und augenlichtbedrohenden CMV-Infektionen bei Immunsupprimierten indiziert. Typische Nebenwirkungen sind Knochenmarksdepression, ZNS-Symptome und die Schädigung schnell proliferierender Gewebe. Kontraindiziert ist es in der Schwangerschaft und bei schwerer Neutro- und Thrombopenie. Es kann intravenös appliziert werden!

Trifluridin (Trifluorthymidin, TFT) wirkt als Thymidinanalogon und hemmt die Virussynthese. Wegen der hohen Toxizität wird TFT nur zur lokalen Therapie der Herpes-simplex-Keratitis verwendet.

Amantadin verhindert die Penetration von Viren in die Zelle, wobei der Mechanismus unklar ist. Es wird bei Influenza-A-Infektion zur Therapie in der frühen Infektionsphase und zur Prophylaxe bei nicht geimpften Risikopatienten angewendet. Typische Nebenwirkungen sind Unruhe, Tremor, Psychosen, Blutdruckabfall und Harnretention. In der Schwangerschaft und bei Glaukom ist Amantadin kontraindiziert.

Interferone sind natürlich vorkommende Glykoproteine mit komplexen Wirkungen auf die Immunität und Zellfunktion. Sie wirken antiviral (durch Verbesserung der Abwehrleistung der Zelle), antiproliferativ (Proliferation von Tumorzellen ↓) und immunmodulatorisch:

- Alphainterferon, aus Blutleukozyten, steigert die Aktivität natürlicher Killerzellen
- Betainterferon, von Fibroblasten produziert, wirkt antiproliferativ, wie Alphainterferon
- Gammainterferon, aus T-Lymphozytenkulturen, steigert Aktivität sensibilisierter T-Lymphozyten

Die genauen Anwendungsgebiete für Interferone sind noch unklar. Alphainterferon wird z.B. bei Haarzelleukämie, Kaposi-Sarkom und bei chronischen Virushepatitiden sowie kombiniert mit Aciclovir bei der Herpeskeratitis angewendet; Betainterferon bei der Multiplen Sklerose und bei schweren unbeherrschbaren Virusinfektionen. Die Nebenwirkungen hängen von der Dosis und vom Reinheitsgrad ab; typisch sind Grippesymptomatik, Fieber, Arthralgien, Schüttelfrost, vorübergehende Blutbild- und Gerinnungsveränderungen.

17 Pharmakotherapie von Tumoren

17.1 Prinzipien der Polychemotherapie

Zytostatika vermindern unspezifisch die Teilungsrate von Zellen. Das schnell proliferierende Tumorgewebe soll mehr getroffen werden als die Wechselgewebe wie Keimdrüsen, Darmtrakt, Haarbälge. Ein mehr oder weniger großer Teil der Tumorzellen kann sich jedoch in der Ruhephase (G_0) befinden und ist dann weder durch eine Chemo- noch durch Strahlentherapie zu beeinflussen. Außerdem werden durch die Chemotherapie resistente Zellen selektiert (primäre Resistenz oder sekundäre Resistenz durch Mutation: Permeabilität für Zytostatika ↓, Inaktivierung des Zytostatikums, Ausweichen auf andere Stoffwechselwege u.a.). Deshalb muß nach der Induktionsbehandlung eine Konsolidierungsbehandlung zur Rezidivprophylaxe erfolgen.

Die *Monotherapie* beschränkt sich auf wenige Ausnahmen:
- deutliche Überlegenheit einer Substanz, z.B. Methotrexat beim Chorionkarzinom
- lokale arterielle Infusion, z.B. Fluorouracil über A. hepatica bei Lebermetastasen eines Kolonkarzinoms (Chemoembolisation)

Merke!

Bei Hämoblastosen und den meisten soliden Tumoren wird eine Polychemotherapie verwendet, wegen:
- additiver und überadditiver Wirkungen durch Angreifen in verschiedenen Phasen des Zellzyklus
- Verringerung der Einzeldosen und Verteilung der Nebenwirkungen auf möglichst viele Organe
- der Möglichkeit, durch Einstreuung eines Zyklus ganz anderer Art mögliche resistente Tumorzellen zu zerstören

Bei der intermittierenden Stoßtherapie wird zusätzlich das bessere Erholungsvermögen von gesundem Gewebe im Vergleich zu Tumorgewebe genutzt. Der Erfolg einer Stoßtherapie kann auch durch eine Vorbehandlung mit Mitosehemmstoffen (z.B. Vincristin) vergrößert werden, die die Tumorzellzyklen synchronisieren. Beim nachfolgenden Zyklus werden dann mehr Zellen in der vulnerablen Phase getroffen.

Die Zytostatika sollen in der maximal tolerablen Dosierung gegeben werden. Treten unter der Behandlung mit einem Zytostatikum schwere, für das Mittel spezifische Nebenwirkungen auf, kann man die Therapie mit einer anderen Substanz fortsetzen. Unterbrochen wird bei ausgeprägten Leukopenien, Thrombopenien oder dem Erreichen einer Dauerremission. Nach 2–3 Jahren Rezidivfreiheit kann die zytostatische Therapie total abgesetzt werden.

Manche Tumoren zeigen ein hormonabhängiges Wachstum, wie östrogenrezeptorpositive Brustkrebse oder Prostatakarzinome. Bei Mammakarzinomen werden dann prämenopausal das GnRH-Analogon *Goserelin*, postmenopausal das Antiöstrogen *Tamoxifen* verwendet. Fortgeschrittene Prostatakarzinome werden mit dem GnRH-Analogon *Buserelin* (nur als Nasenspray) oder Goserelin oder mit dem Antiandrogen Cyproteron behandelt.

17.2 Risiken

Unerwünschte Wirkungen betreffen vorwiegend Gewebe mit hoher Teilungsrate: blutbildendes System (Knochenmarksdepression), Schleimhäute (Ulzerationen), Hautanhangsgebilde (Haarausfall) und Keimzellen (Azoospermie, Amenorrhö). Grundsätzlich muß jedes Zytostatikum als potentiell *mutagen* und *karzi-*

nogen betrachtet werden. Dies sollte v.a. bei der adjuvanten Chemotherapie und bei nicht malignen Erkrankungen bedacht werden. Auch sollten hierbei Antimetabolite den alkylierenden Substanzen vorgezogen werden. Die zytostatische Therapie schließt auf jeden Fall auch unerwünschte immunsuppressive Effekte ein. Durch den erhöhten Zellzerfall steigt der Harnsäurespiegel an, durch Auskristallisieren kann es zu Nierenschäden kommen. Regelmäßige Untersuchungen und Kontrolle von Blutwerten (Blutbild, Elektrolyte, Retentionswerte, Leberwerte, Harnsäure u.a.) sind erforderlich.

17.3 Supportive Therapie

Zunehmend werden frühzeitig Gegenmaßnahmen gegen die Nebenwirkungen getroffen. Gegen Fertilitätsstörungen (z.B. Alkylanzien, Doxorubicin) werden Östrogene und Östrogen-Gestagen-Kombinationen während der Krebstherapie eingesetzt. Zur besseren Erholung von Blutzellschäden werden nicht nur Transfusionen, sondern auch hämopoetische Faktoren (rekombiniertes Erythropoetin, G-CSF, GM-CSF) verwendet. Zur Verhinderung von Infektionen werden die Patienten mit Antibiotika behandelt (siehe auch Kap. 16). Wegen des erhöhten Harnsäureanfalles wird Allopurinol gegeben und der Harn u.U. alkalisiert (Löslichkeit der Harnsäure ↑).

> **Merke!**
> Allopurinol hemmt auch den Abbau von 6-Mercaptopurin und Azathioprin → auf $1/4$ der Normaldosis reduzieren.

Zur Behandlung des Erbrechens durch Zytostatika werden Metoclopramid, Dexamethason und Psychopharmaka eingesetzt. Die beste und nachhaltigste antiemetische Wirkung ist durch 5-HT$_3$-Rezeptor-Antagonisten wie Ondansetron möglich (v.a. bei Cisplatin, Cyclophosphamid, Bestrahlung). Eine Verstärkung ist mit Dexamethason erreichbar.

17.4 Prognose

Die Heilbarkeit eines Tumors durch Chemotherapie hängt ab von der:

- Tumormasse; mit zunehmender Masse nimmt die Zahl resistenter Zellen und der Anteil ruhender Zellen (G$_0$-Phase) zu
- individuellen Zumutbarkeit einer Zytostatikabehandlung (Dosis, Intervalle)
- Art des Tumors:
  - potentiell heilbare Tumoren: z.B. Chorionkarzinom, Wilms-Tumor, ALL (Kinder), Morbus Hodgkin, Hodenkarzinom
  - Tumoren mit hohen Remissionsraten und langer Überlebenszeit: z.B. Non-Hodgkin-Lymphom, Plasmozytom, Mammakarzinom, Ovarialkarzinom
  - Tumoren mit nur kurzer Remissionsdauer: kleinzelliges Bronchialkarzinom, malignes Melanom, Magen-Darm-Karzinom, ZNS-Tumoren
  - gegen Chemotherapie weitgehend resistente Tumoren: z.B. Pankreaskarzinom, Bronchialkarzinom (Plattenepithel), Blasen-, Nierenzell- und Leberzellkarzinom

Die Zukunft der Chemotherapie von Tumoren liegt möglicherweise in der Erstellung von „Antibiogrammen" und in der regionalen Perfusion mit hohen Dosen von Zytostatika. Die Immuntherapie und gentechnische Verfahren werden zunehmend an Bedeutung gewinnen. Ob Hochdosischemotherapien, bei denen zuvor mittels Gabe von hämopoetischen Faktoren autologe Stammzellen aus dem peripheren Blut gewonnen wurden, die in der Aplasiephase reperfundiert werden, die in sie gesetzten Erwartungen erfüllen, wird derzeit noch in Studien geprüft.

Alkylanzien

Cyclophosphamid, Chlorambucil, Busulfan und *Dacarbazin* wirken phasenunspezifisch über die Störung der Replikation und Transkription der DNS und sind stark immunsuppressiv! Angewendet werden sie bei Lymphosarkomen, Leukämien, Bronchial-, Mammakarzinom, aber auch bei chronischer Polyarthritis (Basistherapie). Sie sind kanzerogen, teratogen und mutagen und verursachen eine Knochenmarksuppression und eine Alopezie. Bei Busulfan kann es zur Lungenfibrose kommen, bei Cyclophosphamid zur hämorrhagischen Zystitis durch den Metaboliten Acrolein (Prophylaxe mit Mesna und reichlich Flüssigkeitszufuhr). Kontraindikationen sind Schwangerschaft, Knochenmarksdepression, Leber- und Niereninsuffizienz.

Antimetabolite

Aminopterin und *Methotrexat* wirken als Folsäureantagonisten v. a. in der S-Phase. Anwendung bei Chorionkarzinom, ALL, Hoden- und Bronchialkarzinom. Nebenwirkungen sind Durchfälle, Osteoporose, Nierenschäden (Antidot: Calciumfolinat).

Merke !
Die renale Ausscheidung von Methotrexat kann durch nichtsteroidale Antirheumatika oder Probenecid gehemmt werden.

Azathioprin und *6-Mercaptopurin* (als aktiver Metabolit) sind Purinantagonisten; sie werden durch Xanthinoxidase abgebaut → Überdosierungsgefahr bei gleichzeitiger Gabe von Allopurinol!

5-Fluorouracil ist ein Pyrimidinantagonist, es kann neurologische Ausfälle verursachen.

Mitosehemmstoffe

Vincristin und *Etoposid* sind in der G_1- und M-Phase wirksam. Eine periphere Neuropathie und eine geringe Knochenmarkstoxizität können unter der Therapie auftreten!

Sonstige Zytostatika

Cisplatin wirkt phasenunspezifisch, mögliche Nebenwirkungen sind Übelkeit, neurotoxische und nephrotoxische Wirkungen.

Daunorubicin und *Doxorubicin* hemmen die RNA-Synthese, die S-Phase ist am empfindlichsten. Typische Nebenwirkungen sind Alopezie und Kardiotoxizität (EKG-Veränderungen und Herzinsuffizienzzeichen beachten, Echokardiographie!).

18 Pharmakotherapie von Schmerzen

Siehe auch im Fach Therapie chronischer Schmerzen.

Schmerz ist ein häufiges Begleitsymptom ernster, aber auch banaler Erkrankungen. In der Frühphase vieler Erkrankungen ist Schmerz ein wichtiges Warnsignal und läßt Rückschlüsse auf Art und Lokalisation der Erkrankung oder Schädigung zu. Oft ist aber eine kausale Therapie der Schmerzzustände nicht möglich, so daß eine symptomatische Behandlung mit Analgetika angezeigt ist.

> **Merke!**
> Vorsicht mit der Gabe von Analgetika bei unklarer Diagnose (z. B. akutes Abdomen).

18.1 Akute Schmerzen

Beim akuten Schmerz (z.B. posttraumatisch) ist die Therapiedauer meist kurz. Mit der intravenösen Injektion eines Analgetikums wird schnell Analgesie erreicht. Die weitere Schmerztherapie richtet sich dann nach dem Bedarf. Je nach Schmerzsymptomatik und zugrundeliegender Erkrankung werden dabei antipyretische Analgetika oder Opioide angewendet. Beispiele für die Therapie akuter Schmerzen:
- Myokardinfarkt: Schmerzbekämpfung mit Opiaten i. v. (z.B. Morphin 10–20 mg i. v.); bei Bedarf Sedierung mit Diazepam i. v.
- viszerale Koliken: primär Spasmolytikum i. v. (z.B. Butylscopolamin); zusätzlich Metamizol i. v. (langsam, da Blutdruck ↓, insbesonders bei Fieber!)
- akuter Kopfschmerz: antipyretische Analgetika (Acetylsalicylsäure, Paracetamol)
- Migräne: im akuten Anfall werden antipyretische Analgetika, Ergotamin oder Sumatriptan gegeben. Zur Intervalltherapie werden Propranolol, Methysergid (Nebenwirkung: Retroperitonealfibrose!), Clonidin, aber auch Kalziumantagonisten eingesetzt.

18.2 Chronische Schmerzen

Beim chronischen Schmerz soll über einen längeren Zeitraum Analgesie erreicht werden. Hier ist die orale Medikation vorzuziehen, da so eine Selbstmedikation möglich ist. Die Dosis ist individuell zu ermitteln, und die Dosisintervalle werden fest vorgeschrieben: Die Behandlung erfolgt durch regelmäßige, prophylaktische Analgetikagabe.

Bei Tumorschmerzen ist ein Grundsatz das stufenweise Vorgehen (siehe Tabelle 6.24) mit dem Ziel, den Patienten schmerzfrei zu machen. Neben den Analgetika und anderen Medikamenten (Tranquilizer, Psychopharmaka etc.) kommen noch weitere unterstützende Maßnahmen in Betracht: Bestrahlung, palliative Operation, Spinalanalgesie mit Stimulationssonden etc.

Analgetika mit antipyretischer Wirkung

Einteilung:
- Derivate der *Salicylsäure* und anderer organischer Säuren (ASS, Diclofenac, Indometacin, Ibuprofen u.a.)
- *Pyrazolonderivate* (Phenazon, Propyphenazon, Metamizol)
- *p-Aminophenol-Derivate* (Paracetamol, Phenacetin)

Alle o. g. Analgetikagruppen hemmen die Prostaglandinsynthese auf der Ebene der Cyclooxygenase. Aufgrund der vorwiegend peripheren analgetischen und entzündungshemmenden

Tab.6.24: Stufenplan für die orale Schmerztherapie

Schmerz	Medikamente	Zusatzmedikamente	Bemerkung
Stufe 1 gelegentlich Schmerzen	antipyretische Analgetika, z. B. ASS, Paracetamol, Indometacin		individuelle Dosierung (bei Bedarf)
Stufe 2 mäßige, chronische Schmerzen	periphere Analgetika, z. B. ASS, Paracetamol, Metamizol, Diclofenac		regelmäßige Gabe in ausreichender Dosierung; NSAR sind besonders wirksam bei Knochenschmerzen
Stufe 3 starke Schmerzen	Kombination peripher wirkender mit zentral wirkenden Analgetika, z. B. ASS mit Pentazocin, Metamizol mit Tramadol	Prednisolon	bei Weichteilschmerz, Nervenkompression
		Calcitonin, Clodronsäure, Pamidronsäure	bei Knochenmetastasen
Stufe 4 schwerste Schmerzen	zentral wirkende Analgetika, z. B. Morphin, Buprenorphin	Psychopharmaka, Antiemetika	regelmäßige Gabe, alle 4–6 h; Morphin wird langsam resorbiert → lang anhaltende Wirkung

Wirkung sind antipyretische Analgetika besonders geeignet zur Behandlung von Schmerzen des Bewegungsapparates, der Haut, von Kopf und Zähnen, jedoch weniger für viszerale und schwere Schmerzzustände.

Unerwünschte Wirkungen der antipyretischen Analgetika:
- gastrointestinale Störungen: Magenbeschwerden, -ulzera, -blutungen
- Niere: Natriumretention, Ödeme, Hypertonie, Nierenschädigung („Phenacetinniere" bei chronischer Analgetikaeinnahme)
- ZNS: Kopfschmerzen (besonders Indometacin), Hör- und Sehstörungen
- Bronchien: Analgetikaasthma
- Gerinnungssystem: Hemmung der Thrombozytenaggregation. *Cave:* Bluter, Ulkus
- Schwangerschaft: Wehenhemmung (Uterustonus ↓, pulmonale Hypertonie bei Neugeborenen)

Acetylsalicylsäure (ASS) ist indiziert zur Analgesie, Fiebersenkung, Entzündungshemmung; zur Prophylaxe bei koronarer Herzkrankheit, peripherer arterieller Verschlußkrankheit (Thrombozytenaggregationshemmer).

Merke !

ASS hat einen sättigbaren Abbau, bei hohen Dosen steigt deshalb die Halbwertszeit.

Nebenwirkungen. Gastrointestinale Störungen mit Mikroblutungen; Harnsäureausscheidung ↓ (bis 2g Tagesdosis, dann urikosurisch!); Aspirinasthma (durch slow reacting substances, schon bei niedrigen Dosen!), Prädisposition v. a. bei Asthmatikern; Reye-Syndrom v. a. bei Kindern, die an einer Virusinfektion erkrankt waren (Enzephalopathie, Leberverfettung, Letalität 20%); in hoher Dosis Gerinnungsstörungen (Verdrängung von Vitamin K); Ohrensausen, Schwindel (*cave:* Innenohrschäden)

Vergiftung. Direkte Stimulation des Atemzentrums → Hyperpnoe → respiratorische Alkalose → Gefäßverengung → Hypoxie. Therapie: künstliche Beatmung mit CO_2-Zusatz, Infusion von Bikarbonat zur Alkalisierung des Urins (Ausscheidung ↑; Diuretikagabe).

Paracetamol wirkt gut analgetisch und antipyretisch, nur gering entzündungshemmend! Es ist gut verträglich; bei Überdosierung gibt es toxische Leberschäden (Gegenmittel: Acetylcystein i.v.); *cave*: Alkoholiker!

Phenacetin

Der Metabolit p-Phenetidin bildet MetHb. Phenacetin ist deshalb kontraindiziert bei Kleinkindern und bei Glucose-6-Phosphat-Dehydrogenase-Mangel. Nach mehrjährigem Abusus kann die Phenacetinniere, eine interstitielle Nephritis mit Papillenspitzennekrosen, entstehen.

Pyrazolon/Pyrazolderivate

Phenazon, Propyphenazon, Metamizol sind starke Analgetika und Antipyretika mit nur geringer antiphlogistischer Wirkung. Metamizol wirkt zusätzlich spasmolytisch! Typische Nebenwirkungen sind allergische Agranulozytose, Vasodilatation → Hypotonie; Schockzustände, v.a. bei intravenöser Applikation (langsam injizieren!).

Morphinartige Analgetika (Opioide)

Die morphinartigen Analgetika wirken zentral dämpfend, über Opiatrezeptoren analgetisch und zentral hustendämpfend. Als unerwünschte Wirkungen sind initial Übelkeit und Erbrechen (Reizung der Area postrema), Atemdepression, Blutdruckabfall und die Wirkung auf die glatte Muskulatur mit Bronchokonstriktion, spastischer Obstipation (kontraindiziert bei Gallenstau: Tonus des M. sphincter Oddi ↑; Antidot: Naloxon) und Miktionsstörungen wichtig. Zu den Risiken der wiederholten Anwendung gehören auch die Entwicklung von Toleranz (nur geringe Toleranz der spasmogenen Nebenwirkung), psychischer und physischer Abhängigkeit. Bei kontrollierter therapeutischer Anwendung entwickeln sich diese Nebenwirkungen jedoch (wenn überhaupt) sehr langsam, so daß bei Langzeittherapie Probleme wie Obstipation und Miktionsstörungen im Vordergrund stehen. Nicht gegeben werden sollten Opioide bei Pankreatitis, Ateminsuffizienz, Hypovolämie und entzündlichen Darmerkrankungen.

Das *Entzugssyndrom* beginnt einige Stunden nach der letzten Dosis und klingt im Verlauf von 10 Tagen ab. Trotz der Dramatik der Entzugssymptome (vegetative Reaktionen wie Schlaflosigkeit, Anstieg der Temperatur etc., abdominelle und Muskelkrämpfe) ist der Entzug i.a. nicht lebensbedrohend. Die Behandlung erfolgt u.a. mit Substanzen wie *Clonidin* oder *Doxepin* und nachfolgender Rehabilitation. *Morphinagonisten:*

- *Morphin* (Morphinum hydrochloricum s.c., i.m., i.v. oder Morphinsulfat oral): wegen des hohen First-pass-Effektes muß oral dreimal höher dosiert werden, die Wirkung hält für 4–5 Stunden an (bei Morphinsulfat wegen langsamer Resorption 8–12 Stunden)
- *Fentanyl:* wirkt hundertmal stärker analgetisch als Morphin, flutet sehr schnell an, wirkt jedoch nur $1/2$ Stunde. Es wird in Kombination mit dem Neuroleptikum Droperidol in der Anästhesie verwendet und ist stark atemdepressiv! Neu ist eine Applikationsform als Pflaster, das eine lange Wirkdauer ermöglicht (Wechsel nur alle 2–3 Tage erforderlich).
- *Levomethadon* wirkt viermal stärker und doppelt so lang analgetisch als Morphin. Es wird bei starken Schmerzen, aber auch zur Substitutionstherapie bei Heroinabhängigkeit gegeben. Die Gewöhnung erfolgt langsamer. Es kann oral, s.c. und i.m. appliziert werden.
- *Piritramid:* Die analgetische Wirkung ist stärker als bei Morphin; der Einfluß auf die Darmmotilität geringer; i.v.- und i.m.-Gabe
- *Codein* unterliegt nicht der BtmVV! Es wirkt stärker antitussiv und schwächer analgetisch als Morphin. *Cave:* wirkt trotzdem spasmogen und atemdepressiv! (Antagonist: Naloxon). Es wird oral appliziert und führt selten zur Abhängigkeit.

Morphin-Agonisten-Antagonisten (Teilantagonisten):
- *Buprenorphin* wirkt 30mal stärker analgetisch als Morphin und kann bei Opiatabhängigkeit Entzugssymptome auslösen.

> **Merke !**
>
> Bei Atemdepression versagt Naloxon! → zentrales Atemanaleptikum Doxapram geben! Applikation i.v., i. m., sublingual. Wirkdauer 6–8 Stunden, hoher First-pass-Effekt.

- *Pentazocin:* die analgetische Wirkstärke ist $1/4$ des Morphins, die Wirkdauer 2 Stunden, es ist atemdepressiv (nur Naloxon als Antidot!) und löst Dysphorien aus; Blutdruck und Herzfrequenz steigen (bei Herzinfarkt kontraindiziert!). Die Anwendung ist oral, i.m und i.v. möglich. Hoher First-pass-Effekt durch Abbau in der Leber.
- *Pethidin* hat kaum eine spasmogene Wirkung im Gastrointestinaltrakt, es entsteht keine Miose. Der Abbau erfolgt v. a. hepatisch.

> **Merke !**
>
> Wegen ihrer intrinsischen Aktivität (Atemdepression!) sind Nalorphin und Levallorphan nicht mehr gebräuchlich.

Morphinantagonisten

Morphinvergiftungen treten meist bei Süchtigen auf. Typische Symptome sind Miose, Koma, Atemdepression, schlaffe Areflexie, Hypotonie, Bradykardie. Die Therapie beinhaltet Intubation und Beatmung und die Gabe von Naloxon initial i.m. oder i.v., weitere Gaben je nach klinischer Erfordernis. Beim Morphinabhängigen (*cave:* Entzugssyndrom!) beginnt man mit sehr niedrigen Dosierungen (0,1–0,4 mg).

Naloxon wirkt als kompetitiver Morphinantagonist ohne intrinsische Aktivität und wird bei Morphin- und Pentazocinvergiftung (Aufhebung der Atemdepression) angewendet.

> **Merke !**
>
> Wegen kurzer Halbwertszeit (1–1,5 Stunden) sind Nachinjektionen häufig erforderlich (oder i. m. Gabe, Halbwertszeit von Morphin mit 3 Stunden doppelt so lange).

Analgetikakombinationen

Am häufigsten werden Sedativa mit Hypnotika und Vitamine mit Coffein kombiniert. Kombinationspräparate dieser Art sind abzulehnen! Sedativa mit Hypnotika wirken in niedriger Dosierung eher schmerzverstärkend und können bei regelmäßigem Gebrauch Abhängigkeit auslösen. Coffein hat selbst ein Abhängigkeitspotential mit Entzugssymptomatik (Kopfschmerz). Die Zusatzmedikation beispielsweise mit Prednisolon, Spasmolytika oder Psychopharmaka zur Schmerzdistanzierung kann im Rahmen der Stufentherapie (siehe Tabelle 6.24) bei entsprechender Indikation dagegen sinnvoll sein.

19 Pharmakotherapie von Schlafstörungen

Im normalen Schlaf wechseln sich der *orthodoxe Schlaf* (mit 4 Stadien) und der *paradoxe Schlaf* (REM-Schlaf, rapid eye movement) ab. Beim Einschlafen werden während der ersten Stunde die Stadien des orthodoxen Schlafes durchlaufen, dann setzt periodisch REM-Schlaf ein. Die REM-Phasen dauern ca. 20 min, die orthodoxen Perioden ca. 90 min. Sowohl der orthodoxe als auch der paradoxe Schlaf sind zur Erholung notwendig.

Erkrankungen, Pharmaka und andere *Ursachen* für Schlafstörungen
- exogene Ursachen: Störungen des Schlafrhythmus durch Schichtarbeit, Lärm, Licht etc.
- somatische Ursachen: Schmerzen, Schwitzen, Asthma, Verdauungsstörungen, Hyperthyreose, zerebrale Mangeldurchblutung u.a.
- Arzneimittel: Coffein, trizyklische Antidepressiva, Theophyllin, Ephedrin, Thyroxin, Cortison, Kontrazeptiva, L-Dopa, Gyrasehemmer etc.
- Entzugswirkung bei zentral wirksamen Stoffen: z.B. Alkohol, Hypnotika
- psychische Ursachen (Konflikte, Streß, Sorgen, Angst etc.), Lebenssituation (Schlaflosigkeit ist Frühsymptom der larvierten Depression, die durch Schlafmittel verstärkt wird)

Die Verordnung von Schlafmitteln sollte nur vorübergehend erfolgen, bis die Ursachen für die Störung gefunden und behandelt werden kann. Sowohl die Leistungsfähigkeit als auch die Verkehrstüchtigkeit können am Tag nach der Einnahme herabgesetzt sein. Die Wirkung von Alkohol wird durch Schlafmittel verstärkt. Wegen der geringen Beeinflussung des physiologischen Schlafablaufes und des geringen Nebenwirkungspotentiales sind Pflanzenpräparate (z.B. Baldrian- oder Hopfenextrakte) auch zu erwägen.

Neuroleptika und Antidepressiva

Aufgrund des geringeren Risikos einer Abhängigkeit und Toleranzentwicklung werden bei Schlafstörungen häufig niederpotente Neuroleptika oder Antidepressiva eingesetzt (siehe Kap. 20).

Benzodiazepine

Sie fördern die Übertragung an (hemmenden) GABAergen Synapsen. Sie wirken sedativ, antikonvulsiv, zentral muskelrelaxierend und anxiolytisch (nicht antipsychotisch!). Sie senken die Alkoholtoleranz und verstärken die Wirkung anderer zentral wirksamer Medikamente; Abhängigkeit und Toleranzentwicklung (schweres Entzugssyndrom) sowie paradoxe Erregungszustände, besonders bei alten Menschen, werden beobachtet. Kontraindiziert sind Benzodiazepine bei Alkohol, Myasthenia gravis (muskelrelaxierend) und Schlafapnoe. *Cave:* Diazepam kann einen akuten Schub einer Porphyrie auslösen!

Benzodiazepine haben eine große therapeutische Breite → ein Suizidrisiko ist praktisch nicht vorhanden. Kurz wirksam sind *Midazolam, Triazolam*, etwas länger *Lorazepam*, am längsten wirken *Diazepam, Nitrazepam, Flunitrazepam* (durch lang wirksame Metabolite Kumulationsneigung, „hang over"). Spezieller Antagonist bei Atemdepression und unklarem Koma ist *Flumazenil*. Zu den neuen Vertretern der kurzwirksamen Benzodiazepine gehören Brotizolam und Zopiclon.

> **Merke!**
>
> Die Halbwertzeit steigt bei älteren Patienten generell an!

H₁-Rezeptor-Antagonisten

H₁-Antagonisten wie *Promethazin*, *Diphenhydramin* und *Doxylamin* haben neben ihrer antihistaminischen und antiemetischen auch noch eine sedierende Wirkung. Mögliche Nebenwirkungen sind atropinähnlich, die Wirkung von zentral wirksamen Pharmaka und Alkohol wird verstärkt. Kontraindikationen sind Glaukom, Prostatahyperplasie und dekompensierte Herzinsuffizienz. Bei Überdosierung kommt es zu kardialen Erregungsleitungsstörungen.

Chloralhydrat

Chloralhydrat ist gut geeignet bei älteren Patienten, da nur sehr selten paradoxe Reaktionen auftreten. Als Nebenwirkungen sind die Lebertoxizität, die Sensibilisierung des Herzens gegen Katecholamine und der schlechte Geschmack und Mundgeruch typisch. Kontraindiziert ist Chloralhydrat bei Leberschäden, einer Störung der kardialen Erregungsleitung und Lebererkrankungen. Toleranzentwicklung und REM-Beeinflussung sind gering!

Barbiturate

Durch die Einführung der Benzodiazepine werden Barbiturate als Schlafmittel praktisch nicht mehr eingesetzt. Typische Vertreter sind beispielsweise Hexobarbital und Hepabarbital (als Einschlafmittel) sowie Pentobarbital als langwirkendes Durchschlafmittel. Sie hemmen die REM-Phasen, es entwickelt sich eine Toleranz und die Alkoholtoleranz sinkt. Darüber hinaus entsteht eine Hyperalgesie, der Blutdruck sinkt, das Atemzentrum wird gedämpft und der Muskeltonus gesenkt. Paradoxe Erregungen können vorkommen.

Durch Enzyminduktion kommt es zum gesteigerten Abbau von Kontrazeptiva etc. Bei Porphyrie, Myastenie, Schwangerschaft, Alkohol und Leber- und Nierenschäden sind Barbiturate kontraindiziert. Bei Vergiftung erhöht Bikarbonat die Ausscheidung.

> **Merke!**
>
> Aufgrund der geringen therapeutischen Breite, des Suizidrisikos und des Mißbrauchspotentials kann die Anwendung als Schlafmittel nicht mehr empfohlen werden.

20 Pharmakotherapie von Psychosen und Neurosen

20.1 Schizophrene Psychosen

Siehe auch Psychiatrie, Kapitel 4.

Die *Somatotherapie* der schizophrenen Psychosen erfolgt mit Neuroleptika (siehe Tabelle 6.25). Sie sind indiziert bei psychomotorischen Erregungszuständen, Wahn, Halluzinationen, Denkstörungen und Minussymptomatik (Defektsyndrom).

Die Neuroleptika wirken über eine Blockade von prä- und postsynaptischen Dopaminrezeptoren. Es werden ebenfalls Rezeptoren für Serotonin, Noradrenalin, Histamin und Acetylcholin blockiert. Weil die postsynaptischen Rezeptoren eine Überempfindlichkeit entwickeln und die Dopaminsynthese erhöht wird, kann es im Verlauf zu einer gesteigerten dopaminergen Übertragung kommen (→ Dyskinesien).

Die Wirkung tritt in drei Phasen ein:
1. Sedation
2. extrapyramidalmotorische Symptome (EPS)
3. neuroleptische Wirkung, emotionaler Ausgleich

Es kommt zur Dämpfung halluzinatorischer, wahnhafter oder zwanghafter Erlebnisse sowie des Antriebs und der Affektivität (z.B. Angst, Wut), ohne daß die intellektuellen Fähigkeiten direkt beeinflußt werden.

Neuroleptika wirken auch sympathikolytisch, anticholinerg, antihistaminerg, antieme-

Tab. 6.25: Neuroleptika

Wirkstoffe	Bemerkung
Phenothiazine	
● Chlorpromazin	mittelstark
● Levomepromazin	schwach potent, starke vegetative NW
● Promethazin	schwach potent, starke vegetative NW
● Thioridazin	schwach potent, starke vegetative NW
● Fluphenazin	sehr stark, Depotneuroleptikum
Thioxanthene	
● Chlorprothixen	schwach potent, starke vegetative NW
Butyrophenone	
● Haloperidol	stark antipsychotisch, starke extrapyramidale NW
● Melperon	mittelstark
Diphenylbutylpiperidine	
● Fluspirilen	starkes Depotneuroleptikum, i. m. Gabe, Wirkdauer ca. 7 Tage
● Pimozid	starkes Depotneuroleptikum., oral, Wirkdauer ca. 2 Tage
Benzamide	
● Sulpirid	schwach potent, starke vegetative NW
andere	
● Clozapin	mittelstark, keine extrapyramidalen NW, erhöhtes Agranulozytoserisiko (→ nur eingeschränkt verschreibungsfähig)
● Risperidon	mittelstark, keine extrapyramidalen NW

tisch (5-HT$_3$-Blockade). Sie werden nach ihrer antipsychotischen Wirksamkeit eingeteilt: Vergleichssubstanz für alle Neuroleptika ist das Chlorpromazin mit der neuroleptischen Potenz 1 (heute kaum noch gebräuchlich).
- *schwach potente Neuroleptika:* geringe neuroleptische Wirkung, stark sedierend, anxiolytisch, starke vegetative Nebenwirkungen. Beispiele: Promethazin, Levomepromazin, Thioridazin
- *mittelstarke Neuroleptika:* Clozapin, Perphenazin, Perazin
- *hochpotente Neuroleptika:* starke antipsychotische Wirkung, Wirkung auch auf schleichende Verläufe, geringe Sedierung, geringe vegetative Nebenwirkungen, häufig EPS! Beispiele: Haloperidol, Fluphenazin, Pimozid, Fluspirilen

Kinetik. Nach oraler Gabe werden Neuroleptika gut aus dem Magen-Darm-Trakt resorbiert, die maximale Wirkung wird nach etwa einer Stunde erreicht. Bei intravenöser Gabe tritt die Wirkung noch schneller ein. Der Abbau erfolgt in der Leber, die Ausscheidung über die Niere. Neuroleptika mit Langzeitwirkung werden entweder sehr langsam metabolisiert (z.B. Fluphenazin) oder durch i.-m.-Gabe, meist als Decanoat, sehr langsam aus dem Injektionsdepot resorbiert (z.B. Haloperidol-Decanoat, Fluspirilen).

Nebenwirkungen. Die Verträglichkeit der Neuroleptika ist einerseits durch die große therapeutische Breite und das fehlende Suchtpotential (Langzeitgabe möglich!) gekennzeichnet, andererseits durch eine Vielzahl von Nebenwirkungen:
- *vegetative Symptome:* Mundtrockenheit, Schwitzen, Hyperthermie, Tachykardie, orthostatische Hypotonie, Speichelfluß
- *Sedation:* Müdigkeit, Konzentrationsschwäche
- *Frühdyskinesien,* hyperkinetisch-dyston: Zungenschlundkrampf, Augenmuskelkrampf, Trismus, Tortikollis, Sprechstörungen, u.U. bereits nach einmaliger Gabe!
- *parkinsonoid,* hypokinetisch: Rigor, Tremor, Hypokinesie, Hypomimie, Salbengesicht, kleinschrittiger Gang. Tritt 1–2 Wochen nach Behandlungsbeginn auf. Therapie: Anticholinergika wie Biperiden, Trihexyphenidyl oral, möglichst keine Dauermedikation (Verschlechterung von Spätdyskinesien, delirogen, Suchtpotential).
- *Akathisie:* Sitzunruhe, Trippeln, ständiges Bewegungsbedürfnis (Tasikinesie). Die Therapie ist schwierig! Medikation und Dosierung wechseln, eventuell absetzen!
- *Spätdyskinesien,* hyperkinetische Dauersymptome: periorales „Mümmeln", Zungenwälzbewegungen, Tortikollis etc. Sie treten bei ca. 10 bis 20% aller Langzeitpatienten nach Monaten bis Jahren auf und sind meist irreversibel. Die Therapie ist schwierig! Verringerung der Dosis, langsames Absetzen. Gabe von Clozapin (nur begrenzt verordnungsfähig, engmaschige Blutbildkontrollen erforderlich). Bei Clozapin zwar vegetative, aber keine EPS-Nebenwirkungen.
- *hämopoetische Störungen*: (Leukopenie sowie Agranulozytose) können bei allen Neuroleptika auftreten, v.a. bei Clozapin (Blutbildkontrollen); Senkung der Krampfschwelle (→ Anfälle)
- *Leberfunktionsstörung* (Cholestase)
- *delirantes Syndrom*
- malignes neuroleptisches Syndrom mit Rigor, Stupor und hohem Fieber, selten. Therapie: Dantrolen i.v. wurde früher empfohlen; heute Benzodiazepine; intensivmedizinisch symptomatische Maßnahmen.
- Gynäkomastie durch erhöhte Prolaktinfreisetzung
- Photosensibilisierung und Pigmentablagerungen in Haut und Retina
- Miktionsstörung mit Harnverhalt

> **Merke !**
>
> Zur Behandlung von Frühdyskinesien sofort Biperiden i. v. injizieren → „Blitzheilung"!

Bei *akuten Vergiftungen* treten Delir, Koma, Hypotonie, Tachykardie und Krampfanfälle auf. Die Therapie ist schwierig und beschränkt sich auf symptomatische Maßnahmen.

Kontraindikationen. Glaukom, Prostatahypertrophie (bei Neuroleptika mit anticholinerger Komponente), schwere Leber- und Herzschäden.

Wechselwirkungen. Die zentrale antihypertensive Wirkung einiger Blutdrucksenker (Clonidin, Methyldopa) wird abgeschwächt, die orthostatischen und sedierenden Nebenwirkungen dagegen verstärkt. Der sedierende Begleiteffekt der Neuroleptika addiert sich auch bei Kombination mit Alkohol, Narkotika, Opioiden, Antihistaminika, Schlafmitteln oder trizyklischen Antidepressiva (auch Verstärkung der anticholinergen Effekte).

Anwendung. Im akuten Schub werden vorwiegend hochpotente Neuroleptika, u. U. auch Kombinationen mit niedrigpotenten, sedierenden Neuroleptika oder vorübergehend auch mit Benzodiazepinen verwendet. Nach Abklingen der akuten Symptomatik und als Dauermedikation werden Depotneuroleptika angewendet. Bei exogenen Psychosen und bei deliranten Zuständen empfiehlt sich die Gabe von hochpotenten, bei Erregungszuständen sind niedrigpotente Neuroleptika zu bevorzugen; treten jedoch Denkstörungen, Wahn oder Halluzinationen in den Vordergrund, so sind hochpotente Neuroleptika indiziert. Werden sie mit Tranquilizern kombiniert, ist auf die Abhängigkeitsgefahr und die mögliche paradoxe Wirkung der Tranquilizer zu achten. Eine Kombination von Neuroleptika mit Antidepressiva kann z.B. bei einer wahnhaften Depression sinnvoll sein. Bei manischen Zuständen kann wegen der verzögert einsetzenden Wirkung von Lithium auch eine Kombinationstherapie mit Neuroleptika und Lithium durchgeführt werden. Bei katatonem Stupor werden hochpotente Neuroleptika infundiert. Mit diesen ist auch eine Veränderung des Schmerzerlebens und eine Potenzierung von Analgetikawirkungen (z.B. von Opiaten) zu erzielen.

20.2 Organisch begründbare Psychosen

Siehe auch Psychiatrie, Kapitel 2.

Organische Psychosyndrome im Rahmen körperlicher Erkrankungen (z.B. Chorea Huntington, Tumoren), im Alter (z.B. M. Alzheimer) oder bei chronischen Intoxikationen gehen häufig mit Störungen der Bewußtseinslage, der Orientierung und der Gedächtnisfunktionen sowie Veränderungen der Persönlichkeit einher. Es können jedoch auch wahnhafte Zustände, Halluzinationen oder Stimmungsauffälligkeiten auftreten, die dann mit neuroleptischen oder antidepressiven Medikamenten behandelt werden können.

20.3 Depressive Syndrome

Siehe auch Psychiatrie, Kapitel 3.

Das klinische Bild der depressiven Syndrome ist nicht einheitlich. Außer Veränderungen der Grundstimmung, psychischer und psychomotorischer Bereiche kommen auch körperliche Mißempfindungen (sogenannte larvierte Depression) und Denkstörungen vor. Nach vorwiegender klinischer Symptomatik wird unterschieden in:
- agitiert-ängstliches depressives Syndrom
- vital depressives Syndrom
- gehemmt-apathisch depressives Syndrom

In der antidepressiven Therapie kommen trizyklische Antidepressiva, nicht trizyklische Antidepressiva, Serotoninwiederaufnahmehemmer und MAO-Hemmer zur Anwendung.

Trizyklische Antidepressiva

Sie sind Mittel der ersten Wahl bei der Pharmakotherapie der Depression. Sie wirken akut über eine Hemmung des präsynaptischen „Reuptake" von Noradrenalin und Serotonin ($\rightarrow$ Konzentration der Transmitter $\uparrow$) und chronisch durch eine Reduzierung der als krankheitsunterhaltend angesehenen erhöhten postsynaptischen β-Rezeptoren (Downregulation). Die trizyklischen Antidepressiva wirken außerdem auch als Antagonisten an α_1-Rezeptoren, Azetylcholin-, H_1- und H_2-Rezeptoren.

Nebenwirkungen. Häufig treten anticholinerge Nebenwirkungen im vegetativen Bereich mit Mundtrockenheit, Akkomodationsstörungen, Obstipation, Miktionsstörungen mit Gefahr des Harnverhalts auf. Im kardiovaskulären Bereich können Hypotonie, (sekundäre Tachykardien) und Erregungsleitungsstörungen auftreten. Als zentralnervöse Symptome kann es zu Verwirrtheits- und deliranten Zuständen, Tremor und Myoklonien kommen; die Krampfneigung wird verstärkt. Viele der Nebenwirkungen verlieren sich jedoch nach einigen Tagen (→ Aufklärung).

Nichttrizyklische Antidepressiva

Sie haben zwar eine schwächere anticholinerge Nebenwirkung als die trizyklischen Antidepressiva, aber dafür andere unerwünschte Nebenwirkungen bei schlechterer Wirksamkeit, so daß sie bisher als Mittel der zweiten Wahl angesehen werden. Sie wirken teilweise über eine selektive Hemmung der Serotoninwiederaufnahme, teilweise auch über die Verringerung der postsynaptischen Rezeptoren für Serotonin und Noradrenalin.

Nebenwirkungen. Sie haben geringere kardiovaskuläre und vegetative, jedoch andere ernste Nebenwirkungen: So löst *Mianserin* häufiger als andere Antidepressiva eine Agranulozytose aus, *Maprotilin* häufig Krämpfe, bei Trazodon treten Rhythmusstörungen und bei *Fluoxetin* Schlafstörungen mit Agitation und immunallergischen Erkrankungen auf.

MAO-Hemmer

Sie vermindern den intrazellulären Abbau von Serotonin, Noradrenalin und Adrenalin und erhöhen so das postsynaptische Transmitterangebot. Sie besitzen stark antriebssteigernde und antidepressive Wirkungen und können bei sonst therapieresistenten Fällen angewendet werden (Tranylcypromin). Durch die starken Nebenwirkungen wird die Anwendung limitiert.

Nebenwirkungen. MAO-Hemmer sind hepatotoxisch und zentral stimulierend mit Schlafstörung, Tremor und Krampfanfällen. Es können Blutdruckkrisen bei Interaktion mit tyraminhaltigen Nahrungsmitteln (Käse, Bier, Wein) auftreten.

Serotoninwiederaufnahmehemmer

Sie hemmen den präsynaptischen „Re-uptake" von Serotonin, besitzen weniger anticholinerge Nebenwirkungen als trizyklische Antidepressiva (geringeres arrhythmogenes Potential → bevorzugt bei Patienten mit Herzkrankheiten).

Kinetik

Tri- und tetrazyklische Antidepressiva werden oral gut resorbiert und können wegen der langen Halbwertszeit (ca. 15–40 h) meist als Einmaldosis verabreicht werden. Die Dosis wird

Tab. 6.26: Anwendung der Antidepressiva

Zielsyndrom	erwünschte Eigenschaften der Antidepressiva	trizyklische Antidepressiva	tetrazyklische Antidepressiva	andere
agitiert-ängstliches depressives Syndrom	psychomotorisch dämpfend, anxiolytisch, „Amitriptylintyp"	Amitriptylin, Doxepin, Trimipramin		Oxitriptan, Trazodon
vital-depressives Syndrom ohne starke Antriebshemmung	depressionslösend, stimmungshebend, „Imipramintyp"	Imipramin, Clomipramin, Dibenzepin	Mianserin, Maprotilin	Fluoxetin, Viloxazin
gehemmt-apathisches depressives Syndrom	psychomotorisch aktivierend, antriebssteigernd, „Desipramintyp"	Desipramin, Nortriptylin		Tranylcypromin (MAO-Hemmer Typ B), Fluvoxamin, (Serotonin-Re-uptake-Hemmer)

zweckmäßigerweise am Abend gegeben, da auf diese Weise geringere Dosen benötigt und die sedativen und hypotensiven Nebenwirkungen weitgehend „verschlafen" werden. Die antidepressive Wirkung setzt erst nach zwei bis drei Wochen ein, die sedative und anxiolytische Wirkung schon innerhalb der ersten Tage. Gefährlich ist die antriebssteigernde Wirkung einiger Antidepressiva, die vor der Stimmungsaufhellung eintritt und zu einem erhöhten Suizidrisiko führen kann. Bei Gesunden erzeugen Antidepressiva nur Müdigkeit, Schwerfälligkeit, anticholinerge Nebenwirkungen und nach wiederholter Gabe auch Denk- und Konzentrationsstörungen.

Wechselwirkungen

Die Antidepressiva potenzieren die Wirkungen von Alkohol, Beruhigungs- und Schlafmitteln. Neuroleptika hemmen den Abbau der Antidepressiva, Barbiturate steigern ihn. Die Wirkungen von zentralen antihypertensiven Medikamenten wird abgeschwächt.

Intoxikation

Intoxikationen mit trizyklischen Antidepressiva sind lebensgefährliche Krankheitsbilder. Typische Symptome sind Hypotonie mit Kollaps, Tachyarrhythmie, Delirien, Krämpfe, Koma und Atemstillstand. Die Therapie erfolgt symptomatisch mit Betablockern, Physostigmin und Diazepam gegen die Krampfanfälle. Bis 12 h nach Einnahme ist eine Magenspülung sinnvoll, durch Dialyse ist keine schnellere Elimination möglich.

Anwendung

Da Antidepressiva den Ablauf der Grunderkrankung nicht beeinflussen, sondern eine symptomatische Therapie darstellen, muß die Therapie genügend lange entsprechend der Phasendauer erfolgen. Die initiale Antriebssteigerung ohne gleichzeitige Hebung der Stimmung kann die Gefahr suizidaler Tendenzen erhöhen. Dieser Gefahr kann entweder durch einschleichende Dosierung (→ antidepressive Wirkungen später) oder Kombination mit Tranquilizern begegnet werden. Die Kombination mit Neuroleptika ist nur bei extrem agitierten und psychotischen Verlaufsformen indiziert. Die Wirksamkeit der Antidepressiva kann erst nach Ablauf von sechs bis zehn Wochen beurteilt werden. Wegen der Chronifizierungsgefahr bei niedrigdosierter Therapie sollte nach Initialbehandlung ein Auslaßversuch (Ausschleichen) durchgeführt werden. Bei Patienten mit manisch-depressiven Erkrankungen kann es unter der Therapie zu einem schnellen Umschlag in eine Manie kommen. Eine Kombinationsbehandlung mit Lithium sollte dann eingeleitet werden. Antidepressiva kommen auch bei Enuresis nocturna zusätzlich zur vorrangigen Psychotherapie zur Anwendung (Wirkungen über die veränderte Schlafrhythmik). Wegen des Zusammenhangs von Hirnleistungsstörungen und cholinergem Defizit und wegen der vegetativen Nebenwirkungen sollten bei älteren Patienten eher nichttrizyklische Antidepressiva gegeben werden. Während der Schwangerschaft sollten keine Antidepressiva angewendet werden, da Hinweise für teratogene Effekte bestehen.

20.4 Manie

Patienten mit einer akuten Manie sind meist antriebsgesteigert, ideenflüchtig, erregt-gereizt und i.d.R. ohne Krankheitseinsicht. In der somatischen Therapie kommen hochpotente Neuroleptika (z.B. Haloperidol 5–10 mg i.v.), bei anhaltender Erregung auch in Kombination mit niederpotenten Neuroleptika (z.B. 25–50 mg Levomepromazin) zur Anwendung. *Lithiumsalze* können ebenfalls eingesetzt werden, wegen des späten Wirkungseintrittes (erst nach 8–10 Tagen!) jedoch in Kombination mit Neuroleptika. Die antimanische Wirkung äußert sich dabei in einer langsamen Normalisierung der expansiv-euphorischen Grundstimmung und in einer Reduktion des überschießenden Antriebs.

20.5
Prophylaxe depressiver und manischer Phasen

Lithium

Bei der prophylaktischen Behandlung von bipolaren affektiven Psychosen wie der manisch-depressiven oder von schizoaffektiven Psychosen werden Lithiumsalze (v. a. bei rascher Phasenfolge) verwendet. Die Wirksamkeit von Lithium bei monopolaren Depressionen ist deutlich geringer. Die Lithiumtherapie wird i. a. beim Ausklingen der zweiten bis dritten Phase, überlappend zu der antidepressiven bzw. neuroleptischen Therapie begonnen. Bei etwa einem Drittel der Patienten treten keine weiteren Phasen auf (Responder), bei einem Drittel deutlich abgeschwächte Phasen und das restliche Drittel spricht nicht auf die Therapie an (Nonresponder).

Der genaue *Wirkmechanismus* ist trotz mehrerer Hypothesen noch unbekannt. Es wird vermutet, daß es membranstabilisierend und auf die synaptische Neurotransmission wirkt.

Kinetik. Lithium wird nach oraler Gabe fast vollständig resorbiert. Etwa eine Woche nach Behandlungsbeginn stellt sich ein Gleichgewicht zwischen intra- und extrazellulärer Konzentration ein, dann kann die Lithiumkonzentration im Serum zur Kontrolle der Dosierung verwendet werden. Die Ausscheidung erfolgt vorwiegend renal und ist v. a. von der Nierenfunktion und der Natriumzufuhr abhängig (Thiazide → Lithiumausscheidung ↓, NaCl → Lithiumausscheidung ↑)!

Nebenwirkungen. Anfänglich kann es zu gastrointestinalen Störungen, Tremor (→ Betablocker, z. B. Propranolol), Schwäche, Schwindel und Polyurie kommen. Bei Dauerbehandlung Gewichtszunahme, Strumaentwicklung (Hemmung des Jodeinbaus), Hautveränderungen (Akne, Ekzeme, Haarausfall), Alkoholintoleranz, zerebrale Krampfanfälle und Nierenveränderungen.

Überdosierung und Intoxikation. Ab einem Serumspiegel von 1,5 mmol/l treten lebensbedrohliche Erscheinungen auf, die sich in Übelkeit, Erbrechen, Ataxie, Bewußtseinsstörungen bis zum Koma und Herzrhythmusstörungen äußern. Im weiteren treten Streckkrämpfe, Krampfanfälle und Schnappatmung auf. Besonders bei fieberhaften Erkrankungen und Kochsalzmangel kann es zu einer raschen Lithiumintoxikation kommen. Neben dem sofortigen Absetzen sind die osmotische Diurese (bei ausreichender NaCl-Zufuhr), in schweren Fällen (ab 4 mmol/l) auch die Hämodialyse, angezeigt.

Kontraindikationen. Nierenerkrankungen, Herzrhythmusstörungen, Schwangerschaft. Auch bei Schilddrüsenerkrankungen, Psoriasis, Hypotonie und Diabetes mellitus darf Lithium nur vorsichtig angewendet werden. Als Alternative zu einer Lithiumbehandlung kann auch Carbamazepin verordnet werden, dem ebenfalls eine gesicherte, wenn auch schwächere phasenprophylaktische Wirkung zukommt.

Anwendung. Zu Beginn sollte einschleichend dosiert werden, bei Dauertherapie empfehlen sich Retardformen. Die Erhaltungsdosis ist individuell verschieden und kann auch vor Therapiebeginn durch die Formel:

$$\text{Erhaltungsdosis} = \text{Li-Clearance} \times 1{,}8$$

abgeschätzt werden. Wegen der geringen therapeutischen Breite muß die Plasmakonzentration regelmäßig kontrolliert werden. Sie sollte bei 0,6–1,0 mmol/l gehalten werden (Messung 8–10 h nach der letzten Einnahme). Während der Schwangerschaft ist Lithium wegen teratogener Effekte kontraindiziert, ebenso das Stillen bei mit Lithium behandelten Müttern (milchgängig!).

20.6
Neurotische, reaktive und psychosomatische Störungen

Bei psychoreaktiven und psychogenen Störungen erscheinen Antrieb, Grundstimmung und Affektivität verändert. Psychoreaktive Störungen sind abnorme Erlebnisreaktionen, bei denen ein Zusammenhang mit dem auslösenden Ereignis erkennbar ist. Sie können sich beispielsweise durch depressive, paranoide, hysterische oder auch durch körperliche (psychosomatische) und vegetative Beschwerden äußern. Psychogene Störungen entwickeln sich meist langfristig, z.B. durch fehlgeleitete Verarbeitung von Konflikten und Verdrängung ins Unterbewußtsein (→ Neurosen wie z.B. Angst- oder Zwangsneurosen).

Indikation zur Pharmakotherapie. Bei akuten Angst- und Spannungszuständen sowie bei psychogenen und reaktiven Störungen, bei denen die affektiven und vegetativen Symptome das Bild beherrschen, kommen *Tranquilizer* (Benzodiazepine) zur Anwendung. Sie dämpfen die innere Unruhe und können Angst- und Spannungszustände nichtpsychotischer Genese lösen. Auch neurotische Störungen sprechen auf die Behandlung mit Tranquilizern an, jedoch können nur psychotherapeutische Maßnahmen eine sinnvolle Aufarbeitung der zugrundeliegenden Konflikte ermöglichen. Bei depressiven Reaktionen (z.B. Trauerreaktionen) kann neben dem Gespräch auch die Therapie mit Tranquilizern hilfreich sein. Bei psychotischen Reaktionen (z.B. Halluzinationen) ist die alleinige Anwendung von Tranquilizern wegen der fehlenden antipsychotischen Wirkung nicht sinnvoll.

Wirkung. Die Benzodiazepine verstärken die Wirkung von hemmenden GABAergen Neuronen und wirken dämpfend auf Angst- und Spannungszustände, sedativ, muskelrelaxierend und antikonvulsiv (→ Indikation bei Krampfleiden).

Anwendung. Wegen der großen Gefahr der Toleranz- und Suchtentwicklung (auch low dose dependency beachten!) sollte die Verordnung zeitlich begrenzt und gezielt bei bestimmten Symptomen erfolgen (für weniger als 2 Wochen). Für die Standardtherapie vor allem bei ambulanten und älteren Patienten sollten v.a. Benzodiazepine mit kurzer Halbwertszeit wegen der möglichen Kumulation und der Beeinträchtigung von psychischen und psychomotorischen Fähigkeiten verwendet werden. Bei großer therapeutischer Breite verlaufen jedoch Überdosierungen von Benzodiazepinen i.d.R. gutartig. Benommenheit und extreme Ataxie durch Muskelerschlaffung stehen im Vordergrund, es kommt jedoch nicht zu Bewußtseinsstörungen. Erfolgreiche Suizidversuche mit Benzodiazepinen sind extrem selten, gelingen aber bei gleichzeitiger Alkoholeinnahme.

Bei agitierten Depressionen sind niederpotente Neuroleptika besser geeignet als Antidepressiva (geringere Gefahr des Blutdruckabfalles). Erregungszustände infolge von Intoxikationen mit Alkohol oder Hypnotika machen eine Klinikeinweisung und die Gabe von hochpotenten Neuroleptika notwendig.

> **Merke!**
> Tranquilizer wirken in Kombination mit Alkohol atemdepressiv.

21 Pharmakotherapie der Parkinson-Erkrankung

Das Parkinson-Syndrom ist durch einen fortschreitenden Verlust dopaminerger Neuronen und ihrer Funktion gekennzeichnet (siehe Tabelle 6.27). Sind nur noch weniger als 20 % der dopaminspeichernden Zellen vorhanden, wird die Erkrankung klinisch manifest mit den typischen Symptomen Rigor, Tremor, Akinese, aber auch vegetativen Störungen (wie Hyperhidrose u.a.) und Hirnleistungsstörungen bis zur Demenz (Parkinson Plus).

Das *Grundprinzip der Therapie* zielt auf einen Ausgleich des durch den Dopaminmangel entstandenen Ungleichgewichts der Neurotransmitter. Eine therapeutische Beeinflussung des zugrundeliegenden degenerativen Prozesses ist nicht möglich (eventuell durch Selegilin?, siehe Tabelle 6.29). Zur Wirkung der Medikamente auf die Symptome siehe Tabelle 6.28.

Die therapeutischen Empfehlungen richten sich nach den vorherrschenden klinischen Symptomen und der Schwere der Erkrankung (siehe Tabelle 6.28).

Im *Frühstadium* der Erkrankung mit nur geringer, oft halbseitiger Symptomatik, kann zunächst ein Versuch mit rein *physikalischen Maßnahmen* unternommen werden. Sie stehen auch bei fortgeschritteneren Stadien immer mit im Vordergrund! Unter dem Aspekt der möglichen protektiven Wirkung (Besserung des Verlaufes möglich!) kann der Einsatz einer frühzeitigen Therapie mit *Selegilin* erwogen werden.

Kernpunkt der Therapie bei *schwerem Parkinson-Syndrom* ist die *L-Dopa-Behandlung*. Neben der Kombination mit Amantadin oder bei tremordominanten Formen mit Anticholinergika ist die Kombination mit Selegilin oder Dopaminagonisten sinnvoll. Im fortgeschritten Stadium kommt es zu typischen Komplikationen. Am bedeutendsten ist die zunehmend verkürzte Wirkungsdauer der Dopagaben durch Zugrundegehen der dopaminspeichernden Neuronen. Es kommt zu On-off-Phänomenen, End-of-dose-Akinesen und akinetischen Krisen. Bei End-of-dose-Akinesen und On-off-Phänomenen wird die Dopamedikation auf kleine Einzeldosen verteilt; Dopaminagonisten (mit L-Dopa kombiniert) sind dann Mittel der ersten Wahl!

Bei auftretenden Hyperkinesen sollte L-Dopa reduziert werden. Bei exogenen Psychosen sollte ebenfalls Dopa reduziert und Anticholin-

Tab. 6.27: Ätiologie der Parkinson-Syndrome

Parkinson-Syndrom	Bemerkung
idiopathische Form	am häufigsten
hereditäre Form	umstritten (Paralysis agitans)
postenzephalitische Form	sehr selten (Economo)
arteriosklerotische Form	umstritten
medikamentöse Form	Reserpin, Neuroleptika (Phenothiazine, Butyrophenone) fraglich bei Lithium, Phenytoin, Disulfiram
traumatische Form	nach multiplen Traumen (Boxer)
toxische Form	Mn, Hg, CO, H_2S, CS_2, MPTP*, Methylalkohol etc.

* MPTP: Beiprodukt der Synthese eines meperidinähnlichen Heroinersatzes

Tab. 6.28: Wirkung auf die Kardinalsymptome

Medikament	Tremor	Rigor	Akinese
Anticholinergika	++	(+)	–
L-DOPA	+	++	++
Dopaminagonisten	+	++	++
stereotaktische Operation	++	+	–

ergika abgesetzt werden. Bei Bedarf kann Clozapin (Neuroleptikum ohne extrapyramidale Nebenwirkungen!) eingesetzt werden (*cave:* Agranulozytoserisiko von Clozapin!). Im terminalen Krankheitsstadium ist eine ausreichende medikamentöse Beeinflussung der Symptomatik jedoch häufig nicht mehr möglich.

Tab. 6.29: Anti-Parkinson-Mittel

Medikamente	Wirkmechanismus	Indikationen	Nebenwirkungen, Kontraindikationen, Bemerkungen
Anticholinergika: Biperiden, Metixen	Blockade zentraler cholinerger Rezeptoren	medikamentös ausgelöstes Parkinson-Syndrom, v. a. gegen Tremor	Mundtrockenheit, Tachykardie, Obstipation, Harnretention, hohe Dosen: Erregung, Verwirrtheit, KI: Glaukom, Prostatahyperplasie
Benserazid (Dopadecarboxylasehemmer) mit Levodopa	Vorstufe für Dopaminsynthese	beste Basistherapie des M. Parkinson, v. a. gegen Akinese und Rigor, schlecht gegen Tremor	Erbrechen, Ulkusaktivierung, Orthostase, Psychosen, Dyskinesien, Dystonien. KI: Glaukom, Arrhythmien, Ulkusanamnese. Bei gleichzeitiger Einnahme von Neuroleptika, Pyridoxin, Metoclopramid → Wirkung ↓
Dopaminagonisten: Bromocriptin, Lisurid	Agonist an dopaminergen Rezeptoren	meist in Kombination mit L-Dopa: Verminderung der On-off-Phänomene	ähnlich wie L-Dopa, hohe Dosen: Raynaud-Symptomatik
Selegilin	MAO-Hemmer Typ B	Kombination mit L-Dopa, protektive Wirkung!	Psychosen, Kopfschmerz, Übelkeit, Müdigkeit
Amantadin	Antagonist an NMDA-Rezeptoren (Subtyp glutamaterger Rezeptoren)	Wirksamkeit zwischen Anticholinergika und L-Dopa, früher Wirkungsverlust! Reduziert Rigor besser als Tremor!	Halluzinationen, Verwirrtheit (v. a. zusammen mit Anticholinergika), Schlafstörungen, Livedo reticularis

22 Pharmakotherapie hirnorganischer Anfallsleiden

22.1
Endogene und exogene Ursachen

Epileptische Anfälle entstehen aufgrund von pathologischen neuronalen Entladungen, die auf der raschen Depolarisation des Membranpotentials der einzelnen Nervenzellen und der Ausbreitung dieser Erregung beruhen (siehe auch Neurologie). Eine verringerte Inhibition (z. B. durch GABA) und eine verstärkte Aktivität durch exzitatorische Transmitter (z. B. Glutamat, NMDA) sind dabei ebenso wichtig wie der Zustand der Membranen und die metabolische Aktivität der Neuronen. Häufige *Ursachen von Gelegenheitsanfällen*:
- im Kindesalter: Fieber, Enzephalitis (Hirnödem), Hypoglykämie, Hypokalzämie, Hyperventilation, Alkalose, Impfung, Medikamente (z. B. Aminophyllin)
- im Erwachsenenalter: Alkoholentzug, Alkohol, Schlafentzug, Drogen, Fieber, Sonnenexposition, Pharmaka: Neuroleptika (Chlorpromazin, Clozapin u. a.), trizyklische Antidepressiva, Penicillin, i. v. in hohen Dosen, Aminophyllin i. v., Insulin, Opioide, Cortison

Merke !
In mehr als 90 % der Fälle dauert ein zerebraler Krampfanfall weniger als 2–3 Minuten!

22.2
Symptomatische Therapie mit Antiepileptika

Antiepileptika

Carbamazepin wirkt über eine Verringerung der repetitiven Entladungen neuronaler Membranen. Es findet Anwendung bei kleinen und großen fokalen Anfällen und symptomatischen generalisierten Anfällen.

Nebenwirkungen sind Kopfschmerzen, Exanthem, Myoklonien, Hyponatriämie, Unverträglichkeit: aplastische Anämie, Stevens-Johnson-Syndrom, Hepatitis, Teratogenität. Es wirkt enzyminduzierend und beschleunigt den Abbau von Phenytoin, Valproinsäure, Phenobarbital, oralen Steroiden und oralen Kontrazeptiva u. a. *Cave:* Nicht zusammen mit MAO-Hemmern geben! Carbamazepin wird oral appliziert.

Valproinsäure verstärkt die GABA-Inhibition, verringert die Wirkung exzitatorischer Transmitter und repetitive Entladungen. Es wird bei kleinen und großen generalisierten Anfällen eingesetzt. Mögliche Nebenwirkungen sind Tremor, Alopezie, Gewichtszunahme, Leberschädigung (v. a. bei Kleinkindern Gefahr des Leberkomas!) und Teratogenität (Neuralrohrdefekte in 2–5 %). Valproinsäure verdrängt andere Medikamente wie Phenytoin aus der Plasmaeiweißbindung; erhöht die Konzentration von Phenobarbital; wirkt aber nicht enzyminduzierend (keine Wirkungsabnahme oraler Kontrazeptiva). Es wirkt am wenigsten sedativ (!) und wird oral verabreicht.

Phenobarbital verstärkt die GABAerge Inhibition. Kleine und große fokale Anfälle, generalisierte tonisch-klonische Anfälle sind Indikationen. Typische Nebenwirkungen sind Sedation, Blutdruckabfall, Exanthem und zerebelläre Ataxie. Phenobarbital kann einen akuten Schub einer Porphyrie auslösen! Bei kleinen generalisierten Anfällen (außer Impulsiv-Petit-Mal) und bei Phenobarbitalüberempfindlichkeit ist es kontraindiziert. Wie bei Carbamazepin (siehe dort) kommt es zu Interaktionen durch die enzyminduzierende Wirkung; sowohl eine Beschleunigung wie auch eine Verlangsamung des Abbaus von Phenytoin sind zu beobachten. Die sedierende Wirkung wird durch andere Medikamente (Tranquilizer etc.) verstärkt. Phenobarbital wird oral appliziert und passiert die Blut-Hirn-Schranke nur langsam.

Primidon wird zu 70 % zu Phenobarbital metabolisiert (eigentlich wirksame Substanz).

Benzodiazepine wirken über eine verstärkte GABAerge Inhibition. Sie werden bei kleinen und großen fokalen und generalisierten Anfällen eingesetzt. Typische Nebenwirkungen sind Toleranz, Abhängigkeit, Entzugssyndrome, Exazerbation von tonischen Anfällen. Bei Abhängigkeit und tonischen Anfällen sind sie kontraindiziert. Sie wirken additiv sedierend und können oral und intravenös gegeben werden, wobei nach i.-v.-Gabe die Wirkung sehr schnell eintritt!

Phenytoin verringert repetitive Entladungen (wie Carbamazepin) und wird bei kleinen und großen fokalen und generalisierten Anfällen angewendet. Doppeltsehen, zerebello-vestibuläres Syndrom, Hirsutismus, Gingivahyperplasie und Megaloblastenanämie (Folsäuremangel) sind Nebenwirkungen. Bei Unverträglichkeit (Kontraindikation) kommt es zum Lyell- und Stevens-Johnson-Syndrom oder zu einer Hepatitis. Die Teratogenität der Substanz erfordert kontrazeptive Maßnahmen. Phenytoin wird oral verabreicht und ist neben ASS die einzige Substanz mit sättigbarem Abbau → Überdosierungsgefahr!

Ethosuximid wirkt über eine Ca^{2+}-Blockade. Es wird oral verabreicht und ist bei kleinen generalisierten Anfällen indiziert. Typische Nebenwirkungen sind Kopfschmerz, Appetitmangel und Schlafstörungen. Bei großen generalisierten Anfällen ist Ethosuximid kontraindiziert. Unter der Therapie sind die Patienten anfällig für eine Psychose. Relevante Interaktionen treten nicht auf!

Clomethiazol wird aufgrund seiner sedierenden und antikonvulsiven Wirkung beim Alkoholentzug und Delir, selten auch als Sedativum eingesetzt. Besonders bei parenteraler Anwendung besteht die Gefahr der Bewußtseinsstörung, Atemdepression und Hypotonie sowie einer gesteigerten Bronchialsekretion. Wegen des hohen Abhängigkeitsrisikos darf Clomethiazol nur kurzfristig und nicht ambulant eingesetzt werden.

Anfallsprophylaxe

Sie soll das Auftreten von Krampfanfällen verhindern oder die Anfallshäufigkeit senken. Nur bei mehr als zwei Anfällen pro Jahr ist eine medikamentöse Therapie angezeigt. Ausnahmen sind offene Schädelhirnverletzungen und intrakranielle Operationen; hier sollte grundsätzlich eine Prophylaxe durchgeführt werden, da sonst in bis zu 40 % Anfälle auftreten. Fieber- und Entzugskrämpfe sind keine Indikation für eine prophylaktische Therapie!

Die Auswahl der geeigneten Antiepileptika richtet sich nach der Art der Anfälle und dem individuellen Nebenwirkungsrisiko (siehe Tabelle 6.30). Die Behandlung beginnt immer

Tab. 6.30: Auswahl der Antiepileptika

Diagnose	Medikamente der 1. Wahl	Medikamente der 2. Wahl	Medikamente der 3. Wahl
fokale Anfälle: einfache und komplexe fokale Anfälle und bei sekundärer Generalisierung	Carbamazepin	Phenytoin	Clonazepam
generalisierte Anfälle und Absencen	Valproinsäure, Phenobarbital	Phenytoin, Ethosuximid	Clonazepam
Impulsiv-petit-mal, myoklonische Anfälle	Valproinsäure	Ethosuximid, Phenobarbital	Clonazepam, Dexamethason
tonisch-klonische Anfälle	Valproinsäure	Phenobarbital, Clonazepam	
nicht sicher als fokal einzustufende Anfälle, z. B. Schlaf-Grand-mal	Carbamazepin	Valproinsäure	Phenytoin, Clonazepam

mit einer Monotherapie. Die Dosierung sollte schrittweise erhöht werden (Einschleichen) bis zum Auftreten von Anfallsfreiheit oder von Nebenwirkungen. Als Anhalt für die optimalen Plasmakonzentrationen wird zu jedem Antikonvulsivum ein therapeutischer Bereich angegeben. Da der Abbau der Antiepileptika (oxidative Prozesse in der Leber) große individuelle Unterschiede zeigt, empfiehlt sich die Bestimmung der Plasmakonzentration, insbesondere bei schlechter Compliance, Verdacht auf Intoxikation oder Wechselwirkung mit einem anderen Medikament oder bei fehlender Wirkung.

Eine ausreichende Dosierung ist bei einem nicht anfallsfreien Patienten jedoch erst bei einer Dosis anzunehmen, die infolge von Nebenwirkungen nicht weiter gesteigert werden kann. Dann sollte auf ein Antiepileptikum der zweiten Wahl zurückgegriffen werden. Erst, wenn mit der Monotherapie kein befriedigendes Ergebnis zu erzielen ist, sollte eine Kombinationstherapie gewählt werden. Allgemeine Empfehlungen zur *Prophylaxe von Krampfanfällen:*

- regelmäßiger Schlaf
- keine Über- und Unterforderung in geistiger, seelischer und körperlicher Hinsicht (wie ein Gesunder leben)
- Alkoholabstinenz (absolutes Verbot hochprozentiger Alkoholika!)
- bei Fieber Antiepileptika weiter einnehmen
- anfallsauslösende Situationen meiden und mit dem Arzt besprechen
- sorgfältige Selbstkontrolle der korrekten Medikamenteneinnahme

Akute Anfallsbehandlung

Ziel ist die Unterbrechung des manifesten zerebralen Krampfanfalles. Dabei muß man unterscheiden zwischen:

- einem isolierten zerebralen Krampfanfall (nicht mehr als ein Anfall in 24 Stunden)
- einer Anfallsserie (mehr als ein Anfall pro 24 Stunden, dazwischen jedoch keine Bewußtlosigkeit)
- einem Status epilepticus: rasche Folge zahlreicher Krampfanfälle, zwischen denen der Patient bewußtlos bleibt

Die Gefahr bei einem isolierten Krampfanfall liegt im Verletzungsrisiko beim Sturz und in der Aspirationsgefahr, eine Pharmakotherapie ist nicht erforderlich. Bei einer Anfallsserie sollte eine stationäre Einweisung erfolgen wegen der Gefahr des Übergangs in einen Status epilepticus, auch hier keine besondere Pharmakotherapie. Im Status epilepticus ist jedoch eine akute vitale Bedrohung durch das Mißverhältnis von niedrigem zerebralen Sauerstoffangebot zu gleichzeitig maximalem Verbrauch sowie durch das Hirnödem gegeben.

Initialtherapie des Grand-Mal-Status

- *1. Stufe:* Langsam Diazepam i.v. (bis 20 mg) oder Clonazepam (bis 2 mg). Ist die Injektion schwierig: Diazepam Rektiole (5–10 mg)
- *2. Stufe:* Phenytoin-Kurzinfusion (250–500 mg mit 25–50 mg/min) bis der Anfall aufhört
- *3. Stufe:* Diazepam/Clonazepam i.v.
- *4. Stufe:* Falls Grand-Mal-Status innerhalb von zwei Stunden trotz Benzodiazepin- und Phenytoingabe nicht sistiert, Barbituratnarkose mit Intubation und assistierter Beatmung, Phenobarbital oder Thiopental (*cave:* atemdepressiv!)

Um einen psychogenen Status epilepticus auszuschließen, der nicht auf Medikamente anspricht, sollte man bei fehlenden tonisch-klonischen Krämpfen ein Video-EEG aufnehmen. Bei Verdacht auf eine Hypoglykämie (Diabetesanamnese?) sollte zuerst eine Bolusgabe von 50 ml 40%iger Glukose erfolgen. Beim Status epilepticus infolge von Alkoholkrankheit wird statt Phenobarbital eine Clomethiazolinfusion unter Intensivüberwachung eingesetzt. Man sollte von einer Stufe zur nächsten schreiten, wenn die Anfälle nach 10–15 Minuten nicht sistieren. Ergänzend zur Pharmakotherapie sollten Atmung, Blutdruck, EKG und wichtige Laborparameter kontrolliert werden (Blutbild, Plasmaspiegel von Antiepileptika, Retentionswerte, Glukose u.a.). Ebenso wird auf den Blasenstand geachtet und bei Fieber die Temperatur gesenkt. Ein Hirnödem wird mit Dexamethason, Furosemid und einem Osmotherapeutikum wie Mannitol behandelt.

Epilepsie und Schwangerschaft

Eine Epilepsie ist kein Grund, von einer Schwangerschaft abzuraten. Ist eine Schwangerschaft geplant, sollte versucht werden, mit der niedrigstmöglichen Dosis Anfallsfreiheit zu erzielen, möglichst mit einer Monotherapie. Kinder epileptischer Mütter zeigen mit 0,7 % zwar etwa doppelt so häufig Fehlbildungen wie Kinder von gesunden Müttern, und das häufigere Auftreten einer Meningomyelozele unter Valproinat und anderer kleiner Anomalien unter antikonvulsiver Therapie (fetales Antiepileptikasyndrom) zeigen, daß die antiepileptische Therapie in der Schwangerschaft nicht risikolos ist. Die weitaus größere Gefahr für das Kind geht jedoch von einem Grand-Mal-Anfall der Mutter aus: Es kann zu Bradykardie und fetaler Asphyxie kommen, was durch die antiepileptische Therapie unbedingt verhindert werden sollte. Antiepileptika gehen in die Muttermilch über. Ob eine antikonvulsiv behandelte Mutter stillen soll, wird kontrovers diskutiert. Ernährungsphysiologische und psychologische Gründe und das langsamere Abfallen der Plasmakonzentration der Antiepileptika sprechen für das Stillen.

Absetzen der Therapie

Bei einer Anfallsfreiheit von drei Jahren unter der Behandlung kann ein Absetzen der Therapie erwogen werden. Das Absetzen erfolgt sehr langsam und schrittweise (Anhalt: alle 4 Wochen Dosisreduktion um $1/6$ über ein halbes Jahr) unter regelmäßiger klinischer und EEG-Kontrolle. Bei Unverträglichkeit, Nebenwirkungen oder fehlender Wirksamkeit muß schneller reduziert werden, so daß bis zum Einsetzen einer suffizienten Alternativtherapie z.B. Benzodiazepine erforderlich sein können.

23 Therapie von Vergiftungen

23.1 Allgemeine Maßnahmen

Bei einem ansprechbaren Patienten steht die *Giftentfernung*, bei einem bewußtlosen die *Sicherung der Vitalfunktionen* im Vordergrund. Die Giftentfernung erfolgt dann erst in der Klinik durch Magenspülung.

Die Diagnose „Vergiftung" beruht auf anamnestischen Daten, Untersuchungsbefund und Ergebnissen des Giftnachweises. Wichtig ist die Asservierung aller Giftreste, von Mageninhalt, Blut und Urin bei unbekanntem Giftstoff.

23.2 Verminderung der Resorption und lokalen Wirkung

23.2.1 Magenentleerung

Die Magenentleerung kann mittels Erbrechen oder einer Magenspülung erfolgen.
Möglichkeiten zur Auslösung von Erbrechen:
- mechanische Reizung der Rachenwand
- Ipecacuanha-Sirup: Erwachsene 50 ml, anschließend Wasser trinken. Diese Therapie führt zu 90% in 15–30 Minuten zum Erfolg
- Apomorphin i.m.: nur in Ausnahmefällen (z.B. V.a. Methanolvergiftung)! Zur raschen Magenentleerung; Erfolg bei 90% innerhalb weniger Minuten
- Kochsalz: unsicherer Erfolg, wirkt nach 15–30 Minuten; Gefahr der hyperosmolaren Hyperhydratation (Hirnödem), nicht bei Kleinkindern und alten Menschen!

Kontraindikationen für provoziertes Erbrechen sind Somnolenz, Bewußtlosigkeit, Krampfanfall, Intoxikation mit Schaumbildnern, Säuren und Laugen und Lösungsmitteln (Benzin etc.).

Indikationen für eine *Magenspülung* sind Entgiftung bei Bewußtlosigkeit, Somnolenz sowie Vergiftung mit antiemetischen Stoffen (Antihistaminika, Psychopharmaka etc.). Kontraindikationen für eine Magenspülung sind technische Mängel, Laugen- und Säureverätzung, Lösungsmittel, Schaumbildner und schwere Atem- oder Kreislaufdepression. Die Magenspülung sollte in der Klinik beim intubierten Patienten durchgeführt werden.

Entschärfende Maßnahmen vor der Resorption:
- Schaumbildner: (Waschmittel etc.) Entschäumer, z.B. Dimeticon-Suspension; Beratung durch Giftzentrale bei V.a. Resorption
- Lösungsmittel: Kohle, Abführmittel
- Säuren und Laugen: Trinken von 2–3 l Wasser, bei Bedarf zusätzlich Antacidum, viskoses Lidocain (*cave:* Symptomverdeckung!)

23.2.2 Adsorption und Ausscheidung in den Fäzes

Mittel der Wahl ist *Aktivkohle* (Carbo medicinalis), ausreichend dosiert (Minimum 10–40 g). Die Wirkung beruht auf der unspezifischen Bindung durch die große Oberflächenaktivität. Da die Adsorption reversibel ist, sollte immer ein wirksames Abführmittel dazugegeben werden: Natriumsulfat oder eine Sorbitollösung (70%) sind geeignet.

23.2.3 Lokale Dekontamination

Die Entfernung giftiger oder ätzender Substanzen von Haut, Augen und Schleimhäuten erfolgt meist durch Spülungen; bei Einnahme von Ätzmitteln und Chemikalien → viel Wasser trinken; bei Arzneimittelvergiftung Erbrechen auslösen (Magenspülung).

23.3 Beschleunigung der Elimination

Forcierte Diurese

Das Prinzip besteht in der Verminderung der Rückdiffusion des Giftes durch verstärkte Diurese nach Flüssigkeitszufuhr und Diuretikagabe (Furosemid). Die Anwendung beschränkt sich auf wasserlösliche Stoffe mit vorwiegend renaler Ausscheidung, z.B. Barbiturate, Salicylate, Meprobamat (nicht Benzodiazepine!). Wegen der Gefahr der Überwässerung (Lungen-, Hirnödem) müssen Nieren- und Herz-Kreislauf-Funktion streng überwacht werden. Hämodialyse oder Plasmaseparation kommen in Betracht, wenn der Patient in Lebensgefahr oder in tiefem Koma ist und beatmet werden muß. Sinnvoll ist das invasive Entgiften (Infektionsgefahr) nur bei Einnahme von letalen Mengen und kritischen Konzentrationen des Giftes im Blut.

23.4 Symptomatik und Therapie von Vergiftungen mit Arzneimitteln und anderen Substanzen

23.4.1 Arzneimittel

Bei *Barbituratvergiftungen* finden sich typischerweise Bewußtlosigkeit, Atemdepression, Schock und Mydriasis. Die Behandlung erfolgt mit Beatmung (CO_2-Zusatz!), Schockbekämpfung und Diuretikagabe bei Alkalisierung des Urins. Psychopharmaka sind nach den Schlafmitteln die häufigste Ursache von Vergiftungen!
Trizyklische Antidepressiva verursachen anticholinerge Nebenwirkungen: Blutdruckanstieg, Hyperthermie, Krämpfe; Therapie ist Physostigmin i.v. unter EKG-Kontrolle (Bradykardiegefahr). Da die Substanzen in der Leber abgebaut werden, sind Diurese und Dialyse unwirksam.

Vergiftungen mit *Benzodiazepinen* werden mit ihrem spezifischen Antagonisten Flumazenil behandelt; dessen kurze Halbwertszeit (0,5–2 h) Nachinjektionen erforderlich macht.
Digitalisvergiftungen führen zu Herzrhythmusstörungen (VES, AV-Block, therapieren), gastrointestinalen Störungen, Farbsehstörungen und Halluzinationen; außer beim AV-Block wird Kalium infundiert und zur Unterbrechung des enterohepatischen Kreislaufs Colestyramin gegeben. Antidot sind Antikörper gegen Digitalis.
Weitere Hinweise zu Vergiftungen sind bei den entsprechenden Medikamenten aufgeführt.

23.4.2 Gewerbliche, Haushalts- und Umweltgifte

Typische Symptome der *Arsenvergiftung* sind akut Kopfschmerz, Hämolyse (AsH_3), Wadenkrämpfe und Atemstillstand. Wegen der langsamen Absorption kann man den Patienten mit Ipecacuanha erbrechen lassen, gleichzeitig gibt man Kohle und Abführmittel. Antidot ist Dimercaprol.
Bei *Blausäurevergiftung* kommt es häufig zu Atemnot und Tachykardie; der Vergiftete ist kaum zyanotisch, hat eine rosige Haut und riecht nach Bittermandeln. Beim ansprechbaren Patienten wird mit Apomorphin Erbrechen provoziert und gleichzeitig Kohle und Abführmittel gegeben. Bei bewußtlosen Patienten steht die Vitaltherapie im Vordergrund. Zur Thiocyanatbildung wird Natriumthiosulfat und zur MetHb-Bildung Dimethylaminophenol intravenös verabreicht.

23.4.3 Gifte von Tieren, Pflanzen, Pilzen und Bakterien

Knollenblätterpilzvergiftung (Phalloidin und Amanitin) führen zu Diarrhö, Erbrechen, Leber- und Nierenversagen. In der Therapie kommen Magenspülung, Kohle, Abführen und eventuell Austauschtransfusionen in Betracht.
Botulinustoxin (Clostridium botulinum) verursacht typische Symptome wie Mydriasis, Doppelbilder, Muskel- und Atemlähmung. Die Aufrechterhaltung der Vitalfunktionen ist vor-

dringlich. Therapeutisch verabreichtes Antitoxin kann nur freies Toxin binden.

23.5
Besonderheiten bei Vergiftungen im Kindesalter

Neugeborene und Kleinkinder sind gegen Arzneimittel und Gifte besonders empfindlich, da sie eine geringe Körpermasse, einen gesteigerten Stoffwechsel und eine unreife Leberfunktion haben.
- Parasympatholytika (z.B. Atropin aus Tollkirschen) werden in der Leber hydrolytisch gespalten und haben bei Kleinkindern eine längere Wirkungsdauer
- Säuglinge haben einen Mangel an MetHb-Reduktase und weisen deshalb eine erhöhte Empfindlichkeit gegen Nitrit, Phenacetin und Sulfonamide auf
- Bei lokaler Anwendung von Medikamenten, z.B. Sympathomimetika an der Nasenschleimhaut, haben sie ein höheres Risiko gegenüber resorptiven Vergiftungen

Emetikum der ersten Wahl ist bei Kindern ab dem 2. Lebensjahr Ipecacuanha, bis 4 Jahre 15 ml, bis 8 Jahre 30 ml.

24 Besonderheiten der Pharmakotherapie im Kindesalter und im höheren Lebensalter

24.1 Besonderheiten der Pharmakotherapie im Kindesalter

Verteilung

Die Verteilung von Pharmaka ändert sich im Kindesalter einerseits durch das Wachstum, andererseits durch entwicklungsbedingte Veränderungen der Körperzusammensetzung. So ist z. B. die Plasmaeiweißbindung bei Neugeborenen niedriger als bei Erwachsenen, so daß für gleiche Wirkspiegel niedrigere Initialdosen erforderlich sind. Dies gilt z. B. für Salicylate, Phenytoin, Diazepam, u.v.a.

Metabolisierung und Ausscheidung

Die für die Therapie wichtigsten pharmakokinetischen Bedingungen sind hier die Metabolisierung in der Leber und die Ausscheidung über die Niere. Die hepatische Elimination bei Neugeborenen ist stark verzögert (mangelnde Reife der Enzymsysteme); v.a. sind oxidative Prozesse (z. B. bei Barbituraten) und Glukuronidierung (z. B. bei Chloramphenicol → Grey-Syndrom) betroffen. Auch die renale Ausscheidung bei Neugeborenen ist noch nicht voll entwickelt. Während der ersten drei Monate ist die glomeruläre Filtrationsrate eingeschränkt, die Ausscheidung von glomerulär filtrierten Pharmaka wie Digoxin und Aminoglykosiden verlängert. Die tubuläre Sekretion ist während des ersten Jahres noch eingeschränkt → langsamere Ausscheidung von z. B. Penicillinderivaten.

Medikamente, die bei Kindern nicht gegeben werden sollten, sind Sulfonamide (Kernikterus), Tetracycline (Einlagerung in Knochen und Zähne), Aminoglykoside (ototoxisch), Co-trimoxazol (Folsäurereduktasehemmung), Phenacetin (MetHb-Bildung), Salicylate und Morphine (Atemdepression, Reye-Syndrom bei ASS).

Dosierungsrichtlinien

Die exakte Dosierung ist ein wesentliches pädiatrisches Problem. Für die einzelnen Altersstufen existieren eine Reihe von Dosierungsregeln, meist anhand von Lebensalter, Körpergewicht oder Körperoberfläche. Die Dosierung nach dem Körpergewicht ist eher für intrazellulär verteilte, nach der Körperoberfläche eher für extrazellulär verteilte Pharmaka geeignet.

> **Merke!**
>
> Gewichtsregel: Dosis Kind = Dosis Erw. × Gewicht Kind (kg)/65
> Oberflächenregel: Dosis Kind = Dosis Erw. × Körperoberfläche Kind/1,73

24.2 Besonderheiten der Pharmakotherapie im höheren Lebensalter

Die Besonderheiten der Therapie resultieren aus altersbedingten Organveränderungen und im höheren Alter häufiger auftretenden Erkrankungen.

Pharmakokinetik und Pharmakodynamik

Die Resorption von Pharmaka ist im Alter nicht verändert (passive Diffusion). Problematischer sind jedoch die Veränderung der Verteilung und der Elimination. Im Alter ist der Extrazellulärraum verkleinert. Medikamente, die in der Leber über oxidative Prozesse abgebaut werden, werden im Alter langsamer verstoffwechselt, nicht aber solche, die konjugiert werden. Ebenso ist die renale Eliminationsfähigkeit (GFR ↓, tubuläre Sekretion ↓) eingeschränkt → Kumulationsneigung von z.B. Digoxin, Aminoglykoside.

> **Merke !**
>
> Zur Digitalisierung bei eingeschränkter Nierenfunktion ist Digitoxin indiziert, da es in der Leber abgebaut wird.

Bei Urämie oder niedriger Albuminkonzentration kann die Plasmaeiweißbindung von Medikamenten herabgesetzt sein → Wirkungsverstärkung!

Die Verordnung lang erprobter Medikamente und eine engmaschige Überwachung des Patienten sind Grundlagen einer risikoarmen Therapie im Alter. Die Therapie sollte mit der niedrigsten wirksamen Dosis beginnen.

> **Merke !**
>
> Die mittlere Erwachsenendosis wird bei Patienten über 65 Jahre um 20 %, über 70 Jahre um 30 % und über 85 Jahre um 40 % reduziert.

25 Pharmakotherapie in Schwangerschaft und Stillperiode

25.1 Schwangerschaft

In Abhängigkeit vom Zeitpunkt der Embryonalentwicklung können Arzneimittel Tod, Mißbildungen, Retardierung der Entwicklung oder funktionelle Defekte bewirken. Bei bestehender Schwangerschaft sollte die von der FDA getroffene Einstufung von Arzneimitteln in die Risikogruppen A, B, C, D und X beachtet werden sowie die Zuordnung der Arzneimittel in der Roten Liste zu den Gruppen Gr I (kein Verdacht auf potentielle Schädigung) bis Gr 11 (Risiko kanzerogener/mutagener Wirkung).

Arzneimittel der Risikogruppe A, B, C haben ein geringes Risiko, eine Schädigung menschlicher Feten ist nicht nachgewiesen: Penicilline, Cephalosporine, Erythromycin, antipyretische Analgetika (*cave:* Mischpräparate mit Codein), Hydralazin (Mittel der Wahl bei Blutdruckkrisen), Betablocker, Antiasthmatika, Schilddrüsenhormone.

Bei *Arzneimitteln der Risikogruppe D* gibt es Hinweise für schädigende Wirkungen auf menschliche Feten; bei schweren Erkrankungen muß das Risiko jedoch hingenommen werden: Kanamycin (Schädigung des 8. Hirnnerven), Tetracycline (Einlagerung in Zahnsubstanz, Knochenwachstum verlangsamt), Chloroquin (Retinaschäden, Taubheit), orale Antidiabetika (Dysmorphien), trizyklische Antidepressiva (Schädigung der Blutzellen), Sulfonamide (Kernikterus).

Arzneimittel der Risikogruppe X bedingen ein hohes Risiko für fetale Mißbildungen, das den therapeutischen Nutzen nicht übersteigt: Zytostatika (Hirn-, Extremitätenmißbildungen), Lithium (kardiovaskuläre Mißbildungen), Cumarine (Augenschäden, Taubheit, Aborte → Umstellung auf Heparin).

25.2 Stillperiode

Die gleichen Vorbehalte wie in der Schwangerschaft gelten auch in der Stillperiode. Da meist nur sehr niedrige Arzneimittelkonzentrationen in der Milch vorliegen, resultieren nur wenige unerwünschte Wirkungen aus einer Arzneitherapie der Mutter. Trotzdem sollte die Fremdstoffbelastung soweit wie möglich reduziert sein, falls nicht im Interesse der Mutter eine Therapie dringend erforderlich ist. Mögliche Spätauswirkungen auf das Kind sind nicht auszuschließen.

Therapie chronischer Schmerzen

Manfred Piegsa

Inhalt

1 **Physiologie und Pathophysiologie** 850
1.1 Einteilung des Schmerzes nach pathogenetischen
    Mechanismen 852
1.2 Schmerzverarbeitung 855

2 **Schmerzdiagnostik** 857
2.1 Anamnese und Analyse 857
2.2 Schmerzmessung und Dokumentation 858

3 **Methoden der Schmerztherapie** 859
3.1 Medikamentöse Therapie 859
3.2 Lokalanästhesie 867
3.3 Neurochirurgische Therapie 875
3.4 Naturheilverfahren und physikalische Maßnahmen 877
3.5 Physiotherapie 878
3.6 Psychologische Therapieformen 881

4 **Besondere chronische Schmerzsyndrome** 883
4.1 Malignomschmerz 883
4.2 Schmerzen des Bewegungsapparates 883
4.3 Ausgewählte Beispiele bei Kopf- und Gesichtsschmerzen . . . 884
4.4 Stumpf- und Phantomschmerz 889
4.5 Sympathische Reflexdystrophie 889
4.6 Postherpetische Neuralgie und andere 889
4.7 Schmerz bei chronischer Ischämie 890
4.8 Psychosomatische Schmerzzustände 890

1 Physiologie und Pathophysiologie

Nahezu jeder Mensch kennt den Schmerz aus eigener Erfahrung. Er ist der häufigste Anlaß, sich in ärztliche Behandlung zu begeben. Der in der Leistungsgesellschaft vielfach geforderte Mensch ist wenig bereit, chronische Schmerzzustände zu ertragen. Darüber hinaus finden heute immer mehr seelische Konflikte Ausdruck in somatischen Schmerzäußerungen. Mehr als je zuvor muß sich deshalb der heutige Arzt mit chronisch schmerzkranken Patienten auseinandersetzen.

Biochemische Grundlagen

Schmerzen werden in den meisten Fällen durch eine periphere Gewebeschädigung ausgelöst, wobei Histamin und Serotonin aus Mastzellen, basophilen Granulozyten und Blutplättchen freigesetzt werden. Die Arachidonsäurekaskade mit der Bildung von Prostanoiden (Prostaglandinen, Prostazyklinen, Thromboxanen), Hydroperoxyfettsäuren (HPETE, Leukotrienen) und der langsam reagierenden Anaphylaxiesubstanz (SRSA) wird in Gang gesetzt. Es werden Phospholipidasen aktiviert und nicht veresterte Fettsäuren freigesetzt. Diese werden durch die membrangebundenen Fermente Lipooxygenase und Cyclooxygenase gebildet. Das längere Zeit als der eigentliche Schmerzerregungsstoff angesehene Bradykinin ist allein nur schwach wirksam. Die Prostaglandinendoperoxide Thromboxan A_2 und PGE_2 sind Aktivatoren der schmerzerregenden Wirkung von Bradykinin. In ihrer Anwesenheit steigt diese Wirkung sowohl subjektiv als auch objektiv meßbar auf das 20- bis 100fache an, während die Prostaglandine selbst keinen Schmerz auslösen. Durch Cyclooxygenasehemmer, z. B. Acetylsalicylsäure, kann die Bildung von Prostaglandinen stark reduziert oder verhindert werden. Abbildung 7.1 zeigt ein Schema der zugrundeliegenden biochemischen Abläufe.

Definition des Schmerzes

Schmerz ist ein unangenehmes Sinnes- und Gefühlserlebnis, das mit einer Gewebeschädigung verknüpft ist, aber auch ohne sie auftreten kann oder mit Begriffen einer solchen Schädigung beschrieben wird. Schmerzen, die weniger als 6 Monate bestehen, werden definitionsgemäß als akut bezeichnet. Chronische Schmerzen dauern länger als 6 Monate an.

An der Chronifizierung beteiligte Risikoprofile sind:
- früher durchgemachte Krankheitsereignisse
- starke körperliche Belastung am Arbeitsplatz
- diffuses Schmerzbild
- depressive, ängstliche Persönlichkeit
- Vermeidungsverhalten, nicht verbale Ausdrucksformen
- Durchhaltestrategien und Ignorieren

Schmerzformen

Die Qualität des Schmerzes, seine Chronizität und Intensität vermittelt Anhaltspunkte über die Ursache von Schmerzzuständen und läßt oft schon Rückschlüsse auf das Vorliegen einer artikulären, muskulären, neurogenen oder psychogenen Genese zu. Die Frage nach dem Zeitpunkt des Auftretens ermöglicht eine Differenzierung von entzündlichen Prozessen (Ruheschmerz) und mechanisch ausgelösten Schmerzzuständen (Belastungsschmerz).

Als Grundformen des Schmerzes können der Dolor localisatus (Nozizeptorenschmerz), der Dolor projectus (neuropathischer/neuralgischer Schmerz), der Dolor translatus (übertragener Schmerz), der reaktive Schmerz (sympa-

1 Physiologie und Pathophysiologie

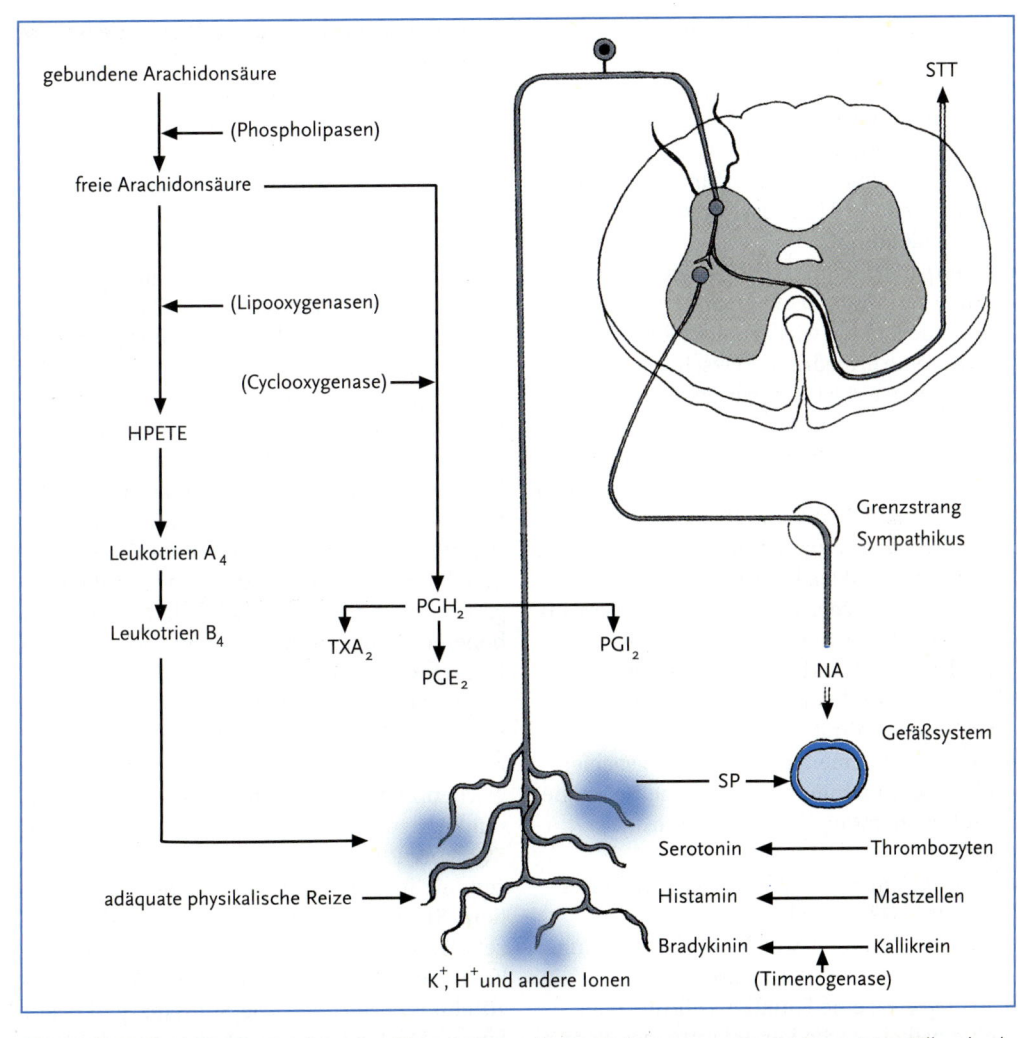

Abb. 7.1: Einfluß verschiedener Faktoren auf die Schmerzauslösung. Schmerzen werden in den meisten Fällen durch eine periphere Gewebeschädigung ausgelöst. Dies stellt einen Reiz für die Nozizeptoren dar. Die Schlüsselsubstanz peripherer Nozizeption ist hierbei das Prostaglandin E2 (PGE 2). Fehlt Prostaglandin E2 im Gewebe, so sind die Nozizeptoren kaum oder gar nicht mehr erregbar. **NA** Noradrenalin, **PG** verschiedene Prostaglandine, **SP** Substanz P, **STT** spinothalmatischer Trakt, **TX** Thromboxan, **HPETE** Hydroperoxifettsäuren. (F. Klingberg 1990)

thische Reflexdystrophie, Kausalgie), die Anaesthesia dolorosa (Deafferenzierungsschmerz) und der zentrale Schmerz unterschieden werden.

Nomenklatur des Schmerzes

- *Allodynie:* Schmerzauslösung durch Reize, die normalerweise keine Schmerzen verursachen (reduzierte Schwelle)

- *Anaesthesia dolorosa:* Schmerzwahrnehmung in einem sonst gefühllosen Gebiet
- *Analgesie:* bezeichnet das Fehlen von Schmerzempfindungen in bezug auf eine Stimulation, die normalerweise schmerzhaft ist
- *Dysästhesie:* unangenehme und abnorme Empfindung; die Allodynie ist eine schmerzhafte Dysästhesie

- *Hyperästhesie:* vermehrte Empfindlichkeit auf eine Stimulation
- *Hyperalgesie:* überschießende Schmerzempfindung (vermehrte Reizantwort). Eine Sensibilisierung von Nozizeptoren durch Prostaglandine und Unterfunktion zentralvenöser Hemmsysteme ist hierbei von Bedeutung.
- *Hyperpathie:* schmerzhaftes Syndrom, das durch verstärkte Reaktion auf einen Reiz, besonders einen wiederholten Reiz, und durch eine erniedrigte Reizschwelle charakterisiert ist (erniedrigte Schwelle, gesteigerte Reaktion)
- *Hypalgesie:* vermindertes Schmerzempfinden auf einen normalerweise schmerzhaften Reiz (erhöhte Reizschwelle)
- *Kausalgie:* Hyperpathie mit brennendem Schmerzcharakter, besonders häufig als Folge neuritischer Prozesse nach Verletzungen peripherer Nerven (besonders N. medianus), oft verbunden mit vasomotorischen Fehlfunktionen und späteren trophischen Veränderungen
- *Neuralgie:* Schmerz im Versorgungsgebiet eines oder mehrerer Nerven; eine Neuralgie muß nicht zwangsläufig anfallsartig auftreten
- *Neuritis:* Entzündung eines oder mehrerer Nerven; dieser Ausdruck sollte nur gebraucht werden, wenn sich Entzündungsparameter nachweisen lassen
- *Neuropathie:* eine Funktionsstörung oder eine pathologische Veränderung des Nerven
- *Parästhesie:* eine von der Norm abweichende Empfindung, entweder spontan auftretend oder provoziert

1.1
Einteilung des Schmerzes nach pathogenetischen Mechanismen

Nozizeptorenschmerz

Als Nozizeptorenschmerzen (Dolor localisatus) bezeichnet man alle Schmerzen, die durch eine schädliche Einwirkung (physikalisch, chemisch, entzündlich) in der *Körperperipherie* entstehen, und die nach Erregung von Schmerzrezeptoren über afferente Schmerzbahnen zum Gehirn geleitet werden. Das Nervensystem ist dabei nicht selbst involviert. Die Schmerzen entstehen meistens durch Erregung spezialisierter Rezeptoren (siehe Abb. 7.2). Bei den sogenannten Nozizeptoren handelt es sich um nervöse Schadensmelder, die anatomisch den Endaufzweigungen einer sensorischen Nervenfaser zuzuordnen sind. Solche funktionell identifizierbaren Nozizeptoren gibt es praktisch in allen Organen in großer Zahl, z. B. dienen etwa 50 Prozent der sensiblen Fasern eines Hautnerven der Schmerzleitung. Ihre Sensibilisierung kann durch chemische, mechanische und thermische Erregung geschehen. Diese Vorgänge (z. B. bei Entzündungen) gehen einher mit der Freisetzung von körpereigenen Substanzen wie Serotonin, Bradykinin und Prostaglandin, Interleukin-I oder Säurekationen, Kalium, Histamin. Sie können in allen Organen Nozizeptoren sensibilisieren oder, bei höherer Konzentration, direkt erregen; die Reizschwelle der Nozizeptoren sinkt. Bei entzündlichen Veränderungen kann es darüber hinaus zur Rekrutierung von nozizeptiven afferenten Neuronen kommen, die unter physiologischen Bedingungen stumm sind. Nozizeptoren können Neuropetide wie zum Beispiel die Substanz P (englisch: pain = Schmerz) freisetzen, die in der Peripherie zu einer Vasodilatation, Steigerung der Gefäßpermeabilität und zellulären Reaktionen führen. Diese neurosekretorische Reaktion wird als neurogene Entzündung bezeichnet. Die Substanz P aktiviert ferner Mastzellen, fördert die Ausschüttung von Serotonin aus Thrombozyten und verursacht eine Plasmaextravasation, das neurogene Ödem. Aus diesen Zusammenhängen ergeben sich verschiedene Einsatzmöglichkeiten.

Merke!

Zu den Schmerzmediatoren gehören Substanz P, Prostaglandine, Bradykinine, Säurekationen, Kalium, Serotonin, Histamin, Acetylcholin, aber *nicht* Kalzium.

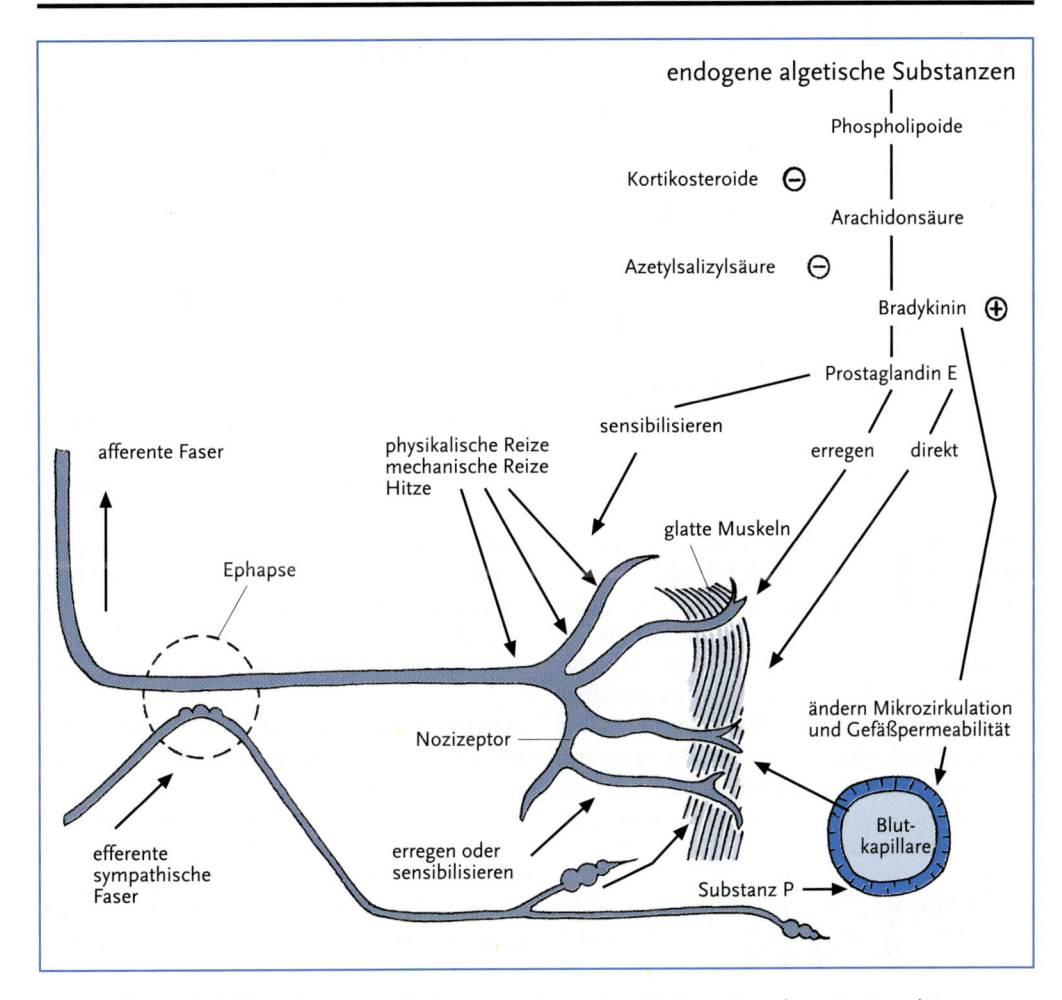

Abb. 7.2: Schematische Darstellung eines Nozizeptors und seiner unmittelbaren Umgebung (E. Conradi 1990, modifiziert nach Zimmermann 1987).

Therapieebenen und Wirkmechanismen analgetisch wirksamer Substanzen

- Dämpfung der Nozizeption im peripheren Bereich (antipyretische Analgetika, Lokalanästhetika, Morphin) und zentrale antinozizeptive Wirkung der antipyretischen Analgetika
- Dämpfung des afferenten Impulsstromes im Bereich der peripheren Nerven (Lokalanästhetika)
- Dämpfung der nozizeptiven Impulsübertragung im Hinterhorn des Rückenmarks und dessen Nähe (Lokalanästhetika, Opioide, Clonidin)
- Aktivierung zentraler, auf die nozizeptive Erregungsübertragung hemmend wirkender Neuronen (Opioide, antipyretische Analgetika)

Neuropathischer Schmerz, Neuralgie (Dolor projectus)

Sensible Nervenfasern sind spezialisiert zur Weiterleitung von Erregungen und werden durch natürliche Reize kaum erregt. Nach einer langandauernden mechanischen Irritation eines Nervs, etwa bei Einklemmungsneuropathien (Karpaltunnelsyndrom, Bandscheibenvorfall) verändern sich jedoch die Membraneigenschaften der Nervenfasern. Somit kann es zu einer chronischen Entladung kommen, die früher unterschwellig blieb und nicht nur am spezialisierten Endorgan, sondern im Nervenstamm, etwa durch mechanischen Druck, ausgelöst wird. Charakteristischerweise treten die Schmerzen dabei im peripheren Innervationsgebiet (projizierter Schmerz) der betroffenen Nerven auf und bleiben auf das Versorgungsgebiet der Leitungsstruktur beschränkt (Beispiel Trigeminusneuralgie). Je stärker das Ausmaß der Schädigung der nervalen Struktur ist, um so eher sind neurologische Ausfälle im Sinne von nachweisbaren Sensibilitätsstörungen damit verbunden. Als Ursachen für neuropathische oder neuralgische Schmerzen kommen neben den schon erwähnten mechanischen Mechanismen auch toxische, metabolische und entzündliche Prozesse in Betracht. Weitere Beispiele eines neuropathischen Schmerzes sind die Schädigung des peripheren Nerven (z.B. Neurom, Polyneuropathie), des Spinalganglion (z.B. Wurzelkompression, postherpetische Neuralgie), des Rückenmarks (z.B. Tabes dorsalis, Syringomyelie) und die zentrale Schädigung (Schmerzen nach apoplektischem Insult).

> **Merke!**
>
> Der neuropathische Schmerz spricht wesentlich geringer auf Analgetika an als der Nozizeptorenschmerz. Es werden membranstabilisierende Medikamente (Antikonvulsiva), Antidepressiva und Kortikosteroide eingesetzt.

Übertragener Schmerz (Dolor translatus)

Der übertragene Schmerz (Dolor translatus) ist dadurch gekennzeichnet, daß der Schmerz an einer vom Entstehungsort entfernten Stelle wahrgenommen wird. Verantwortlich hierfür sind die viszerosensiblen Afferenzen und Afferenzen aus tieferen Gewebeschichten, die sich auf dieselben Neuronen im Hinterhorn des Rückenmarks projizieren wie sensible Afferenzen aus dem Integument. Man spricht von Head-Zonen, bestimmte Hautareale werden bestimmten inneren Organen zugeordnet. Häufig entsteht in den betroffenen Hautbezirken eine leichte Dysästhesie bei Berührung. Darüber hinaus findet man in den Zonen meist Störungen der Durchblutung und Schweißsekretion sowie eine veränderte Konsistenz des subkutanen Gewebes.

Reaktiver Schmerz (sympathische Reflexdystrophie, Kausalgie)

Der reaktive Schmerz (sympathische Reflexdystrophie, Kausalgie) ist ein dumpfer, quälender, schlecht lokalisierbarer Schmerz, für dessen Regelkreis der Sympathikus verantwortlich ist. Er wird von vegetativen Störungen (Durchblutungsstörungen, Schweißsekretionsstörungen, trophischen Störungen der Haut und des Skeletts) begleitet.

Schmerz bei Fehlregulation

Nozizeptoren können auch durch Fehlregulation umgebender Gewebe erregt werden. Motorische und vegetative Reflexe auf Schmerzreize sind meistens gegenregulatorischen Reaktionen (negative Rückkopplung) ausgesetzt, die die Beseitigung der Störung zum Ziel haben. Diese Reflexe können auch erregend auf Rezeptoren zurückwirken. Dadurch kann es zum Aufschaukeln eines Dauerschmerzes im Sinne eines Circulus vitiosus kommen. Beispielsweise können vaskuläre Störungen und abnorme Muskelkontraktionen zu Kopfschmerzformen und Rückenschmerzen führen oder pathophysiologische Wirkungen des Sympathikus einen Morbus Sudeck bedingen. Für die positive Rückkopplung über sympathische Efferenzen gibt es mehrere Wirkungsmechanismen:
- Vasokonstriktion gefolgt von lokaler Ischämie
- Vasodilatation und Erhöhung der Kapillarfiltration verändert das physiologisch-chemische Milieu der Nozizeptoren
- Kontraktion der die Nozizeptoren begleitenden glatten Muskeln
- direktes elektrisches Überspringen efferenter Sympathikusaktivität auf benachbart liegende nozizeptive Afferenzen

über pathophysiologisch entstandene Synapsen
- erregende Beeinflussung der Rezeptoren durch die Neurotransmitter des Sympathikus

Zentraler Schmerz

Ursache ist eine Unterbrechung der zentralen Schmerzbahnen und schmerzverarbeitenden Strukturen. Ein zentral ausgelöster Schmerz ist beispielsweise der Thalamusschmerz. Durch Störungen im Bereich des zentralen Nervensystems werden unilaterale diffuse Schmerzen in die entsprechende Peripherie projiziert. Zu den zentralen Schmerzen zählen: Prozesse im Bereich des Rückenmarks, Prozesse im Bereich des Hirnstamms, Thalamusläsionen, Schmerzen bei multipler Sklerose, epileptischer Schmerz, Trigeminusneuralgie, Phantomschmerz. Weitere Läsionen können das Hinterhorn des Rückenmarks und den Tractus spinothalamicus betreffen. Ursachen sind Traumen, Durchblutungsstörungen, raumfordernde Prozesse oder Entzündungen. Zentrale Schmerzen sind therapeutisch schwierig zu beeinflussen, die etablierten Analgetika sind in der Regel wirkungslos. Es werden Opioide, Antidepressiva, Neuroleptika, Antikonvulsiva oder psychologische Verfahren angewendet.

Deafferentierungsschmerz (Anaesthesia dolorosa)

Ursache ist eine Enthemmung im Hinterhorn lokalisierter schmerzvermittelnder Neurone durch Ausfall jeglicher Impulse und Informationen aus der Peripherie (Durchtrennung des afferenten Nervensystems). Eine abnorme Erregung von Nervenzellen beispielsweise im Rückenmark nach Verlust der sensorischen Zuflüsse (z. B. Phantomschmerz nach Wurzelausriß) kann Ausgangsort für quälende Dauerschmerzen sein. Häufig werden diese Schmerzen paradoxerweise von einem Ausfall der Oberflächensensibilität im betroffenen Hautareal begleitet (charakteristisches Beispiel ist die Anaesthesia dolorosa nach Exhairese des N. trigeminus). Wie beim zentralen Schmerz ist der Deafferentierungsschmerz schwierig zu beeinflussen. Neben Verfahren der Nervenstimulation werden Medikamente wie Antidepressiva, Neuroleptika und Antikonvulsiva gegeben.

1.2 Schmerzverarbeitung

Nach der in den meisten Fällen peripheren Gewebsschädigung geben die Nozizeptoren ihre Reize an zwei Gruppen von schmerzleitenden Nervenfasern weiter: die A-δ-Fasern (Leitungsgeschwindigkeit ca. 15 m/s) und die nicht myelinisierten C-Fasern (1 m/s). Sie lassen sich unterschiedlichen Schmerzqualitäten zuordnen: scharfer, stechender, gut lokalisierbarer Schmerz (A-δ) bzw. dumpfer, brennender, schlecht lokalisierbarer Schmerz (C-Faser).

1.2.1 Schmerzleitung im Rückenmark

Die Schmerzleitung wird durch afferente Fasern des peripheren Nervensystems durch die Hinterwurzel in die Hinterhörner des zentralen Nervensystems geleitet in Richtung ZNS. Afferente Reize bewirken auf segmentaler Rückenmarksebene nicht nur erregende Vorgänge, sondern auch eine Schmerzhemmung. Diese wird durch Rückenmarksneurone bewirkt. Als inhibitorische Transmitter dienen endogene Opioide, GABA (Gammaaminobuttersäure) und Glyzin. Nach Umschaltung auf das zweite Neuron im Hinterhorn kreuzen Schmerzreize in der Commissura anterior zur Gegenseite hinüber. Übertragen werden die Impulse auf Neuronen des Tractus spinothalamicus (Vorderseitenstrang), die das Stammhirn erregen (vegetative Reaktionen).

1.2.2 Schmerzverarbeitung im Hirnstamm und Kortex

Schmerzreize gelangen über den Tractus spinothalamicus in den Nucleus ventralis posterolateralis des Thalamus. Vom Thalamus führt das dritte Neuron zum sensorischen Kortex in der Postzentralwindung des parietalen Lappens. Über Synapsen in der Substantia gelatinosa werden motorische Reaktionen wie Fluchtbewegungen ausgelöst (Beugereflexe auf der Schädigungsseite und Streckreflexe auf der Gegenseite). Der Thalamus, im Zwischenhirn gelegen, ist als eine Art Verteilerstation anzusehen, der die Schmerzinformation zum Endhirn, Hypothalamus und zur Hypophyse steuert. Im limbischen System wird das Schmerzerlebnis emotional modifiziert, während die Großhirnrinde das bewußte Erkennen und die Lokalisation von Schmerzen übernimmt sowie deren Beseitigung durch zielgerichtete Handlungen bewirkt. Die genannten Synapsenbereiche sind wichtige Angriffspunkte für Schmerzmittel.

1.2.3
Absteigende endogene Schmerzhemmsysteme

Die Gate-control-Theorie des Schmerzes postuliert absteigende endogene Schmerzhemmsysteme, die über den Hirnstamm auf das Rückenmarksniveau einwirken und afferente nozizeptive Erregung hemmend modulieren können. Übertragersubstanzen dieser Systeme sind Enkephalin, Serotonin und Noradrenalin.

2 Schmerzdiagnostik

2.1 Anamnese und Analyse

Schmerz ist ein unangenehmes Sinnes- und Gefühlserlebnis, das mit aktueller und potentieller Gewebeschädigung verknüpft ist oder mit Begriffen einer solchen Schädigung beschrieben wird (Definition der Internationalen Gesellschaft zum Studium des Schmerzes). Bei der Erörterung von Fragen der Schmerzintensität ist davon auszugehen, daß die Empfindlichkeit verschiedener Menschen gegenüber Schmerzen erhebliche individuelle Unterschiede aufweist. Klinisch bedeutsam sind auch die Tagesschwankungen der Schmerzintensität. Bei den meisten Schmerzzuständen verschlimmert sich das Leiden abends und nachts. Dem entspricht, daß die Schmerzschwelle bei Gesunden gegen Abend absinkt und frühmorgens am höchsten ist.

Akuter und chronischer Schmerz

Wichtig bei behandlungsbedürftigen Schmerzen ist die Dimension der *Zeit*, denn akute und chronische Schmerzzustände unterscheiden sich in Ätiologie, Pathogenese, Symptomatik und Therapie. Akutschmerz ist eher mit Zeichen der Angst verknüpft. Bei anhaltenden Schmerzzuständen entwickelt sich eher eine mißmutig-depressive Verstimmung, erhöhte Reizbarkeit und Einengung von Erlebnisfähigkeit und Interessen. Der vom ZNS ausgehende Schmerz ist oft besonders quälend. Wichtig für die Diagnostik sind Lokalisation und Ausbreitung der Schmerzsyndrome.

Psychogene Komponenten

Auch bei psychogen und endogen Depressiven ist Schmerz ein häufig auftretendes Phänomen, wobei sich die Beschreibung nicht vom körperlich begründbaren Schmerz unterscheidet. Während Schmerz im Rahmen endogener Psychosen heute als „real" akzeptiert wird, werden psychogene Schmerzerlebnisse noch manchmal als weniger „echt" betrachtet. Die Anamnese und Analyse bei Schmerzen bedarf daher immer einer speziellen Befunderhebung, die neben der körperlichen auch die seelische und soziale Komponente der Schmerzgenese umfassen muß. Grundlage der klinischen Schmerzanalyse ist neben der Durchführung einer standardisierten körperlichen Untersuchung die sorgfältige Anamneseerhebung.

Spezielle Befunderhebung. Das aktuelle Ereignis sollte als Phänomen und befreit von vereinfachten Termini erfaßt werden (z. B. „Ich leide an Hexenschuß, Ischias, Nierenkolik" etc.); dabei sind die körperliche und psychische Haltung des zu Explorierenden zu bewerten.

Spezielle Fragen zur Schmerzanalyse.
- Lokalisation: z. B. radikuläre Schmerzen mit Zuordnung zu einem Dermatom, pseudoradikuläre Schmerzen ohne Zuordnung. (Wichtig ist auch zu fragen „Wo ist der Schmerz nicht?")
- Entwicklung und Verlauf (akut, subakut, chronisch, episodisch, phasisch, rhythmisch, tags und nachts?)
- Charakter des Schmerzes (anfallsartig, kolikartig, tic-artig, lanzinierend [= blitzartig], gleichmäßig anhaltend, an- und abschwellend)
- Wechsel des Schmerzcharakters (eine Änderung des Charakters kündigt nicht selten eine lebensbedrohliche Komplikation an; beispielsweise peritoneale Reaktion bei Perforation eines Ulkus)

- **Bedingungen der Auslösung, Verschlimmerung und Besserung** des Schmerzes (Wetterlage bei Migräne, Jahreszeit bei Ulkus, körperliche und seelische Belastung bei Spannungskopfschmerz)
- **Begleitphänomene** (wie geweblicher Art am Schmerzort, vegetativ-somatisch, Druckpunkte, Sensibilität, Motorik, EMG, Nervenleitgeschwindigkeit)

2.2
Schmerzmessung und Dokumentation

Aufgrund der individuellen Reaktion auf schmerzhafte Stimuli ist die Messung von Schmerzen schwierig. Bei der Auswahl einer Methode muß man die Art der Messung, die Einfachheit der Anwendung, die Patientenpopulation mit ihren speziellen Charakteristika und die Validität und Reliabilität des spezifischen Meßinstrumentes berücksichtigen.

2.2.1
Methoden der Schmerzmessung

Grundsätzlich wird in der Schmerzmessung (Algesimetrie) zwischen experimentellen und klinischen Methoden unterschieden. Bei der experimentellen Schmerzmessung werden Stimuli unterschiedlicher Modalitäten (z. B. elektrische, thermische, mechanische Stimulation) angewandt, und es wird geprüft, wie das Verhalten der Untersuchungspersonen auf eine definierte Reizapplikation erfolgt (z. B. zur Feststellung des Wirkungsgrades von analgetisch wirkenden pharmakologischen Substanzen). Bei der klinischen Schmerzmessung wird versucht, Schmerz, Schmerzwahrnehmung und Schmerzerfahrung quantitativ und qualitativ zu erfassen. Hierzu zählen biologische Verfahren wie Elektromyographie (EMG), evozierte Potentiale, Endorphinbestimmung in Blut oder Liquor, Thermographie, Blutfluß- oder Blutvolumenregistrierung, perkutane Neurographie und Reflexalgesimetrie.

Verbalbeschreibende Skalen

Sie sind leicht anzuwenden und auszuwerten; die Schmerzintensitäten werden mit Hilfe von drei bis fünf numerisch abgestuften Wörtern (keine, gering, mäßig, stark, unerträglich) gemessen. Der Grad der Schmerzlinderung kann angegeben werden, indem man Kategorien wie keine Linderung bis komplette Linderung benutzt.

Visuelle Analogskala (VAS)

Sie kann für die Messung einer Vielzahl von verschiedenen subjektiven Symptomen benutzt werden, am häufigsten wird sie eingesetzt, um die Schmerzintensität zu messen. Die VAS besteht aus einer 10cm langen Linie mit verbalen Endpunkten. Wie die verbalbeschreibenden Skalen ist auch die VAS sehr leicht anzuwenden und auszuwerten.

Numerische Bewertungsskala

Sie reicht von 0 bis 100 oder von 0 bis 10 und kann zur Überprüfung der Schmerzintensität eingesetzt werden.

McGill-Schmerzfragebogen

Er basiert auf 20 Wörterlisten, die sensorische, affektive und wertende Dimensionen des Schmerzes darstellen. Der Patient wählt aus jeder Liste ein Wort aus, welches seine Schmerzen repräsentiert. Die Wörter in den Gruppen beinhalten eine Beschreibung von geringsten bis zu stärksten Schmerzen.

Weitere Verfahren

Sie basieren auf einer Aufzeichnung und Dokumentation von körperlichen Aktivitäten, Medikamentenbedarf, Schmerzintensität wie beispielsweise in Form eines Tagebuches von Fordyce beschrieben. Die Universität Alabama, Birmingham (UAB), entwickelte eine *Schmerzverhaltensskala (UAB-Index)*, die eine objektive Beurteilung der Schmerzverhaltensweisen ermöglicht: verbale Beschwerden, nonverbale Beschwerden, die Zeit (die liegend verbracht wird), schmerzbedingtes Grimassieren, Stehen, Körperhaltung, Bewegung, Körpersprache, Benutzung von Hilfsmitteln, die Form der Bewegungsabläufe und die Medikation.

3 Methoden der Schmerztherapie

3.1 Medikamentöse Therapie

Siehe auch Klinische Pharmakologie, Kapitel 18.

Allgemeines

Ein entscheidender Unterschied zwischen der medikamentösen Schmerztherapie und der Pharmakotherapie anderer Erkrankungen besteht darin, daß die medikamentöse Schmerztherapie mit Analgetika im engeren Sinne immer nur eine „symptomatische Therapie" darstellt. Eine diagnostische Klärung der Ursache ist daher stets erforderlich. Erst wenn kausale Behandlung der schmerzverursachenden Erkrankung nicht möglich ist, ist eine symptomatische Therapie berechtigt. Die Auswahl des Analgetikums richtet sich hierbei nicht ausschließlich nach der „Stärke" des Schmerzes, sondern nach dessen Ursache. Andererseits ist die Therapiedauer aus Gründen der Einschränkung von Nebenwirkungen eine wichtige Einflußgröße. Vielfach wird durch eine an der Schmerzursache orientierte Therapie und die Verordnung von Spasmolytika, Muskelrelaxanzien, Lokalanästhetika oder antianginösen Präparaten eine raschere und effektivere Schmerzlinderung erreicht als durch Applikation von Analgetika. Dagegen erfordern chronische Schmerzzustände, z. B. als Begleitsymptom rheumatischer Entzündungen oder maligner Tumore, häufig eine analgetische Langzeitbehandlung (siehe Tabelle 7.1). Hierbei müssen im Interesse einer effizienten Therapie Nebenwirkungen in Kauf genommen werden. Es ist daher wichtig, daß der Arzt diese unerwünschten Effekte kennt und durch geeignete Kontrolluntersuchungen das Auftreten ernsthafter Nebenwirkungen vermeidet.

Anwendungsarten und Techniken

Die Anwendungsart eines Medikaments (oral, rektal, intravenös, intramuskulär, subkutan, epidural, intrathekal) entscheidet häufig über den Erfolg einer adäquaten Schmerztherapie.

TTS (transdermales therapeutisches System). Es gibt die Möglichkeit, bei Tumorschmerzen Schmerzmittel transdermal mit Hilfe eines Pflasters (TTS = transdermales therapeutisches System) zuzuführen. Der Vorteil liegt hierbei in der Umgehung des Verdauungstraktes sowie einer Wirkdauer von ca. 72 Stunden, verbunden mit einer bedingt durch die großen Intervalle verbesserten Compliance.

	akute Schmerzen	chronische Schmerzen
Ziel	Schmerzlinderung	Schmerzverhinderung
rascher Wirkungseintritt	wichtig	selten erforderlich
Applikation	parenteral	oral
Sedierung	häufig erwünscht	überwiegend unerwünscht
Dosis	zumeist Standard	individuell
Gabe	bei Bedarf	nach Zeitplan
Zusatztherapie	selten erforderlich	häufig erforderlich

Tab. 7.1: Grundlagen der Therapie akuter und chronischer Schmerzen

Intranasale Analgesie. Als absolutes Novum im Bereich der Zufuhr von Schmerzmitteln gilt die Nasenschleimhaut als Aufnahmeweg von Opioiden, welche in Form von Sprays mit Hilfe von mikroprozessorgesteuerten Geräten verabreicht werden (PCINA = patient controlled intranasal analgesia).

Kombinierte Spinal-Epidural-Anästhesie. Eine Zwischenform von periduraler und intrathekaler Anästhesie stellt die sogenannte CSE (combined spinal-epidural anaesthesia) dar, welche den schnellen Wirkungseintritt der Spinal- mit der langanhaltenden Schmerzbekämpfung via Periduralanästhesie vereint. Indikationsgebiete für Kathetertechniken stellen große oder langwierige Operationen in Kombination mit Vollnarkose, die Versorgung von Patienten mit Rippenserienfrakturen oder einer sehr schmerzhaften Pankreatitis, peripheren Durchblutungsstörungen im Rahmen eines gesteigerten Sympathikotonus und viele sonstige Erkrankungen dar. Plexus-brachialis-Regionalanästhesien mit Schmerzausschaltung des Armnervengeflechtes finden Anwendung bei Operationen seines Versorgungsgebietes, aber auch bei Komplikationen wie dem Sudeck-Syndrom.

Kathetertechniken. Die Injektion von Medikamenten in die Nähe des Rückenmarks ist durch Spinal- (direkt in den Liquorraum) oder Periduralpunktionen (vor die harte Rückenmarkshaut) möglich. Die Anwendung erfolgt mittels „single shot-" (Einmalgabe), besser jedoch mittels „Kathetertechniken", welche bei längerer Liegedauer unter die Haut verpflanzt und mittels einer Pumpe gespeist werden. Die verabreichten Medikamente wirken an Rezeptoren in den Hinterhörnern des Rückenmarks und höher geordneter Strukturen. Hierzu sind nur relativ niedrige Dosierungen erforderlich, so daß systemische Nebenwirkungen gering bleiben. In der Geburtshilfe werden häufig rückenmarksnahe Regionalanästhesieformen bei spontanen Kindesentwicklungen, aber auch zur Sectio caesarea angewendet.

PCA (Patient controlled analgesia). Neue Möglichkeiten bieten bei der postoperativen Schmerztherapie mikroprozessorgesteuerte Spritzenpumpen, welche kontinuierlich eine Basisrate und auf Anforderung des Patienten eine zuvor vom Arzt definierte Wirkstoffmenge pro Zeiteinheit freisetzen (PCA = patient controlled analgesia). Die PCA kann als rückenmarksnahe Kathetertechnik oder als intravenöse Analgesie durchgeführt werden.

3.1.2 Therapieprinzipien

Bei der medikamentösen Einstellung von chronischen Schmerzen können folgende Behandlungsprinzipien von Bedeutung sein:
- adäquate und individuelle Dosisfindung in bezug auf die Ursache
- ausreichende Dosierung (im Einzelfall können extrem hohe Dosierungen notwendig werden)
- regelmäßige Verordnung
- Bevorzugung einer oralen Medikation
- konsequente Behandlung von Nebenwirkungen und Komplikationen
- gezielter Einsatz von Koanalgetika
- Behandlung einer Schlafstörung
- sorgfältige Überprüfung des Therapieeffektes

> **Merke !**
>
> Langwirkende Opioidanalgetika (z. B. Morphin) werden nach einem festen Zeitschema verabreicht.

Dreistufiges Schema der WHO

Dieses Schema (siehe Tabelle 7.2) wurde 1986 zur Orientierung in der Schmerztherapie von Tumorpatienten entwickelt. In der Stufe I kommen Nichtopioidanalgetika wie Paracetamol, Acetylsalicylsäure und andere zum Einsatz. Stellt sich kein ausreichender Erfolg in der Schmerztherapie ein, wird in Stufe II eine Kombination von Nichtopioidanalgetika mit schwach wirksamen Opioiden wie Tramadol oder retardiertes Dehydrocodein angewandt. Bei anhaltenden Schmerzen erfolgt in Stufe III die Gabe von Nichtopioidanalgetika mit stark

1. Stufe	Nichtopioidanalgetika (Acetylsalicylsäure, Paracetamol, nichtstereoidale Antiphlogistika)
2. Stufe	schwache Opioidanalgetika (Tilidin, Naloxon, Tramadol) plus Nichtopioidanalgetika plus Zusatzmedikation
3. Stufe	starke Opioidanalgetika (Morphium, Buprenorphin) plus Nichtopioidanalgetika plus Zusatzmedikation (z. B. Antidepressiva)
(Das Stufenschema der WHO hat seine Gültigkeit für chronische Schmerzen maligner und nichtmaligner Genese mit Ausnahme von chronischen Kopfschmerzen)	

Tab. 7.2: Dreistufiges Schema der WHO zur Schmerztherapie

wirksamen Opioiden. Würde der Stufenplan der WHO konsequent befolgt werden, so könnte für 90 % der Karzinompatienten Schmerzfreiheit erreicht werden. Schmerzen sind nicht immer auf das Karzinom selbst zurückzuführen, der Patient benötigt auch eine intensive psychologische Betreuung. Die medikamentöse Behandlung sollte so gestaltet werden, daß der Patient durch seinen Schmerz nicht ständig an den Tumor erinnert wird. Nur mit einer prophylaktischen Medikation erzielt man hinsichtlich der Toleranzentwicklung und Dosissteigerung die günstigsten Ergebnisse. Es existieren verschiedene Stufenschemata zur Krebsschmerztherapie, die sich in Wirkstoff, Zeitschema, Dosis und Applikationsform (z. B. oral, parenteral, peridural, intrathekal) unterscheiden und durch die individuelle Indikation bestimmt werden.

Die Zusatzmedikation besteht in der Applikation von Antidepressiva, Neuroleptika, Antiepileptika, Muskelrelaxanzien, Spasmolytika und Kortikosteroiden.

3.1.3 Analgetika

Zentral wirkende Analgetika und Opioide

In der Bundesrepublik begehen jährlich etwa 3000 Patienten Suizid, weil sie ihre Schmerzen nicht mehr ertragen können. Opioide werden

Tab. 7.3: Zentral wirkende Analgetika

Wirkstoff	äquianalgetische Wirkungsstärke (Einzeldosis) im Vergleich zu Morphin i. v.	Verhältnis der oralen zur parenteralen Wirkungsstärke	orale Standarddosis (mg)	Wirkungsdauer (h), Zirkaangaben
Buprenorphin	20	0,8	0,2–0,4	6–9
Codein	< 0,1	0,6	50–100	4–6
Dextropropoxyphen	< 0,1	0,3	150	8–12
Hydromorphon	3,5	0,4	2,5	2–3
Levomethadon	1,5*	0,5	2,5–5	6–8
Morphin	1	0,3	10	3–5
Pentazocin	0,4**	0,4	25–50	2–3
Pethidin	0,1	0,5	50	2–4
Piritramid	0,7	–	–	2–4
Tramadol	0,3**	0,8	50–100	3–5
Tilidin	0,1**	0,7	50–100	2–6

* starke Kumulation steigert die analgetische Wirkung bei repetitiver Gabe auf das 3- bis 4fache
** analgetische Wirkung klinisch oft schwächer

in den skandinavischen und angelsächsischen Ländern traditionell häufiger verschrieben als in Deutschland. Die in Tabelle 7.3 aufgeführten, heute verwendeten Opioide teilt man in die schwach wirkenden (Tramadol, Dihydrocodein, Codein, Tilidin) und die stark wirksamen Mittel ein (Morphin, Pethidin, Methadon, Buprenorphin). Eine weitere Unterscheidung besteht in natürlich vorkommenden, halbsynthetischen oder vollsynthetischen Verbindungen.

Wirkmechanismen. Die außergewöhnliche Spezifität der Wirkungen von Morphin und Substanzen mit gleichen pharmakodynamischen Eigenschaften ist verständlich geworden, nachdem es gelang, körpereigene morphinähnlich wirkende Substanzen (Opioidpeptide) zu isolieren und Rezeptoren für diese Substanzen im Organismus nachzuweisen. Opioide binden an spezifische µ-, κ- und δ-Rezeptoren. Diese sind vorwiegend im Zentralnervensystem zu finden, kommen aber auch peripher vor. Der µ-Rezeptor vermittelt hauptsächlich die analgetische, aber auch euphorisierende, atemdepressive und die parasympathomimetische Wirkung. Substanzen mit hoher intrinsischer Aktivität zu diesem Rezeptortyp weisen ein hohes Abhängigkeitspotential auf (Morphin, Fentanyl, Alfentanil und Piritramid). Schwächere Opioide dagegen zeichnen sich durch eine wesentlich geringere Affinität zum µ-Rezeptor auf. κ-Rezeptoren besitzen eine eigene analgetische Wirkung vor allem auf spinaler Ebene und sind für die sedative Wirkung verantwortlich.

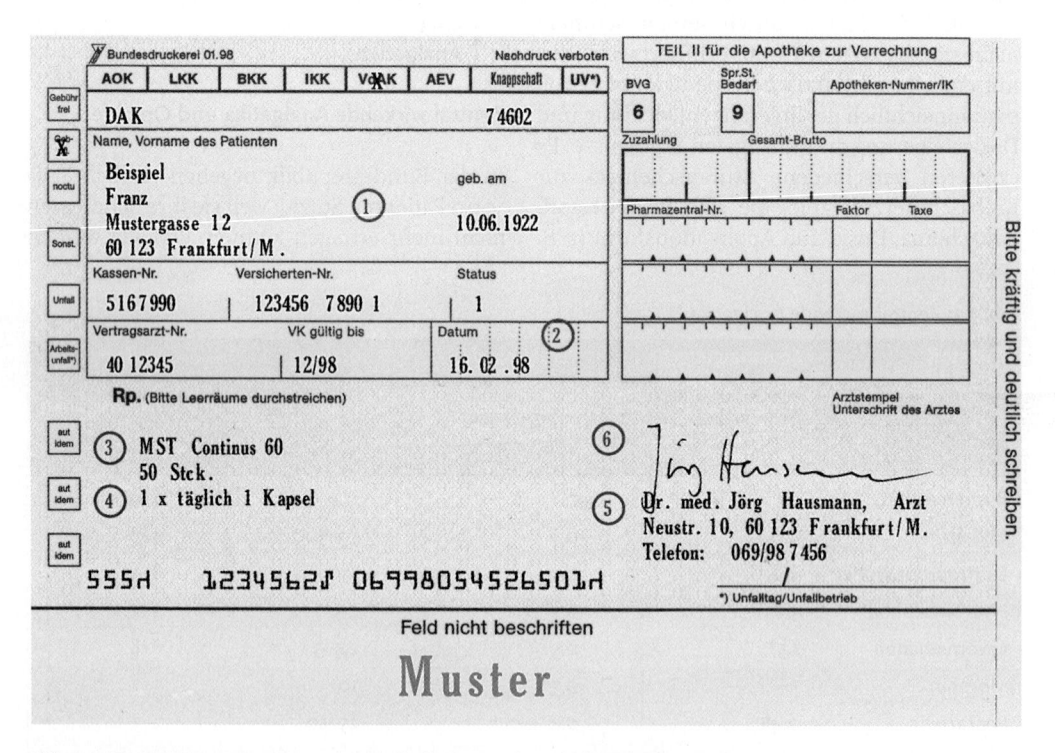

Abb. 7.3: Muster eines BtM-Rezeptes (Mundipharma GmbH, Limburg/Lahn 1998):
1. Patientenangaben
2. Ausstellungsdatum
3. Arzneimittelbezeichnung, falls dadurch nicht eindeutig bestimmt, Art und Menge des enthaltenen BtM in g oder mg, Stückzahl, Kennzeichnung bei Überschreitung von Höchstmengen durch ein „A"
4. Gebrauchsanweisung (bei gesonderter Gebrauchsanweisung für den Patienten: Vermerk „Gem. schriftl. Anw.")
5. Name, Anschrift, Telefonnummer des Arztes
6. Eigenhändige Unterschrift

Verordnung. Alle stark wirksamen Opioide unterliegen der Betäubungsmittelverschreibungsverordnung. Diese legt die Verschreibungsfähigkeit fest und nennt Höchstmengen, die innerhalb von 30 Tagen verordnet werden können. Betäubungsmittelrezepte können alle Ärzte bei der Bundesopiumstelle in Berlin anfordern (siehe Abb. 7.3). Die dreiteiligen Rezepte werden mit einer Arztkennziffer kodiert. Ein Teil ist für den Arzt bestimmt und muß drei Jahre aufbewahrt werden.

Die psychische Abhängigkeit (starkes Verlangen nach z.B. Morphin mit Persönlichkeitsänderung) ist bei therapeutischem Gebrauch meist von untergeordneter Bedeutung. Retardierte Opioide lassen die Plasmaspiegel so langsam ansteigen, daß es zu keiner wesentlichen psychotropen Wirkung kommt. Zur Therapie chronischer Schmerzen eignen sich vor allem retardierte Formen, da die Wirkdauer deutlich länger ist.

Peridurale Opiatanalgesie

Hierbei handelt es sich um eine spezifische Blockade schmerzleitender Strukturen über eine rückenmarksnahe Applikation von Opiaten. Anwendungsgebiete stellen malignombedingte Schmerzen dar, wenn andere Möglichkeiten (Medikamente, Gegenirritation) ausgeschöpft sind und die Indikation für Chordotomie und Neurolyse nicht gegeben ist. Über einen Katheter wird das Opiat (Morphin, Buprenorphin) in das entsprechende Segment der Schmerzausbreitung appliziert.

Nebenwirkungen. Häufigste Nebenwirkung einer Opiattherapie ist eine Obstipation, bedingt durch eine Tonuserhöhung der glatten Darmmuskulatur. Nahezu alle mit Opiaten behandelten Patienten benötigen eine Zusatzmedikation in Form eines Laxans (Lactulose oder Bisacodyl). Weitere Nebenwirkungen sind passagere Sedierung und Müdigkeit. Diese sind beim lipophilen Buprenorphin etwas ausgeprägter als bei den Morphin-Retardtabletten. Das Problem einer Atemdepression wird häufig überschätzt und tritt beim chronisch schmerzkranken Patienten nur selten auf. Eine antitussive Nebenwirkung gilt bei spezifischen Symptomen (beispielsweise unproduktiver Husten bei neoplastischen Veränderungen) sogar als therapeutisches Prinzip. Im Gegensatz zu den dämpfenden Wirkungen des Morphins werden auch einige Zonen des Hirns direkt stimuliert, wie z.B. die Chemorezeptoren der Triggerzone, was zu Erbrechen und Schwindel führt. Insbesondere zu Beginn der Therapie wird häufig eine verstärkte Übelkeit beobachtet (emetische Wirkung). Diese kann in Einzelfällen einen Therapieabbruch erforderlich machen. Deshalb sollte von Anfang an ein Antiemetikum verordnet werden, wie zum Beispiel Domperidon. Nach einigen Wochen kann dieses Medikament häufig abgesetzt werden. Die Gefahr einer psychischen Abhängigkeit von den Opiaten bei chronisch Schmerzkranken ist nur als gering einzustufen. Aus Furcht vor einer möglichen Sucht sollen keinem Schmerzpatienten Opiate vorenthalten werden. Eine scheinbare Toleranzentwicklung unter der Opiattherapie mit einer benötigten Dosissteigerung ist meist in Zusammenhang mit einer Progression der Grunderkrankung zu sehen. Weitere Nebenwirkungen sind durch eine Affektion der Histaminfreisetzung (Pruritus, Schwitzen, bei Asthmatikern Bronchokonstriktion), des Urogenitaltrakts (Harnverhalt), des kardiovaskulären Systems (Hypotension) und des vegetativen Nervenzentrums beziehungsweise der hypophysär-hypothalamischen Achse begründet.

> **Merke!**
> Bei Niereninsuffizienz ist eine Dosisreduktion der Morphine notwendig. Buprenorphin ist 30- bis 60mal stärker wirksam als Morphin, wird sehr lange an den Rezeptor gebunden und ist nicht mit Naloxon, sondern mit Doxapram antagonisierbar.

Nichtopioide Analgetika

Siehe auch Klinische Pharmakologie, Kapitel 18.

Am Ort der Schmerzentstehung werden zahlreiche Substanzen wie Acetylcholin, Histamin, Serotonin, Bradykinin und einige Pro-

Tab. 7.4: Wirkungsspektrum „peripher" wirksamer Analgetika

	Metamizol	Acetylsalicylsäure	Paracetamol	Diclofenac
analgetisch	+	+	+	+
antipyretisch	+	+	+	−
antiphlogistisch	+	+	−	+
spasmolytisch	+	−	−	−

staglandine freigesetzt, die zur Schmerzauslösung beitragen. Gerade diese Stoffe lassen sich durch nichtopioide Analgetika gut beeinflussen. Da sie in der Peripherie direkt wirken und abgesehen vom Paracetamol, dessen analgetische Wirkungsweise noch unbekannt ist, über die Hemmung der Cyclooxygenase den Umbau der Arachidonsäure zu den entzündungsfördernden Prostaglandinen unterbrechen, wurden sie früher als „periphere Analgetika" bezeichnet. Heute spricht man meist von den nichtsteroidalen Antirheumatika (NSA). Zu ihnen gehören Salicylsäurederivate wie die Acetylsalicylsäure (ASS) und deren Weiterentwicklungen, als auch Arylessigsäure- und Arylpropionsäurederivate (z.B. Diclofenac, Ibuprofen). Allerdings können diese Substanzen aufgrund der Prostaglandinsynthesehemmung auch Nebenwirkungen wie verstärkte Blutungsneigung oder Asthmareaktionen hervorrufen. Die nichtopioidartigen Analgetika besitzen neben einem analgetischen Effekt auch eine antipyretische Wirkung.

Man unterscheidet zwei Substanzgruppen: antipyretische Analgetika vom Säuretyp und nichtsaure Analgetika. Wichtigste Vertreter der ersten Gruppe sind die Acetylsalicysäure und die große Gruppe nichtsteroidaler Antiphlogistika (NSA). Diese Substanzen wirken durch Hemmung bestimmter Enzyme im Arachidonsäure- bzw. Prostaglandinsstoffwechsel. Chemisch handelt es sich um schwache organische Säuren. Hierdurch bedingt reichern sie sich vor allem in Zellen an, die von einem sauren Milieu umgeben sind wie z.B. in entzündeten Geweben.

Nichtsaure antipyretische Analgetika: Als wichtige Vertreter neben den Anilinderivaten deren Präparat das Paracetamol darstellt, gehören auch die Pyrazolderivate zu dieser Gruppe. Analgetika mit antipyretischer Eigenschaft besitzen neben einer peripheren Wirkung auch zentrale analgetische Mechanismen (siehe Tabelle 7.4).

Tabelle 7.5 zeigt Dosierungsrichtlinien der nichtopioiden Analgetika.

Tab. 7.5: Dosierungsrichtlinien der nichtopioiden Analgetika (beim Erwachsenen)

Analgetikum	Applikation	Dosis (mg)	Zeitabstand (h)	Maximaldosis (mg/Tag)
Acetylsalicylsäure	oral/i.v.	500–1000	4–6	5000
Diclofenac	oral/i.m./rektal	50–200	8–12	150
Ibuprofen	oral/rektal	400–1200	4–6	2400
Indometacin	oral/rektal	25–50	8–12	200
Metamizol	oral/rektal/i.v./i.m.	500–2000	4–6	6000
Naproxen	oral/rektal	250–500	8–12	1000
Paracetamol	oral/rektal	500–1000	6–8	4000
Piroxicam	oral/rektal/i.m.	10–20	8–12	40*

* Halbwertszeit ca. 40 Std., Dauermedikation 1 × tgl. 20 mg Piroxicam

Acetylsalicylsäure (ASS). Sie hat neben einer analgetischen auch eine antiphlogistische und antipyretische Wirkung. Die analgetische Wirkung des ASS und anderer nichtsteroidaler Antiphlogistika (NSA) beruht auf der Synthesehemmung des Enzyms Cyclooxygenase mit einer verminderten Bildung von Prostaglandin E_2 (PGE_2). In Abwesenheit von (PGE_2) können algetische Substanzen wie Bradykinin, Histamin und Serotonin die Nozizeptoren nicht mehr erregen. Erhöhte Prostaglandinbildung kommt bei Entzündungen, aber auch bei infiltrativ wachsenden Tumoren vor, so daß Schmerzen bei Knochenmetastasen eine Indikation dieses Medikaments darstellen. Wichtigste Nebenwirkungen sind gastrointestinale Komplikationen, die in Zusammenhang mit der Minderung schleimhautprotektiver Wirkung der Prostaglandine gesehen werden. Bei Patienten mit Asthma muß die Gabe von Acetylsalicylsäure mit Vorsicht geschehen, da durch Reduktion der Prostaglandinsynthese bronchokonstriktorisch wirksame Substanzen wie die Leukotriene vermehrt entstehen. Sieben bis 14 Tage vor chirurgischen Eingriffen sollte ASS abgesetzt werden, da die durch die Substanz bewirkte reversible Thrombozytenaggregationshemmung zu erhöhter Blutungsgefahr führt. Bei Patienten mit einer eingeschränkten Blutgerinnungsfähigkeit soll ASS nicht eingesetzt werden. Vorsicht ist auch bei der Behandlung von Kindern geboten (Reye-Syndrom = akute Enzephalopathie mit Verfettung der Leber; Letalität 20–30 %). *Dosierung:* Acetylsalicylsäure hat eine Halbwertszeit von ca. 3 bis 4 Stunden, bei chronischem Schmerz ist daher eine regelmäßige 4stündliche Einnahme von 500 bis 1000 mg möglich. *Kontraindikation:* Neigung zu Magen-Darm-Ulzera, Gastritis, hämorrhagische Diathese, gleichzeitige Behandlung mit Steroiden.

Paracetamol. Wie die Acetylsalicylsäure hemmt es die Prostaglandinsynthese, wahrscheinlich aber nur auf zentraler Ebene. Paracetamol zeichnet sich durch einen guten analgetischen und antipyretischen Effekt aus, die antiphlogistische Wirkung ist gering. Die Substanz ist gut verträglich, der Wirkungsmechanismus ist unbekannt. Eine Wirkung tritt nach ca. 30 Minuten ein und hält ca. 3 Stunden an. Bei Einnahme hoher Dosen (ca. 10 g) reicht die Syntheseleistung der Leber für eine Entgiftung nicht aus (Lebernekrose). Wird innerhalb von 6–8 Std. nach der Einnahme der überhöhten Paracetamoldosis N-Acetylcystein intravenös verabreicht, kann eine Leberschädigung vermieden werden. Möglicherweise kommt es bei regelmäßigem und jahrelangem Gebrauch zu Nierenfunktionsstörungen. *Dosierung:* 500 bis 1000 mg 4stündlich. Maximal 8000 mg/Tag (Lebertoxizität). *Kontraindikationen:* Schwere Leberfunktionsstörungen.

Metamizol. Kaum ein Schmerzmittel ist so umstritten wie das in die Gruppe der Pyrazolonderivate gehörende rezeptpflichtige Metamizol. Das Bundesgesundheitsamt schränkte 1982 die Indikation ein. Seine Anwendung sollte daher akuten starken Schmerzen und Krankheitsverläufen mit hohem Fieber (wenn andere Mittel und Analgetika kontraindiziert sind) vorbehalten sein. Nach heftiger Kritik hinsichtlich seiner Nebenwirkungen wird heute die Substanz wesentlich positiver beurteilt. So hat die als besonders kritisch geltende schwedische Zulassungsbehörde die Substanz im September 1995 wieder für den Markt freigegeben. Sie bewirkt eine gute Schmerzstillung, eine Fiebersenkung und besitzt auch eine geringe entzündungshemmende Wirkung. Sie eignet sich aufgrund ihrer spasmolytischen Eigenschaften auch besonders gut zur Therapie von Tumoren im Bauchraum mit kolikartigen Darmpassagestörungen. Gefürchtete Komplikationen sind schwere Schockzustände und Agranulozytosen. Hinzu kommen Hautreaktionen bis zum lebensbedrohlichen Lyell-Syndrom. Im klinischen Alltag ist das Metamizol jedoch nach wie vor ein häufig anzutreffendes Präparat. *Dosierung:* 4stündlich 1000 mg oral. *Kontraindikationen:* Akute hepatische Porphyrie, Pyrazolonallergie, Glukose-6-Phosphat-Dehydrogenase-Mangel.

Nebenwirkungen der nichtsteroidalen Antiphlogistika. Leider stehen den erwünschten antiinflammatorischen Wirkungen der NSA unerwünschte Effekte gegenüber. Von großer Bedeutung ist hierbei die Entdeckung des

COX-1/COX-2-Prinzips. Die Wirkung der meisten NSA beruht auf der Hemmung des Enzyms Cyclooxygenase und damit auf einer Hemmung der Prostaglandinsynthese. Bei entzündlichen Gelenkerkrankungen induzieren proinflammatorische Zytokine, wie z.B. Interleukin-1-Beta (IL-1-Beta) und der Tumornekrosefaktor (TNF) über Expression einer Isoform der Cyclooxygenase eine erhöhte Prostaglandinproduktion. 1991 entdeckte man, daß die Cyclooxygenase in zwei Isoformen (Cyclooxygenase-1 [COX-1] und Cyclooxyenase-2 [COX-2]) vorkommt. Diese beiden Formen unterscheiden sich in ihren Aufgaben und in ihrem Vorkommen in den Zellen. COX-1 findet sich in fast allen Geweben und ist nach heutiger Anschauung für die Bildung von Schutzprostaglandinen in Magen, Niere und Gefäßen zuständig. Es katalysiert z.B. die Bildung von Thromboxan in den Blutplättchen, von Prostazyklin in Gefäßwand und Magen. COX-2 liegt in den meisten Zellen nicht vor, wird aber in vielen Zellen, z.B. auch der Synovia, von proinflammatorischen Mediatoren induziert. Seine Bedeutung liegt darin, die Entzündungsreaktion aufrechtzuerhalten. COX-2 ist somit ein induziertes Protein, im Gegensatz zu COX-1, das konstant in den Zellen zu finden ist. Die verschiedenen NSA unterscheiden sich maßgeblich in ihrer Potenz, COX-1 und COX-2 zu unterdrücken. Dieser pharmakologische Parameter gibt Auskunft über die Verträglichkeit der Substanzen. Die Selektivität der verschiedenen NSA für verschiedene COX-Isoenzyme kann mit Hilfe von In-vitro-Systemen anhand des COX-2/COX-1-Verhältnisses bestimmt werden. Acetylsalicylsäure und Piroxicam sind z.B. potente Inhibitoren von COX-1. Diese Theorie erklärt, warum verschiedene NSA in äquipotenten Dosierungen in unterschiedlichem Maß gastrointestinale Nebenwirkungen verursachen. Bei ausgeprägter COX-1-Hemmung des Präparates ist im allgemeinen das gastrointestinale Nebenwirkungsprofil höher. Dagegen haben selektive COX-2-Inhibitoren zwar dieselbe antiinflammatorische Eigenschaft wie COX-1-Inhibitoren, verursachen aber deutlich weniger Nebenwirkungen als selektive oder vorwiegend COX-1-Inhibitoren. Spezielle Nebenwirkungen von nichtsteroidalen Antiphlogistika sind:

- Magenunverträglichkeit, erosive Gastritis (besonders Salizylate), Ulzera
- Hautallergien, Urtikaria, Exantheme, Pruritus, Lyell-Syndrom
- Obstipation, Diarrhö
- Leberschädigung, Cholestase, granulomatöse Hepatitis, Knochenmarksschädigung, Leukozytopenie, Thrombozytopenie, Hemmung der Plättchenaggregation
- Asthma bronchiale (besonders Salicylate)
- Nierenschädigung, Ödeme
- Struma (besonders bei Phenylbutazon)
- Kopfschmerzen, Schwindel, Konzentrationsstörungen (besonders Indometacin),
- Ohrensausen, Schwerhörigkeit (besonders Salicylate)

3.1.4
Arzneimittel zur Therapie bei besonderen Schmerzformen

Antidepressiva. Sie hemmen zentral die Wiederaufnahme der Neurotransmitter Noradrenalin und Serotonin und beeinflussen somit die affektive Schmerzkomponente. Sie wirken meist schon in niedrigeren Dosen, als dies in der Therapie von Depressionen bekannt ist. Indikation sind insbesondere Deafferentierungs-, Kreuz-, Spannungs- und Migräneschmerzen, diabetogene und Tumorschmerzen, Postzosterneuralgien. Benzodiazepine sind auch indiziert bei Angstzuständen. Beispiel: Amitriptylin, Doxepin, Clomipramin. Kontraindikationen: Glaukom, Prostatahypertrophie und akuter Myokardinfarkt.

Antikonvulsiva. Anfallsartig auftretende Schmerzen können durch Antikonvulsia (*cave*: nicht alle Antikonvulsiva sind geeignet) unterdrückt werden. Die Wirkungsweise entsteht durch eine Hemmung abnorm gesteigerter Erregung synaptischer Impulsübertragung und die Aktivierung hemmender Neuronenaktivität. Sie sind besonders geeignet zur Dämpfung von einschießenden Schmerzen oder Schmerzattacken. *Beispiel*: Carbamazepin, Clonazepam. *Absolute Kontraindikationen*: z.B. für das Carbamazepin: AV-Blockierung, Therapie mit trizyklischen Antidepressiva.

Neuroleptika. Während eine direkte analgetische Wirkung bisher nicht eindeutig nachgewiesen werden konnte, ist neben einer angst- und spannungslösenden Wirkung das Anheben der Schmerzschwelle und einer damit verbundenen Dosiseinsparung von Analgetika unbestritten. Eine Indikation ist ferner bei Opioidanalgetika-induziertem Erbrechen (antiemetische Wirkung) gegeben. *Beispiel*: Haloperidol, Triflupromazin, Chlorprothixen. *Absolute* Kontraindikationen: Glaukom, Alkohol- und Schlafmittelintoxikation, Störungen von Herz- und Leberfunktion, Morbus Parkinson und Durchblutungsstörungen

Clonidin (Alpha-Adrenozeptoragonist). Alpha-Adrenozeptoragonisten besitzen eindeutig eine analgetische Wirkung; darüber hinaus verstärken sie die Wirkung von Morphin. Die Wirkung basiert auf einer Nachahmung der Funktion des hemmenden Überträgerstoffs Noradrenalin im Rückenmark. Indikation sind der Deafferentierungsschmerz, neuropathische Schmerzen und Tumorschmerzen in Kombination mit Morphin. *Beispiel*: Clonidin. *Absolute* Kontraindikationen: „kranker Sinusknoten" und höhergradige AV-Blockierung.

Kortikosteroide. Sie haben keine direkte analgetische Wirkung, besitzen jedoch einen protektiven Einfluß auf Zellmembranen und verhindern über eine Hemmung der Phospholipase A2 die Entstehung von Prostaglandinen und Leukotrienen. Sie wirken entzündungshemmend und abschwellend. Indikationen sind Arthritis, Ödeme bei Tumoren. *Beispiel*: Dexamethason, Prednisolon.

Calcitonin. Eine wichtige Indikation für die Gabe von Calcitonin sind Knochenschmerzen. Es wirkt auch in Fällen von relativer Morphinresistenz. Erfolgsorgane des Peptidhormons sind das Knochensystem und der Gastrointestinaltrakt. Die Osteoklastentätigkeit sowie die intestinale Kalziumaufnahme werden gehemmt, und der ossäre Kalziumeinbau sowie die renale Kalziumausscheidung werden gesteigert. Die Wirkung als Analgetikum ist unabhängig von den endokrinen Wirkungen.

Der Effekt ist bereits nach den ersten Infusionen beurteilbar. *Dosierung*: Therapeutisch sollte mit einer intravenösen Testdosis von 100–200 I.U./Tag begonnen werden. Bei unzureichendem Initialeffekt über 3 Tage sind dann längerfristige Behandlungen nicht erfolgversprechend. Nebenwirkungen können Übelkeit, Erbrechen und Flush sein.

Membranstabilisierende Substanzen. Bei peripheren bzw. zentralen Schädigungen des Nervensystems mit resultierender Hyperaktivität der entsprechenden Neurone bewirken membranstabilisierende Medikamente (Lokalanästhetika, Antikonvulsiva, Antiarrhythmika) eine Erregungsdämpfung im Nervensystem und können zu einer Schmerzlinderung führen.

Andere Medikamente. Bei akuten Koliken bzw. spastischen Schmerzen können Spasmolytika, bei Muskelverspannungen zentrale Muskelrelaxanzien Erleichterung bringen.

3.2 Lokalanästhesie

Siehe auch Anästhesiologie, Kapitel 1.3.

Lokalanästhetika hemmen reversibel die Reizbildung und Reizleitung im Nerven über eine Blockierung des Natriumeinstroms in die Zelle. Die Wirksamkeit der Lokalanästhetika wird durch die Anatomie der Nervenfasern beeinflußt (siehe Tabelle 7.6).

Da der Natriumeinstrom nicht nur am sensiblen Nerven, sondern an allen erregbaren Geweben durch Lokalanästhetika blockiert werden kann, muß die Anwendung lokal begrenzt werden, und es werden Vorkehrungen getroffen, die eine Verteilung im Körper erschweren. Dies ist notwendig, da beispielsweise bei einer Blockade inhibitorischer Neurone im Zentralnervensystem Unruhe, Krämpfe (Gegenmaßnahme: Diazepam-Injektion), in höheren Konzentrationen Paralyse mit Lähmung des Atemzentrums resultieren. Bei einer Blockade der Erregungsausbreitung des Herzens werden AV-Überleitungsstörung bis hin zum Herzstillstand beobachtet (Gegenmaßnahme: Adrenalin-Injektion). Wegen ihrer Wirkung an anderen Geweben müssen Lokalanästhetika lokal angewandt werden, in Form

Tab. 7.6: Grundlage und Wirksamkeit von Lokalanästhetika auf Nervenfasern (Merke: eine Nervenfaser ist gegenüber einem Lokalanästhetikum um so empfindlicher, je dünner sie ist)

Fasertyp	Faserdurchmesser μm	Leitungsgeschwindigkeit (mps)	Funktion	Sensitivität gegenüber Lokalanästhetika (subarachnoidale Procaingabe)
A (myelinisiert)				
A α	20	100	große Motorik, Propriozeption (Reflexaktivität)	1 %
A β	20	100	kleine Motorik, Berührung und Druck	1 %
A γ	20	100	Muskelspindelfasern (Muskeltonus)	1 %
A δ	4	5	Temperatur und scharfer Schmerz, möglicherweise Berührung	0,5 %
B (myelinisiert)	3	3–14	präganglionäre autonome Fasern	0,25 %
C (*un*myelinisiert)	0,5–1	1,2	dumpfer Schmerz, Temperatur, Berührung (wie Aδ-Fasern, aber langsamer)	0,5 %

mps = Meter pro Sekunde

einer Infiltration des Gewebes (Infiltrationsanästhesie) oder durch Injektion an das Nervenbündel, das die sensiblen Fasern aus der zu betäubenden Region vereinigt (Leitungsanästhesie am Nerven, Spinalanästhesie am Rückenmark), oder durch Auftragen des Wirkstoffs auf die Haut oder Schleimhaut (Oberflächenanästhesie). Tabelle 7.7 zeigt das Wirkprofil einiger gebräuchlicher Lokalanästhetika.

Man unterscheidet folgende Formen der Lokalanästhesie:

- Infiltration an Bändern, Sehnen, Muskeln, Kapseln bzw. Gelenken: Sie führt zu einer Schmerzfreiheit, die über die Wirkungsdauer des Lokalanästhetikums hinaus andauern kann.
- Infiltration von muskulofaszialen Triggerpunkten: Das sind überempfindliche Punkte in Muskeln bzw. in Muskelfaszien, die bei Stimulation einen dumpfen, tiefsitzenden Schmerz erzeugen.
- Segmenttherapie oder Lokalanästhesie in Reflexzonen: Viszerale Schmerzzustände können in bestimmten Dermatomen Ausdruck finden. Auf dieser Basis findet eine Behandlung von Schmerzzuständen innerer Organe mit Infiltration der schmerzenden Dermatome statt.

Tab. 7.7: Eigenschaften und Dosierung gebräuchlicher Lokalanästhetika (bezogen auf 70 kg schweren Patienten)

	Wirksamkeit (Procain = 1)	Toxizität (Procain = 1)	Latenzzeit bei Infiltration (min)	Analgesiedauer (h)	Maximaldosis (mg)
Prilocain	4	1,5	< 2	2–3	400
Lidocain	4	2	< 2	2–4	200
Mepivacain	4	2,9	< 2	2–4	300
Bupivacain	16	8	2–3	6–12	150

- Störfeldanästhesie: Pathologisch vorgeschädigtes Gewebe, z.B. Narben, denervierte Zähne und chronisch entzündete Areale können durch eine Injektion direkt in das Störfeld behandelt werden.
- Lokalanästhesie an somatischen und vegetativen Leitungsbahnen: Durch Blockade vegetativer Ganglien (am häufigsten Ganglion stellatum) bzw. Grenzstrangblockade kann eine direkte Beeinflussung der innervierten Organe erfolgen.
- Periduralanästhesie bzw. auch peridurale Opiatanalgesie: Sie führt bei geringerer Dosis als bei systemischer Opiattherapie zu länger anhaltender Schmerzkontrolle, daher weniger Nebenwirkungen als bei systemischer Anwendung.

Tabelle 7.8 zeigt die speziellen Anwendungsarten und Indikationen.

> **Merke !**
>
> Unter therapeutischer Lokalanästhesie versteht man alle Methoden der Schmerzausschaltung, die auf die Wirkung von Lokalanästhetika zurückzuführen sind. Man verwendet zwei Klassen von Lokalanästhetika:
> - Ester-Typ (z. B. Procain, Tetracain): kurze Wirkdauer, relativ hohe Allergisierungsrate
> - Amid-Typ (z. B. Lidocain, Mepivacain): längere Wirkdauer, geringeres Risiko der Allergisierung

3.2.1
Allgemeine prognostische, diagnostische und therapeutische Indikationen

Lokalanästhesien können mit folgenden Indikationen und Zielsetzungen im Rahmen der Schmerztherapie eingesetzt werden:
- prognostische Indikation: zur Vorbereitung neuroloytischer Blockaden oder Neurolysen; *Zielsetzung*: Aufspüren schmerzverursachender Strukturen und schmerzleitender Bahnen, Differenzierung organischer, funktioneller und psychogener Schmerzen
- diagnostische Indikation: Vor einer therapeutischen Injektion kann eine Differenzierung schmerzverursachender Strukturen vorgenommen werden. *Zielsetzung*: Aufspüren schmerzverursachender Strukturen und schmerzleitender Bahnen, Differenzierung organischer, funktioneller und psychogener Schmerzen
- therapeutische Indikation: Schmerzlinderung und Schmerzausschaltung durch Unterbrechung pathologisch nozizeptiver Reflexe, aber auch antihistaminische und antiphlogistische Wirkung; *Zielsetzung*: kausal bei reflektorischen Muskelspasmen, symptomatisch bei Rezeptorschmerz und Neuropathie, symptomatisch zur Vasodilatation; verwendet werden länger wirksame Lokalanästhetika (z.B. Bupivacain)

Kontraindikationen der Lokalanästhesie

- Allergien gegen Lokalanästhetika
- bestimmte Erregungsleitungsstörungen des Herzens
- Blutgerinnungsstörungen (angeboren oder medikamentös induziert z.B. Heparin, Phenprocoumon, Acetylsalicylsäure)
- Sepsis, Entzündung im zu infiltrierenden Bereich
- Ablehnung durch den Patienten (Patient nie überreden oder Nebenwirkungen verharmlosen)

3.2.2
Nervenblockaden

Man wendet unterschiedliche Nervenblockaden an. Es werden folgende Formen unterschieden:
- Sympathikusblockaden (zervikale, thorakale und lumbale Ganglien und Anästhesie des Plexus coeliacus)
- Plexusblockade (Plexus brachialis, -lumbalis)
- rückenmarksnahe Anästhesien (Wurzelblockaden, Peridural-, Kaudal- und Spinalanästhesie)
- intraartikuläre Anästhesie (Schulter-, Hüft- und Wirbelbogengelenke)
- Blockade peripherer Nerven (N. radialis, N. femoralis)

Tab. 7.8: Anwendungsgebiete von Lokalanästhetika

Anwendung	Wirkort	Indikation	Medikation	Applikationsform
Oberflächenanästhesie	Endigungen der sensiblen Nerven in der Haut bzw. Schleimhaut an Nase, Auge, Mund, Genitale	Beseitigung des Schmerz- und Juckreizes, diagnostische Maßnahmen (z. B. Bronchoskopie), ophthalmologische Operationen	Tetracain Cocain Lidocain Benzocain	Lösungen, Spray, Salben, Puder
Infiltrationsanästhesie	Endigungen der sensiblen Nerven	Zahnbehandlung, chirurgische Eingriffe	Procain, Lidocain, Bupivacain	Injektionslösungen
Leitungsanästhesie	gemischte Nerven	Zahnbehandlung, chirurgische Eingriffe an Extremitäten	Lidocain, Bupivacain	Injektionslösungen
Spinalanästhesie	Subarachnoidalraum, Spinalwurzeln	geburtshilfliche, gynäkologische, urologische und chirurgische Eingriffe	Lidocain, Bupivacain	Injektionslösungen (u. U. hyperbar in 10% Glucose)
Epiduralanästhesie	Epiduralraum	wie bei Spinalanästhesie	Lidocain, Bupivacain, Prilocain	Injektionslösungen

- Triggerpunktinfiltration im Bereich der Muskulatur und Sehnen
- oberflächliche Lokalanästhesie; Quaddelung, subkutane Injektion

Indikationen. Allgemeingültige Indikationen für Nervenblockaden sind:
- akute Rückenschmerzen
- Schmerzen im Bewegungsapparat (Triggerpunkte in Muskeln, Gelenken, Sehnen)
- Schmerzen bei Neuralgie
- posttraumatische, postoperative Schmerzen
- Ischämieschmerz (Sympathikusblockaden)
- Störungen des sympathischen Nervensystems (sympathische Reflexdystrophie)

Komplikationen. Typische Komplikationen (abhängig von der eingesetzten Technik) sind:
- Nerven- und Gefäßverletzungen
- intravasale Injektion
- Pneumothorax bei Interkostalblockaden (häufig)
- unbeabsichtigte subarachnoidale Injektion bei Wurzelblockaden und Rami-dorsales-Blockaden, sofern letztere nicht unter Röntgenkontrolle durchgeführt wurden

Klinische Anwendung

Die Wahl der Substanzen, Konzentrationen und Volumina richtet sich nach dem Blockadeziel. Langwirkende Anästhetika haben eine höhere molekulare Toxizität und sind für ausgedehnte Infiltrationsanästhesien ungeeignet. Die Höchstmengen müssen sorgfältig beachtet werden, Volumina sind der Körperstatur des Patienten anzupassen. Die Dauer der Nervenblockaden läßt sich durch die verschiedenen Verfahren und Substanzen steuern. So liegt die Wirkungsdauer für Lidocain bei ca. 2 Stunden und für Bupivacain bei ca. 6 Stunden. Durch Hilfsmittel wie Adrenalinzusatz kann die Wirkungsdauer zusätzlich verlängert werden. Eine Unterbrechung für 24–72 Stunden ist durch eine intravenöse Guanethidin-Blockade möglich, die die efferente, sympathische Leitung unterbricht. Andere Verfahren wie Kryoblockaden oder der Einsatz chemischer Neurolytika haben eine mehrmonatige Auswirkung auf die Schmerzleitung. Die Kontrollmöglichkeiten einer erfolgreichen Nervenblockade sind vielfältig: Effekt auf das behandelnde Krankheitsbild, Auftreten eines Horner-Syndroms, Schweißtests, Durchblutungsmessungen oder Messungen der Hauttemperatur.

Diagnostische Blockaden. Eine sorgfältige Anamnese, gründliche Untersuchung und Diagnostik (wie Röntgen und EMG) sollten allen therapeutischen Maßnahmen vorangehen. Psychologische Screening-Untersuchungen inklusive psychometrischer Tests vervollständigen diese Basisuntersuchungen. Wenn die Ursache der Schmerzen immer noch unklar ist, kann eine Nervenblockade der nächste geeignete Schritt sein. Eine Differentialuntersuchung mit epiduralem/spinalem Block kann bei der Identifizierung des Schmerzmechanismus hilfreich sein. Die diagnostisch-prognostische Blockade dient der Bestimmung der an der Schmerzleitung beteiligten Nerven. Mit Hilfe von Lokalanästhetika ist eine Eingrenzung des Schmerzentstehungsortes möglich. Erst werden vegetative, dann sensorische und schließlich motorische Nervenfasern ausgeschaltet, um anschließend eine gezielte therapeutische Maßnahme treffen zu können. Für diagnostische Blockaden wird ein kurz wirkendes Lokalanästhetikum verwendet. Hierbei basiert die Grundlage und Wirksamkeit auf der differenten Sensitivität der Nervenfasern auf Lokalanästhetika. *Indikationen* sind Schmerzen im Bereich der unteren Extremität, des unteren Abdomens sowie der thorakalen, lumbalen und sakralen Wirbelsäulenanteile. Ziel der Blockade ist es zu erkennen, ob der Schmerzmechanismus sympathischer, somatischer oder zentraler Genese ist. Die Untersuchung ist nicht nur für die Diagnose und Prognose wichtig, sie kann auch gleichzeitig therapeutisch wirksam sein. Ein ausreichendes Monitoring wie intravenöser Zugang und weitere vorbereitende Maßnahmen (Notfallmedikamente) sind notwendig. *Techniken:* Der Nervenblock zur Differentialdiagnose kann als single shot, als kontinuierlicher spinaler oder kontinuierlicher epiduraler Block (Kathetertechnik) durchgeführt werden. Ein Vorteil der Kathetertechnik oder der kontinuierlichen Technik ist das Vermeiden einer längeren für den Patienten unangenehmen Seitenlagerung. Wesentliche Nachteile der epiduralen Technik sind ein langsamerer Beginn und die individuell unterschiedliche Wirkdauer. Bei der *spinalen Technik* (nicht kontinuierlich) muß der Patient auf einer Seite liegen, wobei die Nadel während der gesamten Dauer der Untersuchung unverändert im Subachnoidalraum verbleibt. Sämtliche Injektionen sollten mit gleichen Spritzen, gleichen Volumina und Aussehen vorgenommen werden, so daß der Patient nicht weiß, welcher Wirkstoff getestet wird. Die Untersuchung der Sensitivität mit dem Nadelrad und die Untersuchung der sympathischen Funktion mit Hauttemperaturmessung oder sympathogalvanischen Untersuchungen sollten vor und 5 Minuten nach jeder Injektion durchgeführt werden. Die erste Injektion sollte mit einer 0,9 %igen NaCl-Lösung als Placebo erfolgen. Stellt sich durch diese Injektion bereits eine länger anhaltende Schmerzlinderung ein, liegt meist ein psychogener Schmerz vor. *Komplikationen* beim differentialdiagnostischen spinalen Block können in Form von Kopfschmerzen, Kreuzschmerzen, Blutungen (eingeschlossen epidurale Hämatome) und Hypotension durch die sympathische Blockade eintreten.

Therapeutische Blockaden. Ansatzpunkt der therapeutischen Blockade ist der Circulus vitiosus bestehend aus Schmerz-Reflex-Muskel- oder Gefäßspasmus. Ein schmerzverstärkender Selbsterregungskreis wird unterbrochen. Dies geschieht über eine Beeinflussung des motorischen oder sympathischen Nervensystems in Form einer regionalen Schmerztherapie. Ferner können während der Wirkdauer des Lokalanästhetikums andere therapeutische Maßnahmen, wie krankengymnastische Behandlungen, durchgeführt werden, die sonst wegen Schmerzen nicht möglich wären. Durch die Beseitigung des Schmerzes wird der Organismus in die Lage versetzt, seine normalen Funktionen wiederherzustellen. Die Blockade kann an peripheren Nerven, am Sympathikus oder auch rückenmarksnah erfolgen.

Quaddeltherapie. Eine einfache aber wirkungsvolle Form der therapeutischen Lokalanästhesie ist die Quaddelung kutaner Schmerzpunkte. Hierbei wird eine dünne Nadel, deren schräg geschliffene Öffnung an der Spitze zur Hautoberfläche zeigt, in das Korium eingestochen. Nach Injektion eines Lokalanästhetikums entsteht eine Hautquaddel (siehe Abb. 7.4). Anwendungsgebiete sind Schmerzzustände mit hyperalgetischen Zonen,

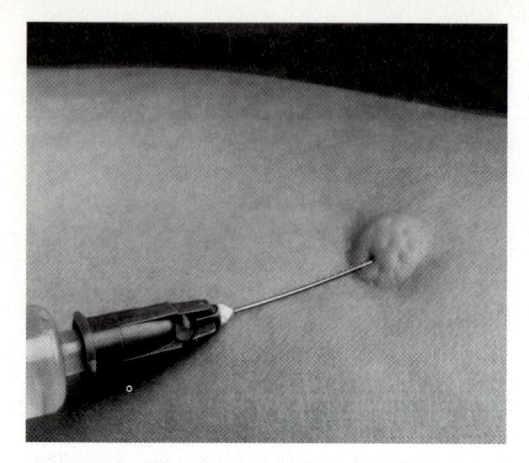

Abb. 7.4: Intrakutane Hautquaddelung zur Schmerzbehandlung (Badtke et al. 1998)

Parästhesien und Ausstrahlungsschmerzen. *Kontraindikationen*: Blutgerinnungsstörungen, Allergien gegen Lokalanästhetika sowie Leberfunktionsstörungen.

Periphere Blockaden und Infiltrationen. Gezielte Blockaden einzelner peripherer Nerven mit Lokalanästhetika können eine lang andauernde Schmerzfreiheit erzielen. Bewährt haben sich Serien von 5–10 Blockaden. Anwendungsgebiete der peripheren Leitungsblockaden sind die Behandlung von chronischen Schmerzzuständen, wie z.B. Trigeminusneuralgie, HWS-Syndrom, Phantomschmerzen und Schmerzen bei Herpes zoster. Darüber hinaus ist eine Schmerzausschaltung durch Blockade von Triggerpunkten möglich. Hierbei wird nach dem Aufsuchen der Triggerpunkte durch Palpation der Schmerzpunkt mit einem Lokalanästhetikum infiltriert. Einsatzgebiete sind neben der Infiltration von lokalen Schmerzen bei Narben auch HWS-Syndrome, Schulter-Arm-Syndrome (siehe Abb. 7.5) und Lumbago.

Neuraltherapeutische Verfahren. Hierzu zählt die Neuraltherapie nach Huneke, bei der Lokalanästhetika, traditionell Procain, in bestimmte Störfelder, welche für die Unterhaltung chronischer Erkrankungen verantwortlich gemacht werden, injiziert werden. Eine streng wissenschaftliche Untermauerung der gezeigten Erfolge steht noch aus.

3.2.3
Triggerpunkte

Triggerpunkte sind überempfindliche Zonen, die spontan (aktiver Triggerpunkt) oder durch

Abb. 7.5: Der Nervus thoracicus longus wird in dem Bereich blockiert, in dem er den M. scalenus durchläuft. Der Nervus thoracicus longus innerviert den Musculus serratus anterior

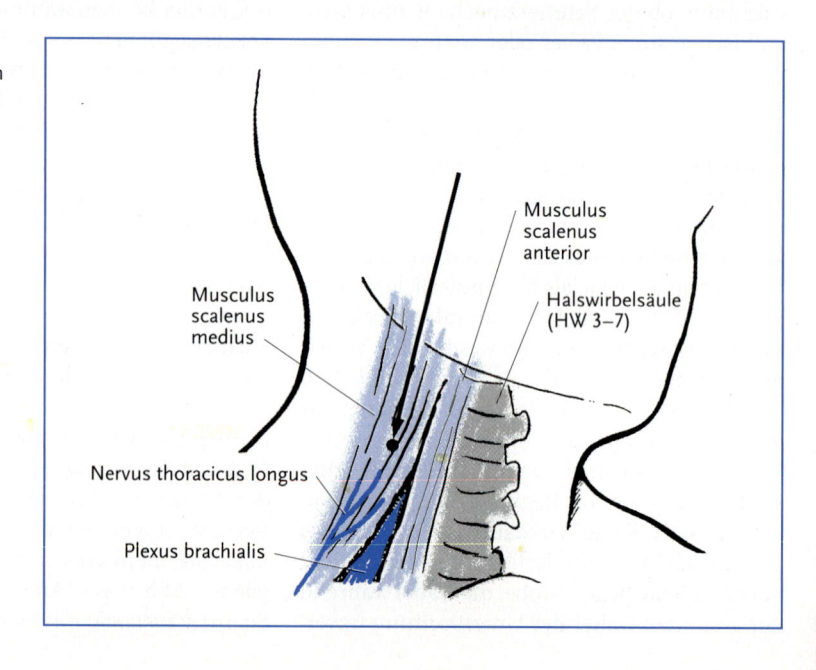

Kompression (latenter Triggerpunkt) einen fortgeleiteten Schmerz fern des Reizortes erzeugen. Die Indikation zur Infiltration dieser Punkte mit 1–2 ml niedrigkonzentriertem Lokalanästhetikum zur akuten Schmerzbehandlung besteht darin, den Circulus vitiosus des Schmerzes zu unterbrechen. Um eine anhaltende Schmerzreduktion zu erzielen, müssen diese Maßnahmen mit anderen Therapien (z. B. Krankengymnastik) kombiniert werden. Mittels der sogenannten Triggerpunktinfiltration werden diese Punkte durch eine subkutane, intramuskuläre oder intraligamentäre Applikation eines Lokalanästhetikums ausgeschaltet; der Schmerz sistiert. Anatomisches Substrat und Neurophysiologie sind unbekannt. Der Begriff bezieht sich insbesondere auf myofasziale Strukturen, kann jedoch auch für die Beschreibung ligamentärer, ossärer und artikulärer Phänomene verwendet werden.

3.2.4 Sympathikusblockaden

Zielort dieser Form der Leitungsblockade sind Ganglien und der Grenzstrang des Sympathikus (z.B. Ganglion stellatum und der lumbale Grenzstrang). Anwendungsgebiete sind chronische Schmerzen, die überwiegend als dumpf und brennend beschrieben werden. Bei Schmerzzuständen durch sympathische Reflexdystrophie werden Serien von 5 bis 6 Behandlungen in mehrtägigen Abständen durchgeführt. Eine intravenöse sympathikolytische Regionalanästhesie kann mit Guanethidin durchgeführt werden, das die Noradrenalinspeicher entleert und die Wiederaufnahme des Transmitters für mehrere Tage blockiert. Das Mittel wird über eine Verweilkanüle in eine Vene unmittelbar in Nähe des betroffenen Bereiches injiziert.

> **Merke!**
> Bei der Sympathikusblockade handelt es sich um eine Blockade vegetativer Nerven (Grenzstrang bzw. Gangliengeflechte), die nicht zum ZNS direkt gehören → eine Schmerzhemmung im ZNS wird daher nicht aktiviert.

Anwendungsgebiete. Sympathikusblockaden sind geeignet zur Therapie von:
- viszeralen Schmerzen (vor allem bei malignen Tumoren)
- Morbus Sudeck (sympathische Reflexdystrophie)
- Phantomschmerzen
- arteriellen Verschlußkrankheiten
- postherpetischen Schmerzen

Nebenwirkungen. Schmerzen im Injektionsbereich, bei systemischer Wirkung auch Blutdruckabfall.

Kontraindikationen. Antikoagulantientherapie und Gerinnungsstörungen, akuter Myokardinfarkt. Zu beachten ist eine Infektionsgefahr.

Stellatumblockade

Das Ganglion liegt ventral auf dem Querfortsatz des 7. Halswirbels hinter den Halsgefäßen. Der Einstichpunkt befindet sich 3 cm lateral und kranial der Fossa jugularis, unmittelbar über dem Querfortsatz des 6. Halswirbels. M. sternocleidomastoideus und A. carotis werden kräftig nach lateral gezogen und die Kanüle streng sagittal bis zum Knochenkontakt eingeführt. Nach geringem Zurückziehen und sorgfältiger Aspiration in allen Ebenen erfolgt die Injektion von 6–10 ml Bupivacain 0,5 % (siehe Abb. 7.6). Im Ganglion stellatum verlaufen die sympathischen Fasern von Kopf, Hals und Armen sowie die meisten Fasern der Hals- und Thoraxorgane. Das Auftreten eines Horner-Syndroms (Ptosis, Enophthalmus und Miosis) ist Zeichen der Sympathikusunterbrechung, da dort auch Fasern von den Ggll. superius und mediale hindurchziehen. Es ist nicht als Komplikation zu werten, sondern beweist den Erfolg der Blockade. *Indikation:* Durchblutungsstörungen der oberen Extremität, sympathische Reflexdystrophie. *Komplikationen:* Rekurrensparese, Armplexusparese, intraarterielle Injektion, hohe Spinalanästhesie, hohe Periduralanästhesie, Pneumothorax, Ösophagusperforation. *Kontraindikationen:* Gerinnungsstörungen, Antikoagulantieneinnahme mit Quick-Wert unter 60 %, Infektionen, Allergie auf das

Abb. 7.6: Plazierung des Stellatumblocks, 10–20 ml eines Lokalanästhetikums werden injiziert

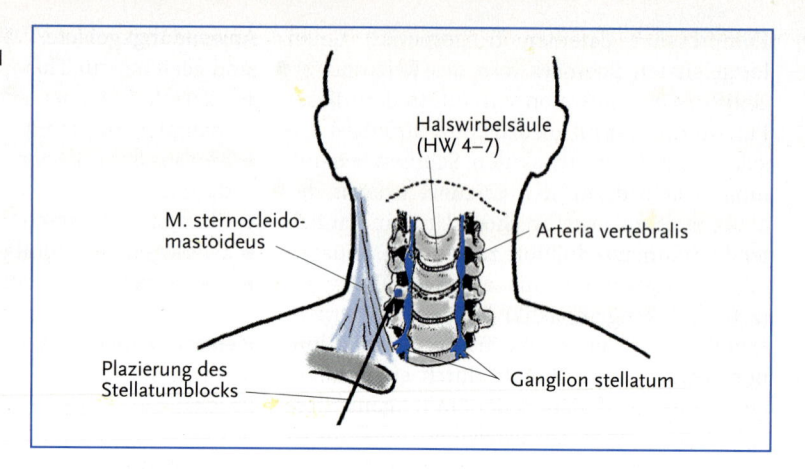

zu verwendende Medikament, Rekurrensparese auf der Gegenseite (z. B. nach Strumektomie).

Lumbale Sympathikusblockade

Der lumbale Sympathikus enthält präganglionäre und postganglionäre Fasern, die die Viszera in der Beckengegend und die Gefäße der unteren Extremitäten versorgen. Ein lumbaler Sympathikusblock kann zur Diagnose und zur Behandlung einer sympathischen Reflexdystrophie der unteren Extremitäten, einer zirkulatorischen Insuffizienz der unteren Extremitäten und eines Herpes zoster eingesetzt werden (siehe Abb. 7.7). Bei dem klassischen Ansatz werden zwei Nadeln in Höhe von L_2 und L_4 eingeführt.

Blockade des Plexus coeliacus

Eine weitere Methode ist die Blockade des Plexus coeliacus zur Identifizierung viszeraler Schmerzen im Abdomen, bei der Behandlung einer akuten Pankreatitis oder zur Linderung von Tumorschmerzen.

3.2.5
Chemische und thermische Neurolysen

Neurolytische Blockaden sind langandauernde Leitungsunterbrechungen mit dem Ziel der Unterbrechung von Nervenbahnen im Bereich des peripheren und zentralen Nervensystems. Man unterscheidet chemische und thermische (Kryo- und Hochfrequenzläsion) Verfahren.

Abb. 7.7: Plazierung des lumbalen Sympathikusblocks

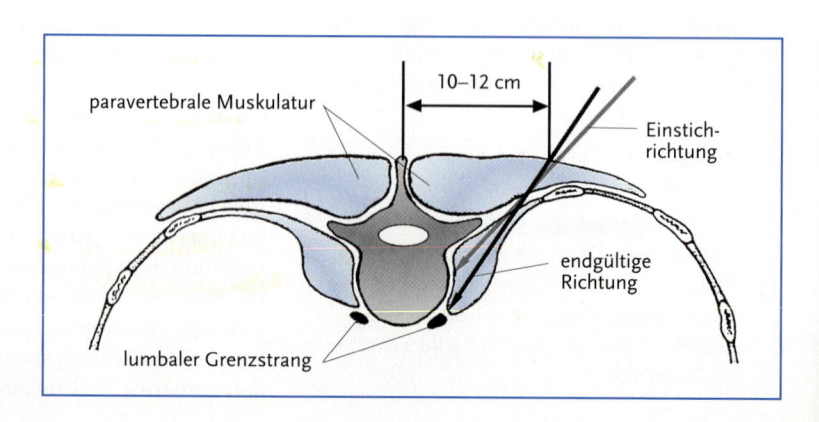

Chemische Neurolysen

Sie werden vor allem mit Alkohol oder Phenol durchgeführt. Wird nur die Nervenfaser behandelt, kommt es wieder zur Regeneration, und die Schmerzen können nach einigen Wochen bis Monaten wieder auftreten. Vor einer endgültigen Zerstörung der Nerven mit Neurolytika ist es notwendig, eine prognostische Blockade mit einem kurzwirkenden Lokalanästhetikum durchzuführen. Damit kann die Richtigkeit der Indikation und die Wirksamkeit der Neurolyse abgesichert werden. Eine Röntgenkontrolle ist obligatorisch.

Intrathekale Neurolysen bewirken die Zerstörung der Hinterwurzel und des Ganglions bei starken Schmerzen, die medikamentös nicht zu beherrschen sind. Nach vorausgegangener diagnostischer Blockade (0,5 % Bupivacain) erfolgt die Injektion von 6 % Phenol (Technik wie bei Lumbalpunktion). *Komplikationen*: motorische Paresen, Sphinkterschwäche, respiratorische Insuffizienz (sind von der Höhe der Blockade abhängig).

Kryoverfahren

Mittels einer Spezialsonde erfolgt die Applikation von Kälte (ca. −40 °C an der Sondenspitze) unter Bildwandlerkontrolle lokal im Nerv (z. B. periphere Nerven der Nn. intercostales). Die Folge ist eine passagere (wochenlang anhaltende) Blockade aller sensiblen, motorischen und vegetativen Fasern. Indikationen sind im wesentlichen Vereisungen peripherer Nerven z. B. nach Amputationen (Neurome).

Hochfrequenzläsionsverfahren (Radiofrequenzverfahren)

Unter Bildwandlerkontrolle wird das Gewebe mittels einer Spezialkanüle in einem definierten Areal auf eine bestimmte Temperatur erhitzt (normalerweise 65–80 °C). Es werden Nerven oder Nervenbahnen unterbrochen, wobei das Radiofrequenzverfahren wesentlich präziser ist als das Kryoverfahren, da sowohl die Größe der Läsion, als auch die Temperatur im Läsionsgebiet über Thermofühler genauer kontrolliert werden können. *Indikationen:* perkutane Chordotomie bei einseitigem Tumorschmerz, Thermoläsion des Ganglion Gasseri bei Trigeminusneuralgie.

3.2.6 Intravenöse Regionalanalgesie

Die intravenöse Regionalanalgesie stellt eine Sonderform der Leitungsanästhesie dar und eignet sich nur für wenige schmerztherapeutische Indikationen im Bereich der Extremitäten. *Indikationen* sind chronische Schmerzen (sympathische Reflexdystrophie, M. Raynaud u. a.). Es kommen alphablockierende Substanzen zur Anwendung. Die Technik nutzt das Kapillarbett als Verteilungsweg, nachdem mit einer elastischen Bandage die zu anästhesierende Extremität weitgehend blutleer gemacht worden ist. Nach Venenpunktion wird der Arm angehoben und ein Tourniquet (oder Doppelkammermanschette) angelegt. Der arterielle Zufluß (Puls) muß sicher unterbrochen sein. Man injiziert am Arm bis zu 40 ml, am Bein bis zu 60 ml NaCl-Lösung mit 10 mg Guanethidin bzw. 50 mg Lidocain. Frühestens 30 Minuten nach Injektion wird die Blutbahn durch intermittierendes Lösen der Blutsperre freigegeben.

3.3 Neurochirurgische Therapie

Prinzipiell können zwei neurochirurgische Verfahren unterschieden werden: Beim Dekompressionsverfahren werden Kompressionen einer Schmerzfaser operativ beseitigt, beim destruierenden Verfahren wird die Schmerzleitung unterbrochen.

Dekompressionsverfahren

Operation nach Jannetta. Bei der Operation nach Jannetta handelt es sich um einen mikrochirurgischen Eingriff, der unter Verlagerung und Unterfütterung von Gefäßen im Bereich des Ganglion trigeminale zur Therapie der Trigeminusneuralgie angewendet wird. Hierbei wird das komprimierende Gefäß (meist die elongierte A. cerebelli superior) von der Nervenwurzel im Kleinhirnbrückenwinkel gelöst und durch ein Interponat von der Wurzel weg nach rostral verlagert. Eine arterielle Kompression der Trigeminuswurzel kann somit beseitigt werden.

Bandscheibenoperation. Kompressionen der Nervenwurzel können (auch in mikrochirurgischer Technik) operativ beseitigt werden. Bei länger bestehenden Schmerzen sind die Operationsergebnisse deutlich ungünstiger und werden von zusätzlich auftretenden motorischen Ausfällen bestimmt (siehe auch Chirurgie, Kap. 11 und Orthopädie, Kap. 3).

Destruierende Verfahren

Destruierende Verfahren sind auf seltene Anwendungsgebiete beschränkt.

Kontrollierte Thermokoagulation. Dabei werden Nervenfasern mittels einer temperaturkontrollierten Hochfrequenztechnik (Koagulationstemperatur zwischen 65 und 70°C) unterbrochen. Ein Verlust sensibler Afferenzen wird deutlich reduziert und somit die Komplikationsrate von seiten der Anaesthesia dolorosa. *Indikationen*: idiopathische Trigeminusneuralgie, Multiple Sklerose.

Rhizotomie. Unterschieden werden die *komplette* Rhizotomie, bei der die Durchtrennung der Hinterwurzel eine Unterbrechung aller afferenten Schmerz-, Berührungs- und Temperaturreize bewirkt, und die *selektive* Rhizotomie, bei der nur die ventral gelegenen Schmerzfasern koaguliert werden sollen. Die Durchtrennung von zervikalen, thorakalen oder oberen lumbalen Hinterwurzeln bewirkt nur geringe funktionelle Defizite, da die motorischen Nervenfasern verschont werden. Daher eignet sich dieses Verfahren besonders bei malignen Schmerzen der Thorax- und Bauchwand. Allerdings verspricht sie für Schmerzen keine dauerhafte Linderung und wird heute kaum noch durchgeführt. Es besteht die Gefahr einer Anaesthesia dolorosa.

Chordotomie. Bei Patienten, die unter diffusen, insbesondere einseitigen Schmerzen leiden, kann eine Chordotomie von Nutzen sein. Techniken sind die perkutane und offene Chordotomie. Eine Läsion des Tractus spinothalamicus im vorderen Quadranten des Rückenmarks bewirkt eine kontralaterale Analgesie und Aufhebung der Temperaturwahrnehmung. Beispielsweise wird bei der offenen Chordotomie der Tractus spinothalamicus im Bereich des oberen Brustmarks durchtrennt. Bei der perkutanen Chordotomie wird mit einer speziellen Thermosonde gearbeitet, die durch eine Punktionskanüle in den Tractus spinothalamicus vorgeschoben wird. Obwohl die Erfolgsquote dieser Eingriffe sehr hoch ist und diese auch in Form einer doppelseitigen Chordotomie (im Abstand von mehreren Wochen) durchgeführt werden kann, sind die möglichen Komplikationen (Schädigungen der Pyramidenbahn, Störungen der Sphinkterfunktion, Paresen, Blasenstörungen) zahlreich.

Stereotaktische Hirnoperationen. Stereotaktische Hirnoperationen sind gezielte Eingriffe am Gehirn mit berechneten Zielpunkten zum Ausschalten bestimmter Hirnfunktionen (bei sonst unbeeinflußbaren Schmerzzuständen).

Weitere Verfahren. Ist ein Schmerz auf das Versorgungsgebiet eines einzelnen Nerven beschränkt, haben sich peripher implantierte Nervenstimulatoren als wirksam erwiesen (z.B. bei Kausalgie). Es kann eine Stimulation der Hinterstrangbahnen mittels einer in den Epiduralraum plazierten Elektrode mit einer implantierten Batterie oder über einen Hochfrequenzgenerator herbeigeführt werden (SCS = spinal cord stimulation). Eine solche Stimulation lindert verschiedene Arten von Schmerzen, insbesondere bei Patienten, die nach einer Laminektomie unter Schmerzen leiden, Phantomschmerzen verspüren oder eine sympathische Reflexdystrophie aufweisen. Die Stimulation tiefer Hirnstammstrukturen (DBS = deep brain stimulation) befindet sich noch im experimentellen Stadium. Sie wird nur an wenigen Zentren eingesetzt. Die zugrundeliegende Theorie basiert auf der Aktivierung absteigender Hemmsysteme.

Frühere schmerzchirurgische Behandlungstechniken. Sie haben heute nur noch historische Bedeutung; so zum Beispiel die Neurektomie,

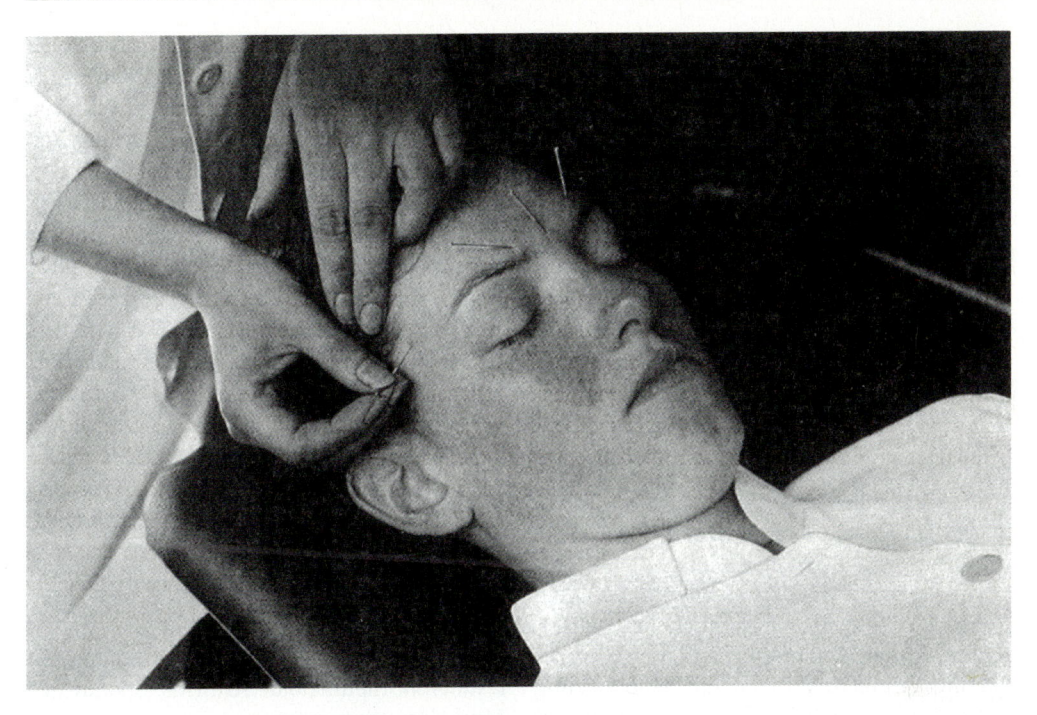

Abb. 7.8: Akupunktur am Kopf bei Migräne (Ammer et al. 1990)

die Traktotomien im Hirnstammbereich, die Thalamotomien und die Zingulotomie.

3.4
Naturheilverfahren und physikalische Maßnahmen

Akupunktur

Die Akupunktur wird überwiegend bei reversiblen funktionellen Erkrankungen angewandt, also bei Schmerzzuständen ohne pathomorphologische Veränderungen. Es werden Gold-, Silber- oder Stahlnadeln an genau kartographierten Hautpunkten eingestochen. Die Nadelstiche verursachen oder beeinflussen motorische und sympathische Reflexe, und es kommt zu einer Hemmung der Schmerzinformation im zentralen Nervensystem. Bei neuropharmakologischen Untersuchungen hat sich gezeigt, daß es nach Akupunktur zu einer vermehrten Freisetzung von Endorphinen kommt. Der Akupunkteur aktiviert das antinozizeptive System auf drei Ebenen:
- segmentale Hemmung am Rückenmark
- absteigende Hemmung an den Hinterhornneuronen
- Erregung afferenter Nervenfasern

Unterschieden werden die klassische Akupunktur (Körper- und Ohrakupunktur) und die Triggerpunktakupunktur. Indikationen sind: Zervikalsyndrom, Schulter-Arm-Syndrom, Arthralgien, Dorsalgien, Lumbalgien-Lumboischialgien, Migräne (siehe Abb. 7.8).

Traditionelle Verfahren

Siehe auch Naturheilverfahren und Homöopathie.

Grundlage und therapeutischer Ansatz ist die Lehre von der „Reinigung des Körpers" mit blutentziehenden und schweißtreibenden Maßnahmen.
- blutentziehend: Aderlaß, Schröpfverfahren und das Anlegen von Blutegeln
- diaphoretische Therapie
- Steigerung der Hautdurchblutung und Schweißabsonderung mittels sogenannter Tiefenwärmegeräte

- Derivationen bzw. Hautausleitungsmethoden; hierbei kommen hautrötende, blasenziehende und pustelerzeugende Mittel zum Einsatz, deren Substanzen aus dem Pflanzen- und Tierreich stammen.

Transkutane elektrische Nervenstimulation (TENS)

Die transkutane elektrische Nervenstimulation gehört zu den Anwendungen einer Gleichstromelektrotherapie im Niederfrequenzbereich. Über Hautelektroden werden subkutan verlaufende Nerven(endigungen) und Muskelfasern durch elektrische Reize stimuliert. Diese unterdrücken die Schmerzleitung des Rückenmarks. Serotonin, Noradrenalin und endogene Opioide spielen dabei eine wichtige Rolle. Insgesamt werden vier Methoden angewandt: Neben der älteren, konventionellen, nichtschmerzhaften Reizung kommen eine starke Reizung mit niedriger Frequenz, eine Reizung mit Impulsgruppen und eine Reizung mit kurzen, aber sehr starken Impulsen zur Anwendung. Durch (tragbare) TENS-Geräte mit sehr kurzdauernden Hochvoltimpulsen lassen sich über flexible Klebeelektroden periartikuläre Schmerzen, schmerzhafte Triggerpunkte und insbesondere chronische, therapieresistente Neuralgien, Kausalgien, Phantom- und Stumpfschmerzen in 30–80% der Fälle günstig beeinflussen. Wichtig ist hierbei die Modifizierung der optimalen Elektrodenlage, Applikationsfrequenz, Intensität, Impulsdauer und Form des Impulses. Die Anwendung gehört zu der Gruppe der sogenannten niederfrequenten Ströme/Reizströme. Hierbei handelt es sich definitionsgemäß um elektrische Impulse mit einer Frequenz bis 1000 Hertz. Da diese Stromformen ab einer bestimmten Schwellenintensität im motorischen System Muskelkontraktionen und an den sensiblen Nerven prickelnde und brennende Dysästhesien „Stromgefühl" provozieren können, werden sie auch als Reizströme bezeichnet. Es gibt für die Heimbehandlung batteriebetriebene Taschengeräte. Dieses Schmerztherapieverfahren ist mit sehr geringen Nebenwirkungen verbunden; für einen Therapieerfolg ausschlaggebend ist eine sorgfältige Auswahl geeigneter Krankheitsbilder. *Indikationen*: Schmerzen nach peripheren Nervenverletzungen, postherpetische Neuralgien, myofasziale Schmerzen nach Operationen, Rücken-Kreuz-Nacken-Schmerzen, muskuloskelettale Erkrankungen, Schmerzen bei Muskelverspannungen, Ischialgien, Phantomschmerzen, Stumpfschmerzen. *Kontraindikationen*: Multiple Sklerose, Myasthenia gravis pseudoparalytica, Parkinson-Syndrom, Herzschrittmacher, psychogener Schmerz, ischämischer Schmerz, viszeraler Schmerz, Thalamusschmerz, Nervenkompressionen sowie Verletzungen des ZNS.

Kryotherapie

Therapeutische lokale Kälteanwendung durch kurzzeitige Applikation von Eis (für 5 bis maximal 10 min), z. B. an Gelenken, zur Entzündungshemmung und Schmerzbehandlung. *Indikationen:* rheumatoide Arthritis, Spondylitis, Muskelverspannungen.

3.5 Physiotherapie

Siehe Naturheilverfahren und Homöopathie, Kapitel 2.

Unter Physiotherapie versteht man das Wiederherstellen der Körperfunktionen und -wahrnehmung mit Hilfe von aktiven und passiven Techniken auf neurophysiologischer Basis und unter Zuhilfenahme von physikalischen Maßnahmen.

Lokale Wärmeanwendung

Eines der am häufigsten angewandten Verfahren der physikalischen Behandlung ist die lokale Wärmeanwendung. Die Durchblutung und die Dehnbarkeit des Gewebes wird erhöht, eine Erweiterung der Blutgefäße mit Hyperämie kann das die Rezeptoren umgebende Milieu ändern und schmerzmodulierende Substanzen auswaschen. Die Anwendung feuchter Wärme ist eine alte Methode, um eine schmerzlindernde Lockerung der Muskulatur, aber auch eine generelle Entspannung zu erreichen. Zum Einsatz kommen heiße Packungen

(Moorerde, Fango), Diathermie (Kurz-, Mikrowelle), Rotlicht, Heizkissen oder warme Bäder. *Kontraindikationen* für eine Wärmeanwendung sind das Vorhandensein von Sinnesstörungen, Kreislaufschwäche, malignen Erkrankungen und Infektionen. Vorsicht ist auch bei älteren Patienten geboten, bei denen die Sinneswahrnehmungen und das Urteilsvermögen beeinträchtigt sein könnten.

Fangopackung

Zur Durchblutungsförderung, Tonusregulation und Wärmeapplikation werden Packungen aus warmer Vulkanerde auf das behandelte Körpergebiet angepaßt (bis ca. 5 °C). Hierbei können Ganz- oder Teilpackungen angewandt werden. *Indikationen:* schmerzhafte Tonuserhöhung der Muskulatur, vorbereitend zur Massage oder Krankengymnastik.

Heiße Rolle

Zur Durchwärmung bestimmter Körperareale werden in eine aus drei Handtüchern bestehende Rolle ca. $1/4 - 1/2$ l kochendes Wasser gegossen und diese Rolle auf bestimmte Areale der Haut appliziert. Die Wärme kann durch Abwickeln der äußeren Lage kontrolliert werden. *Indikationen*: wie bei Fangopackungen.

Ultraschall

In der Ultraschallanwendung wird eine Beeinflussung des Gewebes in einer Tiefe von bis zu 5 cm erreicht. Die Schallwellen erzeugen Wärme, wobei die maximale Wirkung an der Verbindungsstelle zwischen Knochen und Muskel eintritt. *Indikationen*: Periarthropathie, Postamputationsschmerzen, Dekubitalgeschwüre und sympathische Reflexdystrophie und ähnliche. *Kontraindikationen*: maligne Erkrankungen, Kreislaufstörungen, Schwangerschaft, eine Anwendung über dem Auge, gestörte Sinneswahrnehmungen und Infektionen.

Kurzwellen- oder Mikrowellenthermie

Kurzwellen- oder Mikrowellendiathermie erzeugt eine Erwärmung des Gewebes bis zu einer Tiefe von 3–4 cm. Die Indikationen sind ähnlich denen einer Ultraschallbehandlung. Während der Behandlung muß dafür gesorgt werden, daß kein Metall in das elektromagnetische Feld gelangt. *Kontraindikationen*: Patienten mit Implantaten, Körperregionen mit einem hohen Flüssigkeitsvolumen, wie beispielsweise die Augen oder Gelenkergüsse (Gefahr der Überhitzung), Schwangerschaft, ischiämisches Gewebe und Schmerzen oder sensorische Ausfälle.

Kälteanwendung

Kälte wird im allgemeinen bei akuten Verletzungen angewendet, kann sich aber auch bei chronischen Schmerzen als wirksam erweisen. Hierbei wird die Durchblutung lokal reduziert. Kälte hat darüber hinaus einen analgetischen Effekt durch Kühlung der Nozizeptoren. Nachfolgend tritt eine Hyperämie ein, möglicherweise mit ähnlichen Effekten wie die wärmeinduzierte Hyperämie. Reduziert werden Schmerzen, Krämpfe, Schwellungen und die Nervenleitgeschwindigkeit. Zur Anwendung kommen Eisbeutel, Eismassage, Kältespray, wiederverwendbare kalte Packungen oder Kaltluft. *Kontraindikationen* sind eine gestörte Sinneswahrnehmung oder Durchblutung sowie eine Überempfindlichkeit gegen Kälte.

Krankengymnastik

Krankengymnastik zielt auf eine Wiederherstellung des physiologischen Muskelgleichgewichts, einer Haltungsstabilisierung in physiologischer Haltung und auf eine Gebrauchsschulung verletzter Extremitäten und Funktionen. Eine schmerzfreie Lagerung z.B. im Schlingentisch soll zu muskulärer Entspannung führen. *Indikationen* sind schmerzhafte Erkrankungen des peripheren Bewegungsapparates, von der Wirbelsäule ausgehende Beschwerden, sympathische Reflexdystrophie und neurologische Störungen.

Beispiel: Die krankengymnastische Entspannungstherapie bei Schmerzen des muskuloskelettalen Systems oder die Brügger-Technik bei Funktionsstörungen des nozizeptiven Reflexgeschehens (z.B. Fehlhaltung).

Extensionen

Zahlreiche Arten von Extensionen finden eine Anwendung in der Behandlung von zervikalen und lumbalen Bandscheibenschäden, Muskelkrämpfen, Hypomotilität und degenerativen Veränderungen der Lenden- und Halswirbelsäule. Die intermittierende mechanische Extension ist das am häufigsten eingesetzte Verfahren. Eine lumbale Extension kann angewandt werden, während sich der Patient in Rücken- oder Bauchlage befindet, wobei verschiedene Grade der Flexion erzeugt werden. Eine zervikale Extension erfordert einen Mindestzug von 11 kg, um eine Trennung der hinteren Elemente der Halswirbelsäule zu erreichen. *Kontraindikationen* einer Extension sind Instabilitäten, Tumorerkrankungen, Traumen, Infektionen, vaskuläre Beschwerden, sowie Befunde, in denen Bewegungen kontraindiziert sind. Zu den relativen Kontraindikationen zählen nicht allzu lange zurückliegende Distorsionen oder Zerrungen, Osteoporose, Hiatusbrüche, Schwangerschaft und verstärkte neurologische Symptome.

Elektrotherapie

In der Elektrotherapie werden die verschiedenen Verfahren der stabilen Galvanisation, der Stromimpulse und der Wechselströme unterschieden (siehe Tabelle 7.9). Gleichstrom vermindert die Erregbarkeit von Nozizeptoren im gereizten Gewebe bis hin zur Anästhesie. Es wird versucht, durch Stimulation schmerzkontrollierender Systeme mittels Transmitter wie Serotonin, Noradrenalin und endogener Opioide die Weiterleitung von Schmerzreizen im ZNS zu dämpfen. Klassische Anwendeform ist das Vierzellen- oder Stanger-Bad. Die Dauertherapie mit Einzelimpulsen findet bei der transkutanen elektrischen Nervenstimulation (TENS) eine Anwendung. Bei den *diadynamischen Strömen* handelt es sich um verschieden modulierte Wechselströme, die aufgrund einer Reizung zu einer veränderten Refraktärphase an den peripheren Nervenfasern führen; eine Schmerzminderung stellt sich ein. Während Nieder- und Mittelfrequenzströme intensiv neuromuskulär wirken und eine Schmerzstillung Hyperämisierung und Tonisierung der Muskulatur bewirken, ist die Hochfrequenztherapie eine reine Wärmeapplikation mit allerdings erheblichem Penetrationsvermögen.

Eine elektrische Stimulation wird entweder mittels Gleichstrom oder mittels Wechselstrom erzeugt. Die Wechselstromgeräte erzeugen eine niedrige Gesamtstrommenge und rufen keine thermalen oder chemischen Wirkungen hervor. Die meisten Wechselstromgeräte erzeugen eine hohe Spannung (>150 Volt) mit einer einphasigen Wellenform und gestatten es, die Stärke, die Pulsfrequenz und die Impulsbreite einzustellen. Allgemeine *Kontraindikationen* einer Stromtherapie: fieberhafte Erkrankungen und Infektionskrankheiten, akute Entzündungen, Hautkrankheiten, Verletzungen, schwere Sensibilitätsstörungen, Herzschrittmacher, Metallteile (Implantate) im Behandlungsgebiet.

Manuelle Therapien

Unterschiedliche manuelle Therapien (Manipulation, Dehnung, Mobilisierung, Massage) kommen in der Behandlung von Schmerzen zum Einsatz. Mit Hilfe besonderer manueller Verfahren können die Haut, die Faszie und das Bindegewebe gedehnt werden, um die Bewegung und die Geschmeidigkeit zu erhöhen und

Tab. 7.9: Verfahren in der Elektrotherapie

	Anwendungsformen
Niederfrequenzbereich (0–1000 Hz)	• galvanischer Strom (Galvanisation, Iontophorese, Zellenbäder) • Reizströme (Stromimpulse)
Mittelfrequenzbereich (1000 Hz–100 kHz)	• Interferenzstromtherapie (Nemec-Ströme) • Wechselstromtherapie (Wymoton)
Hochfrequenzbereich (500 kHz–5000 MHz)	Kurzwellen-, Dezimeterwellen-, Mikrowellendiathermie

Gelenke zu mobilisieren. *Kontraindikationen* sind Tumore, Osteoporose, segmentale Instabilität und neurologische Defizite.

Massagen. Techniken sind Kneten, Walken, Verschieben, Abziehen und Reiben. Sie bewirken eine mechanische Lösung von verspannten Muskeln und Geweben und führen zu einer Durchblutungsförderung und Tonusregulation.

Bindegewebsmassage. Über die Head-Zonen soll eine reflektorische Beeinflussung der Bezugsorgane und des vegetativen Nervensystems durchgeführt werden. Dies wird durch einen strichförmigen Druck mit den Fingern in der Kutis und Subkutis erreicht. *Indikation*: vertebragene Schmerzen.

Lymphdrainage. Vorsichtige oberflächliche Kreisbewegungen führen durch eine Förderung des Rückflusses zur Entstauung. *Indikationen*: lymphatische Ödeme nach Operationen und Traumen.

Andere Verfahren. Zahlreiche weitere traditionelle Verfahren sind etabliert, die über hautreizende und hyperämisierende Maßnahmen einen analgetischen Effekt ausüben. Akupunktur gehört z.B. zu den Stimulationsverfahren, die über Intensivierung des lokalen, sensomotorischen Inputs Hypalgesie oder Analgesie erzeugen. Durch Reizung entsteht hierbei das typische Akupunkturgefühl mit lokalem Schmerz (Schmerzausstrahlung, Schweregefühl, Taubheitsgefühl), das schließlich zu einer Hypalgesie bis hin zur Analgesie führen kann. Die Therapie setzt ein intaktes Nervensystem voraus. Der Plazeboeffekt wird mit 30% angegeben; ob ein Patient anspricht, kann nicht vorausgesagt werden. *Komplikationen*: Hämatom, Pneumothorax und Infektionen.

3.6 Psychologische Therapieformen

Schmerz ist immer zugleich ein physiologisches und psychologisches Geschehen. Psychische Faktoren können Ursache oder Folge chronischer Schmerzen darstellen. An der psychischen Belastung chronisch Schmerzkranker gibt es keinen Zweifel. Ohne Berücksichtigung der psychischen und sozialen Komponente wird sich die Therapie chronischer Schmerzen selten erfolgreich durchführen lassen. Neben Entspannungstechniken (Jacobson-Relaxation, autogenes Training) erzielen Streßbewältigungsverfahren, z.B. durch individuelle Kontrolle belastender Situationen, mittels Muskelrelaxation und prophylaktischer Gegenregulation vasokonstriktorischer Gefäßmechanismen gute Erfolge. Diese Methoden ermöglichen es dem Patienten, Schmerzen schon im Vorfeld zu begegnen, auslösende Situationen abzubauen, den Umgang mit Schmerz zu optimieren und aktive Verfahren der Muskelentspannung einzuüben. Für die Praxis bieten sich folgende Methoden an:

Progressive Muskelrelaxation nach Jacobson

Sie nutzt die Entspannungsempfindlichkeit einer isometrischen Muskelspannung aus, um das Gefühl einer Entspannung zu vermitteln.

Autogenes Training

Unter Zuhilfenahme bildlicher Vorstellung werden formelhafte Vorsatzbildungen (Übungskommandos, z.B. „Mein Herz schlägt ganz ruhig und kräftig", „In meinem Bauch ist es ruhig, strömend warm") in Körperempfindungen umgesetzt. Die Folge ist z.B. eine Herabsetzung von Atem- und Herzfrequenz oder ein Hervorrufen von Wärmegefühl.

Biofeedback

Dadurch wird die Steuerbarkeit vegetativer Reaktionen durch operantes Konditionieren trainiert.

Hypnose

Es ist ein schmerzlinderndes Verfahren, das ein Adjuvans zu anderen Interventionen darstellt, indem die Entspannungsreaktion erhöht und Selbstbeherrschungsstrategien verstärkt werden. Einige Patienten sind in der Lage, durch Autohypnose eine Kontrolle über ihre

Schmerzen zu erhalten. Indikationen sind Phantomschmerz, Spannungskopfschmerz, Migräne.

Weitere Strategien

Daneben gibt es weitere Strategien zur Schmerzbewältigung, z.B. Gesprächstherapie, Atemtherapie, weitere verhaltensmedizinische Methoden und Konzepte.

> **Merke !**
> Das EMG-Biofeedback-Verfahren ist insbesondere bei Tonussteigerungen eines Muskels oder einer Muskelgruppe indiziert, bei einer generalisierten Muskeltonuserhöhung wäre die Progressive Muskelrelaxation nach Jacobson günstiger.

4 Besondere chronische Schmerzsyndrome

4.1 Malignomschmerz

Im Terminalstadium zahlreicher Karzinome treten therapeutisch schwer beherrschbare Schmerzzustände auf („Malignomschmerz"). Grundregeln sollten eine möglichst orale Verabreichung der Medikamente, regelmäßige Gabe nach einem Zeitschema, Einsatz langwirkender Analgetika (retardiertes Morphin) und individuelle Anpassung der Dosis sein. Je nach betroffenem Organsystem hat das Tumorwachstum unterschiedliche Folgen.

- Tumorbefall enkapsulierter Organe mit Volumenvermehrung und Binnendrucksteigerung: z. B. tumorbedingte Vergrößerung von Leber und Niere, Tumoren im ZNS und in dessen Häuten
- Tumorbefall peripherer Nerven: z. B. peri- und endoneurale Infiltration
- Tumorbefall von Weichgewebe: z. B. Metastasen in der Muskulatur, Infiltration des Retroperitoneums
- Tumorbefall von Knochen: z. B. primäre und sekundäre Knochentumore, Pancoast-Tumor
- Tumorbefall von Hohlorganen der Eingeweide mit Ulzeration, Stenose, Penetration oder Perforation: z. B. Lymphome und Karzinome des MDT, Harnblasenkarzinom
- neoplastische und entzündliche Prozesse an serösen Häuten: z. B. Peritonitis, Peritonealkarzinose
- entzündliche, durch Tumorbefall ausgelöste Prozesse bzw. Nekrosen solider Organe: z. B. Pankreasmetastasen mit tryptischer Pankreatitis
- Durchblutungsstörungen infolge von Blutgefäßverlegungen durch direkte Tumorinfiltration oder durch entzündliche Reaktionen: z. B. Tumorinfiltration von Venen, Arteriitis
- Komplikationen der Therapie: z. B. lokale Nekrose, Strahlenenteritis, Lymphödem, traumatisches Neurom, narbige Fremdkörperreaktion

Strahlentherapie

Eine Strahlentherapie kann therapeutisch und palliativ zum Einsatz kommen (bei durch Metastasen ausgelösten Schmerzen).

Symptomatische Therapie

Die symptomatische Therapie (mittels medikamentöser, neurochirurgischer, anästhesiologischer und psychotherapeutischer Verfahren) richtet sich hierbei nach den unterschiedlichen ätiologischen Faktoren wie Nervenkompression, Nerveninfiltration, Knochenmetastasen, Weichteilinfiltrationen. Palliativ kann eine Strahlen-, Chemo- und operative Therapie indiziert sein.

Einen wichtigen Faktor in der Behandlung eines Karzinompatienten stellen die supportiven Maßnahmen (z. B. Pflege, Ernährung, psychologische Betreuung) dar.

4.2 Schmerzen des Bewegungsapparates

Chronische Nacken- und Rückenschmerzen treten bei zahlreichen Erkrankungen des Bewegungsapparates auf (Schulter-Arm-Syndrom, Myogelosen, Rheuma, Entzündungen, generalisierte Tendomyopathien). Die Therapiemöglichkeiten richten sich nach den jeweiligen Grunderkrankungen, wobei insbesondere physiotherapeutische Methoden wie Krankengymnastik, Massagen und Entspannungstherapie zur Anwendung kommen (siehe Neurologie und Orthopädie).

4.3
Ausgewählte Beispiele bei Kopf- und Gesichtsschmerzen

Bei der Diagnostik von Kopfschmerzen sollte zunächst die Frage gestellt werden, ob „Kopfschmerzen im engeren Sinn" vorliegen oder etwa über unspezifische Symptome wie Druckgefühl im Kopf, Nackenschmerzen, Kribbeln der Kopfhaut, Gesichtsschmerzen oder andere Beschwerden geklagt wird. Diese werden häufig von den Patienten als Kopfschmerzen bezeichnet und führen häufig zu falschen Behandlungsstrategien. Wichtig ist die genaue *Anamnese*: Lokalisation, Intensität, Schmerzcharakter, Zeitpunkt und Ort des Auftretens, Begleitsymptome, Biographie zur Aufdeckung eventueller psychischer Ursachen, Eigenanamnese (Medikamente, Alkohol, etc.), allgemeine, neurologisch wie internistisch orientierte Untersuchung. *Diagnostik*: Röntgen des Schädels und der HWS, Augenhintergrundprüfung, Visusprüfung, Duplexuntersuchung, CT, NMR, Karotis- oder Vertebralisangiographie, EEG, Dopplersonographie, HNO-Augen-Untersuchungen, zahnärztliche Konsultation.

Formen und auslösende Faktoren des Kopfschmerzes, modifiziert nach der Klassifikation der International Headache Society (1988):

- einfacher Kopfschmerz: (vasomotorisch, jedoch Krankheitsbild mit Überschneidung zum Spannungskopfschmerz), insbesondere nach psychischen und körperlichen Streßsituationen
- aufgrund exogener und endogener Faktoren ausgelöster Gefäßkopfschmerz und Medikamente: (Nitrate, Dipyridamol, u.a.), Gifte (Alkohol, Nikotin, gewerbliche Gifte), phenylethylamin- [Schokolade], tyramin- [Käse] oder natriumglutamat- [chinesisches Essen] -haltige Nahrungsmittel, Analgetika- und Ergotaminabusus, (internistische) Erkrankungen
- Spannungskopfschmerz: Häufigster Kopfschmerz; aufgrund einer Verspannung kopfnaher Muskeln, häufig mit psychosomatischen Erkrankungen verknüpft; psychische Auslöser u.a. Depression, Angst, aufgestaute Aggression, Erschöpfung. *Symptome*: Oft Dauerkopfschmerz. Lokalisation meist Nacken- und Hinterkopfbereich, über Schädelkalotte bis zur Stirn ausstrahlend, Kältegefühl, auch Mißempfindung im Bereich der Schädeldecke. *Nichtmedikamentöse Therapie*: Krankengymnastische Einzelbehandlung mit sanfter manueller Traktion, Massagegriffe für Nacken-Hinterkopfmuskulatur zwischengeschaltet und aktiv-passive vorsichtige Bewegungsübungen gegen leichten Widerstand mit geringem Bewegungsausmaß, Traktion der HWS in entspannter schmerzfreier Haltung (möglichst nach Wärmeanwendung) für ca. 10–20 min, 3 mal wöchentlich
- Clusterkopfschmerz (Bing-Horton, Erythroprosopalgie): In „cluster" (Haufen, Schwarm) auftretende, Wochen bis Monate andauernde Perioden von einseitigen, orbital betonten Kopfschmerzattacken; Prävalenz 0,1 %; eine der wenigen Kopfschmerzarten, die überwiegend (8:1) bei Männern auftritt. *Symptome*: Anfallsartig etwa ein- bis dreimal täglich für 15 bis 120 Minuten äußerst heftige Schmerzen um Auge, Stirn und Schläfe mit gerötetem, tränendem Auge und verstopfter Nase. In Kombination mit Migräne möglich. Differentialdiagnose Migräne–Cluster: Für Cluster sprechen tägliche, immer einseitige, nächtliche Attacken von kurzer Dauer; schlimmster vorstellbarer Kopfschmerz, regionale Symptome (Auge, Nase), motorische Unruhe.
- chronisch paroxysmale Hemikranie: Symptome wie bei Clusterkopfschmerz, unterscheidet sich jedoch durch die Attackenfrequenz (> 15/Tag) und kürzere Attackendauer (5–30 min); gutes Ansprechen auf Indometacin
- chronisch posttraumatischer Kopfschmerz: kann sowohl Spannungs- wie vasomotorischer Kopfschmerz sein, auch psychogen (differentialdiagnostisch Schmerzmittelabusus)
- Hirntumoren bzw. Metastasen: Schmerz besonders morgens nach dem Aufstehen; meist im Laufe von Wochen zunehmender Dauerschmerz, oft auch vegetative Auffällig-

- keiten (Erbrechen), dazu neurologische und psychische Symptome
- Hypertonie: Ursache sind wahrscheinlich Zirkulationsstörungen; auch bei medikamentös induzierter Blutdrucksteigerung (Injektion von Adrenalin und Angiotensin, Amphetamin), Absetzen von Betablockern, etc.
- zerebrale Gefäßanomalien: Schmerz tritt plötzlich auf, strahlt aus in den Hinterkopf und Nacken (Subarachnoidalblutung!)
- chronisch subdurales Hämatom: Symptome wie bei Hirntumor, oft nach Bagatelltrauma
- Meningitis (Liquordiagnostik!)
- Riesenzellarteriitis (Arteriitis cranialis): Schmerzlokalisation oft temporal, hoch beschleunigte Blutsenkung, Dysproteinämie, Anämie, Leukozytose, Gefahr der Erblindung durch Beteiligung der A. centralis retinae; begleitend: Polymyalgia rheumatica; Diagnosesicherung durch Temporalisbiopsie
- erhöhter Liquorunterdruck: z.B. nach Liquorpunktion; Besserung in horizontaler Lage
- akutes Glaukom
- zervikale Störungen: (Übergangsanomalie, Osteochondrose, Diskusprolaps, Mißbildung, Verletzungen der HWS, Okzipitalneuralgie). *Symptome*: Meist Dauerschmerz im Nacken, zum Hinterkopf ausstrahlend, oft einseitig, Verstärkung durch Kopfbewegung
- seltene Kopfschmerzformen: z.B. psychogener Gesichtsschmerz, betrifft vorwiegend Frauen im mittleren Alter; charakterisiert durch einen beständigen Wechsel von Lokalisation, Intensität und Art der Beschwerden

Merke!

Clusterkopfschmerzanfälle können durch Nitrolingual oder Isoket ausgelöst werden! (Differentialdiagnostisch verwertbar!)

Therapie der verschiedenen Kopfschmerzformen

Die kausale Therapie ist je nach Fall verschieden; die kausale Behandlung der zugrundeliegenden Ursache (Hochdruck, Intoxikation, Allergie, Arthrose und andere) stellt die primäre Therapie dar. Bei symptomatischer Therapie sollten Analgetika als Dauermedikation vermieden werden.

- bei allen Kopfschmerzformen: Durchflutung des Kopfes mit diadynamischen Strömen, Ultrareizstrom oder Interferenzstrom frontookzipital mit Polanwendung bzw. Anode über dem Hauptschmerzbereich
- gefäßbedingter Kopfschmerz: Migränemittel
- Hypotonie: Dihydroergotamin
- zerebrovaskuläre Insuffizienz: Dihydroergocristinmethansulfonat bzw. Vincamin und eventuell Herzglykoside
- Clusterkopfschmerz: im Anfall O_2-Inhalation, Ergotaminpräparate als Aerosol, Sumatriptan, lokale (intranasale) Applikation von Lidocain-Lösung. Im Intervall auch Nimodipin, Prednison, Lithium, Methysergid oder Dihydroergotamin. Zur Prophylaxe Verapamil 240–280 mg/d
- Arteriitis cranialis: 100 g Prednisolon (*Cave*: auch als diagnostisches Mittel)

4.3.1 Migräne

Migränekopfschmerz wird definiert als anfallsweiser Kopfschmerz, meist halbseitig auftretend (siehe Abb. 7.9) mit vegetativen, gelegentlich auch neurologischen Symptomen.

Die International Headache Society unterscheidet in ihrer Klassifikation aus dem Jahr 1988 die nachfolgend beschriebenen Formen des Migränekopfschmerzes.

Gewöhnliche Migräne

Verlauf mit typischer Anfallssymptomatik (mit oder ohne Aura) ohne zusätzliche neurologische Symptomatik. Migräne mit Aura: Migräne mit typischer Aura, Migräne mit prolongierter Aura, familiäre hemiplegische Migräne, Basilarismigräne, Migräneaura ohne Kopfschmerz, Migräne mit akutem Aurabeginn.

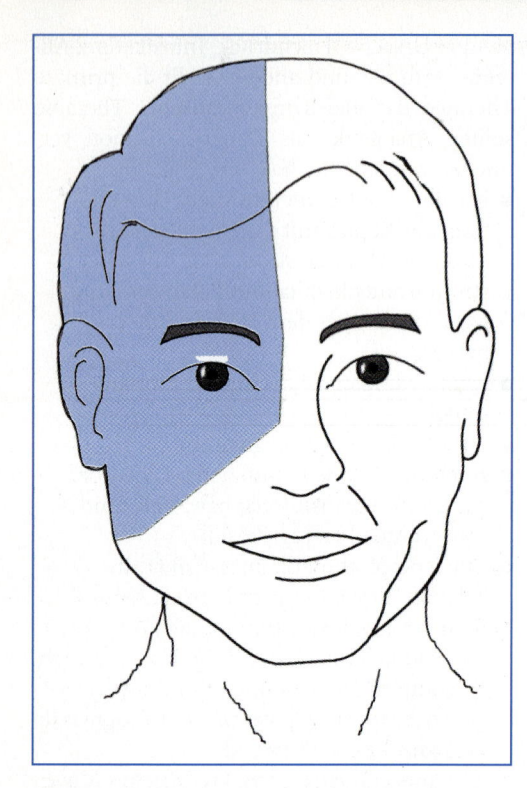

Abb. 7.9: Lokalisation des klassischen Migränekopfschmerzes

Migraine accompagnée

Migräne mit neurologischen Ausfallserscheinungen, die bei jedem Patienten verschieden ausgeprägt sein können und lokalisationsabhängig sind. Sensible Zeichen: Hypästhesie einer Gesichtshälfte und des Armes. Motorische Zeichen: Parese, Monoplegie, oder auch Hemiplegie der den Kopfschmerzen gegenübergelegenen Seite. Visuelle Zeichen: Flimmerskotome. Eventuell auch Augennervenlähmung. Andere sensorische Zeichen: auditive und olfaktorische Sensationen. Psychische Symptome: Verwirrtheit, dysphrenische Migräne. Sprachstörungen: Aphasie, Dysarthrie. Manchmal ist die Migräne verschleiert und zeigt sich nur in neurologischen Störungen, wobei die Diagnose äußerst schwierig ist (z.B. einseitige Mydriasis). Die Migraine accompagnée weist gelegentlich auf eine intrakranielle Läsion hin (vor allem Gefäßmißbildungen), deshalb sind EEG, CT, NMR und eventuell eine Gefäßuntersuchung in Erwägung zu ziehen. Eine erhöhte Komplikationsrate der Angiographie bei Migränekranken ist vermutlich durch einen drohenden Vasospasmus bedingt.

Ophthalmoplegische Migräne

Sonderform mit Augennervenlähmung.

Weitere Migräneformen

Retinale Migräne; periodische Syndrome in der Kindheit als möglicher Vorläufer oder Begleiterscheinungen einer Migräne (gutartiger paroxysmaler Schwindel in der Kindheit, alternierende Hemiplegie in der Kindheit); migräneartige Störungen, die nicht die obigen Kriterien erfüllen.

Migränekomplikationen

Status migraenosus, migränöser Infarkt.

Pathogenese. Zunächst Vasokonstriktion intrakranieller Gefäße (durch transkranielle Dopplersonographie nachweisbar), dann vasodilatatorische Phase, in der die Kopfschmerzen des Migräneanfalls auftreten. Zu den zahlreichen Auslösefaktoren gehören: Psyche (Aufstauen von Aggressionen in Zusammenhang mit Versagenssituationen, plötzliche Entspannung, sog. Sonntagsmigräne), Endokrinium (häufig am Beginn der Menses), Nahrungsmittel (Alkohol; bestimmte Rotweinsorten, Schokolade, Wettereinflüsse, Schlafmangel und ähnliche).

Symptome. Charakteristisch ist ein Beginn des Anfalls mit einem halbseitigen (Hemikranie) oder doppelseitigen Kopfschmerz, pulsierend, heftig, durch Licht und Geräusche verstärkt, lokalisiert meistens im Stirn-, Orbital- oder Schläfenbereich. Begleitsymptome: Übelkeit, Erbrechen, seltener Durchfall, Geräuschüberempfindlichkeit, Lichtscheu. Psychisch: Reizbarkeit, Affektlabilität, Neigung zum Rückzug, Symptome, die auch bei anderen schweren Schmerzzuständen auftreten können. Neurologische Untersuchungen: meist kein pathologischer Befund. Der Anfall endet nach einer oder mehreren Stunden, selten dau-

Tab. 7.10: Behandlung des Migräneanfalls, Arzneistoffe für die Behandlung des Migräneanfalls (wichtig ist ferner eine Reizabschirmung: Ruhe, Zimmer verdunkeln, Schlaf, Eisbeutel auflegen)

Substanz	Einzeldosis	Nebenwirkungen	Kontraindikationen
gegen Übelkeit, Erbrechen			
1. Metoclopramid	oral 10–20 mg rektal 20 mg parenteral 10 mg	extrapyramidal-dyskinetisches Syndrom	nicht geeignet zur Anwendung bei Kindern unter 10 Jahren, (Antidot: Biperiden)
2. Domperidon	oral 10 mg	wie unter Metoclopramid	
gegen Schmerzen			
1. Acetylsalicylsäure	oral 500–1000 mg, parenteral 500–1000 mg	Magenschleimhautreizung	gleichzeitig Antikoagulation, hämorrh. Diathese, Magen-, Darmulzera
2. Paracetamol	oral 1 g, rektal 1 g	Lebertoxizität bei Überdosierung	
3. Ibuprofen	oral 400 mg		Ulkus, Asthma
4. Ergotamin*	oral oder sublingual 2–4 mg, als Aerosol, subkutan 0,5 mg, rektal 2 mg	Übelkeit, Erbrechen, Durchblutungsstörungen	Schwangerschaft, Stillperiode, Kindesalter, koronare Herzkrankheit
5. Dihydroergotamin	s.c. oder i.m. 1 mg	wie unter Ergotamin	wie unter Ergotamin
6. Sumatriptan, Zolmitriptan, Naratriptan	oral 50 oder 100 mg, s.c. 6 mg 2,5 mg oral 2,5 mg oral	Hitzegefühl, Müdigkeit, Engegefühl in der Brust, Flush, Benommenheit	koronare Herzkrankheit

* Ergotaminpräparate sollten nur mit äußerster Zurückhaltung wegen der möglichen Nebenwirkungen wie Dauerkopfschmerzen, Übelkeit, Kältegefühl der Extremitäten eingesetzt werden. Kontraindikation bei allen Ergotamin-Präparaten insbesondere bei i.-v.-Gabe: koronare Durchblutungsstörungen, Angina pectoris, Hypertonie. Keine Daueranwendung von Ergotamin wegen der Gefahr des Ergotismus (selten) und des ergotamininduzierten Kopfschmerzes (häufig).

ert er einige Tage, Ende oft mit Polyurie, danach für Stunden abgeschlagen, verstimmt.

Therapie. In Tabelle 7.10 sind die üblichen *medikamentösen* Behandlungsmaßnahmen bei einer Migräne aufgeführt.

> **Merke !**
>
> Die Prophylaxe von Migräneanfällen kann nach folgendem Schema erfolgen:
> Betablocker (z. B. Metoprolol 100–200 mg) oder *Kalziumantagonist* (z. B. Flunarizin 5–10 mg abends).
> Bei initialer Therapieresistenz: Dosiserhöhung des Betablockers, eventuell Kombination mit Flunarizin.
> Bei definitiver Therapieresistenz: *Serotoninantagonisten* (Pizotifen 3 × 0,5 mg oder 1,5 mg abends), Lisurid 3 × 0,025 mg (1. und 2. Tag 1 × 0,025; 3. und 4. Tag 2 × 0,025 mg).
> Weitere Möglichkeiten: Methysergid 2 mal 3 mg/Tag (wegen Nebenwirkungen nicht als Dauertherapie), Amitriptylin 25–75 mg/Tag

Häufig führt eine medikamentöse Therapie nicht zu einem zufriedenstellenden Ergebnis, so daß hier besonderer Wert auf *nichtmedikamentöse* Maßnahmen zu legen ist. So zielen Streßbewältigungsverfahren auf individuelle Kontrolle belastender Situationen durch Muskelrelaxation und prophylaktische Gegenregulation vasokonstriktorischer Gefäßmechanismen. Mentale Verfahren wie autogenes Training, Hypnose oder Meditation sind weniger wirksam. Gute Erfolge werden beispielsweise mit dem Biofeedbacktraining erreicht, das mit Hilfe des plethysmographischen Pulsamplitudensignals der A. temporalis superficialis (Migräne) als auch über die elektromyographische Rückmeldung der Anspannung des M. frontalis (Spannungskopfschmerz) durchgeführt werden kann. Weitere Verfahren sind Akupunktur (Versuch), Bindegewebsmassage mit Grund- und Rückenbehandlung und manuelle Lymphdrainage. Bei Kopfschmerzpatienten kann durch die sogenannte „Stirnkühleübung" auch eine Attacke ausgelöst werden. Psychoanalytische oder tiefenpsychologische Verfahren eignen sich nicht zur Kopfschmerztherapie.

4.3.2
Spannungskopfschmerz

Der Spannungskopfschmerz ist die häufigste Kopfschmerzform.

Ursachen. Verspannungen kopfnaher Muskeln, häufig mit psychosomatischen Erkrankungen verknüpft; psychische Auslöser sind unter anderem Depressionen, Angst, aufgestaute Aggressionen, Erschöpfung.

Symptome. Oft Dauerkopfschmerz. Lokalisation meist Nacken- und Hinterkopfbereich, über Schädelkalotte bis zur Stirn ausstrahlend, Kältegefühl, auch Mißempfindung im Bereich der Schädeldecke (ähnlich einer Kopfhaube).

Therapie. Im akuten Stadium medikamentös (Acetylsalicylsäure, Paracetamol), eventuell Psychopharmaka (Amitryptilin oder Imipramin), anschließend krankengymnastische Einzelbehandlung mit sanfter manueller Traktion, Massagegriffe für Nacken- Hinterkopfmuskulatur und aktiv-passive vorsichtige Bewegungsübungen gegen leichten Widerstand mit geringem Bewegungsausmaß, Traktion der HWS in entspannter schmerzfreier Haltung (möglichst nach Wärmeanwendung) für ca. 10–20 min, 3mal wöchentlich; verhaltenstherapeutische Maßnahmen (Streßbewältigungsverfahren), Biofeedbacktraining, physikalische Maßnahmen. *Prognose:* Heilung selten; bei 30–40% der Patienten tritt unter der Therapie eine Besserung ein.

4.3.3
Medikamentös induzierter Kopfschmerz

Medikamente wie zum Beispiel Nitrate, Dipyridamol, Analgetika, Ergotamin und andere können bei akuter und chronischer Anwendung Kopfschmerzen auslösen.

4.3.4
Trigeminusneuralgie

Charakteristisch sind blitzartig einschießende helle Schmerzen höchster Intensität, die meist im Innervationsgebiet des 2. oder 3. Trigeminusastes lokalisiert sind und über Triggermechanismen (Berührung, Sprechen, Kauen, Schlucken, Lachen, kalter Luftzug) ausgelöst werden. Die Triggerzonen liegen im Kopf- und Halsbereich. Einzelne Schmerzimpulse dauern nur Sekunden, die Dauerschmerzempfindung resultiert aus Salven. Dieses Schmerzbild kann bis in den Suizid führen. Häufig findet man einen neurologisch unauffälligen Untersuchungsbefund, so daß der Anamnese die entscheidende Bedeutung zukommt. Die Trigeminusneuralgie manifestiert sich fast immer in der zweiten Lebenshälfte. Nicht selten ist die Ursache Kompression der Nervenwurzeln durch eine Arterie (meist Äste der A. cerebelli superior) oder Vene am Eintritt in die Pons. Auch können der Ätiologie ein Akustikusneurinom, ein Aneurysma, eine Multiple Sklerose sowie Durchblutungsstörungen und Entzündungen zugrunde liegen. Eine tumoröse Raumforderung ist auszuschließen. Die typische Trigeminusneuralgie kann als eine Alterskrankheit bezeichnet werden, da der Erkrankungsgipfel in der 7. bis 8. Lebensdekade (Häufigkeit Frauen:Männer = 3:2) liegt. Meist ist durch Carbamazepin oder Phenytoin eine weitgehende Beschwerdefreiheit zu erreichen. Sistiert der Schmerz, sollte die Diagnose neu überdacht werden bzw. ist ein neurochirurgischer Eingriff (bei 80% der operierten Patienten bleibender Erfolg) indiziert. Methode der Wahl ist die mikrochirurgische Dekompression des Nerven über eine subokzipitale laterale Kraniotomie. In besonders schweren inoperablen Fällen auch Thermokoagulation des Ganglion Gasseri und Rhizotomien. Zentralwirkende Analgetika erzielen meist keine befriedigenden Ergebnisse, da keine Spontanheilung zu erwarten ist. Eine Lokalanästhesie der Trigger- und Schmerzzonen führt nur zu einer kurzandauernden Schmerzfreiheit. Andere symptomatische Therapieversuche (Psychopharmaka, transkutane Nervenstimulation, Akupunktur) sind in ihrer Wertigkeit umstritten und bei der Trigeminusneuralgie von untergeordneter Bedeutung.

Therapie der Trigeminusneuralgie. *Medikamentös:* Carbamazepin (besonders geeignet!): initial 3 × 100 mg/Tag bis 600–1800 mg/Tag p.o. (rasche Aufsättigung nur stationär) oder Phenytoin: initial 3 × 100 mg/Tag bis maximal 5 × 100 mg p.o. oder mit Einschränkung, da wenig wirksam: Baclofen, Pimozid. *Operativ:* bei älteren Patienten perkutane Thermokoagulation (Sweet): wenig belastender Eingriff, auch im hohen Alter bei Patienten in schlechtem Allgemeinzustand möglich, oder perkutane Mikrokompression (Eingriff noch einfacher) oder perkutane retroganglionäre Glyzerolinstillation. Bei *jüngeren* Patienten: mikrovaskuläre Dekompression (Gardner/Jannetta) (1. Wahl bei Trigeminusneuralgie des 1. Astes).
Anaesthesia dolorosa: Ultima ratio stellt die Reizstromtherapie über implantierte Elektroden im Ganglion Gasseri im zentralen Höhlengrau dar.

4.4
Stumpf- und Phantomschmerz

Ein therapeutisch schwer beeinflußbarer Schmerz ist der Neurom- und Stumpfschmerz. Durch Aussprossen der Achsenzylinder entsteht am proximalen Ende eines durchtrennten Nerven ein druckempfindlicher Knoten, der auf geringste mechanische Reizung heftigste Schmerzsensationen auslöst. Amputationsstümpfe sind für diese Neuromschmerzen prädestiniert. Neben nicht invasiven Therapieformen, beispielsweise mittels der Elektrostimulation, kommen chirurgische Maßnahmen (Resektion des Neuroms) zum Einsatz. Der Phantomschmerz im Bereich amputierter Gliedmaßen tritt bei ca. 30% der betroffenen Patienten auf; er wird außerhalb des Körpers empfunden. Die Pathogenese des Phantomschmerzes und der Phantomempfindung ist bisher nicht eindeutig geklärt. Eine zuverlässig wirkende Operationsmethode gibt es bisher nicht. Die perkutane Chordotomie hat sich nicht bewährt. Auch Elektrostimulation und gelegentlich die Thalamotomie werden angewendet.

4.5
Sympathische Reflexdystrophie (Algodystrophie, Morbus Sudeck)

Eine lokale, pathologische Hyperaktivität des sympathischen Nervensystems (häufig nach einem Bagatelltrauma) kann zu einer Reflexdystrophie insbesondere im Bereich der Extremität mit einem brennenden Schmerz und Hyperpathie führen. Man unterscheidet:
- Stadium I: Hyperämie mit ödematöser Schwellung
- Stadium II: Dystrophie: Hautatrophie, radiologisch: fleckige Entkalkung
- Stadium III: Atrophie mit Kontrakturen, diffuser Osteoporose

Wichtiges therapeutisches Mittel sind geeignete physikalische Maßnahmen und Sympathikusblockaden.

4.6
Postherpetische Neuralgie und andere

Bei der Kausalgie (nach Nervenverletzung) handelt es sich um einen berührungsempfindlichen brennenden Schmerz der betroffenen Region (Extremität). Es wird ein intensiver, meist anhaltender Schmerzzustand im Ausbreitungsgebiet eines verletzten Nerven empfunden (vorwiegend N. medianus und N. tibialis). Als Therapie wird in schweren Fällen auch die Sympathektomie angewendet. Sehr heftige, therapeutisch kaum beeinflußbare Schmerzzustände können nach einer Zostererkrankung auftreten (sogenannte Post-Zoster-Neuralgie).

4.7
Schmerz bei chronischer Ischämie

Schmerz ist Leit- und Zielsymptom in der Therapie chronischer Ischämien, wie beispielsweise bei der arteriellen Verschlußkrankheit. Wichtige konservative Mittel sind die Sympathikusblockaden und die elektrische Rückenmarkstimulation. Die elektrische Stimulation der Hirnstränge dämpft den Schmerz und bessert bei regelmäßiger Anwendung auch trophische Störungen. Lokalanästhetika bewirken eine Gefäßdilatation (maximal 24 Stunden) mit konsekutivem Abklingen des Ruheschmerzes, sofern der arterielle Zufluß ausreicht. Bei unzureichender Blutversorgung ist trotz vorübergehender Vasodilatation nach Abklingen der Analgesie mit verstärkt einsetzenden Schmerzen zu rechnen. Für die Regulation des Gefäßtonus ist das sympathische Nervensystem entscheidend verantwortlich. Durch Blockade kann eine Verbesserung der Durchblutungssituation erzielt werden. Ein Verfahren ist die intravenöse Guanethidin-Blockade, die den Sympathikotonus für Tage bis Monate dämpft. Paradoxe Effekte sind durch eine vorgeschaltete klassische Blockade auszuschließen.

4.8
Psychosomatische Schmerzzustände

Unter einem psychogenen Schmerz versteht man ein Schmerzerleben, für dessen Intensität und Ausgestaltung psychische Einflüsse ausschließlich oder wesentlich mitbestimmend verantwortlich sind. Psychogene Schmerzen weisen vielfältige Entstehungsbedingungen auf und sind oft schwer zu analysieren. Die Pathogenese ist durch vielfältige emotionale, intentionale und motivationale Faktoren verursacht oder geprägt. Psychodynamisch kann es sich um ein konversionsneurotisches Geschehen zur Abwehr unerwünschter Wünsche und Impulse handeln. Auch kann eine unbewußte Selbstbestrafung vorliegen. Situativ sind verstärkend wirksam: Angst und Besorgnis, Ungewißheit, Erwartung und Anspannung, auch negative Vorerfahrungen.

Meist liegt ein diffuser, schwer lokalisierbarer chronifizierter Schmerz mit gelegentlich symbolischer „Organwahl" (Schmerzbereich als Projektionsfeld für zugrundeliegendes Konfliktgeschehen) vor. Vorrangig sollten nichtmedikamentöse psychologisch-psychotherapeutische Methoden zum Einsatz kommen.

Therapie.
- Aufklärung über Entstehungsweise des Schmerzes
- Entspannungsübungen und Suggestionsmethoden
- katathymes Bilderleben
- verhaltenstherapeutisches Training
- tiefenpsychologische Methoden

Wichtig: Entzug von Analgetika bei Abusus, eventuell medikamentöse Unterstützung der Entzugstherapie durch Kombination von Neuro- und Thymoleptika. Ohne konsequente Therapie besteht eine Neigung zur Chronifizierung des Schmerzes mit Gefahr der Berufs- oder Erwerbsunfähigkeit und Pflegebedürftigkeit sowie Entwicklung eines chronischen Medikamentenabusus.

Naturheilverfahren und Homöopathie

Dr. med. Wolfgang Miesbach

Inhalt

1 **Allgemeine Grundlagen der Naturheilverfahren** 893
1.1 Teil des therapeutischen Spektrums der heute praktizierten Medizin 893
1.2 Die Natur des Menschen als Ausdruck selbstregelnder Prozesse des Organismus in Richtung Gesundheit 893
1.3 Vorstellungen zu Mechanismen einer Reiz- und Reaktionstherapie 894
1.4 Historisches humoralpathologisches Erklärungsmodell . . . 895
1.5 Konstitution und Diathese als körperliche Bedingtheit mit Disposition zu bestimmten Krankheiten und Krankheitsmustern 895

2 **Physikalische Therapie** 897
2.1 Bewegungstherapie 897
2.2 Massage 897
2.3 Klimatherapie 898
2.4 Balneotherapie 899
2.5 Hydrotherapie 900
2.6 Thermotherapie 901
2.7 Elektrotherapie 901

3 **Ernährungstherapie** 902
3.1 Grundlagen der Ernährung 902
3.2 Störungen der Nahrungsaufnahme 902
3.3 Ernährungsbedingte Erkrankungen 902
3.4 Naturheilkundlich orientierte Ernährungstherapie 902

4 **Phytotherapie** 904
4.1 Allgemeines 904
4.2 Bevorzugte Anwendungsgebiete 904
4.3 Unerwünschte Wirkungen 907

5 **Weitere Verfahren** 908
5.1 Konstitutionstherapie 908
5.2 Ordnungstherapie 908
5.3 Akupunktur 909
5.4 Neuraltherapie 910

6	**Homöopathie**	911
6.1	Prinzip der Homöopathie	911
6.2	Indikationen, Kontraindikationen, Risiken	912
6.3	Arzneimittelprüfung	912
6.4	Krankheitsbild	912
6.5	Dosierungslehre	913
6.6	Abgeleitete Heilsysteme	914
6.7	Rechtliche Verankerung	914

1 Allgemeine Grundlagen der Naturheilverfahren

1.1
Teil des therapeutischen Spektrums der heute praktizierten Medizin

Definition. Naturheilverfahren sind ein Teil der Gesamtmedizin. Im Rahmen der Allgemeinmedizin sind Naturheilverfahren Methoden, die sich an die körpereigenen Heil- und Ordnungskräfte wenden, um sie zu aktivieren und die sich bevorzugt in der Natur vorkommender Mittel oder Erscheinungen bedienen, um den Menschen diagnostisch und/oder therapeutisch in seiner Ganzheit zu erfassen (Definition des Zentralverbandes der Ärzte für Naturheilverfahren).

Position der Naturheilverfahren in der heute praktizierten Medizin. Während ein großer Teil der Medizin sich noch ausschließlich dem linearen Ursache-Wirkungs-Denken im Sinne Descartes, Newtons und Virchows verpflichtet fühlt (der sogenannten Schulmedizin), gehen die Naturheilverfahren, einige mit jahrtausendealter Tradition, von komplex vernetzten Systemen aus. Von der Schulmedizin in der Vergangenheit wegen der unübersichtlichen Vielfalt und Wirkungsweise ihrer Methoden als Außenseitermethode oder Paramedizin abgegrenzt, integrieren sie sich jetzt als Ergänzung und nicht als Konkurrenz in die Gesamtmedizin. Obwohl bereits 80 % der niedergelassenen Ärzte Naturheilverfahren anwenden, besitzt die Naturheilkunde nicht die volle Anerkennung innerhalb der Medizin. So wird vielfach ein den wissenschaftlichen Regeln entsprechender Wirksamkeitsnachweis verlangt, der bei einigen Verfahren (wie physikalischer Therapie, Phytotherapie) leichter zu führen ist, als bei den stark individualisierten Behandlungsmethoden der Homöopathie oder anthroposophischen Medizin. Der Therapieerfolg ist bei den letzteren von der jeweiligen Persönlichkeit und Situation des Patienten und den dazu passenden Fähigkeiten und Erfahrungen des Therapeuten abhängig.

Kontraindikationen. Naturheilverfahren sind unter folgenden Umständen kontraindiziert:
- Patienten mit reinem Anspruchsdenken, fehlender Compliance, Passivität und mangelnder Reaktionsfähigkeit
- ungenügende Ausbildung und Erfahrung des Arztes
- substitutionsbedürftige Erkrankungen (insulin- oder hormonpflichtige Stoffwechsellage)
- operative Behandlungsnotwendigkeit
- Notfälle

1.2
Die Natur des Menschen als Ausdruck selbstregelnder Prozesse des Organismus in Richtung Gesundheit

Vor allem seit Paracelsus (1493–1541) wird im Menschen eine gesundheitsbildende Kraft vermutet, die als angeborener Träger des Lebens *Archaeus* der Krankheit als *inwendiger Arzt* entgegenwirkt. Somit wird die Natur selbst zur Heilerin der Krankheit und soll vom *auswendigen Arzt* erst unterstützt werden, wenn sie der Krankheit unterliegt.

Viele ganzheitliche Verfahren bewirken über spezifische Reizung (Akupunktur, Neuraltherapie) oder unspezifische Stimulation (Schröpfen, Balneotherapie) eine Gegenregulation des Organismus unter Mobilisierung dieser Selbstheilungskräfte (Reiztherapie). In der Praxis werden jedoch immer mehr *Therapieversager* beobachtet: In diesen Fällen ist die Reaktionsfähigkeit der Patienten infolge einer chronischen Belastung abgeschwächt.

> **Merke !**
>
> Naturheilkunde ist mehr als die Fortsetzung der Schulmedizin mit anderen Mitteln.

Da Naturheilverfahren die Mitarbeit des Patienten, den Willen zur Gesundung und eine erhaltene Reaktionsfähigkeit voraussetzen sowie vom Arzt individuelles Handeln verlangen, folgen einige Leitgedanken:
- Behandlung des Individuums, nicht einer Krankheit; Behandlung des ganzen Körpers, nicht eines Teils
- Die Sinnhaftigkeit einer speziellen Erkrankung für den Patienten ist zu berücksichtigen. Was drückt er damit aus? Was nimmt man ihm, wenn die Krankheit geheilt wird?
- Der Arzt ist auch für den Patienten da, wenn dieser nicht erkrankt ist, zur Prävention, als Hilfe bei der Lebensplanung oder zur langdauernden konstitutionellen Therapie
- Die Indikation für Naturheilverfahren ist genau zu stellen und zu prüfen, ob eine Kontraindikation vorliegt und der Patient auch fähig ist, regulative Reize anzunehmen und darauf zu reagieren (beispielsweise unwahrscheinlich beim polytoxikomanischen Patienten)
- Der psychische Zustand und die Befindlichkeit des Patienten sind ebenso in die Behandlung mit einzubeziehen wie das Gefühl des Arztes zu seinem Patienten (fühlt er sich bei dem Patientenkontakt zufrieden oder erschöpft?)
- Viel bewirkt nicht unbedingt viel. Auch schwache Reize können starke Reaktionen hervorrufen.
- Die einzelnen Therapien sollten nicht alle gleichzeitig angewendet werden, um die Reaktion des Patienten nicht zu überfordern
- Bei chronischen Erkrankungen, die sich langsam entwickelt haben, erfolgt auch die Heilung langsam und in mehreren Schritten. Die Behandlung erfordert Geduld von Patient und Arzt.
- Bei Versagen der Therapie ist an das Vorliegen von Blockaden zu denken (Narben, Medikation, toxische Belastung wie etwa Amalgam)

1.3 Vorstellungen zu Mechanismen einer Reiz- und Reaktionstherapie

Reflexorientiertes Erklärungsmodell

Zwischen Organen und Hautarealen (Head-Zonen), Muskulatur mit Triggerpunkten und Bindegewebszonen, die von identischen Nervenwurzeln versorgt werden, bestehen Reflexbeziehungen, die diagnostisch und therapeutisch nutzbar sind. Viele manuelle Behandlungsmethoden, wie die Massage des Bindegewebes, der Muskulatur und der sogenannten Reflexzonen, aber auch die klassische Massage und die Akupunktur entfalten durch reflexiv wirksame Reize ihre gesundende Wirkung. Beschwerdenzunahme nach lokaler Therapie ist hinweisend auf ein Störfeld (Nachweis und Therapie durch Neuraltherapie, siehe Kap. 5.4).

Regulationsorientiertes Erklärungsmodell

Die einzelnen Zellen, Gewebe und Organe von Lebewesen sind in ihrer Funktion so aufeinander abgestimmt, daß der Gesamtorganismus selbst unter starken Belastungen zur Selbsterhaltung fähig bleibt. Dies verdankt er einem sinnvollen Ineinandergreifen all seiner Regulationssysteme. Da Krankheit sich nur auf dem Boden gestörter Regulationsmechanismen entwickeln kann (die schwerste Form ist die chaotische Regulation bei malignem Prozeß), wird in der Therapie die Wiederherstellung der Regulation angestrebt. Die Diagnose kann durch Thermographie (Messung der Wärmeregulation) gestellt werden, therapeutisch unterstützen alle Naturheilverfahren (insbesondere Bewegungs-, Balneotherapie und antroposophische Medizin) geordnete Regulationsmechanismen.

Individuelle Anpassung von Reizen in Abhängigkeit von Konstitution, Erkrankung und Akuität der Erkrankung

Nicht nur die Behandlung, sondern auch die Vorbeugung von Krankheitszuständen ist durch Naturheilverfahren möglich, die nach Individualität und Konstitution des Patienten ausgewählt und in Darreichungsform und Stärke angepaßt werden. Dieses Wechselspiel verlangt vom Arzt exakte Kenntnis seiner Therapierichtung und Einfühlungsvermögen in die Reaktionsfähigkeit des Patienten. Dabei soll einschleichend die Reizschwelle des Organismus gering überschritten werden; stärkere Reize sind im allgemeinen zu vermeiden. Mögliche krisenartige Reaktionen sind Erstverschlimmerung, die beim Fasten, der Balneologie und Homöopathie erwünscht ist, oder Übertraining.

1.4 Historisches humoralpathologisches Erklärungsmodell

Hippokrates (460–377 v.Chr.) sieht Kranksein als Folge einer falschen Mischung der Säfte, die den Körper bestimmen. Instrumente zur Selbsthilfe des Körpers sind Kochung und Ausscheidung der Materia peccans (Stoffwechselgifte) mittels Schweiß, Auswurf, Hautausschlag, Stuhl und Urin. Durch Entzündungs- und Fieberreaktion wird die Ausscheidung unterstützt. Die ärztliche Kunst besteht im Zusetzen des Fehlenden durch geordnete Lebensführung und Diätetik sowie im Entziehen des Überschüssigen durch Ausleitungsverfahren, dem *Entschlacken*. Ein weiterer Schritt ist die Assoziation von vier Grundelementen (Feuer, Wasser, Luft und Erde) mit den vier Körpersäften, siehe Tabelle 8.1. In den traditionellen Heilkunden Asiens findet sich eine Lehre der fünf Elemente. Gestörtes Gleichgewicht zwischen den Eigenschaften und Säften kann durch Arzneimittel mit der entgegengesetzten Eigenschaft ausgeglichen werden.

Die Humoralmedizin, bis weit ins Mittelalter gültig, gab die Rechtfertigung für die häufige Praxis ausleitender Verfahren (Aderlässe, Einläufe), die auch heute noch, zeitgemäß fortentwickelt, unter den Aschner-Methoden zu finden sind (siehe Kap. 5.1).

Risiken und Kontraindikationen. Bei Ausleitungsverfahren ist generell an das Risiko einer Volumenmangelsituation zu denken, besonders bei schon geschwächten Patienten mit vegetativer Labilität und akuter Erkrankung. Hautreizende Verfahren über entzündeten Hautveränderungen sind kontrainidiziert.

1.5 Konstitution und Diathese als körperliche Bedingtheit mit Disposition zu bestimmten Krankheiten und Krankheitsmustern

Disposition. Darunter wird angeborene oder erworbene Krankheitsbereitschaft verstanden.

Konstitution. Die anlagebedingte individuelle Ganzheit, beziehungsweise die unter Einbeziehung der Umwelt verwirklichte Gesamtverfassung des Organismus wird als Konstitution bezeichnet. Sie ist die Summe aller Dispositionen.

Diathese. Sie definiert sich durch die unterschiedliche Reaktionsbereitschaft einzelner Menschen gegenüber gleichen Reizen.

Konstitutionelle Einteilung. Die konstitutionelle Betrachtungsweise nimmt bei den Naturheilverfahren großen Raum ein, da Heilung über konstitutionelle Umstimmung und nicht über Symptombeseitigung angestrebt wird. Es wurde auf verschiedenen Ebenen eine Einteilung nach Konstitutionstypen versucht:
- morphologisch nach der Typenlehre von Kretschmer (Leptosom: Schizophrenie, Pykniker: affektive Psychose und der Athlet)
- humoral nach den drei Körpersäften der tibetischen Medizin, den vier Körperflüssigkeiten der hippokratischen Medizin oder nach den fünf Elementen der chinesischen Medizin

Körpersaft	Grundelement	Organbezug	Eigenschaft	Temperament
gelbe Galle	Feuer	Leber	trocken-heiß	Choleriker
Schleim	Wasser	Gehirn	feucht-kalt	Phlegmatiker
Blut	Luft	Herz	heiß-feucht	Sanguiniker
schwarze Galle	Erde	Milz	kalt-trocken	Melancholiker

Tab. 8.1: Die vier Körpersäfte der Humoralpathologie und ihre Entsprechungen

- psychisch nach den homöopathischen *Miasmen* (*Psora*: Zuwenig an Reaktion, *Sykosis*: Zuviel an Reaktion, *Syphilis*: destruktive Reaktion)
- nach den konstitutionell zu verordnenden homöopathischen Arzneien

Auch die Einteilung nach den fundamentalen Regulationssystemen (Doshas) des Ayurveda oder den Wesensgliedern der anthroposophischen Medizin (physischer, ätherischer, astralischer Leib und Ich-Organisation) beruht auf einer konstitutionellen Sichtweise. (Zur Unterteilung und Therapie der Konstitution bei Aschner siehe Kap. 5.1.)

2 Physikalische Therapie

Die physikalische Therapie verwendet unter Ausnutzung des Reiz-Reaktion-Prinzips physikalische Methoden sowohl als dominierende oder flankierende Maßnahme bei Erkrankung, als auch zur Prävention und Rehabilitation.

> **Merke!**
>
> Der Reiz soll umgekehrt proportional zur Schwere der Erkrankung gesetzt werden. Je kränker und funktionsgestörter das Individuum, desto vorsichtiger die Intensität des Reizes.

Grundsatz von Kneipp: Der schwächste Reiz, der gerade noch ausreicht, die gewünschte Reaktion hervorzurufen, stellt die beste Reizstärke dar; dagegen wirken starke Reize lähmend und stärkste Reize schädigend.

2.1 Bewegungstherapie

Je seltener ein Reiz gesetzt wird, um so geringer ist die Anpassungsfähigkeit des Organismus daran. Wird diese Anpassungsfähigkeit jedoch benötigt, erweist sich der Organismus oft als überfordert. Ziel der Bewegungstherapie sind regelrechte Körperfunktionen, die physiologisch richtige Haltung, Bewegung und Atmung.

Körperliches Ausdauertraining

Dabei kommt es zu Anpassungserscheinungen mit Steigerung der Leistungsfähigkeit einzelner Organe (Herz, Lunge, Kreislauf, Blut, Skelettmuskulatur, zentrales Nervensystem), der Stoffwechselleistung (Blutzucker, Fette, Leberfunktion), und des psychischen Wohlbefindens. Es wird besonders zur Prävention empfohlen. So verbessert Training in der Herzsportgruppe die subendokardiale Durchblutung, bei Patienten mit AVK I bis II verbessert das Intervalltraining (Laufen bis zur Schmerzgrenze) die Blutzirkulation durch Kollateralenbildung, bei Diabetikern sinkt durch körperliche Aktivität der Insulinbedarf.

Krankengymnastik

Die Krankengymnastik unterscheidet passive Bewegungen wie Dehnungen und aktive Bewegungen mit statischem oder dynamischem Charakter.

Aktive Bewegungen mit statischem Charakter. Als isometrische Übungen werden statische Kontraktionen bezeichnet, bei denen sich der Muskel zwar anspannt aber nicht verkürzt. Sie dienen der Kräftigung der Muskulatur und können zur Einleitung anschließender Entspannungstechniken genutzt werden. Da sie dabei einen Blutdruckanstieg bewirken, sind sie nicht für Hypertoniker geeignet.

Aktive Bewegungen mit dynamischem Charakter. Die Methoden nach Bobath und Vojta sind dynamisch im Bewegungsablauf konzipiert und werden besonders bei neurologischen Patienten als Techniken zur Bahnung von Bewegungen eingesetzt. Krankengymnastik sollte in den Reha-Plan eines Kranken mit Zustand nach Apoplex, Multipler Sklerose, Morbus Parkinson, chirurgischen Eingriffen und orthopädischen Leiden integriert werden.

2.2 Massage

Während Krankengymnastik zu wenig verschrieben wird, wird Massage zu viel verordnet. Die Massage läßt sich in drei Verfahren unterteilen:

Tab. 8.2: Griffarten der klassischen Massage

Technik	Beschreibung	Wirkung
Streichung	großflächige Bewegung von peripher nach zentral (wie Venenlymphstrom) rhythmisch im Wechsel langsamer Druck- mit leichten Gleitphasen	entstauend im Venen- und Lymphbereich, Zunahme der Serum-Plasma-Menge
Knetung	umfassendes Ergreifen der Muskeln, starke Massage mittels S-förmiger Verwringung	Muskeltonus ↓ durch Dehnung der Muskelspindeln, Muskeltonus ↑ durch Knetmassage
Reibung	Hin- und Herbewegen der Hände in rascher Abfolge (keine Reibung der Haut, sondern der einzelnen Gewebeschichten gegeneinander). Zirkelung: Reibung tieferer Gewebeschichten mit Fingerspitzen	Permeabilitätserhöhung der Gefäße führt zu Lösung bindegewebiger Verklumpungen
Klopfung	kurze Schlagbewegung mit Finger, Faust oder Handkante	Mehrdurchblutung, im Thorax expektorationsfördernd
Vibration	feinste Bewegung mit flach aufgelegter Hand (10 Bewegungen/sec)	Schmerzhemmung und Detonisierung hypertoner Muskelabschnitte

Klassische Massage

Sie besteht hauptsächlich aus fünf Griffarten (siehe Tabelle 8.2).

Indikationen. Myogelosen, Erkrankungen aus dem rheumatischen Formenkreis, neurologische Affektionen (schlaffe Lähmung), innere Erkrankungen (Herzleiden, Emphysembronchitis) sowie posttraumatische und postoperative Zustände des Bewegungsapparats.

Kontraindikationen. Entzündliche und fieberhafte Erkrankungen, schwere Arteriosklerose (AVK), Tumoren, Morbus Sudeck.

Reflexzonenmassage

Zur segmental-reflektorischen Wirkung siehe Kapitel 1.3.1. Die Bindegewebsmassage läßt sich auch als diagnostisches Mittel verwenden. Bei den sogenannten Quellzonen handelt es sich um miteinander verhaftete Stellen derber Konsistenz (Triggerpunkte), die als Projektionsfelder segmental zugeordneter innerer Organe dienen (viszerokutane Reflexbahn nach Head). Durch Umkehr dieses Reflexes (intensiver Zugreiz) werden nicht nur die entsprechenden Organe, sondern auch das gesamte Vegetativum regulierend beeinflußt.

Massage mit Hilfsmittel und Therapiemedien

Hierzu zählen Bürstenmassage (Herz-Kreislauf-Erkrankung, Rheumatismus) und Unterwasserdruckstrahlmassage (bei muskulärer Hypotonie, hartnäckigen Myalgien und Arthrosen; der starke Einstrom druckafferenter Impulse blockiert die Afferenzen der Nozizeptoren). Dabei erleichtert die Auftriebskraft des Wassers das Körpergewicht, der Wasserwiderstand kann zum Bewegungstraining genutzt werden.

2.3 Klimatherapie

Die Einflüsse des Klimas auf den Menschen sind:
- thermisch: Temperatur, Wind, Feuchtigkeit
- chemisch: O_2-Partialdruck, Verunreinigung
- aktinisch: Licht, UV-Strahlung
- elektromagnetisch: Luftelektrizität, Erdmagnetismus

Die Klimatherapie ist eine unspezifische Reiztherapie von 1–3 Monaten, die durch Wegfall gewohnter Luftbelastung und neue Adaptationsmechanismen eine konstitutionelle Umstellung erreichen soll. Häufig wird sie mit Hydro-, Phytotherapie und Bewegungstherapie

Tab. 8.3: Therapeutische Wirkung wichtiger Klimazonen

Klimaregion	Wirkung	Indikation
Hochgebirge (ab 800 m Meereshöhe)	O_2-Partialdruck ↓, UV-Strahlung ↑	leichte Herzkrankheit, Allergie, Atemwegserkrankung, Tbc
Mittelgebirge	Waldreichtum, Luftreinheit, Aerosolarmut	Ältere Patienten mit chronischen Erkrankungen von Herz, Kreislauf, Stoffwechsel, Rheuma
Meer	hoher Salz- und Windgehalt, O_2-Partialdruck ↑, Sekundenkapazität ↑	Allergie, Hautkrankheit, allgemeine Schwäche

kombiniert (zum Beispiel Terrainkurwege mit unterschiedlicher Klimaexposition → Training und Abhärtung). Je nach Erkrankung eignen sich die in Tabelle 8.3 aufgeführten Klimaregionen. Kontraindikationen sind AVK III/IV und Herzinsuffizienz III/IV.

Wirkungsmechanismus. Die Funktionsveränderungen durch Klimatherapie im Hochgebirge entsprechen einem Ausdauertraining ohne vorher durchgeführte Übungstherapie. Grund ist die allmähliche Kompensation des niedrigen O_2-Partialdrucks durch Steigerung der Erythropoese, der Nebennierenrindenaktivität und durch Stoffwechselveränderungen (erhöhte Glukosetoleranz).

Risiken. Ab 3000 m Höhe besteht jedoch Gefahr der sogenannten Bergkrankheit (Kollapsneigung). Die chronische Bergkrankheit (Monge), klinisch ähnlich der Polycythaemia vera, wird über 4000 m bedeutsam.

Sonderform der Klimatherapie. Auch die Heliotherapie (Lichttherapie) ist eine Form der Klimatherapie. Es hat sich gezeigt, daß sich das Gesamtspektrum des Sonnenlichts bei rheumatischen und degenerativen Beschwerden des Bewegungsapparates, bei Dermatosen und auch bei offenen Psychosen günstig auswirkt. Die UV-A-Strahlung bewirkt durch Aktivierung der Melanozyten die Hautpigmentierung und über eine gesteigerte Bildung von Zytokinen in den Hautzellen eine Stimulierung der Abwehrfunktion; die UV-B-Strahlung aktiviert die Vitamin-D-Synthese.

2.4 Balneotherapie

Diese besonders an heilklimatischen Kurorten durchgeführte Therapie besteht in
- Trinkkuren und Inhalationsbehandlungen von Heil- und Quellwässern
- Badekuren mit pflanzlichen Badezusätzen (Eukalyptus zur Rheuma- und Bronchialbehandlung, Kamille oder Eichenrinde bei Hautkrankheiten)
- Peloiden (Heilschlamm)
- speziellen Heilbädern

Kohlensäurebad

Lokalreaktion und Reizung der Kälterezeptoren führen zur Schonung des Herzens (Schlagvolumen ↑ bei peripherem Widerstand ↓). Es wird bei Hypertonie, AVK, Mikrozirkulationsstörungen, rheumatischen und degenerativen Gelenkerkrankungen eingesetzt. Im Gegensatz zum Kohlensäurewasserbad ergibt sich beim CO_2-Gasbad kein hydrostatischer Druck, dadurch ist die hydrostatische Belastung deutlich geringer. Eine weitere Besonderheit liegt in der Änderung des Temperaturempfindens; die als angenehm empfundene Indifferenztemperatur liegt etwa 3–5 °C unter der des Wasserbads.

Schwefelbad

Die lokale Durchblutungsanregung mit keratolytischer Wirkung ist indiziert bei rheumatischen Erkrankungen, Hautkrankheiten und Kreislaufstörungen.

Moorbad

Es wirkt schmerzstillend und durchblutungsfördernd bei chronisch entzündlichen Prozessen, ist aber kreislaufbelastend.

Thalassotherapie (Meeresheilkunde)

Sie bietet für eine Vielzahl von Erkrankungen eine Heilbehandlung mit erwärmtem oder kaltem Meerwasser zum Baden oder Inhalieren an. Trinkkuren können jedoch zur Verschlechterung einer bestehenden Hypertonie führen.

Nebenwirkungen. Ähnlich wie bei der Fastenkur und der Homöopathie können im Verlauf der zweiten Woche krisenartige Veränderungen auftreten, die jedoch im Rahmen der Gesamtumstellung als Versuch zur Wiederherstellung des vegetativen Gleichgewichts gedeutet werden.

Kontraindikationen. Balneotherapeutische Maßnahmen sind bei akut entzündlichen Prozessen, Anfallsleiden, Tumoren und Herzinsuffizienz kontraindiziert, da durch den hydrostatischen Druck bewirkte Volumenverschiebungen zur Belastung des Herz-Kreislauf-Systems führen.

2.5 Hydrotherapie

Bei der Therapie durch Wasseranwendungen wird der Antagonismus zwischen Haut- und Muskeldurchblutung benutzt: Bei äußerer Abkühlung wird die Hautdurchblutung vermindert und die Muskeldurchblutung vermehrt, umgekehrt gilt dies bei Erwärmung. Eine Sonderform der Hydrotherapie, die Therapie nach Kneipp, zielt nicht auf eine spezifische Adaptation, sondern wechselt Form, Intensität und Lokalisation des Reizes durch Anwendung von Wickeln, Güssen und Wassertreten.

> **Merke!**
> Kaltwasseranwendung einschleichend durchführen und auch nur bei ausreichendem Temperaturgefälle des Körpers.

> Warme Körperstellen eignen sich für einen kalten Guß; kalte Körperteile nicht mit heißem Wasser zusammenbringen, sondern ansteigend erwärmen und abschließend abkühlen.

Die hydrotherapeutischen Reize führen erst zur Gefäßkontraktion (mit Erhöhung von Blutdruck und Herzfrequenz) und anschließend zur reflektorischen Gefäßweitstellung mit Verringerung der Herz-Kreislauf-Belastung. Die Wasserbehandlung wird individuell angepaßt, wobei die verschiedenen Temperaturen neben den thermischen auch hydroelektrische, chemische und mechanische Reize ausüben. Ziel ist die Modifikation des Gefäßlumens im Sinne eines Gefäßtrainings zur Verminderung der Regulationsstarre in Kombination mit anderen Naturheilverfahren (Ernährungs-, Bewegungs-, Phyto- und Ordnungstherapie).

Temperaturansteigende Armbäder (nach Schweninger-Hauffe)

Sie führen nicht nur zur Gefäßerweiterung des behandelten Körperteils, sondern auch reflektorisch zu konsensuellen Reaktionen an anderen Körperteilen (zum Beispiel Gefäßweite der unteren Extremität).

Das hydroelektrische Vollbad (Stanger-Bad)

Darunter wird eine Gleichstromdurchflutung des Körpers mit Spannungsbereichen zwischen 30 und 60 Volt verstanden. Nach Polung der Elektroden hat die Längsdurchflutung eine zentraldämpfende, die Querdurchflutung eine zentralerregende Wirkung und kann bei Paresen, rheumatischen Erkrankungen oder Neuralgien angewandt werden.

Überwärmungsbad und Sauna

Während das Überwärmungsbad (langsam ansteigende Temperatur bis 41 °C) nur unter ärztlicher Kontrolle durchgeführt werden soll, ist der Saunabesuch (wechselwarmes Bad bei konstant hoher Raumtemperatur und geringer Luftfeuchtigkeit) für Patienten in Eigenverantwortung möglich. Davon ausgenommen sind Patienten mit akuter Erkrankung, maligner Hypertonie, Angina pectoris, Herzinsuffizienz und Hyperthyreose.

2.6 Thermotherapie

Bei der therapeutischen Nutzung von Wärmeanwendungen unterscheidet man Kryotherapie (Wärmeentzug) und Wärmetherapie (Wärmezufuhr).

Kryotherapie

Neben der antiphlogistischen Wirkung bei entzündlichen Prozessen und Verbrennungen besteht ein antihämorrhagischer und antiödematöser Einfluß. Kontraindiziert ist sie bei Gefäßspasmen und schwerer Herz-Kreislauf-Erkrankung (Gefahr der Kältebradykardie).

Wärmetherapie

Der Übergang von äußerer Wärme in den Körper geschieht durch Leitung, Konvektion oder Strahlung. Auch die Ultraschalltherapie appliziert Wärme (durch Wellen von 800–10 000 KHz). Sie ist lokal begrenzt tiefenwirksam und kann nach wenigen Anwendungen Schmerzfreiheit bewirken. Infrarotstrahlung wirkt über direkte Strahlungswärme bei Myalgien, Arthralgien, Furunkeln und Abszessen. Bei wiederholter UV-Bestrahlung der Haut muß die Expositionszeit infolge verstärkter Pigmentbildung verlängert werden.

2.7 Elektrotherapie

Tabelle 8.4 faßt Indikationen und Kontraindikationen der therapeutischen Wechselstromformen zusammen.

Gleichstrombehandlung

Ein Beispiel für die Gleichstrombehandlung ist die stabile Galvanisation bei neuro- und radikulopathischen Schmerzen. Hierbei soll die Anwendung einschleichend durchgeführt werden, um keine Muskelzuckungen zu provozieren.

Wechselstrombehandlung

Je höher die Frequenz, desto niedriger ist die Eindringtiefe ins Gewebe. Der niederfrequente Strom (Kurzwelle) besitzt daher die beste Tiefenwirkung. Die Diathermie (Hochfrequenztherapie) benutzt Wechselströme über 300 KHz, wird im Körper absorbiert und wirkt als Wärme. Das Prinzip des Ultraschalls (um 1 MHz) beruht in der hochfrequenten Vibrationsmassage mit Hyperämie und Stoffwechselsteigerung. An Grenzzonen verschiedener Dichte im Gewebe wird dabei auch Wärmeenergie freigesetzt. Ultraschall wird bei posttraumatischen Zuständen und chronisch degenerativen Erkrankungen eingesetzt.

Kontraindikationen für Elektrotherapie. Träger von Schrittmachern und aller Arten von Metalleinschlüssen sowie Patienten mit entzündlichen und konsumierenden Erkrankungen sind von der Elektrotherapie ausgeschlossen.

Form	Wirkung	Indikation	Kontraindikation
niederfrequent	tetanisierend	Parese, Spastik	Gefahr der Hautverätzung
bis 1000 Hz (Reizstrom)	Reintegration von Motoneuronen und analgetisch	Schmerzen, Gelenkergüsse	
mittelfrequent, 1–100 Hz	Abstufung der Kontraktion, analgetisch	Reinnervationstraining, Myogelose	MS, Myasthenia gravis, M. Parkinson
hochfrequent	Erwärmung	chronisch-entzündliche Erkrankungen	akute Entzündung, M. Sudeck, Gravidität

Tab. 8.4: Therapeutisch genutzte Stromimpulse

3 Ernährungstherapie

3.1 Grundlagen der Ernährung

Siehe Pädiatrie, Kapitel 5.

3.2 Störungen der Nahrungsaufnahme

Siehe Innere Medizin, Endokrine Organe, Stoffwechsel und Ernährung.

3.3 Ernährungsbedingte Erkrankungen

Siehe Innere Medizin, Endokrine Organe, Stoffwechsel und Ernährung sowie Bewegungsapparat.

3.4 Naturheilkundlich orientierte Ernährungstherapie

Die Ernährungstherapie als Naturheilverfahren gewinnt angesichts der weitverbreiteten Fehlernährung zunehmend an Bedeutung. Zur Fehlernährung zählt auch der Konsum von raffinierten Nahrungsmitteln, die einen Einfluß auf eine Vielzahl von Erkrankungen haben (Herz-, Kreislauf-, Haut-, und Stoffwechselerkrankungen, Malignome).

Vorstellungen zu ernährungsbedingten Erkrankungen

Die Diätetik war der wichtigste Bereich ärztlichen Handelns in der klassischen hippokratischen Medizin und bestand aus Ratschlägen zu Lebensgestaltung, Ernährung und im Verordnen der vom Patienten selbst durchzuführenden Naturheilverfahren. Grundlage war, daß zahlreiche Krankheiten durch Unmäßigkeit im Essen, Trinken und der Lebensführung verursacht wurden. Heutzutage ist nicht nur die Existenz eines intestinalen Immunsystems bekannt, die fehl- oder ballaststoffarme Ernährung ist auch als ätiologischer Faktor bei Obstipation und Rektumkarzinom nachgewiesen.

Methoden

Als Zielsetzung betrachtet man die zeitweilige Nahrungsenthaltung mit einer geordneten Ernährung im Anschluß daran. Die große Verbreitung ernährungsbedingter Krankheiten zwingt den Arzt jedoch, detailliertere Verordnungen zu erteilen. Die Grunddiät (geordnete vollwertige Nahrung) kann deshalb zu speziellen Grunddiätvarianten abgewandelt werden: kohlenhydrat-, fett-, natriumarm oder purinreduziert. Diese können jedoch nicht bei Krankheiten zur Anwendung kommen, bei denen in der Ernährung spezifische Bedingungen hergestellt werden müssen (Morbus Crohn, Colitis, Polyposis, Niereninsuffizienz, gluteninduzierte Enteropathie). Am stärksten reagiert der Stoffwechsel auf Variationen der Ernährung und beeinflußt unmittelbar Kreislauf, Immunsystem und Bindegewebe.

Orthomolekulare Medizin

Ihr Therapieansatz liegt in der Wiederherstellung der körpereigenen Reaktionsfähigkeit durch physiologisch optimale Konzentration aller wichtigen Nahrungssubstanzen (bei Nährstoffmangel durch Krankheit oder Medikamente).

Mikrobiologische Therapie

Sie sieht ihren Ansatz in der Regulation (Symbioselenkung) der intestinalen Bakterienflora, zum Beispiel bei Dysbiose (Störung des Gleichgewichts der Bakterienbesiedelung beim Wirt).

Fastenkur

Bei einer täglichen Trinkmenge von 2–3 l zielt sie primär auf körpereigene Regenerationskräfte (Buchinger: *Operation ohne Messer*) und kann bis zu vier Wochen dauern. Die entscheidenden Auswirkungen wie Entgiftung und Reinigung kommen erst in der dritten Woche zustande. Um eine Nulldiät zu vermeiden, wird eine Substitution von Kohlenhydraten (Gemüsebrühe) und Proteinen (Molke) empfohlen. Indiziert ist es bei Adipositas, rheumatischen Erkrankungen, Arthrosen, Allergien und Hypertonie.

Risiken und Kontraindikationen. Auf vorübergehende Fastenkrisen (depressive Verstimmung, Auftreten alter Beschwerden) sollten Arzt und Patient vorbereitet sein. Bei allen Arten von Labilität, Mangelzuständen oder erhöhtem Nährstoffbedarf (Wachstum, Schwangerschaft), sowie Infektionserkrankungen (Tbc), Malignomen oder akuten Psychosen ist Heilfasten kontraindiziert.

Beschränkungen. Ernährungsumstellung oder -enthaltung ist für den Patienten eine eingreifende Maßnahme mit der Folge, die Lebensgewohnheiten zu ändern. So ist die Compliance nicht vorherzusehen. Bei einigen Patienten ist auch eine eingeschränkte Verträglichkeit der Diät festzustellen, so daß sie modifiziert oder abgebrochen werden muß. Einseitige Diäten sind ärztlich nicht zu vertreten.

4 Phytotherapie

4.1 Allgemeines

Definition. Nach § 3, Absatz 2 des Arzneimittelgesetzbuches gehören Pflanzen und Pflanzenbestandteile neben chemischen Elementen, Tierkörpern und Mikroorganismen zu den Arzneimitteln, die dazu bestimmt sind, durch Anwendung am oder im menschlichen Körper Krankheiten zu heilen, zu lindern, zu verhüten oder zu erkennen. Die therapeutische Anwendung von Pflanzen beruht auf langer Tradition (Paracelsus: *die Gärten, die Wälder sind die Apotheke der Natur*). Die moderne Phytotherapie begründet ihre Wirkung in der Charakterisierung und Isolierung von Pflanzeninhaltsstoffen. Die Arzneipflanze wird demnach als Wirkstoffträger verstanden. Ihr Wirkmodell ist eine kausale und experimentell begründbare Beeinflussung gestörter Körperfunktionen. Andere Naturheilverfahren, wie die homöopathische und anthroposophische Therapie, sind davon abzugrenzen, da sie zum Teil völlig andere Pflanzen in verschiedenartiger Zubereitung, daneben noch tierische und mineralische Produkte mit einer jeweils eigenen Zielsetzung anwenden (siehe Kap. 6).

Wirkspektrum

Die Phytotherapie kennt Mite- und Forte-Therapeutika und unterscheidet damit mild wirkende Heilpflanzen, wie Kamille, Fenchel oder Melisse von hochpotenten, mit Risiko behafteten Pflanzen, die Atropin, Digitalis, Colchizin, Vincristin oder Morphin als Wirkstoff enthalten.

> **Merke!**
> Selbst milde pflanzliche Arzneimittel sind nicht frei von Nebenwirkungen.
> Die Behauptung *pflanzlich = unschädlich* ist falsch und gefährlich.

Zubereitungen

Die einfachste Form der Zubereitung ist der Rohverzehr. Zur Haltbarmachung werden die Pflanzen getrocknet (Kräuter, Tee) oder zu alkoholischen oder öligen Extrakten (Ansatz: 1 Teil Droge und 2 Teile Flüssigkeit) oder Tinkturen (1:10) verarbeitet. Wurzeldrogen können zu einem Dekokt verarbeitet werden, das Abkochen verbietet sich jedoch bei Drogen mit ätherischen Ölen (Kamille, Melisse), bei denen ein Aufguß angezeigt ist. Harte Pflanzenteile (Hölzer, Rinden, Wurzeln) werden zu einem Mazerat angesetzt: die Pflanzenteile werden mit Wasser von Raumtemperatur übergossen und ziehen 30 Minuten lang. Während Mite-Drogen in Pulverform verabreicht werden, wählt man bei Forte-Pflanzen genau dosierbare Einheiten.

4.2 Bevorzugte Anwendungsgebiete

Atemwegserkrankungen

Muzilaginosa. Zu Beginn einer akuten Bronchitis gibt man schleimhaltige Hustenmittel, wie *Eibischwurzeln* (stark schleimhaltig, Kaltwasserauszug), *Malvenblüten* oder *Huflattichblätter* (als Tee aufgebrüht) und trinkt sie noch vor dem Frühstück, um den während der Nacht angesammelten Schleim besser abhusten zu können. Sie beruhigen die entzündlich gereizte Schleimhaut und mildern die Reizbarkeit.

Bei Reizhusten haben sich die *Senegalwurzel* und der *Rettich* bewährt.

Saponine. Schreitet die katarrhalische Entzündung als chronische Bronchitis mit Hustenreiz weiter fort, verabreicht man Expektorantien, die das Sputum verflüssigen und das Abhusten erleichtern. Saponinhaltig sind *Wollblume*, *Primel*, *Efeu* und *Lungenkraut*. Diese Hausmittel werden kombiniert in Form von Hustentees, -säften und -tropfen gegeben.

Ätherische Öle. *Eukalyptus-*, *Latschenkieferöl* und *Minze* sind zur Inhalation wegen ihrer sekretolytischen Wirkung bei hartnäckiger Bronchitis indiziert. Bevorzugtes Mittel bei Krampfhusten ist der *Thymian* mit seiner bronchospasmolytischen und antiseptischen Wirkung auch bei äußerlicher Anwendung.

Magen- und Darmerkrankungen

Amara- oder Bitterstoffe. *Gelber Enzian*, *Chinarinde* und *Wermut* wirken über Stimulation des Sympathikus anregend und tonisierend auf den Magen. Sie steigern die Magensaftsekretion und den Appetit, wenn sie als Tee oder Tropfen vor dem Essen genommen werden. Bei allen bitterstoffhaltigen Drogen können durch Übersäuerung Magenbeschwerden auftreten.

Karminativa und Digestiva. *Fenchel*, *Melisse* und *Kümmel* eignen sich aufgrund ihrer spasmolytischen Wirkung bei Verdauungsbeschwerden und Meteorismus. Bei Übelkeit und Brechreiz verschaffen *Pfefferminze* und *Angelika* Linderung. Die *Mariendistel* (Silybum marianum) wird bei Dyspepsie angewendet, ihr Inhaltsstoff, das *Silibium* wirkt als Antidot bei Knollenblätterpilzvergiftung. Als wichtigster einheimischer Heilpflanze kommt der *Kamille* krampfstillende und karminative (zugleich ulkusprotektive) Wirkung zu, sie lindert akute Magenbeschwerden. Äußerlich angewendet besitzt sie antiphlogistische und granulationsfördernde Eigenschaften.

Antiemetika. Als solche sind *Pfefferminze* (choleretisch und gärungswidrig) und *Ingwer* (bei subazidem Magen) indiziert.

Laxantien. *Faulbaumrinde* und *Sennesblätter* sind anthrachinonhaltig; für den Dauergebrauch eignen sich neben ballaststoffreicher Kost jedoch eher Quellmittel wie *Leinsamen*.

Antidiarrhoika. Aufgrund ihrer adstringierenden Wirkung eignen sich vorwiegend gerbstoffhaltige Pflanzen, wie *Heidelbeeren* (Rohzustand, Saft oder Tee) oder *Blutwurz* (Tee). Als Adsorbens wird bei akuter Diarrhoe die *Kaffeekohle* eingesetzt.

Cholagoga und Choleretika. Darunter versteht man Mittel, die den Gallenfluß beeinflussen. Rund 80% der Cholagoga haben zusätzliche Wirkungsbereiche, zum Beispiel ätherische Öle (*Kamille*, *Minze*) oder Amara (*Löwenzahn*, *Wermut*). *Artischockenblätter* sind choleretisch (Gallenflüssigkeit ↑), mobilisieren den portalen und enterohepatischen Kreislauf und haben außerdem noch leberprotektiven und lipidsenkenden Effekt. Ziel der Anwendung von Cholagoga ist die Anregung reduzierter Funktionen, um einer enzymsubstituierenden Therapie vorzubeugen.

Lebertherapeutika. Zu unterscheiden sind alkaloidhaltige Pflanzen (*Schöllkraut*, *Berberitze*) von Flavonoiden (*Mariendistel* mit dem protektiven und kurativen Einfluß des Silymarin)

Herz- und Gefäßsystem

Wirkungsweise. Pflanzenstoffe mit Herz-Kreislaufwirkung greifen am Kapillarsystem an. Sie beziehen sich nicht nur auf den venösen Bereich (antiödematöse Wirkung von *Aesculus hippocastanum*) oder das kapillare arterielle System (Abnahme des peripheren Widerstands durch *Arnika*), sondern regulieren auch das Fließgleichgewicht der Endstrombahn, wie von *Allium* sativum, der *Knoblauchzwiebel* bekannt. Zu den gefäßaktiven Stoffen gehören auch die Inhaltsstoffe des *Ginkgobaums* zur Senkung der Blutviskosität und Stabilisierung der Kapillardurchlässigkeit.

Anwendungsgebiete. Für die Herzinsuffizienz von Schweregrad I und II und bei paroxysmaler Tachykardie hat sich der *Weißdorn* durch

Senkung des peripheren Widerstandes bewährt. Der Prototyp einer herzwirksamen Pflanze ist *Digitalis*. Es findet Anwendung bei allen Formen der Herzinsuffizienz und bewirkt eine Ökonomisierung der Herztätigkeit im wesentlichen durch Verbesserung der Kontraktilität. Bei funktionellen Herz- oder Oberbauchbeschwerden bietet sich *Melissentee* als pflanzliches Sedativum an. Die *Rauwolfiawurzel* gehörte lange Zeit mit ihrem Alkaloid Reserpin zur Standardtherapie bei konstitutioneller Hypertonie. Es sind jedoch Nebenwirkungen (depressive Verstimmung, eingeschränktes Reaktionsvermögen) und Wechselwirkungen (Wirkungsverstärkung von Alkohol, Neuroleptika und Barbituraten) aufgetreten, die die Anwendung beschränken.

Niere und ableitende Harnwege

Harntreibende Wirkung. Sie besteht bei *Löwenzahn* (neben einem cholagogen und choleretischen Effekt), *Wacholder* (die Frucht ist in der Schwangerschaft kontraindiziert, → Uteruskontraktion) und *Brennessel*. Wegen ihrer entwässernden Wirkung auf das Bindegewebe werden diese Pflanzen auch in der Rheumatherapie eingesetzt. *Saponindrogen* in verschieden Kombinationen hemmen die tubuläre Rückresorption. Bei Nephrolithiasis wirkt das *Goldrutenkraut*.

Harndesinfizientien. Zur antibakteriellen Therapie der ableitenden Harnwege eignen sich, auch im Rahmen einer Durchspülungstherapie, Phenole. Enthalten sind sie in *Bärentraubenblättern* (setzen allerdings alkalischen Urin-pH voraus, cave: wehenfördernd), *Birkenblättern*, den ätherischen Ölen von *Cubebenpfeffer und Sandelholz* sowie in Senfpflanzen, deren bekanntester Vertreter die *Meerrettichwurzel* ist (kontraindiziert bei entzündlichen Nierenerkrankungen und Magenulzera).

Benigne Prostatahyperplasie

Bei der Hypertrophie im ersten Stadium (Symptome: Miktionsbeschwerden und dünner Harnstrahl) werden *Kürbissamen* (regulierender Effekt durch Blasenmuskulaturtonus ↑ und Spinktertonus ↓), *Brennessel* und *Sägepalmenfrüchte* im Wechsel eingesetzt.

Erkrankungen des Endokriniums

Bei klimakterischen Beschwerden eignen sich *Keuschlammfrüchte*, wie *Mönchspfeffer* (*Vitex agnus castus*) mit Angriffspunkt am Zwischenhirn (LH ↑ und FSH ↓), wodurch die Produktion des Gelbkörperhormons stimuliert wird. Bei Hyperthyreose werden *Lycopus* und *Leonorus* verordnet. Sie wirken hemmend auf den Jodumsatz und die Thyroxinausschüttung, können aber auch bei funktionellen Herzbeschwerden verabreicht werden.

Immunsystem

Schweißtreibende Wirkung haben (als Diaphoretika) *Kamillen-* und *Holunderblütentee*, während *Salbei* eher schweißhemmend wirkt. Bekannt für resistenzsteigernden Einfluß ist *Echinacea*, deren Einnahme das Lymphgefäßsystem, die Fibroblasten und die körpereigene Interferonproduktion aktiviert. Bei äußerlicher Anwendung hat sie sich als Wundheilungsmittel bewährt. Immunstimulierend wirken auch *Kunigundenkraut* und *Eupatoriom per.* Von einigen Pflanzen ist ein tumorhemmender Einfluß bekannt (*Vinca rosa, Colchicum autumnale, Viscum album*).

Erkrankungen des Nervensystems

Sedativa und Anxiolytika. Die *Baldrianwurzel* gilt als wichtigstes pflanzliches Sedativum und weist zusätzlich noch einen anxiolytischen und vegetativ ausgleichenden Effekt auf. Schwächer, aber länger anhaltend wirkt der *Hopfen*. Häufig wird daher eine Kombination der beiden Pflanzen verordnet.

Antidepressiva. Bei depressiven Verstimmungen eignet sich das *Johanniskraut* (*Hypericum perforatum*). Seine Wirkung setzt jedoch erst nach einer Latenzzeit von 2 Wochen ein, so daß eine längerfristige Behandlung erforderlich ist.

Hauterkrankungen

Die gerbstoffhaltige *Eichenrinde* (*Quercus cortex*) ist ein gutes und preiswertes Adstringens für nässende Ekzeme und akute Dermatitiden. *Ringelblume* (*Calendula*) und *Kamille* wirken bei Wunden granulationsfördernd, stehen aber in ihrer wundheilenden Wirkung hinter *Echinacea* und *Arnika* zurück. Zur Behandlung von hartnäckigen varikösen Unterschenkelgeschwüren wird die Beinwellwurzel (*Symphytum*) verwendet, sie fördert Granulation und Kallusbildung. Wegen fraglicher Kanzerogenität ist sie nur als äußerliche Anwendung zugelassen.

Stumpfe Traumen

Bei Prellungen, Blutungen oder Arthritiden wirkt *Arnika* (äußerlich angewendet) durchblutungsfördernd und schmerzlindernd. Dem Verzehr von *Ananas* wird antiphlogistische und thrombozytenaggregationshemmende Wirkung zugeschrieben.

Stütz- und Bewegungsapparat

Pflanzen mit Wirkung auf das Mesenchym sind: *Löwenzahn* bei chronisch rheumatischen und degenerativen Gelenkerkrankungen, aber auch harntreibende Mittel wie *Brennessel* und *Birke*.

Rubefazientien. Dies sind hautreizende Hausmittel bei Gelenkbeschwerden. Capsicumextrakte (*spanischer Pfeffer*) oder Bäder mit *Rosmarinöl* bewirken eine Entlastung durch Beseitigung pathologischer Stoffwechselprodukte (siehe Aschner-Verfahren Kap. 5.1). Bei degenerativen Gelenkerkrankungen hat sich die Mistel (*Viscum album*) durch eine lokal stark entzündliche, in diesem Falle erwünschte, Reaktion bewährt.

4.3 Unerwünschte Wirkungen

Folgende Nebenwirkungen der Phytotherapeutika sind bekannt:
- Gefahr der Intoxikation bei Überdosierung
- Allergien gegen *Arnika*, *Brennessel* und *Wacholder*
- Nierenreizung durch *Wacholder*, *Liebstöckel* und *Petersilie*
- Kanzerogenität von *Huflattich*, Osterluzei oder *Symphytum* in unphysiologisch hoher Dosierung
- mögliche Schadstoffeinlagerung der Pflanze während Wachstum (Insektizide) und Lagerung (Aflatoxine)

5 Weitere Verfahren

5.1 Konstitutionstherapie

Vor allem Aschner hat durch die Wiederentdeckung der Humoralpathologie die konstitutionelle Denkweise erweitert. Er stellt Kriterien einer Konstitution mit besonderer Krankheitsdisposition auf. Dabei spielen Komplexion (Typ der Haar- und Hautfarbe), Tonus, Dimension, Proportion, Lebensalter und die jeweilige Geschlechtsmanifestation eine zentrale Rolle. Seine Therapie beruht auf der Vorstellung von Dyskrasie (falscher Mischung der Säfte), die durch konstitutionsverbessernde oder konstitutionsumstimmende Maßnahmen gesunden kann.

Dazu schlägt er folgende einfache (ausleerende) Maßnahmen vor:
- Blutentziehung durch Aderlaß, Schröpfen oder Blutegel
- exanthematische Maßnahmen: Hautreizung durch Blasenziehen (Cantharidenplaster), Erzeugung eines künstlichen Ausschlages (Baunscheidt-Verfahren) oder hautrötende Mittel
- Ausleitung über Niere (Diurese), Darm (Purgation) und Schweißdrüsen (Diaphorie)
- emmanogene Methode (Wiederherstellung einer regelmäßigen Menstruation)

Aus praktischem Bedürfnis haben sich daraus komplexe konstitutionsumstimmende Heilverfahren entwickelt.

Tonisierende und roborierende Methode. Darunter wird die Umstimmung einer allgemeinen Schwäche (Asthenie) durch Klima, Ernährung, Bewegung, Kälte und Arzneimittel (zum Beispiel Bittermittel wie Chinarinde) verstanden.

Antispasmodische, sedative Methode. Bei Fällen krankhaft gesteigerter Lebensweise (Hyperstenie) durch Tonusanstieg (Hypertonie), Fieber oder Schmerzen eignen sich Diät, Purgation, Brechverfahren, diaphoretische Verfahren und Medikamente (*Hyoscyamus, Opium*).

Resolvierende Methode. Pathologische Bildungen (Verhärtungen, Ödeme, Steinbildungen, Tumoren) werden aufgelöst und resorbiert durch Einnahme von Mineralsalzen und Saponindrogen.

Antiphlogistische Methode. Lokale Entzündungen und Fieber werden mit Wärme- oder Kälteanwendungen, Diät, Laxantien (wärmend oder kühlend) und Arzneimitteln behandelt.

Antidyskratische Methode. Die Therapie erfolgt unter Berücksichtigung der Grundursache und der Konstitution.

5.2 Ordnungstherapie

Die Ordnungstherapie ist das Behandlungsprinzip aller Naturheilverfahren. Sie zielt auf Herstellung einer Lebensordnung unter Berücksichtigung der Art und Menge der Nahrung, der Physiologie von Haut und Atmung, körperlicher Bewegung, der biologischen Rhythmen und der psychischen Einstellung. Die Verbindung zu einem übergeordneten Ordnungsprinzip wird gesucht, das den Organismus im Ganzen erhält. Der Arzt ist als Gesundheitserzieher gefordert, um krankmachende Verhaltensweisen offenzulegen und zur eigenverantwortlichen Gesundheitspflege hinzuführen.

5.3 Akupunktur

Einteilung der traditionellen chinesischen Medizin

Die Akupunktur ist Teil der traditionellen chinesischen Medizin, die vor allem drei große Gebiete umfaßt:
- Drogentherapie, insbesondere Heilkräuter
- Akupunktur (Nadelpunktstimulation) und Moxatherapie (Verwendung von erhitztem Moxakraut (*Beifuß*) zur Punktstimulierung)
- Massage und Chiropraxis

Im weiteren Sinn beinhaltet die traditionelle chinesische Medizin eine umfassende *Diätetik* und unterschiedliche Formen der *Bewegungs- und Atemtherapie* (z. B. Tai Chi Chuan).

Definierung der Akupunkturpunkte

Obwohl Akupunktur und Moxibustion keinerlei Entsprechung in einem westlichen Therapieverfahren finden, gibt es Parallelen zu den myofaszialen Triggerpunkten mit 70% Übereinstimmung und den Head-Maximalpunkten, die sämtlich mit Akupunkturpunkten übereinstimmen. Die Akupunkturpunkte stellen spezifische Punkte der Körperoberfläche dar, die sich durch geringeren Hautwiderstand, elektrische Leitfähigkeit und erhöhte Sensibilität (Rezeptordichte ↑) eindeutig von der Umgebung unterscheiden.

Systematik

Die Systematik der Akupunkturpunkte beruht auf ihrer Zusammenfassung in 12 Hauptleitbahnen (Meridiane), die bilateral als Kommunikationssysteme äußerer und innerer Vorgänge anzusehen sind. Dort zirkulieren neben der Körperenergie (Chi) weitere Energien in bestimmten Richtungen, Ebenen und in einem bestimmten Rhythmus. Ist diese Energiezirkulation durch *Fülle* oder *Leere* gestört, so beeinträchtigt dies die gekoppelten Organsysteme (Funktionskreise). Die Krankheit ist auf der Körperoberfläche lokalisiert, dort zu diagnostizieren und zu therapieren.

Diagnostik

Bekannte Diagnosemöglichkeiten sind (wie auch in der ayurvedischen und tibetischen Medizin) die Zungen- und die Pulsdiagnostik. Hierdurch kann der konstitutionelle und der gegenwärtige Energiezustand des gestörten Funktionskreises und der verbundenen Leitbahnen beurteilt werden, dem die Stärke des therapeutischen Reizes genau anzupassen ist. Die chinesische Philosophie hat neben der Polarität des Yin (materiell, weiblich) und Yang (immateriell, männlich), der alle Erscheinungen unterliegen (in jedem Yin ein Yang, in jedem Yang ein Yin), eine Entsprechung von Mikrokosmos zu Makrokosmos hervorgebracht. Der Mensch besteht aus Zusammenhängen, die in der Natur zu beobachten sind: Fünf Funktionskreise bilden ein hierarchisch geordnetes und doch komplex zusammenhängendes Regulationssystem.

Klinische Wirkungen

Neben einer ausgeprägten analgetischen Wirkung existiert eine Beeinflussung des Vegetativums (Blutdruck), der Motorik (Muskeltonus) und des Immunsystems (Killerzellen ↑, IgE ↓).

Wissenschaftliche Grundlagen

Insbesondere zur analgetischen Wirkung sind verschiedene Theorien entwickelt worden. Grundsätzlich werden dabei neurale von neurohumoralen Mechanismen unterschieden.

Neurale Theorie. Die neurale Erklärung geht von der Prämisse aus, daß Akupunktur nur über ein intaktes Nervensystem wirken kann. Neben der segmentalen Wirkung gilt eine deszendierende Hemmung (zentrale Hemmung spinaler Afferenzen) als belegt. Es lassen sich auch sympathikolytische Effekte (Durchblutung ↑, Temperatur ↑) feststellen.

Neurohumorale Theorie. (Serotonin, Endomorphine): Nach Nadelstimulation wird die Anhebung der Schmerzschwelle und die Lockerung des Muskeltonus infolge von vermehrter Ausscheidung der Serotoninmetaboliten festgestellt. Durch Naloxon kann die akupunkturinduzierte Schmerzlinderung antagonisiert werden.

Indikationen und Kontraindikationen. Die WHO hat einen breiten Empfehlungskatalog herausgegeben. Das Stechen oder Moxen einiger Punkte ist kontraindiziert bei Schwangerschaft und Schwächezuständen. Durch falsche beziehungsweise nicht angemessene Technik oder Punktwahl können Krankheitssymptome verlagert und verstärkt werden.

5.4 Neuraltherapie

Wirkungsweise

Die Neuraltherapie eignet sich zur Diagnose, Therapie oder auch Prophylaxe. Es werden ausschließlich Lokalanästhetika (Procain, Lidocain) verwendet, wodurch ein regulierender Einfluß auf bestimmte Organe ausgeübt wird. Die Wirkung beruht nicht auf dem analgetischen Effekt des Lokalanästhetikums, sondern auf Unterbrechung eines pathologischen Informationsflusses, der den Zyklus Schmerz, Verspannung, Minderdurchblutung, Schmerz unterhält und auf der Bildung funktionsnormalisierender Impulse. Dem Vegetativum fällt die entscheidende Rolle als Transmitter zu.

Bedeutung des Störfeldes

Ein lokaler Befund (zum Beispiel eine Narbe) kann als Störfeld durch Blockierung der Regulationssysteme (Regulationsstarre) andere Beschwerden auslösen (Herd-Störfeld-Geschehen). Nach Huneke kann jede chronische Krankheit störfeldbedingt sein. 1940 fand er das Sekundenphänomen: Fernbeschwerden verschwanden sofort nach Injektion in das vermutete Störfeld (Diagnosemöglichkeit bei der Störfeldsuche). Ist ein Störfeld nicht direkt zugänglich, therapiert man das zugehörige Segment, die Trigger- oder Akupunkturpunkte des gestörten Organs.

Indikationen

Schmerzzustände aus dem rheumatischen Formenkreis, der Wirbelsäule, Neuralgien und Allergien sind gut therapierbar. Allergien gegen Procain oder Lidocain sind nahezu unbekannt, können aber gegen die Zusatzstoffe auftreten.

6 Homöopathie

6.1 Prinzip der Homöopathie

Die Homöopathie ist ein von Samuel Hahnemann (1755–1843) entwickeltes Heilverfahren, bei dem die Krankheiten mit denjenigen Mitteln in potenzierten Dosen behandelt werden, die unverdünnt bei Gesunden ähnliche Erscheinungen erzeugen würden: Similia similibus curentur (Ähnlichkeitsgesetz). Homöopathische Mittel stärken die geschwächte Lebenskraft, deren Ausdruck die Krankheitssymptome sind, und geben ihr dadurch die Möglichkeit, selbst die Krankheit zu heilen. Durch die entsprechende Arznei sollen also nicht nur die Symptome, sondern auch die Krankheitsursachen therapiert werden, um die Gesundheit von Grund auf wiederherzustellen. Eine Therapie mit Gegenmitteln (Allopathie) lehnt Hahnemann wegen der Gefahr der langfristigen Verschlimmerung durch Symptomunterdrückung oder der Entstehung neuer Krankheiten ab. In Notfällen ist sie jedoch erlaubt.

Therapeutisches Vorgehen

Das homöopathische Erstgespräch ist erforderlich, um neben dem körperlichen Befund und der Diagnosestellung ein möglichst vollständiges Bild der Gesamtheit der Symptome des Patienten zu erstellen (siehe Krankheitsbild, Kap. 6.4). Zur Arzneimittelfindung werden homöopathische Repertorien verwendet. Dort sind detailliert Krankheitssymptome aufgelistet, denen jeweils homöopathische Arzneien zugeordnet sind, die sich durch Arzneimittelprüfungen oder beobachtete Heilungen am Kranken bestätigten. Es ist eine genaue Kenntnis der Arzneimittellehre erforderlich (siehe Arzneimittelprüfung, Kap. 6.3), um der Krankheit des Patienten das entsprechende Mittel zuzuordnen.

Die Hering-Regel und ihre Interpretation

Krankheiten gleicher klinischer Diagnose sind prognostisch unterschiedlich zu bewerten, wobei die Beurteilungsgrundlage des Heilungsverlaufs die Hering-Regel ist. Danach ist eine Heilung dauerhaft zu erwarten, wenn sich die Symptome von oben nach unten, von innen nach außen, und in der umgekehrten Reihenfolge ihres Auftretens zurückbilden. Diese Regel ist Ausdruck der Selbstregulationstendenz des Menschen, wonach die Krankheit auf einer möglichst tiefen Ebene (körperlich, peripher) gehalten werden soll, um die Existenz des Menschen nicht zu gefährden. Der Befall der höheren Ebenen (emotional, geistig) zeigt ein Fortschreiten der Krankheit an; das Wiederauftreten auf einer tieferen Ebene ist Ausdruck des Heilungsprozesses.

Anforderungen an den homöopathisch tätigen Arzt

Vom homöopathischen Arzt wird ein hohes Maß an Geduld und Bereitschaft verlangt, den Patienten auch während der eventuellen Krisen, die durch den Heilungsverlauf bedingt sind (homöopathische Erstverschlimmerung als Zeichen der aktivierten Lebenskraft), zu betreuen, ohne den Gesundungsprozeß durch weitere Arzneigaben zu stören.

Klinischer Fall

Eine 45jährige Patientin klagt über einen seit 12 Jahren bestehenden heftigen Fluor vaginalis, der bisher allen Behandlungsversuchen seitens verschiedener Gynäkologen widerstand. Sie ist eine resolut wirkende Frau, die aber verschiedene deutlich ausgeprägte Ängste hat. Sie kann zum Beispiel nicht allein zu Hause bleiben, wenn der Ehemann mit dem Auto wegfährt. Unter Einmalgabe der entsprechenden homöopathischen Arznei waren nach ungefähr sechs Wochen die Ängste wesentlich gebessert, der Ausfluß jedoch unverändert. Für den Homöopathen bedeutet dies, daß der Heilungsprozeß an der zentralen Störung eingesetzt hat. Er muß warten, bis nach der Hering-Regel auch äußere, peripher gelegene Krankheitssymptome einbezogen werden. Etwa vier Monate nach der Mittelgabe war auch der Fluor geheilt.

6.2
Indikationen, Kontraindikationen, Risiken

Homöopathie ist bei allen Krankheiten indiziert, die einer Selbstregulation des Organismus zugänglich sind. Ausgenommen sind somit substitutionsbedürftige, operationspflichtige Krankheiten und Notfälle. Tiefpotenzen (bis C 6, siehe Dosierungslehre, Kap. 6.5) können je nach Grundsubstanz toxisch wirken und werden deswegen vorsichtig verwendet. Das Auftreten einer Erstverschlimmerung ist darauf zurückzuführen, daß die Arznei erst die Symptomatik zu erzeugen vermag (sonst wäre sie nicht das gesuchte Heilmittel) und wird deshalb als prognostisch günstig gewertet. Zu vermeiden ist die Erstverschlimmerung jedoch bei Patienten mit überschießendem Reaktionsvermögen (relative Indikation der Homöopathie). Bei längerer Einnahme können möglicherweise Symptome nach der Ähnlichkeitsregel entstehen (ungewollte Arzneimittelprüfung), deswegen verbieten sich prophylaktische Gaben.

6.3
Arzneimittelprüfung

Hahnemann führte als erster kontrollierte Experimente mit Arzneimitteln an Gesunden durch. Eine Substanz soll nach standardisiertem Verfahren in Urtinktur, tiefen, mittleren und hohen Potenzen geprüft werden. Je nach Potenz ist die Wirkung eher im köperlichen, psychischen oder geistigen Bereich zu vermerken. Die gesammelten Ergebnisse finden als Arzneimittelbild Eingang in den Arzneimittellehren, beziehungsweise geordnet nach Symptom und Häufigkeit in Repertorien (zum Beispiel nach Kent). Sie liefern die Indikationen, nach denen das heilende Mittel für den Patienten ausgewählt wird. Beinahe jede beliebige Substanz (selbst gewöhnliches Kochsalz) besitzt ein weites Spektrum ausgesprochen individueller Symptome. Da die Wirkung von mehreren, gleichzeitig gegebenen Arzneimitteln ungeprüft ist, lehnen klassische Homöopathen die Therapie mit sogenannten Komplexmitteln ab (siehe abgeleitete Heilsysteme, Kap. 6.6).

Hilfreich zum Verständnis der Arzneimittelbilder sind philosophische (Ortega, Masi-Elizalde) und psychoanalytische (Vithouklas, Paschero, Sankaran) Ansätze.

6.4
Krankheitsbild

Das Krankheitsbild ist vom Arzt mit Geduld und vorurteilsfreiem Beobachtungsvermögen

Tab. 8.5: Erfassen der Individualität des Patienten in verschiedenen Ebenen

Ebene	charakterisiert durch
körperliche Ebene	• Lokalsymptome, Ätiologie (objektivierbar)
subjektive Ebene	• Empfindungen (z.B. Mißempfindungen, Schmerzen) • Lokalisation der Beschwerden • Modalitäten (Umstände, durch die die Beschwerden verändert werden, wie Ruhe, Bewegung, Tageszeit) • Allgemeinsymptome (z.B. Kälte-, Wärmeempfinden, Schlaf, Ernährungsgewohnheiten)
psychische Ebene	Gemütssymptome, emotionelles Befinden
geistige Ebene	Geistessymptome (bewußte Verarbeitung innerer und äußerer Eindrücke)

aufzunehmen. Wichtig ist das Verständnis des Patienten nach seiner Gesamtpersönlichkeit in den verschiedenen Ebenen (siehe Tabelle 8.5).

Krankheitssymptome

Um den Krankheitsprozeß zu erfassen, wird jede nur denkbare Äußerungsform des Patienten verwendet. Die Vielzahl der Symptome bedarf zusätzlicher Ordnungskriterien: Bei der Hierarchisierung werden primär die Geistessymptome berücksichtigt, während körperliche Symptome aufgrund ihres häufigeren Vorkommens weniger charakteristisch sind. Um Deckungsgleichheit mit den Arzneimittelprüfungssymptomen zu erhalten, werden besonders *auffallende, sonderliche, ungewöhnliche und charakteristische* (Hahnemann) Symptome verwendet, da sie in besonderer Weise die Eigenart des Patienten wie des Arzneimittels repräsentieren.

So ist es möglich, daß Patienten mit der gleichen klinischen Diagnose unterschiedliche homöopathische Arzneien benötigen (was eine wissenschaftliche Nachprüfbarkeit des Therapieerfolgs erschweren kann).

Chronische Krankheiten

Hahnemann verwendet den Begriff der *chronischen Krankheiten* für Krankheiten, deren Symptome bei homöopathischer Therapie der lokalen Beschwerden kurzfristig verschwinden, um dann in veränderter Gestalt unter miasmatischen Reaktionsformen erneut aufzutreten (siehe Kap. 1.5). Gerade hier ist die Berücksichtigung der Persönlichkeit und des Lebenslaufes des Patienten zur Mittelfindung notwendig.

6.5 Dosierungslehre

Ausgangsstoffe für homöopathische Arzneimittel

Homöopathische Mittel werden genau nach Vorschrift (Homöopathisches Arzneimittelbuch, HAB) aus Pflanzen, Mineralien, Tieren oder Krankheitsprodukten (eventuell auch aus allopathischen Medikamenten) hergestellt.

Bedeutung der Trägersubstanzen

Um die Arzneikraft aufzuschließen ist es notwendig, das Arzneimittel in eine lösliche und möglichst haltbare Form zu bringen, dabei aber eine nicht mehr toxisch wirkende, therapeutisch nutzbare Verdünnung zu erreichen. Als neutrale Trägersubstanzen eignen sich 43%iger Alkohol oder Milchzucker.

Zur Anpassung an die Vitalkraft dienen die von Hahnemann entwickelten Potenzen, in denen bei jedem Verdünnungsvorgang durch die Verreibung oder Verschüttelung eine Strukturveränderung des Mediums und damit eine weiter übertragbare Informationsausbreitung mit Überführung der Arzneikraft aus der stofflichen in eine energetische Ebene erfolgt.

Potenzierung

In der Homöopathie gilt dafür folgende Nomenklatur: Wird die fortlaufende Reihe im Verhältnis 1:10 (1 Teil Ursubstanz:10 Teile Alkohol) verdünnt und verschüttelt, so spricht man von Dezimalpotenzen (D-Potenz). Bei einer Verdünnung von 1:100 erhält man eine Centesimal- oder C-Potenz und bei einer Verdünnung von 1:50 000 eine Q-oder LM-Potenz. Die erste Potenz von 1:100 wird C1 genannt, die dreißigste C 30 ($1:100^{30}$) und die tausendste C1000 ($1:100^{1000}$) oder 1 M. Je öfter eine Substanz verschüttelt und verdünnt wird, desto spezifischer wird ihr Einfluß auf die dynamische Lebenskraft und geringer ihre toxische Wirkung. Für Hahnemann galt das Ideal einer Arznei *von höchster Kraftentwicklung und gelindester Wirkung*. Jede Potenz, die über D 24, C 12 oder Q 5 (Grenze der Lohschmidt-Zahl) hinausgeht, besitzt kein Ausgangsmolekül mehr in der Lösung, heilt also weit über eine chemische Wirksamkeit des Stoffes hinaus (Vorwurf der Therapie mit Placeboeffekt). Mit ansteigender Potenzierung spricht man von niedrigen, mittleren oder hohen Potenzen. Meist genügt eine einmalige Dosis; solange eine Verbesserung anhält, darf das Mittel nicht wiederholt werden.

> **Merke!**
> Ein Medikament wird durch die Verordnung nach der Ähnlichkeitsregel homöopathisch, durch die Art der Herstellung wird es der Vitalkraft des Patienten anpaßbar.

6.6 Abgeleitete Heilsysteme

Klinische Homöopathie

Diese Behandlungsmethode stammt aus der Frühzeit der Hahnemann-Homöopathie. Sie wendet das Ähnlichkeitsgesetz nur auf die Ebene der Krankheitssymptome an, ohne Berücksichtigung der Besonderheiten des Menschen. Der Analogieaspekt liegt nahezu vollständig auf dem körperlichen Bereich und hat seine Berechtigung bei der Behandlung von Notfällen, auf keinen Fall aber bei chronischen Krankheiten. Die Gefahr besteht in der Unterdrückung körperlicher Symptome, da die zugrundeliegende Störung nicht behandelt wird.

Komplexmittelhomöopathie

Hierbei werden einige für eine Krankheit in Frage kommende Arzneimittel in niedriger Potenz zusammengemischt (zum Beispiel Schnupfen- oder Migränekomplexmittel). Bei weitgehender Zeitersparnis hat diese Methode jedoch nichts mehr mit der klassischen Homöopathie gemeinsam.

Anthroposophische Medizin

Potenzierte Substanzen werden auch in der anthroposophischen Medizin verwendet, jedoch unter abgeänderter Ähnlichkeitsregel. Die anthroposophische Medizin versteht sich als erweiterte Heilkunst auf der Grundlage geisteswissenschaftlicher Erkenntnisse ausgehend von Rudolf Steiner (1861–1925). Er stellt ein Bild dar, das die Seinsebenen des Menschen – physischer Leib, Lebensvorgänge, Seelen- und Geistestätigkeiten – in ihren jeweiligen Gesetzmäßigkeiten und gegenseitigen Abhängigkeiten beschreibt. Anthroposophische Heilmittel gründen in der evolutiven Verwandtschaft zwischen dem Menschen und den Naturreichen und greifen, unterstützt von künstlerischen Therapien, regulierend bei gestörtem Verhältnis der menschlichen Wesensglieder ein.

6.7 Rechtliche Verankerung

Homöopathische Arzneimittel sind gemäß §2 AMG Arzneimittel im Sinne des Gesetzes und werden grundsätzlich allen übrigen Arzneimitteln rechtlich gleichgestellt. Homöopathische Arzneimittel, die bestimmte Stoffe oder Zubereitungen enthalten, welche der Verordnung verschreibungspflichtiger Arzneimittel unterliegen, fallen unter die Verschreibungspflicht, soweit die Endkonzentration der betreffenden Wirksubstanz die vierte Dezimalverdünnung (D 4) nicht übersteigt. Eine Definition des Begriffs *homöopathisches Arzneimittel* findet sich im Arzneimittelgesetz (AMG) nicht; nach §39 ist jedoch für die Charakterisierung die Herstellung nach einer homöopathischen Verfahrenstechnik, insbesondere nach dem homöopathischen Arzneibuch (HAB) von Bedeutung.

Bedeutung des homöopathischen Arzneibuchs (HAB)

Im HAB sind Monographien zahlreicher homöopathischer Arzneimittel beschrieben, die der Anforderung nach pharmazeutischer Qualität und Unbedenklichkeit genügen und nach definierten Regeln hergestellt werden. Der erste Teil (HAB 1) regelt verbindlich das Herstellen aller Arzneimittel der verschiedenen gleichberechtigten Richtungen besonderer Heilweisen, soweit die Arzneimittel nach homöopathischen Verfahren hergestellt werden. Im zweiten Teil (HAB 2) sind die Qualitätsanforderungen für Rohstoffe und Arzneiformen zur Sicherstellung einer gleichbleibenden Qualität in den Monographien festgelegt.

Aufgabe der Arzneimittelkommission für die homöopathische Therapierichtung am *Bundesinstitut für Arzneimittel*

Das BfA hat nach § 25 AMG die Aufgabe wissenschaftliches Erkenntnismaterial für die Arzneimittel, die nicht der automatischen Verschreibungspflicht unterliegen, durch Kommissionen aufbereiten zu lassen. Die für die homöopathische Therapierichtung zuständige Kommission D hat Monographien zu erstellen, die der Beurteilung der Wirksamkeit und Unbedenklichkeit homöopathischer Arzneimittel im Rahmen der Zulassung zugrunde gelegt werden können.

Neurologie

Dr. med. Frank Zehrden

Inhalt

1 **Neurologische Syndrome** 919
1.1 Motorische, sensible und vegetative Syndrome des peripheren Nervensystems 919
1.2 Myopathien 928
1.3 Zerebrale Syndrome 928
1.4 Rückenmarks-, vertebragene und Kaudasyndrome 932
1.5 Neuroophthalmologische Syndrome 934
1.6 Neurootologische Syndrome 936
1.7 Meningeale Syndrome und Hirndrucksyndrom 937
1.8 Schmerzsyndrome 939
1.9 Liquorsyndrome 941

2 **Neuropsychologische Syndrome** 944
2.1 Hemisphärendominanz 944
2.2 Dysarthrien 944
2.3 Aphasien 944
2.4 Apraxien 945
2.5 Weitere neuropsychologische Syndrome 945

3 **Krankheiten und Schäden des Gehirns und seiner Hüllen** . 946
3.1 Fehlbildungen 946
3.2 Raumfordernde Prozesse 948
3.3 Degenerative Prozesse 953
3.4 Entzündliche Prozesse und Entmarkungskrankheiten ... 957
3.5 Traumen 964
3.6 Gefäßkrankheiten 967
3.7 Anfallsleiden 976

4 **Fehlbildungen, Krankheiten und Schäden des Rückenmarks, der Kauda und der Rückenmarkshüllen** ... 981
4.1 Fehlbildungen und Fehlbildungskrankheiten 981
4.2 Raumfordernde Prozesse 981
4.3 Degenerative Erkrankungen 983
4.4 Entzündliche Prozesse und Entmarkungskrankheiten ... 986
4.5 Traumen 987
4.6 Gefäßkrankheiten 988

5 **Krankheiten und Schäden des peripheren Nervensystems** . 990
5.1 Polyneuropathien 990
5.2 Wichtige Nervenkompressionssyndrome 994
5.3 Läsionen einzelner Hirnnerven 995

6 **Muskelkrankheiten** 998
6.1 Progressive Muskeldystrophien 998
6.2 Myotonie 999
6.3 Entzündliche Muskelkrankheiten 1000
6.4 Periodische oder paroxysmale Lähmungen 1001
6.5 Stoffwechselmyopathien 1002
6.6 Endokrine Myopathien 1003
6.7 Toxische und medikamentös induzierte Myopathien 1003
6.8 Myasthenie 1003
6.9 Rhabdomyolyse 1005

7 **Neurologische Syndrome bei nichtneurologischen Grundkrankheiten** 1006
7.1 Erkrankungen der Gefäße 1006
7.2 Endokrinopathien und Stoffwechselkrankheiten 1006
7.3 Malignome 1007
7.4 Intoxikationen 1007

1 Neurologische Syndrome

1.1 Motorische, sensible und vegetative Syndrome des peripheren Nervensystems

1.1.1 Nerven und deren Schädigung

Definition

Als Folgen der Läsion eines gemischten peripheren Nerven treten motorische, sensible und trophisch-vegetative Störungen im jeweiligen Innervationsgebiet auf. Die Ursachen und Symptome der Läsion von peripheren Nerven sind in den Tabellen 9.1, 9.2 und 9.3 zusammengestellt.

Ätiopathogenese

Druckverletzungen (Kompressionssyndrome, falsch gelagerte Gliedmaßen), Quetschungen, Frakturen, Schnitt- und Stichverletzungen, toxische Nervenschädigung (Stoffwechselkrankheiten, Alkohol), vaskuläre ischämische Schädigung (Diabetes, Vaskulitis), metastatische Infiltration peripherer Nerven, seltener primäre Tumoren (Neurinom, Neurofibrom).

Klassifikation

Zur qualitativen und quantitativen Beurteilung einer peripheren Nervenschädigung dient die folgende Klassifikation:

Neurapraxie. Funktionsstörung, keine Kontinuitätsunterbrechung der Axone.

Axonotmesis. Unterbrechung von Axonen. Die bindegewebigen Hüllstrukturen bleiben jedoch erhalten, was die Regeneration begünstigt (Waller-Degeneration).

Neurotmesis. Komplette Durchtrennung von Axonen und Nervenhüllen (z. B. Schnittverletzungen). Die Reinnervation ist erschwert.

Symptomatik

Bei partieller Schädigung. Häufig Schmerzen, motorische Ausfallerscheinungen, Störungen

	periphere „schlaffe" Lähmung	zentrale „spastische" Lähmung
Lokalisation	2. motorisches Neuron	1. motorisches Neuron
Muskeltonus	hypoton	hyperton
Muskelatrophie	ja	keine
grobe Muskelkraft	vermindert	vermindert
Feinmotorik	beeinträchtigt	fehlt, statt dessen Massenbewegungen
Eigenreflexe	herabgesetzt oder erloschen	gesteigert
Fremdreflexe	fehlen, wenn Erfolgsmuskel gelähmt	abgeschwächt
pathologische Reflexe	keine	vorhanden

Tab. 9.1: Unterscheidungskriterien der peripheren und zentralen Lähmung

Tab. 9.2: Läsionen peripherer Nerven der *oberen* Extremität

Nerv	Ausfallerscheinungen (Abb. 9.4)	Sensibilitätsstörungen (Abb. 9.3)	Ätiopathogenese
N. axillaris C5–C6	Ausfall des M. deltoideus (Einschränkung der Abduktion des Armes)	handtellergroßer Bezirk an der Außenseite des Oberarmes	Schulterluxation, Oberarmhalsfraktur
N. radialis C5–C8	• *obere Radialislähmung:* Schädigung in der Axilla: Parese aller Strecker (Trizepsparese, TSR ↓), Fallhand, Faustschlußschwäche • *mittlere Radialislähmung:* Schädigung in Höhe des Oberarmes: Fallhand, Parese des M. brachioradialis (Supinationsschwäche), keine Trizepsparese! • *untere Radialislähmung:* keine Fallhand, aber: Streckung aller Finger im Grundgelenk unmöglich (Ausfall der Daumen- und Fingerstrecker), Abduktion des Daumens unmöglich (Ausfall des M. abductor pollicis longus) Merke: Streckung in Mittel- und Endgelenken erhalten (Ulnarisfunktion)	radialer Handrücken radiale 2½ Finger mit Ausnahme des Endgliedes (N. medianus!)	Die häufigsten Schädigungen werden durch Humerus- und Radiusfrakturen verursacht. Druckschädigungen: während der Narkose, Schlaf- und Parkbanklähmung nach Alkoholgenuß.
N. medianus C5–Th1	Schwurhand (nur bei hoher Läsion des Medianus am Ellenbogen oder Oberarm); Schädigungen im distalen Unterarm führen lediglich zu einem Ausfall der medianusinnervierten Handmuskeln. Atrophie des Daumenballens, eingeschränkte Pronation, Ausfall des M. abductor pollicis brevis, vegetativ-trophische Störungen der Haut und Nägel, Kausalgie bei partieller Verletzung Karpaltunnelsyndrom, s. Abschn. 5, „positives Flaschenzeichen"	radiale Hälfte der Handinnfläche und Palmarseite der ersten 3½ Finger sowie die dorsale Seite der Endglieder der ersten 3½ Finger	Schnitt- und Stichverletzungen, Druckschädigung durch Kopf des schlafenden Partners auf dem Oberarm. Karpaltunnelsyndrom: relativ häufige Ursache
N. ulnaris C8–Th1	Krallenhand, Atrophie des Hypothenar und der Mm. interossei (bes. des Spatiums interosseums I) Froment-Zeichen positiv (Abb. 9.2)	ulnare Ringfingerhälfte, kleiner Finger	häufigste periphere Nervenläsion aufgrund der exponierten Lage des N. ulnaris im Ellenbogengelenk (Sulcus-Ulnaris-Syndrom); Druckschädigungen bei längerem Aufstützen auf einer Unterlage; bei gehäuften Bewegungen im Ellenbogengelenk

der Oberflächensensibilität (Berührungs- und Schmerzempfinden) und der Tiefensensibilität (Lage- und Vibrationsempfinden), vegetativ-trophische Störungen wie Hypohidrosis, Änderungen der Hauttemperatur, Hautrötung. Besonders bei Schädigungen des N. medianus und N. tibialis ist die Kausalgie typisch (siehe Kap. 1.1.5).

Bei kompletter Schädigung. Vollständiger Ausfall sämtlicher Funktionen der distalen Abschnitte. Die Schädigungshöhe läßt sich am be-

1 Neurologische Syndrome

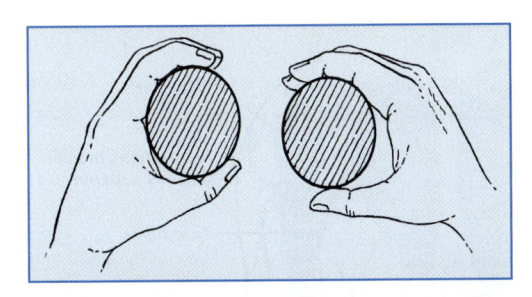

Abb. 9.1: Wegen einer Abduktions- und Oppositionsschwäche des Daumens (rechts) kann ein rundes Gefäß nicht völlig umfaßt werden

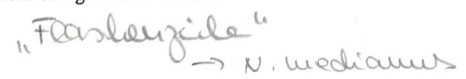

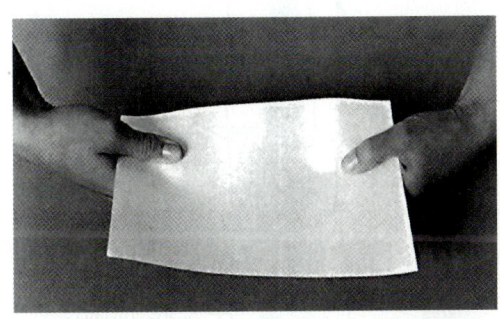

„Flaschenzeichen"
→ N. medianus

Abb. 9.2: Beim Festhalten eines Papierstückes zwischen Daumen und Zeigefinger wird das Daumenendglied stark gebeugt, da der M. adductor pollicis ausgefallen ist (Janda 1994)

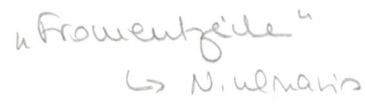

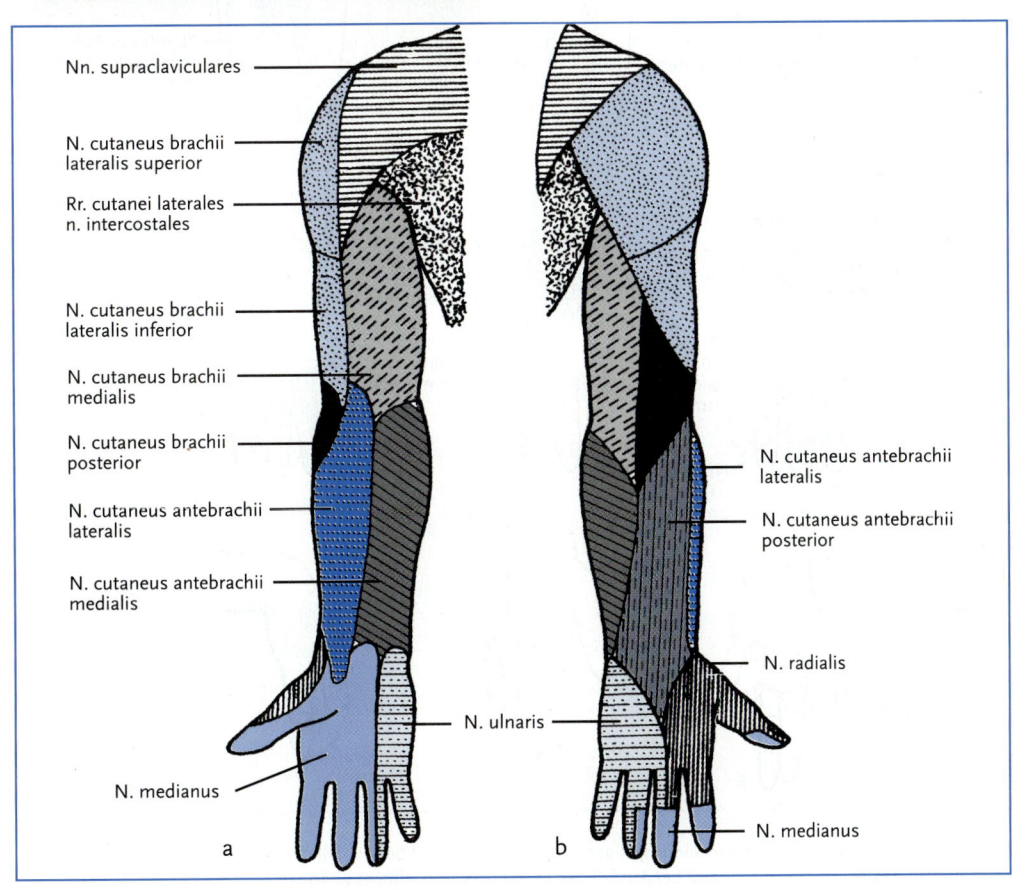

„Fromentzeichen"
→ N. ulnaris

Abb. 9.3: Hautinnervation des Arms: **a** Beugeseite, **b** Streckseite (Bertolini et al. 1995)

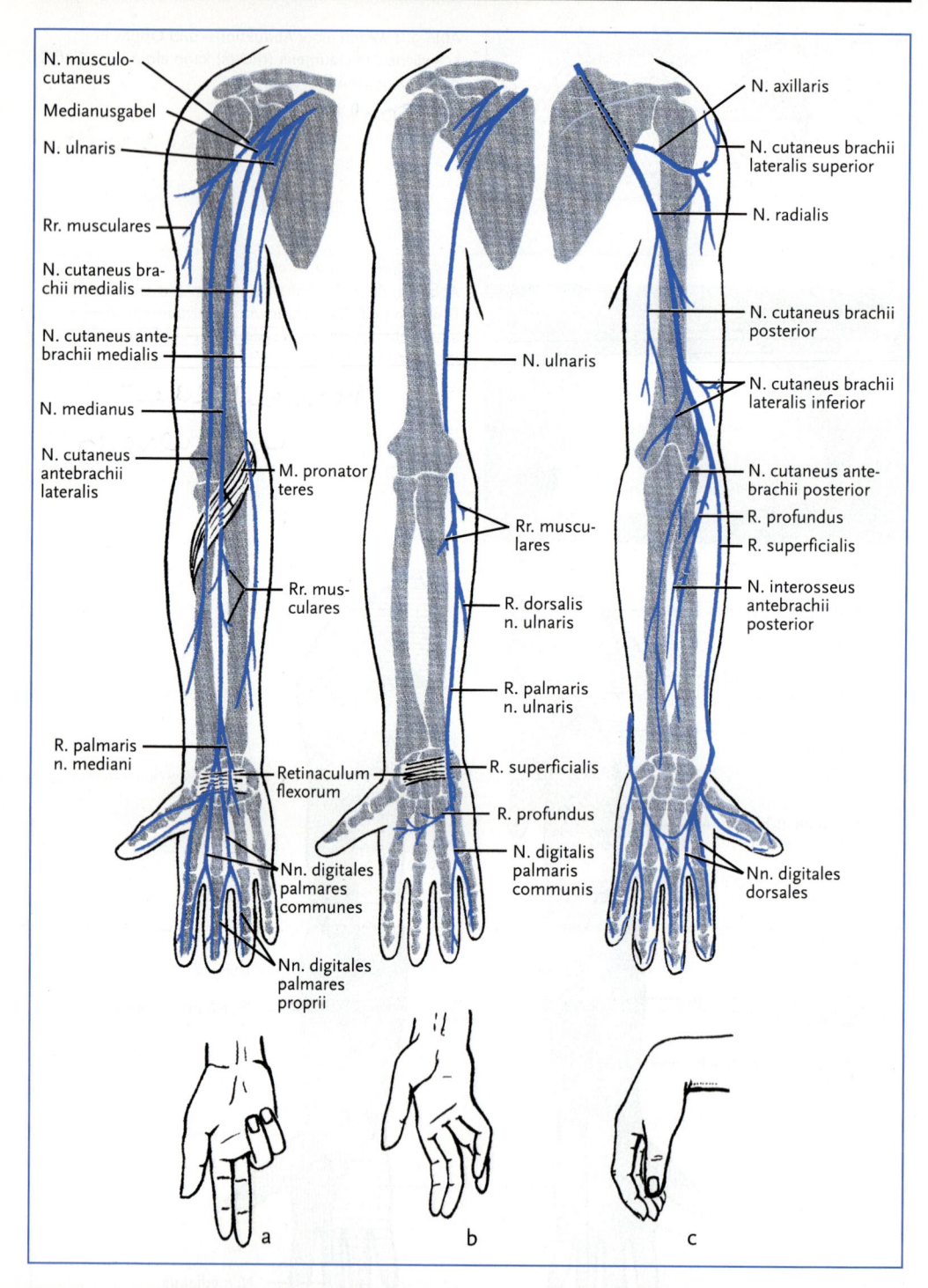

Abb. 9.4: Neurologische Ausfallerscheinungen am Arm: **a** Schwurhand bei Ausfall des N. medianus, **b** Krallenhand beim Ausfall des N. ulnaris, **c** Fallhand bei Ausfall des N. radialis (Bertolini et al. 1995)

Tab. 9.3: Läsionen peripherer Nerven der *unteren* Extremität

Nerv	Ausfallerscheinungen	Sensibilitätsstörungen (Abb. 9.5)	Ätiopathogenese
N. femoralis L2–L4	Parese des M. iliopsoas und quadriceps femoris (Schwierigkeiten beim Treppensteigen), PSR ↓	Vorderseite des Oberschenkels und an der Innenseite des Unterschenkels (N. saphenus)	Psoasabszeß, Beckenfrakturen, Druck durch Bruchband, retroperitoneale Blutung (Antikoagulanzien, Hämophilie)
N. peroneus L4–S2	• N. peroneus superficialis Fuß ist supiniert, d. h., der mediale Fußrand ist angehoben (Parese der Mm. peronaei → Pronationsschwäche) • N. peroneus profundus Fuß- und Zehenheberparese (M. tibialis ant., M. extensor hallucis longus) → Stepper- oder Hahnentrittgang (Hackengang unmöglich)	Haut des Fußrückens, laterale Außenseite des Unterschenkels Haut der einander zugekehrten Seiten der 1. und 2. Zehe	häufigster peripherer Nervenschaden des Beins; Druckschäden: • Gipsverbände • Lagerung • langes Knien • häufiges Übereinanderschlagen der Beine Fraktur des Fibularköpfchens
N. tibialis L4–S3	Hackenfuß und Krallenzehen; Zehengang unmöglich; häufig, Kausalgie, s. Abschn. 1.1.5	Fußsohle, Wade sowie an der Außenseite des Fußes	Häufigste Ursache sind Tibiafrakturen im distalen Teil, ferner Kniegelenksverletzungen.
N. ischiadicus L4–S3	Bei hochsitzenden Ischiadikusläsionen kommt es zu einer kombinierten Lähmung des N. peroneus und N. tibialis sowie zur Schwächung der Kniebeugung.		Beckenfrakturen, Hüftgelenksluxationen, iatrogene Schädigung durch unsachgemäße intraglutaeale Injektionen

sten durch eine Analyse der paralytischen Muskeln bestimmen.

1.1.2 Plexuslähmungen

Definition. Parese einzelner Gliedmaßen oder Gliedmaßenabschnitte infolge Schädigung des zugehörigen Nervengeflechts. Läsionen des Plexus treten am häufigsten nach Motorrad- und Arbeitsunfällen auf, ferner nach Stich- und Schnittverletzungen, Geburtstraumen, bei Halsrippen und Pancoast-Tumor.

Oberer Armplexus (Erb-Lähmung)

Definiton. Schädigung der von den Fasern der Wurzeln C5–C6 versorgten Schulter-Armmuskulatur. Häufigste Plexus-brachialis-Lähmung (siehe Abb. 9.6).

Symptomatik. Schlaff herunterhängender Arm mit nach hinten gedrehter Handfläche. Sensibilitätsstörungen über dem M. deltoideus und an der radialen Seite des Unterarms. BSR und RPR sind ausgefallen.

Unterer Armplexus (Klumpke-Lähmung)

Definition. Läsion der Fasern aus den Wurzeln C8–Th1.

Symptomatik. Ausfall der kleinen Handmuskeln und der langen Fingerbeuger, Sensibilitätsstörungen besonders im ulnaren Bereich der Hand und des Unterarms. Häufig Horner-Syndrom. Der M. triceps wird in der Regel verschont.

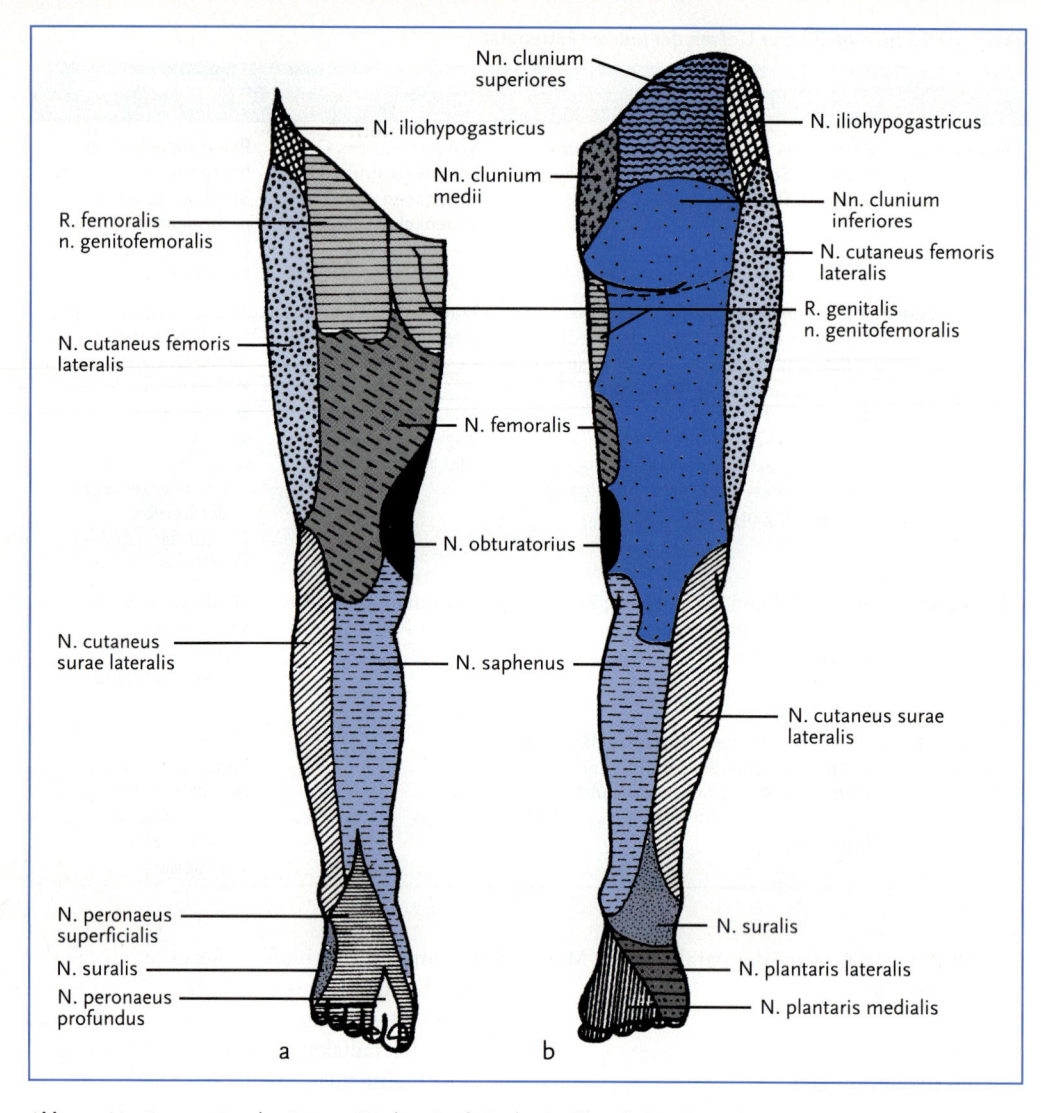

Abb. 9.5: Hautinnervation des Beins: **a** Vorderseite, **b** Rückseite (Bertolini et al. 1995)

Neuralgische Schulteramyotrophie

Definition. Neuritis des Armplexus unklarer Genese. Männer sind häufiger als Frauen betroffen.

Symptomatik. Zu Beginn heftige, akut auftretende, nächtlich betonte Schmerzen im Schultergürtelbereich, für die es keine Erklärungen wie Trauma oder Zerrung gibt. Die Schmerzen klingen meist nach wenigen Tagen ab. Es entwickelt sich nun rasch eine Lähmung des M. deltoideus und der benachbarten Muskeln des Schultergürtels einer Seite, selten bilateral. Nur ein Viertel der Patienten zeigt Sensibilitätsstörungen.

Diagnostik. Der Liquor ist meist normal.

Therapie. In der Akutphase Ruhigstellung, Kortikosteroide. Wärmebehandlung, Krankengymnastik.

1.1.3 Nervenwurzeln

Die häufigsten Ursachen von Wurzelläsionen sind lumbosakrale und zervikale Bandscheibenschäden. Bandscheibenvorfälle der HWS sind im Vergleich zu denen der LWS selten. Die Brustwirbelsäule wird aus statischen Gründen kaum befallen. Zur Höhendiagnostik siehe Tabelle 9.4.

Abb. 9.6: Armhaltung und Sensibilitätsausfall bei oberer Armplexuslähmung rechts

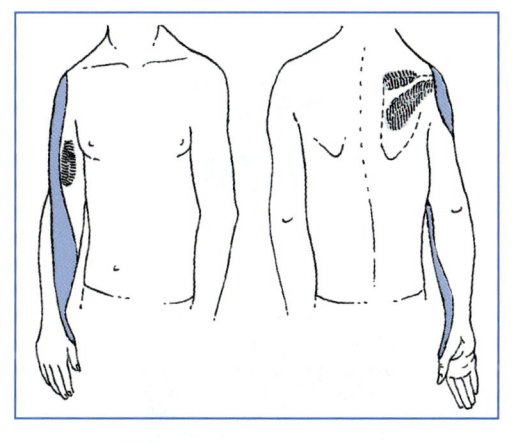

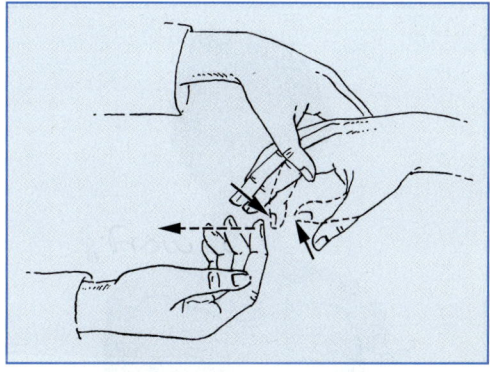

Abb. 9.7: Trömner-Reflex

Tab. 9.4: Synopsis der Wurzelsyndrome

Wurzel	Bandscheiben-lokalisation	Kennmuskel	Reflex	Dermatom
C5	HWK 4/5	M. deltoideus (M. biceps)	BSR ↓	Außenseite der Schulter
C6	HWK 5/6	M. biceps (M. brachioradialis)	BSR ↓	oberhalb des Ellenbogens, radiale Unterarmseite, Daumen und Zeigefinger radial
C7	HWK 6/7	M. triceps, M. pronator teres	TSR ↓	Unterarm dorsal, Finger II–IV
C8	HWK 7/BWK 1	kleine Handmuskeln (M. abductor digiti V, Mm. interossei)	TSR ↓ Trömner-Reflex (Abb. 9.7)	Unterarm dorsolateral, Klein- und Ringfinger ulnar
L3	LWK 3/4	M. adductor	ADR ↓	vom Trochanter major über den Oberschenkel nach medial bis an das Knie
L4	LWK 4/5	M. quadriceps femoris, M. tibialis anterior	PSR ↓ (= Quadrizeps-reflex)	vom lateralen Oberschenkel über die Patella zur Schienbeininnen-seite bis medialer Fußrand
L5	LWK 5 /SWK 1	M. extensor hallucis longus, M. glutaeus medius	TPR ↓	lateral vom Oberschenkel zum Knie, Außenseite des Unterschenkels und Fußrücken bis zur *Großzehe*
S1	SWK 1/ SWK 2	Mm. peronaei, M. triceps surae, M. glutaeus max.	ASR ↓ (= Triceps-surae-Reflex)	Außenrückseite des Ober- und Unterschenkels, Ferse und Fußaußenseite bis zur *Kleinzehe*

ASR = Achillessehnenreflex, ADR = Adduktorenreflex, BSR = Bizepssehnenreflex, TSR = Trizepssehnenreflex, PSR = Patellarsehnenreflex, TPR = Tibialis-posterior-Reflex

1.1.4
Systemische Schädigungen

Siehe Kapitel 5.

Polyneuropathien

Definition. Erkrankungen des peripheren Nervensystems. Es liegt ein mehr oder weniger simultaner Befall zahlreicher peripherer Ner-

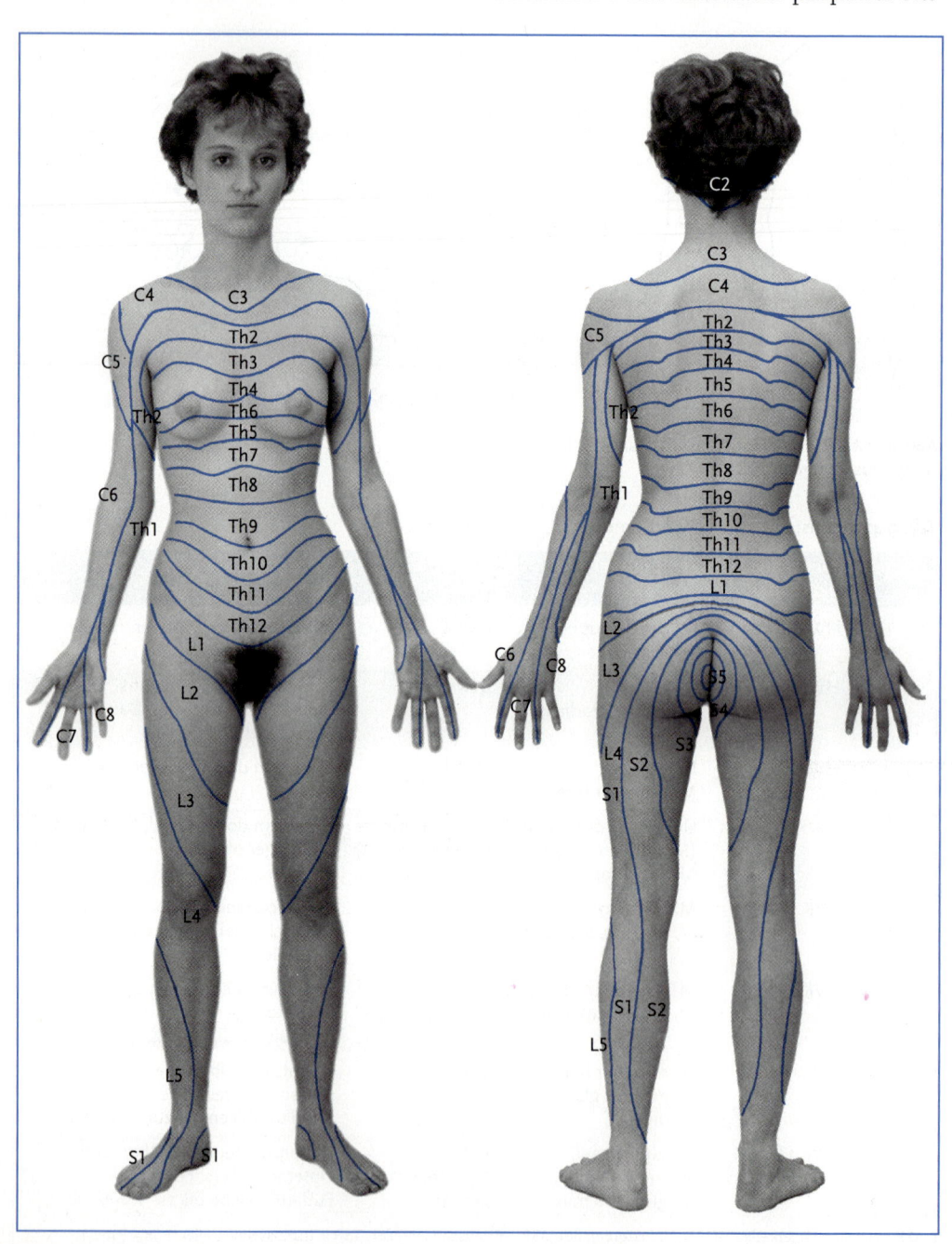

Abb. 9.8: Schema der Dermatome von dorsal und ventral (Badtke/Mudra 1998)

Tab. 9.5: Ätiologische Klassifikation der Polyneuropathien

entzündlich-hyperergisch	exogen-toxisch	endogen-metabolisch	endokrin-metabolisch	vaskulärhereditär bedingt	paraneoplastisch bedingt
bakteriell: Borreliose, Lepra, Diphtherie, Botulismus *viral:* AIDS, Herpes zoster *immunologisch:* Guillain-Barré-Syndrom	Alkohol, Medikamente, Schwermetalle, Insektizide, Malresorption, Malnutrition	Diabetes, Urämie	Porphyrie, M. Refsum	HMSN, ischämische Neuropathie, Kollagenosen	Karzinome, Sarkome

HMSN: hereditäre motorisch-sensible Neuropathie

ven vor. Morphologisch findet man entweder eine primär segmentale Entmarkung oder eine primäre Axondegeneration oder beides. Zur ätiologischen Einteilung siehe Tabelle 9.5.

Symptomatik. Sensible Reizerscheinungen (Parästhesien) und Ausfallerscheinungen stehen am Anfang der meisten Polyneuropathien. Am häufigsten ist der *symmetrische, distal betonte Typ*, beginnend an den unteren Extremitäten. Die Sensibilitätsstörungen sind dabei nicht segmental, sondern *strumpf-* oder *handschuhförmig* angeordnet. Die *Reflexe* sind abgeschwächt oder fehlen, an den unteren Extremitäten (ASR, PSR) eher und ausgeprägter als an den oberen Extremitäten. Die motorischen Störungen äußern sich in einer Muskelschwäche (Parese) und Muskelatrophie. Hirnnerven können beteiligt sein. Einen asymmetrischen Befall eines oder mehrerer peripherer Nerven bezeichnet man als *Mononeuropathia multiplex*. Bei Diabetes mellitus kann daneben auch eine proximale Plexusläsion vorkommen (*diabetische Amyotrophie*).

Polyneuritis

Definition. Entzündliche Erkrankung des peripheren Nervensystems. Besondere Form: Polyradikuloneuritis.

Symptomatik. Symmetrische schlaffe Lähmung der unteren Extremität. Diese Paresen können innerhalb kurzer Zeit aufsteigen und Rumpf- und Atemmuskulatur befallen (Landry-Paralyse, siehe Kap. 5). Die sensiblen Reiz- und Ausfallerscheinungen sind in der Regel gering.

1.1.5
Autonomes Nervensystem

Kausalgie

Dumpf brennender, unscharf begrenzter Schmerz, der durch leichte sensible Reize oder affektive Erregung verstärkt werden kann. Die Kausalgie tritt besonders bei arterieller Schädigung des N. medianus und N. tibialis auf, weil diese reich an vegetativen Fasern sind. Infolgedessen ist sie mit trophischen Störungen der Haut und der Hautanhangsgebilde und Durchblutungsstörungen verbunden. Die Kausalgie entsteht durch Kurzschlüsse zwischen sympathischen und sensiblen Fasern.

Quadrantensyndrom

Bei Erkrankungen der inneren Organe können Schmerzen auf bestimmte Hautzonen projiziert werden (*Head-Zonen*). Diese vegetativ bedingten Schmerzen und Sensibilitätsstörungen können sich mitunter auf ein Viertel der Körperoberfläche, einschließlich einer Extremität, ausbreiten.

Mit den peripheren Nerven verlaufen sympathische Fasern zur Steuerung der Schweißsekretion, Piloarrektion und Vasomotorik. Bei einer Unterbrechung dieser Fasern kommt es zu Anhidrose, Vasodilatation und Piloarrektorenlähmung.

Schweißsekretion

Das Centrum spinociliare, das nur die sympathisch innervierten Augenmuskeln versorgt, befindet sich in Höhe C2–Th2. Kaudal (*Th3–L2*) schließt sich die Innervation der Schweißdrüsen der gesamten Haut an. Eine Wurzelläsion unterhalb L2 führt deshalb zu keiner Schweißsekretionsstörung an den Beinen.

Eine mit einem Horner-Syndrom verbundene quadrantenförmige Anhidrose tritt bei Unterbrechung der Bahnen im Ganglion stellatum auf. Eine Anhidrose ohne Horner-Syndrom beruht auf einer Läsion kaudal des Ganglion stellatum.

Horner-Syndrom

Durch chronischen Druck auf den sympathischen Halsplexus auftretender Symptomenkomplex: *Miosis* (Parese des M. dilatator pupillae), *Ptosis* (Parese des M. tarsalis superior), *Enophthalmus* (Parese des M. orbitalis). Ein Horner-Syndrom kann auftreten z.B. bei Struma, traumatischen Plexusschädigungen, Lungentumoren (Pancoast-Tumoren).

1.2
Myopathien

Definition. Erkrankungen, bei welchen der Muskel direkt vom Krankheitsprozeß betroffen wird. Ursachen sind eine Störung des Stoffwechsels der Muskelzellen oder Störungen membran- oder strukturgebundener Muskelfunktionen (siehe Kap. 6).

Symptomatik. Charakteristisch sind schlaffe Paresen ohne Sensibilitätsstörungen, langsam fortschreitende Muskelschwäche und -zerfall, die aber auch fehlen können; die *Reflexe* sind vermindert oder erloschen, *keine* Faszikulationen, Schmerzen nur in Ausnahmefällen (z.B. Myositis siehe Kap. 6).

1.3
Zerebrale Syndrome

1.3.1
Zerebrale Allgemeinsyndrome

Definition

Syndrome, die als uncharakteristische Begleitsymptome bei vielen Erkrankungen des Gehirns auftreten können:
- *Hirndruckzeichen:*
  - Kopfschmerzen
  - Übelkeit
  - Benommenheit
  - Erbrechen
- *psychopathologische Symptome:*
  - 1. reversibel: Durchgangssyndrome (können einzeln oder kombiniert auftreten und unterschiedliche Ausprägungsgrade zeigen):
    – Antriebsstörungen
    – Gedächtnisstörungen
    – Konzentrationsstörungen
    – Unruhe
    – Stupor
    – Koma
  - 2. irreversibel:
    – Persönlichkeitsabbau
    – Demenz

Koma

Definition. Bewußtlosigkeit, aus welcher der Patient auch durch Schmerzreize nicht erweckbar ist.

Spastik

Definition. Erhöhter Muskeltonus infolge Schädigung des 1. motorischen Neurons. Die spastische Tonuserhöhung ist typisch für eine Pyramidenbahnläsion mit gleichzeitiger Schädigung extrapyramidaler Bahnen.

Symptomatik. Es kommt zu einer Steigerung der Eigenreflexe und zum sog. *Taschenmesserphänomen* (Dehnungswiderstand, der beim rasch ausgeführten passiven Strecken des gebeugten Ellenbogens zunächst zunimmt, dann aber plötzlich nachläßt). Die Spastik entsteht unter funktioneller Beanspruchung und nimmt bei brüsker Bewegung zu. In Ruhe besteht keine Muskelhypertonie. In willkürlich entspannten Muskeln tritt bei Spastikern elektrophysiologisch kein Aktionspotential auf. Die Spastik betrifft bevorzugt die Muskeln, die der Schwerkraft entgegenwirken (hohe tonische Dauerinnervation). Arme: Beuger überwiegen Strecker. Beine: Strecker überwiegen Beuger.

Therapie. Baclofen, Tizanidin, Dantrolen, Diazepam.

Klonus

Definition. Kloni sind aufeinanderfolgende, rhythmische Kontraktionen nach einmaliger Reflexauslösung oder ruckartiger Dehnung des zugehörigen Muskels. Sie sind Ausdruck gesteigerter Reflextätigkeit. Man unterscheidet erschöpfliche (nur pathologisch bei Seitendifferenz) von unerschöpflichen Kloni (Pyramidenbahnzeichen).

Ätiopathogenese. Eine Hyperreflexie mit Verbreiterung der Reflexzonen ist Zeichen einer Pyramidenbahnschädigung.

Apallisches Syndrom (Dezerebrationssyndrom, Enthirnungsstarre)

Definition. Der Hirnstamm ist funktionell vom Hirnmantel abgekoppelt.

Ätiopathogenese. Schweres Schädel-Hirn-Trauma, Einklemmung des Hirnstammes bei raumfordernden Prozessen, Enzephalitis, zerebrale Hypoxie, Intoxikationen → Unterbrechung der afferenten und efferenten Bahnen oberhalb des Hirnstammes.

Symptomatik. Die Augen des Patienten sind geöffnet (fixieren aber nicht!), keine Reaktion auf Ansprechen oder Anfassen *(Coma vigile)*. Es lassen sich Primitivreflexe (Saug-, Greifreflexe) auslösen, häufig sind orale Automatismen (Schluck-, Kaubewegungen) zu beobachten, ferner Streckstarre der Arme und der Beine, beidseitiges Babinski-Phänomen, eventuell Streckkrämpfe. Atmung und Puls sind beschleunigt, aber stabil. Trotz hochkalorischer Nahrungszufuhr entwickelt sich bei den Patienten oft ein Marasmus.

> **Klinischer Fall**
>
> Nach schwerem Schädel-Hirn-Trauma wird ein junger Patient bewußtlos in die Intensivstation eingeliefert. Er übersteht eine Vielzahl von internistischen Komplikationen. Die Herz-Kreislauf- und Lungen-Funktionen sind jetzt weitgehend stabil. Eines Tages schlägt er erstmals nach dem Unfall die Augen auf, reagiert aber trotz wiederholter Bemühungen des Arztes nicht auf Anruf und Schmerzreize. Er bewegt weder Arme noch Beine, in denen sich eine ausgeprägte Tonuserhöhung entwickelt. *Diagnose:* apallisches Syndrom

1.3.2 Hemisphärensyndrome

Schädigungen des Frontalhirns

Antriebsverarmung, Aspontanität, Initiativlosigkeit, Nivellierung der Affekte, Hemiparese, Gangunsicherheit, Riechstörungen. Generalisierte Krampfanfälle; motorische Jackson-Anfälle bei Läsion der Präzentralregion. Bei Läsion der sprachdominanten Hemisphäre: Broca-Aphasie, siehe Kap. 2.3.

Schädigungen des Temporalhirns

Verstimmungen, Reizbarkeit, Ängstlichkeit, Depression, affektive und sexuelle Enthemmung, „orale Tendenzen", Hemianopsie, obere Quadrantenanopsie, Hemiparesen. In ca. 50% der Fälle: Epilepsien. Bei Schädigung der dominanten Hemisphäre: Wernicke- oder amnestische Aphasie.

Schädigung des Parietalhirns

Sensible Jackson-Anfälle, frühzeitig sensible bzw. sensomotorische Hemiparesen. Hemianopsie, untere Quadrantenanopsie. Agnosie

(Störung des Erkennens), Störung der räumlichen Orientierung. Konstruktive Apraxie bei Läsion der nichtsprachdominanten Hemisphäre. Diese ist definiert als eine räumlich-konstruktive Störung: Beeinträchtigung beim Zeichnen oder Zusammensetzen von einzelnen Elementen zu einem komplexeren Gebilde. Vernachlässigung („Neglect") der kontralateralen Körper- und/oder Raumhälfte. Bei Schädigung der dominanten Seite: amnestische Aphasie. Psychisch keine Lokalsymptome.

Syndrom der inneren Kapsel

Fast alle Fasern der afferenten und efferenten Bahnen zwischen Kortex und Kernen des Hirnstammes bzw. Rückenmark verlaufen zusammengedrängt als Capsula interna zwischen Thalamus, Nucleus caudatus auf der einen und Pallidum auf der anderen Seite. Diese räumliche Konvergenz von Fasern erklärt die massiven Symptome einer Schädigung.

Ätiopathogenese. Ischämie und Erweichung im Ausbreitungsgebiet der A. lenticulostriata (A. cerebri media).

Symptomatik. Kontralaterale *spastische Hemiplegie* (Halbseitenlähmung), charakteristisch ist das Gangbild vom Typ Wernicke-Mann: der Patient zirkumduziert das überstreckte Bein (mit Spitzfuß), der Arm ist angewinkelt. Kontralaterale zentrale Fazialisparese, Hemianopsie und Hemihypästhesie.

Mantelkantensyndrom

Definition. Krankheitsprozeß an der medialen Hirnmantelkante, insbesondere des Gyrus praecentralis.

Symptomatik. Parese und/oder Sensibilitätsstörungen an den Beinen, Blasenfunktionsstörungen, fokal-motorische Anfälle.

1.3.3 Hirnstammsyndrome

Mittelhirn, Brücke und Medulla oblongata werden als Hirnstamm bezeichnet. Zu einer Schädigung führen meist eine zerebrale Ischämie aufgrund arterieller Stenosen sowie vaskuläre Hirnblutungen.

Wallenberg-Syndrom (dorsolaterales Oblongatasyndrom)

Definition. Ischämie im Versorgungsgebiet der A. cerebelli inferior posterior, gelegentlich auch Verschluß der A. vertebralis. Häufigstes Gefäßsyndrom des Hirnstamms.

Symptomatik.
- ipsilateral: Stimmbandparese, Gaumensegelparese (Schluckstörungen), Trigeminusstörung, Horner-Syndrom, Ataxie, Asynergie
- kontralateral: dissoziierte Empfindungsstörung (gestörte Schmerz- und Temperaturempfindung bei erhaltenem Berührungsempfinden) am Körper

Akutes Mittelhirnsyndrom

Siehe Kapitel 1.7.2.

Bulbärparalyse

Definition. Schädigung von motorischen Hirnnervenkernen (XII, X, VII, V) in der Medulla oblongata. Sie ist eine Form der nukleären Atrophien (siehe Kap. 4.3).

Symptomatik. Sprachstörungen, Schluckstörungen, Atrophien und Faszikulationen der Zunge. Häufig im Rahmen der bulbären Form der amyotrophen Lateralsklerose (ALS), dann mit atrophischen und spastischen Extremitätenparesen (1. und 2. Motoneuron).

Pseudobulbärparalyse

Definition. Atherosklerotische Veränderungen von Gefäßen führen zur Ischämie im Bereich des zu den kaudalen Hirnnervenkernen ziehenden Tractus corticobulbares (supranukleäre Läsion). Nur eine Läsion in beiden Hemisphären führt zur Pseudobulbärparalyse.

Symptomatik. Pathologisches Lachen (Zwangslachen), gesteigerter Masseterreflex, Dysarthrie,

Schluckstörungen, *keine* Atrophie und *keine* Faszikulationen der Zunge.

1.3.4 Extrapyramidale Syndrome

Das extrapyramidale System dient der Stützmotorik, der Steuerung der Mitbewegungen (z.B. Armpendeln beim Gehen), es sichert den geordneten Ablauf der Willkürbewegung und Automatismen sowie die Einstellung des Muskeltonus.

Parkinson-Syndrom

Definition. Erkrankung der Stammganglien mit der Trias: Tremor, Rigor, Akinese. Typische Erkrankung des höheren Lebensalters. Männer erkranken häufiger als Frauen.

Ätiopathogenese. Untergang dopaminerger Neurone in der Substantia nigra mit ausgeprägtem Dopaminmangel. Durch den Wegfall des inhibitorisch wirkenden Dopamins kommt es zum Überwiegen cholinerger Impulse im Corpus striatum (Nucleus caudatus und Putamen).

Symptomatik und Therapie. Siehe Kapitel 3.3.

Chorea Huntington

Definition. Autosomal dominant vererbte degenerative Veränderung der Stammganglien mit Atrophie des Corpus striatum. In späten Stadien findet sich eine diffuse kombinierte Hirnatrophie.

Symptomatik und Therapie. Siehe Kapitel 3.3.

Athetose

Definition. Unwillkürliche, träge, wurmförmige Hyperkinesen, bevorzugt in den distalen Extremitätenabschnitten. Die Gelenke werden oft übermäßig flektiert oder hyperextendiert (siehe Abb. 9.9).

Ätiopathogenese. Schädigung des Corpus striatum, des Globus pallidus und des Thalamus.

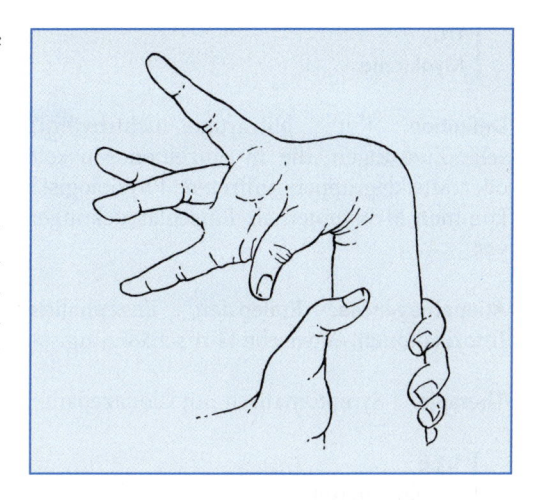

Abb. 9.9: Typische Handbewegung bei Athetose

Therapie. Einzig erfolgversprechend ist Krankengymnastik.

Ballismus

Definition. Seltene Hyperkinese mit schnellen, schleudernden, weit ausfahrenden Bewegungen vorwiegend proximal (Schulter- und Beckengürtel). Sie erfolgen mit solcher Wucht, daß Sturz- und Verletzungsgefahr besteht. Die Bewegungsstörung tritt fast stets halbseitig auf (Hemiballismus).

Ätiopathogenese. Läsion des Nucleus subthalamicus, meist infolge eines vaskulären Insults.

Torticollis spasticus

Definition. Dystone Bewegungsstörung mit Kopfschiefstellung durch unregelmäßige Kontraktionen der Hals- und Nackenmuskulatur, insbesondere des M. sternocleidomastoideus und des M. trapezius. Häufigkeitsgipfel zwischen dem 30. und 50. Lebensjahr. Es sind beide Geschlechter etwa gleich häufig betroffen.

Ätiopathogenese. Unklar, Nervenzellschädigung im Nucleus caudatus und Putamen werden diskutiert.

1.3.5 Myoklonie

Definition. Kurze, blitzartige, nichtrhythmische Zuckungen, die in einzelnen Muskeln oder Muskelgruppen auftreten. Physiologisch kommen Myoklonien als Einschlafzuckungen vor.

Ätiopathogenese. Epilepsien, Enzephalitis, Intoxikationen, anoxische Hirnschädigung.

Therapie. Symptomatisch mit Clonazepam.

1.3.6 Anfallssyndrome

Siehe Kapitel 3.7.

1.3.7 Zerebelläre Syndrome

Ataxie

Störungen der Gleichgewichtsregulation und Bewegungskoordination (Oberbegriff).
- Rumpfataxie: Unfähigkeit, gerade sitzen zu bleiben, Fallneigung nach rückwärts oder zur Seite
- Standataxie: Im Stehen tritt grobes Schwanken und eventuell Fallneigung auf. Prüfung durch Romberg-Stehversuch
- Gangataxie: Beim Gehen weicht der Patient zur Seite ab. Die Schrittführung ist breitbeinig.

Eine *spinale Ataxie* kann auch bei Erkrankungen des Hinterstranges oder Schädigungen peripherer Nerven (z. B. Polyneuropathie) vorkommen. Sie beruht auf einer Sensibilitätsstörung (Ausfall der Tiefensensibilität). Die Ataxie nimmt bei Augenschluß zu.

Dysmetrie

Falsche Abmessung von Zielbewegungen, insbesondere überschießende Bewegungsimpulse (Hypermetrie). Gerade bei feineren Bewegungen ist das exakte Zusammenspiel von Muskelgruppen gestört (Asynergie).

Dysdiadochokinese

Unfähigkeit, rasche antagonistische Bewegungen durchzuführen z. B. Pronation und Supination („Glühbirneneinschrauben").

Intentionstremor

Tremor, dessen Amplitude bei Annäherung an das Ziel zunimmt (z. B. Finger-Nase-Versuch).

Dysarthrie

Skandierende Sprache, langsam, stockend, verwaschene Artikulation.

Rebound-Phänomen

Rückstoßbewegung, wenn der gegen den Widerstand des Untersuchers im Ellenbogen rechtwinklig gebeugte Arm des Patienten plötzlich losgelassen wird.

Muskelhypotonie

Auf Seite der Kleinhirnläsion.

Nystagmus

Unwillkürliche horizontale, vertikale und rotatorische Augenbewegungen.

1.4 Rückenmarks-, vertebragene und Kaudasyndrome

1.4.1 Querschnittsyndrome

Kompletter Querschnitt

- akute Symptomatik – spinaler Schock:
  - Definition: Ein plötzliches Trauma oder Ischämie führen zu einer akuten Unterbrechung der efferenten und afferenten Bahnen des gesamten Rückenmarksquerschnitts → spinaler Schock (akute Phase des Querschnittsyndroms)

- Symptomatik: Schlaffe Para- oder Tetraparese kaudal der Läsion, Areflexie, vollständiger Ausfall der Blase (Retentio urinae, atone Überlaufblase), des Darms und der Potenz. Ausfall der Sensibilität für alle Qualitäten, der Gefäß- und Wärmeregulation
- chronische Symptomatik – Querschnittsyndrom:
  - Definition: Läsion des gesamten Rückenmarksquerschnitts
  - Ätiopathogenese: Etwa 6–8 Wochen nach der akuten Phase bilden sich abnorme Querverbindungen zwischen sensiblen oder autonomen und motorischen Bahnen beider Seiten aus (spinale Automatismen)
  - Symptomatik: Spastische Para- oder Tetraplegie, gesteigerte Eigenreflexe, Babinski-Reflex, kompletter Sensibilitätsausfall, unwillkürliche Blasenentleerung bei geringer Füllung (Reflexblase)

Höhenlokalisation bei Rückenmarksläsionen:

- Halsmark: Tetraparese (Arme und Beine), Zwerchfellähmung bei Läsionen C_4 und darüber
- Brustmark: zentrale (spastische) Paraparese der Beine, höhenabhängige Lähmung der Rücken-, Brust- und Bauchmuskulatur
- Lumbalmark: schlaffe Beinparese
- Konus-Kauda-Syndrom: Reithosenanästhesie, schlaffe Beinparese, Blasen- und Mastdarminkontinenz, siehe Kapitel 5

Inkompletter Querschnitt

Brown-Séquard-Syndrom. *Definition:* Halbseitige Rückenmarkslähmung, selten. *Symptomatik:* Ipsilateral: zentrale Parese (Pyramidenseitenstrang), Störung der Tiefensensibilität (Hinterstrangbahn). Kontralateral: Störung der Schmerz- und Temperaturempfindung (Tractus spinothalamicus) bei erhaltenem Berührungsempfinden, sog. dissoziierte Empfindungsstörung.

1.4.2
Zentrale Rückenmarksschädigung

Definition. Schädigungen, die das zentrale Grau betreffen.

Ätiopathogenese. Syringomyelie, intramedulläre Tumoren, Durchblutungsstörungen der A. spinalis.

Symptomatik. Dissoziierte Gefühlsstörung (Tractus spinothalamicus), zentrale Lähmung (Pyramidenbahn), trophische Störungen (Seitenhorn), Hinterstränge meist nur gering betroffen.

1.4.3
Hinterstrangschädigung

Symptomatik. Parästhesien („Kribbeln, Ameisenlaufen"), Hypästhesie, Ausfall der Oberflächen- und Tiefensensibilität.

1.4.4
Trauma

Siehe Kapitel 4.5.

1.4.5
Spondylogene und andere Kompressionssyndrome

Verschiedene Krankheitsprozesse führen zu einer Einengung des Wirbelkanals bzw. der Spinalnervenwurzeln. Je nach Ausmaß der Kompression kommt es lediglich zu radikulären Reizerscheinungen, oder aber zu einer Querschnittsymptomatik. Infrage kommen epidurale Hämatome, Epiduralabszesse, Spondylitis tuberculosa, Plasmozytom und Tumoren. Häufigste Ursache sind jedoch Diskushernien. Aufgrund der Lagebeziehung von Rückenmark zur Wirbelsäule kann ein Bandscheibenvorfall nur oberhalb von L1 zur Rückenmarksschädigung führen. Man muß zwischen intra- und extramedullären Prozessen unterscheiden. Über ihre unterschiedliche Klinik und Ursachen informiert Tabelle 9.6.

Tab. 9.6: Symptome und Ursachen intra- und extramedullärer Krankheitsprozesse

	intramedulläre Prozesse	extramedulläre Prozesse
Symptome	querschnittförmig dissoziierte Sensibilitätsstörungen, keine Schmerzverstärkung durch Pressen, Lähmungen	frühauftretende Schmerzen, die sich durch Pressen verstärken; radikuläre, segmentale Schmerzen
Ursachen	intramedulläre Tumoren, Verschluß der A. spinalis anterior, Syringomyelie	extramedulläre Tumoren, Bandscheibenvorfälle

Paraspastik

Definition. Spastische Parese zweier symmetrischer Extremitäten. Eine paraspastische Gangstörung der Beine tritt am häufigsten bei einer Läsion des Thorakalmarks auf.

Ätiopathogenese. Spinales Hämangiom, chronisch zervikale Myelopathie, chronisch vaskuläre Myelopathie, ALS, Syringomyelie, funikuläre Myelose, spastische Spinalparalyse, MS, Tumoren, Traumen.

Symptomatik. Nach wenigen Schritten wird die Spastik geringer, dann folgt Ermüdung nach vergleichsweise kurzer Gehstrecke mit dem Gefühl, die Beine seien schwer wie Blei; die Schuhsohlen sind im vorderen Bereich besonders stark abgenutzt (Spitzfußstellung!).

1.4.6 Vaskuläre Syndrome

Arteria-spinalis-anterior-Syndrom und Myelomalazie siehe Kapitel 4.6.

1.5 Neuroophthalmologische Syndrome

Siehe auch Ophthalmologie.

1.5.1 Pupillenstörungen

Amaurotische Pupillenstarre

Pupillenstörung bei Amaurose auf einem Auge. Ausfall der direkten Lichtreaktion mit erhaltener konsensueller Lichtreaktion (bei Belichtung des gesunden Auges). Die Konvergenzreaktion bleibt erhalten. Die Pupillen sind in der Regel gleich weit.

Absolute Pupillenstarre

Fehlen der direkten und konsensuellen Lichtreaktion sowie der Konvergenzreaktion bei erhaltenem Visus.

Reflektorische Pupillenstarre (Argyll-Robertson-Pupille)

Fehlende direkte und konsensuelle Lichtreaktion bei erhaltener Konvergenzreaktion. Auffallend enge Pupillen. Häufig sind die Pupillen anisokor und entrundet. Die reflektorische Pupillenstarre ist ein wichtiges Symptom bei Tabes dorsalis bzw. Spätlues.

Pupillotonie (Adie-Syndrom)

Träge oder fehlende Lichtreaktion, verzögerte tonische Konvergenzreaktion, Blendungsempfindlichkeit bei hellem Licht. Meist einseitiges Phänomen, daher Anisokorie. Sind zudem die Eigenreflexe der Beine erloschen, spricht man vom *Adie-Syndrom*.

1.5.2 Augenbewegungsstörungen

Ophthalmoplegie

Vollständiger Ausfall der optomotorischen Hirnnerven (III, IV, VI).

Ursachen. Sinus-cavernosus-Syndrom, Fissura-orbitalis-superior-Syndrom, Aneurysmen, Tumoren, Schädel-Hirn-Verletzungen, intrakranieller Druckanstieg.

Okulomotoriusparese

- *Ophthalmoplegia interna:* Lähmung der parasympathischen Mm. sphincter pupillae et ciliaris, Mydriasis, fehlende Licht- und Konvergenzreaktion, die Beweglichkeit des Bulbus bleibt erhalten. Die weite und lichtstarre Pupille reagiert jedoch prompt auf Miotika.
- *Ophthalmoplegia externa:* Ausfall nur der äußeren Augenmuskeln (Mm. rectus sup., med., inf. et obliquus inf.), das Auge weicht nach außen unten ab. Ptosis (Lähmung des M. levator palpebrae sup.). Die Mm. sphincter pupillae et ciliaris sind intakt. Schrägstehende Doppelbilder, die beim Blick nach innen oben noch stärker auseinanderweichen.

Ursachen. Basales Aneurysma, Trauma, basale Meningitis, Tumoren der Schädelbasis.

Nervus-trochlearis-Parese

Siehe Tabelle 9.7.

Nervus-abducens-Parese

Siehe Tabelle 9.7.

Syndrom der Orbitaspitze

Definition. Läsion aller Hirnnerven, die durch den Orbitatrichter führen: II, III, IV, VI, V.1.

Ätiopathogenese. Tumoren, traumatische Einwirkungen, Entzündungen.

Symptomatik. Optikusatrophie mit fortschreitendem Visusverlust, komplette oder partielle Ophthalmoplegie. Heftige Schmerzen, Sensibilitätsstörung im Bereich des I. Trigeminusastes.

Blickparesen

Definition. Blickparesen (siehe Tabelle 9.8) betreffen die koordinierte Tätigkeit beider Augen, d.h., es handelt sich um gleichsinnige Funktionsstörungen beider Bulbi mit Einschränkung oder Aufhebung der vertikalen oder horizontalen Blickbewegungen. Blickparesen kommen durch supranukleäre Läsionen zustande.

1.5.3 Gesichtsfelddefekte

Die Art des Gesichtsfeldausfalls gibt wichtige Hinweise auf den Ort der Läsion (siehe auch Augenheilkunde, Abb. 16.34).
- Amaurose
- heteronyme bitemporale Hemianopsie
- nasale Hemianopsie links
- homonyme Hemianopsie
- Quadrantenanopsie unten links
- Quadrantenhemianopsie oben links

Tab. 9.7: Symptome und Ursachen von Läsionen des N. trochlearis und des N. abducens

	N. trochlearis	N. abducens
Symptome	Parese des M. obliquus sup., der normalerweise den Bulbus senkt. Der Bulbus steht daher etwas höher als auf der Gegenseite. Schrägstehende Doppelbilder. Zum Ausgleich neigt und dreht der Patient den Kopf zur gesunden Seite (Torticollis ocularis, Bielschowsky-Phänomen).	Parese des M. rectus lateralis, der das Auge normalerweise zur Seite abduziert. Das Auge weicht daher nach innen ab. Nebeneinanderstehende Doppelbilder. Kompensatorisch wird der Kopf zur Seite der Lähmung gehalten.
Ursachen	traumatische Hirnstammverletzung, Verletzungen der Orbita, Diabetes mellitus, Arteriosklerose, Tumoren der hinteren Schädelgrube	häufig bleibt die Ursache unklar (40 %), Tumorkompressionen des Hirnstamms, Diabetes mellitus

Tab. 9.8: Blickparesen, Symptome und Lokalisation der Läsion

	horizontale Blickparesen	vertikale Blickparesen
Symptom	aufgehobene seitwärtsgerichtete Blickbewegung	Ausfall der Blickhebung, seltener der Blicksenkung
Lokalisation	kontralaterale Läsion der kortikopontinen Bahnen, ipsilateral: pontines Blickzentrum	Läsion der Mittelhirnhaube (bilateral)
Symptom	*Déviation conjuguée* a) Bulbusabweichung nach der Herdseite: „Patient blickt Herd an" b) Bulbusabweichung zur Gegenseite: „Patient schaut vom Herd weg"	**Parinaud-Syndrom:** aufgehobene Blickbewegung nach oben, kombiniert mit einer Konvergenzparese
Lokalisation	von a) frontale Läsion von b) pontine Läsion	Läsion des Mittelhirnhaube (Vierhügelplatte)

1.5.4 Sehstörungen

Papillitis

Papillennahe Optikusneuritis, hochgradige Visusminderung.

Neuritis nervi optici retrobulbaris

Gesichtsfeldausfälle, Visusminderung, temporale Papillenabblassung.

> **Merke !**
> Bei Optikusneuritis verfällt der Visus früh, bei Stauungspapille bleibt er lange erhalten.

1.6 Neurootologische Syndrome

Siehe auch Hals-Nasen-Ohren-Heilkunde.

1.6.1 Systematischer Schwindel

Labyrinthär-vestibulärer Schwindel

Definition. Gestörtes Gleichgewicht, das sich als Gefühl des Schwankens (Schwankschwindel) oder Drehens (Drehschwindel) manifestieren kann. Charakteristisch sind vegetative Begleitsymptome wie Übelkeit, Erbrechen, Schweißausbruch. Man unterscheidet einen peripher-vestibulären (Labyrinth, VIII. Hirnnerv) und einen zentral-vestibulären Schwindel (Vestibulariskerne, vestibulärer Integrationsapparat).

Ätiopathogenese. Ursachen *peripherer Läsionen:* Morbus Menière, Meningitis, basale Tumoren, Otosklerose, Infektionskrankheiten, Akustikusneurinom. Ursachen *zentraler Läsionen:* Multiple Sklerose, Syphilis, kongenitale Defekte, Hirntumoren, degenerative Erkrankungen des Gehirns, Ischämien, Medikamente.

Morbus Menière

Drehschwindelanfälle (Minuten bis Stunden andauernd), Tinnitus, einseitige Innenohrschwerhörigkeit, Erbrechen, horizontal rotierender Nystagmus (siehe Hals-Nasen-Ohren-Heilkunde, Kap. 1.5.)

Neuronitis vestibularis

Akut einsetzender Drehschwindel, Erbrechen, anfänglich besteht ein Nystagmus. Keine Gehörstörung (siehe Hals-Nasen-Ohren-Heilkunde, Kap. 1.5.)

Benigner paroxysmaler Lagerungsschwindel

Sekunden dauernde Drehschwindelanfälle bei Lagewechsel, z.B. bestimmten Kopfbewegungen; Nystagmus, Nausea. Ursache: *Cupulo-*

lithiasis, die spontan oder nach Kopftraumen auftreten kann.

1.6.2
Unsystematischer Schwindel

Dies ist ein verhältnismäßig vages Symptom. Dazu zählt man alle nicht durch labyrinthär-vestibuläre Schäden verursachten Schwindelsyndrome wie Unsicherheits- und Betrunkenheitsgefühl im Stehen oder Gehen. Häufige Ursache sind Störungen der Orthostase und zerebrale Mangeldurchblutung. Tritt nach Belastung ein Schwindelgefühl auf, so muß auch an eine Herzinsuffizienz gedacht werden.

1.6.3
Nystagmus

Siehe Hals-Nasen-Ohren-Heilkunde, Kapitel 1.2.

1.6.4
Hörstörungen

Siehe Hals-Nasen-Ohren-Heilkunde.

1.7
Meningeale Syndrome und Hirndrucksyndrome

1.7.1
Akute und chronische meningeale Syndrome

Akute meningeale Syndrome

Ätiopathogenese.
- eitrige bakterielle oder virale Entzündung der Meningen (Eintrittspforte: Blutbahn, Respirationstrakt, Fortleitung nach Otitis und Sinusitis)
- Traumen, wie Verletzungen des Schädels und der Wirbelsäule
- körpereigene Erreger infolge einer verringerten Abwehrlage des Organismus
- iatrogen durch unsachgemäße Operations- und Punktionstechnik
- Reizzustand nach einer Subarachnoidalblutung

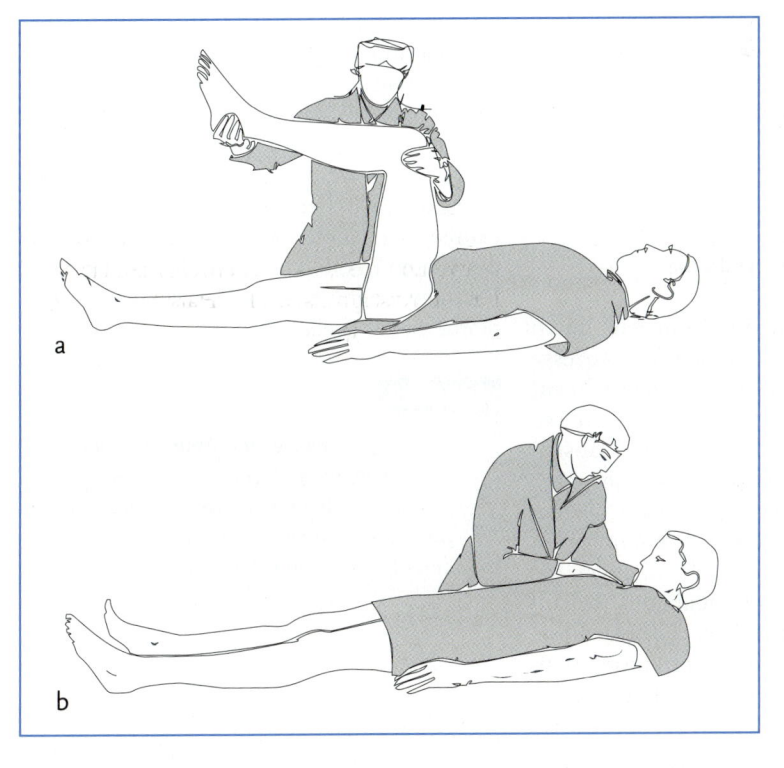

Abb. 9.10: Klinische Zeichen bei Meningitis: **a** Kernig-Zeichen, **b** Brudzinski-Zeichen

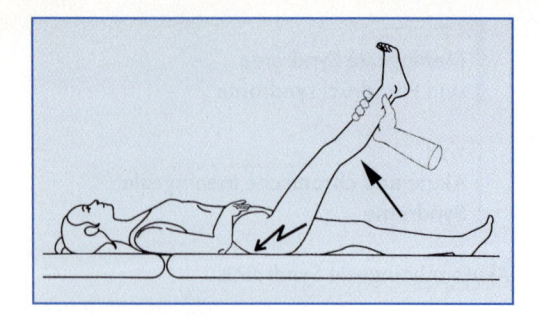

Abb. 9.11: Lasègue-Zeichen

Symptomatik. Die Symptome treten innerhalb weniger Stunden oder Tagen auf: starke Kopfschmerzen, die Patienten haben das Gefühl „der Kopf zerspringt", Nackensteifigkeit, Übelkeit und Erbrechen, Fieber, Licht- und Geräuschempfindlichkeit, Bewußtseinsstörungen bis zum Koma. *Opisthotonus*: Der Kopf wird stark nach hinten gebeugt, die Beine sind angezogen, weil bei dieser Körperhaltung die Meningen etwas entspannt werden. Positives *Kernig-Zeichen* (siehe Abb. 9.10): Der Versuch, die in Hüfte und Knie gebeugten Beine passiv im Knie zu strecken, führt zu einer aktiven Beugung im Kniegelenk. Positives *Brudzinski-Zeichen* (siehe Abb. 9.10): Bei passiver Kopfbeugung nach vorn beugt der Patient reflektorisch Hüfte und Knie. Positiver *Lasègue*: Das Anheben des gestreckten Beins führt zu Schmerzen im Kreuz (siehe Abb. 9.11).

Chronische meningeale Syndrome

Eine chronische Meningitis kann teils durch Erreger, teils durch meningeale Reizprozesse verursacht sein. Anstieg der Liquorzellzahl auf bis zu 50 oder gar zu 500/µl. Der Liquoreiweißgehalt kann manchmal sehr stark ansteigen. Die Symptome sind schwach ausgeprägt, die Patienten können u. U. völlig beschwerdefrei sein. Bei einem chronisch meningealen Syndrom muß an folgende Erkrankungen gedacht werden: tuberkulöse Meningitis (behandelt), Lues, Pilzmeningitiden, Toxoplasmose, Leptospirosen, Brucellosen, Borreliose, Lymphogranulamatose Hodgkin, Karzinomatose der Meningen, Morbus Boeck.

1.7.2 Hirndrucksteigerung

Definition. Intrakranieller Druckanstieg aufgrund einer Volumenzunahme innerhalb der knöchernen Schädelkapsel.

Ätiopathogenese. Häufigste Ursache sind raumfordernde Tumoren, subdurale und epidurale Hämatome, Hirnabszesse, entzündliche Granulome, Zysten, intrazerebrale und subarachnoidale Blutungen. Der erhöhte Schädelinnendruck führt zur Gefäßkompression und damit zur Zirkulationsbehinderung. Der Druck in den Venen steigt an, die arteriovenöse Druckdifferenz sinkt. Die Folge ist eine Verringerung des Sauerstoffangebots und somit eine Hypoxie des Hirngewebes. Diese Hypoxie bedingt zunächst ein lokales, später dann auch ein generalisiertes Hirnödem, wodurch der Druckanstieg weiter zunimmt.

Symptomatik. Kopfschmerz, Erbrechen (Druck auf die Vaguskerne am Boden des 4. Ventrikels), Stauungspapille (häufig erst mit Verzögerung), Schwindel, Singultus, Abduzensparese, innere Okulomotoriuslähmung (Mydriasis). Psychische Veränderungen: Aspontanität, herabgesetzte Aufmerksamkeit, Bewußtseinseintrübung. Störungen des Kreislaufs und der Atmung. Kann eine intrakranielle Drucksteigerung nicht mehr ausgeglichen werden, kommt es zur Einklemmung des Zwischen- und Mittelhirns im Tentoriumschlitz (akutes Mittelhirnsyndrom) bzw. des Kleinhirns und der Medulla oblongata im Foramen magnum (Bulbärhirnsyndrom), Symptome siehe Tabelle 9.9.

> **Merke!**
>
> Eine diagnostische Liquorpunktion bei bestehendem Verdacht auf erhöhten Hirndruck gilt als absolute Kontraindikation, weil nach Druckentlastung die Gefahr einer Hirneinklemmung besteht.

Tab. 9.9: Symptome bei Mittelhirn- und Bulbärhirnsyndrom

	akutes Mittelhirnsyndrom	Bulbärhirnsyndrom
Symptome	Bewußtseinsstörung bis zum Koma, Muskelhypertonie mit Streckkrämpfen, pathologische Reflexe, mittelweite, entrundete Pupillen, Tachykardie, Hypertonie, Atemstörungen	tiefe Bewußtlosigkeit, schlaffer Muskeltonus, Areflexie, maximal weite, lichtstarre, entrundete Pupillen, vegetative Krise (Bradykardie, RR ↓), terminal Atemstillstand

1.8 Schmerzsyndrome

1.8.1 Neuralgie

Definition. Schmerzsyndrom, das sich auf das Ausbreitungsgebiet eines peripheren Nerven beschränkt.

Trigeminusneuralgie (Tic douloureux)

Definition. Schwere attackenförmig einschießende heftige Schmerzen, meist im Versorgungsgebiet des 2. und 3. Trigeminusastes. Frauen sind wesentlicher häufiger als Männer betroffen. Das Erkrankungsalter liegt meist in der *zweiten Lebenshälfte*. Man unterscheidet idiopathische und symptomatische Trigeminusneuralgien.

Ätiopathologie. Als Ursache der *idiopathischen* Trigeminusneuralgie gilt eine Kompression der sensiblen Trigeminuswurzel hirnstammnah an der Nervenaustrittszone durch ein Gefäß (A. cerebelli sup.). Ursache einer symptomatischen Trigeminusneuralgie können sein: Multiple Sklerose, Tumoren, Aneurysmen.

Symptomatik. Blitzartig einschießende Schmerzen von kaum erträglicher Intensität, die meist nur wenige *Sekunden* dauern, sich aber bis zu 100mal am Tag wiederholen können. Die Schmerzen sind anfänglich immer in der gleichen Zone lokalisiert, später breiten sie sich auf benachbarte Areale aus. Doppelseitige Trigeminusneuralgien sind selten (5 %). Die Schmerzen können durch Triggerreize wie Berührung, Kälte, Luftzug, Kauen, Sprechen oder Gesichtsbewegungen ausgelöst werden. Der Kornealreflex fehlt bei der symptomatischen Trigeminusneuralgie. Mitunter kommt es zu unwillkürlichen, durch den Schmerz bedingten grimassenartigen Kontraktionen der mimischen Muskulatur (Tic douloureux). Die Patienten können nicht essen (Gewicht ↓) und sind reaktiv depressiv verstimmt, oftmals bis an den Rand des Selbstmordes.

Therapie. Carbamazepin (1. Wahl), Phenytoin. Neurovaskuläre Dekompression nach Janetta, s. Chirurgie.

Glossopharyngeusneuralgie

Symptomatik. Streng einseitige, blitzartig auftretende Schmerzattacken v.a. im Zungengrund, in der Tonsillargegend, im Ohr und im unteren Pharynx. Die Triggerpunkte im Tonsillar- und Rachenbereich können z.B. durch Schlucken (insbesondere kalter Flüssigkeiten) oder Reden gereizt werden. Geschmacksverlust im hinteren Drittel der Zunge, der Würgereflex ist nicht mehr auslösbar.

Therapie. Siehe Chirurgie, Kapitel 11.

1.8.2 Kopf- und Gesichtsschmerz

Kopfschmerzen sind sehr häufig ein Begleitsymptom verschiedener Krankheiten, sie können aber auch eine Krankheit an sich darstellen. Teilt man die Kopfschmerzen nach ätiologischen Gesichtspunkten ein, so bilden die vasomotorischen Kopfschmerzen die wichtigste Gruppe.

Vasomotorische Kopfschmerzen

Zirka 90 % aller Kopfschmerzformen sind vasomotorischer Genese. Hierfür ist eine abnorme Reaktion der Gefäße im Bereich des Kopfs verantwortlich.

Spannungskopfschmerz

Definition. Man unterscheidet eine episodische und eine chronische Form. Auftreten zu unbestimmten Tageszeiten, häufig morgens nach dem Erwachen.

Symptomatik. Diffuser, dumpfer, bilateraler holozephaler Schmerz mit gelegentlichem Maximum über Stirn, Schläfe und Scheitel. Er verstärkt sich beim Pressen oder Bücken.

Auslösende Faktoren. Schlafmangel, Alkoholabusus (Kater), Wetterwechsel, psychische Spannungen.

Therapie. ASS, Paracetamol bei akutem Spannungskopfschmerz. Trizyklische Antidepressiva (z.B. Amitriptylin) bei der chronischen Form.

Migräne (Hemikranie)

Definition. Erkrankung mit periodisch auftretenden, einseitigen Kopfschmerzattacken verbunden mit vegetativen Störungen. Die Seitenlokalisation kann variieren. Frauen sind häufiger betroffen als Männer. Familiäre Häufung. Die Prävalenz beträgt etwa 8–15 %. Der Krankheitsbeginn liegt in der Mehrzahl der Fälle zwischen dem 15. und 40. Lebensjahr.

Ätiopathogenese. Initial Konstriktion intrakranieller Gefäße, in einer zweiten Phase Vasodilatation → Kopfschmerzen.

Symptomatik.
- Migräne ohne Aura (einfache Migräne): pulsierende, halbseitige Kopfschmerzen, die mehrere Stunden bis zu 2 Tagen andauern. Typische vegetative Begleiterscheinungen sind Übelkeit, Erbrechen, Geräuschüberempfindlichkeit, Lichtscheue
- Migräne mit Aura (Migraine accompagnée, klassische Migräne): Kopfschmerzattacken mit begleitenden neurologischen Symptomen wie Parästhesien, Flimmerskotomen, Paresen, Aphasien, Hemianopsie. Vegetative Begleitsymptome

Auslösende Faktoren. Klimaschwankungen, Alkoholgenuß, Menstruationszyklus, psychische Belastungen, tyraminhaltige Speisen (Rotwein, Weißwein, Hartkäse, Schokolade).

Therapie. Anfallskupierung mittels Stufentherapie. 1. Stufe: Antiemetika, frühzeitige Applikation. 2. Stufe: Analgetika (bei leichten und mittelschweren Kopfschmerzen). 3. Stufe: Ergotamin (in schweren Fällen) oder Sumatriptan. Eine chronische Einnahme von Ergotamin kann jedoch zu Kopfschmerzen führen. Im symptomfreien Intervall gibt man zur Prophylaxe Betablocker (z.B. Metoprolol).

Cluster-Kopfschmerz (Bing-Horton-Syndrom)

Definition. Akut einsetzende, *streng einseitige*, intensive Kopfschmerzen, die *wenige Minuten* bis zu *zwei Stunden* dauern. Häufig betroffen sind Männer im mittleren Alter.

Symptomatik. Seitenkonstanter, v.a. in der Nacht auftretender, intensiver stechender Schmerz in der periorbitalen sowie frontotemporalen Region. Hinzu kommen vermehrter *Tränenfluß*, *Nasensekretion*, Miosis und Ptosis (partielles Horner-Syndrom) und Rötung des Auges. Übelkeit, Erbrechen und Lichtscheu gehören nicht zum Syndrom. Charakteristisch ist das gehäufte Auftreten solcher Attacken über einen Zeitraum von Tagen bis Wochen (Cluster), die mit monate- oder jahrelangen beschwerdefreien Intervallen abwechseln.

Auslösende Faktoren. Nikotin- und Alkoholgenuß.

Therapie. Anfallskupierung durch ca. 10-minütige Inhalation von 100 %igem Sauerstoff. Eventuell Ergotamin als Dosieraerosol. Prophylaxe mit Kortikoiden (z.B. Prednison), Verapamil, Lithium.

> **Klinischer Fall**
>
> Bei einem 32jährigen Mann, starker Raucher, treten 1–2mal täglich – über einen Zeitraum von etlichen Wochen rezidivierend – akute Schmerzen in einer Orbitalregion, stets auf der gleichen Seite, auf. Sie sind verbunden mit homolateraler Augen- und Gesichtsrötung, Tränenfluß und Nasensekretion und remittieren jeweils spontan nach 1–2 Stunden.
> *Diagnose:* Bing-Horton-Syndrom

Arteriitis temporalis (cranialis)

Definition. Immunvaskulitis (Riesenzellarteriitis) der A. temporalis und anderer größerer Arterien. Sie betrifft Patienten über 50 Jahre.

Symptomatik. Dumpf-stechende Dauerschmerzen in Stirn, Schläfe und Ohr. Die A. temporalis ist gerötet, verdickt und häufig druckdolent. Die Arteriitis temporalis ist manchmal mit einem muskulären Schmerzsyndrom (Polymyalgia rheumatica, siehe Kap. 6.3) vergesellschaftet. Es besteht oft ein allgemeines Krankheitsgefühl.

Komplikationen. Im weiteren Verlauf in 50 % der Fälle Befall der A. ophthalmica mit Gefahr des Visusverlustes → rechtzeitige Diagnosesicherung durch Biopsie.

Diagnostik. Stark erhöhte BSG. Biopsie: granulomatöse Arteriitis mit Riesenzellen.

Therapie. Sofortige Gabe von Glukokortikoiden schon bei begründetem Verdacht.

1.9 Liquorsyndrome

Der Liquor cerebrospinalis ist eine wasserklare, farblose und geruchlose Flüssigkeit, die in den Plexus chorioidei der Hirnventrikel gebildet wird. Die Resorption des Liquors erfolgt größtenteils über die Granulationes arachnoidales (Pacchioni-Granulationen) in die Hirnsinus. Abflußbehinderungen können u. U. zu einem lebensbedrohlichen Anstieg des intrakraniellen Drucks führen.

1.9.1 Liquorentnahme, Beurteilung

Lumbalpunktion

Die Lumbalpunktion erfolgt am liegenden oder am sitzenden Patienten zwischen L3 und L4. Als Orientierungshilfe dient eine gedachte Verbindungslinie zwischen den beiden Beckenkämmen, die üblicherweise L4 schneidet. Bei Verdacht auf eine Behinderung der Liquorpassage im Rückenmarkskanal kann der *Queckenstedt-Versuch* angewendet werden: Kompression der Jugularvenen oder Husten führen zu einem raschen Anstieg und nachfolgendem Abfall des Liquordrucks. Ist kein Druckanstieg feststellbar, so deutet dies auf eine Passagebehinderung hin. Der Queckenstedt-Versuch ist heute nur noch selten notwendig, da bei Verdacht auf einen intraspinalen Tumor bildgebende Verfahren primär eingesetzt werden.

KO: Nach Liquorentnahme und Myelographie können sich mit einer Latenz von 1–2 Tagen Kopfschmerzen, Übelkeit, Ohrensausen und Ohnmachtsneigung einstellen (Liquorunterdrucksymptom). Die Beschwerden nehmen beim Aufstehen zu und bessern sich im Liegen.

Kontraindikation: Eine Lumbalpunktion ist kontraindiziert bei Stauungspapille, Tumoren der hinteren Schädelgrube und bei erhöhtem intrakraniellem Druck, da es zur Einklemmung des Gehirns kommen kann.

Subokzipitalpunktion

Sie sollte nur bei klarer Indikation durchgeführt werden, da sie mit einem größerem Risiko verbunden ist als die Lumbalpunktion (Gefahr der Verletzung der Medulla oblongata).

Zellzahl und Zellbestimmung

Aus historischen Gründen ist es üblich, die Zellen des Liquor als n/3 anzugeben, da die Fuchs-Rosenthal-Zählkammer etwa 3 µl Liquor faßt.

Eine Zellzahl von mehr als 4 Zellen/µl bzw. 12/3 Zellen ist pathologisch (siehe Tabelle 9.10).

Tab. 9.10: Normalwerte des Liquors

Parameter	Normalwert
Liquordruck	60–200 mm H_2O
Zellzahl	1–4/µl bzw. 12/3
Zellart	Lymphozyten + Monozyten (1:1)
Glukose	ca. 60 mg% bzw. 2,7–4,8 mmol/l
Gesamteiweiß	15–45 mg/100 ml
Albumine	60 %
Laktat	1,1–2,1 mmol/l bzw. < 20 mg/dl

Blutiger bzw. xanthochromer Liquor

Ursachen, die einen Bluteintritt in den Liquorraum bewirken: Aneurysmen, Angiome, tumorbedingte Blutungen, zerebrale Massenblutungen, Subarachnoidalblutungen, hämorrhagische Enzephalitiden, Venenthrombosen (siehe Tabelle 9.11).

Unterscheidung von nativ und artifiziell blutigem Liquor: Zu einer artifiziellen Blutbeimengung kommt es durch eine Gefäßverletzung bei der Punktion. Zur Unterscheidung, ob die Blutbeimengung nativ oder artifiziell ist, wendet man die 3-Gläser-Probe (siehe Abb. 9.12) an. Bei der artifiziellen Blutung nimmt der Blutgehalt vom 1. zum 3. Auffanggefäß deutlich ab, während beim nativ blutigen Liquor in allen 3 Proben die gleiche Blutbeimengung enthalten ist. Des weiteren wird nach Zentrifugieren der Überstand beim artifiziell blutigen Liquor farblos, beim nativ blutigen Liquor bleibt er xanthochrom.

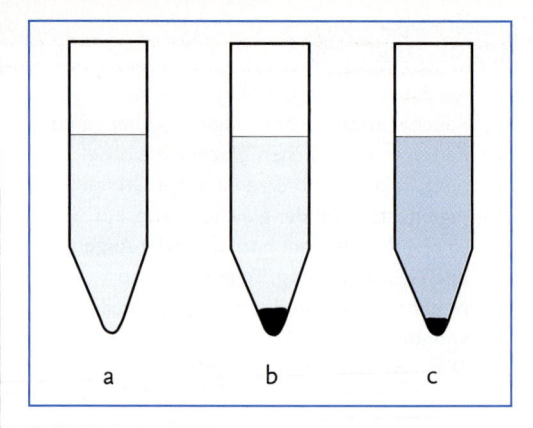

Abb. 9.12: Maroskopische Liquoruntersuchung nach Zentrifugation
a) Normaler, kristallklarer Liquor
b) Flüssigkeit einer blutigen Probe – am Boden des Reagenzglases befindet sich Blut, der Überstand ist klar
c) Liquor eines Patienten mit subarachnoidalen Hämorrhagien – aufgrund des Zerfalls der Erythrozyten noch vor der Punktion ist der Bodensatz blutig und der Überstand gelb

Eiweißbestimmung

Proteinnachweis durch die Pandy-Reaktion und die Nonne-Apelt-Reaktion. Eine quantitative Bestimmung wird mit der Biuret-Methode vorgenommen.

Tab. 9.11: Typische Liquorbefunde bei verschiedenen Erkrankungen

Erkrankung	Aussehen	Zellzahl, Zellart	Gesamteiweiß	Glukose
bakterielle Meningitis	trüb bis eitrig	3000–10000/µl massenhaft Granulozyten	stark erhöht 100–1000 mg/100 ml	stark verringert < 20 mg%
Subarachnoidalblutung	blutig	nicht verwertbar	nicht verwertbar	nicht verwertbar
Polyradikulitis (Guillain-Barré-Syndrom)	klar	normal	stark erhöht	normal
Sperrliquorsyndrom	klar, oft auch xanthochrom	normal	stark erhöht (nur unterhalb der Blockade)	normal

1.9.2 Zellvermehrung

Einige Krankheiten können mit einer *Pleozytose*, d.h. mit einer Zellvermehrung im Liquor einhergehen: akute eitrige Meningitis, akute lymphozytäre Meningitis, tuberkulöse Meningitis, chronische Meningitis, Neurolues, Subarachnoidalblutungen, unspezifische meningeale Reizsymptome, Multiple Sklerose.

Reizpleozytose: Hierbei handelt es sich um eine Pleozytose, die als unspezifische Begleitreaktion im Liquor vorkommt, z.B. bei Tumoren, Hirnödem, Erweichungsherden, nach Lumbalpunktionen, intrathekaler Gabe von Kontrastmitteln und Medikamenten.

1.9.3 Eiweißvermehrung

Als *zytoalbuminäre Dissoziation* bezeichnet man eine *Eiweißvermehrung* bei *normaler Zellzahl*. Sie kommt vor bei der Polyneuroradikulitis (Guillain-Barré-Syndrom) und beim Sperrliquorsyndrom (Nonne-Froin-Syndrom). Eine *Eiweißvermehrung mit erhöhter Zellzahl* findet sich z.B. bei der eitrigen und der tuberkulösen Meningitis (siehe Kapitel 3.4).

2 Neuropsychologische Syndrome

Definition

Hirnorganisch bedingte Störungen von psychischen Funktionen. Diese Störungen sind gekennzeichnet als eine Beeinträchtigung von Erkennen und Verwerten von Informationen und werden mit Läsionen bestimmter Hirnregionen korreliert.

2.1 Hemisphärendominanz

Beim Rechtshänder ist die Sprache in derjenigen Hemisphäre lokalisiert, die für die Steuerung der rechten Hand verantwortlich ist, also in der linken Hemisphäre. Etwa 5–6 % der Menschen sind Linkshänder. Bei mehr als der Hälfte der Linkshänder sind beide Hemisphären führend, nur etwa 25 % der Linkshänder haben ihr Sprachzentrum in der rechten Hemisphäre.

2.2 Dysarthrien

Definition. Hierbei handelt es sich um eine Störung der Lautbildung (Artikulation), also um eine Sprechstörung. Sie entsteht durch eine Funktionsstörung (Parese, Koordinationsstörung) der zum Sprechen benötigten Muskulatur (keine neuropsychologische Störung!). Konsonanten, Vokale und Wörter können nicht oder nur mangelhaft gebildet werden. Beim Sprechen bzw. der Lautbildung sind die Hirnnerven VII, IX, X und XII beteiligt. Je nach Lokalisation der Schädigung unterscheidet man eine kortikale, bulbäre, peripher-neurogene, myogene, extrapyramidale und zerebelläre Dysarthrie. Artikulationsstörungen gibt es auch bei Parkinson-Syndrom und progressiver Paralyse.

Symptomatik. Die Silben werden „verschmiert" und wie stolpernd hervorgebracht. Die Worte wirken verwaschen.

> **Merke!**
> Die Sprechstörungen dürfen nicht mit den Sprachstörungen (Aphasien) verwechselt werden.

Stottern

Störung des Redeflusses, kommt v. a. beim männlichen Geschlecht vor.

Stammeln (Dyslalie)

Artikulationsstörung, bei der einzelne Laute fehlen oder durch andere Phoneme ersetzt werden.

Poltern

Schnelles, überstürztes Sprachtempo.

2.3 Aphasien

Definition. Zentrale Sprachstörungen, die sowohl die Sprachproduktion (Sprechen und Schreiben) als auch das Sprachverständnis (Verständnis für Lautsprache, Schriftverständnis) betreffen (siehe Tabelle 9.12). Sie müssen von den motorischen Sprechstörungen (Dysarthrien) unterschieden werden. Die weitaus häufigste Ursache aphasischer Störungen sind zerebrovaskuläre Erkrankungen.

Tab. 9.12: Symptomatik und Lokalisation der verschiedenen Aphasieformen

	Symptomatik	Lokalisation
Broca-Aphasie motorische Aphasie	verminderte Sprachproduktion, Sprachfluß verlangsamt, Verzicht auf grammatikalische Strukturen (Agrammatismus, Telegrammstil), vermehrte Sprachanstrengung, Nivellierung der Sprachmelodie, relativ gut erhaltenes Sprachverständnis für syntaktisch einfache Sätze, Lesen und Schreiben beeinträchtigt, phonematische Paraphasien (Störung der Wortstruktur: Afpel statt Apfel)	frontaler Anteil der Sprachregion, Gyrus frontalis inferior
Wernicke-Aphasie sensorische Aphasie	Verlust des Sprach- und Schriftverständnis, fehlerhafte Kombination von Wörtern und Satzteilen *(Paragrammatismus)*. Phonematische und semantische Paraphasien (Wortverwechslung: Birne statt Apfel)	obere Schläfenwindung, Gyrus temporalis superior
Amnestische Aphasie	*Wortfindungsstörungen:* Patient behilft sich mit Umschreibungen, z. B. „hängt am Baum" für Apfel, Sprachverständnis und Schreiben leicht gestört, selten phonematische und semantische Paraphasien	Läsion im temporoparietalen Bereich, Gyrus angularis
Globale Aphasie	schwerste Form der Aphasie, fast keine Sprachproduktion, meist nur Sprachautomatismen, das Sprachverständnis ist schwer gestört	Läsionen im frontotemporoparietalen Bereich

2.4 Apraxien

Definition. Störung der sequentiellen, sinnvollen Bewegungs- und Handlungsabläufe. Motorik und Koordination sind erhalten. Der Patient kann Bewegungen weder zweckmäßig, noch in der gewollten Weise ausführen. Die meisten Apraxien treten nach einer Läsion der sprachdominanten Hemisphäre (Assoziationskortex, Wernicke-Region) auf.

> **Klinischer Fall**
>
> Ein Patient mit einer Hirnschädigung, aufgefordert, die Bewegungen des Trinkens aus einem Glas nachzumachen, zeigt statt dessen in rudimentärer Form die Bewegungen des Rauchens einer Zigarette (eine sensorische Aphasie ist ausgeschlossen).
> *Diagnose:* Apraxie

2.5 Weitere neuropsychologische Syndrome

2.5.1 Transitorische globale Amnesie

Definition. Vorübergehende Gedächtnislücke, die meist nur mehrere Stunden, jedoch nicht länger als einen Tag andauert. Sie tritt überwiegend jenseits des 50. Lebensjahres auf. Eine Bewußtseinstrübung besteht nicht, der Patient ist wach, auffällig ratlos und neigt zu Perseverationen. Routinetätigkeiten wie z.B. Hausarbeit können noch ausgeführt werden. Es verbleibt eine Erinnerungslücke für den Zeitbereich der Episode.

Ätiopathogenese. Unklar, neben anderen Faktoren auch eine Zirkulationsstörung der A. basilaris.

2.5.2 Anosognosie

Definition. Hierunter versteht man das Nichterkennen des eigenen krankhaften Zustandes.

3 Krankheiten und Schäden des Gehirns und seiner Hüllen

3.1 Fehlbildungen

Dysraphien

Definition. Mißbildungen infolge mangelhafter Rückenmarksanlage oder Störungen des Schließungsprozesses (Raphebildung) der Neuralplatte (siehe Abb. 9.13). Zu den verschiedenen Formen siehe Tabelle 9.13. Therapie siehe Chirurgie, Kapitel 11.2.5.

Hydrozephalus

Beim Hydrozephalus sind die inneren und/oder äußeren Liquorräume erweitert (innerer und/oder äußerer Hydrozephalus). Häufigste Ursache für den Hydrocephalus internus ist eine Liquorflußbehinderung. Der frühkindliche bzw. kongenitale Hydrozephalus ist gekennzeichnet durch eine ballonförmige Zunahme des Kopfumfangs, ein Auseinanderklaffen der Schädelnähte, eine verstärkte Füllung der oberflächlichen Venen und einem tympanitischen Klopfschall über der Kalotte (Symptom des „zersprungenen Topfes"). Die Ursache eines angeborenen oder in den ersten Lebensjahren sich entwickelnden Hydrozephalus ist meist unklar. Tabelle 9.14 informiert über die verschiedenen Formen des Hydrozephalus.

Die klinische Symptomatik bei dem im Erwachsenenalter entstandenen *Hydrocephalus communicans* ist typischerweise gekennzeichnet durch intellektuell-mnestische Störungen, neurogene Blasenstörungen und Paraspastik.

Ein *Hydrocephalus internus* kann vielfältige *Ursachen* haben: dysraphische Störungen, Leukodystrophien, eitrige Meningitiden, Subarachnoidalblutungen, Kleinhirnastrozytom des Kinder- und Jugendalters, Obliteration der Foramina Luschkae und Magendii, Tumoren der hinteren Schädelgrube.

Basiläre Impression

Definition. Trichterförmige Einstülpung der Ränder des Foramen magnum in die hintere Schädelgrube. Durch den hochstehenden Dens axis wird gleichzeitig das Lumen des Foramen magnum eingeengt.

Ätiopathogenese. Entwicklungsstörung oder sekundär als Folge von Krankheiten, die den Knochen erweichen (M. Paget, Osteomalazie, Hyperparathyreoidismus).

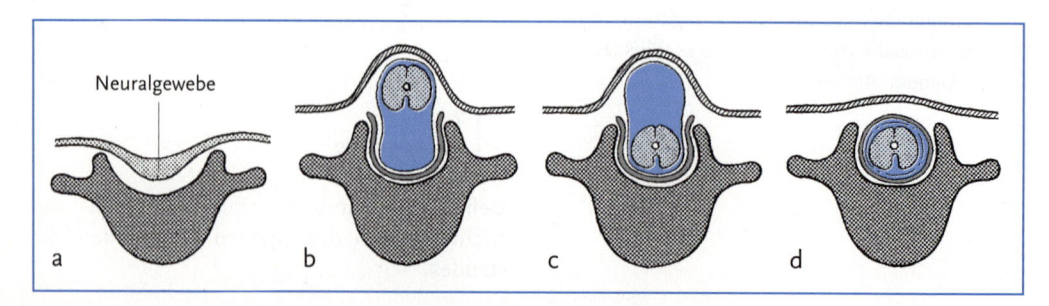

Abb. 9.13: Formen der Spina bifida: **a** Rachischisis, **b** Meningomyelozele, **c** Meningozele, **d** Spina bifida occulta

Spina bifida	Art des Defekts
Rachischisis	das Neuralrohr bleibt offen, das Nervengewebe tritt am Rücken frei zutage
Meningomyelozele	sackartige Vorwölbung der Meningen; sie enthält neben dem Liquor auch das Rückenmark mitsamt den Spinalnervenwurzeln → Sensibilitätsstörungen, Paresen, Harn- und Stuhlinkontinenz; fehlende Verschmelzung der Wirbelbögen, v. a. lumbosakral
Meningozele	Bildung des Wirbelbogens unterbleibt, sackartige Vorwölbung der Meningen, die nur Liquor enthält, keine neurologischen Ausfälle
Spina bifida occulta	Das Rückenmark und die Meningen befinden sich in ihrer normalen Lage. Abnorme Behaarung über dem Defekt. Meist Zufallsbefund

Tab. 9.13: Verschiedene Formen der Spina bifida (Abb. 9.13)

Symptomatik. Auftreten der Symptome meist erst im 3. oder 4. Lebensjahrzehnt. Kopfschmerzen, bulbäre Symptome wie Schwindel, Erbrechen, Tachykardie. Sensibilitätsstörungen an Armen und Beinen, doppelseitige Pyramidenzeichen, Horner-Syndrom, Hydrocephalus internus durch Behinderung der Liquorpassage.

Klippel-Feil-Syndrom

Definition. Angeborene Blockwirbelbildung mehrerer (2–3) Halswirbelkörper; eventuell mit Bogenspalte (Spina bifida cervicalis).

Symptomatik. Kurzhals mit tiefstehender Nacken-Haar-Grenze, stark eingeschränkte Beweglichkeit des Kopfs, radikuläre Parästhesien in Armen und Händen.

Arnold-Chiari-Syndrom

Definition. Seltene komplexe Mißbildung mit dysraphischer Spaltbildung im rostralen Halsmark und Kaudalverlagerung der Kleinhirntonsillen und der Medulla oblongata durch das erweiterte Foramen magnum in den zervikalen Spinalkanal, Hydrozephalus. Meist ist das Kleinhirn mißgebildet.

Symptomatik. Bewegungseinschränkung des Kopfs, Lähmung kaudaler Hirnnerven, Einklemmungssymptome.

Hydrocephalus internus	Erweiterung des Ventrikelsystems:
• occlusus	durch Verlegung des Liquorabflusses aus dem Ventrikelsystem z. B. Verschluß des Foramen interventriculare, des Aquaeductus mesencephali
• communicans	bei erhaltener Verbindung zwischen Ventrikelsystem und Subarachnoidalräumen gestörte Liquorzirkulation z. B. aufgrund einer entzündlichen Verklebung der Meningen durch Meningitis
• malresorptivus	durch unzureichende Liquorrückresorption, z. B. aufgrund einer Resorptionsbehinderung in den Granulationes arachnoidales
Hydrocephalus externus	Erweiterung der äußeren Liquorräume
Hydrocephalus e vacuo	Erweiterung des Ventrikelsystems und des Subarachnoidalraumes aufgrund eines Substanzverlustes (Atrophie des Gehirns)

Tab. 9.14: Die verschiedenen Formen des Hydrozephalus (nach Mumenthaler)

Tab. 9.15: Die klassischen Phakomatosen: Klinik und Ätiopathogenese

	Symptomatik	Ätiopathogenese
Neurofibromatose Morbus Recklinghausen	Café-au-lait-Flecken; knötchenartige Verdickungen entlang dem Verlauf peripherer Nerven, Visusstörungen, zerebrale Herdsymptome, Minderbegabung, Verhaltensstörungen	Neurofibrome der Spinalwurzeln und der peripheren Nerven, (beidseitige) Akustikusneurinome, Astrozytome
tuberöse Sklerose Morbus Bourneville-Pringle	Adenoma sebaceum (gelblich braune, derbe Knötchen) schmetterlingsförmig um Mund und Nase, pigmentarme Flecken („white spots"), Schwachsinn, Epilepsien, knotige Tumoren am Herzen und an der Niere, Lungenfibrose. Bis nußgroße, periventrikuläre Verkalkungen im CCT	kortikale Tubera (noduläre Hamartome), Fehlen von Melanozyten, subependymale Riesenzellastrozytome entlang der Ventrikelwände
Sturge-Weber-Krankheit Enzephalotrigeminale Angiomatose	Naevus flammeus der Gesichtshaut im Gebiet eines oder mehrerer Trigeminusäste, epileptische Anfälle, Hemiparesen, homonyme Hemianopsie, geistige Behinderungen, girlandenartige Verkalkungen im Röntgenbild, entsprechend dem Verlauf der Kapillaren und Venolen an der Hirnoberfläche; die darunterliegende Hirnrinde ist durch Mangelernährung atrophisch	kapilläre und venöse Angiome der Leptomeninx, der ipsilateralen Gesichtshaut und Choroidea
v. Hippel-Lindau-Krankheit	Kopfschmerzen, Stauungspapille, Hirnnervenlähmung, zerebelläre Ataxie	Kleinhirnangioblastome, Angiomatose der Retina

Phakomatosen

Genetisch bedingte Fehlbildungssyndrome, die insbesondere die neuroektodermalen Organe Haut, Nervensystem und Auge betreffen. An diesen entstehen Fehlbildungstumoren mit benignem, seltener malignem Wachstum. Über die verschiedenen Formen dieser neurokutanen Erkrankungen informiert Tabelle 9.15.

Porenzephalie

Definition. Zystisch konfigurierte Defekte der Hirnsubstanz.

Ätiopathogenese. Frühembryonale Hirnmißbildung, Geburtstraumen, bakterielle Infektionskrankheiten (Meningitis) des Säuglings mit arteriellen Embolien → zystische Erweichung im Versorgungsgebiet einer Hirnarterie. Siehe auch Pathologie, Kapitel 1.1.

Intrauterin erworbene Schädigungen des Gehirns: Rötelnembryopathie, Toxoplasmose, Zytomegalie, Lues; siehe Pädiatrie, Kapitel 3.1.

3.2 Raumfordernde Prozesse

3.2.1 Allgemeines

Pathophysiologie des Hirndrucks und allgemeine Hirndrucksymptomatik siehe Kapitel 1.7.2.

3.2.2 Klinik

Ein raumfordernder Prozeß, der mit einer Druckerhöhung im Gehirn einhergeht, ist gekennzeichnet durch zerebrale Allgemeinsymptome und zerebrale Herdsymptome.

Zerebrale Allgemeinsymptome

Definition. Das Auftreten von Allgemeinsymptomen ist nicht an eine bestimmte Lokalisation des Herdes gebunden.

Symptomatik. Kopfschmerzen, Schwindelerscheinungen, vegetative Symptome wie Übelkeit und Erbrechen, epileptische Anfälle, psychische Veränderungen wie z. B. Aspontanität, rasche Ermüdbarkeit.

Zerebrale Herdsymptome

Definition. Symptome, die durch Läsionen an ganz bestimmten Orten des Gehirn ausgelöst werden. Zu Frontal-, Parietal- und Temporallappensyndromen siehe Kapitel 1.3.2, zu akutem Mittelhirnsyndrom und Bulbärhirnsyndrom siehe Kapitel 1.7.2.

Hirntumoren

Als Hirntumoren werden intrakranielle Geschwülste bezeichnet, die entweder vom Hirnparenchym selbst oder von anderen Strukturen des Schädelraums ausgehen. Jedem Hirntumor kann ein charakteristisches Erkrankungsalter zugewiesen werden.

Zur Diagnostik siehe auch Klinische Radiologie, Kapitel 1.2, zur Therapie Chirurgie, Kapitel 11.1.1.

Meningeome

Definition. In der Regel gutartige Tumoren, die vom Mesenchym (Dura, Arachnoidea) ausgehen. Sie wachsen gegen das Gehirn ausschließlich verdrängend, infiltrieren hingegen den Schädelknochen. Meningeome zeigen ein sehr langsames Wachstum (in der Regel über viele Jahre) und sind gut vaskularisiert. Sie sind die häufigsten intrakraniellen Tumoren.

Vorkommen. Häufigkeitsgipfel um das 50. Lebensjahr, bei Frauen doppelt so häufig wie bei Männern. Häufige Lokalisationen sind der Sinus sagittalis superior bzw. die Falx, die Konvexität, das Keilbein und das Tuberculum sellae. Meningeome kommen auch im Spinalkanal (intradural, extramedullär) vor.

Symptomatik. Charakteristisch ist für *alle* Meningeome das Auftreten von Spätepilepsien und die langsame Entwicklung von Herdsymptomen. Ein *parasagittales Meningeom* ist die häufigste Ursache eines Mantelkantensyndroms (Jackson-Anfälle, Beinparese, Blasenstörungen). *Keilbeinflügelmeningeome* führen zur Kompression des N. opticus mit Erblindung und Pupillenstarre. Daneben kommt es zu Antriebsminderung und Affektverarmung. Selten entsteht ein *Foster-Kennedy*-Syndrom: ipsilateral Optikusatrophie und kontralateral eine hirndruckbedingte Stauungspapille. Typisch für ein *Falxmeningeom* sind Hemiparesen und Hemisphärensyndrome. *Olfaktoriusrinnenmeningeome* sitzen der Lamina cribrosa des Os ethmoidale auf. Sie führen zur Hyposmie bzw. Anosmie und später zu einem Visusverlust (Optikusatrophie). Meningeome des *Kleinhirnbrückenwinkels* sind selten. Sie wachsen von der Pyramidenspitze aus in die mittlere Schädelgrube und können eine ähnliche Lage und Symptome wie ein Akustikusneurinom haben.

Diagnostik. Röntgenologisch sichtbar sind *Verkalkungen*, Knochenarrosionen, reaktive Hyperostosen; im CT sind Meningeome als scharf begrenzte, primär hyperdense, intensiv Kontrastmittel anreichernde Strukturen erkennbar.

Histologie. Zwiebelschalenartige Zellformationen, oft konzentrisch geschichtete Kalkablagerungen (Psammomkörperchen).

Therapie. Vollständige Tumorentfernung, falls nicht schwer zugänglich lokalisiert oder mit großen Gefäßen verwachsen. Meningeome sind infolge ihrer hohen Gewebsdifferenzierung strahlenresistent.

Astrozytome

Definition. Sie gehen von den Astrozyten aus. Die Astrozytome neigen häufig zu zystischem Zerfall, wachsen langsam und nur selten infiltrierend. Nach ihrem biologischen Verhalten teilt man sie ein in die Astrozytome vom Grad I bis IV. Maligne Astrozytome (Grad IV) sind nach neueren Einteilungen identisch mit dem Glioblastom. Der Krankheitsverlauf hängt von der Graduierung ab.

Vorkommen. Im allgemeinen zwischen dem 30. und 50. Lebensjahr, sie finden sich bevorzugt im Marklager des Frontal- und Temporallappen, sowie im parietalen Bereich. Astrozytome des jugendlichen Alters (Grad I, auch piloides Astrozytom) sind am häufigsten im Kleinhirn lokalisiert, nur sehr selten in den Großhirnhemisphären.

Symptomatik. Epileptische Anfälle im Initialstadium. Entsprechend ihrer Lokalisation in den Hemisphären sind psychische Veränderungen häufig.

Diagnostik. Szintigraphisch ist das Astrozytom häufig nicht nachweisbar. Im CT findet sich eine umschriebene hypodense Zone; da Astrozytome Grad I und II schlecht durchblutet sind, nehmen sie kaum Kontrastmittel auf.

Histologie. Plasterförmige Zellen und kleine Zysten.

Therapie. Astrozytome Grad I (juveniles Astrozytom) lassen sich chirurgisch vollständig entfernen.

Glioblastome

Definition. Dieser von den Gliazellen ausgehende Tumoren ist sehr bösartig, wächst rasch und infiltrierend. Das Glioblastom ist nach dem Meningeom der zweithäufigste intrakranielle Tumor, jedoch der häufigste Tumor, der vom Hirnparenchym selbst ausgeht. Der Krankheitsverlauf dauert nach Diagnosestellung oft nur 6 Monate.

Vorkommen. Meist zwischen dem 40. und 60. Lebensjahr, Männer sind doppelt so häufig betroffen wie Frauen. Die Glioblastome finden sich bevorzugt im Frontal-, Temporal- und Parietallappen. Im Kleinhirn sind sie fast nie anzutreffen.

Symptomatik. Frühsymptom ist der Kopfschmerz. Perifokales Ödem, das schnell zu einer Hirndrucksymptomatik führt. Häufige Herdsymptome sind Hemiparesen, Aphasien und Hemianopsie. Vielfach Psychosyndrome. Epileptische Anfälle sind selten.

Diagnostik. Computertomographisch zeigt sich ein hypodenser, unscharf polyzyklisch begrenzter Tumor mit ringförmigen Kontrastmittelanreicherungen sowie ein ausgedehntes perifokales Ödem mit Mittellinienverlagerung. Angiographisch erkennbar ist eine wilde Gefäßproliferation mit arteriovenösen Fisteln, es kommt häufig zu kleinen Blutungen, Gefäßthrombosen und zentralen Nekrosen (Glioblastoma multiforme).

Histologie. Nekrosen, hochgradig polymorphe Zellen mit vielgestaltigem Plasmaleib, Kernpolymorphie.

Therapie. Radikaloperation nicht möglich, immer wieder Rezidivbildung. Ziel ist eine Verbesserung der Überlebenszeit.

Oligodendrogliome

Definition. Sie stammen von der Oligodendroglia ab. Die Oligodendrogliome wachsen langsam infiltrierend vom Mark aus in den Kortex. Der Krankheitsverlauf liegt im Durchschnitt zwischen 4 und 5 Jahren.

Vorkommen. Häufigkeitsgipfel zwischen dem 30. und 50. Lebensjahr, bevorzugte Lokalisationen sind der Frontal-, Temporal- und Parietallappen.

Symptomatik. Epileptische Anfälle sind Erstsymptome. Später entwickeln sich Herdsymptome je nach Lokalisation. Oligodendrogliome neigen typischerweise zu *Kalkeinlagerungen* und zu Blutungen.

Diagnostik. Sichtbare Verkalkungen in Röntgenbild und CT.

Histologie. Honigwabenartige Anordnung der Zellen, häufig Verkalkungen.

Therapie. Aufgrund ihrer Lokalisation und des infiltrierenden Wachstums ist eine chirurgische Heilung oft nicht möglich. Rezidivneigung. Die Tumoren sind strahlenresistent.

Neurinome

Definition. Gutartige, von den Schwann-Zellen (peripheres Nervensystem) abstammende Tumoren mit geringer Wachstumstendenz.

Vorkommen. Meist im mittleren Lebensalter; am häufigsten am VIII. Hirnnerven im Kleinhirnbrückenwinkel. Obwohl sie vom vestibulären Anteil des VIII. Hirnnerven ausgehen, spricht man vom „Akustikusneurinom". Neurinome können auch doppelseitig vorkommen (2,5 % der Fälle), sind dann aber fast immer mit der Neurofibromatose Recklinghausen vergesellschaftet. *Spinale* Neurinome gehen von den hinteren Wurzeln aus.

Symptomatik. Einseitige *Hörverschlechterung* für hohe Frequenzen und *Tinnitus*, Nystagmus und unsystematischer *Schwindel*. Manchmal besteht eine Fallneigung zur Seite des Herdes. Komprimiert das Neurinom den N. trigeminus, findet sich eine Hypästhesie des 1. und 2. Trigeminusastes. Daneben kann es auch zu einer peripheren Lähmung des N. facialis kommen. Im Spätstadium entwickelt sich eine zunehmende Hirnstammkompression mit tumorseitiger Stand-, Gang- und Rumpfataxie und einer Liquorabflußbehinderung im Aquaeductus cerebri, die zu einem allgemeinen Hirndruck mit Stauungspapille führt.

Diagnostik. Röntgenaufnahme nach Stenvers, erkennbar ist eine Erweiterung des Porus acusticus internus. Das Liquoreiweiß ist bei Neurinomen erhöht. Verlängerte Latenz der akustisch evozierten Potentiale. Sicherer Nachweis durch MRT.

Histologie. Palisadenartige Anordnung der Zellen.

Therapie. Vollständige Tumorentfernung (mit Hörverlust bei größeren Tumoren, N. facialis gefährdet).

Kraniopharyngeome

Definition. Benigner dysontogenetischer Tumor, der von Resten der Rathke-Tasche ausgeht.

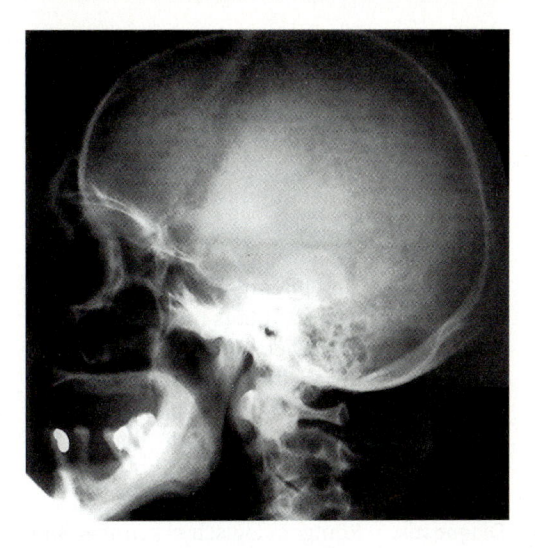

Abb. 9.14: Kraniopharyngeom (IMPP)

Die Kraniopharyngeome sind von einer Kapsel umgeben und wachsen ausschließlich verdrängend. Im Innern entwickeln sich oft Zysten. Geringe Wachstumsgeschwindigkeit. Metastasen kommen nicht vor (siehe Abb. 9.14 und 9.15).

Vorkommen. Bei Kindern und jugendlichen Erwachsenen, sie treten intra- und suprasellär auf.

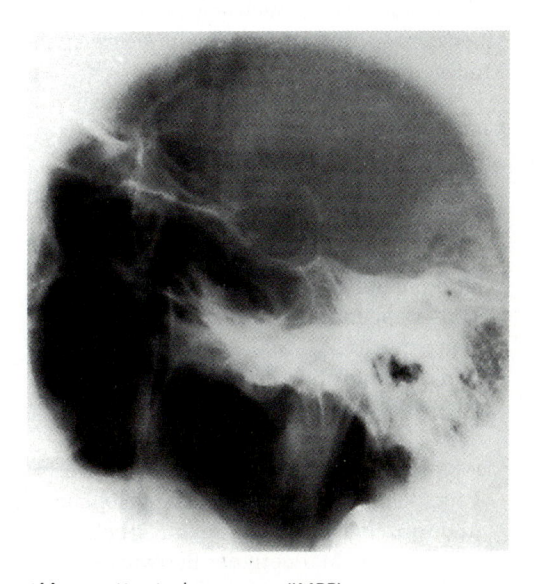

Abb. 9.15: Kraniopharyngeom (IMPP)

Symptomatik. Kompression der Hypophyse, suprasellär gelegene Kraniopharyngeome führen frühzeitig zur Chiasmaschädigung und dehnen sich im weiteren Verlauf in den 3. Ventrikel aus. Die Kinder klagen über Kopfschmerzen und Erbrechen und sind im *Wachstum retardiert* (STH-Mangel aufgrund der Hypophysenvorderlappenläsion). Es kommt zu *Visusminderung* und bitemporaler Hemianopsie, ferner zu Diabetes insipidus und Hydrozephalus durch Verschluß des Foramen interventriculare. In manchen Fällen treten auch Hypothyreose, Fettsucht und Hypogenitalismus (Amenorrhö, Unterentwicklung der sekundären Geschlechtsmerkmale) auf.

Diagnostik. Röntgenologisch erkennbar sind *suprasellä re Verkalkungen* und eine Erweiterung des Sellaeingangs.

Therapie. Vollständige operative Entfernung, endokrine Substitutionstherapie der Hypophyseninsuffizienz.

Hypophysenadenome

Definition. Tumoren des Hypophysenvorderlappens. Charakteristisch sind die dabei auftretenden endokrinen Störungen.

Vorkommen. Bei Erwachsenen, meistens zwischen dem 30. und 50. Lebensjahr, sie treten im Kindes- und Jugendalter kaum auf.

Symptomatik.
- basophile Adenome: meist sehr kleine Tumoren ohne raumfordernde Wirkung, sie führen zu einer Überprodukion von ACTH → Cushing-Syndrom
- chromophobe Adenome: Destruktion des Vorderlappens mit hormoneller Insuffizienz, zunächst Ausfall gonadotroper Funktionen (Amenorrhoe, Potenzstörungen, Hodenatrophie), dann folgt allmählich eine Unterfunktion der Schilddrüse (Hypotonie, Antriebsschwäche u.a.). Die Patienten zeigen eine zarte, blaßgelbliche und runzelige Haut. Die Sekundärbehaarung und bei Männern der Bartwuchs fehlen. Größere Adenome erzeugen Druck auf das Chiasma opticum und führen zu einer allgemeinen Sehschwäche und bitemporaler Hemianopsie.
- eosinophile Adenome: Überproduktion von STH bei gleichzeitig bestehendem Mangel an Gonadotropinen. Dies führt im jugendlichen Alter zu Riesenwuchs und bei Erwachsenen zu Akromegalie, weiterhin zu Hyperthyreose und Diabetes mellitus.

Diagnostik. Das Röntgenbild zeigt Exkavation der Sella, Entkalkung des Dorsum sellae.

Therapie. Operation, Strahlentherapie bei invasivem Wachstum und Rezidiven.

Medulloblastome

Definition. Sie entstehen im Dach des 4. Ventrikels und infiltrieren das Kleinhirn. Rasches Wachstum, der Krankheitsverlauf ist ohne Therapie auf wenige Monate beschränkt.

Vorkommen. Vorwiegend im Kleinhirn, häufigster bösartiger Tumor des Kindes- und Jugendalters.

Symptomatik. Frühsymptom ist Erbrechen durch Druck auf die Medulla oblongata und Verschlußhydrozephalus. Hinzu kommen eine Rumpfataxie und Muskelhypotonie. Mit zunehmendem Hirndruck treten Stauungspapille und Nackensteifigkeit auf. Neigung zu Abtropfmetastasen über den Liquor.

Diagnostik. Das Röntgenbild zeigt verbreiterte Schädelnähte und Wolkenschädel; im CT gering hyperdense Raumforderung.

Histologie. Dicht zusammenliegende Zellen, eventuell angedeutete Rosettenbildung.

Therapie. Medulloblastome sind sehr strahlenempfindlich. Operation, Bestrahlung und Chemotherapie dienen der Verbesserung der Überlebenszeit.

Angioblastome

Definition. Relativ kleine Neoplasmen der Kapillaren und Gefäße einer Kleinhirnhemisphäre (Lindau-Tumor, siehe Abb. 9.16 im Farbteil).

Vorkommen. Meist zwischen dem 35. und 45. Lebensjahr.

Symptomatik. Intrakranielle Drucksteigerung durch Verlegung der Liquorwege. Kopfschmerzen, Stauungspapille, zerebelläre Ataxie. Liegt gleichzeitig eine Angiomatose der Retina vor, spricht man von der v. Hippel-Lindau-Krankheit. Hierbei können auch Tumorzysten in Nieren und Pankreas vorkommen (siehe Kap. 3.1).

Therapie. Operation.

Hirnmetastasen

Definition. Intrakranielle heterologe Zellproliferation, ausgehend von einem Primärtumor außerhalb des Nervensystems. Die Metastasierung erfolgt überwiegend hämatogen, selten lymphogen. Metastasen verursachen meist zerebrale Herdsymptome, bevor der Primärherd entdeckt wird.

Vorkommen. Hirnmetastasen gehen am häufigsten von Bronchialkarzinomen aus, der Häufigkeit nach folgen Mammakarzinome, Nierenkarzinom, Magenkarzinom, Genitalkarzinome, Darmkrebse und maligne Melanome. Der Häufigkeitsgipfel liegt zwischen dem 40. und 60. Lebensjahr. Männer sind häufiger betroffen als Frauen (es gibt mehr Raucher als Raucherinnen).

Symptomatik. Initial Kopfschmerzen, manchmal epileptische Anfälle, frühzeitig kommt es zu Orientierungs- und Vigilanzstörungen. Herdsymptome je nach Lokalisation, Ataxie bei zerebellärer Metastasierung. Die Symptome entwickeln sich rasch in wenigen Tagen oder Wochen.

Diagnostik. Im CT stellen sich auch kleine Metastasen aufgrund ihres Begleitödems frühzeitig dar. Hirnmetastasen sind sehr gefäßreich und lassen sich daher gut durch eine Szintigraphie mit Technetium nachweisen.

Therapie. Nur solitäre, kortexnahe Hirnmetastasen werden operiert. Bestrahlung und Ödembehandlung sind als palliative Maßnahme angezeigt.

3.3 Degenerative Prozesse

3.3.1 Demenzen

Morbus Alzheimer (präsenile Demenz)

Definition. Maligne verlaufende Demenz des höheren Lebensalters. Die Alzheimer-Krankheit ist die *häufigste* Ursache degenerativ bedingter Demenzen. Der Erkrankungsbeginn dieses hirnatrophischen Prozesses liegt zwischen dem 50. und 60. Lebensjahr. Frauen erkranken doppelt so häufig wie Männer. Unaufhaltsame Progredienz, die durchschnittliche Krankheitsdauer beträgt ca. 8 Jahre.

Ätiopathogenese. Primär degenerative Demenz. Es kommt zu einer diffusen Atrophie besonders der *Hirnrinde*. Die Ursache ist unbekannt, manches spricht für einen Einfluß genetischer Faktoren. Man findet einen (nicht gefäßabhängigen) *Schwund des Nervenparenchyms*, der jedoch nicht das Ausmaß wie bei der Pick-Atrophie erreicht. Mikroskopisch erkennbar sind die sog. *Alzheimer-Fibrillen* (strang- oder knäuelförmig verdickte Tubulibündel in Neuronen) und Plaques, die ein Amyloid enthalten. Amyloid läßt sich auch in den Gefäßwänden der Patienten nachweisen. Diese morphologischen Veränderungen sind nicht spezifisch. Sie kommen sowohl im Rahmen normaler Alters- und Abbauvorgänge als auch beim Down-Syndrom vor. Biochemisch ist eine hochgradige Verminderung von Neurotransmittern nachweisbar.

Symptomatik. Im Vordergrund stehen *Störungen der Merkfähigkeit* und der *Orientierung* (zeitlich, örtlich und zur Person). Die Patienten bleiben oft hartnäckig an einem gedanklichen Inhalt oder einem sprachlichen Ausdruck haften (Perseveration). Hinzu kommen neuropsychologische Herdsymptome wie Apraxie und Aphasien. Die Persönlichkeit bleibt über lange Zeit gut erhalten, die Patienten sind im Auftreten und in der Kleidung noch gepflegt (erhaltene „äußere Fassade"). Im späten Verlauf geht das Sprachverständnis ganz verloren und es kommt zu parkinsonähnlichen Symptomen.

Senile Demenz

Definition. Hirnatrophischer Prozeß mit einem Krankheitbeginn jenseits des 70. Lebensjahres. Unaufhaltsame Progredienz. Man findet auch hier eine diffuse Atrophie der Hirnrinde und Veränderungen der Neurofibrillen (Alzheimer-Fibrillen).

Die *präsenile* Demenz (M. Alzheimer) und die *senile* Demenz unterscheiden sich nur im Erkrankungsalter, nicht im klinischen und pathologisch-anatomischen Bild. Beide Formen werden nach neueren Einteilungen als *Demenzen vom Alzheimer-Typ* zusammengefaßt.

Pick-Atrophie (Morbus Pick)

Definition. Diese progrediente Hirnatrophie mit Demenz beginnt meist zwischen dem 50. und 60. Lebensjahr und betrifft ganz bevorzugt den *Frontal-* und *Temporallappen*. Die Dauer der Krankheit beträgt im Mittel 7 Jahre. Anders als bei der Alzheimer-Krankheit mit ihren frühzeitig einsetzenden Merkstörungen beginnt die Pick-Atrophie mit *Persönlichkeitsstörungen* und *Veränderungen des Sozialverhaltens*. Sie ist wesentlich seltener als die Alzheimer-Krankheit.

Ätiopathogenese. Primär degenerative Demenz. Der Untergang des Nervenparenchyms geht vom Marklager des Stirn- und Schläfenlappens aus und führt erst sekundär zu Rindenveränderungen. Die Rinde ist so stark geschrumpft, daß sich das Bild eines *Walnußreliefs* ergibt.

Symptomatik. Zu Beginn Nachlassen der Leistungsfähigkeit, Routineleistungen gelingen nicht mehr. Sehr bald *Persönlichkeitsstörungen* wie Verlust des Taktgefühls, Vergröberung der Persönlichkeit, Neigung zum Witzeln, sexuelle Enthemmung. Intelligenz und Orientierung bleiben zunächst erhalten. Amnestische Aphasien, Sprachverständnis im Endstadium erloschen. Pathologische Hand- und Mundgreifreflexe. Im Endstadium akinetisches Parkinson-Syndrom mit schwerer Demenz.

Morbus Binswanger (SAE, Multiinfarktdemenz)

Siehe Kapitel 3.6.3.

3.3.2
Erkrankungen der Stammganglien

Morbus Parkinson (Paralysis agitans)

Definition. Degenerativer Prozeß in den Stammganglien mit der Trias: Akinese, Rigor und Tremor, wobei die Akinese als die wichtigste Störung gilt. Der Tremor ist nicht obligat, kann aber auch als einziges Symptom auftreten. Die Ausprägung der 3 Symptome schwankt, v.a. in Abhängigkeit vom seelischen Befinden. Die Symptome können anfangs einseitig auftreten, später ergreifen sie die Extremitäten beider Körperseiten. Das Erkrankungsalter liegt meist zwischen dem 40. und 50. Lebensjahr. Männer sind häufiger als Frauen betroffen. In der Bundesrepublik leiden ca. 200 000 Menschen an der Parkinson-Krankheit, siehe Abb. 9.17.

Ätiopathogenese. Die Ursache der Degeneration der melaninhaltigen Neurone in der Substantia nigra ist noch nicht bekannt. Eine unzureichende Dopaminsynthese führt zu einem Mangel des inhibitorisch wirkenden Dopamins und somit zu einem Überwiegen der cholinergen Mechanismen im Striatum.

Symptomatik.
- *Akinese:* Sie umfaßt die Verlangsamung (Bradykinese) bzw. das Fehlen (Akinese) von Spontan- und Willkürbewegungen. Sie äußert sich als Maskengesicht (Amimie) und Verkleinerung der Handschrift (Mikrographie). Das Sprechen wird

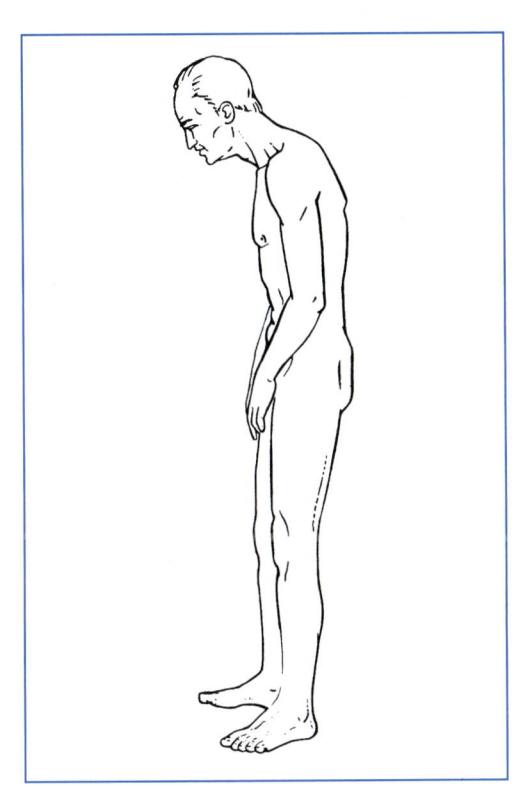

Abb. 9.17: Typischer Gang bei Parkinsonismus (Lößner/Thies 1990)

monoton und leise. Die Patienten zeigen eine starre, vornübergebeugte, etwas hängende Haltung. Die Mitbewegung der Arme beim Gehen erlischt. Der Gang ist schlurfend und kleinschrittig, die Arme liegen dem Körper gebeugt an (gebundenes Gangbild). Im späteren Verlauf Propulsionsneigung und Schwierigkeiten, Bewegungen in Gang zu bringen und zu Ende zuführen, „freezing effect": sekundendauernde Unbeweglichkeit, die den Patienten hindert, etwa durch eine Tür zu gehen oder sich vom Stuhl zu erheben.
- *Rigor*: Gleichmäßige Tonuserhöhung von Agonisten und Antagonisten, die als wächserner Widerstand imponiert. Der Rigor ist in Beugern und Streckern annähernd gleich stark ausgeprägt. Zahnradphänomen. Der erhöhte Muskeltonus macht sich häufig als Schmerz in Hüfte und Schulter bemerkbar.
- *Tremor*: Ruhetremor, seine Frequenz beträgt 4–6/s, besonders typisch ist das „Pillendrehen" oder „Münzenzählen" der Finger (Antagonistentremor). Bei Intentionsbewegungen läßt der Tremor oft nach.
- *vegetative Begleitsymptome*: starke Absonderung der Talgdrüsen (Salbengesicht), Schwitzen. Die Patienten klagen über Speichelfluß. Diese „Hypersalivation" wird häufig nur durch die Akinese für Schluckbewegungen vorgetäuscht. Verlangsamte Darmmotilität mit Obstipation.
- *Psychisch* sind die Patienten gelegentlich aspontan, die geistigen Funktionen verlangsamt (Bradyphrenie). Stimmungslabilität, reaktive und endogene Depressionszustände. Schlafstörungen werden beobachtet entweder im Rahmen des depressiven Syndroms oder wenn die Patienten sich im Schlaf nicht ausreichend drehen können.

Neben der idiopathischen Parkinson-Krankheit gibt es noch eine Reihe anderer Ursachen des Parkinsonismus: arteriosklerotisches Parkinson-Syndrom (PS), postenzephalitisches PS, PS bei Raumforderung. Toxisches PS: z.B. Mangan-, Kohlenmonoxidvergiftung, medikamentös verursachtes PS: z.B. nach Einnahme von Phenothiazinen, Butyrophenon, Rauwolfiaalkaloiden. PS nach Hirntraumen, PS bei M. Alzheimer.

Klinischer Fall

Ein 53jähriger Mann will das Sprechzimmer betreten, aber die Türschwelle scheint eine fast unüberwindbare Barriere zu bilden. Seine Frau hilft ihm darüber. Er geht mit langsamen kleinen Schritten weiter. Die Arme liegen dem Körper gebeugt an und bewegen sich nicht. Nach dem Setzen berichtet er leise mit fast unbewegtem Gesichtsausdruck. Auf die Untersuchungsliege gebeten, nimmt er mehrmals Anlauf, um aus dem Stuhl aufzustehen.
Diagnose: Morbus Parkinson

Therapie. Siehe Spezielle Pharmakologie, Kapitel 21. Ziel der medikamentösen Therapie der idiopathischen Parkinson-Krankheit ist es, das gestörte Gleichgewicht zwischen der dopaminergen und cholinergen Transmission wiederherzustellen. Zum Ausgleich des Dopaminmangels erfolgt die Gabe von L-Dopa und/oder eines Dopaminagonisten wie Bromocriptin. Auch Amantadin zeigt eine gute Wirksamkeit. Anticholinergika, z.B. Biperiden, Trihexyphenidyl, Metixen, beeinflußen Rigor und Tremor durch Verringerung des Übergewichts von Acetylcholin. Zusätzlich können krankengymnastische Übungen die durch Akinese und Rigor bedingten Fehlhaltungen korrigieren.

Chorea major (Chorea Huntington)

Definition. Degenerative Veränderung der Stammganglien mit Atrophie des Corpus striatum. Das Erkrankungsalter liegt zwischen dem 35. und 45. Lebensjahr. Eine Manifestation in der Jugendzeit oder Kindheit ist sehr selten. Das Leiden wird autosomal-dominant vererbt. Hohe Penetranz. Die Krankheit schreitet unaufhaltsam fort. Die Krankheitsdauer liegt durchschnittlich bei 12–15 Jahren.

Ätiopathogenese. Atrophie des Nucleus caudatus und des Putamens durch Nervenzelluntergänge mit Erweiterung der Vorderhörner der Seitenventrikel.

Symptomatik. Zu Beginn *psychische Veränderungen* wie Reizbarkeit, Unverträglichkeit, sexuelle Haltlosigkeit. Es kann zu Gewalttätigkeitsdelikten und zu schizophreniformen Psychosen kommen. Rasche, ineinander übergehende arrhythmische *Hyperkinesen*, Grimassieren, Schluck- und Sprechstörungen, herabgesetzte Muskelspannung. Im späteren Verlauf entwickelt sich eine *Demenz*, im Endstadium treten Rigidität und Hypokinese auf.

Therapie. Eine kausale Therapie gibt es nicht. Symptomatische Behandlung mit Neuroleptika wie Tetrabenazin usw. Genetische Beratung nur mit größter Sachkenntnis und höchster Vorsicht.

> **Klinischer Fall**
>
> Eine 47jährige Frau fällt ihrer Umgebung in letzter Zeit dadurch auf, daß sie wiederholt am Tage zum Lebensmittelgeschäft um die Ecke kommt, um immer wieder einzelne Dinge zu kaufen. Sie kommt auch mit dem Berechnen des Wechselgeldes nicht mehr gut zurecht. Was sie sagt, unterstreicht sie mit auffallend lebhafter Gestik, ist sehr unruhig, sehr zappelig, bewegt häufig Füße und Beine, wenn sie sitzt.
> *Diagnose:* Chorea Huntington

Chorea minor (Chorea Sydenham, Chorea rheumatica)

Definition. Spätkomplikation nach rheumatischem Fieber im Rahmen einer Streptokokkeninfektion. Die Krankheit setzt im Kindesalter bis zur Vorpubertät ein. Mädchen sind häufiger betroffen als Knaben. Die Erkrankung heilt unter Therapie klinisch folgenlos aus.

Symptomatik. Hyperkinesen im Sinne von blitzartig einschießenden, raschen Zuckungen einzelner Muskeln und Muskelgruppen mit Bewegungseffekt. Die choreatische Bewegungsunruhe nimmt bei seelischen Belastungen zu. Hypotonie der Muskulatur.

3.3.3 Störungen des Hirnstoffwechsels

Siehe auch Pädiatrie, Kapitel 6.1 und Pathologie, Kapitel 1.4. In der Regel handelt es sich bei den Stoffwechselanomalien um vererbte Enzymdefekte. Diese können sich dadurch auswirken, daß Zwischenprodukte des Stoffwechsels im ZNS, aber auch in anderen Organen des Körpers abgelagert werden. Tabelle 9.16 nennt einige Stoffwechselstörungen.

Therapie des M. Wilson. Normalisierung der Kupferbilanz durch kupferarme Diät und Gabe von D-Penicillamin, das über Chelatbildung die Kupferausscheidung fördert.

Tab. 9.16: Genetisch bedingte Stoffwechselstörungen des Gehirns

	Symptomatik	Ätiopathogenese
M. Tay-Sachs (Gangliosidose, amaurotische Idiotie)	Beginn meist zwischen dem 3. und 8. Lebensmonat, Visusverfall bis zur Erblindung, Pendelnystagmus, schlaffe Paresen, psychischer und geistiger Verfall, Krämpfe; führt in kurzer Zeit zum Tode	Störung des Lipidstoffwechsels, Defekt der Hexosaminidase führt zur Speicherung von GM2-Gangliosiden in der Retina sowie in Nervenzellen und zu deren Aufblähung
Metachromatische Leukodystrophie	Beginn meist im Kindesalter, anfänglich Muskelhypotonie mit Pes valgus, geistige Retardierung, spastische Para- oder Tetraparese mit fehlenden Eigenreflexen, doppelseitige Optikusatrophie mit Blindheit, Ataxie und extrapyramidale-hyperkinetische Syndrome, Demenz. Unvermeidlich letaler Ausgang. Die Aktivität der Arylsulfatase A ist im Urin und in Leukozyten vermindert.	Defekt der Arylsulfatase A verhindert Umbau von Sulfatid zu Zerebrosid, führt zu Sulfatidspeicherung im ZNS und Peripherie und zu Demyelinisierung
Morbus Wilson (hepatolentikuläre Degeneration)	Beginn bevorzugt zwischen dem 15. und 25. Lebensjahr, Kayser-Fleischer-Kornealring, Leberzirrhose, Wesensänderungen, mitunter Durchgangssyndrome und Psychosen, im späteren Verlauf Demenz möglich, extrapyramidale (akinetischrigides Parkinson-Syndrom) und zerebelläre Störungen (Nystagmus, skandierende Sprache), „flapping-tremor": grobe Beugebewegungen im Handgelenk insbesondere bei vor- und seitwärts gestreckten Armen. Erhöhte Kupferausscheidung im *Urin*. Verminderter Kupfer- und Coeruloplasminspiegel im *Serum*	Störung des Kupferstoffwechsels durch Mangel an Coeruloplasmin, das normalerweise 95% des resorbierten Kupfers speichert. Ist die Speicherkapazität der Leber erschöpft, wird Kupfer in Stammganglien, Kornea und Zerebellum abgelagert.

3.4 Entzündliche Prozesse und Entmarkungskrankheiten

3.4.1 Meningitisformen

Siehe auch Innere Medizin, Infektionskrankheiten, Kapitel 3.5. Zu den Symptomen bei Meningitis siehe Kapitel 1.7.1.

Bakterielle (eitrige) Meningitis

Definition. Eitrige Entzündung von Pia mater und Arachnoidea, begleitend auch der meningealen Gefäße. Die häufigsten Erreger sind Pneumokokken (beim Erwachsenen 50% der Fälle), Meningokokken und Haemophilus influenzae (bei Kindern). Bei manchen Formen ist mehr die Konvexität des Gehirns, bei anderen mehr die Hirnbasis befallen.

Symptomatik. Hochakuter Beginn mit heftigsten Kopfschmerzen, Nackensteifigkeit, positives Kernig-, Brudzinski- und Lasègue-Zeichen, das Bewußtsein ist getrübt, Konjunktivitis mit Lichtscheu, Fieber 39–40°C, fokale oder generalisierte Anfälle, Hirnnervenlähmungen bei basaler Meningitis, später Hydrozephalus.

Diagnostik. Die wichtigste diagnostische Methode ist die Liquoruntersuchung. Die Bestimmung der Bakterienkultur bestimmt das weitere Vorgehen (s.u.). Stark beschleunigte BSG, im Blutbild erhebliche Leukozytose mit Linksverschiebung. Der Liquorzucker sinkt unter ein Drittel des normalen Werts, weil die Bakterien Zucker reduzieren. Der Laktatspiegel ist erhöht (Normalwert 1,1–2,1 mmol/l bzw. <20 mg/dl). Der Liquor steht unter erhöhtem Druck, weitere Liquorbefunde in Tabelle 9.17.

Therapie. Sofort nach der Liquorentnahme muß eine antibiotische Behandlung eingeleitet werden, die später nach Erregernachweis und Antibiogramm variiert wird.

3.4.1.2 Tuberkulöse Meningitis

Sie entsteht im Gefolge einer Tuberkulose durch hämatogene Streuung eines Primärherdes oder einer Organtuberkulose. Typischerweise sind die *Meningen* der *Hirnbasis* und des *Rückenmarks* befallen.

Symptomatik. Die tuberkulöse Meningitis manifestiert sich häufig schleichend mit tage- bis wochenlang andauernden uncharakteristischen Frühsymptomen (Kopfschmerzen, Abgeschlagenheit, Reizbarkeit). Charakteristisch sind *Hirnnervenausfälle*, wobei besonders häufig der N. oculomotorius (innere und äußere Okulomotoriusparese) geschädigt ist, gefolgt vom N. abducens und N. facialis. Greift der Prozeß auf das Hirnparenchym über, treten kortikale Herdsymptome wie Anfälle und Paresen auf. Infolge von arachnitischen Verklebungen kann als Komplikation ein Hydrozephalus auftreten.

Diagnostik. Das Blutbild ist nur wenig entzündlich verändert, die BSG mäßig beschleunigt. Der Liquor ist eiweißreich (eventuell Spinngewebsgerinnsel) und steht unter erhöhtem Druck, der Laktatspiegel ist erhöht, weitere Liquorbefunde siehe Tabelle 9.17.

> **Klinischer Fall**
>
> Eine 25jährige Patientin hat seit 14 Tagen Kopfschmerzen, die zunehmen. Seit 3 Tagen fällt sie durch leichte Benommenheit, Konzentrationsstörungen und erhöhte affektive Erregbarkeit auf. Sie kommt jetzt zum Arzt, weil seit gestern eine Abduzensparese rechts besteht.
> *Diagnose:* tuberkulöse Meningitis

Lymphozytäre Meningitis (virale Meningitis)

Hierbei handelt es sich nicht um eine bestimmte Krankheit, sondern um ein vielfältiges Syndrom, das ätiologisch uneinheitliche Meningitisformen zusammenfaßt. Die Erreger sind am häufigsten Viren (Echo-, Coxsackie-, Mumps-, Zostervirus).

Symptomatik. Kopfschmerzen, Nackensteifigkeit, Konjunktivitis mit Lichtscheue. Fieber und Hyperpathie des Rumpfes sind in der Regel schwächer ausgeprägt als bei der eitrigen Meningitis. Nicht selten kommt es zu Zeichen eines Mitbefalls von Hirnnervenwurzeln oder einer Polyneuroradikulitis, einer Enzephalitis oder Myelitis.

Tab. 9.17: Typische Liquorbefunde bei verschiedenen Meningitisformen

	Aussehen	Zellzahl, Zellart	Gesamteiweiß	Glukose
Normalwerte	klar	1–4/μl Lymphozyten	15–45 mg/100ml	60 mg% bzw. 2,7–4,8 mmol/l
bakterielle Meningitis	trüb bis eitrig	Lymphozyten 3000–10000/μl massenhaft Granulozyten	stark erhöht 100–1000 mg/100ml	stark verringert <20 mg%
lymphozytäre (virale) Meningitis	klar	10–2000/μl überwiegend Lymphozyten, anfangs auch Granulozyten	normal, selten gering erhöht	normal
tuberkulöse Meningitis	klar	20–500/μl Lymphozyten, Monozyten, Granulozyten, („gemischtes Zellbild")	erhöht	stark verringert <20 mg%

Diagnostik. Blutbild und die BSG sind meist normal. Liquorbefunde siehe Tabelle 9.17.

Meningeosis carcinomatosa

Definition. Diffuse Metastasierung eines Karzinoms in die Meningen. Der Primärtumor sitzt meist in der Mamma oder in der Lunge. Eine leukämische Aussaat in die Meningen infolge einer akuten lymphatischen Leukämie bezeichnet man als Meningeosis leucaemica.

Symptome. Je nach Lokalisation kommt es zu Kopfschmerzen, Hirnnervenlähmungen (III, IV, V, VII, VIII), Anfällen, Ataxie, Hirndruckzeichen, radikulären Symptomen. Selten Fieber.

Diagnostik. Der Liquor zeigt häufig erhöhte Zellzahl und besonders hohen Eiweißwert bei niedrigem Liquorzucker. Laktatanstieg ist ein wichtiger Hinweis. Tumorzellen im Liquorsediment finden sich bei der Erstpunktion in etwa 60% der Fälle.

Borreliose (Lyme-Krankheit)

Definition. Durch Zeckenbiß oder Insektenstich übertragene bakterielle Infektion mit der Spirochäte Borrelia burgdorferi. Es kommt zu einer *lymphozytären* (!) Meningitis.

Symptomatik. Stadium I: Nach Tagen bis Wochen entwickelt sich ein *Erythema chronicum migrans* um die Bißstelle; Fieber, Kopfschmerzen. Nach wenigen Wochen Stadium II: Meningoradikuloneuritis *(sog. Garin-Bujadoux-Bannwarth-Syndrom):* Hirnnervenlähmungen (insbesondere N. facialis und Augenmuskelnerven), heftige radikuläre Schmerzen, asymmetrische periphere Extremitätenlähmungen (Polyneuropathie vom Multiplextyp). Monate bis Jahre nach Primärinfektion Stadium III: chronisch-intermittierende Arthritiden, Akrodermatitis chronica atrophicans, progrediente Enzephalomyelitis.

Diagnostik. Lymphozytäre Pleozytose und Proteinerhöhung im Liquor, Nachweis von IgM-Antikörpern.

Therapie. Cephalosporine.

3.4.2 Enzephalitis

In den meisten Fällen ist nicht nur das Hirnparenchym befallen, sondern es kommt auch zu einer meningitischen Begleitreaktion (Meningoenzephalitis). Die Meningoenzephalitiden werden in der Regel durch Viren hervorgerufen. Die wichtigsten Erreger sind: Herpes-simplex-Viren, Arboviren (FSME-Virus), Enteroviren (Echo, Coxsackie, Polio), Varizella-Zoster-Virus, Myxoviren (Mumps, Masern).

Postinfektiös nach und parainfektiös bei Erkrankungen wie Masern, Röteln und Windpocken können ebenfalls Myelitiden und Enzephalitiden auftreten. *Postvakzinal*, insbesondere nach Pocken- und Lyssaschutzimpfungen werden *perivenöse Enzephalomyelitiden* vorwiegend der weißen Substanz beobachtet.

Stellvertretend seien im folgenden wichtige Enzephalitiden genannt, die durch Viren (Herpes-simplex-Enzephalitis, FSME, aidsbedingte zentralnervöse Symptome, Creutzfeldt-Jakob-Krankheit), Protozoen (zerebrale Malaria) und Bakterien (metastatische Herdenzephalitis) verursacht werden.

Herpes-simplex-Enzephalitis

Definition. Sie wird v.a. durch eine Infektion mit dem Herpes-simplex-Virus Typ I verursacht. Sie ist die häufigste akute nekrotisierende sporadische Virusenzephalitis.

Ätiopathogenese. Das Virus dringt vermutlich über die Riechschleimhaut und den N. olfactorius in das ZNS ein. Man findet hämorrhagisch-nekrotisierende Herde bevorzugt im basalen Temporal- und Frontallappen. In den Zellkernen der Neurone sind Cowdry-Einschlußkörperchen nachweisbar.

Symptomatik. Prodromalstadium von 1–4 Tagen mit unspezifischen grippalen Allgemeinsymptomen und psychischen Veränderungen, dann zerebrale Herdsymptome v. a. mit *aphasischen* Störungen, *fokale epileptischen Anfällen* und leichten Halbseitenlähmungen. Bewußtseinseintrübung als Folge eines sich rasch ausbreitenden malignen Hirnödems.

Diagnostik. Allgemeinverändertes EEG mit temporalen Herdbefunden. Das CCT ist anfangs normal, hypodense Areale sind ab dem 4.–5. Tag in den Temporallappenregionen nachweisbar.

Verlauf. Unbehandelt führte sie früher in bis zu 70 % der Fälle zum Tode. Die Letalität der behandelten Herpesenzephalitis liegt inzwischen deutlich unter 20 %.

Therapie. Schon bei begründeter Verdachtsdiagnose sofortige Gabe von Aciclovir und Antikonvulsiva, z.B. Phenytoin sowie Ödembehandlung (Mannit, Glycerol). Antibiotische Behandlung bis zur gesicherten Diagnose.

Frühsommer-Meningoenzephalitis (FSME, Zentraleuropäische Zeckenenzephalitis)

Definition. Durch Zeckenbiß übertragene Infektion mit Flavoviren (Gruppe der Arboviren). Infektionsgipfel in den Monaten Juni/Juli und September/Oktober. Als Endemiegebiete kommen Süddeutschland und Österreich (Kärnten, Donaugebiete) in Betracht.

Symptomatik. Nach einer Inkubationszeit von 3 Tagen bis 3 Wochen treten uncharakteristische Kopf- und Gliederschmerzen und Fieber auf. Nach einem beschwerdefreien Intervall von einigen Tagen kommt es zu einem zweiten Fieberanstieg mit Kopfschmerzen, Schwindel und zu Symptomen einer Meningitis oder Meningoenzephalitis.

Diagnostik. Pleozytose im Liquor. Nachweis von IgM-Antikörpern im Serum.

Prophylaxe. Ausreichende Bekleidung zum Schutz vor Zeckenbiß. Aktive Immunisierung mit inaktivierten FSME-Viren.

Therapie. Passive Immunisierung mit Immunglobulinen aus Spenderplasma spätestens 48 Stunden nach dem Zeckenbiß.

Neurologische Symptome bei Aids

Siehe auch Innere Medizin, Infektionskrankheiten, Kapitel 4.9.

Definition. Im Verlauf der durch das Retrovirus HIV verursachten Immunschwäche AIDS kommt es in 30 % der Fälle zu klinisch faßbaren neurologischen Komplikationen. Diese beruhen entweder auf einem direkten Befall des ZNS durch das Retrovirus oder sekundär auf *opportunistischen Infektionen*.

Symptomatik. Primärinfektionen durch HIV: Akute HIV-Meningoenzephalitis (selten). *Chronische HIV-Enzephalopathie* (Aids-Demenz-Komplex): häufigste neurologische Komplikation. Störungen des Antriebs und des Affekts, Gedächtnis- und Konzentrationsstörungen, zerebelläre Ataxie, Paraplegie, Harninkontinenz. *Polyneuropathien:* Siehe Kapitel 5.1. Opportunistische Infektionen: *ZNS-Toxoplasmose* infolge einer Reaktivierung einer früher durchgemachten Erstinfektion: organische Psychosyndrome, fokale Störungen wie Hemiparesen, Aphasien. Krampfanfälle. Im Kontrastmittel-CT finden sich multiple Toxoplasmosegranulome mit ringförmiger Kontrastmittelanhebung. Die *Zytomegalievirusinfektion* unterscheidet sich klinisch nicht von der HIV-Enzephalopathie. Zur PML siehe Kapitel 7.3.

Creutzfeldt-Jakob-Krankheit

Siehe auch Innere Medizin, Infektionskrankheiten, Kapitel 4.8.

Definition. Progrediente Enzephalomyelopathie, hervorgerufen durch infektiöse Proteinpartikel, sog. Prionen. Die Krankheit ist übertragbar und beginnt im mittleren Lebensalter. Beide Geschlechter sind etwa gleich häufig betroffen.

Symptomatik. Sie beginnt in der Regel mit psychischen Symptomen (Wesensänderungen). Es entwickelt sich eine zunehmende Demenz mit Aphasie und Dysarthrie. Im weiteren Verlauf kommt es zu zentralen Paresen, zerebellärer Ataxie, Myoklonien und epileptischen

Anfällen. Die Krankheit führt nach Monaten bis 2 Jahren zum Tode. Die Symptome ähneln der durch Verzehr von BSE-verseuchtem Rindfleisch ausgelösten Enzephalomyelopathie. Vermutlich bestehen hier Beziehungen zur Schafkrankheit *Scrapie*. Eine weitere Variante von CJK ist die humane Prionenkrankheit Kuru, eine durch rituellen Kannibalismus übertragene Erkrankung, deren Inkubationszeit bis zu mehreren Jahrzehnten beträgt.

Therapie. Noch nicht bekannt.

Zerebrale Malaria

Definition. Bei der durch Plasmodium falciparum hervorgerufenen Malaria tropica kann es zu einer Meningoenzephalitis mit epileptischen Krämpfen und komatösen Zuständen kommen.

Embolische metastatische Herdenzephalitis

Definition. Fokale Entzündung des Hirnparenchyms entweder durch Absiedlung von Bakterien (metastatisch) oder durch Einschwemmung von Mikrothromben (embolisch).

Ätiopathogenese. Multiple septische Emboli, die von einer bakteriellen Endokarditis abgehen, können auch in die Hirnarterien gelangen. Diese führen zu kleinen ischämischen Infarkten und Mikroabszessen. In ca. 90% der Fälle handelt es sich um Streptococcus viridans. Neben der Endokarditis können auch Lungenabszeß, Bronchiektasien und Sepsis Ursache sein.

Symptomatik. Kopfschmerzen und Fieber, fokale und generalisierte Krampfanfälle, Herdsymptome, akute exogene Psychose.

3.4.3 Hirnabszeß

Definition. Hirnabszesse sind umschriebene, abgekapselte, intrazerebrale Eiterherde.

Ätiopathogenese. Abszesse werden am häufigsten durch Staphylokokken, Streptokokken und Pneumokokken hervorgerufen. Sie entstehen meistens *hämatogen* (Bronchiektasien, abszedierende Pneumonie, Endokarditis), *fortgeleitet* (Otitis media, Sinusitis), seltener *traumatisch* (offene Schädel-Hirn-Verletzungen).

Symptomatik. Das klinische Bild entspricht meist der progredienten Symptomatik einer intrakraniellen Raumforderung.

Diagnostik. *Ringstruktur* im CCT nach Kontrastmittelgabe, mit deutlichem perifokalem Ödem.

Therapie. Antibiotika unter CT-Kontrolle oder Radikaloperation, wenn der Abszeß abgekapselt ist.

3.4.4 Verschiedene Formen syphilitischer Erkrankungen

Luetische Meningitis des Sekundärstadiums

Schon im Sekundärstadium der Lues, während des sog. Erstlingsexanthems, kommt es in vielen Fällen zu einer *meningealen Reaktion*. Die Behandlung erfolgt mit Penicillin. Meist Rückbildung innerhalb von 3–5 Jahren.

Symptomatik. Kopfschmerz, Abgeschlagenheit, Leistungsschwäche als Ausdruck einer meningealen Reaktion.

Diagnostik. Liquorzellzahl und Eiweiß sind leicht erhöht.

Neurolues

Wurde im Frühstadium der Lues keine ausreichende Penicillinbehandlung durchgeführt, besteht die Gefahr einer Neurolues. Neurolues sind die Spätformen der Lues mit Befall des ZNS. Man unterscheidet 3 Formen:

Lues cerebrospinalis.
- Definition: Vorwiegend basale Meningoenzephalitis. Sie kann schon in den ersten 5 Jahren nach der Infektion auftreten und manifestiert sich hauptsächlich als Gefäß-

krankheit (Panarteriitis, Heubner-Endarteriitis), seltener als meningeale Form
- Ätiopathogenese: Die Treponemen dringen in die Gefäßwände ein und lösen eine Gefäßwandentzündung mit Intimawucherung aus, die bis zum Gefäßverschluß führen kann. Besonders betroffen sind die basalen Hirnarterien und die A. cerebri media.
- Symptomatik: Zu Beginn Allgemeinsymptome wie Kopfschmerzen, Schwindel, Leistungsminderung und Schlafstörungen. Später treten rezidivierende *ischämische Insulte* auf. Man beobachtet Mono- oder Hemiparesen, Aphasie und Hirnstammsyndrome, Pupillenstörungen, Visusverfall durch Optikusneuritis und Augenmuskellähmungen. Demenz. Die meningeale Form kann durch Verklebung der Liquorwege zu einem intrakraniellen Druckanstieg führen.
- Diagnostik: Pleozytose im Liquor mit Eiweißvermehrung und Gammaglobulinanstieg

Progressive Paralyse.
- Definition: Chronische Meningoenzephalitis, v.a. des Stirnhirns. Sie tritt bei 2–5 % aller luetisch Infizierten ab dem 8.–15. Jahr nach der Infektion auf
- Ätiopathogenese: Treponemen finden sich in der Hirnrinde und in den Stammganglien. Morphologisches Substrat ist eine Hirnrindenatrophie.
- Symptomatik: Beginn mit Syndromen wie Merkfähigkeits- und Konzentrationsstörungen und Leistungsabfall, sie endet mit der *Demenz*. Man beobachtet eine zunehmende Verflachung der Persönlichkeit, Affektabilität und Psychosen. Frühzeitig fallen eine Unruhe der mimischen Muskulatur („mimisches Beben") und *artikulatorische Sprachstörungen* mit „verschmierten" Silben auf. In der Mehrzahl der Fälle finden sich *Pupillenstörungen* (absolute Pupillenstarre, Argyll-Robertson-Pupille, siehe Kap. 1.5).

Tabes dorsalis („Rückenmarksschwindsucht").
- Definition: Entzündlich-degenerative Krankheit der Hinterstränge des Rückenmarks, der hinteren Wurzeln und der Pia. Sie tritt bei 1–5 % aller luetisch Infizierten ab dem 10.–20. Jahr nach der Infektion auf
- Ätiopathogenese: Entmarkungsprozeß des Hinterstrangs und der Hinterwurzeln
- Symptomatik: *Lanzinierende* (anfallsartig auftretende, stechend-bohrende) *Schmerzen* in den Gliedmaßen. Pupillenanomalien (anisokor, entrundet), fast immer *Argyll-Robertson-Phänomen*, Augenmuskellähmungen (N. oculomotorius, N. abducens), Doppelbilder, Optikusatrophie bis zur Amaurose. Die Läsion der Hinterstränge und Hinterwurzeln führt zu *sensibler Gangataxie*, *Hypotonie* der Beinmuskulatur, gestörtem Vibrations- und Lageempfinden an den unteren Extremitäten, Kältehyperpathie am Rumpf, verzögerter Schmerzleitung. Fehlende Patellar- und Achillessehnenreflexe infolge der Unterbrechung des spinalen Reflexbogens in den Hinterwurzeln. Blasenstörungen, Erlöschen der Potenz bei Läsion sakraler Wurzeln. Deformierende, schmerzlose Veränderungen einzelner großer Gelenke (tabische Arthropathie).
- Therapie: Bei allen Formen der Lues rechtzeitige und hochdosierte Gabe von Penicillin

3.4.5
Multiple Sklerose (Encephalomyelitis disseminata)

Definition. Schubweise oder chronisch progredient verlaufende entzündliche Entmarkungskrankheit des Gehirns und des Rückenmarks unbekannter Ursache.

Vorkommen. Die MS ist eine der häufigsten Nervenkrankheiten, die Prävalenz liegt in der BRD bei ca. 80 auf 100 000 Einwohner. Die MS zeigt ein Nord-Süd-Gefälle mit hohem Erkrankungsrisiko im Norden Europas und in Nordamerika. In den nördlichen Bundesstaaten der USA ist die MS häufiger vertreten als in den südlichen. Sie manifestiert sich meist zwischen dem 20. und 40. Lebensjahr. Frauen erkranken etwa doppelt so häufig wie Männer. Familienuntersuchungen ergaben ein erhöhtes

Erkrankungsrisiko für Angehörige eines MS-Kranken.

Verlauf. Bei ca. 80% *schubweise* mit Remissionen. Das Intervall zwischen zwei Schüben kann wenige Monate bis zu 1–2 Jahre, im Durchschnitt 1,4 Jahre dauern. Bei einem Teil der Kranken nimmt die MS einen *primär chronisch-progredienten* Verlauf ohne Remissionen. Nur selten tritt ein akut-foudroyanter Verlauf auf, bei dem die Patienten wenige Wochen nach der 1. Manifestation sterben. Solche Verläufe beobachtet man eher in jüngeren Jahren. Viele Kranke sind noch jahrelang nach Ausbruch der MS berufstätig.

Ätiopathogenese. Die Ursache ist unbekannt, genetische Faktoren spielen vermutlich eine prädisponierende Rolle. Man nimmt an, daß es sich um eine *Autoimmunkrankheit* handelt. Die perivaskulär betonte entzündliche Entmarkung spielt sich vornehmlich an den Ventrikelwinkeln ab, kann aber disseminiert überall in der weißen Substanz des Hirns und des Rückenmarks auftreten. Die herdförmige Auflösung der Myelinhülle führt zu Störungen in der Erregungsleitung. Die disseminierten Entmarkungsherde *(Plaques)* können den Durchmesser eines Stecknadelkopfs bis zu dem eines Markstückes einnehmen und sind um größere Venen oder an ihnen entlang angeordnet. In frischen Herden lassen sich lymphoplasmazelluläre Infiltrate nachweisen. Man spricht von einer Sklerose, weil größere Herde gliös vernarben.

Prädilektionsstellen. Bevorzugt in der Umgebung der Ventrikel, Hirnstamm, insbesondere Pons, Sehnerv, Kleinhirn, Hinterstränge des Rückenmarks.

Symptomatik. Häufig gestörte Okulomotorik, z.B. als internukleäre Ophthalmoplegie, Doppelbilder infolge Augenmuskelparesen. Optikusneuritis, einseitig oder doppelseitig, mit Visusminderung oder vorübergehender Blindheit. Die Optikusneuritis kann ein Frühsymptom der MS sein. Typischer ist die *retrobulbäre Optikusneuritis*, bei der nur das zentral gelegene papillomakuläre Bündel erkrankt, das zentrale Sehen leidet; temporale Abblassung der Papille. Sehr häufig (81%) sind *zentrale (spastische) Paresen* mit lebhaften Reflexen, Steifigkeit des Ganges bis zur kompletten Para-, Hemi- oder Tetraplegie. Abgeschwächte oder erloschene Bauchhautreflexe sind ein Frühsymptom. Ebenfalls häufig (83%) sind *Sensibilitätsstörungen* wie Parästhesien an den Extremitäten, v.a. an Händen und Füßen. Beeinträchtigung der Berührungs- und des Lageempfindens → sensible Ataxie. Oft Blasenstörungen. Sehr häufig sind *zerebelläre* Erscheinungen (79%): Nystagmus, Intentionstremor, skandierende Sprache *(Charcot-Trias)*, zerebelläre Ataxie. Wesensänderungen wie unangemessene Euphorie und Kritiklosigkeit, häufiger aber depressive Entwicklung. Im späteren Verlauf entwickelt sich oft eine Demenz.

Diagnostik. Schubweiser Verlauf und multilokuläre Symptome begründen den Verdacht einer MS. Visuell evozierte Potentiale sind bei ca. 80% pathologisch. Liquorbefund: leichte lymphozytäre Pleozytose, Plasmazellen, das Gesamteiweiß ist normal oder leicht (0,60–0,80 g/l) erhöht. Deutliche Vermehrung des IgG mit intrathekaler Bildung, nachweisbar als oligoklonale Banden. Diese autochthone IgG-Vermehrung im Liquor wird durch den sog. Delpech-Lichtblau-Quotienten erfaßt. Unter den bildgebenden Verfahren hat sich die MRT als Methode der Wahl durchgesetzt. Sie zeigt besonders frühzeitig und in größerer Häufigkeit Entmarkungsherde als das CT.

Therapie. Die Therapie ist derzeit noch global immunsuppressiv, z.B. Azathioprin, Cyclophosphamid in Abwägung von Wirkung und Nebenwirkung. Eine hochdosierte Kortikosteroidbehandlung verkürzt die Dauer des akuten Schubs. Bei Unverträglichkeit von Azathioprin kann im Intervall die Gabe von *Interferon β1* erwogen werden. Voraussetzung hierfür ist ein schubförmiger Verlauf und Gehfähigkeit des Patienten. Mehrere Studien haben in letzter Zeit die Wirksamkeit von *Copolymer 1*, einem systemischen Polypeptid, bei schubförmig verlaufender MS belegt. Wichtig sind Krankengymnastik zur Verbesserung von Stand und

Gang und eine Therapie der Blasenstörung. Zur medikamentösen Behandlung der Spastik siehe Kapitel 1.3.1.

3.5
Traumen

Zur Einteilung der Schweregrade eines Schädel-Hirn-Traumas (Tönnis-Loew, Glasgow-Koma-Skala) siehe Chirurgie, Kapitel 11.1.3.

3.5.1
Gedeckte Hirnverletzungen

Definition. Die Hirnverletzungen liegen unter einer intakten harten Hirnhaut.

Commotio cerebri (Hirnerschütterung)

Definition. Durch Schädelprellung verursachte akute Funktionsstörung des Gehirns ohne nachweisbare anatomische Veränderungen.

Ätiopathogenese. Vorübergehende Dysregulation der Hirndurchblutung.

Symptomatik. Kardinalsymptom ist die sofort einsetzende *Bewußtseinsstörung* (Bewußtseinseintrübung oder -verlust) von einer Dauer zwischen wenigen Sekunden und Stunden. Für den Zeitraum dieser Bewußtseinsstörung *nach* dem Unfall besteht eine Erinnerungslücke (anterograde Amnesie). Sie kann einige Minuten, aber auch mehrere Stunden betragen. Meist liegt auch eine *retrograde Amnesie* vor, d.h. der Patient kann sich an die letzten Ereignisse *vor* dem Unfall nicht mehr erinnern. Kennzeichnend sind ferner Übelkeit, Erbrechen und Schwindel. Keine neurologischen Ausfälle.

Therapie. Bettruhe von ungefähr 3 Tagen. Eine zweiwöchige Bettruhe ist heute obsolet, weil sie das Abklingen sog. postkommentioneller Beschwerden wie allgemeine Leistungsschwäche, psychische Reizbarkeit, Konzentrationsstörungen und Alkoholintoleranz eher verzögert.

Contusio cerebri (Hirnprellung)

Definition. Funktionsstörung des Gehirns, die mit einer lokalisierbaren substantiellen Hirnschädigung einhergeht.

Ätiopathogenese. Kontusionell geschädigt werden v.a. der Kortex (Rindenprellungsherde), aber auch das Marklager, die Stammganglien und der Hirnstamm. Nicht nur die Auftreffstelle der Gewalt (sog. Coup-Herd) wird geschädigt, sondern auch die gegenüberliegende Seite (Contrecoup) ist stark betroffen, weil sie einer erheblichen Sogwirkung (kurzandauernder Unterdruck) ausgesetzt ist. Der Contrecoup-Mechanismus führt vorzugsweise zu frontobasal und temporobasal gelegenen Läsionen.

Symptomatik. Mehrstündige bis tagelange Bewußtseinsstörung, anterograde und retrograde Amnesie, *zerebrale Herdsymptome* (Hemi- oder Tetraparese, epileptische Anfälle, Aphasien), ferner Hirnnervenausfälle. Häufig findet man auch ein *traumatisches hirnorganisches Psychosyndrom* (drei Verlaufsstadien: Koma, Delir, Korsakow-Syndrom).

Verlauf. Eine schwere, primäre (traumatische) Hirnstammschädigung (Dezerebration, Bulbärhirnsyndrom) wird meist nicht überlebt. Eine sekundäre (reaktive) Hirnstammschädigung beeinträchtigt die Vitalfunktionen (Atmung, Herz- und Kreislaufregulation) und hat damit eine Verstärkung des hypoxischen Ödems zur Folge. Die Prognose ist abhängig von der Dauer des Komas.

Dauerfolgen. Nach einer Contusio cerebri können körperliche und psychische Dauerschädigungen (Reizbarkeit, Antriebsarmut, Nachlassen der intellektuellen Fähigkeiten) zurückbleiben. Um überzogenen Entschädigungswünschen („Rentenneurose") bei entschädigungspflichtigen Unfällen vorzubeugen, ist eine genaue Untersuchung und eine exakte Dokumentation erforderlich.

Therapie. Freihalten der Atemwege (Gefahr der Aspiration), Sicherung einer ausreichen-

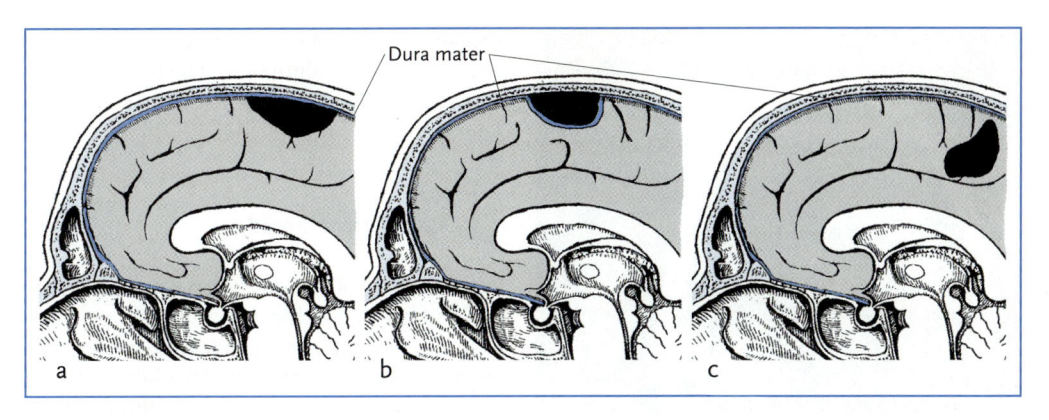

Abb. 9.18: Formen des Hämatoms: **a** subdural, **b** epidural, **c** intrazerebral

den Sauerstoffzufuhr zum geschädigten Gehirn, Ödemprophylaxe (Mannit, Sorbit, Glycerin) mit Hochlagerung des Oberkörpers (30°) und Kreislaufstützung.

Compressio cerebri (Hirnquetschung)

Definition. Auswirkungen der traumatisch bedingten epiduralen, subduralen und intrazerebralen Hämatome sowie des umschriebenen Hirnödems. Bei etwa 10% aller Schädel-Hirn-Traumen tritt eine Compressio cerebri auf.

Epidurales Hämatom

Definition. Arterielle Blutung zwischen Schädelknochen und Dura mater mit resultierender Gehirnkompression (siehe Abb. 9.18).

Ätiopathogenese. Zerreißung der A. meningea media oder eines ihrer Äste, häufig aufgrund einer Fraktur der temporo-parietalen Schädelkapsel. Das auslösende Trauma kann gering sein (Bagatelltrauma).

Symptomatik. Das *Bewußtsein trübt* ein. In einem Teil der Fälle schließt sich an die initiale Bewußtseinsstörung zunächst ein symptomarmes, *freies Intervall* an, bis schließlich die Bewußtseinseintrübung erneut einsetzt und der Zustand des Patienten sich progredient verschlechtert. Durch Kompression einer Hirnhälfte kommt es zur *kontralateralen Hemiparese*, häufig auch zu einer *homolateralen Mydriasis* durch Druck auf den N. oculomotorius → Anisokorie. Innerhalb weniger Stunden kann eine Einklemmung des Hirnstammes im Tentoriumschlitz auftreten, die zu einer Dezerebration führt. Der Patient stirbt am Versagen der medullären Kreislauf- und Atemregulation.

Diagnostik. Im CCT zeigt sich eine scharf begrenzte, *bikonvexe*, hyperdense raumfordernde Läsion.

Therapie. Schädeltrepanation mit Ablassen des Hämatoms.

Subdurales Hämatom

Definition. Blutung zwischen Dura mater und Arachnoidea (siehe Abb. 9.18 und 9.19).

Ätiopathogenese. Verletzung von Brückenvenen aufgrund einer Hirnkontusion. Die Brückenvenen (Vv. cerebri superiores) ziehen über die Hirnkonvexität hinweg und münden in den Sinus sagittalis superior. In ihrem Verlauf müssen sie eine kurze Strecke den Subduralraum durchziehen. Das auslösende Trauma kann gering sein und wird oft nicht erinnert (Bagatelltrauma).

Symptomatik. Das subdurale Hämatom verläuft akut, subakut oder chronisch. Die Symptomatik entspricht im großen und ganzen der des epiduralen Hämatoms, jedoch weniger dramatisch. Typisch ist die progrediente Bewußt-

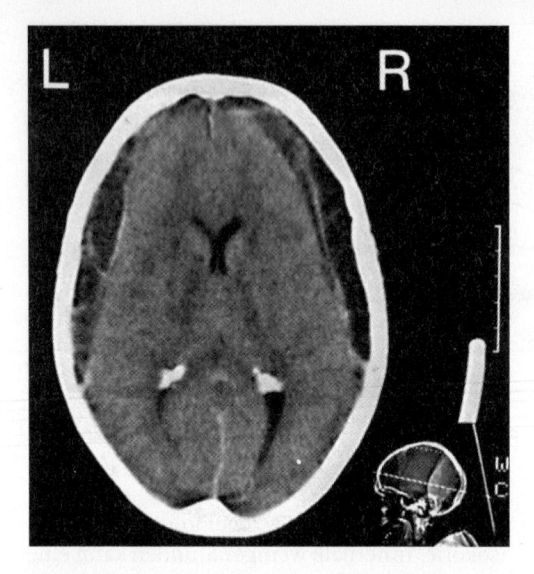

Abb. 9.19: Subdurales Hämatom in der Spätphase, daher hypodens, CT (IMPP)

seinsstörung, eine homolaterale Ophthalmoplegie und kontralaterale Hemiparese. Das sog. chronische subdurale Hämatom entwickelt sich erst Wochen bis Monate nach dem Trauma.

Diagnostik. Im CCT hyperdense, manchmal isodense, *sichelförmige* Zone, die breitflächig der Kalotteninnenseite anliegt.

Therapie. Operative Hämatomentleerung.

Traumatisches intrazerebrales Hämatom

Definition. Kontusionsblutung in das Hirnparenchym, vorwiegend temporal und frontal, in der Mehrzahl mit sub- oder epiduralen Hämatomen kombiniert. Die Blutung kann in die Ventrikel einbrechen (siehe Abb. 9.18).

Symptomatik. Heftige Kopfschmerzen, Erbrechen, Herdsymptome wie Hemiparesen und Aphasien, Bewußtseinsstörung bis zum Koma. Weite lichtstarre Pupillen deuten auf eine drohende Einklemmung des Mittelhirns (Dezerebration) hin.

Verlauf. Schlechte Prognose bei Ventrikeleinbruch.

Therapie. Hämatomausräumung bei großen raumfordernden Blutungen. Die häufigen kleinen Kontusionsblutungen bedürfen keiner Therapie.

3.5.2 Dissoziierter Hirntod

Definition. Vollständiger, irreversibler Funktionsausfall des Gehirns bei erhaltener Herzleistung. In der Mehrzahl der Fälle tritt er nach einem Hirntrauma auf. Die Diagnose Hirntod muß von zwei unabhängigen Untersuchern festgestellt werden.

Klinische Kriterien. Koma, Ausfall der Spontanatmung, Ausfall von Hirnstammreflexen (lichtstarre Pupillen, Fehlen des Kornealreflexes, Fehlen von Reaktionen auf Schmerzreize im Trigeminusgebiet, Fehlen des Würgreflexes). Die Feststellung eines Null-Linien-EEGs kann u. U. erforderlich sein. Eine Intoxikation muß ausgeschlossen sein.

3.5.3 Offene Hirnverletzung

Definition. Durch stumpfe oder scharfe Gewalt wird nicht nur die Schädeldecke, sondern auch die *Dura* eröffnet.

Schädelbasisfrakturen

Symptomatik. Brillen- oder Monokelhämatom, rhinogener oder otogener Liquorabfluß aus einer Liquorfistel, Hämatotympanon, einseitige Schwerhörigkeit, einseitige Trochlearis- und Abduzenslähmung und einseitige Blindheit.

Diagnostik. Schädelbasisfrakturen sind in der Rö-Übersichtsaufnahme häufig nicht erkennbar. Mit der CT ist eine bessere Beurteilung einer Schädelfraktur sowie die gleichzeitige Darstellung des Hirngewebes direkt möglich.

Liquorfisteln

Definition. Als Folge einer frontobasalen Schädel- und Felsenbeinfraktur können bei

Zerreißung der Dura Liquorfisteln entstehen, die zum Liquorabfluß aus der Nase oder aus dem Ohr führen.

Symptomatik. Liquorrhö, Kopfschmerzen und Schwindel.

Diagnostik. Bestimmung des Zuckergehaltes des abtröpfelnden Liquors, der Nachweis gelingt am sichersten mit einer Isotopenzisternographie und mit der „Dünnschichtcomputertomographie".

Komplikationen. Aufsteigende eitrige Meningitis (Pneumokokken!), Hirnabszeß.

Therapie. Operativer Duraverschluß durch eine Plastik.

3.6 Gefäßkrankheiten

3.6.1 Allgemeines

Anatomie der Hirndurchblutung

Die Versorgungsgebiete der großen Hirnarterien sind im folgenden genannt (siehe Abb. 9.20 und 9.21).
- *A. cerebri anterior:* mediale Großhirnhemisphäre bis zum Sulcus parietooccipitalis: Frontallappen, ein Teil des Parietallappen, Commissura anterior, Balken, Columnae fornicis, vorderer Schenkel der Capsula interna, Corpus striatum, Hypothalamus, sowie einen schmalen Anteil im Bereich der Mantelkante für die untere Extremität
- *A. cerebri media:* Außenseite der Großhirnhemisphäre und Seitenkante des Schläfenlappens, ein Teil des Frontallappens, des Schläfenlappens und des Okzipitallappens; Inselrinde, Commisura anterior, Putamen, Globus pallidus, Capsula interna, Nucleus caudatus, die Sprach- und Gehörzentren, die sensomotorischen Rindenfelder mit Ausnahme der Anteile für die untere Extremität
- *A. cerebri posterior:* Nucleus ruber, Substantia nigra, Thalamus, Kerne des N. oculomotorius und des N. trochlearis, Anteile des Hypothalamus, das Tektum und das Tegmentum
- *A. vertebralis:* kaudaler Anteil des Kleinhirns, dorsolateraler Anteil der Medulla oblongata
- *A. basilaris:* rostrale Anteile der Medulla, Pons, Teile des Tegmentum, Kleinhirnrinde, Kleinhirnkerne, Vierhügelplatte, Corpus pineale

Pathophysiologische Grundlagen

Der zerebrale Blutdurchfluß beträgt etwa 800 ml pro Minute, bzw. 15–20% des Herzminutenvolumens. Im Gegensatz zu anderen Organen besteht bei der Durchblutung des Gehirns kein wesentlicher Unterschied zwischen Schlafen und Wachen. Die Hirndurchblutung wird weitgehend konstant gehalten. Grundlage dieser *Autoregulation* ist der *Bayliss-Effekt*: Anstieg des Gefäßinnendrucks → Verengung der kleinen Hirngefäße; Absinken des Druckes → Erweiterung der Gefäße innerhalb eines Druckbereichs von 70–180 mmHg. Unter physiologischen Bedingungen spielt die nervale Regulation bei den Hirngefäßen keine Rolle. Metabolische Faktoren üben jedoch einen starken Einfluß auf die Hirndurchblutung aus. Eine Erhöhung des pCO_2 bewirkt eine Erweiterung der Gefäße, mit Ausnahme von ischämischen Bezirken, in denen bereits eine maximale Vasodilatation vorliegt. Die Fluidität des Blutes spielt eine wichtige Rolle für die Mikrozirkulation: Blutverdünnung oder Anämie steigern die Hirndurchblutung (Wirkung der Plasmaexpander und der Hämodilution). Ein Anstieg des intrakraniellen Drucks infolge eines Hirnödems führt durch Kompression zur Abnahme der Blutmenge in den Gefäßen.

Nach Ischämie eines umschriebenen Gefäßterritoriums entsteht eine Laktazidose, die gefäßerweiternd wirkt, d.h., die Durchblutung in diesem Bezirk ist zunächst gesteigert. Die Substratausnutzung (Sauerstoff- und Glukoseentnahme) ist jedoch vermindert, weil das Gewebe durch die Ischämie pathologisch verändert ist. Diese verminderte Substratausnutzung trotz gesteigerter Durchblutung bezeichnet man als *Luxusperfusion*. Es hat deshalb keinen Sinn,

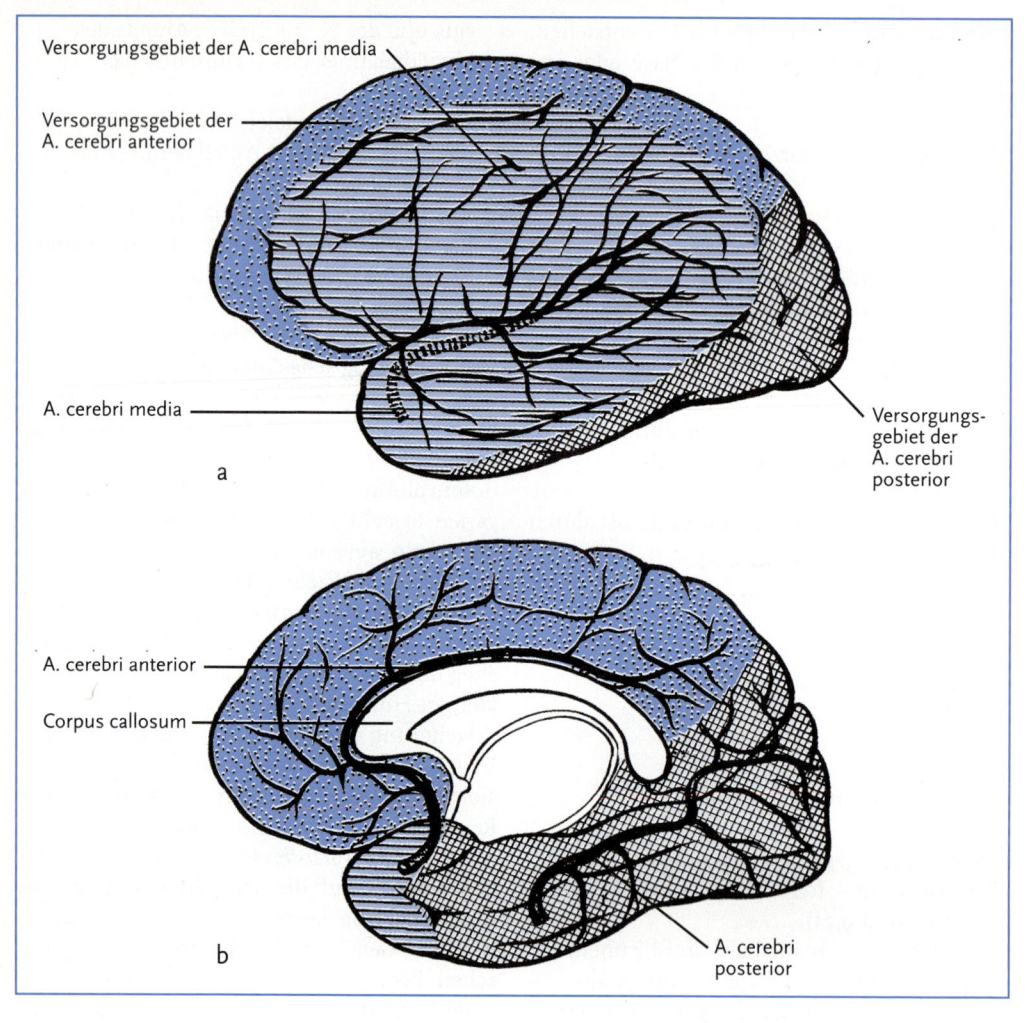

Abb. 9.20: Großhirnarterien und ihre Versorgungsgebiete: **a** Facies superolateralis, **b** Facies medialis (Bertolini et al. 1995)

nach einem ischämischen Insult gefäßerweiternde Mittel zu geben. Vasodilatanzien führen v.a. zu einer Gefäßerweiterung außerhalb des ischämischen Insults → zusätzlich Gefahr eines intrazerebralen Steal-Effekts.

Ursachen zerebraler Durchblutungsstörungen

In der überwiegenden Zahl der Fälle ist eine *Arteriosklerose* die Ursache einer vaskulären Insuffizienz. Aus lokalen Gefäßwandveränderungen entwickeln sich Stenosen oder thrombotische Verschlüsse. Die Hirnarteriosklerose tritt an den großen, extrakraniellen, hirnversorgenden Gefäßen (A. carotis interna, A. vertebralis) und an größeren intrakraniellen Arterien (A. cerebri media, A. cerebri anterior, A. cerebri posterior und A. basilaris) auf. An zweiter Stelle steht die *hypertone Arteriolosklerose*. Dies betrifft vor allem die langen Radiärarterien, die das Marklager, die Stammganglien und den Hirnstamm versorgen. Die arterielle Hypertonie ist der größte Risikofaktor des Schlaganfalls. Eine weitere Ursache sind *embolische Gefäßverschlüsse* (arterio-arterielle oder kardiogene Embolien), sowie in seltenen Fällen *entzündliche Gefäßkrankheiten* (z.B. Panarteriitis nodosa, Lupus erythematodes), Gerinnungsstörungen und

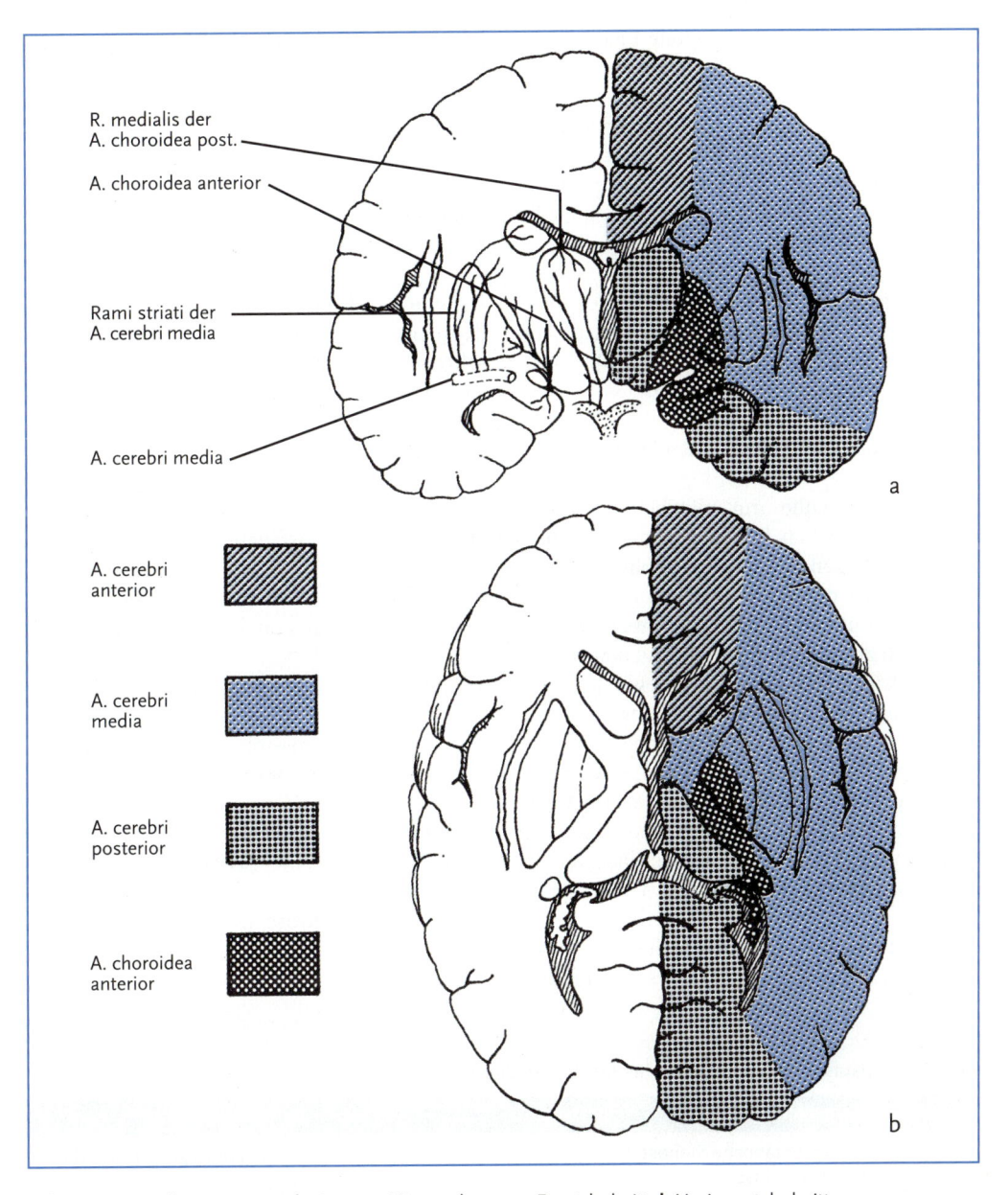

Abb. 9.21: Arterielle Versorgung der inneren Hirnstrukturen: **a** Frontalschnitt, **b** Horinzontalschnitt

Blutviskositätsänderungen (z.B. Polyzythämie). Mit zunehmendem Lebensalter steigt das Risiko eines Insultes, v.a. wenn eine Herzerkrankung, insbesondere eine absolute Arrhythmie mit Vorhofthrombus, oder ein Diabetes mellitus vorliegt. Weitere Risikofaktoren sind Herzklappenfehler, Hypercholesterinämie, Übergewicht, Nikotinabusus.

3.6.2 Klinik

Schlaganfall (Insult)

Definition. Umschriebene arterielle Durchblutungstörungen des Gehirns mit meist schlagartig (apoplektisch) auftretenden neurologischen Symptomen. Zerebrale Insulte beruhen in etwa 85% der Fälle auf einer *Minderdurchblutung* und in ca. 15% auf einer *Massenblutung*. Der Schlaganfall hat verschiedene Ursachen, s.o. Schlaganfälle stehen an 3. Stelle der Todesursachen in der BRD. Der ischämische Insult ist die häufigste neurologische Krankheit überhaupt.

Verlaufsvarianten. Man unterscheidet nach Grad der Ausprägung und dem Verlauf verschiedene Stadien (siehe Tabelle 9.18). Therapie siehe Chirurgie, Kapitel 11.1.2.

Transitorische ischämische Attacke (TIA)

Definition. Insulte mit plötzlich einsetzenden neurologischen Störungen, die innerhalb von 24 Stunden vollständig abklingen. Meistens dauern die flüchtigen Insulte aber nur wenige Minuten. Die Attacken haben die Tendenz, sich zu wiederholen. Sie sind nicht selten die *Vorboten eines Hirninfarkts*, wie z.B. die *Amaurosis fugax*, eine flüchtige, einseitige Sehstörung aufgrund einer Mikroembolie im Versorgungsgebiet der A. carotis (A. ophthalmica), oder eine kurzandauernde Aphasie, eine flüchtige Arm/Beinparese und *drop attacks*, d.h. ein plötzliches Hinfallen ohne Bewußtlosigkeit bei vertebrobasilärer Insuffizienz.

Ätiopathogenese. Mikroembolien von ulzerierenden atheromatösen Plaques extrakranieller (Karotisbifurkation, Aortenbogen) und intrakranieller Gefäße oder kardiogene Mikroembolien. Für Mikrozirkulationsstörungen gelten verschiedene Faktoren als maßgeblich (Plasmaviskosität etc.).

Prolongiertes reversibles ischämisches neurologisches Defizit (PRIND)

Definition. Neurologische Ausfälle, die die definierte Zeitdauer von 24 Stunden überschreiten, aber innerhalb von wenigen Tagen vollständig wieder abklingen.

Progredienter Insult

Definition. Fortschreitende Zunahme von neurologischen Ausfällen über 6–12 Stunden.

Ätiopathogenese. Wachsender Thrombus, wiederholte Embolien, zunehmendes Hirnödem.

Kompletter Insult (Hirninfarkt)

Definition. Die neurologischen Ausfälle bilden sich nicht oder nur unvollständig zurück.

Ätiopathogenese. Wenige Stunden nach dem Insult tritt eine Erweichung ein (Encephalomalazia alba). Nach 3–4 Wochen verflüssigt sich die Nekrose (Kolliquationsnekrose). Sie wird abgebaut und es entsteht ein zystischer Defekt.

Tab. 9.18: Verlaufsvarianten ischämischer Insulte (Stadium I–IV)

Stadium	Nomenklatur	Dauer	Bemerkungen
I	asymptomatische Stenosen und Verschlüsse		ohne neurologische Ausfälle
II	transitorisch-ischämische Attacke (TIA)	Minuten bis 24 Stunden	flüchtige neurologische Ausfälle, reversibel
	prolongiertes reversibles ischämisches Defizit (PRIND)	mehr als 24 Stunden bis wenige Tage	reversibel
III	progredienter Insult	innerhalb 6–12 Stunden	kontinuierliche oder schrittweise Zunahme neurologischer Ausfälle
IV	kompletter Insult	über 24 Stunden mit gleichbleibender Schwere	Ausfälle nicht oder nur unvollständig reversibel, nicht fortschreitend

Diagnostik. Im CCT stellt sich ein ischämischer Insult charakteristischerweise als hypodense Zone dar, die frühesten Demarkierungen sind aber erst 12 bis 24 Stunden nach dem Ereignis feststellbar. Die Doppler-Sonographie gibt Auskunft über hämodynamisch relevante Strömungsbehinderungen.

Therapie. Überwachung der Atmung, eventuell Beatmung, Behandlung von Herzinsuffizienz und Herzrhythmusstörungen, keine generelle Blutdrucksenkung (Behandlung nur bei längerdauernden systolischen Werten über 220 mm Hg), Senkung des Hämatokrits (Verbesserung der Hirndurchblutung), Behandlung des Hirnödems (Mannit, Glycerin), ASS oder Ticlopidin (Thrombozytenaggregationshemmung) zur Langzeitbehandlung nach thromboembolischen Insulten. Eine Lysetherapie mit rt-PA bei ischämischem Insult innerhalb eines Zeitfensters von 3 bis 6 Stunden nach Symptombeginn scheint bei vielen Patienten die Progredienz und Prognose der Erkrankung zu verbessern, ist aber noch Gegenstand intensiver Forschung.

> **Merke!**
> Eine rasche Blutdrucksenkung, auch bei systolischen Werten um 200–220 mm Hg, gilt im akuten Stadium eines ischämischen Infarktes als Kunstfehler!

Symptomatik nach Gefäßgebieten

Arteria-carotis-interna-Syndrom.
Prädilektionsstellen der Arteriosklerose sind die Karotisbifurkation und der Karotissyphon. Es finden sich flüchtige *kontralaterale Halbseitensymptome*, auch flüchtige ipsilaterale *Sehstörungen* (Amaurosis fugax) aufgrund von Zuflußstörungen der ipsilateralen A. ophthalmica. Ist die dominante Hirnseite betroffen, kann eine Aphasie auftreten. Bei einem extrakraniellen Verschluß gibt es eine gute Kollateralversorgung über A. ophthalmica, A. communicans anterior und Aa. communicantes posteriores. Bei komplettem Karotisverschluß und insuffizienter Kollateralversorgung entstehen schwere Insulte.

Arteria-cerebri-media-Syndrom (siehe Abb. 9.22 im Farbteil). Hirninfarkte infolge intrakranieller Arterienverschlüsse betreffen am häufigsten das Versorgungsgebiet der A. cerebri media. Charakteristisch ist eine kontralaterale, brachiofazial betonte Hemiplegie, bei großen Infarkten auch homonyme Hemianopsie. Sprachstörungen, wenn die dominante Hemisphäre betroffen ist.

Arteria-cerebri-anterior-Syndrom. Ein Verschluß der A. cerebri anterior ist sehr viel seltener als ein Mediaverschluß. Symptomatisch ist eine beinbetonte Hemiparese und gelegentliche Blasenstörung.

Arteria-cerebri-posterior-Syndrom. *Kontralaterale homonyme Hemianopsie* oder Quadrantenausfälle. Da die A. cerebri posterior den Thalamus versorgt, kann ein kontralaterales *Thalamussyndrom* entstehen (Störung der Tiefensensibilität in der kontralateralen Körperhälfte, siehe Kap. 3.6.2 und Abb. 9.23 im Farbteil).

A. vertebralis und A. basilaris. Der Verschluß der *Aa. vertebrales* führt nicht immer zu klinischen Symptomen, weil über den Circulus arteriosus Willisii eine Kompensation erfolgen kann. Am ehesten ist mit einem Wallenberg-Syndrom zu rechnen. Wird der Blutstrom in der *A. basilaris* plötzlich unterbrochen, so kommt es zu einer akuten Bulbärparalyse, Tetraparese der Extremitäten, Ausfälle im Trigeminusgebiet, Lähmung der mimischen Muskulatur, horizontale Blickparesen, Augenmuskellähmungen. Bei vollständigem Verschluß entsteht ein massiver Hirnstamminfarkt mit Koma, der zumeist rasch zum Tode führt.

3.6.3 Ätiopathogenetische Klassifikation der Infarktmuster

Makroangiopathien

- *Territorialinfarkte:*
  - Definition: *Thromboembolischer* Verschluß der großen Hirnarterien. Die Folge ist ein Infarkt im Versorgungsgebiet der ver-

schlossenen Arterie („Territorialinfarkt"). Sie sind häufig.
- Ätiopathogenese: Die Embolien gehen vom Herzen (z.B. sekundäre thrombotische Auflagerungen bei Mitralklappenprolaps, dilatative Kardiomyopathie) oder von dem Gehirn vorgeschalteten Arterien (Plaques an der A. carotis interna oder A. vertebralis) aus

- *hämodynamisch verursachte Infarkte:*
  - Definition: Seltene Infarkte, die durch Strömungshindernisse (Stenosen) entstehen. Man unterscheidet Endstrominfarkte und Grenzzoneninfarkte
  - Ätiopathogenese: Wichtigste Ursache der Stenosen sind atherosklerotische Plaques. *Endstrominfarkte* entstehen hämodynamisch im terminalen Versorgungsgebiet der Piaarterien. Symptomatisch sind v.a. eine sensomotorische Halbseitensymptomatik und im linken Mediaterritorium Aphasien. *Grenzzoneninfarkte* entstehen in den Grenzzonen zwischen Anterior- und Mediaterritorium (beinbetonte Hemiparese) oder Posterior- und Mediaterritorium (homonyme Quadrantenanopsie nach unten)

Mikroangiopathien

- *lakunäre Infarkte:*
  - Definition: Hypertoniebedingte, zum Verschluß führende Erkrankung der langen und sehr dünnen penetrierenden Mark- und Stammganglienarterien
  - Ätiopathogenese: Autochthone Thrombosen bei hypertensiver Arteriolosklerose. Lakunen treten multipel in den Stammganglien, im Marklager und im ventralen Hirnstamm auf. Aus angioarchitektonischen Gründen treten lakunäre Infarkte im Kortex nicht auf, da der befallene Arterientyp im Kortex nicht vorkommt.
  - Symptomatik: Es besteht häufig eine bestimmte Kombination von Symptomen, z.B. Dysarthrie und Ungeschicklichkeit der Hand oder Ataxie und Hemiparese

- *subkortikale arteriosklerotische Enzephalopathie (SAE, M. Binswanger, Multiinfarktdemenz):*
  - Definition: Vaskuläre Demenz infolge chronischen Bluthochdrucks
  - Ätiopathogenese: Die Hypertonie führt zu einer Hyalinose und Nekrose der langen, penetrierenden Markarterien mit lakunären Infarkten und Demyelinisierung des Marklagers
  - Symptomatik: Neuropsychologische Symptome: Merkfähigkeitsstörungen, Affektlabilität, im späten Stadium *Demenz.* Neurologische Symptome: arteriosklerotischer Parkinsonismus mit Rigor und Akinese, Hemiparesen
  - Diagnostik: Kleine lakunäre Infarkte der Stammganglien und Hypodensität des Marklagers im CT

Hirnstamminfarkt

Symptomatik. Hemi- oder Tetraparese, Ataxie, Dysarthrie, Augenmuskellähmungen, vertikale oder horizontale Blickparesen, Doppelbilder und Vigilanzstörungen.

Thalamussyndrom

Ätiopathogenese. Schädigung der Thalamusregion durch Verschluß der Äste der A. cerebri posterior.

Symptomatik. Die Symptome treten alle *kontralateral* auf: rasch vorübergehende *Hemiparese* mit Hypotonie der Muskulatur, Störungen der Sensibilität (Hemianästhesie), besonders der *Tiefensensibilität*, gelegentlich mit brennenden *Schmerzen* (Hyperpathie) der kontralateralen Körperhälfte und des Gesichtes, unwillkürliche *Bewegungsunruhe,* die an Choreaathetose erinnert. *„Thalamushand":* Beugung der Hand im Handgelenk, die Finger sind im Grundgelenk gebeugt und in den Interphalangealgelenken überstreckt.

Subclavian-steal-Syndrom

Definition. Verschluß oder Stenose der A. subclavia vor Abgang der A. vertebralis. Bei ver-

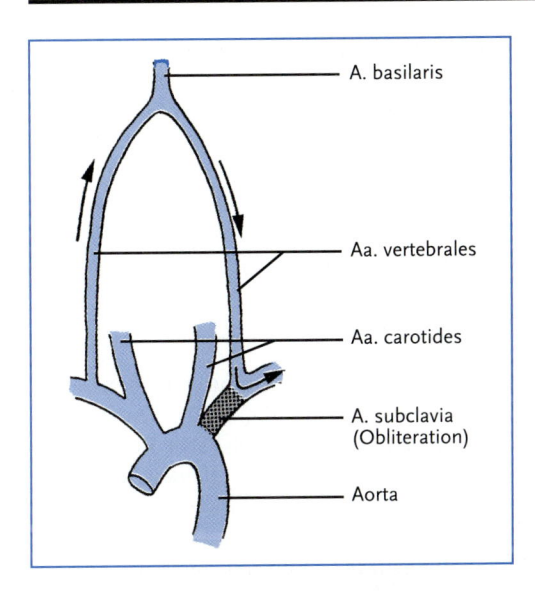

Abb. 9.24: Strömungsumkehr bei Subclavian-steal-Syndrom

stärkter Beanspruchung, d.h. vermehrtem Blutbedarf des betroffenen Arms kehrt sich der Blutstrom in der abhängigen A. vertebralis um. Diese Strömungsumkehr ist für die Blutversorgung des ipsilateralen Arms notwendig. Das „Anzapfen" des Hirnkreislaufs kann zur vertebrobasilären Insuffizienz führen (siehe Abb. 9.24).

Symptomatik. *Schwindel*, Ohrgeräusche, Sehstörungen, Hinterkopfschmerzen, einseitige Pulsabschwächung und Blutdruckdifferenz über 25 mmHg zuungunsten des betroffenen Armes, besonders nach Anheben oder Muskelarbeit des Armes.

Diagnostik. Blutdruckmessung an beiden Armen, Nachweis durch Ultraschall-Doppler-Sonographie.

Hirnvenen- und Hirnsinusthrombose

Thrombosen der Hirnvenen und Sinus sind relativ selten.

Blande Thrombosen

Ätiopathogenese. Einnahme von Ovulationshemmern, zweite Hälfte der Schwangerschaft oder Wochenbett, allgemeine Infektionskrankheiten, Kachexie. Die Abflußbehinderung führt zu einem Ödem → intrakranieller Druckanstieg → Diapedeseblutungen, in schweren Fällen Stauungsblutungen bis zur hämorrhagischen Infarzierung.

Symptomatik. *Kopfschmerzen*, Übelkeit, Erbrechen, fokale oder generalisierte *Anfälle*, *Bewußtseinstrübung*, im weiteren Verlauf *Hemiparese*, häufig *Abduzensparese*, meistens Stauungspapille. Die seltene Thrombose der tiefen Hirnvenen (z.B. V. cerebri magna) kann zu einer Thalamusblutung führen.

Diagnostik. Liquor, Röntgen (Infektionsquelle), CT (mit und ohne KM), Angiographie (KM-Aussparungen), NMR.

Therapie. Sofort systemische Vollheparinisierung. Heparin eröffnet keine Gefäße, aber es hält die Kollateralen offen. Senkung des erhöhten intrakraniellen Druckes.

Septische Thrombose

Ätiopathogenese. Sie entsteht fortgeleitet durch eitrige Prozesse der Nasennebenhöhlen, bei Otitis und Mastoiditis, v.a. im Sinus cavernosus und im Sinus transversus.

Symptomatik. Septische Temperaturen, Schüttelfrost sowie die auch bei der blanden Thrombose auftretenden Symptome. Bei der Sinus-cavernosus-Thrombose finden sich Protrusio bulbi, Chemosis und eine entzündliche Schwellung an der Stirn.

Therapie. Siehe oben, zusätzlich Antibiotikatherapie mit chirurgischer Ausräumung des Ursprungsherdes.

Intrazerebrale Blutungen (Enzephalorraghie s. u.)

Definition. Massenblutungen unterschiedlicher Größe in das Hirnparenchym. Nur ungefähr 15 % aller Insulte sind auf eine Hirnblutung zurückzuführen. Die Differenzierung zwischen ischämischem Insult und Hirnblutung ist nur mit bildgebenden Verfahren möglich.

Ätiopathogenese. Häufigste Ursache ist eine *chronische arterielle Hypertonie* → Ruptur arterieller Mikroaneurysmen bei hypertensiven Patienten. In Betracht kommen ferner Angiome, Gerinnungsstörungen (z. B. durch gerinnungshemmende Medikamente), blutende Hirntumoren und entzündliche Gefäßkrankheiten. Bevorzugte Lokalisation (70 %) ist die Stammganglien- und Capsula-interna-Region, der Thalamus, seltener der Hirnstamm (10 %) oder das Kleinhirn (5 %).

Symptomatik. *Stammganglienblutung:* Hemiplegie mit Hemianästhesie, schwere Bewußtseinsstörung und Déviation conjugée. Blutung in die *Capsula interna:* kontralaterale Hemiplegie. *Thalamische* Blutungen: Hemianästhesie mit Hemiparese, Hyperpathie (s. o. Thalamussyndrom). *Kleinhirnblutung:* Kopfschmerzen, Schwindel, Gang- und Rumpfataxie, Nystagmus. *Hirnstammblutung:* Koma, Tetraplegie, bilaterale Miosis.

Prognose. Die Prognose der Massenblutung quoad vitam ist erheblich schlechter als bei Hirninfarkt. Die Letalität bei ausgedehnten Stammganglien- und Hirnstammhämatomen beträgt 70–80 %. Die meisten Patienten sterben innerhalb der ersten drei Tage durch massiven Einbruch der Blutung in das Ventrikelsystem und durch ein nicht beherrschbares Hirnödem. Patienten, die eine Massenblutung überleben, zeigen dagegen eine bessere Remission der neurologischen Symptome als Patienten mit ischämischem Insult: Eine Massenblutung führt zwar zur Komprimierung des Hirnparenchyms, jedoch nicht zur Nekrose wie der ischämische Insult.

Therapie. Die Initialtherapie zielt auf die Aufrechterhaltung der vitalen Funktionen. Die Begrenzung des Hirnödems umfaßt die Hochlagerung des Oberkörpers um 30°, eine kontrollierte Hyperventilation, Applikation von hyperosmolaren Lösungen. Der Blutdruck soll nicht zu stark gesenkt werden (Erfordernishochdruck bei gestörter Autoregulation!).

Subarachnoidalblutung

Definition. Spontane Blutung in den Subarachnoidalraum. Häufig sind Hirnarterienaneurysmen verantwortlich. Das Risiko, eine Subarachnoidalblutung zu erleiden, steigt mit dem Alter.

Ätiopathogenese. Blutungsquelle ist in 65 % der Fälle ein basales sackförmiges *Aneurysma*. An zweiter Stelle (10 %) steht das arteriovenöse Angiom. Weitere Ursachen wie z. B. hämorrhagische Diathese und Hirntumoren spielen nur eine untergeordnete Rolle. Aneurysmen sind sackförmige Ausstülpungen der Arterienwand. Sie sind oft nur stecknadelgroß, können aber auch die Größe eines Apfels erreichen. Meist beruhen die Aneurysmen auf embryonal angelegten lokalen Mediadefekten. Sie finden sich ganz überwiegend am Circulus arteriosus Willisii (siehe Abb. 9.25), und zwar aus hämodynamischen Gründen bevorzugt an den Gabelungsstellen der Arterien.

Der Blutaustritt in den Subarachnoidalraum bewirkt meist eine vollständige Tamponade der äußeren Liquorräume. Der intrakranielle Druckanstieg führt zu einem diffusen Hirnödem. Auch nach Resorption des Blutes kann durch Verklebung der Arachnoidalzotten und Verlegung der basalen Zisternen ein *Hydrocephalus communicans* entstehen. Durch Freisetzung vasoaktiver Substanzen (Serotonin, Histamin, Prostaglandine) kommt es in 70 % der Aneurysmablutungen zu *Gefäßspasmen*, mit der Gefahr angiospastischer Insulte. Sie setzen nach dem 3. Tag ein und bilden sich innerhalb von 2–3 Wochen zurück.

Symptomatik. Die Subarachnoidalblutung setzt häufig aus voller Gesundheit, oft selbst aus *völliger Ruhe* ein. Etwa ein Drittel der Sub-

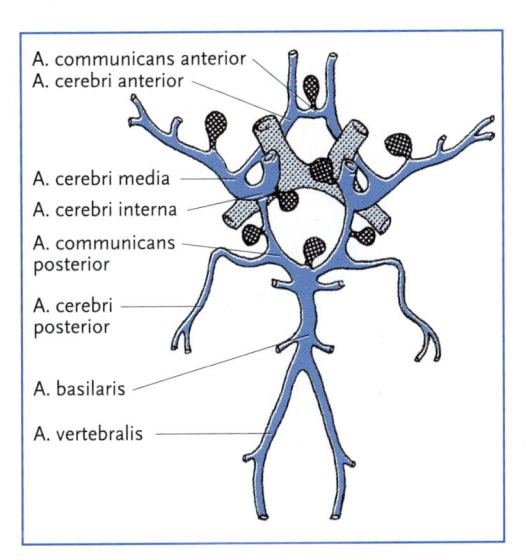

Abb. 9.25: Circulus arteriosus Willisii mit den häufigsten Aneurysmalokalisationen

arachnoidalblutung tritt nach körperlicher Anstrengung auf z.B. bei Lastenheben, Defäkation (Bauchpresse), Koitus. Erstsymptome sind plötzliche, *heftigste Kopfschmerzen* („wie vom Blitz getroffen"), die in den Nacken ausstrahlen und *Nackensteifigkeit* (Meningismus). Initial treten häufig auch *vegetative Symptome* wie Übelkeit, Erbrechen und Schweißausbruch auf. Wegen des zunehmenden Hirndrucks kann es im weiteren Verlauf zu *Bewußtseinsstörungen* kommen. Ein initiales Koma ist selten. Die Pupille kann auf der Herdseite erweitert sein und schlecht auf Licht reagieren (innere Okulomotoriuslähmung). Am Augenhintergrund zeigen sich gelegentlich papillennahe Blutungen. Im späteren Verlauf können neurologische Defizite bis hin zur Hemiplegie und Hirndrucksymptomatik auftreten. Zur Stadieneinteilung nach Hunt und Hess siehe Chirurgie, Kapitel 11.1.2. Unter der Reizwirkung des Blutes im Subarachnoidalraum entwickelt sich in den ersten Tagen eine Fremdkörpermeningitis mit typischen Dehnungszeichen. Sehr häufig finden sich EKG-Veränderungen, die dem Bild eines Myokardinfarkts gleichen. Ihre Entstehung ist nicht geklärt.

Diagnostik. Der *Liquor* ist bei 95% der Patienten blutig. Später als 6 Stunden nach dem Ereignis ist der Überstand nach Zentrifugation xanthochrom. Erythrophagen (erythrozytenspeichernde Makrophagen) und Siderophagen (Hämosiderin speichernde Makrophagen) sind frühestens 4 Tage nach dem Ereignis nachweisbar. Infolge des massiven Bluteinbruchs steigt das Liquoreiweiß an. Zeigt der Patient bereits neurologische Herdsymptome, verstärkt die Lumbalpunktion die Gefahr einer Hirnstammeinklemmung, so daß man als erstrangige diagnostische Maßnahme eine kraniale CT durchführen wird. Im *CCT* stellt sich die Subarachnoidalblutung hyperdens in den basalen Zisternen und Sulci dar. Mittels CCT gelingt heute der Nachweis einer Subarachnoidalblutung in über 95% der Fälle, wenn sie in den ersten beiden Tagen nach dem Blutungsereignis erfolgt. Eine Liquorpunktion ist nur bei zweifelhaftem oder negativem CT-Befund indiziert. Das EEG trägt nicht zur Diagnose bei. Mit Hilfe der transkraniellen *Doppler-Sonographie* ist ein Vasospasmus auszuschließen. Erst danach erfolgt die *Angiographie* zur Darstellung der Blutungsquelle.

Komplikationen. Aufgrund der schnell einsetzenden physiologischen Fibrinolyse nach Thrombenbildung kann es zu *Rezidivblutungen* kommen. Im Gegensatz zur ersten Blutung bricht die Rezidivblutung fast immer in die Hirnsubstanz ein, da sich das Blut wegen leptomeningealer Verklebungen nicht im Subarachnoidalraum ausbreiten kann. Häufigste Komplikation im Spontanverlauf der SAB sind *Gefäßspasmen*, die durch Blutabbauprodukte im Liquor verursacht werden und ischämische Insulte auslösen können. Eine weitere bedrohliche Spätfolge ist der *Hydrocephalus communicans*. Leitsymptom ist hierbei die progrediente Bewußtseinsstörung. Es kommt zum Nachlassen der Merkfähigkeit, psychomotorischer Verlangsamung, ferner zu Gangataxie und Blaseninkontinenz.

Verlauf. Die Letalität liegt über 50%.

Therapie. Strikte Bettruhe, Sedativa bei motorischer Unruhe, Schmerzbehandlung, Überwachung der vitalen Funktionen. Zur Prophylaxe und Therapie von Gefäßspasmen gibt man heute Kalziumantagonisten: Nimodipin. Hirnödemprophylaxe mit Dexamethason. In Abhängigkeit vom neurologischen Befund wird eine frühzeitige Operation empfohlen (siehe auch Chirurgie, Kap. II.1.2).

3.7 Anfallsleiden

3.7.1 Allgemeines

Definition. Epilepsien sind wiederholt auftretende zerebral organische Anfälle mit unterschiedlichen Verlaufsformen, psychischen Veränderungen und pathologischen EEG-Veränderungen infolge paroxysmaler kortikaler neuronaler Entladungen.

Häufigkeit. Die Prävalenz der Epilepsien liegt in der BRD bei rund 400 000 Anfallskranken, bei etwa 10 % aller Menschen besteht erhöhte Krampfbereitschaft. Die Inzidenz liegt etwa bei 50 Erkrankungen auf 100 000 Menschen, wobei die meisten neu auftretenden Epilepsien in das Kindes- und Jugendalter fallen.

Einteilung. Epilepsien ohne erkennbare Ursache nennt man *genuine Epilepsien*, bei ihnen läßt sich keine organisch zerebrale oder metabolische Krankheit erheben. Die *symptomatischen Epilepsien* sind Ausdruck einer faßbaren körperlichen Erkrankung und können durch folgende Ursachen ausgelöst werden: perinatale Hirnschädigung, Tumoren, traumatische Hirnschädigung, Hämatome, Enzephalitiden, Angiome, chronische Intoxikationen (Alkohol, Barbiturate), Stoffwechselkrankheiten (z.B. chronische Urämie, Hypokalzämie). In beiden Gruppen ist Erblichkeit nachzuweisen. Man unterscheidet generalisierte und fokale Anfälle. Zu den *fokalen (partiellen, lokalisierten) Anfällen* rechnet man einfache fokale Anfälle (*ohne Bewußtseinsstörung*, z.B. Jackson-Anfall, Adversivanfall) und komplex-partielle Anfälle (*mit Bewußtseinsstörung*; psychomotorische Anfälle). *Generalisierte Anfälle* sind die Petit-mal-Anfälle des kindlichen und jugendlichen Alters und die Grand-mal-Anfälle mit den großen generalisierten Anfällen.

Pathophysiologie. Grundsätzlich sind zwei Faktoren zu berücksichtigen:
- pathologische Entladungen in Gruppen von Nervenzellen
- fehlende Erregungsbegrenzung, die eine Ausbreitung der pathologischen Entladungen ermöglicht, d.h., es besteht eine gesteigerte Labilität des Membranpotentials mit einer Tendenz zu Spontanentladungen. Es gibt weiterhin Faktoren, mit denen die Auslösung eines Anfalls gefördert werden kann: Schlafmangel, Hyperventilation mit Alkalose, Sauerstoffmangel, Wasseranreicherung in der Zelle

EEG. In jedem Fall ist ein EEG zur Beurteilung der Anfallsbereitschaft notwendig. Da pathologische Abläufe im EEG bei der Routineableitung oft fehlen, macht man sich klinisch die abnorme Ansprechbarkeit auf *Provokationsmaßnahmen* zunutze. Die wichtigsten Maßnahmen dazu sind Schlafentzug und Hyperventilation.

Verlauf. Anfallsfrei werden etwa 60–80 % der Patienten nach medikamentöser Behandlung.

Soziale Probleme. Bei Anfallskranken, deren Beruf das Führen von Kraftfahrzeugen, das Besteigen von Leitern und Gerüsten erforderlich macht, ist nicht selten ein Berufswechsel erforderlich. Unfälle, die durch einen epileptischen Anfall am Steuer verursacht werden, sind sehr selten. Jedoch ist bei einem Anfallskranken die *Fahrtauglichkeit* erst dann zu bejahen, wenn der letzte Anfall mindestens 2 Jahre zurückliegt.

Differentialdiagnose. Gegenüber den epileptischen Anfällen muß differentialdiagnostisch die Gruppe der *nichtepileptischen Anfälle* abgegrenzt werden. Diesen fehlt die pathologische Entladung von Neuronengruppen, wie sie bei der Epilepsie stets vorliegt. *Ursachen* nichtepileptischer Anfälle können sein: vasovagale Synkopen (auch Miktionssynkopen), Karotissinussyndrom, Adam-Stokes-Anfälle, Narkolepsien, Hirntumoren, hypoglykämische Anfälle, Hypernaträmie.

3.7.2 Klinik

Petit mal (kleine, primär generalisierte epileptische Anfälle)

Diese Anfälle treten bevorzugt in einem bestimmten kindlichen oder jugendlichen Alter bzw. bestimmten Reifestadium des Gehirns auf. Das EEG zeigt bei bestimmten Epilepsien bilaterale, synchrone paroxysmale Entladungen. *Absencen* sind kurze (sekundendauernde) Bewußtseinstrübungen mit Amnesie. Die Absence zählt zu den kleinen epileptischen Anfällen (z.B. Pyknolepsie). Über die verschiedenen Formen der Petit-mal-Anfälle informiert Tabelle 9.19.

Therapie. Valproinsäure (1. Wahl). Ethosuximid (2. Wahl).

Grand mal (große generalisierte epileptische Anfälle)

Definition. Die Grand-mal-Epilepsie manifestiert sich mit großen generalisierten tonisch-klonischen Anfällen. Der Häufigkeitsgipfel liegt zwischen dem 9. und dem 25. Lebensjahr. Vor dieser Zeit auftretende Anfälle beruhen meist auf einer perinatalen oder früh erworbenen Hirnschädigung (Residualepilepsie). Nach dem 25. Lebensjahr muß auch an einen Tumor oder an andere Hirnkrankheiten gedacht werden.

Ätiopathogenese. Ein großer generalisierter Anfall entsteht, wenn sich die neuronale Spontanentladung primär oder sekundär über beide Großhirnhemisphären ausbreitet. Man unterscheidet Anfälle, die in der Aufwachsituation vorkommen (Aufwach-Grand-mal) vom Schlaf-

Tab. 9.19: Verschiedene Petit-mal-Formen

Petit-mal-Typ	Erkrankungsalter	Symptomatik	EEG-Befund
Blitz-Nick-Salaam-Krämpfe (BNS) Propulsiv-Petit Mal West-Syndrom	3.–8. Lebensmonat	blitzartiges Vorwärtsneigen des Kopfes („Nick"), evtl. Anheben der Beine und Einschlagen der Arme wie beim orientalischen Gruß („Salaam"), Anfallsdauer: wenige Sekunden, währenddessen Bewußtseinstrübung; typisch sind BNS-Krämpfe in Serien bis zu 50 Anfällen	„diffuse gemischte Krampfpotentiale" „Hypsarrhythmie"
myoklonisch-astatisches Petit Mal Lennox-Syndrom	2.–4. Lebensjahr	blitzartiges Zu-Boden-Stürzen (Sturzanfälle), davor häufig Beugemyoklonie der Arme, Zuckungen der Gesichtsmuskulatur, mit und ohne Bewußtseinsverlust. Die Anfälle können sich statusartig häufen.	„Spike-waves-Varianten"
pyknoleptisches Petit Mal Absence-Epilepsie	4.–14. Lebensjahr	Absence: Hautblässe, starrer Blick, Unterbrechung jeglicher Tätigkeit, keine Reaktion auf Ansprechen („seelische Pause"). Amnesie für die Dauer der Absence. Rhythmische Bewegungen von Augen, Kopf und Armen. Anfallsdauer: wenige Sekunden, bis zu 100mal am Tag (pyknos = dicht)	„3/s spikes and waves"
Impulsiv-Petit-mal myoklonisches Petit Mal	14.–17. Lebensjahr	einzelne oder salvenartige myoklonische Stöße, vorzugsweise in Schultern und Arm, Anfallsdauer: 2–3 s, das Bewußtsein ist nicht beeinträchtigt	„polyspikes-waves"

Grand-mal und tageszeitlich ungebundenen Grand Mal (diffuse Epilepsie). Bei einer langjährigen Grand-mal-Epilepsie findet sich häufig eine Ammonshornsklerose.

Symptomatik. Kann von einer Aura eingeleitet werden (Sprachstörungen, Lichtblitze, epigastrisches Unbehagen). Häufig Initialschrei zu Beginn, der Patient stürzt zu Boden (Verletzungsgefahr). Weite und lichtstarre Pupillen, die Augen sind geöffnet. *Tonisches Krampfstadium:* Beine gestreckt, Arme gebeugt oder gestreckt; Apnoe, das Gesicht wird zyanotisch. Nach etwa 30 Sekunden folgt die *klonische Phase:* rhythmische Zuckungen des Gesichts und der Extremitäten, häufig Zungenbiß und Schaum (Hypersalivation) vor dem Mund, häufig Urinabgang. Dauer der klonischen Phase: ca. 1–2 Minuten. Terminalschlaf unmittelbar nach dem Anfall. Selten kommt es zu einem postparoxysmalen Dämmerzustand (Verlangsamung im Denken und Verhalten, Ratlosigkeit, Amnesie, überschießende Reaktionen wie Fluchtverhalten oder Aggression).

EEG. Episodisches Auftreten von hohen langsamen Wellen mit einzelnen Krampfwellen und Spitzen. In mehr als einem Viertel der Fälle zeigt das EEG im anfallsfreien Intervall keinen krankhaften Befund.

Therapie. (siehe auch spezielle Pharmakologie, Kapitel 22.2) Valproinsäure, Carbamazepin, Phenytoin, Phenobarbital in ausreichend hoher Dosierung, nach Möglichkeit nur ein Medikament (Monotherapie). Wichtig ist die dauernde Gabe des Medikaments, da die Einnahme erst bei Ankündigung des Anfalls durch eine Aura bereits zu spät kommt. Zu den Komplikationen einer langdauernden Hydantointherapie (z.B. Phenytoin) siehe spezielle Pharmakologie, Kapitel 22.2.

Herdanfälle (fokale, partielle Anfälle)

Definition. Lokale, herdförmig auf eine Hirnhälfte beschränkte neuronale Entladung. Herdanfälle können in jedem Lebensalter einsetzen. Den meisten Herdanfällen liegt eine morphologische Hirnveränderung zugrunde, auch wenn sie manchmal nur schwer zu fassen ist. Das Bewußtsein bleibt erhalten.

Jackson-Anfälle

Definition. Einfache fokale Anfälle, bei denen es zu tonisch-klonischen Zuckungen (motorische Jackson-Anfälle) oder sensiblen Störungen (sensibler Jackson-Anfall) in einer Extremität oder im Gesicht kommt. Keine Altersbindung.

Ätiopathogenese. Umschriebene organische Schädigung der Zentralregion (prä- bzw. postzentrale Hirnregion). Ursache können sein: Hirntumoren, arteriovenöse Angiome, Hirnverletzungen oder frühkindliche Hirnschädigungen.

Symptomatik. Charakteristisch ist die Ausbreitung der Krämpfe bzw. Mißempfindungen auf benachbarte Körperregionen derselben Seite (march of convulsion). Die Anfälle beginnen in der Regel an den Armen oder Beinen und setzen sich von distal nach proximal fort. Die Mißempfindungen des sensiblen Anfalls äußern sich als Parästhesien (Kribbeln, Ameisenlaufen), Taubheitsgefühle, Schmerzen oder abnorme Temperaturempfindungen. Keine Bewußtseinstrübung. Manchmal zeigen die Jackson-Anfälle eine Tendenz zu statusartiger Anfallshäufung und gelegentlich kann es in den betroffenen Extremitäten zu einer postparoxysmalen reversiblen Hemiparese kommen.

EEG. Während eines fokalen Anfalls zeigen sich Krampfpotentiale, das Intervall-EEG kann unauffällig sein.

Therapie. Carbamazepin oder Phenytoin, aufgrund der lokalen Schädigung der Hirnsubstanz können auch nach einer Operation die Anfälle fortdauern.

Adversivanfälle

Ätiopathogenese. Lokale Irritation der Hirnrinde in der lateralen und medialen Frontalregion.

Symptomatik. Nystagmusartige Seitwärtsbewegung der Augen und Drehbewegungen des Kopfs, seltener des Rumpfs. Der Patient blickt und dreht vom Herd weg. „Fechterstellung" mit Anhebung des kontralateralen Armes.

EEG und Therapie. Wie bei Jackson-Anfällen.

Epilepsia partialis continua

Ätiopathogenese. Subkortikale Läsionen z.B. durch Tumoren und Enzephalitis. Auch eine nichtketotische, hyperosmolare Hyperglykämie kann Ursache sein.

Symptomatik. Stunden- oder tagelange, ununterbrochen („continua") ablaufende klonische Zuckungen in einem umschriebenen Körperbezirk wie etwa Mundregion oder Hand („partialis"). Oft bleiben diese Myoklonien auch im Schlaf bestehen.

Therapie. Clonazepam.

Psychomotorische Anfälle (Dämmerattacken, Temporallappenanfälle)

Definition. Komplex-fokale Anfälle mit kurzer Einengung des Bewußtseins, motorischen Automatismen und sinnlosen Handlungen. Sie sind nicht an ein bestimmtes Alter gebunden.

Ätiopathogenese. Sie entstehen aufgrund von Entladungen im limbischen System und besonders in Strukturen des medialen und basalen Temporallappens. Man bezeichnet sie daher auch als *temporale Epilepsie*. Ursachen sind perinatale Geburtsschäden und Hirntumoren.

Symptomatik. Typischerweise besteht zu Beginn des Anfalls eine *Aura*. Sehr häufig ist die epigastrische Aura (aus der Magengegend aufsteigende Wärme- und Beklemmungsgefühle). Die Patienten klagen auch über eine Veränderung der Vertrautheit der Wahrnehmung („dreamy state", „jamais vu", „deja vu"). Nachfolgend leichtere *Bewußtseinstrübung* von 1/2–2 Minuten Dauer. Währenddessen häufig *orale Automatismen* wie Kau-, Schluck-, Leck- und Schmatzbewegungen, ferner auch Nestel-, Knöpf- und Wischbewegungen. Vegetative Symptome wie Pupillenerweiterung, Blässe oder Röte des Gesichts, Speichelfluß, Veränderungen der Atmungs- und Herzfrequenz, Harndrang. Die Patienten stürzen nicht zu Boden, sondern bleiben stehen oder laufen ziellos umher. Aufhellung des Bewußtseins nach 30 Sekunden bis 2 Minuten. Kurze Phase, in denen sich die Kranken wieder reorientieren müssen. Für das Anfallsgeschehen besteht eine Amnesie.

EEG. Paroxysmale Dysarrhythmie oder aber Wellen mit steilen Abläufen, meist temporal.

Therapie. Carbamazepin, Phenytoin.

Status epilepticus

Definition. Aufeinanderfolge von generalisierten Anfällen, zwischen denen der Kranke das Bewußtsein nicht wieder erlangt. Es handelt sich um einen lebensgefährlichen Zustand. Weniger gefährlich ist der Status der fokalen Anfälle (Jackson-Anfall, Adversivanfall, Halbseitenkrämpfe). Erlangt der Patient zwischen den Anfällen das Bewußtsein wieder, liegt eine Häufung von epileptischen Anfällen vor, kein Status epilepticus.

Ätiopathogenese. In Zweidritteln der Fälle handelt es sich um symptomatische Epilepsien, die Hirntumoren wie Astrozytome und Glioblastome, offene Schädelverletzungen, Enzephalitiden oder einen apoplektischen Insult als Ursache haben können. Der Status bei einer genuinen Epilepsie kann ausgelöst werden z.B. durch unzureichende Behandlung oder plötzliches Absetzen von Medikamenten.

Symptomatik. Der Patient erlangt zwischen den Anfällen das Bewußtsein nicht mehr. Innerhalb von Stunden entwickelt sich ein Hirnödem. Durch die während der Anfälle auftretenden Apnoe, den Muskelbewegungen und der gesteigerten Gehirnaktivität kommt es zu einem erhöhten Sauerstoffverbrauch und in der Folge zu einer Hypoxie des Hirngewebes. Der Patient stirbt an zentralem Herz- und Kreislaufversagen, wenn es nicht gelingt, den Status zu unterbrechen.

Therapie. Frühzeitige Unterbrechung des Status, nicht zu geringe Initialdosis (Clonazepam i.v.). Als wirkungsvollste Therapie gilt die Vollnarkose (Barbituratnarkose). Als Sofortmaßnahme (Notarzt) am Ort des Geschehens wird Diazepam oder Phenytoin langsam i.v. injiziert.

Petit-mal-Status

Definition. Ununterbrochene Folge von kleinen Anfällen. Sie entstehen oft, wenn die Antiepileptika abrupt abgesetzt werden. Der Petitmal-Status ist ein Dämmerzustand.

Symptomatik. Der Patient ist plötzlich stuporös, neigt zu sprachlichen Perseverationen und hat nach dem Abklingen nur eine unklare Erinnerung.

EEG. Die klinische Verdachtsdiagnose Petitmal-Status läßt sich nur mit Hilfe des EEG sichern, es zeigt nur oder fast nur 3/s Krampfwellen.

Therapie. Clonazepam oder Diazepam.

3.7.3 Nichtepileptische Anfälle

Narkolepsie

Definition. Seltene Krankheit, die durch eine anfallsartige Störung des Schlaf-Wach-Rhythmus oder des Muskeltonus gekennzeichnet ist. Als Ursache wird eine endokrin-dienzephale Störung angenommen. Bewußtseinsstörungen oder Krämpfe treten niemals auf.

Narkoleptischer Anfall. Unwiderstehliche Schlafanfälle. Die Kranken leiden unter anfallsweisem, imperativem Einschlafen zu ungewöhnlichen Zeiten. Sie sind weckbar und wachen spontan nach längstens 15 Minuten frisch und ausgeruht wieder auf.

> **Klinischer Fall**
>
> Bei einem Patienten kommt es wiederholt zu plötzlichem Tonusverlust der Körpermuskulatur anläßlich affektiver Situationen, so daß er jeweils schlagartig hinstürzt. Neben diesen Zuständen tritt dann noch ein Schlafzwang am Tage auf, so daß der Patient jeweils für ca. 20 Minuten – ohne unmittelbar zuvor gestürzt zu sein – in Schlaf fällt, ohne dies verhindern zu können.
> *Diagnose:* Narkolepsie

Affektiver Tonusverlust (Kataplexie). Plötzliche Erschlaffung der Körpermuskulatur unter Einwirkung einer Gemütsbewegung z.B. Lachen („Lachschlag"), die Patienten können schlagartig in die Knie gehen oder hinstürzen. Die Kataplexie kann von außen nicht unterbrochen werden.

Manchmal bekommen Patienten auch Wachanfälle (Schlaflähmung) beim Einschlafen oder Erwachen. Sie sind charakterisiert durch eine für Minuten aufgehobene willkürliche Beweglichkeit und können oft nur durch Ansprechen oder passive Bewegung der Extremitäten unterbrochen werden (dissoziiertes Erwachen). Meist im Einschlafen erleiden viele Patienten „hypnagoge Halluzinationen" d.h. im Halbschlaf auftretende Sinnestäuschungen wie z.B. blutige Gewalttaten.

Therapie. Imipramin, L-Dopa.

4 Fehlbildungen, Krankheiten und Schäden des Rückenmarks, der Kauda und der Rückenmarkshüllen

4.1 Fehlbildungen und Fehlbildungskrankheiten

4.1.1 Syringomyelie

Definition. Höhlenbildung im Rückenmarksgrau mit Gliawucherung (Stiftgliom), bevorzugt im Hals- und Brustmark. Häufig erstreckt sich die Fehlbildung auch bis in die Medulla oblongata hinauf (Syringobulbie). Männer erkranken etwa doppelt so häufig wie Frauen. Die Symptome entwickeln sich langsam progredient zwischen dem 20. und 40. Lebensjahr.

Ätiopathogenese. Störung der Entwicklung des Neuralrohres, häufig kombiniert mit Skelettfehlbildungen (Skoliose, Trichterbrust), Arnold-Chiari-Syndrom und Spina bifida.

Symptomatik. Ein charakteristisches Frühsymptom sind häufig diffuse *Dauerschmerzen* in den Armen, den Schultern und am Thorax (Störung der sympathischen Innervation). Initial entwickelt sich häufig auch eine segmentale *dissoziierte Empfindungsstörung* (Schädigung des in der Commissura alba kreuzenden Tractus spinothalamicus). Als Folge dieser Schmerz- und Temperaturempfindungsstörungen treten Verletzungen, Verbrennungen und Verstümmelungen an den Händen auf. Eine Läsion der sympathischen Ganglienzellen im Seitenhorn des Rückenmarks führt zu *vegetativ-trophischen* Störungen: Horner-Syndrom, Anhidrose, Akrozyanose, Störung des Nagelwachstums, Entkalkung des Knochens, schmerzlose Arthropathie, schlecht heilende Wunden. Infolge einer Läsion der Vorderhörner entsteht eine *atrophische Parese* mit Faszikulationen an Hand und Unterarm. Durch Druck auf die Pyramidenbahn entwickelt sich eine *zentrale Paraparese der Beine*. Bei der *Syringobulbie* kommt es zu Nystagmus, Sensibilitätsstörungen im Trigeminusbereich vom zentralen Typ (Zwiebelschalenmuster), Paresen der Kaumuskulatur, des Gaumens und der Zunge.

Diagnostik. In der MRT läßt sich die Höhlenbildung sehr gut erkennen.

Therapie. Bei deutlicher Progredienz Shunt-Operation zwischen Syrinx und Subarachnoidalraum; symptomatische Behandlung der Spastik (Baclofen) und der Schmerzen (Kombination von Analgetika und Psychopharmaka).

4.1.2 Basiläre Impression

Definition. Mißbildung der okzipitozervikalen Übergangsregion mit trichterförmiger Einstülpung der Ränder des Foramen magnum in die hintere Schädelgrube.

Ätiopathogenese und Symptomatik. Siehe Kapitel 3.1.

4.2 Raumfordernde Prozesse

Siehe auch Chirurgie, Kapitel 11.2.1.

Raumfordernde *spinale* Prozesse sind seltener als intrakranielle Prozesse (Verhältnis 1:6). Benigne spinale Tumoren sind 10mal häufiger als maligne. Zu den spinalen Raumforderungen gehören auch die zervikalen und lumbalen Bandscheibenvorwölbungen (Protrusion) und -vorfälle (Prolaps), Hämatome und epidurale Abszesse.

Lokalisation

- intramedulläre Tumoren: Etwa 10 % aller Rückenmarkstumoren: Ependymome, pilozytische Astrozytome, Glioblastome
- extramedulläre und intradurale Tumoren: Etwa die Hälfte aller Rückenmarkstumoren: Meningeome, Neurinome
- extradurale Tumoren (etwa 40 %): Metastasen, Chondrome, Osteome, Plasmozytome

Symptomatik

- extramedulläre Tumoren: Radikuläre, d.h. *segmentale Schmerzen*, die sich bei Husten, Niesen oder Pressen verstärken. Im späteren Verlauf Rückenmarkssymptome: Druck von ventral → Arteria-spinalis-anterior-Syndrom, Druck von lateral → Brown-Séquard-Syndrom, von dorsal → sensible Ataxie (Parästhesien, verminderte Berührungs- und Lageempfindung)
- intramedulläre Tumoren: Niveaubezogene, langsam progrediente Querschnittsymptomatik, die oft mit einer dissoziierten Empfindungsstörung beginnt und zu spastischer Lähmung unterhalb der Läsion und zu Blasenstörungen führt

Diagnostik. MRT. Sperrliquorsyndrom (Nonne-Froin-Syndrom): Eiweißerhöhung unterhalb der Läsion, normale Zellzahl (zytoalbuminäre Dissoziation), Queckenstedt-Versuch, siehe Kapitel 1.9.1.

Therapie. Laminektomie und Tumorentfernung, siehe Chirurgie, Kapitel 11.2.1. Nicht selten ist nur Bestrahlung möglich.

4.2.2 Konussyndrom

Definition. Schädigung des Conus medullaris (S3–S5), der auf der Höhe des 1. bis 2. LWK liegt (siehe Abb. 9.26).

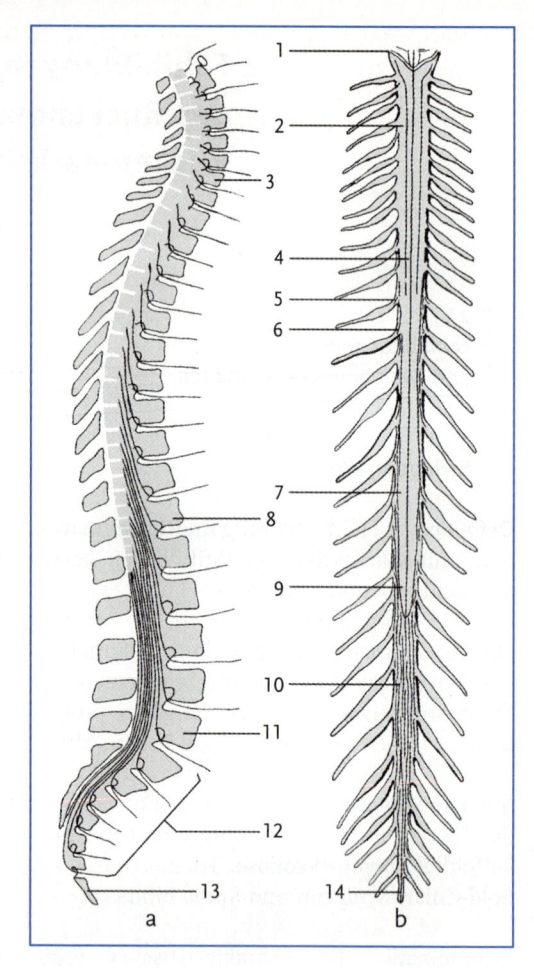

Abb. 9.26: Topographie der Wirbelsäule und Rückenmarkssegmente; **a** Wirbelsäule, **b** isoliertes Rückenmark mit Anfangsabschnitten des Spinalnerven: **1** Medulla oblongata, **2** Intumescentia cervicalis, **3** Vertebra prominens, **4** Sulcus medianus posterior, **5** Radix dorsalis, **6** Radix ventralis, **7** Intumescentia lumbalis, **8** 12. BW, **9** Conus medullaris, **10** Cauda equina, **11** 5. LW, **12** Os sacrum, **13** Os coccygis, **14** Filum terminale (Zetkin/Schaldach 1998)

Ätiopathogenese. Meistens Tumoren (Ependymome), gelegentlich Bandscheibenerkrankungen.

Symptomatik. Stuhl- und Urininkontinenz, Impotenz. Der Analreflex fehlt immer. Reithosenanästhesie. Keine Paresen der Beine.

4.2.3 Kaudasyndrom

Definition. Akute Kompression der Cauda equina (Fasern der Wurzeln L3–S5) unterhalb des 2. LWK (siehe Abb. 9.26).

Symptomatik. Schlaffe (periphere!) Lähmung beider Beine, Verlust des Triceps-surae-Reflexes (ASR), „reithosenartige" Sensibilitätsstörungen in den sakralen Segmenten, Blasen- und Mastdarminkontinenz.

Therapie. Das Konus- und Kaudasyndrom stellen eine absolute OP-Indikation dar.

4.3 Degenerative Erkrankungen

Die nachfolgend beschriebenen Krankheitsbilder gehören zur Gruppe der Systemkrankheiten des ZNS. Sie beruhen auf einem Schwund des Nervengewebes. Betroffen sind jeweils anatomisch und funktionell zusammengehörige Kern- und Bahnsysteme (die Pyramidenbahn, die Seitenstränge oder die Vorderhornzellen), während benachbarte Strukturen nicht oder nur gering betroffen sind. Die Erkrankungen setzen jeweils in einem charakteristischen Lebensalter ein und zeigen einen chronisch progredienten Verlauf. Bei den motorischen Systemkrankheiten unterscheidet man *nukleäre Atrophien* (Läsion der Vorderhornzellen und Hirnnervenkerne), die *Strangdegeneration der Pyramidenbahn* und die kombinierte Degeneration beider Strukturen *(amyotrophische Lateralsklerose)*.

4.3.1 Nukleäre Atrophien

Definition. Degeneration der motorischen Vorderhornzellen (2. motorisches Neuron), eventuell auch der motorischen Hirnnervenkerne.

Symptomatik. Langsam progrediente *schlaffe* Lähmung mit *Muskelatrophien* und *Faszikulationen*. Fehlende Eigenreflexe.

Diagnostik. *Muskelbiopsie* mit gruppenförmiger Faseratrophie. Kompensatorisch hypertrophierte Fasern kommen vor. Die Differenzierung der *neurogenen* von den myogenen Erkrankungen stellt die wichtigste Indikation für die Ableitung eines *EMG* dar. Man findet Denervierungsaktivität (Fibrillationen, steile positive Wellen und Faszikulationen) und durch den Ausfall einer Anzahl von Nervenfasern eine Lichtung des Aktivitätsmusters.

Therapie. Keine kausale Therapie bekannt.

Progressive spinale Muskelatrophie vom Typ Duchenne-Aran

Definition. Degeneration der Vorderhornzellen (2. motorisches Neuron). Beim Typ Duchenne-Aran liegt das Erkrankungsalter zwischen 20 und 45 Jahren, im Mittel um 30 Jahre. Häufigste Form der nukleären Atrophie. Eine eindeutige Erblichkeit läßt sich nicht nachweisen. Der Verlauf ist langsam progredient und erstreckt sich über viele Jahrzehnte.

Symptomatik. *Atrophie der kleinen Handmuskeln*, im weiteren Verlauf auch der Muskulatur des Schultergürtels. Frühzeitig sind *Faszikulationen* zu beobachten, auch in Muskeln, die noch nicht atrophiert sind. Die Eigenreflexe erlöschen.

> **Merke!**
>
> Typ Duchenne-Aran (spinale Muskelatrophie) nicht verwechseln mit der Muskel*dystrophie* Typ Duchenne!

Muskelatrophie vom Typ Kugelberg-Welander

Definition. Juvenile, proximale spinale Muskelatrophie, das Erkrankungsalter liegt zwischen dem 2.–17. Lebensjahr. Sie wird unregelmäßig dominant vererbt.

Symptomatik. Nach zunächst normaler motorischer Entwicklung tritt eine *proximale Schwäche der unteren Extremität* auf. Treppensteigen und das Aufstehen vom Stuhl fallen schwer. Muskelfaszikulationen sind häufig, die Reflexe erlöschen.

Muskelatrophie vom Typ Werdnig-Hoffmann

Definition. Infantile spinale Muskelatrophie, das Erkrankungsalter liegt im *ersten Lebensjahr*. Sie wird autosomal rezessiv vererbt.

Symptomatik. Erstmanifestation im Beckengürtelbereich, später breiten sich die Paresen auch auf die Extremitäten- und Stammuskulatur aus. Aufgrund einer doppelseitigen Fazialisparese ist das Gesicht ausdruckslos. Die extreme Hypotonie der Muskulatur führt zu einer *Floppy-infant*-Symptomatik: „schlaffes Baby mit Trinkschwäche", die Kinder liegen auffällig ruhig im Bett. Die Eigenreflexe fehlen.

Verlauf. Durch Lähmung der Interkostalmuskeln kommt es zu Atelektasen, die das Auftreten von *Pneumonien* begünstigen. Die Kinder überleben selten das 6. Lebensjahr.

Therapie. Kausale Therapie nicht möglich. Physiotherapeutische Maßnahmen, Pneumonieprophylaxe.

Progressive Bulbärparalyse

Definition. Degeneration der kaudalen motorischen Hirnnervenkerne (XII, X, VII, V), die weiter rostral liegenden Augenmuskelkerne sind nicht betroffen. Das Erkrankungsalter liegt zwischen dem 3. und 5. Lebensjahrzehnt. Der Verlauf ist unaufhaltsam progredient.

Symptomatik. Die Krankheit beginnt mit einer *Sprechstörung*. Die Patienten sprechen schleppend, mühsam, ihre Stimme wird leiser und durch Gaumensegelparese näselnd („bulbäre Sprache"). Bei fortschreitender Lähmung entsteht eine vollständige Unfähigkeit zur Artikulation (Anarthrie). Frühzeitig ist eine *atrophische Zungenparese* mit *Faszikulationen* erkennbar. Die Zunge kann kaum vor die Zähne gebracht werden. Die Lippen werden schlaff, Pfeiffen gelingt nicht mehr. Der Mundschluß ist unvollständig, später fließt Speichel aus dem Mund. *Kauen* und *Schlucken* sind anfänglich erschwert, später unmöglich. Im Spätstadium kommt es zur Aspiration von Nahrungsbestandteilen und Speichel, weil die Patienten aufgrund der gelähmten Kehlkopfmuskulatur nicht husten können. Häufig kommt es zum Phänomen des *pathologischen Lachens und Weinens*. Eine Demenz tritt nicht ein. Die Kranken erleben ihr Leiden bei wachem Verstand und in voller Einsicht. Die progressive Bulbärparalyse ist eine Sonderform der amyotrophischen Lateralsklerose, bei der es nicht mehr zur Ausbildung von pyramidalen Symptomen kommt.

4.3.2 Amyotrophische Lateralsklerose (ALS)

Definition. Kombination von *nukleärer Atrophie* und *Degeneration der Pyramidenbahnen*. Die meisten Erkrankungen treten mit 40–70 Jahren auf. Männer sind häufiger als Frauen betroffen. Die Prävalenz liegt etwa bei 5 auf 100 000 Einwohner. Die ALS ist die *häufigste Systemkrankheit*. In etwa 5 % der Fälle ist eine familiäre Häufung zu beobachten. Kennzeichnend ist das Nebeneinander von *schlaffer* Lähmung mit Eigenreflexabschwächung und Faszikulationen und *spastischer* Lähmung mit Reflexsteigerung und Pyramidenbahnzeichen.

Ätiopathogenese. Die Ätiologie dieser rasch progredienten degenerativen Erkrankung ist unbekannt. Pathologisch-anatomisch ist der Gyrus praecentralis atrophiert (1. motorisches Neuron), die Pyramidenbahn in der inneren Kapsel, der Medulla oblongata und dem Rückenmark ist verschmälert. Zudem besteht eine Atrophie der motorischen Vorderhornzellen (2. motorischen Neuron) und eventuell der kaudalen motorischen Hirnnervenkerne (XII, X, VII; V).

Symptomatik. Wichtigste klinische Kennzeichen sind Muskelschwäche, Muskelatrophie, Faszikulationen und lebhafte Reflexe, eventuell pathologische Reflexe. Sensibilitätsstörungen gehören nicht zur ALS. Die Blasenfunktion bleibt intakt. Bei etwa 25 % der Patienten beginnt die Krankheit mit einer Atrophie der kleinen Handmuskeln. Dann entsteht eine Paraspastik der Beine und schließlich eine Degeneration der motorischen Hirnnerven. In der gleichen Häufigkeit beginnt die ALS mit atrophischen oder spastischen Paresen an den Unterschenkeln und Füßen und steigt im weiteren Verlauf zu den Armen und der bulbären Muskulatur auf. In 20 % der Fälle sind bulbäre Lähmungen das Initialsymptom (siehe Bulbärparalyse).

Diagnostik. Im *EMG* finden sich frühzeitig pathologische Spontanaktivitäten (Fibrillationen, Faszikulationen) und neurogen umgebaute Potentiale motorischer Einheiten. *Histopathologisch* findet sich in der Muskulatur neben der neurogenen Atrophie der Muskulatur (gruppiert liegende Muskelfaseratrophien) eine kompensatorische Hypertrophie der Muskelfasern. Dies erklärt, warum bei der ALS die Kraft erst in einem späteren Stadium nachläßt. Der Liquorbefund ist unauffällig.

Verlauf. Die mittlere Überlebenszeit beträgt 2–5 Jahre. Im Endstadium kommt es zu einem Befall der Rumpf- und Atemmuskulatur. Die Patienten sterben in der Regel an Ateminsuffizienz und Aspirationspneumonie (Schluckstörungen).

Therapie. Eine kausale Therapie gibt es nicht. Ein neuartiger therapeutischer Ansatz scheint mit der Zulassung von Riluzol gegeben. Dessen neuroprotektive Wirkung führt zu einer Verlängerung der Überlebenszeit. Im Anfangsstadium krankengymnastische Übungen. Diazepam und Baclofen können die Spastik lockern. Mit der Gabe von Atropinpräparaten versucht man, den quälenden Speichelfluß bei bulbären Symptomen zu behandeln. Wichtig ist die psychologische Betreuung der Kranken, die den fortschreitenden Prozeß bei wachem Verstand genauestens beobachten.

4.3.3 Spinopontozerebelläre Ataxien

Eine weitere Gruppe von degenerativen Prozessen betrifft das Kleinhirn und seine afferenten Bahnen. Die häufigste Form dieser Systemerkrankung ist die Friedreich-Ataxie.

Friedreich-Ataxie

Definition. Hereditäre Ataxie mit Degeneration der Hinterwurzeln und *Hinterstränge*, des Tractus spinocerebellaris und *Atrophie des Kleinhirns*. Fakultativ, aber häufig finden sich Pyramidenbahndegenerationen. Die Krankheit setzt oft schon vor der Pubertät, etwa zwischen dem 8. und 14. Jahr ein, sie wird autosomal rezessiv vererbt. Die Symptome entwickeln sich über 30–40 Jahre progredient.

Symptomatik. Parästhesien in den Füßen und Unterschenkeln, *Gangataxie*, Muskelhypotonie mit nachfolgender Skelettdeformität. Besonders charakteristisch ist der „Friedreich-Fuß": Hohlfuß mit Krallenzehen. Fehlender oder abgeschwächter ASR (Befall der Hinterwurzeln). Häufig findet sich ein positives Babinski-Zeichen als Ausdruck einer Pyramidenbahnläsion. Im weiteren Verlauf treten Dysdiadochokinese, Intentionstremor, Nystagmus und skandierendes Sprechen hinzu. Im Endstadium kann eine Demenz beobachtet werden.

Zerebelläre Heredoataxie (Nonne-Pierre-Marie-Krankheit)

Definition. Erbliche Ataxie mit Rindenatrophie des Kleinhirns, Atrophie der Großhirnrinde und leichter Degeneration der Hinterstränge. Die Krankheit manifestiert sich um das 35. Lebensjahr, sie ist dominant erblich.

Symptomatik. Kardinalsymptom ist eine zerebelläre Ataxie mit Gang- und Standataxie. Die Stimme wird tiefer, rauher und lauter („Löwenstimme"). Hinzu kommen eine zentrale Paraparese, Diplopie, Optikusatrophie mit Visusminderung und Hinterstrangsymptome.

4.3.4 Funikuläre Spinalerkrankung (funikuläre Myelose)

Definition. Durch Mangel an Vitamin B_{12} kommt es zu Entmarkungen in den *Hintersträngen* und den *Pyramidenbahnen*, bevorzugt im Hals- und Brustmark. Die funikuläre

Myelose ist die häufigste Stoffwechselkrankheit des ZNS. Krankheitsbeginn im mittleren und höheren Lebensalter.

Ätiopathogenese. Der B_{12}-Mangel wird hervorgerufen durch das Fehlen von Intrinsic-Faktor bei perniziöser Anämie, nach Gastrektomie, bei alkoholbedingter Gastritis, Magenkarzinom, Dünndarmresorptionsstörungen.

Symptomatik. Auffallend blaß-gelbliche Hautfarbe. Parästhesien, Störung von Vibrationsempfinden und/oder Lagesinn, Hinterstrangataxie, Blasenstörungen, spastische Lähmungen, verminderte oder gesteigerte Eigenreflexe und Pyramidenbahnzeichen, psychische Störungen (Verwirrtheitszustände, Psychosen). Polyneuropathie mit symmetrischen, distal betonten Ausfällen. Optikusatrophie und Augenmuskellähmungen sind selten.

Diagnostik. Schilling-Test.

Therapie. Frühzeitige Behandlung mit hochdosierter Gabe von Vitamin B_{12} (1000 µg/die i.m. über einige Wochen). Bei fehlendem Intrinsic-Faktor lebenslange Dauerbehandlung mit 1000 µg/Monat. Eine Rückbildung der Symptome tritt nur ein, solange keine nennenswerte Degeneration der Axone vorliegt.

Klinischer Fall

Eine über 60jährige Patientin wird in sehr reduziertem Allgemein- und Ernährungszustand erstmals ins Krankenhaus eingewiesen. Sie ist blaß, auffallend euphorisch und kritikarm, hat eine in den Beinen betonte spastische Tetraparese, Parästhesien in den Händen, Störungen des Lage- und Vibrationsempfindens der Zehen sowie an den Füßen eine strumpfförmig begrenzte Hypästhesie und Hypalgesie; die Achillessehnenreflexe sind nur schwach auslösbar. Sonstige Befunde: Myelogramm, spinales CT und Liquor o.p.B.; hyperchrome Anämie, anazider Magensaft. *Diagnose:* funikuläre Spinalerkrankung

4.4 Entzündliche Prozesse und Entmarkungskrankheiten

Myelitis transversa

Definition. Durch virale (selten bakterielle) Infektion hervorgerufene, transversal orientierte Entzündung des Rückenmarks mit entsprechendem Querschnittsyndrom.

Ätiopathogenese. Häufig vorausgegangener katarrhalischer Infekt, vielfach bleibt die Ursache ungeklärt.

Symptomatik. Rückenschmerzen, Parästhesien, Temperaturanstieg, innerhalb von Stunden und Tagen entwickelt sich ein Querschnittsyndrom.

Diagnostik. Der Liquorbefund ergibt meist eine lymphozytäre Pleozytose mit Eiweiß- und IgG-Erhöhung.

Therapie. Antiphlogistika und Analgetika, bei bakterieller Infektion Antibiotika.

Poliomyelitis acuta anterior (Heine-Medin-Krankheit)

Definition. Seltene Form einer Virusinfektionskrankheit des ZNS. Sie wird von Mensch zu Mensch durch Schmutz- und Schmierinfektion übertragen (fäkal-orale Übertragung) und führt zu fast rein motorischen Ausfällen durch Befall vorwiegend der Vorderhornzellen des Rückenmarks.

Ätiopathogenese. Die Polioerreger gehören zu den Enteroviren, von denen serologisch drei Typen unterschieden werden. Die Inkubationszeit nach peroraler Aufnahme beträgt 7–14 Tage. Die Entzündungserscheinungen finden sich in der grauen Substanz des ZNS, v.a. in den motorischen Vorderhornzellen des Rückenmarks. Doch nur ein kleiner Prozentsatz der infizierten Personen erkrankt mit neurologischen Symptomen. In 90–95 % der Fälle kommt es zu einem klinisch *inapparenten* Krankheitsverlauf. Durch Bildung neutralisierender Antikörper wird dabei aber eine andauernde Immunität erworben („stille Feiung").

Symptomatik. Phasenhafter Verlauf mit unterschiedlicher Ausprägung:
1. *abortive Poliomyelitis:* uncharakteristischer grippaler Infekt (Kopf- und Halsschmerzen, Fieber, Schluckbeschwerden, Gliederschmerzen)
2. *meningitische Poliomyelitis:* nach 1–3tägigem symptomfreien Intervall erneuter Fieberanstieg mit den Symptomen einer Virusmeningitis, die nach wenigen Tagen vollständig abklingen
3. *paralytische Poliomyelitis:* asymmetrische, oft proximal betonte schlaffe Paresen, insbesondere der unteren Extremität, seltener des Schultergürtels. Bei Befall der Stammuskulatur besteht die Gefahr der Atemlähmung. Der Befall der bulbopontinen Region führt häufig zu Paresen des X., XI. und XII. Hirnnerven (Sprach- und Schluckstörungen), zu zentraler Atemlähmung und Kreislaufdysregulation.

Diagnostik. Virusnachweis im Stuhl, Liquor, Gurgelwasser. Der Liquorbefund ergibt eine lymphozytäre Pleozytose von ungefähr 50–500/3 Zellen und eine leichte bis mäßige Eiweißvermehrung. Serologischer AK-Nachweis.

Therapie. Eine kausale Therapie gibt es nicht. Die Patienten müssen zunächst isoliert werden. Symptomatische Behandlung durch intensive Rehabilitationsmaßnahmen.

Prognose. Meist unvollständige Rückbildung der Symptome bei der Mehrzahl der Patienten innerhalb eines Jahres. Residualschäden: atrophische Lähmungen, Wirbelsäulendeformitäten, Zurückbleiben des Knochenwachstums einzelner Extremitäten.

Prophylaxe. Die orale Immunisierung nach Sabin durch abgeschwächte Lebendvakzine wird aufgrund der Ansteckungsgefahr nicht mehr empfohlen. Es sollte daher eine intramuskuläre Impfung mit inaktivierter Virussuspension nach Salk erfolgen.

4.5 Traumen

Commotio spinalis

Definition. Rückenmarkserschütterung, reversible Funktionsstörung aufgrund stumpfer Gewalteinwirkung auf die Wirbelsäule.

Ätiopathogenese. Lokale Zirkulationsstörungen (Ischämie, Ödeme).

Symptomatik. Die Symptome sind leicht und flüchtig. Es kommt zu Gefühlsstörungen in den Extremitäten, Reflexdifferenzen, auch einmal zu Blasenstörungen, die sich nach Minuten und Stunden wieder völlig zurückbilden. Keine bleibende Funktionsstörung. Die Diagnose kann also erst aus dem weiteren Verlauf gestellt werden.

Therapie. Wenige Tage Bettruhe.

Contusio spinalis

Definition. Traumatische Rückenmarksschädigungen mit morphologischen Veränderungen und neurologischen Ausfällen, die sich oft nur unvollständig zurückbilden.

Ätiopathogenese. Die häufigste Ursache sind Verkehrsunfälle. Daneben führen Unfälle im Haushalt (Treppenstürze), Sportverletzungen und Badeunfälle (Kopfsprung in flaches Wasser) zu Rückenmarksverletzungen. Das Trauma kann alle Abschnitte der Wirbelsäule betreffen. Durch direkte Quetschung der Marksubstanz kommt es zu lokaler Zerstörung von Nervengewebe, zur Zerreißung von Gefäßen und zu Blutungen und Ödemen. Eine Hyperextension der Wirbelsäule führt insbesondere zu Durchblutungsstörungen im Gebiet der A. spinalis anterior mit Ischämie oder Erweichung des Rückenmarks.

Symptomatik. Charakteristisch ist die komplette oder partielle Querschnittlähmung. Initial besteht oft ein spinaler Schock mit Ausfall aller Rückenmarksfunktionen. Aus diesem Stadium bilden sich nach einigen Tagen je nach

Lokalisation der Schädigung unterschiedliche Symptome heraus: Neben der Querschnittlähmung finden sich auch Ausfälle vom Typ der *zentralen Rückenmarksschädigung* (siehe Kap. 1.4.2). Liegt die Läsion unterhalb des 1. LWK, kommt es zu einem *Konus-Kauda-Syndrom:* schlaffe Lähmung der Beine, Reithosenanästhesie und Blasen- und Darminkontinenz.

Verlauf. Abhängig von der Lokalisation und der Schwere der Schädigung. Sensibilitätsausfälle haben eine bessere Rückbildungsneigung als motorische Symptome. Bei völliger Durchtrennung des Rückenmarks bilden sich in den ersten 3 Monaten meistens spinale Automatismen: Spastik der Extremitäten mit unwillkürlicher Blasenentleerung, Kontrakturen infolge der Spastik. Gefahr des Dekubitus und der aufsteigenden Harnwegsinfektion bei Querschnittgelähmten.

Compressio spinalis

Definition. Druckschädigung des Rückenmarks.

Ätiopathogenese. Andauernde Druckwirkung durch Knochenfragmente, Bandscheibenvorfällen, v.a. aber durch ein *epidurales spinales Hämatom*. Besonders bei Patienten, die unter einer Antikoagulanzientherapie stehen, kann sich schon nach einem Bagatelltrauma ein solches Hämatom entwickeln.

Symptomatik. Querschnittsyndrom mit sensomotorischer Para- oder Tetraparese, Blasen- und Darminkontinenz.

Therapie. Sofortige Ausräumung des epiduralen Hämatoms, Entfernung der Knochenfragmente; Notfalleingriff, wenn nach einem Diskusprolaps ein Rückenmark- oder Kaudasyndrom auftritt.

Schleudertrauma

Definition. Scherverletzung der mittleren Halswirbelsäule (Peitschenschlagtrauma, *whiplash injury*), kommt durch eine plötzliche Hyperextension und anschließende Flexion der Halswirbelsäule zustande. Dies bewirkt eine Distorsion oder Luxation der Halswirbelgelenke und eine Bänderzerrung. Die häufigste Ursache sind Auffahrunfälle, bei denen der Kopf jäh nach hinten geschleudert wird.

Symptomatik. Nacken- und Kopfschmerzen, Nackensteifigkeit, Schulter- und Armschmerzen, Schwindel, Nausea und gelegentlich kurzandauernde Somnolenz. Bei schweren Schleudertraumen kommt es zu Schluckbeschwerden, Parästhesien und Paresen.

Diagnostik. Initiale Röntgenuntersuchung, CT zur Darstellung von Bandscheibenverletzungen.

Verlauf. In den meisten Fällen klingen die Beschwerden nach wenigen Tagen bis Wochen wieder ab.

Therapie. Ruhigstellung, Operation bei schweren radikulären Symptomen (Bandscheibenausräumung, Laminektomie).

4.6 Gefäßkrankheiten

Myelomalazie (Rückenmarkischämie)

Definition. Ischämische Erweichung des Rückenmarks mit Querschnittsyndrom.

Ätiopathogenese. Eine Mangeldurchblutung kommt vor bei Herzvitien (Aortenstenose) und Infarkten, schwerer Arteriosklerose der Aorta mit Einengung der Abgänge der zum Rückenmark führenden Arterien, Aortenaneurysma mit bevorzugter Lokalisation im mittleren Thorakalmark. Die lokale Arteriosklerose der Rückenmarksarterien spielt nur eine geringe Rolle.

Symptomatik. Komplette oder inkomplette Querschnittlähmung: spinaler Schock, schlaffe sensomotorische Paraparese mit Störungen der Blasen-, Mastdarm- und Genitalfunktion. Das Brown-Séquard-Syndrom mit halbseitiger Rückenmarksläsion ist sehr viel seltener als das Arteria-spinalis-anterior-Syndrom.

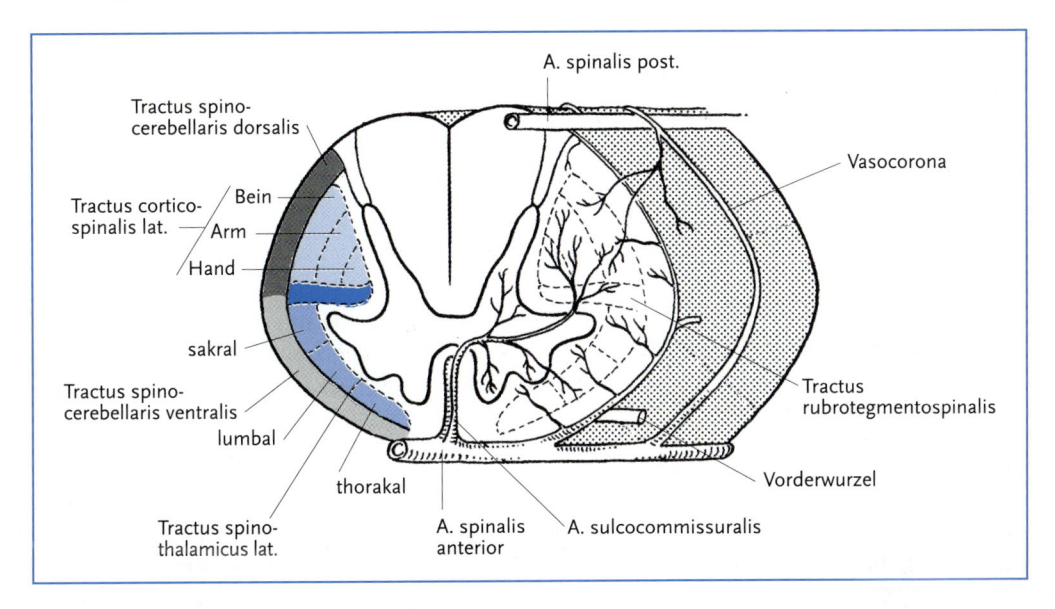

Abb. 9.27: Gefäßversorgung des Rückenmarks

Arteria-spinalis-anterior-Syndrom

Definition. Ischämische Schädigung des Rückenmarks im Versorgungsgebiet der A. spinalis anterior (siehe Abb. 9.27).

Ätiopathogenese. Infarkt der A. spinalis anterior, Kompression durch spinale Tumoren, epidurale Abszesse. Von der ischämischen Durchblutungstörung betroffen sind Vorder- und Seitenhorn, die Basis des Hinterhorns, Teile des Pyramidenseitenstranges und die vordere Kommissur.

Symptomatik. Initial radikuläre Schmerzen, innerhalb von Stunden entwickelt sich eine meist schlaffe Lähmung der Beine, dabei sind aber positive Pyramidenzeichen auszulösen. *Dissoziierte Sensibilitätsstörung* (gestörter Schmerz- und Temperatursinn bei erhaltener Berührungs- und Vibrationsempfindung) beidseits, immer *Blasenlähmung*. Es kommt leicht zu Dekubitalgeschwüren, da die Haut in den gelähmten Körperpartien schlecht durchblutet ist.

Diagnostik. Der Liquor ist normal oder nur geringfügig verändert.

Therapie. Tumorresektion, sonst konservativ, Thromboseprophylaxe.

Prognose. Zeigt sich nach 2–3 Wochen noch keine Rückbildung der Symptome, ist ein bleibender Defekt zu befürchten.

5 Krankheiten und Schäden des peripheren Nervensystems

5.1 Polyneuropathien

Siehe auch Kapitel 1.1.4.

Definition. Erkrankungen des *peripheren* Nervensystems mit zumeist symmetrischen, distal betonten sensiblen, vegetativen und motorischen Symptomen. Ursachen sind metabolische, entzündliche und toxische Krankheiten, die auf das periphere Nervensystem übergreifen. Etwa 10 % der Polyneuropathien sind hereditär.

> **Merke!**
> Fast 30 % aller Polyneuropathien müssen auf Diabetes zurückgeführt werden.

Ätiopathogenese. Bei den Polyneuropathien mit primär *axonaler Degeneration* (toxisch, vaskulär, diabetisch und alkoholisch bedingte Polyneuropathien) kommt es zu einem Ausfall von Axonen. Die Nervenleitgeschwindigkeit bleibt jedoch lange normal oder verzögert sich nur geringfügig. Hingegen kommt es bei der primären *segmentalen Demyelinisierung* (nephrogene, hereditäre Polyneuropathie und Guillain-Barré-Syndrom) frühzeitig zur Verlangsamung der Nervenleitgeschwindigkeit. In fortgeschrittenen Krankheitsstadien findet man Mischformen.

Symptomatik. Leitsymptome sind *Parästhesien* und *Sensibilitätsstörungen*, meistens symmetrisch und distal betont, beginnend an den unteren Extremitäten. Die sensiblen Ausfallsymptome betreffen die Oberflächensensibilität (Berührungs-, Schmerz- und Temperaturempfindlichkeit) und die Tiefensensibilität (Lage- und Vibrationsempfindung). Dabei sind die sensiblen Störungen socken- und handschuhförmig angeordnet. Fehlende oder abgeschwächte *Reflexe*: ASR, seltener PSR. *Motorische Ausfälle* sind seltener als Sensibilitätsstörungen und treten als atrophische Paresen v.a. an den Dorsalextensoren der Füße und Zehen auf. Hirnnerven können beteiligt sein, am häufigsten V, VII, III, VI. Störungen der *vegetativen* Innervation führen zu verändertem Vasomotorentonus in den Extremitäten, kardiovaskulären Störungen wie orthostatische Dysregulation und Tachykardien, reduzierter (in manchen Fällen auch gesteigerter) Schweißsekretion, trockener, glatter Haut, trophischen Ulzera; bei einigen Formen der Polyneuropathien finden sich auch Blasenentleerungs- und Darmmotilitätsstörungen. Häufig besteht eine *Druckdolenz* peripherer Nerven.

Therapie. Es gibt bisher keine Möglichkeit, die Regeneration peripherer Nerven medikamentös direkt zu beeinflussen. Die Therapie liegt in der Ermittlung der Ursachen, Behandlung der Grundkrankheit und der Symptome. Die intravenöse Gabe von Liponsäure (syn.: Thioctsäure) hilft häufig nur bei diabetischer Polyneuropathie. Bei sehr starken Reizerscheinungen werden Carbamazepin und trizyklische Antidepressiva eingesetzt.

5.1.1. Endogen-metabolisch bedingte Polyneuropathien

Diabetische Polyneuropathie

Definition. Metabolische Polyneuropathie. Fast ein Drittel aller Polyneuropathien müssen auf Diabetes zurückgeführt werden. Mit steigendem Lebensalter und zunehmender Diabetesdauer nimmt die Häufigkeit zu.

Ätiopathogenese. Diabetische Stoffwechselstörung mit toxischen Metaboliten und Nährstoffmangel. Daneben wird auch die Mikroangiopathie der Vasa nervorum mit Durchblutungsstörungen der peripheren Nerven verantwortlich gemacht.

Symptomatik. *Störung der Eigenreflexe* (Frühsymptom). *Parästhesien*, besonders vom Typ „burning feet", d.h. brennende Schmerzen auf der Fußsohle. Quälende Muskelkrämpfe, insbesondere Wadenkrämpfe können hinzutreten. Charakteristisch ist die Zunahme der Schmerzen in der Nacht. Symmetrische distale *sensible Ausfälle* (Aufhebung der Vibrationsempfindung, Reflexabschwächung) und *Paresen* an den unteren Extremitäten. Diese symmetrische distale Polyneuropathie ist die häufigste Form. In seltenen Fällen besteht eine proximale, oft asymmetrische Parese. Sensible Störungen finden sich hierbei nicht (proximale motorische Polyneuropathie, sog. diabetische Amyotrophie). *Hirnnervenlähmungen:* Am häufigsten sind einseitige Okulomotorius- und Abduzenslähmungen. In der Regel bilden sich diese Lähmungen wieder zurück. Häufig ist auch das *vegetative Nervensystem* beteiligt: Pupillenstörungen, Diarrhö, Urinretention, Impotenz, distale Anhidrose, orthostatische Dysregulation, Ruhetachykardie infolge Vagusläsion.

Therapie. Optimale Diabeteseinstellung. Liponsäure wirkt, wenn sie intravenös und in ausreichender Dosierung gegeben wird, oft erstaunlich gut. Die Weiterbehandlung mit oraler Liponsäure hilft meist nicht.

5.1.2 Endokrin-metabolisch bedingte Polyneuropathien

Polyneuropathie infolge akuter intermittierender Porphyrie (akute hepatischer Porphyrie)

Definition. Autosomal dominant vererbte Störung des Porphyrinstoffwechsels (Hämsynthese). Frauen erkranken häufiger als Männer. Die Stoffwechselstörung tritt krisenhaft auf („akut intermittierend").

Ätiopathogenese. Ein Defekt der Uroporphyrinogensynthetase führt zu einem erhöhten Anfall der Häm-Vorstufen δ-Aminolävulinsäure und Porphobilinogen. Bestimmte Medikamente (z.B. Barbiturate, Halothan, Diclofenac) und Alkohol können einen akuten Schub auslösen.

Symptomatik. *Psychische Auffälligkeiten* („hysterische" Verhaltensweisen, depressive Verstimmungen, akute Psychosen) gehen den neurologischen Ausfallerscheinungen oft voraus. Fast immer kommt es zu *akuten abdominellen* Symptomen mit Leibschmerzen und Koliken. *Vegetative Symptome* sind Singultus, Obstipation, Übelkeit, Erbrechen, Schweißausbrüche und Tachykardie. Der Befall der peripheren Nerven manifestiert sich als Polyneuropathie vom Typ Mononeuropathia multiplex (siehe Kap. 1.1.4) oder vom Typ einer rasch aufsteigenden, überwiegend motorischen Polyneuropathie. *Zerebrale Symptome* äußern sich in epileptischen Anfällen, Halbseitenlähmungen und neuropsychologischen Störungen. Fehlende Photosensibilität, da sich keine präformierten Porphyrine in der Haut ansammeln. Photodermatosen (erhöhte Vulnerabilität, Hyperpigmentierung, Blasenbildung an lichtexponierten Stellen) stehen im Vordergrund bei der *chronisch-hepatischen* oder der erythropoetischen Porphyrie.

Diagnose. Im akuten Stadium Anhäufung von Porphobilinogen und δ-Aminolävulinsäure im Urin.

Therapie. Vermeidung auslösender Medikamente. Im akuten Schub: Glukose oder Hämatin, eventuell Hämo- oder Peritonealdialyse.

Morbus Refsum (Heredopathia atactica polyneuritiformis)

Definition. Lipidspeicherkrankheit, die auf einem Mangel an Phytansäurehydroxylase beruht. Dies führt zu einer Anreicherung von Phytansäure in Leber, Niere und Nervensystem.

Symptomatik. Symmetrische, distal betonte, vorwiegend demyelinisierende Polyneuropathie, zerebelläre Ataxie, Retinitis pigmentosa mit Visusverfall.

Therapie. Phytansäure- und phytolarme Diät.

5.1.3
Exogen-toxisch bedingte Polyneuropathien

Alkoholische Polyneuropathie

Ätiopathogenese. Überwiegend findet sich eine axonale Degeneration. Sie tritt zumeist nach jahrelangem Alkoholabusus auf. Die Ursache ist noch nicht genau geklärt. Man vermutet eine toxische Wirkung des Alkohols und seiner Metaboliten (Acetaldehyd) und eine Fehlernährung (Mangel an Vitamin B_1 und B_6).

Symptomatik. Störungen der Sensibilität an den unteren Extremitäten, insbesondere des Vibrationsempfindens. Oft finden sich *Wadenkrämpfe* und tiefer Wadendruckschmerz. Vegetative Symptome wie Schwitzen und Tachykardie sind häufig. Im weiteren Verlauf entwickeln sich distal betonte Muskelatrophien und Paresen. Die Beine sind in der Regel stärker betroffen als die Arme.

Therapie. Absolute Alkoholkarenz; ausreichende, vitaminreiche Ernährung, krankengymnastische Übungen. Die Symptome können sich nach Wochen und Monaten wenigstens teilweise wieder zurückbilden.

Toxische Polyneuropathie

Toxische Substanzen können sein: Thallium (Rattengift), Blei, Arsen (s.u.), Quecksilber, Gold und Insektizide (DDT, Lindan). Der Schweregrad der Polyneuropathie ist abhängig von der Menge der toxischen Substanz bzw. der Dauer der Aufnahme.

Symptomatik. In der Regel stehen distal betonte, symmetrisch angeordnete sensomotorische Ausfälle im Vordergrund.

5.1.4
Entzündlich-hyperergisch bedingte Polyneuritiden

Bakteriell bedingte Polyneuritiden

Infektionskrankheiten als Ursachen der Polyneuropathien sind zahlenmäßig gering (bislang 5%), nehmen aber zu.
- *Borreliose* (Lyme-Krankheit): Durch Zeckenbiß (oder Insektenstich) verursachte Borrelieninfektion, siehe Kapitel 3.4
- *Diphtherie*: Durch Exotoxin des Corynebacterium diphtheriae hervorgerufene Myelinschädigung mit Paresen kaudaler Hirnnerven (Lähmung des Gaumensegels und der Rachenmuskulatur), perioralen Sensibilitätsstörungen, proximal betonter Tetraparese
  ○ Therapie: Rechtzeitige Gabe von Diphterieantitoxin (bis 48 Stunden nach Infektionsbeginn), bevor das Toxin von den Schwann-Zellen aufgenommen wird
- *Botulismus*: Das von Clostridium botulinum ausgeschüttete Toxin blockiert die Freisetzung von Acetylcholin an den motorischen Endplatten (keine Sensibilitätsstörungen!). Die Symptome treten fast ausschließlich nach dem Genuß von Konserven auf: *Lähmungen der äußeren und inneren Augenmuskeln* mit Akkommodationsparese, Doppelbildern und Ptosis, Paresen der *bulbären Hirnnerven* IX (Störungen der Speichelsekretion), X (Aphonie) und XII (Zungenlähmung). Die Schwäche der Atemmuskulatur führt zur Ateminsuffizienz. Ferner kommt es zu Ösophaguslähmung, Magenatonie, Obstipation und Tachykardie
  ○ Therapie: Botulinumantitoxin, Überwachung von Atmung und Kreislauf

Viral bedingte Polyneuritiden

Polyneuritiden können z.B. durch folgende virale Infektionskrankheiten ausgelöst werden: Mononukleose, Masern, Varizellen, Influenza, Mumps, Röteln, Hepatitis epidemica, Herpes zoster und HIV-Infektion. Zumeist findet sich eine akute idiopathische Polyradikuloneuritis vom Typ Guillain-Barré.

- *Herpes zoster*: Die Herpes-zoster-Radikuloneuritis (Gürtelrose) wird verursacht durch eine Reaktivierung latenter Varizella-Zoster-Viren in den Spinalganglien und den Ganglien der Hirnnerven. Die Häufigkeit des Zoster nimmt mit dem Lebensalter zu
  - Symptomatik: Prodromalstadium mit Störung des Allgemeinbefindens (Abgeschlagenheit, Kopf- und Gliederschmerzen) und leichtem Fieber. Die typischen Hauteruptionen sind meist einseitig und in einem oder mehreren Dermatomen lokalisiert. Am häufigsten ist der Thorax befallen, danach folgen das Trigeminusgebiet und die lumbosakralen Dermatome. Starke Schmerzen und Sensibilitätsstörungen. Der *Zoster ophthalmicus* (Befall des 1. Trigeminusastes) geht einher mit Keratitis, Iritis und Neuritis nervi optici. Augenmuskellähmungen (N. oculomotorius, N. abducens) können auftreten. Beim *Zoster oticus* (Befall des Ganglion geniculi n. facialis) kommt es zu Bläschen am äußeren Ohr und Gehörgang und Schmerzen. Meist liegt eine Fazialisparese vor, die sich oft nur unvollständig wieder zurückbildet. Es kann eine retrokochleäre Schwerhörigkeit und Schwindel mit Nystagmus auftreten
  - Verlauf: Bei Jugendlichen heilt der Zoster klinisch folgenlos ab. Insbesondere bei Patienten über 60 Jahre entwickeln sich in mehr als 50 % der Fälle im befallenen Dermatom hartnäckige Zosterneuralgien mit ziehenden oder bohrenden Dauerschmerzen
  - Liquor: Mäßige lymphozytäre Pleozytose bei normalem Eiweiß
  - Therapie: Aciclovir
- *Polyneuropathien bei Aids*: Ein akutes oder chronisches Guillain-Barré-Syndrom ist im Stadium I und II beobachtbar. Im Stadium III tritt überwiegend eine proximal betonte Mononeuritis multiplex auf (siehe Kap. 1.1.4). Das Stadium IV im Vollbild des Aids ist gekennzeichnet durch eine distal betonte vorwiegend sensible Polyneuropathie mit schmerzhaften Dysästhesien.

Immunologisch bedingte Polyneuritiden

- *Guillain-Barré-Syndrom* (Polyneuritis, Polyneuroradikulitis):
  - Definition: Akut oder subakut auftretende Erkrankung mit symmetrischen motorischen Ausfällen, meist distal an den unteren Extremitäten beginnend. Das Guillain-Barré-Syndrom betrifft alle Altersgruppen. Die Häufigkeit ist relativ gering: ca. 2,4 Fälle auf 100 000 Einwohner.
  - Ätiopathogenese: *Markscheidenerkrankung*. Diese beruht vermutlich auf einer autoimmunologisch bedingten entzündlichen Erkrankung der Spinalwurzeln und peripheren Nervenabschnitte. In vielen Fällen war ein Infekt (Zytomegalie-, Epstein-Barr-Virus, Varizella/Zostervirus, Mycoplasma pneumoniae) vorausgegangen.
  - Symptomatik: Beginnend mit distalen Parästhesien entwickelt sich eine rasch fortschreitende, *symmetrische schlaffe Lähmung* der Beine mit *Areflexie*. Die Paresen können aufsteigen (Landry-Paralyse s.u.) und eine Beatmung notwendig machen. Hirnnervenausfälle (v.a. des N. facialis, ferner des N. trigeminus, N. vagus, N. accessorius, N. hypoglossus) sind häufig. Ist auch das vegetative Nervensystem betroffen, treten Störungen der Schweißsekretion und unter Umständen lebensbedrohliche Störungen des Herzrhythmus und der Blutdruckregulation auf. Die Blasenfunktion kann bei schweren Verlaufsformen gestört sein. Als *Landry-Paralyse* bezeichnet man eine Sonderform des Guillain-Barré-Syndroms: aufsteigende Lähmung mit Befall auch der oberen Extremität und der Rumpfmuskulatur. Dabei kann eine Atemlähmung (Schädigung der Wurzel C4) entstehen.
  - Verlauf: Der Höhepunkt der Erkrankung wird nach 2–4 Wochen erreicht. Die Rückbildung beginnt einige Wochen nach dem Stillstand der Progression und kann sich über Monate hinziehen. Die meisten Patienten erholen sich gut. Häufigste Ursachen von Todesfällen sind

Atemlähmung, kardiale Komplikationen und Lungenembolien (als Folge langer Bettlägerigkeit).
○ Diagnostik: Für den *Liquorbefund* charakteristisch ist die *zytoalbuminäre Dissoziation* (siehe Kap. 1.9.3). *Elektroneurographisch* zeigt sich eine Verlangsamung der Nervenleitungsgeschwindigkeit
○ Therapie: In leichten Fällen nur symptomatische Behandlung, Krankengymnastik, Thromboseprophylaxe; in schweren Fällen (z. B. Gehunfähigkeit) Plasmapherese und eventuell hochdosierte Immunglobuline

Klinischer Fall

Ein 35jähriger Patient erkrankt aus Wohlbefinden heraus mit einer Gesichtslähmung rechts und klagt über Schmerzen. Die neurologische Untersuchung ergibt eine periphere Fazialisparese, eine Hörminderung und eine periphere vestibuläre Störung rechts. Zwei Tage später werden Bläschen im äußeren Gehörgang der erkrankten Seite festgestellt. Im Liquor findet sich eine lymphozytäre Pleozytose von 51/3 Zellen, kraniales CT: o. B.
Diagnose: Zoster oticus

5.1.5 Vaskulär-hereditär bedingte Polyneuropathien

Hereditäre motorisch-sensible Neuropathie (HMSN)

Definition. Kombinierte Systemkrankheit. Man unterteilt sie in verschiedene Typen. Am häufigsten ist der HMSN Typ I (Charcot-Marie-Tooth-Krankheit), eine vorwiegend autosomal dominant vererbte neurale Muskelatrophie. Häufigstes Manifestationsalter liegt zwischen dem 5. und 15. Lebensjahr. Die Symptome sind sensible Störungen wie Hypästhesien, herabgesetztes Lage- und Vibrationsempfinden. Charakteristisch sind langsam progrediente Atrophien der Unterschenkel („Storchenbeine") mit Steppergang, Hohlfüßen und Krallenzehen („Friedreich-Fuß"). Die Nervenleitgeschwindigkeit ist infolge der Markscheidendegeneration deutlich verlangsamt.

Vaskuläre Polyneuropathien

Nekrotisierende Vaskulitiden (Panarteriitis nodosa) und Kollagenosen (Lupus erythematodes) führen entweder zum Bild einer schmerzhaften Mononeuritis multiplex oder einer symmetrischen, sensomotorischen, an den unteren Extremitäten betonten Polyneuropathie.

5.2 Wichtige Nervenkompressionssyndrome

Karpaltunnelsyndrom

Definition. Chronische Kompression des N. medianus am Handgelenk bei seinem Verlauf unter dem Retinaculum flexorum (Lig. carpi transversum). Frauen sind häufiger betroffen als Männer.

Ätiopathogenese. Repetitive Arbeitsabläufe mit Flexion und Extension im Handgelenk, vibrierende Arbeitsgeräte, Tendosynovitis, Ödembildung während der Schwangerschaft, Akromegalie, Hypothyreose. Die Arbeitshand ist bevorzugt betroffen. Beidseitiges Auftreten ist häufig (40–50% der Fälle).

Symptomatik. Beginn mit *nächtlichen*, schmerzhaften *Parästhesien* zunächst am Mittelfinger und später an der Beugeseite der Finger 1–3 (sog. Brachialgia paraesthetica nocturna). Die Mißempfindungen können nach proximal bis zur Schulter ausstrahlen. Schütteln und Massieren der Hand bessern den Zustand. Morgensteife mit Hypästhesie und Störungen der Feinmotorik klingen im Laufe des Tages wieder ab. Im weiteren Verlauf kommt es zur Atrophie und Parese der Mm. abductor pollicis brevis et opponens pollicis.

Diagnostik. Die Diagnose des Karpaltunnelsyndroms stützt sich auf Anamnese, klinisch-neurologischen Befund und Elektroneurographie. Prüfung der Griffstärke. Das Beklopfen des Karpaltunnels führt zu einem in die Hand ausstrahlenden elektrisierenden Schmerz (Hoffmann-Tinel-Zeichen). Provokationstest durch forcierte Dorsalextension oder Palmarflexion für 60 s (Phalen-Test). Röntgenaufnahme des Handgelenks. Die Messung der sensiblen Nervenleitgeschwindigkeit (verzögert) ist für die Sicherung der Diagnose ausreichend.

Therapie. Ruhigstellung mit Unterarmschiene, Injektionen mit Prednisolon. In schweren Fällen Operation.

Tarsaltunnelsyndrom

Definition. Seltene Kompressionsschädigung des N. tibialis am Malleolus medialis unter dem Lig. lancinatum.

Ätiopathogenese. Fußdistorsionen, Malleolarfrakturen, enger Gipsverband.

Symptomatik. Brennende Schmerzen auf der Fußsohle, die sich beim Gehen verstärken. Im weiteren Verlauf treten sensible Ausfälle und Paresen der kleinen Fußmuskeln auf.

Therapie. Ruhigstellung des Fußes, bei fehlender Besserung operative Revision innerhalb von 8 Wochen.

Meralgia paraesthetica

Definition. Parästhesien und Schmerzen im Versorgungsgebiet des rein sensiblen N. cutaneus femoris lateralis an der lateralen Vorderseite des Oberschenkels. Meist besteht eine ausgeprägte Hyperalgesie bei Berührung durch Kleidungsstücke.

Ätiopathogenese. Kompressionssyndrom des Nerven bei seinem Durchtritt durch das Leistenband (Tumoren, Schwangerschaft, Adipositas).

Therapie. Blockade des Nerven mit Lokalanästhetika, eventuell Neurolyse.

Tibialis-anterior-Syndrom

Definition. Kompartmentsyndrom der in der Tibialisloge verlaufenden Strecker der Unterschenkelmuskeln mit gefäßbedingter Schädigung des N. peronaeus.

Ätiopathogenese. Eine Druckerhöhung in der Faszienkammer durch Volumenzunahme infolge Ödem oder Blutung führt zu einer Drosselung der Blutzufuhr und infolgedessen zu einer Ischämie der Muskeln (Nekrosegefahr!) und Schädigung des N. peronaeus profundus. Ursachen einer Volumenzunahme können sein: Embolie, Trauma (bei Fußballspielern), Überbeanspruchung der Muskulatur.

Symptomatik. Heftige prätibiale Schmerzen, harte Schwellung, myoplegische Lähmung der Muskeln. Sensibilitätsverlust im I. Spatium interosseum. Aufgrund der Kontraktur der Muskeln besteht kein Steppergang. Die arteriellen Pulse sind in der Regel erhalten, denn die Erhöhung des Gewebedrucks erreicht meist nicht den Druck in den großen arteriellen Gefäßen.

Therapie. Spaltung der Fascia cruris innerhalb von 8–12 Stunden, sonst Nekrose des Muskels.

Prophylaxe. Hochlagerung des Beines.

5.3 Läsionen einzelner Hirnnerven

N. facialis (VII)

Ätiopathogenese. Die überwiegende Mehrzahl der Fälle ist ungeklärter Ursache (idiopathische Form), weitere Ursachen sind: Borreliose, Herpes zoster, Felsenbeinfrakturen, Mastoiditis, Otitis media mit Cholesteatombildung, Tumoren des Kleinhirnbrückenwinkels oder der Parotis (siehe Abb. 9.28 und 9.29).

Symptomatik. Die Gesichtsmuskulatur kann infolge einer zentralen oder einer peripheren Fazialisparese gelähmt sein. Da die Stirnmuskulatur supranukleär von beiden Hirnhälften innerviert wird, kann der Patient bei einer *zen-*

tralen Fazialisparese die Stirn immer runzeln und das Auge schließen. Die Mundpartie ist deutlich paretisch.

Bei der *nukleären* oder *peripheren Lähmung* ist dagegen die ganze ipsilaterale Gesichtshälfte gelähmt. Der Mundwinkel hängt leicht herab und wird beim Sprechen nicht mitbewegt. Die Nasolabialfalte ist verstrichen. Die Lidspalte ist erweitert. Ist der M. orbicularis oculi ausgefallen, kann das Auge nicht geschlossen werden *(Lagophthalmus)*. Infolgedessen wird die Hebung beider Bulbi sichtbar, die als physiologische Mitbewegung beim Augenschluß erfolgt *(Bell-Phänomen)*.

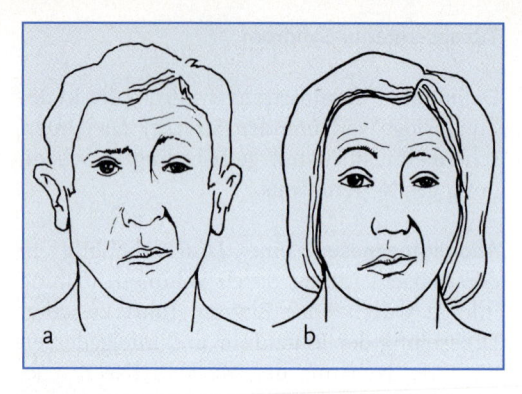

Abb. 9.28: Periphere (a) und zentrale (b) Fazialislähmung rechts (Lößner/Thies 1990)

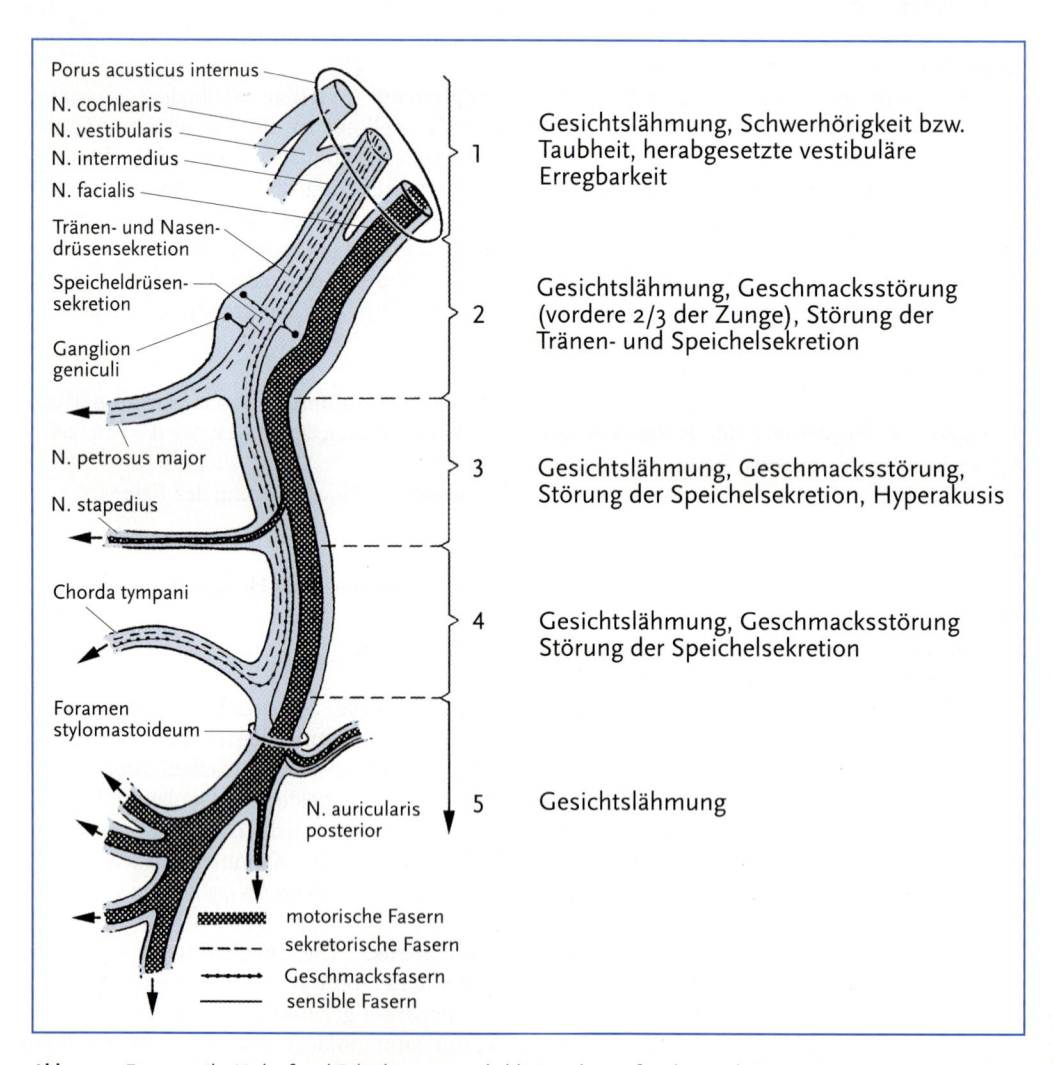

Abb. 9.29: Faseranteile, Verlauf und Schädigungsmöglichkeiten des N. facialis (nach Duus)

Eine komplette Läsion vor Abgang der Chorda tympani führt zu Geschmacksstörungen sowie Störungen der Speichelsekretion und bei einer Läsion proximal des Ganglion geniculi auch zu einer Störung der Tränensekretion. Die Lähmung des N. stapedius kann zu einer Hyperakusis führen.

Bei unvollständiger Restitution kann eine Kontraktur entstehen. Durch Fehleinsprossungen regenerierender Neurone kommt es als häufigstes Residuum zu *pathologischen Mitbewegungen*, z.B. Verengung der Lidspalte bei Mundbewegungen. Ein seltenes Phänomen der Fehlsprossung sind die sog. „Krokodilstränen", bei denen es während des Essens nicht nur zur Speichelsekretion, sondern auch zum Tränenfluß kommt.

Komplikationen: Keratitis e lagophthalmo.

Verlauf. In etwa 80% der idiopathischen Fazialisparesen kommt es zu spontanen Remissionen, ansonsten Defektheilung.

Diagnostik. Klinik, Schirmer-Test (Prüfung der Tränensekretion), Gustometrie. Elektrodiagnostik zur Prognose.

Therapie. Konservative Behandlung mit Augensalbe und Augenklappe. Gesichtsmassagen und mimische Übungen. Bei traumatischen Gesichtslähmungen ist eine frühzeitige operative Dekompression indiziert.

Spasmus facialis

Definition. Tonische oder klonische Zuckungen, der vom N. facialis versorgten Muskulatur einer Gesichtshälfte. Anfänglich ist zuerst der M. orbicularis oculi betroffen. Der Spasmus kann durch äußere Reize (etwa Sprechen), seltener durch seelische Erregung provoziert werden.

Ätiopathogenese. Kompression des N. facialis im Austrittsbereich aus dem Hirnstamm durch Gefäße oder Tumoren.

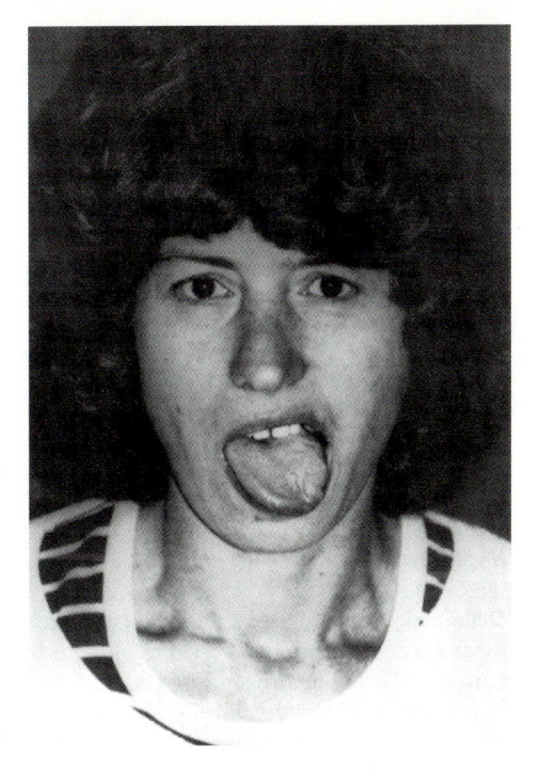

Abb. 9.30: Hypoglossusparese links (IMPP)

Therapie. Mikrochirugische Dekompression des N. facialis im Kleinhirnbrückenwinkel. Der Spasmus ist im allgemeinen medikamentös nur schwer zu beeinflussen.

N. hypoglossus (XII)

Symptomatik. Atrophie der gelähmten Seite der Zunge. Beim Herausstrecken weicht die Zunge zur gelähmten Seite hin ab. Bei doppelseitigen Hypoglossusläsionen (z.B. progressive Bulbärparalyse) sind Kauen und Schlucken schwer behindert, weil die Nahrung nicht mehr mit Hilfe der Zunge transportiert werden kann (siehe Abb. 9.30).

6 Muskelkrankheiten

6.1 Progressive Muskeldystrophien

Definition. Erbliche Erkrankungen, die durch einen degenerativen Abbau der quergestreiften Muskulatur und einen chronischen Verlauf gekennzeichnet sind.

Muskeldystrophie Typ Duchenne

Definition. Aufsteigende, bösartige Muskeldystrophie, die *X-chromosomal rezessiv* vererbt wird. Gemäß diesem Erbgang sind fast nur *Knaben* betroffen. Frauen sind Konduktorinnen. Die Erkrankung setzt in den *ersten drei Lebensjahren* ein. Häufigste Muskeldystrophieform.

Ätiopathogenese. Mutation eines Gens auf dem kurzen Arm des X-Chromosoms, welches ein Membranprotein (Dystrophin) der Muskelzelle kodiert. Die Mutation führt zu einer Verminderung des Dystrophingehaltes in der Muskelzellmembran.

Symptomatik. Zunächst Dystrophie des *Beckengürtels*, später auch der Schultergürtelmuskulatur. Die Parese der Rückenstrecker führt zu einer Haltungshyperlordose (siehe Abb. 9.31). Die Schwäche des M. glutaeus medius bedingt den charakteristischen Watschelgang und das Trendelenburg-Zeichen. Aufgrund einer Schwäche des M. iliopsoas stützt sich der Patient beim Aufrichten aus dem Sitzen mit den Händen an seinen Oberschenkeln ab, „klettert gewissermaßen an sich selbst hoch" *(Gowers-Zeichen)*. Durch Einlagerung von Fett und Bindegewebe entsteht an den Waden eine Pseudohypertrophie *(„Gnomenwade")*. Häufig kommt es im fortgeschrittenen Stadium zu einer respiratorischen Insuffizienz durch Befall der Atemmuskulatur. Eine Herzmuskelbeteiligung im Sinne einer dilatativen Kardiomyopathie ist nicht selten. Sensibilitätsstörungen fehlen ebenso wie Faszikulationen.

Verlauf. Die meisten Patienten sterben vor dem 25. Lebensjahr. Respiratorische Infektionen, Herzversagen oder Marasmus führen zum Tode.

Diagnostik. Schon im ersten Lebensjahr können hohe *CK-Werte* nachgewiesen werden. Auch die Mehrzahl der Konduktorinnen läßt sich über eine CK-Erhöhung erfassen. In der

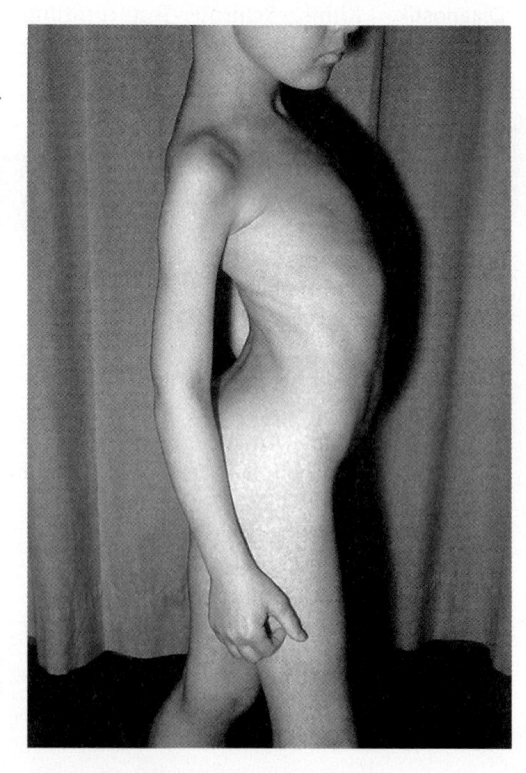

Abb. 9.31: Hyperlordose bei Muskeldystrophie Typ Duchenne (IMPP)

Muskelbiopsie zeigt sich ein Bild ganz unterschiedlicher Kaliber der Muskelfasern: unterschiedlich atrophische liegen dicht neben kompensatorisch hypertrophierten Fasern. Wichtig sind ferner EMG, Sonographie der Muskeln.

> **Klinischer Fall**
>
> Ein 6jähriger Junge leidet seit etwa 3 Jahren an einer zunehmenden Kraftlosigkeit der Oberschenkel- und Beckenmuskulatur. Die histologische und histochemische Untersuchung einer Biopsie aus dem M. vastus medialis zeigte eine massiv verstärkte Kalibervariation der Muskelfasern mit Degeneration und disseminierter Atrophie sowie Hypertrophie zahlreicher Muskelfasern.
> *Diagnose:* progressive Muskeldystrophie

Therapie. Eine kausale Therapie der Muskeldystrophien ist bislang nicht gesichert. Die einzige wirksame Maßnahme ist eine physikalische Therapie (Klopf-Druck-Behandlung, isometrisches Muskeltraining) zur Kräftigung der noch funktionstüchtigen Muskeln. Eventuell kommen palliativ orthopädisch operative Korrekturen in Betracht.

Fazioskapulohumerale Muskeldystrophie

Definition. Seltenere, gutartige Verlaufsform der Muskeldystrophie. Sie wird autosomal dominant vererbt. Krankheitsbeginn zwischen dem 7.–25. Lebensjahr. Männer und Frauen sind etwa gleich häufig befallen.

Symptomatik. Zu Beginn Schwäche der *proximalen Arm- und Schultermuskulatur*, die Patienten können die Arme nicht mehr bis zur Horizontalen anheben. Auffällig ist eine doppelseitige *Scapula alata*. Durch die Atrophie ist der Schultergürtel so gelockert, daß der Untersucher die Schultern bis zur Höhe der Ohren verschieben kann (sog. lose Schulter). Die Schwäche der Gesichtsmuskulatur führt zum Bild der *Facies myopathica:* Die Gesichtszüge sind schlaff, die Patienten können nicht pfeifen und die Backen nicht aufblasen. Der Lidschluß ist unvollständig. Die Pseudohypertrophie (s.o.) des M. orbicularis oris führt zu einer Vorwölbung der Lippen *(„Tapirschnauze")*. Im allgemeinen greift die Dystrophie später auch auf die Muskeln des Rumpfes, des Beckengürtels und der Beine über.

Verlauf. Die Lebenserwartung ist nicht oder nur gering verkürzt.

6.2 Myotonie

Definition. Verzögerte Erschlaffung der Muskelfasern. Die Muskelkontraktion überdauert die Innervation. Betroffen ist nur die Willkürmuskulatur. Ursache sind *repetierende Depolarisationen* einzelner Muskelfasermembranen. Die beschriebenen Formen sind alle autosomal dominant erblich.

Myotonia congenita

Ätiopathogenese. Verminderung der Chloridleitfähigkeit der Muskelfasermembran.

Symptomatik. Charakteristisch sind eine *generalisierte Myotonie* und eine *Hypertrophie* der Willkürmuskulatur. Die Kranken klagen über Muskelsteifigkeit (besonders bei Kälte), Schwierigkeiten beim Starten von Willkürbewegungen, sowie über Unfähigkeit zur Durchführung rasch alternierender Bewegungen. Die Myotonie läßt bei wiederholten Kontraktionen der Muskeln nach (*Warming-up-Phänomen*). Auffällig ist der Kontrast zwischen dem „athletischen" Aussehen („Herkulestyp") und den motorischen Störungen.

Verlauf. Fehlende oder nur geringe Progredienz. Im höheren Lebensalter läßt die Symptomatik eher nach. Die Lebenserwartung ist normal.

Diagnostik. Im *EMG* finden sich abnorme Entladungsserien mit an- und abschwellendem Frequenzgang, die sich als charakteristisches „Sturzkampfbombergeräusch" bemerkbar machen. Ein Schlag mit dem Perkussionshammer auf den Muskel löst eine Kontraktion aus (Perkussionsmyotonie).

Therapie. Bei manchen Patienten sind die täglichen Verrichtungen nur gering behindert. Eine Therapie ist dann meist nicht erforderlich, weil durch Trainingsbewegungen die motorische Behinderung kompensiert werden kann. In schwereren Fällen haben sich die neueren Antiarrhythmika Mexiletin und Tocainid (Blocker der schnellen Natriumkanäle) bewährt.

Myotone Dystrophie (Curschmann-Steinert-Syndrom)

Definition. Kombination von Muskeldystrophie, myotoner Reaktion und Begleitsymptomen. Autosomal dominanter Erbgang. Die Erkrankung manifestiert sich meist zwischen dem 20. und 30. Lebensjahr.

Symptomatik. *Schwäche* des M. sternocleidomastoideus, M. brachioradialis, der Mm. peronei sowie der Gesichtsmuskeln, der Zunge und des Herzens. Die Patienten zeigen eine Facies myopathica mit schlaffen Gesichtszügen und Ptosis; schlaffe Haltung, doppelseitiger Steppergang. Die Stimme ist schwach, die Sprache näselnd. Die *Myotonie* beschränkt sich auf die Vorderarme, die kleinen Handmuskeln und die Zunge. Charakteristisch sind ferner Stirnglatze (bei männlichen Patienten), Katarakt, Hodenatrophie bzw. Ovarialinsuffizienz. Herzrhythmusstörungen sind häufig. Oft finden sich *psychopathologische* Störungen (z.B. Antriebsschwäche, affektive Verarmung).

Verlauf. Chronisch progredient, viele Patienten sind infolge der Muskeldystrophie vor dem 40. Lebensjahr arbeitsunfähig. Die Lebenserwartung ist verkürzt.

Therapie. Eine kausale Therapie der Muskeldystrophie gibt es nicht. Besonders wichtig sind krankengymnastische Übungen. Eine medikamentöse Behandlung der Myotonie ist nur selten erforderlich, da hier die myotone Reaktion vergleichsweise gering ausgeprägt ist.

> **Klinischer Fall**
>
> Ein 30jähriger Patient berichtet, daß er wiederholt in Schwierigkeiten geriet, weil er bei der Begrüßung die Hand seines Gegenübers nicht gleich wieder loslassen konnte. Er hat sich deshalb angewöhnt, kurz vor solchen Gelegenheiten die Faust mehrfach zu öffnen und zu schließen, wodurch das Händereichen jeweils besser ging.
> *Diagnose:* Myotonia congenita

6.3 Entzündliche Muskelkrankheiten

Myositiden sind eine heterogene Gruppe erworbener Muskelerkrankungen. Sie sind überwiegend immunogen bedingt, wesentlich seltener durch Erreger (Viren, Bakterien, Parasiten).

Polymyositis

Definition. Immunogene entzündliche Muskelkrankheit. Frauen sind häufiger als Männer betroffen. Sie kann in jedem Lebensalter auftreten, der Häufigkeitsgipfel liegt zwischen dem 40. und 60. Lebensjahr.

Ätiopathogenese. Autoimmunkrankheit, zirkulierende Antikörper gegen Muskelgewebe.

Symptomatik. Die Symptome entwickeln sich über Wochen und Monate. Initial muskelkaterähnliche Schmerzen und proximal betonte *Muskelschwäche* im Becken- oder Schultergürtel. Treppensteigen und die Elevation der Arme werden mühsam. Die Muskulatur ist auch bei Druck (Palpation) oft schmerzhaft. Ein Viertel der Patienten klagen über Arthralgien. Sehr typisch ist der *Mitbefall* der *Nackenheber* (Kopf sinkt nach vorn) und der *Larynxmuskulatur* (Schluckstörung, nasale Sprache). Die Eigenreflexe sind in der Regel sehr lebhaft. Treten charakteristische Hauterscheinungen hinzu, spricht man von einer *Dermatomyositis*. Es handelt sich um ein bläulich-violettes Erythem (Lilakrankheit) mit leichtem Ödem der Augenlider, der Wangen, des vorderen Halsdreiecks und der Streckseiten der Extremitäten. In diesen Gebieten kommt es auch zu Teleangiektasien und Änderungen der Pigmentierung.

Verlauf. Eine akute Polymyositis ist selten. Sie kann jedoch durch Atemlähmung oder Nierenversagen zum Tod führen.

Diagnostik. Die CK-Werte im Serum sind deutlich erhöht. Die BSG ist oft beschleunigt. Die Diagnose wird durch EMG und Muskelbiopsie gesichert. Die Biopsie zeigt eine Degeneration von Einzelfasern und lymphozytäre Infiltrate.

Therapie. Die Behandlung erfolgt mit initial hochdosierten Glukokortikoiden, später mit Azathioprin.

Differentialdiagnose. Polymyalgia rheumatica, Myasthenie. Bei der chronisch-schleichenden Polymyositis, die oft schmerzlos ist, ist die Abgrenzung gegen Muskeldystrophie schwierig. Bei Patienten jenseits des 50. Lebensjahres kann die Dermatomyositis als paraneoplastisches Syndrom bei Malignomen auftreten.

Polymyalgia rheumatica

Definition. Muskuläres Schmerzsyndrom, das mit der Arteriitis cranialis (siehe Kap. 1.8.2) assoziiert ist. Sie tritt meist jenseits des 60. Lebensjahres auf.

Ätiopathogenese. Autoimmunkrankheit im Bereich der A. temporalis und A. centralis retinae.

Symptomatik. Proximal betonte Muskel- und Gelenkschmerzen im Schulter- und Beckengürtel. Es besteht eine ausgeprägte Morgensteife. Die meisten Patienten haben ein allgemeines Krankheitsgefühl.

Diagnostik. Erhöhung der BSG, die CK ist nicht oder nur leicht erhöht. Anämie.

Therapie. Glukokortikoide verbessern die Symptomatik innerhalb weniger Tage.

Klinischer Fall

Ein 25jähriger Patient berichtet folgende seit etwa 2 Wochen progrediente Beschwerden: Er muß sich beim Treppensteigen mit den Händen am Geländer hochziehen, hat Gehbeschwerden und „Muskelkater" in den Beinen. Sie finden eine Erhöhung der BSG, der Gammaglobuline in der Serumelektrophorese und der Kreatinkinase (CK) im Serum.
Diagnose: Polymyositis

6.4 Periodische oder paroxysmale Lähmungen

Definition. Durch Kaliumstoffwechselstörungen bedingte myopathische Symptome infolge episodischer Depolarisierungen der Muskelfasermembran.

Ätiopathogenese. Autosomal dominanter Erbgang mit hoher Penetranz.

Hypokaliämische Lähmung

Symptomatik. Episodische, *schlaffe Lähmung*, die bis zur Tetraplegie mit Areflexie reichen kann. Die Anfälle treten überwiegend nachts oder in den frühen Morgenstunden auf und können mehrere Stunden andauern. Provozierend wirken starke körperliche Anstrengung oder kohlenhydratreiche Mahlzeiten.

Diagnostik. EKG (Verlängerung der PQ- und QT-Zeit, ST-Senkung), Kaliumspiegel ↓.

Therapie. Kaliumgabe (10 g per os). Wegen der Gefahr des Herzstillstandes darf die i.v.-Gabe 20–30 mmol Kalium/h nicht überschreiten.

Hyperkaliämische Lähmung

Symptomatik. Schlaffe Lähmungen, die weniger lang andauern (etwa 1 Stunde). Auslösende Faktoren: Hunger, Kälte, Ruhe nach körperlicher Anstrengung.

Therapie. Kalziumglukonat 1–2 g i.v.

6.5 Stoffwechselmyopathien

6.5.1 Glykogenosen

Definition. Diesen Myopathien liegt eine Störung im Glykogenabbau zugrunde. Sie sind erblich bedingt und selten.

Glykogenose Typ II (Pompe)

Definition. Autosomal rezessives Erbleiden, das durch einen Mangel an *saurer Maltase* verursacht ist.

Symptomatik. Bei der *frühkindlichen* Form kommt es zu einem manifesten *Floppy-infant-Syndrom*. Eine dilatative Kardiomyopathie führt hier nach wenigen Jahren zum Tode. Die *adulte* und die frühkindliche Form zeigen weitgehend das Bild einer Dystrophie der proximalen Beinmuskulatur, später auch des Schultergürtels. Häufig führt eine Schwäche der Atemhilfsmuskulatur zu einer respiratorischen Insuffizienz.

Therapie. Bisher konnte das fehlende Enzym noch nicht substituiert werden. Die Therapie beschränkt sich auf eine kohlenhydratarme Kost.

Glykogenose Typ V (McArdle)

Definition. Autosomal rezessiv vererbte Erkrankung, die durch an einen Mangel der *Phosphorylase im Skelettmuskel* bedingt ist.

Symptomatik. Bereits im Adoleszenzalter kann es zu belastungsabhängiger Muskelschwäche, Schmerzen, insbesondere Schmerzen beim Gehen und Kontrakturen kommen. Zum Teil tritt auch eine Myoglobinurie auf.

Diagnostik. Mäßige CK-Erhöhung. Fehlender Laktatanstieg im ischämischen Arbeitsversuch (Laktat-Ischämie-Test).

Therapie. Die Belastungstoleranz kann mit oralen Gaben von Glukose und Fruktose vor körperlicher Anstrengung verbessert werden.

> **Klinischer Fall**
>
> Ein 35jähriger athletisch aussehender Patient gibt an, daß er bei zunächst voller Kraft rasch ermüde und mitunter Schmerzen in der beanspruchten Muskulatur bekomme. Manchmal entwickelten sich Verkrampfungen. Befunde: CK im Serum erhöht. Manchmal Myoglobinurie. Muskelarbeit unter ischämischen Bedingungen (Ischämietest) führt zu fortschreitender Amplitudenminderung im EMG, es stellt sich nach 1–2 Minuten eine Kontraktur der innervierten Muskulatur ein, die Milchsäure im Serum steigt jedoch nicht an.
> *Diagnose:* McArdle-Erkrankung

6.5.2 Mitochondriale Myopathien

Definition. Seltene Erkrankung, die durch Störungen in den Komplexen I–V der Atmungskette hervorgerufen wird. Die Atmungskette ist an der Innenseite der Mitochondrien lokalisiert.

Symptomatik. Leitsymptom ist eine belastungsabhängige Schwäche. Es kann zu Ataxie, Myoklonie, progressiver externer Ophthalmoplegie, Enzephalopathie und Demenz kommen.

Als ein Beispiel sei das *Kearns-Sayre-Syndrom* (okuläre Myopathie) genannt. Im Vordergrund steht die progressive externe Ophthalmoplegie mit zunehmender Störung der Augenmotilität und Ptose. Zum Krankheitsbild gehören auch eine Retinopathia pigmentosa und Reizleitungsstörungen des Herzens.

Diagnostik. Die Muskelbiopsie ergibt Mitochondrienanomalien und sog. „ragged red fibers". Laktat-Ischämie-Test mit überschießender Laktatproduktion und erhöhtem Ruhelaktat.

6.6 Endokrine Myopathien

Myopathie bei Hyperthyreose

Symptomatik. Meist proximale beinbetonte Muskelschwäche. Sehr lebhafte Reflexe. Endokrine Ophthalmopathie mit Exophthalmus und Augenmuskellähmungen.

Myopathie bei Hypothyreose

Symptomatik. Proximal betonte Muskelschwäche, verlangsamte Muskeleigenreflexe.

Myopathische Syndrome, meist mit proximal betonter Muskelschwäche, finden sich auch bei *M. Addison, M. Cushing, Hyperparathyreoidismus* und *Akromegalie*.

6.7 Toxische und medikamentös induzierte Myopathien

Bestimmte Substanzen können Muskelkrankheiten auslösen (siehe Tabelle 9.20).

Maligne Hyperthermie

Definition. Seltene, aber gefürchtete Narkosekomplikation. Sie äußert sich als lebensbedrohliche Muskelerkrankung, die bei genetischer Prädisposition nach Anwendung von Halothan und Suxamethonium auftreten kann.

Ätiopathogenese. Störung der intrazellulären Kalziumausschüttung.

Symptomatik. Schon bei der Intubation fällt ein Rigor der Kiefermuskulatur auf. Es kommt zu einem exzessiven Anstieg der Körpertemperatur (bis zu 44°C) mit Tachykardie und einer generalisierten Rigidität des Muskeltonus. Unbehandelt beträgt die Letalität 70%, behandelt 10%.

Therapie. Abbruch der Narkose. Möglichst rasche Gabe von Dantrolen (bremst die pathologisch gesteigerte Freisetzung von Kalzium); Befeuchten der Haut des Patienten mit warmem (!) Wasser bis zur Abkühlung auf 38°C.

6.8 Myasthenie

Myasthenia gravis pseudoparalytica

Definition. Erworbene Autoimmunkrankheit, die zu einer *vorzeitigen Ermüdbarkeit* der Willkürmuskulatur führt. Die Prävalenz liegt bei 5–7 pro 100 000 Einwohner. Frauen erkranken etwa doppelt so häufig wie Männer. Das Erkrankungsalter schwankt zwischen dem 1. und 80. Lebensjahr, die meisten erkranken zwischen dem 20. und 40. Lebensjahr.

Ätiopathogenese. Etwa 80% der Erkrankten haben *Antikörper gegen Acetylcholinrezeptoren* der muskulären Endplatte → Blockade der Rezeptoren an der postsynaptischen Membran → Reduktion der neuromuskulären Impulsübertragung. Für die Antikörperproduktion werden autoimmunologische Vorgänge postuliert, bei denen der Thymus eine wesentliche Rolle

induzierte Erkrankung	auslösende Substanz
Paresen	Alkohol, Cimetidin, Clofibrat, Ergotamin, Kortikoide, Lithium, Procainamid
Muskelkrämpfe	ACTH, Alkohol, Chinidin, Cimetidin, Clofibrat, Salbutamol, Tocainid, Levodopa, Procainamid
Myopathien	ACTH, Alkohol, Kortikoide, Vincristin
Myositis	D-Penicillamin, Cimetidin, Clofibrat, Erofibrat, Phenytoin, Zidovudin
Myasthenie	D-Penicillamin
Myotonie	Propranolol

Tab. 9.20: Toxische und medikamentös induzierte Myopathien

spielt. In 10% der Fälle finden sich *Thymome*, in 70% *Thymushyperplasien*.

Symptomatik. Charakteristisch sind Schwäche und vorzeitige Ermüdbarkeit der Skelettmuskulatur unter Belastung. Initial tritt häufig zunächst eine ein- oder doppelseitige *Ptosis* auf, die sich im Laufe des Tages verstärken kann. Die Patienten klagen frühzeitig über *Doppelbilder*. Oftmals entwickelt sich eine vollständige externe Ophthalmoplegie. In 20% aller Fälle bleibt die Erkrankung auf die äußeren Augenmuskeln und Lidheber beschränkt *(okuläre Myasthenie)*. Die Schwäche der mimischen Muskulatur führt zu einem Erscheinungsbild wie bei der Facies myopathica: der Mundschluß ist kraftlos, Pfeifen und Aufblasen der Backen sind erschwert. Die Sprache erscheint verwaschen und nasal. Kauen und Schlucken sind erschwert, es kommt zur Regurgitation von Flüssigkeiten durch die Nase. Die Krankheit breitet sich dann weiter auf den Rumpf und die Extremitäten aus, wobei die Schwäche zuerst in proximalen, dann in distalen Muskeln auftritt. Keine Sensibilitätsstörungen, keine Muskelatrophie, keine Faszikulationen.

In der *myasthenen* (und der cholinergen) *Krise* kann es durch eine Lähmung der Atemmuskulatur zu einer bedrohlichen Ateminsuffizienz kommen. Bei 50% der *Schwangeren* verschlechtern sich die Symptome, bei einem Teil der Patientinnen kann es zu einer Besserung kommen. Die Neugeborenenmyasthenie klingt nach Abbau der mütterlichen AK in wenigen Wochen ab und kehrt im späteren Leben nicht wieder.

Diagnostik. *Tensilontest:* Nach i.v. Gabe von Tensilon® (Acetylcholinesterasehemmer) stellt sich eine vorübergehende Besserung der myasthenischen Muskelschwäche ein. *Serienstimulation:* Durch repetitive Stimulation peripherer Nerven kommt es zu einer Abnahme (Dekrement) der Amplituden der Muskelaktionspotentiale von der 1. zur 5. Antwort im EMG. Nachweis einer Thymusveränderung durch Thorax-CT.

Therapie. Grundlage der Therapie ist einerseits die frühzeitige Thymektomie und andererseits die immunsuppressive Behandlung mit Azathioprin und Glukokortikoiden. Die Kombination von Azathioprin und Glukokortikoiden hat sich bewährt. Da Glukokortikoide initial eine negative Wirkung auf die neuromuskuläre Übertragung haben, kommt es in den ersten 2 Wochen zu einer Verschlechterung der Myasthenie. Deshalb wird die Therapie nur stationär eingeleitet. *Cholinesterasehemmer* (Pyridostigmin) verbessern symptomatisch die neuromuskuläre Übertragung. Eine Überdosierung von Cholinesterasehemmern kann durch Anhäufung von Acetylcholin (Depolarisationsblock!) zur *cholinergen Krise* führen → allgemeine Muskelschwäche, starkes Schwitzen, Übelkeit, Tachykardie und Atemnot, die eine Beatmung notwendig machen kann. Bei Patienten bis 45 Jahren sollte möglichst frühzeitig eine *Thymektomie* durchgeführt werden. Ein Thymom stellt eine absolute OP-Indikation dar, auch bei älteren Patienten. In schwereren oder therapieresistenten Fällen und bei der myasthenen Krise wird zur Überbrückung eine Plasmapherese eingesetzt.

Kontraindikationen. Benzodiazepine, z.B. Diazepam (muskelrelaxierende Wirkung!) und Aminoglykosidantibiotika (neuromuskuläre Blockade) sind kontraindiziert! Ebenso sind Magnesiumpräparate (Hemmung der Acetylcholinfreisetzung) und D-Penicillamine (Skelett- und Augenmuskellähmungen) zu vermeiden.

> **Klinischer Fall**
>
> Eine 26jährige Hausfrau beobachtet seit einigen Monaten folgende Symptome: Doppelbilder beim Lesen und abends beim Fernsehen, rasches Ermüden bei der Hausarbeit, gelegentliche Schluckbeschwerden. Klinisch findet sich eine doppelseitige Oberlidptose, eine beidseitige Lateralabduktionsschwäche der Augen und eine Schwäche der proximalen Skelettmuskulatur.
> *Diagnose:* Myasthenia gravis pseudoparalytica

Lambert-Eaton-Syndrom

Definition. Paraneoplastisches Syndrom mit myasthenischer Reaktion. Männer sind häufiger als Frauen betroffen.

Ätiopathogenese. Präsynaptische Erkrankung der neuromuskulären Synapse, die zumeist mit einem *kleinzelligen Bronchialkarzinom* assoziiert ist. Bei vielen Patienten fanden sich Antikörper gegen die spannungsabhängingen Kalziumkanäle der präsynaptische Membran. Die Freisetzung von Acetylcholin ist gestört → Verminderung der neuromuskulären Impulsübertragung.

Symptomatik. Zu Beginn rasche Ermüdbarkeit der proximalen Beckengürtelmuskulatur. Erst später kommen Ptosis, Doppelbilder und Schluckstörungen hinzu. Vegetative Störungen (trockener Mund, Potenz- und Sphinkterschwäche).

Diagnostik. Elektromyographisch sind bei repetitiver Reizung die Amplituden der ersten Muskelaktionspotentiale niedrig, werden aber mit zunehmender Reizfrequenz wieder größer.

Therapie. Diaminopyridin (Verbesserung der Transmitterausschüttung an der präsynaptischen Membran).

6.9 Rhabdomyolyse

Definition. Untergang der quergestreiften Muskulatur unterschiedlicher Genese.

Ätiopathogenese. Toxisch bedingt: v.a. durch Alkohol, ferner Medikamente, Heroin. Im Rahmen einer malignen Hyperthermie, bei Verschüttungsunfällen und ausgedehnten Muskelverletzungen (Crush-Syndrom), Glykogenosen (McArdle).

Symptomatik. Akute Muskelschmerzen, Muskelparesen, Abschwächung der Muskeleigenreflexe.

Diagnostik. Der Zerfall der Muskulatur führt zur Myoglobinurie (rotbrauner Urin in den ersten 3–5 Tagen), einem massiven Anstieg der CK, einer Hyperkaliämie und eventuell zu einem akuten Nierenversagen.

Therapie. Kausale Therapie nicht bekannt. Im Vordergrund steht die Behandlung des akuten Nierenversagens (forcierte Diurese, Regulierung des Säure-Basen- und Elektrolyt-Haushaltes, gegebenenfalls Hämodialyse).

7 Neurologische Syndrome bei nichtneurologischen Grundkrankheiten

7.1 Erkrankungen der Gefäße

Arteriitis temporalis (Riesenzellarteriitis)

Immunbedingte Vaskulitis der A. temporalis, siehe Kapitel 1.8.2.

7.2 Endokrinopathien und Stoffwechselkrankheiten

Akute intermittierende Porphyrie

Siehe Kapitel 5.

Morbus Wilson

Störung des Kupferstoffwechsels, siehe Kapitel 3.3.

B_{12}-Avitaminose

Allgemeinsymptome. Müdigkeit, Zungenbrennen, Widerwillen gegen Fleisch, blaß-gelbliche Hautfarbe.

Neurologische Symptome. Die klassische neurologische Vitamin-B_{12}-Mangel-Symptomatik ist die funikuläre Spinalerkrankung (siehe Kap. 4.3.4). Die neurologischen Symptome bestehen unabhängig von der Anämie.

Akute Hypoglykämie

Ätiopathogenese. Akuter Mangel an Glukose im Hirngewebe infolge Insuffizienz des Hypophysenvorderlappens, M. Addison, Inselzelladenome, Insulinüberdosierung, nach kohlenhydratreichen Mahlzeiten, denen gegenregulativ ein starker Blutzuckerabfall folgt.

Symptomatik. Vegetative Symptome (Unruhe, Schwitzen, Tachykardie, Schwindel, Kopfschmerzen), Tremor, Myoklonien, Bewußtseinstrübung, Delir, Koma, zerebrale Krampfanfälle, schwere Hirnstammfunktionsstörungen.

Therapie. Parenterale Zufuhr von 50 %iger Glukoselösung.

Bakterielle (eitrige) Meningitis

Siehe Kapitel 3.4.

Diabetische Polyneuropathie

Siehe Kapitel 5.1.

Tetanie

Definition. Anfallsartige Muskelkrämpfe und Parästhesien als Zeichen einer gesteigerten neuromuskulären Erregbarkeit.

Ätiopathogenese. *Normokalzämische Tetanie:* infolge anhaltendem Erbrechen, Hypomagnesiämie. Häufigste Ursache ist jedoch eine – meist psychogene – Hyperventilation, die über eine respiratorische Alkalose zur Tetanie führt. Infolge des alkalischen pH-Wertes treten an Serumproteine gebundene Wasserstoffionen ins Serum über, um die Alkalose zu verringern. An die freigewordenen Valenzen der Serumproteine lagert sich nun freies ionisiertes Kalzium an. Es kommt daher zu einem Abfall des freien Kalziums und einem Anstieg des proteingebundenen Kalziums. Da die membranstabilisierende Wirkung des Kalziums ausschließlich durch freies ionisiertes Kalzium bedingt ist, treten die Symptome einer Hypokalzämie auf, obwohl im Serum ein normaler Gesamtkalziumspiegel vorliegt. *Hypokalzämische Tetanie* (selten): Hypoparathyreoidismus infolge Ausfall oder Insuffizienz der Nebenschilddrüsen.

Symptomatik. Initial ängstliche Unruhe und *Kribbelparästhesien* in der Mundregion, an Händen und Füßen. Schmerzhafte Muskelkontraktionen in den distalen Extremitäten: *„Pfötchenstellung"*, auch Geburtshelferstellung genannt (Handgelenk gebeugt, Grundgelenk gebeugt, Interphalangealgelenke gestreckt, Daumen eingeschlagen), *Karpopedalspasmen* in den Füßen (maximale Plantarreflexion, leichte Supination des Fußes = Anheben des inneren Fußrands). *„Fischmaul"* (tonische Vorstülpung des Mundes), Magen- Darmkoliken, Schwindel, Sehstörungen.

Diagnostik. *Chvostek-Zeichen:* Beklopfen des N. facialis vor dem Kiefergelenk führt zu Zuckungen ipsilateraler Gesichtsmuskeln. *Fibularisphänomen:* Beklopfen des N. peronaeus (fibularis) hinter dem Wadenköpfchen führt zu einer kurzen Hebung und Pronation des Fußes. *Trousseau-Zeichen:* Abschnüren der Blutzirkulation am Oberarm durch eine Blutdruckmanschette führt zu einem tetanischen Krampf der Handmuskulatur.

Therapie. Eine intravenöse Kalziumgabe unterbricht tetanische Anfälle jedweder Genese. Hyperventilationsbedingte Tetanien klingen in der Regel alleine durch Beruhigung und Rückatmung in einen Plastikbeutel wieder ab.

7.3 Malignome

Hirnmetastasen

Siehe Kapitel 3.2.

Paraneoplastische Syndrome

Definition. Symptomenkomplexe, die in Assoziation mit Tumoren vorkommen. Es handelt sich um Tumorfernwirkungen, d.h., die Funktionsstörungen kommen nicht metastatisch oder durch direkte Tumorinvasion oder Raumforderung zustande. Die paraneoplastischen Syndrome können einem okkulten Tumor bis zu 2 Jahren vorausgehen (Frühdiagnostik eines noch nicht erkannten Tumors).

Ätiopathogenese. Weitgehend unbekannt. Vermutlich autoimmune Mechanismen.

Als paraneoplastische Syndrome am peripheren Nerv und Muskulatur und ZNS kommen in Betracht:
- Polyneuropathie, siehe Kapitel 5.1
- Guillain-Barré-Syndrom, siehe Kapitel 5.1
- Myasthenia gravis pseudoparalytica, siehe Kapitel 6.8
- Lambert-Eaton-Syndrom, siehe Kapitel 6.8
- Polymyositis und Dermatomyositis, siehe Kapitel 6.3
- Subakute Kleinhirnrindenatrophie
  - Symptomatik: Rumpf- und Extremitätenataxie, Dysarthrie, Nystagmus
- PML = Progressive multifokale Leukoenzephalopathie
  - Definition: Subakute, entzündliche, demyelinisierende ZNS-Erkrankung aufgrund einer Infektion des Gehirns mit Papovaviren als Folge einer tumorbedingten, medikamentösen oder infektiösen Immunschwäche
  - Ätiopathogenese: Paraneoplastische Komplikation bei lymphoproliferativen Tumoren (besonders Lymphome) und durch opportunistische Infektion bei HIV-Infizierten. Es finden sich multiple, asymmetrische Entmarkungsherde des Marklagers im Großhirn, Kleinhirn und Hirnstamm
  - Symptomatik: Lokalisationsabhängige neurologische Herdsymptome, psychische Veränderungen, Abnahme der Hirnleistungen bis zur Demenz
  - Verlauf: Unaufhaltsam progredienter Verlauf, der Tod tritt innerhalb von 3–20 Monaten ein

7.4 Intoxikationen

Wernicke-Enzephalopathie

Definition. B_1-Avitaminose, zumeist durch chronischen Alkoholismus bedingt. Sie ist in klassischer Ausprägung durch die Trias Augensymptome, Gangstörungen und Psychosyndrom gekennzeichnet.

Ätiopathogenese. Thiamin- (= Vitamin B$_1$-) Mangel, insbesondere bei chronischem Alkoholismus mit begleitender Fehlernährung. Weitere seltenere Ursachen sind: Magenkarzinom, chronisches Magenulkus, exzessives Fasten, Hyperemesis gravidarum. Pathologisch-anatomisch findet sich eine spongiöse Auflockerung des Gewebes mit petechialen Blutungen hauptsächlich im zentralen Höhlengrau und um den 3. Ventrikel. Betroffen sind v.a. die *Corpora mamillaria*, der Thalamus, der Hypothalamus und die Brückenhaube.

Symptomatik. Die Krankheit setzt akut ein. Ganz im Vordergrund stehen die okulomotorischen Symptome. Dabei findet sich zumeist ein *Nystagmus*, ferner *Augenmuskellähmungen* (N. abducens, N. oculomotorius), konjugierte Blicklähmungen und Pupillenstörungen. Gleichzeitig können auch eine *zerebelläre Ataxie* und eine alkoholische Polyneuropathie vorliegen. *Psychische Störungen* (Apathie, Antriebsstörung, Halluzinationen, Konzentrationsstörungen, Bewußtseinsstörungen). Manchmal besteht ein Korsakow-Syndrom (mangelnde Orientierungsfähigkeit zu Zeit, Ort, Person, Lern- und Merkfähigkeitsstörungen, Konfabulationen).

Therapie. Rechtzeitige hochdosierte parenterale Gabe von Vitamin B$_1$.

Zentrale pontine Myelinose

Definition. Funktionsstörung der Basis pontis. Sie tritt oft bei Alkoholismus auf (z.B. im Anschluß an ein Delirium tremens, in Kombination mit einer Wernicke-Enzephalopathie).

Ätiopathologie. Demyelinisierende Erkrankung der zentralen Anteile der Brücke als Folge eines zu raschen Ausgleichs einer Elektrolytstörung (Hyponatriämie, Hypokaliämie).

Symptomatik. Hyperreflexie, Babinski-Zeichen, Tetraparese, Sprech- und Schluckstörungen, Bewußtseinsstörungen.

Diagnostik. MRT. Wenn nach einem Delir oder einer längeren intensivmedizinischen Therapie die genannten pontinen Symptome auftreten, muß an eine Myelinolyse gedacht werden.

Therapie. Vorsichtige, nicht zu rasche Korrektur der Hyponatriämie, um einen sprunghaften Anstieg des Natriumspiegels zu vermeiden.

Spätatrophie der Kleinhirnrinde

Definition. Atrophie des Kleinhirnvorderlappens. Die häufigste Ursache ist ein *chronischer Alkoholabusus*, seltener Medikamentenabusus, Kachexie und Karzinome.

Symptomatik. Gang- und Standataxie, Rumpfataxie, an den Armen ist die Ataxie wesentlich geringer ausgeprägt, selten Nystagmus und Dysarthrie.

Arsenpolyneuropathie

Ätiopathologie. Arsenhaltige Farben, Insektenmittel.

Symptomatik. Wäßrige Durchfälle, Hyperkeratose an Handflächen und Fußsohlen, fleckförmige, bronzeartige Verfärbung der Haut (Arsenmelanose), Mees-Streifen (weiße Querstreifen) der Nägel, Haarausfall. Später *Polyneuropathie* mit quälenden Mißempfindungen und brennenden Schmerzen in Händen und Füßen. Symmetrische, distal betonte sensible Ausfälle und Lähmungen an Armen und Beinen.

Prognose. Nur inkomplette Rückbildung.

Bleipolyneuropathie

Ätiopathogenese. Bleiverarbeitende Arbeitsplätze in Akkumulatorenfabriken, Bleischmelzen, Autowerkstätten.

Symptomatik. Kopfschmerzen, Appetitlosigkeit, Darmkoliken, Obstipation. Blasse bis graugelbliche Haut *(Bleikolorit)*. Mitunter dunkelgefärbter Zahnfleischrand *(Bleisaum)*. Bei chronischer Bleivergiftung entsteht eine vorwiegend motorische *Polyneuropathie* mit Lähmung der Hand- und Fingerextensoren oder Atrophie und Parese der kleinen Hand- und Fußmuskulatur. Schmerzen treten nicht auf.

Thalliumpolyneuropathie

Ätiopathogenese. Rattengift und Insektizide.

Symptomatik. Übelkeit, Erbrechen, *retrosternale Schmerzen*, Koliken, spastische Obstipation. In der 2.–3. Woche fallen die *Haare* aus, ab der 3.–4 Woche treten an den Nägeln Mees-Streifen auf. Nach 2–4 Tagen kommt es zur *Polyneuropathie* mit heftigen Schmerzen an Füßen und Händen und Lähmungen insbesondere der Beine. Epileptische Anfälle. Affektlabilität, Reizbarkeit, Psychosen.

Botulismus

Blockade der Freisetzung von Acetylcholin durch Clostridium-botulinum-Toxin, siehe Kapitel 5.1.

Neurologische Störungen unter Neuroleptikamedikation

- *Parkinson-Syndrom:* Hypokinese, Hypomimie, Rigor, Tremor, Hypersalivation
- *paroxysmale Dyskinesien* (Frühdyskinesien)*:* tonische Krämpfe der Zungen- und Schlundmuskulatur, seltener der Rumpfmuskulatur, Torsionsdystonie, Blickkrämpfe, choreatische Hyperkinesen; zur Behandlung der akuten Dyskinesie gibt man Biperiden (Anticholinergikum)
- *Akathisie:* quälende Unruhe in den Beinen → Unfähigkeit des Patienten, ruhig stehen oder sitzen zu bleiben
- *Spätdyskinesien:* Hyperkinesen insbesondere des orofazialen Bereichs mit Zungenbewegungen, Schmatzen, Kauen; choreatische, ballistische und athetoide Bewegungsstörungen

Gynäkologie und Geburtshilfe

Dr. med. Birgit Schäfer
Dr. med. Henry Schäfer

Inhalt

1	**Die geschlechtsspezifische Entwicklung und ihre Störungen**	1013
1.1	Sexuelle Differenzierung und ihre Störungen	1013
1.2	Struktur der Fortpflanzungsorgane und der Brust	1014
1.3	Entwicklung der Fortpflanzungsorgane und der sekundären Geschlechtsmerkmale	1015
1.4	Regelung der Fortpflanzungsfunktionen in der Geschlechtsreife	1015
1.5	Ovulatorischer Zyklus	1016
1.6	Störungen der endokrinen Ovarialfunktion	1018
1.7	Fertilitätsstörungen	1019
1.8	Klimakterium	1020
1.9	Postmenopause und Senium	1021
2	**Familienplanung**	1022
2.1	Demographische Faktoren	1022
2.2	Schwangerschaftsverhütung	1022
2.3	Methoden der Empfängnisverhütung	1022
3	**Schwangerschaft**	1026
3.1	Konzeption, Implantation und ihre Störungen	1026
3.2	Entwicklung der Plazenta und des Feten	1027
3.3	Trophoblasterkrankungen, Fehlgeburt, ektopische Schwangerschaft	1029
3.4	Adaptation des mütterlichen Organismus und seine Störungen	1032
3.5	Risikofaktoren in der Schwangerschaft	1033
3.6	Schwangerschaftsspezifische Notfälle	1037
3.7	Betreuung von Risikoschwangerschaften	1037
3.8	Morbidität und Sterblichkeit	1037
4	**Ärztliche Betreuung in der Schwangerschaft**	1038
4.1	Schwangerenbetreuung	1038
4.2	Mutterschutzrecht	1041
4.3	Pränatale Diagnostik	1042
4.4	Konfliktsituationen in der Schwangerschaft	1042
5	**Geburt**	1044
5.1	Geburtsfaktoren	1044

5.2	Die regelrechte Geburt	1045
5.3	Regelwidrige Geburt	1047
5.4	Leitung und Überwachung der Geburt	1052
5.5	Notfälle in der Plazentarperiode und nach der Geburt	1054
5.6	Gefahrenzustände für den Feten	1055
5.7	Neugeborenes	1055
6	**Wochenbett**	**1056**
6.1	Postpartale Umstellung	1056
6.2	Puerperale Erkrankungen	1056
6.3	Laktation und ihre Störungen	1057
7	**Entzündungen der Fortpflanzungsorgane und der Brustdrüse**	**1059**
7.1	Entzündliche Erkrankungen der Vulva	1059
7.2	Entzündliche Erkrankungen der Vagina	1059
7.3	Entzündliche Erkrankungen des Uterus und der Parametrien	1060
7.4	Entzündliche Erkrankungen der Adnexe	1060
7.5	Entzündliche Erkrankungen der Brustdrüse	1061
8	**Sexuell übertragbare Erkrankungen**	**1063**
8.1	Bakterien als Erreger	1063
8.2	Viren als Erreger	1064
8.3	Parasiten als Erreger	1064
8.4	Pilze als Erreger	1064
9	**Tumorartige Läsionen und Tumoren der Fortpflanzungsorgane und der Brustdrüse**	**1065**
9.1	Gutartige Tumoren und tumorartige Läsionen	1065
9.2	Maligne Tumoren	1067
9.3	Medizinische und psychosoziale Nachsorge	1073
9.4	Vorsorge und Früherkennung	1074
10	**Lage und Haltungsveränderungen der Organe des kleinen Beckens und deren Folgen**	**1075**
10.1	Descensus und Prolaps uteri	1075
10.2	Harnkontinenz und deren Störungen	1075
11	**Akute Notfallsituationen**	**1077**
11.1	Blutungen	1077
11.2	Akute Schmerzzustände	1077
11.3	Toxisches Schocksyndrom	1078
11.4	Ovarielles Überstimulationssyndrom	1078

1 Die geschlechtsspezifische Entwicklung und ihre Störungen

1.1 Sexuelle Differenzierung und ihre Störungen

1.1.1 Gonadendysgenesie

Die Gonadendysgenesie ist durch das Fehlen der Keimzellen in den rudimentär angelegten Gonaden gekennzeichnet (z.B. Turner-Syndrom). Es finden sich lediglich Keimleisten. Alle Patienten mit Gonadendysgenesie sind primär amenorrhoisch (keine Menstruation). Der Phänotyp ist weiblich, die weiblichen Geschlechtsmerkmale sind aber durch den Östrogenmangel unterentwickelt. Die Betroffenen sind sexuell infantil und steril (Häufigkeit 1:5000).

Turner-Syndrom. XO-Dysgenesie, Kleinwuchs, hypoplastisches weibliches Genitale, Pterygium colli, Cubitus valgus, eventuell auch andere multiple Mißbildungen.

Swyer-Syndrom. XY-Gonadendysgenesie, die männliche Differenzierung bleibt aus. Kleinwuchs liegt nicht vor. Eine maligne Entartung der Gonadenanlage ist möglich.

Reine Gonadendysgenesie. XX-Gonadendysgenesie ohne Mißbildungen.

Diagnose. Chromosomale Geschlechtsbestimmung, Probeexzision der Gonadenanlage (zum Ausschluß einer malignen Entartung).

Therapie. Durch Hormonsubstitution (Östrogen-Gestagen-Kombination) können die Symptome des Östrogenmangels gebessert werden, die Sterilität kann nicht beeinflußt werden.

1.1.2 Intersexualität

Die verschiedenen Formen der Intersexualität zeichnen sich dadurch aus, daß sich entweder Merkmale beider Geschlechter in einem Individuum finden (Hermaphroditismus verus) oder das gonadale Geschlecht nicht dem äußeren Habitus entspricht (Pseudohermaphroditismus). Die Häufigkeit beträgt 1% der Bevölkerung.

Testikuläre Feminisierung (TF)

Bei dieser Erkrankung handelt es sich genotypisch um XY-Individuen mit *weiblichem* Habitus. Ursache ist ein Androgenrezeptordefekt (Vorkommen 1:20000, wichtigste Form des Pseudohermaphroditismus masculinus).

Befund. Normale Brustentwicklung, Fehlen der Schambehaarung, blind endende oder fehlende Vagina, Uterusaplasie, intraabdominell gelegene Testes.

Therapie. Betonung des weiblichen Phänotyps durch Östrogen, eventuell Entfernung der Testes (Malignität möglich).

Adrenogenitales Syndrom (AGS)

Die Patienten leiden an einem Enzymdefekt im Kortisolsynthesestoffwechsel (meist Mangel der 21-Hydroxylase). Konsekutiv wird ACTH in der Adenohypophyse vermehrt ausgeschüttet, es resultiert eine NNR-Hyperplasie mit Bildung von androgen wirksamen Metaboliten. Die Folge ist bei Mädchen eine Vermännlichung (Pseudohermaphroditismus femininus), bei Jungen eine Pseudopubertas praecox.

Bei 50% liegt zusätzlich ein Salzverlustsyndrom vor.

Therapie. Langzeitsubstitution mit Kortisol.

Hermaphroditismus verus

Echte Zwitter besitzen sowohl Ovarien als auch Testes. Das äußere Erscheinungsbild ist uneinheitlich, die weiblichen Merkmale überwiegen in der Mehrzahl. Der Karyotyp ist meist 46/XX.

Therapie. Entfernung der Testes, Erziehung als Mädchen.

1.2
Struktur der Fortpflanzungsorgane und der Brust

1.2.1
Anatomische Grundlagen

Der *Beckenboden* besteht aus muskulären und bindegewebigen Anteilen und unterteilt sich in das Diaphragma pelvis (M. levator ani), das Diaphragma urogenitale und die äußere Schließmuskelschicht. Hindurch ziehen Urethra, Vagina und Rektum.

Das Myometrium des *Uterus* besteht aus glatter Muskulatur, das Endometrium aus der beständigen Pars basalis und der zyklisch sich verändernden Pars functionalis. Die *Tuben* sind 12 bis 14 cm lang und befördern das Ei in ihrem von zylindrischem Flimmerepithel ausgekleideten Lumen Richtung Fundus uteri. Die *Ovarien* sind u.a. Bildungsort der Sexualsteroide und enthalten bei der Geburt ca. eine Million Eizellen. Die Blutversorgung erfolgt über die A. ovarica und die A. uterina. Die inneren Geschlechtsorgane sind durch Bindegewebsstrukturen im kleinen Becken verankert (Näheres siehe Anatomielehrbücher).

Die *Mamma* enthält Drüsenparenchym, welches aus 15 bis 20 Lobi besteht. Jeder Lobus unterteilt sich in kleinere Drüsenläppchen und besitzt jeweils einen Ausführungsgang.

1.2.2
Lageanomalien des Uterus

Der Uterus ist im Regelfall nach vorne gerichtet (Anteversion) und in seiner Längsachse nach vorne abgeknickt (Anteflexion).

Die Retroflexio uteri (mobilis oder fixata) ist eine Anomalie *ohne* Krankheitswert.

1.2.3
Fehlbildungen

Den Fehlbildungen der weiblichen Geschlechtsorgane liegt meist eine Störung der Differenzierung der Müller-Gänge oder eine mangelhafte Kanalisierung der Organe zugrunde:

Mayer-v.-Rokitansky-Küster-Syndrom

Bei diesem Syndrom handelt es sich um eine Aplasie von Vagina und Uterus, wobei der Introitus vaginae normal ausgebildet ist. Primäre Amenorrhö und Sterilität sind die Konsequenz. Differentialdiagnostisch muß an eine testikuläre Feminisierung (siehe oben) gedacht werden. Ziel der Behandlung ist die operative Schaffung einer Vagina.

Hymenalatresie

Es besteht ein vollständiger Verschluß der Vagina durch das Hymen. Ursache ist der fehlende Durchbruch am Müller-Hügel. Bei Einsetzen der Periode kommt es zu immer stärkeren Schmerzen bei scheinbar ausbleibender Blutung. Bei der rektalen Untersuchung oder sonographisch findet sich ein großer Tumor aus Blut (Hämatokolpos), der entfernt bzw. abgelassen werden muß. Operativ wird eine dauerhafte Öffnung des Hymens hergestellt.

Vaginal- und Uterussepten

Die Organe können entweder teilweise oder auch vollständig septiert sein, so daß es zu einer Zweiteilung des Organs kommt.

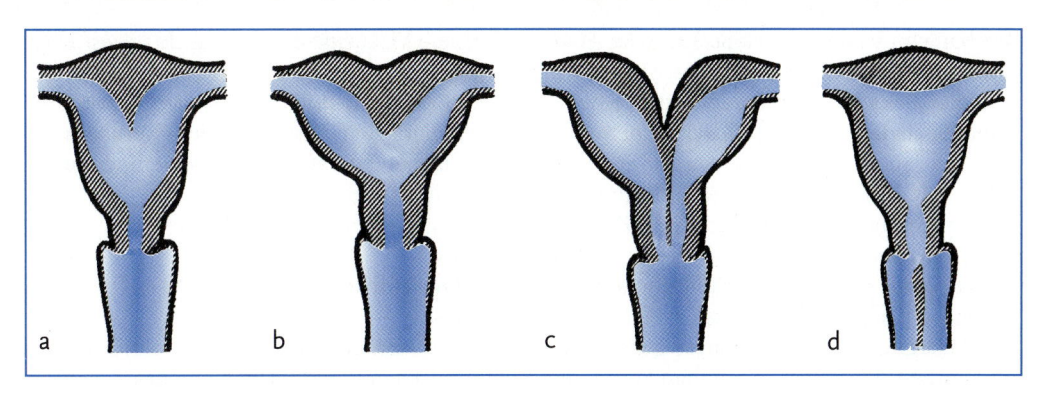

Abb. 10.1: Uterusmißbildungen: **a** Uterus arcuatus (subseptus), **b** Uterus bicornis unicollis, **c** Uterus bicornis bicollis, **d** Vagina duplex (Schwarz/Retzke 1989)

Uterusmißbildungen

Bei Fusionsstörungen der Müller-Gänge entstehen verschiedene Uterusfehlbildungen: Uterus arcuatus (Einbuchtung im Fundus), Uterus bicornis unicollis, Uterus bicornis bicollis, Uterus unicornis oder Uterus duplex (doppelt angelegter Uterus, siehe Abb. 10.1).

Hyperthelie

Als Hyperthelie bezeichnet man eine Brustmißbildung, die mit überzähligen Brustwarzen entlang der Milchleiste einhergeht.

1.3 Entwicklung der Fortpflanzungsorgane und der sekundären Geschlechtsmerkmale

Bis zur dritten Lebenswoche steht das Neugeborene noch unter dem Einfluß der mütterlichen Sexualhormone. Im Anschluß an diese Neugeborenenperiode tritt das Kind in die hormonale Ruhephase ein, die bis zum Erreichen der Präpubertät dauert (8. Lebensjahr). Von dieser Zeit an ist ein Anstieg der Androgene und der Gonadotropine LH und FSH zu verzeichnen. Bis zum Beginn der Pubertät ist die endogene Östrogenproduktion auf die Normalwerte der geschlechtsreifen Frau angestiegen.

Die Pubertät erstreckt sich zwischen dem 12. bis 15. Lebensjahr (siehe Tabelle 10.1).

Tab. 10.1: Zeitlicher Ablauf der Geschlechtsentwicklung

Thelarche (Brustentwicklung)	10.–11. Lj.
Pubarche (Schambehaarung)	11. Lj.
Wachstumsschub	11.–12. Lj.
Menarche	12.–13. Lj.

Störungen der Entwicklung

Siehe auch Pädiatrie, Kapitel 7.8.

Pubertas praecox. Konstitutionell idiopathisch bedingt (80 % der Fälle). Die Ausbildung der Geschlechtsmerkmale erfolgt frühzeitig, sekundär resultiert ein vorzeitiger Wachstumsstopp mit Kleinwuchs.

Pseudopubertas praecox. Entstehung durch autonome Hormonbildung (hormonbildende Tumoren), Hypothyreose, AGS, exogene Hormonzufuhr.

Pubertas tarda. Verspätete Menarche (nach dem 18. Lj.), deren Ursache zentral oder ovariell bedingt sein kann. Die Behandlung erfolgt mit Östrogengaben.

1.4 Regelung der Fortpflanzungsfunktionen in der Geschlechtsreife

Die hormonale Steuerung der Genitalorgane unterliegt einem fein abgestimmten Feedback-

Mechanismus zwischen Hypothalamus, Hypophyse und Ovar, der die charakteristischen zyklischen Schwankungen der Hormonspiegel ermöglicht. Das von hypothalamischen Kerngebieten abgegebene *Gonadotropin-Releasing-Hormon* (GnRH) steuert die Ausschüttung der Hypophysenhormone FSH und LH. *FSH und LH* fördern die Steroidbiosynthese, die Follikelreifung sowie die Gelbkörperbildung und lösen gemeinsam die Ovulation aus. *Prolaktin* wird ebenfalls in der Adenohypophyse gebildet und fördert die Laktogenese. Bei hohen Serumspiegeln hemmt es die Ovulation.

Östrogene

Von den natürlichen Östrogenen besitzt Östradiol die größte biologische Wirksamkeit und ist während der Geschlechtsreife von Bedeutung. Das vorherrschende Östrogen in der Postmenopause ist das Östron, in der Schwangerschaft das Östriol. Bildungsort sind die Theca interna und die Zona granulosa des Ovars. An der Endometriumschleimhaut zeigt sich die Östrogenwirkung durch vermehrte Einlagerung von Glykogen und Zellproliferation (1. Zyklushälfte). Ähnliches gilt für das unverhornte Plattenepithel der Vagina.

Im zytologischen Abstrich überwiegen unter Östrogeneinfluß die Superfizialzellen. Die Zervixsekretion nimmt zu, das Sekret wird dünnflüssig (Farnkrauttest positiv). Nur in dieser Phase ist eine Spermienaszension und somit eine Konzeption möglich.

Farnkrautphänomen. Eingetrocknetes Zervikalsekret bildet unter Östrogeneinfluß farnähnliche Kristallmuster.

Progesterone

Progesteron und Pregnandiol gewinnen in der zweiten Zyklushälfte an Bedeutung. Progesteron wird vom Corpus luteum gebildet. Ohne den Einfluß dieses Hormons auf den Uterus ist keine Nidation möglich. Das Endometrium wird sekretorisch umgewandelt (Wachstum und Schlängelung der Drüsenschläuche, Einsetzen der Sekretproduktion).

Die Menge des Zervixsekretes ist vermindert, die Viskosität erhöht (Farnkrauttest negativ).

Im Vaginalabstrich überwiegen jetzt die Intermediärzellen. Der Tonus der Uterusmuskulatur ist herabgesetzt, die Körpertemperatur erhöht sich um 0,5 °C.

1.5 Ovulatorischer Zyklus

Der ovarielle Zyklus (siehe Abb. 10.2) hat einen biphasischen Verlauf. Der 1. Tag des Zyklus beginnt mit der Menstruation. Vom 4. bis ungefähr zum 14. Tag erstreckt sich die *Follikelphase*, die vom Östrogeneinfluß bestimmt ist. Ihre Länge ist variabel. Die progesterongesteuerte *Lutealphase*, die sich der Ovulation in der Mitte des Zyklus anschließt, ist in ihrer Dauer relativ konstant. Gewöhnlich dauert sie vom 15. bis 28. Tag.

Während der ersten Phase reifen die Follikel. Der steigende Östrogenspiegel hemmt schließlich die FSH-Ausschüttung, so daß nur ein Follikel sprungreif wird. Schließlich wird mit weiterem Östrogenanstieg im Sinne eines posi-

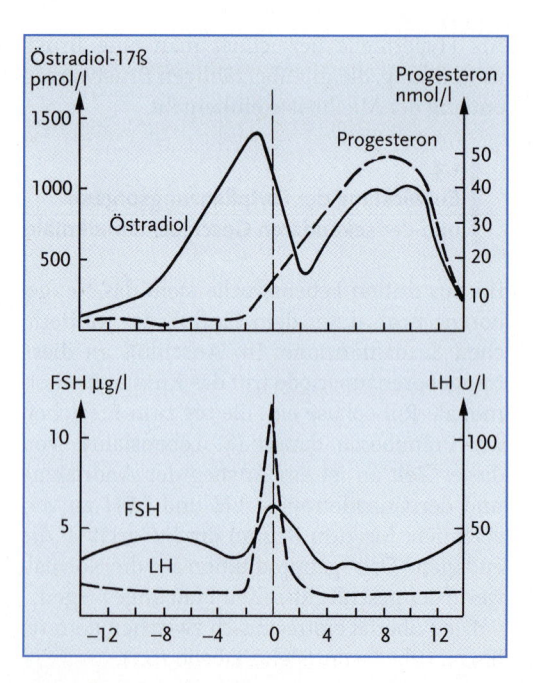

Abb. 10.2: Der ovulatorische Zyklus (Schwarz/Retzke 1989)

tiven Feedbacks ein charakteristischer LH-/FSH-Peak erreicht, welcher die Ovulation auslöst. Der zum Corpus luteum umgewandelte Follikel produziert nun in der zweiten Phase Progesteron und Östrogen. Erfolgt keine Konzeption, geht er zugrunde. Das Absinken des Progesteronspiegels führt in diesem Fall zur Entzugsblutung.

1.5.1 Untersuchung der Fortpflanzungsfunktion

Gynäkologische Untersuchung. Unter Östrogeneinfluß sind die Genitalien regelrecht entwickelt.

Temperatur. Die morgens gemessene rektale Körpertemperatur liegt bei ovulatorischem Zyklus in der 2. Zyklushälfte um ca. 0,5 °C höher (biphasischer Verlauf).

Kolpozytologie. Der Östrogeneffekt zeigt sich im Abstrich durch viele Superfizialzellen mit pyknotischem Kern.

Zervixbeurteilung. Sekretmenge, Spinnbarkeit, Farnkrauttest, Zervixgröße.

Hormonanalysen. LH, FSH, Östradiol.

1.5.2 Menstruation

Die menstruelle Blutung dauert ca. 3 bis 5 Tage (Blutverlust etwa 50 ml) und dient der Schleimhautregeneration.

Ist die Blutung zu einem bestimmten Zeitpunkt unerwünscht, so kann die Menstruation vorverlegt oder hinausgezögert werden. Zur Vorverlegung wird ein Kombinationspräparat („Pille") bis zum 3. Tag vor dem angestrebten Blutungsbeginn eingenommen. Nach Absetzen kommt es zur Entzugsblutung. Zum Verzögern der Blutung wird eine Woche vor Menstruationsbeginn mit der Einnahme eines Gestagen oder Kombinationspräparates begonnen bzw. der Ovulationshemmer wird entsprechend länger eingenommen (nächste Packung).

Dysmenorrhö

Als *Dysmenorrhö* bezeichnet man eine von krampfartigen Schmerzen begleitete Menstruation besonders bei jüngeren Patientinnen, deren Ursache psychischer und organischer Art sein kann. Pathophysiologisch liegt eine verstärkte Prostaglandinsynthese im Uterus vor. Deshalb kann, nach Ausschluß spezifischer Ursachen, mit nichtsteroidalen Analgetika (Zyklooxygenasehemmer) Linderung erzielt werden. Ovulationshemmer bessern die Beschwerden aufgrund der geringeren Stimulation des Endometriums.

Primäre Form. Sie setzt mit der Menarche ein, ausgelöst durch Uterusfehlbildungen und Lageanomalien der Genitalorgane.

Erworbene sekundäre Dysmenorrhö. Durch Endometrioseherde oder Myome. Psychische Gründe können u.a. Ablehnung der eigenen Weiblichkeit oder vergeblicher Kinderwunsch sein.

Prämenstruelles Syndrom

Das prämenstruelle Syndrom kommt überwiegend bei Frauen im 4. bis 5. Lebensjahrzehnt vor und äußert sich mit Reizbarkeit, Spannungsgefühl und Ödemneigung. Die Beschwerden treten erst in der zweiten Zyklushälfte auf.

1.5.3 Blutungsanomalien

Die verschiedenen Blutungsstörungen unterscheiden sich hinsichtlich Stärke, Dauer und Rhythmik der Blutung.
Definitionen:
- *Eumenorrhö*: normale Blutung
- *Hypermenorrhö*: verstärkte Blutung, Blutkoagel
- *Hypomenorrhö*: zu schwache Blutung
- *Schmierblutung*: unregelmäßige kleine Blutabgänge (Spotting)
- *Menorrhagie*: Blutung länger als 6 Tage
- *Metrorrhagie*: azyklische unregelmäßige Blutung

- *Polymenorrhö:* Abstand zwischen den Blutungen < 25 Tage
- *Oligomenorrhö:* Abstand > 31 Tage

Organisch bedingte Blutungen

Hypermenorrhö, Menorrhagie und Metrorrhagie sind häufige Symptome bei organisch bedingten Blutungsstörungen. Grundsätzlich müssen Korpuskarzinom, Uterusmyome, Endometriose, Polypen und Uterusanomalien ausgeschlossen werden.

Dysfunktionelle Blutungen

Sie sind Ausdruck einer gestörten Ovarialfunktion. Durch eine Behandlung mit Östrogen-Gestagen-Präparaten wird die Normalisierung des Zyklus angestrebt.

Anovulatorische Blutung. Die Ovulation findet nicht statt, es bildet sich kein Gelbkörper (fehlende Progesteronproduktion). Es resultiert ein irregulärer Aufbau des Endometriums. Diese Form ist typischerweise bei jungen Frauen mit noch anovulatorischen Zyklen anzutreffen (juvenile Blutung).

Follikelpersistenz. Durch einen nicht gesprungenen Follikel wird eine pathologische Dauerstimulation des Endometriums mit der Folge einer glandulär-zystischen Hyperplasie verursacht. Der steigende Östrogenbedarf der hyperplastischen Schleimhaut führt zu herdförmigen Blutungen (Durchbruchblutung). Nachfolgend entwickelt sich eine Dauerblutung.

Ovulatorische Blutung. Zwischenblutungen sind Zeichen eines relativen Östrogenmangels.

Schmierblutungen (Spotting). Sie können prämenstruell als Ausdruck einer Corpus-luteum-Insuffizienz auftreten. Der Gestagenmangel führt zur teilweisen Abstoßung des Endometriums. Postmenstruelles Spotting ist Folge einer mangelhaften Regeneration.

1.6 Störungen der endokrinen Ovarialfunktion

Ovulationsstörungen sind vielfältiger Genese. Zentrale Symptome sind die *Amenorrhö* (völliges Ausbleiben der Regel) oder anovulatorische Zyklen.

Primäre Amenorrhö. Ausbleiben der Regelblutung über das vollendete 15. Lebensjahr hinaus.

Sekundäre Amenorrhö. Ausbleiben der Regelblutung um länger als 3 Monate, wenn zuvor Menstruationen stattfanden.

Unterteilung der Amenorrhö:

Die Ursachen der Amenorrhö können in zentralen und peripheren Organstörungen liegen.

Zentrale hypogonadotrope Amenorrhö. Das hypothalamisch-hypophysäre System ist gestört. Es besteht ein Mangel an LH-RH oder FSH/LH. *Ursachen:* Tumoren, Infektionen, Mißbildungen, Hypophysennekrose post partum (Sheehan-Syndrom). Nicht selten sind psychische Faktoren verantwortlich (Anorexia nervosa).

Zentrale dysgonadotrope Amenorrhö. Hier sind FSH/LH im Normbereich, aber eine negative Beeinflussung der hypothalamischen Funktion verhindert die zur Ovulation nötigen Hormonpeaks. Vorwiegend psychische Genese.

Hyperprolaktinämische Amenorrhö. Hohe Prolaktinspiegel durch ein Prolaktinom oder eine Hemmung des Prolactin-inhibiting-factor (PIF) führen zur Amenorrhö mit zusätzlicher Galaktorrhö. Prolaktin hemmt die Ausschüttung von FSH/LH. PIF ist wahrscheinlich mit Dopamin identisch. Antidopaminerge Substanzen (Metoclopramid) und H_2-Rezeptorenblocker (Cimetidin, Famotidin) können ebenfalls zu hohen Prolaktinspiegeln führen.

Ovarielle Amenorrhö. Durch Insuffizienz des Ovars werden zuwenig Sexualhormone gebildet. Es erfolgen keine Follikelreifung und kein

Eisprung. *Ursachen:* Klimakterium (praecox), hypoplastische Ovarien, Ovarialtumoren, polyzystische Ovarien (PCO). Das *Syndrom der polyzystischen Ovarien* (Stein-Leventhal-Syndrom) zeichnet sich durch vermehrten Anfall von Androgenen aus. LH ist typischerweise erhöht. Neben der Amenorrhö kommt es zum Auftreten von Hirsutismus und Adipositas.

Uterine Amenorrhö. Eine uterine Amenorrhö besteht bei Fehlen des Uterus oder des Endometriums.

Diagnose der Amenorrhö

Neben Anamnese und gynäkologischer Untersuchung werden spezielle diagnostische Tests angewandt.

Gestagentest. Es wird 10 Tage ein Gestagenpräparat eingenommen. Folgt danach eine Entzugsblutung, so ist der Test positiv. Schlußfolgerung: Das Endometrium ist funktionstüchtig. Es ist genügend körpereigenes Östrogen vorhanden, um die Schleimhaut aufzubauen.

Östrogen-Gestagen-Test. Ist der Gestagentest negativ, wird 21 Tage ein Östrogenpräparat verordnet, in der 2. Zyklushälfte zusätzlich ein Gestagen. Kommt es nach Absetzen zur Blutung, ist ein endogener Östrogenmangel bewiesen. Ursache: Bei erniedrigtem FSH/LH zentrale Amenorrhö, bei erhöhtem FSH/LH ovarielle Amenorrhö, bei erhöhtem Prolaktin hyperprolaktinämische Amenorrhö. Bleibt die Blutung aus (Test negativ), so handelt es sich um eine uterine Amenorrhö.

Therapie der Amenorrhö

Bei positivem Ausfall des Gestagentests genügt die Behandlung mit Gestagen zur Zyklusstabilisierung und zur Prophylaxe der Endometriumhyperplasie bei permanentem Östrogeneinfluß. Die Ovulationsauslösung mit Clomifen sollte nur bei Kinderwunsch erfolgen.

Im Falle eines negativen Gestagentests ist eine Substitution mit Östrogen-Gestagen-Präparaten erforderlich. Bei niedrigen Werten von LH/FSH (zentrale Amenorrhö) kann eine Gonadotropinbehandlung begonnen werden. Prolaktinhemmer (Bromocriptin) kommen bei hyperprolaktinämischer Amenorrhö zur Anwendung.

1.7 Fertilitätsstörungen

Eine sterile Ehe besteht, wenn es trotz regelmäßiger Kohabitationen innerhalb von 2 Jahren nicht zu einer Schwangerschaft kommt. *Sterilität* bedeutet, daß die Frau nicht konzipieren kann oder der Mann nicht befruchtungsfähig ist (Impotentia generandi). *Infertilität* bedeutet, daß die Frau ein befruchtetes Ei nicht austragen kann. Ist einer der Partner nicht zum Geschlechtsverkehr fähig, spricht man von *Impotentia coeundi*. Optimistische Studien besagen, daß bei ungewollter Kinderlosigkeit in 40–50% der Fälle eine Ursache bei der Frau, in 30–40% beim Mann gefunden werden kann. Eine Sterilitätsberatung sollte möglichst früh in Anspruch genommen werden.

Ursachen

Die Sterilität der Frau kann folgende Ursachen haben:
- ovarielle Störungen: 30%
- Erkrankungen der Tuben: 30%
- Erkrankungen von Zervix, Uterus, Vagina: 25%
- extragenitale Ursachen: 1%
- psychische Störungen: 1%
- ohne erkennbare Ursache: 15%

Diagnose

Nachweis einer fehlenden Ovulation. Basaltemperaturkurve, Zytologie, Zervixbeurteilung, Endometriumbiopsie, Hormonbestimmung.

Fertilitätsstörung des Mannes. Spermienzahl, Beweglichkeit, Mißbildungen, Fructosegehalt (siehe auch Dermatologie).

Penetrationsfähigkeit der Spermien. Hier kann der *Postkoitaltest nach Huhner-Sims* angewendet werden. Dabei wird wenige Stunden nach dem Sexualverkehr ein Abstrich von der Zervix gemacht. Darin sollten bewegliche Spermien enthalten sein. Ist dies nicht der Fall, so liegt die Ursache in einer pathologischen Veränderung von Sperma oder Zervikalsekret. Zur Unterscheidung dient der *Miller-Kurzrock-Test*. Dabei wird das Zervixsekret der Frau mit fremden Donorspermien vermischt. Umgekehrt wird das Sperma des Mannes mit Donorsekret vermischt und die Beweglichkeit der Spermien (Penetrationsfähigkeit) überprüft.

Durchgängigkeit der Tuben. Chromopertubation (Methylenblau), Pertubation mit Kohlendioxid, Hysterosalpingographie (Diagnose einer Saktosalpinx: Verklebung der Tuben).

Laparoskopie (Pelviskopie).

> **Merke !**
>
> Eine uterine Sterilität kann nach forcierter Kürettage des Uterus entstehen:
> Asherman-Syndrom.

Therapie

Neben den „klassischen" Therapiemethoden der Ovulationsauslösung und der homologen Insemination gewinnen die modernen Verfahren der extrakorporalen Befruchtung (assistierte Reproduktion) immer mehr an Bedeutung.

Ovulationsauslösung. Mit Clomifen, Gonadotropinen, HCG und HMG, sowie LH-RH. Das humane menopausale Gonadotropin HMG wird aus dem Urin menopausaler Frauen gewonnen (Mothers for Mothers). Bei Hyperprolaktinämie werden dopaminerge Substanzen eingesetzt (Bromocriptin). Clomifen ist der bekannteste Ovulationsauslöser. Unter der Behandlung ovulieren 60% der Frauen, sofern sie normogonadotrop sind, etwa die Hälfte wird schwanger. Je länger allerdings die Behandlung erfolglos bleibt, desto geringer werden die Chancen auf eine Schwangerschaft. *Indikation*: Ovulationsstörung. *Gefahr*: ovarielles Überstimulationssyndrom (siehe Kap. 11.4), Erzeugung von Mehrlingsschwangerschaften.

Homologe Insemination. Die Spermien des Ehemanns werden direkt in den Muttermund gespritzt. *Indikation*: Oligozoospermie, Impotentia coeundi und vaginale Mißbildungen.

In-vitro-Fertilisation (IVF). Mehrere Eier werden laparoskopisch oder transvaginal entnommen, in vitro befruchtet und dann im Vier- bis Achtzellstadium wieder in den Uterus eingebracht. *Indikation*: Eileitersterilität. *Gefahr*: Mehrlingsschwangerschaft.

Intrazytoplasmatische Spermieninjektion (ICSI). Direkteinspritzung der Spermien in die Eizelle unter dem Mikroskop. *Indikation*: Sterilität des Mannes. Liegt eine komplette Azoospermie vor, wird eine Nebenhodenpunktion (microsurgical epididymal sperm aspiration) oder eine Hodenpunktion (testicular sperm extraction) durchgeführt. Anschließend erfolgt die Spermieninjektion in die Eizelle.

Embryonentransfer. Einbringen des befruchteten Eis in den Uterus.

Gamete-intrafallopian-transfer (GIFT). Vorher entnommene Eizellen werden zusammen mit den Spermien laparoskopisch oder transzervikal in den Eileiter eingebracht, wo dann die Befruchtung erfolgt.

Adoption. Bei Versagen aller Maßnahmen kann zur Adoption geraten werden.

1.8 Klimakterium

Das Klimakterium bezeichnet die Übergangsphase von der geschlechtsreifen Frau zum Senium und erstreckt sich zwischen dem 45. bis 55. Lj.

> **Merke !**
>
> Die Menopause ist der Zeitpunkt der letzten Regelblutung, der dann mindestens 1 Jahr keine weitere mehr folgt.

Endokrinologisch ist diese Lebensperiode gekennzeichnet durch ein Nachlassen der Ovarialfunktion (Involution): Allmählicher Abfall des Östrogenspiegels, vermehrte extraovarielle Produktion (Östron), LH und FSH ↑, Progesteron ↓, relatives Übergewicht der Androgene.

Die Beschwerden der Prä- und Postmenopause werden unter dem Begriff des *klimakterischen Syndroms* zusammengefaßt:
- *vegetative Symptome*: Hitzewallungen und Schweißausbrüche (sympathikoton)
- *organische Veränderungen*: Osteoporose, da Östrogene einem vermehrten Knochenabbau entgegenwirken, Schleimhautatrophie durch den Wegfall der proliferationsfördernden Wirkung
- *Blutungsstörungen*: Anovulatorische Blutungen und prämenstruelles Spotting. Bei Blutungsanomalien immer auch an ein Karzinom denken!
- *psychische Probleme*: Reizbarkeit, Schlafstörungen, depressive Stimmung

Diagnose. Anamnese (besonders Zyklus), körperliche Untersuchung, FSH- und Östradiolbestimmung, Osteodensitometrie der LWS (nachlassende Knochendichte bei Osteoporose).

Therapie. Die Indikation zur Hormonsubstitution klimakterischer Frauen sollte unter individueller Risikoabschätzung großzügig gestellt werden. Sie dient der Prophylaxe einer Genitalatrophie mit Deszensus und Harninkontinenz sowie der Prophylaxe von Osteoporose und kardiovaskulären Erkrankungen.

Da eine alleinige Östrogensubstitution zur Endometriumproliferation und gesteigerten Rate an Endometriumkarzinomen führt, sollte eine Kombinationstherapie aus Östrogen und Gestagen verordnet werden (Ausnahme: hysterektomierte Frauen).

Besonders zur Prophylaxe und Therapie der peri- und postmenopausalen Osteoporose ist die Östrogenbehandlung mittlerweile etabliert. Der typische Verlauf dieser Osteoporoseform ist durch einen hochgradigen Knochenabbau (bei normalem Knochenaufbau) gekennzeichnet. Diese high-turnover Osteoporose kann durch systemische Hormonsubstitution erfolgreich behandelt werden. Zur Identifizierung von Risikopatientinnen wird neben der Anamnese (Zyklus, Körperbau, Nikotin, Ernährung) die Knochenosteodensitometrie eingesetzt.

1.9
Postmenopause und Senium

Mit Beginn des 60. bis 65. Lj. sind die postmenopausalen Umstellungen im allgemeinen beendet und es beginnt das Senium. Diese Phase ist weiterhin durch das Östrogendefizit gekennzeichnet, die klimakterischen vegetativen Beschwerden sind aber nicht mehr vorhanden.

Symptome.
- die inneren Geschlechtsorgane sind atrophisch zurückgebildet
- Craurosis vulvae: Atrophie der Vulva
- Kolpitis senilis: Entzündung des atrophischen Scheidenepithels, welches Infektionen begünstigt
- Atrophie des Urogenitaltraktes mit Senkungsproblemen, Zysto- und Rektozelen, Inkontinenzproblemen (siehe auch Kap. 10)
- Osteoporose
- Labor: FSH und Östradiol erniedrigt

Therapie. Die Genitalatrophie kann lokal mit steroidhaltigen Salben behandelt werden.

Die senile Osteoporose mit vorwiegender Knochenaufbaustörung (low-turnover) wird bei Frakturrisiko, eingetretenen Frakturen und starken Schmerzen behandelt: Optimierung der Kalziumzufuhr, Vitamin-D3-Substitution, Calcitonin, Bisphosphonate und Krankengymnastik.

2 Familienplanung

2.1
Demographische Faktoren

Während in den Industrieländern die Bevölkerungsentwicklung stagniert, steigt die Zahl der Weltbevölkerung insgesamt ständig an (gegenwärtig knapp 6 Milliarden Menschen). Die Ursache liegt in der Bevölkerungsexplosion in den Entwicklungsländern, in denen aus sozialen und religiösen Gründen trotz Aufklärung keine sinnvolle Familienplanung zustande kommt.

2.2
Schwangerschaftsverhütung

Die Notwendigkeit einer wirkungsvollen Kontrazeption ist aus persönlichen, medizinischen, gesundheits- und bevölkerungspolitischen Gründen gegeben. Ziel ist es, durch eine gezielte Familienplanung die immense Zahl der Abtreibungen zu reduzieren und soziales Elend zu vermeiden. Medizinische Indikationen zur Empfängnisverhütung bestehen, wenn sich der physische oder psychische Zustand der Frau durch eine Schwangerschaft verschlechtern würde oder mit hoher Wahrscheinlichkeit ein geschädigtes Kind geboren wird.

Beispiele: schwere Herzerkrankungen, maligne Erkrankungen, Infektionen (HIV und Hepatitis B oder C), Psychoneurosen und Erbkrankheiten.

2.3
Methoden der Empfängnisverhütung

Die Zuverlässigkeit einer Methode wird mit der Versagerquote ausgedrückt, dem sog. *Pearl-Index*. Die Versagerquote ist die Zahl der ungewollten Schwangerschaften pro 100 Frauenjahre (100 Frauen verwenden eine Methode ein Jahr lang).

Tab. 10.2: Die Zuverlässigkeit der Kontrazeptionsmethoden: Pearl-Index

Methode	Pearl-Index
Kombinationspräparat (die klassische „Pille")	0,2–0,5
Minipille	0,3–3
Depotpräparate	0,3–3,6
Spirale	0,3–3
periodische Abstinenz	15–20
Temperaturmethode	1–3
Diaphragma	2,1–6
Portiokappe	7
Kondom	3–3,6
Coitus interruptus	10–20
spermizide Cremes	4–6
Vaginalspülung	21–41
Sterilisation	< 0,2

Tabelle 10.2 zeigt die Wirksamkeit einzelner Methoden im Vergleich.

2.3.1
Zeitwahlmethoden

Das Prinzip der Zeitwahlmethoden (natural family planning) beruht auf der Ermittlung der sicher unfruchtbaren Zyklustage und der Abstinenz an den fruchtbaren Tagen. Der Vorteil liegt eindeutig darin, daß keine Hilfsmittel verwendet werden müssen (keine Nebenwirkungen). Allerdings schwankt die Versagerquote je nach Motivation, Disziplin und auch Zyklusstabilität der Frau ganz beträchtlich. Hier sind die hormonalen Kontrazeptiva weit überlegen.

Methode nach Knaus und Ogino

Bei der periodischen Abstinenz wird über 12 Monate hinweg der jeweils kürzeste und längste Zyklus ermittelt. Zur Berechnung des 1. fertilen Tages werden vom kürzesten Zyklus 18 Tage abgezogen. Der letzte fertile Tag errechnet sich, indem vom längsten Zyklusintervall 11 Tage subtrahiert werden.

Messung der Basaltemperatur

Diese Maßnahme ergibt eine wesentliche Erhöhung der Sicherheit (kombinierte Temperaturmethode nach Döring). Hierbei wird zur Bestimmung des Eisprungs täglich morgens die rektale Temperatur gemessen. Drei Tage nach Beginn der hyperthermen Phase (Ovulation) kann die Abstinenz beendet werden. Der Beginn der fertilen Phase wird bestimmt, indem man vom durchschnittlich 1. Tag des Temperaturanstieges 6 Tage abzieht. Bei einem Temperaturanstieg um den 15. Tag wäre also die fertile Phase vom 9. bis 18. Tag. Die theoretische Wirksamkeit ist zwar sehr gut, die Methode scheitert aber oft an der praktischen Durchführung. Eine weitere zusätzliche Kontrolle bietet das Beobachten des Zervixschleimes (symptothermale Methode).

2.3.2 Mechanische und lokal-chemische Verhütungsmittel

Das *Scheidendiaphragma* ist eine im Durchmesser 70 bis 90 mm große Gummischeibe, die vor jedem Geschlechtsverkehr eingesetzt werden und danach mindestens 6 Stunden in der Scheide verbleiben muß. Bei korrekter Lage reicht es vom hinteren Scheidengewölbe bis unter die Symphyse.

Im Gegensatz dazu verbleibt die *Portiokappe*, die wesentlich kleiner ist und über die Portio gestülpt wird, über einen Zyklus in der Scheide.

Das *Kondom*, dessen Anwendungsweise als bekannt vorausgesetzt werden darf, bietet zusätzlich einen Schutz gegen sexuell übertragbare Krankheiten.

Allen diesen Methoden ist gemeinsam, daß ihre Zuverlässigkeit im Vergleich zur hormonalen Kontrazeption gering ist. Eine Erhöhung der Wirksamkeit läßt sich durch die gleichzeitige Applikation von spermiziden Vaginalcremes oder Suppositorien erzielen, deren alleinige Anwendung wiederum nicht ratsam ist.

2.3.3 Intrauterinpessare (IUP, „Spirale")

Das IUP (siehe Abb. 10.3) gehört zu den sicheren Verhütungsmitteln, die Versagerquote beträgt durchschnittlich nur 3 Schwangerschaften pro 100 Frauenjahre. Das IUP wird in das Cavum uteri eingebracht und verbleibt dort.

Verwendet werden kupferhaltige Intrauterinpessare (Kupfer-T-Pessar), Kunststoffpessare (Lippes-Loop) sowie progesteronhaltige Modelle.

Das Tragen einer Kunststoffspirale bewirkt eine leukozytäre exsudative Entzündungsreaktion der Endometriumschleimhaut. Dadurch wird die Implantation der Blastozyste verhindert. Die kupferhaltigen Modelle hemmen die Nidation über eine kupferinduzierte Störung von enzymgesteuerten Vorgängen am Endometrium.

Die Applikation der Spirale wird in der ersten Zykluswoche (nach Einsetzen der Blutung) vorgenommen, da dann eine Schwangerschaft unwahrscheinlich ist. Außerdem ist der leicht geöffnete Zervikalkanal von Vorteil. Das IUP sollte nach 3 bis 5 Jahren gewechselt werden (insbesondere bei Kupfer-IUP wichtig).

Komplikationen. Frauen, die ein IUP benutzen, klagen häufiger über eine verstärkte Regelblutung oder Zwischenblutungen. Die Gefahr einer aszendierenden Infektion (Adnexitis) ist erhöht. Da solche Infektionen eine tubare Sterilität verursachen können, sollte man bei der Verordnung einer Spirale an junge Frauen, die noch nicht geboren haben, zurückhaltend sein. Beim Einlegen kann es zur Uterusperforation kommen. Sollte es trotz IUP zu einer Schwangerschaft kommen, so muß dieses umgehend entfernt werden. Die Abortrate beträgt bei liegendem IUP bis zu 50% mit teilweise septischen Komplikationen (Mißbildungen sind nicht beschrieben).

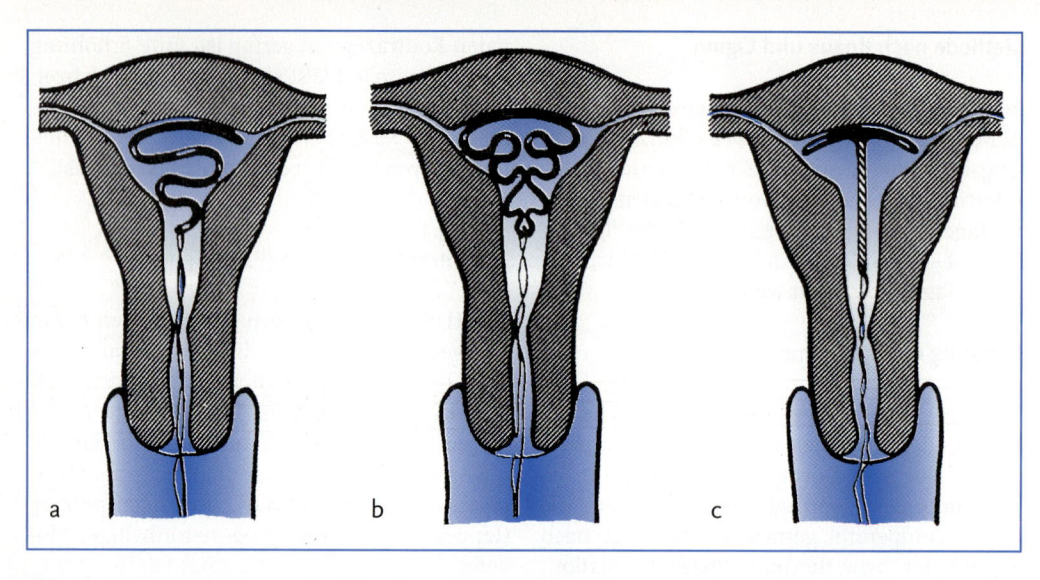

Abb. 10.3: Verschiedene Formen des IUP: **a** Lippes-Schleife, **b** Dana-Super, **c** Kupfer-T (Schwarz/Retzke 1989)

Kontraindikationen. Chronische oder gerade abgelaufene Infektionen des Genitaltraktes, Meno- und Metrorrhagien, Uterus myomatosus, Uterusmißbildungen, Antikoagulanzientherapie, mögliche Gravidität, Verdacht auf Korpuskarzinom, Kupferallergie.

2.3.4
Hormonale Methoden

Die oralen Ovulationshemmer haben die höchste Zuverlässigkeit unter den Verhütungsmitteln und sind dementsprechend weit verbreitet. In den alten Bundesländern nehmen über 4 Millionen Frauen die Pille. Die meisten Präparate bestehen aus einer *Östrogen-Gestagen-Kombination.*

Einphasenpräparate haben in jeder Tablette eine konstante Wirkstoffzusammensetzung. Andere Präparate variieren den Gestagenanteil im Verlauf der Einnahmephase (abgestufte Einphasenpräparate). Die Zweiphasen- oder Sequentialmethode verwendet für die erste Zyklushälfte nur den Östrogenanteil, in der zweiten Hälfte wieder eine Kombination.

Wirkungsmechanismus

Die Verhinderung einer Gravidität wird durch mehrere Ansatzpunkte erreicht (hohe Sicherheit):
- zentrale Hemmung der Ovulationsauslösung, die Freisetzung von FSH und LH wird unterdrückt
- Störung der Tubenmotilität
- Änderung der Viskosität des Zervixsekrets (Erschwerung der Spermienwanderung)
- Umwandlung des Endometriums (Atrophie), welches für eine Nidation ungeeignet wird

Um diese Wirkungen zu erreichen, enthalten die meisten Ovulationshemmer Ethinylöstradiol als Östrogenkomponente und Norgestrel, Norethisteron, Gestoden oder Desogestrel als Gestagenanteile.

Nebenwirkungen

Durch das veränderte Hormongleichgewicht werden viele Organsysteme verändert
- Die Menstrualfunktion wird beeinflußt (schwächere Blutung, regelmäßiger Zyklus, kurze Blutungsdauer)
- Beeinträchtigung des Allgemeinbefindens (Ödeme, Libidoveränderungen, Müdigkeit)

- erhöhtes Risiko für thromboembolische Komplikationen sowie für Gefäßerkrankungen (KHK, zerebraler Insult), besonders bei familärer Disposition, Zustand nach Thrombosen, AT-III-Mangel, Nikotinkonsum, arterieller Hypertonie, Hyperlipidämie, Diabetes mellitus, Nierenerkrankungen, höheres Lebensalter (Notwendigkeit einer individuellen Risikoabschätzung)
- negative Beeinflussung des Lipidstoffwechsels und der Glukosetoleranz

> **Merke!**
>
> Die neueren Präparate der sog. dritten Generation werden seit 1995 nicht mehr uneingeschränkt empfohlen. Sie enthalten als Gestagenanteil Gestoden oder Desogestrel, welche für ein höheres Thromboembolierisiko verantwortlich sein sollen. Als erstmalige hormonale Kontrazeption bei Frauen unter 30 Jahren sollen diese Präparate z. T. nicht mehr verwendet werden.*

* Die hier genannten Einschränkungen der Indikation wurden z. T. wieder aufgehoben.

Andere Formen der hormonalen Kontrazeption

Im Gebrauch sind eine Depotinjektion gestagenhaltiger Präparate (Wirkungsdauer 3 Monate), die Minipille (reines Gestagenpräparat) sowie die Postkoitalpille (Verhinderung der Nidation durch eine hohe Dosis von Ethinylöstradiol 24 bis 36 h nach Geschlechtsverkehr).

2.3.5 Sterilisation

Die gebräuchlichsten Methoden zur Sterilisation der Frau sind die laparoskopische Elektrokoagulation oder die abdominale Durchtrennung bzw. Unterbindung der Tuben. Eine medizinische Indikation kann gestellt werden, wenn schwere Krankheiten eine Schwangerschaft unmöglich machen, bei Belastung durch Erbkrankheiten sowie aus sozialen Gründen, wenn bereits mehrere Kinder vorhanden sind. Eine Sterilisation nur auf Wunsch der Frau ist rechtlich ebenfalls möglich. Der Gynäkologe muß die Patientin darüber aufklären, daß Rekanalisierungsversuche nur eine Erfolgschance zwischen 10% und 30% haben und damit die Sterilisation nicht als grundsätzlich reversibel bezeichnet werden kann.

3 Schwangerschaft

3.1 Konzeption, Implantation und ihre Störungen

Konzeption

Nach dem Eisprung in der Zyklusmitte wird die *Eizelle* vom Fimbrientrichter der Tube aufgenommen. Sie bleibt ca. 24 Stunden befruchtungsfähig. Danach stirbt sie bei fehlendem Spermienkontakt ab. Nach der Kohabitation aszendieren die *Spermien* aus der Scheide in Richtung Zervix, wo sie einige Tage lebensfähig bleiben. Kontinuierlich tritt ein Teil von ihnen durch das Cavum uteri in die Eileiter ein. Bei entsprechender zeitlicher Konstellation treffen sie im distalen ampullären Teil der Tube auf das Ei. Erst während ihrer Wanderung werden die Spermien voll befruchtungsfähig (*Kapazitation*) und durchdringen mittels lytischer Enzyme die äußere Schicht der Eizelle. Nur ein Spermium gelangt unter Verlust seiner eigenen Struktur ins Innere der Zelle. Die beiden Zellkerne (Vorkerne) verschmelzen zur *Zygote*.

Durch aktiven Transport wird der Keim durch die Tube bewegt, wobei er sich bei zunächst konstanter Größe zu teilen beginnt (nach 3 Tagen 16-Zell-Stadium). Am 4. Tag erreicht er das Cavum uteri (Morulastadium). Der präimplantative Keim (die Einnistung in das Endometrium steht unmittelbar bevor) wird als *Blastozyste* bezeichnet (6. Tag post ovulationem).

Die Blastozyste besteht aus dem *Trophoblasten* (äußere Zellschicht) und dem *Embryoblasten* (innere Zellschicht). Die Zellen des Embryoblasten sind an einem Pol gebündelt.

Implantation

Die *Implantation* beginnt mit der Anheftung des Keimes an die Hinterwand des Uterus. Der Embryoblastenpol zeigt in Richtung der Schleimhautoberfläche. In dieser Phase wird der Keim ausschließlich per diffusionem ernährt. Der Trophoblast eröffnet schließlich enzymatisch mütterliche Gefäße. Das Blut kann nun in den Trophoblast einströmen. Für eine erfolgreiche Nidation ist ein funktionstüchtiges Endometrium (Stroma) notwendig. Es wandelt sich nach der Implantation zur dreischichtigen *Dezidua* um (siehe auch Tabelle 10.3).

Störungen

Diese frühe Phase der Entwicklung ist außerordentlich anfällig gegenüber jeder Art schädigender Einflüsse, so daß hier bereits eine große Zahl angelegter Keime wieder abstirbt. Die Wanderung durch die Tube kann durch Störun-

Tab. 10.3: Zeitlicher Verlauf der Blastogenese bis zur Nidation

Stadium	Bedeutung	Tag p. o.	Entwicklung
Ovulation	Eisprung	0	Ovum
Imprägnation	Eindringen des Spermiums	1	Ovum
Konjugation	Verschmelzung der Kerne	1	Zygote
Tubenpassage	Wanderung Richtung Cavum	2–4	Morula
Uteruspassage	Erreichen der Nidationsstelle	4–6	Blastozyste
Nidation	Implantation ins Endometrium	6	Blastozyste

gen der Motilität, durch Hypoglykämie oder Hypoxie beeinträchtigt sein, die Nidation durch mangelnde hormonelle Stimulation des Endometriums. Auch spätere Komplikationen der Schwangerschaft werden hier bereits festgelegt: Eine Implantation in Zervixnähe verursacht eine Placenta praevia, eine zu tief implantierte (nicht lösbare) Plazenta nennt man Placenta accreta (siehe Kap. 5.3 und 5.5).

Der heranwachsende Embryo wird von einer großen Anzahl potentiell schädigender Substanzen bedroht, denen er unter Umständen ausgesetzt sein kann: Strahlen, Pharmaka, Drogen, Alkohol, Infektionen.

In den ersten zwei Entwicklungswochen führen solche Ereignisse nach einem Alles- oder-Nichts-Prinzip entweder zu einem Frühabort oder bleiben ohne Folgen.

In der Folgezeit können teratogene Substanzen bis zum Abschluß der Organogenese (ca. 8. Woche) multiple Mißbildungen verursachen, welche man als *Embryopathien* bezeichnet. Hierbei ist der Zeitpunkt der Schädigung entscheidend, z.B. 35.–50. Tag bei Thalidomid-Embryopathie (siehe auch Pädiatrie, Kap. 3.1).

3.2
Entwicklung der Plazenta und des Feten

3.2.1
Plazenta

Die reife Plazenta ist ein flaches kuchenartiges Gebilde (Gewicht ca. 500 g, Durchmesser ca. 15–20 cm). Sie besteht aus zwei Anteilen: Auf der dem Feten zugewandten Seite befindet sich die Chorionplatte. Sie ist wie die Nabelschnur von Amnionepithel überzogen. Die materne Seite wird von der Decidua basalis (Basalplatte) begrenzt. Dazwischen befinden sich die intervillösen Räume, die mit mütterlichem Blut gefüllt sind. Die Dezidua bildet Septen, welche die Plazenta in 15–20 Felder (Kotyledonen) unterteilen. Aus den Primär- und Sekundärzotten, die aus dem Trophoblast entstehen, werden durch Kapillarisierung Tertiärzotten, durch die ab der 4. Woche, wenn das Herz zu schlagen beginnt, die Versorgung des Embryos stattfindet. Diese Zotten ragen in den blutgefüllten intervillösen Raum hinein.

Ein direkter Kontakt bzw. eine Vermischung der beiden Blutsysteme wird verhindert, da Mutter und Kind unterschiedliche Blutgruppen haben können. Die Plazentaschranke ist jedoch für Proteine und andere Substanzen durchlässig (Viren, Antikörper, Pharmaka).

Die Zottengefäße münden in die Nabelschnurvene, die das nährstoffreiche Blut zum Feten transportiert. Über *zwei* Arterien wird venöses Blut zur Plazenta zurückgeführt. Die plazentare Austauschfläche (Zottenoberfläche) beträgt 11 bis 14 qm, die Nabelschnur hat eine Länge von ca. 50 bis 60 cm.

Endokrine Funktion der Plazenta

Die Plazenta synthetisiert eine Reihe von Steroidhormonen (siehe Abb. 10.4), die der Aufrechterhaltung der Schwangerschaft dienen. Hierbei

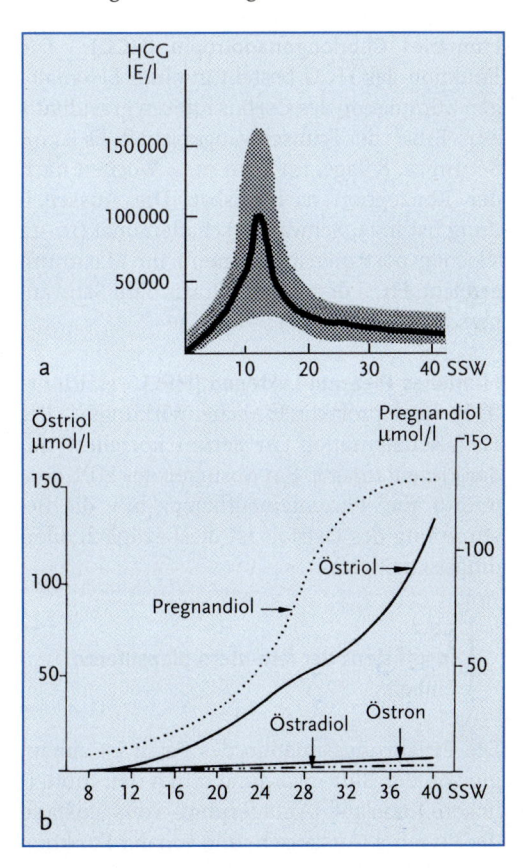

Abb. 10.4: Hormonausscheidung in der Schwangerschaft: **a** HCG, **b** Östrogen und Pregnandiol (Schwarz/Retzke 1989)

ist zu beachten, daß die Plazenta auf Vorstufen der Steroide (Präkursoren) angewiesen ist, die zum Teil der fetale Organismus zur Verfügung stellt (feto-utero-plazentare Einheit).

Östrogen. Östradiol, Östron und Östriol werden produziert. Vorstufe ist das Dehydroepiandrosteron (DHEA), welches von der fetalen NNR gebildet wird. Die Östriolausscheidung im Urin gilt als Indikator für die Intaktheit der fetoplazentaren Einheit. Auch die Gesamtausscheidung der Östrogene nimmt im Verlauf der Schwangerschaft kontinuierlich zu.

Progesteron. Das Hormon verhindert die Abstoßung des Endometriums und erhält die Schwangerschaft aufrecht. Bis die Plazenta ab der 5. SSW suffiziente Mengen produziert, übernimmt das Corpus luteum diese Funktion.

Humanes Choriongonadotropin (HCG). Die Funktion des HCG besteht in einer LH-analogen Stimulation des Corpus luteum graviditatis zum Erhalt der Frühschwangerschaft. Es ist im Serum ca. 8 Tage, im Urin ca. 4 Wochen nach der Konzeption nachweisbar. Die Ausscheidung hat im 3. Schwangerschaftsmonat (10–12 Wochen post menstruationem) ihr Maximum erreicht. HCG dient in der Praxis dem Schwangerschaftsnachweis.

Humanes Plazenta-Laktogen (HPL). HPL hat STH- und prolaktinähnliche Wirkungen. Die HPL-Konzentration im Serum korreliert mit der Plazentamasse. Ein Absinken des HPL deutet auf eine Plazentainsuffizienz hin, die Bestimmung des Östriols ist diesbezüglich allerdings sensitiver.

3.2.2
Insuffizienz der feto-utero-plazentaren Einheit

Die Ernährungssituation des Feten ist abhängig von der Blutversorgung durch den mütterlichen Kreislauf (Anlieferung), vom Zustand der Plazenta (Austausch) und von der Funktion des fetalen Kreislaufs (Abtransport). Durch eine Überschußleistung wird eine Plazentainsuffizienz in den meisten Fällen kompensiert.

Eine Abnahme auf 30–40 % der plazentaren Austauschfläche führt dennoch zum Fruchttod.

Ursachen. Diabetes mellitus, Anämie, Gestosen, Nikotin, Nabelschnurkomplikationen, Infektionen, (SGA-Syndrom: small for gestational age).

Diagnose. Sonographische Fetometrie, niedriger Stand des Fundus uteri, mangelnde Gewichtszunahme der Mutter, Wachstumsretardierung („small for date baby"). Aufzeichnen der kindlichen Herztöne (Kardiotokographie), Dopplersonographie der fetomaternalen Gefäße.

Therapie. Bettruhe, Nikotin- und Alkoholverzicht, eventuell Tokolyse, fetales Monitoring (CTG), Beendigung der Schwangerschaft erwägen.

3.2.3
Fruchtwasser

Das Fruchtwasser umgibt den wachsenden Fetus, dient zum Teil dem Stoffaustausch, vor allem aber dem Schutz vor traumatischen Einwirkungen. Es wird über das Amnionepithel in die Fruchthöhle abgegeben und dort auch wieder resorbiert. Am Ende der Schwangerschaft beträgt die Menge der etwas trüben Flüssigkeit ungefähr 1000 ml. Der Fetus ist in diesen Regelkreis in zunehmenden Maße eingeschaltet, indem er das Fruchtwasser schluckt und einen Teil über den plazentaren Kreislauf wieder abgibt. Der andere Teil wird über die Nieren (als Urin) in die Amnionhöhle ausgeschieden. Atresien des Gastrointestinaltraktes führen deshalb zur pathologischen Vermehrung des Fruchtwassers (Hydramnion, >2000 ml), Störungen der Nierenfunktion zur Verminderung (<100 ml).

3.2.4
Fetalentwicklung

Unter normalen Bedingungen nimmt der Fetus in Abhängigkeit von der Länge der Tragzeit kontinuierlich an Gewicht und Größe zu, außer-

Tab. 10.4: Fetalentwicklung

Monat	Länge (cm)	Gewicht (g)
III	9	45
IV	16	200
V	25	450
VI	30	820
VII	35	1300
VIII	40	2100
IX	45	2900
X	50	3400

dem verschiebt sich die Kopf-Rumpf-Relation zugunsten des Rumpfes (siehe Tabelle 10.4).

Die Dauer der Schwangerschaft wird mit 280 Tagen oder 40 Wochen nach dem 1. Tag der Regel, also *post menstruationem* angegeben. Genauer ist es, die Schwangerschaft mit 266 Tagen oder 38 Wochen *post conceptionem* anzusetzen. Die Errechnung des Geburtstermins (Naegele-Regel) geht vom meist bekannten 1. Tag der letzten Menstruation und von einem 28tägigen Zyklus aus.

> **Merke!**
>
> Geburtstermin = 1. Tag der letzten Regel plus 7 Tage minus 3 Monate

Bei längerem Zyklus müssen die überzähligen Tage addiert, bei kürzerem Zyklus subtrahiert werden. Unabhängig von der Tragzeit kann ein geborenes Kind nur dann als reif betrachtet werden, wenn es gewisse Kriterien erfüllt (Reifezeichen):
- normale Größe und Gewicht
- Fingernägel über den Fingerkuppen
- Hoden deszendiert
- die großen Labien bedecken den Introitus

Fetopathien

Fetopathien sind Schädigungen der Frucht nach Abschluß der Organogenese (Embryonalphase). Sie sind hauptsächlich bedingt durch pränatal erworbene Infektionen, Erkrankungen der Mutter (Diabetes mellitus), Medikamente und Rh-Inkompatibilität. Die Prognose hängt ab von der Beeinflußbarkeit der Erkrankung. Bleibende Schäden oder ein intrauteriner Fruchttod können nicht ausgeschlossen werden.

3.3 Trophoblasterkrankungen, Fehlgeburt, ektopische Schwangerschaft

3.3.1 Trophoblasterkrankungen

Blasenmole

Die Blasenmole (Mola hydatidosa, Häufigkeit 1:3000) ist eine Fehlbildung der Plazenta, deren Ursache vermutlich ein genetischer Defekt ist. Sie stellt primär eine benigne Wucherung des Zottenstromas dar. In seltenen Fällen erfolgt eine Metastasierung (destruierende Blasenmole). Das *Chorionepitheliom* ist ein maligner Trophoblasttumor, welcher häufig infolge einer Blasenmole entsteht. Die Kennzeichen der Blasenmole sind traubenartige hydropische Bläschen, fehlender Nachweis eines Embryo, eine gesteigerte Proliferations- und Wachstumstendenz und eine vermehrte Hormonproduktion (HCG).

Symptomatik. Schnell wachsende Schwangerschaft ohne fetale Lebenszeichen, uterine Blutungen mit Bläschenabgang, Luteinzysten der Ovarien.

Diagnose. Der Ultraschall zeigt ein wolkiges Echo ohne erkennbare fetale Strukturen („Schneegestöber"), keine kindlichen Herztöne, hochpositiver HCG-Test (500 000 bis 1 Million I.E./l), Uterus größer als dem Schwangerschaftsalter entsprechend (siehe Abb. 10.5).

Therapie. Entfernung der Mole in toto durch Ausstoßung mit Hilfe von Kontraktionsmitteln (Prostaglandine), Zervixdilatation und Saugküretage. Eine Nachküretage des Uterus kann nötig sein. Bei einer destruierenden Mole muß auf Lungenmetastasen geachtet werden.

Komplikationen. Blutungen, Gefahr der Uterusperforation bei der Entfernung.

Abb. 10.5: Komplette Blasenmole; 11. SSW, Längsschnitt; das gesamte Uteruskavum ist von punktförmig echodichten Strukturen ausgefüllt („Schneegestöber"); links davon die große zystische Struktur, der mütterlichen Harnblase entsprechend (Chr. Wilhelm 1998)

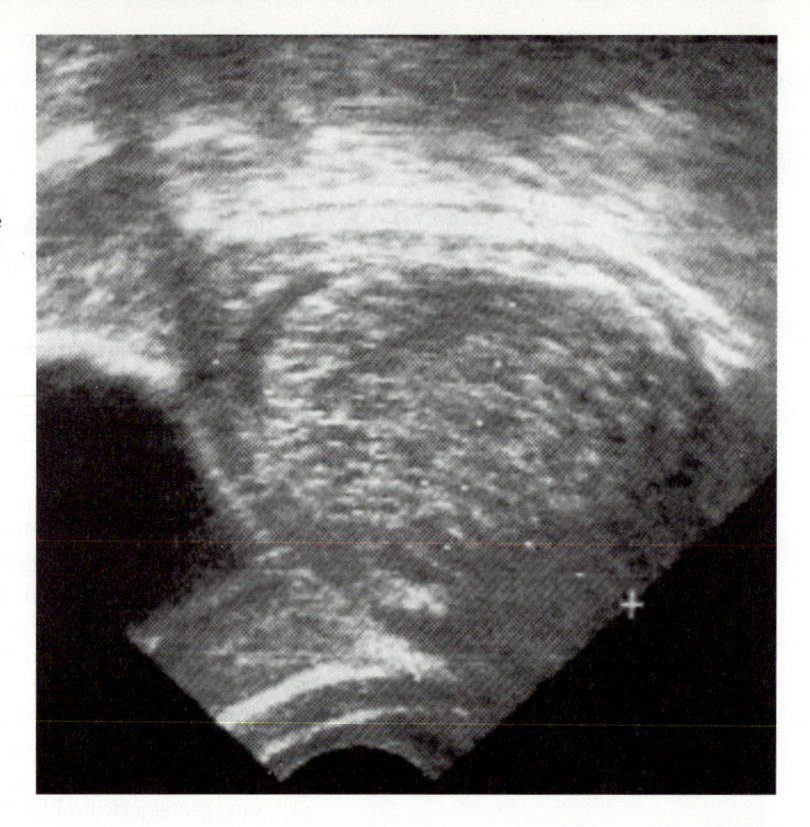

Nachsorge. Nachkürettage und histologische Untersuchung auf Reste der Mole sowie Chorionepitheliom (siehe unten); weiterhin 3 Monate lang bis zur dreimaligen Negativität einen Schwangerschaftstest durchführen (HCG-Bestimmung im Serum).

Chorionepitheliom

Dieses Karzinom entsteht in 50% der Fälle aus Resten einer Blasenmole, häufig jedoch auch nach Aborten (30%), ektopischen oder normalen Schwangerschaften (20%). Es metastasiert häufig in die Lunge, in das kleine Becken, in die Leber und ins ZNS.

Symptomatik. Uterine Blutung, Klinik der Fernmetastasen.

Diagnose. Histologisch durch Abrasio, hohe HCG-Werte im Serum (bis 1 Million I.E./l), Nachweis von Fernmetastasen.

Therapie. Zytostatische Behandlung mit Methotrexat, bei Metastasen in Kombination mit Actinomycin D und 6-Mercaptopurin. Der Therapieerfolg und der weitere Verlauf wird mittels der HCG-Bestimmung kontrolliert. Eine dauerhafte Heilung ist in 80% der Fälle möglich.

Klinischer Fall

Folgende Befunde werden bei einer 25jährigen Frau erhoben:
- Der HCG-Titer entspricht nicht der Schwangerschaftsdauer
- Der Uteruspalpationsbefund entspricht nicht der Schwangerschaftsdauer
- Es finden sich tastbare Ovarialzysten
- Im Abradat werden hydropische Chorionzotten nachgewiesen
- Sonographisch finden sich diffuse Echostrukturen

Diagnose: Blasenmole

3.3.2
Ektopische Schwangerschaft

Unter einer Extrauteringravidität (EUG) versteht man eine abnorme Implantation der Blastozyste, welche nicht im Cavum uteri erfolgt, sondern im Eileiter (95% der Fälle), im Ovar oder in der freien Bauchhöhle. Die Ursache liegt in einem behinderten Eitransport durch die Tube, meistens aufgrund von Verwachsungen (Salpingitiden, Endometriose). Auch bei Anwendung einer Spirale (IUP) zur Kontrazeption kann es zur EUG kommen.

Da der Keim an seinem ektopen Implantationsort keine optimalen Ernährungsbedingungen vorfindet, kommt es spätestens im 3. Monat zum Tubarabort. Die erniedrigte HCG-Produktion führt zu vermehrten uterinen Blutungen. Aufgrund der destruierenden Potenz des Trophoblasten kann es zu starken, lebensbedrohlichen inneren Blutungen kommen. Man unterscheidet nach dem klinischen Bild die häufigen Tubargraviditäten im proximalen isthmischen Anteil und die selteneren im distalen ampullären Teil.

Interstitielle und isthmische EUG. 34% der Fälle; Durch das enge Lumen der Tube sind frühzeitige Schmerzen schon ab der 5. Woche typisch. Wird der Befund verkannt, resultiert eine Eileiterruptur mit plötzlichem intensiven Schmerz, Blutungen, und Zeichen des akuten Abdomens.

Ampulläre EUG. 66% der Fälle; die Symptomatik entwickelt sich langsam, Schmerzen treten ab der 6.–8. Woche auf. Die gestörte Fruchtentwicklung führt zum Absinken des HCG und damit zu Entzugsblutungen. Blutungen aus der Tube fließen in den Douglas-Raum ab (Hämatozele). Schließlich erfolgt der Tubarabort in die freie Bauchhöhle.

Diagnose und Therapie. Bei Verdacht auf eine EUG sollte eine sofortige Laparoskopie mit eventueller tubenerhaltender Salpingotomie oder Salpingektomie erfolgen. Hinweise auf eine EUG sind einseitige Unterbauchschmerzen, positiver Schwangerschaftstest, Schmierblutungen, sinkendes HCG und druckempfindlicher Douglas-Raum, sonographisch eventuell Fruchtsackdarstellung außerhalb des Cavum uteri.

> **Merke!**
>
> Die operative Erhaltung der Tube nach EUG führt in 15 bis 20% zu Rezidiven.

3.3.3
Fehlgeburt

Als Fehlgeburt (Abort) wird die Beendigung der Schwangerschaft vor der 28. Woche bezeichnet. Danach ist ein Überleben als Frühgeborenes möglich. Durch die neonatologische Intensivmedizin wird diese Grenze heute allerdings unterschritten (bis 25. SSW).

Aborte vor der 16. Woche werden *Frühaborte* genannt. Die Ursachen sind oft nicht eindeutig zu klären. Bei den Frühaborten handelt es sich meist um Abortiveier, d.h., die embryonale Anlage degeneriert frühzeitig. Trisomien und Monosomien sind die häufigsten Gründe.

Lageanomalien des Uterus, Deformitäten, Infektionen, Zervixinsuffizienz und endokrine Erkrankungen sind weitere ätiopathologische Faktoren. Kommt es bei einer Frau mehrmals zum Schwangerschaftsverlust, liegt eine habituelle Abortneigung vor (3 oder mehr Aborte).

Abortus imminens (drohender Abort)

Leitsymptom ist die uterine Blutung mit wehenartigen Schmerzen. Der Zervikalkanal ist per definitionem noch geschlossen. Der Abortus imminens ist ein grundsätzlich reversibler Prozeß, sofern die Blutung wieder sistiert und das Serum-HCG nicht abfällt. Die Therapie besteht in Bettruhe, Wehenhemmung und Gabe von Magnesium, der Nutzen einer Hormontherapie mit Progesteron ist strittig. Der Abortus imminens kann in einen Abortus incipiens übergehen.

Abortus incipiens (beginnender Abort)

Die Blutung aus dem erweiterten Zervikalkanal wird stärker, Koagel und Gewebsteile gehen ab.

Die Schwangerschaft ist nicht mehr zu retten. Zur raschen Beendigung kann eine Weheninduktion vorgenommen werden.

Abortus completus oder incompletus (vollständiger oder unvollständiger Abort)

Nach der Ausstoßung des Schwangerschaftsproduktes können Reste im Uterus zurückbleiben (Abortus incompletus). Deshalb sollte immer nachkürettiert werden, um das Risiko einer Blasenmole/Chorionepitheliom zu minimieren.

Missed abortion (verhaltener Abort)

Der verhaltene Abort bezeichnet den intrauterinen Fruchttod ohne Ausstoßung des Kindes. Wichtige Hinweise: Sistieren des Schwangerschaftswachstums, fehlende kindliche Lebensäußerungen und braune bis schwarze Absonderungen. Die Beendigung der Schwangerschaft muß in der Klinik erfolgen.

Abortus complicatus (komplizierter Abort)

Ein hochfieberhafter, infektiöser Verlauf (febriler Abort) mit Übergreifen der Infektion auf Uterus, Adnexen und Peritoneum spricht für einen Abortus complicatus. Er ist zum Teil Folge unsachgemäßer Abtreibungsversuche.

Symptomatik. Fieber, Schmerzen, Blutung, abdominelle Abwehrspannung. Bei Progredienz des Geschehens Auftreten eines septischen Schockgeschehens (septischer Abort).

Komplikation. Intravasale Gerinnung und Verbrauchskoagulopathie (DIC).

Therapie. Antibiotika, Heparinisierung, Kürettage.

3.4
Adaptation des mütterlichen Organismus und seine Störungen

Eine Schwangerschaft geht mit beträchtlichen Veränderungen des mütterlichen Organismus einher, von denen sowohl die einzelnen Organsysteme als auch Stoffwechsel und Wasserhaushalt in unterschiedlichem Ausmaß betroffen sind. Die Gewichtszunahme (bis zu 15 kg) ist hauptsächlich Folge einer Wassereinlagerung in die Subkutis aufgrund einer erhöhten Natriumretention.

3.4.1
Adaptation des Organismus

Herz und Kreislauf

In der Schwangerschaft steigen Herzminutenvolumen, Herzfrequenz und Venendruck an (Varizenneigung). Der gravide Uterus kann die V. cava inferior in Rückenlage abdrücken (Vena-cava-Kompressionssyndrom).

Blut- und Plasmavolumen steigen um bis zu 30 % an; außerdem kommt es zur Hypalbuminämie mit konsekutiver Ödemneigung sowie zu einer relativen Anämie und Hyperfibrinogenämie (Thrombosegefahr).

Niere und Harnwege

Die erhöhte Nierendurchblutung zeigt sich in einer verstärkten Ausscheidung von Harnstoff und Kreatinin, fakultativ kann eine Glukosurie bestehen. Ab dem 4. Monat ist eine erhöhte Infektanfälligkeit aufgrund einer Atonie der abführenden Harnwege typisch (siehe auch Urologie, Kap. 12.2).

Endokrinum

Positive Natriumbilanz, gesteigerter Grundumsatz, Hyperlipidämie, erhöhte Kortikoid- und Aldosteronausschüttung, Manifestation eines latenten Diabetes mellitus.

Genitalorgane

Uterus. Hypertrophie und Steigerung des Gewichtes von 50 g auf 1000 g, Auflockerung der Zervix.

Vulva und Vagina. Livide Verfärbung, Anfälligkeit gegenüber Infektionen.

Haut

An der Haut kann eine verstärkte Pigmentierung auftreten (besonders im Gesicht, im Bereich des Nabels und der Linea alba und an den Brüsten).

3.4.2 Frühgestose

Die Reaktionen des Körpers auf Störungen der Adaption im ersten Trimenon nennt man Frühgestosen. Sie treten zwischen der 6. und 12. SSW auf.

Hyperemesis gravidarum

Während gelegentliche Übelkeit und morgendliches Erbrechen noch toleriert werden können, gilt dies nicht für ein länger andauerndes Erbrechen. Aufgrund von Exsikkose, metabolischer Alkalose, Elektrolytverlust und geringer Nahrungsaufnahme ist eine stationäre Aufnahme indiziert. Die psychische Verfassung der Patientinnen scheint dabei keine unerhebliche Rolle zu spielen. Die Behandlung umfaßt Antiemetika, Flüssigkeitszufuhr, Korrektur der metabolischen Entgleisung und Nahrungszufuhr. Der Milieuwechsel im Krankenhaus erweist sich zusätzlich als hilfreich.

3.5 Risikofaktoren in der Schwangerschaft

Schwangerschaften, die durch angeborene oder vor bzw. während der Gravidität erworbene pathologische Faktoren beeinträchtigt oder gefährdet sind, werden als *Risikoschwangerschaften* bezeichnet. Sie bedürfen der besonderen Überwachung und Behandlung, da sie eine Bedrohung für das Leben der Mutter oder des Kindes darstellen können.

3.5.1 Schwangerschaftsunabhängige Erkrankungen:

Herz und Kreislauf

Da eine Schwangerschaft eine erhöhte kardiale Belastung darstellt, sind *Herzvitien* sowie die *Herzinsuffizienz* als Risikofaktoren anzusehen. Im Stadium NYHA III–IV ist das Austragen einer Schwangerschaft nicht zu empfehlen. Zusätzliche Probleme entstehen durch die notwendige kompensierende Medikation (Diuretika, ACE-Hemmer und Phenprocoumon sind kontraindiziert).

Eisenmangelanämien und *megaloblastische Anämien* (Folsäuremangel) entstehen relativ häufig während der Schwangerschaft, der Hämoglobinwert sollte 12 g/dl nicht unterschreiten. Eine Substitution ist generell zu erwägen.

Niere und ableitende Harnwege

Die *Pyelonephritis gravidarum* ist ein häufiges Problem. Begünstigt wird ihre Entstehung durch eine bestehende asymptomatische Bakteriurie und eine Ureterenatonie (tonogene Dilatation). Haupterreger der meist einseitigen und symptomarm (afebril) verlaufenden Erkrankung ist E. coli.

Die *Glomerulonephritis* führt in bis zu 70 % der Fälle zum sekundären Auftreten einer Gestose (Pfropfgestose).

Anfallsleiden

Probleme bereitet die teratogene Potenz der meisten Antiepileptika, deren Einnahme auch während der Gravidität unumgänglich ist. Ein epileptischer Anfall nach Absetzen der Medikamente würde aufgrund der mangelnden Plazentaperfusion den Feten stark gefährden.

3.5.2 Infektionskrankheiten

Siehe auch Pädiatrie, Kapitel 8.2 bis 8.4.

Prä- und perinatal erworbene Infektionskrankheiten können auf das Kind übertragen werden und zu einer Schädigung oder zum Tod führen. In erster Linie problematisch sind die Viruserkrankungen mit geringer therapeutischer Beeinflussungsmöglichkeit. Die nachfolgende Aufstellung nennt die klinisch bedeutsamsten.

HIV-Infektion

Das Risiko der prä- oder perinatalen Infektion für die Kinder HIV-infizierter Mütter wird mit 30% angegeben. Eine Unterbrechung der Schwangerschaft sollte auch deshalb angeraten werden, weil die Erkrankung während der Schwangerschaft eine Progredienz erfahren kann. Vielfach wird eine primäre Schnittentbindung empfohlen, um das Risiko einer intrapartalen Infektion des Kindes zu minimieren.

Auf jeden Fall sollten die Mütter nicht stillen, da auch hierbei ein Übertragungsrisiko besteht. Da die Kinder post partum 12–15 Monate HIV-Antikörper der Mutter besitzen können, ist ein HIV-Test (Antikörpertest) unter Umständen falsch positiv. Die Mißbildungshäufigkeit ist nicht erhöht.

Röteln

Schwangere mit einem Rötelntiter <1:32 sind bei Kontakt mit Rötelnkranken von einer Infektion bedroht, welche diaplazentar auf das Kind übertragen wird. Dies gilt nur für Frauen, die bisher nicht erkrankt waren. Besonders bei einer Infektion des Kindes in den ersten 12 Wochen ist der Tod des Kindes oder ein charakteristisches Mißbildungssyndrom (*Rötelnembryopathie*) zu erwarten: Augen- und Innenohrschaden, Mikrozephalie, Herzfehler, Hepatosplenomegalie. Bei Verdacht einer Ansteckung müssen sofort Rötelnimmunglobuline verabreicht werden.

Zytomegalie (CMV)

Die Zytomegalie ist die häufigste pränatale Infektion, führt allerdings nur selten (10%) zu Komplikationen (Meningoenzephalitis, Ikterus und Anämie).

Toxoplasmose

Bei der Toxoplasmose handelt es sich um eine Sporozoeninfektion, die nur bei einer während der Schwangerschaft erworbenen Erkrankung das Kind gefährdet. Die pränatale Infektion erfolgt erst nach der 12. Woche. Mögliche Mißbildungen sind Hydrozephalus und intrakranielle Verkalkungen. Der serologische Nachweis erfolgt durch den Sabin-Feldmann-Test (positiv bei einem Titer >1:1000), die Behandlung erfolgt mit Spiramycin.

Listeriose

Die Übertragung erfolgt in der Spätschwangerschaft. Symptome der konnatalen Listeriose sind miliare Granulomatose, Pneumonie, Enzephalitis.

Eine antibiotische Behandlung ist erfolgversprechend.

Lues

Die Lues ist heute eine seltene Erkrankung und führt wahrscheinlich erst ab dem 5. Monat zu Schäden des Kindes. Bei einer Infektion im 2. Trimenon kommt es meist zum Tod des Kindes, bei späterer Infektion entwickelt sich das Bild der konnatalen Lues: Pemphigoid, Exantheme, blutiger Schnupfen. Eine Behandlung der Mutter mit Penicillin ist nach der Diagnosesicherung sofort einzuleiten.

3.5.3 Schwangerschaftsinduzierter Hypertonus (SIH, früher: EPH-Gestose)

Gestosen sind schwangerschaftsspezifische Erkrankungen. Neben den Frühgestosen (siehe Kap. 3.4) sind die Spätgestosen, welche jenseits der 30. SSW auftreten, von großer klinischer Bedeutung.

Gestosen (Gestationshypertonus, Gestationsproteinurie) gehören neben den Blutungen zu den häufigsten Komplikationen. Ungefähr 20% der Müttersterblichkeit wird durch eine schwere Gestose verursacht, bei der perinatalen Sterblichkeit sind 30% durch eine Gestose bedingt.

Das Leitsymptom ist der *schwangerschaftsinduzierte Hypertonus* (SIH) mit einem diastolischen Wert über 90 mmHg (in ausgeprägten Fällen über 180/110 mmHg). Die *Proteinurie* (>0,3 g/l im 24-Stunden-Urin) und die generalisierte *Ödembildung* sind weitere Befunde, deren zusätzliches Auftreten als prognostisch ungünstig gewertet wird. Das Syndrom wurde früher als EPH-Gestose bezeichnet (Edema, Proteinurie, Hypertonus). In 20 % der Fälle findet sich eine Leberbeteiligung mit Erhöhung der Lebertransaminasen, alkalischer Phosphatase und Bilirubin.

Bei Auftreten der Erkrankung vor der 20. SSW liegt vermutlich ein essentieller Hypertonus mit sekundärer *Propfgestose* vor.

Präeklampsie und Eklampsie

Die drohende Eklampsie zeigt sich im Hinzutreten neurologischer Symptome. Typisch sind Kopfschmerzen, Schwindel, Sehstörungen, Übelkeit, motorische Unruhe und Bewußtseinseintrübung.

Die *Eklampsie* ist die schwerste Form der Gestose, sie ist durch generalisierte tonisch-klonische Krämpfe, Ateminsuffizienz und schließlich Koma und Tod gekennzeichnet. Durch Gefäßspasmen wird die plazentare Durchblutung vermindert, es besteht die Gefahr der vorzeitigen Plazentalösung.

Komplikation der Eklampsie. *HELLP-Syndrom* (hemolysis, elevated liver enzyms, low platelet count). Disponiert sind besonders Primiparae (besonders sehr junge), Schwangere mit Mehrlingen, adipöse Frauen, Diabetikerinnen und bezüglich der SIH familiär vorbelastete Frauen.

Therapie von SIH, Präeklampsie und Eklampsie

Medikamentöse Therapie.
- *Antikonvulsiva:*
  - Tranquilizer (Diazepam), bei Eklampsie in hoher Dosierung
  - Magnesium: wirksam bei drohender Eklampsie
- *Antihypertensiva:*
  - Dihydralazin: direkte Wirkung auf die Gefäßmuskulatur
  - α-Methyldopa: zentral wirkendes Medikament
  - Diazoxid: direkt relaxierende Wirkung
  - β-Rezeptoren-Blocker: Senkung der Herzfrequenz

Allgemeine Maßnahmen. Bettruhe, Flüssigkeitsbilanzierung, Intensivüberwachung, Beatmung, Gerinnungsmonitoring, Überwachung des Kindes mit CTG (Kardiotokographie). Die Entscheidung zur raschen Entbindung richtet sich nach dem Alter der Schwangerschaft, der Größe bzw. Reife des Kindes und dem Zustand der Patientin.

Beendigung der Schwangerschaft. In jedem Fall muß der Zustand der Mutter stabilisiert werden. Dies bedeutet Blutdrucksenkung und Durchbrechen von Krampfanfällen. Bei ausreichendem Schwangerschaftsalter wird die Geburt anschließend medikamentös eingeleitet. Die Indikation zur Sectio caesarea wird großzügig gestellt.

> **Klinischer Fall**
>
> Bei einer 23jährigen Erstgebärenden wird in der 34. SSW folgender Befund erhoben: Gewichtszunahme von 2 kg innerhalb einer Woche, RR 165/110 mmHg, Kopfschmerzen, Augenflimmern und prätibiale Ödeme.
> *Diagnose:* Schwere Form der Präeklampsie

3.5.4 Blutgruppeninkompatibilität

Rhesuserythroblastose

Die klinisch bedeutsamste Form der Blutgruppeninkompatibilität ist die *Rhesuserythroblastose*. Rh-negative Mütter, deren Kind Rh-positiv ist, können durch diaplazentaren Übertritt ihrer gegen die fetalen Erythrozyten gerichteten IgG-Antikörper den Fetus oder Neugeborenen schädigen. Folge ist eine Typ-II-Überempfindlichkeitsreaktion gegen das zellständige Rhesusantigen mit konsekutiver Zellzerstörung. Voraussetzungen sind ein Rh-positiver Vater, eine rh-negative Mutter (10 % aller Schwangerschaften) und eine vorherige Sensibilisierung der Mutter durch Übertritt von kindlichem Blut in den mütterlichen Kreislauf. Die erste Schwangerschaft ist meist nicht gefährdet. Ist das zweite Kind ebenfalls Rh-positiv, kann dies zur Hämolyse im kindlichen Organismus führen (*Morbus haemolyticus neonatorum*).

Symptomatik. Icterus gravis, Anämie und Hydrops congenitus universalis. Das Ausmaß der Schädigung ist unterschiedlich und bestimmt die Prognose.

Diagnose. Suche nach Antikörpern im Serum der Mutter (indirekter Coombs-Test). Ist ein signifikanter Titer vorhanden (1:16), so sollte per Amniozentese ab der 23. SSW mehrmals eine Fruchtwasseruntersuchung durchgeführt werden (Hämolysezeichen).

Therapie. Entbindung, wenn das Kind geburtsfähig ist. Bei schwerer Hämolyse ist eine pränatale Austauschtransfusion (transperitoneal oder intravasal) zu erwägen.

Anti-D-Prophylaxe. Um derartige Zwischenfälle zu vermeiden, sollte jede rh-negative Frau, bei der es möglicherweise zum Übertritt von fetalen Rh-positiven Erythrozyten gekommen ist, eine Anti-D-Prophylaxe bekommen. Die Sensibilisierung kann bei einer Geburt/Fehlgeburt, Amniozentese oder Interruptio erfolgen. Die Anti-D-Methode beruht darauf, spätestens 72 Stunden nach einem solchen Ereignis die fetalen Erythrozyten durch Gabe von Antikörpern schnell zu eliminieren. Dadurch wird die Antikörperbildung bei der Mutter verhindert.

ABo-Erythroblastose

Die *ABo-Erythroblastose* ist wesentlich ungefährlicher und kann auftreten, wenn die Mutter Blutgruppe 0 und das Kind Blutgruppe A, B oder AB hat.

3.5.5 Diabetes mellitus

Ein *Diabetes mellitus* stellt heute keine generelle Kontraindikation mehr für eine Schwangerschaft dar. Eine Einschränkung besteht bei erheblichem diabetischen Spätsyndrom mit Nephropathie und proliferativer Retinopathie. Eine gute Zuckereinstellung vorausgesetzt, liegt für die Mutter ein höchstens leicht erhöhtes Risiko vor. Die Mortalität des Kindes ist hingegen deutlich erhöht. *Komplikationen* entstehen durch die vermehrte Disposition zu schwangerschaftsinduzierter Hypertonie, Harnwegsinfektionen, Pilzinfektionen und Hydramnion.

Bei den Schwangeren handelt es sich vorwiegend um Typ-I-Diabetiker (IDDM), selten um Typ-II-Diabetiker (NIDDM). Gelegentlich besteht nur eine interkurrente Hyperglykämie im Rahmen der Schwangerschaft (Gestationsdiabetes).

Die Rate der kindlichen Mißbildungen ist bei diabetischen Müttern deutlich erhöht. Ursache ist vermutlich eine hyperglykämische Stoffwechsellage in der Frühphase der Schwangerschaft. Deshalb sollte eine Optimierung der Insulintherapie bereits *vor* der Konzeption eingeleitet werden. Die typische Entwicklungsstörung ist die *Makrosomie* (große, aber unreife Kinder).

Die *Entbindung* einer Diabetikerin ist als Risikogeburt zu betrachten. Häufige Komplikationen sind Plazentainsuffizienz, Atemnotsyndrom des Neugeborenen (IRDS) und postnatale Hypoglykämie des Kindes. Die perinatale Mortalität beträgt 2–4 % (früher >50 %!).

Im Vordergrund der *Therapie* steht eine möglichst optimale, den veränderten Bedingungen angepaßte Insulineinstellung der Mutter („aggressive Diabeteseinstellung"). Eine intensivierte Insulinbehandlung ist obligat. Orale Antidiabetika sind kontraindiziert.

Die Makrosomie (Riesenkinder) steht im Gegensatz zur allgemeinen organischen Unreife, besonders der Lunge. Bei akuter kindlicher Bedrohung (Plazentainsuffizienz) oder Entwicklung einer Gestose ist eine vorzeitige Geburt zu erwägen. Die Schwangere sollte frühzeitig (ab der 30. SSW) stationär aufgenommen werden.

3.5.6 Mehrlingsschwangerschaft

Die Häufigkeit von Zwillingsschwangerschaften beträgt etwa 1:85, höhergradige Mehrlinge sind seltener. Schwangerschaftsdauer und Geburtsgewicht sind verringert (Frühgeburt). Das Risiko ist für nahezu alle Komplikationen erhöht (Risikoschwangerschaft) und steigt mit der Anzahl der Mehrlinge. Die perinatale Sterblichkeit (bis 7. Tag post partum) ist um das 3- bis 4fache erhöht, wobei der zweite Zwilling häufiger stirbt. Typische *Komplikationen*: Gestosen, vorzeitiger Blasensprung, verlängerte Geburtsdauer, Lageanomalien und Plazentainsuffizienz.

3.6
Schwangerschaftsspezifische Notfälle

Komplikationen können während der Gravidität, unter der Geburt und im Wochenbett auftreten. Die einzelnen Notfälle (uterine Blutung mit den Differentialdiagnosen Placenta praevia, vorzeitige Plazentalösung, Uterusruptur sowie Abort; vorzeitiger Blasensprung, Extrauteringravidität, postpartale Blutungen, Geburtstraumata, intrauteriner Fruchttod, Krampfanfälle) werden jeweils im Zusammenhang in den einzelnen Kapiteln besprochen.

3.7
Betreuung von Risikoschwangerschaften

Außer den in Kapitel 3.5 genannten klinischen Befunden, die ein Risiko für die Schwangerschaft darstellen, gibt es noch weitere anamnestisch erhebbare Risikofaktoren:
- Alter der Gebärenden: unter 16 Jahre, Primiparae über 35 Jahre
- Uterusmißbildungen und Zustand nach Uterusoperationen
- Sterilitätsbehandlung (vermehrtes Auftreten von Mehrlingen)
- Komplikationen bei früheren Graviditäten, z.B. Abort, Frühgeburt, vorzeitige Plazentalösung

Bei jeder Patientin mit Risikofaktoren muß eine individuelle Überwachung und Geburtsvorbereitung vorgenommen werden, deren Intensität vom jeweiligen status praesens abhängt. Dies beinhaltet die rechtzeitige Erkennung und Behandlung von Erkrankungen, die Überwachung des Feten (CTG, Sonographie, Amniozentese, EKG, Hormonanalysen und serologische Tests) und die vorzeitige stationäre Aufnahme in eine Klinik, die den besonderen Anforderungen gerecht werden kann.

3.8
Morbidität und Sterblichkeit

3.8.1
Mütterliche Letalität

Die mütterliche Letalität umfaßt jene Sterbefälle von Frauen, deren Tod durch Komplikationen von Schwangerschaft, Geburt oder Wochenbett verursacht wurde. In den Industriestaaten beläuft sich die mütterliche Letalität auf 10–50 Sterbefälle pro 100 000 lebendgeborene Kinder. Infektionen, Blutungen und Gestosen werden als häufigste Ursache angegeben. Auch der Schwangerschaftsabbruch ist mit der Gefahr des Todes der Mutter behaftet.

3.8.2
Perinatale Letalität

Hierunter versteht man die Sterblichkeit von der Geburt bis zum 7. Lebenstag (einschließlich Totgeburten). In der Bundesrepublik Deutschland beträgt die perinatale Letalität zur Zeit 0,5–0,6%, in Europa 1–2% (= 5–6 bzw. 10–20 Todesfälle pro 1000 geborene Kinder). Häufigste Ursachen sind die Frühgeburtlichkeit und ihre Komplikationen (bis zu 70%), außerdem die Plazentainsuffizienz und angeborene Fehlbildungen.

4 Ärztliche Betreuung in der Schwangerschaft

4.1 Schwangerenbetreuung

4.1.1 Diagnose der Schwangerschaft

Unsichere anamnestische Schwangerschaftszeichen

Das Ausbleiben der erwarteten Regelblutung läßt zuerst an eine Schwangerschaft denken. Daneben können Übelkeit, Appetitlosigkeit und Spannung in den Brüsten auftreten.

Unsichere organische Schwangerschaftszeichen

Dazu zählen Uterusauflockerung und Vergrößerung, livide Verfärbung der Vagina und Portio sowie Bildung von Kolostrum (Vormilch).

Immunologischer Schwangerschaftsnachweis

Der sichere Nachweis kann in der Frühschwangerschaft nur auf immunologischem Wege erfolgen. Das Schwangerschaftshormon HCG, welches im Falle einer Gravidität sehr früh vom Trophoblast gebildet wird, ist im Morgenurin nachweisbar (Schwangerschaftstest). Bei diesem Test handelt es sich um einen Agglutinationshemmtest. Im Serum ist der Nachweis mit Hilfe eines Radioimmunoassay (RIA) ebenfalls möglich.

Der Urintest wird frühestens 2 Wochen post conceptionem positiv, der Serumtest schon ab dem 23. Tag (8–12 Tage p.c.), also noch vor dem Ausbleiben der nächsten Regelblutung.

Sichere Schwangerschaftszeichen

Bei bereits fortgeschrittener Schwangerschaft sind dies alle fetalen Lebensäußerungen, also kindliche Herztöne, kindliche Strukturen im Ultraschall und Kindsbewegungen.

Vaginalsonographisch ist eine intrauterine Schwangerschaft bereits wenige Tage nach dem Ausbleiben der erwarteten Menstruation nachweisbar.

4.1.2 Anamnese und Untersuchungen

Die *Erstuntersuchung* beinhaltet die Feststellung der Schwangerschaft, möglicher Risikofaktoren und des Geburtstermines. Hierbei ist nach dem Zeitpunkt der letzten Blutung zu fragen, um nach der Naegele-Regel den voraussichtlichen Geburtstermin zu berechnen (siehe Kap. 3.2). Blutdruck, Gewicht, Blutgruppe, Rötelntiter und Hämoglobin werden bestimmt. Der Urin wird auf Zucker- und Eiweißausscheidung untersucht. Durchgeführt werden außerdem ein Antikörpersuchtest (indirekter Coombs-Test), ein Zervikalabstrich auf Chlamydien, eine Lues-Suchreaktion sowie eine gynäkologische Untersuchung inklusive Zytodiagnostik.

Die regelmäßigen *Kontrolluntersuchungen* erfolgen bei problemlosem Schwangerschaftsverlauf alle 4 Wochen, in den letzten 2 Monaten alle 2 Wochen (insgesamt mindestens 10 Untersuchungen). Ultraschalluntersuchungen zur Registrierung der kindlichen Entwicklung können von der Schwangeren dreimal in Anspruch genommen werden (ca. 12., 22. und 32. SSW).

Kontrolle der fetalen Entwicklung

Zur Abklärung der regelhaften Fetalentwicklung werden Fundusstand, Kindslage und die kindlichen Herztöne kontrolliert. Der Höhenstand des Fundus uteri ist ein Maß für die normale Größenzunahme des Uterus: Er befindet sich Ende der 12. SSW an der oberen Symphysenkante, Ende der 24. SSW am Nabel, Ende der 36. SSW am Rippenbogen und Ende der 40. SSW zwei Querfinger unterhalb des Rippenbogens. Dieses Absinken erklärt sich mit dem Eintreten des Kindes in den Geburtskanal (siehe Abb. 10.6). Grobe Abweichungen von diesem Schema können folgende Ursachen haben:
- Fundus steht zu hoch: Terminirrtum, Mehrlinge, Blasenmole, Hydramnion, diabetisches Kind
- Fundus steht zu niedrig: Terminirrtum, Plazentainsuffizienz, Nikotin und Alkoholabusus, Fehlbildungen, Fruchttod

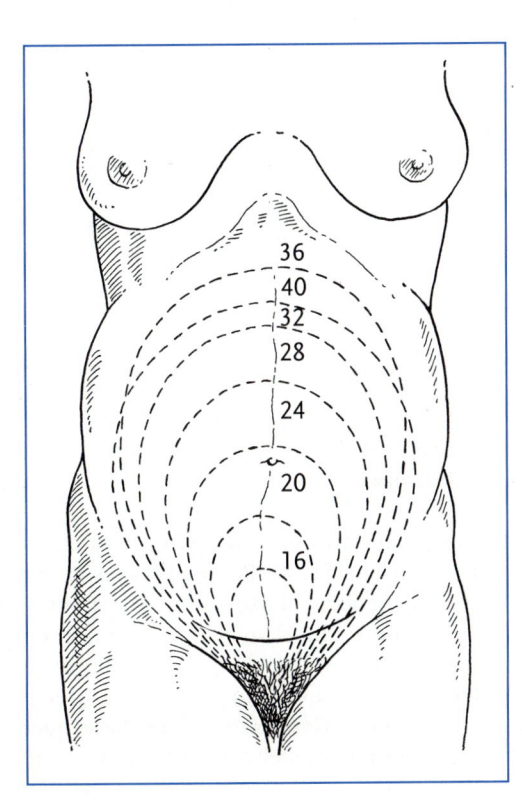

Abb. 10.6: Stand des Fundus uteri während der Schwangerschaft

Die genaue Messung des fetalen Wachstums erfolgt mit der Ultraschallfetometrie.

Die kindlichen Herztöne können anfangs nur mit dem Ultraschall, ab der 20. SSW auch mit dem Stethoskop wahrgenommen werden (Frequenz: 120–160/min). Sie beweisen das Leben des Kindes. Bei Auffälligkeiten muß ein CTG durchgeführt werden (Kardiotokographie, kontinuierliche Aufzeichnung der Herztöne und der Wehen).

Leopold-Handgriffe

Zur Ermittlung der Kindslage dienen die Handgriffe nach Leopold. Diese einfache Untersuchungen geben wichtige Hinweise auf Lageanomalien und Geburtshindernisse (siehe Abb. 10.7).

1. Leopold-Handgriff. Mit den Handinnenflächen wird der Fundusstand getastet.

2. Leopold-Handgriff. Die Hände des Untersuchers wandern nach lateral und ertasten die Stellung des kindlichen Rückens (Rücken links: I. Stellung, Rücken rechts: II. Stellung).

3. Leopold-Handgriff. Zur Unterscheidung von Schädel- oder Beckenendlage führt man das Ballotement aus, indem man den vorangehenden Teile hin- und herbewegt.

4. Leopold-Handgriff. Er kommt zur Anwendung, wenn der vorangehende Kindsteil in die Beckeneingangsebene eingetreten ist. Der weitere Verlauf des Tiefertretens (Geburtsfortschritt) läßt sich palpatorisch nachvollziehen und ein eventuelles Mißverhältnis zwischen Kopf und Becken wird erkennbar.

4.1.3 Ernährung, Hygiene und Geburtsvorbereitung

Eine Umstellung auf eine spezielle Diät ist nicht notwendig, allerdings ist Nikotin- und Alkoholkarenz dringend anzuraten. Auch eine stark vermehrte Kalorienzufuhr ist nicht angezeigt. Die Gewichtszunahme sollte im ersten Drittel der Schwangerschaft (I. Trimenon) pro

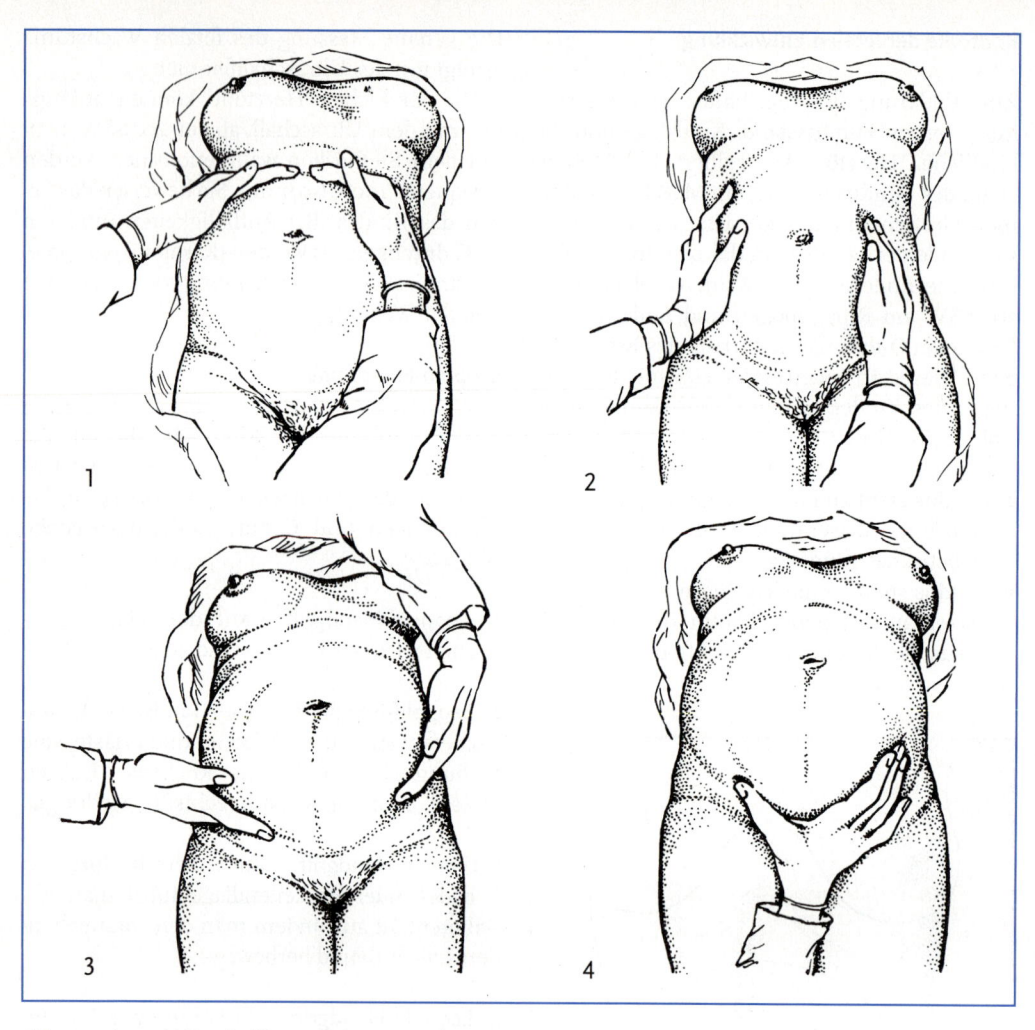

Abb. 10.7: Leopold-Handgriffe 1–4 (Schwarz/Retzke 1989)

Woche 250 g, im zweiten Trimenon 350 g und im dritten 500 g nicht überschreiten. Der Vitamin- und Mineralbedarf (besonders Eisen) ist erhöht, so daß eventuell substituiert werden muß. Eine spezielle Hygiene und sexuelle Karenz sind im allgemeinen nicht nötig. Im Mittelpunkt der Geburtsvorbereitung steht die psychologische Betreuung und gymnastische Übungen. Der Ablauf der Geburt, auftretende Schmerzen und Gefahren sollten in einem Aufklärungsgespräch der Schwangeren erläutert werden, um unbegründete Angst abzubauen. Die Gymnastik soll dem Erlernen von Entspannungs- und Atemübungen dienen.

4.1.4
Pharmaka

Art und Ausmaß von Schädigungen durch teratogene oder toxische Pharmaka sind in der Embryonalperiode abhängig vom Zeitpunkt der Einnahme und dem damit verbundenen Stand der Organentwicklung. Die schädigende Potenz eines Medikaments ist vor allem eine Frage der Dosis. Gesicherte Erkenntnisse über teratogene Arzneimittelwirkungen sind gering. Bedenklich ist die Tatsache, daß die meisten Schwangeren (über 70 %) gelegentlich oder permanent Pharmaka einnehmen.

Bei der Pharmakotherapie in der Schwangerschaft sollten drei Gesichtspunkte beachtet werden:
- Bei jeder Verordnung ist die Indikation genau zu überlegen; wichtige Medikamente müssen gegeben werden
- Nach Möglichkeit sollte man weitverbreiteten, länger auf dem Markt befindlichen Präparaten den Vorzug geben, weil die Erfahrungen über deren Nebenwirkungen größer sind
- Bei notwendigen Medikamenten ist zu prüfen, ob es ein vergleichbares Präparat mit geringerer Toxizität gibt

Einen exemplarischen Überblick über generell bedenkliche oder kontraindizierte Medikamente, bei denen definierte Nebenwirkungen nachgewiesen sind, gibt Tabelle 10.5.

Allerdings kann bei den meisten Medikamenten aufgrund mangelnder Untersuchungen eine schädliche Nebenwirkung nicht sicher ausgeschlossen werden.

> **Merke!**
>
> Die Einschränkungen gelten in ähnlicher Weise auch in der Stillzeit.

4.1.5
Impfungen

Impfungen in der Schwangerschaft sind nur bei besonderer Indikation zulässig, da Infektionen und teratogene Schäden auftreten können. Dies gilt besonders für die Lebendimpfstoffe. Gegen Röteln, Masern, Tuberkulose, Mumps und Varicella sollte in der Schwangerschaft überhaupt nicht geimpft werden. Dagegen ist die Immunisierung gegen Tetanus, Typhus, Tollwut, Polio und Grippe unbedenklich, gegen Diphtherie und Cholera mit Einschränkung. Die Gelbfieberimpfung ist im ersten Trimenon unzulässig.

4.1.6
Strahlenexposition

Röntgenuntersuchungen der Schwangeren stellen ebenfalls ein Problem dar. Mögliche genetische oder somatische Schädigungen der Frucht durch Röntgenstrahlen müssen gegen die Notwendigkeit mancher Untersuchungen abgewogen werden. Eine sicher unschädliche Dosis ist nicht bekannt. Eine Dosis von 0,1 Gy in der Blastogenese führt zum Absterben. Die rein geburtshilflichen Röntgenaufnahmen sind heute weitgehend von der Ultraschalldiagnostik verdrängt. Indiziert sind gelegentlich noch Aufnahmen zur Beurteilung des Geburtskanals (Indikationsstellung zur Sectio z.B. bei androidem oder rachitischem Becken).

4.2
Mutterschutzrecht

Im *Mutterschutzgesetz* sind die Arbeitsbedingungen und die Beschäftigungsverbote für werdende Mütter, die sich in einem Arbeitsverhältnis befinden, gesetzlich geregelt. Ein allgemeines Beschäftigungsverbot besteht in der

Substanz	Anwendung	Schwangerschaft
ASS	Antiphlogistikum	hämorrhagische Diathese
Cimetidin	„H$_2$"-Blocker	Hyperbilirubinämie
Diazepam	Tranquilizer	Atemdepression
Glibenclamid	Antidiabetikum	Teratogen
Metoclopramid	Propulsivum	Methämoglobinbildung
Metoprolol	Antihypertensivum	Retardierung
Phenprocoumon	Antikoagulans	Warfarin-Embryopathie
Triamteren (in Kombinationen)	Diuretikum	fetotoxisch

Tab. 10.5: Kontraindizierte Medikamente in der Schwangerschaft (Auswahl)

Zeit von 6 Wochen vor dem errechneten Geburtstermin bis 8 Wochen nach der Geburt. Bei Früh- und Mehrlingsgeburten verlängert sich die Frist nach der Geburt auf 12 Wochen. Generell verboten sind Fließbandarbeit, langes Stehen, Heben über 5 kg, Nacht- und Sonntagsarbeit, Überstunden sowie Tätigkeiten, bei denen es zum Kontakt mit schädlichen Einflüssen kommt (z. B. Röntgenstrahlen). Kündigungsschutz besteht bis zum 4. Monat nach der Geburt.

4.3 Pränatale Diagnostik

4.3.1 Amniozentese

Zur pränatalen Erkennung von Chromosomenanomalien, Enzymdefekten, X-chromosomal vererbten Erkrankungen und neuralen Dysraphien wird die transabdominale Amniozentese durchgeführt. Sie dient der Gewinnung von Fruchtwasser (5–10 ml), welches zytogenetisch, biochemisch oder mikroskopisch untersucht wird. Die Punktion erfolgt unter Ultraschallkontrolle. Der günstigste Zeitpunkt ist die 16. SSW. Das Abortrisiko der Punktion beträgt 1 %.

> **Merke!**
>
> Das Risiko, ein Kind mit Trisomie 21 zu gebären, steigt mit zunehmendem Alter der Mutter: Unter 30 Jahren < 1 %, zwischen 41 und 44 Jahren 4 %, ab dem 47. Lebensjahr 19 %!

Indikationen zur Amniozentese

- Alter der Mutter über 35 Jahre
- Chromosomentranslokation bei einem Elternteil
- Mutter Konduktorin einer X-chromosomalen Erkrankung
- erbliche Stoffwechselkrankheiten in der Familie bekannt
- vorausgegangene Kinder mit Chromosomenanomalien oder Neuralrohrdefekten

Eine weitere Indikation zur Amniozentese ist die Lungenreifediagnostik, da es nach einer Frühgeburt oder nach geplanter vorzeitiger Entbindung zum Atemnotsyndrom des Neugeborenen infolge Surfactantmangel kommen kann (IRDS). Die Bestimmung des Lezithin-Sphingomyelin-Quotienten im Fruchtwasser läßt eine prognostische Aussage zu. Bei L/S-Quotienten < 2 ist ein Membransyndrom zu befürchten.

Diagnose von neuralen Spaltbildungen

Hierzu bestimmt man das Alphafetoprotein (AFP) im Fruchtwasser, welches von der kindlichen Leber gebildet wird. Bei offenen Neuralrohrdefekten wird es vermehrt über den Liquor freigesetzt (AFP erhöht). Bei Trisomie 21 ist das AFP im Fruchtwasser dagegen erniedrigt.

4.3.2 Chorionzottenbiopsie

Sie stellt eine Alternative zur Amniozentese dar. Der Vorteil liegt in der früheren Entnahmemöglichkeit (8. SSW) und der schnelleren Diagnose von chromosomalen Aberrationen (12 Tage gegenüber 2–3 Wochen bei der Amniozentese).

4.4 Konfliktsituationen in der Schwangerschaft (Schwangerschaftsabbruch)

Rechtliche Voraussetzungen

Siehe Rechtsmedizin, Kapitel 2.12.

Methoden

Bis zur 12. Woche p.m. wird in der Regel der Fetus nach Vorbehandlung der Zervix mit Prostaglandinen (Priming) und Zervixdilatation mit einer Vakuumkürette abgesaugt. Diese Methode gilt als die schonendste und kann auch in Lokalanästhesie durchgeführt werden. Nach der 8. SSW sollte der Eingriff jedoch nicht mehr ambulant vorgenommen werden (Komplikationen ↑). Jenseits des 1. Trimenons bietet es sich an, mit Prostaglandinen eine Spontanausstoßung mit anschließender Nachkürettage herbeizuführen. Bei rh-negativen Frauen schließt sich eine Anti-D-Prophylaxe an.

Komplikationen können in Form von Verletzungen des Uterus mit Blutungen, Infektionen, Sterilität, Nachblutungen und späterer Abortneigung auftreten. Bis zur 8. SSW sind Komplikationen eher selten (unter 5%), bei längerer Schwangerschaftsdauer steigt die Rate auch der tödlichen Zwischenfälle.

5 Geburt

5.1 Geburtsfaktoren

5.1.1 Das Becken

Während der Geburt muß der Fetus den Geburtskanal passieren, der aus den weichen Geburtswegen (Zervix, Vagina, Beckenboden und Vulva) besteht und in seiner Ausdehnung von den knöchernen Anteilen des kleinen Beckens begrenzt wird. Entscheidend für den erfolgreichen Durchtritt durch die verschiedenen Beckenebenen ist nicht nur die objektive Weite der knöchernen Strukturen und die Dehnbarkeit des Weichteilkanals, sondern auch die Relation zwischen Geburtsweg und kindlichem Kopf. Aufgrund der anatomischen Verhältnisse des kleinen Beckens vollführt das Kind während der Passage verschiedene Drehungen und Stellungsänderungen als Zeichen der Adaption. Diese Beobachtung führte zur groben Unterteilung in drei Beckenebenen, in denen das Kind verschiedene Stellungen einnimmt.

Die *Beckeneingangsebene* ist queroval und reicht ventral von der Hinterkante des Os pubis bis dorsal zum Promontorium des Os sacrum. Der gerade Durchmesser (Conjugata vera) beträgt 11cm. Die *Beckenmitte* (Interspinalebene) ist rund geformt und verläuft parallel zur Eingangsebene zwischen den Spinae ischiadicae. Der Durchmesser beträgt 12cm. Die *Beckenausgangsebene* ist längsoval und verläuft vom Schambeinbogen (Arcus pubis) bis zum Steißbein. Der Querdurchmesser ist 11 cm.

5.1.2 Das Geburtsobjekt

Das größte Geburtshindernis ist der *Kopf* des Kindes. In 96% der Fälle ist er der vorangehende Kindsteil. Im Bereich der Schädelnähte und der Fontanellen ist der Kopf gut verschieblich. Der Kopfumfang hängt stark vom Flexionsgrad ab. Ist der Kopf auf die Brust gebeugt (siehe Abb. 10.8), beträgt der Umfang nur 32cm, mit zunehmender Streckung nach hinten vergrößert sich dieser Wert auf 37cm (Stirnhaltung), so daß hier ein relativ größeres Hindernis entsteht. Bei völliger Reklination sinkt der Umfang wieder auf 35 cm (Gesichtshaltung). Zur Beschreibung der kindlichen Position verwendet man die Begriffe Lage, Stellung, Haltung und Einstellung.

Lage des Kindes im Uterus. Längs-, Quer-, Schräglage.

Stellung des Rückens: Nach links (I. Stellung) oder nach rechts (II. Stellung).

Haltung des Kopfes. Indifferent, gebeugt oder nach hinten überstreckt.

Einstellung des vorangehenden Teiles im Geburtskanal. Als führenden Teil kann man im Geburtskanal bei Schädellage entweder Hinterhaupt, Vorderhaupt, Stirn oder Gesicht tasten. Bei Beckenendlage unterscheidet man die reine Steißlage, die Steißfußlage, die Fußlage und die Knielage.

Vordere Hinterhauptslage

Die normale Lage, die sich in über 90% der Geburten einstellt, ist eine Längslage, der Rücken zeigt nach einer Seite (I. oder II. Stellung), der Kopf ist auf die Brust gebeugt, das Hinterhaupt zeigt nach vorne und ist der vorangehende Teil („die kleine Fontanelle führt"). Man bezeichnet diese Position auch kurz als vordere Hinterhauptslage (siehe Abb. 10.8).

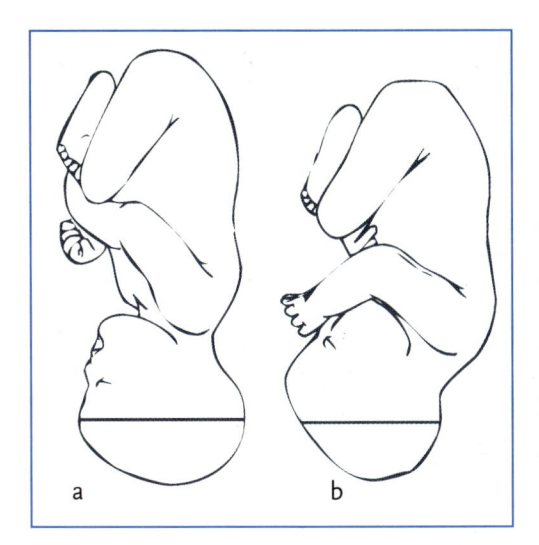

Abb. 10.8: Flexions- und Deflexionshaltungen des kindlichen Kopfes: **a** Deflexionshaltung, **b** Flexionshaltung

5.1.3 Geburtswiderstände und Geburtskräfte

Während der Geburt muß der Geburtskanal gegen den Widerstand des Gewebes stark erweitert werden. Der größte *Dehnungswiderstand* entsteht im Bereich des Muttermundes und der Beckenbodenmuskulatur. Die Dehnung des Muttermundes bis zum Durchtritt des Kopfes nimmt die meiste Zeit in Anspruch. Deshalb bezeichnet man diesen Vorgang als Eröffnungsperiode und unterscheidet ihn von der Austreibungsperiode, der eigentlichen Geburt. Beide Phasen sind ein Produkt der Wehentätigkeit. Die *Wehen* sind autonom gesteuerte Muskelkontraktionen des Uterus, die sich vom Fundus aus wellenförmig in Richtung Zervix ausbreiten. Die Kontraktionen im Bereich des Fundus sind die stärksten und längsten Muskelaktionen.

Man unterscheidet *Senkwehen* (unregelmäßige Wehen im letzten Monat der Schwangerschaft) und *Geburtswehen*. Eine Geburtswehe dauert 20 bis 60 sec mit dazwischenliegenden Pausen von 2 bis 10 min. Im Laufe der Geburt erreichen die Kontraktionen Druckwerte bis 120 mmHg, wobei die Wehenpausen immer kürzer werden.

Eine medikamentöse Hemmung der Wehentätigkeit ist durch β_2-Sympathomimetika (Fenoterol) möglich.

5.2 Die regelrechte Geburt

5.2.1 Vorzeichen

Fruchtwasserabgang (Blasensprung), Abgang blutigen Schleims („Zeichnen") oder regelmäßige Wehentätigkeit kündigen die baldige Geburt an. Die Schwangere sollte sich dann in die Entbindungsklinik begeben. Bei vorzeitigem Blasensprung kann Liegendtransport erforderlich sein (Nabelschnurvorfall). Maßgebend für die tatsächliche Geburtsreife ist der Zervixbefund (Muttermundsweite).

5.2.2 Geburtsmechanik

Phase I

Zuerst tritt das Kind in die Beckeneingangsebene ein. Dabei senkt sich der Kopf mit querverlaufender Pfeilnaht (Sutura sagittalis) in den ebenfalls querovalen Beckeneingang. Dies stellt die anatomisch günstigste Kopfhaltung dar (siehe Abb. 10.9).

Phase II

Im Zuge des Tiefertretens zur Beckenmitte kommt es zur Flexion des Kopfes auf die Brust. Dadurch bekommt der Schädelumfang eine eher runde Form, die der Ausdehnung der Beckenmitte entspricht. Gleichzeitig führt der Kopf eine Drehung zur Seite aus.

Phase III

Mit gerade verlaufender Pfeilnaht erreicht der Kopf die Beckenausgangsebene, das Hinterhaupt ist zur Symphyse gerichtet. Durch eine jetzt sinnvolle Deflexion des Kopfes tritt dieser aus dem Geburtskanal aus. Der übrige Körper macht nachfolgend die gleichen Drehbewegungen, um den Geburtskanal zu passieren. Hierbei kommt es zum Mitbewegen des Kopfes („äußere Drehung").

Abb. 10.9: Geburtsmechanik (Schwarz/Retzke 1989)

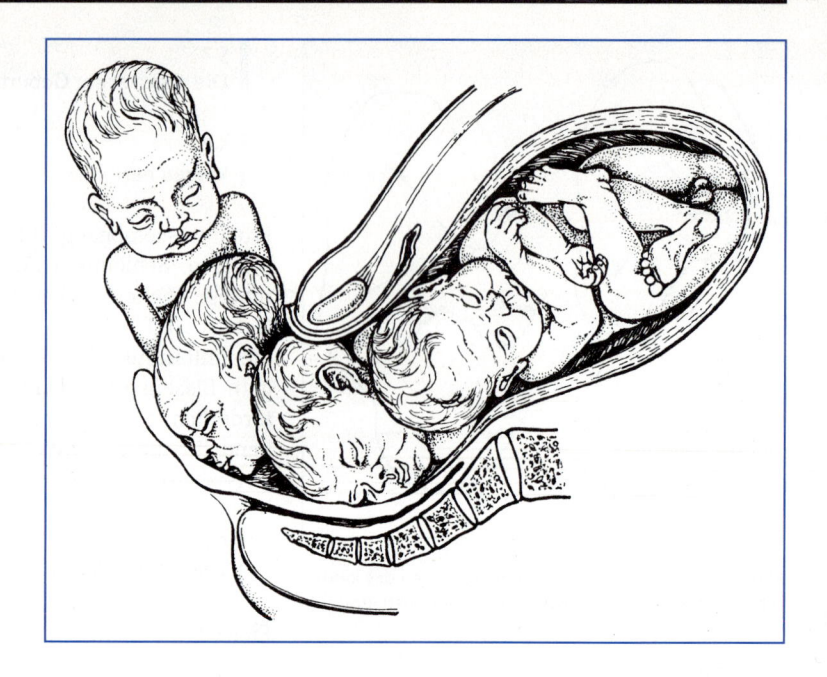

5.2.3 Geburtsverlauf

Der Geburtsverlauf gliedert sich in Eröffnungsperiode, Austreibungsperiode und Nachgeburtsperiode.

Eröffnungsperiode

Die *Eröffnungsperiode* erstreckt sich vom Beginn der regelmäßigen Wehentätigkeit bis zur kompletten Eröffnung des Muttermundes auf ca. 10 cm. Die Dauer ist individuell verschieden, sie beträgt bei Primiparae 5–10 Std., bei Pluriparae 2–4 Std. Am Ende dieser Periode kommt es regelhaft zum *Blasensprung* mit Fruchtwasserabgang.

> **Merke!**
>
> *vorzeitiger Blasensprung* = vor Beginn der Wehentätigkeit (Gefahr der Amnioninfektion)
> *frühzeitiger Blasensprung* = nach Beginn der Wehen, aber noch vor der vollständigen Eröffnung des Muttermundes
> *rechtzeitiger Blasensprung* = Muttermund vollständig eröffnet, Wehen vorhanden (physiologischer Ablauf)

Bei regelmäßiger Wehentätigkeit (alle 10 min oder öfter), Blasensprung oder Blutungen erfolgt die Aufnahme in den Kreißsaal. Auskultation der fetalen Herztöne und Aufzeichnung der fetalen Herzfrequenz und der Wehen (CTG) sind obligat. Außerdem wird der Mutterpass kontrolliert und eine vaginale Untersuchung und eventuell Sonographie durchgeführt.

Austreibungsperiode

Der Eröffnungsperiode schließt sich die *Austreibungsperiode* an, die mit der Geburt endet. Sie sollte unter normalen Bedingungen nicht länger als 60 min dauern, da nach dieser Zeit die fetale Kompensationsfähigkeit der intrapartalen Hypoxie überschritten wird (Gefahr eines hypoxischen Hirnschadens).

Ist der kindliche Kopf im Beckenausgang tastbar, unterstützt die Kreißende durch Mitpressen während der Wehe die Austreibung des Kindes. Das Erscheinen des Kopfes wird als „Einschneiden" bezeichnet. Zur Regulierung der Austreibung wird ein Dammschutz durch die Hebamme durchgeführt. Eine schwierige Kopfentwicklung kann durch spezielle Handgriffe (Kristeller, Ritgen) unterstützt werden.

Zur Erleichterung des weiteren Durchtritts („Durchschneiden des Kopfes") kann eine *Episiotomie* (Dammschnitt, siehe unten) notwendig werden. Nach dem Kopf werden zuerst die Schultern und dann Rumpf, Hüften und untere Extremitäten geboren. Diesen Vorgang nennt man „Entwickeln".

Während der gesamten Geburt ist es wichtig, den Zustand der Gebärenden und des Kindes laufend zu überwachen. Eine Verschlechterung des fetalen Befindens im CTG kann eine operative Beendigung der Schwangerschaft notwendig machen.

Nachgeburtsperiode

In der *Nachgeburtsperiode* wird zunächst die Nabelschnur mit zwei Klemmen unterbunden und durchtrennt. Durch Kontraktion und Retraktion des Uterus (Nachgeburtswehen) kommt es zur Abscherung und schließlich zur Ablösung der Plazenta. Durch ein sich bildendes retroplazentäres Hämatom wird die Lösung erleichtert. Ohne medikamentöse Beeinflussung dauert der Vorgang 15–20 min, der Blutverlust beträgt ca. 300 ml. Zur Beschleunigung der Ablösung (geringerer Blutverlust) werden Kontraktionsmittel (Methylergometrin) verabreicht. Nach dem Ausstoß der Plazenta ist diese auf Vollständigkeit zu prüfen.

> **Merke!**
> Zur Ablösung der Plazenta nie an der Nabelschnur ziehen.

Episiotomie

Zur Entlastung und zum Schutz von Damm und Beckenboden wird oftmals eine Episiotomie notwendig, da Verletzungen dieser Strukturen zu erheblichen Problemen, z. B. Inkontinenz, führen können.

Drei Schnittführungen sind möglich: mediane, mediolaterale und laterale Episiotomie. Sie unterscheiden sich in ihrem Raumgewinn für das Geburtsobjekt sowie durch unterschiedlichen Blutverlust. Nach der Geburt erfolgt der baldige Wundverschluß durch Naht.

Bei der medianen Episiotomie (Schnitt in Richtung Anus) besteht die Gefahr der Sphinkterverletzung.

Geburtserleichterung

Vorteilhaft ist eine schon mehrere Wochen vorher begonnene Betreuung der Schwangeren. Sie beinhaltet ausreichende Informationen über die Geburt, krankengymnastische Übungen und Aufbau eines Vertrauensverhältnisses mit dem entbindenden Arzt.

Schmerzausschaltung und Anxiolyse. Zur Anwendung kommen Tranquilizer, Neuroleptika, Spasmolytika und Opiate. Zur Schmerzbekämpfung kann bei Bedarf Pentazocin oder Pethidin appliziert werden.

Weitere Möglichkeiten der Analgesie: Periduralanästhesie (PDA), Blockierung des N. pudendus, Lokalanästhetika, Akupunktur.

5.3 Regelwidrige Geburt

5.3.1 Haltungs- und Einstellungsanomalien, Beckenendlage und Querlage

Haltungsanomalien

Abweichungen der Kopfhaltung von der physiologischen Flexionshaltung (siehe Abb. 10.8) führen zu einer Zunahme des geburtsmechanisch relevanten Kopfumfanges, abhängig vom Grad der Deflexion (Streckung). Am ungünstigsten ist die Stirnhaltung. Charakteristisch ist, daß bei den Haltungsanomalien im Gegensatz zum „normalem" Geburtsvorgang der Rücken nach dorsal (dorsoposteriore Stellung) und das Kinn nach vorne (mentoanteriore Stellung) zeigt. Die Austreibungsperiode ist daher länger und schwieriger, eine natürliche Geburt ist aber möglich. Die Ausnahme bildet die dorsoanteriore bzw. mentoposteriore Gesichtslage. Der Rücken zeigt hier nach vorne, eine zusätzliche Streckung im Beckenausgang ist aber nicht mehr möglich.

> **Merke!**
> Bei mentoposteriorer Gesichtslage ist eine vaginale Geburt nicht möglich.

Einstellungsanomalien

Dies sind Störungen der Anpassung an den Geburtskanal durch das Kind. Beim *hohen Geradstand* steht der Kopf mit der Pfeilnaht im geraden Durchmesser über dem Beckeneingang, also genau in der falschen Ausrichtung. Wenn diese Einstellung persistiert, kommt es zum Geburtsstillstand, und ein Kaiserschnitt wird erforderlich (Beckeneingangskomplikation). Beim *tiefen Querstand* steht der Kopf quer im geraden Beckenausgang. Wenn durch Seitenlagerung diese Beckenausgangskomplikation nicht behoben werden kann, wird das Kind mit der Zange (siehe unten) geboren.

Beckenendlage (3% aller Geburten)

Zuerst treten der Steiß oder die Füße in den Geburtskanal ein, am häufigsten ist eine *reine Steißlage*. Da der Kopf zuletzt kommt, wird der Geburtsweg nur mangelhaft gedehnt. Es kommt zur Kompression der Nabelschnur. Die Konsequenz besteht in einer schnellstmöglichen Entbindung. Wenn der Steiß geboren und das hintere Schulterblatt sichtbar wird, wird nach Anlegen einer Episiotomie das Kind rasch entwickelt (Manualhilfe nach Bracht, Armlösung). Durch die schlechte Blutversorgung oder infolge von Schwierigkeiten beim Entwickeln des Kindes kommt es gehäuft zu neurologischen Symptomen des Neugeborenen (z.B. Armplexuslähmung). Die Indikation zur primären Sectio caesarea ist großzügig zu stellen.

Querlage (1% aller Geburten)

Das Kind liegt quer über dem Beckeneingang, dies ist palpatorisch oder sonographisch nachzuweisen. Es besteht die Indikation zur primären Sectio caesarea. Wartet man zu lange, kann es nach Blasensprung zum Vorfall eines Armes und zum Einkeilen des Kindes kommen (verschleppte Querlage, Abb. 10.10). Es droht eine Uterusruptur mit hämorrhagischem Schock. Zur Rettung der Mutter wird eine Laparotomie notwendig, das Kind überlebt selten.

5.3.2 Mißverhältnis zwischen Kopf und Becken

Bei einem relativen Mißverhältnis zwischen Kopf und Becken kommt es trotz Wehentätigkeit zu keinem Geburtsfortschritt. Der Kopf steht über dem Beckeneingang oder sitzt der Symphyse auf und ist beweglich.

Ursachen. Zu großer Kopf bei Hydrozephalus oder Riesenkindern, zu kleines Becken (anatomisch oder rachitisch bedingt), Geburtshindernisse (Tumoren, Placenta praevia).

5.3.3 Regelwidrige Geburtsdauer

Ursachen einer protrahierten Geburt (Dystokie) sind pathologische Wehen oder ein hoher Weichteilwiderstand (Zervix, Beckenboden).

5.3.4 Pathologische Wehenformen

Hypoaktive Wehenschwäche

Der Basaltonus der einzelnen Wehe ist normal, die Wehentätigkeit insgesamt aber unzureichend.

Therapie. Durch eine Oxytocin-Infusion werden sowohl Frequenz als auch Amplitude der Wehe erhöht. Oxytocin ist das Mittel der Wahl bei Wehenschwäche und kann auch zur Geburtseinleitung verwendet werden. Gefahr der Überdosierung beachten!

Hyperaktiver Wehensturm

Bei normalem Basaltonus ist die Amplitude und Frequenz der Wehen erhöht. Vorkommen bei Lageanomalien, Geburtshindernissen, Oxytocin-Überdosierung. Das Kind gerät zunehmend unter Streß (Sauerstoffmangel infolge der verschlechterten Blutversorgung in der

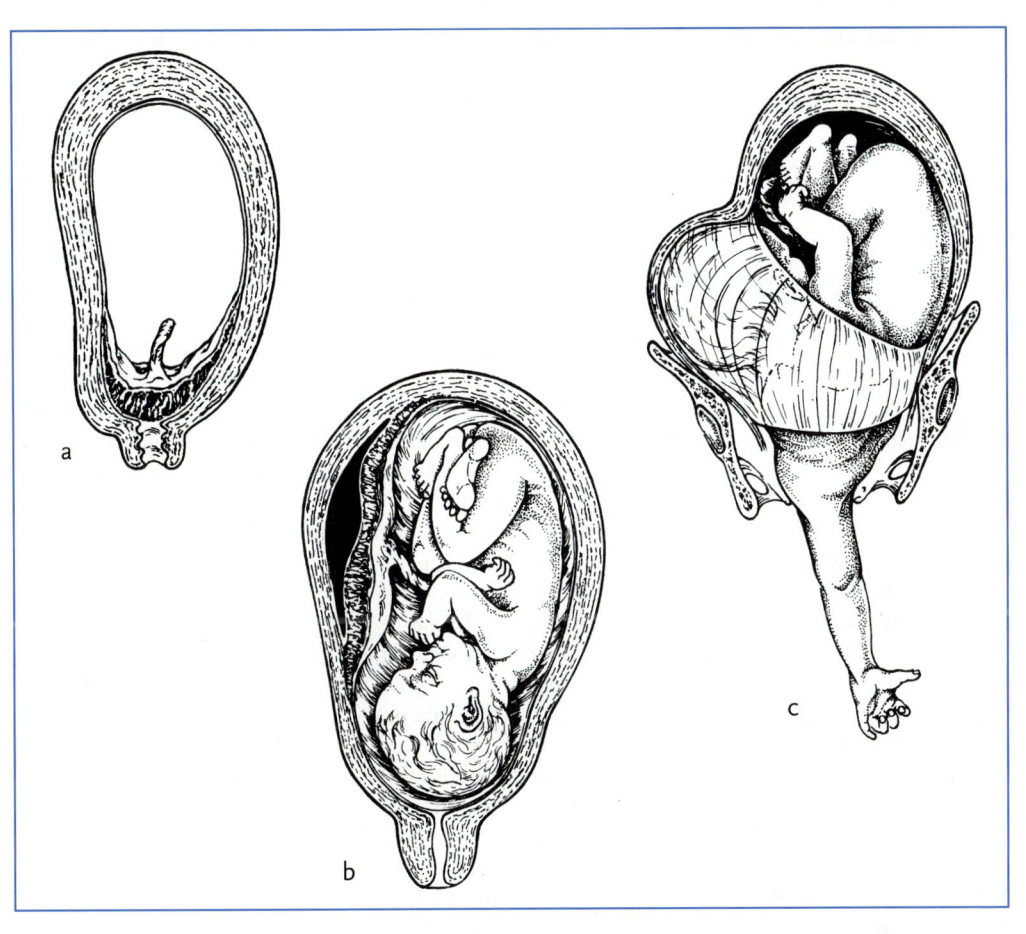

Abb. 10.10: Geburtskomplikationen: **a** Placenta praevia totalis, **b** Abruptio placentae, **c** Querlage mit Armvorfall (Schwarz/Retzke 1989)

Wehe, zu kurze Regenerationszeit in den Wehenpausen). Dezelerationen im CTG weisen auf die Gefährdung hin.

Therapie. Hemmung der Wehentätigkeit durch i.-v.-Gabe von Fenoterol oder eines anderen β_2-Sympathomimetikums (Mittel der Wahl zur Wehenhemmung).

Hypertone Motilitätsstörung

Kennzeichnend ist der erhöhte Basaltonus, der sich zur Tetanie steigern kann. Wegen der Gefahr des Sauerstoffmangels und Uterusruptur ist eine rasche Wehenhemmung erforderlich.

5.3.5 Vorzeitiger Blasensprung

Zur Ruptur der Eihäute vor Beginn der Wehen kommt es besonders bei Zervixinsuffizienz, vorzeitiger Wehentätigkeit, Mehrlingen, Infektionen oder aber iatrogen.

Diagnose. Schwallartiger Austritt von Fruchtwasser, sonographische Kontrolle der Fruchtwassermenge, Amnioskopie, Lackmusprobe.

Therapie. Abhängig von der kindlichen Reife und den Infektparametern.
  Bei kindlicher Unreife Einleitung einer Lungenreifung mit Betamethason, bei unreifer Zervix lokale Prostaglandinapplikation, bei

negativen Infektparametern abwartende Haltung.

Ist eine baldige Geburt erforderlich (Infekt), wird bei fehlender Wehentätigkeit die Geburt mit Oxytocin oder Prostaglandinen eingeleitet.

> **Merke !**
> Bei vorzeitigem Blasensprung besteht eine hohe Infektionsrate (bis 20 %).

5.3.6 Frühgeburt

Siehe auch Pädiatrie, Kapitel 4.

Als Frühgeburt wird eine Geburt zwischen der 25.–27. und der 38. SSW bezeichnet.

2 % aller Kinder werden vor der 34. SSW geboren. Eine Frühgeburt kündigt sich durch Wehen oder vorzeitigen Blasensprung an. Es gibt viele disponierende und auslösende Faktoren: junge Mütter, Streßsituationen, Rauchen, Gestose, Mehrlinge. Da die Komplikationsrate bzw. die perinatale Mortalität steigt, je früher der Geburtstermin liegt, ist die medikamentöse Wehenhemmung die wichtigste Maßnahme (Buphenin oder Fenoterol). Eine stationäre Überwachung ist erforderlich.

Das Frühgeborene ist besonders anfällig gegenüber Hypoglykämie, Hypothermie und Lungenfunktionsstörungen. Eine Prophylaxe des Atemnotsyndroms erfolgt noch intrauterin durch Verabreichung von Steroiden an die Mutter.

5.3.7 Nabelschnurkomplikationen

Vorliegen bzw. Vorfall der Nabelschnur

Vorliegen der Nabelschnur bedeutet, daß sich bei noch intakter Fruchtblase ein Teil der Nabelschnur vor den führenden Kindsteil gelegt hat. Bei gesprungener Fruchtblase spricht man vom *Nabelschnurvorfall*. Prädisponierend sind Lage- und Einstellungsanomalien. Bei Verschlechterung der kindlichen Herztöne ist eine sofortige Entbindung notwendig. Bei Schädellage ist ein Vorliegen zwar seltener, die Kompression der Nabelschnur durch den Schädel aber sehr stark. Durch Beckenhochlagerung und Wehenhemmung ist der Vorfall eventuell reversibel, die Entscheidung zum Abwarten oder zur Entbindung richtet sich nach dem Zustand des Kindes.

Insertio velamentosa

Hierbei setzt die Nabelschnur nicht direkt an der Plazenta an. Mehrere Gefäße verlaufen über die Eihäute und vereinigen sich erst dann zur Nabelschnur. Während des Blasensprunges kann es zur Zerreißung der Gefäße kommen. Die fetalen Herztöne werden rasch schlechter, es kommt zum Absterben des Kindes. Selten gelingt durch schnelle Entbindung noch die Rettung.

5.3.8 Blutungen

Placenta praevia

Durch eine abnorme Implantation der Blastozyste kommt es zur Ausbildung der Plazenta im Bereich des Muttermundes, so daß dieser ganz, teilweise oder am Rand von Plazentagewebe bedeckt wird. Je nach Befund spricht man von einer Placenta praevia totalis (siehe Abb. 10.10), partialis oder marginalis (siehe Abb. 10.11).

Symptomatik. *Schmerzlose* Blutung im letzten Trimenon unterschiedlicher Stärke. Das Blut ist überwiegend mütterlicher Herkunft. Bei starker Blutung Zeichen des Volumenmangelschocks. Die Placenta praevia stellt zusätzlich ein Geburtshindernis dar. Die kindliche Mortalität beträgt ca. 10 %.

Diagnose. Vorsichtige Spekulumeinstellung, Sonographie (Verlegung des Muttermundes, Hochstand des Kopfes).

Therapie. Sie richtet sich nach der Stärke der Blutung und dem Alter der Schwangerschaft. Bei lebensbedrohlicher Blutung wird das Kind abdominell entbunden. Bei weniger starker Symptomatik ist vor der 36. SSW Bettruhe und

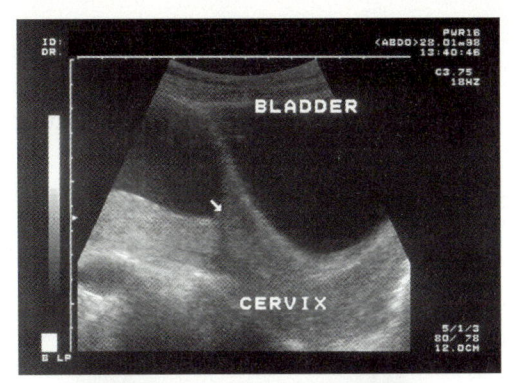

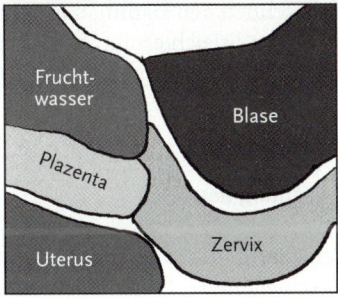

Abb. 10.11: Placenta praevia partialis (J. Wacker, Heidelberg, mit freundlicher Genehmigung)

Abwarten angezeigt, solange das Kind keine Auffälligkeiten bietet. Bei der Placenta praevia totalis ist eine Spontangeburt nicht möglich.

Abruptio placentae

Bei der Abruptio placentae kommt es zur vorzeitigen Lösung der normal angelegten Plazenta von der Uteruswand. Auch eine teilweise Ablösung führt zu ausgedehnten Blutungen und zur Bildung eines retroplazentaren Hämatoms. Die Blutung fließt nicht immer nach außen ab. Das Kind ist akut gefährdet. Eine spezifische Ursache liegt selten vor. Ein gehäuftes Auftreten findet sich jedoch bei Gestosen.

Symptomatik. Plötzlich einsetzender abdomineller Schmerz, der in einen Dauerschmerz übergeht. Bei schweren Formen hypovolämischer Schock, uterine Blutung, keine kindlichen Lebenszeichen, kontrahierter harter Uterus.

Diagnose. Sonographie, gespannter Uterus, pathologisches CTG.

Therapie. Bestehen noch kindliche Lebenszeichen, sofortige Sectio caesarea. Ein totes Kind wird nach Möglichkeit vaginal entbunden. Die kindliche Mortalität ist hoch.

5.3.9 Uterusruptur

Zu einer Ruptur kommt es auf zwei Wegen:
- Ein vorgeschädigter Uterus (z.B. durch Operationsnarben) rupturiert spontan, auch ohne Weheneinfluß; oft schmerzlos (stille Ruptur)
- Bei einem nicht geschädigten Uterus liegt ein Geburtshindernis vor, welches zu immer stärkeren Wehen (sog. Wehensturm) führt: Querlage, Tumor, enges Becken, Hydrozephalus

Eine Ruptur kann außerdem durch eine Oxytocin-Überdosierung ausgelöst werden.

Symptomatik. Akuter abdomineller Schmerz, akutes Abdomen, Schockzeichen, Sistieren der Wehen, keine kindlichen Herztöne. Selten symptomarm als stille Ruptur.

Diagnose. Vorausgegangene Geburtskomplikationen mit Wehensturm machen bei entsprechender Klinik eine Ruptur wahrscheinlich.

Therapie. Sofortige Wehenhemmung, Schockbehandlung, Laparotomie, eventuell Hysterektomie.

5.3.10 Fruchtwasserembolie

Es kommt zum Übertritt von Fruchtwasser in den mütterlichen Kreislauf (Amnioninfusionssyndrom). Dies setzt eine Verletzung des mütterlichen Genitaltraktes voraus. Das Fruchtwasser ist thrombotisch aktiv, hat antigene Eigenschaften und enthält feste Bestandteile wie Haare und Haut. Es kommt zur Embolisierung von Lungengefäßen (pulmonale Hypertension, akute Rechtsherzinsuffizienz), zu anaphylaktischen Reaktionen, Schock und Verbrauchskoagulopathie.

Symptomatik. Dyspnoe, Unruhe, Angst, Zyanose, Schockzeichen, hämorrhagische Diathese.

Therapie. Intensivmedizinisch: Volumensubstitution, Sauerstoffgabe, Azidosebekämpfung. Bei großen Mengen embolischen Materials ist die Mortalität hoch.

> **Klinischer Fall**
>
> Eine Schwangere in der 35. SSW bemerkt einen plötzlich auftretenden Schmerz im Abdomen mit zunehmender Verschlechterung ihres Zustandes. Es sind keine kindlichen Herztöne mehr nachweisbar.
> *Diagnose:* Vorzeitige Plazentalösung

5.4
Leitung und Überwachung der Geburt

5.4.1
Überwachung der Gebärenden

Im Krankenhaus erfolgt zunächst eine Aufnahmeuntersuchung. Sie beinhaltet einen geburtshilflichen Teil mit Kontrolle der kindlichen Herztöne und der Wehen sowie eine allgemeine Untersuchung. Die Gebärende sollte einen peripheren Zugang haben.

Kontrolliert werden in regelmäßigen Abständen die Vitalfunktionen, außerdem palpatorisch die Weite des Muttermundes und die Position der kindlichen Pfeilnaht. Kontinuierlich erfolgt die Aufzeichnung der Wehentätigkeit (Tokographie, üblicherweise externe Ableitung am Bauch der Mutter) in Verbindung mit der fetalen Herzfrequenz (FHF).

Ist der Muttermund vollständig erweitert, beginnt die Austreibungsphase. Wenn der Kopf den Beckenboden erreicht hat, löst dies den unwillkürlichen Drang zum Mitpressen aus. Während des Durchschneidens des Kopfes soll nicht mitgepreßt werden. Eine Hand des Geburtshelfers schützt den Damm, die andere leitet den Kopf. Zur Erleichterung des Durchtritts wird bei Bedarf ein Dammschnitt (Episiotomie, siehe Kap. 5.2.3) gemacht.

5.4.2
Überwachung des Feten

Zur Abschätzung des kindlichen Zustandes stehen verschiedene Verfahren zur Verfügung, die nachfolgend beschrieben werden.

Kardiotokographie (CTG)

Die Herztöne des Kindes werden beim CTG phonokardiographisch erfaßt und mit einem Schreiber registriert (siehe Abb. 10.12). Sie können auch sonographisch oder direkt über eine Skalpelektrode abgeleitet werden. Die fetale Herzfrequenz (FHF) ist starken Schwankungen unterworfen, die Ausdruck des fetalen Be-

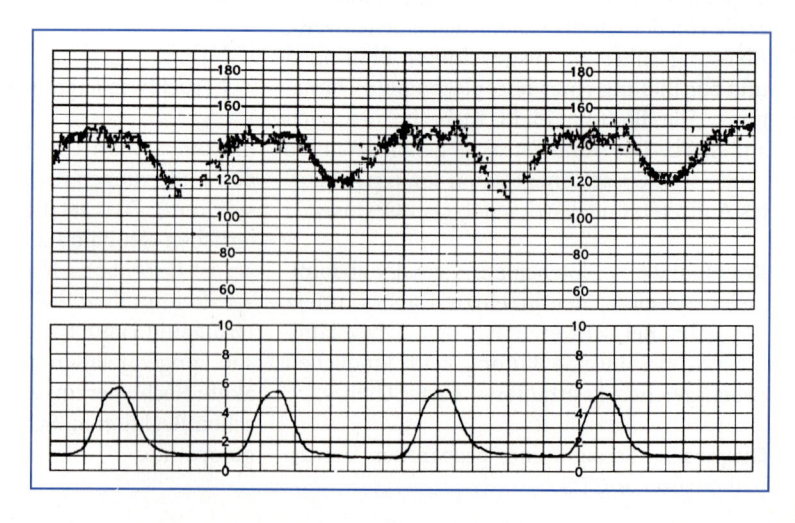

Abb. 10.12: CTG mit Spätdezelerationen (Dip II); (Schwarz/Retzke 1989)

findens und der fetalen Aktivität sind. Pathologische CTG-Befunde sind ein Hinweis auf kindliche Hypoxie.

Die *Auswertung* des CTG beinhaltet die Beurteilung der basalen Herzfrequenz, der Oszillationsamplitude, der Oszillationsfrequenz, Akzelerationen und Dezelerationen. Die erhobenen CTG-Befunde können in ein Bewertungsschema eingeordnet werden (Fischer-Score). Daraus können Entscheidungen, z.B. zur operativen Geburtsbeendigung, abgeleitet werden.

Basale Herzfrequenz. Die Herzfrequenz schwankt um einen Mittelwert, der als sog. Baseline auf dem Registrierungsstreifen erkennbar ist. Normal ist eine Frequenz von 120–160/min. Über längere Zeit gemessene Werte > 180 (Tachykardie) und < 100 (Bradykardie) sind als pathologisch zu betrachten.

Akzelerationen. Frequenzerhöhungen kommen als Ausdruck verstärkter Aktivität oder als Reaktion auf eine Wehe vor. Sie sind bei kurzer Dauer ohne Krankheitswert.

Dezelerationen. Passagere Verlangsamungen der FHF. Man unterscheidet:
- Typ I (frühe Dezelerationen, DIP I): kurze, *wehensynchrone* Frequenzabfälle als Zeichen einer kurzfristigen, reversiblen Ischämie; bei Persistenz dennoch Tokolyse erforderlich
- Typ II (späte Dezelerationen, DIP II): Sie setzen verzögert ein (20–30 sec. *nach* einer Wehe) und sind als Hypoxiezeichen zu werten (z.B. Nabelschnurkompression, Plazentainsuffizienz). Indikation zur Tokolyse; bei Persistenz umgehende Geburtsbeendigung (siehe Abb. 10.11).
- variable Dezelerationen: Kombination von Typ I und Typ II. Sie können mit jeder Wehe eine andere Form annehmen und sind in der zeitlichen Zuordnung zur Wehe variabel.

Oszillationsfrequenz. Anzahl der Herzfrequenzänderungen pro Zeiteinheit. Die sogenannten Nulldurchgänge (Durchkreuzen der Mittellinie auf dem Papier) werden bestimmt.

Ein Absinken der Nulldurchgänge auf < 6 pro Minute ist pathologisch.

Oszillationsamplitude. Bandbreite zwischen höchster und niedrigster Frequenz. Man unterscheidet:
- saltatorische FHF: Bandbreite über 25 bpm (beats per minute); normal
- undulatorische FHF: Bandbreite 10–25 bpm; normal
- eingeschränkt undulatorische FHF: Bandbreite 5–10 bpm; pathologisch
- silente FHF: Bandbreite unter 5 bpm; hoch pathologisch

Die verdächtigen Oszillationstypen können durch schlafende oder sedierte Feten vorgetäuscht sein (Weckversuch durchführen).

Fetalblutanalyse

Bei Verdacht auf fetale Hypoxie bzw. Azidose wird Blut aus der fetalen Kopfhaut entnommen; Voraussetzung ist eine gesprungene Fruchtblase. Es werden der pH-Wert und die Partialdrücke der Atemgase bestimmt. Der pH-Wert sollte > 7,30 betragen. Werte unter 7,20 zeigen eine Azidose an, bei Werten unter 7,10 besteht akute Gefährdung. Nach der Geburt wird Blut aus Nabelarterie und Nabelvene zur Blutgasanalyse entnommen.

Amnioskopie

Mittels der Amnioskopie (Spiegelung der Fruchtblase mit einer Kaltlichtquelle durch den Zervikalkanal) kann die Farbe des Fruchtwassers noch vor dem Blasensprung beurteilt werden.

Indikation. Erkennung einer Hypoxie bei intakter Fruchtblase.

Auswertung.
Das Fruchtwasser ist
- klar oder milchig: normal
- grün: Sauerstoffmangel
- gelb: Rh-Inkompatibilität
- braun: intrauteriner Kindstod

5.4.3 Geburtseinleitung

Die medikamentöse Einleitung der Geburt durch Oxytocin-Infusion oder durch intrazervikale Prostaglandinapplikation (Wehenindukion) ist in bestimmten Fällen indiziert, in denen eine Beendigung der Schwangerschaft notwendig ist. Oxytocin, ein Hypophysenhinterlappenhormon, ist der physiologische Stimulator der Wehentätigkeit.

Indikationen. Plazentainsuffizienz, Diabetes mellitus, schwangerschaftsinduzierte Hypertonie, Rh-Inkompatibilität, vorzeitiger Blasensprung, Übertragung.

5.4.4 Operative Maßnahmen zur Geburtsbeendigung

Obwohl in der Regel eine Spontangeburt angestrebt wird, ist diese nicht immer durchführbar. Zur Verfügung steht die abdominelle Schnittentbindung, die Forzepsextraktion (Zange) und die Vakuumextraktion. Die Indikation für eine operative Geburt wird gestellt, wenn Abwarten keinen Erfolg verspricht oder mit einem höheren Risiko behaftet ist. Man unterscheidet die elektiven Operationen (Diabetes der Mutter, HIV-Infektion, enges Becken) von Situationen, die akut zur operativen Entbindung zwingen, z.B. plötzliche silente Oszillationen. Die Wahl des Verfahrens richtet sich nach dem Stand der Geburt. Ein Geburtsstillstand über dem Beckeneingang kann nicht mit der Zange behoben werden.

Mögliche Indikationen sind:
- kindliche Indikation: Azidose, Nabelschnurvorfall, pathologische FHF
- mütterliche Indikation: schwere Systemerkrankungen, Erschöpfung
- geburtsmechanische Indikation: geburtsunmögliche Lagen (Querlage, Gesichtslage), Armvorfall, Beckenendlage, Beckenanomalien, Spondylolisthesis, relatives Mißverhältnis
- protrahierte Geburt, beginnende Infektion mit febrilen Temperaturen
- sonstige Indikation: Placenta praevia, Diabetes mellitus, Rh-Inkompatibilität, HIV, Uterusruptur

Vaginal-operative Entbindung

Bei der *Zangengeburt* (Forzeps) muß der Kopf auf dem Beckenboden stehen. Die Zange wird unter sterilen Bedingungen mit beiden Händen bedient und umfaßt den Kopf, bis dieser geboren ist. Der übrige Körper wird wie bei normaler Geburt entwickelt.

Bei der *Vakuumextraktion* wird eine Saugglocke mit Unterdruck auf den Schädel aufgesetzt.

Indikation. Beckenausgangskomplikation.

Voraussetzung. Schädellage, Muttermund vollständig eröffnet, Kopf in der Interspinalebene oder auf Beckenboden.

Sectio caesarea (Kaiserschnitt)

Die Sectio wird transperitoneal über einen suprasymphysären horizontalen Schnitt nach Pfannenstiel durchgeführt. Nach dem Abpräparieren der Blase und der Eröffnung des Uterus wird das Kind herausgenommen. Danach schichtweiser Wundverschluß.

Komplikationen können in Form von Verletzungen der Harnblase und der Ureteren und einer Fruchtwasserembolie auftreten.

5.5 Notfälle in der Plazentarperiode und nach der Geburt

Komplikationen in dieser Phase treten in Form von großen Blutverlusten (über 500 ml) auf.

Plazentalösungsstörungen

- *Placenta adhaerens*: Bleibt die Lösung der Plazenta teilweise aus, kommt es zu verstärkten Lösungsblutungen. Hauptursache ist eine schlechte Kontraktionsfähigkeit des Uterus (Atonie)
- *Placenta accreta und increta*: Hierbei ist die Plazenta abnorm fest mit dem Uterus verwachsen (accreta) oder in die Muskulatur

hineingewachsen (increta), so daß es zu keiner Ablösung kommt; kommt selten vor
- *Placenta incarcerata:* Wegen eines Zervixspasmus kann die Plazenta nicht ausgestoßen werden und inkarzeriert

Therapie. Blase entleeren, Oxytocin oder Sekalepräparat (z. B. Methylergometrin) zur Kontraktionssteigerung, bei ungenügender Wirkung Prostaglandininfusion, Zug an der Nabelschnur. Gelingt keine Lösung der Plazenta, versucht man in Narkose eine *manuelle Lösung*. Ist die Plazenta tatsächlich fest verwachsen, wird eine Laparotomie erforderlich. Bei der Placenta incarcerata kommt es in Narkose zur Lösung des Spasmus.

Kontraktionsstörungen

Starke atonische Nachblutungen können auftreten, wenn sich der Uterus bei Zurückbleiben kleiner Plazentareste (eventuell nur bohnengroß) oder Nebenplazenten nicht vollständig kontrahieren kann.

Therapie. Nachtasten oder Nachkürettage des Uterus, Gabe von Methergin und Oxytocin.

Blutungsschock

Wenn der Blutverlust aus den o. g. Gründen 800–1000 ml übersteigt, droht ein Volumenmangelschock.

Symptomatik. Schneller Puls, Blutdruckabfall, Blässe, Azidose, Oligurie.

Therapie. Blutung stoppen, Kontraktionsmittel, Volumensubstitution, Transfusion, Sauerstoff, Azidosebekämpfung, Mikrozirkulation verbessern.

5.6 Gefahrenzustände für den Feten

Intrauteriner Sauerstoffmangel

Die intrauterine Asphyxie ist meist Produkt eines mangelhaften diaplazentaren Stoffaustausches. Die Folge ist Sauerstoffmangel und Azidose des Feten. Der schlechte Zustand des Kindes setzt sich dann auch post partum fort (extrauterine Asphyxie). Der APGAR-Index ist niedrig. Hypoxische, irreversible Hirnschädigungen können entstehen.

Ursachen. Akute Plazentainsuffizienz durch Nabelschnurkompression oder Abruptio placentae, mütterliche Erkrankungen (besonders Herz-, Kreislauf- und Lungenerkrankungen), Wehensturm, protrahierte Geburt, Geburtsstillstand, fetale Erkrankungen, z. B. Anämien, Herzfehler (blue babies) und Infektionen.

Diagnose. Abgang von grünlichem Mekonium, pathologische Herztöne und Fetalblutanalyse.

Therapie. Sauerstoffgabe, Seitenlagerung der Schwangeren, Wehenhemmung. Erholt sich der Fetus nicht, sollte die operative Entbindung erfolgen.

5.7 Neugeborenes

Nach der Geburt wird das Kind abgenabelt, abgesaugt, abgetrocknet und in ein Tuch gewickelt (Gefahr der Auskühlung). Der Zustand des Neugeborenen wird mit dem APGAR-Score beschrieben. Die Bewertung erfolgt nach 1, 5 und 10 min. Die Parameter sind Atmung, Herzfrequenz, Muskeltonus, Hautfarbe und Reizantwort auf Absaugen. Jeder Parameter wird mit 0, 1 oder 2 Punkten bewertet. Ein gesundes Kind erreicht 8 bis 10 Punkte. Das APGAR-Schema wird in Pädiatrie, Kapitel 1.3 erläutert.

6 Wochenbett

6.1 Postpartale Umstellung

Die Zeit nach der Geburt, in der sich die schwangerschaftsbedingten Veränderungen wieder zurückbilden, heißt Wochenbett oder *Puerperium*. Das Wochenbett erstreckt sich über 6 bis 8 Wochen. Dieser Zeitraum ist gekennzeichnet durch endokrine Umstellungen sowie Rückbildungs- und Wundheilungsvorgänge an den Geschlechtsorganen. Die *Laktation* setzt am 2. bis 4. Tag ein. Gegen Ende des Wochenbetts kommt es zur Wiederaufnahme der Ovarialfunktion. Der Ausstoß der Plazenta führt zu einem steilen Abfall der Plazentahormone. Dadurch wird die Hypophyse stimuliert und produziert neben FSH und LH auch vermehrt das laktationsfördernde Hormon Prolaktin. Die Rückbildung des Uterus auf seine nichtgravide Größe erfolgt durch Gewebeinvolution und durch Kontraktion der Uterusmuskulatur. Diese Kontraktionen sind rhythmisch und werden auch als Nachwehen bezeichnet. Durch das Stillen wird dieser Vorgang gefördert, da das Saugen an der Brust die Oxytocin-Freisetzung stimuliert. Die Involution des Uterus läßt sich am Fundusstand ablesen:

- post partum: zwischen Nabel und Symphyse
- 1. Tag p.p.: 1 Querfinger (QF) unterhalb des Nabels
- 2. Tag p.p.: 2 QF unterhalb des Nabels
- 1 Woche p.p.: 2 QF über der Symphyse
- 10 Tage p.p.: nicht mehr tastbar

Aus dem Uterus entleert sich ein keimhaltiges Sekret aus Blut, Exsudat und Zellen, das sog. Lochialsekret (Lochien, Wochenfluß). Die Zusammensetzung der Lochien und damit ihre Farbe ändert sich mit der Zeit:

- 1. Woche: Lochia rubra (blutig)
- 2. Woche: Lochia fusca (braunrot)
- Ende 2. Woche: Lochia flava (gelb)
- 3. Woche: Lochia alba (farblos)

Extragenitale Veränderungen. Rückbildung der Wassereinlagerungen, Absinken des Hämatokrits und der Leukozyten, Anstieg der Thrombozyten, Gewichtsabnahme.

Vorsorgemaßnahmen. Zur Verhütung von Komplikationen (Thrombose, Embolie, Infektion) und zur schnelleren Organregeneration werden folgende Maßnahmen empfohlen: Frühmobilisierung, Low-dose-Heparinisierung (nach Kaiserschnitt), Gymnastik, Stillen, regelmäßige Harn- und Stuhlentleerung.

6.2 Puerperale Erkrankungen

Verzögerte Rückbildung des Uterus

Die Ursachen der *Subinvolutio uteri* sind die Überdehnung des Uterus (Mehrlinge), Wandschäden, Sectio, Überbelastung, Oxytocin-Mangel (Abstillen), Polypen, Myome und verzögerter Wiederaufbau des Endometriums.

Bei der *unkomplizierten* Subinvolutio findet sich lediglich ein zu hoher Fundusstand. Kontraktionsmittel (Sekalealkaloide) zur Beschleunigung der Rückbildung sind hilfreich. Häufig besteht gleichzeitig ein Stau des Lochienflusses (Lochiometra).

Die Entstehung einer Infektion wird dadurch begünstigt (*komplizierte* Subinvolutio).

Symptomatik. Lochialverhalten, Fieber, druckempfindlicher Uterus.

Therapie. Spasmolytika, Kontraktionsmittel (Oxytocin, Methergin), wenn nötig Zervixdilatation.

Komplikation. Entstehung einer Endometritis.

Puerperale Infektionen

Durch eine Keimverschleppung aus Vagina, Blase, Darm oder durch iatrogene Kontamination kann es zu einer Infektion im Bereich des Endometriums kommen. Der Verlauf der *Endometritis puerperalis* wird von dem Erregertyp, der Güte der Therapie und von der Konstitution der Patientin mitbestimmt. Im ungünstigen Fall greift die Infektion tiefere Schichten an (Endomyometritis). Von dort erfolgt die Ausbreitung auf die Parametrien und Adnexe mit begleitender Pelveoperitonitis.

Komplikation. Puerperale Sepsis (früher Kindbettfieber).

Prädisponierende Faktoren für die Entstehung einer Endometritis. Geburtsverletzungen, verzögerte Rückbildung, vorzeitiger Blasensprung, Plazentareste, Allgemeinerkrankungen.

Symptomatik der Endometritis. Verzögerte Rückbildung, druckempfindlicher Uterus, Fieber, vermehrte blutige, fötide Lochien. Bei Endomyometritis zusätzlich massive uterine Blutung (Hyperfibrinolyse), hohes Fieber, seitlich druckschmerzhafter Uterus (Kantenschmerz).

Therapie. Kontraktionsmittel (Oxytocin und Methergin), antibiotische Therapie.

Prophylaxe. Frühzeitige Behandlung von Infektionen im Genitalbereich, Asepsis bei der Geburtshilfe, schnelle Versorgung von Geburtsverletzungen.

Blutungen

Blutungen entstehen durch zurückgebliebene Plazentareste (sog. Plazentapolypen), Geburtsverletzungen und Uterusatonie. Bei Plazentaretentionsblutung wird der Uterus kürettiert, anschließend Gabe von Kontraktionsmittel. Geburtstraumatische Blutungen werden chirurgisch versorgt, bei Uterusatonie Gabe von Kontraktionsmitteln.

Thrombosen

Im Wochenbett können sich thromboembolische Komplikationen ereignen, da es schon während der Schwangerschaft zu begünstigenden Ereignissen kommt: Kompression und Erhöhung des Venendrucks durch den graviden Uterus, Hyperkoagulabilität, Endothelschäden und Blutstromverlangsamung. Die Gefahr einer tiefen Bein- oder Beckenvenenthrombose (Phlebothrombose) besteht in der Erzeugung einer Lungenembolie durch Verschleppung des Thrombus.

Endokrine Störungen (Sheehan-Syndrom)

Dieser *postpartale Hypopituitarismus* wird durch eine ischämische Nekrose der Hypophyse verursacht. Starke Blutungen oder Kreislaufversagen unter der Geburt sind die auslösenden Faktoren. Typischerweise sind alle Funktionen des Hypophysenvorderlappens (HVL) betroffen.

Symptomatik. Amenorrhö, Agalaktie, Verlust der Geschlechtsbehaarung, Adynamie, Hypothermie.

Diagnose. Die thyreotropen, gonadotropen und adrenocorticotropen Hormone sind erniedrigt.

Therapie. Substitution (Thyroxin, Hydrocortison, Östrogen).

6.3 Laktation und ihre Störungen

Schon während der Schwangerschaft kommt es zur Vermehrung des Brustdrüsengewebes. Nach der Geburt induziert der steile Abfall der Plazentahormone den Beginn der Milchsekretion, die dann durch Prolaktin aufrechterhalten wird. Oxytocin fördert lediglich den Einstrom der Milch in die Ausführungsgänge. Ab dem 2. Tag p.p. beginnt der Milcheinschuß. In den ersten zwei Wochen sezerniert die Brustdrüse Kolostrum, danach die eigentliche Muttermilch. Für eine gute Milchbildung ist das Leertrinken der Brust erforderlich. Das Stillen ist aus psychologischen, ernährungsphysiologi-

Abstillen

Wird sofort nach der Geburt die Laktation unterbunden, nennt man dies primäres Abstillen. Wurde erst eine gewisse Zeit gestillt, spricht man von sekundärem Abstillen. Mögliche Gründe sind z.B. Stillhindernisse beim Kind oder bei der Mutter (Gaumenspalte, Hohlwarzen), Infektionen (Mastitis), Allgemeinerkrankungen oder psychische Gründe. Das Abstillen erfolgt durch Verabreichung eines Prolaktinhemmers (Bromocriptin) über zwei Wochen. Ergänzt wird die Therapie durch Hochbinden der Brust, kalte Umschläge. Die physikalische Therapie steht beim sekundären Abstillen im Vordergrund.

Störungen der Laktation und der Stillfähigkeit

Organische Ursachen für eine Stillunfähigkeit sind eher selten. In Frage kommen Mißbildungen und Aplasien von Brustdrüse oder Brustwarze sowie Insuffizienz des HVL. Liegt bei normaler Entwicklung des Drüsenkörpers eine Hypogalaktie vor, sind die Ursachen „funktioneller" Art, was auf eine überwiegend psychovegetative Genese schließen läßt (postpartale Schmerzen, komplizierte Schwangerschaft oder Geburt, psychische Belastungen).

Kann die Brust nicht vollständig entleert werden, liegt dies meistens an zu schwachem Saugen. Die Milchbildung selbst kann nicht medikamentös beeinflußt werden. Durch Abpumpen der Milch und Gabe von Oxytocin-Nasenspray wird die Milchneubildung indirekt durch die forcierte Entleerung angeregt.

Mastitis puerperalis

Die Mastitis, die Entzündung der Brustdrüse, ist eine immer noch häufige Erkrankung des Wochenbettes. Bei Hausgeburten tritt sie wesentlich seltener auf (nosokomiale Infektion). Die Mastitis tritt in 70 % der Fälle einseitig auf, der Erkrankungszeitpunkt ist die zweite Woche nach der Geburt.

Infektionsweg. Die Erreger gelangen über Fissuren und Rhagaden in den Drüsenkörper. Sie stammen aus der Umgebung der Wöchnerin und aus dem Respirationstrakt des Säuglings. Die Infektion breitet sich fast immer über die Lymphbahnen aus (interstitielle Mastitis). Selten erfolgt die Ausbreitung intrakanalikulär über die Milchgänge (parenchymatöse Mastitis).

Erregerspektrum. Überwiegend Staphylococcus aureus (>90%), Pseudomonas (Pyocyaneus), Proteus, E. coli.

Symptomatik. Hohes Fieber, Schmerzen, örtliche Entzündungszeichen (Rötung der Brust), tastbare fluktuierende Infiltration, regionäre Lymphknoten geschwollen, Neigung zur Abszedierung.

Therapie. Gabe von Prolaktinhemmern, Abstillen, Antibiotikatherapie. Reife Abszesse müssen inzidiert werden.

Differentialdiagnose bei Fieber im Wochenbett

Bei Auftreten von fieberhaften Zuständen kann neben anderen Symptomen der zeitliche Abstand zur Entbindung einen Anhaltspunkt für die Diagnose liefern:
- 2.–4. Tag: Milcheinschuß
- 2.–10. Tag: Endometritis, Lochialverhalten, Endomyometritis
- ab 6. Tag: Mastitis

Klinischer Fall

Eine Wöchnerin, 70 Stunden post partum, fühlt sich abgeschlagen. Die rektale Temperatur beträgt 38,5 °C. Der Uterus ist allseits druckempfindlich, der Fundus steht zwei QF unter dem Nabel. Die Lochien sind blutig und vermehrt.
Verdachtsdiagnose: Beginnende Endometritis puerperalis

7 Entzündungen der Fortpflanzungsorgane und der Brustdrüse

7.1 Entzündliche Erkrankungen der Vulva

Vulvitis

Die Entzündung der äußeren Geschlechtsteile ist eine unspezifische Erkrankung. Die auslösenden Faktoren sind exogener oder endogener Genese:
- nichtinfektiös: allergisch-toxische Vulvitiden durch chemische, mechanische und allergische Reizungen; Atrophie und Dystrophie des Genitales infolge von Östrogenmangel; Harnfisteln; Inkontinenz
- primär infektiös: bakterielle und virale Infektionen
- sekundär infektiös: deszendierende Infektionen der Vagina, Mykosen

Das Entstehen sekundärer Vulvitiden, besonders von Mykosen, wird durch Diabetes mellitus, Östrogenmangel oder längere Antibiotikabehandlung begünstigt.

Symptomatik. Pruritus vulvae (Juckreiz), Rötung, Nässen, Schwellung. Brennender Schmerz beim Wasserlassen, Laufen und Geschlechtsverkehr.

Erregerspektrum. Staphylokokken, Streptokokken, Herpesviren, Candida, Chlamydien, Oxyuren (Rarität).

Diagnose. Sie wird inspektorisch gestellt. Die Ursachenabklärung ist wichtig für die Therapie. Differentialdiagnostisch kommen in Betracht: entzündliche oder karzinomatöse Prozesse von Portio und Vagina, Geschlechtskrankheiten, z. B. Gonorrhö.

Therapie. Behandlung von auslösenden Erkrankungen. Bei Candidose lokal antibiotisch mit Clotrimazol oder Miconazol, bei Herpes genitalis Aciclovir, bei Östrogenmangel lokale Hormonanwendung, Diabeteseinstellung.

Bartholinitis

Durch Entzündung des Gangsystems der Glandula vestibularis (Bartholin-Drüse) kommt es zu einer akuten Bartholinitis. Der Sekretstau bedingt die Bildung eines Empyems (Bartholin-Zyste). Am häufigsten während der Geschlechtsreife vorkommend, rezidivfreudig.

Symptomatik. Einseitige Schwellung der Vulva, sowie Rötung und Schmerzen.

> **Merke!**
> Eine Gonokokkeninfektion sollte immer ausgeschlossen werden.

Therapie. Inzision und Marsupialisation (Zystenwand wird nach außen mit dem Wundrand der Labia minora vernäht). Bei Gonorrhö antibiotische Therapie.

7.2 Entzündliche Erkrankungen der Vagina

Das saure Vaginalmilieu (pH 3,8–4,2) wird durch die Säureproduktion von Laktobazillen aufrechterhalten. Durch Transsudation der Vaginalschleimhaut und Sekretion der Vorhof- und Zervixdrüsen wird die Vagina feuchtgehalten. Störungen dieses Gleichgewichts führen zu erhöhter Infektionsanfälligkeit.

Kolpitis

Die Entstehung einer Entzündung der Vagina (Kolpitis) wird durch Störungen des Vaginalmilieus begünstigt, z.B. in der Schwangerschaft, im Alter und bei Diabetes mellitus. Durch Besiedlung mit pathogenen Erregern in ausreichender Keimzahl kann eine Kolpitis auch bei normaler Vaginalflora entstehen. Leitsymptom der Kolpitis ist der vaginale Fluor (pathologische Flüssigkeitsabsonderung aus der Scheide).

Symptomatik. Rötung, Brennen, Schmerzen, begleitende Zystitis, Vulvitis, Fluor vaginalis. Aussehen und Geruch des Ausflusses sind je nach Erreger unterschiedlich, z.B. weißlicher, salbenartiger Fluor bei Candida.

Erreger. Candidaspezies, Trichomonas vaginalis, Mykoplasmen, Staphylokokken, E. coli, Proteus, Herpes genitalis.

Diagnose. Spekulumuntersuchung, Erregernachweis im Scheidensekret. Trichomonaden sind im Nativpräparat sichtbar.

Therapie. Systemische Antibiose je nach Erreger, Wiederherstellen des normalen Vaginalmilieus. Eine Mischinfektion (mit Gardnerella vaginalis als Haupterreger) stellt die sog. bakterielle Vaginose oder Aminkolpitis dar. Sie ist bei sexuell aktiven Frauen häufig. Auffällig ist der dünnflüssige, übelriechende Fluor.

Fluor genitalis

Der Fluor genitalis ist eine krankhafte Absonderung aus der Scheide, dessen Ursprung nicht unbedingt die Vagina selbst ist.

Vestibulärer Fluor. Hypersekretion der Vorhofdrüsen, Begleitsymptom der Vulvitis.

Vaginaler Fluor. Wichtigste Ursache sind Scheidenentzündungen (siehe oben).

Zervikaler Fluor. Bei Gonorrhö (eitriger Ausfluß) oder bei polypöser Ektopie der Portio.

7.3 Entzündliche Erkrankungen des Uterus und der Parametrien

Zervizitis

Eine Entzündung der Cervix uteri tritt meist im Rahmen einer Gonorrhö oder Chlamydieninfektion auf. Sie gehört damit zu den sexuell übertragbaren Krankheiten (siehe Kap. 8.1).

Symptomatik. Eitriges Sekret, Übergreifen der Infektion auf Endometrium, Adnexe, Parametrien und Peritoneum.

Diagnose. Spekulumuntersuchung, bakteriologischer Nachweis.

Therapie. Antibiotika.

Endometritis

Die Endometritis (Gebärmutterschleimhautentzündung) wird durch aufsteigende (Kolpitis, Zervizitis) und absteigende Infektionen (Adnexitis) verursacht, selten hämatogen (Tbc). Begünstigend wirken Menstruation, Geburt (Endometritis puerperalis), gynäkologische Eingriffe, Zervixrisse, Tragen eines IUP.

Symptomatik. Menorrhagien, Metrorrhagien, diskreter Unterbauchschmerz. Starke Schmerzen und Fieber erst durch eine begleitende Salpingitis.

Diagnose. Druckschmerz bei Palpation, Entzündungsparameter ↑. Ausschluß von Zervixkarzinom, Korpuskarzinom und Genitaltuberkulose.

Therapie. Antibiotika, Spasmolytika, Bettruhe.

7.4 Entzündliche Erkrankungen der Adnexe

Die Adnexitis ist eine ernste Erkrankung. Sie kann einen chronischen Verlauf nehmen, als Komplikationen treten Sterilität oder Extrauteringraviditäten infolge von Verwachsungen auf. Die Erkrankung beginnt fast immer als Entzündung des Eileiters (*Salpingitis*) und greift dann auf das Ovar über (*Oophoritis*). Infektionsweg und Disposition entsprechen der Endometritis (vorwiegend lokal aszendierend). Eine beidseitige Erkrankung ist möglich.

Akute Adnexitis

Bei der akuten Adnexitis kommt es zur Verklebung der Eileiter und zum Sekretstau (Pyosalpinx, Hydro- oder Hämatosalpinx). Bei länger bestehendem Stau bilden sich größere Abszesse im Bereich der Tuben und der Ovarien (Tuboovarialabszesse). Eine diffuse Ausbreitung der Erreger führt zur Ausbildung einer Pelveoperitonitis, Douglas-Abszeß und Peritonitis.

Symptomatik. Seitenbetonter Unterbauchschmerz, Fieber, Übelkeit, Fluor, Schmierblutung.

Diagnose. Abwehrspannung, Portioschiebeschmerz, verdickte, druckdolente Adnexe, BSG, CRP und Leukozyten sind erhöht. *DD*: Appendizitis, Extrauteringravidität.
Abstrichentnahme: nativ, Zytologie, Chlamydien, Bakterienkultur einschließlich Gonorrhö!

Erreger. Polymikrobiell, u.a. Staphylokokken, Streptokokken, E. coli, Proteus, häufig Chlamydien.

Therapie. Antibiotika, Bettruhe, Antiphlogistika. Bei diagnostischer Unsicherheit laparoskopische Klärung.

> **Klinischer Fall**
>
> Eine 27jährige Patientin wird unter folgendem Krankheitsbild aufgenommen: Temperatur 37,5 °C rektal, Schmerzlokalisation im Unterbauch, Abwehrspannung, letzte Menstruation vor $3^{1}/_{2}$ Wochen.
> *Diagnose:* akute Salpingitis

Chronische Adnexitis

Die Befunde bei chronischer Adnexitis sind weniger dramatisch, hauptsächlich bestehen Unterbauchbeschwerden sowie Schmerzen beim Geschlechtsverkehr. Die Therapiemöglichkeiten sind allerdings begrenzt, da die Beschwerden meist Folge einer narbigen Defektheilung sind. Die Entfernung der Adnexe kann erwogen werden.

Genitaltuberkulose

Sie entsteht durch hämatogene Streuung aus einem Primärkomplex. Eileiter (>90%), Endometrium und Ovarien können betroffen sein. Durch Sekretstau, Einschmelzungen und Narbenbildung kommt es zur Bildung derber Adnextumoren.

Symptomatik. Sterilität, Unterbauchschmerzen, subfebrile Temperaturen.

Diagnose. Doppelseitig tastbare Adnextumoren. *DD*: bakterielle Adnexitis. Nachweis einer Lungentuberkulose (Röntgen). Bei einer Virgo ist eine Tbc wahrscheinlicher als eine Adnexitis (soziale Anamnese, Herkunftsland, Tuberkulintest, Nachweis säurefester Stäbchen).

Therapie. Tuberkulostatische Kombinationstherapie (siehe auch Spezielle Pharmakologie, Kap. 16.8).

> **Klinischer Fall**
>
> Bei einer 25jährigen Frau werden anläßlich einer Sterilitätsuntersuchung beidseits indolente, derbe Adnextumoren festgestellt. BSG 18/32. In der Anamnese findet sich eine Pleuritis serosa.
> *Verdachtsdiagnose:* Genitaltuberkulose

7.5 Entzündliche Erkrankungen der Brustdrüse

Mastitis puerperalis

Hierzu siehe Kapitel 6.3.

Mastitis nonpuerperalis

Ebenso wie bei der puerperalen Mastitis führt bei dieser Erkrankung ein Sekretstau zur bakteriellen Sekundärinfektion. Ein erhöhter Prolaktinspiegel scheint mitverantwortlich zu sein. Disponierend wirkt die Einnahme von Tranquilizern und Ovulationshemmern sowie eine Mastopathie.

Erreger. Staphylokokken, Streptokokken oder Anaerobier.

Symptomatik. Rötung und Abszedierung im Bereich der Brustwarze.

Diagnose. Inspektorisch. *DD*: Karzinom, Morbus Paget (histologischer Ausschluß).

Therapie. Dopaminagonisten, Antibiotika, Abszeßeröffnung.

8 Sexuell übertragbare Erkrankungen

Diese Infektionen, auch Sexually transmitted diseases (STD) genannt, sind eine heterogene Erkrankungsgruppe. Sie werden aufgrund des ähnlichen Übertragungsweges zusammengefaßt (siehe Dermatologie, Kap. 26). Erreger können Bakterien, Viren, Parasiten und Pilze sein. Ist eine kausale Behandlung möglich, sollte auch eine Partnerbehandlung erfolgen.

8.1 Bakterien als Erreger

Gonorrhö

Die Gonorrhö ist eine der häufigsten Geschlechtskrankheiten. Der Erreger ist Neisseria gonorrhoeae. Bei der Frau werden die Urethra, die Cervix uteri und die Glandulae vestibulares bevorzugt besiedelt. Eine gonorrhoische Kolpitis findet man meist nur vor der Geschlechtsreife, während der Schwangerschaft oder im Senium, da das Scheidenepithel in diesen Lebensabschnitten keinen ausreichenden Schutz gegen Gonokokken bietet. Man unterscheidet:
- untere Gonorrhö: Die Infektion bleibt auf die Zervix beschränkt
- obere Gonorrhö: Aszension in den Uterus und in die Adnexe

Symptomatik. Bei der unteren Gonorrhö kaum Beschwerden, eventuell Zeichen einer Bartholinitis, eitriger Ausfluß. Bei der oberen Gonorrhö stärkere Schmerzen, ähnlich einer Adnexitis.

Diagnose. Mikroskopisch (Gram-Färbung), kultureller Nachweis.

Therapie. Cephalosporine, Penicillin, alternativ Tetracyclin oder Spektinomycin.

Prognose. Eine tubare Sterilität bleibt oft zurück.

Chlamydieninfektion

Die Chlamydieninfektion verläuft ähnlich der Gonorrhö. Sie hat mittlerweile große Bedeutung durch steigende Infektionsraten. Prädilektionsorte sind die Urethra, Zervix und die Tuben. Erreger ist Chlamydia trachomatis. Andere Serotypen verursachen das Lymphogranuloma inguinale. Chlamydien sind auch im Rahmen postinfektiöser Arthritiden bedeutsam (M. Reiter). Wie die Gonorrhö wird die Infektion fast ausschließlich über den Geschlechtsverkehr übertragen. Die Sterilität ist eine häufige Komplikation.

Symptomatik. Urethritis, Zervizitis, Salpingitis.

Diagnose. Abstrich von Zervix oder Urethra.

Therapie. Tetracyclin, Erythromycin (in der Schwangerschaft).

Lues

Erreger sind Spirochäten (Treponema pallidum). Verlauf unbehandelt über Jahrzehnte in charakteristischen Stadien (siehe Dermatologie, Kap. 26.1).

Symptomatik. Stadienabhängig (Primäreffekt, Exanthem, Gummen, Neurolues).

Diagnose. Mikroskopie, Serologie (TPHA, FTA-Abs, VDRL).

Therapie. Penicillin, alternativ Erythromycin, Tetracyclin.

8.2
Viren als Erreger

Papillomavirusinfektion

Die *Condylomata acuminata* (spitze Kondylome oder Feigwarzen) werden durch eine Infektion mit dem humanen Papillomavirus verursacht (HPV-6 und HPV-11). Es handelt sich um primär gutartige, blumenkohlartig aussehende Tumoren im Bereich des äußeren Genitales. Die Übertragung erfolgt über Geschlechtsverkehr. Den HPV-Typen 16 und 18 wird ein karzinogenes Potential bei der Entstehung von Zervixkarzinomen zugeschrieben.

Therapie. Abtragung der Kondylome und histologische Untersuchung.

Herpes genitalis

Hauptsächlich Infektion mit HSV-II. Eine Mischinfektion der Vagina (Aminkolpitis) begünstigt die Entstehung eines Herpes genitalis.

Symptomatik. Bläschen, später Ulzera am Genitale, Schmerzen, neigt zu Rezidiven.

Diagnose. Inspektorisch, serologisch.

Therapie. Aciclovir.

HIV

Hierzu siehe Innere Medizin, Infektionskrankheiten, Kapitel 4.9.

8.3
Parasiten als Erreger

Trichomoniasis

Trichomonas vaginalis (Flagellat, eine Protozoenart) verursacht über 10% aller Kolpitiden. Befallen sind Vagina und Urethra.

Symptomatik. Rötung der Vagina, Miktionsbeschwerden, häufig Mischinfektion (Aminkolpitis).

Diagnose. Nativpräparat vom Abstrich.

Therapie. Metronidazol, Partnerbehandlung obligat.

8.4
Pilze als Erreger

Candidiasis

Haupterreger ist Candida albicans, außerdem Candida glabrata. Die Pilze sind fakultativ pathogen und führen erst bei Milieuänderungen der Vagina zur Erkrankung. Es kommt zum Befall von Vagina und Vulva (Soorkolpitis, -vulvitis). Disponierend sind Schwangerschaft, Ovulationshemmer, lange Antibiotikagabe, Diabetes mellitus, HIV.

Symptomatik. Weißliche Beläge, Pruritus, Brennen, Fluor.

Diagnose. Nativpräparat.

Therapie. Lokale Behandlung mit Salben, z.B. Clotrimazol, oder systemisch.

9 Tumorartige Läsionen und Tumoren der Fortpflanzungsorgane und der Brustdrüse

9.1 Gutartige Tumoren und tumorartige Läsionen

9.1.1 Vulva und Vagina

Hier sind neben den Kondylomen (siehe Kap. 8.2) gutartige Zysten und Adenome bedeutsam. Sie können lokale Probleme bereiten und sollten dann behandelt werden. DD: Karzinom.

9.1.2 Uterus

Polypen

Polypen sind hyperplastische Ausstülpungen der Schleimhaut. *Zervixpolypen* können breitbasig aufsitzen oder gestielt sein, ihre Farbe ist hellrot. Wenn sie bis in die Scheide reichen, sind sie von Plattenepithel überzogen. *Korpuspolypen* sind seltener und meist gestielt.

Symptomatik. Schleimiger Fluor, Blutungen; oft wird ein Polyp als symptomloser Nebenbefund entdeckt.

Diagnose. Kolposkopie; unregelmäßige Blutungen oder Schmierblutungen können auch von einem Uteruskarzinom stammen.

Therapie. Abtragen der Polypen, fraktionierte Abrasio zum Ausschluß eines Korpuskarzinoms.

Myome

Leiomyome sind gutartige Neubildungen der glatten Uterusmuskulatur. Sie stellen die häufigste benigne Neoplasie dar. Myome wachsen unter dem Einfluß von Östrogen. Beschwerden machen sie in der Regel ab dem 45. Lj. Nach der Menopause bilden sie sich zurück. Je nach dem Sitz der Geschwulst unterscheidet man *intramurale, subseröse, submuköse* und *intraligamentäre* Myome (siehe Abb. 10.13). Submuköse Myome wachsen in das Uteruslumen hinein. Intramurale Myome verursachen verlängerte

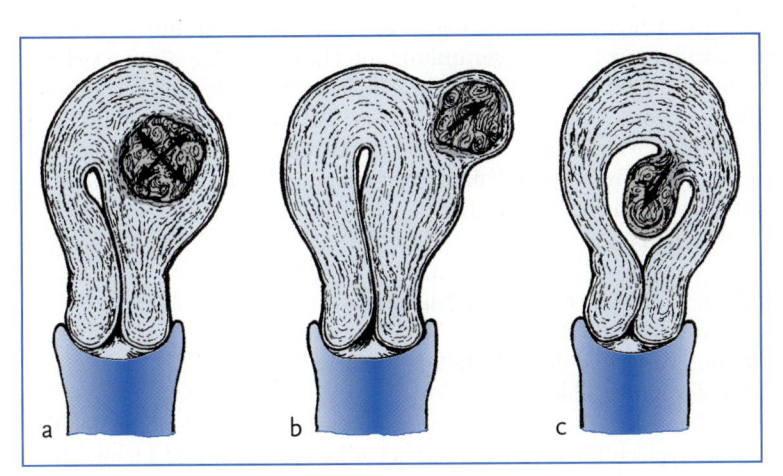

Abb. 10.13: Lokalisation von Uterusmyomen im Corpus uteri: **a** intramural, **b** subserös, **c** submukös (Schwarz/Retzke 1989)

Blutungen, da die Kontraktilität der Uteruswand gestört ist. Intraligamentäre Myome (im Lig. latum) können einen Ovarialtumor vortäuschen.

Symptomatik. Verlängerte Menstruation (Menorrhagie), Zwischenblutungen, Dysmenorrhö, Miktionsstörungen, hypochrome Anämie.

Diagnose. Anamnese, Blutungsstörung, Palpation, Sonographie, Abrasio.

Therapie. Myomenukleation oder Hysterektomie. Alternativ kann mit Gestagenen versucht werden, eine Rückbildung zu erreichen. Die Operation sollte nur bei ausreichender Indikation, d.h. starken Beschwerden und Anämie erfolgen.

Komplikationen. Maligne Entartung (0,5%), Erweichung und Infektion. Myome können die Nidation behindern (Sterilität), zu Früh- und Fehlgeburten führen oder ein Geburtshindernis darstellen.

Endometriose

Unter Endometriose versteht man das Vorkommen von Endometriuminseln außerhalb der Uterusschleimhaut. Eine hämatogene Verschleppung sowie Überreste von Keimepithel werden für die Entstehung verantwortlich gemacht. Die Endometrioseherde unterliegen der gleichen hormonellen Stimulation wie die Uterusschleimhaut. Die Erkrankung bildet sich in der Postmenopause zurück. Die Unterteilung der Herde erfolgt nach der Lokalisation:
- Endometriosis genitalis interna: Tuba uterina, Myometrium (Adenomyosis uteri)
- Endometriosis genitalis externa: Ovar, Douglas-Raum, Vagina, Lig. rotundum
- Endometriosis extragenitalis: u.a. Darm, Blase, Nabel; diese Form ist selten (5–10%)

Leitsymptom ist die erworbene Dysmenorrhö, da es zyklusabhängig zu Gewebszerfall, Blutungen und Schmerzen kommt. Aufgrund der fehlenden Abflußmöglichkeit des Blutes bilden sich große Retentionszysten (*Teer-* oder *Schokoladenzysten*). Dies ist besonders typisch für die Ovarialendometriose. Bei Befall der Tuben kommt es zur Hämatosalpinx. Verwachsungen und Verklebungen führen wiederum zu Schmerzen und zu Komplikationen.

Symptomatik. Dysmenorrhö (geht der Menstruation oft einen Tag voraus), Dauerschmerzen. Die Lebensqualität kann stark eingeschränkt sein.

Diagnose. Die zyklusabhängigen Beschwerden lenken den Verdacht auf eine Endometriose; außerdem können eine Vergrößerung des Uterus und tastbare Adnextumoren vorliegen.

Differentialdiagnose. Adnexitis, Ovarialkarzinom, Myome.

Therapie. Laparoskopische Entfernung der Herde, Gestagene, Winobanin (Gonadotropinantagonist), GnRH-Agonisten.

Komplikationen. Sterilität.

9.1.3 Ovar

Ovarialtumoren können *echte Geschwülste* darstellen oder *funktionellen Ovarialzysten* entsprechen. Da eine Unterscheidung nur durch invasive Maßnahmen (operative Exploration und histologische Untersuchung) möglich ist, sind Ovarialtumoren primär als maligne oder malignitätsverdächtig anzusehen (siehe Kap. 9.3).

Retentionszysten (siehe auch Spezielle Pathologie, Kap. 14) entstehen durch die Ansammlung von Flüssigkeit. Sie können sich aus Follikeln (Follikelzysten) oder aus dem Corpus luteum bilden. Die Ursache liegt eventuell in einer Überstimulation der Hypophyse. Schokoladenzysten sind durch eine Endometriose bedingt.

9.1.4 Brustdrüse

Gutartige Tumoren

Adenome (epithelial), Fibroadenome (epithelial-mesenchymal), Fibrome und Lipome (mesenchymaler Ursprung) imponieren als kleine tastbare Tumore. Sie machen keine Beschwerden. Zum Ausschluß eines Karzinoms müssen sie dennoch entfernt und untersucht werden, wenn sonographisch und eventuell mammographisch ein verdächtiger Befund vorliegt.

Fibrozystische Mastopathie

Die Mastopathie zeichnet sich durch Veränderung und Umwandlung des Epithels, der Drüsen und des Bindegewebes aus. Zusätzlich kann es zur Zystenbildung und zur Gewebsproliferation kommen. Vorzugsweise ist der äußere, obere Quadrant betroffen, häufig an beiden Brüsten. Die Ursache wird in einem gestörten Hormongleichgewicht mit Überwiegen des Östrogens vermutet. Die Mastopathie ist eine Erkrankung des 4. bis 5. Dezenniums. Nach der Menopause zeigt sich eine Rückbildungstendenz.

Symptomatik. Tastbare derbe Veränderungen, prämenstruelle Schmerzen in den Brüsten, Druckschmerz.

Diagnose. Palpation, Sonographie, (Mammographie). Die Abgrenzung zu einem Karzinom kann schwierig sein. Eine histologische Begutachtung ist daher erforderlich. Die Mastopathie selbst kann bei Vorliegen von atypischen Zellen (proliferierende Mastopathie) als Präkanzerose gewertet werden (siehe Tabelle 10.6). Mitunter handelt es sich bereits um ein Carcinoma in situ.

Therapie. Konservativ mit Gestagen, Antiöstrogen oder Dopaminagonisten. Bei verdächtigem Mammographiebefund und nachgewiesenen Zellatypien ist eine operative Entfernung der befallenen Bezirke zu erwägen (Quadrantenresektion oder subkutane Mastektomie).

9.2 Maligne Tumoren

Die gynäkologischen Tumoren haben einen Anteil von ca. 40% an den malignen Erkrankungen der Frau. Auf das Mammakarzinom entfallen ca. 22%, auf maligne Tumoren des Genitales ca. 16%. Bei den Genitalkarzinomen steht das Zervixkarzinom an erster Stelle (30%), danach folgen das Korpuskarzinom (25%) und das Ovarialkarzinom (20%). Maligne Tumoren der Vulva und Vagina sind seltener. Erkrankungsgipfel ist das 5. Lebensjahrzehnt. Insbesondere Zervix- und Ovarialkarzinome treten jedoch schon früher auf. Besondere Bedeutung bei der Diagnose von Krebserkrankungen kommt der Früherkennung von Dysplasien und Präkanzerosen zu (Vorsorgeuntersuchung).

9.2.1 Vulvakarzinom

Das invasive Vulvakarzinom hat einen Anteil von 3,5 bis 5% an den Genitaltumoren. Es handelt sich meist um verhornende Plattenepithelkarzinome, seltener um Adenokarzinome oder Basalzellkarzinome. Die Metastasierung erfolgt über die inguinalen und pelvinen Lymphknoten. Das Durchschnittsalter der Erkrankten liegt bei 65 Jahren. Häufig finden sich präkanzeröse Vorstufen und Neoplasien.

Präkanzerosen

Dystrophische Veränderungen der Vulva (Craurosis vulvae): Lichen sclerosus, Hyperkeratose,

Stadium	Pathophysiologie
Mastopathie I	benigne Parenchymdysplasie ohne intraduktale Epithelproliferation
Mastopathie II	benigne Parenchymdysplasie mit intraduktaler Epithelproliferation ohne Zellatypien
Mastopathie III	Parenchymdysplasie mit intraduktaler Epithelproliferation mit Zellatypien

Tab. 10.6: Einteilung der Mastopathie nach Prechtel

gemischte Dystrophien mit zum Teil Zellatypien.

Beim *Carcinoma in situ* liegt bereits eine völlige Durchsetzung des Epithels mit atypischen Zellen vor, die Basalmembran ist aber intakt. Als *vulväre intraepitheliale Neoplasie* (VIN) werden weitere präkanzeröse Hautveränderungen der Vulva gewertet: Morbus Paget, Morbus Bowen, Erythroplasie Queyrat, bowenoide Papulose.

Symptomatik. Pruritus, Schmerzen, insgesamt symptomarm.

Diagnose. Bei der Inspektion imponieren papillomartige Tumoren, Ulzerationen, lokale Metastasen, eventuell sind vergrößerte inguinale Lymphknoten tastbar. Sicherung der Diagnose durch Biopsie.

Therapie. Präkanzerosen werden im Gesunden entfernt. Bei einem invasiven Karzinom wird die radikale Vulvektomie mit bilateraler Entfernung der inguinalen Lymphknoten durchgeführt. Zusätzlich erfolgt bei positivem Lymphknotenbefall die Bestrahlung.

Prognose. Bei metastasierendem Karzinom ist die 5-Jahres-Überlebensrate 40 %.

9.2.2
Vaginalkarzinom

Das primäre Scheidenkarzinom (3 % aller Genitaltumoren) ist ein Plattenepithelkarzinom. Häufig finden sich bei malignem Befall der Vagina Metastasen eines anderen Genitalkarzinoms als Ursache. Häufigkeitsgipfel ist das 6. und 7. Lebensjahrzehnt. Aus dem Genom von Zellen eines primären Vaginalkarzinoms kann häufig DNA des HPV-Virus isoliert werden.

Symptomatik. Fluor, teilweise blutig.

Diagnose. Alle verdächtigen Ulzerationen müssen histologisch untersucht werden, zusätzlich Zytologie.

Therapie. Die Standardtherapie des invasiven Scheidenkarzinoms ist die kombinierte Bestrahlung (Kontaktbestrahlung und perkutan). Bei einem Karzinom im Stadium I (auf die Scheidenwand begrenzt) ist eine operative Entfernung möglich. In fortgeschrittenen Stadien (T4) palliative Chemotherapie oder Perkutanbestrahlung.

Komplikation. Fistelbildung zwischen Rektum und Vagina durch die Strahlenbehandlung.

Prognose. 5-Jahres-Überlebensrate ca. 40 %.

9.2.3
Zervixkarzinom

Das Zervixkarzinom gehört zu den häufig vorkommenden Tumoren. Durch die Vorsorgemaßnahmen (Zellabstrich) sind die Erkrankungszahlen zurückgegangen. Für die Entstehung wird das Papillomavirus (HPV) mitverantwortlich gemacht. Bei sexueller Abstinenz kommt das Zervixkarzinom nicht vor. Auffällig ist das immer frühere Auftreten von Karzinomvorstufen. So finden sich schwere Dysplasien schon im Alter zwischen 20 und 30 Jahren. Der Häufigkeitsgipfel für das manifeste Karzinom ist das 45. bis 55. Lj. Es handelt sich überwiegend um Plattenepithelkarzinome.

Präkanzerosen

An der Portio uteri verläuft die Grenze zwischen der Zervixschleimhaut (Zylinderepithel) und dem mehrschichtigen unverhornten Plattenepithel der Vagina, wobei das zervikale Drüsenepithel bei der geschlechtsreifen Frau auf die Portiooberfläche ausgestülpt ist (Ektopie). In dieser Übergangszone finden sich häufig Zellatypien (siehe auch Spezielle Pathologie, Kap. 14.3). Kommt es zum Verlust der Schichtung sowie zum Auftreten von vermehrten Mitosen und Zellatypien, so liegt eine schwere Dysplasie oder ein Carcinoma in situ vor. Diese Veränderungen werden als *zervikale intraepitheliale Neoplasie* III (CIN III) zusammengefaßt. Leichtere Dysplasien werden als Grad I oder II bezeichnet und sind keine obligaten Präkanzerosen. Die Diagnose CIN III wird histologisch gestellt. Die Einteilung der Veränderun-

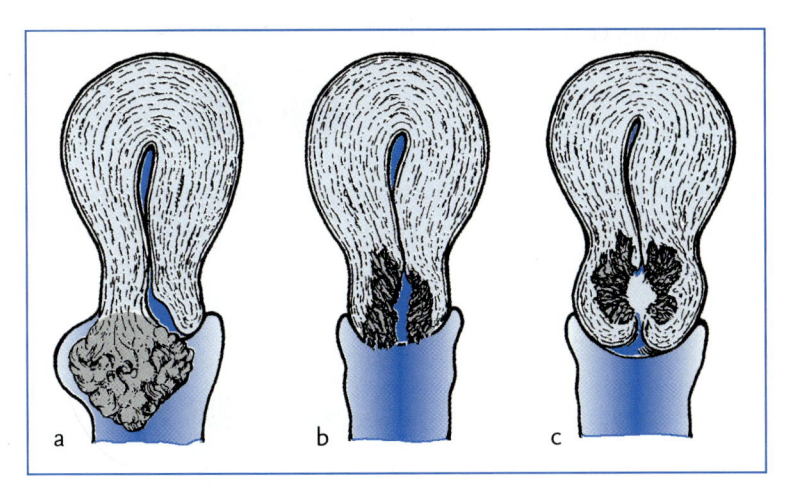

Abb. 10.14: Wachstumsformen des Zervixkarzinoms: **a** Exophyt, **b** Endophyt mit Kraterbildung, **c** tiefer Zervixknoten mit tonnenförmiger Auftreibung der Zervix (Zervixhöhlenkarzinom); (Schwarz/Retzke 1989)

gen im zytologischen Abstrichpräparat (nach Papanicolaou) bleibt weiterhin erhalten.

Invasives Zervixkarzinom

Ein Karzinom mit einer Eindringtiefe von höchstens 5 mm bezeichnet man als Mikrokarzinom. Das manifeste Karzinom wächst kontinuierlich in die benachbarten Strukturen ein: Blase, Rektum, Vagina, Parametrien. Die Metastasierung erfolgt in die Lymphknoten des kleinen Beckens, zusätzlich hämatogene Streuung in Knochen, Lunge, Leber. Der Tumor wächst exophytisch, endophytisch (ulzerierend) oder als Zervixhöhlenkarzinom. Letzteres ist im Gebärmutterhals verborgen (siehe Abb. 10.14).

Symptomatik. Unregelmäßige Blutungen, blutiger oder fötider Fluor. Tonnenförmige Zervix beim Höhlenkarzinom.

Diagnose. Bei Inspektion der Portio auffällige Oberfläche, exophytische Wucherung, Ulzerationen, bröckliges Gewebe. Sicherung der Diagnose durch histologische Untersuchung (Konisation). Bei Vorliegen eines invasiven Karzinoms ist eine eingehende Diagnostik in bezug auf Ausdehnung, Metastasen und Operabilität notwendig. Die Stadieneinteilung erfolgt nach TNM-/FIGO-Klassifikation (siehe Tabelle 10.7).

Therapie. Sie ist abhängig von der Ausbreitung des Tumors. In Stadium 0 und Ia ist die einfache Hysterektomie angezeigt, bei Kinderwunsch kann die diagnostische Konisation ausreichend sein, sofern die histologische Aufarbeitung eine Entfernung im Gesunden zeigt.

Im Stadium Ib und IIa erfolgt die abdominale Hysterektomie mit Entfernung des oberen Scheidenanteils und des parametranen Binde-

Stadium	Ausbreitung	5-Jahres-Heilung (%)
0	Carcinoma situ	100
Ia	Mikrokarzinom	>97
Ib	auf Zervix beschränkt	70–90
IIa	Übergang auf Vagina	50–60
IIb	Übergang auf Parametrien	
IIIa	$2/3$ Ausdehnung auf die Vagina	30
IIIb	Ausdehnung bis zur Beckenwand	
IV	Befall von Nachbarorganen, Fernmetastasen	0–5

Tab. 10.7: Stadieneinteilung des Zervixkarzinoms (FIGO-Stadien)

gewebes sowie pelviner Lymphonodektomie (nach Wertheim-Meigs).

Im Stadium IIb ist die Radikaloperation nach Wertheim bei positivem paraaortalen Lymphknotenbefall nicht mehr sinnvoll, so daß eine Staging-Laparotomie erforderlich ist (bei positiven Lymphknoten Therapie wie Stadium III).

Im Stadium III Behandlung primär durch kombinierte Strahlentherapie. Chemotherapie im Rahmen kontrollierter Studien. Im Stadium IV Perkutanbestrahlung, palliative Maßnahmen.

Vorsorgediagnostik

Mittels Tastbefund, Spekulumuntersuchung, Zytologie und Kolposkopie (Lupenvergrößerung zur besseren Beurteilung der Portio) kann die Verdachtsdiagnose einer malignen Entartung gestellt werden. Verdächtig sind Leukoplakie, Kondylome, Erythroplakie, unregelmäßige Oberfläche und Erosionen. Abstriche von der Portio und aus dem Zervikalkanal werden zytologisch untersucht. Bei verdächtigen Befunden (Gruppe III) sollte der Abstrich mehrfach wiederholt werden. Bleibt der Verdacht auf ein beginnendes oder manifestes Karzinom kolposkopisch oder zytologisch bestehen, folgt die Gewebeentnahme und histologische Untersuchung. Hierzu wird eine Konisation (Entnahme eines Gewebezylinders aus der Portio) durchgeführt (siehe Abb. 10.15), außerdem erfolgt eine fraktionierte Abrasio (Ausschabung der Gebärmutter) zum Ausschluß eines Korpuskarzinoms.

Fraktionierte Abrasio. Zervix- und Korpusabradat mit getrennter histologischer Untersuchung.

Zytologie. Der Tupfer mit dem Zellmaterial wird auf einen Objektträger ausgerollt, mit Äther/Alkohol fixiert und nach Papanicolaou gefärbt.

Einteilung nach Papanicolaou
- Gruppe I: normale Zellen
- Gruppe II: entzündliche Veränderungen
- Gruppe III: Dysplasie möglich
- Gruppe IIID: leichte bis mittelschwere Dysplasie

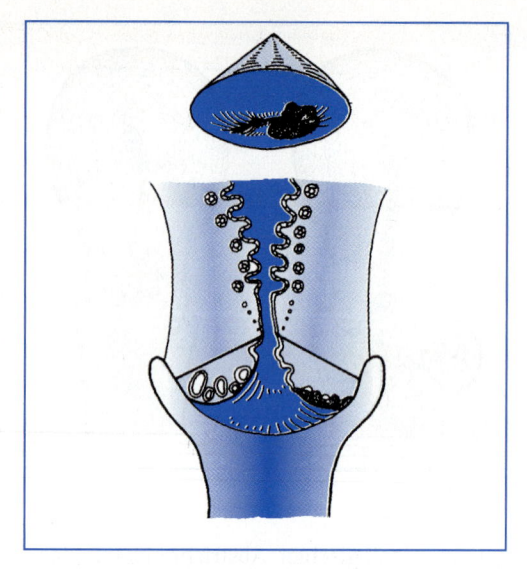

Abb. 10.15: Technik der Konisation (Schwarz/Retzke 1989)

- Gruppe IVa: schwere Dysplasie
- Gruppe IVb: V. a. Carcinoma in situ
- Gruppe V: invasives Karzinom

Bei wiederholten Abstrichen der Gruppe III und bei Abstrichen der Gruppe IV und V ist eine histologische Untersuchung nötig.

9.2.4 Uteruskarzinom

Das Endometrium- oder Korpuskarzinom gehört überwiegend zu den Adenokarzinomen, in sehr seltenen Fällen liegt ein Uterussarkom vor (mesenchymaler Ursprung). Die meisten Patientinnen sind über 55 Jahre. Die Erkrankung nimmt derzeit weltweit zu. Mit dem Auftreten des Tumors sind verschiedene Faktoren assoziiert, die auf eine ovarielle Dysbalance schließen lassen (späte Menopause, Infertilität, anovulatorische Zyklen). Prädisponierend wirken außerdem Adipositas, Diabetes und Hypertonie (metabolisches Syndrom). Pathogenetisch bedeutsam ist ein erhöhter Östrogenspiegel (vermehrte Östronproduktion im Fettgewebe, Östrogendauersubstitution). Ovulationshemmer erhöhen wahrscheinlich nicht das Erkrankungsrisiko.

Tab. 10.8: Stadieneinteilung des Korpuskarzinoms (FIGO-Stadien)

Stadium	Ausbreitung
0	Carcinoma in situ
I	Tumor auf Corpus uteri begrenzt
II	Infiltration der Zervix
III	Tumorausbreitung über den Uterus hinaus
IV	Infiltration von Harnblase, Rektum, Überschreitung des kleinen Beckens
Weitere Unterteilung nach dem histologischen Grading (gut, mäßig, schlecht differenziert)	

Der Tumor greift auf Zervix, Adnexe, Blase und Darm über. Die lymphogene Metastasierung erfolgt über die pelvinen und paraaortalen Lymphknoten, sekundär kommt es zum Befall der Ovarien und der Vagina. Von klinischer Relevanz ist das Vorhandensein von Östrogen- und Progesteronrezeptoren.

Als Präkanzerose gilt die adenomatöse Hyperplasie des Endometriums (Wucherungen mit Zellatypien).

Symptomatik. Zwischenblutungen, Schmierblutungen, Blutungen nach der Menopause, blutiger Fluor, verstärkte Menstruation. Dies ist besonders bei Frauen ab dem 40. Lj. verdächtig.

Diagnose. Fraktionierte Abrasio und histologische Untersuchung.

Therapie. Primär wird eine operative Behandlung angestrebt. Im Stadium I abdominelle Hysterektomie unter Mitnahme der Adnexe sowie einer Scheidenmanschette. Im Stadium II Radikaloperation nach Wertheim-Meigs. Im Stadium III ist eine individuelle Entscheidung zwischen chirurgischer Tumorbegrenzung und primärer Strahlentherapie zu treffen. Im Stadium IV perkutane Bestrahlung.

Zur Reduzierung der Rezidivrate sollte jedes invasive Karzinom postoperativ nachbestrahlt werden (Kontaktbestrahlung durch die Scheide).

Die Wirksamkeit einer adjuvanten Hormontherapie ist nicht bewiesen.

Prognose. Sie hängt ab vom Differenzierungsgrad und der Ausbreitung des Tumors.

Die 5-Jahres-Überlebensrate im Stadium I beträgt 75–90 %, im Stadium IV nur noch 5–10 %.

9.2.5 Tubenkarzinom

Tubenkarzinome sind extrem selten. Sie treten am häufigsten nach der Menopause auf. Histologisch handelt es sich um Adenokarzinome.

Symptomatik. Schmerzen, Ausfluß und Blutungen.

Diagnose. Einseitige schmerzhafte Resistenz im Unterbauch. DD: Adnexitis, Ovarialtumor.

Therapie. Entfernung der Tuben, der Ovarien und des Uterus. Perkutane Nachbestrahlung des kleinen Beckens.

9.2.6 Ovarialkarzinom

Bei Frauen unter 40 Jahren beträgt das Malignitätsrisiko bei der Diagnose eines Ovarialtumors ca. 5 %, bei Frauen über 60 Jahre 30 %. Die Häufigkeit steigt demnach nach der Menopause an (Folge des endokrinen Wandels). Die Feststellung eines Ovarialtumors durch Palpation oder Ultraschall zwingt zur eingehenden Diagnostik, da der Tumor bis zum Beweis des Gegenteils als maligne anzusehen ist. Höchstens 20–30 % der Tumoren sind jedoch letztendlich bösartig.

Histologie. Vorwiegend epitheliale Karzinome. Seröse oder muzinöse Kystadenokarzinome, Adenokarzinome, gemischte, undifferenzierte Karzinome, Brenner-Tumoren. Außerdem Granulosatumoren und Thekazelltumoren (endokrin aktiv), Androblastome, Dysgerminome (Keimzelltumor). Weiterhin Borderlinetumoren (low malignant potency).

Symptomatik. Uncharakteristisch. Sie hängt ab von der Größe des Tumors, seiner Lage und seiner Hormonaktivität. Typische Symptome sind Schmerzen und Druck im Unterleib, Zunahme des Leibesumfanges, Peritonealreizung bis zum Bild eines akuten Abdomens, Einengung der Blase, genitale Blutungen, Virilisierung, Kachexie, Aszites. Aszites kann als Folge eines malignen Prozesses auftreten, z.B. Peritonealkarzinose, aber auch bei Ovarialfibromen, sog. Meigs-Syndrom (Aszites, Pleuraerguß).

Diagnose. Palpation, Sonographie, Röntgen, CT, Laparoskopie. Bei Feststellung eines Tumors wird eine explorative Laparotomie nötig.

Therapie. Bei gutartigen Tumoren nach intraoperativer Schnellschnittuntersuchung Exstirpation des Tumors. Bei gesicherter Malignität abdominale Hysterektomie, beidseitige Adnexentfernung, Resektion des Omentum majus, Appendektomie, eventuell Lymphonodektomie. Ziel ist die komplette Tumorentfernung. Die postoperative Behandlung besteht in der Chemotherapie. Bei fortgeschrittenen Stadien Bestrahlung (Zieldosis 45 Gy).

Das Ovarialkarzinom hat insgesamt eine schlechte Prognose und eine hohe Rezidivrate (Überlebensrate nach 5 Jahren ca. 30 %).

> **Klinischer Fall**
>
> Bei einer 65jährigen Patientin wird folgender Befund erhoben: Abdomen aufgetrieben, Aszites, knollige Tumormassen im Abdomen und im Douglas-Raum. *Diagnose:* V. a. malignen Ovarialtumor

9.2.7 Mammakarzinom

Das Mammakarzinom ist der häufigste maligne Tumor der Frau (ca. 20 % aller Krebserkrankungen). Die Erkrankung manifestiert sich in den meisten Fällen zwischen dem 40. und 70. Lebensjahr. Nulliparae haben ein dreifach erhöhtes Risiko. Der wichtigste individuelle Risikofaktor ist die familiäre Disposition.

Die bevorzugte Lokalisation ist der obere äußere Quadrant der Brust. Die Metastasierung erfolgt in die axillären Lymphknoten und schon sehr früh hämatogen in Skelett, Leber, Lunge, Pleura und Ovar.

Histologie. Das Karzinom geht meistens von den Milchgängen aus (*duktale* Karzinome, 80 %). Die szirrhösen Karzinome (viel Bindegewebe) werden ebenfalls unter die duktalen Karzinome subklassifiziert. Der Morbus Paget ist durch metastatische Lokalisation in der Haut und Mamille gekennzeichnet. Die zweite größere Gruppe besteht in den *lobulären* Karzinomen (10 %), welche von den Drüsenläppchen ausgehen.

Das inflammatorische Karzinom ist eine fortgeschrittene Tumorerkrankung mit unterschiedlicher Histologie. Seltene Formen sind die *medullären* und *muzinösen* Karzinome. Präkanzerosen sind die Mastopathie mit Zellatypien sowie das Carcinoma lobulare in situ.

Das Komedokarzinom wächst nichtinvasiv intraduktal.

Die Tumoren besitzen z.T. Hormonrezeptoren.

Symptomatik. Derber unverschieblicher Knoten, Einziehung der Haut (Orangenhaut), Ulzerationen, Absonderungen aus der Mamille, einseitige Brustdeformität.

Diagnose. Palpation, Mammographie (Nachweis von Mikroverkalkungen), Galaktographie (Darstellung der Milchgänge), Sonographie (zur Unterscheidung Zyste oder solider Knoten), Aspirationszytologie (in Ausnahmefällen, z.B. Op-Ablehnung). Die endgültige Diagnose erbringt die histologische Untersuchung des Tumors. Bei erwiesenem Karzinom Metastasensuche (Skelettszintigraphie, Röntgen des Thorax, Oberbauchsonographie, Abdomen-CT). Zur Stadieneinteilung siehe Tabelle 10.9.

Tab. 10.9: Tumorstadien des Mammakarzinoms

Stadium	Tumorgröße
Tis	Carcinoma in situ
T1a	< 0,5 cm
T1b	0,5 cm bis 1 cm
T1c	maximal 2 cm
T2	maximal 5 cm
T3	größer als 5 cm
T4	Infiltration der Brustwand oder Haut

> **Merke!**
> Die Dignität eines Knotens in der Brust kann nur histologisch beurteilt werden.

Therapie. Standard ist die operative Therapie. Bemerkenswert ist die immer weiter abnehmende Radikalität in der Mammachirurgie. Die radikale Mastektomie ist bereits seit längerem zugunsten der modifizierten radikalen Mastektomie *unter Erhaltung* der Pektoralismuskulatur, aber mit zusätzlicher axillärer Lymphknotendissektion verlassen worden. Die brusterhaltende Operation, also Entfernung des Tumors mit Sicherheitsabstand (sog. *wide excision* oder Lumpektomie), bietet die gleiche onkologische Sicherheit und kann als ebenbürtige Alternativmethode angesehen werden. *Obligat* ist hier allerdings eine *postoperative Nachbestrahlung* (Zieldosis 45–50 Gy). Kontraindikation ist das multizentrisch auftretende Mammakarzinom. Die Lymphknotenentfernung (regionäre Lymphknoten entlang der V. axillaris) umfaßt die Level I (untere Axilla) und II (mittlere Axilla). Bei Befall von Level II zusätzlich auch Level III (obere Axilla). Der Lymphknotenstatus ist prognostisch relevant. Eine adjuvante Therapie zur Rezidivprophylaxe wird gegenwärtig bei den meisten Patientinnen empfohlen. Prämenopausale nodalpositive oder nodalnegative High-Risk-Patientinnen werden zytostatisch behandelt. Bei postmenopausalen Frauen wird bei positivem Rezeptorstatus eine endokrine Therapie bevorzugt (Tamoxifen, Formestan). Das metastasierende Mammakarzinom wird palliativ chemotherapiert. Im Stadium T1N0 beträgt die 5-Jahres-Überlebenszeit über 80 %. Sie sinkt auf unter 40 % bei metastasierendem Mammakarzinom.

9.3 Medizinische und psychosoziale Nachsorge

Medizinische Nachsorge

Nach der stationären Therapie eines Karzinoms sollten regelmäßige Kontrollen des Gesundheitszustandes der Patientin durchgeführt werden. Besonders im 1. Jahr sollte engmaschig kontrolliert werden (alle 2–3 Monate), in den folgenden Jahren in größeren Abständen. Der Sinn liegt in der frühzeitigen Erkennung eines Rezidivs oder von Komplikationen der Erkrankung bzw. der Therapie. In Frage kommen lokale Rezidive, das Auftreten von Metastasen, direkte Therapiewirkungen (Strahlenulkus, Blasenfistel).

Als *Rezidiv* bezeichnet man das Wiederauftreten des Karzinoms nach einem mindestens sechsmonatigen krebsfreien Intervall. Die Nachsorge umfaßt die gynäkologische Untersuchung, Gewichtsbestimmung, BSG, Blutbild sowie die Bestimmung der Tumormarker zur Verlaufskontrolle. Ergänzend können Röntgenkontrollen und urologische Diagnostik erfolgen.

Die wichtigsten *Tumormarker* sind:
- Mamma-Ca.: CEA, *CA 15-3*
- Uterus (Plattenepithel): SCC
- Uterus (Adeno-Ca.): CEA, CA 125
- Uterus (Chorion): HCG
- Ovarial-Ca. (Epitheltumor): *SCC*, CEA, CA 125, TPA
- Ovarial-Ca. (Keimzelltumor): AFP, *HCG*

(Bei mehreren Angaben ist der Marker der ersten Wahl hervorgehoben)

Psychische Betreuung

Die Patientin muß behutsam mit den Folgen ihrer Erkrankung vertraut gemacht werden: Leistungsminderung, Verlust der ovariellen Funktion, kosmetische Probleme, Störungen des Sexuallebens, inkurabler Verlauf und Lebensbedrohung. Nach Möglichkeit sollte eine weitestgehende Rehabilitation erfolgen.

9.4
Vorsorge und Früherkennung

Die Vorsorgeuntersuchungen dienen der Erkennung von Dysplasien und Präkanzerosen sowie Krebsfrühstadien. Die Heilungschancen sind bei frühzeitiger Erkennung deutlich besser. Zur Vorsorge gehören:
- Anamnese: Frage nach Krankheitssymptomen, Blutungsstörungen (Ovarial-, Korpuskarzinom)
- gynäkologische Untersuchung: Inspektion des äußeren Genitales und der Vagina (Vulva-, Vaginalkarzinom)
- Exfoliativzytologie: Abstrich von Portio und Zervikalkanal (Zervixkarzinom und Korpuskarzinom)
- Mammographie: Weichstrahlaufnahme in 2 Ebenen (Mammakarzinom)

Alle Frauen ab dem 20. Lebensjahr haben Anspruch auf eine jährliche Vorsorgeuntersuchung.

10 Lage und Haltungsveränderungen der Organe des kleinen Beckens und deren Folgen

10.1 Descensus und Prolaps uteri

Die Organe des kleinen Beckens sind durch Bindegewebe in ihrer Lage relativ fest verankert. Eine Verschiebung der Organe nach kaudal wird zusätzlich durch die muskulären und bindegewebigen Anteile des Beckenbodens verhindert. Läßt diese Haltefunktion nach, kommt es zum Absinken der Vagina (*Descensus vaginae*) und nachfolgend auch des Uterus (*Descensus uteri*). Bei progredienter Senkung im Verlauf eines Descensus vaginae et uteri kann ein Umstülpen des Vaginalrohres resultieren, so daß die Portio uteri von außen sichtbar wird. Man bezeichnet dies dann als *Prolaps uteri*. Da der Uterus Verbindung zur Blase und Rektum aufweist, folgen diese beiden Organe der Abwärtsbewegung und stülpen sich an der Vorder- bzw. Hinterwand der Scheide ebenfalls nach außen, so daß eine Zysto- bzw. Rektozele entsteht.

Symptomatik. Uncharakteristische Schmerzen im Rücken und Unterleib, Harninkontinenz oder Überlaufblase, erschwerte Darmentleerung und häufige Zystitiden.

Ursachen. Übergewicht, Bindegewebsschwäche, Lageanomalien des Uterus, Geburten, schwere körperliche Arbeit.

Therapie. Bei leichten Senkungsbeschwerden konservativ durch Beckenbodengymnastik. Bei stärkerem Deszensus, insbesondere bei Inkontinenzproblemen, ist das Mittel der Wahl die operative vaginale (vordere und hintere Scheidenplastik) oder abdominale (Operation nach Burch) Rekonstruktion des Beckenbodens, in der Regel mit gleichzeitiger Hysterektomie.

10.2 Harnkontinenz und deren Störungen

Siehe auch Urologie, Kapitel 12.4.

Bei den funktionellen Störungen der Kontinenz unterscheidet man die Streß- oder Belastungsinkontinenz und die Urge- oder Dranginkontinenz.

Streßinkontinenz

Es kommt zum unwillkürlichen Harnabgang in bestimmten Situationen, vor allem beim Husten, Niesen oder Lachen (Streßinkontinenz I. Grades). Ursache ist ein insuffizienter Urethraverschluß durch Änderung des vesikourethralen Winkels, der einem erhöhten intraabdominellen Druck nicht gewachsen ist. In schlimmeren Fällen reichen schon bestimmte Bewegungen aus, z.B. Treppensteigen (Streßinkontinenz II. Grades), oder es kommt bereits im Stehen zum Harnabgang (Streßinkontinenz III. Grades). Wichtigste Ursache ist der oben beschriebene Descensus uteri. Die Diagnose ergibt sich aus der typischen Anamnese: Harnabgang nach Belastung ohne Harndrang. Die Therapie besteht in Gymnastik, eventuell ist eine Operation erforderlich (siehe oben).

Urgeinkontinenz

Bei der Dranginkontinenz handelt es sich nicht um eine Verschlußschwäche, sondern um eine verstärkte Aktivität des M. detrusor. Charakteristisch ist der imperative Harndrang, dem nach kurzer Zeit der unwillkürliche Harnabgang folgt. Häufig finden sich als Ursache Infektionen der Blase und der Harnleiter (außerdem Steine oder Tumoren). Mittels einer urodynamischen Untersuchung (Zystometrie) kann die Diagnose gestellt werden: Hierzu wird die

Blase langsam mit Flüssigkeit gefüllt und der Blaseninnendruck gemessen. Bei der Urge-Inkontinenz sind frühzeitige Detrusorkontraktionen bei allgemein hypertonen Innendrücken typisch. Die Behandlung erfolgt soweit wie möglich kausal, z.B. durch die Behandlung von Infektionen. Findet sich keine faßbare Ursache, bleibt die medikamentöse Beeinflussung der Blasentätigkeit mit Spasmolytika, Relaxantien und Anticholinergika.

Reflexinkontinenz

Eine weitere Inkontinenzform ist die Reflexinkontinenz, bei der die Kontrolle über die Blasenfunktion infolge von spinalen Läsionen aufgehoben ist. Es kommt zur reflektorischen Entleerung (bei Querschnittslähmung).

Klinischer Fall

Eine Patientin stellt sich wegen Harninkontinenz vor. Bei der urodynamischen Untersuchung zeigt sich folgendes: Bei Husten und Pressen steigt der Blasendruck über den Harnröhrendruck an und es kommt zum Harnabgang. Es treten keine Detrusorkontraktionen auf.
Diagnose: Streßinkontinenz

11 Akute Notfallsituationen

11.1 Blutungen

Die uterine Blutung

Sie ist ein häufiges Symptom gynäkologischer Erkrankungen. Die Ursachen sind äußerst vielfältig. Stärke und Dauer der Blutungen sind unterschiedlich.

Differentialdiagnosen.
- in der Geschlechtsreife: Zervixektopie, Zervixkarzinom, Uterusmyom, glandulärzystische Hyperplasie, Adenomyosis uteri, Leiomyosarkom, dysfunktionelle Blutungen, Tragen eines Intrauterinpessars
- in der Postmenopause: Korpuskarzinom, Tubenkarzinom, Zervixkarzinom, Ovarialtumor
- während der Gravidität: Zervixpolypen, Deziduapolypen, Abortblutung, Extrauteringravidität, Blasenmole, Chorionepitheliom, Zervixinsuffizienz, Genitaltumoren, Placenta praevia, Abruptio placentae, Insertio velamentosa
- in der Nachgeburtsperiode: Uterusatonie, Geburtsverletzung, Plazentareste, Hyperfibrinolyse, Verbrauchskoagulopathie, Verlustkoagulopathie

Klinischer Fall

Eine Schwangere in der 37. SSW kommt in die Klinik. Symptomatik: schmerzlose uterine Blutung seit mehreren Stunden. Der Kopf des Fetus steht hoch über dem Beckeneingang. Verdachtsdiagnose, weiteres Vorgehen?
Diagnose: Verdacht auf Placenta praevia. Sicherung der Diagnose durch Ultraschall, eventuell Sectio

Die vaginale Blutung

Blutungen, die tatsächlich von der Vagina ausgehen, sind wesentlich seltener als Blutungen uterinen Ursprungs.

Differentialdiagnosen. Vaginalkarzinom, Vaginalmetastase, Geburtsverletzungen, Kohabitationsverletzungen, Blutungen aus der Urethra.

Die intraabdominale Blutung

Innere Blutungen treten meist unter dem Bild eines akutes Abdomens auf. Die häufigsten Ursachen in der Gynäkologie sind Extrauteringravidität, Tubenabort, Tubarruptur, Uterusruptur, rupturierter Ovarialtumor und postoperative Blutung.

11.2 Akute Schmerzzustände (akutes Abdomen)

Unter einem akuten Abdomen versteht man ein akutes Krankheitsbild mit Bauchschmerz, peritonealer Reizung, Störung der Darmmotorik (Ileus) und der Nierenfunktion, Schock und eventuell Fieber (siehe auch Chirurgie, Kap. 24.1).

Gynäkologische Ursachen. Intraabdominale Blutungen, Stieldrehung eines Ovarialtumors oder eines Myoms, infizierte Extrauteringravidität, Salpingitis, krimineller Abort, zerfallenes Karzinom, akute Adnexitis.

Andere Ursachen. Pankreatitis, Magenperforation, Appendizitis u.a.

11.3
Toxisches Schocksyndrom

Dieses Krankheitsbild tritt während der Menstruation auf. Ursache ist eine Infektion mit toxinbildenden Staphylokokkenstämmen. Diese reichern sich vorzugsweise in hoch saugfähigen Tampons an (in Deutschland nicht im Handel). In den USA sind Fälle mit Todesfolge beschrieben.

Symptomatik. Während der Menstruation auftretendes hohes Fieber, Exanthem, septischer Schock, Nierenversagen.

Diagnose. Nachweis von Toxin-1-bildendem Staphylococcus aureus.

Therapie. Gegen Staphylokokken empfindliche Antibiotika.

11.4
Ovarielles Überstimulationssyndrom

Diese Erkrankung tritt als Komplikation bei der Therapie der weiblichen Infertilität auf. Zur Stimulierung der Ovulation bei Patientinnen mit anovulatorischem Zyklus wird eine Behandlung mit Clomifen oder Gonadotropinen begonnen. Bei einem Teil der so behandelten Frauen resultiert eine Überstimulation der Ovarien. Dies hat die Ausbildung großer Ovarialzysten mit abdominaler Reizung zur Folge. Die Diagnose erfolgt mittels Ultraschall.

Pädiatrie

Thomas Kia

Inhalt

1	**Wachstum, Entwicklung, Reife**	1083
1.1	Körperliche Entwicklung	1083
1.2	Intellektuelle und emotionale Entwicklung	1087
1.3	Physiologie der Perinatalzeit	1090
1.4	Blutbildung und Immunsystem	1092
1.5	Herz-Kreislauf-System	1092
1.6	Atmungsorgane	1092
1.7	Wasserhaushalt	1093
1.8	Blase und Mastdarm	1093
2	**Wachstumsstörungen**	1095
2.1	Minderwuchs	1095
2.2	Hochwuchs	1098
2.3	Untergewicht	1099
2.4	Übergewicht	1101
3	**Vorgeburtliche Schädigungen**	1102
3.1	Embryopathien und Fetopathien durch exogene Noxen	1102
3.2	Plazentainsuffizienz	1105
3.3	Pränatale Diagnostik	1105
4	**Geburtsabhängige Besonderheiten und spezielle Erkrankungen des Neu- und Frühgeborenen**	1106
4.1	Definition	1106
4.2	Frühgeborenes	1106
4.3	Akut bedrohliche Mißbildungen in der Neugeborenenperiode	1109
4.4	Geburtstraumatische Schäden	1112
4.5	Sauerstoffmangel	1113
4.6	Morbus haemorrhagicus neonatorum	1115
4.7	Morbus haemolyticus neonatorum und Hyperbilirubinämie	1116
4.8	Infektionen in der Neugeborenenperiode	1118
5	**Ernährung**	1120
5.1	Empfohlene Nährstoffzufuhr	1120
5.2	Ernährung im ersten Lebensjahr	1120

6	**Stoffwechsel**	1123
6.1	Stoffwechselanomalien	1123
6.2	Störungen des Wasser-, Elektrolyt- und Säure-Basen-Haushaltes	1128
6.3	Hypo- und Hypervitaminosen	1130
7	**Erkrankungen endokriner Drüsen**	1132
7.1	Wirkungen	1132
7.2	Untersuchungsmethoden	1132
7.3	Hypophyse und Hypothalamus	1132
7.4	Schilddrüse	1134
7.5	Parathyreoidea	1136
7.6	Nebennierenrinde (NNR)	1137
7.7	Nebennierenmark	1138
7.8	Gonaden	1139
8	**Infektionskrankheiten**	1142
8.1	Epidemiologie und Prophylaxe	1142
8.2	Viruskrankheiten	1143
8.3	Bakterielle Infektionskrankheiten	1151
8.4	Sonstige Infektionskrankheiten	1154
9	**Immunologie, Immunpathologie, Immundefekte, Autoimmunerkrankungen, allergische und rheumatische Erkrankungen**	1155
9.1	Immundefekte	1155
9.2	Allergische Reaktionen, allergische Erkrankungen	1158
9.3	Rheumatische Erkrankungen	1161
10	**Erkrankungen des Blutes und der blutbildenden Organe; bösartige Tumoren**	1165
10.1	Erkrankungen des roten Systems	1165
10.2	Erkrankungen des weißen Systems	1167
10.3	Erkrankungen des lymphatischen und Monozyten-/Makrophagen-Systems	1167
10.4	Störung der Hämostase	1169
10.5	Bösartige Tumoren	1170
11	**Herz- und Kreislauferkrankungen**	1173
11.1	Methoden kardiologischer Diagnostik	1173
11.2	Angeborene Herz- und Gefäßerkrankungen	1176
11.3	Erworbene Herz- und Gefäßerkrankungen	1177
11.4	Herz- und Kreislaufinsuffizienz	1177
11.5	Funktionelle Herz- und Kreislaufbefunde	1177
11.6	Pathologische Herzrhythmusstörungen	1178
11.7	Kardiale Notfälle	1179
12	**Erkrankungen der Atmungsorgane**	1180
12.1	Differentialdiagnostische Symptomatologie	1180
12.2	Angeborene Fehlbildungen	1182

12.3	Erkrankungen von Ohren, Nase und Rachen	1182
12.4	Erkrankungen von Kehlkopf, Trachea und Bronchien	1185
12.5	Erkrankungen der Lunge und Pleura	1190

13 Erkrankungen des Verdauungstraktes — 1193

13.1	Passagehindernisse des Magen-Darm-Kanals	1193
13.2	Entzündungen des Magen-Darm-Kanals	1196
13.3	Verletzungen des Magen-Darm-Kanals	1197
13.4	Malabsorption, Maldigestion	1197
13.5	Psychosomatische und funktionelle Beschwerden	1198
13.6	Leber, Gallenwege, Pankreas	1198
13.7	Darmparasiten	1200

14 Erkrankungen der Nieren, der ableitenden Harnwege und der äußeren Geschlechtsorgane — 1201

14.1	Glomeruläre Nephropathien	1201
14.2	Hereditäre Nephropathien	1202
14.3	Harnwegserkrankungen	1202
14.4	Niereninsuffizienz	1203
14.5	Fehlbildungen und Erkrankungen des äußeren Genitales	1204

15 Knochen und Gelenke — 1206

15.1	Allgemeine Skelettentwicklung	1206
15.2	Anlagebedingte Systemerkrankungen des Skeletts	1206
15.3	Fehlbildungen	1206
15.4	Angeborene Hüftgelenksdysplasie und Luxation	1208
15.5	Sonstige Anomalien des Bewegungsapparates	1208
15.6	Entzündliche Erkrankungen	1208
15.7	Aseptische Knochennekrosen	1210
15.8	Benigne und maligne Knochentumoren	1210

16 Pädiatrisch wichtige Hauterkrankungen — 1211

16.1	Hereditäre und konnatale Hauterkrankungen	1211
16.2	Seborrhoische Dermatitis	1212
16.3	Atopische Dermatitis (Neurodermitis)	1212
16.4	Infektiöse Hauterkrankungen	1213
16.5	Sonstige Hauterkrankungen	1213

17 Erkrankungen des Nervensystems — 1215

17.1	Normale Entwicklung	1215
17.2	Neurologische Untersuchungsverfahren	1215
17.3	Abnorme Untersuchungsbefunde der Motorik	1215
17.4	Zerebrale Anfälle und zerebrales Anfallsleiden (Epilepsie)	1215
17.5	Geistige Behinderung	1218
17.6	Fehlbildungen	1218
17.7	Neurokutane Syndrome (Phakomatosen)	1218
17.8	Heredodegenerative Systemerkrankungen	1218
17.9	Traumatische Schäden des Nervensystems	1219
17.10	Entzündliche Erkrankungen des Nervensystems	1219
17.11	Vaskuläre Erkrankungen des Gehirns	1220

17.12 Erkrankungen der Muskulatur 1220
17.13 Tumoren des Nervensystems 1221

18 Sozialpädiatrie 1224
18.1 Mortalität und Morbidität im Kindesalter 1224
18.2 Prävention 1224
18.3 Das behinderte Kind 1225
18.4 Betreuung des sozial benachteiligten Kindes 1225

19 Kinder- und Jugendpsychiatrie 1227

20 Unfälle und akzidentielle Vergiftungen im Kindesalter . . 1228
20.1 Unfälle im Säuglingsalter 1228
20.2 Unfälle im Kleinkindalter 1228
20.3 Unfälle im Schulalter 1228
20.4 Arzneimittelreaktionen bei Neugeborenen und Säuglingen . 1228
20.5 Kindersterblichkeit 1228
20.6 Sofortmaßnahmen und Grundlagen der Therapie
     akzidentieller Vergiftungen 1229

1 Wachstum, Entwicklung, Reife

1.1 Körperliche Entwicklung

Unter körperlicher Entwicklung versteht man die Entwicklung der Motorik, Wahrnehmung, Sprache und des Sozialverhaltens. Seit 1971 haben Kinder zur Beurteilung des Wachstums und der Entwicklung (bzw. zur Früherkennung von Krankheiten und Entwicklungsstörungen) einen gesetzlichen Anspruch auf Vorsorgeuntersuchungen (U1–U9), die in folgenden zeitlichen Abständen stattfinden:

U1	Neugeborenen-Erstuntersuchung	0. Wo.
U2	3.–10. Lebenstag	1. Wo.
U3	4.–6. Lebenswoche	2. Mo.
U4	3.–4. Lebensmonat	4. Mo.
U5	6.–7. Lebensmonat	½ Jahr
U6	10.–12. Lebensmonat	1 Jahr
U7	21.–24. Lebensmonat	2 Jahr
U8	43.–48. Lebensmonat	4 Jahr
U9	60.–64. Lebensmonat	5 Jahr

Wachstum

Das Wachstum eines Individuums wird in die Parameter Längenwachstum, Zunahme des Kopfumfangs und Gewichtszunahme unterteilt, die nicht linear verlaufen. Daher muß die Länge, das Gewicht und der Kopfumfang grundsätzlich mit altersspezifischen Perzentilen im Somatogramm (Wachstumskurvennormogramme) verglichen werden (siehe Abb. 11.1 und Tabelle 11.1). Dabei entspricht die 50er-Perzentile dem Mittelwert, die 10er- bzw. 90er-Perzentile begrenzen nach unten bzw. oben die normale Streubreite (einfache Standardabweichung; Normvarianten). Eine starke Wachstumsphase beginnt vom 5. Schwangerschaftsmonat an, die sich in den folgenden 3–4 Jahren merklich verzögert; zwischen 6 und 8 Jahren und während der Pubertät wachsen die Kinder wieder schneller.

> **Merke!**
>
> Die Normalmaße (50er-Perzentile) bei Geburt sind: Gewicht: 3,3 kg, Länge: 50 cm, Kopfumfang: 35 (±2) cm.

Zu beachten ist, daß ein verzögertes intrauterines Wachstum (z.B. infolge von Rauchen oder Alkoholabusus während der Schwangerschaft) in den ersten beiden Lebensjahren aufgeholt werden kann. Die Kinder entwickeln sich danach entlang ihrer eigenen Perzentile.

(Stato-)motorische Entwicklung

Haltung, Spontanbewegungen und Reflexmotorik sind dadurch geprägt, daß die Motorik zunächst noch nahezu ausschließlich unter der

Alter	(Geburts-)Gewicht	(Geburts-)Länge	Kopfumfang (cm)
4.–5. Monat (U4)	verdoppelt		40
12. Monat (U6)	verdreifacht	um die Hälfte zugenommen	47
30. Monat	vervierfacht		
4. Jahr		verdoppelt	51
6. Jahr	versechsfacht		
12. Jahr	verzwölffacht	verdreifacht	54

Tab. 11.1: Altersabhängige Zunahme von Gewicht, Länge und Kopfumfang

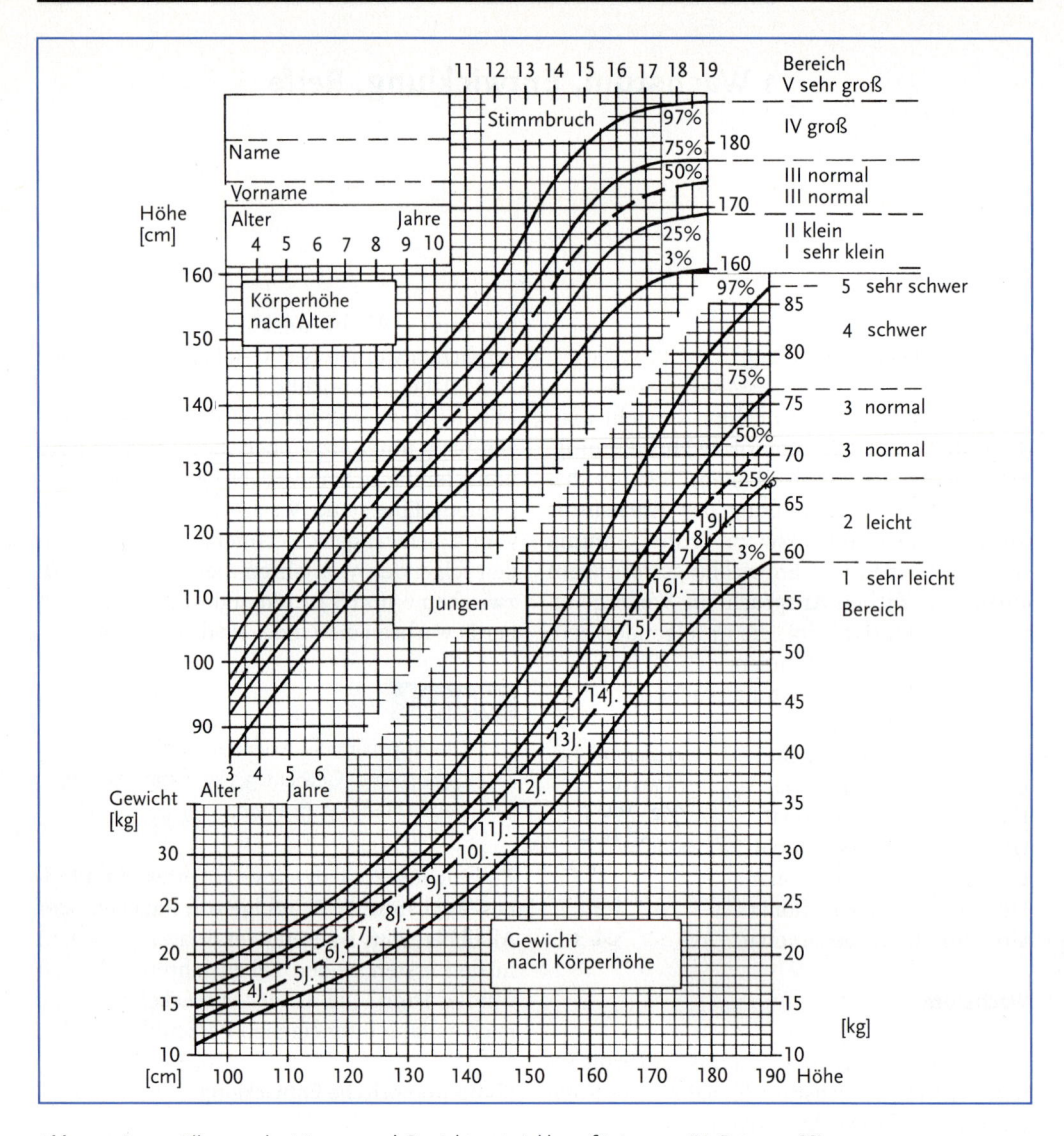

Abb. 11.1: Perzentilkurven der Längen- und Gewichtsentwicklung für Jungen (H. Patzer 1988)

Kontrolle und Steuerung motorischer Zentren im Stammhirn (besonders Pallidum) steht und daß es erst allmählich durch zunehmende Reifung der kortikospinalen Bahnen zur Übernahme dieser Funktion durch übergeordnete Zentren in der Hirnrinde kommt. Daher ähnelt die Haltung zunächst noch weitgehend der intrauterinen Haltung und ist durch den überwiegenden *Beugetonus der Extremitäten* gekennzeichnet. Die Spontanbewegungen haben den Charakter von *Strampelbewegungen*. Erst allmählich kristallisieren sich aus diesem „Bewegungschaos" gezielte Einzelbewegungen heraus. Die reflektorischen angeborenen Bewegungen werden durch erlernte willkürliche Bewegungen zunehmend abgelöst. Die Überprüfung der Statomotorik ist bei der Entwicklungsdiagnostik von Bedeutung. Die wichtigsten Etappen der motorischen Entwicklung sind in Tabelle 11.2 aufgeführt. Tabelle 11.3 faßt die wichtigsten Reflexe und Reaktionen im 1. Lj. zusammen.

Tab. 11.2: Motorische Entwicklung

Alter	motorische Entwicklung
U1	BL: gebeugte Extremitäten, Kopf kann kurz angehoben werden RL: keine Kopfkontrolle Sehen: fixiert Licht oder Gesicht; bei Drehung des Körpers „Puppenaugenbewegung"
U3	BL: der Kopf wird mindestens 3 s angehoben RL: asymmetisch-tonischer Nackenreflex (ATNR) Sehen: folgt bewegten Gegenständen von Seite bis Mittellinie (90°)
U4	BL: sicheres Kopfheben in Bauchlage; der Säugling beginnt zu sitzen und stützt sich dabei mit Armen ab; dreht sich in RL RL: beim Hochziehen des Kindes kann der Kopf aktiv gehalten werden (Landau-Reflex) Sehen: folgt bewegten Gegenständen von einer Seite zur anderen (180°)
U5	BL: sichere Kopfkontrolle bei jedem Lage- und Haltungsreflex, Säugling beginnt zu sitzen und stützt sich dabei mit Armen ab; dreht sich in RL RL: Kopf wird von der Unterlage gehoben Sehen: fixiert Gegenstände und kann sie greifen
U6	Sitzen: sitzt frei und kann sich allein aus der BL aufsetzen Stehen: mit Unterstützung, läuft noch nicht frei Krabbeln: kann krabbeln
U7	Laufen: kann frei laufen (rennen) und Treppen steigen (2 Füße/Stufe) Feinmotorik: ißt mit Löffel, trinkt aus Becher

BL Bauchlage, RL Rückenlage

Tab. 11.3: Wichtige Reflexe und Reaktionen im 1. Lebensjahr

Reflexe/ Reaktionen	Reiz	Alter
Fluchtreaktion	Beugung der Extremitäten bei schmerzhaften Reizen	ab der 10. Woche
Schreitreaktion	Schreitbewegungen bei Kontakt der Füße mit der Unterlage	bis zum 1. Monat
Rooting-Reflex (Suchreflex)	Bestreichen der Wange führt zum Verziehen des Mundes und zur Kopfbewegung Richtung Reiz	bis zum 3. Monat
Saugreflex	Berührung der Lippen führt zum Spitzen des Mundes (Mundphänomen) u. zu Saugbewegungen	bis zum 3. Monat
Schluckreflex	beim Füttern	bis zum 3. Monat
Greifreflex	palmares Greifen bei Berührung der Hand- bzw. Fußinnenflächen	bis zum 2. Monat
Moro-Umklammerungsreflex	ruckartige Änderung der Kopfposition führt zum Abspreizen der Arme und Öffnen der Hände (Phase 1), s. Abb. 11.2; anschließend werden die Arme über die Brust zusammengeführt (Phase 2)	bis zum 3.–6. Monat
asymmetrisch-tonischer Nackenreflex (ATNR)	Streckung des gesichtsseitigen Armes und Beines bei Kopfwendung zur Seite	bis zum 6. Monat
symmetrisch-tonischer Nackenreflex (STNR)	Flexion des Kopfes nach ventral führt zur Armbeugung und Beinstreckung, Flexion nach dorsal umgekehrt	bis zum 6. Monat
Landau-Reflex	Beim Anheben des Kindes in BL kommt es zur Streckung von Kopf und Rücken, s. Abb. 11.2	ab dem 5. Monat
Babinski-Reflex	Dorsalflexion der Großzehe nach Bestreichen der lateralen Fußsohle (positiv)	bis zum 1. Lebensjahr

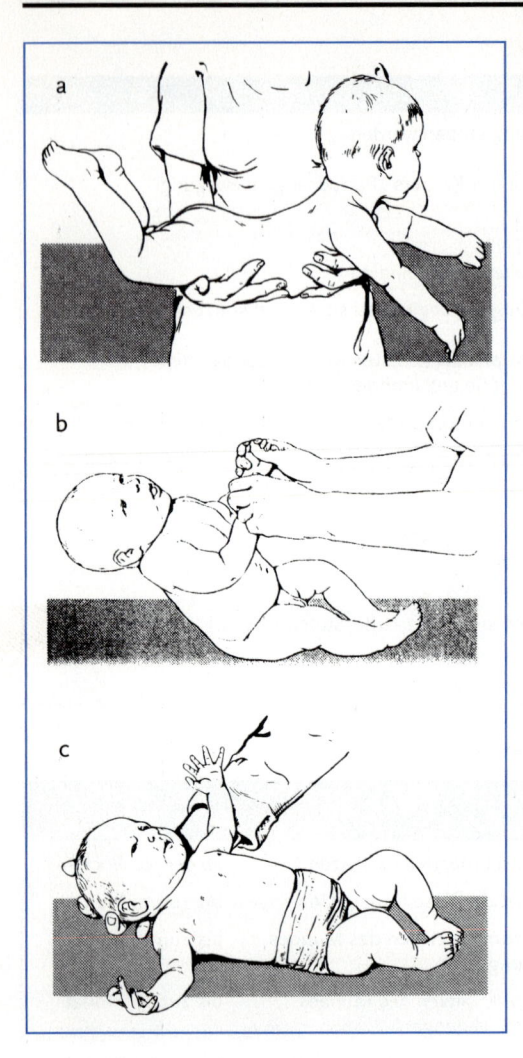

Abb. 11.2: Reflexe beim Säugling (H. Patzer 1988)
a Landau-Reflex; **b** Der Kopf wird durch das Hochziehen aus der Rückenlage mit angehoben (ab 4 Monaten); **c** Mororeflex

Klinischer Fall

Bei der 3. Vorsorgeuntersuchung (U3) klagt die Mutter eines 6 Wochen alten, vollgestillten Säuglings darüber, daß das Baby seit Entlassung aus dem Krankenhaus 3- bis 4mal täglich Stuhl absetzt. Geburtsgewicht 3500 g, jetziges Gewicht 4300 g.
Indizierte Maßnahme: Beruhigung der Mutter

Skelettentwicklung

Neben der Beurteilung des Wachstums und der statomotorischen Entwicklung spielt zur genauen Altersbestimmung die Skelettentwicklung eine wichtige Rolle. Anhand der Anzahl, Form und Größe der Knochenkerne sowie dem Abstand zwischen Epiphysenkern und provisorischer Verkalkungszone kann das Skelettalter bestimmt werden. Dazu wird vom 3. Lebensmonat an eine Röntgenaufnahme der linken Hand angefertigt und mit Normalserien in Röntgenatlanten zur Skelettalterbestimmung verglichen (siehe Abb. 11.3). Das so ermittelte durchschnittliche Skelettalter wird zum chronologischen Alter (= Lebensalter in Kalenderjahren) in Beziehung gesetzt und dann mit dem Begriff „Knochenalter" bezeichnet.

Merke !

Bei Mädchen ossifizieren die Knochenkerne früher als bei Jungen; der Unterschied wird mit zunehmenden Alter größer.

Zahnentwicklung

Bei der Zahnentwicklung unterscheidet man zwei Dentitionen.

1. Dentition. Ab dem *6. Lebensmonat* brechen die 20 Milchzähne (bis zum Alter von 2 1/2 Jahren) in folgender Reihenfolge durch:
1. 2 untere zentrale Schneidezähne
2. 4 obere Schneidezähne
3. 2 untere laterale Schneidezähne
4. 4 Eckzähne
5. 8 hintere Backenzähne

2. Dentition. Mit dem Erscheinen des sogenannten *6-Jahres-Molaren* beginnt der Durchbruch der 32 bleibenden Zähne (siehe Abb. 11.4).

Pubertät

Die Pubertät beginnt mit dem Auftreten der ersten sekundären Geschlechtsmerkmale und

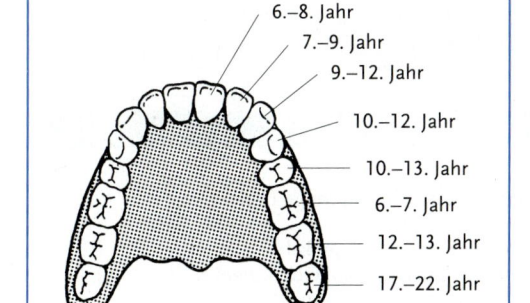

Abb. 11.3: Entwicklung eines Handwurzelskeletts (H. Patzer 1988)

Abb. 11.4: Altersabhängiger Zahndurchbruch in der 2. Dentition

> **Merke!**
>
> Das erste Pubertätszeichen bei Jungen ist die Hodenvergrößerung, bei Mädchen die Brustdrüsenvergrößerung. Das Maximum des Pubertätswachstumsschubs erfolgt bei Jungen mit 14 Jahren, bei Mädchen mit 12 Jahren.

endet mit der Geschlechtsreife. Abbildung 11.5 zeigt den zeitlichen Ablauf der Veränderungen während der Pubertät. Die *Pubertätsentwicklung* verläuft physiologischerweise in bestimmten Stadien, die nach Tanner und Whitehouse eingeteilt sind (siehe Tabelle 11.4). Das Auftreten der Pubertätszeichen weist jedoch eine außerordentlich große Streubreite auf (2 Jahre).

1.2 Intellektuelle und emotionale Entwicklung

Psychische Entwicklung im Säuglingsalter

Kennzeichen einer altersgerechten Entwicklung kognitiver Funktionen sind:
- 1. Lebensmonat: Befähigung zum Hinsehen und Hinhören
- 2. Lebensmonat: erstes Lächeln
- 3. Lebensmonat: Zuwendung zu Licht- und Schallquellen
- in den folgenden Monaten zunehmende Beobachtung und Fixierung der Umgebung
- in den letzten Monaten des ersten Lebensjahres Greifen nach Gegenständen bzw. deren Gebrauch (siehe Tabelle 11.2)

Abb. 11.5: Die zeitliche Entwicklung der wichtigsten Pubertätsmerkmale nach Blunck (P. Amendt 1988)

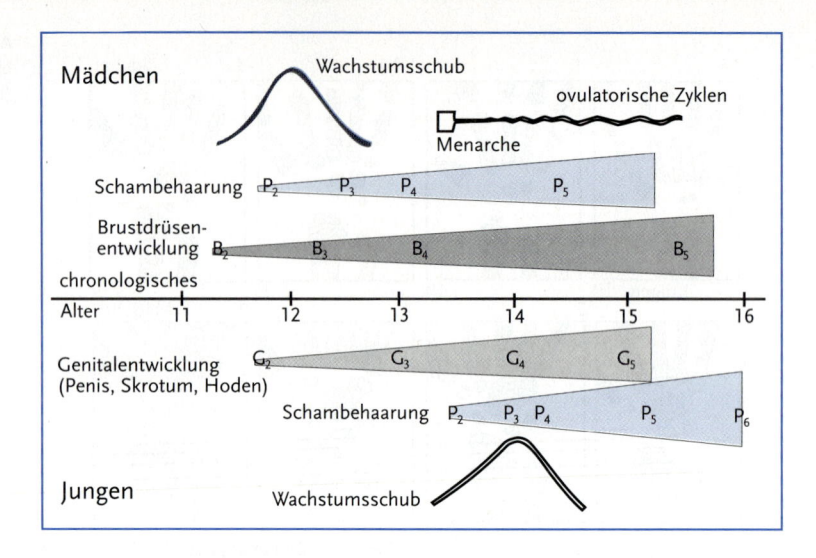

Tab. 11.4: Pubertätsstadien (nach Tanner und Whitehouse)

Brustentwicklung bei Mädchen (= Thelarche)	
B1	präpuberal: kindliche Verhältnisse, Erhebung der Brustwarze
B2	Brustdrüse und Areoladurchmeser vergrößert, Warzenhofvorwölbung (Knospenbrust)
B3	Brust und Areola weiter vergrößert und stärker angehoben
B4	Areola und Warze bilden gegenüber der Brust eine zweite Erhebung
B5	voll entwickelte Brust
Schambehaarung (= Pubarche)	
P1	fehlende Behaarung
P2	leicht gekräuselte, leicht pigmentierte Haare an der Basis des Penis (der gr. Labien)
P3	dunklere, dichtere, gekräuselte Haare über den Symphyse
P4	erwachsenenähnliche Haarstruktur, kein Haarübergang zum Oberschenkel
P5	dreieckförmige (feminine) Verteilung der Behaarung mit Übergang auf Oberschenkel
P6	dreieckförmige (maskuline) Verteilung auf Linea alba zum Nabel hingespitzt
Genitalentwicklung (Penis, Scrotum, Testes)	
G1	kindliche Verhältnisse
G2	P: kaum gewachsen; S: vergrößert mit veränderter Oberfläche; T: leicht vergrößert
G3	P: Wachstum Länge > Breite; S und T: weiteres Wachstum
G4	P: Wachstum Breite > Länge; S: Haut dunkler; T: Volumenzunahme
G5	wie Erwachsener

Sprachentwicklung

Die Entwicklung der Sprache umfaßt alle hierher gehörenden Aktivitäten vom Schreien und „experimentierenden" Lallen des Säuglings bis zum Sprachverständnis und selbständigem Sprechen (siehe Tabelle 11.5).

Der Wortschatz umfaßt mit 16 Monaten 3–50 Wörter (Einwortsätze), mit 2 Jahren 100–200 Wörter, mit 2,5 Jahren ca. 500 Wörter. Er wird in der folgenden Entwicklungsphase bis zum 5. Lj. enorm erweitert. Bedingt durch den Einbau von Gedanken und Redewendungen in die Sprache sowie den noch nicht vollständig ausgereiften Sprechapparat kann es um das 3. Lj. herum zu vorübergehendem Initialstottern bzw. physiologischem Stammeln mit Verwechslung bestimmter Konsonanten kommen.

Tab. 11.5: Sprach- und soziale Entwicklung

	Alter	Sprachentwicklung	soziale Entwicklung
U3	1. Monat	kurze, gutturale Laute	läßt sich durch Aufnehmen und Sprechen beruhigen
U4	3. Monat	spontanes Vokalisieren	lächelt auf Ansprechen und Lächeln
U5	6. Monat	vokalisieren auf Ansprache	freut sich über Zuwendung, Ansprechen, Anlachen
	9. Monat	Silbenkette mit „a"	kann bekannt von fremd unterscheiden
U6	12. Monat	Doppelsilben mit „a"	enge emotionale Beziehung zur Bezugsperson
	18. Monat	einzelne Wörter	versteht Gebote und Verbote
U7	2. Jahr	Symbolsprache, Einwortsprache	spielt für sich, wenn Bezugsperson in der Nähe
	3. Jahr	Mehrwortsätze („ich", „du", Plural)	kann leichte Spielregeln befolgen
U8	4. Jahr	erzählt Erlebnisse in annähernd richtiger zeitlicher und logischer Abfolge	sucht Kontakt mit Gleichaltrigen
	5. Jahr	(fast) fehlerfreie Aussprache	trennt sich ohne Schwierigkeiten von der Bezugsperson

Intellektuelle Entwicklung nach dem Spracherwerb

Die folgenden Stadien der intellektuellen Entwicklung werden nach dem Entwicklungspsychologen Piaget unterschieden:
1. *Vorschulalter (präoperationales Stadium):* Fähigkeit zum symbolischen Umgang mit Objekten; „try and error" bestimmen das Verhalten
2. *Grundschulalter (Stadium der konkreten Operationen):* Zusammenhänge werden erfaßt, das Zeitgefühl wird entwickelt, Ursache-Wirkung-Zusammenhänge bestimmen das Lernen
3. *Pubertät (Stadium der formalen Operationen):* Fähigkeit zu abstrakt-logischem und hypotheseprüfendem Denken, das zunehmend rationaler wird. Diese auch der Selbstfindung dienende Phase wird durch die körperliche Pubertätsentwicklung (siehe Kap. 1.1) stark beeinflußt.

Sozialverhalten und Selbstverständnis

Sozialverhalten. Die Abgrenzung eines Kindes gegen seine Umwelt und seine Reaktionen auf (un-)bekannte Personen zeigen sich im *Kontaktverhalten* (siehe Tabelle 11.5).

Selbstverständnis. Die Erfahrung des Angenommenseins im Vorschulalter und die schrittweise Übernahme der Selbstverantwortung im Schulalter führen zur Entwicklung einer Persönlichkeit, die zur Unterscheidung zwischen Selbst und Fremd fähig ist.

Bedeutung affektiver Beziehungen

Die kognitive, emotionale und soziale Entwicklung eines Kindes ist besonders in den ersten Lebensjahren abhängig von stabilen und positiven Bezugspersonen, die für die Befriedigung der Grundbedürfnisse sorgen. Das Fehlen einer elterlichen Bezugsperson, von emotionaler Wärme und Geborgenheit sowie sozialkognitiver Anregung kann zum sogenannten *Deprivationssyndrom* mit Beeinträchtigung der Entwicklung bis hin zu Gedeihstörungen und psychosozialem Minderwuchs führen.

Kindergartenreife

Sie besteht ungefähr ab dem 3. Lj.; Voraussetzung: Loslösung von der Bezugsperson, Eingliederung in eine Gruppe und Fähigkeit zur Wunschäußerung.

Schulreife

Durchschnittlich mit dem 6. Lj. sind Kinder in der Lage, ihre Triebregungen zeitweilig zu unterdrücken und sich den Regeln der Gruppe zu fügen, die Autorität des Lehrers anzuerkennen und sich adäquat auszudrücken. Körperliche Kriterien sind Gesundheitszustand und Zahnwechsel. Kinder, die diese Kriterien nicht erfüllen bzw. den Einschulungstest nicht bestehen, sollten entweder zurückgestellt werden oder eine Vorschulklasse besuchen.

1.3 Physiologie der Perinatalzeit

1.3.1 Adaptation

Als Adaptation werden die Umstellungsvorgänge des Organismus vom intrauterinen auf das extrauterine Leben bezeichnet.

Lungenatmung

Ab der 13. Schwangerschaftswoche (SSW) sind beim Feten intrauterine Atembewegungen nachweisbar, bei denen Fruchtwasser aspiriert wird. Ab der 22. SSW sezerniert die fetale Lunge eine Flüssigkeit, die u.a. Surfactant beinhaltet. In den letzten SSW sind konstante Atembewegungen in utero zu beobachten. Beim normalen vaginalen Geburtsvorgang wird die fetale Lungenflüssigkeit zur Hälfte mechanisch über den Bronchialbaum ausgepreßt, der Rest wird resorbiert und über die Lymph- sowie Blutbahn abtransportiert. Maximal 20 Sekunden nach der Geburt setzt die aktive Lungenatmung durch folgende Faktoren ein:
- thermische und taktile Reize
- Absinken des O_2- und Anstieg des CO_2-Gehaltes im arteriellen Blut
- Reizung der Chemorezeptoren im Glomus caroticum und aorticum

Die Lunge wird entfaltet und ein erneutes Kollabieren durch die Herabsetzung der Oberflächenspannung mittels Surfactant verhindert. Wenn dieser Faktor fehlt (besonders bei Frühgeborenen), kommt es zum Atemnotsyndrom.

Bis zum ersten Atemzug wird der Organismus durch anaeroben Glukoseabbau versorgt (Milchsäure $\uparrow$ $\rightarrow$ metabolische Azidose). Durch gleichzeitigen Anstieg des CO_2-Gehaltes kommt es zusätzlich zu einer respiratorischen Azidose. In den ersten 10 Lebensstunden normalisieren sich beide Komponenten. Die *Atemfrequenz* stellt sich beim Neugeborenen auf 40–60/min ein.

Kreislaufumstellung

Mit der Abnabelung und dem ersten Atemzug beginnt eine eingreifende Umstellung der Funktionen: Durch die Unterbrechung des Plazentarkreislaufs kommt es zum Anstieg des Widerstands in der Aorta descendens, wodurch der Zufluß in den rechten Vorhof aus der V. cava inferior geringer wird. Die Entfaltung der Lunge verursacht einen Abfall des pulmonalen Gefäßtonus; durch die Dilatation der Lungengefäße nimmt die Lungendurchblutung zu und der Druck im linken Vorhof steigt an. Dieser Druckanstieg führt zum Verschluß des Foramen ovale. Durch den steigendem pO_2 und den Druckabfall im Pulmonalkreislauf kommt es zur Kontraktion der Mediamuskulatur des Ductus arteriosus, der sich physiologischerweise innerhalb einiger Tage vollständig verschließt. Nach diesem Primärverschluß können zahlreiche Faktoren (z.B. O_2-Mangel, Azidose) eine (zeitweilige) Wiedereröffnung bewirken. Die Herzfrequenz beträgt nach der Geburt 100–180/min.

> **Merke!**
> Infolge der Kreislaufumstellung kann ein passageres Herzgeräusch vorhanden sein, welches von Geburt an besteht und nach wenigen Tagen nicht mehr auskultierbar ist.

Säure-Basen-Haushalt

In den ersten 10 Lebensstunden kommt es wegen der kurzen, geburtsbedingten Störung des

Gasaustausches zu einer azidotischen Stoffwechsellage (siehe oben).

Wärmeregulation

Die Wärmeregulation des Neugeborenen ist wegen der großen Körperoberfläche und der noch eingeschränkten Regulationsfähigkeit der Körpertemperatur sehr labil. Bei *Unterkühlung* ist Wärmeproduktion durch Oxidation von Fettsäuren im braunen Fettgewebe möglich ($\rightarrow$ O_2-Bedarf $\uparrow$ $\rightarrow$ metabolische Azidose). Bei *Überwärmung* ist infolge der ungenügenden Schweißdrüsenfunktion mit einer *Hyperthermie* zu rechnen.

Leberreifung

Besonders in bezug auf die Bilirubinkonjugation (beim Hämabbau) ist die Enzymausstattung der Leber noch unzureichend, was zur physiologischen Hyperbilirubinämie („normal" bis 13 mg/dl) führt, die nicht behandlungsbedürftig ist (physiologischer Neugeborenenikterus).

Stoffwechsel

Transitorische Hypoglykämien. Blutzucker < 30 mg/dl; besonders Frühgeborene, Kinder diabetischer Mütter und dystrophe Kinder; oft symptomarm. Therapie: Glukosezufuhr.

Transistorischer Hypoparathyreoidismus. Tetanie vom Frühtyp; Kalzium < 1,8 mmol/l;

Myoklonie und Krampfanfälle (Hyperexitabilität); Therapie: Kalzium i.v.

1.3.2 Reifezeichen

> **Merke !**
>
> Ein neugeborenes Kind gilt dann als reif, wenn es folgende äußere Normen erfüllt:
> - Normalmaße bei Geburt (siehe Kap.1.1)
> - Fingernägel überragen Fingerkuppen
> - plantare Hautfältelung über die ganze Fußsohle verteilt
> - Hoden im Skrotum
> - große Labien bedecken Klitoris und kleine Labien
> - Stimme: käftig
> - Lanugobehaarung am Rücken, Schultern, Oberarm
> - Ohr: Knorpel bis zur Peripherie

1.3.3 Beurteilung der Vitalfunktionen

Für die Beurteilung der Vitalfunktionen haben sich die 1952 von der Anästhesistin Virgina Apgar aufgestellten Kriterien (APGAR-Index) bewährt, mit denen die neonatale Adaptation nach 1, 5 und 10 Minuten beurteilt wird. Maximal können 10 Punkte pro Erhebungszeit erreicht werden (normal: 9–10, gefährdet: 5–8, lebensgefährlich: unter 5 Punkten) (siehe Tabelle 11.6). Eine Abnahme der Punktzahl zeigt

Tab. 11.6: APGAR-Schema

Kriterien	Bewertung		
	0	1	2
Aussehen	blau und blaß	Körper rosig, Extremitäten blau	völlig rosig
Puls	fehlt	<100	>100
Gesichtsbewegung (beim Absaugen)	keine Reaktion	verzieht Gesicht	Schreien, Niesen
Aktivität	schlaff	geringe Beugung der Extremitäten	aktive Bewegungen
Respiration	fehlt	unregelmäßig, langsam	regelmäßig, kräftiger Schrei

also eine Verschlechterung der Vitalfunktionen des Kindes an und umgekehrt.

1.4 Blutbildung und Immunsystem

Blutbildung

Mesenchymale Phase. Die Blutbildung erfolgt in der 4. Entwicklungswoche im Dottersack.

Hepatolienale Phase. Im 2. Fetalmonat übernehmen Leber und Milz die Blutbildung.

Medulläre Phase. Ab dem 5. Fetalmonat beginnt das Knochenmark mit der Hämatopoese und hat diese beim ausgetragenen Neugeborenen schon allein übernommen ($\rightarrow$ kaum extramedulläre Blutbildung nach der Geburt). Etwa 80 % des Neugeborenenhämoglobins sind fetales Hämoglobin (HbF = $\alpha_2\chi_2$), das bis zum 6. Lebensmonat fast vollständig durch adultes Hämoglobin (HbA = $\alpha_2\beta_2$) ersetzt wird. Um den Gasaustausch in der Plazenta zu erleichtern, hat das fetale Hämoglobin eine höhere Sauerstoffaffinität. Durch Austritt von Blutplasma aus den Gefäßen kurz nach der Geburt kommt es zur vorübergehenden Erhöhung der Hämoglobinkonzentration mit Polyglobulie.

Trimenonreduktion. Nach den ersten 4 Lebenswochen kommt es durch Drosselung der Erythropoese zur Konzentrationsabnahme der roten Blutkörperchen mit Tiefpunkt im 3. Monat (siehe Tabelle 11.7).

Immunsystem

Zellvermittelte und humorale Immunität nehmen ihre Arbeit bereits ab der 10. SSW auf. Die IgM- und IgG-Produktion setzt bereits früh ein, IgA wird erst ab der 30. SSW gebildet. IgM-Nachweis (>30 %) spricht für eine intrauterine Infektion des Säuglings.

Nestschutz. Durch die diaplazentare Übertragung von mütterlichem IgG (nur IgG passiert Plazentarschranke) ist das Kind bis zum 6. Lebensmonat durch mütterliche IgG geschützt.

Transitorischer Immunglobulinmangel. Durch Elimination übertragener AK kommt es nach der Geburt zu einem IgG-Abfall. Ab dem 4. Monat kommt es wieder zum Anstieg.

Erwachsenenwerte werden bei IgM am Ende des Säuglingsalters, bei IgG um das 6. Lj. und bei IgA erst in der Pubertät erreicht.

1.5 Herz-Kreislauf-System

In Abhängigkeit vom Lebensalter ändern sich Herzfrequenz, Atemfrequenz und Blutdruck in charakteristischer Weise (siehe Tabelle 11.8). Die Parameter sollten möglichst beim schlafenden Kind erhoben werden. Zu beachten ist bei der Blutdruckmessung die Wahl der richtigen Manschette. Als Faustregel gilt: Die Manschette sollte zwei Drittel oder minimal die Hälfte des Oberarm- bzw. Oberschenkelumfanges ausmachen.

1.6 Atmungsorgane

Bis zum ersten Lebensjahr sind Kinder *Nasenatmer;* sie können nur bei freiem Nasendurchgang saugen. Wegen des zeitweise insuffizienten Kehlkopfverschlusses kann es leicht zu Aspirationen kommen.

Tab. 11.7: Altersabhängige Blutnormwerte

Parameter	Alter 1. Tag	1 Monat	3 Monate	1 Jahr	8 Jahre
Hb (g/dl)	19 (±5)	14	11	12	14
Erys (Mio./µl)	5,5 (±1)	4,7	3,8	4,9	5,1
HK (%)		44	34	37	41
Leukos/(µl)	15 000	11 000	11 000	9 000	8 000

1 Wachstum, Entwicklung, Reife

Alter	Herzfrequenz (/min)	Atemfrequenz (/min)	Sys. Blutdruck (mmHg)
Geburt	140	40	60–80
6 Monate	110	30	90
1 Jahr	100	28	90
3–4 Jahre	95	25	100
5–10 Jahre	90	24	100–110
10–15 Jahre	85	20	110
>15 Jahre	75–80	16–18	110–120

Tab. 11.8: Altersabhängige Änderung von Herzfrequenz, Atemfrequenz und systol. Blutdruck

Die Atemfrequenz direkt nach der Geburt beträgt 90/min, sinkt dann aber innerhalb einer halben Stunde auf ca. 35–40/min. Die hohe Atemfrequenz ist durch die horizontale Rippenstellung bedingt. Hinzu kommt, daß die Zwerchfellatmung nur ein kleines Zugvolumen ermöglicht (relativ großer Bauchinhalt). Mit dem Absinken der Rippen wird dieser Atmungstyp um das 2. Lj. durch die *thorakoabdominelle Atmung* ersetzt, wobei die Atemfrequenz sinkt und das Atemzugvolumen steigt (siehe Tabelle 11.8). Mit zunehmendem Alter tritt die thorakale Atmung in den Vordergrund.

Bei der Auskultation eines Säuglings hört man das sogenannte *puerile Atemgeräusch*; es ist laut und scharf (kein pathologischer Befund) und nimmt im Kindesalter zunehmend vesikulären Charakter an.

1.7 Wasserhaushalt

Die Flüssigkeitsbilanz des Neugeborenen ist in den ersten Tagen negativ. Zum einen ist der Wasserbedarf des Säuglings (bezogen auf das Körpergewicht) ca. 3- bis 4mal höher als beim Erwachsenen (höherer Grundumsatz, niedrige Konzentrationsfähigkeit der Nieren, größere extrarenale Verluste). Zum anderen befindet sich beim Säugling die Hälfte des Körperwassers im Extrazellulärraum (beim Erwachsenen nur ein Drittel), wobei der Säugling täglich 50 % seines extrazellulären Volumens umsetzt; beim Erwachsenen sind es lediglich 15 %. Deshalb können schon leichte Flüssigkeitsverluste zum sogenannten *transitorischen Fieber* (bis 4 °C) führen, das bei entsprechenden Maßnahmen bald wieder verschwindet.

> **Merke !**
>
> Physiologischerweise kommt es nach der Geburt durch Flüssigkeitsverluste und katabole Stoffwechsellage zur Abnahme von bis zu 10 % des Geburtsgewichtes mit Tiefpunkt am 3. Lebenstag. Dieser Gewichtsverlust wird in den folgenden zwei Wochen wieder ausgeglichen.

1.8 Blase und Mastdarm

Reifung der Blasenkontrolle

Nach der Geburt entleeren Neugeborene ihre Blase täglich 1–2mal, wobei die Frequenz bis zum Ende der ersten Lebenswoche auf 6–7mal ansteigt. In der folgenden Zeit findet sich eine *physiologische Pollakisurie* mit bis zu 25 Miktionen pro Tag.

Die Kontrolle über die Blasenfunktion ist tagsüber ab ca. dem 2. Lj. gegeben, die nächtliche Blasenkontrolle sollte bis zum 4. Lj. entwickelt sein. Vom *Bettnässen* wird gesprochen, wenn Kinder nach Abschluß des 4. Lj. noch keine Kontrolle über ihre Blasenfunktion haben (m > w). *Cave:* enorme individuelle Unterschiede.

Reifung der Mastdarmkontrolle

Neben den resorbierbaren Substanzen (Amnionflüssigkeit), die als Urin ausgeschieden werden, bilden nicht resorbierbare Substanzen wie abgeschilferte Hautzellen, Lanugo und eingedickter Gallensaft im unteren Darmabschnitt des Feten das grünschwarze *Mekonium*. Die erste Mekoniumentleerung erfolgt unter der Geburt oder innerhalb der ersten 12–48. Lebensstunden. Ab etwa dem 4. Tag werden die Stühle heller und salbenartiger → *Übergangsstühle;* bei älteren Säuglingen sind sie weich und geformt. Die Mehrzahl der Kinder hat bis zum 4. Lj. die Mastdarmkontrolle erreicht.

Magenkapazität

Die Magenkapazität ist beim Neugeborenen begrenzt. Sie steigt von 30 ml am 1. Lebenstag innerhalb einer Woche auf das Dreifache an. Die geringe Kapazität und ein ungenügender Kardiaverschluß erklären die Neigung zum Spucken und Erbrechen.

2 Wachstumsstörungen

2.1 Minderwuchs

Definitionen. Ein *Minderwuchs* besteht, wenn die Körperlänge eines Kindes unter der 3. Perzentile liegt. Als *kleinwüchsig* werden Kinder bezeichnet, deren Körpergröße zwischen der 3. und 10. Perzentile liegt.

Ätiologie. Die Ursachen des Minderwuchses sind vielfältig, da für ein normales Wachstum verschiedenste Körperfunktionen notwendig sind. Die nachfolgende Einteilung des Minderwuchses richtet sich nach dem Gegenstandskatalog.

2.1.1 Normvarianten mangelhaften Wachstums

Familiärer Minderwuchs (syn. konstitutioneller primordialer Minderwuchs)

Kinder mit familiärem Kleinwuchs zeigen eine altersgemäße Skelettreifung mit normaler Wachstumsgeschwindigkeit, liegen aber immer kurvenparallel im unteren Perzentilenbereich, d.h., das Knochenalter und das chronologische Alter stimmen überein. Ursache ist ein genetisch bedingter Mangel wachstumsfördernder Anlagen (kleine Eltern → kleine Kinder).

Konstitutionelle Entwicklungsverzögerung (syn. idiopathische Pubertas tarda)

Häufigster Minderwuchs (>80%), gekennzeichnet durch eine gleichmäßige Verzögerung aller Wachstumsprozesse, der in erster Linie Längenwachstum, Skelett- und Pubertätsentwicklung betrifft. Im Gegensatz zum familiären Minderwuchs entspricht das Knochenalter nicht dem chronologischen Alter. Die Kinder wachsen zwar langsamer, aber dafür länger als andere. Eine Behandlung ist nicht erforderlich, da die Endgrößenerwartung gut ist. Ursache ist möglicherweise eine Störung in der Wachstumshormonsekretion; spätnormale Pubertätsentwicklung auch bei Vater u./o. Mutter.

2.1.2 Störungen des Skelettwachstums

Hierzu siehe Kapitel 6.3 und 7.3.

2.1.3 Chromosomale Störungen

Ullrich-Turner-Syndrom (Monosomie XO)

Ätiologie. Numerische Chromosomenaberration (Karyotyp 45, XO). Durch eine nicht ordnungsgemäße Meiose einer der elterlichen Keimzellen (Non-disjunction) besitzen die betroffenen Individuen nur ein X-Chromosom. Sehr häufig findet sich keine reine Monosomie, sondern ein sog. *chromosomales Mosaik* mit normalen Zellen (46, XX) oder ein strukturell verändertes X-Chromosom (z.B. Deletion des kurzen Armes u.a.). Häufigkeit: 1:2500 aller weiblichen Neugeborenen.

Symptomatik. Im *Fetalstadium* sind sogenannte Nackenblasen, die durch Lymphödeme im Kopf- und Halsbereich entstanden sind, zu erkennen. Beim *Neugeborenen* fallen zunächst lymphödematöse Schwellungen der Hand- und Fußrücken auf. Außerdem können Restzustände des (fetalen) Lymphödems als Flügelfell (Pterygium colli = Hautfalte vom Ohr zum Akromion) bestehen. Weiter auffällig ist ein tiefer Haaransatz im Nacken, ein breiter, flacher Thorax und ein breiter Mamillenabstand.

Häufig übermäßige Radialdeviation des Unterarms (Cubitus valgus), multiple Pigmentnävi und angeborene Herzfehler (v.a. der Aorta) sowie Fehlbildungen der Niere. Ein wichtiges Merkmal ist die fehlende Funktion der Ovarien, die als bindegewebige Stränge ausgebildet sind (→ fehlende Primordialfolikel). Erst in der *Pubertät* entwickeln sich die klassischen Symptome. Die Mädchen fallen durch einen proportionierten Minderwuchs (durchschnittliche Erwachsenengröße ca. 150 cm), eine primäre Amenorrhö und eine mangelhafte Entwicklung der sekundären Geschlechtsmerkmale auf. Neurologisch zeigen die Kinder einen normalen IQ, haben aber häufig Schwierigkeiten im abstrakten und räumlichen Denken.

Diagnostik. Nachweis des fehlenden Geschlechtschromatins (Chromatinnegativität bei der Kerngeschlechtsbestimmung) und direkte Chromosomenanalyse. Gonadotropinspiegel im Blut (FSH ↑). Die früher durchgeführte Untersuchung der Barr-Körperchen an Wangenschleimhautepithelien bzw. Leukozyten kommt wegen relativ häufiger Mosaike oft zu falsch negativen Ergebnissen (→ bei Verdacht stets Chromosomenanalyse).

Therapie. Keine kausale Therapie; vor der Pubertät Wachstumsstimulation und Anabolikum. Daran schließt sich ab dem ca. 14. Lj. eine Östrogentherapie an, die später im zyklischen Wechsel mit Progesterongaben kombiniert wird.

Prognose. Der Wachstumsrückstand kann bei frühzeitig einsetzender Therapie (fast) aufgeholt werden. Trotz Hormontherapie bleiben fast alle Frauen mit Turner-Syndrom steril.

Down-Syndrom

Ätiologie. Sporadisch auftretende Non-disjunction (95% der Fälle) mit freiem zusätzlichem Chromosom 21 (Karyotyp: 47, XX+21 oder 47, XY+21) meiotischen oder mitotischen Ursprungs. In 5% der Fälle liegt eine Translokationstrisomie vor, wobei das Translokationschromosom in knapp der Hälfte von einem Elternteil stammt (keine Neumutation). Bei 2% der Patienten findet man ein Mosaik, der auf einen Teilungsfehler während der Embryonalentwicklung zurückzuführen ist.

Häufigkeit. 1:600; häufigste numerische Autosomenaberration, wobei die relative Häufigkeit mit dem Alter der Mutter (nicht des Vaters) zunimmt (mit 30 Jahren 0,5%, mit 40 Jahren 1–3%).

Symptomatik. Säuglinge können bereits durch ihre Infektanfälligkeit, „Lethargie" (Trinkfaulheit) und eine verzögerte statomotorische Entwicklung auffallen. Charakteristische Symptome sind Abweichung des Handmusters (siehe Abb. 11.6), *Tatzenhände, Sandalenfurche* (großer Abstand zwischen 1. und 2. Zehe), *Epikanthus* (vom Oberlid sichelförmig über den inneren Augenwinkel ziehende Hautfalte), *Hypertelorismus* (Augenabstände ↑), *Brachyzephalie* (Längsdurchmesser des Kopfes ↓), *Brushfield-spots* (kleine, weiße Depigmentierungsherde der Iris), *Klinodaktylie V* (Einwärtsbewegung des kleinen Fingers), Gelenkbeweglichkeit ↑, von oben außen nach unten innen verlaufende Lidachsenstellung und Taschenmesserphänomen. Die wichtigsten Merkmale, die in unterschiedlicher Ausprägung auftreten können, sind Wachstumsstörungen, Minderbegabung (IQ < 50 u.a.) und Muskelhypotonie sowie Fehlbildungen innerer Organe, vor allem Herzfehler (50% der Fälle VSD, AV-Kanal) und Stenosen oder Atresien im Magen-Darm-Kanal (insbesondere im Duodenum).

Diagnostik. Chromosomenanalyse. Je nach Befund sind die Eltern bzw. die Patienten über das Wiederholungsrisiko und die Möglichkeit der pränatalen Diagnostik aufzuklären. Ein im Ultraschall darstellbares Flüssigkeitskissen im Nacken- und Rückenbereich (→ Nackenödem) kann schon in der 11.–12. SSW den Verdacht auf eine Trisomie 21 lenken. Beim Down-Syndrom ist eine Abruptio zulässig.

Therapie. Keine kausale Therapie; eventuell orthopädische Behandlung. Kinder mit Down-Syndron profitieren von heilpädagogischer Förderung.

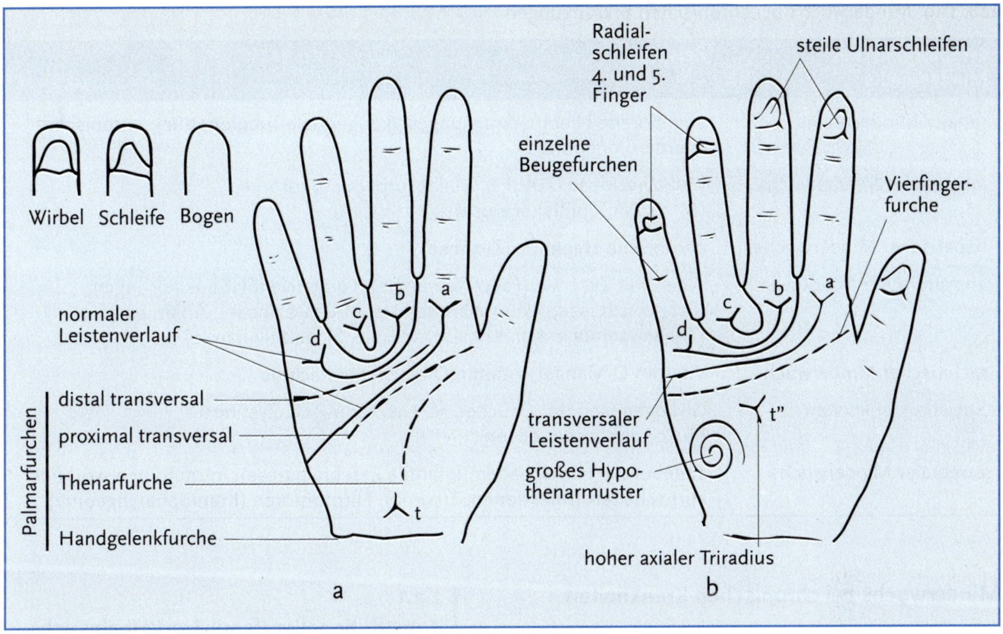

Abb. 11.6: Hautleistenmuster und Topographie **a** der normalen Hand und **b** der Hand eines Patienten mit Down-Syndrom (D. Palitzsch 1990)

Prognose. Ein Teil der Kinder verstirbt noch im Säuglings- bzw. Kleinkindesalter. In Abhängigkeit von der Schwere der inneren Fehlbildungen und der Ausprägung der Immunschwäche erreichen ca. 10 % der Patienten das 40. Lj. Danach kann es zur Entwicklung einer senilen Demenz kommen.

Prader-Willi-Syndrom

Ätiologie. Eine interstitielle Deletion im langen Arm des väterlichen (paternalen) Chromosoms 15 zeigt sich bei 60 % der Patienten (d. h., beim Prader-Willi-Syndrom fehlt ein väterliches Allel). Bei 30 % findet man eine uniparentale Disomie, wobei zwei Chromosomen 15 von der Mutter vorliegen (das paternale Chromosom 15 fehlt auch hier).

Symptome. Minderwuchs, neonatale Hypertonie, Adipositas, Entwicklungsverzögerung (geistige Retardierung), kleine Hände und Füße, Hypogonadismus und Hyperpigmentierung.

Diagnose. Sie ist neuerdings durch einen Methylierungstest der DNA möglich, mit dem 95 % aller Erkrankten erfaßt werden.

Therapie. Die schwer beeinflußbare Adipositas wird diätetisch behandelt.

Prognose. Prader-Willi-Kinder sterben in der Regel im Alter von 20–30 Jahren.

2.1.4 Endokriner Minderwuchs

Hierzu siehe Kap. 7.3, hypophysärer Kleinwuchs.

2.1.5 Symptomatischer (sekundärer) Minderwuchs

Ernährungsbedingter Minderwuchs

Mangel- oder Fehlernährung im Kindesalter führt nicht nur zu einer Hungerdystrophie oder einem Kwashiorkorsyndrom (siehe Kap. 2.3), sondern auch zum Minderwuchs.

Tab. 11.9: Minderwuchs bei chronischen Erkrankungen

symptomatischer Minderwuchs	Beispiele
renaler Minderwuchs	angeborene Nierenerkrankungen (kongenitale Tubulopathie), chronische Glomerulonephritis
intestinaler Minderwuchs	Mukoviszidose, Zöliakie, Malabsorptionssyndrome (M. Crohn, Colitis ulcerosa)
hepatischer Minderwuchs	chronische Hepatitis, Zirrhose
anoxämischer Minderwuchs	Vitien mit Zyanose (Fallot-Tetralogie), Lungenventilationsstörungen (Bronchiektasen, Asthma bronchiale, Mukoviszidose), Anämien (Thalassaemia major, Kugelzellanämie, Sichelzellanämie)
rachitischer Minderwuchs	Vitamin-D-Mangel, Vitamin-D-resistente Rachitis
Speicherkrankheiten	Glykogenosen, M. Gaucher, M. Niemann-Pick, Zystinosen, Mukopolysaccharidosen
zerebraler Minderwuchs	angeborene Hirnschäden (infantile Zerebralparese), intrauterin erworbene Hirnschäden (Infektionen, Trauma), Hirntumoren (Kraniopharyngeome)

Minderwuchs bei chronischen Krankheiten

Tabelle 11.9 zeigt einige wichtige chronische Erkrankungen, die mit einem begleitenden Minderwuchs einhergehen.

Psychisch bedingter Minderwuchs

Die Verwahrlosung eines Kindes kann – trotz ausreichender und ausgewogener Nahrungszufuhr – zu Minderwuchs führen. Das Wachstum normalisiert sich bei diesen Kindern durch eine psychosoziale Intervention (Milieuwechsel oder Familientherapie), daher ist trotz erniedrigter STH-Sekretion eine Substitution nicht indiziert.

2.2 Hochwuchs

Als *hochwüchsig* werden Kinder (entsprechend der Altersnorm) bezeichnet, die über der 97er Perzentile liegen; als *Riesenwuchs* (Gigantismus) versteht man eine Länge oberhalb der 3fachen Standardabweichung vom Mittelwert. Hochwuchs ist wesentlich seltener als Minderwuchs.

2.2.1 Konstitutioneller (familiärer) Hochwuchs

Ätiologie. Eine familiär gehäuft, vorwiegend bei Mädchen auftretende Form des Hochwuchses, bei der die IGF-I-Spiegel im Blut erhöht sind.

Symptomatik. Die Körperlänge der Kinder liegt oft schon von der Geburt an erheblich über dem Durchschnitt. Die Größenzunahme wird besonders während der Pubertät deutlich. Die Kinder sind ungewöhnlich schlank und haltungsschwach. Orthostatische Störungen (Schwindel, Kollapsneigung) finden sich häufig, gehen aber nach der Pubertät weitgehend zurück.

Diagnose. Länge, Wachstumsgeschwindigkeit und Knochenalter liegen, dem chronologischen Alter entsprechend, im oberen Perzentilenbereich (bei parallelem Verlauf). In der Regel sind ein oder beide Elternteile überdurchschnittlich groß und schlank (positive Familienanamnese).

Therapie. Grundsätzlich sollte eine das Wachstum bremsende Therapie nur aus psychosozialen Erwägungen (Mädchen >185 cm, Jungen >205 cm) oder bei sekundären Wirbelsäulenveränderungen erfolgen: hochdosierte

Östrogen- bzw. Testosterontherapie (vorzeitiger Schluß der Epiphysenfugen).

2.2.2 Hypophysärer Gigantismus

Hierzu siehe Kapitel 7.3.

2.2.3 Chromosomale Störungen

Klinefelter-Syndrom

Ätiologie. Mit einer Häufigkeit von 1:900 aller männlichen Neugeborenen ist das Klinefelter-Syndrom eine der häufigsten Chromosomenaberrationen. Ursache dieser gonosomalen numerischen Chromosomenaberration ist eine Non-disjunction bei der Reifeteilung (Karyotyp: 47, XXY). In seltenen Fällen kommt es zum atypischen Klinefelter-Syndrom, bei dem mehrere überzählige X- und manchmal auch ein zusätzliches Y-Chromosom vorhanden ist (XXXY, XXXXY). Gelegentlich finden sich Mosaikbefunde.

Symptomatik. Die Anwesenheit des Y-Chromosoms bewirkt den männlichen Phänotyp, während das überzählige X-Chromosom die morphologische und funktionelle Hodenentwicklung stört (Testosteronproduktion ↓ → Imbalance der Geschlechtshormone).

Vor der Pubertät kann man bei Jungen mit leichterem Schwachsinn, kleinem Genitale und adipösen, mädchenhaften Körper (Gynäkomastie) das Krankheitsbild nur vermuten. Während der Pubertät bleiben die Hoden klein, sekundäre Geschlechtsmerkmale entwickeln sich spät und unvollständig. Die Spermatogenese bleibt aus (→ Insuffizienz der Tubuli seminiferi, Tubulussklerosierung). Die typisch männliche Behaarung entwickelt sich nicht (weiblicher Behaarungstyp). Die Extremitäten sind durch den verzögerten Epiphysenschluß ungewöhnlich lang (*eunuchoider Hochwuchs*).

Diagnostik.
- *Labor:* Die unzureichende Testosteronsynthese in den Leydig-Zwischenzellen bewirkt eine gesteigerte FSH-Bildung in der Hypophyse → FSH im Plasma und Urin ↑; Testosteronkonzentration im Plasma ↓
- direkte Chromosomenanalyse
- Nachweis des Geschlechtschromatins in den Zellkernen von Mundschleimhaut (→ Sexchromatin-positiv)
- *Hodenbiopsie:* Tubulussklerose, herdförmige atypische Leydig-Zell-Wucherung
- *Aspermie* (oder Oligospermie) im Ejakulat

Therapie. Lebenslange Androgensubstitution und eine sozialpädagogische Betreuung.

Prognose. Probleme bereitet den Klinefelter-Patienten relativ frühzeitig eine Osteoporose, weshalb auch im Erwachsenenalter eine dauerhafte Hormonsubstitution erfolgen sollte. Trotz Therapie bleiben die Patienten infertil und ihre geistige Entwicklung liegt oft im unteren Normbereich. Eine starke Gynäkomastie kann operativ korrigiert werden.

2.2.4 Großwuchssyndrome

Marfan-Syndrom

Diese autosomal-dominante Störung der Kollagensynthese führt durch Entwicklung extrem langer und dünner Knochen zum grazilen Hochwuchs (siehe Kap. 15.2).

Sotos-Syndrom

Dieser angeborene zerebrale Gigantismus unklarer Ursache geht u.a. mit Makrozephalus, vergrößerten Extremitäten und geistiger Retardierung einher. In den ersten 4 Lebensjahren manifestiert sich diese Erkrankung durch beschleunigtes Wachstum.

2.3 Untergewicht

Gedeihstörungen

Ätiologie. Gedeihstörungen können sehr unterschiedliche Ursachen haben:
- *quantitative Fehlernährung:* ungenügendes Nahrungsangebot

- *qualitative Fehlernährung:* fehlerhafte Nahrungszusammensetzung
- *ungenügende Nahrungsaufnahme:* Passagehindernisse im Verdauungstrakt (z.B. Ösophagus- bzw. Dünndarmatresien, -stenosen), Nahrungsverweigerung und Erbrechen bei neuropathischen Kindern, langwierige Allgemeinerkrankungen, die mit Appetitmangel einhergehen
- *ungenügende Nahrungsverwertung:* Malabsorptionsstörungen, Nahrungsmittelunverträglichkeiten (z.B. gegen tierische Eiweiße, wie Kuhmilchproteine → *β-Laktoglobulin, Kasein* und Hühnereiweiß → *Ovalbumin*)
- *exzessiver Kalorienverbrauch:* Hypermetabolismus (z.B. Hyperthyreose), Verlust von Substrat (z.B. nephrotisches Syndrom), chronische Systemerkrankungen (z.B. maligne Erkrankungen)

Symptomatik. Untergewicht; „Tabaksbeutelgesäß"; greisenhaftes Aussehen durch Verminderung des Hautturgors, der Muskulatur und des subkutanen Fettgewebes; Proteinmangelödeme, Blässe durch Eisenmangelanämie, herabgesetzte Widerstandskräfte, Wachstumshemmung. In extremen Fällen kommt es sogar zu Bradykardie und Hypothermie.

Therapie. Die Therapie richtet sich nach der Grunderkrankung, oft ist eine parenterale Ernährung (mit ausreichendem Eiweiß- und Vitaminangebot) und Flüssigkeitszufuhr notwendig.

Prognose. Die Prognose ist abhängig von der Ursache der Gedeihstörung, dem Zeitpunkt und der Dauer der Dystrophie. Es kann zu schweren Verläufen mit irreversibler Schädigung von Wachstum und Entwicklung bis hin zum Tod kommen.

Dystrophie und Atrophie

Dystrophie und Atrophie sind keine Diagnosen, sondern lediglich von der Norm abweichende Zustände, die sehr verschiedene Ursachen haben können (siehe oben).

Als *Dystrophie* (Malnutrition) wird eine Gewichtsminderung gegenüber der Altersnorm um 15–20% des Sollgewichts bezeichnet (→ leichte bis mittelschwere Unterernährung).

Unter *Atrophie* (Marasmus; bei älteren Kindern: Kachexie) versteht man die schwerste Form der Gedeihstörung, wobei das Gewicht um mehr als 30% der altersentsprechenden Norm verringert ist.

Kwashiorkor

Symptomatik. Kwashiorkor ist ein Eiweißmangelsyndrom (siehe auch Kap. 2.1.5), das durch unzureichende Eiweißzufuhr oder chronische Eiweißverluste hervorgerufen werden kann. Die Kinder neigen zur Dystrophie, zu Ödemen und pellagraähnlichen Hautveränderungen (Hyperpigmentation, Desquamation, rissige Haut). Die Stühle sind häufig durchfallartig und riechen säuerlich. Eine Sonderform stellt der *marantische Kwashiorkor* dar. Dabei handelt es sich um eine Kombination von Marasmus mit Ödemen ohne Hauterscheinungen.

Therapie. Die Therapie sollte mit vorsichtigem Kostaufbau und ggf. Humanalbumin-Infusionen erfolgen.

Konstitutionelle Magerkeit

Kinder können eine Gewichtsminderung bis zu 20% aufweisen, ohne krank zu sein.

Magersucht

Hierbei handelt es sich im Gegensatz zur konstitutionellen Magerkeit um einen Zustand, bei dem es zu Symptomen wie einer Einschränkung des körperlichen Leistungsvermögens kommt. Bei der *Anorexia nervosa* handelt es sich um ein Krankheitsbild, das besonders bei jungen Mädchen/Frauen während der Pubertät beobachtet wird und durch eine psychisch ausgelöste Abneigung gegen jegliche Nahrungsaufnahme ausgelöst wird. Die Prävalenz auf 100 000 liegt bei 0,5–1,5; w:m = 20:1. Die Mortalität liegt bei 10%! (Siehe Psychiatrie, Kap. 7.10.)

Abmagerung

Mit Abmagerung wird ein nicht näher definierter Gewichtsverlust bezeichnet.

2.4 Übergewicht

Adipositas (Fettsucht)

Ätiologie. In 99% der Fälle ist Adipositas alimentär bedingt durch ein Ungleichgewicht zwischen Kalorienaufnahme und Kalorienverbrauch. Weniger häufige Ursachen sind:
- *hormonelle Störungen:* STH-Mangel, Hypothyreose, Cushing-Syndrom
- *hypothalamisch ausgelöste Adipositas:* Sie führt durch eine Störung im Eßzentrum zu einer Hyperphagie (→ Morbus Fröhlich = Dystrophia adiposogenitalis), z.B. durch Enzephalitis, Kraniopharyngeom, Hypophysentumor, Gliom des Chiasma opticum oder Hirntrauma
- *erbliche Adipositas:* Prader-Willi-Syndrom (siehe Kap. 2.1) oder Laurence-Moon-Bartet-Biedl-Syndrom, eine autosomal-rezessiv bedingte Dysfunktion des Zwischenhirns mit Unterfunktion der Hypophyse

Therapie. Die Therapie ist durch drei Maßnahmen gekennzeichnet: 1. Verminderung der Kalorienzufuhr, 2. Anregung zu mehr Bewegung und sportlichen Aktivitäten sowie 3. fachkundige Ernährungsberatung ggf. in Kombination mit einer Familientherapie.

Prognose. In den meisten Fällen „wächst" sich die Fettsucht aus; da Übergewicht im Erwachsenenalter jedoch einen Risikofaktor besonders für Herz-Kreislauf-Erkrankungen darstellt, sollte schon im Kindesalter auf die genannten Maßnahmen von seiten der Eltern geachtet werden.

3 Vorgeburtliche Schädigungen

Vorgeburtliche Störungen der Leibesfrucht sind in 30–40 % der Fälle genetisch bedingt. In ca. 15 % können sie auf äußere Faktoren zurückgeführt werden, der Rest ist unklarer Genese. Die Art der Schädigung ist vor allem davon abhängig, zu welchem Zeitpunkt die „Noxe" auf das Kind eingewirkt hat (→ *sensible Phase*). Bis zum 15. Tag post conceptionem wird dabei von der *„Alles-oder-Nichts-Regel"* gesprochen, d.h., es kommt zum Fruchttod oder zur vollständigen Restitutio ad integrum nach Einwirkung der Noxe. Erst danach kann es zu den beschriebenen charakteristischen Veränderungen kommen. Sie gehen sämtlich mit Frühgeburtlichkeit, Erhöhung der perinatalen Mortalität, Adaptationsstörungen und Gewichtsminderung (verschiedener Ausprägung) einher. Nach den Entwicklungsphasen ihrer Entstehung werden Mißbildungen in mehrere Gruppen unterteilt:

- *Gametopathien*: Mißbildungen, die durch Defekte der Gameten (Spermium und Eizelle) vor ihrer Vereinigung zur Zygote entstehen (z.B. Ulrich-Turner-Syndrom und Klinefelter-Syndrom)
- *Blastopathien*: Mißbildungen, die während der Blastogenese (1. und 2. Woche post conceptionem) entstehen (z.B. Doppelbildungen/Spaltbildungen)
- *Embryopathien*: Mißbildungen, die durch teratogene Faktoren während der embryonalen Entwicklungsphase entstehen (3.–9. Woche p.c.)
- *Fetopathien*: Mißbildungen, die während der Fetalperiode (10. Woche p.c. bis zur Geburt) entstehen. In dieser Phase folgen die Störungen dem Abschluß der Organogenese

3.1 Embryopathien und Fetopathien durch exogene Noxen

Pränatale Infektionen

In Tabelle 11.10 sind die häufigsten pränatalen Infektionskrankheiten dargestellt. Zum Einlesen folgt hier ein klinischer Fall.

> **Klinischer Fall**
>
> Bei einem Neugeborenen fällt bei der Erstuntersuchung (U1) eine Mikrozephalie und eine Hepatosplenomegalie auf. Spätere Untersuchungen ergeben periventrikuläre Verkalkungen im Röntgenbild des Schädels sowie eine Chorioretinitis und Schwerhörigkeit.
> *Diagnose:* Am wahrscheinlichsten liegt eine Zytomegalie vor

Drogen, Medikamente und Gifte

Zur fetopathogenen Wirkung der häufigsten Genußgifte und Pharmaka siehe Tabelle 11.11.

Strahlenschäden

Strahlen sind grundsätzlich schädlich, da sie Punktmutationen und Chromosomenaberrationen in den Keimzellen verursachen können. Ihre Wirkung hängt einerseits von der verabreichten Dosis (je mehr, desto schwerer der Schaden), andererseits vom Zeitpunkt der Einwirkung auf den Organismus ab. Die größte Empfindlichkeit besteht zwischen der 5. und 13. Woche (hochsensible Neuroblasten entwickeln sich am 23. Tag). Das ZNS bleibt vermutlich bis über die Geburt hinaus verletzlich.

Tab. 11.10: Durch Infektionen verursachte Embryo- und Fetopathien

Krankheit	Klinik	Diagnose	Therapie/ Prophylaxe	Besonderheit
Embryopathien				
Röteln (Rötelnvirus)	Gregg-Syndrom: Augenschäden (Katarakt, Glaukom, Retinopathie, Mikrophthalmie) Taubheit Herzfehler (offener Ductus Botalli) zerebrale Defekte thrombozytopenische Purpura	AK im Serum der Mutter Rö: charakteristische Knochenveränderungen (Metaphysitis)	Rö.-Immunglobulin bis 1. Woche nach Kontakt Impfempfehlung: Mädchen vor der Pubertät bzw. seroneg. Frauen	3 Monate nach der Impfung darf keine Schwangerschaft eintreten Nach der Geburt scheiden die Kinder mehrere Monate Viren aus → Isolierung der Kinder
Varizellen (Varicella-Zoster-Virus)	Mikrozephalie Mikrophthalmie Gliedmaßen-Hypoplasie	AK-Nachweis im Serum Virusanzüchtung	Varizellen-Hyperimmunglobulin	Bei mütterlicher Erkrankung besteht um den Geburtstermin die Gefahr sehr schwerer Verläufe mit tödlichem Ausgang
Fetopathien				
Zytomegalie (Zytomegalievirus)	Hepatosplenomegalie mit Ikterus Thrombozytopenische Purpura Hämolytische Anämie Krämpfe, Meningoenzephalitis, Chorioretinitis	Eulenaugen-Zellen im Speichel oder Urin Rö des Schädels: periventrikuläre Verkalkungen	Ganciclovir	häufigste konnatale Virusinfektion (1 % aller Lebendgeborenen, wobei inapparente Infektionen überwiegen)
Listeriose (Listeria monocytogenes)	Eitrige Meningitis, Enzephalitis Miliare Granulome in den Organen (v. a. Leber, Milz, Rachen), Ikterus, Hepatosplenomegalie, Totgeburt	Erregeranzüchtung aus Mekonium, Liquor, Blut und Trachealsekret	Ampicillin + Gentamicin	Frühgeburtlichkeit ist oft das einzige Symptom
Toxoplasmose (Toxoplasma gondii)	Trias: Chorioretinitis, intrazerebrale Verkalkungen, Hydrozephalus	mikroskopischer Nachweis im Liquor spez. IgM	Sulfonamid + Pyrimethamin	50 % der Erstinfektionen verlaufen subklinisch Infektionsquellen: Katzenkot u. rohes Fleisch
Hepatitis B (Hepatitis-B-Viren)	Akut. Hepatitis mit vorübergehendem Transaminasenanstieg	Ag-/AK-Nachweis	HB-Hyperimmunglobulin postpartal, dann weiter bis zum 6. Monat	HBV auch in Muttermilch → Stillen nur, wenn Kind immunisiert ist
Lues connata (Treponema pallidum)	Säuglingslues: Osteochondritis, luische Osteomyelitis, Periostitis (evtl. Parrot-Pseudoparese Exanthem, Koryza [blutigeitriger Schnupfen]), Pneumonie, Meningitis Spätlues: Huchinson-Trias: Keratitis parenchymatosa, Innenohrtaubheit, Zahnveränderungen (Tonnenform), Neurosyphilis	Neugeb.: IgM-FTA-Test, mikroskopischer Erregernachweis Rö: Osteochondritis an den Tibien	Penicillin G	Prognose ist u. a. vom Zeitpunkt des Behandlungsbeginns abhängig

Tab. 11.11: Durch Drogen, Medikamente und Gifte verursachte Embryo- und Fetopathien

Noxe	Klinik
Cumarin-Derivate	Blutungen durch Hypoprothrombinämie, intrauteriner Minderwuchs, Hypoplasie der Nase, Linsentrübung, kalkspritzerartige Einlagerungen im Knorpel → *Tüpfelepiphysen*
Sulfonamide	verdrängen Bilirubin aus der Plasmaeiweißbindung, was zu Hyperbilirubinämie mit Kernikterus führen kann
Aminoglykoside	Schädigung des 8. Hirnnerven (N. vestibulocochlearis)
Tetrazykline	Gelbfärbung der Zähne, Schmelzhypoplasien, Photosensibilisierung
Chloramphenicol	Grey-Syndrom: blasse Zyanose, aufgetriebener Leib, peripherer Kreislaufkollaps; Beeinträchtigung der Blutbildung (Agranulozytose, aplast. Panzytopenie)
Thyreostatika/jodhaltige Medikamente	hypothyreote Struma, evtl. embryotoxisch
Zytostatika	Fruchttod, Fehlbildungen, intrauterine Wachstumsstörung
Antiepileptika (Hydantoin, Barbiturate)	kraniofaziale Dysmorphie, Mikrozephalus, Nagelhypoplasie, ZNS-Mißbildungen
Analgetika	Entzugssymptome oft um den 5. Tag
Nikotin	Verringerung der plazentaren Durchblutung bedingt: reduziertes Geburtsgewicht, Verkürzung der Tragzeit; mutagene Mißbildungen werden diskutiert
Alkohol	intrauteriner Minderwuchs, kraniofaziale Dysmorphie (Mikrozephalie, dünner Lippenwulst, Nasolabialfalte u. a.), geistige Entwicklungsstörung, Extremitäten-, Nieren-, Augen- und Genitalfehlbildungen, Herzfehler

Betroffene Kinder zeigen als Symptome geistige Retardierung, Mikrozephalie, Mikrophthalmie und Minderwuchs. Eine Strahlenexposition in der Fetalperiode führt zu einem gehäuften Auftreten maligner Erkrankungen.

Virilisierende Hormone

Sie werden diaplazentar übertragen und führen vor allem bei weiblichen Feten zu Hemmungsmißbildungen und diversen Formen des Intersex (siehe Kap. 7.8.8).

Diabetes mellitus der Mutter

Ein Diabetes mellitus der Mutter kann – wenn er schlecht eingestellt ist – zur Embryo- und/oder Fetopathie führen. Besonders das 1. Trimenon ist für den Embryo gefährlich, da noch keine Plazentaschranke für Glukose ausgebildet ist (siehe auch Gynäkologie, Kap. 3.5 und Innere Medizin, Endokrine Organe, Kap. 6). Bei der *diabetischen Embryopathie* finden sich Mißbildungen am:

- Herz- und Gefäßsystem
- Skelett (Klumpfuß, Hüftgelenks- und Beckenanomalien)
- ZNS (Agenesien des Sakral- und Lumbalmarks)

Eine *diabetische Fetopathie* kann folgendes verursachen:
- Fruchttod
- Frühgeburt
- Anpassungsstörungen

Als Folge der kindlichen Hyperglykämie kommt es zur β-Zell-Hyperplasie und fetalem Hyperinsulinismus mit *Makrosomie* (Riesenbabys). Sonst: Hypoglykämien, Hypokalzämien, Nierenvenenthrombosen und das Syndrom der hyalinen Membranen; Hyperexzitabilitätssyndrom (Krämpfe). *Therapie*: Überwachung und Inkubatorpflege sowie die Gabe von Glukose und Kalziumglukonat.

Schwangerschaftsgestose

Hierzu siehe Gynäkologie, Kapitel 3.5.

3.2
Plazentainsuffizienz

Hierzu siehe Gynäkologie, Kapitel 3.2.2.

3.3
Pränatale Diagnostik

Hierzu siehe Gynäkologie, Kapitel 4.3.

4 Geburtsabhängige Besonderheiten und spezielle Erkrankungen des Neu- und Frühgeborenen

4.1 Definition

Die wichtigen Definitionen sind in Tabelle 11.12 zusammengefaßt.

4.2 Frühgeborenes

Definition. Ein Neugeborenes mit einer Gestationsdauer von weniger als 37 Wochen, gerechnet vom 1. Tag der letzten Periode.

Häufigkeit und Vorkommen. Ca. 10% der Neugeborenen sind Frühgeburten. Meist liegt das Geburtsgewicht unter 2500 g und die Körperlänge unter 47 cm. Der Anteil der Frühgeborenensterblichkeit an der perinatalen Mortalität beträgt 60–70%, wobei Frühgeborene um so gefährdeter sind, je jünger bzw. je untergewichtiger sie sind.

Ätiologie. Folgende Faktoren können zu einer Frühgeburt führen:
- *Krankheiten und Leiden der Mutter*, z.B. Uterus myomatosus, Uterusfehlbildungen, Genitalinfektionen, Traumen, chronische Nephritis, Gebäralter unter 18 und über 40 Jahren
- *schwangerschaftbedingte Störungen*, z.B. schwangerschaftsinduzierte Hypertonie, Placenta praevia, vorzeitiger Blasensprung, Plazentainsuffizienz
- *Krankheiten des Feten*, z.B. pränatale Infektionen, Rh-Inkompatibilität, Mißbildungen, Fetopathia diabetica
- *Sozialstatus der Mutter*, z.B. haben alleinstehende Mütter verglichen mit verheirateten

Tab. 11.12: Wichtige Begriffe (WHO-Definitionen)

Begriff	Definition
Perinatalperiode	28. SSW–7. LT
Neugeborenenperiode	1.–4. LW
Säuglingsperiode	1. LT–1. LJ
Termingeborenes (at-term)	37.–42. SSW
Übertragenes (post-term)	>42. SSW
Frühgeborenes (pre-term)	<37. SSW
niedrig-gewichtig	Geburtsgewicht ≤2500 g
„Riesenbaby"	Geburtsgewicht >4500 g
dystroph (small for date)	Geburtsgewicht zu gering für die Tragzeit (<10er Perzentile)
Gewichtsbezogene Begriffe, die nur für Frühgeborene verwendet werden	
hypotrophes Kind	unreif, untergewichtig für den Reifegrad
eutrophes Kind	unreif, normalgewichtig für den Reifegrad
hypertrophes Kind	unreif, übergewichtig für den Reifegrad

LT = Lebenstag; LW = Lebenswoche; LJ = Lebensjahr

Müttern mehr als doppelt so viele Frühgeburten

Funktionelle Besonderheiten

Frühgeborene neigen infolge der Unreife ihrer Organe zu folgenden Störungen:

Lungenunreife.
- *Surfactantmangelsyndrom* (siehe Kap. 4.5)
- *Apnoe* infolge muskulärer Hypotonie: fehlende Ventilation >20s mit Zyanose u./o. Bradykardie

> **Merke!**
> Eine ungenügende oder verzögerte Lungenbelüftung und Lungendurchblutung bedingt eine Hypoxie, Azidose und lokale Freisetzung von Prostaglandinen, was zum Offenbleiben (Dilatation) des Ductus Botalli führt.

Störungen der Wärmeregulation.
- *Hypothermie* durch mangelnde Ausbildung des subkutanen Fettgewebes. Kompensatorisch kommt es zu Stoffwechselsteigerung mit der Gefahr einer *Hypoglykämie* und *Hypoxie* (erhöhter O_2-Verbrauch)
- *Hyperthermie* durch eine verminderte Funktion der Schweißdrüsen (siehe Kap. 1.3)

Unreife Infektabwehr.
- *Gefahr einer Sepsis*
- *NEC (nekrotisierende Enterokolitis):* durch Ischämie bedingte Schädigung der Darmschleimhaut (meist Ileum und Kolon), die das Eindringen von toxinbildenden Bakterien ermöglicht

Unreife der Leberfunktion. Mangelhafte Elimination endogener und exogener Substanzen. Die herabgesetzte Glukuronidierungsfähigkeit bedingt eine verzögerte Bilirubinexkretion → *Hyperbilirubinämie*. Auch die Ausscheidung vieler Arzneimittel ist verzögert → *kumulationstoxische Nebenwirkungen*.

Unreife Verdauungsstörung.
- *Gefahr der Nahrungsaspiration:* Saug- und Schluckreflex sind mangelhaft entwickelt
- *Sklerembildung:* Mangelnde Umwandlung von gesättigten Fettsäuren in ungesättigte aufgrund einer Enzymunreife kann zu einer progressiven Verhärtung des subkutanen Fettgewebes führen (besonders an den Oberschenkeln und Händen)

Unreife des ZNS.
- Reflexe der Lage, Haltung und Bewegung unterscheiden sich in ihrem zeitlichen Auftreten und ihrer Ausprägung vom Reflexverhalten reifer Kinder (siehe Kap. 1.1)
- Apnoe durch Insuffizienz des Atemzentrums (siehe oben)
- Frühgeborenenenzephalopathie: Unreife der zerebralen Blutgefäße führt zu periventrikulären Leukomalzie, subependymaler oder Ventrikelblutung

Nierenunreife.
- Krämpfe durch Hypokalzämie, -magnesiämie u.a.
- dekompensierte metabolische Azidose

Retinopathia praematurorum. Unreife Netzhautgefäße bei Frügeborenen mit Geburtgewicht < 1500g; in 80% spontane Rückbildung; eventuell Ausbildung einer *retrolentalen Fibroplasie*.

Therapie

Den genannten Gefährdungen entsprechend, sollten Frühgeborene sorgfältig in sogenannten Perinatalzentren überwacht werden. Dazu gehört:
- Inkubator- bzw. Wärmebettpflege (Abkühlungsschutz bzw. Wärmezufuhr) mit Regulation der Luftfeuchtigkeit (70–80%, um zusätzliche Verluste über die Lungen zu vermeiden) und der Möglichkeit der Sauerstoffzufuhr
- Infektionsprophylaxe
- bedarfsgerechte Nahrungszufuhr (Glukoselösung, dann abgerahmte, mit Eiweiß

und Elektrolyten angereicherte Muttermilch)
- Intensivpflege mit Monitorüberwachung

Prognose

Eine optimale Versorgung senkt die Frühgeborenensterblichkeit unter 10%. Mögliche Spätschäden können geistige und neurologische Defekte (erhöhte Krampfbereitschaft, Intelligenzminderung, Verhaltensstörungen u. a.) sein. Ein leichter Rückstand der geistigen und körperlichen Entwicklung wird bei entsprechender Förderung oft schon innerhalb der ersten zwei Lebensjahre aufgeholt.

Spätkomplikationen

Bronchopulmonale Dysplasie (BPD). Als Folge einer O_2-Überdruckbehandlung bei hyalinem Membransyndrom (siehe oben) kann es zu einer Schädigung des Flimmerepithels und der Surfactant bildenden Pneumozyten Typ II kommen. Dabei entstehen eine interstitielle Fibrose, eine Störung des mukoziliaren Transportsystems, eine Bronchialepithelmetaplasie, Atelektasen und eine fokale Emphysembildung. Im ersten halben Jahr liegt die Letalität bei 30%, danach bei 5%.

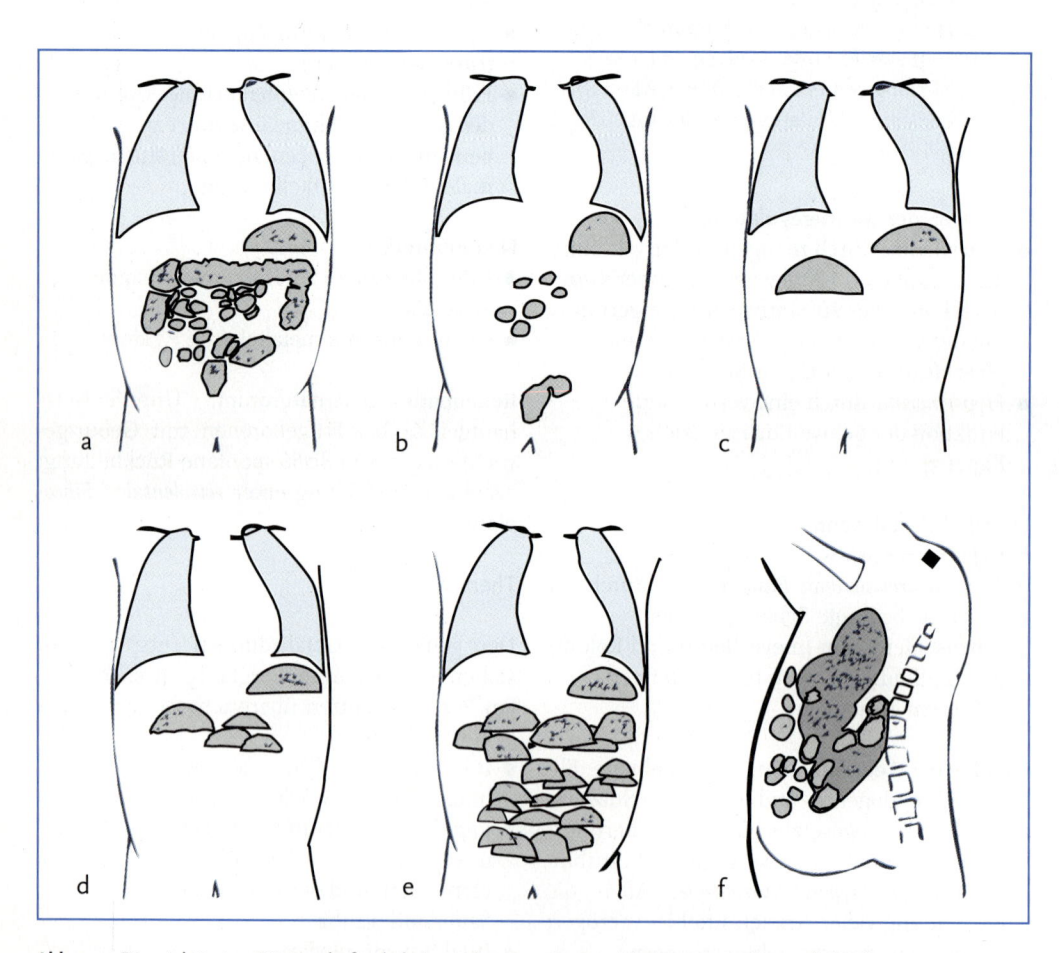

Abb. 11.7: Die wichtigsten Röntgenbefunde bei angeborenen Passagehindernissen: **a** normal, **b** Pylorusstenose, **c** Duodenalatresie, **d** Jejunumatresie, **e** Ileus bei tiefsitzendem Hindernis (Rektumatresie), **f** Darstellung der Rektumatresie in Kopfhängelage (Analgrübchen durch Bleimarke gekennzeichnet); (Braun et al. 1988)

Retrolentale Fibroplasie. Sie stellt eine Frühgeborenen-Retinopathie dar, die im Rahmen der O_2-Behandlung entstehen kann. Hierbei kommt es zu Glaskörperblutungen durch Kapillareinsprossung, Narbenbildung, Glaskörperschrumpfung und Netzhautablösung (→ Erblindung).

> **Merke!**
> Klares Erbrochenes → Magensaft; grünliches oder gelbliches, klares Erbrochenes → Galle; hellbraunes, bröckliges Erbrochenes → Dünndarminhalt

4.3 Akut bedrohliche Mißbildungen in der Neugeborenenperiode

4.3.1 Magen-Darm-Trakt

In diesem Bereich handelt es sich um entwicklungsgeschichtlich bedingte Anomalien, die lebensbedrohliche Passagehindernisse im Magen-Darm-Trakt darstellen. Dabei stehen vor allem Atresien und Stenosen im Vordergrund. Bei Mißbildungen, die im Ösophagus, Magen, Dünndarm lokalisiert sind, steht das Erbrechen im Vordergrund, wobei Zeitpunkt und Art des Erbrechens sowie dessen Menge und Aussehen wichtige Aufschlüsse für die Diagnose geben. Auf weiter distal lokalisierte Passagehindernisse weisen in erster Linie ein aufgetriebenes Abdomen und ausbleibende oder zu geringe Stuhlentleerung hin. Die Diagnosen können anhand von radiologischen Untersuchungen gesichert werden (siehe Abb. 11.7).

Ösophagusatresie bzw. -stenose

Es handelt sich um einen angeborenen thorakalen Verschluß der Speiseröhre (Häufigkeit von 1:3000). Nach Vogt werden die Ösophagusatresien, je nach Vorhandensein oder Fehlen einer Fistel zum Tracheobronchialsystem, in verschiedene Formen unterteilt (siehe Abb. 11.8).

Leitsymptome. In den ersten Lebensstunden wird schaumiger Speichel herausgebracht. Gelangt der Speichel aus dem Ösophagus (Typ 3a und 3c) in die Trachea, entstehen Atemstörungen und eine Aspirationspneumonie. Nach dem erstem Fütterungsversuch kommt es zu heftigem Husten und Würgen (→ Zyanose und Erstickungsanfälle). Eine distale Fistel führt zur Vorwölbung des Magens durch die luftgefüllte Magenblase.

Diagnose. Sofortige Ösophagussondierung (Kann Magensaft aspiriert werden? Läßt sich die Sonde vorschieben?), Thorax- und Abdomenübersicht (kein Barium: eventuell Ösophagotrachealfistel!).

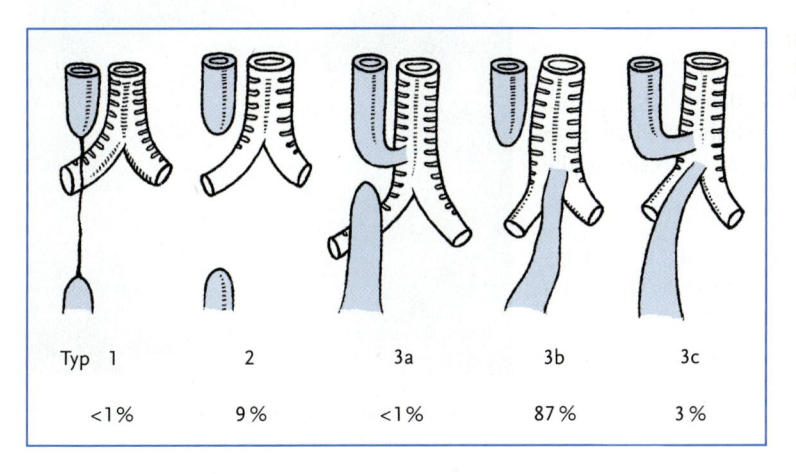

Abb. 11.8: Ösophagusatresieformen nach Vogt (Zetkin/Schaldach 1998)

Typ 1	2	3a	3b	3c
<1%	9%	<1%	87%	3%

Therapie. Lagerung in Bauch- oder Linksseitenlage, parenterale Ernährung, Absaugen, um Aspirationen zu vermeiden, Operation möglichst innerhalb von 24 h.

> **Merke!**
> Ein Hydramnion, das durch die Unterbrechung der Fruchtwasserzirkulation (Amnionwasser wird nicht vom Feten „geschluckt") bedingt ist, ist ein wichtiger anamnestischer Hinweis auf eine Ösophagusatresie. Es fehlt jedoch bei Ösophagusatresie Typ 3c nach Vogt.

Dünndarmatresie bzw. -stenose

Am häufigsten ist das Duodenum, dann das Ileum betroffen (gehäuft beim Down-Syndrom). Es können weitere Mißbildungen des Magen-Darm-Traktes vorliegen. Je nach Sitz der Verengung zur Papilla Vateri unterscheidet man supra- bzw. infrapapilläre Stenosen/Atresien.

Leitsymptome.
- *suprapapilläre Formen:* Oberbauch aufgetrieben, Unterbauch eingefallen
- *infrapapilläre Formen:* galliges Erbrechen; je tiefer die Stenose, desto später kommt es zum *Erbrechen* (hohe Atresie: 1.–2. Lebenstag; tiefe Verschlüsse: 2.–4. Lebenstag, mekoniumhaltig). *Cave:* Gefahr einer Perforation der dilatierten Darmschlingen → *Peritonitis*
- *Atemstörungen:* durch Aspiration oder Zwerchfellhochstand

Diagnose. Abdomenübersicht (Spiegelbildungen sowie „Double-bubble"-Phänomen bei Duodenalstenose bzw. -atresie siehe Abb. 11.9).

Therapie. Parenterale Ernährung, nasogastrische Dekompression, frühzeitige Operation (außer bei geringgradigen Stenosen).

Rektum-/Analatresie bzw. -stenose

Man unterscheidet je nach Sitz verschiedene Formen. Neben den beiden wichtigsten Erscheinungsformen dieser Mißbildung (siehe Abb. 11.10) gibt es u.a. auch Fistelbildungen zu Blase, Urethra und Perineum sowie bei Jungen zum Skrotum und bei Mädchen zur Vagina. Auch diese Mißbildungen sind zu ca. 40 % mit anderen Mißbildungen vergesellschaftet (Herzfehler, Wirbelsäulenanomalien etc.). Ein Mekoniumileus kann auch ein Frühzeichen der Mukoviszidose sein.

Leitsymptome. Ileussymptomatik 1–2 Tage postpartal. Liegen Fisteln vor, kann Stuhl aus der Blase oder Vagina ausgeschieden werden, und die Ileussymptomatik entwickelt sich ver-

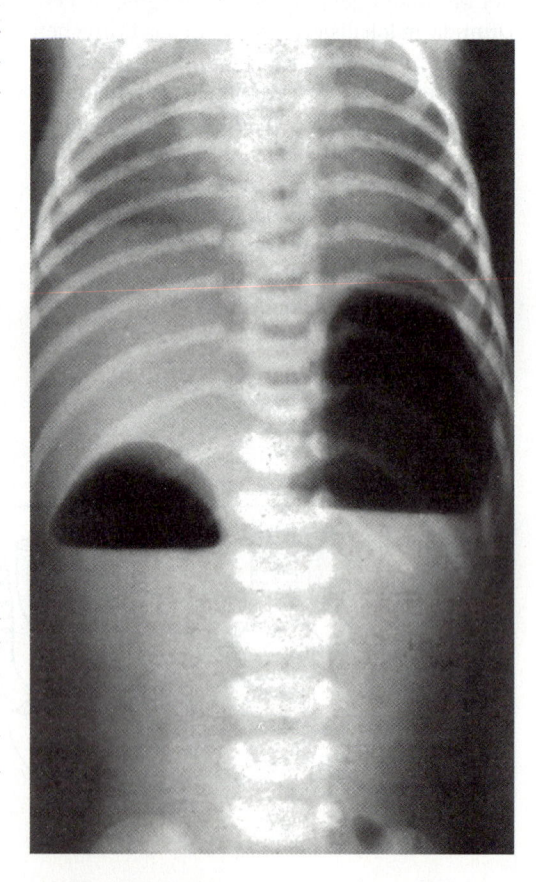

Abb. 11.9: Duodenalatresie mit typischem Double-bubble-Phänomen (IMPP)

- *sichtbare Magenperistaltik*, die vom linken Rippenbogen zum rechten Oberbauch verläuft (provozierbar durch 30–50 ml Tee)
- Bei dünner Bauchdecke ist palpatorisch die hypertrophische Pylorusmukulatur als derber ovaler „*Tumor*" unterhalb der Leber (rechter Rand des M. rectus abdominalis) zu tasten
- *Pseudoobstipation*

Verlauf. Durch das anhaltende Erbrechen gehen große Mengen „Cl^-- und K^+-Ionen verloren → Gefahr der hypochlorämischen metabolischen Alkalose, Atemstörung, Bewußtseinseintrübung, Muskelhypotonie und Exsikkose.

Diagnose. Abdomenübersichtaufnahme (siehe Abb. 11.7 b).

Therapie. Rehydrierung und Operation (Pyloromyotomie nach Weber-Ramstedt).

4.3.2 Zwerchfellhernie

Bei Fehlanlage des Zwerchfells kann es zum Übertritt von Organen des Bauchraums in die Thoraxhöhle kommen (meistens posterolateral links).

Leitsymptome.
- *Atemnot und Zyanose* durch Verdrängung der Lungen, die sich nicht voll entwickeln können und hypoplastisch bleiben
- *eingesunkenes Abdomen (paradoxe Atmung)*

Diagnose. Sie wird auskultatorisch (abgeschwächte Atemgeräusche, plätschernde Darmgeräusche über dem Thorax), perkutorisch (tympanischer Klopfschall über dem Thorax), sonographisch und röntgenologisch gestellt.

Therapie. Chirurgisch und intensivmedizinisch.

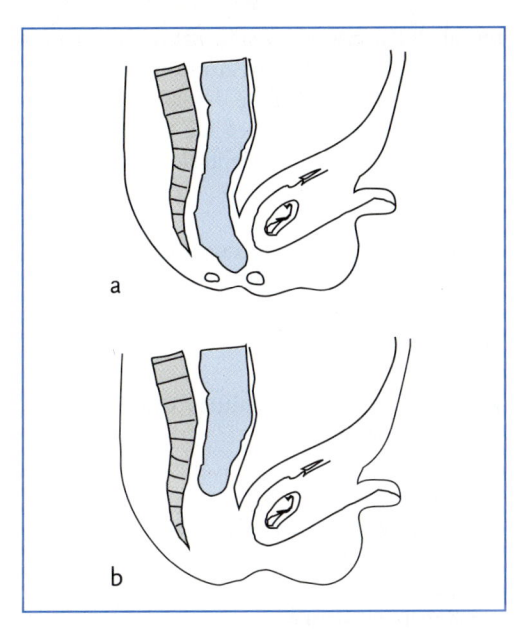

Abb. 11.10: Analatresie: **a** Persistenz der Analmembran; **b** Rektumatresie: Der Anus ist normal angelegt, 3–4 cm oberhalb des Afters endet der distale Blindsack (Braun et al. 1988)

zögert. Ein Hinweis kann bereits darin bestehen, daß sich das Thermometer nicht in den After einführen läßt.

Diagnose. Abdomenübersicht mit Kontrastmittel (Luft vor der Engstelle).

Therapie. Operation.

Hypertrophische Pylorusstenose

Dies ist eine wahrscheinlich angeborene, ätiologisch noch ungeklärte Entleerungsstörung des Magens, die durch Hypertrophie und Spasmus der präpylorischen und zirkulären Wandmuskulatur des Pylorus bedingt ist (Inzidenz 1:500; m > w).

Leitsymptome.
- *spastisches Erbrechen:* Nach der Mahlzeit kommt es zum Erbrechen, und zwar im Strahl. Das Erbrochene riecht und reagiert stark sauer und enthält gelegentlich Blutfäserchen, niemals Galle

> **Merke !**
> Die Überlebenschancen der Kinder und der Schweregrad sind bei Zwerchfellhernien abhängig von der Lungenentwicklung.

4.3.3 Herz und Gefäße

Siehe auch Kapitel 11.2.

An dieser Stelle sollen nur die Herzfehler genannt werden, die der sofortigen Behandlung bedürfen: *Transposition der großen Gefäße* und *Trikuspidalatresie*.

4.3.4 Urogenitaltrakt

Stenosierung im Bereich der Ureteren und der Urethra

Stenosen gehen mit der Gefahr einer *Urinaufstauung* einher, die zu Infektionen und in wenigen Wochen zu einer Vernichtung von Nierenparenchym führt. Die Prädilektionsstellen sind Ureterabgang und Uretereinmündung.

Bei Insuffizienz der Uretermündung in die Blase kommt es zum Rückstau des Blasenurins (→ *vesiko-uretero-renaler Reflux*) mit der Gefahr der Keimverschleppung, Entzündung und Druckatrophie des Nierenparenchyms.

Urethralklappen werden durch persistierende embryonale Membranen in der Urethra gebildet und führen zu Harnabflußbehinderungen verschiedenen Ausmaßes.

Stenosierungen im Bereich der Urethra führen bereits intrauterin zu schweren Aufstauungen im Bereich beider Ureteren und zu hochgradigen Hydronephrosen.

Therapie. Therapie der Wahl ist die operative Beseitigung dieser Abflußbehinderungen.

4.3.5 Hydrozephalus

Als Hydrozephalus bezeichnet man eine krankhafte Erweiterung der Liquorräume auf Kosten der Hirnsubstanz, die sowohl angeboren als auch erworben sein kann. Der daraus resultierende Druck führt zur Kompression der oberflächennahen Gefäße des Kortex, Mangeldurchblutung und schließlich Druckatrophie der Hirnrinde. Näheres siehe Neurologie, Kapitel 3.1.

Diagnose. Kopfumfangsbestimmung und Vergleich mit Perzentilenkurven (> 97 % = Hydrozephalus), Sonographie des Schädels, CT, Kernspintomographie.

Therapie. Entlastung mittels Drainage- bzw. Shunt-Operation.

4.4 Geburtstraumatische Schäden

4.4.1 Knochenläsionen

Klavikulafraktur

Sie ist die häufigste geburtsbedingte Fraktur.

Symptome. Berührungsempfindlichkeit der betroffenen Schulterregion, Schonhaltung des innenrotierten Armes, asymmetrischer Moro-Reflex(!).

Therapie. Nicht notwendig.

Humerusepiphysenlösung

Symptome. Scheinlähmung des betroffenen Armes.

Therapie. Abduktionsschienung.

Femurepiphysenlösung

Häufiger als Humerusepiphysenlösung.

Symptome. Scheinlähmung. Das betroffene Bein liegt unbewegt in Außenrotation.

Therapie. Chirurgisch.

4.4.2 Nervenläsionen

Plexuslähmung

Hier sind vor allem die obere Plexuslähmung (Erb-Duchenne; C5/6) und die untere Plexuslähmung (Klumpke; C8/Th1) zu erwähnen. Näheres hierzu siehe Neurologie, Kapitel 1.1.2.

Phrenikuslähmung

Symptome. Mangelnde Atemexkursionen der betroffenen Zwerchfellhälfte, Dyspnoe und Zyanose. Rö: Zwerchfellhochstand und bei der Durchleuchtung das sogenannte *„Waagebalkenphänomen"*.

Therapie. Intensivmedizinische Betreuung (Intubation, Langzeitbeatmung) und Operation.

Fazialislähmung

Hier handelt es sich meist um die periphere, seltener um die zentrale Form.

Symptome. Asymmetrie des Gesichts beim Schreien.

Therapie. Spontanheilung. Ist der Lidschluß nicht möglich, sollte eine Augensalbe verordnet werden, um Hornhautläsionen durch Austrocknung vorzubeugen.

4.4.3 Geburtstraumatische Läsionen des Schädels

Kephalhämatom

Bei diesem kommt es durch den Einriß periostaler Gefäße (infolge von Abscherungen des Periosts vom Schädelknochen unter der Geburt) zur subperiostalen Blutung, die immer(!) durch die Schädelnähte begrenzt wird.

Symptome. Fluktuierende Schwellung im Bereich der Os parietale.

Differentialdiagnose. *Caput succedaneum* (Geburtsgeschwulst)
- subkutanes Ödem des Kopfgewebes (durch einen Blut- bzw. Lymphstau während der Geburt)
- Schädelnähte übergreifend(!)
- Rückbildung innerhalb Tagen

Therapie. Spontanresorption nach Monaten.

Intrakranielle Blutungen

Durch *Asphyxie* (s. u.) bedingte Blutungen, die wegen der erhöhten Gefäßfragilität vor allem Frühgeborene betreffen, sind meist subarachnoidal, periventrikulär oder Blutungen in die Ventrikel.

Geburtstraumatisch bedingt sind dagegen zumeist subdurale, subtentorielle und meningeale Blutungen. Die Symptomatik wird vor allem von der Lokalisation der Blutung bestimmt, kann aber auch ganz unspezifisch sein. Die Prognose ist abhängig von Lokalisation und Ausmaß der Blutung.

4.5 Sauerstoffmangel

4.5.1 Asphyxie

Ätiopathogenese. Unter Asphyxie wird jede Form des Sauerstoffmangels vor, während oder nach der Geburt verstanden. Bei 5 % aller Neugeborenen kommt es zur Asphyxie; sie ist die Ursache für die Mehrzahl der frühkindlichen Hirnschäden. Die wichtigsten Ursachen einer Asphyxie sind in Tabelle 11.13 dargestellt. Die Hypoxie von Blut und Gewebe verursacht eine Reihe weiterer Stoffwechselstörungen, die rasch zu einem Circulus vitiosus führen können. Durch anaerobe Glykolyse steigt der Laktatspiegel im Blut an → *metabolische Azidose*. Durch ungenügende CO_2-Abgabe in der Lunge kommt es gleichzeitig zur *respiratorischen Azidose*. Die hämodynamische Folge ist eine Zentralisation des Kreislaufs mit Vasokonstriktion in Haut, Muskulatur und Lunge. Hypoxie, Azidose und Kreislaufverlangsamung führen zu Zell- und Kapillarschädigungen,

Tab. 11.13: Ursachen einer Asphyxie

intrauterine Asphyxie	postnatale Asphyxie
mütterliche Ursachen: Kreislaufstörungen, O_2-Mangel, Vena-cava-Kompression, Analgetika	**pulmonale Ursachen:** Mekoniumaspiration, Pneumonien (Fruchtwasser- oder perinatale Infektion)
plazentare Ursachen: Plazentaanomalien, vorzeitige Plazentalösung, Plazenta praevia, Nabelschnurumschlingung	**Mißbildungen:** Herzmißbildungen, Zwerchfellhernien, Choanalatresie
kindliche Ursachen: fetomaternale Transfusion, Schädelkompression	**hämatologische Ursachen:** schwere Anämie, Blutungsschock
	zerebrale Ursachen: Schädigung des Atemzentrums (Geburtstrauma, Narkosefehler) **Idiopathisches Atemnotsyndrom**

Ödem, Blutungen sowie Zelluntergang und Nekrosen.

Symptomatik. Mit Hilfe des Asphyxie-(APGAR-)Index (siehe Kap. 1.3.3) kann der Grad der kindlichen Hypoxie bestimmt werden. Unterschieden werden zwei Formen der Asphyxie:
- die leichtere *blaue Asphyxie* mit Zyanose, unregelmäßiger Atmung und kräftigen Herztönen, wobei Reflexe und Muskeltonus erhalten sind
- die schwerere *blasse Asphyxie*, die durch Schnappatmung und Apnoe (Lähmung des Atemzentrums), sehr leise Herztöne, verminderten Muskeltonus und nicht mehr auslösbare Reflexe gekennzeichnet ist. Die wichtigste Differentialdiagnose der blassen Asphyxie ist der *Blutungsschock*, da hier sofort mit Blutersatz zu therapieren ist. Ursachen eines Blutungsschocks sind Blutverlust, Zwilling-zu-Zwilling-Transfusion bzw. fetomaternale Transfusion.

Therapie. Bei einer Asphyxie bestehen die Sofortmaßnahmen postpartal aus:
1. Freimachen der Atemwege
2. Beatmung (eventuell Intubation)
3. Azidosebekämpfung mit Puffergabe base excess × kg KG × 0,3 = ml $NaHCO_3$
4. intensivmedizinische Betreuung

4.5.2 Idiopathisches Atemnotsyndrom (Surfactantmangelsyndrom, pulmonale hyaline Membranen)

Ätiopathogenese. Das Mangel an Surfactant in der unreifen Lunge führt zum Kollabieren von Alveolen und dadurch bedingten schweren Atemstörungen (→ *primärer Surfactantmangel*). Minderperfusion und Hyperkoagulabilität infolge eines perinatalen Schocks oder schwerer bakterieller Infektionen verursachen einen *sekundären Surfactantmangel*. Neben atelektatisch veränderten Bezirken finden sich überblähte Lungenabschnitte; Fibrinausgüsse der Alveolen führen zu den sogenannten „hyalinen Membranen".

> **Merke !**
> Frühgeborene, durch Kaiserschnitt geborene Kinder und Kinder diabetischer Mütter sind besonders gefährdet, ein idiopathisches Atemnotsyndrom zu entwickeln.

Symptome. Nach kurzem freien Intervall zunehmende Tachypnoe mit exspiratorischem Stöhnen; abgeschwächtes Atemgeräusch; inspiratorisch interkostale, sternale und/oder epigastrische Einziehungen; Nasenflügelatmung, Zyanose, Blässe.

Diagnose. Röntgenaufnahme des Thorax: feingranuläre Lungenzeichnung (bis hin zur sog. „weiße Lunge" = Totalatelektase), unscharfe Zwerchfell- und Herzkonturen, Luftbronchogramm; respiratorisch-metabolische Azidose.

Therapie. O_2-Überdruckbeatmung (PEEP), u. U. Respirationsbehandlung, Azidosebekämpfung, Surfactantgabe, intensivmedizinische Überwachung, Infektionsprophylaxe.

Prophylaxe. Bei Frühgeburten kann die Gabe von Kortikosteroiden 24–72 Stunden *präpartal* zur Stimulierung der Surfactantbildung führen.

4.5.3
Sonstige Lungenerkrankungen

Neonatale Pneumonie

Ätiologie. Die neonatalen Pneumonien entstehen meist durch Aspiration (→ *Aspirationspneumonie*). Besonders das Aspirieren von Mekonium, infiziertem Fruchtwasser, Schleim, Blut oder Mageninhalt führt zu gefährlichen Pneumonien; häufigster Erreger ist E. coli. Außerdem kann es hämatogen, z.B. bei einer Nabelschnurinfektion, zu einer Staphylokokkenpneumonie kommen, oder aber aerogen zu einer Viruspneumonie etc.

Symptomatik. Tachypnoe, Zyanose, Einziehungen.

Diagnose. Klinik und Röntgenaufnahme des Thorax.

Therapie. Möglichst kausal (siehe oben).

Pneumothorax

Ätiologie. Bei *plötzlich* auftretender Atemnot und den obengenannten Symptomen (bis hin zum Schock) muß an einen Pneumothorax gedacht werden, der rechts häufiger als links auftritt. Er ist oft iatrogen bedingt, vor allem bei beatmeten Früh- und Neugeborenen.

Symptomatik. Einziehung, asymmetrische Thoraxexkursionen, abgeschwächte (fehlende) Atemgeräusche, Verlagerung der Herztöne.

Diagnose. Bei entsprechender Symptomatik ist eine Probepunktion durchzuführen, bei bedrohlichen Zuständen sogar vor (!) einer radiologischen Sicherung der Diagnose.

Therapie. Notfallpunktion, z.B. mit einer Braunüle mit aufgestecktem Dreiwegehahn; anschließend sollte eine Bülau-Drainage gelegt werden.

4.6
Morbus haemorrhagicus neonatorum

Ätiologie. Unter der Bezeichnung Morbus haemorrhagicus neonatorum (= Blutungsübel) werden Krankheitsbilder zusammengefaßt, in deren Mittelpunkt Blutungen und Gerinnungsstörungen stehen. Die häufigste Ursache besteht in einem Vitamin-K-Mangel nach der Geburt. Dieser führt 2–5 Tage postpartal zu einer Mangelsynthese der Vitamin-K-abhängigen Gerinnungsfaktoren (Prothrombinkomplex, Protein C und S). Mikrotraumen, hypoxämische Gefäßwandschädigungen und immunologische Prozesse sind andere mögliche Ursachen.

> **Merke!**
> Besonders gefährdet sind Frühgeborene (Aktivität der Gerinnungsfaktoren ↓) und Neugeborene von Müttern, die vor der Geburt Rifampicin, Cumarin, Phenytoin, Phenobarbital oder Primidon eingenommen haben.

Symptomatik. Man unterscheidet zwei Formen:
- *klassische Form* (selten): Spontanblutungen zwischen dem 2. und 5. Tag aus Magen-Darm-Trakt, Nabel, Nase, in die Haut, selten ins ZNS; bei mütterlichen Risikofaktoren gelegentlich schon am 1. Tag (*Frühform*)
- *Spätform:* Die gleichen Blutungen treten erst zwischen der 3.–7. Lebenswoche (knabenwendig) auf

Diagnose. Gerinnungswerte (PTT und Quick ↓), Hämoccult-Test, Schädelsonographie.

Therapie. Vitamin-K-Substitution (je nach Schwere i.v. oder oral). Da die Spätform der Vitamin-K-Mangelblutung zunehmend beobachtet wird, sollte generell eine Vitamin-K-Prophylaxe direkt nach der Geburt durchgeführt werden.

4.7
Morbus haemolyticus neonatorum und Hyperbilirubinämie

4.7.1
Blutgruppenunverträglichkeit

Pathophysiologie. Hierbei besteht eine Unverträglichkeit (Inkompatibilität) zwischen mütterlicher und kindlicher Blutgruppe, die eine Hämolyse beim Feten und Neugeborenen durch eine Antigen-Antikörper-Reaktion zur Folge hat. Das Kind besitzt väterliche Erythrozytenantigene, die die Mutter nicht aufweist. Bei Kontakt mit den kindlichen Erythrozytenantigenen kommt es zur Bildung von Antikörpern im mütterlichen Kreislauf (z.B. bei Aborten, Interruptiones, Geburt des 1. Kindes). Das erste Kind bleibt gewöhnlich ungeschädigt. Bei einer späteren Schwangerschaft mit der gleichen Blutgruppenkonstellation treten die plazentagängigen Blutgruppenantikörper der Mutter in den fetalen Kreislauf über und führen dort zur Hämolyse und Anämie. Kompensatorisch kommt es zur reaktiven Ausschüttung von Erythroblasten, Retikulozyten und unreifen Leukozyten aus den fetalen Blutbildungsstätten (Leber, Milz). Das bei der Hämolyse anfallende Bilirubin wird zunächst noch über die Plazenta ausgeschieden, führt jedoch sehr bald nach der Geburt zum verstärkten Ikterus.

Rh-Inkompatibilität

Ätiologie. Sie entsteht bei der Konstellation Rh-negative (d/d) Mutter, Rh-positiver (D/D oder D/d) Vater, Rh-positives (D/d) Kind, wenn die Mutter in einer früheren Schwangerschaft mit einem Rh-positiven Kind sensibilisiert wurde.

Symptome. Das Spektrum reicht von leichter Hämolyse bis zur schwersten Anämie mit extramedullärer Blutbildung, massiver Hepatosplenomegalie, Hyperbilirubinämie mit Gefahr des Kernikterus, Ödemen, Aszites und kardialer Dekompensation (= *„Hydrops fetalis"*).

Diagnose. Blutgruppenbestimmung, Antikörperbestimmung im mütterlichen Blut (indirekter Coombs-Test), Bestimmung der an die Oberfläche kindlicher Erythrozyten gebundener Antikörper (direkter Coombs-Test).

Therapie. Phototherapie bei Bilirubin >18 mg/dl (Kernikterusprophylaxe), medikamentöse Enzyminduktion (Anregen der Bilirubinkonjugation und -ausscheidung), eventuell Austauschtransfusion.

ABO-Inkompatibilität

Ätiologie. Die häufigste Konstellation ist: Mutter 0, Vater A, B oder AB, Kind A oder B. Seltener ist die Konstellation Mutter A oder B, Kind B bzw. A. Im Gegensatz zur Rh-Inkompatibilität besitzt die Mutter ohne spezifische Sensibilisierung Anti-A- bzw. Anti-B-Antikörper (→ die Krankheit kann bereits das erste Kind betreffen).

Symtomatik. Die Symptome sind deutlich schwächer ausgeprägt als bei der Rh-Inkompatibilität.

Therapie. Als Therapie ist eine Phototherapie zumeist ausreichend.

4.7.2
Differentialdiagnose sonstiger Neugeborenenhyperbilirubinämien

Ätiopathogenese. Das aus dem Blutabbau in der Milz entstehende Bilirubin bildet im Blut einen Komplex mit Albumin (→ *indirektes Bilirubin*) und wird zur Leber transportiert. In der Leber wird es durch die Glucuronyltransferase an Glucuronsäure gebunden und als direkt reagierendes Bilirubinglucuronid (→ *direktes Bilirubin*) über die Galle ausgeschieden. Wird das Bilirubin nicht mit der Galle ausgeschieden

Tab. 11.14: Differentialdiagnose des Ikterus in der Neugeborenenperiode

indirekte Hyperbilirubinämie	
Insuffizienz der Bilirubinglucuronidierungsreaktion der Leber	
physiologischer Ikterus	Beginn: 2. Tag; Maximum 4.–6. Tag; Ende: 10.Tag
Crigler-Najjar-Syndrom	genetisch bedingter Glucuronyltransferasemangel
Hypothyreose	verzögerte Reifung der Glucuronyltransferase
Medikamente (z. B. Benzodiazepine)	Muttermilch enthält Inhibitoren der Glucuronyltransferase
Gilbert-Meulengracht-Syndrom	insuffiziente Bilirubinaufnahme in die Leberzelle
hämolytische Erkrankungen	
Morbus haemolyticus neonatorum	insbesondere Rh- und AB0-Inkompatibilität
kongenitaler hämolytischer Ikterus	hereditäre Sphärozytose
vermehrter Anfall von abzubauenden Erythrozyten	
Polyglobulie	Hypoxie bei Nikotinabusus der Mutter; gesteigerte Erythropoese beim Neugeborenen (z. B. durch Herzfehler)
Hämatome	durch Resorption gesteigerter Anfall von Bilirubin (Hirnblutung)
Vermehrte enterale Rückresorption von Bilirubin	
intestinale Obstruktionen	
Gallengangsatresie	
direkte Bilirubinämie	
intrahepatische Cholestase	
Infektionen	Hepatitis A, B, C, E; CMV, EBV, Röteln, Toxoplasmose u. a.
Stoffwechselstörungen	α1-Antitrypsinmangel, Galaktosämie, Fruktoseintoleranz u. a.
Störung der Bilirubinexkretion aus der Leber (bei parenteraler Ernährung)	Dubin-Johnson-Syndrom, Rotor-Syndrom
extrahepatische Störung der Gallensekretion	
Gallengangsatresie	
Choledochuszyste	
zystische Fibrose	eingedickte Galle

oder von der Leber mit Glucuronsäure konjugiert → Hyperbilirubinämie. Sie bewirkt eine gelbe Pigmentierung der Haut und der Schleimhäute. Ihre Ursachen sind in Tabelle 11.14 aufgeführt. Normalwerte für Gesamtbilirubin sind:
- Nabelschnur: <2 mg/dl
- <24 h: <6 mg/dl
- 3–5 Tage: <12 mg/dl
- 1 Monat: Erwachsenenwert (<1 mg/dl)
- Phototherapie: >18 mg/dl

Bilirubinwert von 5–8 mg/dl wird beim Neugeborenen sichtbar. Wenn der Bilirubinspiegel postpartal *langsam* ansteigt, können Werte bis 30 mg/dl ohne Schädigung toleriert werden (verbesserte Blut-Hirn-Schranke nach ca. 2 Wochen).

Definitionen

Icterus praecox. Bilirubinanstieg innerhalb des ersten Lebenstages (immer pathologisch!)

Icterus gravis. Extrem rasche Bilirubinerhöhung innerhalb der ersten Lebenstage.

Icterus prolongatus. Bilirubinerhöhung über den 10. Tag hinaus, z.B. erreicht der Bilirubinspiegel bei Frühgeburten höhere Werte und sinkt erst nach der 2. Lebenswoche ab.

> **Merke!**
>
> Bei 60% der Reifgeborenen und ca. 80% der Frühgeborenen kommt es am 2.–3. Lebenstag zu einem physiologischen, nichttherapiebedürftigen Neugeborenenikterus (Icterus neonatorum simplex) durch Enzymunreife der Leber und erhöhten Bilirubinanfall, der bis zur zweiten Lebenswoche vollständig abklingt.

4.8 Infektionen in der Neugeborenenperiode

Nabelinfektionen

Sie entstehen häufig aufgrund von Nabelanomalien oder durch Schmierinfektionen. In den ersten Kliniktagen erworbene Infektionen werden meist durch Hospitalismuskeime hervorgerufen, später sind v.a. Candidainfektionen häufig. Auch Nabelvenenkatheter (Frühgeborene!) können zu Nabelinfektionen bis hin zur Sepsis führen; bei bakteriellen Infektionen ist deshalb eine frühzeitige antibiotische Behandlung wichtig.

Infektionen der Haut bzw. der sichtbaren Schleimhäute

Sie werden meist durch Staphylokokken (seltener Candida, Herpes, Pseudomonas, A-Streptokokken) hervorgerufen. Die häufigsten Formen sind: bullöse Impetigo, subkutane Abszesse (eventuell in Phlegmone übergehend), *Dermatitis exfoliativa Ritter* (Sonderform des Lyell-Syndroms), Erysipel, Soor, Herpes simplex.

Differentialdiagnose. Harmlose Säuglingsexantheme:
- *Erythema toxicum neonatorum:* häufigstes pustulöses Exanthem (70% der Fälle); erythematöse Flecken mit zentraler heller Papel; Beginn: 2–3 Lebenstag, Rückbildung: nach 7 Tagen
- *transitorische neonatale pustelöse Melanose:* selten, m > w, Pusteln bestehen bereits bei Geburt; Rückbildung nach 3–4 Tagen

Sepsis

Hierzu kommt es meist durch Pneumonien, Haut-, Schleimhaut- oder Nabelinfektionen (postnatal erworben), aber auch pränatal können Erreger entweder diaplazentar oder durch Fruchtwasserinfektionen übertragen werden. Häufige Erreger sind B-Streptokokken, E. coli und andere gramnegative Bakterien. Die Symptome ähneln denen der neonatalen Meningitis (siehe unten; in 50% Begleitmeningitis bei Sepsis), die Therapie erfolgt nach kultureller Untersuchung entsprechend den Erregern.

Neonatale Meningitis

Ätiologie. Erreger der neonatalen Meningitis können sowohl grampositive (Streptokokken A–D, Listerien, Staphylokokken) als auch gramnegative Bakterien (E. coli, Klebsiellen, Pseudomonas, Proteus, Serratia, Bacteroides, Salmonellen, Neisserien u.a.) sein; virale oder durch Pilze verursachte Meningitiden sind selten. Ungefähr 50% der Meningitiden im Neugeborenenalter sind Begleitmeningitiden im Rahmen eines septischen Geschehens.

Symptome. Je jünger die Kinder sind, desto unspezifischer die Symptome und desto schleichender der Beginn. Trinkunlust, Berührungsempfindlichkeit, Apnoen, Unruhe, Krämpfe, Atemstörungen können erste Hinweise sein. Die typischen Meningitiszeichen, nämlich Fieber, Milzschwellung, Leukozytose, Nackensteife, Opisthotonus, gespannte Fontanelle oder schrilles Schreien, finden sich meist erst im fortgeschrittenen Stadium.

Diagnose. Lumbalpunktion mit kultureller Liquoruntersuchung.

Therapie. Sofortige Breitbandantibiose; nach Auswertung des Antibiogramms gezielte, hochdosierte, 3–4 Wochen dauernde Antibiotikatherapie.

Mögliche Folgeschäden. Enzephalopathie, Taubheit, Oligophrenie, Hydrozephalus, Anfallsleiden und andere neurologische Schäden. Besonders bei Infektionen mit gramnegativen Keimen ist die Prognose ungünstig!

5 Ernährung

5.1 Empfohlene Nährstoffzufuhr

Die Zufuhr von Nahrungsstoffen ist abhängig vom Alter und vom Aktivitätsgrad eines Kindes. Je jünger die Kinder sind, um so mehr Energie benötigen sie. Kalorienbedarf:
- Früh- und Mangelgeborene bis 140 kcal/kg/d
- 1. Trimenon 110–120 kcal/kg/d
- 2. Trimenon auf 100 kcal/kg/d
- 3. Trimenon auf 80 kcal/kg/d
- 4. Trimenon auf 70 kcal/kg/d
- Erwachsene ca. 40 kcal/kg/d

Auch der Wasserbedarf ist 3–5mal höher als beim Erwachsenen, so daß auf ein entsprechend großes Trinkangebot zu achten ist.

5.2 Ernährung im ersten Lebensjahr

5.2.1 Stillen

Vorteile des Stillens

Folgende Faktoren sprechen zugunsten des Stillens:
- Stillen spielt für die Mutter-Kind-Beziehung eine wichtige Rolle und prägt die weitere Entwicklung des Kindes
- Zusammensetzung der Muttermilch ist dem kindlichen Bedarf angepaßt
- Muttermilch enthält u.a. den *Bifidumfaktor* (fördert Darmflora) und eine bestimmte Lipase, die die Nahrung für das Kind leichter verdaulich machen
- Durch den geringen Protein- und Mineralgehalt der Muttermilch ist die osmolare Belastung der Nieren relativ gering
- Die von den mütterlichen Umgebungskeimen geprägte Immunglobulinausstattung sowie ein unspezifischer Infektionsschutz (Lysozym, Makrophagen u.a.) werden an das Kind weitergegeben
- Allergieprophylaxe
- Gefahr der bakteriellen Milchverunreinigung ist gering
- Neben diesen Vorteilen für das Kind unterstützt das Stillen die Uterusrückbildung
- Mütter, die gestillt haben, haben ein statistisch geringeres Mammakarzinomrisiko

Nachteile des Stillens

Folgende Faktoren können gegen die Muttermilchernährung sprechen:
- Muttermilch kann unterschiedlich stark mit Umweltschadstoffen belastet sein, besonders mit lipidlöslichen, langlebigen chlorierten Kohlenwasserstoffen (Pestizide, Dioxine u.a.)
- Für Frühgeborene ist der Gehalt an Eiweiß, Kalzium, Phosphor und Eisen zu gering (Zusatznahrung [Supplementation] notwendig)
- Muttermilch kann bei Erkrankungen der Mutter das Kind infizieren (HIV, Hepatitis B und C)
- Medikamente und Drogen gehen in die Muttermilch über

> **Merke!**
> Sofern keine Stillhindernisse vorliegen, sollte den Müttern angeraten werden, bis zum 6.–8. Monat zu stillen; insbesondere gilt dies bei familiärer Allergiebelastung, bei Frühgeborenen und bei Kindern mit

> Mukoviszidose. Da die Schadstoffbelastung durch Insektizid- und Pestizidrückstände sowohl die Muttermilch als auch die Kuhmilch betrifft, ist wegen der genannten Vorteile der Muttermilch bei der Ernährung des Säuglings der Vorzug zu geben.

Stillhindernisse

Stillhindernisse können von seiten der Mutter (Hohlwarzen, Mastitiden, schwere Krankheiten wie z.B. prolaktinabhängiger Tumor, Infektionsgefährdung des Kindes) oder von seiten des Kindes (Mißbildungen, z.B. Lippen-Kiefer-Gaumen-Spalte, schwere Krankheiten, z.B. Pneumonie, Trinkschwäche, Stoffwechselerkrankungen, z.B. Galaktosämie, PKU) bestehen.

Säuglingsstuhl

Der Stuhl eines voll gestillten Säuglings ist gelblich, dünnflüssig (substanzarm) und säuerlich.

Zusammensetzung

In den ersten 4–6 Tagen nach der Geburt enthält die Muttermilch (*Kolostrum = Vormilch*) mehr Eiweiß und Mineralstoffe, aber weniger Fett, weniger Kohlenhydrate und weniger Energie als reife Muttermilch. Ab der 3. Woche wird reife Frauenmilch gebildet. Ihre Zusammensetzung ist Tabelle 11.15 zu entnehmen.

5.2.2 Ernährung

Unter künstlicher Ernährung versteht man industriell gefertigte oder selbst zubereitete Kuhmilchmischungen. Die Fertignahrung kann in zwei Gruppen eingeteilt werden (nach WHO-Säuglingsnahrungsrichtlinie).

Säuglingsanfangsnahrung

Säuglingsmilchnahrung. Bei einem Wasser-Milch-Mischverhältnis von 1:1 ist – verglichen mit Frauenmilch – der Proteingehalt leicht erhöht, der Fettgehalt ungefähr gleich (bei gleichem Verhältnis von ungesättigten zu gesättigten Fettsäuren). Wichtig ist, daß als Kohlenhydrat nur Laktose verwendet wird (die alte Bezeichnung „adaptierte Milch" bezog sich auf Laktose als alleiniges Kohlenhydrat).

Hydrolysatnahrung. Sie wird zur Allergieprävention in Atopikerfamilien eingesetzt und unterscheidet sich von der Säuglingsmilchnahrung durch die Verwendung von Kuhmilchprotein-Hydrolysat statt reiner Kuhmilch.

Sojamilch. Bei Kuhmilchallergie, Laktoseintoleranz, Galaktosämie und Glykogenose Typ I kann Kuhmilch problemlos durch Sojamilch

Tab. 11.15: Vergleich zwischen der reifen Muttermilch und der Kuhmilch

	Muttermilch	Kuhmilch
Fettgehalt (g%)	3,5 (v. a. ungesättigte FS)	3,5 (v. a. gesättigte FS)
Eiweißgehalt (g%)	1,2 (Albuminmilch)	3,3 (Kaseinmilch)
Laktose (g%)	7	3,4
Vitamine	v. a. fettlösliche (außer Vitamin D)	v. a. wasserlösliche (außer Vitamin C)
Bakterien	quasi keimfrei (beim Stillen)	apathogene Säurebildner
Eisen/Kupfer	reichlich vorhanden	wenig
Phosphor	wenig	ausreichend vorhanden
Stuhl-pH	4,5–6,0	6,5–7,5
FS = Fettsäuren		

ersetzt werden (anstatt Kuhmilchprotein → Sojavollprotein).

Säuglingsfolgenahrung

Ab dem 4. Monat wird Säuglingsfolgenahrung empfohlen. Sie hat im Gegensatz zur Säuglingsanfangsnahrung einen höheren Mineral- und Energiegehalt und enthält mehrere Kohlenhydrate (nicht nur Laktose!).

5.2.3 Beikost

Unter Beikost versteht man alle Lebensmittel außer Muttermilch und Milchnahrung, die ab dem 6. Monat zur Ernährung von Säuglingen dienen. Die Beikost sollte nicht vor dem 4. Monat eingeführt werden. Eine frühere Beikostfütterung ist ernährungsphysiologisch nicht sinnvoll und auch unnötig, da die Muttermilch bzw. die Milchnahrung ausreichend Vitamine und Spurenelemente enthalten. Insbesondere die Gabe von Gluten sollte vor dem 4.–6. Monat vermieden werden, um die Ausprägung schwerer Formen der Zöliakie (Glutenintoleranz) zu vermeiden. Ausnahmen: Für eine ausreichende Vitamin-C-Versorgung sollten bereits ab der 4. Woche Vitamin-C-Säfte und ab der 12. Woche Gemüsebreie zugefüttert werden. Ab dem 6. Monat ist insbesondere die Eisenversorgung durch Muttermilch unzureichend, weshalb als Beikost Gemüse-Vollkorngetreide-Breie zu empfehlen sind. Ab dem 9. Monat kann dann zur Kleinkinderkost übergegangen werden. Im Hinblick auf eine ausreichende Eisenzufuhr wird eine Fleischzufuhr von 2mal/Woche empfohlen.

6 Stoffwechsel

6.1 Stoffwechselanomalien

6.1.1 Aminosäurestoffwechsel

Phenylketonurie (PKU)

Ätiologie. Die PKU ist eine autosomal-rezessive Erkrankung, die durch eine verminderte Phenylalaninhydroxylaseaktivität (wandelt Phenylalanin zu Tyrosin um) hervorgerufen wird. Sie hat eine Häufigkeit von ca. 1:7000. Ist die Aktivität des Enzyms vermindert, kommt es zum Anstieg der Phenylalaninkonzentration im Serum bzw. zum teilweisen Abbau des Phenylalanins auf Umwegen.

Symptomatik. Bei der Geburt sind die Kinder unauffällig. Die erhöhten Phenylalaninwerte führen zur Gehirnschädigung, die meist erst nach dem 6. Lebensmonat, wenn bereits irreversible Schäden vorliegen, zu Symptomen (Krämpfe, meist BNS-Anfälle) führt. Außerdem auffallen können Pigmentanomalien, ekzematöse Hautveränderungen, helle Augen und Haare (Melaninmangel) sowie der charakteristische Geruch der Kinder nach Mäuseurin.

Diagnostik. Der am 5. Lebenstag (nach Fütterung!) durchzuführende *Guthrie-Test* dient als Screeningtest, um diese Spätschäden zu vermeiden. Liegen hohe Blutspiegel vor, kann von einer klassischen PKU ausgegangen werden (normal < 1 mg% → PKU 20–50 mg%).

Diffentialdiagnose. Differentialdiagnostisch ist allerdings auch eine Synthesestörung des Tetrabiopterins (Coenzym der Phenylalaninhydroxylase) zu berücksichtigen, die anders zu behandeln ist.

Therapie. Phenylalaninarme Diät sofort nach Diagnosestellung. *Cave:* keine phenylalaninfreie Diät, da essentielle AS, daher Phenylalaninspiegel bestimmen. Wichtig ist, insbesondere die unauffälligen heterozygoten Merkmalsträger (Häufigkeit 1:50), durch DNA-Analyse zu ermitteln, um Familien gezielt zu beraten.

Prognose. Bei konsequenter Therapie ist mit einer normalen intellektuellen und somatischen Entwicklung der Kinder zu rechnen.

> **Merke!**
> Auch Schwangere mit PKU müssen eine phenylalaninarme Diät streng einhalten, um ihr Kind nicht pränatal zu gefährden.

Homozystinurie

Ätiologie. Bei dieser autosomal-rezessiven Erkrankung liegt in den meisten Fällen eine fehlende Aktivität der Zystathionin-Synthetase vor (Typ 1), die durch Störung des Methioninabbaus (zu Zystein) zur Anhäufung von Homozystin/Homozystein im Körper führt (Häufigkeit: 1:250 000).

Symptomatik. Eine erhöhte Homozysteinkonzentration im Blut schädigt die Gefäßendothelien und lagert sich an kollagenen Fasern an, so daß es zur Thromboseneigung (mit Herzinfarkten bereits im Kindesalter!) und gegen Ende des 1. Lebensjahres zur (Sub-)Luxation der Linse kommen kann. Gelegentlich finden sich dem Marfan-Syndrom ähnliche Skelettveränderungen (Arachnodaktylie, Langgliedrigkeit) und zum Teil Intelligenzdefekte.

Diagnose. Homozystinausscheidung im Urin ↑, Methioninkonzentration im Plasma ↑.

Therapie. Methioninarme und zystinreiche Diät. Bei einer geringen Aktivitätsminderung der Zystathionin-Synthetase ist eine Behandlung mit Vitamin B_6 (Kofaktor der Zystathionin-Synthetase) möglich.

Zystinose

Ätiologie. Die Zystinose ist eine autosomal-rezessive Erkrankung mit einer Häufigkeit von 1:50000, die mit einer lysosomalen Transportstörung für Zystin (aus den Lysosomen) einhergeht und zu charakteristischen Symptomen an Augen und Nieren führt.

Symptomatik. Die Erkrankung beginnt zunächst im proximalen Nierentubulus mit Störungen der Rückresorption und führt zu einem Symptomkomplex der als *De-Toni-Debré-Fanconi-Syndrom* bezeichnet wird: renale Hyperaminoazidurie, renale Glukosurie, Hyperphosphaturie (Vitamin-D-resistente Rachitis), Proteinurie. Im fortgeschrittenen Stadium kommt es zu einer terminalen Niereninsuffizienz (Urämie). Weitere Symptome sind Appetitlosigkeit, Erbrechen, Gedeihstörungen, unklares Fieber und Hornhautulzerationen.

Diagnose. Die Diagnose ergibt sich aus den Symptomen. Gesichert wird sie allerdings erst durch den quantitativen Nachweis von intrazellulären Zystin im Gewebe.

Therapie. Symptomatisch und durch die Gabe von Zysteamin, was den Verlust der glomerulären Filtration positiv beeinflussen soll.

6.1.2
Kohlenhydratstoffwechsel

Diabetes mellitus

Ätiologie. Der kindliche Diabetes mellitus ist meistens ein insulinpflichtiger *Insulinmangeldiabetes* (Typ I bzw. *insulin dependent diabetes mellitus*, IDDM), der sich oft im Anschluß an banale Infekte manifestiert und autoimmunologisch bedingt scheint (90% Autoantikörper). Inzidenz: 11/100000; Häufigkeitsgipfel im Kleinkindesalter und Pubertät.

Symptomatik. Typischerweise findet sich ein phasenhafter Verlauf:
- *Erstmanifestationsphase:* in 80% der Fälle erste Symptome innerhalb von 4 Wochen (nächtliches Einnässen, Polyurie, -dypsie, Gewichtsabnahme, Müdigkeit), nur bei ca. 20% kommt es (meist nach einem Infekt) zur akuten Ketoazidose bis zum Coma diabeticum: Muskelhypotonie, pseudoperitonitische Zeichen (DD. Appendizitis).
- *Remissionsphase:* In dieser Phase besteht nach der Erstmanifestation noch eine Restsekretion von Insulin durch die verbliebenen B-Zellen, die Wochen bis Jahre anhalten kann, bis es schließlich zur absoluten Insuffizienz kommt. Eine geringe Insulinsubstitution (2 E/Tag) kann diese Phase verlängern.
- *Pubertätsphase:* In dieser Phase verschlechtert sich die Stoffwechsellage durch den Wachstumsschub und die sexuelle Reifung. Nach der Pubertät stabilisiert sich die Stoffwechsellage wieder.

Diagnose. Diese wird – wie beim Erwachsenen – anhand der klinischen und anamnestischen Symptome, dem Nachweis erhöhter Blutzuckerwerte (>180 mg/dl) plus Azetonnachweis im Urin gestellt und durch Belastungstests, B-Zell- und Glutamatdecarboxylaseantikörperbestimmung.

Therapie. Die Therapie besteht in Insulinsubstitution und Eltern- bzw. Patientenschulung (geregelte Kost, körperliche Tätigkeit etc.). Als Parameter der Diabeteseinstellung dienen der Blutzuckerspiegel (vor den Mahlzeiten im Normalbereich), die Bestimmung der Glukosurie (<5% der aufgenommenen KH) und die fehlenden Ketonkörper im Urin. Außerdem sollten Cholesterin- und Triglyzeridspiegel im Normalbereich liegen.

Prognose. Bei optimaler Schulung und Kontrolle des Glukosespiegels ist die Prognose gut, Wachstum und Reifung bleiben unbeeinflußt;

ansonsten sind – wie beim Erwachsenen – die typischen Diabeteskomplikationen frühzeitig zu erwarten (Mikro-, Makroangiopathie, Hypo-, Hyperglykämien). Bei der Berufswahl sollte darauf geachtet werden, daß ein regelmäßiger Lebensrhythmus möglich ist.

Differentialdiagnose. In seltenen Fällen können im Kindesalter Sonderformen des Diabetes mellitus vorkommen:
- *Mody* (**m**aturity-**o**nset-**d**iabetes in **y**oung people): ähnelt dem Typ II, wird autosomal-dominant vererbt und ist insbesondere durch einen „flush" nach Alkoholgenuß, fehlende Progredienz und geringe Azetonurieneigung gekennzeichnet
- *Didmoad-Syndrom* (**D**iabetes **i**nsipidus, **d**iabetes **m**ellitus, **o**ptical **a**trophy, **d**eafness): wird autosomal-rezessiv vererbt und geht neben den namengebenden Symptomen mit ausgeprägtem Diabetes mellitus und diabetischer Neuropathie einher

Hypoglykämien

Siehe auch Innere Medizin, Endokrine Organe, Kapitel 6.2.

Bei Neugeborenen liegt der normale Blutzuckerspiegel bei 20–50 mg%, bei Säuglingen (wie bei Erwachsenen) bei 60–100 mg%. Hypoglykämien liegen dann vor, wenn der Blutzuckerspiegel unter den genannten Werten liegt, wobei Neugeborene verstärkt zu Hypoglykämien neigen. Symptome sind Heißhunger, Blässe, Schweißausbruch, Schwindel, Übelkeit und zunehmend zerebrale Symptome (Bewußtseinsstörungen, Krämpfe, Hyperreflexie, Koma). Je nach Alter sind verschiedene Ursachen wahrscheinlich.

Neugeborene.
- Hyperinsulinismus infolge eines *mütterlichen Diabetes*
- *idiopathische leuzinsensible Hypoglykämie:* leuzinreiche Mahlzeit führt zu einem Anstieg des Insulins mit nachfolgendem Abfall des Blutzuckerspiegels
- *B-Zell-Nesidioblastose:* B-Zellpoliferation in den Pankreasausführungsgängen; ätiologisch unklar

Ältere Kinder. Bei älteren Kindern ist meist eine ketotische Hypoglykämie bei verminderter Hungertoleranz vorhanden. Selten sind hormonell bedingte Hypoglykämien (Morbus Addison, Hypothyreose), angeborene Stoffwechseldefekte (Glykogenosen, Fruktoseintoleranz, Galaktoseintoleranz) oder Hyperinsulinismus durch ein B-Zell-Adenom anzutreffen. Die Therapie sollte ursächlich erfolgen und zur Normalisierung des Blutzuckerspiegels führen.

Galaktosämie

Ätiologie. Autosomal-rezessiver Mangel an Galaktose-1-Phosphat-Uridyl-Transferase. Dies führt zur Speicherung von Galaktose und Galaktose-1-Phosphat und nachfolgender Schädigung besonders von Gehirn, Leber, Nierentubuli und Augenlinse.

Symptomatik. In der 2. Lebenswoche fallen die Kinder bereits durch Zeichen eines Leberschadens auf (Ikterus, Transaminasenerhöhung). Eine Galaktosämie kann zur Nahrungsverweigerung und Dehydratation führen. *Symptomentrias*: knotige Leberzirrhose, Katarakt und ausgeprägter Gehirnschaden.

Diagnose. Im Rahmen des Neugeborenen-Screenings (Paigen-Test) sollte die Diagnose gestellt werden. Zur Sicherung kann die fehlende Enzymaktivität in den Erythrozyten nachgewiesen werden.

Therapie. Galaktosefreie Diät (kontraindiziert sind Milchprodukte).

Prognose. Durch eine lebenslange, strikt galaktosefreie Diät kann eine normale Entwicklung möglich sein. Eine unbehandelte Galaktosämie dagegen führt meist früh zum Tod.

Fruktoseintoleranz

Ätiologie. Autosomal-rezessiver Fructose-1-Phosphat-Aldolase-Mangel → Anstieg von Fructose-1-Phosphat in Leber, Nieren und Gehirn.

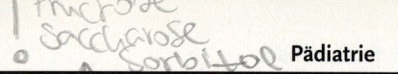

Symptomatik. Eine Fruktosezufuhr (saccharosehaltige Säuglingsnahrung, Zufütterung von Obst und Gemüse!) führt schon im frühen Säuglingsalter zu deutlichen Symptomen: Hypoglykämie, Erbrechen, Appetitlosigkeit, zunehmende Leberschädigung (Hepatomegalie bis zur Zirrhose) und Nierenschädigung (Proteinurie, Hyperaminoazidurie).

Diagnose. Nachweis der verminderten Enzymaktivität in der Leberbiopsie.

Therapie. Um eine normale Entwicklung der Kinder zu gewährleisten, muß lebenslang auf Fruktose verzichtet werden.

Laktosemalabsorption (Laktoseintoleranz)

Ätiologie. Unvermögen, Laktose zu Glukose und Galaktose zu spalten. *Primäre Form*: Laktasemangel im Darm; sekundäre Form: Darmerkrankungen (Zöliakie, Kuhmilchallergie), reversibel.

Symptome. Diarrhö, Blähungen, Tenesmen, Flatulenz nach Milchgenuß.

Diagnose. Saurer Stuhl (pH 5); Dünndarmbiopsie (Enzymaktivität ↓).

Therapie. Milchfreie Diät.

Saccharase-Isomaltase-Mangel

Ätiologie. Autosomal-rezessive Störung der Saccharosespaltung (Glu-Fru).

Symptome. Wie Laktoseintoleranz aber nach Rohrzucker- bzw. Stärkegenuß.

Diagnose. Siehe Laktoseintoleranz.

Therapie. Rohrzuckerfreie Kost.

Glykogenspeicherkrankheiten

Von den bis heute bekannten 6 Haupttypen der sog. Glykogenspeicherkrankheiten wird nachfolgend nur die *Glykogenose Typ I* (v. Gierke) besprochen.

Ätiologie. Autosomal-rezessiv vererbter Glucose-6-Phosphatase-Mangel, der zur intrazellulären Glykogenspeicherung führt.

Symptomatik. Erst nach der Geburt kommt es zur Ausprägung der Symptome: Hypoglykämieattacken (ca. 4 Std. postprandial) mit auffallender Hepatomegalie, Nierenvergrößerung, „Puppengesicht", Minderwuchs, erhöhter Harnsäurespiegel (Gichtsymptome und Xanthome) und hämorrhagische Diathese.

Diagnose. Die Diagnose wird durch eine Leberbiopsie gesichert. Es gibt keine Möglichkeit zur pränatalen Diagnostik.

Therapie. Diese besteht in der Gabe häufiger glukosereicher Mahlzeiten zur Vermeidung von Hypoglykämie und Laktatazidose sowie der Senkung des Harnsäurespiegels.

Prognose. Werden durch die Diät (bzw. nächtliche Infusionen mit Maltodextrinlösungen) Hypoglykämien vermieden, ist die Prognose relativ gut (normales Wachstum). In der Pubertät nimmt die Hypoglykämieneigung ab; dennoch muß die Diät fortgesetzt werden. Die Kinder neigen im Erwachsenenalter zu Lebertumoren, die maligne entarten.

6.1.3 Fett- und Lipidstoffwechsel

Von klinischer Bedeutung sind neben den *Hyperlipoproteinämien* vor allem die *Mukopolysaccharidosen* (z.B. Pfaundler-Hurler-Syndrom) sowie die *Sphingolipidosen* (z.B. Tay-Sachs- und Gaucher-Krankheit).

GM$_2$-Gangliosidose (Tay-Sachs-Krankheit = infantile amaurotische Idiotie)

Ätiologie. Autosomal-rezessiver Defekt der Hexosaminidase A, wodurch es zur Speicherung von GM$_2$-Gangliosiden besonders im Gehirn und in der Retina kommt. Die Tay-Sachs-Krankheit hat bei aschkenasischen Juden eine um das ca. 10fach höhere Erkrankungshäufigkeit (1:900) gegenüber nichtjüdischen Bevölkerungsgruppen.

Symptomatik. Die Kinder werden meist erst gegen Ende des 1. Lj. auffällig, wenn der rasch fortschreitende Zerebralabbau bereits begonnen hat. Ein Frühsymptom ist die Hyperakusis, gefolgt von Muskelatrophien, Spastiken, Krämpfen und Idiotie. Es kommt zur Erblindung; charakteristischerweise findet man einen *kirschroten Makulafleck*. Meist sterben die Kinder im 3.–4. Lj. (Kachexie, Dezerebrationsstarre).

Diagnose. Pränatal durch Chorionzottenbiopsie oder Kultivierung von Amnionzellen möglich. Heterozygote Eltern können sicher durch Screeningverfahren erkannt werden.

Therapie. Eine Therapie ist nicht bekannt.

Gaucher-Krankheit

Ätiologie. Ein autosomal-rezessiv bedingter enzymatischer Defekt der Glukozerebrosidase führt zu einer gestörten Glukoseabspaltung vom Zerebrosidmolekül, wodurch es zu einer lysosomalen Speicherung von Glukozerebrosid in Leber, Milz, Knochenmark und ZNS kommt (→ *Gaucher-Zelle:* histiozytäre Glukozerebrosidspeicherung). Es werden drei verschiedene Typen unterschieden: Typ I → Erwachsenenform; Typ II → akute infantile Form; Typ III → juvenile Form.

Symptomatik. Die infantile Form beginnt kurz nach der Geburt mit Zerebralabbau und führt infolge Speicherung der Glukozerebroside in der Lunge zu Gasaustauschstörungen. Im 1. Lj. kommt es zum Tod. Bei der juvenilen Form ist das ZNS ebenfalls beteiligt; der Verlauf ist allerdings länger. Häufig sind Knochenschmerzen und Gelenkschwellungen. Im Gegensatz zu Typ II und Typ III ist bei der Erwachsenenform das ZNS nicht beteiligt.

Diagnose. Röntgen: vermehrte interstitielle Lungenzeichnung; histologischer Nachweis von Gaucher-Zellen. Pränatale Diagnostik und Heterozygotentest sind möglich.

Therapie. Substitution des fehlenden Enzyms i.v. (bei Typ I).

Hyperlipoproteinämie

Siehe auch Innere Medizin, Endokrine Organe, Kapitel 7.2.

Im Kindesalter spielen nur Typ I und II eine Rolle.

Hyperlipoproteinämie Typ I. Insuffizienz der Transportvehikel für Triglyzeride und Chylomikronen (selten). *Symptome* sind akute Abdominalkoliken, Pankreatitiden; Triglyzeridwerte ↑. *Therapie* besteht in Fettreduktion und Ersatz der langkettigen Triglyzeride durch mittelkettige (Transport ohne Chylomikronen möglich!).

Hyperlipoproteinämie Typ II. Erhöhte LDL-Konzentrationen (Cholesterinerhöhung) mit (IIb) oder ohne (IIa) Tg-Erhöhung. *Symptome* sind Atherosklerose mit Komplikationen bereits vor dem 20. Lj. (besonders bei homozygoten). *Therapie* erfolgt diätetisch (und ggf. medikamentös).

Mukopolysaccharidosen

Bei den Mukopolysaccharidosen handelt es sich um genetisch bedingte Störungen (bis auf Typ II alle autosomal-rezessiv vererbt) des Mukopolysaccharidstoffwechsels, die zu Mukopolysaccharidablagerungen in Skelett (*„Dysostosis multiplex"*), Augen (Korneatrübungen), viszeralen Organen (Hepatosplenomegalie, Kardiomegalie) und Gehirn (Retardierung) führen können. Bisher sind sechs verschiedene Gruppen bekannt, die sich anhand klinischer, biochemischer und genetischer Faktoren unterscheiden lassen. Es besteht die Möglichkeit der pränatalen Diagnostik und des Screenings aufgrund bestimmter Färbeeigenschaften der Mukopolysaccharide.

Hier soll nur der *Typ I–H (Pfaundler-Hurler-Syndrom)* näher besprochen werden:

Ätiologie. Durch einen Mangel an α-L-Iduronidase kommt es zur Anhäufung und Speicherung saurer Mukopolysaccharide, die fast im gesamten Körper abgelagert werden.

Symptomatik. Im Laufe des ersten Lebensjahres entwickeln sich die charakteristischen

Symptome: Gargoylismus („Wasserspeiergesicht" mit großem Kopf, eingesunkener Nasenwurzel bei breiter Nase, Makroglossie), dysproportionierter Zwergwuchs, Skelettdysplasie, Hepatosplenomegalie, Hornhauttrübung, hochgradiger Schwachsinn.

Therapie. Unbekannt; ungünstige Prognose; die Betroffenen versterben meist im 2. Lebensjahrzehnt an Herzversagen (Kardiomegalie, Koronarstenosen).

> **Merke !**
>
> In Rahmen des Neugeborenen-Massenscreenings kann nach folgenden Krankheiten gesucht werden (regionale Unterschiede): Galaktosämie (nach Paigen), PKU (nach Guthrie), Hypothyreose (TSH-Nachweis, s. 7.4.2), Mukoviszidose (IRT, s. 12.4.5), Biotinidase*, Homozystinurie (Methionin ↑), Histidinämie*, Ahornsirupkrankheit (Leucin ↑).

6.1.4
Störungen des Kalzium- und Phosphatstoffwechsels

Phosphatdiabetes

Ätiologie. Diese Vitamin-D-resistente Rachitisform ist eine x-chromosomal-dominant vererbte Störung, bei der es vermehrt zu tubulären Phosphatverlusten kommt (Phosphatrückresorption ↓).

Symptomatik. Die Symptome entwickeln sich erst nach (!) dem 1. Lj.: statische Knochenschmerzen und Knochenverbiegungen mit resultierendem Minderwuchs.

Diagnose. Alkalische Phosphatase ↑; Phosphat im Urin ↑, im Plasma ↓.

* Aus Platzgründen wurden nur die IMPP-relevanten Stoffwechselkrankheiten besprochen. Hier sei auf Standardwerke der Pädiatrie verwiesen.

Therapie. Zur Therapie wird Phosphat oral substituiert (→ Wachstumsbeschleunigung der minderwüchsigen Kinder), zusätzlich werden sehr hohe Dosen Vitamin D gegeben (mehr als bei Vitamin-D-Mangel-Rachitis → Gefahr der Vitamin-D-Intoxikation!).

Tetaniesyndrom

Hierzu siehe Innere Medizin, Endokrine Organe, Kapitel 5.2.

6.2
Störungen des Wasser-, Elektrolyt- und Säure-Basen-Haushaltes

Da Säuglinge bzw. Kleinkinder (bis zu 50%) einen höheren Anteil des Extrazellulärvolumens pro Tag austauschen als Erwachsene (nur 15%!), sind sie gegenüber Störungen dieser Homöostase besonders anfällig (siehe auch Kap. 1.7).

6.2.1
Störungen des Wasserhaushaltes

Dehydratation

Bei Dehydratation infolge unzureichender Zufuhr bzw. hoher Verluste kommt es meist rasch zu bedrohlichen Exsikkosezuständen. Ist die Osmolarität normal, spricht man von Isotonie (281–279 mosmol/l); bei erhöhter Osmolarität wird von hypertoner, bei erniedrigter von hypotoner Entgleisung gesprochen. Die verschiedenen Dehydratationsformen, ihre Ursachen und ihre spezifischen Symptome sind in Tabelle 11.16 zusammengefaßt.

Allgemeinsymptome der Dehydratation. Oligurie, trockene und blasse Haut und Schleimhäute, tiefliegende halonierte Augen mit seltenem Lidschlag, Durst, Schwäche und eingesunkene große Fontanelle.

> **Merke !**
>
> Sofortiges Handeln ist erforderlich bei Na^+ >155 mmol/l oder Na^+ <125 mmol/l.

Dehydratation	Ursache	Symptome
hypotone Na^+-Verlust > H_2O-Verlust	Enteritis, Aldosteronmangel, Mukoviszidose, Salzverlustsyndrom, chron. Niereninsuffizienz	Adynamie, Muskelschmerzen
isotone Na^+-Verlust = H_2O-Verlust	Gastroenteritis, Ileus, Erbrechen, Verbrennung, Blutung	Tachykardie, Unruhe
hypertone Na^+-Verlust < H_2O-Verlust	Gastroenteritis (+ Fieber), Diabetes insipidus, Nahrungsverweigerung	Krampfanfälle, Koma

Tab. 11.16: Dehydratationsformen: Ursache und Symptome

Diagnose. Die Dehydratationsform läßt sich durch die in Tabelle 11.16 aufgeführten Symptome nicht sicher bestimmen. Daher ist eine Bestimmung von Elektrolyten, Harnstoff, Kreatinin und Albumin sowie eine Blutgasanalyse obligatorisch.

Therapie. Bei *leichter Exsikkose* (Verlust von maximal 8% des Körpergewichts) reicht eine orale Rehydrierung (Elektrolytlösung). Voraussetzung ist, daß keine Elektrolytentgleisungen und kein Erbrechen vorliegen und das Kind jenseits des 6. Lebensmonats ist (→ Infusionstherapie). Bei *schwerer Dehydratation* sollte eine sofortige Normalisierung der Elektrolyte nicht angestrebt werden, da eine schnelle Rehydrierung zu Krampfanfällen und Entgleisung anderer Elektrolyte durch Verschiebungen zwischen ICR und ECR führen können. Daher beginnt man die Infusionstherapie mit isotoner NaCl-Lösung (20 ml/kg/h). Anschließend richtet man sich nach der Dehydrationsform (Laborwerte!):
- Bei *hypotoner* Dehydratation wird die Infusionstherapie mit isotoner NaCl-Lösung, die 5% Glukose enthält, durchgeführt. Bei sehr geringen Natriumkonzentrationen im Blut ist eine 3%ige NaCl-Lösung indiziert.
- Bei *isotoner* Dehydratation wird je nach Schweregrad eine halbisotone bzw. eine drittelisotone NaCl-Lösung infundiert.
- Bei *hypertoner* Dehydratation sollte eine langsame Senkung der Natriumkonzentration angestrebt werden (über 24h), um ein Hirnödem (durch raschen Eintritt in die Zellen) zu vermeiden. Daher beginnt man mit einer isotonen Lösung, anschließend mit halbisotoner NaCl-Lösung.

Hyperhydratation

Ätiologie. Leberzirrhose, nephrotisches Syndrom, Herzinsuffizienz, übermäßige Infusionstherapie etc.

Symptome. Ödeme, vermehrter Hautturgor, feuchte RGs (fluid lungs).

Therapie. Kausal; regelmäßige Gewichtskontrollen und Einfuhr-/Ausfuhrbilanzierung; meist kommt es zur Besserung durch Wasser- und Natriumrestriktion (nicht sofort Diuretika einsetzen!).

6.2.2
Störungen des Kaliumhaushaltes

Der Kaliumhaushalt ist eng mit dem Wasserstoffionen- bzw. Natriumhaushalt verknüpft. Isolierte Messungen des extrazellulären Kaliums (normal: 3,5–5,5 mmol/l) können bei Verschiebungen der Ionen nicht viele Informationen über das zu 98% *intra*zellulär vorhandene Kalium geben.

Hypokaliämie (K^+ < 3,2 mmol/l)

Ätiologie. Hypokaliämie kann bedingt sein durch:
- enteralen Verlust: Durchfall, Erbrechen oder chronische Darmerkrankungen
- unzureichende Zufuhr: Nahrungsverweigerung, Hunger
- renaler Verlust: Glomerulonephritis, Tubulopathien, Urämie u.a.
- diabetische Ketoazidose: Kaliumabfall vor allem unter Therapie

- seltener durch Diuretika, Laxanzien oder Glukokortikoidbehandlung sowie Cushing-Syndrom, Conn-Syndrom, Hyperaldosteronismus

Symptomatik. Die Kinder fallen auf durch Adynamie, Muskelhypotonie, Obstipation, Reflexabschwächung. Im EKG finden sich die charakteristischen Veränderungen (T-Abflachung, ST-Senkung, eventuell U-Welle, TU-Verschmelzung).

Therapie. Die Therapie besteht – bei intakter Nierenfunktion – in Kaliumzufuhr (langsam und immer verdünnt! infundieren). Meist genügt die orale Kaliumzufuhr in Form von Obst (Grapefruit, Bananen, Trockenobst).

Hyperkaliämie ($K^+ > 5{,}5$ mmol/l)

Ätiologie. Sie kann renale (Nierenversagen) und extrarenale Ursachen (Verbrennungen, Hämolyse, iatrogen übermäßige Zufuhr, Traumatisierungen) haben. Ferner bedingt eine Azidose die Abgabe von K^+ aus der Zelle.

Symptomatik. Gefahr besteht von seiten des Herzens durch Herzrhythmusstörungen, Schenkelblöcke bis hin zu Kammerflimmern und Herzstillstand. Im EKG finden sich PQ-Verkürzung, QRS-Verbreiterung, hohe T-Zacke.

Therapie. Eine Behandlung mit (antagonistisch wirkender) Kalziuminjektion, kaliumbindenden Kationenaustauschern und Natriumbikarbonatgaben (zum Azidoseausgleich) und unter Umständen Dialyse sollte unverzüglich begonnen werden.

6.2.3
Störungen des Säure-Basen-Haushaltes

Siehe auch Innere Medizin, Niere, Kapitel 11.
Die Ursachen und Symptome sind bei Kindern und Erwachsenen vergleichbar. Bei Säuglingen findet sich jedoch eine erhöhte Neigung zur *Azidose* (metabolisch und respiratorisch), da eine Kompensation durch verstärkte CO_2-Abatmung wegen der ohnehin hohen Atemfrequenz nur in geringem Ausmaß möglich ist.

Alkalosen finden sich bei Kindern relativ selten, wobei es gelegentlich zur akuten metabolischen Alkalose durch Säureverluste (Erbrechen bei z.B. Pylorusstenose), Kaliummangel oder iatrogen bedingte übermäßige Basenzufuhr kommen kann.

Therapie. Die Therapie sollte ursächlich erfolgen.
- respiratorische Azidose: Sauerstoffzufuhr
- respiratorische Alkalose: Hyperventilation verhindern und ggf. Kaliumdefizit ausgleichen
- metabolische Azidose: Sauerstoffgabe und u.U. Bikarbonatzufuhr
  (BE in mäq $\times$ 0,3 $\times$ kg KG = mval benötigtes Bikarbonat)
- metabolische Alkalose: Ausgleich der Elektrolytverluste

6.3
Hypo- und Hypervitaminosen

6.3.1
Vitaminmangelkrankheiten

Vitamin-A-Mangel

Vitamin A ist ein *fettlösliches* Vitamin, das mit der Nahrung aufgenommen wird (z.T. als Vorstufe β-Karotin).

Ätiologie. Eine Vitamin-A-Hypovitaminose ist selten. Bei Malabsorption (z.B. Zöliakie), Lebererkrankungen (→ gestörte Speicherung) oder auch bei Hypothyreose (→ unzureichende Umwandlung von Karotin in Vitamin A) kommt es zu Mangelerscheinungen.

Symptomatik. Anfangs besteht häufig nur Nachtblindheit, bei manifestem Vitamin-A-Mangel finden sich zusätzlich: Hyperkeratosen der Haut- und Schleimhäute, Austrocknung von Konjunktiven *(Xerosis)* und Hornhaut *(Xerophthalmie)*; nach narbiger Ausheilung konjunktivaler Veränderungen können *Bitot-Flecken* entstehen.

Diagnostik. Quantitative Bestimmung des Vitamin-A-Gehaltes im Serum, Nachweis von

Veränderungen der vorderen Augenabschnitte, mikroskopische Bestimmung der Vaginal- oder Darmschleimhaut und Messung der Dunkeladaptation (Schulkinder).

Therapie. Hochdosiertes Vitamin A für 2–3 Wochen; *cave:* Überdosierungen → Gedeihstörungen, Verminderung des Knochenkalkgehaltes.

Vitamin-C-Mangel (Skorbut, Möller-Barlow-Krankheit)

Vitamin C ist ein *wasserlösliches* Vitamin; es findet sich vor allem in pflanzlicher Nahrung.

Ätiologie. Sehr selten, können aber bei einseitiger Ernährung oder Hungersnöten auftreten.

Symptomatik. Störung der Kollagensynthese mit Veränderungen an den Gefäßen und im Binde- und Stützgewebe; Gedeihstörungen, Gelenk- und Gliederschmerzen durch subperiostale/gelenknahe Blutungen; Pseudoparese der Extremitäten; Anämie; Störungen der Zahnentwicklung; durch die erhöhte Gefäßfragilität bedingte Blutungsneigung (positiver Rumpel-Leede-Test) und eine erhöhte Infektanfälligkeit. Die Kinder sind zunehmend berührungsempfindlich.

Diagnose. Vitamin C im Serum und Leukozytenzahl sind herabgesetzt. Röntgen: Osteoporose mit verdünnter Kortikalis.

Therapie. Gabe von Vitamin C. Eine klinische Besserung ist bereits nach 48 h sichtbar.

Vitamin-D-Mangel (Rachitis)

Hierzu siehe Orthopädie, Kapitel 2.2.

Vitamin-K-Mangel

Vitamin K spielt als fettlösliches Vitamin eine wichtige Rolle im Gerinnungssystem bei der Produktion der Faktoren des Prothrombinkomplex und von Protein S und C in der Leber. Ein Mangel an Vitamin K führt entsprechend zu Vitamin-K-Mangel-Blutungen, Blutungen im Bereich des Darms, der Haut u.a. (siehe auch Kap. 4.6).

6.3.2 Vitaminüberdosierungen

Vitamin-D-Intoxikation (Hyperkalzämiesyndrom)

Ätiologie. Meist iatrogen (Überdosierung), gelegentlich auch durch konstitutionelle Vitamin-D-Überempfindlichkeit bedingt, kann es zur Vitamin-D-Intoxikation kommen.

Symptomatik. *Hyperkalzämiesyndrom* mit Anorexie, Obstipation, Erbrechen, Muskelhypotonie und Wachstumsstillstand.

Diagnose. Hyperkalzämie/-urie mit Kalkablagerungen in Nieren *(Nephrokalzinose)*, Gefäßen und anderen Organen.

Therapie. Da die obengenannten Veränderungen nur teilweise reversibel sind, ist eine frühzeitige kalziumarme Diät in Kombination mit einer Prednisonbehandlung indiziert, um den Kalziumspiegel zu senken. Wegen der langen Halbwertszeit von Viamin D sollte diese Therapie mindestens ein halbes Jahr dauern.

7 Erkrankungen endokriner Drüsen

7.1 Wirkungen

Die Grundlage der Steuerung der Hormonsekretion bildet ein *Regelkreis* mit Rückkopplungsmechanismen. In den Regelkreis integriert sind Hypothalamus (Releasinghormone), Hypophyse (glandotrope Hormone), Hormondrüse und Serumspiegel des freien Hormons. Zu den einzelnen Hormonen, ihrer Bildung, Wirkung und Regelmechanismen siehe Innere Medizin, Endokrine Organe, Stoffwechsel und Ernährung.

7.2 Untersuchungsmethoden

Bei der Besprechung der einzelnen Erkrankungen werden die speziellen Untersuchungsmethoden erläutert.

7.3 Hypophyse und Hypothalamus

Diabetes insipidus neurohormonalis

Ätiologie. ADH-Mangel verschiedenster Ursache:
1. idiopatisch (30% der Fälle): Autoantikörper gegen vasopressinproduzierende Zellen am HHL
2. symptomatisch: Tumoren (²/₃ der Fälle, z.B. Kraniopharyngeom, Zysten, Pinealom, Keilbeinmeningeom), Infiltrationen (u.a. Lymphome, Granulomatosen), Metastasen (z.B. eines Bronchialkarzinoms), entzündliche Erkrankungen (Lues, basale Meningitis, Enzephalitis), Schädelhirntraumen, Blutungen, operative Eingriffe

Symptomatik. Polydipsie, Polyurie (10 l/h), Nykturie und Enuresis. Die Symptomatik beginnt oft schleichend, nach Traumen auch plötzlich. Bei Säuglingen, bei denen keine freie Flüssigkeitszufuhr möglich ist, können Dehydratationszeichen (Hyperosmolarität, Exsikkose, Fieber und Schock) richtungsweisend sein *(Durstfieber)*. Gedeihstörungen und Gewichtsabnahme sind häufig. Tumoren können sich auch durch eine neurologische Symptomatik (z.B. Sehstörungen) andeuten.

Diagnostik. Hypoosmolarer Urin (<100 mosmol/l); Hyperosmolarität des Serums und deren Beseitigung durch Gabe von ADH. Das spezifische Gewicht des Morgenurins beträgt <1005. Zur Abklärung eines intrakraniellen Tumors müssen Röntgenaufnahmen und CT erfolgen.

Differentialdiagnose. *Psychogene Polydipsie:* Verhaltensstörung, bei der große Flüssigkeitsmengen aufgenommen werden, aber eine normale Harnkonzentrierung möglich ist. *Diabetes insipidus renalis:* x-chromosomal bedingte Endorganresistenz, d.h. die Sammelrohrepithelien der Niere sprechen nicht auf das normal produzierte ADH an (→ ADH im Serum ist normal). Beim Diabetes insipidus renalis beginnen die Symptome (Fieber und Gedeihstörungen) schon bald nach der Geburt, und die Gabe von ADH beeinflußt die Harnflut nicht.

Therapie. Eine intranasale ADH-Substitution mit synthetischem ADH mit 2–3 Dosen/Tag ist möglich.

Prognose. Sie richtet sich im wesentlichen nach der auslösenden Ursache: günstig ist sie beim idiopathischem Diabetes insipidus sowie nach Traumen, zweifelhaft hingegen bei einem Hirntumor.

> **Merke !**
> Durchschlafen ohne Trinken und Wasserlassen schließt Diabetes insipidus praktisch aus.

Panhypopituitarismus

Ätiologie. Bei einem totalen Ausfall des HVL spricht man von Panhypopituarismus; im Kindesalter selten. Als Ursachen finden sich Hypophysentumore (z.B. chromophobes Adenom und Kraniopharyngiom), Traumen sowie entzündliche Erkrankungen der Hypophyse.

Symptomatik. *Akute Form:* akutes hypophysäres Koma mit einem schläfrig-stupurösen Krankheitsbild (Hypotonie, -thermie, -glykämie, -ventilation u.a.). Als auslösende Faktoren kommen dabei Erbrechen, Diarrhöen, Infekte, Traumen und Operationen in Betracht. *Chronische Form:* langsam progredienter Ausfall der Partialfunktionen in typischer Reihenfolge: Wachstumshormone (hypophysärer Zwergwuchs), Gonadotropine (beim Kind verschwindet Augenbrauenbehaarung), TSH (sek. Hypothyreose mit Apathie, Hypothermie) und ACTH (sek. NNR-Insuffizienz mit Adynamie).

Diagnose. Diese wird anamnestisch, klinisch und laborchemisch durch den Mangel der entsprechenden Hormone gestellt (kombinierter Hypophysenstimulationstest).

Therapie. Substitution der peripheren endokrinen Hormone. Beim hypophysären Koma ist die rasche Gabe von Glukokortikoiden und Glukose besonders wichtig (siehe auch Innere Medizin, Endokrine Organe, Kap. 1.2).

Hypophysärer Kleinwuchs

Ätiologie. STH-Mangel mit der Häufigkeit von 1:10 000 unterschiedlicher Ursache:
1. idiopathisch (häufigste Form): keine anatomische Schädigung der Hypophyse
2. beginnende Form des Panhypopituitarismus (siehe oben)
3. angeborene Formen, z.B. autosomal-rezessiver Typ Ia (Deletion des STH-Gens am Chromosom 17), der autosomal-rezessive Typ Ib oder der autosomal-dominante Typ II (beides unklare Defekte)

Symptomatik. Das Leitsymptom ist der Minderwuchs, während bei der Geburt Länge und Gewicht gewöhnlich normal sind. Oft wird der zunehmende Wachstumsrückstand erst im 2. oder 3. Lj. auffällig (Unterschreiten der 3. Perzentile). Die Körperproportionen sind im Gegensatz zum Minderwuchs bei Hypothyreose und den meisten angeborenen Störungen der Knorpel-Knochen-Bildung normal.

Diagnose. Messung von STH im Serum basal und nach Stimulation durch eine Argininfusion oder eine durch Insulin induzierte Hypoglykämie.

Therapie. Die Therapie wird mit gentechnisch hergestelltem Wachstumshormon durch allabendliche subkutane Injektionen durchgeführt. Nach Verschmelzung der Wachstumsfugen ist die Therapie unwirksam. Der Therapieerfolg steigt beim frühzeitigen Therapiebeginn sowie bei ausgeprägten Sekretionsstörungen.

Prognose. Trotz Behandlung ist die Erwachsenengröße meist niedriger als aufgrund der Elterngröße zu erwarten wäre.

> **Klinischer Fall**
> Eine 16jährige Patientin kommt mit der Frage in die Praxis, ob ihr Minderwuchs (Größe 151 cm) hormonell behandelt werden kann. Sie hat seit dem 11. Lj. regelrecht menstruiert und ist seit mehr als einem Jahr nicht gewachsen. Das radiometrisch bestimmte Knochenalter ist 17 Jahre. Antwort: Die Behandlung mit Wachstumshormonen ist in diesem Fall sinnlos (die Epiphysenfugen sind mit einem Knochenalter von 17 Jahren schon verschlossen).

Hypophysärer Gigantismus

Ätiologie.
- häufig: Überproduktion von STH durch ein somatotropes Adenom des HVL
- selten: Überschießende Stimulation der Hypophyse durch Somatoliberin (GH-RH, SRH), z.B. ektope Produktion durch einen Pankreastumor

Symptomatik. Das Leitsymptom der Erkrankung ist ein (oft erst in der Pubertät einsetzendes) pathologisch gesteigertes Längenwachstum, welches sich bis ins Erwachsenenalter fortsetzt und akromegale Züge aufweist (große Hände, Füße, Ohren, Nase). Die Körperendgröße liegt deutlich über der 97er Perzentile, mindestens jedoch 2 m.

Diagnose. Erhöhte IGF- (Insulin-like growth factor-) und STH-Spiegel im Serum, die sich nicht durch einen oralen Glukosebelastungstest senken lassen.

Differentialdiagnose. Familiärer Hochwuchs, Pubertas praecox (zunächst Hochwuchs, aber vorzeitiger Epiphysenschluß), Präpubertätsfettsucht (vorübergehende starke Wachstumsbeschleunigung), Hypogonadismusformen, Marfan-Syndrom (unverhältnismäßig lange Extremitäten), Sotos-Syndrom, Hyperthyreose u.a. (siehe Kap. 2.2).

Therapie. Transsphenoidale Adenomektomie.

Prognose. Bei totaler Adenomexstirpation gut.

7.4 Schilddrüse

7.4.1 Blande Struma, Struma neonatorum

Vergrößerung der Schilddrüse ohne Funktionsausfall oder entzündliche Veränderungen. Die Struma kann schon bei Geburt vorliegen (= neonatorum) bzw. sich im Laufe der Kindheit entwickeln.

Struma neonatorum

Ätiologie: Die Struma des Neugeborenen (siehe Abb. 11.11) kann verschiedene Ursachen haben:
- Jodmangel in der Gravidität ist die häufigste Ursache einer angeborenen Struma. In Jodmangelgebieten werden endemische Häufungen beobachtet
- Bei starkem Mangel eines zur Schilddrüsenhormonsynthese benötigten Enzyms ist die Hormonproduktion bereits intrauterin unzureichend → TSH ↑ → Schilddrüse ↑
- Der gleiche Mechanismus der Strumaentstehung liegt vor, wenn die Mutter in der Schwangerschaft mit einem Thyreostatikum behandelt wird; dies kann, muß aber nicht zu einer Struma neonatorum führen
- Ein diaplazentarer Übertritt von Schilddrüsenantikörpern (z.B. bei Morbus Basedow der Mutter) kann eine transitorische Hyperthyreose des Neugeborenen

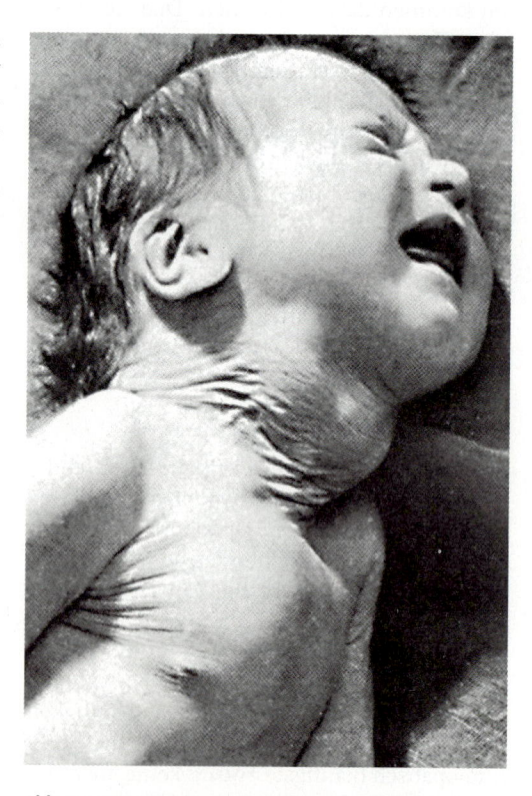

Abb. 11.11: Struma beim Neugeborenen (IMPP)

erzeugen (siehe auch Innere Medizin, Endokrine Organe, Kap. 2.3)

Blande Struma

Ätiologie. Bei der blanden oder *juvenilen euthyreoten Struma* gilt die durch Jodmangel verursachte chronische TSH-Stimulation als Hauptursache. Familiäre Jodfehlverwertung spielt eine verstärkende Rolle. Das Hauptmanifestationsalter liegt in der Pubertät (w > m).

Symptomatik. Geburt häufig in Gesichtslage; Schilddrüsenvergrößerung, die durch Venen- und Lymphstauung zu unförmigen Schwellung des Halses führt. Zu Beginn besteht meist eine diffuse Hyperplasie, die sich unter baldiger Behandlung vollständig zurückbilden kann. Mit einer mechanischen Atemstörung ist zu rechnen.

Diagnose. Thyroxin und TSH im oberen Normbereich.

Differentialdiagnose. Eine chronische lymphozytäre Thyreoiditis kann nur durch Feinnadelbiopsie, zytologische Untersuchung sowie durch Antikörpernachweis abgegrenzt werden; eventuell Szintigraphie und Nadelbiopsie zum Ausschluß eines Karzinoms. Des weiteren können auch (jodhaltige) Arzneimittel eine Struma verursachen, z.B. Lithiumsalze, Thiouracil, Perchlorat.

Therapie. Jodsubstitution; bei Nichterfolg muß L-Thyroxin gegeben werden. Alle Familien sollten generell jodiertes Kochsalz verwenden.

7.4.2
Hypo- bzw. Athyreose

Ätiologie.
- angeborene Hypothyreose: (häufigste Form); Schilddrüsengewebe kann völlig fehlen (→ Athyreose), oder hypoplastisch (→ Hypothyreose), eventuell auch ektopisch (z.B. am Zungengrund) sein
- Enzymdefekte bei der Schilddrüsenhormon-, TSH- oder TRH-Synthese (seltener, meist autosomal-rezessiv)

Häufigkeit. 1:3000–4000 Lebendgeborene (w > m).

> **Merke!**
> Die angeborene Hypothyreose ist nach dem Diabetes mellitus die zweithäufigste *Endokrinopathie* im Kindesalter.

Symptome. Beim Neugeborenen symptomarm:
- in ersten 2 Lebenswochen Rückstand der Knochenreifung, Icterus prolongatus (Leberunreife), kleine Fontanelle, Myxödeme im Gesicht
- ab der 2. Lebenswoche Bindegewebsschwäche (großer Bauch, Nabelhernie); marmorierte, trockene Haut; Trinkfaulheit, Makroglossie, Bewegungsarmut, Obstipation, Muskelhypotonie, heiseres Schreien u.a.
- ab dem 4.–6. Lebensmonat dysproportionierter Minderwuchs (kurze Arme und Beine); struppige Haare; Hypercholesterinämie; Hypertriglycerinämie

Diagnose. TSH-Spiegel ↑. In der Bundesrepublik Deutschland wird bei jedem Neugeborenen ein Hypothyreose-Screening durchgeführt (gleichzeitig mit dem Screening auf angeborene Stoffwechselkrankheiten am 5. oder 6. Lebenstag). Der TSH-Spiegel wird aus einer auf einem Filterpapier eingetrockneten Blutprobe bestimmt. Bei pathologischem Screeningergebnis wird eine Kontrolluntersuchung durchgeführt: T_4 ↓, T_3 ↓, TSH ↑ (Serumwerte).

Differentialdiagnose. Die Differentialdiagnose ist bei isoliert auftretenden Symptomen schwierig; insbesondere der Icterus prolongatus ist vieldeutig. Ist bei Verdacht auf eine angeborene Hypothyreose der TSH-Spiegel normal oder niedrig, muß eine T_4-Bestimmung erfolgen (möglicherweise seltene angeborene sekundäre Hypothyreose infolge einer Hypothalamus- oder Hypophysenerkrankung). Eine transitorische Hypothyreose verschwindet nach wenigen Wochen.

Therapie. Lebenslange orale Substitution von synthetischem L-Thyroxin.

Prognose. Die Prognose ist abhängig vom Zeitpunkt der Diagnose. 3–4 Wochen postnatal unbehandelte Hypothyreose führt zu irreversibler Entwicklungsstörung des Gehirns.

7.4.3 Hyperthyreose

Die Hyperthyreose ist im Kindesalter selten (w > m). In den meisten Fällen liegt eine Autoimmunerkrankung mit gestörter Immunregulation vor (Morbus Basedow). Bei Kindern kann auch ein größeres (TSH-unabhängiges) Schilddrüsenadenom Ursache einer Hyperthyreose sein (siehe auch Innere Medizin, Endokrine Organe, Kap. 2.3).

7.5 Parathyreoidea

7.5.1 Hyperparathyreoidismus

Primärer Hyperparathyreoidismus

Ätiologie.
- Adenome der Nebenschilddrüse
- im Rahmen einer multiplen endokrinen Neoplasie:
  - *Typ I (Wermer-Syndrom):* primärer Hyperparathyreoidismus, Pankreastumoren, Hypophysentumor
  - *Typ IIa (Sipple-Syndrom):* primärer Hyperparathyreoidismus, C-Zell-Ca., Phäochromozytom

Symptome. Übelkeit, Erbrechen, Kopf- und Bauchschmerzen, Polyurie und Polydipsie, Muskelhypotonie und -adynamie. Hyperkalzämie führt zu Nierensteinen, verstärktem Umbau der Knochen (→ *Ostitis fibrosa*) und ist häufig mit einer Pankreatitis verbunden. Zur Diagnose und Therapie siehe auch Innere Medizin, Endokrine Organe, Kapitel 5.3.

Sekundärer Hyperparathyreoidismus

Ätiologie. Chronische Niereninsuffizienz (Calcitriol = 1,25 Dihydroxycholecalciferol ↓) oder Rachitis: Eine chronische Hypokalzämie führt kompensatorisch zur vermehrten Parathormonausschüttung, das Ca^{2+} aus dem Knochen zur Wiederherstellung des Gleichgewichts mobilisiert.

Symptome. Renale Osteodystrophie, Osteomalzie und Ostitis fibrosa. Zur Diagnose und Therapie siehe auch Innere Medizin, Endokrine Organe, Kapitel 5.3.

7.5.2 Hypoparathyreoidismus

Siehe auch Innere Medizin, Endokrine Organe, Kapitel 5.1.

Transitorischer Hypoparathyreoidismus

Ätiologie. Anpassungsstörung der kindlichen Nebenschilddrüsen bei hypokalzämischen Neugeborenen. Der Parathormonspiegel ist oft unter der Nachweisgrenze.

Permanenter Hypoparathyreoidismus

Ätiologie.
- idiopathisch (eventuell Autoimmungenese)
- Di-George-Syndrom: Aplasie der Nebenschilddrüse und Thymus bedingt durch eine Entwicklungsstörung der 3. und 4. Kiementasche
- im Rahmen eines polyglandulären Autoimmunsyndroms
  - *Typ I:* primärer Hypoparathyreoidismus, primäre Nebenniereninsuffizienz, chronische mukokutane Candidiasis
  - *Typ II:* primärer Hypoparathyreoidismus, primäre Nebenniereninsuffizienz, Hashimoto-Thyreoiditis, Diabetes Typ I, Ovarialinsuffizienz

Symptomatik. Diese wird bestimmt durch Hypokalzämie und Hyperphosphatämie. Die nervale und neuromuskuläre Übererregbarkeit führt beim Neugeborenen und Säugling zu generalisierten Krampfanfällen, die klinisch nicht von Krampfanfällen anderer Genese zu unterscheiden sind. Beim älteren Kind ist die tetanische Symptomatik typisch: schmerzhafte Kontraktionen umschriebener Muskelgruppen, Karpopedalspasmen, Pfötchenstellung der Hand mit eingezogenem Daumen und Wadenkrämpfe.

Diagnose. Parathormon ↓, Kalzium ↓, Phosphat ↑.

Therapie. Der Serumkalziumspiegel kann mit Vitamin D oder synthetischen Derivaten angehoben werden, z.B. 1,25-Dihydroxycholecalciferol. Engmaschige Kontrollen sind nötig. Bei Tetanien wird Kalziumglukonat i.v. gegeben.

7.6 Nebennierenrinde (NNR)

Nebennierenrindeninsuffizienz

Ätiologie. *Primär-akute Form (ACTH ↑):*
- Nebennierenapoplexie des Neugeborenen im Rahmen eines Geburtstraumas mit Hypoxie
- Blutungen in der Nebenniere mit Mikrothrombenbildung und Verbrauchskoagulopathien bei schweren Infekten (z.B. Waterhouse-Friederichsen-Syndrom)
- akute Insuffizienz bei Kindern mit kongenitalem adrogenitalem Syndrom (Satzverlustsyndrom)

Primär-chronische Form (ACTH ↑): meist idiopathisch (Morbus Addison → Autoimmunprozeß) und selten Entzündungen (Tbc). *Sekundäre Form (ACTH ↓):* Hypothalamus-/Hypophyseninsuffizienz (z.B. durch Kraniopharyngeom).

Symptomatik. Die Symptome erklären sich durch den Ausfall der Hormone der NNR:
- *Glukokortikoide:* Hypoglykämien, Gewichtsabnahme, Ketoazidose, Lymphozytose, Eosinophilie, erhöhte ACTH- und MSH-Konzentration → Hyperpigmentierung (nicht bei der sekundären Form)
- *Mineralokortikoide:* Hypernatriurie, Hyponatriämie, Hypochlorämie, Hyperkaliämie (EKG-Veränderungen, Muskelkrämpfe), metabolische Azidose, Hypovolämie (Kollapsneigung, Schwäche)
- *Androgene:* Impotenz, geringe Ausbildung der sekundären Geschlechtsmerkmale, fehlende Virilisierung, Eiweißkatabolismus mit Muskelschwund

Diagnose. Primäre Form ACTH ↑; sekundäre Form ACTH ↓; Kortisolbestimmung (bei erhaltener ACTH-Stimulationsreserve im Metopiron-Test).

Therapie. Dauersubstitutionstherapie mit Gluko- und Mineralokortikoiden sowie einer ausreichenden Zufuhr von NaCl.

Adrenogenitales Syndrom

Ätiologie. In 90% der Fälle autosomal-rezessiv vererbter Mangel an 21-β-Hydroxylase (Kortisolmangel). Ein hochgradiger Defekt der 21-Hydroxylase ($^1/_3$ der Fälle) führt zu Verminderung der Aldosteronproduktion (→ *Salzverlustsyndrom*). Die niedrige Kortisolkonzentration im Plasma bewirkt eine vermehrte ACTH-Ausschüttung mit entsprechender bilateraler NNR-Hyperplasie und vermehrter Androgensynthese. Häufigkeit 1:5000.

Symptomatik. Bei Mädchen (schon vor der Geburt) Virilisierung des weiblichen Genitales (*Pseudohermaphroditismus femininus*), Entwicklung männlicher Muskulatur, Bartwuchs, tiefe Stimme. Bei Jungen ein verstärktes Peniswachstum (bei normaler Testesgröße) in den ersten Lebenswochen. Bei beiden Geschlechtern findet sich in den ersten Lebensjahren ein beschleunigtes Wachstum, es kommt zur Ausbildung einer „Scheinfrühreife" (Pseudopubertas praecox) mit sekundärem Hypogonadismus (Hemmung der Gonadotropinausschüttung wegen zu hoher Androgenspiegel) und mit ca. 10 Jahren zum Wachstumsstillstand (wegen frühzeitiger Schließung der Epiphysenfugen). Als Erwachsene bleiben die Patienten unbehandelt klein und unfruchtbar. Neben den Genitalanomalien (siehe Abb. 11.12) kommt es im frühen Säuglingsalter häufig zum *Erbrechen*.

Diagnose. Erhöhter 17-α-Hydroxyprogesteronspiegel im Plasma sowie erhöhter Pregnantriol-, 17-Ketosteroid- und Testosteronkonzen-

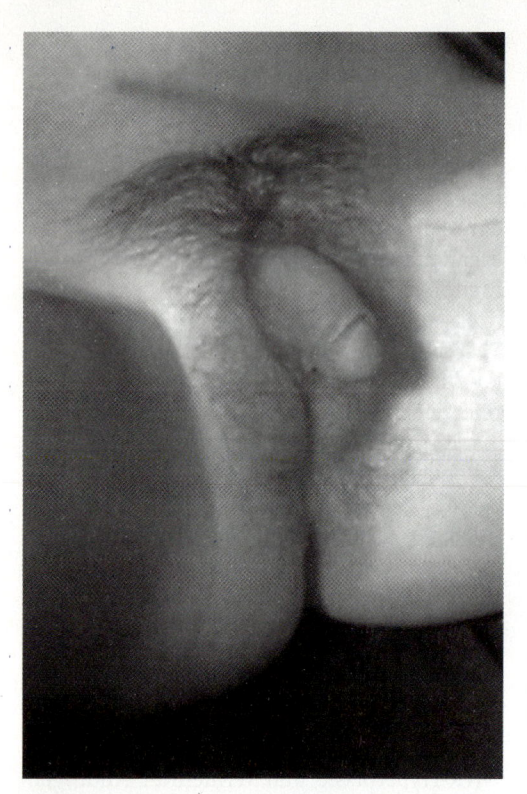

Abb. 11.12: Kongenitales adrenogenitales Syndrom. Genotypisch weibliche Patientin mit vermännlichtem Genitale (IMPP)

> **Merke!**
> Beim adrenogenitalen Syndrom mit Salzverlustsyndrom kann es durch Streß, Infektionen etc. zu lebensgefährlichen Krisen *(Addison-Krise)* bereits in den ersten Lebenswochen kommen (Hypoglykämie, Kalium ↑, Natrium ↓, Azidose, Kreislaufkollaps).

trationen im Urin. Beim Salzverlustsyndrom: hyperkaliämische hypochlorämische Azidose; Aldosteronausscheidung im Urin vermindert. Wird die Diagnose nicht gestellt, kann es – insbesondere beim adrenogenitalen Syndrom mit Salzverlustsyndrom – bereits im Säuglingsalter zum Tod durch Schock und Kreislaufstillstand kommen. Eine pränatale Diagnostik durch Chorionzottenbiopsie ist möglich.

Therapie. In unkomplizierten Fällen ist durch Hormontherapie eine normale Entwicklung mit Zeugungsfähigkeit bzw. Schwangerschaft möglich. Eine Klitorishypertrophie oder ein Sinus urogenitalis sollten bis zum 2. Lj. operativ versorgt werden. Durch eine Dexamethasongabe während der Schwangerschaft läßt sich die Virilisierung weiblicher Feten praktisch verhindern, allerdings muß bereits in der 6.–8. SSW begonnen werden.

Adrenaler Hyperkortizismus (Cushing-Syndrom)

Ätiologie. Das Cushing-Syndrom wird im Kindesalter häufig durch Karzinome der NNR, gelegentlich durch Adenome oder eine diffuse NNR-Hyperplasie verursacht.

Symptomatik. Diese kann bei Kindern gelegentlich nur in einer *Wachstumsverzögerung* (katabole Wirkung des Kortisols) bei Fettleibigkeit bestehen. Daneben finden sich auch die für das Erwachsenenalter typischen Befunde: Stammfettsucht, Striae distensae, Stiernacken, Osteoporose (v. a. Wirbelkörper), Leistungsabfall, Muskelschwäche, Diabetes mellitus, Hirsutismus, Akne, Bluthochdruck etc.

Diagnose. Dexamethasonhemmtest. Die erhöhte Kortisolproduktion, der Verlust der zirkadianen Schwankungen des Hormonspiegels und die vermehrte Ausscheidung des Kortisols im Urin führen zur Diagnosestellung.

Therapie. Operative Entfernung des verursachenden Tumors.

7.7 Nebennierenmark

Phäochromozytom

Siehe auch Innere Medizin, Endokrine Organe, Kapitel 3.3.

Ätiologie.
- In 95 % der Fälle gutartiger, meist im Nebennierenmark (selten in den Grenzstrangganglien) lokalisierter Tumor der

enterochromaffinen Zellen, der durch eine vermehrte Katecholaminausschüttung gekennzeichnet ist (m > w)
- selten im Rahmen multipler endokriner Neoplasien:
  - *Typ IIa* (Sipple-Syndrom): Phäochromozytom, primärer Hyperparathyreoidismus, C-Zell-Ca.
  - *Typ IIb* (Gorling-Syndrom): Phäochromozytom, C-Zell-Ca., Neurinome, marfanoider Habitus

Symptomatik. Kontinuierlicher Hypertonus, Blässe, Gewichtsverlust, Glukosurie etc. Die für das Erwachsenenalter charakteristischen Hypertonieattacken (mit Kopfschmerzen, Schweißausbrüchen, Palpitationen) sind im Kindesalter selten.

Diagnose. Bestimmung der Katecholamine bzw. ihrer Abbauprodukte (Vanillinmandelsäure) im Urin.

Therapie. Operative Entfernung des Tumors; *Cave:* unter der Operation ist mit Blutdruckkrisen zu rechnen.

7.8 Gonaden

7.8.1 Normalvarianten der Pubertätsentwicklung

Prämature Thelarche

Ein Anschwellen der Brustdrüsen (ein- oder beidseitig) bei Mädchen zwischen 1–3 Jahren ohne Pigmentierung oder Vergrößerung von Warzenhof und Warze beruht meistens auf vorübergehenden Schwankungen im Hormonhaushalt. Zur Abgrenzung kann ein Röntgenbild der Hand zur Knochenalterbestimmung hilfreich sein.

Differentialdiagnose. Pubertas praecox, hormonaktive Tumoren und Tumoren der Brustdrüse.

Prämature Pubarche

Tritt die Schambehaarung (oder Achselbehaarung) bei Mädchen vor dem 9. Lj., bei Jungen vor dem 10. Lj. auf, spricht man von prämaturer Pubarche (w > m). Dieses relativ seltene Phänomen ist meist durch eine vorübergehend vermehrte Androgenkonzentration bedingt (17-Ketosteroide leicht erhöht). Zum Ausschluß pathologischer Ursachen sollte das Knochenalter bestimmt werden.

Differentialdiagnose. Adrenogenitales Syndrom, androgenaktive Tumoren.

Pubertätsgynäkomastie

Während der Pubertät kann es bei Jungen zu einer vorübergehenden, gelegentlich schmerzhaften Schwellung der Brustdrüsen kommen, die sich in der Regel nach 1–2 Jahren spontan zurückbildet. Insbesondere bei übergewichtigen Jungen findet sich durch Steigerung des Östrogenstoffwechsels eine Pubertätsgynäkomastie.

Differentialdiagnose. Hypogonadismus, hormonaktive Tumoren (Hoden, Adrenohypophyse, Chorionkarzinom).

> **Merke!**
> Bei Sekretion aus der Brustdrüse sollte untersucht werden, ob ein erhöhter Prolaktinspiegel vorliegt.

Menstruationsstörungen

Hierzu siehe Gynäkologie, Kapitel 1.6.

Akne

Hierzu siehe Dermatologie, Kapitel 19.2.

7.8.2
Störungen der Pubertätsentwicklung

Pubertas praecox

Ätiologie. Als echte Pubertas praecox wird die frühzeitige (Mädchen <6 Jahre, Jungen <8 Jahre) Pubertätsentwicklung bezeichnet. Bei 90 % der Mädchen, aber nur 50 % der Knaben ist eine idiopathische vorzeitige Sekretion der Gonadotropine die Ursache. Bei Jungen sind organische Ursachen häufiger, z. B. Hirntumoren (Astrozytome, Ependymome, Hamartome).

Symptomatik. Bei *Mädchen* fällt zunächst ein Brustwachstum auf. Das Skelettwachstum ist stark beschleunigt, der Epiphysenschluß erfolgt dann vorzeitig, so daß die Endgröße unter der Norm bleibt. Bei *Jungen* wird zunächst eine Vergrößerung der Hoden und des Penis beobachtet. Anschließend kommt es zum Hochwuchs und zu einer vorzeitigen Ausbildung der Schambehaarung.

Diagnose. Gonadotropine: FSH ↑, LH ↑; geschlechtsspezifische Sexualsteroide: Testosteron/Östradiol ↑; Röntgenaufnahme der linken Hand (Knochenalter akzeleriert). Bei Mädchen zeigt das Vaginalepithel ein Zellbild wie bei der erwachsenen Frau (östrogenisiertes Vaginalepithel).

Differentialdiagnose.
- *Pseudopubertas praecox:* Sie kann bedingt sein durch eine pathologisch vermehrte Synthese der gonadalen oder NNR-Steroide, wobei die Gonadotropinsekretion nicht angestiegen ist, z. B. im Rahmen eines adrenogenitalen Syndroms (siehe dort) in den NNR oder durch Hoden- bzw. Ovarialtumoren. Die Therapie besteht in der operativen Entfernung des Tumors
- *McCune-Albright-Syndrom:* Pubertas praecox kombiniert mit polyosteolytischer fibröser Dysplasie und milchfarbigen Pigmentflecken

Therapie. Die Behandlung erfolgt bei der idiopathischen Form mit LH-RH-Analoga, welche die Gonadotropinsekretion hemmen (Downregulation).

Pubertas tarda

Ätiologie. Das verspätete, unvollständige oder ausbleibende Auftreten der Pubertätsentwicklung (Mädchen > 14 Jahre, bei Jungen > 16 Jahre) wird als Pubertas tarda bezeichnet. Der Begriff stellt somit keine Diagnose, sondern ein Symptom dar. Die Ursachen sind in Tabelle 11.17 zusammengefaßt.

Symptomatik. Diese erfolgt anhand der Bestimmung von Hormonsituation, Knochenalter, Längen- und Gewichtsentwicklung, gründlicher Erhebung der Familienanamnese und Beurteilung der Körperproportionen.

Therapie. Die Therapie richtet sich nach der Grunderkrankung.

7.8.3
Hypogonadismus

Beim Hypogonadismus werden *primäre, sekundäre* und *tertiäre Formen* unterschieden, die sich

Tab. 11.17: Ursachen der Pubertätsverzögerung (Pubertas tarda)

Störung	Beispiel
zentrale Störung	hypophysärer Minderwuchs, Gonadotropinmangel, intra- oder suprasellärer Tumoren
gonadale Störung	Turner-Syndrom, Klinefelter-Syndrom, traumatische oder entzündliche Läsionen beider Hoden, Bestrahlung (nach ALL)
Allgemeinerkrankungen	Malabsorptionssyndrome, Stoffwechselstörungen, Malignome, Leukosen
konstitutionelle Entwicklungsstörung	siehe Kap. 2.1

sämtlich erst mit der Pubertät klinisch manifestieren.

Symptomatik. Die Symptomatik wird durch die jeweilige Form bestimmt, wobei ein führendes Symptom die verzögerte Geschlechtsentwicklung ist.

Therapie. Die Therapie ist kausal bzw. mit Hormonsubstitution durchzuführen.

Primärer Hypogonadismus

Beim primären Hypogonadismus liegt die Störung in den Keimdrüsen und geht im allgemeinen mit vermehrter Gonadotropinausschüttung durch den HVL einher (→ *hypergonadotroper Hypogonadismus*). Daher kommen für *Jungen* ursächlich in Betracht:
- Klinefelter-Syndrom (siehe Abb. 11.13)
- Hodenhypoplasie
- Hodenschädigung bei Kryptorchismus, Verlust nach OP oder Trauma
- Anorchie

Für *Mädchen* kommen in Betracht:
- Turner-Syndrom
- Gonadendysgenesien
- Strahlenschädigungen

Sekundärer Hypogonadismus

Der sekundäre Hypogonadismus ist dagegen durch eine *verminderte Gonadotropinkonzentration* gekennzeichnet (→ *hypogonadotroper Hypogonadismus*). Er kann bedingt sein durch:
- Ausfall der glandotropen Hormone aufgrund von Tumoren (Panhypopituitarismus)
- Entzündungen des Hypophyse
- funktionelle Störungen bei Hypothyreose
- Kallmann-Syndrom: kombiniert mit Anosmie, bedingt durch eine Hypoplasie im Rhinenzephalon
- Anorexia nervosa (siehe Kap. 2.3)

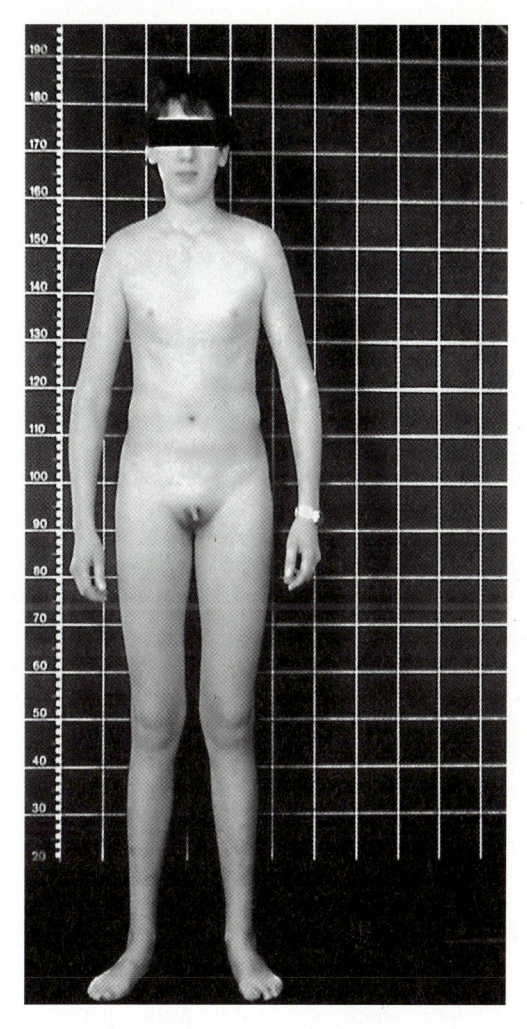

Abb. 11.13: Hypogonadismus beim Klinefelter-Syndrom (IMPP)

Tertiärer Hypogonadismus

Die sehr seltenen tertiären Formen imponieren wie die sekundären, sind aber durch Störungen auf Hypothalamusebene charakterisiert.

7.8.4 Intersexualität

Hierzu siehe Urologie, Kapitel 5.5 und Gynäkologie, Kapitel 1.1.

8 Infektionskrankheiten

8.1 Epidemiologie und Prophylaxe

Epidemiologische Grundlagen

Hierzu siehe Innere Medizin, Infektiologie, Kapitel 1.

Impfungen und Seuchenbekämpfung

Zur *Infektionsprophylaxe* besteht die Möglichkeit der Immunisierung. Daher wurden durch die Ständige Impfkommission des Bundesgesundheitsamtes (STIKO) Impfpläne zur Grundimmunisierung zusammengestellt. Tabelle 11.18 zeigt den Impfkalender für Kinder und Jugendliche. Zur Durchführung der Immunisierung stehen verschiedene Möglichkeiten zur Verfügung (siehe Tabelle 11.19):
- *aktive Immunisierung*, d.h., Antigene (attenuierte, abgetötete Erreger) werden dem Körper zugeführt, so daß die körpereigene Antikörperproduktion stimuliert wird
- *passive Immunisierung*, d.h., Antikörper („körperfremd") werden übertragen
- *Chemoprophylaxe*, d.h., durch Medikamentengabe wird ein Angehen der Infektion verhindert (vor allem bei Tbc und Malaria)

- weitere Maßnahmen: Expositionsprophylaxe durch Isolierung, Quarantäne, Desinfektion etc.

> **Merke!**
> Alle Lebendimpfstoffe sind in der Schwangerschaft kontraindiziert (Ausnahme: Reisen in Endemiegebiete).

Im Rahmen der Seuchenbekämpfung besteht nach dem Bundesseuchengesetz Meldepflicht bei:
- *Verdacht* auf Salmonellen, Typhus abdominalis, Paratyphus, Ruhr, Enzephalitis, Poliomyelitis, Tollwut, Ornithose, Tbc, Pest, Pocken, Cholera
- *Erkrankung* an Meningitis epidemica, Tetanus, Hepatitis, Diphtherie, Scharlach, Brucellose, Leptospirose, Malaria
- *Erregerausscheidung* nach Ruhr, Paratyphus, Salmonellose, Typhus abdominalis

Nachfolgend werden nur die wichtigsten Infektionen genannt, genauere Informationen siehe Hygiene, Kapitel 3.2.

Tab. 11.18: Impfempfehlungen der Ständigen Impfkommission (STIKO) des Robert-Koch-Instituts (März 1998); umfaßt Impfungen zum Schutz vor Diphtherie (D/d), Pertussis (aP), Tetanus (T), Haemophilus influenzae Typ b (Hib), Hepatitis B (HB), Poliomyelitis (IPV) sowie gegen Masern, Mumps und Röteln (MMR).

Alter	Hib	IPV	DTaP	MMR	HB
2 Monate					X
3 Monate	X	X	X		
4 Monate			X		
5 Monate	X	X	X		X
13 Monate	X		X		X
15 Monate				X	
6 Jahre			X (Td)	X	
11–15 Jahre		X	X (Td)		

Tab. 11.19: Aktive und passive Schutzimpfungen

	aktive Schutzimpfung			passive Impfung
Lebendimpfstoff	Totimpfstoff	Toxoidimpfstoff	Erregerinhaltsstoffe	Antiseren
Masern	Hepatitis A	Tetanus	Hepatitis B	Röteln
Mumps	Tollwut	Diphtherie	Haemophilus Influenzae (Hib)	Tetanus
Röteln	FMSE	Botulismus	Meningokokken	Hepatitis B
Varizellen	Polio (IPV)		Pneumokokken	Masern
Polio (Sabin)	Cholera		Keuchhusten (azellulär)	FMSE
Gelbfieber	Pest		Typhus (Typhim Vi)	Tollwut
Tuberkulose (BCG)	Influenza			
Typhus (Typhoral)				
Cholera				

8.2 Viruskrankheiten

Einen zusammenfassenden Überblick gibt Tabelle 11.20.

Masern

Erreger. Masernvirus (Paramyxovirus).

Inkubationszeit. 9–14 Tage.

Übertragungsmodus. Tröpfcheninfektion von Mensch zu Mensch – hochkontagiös (vor der Masernimpfung hatten 90% aller Kinder bis zum 10. Lj. die Masern).

Ansteckungsfähigkeit. 4–5 Tage vor Exanthemausbruch (→ bereits am Ende der Inkubationszeit) und während der Exanthemphase.

Symptome. Die Erkrankung (siehe Abb. 11.14) verläuft in zwei Stadien:
- *Prodromalstadium:* katarrhalische Prodromi (trockener Husten, Rhinitis, Konjunktivitis, Bronchitis, Fieber, Photophobie) mit pathognomonischen *Koplik-Flecken* (Enanthem der Wangenschleimhaut)
- *Exanthemstadium:* erneut Fieberanstieg (zweigipfelige Kurve) und hellrotes, makulopapulöses, konfluierendes Exanthem mit Beginn meist im Kopfbereich (hinter den Ohren und Gesicht) und kephalokaudaler Ausbreitung (siehe Abb. 11.15 im Farbteil)

Komplikationen.
- Pneumonie; hier sind zwei Formen möglich:
  ○ Bronchopneumonie durch bakterielle Superinfektion; häufig

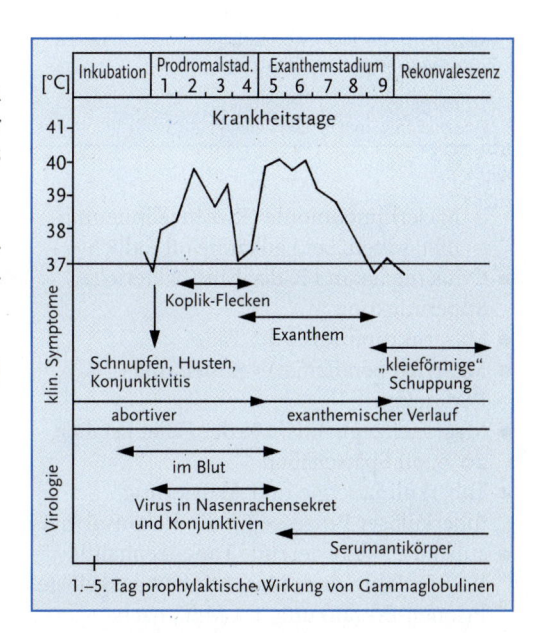

Abb. 11.14: Stadien und Fieberkurvenverlauf bei Masern (Zetkin/Schaldach 1998)

Tab. 11.20: Übersicht über die Viruskrankheiten

Krankheit (Erreger)	Übertragung	Inkubationszeit (Tage)	Labordiagnose	Haupt-komplikationen
Masern (Masernvirus)	Kontakt, Tröpfchen	9–14	Leukopenie, IgM	Pneumonie, Krupp, Otitis, Enzephalitis
Mumps (Mumpsvirus)	Kontakt, Tröpfchen	14–24	Amylase ↑, IgM	Meningitis, Orchitis, Pankreatitis
Röteln (Rötelnvirus)	Kontakt, Tröpfchen	10–25	Hämagglutinations-hemmtest, Leukopenie, rel. Eosinophilie	Embryopathie, Arthritiden
Poliomyelitis (Polioviren I, II, III)	Kontakt, Tröpfchen	7–14	Anzüchten (Liquor, Stuhl)	Atemlähmung
infektiöse Mononukleose (Epstein-Barr-Virus)	Kontakt	bis 50	initiale Leukopenie (mit Linksver-schiebung), dann Leukozytose; lymphoide (mono-nukleäre) Zellen	Milzruptur, Enzephalitis
Exanthema subitum (HHV 6B)	Kontakt	5–15	initial Leukozytose, ab 2. Tag Leukopenie	Infektkrampf
Erythema infektiosum (Parvovirus B19)	Kontakt, Tröpfchen	6–14	IgM, PCR	aplastische Krisen
Influenza (Influenzaviren A, B, C)	Kontakt, Tröpfchen	1–3	–	Krupp, Pneumonie
Varizellen (Varicella-Zoster-Virus)	Kontakt, Tröpfchen	14–28	KBR	Impetigo
Zytomegalie (Zytomegalievirus)	Tröpfchen, Schmier	bis 7	Virusnachweis (Urin)	Hepatitis, Mikro-/Hydrozephalus

- ○ Masernpneumonie (Riesenzellpneumonie); selten; bei Leukämie oft tödlich
- Otitis media: in 1 % der Fälle bakterielle Superinfektion
- Masernkrupp: <1 % der Fälle
- Masernappendizitis: eventuell mit Perforation
- Masernenzephalitis: 1 % der Fälle; Letalität 20 %; oft Spätschäden
- Tuberkulinanergie und Aktivierung tuberkulöser Prozesse (in der Rekonvalenz)
- subakute sklerosierende Panenzephalitis (SSPE): Jahre nach Maserninfekt ausgelöste Prionen-Erkrankung, 1:1 Mill., nach Masernimpfung 1:10 Mill.

Therapie. Symptomatisch.

Impfung. Die Masernlebendimpfung (wirksam nach 2 Wochen) ab dem 15. Lebensmonat ist die wirksamste Prophylaxe (mindestens 15 Jahre immun). Die Masernschutzimpfung ruft bei einem Teil der Impflinge das Krankheitsbild in abgeschwächter Form hervor. Die *Impfmasern* sind nicht ansteckend.

Prognose. Diese ist abhängig von den Komplikationen, dem Alter (je älter, desto schwerer der Verlauf) und dem Immunstatus des Patienten. Die nach der Erkrankung entstehende Immunität ist lebenslänglich wirksam.

> **Merke !**
> Die Masernimpfung ist im immunsupprimierten Zustand (z.B. immunsuppressive Therapie, HIV-Infektion, fieberhafte Erkrankungen) kontraindiziert.

Mumps (Parotitis epidemica)

Erreger. Mumpsvirus (Paramyxovirus).

Inkubationszeit. 14–24 Tage.

Übertragungsmodus. Tröpfcheninfektion (Erkrankungsgipfel: 6.–15. Lj.).

Ansteckungsfähigkeit. 6 Tage vor bis 14 Tage nach der Parotisschwellung.

Symptome. Anfangs meist einseitige Parotisschwellung (teigig, ödematös), später beidseitig mit regionaler Lymphknotenschwellung und starken Schmerzen beim Kauen. Fieber meist nur leicht, abstehende Ohrläppchen. Gelegentlich können auch andere Speicheldrüsen betroffen sein.

Komplikationen. 50% der Fälle Meningitis/Enzephalitis (→ häufigste Ursache der abakteriellen Meningitis!; m > w), Orchitis (selten vor, meist nach der Pubertät, Gefahr der Sterilität), Oophoritis, Pankreatitis (unproblematisch), Neuritis des 8. Hirnnerven.

Therapie. Symptomatisch.

Impfung. Mumpslebendimpfung ab 15. Lebensmonat (mit Masern-/Rötelnimpfung).

Prognose. Lebenslange Immunität.

Röteln (Rubeola, German measles)

Erreger. Rötelnvirus (Togavirus).

Inkubationszeit. 10–25 Tage.

Übertragungsmodus. Tröpfcheninfektion, diaplazentar.

Ansteckungsfähigkeit. 7 Tage vor bis 10 Tage nach dem Exanthem (Erkrankungsgipfel 5–14 Jahre); ca. 50% verlaufen klinisch „stumm".

Symptome. Katarrhalische Prodromi der oberen Luftwege, dann makulopapulöses, fein- bis mittelfleckiges, hellrotes und *nicht konfluierendes* Rötelnexanthem (hinter den Ohren beginnend, dann Gesicht, Hals, Rumpf, Extremitäten) mit schmerzhaften Lymphknotenschwellungen und eventuell Arthralgien.

Komplikationen. Selten Enzephalitis, Polyradikulitis; Rötelnembryopathie.

Therapie. Symptomatisch, bei seronegativen (Früh-)Schwangeren: Rötelnimmunglobulin (1–2 Tage nach Exposition).

Impfung. Erste Impfung ab 15. Lebensmonat (mit Masern/Mumps), zweite Impfung ab 6. Lj.; bei Mädchen erneute Impfung vor der Pubertät (Embryopathie!).

Prognose. Lang anhaltende Immunität.

> **Merke !**
> Eine wertvolle diagnostische Hilfe bei Röteln ist das Auftreten nuchaler Lymphknotenschwellungen.

Poliomyelitis

Erreger. Poliomyelitisvirus Typ I–III (Enteroviren). In Europa sind Typ I (85%) und Typ III (10%), in Übersee Typ II von größerer Bedeutung.

Inkubationszeit. 7–14 Tage.

Übertragungsmodus. Schmierinfektion, selten Tröpfcheninfektion; sehr kontagiös (Fäzes!).

Ansteckungsfähigkeit. Ca. 2 Tage nach Infektion bis ca. 4 Wochen (bis 5 Monate) danach; 90–95% verlaufen klinisch „stumm" → symptomlose Überträger!

Symptome. Verlauf in Stadien:
1. *katarrhalisches Initialstadium* mit erhöhter Temperatur (2–3 Tage)
2. *fieberfreies Latenzstadium* (1–3 Tage)
3. *präparalytisches Stadium* mit erneutem Fieberanstieg (zweigipfelig!), meningitischen Symptomen und Hyperästhesien (Stunden bis 2 Tage)
4. *paralytisches Stadium:* wird nur bei 1% der Erkrankten erreicht

Man unterscheidet zwei Lähmungsformen:
- *spinale* Lähmungsform: Plötzlich auftretende asymmetrische, schlaffe Lähmungen (Areflexie); in schweren Fällen können auch die Interkostalmuskeln betroffen sein (→ *periphere Atemlähmung*). Die Lähmung kann sich nach einigen Tagen zurückbilden
- *bulbär-pontine* Form: Schädigung der Hirnnerven in der Medulla oblongata (zentrale Atemlähmung, Fazialislähmung u.a.)

Therapie. Symptomatisch.

Impfung. Grundimmunisierung mit Poliototimpfstoff (IPV). Der orale Poliolebendimpfstoff nach Sabin wird wegen des sehr selten vorkommenden Impfpoliomyelitis nicht mehr empfohlen.

Prognose. Lebenslange Immunität, jedoch keine Kreuzimmunität → mehrfache Erkrankung möglich. Gelegentlich können Restlähmungen bestehen bleiben.

Infektiöse Mononukleose (Pfeiffer-Drüsenfieber)

Erreger. Epstein-Barr-Virus (gehört zu den Herpesviren).

Inkubationszeit. 1–7 Wochen.

Übertragungsmodus. Kontaktinfektion *(kissing disease)*.

Ansteckungsfähigkeit. Mindestens 3 Monate nach Erkrankung (Gipfel: 15. bis 25. Lj.).

Symptome. Uncharakteristische Prodromi („Pfeiffer macht alles"), Fieber, das sehr hoch ansteigen kann, dann generalisierte druckschmerzhafte Lymphknotenschwellung (selten auch Mesenteriallymphknoten), Angina lacunaris mit pseudomembranösen Belägen, Splenomegalie und eventuell Hepatomegalie sowie flüchtiges Exanthem (rötelnähnlich).

Komplikationen. Milzruptur(!), Myokarditis, eventuell Nephritis und ZNS-Symptomatik.

Therapie. Symptomatisch.

Impfung. Keine.

Prognose. Lebenslange Immunität.

> **Merke!**
>
> Bei versehentlicher Behandlung mit Antibiotika (z.B. Ampicillin) kommt es zu sehr intensiven, allergischen Exanthemen (80–100%!) → daher kontraindiziert.

> **Klinischer Fall**
>
> Bei einem Schulkind werden folgende Befunde erhoben: hohes Fieber, Milztumor, generalisierte Lymphadenopathie, Angina mit flächenhaften Belägen, Leukozytose, erhöhte Werte für SGPT und SGOT.
> *Wahrscheinlichste Diagnose:* infektiöse Mononukleose

Exanthema subitum (Roseola infantum, Dreitagefieber)

Erreger. Humanes Herpesvirus Typ 6B (HHV 6B).

Inkubationszeit. 5–15 Tage.

Übertragungsmodus. Kontaktinfektion, gering kontagiös; es erkranken fast nur Kinder bis zum 3. Lj.

Symptome. Plötzlich hohes Fieber (über 3 Tage anhaltend) mit leichten katarrhalischen Erscheinungen, dann (kritischer) Fieberabfall und Exanthemausbruch: makulopapulös, hellrot, kleinfleckig, *nicht konfluierend*, erst am Rumpf (1–2 Tage) dann auf Hals, Arme, Gesicht und Beine übergreifend. Die Erkrankung kann auch mit einem initialem Krampfanfall beginnen.

Komplikationen. Selten Krampfanfälle (Infektkrampf).

Therapie. Symptomatisch.

Impfung. Keine.

Prognose. Gut; das Exanthema subitum kann rezidivieren!

> **Klinischer Fall**
>
> Ein 6 Monate alter Säugling hat 3 Tage lang hohes Fieber. Am 4. Tag finden Sie ein rubeolaformes Exanthem am ganzen Körper, besonders am Stamm, kein Fieber, keine anderweitigen Symptome; dabei Entfieberung.
> *Wahrscheinlichste Diagnose:* Exanthema subitum

Erythema infectiosum (Ringelröteln)

Erreger. Humanes Parvovirus B19.

Inkubationszeit. 6–14 Tage.

Übertragungsmodus. Tröpfcheninfektion, nur gering kontagiöse Infektionskrankheit des Schulalters.

Symptome. Schmetterlingförmiges, juckendes Erythem der Wangen, das zunehmend girlandenartig wird (wallartige Rötung) und auf die Extremitäten übergreift. Typisch ist ein periodisches Abblassen und Neuentstehen der Effloreszenzen. Dauer ca. 2 Wochen.

Therapie. Symptomatisch, der Juckreiz kann durch Antihistaminika gemildert werden.

Impfung. Keine.

Prognose. Gut. Gelegentlich bei immunsupprimierten Patienten aplastische Krisen.

Adenovirus-Infektionen

Erreger. Adenoviren (41 Typen bekannt).

Inkubationszeit. 4–14 Tage.

Übertragungsmodus. Tröpfchen- oder Schmierinfektion.

Ansteckungsfähigkeit. Während der ersten 4 Tage am höchsten; ca. 50% stumme Verläufe.

Symptome. Akute Atemwegserkrankung (je jünger die Kinder, desto unspezifischer die Symptome) mit breitem Spektrum: Pharyngitis bis Pneumonie. Gelegentlich gastrointestinale Symptomatik (Typ 40 und 41), eventuell Keratokonjunktivitis/Conjunctivitis follicularis (Typ 8), Zystitis.

Therapie. Symptomatisch.

Impfung. Keine.

Prognose. Gut.

Influenzavirusinfektion

Erreger. Orthomyxovirus influenzae Typ A, B, C (RNS-Virus).

Inkubationszeit. 1–3 Tage.

Übertragungsmodus. Tröpfcheninfektion (eventuell Kontaktinfektion); Pandemien alle 10–15 Jahre; Epidemien alle 3–5 Jahre.

Ansteckungsfähigkeit. Kurz vor bis 1 Woche nach der Krankheit.

Symptome. Diese werden durch die Zytotoxizität gegen Flimmerepithelien des Respirationstraktes bestimmt: plötzlicher Beginn, hohes Fieber, zusätzlich unspezifische Symptome (Muskelschmerzen u.a.), starkes Krankheitsgefühl, respiratorische Symptome bis Bronchiolitis.

Komplikationen. Besonders bei älteren Patienten bakterielle Sekundärinfektionen bis zur hämorrhagischen Pneumonie; Myokarditis, ZNS-Symptomatik.

Therapie. Symptomatisch, bei Pneumonieverdacht Antibiose.

Impfung. Aktive Immunisierung für abwehrgeschwächte Kinder und ältere Menschen, außer bei Hühnereiweißallergie (!). Besonders die A-Viren, weniger die B-Viren sind durch „Shift" (Antigensprünge) und „Drift" (kleine Antigenabweichungen) antigeninkonstant und variantenreich, daher ist keine langanhaltende Impfprophylaxe möglich (Wirkungsdauer ca. 1 Jahr). Die Zusammensetzung der Impfung muß hinsichtlich der Subtypen der jeweiligen epidemiologischen Situation angepaßt werden.

Prognose. Trotz langsam einsetzender Rekonvaleszenz gut. Die Immunität ist wegen häufiger Antigenveränderungen zeitlich begrenzt.

Parainfluenzavirus-Infektion

Erreger. Paramyxovirus mit den Arten Parainfluenzaviren Typ 1–4.

Inkubationszeit. 2–6 Tage.

Übertragungsmodus. Tröpfcheninfektion (eventuell Kontaktinfektion), sehr hohe Kontagiosität (Durchseuchung bis 4. Lj. fast 100 %).

Ansteckungsfähigkeit. 2 Tage vor bis 2 Wochen nach der Erkrankung.

Symptome. Infekt der oberen Luftwege, bei Säuglingen/Kleinkindern Gefahr des Kruppsyndroms; eventuell gastrointestinale Beschwerden, ZNS-Beteiligung und Kreislaufsymptome.

Komplikationen. Bakterielle Sekundärinfektionen (selten).

Therapie. Symptomatisch, bei bakterieller Sekundärinfektion Antibiose.

Impfung. Keine.

Prognose. Gut bei kurzer Rekonvaleszenz.

Coxsackie-Virus-Infektion

Erreger. Coxsackie-Virus A und Coxsackie-Virus B mit diversen Subtypen (Enteroviren).

Inkubationszeit. Ca. 2–9 Tage.

Übertragungsmodus. Schmierinfektion, gelegentlich auch Tröpfcheninfektion; epidemische Häufung in den Sommer- und Herbstmonaten.

Symptome. Je nach Virusbefall können unterschiedliche Erkrankungen resultieren:
- *Herpangina (Coxsackie A):* Am vorderen Gaumenbogen entwickeln sich Bläschen, die aufplatzen und Ulzera bilden, verbunden mit Fieber und unspezifischen Allgemeinsymptomen (z. B. Halsschmerzen); Ausheilung innerhalb einer Woche; *Sommergrippe, Hand-Fuß-Mund-Krankheit und abakterielle Meningoenzephalitis* sind weitere durch Coxsackie-A-Viren verursachte Erkrankungen
- *Bornholmer Krankheit, syn. Pleurodynie (Coxsackie B):* akutes Fieber, Brust- und Bauchschmerzen, Muskelschmerzen mit Schonhaltung und Allgemeinsymptomen für 2–3 Tage; wichtige Komplikationen: Meningitis, Peri- und Myokarditis, eventuell Nephritis und Orchitis
- *Encephalomyocarditis neonatorum (Coxsackie B):* sehr schwere Symptomatik, die sich in den ersten 2 Lebenswochen ausprägt mit: Enzephalitis, Myokarditis, eventuell Hepatitis und Pneumonie. Erste Symptome können Trinkunlust, Adynamie, Dyspnoe, Durchfälle und Tachykardie sein. Die Prognose ist ungünstig, die Letalität hoch.

Therapie. Symptomatisch.

Impfung. Keine.

Prognose. Gut; wegen unterschiedlicher Serotypen jedoch keine Immunität. Nach Coxsackie-Epidemien wurden Diabeteshäufungen beobachtet.

ECHO-Virus-Infektion

Erreger. Enteric-Cytopathogenic-Human-Orphan-Viren (34 Serotypen).

Inkubationszeit. 1–12 Tage.

Übertragungsmodus. Schmier- oder Tröpfcheninfektion.

Symptome. Meist inapparenter Verlauf, selten: seröse Meningitis (Meldepflicht!), fieberhafte Infekte (+/– Exanthem, rötelnähnlich), Pharyngitis, epidemische Gastroenteritis, leichte passagere Paresen.

Therapie. Symptomatisch.

Impfung. Keine.

Prognose. Gut.

RS-Virusinfektionen

Erreger. Respiratory-Syncytial-Virus (Paramyxovirus).

Inkubationszeit. 1–10 Tage.

Übertragungsmodus. Tröpfcheninfektion; hohe Durchseuchung bereits im 1. Lj. (bis 2. Lj. fast 100%).

Symptome. „Erkältungskrankheit"; bei Säuglingen häufig Bronchiolitis (75%), bei Kindern häufig Viruspneumonien (25%) und Kruppanfälle (10%). Rückbildung innerhalb einer Woche.

Komplikationen. Bakterielle Sekundärinfektionen.

Therapie. Symptomatisch; antibiotisch bei Superinfektion.

Impfung. Impfstoff in Erprobung.

Prognose. Gut, kurzzeitige Immunität.

Hepatitis

Siehe Innere Medizin, Infektionskrankheiten, Kapitel 4.7.

Herpes simplex

Siehe auch Dermatologie, Kapitel 2.5.

Erreger. Herpesvirus Typ 1 (Haut/Schleimhautbefall) und Typ 2 (vor allem Genitalschleimhaut).

Inkubationszeit. 2–12 Tage.

Übertragungsmodus. Tröpfchen- oder Schmierinfektion; der Mensch ist einziges Virusreservoir.

Ansteckungsfähigkeit. Bis zu mehreren Wochen; hohe Kontagiosität.

Symptome. Je nach Lokalisation und Ausbreitung sind verschiedene Krankheitsbilder zu unterscheiden:
- Lokalinfektionen
  - *Herpes labialis*: meist an den Lippen lokalisierte gruppierte Bläschen, die platzen und ulzerieren können, vor allem bei Abwehrschwäche. Wird durch Sonnenstrahlen provoziert (Therapie: virostatische Salbe)
  - *Herpes genitalis*: Bei Jungen sind Herpesbläschen und -ulzera auf der Glans, dem Präputium (Vorhaut) oder am Penisschaft lokalisiert. Bei Mädchen Vulvitis, Vaginitis und Zervizitis (Therapie: Aciclovir)
  - *Keratoconjunctivitis herpetica*: schmerzhafte dentritische Ulzera der Hornhaut oder Bläschen an den Augenlidern (es kann zur Linsentrübung und Erblindung kommen)
- Allgemeininfektionen
  - *Stomatitis aphthosa*: meist bei Kleinkindern schmerzhafte Mundschleimhautläsionen mit Fieber, Abgeschlagenheit, Erbrechen und Lymphknotenschwellun-

gen von 1–3wöchiger Dauer und guter Prognose (Typ-1-Erstmanifestation)
- ○ *Herpessepsis*: neonatale Infektion mit großer Variationsbreite: milde Erkrankung bis zu schwerstem generalisierten Krankheitsbild mit Hepatomegalie, Icterus gravis, Zyanose, eventuell ZNS-Symptomatik mit schlechter Prognose (eventuell bleibende Gehirnschädigung, Tod)
- ○ *Eczema herpeticum*: meist Inokulation eines endogenen Ekzems mit Herpesviren, wodurch es zu einer schweren Erkrankung mit hohem Fieber, lympho- und hämatogener Virusaussaat in andere Organe kommen kann. Diese Erkrankung dauert in der Regel 2 Wochen, die Prognose ist abhängig vom Organbefall gelegentlich ungünstig.

Komplikationen. Meningoenzephalitis (gefürchtet). Bakterielle Superinfektion der Effloreszenzen.

Therapie. Symptomatisch und Aciclovir (in Salbenform, als Infusion bei Komplikationen etc.). Bei der systemischen Behandlung mit Aciclovir sollte die Nierenfunktion kontrolliert werden, weil es durch Auskristallisierung zu Nierenfunktionsstörungen kommen kann.

Impfung. Keine.

Prognose. Abhängig vom Krankheitsbild.

Varicella zoster

Siehe auch Dermatologie, Kapitel 2.5.

Erreger. Varicella-Zoster-Virus (Herpesvirus) → Varizellen (Windpocken), Zoster (Gürtelrose).

Inkubationszeit. 2–4 Wochen.

Übertragungsmodus. Tröpfcheninfektion und diaplazentar.

Ansteckungsfähigkeit. 1 Tag vor bis 1 Woche nach Bläschenauftritt; hohe Kontagiosität bei Varizellen (Altersgipfel: 2.–9. Lj.), Durchseuchung bis zum 10 Lj. >90%; niedrige Kontagiosität bei Herpes zoster(!).

Varizellen-Symptome. Eventuell Prodromi mit flüchtigem Exanthem, dann *schubweise* Entwicklung der juckenden Bläschen (anfangs stammbetont) an Haut und Schleimhäuten → *nicht* an Handtellern und Fußsohlen. Typisch ist das Nebeneinander von Effloreszenzen unterschiedlichen Alters („Heubner-Sternenkarte": Makula → Papula → Vesicula → Kruste); 1-2 Wochen nach Verschorfung der Bläschen fallen die Krusten ab, ohne Narben zu hinterlassen (narbige Abheilung nach bakterieller Superinfektion). Besonders gefährlich kurz vor oder unter der Geburt.

Symptome des Herpes zoster. Endogene Reinfektion (Zweiterkrankung) eines teilimmunen Körpers (meist bei älteren Patienten); sie zeigt sich vor allem im Thoraxbereich durch segmental angeordnete Bläschen (entlang einem sensiblen Ast), die plötzlich auftreten und mit brennenden Schmerzen verbunden sind; die entstehenden Krusten fallen nach 1–2 Wochen gelegentlich unter Narbenbildung ab.

Komplikationen.
- Impetigo (häufig): bakterielle Sekundärinfektion der Haut
- Trigeminusbefall: andauernde schwerste Schmerzattacken
- interstitielle Pneumonie: Dauer: 3 Monate
- selten Enzephalitis, Zoster generalisatus und zerebelläre Ataxie (Befall von Ganglion geniculi u.a.)
- Purpura fulminans: Verbrauchskoagulopathie bei Leukämie oder unter immunsuppressiver Therapie (Haut- und Schleimhautblutungen)

Therapie. Symptomatisch, bei Komplikationen und immunsupprimierten Patienten: Aciclovir und eventuell Varizellenimmunglobulin. *Impfung* mit attenuierten Lebendviren für Risikopatienten (Leukämie, AIDS u.a.).

Prognose. Günstig, lebenslange Immunität für Varizellen; Teilimmunität bei Zoster; Viruspersistenz in Spinalganglien/Hirnnerven möglich mit Gefahr der Reinfektion bei Abwehrschwächung.

> **Merke !**
>
> Bei Kindern kann der Kontakt mit Zosterkranken (Großmutter) zu Windpocken führen.

Zytomegalie

Erreger. Zytomegalievirus (Herpesviridae-Familie).

Inkubationszeit. Bis 1 Woche.

Übertragungsmodus. Diaplazentar, Tröpfchen- oder Schmierinfektion.

Ansteckungsfähigkeit. Dauer unklar, Viren werden bis zu 1 Jahr ausgeschieden (Urin → Diagnose!).

Symptome. Je nach Infektionszeitpunkt: *konnatale Infektion* (siehe Kap. 3.1) und *postnatale Infektion*: meist subklinischer Verlauf, eventuell Hepatitis mit Ikterus und Hepatosplenomegalie, Gastroenteritis, Myokarditis, Pneumonie, Fieber und Lymphknotenschwellungen.

Therapie. Symptomatisch.

Impfung. Keine bekannt.

Prognose. Virus verbleibt nach Primärinfektion im Körper und kann bei Abwehrschwächung zur Reinfektion führen. Bei der konnatalen Form kann es zu zerebralen Defektheilungen und chronischen Hepatopathien kommen.

8.3 Bakterielle Infektionskrankheiten

Keuchhusten (Pertussis)

Erreger. Bordetella pertussis.

Inkubationszeit. 7–10 Tage.

Übertragungsmodus. Tröpfcheninfektion.

Ansteckungsfähigkeit. Von Beginn bis 3–4 Wochen nach Erkrankungsbeginn; hohe Kon-

Tab. 11.21: Bakterielle Erkrankungen im Überblick

Krankheit (Erreger)	Übertragung	Inkubationszeit (Tage)	Labordiagnose	Hauptkomplikationen
Keuchhusten (Bordetella pertussis)	Tröpfchen	7–10	Leukozytose mit rel. Lymphozytose	Pneumonie, Enzephalitis, Apnoe
Scharlach (A-Streptokokken)	Kontakt, Tröpfchen	2–7	Leukozytose, rel. Neutrophilie, Rachenabstrich	Nephritis, Myokarditis
Diphtherie (Corynebacterium diphtheriae)	Tröpfchen, Schmier	2–6	Erregernachweis kulturell u. mikroskopisch	Myokarditis, Lähmungen
Tetanus (Clostridium tetani)	Verletzungen	3–21	Toxinnachweis	Pneumonie, Muskelrisse, Infraktionen
Tuberkulose (Mycobacterium tuberculosis)	Tröpfchen, Staub	20–60	Anzüchten, Rö., Tuberkulin-Test	Miliar-Tbc, Meningitis
Haemophilus influenzae (Haemophilus influenzae Typ B)	Tröpfchen, Schmier	–	Erregernachweis (Liquor, Sputum, Blut)	akute Epiglottitis, eitrige Meningitis

tagiosität; Erkrankungsgipfel im Kleinkindesalter (ausnahmsweise mädchenwendig).

Symptome. Ablauf in 3 Stadien:
1. *Stadium catarrhale:* für 1–2 Wochen „grippale Symptome" mit noch uncharakteristischem Husten, Rhinitis und anderen bei hoher Ansteckungsfähigkeit
2. *Stadium convulsivum:* für 2–6 Wochen typische *stakkatoartige Hustenanfälle* mit 10–20 Hustenstöße (vor allem nachts), eventuell Zyanose mit hörbarem Inspirium; bei Säuglingen eher als lebensbedrohliche Apnoe imponierend
3. *Stadium decrementi:* über 1–2 Wochen langsamer Rückgang der Symptome

Komplikationen. Bronchopneumonie, Obstruktionsatelektase (besonders im 1. Lj.), Enzephalopathie und zentrale Apnoe bei Säuglingen (Krampfanfälle), Otitis media.

Therapie. Symptomatisch. In der Inkubationsphase und im Stadium catarrhale *kann* eine Antibiose (eventuell Erythromycin) erfolgreich sein.

> **Merke !**
>
> Erythromycin beeinflußt nicht die Hustenanfälle, da sie durch Toxinwirkung bedingt sind.

Impfung. Aktive Immunisierung mit azellulärem Impfstoff im Kombination mit Diphtherie und Tetanus wird empfohlen. *Cave:* Fieberkrämpfe als Nebenwirkung.

Prognose. Je nach Alter und Krankheitsverlauf; Säuglinge sind wegen Enzephalitisgefahr und hoher Sterblichkeit stark gefährdet.

> **Merke !**
>
> Bei jungen Säuglingen können anstelle typischer Hustenanfälle („Stakkatohusten") auch Apnoeanfälle auftreten → Mortalität in den ersten 6 Monaten besonders hoch, daher stationäre Aufnahme und Monitoring.

Scharlach (Scarlatina)

Erreger. β-hämolysierende Streptokokken der Gruppe A (selten C oder G) mit diversen Toxinen.

Inkubationszeit. 2–5 Tage.

Übertragungsmodus. Tröpfcheninfektion, Kontaktinfektion; gehäuft im Winter. Befallen werden vorwiegend Kinder im 2.–10. Lj.

Symptome. Plötzlich hohes Fieber, dann feinfleckiges Exanthem (siehe Abb. 11.16), schwere Angina mit Schluckstörungen (düsterroter Rachen), „Himbeerzunge", Wangenrötung bei blassem Munddreieck, regionäre Lymphknotenschwellungen; charakteristische Hautschuppung an Händen und Füßen; eventuell Erythema nodosum.

Komplikationen. Myokarditis, interstitielle Nephritis, toxische Leberschädigung, Arthralgien, Otitis media.

Therapie. Penicillin oral 10–14 Tage nach Auftreten der ersten Symptome (alternativ Erythromycin/Cephalosporin).

Impfung. Keine.

Prognose. Gut; autoimmunologische Folgeerkrankungen sind möglich (akutes rheumatisches Fieber, akute Glomerulonephritis).

Diphtherie („echter Krupp")

Erreger. Corynebacterium diphtheriae (Pathogenität durch Toxinbildung).

Inkubationszeit. 2–6 Tage.

Übertragungsmodus. Tröpfchen- u. Schmierinfektion; vor allem im Winter; Pandemien alle 30 Jahre.

Symptome. 1–2tägige Prodromi, dann schweres Krankheitsgefühl bei mäßigem Fieber, weißlich-gelb belegten Tonsillen (*Pseudomembranen*) und Umgebungsödem; bei Übergreifen

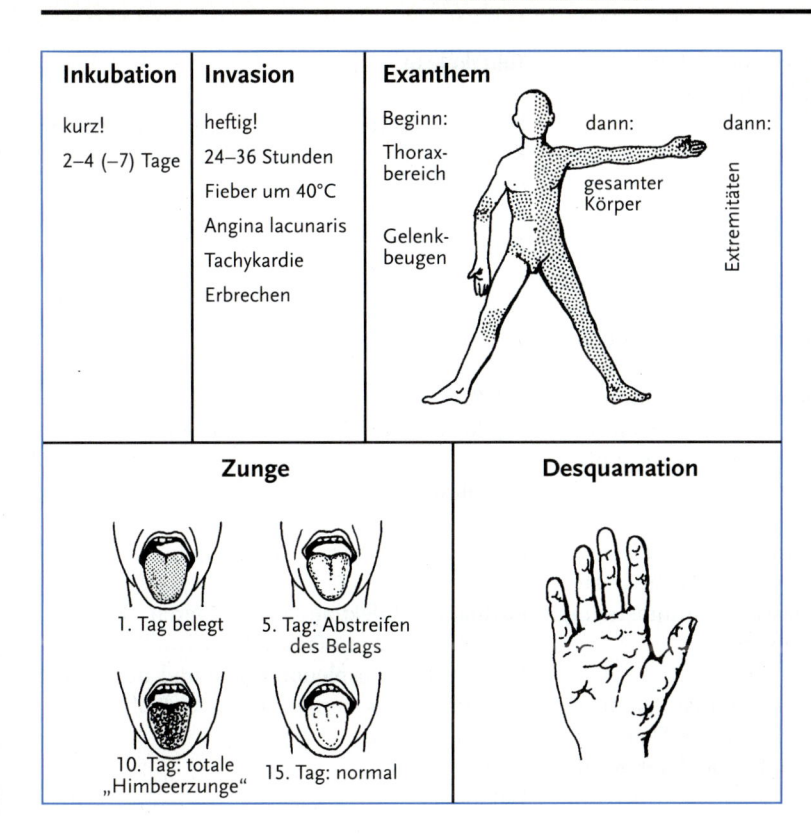

Abb. 11.16: Verlauf bei Scharlach (P. Stagelschmidt 1996)

Inkubation	Invasion	Exanthem		
kurz! 2–4 (–7) Tage	heftig! 24–36 Stunden Fieber um 40 °C Angina lacunaris Tachykardie Erbrechen	Beginn: Thoraxbereich Gelenkbeugen	dann: gesamter Körper	dann: Extremitäten

Zunge
- 1. Tag belegt
- 5. Tag: Abstreifen des Belags
- 10. Tag: totale „Himbeerzunge"
- 15. Tag: normal

Desquamation

---

auf den Larynx inspiratorischer Stridor, eventuell Aphonie mit Erstickungsgefahr („echter Krupp").

Komplikationen. Toxische Myokarditis, Nephritis, Hepatitis sowie neurologische Symptome (Gaumensegellähmung, Akkommodationsstörungen, Polyradikulitis u.a.).

Therapie. Nach Abstrich(!): Penicillin oder Erythromycin, bei klinischem Verdacht → unverzüglich Hyperimmunglobulin (Antitoxin) → *cave:* Serumkrankheit.

Impfung. Aktive Schutzimpfung mit Diphtherietoxoid ab 3. Lebensmonat (Diphtherie-Tetanus-Pertussis-Toxoid).

Prognose. Erkrankung hinterläßt geringe Immunität; obwohl Lähmungen und Myokarditiden sich zurückbilden können, ist auch heute noch die Letalität mit 10–20 % sehr hoch.

Tetanus

Siehe auch Chirurgie, Kapitel 7.3.

Erreger. Clostridium tetani (Ektotoxinbilder).

Inkubationszeit. 3–21 Tage (sehr selten Monate bis Jahre).

Übertragungsmodus. Stich- und Bißverletzungen (Bagatellverletzungen), bei Neugeborenen Nabelinfektion.

Symptome. Einteilung in 3 Stadien:
- *Stadium I:* Rigor, Kiefersperre (Trismus), verzerrtes Lachen (Risus sardonicus), Opisthotonus
- *Stadium II:* allgemeine Reflexbereitschaft stark gesteigert, häufig generalisierte tonische Krämpfe (zur Auslösung reichen Sinnesreize wie Licht, Geräusche)
- *Stadium III:* Krämpfe von Bronchial- und Zwerchfellmuskulatur (→ flache Atmung, Zyanose, Erstickungstod)

Komplikationen. Pneumonie, Muskelrisse, Frakturen (besonders Wirbelkörper).

Therapie. Therapeutisch sind vor allem pflegerische Maßnahmen notwendig, um Komplikationen zu vermeiden. Sedierung, eventuell Relaxierung und Beatmung sind indiziert, um Spasmen zu kontrollieren. Antibiotikagabe und Desinfektion des Nabels sind weitere unterstützende Maßnahmen. Tetanusantitoxin kann lediglich die freien Toxine binden, nicht jedoch die ans ZNS gebundenen! Obwohl es nach 2–4 Wochen zur Ausheilung kommen kann, findet sich auch nach längerer Zeit noch eine gewisse Muskelsteife.

Prophylaxe. Aktive Immunisierung (Tetanustoxoid). Bei Verletzungen und nicht ausreichendem Impfschutz passive Immunisierung (Tetanushyperimmunglobulin).

Prognose. Ungünstig bei kurzer Inkubationszeit, höherem Alter, schwerer Dehydratation, gleichzeitigem Bestehen anderer Krankheiten, Vergiftungen.

Haemophilus influenzae

Erreger. Haemophilus influenzae Typ B.

Übertragungsmodus. Tröpfchen- und Schmierinfektion, betrifft meist Kinder zwischen 1. und 4. Lj.

Symptome. Der Erreger ist als obligater Schleimhautparasit oft Bestandteil der Schleimhautflora der oberen Luftwege und daher ein häufiger Keim bei Otitiden, Sinusitiden, Tracheitis u.a. (besonders nach Superinfektion einer Viruserkrankung) sowie der häufigste Erreger der akuten Epiglottitis. Neben Meningokokken ist der Keim auch der häufigste Erreger der eitrigen Meningitis bei Säuglingen und Kleinkindern. Weitere Infektionen sind septische Arthritis, Zellulitis u.a.

Therapie. Penicillinasefeste Betalactam-Antibiotika.

Prophylaxe. Impfung.

Tuberkulose

Hierzu siehe Innere Medizin, Atmungsorgane, Kapitel 6. Zu tuberkulösen Meningitis siehe Neurologie, Kapitel 3.4.1.

Enterobakterien

Hierzu siehe Innere Medizin, Infektionskrankheiten, Kapitel 2.2.

8.4 Sonstige Infektionskrankheiten

Toxoplasmose

Konnatale Infektion. Siehe Kapitel 3.1.

Postnatale Infektion. Bei älteren Kindern Lymphadenitis mit Fieber, LK-Schwellung über Monate, Hepatosplenomegalie und nur selten zerebralen Symptomen; meist verläuft die Infektion „stumm".

Listeriose

Konnatale Infektion. Siehe Kapitel 3.1.

Postnatale Infektion. Selten; sind ältere Kinder betroffen, kommt es meist nur zu einer Lymphadenopathie und den charakteristischen miliaren Granulomen der Haut.

Pilzinfektionen

Siehe auch Innere Medizin, Infektionskrankheiten, Kapitel 5 und Dermatologie, Kapitel 4.

Bei Kindern handelt es sich meist um einen Befall mit Candida albicans bei Störung des physiologischen Gleichgewichts der Mund- und/oder Analschleimhaut. Ein generalisierter Candidabefall ist selten. Die Klinik ist geprägt durch flächenhaft festsitzende, weißlich-krümelige Beläge oder Bläschen, die zu größeren Herden verschmelzen können. Zur Therapie werden antimykotische Salben, Gentianaviolett und auch Kaliumpermanganatbäder eingesetzt. Die Prognose ist gut (außer bei der Soorsepsis).

9 Immunologie, Immunpathologie, Immundefekte, Autoimmunerkrankungen, allergische und rheumatische Erkrankungen

9.1 Immundefekte

Die unterschiedlichen Formen der Immundefizienz lassen sich in vier Gruppen unterteilen: physiologische, primäre (= angeborene), sekundäre (= erworbene) und iatrogene Immundefekte. In der Pädiatrie stehen die physiologische Defizienz der Neonatalperiode und die primären Immundefekte ganz im Vordergrund.

9.1.1 Physiologischer Immundefekt

Während der letzten beiden Trimester der intrauterinen Entwicklung reift die Fähigkeit zur zellulären und humoralen Immunabwehr heran. IgG-Antikörper werden aktiv von der Plazenta übertragen, IgA- und IgM-Antikörper können dagegen die Plazenta nicht passieren. Ein postpartal erhöhter IgM-Titer ist deshalb ein Zeichen für eine Auseinandersetzung mit einer intrauterinen Infektion. Das Neugeborene ist zunächst postpartal durch diaplazentar übertragene mütterliche IgG und mit der Muttermilch übertragene sekretorische IgA gut geschützt, jedoch unterliegen die von der Mutter übertragenen Immunglobuline einem physiologischen Katabolismus. Daher kommt es nach 2–3 Monaten zu einer zunehmenden physiologischen Hypogammaglobulinämie. Erst danach ist das kindliche Immunsystem in der Lage, ausreichend Immunglobuline zu bilden.

9.1.2 Primäre Immundefekte mit vorwiegender Störung der Antikörperbildung

Kongenitale Agammaglobulinämie (Morbus Bruton)

Ätiopathogenese. Die bekannteste Form ist die von O.C. Bruton beschriebene X-chromosomal-rezessive Agammaglobulinämie, die durch B-Zell-Reifungsstörungen im Stadium der Prä-B-Zellen gekennzeichnet ist. IgA und IgM fehlen; der IgG-Spiegel liegt unter 0,2 g/dl. B-Zellen sowie die Follikelstruktur in Milz und Lymphknoten fehlen, die T-Zell-Immunität ist jedoch erhalten. Die Erkrankung betrifft nur Jungen.

Symptomatik. Es kommt zumeist nach dem 6. Lebensmonat zu rezidivierenden bakteriellen Infektionen, besonders der oberen und unteren Atemwege, und zu wiederholt auftretenden Meningitis/Enzephalitis und Sepsis.

Therapie. Gammaglobulinsubstitution. Unbehandelt tritt der Tod in den ersten Lebensmonaten ein.

Selektiver IgA-Mangel

Ätiologie. Häufigster, meist sporadisch auftretender Immundefekt (1:500). Er ist gekennzeichnet durch eine sehr niedrige IgA-Konzentration im Serum (<10 mg/dl, Normwert im 7–24. Lebensmonat: 14–108 mg/dl, bei älteren Kindern zunehmend steigend).

Symptome. Erhöhte Infektanfälligkeit, Atopie und Zöliakie; erhöhte Inzidenz von Autoimmunerkrankungen und Tumoren. Mehr als

50% der Patienten sind symptomfrei (Kompensation durch erhöhte IgM-Produktion).

Therapie. IgA-Substitution (*Cave:* anaphylaktische Reaktion).

Selektiver IgM-Mangel

Ätiologie. Unbekannt.

Symptome. Erniedrigte IgM-Konzentration im Serum (<0,2 g/l) → Neigung zu Sepsis durch gramnegative Keime, Meningitis, gastrointestinalen Störungen, Splenomegalie, Atopie und malignen Lymphomen.

Therapie. Symptomatisch.

Selektive IgG-Subklassen-Defekte

Sie gehen in der Regel mit normalen IgG-Konzentrationen einher.

Symptome. Abhängig von der Subklasse:
- IgG_2-Mangel: häufigste Form, eventuell rezidivierende Pneumonien, Bronchiektasen und Hautinfektionen
- IgG_3-Mangel: Pneumonien, eitrige Infektionen im HNO-Bereich
- IgG_1-Mangel: oft subklinisch wegen Kompensation durch andere Klassen
- IgG_4-Mangel: nur relevant bei gleichzeitigem IgG_2-Mangel

Humorale Immundefizienz

Ätiologie. X-chromosomal-rezessiv, sporadisch oder als Folge einer Rötelnembryopathie; geht mit polyklonale IgM-Erhöhung bei gleichzeitiger Verminderung von IgA und IgG einher.

Symptome. Ab dem 1. und 2. Lj. kommt es zu rezidivierenden Infekten der Atemwege mit persistierenden Neutropenie, Thrombozytopenie, hämolytischer und hypoplastischer Anämie sowie Hepatosplenomegalie, zervikalen Lymphknotenschwellungen und manchmal auch einem intestinalen Lymphom.

Therapie. Immunglobuline und Antibiotika.

Transitorische Hypogammaglobulinämie

Sie liegt bei einer Fortsetzung der physiologischen Neugeborenen-Hypogammaglobulinämie (bis in das 2. oder 3. Lj.) vor.

Variable Hypogammaglobulinämie (Common variable immunodeficiency = CVID)

Ätiologie. Nicht erblich, sporadisch (Epstein-Barr-Infektion); zweithäufigster primärer Immundefekt.

Symptome. Wie Morbus Bruton; Beginn ab dem 2. bis 3. Lebensjahrzehnt.

Therapie. Antibiotika- und IgG-Gabe.

9.1.3 Primäre Immundefekte mit Störung der T-Zell-Immunität

Schwere kombinierte Immundefekte (Severe combined immunodeficiency = SCID)

Definiton. Angeborene Immundefekte, die gekennzeichnet sind durch ein (fast) vollständiges Fehlen der spezifischen zellulären *und* humoralen Immunabwehr.

Symptome. Gehäuftes Auftreten von bakteriellen, viralen und parasitären Infektionen aller Art.

Therapie. Knochenmarktransplantation.

Nezelof-Syndrom

Ätiologie. Fehlen der T-Zellen aufgrund einer Anlagestörung des Thymus. Die Immunglobulinspiegel sind normal bis erniedrigt (besonders IgM).

Symptome. Infektanfälligkeit (besonders bakterielle und Pilzinfektionen), eine Hypoplasie der lymphatischen Organe und Lymphozytopenie.

Therapie. Knochenmarktransplantation.

Di-George-Syndrom

Ätiologie. Embryonale Hemmungsmißbildung infolge einer Entwicklungsstörung der 3. und 4. Kiementasche bewirkt die Kombination Thymushypoplasie, Hypoparathyreoidismus, Gesichtsdysmorphie und Aortenbogenmißbildung.

Symptome. Frühzeitige Auftreten von Hypokalzämie (Tetanie) und Hyperphosphatämie sowie Pilz- und Virusinfektionen, die zur Generalisation neigen, prägen das klinische Bild.

Therapie. Thymustransplantate bzw. Thymosinbehandlungen.

Prognose. Schlecht; 70 % der Kinder sterben innerhalb des 1. Lebensjahres.

Ataxia teleangiectatica (Louis-Bar-Syndrom)

Ätiologie. Autosomal-rezessive Erkrankung der Reparatursysteme der DNA. 60 % der Patienten zeigen einen IgA- und IgE-Mangel.

Symptome. Kleinhirnataxie, okulokutane Teleangiektasien, rezidivierende Pneumonien und endokrine Ausfällen (Diabetes mellitus, Wachstumsretardierung, Impotenz) und das Auftreten von malignen Tumoren prägen das klinische Bild.

Therapie. Nicht bekannt.

Wiskott-Aldrich-Syndrom

Ätiologie. X-chromosomal-rezessive Erkrankung.

Symptome. Thrombozytopenischer Purpura, erhöhter Infektanfälligkeit und Ekzemneigung.

Therapie. Knochenmarktransplantation.

Hyper-IgE-Syndrom (Job-Syndrom)

Ätiologie. Hereditär bedingter hoher Serum-IgE-Spiegel sowie ein variabler T-Zell- und Granulozytendefekt.

Symptome. Ekzemneigung, rezidivierenden Staphylokokkeninfekten der Haut und Lunge, Lymphadenitiden, Atopie und Eosinophilie.

Therapie. Symptomatisch.

Chronische mukokutane Candidiasis

Ätiologie. Autosomal-rezessiver Mannasedefekt der Monozyten, wobei durch Anhäufung von Mannan die zytotoxischen T-Zellen gehemmt werden.

Symptome. Chronische Schleimhautcandidiasis, die sich auf periorale und andere Hautareale ausbreitet. Häufige Assoziation mit *polyglandulärem Autoimmunsyndrom Typ I* (primärer Hypoparathyroidismus, primäre Nebenniereninsuffizienz).

Therapie. Antimykotika.

Primäre intestinale Lymphangiektasie

Ätiologie. Sporadisch auftretende embryonale Hemmungsmißbildung, die zu chronischen intestinalen Protein- und Lymphozytenverlusten führt.

Symptome. Hypalbuminämie und Hypoglobulinämie, wodurch es zu hypoproteinämischen Ödemen und Infektionsneigung kommt. Je älter die Kinder werden, um so häufiger können sich maligne Lymphome im Gastrointestinaltrakt entwickeln.

Therapie. Symptomatisch.

> **Merke!**
> Bei (fast) allen oben genannten Erkrankungen, die mit einer Immundefizienz einhergehen, können sich mit zunehmendem Alter maligne Tumoren (meist Lymphome) entwickeln.

9.1.4
Granulozytendefekte

Progressive septische Granulomatose

Ätiologie. Meist x-chromosomaler NADP-Oxidase-Mangel der Granulozyten, wodurch Bakterien nach normaler Phagozytose intrazellulär nicht abgetötet werden können (m > w).

Symptome. Beginn in den ersten Lebensmonaten mit rezidivierenden eitrigen Entzündungen, die mit Granulombildung abheilen.

Therapie. Knochenmarktransplantation.

Chediak-Higashi-Syndrom

Ätiologie. Autosomal-rezessive Störung der Granulozyten.

Symptome. Rezidivierende bakterielle Infekte der Atemwege und der Haut, Albinismus, neurologische Symptome (Kleinhirnataxie u.a.) und lymphoretikuläre Tumoren. Charakteristisch für dieses Krankheitsbild sind Riesengranula in Monozyten, Granulozyten und Lymphozyten.

Therapie. Knochenmarktransplantation.

9.1.5
Primäre Komplementdefekte

Hereditäres angioneurotisches Ödem

Ätiologie. Angeborene C1-Esteraseinhibitor-(C1-INH-)Mangel. Der C1-INH ist der bedeutendste Inhibitor für die Inaktivierung von C1-Esterase (Protease) und Plasmin (Protease). Fehlt C1-INH, dann führen banale Verletzungen über die nicht mehr zu hemmenden Proteasen des Gerinnungssystems (ebenso bei Infekten, bei körperlicher Anstrengung und Streß) zur Komplementaktivierung mit der Freisetzung vasoaktiver Peptide.

Symptome. Rasch einsetzende, nicht eindrückbare Ödeme der (Unter-)Haut mit Schmerzen, Pruritus und Urtikaria, die im Darmbereich Bauchkrämpfe und im Mund- und Kehlkopfbereich Erstickungsanfälle zur Folge haben.

Therapie. Substitution des C1-INH-Faktors.

9.1.6
Sekundäre/erworbene Immundefekte

X-linked lymphoproliferative syndrome (XLP-Syndrome, Duncan's disease, Purtilo-Syndrom)

Ätiologie. X-chromosomal bedingte Unfähigkeit, Epstein-Barr-Infektionen zu begrenzen (sehr selten).

Symptome. Nach EBV-Infektionen kommt es zu einer Selbstzerstörung des Immunsystems, die meist letal endet.

Therapie. Symptomatisch.

Erworbenes Immundefektsyndrom, Acquired immunodeficiency syndrome (Aids)

Hierzu siehe Innere Medizin, Infektionskrankheiten, Kapitel 4.9.

Sekundäre Komplementdefekte

Schwierig von den primären Komplementdefekten abzugrenzen sind die zahlreichen Formen der sekundären (durch Komplementverbrauch bedingten) Verminderung von Komplementkomponenten; die Komplementfragmente (z.B. C3a, C3d) sind hierbei als Zeichen eines erhöhten Umsatzes meist erhöht. Zu den Ursachen gehören chronische Nierenerkrankungen, Autoimmunerkrankungen und Unterernährung.

9.2
Allergische Reaktionen, allergische Erkrankungen

Siehe auch Dermatologie, Kapitel 7.2.

9.2.1 Allgemeine Grundlagen

Pathophysiologie. Unter *Allergie* versteht man eine spezifische Änderung der Immunitätslage im Sinne einer krankmachenden Überempfindlichkeit; diese führt zu entzündlichen Reaktionen von Haut, Schleimhäuten oder des Gesamtorganismus infolge von immunologischen Reaktionen auf ein Antigen, gegen das zuvor eine Sensibilisierung eingetreten ist. Die lokale und/oder systemische Immunreaktion führt zur Freisetzung (eines bestimmten Spektrums) von Mediatorstoffen, die für die Vielfalt der Symptome verantwortlich sind. Als *Pseudoallergie* bezeichnet man die direkte Mediatorenfreisetzung durch einen Fremdstoff, d.h. ohne die Aktivierung des Immunsystems. Zusätzlich können auch Virusinfekte, Streß und endogene Stoffe wie Hormone, Enzyme sowie die Mediatoren selbst das Mediatorensystem aktivieren. Einen Sonderfall stellen Reaktionen dar, bei der die symptomauslösenden Mediatoren exogen zugeführt werden, z.B. Histamin aus Käse etc.

Symptome. Die Symptome der „Allergie" sind mannigfaltig und nahezu alle Gewebe und Organe können erkranken. Am häufigsten sind die *Grenzflächen zu Umwelt* betroffen (siehe Tabelle 11.22).

Diagnose. Die Diagnose einer allergischen Erkrankung beruht maßgeblich auf der Anamnese. Bei anamnestisch begründeten Verdacht auf ein allergisches Geschehen folgt der Krankheitsnachweis und die Ursachenanalyse, wie im folgenden Schema verdeutlicht wird:

- Krankheitsnachweis:
  1. Anamnese (Symptome?)
  2. körperlicher Befund, insbesondere Gesicht, Hals, Lunge (Pfeifen, Brummen?)
  3. Lungenfunktionsprüfung (Spirometrie oder Kinder-Peak-Flow-Meter)
  4. unspezifische Provokation (Überempfindlichkeit der Atemwege?)
  5. Röntgenaufnahme des Thorax (Überblähung, Emphysem?)
  6. ggf. weiterführende Diagnostik
- Ursachenanalyse:
  1. Hauttest (ubiquitäre Allergene, saisonale Allergene?)
  2. ggf. ELISA (RAST) (spezifisches IgE?)
  3. nasale, konjunktivale bzw. bronchiale Provokation mit Allergenen
  4. ggf. spezielle Labordiagnostik

Therapie. Ziel der Therapie ist die Prophylaxe. Deshalb steht die Allergenkarenz als kausale Maßnahme immer an erster Stelle. Prophylaktisch wirkt auch die Toleranzentwicklung des Organismus, wobei die Hyposensibilisierung (erst ab dem 6. Lj.; Induktion von schützenden IgG-Antikörpern durch Injektion des Allergens in steigender Dosis) im wesentlichen nur bei der IgE-vermittelten Allergie eine Rolle spielt. Oft muß bei allergischen Erkrankungen eine prophylaktische und kurative medikamentöse Therapie erfolgen.

Tab. 11.22: Symptome einer allergischen Reaktion an verschiedenen Organen

Organ	Symptome
Haut	Urtikaria, Quincke-Ödem, Vaskulitis, Arzneimittelexanthem, atopische Dermatitis, Kontaktekzem
Auge	Konjunktivitis, Augenlidödem und -entzündung
Atemwege und Lunge	Rhinitis, Sinusitis, Laryngitis, Glottisödem, Tracheobronchitis, obstruktive Bronchitis, Asthma bronchiale, Alveolitis
Magen-Darm-Trakt	Stomatitis, Erbrechen, Schleimhautschwellung, Bauchschmerzen, Diarrhö, okkulter Blutverlust, Gastritis, Enteritis, Kolitis, nekrotisierende Enterokolitis, Zöliakie
sonstige	Herz-Kreislauf-System (Vaskulitis, anaphylaktischer Schock), Blutsystem (Anämie, Thrombozytämie, Agranulozytose), Nieren (Immunkomplexnephritis, nephrotisches Syndrom), Gelenke (Arthralgie, Arthritis) sowie ZNS (Fieber, Schock)

9.2.2 Allergische Krankheitsbilder

Atopiesyndrom

Definiton. Genetisch bedingte Bereitschaft zur Bildung erhöhter Gesamt-IgE-Spiegel und zur Sensibilisierung, d.h. Bildung spezifischer IgE-Antikörper gegenüber Umweltallergenen bereits bei geringer Expositionsstärke.

Häufigkeit. 5–15%; 60% Erstmanifestation im 1. Lj. Das Erkrankungsrisiko ist bei positiver Familienanamnese noch gesteigert: 25–35%, wenn ein Geschwister, 25–40%, wenn ein Elternteil und 40–60%, wenn beide Eltern betroffen sind.

Ätiopathogenese. Möglicherweise sind Atopiker u.a. aufgrund eines Enzymmangels δ-6-Desaturase) nicht in der Lage, γ-Linolensäure aus anderen Fettsäuren zu synthetisieren. γ-Linolensäure ist wiederum Vorläufer von Prostaglandin E_1, das an der Hemmung der Histaminfreisetzung aus Mastzellen und basophilen Granulozyten beteiligt ist.

Klinik. Die häufigsten Manifestationen sind die *atopische Dermatitis* (Synonyme: *atopisches Ekzem, endogenes Ekzem, Neurodermitis*), die akute und chronische Rhinitis, Konjunktivitis bzw. Rhinokonjunkivitis und das Asthma bronchiale. Diese Krankheiten können einzeln oder in verschiedenen Kombinationen und Abfolgen auftreten. In abnehmender Rheihenfolge finden sich Urtikaria, gastrointestinale Beschwerden und Anaphylaxie (siehe Abb. 11.17 im Farbteil).

Prophylaxe. Langes Stillen und eine hypoallergene Ernährung der Mutter in der Schwangerschaft hat einen günstigen Einfluß auf den Ausbruch allergischer Erkrankungen. Therapeutisch ist neben einer medikamentösen Therapie an eine Klimatherapie (See und im Hochgebirge) zu denken. Die Prognose ist zufriedenstellend. Mit zunehmenden Lebensalter kommt es im allgemeinen zur Besserung. Etwa ein Drittel der Patienten ist bei Beginn der Pubertät subjektiv beschwerdefrei, ein weiteres Drittel gebessert, beim letzten Drittel persistieren die Beschwerden noch über die Pubertät hinaus. Im Falle der atopischen Dermatitis und Lebensmittelallergie (siehe unten) kann eine zehntägige Reis-Kartoffel-Diät durchgeführt werden (bis IgE eliminiert sind). Ferner sollten Atopiker vermehrt γ-Linolensäure-haltige Nahrungsmittel (Nachtkerzenöl, Distelöl, Muttermilch) verzehren.

Andere allergische Erkrankungen

An den nachfolgend beschriebenen Krankheitsbildern erkranken Atopiker und Nichtatopiker etwa gleich häufig.

Anaphylaktische Reaktion. Diese Maximalform der allergischen Sofortreaktion kann zum lebensbedrohlichen anaphylaktischen Schock führen. Notfall!

Serumkrankheit. Verzögerte systemische immunologische Unverträglichkeitsreaktion nach parenteraler Gabe von Fremdeiweiß oder Haptenen (Komplikation: anaphylaktischer Schock bei Zweitapplikation).

Insektengiftallergien. Klinisch sehr wichtig sind vor allem Allergien auf Bienen- und Wespengift. Die Sensibilisierungshäufigkeit liegt bei 0,5–1%, klinisch relevante Reaktionen sind allerdings seltener.

Nahrungsmittelallergien. Lokale gastrointestinale oder systemische immunologische Reaktion, die durch orale Aufnahme eines Nahrungsmittels ausgelöst wird. Die wichtigsten Auslöser sind Hühnerei, Kuhmilch, Fisch, Soja, Getreideprodukte und Erdnüsse. Nahrungsmittelallergien sind bei Atopikern häufiger und manifestieren sich in früher Kindheit, mildern sich aber später. Nichtatopiker reagieren meist nur auf ein Nahrungsmittel, behalten die Unverträglichkeit aber meist lebenslang.

Allergische Arzneimittelreaktionen. Pathogenetisch kommen folgende Mechanismen in Frage: allergische, pseudoallergische und toxische Reaktion sowie Enzymdefekte. Penicilline sind die weitaus häufigsten Auslöser einer Arzneimittelallergie. Dabei kommt es etwa in 1 % zur Anaphylaxie; in 10 % besteht eine Kreuzreaktivität mit Cephalosporinen.

9.3 Rheumatische Erkrankungen

Siehe auch Innere Medizin, Bewegungsapparat.

9.3.1 Juvenile rheumatoide Arthritis (juvenile chronische Arthritis)

Definiton. Chronisch-entzündliche Systemerkrankung des Bindegewebes, die vor dem 16. Lj. beginnt und mindestens 6 Wochen andauert oder rezidiviert.

Häufigkeit. 1–3:10000; rheumatische Arthritis ist im Kindesalter häufiger als das rheumatische Fieber (siehe unten).

Ätiologie. Bisher unklar.

Symptome. Die juvenile chronische Arthritis wird in fünf Subtypen untergliedert. Die Einteilung in Subtypen wird nach den Symptomen während der ersten sechs Krankheitsmonate vorgenommen. Tabelle 11.23 faßt die verschiedenen Subtypen und ihre klinischen Merkmale zusammen. Die *Allgemeinsymptome* im Kindesalter gleichen weitgehend dem Krankheitsbild der Erwachsenen: Bewegungsschmerz, Morgensteife, Schwellung der befallenen Gelenke (ohne Rötung) u. a.

> **Merke !**
>
> Beim Morbus Still sind besonders die extraartikulären Symptome sehr ausgeprägt. Man findet nie (bzw. sehr selten) Rheumaknötchen, Augensymptome (Uveitis), pos. Rheumafaktor, ANA und HLA.

Tab. 11.23: Subtypen der juvenilen chronischen Polyarthritis (JCA)

	systemische JCA (Morbus Still)	polyartikuläre (symmetrische) Arthritis		oligoartikuläre (asymmetrische) Arthritis	
Typ	viszeral	seronegativ	seropositiv	Typ I	Typ II
Geschlecht	m = w	w > m	w	w > m	m > w
Alter	meist <5	jedes	meist >8	<6	>9
Häufigkeit	15 %	30 %	10 %	30 %	15 %
betroffene Gelenke	alle	alle (besonders Hand- u. Fingergelenke)	alle (besonders kleine Gelenke)	erst Monarthritis (Sprung- u. Kniegelenke) dann Polyarthritis (<5 Gelenke)	meist Gelenke der Beine
extraartikuläre Symptome	hohes Fieber, kleinflächiges Exanthem, Myokarditis, Perikarditis, Anämie, Hepatosplenomegalie, Lymphadenopathie u. a.	leichtes Fieber und Lymphadenopathie	Rheumaknötchen an Druckstellen (Ellbogen), Vaskulitis	Wachstumsstörung, chron. Iridozyklitis	Schmerzen im ISG, Achsenfehlstellung, Insertionstendopathien, Iritis
Prognose	schlecht	gut	rasch progredient	gut	gut
serologische Diagnostik					
IgM-RF	–	–	+	–	–
ANA	–	+ (25 %)	+ (75 %)	+ (70 %)	(+)
HLA	–	–	DR4	DR5	B27

Diagnose. Klinisch; serologische Parameter (siehe auch Tabelle 11.23):
- *IgM-Rheumafaktor:* Im Unterschied zum Erwachsenen läßt sich der klassische Rheumafaktor (IgM-AK gegen IgG) bei Kindern nur in 10–20% der Fälle nachweisen (Waaler-Rose-Test)
- *antinukleäre Antikörper (ANA):* Antikörper, die gegen Zellkernbestandteile gerichtet sind (bei 30% nachweisbar)
- *Leukozytenantigene (HLA)*

Therapie. Symptomatisch, Kortikoide und sogenannte Basistherapeutika (Gold, D-Penicillamin oder Chloroquin).

9.3.2 Spondylarthropathien

Juvenile ankyloisierende Spondylitis

Die juvenile rheumatoide Arthritis (siehe oben) kann auch die Iliosakralgelenke einbeziehen. Die Erkrankung kann im späteren Verlauf in eine Spondylitis ankylosans (Morbus Bechterew) übergehen (siehe auch Orthopädie, Kap. 2.9).

Die *Psoriasisarthritis* (juvenile Arthritis psoriatica), eine häufig verstümmelnde Polyarthritis, kann auch bei Kindern vor oder während einer Psoriasis auftreten (w > m). Der Rheumafaktor ist negativ. In der Familienanamnese findet sich häufig eine Psoriasis, aber selten eine Arthritis.

Symptomatik. Asymmetrische Arthritis, Daktylitis, Nagelgrübchen, psoriatiformer Ausschlag.

Therapie. Krankengymnastik und nichtsteroidale Antirheumatika.

Prognose. Gelenkzerstörungen und Spondylitis sind möglich. Die Erkrankung besteht bis ins Erwachsenenalter.

9.3.3 Kollagenosen

Systemischer Lupus erythematodes (SLE)

Ätiopathogenese. Generalisierte Immunkomplexvaskulitis unklarer Genese. Über eine Komplementaktivierung induzieren Immunkomplexe (Anti-DNA-AK) Läsionen an den unterschiedlichsten Organsystemen. Beginn im Schulalter. Frauen erkranken 10 × häufiger als Männer.

Symptomatik. Infolge der multiplen Organbeteiligung ist die Symptomatik sehr vielfältig (siehe Tabelle 11.24).

Diagnose. Antinukleäre Antikörper (ANA) positiv; AK gegen DNA; mögliche Assoziation mit den HLA-Antigenen B8, DR2, DR3.

Therapie. Nichtsteroidale Antirheumatika bei leichten, Immunsuppressiva bei aggressiveren Verläufen.

Tab. 11.24: Symptome des systemischen Lupus erythematodes (SLE)

Organsystem	klinische Merkmale
Haut	schmetterlingsförmiges Erythem des Gesichts (provozierbar durch Sonnenstrahlung), Alopezie, orale Ulzera, diskoide Lupusherde
Gelenke	Schmerzen und Schwellungen, Arthritis > 2 periphere Gelenke
Niere	Proteinurie, Glomerulonephritis, nephrotisches Syndrom
Serosa	Pleuritis, Peritonitis
ZNS	zerebrale Anfälle, Psychosen, vaskuläre Insulte
sonstiges	Fieber, Schock, Sepsis, Lymphadenopathie, Hepatosplenomegalie, Augensymptome

Prognose. Ein prognostisch günstiger diskoider (umschriebener) Lupus erythematodes (ohne die Beteiligung innerer Organe!) ist im Kindesalter sehr selten und kann in die systemische Form übergehen.

Juvenile Dermatomyositis („Lilakrankheit")

Die Dermatomyositis ist eine Polymyositis (entzündliche Systemerkrankung der Skelettmuskulatur) mit sehr unterschiedlich ausgeprägter Hautbeteiligung dar. Die Erkrankung beginnt meist zwischen dem 4.–10. Lj. und ist im Kindesalter mit einer Vaskulitis und der Gefahr einer Kalzinose verbunden (siehe auch Innere Medizin, Bewegungsapparat, Kap. 8).

9.3.4 Vaskulitiden

Purpura Schönlein-Henoch

Ätiologie. Diese Erkrankung wird den Vaskulitiden zugeordnet und beruht auf einer unspezifischen hyperergisch-allergischen Entzündung der kleinen Gefäße unklarer Genese. Die Purpura Schönlein-Henoch ist im Kindesalter relativ häufig und tritt in der Regel zwischen dem 2. und 7. Lj. nach Atemwegs- und Virusinfektionen, Impfungen oder Arzneimittelallergien auf.

Symptomatik.
- Haut- und Schleimhautblutungen
- Purpura rheumatica: Schwellung der Gelenke (Sprung- und Ellbogengelenk)
- Purpura abdominalis: kolikartige Schmerzen, Blut- oder Teerstühle. Cave: Invagination möglich
- Schönlein-Henoch-Nephritis mit Hämaturie und Proteinurie

Die Symptome können nach einigen Tagen verschwinden oder 4–6 Wochen andauern. Häufig folgen mehrere Krankheitsschübe aufeinander.

Therapie. Symptomatisch. Bei starker abdomineller Beteiligung sind Kortikoide indiziert.

Prognose. Günstig; ungünstig sind jedoch schwere Blutungen sowie ein Übergang in eine chronische Nephritis.

> **Merke !**
> Die charakteristischen Hautblutungen bei Purpura Schönlein-Henoch sind häufig in Gelenknähe, petechial, symmetrisch und treten vor allem an den Streckseiten der unteren Extremitäten und am Gesäß auf.

Kawasaki-Syndrom (mukokutanes Lymphknotensyndrom)

Ätiologie. Das Kawasaki-Syndrom ist eine akute febrile Erkrankung von Kleinkindern mit multiplem Organbefall. Die Ätiologie ist ungeklärt.

Symptomatik. „Kawasaki macht alles", daher folgen hier nur die klinischen Hauptsymptome:
- hohes, antibiotikaresistentes Fieber über mehr als fünf Tage
- morbilliformes Exanthem (stammbetont)
- konjunktivale Injektion
- zervikale Lymphknotenschwellung
- Erythem der Mundschleimhaut, Himbeerzunge
- starke Rötung und Verhärtung von Handflächen und Fußsohlen mit konsekutiver feinlamellärer Schuppung im Finger- und Zehenbereich

Komplikation. Aneurysma der Herzkranzgefäße.

Therapie. Gabe von Immunglobulin (i.v.) und Acetylsalicylsäure (ASS).

Prognose. Bei 20% der Patienten tritt in der 3.–4. Krankheitswoche eine Vaskulitis der Koronargefäße auf, an deren Folgen (Herzinfarkt, Rhythmusstörungen, Aneurysmaruptur) ca. 1–2% versterben.

9.3.5 Infektionsassoziierte Arthritiden

Reaktive Arthritiden können nach Infektionen mit Salmonellen der Gruppe B, Yersinien, Chlamydien, Campylobacter jejuni oder Borrelien (Lyme-Arthritis, s.u.) sowie nach einer Reihe von Virusinfektionen vorkommen. (siehe auch Innere Medizin, Bewegungsapparat, Kap. 1).

Akutes rheumatisches Fieber

Ätiologie. Autoimmunreaktion nach Infektion mit β-hämolysierenden Streptokokken der Gruppe A, die sich an Herz, ZNS, Haut, Gelenken und Subkutangewebe manifestieren kann.

Pathogenese. Möglicherweise kreuzreagieren die Streptokokkenantikörper mit den mesenchymalen Zellen der beteiligten Organe.

Häufigkeit. Zwischen dem 5.–15. Jahr.

Symptome. 10–20 Tage nach einem Infekt der oberen Atemwege durch β-hämolysierende Streptokokken kommt es zu folgenden Erscheinungen:
- uncharakteristische Allgemeinsymptome
- akute wandernde Polyarthritis: Überwärmung, Schwellung und Schmerzen von großen Gelenken (Sprung von Gelenk zu Gelenk)
- Hautsymptome: anuläre Flecken am Stamm (Erythema anulare rheumatikum); subkutane Knötchen, eventuell Erythema nodosum
- Kardialbeteiligung: Endo-, Myo-, Perikarditis
- Chorea minor: siehe Neurologie, Kapitel 3.3.2

Diagnose. Sie stützt sich vor allen Dingen auf das klinische Bild (Jones-Kriterien, siehe Innere Medizin, Bewegungsapparat, Kap. 1.3).

> **Merke!**
> Der Rheumafaktor ist bei infektassoziierten Arthritiden immer negativ.

Therapie. Penicillin G oder V für 2 Wochen, ASS, Kortikoide, Bettruhe (stationäre Aufnahme) während des akuten Stadiums, ggf. Digitalis, Diuretika sowie Sedativa. Eine Rezidivprophylaxe über 10 Jahre ist erforderlich.

Prognose. Sie hängt von der erfolgreichen Behandlung der Karditis ab. Die häufigste Spätfolge der Endocarditis rheumatica sind erworbene Herzklappenfehler. Die Gelenkerscheinungen und das Fieber gehen unter der Therapie rasch zurück.

10 Erkrankungen des Blutes und der blutbildenden Organe; bösartige Tumoren

10.1
Erkrankungen des roten Systems

10.1.1
Anomalien und reaktive Veränderungen des Hämoglobins

Methämoglobinämien

Hämoglobin (Hb) unterliegt in den Erythrozyten in Gegenwart von O_2 einer ständigen Spontanoxidation zu Methämoglobin (MetHb, Anteil: <1%). Verschiedene Enzymsysteme (MetHb-Reduktase) wandeln MetHb wieder in Hb um. Eine vermehrte Oxidation oder verminderte Reduktion führt zur Erhöhung des MetHb-Gehaltes im Blut. Es werden zwei Formen der Methämoglobinämie unterschieden:
- Zu den *toxischen Methämoglobinopathien* zählen die Nitritvergiftungen durch nitrathaltiges Wasser oder vermehrten Spinatkonsum, die zur „schmutzig braunen Zyanose" führen, ohne das Allgemeinbefinden anfangs zu beeinträchtigen. Bei intaktem Reduktionssystem ist der Zustand leicht reversibel (siehe Therapie).
- Die *enzymopathische Methämoglobinopathie* wird durch einen autosomal-rezessiv vererbten Mangel an MetHb-Reduktase verursacht. Oft besteht von Geburt an eine Zyanose, die z.T. zu Mikrozephalie, Debilität, Reflexanomalien, psychomotorischen Störungen, seltener zu Angiokardiopathien und Augenveränderungen führt.

Die *Therapie* besteht in der Gabe von Redoxfarbstoffen (z.B. Thionin, Methylenblau), was innerhalb einer halben Stunde zum Verschwinden der Zyanose führt. Therapeutisch werden deshalb reduzierende Substanzen (Vitamin C) dauersubstituiert.

Hereditäre Hämoglobinopathien

Definiton. Erblich bedingte Veränderungen der Hämoglobinketten (siehe Tabelle 11.25). Einzelheiten siehe Innere Medizin, Blutzellsystem und Hämostase, Kapitel 1.

10.1.2
Anämien

Bei *Verminderung der Hämoglobinkonzentration* (o. des Hämatokrits) unter die altersentsprechende Norm spricht man von Anämie (siehe auch Innere Medizin, Blutzellsystem und Hämostase, Kapitel 1).

Nach ihrer Ätiologie lassen sich die Anämien in drei Gruppen einteilen:
- verminderte Produktion von Erythrozyten und/oder Hämoglobin (aregeneratorische, megaloblastäre und hypochrome Anämien)
- verkürzte Lebensdauer der Erythrozyten (hämolytische Anämien)
- akute Blutungsanämie

Die *Symptome* sind im Kindesalter – abhängig vom Anämietyp – sehr variabel. Zu den klassischen Anämiesymptomen, die vorhanden sein können, aber nicht müssen, zählen Blässe der Haut und Schleimhäute (!), Schwäche, Leistungsabfall und Abgeschlagenheit, Kopfschmerzen, Belastungsdyspnoe und eventuell ein systolisches Herzgeräusch.

Im folgenden sollen nur die auch im Kindesalter häufig vorkommenden Anämieformen kurz besprochen werden.

Aregenatorische Anämien

Kongenitale hypoplastische Anämie (Blackfan-Diamond-Anämie). Meist um den 6. Lebensmonat durch einen Autoimmunprozeß

(Antikörper gegen Erythroblasten) beginnende Aplasie bzw. Hypoplasie der Erythropoese mit chronischer normochromer Anämie. *Prognose:* In 15 % der Fälle kommt es zur Spontanremission (Verlängerung durch Kortikoidtherapie). Heilung in ²/₃ aller Fälle.

Passagere aregeneratorische Anämie. Meist bei Säuglingen und Kleinkindern vorkommende akute transitorische Aplasie bzw. Reifungsstörung der Erythropoese unklarer Ätiologie mit Retikulozyten ↓. *Prognose:* Gut, meist spontane Remission.

Kongenitale dyserythropoetische Anämie (DCA). Im frühen Kindesalter beginnende, durch ineffektive Erythropoese und morphologische Atypien gekennzeichnete Anämie.

Aplastische Anämie (Panmyelopathie).
- erworbene Form: durch Medikamente, chemische Substanzen (Benzol u.a.), ionisierte Strahlung, Virusinfektionen (Masern, Röteln, Hepatitis)
- familiäre Form: *Fanconi-Anämie*, autosomal-rezessiv vererbte Anämie mit Hyperpigmentation, Skelettdeformitäten, Mikrozephalie, Minderwuchs, Nierenmißbildungen u.a., Manifestationsalter 4–12 J.

Megaloblastäre Anämien (DNA-Synthesestörungen)

Perniziöse Anämie. *Ätiologie:* Vitamin-B_{12} und/oder Folsäuremangel. Im Kindesalter bedingt durch unzureichende Vitaminzufuhr (bei gestillten Kindern vegetarisch ernährter Mütter), selten durch Malabsorption o.ä.

Hypochrome Anämie (Hämoglobinsynthesestörung)

Eisenmangelanämie. Häufige Anämieform bei Kindern zwischen 6 Monaten und 2 Jahren.

Tab. 11.25: Häufige angeborene Anämieformen

	Vererbung	Defekt	Symptome	Vorkommen	Diagnose
hereditäre hämolytische Hämoglobinopathien					
Sichelzellanämie	autosomal-dominant	β-Kette des Hb verändert → HbS	Hypoxieneigung → hämolytische Krisen, Gefäßverschlüsse, Milztumor, Lungen- und ZNS-Infarkte	Zentralafrika, Mittelmeerraum	HbS-Nachweis
Thalassaemia					
• major	homozygot	Störung der β-Kettensynthese des Hb	in den ersten Lm: schwere Anämie, Hepatosplenomegalie ab 3. Lj. mäßige Anämie	Mittelmeergebiet, Naher Osten	HbF ↑ (50–90 %), Target-Zellen, Mikrozytose
• minor	heterozygot	s. major		s. major	HbA_2 ↑, Target-Zellen
angeborene hämolytische Anämien					
Glukose-6-P-Dehydrogenase-Mangel	X-chromosomal-rezessiv	NADPH-Gewinnung ↓ → reduziertes Glutathion ↓	hämolytische Krisen (durch Infekte, Medikamente)	Mittelmeerraum, Naher Osten	Enzymbestimmung in Erythrozyten
Sphärozytose	autosomal-dominant	Membrandefekt → osmotische Resistenz ↓	hämolytische Krisen (bei Anstrengung, Infekten), Splenomegalie, Ikterus	Mitteleuropa	Kugelzellen

Lm: Lebensmonat

Ätiologie: Erhöhter Eisenbedarf (Wachstum, Blutneubildung), ungenügende Zufuhr, Blutungen (perinatale und Nabelblutungen, gastrointestinale Blutungen, z. B. bei Meckel-Divertikel, Morbus Crohn, Colitis ulcerosa, Purpura abdominalis u. a.).

Eisenutilisationsstörungen (sideroblastische Anämie).
- kongenitale sideroblastische Anämie: X-chromosomal oder autosomal vererbte Anämie. *Symptomatik:* Milz- und Lebervergrößerung, später durch Organsiderose, Diabetes mellitus, Pankreas- und Herzinsuffizienz
- erworbene Form, meist bei Erwachsenen infolge von Intoxikationen u. a.

Angeborene hämolytische Anämien

Hierzu siehe Tabelle 11.25.

Erworbene hämolytische Anämien

Morbus haemolyticus neonatorum. Siehe Kapitel 4.7.

Hämolytisch-urämisches Syndrom. Meist bei Kleinkindern im Rahmen eines gastrointestinalen Infektes durch toxinbildende Bakterien ausgelöste hämolytische Anämie, thrombozytopenische hämorrhagische Diathese und Urämie (siehe Kap. 14.4).

Immunhämolytische Anämie. *Ätiologie:* Am häufigsten Wärmeantikörper (idiopathisch oder sekundär bei Lupus erythematodes), seltener Kälteantikörper (infolge viraler oder bakterieller Infektionen). *Symptomatik:* Verstärkung der Anämie bei Wärme- bzw. Kälteexposition.

Infektiös-toxische Anämie. Vorkommen bei Malaria, Toxoplasmose, Haemophilus influenzae u. a. sowie bei Intoxikationen, z. B. mit Blei, Kupfer, giftigen Pilzen u. a.

Akute Blutungsanämie

Hierzu siehe Innere Medizin, Blutzellsystem und Hämostase, Kapitel 1.

10.2 Erkrankungen des weißen Systems

Reaktive Veränderungen der Leukozyten

Siehe auch Innere Medizin, Blutzellsystem und Hämostase, Kapitel 2.

Diese nicht erblich bedingten Anomalien des weißen Systems werden durch Infektionen, allergische Reaktionen und toxische Substanzen hervorgerufen. Bei der Differentialdiagnose hilfreich sind folgende Charakteristika:
- bakterielle Infektionen: Leukozytose und Linksverschiebung (Ausnahmen: Keuchhusten, Typhus!)
- Virusinfektionen: Granulozytopenie (→ Leukozytopenie) und „relative Lymphozytose" (Ausnahme: Mononukleose)
- allergische Reaktionen: Eosinophilie
- toxisch wirkende Substanzen: Leukopenie (Agranulozytose)

Angeborene Anomalien der Leukozyten

Chediak-Higashi-Anomalie, progressive septische Granulomatose. Hierzu siehe Kapitel 9.1.

Zyklische Neutropenie

Diese relativ gutartige Granulozytopenie ist durch einen phasenhaften Verlauf gekennzeichnet. Auf ca. 3 Wochen andauernde Phasen mit normaler Granulozytenzahl ohne Beschwerden folgen Phasen mit Granulozytenmangel (→ Krankheitsgefühl und bakterielle Infektionen) von ungefähr 1 Woche.

10.3 Erkrankungen des lymphatischen und Monozyten-/Makrophagen-Systems

10.3.1 Leukämie

Siehe auch Innere Medizin, Blutzellsystem und Hämostase, Kapitel 5.1.

Akute lymphoblastische Leukämie (ALL)

Definiton. Unkontrollierte Proliferation unreifzelliger hämatopoetischer Blasten im Knochenmark auf Kosten der normalen Hämatopoese.

Häufigkeit. Häufigste maligne Erkrankung im Kindesalter neben ZNS-Tumoren; Altersgipfel bei 3–5 Jahren.

Ätiologie. Weitgehend unbekannt. In Frage kommen:
- Knochenmarksschädigung durch ionisierende Strahlen, chemische Substanzen (Benzol u.a.)
- primäre Immundefekte (siehe Kapitel 9.1)

Symptomatik.
- Allgemeinsymptome: Fieber, Nachtschweiß, Abgeschlagenheit und eventuell Lymphknotenschwellungen
- Splenomegalie, eventuell Hepatomegalie
- Symptome infolge Verdrängung der normalen Hämatopoese: Granulozytopenie (bakterielle und Pilzinfektionen), Anämie (Blässe, Müdigkeit), Thrombozytopenie (Blutungen, Petechien, Hämatomneigung)
- neurologische Symptome (Meningiosis leucaemica!, leukämische Meningoenzephalopathie)
- Knochen- und Gelenkschmerzen(!)
- Mikulicz-Syndrom (selten): leukämische Infiltration in Tränen- und Speicheldrüsen

Diagnose.
- Knochenmarkspunktion: unreife Blasten (z.B. Lymphoblasten)
- Blutbild: Lymphoblasten, Anämie, Thrombozytopenie, Granulozytopenie. Im Ausstrich: Hiatus leucaemicus
- Zytochemie: PAS positiv

Therapie. Chemotherapie (Vincristin + Prednison + Asparaginase; intrathekale Methotrexatgaben); Schädelbestrahlungen (Meningiosisleucaemica-Prophylaxe); Knochenmarktransplantation; eventuell Infektionsprophylaxe.

Prognose. 5-Jahres-Überlebensrate bei ca. 80%. Prognostisch günstig sind „normale" Leukozytenzahlen bei Diagnosestellung und Rezidivfreiheit bereits nach der ersten Induktionstherapie. Die Heilungsrate liegt bei 50%.

Merke !

Bei 50% der ALL-Kinder kommt es zu einem Rezidiv, das von den Meningen ausgeht, da die Zytostatika die Blut-Hirn-Schranke schlecht durchdringen → Meningiosis-leucaemica-Prophylaxe.

Klinischer Fall

Ein 4jähriges Mädchen mit ALL ist durch komplizierte zytostatische Therapie/Dauertherapie seit über einem Jahr in hämatologischer Vollremission. Nun erbricht sie gelegentlich, hat öfters Kopfschmerzen und Übelkeit und fällt eines Morgens durch Schielen und Mundverziehung auf.
Diagnose: Meningeosis leucaemica

10.3.2 Lymphome

Siehe Innere Medizin, Blutzellsystem und Hämostase, Kapitel 5.4 und 5.5.

Non-Hodgkin-Lymphome

Die Non-Hodgkin-Lymphome gehen entweder von B-Lymphozyten (ca. 97%) oder von T-Lymphozyten (ca. 3%) des lymphatischen Gewebes aus und treten vor allem im höheren Lebensalter auf. Nach der Kiel-Klassifikation werden die Non-Hodgkin-Lymphome in B- bzw. T-Zell-Typen sowie niedrig- bzw. hochmaligne Formen eingeteilt.

Morbus Hodgkin (Lymphogranulomatose)

Definiton. Das Hodgkin-Lymphom ist eine von den Lymphknoten ausgehende neoplastische Erkrankung, die im weiteren Verlauf andere Organe befällt (Knochenmark, Lunge, Leber, Knochen).

Häufigkeit. Ab dem 10. Lj. kontinuierlicher Anstieg. Häufigkeitsgipfel: im 3. und im 7. Lebensjahrzehnt (siehe Innere Medizin, Blutzellsystem und Hämostase).

10.3.3 Histiozytosen

Definiton. Tumorartige Proliferationen des retikuloendothelialen Systems (RES), insbesondere der Histiozyten vom Langhans-Typ unklarer Ätiologie. Betroffen sind vor allem Kleinkinder.

Eosinophiles Knochengranulom Jaffé-Lichtenstein

Lokalisierte Form der Langhans-Zell-Histiozytose.

Symptome. Granulombildung, vor allem im Skelettsystem (Rippen, Schädeldach, Wirbel) → Knochenschmerzen, Spontanfrakturen.

Therapie. Heilung durch Strahlenbehandlung.

Morbus Hand-Schüller-Christian

Disseminierte Form der Langhans-Zell-Histiozytose.

Symptome. Große, gelbe histiozytäre Granulome vor allem im Skelettsystem. Typischerweise werden in das Zytoplasma der Histiozyten reichlich Lipide eingelagert (→ „Schaum- oder Wabenzellen"). Bei entsprechender Granulomlokalisation kann sich die *klassische Trias* mit *Exophthalmus, Diabetes insipidus* und *Landkartenschädel* entwickeln.

Therapie. Zytostatikatherapie, Strahlentherapie; Heilung möglich.

Morbus Abt-Letterer-Siwe

Disseminierte Form der Langhans-Zell-Histiozytose mit Befall mehrerer Organe.

Symptome. Hepatosplenomegalie, Lymphknotenvergrößerung sowie ekzemähnlichen Hautveränderungen, Lungen- und Knochenbefall, rezidivierenden Infektionen und Fieber.

Therapie. Zytostatikatherapie; bei Erfolglosigkeit tödlicher Ausgang.

10.4 Störung der Hämostase

10.4.1 Koagulopathien

Kongenitale Koagulopathien

Ätiologie. Bei den x-chromosomal vererbten Hämophilien handelt es sich um die häufigsten hereditären Koagulopathien. Dabei kommt es in 85 % zur Aktivitätsminderung von Gerinnungsfaktor VIII (→ *Hämophilie A*) oder – in 15 % – von Faktor IX („Christmas-Factor"; → *Hämophilie B*). Eine Manifestation im Neugeborenenalter ist selten.

Symptomatik. Im Vordergrund steht die endogene (intrinsische) Gerinnungsstörung (PTT ↑, Quick: normal): Nabelschnurblutungen, Gelenkblutungen mit Arthropathien, flächenhafte Hautblutungen (keine Petechien), spontane (Psoas-)Hämatome, Blutungen nach kleinen zahnärztlichen Eingriffen etc. Intrakranielle Blutungen sind dagegen selten. Anhand von Klinik und Faktorenkonzentration werden verschiedene Schweregrade unterschieden.

Therapie. Neben symptomatischen Maßnahmen (sorgfältige Blutstillung, keine Gabe von Thrombozytenaggregationshemmern, keine intramuskulären Injektionen) werden die fehlenden Gerinnungsfaktoren substituiert. Probleme können dabei durch Infektionsübertragung (HIV, HBV etc.) und Induktion einer Antikörperbildung (→ „Hemmkörperhämophilie") entstehen.

Verbrauchskoagulopathien

Waterhouse-Friderichsen-Syndrom. Diese Erkrankung stellt eine perakute, durch Meningokokkensepsis induzierte Verbrauchskoagulopathie mit Mikrothrombosierungen und dadurch bedingten Verbrauch von Gerinnungs- und Fibrinolysefaktoren dar. Klinisch finden sich intravitale Totenflecke, Petechien und Schleimhautblutungen; Schockniere (Hämaturie), Schocklunge (Atemnot), Schockleber (cholestatischer Ikterus), Krämpfe und Somnolenz sind möglich. Unbehandelt kann diese Erkrankung rasch zum Tod führen. Therapeutische Ziele sind rechtzeitige Behandlung der Grundkrankheit, z.B. einer Meningitis und ggf. Einsatz entsprechender Sofortmaßnahmen (Beseitigung der Hypovolämie, Ausgleich des Säure-Basen-Haushaltes, Erhalt der Organfunktionen).

Gasser-Syndom (hämolytisch-urämisches Syndrom = HUS). Hier liegt eine Kombination aus mikroangiopathischer hämolytischer Anämie und Thrombozytopenie (Verbrauchskoagulopathie) vor, die immer mit akuter Niereninsuffizienz verbunden ist. Bekannt sind zwei Formen:
- enteropathisches HUS: es wird durch enterohämorrhagische Escherichia coli (EHEC) = verotoxinbildende Escherichia coli (VTEC) der Serogruppe 0517 ausgelöst
- nichtenteropathisches HUS: Erreger sind u.a. neuroamidasebildende Pneumokokken

Labor: Leukozyt- und Bakteriurie; Komplement C3 ↓; *Blutausstrich:* Fragmentozyten (Schistozyten, Erythrozytenbruchstücke). Für die *Prognose* ist insbesondere die rechtzeitige Therapie der Niereninsuffizienz entscheidend. Die Letalität liegt bei 30%.

10.4.2
Thrombozytopathien, -penien

Siehe auch Innere Medizin, Blutzellsystem und Hämostase, Kapitel 6.

Idiopathische thrombozytopenische Purpura

Ätiologie. Durch Autoantikörper gegen Thrombozyten verursachte Thrombozytopenie. Unterschieden werden:
- akute postinfektiöse Form; betroffen vor allem Kinder
- chronische Form (Morbus Werlhof); betroffen vor allem Erwachsene

Symptomatik. 1–3 Wochen nach einem viralen Infekt oder nach einem Trauma kommt es zu Blutungen (Petechien, Ekchymosen), die häufig im Widerspruch zum guten Allgemeinbefinden der Kinder stehen. Selten findet sich eine Milzvergrößerung.

Diagnose. Isolierte Thrombozytopenie; verkürzte Thrombozytenüberlebenszeit (mit Chrom 51 markierte Thrombozyten), der Autoantikörpernachweis (IgG) und die reaktiv gesteigerte Megakaryozytopoese.

Therapie. Sie ist zunächst abwartend, da es in 90% zur Spontanheilung nach 2–6 Wochen kommt. Fallen die Thrombozyten jedoch unter 30 000/µl ab und kommt es zu Blutungen, so ist bei der akuten und der chronischen Form die Gabe von 7S-Immunglobulinen (→ RES-Blockade) und Steroiden indiziert. Eine Splenektomie kommt dagegen nur bei der chronischen Form zum Einsatz.

10.4.3
Vasopathien

Anaphylaktoide Purpura Schönlein-Henoch

Hierzu siehe Kapitel 9.3.4.

10.5
Bösartige Tumoren

Retinoblastom

Ätiologie. Deletion am Chromosom 13 (sporadisch oder hereditär), die zur malignen Wucherung der Netzhautzellen führt (Histologie: Rosettenbildung). Der Tumor wächst rasch entlang des Sehnerven in das Gehirn. In 50% der Fälle beidseitig.

Häufigkeit. Häufigster maligner intraokuläre Tumor bei Kindern. Manifestationsalters im 2.–3. Lj. (oder früher).

Symptome. Amaurotisches Katzenauge mit *gelbweißem Pupillenreflex* (Leukokorie), Pupillenerweiterung, Exophthalmus (unter Umständen bereits im 1. Lj.). Außerdem besteht ein gehäuftes Vorkommen von Zweittumoren (Osteosarkom, Ewing-Sarkom, Pinealoblastom).

Therapie. Operation, Bestrahlung, Zytostatika.

Prognose. Sie ist außer bei einseitigem Sitz und früher Erkennung ungünstig.

Neuroblastom

Dieser sehr bösartige Tumor geht von der Nebennierenrinde bzw. dem sympathischen Grenzstrang aus.

Häufigkeit. Mit 10 % die dritthäufigste bösartige Erkrankung sowie der häufigste extrakranielle maligne Tumor im Kindesalter. Manifestation bis zum 5. Lj.

Symptomatik. Allgemeinsymptome (unklares Fieber, Durchfall, Übelkeit etc.), tastbarer Tumor im Bauchraum. Im übrigen ist die Symptomatik abhängig vom Sitz des Tumors:
- paravertebraler Sitz → der Tumor kann durch intervertebrale Löcher wachsen und durch Kompression des Rückenmarks neurologische Symptome auslösen (Lähmung der Beine u.a.)
- im kleinen Becken → Obstruktion der Harnwege
- im hinteren Mediastinum → Atemnot, Brustschmerzen

Diagnose. Charakteristischerweise produziert der Tumor Katecholamine (→ Vanillinmandelsäure-, Dopamin- und Homovanillinsäureausscheidung im Harn ↑). Oft liegen bereits bei der Diagnosestellung Knochen- oder Rückenmarkmetastasen vor (*mottenfraßartige Herde*). Radiologisch lassen sich häufig dystrophische Verkalkungsherde nachweisen.

Therapie. Radikale Tumorexstirpation mit anschließender Strahlen- und Chemotherapie.

Prognose. Schlecht (Überlebensrate 20–30 %). Spontanremissionen sind im Säuglingsalter möglich.

Nephroblastom (Wilms-Tumor)

Diese bösartige embryonale Mischgeschwulst (epitheliale und mesenchymale Anteile) ist im Kindesalter ein relativ häufiger Tumor (7 % der Malignome). Er geht von den Nieren aus und manifestiert sich zumeist im 2.–3. Lj. In 5 % der Fälle liegt der Tumor doppelseitig vor. Häufige Kombination mit anderen Mißbildungen (Aniridie, Hemihypertrophie, Wiedmann-Beckwith-Syndrom).

Symptomatik. Erstes Zeichen ist oft der tastbare Bauchtumor (siehe Abb. 11.18), daneben bestehen Blässe, Fieber, Hypertonie und Hämaturie (= Zeichen für Tumoreinbruch in das Kelchsystem → prognostisch ungünstig).

Diagnose. Röntgenleeraufnahmen und Infusionsurogramm (deformierte, verdrängte Nierenkelche) sichern die Diagnose.

Therapie. Die Therapie erfolgt in folgenden Schritten:
1. präoperative Chemotherapie zur Reduktion des Tumorstadiums, wodurch das Risiko einer intraoperativen Tumorruptur verringert wird
2. Tumornephrektomie
3. postoperative Chemotherapie u./o. Bestrahlung je nach intraoperativ festgestellter Tumorausbreitung
4. Metastasenbehandlung: Lungenmetastasen → Chemotherapie; Lebermetastasen → Operation

Prognose. Der Tumor metastasiert erst spät (vorwiegend hämatogen in die Lunge), die Heilungsrate beträgt daher 90 %.

Rhabdomyosarkom

Das Rhabdomyosarkom ist ein besonders bei Kleinkindern vorkommender bösartiger Tumor der quergestreiften Muskulatur, der meistens im Kopf- und Halsbereich, den Extremitäten oder dem Urogenitaltrakt lokalisiert ist.

Symptomatik. Diese ist wie bei fast allen Tumoren abhängig von der Lokalisation.

Abb. 11.18: Wilms-Tumor beim Kleinkind (IMPP)

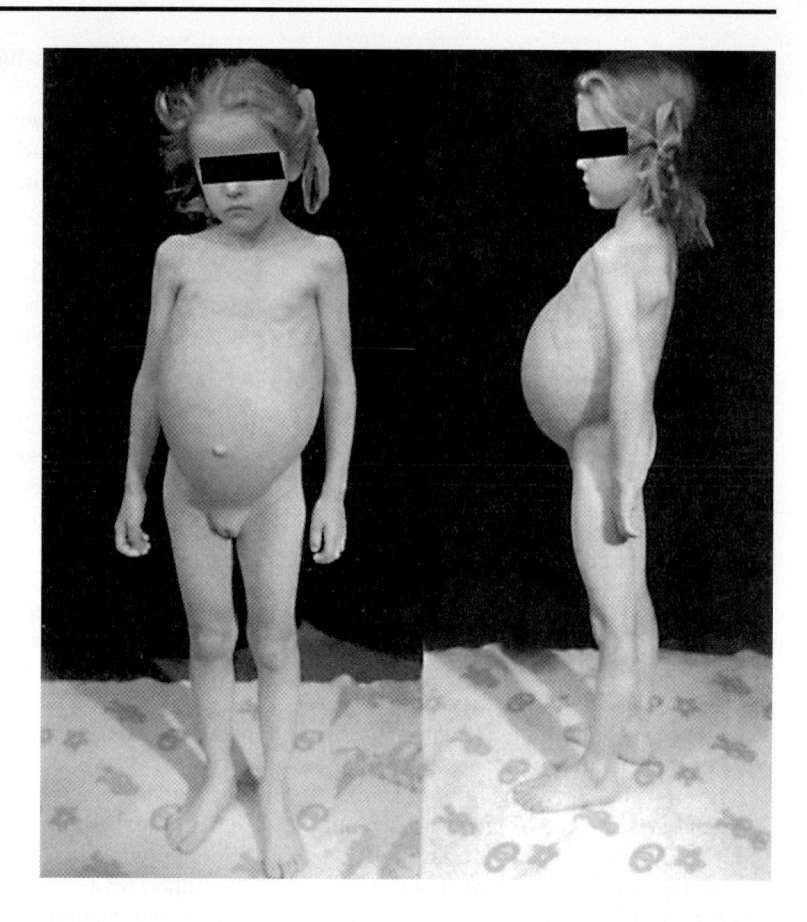

Diagnose. Sonographie, Röntgen, Computertomographie und Biopsie.

Therapie. Operation und Chemotherapie.

Prognose. Diese ist abhängig von der Lokalisation. Die 5-Jahre-Überlebensrate beträgt im Kindesalter 50 %. Der Tumor metastasiert hämatogen und lymphogen vor allem in Knochen und Lunge. Selbst bei Kombination von Strahlen- und Chemotherapie ist die Prognose relativ schlecht.

11 Herz- und Kreislauferkrankungen

11.1 Methoden kardiologischer Diagnostik

11.1.1 Anamnese und klinische Symptomatik

Die Vorgeschichte gibt im Kindesalter nur relativ wenige sichere Hinweise auf Herz- und Kreislauferkrankungen. Je jünger die Kinder sind, desto uncharakteristischer sind die anamnestischen Beobachtungen und Angaben. Daher sollte bei der Anamneseerhebung die Mutter nach dem Verlauf der Schwangerschaft, möglichen Infektionen oder Einnahme von Medikamenten während der Schwangerschaft gefragt werden. Bei bestimmten Mißbildungen (Trisomie, Rötelnembryopathie) ist von vornherein daran zu denken, daß sie häufig mit angeborenen Herzfehlern einhergehen. Außerdem ist gezielt nach den klassischen Symptomen für Herzfehler und Herzerkrankungen zu fragen:

- Im frühen Säuglingsalter stehen Zyanose und Dyspnoe, die beim Trinken zunehmen, als Leitsymptome an erster Stelle. Im Gegensatz zu pulmonalen und zerebralen Störungen geht die kardial bedingte Zyanose unter O_2-Beatmung gewöhnlich nicht zurück.
- Im späteren Säuglingsalter und im Kleinkindalter stehen zusätzlich Wachstums- und Gedeihstörungen, verminderte körperliche Belastbarkeit, Zyanose bei Anstrengungen und gehäufte bronchopulmonale Erkrankungen im Vordergrund

Weiterhin können Zeichen der Herzüberlastung bzw. eines Blutrückstaus auffallen, z.B. Lebervergrößerung, feinblasige Rasselgeräusche über der Lunge, Stauung der Jugularvenen, Verlagerung des Herzspitzenstoßes, asymmetrische Vorwölbung der linken Thoraxwand (*Herzbuckel*), epigastrische und parasternale Pulsationen.

11.1.2 Indikation und Aussagemöglichkeit einzelner Untersuchungstechniken

Folgende Untersuchungen bzw. Untersuchungstechniken stehen zur Diagnosestellung zu Verfügung:

Pulsfrequenz und Pulsqualität

Die *Pulsfrequenz* beträgt im 1. Lj. 120–140/min und sollte 100/min nicht unter- und 160/min nicht überschreiten. Bis zum Schulalter geht die Frequenz auf 80–90/min zurück (siehe Kap. 1, Tabelle 11.8). Die Beurteilung der *Pulsqualität* in der Leistenbeuge (Femoralispuls) kann diagnostisch sehr wichtig sein. Ein stark fühlbarer Femoralispuls kann auf einen persistierenden Ductus arteriosus, ein abgeschwächter oder nicht fühlbarer Femoralispuls auf eine Aortenisthmusstenose oder Aortenklappenatresie hinweisen. Seitendifferenzen des Radialispulses kommen bei Anomalien im Aortenbogenbereich vor.

Blutdruckmessung

Die (indirekte) Blutdruckmessung ist ein wichtiges Instrument der kardiologischen *Diagnostik*. Zur Beurteilung sind die altersabhängigen Blutdruckgrenzwerte zu beachten (siehe Kap. 1, Tabelle 11.8).

> **Merke!**
> Manschettengröße beachten!
> Die Breite der Blutdruckmanschette sollte ca. zwei Drittel der Oberarmlänge betragen.

Palpation

Die Palpation der Herzgegend kann Aufschluß über Hypertrophie und Mehrarbeit der Herzkammern geben. Eine Verlagerung des Spitzenstoßes nach kaudal und außen weist auf eine Hypertrophie des linken Ventrikels, eine fühlbare Pulsation links parasternal auf Hypertrophie des rechten Ventrikels hin. Laute Herzgeräusche sind oft als Schwirren fühlbar (z.B. Klappenstenose, Vitien mit großem Shunt).

Auskultation

Die sorgfältige Auskultation kann für die Diagnose wegweisend sein. Folgende Aussagen sind möglich:
- Relation eines Geräuschs zum Herzzyklus
- Lautstärke
- Dauer
- Klangcharakter (rauh, weich, gießend, musikalisch)
- Lokalisation mit Punctum maximum
- Ausbreitungstendenz des Geräusches
- Reinheit/Spaltung der Herztöne

Entsprechend ihrer diagnostischen und prognostischen Bedeutung werden 3 Gruppen von Geräuschen unterschieden.

Akzidentelle Geräusche. Bei ca. 50 % aller gesunden Kinder zu hören und durch folgende Merkmale gekennzeichnet: kurz und systolisch; Lautstärke < 3/6; im Sitzen deutlich leiser oder verschwindend; meist 2.–3. ICR li. parasternal; Klangcharakter weich oder musikalisch.

Funktionelle Geräusche. Diese meist systolischen Geräusche entstehen durch Strömungsunebenheiten (relative Stenose) an den Ostien, z.B. bei erhöhter Strömungsgeschwindigkeit durch Fieber, Anämie, Hypoproteinämie.

Organische Geräusche. Diese systolischen oder diastolischen Geräusche werden unmittelbar von Herz- und Gefäßmißbildungen hervorgerufen (siehe Tabelle 11.27).

Phonokardiogramm

Das Phonokardiogramm kann zur Dokumentation und zur Kontrolle der Auskultationsbefunde eingesetzt werden.

Elektrokardiogramm (EKG)

Das EKG gibt Aufschluß über Erregungsbildung, -ausbreitung und -rückbildung einzelner Herzabschnitte, Rhythmusstörungen, Lageanomalien und Stoffwechselstörungen (z.B. Hypo- und Hyperkaliämie, Hypo- und Hyperkalzämie).

Das EKG des Kindes weist altersabhängige Besonderheiten auf: relative Rechtsherzhypertrophie des Neugeborenen, die sich im Laufe des ersten Lebensjahres zurückbildet, altersabhängige höhere Herzfrequenz, kürzere Überleitungszeit und verkürzte QRS-Dauer. Weiterhin finden sich gelegentlich Zeichen eines physiologischen inkompletten Rechtsschenkelblockes (bei Kindern und Jugendlichen).

> **Merke!**
>
> Das Neugeborenen-EKG ist physiologisch rechtstypisch und weist Zeichen der Rechtsherzhypertrophie auf. Die Herzachse dreht innerhalb des 1. Lebensjahres nach links (Indifferenztyp).

Echokardiographie

Die Sonographie hat den höchsten Stellenwert unter den nichtinvasiven Untersuchungstechniken, da sie sowohl kardiale und vaskuläre Strukturen sowie Blutflußgeschwindigkeiten darstellt. Folgende Varianten werden eingesetzt:
- *M-Mode (motion-mode):* zeitliche Darstellung von kardialen Strukturen entlang einer Meßlinie → Beurteilung der Kontraktilität
- *2-D-Mode (zweidimensional):* sektorförmige Schnittbilder des schlagenden Herzens → Beurteilung der kardialen Anatomie und Funktion
- *Doppler-Echokardiographie:* Beurteilung der Strömungsgeschwindigkeit → Stenosen, Klappeninsuffizienzen oder Shunt-Verbindungen

Tab. 11.26: Angeborene Herzvitien

Vitium	Allgemeines	Symptome	Geräusche	EKG	Therapie
Vitien ohne Kurzschluß					
Pulmonalstenose	valvuläre (90 %), infundibuläre (= muskuläre Einengung der RV-Ausflußbahn), supravalvuläre und periphere Formen	mittelschwere Stenose: Belastungsdyspnoe schwere Stenose: Ruhedyspnoe, RV-Hypertrophie	Systolikum: P. m. 2.–3. ICR li. parasternal (crescendo-decrescendo)	P-dextrocardiale, Steil-Rechtstyp, RH-Hypertrophie	Ballonvalvuloplastie bei Druckgradienten >40 mmHg
Aortenstenose	Klappenstenose (75 %), subvalvuläre (20 %), supravalvuläre Form	Zeichen der Herzinsuff., Belastungsdyspnoe, Synkopen, Rhythmusstörungen, Angina-pectoris-Anfälle	Systolikum: P. m. 2. ICR re.; Fortleitung in Karotiden; paradoxe Spaltung des 2. HT.	ST-Strecke ↓, LV-Hypertrophie	Ballonvalvuloplastie bei Druckgradienten >60 mmHg
Aortenisthmusstenose	präduktale Stenose (infantile Form): vor Ductus Botalli; postdukale Stenose: dist. des Lig. Botalli	Hypertension der oberen Körperhälfte, Femoralispuls ↓, akute Herzinsuff.	Spätsystol. P. m. 4. ICR li. parasternal und am Rücken, 2. HT laut	LV-Hypertrophie (postduktal)	Korrektur-OP möglichst früh
Vitien mit überwiegendem Links-Rechts-Shunt					
Ventrikelseptumdefekt	membranöser Defekt (häufig), muskulöser Defekt (selten)	größenabhängig: Blässe, Zyanose, Leistung ↓, Wachstum ↓, Infekte	lautes Systolikum P. m. 3.–4. ICR li., präkordiales Schwirren	LV-Hypertrophie, P-sinistroatriale	Primärkorrektur
Vorhofseptumdefekt	ASD II > ASD I, Sinus-venosus-Defekt	Dyspnoe, Infekte, Wachstum ↓	nicht durch Defekt → rel. Pulmonalstenose (s. o.)	ASD II: RV-Hypertrophie, Rechtsschenkelblock; ASD I: überdr. li. Typ	OP: Vorschulalter
Persistierender Ductus arteriosus	häufig bei FG: Spontanverschluß häufig; bei NG Spontanverschluß selten	Dyspnoe, Schwitzen, Gedeihstillstand, Infekte, Wasserhammerpuls	Maschinengeräusch (kont. syst.+diast.), P. m. 2. ICR li.; Systolikum subclaviculär	LV-Hypertrophie oder biventrikuläre Hypertrophie	OP wenn therapierefraktär
Vitien mit überwiegendem Rechts-Links-Shunt					
Fallot-Tetralogie	Pulmonalstenose, VSD, reitende Aorta, RV-Hypertrophie	Hypoxämischer Anfall, Krämpfe, Zyanose, Trommelschlägelfinger, Uhrglasnägel	lautes Systolikum 2.–4. ICR li.	Rechtstyp, P dextrokardiale, RV-Hypertrophie	Aorto-pulmonale Anastamose
Transposition der großen Gefäße	RV mit Aorta verbunden + LV mit Pulmonalarterie; andere Formen selten	lebensfähig nur, wenn Shunt zwischen den Kreisläufen besteht; Zyanose, Herzinsuff.	unterschieden	unspezifisch	OP: Vorhofumkehr oder arterial-switch

RV = re. Ventrikel, HT = Herzton, FG = Frühgeburten, NG = Normalgeburten, LV = li. Ventrikel

Radiologische Untersuchungen

Thoraxübersichtsaufnahmen oder Kontrastmitteldarstellungen mit Hilfe eines Ösophagusbreischlucks sind zur Beurteilung der Herzsilhouette, der Lungenstruktur und -transparenz geeignet.

Herzkatheteruntersuchungen und Angiographie

Dies sind invasive Methoden; die Indikation muß daher sorgfältig gestellt werden. Defekte der Scheidewände und ihre Größe, ein persistierender Ductus arteriosus Botalli etc. können hiermit dargestellt werden; ebenso werden die Methoden zur postoperativen Kontrolle eingesetzt. Durch Messung der Sauerstoffsättigung und der Drucke in den einzelnen Kammern können zusätzliche Informationen gewonnen werden.

11.2 Angeborene Herz- und Gefäßerkrankungen

Angeborene Herz- und Gefäßvitien

Die Häufigkeit angeborener Herz- und Gefäßfehler liegt bei Lebendgeborenen unter 1%. Sie stellen dennoch im Kindesalter die relativ häufigsten und wichtigsten Herzerkrankungen dar. Die Prognose der Herzfehler ist insbesondere von der Größe, vom Zeitpunkt der Diagnosestellung und der Operabilität abhängig (Einzelheiten siehe Chirurgie, Kap. 13). Tabelle 11.26 faßt prüfungsrelevante Fakten zu angeborenen Herzfehlern zusammen; Tabelle 11.27 zeigt die Häufigkeit der acht wichtigsten Herzfehler, die 81 % der Vitien ausmachen. Zur Differentialdiagnose der häufigsten Herzfehler siehe Abbildung 11.19.

Tab. 11.27: Die acht häufigsten Herzfehler

Vitien	Häufigkeit in %
Ventrikelseptumdefekt (VSD)	30
Vorhofseptumdefekt (ASD)	10
persistierender Ductus arteriosus (PDA)	10
Aortenisthmusstenose	7
Pulmonalstenose	7
Aortenstenose	6
Fallot-Tetralogie	6
Transposition der großen Gefäße	5

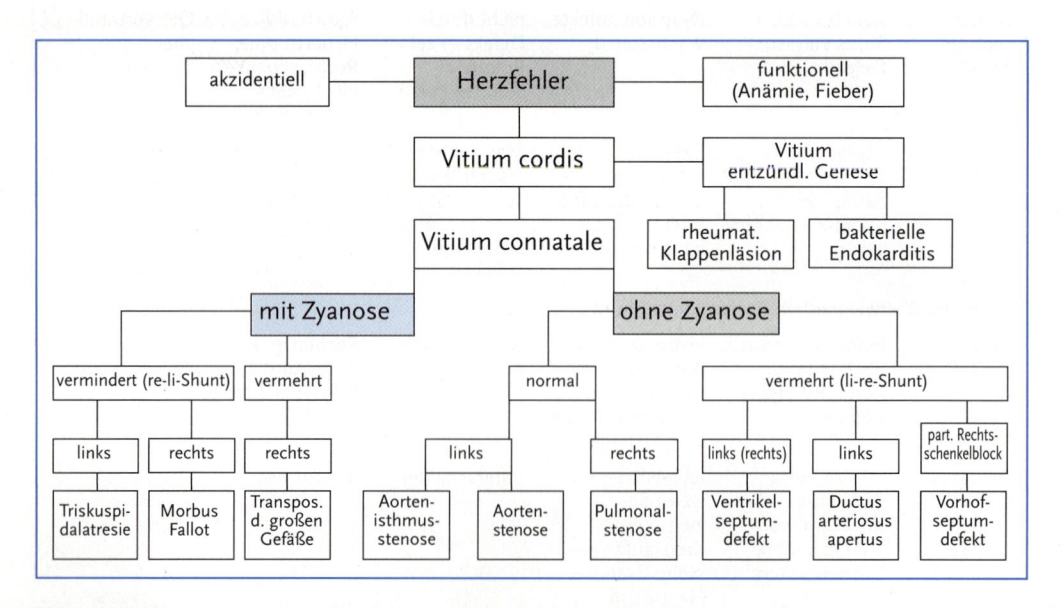

Abb. 11.19: Differentialdiagnose der häufigsten Herzfehler im Kindesalter (J. Bartel 1988)

Kardiomyopathien

Hierzu siehe Innere Medizin, Herz und Gefäße, Kapitel 4.

11.3
Erworbene Herz- und Gefäßerkrankungen

Entzündliche Erkrankungen

Zu Myokarditis siehe Innere Medizin, Herz und Gefäße, Kapitel 4.1, zu Perikarditis Kapitel 5.1, zu Endokarditis Kapitel 6.1.

Erworbene Herzklappenfehler

Hierzu siehe Innere Medizin, Herz und Gefäße, Kapitel 7.

11.4
Herz- und Kreislaufinsuffizienz

Herzinsuffizienz

Siehe auch Innere Medizin, Herz und Gefäße, Kapitel 1.

Definition. Die Unfähigkeit des Herzens, das vom Organismus benötigte Blutvolumen zu transportieren.

Ätiologie. Im Kindesalter liegt meist eine kombinierte Links- und Rechtsherzinsuffizienz (Globalinsuffizienz) vor, die in der Mehrzahl durch angeborene Herzfehler, entzündliche Herzerkrankungen oder Speicherkrankheiten (Glykogenspeicherkrankheit), gelegentlich auch durch schwere Allgemeinerkrankungen (Pneumonie, Sepsis, Anämie) hervorgerufen wird.

Symptomatik. Im Gegensatz zum Erwachsenenalter sind die Symptome im Kindesalter und besonders im Säuglingsalter häufig nur uncharakteristisch: vermehrtes Schwitzen, Trinkunlust, Blässe, Tachypnoe, Dyspnoe mit thorakaler Einziehung, Durchfälle. Daneben finden sich eventuell eine vergrößerte Leber, Ödeme und Rasselgeräusche über den Lungen als Zeichen des Blutstaus.

Therapie. Zur Therapie werden neben allgemeinen Maßnahmen (Bettruhe mit leicht erhöhtem Oberkörper, salzarme Kost etc.) die dem Pathomechanismus entsprechenden Konzepte eingesetzt, wobei ähnliche Pharmaka wie bei Erwachsenen eingesetzt werden (Digitalis, Diuretika, Nitrate, Kalziumantagonisten etc.).

Schock

Siehe auch Chirurgie, Kapitel 8.

Ätiopathogenese. *Schock* entsteht durch: *H*ypovolämie (extern u./o. intern), *O*bstruktion (Perikardtamponade, Pneumothorax), *c*ardiogen (primäres Pumpversagen) oder *k*inetisch/distributiv (Sepsis, Anaphylaxie).

Symptomatik. Kühle, blasse und feuchte Haut, Tachykardie, niedriger Blutdruck mit kleiner Amplitude (ebenso wie im Erwachsenenalter).

Therapie. Wichtig ist neben der Erfassung der Ursache, daß entsprechende Sofortmaßnahmen (Kopftieflage, bei Bewußtlosigkeit: stabile Seitenlage, Freihalten der Atemwege, Flüssigkeitszufuhr) ergriffen werden, um eine Eskalation der Kreislaufinsuffizienz (mit intravasaler Gerinnung, Schocklunge, Niereninsuffizienz und zunehmender Einschränkung der Hirnfunktion) zu verhindern.

11.5
Funktionelle Herz- und Kreislaufbefunde

11.5.1
Funktionelle Befunde von Herzrhythmus und -frequenz

Respiratorische Arrhythmie (Sinusarrhythmie)

Diese Form der passageren Herzrhythmusstörung findet sich vorwiegend bei Kindern im Schulalter. Bei Inspiration kommt es zum Anstieg der Herzfrequenz, bei Exspiration zum Abfall. Sie hat keine pathologische Bedeutung, sondern ist bei Kindern unter Vaguseinfluß physiologisch.

Psychogene Tachykardie

Die psychogene Tachykardie kann von organisch bedingten Tachykardien unterschieden werden, indem der Puls im Schlaf gemessen wird. Bei der psychogenen Tachykardie kommt es im Schlaf zur Normalisierung der Pulsfrequenz.

11.5.2
Orthostatische Dysregulation

Ätiologie. Kreislaufregulationsstörungen sind im Kindesalter häufig (w > m). Sie kommen vorwiegend primär (idiopathisch) vor und verschwinden dann meist bis zum Erwachsenenalter. Sie können aber auch sekundär (symptomatisch) durch endokrinologische, neurogene und kardiale Erkrankungen oder medikamentös bedingt sein. Im Kindesalter überwiegt die idiopathische Form.

Symptomatik. Bei der primären Form kommt es durch vegetativ bedingte vasogene Störungen nach längerem Stehen oder nach dem Aufstehen zum Versacken des Blutes in die abhängigen Partien mit Ohnmacht, Übelkeit, Erbrechen oder auch orthostatisch bedingten Krampfanfällen.

Diagnose. Mit Hilfe von Orthostasebelastungstests mit gleichzeitiger Messung von Blutdruck und Herzfrequenz (z.B. nach Schellong) kann die Diagnose gestellt werden; Blutdruck und Puls sind im Liegen normal, im Stehen kommt es dagegen zu Hypotonie und Tachykardie.

Therapie. Eine regelmäßige sportliche Betätigung sollte den Kindern neben anderen „Abhärtungsmaßnahmen" empfohlen werden (Saunieren).

11.6
Pathologische Herzrhythmusstörungen

11.6.1
Bradykarde Herzrhythmusstörungen

Kompletter AV-Block

Der komplette AV-Block (AV-Block 3. Grades) kommt angeboren oder nach kardiochirurgischen Eingriffen erworben vor. Er kann isoliert oder in Kombination mit anderen Anomalien auftreten. Bei isoliertem AV-Block sind – im Gegensatz zu kombinierten Fehlern – die Kinder oft wenig beeinträchtigt und normal belastbar, wobei die Grunderkrankung das klinische Bild bestimmt.

Diagnose. Entscheidend ist das EKG (Langzeit-EKG), das eine völlige Dissoziation der Vorhof- und Kammeraktivität zeigt.

Therapie. Bei der angeborenen Form kann ein Therapieversuch mit Orciprenalin unternommen werden, die erworbenen Formen sind in der Regel therapierefraktär. Wegen der Gefahr synkopaler Anfälle müssen die Kinder sorgfältig überwacht werden. Oft ist die Implantation eines Herzschrittmachers unerläßlich.

Sinusknotensyndrom (Sick-sinus-syndrome)

Diese Form der Herzrhythmusstörungen ist charakterisiert durch den Wechsel von Tachykardie- und Bradykardieattacken, gelegentlich mit persistierender Bradykardie oder Ausfall der Sinusfunktion bzw. der sinuatrialen Überleitung und dem Einspringen von Ersatzrhythmen; bei Kindern und Jugendlichen ist sie fast ausschließlich als Folge herzchirurgischer Eingriffe.

11.6.2
Tachykarde Herzrhythmusstörungen

Sinustachykardie

Zu unterscheiden sind zwei Formen:
- *selektive Herzfrequenzerhöhung*: bei körperlicher Belastung, Fieber (pro °C

Fieberanstieg 10 Pulsschläge/min mehr), Anämie, Hypovolämie oder Herzinsuffizienz
- *Herzfrequenz ↑ mit vermindertem Herzzeitvolumen*: meist infolge eines Schocks

Therapie. Behandlung der Grunderkrankung.

Supraventrikuläre Tachykardie

Diese im Kindesalter relativ häufige Herzrhythmusstörung tritt zumeist anfallsartig auf; dabei können bei Säuglingen Werte von über 300/min erreicht werden (plötzlich auftretendes Herzjagen).

Ätiologie. Die Störung tritt oft idiopathisch auf. Außerdem findet sie sich bei Herzerkrankungen (Mitralklappenprolaps u.a.), Hyperthyreose oder im Rahmen eines *Präexzitationssyndroms*. Hier kommt es über akzessorische Leitungsbahnen zwischen Vorhof und Kammer zu einer vorzeitigen Kammererregung. Beispiele:
- WPW-(Wolff-Parkinson-White-)Syndrom: verkürzte PQ-Zeit, Verbreiterung des QRS-Komplexes durch Delta-Welle
- LGL-(Lown-Ganong-Levin-)Syndrom: verkürzte PQ-Zeit, keine Delta-Welle

Therapie.
- Vagusreizung: Druck auf den Karotissinus, Valsalva-Preßversuch, Trinken kalten Wassers etc.
- medikamentös: Verapamil, bei Erfolglosigkeit Digitalis. Beim Präexzitationssyndrom ist Ajmalin Mittel der Wahl.

Ventrikuläre Tachykardien

Ätiologie. Ventrikuläre Tachykardien sind im Kindesalter selten. Sie können gelegentlich durch Digitalis ausgelöst werden oder durch eine angeborene Verlängerung der QT-Dauer mit Störung der Erregungsrückbildung entstehen. Beispiele:

- Jervell-Lang-Nielsen-Syndrom: autosomal-dominant mit Taubheit in 30% der Fälle
- Romano-Ward-Syndrom: autosomal-dominant ohne Taubheit

Symptome. Zeichen der Herzinsuffizienz, Synkope, Schwindel, Palpitationen.

Therapie. Lidocain.

11.7 Kardiale Notfälle

11.7.1 Akut bedrohliche Herzrhythmusstörungen

Supraventrikuläre und ventrikuläre Tachykardien siehe oben.

11.7.2 Akut bedrohliche Kreislaufstörungen

Herzbeuteltamponade

Hierzu siehe Innere Medizin, Herz und Gefäße, Kapitel 5.2.

Hypertensive Krise

Im Kindesalter sind hypertensive Krisen sehr selten und meist sekundärer Natur (zu ca. 83% renal).

11.7.3 Synkopen

Es werden *kardiale, vaskuläre, konvulsive* und *vagovasale* Synkopen unterschieden. Die im Kindesalter gelegentlich auftretenden Synkopen sind oft kardial bedingt. Bei Herzfehlern, Rhythmusstörungen oder Herzinsuffizienz kommt es zur Minderdurchblutung des Gehirns mit anfallsartig auftretender, kurzdauernder Ohnmacht *ohne* motorische Äußerungen. Die Therapie erfolgt je nach Grundleiden operativ, medikamentös oder symptomatisch.

12 Erkrankungen der Atmungsorgane

12.1 Differentialdiagnostische Symptomatologie

Erkrankungen der Atmungswege gehören zu den häufigsten akuten und chronischen Krankheiten im Kindesalter. Nachfolgend werden die charakteristischen Symptome – Husten, Dyspnoe, Stridor – besprochen.

Husten

Der Charakter und die Art des Auftretens geben entscheidende Hinweise auf den Entstehungsort (Pharynx, Trachea, Bronchien oder Pleura) und die mögliche Erkrankungsursache. In Tabelle 11.28 sind die wichtigsten Hustentypen zusammengefaßt. Differentialdiagnostisch hilfreich ist die Einteilung in akuten, anfallsweisen und chronischen Husten.

Akuter Husten. Akute Infekte der oberen Atemwege, Pneumonien, obstruktive Lungenerkrankungen, Masern, Keuchhusten, Fremdkörperaspiration, Reizgase, akute allergische Bronchitiden.

Anfallsweiser Husten. Typisch sind die stakkatoartigen Hustenstöße bei Pertussis und eventuell bei Fremdkörperaspiration.

Chronischer Husten. Chronisch behinderte Nasenatmung (z.B. Adenoide) mit gehäuften Infektionen, Allergie (Asthma bronchiale und allergische Alveolitis), rezidivierende Infekte bei hyperreagiblem Bronchialsystem, Bronchiektasen (z.B. Mukoviszidose u.a.), Tuberkulose u.a.

Tab. 11.28: Hustentypen

Hustentyp	Ursache	Besonderheit
feucht	Pneumonie	feinblasige RGs
feucht, rasselnd	Bronchitis mit Schleim	häufigster Hustentyp
feucht, rasselnd	Bronchiektase	grobblasige RGs
trocken	Pleuritis	Unterdrückung durch Schmerz
trocken, heiser, rauh, bellend	Infektkrupp	evtl. inspiratorischer Stridor
trockenes Hüsteln, Räuspern	chron. Pharyngitis	mit Kitzel- o. Juckreiz (bei Allergie)
trocken, klingelnd, rasselnd	Pertussis	Stakkato, anfallsartig
trocken, hart bis gepreßt	Asthma	oft bei Anstrengung, nachts oder beim Aufstehen
bitonal (bellend-rauh/klingelnd-pfeifend)	Einengung der Trachea (z. B. Lymphknotenschwellung)	

Stridor

Definiton. Als Stridor bezeichnet man ein pfeifendes Atemgeräusch, das durch Einengung der oberen Atemwege bedingt ist, inspiratorisch und/oder exspiratorisch und auf Distanz hörbar ist. Der *inspiratorische Stridor* mit *ziehend-juchzendem* Klangcharakter weist auf eine Stenose der oberen, komprimierbaren Atemwege außerhalb des knöchernen Thorax hin (z. B. Kruppsyndrom, Tonsillenhyperplasie, akute Angina u.a.). Die häufigste Ursache beim Säugling ist ein weicher Kehlkopf und Kehldeckel (Laryngomalazie). Der *pfeifende exspiratorische Stridor* wird durch eine Verengung der unteren, intrathorakalen Atemwege verursacht. Dies ist allgemein bei obstruktiven Lungenveränderungen wie Asthma bronchiale oder obstruktiver Bronchitis der Fall (siehe Abb. 11.20).

Dyspnoe (Atemnot)

Definiton. Dyspnoe bezeichnet einerseits das subjektive Atemnotempfinden des Patienten, andererseits die objektiven Zeichen der Atemerschwernis.

Symptomatik. Es gibt eine Fülle von objektiven Dyspnoezeichen: Nasenflügeln, Tachypnoe, Orthopnoe, Hyperpnoe, Schnorcheln und Rasseln bei nasaler bzw. pharyngealer Behinderung, anstoßende bzw. inverse Atmung (Pause zwischen In- und Exspiration mit stöhnendem Beginn der Ausatmung), Einziehungen (jugulär, interkostal, sternal, subkostal), Einsatz der Atemhilfsmuskulatur, verlängertes Exspirium, Zyanose und Stridor. Obstruktive Dyspnoen sind oft, aber nicht zwingend mit einem hörbaren Stridor verbunden.

Differentialdiagnose. Bei obstruktiver Dyspnoe ohne Stridor ist differentialdiagnostisch zu denken an Rhinitiden jeder Art, die Choanalatresie und an die Pierre-Robin-Sequenz (siehe unten).

Ateminsuffizienz

Bei der Ateminsuffizienz ist der Gasaustausch in der Lunge gestört. Tritt bei gesteigerter Atemtätigkeit eine Blutgasveränderung auf, so ist eine Dekompensation (der zunächst kompensierten Ateminsuffizienz) eingetreten. Man unterscheidet eine partielle und eine globale respiratorische Insuffizienz:
- Partialinsuffizienz → pO_2
- Globalinsuffizienz → $pO_2 \downarrow$ und $pO_2 \uparrow$

Die *chronische* Ateminsuffizienz kommt im Rahmen schwerer Grunderkrankungen vor. Die *akute* Ateminsuffizienz kann durch eine neu aufgetretene Störung oder durch eine Ver-

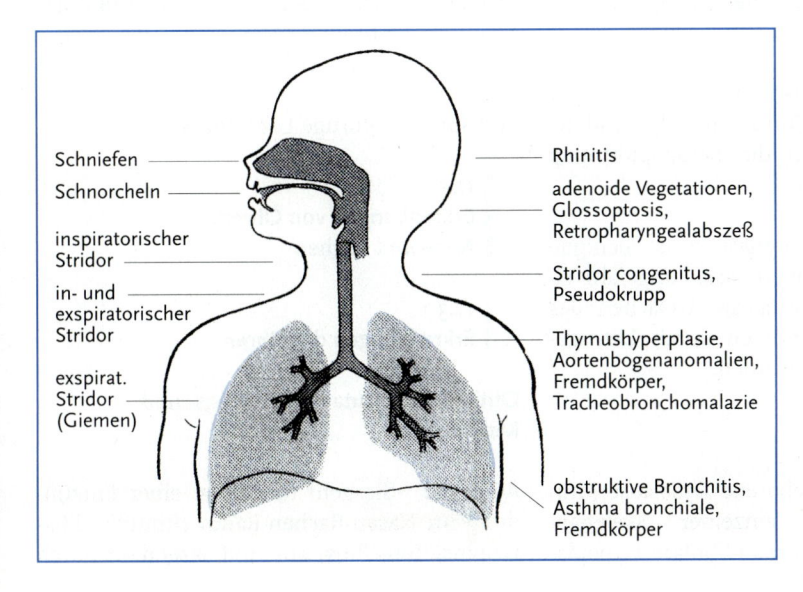

Abb. 11.20: Ursachen und Lokalisation von Nebengeräuschen bei der Atmung (W. Thal 1988)

- Schniefen
- Schnorcheln
- inspiratorischer Stridor
- in- und exspiratorischer Stridor
- exspirat. Stridor (Giemen)
- Rhinitis
- adenoide Vegetationen, Glossoptosis, Retropharyngealabszeß
- Stridor congenitus, Pseudokrupp
- Thymushyperplasie, Aortenbogenanomalien, Fremdkörper, Tracheobronchomalazie
- obstruktive Bronchitis, Asthma bronchiale, Fremdkörper

schlechterung einer bereits bestehenden chronischen Ateminsuffizienz bedingt sein.

12.2
Angeborene Fehlbildungen

Choanalatresie

Ätiologie. Bei 1:2000–5000 der Lebendgeborenen besteht ein ein- oder doppelseitiger angeborener Verschluß der Nasengänge. Die Choanalatresie ist der häufigste angeborene Nasenverschluß.

Symptomatik. Da Säuglinge im 1. Lebensmonat fast ausschließlich durch die Nase atmen, zeigen Kinder mit doppelseitiger Atresie schon bald nach der Geburt Atemnot und Zyanose. Die Nahrungsaufnahme ist erschwert, weil Saugen und Trinken ständig unterbrochen werden müssen, um zu atmen.

Diagnostik und Therapie. Die Choanalatresie wird durch eine Sondierung der Nasengänge festgestellt und muß chirurgisch behandelt werden.

Konnataler inspiratorischer Stridor

Ätiologie. Dieser von Geburt an bestehende inspiratorische Stridor ist meistens die Folge einer übermäßigen Weichheit des Kehlkopfgerüstes (sogenannten Laryngomalazie).

Symptomatik. Bei Inspiration kollabiert der Larynx und die noch dünne Epiglottis und die Aryknorpel werden in die Kehlkopföffnung hineingezogen.

Therapie. Die Laryngomalazie ist benigne und verschwindet spontan nach ungefähr einem Jahr. Andere laryngeale Ursachen des konnatalen Stridors müssen durch Laryngoskopie ausgeschlossen werden.

Pierre-Robin-Sequenz

Ätiologie. Diese angeborene Dysostose (umschriebene Störung einzelner Skelettabschnitte) wird auch als mandibuläre Hypoplasie mit Glossoptose (Zurückfallen der Zunge) bezeichnet.

Symptomatik. Die Mikrognathie bewirkt zusammen mit der Glossoptose und eventuell einer Gaumenspalte ein sehr leichtes Abgleiten der Zunge in Richtung Kehlkopf, was zu lageabhängigem Stridor mit Atemstörungen und Atemstillständen (insbesondere in Rückenlage) führt.

Therapie. Sie erfolgt durch eine plastische Kieferkorrektur. In leichten Fällen ist die Bauchlagerung und Sondenernährung ausreichend. Im Laufe der Jahre kann es zu einer spontanen Besserung kommen.

Kongenitales lobäres Lungenemphysem

Ätiologie. Diese meist im linken Oberlappen lokalisierte Überblähung eines Lungenlappens entsteht durch angeborene Anomalien im Bereich der Bronchien (Ventilstenose). Sie tritt isoliert oder im Zusammenhang mit Herzvitien auf.

Symptome. Bereits in den ersten Lebenswochen tritt Atemnot auf, ganz selten nach dem 6. Monat.

Diagnose. Die Röntgenaufnahme des Thorax zeigt lokalisierte Emphysemzeichen. Differentialdiagnostisch muß eine Aspiration und das Syndrom der hyalinen Membranen (bei Surfactantmangel) ausgeschlossen werden.

Therapie. Sofortige Lobektomie.

12.3
Erkrankungen von Ohren, Nase und Rachen

12.3.1
Erkrankungen der Ohren

Otitis media acuta im Säuglings- und Kleinkindalter

Ätiologie. Sie geht meist von einer Entzündung im Nasen-Rachen-Raum (Rhinitis, Pharyngitis, Tonsillitis) aus und aszendiert durch die Tube ins Mittelohr (die Eustachi-Röhre ist bei Kleinkindern kürzer und weiter als beim Erwachsenen). Im Säuglingsalter sollte man auch im Rahmen eines gastrointestinalen Infektes an eine Otitis denken.

Häufigkeit. Zwischen dem 6. und 24. Lebensmonat und zwischen dem 4. und 6. Lj.

Symptome. Symptome der akuten Otitis media (meist im Verlauf einer akuten, fiebrigen Infektion der Atemwege) Ohrschmerzen, die von Kleinkindern oft nicht lokalisiert werden können, eventuell Schwerhörigkeit. Das Trommelfell ist gerötet und (bei eitriger Otitis) vorgewölbt oder (bei katarrhalischer Otitis) eingezogen. Der Lichtreflex fehlt oft.

Therapie. Die akute Otitis media heilt bei rechtzeitiger Antibiotikatherapie häufig ohne Spontanperforation rasch ab.

Komplikation. Bei unterlassener oder falscher Therapie entwickelt sich in einem Teil der Fälle nach 2–3 Wochen eine *Mastoiditis* mit objektivierbarem Druckschmerz hinter der Ohrmuschel. Zudem kann sich eine *chronische Otitis media* entwickeln, die mit Knocheneiterung und randständigem Trommelfelldefekt nie spontan heilt und stets eine operative Maßnahme zur Verhinderung weiterer Komplikationen erfordert.

> **Merke!**
> Säuglinge greifen sich bei einer Otitis ans Ohr → Ohrzwang.

Hörstörungen

Hörstörungen bei Kindern gefährden den Spracherwerb und bergen Gefahren für die seelische und geistige Entwicklung. Man unterscheidet:
- kongenitale *Hörstörungen:* Mißbildungen, intrauterine Blutungen und Infektionen
- postnatale *Hörstörungen:* Störung der Schalleitung durch Infektionen und Ergüsse (häufig) oder zentrale Hörstörungen (selten)

Wichtig ist im Verdachtsfall die sofortige gründliche Diagnostik und eine adäquate Therapie.

12.3.2 Erkrankungen der Nase und der Nasennebenhöhlen

Rhinitis, Rhinopharyngitis

Ätiologie. Bei einem Kleinkind sind mehr als ein halbes Dutzend Infektionen pro Jahr noch physiologisch, da ihre IgA-abhängige Abwehr nicht ganz ausgebildet ist und sie noch keinen Kontakt mit den Viren hatten. Meistens handelt es sich um Virusinfektionen mit RS-, Rhino-, Adeno-, Coxsackie-, (Para-)Influenza-, ECHO-Viren u.a.

Häufigkeit. Am häufigsten treten Infekte der oberen Luftwege im Alter von 0,5–6 Jahren auf (bis zum 6. Monat sind die Kinder durch mütterliche Antikörper geschützt). Kinder im Vorschulalter haben durchschnittlich 8–9 virale Infekte der oberen Luftwege im Jahr, bei Kindergartenbesuch bis zu zwölf.

Symptome. Nach kurzer Inkubationszeit (Stunden bis Tage) zeigen sich die Anfangssymptome Niesen, Hüsteln und Kratzen im Rachen. Später kommt es zur Schwellung und wäßrigen Sekretion der Nasenschleimhaut, die allmählich schleimig-eitrig werden kann (→ bakterielle Superinfektion). Rachenrötung und Heiserkeit kommen oft hinzu. Säuglinge können auch mit hohem Fieber und Apathie reagieren, die Nahrung verweigern oder erbrechen. Nach einer, spätestens zwei Wochen klingen die Symptome ab; ein längerer Verlauf deutet auf eine Komplikation hin (Sinusitis, Otitis media, Pneumonie u.a.).

Therapie. Die körpereigenen Abwehrkräfte können durch pflanzliche Immunstimulanzien unterstützt werden. Die symptomatische Therapie erfolgt mit abschwellenden Nasentropfen (bei allen Kindern zur Nacht, bei Säuglingen zusätzlich vor den Mahlzeiten), um die Nasennebenhöhlenausführungsgänge und Tubenöffnungen offenzuhalten und hierdurch einer Sinusitis und einem Tubenkatarrh vorzubeugen. Fieber ist eine physiologische Reaktion auf Virusinfekte und sollte bei Kindern ohne Vorerkrankung erst ab 39,5 °C gesenkt werden (siehe auch Innere Medizin, Infektiologie). Ferner werden Schwitzprozeduren und im Falle einer pharyngealen Hypersekretion pflanzliche Sekretolytika empfohlen.

Sonderformen. Allergische Rhinitis (z.B. Heuschnupfen), vasomotorische Rhinitis (selten bei Kindern; typisch sind Niesattacken und starke Schleimhautschwellung) sowie die primäre bakterielle Rhinitis (Haemophilus influenzae, Streptococcus pneumoniae).

Nasennebenhöhlenentzündungen (Sinusitiden)

Ätiologie. Eine Sinusitis kann die Kieferhöhle, Siebbeinzellen, Keilbeinhöhle und/oder Stirnhöhle betreffen und isoliert oder im Rahmen einer generalisierten Atemwegserkrankung (z.B. als Komplikation einer viralen Entzündung oder beim Vorliegen einer chronischen Rhinitis) auftreten. Die wesentlichen Erreger einer eitrigen Sinusitis sind Haemophilus influenzae, Pneumokokken oder Staphylokokken.

Symptome. Die akute virale Sinusitis zeigt keine spezifischen Symptome, bei der akuten bakteriellen stehen Schmerzen und oft nur einseitige Sekretabsonderungen aus der Nase im Vordergrund. Dieses schwere, aber seltene Erkrankungsbild kann zu lebensbedrohlichen orbitalen und intrakraniellen Komplikationen führen.

Diagnose. Jeder einseitige und länger als drei Wochen andauernde Schnupfen ist verdächtig. Röntgenologisch zeigt sich eine Spiegelbildung (Flüssigkeitsansammlung) in der verschatteten Kieferhöhle.

Therapie. Bei akuter eitriger Sinusitis Antibiotika, symptomatische Therapie mit Nasentropfen in Seitenlage und Spülungen.

Prognose. Gut bei akuten, ungünstig bei chronischen Sinusitiden.

> **Merke !**
> Die Lokalisation der Sinusitis ist vom Alter abhängig, da die Nasennebenhöhlen bis zum ca. 6. Lj. noch nicht voll angelegt sind: Im 1. Lj. → Sinus ethmoidalis; Kleinkinder → Sinus maxillaris u. sphenoidalis; 6.–10. Lj. → Sinus frontalis.

12.3.3 Krankheiten des lymphatischen Rachenringes

Akute Pharyngitis und Epipharyngitis

Bei der Pharyngitis handelt es sich prinzipiell um die gleichen Erreger wie bei der Rhinitis (siehe oben).

Symptome. Üblicherweise finden sich Brennen und Kratzen im Hals, Schmerzen beim Schlucken, eine gerötete Rachenhinterwand und bei Kleinkindern Erbrechen. Bei der akuten Epipharyngitis ist eine Eiter-Schleim-Straße an der Rachenhinterwand und eine behinderte Nasenatmung typisch.

Therapie. Heiße Getränke, evtl. Analgetika.

Rachenmandelhyperplasie (Adenoide)

Eine Vergrößerung der Rachenmandel ist bei Kindern Ausdruck ihres besonders aktiven Immunsystems. Sie ist per se ohne Krankheitswert und asymptomatisch, kann aber Belüftungsstörungen (Nase, Tuben) und konsekutiv Infektionen hervorrufen.

Therapie. Adenotomie (siehe auch HNO, Kap.3).

Gaumenmandelhyperplasie

Sie ist, ebenso wie die Adenoide, per se ohne Krankheitswert. Die hyperplastischen, glatten oder zerklüfteten Tonsillen können sich eventuell in der Mittellinie berühren; die Sprache kann kloßig, die Einatmung stridorös werden. Bei Hypoventilation ist eine Tonsillektomie zwingend.

Akute und chronische Tonsillitis (Angina tonsillaris)

Siehe auch HNO, Kapitel 3.

Entzündungen der Gaumenmandeln sind im Kindesalter sehr häufig Begleiterkrankungen bei Infektionen der oberen Luftwege mit Befall des gesamten lymphatischen Rachenringes. Sie können aber auch isoliert vorkommen. Die Haupterreger der Angina tonsillaris bzw. der Tonsillopharyngitis sind β-hämolysierende Streptokokken der Gruppe A.

Symptome. Meist plötzlicher Beginn mit hohem Fieber, schwerem Krankheitsgefühl, Halsschmerzen, Schluckbeschwerden und schmerzhafter Anschwellung der Kieferwinkellymphknoten. Oft finden sich ein eitriges Exsudat oder leicht abwischbare Beläge auf den Tonsillen.

Diagnose. Klinik, Bakterienkultur, Anstieg des Antistreptolysintiters; eine Leukozytopenie schließt eine akute Streptokokkentonsillitis in der Regel aus.

Therapie. Bei Streptokokkenätiologie Penicillin V oral, bei Penizillinallergie Erythromycin.

Komplikationen. Peritonsillarabszeß, tonsillogene Sepsis (beide erfordern die sofortige Tonsillektomie). Gefürchtet sind die Streptokokkenfolgekrankheiten Endokarditis, akute Glomerulonephritis und akutes rheumatisches Fieber.

12.4 Erkrankungen von Kehlkopf, Trachea und Bronchien

Siehe auch Innere Medizin, Atmungsorgane, Kapitel 2.

12.4.1 Laryngitis, Tracheitis, Epiglottitis acutissima

Bei diesen verschiedenen Erkrankungen des „Kruppsyndroms" ist die Nomenklatur oft uneinheitlich und verwirrend. Daher ist es sinnvoll, im Rahmen des Kruppsyndroms die *supraglottische Laryngitis* von der *subglottischen Laryngotracheobronchitis (LTB)* abzugrenzen. Eine isolierte Tracheitis kommt sehr selten vor. Tabelle 11.29 faßt Differentialdiagnose und mit Kruppsymptomen einhergehende Krankheitsbilder zusammen.

Subglottische Laryngotracheobronchitis

Ätiologie. Durch Virusinfektion (vor allem Parainfluenza-, Influenza-, RS- oder Adenoviren) entsteht eine bei disponierten Säuglingen und Kleinkindern rasch zunehmende entzündliche Schwellung der subglottischen Schleimhaut. Die Laryngotracheitis kommt bei Jungen und dicken Kindern häufiger vor.

Symptomatik. Die Symptome werden nach Schweregrad in 4 Stadien eingeteilt (siehe Tabelle 11.30).

Kruppsyndrom	Differentialdiagnose
supraglottische Laryngitis (akute phlegmonöse Epiglottitis)	Anomalien in Larynx und Trachea
subglottische Laryngitis (stenosierende Laryngotracheobronchitis):	Fremdkörper in Larynx, Trachea oder Ösophaguseingang
→ Masernkrupp	Extubationsstridor
→ Krupp bei anderen Viruserkrankungen	Laryngospasmus (Rachitis)
Diphtheriekrupp („echter Krupp")	Glottisödem
	Insektenstich
	Tonsillenhyperplasie

Tab. 11.29: Kruppsyndrom und Differentialdiagnose (modifiziert nach Palitzsch)

Tab. 11.30: Schweregrade und Therapie der subglottischen Laryngotracheobronchitis

Grad	Symptome	Therapie
I	bellender Husten, Heiserkeit oder Aphonie	frische angefeuchtete Luft
II	inspiratorischer Stridor, leichte Atemnot, leichte juguläre Einziehung	Inhalation mit Epinephrin
III	starker Stridor, deutliche Atemnot, juguläre, sternale, interkostale und epigastrische Einziehungen, Unruhe, Tachykardie >160/min	Steroid (inhalativ oder rektal), stationäre Einweisung
IV	starke Dyspnoe, in- und exspiratorischer Stridor, Zyanose, Bewußtseinsstörung	Sedierung, Intubation, sofort Intensivstation, Antibiotikaprophylaxe

Therapie. Diese richtet sich nach dem Schweregrad der Erkrankung (siehe Tabelle 11.30).

Supraglottische Laryngitis (Epiglottitis acutissima, akute phlegmonöse Epiglottitis)

Ätiologie. Es handelt sich um eine bakterielle Entzündung, die am häufigsten durch Haemophilus influenzae Typ B hervorgerufen wird und mit einem entzündlichem Ödem der Epiglottis und Verlegung des Kehlkopfeingangs einhergeht. Seit Einführung der Haemophilus-influenzae-B-Impfung ist die Epiglottitis acutissima sehr selten geworden.

Symptomatik. Sie beginnt plötzlich mit hohem Fieber, Leitsymptom ist ein inspiratorischer Stridor mit schnell zunehmender Atemnot. Die Sprache ist kloßig. Bei Berührung der Rachenhinterwand kann durch Schwellung ein Laryngospasmus oder ein Herzstillstand eintreten. Innerhalb von Minuten kann die Stenosierung so stark zunehmen, daß der Erstickungstod eintritt. Ausgeprägte Leukozytose.

Therapie. Tracheotomie und Intubation sind fast immer erforderlich. Antibiose mit Cephalosporin, stets stationäre Einweisung mit Notarzt.

Diphtheriekrupp („echter Krupp")

Die typische Pseudomembranbildung tritt häufig kombiniert mit einer Nasen- und Rachendiphtherie auf. Allmählicher Beginn mit Heiserkeit, bellendem Husten und inspiratorischem Stridor (siehe auch Kap. 8.3). Es kann zur plötzlichen Ablösung von Pseudomembranen und damit zu Erstickungsanfällen kommen (Tracheotomie!). Neben dem typischen Lokalbefund sprechen ein nur mäßiges Fieber bei schwerem Krankheitsgefühl und starker Halslymphknotenschwellung für eine Diphtherie.

> **Merke!**
>
> Die rechtzeitige Unterscheidung der subglottischen Laryngotracheitis von der supraglottischen Laryngitis ist für den Patienten von *vitaler Bedeutung* → Tabelle 11.31.

12.4.2 Bronchitis

Siehe auch Innere Medizin, Atmungsorgane, Kapitel 2.

Einteilung. Die Bronchitisformen werden folgendermaßen eingeteilt:
- Bronchitis ohne Obstruktion: akute Bronchitis, chronische Bronchitis
- Bronchitis mit Obstruktion: obstruktive Bronchitis, Bronchiolitis, Asthma bronchiale

Akute Bronchitis

Ätiologie. Die akute Bronchitis ist eine zumeist mit Exsudatbildung einhergehende Entzündung der Bronchialschleimhaut, die meist durch Virusinfektionen (Parainfluenza-, RS-, Rhino- und Adenovirus) ausgelöst wird und im Herbst und Winter gehäuft vorkommt. Sie wird begünstigt durch Feuchtigkeit, Kälte, Staub,

	subglottische Laryngotracheobronchitis	supraglottische Laryngitis
Symptome		
Allgemeinzustand	meist gut bis befriedigend	stark beeinträchtigt
Fieber	meist <39 °C	>39 °C
Husten	Krupphusten	kaum
Speichelfluß	keine	meistens
Heiserkeit	ausgeprägt	kaum
Dysphagie	keine	meist stark
Beginn	oft geht Infekt voraus	schnell, toxisch
Risikofaktoren		
Alter	<3 Jahre	>3 Jahre
Jahreszeit	Herbst, Winter	keine spezielle
Tageszeit	> abends, nachts	keine spezielle
Rezidive	häufig	selten

Tab. 11.31: Differentialdiagnose von subglottischer Laryngotracheitis und supraglottischer Laryngitis

Rauchen und Gase. Die Bronchitis ist sehr häufig mit einer Rhinitis, Sinusitis, Pharyngitis, Laryngitis oder Tracheitis kombiniert.

Symptomatik. Sie entwickelt sich meistens im Anschluß an eine Rhinitis oder Pharyngitis. Es findet sich ein trockener, später lockerer Husten, grobblasige RGs, eventuell Fieber. Bei Mitbeteiligung der Trachea ist der Husten bellend. Die akute Bronchitis heilt nach spätestens 2 Wochen komplikationslos ab. Rezidive sind im Kindesalter häufig und typisch. Ebenso sind bakterielle Sekundärinfektionen häufiger, je jünger die Kinder sind. Kleinkinder klagen oft über Bauchschmerzen. Bei allen Formen der akuten Bronchitis können Hustenanfälle Erbrechen auslösen.

Therapie. Bei leichten Fällen ist keine Behandlung nötig, sonst pflanzliche Sekretolytika, Inhalation mit Kochsalzlösung oder Kräuterextrakten. Bei Säuglingen besteht die Gefahr der Dehydratation und der Bewußtseinstrübung, so daß parenterale Flüssigkeitszufuhr notwendig sein kann.

Komplikation. Jeder länger als 1–2 Wochen andauernde Husten ist verdächtig auf eine bakterielle Superinfektion → Übergang in *Bronchopneumonie* (erneuter Anstieg des Fiebers!). Durch eine übermäßige Schleimhautschwellung und massive Sekretbildung kann eine *obstruktive Bronchitis* entstehen.

Chronische Bronchitis

Definition. Husten und ein entsprechender Auskultationsbefund bestehen kontinuierlich länger als 3 Monate in mindestens 2 aufeinanderfolgenden Jahren.

Ätiologie. Meist geht eine chronische Bronchitis mit einer Grunderkrankung einher:
- chronische eitrige Entzündungen der oberen Luftwege
- Allergie
- erworbene Störungen der unteren Luftwege (Fremdkörperaspiration, persistierende Infektionen z.B. Tbc, Mykosen, Herzfehler u.a.)
- angeborene Störungen der unteren Luftwege (Mukoviszidose, α-Antitrypsin-Mangel, Kartagener-Syndrom)
- permanent wirkende Noxen (Passivrauchen, O_3 u.a.)
- gastroösophagealer Reflux bei Säuglingen

Therapie. Sie richtet sich nach den Ursachen.

Obstruktive Bronchitis

Ätiopathogenese. Meist bei Virusinfekten (Parainfluenza-, RS-, Echo-, Adenovirus), seltener bei Allergien kommt es zu einer entzündlichen Schleimhautschwellung der größeren und mittleren Bronchien.

Symptomatik. Siehe Tabelle 11.32.

Therapie. Betamimetika, Theophyllin, Steroide und Sekretolytika.

Bronchiolitis

Ätiopathogenese. Sie wird meistens durch das RS-Virus verursacht, wobei es durch eine Schleimhautschwellung zu einer Obstruktion der kleinen Bronchien und Bronchiolen kommt. Die Erkrankung betrifft hauptsächlich Kinder im 1.–2. Lj.

Symptomatik. Siehe Tabelle 11.32.

Therapie. Bei leichtem Verlauf Epinephrin-Inhalation. Bei schwerem Verlauf Intubation und Beatmung.

12.4.3 Fremdkörperaspiration

In der Perinatalzeit spielt die Mekoniumaspiration die wichtigste Rolle. Zwischen dem 6.–24. Lebensmonat dominiert die Aspiration von festen Nahrungsteilen und Genußmitteln sowie kleinen Gegenständen aus unterschiedlichen Materialien. Fremdkörper gelangen überwiegend in den rechten Hauptbronchus.

Symptome. Zunehmende Dyspnoe, Überblähungszeichen, eventuell Schmerzen.

Diagnostik. Anamnese, klinischer Befund, Röntgenthorax (Transparenzunterschied zwischen rechter und linker Lunge, Überblähungszeichen, ggf. Atelektase), Bronchoskopie.

Therapie. Bei Verdacht Bronchoskopie mit baldiger Absaugung bzw. Extraktion des Fremdkörpers, ggf. Kortikoide.

Komplikationen. Bereits innerhalb kurzer Zeit finden Gewebsreaktionen statt, die zu Atelektasen führen. Bei längeren endobronchialen Verweilen können Pneumonien, Bronchiektasen und Emphysem entstehen.

12.4.4 Asthma bronchiale

Siehe auch Kapitel 9.2 und Innere Medizin, Atmungsorgane, Kapitel 2.3.

Häufigkeit. Das Asthma bronchiale ist eine der häufigsten Kindererkrankungen. Die Häufigkeit wird in der Bundesrepublik auf 8 % geschätzt und scheint weiter zuzunehmen.

Ätiopathogenese. Das Asthma bronchiale ist eine variable und reversible Atemwegsobstruktion infolge einer Entzündung und Hyperreak-

Tab. 11.32: Differentialdiagnose von obstruktiver Bronchitis und Bronchiolitis

	obstruktive Bronchitis	Bronchiolitis
Allgemeinzustand	mäßig reduziert	stark reduziert
Atmung	mäßige exspiratorische Tachy-/Dyspnoe, unproduktiver Husten	starke (in- u.) exspiratorische Tachy-/Dyspnoe, Einziehungen, Zyanose, Nasenflügeln
Auskultation	Giemen, Pfeifen, Brummen, gelegentlich RGs	anfangs Pfeifen und Giemen, später stille Obstruktion bei schwerer Form
Überblähung	mäßige	massive (Zwerchfelltiefstand)

tivität der Atemwege mit Schleimhautschwellung, Hypersekretion und Spasmus der Bronchialmuskulatur.

Es werden verschiedene Asthmaformen unterschieden:
- *extrinsic-Asthma* (rein allergische Asthma): bei Kindern häufig kombiniert mit Atopiesyndrom (Neurodermitis, Urtikaria u.a.)
- *intrinsic-Asthma:* bei Kindern seltener (durch Kältereiz oder Infekte auslösbar)
- *Mischformen:* häufigste Form bei Kindern
- *Belastungsasthma:* bei Kindern nach Beginn einer körperlichen Anstrengung häufig

Symptome. Leitsymptome sind exspiratorisches Pfeifen, Giemen, Brummen und eine exspiratorische Dyspnoe, die im Asthmaanfall bedrohlich zunimmt und bis zur Zyanose und Atemnot führen kann. Nach einem beschwerdefreien Intervall kann der Anfall plötzlich wieder einsetzen. Dabei ist der Brustkorb gebläht (hypersonorer Klopfschall), die Atemhilfsmuskulatur wird eingesetzt, außerdem bestehen Angstgefühl, Tachykardie und Schweißausbruch.

Therapie. In der Anfallsbehandlung sind β_2-Sympathikomimetika und Theophyllin-Präparate wichtig. Als Basis dienen inhalative Steroide und Mastzellstabilisatoren.

Prognose. Sie ist meist günstig, da $2/3$ aller Kinder unter der Therapie symptomfrei werden. In 50% der Fälle Ausheilung während der Pubertät.

12.4.5 Bronchiektasen und Lungenveränderungen

Bronchiektasen

Ätiologie. Bronchiektasen sind irreversible, sackartige oder zylindrische Erweiterungen der Bronchien. Sie können infolge einer Entwicklungsstörung der Bronchien *angeboren* sein oder *erworben* werden, z.B. nach Infektionskrankheiten (Masern, Keuchhusten) oder bei Vorliegen eines abnormen, besonders zähen Schleimes (Mukoviszidose, s.u.); außerdem können sie postbronchitisch oder poststenotisch (bei Fremdkörperaspiration) entstehen.

Symptome. Bronchiektasen äußern sich durch oft fieberhaften, rezidivierenden oder chronischen Husten, wobei in der Regel größere Mengen Sputum expektoriert werden. Bei der Auskultation sind grobblasige RGs zu hören. Eventuell finden sich Uhrglasnägel und Trommelschlägelfinger als Zeichen der peripheren Zyanose.

Diagnose. Klinisches Bild, Röntgenthorax, Bronchographie.

Therapie. Zunächst konservative Therapie mit dem Ziel, wie bei der Mukoviszidose den Sekretstau und die rezidivierenden Infektionen zu verhindern. Eine Lungenteilresektion ist gerechtfertigt, wenn die Bronchiektasen auf 1–2 Lungenlappen beschränkt sind.

Mukoviszidose (zystische Fibrose)

Ätiologie. Autosomal-rezessiv vererbte Krankheit der exokrinen Drüsen. Besonders die schleimbildenden Drüsen sind betroffen. Es wird ein abnorm visköses Sekret gebildet, die Drüsenausgänge werden teilweise verlegt und erweitert, und es entstehen zystisch-fibröse Veränderungen, besonders im Pankreas.

Häufigkeit. In Mitteleuropa 1:2000 Lebendgeborene.

Symptome. Die Krankheit manifestiert sich beim Neugeborenen als Mekoniumileus (kein Mekoniumabgang innerhalb von 48 Stunden), später als bronchopulmonale Erkrankung (rezidivierende Bronchitiden und Pneumonien) in Kombination mit einer schweren Verdauungsinsuffizienz (Pankreasveränderungen). Weitere Organmanifestationen sind chronische bzw. rezidivierende Sinusitis und als hepatisches Symptom der Icterus neonatorum.

Diagnose.
- pränatal durch den Nachweis veränderter DNA-Abschnitte auf Chromosom 7

- Schweißtest: erhöhter Natrium- und Chloridgehalt im Schweiß (> 60 mmol/l)
- Screening-Test: immunreaktives Trypsinogen (IRT) ↑
- Exogene Pankreasinsuffizienz
- Familienanamnese!

Komplikationen.
- Lunge: Hämoptysen, Pneumothorax, chronisches Cor pulmonale, Atelektasen (*cave:* Aspergillose), allergisches Asthma (30% der Fälle)
- Herz: Rhythmusstörungen, Rechtsherzversagen
- Diabetes mellitus in 2% der Fälle
- Rektumprolaps in 25% der Fälle; meist Kleinkinder
- Leberzirrhose in 5% der Fälle
- Kyphose infolge chronischer Ateminsuffizienz

Therapie. Fast immer ist eine Dauertherapie erforderlich. Die Lungenkomplikationen stehen im Vordergrund, deshalb im wesentlichen Aerosolbehandlung (auch Aufenthalt an der See) und Antibiotikatherapie der Lungeninfektionen, außerdem Verabreichung von Pankreasfermenten und sehr gute Ernährung.

Prognose. Ohne Therapie liegt die Letalität in den ersten Lebensjahren bei 90%. Die zystische Fibrose verläuft immer chronisch, heute erreicht allerdings die Mehrzahl der Patienten das Erwachsenenalter. Todesursachen sind fast immer schwere entzündliche Lungenkomplikationen.

Bronchopulmonale Dysplasie

Diese morphologischen Veränderungen im Bereich der Bronchialschleimhaut, des Lungenparenchyms und des Lungeninterstitiums sind die Folge einer Langzeitbeatmung bei Früh- und Neugeborenen mit hohen Beatmungsdrücken und der Zufuhr von O_2 in hoher Konzentration. Oft kommt es im weiteren Verlauf zu einer weitgehenden Restitution, die bronchiale Hyperreagibilität bleibt allerdings oft als Spätschaden bestehen.

12.5 Erkrankungen der Lunge und Pleura

12.5.1 Pneumonien im Kindesalter

Hierzu siehe auch Innere Medizin, Atmungsorgane, Kapitel 3.1.

Das klinische Bild der Pneumonie im Kindesalter wird von der Art des Erregers sowie vom Alter und der Resistenzlage des betroffenen Kindes bestimmt. Bestimmte Pneumonien weisen sowohl vom Erreger als auch vom Verteilungsmuster her eine gewisse Altersprävalenz auf (siehe Abb. 11.21).

Neugeborene können sowohl pränatal durch transplazentare Übertragung (Röteln, Listeriose, Zytomegalie) als auch konnatal durch aszendierende Keime (E. coli, Streptokokken Typ B) infiziert werden. Postnatal können aerogene und hämatogene Infektionen sowie Aspiration (Fruchtwasser, Erbrochenes) eine Pneumonie auslösen.

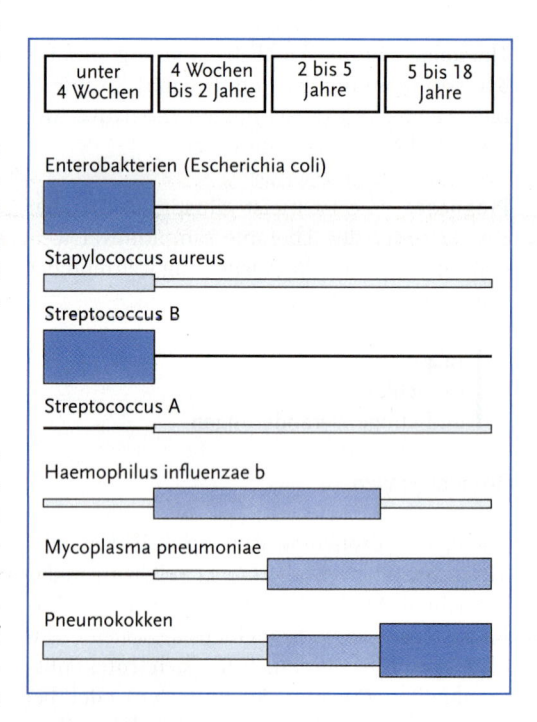

Abb. 11.21: Altersabhängiges Erregerspektrum für Pneumonien im Kindesalter (Harnack/Koletzko 1994)

Im *Säuglings- und Kleinkindalter* überwiegen viral bedingte Pneumonien, wobei auf bakterielle Superinfektionen zu achten ist (Pneumokokken, Haemophilus influenzae, Streptokokken).

Die häufigsten Erreger im *Schulalter* sind Mykoplasmen, Haemophilus influenzae und Pneumokokken.

Bronchopneumonie

Dies ist die häufigste Pneumonieform bei Kindern. Befallen werden besonders Säuglinge und Kleinkinder.

Ätiologie. Sie ist gekennzeichnet durch Entzündung der Bronchien und der ihnen zugeordneten Läppchenbereiche. Meist gehen eine Rhinopharyngitis oder eine Bronchitis voraus, wobei der Übergang zwischen Bronchitis und Pneumonie fließend ist.

Symptomatik. Siehe Tabelle 11.33.

Therapie. Bei Verdacht auf bakterielle Pneumonie wird nach dem wahrscheinlichen Erregerspektrum eine „blinde" antibiotische Therapie eingeleitet, die ggf. nach Antibiogramm modifiziert wird. Wichtig ist die Materialgewinnung *vor* Therapiebeginn. Bei Neugeborenen ist immer mit Problemkeimen zu rechnen, im späteren Säuglingsalter sind besonders Staphylokokken und Pneumokokken zu berücksichtigen (Therapie z. B. mit Cephalosporinen). Im Klein- und Schulkindalter sind Haemophilus, Pneumokokken und Streptokokken häufig, deshalb ist ein Aminopenicillin Mittel der Wahl. Bei Verdacht auf Viruspneumonie wird vorerst kein Antibiotikum gegeben. Zusätzliche symptomatische Maßnahmen richten sich nach dem Krankheitsverlauf.

Prognose. In aller Regel günstig. Nur bei jungen Säuglingen und Kindern mit Grundleiden kommen chronische und tödliche Erkrankungen häufiger vor.

Lobärpneumonie

Sie spielt im Vergleich zu Bronchopneumonie eine deutlich geringere Rolle. Sie tritt vorwiegend im Schulalter infolge einer Pneumokokkeninfektion auf (siehe Tabelle 11.33). Sie kommt im Säuglingsalter praktisch *nicht* vor.

Therapie und Prognose. Siehe oben.

Interstitielle Pneumonie

Ätiologie. Die interstitielle Pneumonie kann immunologisch oder infektiös (Mycoplasma pneumoniae) bedingt sein. In 50% der Fälle bleibt die Ätiologie ungeklärt.

Symptomatik. Siehe Tabelle 11.33.

Diagnostik. Röntgenthorax (bei hilusnahen Prozessen kann der Befund sehr diskret sein),

Tab. 11.33: Klinische Unterschiede der wichtigsten Pneumonieformen

	Bronchopneumonie	Lobärpneumonie	interstitielle Pneumonie
Husten	trocken, dann produktiv	pertussiform	trocken, kurze Hustenattacken
Auskultation	mittel- u. grobblasige RGs	Knistern	feinblasige, ohrferne RGs
Atemfrequenz	normal	↑	↑↑
Sputum	wechselnd, wenig	rostbraun	weißlich, schaumig
Perkussion	unauffällig	Dämpfung über betroffenen Partien	unauffällig
BB	**viral:** Granulozytopenie mit rel. Lymphozytose **bakteriell:** Leukozytose mit Linksverschiebung	Leukozytose mit Linksverschiebung	je nach Ätiologie

Sputum, eventuell Bronchoskopie zur sterilen Materialgewinnung (ohne Mund-Rachen-Flora).

Therapie und Prognose. Siehe oben.

12.5.2
Erkrankungen der Pleura

Hierzu siehe Innere Medizin, Atmungsorgane, Kapitel 8.

13 Erkrankungen des Verdauungstraktes

13.1 Passagehindernisse des Magen-Darm-Kanals

Zu den folgenden akuten, lebensbedrohlichen Erkrankungen siehe Kapitel 4.3:
- Ösophagusstenose, -atresie (Symptombeginn postpartum)
- Zwerchfellhernie (Symptombeginn postpartum)
- Atresie/Stenose des Dünn- oder Dickdarms (Symptombeginn 1. Lebenstag)
- hypertrophische Pylorusstenose (Symptombeginn ab 2. Lebenswoche)

Hiatushernie

Definition, Ätiologie. Die Verlagerung des gastroösophagealen Übergangs durch einen abnorm weiten Hiatus oesophagus in den Thoraxraum wird als Hiatushernie bezeichnet. Sie kann angeboren oder erworben, fixiert oder nichtfixiert sein. Zu unterscheiden sind verschiedene Formen: die häufige axiale Gleithernie, die seltene paraösophageale Hernie und die Sonderform des Upside-down-Magens.

Symptomatik. Häufig asymptomatisch! Sonst Erbrechen in den ersten Lebenswochen von kleinen oder größeren Nahrungsmengen und ungenügende Gewichtszunahme (Dystrophie). Der gastroösophageale Reflux mit Blutungen (Blutungsanämie) ist im Kindesalter eine seltene Komplikation.

Diagnose. Die Diagnose wird mit Hilfe einer Röntgenkontrastuntersuchung von Ösophagus und Magen gestellt → *epiphrenale Magentasche* (siehe Abb. 11.22).

Therapie. In leichten Fällen kann das Erbrechen durch eine Hochlagerung des Oberkörpers gemildert werden, dadurch kommt es in einigen Wochen zur Spontanheilung. In schweren Fällen ist eine Operation indiziert.

Malrotation des Darms

Ätiologie. Die Drehung der Darmschleife im 3. Fetalmonat kann unvollständig bleiben oder ausfallen, so daß verschiedene Formen der Malrotation resultieren:
- *Typ I:* das Duodenum kreuzt *hinter* den Mesenterialgefäßen und wird durch das im rechten Oberbauch fixierte Zäkum komprimiert

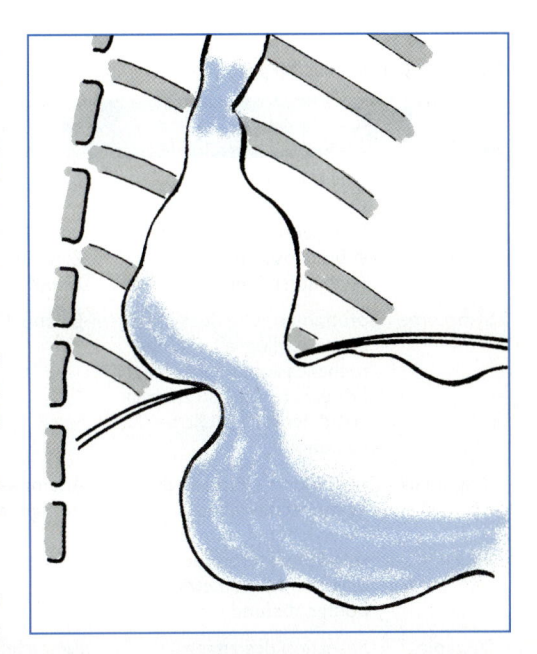

Abb. 11.22: Schematische Röntgenkontrastmitteldarstellung einer axialen Gleithernie (Fiehring et al. 1988)

- *Typ II:* inverse Drehung, wobei das Duodenum die Mesenterialgefäße *vorne* überkreuzt
- *Nonrotation:* Duodenum und Jejunum liegen im linken Bauchraum, ohne die Mesenterialgefäße zu kreuzen

Unabhängig von der Form kommt es zur mangelnden Fixierung des Mesenteriums und damit zur Gefahr eines Volvulus (Drehung von Darmschlingen um die Mesenterialwurzel), eines Mesenterialgefäßverschlußes und einer Darmnekrose.

Symptomatik. Diese ist durch krampfartige Bauchschmerzen, galliges Erbrechen, rezidivierende Stenoseattacken und eine reaktive Hyperperistaltik geprägt.

Diagnose. Ein Kolonkontrasteinlauf zeigt die Zäkumposition und damit die Form der Malrotation.

Therapie. Bei entsprechender Symptomatik ist eine Operationsindikation zur funktionellen Korrektur der Lageanomalie gegeben.

Megakolon

Eine Erweiterung des Kolons bzw. einzelner Kolonabschnitte wird als Megakolon bezeichnet. Man unterscheidet angeborene und erworbene Formen (siehe Tabelle 11.34 und Abb. 11.23).

Invagination

Ätiologie. Als Invagination bezeichnet man die Einstülpung eines kranial gelegenen Darmabschnittes in den kaudal gelegenen.

Häufigkeit. Sie tritt am häufigsten zwischen dem 3. und 11. Lebensmonat auf (m > w) und ist in 95 % der Fälle durch eine Hyperperistaltik ungeklärter Ursache bedingt. In 5 % der Fälle (besonders bei älteren Kindern) geht eine Darmerkrankung voraus: Meckel-Divertikel, Purpura Schönlein-Henoch, Polypen, Darmtumoren, Enteritiden, Mukoviszidose.

Meist handelt es sich um eine ileokolische Invagination; die isolierte Dünn- bzw. Dickdarmform ist selten (siehe Abb. 11.24). Die Folge ist ein akuter Verschlußileus.

Tab. 11.34: Formen des Megakolons

	aganglionäres Megakolon (M. Hirschsprung)	symptomatisches Megakolon	idiopathisches Megakolon
Ätiologie	angeboren (m > w) Fehlen der Ganglien des Pl. myentericus und submucosus rektal (evtl. aufsteigend)	angeboren o. erworben mechanische Hindernisse, neurologische Ausfälle, Z. n. OP, Rhagaden, Hypothyreose	erworben unbekannte Ätiologie, häufig; besonders Kleinkinder
Symptome	protrahiert, Obstipation ab dem Säuglingsalter, aufgetriebenes Abdomen, galliges Erbrechen, Wachstumsrückstand, leere Ampulle bei Palpation	Obstipation	weite kotgefüllte Ampulle, evtl. tastbare Walze: re. Unterbauch, geringe Obstipation, AZ kaum beeinflußt
Diagnostik	Tastbefund + Biopsie der Rektumschleimhaut: (Acetylcholinesterase ↑), kein Sphinkteröffnungsreflex bei Manometrie, Röntgenbefund	Anamnese, Tastbefund, Röntgenbefund	Ausschlußdiagnose, Anamnese, Tastbefund
Therapie	Resektion des engen Abschnitts	möglichst kausal	Stuhlregulation, evtl. Dickdarmtonisierung
Prognose	nach OP gut	abhängig von der Ursache	gut bei konsequenter Therapie

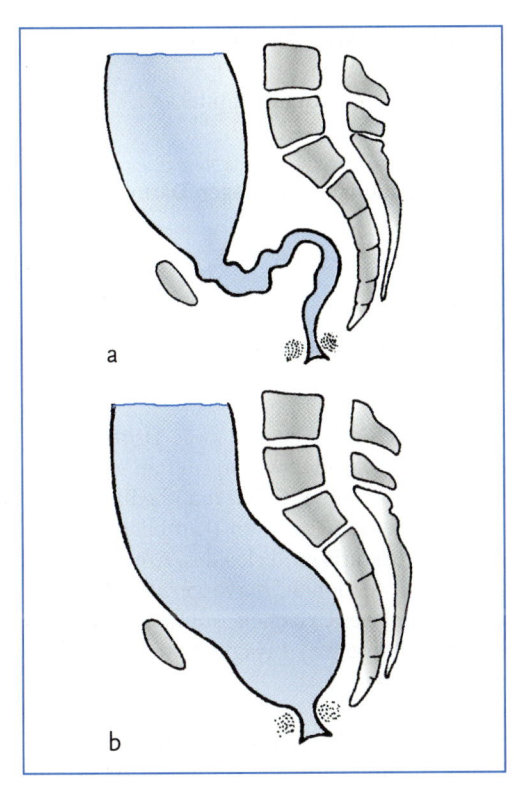

Abb. 11.23: Megakolon: **a** aganglionäres Megakolon (Morbus Hirschsprung), **b** idiopathisches Megakolon (Fiehring et al. 1988)

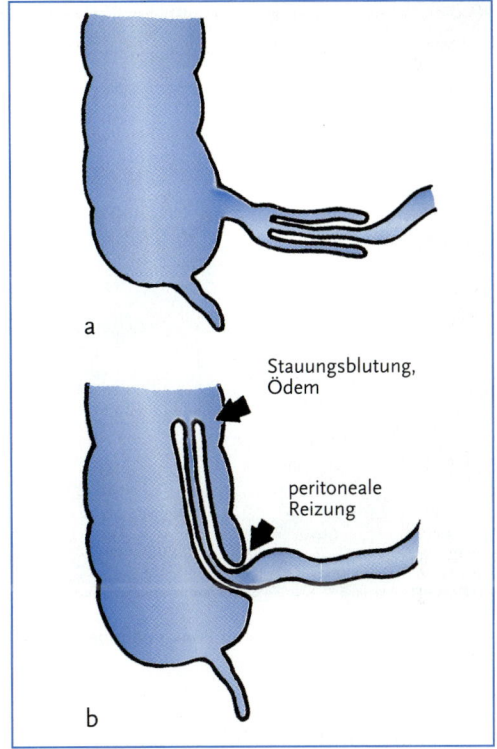

Abb. 11.24: Schematische Darstellung der Invagination: **a** Invaginatio ileoilealis, **b** Invaginatio ileocolica (Fiehring et al. 1988)

Symptomatik. Typisch sind plötzlich eintretende, krampfartige Leibschmerzen (peritoneale Reizung), die rezidivieren können, (galliges) Erbrechen, Abgang „himbeergeleeartigen Stuhls", Blässe, metallisch klingende Darmgeräusche. Bei ileokolischer Invagination läßt sich im rechten oberen Quadranten oft eine *walzenförmige Resistenz* tasten, die dem Invaginat entspricht. Nach einigen Stunden kann durch beginnende Gangränisierung eine Erleichterung eintreten.

Komplikationen. Perforation mit kotiger Peritonitis und Ileus.

Diagnose. Bei der rektalen Palpation findet sich eine leere Ampulle mit Abgang von blutigem Schleim. Sonographisch findet sich typischerweise das Schießscheibenphänomen. Radiologisch ist die Invagination am Abbruch des Kontrastmittels mit unterschiedlicher Begrenzung zu erkennen (Kokardenform, Amputationsform, siehe Abb. 11.25).

Therapie. Im Frühstadium (< 24 h) ist die Invagination in über 75 % reversibel (hydrostatische Reposition durch Kontrastmitteleinlauf). Spontanheilungen sind hingegen selten, die Prognose ist ohne Behandlung schlecht (Tod innerhalb weniger Tage). Liegt bereits eine Gangränisierung vor, muß das betroffene Segment reseziert werden.

Klinischer Fall

Ein einjähriger Junge erkrankt plötzlich mit heftigen intermittierenden Bauchkoliken und erbricht. Befund: Zunge nicht belegt, diffuse Druckempfindlichkeit des Abdomens, vermehrte Spannung im

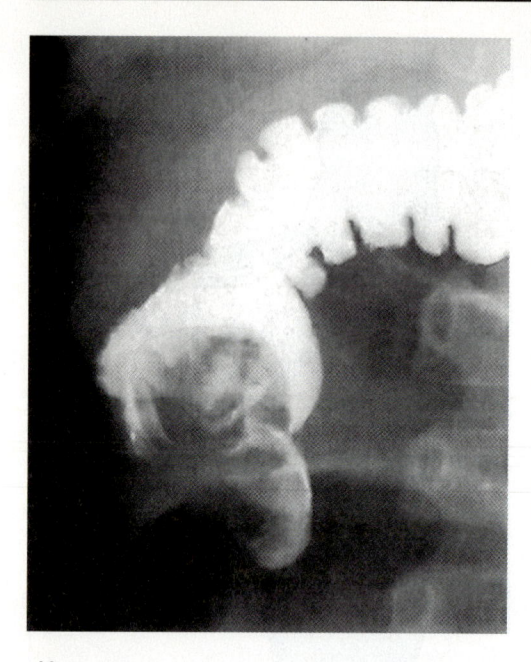

Abb. 11.25: Darminvagination im Röntgendoppelkonstrast (IMPP)

> rechten Unter- und Mittelbauch, dort deutliche Resistenz, Druckschmerz am McBurney-Punkt, Rovsing und Blumberg negativ, hochgestellte Peristaltik rechter Unter- und Mittelbauch, Temperatur axillär 36,8 °C, rektal 37 °C.
> *Wahrscheinlichste Diagnose:* ileozäkale Invagination

Ileus

Siehe auch Chirurgie, Kapitel 24.3.

Mechanischer Ileus. Es besteht ein Passagehindernis, zu dessen Überwindung die Peristaltik anfangs gesteigert wird (später Übergang in paralytischen Ileus möglich). Ursachen sind Hernien, Volvulus, Invaginationen, Morbus Hirschsprung, Tumoren, Polypen, Stenose bei Morbus Crohn, Parasiten.

Paralytischer Ileus. Hier liegt hingegen eine Darmlähmung vor. Ursachen sind Peritonitis, Enteritis, Pankreatitis, Purpura Schönlein-Henoch, diabetische Ketoazidose, Hypokaliämie.

Meckel-Divertikel

Hierzu siehe Chirurgie, Kapitel 21.1.

13.2 Entzündungen des Magen-Darm-Kanals

Gastroenteritis, Enterokolitis

Die Gastroenteritis ist im Kindesalter neben den Luftwegserkrankungen die häufigste Erkrankung.

Ätiologie. Sie ist zu ca. zwei Dritteln viral (Rota-, Entero-, Adenoviren) und zu 20 % bakteriell (Salmonellen, E. coli u.a.) bedingt, kann aber auch durch Parasiten (Lamblien, Kryptosporidien, Ascaris lumbricoides, Amöben) oder sonstige Infektionen hervorgerufen werden. Nichtinfektiöse Ursachen können besonders im Säuglingsalter Invagination und Kuhmilchallergie sein.

Symptomatik. Durch die Kardinalsymptome Erbrechen und Durchfall kommt es zu Störungen des Wasser- und Elektrolythaushaltes (metabolische Azidose) mit der Gefahr der Dehydratation (→ stehende Hautfalten, eingesunkene Fontanelle und Bulbi, Bewußtseinsstörung, Krämpfe).

Diagnose. Wichtig ist neben den klinischen Befunden die Bestimmung von Hämatokrit, Elektrolyten und Serumosmolarität, die eine Aussage über Schwere und Form der Dehydratation (siehe Kap. 6.2) erlaubt.

Therapie. Ausgleich des Wasser- und Elektrolythaushaltes, Antibiotika nur bei septischen Verlaufsformen.

> **Merke !**
>
> Kernproblem der Gastroenteritis ist der Flüssigkeits- und Elektrolytverlust → Dehydratation (je jünger der Patient, desto schlimmer).

**Colitis ulcerosa, Morbus Crohn
(Enteritis regionalis)**

Hierzu siehe Innere Medizin, Verdauungsorgane, Kapitel 3 und 4.

Appendizitis

Siehe auch Chirurgie, Kapitel 22.3.

Die Entzündung der Appendix tritt zumeist im Schulalter auf. Kennzeichnend sind Leibschmerzen (periumbilikal bzw. rechter Unterbauch), Druckschmerz am McBurney-Punkt, Loslaßschmerz, Übelkeit, Erbrechen, Stuhlunregelmäßigkeiten und Leukozytose. Je jünger die Kinder sind, desto unspezifischer ist die Symptomatik. Die Therapie besteht in Nahrungskarenz, Kühlung und Appendektomie.

13.3
Verletzungen des Magen-Darm-Kanals

Ösophagusverätzungen

Ätiologie. Ösophagusverätzungen können sowohl durch Laugen (Kolliquation), z.B. Spülmaschinenreiniger als auch durch Säuren (Koagulation) hervorgerufen werden und über Entzündung und Nekrose zu narbigen Strikturen des Ösophagus führen.

Symptomatik. Retrosternale Schmerzen, Erbrechen und Speichelfluß. Ferner sind meist (aber nicht immer) Mund und Pharynx mitbetroffen (Mundinspektion → schließt aber Ösophagusverätzung nicht aus).

Komplikationen. Striktur, Perforation, Mediastinitis.

Therapie. Zum Verdünnen reichlich Wasser nachtrinken lassen. Glukokortikoidgabe. Liegt bereits eine Stenose vor, kann diese aufbougiert oder operativ korrigiert werden.

> **Merke!**
> Bei Ösophagusverätzung nie Erbrechen induzieren und keine Neutralisationsversuche unternehmen (mit Milch oder ähnlichem).

Analfissur

Hierzu siehe Chirurgie, Kapitel 23.4 und Dermatologie, Kapitel 23.

13.4
Malabsorption, Maldigestion

Zöliakie

Ätiologie. Allergische Reaktion gegen Gliadin, das Klebereiweiß von Gluten, das in Roggen, Weizen, Hafer und Gerste enthalten ist (Inzidenz 1:1000; w > m). Es besteht eine HLAB8, DR3 und DR7 Assoziation.

Symptomatik. Charakteristisch sind fettglänzende, massige Stühle (Steatorrhö), Gerinnungsstörungen (Vitamin K ↓), Gewichtsstillstand bzw. -verlust, auffällig mürrischer Gesichtsausdruck, Muskelhypotonie, aufgetriebener Bauch etc. Diese Symptome treten nach ca. zweimonatiger Latenzzeit auf, wenn Getreideprodukte zugefüttert werden, also ab dem 6.–8. Monat.

Diagnose. In erster Linie klinisch. Daneben Dünndarmsaugbiopsie (Zottenatrophie, Kryptenhyperplasie) und -Nachweis von Gliadinantikörpern (IgG und IgA).

Prognose. Bei lebenslanger, streng gliadinfreier Diät gut. Sekundäre Komplikationen können als Folge der Malnutrition auftreten: z.B. Eisenmangelanämie, Minderwuchs, Hypovitaminosen (Gerinnungsstörungen, Xerophthalmie, Osteoporose), eventuell Laktoseintoleranz (durch Schädigung der Dünndarmschleimhaut), sehr selten T-Zell-Lymphome des Dünndarms.

Mukoviszidose

Die zystische Fibrose wurde in Kapitel 12.4 besprochen.

13.5 Psychosomatische und funktionelle Beschwerden

Ulkusleiden

Siehe auch Innere Medizin, Verdauungsorgane, Kapitel 2.4.

Ätiologie. Man unterscheidet:
- *akuten Streßulkus:* meist ein einmaliges Ereignis; es manifestiert sich bevorzugt bei Intensivpatienten (Säuglinge), im Rahmen schwerer Erkrankungen, bei Verbrennungen oder Polytrauma oder auch iatrogen bei Steroid- bzw. Antiphlogistikatherapie
- *chronisch-rezidivierenden Ulkus:* In 90 % der Fälle Helicobacter-pylori-Gastritis; 10 % der Fälle chemische Gastritis (Gastritis Typ C) z. B. durch Gallereflux oder ein Zollinger-Ellison-Syndrom (gastrinbildender Tumor)

Symptome. Sie sind weniger typisch als beim Erwachsenen und bestehen in epigastrischen, krampfartigen Bauchschmerzen, nächtlicher Übelkeit sowie Erbrechen bis hin zur Blutung aus dem oberen Gastrointestinaltrakt.

Therapie. Wie beim Erwachsenen werden Antazida und Säureblocker verabreicht, bei Helicobacter-pylori-Gastritis Wismut + Metronidazol + Amoxicillin für 2–4 Wochen.

Komplikationen. Blutung, Perforation, Penetration (ins Pankreas), Narbenstriktur mit Magenausgangsstenose.

> **Merke !**
>
> Beim Säugling ist die Penetration oft die primäre Manifestation eines Ulkus → eine Änderung des Eßverhaltens ist oft das Erstsymptom!

Irritables Kolon

Siehe auch Innere Medizin, Verdauungsorgane, Kapitel 4.1.

Ätiologie. Es handelt sich um eine harmlose, ätiologisch ungeklärte Beschleunigung der Darmpassage ohne Malabsorption oder Maldigestion. Betroffen sind meist Kinder zwischen 8 Monaten und 5 Jahren.

Symptomatik. Morgens fester Stuhl, im Laufe des Tages weicher werdend, mit unverdauten Nahrungsresten und Schleimbeimengung. Oft finden sich ähnliche Symptome bei den Familienangehörigen.

Therapie. Ballaststoffreiche Kost und Erhöhung der Fettzufuhr.

Nabelkoliken

Die sogenannten Nabelkoliken zählen zu den psychosomatischen Erkrankungen. Da besonders kleine Kinder „Bauchschmerzen" oft in den Bereich des Nabels lokalisieren, spricht man von „Nabelkoliken" (Ausschlußdiagnose!); sie können mit Erbrechen, Fieber, Mattigkeit, Kopfschmerzen und Blässe einhergehen. Einfühlsame, spannungsabbauende Gespräche führen meist zur Besserung der Symptomatik.

Obstipation

Hierzu siehe Innere Medizin, Verdauungsorgane, Kapitel 4.1.

Rumination

Unter Rumination („Wiederkäuen") versteht man das willkürliche Hochwürgen und erneute Schlucken von bereits geschluckter Nahrung. Diese Eßstörung findet sich insbesondere bei stark vernachlässigten Säuglingen und kann oft durch liebevolle Zuwendung wieder zum Verschwinden gebracht werden.

13.6 Leber, Gallenwege, Pankreas

Hepatitis

Siehe auch Innere Medizin, Verdauungsorgane, Kapitel 5.1.

Der Verlauf der Virushepatitiden (A-G) entspricht im wesentlichen dem Verlauf im Erwachsenenalter. Bei Kindern und Jugendlichen überwiegen allerdings die anikterischen Verläufe; fulminante Verläufe sind wesentlich seltener. Kleinkinder (und stuhlinkontinente ältere Menschen) mit Hepatitis A oder E sollten isoliert werden, um die fäkal-orale Infektionsgefahr für die Umgebung möglichst gering zu halten.

Die *Riesenzellhepatitis* stellt eine Besonderheit des Neugeborenenalters unklarer Ätiologie dar. In der 1.–2. Lebenswoche entwickeln die Kinder einen verstärkten Neugeborenenikterus mit Verschlußsymptomatik (DD Verschlußikterus). Etwa 20 % der betroffenen Kinder versterben, 10 % entwickeln eine Leberzirrhose, und die restlichen 70 % genesen vollständig.

Reye-Syndrom

Ätiologie. Diffuse Leberverfettung mit akuter Enzephalopathie im Zusammenhang mit Acetylsalicylsäureeinnahme. Das Krankheitsbild tritt typischerweise bei Kindern im Anschluß an eine Virusinfektion auf (bevorzugt Influenza und Varizellen). Die Mortalität beträgt 30 %.

Symptomatik. Unstillbares Erbrechen, Lethargie oder Agitiertheit, Halluzinationen und Hirndruckzeichen prägen das klinische Bild.

Diagnose. Transaminasen ↑, Ammoniak ↑, Hypoglykämie, Gerinnungsstörung, metabolische Azidose.

Therapie. Eine kausale Therapie ist nicht bekannt.

> **Merke!**
> Acetylsalicylsäure sollte bei Kindern zurückhaltend eingesetzt werden.

Leberzirrhose

Siehe auch Innere Medizin, Verdauungsorgane, Kapitel 5.3.

Ätiologie. Leberzirrhosen sind im Kindesalter selten und haben deutlich andere Ursachen als im Erwachsenenalter. In Frage kommen:
- *biliäre Zirrhose:* Gallengangsatresien machen etwa die Hälfte aller Leberzirrhosen aus
- *Stoffwechselerkrankungen:* α-Antitrypsin-Mangel, Mukoviszidose, Galaktosämie, Fructoseintoleranz, Morbus Wilson u.a.
- *postnekrotische Zirrhose:* Toxine, Medikamente, Bestrahlung, Autoimmunhepatitis u.a.
- *Infektionen:* Hepatitis B, C, Zytomegalie, Epstein-Barr-Virus

Symptomatik. Klinisch auffällig sind die portale Hypertension (→ Splenomegalie, Caput medusae), gelbliche Hautfarbe, Spider-naevi, Palmarerythem, Trommelschlegelfinger und Gedeihstörungen.

Diagnose. Leberbiopsie, Sonographie des Abdomens, Labor.

Therapie. Sie erfolgt meist nur palliativ; lediglich bei den Autoimmunhepatitiden kommen Steroide zum Einsatz und bei Stoffwechselstörungen entsprechende diätetische oder medikamentöse Therapien. Eine weitere kurative Therapiemöglichkeit stellt die Lebertransplantation in Kombination mit Immunsuppressiva dar.

Gallengangsatresie

Ätiologie. Bei den Gallengangsatresien wird eine intrahepatische von einer extrahepatischen Form unterschieden, wobei die extrahepatische Gallengangsatresie wesentlich häufiger vorkommt (1:10000 Lebendgeburten) und mit intrahepatischen Atresien kombiniert sein kann. Die Ätiologie ist unklar.

Symptomatik. In den ersten Lebenstagen bis -wochen kommt es zum Verschlußikterus → acholische Stühle und dunkelgelber bis -brauner Urin. Später entwickelt sich eine Hepatosplenomegalie. Anschließend kommt es zum vollständigen zirrhotischen Umbau der Leber, falls zuvor keine Operation (Therapie der Wahl) erfolgt.

Diagnose, Therapie. Die Diagnose ist schwierig, da sie neben bildgebenden Verfahren (Lebersequenzszintigraphie) invasive Maßnahmen (Leberbiopsie) erfordert. „Operable" (Verschluß distal des Ductus hepaticus oder des Ductus choledochus) und „inoperable" Formen (Verschluß proximal oder auf Höhe des Ductus hepaticus) müssen voneinander abgegrenzt werden. Von den korrigierbaren Formen der extrahepatischen Gallengangsatresie werden nur ca. 25% der Kinder geheilt und selbst in diesen Fällen kann es noch später zur Entwicklung einer Leberzirrhose mit portaler Hypertension kommen. Ohne ausreichenden Galleabfluß („inoperable Form") ist stets die Lebertransplantation als Mittel der Wahl zu erwägen.

Gallengangsverschluß

Ätiologie. Das Gallensteinleiden ist im Kindesalter eine Rarität. Im Kindesalter spielen lediglich die Choledochuszysten als Ursache eines Gallengangsverschlusses eine Rolle. Zu unterscheiden sind drei Typen: Typ A mit großer zystischer Erweiterung des Ductus hepatocholedochus, Typ B mit divertikelartiger Ausstülpung des Ductus choledochus und Typ C mit Choledochuszyste an der Papilla Vateri.

Symptomatik. Die Kinder fallen zwischen dem 1.–10. Lj. durch rezidivierenden Ikterus und Schmerzen unter dem rechten Rippenbogen auf.

Therapie. Die Therapie sollte chirurgisch erfolgen.

Pankreatitis

Siehe auch Innere Medizin, Verdauungsorgane, Kapitel 7.

Ätiologie. Eine (akute) Pankreatitis im Kindesalter ist meist infektiös bedingt (Mumps-, Masern-, Coxsackie-B5-, Epstein-Barr-Virus oder Mycoplasma pneumoniae). Sie kann aber auch iatrogen (Steroide, Sulfonamide), durch Sepsis, Toxikämie oder Trauma verursacht sein.

Symptomatik. Die Pankreatitis manifestiert sich zumeist mit Bauchschmerzen, Übelkeit und Erbrechen, wobei je nach Verlauf, Anamnese und sonographischem Befund zwischen akuter, akut-rezidivierender oder chronischer Pankreatitis unterschieden wird.

Diagnose. Sie wird wie bei Erwachsenen laborchemisch gestellt.

Therapie. Schmerzbekämpfung, Cimetidin zur Magensekretionshemmung, Antibiose bei Fieber.

Pankreasinsuffizienz

Ätiologie. Die Ursachen einer Pankreasinsuffizienz im Kindesalter sind in abnehmender Häufigkeit:
- *Mukoviszidose* (siehe Kap. 12.4)
- *Shwachman-Syndrom:* autosomal-rezessive Pankreashypoplasie mit Minderwuchs, Panzytopenie und Knochenveränderungen wie Thoraxdystrophie und metaphysäre Dysostosen
- *sonstige seltene Ursachen:* Johanson-Blizzard-Syndrom, isolierte Enzymdefekte u.a.

Symptomatik. Sie ist abhängig von der Ätiologie, ansonsten kommt es trotz guten Appetits und großen Nahrungsmengen zu Gedeihstörungen. Auffällig sind Diarrhö mit gräulichen, fettigen, nicht wässrigen, extrem übelriechenden Stühlen, Ödeme, Hypoproteinämie, Anämie und Blutungen (Vitamin-K-Mangel).

Diagnose. Klinisches Bild, Schweißtest (siehe Mukoviszidose), Pankreassonographie.

Therapie. Enzymsubstitution, Ernährungstherapie

13.7 Darmparasiten

Hierzu siehe Innere Medizin, Infektionskrankheiten, Kapitel 7.

14 Erkrankungen der Nieren, der ableitenden Harnwege und der äußeren Geschlechtsorgane

14.1 Glomeruläre Nephropathien

14.1.1 Akute Glomerulonephritis

Bei der akuten Glomerulonephritis handelt es sich um eine diffuse, nichtbakterielle Entzündung der Glomerulakapillaren, die oft durch Immunkomplexe bedingt ist (Einzelheiten siehe Innere Medizin, Niere, Harnwege, Kap. 2.4). Die häufigste Form im Kindesalter ist die *Post-Streptokokken-Glomerulonephritis*, die 1–3 Wochen nach einer Infektion mit β-hämolysierenden Streptokokken auftritt. Sie kommt vor dem 3. Lj. kaum und im Schulalter am häufigsten vor. Nach dem 12. Lj. nimmt die Häufigkeit kontinuierlich ab.

IgA-Glomerulonephritis

Ätiologie. Diese bei Kindern sehr häufige Form der akuten Glomerulonephritis tritt zwischen dem 5. und 12. Lj. auf. Kennzeichnend sind IgA-Ablagerungen im Mesangium der Glomerula, wo es lokal und segmental zur Mesangiumproliferation kommt.

Symptomatik. Phasen mit Makro- und Mikrohämaturie sowie ohne Hämaturie wechseln einander ab. Die Nierenfunktion ist selten eingeschränkt, sekundäre Manifestationen fehlen und der Komplementgehalt ist normal.

Therapie. Eine kausale Therapie ist nicht bekannt.

Prognose. Trotz variabler Dauer ist die Prognose günstig. In 20% kommt es jedoch zunehmend zu eingeschränkter Nierenfunktion, Hypertension etc.

14.1.2 Nephrotisches Syndrom

Definiton. Eine glomeruläre Erkrankung mit ausgeprägter Proteinurie (>1 g/dl), Hypalbuminämie (<2,5 g/dl bzw. 3 g/d) und Ödemen wird als nephrotisches Syndrom bezeichnet und ist die Manifestationsform zahlreicher Glomerulopathien.

Ätiologie. Im Kindesalter werden verschiedene Formen des nephrotischen Syndroms unterschieden:
- in 80–90% der Fälle idiopathische Form (syn. Minimal-change-Glomerulonephritis, Lipoidnephrose)
- sekundäres (symptomatisches) nephrotisches Syndrom (bei Amyloidose, Lupus erythematodes etc.)
- kongenitales nephrotisches Syndrom

Symptomatik. Die Kinder zeigen meist ausgeprägte periphere Ödeme mit Aszites, seltener auch Pleuraergüsse.

Diagnose. Neben dem klinischen Bild ist die typische Elektrophorese wichtig (siehe Abb. 11.26): Albumin und γ-Globulin ↓; relative Zunahme von α_2- und β-Globulin.

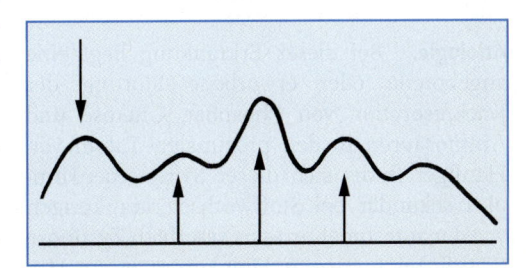

Abb. 11.26: Schematische Darstellung einer Elektrophorese beim nephrotischen Syndrom

Therapie. Neben diätetischen Maßnahmen (kalorienreiche, NaCl-arme Kost) werden Glukokortikoide eingesetzt, eventuell Immunsuppressiva (bei Steroidresistenz). Beim angeborenen nephrotisches Syndrom ist nur eine Nierentransplantation möglich.

Prognose. Sie ist abhängig von der Form und dem Ansprechen auf Steroide und bei der idiopathischen Form relativ gut.

14.2 Hereditäre Nephropathien

14.2.1 Zystische Nierenerkrankungen

Hierzu siehe Urologie, Kapitel 5.2.

14.2.2 Familiäre juvenile Nephronophtise

Ätiologie. Bei diesem autosomal-rezessiv vererbten Leiden kommt es ab der Pubertät zunehmend zum Schwund des tubulären Nierenapparates eventuell mit Bildung kleiner Zysten.

Symptomatik. Anfangs finden sich Polyurie und Nykturie. Innerhalb weniger Jahre kommt es zur Niereninsuffizienz und Dialysepflichtigkeit.

Diagnose. Die Diagnose wird laborchemisch und mittels Biopsie gestellt.

14.2.3 Angeborene Tubulopathien

De-Toni-Debré-Fanconi-Syndrom

Ätiologie. Bei dieser Erkrankung liegt eine angeborene oder erworbene Störung der Rückresorption von Phosphat, Glukose und Aminosäuren in den proximalen Tubuli vor. Häufiger findet sich dieser Symptomenkomplex sekundär bei Stoffwechselerkrankungen wie der autosomal-rezessiv vererbten Zystinose (Häufigkeit 1:50000). Hier kommt es zur Mitbeteiligung von Knochenmark, Leber, Milz und Augen (siehe Kap. 6.1).

Symptomatik. Unklare Fieberschübe, Polyurie und Polydipsie, hypophosphatämische Rachitis und Minderwuchs.

Diagnose. Zur Diagnose führen der Urinbefund (Hyperaminoazidurie, Hyperphosphaturie, Glukosurie) und die metabolische Azidose mit Verlusten von Kalium, Natrium und Kalzium.

Therapie. Symptomatisch (Ausgleich der Verluste).

Familiäre Hypophosphatämie („Phosphatdiabetes")

Die x-chromosomal dominant vererbte Störung der tubulären Phophatrückresorption verursacht das Bild der Vitamin-D-resistenten Rachitis (siehe Kap. 6.1).

14.2.4 Basalmembranopathien

Alport-Syndrom

Das Alport-Syndrom stellt eine Kombination aus progredienter Schallempfindungs-Schwerhörigkeit (Innenrohr) und mesangioproliferativer Glomerulonephritis dar. Gelegentlich finden sich auch Augenfehlbildungen.

Idiopathische familiäre Hämaturie

Es handelt sich um eine hereditäre, benigne Nephritis, die dem Alport-Syndrom entspricht. Niereninsuffizienz, Augenbeteiligung und Schwerhörigkeit liegen jedoch nicht vor.

14.3 Harnwegserkrankungen

Angeborene Anomalien

Hierzu siehe Urologie, Kapitel 5.

Harnwegsinfektionen

Definiton. Der Begriff Harnwegsinfektion umfaßt, neben der akuten und chronischen

Pyelonephritis (Entzündung des Nierenparenchyms) auch die Entzündung der unteren Harnwege (Zystitis).

Häufigkeit. Die Harnwegsinfektion ist die häufigste Nierenerkrankung im Kindesalter. In der Neugeborenenperiode erkranken mehr Jungen, im Schulalter mehr Mädchen. Bis zum 15. Lj. beträgt die Inzidenz der akuten Harnwegsinfektion 5% bei Mädchen und <1% bei Jungen.

Ätiologie. Ursächlich in Betracht kommen Mißbildungen der Harnwege (z.B. Urethralklappen, Phimose, Ureterstenosen, vesikoureteraler Reflux) und Nieren, die Infektionen begünstigen. Allerdings kann eine Harnwegsinfektion auch ohne Harnwegsobstruktion auf *hämatogenem* Weg (v.a. bei Säuglingen) oder *aszendierend* (durch Darmkeime) entstehen:
- *bakterielle Erreger:* Am häufigsten sind E. coli (60–80%), Proteus, Enterokokken, Pseudomonas und Klebsiellen
- *virale Erreger:* Sie treten im Rahmen von Allgemeininfektionen auf (z.B. Adenovirus, Coxsackie-Viren)
- *Sproßpilze:* selten; vor allem nach Antibiotikatherapie, nach chirurgischen Eingriffen und bei Abwehrschwäche

Symptomatik. Die klinischen Symptome sind altersabhängig:
- *erste Lebensmonate:* Temperaturschwankungen, Icterus prolongatus, Atemstörung, Schockzeichen etc.
- *1.–2. Lj.:* meist unspezifische Symptomatik wie Fieber, Blässe, Apathie, Trinkschwäche, Diarrhö, Gedeihstörungen, geblähtes Abdomen, diffuse Bauchschmerzen, saurer Windelgeruch u.a.
- *ab dem 2.–3. Lj.:* wie bei Erwachsenen Pollakisurie, Dysurie, Fieber, Flankenschmerzen, Nierenklopfschmerz und eventuell Wiedereinnässen aufgrund des Harndrangs (Nykturie)

Therapie. Um die Entwicklung einer pyelonephritischen Schrumpfniere und damit einer Niereninsuffizienz zu vermeiden, sollte besonders bei Mißbildungen und vesikoureteralem Reflux operiert werden, ansonsten ist die sorgfältige Infektionsprophylaxe (Stix) und Antibiotikagabe nach Antibiogramm ausreichend. Die chronische Pyelonephritis beruht meist auf einer nicht ausgeheilten akuten Infektion und verläuft oft in Schüben.

> **Merke!**
> Aufgrund der unspezifischen Symptomatik sollte bei 1–2jährigen Kindern mit Fieber immer eine Harndiagnostik (Stix) durchgeführt werden.

Urolithiasis

Im Gegensatz zum Erwachsenenalter wird die Nierensteinbildung bei Kindern in fallender Häufigkeit verursacht durch: Harnwegsinfektion (Proteus!), anatomische Anomalie oder metabolische Störung (Zystinurie) (siehe auch Urologie, Kap. 8).

14.4 Niereninsuffizienz

Siehe auch Innere Medizin, Niere, Harnwege, Kapitel 2.

Akute Niereninsuffizienz

Die akute Niereninsuffizienz im Kindesalter kann verschiedene Ursachen haben.

Prärenale Ursachen. Hypoperfusion der Niere (Blutverlust, Dehydratation).

Renale Ursachen.
- hämolytisch-urämisches Syndrom (HUS, Gasser-Syndrom), das oft im Anschluß an eine hämorrhagische Gastroenteritis u.a. Infektionen vorkommt. Symptomtrias: akutes Nierenversagen, Thrombozytopenie, akute hämolytische Anämie (siehe Kap. 14.4)
- Thrombosen (arteriell und venös)
- akute Glomerulonephritis; ischämisch oder nephrotoxisch bedingte tubuläre Nekrose; Pyelonephritis; interstitielle Nephritis bei

Paracetamol- oder NSAR-(nichtsteroidale Antirheumatika-)Abusus

Zur Symptomatik und Therapie siehe Innere Medizin, Niere, Harnwege, Kapitel 2.3.

Chronische Niereninsuffizienz

Ätiologie. Die chronische Niereninsuffizienz im Kindesalter kann bedingt sein durch:
- angeborene Nephropathien, 70% der Fälle (Mißbildungen, Uropathien, Stoffwechselerkrankungen wie Zystinose u.a.)
- erworbene Nephropathien (HUS, Schönlein-Henoch-Glomerulonephritis, systemischer Lupus erythematodes u.a.)

Symptome. Im Vordergrund stehen die sekundären Symptome:
- renale Anämie (Erythropoetinmangel)
- renale Osteopathie (mangelnde Synthese von 1,25-Dihydroxycholecalciferol → Kalzium ↓, Phosphat ↑: Knochenschmerzen, Skelettdeformitäten
- Hypertension (80% der Kinder)
- Minderwuchs

Bei fortgeschrittener Niereninsuffizienz kommt es zur Urämie.

Therapie. Diätetische Einstellung, Dialyse, Nierentransplantation.

14.5 Fehlbildungen und Erkrankungen des äußeren Genitales

Labiensynechien

Labiensynechien kommen durch unvollständige spontane Lösung der verklebten kleinen Labien zustande und können durch lateralen Zug eventuell unter Zuhilfenahme einer Knopfsonde gelöst werden. Um eine Wiederverklebung zu verhindern, werden anschließend über einige Wochen östrogenhaltige Salben aufgetragen.

Hymenalatresie

Hierbei handelt es sich um ein angeborenes Fehlen der Hymenalöffnung mit komplettem membranartigen Verschluß des Scheideneingangs, was nach der Menarche zur Entwicklung von Hämatokolpos bzw. -metra führt. Für die seltene Hymenalatresie gilt ähnliches. Die operative Herstellung eines Abflusses beseitigt die auftretenden Beschwerden.

Phimose

Bis zum 2. Lj. ist die epitheliale Verklebung von Vorhaut und Eichel physiologisch (Schutzfunktion), wobei die Miktion im Strahl problemlos möglich ist und die Lösung von selbst erfolgt. Manipulationen sind zu unterlassen, da es durch Mikrotraumen und Entzündungen zur narbigen Phimose mit Harnabflußbehinderung kommen kann und eine Zirkumzision notwendig wird.

Hypospadie

Hierzu siehe Urologie, Kapitel 5.

Hydrozele testis und funiculi spermatici

Hierzu siehe Urologie, Kapitel 5.

Hodentorsion

Symptome. Die Hodentorsion ist gekennzeichnet durch eine akut auftretende einseitige Hodenschwellung mit Entzündungszeichen und eventuell Schocksymptomatik.

Häufigkeitsgipfel. Bei Neugeborenen und in der Pubertät.

Diagnose. Klinisch und Transillumination (Durchleuchtung) negativ.

Therapie. Sofortige Operation (sonst Infarzierung nach 4–6 h).

Differentialdiagnose. Orchitis (Prehn-Zeichen), die jedoch im Kindesalter fast ausschließlich bei Mumps vorkommt (siehe Urologie, Kap.5).

Maldescensus testis

Normalerweise (zu 95%) sind die Hoden bis zur Geburt vollständig deszendiert. Erfolgt der Deszensus nicht bis zum vollendeten 2. Lj., droht die Gefahr der späteren Infertilität sowie eine erhöhte Entartungstendenz der Hoden. Verschiedene Formen des Maldescensus testis sind zu unterscheiden:
- *Kryptorchismus*: Die Hoden sind nicht palpierbar → sie befinden sich noch in der Bauchhöhle, oder es liegt eine echte Intersexualität vor
- *Pendelhoden:* Bei dieser nicht behandlungsbedürftigen Form ist der Processus vaginalis nicht obliteriert, so daß z.B. bei Kältereiz der/die Hoden durch den M. cremaster in den Leistenkanal gezogen werden können
- *Gleithoden:* Die im Skrotaleingang befindlichen Hoden können nur unter Spannung in den Hodensack gezogen werden, gleiten aber sofort wieder zurück (→ Operation)

Therapie. HCG-Gabe (in 50% erfolgreich), bei Mißerfolg operativ.

Intersexuelle Malformation

Hierzu siehe Kapitel 7.8.

Vulvovaginitis

Präpubertär und prämenstruell kann es besonders bei adipösen Mädchen zu unspezifischen Infektionen mit Fluor vaginalis albus kommen, der gut auf Kamillesitzbäder und antibiotikahaltige Puder anspricht (Differentialdiagnose: Harnwegsinfekt). Bei Kleinkindern (v.a. in Heimen) finden sich gelegentlich gonorrhoische Infektionen, die anhand des Eiterausstrichs diagnostiziert und mit Penicillin behandelt werden. Weitere Ursachen (chronischer) Vulvovaginitiden sind Trichomonaden, Oxyuren und Fremdkörper.

Balanitis

Zur bakteriellen Entzündung des Präputialsackes kommt es z.B. durch eine Phimose oder eine Windeldermatitis. Sie spricht gut auf feuchte Alkoholumschläge und Antibiotikasalben an. Entzündungen können zu Phimosen führen, was eventuell eine Zirkumzision notwendig macht.

15 Knochen und Gelenke

15.1 Allgemeine Skelettentwicklung

Hierzu siehe Orthopädie, Kapitel 1.

15.2 Anlagebedingte Systemerkrankungen des Skeletts

Achondroplasie und Osteogenesis imperfecta

Zu beiden Krankheitsbildern siehe Orthopädie, Kapitel 2.1.

Marfan-Syndrom (Arachnodaktylie)

Ätiologie. Die Erkrankung wird autosomal-dominant vererbt (Häufigkeit 1:50000) und führt zu einer Störung der Kollagensynthese.

Symptomatik. Graziler Hochwuchs mit extrem langen und dünnen Knochen, besonders an den Händen (→ Arachnodaktylie = Spinnenfingrigkeit). Weitere Symptome sind Überstreckbarkeit der Gelenke, Infektanfälligkeit, Trichterbrust und Kyphoskoliose, Fehlbildungen der Aorta (Aortenaneurysma), Augenfehler (z.B. Linsenschlottern) und mangelhaft ausgebildete Muskulatur und Fettgewebe.

Therapie. Eine wirkungsvolle Therapie existiert nicht.

Prognose. Sie ist variabel und hängt insbesondere von den Aortafehlbildungen ab.

Fibröse Knochendysplasie (Jaffé-Lichtenstein-Syndrom)

Ätiologie. Bei der fibrösen Knochendysplasie wird in solitären oder multiplen Knochenherden anstelle von Knochen fibröses, statisch insuffizientes Gewebe gebildet.

Symptomatik. Sie können lediglich in Knochenschmerzen, evdentuell auch in Spontanfrakturen, bestehen. Knochenverbiegungen sind selten. Die Erkrankung wird deshalb erst relativ spät diagnostiziert. Die Knochenherde breiten sich bis zum Ende der Pubertät aus, um dann zu persistieren.

Diagnose. Sie wird radiologisch gestellt.

Therapie. Nicht bekannt.

15.3 Fehlbildungen

Dyskranie

Die zu 60% autosomal-dominant vererbten und zu 40% sporadisch auftretenden Abweichungen von der normalen Schädelform werden als Dyskranien bezeichnet. Klinisch bedeutsam sind neben Makro- und Mikrozephalie, die Schädelnahtsynostosen (siehe unten). Außerdem stehen Dyskranien bei verschiedenen Krankheitsbildern im Vordergrund, z.B. bei der *Dysostosis craniofacialis Crouzon*: Lamda- und Koronarnaht sind vorzeitig geschlossen, und es findet sich eine Vorwölbung im Bereich der großen Fontanelle. Das Gesicht der Kinder („Papageiengesicht") ist geprägt durch eine hahnenkammähnliche Knochenleiste, die bis zur Nasenwurzel zieht. Zusätzlich bestehen eine Innenohrschwerhörigkeit und zunehmende Hirndruckzeichen: Kopfschmerzen, epileptische Anfälle, Exophthalmus mit Optikusatrophie.

Skoliosen

Hierzu siehe Orthopädie, Kapitel 2.1.

Spaltbildungen der Wirbelsäule

Hierzu siehe Neurologie, Kapitel 4.1.

Mikromelie, Phokomelie, Amelie

Zu diesen Fehlbildungen kommt es bei Störungen zwischen dem 29.–46. Schwangerschaftstag (z.B. Thalidomidembryopathie, O_2-Mangel). Die Verkürzung einer Extremität wird als Mikromelie bezeichnet, das Ansetzen der Hände/Füße direkt am Rumpf als Phokomelie („Robbengliedrigkeit"). Amelie ist gleichbedeutend mit dem Fehlen einer Extremität.

Schädelnahtsynostosen (Kraniostenosen)

Ätiologie. Bei vorzeitiger Synostosierung einzelner oder mehrerer Schädelnähte kann sich die Schädelkapsel nicht dem Expansionsdruck des Gehirns entsprechend genügend ausdehnen. Die Ursachen einer Synostosierung sind uneinheitlich, meist spielen genetische Faktoren eine Rolle. Je nach dem Befall der einzelnen Schädelnähte ist die äußere Form des Schädels unterschiedlich (siehe Abb. 11.27):
- *Dolichozephalus* (Langschädel): frühzeitiger Schluß der Sagittalnaht durch embryonale Fehlentwicklung
- *Akrozephalus* (Brachyzephalus; Kurzschädel): vorzeitiger Schluß der Koronarnaht
- *Oxyzephalus* (Spitzschädel): vorzeitiger Verschluß der Koronar- und Sagittalnaht
- *Plagiozephalus* (Schiefschädel): einseitige Synostose

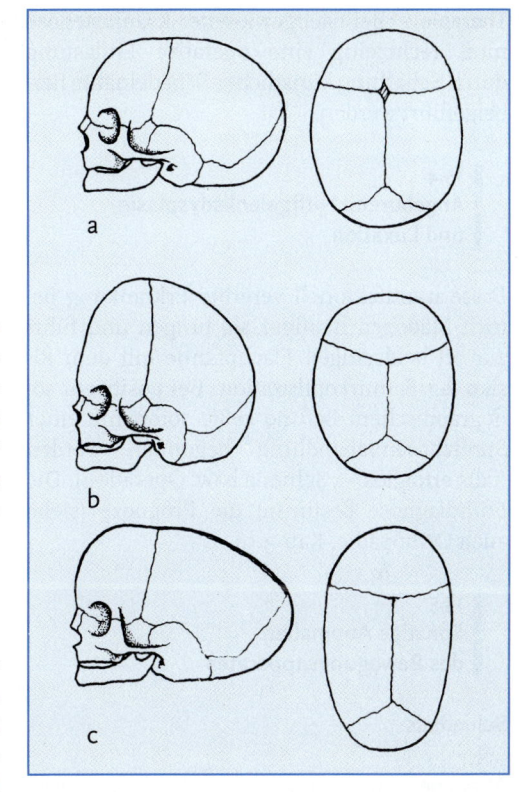

Abb. 11.27: Schädelformen bei vorzeitigen Nahtsynostosen **a** normal, **b** Akrozephalus, **c** Dolichozephalus (Daute/Patzer 1988)

Symptomatik. Klinische Zeichen einer Kraniostenose sind Erbrechen, Krampfbereitschaft, Stauungspapille, Optikusatrophie, vermehrte Impressiones digitatae (Wolkenschädel) und wallartig verdichtete Nahtränder im Röntgenbild. In Tabelle 11.35 sind Krankheitsbilder dargestellt, die mit einer Kraniostenose einhergehen.

Krankheit	Hauptmerkmale
kraniofaziale Dysostose (Crouzon-Syndrom)	Buckelfontanelle, Akrozephalie, Exophthalmus mit flacher Orbita, Sehnervatrophie, Oberkieferhypoplasie, Adlernase
Akrozephalosyndaktylie (Apert-Syndrom)	Akrozephalie, kurze, nach außen gebogene Nase, Hypertelorismus, Syndaktylie, Minderbegabung
Akrozephalopolysyndaktylie (Carpenter-Syndrom)	Poly- und Syndaktylie, Fettsucht, Minderbegabung, Hypogenitalismus

Tab. 11.35: Konstitutionelle Dysostosen, die mit einer Kraniostenose einhergehen

Therapie. Bei nachgewiesener Kraniostenose muß rechtzeitig eine operative Entlastung durch Schaffung künstlicher Schädelnähte herbeigeführt werden.

15.4 Angeborene Hüftgelenksdysplasie und Luxation

Diese multifaktoriell vererbte Erkrankung betrifft Mädchen häufiger als Jungen und führt zur oft beidseitigen Flachpfanne mit dem Risiko der Femurkopfluxation. Bei positivem sonographischem Befund sollte sofort mit einer Spreizhosenbehandlung begonnen werden (falls erfolglos → Schiene bzw. Operation). Die Frühdiagnose bestimmt die Prognose (siehe auch Orthopädie, Kap. 3.9).

15.5 Sonstige Anomalien des Bewegungsapparates

Schiefhals

Ätiologie. Der muskulären Schiefhals entsteht infolge einer einseitigen Verkürzung von Muskelfasern, besonders des M. sternocleidomastoideus. Er kann erblich, geburtstraumatisch oder durch eine Zwangshaltung in utero bedingt sein. Auch Mißbildungen der HWS (ossär) oder eine seltene Augenmuskelschwäche (okulär) können zu einem Schiefhals führen.

Symptomatik. Der Kopf ist zur kranken Seite geneigt, das Gesicht zur gesunden Seite gedreht (→ mögliche Gesichtsasymmetrie).

Therapie, Prognose. Die Therapie erfolgt konservativ (Liegeschale, Krankengymnastik, Kortikoidinjektionen) oder operativ (Muskeldurchtrennung). Die Prognose ist abhängig vom frühen Therapiebeginn.

Fußdeformitäten

Hierzu siehe Orthopädie, Kapitel 3.12.

15.6 Entzündliche Erkrankungen

Akute hämatogene Osteomyelitis

Ätiologie. Hierbei handelt es sich um eine bakterielle Entzündung des Knochenmarks mit sekundärer Beteiligung des kompakten Knochens. Ungefähr 80% aller Osteomyelitiden betreffen Kinder (m > w). Das Erregerspektrum ist altersabhängig. Bei Neugeborenen überwiegen gramnegative Erreger, bei Säuglingen Staphylococcus aureus und im Kleinkindesalter Staphylococcus aureus und Streptokokken. Weitere mögliche Erreger sind Haemophilus influenzae, Salmonellen und Pseudomonas aeruginosa. Man unterscheidet die (häufige) hämatogene Infektion, die von einem Streuherd ausgeht, von der fortgeleiteten bzw. traumatisch bedingten Infektion.

Vorkommen. Die Erkrankung ist infolge der weiten Verbreitung der Antibiotikatherapie insgesamt selten; bevorzugt betroffen sind Säuglinge (erhöhte Empfindlichkeit für Staphylokokkeninfektionen) und 8–14jährige Kinder (beschleunigtes Wachstum).

Verlauf. Der Verlauf ist altersabhängig: Im Säuglingsalter ist der Gelenkbefall typisch (besonders der langen Röhrenknochen), im Kindesalter stellt der Wachstumsknorpel eine Gefäßbarriere dar, so daß die Entzündung nicht auf Epiphysen und Gelenke übergreifen kann (Ausnahme: Hüftgelenk), im Jugendlichen- und Erwachsenenalter sind die Gelenke wieder mitbefallen.

Symptome. Fieber mit Schüttelfrost, eventuell entzündliche lokale Schwellung und Schonhaltung. Bei Säuglingen ist eine Osteomyelitis im Oberkiefer relativ häufig (→ Ödeme, Orbita- u. Gesichtsphlegmone). Eine Absiedlung im Bereich des Hüftgelenks kann bei jüngeren Säuglingen zu Hüftluxationen führen.

Diagnose. Blutkultur mit Erregeranzüchtung und Resistenzprüfung, BSG-Erhöhung, Leukozytose mit Linksverschiebung; Röntgen (ab 14. Tag Knochenherd nachweisbar; unscharfe

Weichteilgrenzen); Szintigraphie (schon in der Frühphase positiv). Punktion im Falle eines subperiostalen Abszesses.

Differentialdiagnose. Rheumatisches Fieber, Tumoren (Ewing-Sarkom, Osteoidosteome), Leukämie, Tumormetastasen (z.B. Neuroblastom).

Therapie. Frühzeitige, mindestens sechswöchige Antibiotikatherapie (cave: Rezidivgefahr); ggf. operatives Vorgehen.

Tab. 11.36: Aseptische Knochennekrosen im Kindes- und Jugendalter

Bezeichnung	Lokalisation	Alter (Jahre)	m:w
M. Perthes	Hüftkopfepiphyse	3–12	5:1
M. Köhler I	Os naviculare pedis	3–12	4:1
M. Köhler II	Metatarsalköpfchen 2–4	8–18	1:4
M. Sever	Calcaneusapophyse	7–16	m>w
M. Osgood-Schlatter	Tibiaapophyse	12–16	m>w
M. Sinding-Larsen	unterer Patellateil	10–15	m>w

Tab. 11.37: Benigne und maligne Knochentumoren im Kindesalter

	Allgemeines und Klinik	Röntgenbild
benigne Knochentumoren		
Osteochondrom	häufigster benigner Knochentumor (meist 10.–20. Lj.); tritt isoliert (knienahe Metaphysen o. Humerusende) oder multipel auf, Entartungsrisiko 2 %; *Klinik:* selten Beschwerden	zapfenförmige Vorsprünge
solitäre juvenile Knochenzyste	proximaler Humerus und Femur (meist 6.–15. Lj.); *Klinik:* selten Beschwerden, Spontanfrakturen	scharf begrenzte rundliche Aufhellungsherde
nichtossifizierendes Fibrom	meist proximale und distale Tibia- und distale Femurmetaphyse (meist (Prä-)Pubertät); *Klinik:* selten Beschwerden, Spontanfrakturen	aneinandergereihte traubenförmige Aufhellungen
Osteoidosteom	sehr selten, osteoblastische Knochenläsion mit zentralem Kern (Nidus); Femur und Tibia; meist 10.–25. Lj.; *Klinik:* nächtliche Schmerzen, Schwellung	Aufhellungsherd → Nidus
eosinophiles Granulom	Histiozytosis X, einzelne oder multiple Herde im Schädel, Becken, Wirbelsäule, Rippen, Wirbelkörper; *Klinik:* keine Beschwerden	unregelmäßige, aber scharfe Aufhellungen mit sklerotischem Saum
Chondroblastom	Epiphyse der Kniegelenke, proximaler Humerus; v. a. Kinder und Jugendliche; *Klinik:* anhaltende Schmerzen	Knochenzyste
maligne Knochentumoren		
Osteosarkom	häufigster maligner Knochentumor, ungeordnete neoplastische Knochenneubildung (meist knienahe Metaphysen), häufig im 10.–20.Lj. (m>w), frühzeitige Lungen- und Lebermetastasen; *Klinik:* lokaler Schmerz, Schwellung	dreieckförmige subperiostale Knochenverdickung (→ *Codman-Dreieck*), Knochensporne (*Spiculae*)
Ewing-Sarkom	Knochenendotheliom meist im meta-, diaphysären Extremitätenknochen, reaktive Knochenneubildung, Kortikaliszerstörung, meist im 5.–20. Lj., frühzeitige Lungen-, Leber- und Knochenmetastasen *Klinik:* Fieber, Schwellung, Schmerzen, Leukozytose	Osteolysen und Auftreibungen, Zwiebelschalenbildung

Prognose. Abhängig vom Therapiebeginn: Restitutio ad integrum, Defektheilungen, Übergang in chronische Osteomyelitis, lokale Osteolyse mit Abszeßbildung (Brodie-Abszeß) und letaler Ausgang möglich.

Coxitis fugax

Hierzu siehe Orthopädie, Kapitel 3.9.

Akute Arthritis

Hierzu siehe Orthopädie, Kapitel 2.9.

15.7
Aseptische Knochennekrosen

Die aseptische Knochennekrose wird meist durch eine Ischämie unklarer Genese verursacht. Tabelle 11.36 zeigt die wichtigsten aseptische Knochennekrosen im Kindesalter (siehe auch Orthopädie).

15.8
Benigne und maligne Knochentumoren

Tabelle 11.37 faßt die wichtigsten Knochentumoren im Kindesalter zusammen. Einzelheiten siehe Orthopädie, Kapitel 2.4.

16 Pädiatrisch wichtige Hauterkrankungen

16.1 Hereditäre und konnatale Hauterkrankungen

16.1.1 Ichthyosis und Epidermolysis bullosa

Ichthyosis

Die Ichthyosis ist eine hereditäre Verhornungskrankheit, die charakteristischerweise mit einer generalisierten trockenen Schuppung einhergeht. Nach dem Vererbungsmuster unterscheidet man verschiedene Formen der Ichthyosis (siehe Tabelle 11.38).

Die Therapie erfolgt durch Entfernung der Schuppung, Erhöhung des Wassergehaltes der Haut durch Ölbäder sowie NaCl-Salben und Vitamin-A-Derivate.

Epidermolysis bullosa hereditaria

Hierbei handelt es sich um Hautkrankheiten, bei denen sich nach mechanischen Traumen nichtentzündliche Blasen bilden (siehe auch Dermatologie, Kap. 1.2).

16.1.2 Nävi („Flecken")

Nävi sind scharf umschriebene, flächenhafte oder tumorförmige Haut- oder Schleimhautfehlbildungen, die auf einer embryonalen Entwicklungsstörung beruhen. Man unterscheidet mesodermale (Blutgefäßnävi) und ektodermale Nävi (Pigmentnävi); (siehe auch Dermatologie, Kap. 14).

Blutgefäßnävi

Naevus flammeus medialis („Storchenbiß"). Harmlose angeborene Erweiterung der Blutgefäße v.a. im Nacken, die im Verlauf des 1. Lebensjahres abblassen.

Naevus flammeus lateralis („Feuermal"). Weinrote, flächenhafte Veränderungen, die meist an einer Gesichts-, Hals- oder Körperseite lokalisiert sind und die Mittellinie nicht überschreiten. Sie bilden sich nicht zurück und sind gehäuft mit anderen Fehlbildungen kombiniert z.B.:
- Sturge-Weber-Syndrom: ausgedehnter Nävus im Bereich des 1. u. 2. Trigeminusastes, mit einer Angiomatose des gleichseitigen Auges, Glaukom, Herdepilepsie und Debilität kombiniert
- Klippel-Trénaunay-Syndrom: flächenhafter Nävus einer ganzen Extremität, mit Venektasien, arteriovenösen Shunts und Weichteil- u. Knochenhyperplasie kombiniert

Kapilläres planotuberöses Hämangiom („Blutschwamm"). Diese rasch wachsende Form bildet sich in den ersten Lebensmonaten heraus und meist im Schulalter zurück. Bei störender Lokalisation (Gesicht, Auge, Gesäß) ist eine Kryo-, Laser oder Steroidtherapie möglich.

Pigmentnävi

Mongolenfleck. Harmlose Pigmenthäufung, die blaugrau aus der Tiefe durchschimmert. Er kommt oft bei türkischen, asiatischen und afrikanischen Kindern vor und ist durch tiefliegende Melanozyten bedingt. Lokalisation: meist kaudaler Rumpfbereich.

Tab. 11.38: Ichthyosistypen

Ichthyosistyp	Vererbung	Beginn	Klinik
Ichthyosis vulgaris	autosomal-dominant	1. Lj. oder später	variable Schuppung (nicht in den Gelenkbeugen), Hyperkeratose, Talg- und Schweißsekretion ↓
Ichthyosis congenita			
• nichtbullöse ichthyosiforme Erythrodermie	autosomal-rezessiv	ab der Geburt	flächenhafte Schuppung bei Erythrodermie (auch Gelenkbeugen), lamelläre Ichthyosis, „Kollodiumbaby"
• bullöse ichthyosiforme Erythrodermie	autosomal-dominant	ab der Geburt	feine Schuppung mit Blasenbildung und Erythrodermie (auch Gelenkbeugen), „verbrühtes Baby", Hyperkeratose
• X-chromosomale	X-chromosomal-rezessiv	Geburt bis 1. Lj.	größere Schuppung am ganzen Körper (nicht Handteller u. Fußsohle), Steroidsulfatasemangel

Nävuszellnävi. Braune, homogen pigmentierte, rundliche, scharfbegrenzte Flecken, die sehr häufig vorkommen. Bei größeren und dysplastischen Formen besteht ein Melanomrisiko.

Cafe-au-lait-Fleck. Handtellergroße, milchkaffeefarbene Flecken. Bei mehr als sechs großen Flecken → V.a. Neurofibromatose v. Recklinghausen.

16.2
Seborrhoische Dermatitis

Diese auch seborrhoische Säuglingsdermatitis genannte Erkrankung unbekannter Ätiologie betrifft meist Säuglinge in den ersten drei Lebensmonaten (im Gegensatz zur atopischen Dermatitis). Kennzeichen ist ein nichtjuckendes, grob-fettig-gelblich schuppendes Erythem typischerweise am behaarten Kopf („Gneis"), Hals, Achseln und Genitoanalbereich. Für die generalisierte Form ist ein Mangel an Komplementfaktor 5 verantwortlich. Die Therapie besteht im Einweichen der Schuppen mit Öl und anschließender Entfernung mit Shampoo. Kurzfristig können Hydrokortisonderivate eingesetzt werden, bei Superinfektion mit Hefen auch Antimykotika. Die Erkrankung kann im Erwachsenenalter chronisch-rezidivierend verlaufen (bevorzugt bei Männern) und ist dann in der vorderen Schweißrinne, dem Gesicht und retroaurikulär lokalisiert (siehe Dermatologie, Kap. 7.4).

16.3
Atopische Dermatitis (Neurodermitis)

Siehe auch Dermatologie, Kapitel 7.3.

Ätiologie. Die multifaktoriell vererbte atopische Dermatitis gehört zum Formenkreis der Atopien (siehe Kap. 9.2). Kennzeichnend für die chronische bzw. chronisch-rezidivierende Erkrankung ist die stark juckende und trockene Haut. Sie manifestiert sich meist im Kleinkindesalter (70 % < 1 Jahr, 80 % < 5 Jahre), hat eine geschätzte Inzidenz von 3–4 % und nimmt in den Industrieländern an Häufigkeit zu. Jahreszeitlicher Gipfel sind die Herbst- und Wintermonate.

Symptomatik. In den ersten Lebenswochen treten bevorzugt an den Wangen scharf begrenzte Rötungen von unterschiedlicher Größe auf, die von kleinen Schuppen bedeckt sind („Milchschorf"). Jenseits des 3. Lebensmonats entsteht dann das charakteristische nässende Säuglingsekzem (besonders Gesicht, Stirn, Schläfen und behaarter Kopf). Unter starkem Juckreiz bilden sich stecknadelkopfgroße Papeln, z.T. auch Bläschen. Nach Aufkratzen ge-

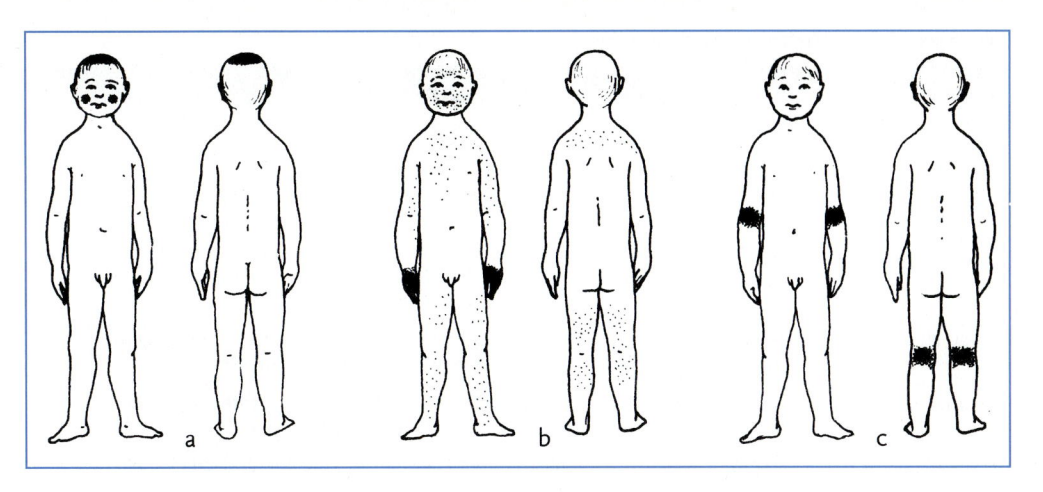

Abb. 11.28: Lokalisation der Dermatitis atopica, **a** Milchschorf, **b** disseminierte Form, **c** Beugelokalisation (K. Dietel 1988)

rinnt die eiweißreiche Flüssigkeit zu Kruste und Borken (Infektionsgefahr → Eczema impetiginosum oder *Eczema herpeticum*). Im Laufe der Kindheit wandeln sich Lokalisation und Erscheinungsbild. Die Bevorzugung von Kopf und Gesicht geht über ein disseminiertes Stadium mit herdförmigen papulosquamösen Herden in die chronische, mit Lichenifikation einhergehende Beugenlokalisation über (siehe Abb. 11.28, und Abb. 11.17 im Farbteil).

Diagnose. Sie wird anamnestisch und klinisch gestellt und kann mittels diagnostischer Haupt- und Nebenkriterien objektiviert werden.

Therapie. Sie besteht in rückfettenden Salben und Glukokortikoidgaben im akuten Schub. In einigen Fällen kann eine zehntägige Reis-Kartoffel-Diät durchgeführt werden (Elimination von IgE). Ferner sollten Atopiker vermehrt γ-Linolensäure-haltige Nahrungsmittel (Nachtkerzenöl, Distelöl, Muttermilch) verzehren.

16.4 Infektiöse Hauterkrankungen

16.4.1 Bakteriell bedingte Hauterkrankungen

Zu den bakteriellen Hauterkrankungen siehe Dermatologie, Kapitel 3. Tabelle 11.39 faßt wichtige Fakten zusammen.

16.4.2 Pilzbedingte Hauterkrankungen

Candidose

Hierzu siehe Dermatologie, Kapitel 4.2.

16.4.3 Parasitenbedingte Hauterkrankungen

Zu Pediculosis capitis („Kopfläuse") und Skabies („Krätzmilbe") siehe Dermatologie, Kapitel 5.2 und 5.3.

16.5 Sonstige Hauterkrankungen

Miliaria rubra

Diese in den Tropen auftretenden Erkrankung (sog. „Lichen tropicus") rufen Bläschen oder Pusteln mit rotem Hof (gesichtsbetont) sowie tiefrote punktförmige Papeln (stammbetont) hervor.

Windeldermatitis

Ätiologie. Bei der Windeldermatitis handelt es sich um eine entzündliche Reizung der Windelregion. Stuhl und Urin mazerieren die zarte Säuglingshaut; begünstigend wirken das feuchte Klima im Windelpaket, Pflegefehler,

Tab. 11.39: Wichtige bakterielle Hautinfektionen

Krankheit	Erreger	Klinik
Pemphigus syphiliticus	Treponema pallidum	bei konnataler Lues Blasenbildung am Körper (bes. Handflächen u. Fußsohlen), selten
Pemphigus neonatorum	Staphylokokken	Blasenbildung bes. am Unterbauch- u. Leistengegend, am 4.–10. Lebenstag
Impetigo contagiosa	Staphylo- > Streptokokken	Blasen u. Pusteln mit honiggelber Kruste, perifokale Rötung (meist im Gesicht, behaarter Kopf, Gesäß), häufiger bei Atopikern u. Neugeborenen
Erysipel	β-hämolysierende Streptokokken	hochrote scharf begrenzte Rötung u. Schwellung mit Druckschmerz, Lymphangitis u. Fieber
Dermatitis exfoliativa	Staphylococcus aureus	meist im Säuglingsalter; fleckige, später diffuse Rötung mit Blasenbildung; Ablösung der Epidermis
Follikulitis	Staphylococcus aureus	Infektion der Haarfollikel; rote entzündliche Papeln mit zentraler Pustelbildung um ein Haar
Poritis/Periporitis	Staphylokokken	Entzündung der Ausführungsgänge der ekkrinen Schweißdrüsen mit Abszeßbildung; bei dystrophen Säuglingen

Infekte oder Antibiotikatherapie. Sekundär kommt es zur Besiedlung mit Hefepilzen (Candidose), seltener mit Staphylokokken.

Symptomatik. Schmerzende und juckende Dermatitis, die meist in den Leistenbeugen beginnt. Ferner finden sich Rötung, Mazerationen, Papeln, Erosionen und ekzematösen Hautveränderungen.

Therapie. Trockenlegung der meist nässenden Entzündung („unten ohne"), Ausschalten von Pflege- und Ernährungsfehlern und eventuell Mitbehandlung einer mykotischen Superinfektion.

Allergische Hauterkrankungen

Hierzu siehe Dermatologie, Kapitel 7.

Phakomatosen

Siehe Kapitel 17.7, Neurologie, Kapitel 3 und Dermatologie, Kapitel 1.4.

17 Erkrankungen des Nervensystems

17.1
Normale Entwicklung (siehe Kap. 1)

Zur Beurteilung einer normalen Entwicklung ist eine umfassende Anamnese mit Schwangerschafts- und Geburtsanamnese sowie eine sorgfältige körperliche Untersuchung des Kindes notwendig.

17.2
Neurologische Untersuchungsverfahren

Neben der Anamneseerhebung, der körperlichen Untersuchung mit Beobachtung von Bewegungen und Verhaltensweisen sind bildgebende Verfahren, elektrophysiologische und histopathologische Untersuchungen von Bedeutung (siehe auch Kap. 1).

17.3
Abnorme Untersuchungsbefunde der Motorik

Die nachfolgend aufgeführten motorischen Auffälligkeiten bei Frühgeborenen und Säuglingen, können passager sein, sich nach krankengymnastischer Behandlung zurückbilden oder zu bleibenden Bewegungsstörungen führen (siehe auch Neurologie, Kap. 1):
- *Hypotonie*: herabgesetzter Muskeltonus → „schlaffes Kind"
- *Hypertonie*: gesteigerter Muskeltonus → „steifes Kind"
- *Apathie*: Bewegungsarmut und Teilnahmslosigkeit (oft bei Hypotonie)
- *Hyperexzitabilität*: Schreckhaftigkeit und Übererregbarkeit mit Muskelzittern (oft nach Asphyxie und Fetopathia diabetica)
- *Hemisyndrome:* Bewegungsasymmetrien (hypoton oder hyperton)

Residualsyndrome

Treten bleibende Bewegungsstörungen auf, manifestieren sie sich als:
- *Spastik:* Schädigung des 1. Motoneurons (in der motorischen Rindenregion bzw. dem Tractus corticospinalis) → gesteigerte Muskeleigenreflexe (Kloni), „Taschenmesserphänomen", Bewegungsarmut der betroffenen Extremität und Erhalt primitiver Greifmuster, positiver Babinski-Reflex, Muskelhypotrophien, Verzögerung der motorischen Entwicklung etc.
- *Rigidität:* Schädigung im extrapyramidalmotorischen System → starker Widerstand gegen passive Muskeldehnungen und andere Bewegungen, schwer auslösbare Muskeleigenreflexe, Störungen der Feinmotorik und der Augenmotorik, Schluckstörungen
- *Athetosen:* Hirnstammschädigung → bei meist hypotonem Muskeltonus plötzliche Tonussteigerungen (mangelnde Kopfkontrolle, Schluckstörungen, verzögerte Sprachentwicklung etc.)
- *Ataxie:* Kleinhirn- oder Rückenmarksschädigung → ungeschicktes Laufen (multiple Hämatome), eventuell Hypotonie, Hyporeflexie, Sprachstörungen, Intentionstremor, Nystagmus

17.4
Zerebrale Anfälle und zerebrales Anfallsleiden (Epilepsie)

Siehe auch Neurologie, Kapitel 3.7.

Hierbei handelt es sich um eine Gruppe von schlagartig (paroxysmal) einsetzenden zerebralen Reaktionen, die sich durch unwillkürliche Zustandsänderungen des Bewußtseins, der Motorik, des Verhaltens sowie der sensiblen, sensorischen oder vegetativen Funktionen äußern können. Nosologisch unterscheidet man die Gelegenheitskrämpfe (*Okkasionsanfälle*) von den chronisch-rezidivierenden Anfällen (*Epilepsien*).

17.4.1
Okkasionsanfälle

Infekt- oder Fieberkrämpfe

Infekt- oder Fieberkrämpfe sind die häufigsten Okkasionskrämpfe im frühen Kindesalter (6. Lebensmonat bis zum 4. Lj.). Sie treten bei genetischer Disposition knabenwendig im Rahmen fieberhafter Allgemeinerkrankungen meist als tonisch-klonische Krämpfe auf. Die Prognose ist günstig, nur in 1–2 % ist ein Übergang in ein Anfallsleiden zu beobachten.

Von *komplizierten Krampfanfällen* wird gesprochen, wenn:
- die Fieberkrämpfe länger als 15 min. dauern
- sie seitenbetont sind
- nach dem Anfall isolierte Lähmungen auftreten
- im EEG ständig Herdbefunde und Krampfaktivitäten nachweisbar sind
- eine familiäre Belastung mit Epilepsie besteht
- Fieberkrämpfe nach dem 5. Lj. auftreten

In diesen Fällen beobachtet man wesentlich häufiger einen Übergang in ein Anfallsleiden.

Neugeborenenkrämpfe

Neugeborenenkrämpfe können die verschiedensten Ursachen haben (Hirnblutungen, Hypoxien, Entzündungen, Hypokalzämien, Hypoglykämien etc.). Die Symptomatik ist sehr variabel und die Prognose abhängig von der Ursache (25 % sterben, 40 % entwickeln eine Residualepilepsie).

> **Merke !**
>
> Komplizierte Infekt- bzw. Fieberkrämpfe gehen wesentlich häufiger in eine Epilepsie über als einfache Fieberkrämpfe.

17.4.2
Epilepsien

Diese chronisch-rezidivierenden Krampfanfälle werden durch zerebrale Funktionsstörungen hervorgerufen. Ätiopathogenetisch kommen verschiedene Ursachen in Frage:
- genetische und konstitutionelle Faktoren
- hirnorganische Defektzustände, z. B. nach Traumen, Asphyxie, Hirnblutung, Meningitis, Enzephalitis u.a.
- Hirnmißbildungen: Phakomatosen, zerebrale Gefäßmißbildungen
- Chromosomenaberrationen: Klinefelter-Syndrom, Triple-X-Zustände
- degenerative Hirnerkrankungen: Neurolipidosen, Hirnsklerose

Symptomatik. Die Symptomatik hängt vom jeweiligen Anfallstyp ab (siehe Tabelle 11.40).

Diagnose. Neurologische Untersuchung, EEG und allgemeine Laboruntersuchung.

Differenzialdiagnose.
- *respiratorische Affektkrämpfe*: Sie treten im 1.–4. Lj. auf und werden meist durch starkes Weinen, Schmerz und Zorn ausgelöst. Durch Hyperventilation kommt es zu zerebraler Hypoxie, Zyanose und Bewußtlosigkeit mit Atemstillstand in Exspirationsstellung. Dabei können gelegentlich eine tonische Starre der Muskulatur oder einzelne Kloni auftreten. Die Anfälle enden meistens innerhalb einer Minute und hinterlassen deshalb *keine* bleibenden Schäden. Das EEG zeigt *keine* bleibenden Veränderungen. Die Affektkrämpfe haben eine gute Prognose und treten nach dem 5. Lj. nicht mehr auf.
- *Synkopen:* vasovagale, orthostatische oder Reflexsynkopen bei Schrecksituationen sind abzugrenzen
- *Pavor nocturnus:* Nächtliche Angstzustände kommen häufig bei 4–7jährigen vor und äußern sich in Form einer Durchschlafstörung: Die Kinder fahren plötzlich schreiend aus dem Schlaf (Non-REM) hoch, sind verwirrt, ängstlich und bewußtseinsgetrübt. Der Pavor nocturnus kann mit

Tab. 11.40: Anfallstypen und Symptome

Anfallstyp	Symptome	EEG
primär generalisierte Anfälle		
Grand mal	plötzlich auftretender Bewußtseinsverlust ohne Aura mit tonisch-klonischen Krämpfen, oft verbunden mit Speicheln, Einnässen und Nachschlaf; oft nach Erwachen aus dem Schlaf	
Petit mal (altersgebunden) • myoklonisch-astatische (Kleinkinder) • Absencen, pyknoleptische Anfälle (Schulkinder)	Sturzanfälle, davor häufig Einknicken, Taumeln, Gesichtsmyoklonie, ohne Bewußtseinsverlust; oft Status epilepticus Unterbrechung jeglicher Tätigkeit, keine Reaktion auf Ansprechen, oft verbunden mit Myoklonie, Automatismen, Einnässen; Amnesie für die Dauer der Absence; Anfallsdauer wenige Sekunden bis zu 10mal/Tag	2/s-Varianten 3/s-Varianten
Impuls-Petit mal (Jugendliche)	einzelnes oder salvenartiges Kopf-Schulter-Arm-Schleudern, ohne Bewußtseinsverlust; Anfallsdauer: 2–3 s.	poly s/v
generalisierte Anfälle fokaler Genese		
Grand mal fokaler Genese	meist nach Aura tonisch-klonische Anfälle mit Seitenbetonung, oft im Schlaf, Initialschrei häufig	
BNS-Krämpfe (West-Syndrom)	meist Säuglinge, bedingt durch prä- u. perinatale Hirnschädigung (z. B. PKU), 30 % der Patienten sterben bis zum 3. Lj.; Blitzkrämpfe: blitzartiges Zusammenfahren d. Körpers; Nickkrämpfe: Beugen des Kopfes; Salaamkrämpfe: grußähnliche Bewegung	Hypoarrhythmie (1–7/s)
Lennox-Syndrom	meist Keinkinder, tonisch-astatische, myoklonische, tonisch-klonische Petit-mal-Anfälle	
fokale Anfälle (Partialanfälle)		
Jackson-Anfälle • motorische Herdanfälle • sensorische Herdanfälle	 fokale Myoklonie ohne tonische Verkrampfung (meist halbseitig), gelegentlich mit Ausbreitungstendenz; ohne Bewußtseinseintrübung sehr selten im Kindesalter; plötzliches Taubheitsgefühl oder Parästhesien; auch auditive, optische, gustatorische oder olfaktorische Symptome	
Adversivanfälle	Sehr selten im Kindesalter; paroxysmale tonische Blick- und Kopfwendung, evtl. auch Rumpfdrehung	
komplexe Partialanfälle (psychomotorische Anfälle, Dämmerattacken, Temporallappenanfälle)	Nach Aura (Angstgefühl, vegetative Symptome) paroxysmale Eintrübung unterschiedlichen Grades; absencenähnlich bei Kleinkindern, bei älteren Kindern oft motorische Automatismen	Theta- und Delta-Wellen
Rolando-Epilepsie (2–12 Jahre)	häufige Epilepsie im Kindesalter; sensomotorischer Herdanfall mit sensiblen Störungen und tonisch-klonische Krämpfe der Gesichts-, Kau- und Schlundmuskulatur; meist im Schlaf bei erhaltenem Bewußtsein; Tendenz zu Generalisierung; in 98 % der Fälle Rückbildung bis zur Pubertät	zentrotemporales Sharp-wave-Muster

komplexen Partialanfällen verwechselt werden, zeigt jedoch keine pathologischen EEG-Veränderungen

Komplikationen. Gefahr der zerebralen Hypoxie und des Hirnödems im Status epilepticus.

Therapie. Im akuten Anfall Freihalten der Atemwege, Schutz vor Verletzungen, medikamentös mit Diazepam oder Clonazepam.

17.5 Geistige Behinderung

Hierzu siehe Psychiatrie, Kapitel 7.

17.6 Fehlbildungen

Hydrozephalus, Spina bifida

Hierzu siehe Neurologie, Kapitel 3.1.

17.7 Neurokutane Syndrome (Phakomatosen)

Hierzu siehe Neurologie, Kapitel 3.1.

17.8 Heredodegenerative Systemerkrankungen

Spinale Muskelatrophien

Bei diesen Erkrankungen handelt es sich um autosomal-rezessiv erbliche Degenerationen der motorischen Vorderhornzellen mit konsekutiver Muskelatrophie und -schwäche. Drei wichtige Formen der spinalen Muskelatrophien können unterschieden werden (Einzelheiten siehe Neurologie, Kap. 6.1). Tabelle 11.41 faßt wichtige Merkmale zusammen.

Spinozerebelläre Friedreich-Ataxie

Ätiologie. Diese autosomal-rezessiv vererbte Erkrankung beginnt meist im Schulalter und beruht auf einer isolierten Degeneration der spinozerebellären, kortikospinalen und der Hinterstrangbahnen.

Symptomatik. Gangunsicherheit, skandierte Sprache, Nystagmus, Muskelhypotonie, positiver Babinski-Reflex mit abnehmenden Muskeleigenreflexen und gestörter Tiefensensibilität. Im weiteren Verlauf bilden sich Skelettdeformierungen (Hohlfuß, Skoliose), Demenz, Blasen- und Mastdarminkontinenz aus.

Therapie. Nicht bekannt; die meisten Patienten sterben vor dem 20. Lj.

Tab. 11.41: Spinale Muskelatrophien

	Werdnig-Hoffmann	Intermediärform	Kugelberg-Welander
Häufigkeit	25 %	50 %	25 %
Beginn	pränatal	ab dem 1. Lj	2. Lj-Erwachsene
Schwäche	beinbetont, Froschhaltung, Trinkschwäche	beinbetont, kein Stehen und Gehen, Skoliose	proximal-beinbetont, Watschelgang, Probleme beim Rennen und Treppensteigen, evtl. Skoliose
Tremor	–	+	+++
Faszikulationen	+	+	+
Verlauf	progredient	leicht progredient	leicht progredient
Prognose	Tod im 1. Lj (resp. Insuff.)	Tod im 2. Lebensjahrzehnt	abhängig von Komplikationen (Pneumonie)

Neurale Muskelatrophie Charcot-Marie-Tooth

Ätiologie. Im Alter von 5–15 Jahren kommt es bei variablem Erbgang (meist autosomal-dominant) durch Degeneration der Hinterstränge und peripheren Nerven (besonders N. peronaeus) zur Manifestation dieser Erkrankung.

Symptomatik. Steppergang (Peronaeuslähmung) und Atrophie der distalen Extremitätenmuskulatur (Storchenbeine) sind erste Zeichen dieser langsam fortschreitenden, gelegentlich persistierenden Form der Muskelatrophie.

17.9 Traumatische Schäden des Nervensystems

Eine Traumatisierung des Nervensystems kann zu zerebralen Blutungen (z.B. subduralen und epiduralen Hämatomen), zur Commotio bzw. Contusio cerebri, zum apallischen Syndrom und zur Querschnittlähmung führen (siehe Neurologie, Kap. 3.5 und 4.5).

Subdurales Hämatom

Ätiologie. Das akute subdurale Hämatom entsteht vorwiegend geburtstraumatisch, kann aber auch Folge einer postnatalen traumatischen Einwirkung (oft bei Kindesmißhandlung) sein. In einem Teil der Fälle liegt eine Ruptur der in den Sinus longitudinalis einmündenden Venen (Brückenvenen) vor, in anderen Fällen spielen auch hypoxisch bedingte Gefäßwandschäden in Verbindung mit Gerinnungsstörungen eine Rolle. Subakute und chronische Verläufe sind möglich.

Symptomatik. Zunehmende Hirndruckzeichen, insbesondere Vorwölbung der großen Fontanelle, Vigilanzstörung mit homolateraler Opthalmoplegie und kontralateraler Hemiparese. Beim chronischen subduralen Hämatom können folgende Befunde vorliegen: Trinkschwierigkeiten, anomales Schädelwachstum, Krampfanfälle, Netzhautblutung.

Diagnose. Bildgebende Verfahren (sichelförmige Hyperintensität im CT).

Therapie. Druckentlastung durch Drainieren und operative Hämatomausräumung.

Epidurales Hämatom

Ätiologie. Als Folge eines gedeckten Schädel-Hirn-Traumas kann es in jedem Lebensalter zu einer arteriellen Blutung (meist A. meningea media) zwischen Dura und Schädelkalotte kommen.

Symptomatik. Kardinalsymptome sind: Anisokorie (homolaterale Mydriasis infolge Druckschädigung des N. oculomotorius), Bewußtseinsverlust, Hirnnervenausfälle, Hirndrucksymptomatik und kontralaterale Hemiparese.

Diagnose. Echoenzephalogramm und Computertomogramm (bikonvexe Hyperintensität).

Therapie. Sofortige operative Hämatomausräumung.

17.10 Entzündliche Erkrankungen des Nervensystems

Bakterielle und abakterielle Meningitiden

Hierzu siehe Kapitel 4.8 und Innere Medizin, Infektionskrankheiten, Kapitel 3.5. Zu den typischen Liquorbefunden siehe Neurologie, Kapitel 3.4.

Enzephalitis

Ätiologie. Die Enzephalitis (Entzündung des Gehirns) kann allein oder gemeinsam mit einer Meningitis (→ *Meningoenzephalitis*) auftreten. Sie kann entweder durch eine direkte Hirninfektion oder postinfektiös durch eine Immunantwort auf spezielle Keime entstehen (siehe Tabelle 11.42).

Symptomatik. Kopfschmerzen, Fieber, Meningismus und zerebrale Dysfunktion (neurologische Auffälligkeiten der Motorik, Bewußtseinsstörung, Krämpfe, Halluzinationen).

Tab. 11.42: Ursachen einer Enzephalitis

	infektiöse Enzephalitis			postinfektiöse Enzephalitis	
Viren	Bakterien	Protozoen		Viren	Bakterien
Herpes simplex	Treponema pallidum	Toxoplasma gondii		Masern*	Bordetella pertussis*
Enteroviren	Brucella spp.	Plasmodium spp.		Mumps*	Mukoplasma pneum.
Masern	Borrelia burgdorferi	Trypanosomas		Röteln*	Clostridium tetani*
Mumps	Rickettsia spp.			Varizella-Zoster	Legionella pneumophila
Röteln				EBV	
Varizella-Zoster				Influenza*	
ZMV				Hepatitis A	
EBV					
Tollwut					
Influenza					
FSME					

* Postimmunisierungs-Enzephalitiden (syn. perivenöse Enzephalitis, bei der insbesondere die weiße Hirnsubstanz betroffen ist)

Diagnose. Eindeutig sichere Diagnose nur durch Hirnbiopsie möglich. Sonst: Liquorpunktion (Pleozytose, relative Lymphozytose, Eiweiß ↑), Erregerkultur (nur manchmal möglich), AK-Nachweis im Liquor, EEG.

Therapie. Gabe von Antikonvulsiva, Überwachung und Steuerung des erhöhten Hirndrucks. Nur gegen wenige Erreger gibt es eine spezifische Behandlung (Herpes → Aciclovir).

Hirnabszeß

Ätiologie. Hämatogen, fortgeleitet oder durch eine offene Gehirnverletzung kann es zur Abszeßbildung kommen. Bei Bronchiektasen, Pneumonien, Endocarditis lenta oder Amöbiasis entwickeln sich gehäuft hämatogene Hirnabszesse.

Symptomatik. Man unterscheidet akute und chronische Formen. Bei den *akuten Hirnabszessen* finden sich meningitische Symptome (Kopfschmerz, Nackensteife, Bewußtseinstrübung etc.) und eventuell zusätzlich Herdsymptome. Bei *chronischen Abszessen* fehlen die meningitischen Zeichen oft, ebenso die laborchemischen Befunde. Herdsymptome und epileptische Anfälle stehen im Vordergrund.

Diagnostik. Der Liquor ist meist steril und zeigt eine mäßige Pleozytose. Entzündungsparameter (BSG-Erhöhung, Leukozytose) können fehlen. Mit Röntgenbildern und CT kann man den Abszeß lokalisieren.

Therapie. Aspiration und Drainage des Abszeß sowie Antibiose (besonders gegen Anaerobier und Staphylococcus aureus).

Polyradikulitis und Neuritis

Hierzu siehe Neurologie, Kapitel 5.1.

17.11
Vaskuläre Erkrankungen des Gehirns

Hierzu siehe Neurologie, Kapitel 7.

17.12
Erkrankungen der Muskulatur

Muskeldystrophien

Zu *Muskeldystrophie Typ Duchenne* (maligne Beckengürteldystrophie) siehe Neurologie, Kapitel 6.1.

Myositis

Ätiologie. Myositiden sind entzündliche Erkrankungen der Muskulatur, genauer des gefäßführenden interstitiellen Bindegewebes. Man unterscheidet primäre (autoimmunologische?) Myositiden und sekundären (bedingt durch Bakterien, Viren, Parasiten, Pilze). Wichtige Formen sind die *Dermatomyositis ("Lilakrankheit")* und die *Polymyositis*. Letztere kommt sehr selten vor.

Die Dermatomyositis ist autoimmunologisch bedingt und betrifft Kinder um das 10. Lj. und gehäuft 30–50jährige Frauen. Sie kann auch paraneoplastisch und postinfektiös entstehen. Da es sich um eine generalisierte Entzündung des Mesenchyms handelt, sind neben der Muskulatur auch die Haut und innere Organe betroffen (Herz, Nieren, Lunge).

Symptomatik. Ödematöse Verdickung der Haut und des Unterhautfettgewebes. Proximal betonte Schwäche mit Schmerzen. Das Gesicht ist lilabläulich gefärbt, eventuell mit Schmetterlingsexanthem.

Diagnose. Muskelbiopsie. Typischerweise sind die Muskelenzyme im Serum erhöht.

Therapie. Kortikoide, Immunsuppressiva und Krankengymnastik können die schlechte Prognose bessern (30% Mortalität in den ersten zwei Jahren).

Myasthenia gravis

Bei diesem Krankheitsbild kommt es durch Bildung pathologischer Autoantikörper zur Blockierung und Zerstörung der Acetylcholinrezeptoren (AChR). Die Folge ist eine Störung der neuromuskulären Überleitung, die zu fluktuierender Ermüdbarkeit der Haltearbeit leistenden Muskeln (z.B. Lidheber) und belastungsabhängiger Muskelschwäche führt. Möglicherweise spielen AChR-spezifische T-Lymphozyten, die bei *Thymomen* oder im Rahmen einer *Thymushyperplasie* im Thymus synthetisiert werden und in der Peripherie die Bildung von AChR-AK induzieren, eine Rolle. Näheres siehe Neurologie, Kapitel 6.8.

Passagere neonatale Myasthenie

Bei etwa 10% der Kinder myasthenischer Mütter kommt es durch transplazentare Übertragung der AChR-AK zu einer transitorischen Myasthenie. Kennzeichnend sind Muskelhypotonie, Saug- und Trinkschwäche und Ptose bei oder kurz nach der Geburt. Die Erkrankung dauert selten länger als 5 Wochen und heilt vollständig aus. Zur Therapie werden Cholinesteraseblocker eingesetzt.

17.13 Tumoren des Nervensystems

Unter den kindlichen Tumoren stehen ZNS-Tumoren mit 10–15% zusammen mit den Leukämien an erster Stelle. Die häufigsten ZNS-Tumoren sind der Reihe nach:
- Kleinhirnastrozytom
- Medulloblastom
- Ependymom
- Kraniopharyngeom

Frühe Symptome raumfordernder Prozesse im Gehirn sind Kopfschmerz, epileptische Anfälle und psychische Veränderungen. Im fortgeschrittenen Stadium kommt es zu den „Hirndrucktrias": Kopfschmerz, Erbrechen, Stauungspapille. Zusätzlich zu dieser allgemeinen Symptomatik finden sich Symptome, die von der Tumorlokalisation bestimmt werden.

17.13.1 Kleinhirntumoren

Medulloblastome und Kleinhirnastrozytome sind im Kleinhirn lokalisiert und führen zur Kleinhirnsymptomatik mit Ataxie, Nystagmus, Muskelhypotonie u.a.

Kleinhirnastrozytom

Gutartiger Tumor, der langsam in die Kleinhirnmitte wächst und oft Zysten bildet, in die es bluten kann.

Vorkommen. Häufigster Hirntumor; Häufigkeitsgipfel liegt bei 8 Jahren.

Symptome. Erbrechen und Hirndruckzeichen; zerebrale Symptome meist ipsilateral; der Kopf wird zur betroffenen Seite gehalten.

Therapie. Operativ; 90%ige Heilungsrate.

17.13.2
Medulloblastom (PNET des Kleinhirns)

Primitiver neuroektodermaler Tumor (PNET), der infiltrativ vom Boden oder Dach des IV. Ventrikels in die Nachbarschaft wächst.

Vorkommen. 20% der kindlichen Hirntumoren (zweithäufigster Hirntumor im Kindesalter); Häufigkeitsgipfel bei 5 Jahren; w : m = 2 : 1.

Symptome.
- Hirndruckzeichen und Kleinhirnsymptome
- bei Hirnstammbefall Pyramidenbahnzeichen und Lähmung des V. und VII. Hirnnerven.
- Abtropfmetastasen via Liquor in den Spinalkanal
- extrakranielle Metastasen (5%): Knochenmark, Lungen, Lymphknoten

Therapie. Operation und Nachbestrahlung, Chemotherapie; 50%ige Heilungsrate.

17.13.3
Ependymom

Langsam wachsender Tumor, vom Ventrikelependym ausgehend. Gelegentlich maligne Entartung und Metastasierung (→ anaplastisches Ependymom Grad III). Histologie: Neigung zur rosettenförmigen Zusammenlagerung.

Vorkommen. Ca. 10% der kindlichen Hirntumoren, vornehmlich Kleinkinder; dritthäufigster Tumortyp nach Astrozytomen und Medulloblastomen.

Symptome.
- zerebrale Lähmungen, Krämpfe, Sprach- und Wahrnehmungsstörungen
- spät auftretende Hirndrucksymptomatik
- Zystenbildung, Verkalkungen

Therapie. Operation und Nachbestrahlung, Chemotherapie; häufige Rezidive.

17.13.4
Kraniopharyngeom

Benigner dysontogenetischer Tumor, der sich aus Resten des Ductus craniopharyngeus (Rathke-Tasche) im Sellabereich (meist suprasellär) entwickelt. Wächst ausschließlich verdrängend und langsam. Histologisch finden sich Zysten mit grünbraunem, cholesterinreichem Inhalt.

Epidemiologie. 8% aller Hypophysentumoren, die sich oft vor dem 20. Lj. entwickeln.

Symptome.
- hypophysär-hypothalamische Störungen: Diabetes insipidus, Hypothyreose, Minderwuchs
- Chiasmasyndrom: bitemporale Hemianopsien
- Verschlußhydrozephalus
- radiologisch können Verkalkungen auffallen

Therapie. Operation, eventuell Substitutionstherapie.

17.13.5
Hirnstammgliom

Gliom ist ein Sammelbegriff für alle von der Neuroglia ausgehenden ZNS-Tumoren (z. B. Glioblastome, Astrozytome u. a.).

Symptome. Bei den sehr bösartigen Hirnstammgliomen finden sich je nach Lokalisation (Medulla, Brücke, Mittelhirn) Kleinhirnsymptome, häufig doppelseitige Hirnnervenlähmungen, Gangstörungen und Pyramidenbahnsymptome.

Therapie. Hochvoltbestrahlung; in 10–20% Symptomfreiheit.

Prognose. Schlecht.

17.13.6
Spinale Tumoren

Die im Rückenmark wachsenden Tumoren sind selten. Meist handelt es sich um Meningeome, Neurinome und intramedulläre Gliome mit Lokalisation im Zervikal- oder Thorakalbereich. Die Therapie erfolgt operativ oder mittels Bestrahlung.

18 Sozialpädiatrie

18.1 Mortalität und Morbidität im Kindesalter

Säuglingssterblichkeit

Die meisten Säuglinge versterben im 2.–4. Lebensmonat. Häufigste Ursache ist die Frühgeburt. Folgende Faktoren beeinflussen die Säuglingssterblichkeit:

- *Geburtsgewicht:* je niedriger das Geburtsgewicht, desto höher die Mortalität
- *Geschlecht:* Knaben sterben häufiger als Mädchen
- *Erstgeborene* sind geringfügig häufiger betroffen
- *Familienstand:* das Mortalitätsrisiko im Säuglingsalter steigt laut IMPP, wenn die Mutter nicht verheiratet ist (alleinstehende Mütter wäre zutreffender)
- *Alter der Mutter:* unter 18 und über 40
- *Schwangerschaftsdauer:* Frühgeborene haben eine höhere Sterblichkeit

Die Inzidenz beträgt 1–2 Kinder auf 1000 Lebendgeborene.

Kindersterblichkeit

Die Kindersterblichkeit ist weniger vom sozialen Umfeld abhängig, sondern in über 40% durch Unfälle bedingt. An zweiter Stelle folgen die Malignome.

Die *Morbidität*, also die Erkrankungsrate, wird im Kindesalter bis zu 80% durch Infektionen (insbesondere der Atemwege), zu ca. 9% durch Unfälle und zu etwa 5% durch Verhaltens- und Entwicklungsstörungen bestimmt.

18.2 Prävention

Untersuchungen zur Krankheitsfrüherkennung im Kindesalter

Die Untersuchungen zur Krankheitsfrüherkennung im Kindesalter beginnen bereits mit der konsequenten Mutterschaftsvorsorge und dem Mutterschutz.

Bei Neugeborenen durchgeführt werden: U1- und U2-Untersuchung, gesetzlich vorgeschriebene Schilddrüsen- und Stoffwechseluntersuchungen, Beginn der Blutungs- und Rachitisprophylaxe (siehe Kap. 1), Credé-Prophylaxe.

Bei Säuglingen und Kleinkindern erfolgen die Vorsorgeuntersuchungen U3–U9 sowie die Schutzimpfungen (siehe Impfschema, Tabelle 11.18). Die Rachitis- und Kariesprophylaxe wird fortgesetzt, daneben erfolgt eine Ernährungs- und allgemeine Gesundheitsberatung der Mütter.

Schwerpunkte der Beratung und Gesundheitserziehung für bestimmte Altersgruppen

Der Arzt sollte für die Eltern Ansprechpartner in den verschiedenen Stadien der kindlichen Entwicklung sein. Während im Säuglingsalter die Grundlagen von Pflege und Ernährung im Mittelpunkt stehen, sind im Kleinkindalter die Entwicklung des Kindes in der Familie und im Kindergarten sowie die Aufklärung über Unfallgefahren und ihre Verhütung wichtig. Ab dem Schulalter sollten die Eltern über die Belastungs- bzw. Erholungsfähigkeiten des Kindes informiert werden, um eine Überforderung des Kindes zu vermeiden und die Fähigkeiten des Kindes optimal zu fördern. Darüber hinaus wichtig ist die sexuelle Aufklärung des Kindes durch Eltern und Schule, ebenso muß über die Gefahren von Drogen, Alkohol und Nikotin gesprochen werden, um durch Einsicht in die Problematik einem Mißbrauch vorzubeugen.

Schulärztliche und zahnärztliche Aufgaben

Sowohl Schulärzte als auch Schulzahnärzte stehen als Angehörige des Gesundheitsamtes im Dienst der Gesundheitsüberwachung. Sie stellen den Gesundheitszustand bei der Einschulung fest und überwachen ihn. Falls ihnen Gesundheitsschäden auffallen, veranlassen sie die Behandlung. Weiterhin können sie seuchenhygienische Maßnahmen verordnen, z.B. Klassenschließung bei mehreren Salmonelleninfektionen.

Sport- und Berufsfähigkeit

Grundsätzlich sollte jedes gesunde Kind am Schulsport teilnehmen. Bei akuten oder chronischen Erkrankungen kann durch Entschuldigungsschreiben der Eltern bzw. ein Attest des Arztes das Kind (vorübergehend) vom Sport befreit werden. Die Berufsfähigkeit wird anhand von Untersuchungen nach dem Jugendarbeitsschutzgesetz geprüft. Dabei stellt der Arzt fest, für welche Berufe ein Jugendlicher nicht geeignet ist, z.B. darf ein Epileptiker nicht Pilot werden.

18.3 Das behinderte Kind

18.3.1 Definition

Behinderung ist „jede Beeinträchtigung, die das geschädigte Individuum erfährt, wenn man es mit einem nichtgeschädigten Individuum des gleichen Alters, Geschlechts und gleichem kulturellen Hintergrund vergleicht" (nach dem „Rehabilitationscode").

18.3.2 Rehabilitation

Verlieren Kinder bereits erworbene Funktionen durch Krankheit oder Unfall oder werden diese aufgrund einer Behinderung nicht erworben, so kann mittels Rehabilitationsmaßnahmen ein (erneutes) Erlernen dieser Funktionen gefördert werden.

Rechtsgrundlage der Rehabilitation und gesetzliche Aufgabenträger

Im Bundessozialhilfegesetz (BSHG) ist die Kostenübernahme für die Betreuung Behinderter geregelt. Zusätzliche Verordnungen finden sich in der RVO, dem Schwerbehindertengesetz und dem Rehabilitationsangleichungsgesetz. Träger sind die Sozial- und Rentenversicherung sowie Krankenkassen, Versorgungsämter (Bundesversorgungsgesetz) und die öffentliche Fürsorge mit Sozial- und Jugendhilfe.

Möglichkeiten der Rehabilitation spezieller Störungen

Die Möglichkeiten zur Behandlung von beispielsweise Hüftluxationen, Spaltbildungen des Gesichts und der Wirbelsäule sind wesentlich abhängig vom Zeitpunkt der Diagnosestellung. Je früher die Diagnose gestellt wird, desto besser sind in der Regel die Heilungsaussichten. Da oft Mehrfachbehinderungen vorliegen, ist eine umfangreiche Diagnostik und Therapie notwendig, die in eigens dafür ausgerichteten Diagnose- und Behandlungszentren optimal geleistet werden kann.

18.4 Betreuung des sozial benachteiligten Kindes

Störungen der frühen Sozialentwicklung

Die Ursachen einer Störung der frühen Sozialentwicklung sind vielfältig. Im wesentlichen liegen sie allerdings in der Umgebung des Kindes, der Mutter-Kind-Beziehung, einer etwaigen Behinderung, den Familienstand und dem Alter der Mütter sowie den sozialen Strukturen. Die Behandlung der Störungen sollte in einer Änderung des sozialen Umfeldes und einer individuellen (psychotherapeutischen) Betreuung des Kindes bestehen. Gegebenenfalls kann die Einschaltung eines Vormundschaftsgerichtes zur Regelung der Vormundschaft, einer möglichen Adoption oder Heimunterbringung beitragen.

Kindesmißhandlung und Vernachlässigung

Kindesmißhandlungen finden sich weltweit in allen sozialen Schichten. Sie betreffen insbesondere Kinder bis zum 3. Lj., wobei die meisten Kinder jünger als ein Jahr sind. Die Dunkelziffer ist hoch und der Nachweis schwierig. Allerdings gibt es charakteristische Verletzungsmerkmale: streifenförmige, parallel angeordnete Hämatome deuten auf Schlagspuren hin, das Verteilungsmuster der Hämatome (Gesäß, Kopf – linksbetont bei Rechtshändern) und multiple Frakturen in verschiedenen Abheilungsstufen können weitere Hinweise liefern. Außerdem kann es zu subduralen Hämatomen und Traumatisierung des Abdomens mit Mesenterialeinriß, Kontusionen und Darmverletzungen kommen. Oft widersprechen die ausgedehnten Befunde den bagatellisierenden Erklärungen der Eltern bzw. Pflegepersonen. Die Kinder weisen meist zusätzliche Zeichen der Vernachlässigung auf (Zeichen von Unterernährung, vernachlässigte Körperpflege, schlechter Allgemeinzustand) und zeigen Verhaltensauffälligkeiten (Ängstlichkeit, Schreckhaftigkeit). Für den Arzt oder Psychologen ist es oft schwierig, mit einer aggressiv-psychopathischen Pflegeperson ins Gespräch zu kommen, um so das Wiederholungsrisiko zu vermindern. Auch besteht für den Arzt ein Konflikt zwischen der Meldepflicht und der Schweigepflicht. Zu überlegen ist außerdem, ob es für das Kind besser ist, in der Familie zu bleiben oder von ihr getrennt zu werden. Zur weiteren Betreuung können Beratungsstellen eingeschaltet werden.

PÄDIATRIE

19 Kinder- und Jugendpsychiatrie

Siehe Psychiatrie, Kapitel 7.

20 Unfälle und akzidentielle Vergiftungen im Kindesalter

20.1 Unfälle im Säuglingsalter

Im Säuglingsalter sind der „Sturz vom Wickeltisch" und das Ersticken die häufigsten Unfallursachen. Beim Sturz bestimmen Fallhöhe und Bodenbeschaffenheit das Ausmaß des Schädel-Hirn-Traumas und damit – neben dem klinischen Bild – das weitere diagnostische und therapeutische Vorgehen. Meist verlaufen derartige Unfälle ohne Komplikationen. Zu Erstickungsunfällen kommt es durch Strangulation und Fremdkörperaspiration.

20.2 Unfälle im Kleinkindalter

Der Bewegungsdrang und die Neugierde von Kleinkindern sind häufig die Ursache von Unfällen. So werden Gegenstände, Chemikalien und Tabletten in den Mund gesteckt, was zu gefährlichen Ingestions- und Vergiftungserscheinungen führen kann. Töpfe und Gefäße mit heißen Flüssigkeiten oder auch ein zu heißes Bad können schwere Verbrennungen/Verbrühungen verursachen. Wichtig ist die Aufklärung der Eltern über im Haushalt drohende Gefahren und ihre Vermeidung. Zu den Erstmaßnahmen bei Verbrennungen gehören das Entfernen der Bekleidung, die Kühlung der verbrannten Haut mit kaltem Wasser, die Schmerzbekämpfung und das Abdecken der Wunden mit sterilen Tüchern. Nach der Neunerregel kann die Flächenausdehnung bestimmt werden, die für die Berechnung des Flüssigkeitsersatzes von Bedeutung ist. Außerdem ist der Tetanusschutz zu überprüfen.

20.3 Unfälle im Schulalter

In dieser Altersgruppe stehen Unfälle im Straßenverkehr, Stürze und Ertrinkungsunfälle im Vordergrund. Die Erste-Hilfe-Maßnahmen entsprechen denen beim Erwachsenen (ABC-Regel: Atemwege freimachen, eventuell beatmen, Bewußtsein prüfen, Zirkulation sichern).

20.4 Arzneimittelreaktionen bei Neugeborenen und Säuglingen

Siehe auch Klinische Pharmakologie, Kapitel 24.

Die Pharmakokinetik bei Neugeborenen und Säuglingen wird durch die unzureichende Ausscheidungs- und Entgiftungsfunktion der Leber bzw. Niere, die verkürzte Lebenszeit der Erythrozyten, die relativ hohe Empfindlichkeit des Gehirns, den relativ hohen Wasserumsatz etc. beeinflußt. Die Dosierungsrichtlinien von Medikamenten müssen dieser besonderen Situation angepaßt werden.

20.5 Kindersterblichkeit

Siehe auch Rechtsmedizin, Kapitel 1.4.

20.5.1 Kindersterblichkeit im Säuglingsalter

Plötzlicher unerwarteter Kindstod (Sudden infant death syndrome, SIDS)

Häufigkeit. Die häufigste Unfallursache mit tödlichem Ausgang ist im Säuglingsalter der plötzliche Kindstod (Gipfel: 2.–4. Lebensmonat). Betroffen sind durchschnittlich 2 von 1000 Lebendgeborenen.

Ätiologie. Die Ätiologie ist unbekannt und der Obduktionsbefund unauffällig. Möglicherweise handelt es sich um eine zentrale Fehlregulation der Atem- und Herztätigkeit. Die Kinder versterben aus voller Gesundheit heraus (meistens nachts).

Risiko. Erhöhtes Risiko besteht bei Knaben, Frühgeborenen, Kindern mit niedrigem Geburtsgewicht, Kindern drogenabhängiger Mütter, Mehrlingen und Kindern mit positiver Familienanamnese (z.B. SIDS bei Geschwistern).

20.5.2
Jenseits des Säuglingsalters

Die häufigsten Ursachen der Kindersterblichkeit jenseits des Säuglingsalter sind (in absteigender Häufigkeit):
- Unfälle
- maligne Erkrankungen
- Infektionen

20.6
Sofortmaßnahmen und Grundlagen der Therapie akzidentieller Vergiftungen

Ingestionsunfälle

Siehe auch Klinische Pharmakologie, Kapitel 23.5.

Magenentleerung. Die Magenentleerung kann durch provoziertes Erbrechen (mechanisch, Emetika, hypertone Kochsalzlösung) erfolgen. Kontraindikationen sind die Ingestion von Säuren, Laugen, schaumbildenden Substanzen sowie Bewußtseinstrübung/Koma (Aspirationsgefahr!). Als Emetikum kann Apomorphin (wirkt sofort, muß immer mit Norfenefrin kombiniert werden; zusätzliche Kontraindikation: Atemdepression) und Ipecacuanha-Sirup (wirkt innerhalb von 20 min) eingesetzt werden. Eine weitere Möglichkeit – insbesondere bei Bewußtlosigkeit – ist die aufwendigere Magenspülung (Kontraindikation: Perforation, Säure-, Laugen-, Benzin- oder Petroleumvergiftung).

Resorptionshemmung. Die Resorptionshemmung erfolgt im Kindesalter mittels Kohlegabe (Carbo medicinalis, max. 0,5 g/kg KG), auch nach Erbrechen oder Magenspülung, um etwaige Giftrückstände zu binden. Auch Abführmittel oder Paraffinöl können eingesetzt werden.

Antidote. Bei Laugen- bzw. Säureningestion ist die wesentlichste Maßnahme die Verdünnung mit reichlich Wasser, bei Säuren u.U. in Kombination mit Antazida, bei Laugen mit verdünnter Essigsäure; Milch darf nicht verabreicht werden, da sie emulgierend wirkt und die Resorption fettlöslicher Gifte sogar begünstigt. Grundsätzlich sollte vor unsachgemäßer Behandlung Kontakt mit der Giftzentrale aufgenommen werden, um das spezifische Antidot dort zu erfragen.

Vergiftungen durch Inhalationen

Durch Inhalation von Gasen und Dämpfen kann es zur Reizung der Schleimhäute bis hin zum gefährlichen Lungenödem kommen. Eine stationäre Einweisung sollte sofort erfolgen, da sich insbesondere das Lungenödem erst nach einer gewissen Latenzzeit ausbildet. Die Therapie besteht in hohe Dosen von Glukokortikoiden, strenger Bettruhe, Sauerstoffgabe, Codein (zur Unterdrückung des Hustenreflexes), Strophantin und Diuretika.

Giftaufnahme durch Biß- und Insektenstichverletzungen

Nach direkter Giftzufuhr durch Biß oder Stich kann es zu lokalen oder systemischen Reaktionen kommen. Erstmaßnahmen:
- Abspülen mit klarem, kaltem Wasser
- Entfernung des Stachels
- Ruhigstellung der Extremität bzw. des Patienten, um eine weitere Verbreitung des Giftes zu verhindern
- u.U. Schockbehandlung
- u.U. Gegengiftgabe
- möglichst sofortige Klinikeinweisung

Orthopädie

Dr. med. Tatiana Kostanecka
Andreas Warnking

Inhalt

1	**Grundlagen**	1232
1.1	Anatomie, Pathophysiologie und Biomechanik	1232
1.2	Anamnese und klinische Untersuchung	1236
1.3	Bildgebende Verfahren und Endoskopien	1238
1.4	Behandlungsmethoden	1240
1.5	Soziale Orthopädie	1246
2	**Generelle Erkrankungen**	1248
2.1	Kongenitale Deformierungen	1248
2.2	Metabolische Knochenerkrankungen	1254
2.3	Knocheninfektionen	1257
2.4	Knochentumoren und tumorähnliche Veränderungen	1259
2.5	Weichteiltumoren und tumorähnliche Veränderungen	1267
2.6	Muskel- und Sehnenerkrankungen	1269
2.7	Bindegewebserkrankungen	1271
2.8	Sonstige Knochenerkrankungen	1273
2.9	Gelenkerkrankungen	1273
2.10	Orthopädische Auswirkungen von Krankheiten des Nervensystems bzw. der Gefäße	1278
2.11	Verletzungen des Bewegungsapparates und deren Folgen	1280
3	**Regionale Erkrankungen**	1283
3.1	Halswirbelsäule	1283
3.2	Zervikobrachiale Region	1285
3.3	Schulter und Oberarm	1286
3.4	Ellenbogen	1289
3.5	Hand und Finger	1292
3.6	Thorax	1296
3.7	Brust- und Lendenwirbelsäule	1297
3.8	Becken	1306
3.9	Hüfte	1307
3.10	Knie	1315
3.11	Unterschenkel und Knöchelregion	1323
3.12	Fuß	1323

1 Grundlagen

1.1 Anatomie, Pathophysiologie und Biomechanik

Skelettentwicklung und Ossifikationszentren

Das Skelettwachstum beginnt in der Embryonalphase und endet mit dem Verschluß der Wachstumsfugen in der Pubertät. Man unterscheidet enchondrales Längen- und periostales Dickenwachstum. Das enchondrale Längenwachstum findet in der epiphysennahen Proliferationszone statt. Das periostale Dickenwachstum erfolgt durch Anlagerung von Osteoblasten aus dem Periost.

Eine normale Wachstumsfuge (Epiphysenfuge) richtet sich immer senkrecht zu den auf sie einwirkenden Kräften aus. Bei unphysiologischer Biomechanik treten störende Kräfte, z.B. in Form von Muskelungleichgewichten auf, und es resultieren entsprechende Wachstumsstörungen. Ebenso können bei regelrechter Biomechanik bestehende Deformitäten, z.B. Frakturfehlstellungen, im Wachstumsverlauf korrigiert werden, wobei gilt, je größer die noch verbleibende Wachstumspotenz, desto größer das Korrekturvermögen.

Biomechanik

Siehe hierzu auch Kapitel 3.9.

Der CCD-Winkel (Centrum-Collum-Diaphysen-Winkel, siehe Abb. 12.1) wird durch Ausmessen einer a.-p.-Aufnahme beider Hüftgelenke bestimmt. Der gemessene Winkel ist ein projizierter Winkel, der bedingt durch die physiologische Antetorsion der Hüfte größer ist als der reelle CCD-Winkel. Zur Bestimmung des reellen CCD-Winkels ist eine Röntgenaufnahme der Hüften nach Rippstein (90° Flexion

Abb. 12.1: Centrum-Collum-Diaphysen-Winkel (CCD-Winkel) des Schenkelhalses (H. Zippel 1988)

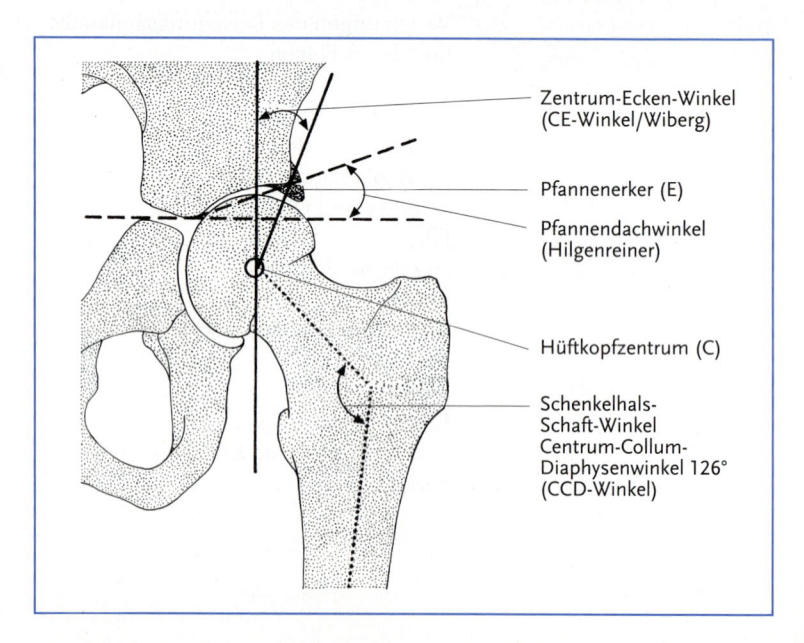

Zentrum-Ecken-Winkel (CE-Winkel/Wiberg)

Pfannenerker (E)

Pfannendachwinkel (Hilgenreiner)

Hüftkopfzentrum (C)

Schenkelhals-Schaft-Winkel Centrum-Collum-Diaphysenwinkel 126° (CCD-Winkel)

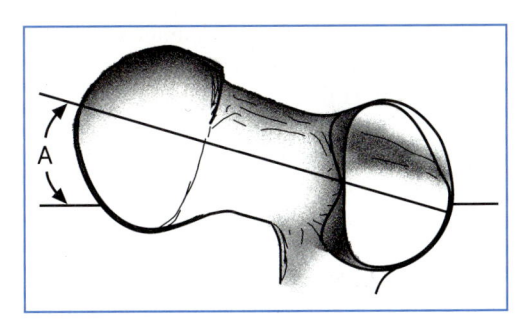

Abb 12.2: Antetorsionswinkel des Schenkelhalses (Norm 12°)

und 20° Abduktion) anzufertigen. In diesen Aufnahmen wird der AT-Winkel (Antetorsionswinkel, siehe Abb. 12.2) der Hüften bestimmt. Über Umrechnungstabellen läßt sich dann der reelle CCD-Winkel errechnen. CCD- und AT-Winkel erlauben Aussagen über vorliegende Fehlstellungen des Schenkelhalses und ermöglichen Verlaufskontrollen sowie Verlaufsprognosen.

Kortikale und spongiöse Knochenstruktur bei Knochendeformierungen

Jeder Knochen ist den an ihn gestellten Normalbeanspruchungen optimal angepaßt. Dort, wo Druck-, Zug-, Dehnungs- und Biegungskräfte am größten sind, besteht die größte Festigkeit. So verlaufen die Spongiosabälkchen überwiegend im Verlauf der Hauptspannungslinien. Auch in der Kortikalis findet sich diese Ausrichtung. Verändern sich die Hauptspannungslinien als Folge von Deformitäten, so paßt sich der Knochen den veränderten Belastungen an. Die Spongiosabälkchen bilden je nach mechanischer Belastung Zug- und Drucktrajektorien, die sich bei regelgerechter Statik in einem Gleichgewichtszustand befinden. Bei Gelenkfehlstellungen kommt es zu Umbaureaktionen, so bilden sich, z.B. bei einer Coxa valga, vermehrt Drucktrajektorien.

Pathophysiologie degenerativer Veränderungen an Wirbelsäule und Gelenken

Zur Pathophysiologie der Wirbelsäule siehe Kapitel 3.1.

Degenerative Veränderungen der Gelenke sind charakterisiert durch eine Degeneration des Knorpelgewebes mit sekundärer Knochenläsion und entzündlich bedingter Kapselschrumpfung. Die morphologischen Veränderungen korrelieren häufig nicht mit den Beschwerden des Patienten. Der Verlauf der degenerativen Gelenkerkrankungen ist langsam progredient. Am Anfang steht ein Elastizitätsverlust des Knorpels, dieser wird bei weiterem Fortschreiten als Höhenminderung des Gelenkspalts in der Röntgenaufnahme sichtbar. Begleitend treten Spaltbildungen des Gelenkknorpels sowie eine vermehrte subchondrale Sklerosierung auf. Die Höhenminderung des Knorpels bedingt das Auftreten von Schub- und Scherkräften an den Gelenkflächenrändern, reaktiv kommt es zur Ausbildung von wulstartigen Knochenvorsprüngen, den sogenannten Exo- und Osteophyten.

Mit dem Schwinden des Gelenkknorpels verkleinern sich die kraftaufnehmenden Gelenkflächen, die verbliebenen Flächen werden vermehrt belastet, so daß es hier zur Knochenatrophie mit begleitender Zystenbildung (Geröllzysten) kommt. Über lange Zeit besteht ein Gleichgewicht zwischen Degeneration und Reparation durch Osteophytenbildung. Wird die Arthrose klinisch relevant, so liegt eine aktivierte Arthrose vor. Sie entsteht, wenn der vermehrte Anfall von Knorpelabriebprodukten zu reaktiven Entzündungen der Gelenkinnenhaut führt oder es zum Einbruch von Geröllzysten kommt, sogenannten subchondralen Knochennekrosen. Stehen zu Beginn der Arthrose Belastungsschmerz und Muskelverspannung im Vordergrund, so kommt es im Verlauf zu Bewegungsschmerzen und Kontrakturbildungen, letztendlich zu Ruheschmerz und zunehmender Gelenkeinsteifung. Die zunehmende Deformierung der Gelenkkörper kann zu Achsenfehlstellungen und Gelenkinstabilität führen, begleitend kommt es zur Muskelatrophie.

Skelettdeformitäten bei systemischen Erkrankungen

Skelettdeformitäten können unter anderem verursacht werden durch systemische Erkrankungen, wobei diese angeboren sein können oder im Verlauf des Lebens auftreten. In der Gruppe der angeborenen Erkrankungen sind die Störungen des Kohlenhydratstoffwechsels orthopädisch von wesentlicher Bedeutung, insbesondere die Mukopolysaccharidosen. Diese führen durch die Speicherung von Mukopolysacchariden im Skelettsystem zu Minderwuchs und Deformitätenbildung.

Auswirkungen auf das Skelettsystem haben unter anderem folgende systemische Erkrankungen:
- *Rachitis* führt bedingt durch Vitamin-D-Mangel zu einer Mineralisationsstörung im wachsenden Skelett. Folgen sind neben Appetitlosigkeit und Blässe in der Frühphase, Extremitäten- und Brustkorbdeformitäten in der Spätphase (z.B. Kraniotabes, Kielbrust, rachitischer Rosenkranz, metaphysäre Auftreibungen und Genua vara, Femur varum, Crus varum).
- *Nierenerkrankungen* können zu einer verringerten 1,25-$(OH)_2$-Vitamin-D-Synthese führen. Dies führt zu einer verminderten intestinalen Kalziumresorption mit resultierender Hypokalzämie. In der Folge kommt es zu Rachitis und Osteomalazie sowie zu einem sekundären Hyperparathyreoidismus mit dem Krankheitsbild der Osteodystrophica fibrosa (braune Tumoren).
- *Hyperparathyreoidismus* (Osteodysthrophia fibrosa generalisata, Morbus Recklinghausen) entsteht als Folge einer vermehrten Sekretion von Parathormon. Diese tritt auf bei Adenomen der Nebenschilddrüse, negativer Kalziumbilanz oder Hyperplasie der Nebenschilddrüsen nach sekundärer Hyperparathyreose. Es finden sich klinisch-orthopädisch braune Tumoren, Ostitis fibrosa cystica und Chondrokalzinosen.
- *Hypophysendysfunktionen* beruhen auf einem Überschuß oder einem Defizit des somatotropen Hormons. Der Mangel führt zu hypophysärem, proportionalem Zwergwuchs sowie Osteochondronekrosen insbesondere im Bereich der Hüftgelenke. Der Überschuß bedingt vor Wachstumsabschluß einen hypophysären Riesenwuchs, Erwachsene entwickeln eine Akromegalie.
- *Nebennierenrindendysfunktionen* betreffen vor allem eine Glukokortikoidüberproduktion, die zum Cushing-Syndrom unter anderem mit einer hochgradigen Osteoporose der Wirbelsäule führt

Luxationen und Dysplasien

Eine Luxation stellt die Verschiebung zweier gelenkbildender Knochenenden aus ihrer Funktionsstellung dar. Man unterscheidet Subluxationen mit noch teilweisem Gelenkflächenkontakt von vollständigen Luxationen, weiter angeborene von erworbenen Luxationen. Weiterhin gibt es habituelle Luxationen, bei denen es aufgrund vorbestehender Kapselausweitungen und/oder Gelenkflächeninkongruenzen schon bei geringen Belastungen zur Luxation kommt. Beispiele sind die habituelle Schultergelenksluxation und die habituelle Patellaluxation. Paralytische Luxationen resultieren aus Muskellähmungen, z.B. bei poliomyelitisch bedingten schlaffen Lähmungen. Pathologische Luxationen sind die Folge schon bestehender Vorschäden, z.B. Distensionsluxation bei bestehender Kapselüberdehnung durch Erguß. Häufig ist die traumatische Luxation, die nach direkter und indirekter Gewalteinwirkung auftreten kann.

Dysplasien bezeichnen Fehlbildungen als Folge einer gestörten Gewebsentwicklung. Es gibt drei wesentliche Dysplasiearten:
- Wachstums- und Entwicklungsstörungen von Knorpel- und Knochengewebe, wobei manche Störungen schon bei Geburt manifest sind, wie z.B. die Achondroplasie und andere, die erst im weiteren Leben manifest werden (Pseudoachondroplasie)
- disorganisierte Entwicklung von Knorpel- und Fasergewebe, z.B. multiple kartilaginäre Exostosen
- abnormale Knochendichte, z.B. Osteogenesis imperfecta

Statik und komplexe Funktionsstörungen

Die Statik umfaßt die Lehre von den Kräften im Gleichgewicht, auf den Menschen bezogen die Lehre vom Körpergleichgewicht. Der aufrechte Gang des Menschen stellt hohe Anforderungen an den Gleichgewichtssinn und erfordert daher ein komplexes Regulationssystem. Die Motorik des Menschen wird zwar durch das willkürliche Nervensystem kontrolliert, ist aber nur zu einem geringen Grad willkürlich gesteuert, das heißt, eine Bewegung kann willkürlich induziert werden, der Bewegungsablauf ist aber dann der willentlichen Beeinflussung entzogen. Differenzierte zerebrale Bewegungsprogramme steuern Gang und Stand des Menschen. Alle Bewegungen und auch die Ruhelage werden durch verschiedene Reflexarten beeinflußt und durch diese erst möglich. Zu unterscheiden ist zwischen statischen Reflexen und Bewegungsreflexen. Statische Reflexe beeinflussen Liegen, Sitzen und Stehen in Form von Stehreflexen, welche die Ruhehaltung kontrollieren, und Stellreflexen, diese ermöglichen dem Körper die Rückkehr aus verschiedenen Stellungen in die Gleichgewichtslage.

Bewegungsreflexe sind phasisch und dienen der Kontrolle von Bewegungsabläufen. Zahlreiche neurogene Erkrankungen können das Bewegungs- und Haltungssystem des Menschen stören, wobei das Hauptsymptom der neurogenen Erkrankung die Lähmung ist. Zu unterscheiden sind bei der Lähmung (Plegie) die vollständige (Paralyse) und unvollständige (Parese) Lähmung. Störungen des ersten motorischen Neurons bedingen spastische, Störungen des zweiten motorischen Neurons schlaffe Lähmungen. Beispielhaft für eine komplexe Störung sei hier die infantile Zerebralparese genannt. Es handelt sich hier um eine Schädigung des sich entwickelnden Gehirns, bei der es zu spastischen Lähmungen unterschiedlicher Ausdehnung kommt. Schlaffe Lähmungen treten z.B. bei der Poliomyelitis auf, die durch einen Virusinfekt zu einer Degeneration der Vorderhornzellen des Rückenmarks führt.

Eine typische Poliofolge ist z.B. eine Quadrizepsparese (siehe Abb. 12.3). Der fehlende muskuläre Halt wird durch Rekurvation der Kniegelenke ausgeglichen, so daß Geh- und Stehfähigkeit noch gegeben ist.

Beurteilung und Messung von Skoliosen

Eine Skoliose wird nach dem Grad ihrer Seitausbiegung beurteilt, und hierzu wird der Skoliosewinkel nach Cobb bestimmt (siehe Abb. 12.4). Ein weiteres Kriterium ist die Wirbelkörperrotation, diese wird anhand der Pedikel-

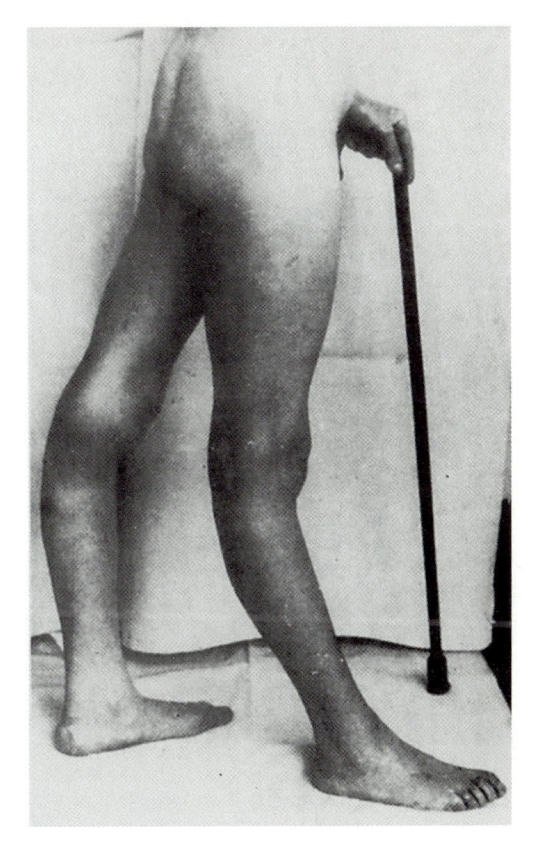

Abb. 12.3: Gangbild bei Quadrizepsparese nach Polioerkrankung (IMPP)

stellung bestimmt (Bestimmungsverfahren nach Nash und Moe). Wesentlich für die Progredienz einer Skoliose ist die Skelettreife, die anhand der Entwicklung der Darmbeinkammapophyse (Risser-Zeichen) beurteilt werden kann.

Analyse und Definition schmerzauslösender Faktoren

Der Schmerz ist das Hauptsymptom orthopädischer Erkrankungen. Er kann mit Ausnahme von Knorpelgewebe alle Strukturen des Bewegungsapparates zum Ausgangspunkt haben. Um Schmerzzustände zu differenzieren, wird eine Schmerzanamnese durchgeführt, wobei die Erfassung der Schmerzart, des Schmerzortes, der Schmerzausstrahlung, der schmerzverschlimmernden oder -lindernden Faktoren und tageszeitlicher Intensitätsschwankungen we-

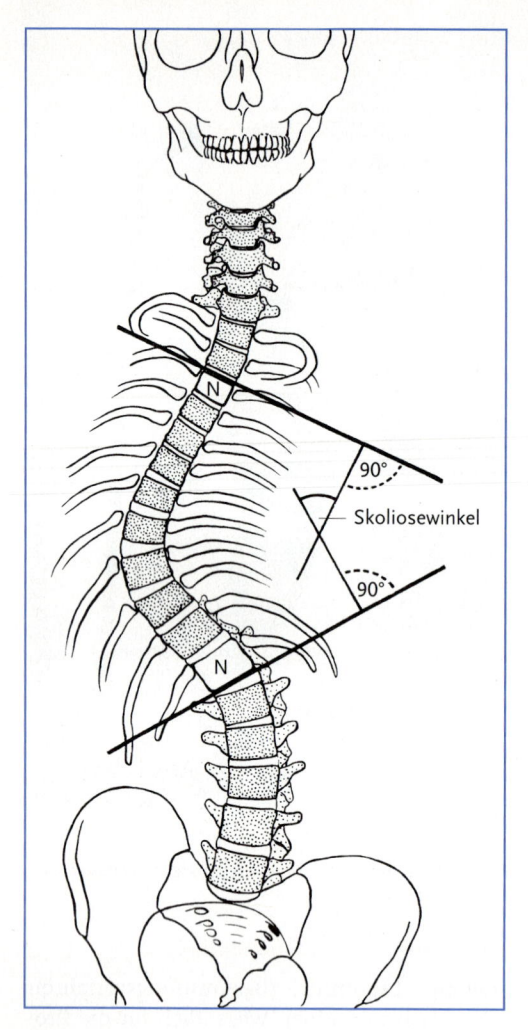

Abb. 12.4: Bestimmung des Skoliosewinkels nach Cobb
(H. Zippel 1988)

- *Belastungsschmerz:* vornehmlich mechanische Ursachen, z.B. Überlastung
- *Bewegungsschmerz bei aktiver Bewegung:* Prozesse an Muskeln und Sehnen
- *Bewegungsschmerz bei passiver Bewegung:* Prozesse von Gelenk und Kapsel
- *Ruheschmerz:* entzündliche Vorgänge, auch solche, die primär oder sekundär durch dauernde mechanische Überlastung entstanden sind
- *radikulärer Schmerz:* Wurzelkompressionsschmerz durch mechanische Einengung eines Spinalnerven. Es findet sich eine segmentale Schmerzausbreitung im entsprechenden sensiblen Dermatom. Motorische Ausfälle der Kennmuskeln und Reflexabschwächungen können begleitend vorliegen.
- *pseudoradikulärer Schmerz:* Ausstrahlende Schmerzsymptomatik ohne Segmentzuordnung. Die verursachenden Strukturen können Bandscheiben, Zwischenwirbelgelenke, Muskeln und Bänder der Wirbelsäule sein.
- *zentrale Schmerzen:* „Thalamusschmerz", spontan oder durch verschiedene Sinnesreize ausgelöste Schmerzzustände, häufig im Zusammenhang mit apoplektischen Insulten
- *übertragener Schmerz:* Schmerzempfindlichkeit bestimmter Hautareale bedingt durch Erkrankungen an inneren Organen (Head-Zonen)

sentlich ist. Der Schmerzort läßt Rückschlüsse auf das betroffene Gewebe zu, die Schmerzart ermöglicht Aussagen über die Art der vorliegenden Veränderungen.

Schmerzort und korrelierende Struktur sind nicht immer identisch. Schmerzprojektionen entstehen z.B. bei Wurzelirritationen in Form von Schmerzen, die in die untere Extremität fortgeleitet werden, oder bei Hüftgelenkserkrankungen in Form von Knieschmerz. Im folgenden sind Schmerzarten und die Art der dazugehörigen pathologisch-anatomischen Veränderungen aufgeführt:

Die Frage nach tageszeitlichen Intensitätsschwankungen gibt ebenfalls Hinweise auf entzündliche (Nachtschmerz) und mechanische (Anlaufschmerz) Prozesse. Nicht zu vernachlässigen ist die Tatsache, daß Schmerz ein subjektives Geschehen ist, welches zahlreichen Modulationen, vor allem solchen psychischer Natur, unterliegt. Schmerz ist letztendlich nicht objektiv meßbar.

1.2
Anamnese und klinische Untersuchung

Die Diagnose kann in 60% der Fälle allein aus der Anamnese gestellt werden, und zusammen mit der klinischen Untersuchung ist in fast

90% der Fälle die richtige Diagnose möglich. Besonders in der Orthopädie ist die Anamnese wesentlich, da nicht alle Erkrankungen permanente klinische Befunde hervorrufen.

Anamnese

Die Anamnese sollte systematisch aufgebaut sein:
- Warum wurde der Arzt aufgesucht? Welches sind die Hauptbeschwerden? Handelt es sich um einen Unfall? Wenn ja: Bei Arbeitsunfällen D-Arzt-Verfahren einleiten. Liegen weitere Beschwerden vor?
- Wann und wie oft treten die Schmerzen mit welcher Dauer auf?
- Wo sind die Schmerzen lokalisiert, strahlen sie aus? Wie stark sind die Schmerzen?
- Wie ist der Schmerzcharakter (brennend, stechend, elektrisierend, dumpf, lokal, wandernd)?
- Seit wann bestehen Beschwerden und Schmerzen? Wie war der bisherige Verlauf?
- Gibt es Umstände oder Verhaltensweisen, die den Schmerz beeinflussen?
- Welche funktionellen Einschränkungen ergeben sich aus den Beschwerden?
- Wurden bisher Therapien durchgeführt? Wenn ja, welche und mit welchem Erfolg?
- Eigenanamnese: Vorerkrankungen, Operationen, Unfälle, Medikation, Alkohol, Nikotin, Allergien
- Familienanamnese: chronische Erkrankungen, wie Diabetes mellitus, Gicht, arterielle Hypertonie, Tumoren, KHK, Erbleiden
- Sozialanamnese: Beruf und ausgeübte Tätigkeit mit Erörterung der spezifischen Belastungsfaktoren: Besteht Arbeitslosigkeit? Besteht Arbeitsunfähigkeit? Fehlzeiten in der Vergangenheit? Ist ein Rentenantrag gestellt? Ein Antrag auf Schwerbehinderung? Familienstand?

Klinische Untersuchung

Inspektion. Alter, Gewicht und Konstitution des Patienten sind wichtige Informationen. Die funktionellen Fähigkeiten lassen sich beim Entkleiden des Patienten abschätzen. Die Beurteilung der Statik der Stütz- und Bewegungsorgane erfolgt sinnvollerweise im Stehen unter Berücksichtigung folgender Gesichtspunkte:
- Schulterstand, Beckenstand, Beinlängendifferenz, Statik der Wirbelsäule (Lordose, Kyphose, Seitausbiegung), Kopfhaltung
- Beurteilung des Gangbildes: Hinken? (Schmerz-, Schon-, Verkürzungs-, Versteifungs-, Lähmungs-, Insuffizienz-, Duchenne-Hinken)
- Sind die Beine in Innen- oder Außenrotationsstellung?
- Ist der Zehen-, Hackengang möglich? Ist der Einbeinstand möglich?
- Finden sich Auffälligkeiten der Haut, wie Narben, Pigmentierungen, Ödeme, Schwellungen etc.?
- Bestehen Lähmungen oder Muskelatrophien?
- Benötigt der Patient Hilfsmittel wie Prothesen, Orthesen, Gehhilfen? Wie kommt er damit zurecht?
- Palpation: Palpieren von Schmerzpunkten, insbesondere Kennpunkte bestimmter Muskeln, Sehnen und Nerven (z. B. Ischiasdruckpunkte). Weiterhin sind Ödeme, Schwellungen, Ergüsse, Resistenzen, Myogelosen und Muskeltonus zu ertasten.
- neurologischer Status: Motorik, Sensibilität, Reflexe, Nervendehnungsproben wie Laségue und Bragard, Blasen- und Mastdarmfunktion
- Gefäßstatus
- psychische Situation

Bestimmung der Bewegungsumfänge. Die Beweglichkeit wird durch die Neutral-Null-Methode ermittelt. Messung bei aufrechtem, geradem Stand mit hängenden Armen, in „anatomischer Neutralstellung". Es werden sowohl aktive (der Patient bewegt) als auch passive (der Untersucher bewegt) Bewegungsumfänge bestimmt. *Dokumentationsbeispiel*: Der normale Bewegungsumfang des Ellenbogengelenks wird notiert als Flexion/Extension 150°-0°-10°. Bei einem Streckdefizit von 40° lautet die Schreibweise nach der Neutral-Null-Methode 150°-40°-0°.

Quantifizierung der Leistung der Muskulatur. Die muskuläre Leistungsfähigkeit läßt sich nach Tabelle 12.1 bestimmen.

Tab. 12.1: Grade der muskulären Leistungsfähigkeit

5	normal	volles Bewegungsausmaß gegen starken Widerstand
4	gut	volles Bewegungsausmaß gegen leichten Widerstand
3	schwach	volles Bewegungsausmaß gegen Schwerkraft
2	sehr schwach	volles Bewegungsausmaß ohne Schwerkrafteinwirkung
1	Spur	sicht-/tastbare Aktivität, unvollständiges Bewegungsausmaß
0	Null	komplette Lähmung, keine Kontraktion

Prinzipien der Befunddokumentation

Es besteht Dokumentationspflicht. Dokumentiert werden Aufnahmebefund, Diagnose, Therapie, Verlauf, Epikrise, Operationsbericht. Die Hauptdiagnose wird mittels ICD-Schlüssel kodiert. Eine gute Dokumentation ist klar, kurz und präzise. Es empfiehlt sich die Nutzung eines standardisierten Untersuchungsbogens. Alle erhobenen Befunde sind schriftlich zu erfassen. Je nach Erkrankung ist an Dokumentation durch Foto, Video oder Skizzen zu denken.

1.3
Bildgebende Verfahren und Endoskopien

Sonographie

Die Sonographie kann zur Diagnostik von pathologischen Vorgängen im Bereich der Weichteile eingesetzt werden, wie z.B. lokalen Schwellungen, lokalen Schmerzen, Flüssigkeitsansammlungen oder bei Verdacht auf Rupturen von Weichteilgewebe sowie unter Umständen bei Frakturen. Haupteinsatzgebiete sind die Schultergelenkssonographie des Erwachsenen und die Hüftgelenkssonographie des Säuglings.

Indikationen für die Schultergelenkssonographie sind Verdacht auf Rupturen von Sehnen oder Muskeln, Luxationen, Instabilität, degenerative oder entzündliche Erkrankungen sowie Traumen.

Die Hüftgelenkssonographie des Säuglings dient der Erfassung und Verlaufskontrolle von Hüftreifungsstörungen.

Röntgenaufnahmen

Konventionelle Röntgenaufnahmen stellen die Standarddiagnostik in der Orthopädie dar. Sie ermöglichen wichtige Aussagen über Knochenstatik und Struktur, Frakturen und degenerative Veränderungen. In der Regel werden Röntgenbilder in 2 Ebenen beurteilt, wobei eine standardisierte Einstelltechnik wesentlich ist.

Kontrastmitteluntersuchungen

Kontrastmitteluntersuchungen, sogenannte Arthrographien, werden aufgrund der Vorteile der Arthroskopie seltener eingesetzt. Anwendung im Kniegelenk bei Verdacht auf freie Gelenkkörper, selten bei Meniskusläsion und Baker-Zyste. Anwendung im Schultergelenk vor allem zur Darstellung von Rotatorenmanschettendefekten, weiter Suche nach freien Gelenkkörpern, Bizepssehnenrupturen und Luxationsdefekten. Seltene Anwendung zur Darstellung der Wirbelsäulenfacettengelenke, des Handgelenks, der Hüfte und des Sprunggelenks. Häufiger werden Myelographien und Diskographien durchgeführt, indiziert bei Verdacht auf Diskusprolaps, Tumor, Trauma oder Entzündung (Cave: Keimverschleppung). Die Myelographie wird zunehmend durch CT und NMR verdrängt. Sie kommt jetzt hauptsächlich bei unklarem CT-Befund zum Einsatz.

Grundsätzliche Kontraindikationen für Kontrastmitteluntersuchungen sind Jodallergie, Blutungsneigung, Hyperthyreose, Kreatinin >3,0 mg/dl sowie Infekt im Injektionsbereich.

Computertomographie (CT)

Häufigste Anwendung als Nativ-CT der Wirbelsäule zur Beurteilung fast aller WS-Erkrankungen. In schwierigen Fällen kann ein Myelo(graphie)-CT mit einer sehr hohen Aussagekraft bezüglich aller Raumforderungen durchgeführt werden. Seltenere Anwendungen sind Extremitäten-CT meist bei Tumoren zur präoperativen

Ausbreitungsbestimmung. Weiterhin gibt es das Doppelkontrast-CT der Schulter bei rezidivierenden Luxationen zur Therapieplanung. Zunehmend häufiger wird das CT in der Osteoporosediagnostik eingesetzt, sogenannte Osteodensitometrie. Eine weitere Einsatzform ist die 3-D-Oberflächenrekonstruktion ebenfalls zur präoperativen Planung bei Tumoren.

Kernspintomographie (NMR)

Wesentlicher Vorteil ist die gute Kontrastauflösung, die fehlende Strahlenbelastung und die Möglichkeit, Schnittbilder in allen Ebenen zu erhalten. Hauptsächliches Einsatzgebiet sind ZNS-Erkrankungen, aseptische Knochennekrosen, Knochentumoren sowie Osteochondrosis dissecans. Zunehmende Bedeutung erlangt das NMR-Verfahren auch in der Beurteilung von traumatischen und degenerativen Veränderungen an Schulter- und Kniegelenk; es stellt eine nichtinvasive Alternative zur Arthroskopie dar. Bei Bandscheibenvorfällen ermöglicht das NMR die Differentialdiagnose zwischen alten und frischen Vorfällen bzw. Narbengewebe. Kontraindiziert ist ein NMR bei Metallimplantaten im Körper.

Skelettszintigraphie

Die Szintigraphie ermöglicht die Analyse des Knochenstoffwechsels. Die Skelettszintigraphie ist sehr sensitiv bei geringer Spezifität. Man unterscheidet folgende Arten der Skelettszintigraphie:
- *statische Skelettszintigraphie*: lokale oder Ganzkörperskelettszintigraphie; 2 Stunden nach Injektion werden mit einer Szintilationskamera Aufnahmen angefertigt, in denen sich Regionen mit vermehrter Anreicherung als verstärkte Belegungszonen darstellen
- *Dreiphasenskelettszintigraphie*: Hier werden Aufnahmen schon in der Anflutungsphase des Radionuklids angefertigt, und nachfolgend zu verschiedenen späteren Zeitpunkten (frühstatisch und spätstatisch). Diese Art der Untersuchung ermöglicht eine Differenzierung zwischen Weichteil- und Knochenprozessen (siehe Abb. 12.5).
- *quantitative Skelettszintigraphie* mit Auswertung nach der ROI-(Region-of-interest-)Methode. Vornehmliche Anwendung als Therapiekontrolle bei Tumoren.
- *Leukozytenskelettszintigraphie*: Die injizierten radioaktiv markierten Leukozyten reichern sich in möglichen Infektzonen an
- *Immunskelettszintigraphie*: dient ebenfalls als Infektnachweis. Es kommen monoklonale Antikörper zur Anwendung.

Endoskopische Verfahren

Arthroskopien werden durchgeführt an Schulter, Ellenbogen, Hand, Hüfte, Knie und oberes Sprunggelenk. Grundsätzlich stellen unklare Beschwerdebilder, die ohne invasive Maßnahmen nicht abklärbar sind, eine Arthroskopieindikation dar. Weitere Indikationen sind Meniskusläsionen mit Resektionsnotwendigkeit, Synovektomien, Knorpelglättungen, Hämarthros, Verdacht auf freie Gelenkkörper, Synovitiden, Arthrosen zur Therapieplanung und im Sprunggelenk auch die Durchführung von Ar-

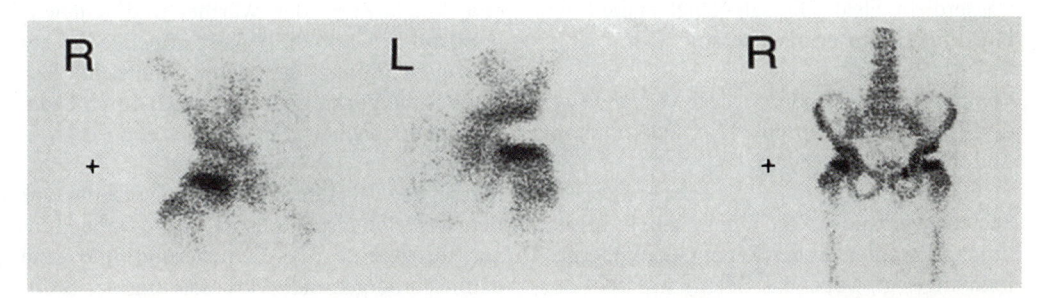

Abb. 12.5: Szintigraphische Darstellung eine Morbus Perthes des linken Hüftkopfes mit Speicherdefekt des linken Hüftkopfes in der Knochenspeicherphase (IMPP)

throdesen. Die Indikationsstellung sollte streng und kritisch sein; beim Schultergelenk ist immer eine Sonographie vorzuschalten.

1.4
Behandlungsmethoden

1.4.1
Nichtoperative Behandlungsmethoden

Lagerung

Schienenlagerung zur Ruhigstellung und Verbesserung des venösen Rückstroms, z.B. Braun-Schiene zur postoperativen Hochlagerung, die Volkmann-Schiene, sogenannte Flügelschiene, z.B. nach Hüft-TEP zur Luxationsvorbeugung.

Verbände

Wundverbände. Sie werden bei primär verschlossenen Wunden angelegt. Es kommen Mullkompressen, abgedeckt durch spannungsfrei geklebtes elastisches Klebeband, zum Einsatz, wobei die Luftdurchlässigkeit des Verbandes wichtig ist. Trockene Wunden sind in die offene Wundbehandlung zu überführen. Nässende Wunden werden mit Fettgaze oder Salbe versorgt, hier sind vor allem Verklebungen mit dem Verband zu vermeiden. Bei infizierten Wunden ist die Abflußmöglichkeit des Wundsekrets sicherzustellen. Relativ neu sind sogenannte hydrokolloidale Wundverbände. Ein hydrophiles Trägermaterial verbindet sich mit dem Wundsekret zu einem antibakteriellen und granulationsfördernden Gel, der Verband kann über mehrere Tage verbleiben und ist wasserdicht, ideales Einsatzgebiet ist die Dekubitus- und Ulcus-cruris-Therapie.

Kompressionsverbände. Diese Verbände werden zur Thromboseprophylaxe, Ödemtherapie und Blutstillung angelegt.

Schienenverbände. Sie dienen zur Ruhigstellung, sie werden in der Regel gelenkübergreifend angelegt, wobei das Gelenk in Funktionsstellung geschient wird.

Desault-Verband. Dieser Verband dient zur Ruhigstellung von Schulter- und Ellenbogengelenk. Eine vereinfachte Variante stellt der Velpeau-Verband dar.

Rucksackverband. Er wird bei Schlüsselbeinfrakturen angelegt.

Funktionelle Tapeverbände. Sie dienen als Schutz, Stütze und zur gezielten Entlastung durch Blockierung bestimmter Bewegungsrichtungen.

Redression

Die Redression bezeichnet die unblutige, von Hand oder apparativ ausgeführte Korrektur von Skelettdeformitäten mit anschließender Fixation des betreffenden Skelettabschnitts.

Physikalische Therapie

Die physikalische Therapie ist der gezielte Einsatz physikalischer Einflüsse, z.B. von Wärme oder Kälte, zur Beeinflussung verschiedener Erkrankungen.

Thermo- und Kryotherapie. Sie beruhen auf neurophysiologischen, vasomotorischen und metabolischen Wirkmechanismen. Wärme findet besonders Anwendung bei chronisch-degenerativen Erkrankungen mit dem Ziel der Stoffwechselanregung. Kälte hat den Einsatzschwerpunkt bei akut entzündlichen Erkrankungen und Verletzungen als Analgetikum und Antiphlogistikum.

Wasserbehandlung. Diese Therapie bedingt eine Verstärkung der Wärme- und Kältewirkung auf den Körper. Weitere günstige Effekte entstehen durch die Schwerkraftreduktion. Chemische Wirkungen lassen sich durch Badezusätze erzielen.

Massagen. Sie entfalten ihre Wirkung auf neurophysiologischer Basis und darüber hinaus durch eine Hyperämisierung und eine damit einhergehende Verbesserung der Stoffwechsellage.

Elektrobehandlung. Sie wird in Form von hydroelektrischen Bädern, Iontophoresen, diadynamischen Strömen, transkutaner elektrischer Nervenstimulation (TENS) sowie Mittel- und Hochfrequenztherapie durchgeführt.

Ultraschallbehandlung. Diese Therapie führt im wesentlichen zu einer Wärmewirkung, z.B. bei Tendinosen.

Strahlenbehandlung. Sie erfolgt in Form von Röntgenstrahlen zur Analgesie.

Ergotherapie

Zielsetzung ist die Selbständigkeit des Patienten in der Bewältigung von Anforderungen des täglichen Lebens sowie die berufliche Wiedereingliederung des Patienten. Die Ergotherapie kennt drei Arbeitsbereiche:
- Alltagstraining, hier insbesondere Selbsthilfetraining, Hilfsmittelversorgung, Haushaltstraining, Gelenk- und Wirbelsäulenschutz, Rollstuhl- und Prothesentraining
- funktionelle Therapie, die Muskelkräftigung, Gelenkmobilisation und Belastungstraining beinhaltet
- Schienenversorgung, z.B. Lagerungsschienen, Daumensplint, Antiulnardrift

Krankengymnastik

Durch die Krankengymnastik werden primär planmäßige körperliche Bewegungsübungen durchgeführt mit dem Ziel, Schäden an den Bewegungsorganen zu bessern. Ziele der Krankengymnastik sind die Verbesserung sowohl der Beweglichkeit als auch der Stabilität von Wirbelsäule und Gelenken. Zu unterscheiden sind passive Krankengymnastik (der Patient wird bewegt) und aktive Krankengymnastik (hier bewegt sich der Patient gemäß Anleitung). Beide Krankengymnastikformen kennen isometrische Übungen (Muskelanspannung gegen Widerstand ohne Bewegungsarbeit) und isotonische Übungen (Bewegungen gegen geringeren Widerstand). Zunehmende Bedeutung gewinnt das isokinetische Training mit Bewegungsabläufen unter konstanten Winkelgeschwindigkeiten. Ein weiterer wesentlicher Bereich sind Krankengymnastikformen auf neurophysiologischer Basis. Hierbei werden durch Komplexbewegungen pathologische Bewegungsmuster unterdrückt und über zerebrale Bahnung neue Bewegungsabläufe induziert. Wesentlich sind die Methoden nach Bobat, Vojta, Kabat (PNF) und Brügger.

Orthesen

Orthesen sind Heil- und Hilfsmittel zum Ersatz für verlorengegangene Funktionen. Aufgaben von Orthesen sind:
- Stützung, z.B. bei Senk-Spreiz-Füßen oder bei Osteogenesis imperfecta zur Frakturprophylaxe
- Redression, Fixation, z.B. nach Wirbelsäulenoperation
- Entlastung
- Längenausgleich
- Immobilisation und Mobilisation

Prothesen

Prothesen dienen als Ersatz für verlorengegangene oder angeboren fehlende Gliedmaßenabschnitte, wobei vor allem Grundfunktionen wieder ermöglicht werden sollen.

Orthopädische Schuhe

Orthopädische Schuhe und orthopädische Schuhzurichtungen kommen bei Beinlängendifferenzen (1–7 cm Schuhzurichtung, 7–12 cm orthopädischer Schuh, >12 cm Orthoprothese) zum Einsatz, zur Stillegung schmerzhafter Gelenke mittels Sohlenversteifung oder Schaftversteifung, zur Verbesserung der Gesamtbeweglichkeit steifer Gelenke z.B. durch eine Ballenrolle, zur Einschränkung unerwünschter Bewegungen beispielsweise bei einem Fallfuß nach Peronaeuslähmung durch Peronaeusfeder oder „Heidelberger Winkel", zur Bettung und Stützung von Deformitäten.

Orthopädische Maßschuhe sind nur notwendig, wenn sich mit anderen Schuhzurichtungen keine befriedigende Lösung erzielen läßt. Beispielsweise bei Ankylosen im Sprunggelenk und schlaffen Lähmungen.

Manuelle Therapie

Die manuelle Therapie, auch Chirotherapie genannt, ist eine Therapieform zur Behandlung von reversiblen Funktionsstörungen am Halte- und Bewegungsapparat. Durch gezielte Grifftechniken werden sogenannte Blockierungen (Gelenkfunktionsstörung in Form von Bewegungseinschränkungen) lokalisiert und aufgelöst. Es werden Weichteil-, Mobilisations- und Manipulationstechniken unterschieden. Häufige Indikation für die manuelle Therapie sind Blockaden der Wirbelsäule. Kontraindiziert ist die manuelle Therapie bei Entzündungen, Tumoren, frischen Traumen, akuten Bandscheibenvorfällen und schwerer Osteoporose. Zumindest bei Manipulationsbehandlungen an der Wirbelsäule sind grundsätzlich aktuelle Röntgenaufnahmen notwendig, um mögliche Kontraindikationen ausschließen zu können. Der Patient ist über mögliche Nebenwirkungen der Chirotherapie und Behandlungsalternativen aufzuklären.

Injektionen

Die Injektionsbehandlung ist in Form von intraartikulären Injektionen und als therapeutische oder diagnostische Lokalanästhesie durchführbar. Intraartikuläre Injektionen werden bei degenerativen Erkrankungen gegeben, um Gleitflüssigkeiten oder die Regeneration anregende Substanzen zu instillieren, sowie bei entzündlichen Erkrankungen, um Substanzen mit antiphlogistischer, antiexsudativer und antiproliferativer Wirkung, z.B. Kortikoide, einzubringen. Die therapeutische Lokalanästhesie (TLA) gehört zu den Reflextherapien. Lokalanästhetika werden in sogenannte Triggerpunkte (Schmerzpunkte) injiziert und so bestehende Schmerz-Verspannungs-Kreisläufe unterbrochen. Eine Therapievariante ist die Injektionsakupunktur; hierbei werden Lokalanästhetika in Akupunkturpunkte injiziert.

Massage

Die Wirkung spezieller Massageformen beruht auf viszerokutanen Verbindungen. Hervorzuheben sind hier die Fußreflexzonenmassage und Bindegewebsmassage. Beide nutzen viszerokutane Reflexbögen zwischen Hautprojektionsarealen bestimmter Organe und Gewebe zur Diagnostik sowie zur Therapie von Organstörungen. Bei der Fußreflexzonenmassage werden betroffene Areale durch rhythmisch an- und abschwellende Druckanwendung behandelt, während bei der Bindegewebsmassage eine Verschiebung der Haut gegen ihre Unterlage erfolgt.

Akupunktur

Akupunktur gehört ebenfalls zu den Reflextherapien, wobei auf der Körperoberfläche ein Leitbahnsystem (Meridiane) definiert wurde. Auf diesen Leitbahnen werden je nach Art der Erkrankung bestimmte Punkte mit Stahl-, Silber- oder Goldnadeln gestochen. Besonders geeignet ist die Akupunktur zur Schmerztherapie.

Spezielle Akupunkturformen sind die Ohrakupunktur und Schädelakupunktur.

Elektrotherapie

Zur Anwendung kommen Gleichstrom (galvanischer Strom), Niederfrequenz- (unter 1000 Hz), Mittelfrequenz- (1000 Hz – 1000 kHz) und Hochfrequenzströme (über 1000 kHz). Kontraindiziert ist die Elektrotherapie bei Metallen im Stromflußbereich, bei akut entzündlichen Erkrankungen, Erkrankungen des venösen Gefäßsystems, AVK II. und III. Grades und Herzschrittmacherpatienten.

Gleichstrom kommt zur Anwendung bei Stangerbädern, Vierzellenbädern und Iontophoresen. Er wirkt analgetisch, antiphlogistisch und hyperämisierend. Bei der Iontophorese wird der Gleichstrom genutzt, um Medikamente transkutan einzubringen.

Der faradische Strom (niederfrequenter Dreieckimpulsstrom) wird bei atrophischer Muskulatur mit intakter Innervation verwendet. Im Gegensatz dazu ist Exponentialstrom zur Reizung denervierter Muskulatur indiziert, um eine Atrophie während der Nervenregenerationsphase zu verhindern. Diadynamische Ströme bestehen aus verschiedenen Impulsstromanteilen unterlegt mit Gleichstrom, wobei alle Stromarten analgetisch wirken, die Impulsstromanteile aber verschiedene Wirkungen, wie z.B. eine Tonisierung oder Sympathikusdämpfung, haben. Die transkutane elektrische Nervenstimulation (TENS) kommt bei chronischen Schmerzzuständen zur Anwendung, die einer kausalen Therapie nicht zugänglich sind, z.B. Phantomschmerz. Kurz-, Ultrakurz- und Mikrowellen bewirken hauptsächlich eine Hyperämie und Analgesie durch elektromagnetische Felder, die je nach Frequenz in unterschiedlichen Tiefen ihre Wirkung entfalten. Ultraschall (US) erzeugt eine mechanische Vibration und eine Wärmewirkung. Insgesamt wirkt Ultraschall analgesierend, hyperämisierend und regenerationsanregend.

Grundlagen der Rehabilitation des Arm- und Beinamputierten

Nach Abschluß der Wundheilung erfolgt die Versorgung zunächst mit einer Übungsprothese, bis der Stumpf in seiner Form konstant bleibt. Eine Stumpfabhärtung wird z.B. durch Wechselgüsse, Bürstungen und entsprechende Salbeneinreibungen erreicht. Zugleich wird das An- und Ausziehen sowie die Pflege und Wartung der Prothese geübt. Wesentlich bei der Beinprothese ist eine intensive Gehschulung, meist durchgeführt von Krankengymnasten. Armprothesenträger erhalten eine ergotherapeutische Gebrauchsschulung und Haltungsschulung sowie ein Selbsthilfetraining (Activities of daily living).

Grundlagen der prothetischen Versorgung der oberen Extremität

Wesentliche Versorgungsmöglichkeiten sind kosmetische Prothesen (Schmuckarm bzw. Schmuckhand), passive Greifarme, funktionelle Prothesen (Eigenkraftprothesen) mit maximal zwei aktiven Funktionen, z.B. Deutscher Standardhook, und Fremdkraftprothesen, sogenannte myoelektrische Prothesen.

Fingeramputationen werden in der Regel mit einer Schmuckprothese versorgt. Bei Verlust aller Langfinger fehlt dem Daumen das Greifwiderlager, hier sollte der Patient mit einer Unterarmhülse versorgt werden, in die eine Gegenlagerspange bzw. ein Löffel eingearbeitet wird. Liegt eine Handgelenksexartikulation vor, so bietet sich anstelle einer Prothese die operative Anlage einer Krukenberg-Greifzange an (Trennung von Ulna und Radius). Nach einer Unterarmamputation wird neben einer manuellen, zugbetätigten Prothese bevorzugt die myoelektrische Prothese eingesetzt. Oberarmamputationen sind wesentlich schwieriger zu versorgen, und die Patienten benötigen eine längere Prothesengebrauchsschulung. Nach Oberarmamputation wird der Patient mit einer schulterumfassenden Prothese mit frei beweglichem und manuell sperrbarem Ellenbogengelenk versorgt. Auf die Schulterumfassung kann verzichtet werden, wenn im Rahmen der Amputation eine Winkelosteotomie nach Marquard durchgeführt wird. Generell sollten Patienten nach allen Amputationen der oberen Extremität eine schnelle prothetische Versorgung erhalten, um die Einübung von Einhandbewegungsmustern zu vermeiden.

1.4.2
Operative Behandlungsmethoden

Besonders in der Orthopädie stellt die Operation häufig den letzten Schritt eines Therapieplanes dar, wenn alle konservativen Maßnahmen ausgeschöpft sind. Lediglich bei orthopädischen Notfallsituationen, wie z.B. dislozierten oder dislokationsgefährdeten Frakturen, Epiphyseolysis capitis femoris acuta, Phlegmonen oder einem Kaudasyndrom, sind primär operative Behandlungen angezeigt. Wesentlich bei allen Operationen ist die strenge Indikationsstellung. Eine Operationsindikation ist nur gegeben, wenn die Prognose eindeutig ungünstig ist und eine technisch ausgereifte Operationsmethode mit guten Erfolgsnachweisen zur Verfügung steht. Neben der Frage der eigentlichen Operationsindikation ist in der Orthopädie gerade bei chronischen Erkrankungen (z.B. Koxarthrose) der Operationszeitpunkt von entscheidender Bedeutung. Der Patient ist selbstverständlich über die Vor- und Nachteile und Komplikationsmöglichkeiten verschiedener Operationsmethoden sowie über den voraussichtlichen Spontanverlauf der Erkrankung detailliert aufzuklären, denn nur so wird er auch schwierige Verläufe mittragen.

Prinzipien operativer Behandlungsverfahren

Muskeln. Myotomie bezeichnet die Durchtrennung eines Muskels mit dem Ziel der Detonisierung, z. B. beim Torticollis. Die Myoplastik wird z. B. zur Auffüllung von Defekten mit Weichteilgewebe oder zur Schaffung eines Weichteilpolsters an Stümpfen durchgeführt.

Sehnen. Tenotomie bezeichnet eine Sehnendurchtrennung mit der Zielsetzung einer Detonisierung oder Verlängerung, z. B. durch die Z-Plastik der Achillessehne im Rahmen der Spitzfußkorrektur. Die Tenoplastik dient der Defektüberbrückung nach Sehnenrupturen. Sehnentranspositionen haben einen hohen Stellenwert in der Lähmungschirurgie, sie werden hier vorgenommen, um durch eine Korrektur der veränderten Biomechanik die Funktion zu verbessern.

Bänder. Bandplastiken werden vor allem an Knie- und Sprunggelenk durchgeführt. Je nach Schweregrad und vergangener Zeit seit der Verletzung wird lediglich eine Adaptation der rupturierten Bandenden vorgenommen oder eine Bandplastik aus autologem oder künstlichem Material (z. B. Semitendinosussehne, Patellasehne oder PDS-Kordel) geschaffen.

Knochen. Die zahlreichen operativen Verfahren werden terminologisch nach dem zu operierenden Gewebe eingeordnet. Die Osteotomie bezeichnet die chirurgische Knochendurchtrennung, meist mit der Zielsetzung, eine Fehlstellung zu korrigieren, beispielsweise die intertrochantäre Valgisierungsosteotomie bei Coxa vara. Bei der Osteosynthese handelt es sich um die häufig nach Frakturen durchgeführte Verbindung von Knochenteilen durch genormte Metallteile (AO = Arbeitsgemeinschaft Osteosynthese). Osteoplastiken sind Operationen, bei denen autologes oder homologes Knochenmaterial, in der Regel Spongiosa, zur Defektbeseitigung in den Körper eingebracht wird (z. B. Spongiosaunterfütterung bei einer Tibiakopffraktur oder Defektfüllung nach Tumoroperation).

Gelenke. Arthroskopien sind ein unverzichtbares therapeutisches und diagnostisches Hilfsmittel. Die Arthrotomie bezeichnet die Gelenkeröffnung, die Arthrodese die Versteifung des Gelenks. Einen wesentlichen Bereich der Gelenkoperationen stellen die Arthroplastiken dar. Hier erfolgt der plastische Aufbau eines destruierten Gelenks, wobei auch Fremdmaterial bis hin zur TEP Verwendung findet. Die Synovektomie ist definiert als Entfernung der Gelenkinnenhaut, sie kommt häufig bei rheumatischen Erkrankungen zur Anwendung. Letztendlich ist noch die Gelenkmobilisation unter Narkose erwähnenswert, häufig angewandt bei der Schultersteife.

Osteosyntheseverfahren

Es kommt in der Regel Material zum Einsatz, das von der Arbeitsgemeinschaft Osteosynthese entwickelt wurde (ausführliche Besprechung der Osteosyntheseverfahren siehe Chirurgie, Kap. 4).

Gelenkersatzmaßnahmen

Der Gelenkersatz sollte der letzte Schritt nach Ausschöpfen der konservativen Therapieformen sein. Die Totalendoprothese ist bei Hüfte und Knie etabliert, es gibt zahlreiche Endoprothesenmodelle (mehr als 100 für den Hüftersatz). Seltener wird der Gelenkersatz von Daumengelenken durchgeführt, das Problem der Schultergelenksendoprothese ist noch nicht befriedigend gelöst. Aufgrund der begrenzten Haltbarkeit der TEPs ist die Indikation für ihren Einsatz gerade bei jungen Menschen streng zu stellen.

Amputation

Die Amputation ist indiziert bei schwerem Trauma, malignem Tumor, schweren Durchblutungsstörungen und nicht beherrschbarer Osteitis. Relative Indikationen sind Gliedmaßenfehlbildungen und komplette Extremitätenlähmungen. Wesentlich für die spätere prothetische Versorgung sind gute Stumpfverhältnisse. Der Stumpf sollte eine leicht konische Form haben, gut beweglich sein und spannungsfrei von einer hinreichend dicken Weichteilschicht bedeckt sein. Die günstigste Amputationslinie am Unterschenkel liegt im Übergang von proximalem zu mittlerem Drittel, im Oberschenkel im mittleren Drittel. Es wird die prothetische Frühversorgung mit einer Übergangsprothese am 12.–14. Tag postoperativ angestrebt. Nach ca. 3–6 Monaten erfolgt bei stabilen Stumpfverhältnissen die endgültige Prothesenversorgung. Komplikationen der Amputation sind Wundheilungsstörungen, Stumpfschmerz häufig durch Neurome hervorgerufen und Phantomschmerz.

Bei Amputationen bei Kindern sind folgende Besonderheiten zu beachten: Bei traumatischen Amputationen ist der Erhalt der distalen Epiphyse anzustreben, um die Beeinträchtigung des Längenwachstums zu beschränken. Häufig kommt es bei Kindern zu überschießendem Wachstum der Stumpfspitze mit eventueller Hautperforation, dieses Risiko kann durch die Versorgung mit einer osteochondralen Stumpfkappe vermindert werden. Aus psychologischen Gründen erfolgt bei Kindern nach Amputation die Sofortversorgung mittels eines belastbaren Gipsverbandes.

Komplikationen

Als typische Komplikationen verschiedener orthopädischer Eingriffe sind zu nennen:
- Läsionen von Nerven und Blutgefäßen
- Über- oder Unterkorrektur bei Umstellungsosteotomien
- Versagen des Osteosynthesematerials oder des Knochens
- Lagerungsschäden und Schäden durch die eventuelle intraoperative Blutleere
- Thrombose und Embolie
- Infektion

Postoperative Behandlung

Zu den Prinzipien der postoperativen Behandlung gehört neben der direkt postoperativ durchgeführten hinreichenden Schmerztherapie und konsequenter Emboliprophylaxe (Heparin s.c., Stützstrümpfe und soweit möglich Frühmobilisation) eine langfristig angelegte und gut geplante, krankengymnastische Nachsorge, gegebenenfalls ist ein Anschlußheilverfahren einzuleiten. Eine unzureichende Nachbehandlung gefährdet den gesamten Operationserfolg.

Rehabilitation und soziale Wiedereingliederung

Neben der medizinischen Rehabilitation ist auch eine soziale Rehabilitation erforderlich. Träger der Rehabilitationsmaßnahmen sind die Krankenversicherung, die Rentenversicherung und die gesetzliche Unfallversicherung.

Wesentlich für die medizinische Rehabilitation ist die Früherkennung und Behandlung chronischer Behinderungen. Die soziale Rehabilitation umfaßt die Schul- und Berufsausbildung. Bei jeder Behinderung gilt der Leitsatz:

> **Merke !**
> Rehabilitation geht vor Rente.

1.4.3
Biomaterialien

Metalle für Osteosynthese- und Gelenkersatzverfahren bestehen vornehmlich aus einer Eisen-Chrom-Nickel-Verbindung (Edelstahl), Kobalt-Chrom-Verbindung, Titanium und Kobalt-Nickel-Chrom-Molybdän-Verbindung. Die genannten Metalle verfügen über eine hohe Festigkeit und ein gute Biokompatibilität. Bei allen Metallimplantaten ist präoperativ eine eventuell bestehende Allergie abzuklären.

Prinzipiell sind temporäre und Langzeitimplantate zu unterscheiden. Erstere werden in der Regel nach 1–2 Jahren entfernt, um einer Knochenresorption mit der Gefahr von Spontanfrakturen vorzubeugen. Langzeitmetallimplantate werden zum Teil mit einer speziellen Oberfläche versehen, die ein Einwachsen von Knochengewebe ermöglicht.

Auch Kunststoffe und Keramikmaterialien sind im Bereich der Orthopädie anwendbar. Besonders Polyäthylen hat sich wegen seiner Festigkeit, Dämpfungsfähigkeit und Abriebbeständigkeit als Kunststoff bewährt. Er findet vor allem bei der Produktion von Hüftgelenkspfannen Anwendung. Zusammen mit Keramikhüftköpfen ergeben sich hier günstige tribologische Eigenschaften (Schmierung, Reibung und resultierend Verschleiß). Keramik zeichnet sich durch eine hohe Gewebsverträglichkeit und geringen Abrieb aus.

Als im Körper härtender Kunststoff kommt Polymethylmetacrylat (Knochenzement) zur Anwendung. Der Knochenzement wird zur Prothesenverankerung eingesetzt, wobei gegenüber den zementfreien Implantaten die schnelle Erreichung einer Primärstabilität vorteilhaft ist. Langfristig ist allerdings an der Grenzschicht Knochenzement – Knochen regelmäßig mit Lockerungserscheinungen zu rechnen. Bei Anwendung von Polymethylmetacrylat können kardiotoxische Substanzen freigesetzt werden, Partikel in das venöse System eingeschwemmt werden (Lungenembolie) und Gewebsschäden durch die beim Abbindevorgang auftretenden hohen Temperaturen auftreten.

1.5 Soziale Orthopädie

Siehe auch Sozialmedizin, Kapitel 3.

Begutachtung für gesetzliche und private Versicherungsträger

Ein Gutachten stellt eine schlußfolgernde, beurteilende Prüfung dar, der ein Auftrag zugrunde liegt. Es besteht eine gesetzliche Verpflichtung zur gutachterlichen Äußerung bei Bestellung durch ein Gericht (Ausnahme: Befangenheit oder zeitliche Überlastung).

Das Gutachten beinhaltet keine Entscheidung, sondern lediglich sachverständige Beurteilungsvorschläge. Es ist in allgemeinverständlicher Sprache zu formulieren, die gestellten Fragen sind eindeutig zu beantworten, Wertungen und subjektive Formulierungen sind zu vermeiden. Grundlage des Gutachtens ist die klinische Untersuchung. Die Frage der Schweigepflicht ist vor der Begutachtung eindeutig zu klären. Das Ergebnis des Gutachtens wird dem Begutachteten nicht mitgeteilt.

Besonderheiten der verschiedenen Sozialversicherungsinstitutionen

Krankenversicherung (KV). Entscheidung über die Arbeitsfähigkeit des Patienten. Im Gegensatz zur privaten KV kennt die gesetzliche KV keine Teilarbeitsunfähigkeit.

Rentenversicherung. Entscheidung über die Frage der Rentengewährung aufgrund von Erwerbsunfähigkeit (der Patient ist unter Berücksichtigung des Gesamtarbeitsmarktes nicht in der Lage, mehr als nur geringfügige Einkünfte zu erzielen) oder Berufsunfähigkeit (der Patient ist aufgrund seiner Behinderung nur noch in der Lage, weniger als den halben Verdienst eines vergleichbar Ausgebildeten zu erzielen).

Unfallversicherung. Beantwortung der Frage, ob der Unfall eine wesentliche Bedeutung bei dem Zustandekommen der Verletzung hatte, (z.B. Meniskusläsion: unfallbedingt oder degenerativ). Bei der Beurteilung der Minderung der Erwerbsfähigkeit (MdE) wird die medizinisch-körperliche Beeinträchtigung unabhängig von der tatsächlichen beruflichen Tätigkeit erfaßt. Es erfolgt die Bestimmung einer Gesamt-MdE, keine Addition von Einzelschäden.

Schwerbehindertengesetz. Bestimmung des Grades der Behinderung (GdB). Die Bestimmung ist unabhängig von der beruflichen Tätigkeit. Berücksichtigt werden alle Leiden, die gemessen am Alter des Patienten nicht typisch sind. Auch hier erfolgt keine Addition von Einzelerkrankungen, sondern die Bestimmung eines Gesamtgrades der Behinderung, orientiert an der tatsächlichen Auswirkung der vorliegenden Behinderungen. Zwischen MdE, GdB sowie BU und EU bestehen keine zwingenden Beziehungen, so kann z.B. eine Person trotz einem GdB von 60% noch vollständig berufsfähig sein.

Berufskrankheiten. Beurteilung, ob eine Berufskrankheit vorliegt, wobei die anzuerkennende Erkrankung i.d.R. in der Liste der Berufserkrankungen aufgenommen sein muß.

Schadensrecht. Bei Haftpflichtfällen ist der tatsächliche materielle Schaden (medizinische Behandlung, Verdienstausfall) sowie der immaterielle Schaden (Schmerzensgeld) zu beurteilen.

Präventionsmaßnahmen

Zur Kompensation chronischer Minderanforderungen an die Stütz- und Bewegungsorgane werden Präventionsmaßnahmen durchgeführt. Prävention ist prinzipiell zu gliedern in
- Vorbeugung gegen Erkrankungen (Primärprävention): Ausschaltung von Belastungsfaktoren in Schule, Arbeit und Freizeit durch Aufklärung der Bevölkerung, Anleitung zu Ausgleichsgymnastik bei Bewegungsmangel, Aufklärung über richtiges Schuhwerk etc.
- Früherkennung von Erkrankungen (Sekundärprävention): Da orthopädische Erkrankungen des Kindesalters um so erfolgreicher beeinflußt werden können, je früher sie erkannt werden, wird diesen in den Vorsorgeuntersuchungen U1 bis U9 besondere Beachtung zuteil
- Vorbeugung gegen Erkrankungsrückfälle (Tertiärprävention): Bei degenerativen Erkrankungen insbesondere der Wirbelsäule kann durch Patientenschulung die Rezidivrate deutlich gesenkt werden. Hierzu gehört die Aufklärung des Patienten über sein Leiden, das Erlernen eines individuellen Krankengymnastikprogramms (Rückenschule) sowie das Erlernen von für die Wirbelsäulenbelastung günstigen Bewegungsabläufen. Dies kann effektiv im Rahmen von Heilverfahren erfolgen.

2 Generelle Erkrankungen

2.1 Kongenitale Deformierungen

2.1.1 Allgemeines

Als kongenitale Deformierungen bzw. Erkrankungen werden Fehlbildungen und Entwicklungsstörungen von Skelett und Bindegewebe bezeichnet. In der Embryonalperiode ist die Sensibilität für das Entstehen von Fehlbildungen sehr hoch. Als Ursache dieser Erkrankungen kommen genetische, traumatische und nichttraumatische Faktoren in Betracht.

Ursächlich für exogen bedingte Schäden sind intrauterine Infektionen, mütterliche Stoffwechselerkrankungen, ionisierende Strahlen, Medikamente, Chemikalien und Genußgifte. Eine Auswahl von Noxen, die mit einer Fehlbildung des Skeletts und Bindegewebes einhergehen können, stellt die nachfolgende Liste zusammen:
- Varizellen- und Zosterinfektion können Extremitätendefekte bewirken
- Thalidomid (Contergan®) wirkt in der frühen Schwangerschaft teratogen und führt zu Phokomelien und Extremitätenmißbildungen
- Valproinsäure kann Neuralrohrschlußdefekte bedingen
- Alkohol: Die Alkoholembryopathie äußert sich u.a. in Minderwuchs und zerebraler Minderleistung
- Traumen: Traumatische Embryopathien können z.B. durch eine Amniozentese hervorgerufen werden
- Amnionfehlentwicklung führt zu Schnürfurchen oder genauer amniotischen Abschnürungen. Je nach Ausprägung finden Abschnürungen an Rumpf und Extremitäten bis hin zur völligen Aplasie einzelner Fingerglieder statt.

Entscheidend für Ausmaß, Prognose und Therapie der Erkrankung ist neben der Ursache der Zeitpunkt, zu dem die Störung aufgetreten ist. Generell gilt, je früher in der Schwangerschaft die Störung auftritt, um so größer ist das Ausmaß der Deformität und um so schlechter ist die Prognose.

Fehlbildungen an Extremitäten und Wirbelsäule sind in 90% der Fälle auf genetische Faktoren zurückzuführen. Es gibt Fehlbildungen aufgrund multifaktorieller Erbgänge (z.B. Hüftgelenksluxation), einzelner Gendefekte und Chromosomenanomalien. In 10% der Fälle sind äußere Faktoren verantwortlich.

Die angeborenen Gliedmaßendefekte umfassen alle Defektbildungen der Extremitäten, welche auch als Dysmelien bezeichnet werden. Dysmelien werden als Plus- und Minusbildungen klassifiziert und werden weiterhin in transversale und longitudinale Defekte eingeteilt.

Transversale Defekte. Sie können mit dem Schlagwort „Amputation" bezeichnet werden. Folgende Begriffe sind von Bedeutung:
- *Amelie*: Fehlen einer gesamten Gliedmaße
- *Peromelie*: Amputationsartiges Fehlen von Teilen einer Extremität (z.B. fehlende Hand)
- *Perodaktylie*: Fehlen eines Fingers

Longitudinale Defekte. Diese werden auch als Ektromelien bezeichnet und sind durch die Minderanlage oder das Fehlen einzelner Skelettabschnitte (z.B. Fehlen des Radius) charakterisiert. Folgende Begriffe sind unter anderem wesentlich:
- *Phokomelie* (Robbengliedrigkeit): Hand oder Fuß setzen direkt am Rumpf an
- *Klumphand*: Eine Hypoplasie der Ulna bedingt eine Ulnarabweichung der Hand
- *Polydaktylie*: Zusätzlicher Zeh oder Finger, eventuell auch als Rudiment

- *Syndaktylie*: Häutige oder knöcherne Verbindung von Zehen- oder Fingergliedern, in der Maximalausprägung liegt eine sogenannte Löffelhand vor
- *Spalthand* und *Spaltfuß*: Das Fehlen von zentralen Hand- oder Fußknochen führt zu einer krebsscherenartigen Spaltung von Hand oder Fuß
- *Femurhypo-* oder *-aplasie*: Es kommt zur Beinverkürzung, in bestimmten Fällen auch zu einer Dysplasie des Kniegelenks
- *Tibia-* und *Fibulahypoplasie* und *-aplasie*: Durch die mangelnde mediale bzw. laterale Abstützung im oberen Sprunggelenk kommt es zu einer Varus- oder Valgusfehlstellung des Fußes

2.1.2
Generelle Entwicklungsstörungen des Knochens

Die Röhrenknochen werden in Diaphyse (Knochenschaft), Epiphyse (gelenkbildender Knochen eines Röhrenknochens) und die dazwischen liegende Metaphyse gegliedert (siehe Abb. 12.6). Man teilt das Längen- und Breitenwachstum eines Röhrenknochens in zwei wesentliche Ossifikationsformen ein:
- *enchondrale Ossifikation:* Längenwachstum, das von den Epiphysenfugen ausgeht. Dabei proliferieren die epiphysennahen Schichten, während die metaphysennahen Schichten Kalk einlagern. Der Röhrenknochen wächst am metaphysären Rand der Epiphysenfuge appositionell, wobei er die Epiphyse vor sich herschiebt.
- *periostale Ossifikation:* Breitenwachstum, das in appositioneller Weise vom Periost ausgeht und auf die Diaphyse beschränkt bleibt

Angeborene Störungen der Differenzierungsvorgänge von Knorpel und Knochen im Rahmen der Wachstumsprozesse werden als Skelettdysplasien bezeichnet. Diese umfassen verschiedenartige Erkrankungen, die im folgenden beschrieben werden.

Achondroplasie
(disproportionierter Zwergwuchs)

Ätiologie. Autosomal-dominantes Erbleiden mit Zunahme der Neumutationen mit dem Alter des Vaters. Häufigste Skelettdysplasie mit Störung des enchondralen Längenwachstums (23 auf 100 000 Geburten). Aus unbekannter Ursache ist die Knorpelproliferation der Epiphysenfuge gehemmt. Periostales Breitenwachstum bleibt dagegen unbeeinflußt (siehe auch Pädiatrie, Kap. 15).

Klinik. Disproportionierter Zwergwuchs (Körpergröße 120–135 cm) mit Verkürzung und Verplumpung der Gliedmaßen (Mikromelie) und normaler Stammlänge. Relativ großer Gehirnschädel und Balkonstirn bei verkleinertem Gesichtsschädel, Sattelnase. Außerdem Coxa und Genua vara, Lendenhyperlordose, Skoliose, flache Hüftpfannen, verplumpte Hüftköpfe. Durch gestörtes WS-Wachstum Einengung des Spinalkanals, der bei degenerativen Veränderungen zu Bandscheibenvorfällen und neuro-

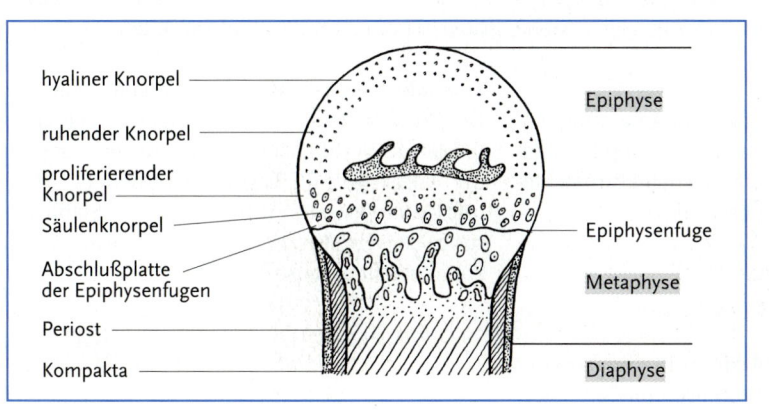

Abb. 12.6: Anatomie der Wachstumsfuge (H. Zippel 1988)

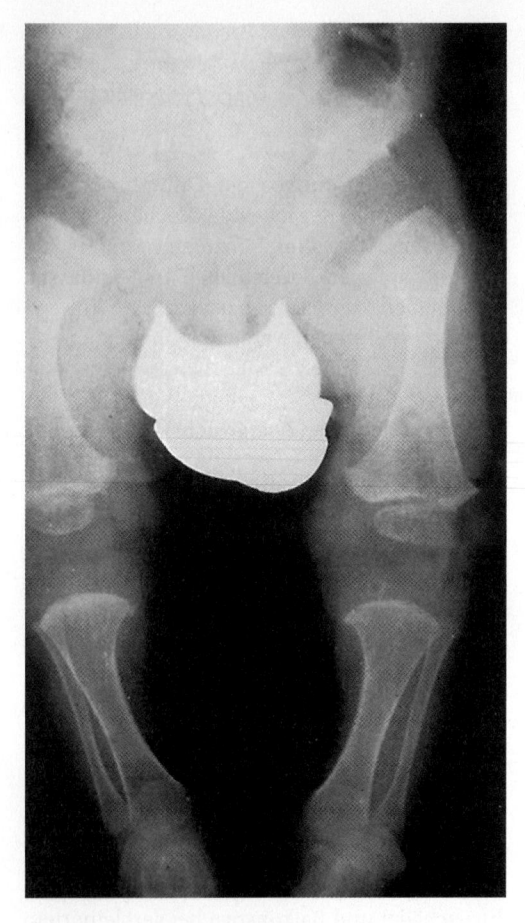

Abb. 12.7: Achondroplasie (IMPP)

logischen Ausfällen führen kann. Bewegungseinschränkung, vorzeitige Arthrosen infolge statischer Fehlbelastung. Normale Intelligenz.

Röntgen. Verbreiterte Röhrenknochen, becherartige Form der Metaphysen (siehe Abb. 12.7).

Therapie. Keine kausale Therapie möglich. Bei stärkeren Achsfehlstellungen Epiphyseodesen im Wachstumsalter und Korrekturosteotomien nach Wachstumsabschluß.

Osteogenesis imperfecta (Glasknochenkrankheit)

Ätiologie. Skelettdysplasie mit angeborener Störung der Kollagensynthese, die zu einer Osteoblastenschwäche und mangelnder Osteoidbildung führt. Betroffen ist das gesamte mesenchymale Gewebe: Sehnen, Bänder, Skleren, Dentin und vor allem Knochen. Die Vererbung folgt zu 90 % einem autosomal-dominanten, in 10 % einem rezessiven Erbgang (siehe auch Pädiatrie, Kap. 15).

Häufigkeit. 4–7 Fälle/100000 Neugeborene.

Klinik. Leitsymptom ist die abnorme Knochenbrüchigkeit. Nach Sillence und Rimoin differenziert man vier verschiedene Verlaufsformen:

- *Typ I* (früher auch als Tardaform, Typ Lobstein bezeichnet): blaue Skleren, Frakturen erst in der Vertikalisierungsphase, Schwerhörigkeit im Erwachsenenalter; Prognose: gut
- *Typ II* (kongenitale Form, Typ Vrolik): blaue Skleren, multiple Frakturen bereits bei der Geburt, Todgeburt oder Tod bald nach der Geburt, dünnes membranöses Schädeldach, das häufig zu intrakraniellen Blutungen mit Todesfolge führt; Prognose: letal
- *Typ III*: (blau)weiße Skleren, fortschreitende Deformierungen der langen Röhrenknochen. Prognose: schlecht
- *Typ IV*: ähnelt Typ I, aber keine blauen Skleren und keine Schwerhörigkeit; Prognose: gut

Röntgen. Glasige, grazile Knochen, Spongiosa rarefiziert und weitmaschig, dünne Kortikalis, multiple Frakturen unterschiedlichen Alters, Pseudarthrosen, Säbelscheidenform der Tibia, Hirtenstabdeformität des Femurs, Skoliose, Thorax- und Fußdeformitäten.

Therapie. Keine kausale Therapie möglich. Die Prophylaxe von Verbiegungen und Frakturen sowie Vertikalisierung des Körpers stehen im Vordergrund: Lagerungsschienen, Steh- und Gehapparate, intramedulläre Stabilisierung der Frakturen, eventuell Teleskopnägel zur Wuchslenkung.

2.1.3 Obere Extremität

Angeborener Schulterblatthochstand

Ätiologie. Zuordnung zu den *Dysostosen* (dysharmonische Entwicklungsstörung einzelner Knochen). Seltene, in ca. 90% einseitig vorkommende Fehlbildung, die wahrscheinlich erblich ist. Ursächlich liegt eine Störung des Descensus scapulae während der embryonalen Entwicklung zugrunde. Das Vorkommen beim weiblichen gegenüber dem männlichen Geschlecht überwiegt mit 3:1. Häufig zusätzliche skelettäre und muskuläre Fehlbildungen (z.B. Skoliose, Rippenanomalien, Klippel-Feil-Syndrom, Spina bifida).

Klinik. Mehr oder weniger hochstehendes Schulterblatt, häufig Lage- und Formveränderungen der Skapula (z.B. hackenförmiger oberer Skapulawinkel) und in 50% knöcherne, knorpelige oder fibröse Verbindung zur WS (siehe Abb. 12.8). Vor allem die knöcherne Verbindung, als Os omovertebrale bezeichnet, führt zur Behinderung der skapulothorakalen Beweglichkeit.

Therapie. In leichten Fällen Abtragung des Angulus superior scapulae und Entfernung der omovertebralen Verbindung. In schweren Fällen zusätzlich Verschiebeosteotomie der Skapula oder Kaudalversetzung der ganzen Skapula.

Radioulnare Synostose

Definition. Angeborene knöcherne Verbindung zwischen Radius und Ulna, meist im proximalen Drittel des Unterarmes.

Ätiologie. Seltene Hemmungsmißbildung, die ein- oder beidseitig auftreten kann.

Klinik. Aufgehobene Drehbewegung des Unterarmes mit kompensatorischer Mehrbeweglichkeit der Nachbargelenke. Unterarm steht gewöhnlich in Pronation.

Therapie. Operative Trennung der Synostose wegen häufiger Rezidive nicht angezeigt. Darüber hinaus häufiges Fehlen von Unterarmmuskeln (z.B. des M. supinator brevis). Bei ungünstiger Rotationsstellung Drehosteotomie zur Funktionsverbesserung.

Sonderform. Erworbene radioulnare Synostose als Brückenkallus nach Unterarmfrakturen. *Therapie:* Kallusresektion und Interposition einer Silastikmembran.

Radiusaplasie

Ätiologie. Zuordnung zu den *Ektromelien* (Hemmungsmißbildung mit Hypo- oder Aplasie einzelner oder mehrerer Röhrenknochen, die mit Fehlstellung der Gliedmaßen oder Kontrakturen verbunden sein können).

Klinik. Die Hypo- oder Aplasie des Radius mit Verkürzung seines distalen Endes führt zur *Klumphand*: Krümmung der Elle zur Radialseite und oft Abknickung zur Beugeseite. Fehlen des radialen Teils der Handwurzel, Hypoplasie oder vollständiges Fehlen des Daumens. Häufig gleichzeitiges Vorliegen einer proximalen radioulnaren Synostose (siehe Abb. 12.9).

Therapie. Operative Einstellung der Elle in die Handwurzel. Schienenbehandlung nur zur

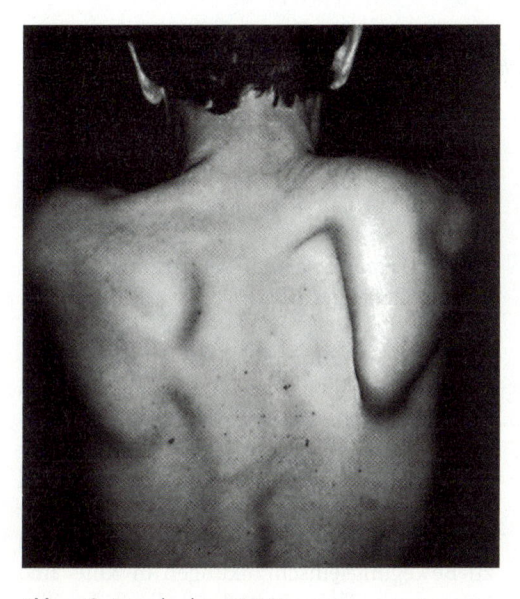

Abb. 12.8: Scapula alata (IMPP)

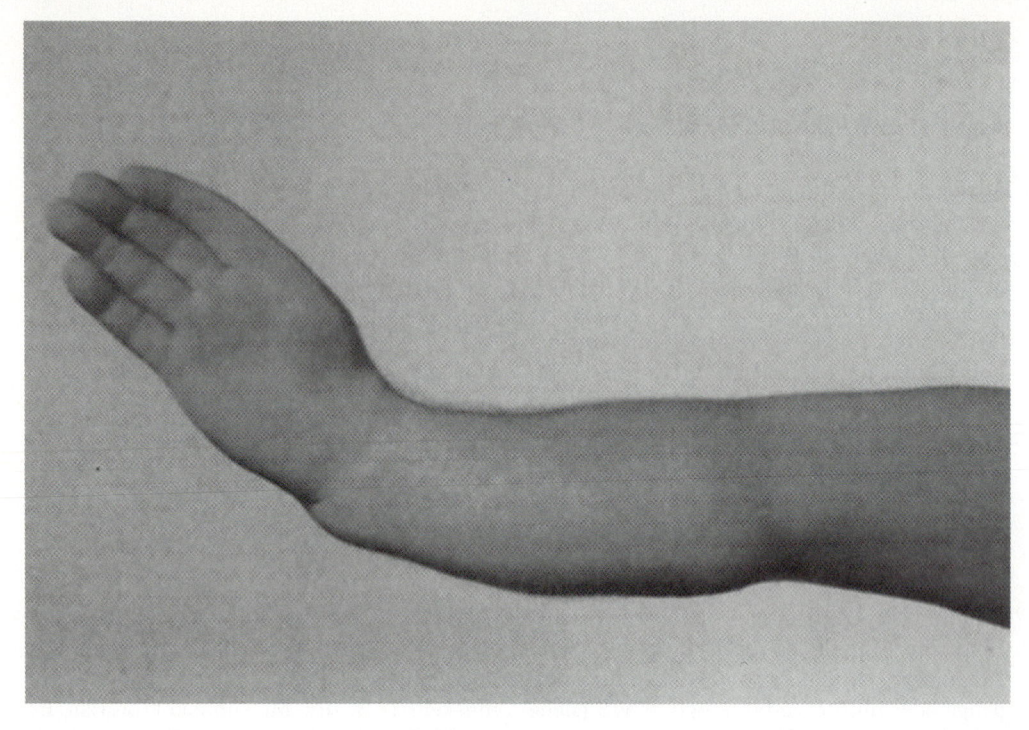

Abb. 12.9: Ektromelie in Form eines Radiusdefektes und fehlenden radialen Strahls der Hand (IMPP)

Vorbereitung zu oder als Rezidivprophylaxe nach Korrekturoperation.

Madelung-Deformität

Definition. Erbliche Wachstumsstörung der distalen Radiusepiphyse, die sich während des Schulalters mit einer starken dorsalen Prominenz des Ulnaköpfchens (sogenannte Bajonettstellung der Hand) manifestiert und meist beidseits auftritt. Geschlechterverhältnis Frauen : Männer ca. 4 : 1.

Klinik. Bis zum Wachstumsabschluß progrediente Verschiebung der Hand speichenwärts bis hin zur radialen Klumphand. Bewegungseinschränkung, selten Schmerzen aber frühe Entwicklung einer Handgelenksarthrose sind charakteristisch.

Therapie. Zum Wachstumsende korrigierende Osteotomie des Radius mit gleichzeitiger Verkürzung der Ulna. Bei fortgeschrittener Arthrose Handgelenksarthrodese.

2.1.4 Untere Extremität

Angeborene Hüftdysplasie

Diese Entwicklungsstörung ist durch eine steilgestellte und flache Hüftpfanne gekennzeichnet. Der Pfannenerker ist unterentwickelt und das Hüftgelenk abnorm weit. Ohne adäquate Therapie entwickelt sich eine Hüftluxation. Siehe hierzu auch Kapitel 3.9.

Aplasie, Hypoplasie und Pseudarthrosen von Femur, Fibula und Tibia

Angeborene Femurdefekte zählen zu den longitudinalen Fehlbildungen und können je nach Ausprägung von einer geringfügigen Beinverkürzung bis zum vollständigen Fehlen des Oberschenkelknochens reichen. Entsprechend der Dysplasieausprägung kommt es zu einer Verkürzung der Oberschenkelmuskulatur und zu Bewegungseinschränkungen in Knie- und Hüftgelenk. Therapeutisch ist die frühzeitige

Versorgung mit Orthesen und Prothesen anzustreben. Eventuell sind vor der prothetischen Versorgung operative Eingriffe notwendig.

Fibula- und Tibiahypoplasie und -aplasie führen zu Instabilitäten im oberen Sprunggelenk und im Kniegelenk, da die Malleolengabel nur inkomplett vorhanden ist, bzw. das Tibiakopfplateau fehlt. Bei der Fibulaaplasie entwickelt sich eine Valgität des Rückfußes mit Verkürzung der Achillessehne. Die Aplasie der Tibia führt zu einer Varusstellung des Unterschenkels sowie einem Klumpfuß. Therapeutisch stehen rekonstruktive Maßnahmen zur Wiederherstellung der Stabilität im Vordergrund.

Pseudarthrosen

Als Beispiel für Pseudarthrosenbildung sei das Crus varum congenitum genannt, eine Erkrankung unklarer Genese, die auch als Begleiterscheinung der Neurofibromatose auftritt.

Das Crus varum congenitum (siehe Abb. 12.10) ist definiert als Verbiegung des Unterschenkels im mittleren und unteren Knochendrittel. Häufig kommt es im weiteren Verlauf zu einer Spontanfraktur mit anschließender Ausbildung einer Pseudarthrose, einer hieraus resultierenden Beinverkürzung durch Atrophie der Frakturenden. Therapeutisch wird versucht, durch Schienen- und Hülsenapparate die Fraktur zu verhindern. In diesem Stadium sind operative Maßnahmen kontraindiziert. Ist die Fraktur eingetreten, kann eine osteosynthetische Versorgung durchgeführt werden.

Kongenitale Fußdeformitäten

Zu den kongenitalen Fußdeformitäten siehe Kapitel 3.12.

Kongenitale Kniegelenksluxation

Die kongenitale Kniegelenksluxation ist definiert als angeborene Luxation des Unterschenkels im Kniegelenk nach ventral. Die Klinik äußert sich in einer Überstreckstellung des Kniegelenks bei deutlichem Beugedefizit.

Kniescheibenteilung

Die Kniescheibenteilung, auch als Patella partita bezeichnet, ist eine nicht therapiebedürftige, anlagebedingte Anomalie, die entsteht, wenn eine Verschmelzung der patellabildenden Knochenkerne ausbleibt. Meist ist der äußere obere Quadrant betroffen. Der Befund ergibt sich häufig zufällig bei Röntgenuntersuchungen, differentialdiagnostisch ist auch an eine Kniescheibenfraktur zu denken.

2.1.5 Wirbelsäule

Mißbildungsskoliose und -kyphose

Sowohl die Mißbildungsskoliose als auch Mißbildungskyphose beruhen auf Wirbelkörpermißbildungen, die häufig mit weiteren Anomalien kombiniert sind. Tabelle 12.2 stellt die Wirbelmißbildungen den resultierenden Wirbelsäulendeformitäten gegenüber.

Leider weisen kongenitale Skoliosen und Kyphosen in der Regel eine schwere Progression auf und machen daher im Gegensatz zu idio-

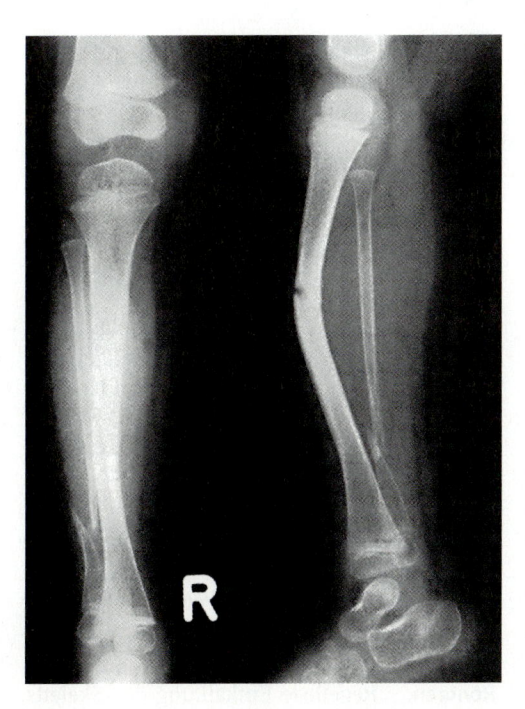

Abb. 12.10: Crus varum congenitum (IMPP)

Tab. 12.2: Übersicht über verschiedene Wirbelmißbildungen

Wirbelmißbildung	resultierende Deformität
ventrale Segmentationsstörung	progrediente Kyphose
lokale Segmentationsstörung	Skoliose mit Konkavität an der Störungsseite
beidseitige Segmentationsstörung	Hypermobilität der benachbarten Segmente
anteriore Störung der Wirbelkörperbildung	progrediente Knickskoliose bzw. Gibbus
anterolaterale Wirbelkörperbildungsstörung	kombinierte Knickskoliose und -kyphose
laterale Störung der Wirbelkörperbildung	Knickskoliose

pathischen Skoliosen häufig schon früh im Wachstumsalter korrigierende Eingriffe notwendig. Wichtig ist der präoperative Ausschluß einer Diastematomyelie sowie des Tethered-cord-Syndroms.

Diastematomyelie bezeichnet die sagittale Längsspaltung des Myelons durch ein knöchernes oder bindegewebiges Septum. Eine frühzeitige operative Entfernung des Septums ist zu erwägen, da progrediente Lähmungen auftreten können.

Das Tethered-cord-Syndrom ist definiert als Ausbleiben des Aszensus des Rückenmarks aufgrund von Verklebungen und Verwachsungen, die meist eine Folge begleitender Defekte sind (z.B. Meningomyelozele oder Diastematomyelie). Auch hier sollte spätestens bei Auftreten erster neurologischer Erscheinungen die operative Lösung erfolgen.

Klippel-Feil-Syndrom

Das Klippel-Feil-Syndrom bezeichnet die Blockwirbelbildung mehrerer Halswirbel, daraus resultiert klinisch ein Kurzhals. Die Fehlbildung kann bis zur oberen Brustwirbelsäule reichen, wobei sich häufig eine Kombination mit anderen Fehlbildungen wie z.B. Skoliosen und Nierenmißbildungen findet.

Klinische Hauptmerkmale sind die eingeschränkte Beweglichkeit der HWS, der Kurzhals sowie der vertiefte Haaransatz.

Die Diagnose wird klinisch gestellt und radiologisch gesichert. Eine kausale Therapie ist nicht möglich, lediglich sich entwickelnde Zervikalgien werden symptomatisch behandelt.

Spaltbildungen

Es gibt zahlreiche Arten von Spaltbildungen mit und ohne Beteiligung des Myelons. Häufigste Spaltbildung ist die Spina bifida occulta, bei dieser Erkrankung bleibt der knöcherne Bogenschluß im Lumbosakralbereich aus (Näheres siehe Neurologie).

2.2
Metabolische Knochenerkrankungen (siehe auch Innere Medizin, Endokrine Organe)

Hyperparathyreoidismus (HPT)
(Osteodystrophia fibrosa cystica generalisata; Morbus Recklinghausen)

Definition. Vermehrte Bildung von Parathormon (PTH) bei:
- Adenomen, Hyperplasie und Karzinomen der Nebenschilddrüse (primärer Hyperparathyreoidismus)
- niedrigem Blutkalziumspiegel infolge Fehlernährung und Vitamin-D-Mangel (sekundärer Hyperparathyreoidismus)
- Hyperplasie der Nebenschilddrüsen nach sekundärem HPT (tertiärer Hyperparathyreoidismus)

Pathogenese. Aktivierung der Osteoklasten infolge erhöhten Parathormonspiegels. Folge: Allgemeine Knochenresorption, alkalische Phosphatase ↑, Hyperkalzämie, Phosphat ↓.

Röntgen. Regellose Entkalkung des Skeletts, subperiostale Knochenresorption, als Früh-

symptom Usuren im Bereich des Kiefers und an den Fingerphalangen, fibröse Umwandlung des Knochenmarks, Knochenzysten, „braune Tumoren" als Folge von Einblutungen, (Spontan-)Frakturen, gelegentlich massive Skelettdeformitäten.

Klinik. Unbestimmte Rücken- und Gelenkschmerzen, nächtliche Knochenschmerzen, Nephrolithiasis, Chondrokalzinose, peptische Magenulzera. Im Kindesalter kann es zu Femurkopfepiphyseolysen kommen.

Therapie. Beim primären Hyperparathyreoidismus Entfernung der Nebenschilddrüsenadenome, beim sekundären Hyperparathyreoidismus Behandlung der Grunderkrankung.

Gicht (Arthritis urica)

Siehe auch Innere Medizin, Endokrine Organe, Stoffwechsel und Ernährung.

Definition. Durch Ablagerung von Uratkristallen in Binde- und Stützgewebe entstandene Gelenkerkrankung, die hauptsächlich bei Männern nach dem 40. Lebensjahr auftritt.

Ätiologie und Pathogenese.
- primäre Gicht: hereditäre Stoffwechselerkrankung durch Enzymdefekt im Purinstoffwechsel
- sekundäre Gicht: vermehrte Zufuhr (fleischreiche Nahrung, erhöhter Zelluntergang) oder verminderte Ausscheidung (chronische Nierenerkrankung) von Harnsäure. Eine Zunahme der Serumharnsäurekonzentration – von Hyperurikämie spricht man bei einem Spiegel über 7 mg/dl (416 µmol/l) bei Männern und über 5,7 mg/dl (339 µmol/l) bei Frauen – führt zu Ablagerungen von Uratkristallen im Knorpel, in der Kapsel und im periartikulären Gewebe.

Klinik. *Akuter Gichtanfall*: Nach einer fett- und alkoholreichen Mahlzeit oder nach einer physischen Überlastung treten plötzliche, nächtliche Schmerzen fast immer im Großzehengrundgelenk (Podagra) auf. Es zeigen sich alle Symptome einer akuten Arthritis: Rötung, Schwellung, Druckempfindlichkeit und Überwärmung des Gelenkes, Leukozytose, mäßige BSG-Erhöhung, eventuell Fieber, Schüttelfrost.
Chronische Gicht: Bei unbehandelter Hyperurikämie treten die Gichtanfälle häufiger auf und breiten sich auf andere Gelenke aus, insbesondere Mittelfuß-, Sprung-, Knie- und Handgelenke. Übergang in eine deformierende Arthrose (Arthrosis urica).

Diagnostik. Typische Anamnese, Nachweis von Uratkristallen bei der Synoviaanalyse. Röntgen im Frühstadium unauffällig, im Spätstadium Knochentophi (scharf begrenzte Osteolysen) im Epi- und Diaphysenbereich, Weichteiltophi mit Osteolyse, Arthrose.

> **Merke!**
> Harnsäurekristalle sind röntgenologisch nicht nachweisbar.

Therapie. *Akuter Gichtanfall*: Colchizin und/oder nichtsteroidale Antirheumatika (z.B. Indometacin) sowie lokale kühlende Alkoholumschläge. Dauerbehandlung durch Diät (wenig Kaffee, kein Alkohol), Urikostatika (Allopurinol) oder Urikosurika (Benzbromaron). Gabe von ASS und Thiaziddiuretika vermeiden.

Rachitis (Englische Krankheit); D-Avitaminose

Definition. Mineralisationsstörung des Knochens durch Vitamin-D-Mangel. Auftreten bei Kindern vom 3. Lebensmonat bis zum vollendeten 2. Lebensjahr.

Pathogenese. Aufgrund eines Vitamin-D-Mangels kommt es zur verminderten intestinalen Kalziumresorption. Folge: Störung der Ossifikation in der vorgebildeten Knochengrundsubstanz (Osteoid). Der Knochen bleibt weich, es entstehen Verbiegungen.

Klinik. Allgemeinerkrankung mit Appetitlosigkeit, Blässe und verspäteter motorischer Entwicklung. Typische Knochendeformierungen: Eindrückbarkeit des Hinterhauptknochens (Kraniotabes), Auftreibung der Knorpel-Knochen-Grenze der Rippen (rachitischer

Rosenkranz), eingezogene Rippen am Zwerchfellansatz (Harrison-Furche), aufgeworfene untere Thoraxapertur (Glockenthorax), Kiel- oder Trichterbrust, Skoliosen, abgeflachtes Becken (Kartenherzbecken), symmetrische Verbiegungen der Röhrenknochen (Coxa vara, Genu varum, Crus varum), Knick-Senk-Füße, tastbare Auftreibung der distalen Metaphysen, vor allem der Hand- und Knöchelgelenke, verspätete Zahnentwicklung, Hypotonie der Bauchmuskulatur (Froschbauch).

Labor. Alkalische Phosphatase erhöht, Kalzium und Phosphat meist erniedrigt.

Röntgen. Becherförmige Auftreibung der Metaphysen, verbreiterte und unregelmäßige Wachstumsfugen, vermehrte Strahlentransparenz der Diaphysen, erweiterte Markhöhlen, „Looser-Umbauzonen" an Stellen starker mechanischer Belastung (Konvexseite der Röhrenknochen).

Therapie. Sogenannte Vitamin-D-Stoßtherapie auf Ausnahmefälle beschränken. Besser tägliche Vitamin-D-Zufuhr, ausreichend Kalzium und Phosphat, Sonnenlicht. Prophylaxe: 500–1000 IE Vitamin D/Tag ab der 2. Lebenswoche bis Ende des 1. Lebensjahres. Knochenverbiegungen korrigieren sich weitgehend spontan. Bei schweren Deformitäten eventuell Korrekturosteotomien.

Osteomalazie

Definition. Osteopathie mit Reduktion des mineralisierten Knochens. „Rachitis des Erwachsenen". Manifestation im höheren Lebensalter, Frauen sind häufiger betroffen.

Ätiologie. Vitamin-D-Mangel (ungenügende Sonnenexposition, Mangelernährung, verminderte intestinale Resorption), Leber- und Niereninsuffizienz führt zu mangelhafter Metabolisierung von Vitamin D, Medikamente (Antiepileptika).

Pathogenese. Mangelhafte Mineralisierung des neugebildeten Knochens bei normalem Abbau des vorhandenen Knochens führt zu verminderter Belastbarkeit des Skeletts, Weichheit und Verbiegbarkeit des Knochens.

Klinik. Schleichender Verlauf, unspezifische Beschwerden wie Muskelschwäche, diffuse Gelenkbeschwerden und Schmerzen. Wirbelkörpersinterung (Keil- und Fischwirbel wie bei Osteoporose), Kyphose mit Abnahme der Körpergröße, gelegentlich Gibbus. Im Bereich besonderer mechanischen Belastung Auftreten von sogenannten Pseudofrakturen (Looser-Umbauzonen): proximaler Unterschenkel (Genu varum), Hüftgelenk (Coxa vara, Protrusio acetabuli), Becken (Kartenherzbecken durch Einsinken des Kreuzbeins in das Becken).

Labor. Wie bei Rachitis, Kalziumausscheidung im Urin ↓.

Röntgen. Vermehrte Strahlentransparenz, Konturunschärfe der Spongiosabälkchen, Looser-Umbauzonen, Knochenverbiegungen, Eindellungen an Deck- und Grundplatten der WS, Keil- und Fischwirbel.

Therapie. Vitamin-D-Zufuhr. Eventuell vorübergehende Bettruhe oder Stützkorsett wegen Schmerzen oder Insuffizienz des Skeletts. Bei ausgeprägten Deformierungen Umstellungsosteotomie.

Phosphatdiabetes

Hereditäre hypophosphatämische Vitamin-D-resistente Rachitis.

Definition. Dominant vererbbare Störung der Nierentubuli mit erhöhter Phosphatausscheidung, die zu Knochenverbiegungen und Spontanfrakturen führt.

Klinik. Symptome ähneln denen der Rachitis, treten aber erst nach dem 1. Lebensjahr auf. Leitsymptome sind Knochenverbiegungen, Spontanfrakturen und erheblich erhöhte Phosphatausscheidung im Urin.

Therapie. Phosphatzufuhr; keine Beeinflussung durch Vitamin-D-Gaben.

Osteoporose

Definition. Osteopathie mit pathologischem Knochenschwund, der die Grundsubstanz und den Hydroxylapatitanteil des Knochens gleichermaßen betrifft.

Epidemiologie. Häufigste Knochenerkrankung. 25 % aller Frauen über 60 Jahre haben eine ausgeprägte Osteoporose mit Wirbelkörperdeformierungen.

Ätiologie. Das menschliche Skelett besteht etwa je zur Hälfte aus Grundsubstanz und Hydroxylapatit. Osteopenie bezeichnet eine Reduzierung der Gesamtskelettmasse, wobei dieses Verhältnis erhalten bleibt. Unterteilung der Osteopenie in *Altersatrophie* (physiologischer Verlust) und *Osteoporose* (pathologischer Knochenschwund). Unterscheidungsmerkmal: Bei Wirbelkörperdeformierungen (ohne adäquates Trauma) liegt eine manifeste Osteoporose vor. Differenzierung durch quantitatives CT. Die Osteoporose zeigt eine pathologische Reduzierung der Spongiosa, während sich der Abbau der Kompakta parallel zur Altersatrophie entwickelt. Man unterscheidet die primäre Osteoporose (95 %) im Postklimakterium und die sekundäre Osteoporose infolge Kortikoidüberschuß (Steroidosteoporose), Hyper- und Hypothyreose, Immobilisation, chronischer Polyarthritis (cP), Hypogonadismus, Laktoseintoleranz, Anorexia nervosa und Diabetes. *Prädispositionen und Risikofaktoren* für die Entstehung der Osteoporose: weibliches Geschlecht insbesondere nach der Menopause, helle Hautfarbe, Rauchen, Vitamin-D-arme Ernährung, geringe Sonnenexposition, wenig Bewegung.

Klinik. Am Anfang diffuse später lokalisierte Wirbelsäulenschmerzen, Müdigkeit, akut auftretende Schmerzen nach Spontanfrakturen, insbesondere im Bereich der Wirbelsäule. Durch Wirbelkörperverformung kommt es zur Kyphosierung, Abnahme der Körpergröße und Vorwölbung der Bauchdecken.

Diagnostik. Im Röntgenbild verminderte Knochendichte (Nachweis erst bei Knochensubstanzverlust von 30–40 %), Rarefizierung der Spongiosa der WK (Rahmenstruktur), in der Seitaufnahme Eindellungen der Grund- und Deckplatten der WK und als Spätsymptom thorakale Kyphose mit Keil- und Fischwirbeln. Messung der Knochendichte mit der Photonenabsorptionsmessung oder der quantitativen CT.

Therapie. *Symptomatisch*: Analgetika/Antiphlogistika, physikalische Maßnahmen, Krankengymnastik, Mobilisation, eventuell Entlastung der WS im Mieder oder Korsett. Nur ausnahmsweise kurzfristige Immobilisierung durch Bettruhe wegen zusätzlicher Inaktivitätsosteoporose. *Medikamentös*: Kalzium und Vitamin-D-Gabe, Östrogene, Fluoride, Calcitonin, Biphosphat EHDP und auf empirischer Basis Anabolika.

2.3 Knocheninfektionen

Osteomyelitis

Die Osteomyelitis ist eine durch Erreger, meist Bakterien, hervorgerufene Knochenentzündung. Man differenziert:
- nach dem Erreger: die häufigere unspezifische = eitrige Osteomyelitis (zu 90 % Staphylokokken, Streptokokken) und die spezifische Osteomyelitis (Tuberkulose, Typhus, Lues, Pilze)
- nach der Eintrittspforte und dem Ausbreitungsweg: hämatogene bzw. endogene Osteomyelitis, bei der nach hämatogener Aussaat der Erreger Markraumabszesse entstehen, die je nach Abwehrlage des Organismus lokal begrenzt bleiben oder sich ausweiten, sowie posttraumatische bzw. exogene Osteomyelitis
- nach dem Verlauf: akute und chronische Osteomyelitis

Folgende klinischen Erscheinungsbilder werden unterschieden:

Akute hämatogene Osteomyelitis

Aufgrund unterschiedlicher Vaskularisationsmuster des Knochens ist der Verlauf der Osteomyelitis vom Lebensalter abhängig.

Säuglingsosteomyelitis

Meist nach einer Allgemeinerkrankung (z.B. Nabelschnurinfektion) kommt es zur eitrigen Infektion des Knochenmarks, insbesondere der (Femur-)Metaphyse. Da bei Säuglingen die terminalen Blutgefäße durch die knorpelige Epiphysenfuge verlaufen, können die Bakterien von der Meta- über die Epiphyse in das Gelenk eindringen und zum eitrigen Gelenkerguß (Pyarthros) führen. Gefahr der Wachstumsfugenzerstörung und nachfolgender Wachstumsstörung. Klinisch imponieren schmerzhafte Schonhaltung, lokale Schwellung, Überwärmung, Rötung, Fieber, Leukozytose, BSG-Erhöhung, Linksverschiebung im Differentialblutbild. Das Röntgenbild ist im Frühstadium unauffällig, erst nach ca. drei Wochen finden sich Auftreibungen der Meta- und eventuell auch der Epiphyse mit Periostabhebung und Verkalkung. Im Szintigramm ist bereits nach einer Woche eine Mehranreicherung sichtbar. Therapeutisch Antibiotika i.v., Ruhigstellung der betroffenen Region, Spülung des eitrigen Gelenkergusses durch Gelenkpunktion oder Spül-Saug-Drainage.

Juvenile Osteomyelitis

Auftreten nach Allgemeininfektion. Erkrankungsalter: 2.–16. Lebensjahr mit Häufigkeitsgipfel um das 8. Lebensjahr. In diesem Alter bilden die Wachstumsfugen gefäßlose Barrieren, so daß sich die Knochenmarksentzündung vorwiegend im meta- und diaphysären Bereich ausbreitet, während die Epiphysen verschont bleiben. Bei intraartikulärer Lage der Metaphysen (Hüfte, Knie, Schulter) kann der Infekt auch in das Gelenk einbrechen. Symptome wie bei Säuglingsosteomyelitis. Im Röntgen periostale Ossifikationen. DD: Ewing-Sarkom. Therapeutisch Antibiotika und Ruhigstellung. Bei Markphlegmonen und subperiostalen Abszessen chirurgische Ausräumung.

Erwachsenenosteomyelitis

Seltenere akute Osteomyelitis, die neben den langen Röhrenknochen bevorzugt die Wirbelsäule befällt (Spondylitis). Wegen der fehlenden Wachstumsfugen kann der Infekt ins Gelenk einbrechen. Allgemeinsymptome sind meist gering ausgeprägt, Schmerzen und Funktionseinschränkung stehen im Vordergrund. Im Röntgen fleckige Aufhellungen, Periostreaktionen und Knochensequester (Knocheninfarkt im Zentrum der Entzündung), reaktive Knochenneubildung mit Randsklerose (Totenlade). Bei verspäteter Therapie (Antibiotika, Ruhigstellung, operative Herdausräumung) Übergang in eine chronische Osteomyelitis.

Chronische Osteomyelitis

Neigung zur Therapieresistenz und Rezidiven. Auftreten meist als sekundär chronische Osteomyelitis nach verschleppter akuter Osteomyelitis. Die primär chronische Osteomyelitis, die sich bei günstiger Abwehrlage und geringer Virulenz der Erreger ohne Zwischenstufen entwickelt, ist seltener.

Formen der primär chronischen Osteomyelitis:

- *Brodie-Abszeß*: Runde Abszeßhöhle aus Granulationsgewebe und Eiter mit ausgeprägtem Sklerosesaum. Vorkommen meist am distalen Femur und am Tibiakopf. DD: Knochentumor
- *plasmazelluläre Osteomyelitis*: Kaverne mit Plasmazellen und Sklerosierung. Kein Erregernachweis
- *sklerosierende Osteomyelitis Garré*: Kein Erregernachweis. Klinisch Schmerzen und zunehmende Auftreibung der befallenen Knochenabschnitte; Therapie: Ausräumung der Sklerosezonen bei anhaltenden Schmerzen

Posttraumatische Osteomyelitis

Sekundär chronische Verlaufsform. Die Ausbreitung der primär lokalisierten Entzündung hängt ab von der Menge und Virulenz der eingedrungenen Keime, vom Weichteilschaden, von der Störung der Bruchheilung und von eingebrachten Fremdmaterialien. Klinisch wechselhafter Verlauf. Nach langer Inaktivität kann es zu Rezidiven mit akuten Entzündungszeichen und eventuell Sepsis kommen. Im Röntgen Sklerosierungen und Sequester. Nur die radikale operative Ausräumung des infizierten und nekrotischen Gewebes kann zur Ausheilung führen. Stabilisierung der instabilen Knochenabschnitte mit äußerem Spanner (Fixateur externe). Trotz dieser Maßnahmen muß bei 6% der Patienten die Extremität amputiert werden. Deshalb kommt der (Antibiotika-)Prophylaxe eine wesentliche Bedeutung zu.

Tuberkulöse Osteomyelitis

Häufigste spezifische Osteomyelitis durch das Mycobacterium tuberculosis. Entstehung immer auf hämatogenem Wege, am häufigsten in der WS. Die Spondylitis tuberculosa, die besonders die untere Brust- und die obere Lendenwirbelsäule betrifft, kann durch Sinterung der Wirbelkörper zur Abknickung der WS (Gibbus), begleitender Querschnittlähmung und zu Senkungsabszessen führen. Entsprechende Veränderungen im Röntgen, die Anamnese und ein positiver Mendel-Mantoux-Test liefern Hinweise, beweisend ist lediglich der Erregernachweis aus dem Krankheitsherd.

Therapie. Tuberkulostatische Behandlung, Ruhigstellung, eventuell operative Ausräumung und Defektauffüllung mit Spongiosa.

2.4 Knochentumoren und tumorähnliche Veränderungen

Epidemiologisch sind Tumoren der Stütz- und Bewegungsorgane selten. Die primären Knochentumoren machen nur 1% aller Tumoren aus. Weichteiltumoren sind noch rarer. Die primär aus Knochengewebe stammenden Tumoren treten zu zwei Dritteln in der präpubertären Wachstumsphase auf, dagegen stehen die sekundären Tumoren (Metastasen) im Erwachsenenalter im Vordergrund.

Drei Hauptkriterien sind bei der Diagnostik der Knochentumoren wichtig:
- *Alter und Geschlecht*: Viele Tumoren haben ihren Häufigkeitsgipfel in einem bestimmten Alter. Die Häufung von primären Knochentumoren während des präpubertären Wachstumsschubes und an Orten des intensivsten Längenwachstums (Epiphysenfugen) läßt einen engen Zusammenhang mit der Gewebedifferenzierung erkennen.
- *Lokalisation*: Die Mehrzahl der Tumoren bevorzugt bestimmte Knochen. Bei Befall eines Röhrenknochens differenziert man die Lokalisation in der Epi-, Meta- oder Diaphyse.
- *Röntgen*: Das Röntgenbild liefert Information über die Dignität und Art des Tumors

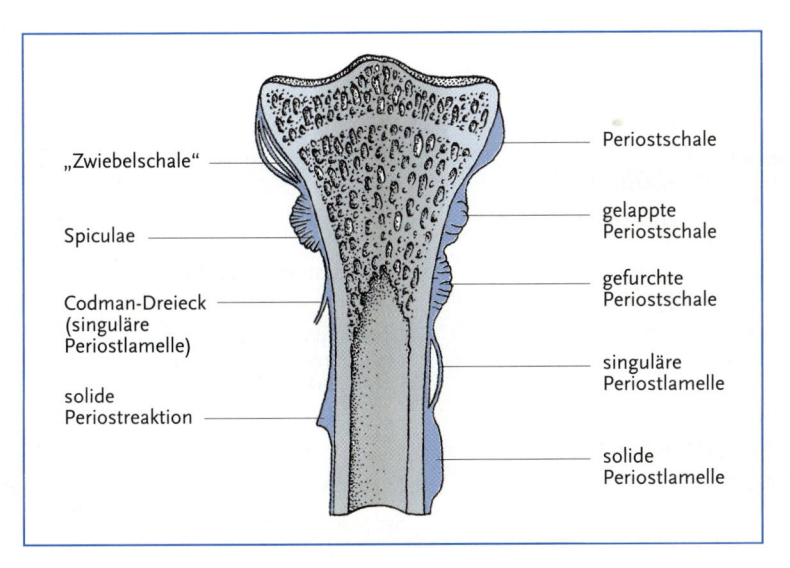

Abb. 12.11: Radiologische Beurteilung der Dignität von Knochentumoren: (links) maligne Zeichen, (rechts) benigne Zeichen (H. Zippel 1988)

Labels (links): „Zwiebelschale", Spiculae, Codman-Dreieck (singuläre Periostlamelle), solide Periostreaktion

Labels (rechts): Periostschale, gelappte Periostschale, gefurchte Periostschale, singuläre Periostlamelle, solide Periostlamelle (siehe Abb. 12.11). Ein Tumor mit einer deutlichen Sklerosierungszone läßt auf ein langsames Wachstum schließen, während ein infiltrierend und rasch wachsender Tumor eher unscharf begrenzt ist und Osteolysen in der Randzone des Tumors, eventuell mit dazwischen eingelagerten Knocheninseln (Mottenfraß) aufweist. Mineralisation im abgehobenen Periost spricht auch für einen rasch wachsenden malignen Tumor. Wenn dieser nämlich die Kortikalis durchbricht, wird das Periost abgehoben und ossifiziert. Im Übergangsbereich zwischen Tumor und gesunder Kortikalis entwickelt sich ein typischer Periostsporn (Codman-Sporn). Bei mehrfacher Perforation des abgehobenen Periosts ergeben sich zwiebelschalenartige Auflagerungen, manchmal mit Spikulae. Bei unklarer Diagnose helfen Zusatzuntersuchungen wie Tomographie, CT, Szintigraphie, Angiographie und vor allem die Biopsie.

Zur Klassifikation der Knochen- und Weichteiltumoren unterscheidet man benigne, maligne und semimaligne Tumoren (Tabelle 12.3). Zu den letzteren gehören Tumoren, die primär gutartig sind, aber potentiell maligne entarten können, sowie Tumoren, die lokalisiert maligne wachsen, jedoch nicht metastasieren. Primäre Knochentumoren entstehen aus ortsständigem Gewebe, während sekundäre Knochentumoren aus anderen Geweben metastasieren.

2.4.1 Benigne Knochentumoren

Osteochondrom

Auch: solitäre kartilaginäre Exostose (siehe Abb. 12.12.)

Definition. Metaphysennah wachsende, pilzförmige Knochentumoren mit aufliegender Knorpelkappe.

Erkrankungsgipfel. 2. Lebensjahrzehnt, geschlechtsunabhängig.

Lokalisation. Bevorzugt distale Femurmetaphyse und proximale Metaphyse von Tibia und Humerus.

Tab. 12.3: Klassifikation der primären Knochen- und Weichteiltumoren (Auswahl)

Herkunftsgewebe	gutartige Tumoren	bösartige Tumoren
Knorpelgewebe	Osteochondrom = solitäre kartilaginäre Exostose Multiple kartilaginäre Exostosen Solitäres Enchondrom/Chondrom Multiple Enchondrome Chondroblastom = Codman-Tumor	Chondrosarkom: primär, sekundär
Knochengewebe	Osteom Osteoidosteom/Osteoblastom	Osteosarkom: primär, sekundär
Bindegewebe	nichtossifizierendes/ossifizierendes Knochenfibrom Fibröse Knochendysplasie = Morbus Jaffé-Lichtenstein, Osteoklastom (Grad I)	Fibrosarkom, Knochenfibrom Osteoklastom (Grad III)
Fettgewebe Knochenmark	Lipom	Liposarkom Medulläres Plasmozytom Ewing-Sarkom
Gefäße	Hämangiome des Knochens, der Skelettmuskulatur und der Synovia	ossäres Hämangiosarkom
Muskelgewebe	Rhabdomyom	Rhabdomyosarkom
Synovialgewebe	Synovialom	Synovialsarkom

basig aufsitzen oder schmal gestielt sein. Fragliche Malignität kann durch vermehrte Speicherung im Szintigramm abgeklärt werden.

Therapie. Oft keine, da solitäre Osteochondrome äußerst selten entarten. Bei Funktionsbehinderung operative Entfernung. Radikale Resektion bei maligner Entartung.

Prognose. Solitäres Osteochondrom: gut. Osteochondrom der platten Röhrenknochen: zweifelhaft, Entartung bis zu 30%.

Enchondrom (Chondrom)

Definition. Vom Markraum des Knochens, die Spongiosa und Kortikalis verdrängend, wachsender Tumor aus hyalinem Knorpelgewebe.

Vorkommen. Jedes Lebensalter, geschlechtsunabhängig.

Lokalisation und Prognose.
- zu 50% in den *kurzen Röhrenknochen* der Hände, seltener der Füße (siehe Abb. 12.13 und 12.14); meist benigne
- *lange Röhrenknochen*; häufig semimaligne
- *Becken*; häufige Entartung zum Chondrosarkom

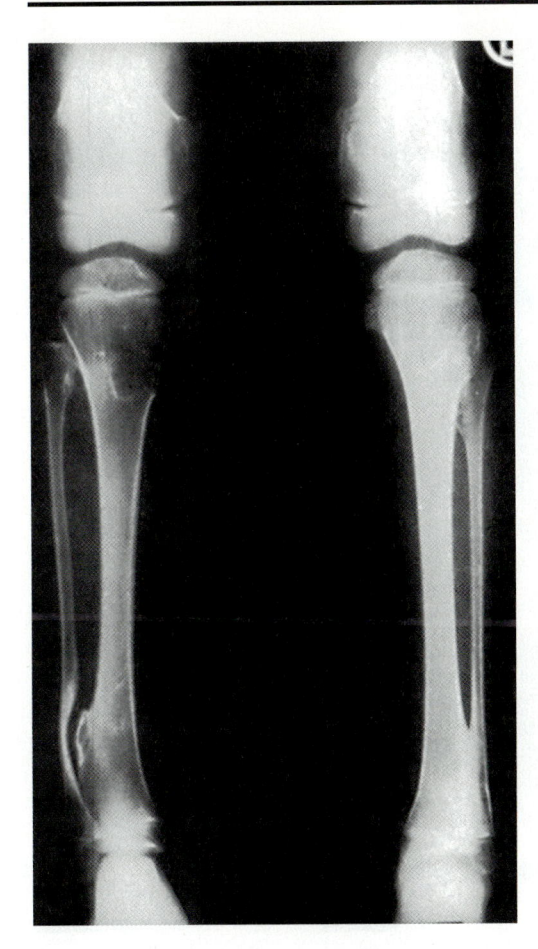

Abb. 12.12: Osteochondrom des Unterschenkels (IMPP)

Symptomatik. Keine Schmerzen. Klinisch sichtbare Auftreibung oder Spontanfrakturen.

Sonderform. Multiple Osteochondrome = (hereditäre) multiple kartilaginäre Exostosen. Autosomal-dominanter Erbgang. Bereits im Kindesalter (3.–6. Lebensjahr) über das ganze Skelett verteilte Tumoren, insbesondere wachstumsfugennah in der Nähe des Schulter-, Hüft- und Kniegelenkes und der Rippen. In weniger als 2% maligne Entartung zum Chondrosarkom.

Symptomatik. Oft nur schmerzlose Vorbuckelung, aber auch Schleimbeutelbildung und -entzündung, Komprimierung von Nerven oder Gefäßen, Einschränkung der Gelenkfunktion und Achsfehlstellung.

Diagnostik. Pilzartige Vorwölbung des Tumors im Röntgenbild. Der Tumor kann breit-

Diagnostik. Röntgenologisch zentral gelegene, scharf begrenzte Zyste ohne Randsklerose, die die Kortikalis kolbig auftreibt (insbesondere das Grundglied des 2. und 3. Fingers), gelegentlich mehrfach gekammert. Zentral gelegene Kalkspritzer möglich.

Therapie. Chirurgische Ausräumung und Spongiosaauffüllung bei Frakturgefahr oder entstellenden Enchondromen der Hand oder des Fußes. Sorgfältige Resektion der potentiell malignen Enchondrome.

Sonderform. Enchondromatose = chondrale Dysplasie; bereits im Kindesalter systemisch auftretende Knorpelnester im normalen Kno-

Abb. 12.13 und 12.14:
Enchondrom des Fingerendgliedes (IMPP)

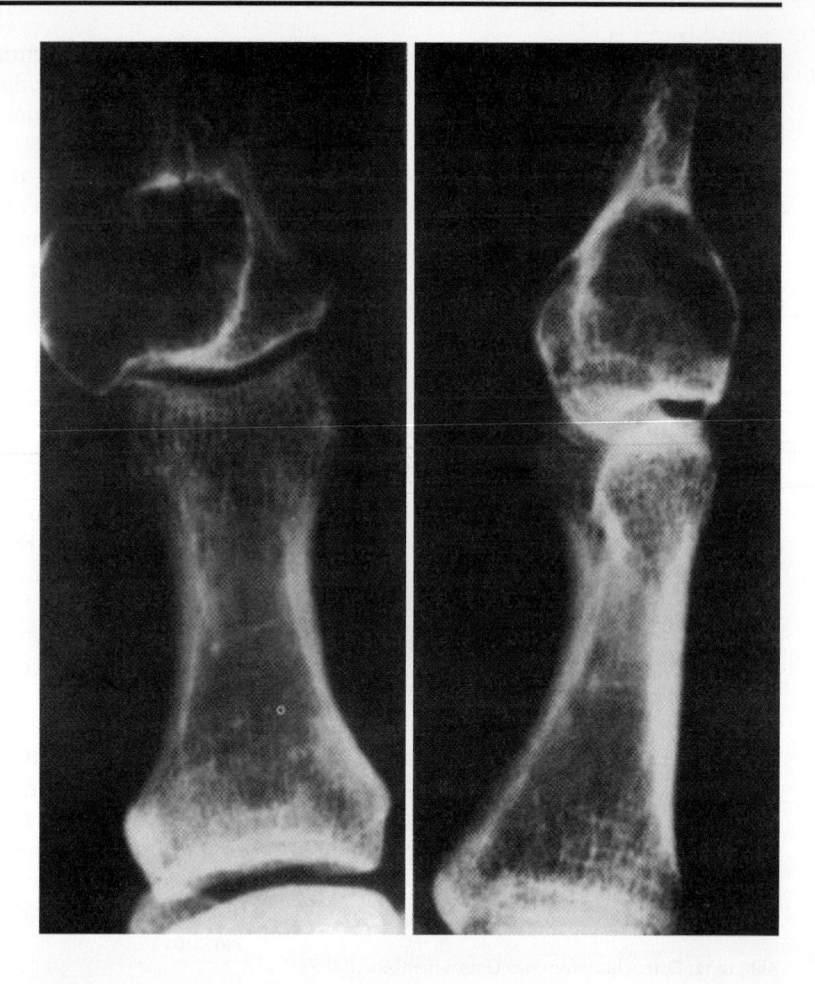

chen, die mit zunehmendem Wachstum zur Instabilität der Knochen, Wachstumsstörung und Deformität führen können. Der Befall einer Körperhälfte wird als *Morbus Ollier* bezeichnet. Die Veränderungen können sich nach Wachstumsabschluß zurückbilden, aber auch eine maligne Entartung in 25% der Fälle ist möglich. Die Kombination von multiplen Enchondromen mit Haut- und/oder Organhämangiomen nennt man Maffuci-Syndrom.

Osteoidosteom

Definition. Seltener gutartiger osteoblastischer Tumor mit röntgenologisch erkennbarer zentraler Aufhellungszone (Nidus).

Erkrankungsgipfel. Meist bei Jugendlichen, geschlechtsunabhängig.

Lokalisation. Zu 50% in der Kortikalis von Femur und Tibia.

Symptomatik. Heftiger, meist nachts auftretender Schmerz, der typischerweise unter Acetylsalicylsäure nachläßt.

Diagnostik. Röntgen (siehe Abb. 12.15). Auftreibung der Kortikalis mit einer bis zu 2 cm großen runden Sklerose, die im Zentrum einen Nidus (Aufhellungsherd) aufweist. Szintigraphisch erheblich vermehrte Speicherung. *DD:* Brodie-Abszeß oder Osteomyelitis.

Therapie. Nach Entfernung des Nidus schlagartiges Nachlassen der Schmerzen.

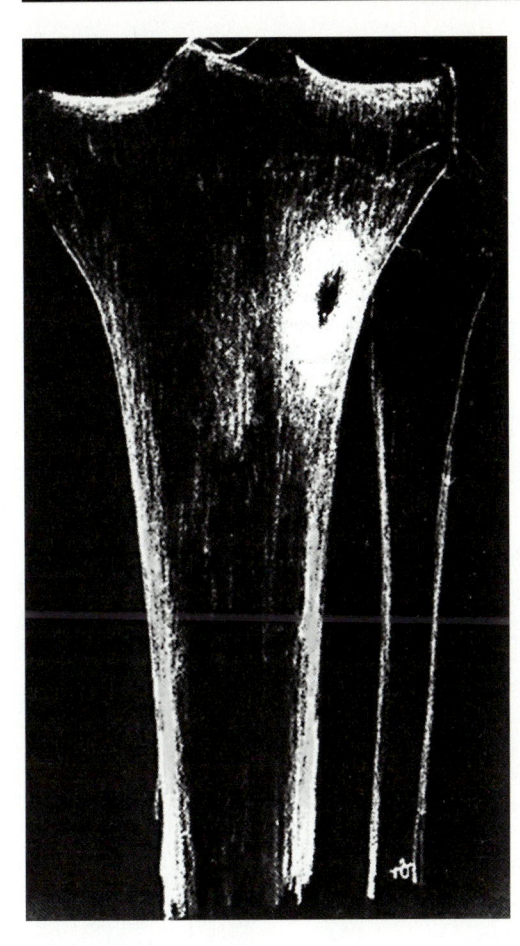

Abb. 12.15: Osteoidosteom der Tibia (IMPP)

> **Klinischer Fall**
>
> Eine 20jährige aktive Sportlerin klagt seit drei Monaten über Schmerzen im Schienbein, die besonders nachts verstärkt auftreten und nach Einnahme von Schmerzmitteln weitgehend abklingen.
> *Diagnose:* Osteoidosteom.

Osteom

Definition. Seltener Tumor, der vom Knochengewebe ausgeht.

Erkrankungsgipfel. Jedes Lebensalter, geschlechtsunabhängig.

Lokalisation. Auftreten in sämtlichen Knochen möglich.

Symptomatik. Meist asymptomatischer Zufallsbefund.

Therapie. Nicht erforderlich.

2.4.2 Maligne primäre Knochentumoren

Chondrosarkom

Definition. Primäres Chondrosarkom entwickelt sich aus ortsständigem Knorpelgewebe. Sekundäres Chondrosarkom geht aus einer zunächst gutartigen Knochengeschwulst hervor.

Erkrankungsgipfel. 5.–7. Lebensjahrzehnt, geschlechtsunabhängig.

Lokalisation. 3/4 im Bereich des Beckenringes und des Schultergürtels.

Symptomatik. Relativ langsames Wachstum mit recht langer milder Symptomatik.

Diagnostik. Röntgenologisch alle Zeichen der Malignität: mottenfraßartige Osteolyse, Tumornekrosen mit Kalkspritzern, Durchbrechung der Kortikalis, Codman-Dreieck, Spiculae.

Therapie. Wegen des relativ langsamen Wachstums unempfindlich gegenüber Chemo- und Strahlentherapie. Deshalb radikale chirurgische Entfernung.

Osteosarkom

Definition. Mit 40% Gesamtanteil häufigster primär maligner Knochentumor, aus knochenbildenden Zellen bestehend.

Erkrankungsgipfel. Männliche Jugendliche in der Pubertät und junge Erwachsene.

Lokalisation. *Metaphyse*; 60% der Tumoren liegen kniegelenksnah (distale Femurmetaphyse, proximale Tibia- und Fibulametaphyse). Auch der proximale Humerus ist oft betroffen. Das Osteosarkom wächst sehr rasch und setzt frühzeitig Metastasen in die Lunge.

Symptomatik. Unspezifische Schmerzen, tastbare, seltener sichtbare, Schwellung mit lokal verstärkter Venenzeichnung, Spontanfraktur.

Diagnostik. Röntgenologisch alle Zeichen des malignen Wachstums: Periostabhebung, Spikulae, Zwiebelschalen, Codman-Sporn, mottenfraßähnliche Osteolysen (siehe Abb. 12.16). Beurteilung der Tumorausdehnung und der Lungenmetastasen im CT. Sicherung der Diagnose durch Probeexzision.

Therapie. Zur Vermeidung von intraoperativ ausgesäten Mikrometastasen wird vor der radikalen chirurgischen Resektion eine Chemotherapie durchgeführt. Postoperativ nochmalige Chemotherapie. Die Fünfjahresüberlebensrate konnte dadurch bis auf 50–70 % angehoben werden. Das Osteosarkom ist nicht strahlensensibel.

Ewing-Sarkom

Definition. Hochmaligner Knochentumor, der von undifferenzierten Mesenchymzellen des Knochenmarks ausgeht.

Erkrankungsgipfel. Kinder und Jugendliche zwischen dem 5. und 15. Lebensjahr. Männliche Jugendliche doppelt so häufig betroffen wie weibliche.

Lokalisation. Hauptsächlich diaphysär oder metaphysär in den langen Röhrenknochen von Femur und Tibia, aber auch im Becken und Schultergürtel. Frühe Metastasierung in Lunge, später in Leber und anderen Skelettabschnitten.

Symptomatik. Klinische Ähnlichkeit mit einer Osteomyelitis: Fieber, BSG-Erhöhung, Leukozytose, lokale Schwellung, Überwärmung und Schmerzen. Patienten machen schwerkranken Eindruck, fühlen sich matt.

Diagnostik. Alle Zeichen des malignen Wachstums im Röntgen, insbesondere mottenfraßähnliche Strukturauflösung der Kortikalis (siehe Abb. 12.17). Sicherung der Diagnose mit Probeexzision.

Therapie. Präoperative Chemotherapie, radikale chirurgische Ausräumung mit Nachbestrahlung, postoperativ anschließende Chemotherapie.

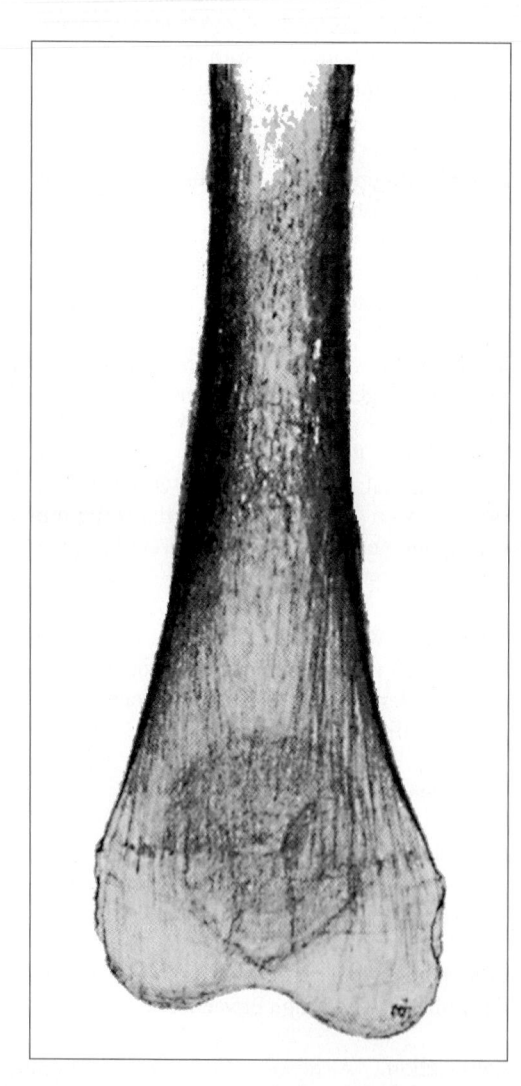

Abb. 12.16: Osteosarkom des Femurs (IMPP)

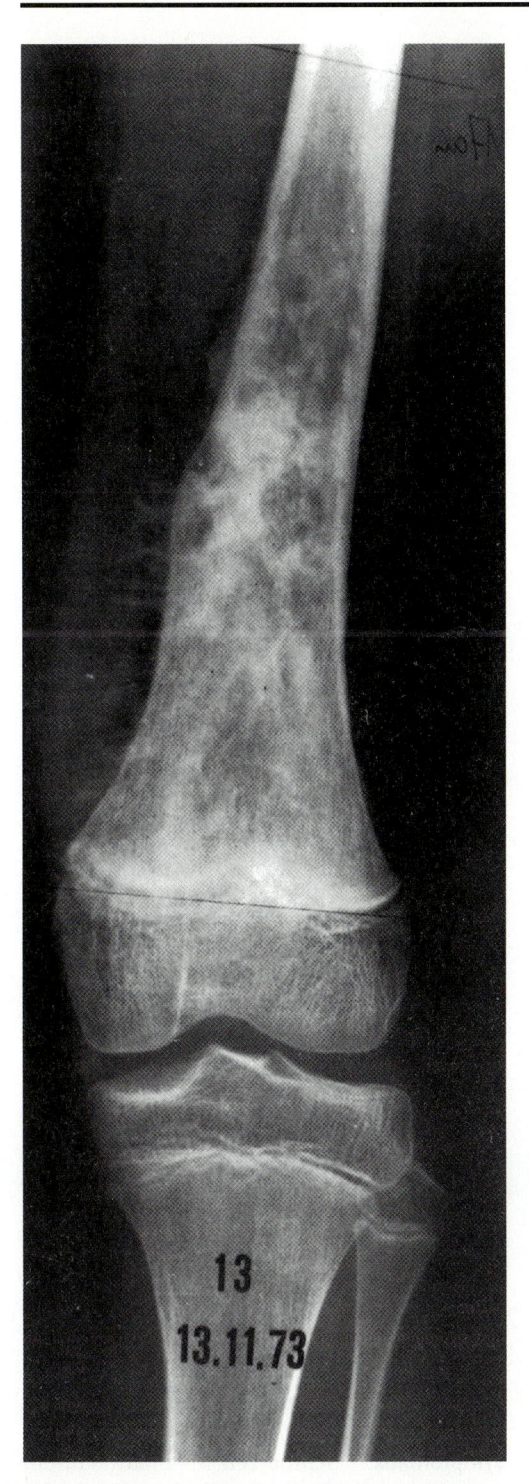

Abb. 12.17: Ewing-Sarkom des distalen Femurs (IMPP)

> **Merke!**
> Das Ewing-Sarkom ist (im Gegensatz zum Osteosarkom) strahlensensibel.

Prognose. Fünfjahresüberlebensrate beträgt etwa 50 %.

> **Klinischer Fall**
> Ein 15jähriger kommt in Ihre Sprechstunde und klagt über Schmerzen im Bein, die seit ca. 2–3 Wo. bestehen. Sie tasten eine druckschmerzhafte Schwellung am proximalen Unterschenkel. Untersuchungsbefunde: Temperatur 37,5 °C, BKS 45/75, Leukozyten 12000/µl.
> *Diagnose:* Ewing-Sarkom

2.4.3 Semimaligner Tumor

Osteoklastom (Riesenzelltumor des Knochens)

Definition. Knochentumor wechselnder Dignität (benignes, semimalignes, malignes Osteoklastom), der mit zahlreichen Riesenzellen durchsetzt ist.

Erkrankungsgipfel. 20.–30. Lebensjahr, Frauen etwas häufiger betroffen.

> **Merke!**
> Das Osteoklastom ist neben dem Chondroblastom der einzige in der Epiphyse lokalisierte Tumor. Zu 50 % findet er sich in der Nähe des Kniegelenkes (proximale Tibia, distaler Femur).

Symptomatik. Uncharakteristische Schmerzen, gelegentlich Spontanfraktur.

Diagnostik. Im Röntgen in der Epiphyse gelegene mehrkammerige osteolytische Zyste ohne auffällige Randsklerose. Ausdünnung und blasige Auftreibung der Kortikalis.

Therapie. Möglichst frühzeitige radikale Entfernung, da hohe Rezidivgefahr und Möglichkeit der malignen Entartung und Metastasierung.

2.4.4
Maligne sekundäre Knochentumoren

Diese treten als Skelettmetastasen anderer Tumoren auf.

Definition. Absiedlung von Tochtergeschwülsten eines primären Tumors im Knochen.

Ätiologie und Pathogenese. Skelettmetastasen sind mit einem Anteil von etwa 16 % unter allen Tumoren viel häufiger als die primären Knochentumoren. Hauptlokalisation der Metastasen ist die WS. Die Absiedlung erfolgt fast immer auf hämatogenem Weg, selten lymphogen oder intrakanalikulär. Am häufigsten werden sekundäre Knochentumoren bei Mamma-, Prostata-, Bronchial-, Nieren- und Schilddrüsenkarzinom gefunden. Man unterscheidet osteolytische (Nierenkarzinom), osteoblastische (Prostatakarzinom) Knochenmetastasen und deren Mischformen (Bronchial- und Mammakarzinom).

Symptomatik. Uncharakteristisch; ziehende Schmerzen, Spontanfrakturen.

Diagnostik. Röntgenologischer Nachweis erst bei lokalem Mineralisationsverlust von 30–40 %. Bei der Metastasensuche ist die Skelettszintigraphie wesentlich empfindlicher als der röntgenologische Nachweis. *Labor*: alkalische Phosphatase erhöht bei osteolytischen Metastasen, Serumkalzium ist normal oder leicht erniedrigt.

Therapie. Abhängig vom Primärtumor, Lokalisation und (metastatischer) Ausdehnung. Behandlung kann palliativen oder (seltener) kurativen Charakter haben. Zur Verfügung stehen: Strahlen-, zytostatische Chemo-, Hormon- und operative Therapie (häufig stabilisierend oder dekomprimierend, z. B. an der WS).

2.4.5
Tumorähnliche Knochenläsionen

Definition. Skelettläsionen, bei denen klinisch und radiologisch alle Zeichen eines Knochentumors vorliegen, ohne daß Kriterien eines echten Geschwulstwachstums (infiltratives, destruktives Wachstum, Metastasierung) erfüllt werden.

Solitäre (juvenile) Knochenzyste

Definition. Einkammerige Zyste, die mit seröser Flüssigkeit gefüllt ist und expansiv wächst.

Erkrankungsgipfel. Meist zwischen dem 8.–15. Lebensjahr.

Lokalisation. Proximaler Humerus und proximaler Femur.

Symptomatik. Meist Zufallsbefund oder Feststellung anläßlich einer Spontanfraktur.

Diagnostik. Im Röntgenbild kolbige Auftreibung der Metaphyse mit großer Osteolyse und Verdünnung der Kortikalis (siehe Abb. 12.18).

Therapie und Prognose. Wegen Rezidivneigung sorgfältige Kürettage und Spongiosaauffüllung. Eventuell intrazystale Kortikosteroidinjektionen oder Druckentlastung der Zyste durch Lochschrauben. Gute Prognose.

Aneurysmatische Knochenzyste

Definition. Knochentumor, der zur blasigen, aneurysmaartigen Auftreibung des Knochens führt.

Erkrankungsalter. Vorwiegend 2. Lebensjahrzehnt.

Lokalisation. WS und metaphysärer Bereich von langen Röhrenknochen (distaler Femur).

Symptomatik. Schmerzen, Spontanfrakturen.

Diagnostik. Im Röntgen zeigt sich eine blasige Auftreibung der Knochenstrukturen.

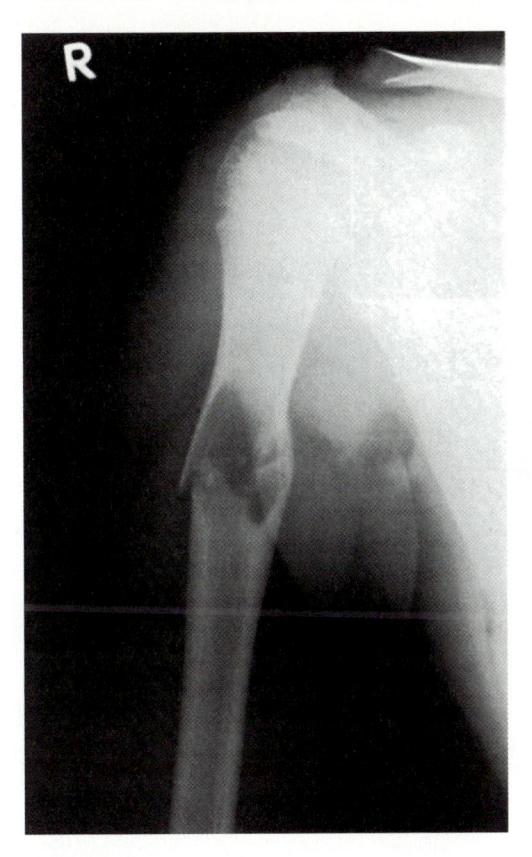

Abb. 12.18: Juvenile Knochenzyste am Oberarm mit Spontanfraktur (IMPP)

Therapie und Prognose. Kürettage; hohe Rezidivrate, die mit kryochirurgischen Maßnahmen (Kältechirurgie) gesenkt werden kann. Gute Prognose.

Pseudotumor bei Hyperparathyreoidismus

Auch als brauner Tumor bezeichnete Knochenmanifestation des primären Hyperparathyreoidismus. Entstehung in den Osteolyseherden der Röhrenknochen durch wiederholte Einblutungen.

2.5 Weichteiltumoren und tumorähnliche Veränderungen

Nichtossifizierendes Fibrom des Knochens

Definition. Zu den tumorähnlichen Erkrankungen des Bindegewebes zählender Knochentumor fibrösen Ursprungs, der Ausdruck einer lokalen Wachstumsstörung ist.

Erkrankungsalter. 2. Lebensjahrzehnt.

Lokalisation. Distale Femurmetaphyse, Metaphyse der Tibia.

Symptomatik. Belastungsschmerzen, Spontanfrakturen. Meist Zufallsbefund nach Trauma.

Diagnostik. Osteolyse mit zarter Randsklerose und traubiger Randzone (siehe Abb. 12.19).

Therapie. Kürettage und Spongiosaauffüllung wegen Frakturgefahr nur bei größeren Tumoren.

Ossifizierendes Fibrom

Definition. Fibröser Knochentumor mit Spongiosabälkchen, zu den tumorähnlichen Läsionen gehörend.

Erkrankungsalter und Lokalisation.
- bei Erwachsenen im Bereich des Unterkiefers
- bei Kindern unter 10 Jahren vorwiegend in der Tibia, hier als osteofibröse Dysplasie (Campanacci) bezeichnet

Diagnostik. Im Röntgenbild aufgetriebene Kortikalis der Tibia mit osteolytischen Herden, die von strähnigen Trabekeln durchzogen sind.

Symptomatik und Therapie. Spontanfrakturen und Entwicklung einer schwer beherrschbaren Tibiapseudarthrose. Deshalb radikale chirurgische Resektion des Tumors.

Abb. 12.19: Nichtossifizierendes Fibrom am Sprunggelenk (IMPP)

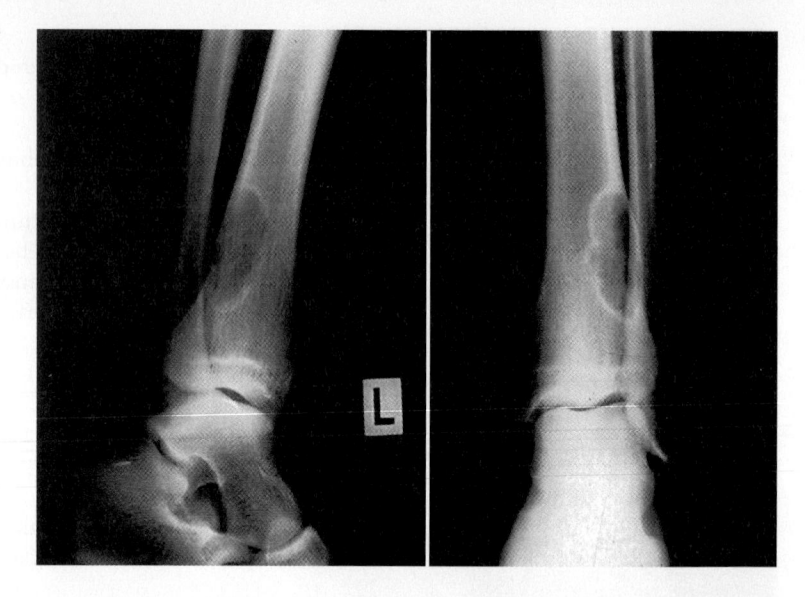

Fibrosarkom

Definition. Seltener, maligner Tumor mit fibroblastenähnlicher Differenzierung und Faserbildung.

Erkrankungsgipfel. 5.–7. Lebensjahrzehnt.

Lokalisation. Bevorzugt Oberschenkelweichteile.

Symptomatik. Symptomarmut, Spontanfrakturen. Lunge als bevorzugter Metastasierungsort.

Therapie. Onkologisch radikale Entfernung des Tumors. Nur das hochdifferenzierte Fibrosarkom hat günstige Prognose.

Lipom

Definition. Häufigste gutartige Geschwulst der Weichteile, die aus reifem Fettgewebe besteht und eine Kapsel besitzt.

Erkrankungsgipfel und Lokalisation. 4.–6. Lebensjahrzehnt. Solitäres und multiples Auftreten jeglicher Lokalisation.

Therapie. Exzision mit Kapsel, Enukleation der subkutanen Lipome.

Liposarkom

Definition. Bösartige Fettgewebsgeschwulst.

Erkrankungsgipfel. Jenseits des 50. Lebensjahres.

Lokalisation. Bevorzugt Weichteile am Oberschenkel, Retroperitoneum, Körperhöhlen.

Therapie. Onkologisch radikale Tumorentfernung.

Prognose. Insgesamt schlecht.

Pigmentierte villonoduläre Synovialitis (benignes Synovialom)

Definition. Gutartige Wucherung der Synovialmembran unter Bildung von braunen Zotten und lokalisierter Erosion der Gelenke.

Erkrankungsalter. Mittleres Lebensalter.

Lokalisation. Am häufigsten Knie- und Hüftgelenke.

Symptomatik. Schmerzen, Schwellung, Gelenkdestruktion, blutiges Gelenkspunktat.

Diagnostik. Subchondrale Osteolysen in Gelenknähe, Gelenkspaltverschmälerung.

Therapie. Vollständige Synovektomie.

Synovialsarkom

Syn.: malignes Synovialom

Definition. Seltene, hochmaligne Geschwulst des Synovialgewebes.

Erkrankungsalter. 20.–40. Lebensjahr.

Lokalisation. In der Nähe der Synovialschleimhaut, fast immer extraartikulär. Bevorzugt Kniegelenk.

Symptomatik. Schmerzen, Schwellung.

Therapie und Prognose. Radikale chirurgische Entfernung des aggressiven Tumors, der schnell rezidiviert und Metastasen insbesondere in Lunge und Lymphknoten setzt.

Knochenhämangiom und kavernöses Hämangiom der Skelettmuskulatur

Definition. Gutartige Blutgefäßneubildung im Knochen bzw. intramuskulär.

Erkrankungsalter. Auftreten in jedem Lebensalter.

Lokalisation. Knochenhämangiom bevorzugt die WS.

Symptomatik. Meist symptomlos; bei Knochenhämangiom eventuell Zusammenbruch der WK.

Diagnostik und Therapie. *Knochenhämangiom*: Im Röntgen gitterartige Spongiosastruktur. Keine Behandlung notwendig. *Intramuskuläres Hämangiom*: Angiographie, Kontrastmittel-CT, NMR. Geschwulstentfernung in toto.

Rhabdomyom

Definition. Seltene, gutartige Geschwulst der quergestreiften Muskulatur.

Rhabdomyosarkom

Definition. Häufiger maligner Weichteiltumor, von der quergestreiften Muskulatur ausgehend. Unterscheidung zwischen Rhabdomyosarkom des Kindes- und Erwachsenenalters.

Erkrankungsgipfel. Bei Kindern vor dem 6. Lebensjahr.

Lokalisation. Bei *Kindern* im Kopf-Hals-Bereich, oberen Genitaltrakt (Sarcoma botryoides, sogenanntes Traubensarkom, tritt bei Mädchen vor dem 3. Lebensjahr am Introitus vaginae oder an der Cervix uteri auf). Bei *Erwachsenen* am Oberschenkel, Rumpf.

Histologie. Bei Kindern fast immer embryonales, bei Erwachsenen pleomorphes Rhabdomyosarkom.

Symptomatik. Von der Lokalisation abhängig. Bevorzugte Metastasierung in Lunge und Lymphknoten.

Therapie und Prognose. Bei *Kindern* lokale Tumorexzision, Polychemo- und Strahlentherapie. 50 % bleiben dauerhaft tumorfrei. Bei *Erwachsenen* radikale chirurgische Therapie und adjuvante Chemotherapie. Fünfjahresüberlebensrate nur 30 %.

2.6 Muskel- und Sehnenerkrankungen

Myogelosen (Muskelhärten)

Definition. Umschriebene, schmerzhafte, selbst in Narkose fortbestehende Muskelverhärtungen.

Ätiologie und Pathogenese. Dauerbeanspruchungen (Fehlhaltungen, Gelenkerkrankungen), funktionelle Überforderungen (z. B. Sport), stumpfe Traumen, chemische oder immunologische Veränderungen führen zu lokalisierter Ischämie, Stoffwechselstörung und damit verbundener Muskelfaserschwellung, später eventuell Atrophie und wachsartige Degeneration von Muskelfibrillen.

Klinik. Etwa bohnengroße tastbare Verhärtungen im Muskel; Bewegungs- und Druckschmerzen; eventuell Krämpfe.

DD. *Hartspann:* flächenhafte Muskelverhärtung als reflektorischer Dauertonus auf einen Reiz (z.B. Entzündung, artikuläre Störung); Verschwinden in Narkose.

Therapie. Wärmeanwendungen, leichte Massagen, Infiltration mit Lokalanästhetika.

Tendopathien (Tendinosen)

Definition. Degenerative Veränderungen der Sehnen (Tendinose), deren Gleitgewebe und Ansatzzonen (Insertionstendopathie).

Ätiologie und Pathogenese. Man unterscheidet zwischen primären Tendopathien an mechanisch überbeanspruchten Sehnen oder Sehnen mit primär kritischer Vaskularisation und sekundären Tendopathien als Folge einer zugrundeliegenden anderen Erkrankung (Fehlbelastung, Gelenk- und Knochenerkrankung). Es kommt zu Degeneration, Nekrose und herdförmiger Verkalkung am Sehnenansatz.

Klinik. Lokalisierter Druckschmerz am Sehnenansatz, passiver Dehnungsschmerz, aktiver Bewegungsschmerz bei Anspannung der dazugehörenden Muskulatur. Tendopathien kommen überwiegend an der oberen Extremität vor, bei Sportlern dagegen eher an der unteren Extremität. *Vorzugslokalisationen:* Epicondylus radialis humeri (Tennisellenbogen), Tuberculum majus humeri (Läsionen der Rotatorenmanschette, insbesondere des M. supraspinatus), Processus coracoideus, Kalkaneus (Achylodynie, siehe unten).

Therapie. Mechanische Entlastung, Korrektur ursächlicher Fehlstellungen, Ultraschallbehandlung, Iontophorese, Analgetika, Infiltration mit Lokalanästhetika und Querfriktion über dem Sehnenansatz.

> **Merke!**
> Kortikosteroide wegen Nekrosegefahr und nachfolgender Sehnenruptur nie direkt in die Sehne injizieren!

Sehnenscheidenentzündung (Tendovaginitis, Tendosynovitis)

Definition. Entzündung des Sehnengleitgewebes unterschiedlicher Genese.

Ätiologie. Meist nach Überanstrengung, stumpfen Traumen; seltener bakteriell oder entzündlich-rheumatisch bedingt.

Klinik. Schmerzhafte Schwellung, Überwärmung, durch Ausscheidung von Fibrin kommt es bei jeder Bewegung zu tastbarer Krepitation im Gleitgewebe (Knarren, Schneeballknirschen) und zu Schmerzen.

Sonderformen. Eigenständige Formen der Tendovaginitis mit lokalisierter Stenose der Sehnenscheide an anatomisch präformierten Stellen. Als Folge läuft die spindelig aufgetriebene Sehne nur schwer und mit einem ruckartigen Widerstandsverlust durch die Sehnenscheide:

- *Tendovaginitis stenosans de Quervain:* betrifft die Sehnenscheiden der Mm. extensor pollicis brevis et abductor pollicis longus im ersten Sehnenfach des Retinaculum extensorum der Hand; lokaler Druckschmerz mit Schwellung über dem ersten Sehnenfach und Verstärkung des Schmerzes beim Abspreizen und Strecken des Daumens gegen Widerstand
- *schnellender Finger:* Betroffen sind die Sehnenscheiden der Fingerbeuger über den Grundgelenken. Zusätzlich zu der entzündlichen Sehnenscheidenstenose treten tastbare und druckschmerzhafte Knötchen beugeseitig über den Grundgelenken auf. Es kommt zu Blockierung der Finger in Beu-

gung und zu typischen Schnappphänomenen bei der Streckung im Endgelenk.

Therapie. Ruhigstellung, Beseitigung der auslösenden Ursache, Antiphlogistika. Bei ausgeprägter Passagebehinderung operative Spaltung der Sehnenscheide.

Kompartmentsyndrome

Siehe auch Chirurgie, Kapitel 31.3.

Druckerhöhung in Muskellogen nach Traumen, postoperativ, durch schnürende (Gips-)Verbände, seltener nach ungewohnter Überbeanspruchung der betroffenen Muskulatur (z.B. nach langen Märschen) mit der Folge einer Durchblutungsstörung der Muskulatur. Es bestehen ein akuter lokaler Schmerz mit Verstärkung bei passiver Muskeldehnung und eine tastbar gespannte Faszie. Wird nicht innerhalb von 6–12 Stunden die Muskelfaszie breit gespalten, drohen irreversible ischämische Muskel- und Nervennekrosen und nachfolgend Kontrakturen. Prophylaktisch: Hochlagern der Extremität und keine geschlossenen Gipsverbände. Kompartmentsyndrome treten vorwiegend im Bereich der vier Unterschenkellogen (z.B. Tibialis-anterior-Syndrom) und Beugerlogen des Unterarmes auf (Volkmann-Kontraktur, siehe Abb. 12.20).

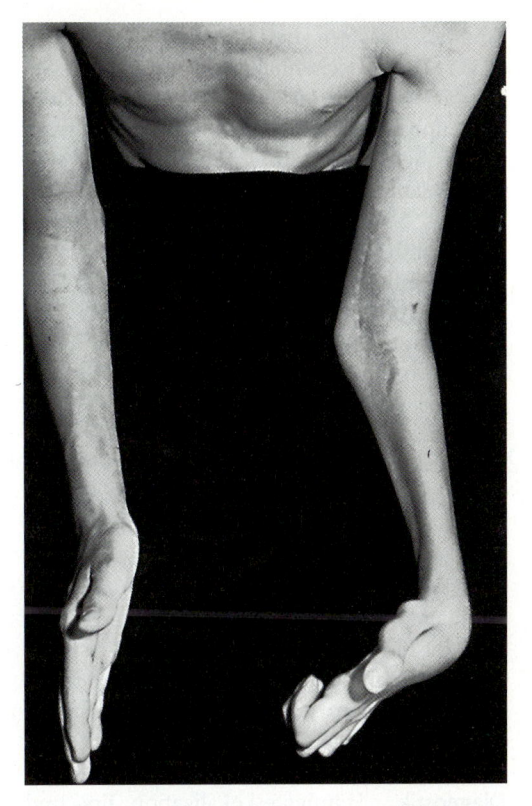

Abb. 12.20: (Unbehandelte) Volkmann-Kontraktur mit Atrophie der Unterarmmuskulatur (ischämische Muskelnekrose), Beugestellung des Handgelenks und Krallenstellung der Finger (IMPP)

Progressive Muskeldystrophie

Siehe auch Neurologie, Kapitel 6.

Genetisch bedingte Degeneration von Muskelfasern, die zur Atrophie der Skelettmuskulatur führt. Man unterscheidet mehrere klinische Formen:
- Schultergürtelform (juvenile Form)
- Beckengürtelform (infantile Form)
  - benigne Verlaufsform (Typ Becker)
  - maligne Verlaufsform (Typ Duchenne): nur das männliche Geschlecht betroffen, Beginn vor dem 5. Lebensjahr mit Muskelschwund an Glutäen, Iliopsoas und Quadrizeps, Wadenhypertrophie; der Patient „klettert beim Aufrichten an sich selbst hoch"; aszendierender Verlauf mit Tod vor dem 20. Lebensjahr; im Spätstadium gelegentlich schwere Skoliosen, Spitzfußstellungen und Gelenkkontrakturen; nur *symptomatische Therapie*: Physiotherapie und Krankengymnastik zur Kontrakturprophylaxe, orthopädisch-technische Versorgung; bei schweren Kontrakturen operative Eingriffe

2.7 Bindegewebserkrankungen

Fibröse Dysplasie (Morbus Jaffé-Lichtenstein)

Definition. Zweithäufigste Knochenentwicklungsstörung unklarer Ätiologie, die zu einer fehlerhaften Differenzierung des knochenbildenden Mesenchyms führt.

Pathogenese und Symptomatik. Meist im 1. Lebensjahrzehnt lokalisiertes Auftreten von

Spindelzellnestern im Knochen, aus denen später Faserknochenbälkchen entstehen. Sekundär Atrophie der Kompakta mit Auftreibung und erheblicher Deformierung bei Erweiterung des Markraumes. Bei hüftgelenksnahem Befall Ausbildung einer Coxa vara mit starker Schaftverbiegung (Hirtenstabdeformität) und Neigung zur Spontanfraktur. Man unterscheidet drei Formen:
- monostotische fibröse Dysplasie (85%)
- polyostotische fibröse Dysplasie ohne Endokrinopathie
- polyostotische fibröse Dysplasie mit Endokrinopathie (McCune-Albright-Syndrom). *Symptomtrias*: disseminierte fibröse Dysplasie, Pigmentflecken (café au lait) auf der Seite des Knochenbefalls, Pubertas praecox

Auch andere Endokrinopathien führen zu dem Bild der fibrösen Dysplasie: Morbus Cushing, Diabetes mellitus, Hyperthyreose, Akromegalie und Hyperparathyreoidismus. Auftreten fast nur bei Mädchen.

Diagnostik. Häufigste Lokalisation: Epi- und Diaphysen von Femur (oberes Drittel), Tibia und Rippen. Im Röntgen mono- oder polyzystische ovale Aufhellungszonen, Verdünnung der Kompakta, Auftreibung und Deformierung des Knochens (siehe Abb. 12.21).

DD. Juvenile Knochenzyste, nicht ossifizierendes Fibrom, Enchondrom, Riesenzelltumor, Osteodystrophia fibrosa generalisata Recklinghausen, Morbus Paget u.a.

Therapie und Prognose. Ausräumung der Herde und Spongiosaauffüllung. Spontane Besserung in der Pubertät.

Neurofibromatose (Morbus Recklinghausen)

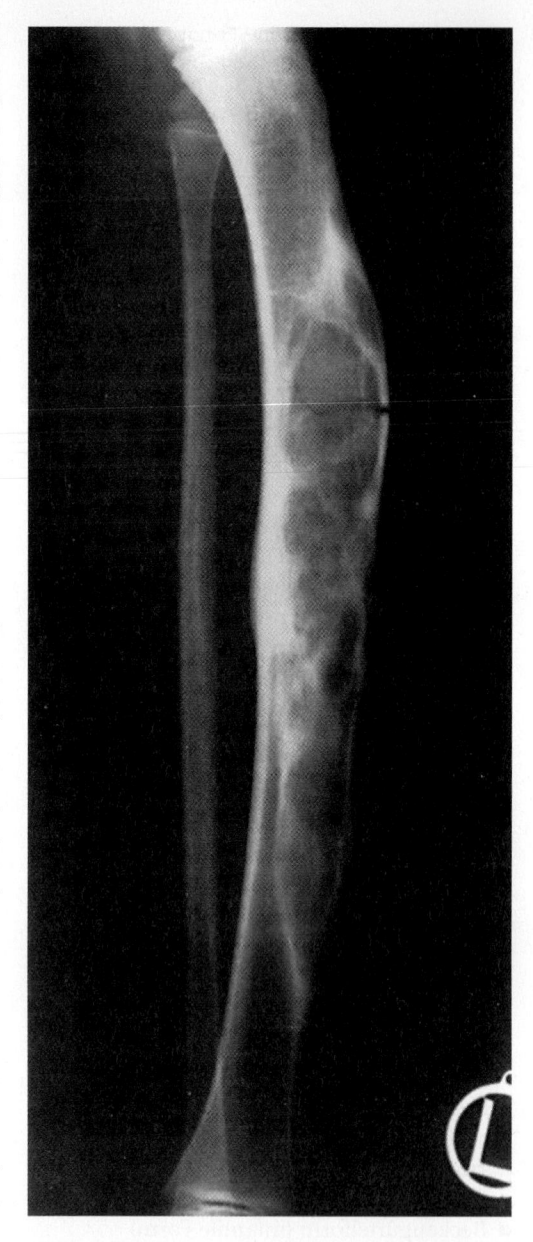

Abb. 12.21: Fibröse Knochendysplasie am Unterschenkel (IMPP)

Siehe auch Dermatologie, Kapitel 1.
Autosomal-dominante Erkrankung mit charakteristischen Neurofibromen der Haut und Café-au-lait-Flecken. Häufig bereits seit der Geburt ein Crus varum congenitum, das wegen des neurofibromatischen Gewebes zur Spontanfraktur und Pseudarthrose neigt. Im frühen Kindesalter kann sich durch Zusammenbruch neurofibromatisch veränderter Wirbel eine kurzbogige Skoliose entwickeln. Wegen rascher Progredienz und Neigung zu neurologischen Komplikationen erfordert die Skoliose eine frühzeitige operative Stabilisierung.

2.8
Sonstige Knochenerkrankungen

Morbus Paget (Osteodystrophia deformans)

Definition. Regionale Osteopathie unbekannter Ursache (Virusätiologie wird diskutiert) mit überstürzt ablaufendem Knochenumbau, die sich monostotisch, oligostotisch und sehr selten polyostotisch manifestieren kann.

Epidemiologie. Jenseits des 40. Lebensjahres Männer häufiger betroffen als Frauen.

Pathogenese. Zahl und Aktivität der Osteoklasten ist vermehrt. Dadurch kommt es zum beschleunigten Knochenabbau und reaktiv zum überstürzten Knochenanbau von mechanisch minderwertigen Faserknochen ohne ausreichende Mineralisation. Folgen sind eine verminderte Belastbarkeit, Spontanfrakturen und Deformierungen.

Lokalisation. Vorwiegend lumbosakrale WS, Schädel, Becken, seltener Tibia, Femur, Klavikula und Sternum.

Klinik. Bei 30 % asymptomatischer Zufallsbefund; Schmerzen, vor allem des Rückens, und Knochenverbiegungen stehen im Vordergrund. Morbus Paget kann sich durch Vergrößerung des Kopfes (der Hut wird zu klein), Verbiegung am Unterschenkel („Säbelscheidentibia"), Varusfehlstellung des Femurs und knöcherne Einengung des Spinalkanals mit Kompressionssyndrom des Rückenmarks und seiner Wurzeln äußern. Weitere Komplikationen sind Koxarthrose und Keilwirbelbildung. Maligne Entartung zum Osteosarkom in weniger als 2 %.

Diagnostik. *Labor*: alkalische Phosphatase exzessiv erhöht, Kalzium und Phosphat im Serum normal, vermehrte Ausscheidung von Hydroxyprolin im Urin. *Röntgen*: im Frühstadium lokalisierte Osteolysen, später Sklerosierungen und grobsträhniger Umbau der Spongiosastruktur (siehe Abb. 12.22). Szintigraphisch starke Anreicherung der befallenen Regionen.

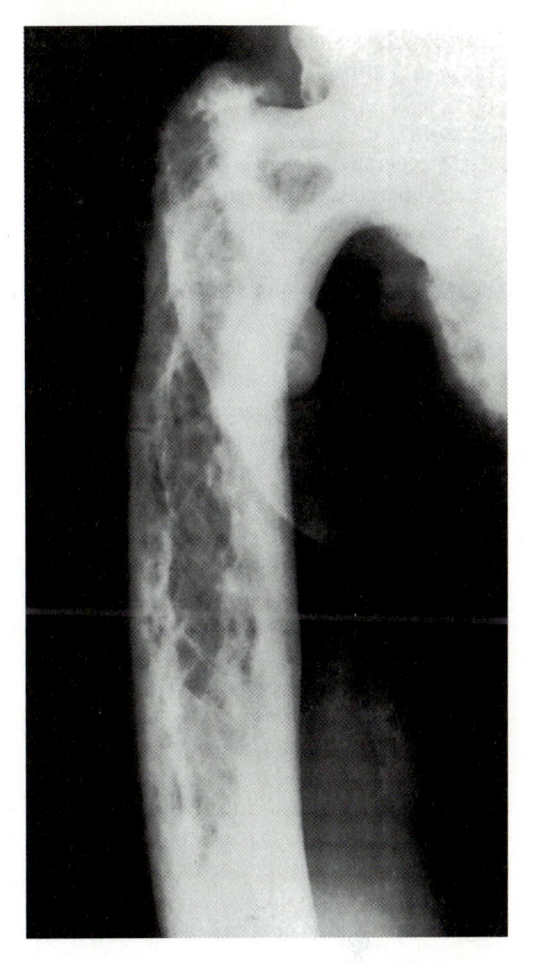

Abb. 12.22: Morbus Paget, Oberschenkel (IMPP)

Therapie. Bei symptomatischen Patienten Kalzitonin, das die Osteoblastentätigkeit herabsetzt und die Schmerzen lindert. Bei Deformierungen eventuell Umstellungsosteotomien oder Gelenkersatz.

2.9
Gelenkerkrankungen

Die normale Gelenkflüssigkeit, auch als Gelenkschmiere oder Synovia bezeichnet, besteht im wesentlichen aus Hyaluronsäure und Proteinen. Sie ist sehr viskös und enthält reichlich Glukose. Ihre Aufgabe ist die Gelenkschmierung und die Ernährung des Gelenkknorpels durch Diffusion. Die Untersuchung der Gelenkflüssigkeit dient hauptsächlich der Klärung von Arthritiden unbekannter Genese.

2.9.1 Degenerative Gelenkerkrankungen der oberen und unteren Extremität und der Wirbelbogengelenke

Degenerative Erkrankungen der Hand

Hier ist die sogenannte *Heberden-Arthrose* besonders häufig. Es handelt sich um eine Arthrose der Fingerendgelenke, wobei sich schmerzhafte Beugekontrakturen ausbilden. Gehäuft sind Frauen nach der Menopause betroffen, eine genetische Disposition liegt vor.

Seltener tritt die *Bouchard-Arthrose* auf, eine Arthrose der Fingermittelgelenke.

Die Arthrose des Daumensattelgelenkes wird als *Rhizarthrose* bezeichnet; auch sie tritt gehäuft bei Frauen nach der Menopause auf.

Handgelenksarthrosen sind meist Folge traumatischer Ereignisse, z.B. nach Brüchen des Kahnbeins oder der Speichengelenkfläche. Die Lunatummalazie ist eine aseptische Nekrose des Mondbeins. Sie findet sich bei radioulnaren Längendysbalancen, seltener nach Vibrationstraumen (Preßluftwerkzeuge).

Degenerative Erkrankungen des Ellenbogens

Die Arthrose des Ellenbogengelenks wird meist durch kongenitale oder traumatisch bedingte Achsfehlstellungen sowie durch Entzündungen hervorgerufen.

Degenerative Erkrankungen der Schulter

Im Vordergrund steht die *Omarthrose*, ein Verschleiß des Glenohumeralgelenkes hervorgerufen durch abgelaufene Luxationsfrakturen und entzündliche Veränderungen. Die *Therapie* ist vornehmlich konservativ, da es bisher keinen befriedigenden künstlichen Gelenkersatz gibt. Durch die auftretenden großen mechanischen Belastungen entwickelt sich häufig eine Arthrose des Akromioklavikulargelenks (Schultereckgelenk); auch posttraumatisch bedingte Arthrosen kommen vor. Eine ebenfalls häufige degenerative Erkrankung ist das *Subakromialsyndrom*, bei dem eine schmerzhafte Enge des subakromialen Raumes vorliegt, durch welchen die Sehnen der Rotatoren ziehen. Charakteristisch für dieses Krankheitsbild ist der „painful arc"; dieser bezeichnet einen bei Abduktion im Schultergelenk auftretenden ventrolateralen Schmerz im Bereich zwischen 60° und 120°. Das *Bizepssehnensyndrom* umfaßt alle degenerativen Erkrankungen der langen Bizepssehne. Vor allem im Verlauf des Sulcus intertubercularis kommt es zu schmerzhaften Reizzuständen dieser Sehne. Bei Sportlern und im höheren Alter sind Bizepssehnenrupturen nicht selten. Die *Periarthrosis humeroscapularis* (P.H.S) stellt einen Oberbegriff für zahlreiche degenerative Erkrankungen der Schulter dar und wird daher heute zunehmend durch spezifische Bezeichnungen ersetzt. Die *Periarthrosis calcarea* ist gekennzeichnet durch Kalkeinlagerungen in der Rotatorenmanschette, wobei diese Einlagerungen nur bei einem Teil der Patienten symptomatisch werden. Siehe hierzu auch weiter unten: Regionale Erkrankungen.

Degenerative Veränderungen der Hüfte, des Knies und des Fußes

Diese Erkrankungen werden in den entsprechenden Abschnitten im Kapitel Regionale Erkrankungen behandelt (Kap. 3.9, 3.10 und 3.12).

Degenerative Veränderungen der Wirbelbogengelenke

Degenerative Veränderungen der Wirbelbogengelenke führen zu einer sogenannten arthrotischen Hypertrophie, in deren Folge es zu Spinalkanalengen kommen kann. Von besonderer Bedeutung ist die Einengung des Recessus lateralis.

Chronische Polyarthritis (cP, rheumatoide Arthritis)

Siehe auch Innere Medizin, Bewegungsapparat.

Definition. Häufige entzündlich-rheumatische Systemerkrankung, die typischerweise die von Synovialis ausgekleideten Regionen, d.h. Gelenke, Sehnenscheiden und Bursen, befällt. Frauen sind dreimal häufiger betroffen als Männer.

Erkrankungsgipfel. Mittleres Lebensalter (35.–50. Lebensjahr).

Klinik. Meist schleichender Beginn. Erstmanifestationsort sind häufig die Hände mit symmetrischen, spindeligen Schwellungen und schmerzhafter Bewegungseinschränkung der Fingermittel- und Fingergrundgelenke. Morgensteifigkeit, Verstreichen der Knöchelkonturen und schmerzhafter Händedruck durch Kompression der Grundgelenkreihe (Gänslen-Zeichen) sind typisch. Nicht selten kommen Tendovaginitiden im Bereich des Handgelenks vor, die palmar zum Karpaltunnelsyndrom führen können. Weitere typische Handdeformität ist die Ulnardeviation der Finger (siehe Abb. 12.23).

Diagnostik. *Labor*: BSG erhöht, in 80% der Fälle IgM-Rheumafaktoren im Serum nachweisbar. *Röntgen*: gelenknahe Osteoporose und Knochenrandusuren, Destruktion der Gelenke, typische „Eierbecherdeformierung" an den Fingergrundgelenken, Subluxationen und Ankylosen.

Therapie. Behandlung orientiert sich an der Aktivität der entzündlichen Reaktion und Stadium der Erkrankung. Sehr wichtig sind physikalische, krankengymnastische und beschäftigungstherapeutische Maßnahmen zur Erhaltung der Beweglichkeit und Verhinderung von Fehlstellungen. Primärtherapie ist die Gabe von nichtsteroidalen Antirheumatika, reichen diese nicht aus, erfolgt eine zusätzliche Kortikoidgabe. Läßt sich mit nichtsteroidalen Antirheumatika kein befriedigender Dauereffekt erzielen, so kommen sog. Basistherapeutika (Goldpräparate, Chloroquin, D-Penicillinamin, Sulfasalazin, Immunsupressiva) zur Anwendung. An operativen Therapien werden Früh- und Spätsynovektomien, Resektionen der entzündeten Sehnenscheiden sowie plastisch-rekonstruktive Eingriffe bei Sehnenrupturen, Schwanenhals- und Knopflochdeformitäten durchgeführt. Bei ausgeprägten Deformierungen an Händen und Füßen sind Arthrodesen möglich, an den großen Gelenken sind Gelenkersatzoperationen sinnvoll.

Juvenile rheumatoide Arthritis

Siehe auch Pädiatrie, Kapitel 9.

Definition. Sammelbegriff für verschiedene im Kindes- und Jugendalter auftretenden entzündlich-rheumatischen Erkrankungen:

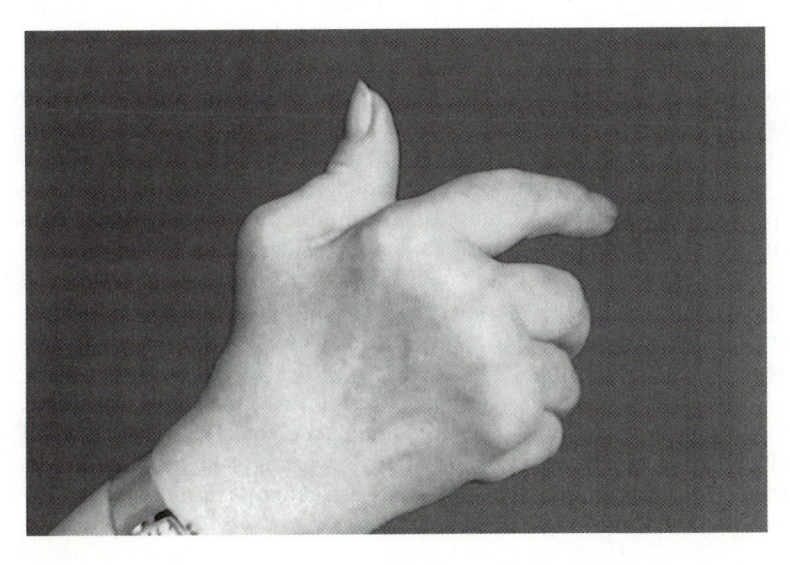

Abb. 12.23: Handdeformitäten bei ausgeprägter cP (IMPP)

- systemische Form (Still-Syndrom)
- polyarthritische Form
- oligoarthritische Form

Klinik. Gelenkschwellung, schmerzhafte Bewegungseinschränkung, Kontrakturen, Wachstumsstörung, beim Still-Syndrom Organbefall (z. B. Myokarditis, Hepatosplenomegalie), Iridozyklitis bei der oligoarthritischen Form. Rheumaserologie nur bei 10 % der Kinder positiv. Röntgenbild ähnlich der chronischen Polyarthritis.

Therapie. Wie bei cP.

Spondylitis ankylosans (Morbus Bechterew)

Siehe auch Innere Medizin, Bewegungsapparat.

Definition. Seronegative entzündlich-rheumatische Erkrankung mit vorwiegendem Befall der WS und der Sakroiliakalgelenke. Im Spätstadium ist die Verknöcherung der gesamten WS (Bambusstabform) typisch.

Ätiologie. Erbleiden mit Assoziation zum HLA-B 27 und wahrscheinlicher Auslösung durch Infekte (Urogenital- und Gastrointestinalinfekte).

Erkrankungsgipfel. 15.–35. Lebensjahr. Das Geschlechterverhältnis ist etwa 1:1.

Klinik. Progredient chronischer Verlauf. *Frühsymptome*: nächtliche Kreuzschmerzen und Zerrschmerz im Sakroiliakalgelenk (Mennell-Zeichen), Gesäß- und Sternumschmerz, unklare Schwellungen im Bereich peripherer Extremitätengelenke (insbesondere Kniegelenk), Engegefühl im Brustkorb, Fersenschmerzen, Iridozyklitis. *Spätsymptome*: von kaudal nach kranial fortschreitende Versteifung der WS in großbogiger Kyphose infolge Verkalkung der Ligamente der WS und Entzündung im Bereich der Wirbelgelenke (siehe Abb. 12.24). Mögliche Atmungsbehinderung bei entzündlicher Beteiligung der Kostotransversalgelenke und zunehmender kyphotischer Fehlhaltung. Abnahme des Schober-Wertes und der Atembreite, Zunahme des Hinterhaupt-Wand-Abstandes.

Diagnostik. *Labor*: bei 95 % der Betroffenen ist HLA-B 27 positiv, eventuell BSG erhöht. *Röntgen*: initial osteolytische und sklerosierende Veränderungen („buntes Bild") an den Sakroiliakalgelenken. Zunehmende Verknöcherung von Ileosakralfugen, Längsbändern und Intervertebralgelenken der WS. Im Spätstadium zunehmende Syndesmophytenbildung bis zur völligen Verknöcherung der WS in kyphotischer Fehlhaltung (Bambusstabform).

Therapie. Nichtsteroidale Antirheumatika gegen Schmerzen, intensive Krankengymnastik zur Vermeidung einer Wirbelsäulenversteifung in ungünstiger Stellung. Bei ausgeprägtester Kyphosierung lordosierende Osteotomie der WS.

Eitrige Arthritis

Siehe auch Chirurgie, Kapitel 7.

Eitrige Gelenkentzündung meist exogen nach offener Gelenkverletzung, postoperativ, iatrogen durch Injektion oder Punktion des Gelenkes, seltener endogen im Rahmen einer hämatogenen Osteomyelitis. Die in das Gelenk eingebrochenen Keime (meist Staphylococcus aureus, Streptokokken u.a.) breiten sich zunächst in der Gelenkschleimhaut (Synovialitis), dann in der Gelenkflüssigkeit aus (Empyem, Pyarthros), um unbehandelt das gesamte paraartikuläre Gewebe (Kapselphlegmone) zu erfassen. Eine *Panarthritis* führt zur Destruktion der Gelenkflächen, zur fibrösen Gelenksteife und zuletzt zur knöchernen Ankylose. Klassische *Entzündungszeichen* wie Rötung, Schwellung, Überwärmung und Funktionseinschränkung stehen im Vordergrund. Häufigste *Lokalisation*: Knie- und Hüftgelenk. Sofortige bakteriologische Untersuchung des Gelenkpunktates ist geboten.

Therapie. Im Frühstadium Synovektomie, Gelenkspülung, Antibiotika und Lagerung auf motorischer Bewegungsschiene. Bei fortgeschrittener Destruktion Arthrodese oder Gelenkersatz.

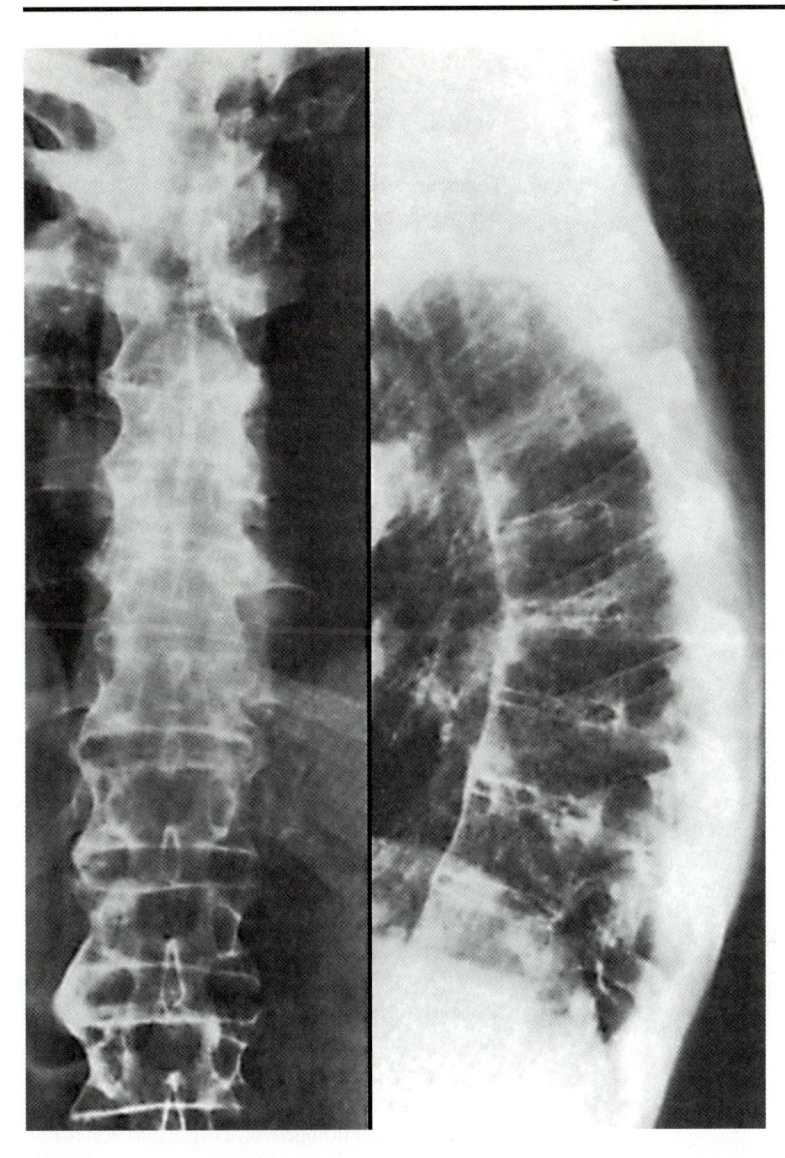

Abb. 12.24: Wirbelsäulenveränderungen bei Morbus Bechterew (IMPP)

Hämophile Arthropathie

Definition. Deformierende Gelenkerkrankung durch rezidivierende Einblutungen in die Gelenke bei x-chromosomal-rezessiv vererbtem Mangel an Gerinnungsfaktoren VIII (Hämophilie A) oder IX (Hämophilie B).

Pathogenese. Die rezidivierenden intraartikulären Einblutungen führen zu ausgeprägten degenerativen Veränderungen mit bindegewebiger Überwachsung des Knorpels (Pannusbildung) und subchondralen Einblutungen. Progrediente Deformitäten sind die Folge.

Klinik und Therapie. Betroffen sind meist das Knie-, seltener Sprung-, Ellenbogen-, Hand- und Hüftgelenk (siehe Abb. 12.25). Beginn schon im Kindesalter. Bei akuter Einblutung Ruhigstellung des Gelenkes und Substitution der Faktoren VIII bzw. IX, dann Krankengymnastik zur Erhaltung der Gelenkbeweglichkeit. Bei schweren Deformitäten Umstellungsosteotomien, Arthrodesen, operativer Gelenkersatz.

sichtbar. Chondrome aus Knorpel können durch Arthrographie und Arthroskopie oder NMR sichtbar gemacht werden.

Therapie. Entfernung der freien Gelenkkörper mit Synovektomie.

2.10
Orthopädische Auswirkungen von Krankheiten des Nervensystems bzw. der Gefäße

Deformierungen bei angeborenen und erworbenen schlaffen und spastischen Lähmungen

Schlaffe Lähmungen, wie sie z.B. bei der *Poliomyelitis* auftreten, stellen einen Funktionsverlust dar, der begleitet wird von Muskeldysbalancen, Kontrakturen und Muskelatrophien. Langfristig entstehen so progrediente Deformitäten. Häufige Deformitäten bei Poliomyelitis sind Genu recurvatum, Spitzfuß, Klumpfuß, Hüftluxation und Skoliosen.

Spastische Lähmungen, wie z.B. bei der *infantilen Zerebralparese*, entstehen vor allem durch Schädigung zentraler pyramidal- und/oder extrapyramidal-motorischer Neurone. Die Willkürinnervation ist durch die Kontraktion von Agonisten und Antagonisten stark gestört. Wesentlichste Folge der spastischen Paresen ist das Entstehen von Gelenkkontrakturen. Häufige Kontrakturen sind:
- *Hüftgelenk*: Adduktions-, Flexions- und Außenrotationskontraktur
- *Ellenbogen, Handgelenk, Finger und Kniegelenk*: Beugekontraktur
- *Unterarm*: Pronationskontraktur
- *OSG und Fuß*: Spitzfuß- und Equinovarusstellung

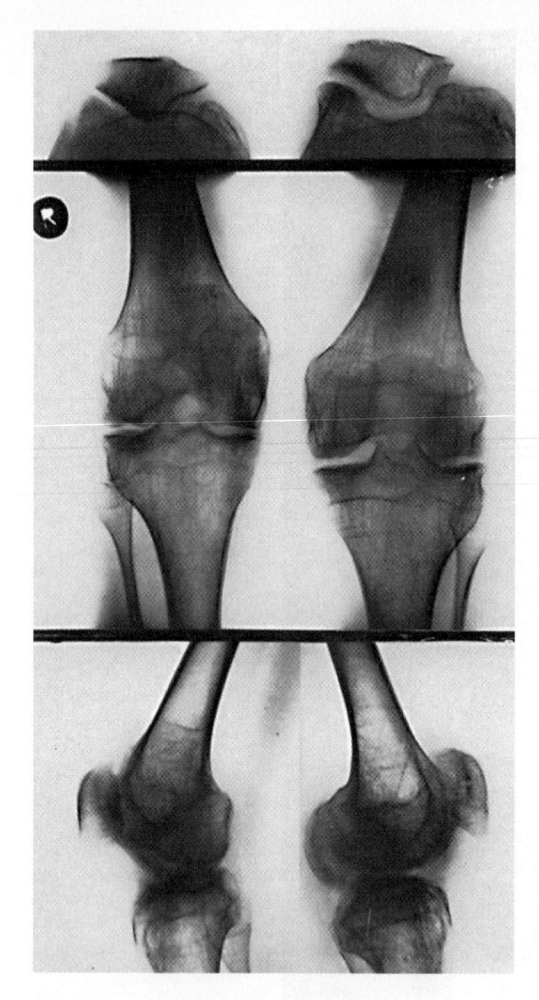

Abb. 12.25: Hämophile Arthropathie (IMPP)

Gelenkchondromatose

Definition. Gutartige metaplastische Umwandlung des synovialen Gewebes zu Knorpel, der als freier Gelenkkörper in den Gelenkraum abgestoßen wird. Genese unbekannt.

Klinik. Am häufigsten betroffen sind das Knie-, Ellenbogen- und Schultergelenk, seltener das Hüftgelenk (siehe Abb. 12.26). Zunehmende Bewegungs- und Belastungsschmerzen, Ergußbildung, Einklemmungserscheinungen und Arthrose durch zahlreiche Gelenkkörper. Im Röntgen sind die Chondrome nur bei Verkalkung und Verknöcherung

Querschnittlähmungen

Querschnittlähmungen sind ätiologisch in *angeborene* und *erworbene* Querschnittlähmungen einzuteilen. *Angeborene Querschnittlähmungen* (Myelodysplasie) sind Folgen eines mangelnden Neuralrohrverschlusses, der Fehlbildungen des Rückenmarks induziert. Die Höhenlokalisation der Fehlbildung entscheidet über das

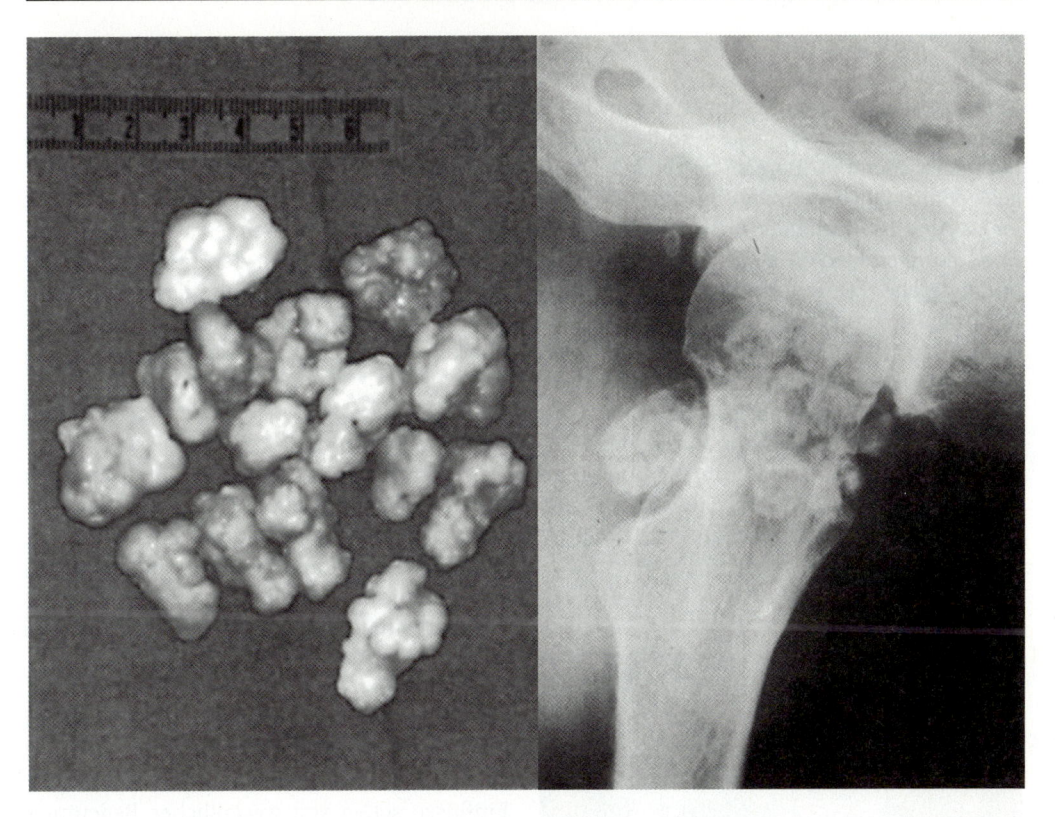

Abb. 12.26: Ausgeprägte Chondromatose des Hüftgelenkes (IMPP)

Gehvermögen des Kindes. Läsionen oberhalb L2 bedeuten in der Regel dauerhafte Gehunfähigkeit. Fehlbildungen zwischen L2 und L4 erlauben eine eingeschränkte Gehfähigkeit. Ab L4 und tiefer ist von Gehfähigkeit auszugehen. Lähmungsbedingt entwickelt sich eine Inaktivitätsosteoporose, die auch zu Spontanfrakturen führen kann. Weiterhin kommt es zu lähmungsbedingten Wachstumsstörungen besonders an der Wirbelsäule und der unteren Extremität. Muskelimbalancen führen auch hier zu Gelenkluxationen, Subluxationen und Kontrakturen. Siehe hierzu Tabelle 12.4.

Tab. 12.4: Schädigung in Abhängigkeit von der Lähmungshöhe

Lähmungshöhe	Schädigung
L1/L2	Hüftluxation
L3/L4	Kniestreckkontraktur
L5/S1	Hackenfuß

Erworbene Querschnittlähmungen sind die Folge einer Läsion des Rückenmarks, wobei die Ursachen Traumen, raumfordernde Prozesse, entzündliche Erkrankungen und vaskuläre Myelopathien sein können. Verletzungen des Myelons (1. motorisches Neuron) führen letztendlich zu spastischen Lähmungen, lediglich tiefe lumbale Läsionen rufen schlaffe Lähmungen hervor, da hier bereits periphere Nervenwurzeln betroffen sind. Spastische Lähmungen führen zur Entwicklung von Gelenkkontrakturen und behindern die Fortbewegung mit Hilfe von Gehapparaten. Weitere Folgen ergeben sich durch die begleitenden Sensibilitätsstörungen. Es kann zur Entwicklung von Druckstellen mit begleitender sekundärer Osteomyelitis kommen. 30 % der Querschnittgelähmten leiden unter paraartikulären Ossifikationen, die bis zur Gelenkversteifung führen können.

Diabetes mellitus

Eine häufige Folge eines länger bestehenden Diabetes mellitus (>10 Jahre) sind *Arthropathien* vorwiegend im Bereich des Fußskelettes, gelegentlich auch des Sprung- oder Kniegelenks. Als entscheidender Auslösefaktor dieser Erkrankungen wird die *diabetische Polyneuropathie* angesehen. Durch den Verlust der afferenten Impulsleitung fallen die Gelenkschutzmechanismen aus und es kommt zur chronischen Traumatisierung von Knochen und Gelenken. Man beobachtet reaktionslose Osteolysen im Mittelfußbereich, Spontanfrakturen der Fußwurzelknochen, Bandlockerungen und -risse (siehe Abb. 12.27). Hieraus entwickeln sich massive Gelenkzerstörungen.

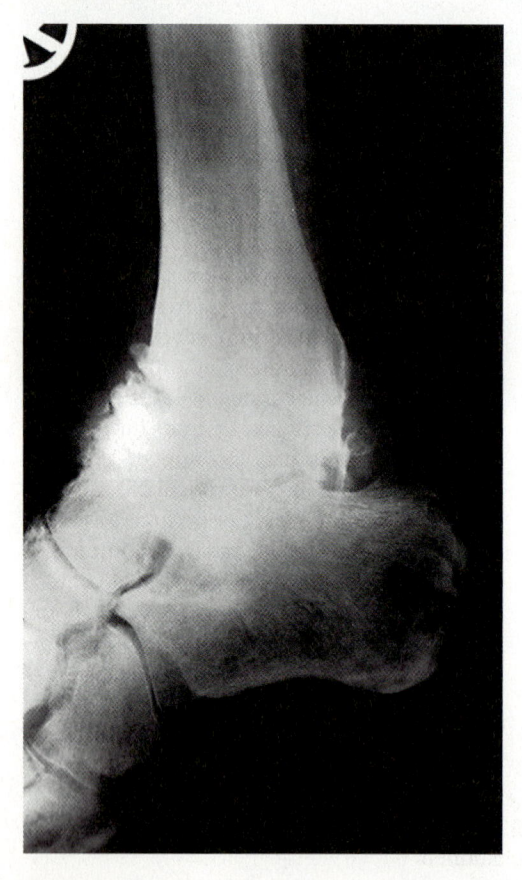

Abb. 12.27: Neurogene Arthropathie bei Diabetes mellitus (IMPP)

Lues

Tabes dorsalis ist eine Spätmanifestation einer Treponema-pallidum-Infektion. Durch eine Degeneration der Hinterstrangbahnen kommt es zum Verlust der Tiefensensibilität. ASR und PSR sind meist erloschen, es besteht eine spinale Ataxie. Der Verlust der Tiefensensibilität führt auch hier zur chronischen Gelenktraumatisierung mit später ausgeprägten Deformierungen und osteophytären Wucherungen.

Morbus Sudeck

Der Morbus Sudeck ist definiert als *Dystrophie* und *Atrophie von Weichteilen und Knochen*, ausgehend von einem entzündlichen Stadium mit schmerzhafter Funktionseinschränkung. Endstadium der Erkrankung ist oft die Einsteifung des betroffenen Gelenks (siehe Chirurgie, Abb. 2.71).

Auslöser des Sudeck-Syndroms können sein: Traumen, Infektionen, Nervenschädigungen und primär vegetative Störungen, vielfach bleibt die Ursache unklar, psychosomatische Einflüsse sollen von wesentlicher Bedeutung sein. Näheres zum Morbus Sudeck siehe Chirurgie, Kapitel 31.

2.11
Verletzungen des Bewegungsapparates und deren Folgen

Siehe auch Chirurgie, Kapitel 31.

2.11.1
Sportspezifische Verletzungen und chronische Überlastungsschäden

Muskulatur

Muskelkater, Muskelzerrung, Muskel(faser)riß.

Klinik. Plötzlicher, stechender Schmerz, eventuell Dellenbildung, Funktionsverlust.

Knorpel

Degenerative Veränderungen, Knorpelablösungen, Osteochondrosis dissecans.

Meniskusläsionen und -risse. Häufige Sportverletzungen. Der mediale Meniskus ist etwa 20mal häufiger betroffen als der laterale. Meist findet sich ein degenerativer Vorschaden mit Abnutzung und Usurrissen des Meniskus. Ein akutes Trauma führt dann zum kompletten Riß.

Sehnen

Tendopathien. Infolge (chronischer) Überlastung, Mikrotraumen, Durchblutungsstörungen – hier vor allem, wenn die Sehne über Knochenvorsprünge oder durch Engpässe verläuft – kommt es zu Nekrosen, Kalkeinlagerungen und (partiellen) Rupturen der Sehne. Häufige *Lokalisationen*: Rotatorenmanschette (Werfer), Achillessehne (Läufer), oberer und unterer Patellapol (Sprinter), Adduktoren (Fußballer), Ellenbogen (Tennisspieler).

Spontanrupturen. Bedingt durch degenerative Veränderungen des Sehnengewebes. Häufigste *Lokalisationen*: Quadrizeps- und Achillessehne, Lig. patellae, lange Bizepssehne und Sehnen im Handbereich. *Klinik*: akuter Schmerz, fühlbare Delle und Funktionsausfall.

Knochen

Ermüdungsbrüche. Häufige *Lokalisationen*: Tibia und Fibula (Langstreckenläufer), Os naviculare pedis (Sprinter, Springer), Os metatarsale (sog. „Marschfraktur"; Langstreckenläufer), WS (Spondylolyse; Kunstturnerinnen) (siehe Abb. 12.28). *Klinik*: zuerst lokalisierte Osteoporose und Mikrofraktur, dann sichtbare Fissurlinie bei gleichzeitiger Knochenbruchheilung im Bereich von Spannungsspitzen bei rezidivierender submaximaler Belastung. Belastungsabhängige Schmerzen stehen im Vordergrund.

Apophysenausrisse. Häufige Verletzung des 2. Lebensjahrzehnts. *Ursache* sind die mechanisch noch nicht genug gefestigten Knochenkerne im Ansatzbereich von Sehnen, Bändern und Gelenkkapseln (Apophysen). Lokalisation häufig am Becken, z.B. Spina iliaca anterior inferior (M. rectus femoris), Tuber ischiadicum

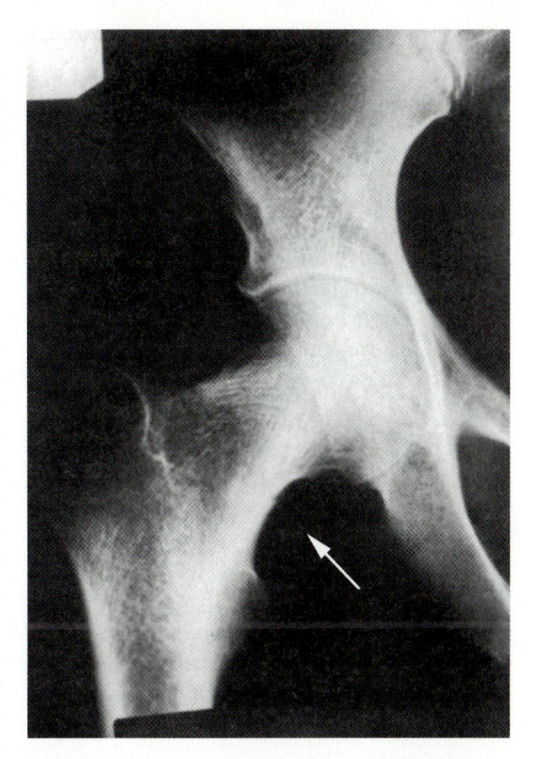

Abb. 12.28: Streßfraktur des Schenkelhalses (IMPP)

(ischiokrurale Muskulatur). *Klinik*: plötzlicher Schmerz bei sportlicher Belastung, lokalisierter Druckschmerz, Funktionseinschränkung, typisches Röntgenbild.

Gelenkverletzungen

Definition. Unter Gelenkverletzungen versteht man alle Folgen von Prellungen (Kontusionen), Zerrungen (Distorsionen) und Verrenkungen (Luxationen), die zu Schäden am Kapselbandapparat, an knorpeligen Strukturen und knöchernen Gelenkflächen führen.

Ätiologie. Die Stabilität der Gelenke wird durch knöcherne, muskuläre und ligamentäre Führung aufrechterhalten. Je nachdem, welche Führung im Vordergrund steht, wirkt sich die indirekte Gewalteinwirkung vorwiegend am Kapselbandapparat oder den knöchernen Strukturen aus. Bei knöchern geführten Gelenken (z.B. unteres Sprunggelenk) stehen Bandausrisse und Gelenkflächenfrakturen im Vordergrund, während es beim band- und muskelgeführten Gelenk (z.B. Schultergelenk) zu Verletzungen dieser Strukturen bis zur Luxation kommt.

Klinik. Verletzungen am Kapselbandapparat, durch plötzliche Überdehnung entstanden, werden unterteilt in *Zerrung, Dehnung* und *vollständige Ruptur* der Bänder. *Folgen*: Stabilitätsverlust, mögliche Abscherung von Gelenkflächen (osteochondrale bzw. „Flake"-Frakturen); bei kräftigen Bändern Ausriß von Knochenfragmenten, bevor das Band selbst reißt (ligamentäre Frakturen; z.B. Abrißfraktur der Außenknöchelspitze); Subluxation bei partieller Verschiebung der Gelenkflächen gegeneinander, Luxation bei kompletter Dislokation. *Spätfolgen*: bleibende Instabilität des Gelenkes (Schlottergelenk) mit Neigung zu rezidivierender Mikrotraumatisierung; posttraumatisch rezidivierende Luxationen (z.B. Schultergelenk).

3 Regionale Erkrankungen

3.1 Halswirbelsäule

Die Halswirbelsäule ist der mit Abstand beweglichste Teil der Wirbelsäule, vor allem die Rotation findet hauptsächlich in der HWS statt. Beschwerden der HWS sind ein häufig geklagtes Krankheitsbild, wobei degenerative Erkrankungen vor allem der Segmente C5/C6 und C6/C7 im Vordergrund stehen. Zunehmende Bedeutung gewinnen verletzungsbedingte HWS-Syndrome. Der Diskusprolaps ist eine der selteneren HWS-Erkrankungen.

Bandscheibenerkrankungen

Die Bandscheiben der HWS unterliegen wie die übrigen Bandscheiben einem typischen Alterungsprozeß: Am Anfang der Degeneration steht die Verminderung des Wassergehalts der Bandscheibe, auch als *Chondrose* bezeichnet; dieser Vorgang bedingt eine Höhenminderung des Zwischenwirbelraumes mit resultierender Instabilität des betroffenen Bewegungssegmentes und einer vermehrten Belastung der Wirbelkörpergrund- und -deckplatten. Reaktiv auf diese Mehrbelastung kommt es zur *Osteochondrose*, das heißt, es bilden sich Spondylophyten (knöcherne Wirbelkörperrandanbauten) und die Abschlußplatten der Wirbelkörper sklerosieren, was sich radiologisch in einer erhöhten Strahlendichte zeigt. Die Spondylophytenbildung führt zu einer zunehmenden Versteifung im betroffenen Segment.

Im Verlauf der Degeneration kann es zum Austritt von Bandscheibengewebe aus dem Zwischenwirbelraum kommen. Ein solcher *Diskusprolaps* ist allerdings in der HWS selten (Verhältnis Diskusprolaps HWS/LWS 1:100).

Klinisch kann sich der Diskusprolaps der HWS in radikulären Nacken-Schulter-Arm-Schmerzen äußern, wobei Parästhesien auftreten können (siehe auch Chirurgie und Neurologie). Meist besteht eine schmerzhafte Bewegungseinschränkung sowie ein Kompressionsschmerz der HWS mit Paresen, Sensibilitätsstörungen, Reflexausfällen oder -abschwächungen. Der radikuläre Schmerz ist das Kardinalsymptom der Nervenwurzelkompression. Charakteristisch ist die segmentbezogene Schmerzausbreitung im sensiblen Dermatom und gelegentlich der Ausfall von sogenannten Kennmuskeln.

Bei dem seltenen medialen Diskusprolaps ist auch eine Querschnittsymptomatik möglich.

Diagnostisch werden Röntgenaufnahmen der HWS in vier Ebenen und eine Computertomographie durchgeführt. Das EMG (Elektromyelographie) dient neben der Objektivierung von Paresen zur Differentialdiagnose gegenüber der neuralgischen Schultermyatrophie, dem Karpaltunnelsyndrom und der Nervus-ulnaris-Kompression.

Therapeutisch ist immer eine zunächst konservative Therapie angezeigt, mit einer Ausnahme: Bei akuten Massenvorfällen ist die umgehende Operation unumgänglich. Es wird dann eine Bandscheibenausräumung mit anschließender Spondylodese durchgeführt.

Zervikale Myelopathie

Das Krankheitsbild der zervikalen Myelopathie betrifft Männer häufiger als Frauen. Durch dorsale spondylotische Randzackenbildung (am häufigsten im Bereich C 4/5, C 5/6 und C 6/7) kommt es zu einer Spinalkanalenge mit zunehmender Kompression des Myelons.

Klinik. Der Vorgang äußert sich in zunehmenden Beschwerden, wie einer meist seitenbetonten Schwäche in Armen und/oder Beinen, Gangunsicherheit, Miktionsstörungen, diffusen Schmerzen und Sensibilitätsstörungen in Armen und Beinen. In der körperlichen Untersuchung zeigen sich Tetra- oder Paraspastik, Paresen, gesteigerte Muskeleigenreflexe und Sensibilitätsstörungen.

Diagnostik. Röntgenaufnahmen der HWS in vier Ebenen, CT, NMR und eventuell die Myelographie sind wesentlich. CCT, EMG, NLG und evozierte Potentiale sind zur Differentialdiagnose gegebenenfalls notwendig.

Therapie. Zunächst kommen konservative Maßnahmen, wie z.B. Muskelrelaxanzien und Ruhigstellung der HWS, zur Anwendung. Bei Verschlimmerung der Beschwerden und Therapieresistenz ist eine operative Dekompression der HWS zu erwägen.

Degenerative Gelenkerkrankungen

Neben der schon erwähnten Bandscheibendegeneration (Chondrose und Osteochondrose) sind an der HWS die *Unkovertebralarthrose* und die Arthrose der Wirbelgelenke (*Spondylarthrose*) von Bedeutung.

Die Unkovertebralarthrose ist gekennzeichnet durch die degenerative Vergrößerung der Processus uncinati. Infolge der ventralen Einengung der Foramina intervertebralia kommt es zu radikulären und/oder neurovaskulären Symptomen. *Klinisch* stehen rezidivierend auftretende Nackenschmerzen, Nacken-Arm-Schmerzen, Bewegungseinschränkungen der HWS sowie meist pseudoradikuläre Dysästhesien im Vordergrund. Kommt es zur Irritation der A. vertebralis (bevorzugt im Bereich C6/C7) so treten Kopfschmerzen, Schwindel, Hör-, Schluck- und Sehstörungen auf, wobei die Beschwerden positionsabhängig sind.

Diagnostik. Die Diagnosestellung erfolgt bevorzugt durch eine gezielte manuelle Untersuchung sowie durch eine neurologische Untersuchung. Weiterhin werden Röntgenaufnahmen der HWS in vier Ebenen angefertigt. Bei unklaren Diagnosen sind CT und eventuell NMR sowie EMG hilfreich.

Therapie. Konservative Maßnahmen stehen im Vordergrund, wie Wärmeanwendung, Ruhigstellung mit einer Schanz-Halskrawatte, Analgetika- und Antiphlogistikatherapie, therapeutische Lokalanästhesie, Elektrotherapie und Krankengymnastik. Bei entsprechendem Röntgenbefund können auch manualtherapeutische Manipulationen vorgenommen werden.

Operativ kommen bei Nervenwurzel-, A.-vertebralis- oder Medullakompression die Unkoforaminektomie und die Spondylodese zur Anwendung, wobei die Operationsindikation insgesamt zurückhaltend gestellt wird.

Muskulärer Schiefhals (Torticollis)

Der muskuläre Schiefhals ist eine Erkrankung von Neugeborenen oder jungen Säuglingen. Aufgrund einer bindegewebigen Verkürzung des M. sternocleidomastoideus kommt es zu einer fixierten Schiefstellung des Kopfes mit Neigung zur erkrankten und Rotation zur gesunden Seite. Ursächlich sind geburtstraumatisch bedingte Hämatome des M. sternocleidomastoideus, intrauterine Zwangslagen und genetische Faktoren.

Klinik. Neben der typischen Kopfstellung besteht eine eingeschränkte HWS-Beweglichkeit sowie eine Verkürzung und Verhärtung des M. sternocleidomastoideus.

Therapie. Die Therapie des muskulären Schiefhalses muß früh und konsequent erfolgen, da es unbehandelt zu einer Gesichtsasymmetrie und einer HWS-Skoliose kommt, wobei die HWS-Skoliose als präarthrotische Deformität zu werten ist. Die Primärtherapie besteht in einer gegensinnigen Lagerung des Säuglings, das heißt, dem Säugling werden akustische und optische Reize vornehmlich auf der gesunden Seite präsentiert. Im Vorschulalter, bevorzugt im 1. bis 3. Lebensjahr, wird meist eine operative Therapie in Form einer kaudalen sternoklavikulären sowie mastoidalen Tenotomie des M. sternocleidomastoideus notwendig. Wesentlich ist die postoperative Ruhigstellung für 3–4 Wochen mittels Schanz-Watteverband oder Diademgips sowie danach die Durchführung von Dehnungs- und Haltungsübungen.

Rheumatoide Arthritis

Bei langjährigem Bestehen einer rheumatoiden Arthritis oder einer juvenilen cP wird häufig auch ein Befall der HWS beobachtet. Es kommt besonders im Bereich der oberen HWS (C0-C2) zu Band- und Gelenkdestruktionen mit resultierenden zervikalen Instabilitäten.

Klinisch zeigen die Patienten Fehlhaltungen, Bewegungseinschränkungen, Nackenschmerzen, zum Okziput hin projizierte Schmerzen, sowie Geräuschphänomene bei Bewegung. Hinzu kommen Zeichen der Radikulo- bzw. Myelopathie, z.B. Parästhesien, Para- oder Tetraparesen, Spastiken, Areflexie und Sensibilitätsstörungen.

Diagnostik. Röntgenaufnahmen der HWS in vier Ebenen und Funktionsaufnahmen, weiterführend und insbesondere zur Indikationsstellung für operative Maßnahmen sind CT und NMR notwendig.

Therapie. In der Frühphase konservativ durch Stabilisierung mittels Zervikalbandagen. Läßt sich hiermit keine befriedigende Besserung erzielen oder treten progrediente Instabilitäten mit entsprechender neurologischer Symptomatik auf, so ist eine Spondylodese indiziert.

Verletzungen der HWS

Siehe Chirurgie, Kapitel Unfallchirurgie.

3.2 Zervikobrachiale Region

Thoracic-outlet-syndrome

Definition. Sammelbegriff für verschiedene neurovaskuläre Kompressionssyndrome im Verlauf des Gefäß-Nerven-Bündels von der oberen Thoraxapertur bis zum M. pectoralis minor. Die wichtigsten sind das Skalenussyndrom, das Hyperabduktionssyndrom und das Kostoklavikularsyndrom:
- *Skalenussyndrom*: Kompression des Plexus brachialis und der A. subclavia in der dreieckigen Skalenuslücke, gebildet von Mm. scalenus anterior et medius und 1. Rippe;

Ätiologie: Hypertrophie oder angeborene anatomische Varianten der Skalenusmuskulatur, Halsrippen (auch knorpelig-fibrös), fibröse Bänder, Kallus nach Klavikulafraktur
- *Kostoklavikularsyndrom*: Einengung des Gefäß-Nerven-Bündels, insbesondere des Plexus brachialis und der V. subclavia zwischen Klavikula und 1. Rippe infolge Rippenanomalie, Klavikuladeformitäten, Tragen von schweren Lasten, Arbeiten über der Horizontalen
- *Hyperabduktionssyndrom* (Pectoralis-minor-Syndrom): Druck des M. pectoralis auf den hinter ihm verlaufenden Plexus brachialis und die A. subclavia bei maximaler Abduktion und Retroversion des Armes; seltenes Engpaßsyndrom; *Klinik*: Brachialgien, vor allem an der Ulnarseite von Unterarm und Hand, neurovaskuläre Störungen wie Parästhesien, eventuell Muskelschwäche, Ödeme, Zyanose, lage- und tätigkeitsabhängige Schwäche des Radialispulses

Diagnostik. Adson-Test (Patient inspiriert tief, rekliniert den Kopf und rotiert ihn zur betroffenen Seite. Bei positivem Befund deutliche Pulsabschwächung am Handgelenk. Verstärkung der Symptomatik durch Zug am herabhängenden Arm), Doppler-Sonographie, Röntgen, Arteriographie.

DD: Zervikalsyndrome, Tumoren (z.B. Pancoast-Tumor), Periarthritis humeroscapularis, Karpaltunnelsyndrom, Ulnarislähmung, Neuritiden, Morbus Raynaud, Paget-Schroetter-Syndrom (akute oder chronische Thrombose der V. axillaris), arterielle Verschlüsse.

Therapie. In leichten Fällen Ruhigstellung. Sonst Resektion der Halsrippe und/oder Skalenotomie.

Armplexusläsion

Siehe auch Pädiatrie, Kapitel 4.

Definition. Schädigung des Plexus brachialis (bestehend aus den Nervenwurzeln C4 bis Th1).

Ätiologie. Meist traumatisch (Motorradfahrer), selten tumorös oder entzündlich bedingte Läsionen. Bei der *geburtstraumatischen Plexuslähmung* (Plexusläsion) unterscheidet man zwischen der häufigeren oberen (C5/6, *Typ Erb-Duchenne*) und der selteneren unteren (C7/8 und selten Th1, *Typ Klumpke*) Plexusläsion.

Klinik.
- *obere Plexusläsion*: Ausfall der schulterführenden Muskulatur, der Beuger und Supinatoren am Unterarm. *Folge*: Arm hängt schlaff herab, Adduktion und Innenrotation des Oberarmes, Unterarm in Streckung und Pronation, sogenannte „Ruderstellung"
- *untere Plexusläsion*: Ausfall der Armstrecker, der Fingerbeuger und der Handbinnenmuskulatur. *Folge*: charakteristische „*Pfötchenstellung*", bei Mitbeteiligung des Sympathikus (Th1) Horner-Trias mit Miosis, Ptosis und Enophthalmus

Therapie. Bei geburtstraumatischer Plexusläsion Krankengymnastik auf neurophysiologischer Basis (Vojta-Therapie), wechselseitige Lagerung des Armes, bei zurückbleibenden Kontrakturen Sehnenplastik. Bei komplettem Wurzelausriß neurochirurgische Rekonstruktion, wobei nach 1–2 Jahren mit keiner weiteren nervalen Regenerationsfähigkeit mehr gerechnet wird. Spättherapie bei Ausfall der schulterführenden Muskulatur: Arthrodese im Glenohumeralgelenk. Besserung der Beugefähigkeit im Ellenbogen durch Proximalisierung der Muskelansätze am Epicondylus radialis. Bei kompletter Plexusläsion mit Verlust der Handfunktion und der Sensibilität: Amputation und prothetische Versorgung.

Prognose. Relativ gut bei der geburtstraumatischen Plexusläsion, insbesondere beim Typ Erb-Duchenne. Bei der unteren Plexusläsion und totalen Plexusläsion ist die spontane Remissionsrate schlechter.

3.3 Schulter und Oberarm

3.3.1 Periarthropathia humeroscapularis (PHS)

PHS als Sammelbegriff für alle periartikulär gelegenen, degenerativ verursachten Weichteilschäden am Schultergelenk. Differenzierung von vier verschiedenen Krankheitsbildern:

Supraspinatussehnensyndrom

Ätiologie. Degenerative Veränderungen am distalen Sehnenansatz des M. supraspinatus, begünstigt durch die primär hypovaskularisierte Ansatzzone und Unterbrechung der Blutzufuhr bei Ab- und Adduktion des Armes.

Klinik. Aktive und passive Beweglichkeit uneingeschränkt, aber hochgradiger Bewegungsschmerz, insbesondere bei Elevation des Armes, aber auch nachts beim Schlafen auf der erkrankten Seite.

Diagnostik. Druckschmerz zwischen Tuberculum majus des Humeruskopfes und Akromionrand, Schmerzen bei Abduktion gegen Widerstand (Null-Grad-Abduktionstest), positiver Supraspinatustest (Druck nach unten auf den gestreckten, 90 Grad abduzierten und 30 Grad nach vorn gerichteten, innenrotierten Arm löst heftigen Schmerz aus), Außenrotationsstreß, schmerzhafter Bogen zwischen 60–120 Grad infolge Einengung der Sehne unter dem Schulterdach bei aktiver Abduktion.

Therapie. *Konservativ*: Analgetika, Antiphlogistika, nur ausnahmsweise subakromiale Kortisoninjektion. Krankengymnastik und Kryotherapie. *Operativ*: Akromioplastik zur Vergrößerung des subakromialen Raumes.

Ruptur der Rotatorenmanschette (Pseudoparalytische Schulter)

Ätiologie. Die Rotatorenmanschette (ventral M. subscapularis, kranial M. supraspinatus, dorsal Mm. infraspinatus et teres minor) reißt meist infolge ausgeprägter degenerativer Vorschädigung, selten nur traumatisch. Ruptur reicht von kleinen Einrissen bis zur kompletten Durchtrennung (Humeruskopfglatze). Mehr als die Hälfte aller 50jährigen weist im Sektionsbefund größere oder kleinere Risse auf.

Klinik. Starke Schmerzen nach mäßiger Anstrengung. Bei ausgeprägter Ruptur liegt eine sogenannte Pseudoparalyse des Arms vor mit Unfähigkeit zur aktiven Abduktion (Starterfunktion für die Abduktion des Armes ausgefallen).

Diagnostik. Anamnese, Druckschmerz am Tuberculum majus und vor dem Korakoid, Sonographie, Arthrographie und Arthroskopie, NMR. Im Röntgen Hochstand des Humeruskopfes.

Therapie. Bei kleineren Rissen konservative Therapie: Ruhigstellung, später Krankengymnastik. Bei ausgedehnten Läsionen operative Rekonstruktion, bei jungen Patienten plastischer Ersatz.

Adhäsive Kapsulitis
(frozen shoulder; schmerzhafte Schultersteife)

Definition. Einschränkung der aktiven und passiven Beweglichkeit im Glenohumeralgelenk infolge Kapselschrumpfung und fibrösen Verklebungen der Bursa subacromialis.

Ätiologie. Nach Ruhigstellung, posttraumatisch, bei neurologischen Störungen. Häufig keine Ursache zu eruieren.

Klinik. Zunächst starke Schmerzen bei freier Beweglichkeit, später abnehmende Schmerzen bei zunehmender Bewegungseinschränkung (Kapselmuster: Bewegungseinschränkung in der Reihenfolge Außenrotation, Abduktion und Innenrotation) bis zur vollständigen Blockierung des Glenohumeralgelenkes und Muskelatrophie. Ausheilung nach Monaten bis Jahren mit Rückgewinn von aktiver und passiver Beweglichkeit.

Diagnostik. Anamnese, Druckschmerz unterschiedlicher Lokalisation. Röntgen unauffällig, eventuell Dekalzifikation. Arthrographie: Kapselschrumpfung.

Therapie. *Akutes Stadium*: Antiphlogistika, Analgetika, Kryotherapie, Krankengymnastik. *Chronisches Stadium*: Wärme, Mobilisation in Narkose. *Prophylaxe*: Thoraxabduktionsgips bei Ruhigstellung der Schulter über drei Wochen.

Kalzifizierende Tendopathie
(Tendinitis calcarea)

Ätiologie. Verkalkung in der hypovaskularisierten Zone des Sehnenansatzes am Tuberculum majus. Supraspinatussehne am häufigsten betroffen. Phasenhafter Verlauf mit vier klinischen Stadien: Latentes, chronisches, akutes und Reparationsstadium. Im akuten und chronischen Stadium kann es bei Durchbruch des Kalkherdes in die Bursa zur Mitbeteiligung der Bursa (Bursitis subacromialis) kommen.

Erkrankungsgipfel. 3.–4. Lebensjahrzehnt.

Klinik. Heftige Schmerzen in der Schulter im akuten Stadium (Durchbruch des Kalkherdes in die Bursa). Danach Abklingen der Schmerzen. Charakteristischer Wechsel zwischen relativer oder völliger Beschwerdefreiheit und heftigen Schmerzen.

Diagnostik. Anamnese, Schmerz am Ansatz des M. deltoideus, Druckschmerz am Tuberculum majus, schmerzhafter Bogen, vor allem bei Innenrotation, Supraspinatustest positiv, im Röntgen Kalkschatten, sonographisch Schallschatten hinter Kalkherd.

Therapie. *Akutes Stadium*: Analgetika, Antiphlogistika, Immobilisation, Kryotherapie, eventuell orale Kortikoide. Punktion und Ausspülung des verflüssigten Kalkherdes. Operative Ausräumung oder Lithotripsie der Kalkherde bei anhaltenden Beschwerden.

DD des Schulterschmerzes

- *mechanisch bedingter Schmerz*: Bizepssehnentendinose, Supraspinatussehnensyndrom, Arthrosen

- *Entzündungsschmerz*: kalzifizierende Tendopathie, rheumatische Arthritis, spezifische und unspezifische Entzündungen
- *viszeraler Schmerz* mit Ausstrahlung in Schulter bzw. Arm: Herzinfarkt, Angina pectoris, Zwerchfellhernie
- *aufsteigende Schmerzen*: Karpaltunnelsyndrom, Epicondylitis humeri
- Sonstige: Thoracic-outlet-syndrome, Zervikalsyndrom, Herpes Zoster, Syringomyelie, Skapulokostalsyndrom, Skapulakrachen, Morbus Raynaud, Sklerodermie, Tumoren von Schulter, Oberarm und HWS, Pancoast-Tumor, und andere

3.3.2
Bizepssehnenruptur

Ätiologie. M. biceps brachii (Caput longum et breve) verläuft mit seiner langen Bizepssehne im engen Sulcus intertubercularis. Infolge entzündlicher und degenerativer Veränderungen des proximalen Sehnenanteils kann es zu schmerzhaften Reizzuständen (Bizepssehnensyndrom) und (häufiger bei Sportlern und Älteren) zur Spontanruptur kommen.

Klinik. Jäher Schmerz in der Schulter bei maximaler Anspannung, kugelige Vorwölbung des heruntergerutschten Bizepskopfes am distalen Oberarm.

Therapie. Da nur geringer Funktionsausfall, operative Behandlung nur bei Sportlern und Handarbeitern: Transposition der langen Sehne auf den kurzen Muskelbauch. Bei der seltenen Ruptur der distalen Bizepssehne (3%) ist die Kraftminderung erheblich; hier ist die operative Rekonstruktion obligat.

3.3.3
Habituelle Schultergelenksluxation (SL) (traumatische Schultergelenksluxation)

Siehe auch Chirurgie, Kapitel 31.

Definition und Ätiologie. Es werden vier Gruppen unterschieden:
- *habituelle Luxation*: gewohnheitsmäßige Schulterluxation (SL) ohne vorausgegangenes Trauma infolge erblicher Dysplasie von Kopf und Pfanne (Pfanne zu klein und zu flach, oder Kopf zu groß), angeborener Schwäche der Muskulatur und/oder des Kapselbandapparates, verändertem Pfannenneigungswinkel (z.B. verstärkte Anteversion)
- *posttraumatisch rezidivierende SL*: wiederkehrende Verrenkung des Schultergelenkes nach traumatischer Erstluxation. Strukturelle Veränderungen, die die SL begünstigen, sind Impressionsfraktur am Humeruskopf (Hill-Sachs-Delle) und am vorderen unteren Pfannenrand (Bankart-Läsion), Verletzungen am Muskel- und Bandapparat
- *willkürliche SL*: vom Patienten absichtlich herbeigeführte Luxationen und deren Reponierungen
- *angeborene SL*

Häufigkeit. Das Schultergelenk luxiert am häufigsten von allen Gelenken, da seine Stabilität nicht durch knöcherne Strukturen gewährleistet wird. Meist (80–90%) posttraumatisch rezidivierende SL. Rezidivneigung vom Alter des Patienten abhängig (je jünger, desto häufiger die Reluxation).

Klinik. Auslösung der habituellen SL durch Abduktions-/Außenrotationsbewegungen, manchmal schon spontan oder bei Bagatelltraumen, z.B. beim Ausziehen oder im Schlaf. Die Schulter luxiert am häufigsten nach vorne (Luxatio subcoracoidea), selten nach hinten. Im Intervall Instabilitätsgefühl im Schultergelenk bei Abduktion und Außenrotation.

Diagnostik. Anamnese, Zwangshaltung des Armes (leichte Abduktion, Außenrotation), tastbar leere Pfanne, Röntgen in zwei Ebenen (Darstellung der Hill-Sachs-Delle).

Therapie. Reposition, eventuell in Narkose. Nach mehr als drei Luxationen Operationsindikation. Operation nach Putti-Platt (reiner Weichteileingriff, vordere Kapselstraffung, Lateralisierung des M. subscapularis), Humeruskopfdrehosteotomie nach Weber bei Hill-Sachs-Delle, u.a.

Prognose. Gut, postoperative Rezidive in 2–4%.

3.3.4 Supraskapulariskompression

Anlagebedingte Variationen der Incisura scapulae oder des Lig. transversum scapulae können zu Ausfallerscheinungen des Nerven führen (→ Mm. supra- et infraspinatus). Operative Revision kann notwendig werden.

3.3.5 Schulterblattkrachen

Ätiologie. Peritendinosen, gelegentlich Exostosen auf der Innenseite des Schulterblattes.

Klinik. Durch unterschiedliche Bewegungen willkürlich auslösbares Knarren oder Krachen an der hinteren oberen Kante der Skapula. Häufig findet man schlaffe Haltung mit hängenden Schultern, verspannte Nacken- und Rückenmuskulatur, ziehende und von der Skapula ausstrahlende Schmerzen.

Therapie. Haltungsgymnastik, eventuell Lokalanästhetika, selten Operation.

3.4 Ellenbogen

Ellenbogenluxation

Definition. Luxation im Bereich des Humeroulnargelenkes.

Ätiologie und Klinik. Meist direkter Sturz auf die Hand. Die beiden Unterarmknochen luxieren häufig über den Processus coronoideus ulnae hinaus, der dabei oft abreißt (Luxatio antebrachii posterior). Seltener tritt die Luxatio antebrachii anterior mit Fraktur des Olekranon auf.

Komplikationen. Seitenbandrisse, Gefäß-Nerven-Verletzungen.

Therapie. Reposition in Narkose, gegebenenfalls Naht des Seitenbandapparates, bei größeren Frakturen des Processus coronoideus Osteosynthese. Zur Vermeidung einer posttraumatisch rezidivierenden Ellenbogenluxation sollte eine 1- bis 3wöchige Gipsfixation in Repositionsstellung erfolgen.

Kongenitale Radiusköpfchenluxation

Definition. Seltene angeborene Verrenkung des Speichenköpfchens unbekannter Genese.

Klinik. Ein- oder doppelseitiges Auftreten, häufig mit anderen Fehlbildungen kombiniert. Während des Wachstums kann ein Cubitus valgus mit oft nur minimaler Bewegungseinschränkung entstehen. Keine Schmerzen.

Therapie. Operation selten indiziert. Bei Kindern operative Rekonstruktion mit Ligamentum-anulare-Plastik. Bei Erwachsenen Radiusköpfchenresektion.

Pronatio dolorosa (Chassaignac-Lähmung; Subluxatio radii perianularis)

Definition. Subluxation des Radiusköpfchens beim Kleinkind durch plötzlichen Zug am ausgestreckten, pronierten Arm (z.B. Hochreißen des Kindes bei einer gefährlichen Situation im Straßenverkehr).

Klinik. Schonhaltung des Armes in Ellenbeugung und Unterarmpronation. Druckschmerz über dem Radiusköpfchen.

Therapie. Reposition durch gleichzeitige schnelle Supination und Extension im Ellenbogengelenk. Sofortige Beschwerdefreiheit. Prognose gut, nach dem 6. Lebensjahr wird die Ausrenkung kaum noch beobachtet.

Distale Humerusfraktur

Häufigste Frakturform im Kindesalter durch Sturz auf den ausgestreckten Arm. Bruchformen: supra- und transkondylär, Abbruch des Epikondylus, Kondylenfraktur.

Therapie. Da es durch Muskelzug zu erheblicher Verschiebung der Fragmente kommen kann, ist meist eine operative Therapie erforderlich: Osteosynthese mit Kirschner-Drähten bei Kindern, Platten- oder Zugschraubenosteosynthese bei Erwachsenen.

Komplikationen. Gefäß-Nerven-Verletzungen, Pseudarthrosen, Fehlwachstum, z.B. bei epiphysären Frakturen, Ulnarisspätlähmung, Volkmann-Kontraktur.

Olekranonfraktur

Meist Abrißfraktur, wobei durch Zug des M. triceps erhebliche Dislokationen entstehen können. Deshalb Zuggurtungsosteosynthese und frühzeitige Krankengymnastik (siehe auch Chirurgie, Kap. Unfallchirurgie).

Epicondylosis humeri radialis („Tennisellenbogen") et ulnaris („Golferellenbogen"); Epikondylitis

Definition. Sehr häufiges Schmerzsyndrom im Bereich des Ursprungs der Hand- und Fingermuskulatur, meist des radialen, seltener des ulnaren Epicondylus humeri.

Ätiologie. Insertionstendopathie infolge chronischer mechanischer Belastung (z.B. Tennisspieler, Stenotypistinnen) oder eines Traumas, die zur schmerzhaften Degeneration im Ansatzbereich der Muskulatur an den Epikondylen führt. Betroffen sind insbesondere Männer zwischen dem 35. und 50. Lebensjahr.

Klinik. Bewegungsschmerz im Ellenbogen, der in den Bereich der Streckmuskulatur bei Epicondylosis radialis (Dorsalextension des Handgelenkes und Supination des Unterarmes gegen Widerstand besonders schmerzhaft) oder Beugemuskulatur bei Epicondylosis ulnaris (Pronation und Volarflexion schmerzhaft) ausstrahlt. Verschlimmerung bei Muskelanspannung. Druck- und Berührungsschmerz des entsprechenden Epikondylus. *Röntgen* normal, selten Knochensporne bei älterer Epicondylosis.

Therapie. *Akute Epicondylosis*: Ruhigstellung für 10 Tage im versteifenden Verband; *chronische Epicondylosis*: Krankengymnastik, Salbenverbände, Ultraschalltherapie, Iontophorese, Friktionsmassage, eventuell Lokalanästhetika- und Kortikosteroidinfiltrationen. Bei Erfolglosigkeit operative Ablösung der Muskulatur am Epikondylus (Operation nach Hohmann) eventuell mit gleichzeitiger Denervierung (Operation nach Wilhelm).

Osteochondrosis dissecans

Definition. Aseptische Nekrose eines umschriebenen Gelenkflächensegmentes, die zur Abstoßung eines Gelenkflächenfragmentes (Gelenkmaus) unter Zurückbleiben eines Gelenkflächendefektes (Mausbett) führen kann.

Ätiologie. Ursache unbekannt, eventuell rezidivierende Mikrotraumen oder Vibrationsbelastungen (z. B. Leistungssportler, Straßenbauarbeiter), die zur lokalisierten Durchblutungsstörung, Demarkierung eines Knochenbereichs mit Osteolyse oder Sklerosierung und letztlich zur Lösung eines Dissekats aus der Gelenkfläche führt. Nach dem Kniegelenk ist das Ellenbogengelenk die zweithäufigste Lokalisation. Auftreten insbesondere bei Männern zwischen dem 20. und 40. Lebensjahr.

Klinik. Belastungsschmerzen als Frühsymptom infolge reaktiver Synovialitis. Bei freiem Gelenkkörper Gelenksperre und Funktionsverlust.

Diagnostik. Anamnese, im Röntgen Nachweis eines freien Gelenkkörpers. Im Frühstadium NMR.

Therapie. Operativ; Entfernung der freien Gelenkkörper, eventuell Pridie-Bohrung.

Myositis ossificans (Muskelverknöcherung)

Definition. Langsam progrediente Verknöcherung der quergestreiften Muskulatur, die eigenständig und meist systemisch (Myositis ossificans progressiva) oder lokalisiert (Myositis ossificans circumscripta) auftreten kann.

Ätiologie. *Myositis ossificans progressiva* als generalisierte Erkrankung unbekannter Ätiologie mit eingeschränkter Lebenserwartung (Befall der Atemmuskulatur). Bei *Myositis ossificans circumscripta* kommen traumatische (ausgedehnte Muskelquetschungen, vorzeitige oder zu intensive Übungen und Wärmeanwendungen nach Muskeltrauma, nach Hüft-TEP) oder neurologische (Querschnittläsionen, apallisches Syndrom) Ursachen in Frage.

Klinik. Funktionsbehinderung, eventuell bis zur völligen Versteifung. Betroffen sind insbesondere Muskeln, die dem Knochen breit aufliegen (M. brachialis nach Ellenbogenverrenkungen, M. rectus femoris nach Quetschungen) oder Muskeln, die häufigen Verletzungen mit Hämatombildung (z.B. Adduktoren bei Reitern und Fußballspielern) ausgesetzt sind. Positives Szintigramm, im Frühstadium Erhöhung der alkalischen Phosphatase.

Therapie. Operative Entfernung nach Abschluß der Umbauvorgänge (frühestens nach drei Monaten Szintigraphie). Verkalkungsprophylaxe mit Indometacin oder Nachbestrahlung. Kausale Therapie bei Myositis ossificans progressiva nicht möglich.

3.4.1 Engpaßsyndrome peripherer Nerven (Übersicht)

Periphere Nerven können in verschiedenen Bereichen durch Kompression geschädigt werden:
- Kompressionssyndrome des *N. radialis*:
  - *Axillabereich:* z.B. bei Verwendung von Achselstützen
  - Oberarmschaft: Fraktur (direkt oder sekundär durch überschießende Kallusbildung) oder Druckschädigung als sogenannte „Parkbanklähmung"
  - im Bereich des *M. supinator*: Supinatorlogensyndrom
- Kompressionssyndrome des *N. ulnaris*:
  - *Epicondylus medialis humeri*: Sulcus-ulnaris-Syndrom
  - Handgelenk: in der Loge de Guyon
- Kompressionssyndrome des *N. medianus*
  - Bereich des *M. pronator teres*: Pronatorsyndrom
  - Unterarmbereich: Nervus-interosseus-antebrachii-anterior-Syndrom
- unter dem *Retinaculum flexorum*: Karpaltunnelsyndrom

Nachfolgend werden die wichtigsten Engpaßsyndrome genannt.

Supinatorlogensyndrom

Ätiologie. Schädigung des N. radialis im Muskelkanal des M. supinator durch stumpfe Unterarmtraumen, (Monteggia-)Frakturen, Tumoren, lokalisierte Fibrose, aber auch vermehrte Belastung des M. supinator.

Klinik. Rein motorische Ausfälle (Fingerextensoren, M. abductor pollicis longus, ulnarer Handgelenksextensor), Schwäche der Extensoren, ausstrahlende Schmerzen vom Epicondylus radialis humeri bei Supination gegen Widerstand, lokalisierter Druckschmerz distal des Speichenköpfchens.

DD. Epikondylitis.

Therapie. Bei Versagen konservativer Maßnahmen (Schonung, lokale Kortisoninjektionen) operative Dekompression.

Sulcus-ulnaris-Syndrom

Ätiologie. Schädigung des N. ulnaris im Sulkus am medialen Epicondylus humeri durch stumpfe Traumen (Musikantenknochen), Frakturen des distalen Oberarms, vibrationsbedingte transitorische Ischämien, direkte Druckschädigung bei längerer Bettlägerigkeit, fehlerhaften Lagerung des Patienten auf dem OP-Tisch, Ganglien, Chondromatose, chronische Polyarthritis u.a.

Klinik. Parästhesien meist als erste Krankheitszeichen, motorische Ausfälle der Handbinnenmuskulatur und der Fingerbeuger IV und V, elektrisierender Schmerz im Ulnarisgebiet bei Beklopfen des Nerven im Sulkus. Positives Froment-Zeichen: Blatt Papier kann zwischen Daumen (Ausfall des M. adductor pollicis) und Zeigefinger nicht mehr festgehalten werden; als Ersatz wird der M. flexor pollicis longus (N. medianus) eingesetzt und das Daumenendgelenk stark gebeugt.

Therapie. Meist operatives Vorgehen mit Ventralverlagerung des Nerven (überwiegend subkutan), Dekompression des Sulkus, eventuell Abtragung des medialen Epikondylus.

Karpaltunnelsyndrom

Dieses Engpaßsyndrom durch Kompression des N. medianus wird im nachfolgenden Kapitel 3.5 beschrieben.

3.5
Hand und Finger

Ganglion („Überbein")

Definition. Häufige gutartige Veränderung, die von Sehnen, Sehnenscheiden, Menisken, Bursen, selten von Nervenscheiden ausgeht und in enger Beziehung zu Gelenken steht.

Ätiologie. Infolge degenerativer Veränderungen im Kapselapparat bei Überbelastung, chronischen Reizzuständen oder als myxomatöse Neubildung entstanden. Zystischer Aufbau der mit mukoider Flüssigkeit gefüllten Gebilde.

Lokalisation. Ganglien können intratendinös, intraneural und intraossär lokalisiert sein. Bevorzugtes Auftreten auf der radialen Streckseite des Handgelenkes über dem Os capitatum, aber auch auf der radialen Beugeseite des Handgelenkes und Mitte der Fingergrundglieder.

Klinik. Häufig lediglich prall elastische Geschwulst an typischen Stellen ohne Symptomatik. Manchmal neuralgische Schmerzen bei Nervenscheidenganglien infolge Nervenkompression oder belastungsabhängige Schmerzen bei intraossären Ganglien.

Therapie. Operative Entfernung, da Zerdrücken oder Veröden häufige Rezidive zur Folge hat.

3.5.1
Degenerative Erkrankungen

Arthrose des distalen Radioulnargelenkes

Auftreten bei Diskrepanz des Längenwachstums der Vorderarmknochen (z.B. Radiusaplasie), Madelung-Deformität, Tumoren, *federnde Elle* (vor allem bei Mädchen vorkommende Lockerung des Bandapparates im Bereich des distalen Radioulnargelenkes bei entsprechender Konstitution, nach Traumen und Entzündungen).

Handgelenksarthrose

Ätiologie. Verschleiß des Handgelenkes meist posttraumatisch nach Frakturen des Kahnbeins oder der Speichengelenkfläche, bei Lunatummalazie, Navikularepseudarthrose und Gelenkrheumatismus.

Klinik. Primärer Befall des Radiokarpalgelenkes, sekundär auch der Handwurzelgelenke. Schmerzen, Bewegungseinschränkung und Schwellung sind charakteristisch. Tastbare osteophytäre Anbauten.

Therapie. Ruhigstellung in Handgelenksmanschette. In schweren Fällen Arthrodese (Funktionsstellung mit Dorsalextension von 20 Grad) oder Denervierung zur Funktionsverbesserung.

Rhizarthrose

Definition. Arthrose des Daumensattelgelenkes.

Ätiologie. Die idiopathische Arthrose des Daumensattelgelenkes kommt bei ca. 10 % der Bevölkerung vor (isoliert oder gemeinsam mit Veränderungen an anderen Fingergelenken), insbesondere bei Frauen nach der Menopause und fast immer beidseits. Posttraumatische Rhizarthrose nach MC-I- (intraartikulärer Schrägbruch des Metakarpale I an dessen Basis) oder Trapeziumfrakturen mit Gelenkbeteiligung.

Klinik und Diagnostik. Schmerzhafte Bewegungseinschränkung der Abduktion und Opposition des Daumens, Adduktionskontraktur des I. Mittelhandknochens (MHK) und Kompensation durch Überstreckung des Daumengrundgliedes. Im Röntgen Gelenkspaltverschmälerung, subchondrale Sklerosierung der Kortikalis, gelenknahe Zystenbildung und Subluxation des I. MHK.

Therapie. Im Frühstadium Ruhigstellung in Manschette, lokale Infiltrationen, physiotherapeutische Behandlung. Im Spätstadium Denervation/Synovektomie, Resektions-Interpositions-Arthroplastik oder Arthrodese.

Heberden-Arthrose

Definition. Arthrose der Endgelenke der Finger.

Ätiologie. Sehr häufige Arthrose, die vor allem Frauen nach der Menopause betrifft (siehe Abb. 12.29). Verhältnis Frauen zu Männern beträgt 10:1. Es liegt eine genetische Disposition vor.

Klinik. Beginn mit Weichteilveränderungen, im Spätstadium Gelenkdeformierungen mit Beugekontrakturen, Seitenbandinstabilitäten und Subluxationen. Kaum Schmerzen.

> **Klinischer Fall**
>
> Eine 55jährige Frau bemerkt in den letzten Jahren eine zunehmende Verdickung ihrer sämtlichen Fingerendgelenke. Die Beschwerden sind gering.
> *Diagnose:* Heberden-Arthrose

Therapie. In ausgeprägten Fällen Endgelenksarthrodese.

Fingermittelgelenkarthrose („Bouchard-Arthrose")

Definition. Arthrose der Mittelgelenke der Finger.

Klinik. Seltener als die Heberden-Arthrose. Kaum Weichteilveränderungen, aber ausgeprägte Gelenkdeformierungen.

Therapie. Synovektomie, Denervation. Bei Beschwerdepersistenz Arthrodese.

Lunatummalazie (Morbus Kienböck)

Definition. Aseptische Osteonekrose des Mondbeins, die überwiegend Männer im Geschlechterverhältnis 4:1 mit einem Altersgipfel zwischen 15 und 40 Jahren betrifft.

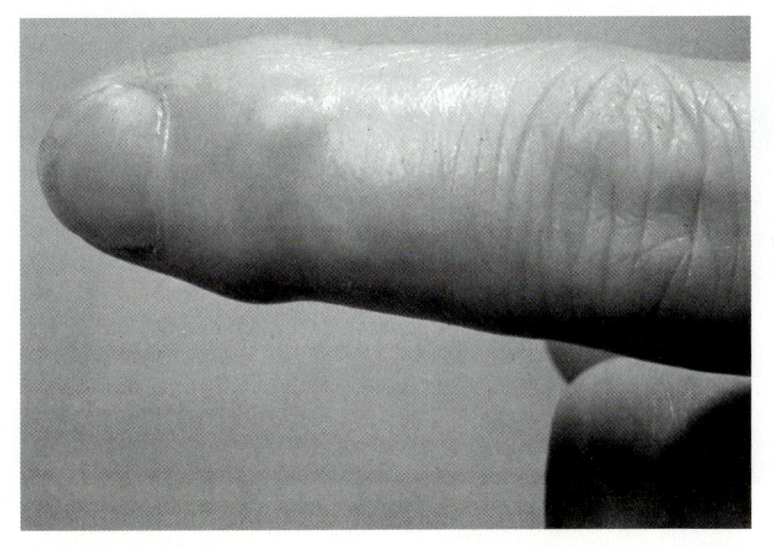

Abb. 12.29: Heberden-Knötchen (IMPP)

Ätiologie. Arterielle Durchblutungsstörung durch (Mikro-)Traumen. Gehäuftes Auftreten bei Preßluftarbeitern sowie bei Patienten mit relativer Verkürzung der distalen Ulna (Minusvariante) mit vermehrter Druckbelastung des Os lunatum.

Klinik. Uncharakteristische Schmerzen, diffuse Schwellung des Handgelenkes, dorsalseitiger Druckschmerz, zunehmende Kraftminderung und Bewegungseinschränkung, insbesondere der Dorsalextension im Handgelenk. Stadieneinteilung nach dem radiologischen Befund:
I   Verdichtung des Os lunatum
II Sinterung mit sklerotisch-osteolytischem Mischbild
III schiolliger Zerfall und Zusammenbruch
IV Arthrose der Handwurzel
    (siehe Abb. 12.30a und 12.30b)

> **Klinischer Fall**
>
> Ein 45jähriger, im Straßenbau tätiger Patient klagt seit einiger Zeit über Schmerzen im Bereich des rechten Handgelenks. Es werden eine konventionelle Röntgenschichtaufnahme und ein T1-gewichtetes koronares Kernspintomogramm angefertigt.
> *Diagnose:* Lunatummalazie

Therapie. Vermeidung weiterer Traumatisierungen. Stadium I und II: Ulnaverlängerung bzw. Verkürzungsosteotomie des Radius. Stadium III: Resektion des Os lunatum mit Interpositionsarthroplastik (z.B. Einsetzen der aufgerollten Palmaris-longus-Sehne), Stadium IV: Denervierung bzw. Handgelenksarthrodese.

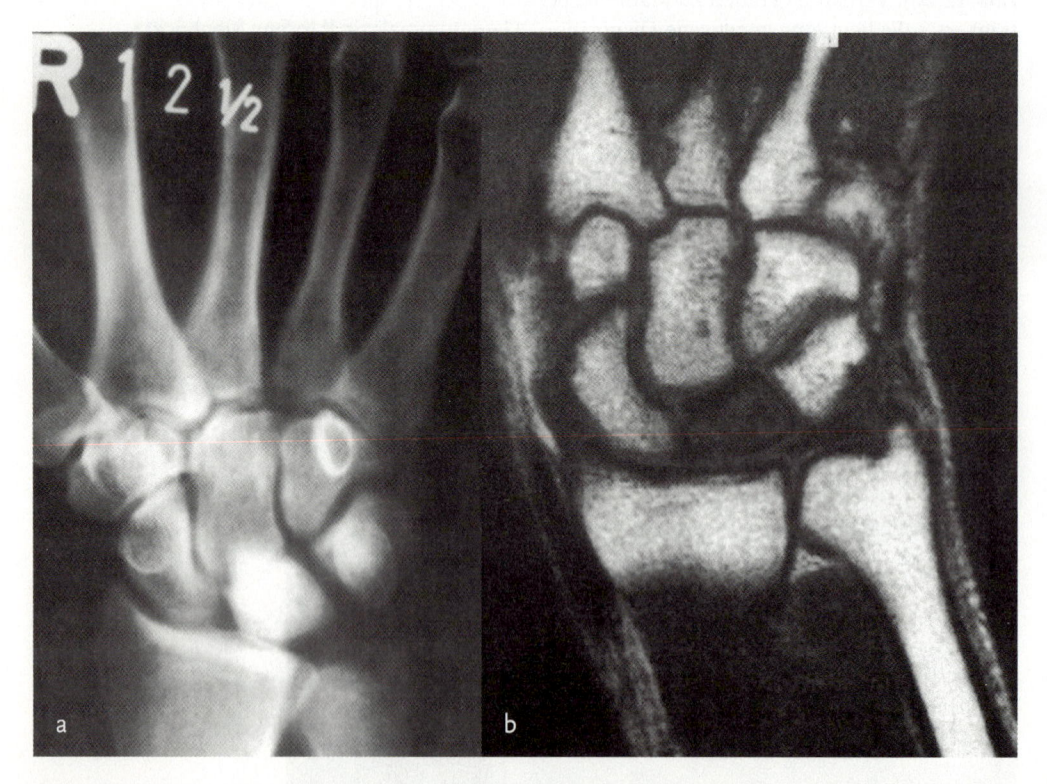

Abb. 12.30: Lunatummalazie: **a** konventionelles Röntgentomogramm, **b** T1-gewichtete Kernspintomographie (IMPP)

Morbus Dupuytren (Palmarfibromatose)

Definition. Idiopathische Proliferation der Palmaraponeurose (Hohlhandfaszie) mit Schrumpfung und Beugekontraktur der Finger.

Häufigkeit. Bevorzugt Männer über 40 Jahre betroffen. Geschlechterverhältnis Männer zu Frauen 5:1.

Ätiologie. Unbekannt; familiäre Disposition gesichert, mechanische Faktoren kommen eventuell in Frage. Koinzidenz mit Diabetes und alkoholbedingten Lebererkrankungen.

Klinik. Hypertrophe, schmerzlose Schrumpfung der Hohlhandfaszie, die zur fixierten Beugestellung der betroffenen Finger und Funktionsbehinderung führt (siehe Chirurgie, Abb. 2.84). Beginn mit einseitiger knotiger Verhärtung in der Hohlhand, später Ausbreitung auf die Finger (bevorzugt Ring- und Kleinfinger) und regelmäßig auch auf die andere Hand. Bei 10% liegen gleichzeitig strang- und knotenförmige Veränderungen der Plantaraponeurose (Morbus Ledderhose) und bei 2–3% eine Induratio penis plastica vor. Einteilung der Palmarfibromatose in 4–5 Schweregrade.

Therapie. Resektion der Palmaraponeurose. Bei schweren Kontrakturen Hautschwenklappenplastik. Prognose unsicher, in 40% treten Rezidive oder Verhärtungen an anderer Stelle nach operativer Resektion auf.

Karpaltunnelsyndrom

Siehe auch Neurologie, Kapitel 7.
Engpaßsyndrom des N. medianus unter dem Lig. carpi transversum am Handgelenk mit besonders nachts auftretenden Schmerzen und Dysästhesien (Brachialgia paraesthesia nocturna) der radialen Finger I–III. Später Hypästhesie, Daumenballenatrophie mit Parese der Mm. abductor pollicis brevis et opponens pollicis.

Therapie. Schienenversorgung zur nächtlichen Lagerung. Bei Beschwerdepersistenz Spaltung des Lig. carpi transversum.

3.5.2
Deformierungen bei spastischer Lähmung (z.B. infantile Zerebralparese)

Bei spastischen Lähmungen stellen die *Kontrakturen*, die zu Wachstumsstörungen und schmerzhaften Gelenkveränderungen führen können, das orthopädische Hauptproblem dar:
- *obere Extremität*: Innenrotation des Armes, Pronations-Beuge-Kontraktur des Ellenbogens, Beugekontraktur der Hand- und Fingergelenke, Adduktionskontraktur des Daumens
- *Wirbelsäule*: Hyperlordose, teils hochgradige Skoliose
- *Hüfte*: Beuge-Adduktions-Innenrotations-Kontraktur; durch erhöhten Adduktorentonus Scherengang und Coxa valga et antetorta mit der Folge einer spastischen Hüftluxation
- *Knie*: Beugekontraktur, Hochstand der Kniescheibe (Patella alta)
- *Fuß*: Spitzfuß-, Klumpfuß- oder Knick-Platt-Fuß-Stellung

3.5.3
Schlaffe Lähmungen (z.B. Poliomyelitis)

An den unteren Extremitäten stehen *Deformitäten* und *Kontrakturen* orthopädisch im Vordergrund.
- *Hüfte*: alle Grade von der Pfannendysplasie bis zur Luxation
- *Knie*: überwiegend Beugekontraktur, aber auch Genu recurvatum
- *Fuß*: in Abhängigkeit von der Lähmungshöhe Klump- oder Hackenfußstellung
- *WS*: Skoliose, Lordose und Kyphose
Weitere Komplikationen: Inaktivitätsosteoporose, Druckstellen

3.5.4
Verletzungen und Verletzungsfolgen

Siehe auch Chirurgie, Kapitel 31.

Unterarmfrakturen

- Parierfraktur der Elle: isolierte Ulnafraktur; kurzfristige Ruhigstellung genügt

- Monteggia-Fraktur: Ulnafraktur mit Radiusköpfchenluxation; Zerreißung des Lig. anulare; operative Stabilisierung notwendig
- Galeazzi-Fraktur: Radiusschaftfraktur mit Luxation der distalen Ulna; operative Stabilisierung
- Radiusfraktur loco typico: hier gibt es zwei Formen:
  - 1. Colles-Fraktur: durch Sturz auf die dorsalextendierte Hand
  - 2. Smith-Fraktur: durch Sturz auf die palmarflektierte Hand (seltener)

Klinik. Fehlstellung und Verplumpung des Handgelenks, schmerzhafte Bewegungseinschränkung, gelegentlich begleitende Ulnafraktur, Abriß des Processus styloideus oder Zerreißung des Kapselbandapparates.

Komplikation. Sudeck-Dystrophie.

Therapie. Reposition und Gipsruhigstellung. Osteosynthese bei intraartikulären Frakturen mit großen Fragmenten.

Kahnbeinfraktur (Navikularefraktur)

Ätiologie und Klassifikation. Häufigste Fraktur im Handwurzelbereich, meist durch Sturz auf die dorsalextendierte Hand. Nach der Verlaufsrichtung werden Querbrüche, horizontale und vertikale Schrägbrüche, nach der Lokalisation distale, mittlere und proximale Brüche unterschieden. Bei den proximalen Brüchen mit kritischer Blutversorgung und den durch Scherkräfte gefährdeten vertikalen Schrägbrüchen besteht Gefahr der späteren Nekrose.

Klinik. Schwellung und Druckschmerz in der Tabatiere. Schmerzen bei verstärkter Radialabduktion im Handgelenk und bei axialer Stauchung des Daumens. Die Fraktur des Os naviculare wird häufig übersehen. Bei Verdacht sollten deshalb neben den Standardaufnahmen in zwei Ebenen immer Navikularespezialaufnahmen erfolgen. Gegebenenfalls Kontrollaufnahmen nach 2–3 Wochen.

Therapie. Allgemein konservativ: Ruhigstellung im Navikularegips (6 Wochen Oberarm-, anschließend 6 Wochen Unterarmgips). Primär dislozierte Frakturen oder Frakturen mit weit klaffendem Bruchspalt werden operativ mit einer Zugschraube versorgt. Bei verkannter Diagnose kann es zu Navikularepseudarthrose mit chronischen Handgelenksbeschwerden kommen. Diese wird in der Technik nach Matti-Russe (Entfernung des pseudarthrotischen Gewebes und Verblockung mit einem kortikospongiösen Darmbeinspan) versorgt.

Mittelhandfrakturen

- *Fraktur der Mittelhandknochen II–IV*: *Therapie:* Ruhigstellung in volarer Gipsschiene unter Einschluß der benachbarten Finger
- *Bennett-Fraktur*: intraartikulärer Schrägbruch der Basis des Metakarpale I kombiniert mit Luxation im Karpometakarpalgelenk; Entstehung durch axiale Stauchung des adduzierten Daumens; *Therapie:* Osteosynthese
- *Rolando-Fraktur*: Y-förmiger Bruch an der Basis des Metakarpale I; *Klinik:* Schwellung des Handrückens, Zug- und Stauchungsschmerz des betroffenen Fingers, eventuell Fehlstellung; *Therapie:* Osteosynthese
- *perilunäre Luxation*: seltene Verletzung des Mondbeins, das meist nach palmar, seltener nach dorsal luxiert. Beugeseitige Prominenz und mögliche Kompression des N. medianus. Bei früher Diagnose konservative Reponation, später nur operative Einrichtung mit schlechter Prognose

3.6 Thorax

Trichterbrust
(Pectus excavatum; Pectus infundibiliforme)

Definition. Trichterförmige Einziehung der vorderen Brustwand mit tiefstem Punkt im Bereich des Processus xyphoideus (siehe Abb. 12.31).

Epidemiologie. Mit einer Inzidenz von 0,1 % häufigste Thoraxdeformität. Angeborene Fehlbildung mit vereinzelt dominantem Erbgang. Überwiegen des männlichen Geschlechts (3:1).

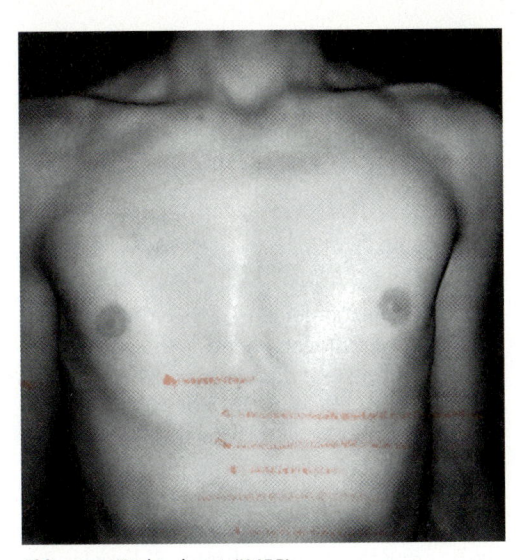

Abb. 12.31: Trichterbrust (IMPP)

Ätiologie. Wachstumsstörung der vorderen Thoraxwand, wobei der untere und mittlere Brustbeinabschnitt gegenüber den Rippen zurückbleibt. Entwicklung während der Wachstumsschübe bis zum Wachstumsabschluß.

Klinik. Einziehung kann symmetrisch und asymmetrisch sein und verschiedene Schweregrade annehmen. Meist asymptomatischer Befund, selten und nur in schweren Fällen Störung der Herz-, Kreislauf- und Lungenfunktion durch Verdrängung. Gelegentlich Brustkyphose. Häufig psychische Beeinträchtigung.

Diagnostik. Röntgen in zwei Ebenen, wobei zur besseren Darstellung des Trichters im seitlichen Strahlengang ein Bleistreifen dem Trichter anmodelliert wird. Abschätzung des Abstandes zwischen Sternum und WS. Lungenfunktionstest, Ruhe- und Belastungs-EKG.

Therapie. Die Möglichkeiten der konservativen Behandlung (Atemgymnastik, Sport) sind begrenzt. Therapie der Wahl ist die Operation, insbesondere bei kardiorespiratorischen Störungen, aber auch aus psychisch-kosmetischen Gründen. Optimaler Operationszeitpunkt ist das 2.–6. Lebensjahr. Vorgehen: Osteotomie der Rippen und des Sternums, Anheben des Trichters und Stabilisierung mittels Metallplatten. Auch andere Operationsvarianten.

Kielbrust (Hühnerbrust; Pectus carinatum)

Definition. Prominenz des Sternums mit den angrenzenden Rippen in seinem kaudalen Anteil (siehe Abb. 12.32).

Ätiologie. Wie bei der Trichterbrust sternokostale Fibrodysplasie mit familiärer Häufung. Aber 10fach seltener als Trichterbrust.

Klinik. Kielförmige Vorwölbung der vorderen Brustwand, keine Beeinträchtigung der Thoraxorgane, lediglich kosmetische Beeinträchtigung.

Therapie. Im Wachstumsalter Anlage eines Leibchens mit Druckpelotte im Bereich des Brustbeins zur Wuchslenkung. Operative Therapie aus kosmetischen Gründen analog der Trichterbrustoperation selten.

3.7 Brust- und Lendenwirbelsäule

Schmerzen im Bereich der Wirbelsäule gehören zu den am häufigsten beklagten gesundheitlichen Problemen, fast 80 % aller Men-

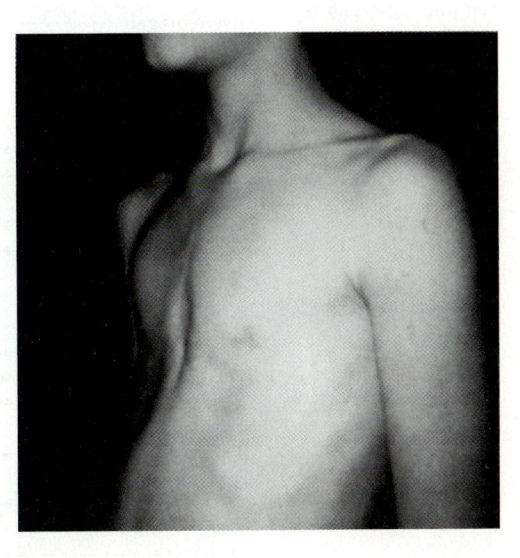

Abb. 12.32: Kielbrust (IMPP)

schen werden mindestens einmal in ihrem Leben wegen Rückenschmerzen behandelt. Zahlreiche Erkrankungen können Rückenschmerzen verursachen. Im folgenden werden die charakteristischen Symptome einiger ausgewählter Erkrankungen des Rückens erläutert.

Kreuzschmerz

Tabelle 12.5 verdeutlicht die Differentialdiagnose des Kreuzschmerzes.

Differentialdiagnostisch müssen bei Kreuzschmerzen allerdings auch arterielle Durchblutungsstörungen und raumfordernde Prozesse des Wirbelkanals gegenüber degenerativen Veränderungen abgegrenzt werden. Das häufige Vorkommen von degenerativ bedingtem Kreuzschmerz sollte nicht dazu verleiten, seltene, aber wichtige Differentialdiagnosen zu übersehen, deren Vorliegen für den Patienten vital bedrohlich werden kann. So äußert sich der Aortenbifurkationsverschluß (Leriche-Syndrom) gelegentlich durch ischialgiforme Beschwerden, diese werden meist begleitet durch Belastungsschmerzen in Hüft- und Oberschenkelmuskulatur, weiterhin Erektionsschwäche.

Kommt es im Rahmen anhaltender Kreuzschmerzen zu langsam zunehmenden neurologischen Ausfällen bzw. zunehmenden radikulären Beschwerden, so ist auch an einen raumfordernden Prozeß zu denken und eine entsprechende Diagnostik einzuleiten.

Bandscheibenleiden

Das Bandscheibenleiden läßt sich in verschiedene *Stadien* einteilen (siehe auch Kap. 3.1).

Am Beginn steht die *Chondrose*, die den Elastizitäts- und Höhenverlust der Bandscheibe bedingt durch Dehydratation bezeichnet. Resultat ist eine Instabilität im Bewegungssegment mit vermehrter Belastung der angrenzenden Grund- und Deckplatten sowie der radiologisch erfaßbaren vermehrten Sklerosierung derselben, man spricht dann von einer *Osteochondrose*. Bedingt durch die Höhenminderung und Gefügelockerung kommt es zu einer Gelenkflächeninkongruenz der Wirbelgelenke. Spätfolge ist hier die Degeneration der Wirbelgelenke, die sogenannte *Spondylarthrose*. Es folgt die Einsteifung des Bewegungssegments durch spangenartige Spondylophytenbildung, auch als *Spondylosis deformans* bezeichnet.

Tab. 12.5: Differentialdiagnose Kreuzschmerzen (modifiziert nach G.C. Fischer, Allgemeinmedizin, Springer 1993)

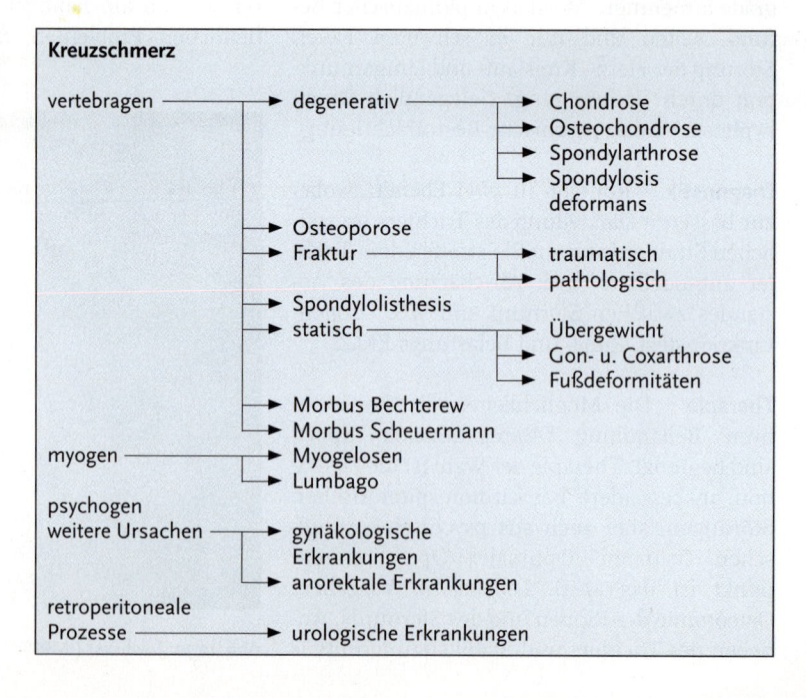

```
Kreuzschmerz

vertebragen ──────► degenerativ ──────► Chondrose
                                      ► Osteochondrose
                                      ► Spondylarthrose
                                      ► Spondylosis
                                        deformans
             ► Osteoporose
             ► Fraktur ──────► traumatisch
                             ► pathologisch
             ► Spondylolisthesis
             ► statisch ──────► Übergewicht
                              ► Gon- u. Coxarthrose
                              ► Fußdeformitäten
             ► Morbus Bechterew
             ► Morbus Scheuermann

myogen ──────► Myogelosen
             ► Lumbago

psychogen
weitere Ursachen ──────► gynäkologische
                         Erkrankungen
                       ► anorektale Erkrankungen

retroperitoneale
Prozesse ──────► urologische Erkrankungen
```

Leitsymptom des Bandscheibenleidens ist der *Schmerz*, er kann schleichend oder akut beginnen, je nach Ausmaß der Veränderungen ist er auf einzelne Wirbelsäulensegmente begrenzt oder betrifft größere Abschnitte. Es kann zu radikulären (dermatombezogenen) oder pseudoradikulären (nicht dermatomgebundenen) Schmerzausstrahlungen kommen, wobei der Schmerz als dumpf ziehend, gelegentlich auch als stechend bezeichnet wird. Wird der Schmerz durch ventrale Affektionen der Wirbelsäule verursacht, so ist er nicht genau lokalisierbar, dagegen bedingt die Reizung dorsaler Strukturen meist punktuelle Schmerzen.

Schmerzauslöser sind in der Regel mechanische Faktoren, eine Schmerzverschlimmerung tritt meist unter Belastung auf, Ruhe und Entlastung führen zur Besserung. Der klinische Befund bietet häufig segmentale Funktionsstörungen in Form von Blockierungen, aber auch abnormen Lockerungen. Begleitend kommt es zu reaktiven Weichteilveränderungen, wie Tendinosen und Myogelosen, weiter entstehen durch reflektorische Muskelverspannung bedingte Zwangshaltungen.

Diagnostik. Neben Anamnese und klinischer Untersuchung sind eine Röntgenaufnahme der LWS in zwei Ebenen im Stehen gegebenenfalls auch seitliche Funktionsaufnahmen notwendig. CT, NMR und elektromyelographische Untersuchung sind bei Nervenwurzelkompressionen indiziert. Bei Verdacht auf Tumor oder Spondylodiszitis kommen Szintigraphie, Serologie, Tine-Test, Tomographie und eventuell eine Punktion hinzu.

Therapie. Die Therapie ist in der Regel *konservativ*: im Akutstadium Bettruhe und Stufenbettlagerung, weiterhin Analgetika, Antiphlogistika und Muskelrelaxantien. Bei Beschwerdebesserung folgen Krankengymnastik, Massagen, Extensionen und Rückenschule. Operative Maßnahmen sind bei der degenerativen Bandscheibenerkrankung mit Zurückhaltung zu betrachten. Eine Operationsindikation ist nur bei sicher nachgewiesenen Bandscheibenvorfällen mit entsprechenden neurologischen Ausfällen gegeben.

Bandscheibenvorfall

Ätiologie. Im Verlauf der Bandscheibendegeneration kann es durch Rißbildung im Anulus fibrosus zum Austritt von Bandscheibengewebe aus dem Intervertebralraum kommen. Wird nur das Längsband durch dieses Gewebe vorgewölbt, so liegt eine Protrusion vor, wird das Längsband perforiert, handelt es sich um einen Diskusprolaps, der als sequestriert bezeichnet wird, wenn das Bandscheibengewebe als freier Anteil im Spinalkanal vorliegt. 90% aller Bandscheibenvorfälle betreffen die Segmente L4/L5 und L5/S1.

Klinik. Wesentliche Folge ist eine periphere neurologische Symptomatik, wobei die häufigeren mediolateralen Vorfälle zur Kompression von Nervenwurzelabgängen führen können und eine radikuläre Symptomatik erzeugen. Die medialen Vorfälle hingegen können ein Kaudasyndrom (Blasen-, Mastdarmstörung und Reithosenanästhesie) durch Kompression des Conus medullaris erzeugen. Tritt dies ein, so besteht eine absolute Operationsindikation. Die Nervenwurzelkompression erzeugt einen scharfen, stechenden, am Bein nach peripher ziehenden Schmerz, die Ischialgie. Weiterhin besteht eine Sensibilitätsstörung im entsprechenden Dermatom, begleitet durch die Lähmung oder Schwäche entsprechender Muskeln sowie Reflexausfall oder Schwächung. Aus den Ausfällen kann der Ort der Kompression bestimmt werden. Siehe hierzu auch Neurologie, Motorische Syndrome des peripheren Nervensystems).

Klinischer Fall

Ein 35jähriger Mann klagt seit einer Woche nach dem Heben schwerer Lasten über starke Rückenschmerzen mit Ausstrahlung in das linke Bein bis zum Fußaußenrand. Über der Außenknöchelregion und dem Fußaußenrand besteht eine Sensibilitätsstörung, der linksseitige Achillessehnenreflex ist abgeschwächt.
Diagnose: Bandscheibenschaden mit Nervenwurzelläsion im Segment S1 links

Diagnostik. Zur Diagnosestellung und -sicherung wird bevorzugt das CT eingesetzt, seltener das NMR. Die Myelographie kommt heute nur noch präoperativ oder bei besonderen Fragestellungen zur Anwendung.

Therapie. Die Therapie des Bandscheibenvorfalls ist zunächst konservativ (siehe unter Therapie der Bandscheibendegeneration). Bei akut einsetzenden schweren Lähmungen der Fuß- und Zehenheber sowie des M. quadrizeps oder bei der Cauda-equina-Lähmung besteht eine absolute Operationsindikation. Wurzelirritationen mit geringen Ausfallerscheinungen, die auch nach dreimonatiger konservativer Therapie noch fortbestehen, sind eine relative Operationsindikation.

Spezielle Behandlungsverfahren des Bandscheibenvorfalls. Die Operation besteht in einer Ausräumung der betroffenen Bandscheibe, dies kann offen, mikrochirurgisch oder perkutan erfolgen. Bei der offenen Nukleotomie mit oder ohne Mikroinstrumentarium wird zunächst eine Flavektomie durchgeführt, falls notwendig werden auch Anteile des Wirbelbogens entfernt (Laminektomie). Indiziert ist dieses Verfahren bei sequestrierten Nucleuspulposus-Vorfällen. Die perkutane lumbale Nukleotomie kommt zur Anwendung bei Protusionen und gedeckten Bandscheibenvorfällen mit eindeutigen neurologischen Befunden und persistierenden radikulären Beschwerden. Der Bandscheibenraum wird hierbei über eine perkutan eingeführte Sonde ausgeräumt. Vorteil dieser Operationsmethode ist die minimale Invasivität mit wesentlich geringerer Tendenz zur postoperativen Narbenbildung. Dieses Verfahren ist kontraindiziert bei sequestriertem Nucleus-pulposus-Prolaps (NPPL) und ausgeprägten degenerativen Wirbelsäulenveränderungen und Spinalkanalstenosen. Im Rahmen der Chemonukleolyse wird der Nukleus enzymatisch angedaut. Voraussetzung für diese Methode ist ein sicher intaktes hinteres Längsband. Sequestrierte NPPL können nicht behandelt werden. Aufgrund der engen Indikationsbreite und zahlreicher Nebenwirkungen hat dieses Verfahren stark an Bedeutung verloren. Demgegenüber wird zunehmend die perkutane Laserdiskusdekompression (PLDD) durchgeführt, bei der der Nucleus pulposus „verdampft" wird.

Komplikationen. Wesentliche Komplikation vor allem der offenen Nukleotomie ist das Auftreten eines Postdiskektomiesyndroms. Bedingt durch Vernarbungsprozesse, treten hierbei erneut Nervenkompressionssymptome auf. Weiterhin besteht im Bereich der ausgeräumten Bandscheibe eine segmentale Instabilität, diese kann zur Osteochondrose und Spondylarthrose führen. Nach vollständiger Wirbelbogenresektion wird die Durchführung einer Spondylodese bevorzugt.

Degenerative Spinalkanalstenose

Ätiologie und Klinik. Auch die degenerative Spinalkanalstenose ist unter anderem eine Folge der Bandscheibendegeneration. Man unterscheidet die *laterale Wirbelkanalstenose*, bedingt durch arthrotische Veränderungen der Wirbelgelenke (Spondylarthrose), die hauptsächlich zur Einengung der Foramina intervertebralia führt, und die *mediale Stenose*, hervorgerufen durch eine Hypertrophie des Ligamentum flavum sowie durch Spondylophyten der Wirbelkörper, die zur Myelokompression führen können. Der Patient klagt neben Kreuzschmerzen oft über plötzlich einschießende, stechende Schmerzen in den Beinen. Unter Belastungen wie längerem Gehen nehmen die Beschwerden zu und unter Ruhe und Wirbelsäuleninklination sind die Beschwerden rückläufig.

Diagnostik. Die Diagnose läßt sich durch eine Myelographie sichern, diese ist hier dem CT überlegen. Funktionsaufnahmen der WS komplettieren die Diagnostik.

Therapie. Die Therapie umfaßt im Akutstadium steroidale und nichtsteroidale Antiphlogistika bei kyphotischer Lagerung des Patienten. Es folgt später die stabilisierende Krankengymnastik. Bei therapieresistenten Beschwerden kann eine operative Entlastung in Form einer Teilresektion von Wirbelbögen und -gelenken durchgeführt werden. Bei älteren Patienten wird eher eine Spondylodese durchgeführt.

Wirbelkörper- und Wirbelbogenfrakturen

Diese Traumen treten häufig auf nach Verkehrsunfällen und Stürzen aus großer Höhe und sind meist im thorakolumbalen Übergang lokalisiert.

Man unterscheidet *instabile* (10 %) und *stabile Frakturen* (90 %, meist Kompressionsbrüche mit typischer Keilwirbelbildung), wobei für die Stabilität der Fraktur deren Lokalisation und Ausdehnung entscheidend ist.

Die Wirbelsäule wird in *drei Abschnitte* oder Säulen aufgeteilt: Die *vordere* Säule umfaßt das vordere Längsband, die vorderen zwei Drittel des Wirbelkörpers und der Bandscheibe. Frakturen in diesem Bereich gelten als stabil. Die *mittlere* Säule ist der wesentliche Stabilitätsträger der Wirbelsäule. Sie wird durch das dorsale Drittel des Wirbelkörpers und der Bandscheibe sowie durch das hintere Längsband gebildet. Frakturen ist diesem Bereich führen zu Instabilität. Zur *hinteren* Säule gehören Wirbelbögen, Wirbelbogengelenke und dorsaler Bandapparat.

Die schwerwiegendste Folge einer Wirbelkörperfraktur kann die Kompression des Rückenmarks mit einer nachfolgenden Querschnittlähmung sein.

Therapie. Lassen Röntgen und CT auf eine instabile Fraktur schließen, so wird diese operativ versorgt. Stabile Frakturen werden konservativ (Reponierung unter Traktion und Reklination, anschließend Gipskorsett für 3 Monate) oder funktionell (frühzeitige Mobilisation unter krankengymnastischer Anleitung ohne Gipskorsett) therapiert.

Spondylolyse und Spondylolisthesis

Mit *Spondylolyse* bezeichnet man die meist beidseitige Unterbrechung der Interartikularproportion (siehe Kap. 2, 1.5). Sie tritt bei rund 6 % der erwachsenen Bevölkerung auf und ist zu 80 % im Bogen des 5. LWK lokalisiert. Eine *Spondylolisthese* (Wirbelgleiten) liegt vor, wenn es nach der Spondylolyse zu einer Ventralverschiebung und Verkippung des kranial gelegenen Wirbels kommt. Der Grad der Verschiebung wird in Grad I–IV nach Meyerding oder als prozentualer Gleitweg (Gleitweg geteilt durch Deckplattentiefe) angegeben.

Spondylolysen sind oft ein radiologischer Zufallsbefund. In 45° Schrägaufnahmen der LWS (siehe Abb. 12.33) stellt sich der Wirbelbogen als „Hündchenfigur" dar, die Lyse imponiert als „Halsband".

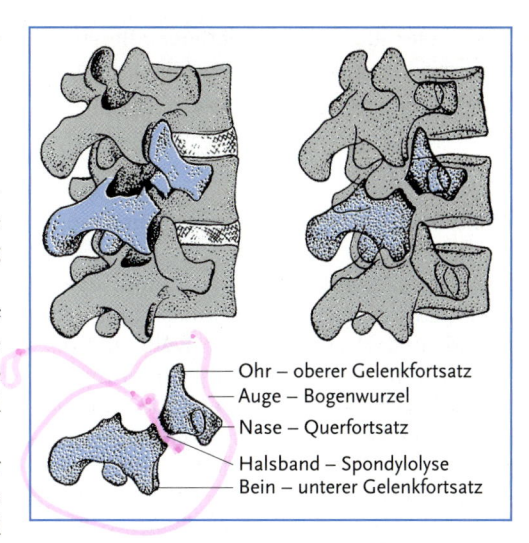

Abb. 12.33: Nachweis einer Spondylolyse auf Röntgenschrägaufnahmen der LWS (H. Zippel 1988)

- Ohr – oberer Gelenkfortsatz
- Auge – Bogenwurzel
- Nase – Querfortsatz
- Halsband – Spondylolyse
- Bein – unterer Gelenkfortsatz

Klinik. Klinisch bleiben die Spondylolysen und Olisthesen häufig asymptomatisch, sie können aber auch die Ursache für Kreuzschmerzen mit meist pseudoradikulärer Ausstrahlung darstellen. Bei ausgeprägtem Gleiten ist eine Stufenbildung zwischen den Dornfortsätzen zu tasten, bei Kindern findet sich teilweise eine Hüftstreckssteife. Je früher die Spondylolyse im Kindesalter auftritt, desto wahrscheinlicher ist die Entwicklung einer progredienten Spondylolisthesis.

Therapie. Wenn keine neurologischen Ausfälle oder Beschwerden vorliegen, wird konservativ therapiert. Frische Spondylolysen des Kindesalter können durch eine Rumpforthese zur Konsolidierung gebracht werden. Eine operative Therapie ist angezeigt bei Progredienz im

Kindesalter oder bei persistierenden Beschwerden sowie neurologischen Ausfällen. Operativ wird meist eine Spondylodese durchgeführt, wobei es hier zahlreiche Operationsvarianten gibt.

Adoleszentenkyphose (Morbus Scheuermann)

Die Adoleszentenkyphose ist eine im Jugendalter auftretende Wachstumsstörung der Grund- und Deckplatten der BWS und/oder der LWS mit vermehrter Kyphosierung der BWS. Typische Veränderungen in der Röntgenaufnahme: *Keilwirbelbildung, unregelmäßig begrenzte Grund- und Deckplatten* sowie sogenannte *Schmorl-Knötchen*, entstanden durch den Einbruch von Bandscheibengewebe in den Wirbelkörper (siehe Abb. 12.34). Man unterscheidet *drei Lokalisationen* der Erkrankung: *thorakal* mit Ausbildung eines Hohlrundrückens, *thorakolumbal* mit totalem Rundrücken und seltener *lumbal* mit einem Flachrücken.

Therapie. In leichten Fällen steht eine Kräftigung der Rumpfmuskulatur und Rückenschule im Vordergrund, bei ausgeprägten Kyphosen (ab ca. 50°) wird zusätzlich eine Korsettversorgung notwendig. Nur selten ist eine operative Therapie notwendig bei Kyphosen von mindestens 70°. Die Prognose des Morbus Scheuermann ist gut, die Erkrankung determiniert sich meist durch das Ende der Wachstumsperiode.

Abakteriell-entzündliche Erkrankungen

Unter die abakteriellen entzündlichen Erkrankungen fallen Erkrankungen wie die Spondylitis ankylosans (Morbus Bechterew) (siehe dazu auch Kap. 2.9). Der Morbus Bechterew, gehört zu den entzündlich-rheumatischen Erkrankungen. Es kommt im Verlauf der Erkrankung zur Verknöcherung der gesamten Wirbelsäule. 95 % der Patienten sind HLA B27 positiv.

Osteoporose

Bei der Osteoporose kommt es zu einem vorzeitigen Verlust an Knochenmasse. Speziell bei Frauen nach der Menopause sowie prinzipiell bei akuten oder chronischen Rückenschmerzen sollte an die Osteoporose gedacht werden, und auch Wirbelkörper- oder Schenkelhalsfrakturen ohne adäquates Trauma weisen auf die Diagnose hin. Da die Wirbelsäule das tragende Knochensystem des Körpers ist, wirkt sich die Osteoporose hier besonders aus (siehe auch Kap. 2.2).

Klinik. Es kommt zu zunehmender Kyphosierung der BWS („Witwenbuckel") und Körperlängenverlust, Hartspann der Rückenmuskulatur, Schmerzen bei Seitneigung (Rippen berühren den Beckenkamm) und scheinbarer Überlänge der Arme durch Rumpfverkürzung.

Diagnostik. In der Röntgenaufnahme von BWS und LWS finden sich typische Verände-

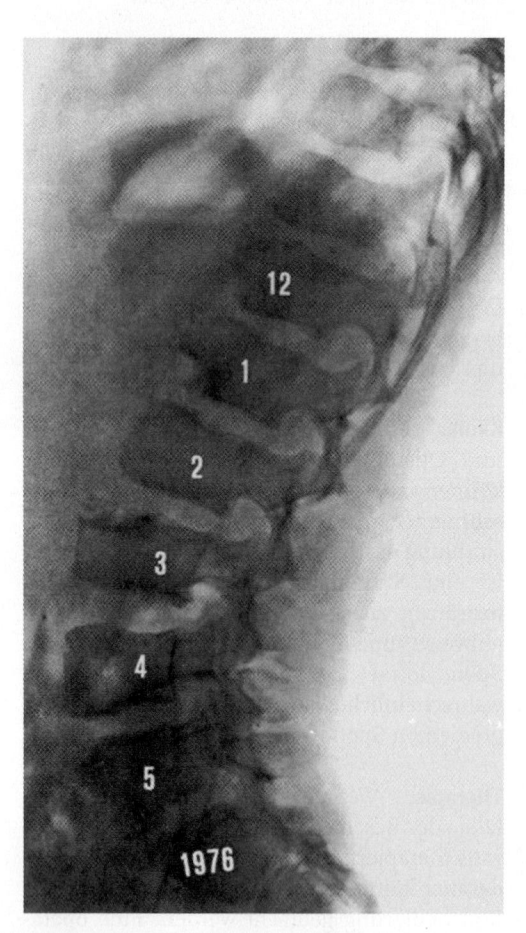

Abb. 12.34: Morbus Scheuermann (IMPP)

rungen: Fischwirbelbildung, Flachwirbel, Keilwirbel und Bodenplatteneinbrüche, wobei Knochendichteveränderungen im Röntgen erst ab 30% Knochenmassenverlust erkennbar sind. Zur genauen Bestimmung der Knochendichte wird heute zunehmend die Osteodensitometrie eingesetzt, sie ermöglicht auch die Erkennung einer präklinischen Osteoporose.

Therapie. Die Behandlung osteoporotischer Veränderungen an der Wirbelsäule ist konservativ.

Spondylitis und Spondylodiszitis

Unter diese Krankheitsbilder fallen spezifische und unspezifische Entzündungen der Wirbelkörper und der Bandscheibe. Meist ist ein Bewegungssegment (Bandscheibe und angrenzende Grund- und Deckplatten) betroffen.

Ätiologie. Die spezifische Spondylodiszitis wird durch das Mycobacterium tuberculosis hervorgerufen. Die unspezifische Spondylodiszitis kann durch alle Eitererreger hervorgerufen werden, bevorzugt durch Staphylococcus

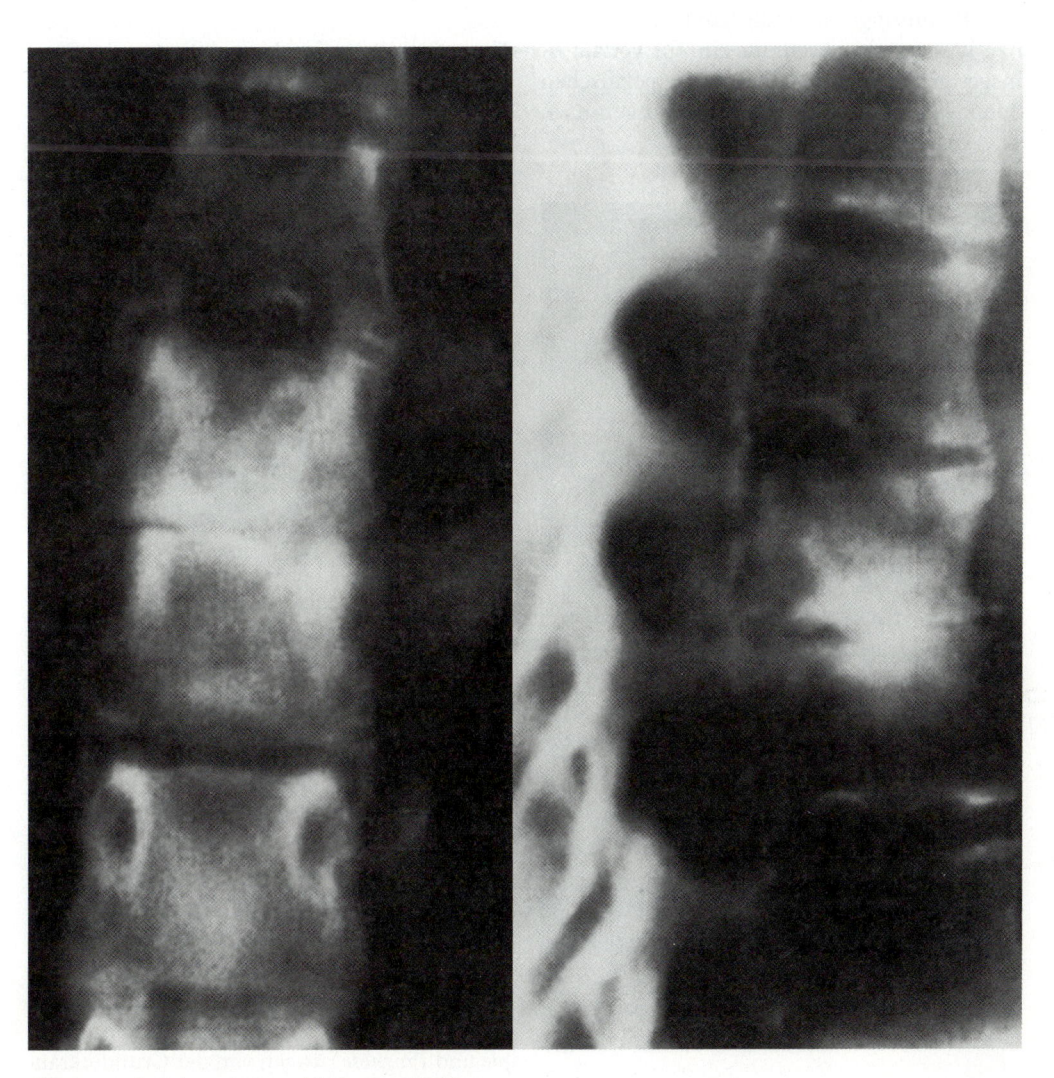

Abb. 12.35 a, b: Bakterielle Spondylodiszitis (IMPP)

aureus (30–40%). Hier ist zwischen endogenen, durch hämatogene Streuung entstandenen Infekten, und exogenen Infekten durch bakterielle Kontamination (z. B. intraoperativ) zu unterscheiden.

Klinik. Im Verlauf der Spondylitis kommt es zur Wirbelkörperdestruktion mit Keilwirbelbildung und resultierendem Gibbus (siehe Abb. 12.35). Gelegentlich können Senkungsabszesse bis zum Oberschenkel reichen. Die Spondylitis tuberkulosa fällt zusätzlich klinisch durch Appetitlosigkeit, Müdigkeit, Nachtschweiß und Fieber auf, erst später stellt sich eine Bewegungs- und Berührungsempfindlichkeit des betroffenen Wirbelsäulenabschnitts ein. Ihr Verlauf ist insgesamt langsamer als bei der unspezifischen Spondylitis. Früher häufige Lähmungen nach Spondylitis können heute aufgrund verbesserter radiologischer Möglichkeiten und wirksamer Antibiotika verhindert werden.

Diagnostik. Bandscheibenerniedrigung mit Osteolysen der angrenzenden Grund- und Deckplatten deuten auf die Diagnose Spondylodiszitis. BSG und CRP sind meist deutlich erhöht. Immer sollten begleitend Tuberkulintest, Blutkultur, Urin- und Magensaft untersucht werden. Das Skelettszintigramm erlaubt die Früherkennung, das CT die Beurteilung der Abszeßausdehnung und der Wirbelkörperdestruktion.

Therapie. Bettruhe, Immobilisation in Gipsliegeschale und später Gipskorsett. Weiterhin erfolgt nach Sensibilitätsprüfung eine langfristige Antibiotikatherapie. Große Abszesse sind operativ auszuräumen.

> **Klinischer Fall**
>
> Eine 30jährige Patientin erkrankt akut hochfieberhaft. Bei der klinischen Untersuchung gibt sie starke Brustwirbelsäulenschmerzen an. Anamnestisch bestand vor einem Jahr eine akute Durchfallerkrankung.
> *Diagnose:* entzündliche Wirbelsäulenerkrankung

Vertebra plana (eosinophiles Granulom; Histiozytosis X, Morbus Calvé)

Hier findet sich radiologisch eine auffällige Knochenverdichtung eines stark gesinterten und abgeplatteten Wirbelkörpers, wobei die angrenzenden Bandscheiben unauffällig sind. *Klinisch* zeigt sich eine leichte Gibbusbildung, Schmerzen sind nicht obligat. Ursache für den Wirbelkörperzusammenbruch können ein eosinophiles Granulom oder eine andere retikuläre Speicherkrankheit (Histiozytosis X), selten auch tumoröse Erkrankungen sein. Sind die obigen Erkrankungen ausgeschlossen, darf die Diagnose Vertebra plana gestellt werden. *Therapie* und *Prognose* hängen von der Grunderkrankung ab. Spontanheilungen sind möglich.

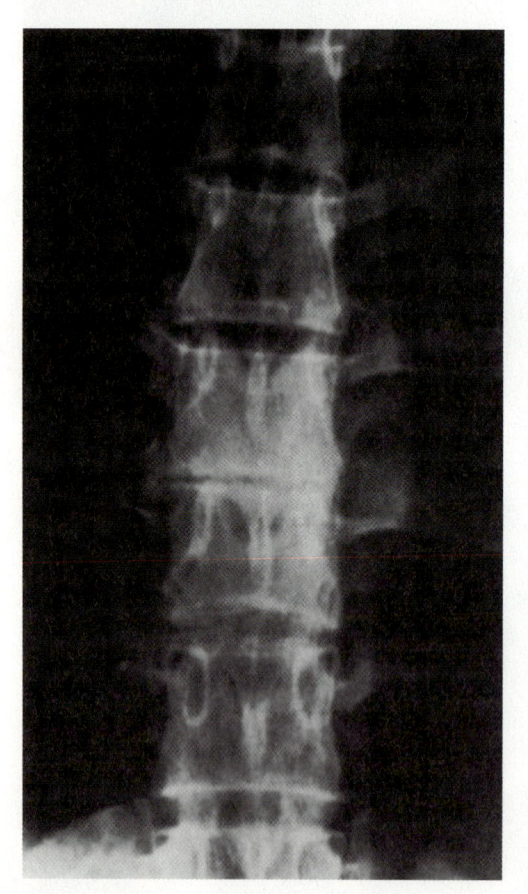

Abb. 12.35c: Bakterielle Spondylodiszitis (IMPP)

Säuglingsskoliosen

Säuglingsskoliosen sind teilfixierte seitliche Wirbelsäulenverkrümmungen ohne Torsion und strukturelle Veränderungen (siehe Abb. 12.36). Als *Ursache* wird eine neuromotorische Entwicklungsstörung mit einseitiger Kontraktur der Stammuskulatur angenommen. In der Regel liegt eine großbogige C-förmige Seitausbiegung vor. Die *Therapie* besteht in Bauchlagerung des Säuglings und Krankengymnastik. Der Säugling soll weiterhin so liegen, daß jede Zuwendung auf der konvexen Seite erfolgt. In 90 % kommt es zur Spontanheilung, die Therapie hat unterstützenden Charakter. Trotzdem sollte eine regelmäßige Verlaufskontrolle erfolgen, damit keine infantile progrediente Skoliose übersehen wird.

Strukturelle Skoliosen

Strukturelle Skoliosen sind fixierte Seitausbiegungen der Wirbelsäule; zusätzlich besteht eine Wirbelkörpertorsion. Pathogenetisch wird eine ungleiche Druckverteilung auf die Wachstumsplatten angenommen. Hieraus ergibt sich eine zunehmende Formveränderung. Die Torsion entsteht durch die differente Wachstumsgeschwindigkeit zwischen Konvex- und Konkavseite der Wirbelkörper.

Die strukturellen Skoliosen lassen sich ätiologisch differenzieren in:
- *idiopathische Skoliosen:* diese machen 90 % aus und werden weiter aufgeteilt in
  - 1. *infantile* Skoliosen: 1.–3. Lebensjahr, meist linkskonvex bei Knaben, starke Progredienz
  - 2. *juvenile* Skoliosen: 4.–9. Lebensjahr, ebenfalls deutliche Progredienz
  - 3. *adoleszente* Skoliosen: 10.–15. Lebensjahr, meist Mädchen, deutliche Progredienz
  - 4. *Säuglingsskoliosen* (siehe dort)
  - 5. *Mißbildungsskoliosen* (siehe Kap. 2.1)
- *neuropathische Skoliosen*: z.B. bei Zerebralparese, Poliomyelitis, spinaler Muskelatrophie und Myelomeningozele
- *myopathische Skoliosen:* z.B. Arthrogrypose, Muskelatrophie, Muskeldystrophie
- *Skoliosen bei mesenchymalen Erkrankungen:* z.B. Marfan-Syndrom, Ehlers-Danlos-Syndrom
- *Skoliosen bei Systemerkrankungen:* z.B. Achondroplasie, Mukopolysaccharidosen
- *metabolisch bedingte* Skoliosen: z.B. bei Rachitis, Osteoporose, Osteogenesis imperfecta
- *posttraumatische* Skoliosen
- *neoplastische* Skoliosen
- *entzündliche* Skoliosen

Die meisten Skoliosen werden im Alter von 10–12 Jahren zufällig entdeckt, Beschwerden sind selten.

Unbehandelte ausgeprägte Skoliosen führen zur Wirbelsäulendegeneration. Deformierung und Verkürzung des Rumpfes schränken die kardiopulmonale Leistungsfähigkeit ein, es kann durch zunehmende Rechtsherzbelastung auch zur Einschränkung der Lebenserwartung kommen.

Diagnostik. Die Diagnosestellung erfolgt durch die klinische Inspektion und Untersuchung. Als Screening-Untersuchung dient der Vorbeugetest, da bei diesem Rückendeformitä-

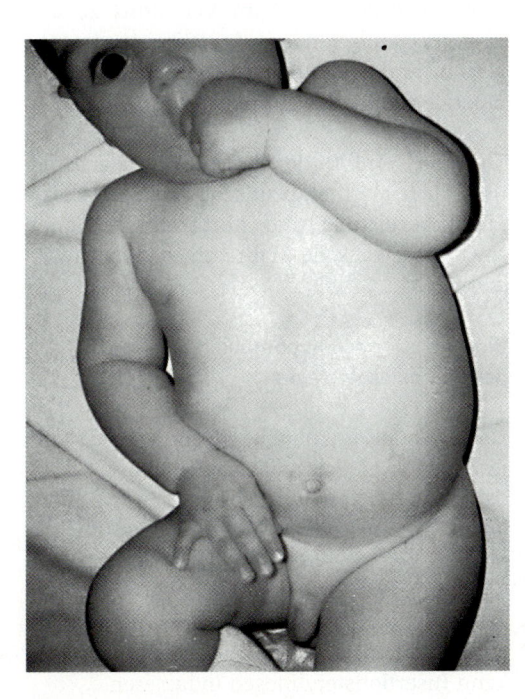

Abb. 12.36: Säuglingsskoliose (IMPP)

ten verstärkt sichtbar werden. Zur genauen Bestimmung der Skolioseausprägung sind Röntgenaufnahmen unerläßlich. Die *Messung der Seitausbiegung* erfolgt durch das Verfahren *nach Cobb* (siehe Abb. 12.4). Die *Rotationsmessung* wird durch die Methoden *nach Nash und Moe oder nach Drerup* bestimmt. Da für die Prognose der Skoliose sowie für die weiteren Therapieentscheidungen die Skelettreife wichtig ist, sollte auch das *Risser-Zeichen* bestimmt werden. Siehe bezüglich der Meßverfahren auch Kapitel 1.1. Durch Funktionsaufnahmen der Seitbeugung (*Bending-Aufnahmen*) kann die Rigidität bzw. Flexibilität der Skoliose bestimmt werden. Bevor die Diagnose idiopathische Skoliose gestellt wird, müssen alle weiteren Skolioseursachen ausgeschlossen sein.

Therapie. Die Therapie der Skoliosen hängt neben der Ätiologie wesentlich vom Alter des Patienten, dem Ausmaß der Deformität, der Progression und der noch verbliebenen Wachstumspotenz ab. Allgemeines Ziel ist es, eine Progredienz aufzuhalten, bestehende Krümmungen zu korrigieren und das Korrekturergebnis zu erhalten. Nur 10 % aller Skoliosepatienten benötigen eine Operation. Wichtig ist die regelmäßige radiologische Kontrolle im Wachstumsalter und bei Skolioseprogredienz, ebenso bei Orthesenbehandlung.

Differentialtherapie.
- leichte Skoliosen bis ca. 20 nach Cobb werden krankengymnastisch behandelt und radiologisch kontrolliert. Wichtig ist zu beachten, daß eine Progredienz durch Krankengymnastik nicht aufgehalten werden kann.
- Skoliosen zwischen 20–50 nach Cobb werden krankengymnastisch behandelt. Bis zum Wachstumsabschluß erfolgt eine Korsettbehandlung. Die Orthesen sind täglich 23 Stunden zu tragen. Ein Aufhalten der Progression gilt als Therapieerfolg.
- schwere Skoliosen über 50 nach Cobb stellen eine Operationsindikation dar. Die Operation sollte kurz vor dem Wachstumsabschluß erfolgen (ca. 12.–14. Lebensjahr).
- im Erwachsenenalter wird bei anhaltend starken Schmerzen oder einer Einschränkung der Herz-Lungen-Funktion operiert

Es gibt zahlreiche Operationsverfahren. Alle haben das Ziel der Korrektur und Stabilisation. Dies bedeutet eine knöcherne Versteifung (Spondylodese) durch Einbringen verschiedener Metallimplantate. Zu unterscheiden sind ventrale komprimierende (Wirbelsäulenverkürzung) und dorsale distrahierende (Wirbelsäulenverlängerung) Verfahren.

Prognose. Für die Prognose struktureller Skoliosen gilt der Grundsatz: Sie ist um so schlechter, je jünger das Kind ist, je höher die Krümmung liegt, je stärker die Krümmung ausgeprägt ist. Mißbildungs- und Lähmungsskoliosen haben generell eine schlechte Prognose.

3.8
Becken

3.8.1
Degenerative und entzündliche Veränderungen des Sakroiliakalgelenks

Arthrosen des Sakroiliakalgelenks

Diese Arthrosen sind im Verhältnis zu den häufiger auftretenden Insertionstendinosen besonders des Lig. iliolumbale und Lig. sacrotuberale von geringerer Bedeutung.

Therapie. Infiltrationen mit Lokalanästhetika, auch als therapeutische Lokalanästhesie (TLA) bezeichnet und Kortisoninfiltrationen sowie physikalische Maßnahmen zur Anwendung.

Blockierung oder Hypomobilität des Sakroiliakalgelenks

Definition. Funktionelle Störung der Gelenkmobilität. Der Sakroiliakalgelenkblock tritt in der Regel bei Rotationsbewegungen durch Gelenkflächenverkantung ein.

Klinik. Schmerz an der Oberschenkelhinterseite bis zum Knie, sogenannter pseudoradikulärer Schmerz. Ein Sakroiliakalgelenkblock kann Insertionstendinosen induzieren.

Therapie. Als kausale Maßnahme kommt die manualtherapeutische Deblockierung, als symptomatische Maßnahme die physikalische Therapie und TLA zur Anwendung.

Kokzygodynie

Definition. Globalbegriff für Schmerzen in der Steißbeinregion, wobei der Schmerz sehr unterschiedliche Ursachen haben kann. Frauen sind gehäuft betroffen. Klinisch zeigt sich ein Druckschmerz der Sakroiliakalgelenkfuge. Das Röntgenbild ist unauffällig.

Therapie. TLA, Muskeldehnung der Glutäalmuskulatur, Beckenbodengymnastik, Sitzkissen, Laxanzien. Aufgrund der guten Krankheitsprognose sollte keine Steißbeinresektion erfolgen.

Sacroileitis condensans

Definition. Dreieckige Sklerosierungszone des Os ilium an der kaudalen Grenze zum Iliosakralgelenk. Es sind gehäuft Frauen mittleren Alters betroffen. Es handelt sich um einen Röntgenbefund ohne klinische Relevanz, welcher nur als DD bei entzündlichen Sakroileitiden eine Rolle spielt. Ein einseitiger Befall ist häufig entzündlich-bakterieller, ein doppelseitiger häufig rheumatisch-entzündlicher Genese (z. B. Morbus Bechterew).

Beckenfrakturen und ihre Folgen für Hüftgelenk, Sakroiliakalgelenk und untere WS

Beckenfrakturen führen häufig zu Deformierungen des Beckenrings.

Allgemeine Faktoren. Stabilitätsverlust des Beckenrings. Zerstörung von Gelenkstrukturen. Begleitende innere Verletzungen.

Diagnostik. Immer Nativröntgen, eventuell CT anfertigen. Die Einteilung nach Schweregraden lautet:
- *Gruppe I:* einseitige Sitzschambeinfraktur oder Beckenschaufelbruch; funktionelle Behandlung, Thromboseprophylaxe, Frühmobilisation
- *Gruppe II:* ventrale und dorsale Fraktur oder Zerreißung (Sakroiliakalgelenk, Symphyse). Eine CT-Diagnostik ist angezeigt. Die Behandlung erfolgt mit einem Trochantergurt, bei Dislokation sind Femurtraktionsverfahren oder Stabilisierungsoperationen indiziert.
- *Gruppe III:* doppelseitige Fraktur von Sitz- und Schambein. Der Verlauf wird häufig von urologischen Begleitverletzungen bestimmt. Eine CT-Diagnostik ist notwendig.
- *Gruppe IV:* Fraktur der Hüftgelenkspfanne. CT-Diagnostik, anatomische Rekonstruktion. Traktionsverfahren bei zentraler Hüftgelenksluxation. Bei hinterer oder vorderer Hüftgelenksluxation besteht Hüftkopfnekrosegefahr, daher sofortige Reposition unter Narkose.

Postpartale Symphysendehiszenz

Definition. Geburtsbedingte Symphysensprengung, protegiert durch hormonell bedingte Bandlockerung.

Diagnostik. Klinisch und radiologisch.

Therapie. Konservativ durch „Rauchfußschwebe", wegen mangelnder Frühmobilisierung heute selten angewandt. Operativ: Bei Dehiszenzen >3 cm.

Halbseitenbeckenluxation

Definition. Ruptur der Symphyse und der dorsalen Sakroiliakalbänder.

Therapie. Operativ.

3.9 Hüfte

3.9.1 Hüftgelenksluxation

Die sogenannte angeborene Hüftgelenksluxation bezeichnet eine Erkrankung, die vorwiegend Mädchen (Verhältnis w/m 6:1) betrifft, wobei doppelseitiges Auftreten häufig ist. Geographische und familiäre Häufungen sind

Abb. 12.37: Radiologische Kriterien der Hüftdysplasie (H. Zippel 1988)

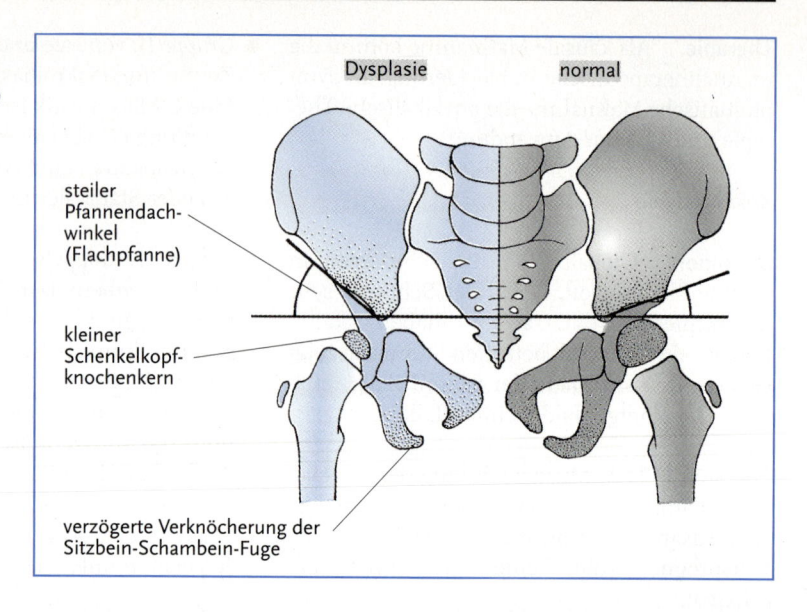

- Dysplasie | normal
- steiler Pfannendachwinkel (Flachpfanne)
- kleiner Schenkelkopfknochenkern
- verzögerte Verknöcherung der Sitzbein-Schambein-Fuge

ebenso bekannt, wie Häufungen bei Beckenendlage.

Grundlage der Hüftgelenksluxation ist die Hüftdysplasie, deren Ursache eine Ossifikationsstörung der Hüftpfanne ist (siehe Abb. 12.37). Die eigentliche Luxation entwickelt sich erst postnatal. Im Zuge der zunehmenden Luxation können sich Ossifikationsstörungen des Hüftkopfkerns sowie eine Coxa valga antetorta ausbilden, weiterhin kommt es zur Bildung einer Sekundärpfanne und zu Weichteilveränderungen. Spätfolge ist die Coxarthrose.

Diagnostik. Entscheidend ist die Frühdiagnose. Unsichere klinische Erkennungszeichen sind das Ortolani-Zeichen, Abspreizbehinderung (ab 2. Monat Abspreizung $>65°$ physiologisch, Abspreizung $<45°$ sicher pathologisch), Faltenasymmetrien, Beinverkürzung, hinkendes Gangbild (Duchenne-Hinken). Bei doppelseitigem Befall Watschelgang, positives Trendelenburg-Zeichen. Heutiger *Diagnostikstandard ist die Sonographie der Säuglingshüfte* (siehe Abb. 12.38). Sie ermöglicht die Früherkennung und eine frühzeitige *Therapie*. Das Röntgen dient eher der Kontrolle. Wesentlich ist die Bestimmung des Centrum-Erker- sowie des Pfannendachwinkels (AC). AC-Winkel ab 3. Monat $<30°$, ab 1. Lebensjahr $<25°$. Die Arthrographie kommt bei Hüftrepositionshindernissen zum Einsatz.

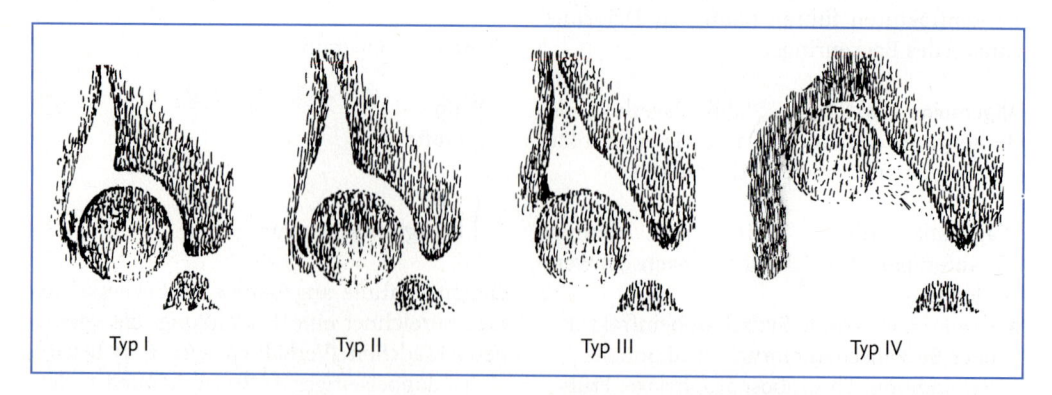

Typ I | Typ II | Typ III | Typ IV

Abb. 12.38: Sonographische Einteilung von Hüftreifungsstörungen im Neugeborenenalter (H. Zippel 1988)

Abb. 12.39: Schematische Darstellung der Beckenosteotomie: **a** nach Salter, **b** nach Chiari (H. Zippel 1988)

Therapie. Therapieprinzip ist die Zentrierung des Hüftkopfes in der Pfanne, wobei die nachträgliche Ausbildung einer normalen Pfanne angestrebt wird. Die Therapie hängt vom klinischen und morphologischen Befund ab sowie vom Alter des Kindes. Seltene Komplikation aller Therapieformen ist die Hüftkopfnekrose. *Therapieschema der dezentrierten Hüften (Typ III, IV (und IId) nach Graf:*
1. *Reposition:* Overheadextension oder manuelle Reposition
2. *Retention:* Sitzgips nach Fettweis (besser als Schienenbehandlung), maximal zweimal vier Wochen
3. *Nachreifung:* Spreizhose

Nur selten ist eine offene Reposition notwendig. Beginnt die Therapie zu spät oder bleibt eine Restdysplasie bestehen, kommen operative Maßnahmen zur Anwendung: Beckenosteotomie nach Salter, Pfannendachplastik, Tripelosteotomie, Beckenosteotomie nach Chiari (siehe Abb. 12.39) und Femurosteotomie (Varisierung).

3.9.2 Fehlstellungen des proximalen Femurs

In Normalstellung beträgt der reelle CCD-(Centrum-Collum-Diaphysen-)Winkel 126° bei einer Antetorsion von 12°. Die Diagnose von Fehlstellungen erfolgt radiologisch, wobei eine Aufnahme in zwei Ebenen und eine Rippstein-II-Aufnahme die Berechnung des reellen CCD-Winkels ermöglichen.

Coxa vara

Definition. Abflachung des Schenkelhalswinkels unter 120° CCD (siehe Abb. 12.40). Die Coxa vara ist zurückzuführen auf angeborene Fehlbildung, Epiphysenlösungen, knochenerweichende Systemerkrankungen, Morbus Perthes und in Fehlstellung verheilte Frakturen. Klinisch beobachtet man gelegentlich als Überbelastungszeichen des betroffenen Hüftgelenks den typischen Watschelgang.

Therapie. Operativ durch Valgisierungsosteotomie.

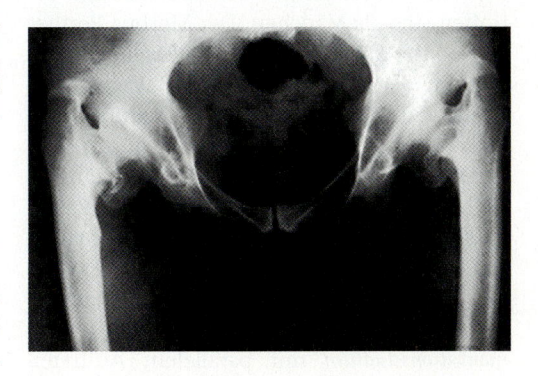

Abb. 12.40: Coxa vara congenita (IMPP)

Coxa valga

Definition. Steilstellung des Schenkelhalses, sie liegt vor bei einem reellen CCD Winkel >130° beim Erwachsenen und >150° beim Neugeborenen. Die Coxa valga ist häufig bei Hüftluxation und Kindern mit Zerebralparese. Ein isoliertes Vorkommen ist ohne klinische Relevanz und stellt keine präarthrotische Deformität dar.

Therapie. Aufgrund hoher Spontanheilungstendenz selten notwendig. Hohe Rezidivrate bei Varisierungsoperation im Wachstumsalter.

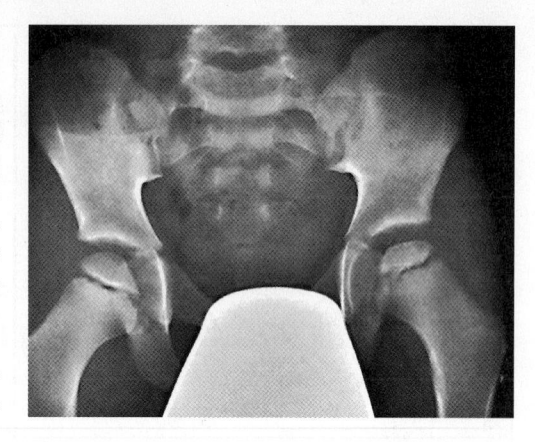

Abb. 12.41: Morbus Perthes, Initialstadium (IMPP)

Coxa antetorta et Coxa retrotorta

Definition. Vor- bzw. Rückwärtstorsion des Schenkelhalses. Die Coxa retrotorta findet sich z.B. bei neuromuskulären Erkrankungen. Die Coxa antetorta liegt häufig begleitend vor bei Hüftgelenksluxation.

Therapie. Selten notwendig, lediglich bei starken Gangstörungen oder gleichzeitig bestehender Hüftpfannendysplasie wird operativ interveniert.

3.9.3 Osteonekrose des Schenkelkopfes beim Kind

Definition und Verlauf. Bei der *kindlichen Epiphysenlösung*, dem *Morbus Perthes*, handelt es sich um eine ischämische Nekrose des Hüftkopfes (HKN) mit Schwerpunkt im 5.–6. Lebensjahr, wobei Jungen viermal häufiger betroffen sind als Mädchen. Der Morbus Perthes läuft in *vier Stadien* ab. Im *Initialstadium* findet sich ein Gelenkerguß sowie eine Wachstumsretardierung des Kopfkerns (scheinbare Gelenkspaltverbreiterung, siehe Abb. 12.41). Der Patient klagt meist über belastungsabhängige Hüft- und Knieschmerzen, bei rascher Ermüdbarkeit und Schmerzhinken. Die Innenrotation und die Abduktion sind eingeschränkt. Es folgt das *Kondensationsstadium* mit einer Knochenverdichtung des Kopfkernes, dann das *Fragmentationsstadium* mit parallelem Auftreten von Verdichtungs- und Aufhellungsbezirken im Röntgenbild (siehe Abb. 12.42). Letztendlich folgt in der *Reparationsphase* der strukturelle Wiederaufbau. Der Gesamtprozeß erstreckt sich über 2–4 Jahre. Bei einer Mitbeteiligung der Epiphysenfuge besteht die Gefahr einer Wachstumsstörung.

Diagnostik und Verlaufskontrolle. Radiologisch.

DD. Coxitis fugax. Die Sonographie dient der Ergußdiagnostik, NMR ermöglicht die Bestimmung der Nekroseausdehnung und die Szintigraphie ist hilfreich zur DD. Je nach Ausmaß des Hüftkopfbefalls erfolgt die Einordnung in

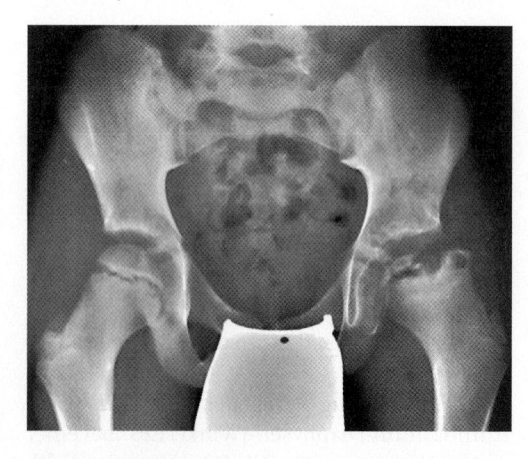

Abb. 12.42: Morbus Perthes, 22 Monate nach Ausbruch der Erkrankung (IMPP)

die vier Gruppen der Catteral-Klassifikation oder in die A/B Typ Klassifikation nach Salter und Thompson. Sogenannte Risikozeichen wie Hüftkopflateralisation und laterale Kalzifikation der Epiphyse sind von prognostischer Wichtigkeit.

Therapie. Ziel ist die Vermeidung von Hüftkopfdeformitäten durch möglichst vollständige Überdachung des Hüftkopfes. Hier kommen entlastende Orthesen, wie die Thomas-Schiene zum Einsatz. Bei eingetretener Gelenkinkongruenz sind operative Maßnahmen notwendig, wie Varisierungsosteotomie oder Beckenosteotomie nach Salter.

3.9.4 Osteonekrose des Schenkelkopfes beim Erwachsenen

Definition. Bei der Hüftkopfnekrose (HKN) des Erwachsenen handelt es sich um eine aseptische nichttraumatische subchondrale Osteonekrose, deren eigentliche Ursache vielfach nicht geklärt werden kann (idiopathische HKN). Bevorzugt werden Männer im Alter zwischen dem 30. und 60. Lebensjahr betroffen; der doppelseitige Befall ist häufig. Als Risikofaktoren werden Kortison- und Zytostatikabehandlungen, Alkoholabusus, Stoffwechselstörungen und Gefäßerkrankungen genannt. Als letztendlicher Nekroseauslöser wird eine lokale Durchblutungsstörung angenommen. Der Patient beklagt zunehmende belastungsabhängige Schmerzen mit Bewegungseinschränkungen.

Diagnostik. Die Diagnose erfolgt radiologisch durch Beckenübersicht und Tomographie oder NMR. Das NMR ermöglicht eine Frühdiagnose.

DD. Bakterielle sowie die rheumatische Koxitis, Koxarthrose und Tumor. Nach Diagnosestellung erfolgt die Stadieneinteilung nach Ficat/Arlet.

Therapie. Je nach Stadium erfolgt die Therapie durch Anbohrung des Nekroseherdes oder Markraumdekompression (Stadium 1 und 2), Umstellungsosteotomie (Stadium 3 und 4) oder TEP. Die Prognose der HKN ist schlecht, da sich langfristig meist eine Sekundärarthrose entwickelt.

3.9.5 Epiphysiolysis capitis femoris

Definition. Die Epiphysiolysis capitis femoris (ECF) bezeichnet ein meist langsames Abgleiten (Lentaform) der proximalen Femurkopfepiphyse, selten eine akute ECF. Vorwiegend sind Knaben während der Pubertät betroffen (Verhältnis 2–3:1). Ein beidseitiger Befall ist häufig. Übergewicht stellt einen Prädilektionsfaktor dar, ebenso wie der Hypogonadismus.

Klinik. Bei der Lentaform der ECF klagt der Patient über Kniebeschwerden und Schmerzen der Oberschenkelvorderseite, die Innenrotation ist vermindert bei positiven Drehmann-Zeichen, das Bein ist verkürzt. Bei der seltenen akuten Form gleichen Beschwerden und Befund der Schenkelhalsfraktur, wobei die akute ECF einen orthopädischen Notfall darstellt. Es ist absolute Bettruhe und Belastungsverbot notwendig, die schnellstmögliche Epiphysenreposition ist erforderlich.

Diagnostik. Die Diagnose wird radiologisch gestellt.

Therapie. Die Therapie ist operativ. Bei Gleitwinkeln <30° erfolgt eine Kirschner-Draht-Spickung, bei größeren Winkeln ist die intertrochantäre Korrekturosteotomie nach Imhäuser indiziert. Eine prophylaktische Spickung der Gegenseite wird bei noch offenen Wachstumsfugen durchgeführt. Für eine gute Prognose ist die Frühdiagnose und -therapie notwendig.

> **Klinischer Fall**
>
> Ein 13jähriger Junge klagt nach einem Bagatelltrauma über Schmerzen im Hüftgelenk. Abduktion und Innenrotation in dem betroffenen Gelenk sind eingeschränkt. Welche Diagnose erscheint wahrscheinlich?
> *Diagnose:* Epiphyseolysis capitis femoris acuta

3.9.6
Flüchtige Synovitis des Hüftgelenks

Definition. Die flüchtige Synovitis des Hüftgelenks (Coxitis fugax) bezeichnet eine abakterielle Koxitis, die häufig bei Kindern im Alter zwischen vier und acht Jahren ca. vier Wochen nach einer durchgemachten Infektionserkrankung auftritt.

Klinik. Anamnestisch bestehen Hüft- und Knieschmerzen. Die Entzündungsparameter sind mäßig erhöht. Das Röntgenbild ist meist unauffällig. Mit der Sonographie läßt sich ein eventuell vorhandener Erguß gut darstellen.

DD. Ein Morbus Perthes ist auszuschließen.

Therapie. Entlastende Gelenkpunktion; hierbei wird ebenfalls das Substrat für eine Keimbestimmung gewonnen.

3.9.7
Protrusio acetabuli

Definition. Bei der Protrusio acetabuli liegt eine vermehrte Tiefe der Hüftgelenkspfanne vor, hervorgerufen durch verschiedene Faktoren. Frauen sind häufiger betroffen als Männer, das Auftreten der Protrusio acetabuli ist häufig beidseitig. Man unterscheidet primäre und sekundäre Protrusionen, wobei die primäre endogen, die sekundäre durch Knochenerweichung, entzündliche Erkrankungen oder posttraumatisch bedingt ist.

Diagnostik. Klinisches Kardinalzeichen ist die eingeschränkte Hüftgelenksbeweglichkeit.

Therapie. Therapeutisch kommt bei der primären Protrusio während des Wachstums eine Valgisierungsosteotomie in Betracht. Die Protrusio acetabuli stellt eine präarthrotische Deformität dar.

3.9.8
Coxa saltans

Definition. Die Coxa saltans, auch als schnellende Hüfte bezeichnet, ist definiert als schmerzhaftes Springen der Fascia lata (Tractus iliotibialis) über dem Trochanter major. Dieses Phänomen wird vor allem beim Gehen beobachtet und betrifft vorwiegend junge Frauen.

Therapie. Die Erkrankung wird zunächst durch eine Injektionstherapie und Krankengymnastik angegangen. Bei Beschwerdepersistenz bestehen operative Möglichkeiten, z. B. die Verlängerung der Fascia lata oder eine Fixation derselben am Trochanter.

3.9.9
Hüftgelenksinfektionen

Hüftgelenksinfektionen (Koxitiden) stellen eine entzündliche Hüftgelenkserkrankung dar, wobei die Unterscheidung zwischen bakteriell und rheumatisch verursachten Koxitiden wesentlich ist.

Generelle klinische Zeichen der Koxitis sind der Schmerz und die Funktionseinschränkung. Man beobachtet eine flektierte, außenrotierte und abduzierte Hüfthaltung (Kapselspannung).

Infektiöse Hüftgelenksentzündungen

Sie werden durch unspezifische oder spezifische Erreger hervorgerufen. Spezifische Erreger wie das Mycobacterium tuberculosis führen häufig zu chronischen Verläufen. Ein besonderes Problem stellt die im Rahmen von septischen Allgemeinerkrankungen auftretende Säuglingskoxitis dar. Sie führt vielfach zur vollständigen Gelenkdestruktion.

Diagnostik. Die Diagnose der Koxitis erfolgt durch Ultraschalluntersuchung, mit der sich ein Gelenkerguß (Pyarthros) gut nachweisen läßt. Durch die Hüftpunktion gelingt der Erregernachweis. Im Knochenszintigramm zeigt sich eine deutliche Mehrbelegung im Entzündungsbereich. Spätfolgen der Koxitis sind Knorpelzerstörung und Osteoporose im Gelenkbereich.

Therapie. Parenterale Antibiose und eventuell Entlastungsoperation mit Anlage einer Spül-Saug-Drainage.

Rheumatische Koxitis

Auftreten bei entzündlich rheumatischen Systemerkrankungen.

Klinische Erscheinungen wie bei aktivierter Arthrose mit Leistendruckschmerz und Gelenkerguß. Zur Differentialdiagnose sind die Synoviahistologie und ein Gelenkpunktat hilfreich.

Therapie. Die Behandlung entspricht der Rheumatherapie, wobei speziell im Hüftgelenk die Aspiration des Gelenkergusses mit nachfolgender Kortikoidinjektion schmerzmindernd wirkt. Die Indikation zur Synovektomie wird aufgrund der Hüftkopfnekrosegefahr zurückhaltend gestellt. Letztendlich erfolgt im weiteren Verlauf der Erkrankung meist die Totalendoprothese (TEP).

3.9.11
Paralytische Hüftgelenksdislokationen

Paralytische Hüftgelenksdislokationen kommen z.B. vor bei der infantilen Zerebralparese (ICP), wo ein erhöhter Adduktorentonus eine Coxa valga et antetorta mit resultierender Subluxation oder Luxation herbeiführt. Ebenfalls findet sich die Luxationshüfte bei Personen mit einer Meningomyelozele, wenn die Lähmungshöhe im Bereich L4/L5 liegt.

3.9.12
Primäre und sekundäre Arthrosis deformans des Hüftgelenks
(Arthropathia deformans, Osteoarthrosis deformans, Koxarthrose)

Definition. Die Arthrosis deformans ist definiert als eine chronische, schmerzhafte, zunehmend funktionsbehindernde Gelenksveränderung infolge eines Mißverhältnisses von Tragfähigkeit und Belastung. Während die Ursache der sekundären Arthrosis deformans in nicht ad integrum ausgeheilten Vorerkrankungen, sogenannten Präarthrosen (Hüftdysplasie, Epiphyseolysis capitis femoris, M. Perthes, Frakturen) liegt, ist die Ursache der primären Arthrosis deformans unbekannt.

Klinik. Im Vordergrund steht die Schmerzsymptomatik: am Beginn der Erkrankung Anlaufschmerz, mit weiterem Fortschreiten auch Belastungsschmerz und Ruheschmerz. Typisch ist der wellenförmige Verlauf der Erkrankung mit Phasen geringer und hoher Schmerzintensität. Phasen mit hoher Schmerzintensität werden auch als Phasen der aktivierten Arthrose bezeichnet.

Diagnostik. Wegweisend für die Diagnose ist eine zunehmende Bewegungseinschränkung, bedingt durch die Entwicklung von Gelenkkontrakturen. Zunächst findet sich meist eine Einschränkung der Innenrotation. Ab-, Adduktion- und Außenrotationseinschränkung folgen, die Scharnierfunktion der Hüfte (Extension/Flexion) ist erst später betroffen. Die Kontrakturen bedingen eine Fehlstatik der LWS (Hyperlordosierung), so daß in diesem Bereich häufig starke Begleitbeschwerden auftreten. Kennzeichnend für die aktivierte Arthrose ist die druckschmerzhafte ventrale Gelenkkapsel (Leistendruckschmerz) und der Gelenkerguß. Radiologisch sind Gelenkspaltverschmälerung, gelenknahe Osteosklerose, Geröllzysten sowie osteophytäre Anbauten zu erwarten, wobei der radiologische Befund häufig den Beschwerden des Patienten weit vorauseilt.

Therapie. Hauptziel der Therapie ist eine Belastungsverminderung im betroffenen Gelenkbereich. Einfache Maßnahmen sind hier die Versorgung mit einem kontralateral zu benutzenden Handstock und Pufferabsätzen. Zur Erhaltung und Verbesserung der Beweglichkeit dienen krankengymnastische Übungsbehandlung und balneologische Anwendungen. Die Möglichkeiten der medikamentösen Therapie beschränken sich auf die möglichst nur zeitweilige Gabe von nichtsteroidalen Antirheumatika und intraartikuläre Kortisongaben, besonders in Phasen der aktivierten Arthrose. Operativ gibt es im wesentlichen zwei Strategien, zum einen die gelenkerhaltenden Eingriffe in Form von valgisierenden und varisierenden Umstellungsosteotomien (DVO: derotierende varisierende/valgisierende Osteotomie, siehe Abb. 12.43) und zum anderen die Gelenkersatzoperationen (TEP). Die DVO er-

Abb. 12.43: Intertrochantäre varisierende derotierende Osteotomie mit übungsstabiler Osteosynthese mittels AO-Winkelplatte (H. Zippel 1988)

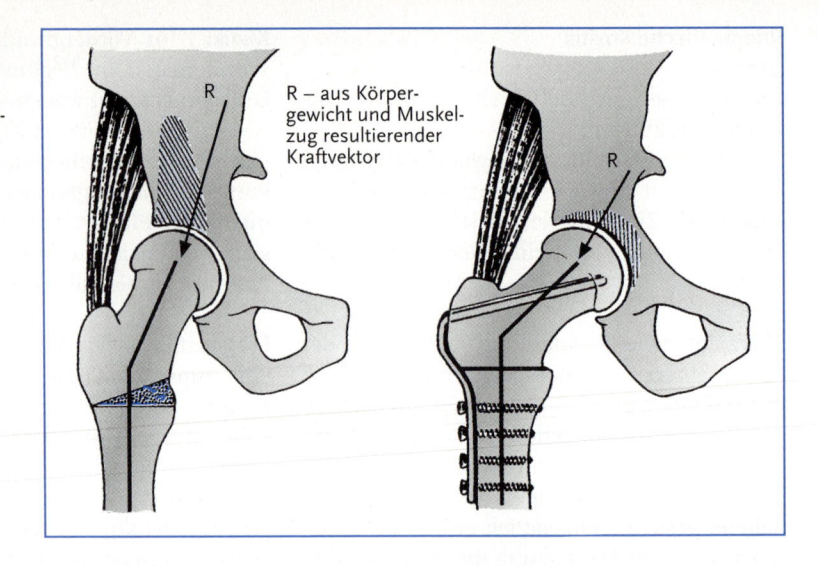

R – aus Körpergewicht und Muskelzug resultierender Kraftvektor

möglicht die Vergrößerung und Verlagerung der Belastungszonen durch eine verbesserte Gelenkzentrierung. Die Umstellungsosteotomie kommt vornehmlich bei jüngeren Menschen mit mechanisch bedingter Arthrosis deformans zum Einsatz. Hauptsächlich aufgrund der begrenzten Lebensdauer von Totalendoprothesen werden diese bei jungen Menschen meist nur dann eingesetzt, wenn eine totale Gelenkdestruktion vorliegt, es sich um eine primäre Athrose handelt, die Genese rheumatisch ist oder ein beidseitiger Befall vorliegt. Bei älteren Menschen (>60 Jahre) mit fortgeschrittener Arthrosis deformans ist die TEP die Methode der Wahl. Ergänzend ist noch die selten und nur bei rückengesunden jungen Menschen angewendete Hüftarthrodese zu erwähnen.

3.9.13
Verletzungen und Verletzungsfolgen

Eine wesentliche und häufige Verletzung der Hüfte ist die Schenkelhalsfraktur. Sie betrifft vor allem ältere Menschen, wobei die Osteoporose einen wesentlichen Prädilektionsfaktor darstellt.

Die Schenkelhalsfraktur werden je nach Lokalisation und Verlauf des Bruchspaltes in verschiedene Typen (Klassifikation nach Pauwels) eingeteilt.

Klinik. Klinisch imponiert die dislozierte Schenkelhalsfraktur durch die Verkürzung und Außenrotationsstellung des betroffenen Beines.

Therapie. Die Therapie ist abhängig vom Typ der Fraktur und dem Alter des Patienten. Frakturen des Typs Pauwels I können immer konservativ behandelt werden. Typ II und III werden beim älteren Menschen (>65 Jahre) in der Regel endoprothetisch versorgt, um die frühzeitige Mobilisation zu ermöglichen (siehe Abb. 12.44). Ansonsten erfolgt die osteosynthetische Versorgung mit Winkelplatten und Schrauben oder dynamischer Hüftschraube. Bei Kindern kommen Spickdrähte zur Anwen-

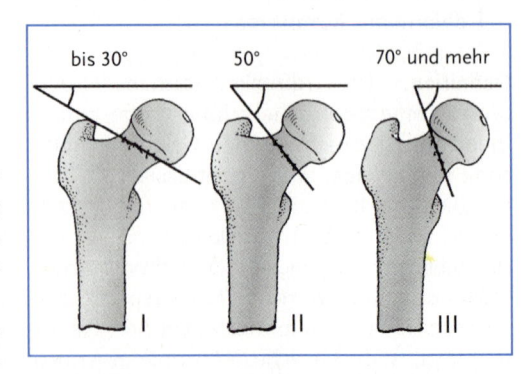

Abb. 12.44: Einteilung der Schenkelhalsfrakturen nach Pauwels (H. Zippel 1988)

dung. Hauptkomplikation der Schenkelhalsfraktur ist die Hüftkopfnekrose.

3.10 Knie

Das Knie ist das größte Gelenk des Menschen. Es besitzt nur eine geringe knöcherne Führung, die komplexe Bewegungsabläufe ermöglicht aber zugleich eine aktive und passive Stabilisierung durch Muskulatur und Bänder unabdingbar macht (zur Anatomie siehe Chirurgie).

3.10.1 Verletzungen und degenerative Veränderungen der Menisken

Meniskusriß

Der Meniskusriß ist eine durch akute Fehlbelastung hervorgerufene Verletzung (meist Oberschenkelrotation über fixiertem Unterschenkel bei Kniebeugestellung), wobei der Innenmeniskus häufiger betroffen ist.

Klinik. Klinisch beklagt der Patient einschießende Schmerzen und Gelenkblockierungen. Es bildet sich ein seröser Reizerguß oder bei Rissen an der Meniskusbasis eventuell auch ein Hämarthros aus.

Diagnostik. Für die Diagnosestellung bieten sich zahlreiche Provokationsteste (Meniskuszeichen siehe Chirurgie, Kap. 31.10) an. Die Diagnosesicherung erfolgt arthroskopisch, wobei gleichzeitig therapiert werden kann (Meniskektomie). Bei chronischen Meniskusläsionen finden sich radiologisch häufig osteophytäre Anbauten am betroffenen Gelenkspalt (Rauber-Konsole), inaktivitätsbedingt ist die Oberschenkelmuskulatur gelegentlich verschmächtigt.

Therapie. Therapeutisch wird die Meniskusteilresektion angestrebt, da Totalresektionen langfristig zur Arthrose führen.

Scheibenmeniskus

Der Scheibenmeniskus ist der Meniskus des Neugeborenen. Persistiert diese Form, so kommt es im Schulalter zu einer charakteristischen Symptomatik, mit Streckhemmung und Einklemmungserscheinungen. Die Diagnosesicherung und Therapie (Meniskusteilresektion) erfolgen arthroskopisch.

Kalzifikation und Ossifikation der Menisken (Pseudogicht oder Chondrokalzinose)

Bei der Chondrokalzinose kommt es überwiegend idiopathisch zur Ablagerung von Kalziumpyrophosphatkristallen in Gelenkknorpel, Synovialis, Sehnen, Bändern, Menisken und Bandscheiben. Es gibt akute und subakute Verläufe. In den meisten Fällen leidet der Patient unter chronischen Gelenkschmerzen, leider kommt es nicht selten zu destruktiven Arthropathien.

Diagnostik. Arthroskopie und Röntgen.

Therapie. Symptomatisch: Ergußpunktion, Injektion von Glukokortikoiden, nichtsteroidalen Antirheumatika (NSAR) und Kryotherapie.

3.10.2 Verletzungen der Knieligamente und ihre Rekonstruktionsmöglichkeiten

Bandverletzungen

Sie sind die Folge indirekter Traumen. Häufig treten kombinierte Verletzungen auf, z.B. Ruptur des Innenbandes und des vorderen Kreuzbandes sowie Riß des Innenmeniskus, sogenannte „Unhappy triad". Wichtig auch bezüglich der therapeutischen Konsequenzen ist die Unterscheidung zwischen *akuten* und *chronischen Läsionen*.

Kardinalsymptom der frischen Verletzung ist das begleitende *Hämarthros*. Zur näheren Differenzierung der Bandläsion, ob chronisch oder akut, kommen Bandtests zur Anwendung, wie der Lachmann-, Pivot-Shift- und Schubladentest.

Ein *Zeichen der chronischen Verletzung* ist die *Atrophie der Oberschenkelmuskulatur* bedingt durch eine längerfristige Schonhaltung. Weiter beschreibt der Patient häufig eine *Gangunsicherheit*. Bedingt durch die erhöhte Gelenkmobilität besteht die erhöhte Gefahr von Menikuseinklemmungen.

Diagnostik. Bei Verdacht auf akute Verletzungen wird bevorzugt zunächst eine Gelenkpunktion vorgenommen, um ein eventuelles Hämarthros zu identifizieren. Zeigen sich Fettaugen im Punktat, besteht der Verdacht einer knöchernen Läsion. Röntgenaufnahmen in zwei Ebenen dienen im Akutfall dem Frakturausschluß, während sich bei chronischen Verletzungen im Röntgen typische Zeichen sekundärer Gelenkdegeneration zeigen, z.B. ein Stieda-Pelegrini-Schatten als Hinweis auf eine alte Innenbandläsion.

Therapie. Bei Verletzungen des vorderen Kreuzbandes wird bevorzugt die zweizeitige operative Rekonstruktion durchgeführt, bei der zunächst das Kniebinnentrauma saniert und anschließend eine Kreuzbandersatzplastik durchgeführt wird. Demgegenüber stellen Innenbandverletzungen eine Indikation für die konservative Behandlung dar. Chronische Instabilitäten werden mit stabilisierenden Maßnahmen (Krankengymnastik, Isokinetik) behandelt. Bei hochgradiger Instabilität sind Kapselbandplastiken indiziert.

3.10.3 Muskel- und Patellaverletzungen

Rupturen im Bereich des M. quadrizeps femoris

Diese Art von Ruptur ist entweder degenerativ oder häufiger traumatisch bedingt. Symptome sind ein plötzlicher Schlag oder Stich im Muskel. Später stellen sich Druck- und Dehnungsschmerz, begleitet von einem Hämatom, ein. Je nachdem, ob eine Teil- oder Vollruptur vorliegt, ist die Funktion eingeschränkt oder aufgehoben. Teilrupturen werden konservativ mit Ruhigstellung und Antiphlogistika behandelt, bei der Totalruptur wird mit Hilfe einer Muskelnaht die Rekonstruktion angestrebt.

Patelladislokation, Patellaluxation (PL)

Wesentlich ist die Unterscheidung zwischen angeborenen, habituellen und posttraumatischen Patellaluxationen. Die angeborene Patellaluxation ist durch eine hypoplastische Patella mit permanent lateralisiertem Kniestreckapparat bei begleitendem Genu valgum charakterisiert. Befindet sich die Patella in Streckstellung im femoropatellaren Gleitlager und weicht bei zunehmender Beugung lateral aus, so liegt eine habituelle Patellaluxation vor. Wird eine traumatisch bedingte Luxation nur unzureichend therapiert, können rezidivierend auftretende Luxationen auftreten.

Klinik. Bei angeborener Luxation wird die Streckung des Oberschenkels schmerzbedingt vermieden. Die luxierte Patella kann gut palpiert werden. Die Diagnose der habituellen Luxation ergibt sich durch Inspektion und Palpation, wenn bei Kniebeugung die Patella lateral ausweicht. Patienten mit einer traumatischen Patellaluxation beklagen häufig eine Fallneigung. Die für die Patellaluxation typische Dysplasie der Gelenkpartner kann radiologisch durch Tangentialaufnahmen des Femoropatellargelenks dargestellt werden. Bei Kindern ist auch Ultraschalldiagnostik möglich.

Therapie. Der lateralseitige Streckapparat des Knies wird durchtrennt und der mediale gerafft. Bei pathologischem Q-Winkel (Winkel zwischen Beinachse und Patellasehne) wird zusätzlich die Tuberositas tibiae nach medial versetzt. Dies ist aufgrund der noch aktiven Tibiaepiphyse bei Kindern nicht indiziert, da eine Epiphysenverödung mit der Folge eines Genu recurvatum droht. Liegt ein starkes Genu valgum vor, ist zusätzlich eine Umstellungsosteotomie anzustreben.

Chondropathia patellae

Diese Erkrankung wird besser als femoropatellares Schmerzsyndrom bezeichnet, da nicht der schmerzrezeptorfreie Knorpel die Schmerzen verursacht, sondern umliegende Strukturen. Ursache des femoropatellaren Schmerzsyndroms ist in vielen Fällen eine mechanische

Überlastung, z.B. bei Fliesenlegern. Es kommt zu Reizzuständen der die Patella umfassenden ligamentären und synovialen Strukturen. Auch in der Pubertät tritt diese Erkrankung häufig auf, wobei eine pathogenetische Erklärung hier noch aussteht.

Klinik. Klinisch äußert sich das femoropatellare Schmerzsyndrom durch belastungsabhängige Schmerzen im vorderen Kniebereich, wobei die Symptomatik sich nach längeren Beugephasen verstärkt.

Die Diagnose kann klinisch gestellt werden. Der Patellaandruckversuch löst Schmerzen aus, Anspannung des M. Quadrizeps bei fixierter Kniescheibe (Zohlen-Zeichen) führt zur Schmerzauslösung.

Therapie. Zunächst konservativ mit Krankengymnastik (Auftrainieren des M. vastus medialis, Dehnung der ischiokruralen Muskulatur, Elektrotherapie, Tapeverbände, und Antiphlogistika). Operative Maßnahmen nur nach Versagen aller konservativen Maßnahmen, da insbesondere bei Jugendlichen eine hohe Spontanheilungsrate besteht.

Chondromalacia patellae

Die Chondromalacia patellae bezeichnet die Erweichung des Patellaknorpels, wobei die Genese nicht geklärt ist; diskutiert werden Überlastungsschäden. Resultat der Chondromalazie ist häufig die Femoropatellararthrose.

Klinik. Es finden sich retropatellarer Schmerz, Krepitationen und gelegentlich ein Gelenkerguß.

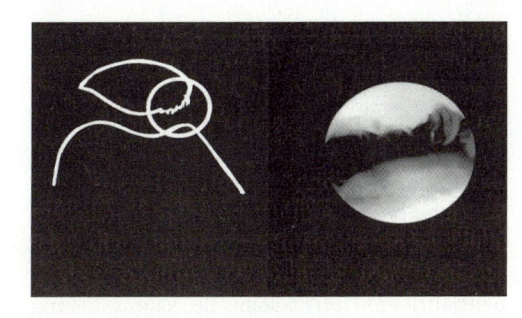

Abb. 12.45: Chondromalacia patellae (IMPP)

Diagnostik. Im Frühstadium arthroskopisch (siehe Abb. 12.45), da das Röntgenbild oft unauffällig ist.

Therapie. Schonung und Antiphlogistikagabe. Chondroprotektiva haben im wesentlichen eine subjektiv positive Wirkung. Eine balneologische und physikalische Therapie ist hilfreich. Operativ kommen Knorpelglättung, Pridie-Bohrungen und selten Medialisierung der Tuberositas tibiae oder Spaltung des lateralen Retinakulums zur Anwendung.

Kniescheibenspitzensyndrom

Das Kniescheibenspitzensyndrom ist eine Überlastungserscheinung des Knies, es kommt hier zu einem Druckschmerz am unteren Patellapol. Die Therapie besteht in Entlastung und eventuell therapeutischer Lokalanästhesie.

3.10.4
Weitere Erkrankungen

Osteochondrosis dissecans

Die Osteochondrosis dissecans ist eine aseptische Knochennekrose meist des lateralen Randes der medialen Femurkondyle. Bevorzugt tritt die Osteochondrosis dissecans bei männlichen Patienten mit Ende des Wachstumsalters auf. Der doppelseitige Befall ist nicht selten (25 %).

Klinik. Klinisch zeigen sich uncharakteristische belastungsabhängige Schmerzzustände, bei Dissekatlösung sind Gelenkblockierungen möglich.

Diagnostik. Röntgen in zwei Ebenen, eventuell Arthroskopie; in besonderen Fällen kann der Einsatz der Kernspintomographie notwendig werden.

Therapie. Entlastung für zunächst 6–8 Wochen. Kommt es nicht zur Besserung, so ist operativ bei noch intakter Gelenkfläche die ante- oder retrograde Anbohrung des Dissekats möglich. Bei Knorpeldemarkierung sollte die Refixation des Dissekats angestrebt werden.

Letzte Möglichkeit ist die Defektfüllung durch homologes oder autologes Material (z.B. sogenannte Umkehrbolzung).

Spontane Osteonekrose des Knies (Morbus Ahlbaeck)

Dies ist eine Erkrankung des höheren Lebensalters, wobei neben idiopathischem Vorkommen eine Kortisontherapie ursächlich sein kann. Es kommt zu einer segmentalen Osteonekrose des medialen Femurkondylus.

Klinik. Es imponiert ein beeinträchtigender Belastungsschmerz, der plötzlich auftritt. Begleitend kommen Kapselschwellung und Erguß hinzu, später eine zunehmende Varusdeformität.

Diagnostik. Röntgen.

Therapie. Therapeutisch wird im Frühstadium eine Entlastung durch eine valgisierende Umstellungsosteotomie herbeigeführt. Fortgeschrittene Veränderungen sind eine Indikation für eine mediale Schlittenprothese.

Morbus Osgood-Schlatter

Der Morbus Osgood-Schlatter (siehe Abb. 12.46) ist eine relativ häufige Erkrankung bei Kindern und Jugendlichen. Es kommt zur Ausbildung einer aseptischen Nekrose der Tibiaapophyse. Ursächlich ist ein Ungleichgewicht zwischen Belastung und Belastbarkeit des Knorpelgewebes.

Klinik. Leitsymptom ist ein lokaler Belastungsschmerz und deutliche Druckschmerzhaftigkeit der Tuberositas tibiae. Gelegentlich tritt eine Prominenz der Tuberositas auf.

Therapie. Sportkarenz und Behandlung mit lokalen antiphlogistischen Salbenanwendungen.

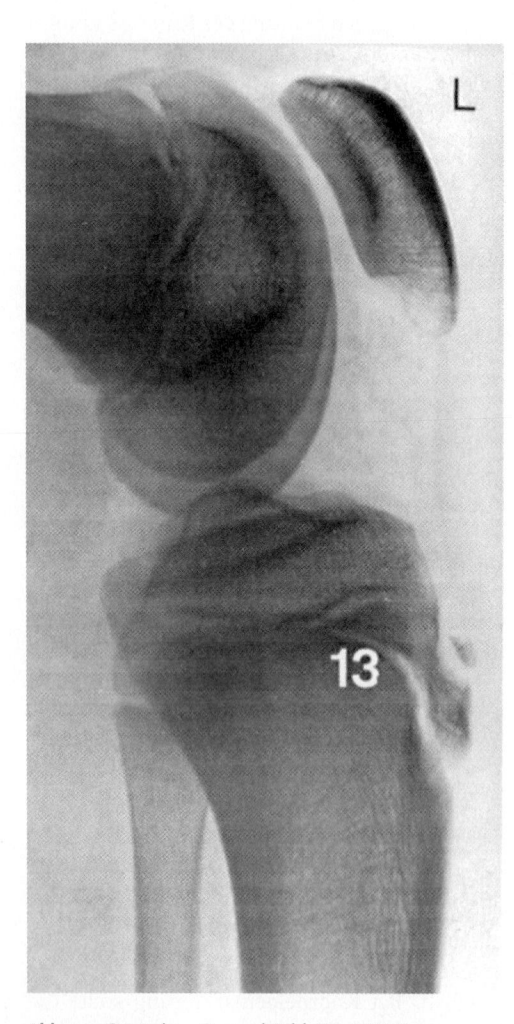

Abb. 12.46: Morbus Osgood-Schlatter (IMPP)

3.10.5 Oberschenkel- und Unterschenkeldeformitäten (auch posttraumatisch) und ihre Auswirkungen auf das Kniegelenk

Sämtliche Deformitäten haben meist eine der drei folgenden Kniefehlstellungen zur Folge: *Genu varum, Genu valgum* und *Genu recurvatum.*

Genu varum

Das Genu varum bezeichnet die vermehrte O-Bein-Stellung im Kniegelenk. Das Genu valgum die X-Bein-Stellung. Bei normaler Entwicklung bestehen im Säuglingsalter O-Beine, mit etwa 3 Jahren entwickelt sich eine Valgusstellung von 10° und im Schulalter (ab 7. Lebensjahr) eine physiologische Valgusstellung von 5–7°.

Ätiologisch für beidseitige Beinachsenfehlstellung in der Kindheit sind Stoffwechselerkrankungen, wie z.B. Rachitis und Phosphatdiabetes sowie Systemerkrankungen, wie z.B. Achondroplasie und Osteogenesis imperfecta. Einseitige Achsenfehlstellungen entstehen idiopathisch durch Läsionen der Wachstumsfugen nach Entzündungen und Traumen sowie bei Tumoren, Blount's desease, Lähmungen (z.B. Poliomyelitis) und Hüftadduktionskontraktur (mit kompensatorischem X-Bein).

Unterbleibt die Achskorrektur, so besteht eine ständige Verschlimmerungstendenz der Fehlstellung. Im weiteren Verlauf stellen sich Bandlockerungen und degenerative Veränderungen in Form von medialen (varus) und lateralen (valgus) Arthrosen ein (siehe Abb. 12.47).

Klinik. Die Fehlstellungen verursachen selten Beschwerden, die Deformität ist lediglich optisch auffällig. Das Ausmaß der Deformität läßt sich durch Messung des Kondylen- oder Malleolenabstandes objektivieren. Radiologisch werden lange Beinachsenaufnahmen im Stehen angefertigt.

Therapie. Eine Therapie ist wegen der präarthrotischen Potenz der Deformität unumgänglich. Bei geringen Fehlstellungen sind Schuhzurichtungen (Außenranderhöhung bei O-Beinen und Innenranderhöhung bei X-Beinen) ausreichend. Liegen erhebliche Deformitäten vor (10cm und mehr Intermalleolar- oder Interkondylärabstand), so sollte eine Korrekturosteotomie durchgeführt werden. Möglich ist auch eine Epiphyseodese nach Blount vor Wachstumsabschluß.

Tibia vara (Blount's disease)

Es handelt sich um eine seltene Osteochondronekrose der proximalen medialen Tibiaepiphyse und -metaphyse, die durch eine resultierende Wachstumsstörung zum Genu varum führt. Es gibt zwei Formen, die nach dem Zeitpunkt ihres Auftretens definiert werden, zum einen die infantile Form, die bevorzugt im 2.–4. Lebensjahr auftritt, und zum anderen die seltenere juvenile Form im Alter um das 8. Lebensjahr.

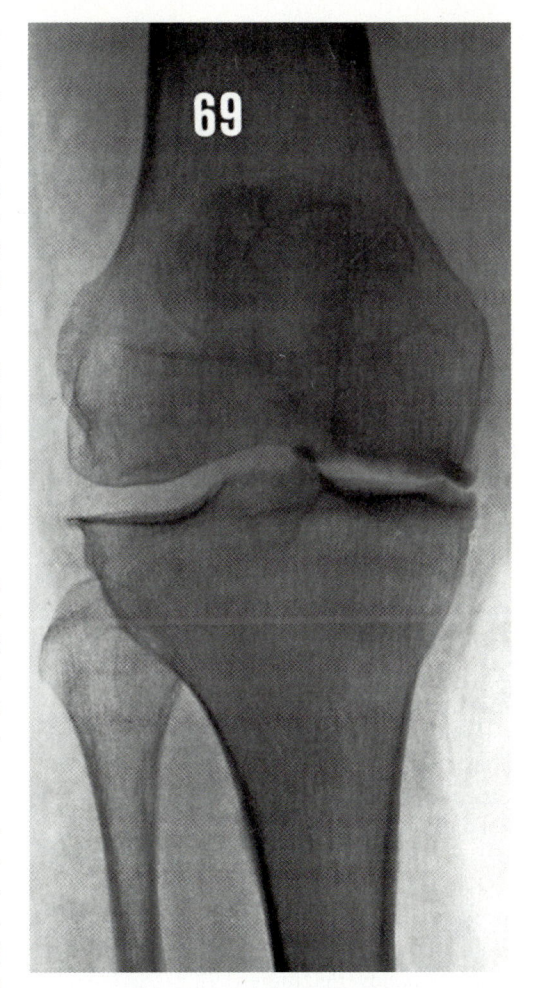

Abb. 12.47: Medial betonte Gonarthrose als Spätfolge eines Genu varum (IMPP)

Klinik. Beim Genu varum zeigt sich ein kniegelenksnah gelegener Krümmungsscheitel der Tibia. Begleitend kann ein Innendrehfehler der Tibia oder ein Genu recurvatum auftreten. Bei der infantilen Form findet sich im Gegensatz zur juvenilen Form häufig eine Verkürzung des Unterschenkels.

Diagnostik. Radiologisch ist ein Abknicken der medialen Hälfte der proximalen Tibiaepiphyse zu beobachten, weiterhin ist die unregelmäßige Verknöcherung in diesem Bereich auffällig.

DD. Differentialdiagnostisch ist das beiderseits auftretende O-Bein bei Rachitis und Chondrodystrophie sowie das Crus varum congenitum abzugrenzen, wobei bei letzterem der Krümmungsscheitel im unteren Drittel der Diaphyse liegt.

Therapie. Therapeutisches Ziel ist es, ein Fortschreiten der Varusdeformität zu verhindern. Hierzu kommen konservativ Nachtlagerschienen zur Anwendung. Sind diese nicht erfolgreich, ist eine Umstellungsosteotomie die Methode der Wahl, wobei während der gesamten Wachstumsperiode mehrere Operationen notwendig werden können.

Arthrosis deformans der einzelnen Kniegelenkskompartimente (Gonarthrose)

Das Knie besteht aus drei Gelenkanteilen, dem medialen, lateralen und femoropatellaren Anteil. Diese Bereiche können einzeln oder gemeinsam von einer Arthrose betroffen sein.

Ätiologisch werden *idiopathische* und *sekundäre Gonarthrosen* unterschieden. Die sekundären Gonarthrosen können durch folgende Faktoren bedingt sein:
- durch statische Belastungen, z. B. Achsfehlstellungen nach Menikusverletzungen
- posttraumatisch nach intra- oder extraartikulären Frakturen oder instabilisierende Kapselbandverletzungen
- Entzündungen
- kongenitalen Entwicklungsstörungen, Stoffwechselstörungen und Wachstumsstörungen

Einseitige Belastungen des Kniegelenks, z. B. durch eine Varusstellung, führen zu unilateralen Gelenkverschleiß.

Diagnostik. Anamnestisch berichtet der Patient über Gelenkschmerzen, Steifigkeitsgefühl, Schwellneigung, Anlauf- und Belastungsschmerz. Im weiteren Verlauf kommen Dauer- und Nachtschmerz und eine verminderte Belastbarkeit hinzu. Radiologisch zeigt die Kniegelenksaufnahme stehend in zwei Ebenen mit Patellatangentialaufnahme je nach Ausprägung der Arthrose subchondrale Sklerosierungvermehrung, osteophytäre Randanbauten (Rauber-Konsole), Ausziehungen der Eminentiae intercondylicae, Gelenkspaltverschmälerung, Geröllzysten und Achsfehlstellungen. Interessanterweise besteht keine enge Korrelation zwischen dem Röntgenbefund und den Beschwerden des Patienten.

Konservative Therapie. Die Therapie ist zunächst konservativ in Form von physikalischen Maßnahmen (Krankengymnastik, Thermotherapie, Hydrotherapie und Elektrotherapie), medikamentöser Behandlung oral sowie intraartikulär und Maßnahmen zur Versorgung mit orthopädietechnischen Hilfsmitteln, wie z.B. Pufferabsätzen, Schuhranderhöhung und Gehstützen. All diese Maßnahmen können den schicksalhaften Verlauf der Arthrose nicht aufhalten, sie wirken lediglich symptomatisch.

Operative Therapie. Überschreiten die subjektiven Beschwerden des Patienten das Maß des Erträglichen, sind operative Maßnahmen indiziert. Es wird zwischen gelenkerhaltenden, gelenkversteifenden und gelenkersetzenden Operationen unterschieden:
- *Gelenkerhaltung:* Hier werden vornehmlich Umstellungsosteotomien bei durch Achsfehlstellungen bedingte asymmetrische Gonarthrosen durchgeführt. Voraussetzung ist ein stabiler Bandapparat und eine ausreichend gut erhaltene Gelenkfläche im postoperativen Belastungsbereich
- *gelenkversteifende Operationen* sind indiziert bei bestehenden oder abgelaufenen Entzündungen mit schwerer Gelenkzerstörung, nicht rekonstruierbarer Knieinstabilität und mißlungenen gelenkprothetischen Versorgungen. Bei schwerem Gelenkschaden des kontralateralen Knies oder der homolateralen Hüfte ist eine Arthrodese kontraindiziert
- *Gelenkersatz:* Ausgeprägte, stark schmerzhafte Arthrosen, die alle Gelenkkompartimente betreffen, können mit verschiedenen Prothesentypen versorgt werden. Voraussetzung für eine Endoprothese ist eine ausreichende Knochenfestigkeit. Bei Gelenkinfektion, hochgradiger Osteoporose oder einem Lebensalter unter 60 (relativ) ist der

Gelenkersatz kontraindiziert. Bei jeder prothetischen Maßnahme sollte möglichst knochensparend operiert werden, um bei einer eventuell später notwendig werdenden Arthrodese nicht eine wesentliche Beinverkürzung hinnehmen zu müssen.

Prothesentypen. Man verwendet gegenwärtig folgende Prothesenarten:
- achsengeführte Knieendoprothesen, sogenannte Halbscharnier- und Scharnierprothesen kommen bei schweren Pangonarthrosen mit begleitender schwerer Bandinstabilität zum Einsatz
- ungekoppelter bikondilärer Oberflächenersatz, auch als Schlittenprothesen bezeichnet, ist bei Pangonarthrose mit stabilem Bandapparat indiziert
- unikondilärer Oberflächenersatz, auch zu den Schlittenprothesen zählend, wird bei medialer oder lateraler Gonarthrose bevorzugt

3.10.6 Bakterielle und abakterielle Kniegelenksentzündungen (Gonitis)

Die Gonitis kann bakteriell, abakteriell, entzündlich-rheumatisch, systemisch oder reaktiv bedingt sein.

Kniegelenksempyem

Das Kniegelenksempyem ist als bakterielle, unspezifische Kniegelenksentzündung definiert. Als häufige Erreger finden sich Staphylokokken, seltener Gonokokken, Meningokokken, Pneumokokken oder Streptokokken. Es kommen *primäre* und *sekundäre Arthritiden* vor. Bei der primären Arthritis gelangt der Erreger direkt in das Knie, z.B. durch eine intraartikuläre Injektion. Bei der sekundären Arthritis gelangt der Keim hämatogen bei einem Herdgeschehen, z.B. Wurzelgranulom eines Zahnes, in das Knie.

Klinik. Es finden sich alle Anzeichen einer Entzündung (Rubor, Calor, Dolor, Tumor und Functio laesa). Die allgemeinen Entzündungssymptome wie Fieber, Schüttelfrost und reduzierter Allgemeinzustand treten auf. Die Laborparameter zeigen eine akute Entzündung (CRP und BSG hoch, Leukozytose) an. In der Regel liegt ein Gelenkerguß vor, eine Punktion desselben sichert bei Gewinnung von Eiter die Diagnose. Zur Differentialdiagnose kann eine Synoviaanalyse durchgeführt werden.

Therapie. Man leitet eine gezielte parenterale Antibiotikatherapie ein, weiterhin wird die Gelenkeröffnung zur Gelenkspülung, Synovektomie und Einlage einer Spül-Saug-Drainage angestrebt. Das Gelenk ist postoperativ schnellstmöglich zu mobilisieren.

> **Klinischer Fall**
>
> Wenige Tage nach einer wegen Gonarthrose erfolgten Kniegelenksinjektion mit Mukopolysacchariden kommt es zur Rötung und starker Schmerzhaftigkeit des Kniegelenks. *Diagnose:* eitrige Gonitis

Abakterielle Gonitis

Die abakterielle Gonitis tritt häufig parainfektiös auf, bei den toxinbildenden Erregern in Form allergisch-hypergischer Reaktion.

Die Beschwerden sind insgesamt geringer ausgeprägt als beim Kniegelenksempyem. Die Krankheitserscheinungen sind meist nach wenigen Tagen rückläufig, im Röntgenbild finden sich keine Veränderungen. Eine spezielle Therapie ist nicht notwendig.

Spezifische Entzündungen

Spezifische Entzündungen werden z.B. durch das Tuberkelbakterium hervorgerufen. Charakteristisch ist hierbei der langsame, schleichende Verlauf mit zunehmender Schwellung bei ausgeprägtem Muskelschwund.

Prognose. Die Prognose der bakteriellen unspezifischen und spezifischen Entzündung hängt wesentlich vom Therapiebeginn ab, wobei sich unbehandelt meist eine Ankylose einstellt. Die Prognose der parainfektiösen Gonitis ist gut.

3.10.7
Erkrankungen der Schleimbeutel des Kniegelenks (Bursitis)

Es ist zwischen akuten und chronischen Bursitiden, welche meist durch mechanische Überlastung entstehen, zu differenzieren. Die akute Bursitis ist durch exsudative Vorgänge und eine ödematöse Schwellung charakterisiert, während die chronische durch die Proliferation der Schleimbeutelwand auffällt. Letztendlich können Bursen auch kalzifizieren.

Die meistbetroffenen Schleimbeutel sind die Bursae suprapatellaris, praepatellaris und infrapatellaris. Eitrige Bursitiden bedürfen der sofortigen Eröffnung und Drainage, chronische Bursitiden können bei Beschwerdepersistenz ausgeräumt werden.

3.10.8
Insertionstendinose des M. popliteus, am Pes anserinus und im Einstrahlungsgebiet des Tractus iliotibialis

Symptomatologie. Die allgemeinen klinischen Zeichen einer Insertionstendinose sind Kraftlosigkeit des betroffenen Muskels, Verspannungen der synergistischen Muskulatur und Druckschmerz der Sehne oder ihrer Insertionszone. Begleitend besteht eine Schmerzhaftigkeit bei aktiver Anspannung und passiver Dehnung des betroffenen Muskels. Bei chronischen Verläufen sind häufig knotenförmige Verdickungen der zugehörigen Gleitgewebe oder Formstörungen der Sehnen feststellbar. Aus obigen Angaben läßt sich die Symptomatik spezieller Insertionstendinosen herleiten.

- *Insertionstendinose des M. popliteus:* Druckschmerz über dem lateralen Epikondylus femoris und Schmerz bei Flexion und Innenrotation im Kniegelenk
- *Insertionstendinose des Pes anserinus:* Druckschmerz medial der Tuberositas tibiae und/oder über dem Condylus medialis tibiae. Schmerz bei Flexion und Innenrotation im Knie
- *Insertionszone des Tractus iliotibialis:* Druckschmerz unterhalb des lateralen Tibiaplateaus (Gerdy-Tuberkulum); Schmerz bei Kniestreckung

Therapie. Dehnungstherapie, Querfriktion und Infiltrationen mit Lokalanästhetika.

3.10.9
Deformierungen nach epiphysären Verletzungen

Für die Funktion des Knies sind die proximale Epiphyse der Tibia und die distale Epiphyse des Femur von wesentlicher Bedeutung. Nach Frakturen vom Typ Aitken II/Salter III (definiert als Epiphysiolyse mit epiphysärem Fragment) oder Aitken III/Salter IV (definiert als Fraktur mit epi-metaphysärem Fragment) oder Salter V (definiert als Stauchung) ist mit einer Wachstumsstörung zu rechnen (siehe Abb. 12.48).

Abb. 12.48: Einteilung der Epiphyseolysen nach Salter und Aitken (H. Zippel 1988)

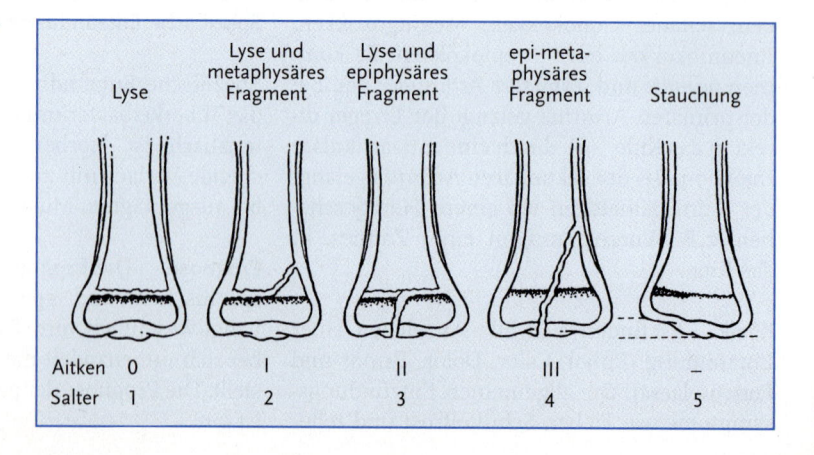

	Lyse	Lyse und metaphysäres Fragment	Lyse und epiphysäres Fragment	epi-meta- physäres Fragment	Stauchung
Aitken	0	I	II	III	–
Salter	1	2	3	4	5

Bei Störungen im medialen Epiphysenbereich resultieren Varusdeformitäten, bei Störungen im lateralen Epiphysenbereich kommt es zu Valgusdeformitäten (siehe auch Chirurgie, Kap. 31).

3.10.10
Kniegelenksbeschwerden als einziges Symptom einer Hüfterkrankung

Dieses Phänomen wird häufig beim Morbus Perthes und der Lentaform der ECF (siehe auch dort) beobachtet. Bei nicht zu klärenden Knieschmerzen sollte daher immer auch eine Untersuchung der Hüften, eventuell auch eine Beckenübersichtsaufnahme angefertigt werden.

3.11
Unterschenkel und Knöchelregion

Zur Traumatologie dieser Region siehe Chirurgie, Kapitel 31.11.

Achillodynie

Definition. Schmerzen im distalen Anteil der Achillessehne.

Ätiologie. Meist degenerative Veränderungen, aber auch entzündliche Erkrankungen mit Beteiligung des Paratendineums an der Achillessehne, z.B. bei Gicht oder Hypercholesterinämie.

Klinik. Schmerzbedingte Spitzfußstellung, in schweren Fällen Gehunfähigkeit. Achillessehne distal verdickt, Verschieblichkeit des Gleitgewebes reduziert.

DD. Knochenerkrankungen (z.B. Osteoporose), Fersensporn, Arthritis des oberen und unteren Sprunggelenkes u.a.m.

Therapie. Akutes Stadium: Ruhigstellung (Gips, Tapeverband), Analgetika, Antiphlogistika und Lokalanästhetika. Chronisches Stadium: Absatzerhöhung, Salbenverbände, Elektrotherapie.

Arthrose des Talokruralgelenkes

Der Verschleiß des oberen Sprunggelenkes entsteht am häufigsten nach in Fehlstellung verheilten Luxationsfrakturen. Das Abrollen im Rückfußbereich ist schmerzhaft eingeschränkt; es kann eine Instabilität und Fehlstellung vorliegen. Die konservative Therapie besteht in der Versorgung mit einer Knöchelbandage, Einlagenversorgung, Pufferabsätzen oder aber der Versorgung mit einem Arthrodesestiefel. Operativ wird die Arthrodese des oberen Sprunggelenkes durchgeführt.

Tarsaltunnelsyndrom

Definition. Kompression des N. tibialis am Eintritt in den Tarsaltunnel am Innenknöchel unter dem Lig. laciniatum.

Ätiologie. Traumen, Entzündungen (z.B. cP), Tumoren, Blutergüsse, Ganglien.

Klinik. Selteneres Äquivalent zum Karpaltunnelsyndrom an der Hand. Belastungsabhängige und nächtliche Dysästhesien, Parästhesien und Hypästhesien sowie Schmerzen im Bereich der Fußsohle und Zehen. Zunahme der Beschwerden bei Druck hinter dem Innenknöchel. Gelegentlich Ausstrahlung in die Wadenmuskulatur. Man sieht gelegentlich eine Atrophie und Lähmung der Zehenspreizer.

Diagnostik. EMG, Elektroneurographie.

Therapie. Entlastung durch Abstützung des Längsgewölbes. Bei Fortbestand der Beschwerden Dekompression durch operative Spaltung des Lig. laciniatum.

3.12
Fuß

Morbus Köhler I (Osteochondrosis juvenilis ossis naviculare pedis)

Definition. Juvenile aseptische Knochennekrose des Kahnbeins.
Erkrankungsgipfel: 3.–12. Lebensjahr, Geschlechtsverteilung Jungen/Mädchen 4:1.

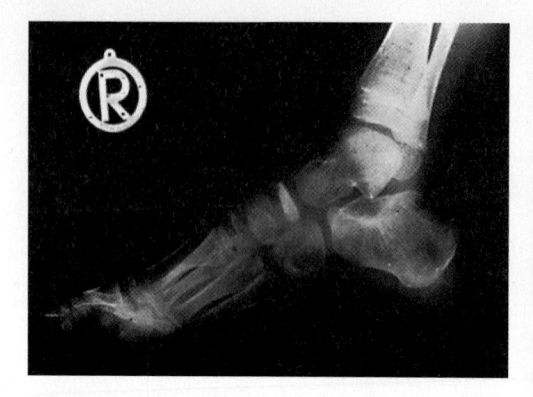

Abb. 12.49: Spontane Osteonekrose des Kahnbeins (IMPP)

Pathogenese. Aufgrund einer Vaskularisationsstörung kommt es zum Umbau des Kahnbeins. Die Erkrankung verläuft in unterschiedlichen *Stadien* (wie bei Morbus Perthes; *Initial-, Kondensations-, Fragmentations-, Reparations-* und *Ausheilungsstadium*). Seltene Komplikation ist eine sekundäre Arthrose der angrenzenden Gelenke.

Klinik und Diagnostik. Schmerzen, Schwellung und Druckschmerz im Bereich des Fußinnenrandes, Einschränkung der Pro- und Supination. Röntgenologisch typische Zeichen der Osteochondrose (siehe Abb. 12.49).

Therapie. Ruhigstellung im Tapeverband für mehrere Wochen, danach Einlagenversorgung.

Prognose. Gut.

Morbus Köhler II (Morbus Freiberg-Köhler)

Definition. Aseptische Nekrose der Metatarsalköpfchen II, III oder IV.

Erkrankungsgipfel. 8.–18. Lebensjahr, Geschlechterverteilung Jungen/Mädchen 1:4.

Pathogenese. Ursache unbekannt.

Klinik und Diagnostik. Belastungsabhängige Schmerzen im Vorfußbereich, Funktionseinschränkung, gelegentliche Schwellung, Gehen auf dem Fußaußenrand. Im Röntgen typische Zeichen der Osteochondrose (siehe Abb. 12.50).

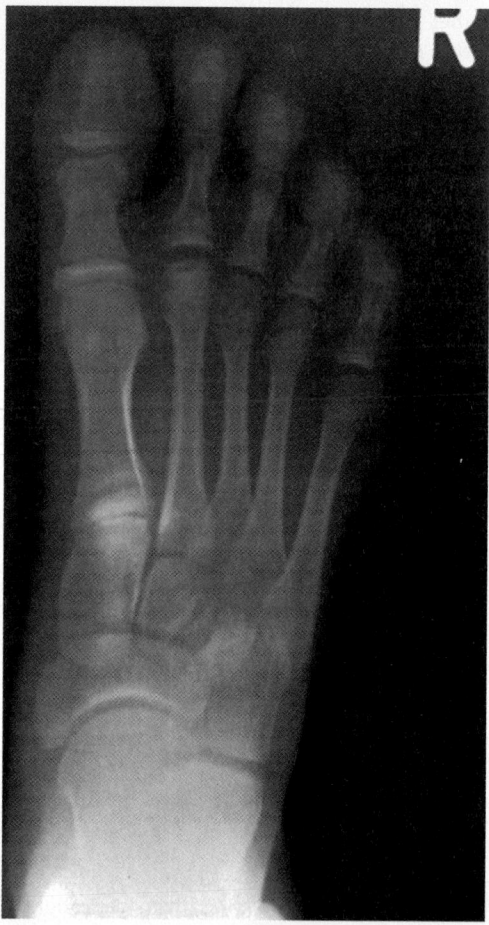

Abb. 12.50: Morbus Köhler II am Fuß (IMPP)

Therapie. Im floriden Stadium Einlage mit retrokapitaler Abstützung. Später eventuell operative Verschmälerung des verplumpten Metatarsalköpfchens.

Prognose. Nicht selten Defektheilung mit Deformierung des Metatarsalköpfchens.

3.12.1 Angeborene und erworbene Fußdeformitäten, degenerative Erkrankungen

Die Belastung des Fußes stützt sich physiologischerweise auf drei Punkte: Großzehenballen (Metatarsalköpfchen I), Kleinzehenballen (Metatarsalköpfchen V) und Ferse. Auf diese Weise entstehen das Längs- und das Quergewölbe des Fußes. Die Gewölbe werden durch statische (Knochen, Bänder, Plantaraponeurose) und dynamische (Muskeln) Faktoren aufrechterhalten. Beim gesunden Fuß entspricht das Schwielenmuster diesen Belastungspunkten. Bei unphysiologischer Belastung oder Fehlbildung des Fußes kommt es zum pathologischen Schwielenmuster, z.B. können Hornhautschwielen über Metatarsalköpfchen III auf einen Spreizfuß hinweisen. Die ideale Fußform ist nicht definierbar. Dennoch unterscheidet sich die echte Deformität von der harmlosen Fehlhaltung dadurch, daß sie weder aktiv noch passiv ausgeglichen werden kann.

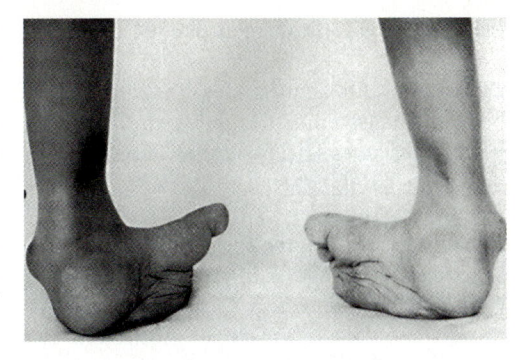

Abb. 12.51: Klumpfuß (IMPP)

Klumpfuß (Pes equinovarus, excavatus et adductus)

Definition. Komplexe Fußdeformität mit *vier Komponenten*:
- *Spitzfußstellung* (Pes equinus)
- *Supinationsstellung* des gesamten Fußes (Pes varus)
- *Sichelfuß* (Pes adductus)
- *Hohlfuß* (Pes excavatus)

Regelmäßig besteht eine Atrophie des M. triceps surae.

Häufigkeit. Nach der Hüftdysplasie zweithäufigste angeborene Skelettmißbildung. Betroffen sind ca. 1% der Neugeborenen (Jungen/Mädchen 2:1). Kombination mit anderen Mißbildungen, z.B. Hüftdysplasie, nicht selten.

Ätiologie. Meist angeborener, sogenannter muskulärer Klumpfuß, dessen Ätiologie ungeklärt ist; wahrscheinlich latent-rezessiver Erbgang. Ein- und doppelseitiger Befall werden gleich häufig beobachtet (siehe Abb. 12.51). Seltener kommt als Folge eines Muskelungleichgewichtes, z.B. bei Poliomyelitis, spastischer Lähmung bei Zerebralparese oder nach Hemiplegien, ein erworbener Klumpfuß vor.

Diagnostik. Der angeborene Klumpfuß wird bereits bei der Geburt diagnostiziert. Vom echten Klumpfuß sind Klumpfußhaltungen abzugrenzen, die auf eine intrauterine Lageeinengung zurückzuführen sind und passiv bereits bei Geburt völlig korrigierbar sind. Der echte Klumpfuß läßt sich manuell nur teilweise redressieren, die Wadenmuskulatur ist verschmächtigt („Klumpfußwade"). Im Röntgen imponiert ein Parallelstand von Talus und Kalkaneus im a.-p.- und im Seitbild. Beim normalen Fuß ist der zwischen Talus- und Kalkaneuslängsachse gemessene Winkel in der a.-p.- bzw. Seitaufnahme nach distal bzw. dorsal offen und beträgt in beiden Fällen 30–40 Grad.

Therapie. Beginn unmittelbar nach der Geburt mit redressierenden Gipsverbänden. Die zirkulären Oberschenkelgipsverbände mit rechtwinkelig gebeugtem Knie werden anfangs alle 3 Tage, später einmal wöchentlich bis zum 3. Lebensmonat gewechselt (Korrektur der Varus-Adduktions-Supinations-Fehlstellung). Korrektur der Spitzfußstellung erst im 3.–4. Lebensmonat, eventuell operative Achillessehnenverlängerung. Danach Gipsruhigstellung, später Nachtschienen bis ins Vorschulalter, Einlagen mindestens bis zum Wachstumsabschluß, Krankengymnastik. Bei Versagen der konservativen Therapie oder Klumpfußrezidiven spricht man vom „rebellischen Klumpfuß". Dieser wird operativ behandelt: mediale Fußrandentflechtung (Verlängerung der Sehnen des Fußinnenrandes und Kapsulotomie der medialen Gelenkkapseln), Verlagerung der Tibialis-anterior-Sehne, subtalare Arthrodese nach Wachstumsabschluß.

Plattfuß (Talus verticalis; Pes planus)

Definition. Abflachung des Fußlängsgewölbes mit Steilstellung des Talus und hochstehenden Kalkaneus bei luxiertem Talonavikulargelenk (siehe Abb. 12.52).

Ätiologie. Der *angeborener Plattfuß* ist eine seltene Mißbildung mit ungünstiger Prognose. Gehäuft bei Kindern mit Spina bifida oder Arthrogrypose. Meist einseitiges Auftreten. Der erworbene Plattfuß ist der häufige Endzustand eines dekompensierten Knick-Senk-Fußes.

Ursache. In der Regel konstitutionelle Band- und Muskelinsuffizienz, aber auch Lähmungen bei Poliomyelitis und Zerebralparese, Kalkaneusfraktur, chronischer Polyarthritis, Synostosen der Fußwurzelknochen.

Diagnostik. Aufhebung des medialen Längsgewölbes, starke Pronation des Fußes, Verkürzung der Achillessehne, Luxation des Talus nach medial/plantar aus dem Talonavikulargelenk, Valgusstellung des Rückfußes, Einschränkung der Beweglichkeit; im Röntgen Steilstellung des Talus, oft in direkter Verlängerung der Tibia. Talokalkanealwinkel nach dorsal offen zwischen 50–90 Grad.

Klinik. Schmerzen, Bewegungseinschränkung, Überlastung von Bändern und Gelenken, Arthrose sowie entzündlicher, kontrakter Plattfuß.

Therapie. Beim angeborenen Plattfuß redressierende Gipsverbände sofort nach der Geburt; nach drei Monaten Achillessehnenverlängerung, dorsale Kapsulotomie, Reposition des Talonavikulargelenkes, eventuell Tibialis-anterior-Verpflanzung; konsequente Krankengymnastik, Einlagen- und Nachtschienenversorgung über Jahre. Erworbener Plattfuß: Beim Kind konservative Therapie mit supinierenden Schaleneinlagen, Maßschuhe, in schweren Fällen Rückfußarthrodese. In seltenen Fällen Tripelarthrodese beim Erwachsenen.

Spitzfuß (Pes equinus)

Definition. Fixierte Plantarflexion des Fußes.

Ätiologie. Häufige Kontraktur, insbesondere bei spastischen (Zerebralparese) oder schlaffen (Poliomyelitis) Lähmungen, iatrogen durch Fixation in Spitzfußstellung (z.B. Gipsverband), längeres Krankenlager ohne abstützendes Fußbrett, posttraumatische Achillessehnenverkürzung.

Klinik. Belastung nur des Vorfußes, funktionelle Beinverlängerung, Genu recurvatum (Überstreckung im Kniegelenk), eventuell Lumbalskoliose bei einseitigem Befall, Schmerzen.

Therapie. Prophylaxe durch Fußbrett und Krankengymnastik bei längerer Immobilisation. Redression durch Gips. Bei reiner Weichteilkontraktur operative Achillessehnenverlängerung mit dorsaler Kapsulotomie. Bei knöcherner Deformität korrigierende Arthrodese. Ausgleich durch Absatzerhöhung beidseitig.

Hohlfuß (Pes cavus; Pes excavatus)

Definiton. Fußdeformität mit Verstärkung des medialen Fußlängsgewölbes (siehe Abb. 12.53).

Ätiologie. Leichtere Fälle können konstitutionelle Varianten sein. Häufiger bei neuro-

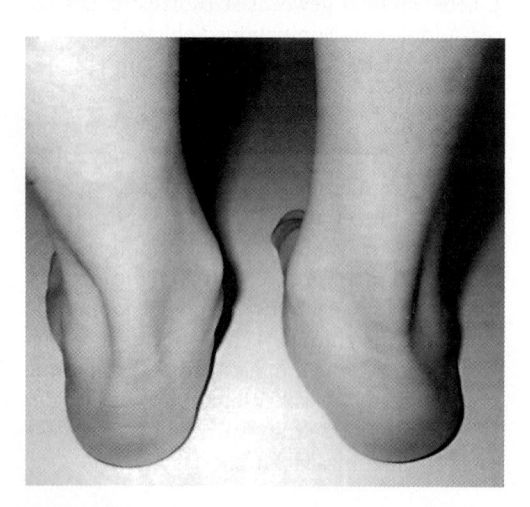

Abb. 12.52: Einseitiger Plattfuß (IMPP)

Sichelfuß (Pes adductus)

Definition. Vermehrte Adduktion des Vor- und Mittelfußes.

Ätiologie. Endogene Entstehung mit familiärer Häufung oder Lagerungsdeformität bei Bauchlage des Säuglings.

Klinik. Vor- und Mittelfuß, vor allem die Großzehe, sind stark einwärts gekrümmt. Rückfuß normal und mobil.

Therapie. Bei angeborenem Sichelfuß frühestmögliche Behandlung mit redressierenden Gipsverbänden und Krankengymnastik, Nachtlagerungsschalen und fersenumfassende Einlagen mit vorgezogenem Innenrand. Selten operative Korrektur. Bei Bauchliegern Entlastung der Füße durch Unterschenkelschaumstoffringe.

Knick-Senk-Fuß

Definition. Valgusstellung des Rückfußes (Knickfuß = Pes valgus) und Abflachung des Fußlängsgewölbes (Senkfuß = Pes planus), siehe Abbildung 12.53.

Ätiologie. Prädisponierende Faktoren sind Übergewicht und Bandschwäche. Auch nach Traumen, Entzündungen, bei Fibulahypoplasie/-agenesie und Knochenerkrankungen.

Diagnostik. Statische Deformität infolge Insuffizienz des aktiven und passiven Halteapparates des Fußes. Folge: Abflachung des Fußlängsgewölbes, Valgusstellung des Rückfußes und zusätzlich oft Abflachung des Quergewölbes (Spreizfuß). Abnutzung der Schuhsohlen am Innenrand. Der während des Wachstums erworbene Knick-Senk-Fuß bildet sich häufig spontan zurück.

Therapie. Bei Kindern Fußgymnastik, Einlagenversorgung nur bei ausgeprägten Befunden. Selten operative Korrektur bei Erwachsenen.

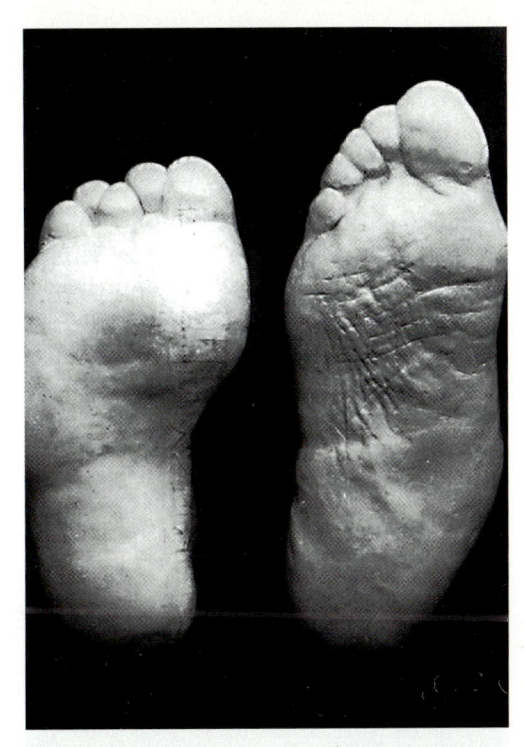

Abb. 12.53: Hohlfuß (links), Knick-Senk-Fuß (rechts) (IMPP)

logischen Störungen wie schlaffen und spastischen Lähmungen, amyotrophische Lateralsklerose, Spina bifida, neurogene Muskelatrophie. Eine Variante ist der Hackenhohlfuß (siehe Abb. 12.54).

Klinik. Verstärkung des Fußlängsgewölbes, Steilstellung der Metatarsalia (Ballenhohlfuß), insbesondere des Metatarsale I mit Überkreuzung von Metatarsale I und V im seitlichen Röntgenbild. Dadurch Varusstellung des Rückfußes, Begünstigung von Supinationsverletzungen (Außenbandruptur), unphysiologische Belastung der Mittelfußköpfchen und Entwicklung von Krallenzehen.

Therapie. Konservativ korrigierende Einlagen, Innenschuhe, die das Gewölbe abflachen und gleichzeitig den Hohlfuß pronieren, oder Maßschuhe. Bei Kindern eventuell operative Spaltung der Plantaraponeurose, bei Erwachsenen korrigierende Arthrodese, basisnahe Osteotomie des Metatarsale I, Zehenkorrekturen.

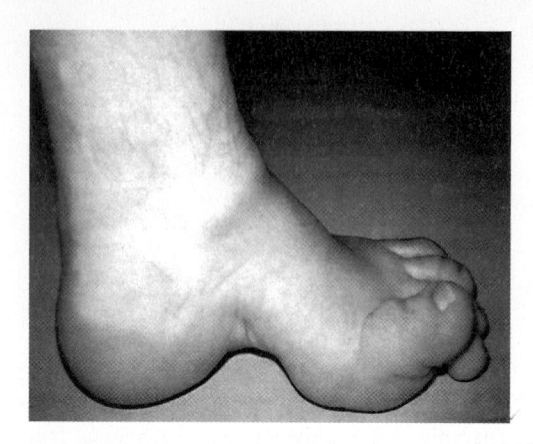

Abb. 12.54: Hacken-Hohl-Fuß (IMPP)

Hackenfuß (Pes calcaneus)

Definiton. Fußdeformität mit Steilstellung der Ferse.

Ätiologie. Häufige Hackenfüßigkeit des Neugeborenen aufgrund der intrauterinen Zwangsposition. Selten Hackenfuß infolge Ausfall der Wadenmuskulatur (Achillessehnendurchtrennung, Schädigung des N. tibialis).

Klinik. Unphysiologische Belastung der steil nach unten stehenden Ferse (siehe Abb. 12.54), die zu Schmerzen und Drucknekrosen führt. Vorfuß wird kaum aufgesetzt.

Therapie. Orthopädische Schuhe. Bei Ausfall der Wadenmuskulatur Muskelersatzplastiken. Günstige Prognose des Neugeborenenhackenfußes mit spontaner Rückbildung in den ersten Lebenswochen.

Spreizfuß (Pes transversoplanus)

Definition. Häufigste schmerzhafte Fußdeformität infolge Absenkung des Quergewölbes des Fußes.

Ätiologie. Statische Deformität, die durch endogene (Bindegewebsschwäche) Faktoren, Übergewicht, hochhackige Schuhe und entzündliche Erkrankungen entsteht.

Klinik. Das Absinken des Fußquergewölbes führt zur Verbreiterung des Vorfußes und zur unphysiologischen Belastung der Metatarsalköpfchen II bis IV mit der Folge von Metatarsalgien, schmerzhafte Schwielen und Klavi (Hühneraugen) über den Knochenvorsprüngen und Druckschmerz plantar zwischen den Metatarsalköpfchen II–IV. Durch den verbreiterten Vorfuß entstehen sekundäre Zehendeformitäten wie Hallux valgus, Digitus quintus varus, Krallen- oder Hammerzehen mit dorsalen Klavi (siehe Abb. 12.55).

Therapie. Fußgymnastik, Fußbettung mit retrokapitaler Abstützung der Metatarsalköpfchen. Ruhigstellung bei akuten Reizzuständen. Sehr selten wird eine operative Fußverschmälerung durchgeführt.

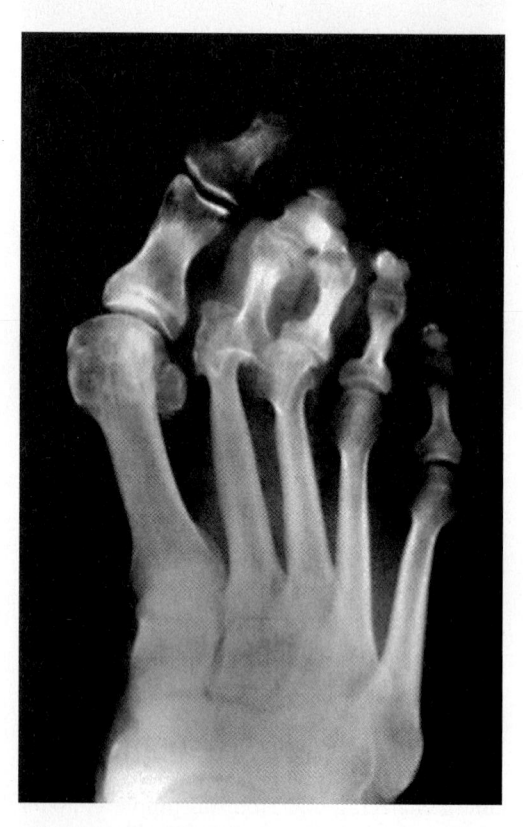

Abb. 12.55: Spreizfuß mit Hallux valgus (IMPP)

Hallux valgus

Definition. Abweichung der Großzehe nach lateral (Subluxation im Grundgelenk) bei Varusstellung des Metatarsale I.

Ätiologie und Pathogenese. Häufige Begleitdeformität beim Spreizfuß (enges, modisches Schuhwerk). Häufigkeitsgipfel im Alter. Selten bei endogener Disposition (kindlicher Spreizfuß). Durch das fächerförmige Auseinanderweichen der Metatarsalia kommt es zur Valgusstellung der Großzehe, die durch Zug der Großzehenstrecksehne verstärkt wird.

Klinik. Verbreiteter Vorfuß mit Abflachung des Fußquergewölbes. Bewegungseinschränkung, Belastungsschmerzen, Subluxation, Abduktionskontraktur und Arthrose im Großzehengrundgelenk. Exostose und Bursitis am Metatarsalköpfchen I.

DD. Hallux rigidus.

Therapie. *Konservativ*: Behandlung des ursächlichen Spreizfußes, Hallux-valgus-Nachtlagerungsschiene zur Verhinderung einer weiteren Progression bzw. postoperativ. *Operativ*: Umstellungsosteotomien des Metatarsale I oder bei jüngeren Patienten ohne arthrotische Veränderungen Weichteiloperation mit Sehnenumlagerung. Bei älteren Patienten Resektions-Interpositions-Arthroplastiken (Operation nach Keller-Brandes mit Basisresektion des Grundgliedes und Entfernung der medialen Exostose des Metatarsale I).

Digitus quintus varus

Definition. Varische Subluxation im Kleinzehengrundgelenk.

Ätiologie. Häufige Fußdeformität beim Spreizfuß. Selten angeboren. Pathomechanismus ähnelt dem des Hallux valgus. Aus Platzmangel kommt die 5. Zehe auf oder unter die 4. Zehe zu liegen, man spricht dann von Digitus quintus superductus bzw. subductus.

Therapie. Bei Kindern Pflasterzügelverbände zur Wuchslenkung. Bei Therapieresistenz und jüngeren Patienten retrokapitale Osteotomie des Metatarsale V. Bei älteren Patienten Resektions-Interpositions-Arthroplastik wie bei Hallux valgus.

Hammer- und Krallenzehen

Definition. Mit Hammerzehen bezeichnet man eine Beugekontraktur im Zehenendgelenk bei gestrecktem Grundgelenk. Krallenzehen entstehen durch eine Beugekontraktur im End- und Mittelgelenk bei Überstreckung im Zehengrundgelenk.

Ätiologie und Pathogenese. Häufiges Auftreten bei Hallux valgus bzw. Spreizfuß und Ballenhohlfuß. Verstärkung durch zu enges Schuhwerk. Auch bei neurologischen Störungen, Muskel- und Nervenverletzungen des Unterschenkels, chronischer Polyarthritis.

Klinik. Charakteristische Fehlstellung, Klavi auf der Dorsalseite der Zehen (Mittelgelenk), Schmerzen durch degenerative Veränderungen.

Therapie. Wechsel des Schuhwerkes, korrigierende Einlagen, Auspolstern des Schuhes, Nachtlagerungsschienen. In schweren Fällen Resektions-Interpositions-Arthroplastik.

3.12.2
Unguis incarnatus

Definition. Eingewachsener Zehennagel.

Ätiologie. Enges Schuhwerk, gebogenes Abschneiden der Fußnägel.

Klinik. Schmerzen, Nagelfalzinfektionen (Paronychien) insbesondere an der Großzehe.

Therapie. Zur Prophylaxe Geradeschneiden der Fußnägel. Bei akuter Paronychie Fußbäder, Nagelentfernung, eventuell nur der Nagelhälfte. Bei chronischer Paronychie Keilexzision des gesamten Nagelfalzes mitsamt der Wurzel.

3.12.3
Morton-Interdigitalneuralgie

Definition. Schmerzhafte Neurombildung zwischen den Metatarsalköpfchen beim Spreizfuß.

Ätiologie. Neurombildung durch chronisch-mechanische Reizung.

Klinik. Stechende, oft plötzlich einschießende heftige Schmerzen zwischen den Metatarsalköpfchen II und IV. Häufig lokalisierte Druckdolenz, manchmal auch bei seitlicher Kompression des Vorfußes. Gelegentlich leichte Sensibilitätsstörung an den schmerzhaften Zehen. Kolbenförmige Verdickung des Interdigitalnerven.

Therapie. Allgemeinbehandlung des Spreizfußes. Bei Beschwerdepersistenz operative Neuromentfernung.

3.12.4
Synostosen der Fußwurzelknochen (Coalitio tarsi)

Familiär vermehrt auftretende knöcherne oder knorpelige Verbindung zwischen einzelnen Fußwurzelknochen, die wahrscheinlich auf das Verschmelzen von Knochenkernen zurückgeht. Meist bilaterales Auftreten. Die häufigsten Synostosen sind:
- kalkaneonavikulare Synostose mit Knick-Platt-Fuß-Stellung und eingeschränkter Pro- und Supination. Wenn die angrenzenden Gelenke diesen Funktionsausfall nicht mehr kompensieren können, treten Schmerzen wie bei dem schmerzhaft kontrakten, entzündlichen Plattfuß als Zeichen der beginnenden Arthrose auf. Therapie der Wahl: Resektion der Knochenbrücke.
- talokalkaneale Synostose: Schmerzhafte Bewegungsaufhebung im unteren Sprunggelenk, Valgusstellung des Rückfußes. Therapie: supinierende Einlagen oder subtalare Korrekturosteotomie bei Persistenz der Beschwerden

3.12.5
Degenerative Erkrankungen

Plantarer Fersensporn (Kalkaneussporn)

Definition. Knöcherne dornartige Ausziehung an der Medialseite des Kalkaneus am Ansatz der Plantarfaszie. Demgegenüber stellt der *obere Fersensporn* eine knöcherne Ausziehung am Ansatz der Achillessehne dar. Sein Krankheitswert ist gering, in der Regel röntgenologischer Zufallsbefund.

Epidemiologie. Relativ häufig auftretende (10 % der Bevölkerung) Veränderung. Oft nur Zufallsbefund ohne Symptome.

Ätiologie. Häufiges Auftreten mit einem Knick-Senk-Fuß, der zu einer Mehrbelastung des medialen Fersenbeines führt. Prädisponierende Faktoren sind Alter, hohes Körpergewicht und stehender Beruf.

Klinik. Selten Belastungs- oder stechende Druckschmerzen im Bereich des Kalkaneus.

Röntgen. Knöcherner Sporn unterschiedlicher Länge vom Kalkaneus plantarwärts zeigend.

Therapie. Entlastung durch Locheinlage, Kurzwellen, Lokalanästhetika, eventuell lokale Kortisoninfiltration; selten Operation.

Arthrose des Talonavikulargelenkes

Gehäuftes Auftreten beim schmerzhaft kontrakten Plattfuß, aber auch nach Traumen und durch funktionelle Überbelastung (z. B. Adipositas). Es treten Belastungs- und Bewegungsschmerzen auf; die Dreh-Spreiz-Bewegung im Vorfuß ist typischerweise eingeschränkt bzw. aufgehoben. *Konservative Behandlung*: Entlastende Einlagen und orthopädische Schuhe. *Operativ*: Subtalare Arthrodese als Therapie der Wahl.

Hallux rigidus

Definition. Arthrose des Großzehengrundgelenkes.

Ätiologie. Rezidivierende Traumen, Frakturen, manchmal endogene Disposition. Häufig unbekannte Ursache.

Klinik. Zunehmende Bewegungseinschränkung im Großzehengrundgelenk (Streckung), belastungsabhängige Schmerzen, Behinderung des Abrollvorganges. Im Spätstadium Beugekontraktur im Großzehengrundgelenk und kompensatorisch Hyperextension im Endgelenk. Die Patienten rollen zunehmend über den Fußaußenrand ab. Im Röntgenbild typische Arthrosezeichen: Gelenkspaltverschmälerung, subchondrale Sklerosierung, Zystenbildung und Osteophyten.

DD. Gicht, chronische Polyarthritis, Tbc.

Therapie. *Konservativ*: Entlastung des Großzehengrundgelenkes durch Metalleinlage und vordere Schuhabrollung. *Operativ*: Resektions-Interpositions-Arthroplastik nach Keller-Brandes wie bei Hallux valgus.

Talusnase

Osteophytäre Ausziehung am Talonavikulargelenk als Folge einer statischen Fußfehlstellung. Häufig beim Platt- und Hohlfuß. Lokalisierter Druckschmerz durch Schuhdruck kann durch entsprechende Schuhzurichtung oder operative Abtragung beseitigt werden.

3.12.6 Weitere Erkrankungen des Fußes

Morbus Ledderhose (plantare Fibromatose)

Definition. Selteneres Äquivalent zu Morbus Dupuytren an der Plantaraponeurose: idiopathische Proliferation der Plantarfaszie mit Schrumpfung und Knotenbildung unbekannter Ätiologie.

Klinik. Umschriebene Knotenbildung an der Plantaraponeurose. Im Gegensatz zu Morbus Dupuytren praktisch nie Beugekontrakturen der Zehen.

Therapie. Bei Beschwerden operative Entfernung der Knoten.

Akzessorisches Os tibiale externum

Häufigster akzessorischer Fußwurzelknochen (10–15%) medial/plantarseitig des Os naviculare. Akzessorische Knochenkerne sind insgesamt ein häufiger Zufallsbefund auf Fußröntgenbildern. Selten Belastungs- oder Druckschmerz. Wichtige DD zu knöchernen Absprengungen nach Frakturen.

Klinik. Infolge seiner exponierten Lage am medialen Fußrand kann er lokalisierte Druck- und gelegentlich Spontanbeschwerden hervorrufen, insbesondere bei engen Schuhen und/oder einen Knick-Senk-Fuß. Röntgenologische Darstellung in der a.-p.-Ansicht.

Therapie. Entlastende Schuheinlagen, in schweren Fällen operative Entfernung.

Akzessorisches Os trigonum

Hinter dem Talus liegender akzessorischer Fußwurzelknochen, der selten klinische Beschwerden hervorruft.

Posttraumatische Fußdeformierungen nach Rück- und Mittelfußverletzungen

Am häufigsten ist die Arthrose des unteren Sprunggelenkes nach Kalkaneusfraktur (z.B. nach Sturz aus großer Höhe). Nicht selten bleibt eine Inkongruenz der Gelenkflächen zurück, die zur Versteifung des unteren Gelenkes, später Arthrose und Schmerzen wie bei kontraktem Plattfuß führt. Nach Mittelfußfrakturen können auch schmerzhafte Arthrosen entstehen. In beiden Fällen hilft die Gelenke entlastende Schuhversorgung mit steifer Sohle oder Abrollrampe. In schweren Fällen Arthrodese.

Luxationen und Luxationsfrakturen

Durch massive Gewalteinwirkung können schwere Verletzungen der Fußwurzel- und Mittelfußknochen resultieren, z.B. Talusfraktur/-luxation, Luxationsfraktur des unteren Sprunggelenkes, Luxationsfraktur im Chopart- oder Lisfranc-Gelenk, multiple Metatarsalfrakturen. Die exakte Reposition ist wichtig, denn sonst können schwere Fehlstellungen, versteifte Gelenke, Zehendeformitäten und Schmerzen entstehen.

Dermatologie

Dr. med. Hamid Abdolvahab-Emminger

Inhalt

Einleitung 1337

1	**Erbkrankheiten und Fehlbildungen**	1342
1.1	Hereditäre Verhornungsstörungen	1342
1.2	Hereditäre blasenbildende Erkrankungen	1342
1.3	Hereditäre Erkrankungen des Bindegewebes	1343
1.4	Phakomatosen	1344
2	**Viruskrankheiten der Haut**	1345
2.1	Allgemeines	1345
2.2	Exanthematische Viruserkrankungen	1345
2.3	Humane Papillomaviren (HPV)	1345
2.4	Poxviren	1347
2.5	Herpesviren	1348
2.6	Retroviren (HIV-Infektion)	1350
3	**Bakterielle Infektionen**	1351
3.1	Pyodermien	1351
3.2	Scharlach und SSS-Syndrom (staphylokokkeninduziertes Lyell-Syndrom)	1353
3.3	Infektionskrankheiten durch Mykobakterien	1353
3.4	Pseudomykosen	1354
4	**Dermatomykosen**	1355
4.1	Tinea (Fadenpilzinfektion der Haut)	1355
4.2	Hefemykosen	1357
4.3	Schimmelmykosen	1358
5	**Protozoenerkrankungen, Epizoonosen**	1359
5.1	Leishmaniose	1359
5.2	Skabies (Krätze)	1359
5.3	Ektoparasiten	1359
5.4	Zeckenbiß	1360
6	**Physikalisch und chemisch bedingte Hauterkrankungen**	1362
6.1	Lichtdermatosen	1362
6.2	Hautschäden durch ionisierende Strahlen	1363
6.3	Erfrierungen, Verbrennungen und Verätzungen	1364

7	**Intoleranzreaktionen und allergisch bedingte Erkrankungen der Haut**	1366
7.1	Grundlagen der Immunologie	1366
7.2	Kontaktekzem	1366
7.3	Atopisches Ekzem	1367
7.4	Weitere Ekzeme bzw. Dermatitiden	1368
7.5	Intertrigo und Windeldermatitis	1369
7.6	Urtikaria, Quincke-Ödem, anaphylaktischer Schock	1369
7.7	Toxische und allergische Exantheme	1371
7.8	Typ-I-Allergien gegen Bienen- und Wespengift	1371
8	**Autoimmunkrankheiten**	1372
8.1	Blasenbildende Dermatosen	1372
8.2	Kollagenosen	1374
9	**Berufsdermatosen**	1378
10	**Hautveränderungen bei Erkrankungen des Stoffwechsels und Erkrankungen der inneren Organe**	1379
10.1	Porphyrien	1379
10.2	Diabetes mellitus	1379
10.3	Lipidstoffwechselstörungen	1379
10.4	Paraneoplastische Syndrome	1380
10.5	Erkrankungen innerer Organe	1380
11	**Erythematöse und erythematosquamöse Erkrankungen**	1382
11.1	Exanthematische Infektionskrankheiten	1382
11.2	Psoriasis vulgaris	1383
11.3	Morbus Reiter	1385
11.4	Pityriasis rosea	1385
11.5	Erythrodermien	1385
12	**Papulöse Hauterkrankungen**	1387
12.1	Lichen ruber planus	1387
12.2	Prurigoerkrankungen	1387
12.3	Rosazea, Rhinophym und periorale Dermatitis	1388
13	**Granulomatöse und atrophisierende Hautkrankheiten und Hautveränderungen**	1390
13.1	Sarkoidose	1390
13.2	Granuloma anulare	1390
13.3	Lichen sclerosus et atrophicus (Craurosis vulvae)	1390
13.4	Striae cutis distensae	1390
13.5	Altershaut	1390
14	**Tumoren der Haut**	1391
14.1	Ektodermale Nävi und gutartige Neoplasien	1391
14.2	Mesodermale Nävi, Hyperplasien und gutartige Neoplasien	1392
14.3	Sonstige gutartige Geschwülste und Zysten	1394

14.4	Präkanzerosen	1394
14.5	Bösartige Geschwülste	1397

15 Pseudokanzerosen … 1401

16 Erkrankungen des Pigmentsystems der Haut … 1402
16.1	Vitiligogruppe	1402
16.2	Albinismus	1402
16.3	Leukodermie	1402
16.4	Chloasma	1403

17 Erkrankungen der Nagelplatte und des Nagelbetts … 1404
17.1	Nagelpsoriasis	1404
17.2	Nagelmykose	1404
17.3	Paronychie	1404
17.4	Symptomatische Nagelveränderungen	1405

18 Erkrankungen der Haare und der Haarfollikel … 1406
18.1	Grundzüge der Diagnostik	1406
18.2	Androgenetische Alopezie	1406
18.3	Alopecia areata (Pelade, kreisrunder Haarausfall)	1407
18.4	Symptomatischer diffuser Haarausfall	1407
18.5	Vernarbende Alopezie	1407
18.6	Hypertrichose	1407

19 Erkrankungen der Talg- und Schweißdrüsen … 1408
19.1	Seborrhö und Sebostase	1408
19.2	Akneerkrankungen	1408
19.3	Schweißsekretions- und Schweißtransportstörungen	1409

20 Erkrankungen des subkutanen Fettgewebes … 1410
20.1	Pannikulitis	1410
20.2	Erythema nodosum	1410

21 Hautveränderungen bei Gefäßerkrankungen … 1411
21.1	Varizen und chronische Veneninsuffizienz (CCV)	1411
21.2	Lymphödem	1412
21.3	Periphere arterielle Verschlußkrankheit	1412
21.4	Morbus Raynaud	1412
21.5	Angiolopathien	1413
21.6	Vaskulitis	1413
21.7	Angiodysplastische Syndrome	1413

22 Erkrankungen der Lippen und der Mundschleimhaut … 1414
22.1	Cheilitis (Entzündungen und Ekzeme der Lippen)	1414
22.2	Stomatitis	1414
22.3	Aphthen	1415
22.4	Mundschleimhautbefall bei Hauterkrankungen	1416
22.5	Mundschleimhautveränderungen als Zeichen innerer Erkrankungen	1416

23	**Anorektaler Symptomenkomplex**	1417
24	**Erkrankungen des äußeren Genitales**	1419
25	**Grundbegriffe der dermatologischen Therapie mit Externa**	1420
26	**Sexuell übertragbare Krankheiten**	1421
26.1	Syphilis (Lues)	1421
26.2	Gonorrhö (Tripper)	1424
26.3	Ulcus molle	1425
26.4	Lymphogranuloma inguinale	1425
26.5	Unspezifischer Urogenitalinfekt	1425
26.6	HIV-Infektion und AIDS	1427
27	**Andrologie**	1428
27.1	Andrologische Erkrankungen	1428
27.2	Andrologische Diagnostik	1428
27.3	Therapie der männlichen Fertilitätsstörungen	1429

Einleitung

Einleitung

Aufbau der Haut

Die Haut ist mit ca. 1,5–2 m² die größte äußere Austauschfläche des Menschen mit der Umwelt und zugleich sein größtes Organ.

Strukturelle und funktionelle Bestandteile der Haut umfassen die Haut im engeren Sinne (Kutis) mit ihren Komponenten *Oberhaut* (Epidermis) und *Lederhaut* (Dermis oder Korium) sowie ihren Anhangsgebilden (Haare, Nägel, Drüsen) und – als Hautelement im weiteren Sinne – die *Unterhaut* (Subkutis) mit Fettpolster und zum Teil auch mit Hautmuskeln (siehe Abb. 13.1).

Die *Hautfarbe* entsteht v.a. durch die Eigenfarbe des Gewebes, den Gehalt an ortsständigem endogenem Pigment (Melanin) und an exogenen Pigmenten sowie durch die Durchblutung.

Die *Blutversorgung* erfolgt von der Unterhaut her durch je ein an der Unterhaut-Lederhaut-Grenze und ein unter dem Papillarkörper der Lederhaut gelegenes Blutgefäß.

Die *Innervation* geschieht durch markhaltige sensible und durch marklose autonome Äste der peripheren Nerven, die einen subpapillären Plexus bilden und entweder als freie Nervenendigungen oder an besonderen Körperchen bzw. an Gefäß- und Haarmuskeln und an Drüsen enden (Hautsinne).

An der Hautoberfläche finden sich genetisch fixierte, rhombische bis polygonale, an Handflächen und Fußsohlen besonders tiefe Furchungen und – durch Anordnung der Hautpapillen – charakteristische Papillarlinien (Hautspaltlinien).

Funktionen der Haut

Die Haut dient als:
- gegen die Umwelt abgrenzendes mechanisches Schutzorgan
- Wärmeschutzorgan (Variabilität der Durchblutung → Temperaturregelung; Verdunstung von Schweiß → Regulation des Wasserhaushaltes)
- Schutzorgan gegen Infektionserreger (durch Säureschutzmantel) und Strahlen (Pigmentbildung)
- Energiespeicher (Fettdepot)
- wichtiges Sinnesorgan (Hautsinne)
- Immunorgan (mit differenter Abwehrfunktion)

Strukturell wichtige Bestandteile der Haut

Epidermis. Die Epidermis ist ein mehrschichtiges, verhornendes Plattenepithel, dessen Hauptzellen, die Keratinozyten, in der Lage sind, Horn zu bilden. Innerhalb der Epidermis können folgende Schichten unterschieden werden:
- Stratum basale (einschichtige Regenerationszone)
- Stratum spinosum (vielschichtige Stachelzellschicht)
- Stratum granulosum (ein- bis mehrschichtige Körnerzellschicht)
- Stratum corneum (oberste Hornschicht, deren Zellen keinen Zellkern mehr besitzen)

Die Durchwanderungszeit vom Stratum basale zum Stratum corneum beträgt ca. 4 Wochen. Eine Verbreiterung des Stratum spinosum wird als *Akanthose* bezeichnet. Die Verbreiterung des Stratum granulosum wird *Hypergranulose* genannt.

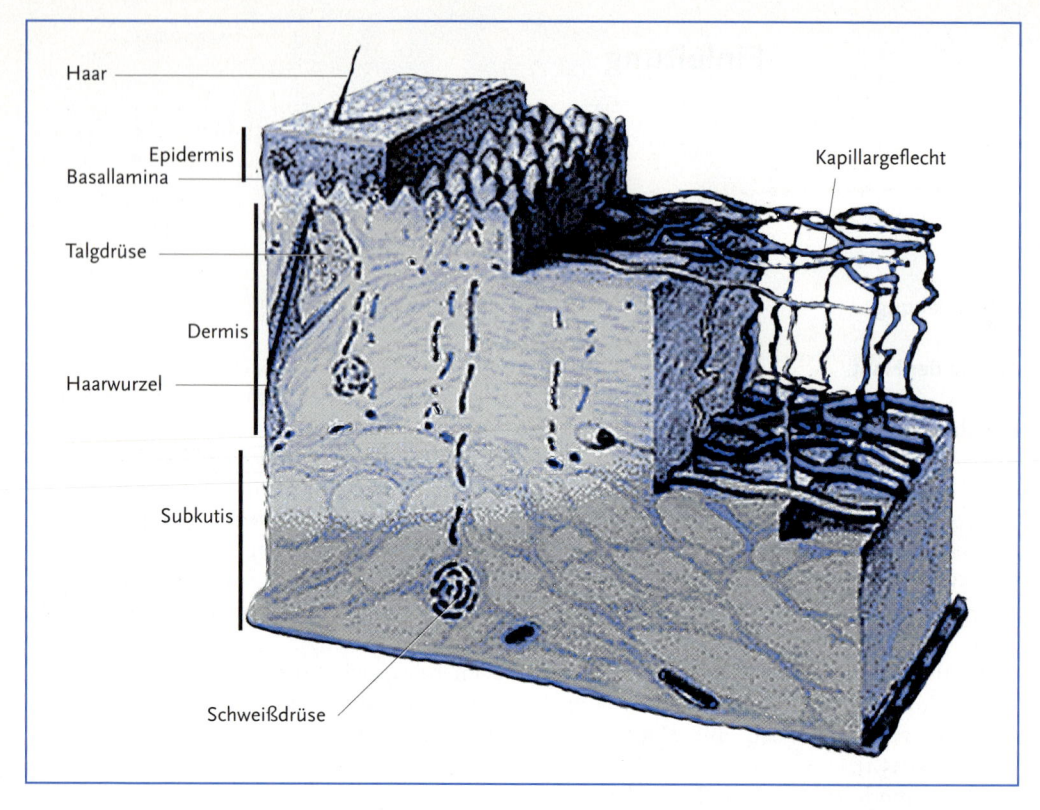

Abb. 13.1: Schematische Darstellung der Anatomie der Haut und der Hautanhangsgebilde (A. Reinhardt, Kiel 1997)

Dermis. Als Dermis bezeichnet man die derbe, kollagenbindegewebige („Lederhaut"), unter der Epidermis gelegene Hautschicht. Histologisch können das obere *Stratum papillare* und das untere *Stratum reticulare* unterschieden werden. Unterhalb des Stratum reticulare schließt sich die Subcutis an. Die von der Dermis nach oben ragenden Zapfen werden als *Papillen,* die von der Epidermis nach unten reichenden Zapfen werden als *Reteleisten* bezeichnet. Epidermis und Dermis sind durch die hauptsächlich aus Kollagen und Lamenin aufgebaute *Basalmembran* miteinander verzahnt. Die Blutversorgung der Epidermis erfolgt über die in den Papillenspitzen liegenden Blutgefäße. Zelluläre Hauptbestandteile der Dermis sind Fibroblasten (bilden Kollagen), Histiozyten (Gewebsmakrophagen) und Mastzellen (Histamin und Serotonin enthaltende Zellen). Kollagenfasern, elastische Fasern und Retikulinfasern bedingen ihre Festigkeit und Elastizität.

Effloreszenzenlehre

Effloreszenzen sind das morphologische Grundelement einer krankhaften Hautveränderung. Die Effloreszenzenlehre dient der Klassifizierung dieser Hautveränderungen. Man unterscheidet zwischen Primär- und Sekundäreffloreszenzen. Die Sekundäreffloreszenzen gehen durch Umwandlung, Entzündung, Abheilung oder Rückbildung aus den Primäreffloreszenzen hervor (siehe Abb. 13.2, 13.3, 13.4).

Primäreffloreszenzen

Macula (Fleck). Umschriebene Farbveränderung im Hautniveau ohne Konsistenzveränderung.

Papula (Knötchen). Bis erbsengroße, gut abgegrenzte, tastbare und über das Hautniveau ragende Erhabenheit.

Einleitung

Macula Papel Nodulus Nodus

Urticaria Vesicula Bulla Pustula

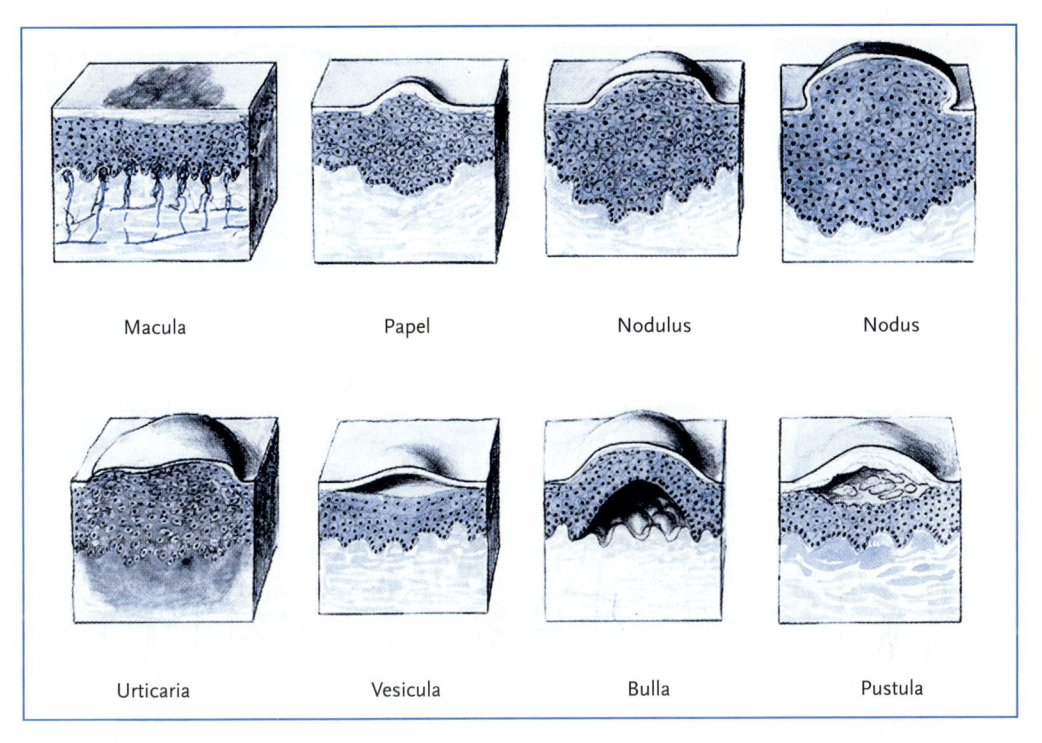

Abb. 13.2: Primäre Effloreszenzen der Haut (Beschreibung im Text) (A. Reinhardt, Kiel 1997)

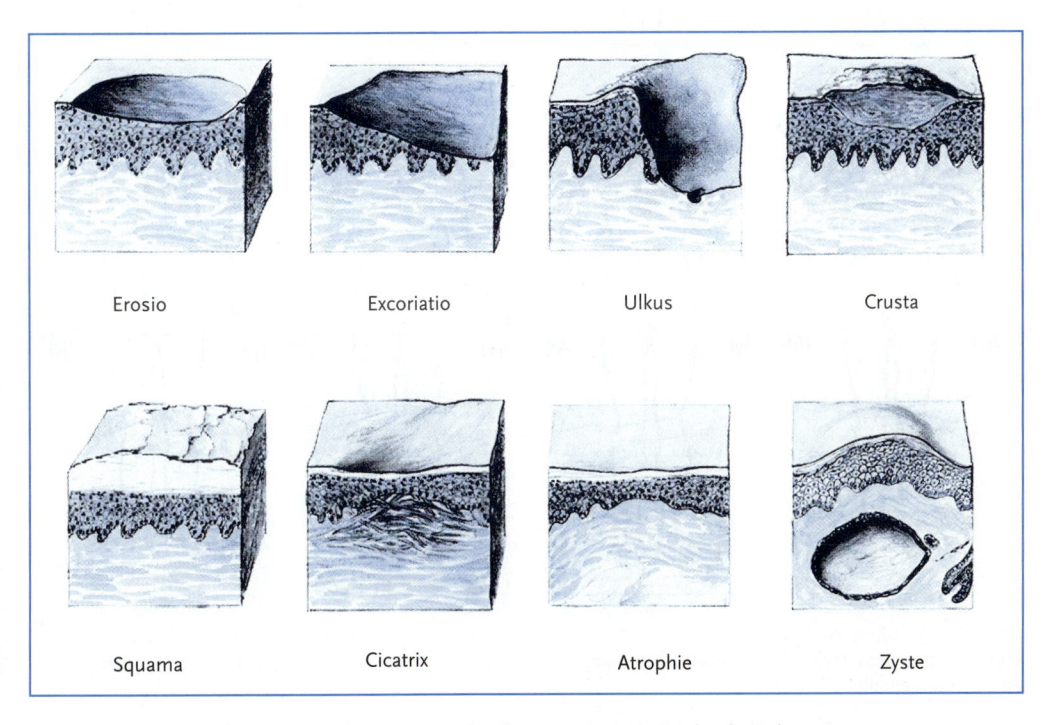

Erosio Excoriatio Ulkus Crusta

Squama Cicatrix Atrophie Zyste

Abb. 13.3: Sekundäre Effloreszenzen der Haut (Beschreibung im Text) (A. Reinhardt, Kiel 1997)

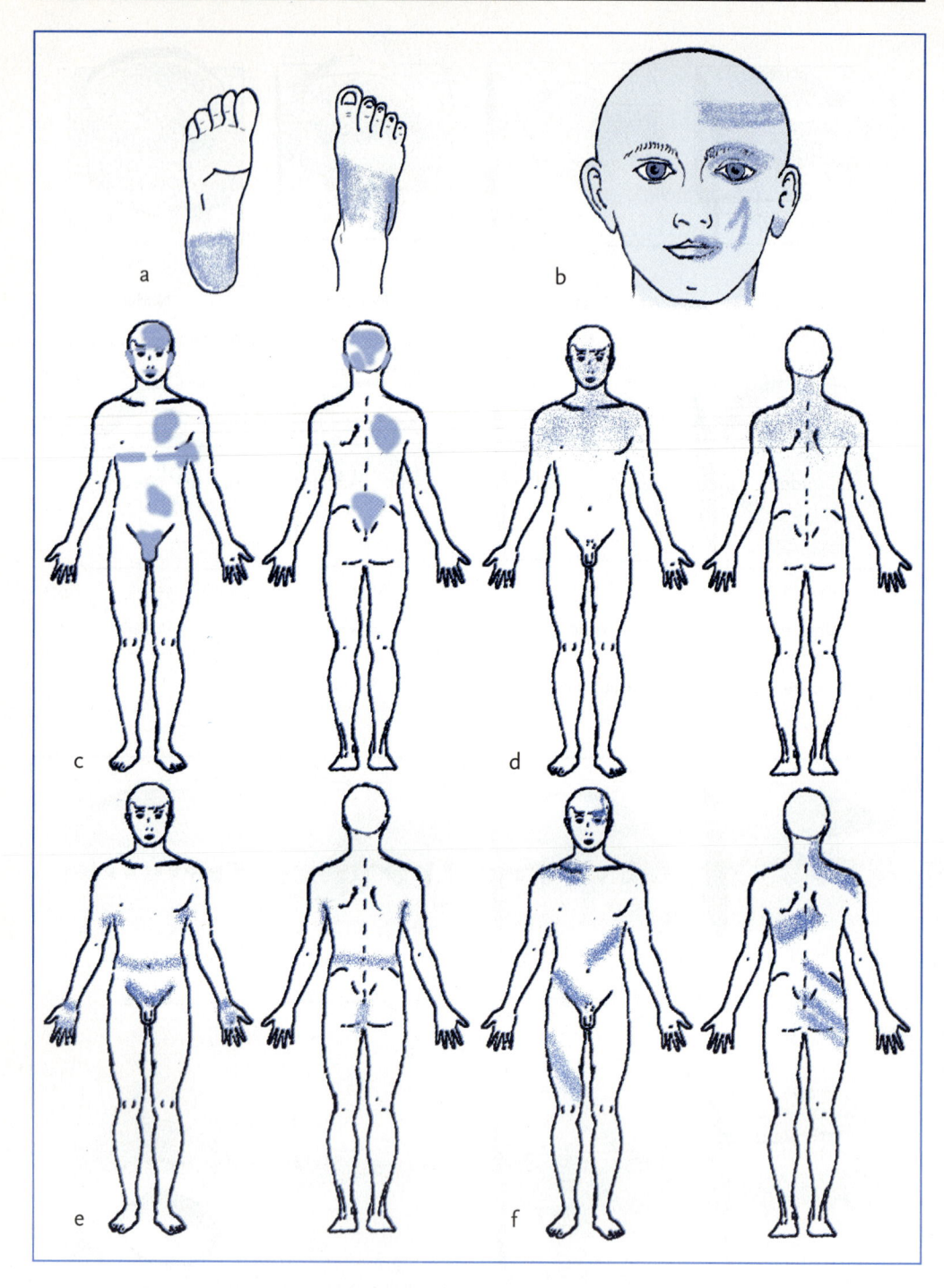

Abb. 13.4: Verteilung der Hautläsionen bei ausgewählten Hauterkrankungen **a** Kontaktdermatitis (Schuhe); **b** Kontaktdermatitis (Kosmetika, Parfüm, Ohrringe); **c** seborrhoische Dermatitis; **d** Akne; **e** Skabies; **f** Herpes zoster (segmental)

Nodus (Knoten). Über das Hautniveau ragende Erhabenheit von fester Konsistenz, größer als Papel.

Vesicula (Bläschen). Mit Flüssigkeit gefüllter, nicht vorgeformter Hohlraum, der sich über das Hautniveau vorwölbt, stecknadel- bis erbsengroß.

Bulla (Blase). Oft mehrkammeriger Hohlraum, mehr als linsengroß.

Pustula (Eiterbläschen). Mit Eiter (zerfallene neutrophile Granulozyten) gefülltes Bläschen oder Blase.

Urtica (Quaddel). Meist durch Histaminausschüttung hervorgerufene, flächenhafte, flüchtige, weiche Erhabenheit (Dermisödem) mit Juckreiz und blasser bis hellroter Farbe, oft mit weißem Randsaum.

Sekundäreffloreszenzen

Squama (Schuppe). Ansammlung von abschilfernden Hornlamellen.

Crusta (Kruste, Borke). Auflagerung von eingetrocknetem Sekret.

Cicatrix (Narbe). Grobe Strukturveränderung der Haut durch Ersatz eines mit Substanzverlust einhergehenden Hautdefektes durch neugebildetes faseriges Bindegewebe.

Erosion (Abschürfung). Höchstens bis zur Koriumgrenze reichender Verlust der oberen Zellagen der Epidermis. Der Papillarkörper wird nicht eröffnet, deshalb narbenlose Abheilung.

Exkoriation. Tiefergreifende Erosion mit oberflächlicher Eröffnung des Papillarkörpers, betrifft alle Schichten der Epidermis (narbenlose Abheilung).

Rhagade (Schrunde). Bis ins obere Korium reichende, schmale, spaltförmige Durchtrennung aller Schichten der Epidermis.

Ulkus (Geschwür). Tiefgreifende Gewebszerstörung mit narbiger Abheilung; reicht mindestens bis ins Korium.

Atrophie. Schwund von Haut und Hautanhangsgebilden. Man unterscheidet schlaffe und straffe Atrophie.

1 Erbkrankheiten und Fehlbildungen

1.1 Hereditäre Verhornungsstörungen

Ichthyosis vulgaris (Ichthys = Fisch)

Es handelt sich um eine autosomal-dominante, follikuläre *Retentionshyperkeratose,* die mit vermehrter Schuppung einhergeht und mit einer Häufigkeit von 1:1000 die häufigste hereditäre Verhornungsstörung ist. Ursächlich liegt ein Defekt der Keratohyalinsynthese vor. Die Schleimhäute bleiben charakteristischerweise frei (da keine Haarfollikel!). Die Patienten zeigen am gesamten Integument eine schuppige, trockene Haut (siehe Abb. 13.5 im Farbteil), bevorzugt jedoch an den Extremitäten (verstärkte Handfurchen, Ichthyosishand). Die Schweiß- und Talgsekretion ist vermindert. Die Erkrankung manifestiert sich im 1. bis 2. Lebensjahr. Im Sommer und in feuchter Umgebung bessern sich die Beschwerden.

Histologie. Retentionshyperkeratose (epidermale Durchwanderungszeit verlängert).

Therapie. Lokal → rückfettende Hautpflege (z.B. Ölbäder), Hydralisation durch harnstoffhaltige Salben. Systemisch → in schweren Fällen orale Retinoide, eventuell kurzfristig Kortikosteroide. Genetische Beratung, eventuell pränatale Diagnostik.

Palmoplantarkeratosen

Meist erblich bedingte, flächenhafte Verhornungsstörung der Handteller und Fußsohlen. Man findet eine Verdickung oder hornige Papeln an Handtellern und Fußsohlen. Die meisten Typen werden autosomal-dominant vererbt.

Differentialdiagnose. Symptomatische Palmoplantarkeratosen (z.B. mechanisch oder hormonell bedingt), diese manifestieren sich jedoch meist erst in höherem Alter.

Therapie. Symptomatisch → Salicylsäure-, Vitamin-A-Säure oder harnstoffhaltige Externa, in schweren Fällen eventuell orale Retinoide.

Keratosis follicularis (Lichen pilaris)

Es handelt sich um eine Verhornungsstörung der Haarfollikel. Die Erkrankung ist durch die Ausbildung von hornigen Follikelostien, vor allem an den Extremitätenstreckseiten, gekennzeichnet. Die Haut fühlt sich „reibeisenartig" an.

1.2 Hereditäre blasenbildende Erkrankungen

Charakteristisch für diese seltenen Erbkrankheiten der Haut ist eine gesteigerte Bereitschaft zur Blasenbildung. Die Einteilung erfolgt nach der Art des Erbganges sowie nach der „Etage" der Blasenbildung in *epidermolytische, junktiolytische* und *dermolytische Epidermolysen.*

> **Merke !**
>
> Epidermolytische Hauterkrankungen haben meist „simplex" im Namen, junktiolytische meist „atrophicans" und dermolytische meist „dystrophica".

Epidermolysis bullosa hereditaria simplex (Köbner)

Häufigste, nicht vernarbende Epidermolyse mit autosomal-dominantem Erbgang. Die Erkrankung manifestiert sich zwischen dem 1. und 2. Lebensjahr. An mechanisch belasteten Stellen treten zunächst erythematöse Herde mit Blasen auf. Sekundär bilden sich Erosionen, Krusten und Pusteln (bei Superinfektion). Da die Spaltebene der Blasen in der Epidermis liegt, kommt es zur narbenlosen Abheilung.

Differentialdiagnose. Bullöses Pemphigoid, Dermatitis herpetiformis Duhring (siehe Kap. 8). Die Epidermolysis bullosa hereditaria tarda manifestiert sich erst im Erwachsenenalter bei starker mechanischer Belastung der Haut (z.B. als Blasen an den Fußsohlen als sog. Marschkrankheit).

Epidermolysis bullosa hereditaria dystrophica (Hallopeau-Siemens)

Häufigste, autosomal-dominant erbliche vernarbende Epidermolyse, die mit dermolytischer Blasenbildung einhergeht. Aufgrund der tiefen Spaltbildung kommt es zur narbigen Abheilung. Im Krankheitsverlauf können sich auch Kontrakturen der Gelenke, Keloide, Milien und Nagelatrophien entwickeln.

Therapie der hereditären blasenbildenden Erkrankungen. Zur Zeit ist noch keine kausale Behandlung möglich. Eine Vermeidung von Traumen ist anzustreben. Im Blasenschub können eventuell Kortikosteroide gegeben werden. Zur Prävention von Superinfektionen empfehlen sich antiseptische Maßnahmen oder eine systemische Antibiose. Genetische Familienberatung ist empfehlenswert, eine pränatale Diagnostik möglich.

1.3 Hereditäre Erkrankungen des Bindegewebes

Pseudoxanthoma elasticum (Grönblad-Strandberg-Syndrom)

Autosomal-rezessiv oder autosomal-dominant erbliche, degenerative Systemerkrankung, die mit einer Auffaserung und Verquellung der elastischen Fasern einhergeht (Elastorrhexis generalisata). Besonders betroffen sind Haut, Augen und das kardiovaskuläre System. Kennzeichnend sind folgende Veränderungen:

- *Haut*: Durch die Degeneration der elastischen Fasern wirkt die Haut weich, schlaff und unregelmäßig konturiert (Cutis laxa). Zusätzlich finden sich eine streifige, netzförmige Zeichnung und kleine weißlich-gelbliche Papeln, die meist in Gruppen zusammenstehen. Die Herde treten bevorzugt an den seitlichen Hals- und Rumpfpartien und großen Gelenkbeugen auf.
- *Auge*: Am Augenhintergrund finden sich radiär von der Papille ausgehende, schwärzliche, gefäßähnliche Streifen. Meistens sind beide Augen betroffen. Die Erkrankung kann zur Erblindung führen.
- *kardiovaskuläres System*: Durch die Schädigung der elastischen Fasern in den Gefäßwänden kommt es zu einer verminderten Anpassungsfähigkeit der Gefäße (z.B. Nachlassen der Windkesselfunktion der Aorta) und zu einer erhöhten Gefäßfragilität. Die Folgen können Hypertonie, Arteriosklerose, Schlaganfall und Hämorrhagien an inneren Organen sein.

Die Erkrankung verläuft chronisch-progredient; die Schäden bilden sich nicht zurück. Eine kausale Therapie ist derzeit nicht möglich.

Ehlers-Danlos-Syndrom

Diese dominant erbliche Erkrankung beruht auf einer Störung der Kollagensynthese, die je nach Erkrankungstyp unterschiedlich ausgeprägt ist (Typ I–VIII). Das männliche Geschlecht ist bevorzugt betroffen. Durch die falsche Bildung der Kollagenfasern kommt es zu einer abnormen Dehnbarkeit der Haut (Cutis hyperelastica), einer Art „Gummihaut", die sich in großen Falten abheben läßt und nach dem Loslassen in ihre ursprüngliche Lage zurückkehrt. Gleichwohl ist die Haut stärker verletzlich, besonders an exponierten Stellen wie Ellenbogen und Knie, wobei es zu Blutungen und Narbenbildungen kommen kann. Da die Gelenkkapseln ebenfalls schlaff sind, können die Gelenke übermäßig gedehnt werden (sog. „Schlangenmenschen"); die Muskulatur ist hypoton. Durch die erhöhte Brüchigkeit der Hautgefäße neigen die Betroffenen zur Hämatombildung. Eine kausale Therapie ist nicht möglich.

1.4 Phakomatosen

Als Phakomatosen bezeichnet man eine Gruppe von Erkrankungen, die durch Veränderungen an Haut, Augen und ZNS in Form von ektodermalen oder mesenchymalen Tumoren oder angeborenen Gefäßveränderungen (Angiophakomatosen) gekennzeichnet sind.

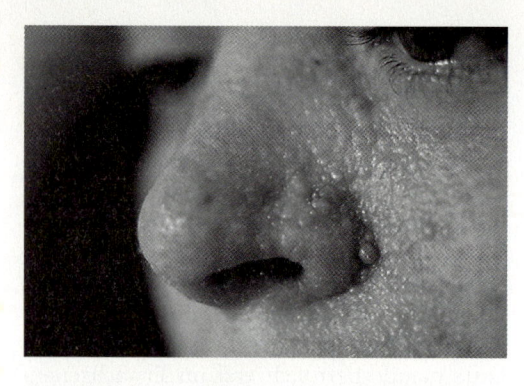

Abb. 13.6: Adenoma sebaceum. Die Läsionen sind Angiofibrome, sie sind bei tuberöser Sklerose mit Oligophrenie, Epilepsie und manchmal mit anderen Hautveränderungen kombiniert (G.E. Gross, Rostock, mit freundlicher Genehmigung)

Neurofibromatose (Morbus Recklinghausen)

Häufigste Phakomatose mit autosomal-dominantem Erbgang (in 50 % der Fälle Neumutationen). Die Patienten weisen an der Haut multiple *Neurofibrome* auf, weiche, gelbbraune Tumoren, die sich in die Haut eindrücken lassen (Klingelknopfzeichen). Daneben treten multiple, milchkaffeefarbene bis fünfmarkstückgroße sog. *Café-au-lait-Flecken* auf; mehr als fünf gelten als beweisend für das Krankheitsbild. Zusätzlich kann es durch Zerstörung des Elastikanetzes der Haut zur Ausbildung riesiger Tumoren kommen, der sog. Lappenelephantiasis. Am ZNS können multiple Meningiome und Neurofibrome auftreten. Das Krankheitsbild kann mit Oligophrenie assoziiert sein.

Therapie. Kosmetisch oder funktionell. Besonders belastende Tumoren können chirurgisch entfernt werden, das Ergebnis ist jedoch häufig nicht zufriedenstellend. Die Lebenserwartung der Patienten ist in der Regel gut, eine sarkomatöse Entartung der Neurofibrome kommt relativ selten vor.

Morbus Bourneville-Pringle (Adenoma sebaceum, tuberöse Hirnsklerose)

Sehr seltene autosomal-dominant erbliche Erkrankung, die meist im Kindesalter beginnt.

Die Krankheit manifestiert sich klinisch mit der Trias:
- *Adenoma sebaceum* (stecknadelkopfgroße, gelbliche Papeln an Nase und Wangen, siehe Abb. 13.6)
- *epileptische Anfälle* (durch zerebrale Sklerosierung und Verkalkung)
- *geistige Retardierung*

Als zusätzliche Symptome können sich *Koenen-Tumoren* (peri- oder subunguale Fibrome) und Pflastersteinnävi (flache, hautfarbene Bindegewebsnaevi um Lumbosakralbereich) finden. Pathognomonisch sind weiße, blattförmige Flecken der Haut.

Therapie. Abtragen oder Abschleifen der Papeln. Wichtig ist eine medikamentöse Kontrolle der Epilepsie; genetische Beratung. Durch die zerebralen Veränderungen ist die Lebenserwartung erheblich verkürzt.

Andere Phakomatosen

Zu Morbus Sturge-Weber, Morbus Hippel-Lindau siehe Neurologie, Kapitel 3.1.

Farbabbildungen

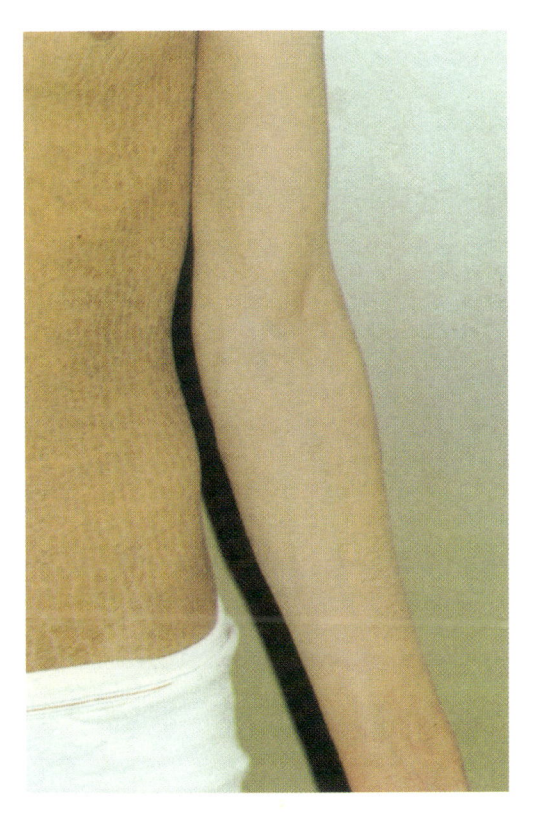

Abb. 13.5: Ichthyosis vulgaris mit trockener, schuppiger Haut an Integument und Extremitäten (IMPP)

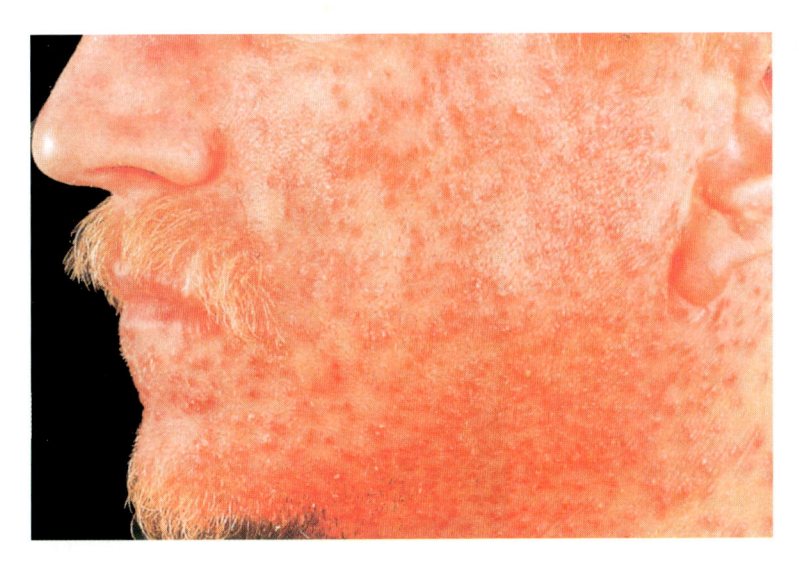

Abb. 13.12: Eczema herpeticatum (IMPP)

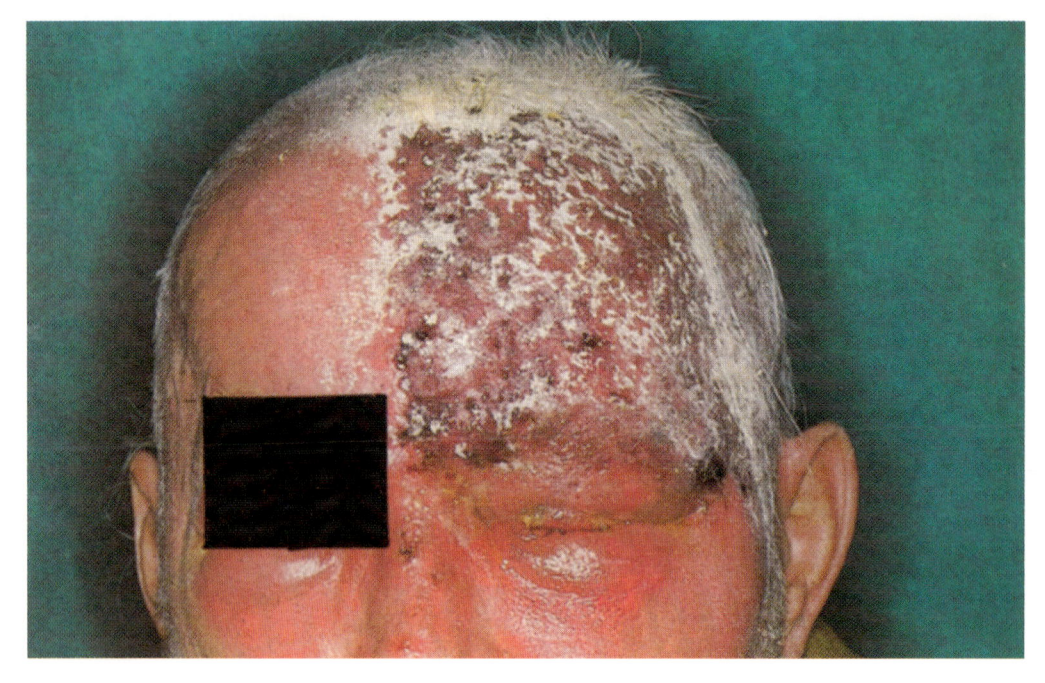

Abb. 13.13: Herpes zoster im Verbreitungsgebiet des 1. Trigeminusastes (Zoster ophthalmicus). Beachte die Mitbeteiligung des Auges und der Lider (Gefahr von Hornhautulzera); (IMPP)

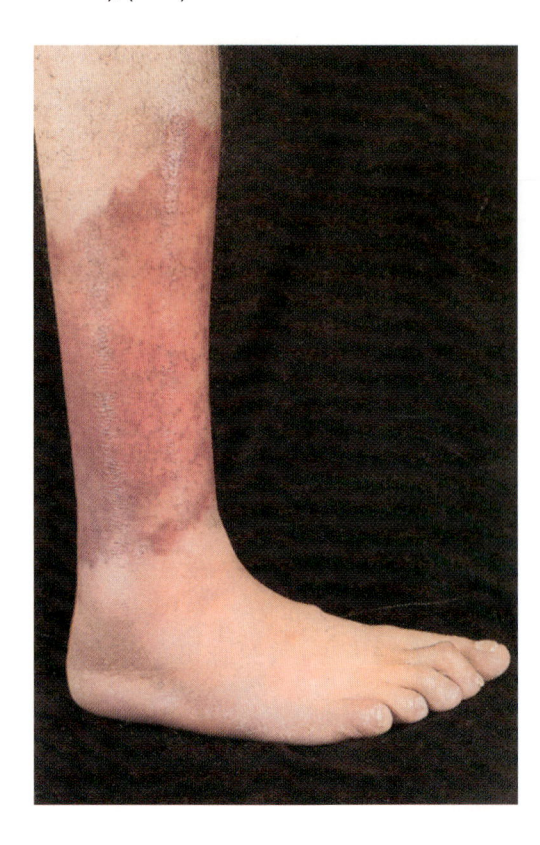

Abb. 13.15: Erysipel des Unterschenkels (IMPP)

Farbabbildungen

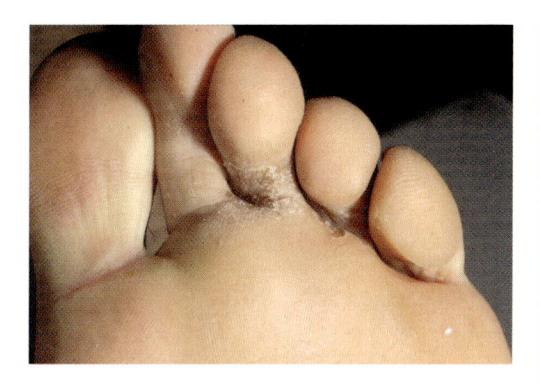

Abb. 13.16: Tinea pedis vom intertriginösen Typ (T. Rakosi 1998)

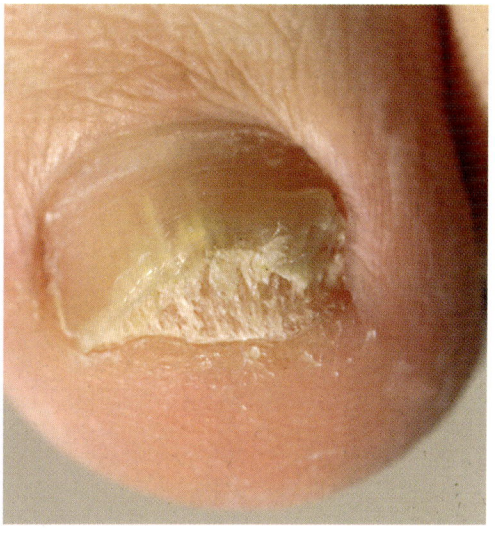

Abb. 13.19: Distale subunguale Onychomykose (T. Rakosi 1998)

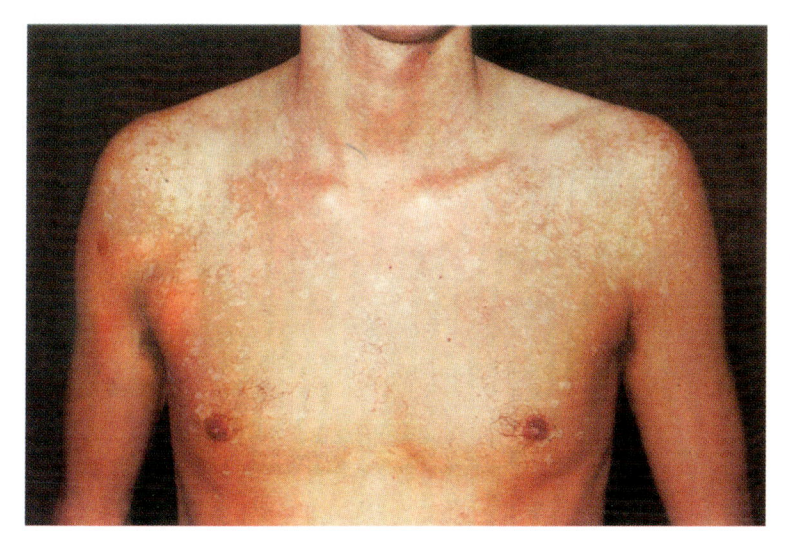

Abb. 13.20: Pityriasis versicolor: scharf umschriebene, schmutzig-gelbe, auch bräunliche Fleckbildungen im Bereich der talgdrüsenreichen Brust- und Rückenrinne, die sich bei Irritationen durch Schwitzen entzündlich röten können (IMPP)

Farbabbildungen

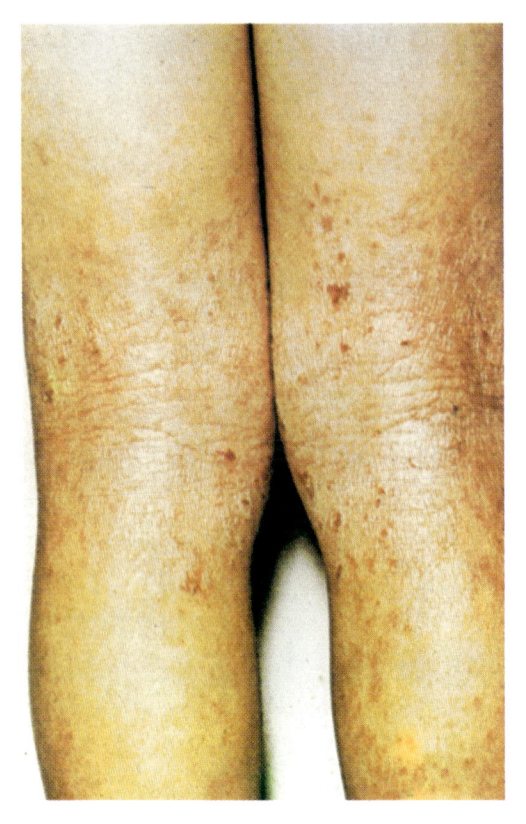

Abb 13.21: Atopisches Ekzem (sog. Beugeekzem) mit trockener, juckender Haut (IMPP)

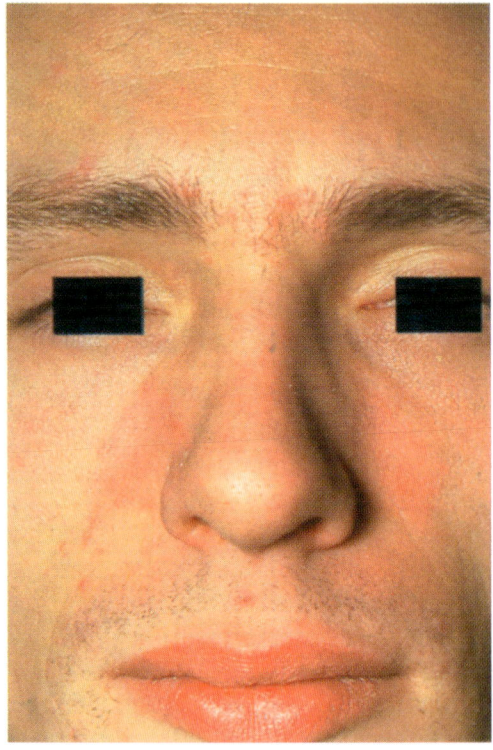

Abb. 13.22: Florides seborrhoisches Ekzem mit typischen schuppigen Läsionen (V. Voigtländer 1989)

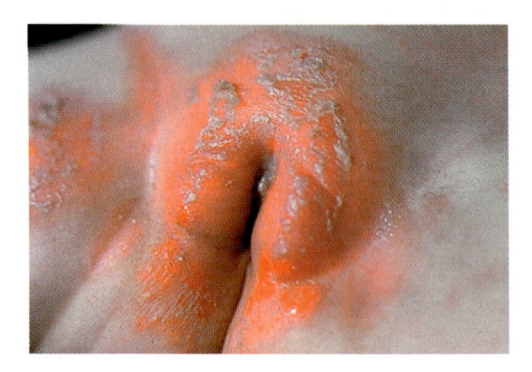

Abb. 13.23: Windeldermatitis infolge einer Candidiasis (Zetkin/Schaldach 1998)

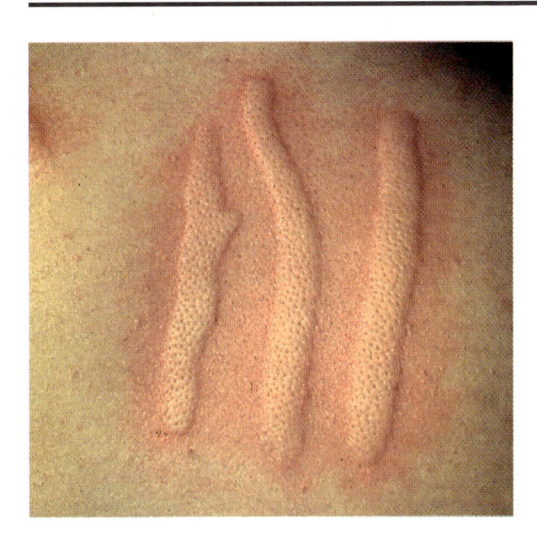

Abb. 13.24: Urtikaria (G.E. Gross, Rostock, mit freundlicher Genehmigung)

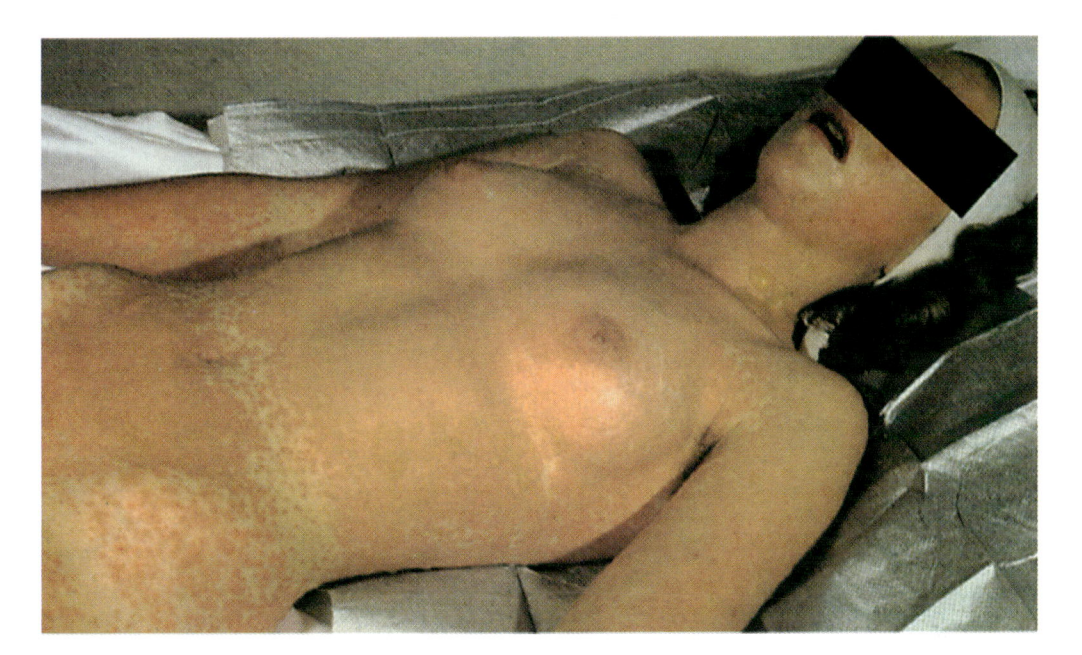

Abb. 13.26: Medikamentös induziertes Lyell-Syndrom (TEN) nach Einnahme eines Schlafmittels. Das klinische Bild ähnelt dem SSSS, das Blasendach umfaßt bei der TEN jedoch die gesamte Dicke der Epidermis (IMPP)

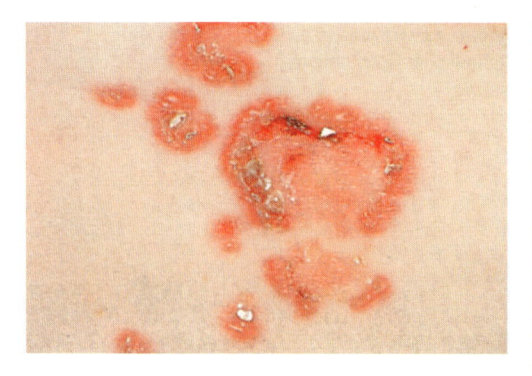

Abb. 13.27: Pemphigus vulgaris am lateralen Rumpf mit erosiven und verkrusteten Anteilen sowie weißlichen Stellen, die nekrotischen Blasendecken entsprechen (I. Moll 1989)

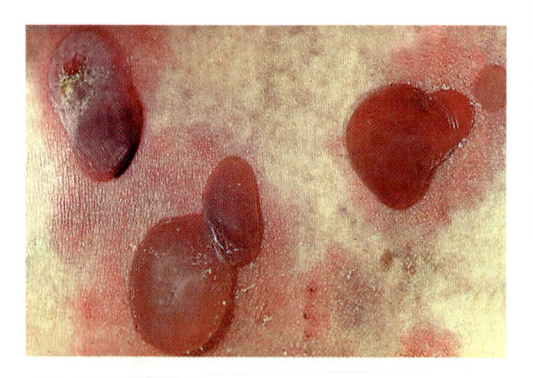

Abb. 13.28: Bullöses Pemphigoid mit dem typischen Erscheinungsbild von multiplen, unilokulären, prallen Blasen auf entzündetem Grund (G.E. Gross, Rostock, mit freundlicher Genehmigung)

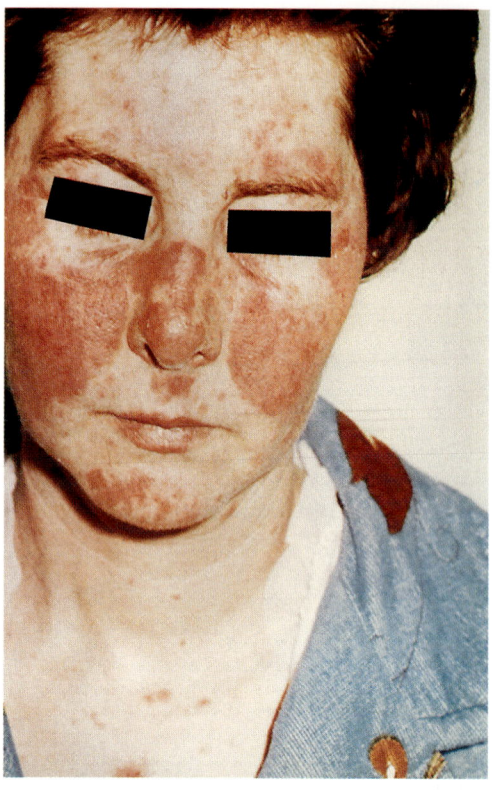

Abb. 13.30: Lupus erythematodes im Gesicht (IMPP)

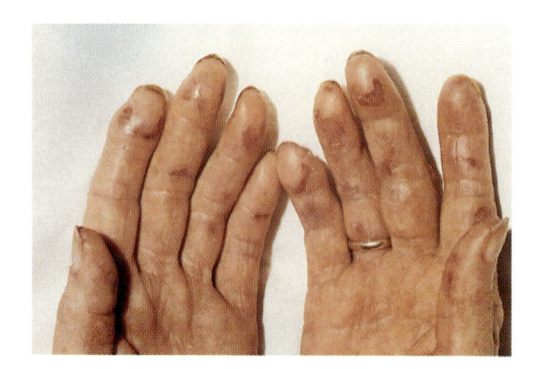

Abb. 13.29: Lupus erythematodes an den Händen (IMPP)

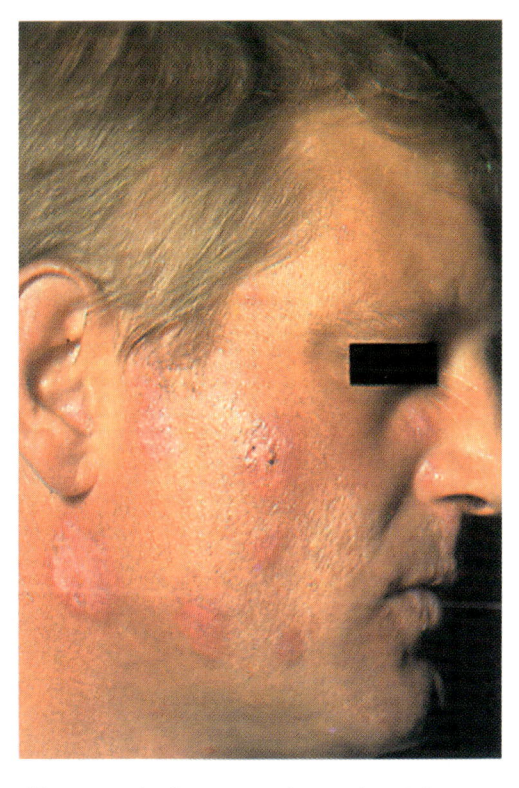

Abb. 13.31: Diskoider Lupus erythematodes mit langsam wachsenden, hellroten, schuppigen Plaques an Gesicht, Ohren und Kopfhaut, die durch Sonnenlicht verstärkt werden. Sie heilen mit Atrophie und Narbenbildung vom Zentrum her (A. Rauterberg 1989)

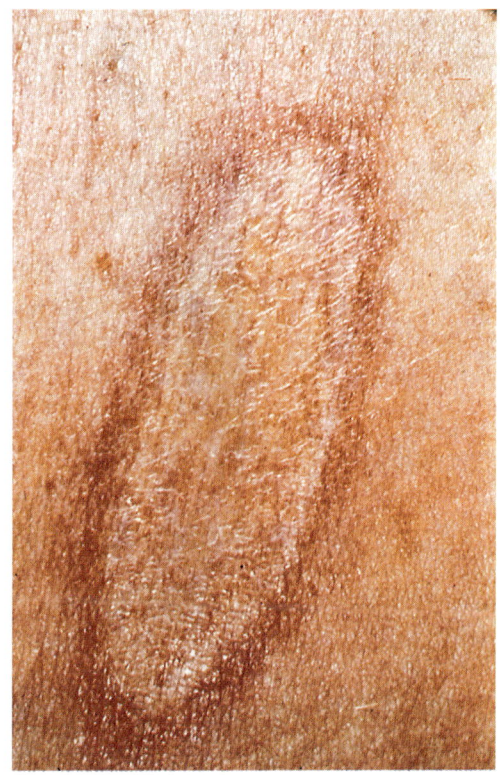

Abb. 13.34 : Zirkumskripte Sklerodermie (IMPP)

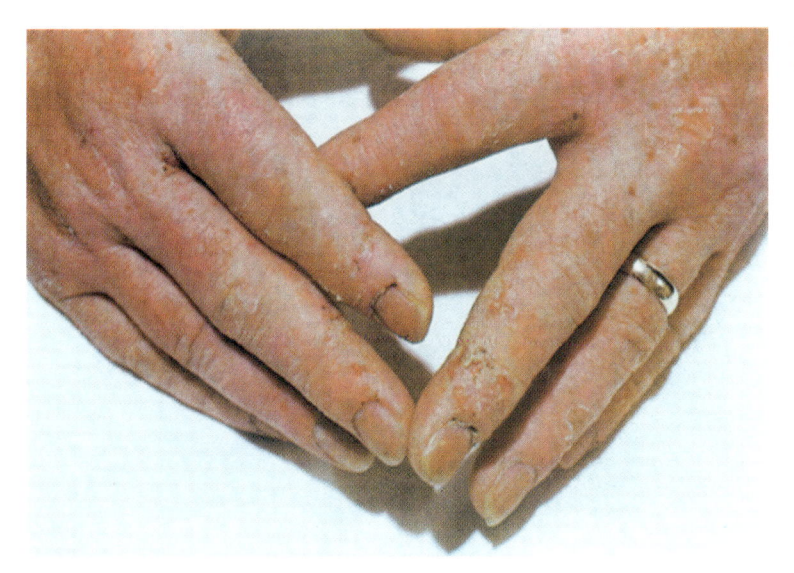

Abb. 13.35: Kontaktekzem der Hände (IMPP)

Abb. 13.37: Psoriasisherde am Rücken und Gesäß. Beachte die ausgedehnten, schuppenden Plaques, die zu landkartenähnlichen Konformationen konfluieren (IMPP)

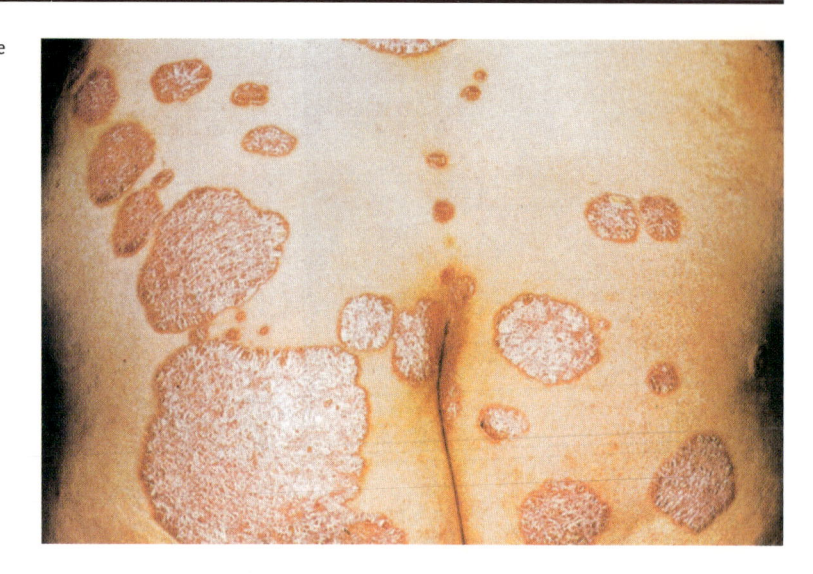

Abb. 13.38: Lichen ruber der Wangenschleimhaut mit weißlicher, netzartiger Streifung (IMPP)

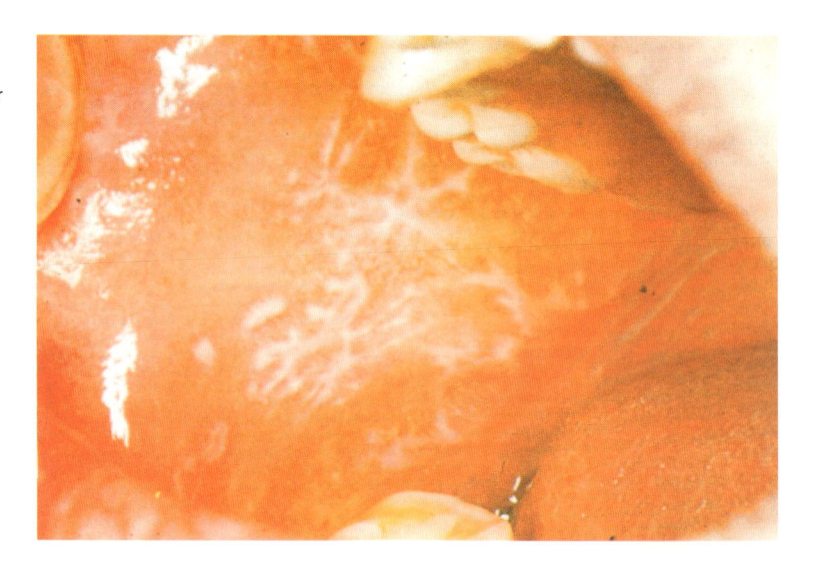

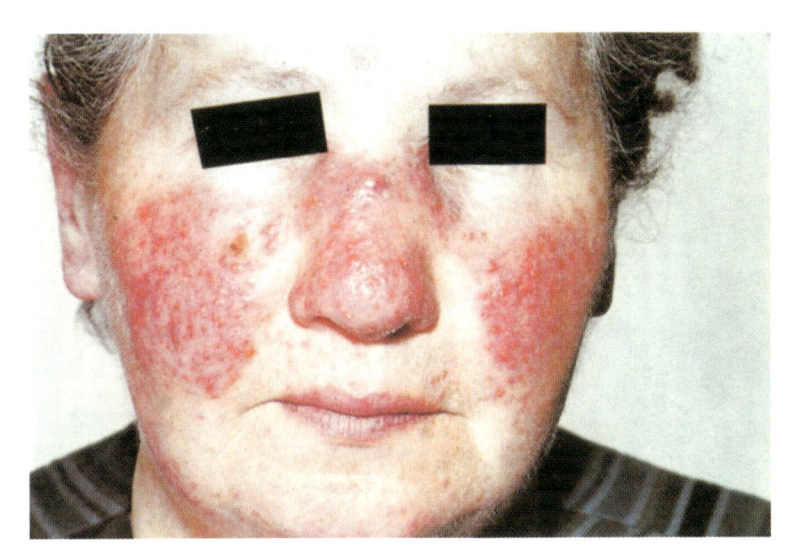

Abb. 13.39: Rosacea papulopustulosa (IMPP)

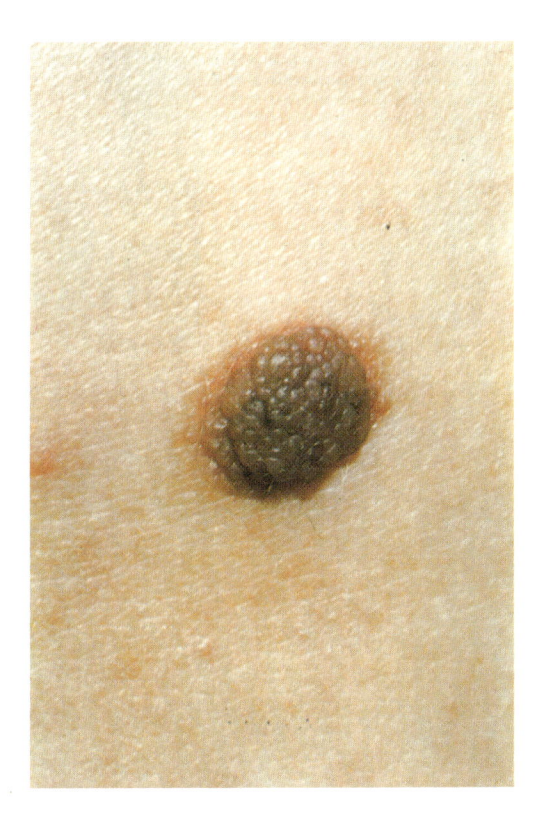

Abb. 13.41: Nävuszellnävus: regelmäßig rund-ovale, scharf begrenzte, flache oder leicht erhabene Papeln (IMPP)

Abb. 13.42 und 13.43: Seborrhoische Warzen: Die oft multipel auftretenden Keratosen haben typischerweise eine schmierige oder rauhe, gelblich-braune bis graubraune Oberfläche (Gross et al. 1997)

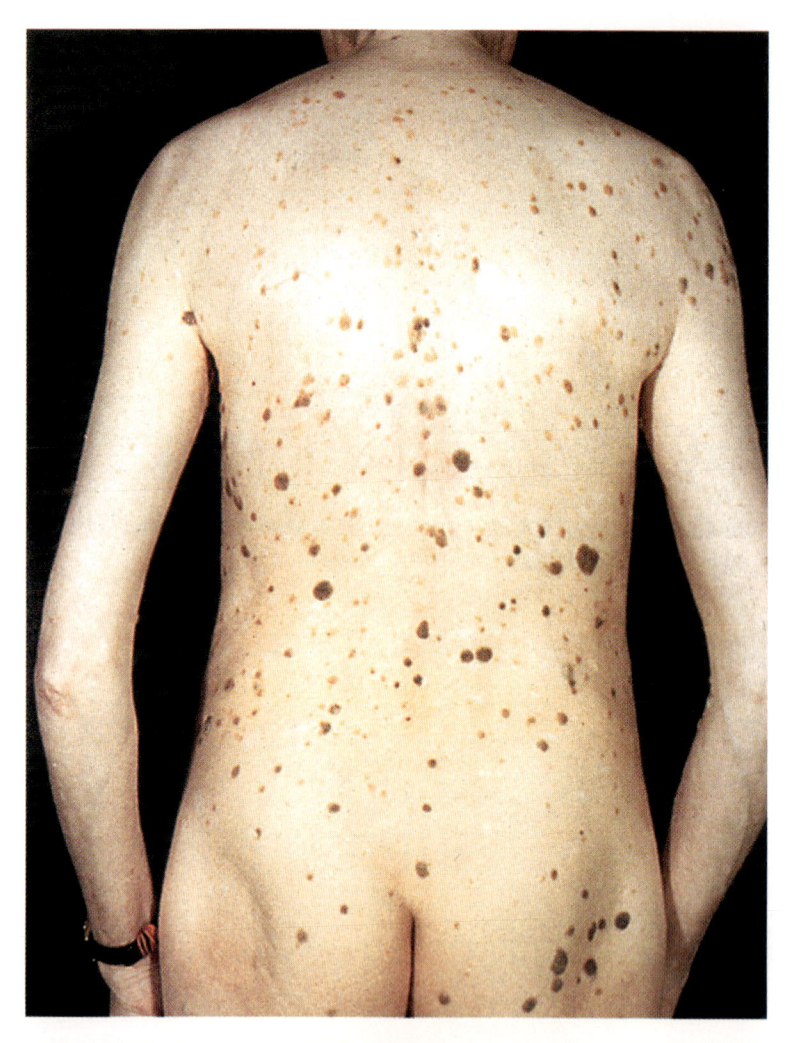

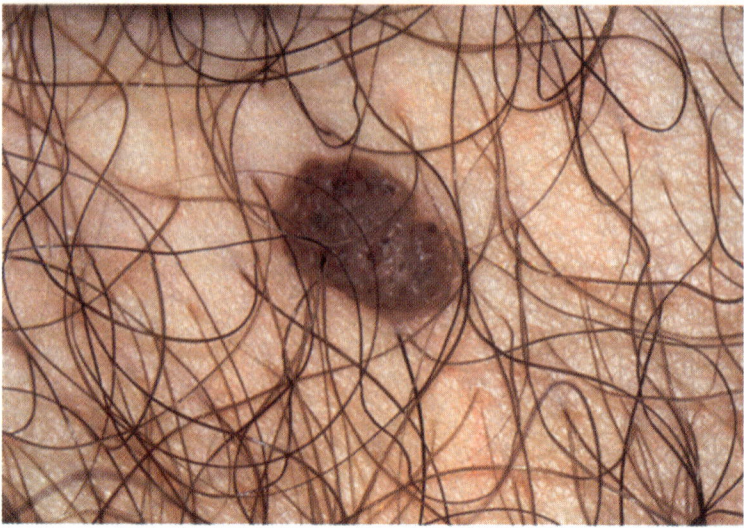

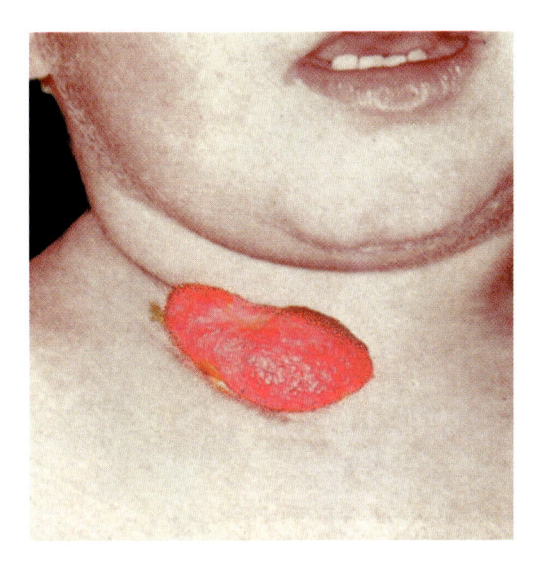

Abb. 13.44: Hämangiom (IMPP)

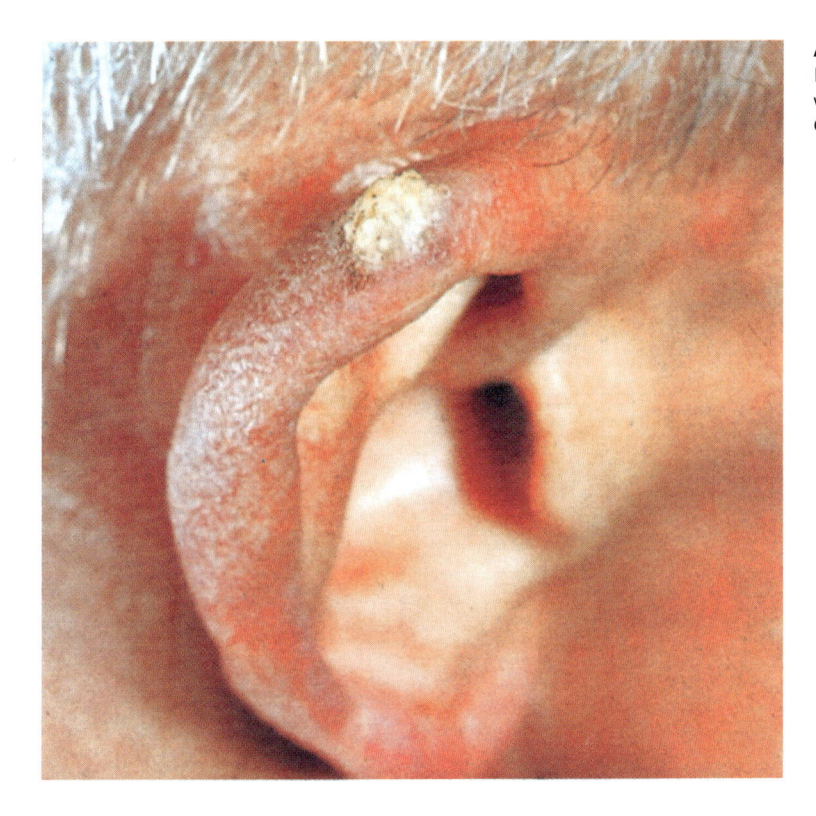

Abb. 13.45: Aktinische Keratose mit höckerig-warziger Läsion am Ohrrand (IMPP)

Abb. 13.48: Leukoplakie (IMPP)

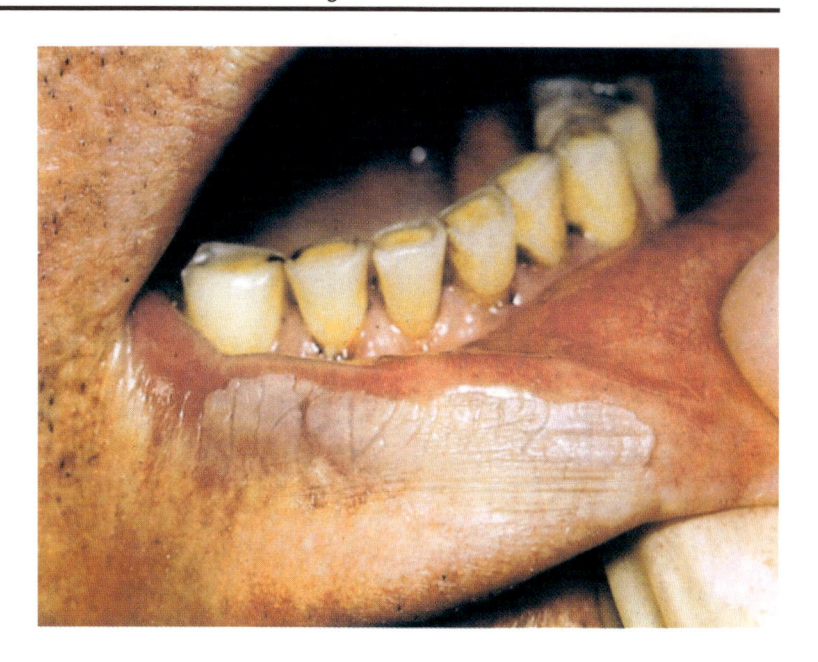

Abb. 13.50: Basaliom (IMPP)

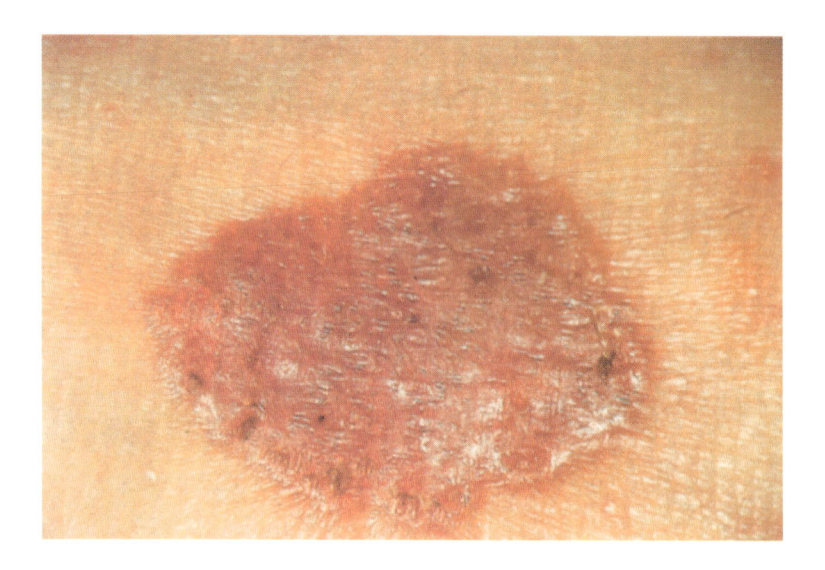

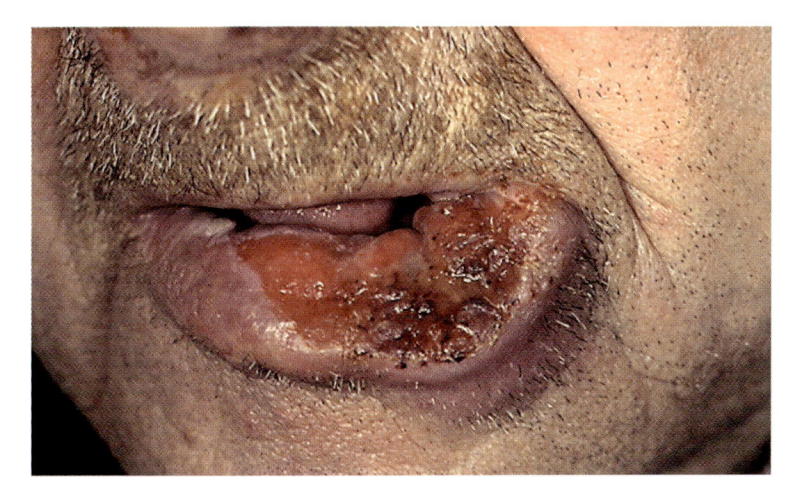

Abb. 13.51: Spinaliom: Bei diesem rasch und exophytisch wachsenden, weniger gut differenzierten, ulzerierenden Tumor fehlt die Ausbildung identifizierbarer Hornmassen (G.E. Gross, Rostock, mit freundlicher Genehmigung)

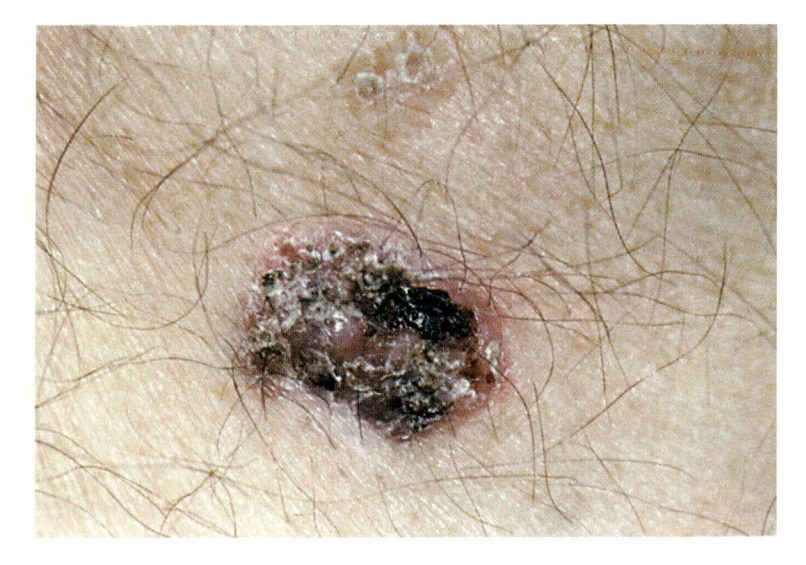

Abb. 13.52: Malignes Melanom: Typischerweise ist die Pigmentierung uneinheitlich und oft grau oder bläulich-schwarz. Ein irregulärer oder bogiger Rand spricht für ein Melanom (Barrasso/Gross 1997)

Farbabbildungen

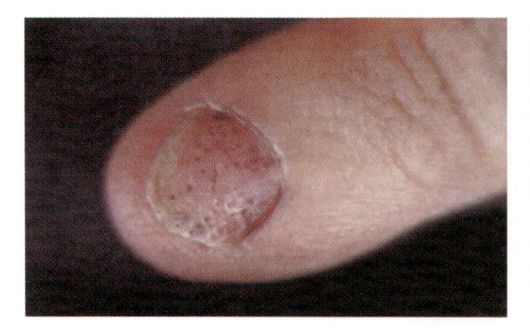

Abb. 13.54: Tüpfelnägel: grübchenförmige Einziehungen der Nagelplatte bei Psoriasis vulgaris (E.G. Jung 1989)

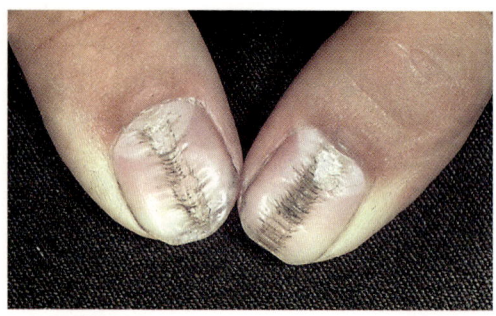

Abb. 13.55: Onychodystrophie mit rinnenförmiger Einsenkung des mittleren Nagelanteils als Folge einer Nagelbettstörung (G.E. Gross, Rostock, mit freundlicher Genehmigung)

Abb. 13.56: Alopecia areata bei einer 24jährigen Frau. Es gibt keine Anzeichen für eine Entzündung der Kopfhaut (G.E. Gross, Rostock, mit freundlicher Genehmigung)

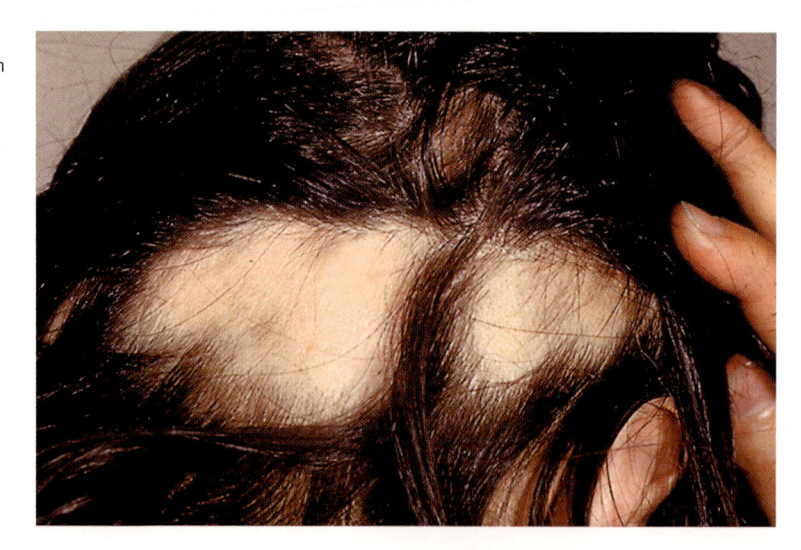

Abb. 13.57: Komedonen und große fluktuierende entzündliche Knoten bei Acne conglobata (G.E. Gross, Rostock, mit freundlicher Genehmigung)

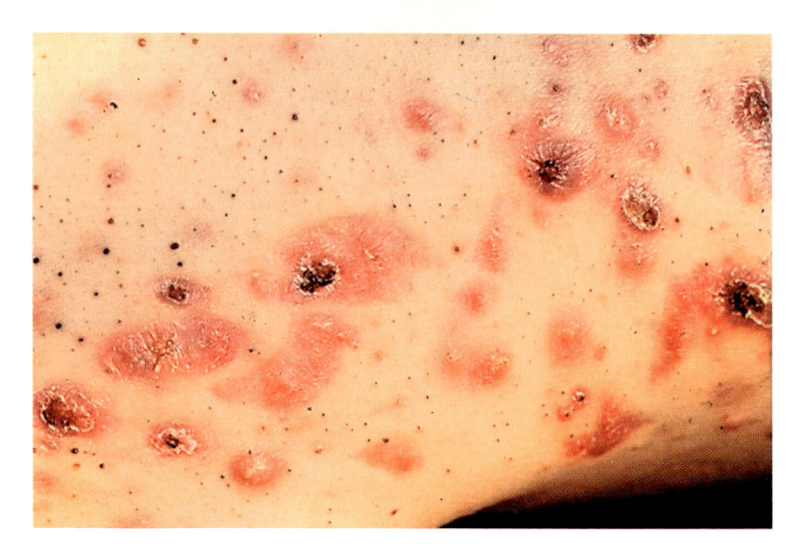

Farbabbildungen

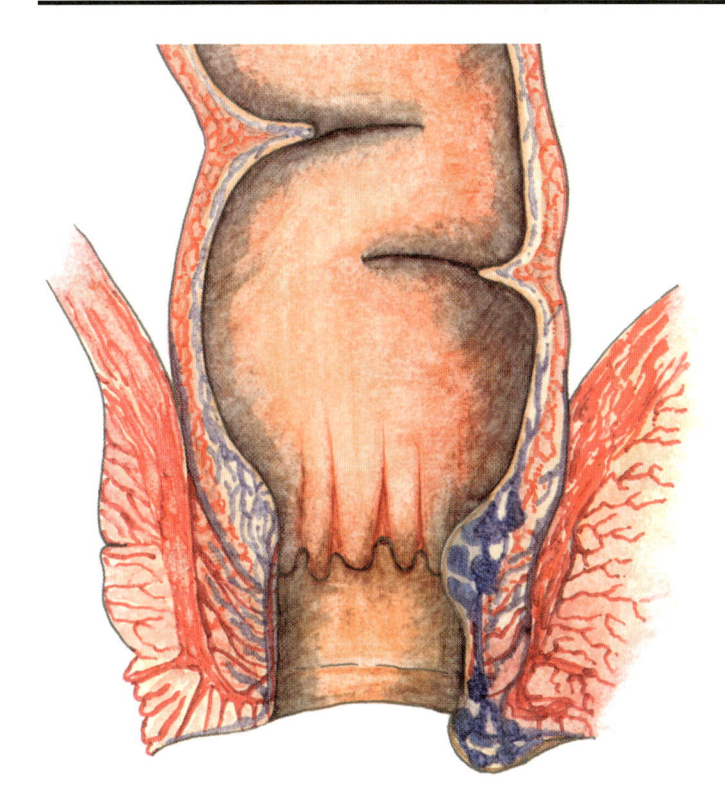

Abb. 13.59: Innere und äußere Hämorrhoiden (G. Kumbartzki, Wiesbaden)

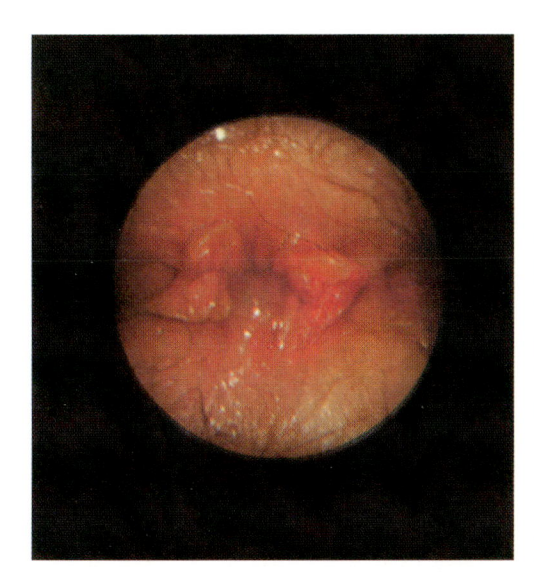

Abb. 13.60: Perianale Thrombose (IMPP)

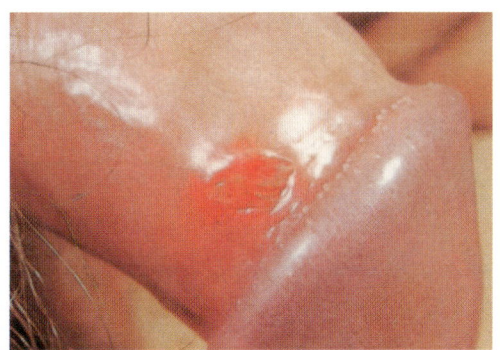

Abb. 13.62: Lues, Primäraffekt (IMPP)

Abb. 13.63: Syphilitische Exantheme der Hände (IMPP)

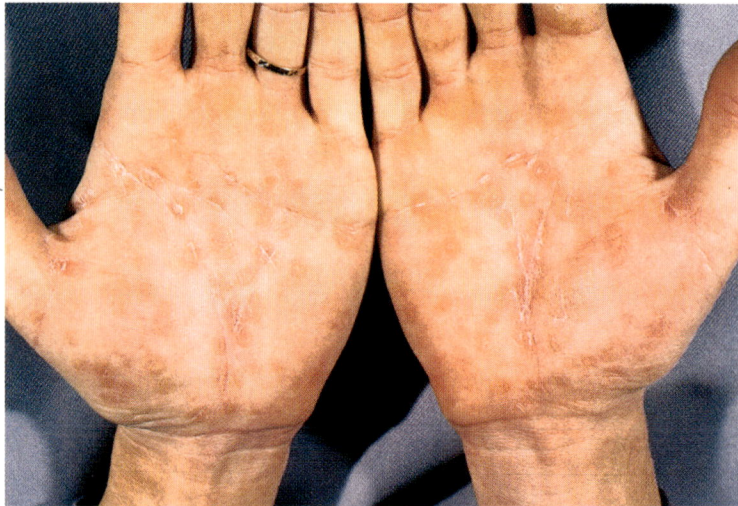

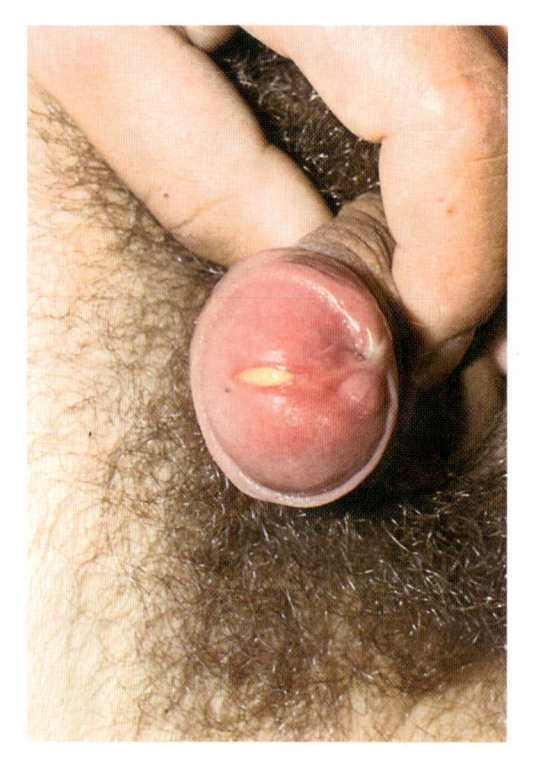

ähnlich:
Erythema exsudativum multiforme
- Medikamente
- Virusinfektion
- Mykoplasmen
- Bakterien
- Mykosen
- maligne Tumore
(→ zirkulierende Immunkomplexe lagern sich in Blutgefäße/Korium ab)

Abb. 13.64: Gonorrhö mit dem typischen Fluor urethralis (B. Rohde 1998)

2 Viruskrankheiten der Haut

2.1 Allgemeines

Virusinfektionen der Haut lassen sich pathogenetisch wie folgt unterscheiden:
- Primärreaktion: Die Schädigung der infizierten Zelle entsteht durch direkte Inokulation (z.B. Herpes labialis, Molluscum contagiosum)
- Sekundärreaktion: Die indirekte Auswirkung der Infektion auf den Gesamtorganismus, der immer immunologisch bedingt ist (Virusexantheme bei Varizellen, Masern etc.)
- Reaktivierung einer latenten, außerhalb der Haut lokalisierten Virusinfektion (z.B. Herpes simplex recidivans, Herpes zoster)

Tabelle 13.1 faßt alle dermatologisch wichtigen Viren zusammen.

2.2 Exanthematische Viruserkrankungen

Hierzu siehe Kapitel 11.1 und Innere Medizin, Infektionskrankheiten, Kapitel 4.

2.3 Humane Papillomaviren (HPV)

Eine Untergruppe der Papovaviren, die humanen Papillomaviren (HPV), induziert primär gutartige Tumoren der Haut und Schleimhäute wie Warzen und Kondylome. Serologisch lassen sich über 50 Typen unterscheiden; elektronenmikroskopisch ist diese Differenzierung jedoch nicht möglich. Mikroskopisch stellen sich die intrazellulären Viruspartikel als basophile Kerneinschlußkörperchen dar. Die Inkubationszeit schwankt zwischen Wochen und Monaten.

Verrucae planae juveniles (Flachwarzen)

Diese vorwiegend durch HPV Typ 3 hervorgerufene Krankheit befällt meist Kinder und Jugendliche. Man findet zahlreiche, flacherhabene, runde oder polygonale, gelblich-bräunliche, oft auch hautfarbene Papeln vorzugsweise im Gesicht (Mundregion, Stirn, Wangen, Abb. 13.7) und an Händen und Armen. Das Virus kann durch Kratzen übertragen werden. Die Warzen können sehr spontan auftreten. Sie können ebenso rasch verschwinden, sich aber

Virus	Klinik
humanes Papillomavirus (HPV)	Warzen, Kondylome
Pockenviren	Pocken, Molluscum contagiosum, Melkerknoten, Orf
Herpesviren	Herpes simplex, Varizellen und Herpes zoster, infektiöse Mononukleose
Retroviren	HTLV 1: T-Zell-Lymphome; HIV 1 u. 2: HIV-Infektion
Picornaviren	Herpangina, Hand-Mund-Fuß-Krankheit, Exantheme
Paramyxoviren	Masern
Adenoviren	Erythema infectiosum (Ringelröteln)

Tab. 13.1: Dermatologisch wichtige Viren

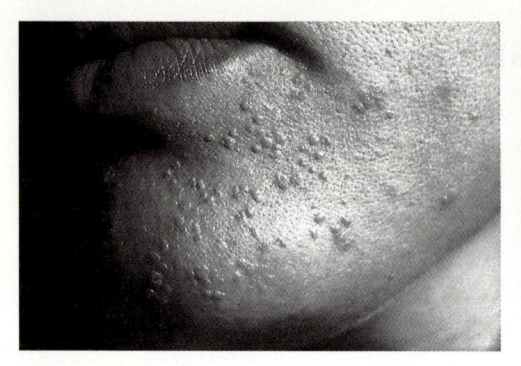

Abb. 13.7: Verrucae planae juveniles. Flacherhabene Papeln im Gesicht (IMPP)

auch gegenüber therapeutischen Maßnahmen sehr resistent verhalten.

Therapie. Kürettage, Kryotherapie, Laser, eventuell orale Vitamin-A-Säure-Derivate (*cave:* teratogene Potenz → Einnahme nur unter Konzeptionsschutz!).

Verrucae vulgares (vulgäre Warzen)

Diese Warzen werden hauptsächlich durch die HPV Typen 1, 2 und 4 hervorgerufen. Sie sind größer als Flachwarzen, besitzen eine stärker zerklüftete Oberfläche (wegen stärkerer Verhornung) und sind meist von graubrauner Farbe. Sie treten vorwiegend an Fingern, Hand- und Fußrücken, Handgelenken und im Gesicht auf (siehe Abb. 13.8). Es werden sowohl Jugendliche als auch Erwachsene befallen. Sonderformen sind Plantarwarzen (Dornwarzen, flache Oberfläche, oftmals in die Tiefe wachsend und dadurch starke Schmerzen verursachend), Verrucae filiformes (fadenförmige, gestielte, häufig im Gesicht vorkommende Warzen) und Schleimhautwarzen (weißlich, ähnlich aussehend wie Condylomata accuminata).

Therapie. Wie bei den juvenilen Warzen.

Condylamata acuminata (Feigwarzen)

Meist durch HPV-Typen 6 und 11 hervorgerufene, überwiegend am Genitale lokalisierte Warzen. Perineal- und Perianalbereich können

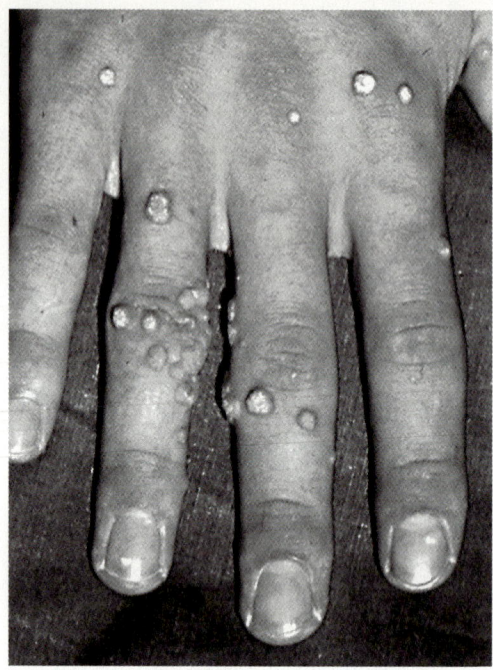

Abb. 13.8: Verrucae vulgares mit der typischen zerklüfteten Oberfläche (IMPP)

jedoch auch betroffen sein. Die Feigwarzen können auch auf Vagina, Urethra und Rektum übergreifen. Neben dem feuchten Milieu wirken Infektionen wie Gonorrhö, Urethritis oder Candidiasis krankheitsfördernd.

Klinisch imponieren einzelne, stecknadelkopfgroße, rötliche bis graugelbliche, weiche Papeln, die später konfluieren können, so daß sich „hahnenkammähnliche" bis „himbeerartige" Tumoren ausbilden. Durch zunehmende Verhornung werden die Warzen härter. Condylomata acuminata (siehe Abb. 13.9) können in seltenen Fällen auch extragenital auftreten, eine maligne Entartung erfolgt in der Regel nicht (*cave:* Assoziation des Zervixkarzinoms mit den HPV-Typen 16 und 18).

Differentialdiagnose. Condylomata lata bei Lues im Sekundärstadium.

> **Merke!**
> Immer an gleichzeitige Lues- oder HIV-Infektion denken!

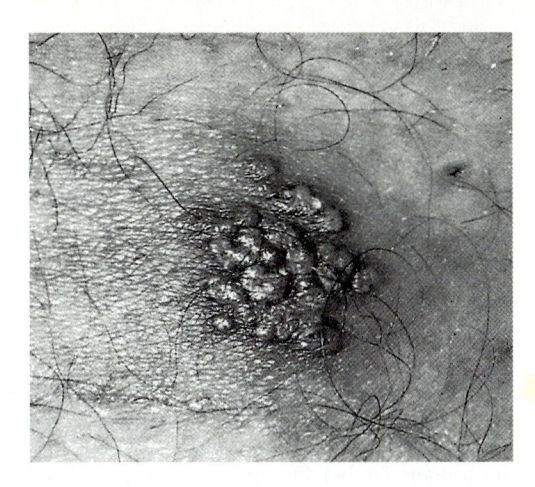

Abb. 13.11: Herpes simplex. Beachte die gruppenförmige (= herpetiforme) Anordnung der Bläschen (IMPP)

Die häufig mit Juckreiz und schmerzhaftem Brennen einhergehende Krankheit äußert sich klinisch durch polyzyklisch-gruppiert stehende Bläschen auf geröteter Haut (siehe Abb. 13.11). Die Bläschen entwickeln sich zu Pusteln, die eintrocknen und verkrusten und nach ca. 2 Wochen abheilen. Die Bläschen können jedoch auch aufplatzen, so daß kleine Erosionen entstehen.

Primärmanifestation des Herpes simplex

Die zumeist im frühen Kindesalter auftretende Primärmanifestation äußert sich typischerweise nach einer Inkubationszeit von 2–7 Tagen mit dem Auftreten einer Stomatitis aphthosa (Gingivostomatitis herpetica). Im Mund-Rachen-Bereich bilden sich zahlreiche, schmerzhafte Bläschen, die rasch mazerieren und Ulzerationen bilden. Die regionalen Lymphknoten sind häufig schmerzhaft geschwollen. Meist besteht hohes Fieber. Falls die Infektion intra partum erfolgt, besteht die Gefahr einer Herpessepsis, welche fast immer letal endet. Außerdem kann es zu einer Keratokonjunktivitis und Meningoencephalitis herpetica kommen.

Sekundärmanifestation des Herpes simplex

Sie äußert sich klinisch meist als Herpes labialis oder Herpes facialis. Der Herpes simplex neigt häufig zu Rezidiven, oft an der gleichen Stelle; man spricht dann von einem Herpes recidivans in loco.

Therapie. Aciclovir ist als Salbe oder Creme aufgetragen das Mittel der Wahl; in schweren Fällen systemische Verabreichung von Aciclovir sowie von Antihistaminika gegen den Juckreiz; prophylaktisch: Immunisierung mit HS-Vakzine.

Eczema herpeticatum

Ähnlich wie beim Eczema vaccinatum handelt es sich hier um eine Sekundärinfektion einer ekzematös veränderten Haut (insbesondere bei Neurodermitis) mit HSV (siehe Abb. 13.12 im Farbteil). Bei diesem schweren Krankheitsbild mit hohem Fieber kommt es zur Eruption von Bläschen, später Pusteln im Gesicht sowie an Armen, Beinen und Stamm. Abhängig von der Schwere des Verlaufes kommt es nach 2–10 Wochen zur Abheilung. Bei Kindern und Säuglingen kommen jedoch auch letale Verläufe vor.

Therapie. Systemische Gabe von Aciclovir, eventuell Versuch mit Gammaglobulinen, Antibiotika zur Verhinderung von Superinfektionen.

2.5.2 Varicella zoster

Sowohl die Windpocken (Varizellen) als auch die Gürtelrose (Herpes zoster) werden durch das Varicella-Zoster-Virus, ein DNS-Virus der Herpesgruppe, hervorgerufen. Dabei stellen die Windpocken die meist im Kindesalter auftretende Erstinfektion, die Gürtelrose die sich meist im Erwachsenenalter manifestierende Sekundärinfektion (Reaktivierung bei Viruspersistenz und geschwächter Immunitätslage?) dar.

Varizellen

An Windpocken erkranken meist Kinder im 2.–6. Lebensjahr (siehe auch Pädiatrie, Kap. 8.2). Die Ansteckung erfolgt entweder durch ebenfalls infizierte Kinder oder Erwachsene mit Herpes zoster. Nach einer Inkubationszeit von 14–17 Tagen treten bei meist niedrigem Fieber bevorzugt im Gesicht, am Rumpf und am behaarten Kopf frischrote, stecknadelkopfgroße Flecken auf, die sich sehr rasch zu Papeln, Vesikeln und Pusteln entwickeln und nach wenigen Tagen eintrocknen. In der Regel heilen die Effloreszenzen folgenlos ab, durch Aufkratzen der stark juckenden Bläschen kann es jedoch zur Narbenbildung kommen. Die Mund- und Genitalschleimhäute sind oft mitbefallen, während die Hand- und Fußinnenflächen meist ausgespart werden.

Im Unterschied zur Pockeninfektion tritt das Exanthem in mehreren Schüben auf, so daß man nebeneinander Effloreszenzen in verschiedenen Entwicklungsstadien findet ("buntes Bild" der sog. *Heubner-Sternenkarte*).

Differentialdiagnose. Variola vera (hohes Fieber, monomorphes Bild), Herpes zoster generalisatus (meist primärer Segmentbefall erkennbar), Strophulus infantum (kein Fieber).

Therapie. Austrocknende Lokalbehandlung mit Puder oder Lotio, ggf. mit antibiotischen Zusätzen zur Prophylaxe von Superinfektionen; eventuell orale Gabe von Antihistaminika zur Juckreizstillung. In schweren Fällen Gabe von Aciclovir. Die Prognose ist in der Regel gut.

Herpes zoster

Nach einem Prodromalstadium kommt es nach wenigen Tagen zum Aufschießen von gruppiert stehenden, kleinen roten Papeln, die sich schnell zu Vesikeln entwickeln (siehe Abb. 13.13 im Farbteil). Diese bleiben meist auf ein Nervensegment oder benachbarte Segmente beschränkt. Bei Überschreiten der Mittellinie oder Befall anderer Segmente spricht man von aberrierenden Bläschen. Ein doppelseitiger Befall, der sog. Herpes duplex, ist selten. Subjektiv leiden die Patienten unter starken, brennenden Schmerzen, welche nach Abheilung weiterbestehen können, sog. postzosterische Neuralgie. Die Abheilung dauert ca. 2–4 Wochen. Eine Narbenbildung ist möglich.

Komplikationen. Befall innerer Organe, Zoster generalisatus (2–5%), generalisierte Ausbreitung eines ursprünglich segmental begrenzten Zosters (v.a. bei abgeschwächter Immunitätslage oder konsumierender Erkrankung). Eine „Post-Zoster-Neuralgie" mit dermatombezogenen Schmerzen und Mißempfindungen ist bei Patienten unter 40 Jahren selten, bei den über 60jährigen kommt sie bei einem Drittel der Fälle vor. Bei der Mehrzahl klingt der Schmerz innerhalb eines Jahres ab.

Therapie. Lokal austrocknende Maßnahmen, systemische Gabe des Virostatikums Aciclovir, analgetische Behandlung der Neuralgien, Gabe von Gammaglobulinen (v.a. bei Zoster generalisatus), eventuell Kombinationsbehandlung mit 8-Methoxypsoralen und Blacklight (UV-A), eventuell aktive Immunisierung mit abgeschwächten Lebendvakzine. Die Prognose ist außer bei schweren Allgemeinerkrankungen oder Auftreten von Komplikationen gut.

2.5.3 Epstein-Barr-Virus

Hierzu siehe Kapitel 11.1 sowie Innere Medizin, Infektionskrankheiten, Kapitel 4.2.

2.6 Retroviren (HIV-Infektion)

Hierzu siehe Innere Medizin, Infektionskrankheiten, Kapitel 4.9.

3 Bakterielle Infektionen

Pyodermien werden durch das Eindringen von Eitererregern über die Haut hervorgerufen (Pyos = Eiter; Derma = Haut) und können sich sowohl an den Haarfollikeln manifestieren (follikuläre Pyodermie) als auch unabhängig von den Haarfollikeln auftreten (nichtfollikuläre Pyodermie).

3.1 Pyodermien

3.1.1 Nichtfollikuläre Pyodermien

Impetigo contagiosa

Häufigste nicht follikuläre Pyodermie, betrifft vorwiegend Kinder. Die Erreger, meist Staphylokokken oder Streptokokken, treten über kleinste Hautläsion ein. Die Hautveränderungen finden sich bevorzugt im Gesichtsbereich (insbesondere Wangen- und Mundregion, Abb. 13.14), an den Händen und am Hals. Die Krankheit ist hochinfektiös, so daß es zu Epidemien in Kindergärten oder Schulen kommen kann.

Bei Säuglingen und Kleinkindern können sich zentrifugal wachsende Riesenblasen ausbilden. Im Extremfall löst sich die Epidermis großflächig ab, und es entsteht das Bild der sog. Staphylodermia superficialis diffusa exfoliativa (Dermatitis exfoliativa neonatorum, Morbus Ritter von Rittershain), die dem *Lyell-Syndrom* zugerechnet wird.

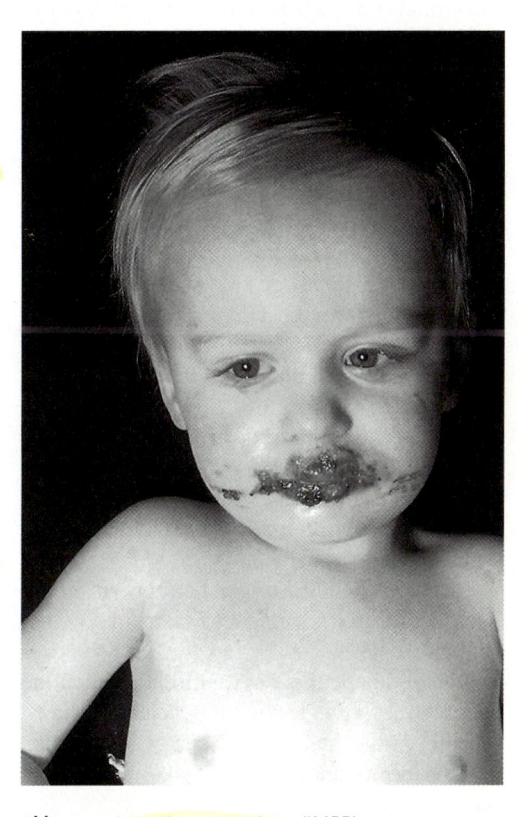

Abb. 13.14: Impetigo contagiosa (IMPP)

Therapie. Aufweichen der Krusten (z.B. durch Salicylatverbindungen), Lokalantibiotika oder lokale desinfizierende Maßnahmen, eventuell systemische Antibiotikatherapie.

Prognose. In der Regel sehr gutartiger Verlauf. Eine Ausnahme bildet das Lyell-Syndrom, welches häufig lebensbedrohlich verläuft.

> **Merke !**
> Beim staphylogenen Lyell-Syndrom sind im Gegensatz zur medikamentös ausgelösten Form die Schleimhäute fast nie betroffen, und die Spaltebene liegt höher.

Erysipel (Wundrose)

Vorwiegend durch β-hämolysierende Streptokokken der Gruppe A (oder 6) hervorgerufene

Erkrankung. Die Erreger dringen durch kleinste Hautläsionen ein und verursachen in kurzer Zeit ein schweres Krankheitsbild mit heftigen Allgemeinsymptomen (hohes Fieber und Schüttelfrost).

Lokal findet sich eine scharf begrenzte starke Rötung und Schwellung (Epidermis und Cutis befallen). Der betroffene Körperteil, meist eine Extremität (v.a. Unterschenkel bei bestehender Fußmykose als Eintrittspforte, Abb. 13.15 im Farbteil) oder das Gesicht, ist überwärmt. Das Erythem vergrößert sich zentrifugal. Die Ausbreitung der Erreger in den Lymphspalten zeigt sich in flammend roten, zungenartigen Ausläufern. Die regionalen Lymphknoten sind meist geschwollen. Der Mund-Nasen-Rachen-Raum kann ebenfalls betroffen sein (cave: Glottisödem). Bei Befall des Gesichtes, insbesondere des Oberlides, besteht die Gefahr der Ausbildung einer Sinusthrombose. Schwere Verläufe mit Blasenbildung (E. bullosa) oder Nekrosen (E. gangraenosum) kommen vor (besonders bei abwehrgeschwächten Patienten).

Differentialdiagnose. Erysipeloid (keine schwere Allgemeinsymptomatik), Kontaktdermatitis, Quincke-Ödem.

Zurückbleibende Erreger können zu einem Rezidiv führen (chronisches Erysipel).

Therapie. Bettruhe; systemisch Penicilline oder Tetrazykline in hoher Dosierung; lokal feuchte, kühle Umschläge, später Antibiotika in fettarmer Grundlage.

Prognose. Relativ gut, mit Ausnahme von Säuglingen und immungeschwächten Patienten.

3.1.2
Pyodermien der Haarfollikel

Je nach Tiefe können die an die Haarfollikel gebundenen Pyodermien in Ostiofollikulitiden, Follikulitiden, Furunkel und Karbunkel eingeteilt werden.

Ostiofollikulitis

Meist bei jungen Männern an Brust, Armen und Beinen auftretende, oberflächliche Haarfollikelentzündung. Das Auftreten der Erkrankung wird u.a. durch Schwitzen und Seborrhö begünstigt.

Follikulitis

Der gesamte Haarfollikel ist in die Entzündungsreaktion einbezogen (häufigste Form ist die Follikulitis barbae, meist an der Oberlippe, seltener an den Augenbrauen).

Furunkel

Hier ist zusätzlich das den Haarfollikel umgebende subkutane Gewebe betroffen. Meist handelt es sich um eine Infektion mit koagulase-positiven Staphylokokken. Prädilektionsstellen für Furunkel sind Nacken, Nase, Oberlippe, Gesäß und Oberschenkelinnenseiten (siehe Chirurgie, Abb. 2.14, 2.15).

> **Merke !**
>
> Furunkel bergen bei Lokalisation im Gesicht die Gefahr einer Sinusthrombose.

Furunkel heilen unter Narbenbildung ab. Als *Furunkulose* wird das Auftreten zahlreicher Furunkel an verschiedenen Körperstellen bezeichnet (häufig in Assoziation mit Diabetes mellitus oder Abwehrschwäche).

Karbunkel

Zusammenfließen mehrerer Furunkel mit phlegmonöser Ausbreitung in die Tiefe (Prädilektionsstellen sind Nacken und Rücken). Dieses Krankheitsbild geht häufig mit Fieber und starken Allgemeinsymptomen einher (cave: Sepsis). Die befallene Region fühlt sich bretthart an.

Therapie der obengenannten Pyodermien. Lokale Gabe von desinfizierenden und antibiotischen Wirkstoffen sowie Eröffnung der reifen Pusteln. Bei Karbunkel Klinikeinweisung, chirurgische Eröffnung, hochdosierte systemische Gabe von Antibiotika.

3.1.3
Pyodermien der Schweißdrüsen

Bakterielle Infektion der apokrinen Schweißdrüsen, meist in der Axilla (selten an der Vulva, der Mamma oder in der Analregion). In den Axillen entwickeln sich aus kleinen rötlichen Papeln tiefliegende, harte, druckschmerzhafte Infiltrate. Bei Stichinzision entleert sich rahmiger Eiter. Die Krankheit verläuft oft chronisch-rezidivierend. Oftmals bestehen starke Schmerzen und eine Bewegungseinschränkung des Armes. Begünstigend wirken starkes Schwitzen, Ausrasieren der Achselhaare oder Stoffwechselerkrankungen (v.a. Diabetes mellitus).

Therapie. Stichinzision, anschließend Pflege der betroffenen Hautpartien mit desinfizierenden oder antibiotischen Agenzien; systemische Gabe von Antibiotika; Suche nach begünstigenden Faktoren.

3.2
Scharlach und SSS-Syndrom (staphylokokkeninduziertes Lyell-Syndrom)

Hierzu siehe Kapitel 7.7 und Innere Medizin, Infektionskrankheiten, Kapitel 3.

3.3
Infektionskrankheiten durch Mykobakterien

Hauttuberkulose

Erreger der heute seltenen Hauttuberkulose ist das *Mycobacterium tuberculosis*. Die Infektion kann exogen, hämatogen oder lymphogen erfolgen. Die Hauttuberkulose gehört zu den Organtuberkulosen.

Falls es sich um eine Erstinfektion handelt (meist bei Kleinkindern), spricht man von einer *Tuberculosis cutis primaria*. Die Hautefffloreszenz bildet zusammen mit den regionär befallenen Lymphknoten den *Primärkomplex*. Zunächst kommt es zur Ausbildung einer lividen Papel, die zerfällt und sich zu einem kleinen Ulkus mit höckrig-schmierigem Grund mit lividen unterminierten Randwällen entwickelt. Sitz der Primärläsion ist meist das Gesicht. Da es sich um eine Erstinfektion handelt, fällt der Tuberkulintest anfangs negativ aus. Im Abstrich vom Ulkusgrund finden sich in der Ziehl-Neelsen-Färbung rote Stäbchen. Eine Kultur auf Spezialnährböden ist möglich.

Je nach Abwehrlage des Organismus sind bei Zweitinfektion folgende Verläufe möglich:
- bei schlechter Abwehrlage → *Miliartuberkulose* der Haut (disseminiert oder ulzerös, Schleimhautbefall), schlechte Prognose
- bei normergischer Reaktionslage → *Lupus vulgaris* (Tuberculosis cutis luposa): bevorzugt an Gesicht und Händen auftretende, chronisch verlaufende Dermatose. Es besteht Meldepflicht!

> **Merke !**
>
> Unter Lupus vulgaris versteht man rötlich-braune Plaques, meist am Kopf oder im Nacken, die eine Vernarbung und manchmal eine Zerstörung des tiefen Gewebes (wie des Knorpels) hinterlassen.

Therapie. Langfristige Polychemotherapie mit Rifampicin, Ethambutol und Isoniazid; eventuell chirurgische Exzision kleiner Herde oder plastische Eingriffe bei Mutilationen.

Lepra

Durch *Mycobacterium leprae* hervorgerufene chronische Systemerkrankung, die heute fast nur noch in den Tropen und Subtropen auftritt. Die Inkubationszeit beträgt 2–7 Jahre. Es werden bevorzugt Kinder befallen.

Ähnlich wie bei der Tuberkulose unterscheidet man je nach Abwehrlage zwei Hauptformen:
- *Lepra lepromatosa* (lepromatöser Typ): Bei schlechter Abwehrlage kommt es zu einem anergischen, infektiösen Verlauf mit schlechter Prognose. Es treten braunrötliche Infiltrate auf, die später knotig werden. Die Knoten sind unscharf begrenzt. Bevorzugte Lokalisation sind Ellenbogen, Gesäß und Knie, oft auch Nasenschleimhaut und Augen. Die Erkrankung kann sich auch an inneren Organen manifestieren.

- *Lepra tuberculoides (tuberkuloider Typ):* hypererge Reaktion bei guter Abwehrlage mit niedriger Infektiosität und günstiger Prognose. Scharf begrenzte, rötliche Flecke und Papeln dehnen sich zentrifugal aus, zentral bleiben depigmentierte Stellen zurück. Die Hautläsionen sind charakteristischerweise schmerzunempfindlich (Hypästhesie wegen Nervenbeteiligung!).
- *Borderline-Lepra (Lepra indeterminata):* Zwischenform beider Typen

Therapie. Dapson, Rifampicin und Clofazimin; bei Lepra tuberculoides eventuell zusätzlich Steroide und Antiphlogistika; bei Lepra lepromatosa eventuell Thalidomid.

> **Merke !**
>
> Thalidomid (früher unter dem Handelsnamen Contergan®) führt zu schwersten Fetopathien → Einnahme bei Frauen im gebärfähigen Alter nur unter sicherer Kontrazeption!

3.4 Pseudomykosen

Erythrasma

Durch Corynebacterium minutissimum hervorgerufene, vor allem axillär und inguinal auftretende Infektion, die im Wood-Licht karminrot fluoresziert. Klinisch findet man scharf begrenzte, polyzyklische, schuppende Herde mit rötlichem oder bräunlichem Farbton. Die Erkrankung neigt zu Rezidiven.

Therapie. Erythromycin, Tetracyclin, oft genügt lokale Desinfektion und Waschen mit sauren Seifen.

Aktinomykose

Durch den normalerweise in der Mundhöhle vorkommenden Anaerobier Actinomyces Israeli ausgelöste Hautinfektion. Es kommt zur Ausbildung blauroter, brettharter Infiltrate, die abszedieren und fisteln können. Bevorzugt werden Hals und Wangen betroffen, aber auch innere Organe (Darm, Lunge, Nervensystem) können befallen sein. Der Erregernachweis im Eiter ist nicht immer möglich. Kulturen können angezüchtet werden.

Therapie. Hochdosiert Penicillin oder Breitspektrumpenicilline, eventuell Punktion, Drainage oder Exzision.

4 Dermatomykosen

Pilzerkrankungen der Haut gehören zu den häufigsten Infektionskrankheiten des Menschen; ihre Zahl nimmt trotz neuer Therapiemöglichkeiten weiterhin zu. Die Pilze können lange Zeit apathogen auf der Haut siedeln. Bestimmte Faktoren begünstigen das Auftreten von Krankheitserscheinungen, z. B.:
- Allgemeinerkrankungen
- Medikamente (insbes. Kortikoide, Antibiotika und Zytostatika)
- starkes Schwitzen (Hyperhydrosis)
- Defekte im Säuremantel der Haut

DHS-Einteilung. Man unterscheidet beim Menschen drei Arten von Dermatomykosen:
- *Fadenpilze (Dermatophyten):* können Epidermophytie, Trichophytie oder Onychomykose hervorrufen
- *Hefepilze (Sproßpilze):* Zu dieser Gruppe gehören die Erreger der Candidagruppe (v.a. Candida albicans), besonders befallen werden Schleimhäute, Intertrigines und Nägel
- *Schimmelpilze:* Befall des Menschen ist relativ selten

Diagnostische Nachweismöglichkeiten der Pilzinfektion.
- mikroskopisches Nativpräparat (die Schuppenentnahme sollte aus dem schuppenden Randbezirk erfolgen), welches in 30%iger Kalilauge getrocknet wird
- Pilzkultur (ermöglicht Identifizierung des Erregers)
- Wood-Licht (UV-A-Licht der Wellenlänge 360 nm)
- serologischer Nachweis mittels Hämagglutination oder Immunfluoreszenz

4.1 Tinea (Fadenpilzinfektion der Haut)

Als Tinea bezeichnet man eine von Epidermophyten oder Trichophyten hervorgerufene Infektion der Haut, Haare oder Nägel.

Tinea pedis (Fußpilz)

Meist durch Trichophytenarten hervorgerufene, sehr häufige Mykose, die sich zunächst in den Zehenzwischenräumen als lokalisierte Rötung und Schuppung der Haut manifestiert. Es können sich auch Bläschen bilden. Begünstigend wirken starkes Schwitzen und feuchte Umgebung („Sportlerfüße", siehe Abb. 13.16 im Farbteil). Bei schwerem Verlauf können Erosionen, tiefe Rhagaden und eine interdigitale weißliche Verquellung der Haut auftreten.

Diagnose. Anamnese, Klinik, Nativpräparat und Kultur.

Therapie. Sie ist oft sehr langwierig. Wichtig ist eine gewissenhafte Fußhygiene und das Tragen von leichtem, luftdurchlässigem Schuhwerk, um eine Entstehung feucht-warmer Kammern zu vermeiden. Außerdem werden austrocknende Substanzen, desinfizierende Lösungen (Kaliumpermanganat, Chloramin), Antimykotika → Clotrimazol, Ketoconazol, Ciclopiroxolamin, Tolnaftat u.a. eingesetzt. Eventuell begünstigende Grundleiden sollten behandelt werden.

> **Merke !**
>
> Die Behandlung sollte noch 2–3 Wochen nach Abklingen der Beschwerden weitergeführt werden, da die Erreger persistieren können (cave: Compliance des Patienten).

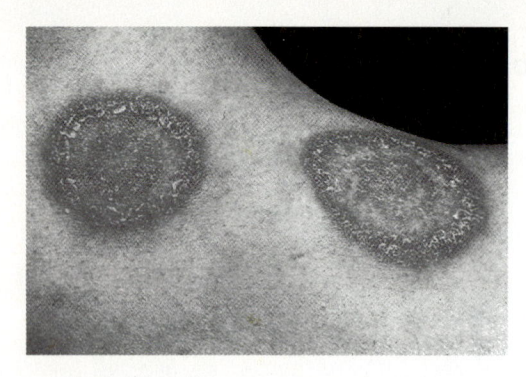

Abb. 13.17: Tinea corporis. Einzelne oder multiple, rundlich-ovale Plaques mit Schuppung und Erythem, vor allem am Rand der Herde (IMPP)

Tinea manum (Handpilz)

Schuppende, hyperkeratotische Erscheinungen, ggf. Rhagaden an der gesamten Palmarfläche, einschließlich Fingerkuppen und Fingerbeugeseiten (vgl. Dyshidrosis).

Tinea corporis (Körperpilz)

Klassisches Bild mit runden, ovalen oder unregelmäßig geformten entzündlichen Herden. Durch die Ausbreitung des Pilzes von innen nach außen kommt es zu der typischen randbetonten Schuppung mit zentraler Abblassung (siehe Abb. 13.17).

Trichophytia barbae (Tinea barbae)

Im Bartbereich bilden sich follikuläre Papeln und Pusteln und Knoten aus. Zusammen bilden die Effloreszenzen eine krustöse, eitrige, höckrig-tumoröse Oberfläche. Der Erregernachweis ist in abgebrochenen Haaren leicht möglich.

Trichophytia capilliti (Tinea capitis)

Ähnliche Erscheinungen am behaarten Kopf.

Therapie. Systemisch Gabe von Ketoconazol; lokal antiseptische, antimykotische Umschläge, ggf. mit austrocknenden Zusätzen; Haare kürzen; eventuell Eröffnung der Pusteln.

Mikrosporie

Meldepflichtige, durch Fadenpilze hervorgerufene, häufig Kinder befallende Erkrankung. Runde oder ovale, scharf begrenzte Läsionen mit kurzen, abgebrochenen Haaren am Kopf („schlecht gemähte Wiese", Abb. 13.18). Die Flecken zeigen eine kleieförmige Schuppung, breiten sich zentrifugal aus und können konfluieren. Im Wood-Licht fluoreszieren sie gelbgrün. Das Nativpräparat zeigt am Haarschaft kugelige Sporen und Myzelien. Der Erreger kann mittels Kultur identifiziert werden.

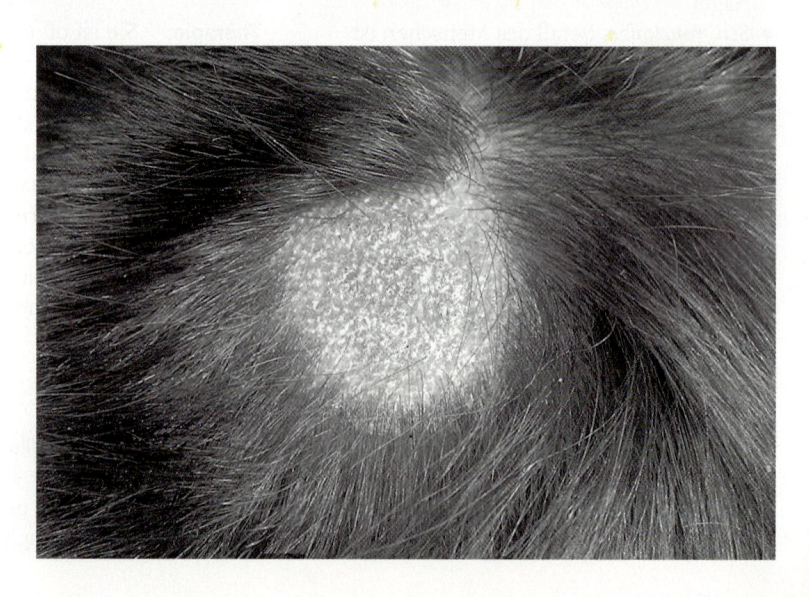

Abb. 13.18: Mikrosporie: kleine, pityriasiform schuppende Herde mit scharfer Begrenzung (IMPP)

Therapie. Lokal antiseptisch und antimykotisch; systemisch Griseofulvin.

Prognose. Der Haarausfall ist reversibel.

Favus

Seltene, durch Trichophyten hervorgerufene chronische Erkrankung der Haare, des behaarten Kopfes (auch Augenbrauen und Bartregion können befallen sein) und der Nägel. Die Übertragung erfolgt meist durch Tiere. Man findet zahlreiche graugelbe, schildförmige Krusten, die manchmal zusammenhängen, so daß größere, schwefelgelbe Auflagerungen entstehen können.

Komplikation. Nach Entfernung der Schildchen resultiert eine glatte Vertiefung oder ein Geschwürchen mit Narbentendenz und narbiger Alopezie (s.u.).

Onychomykose (Nagelmykose)

Ausgangspunkt ist meist Tinea pedum. Die Erkrankung beginnt meist am seitlichen Nagelrand und dringt weiter zur Mitte vor. Der Nagel verfärbt sich schmutzig graubraun und wird rissig und bröckelig (Nageldystrophie). Unter dem Nagel kommt es zur Ausbildung von Hyperkeratosen. Prädisponierend wirken Diabetes, Durchblutungsstörungen, Nagelekzeme und Nagelpsoriasis (siehe Abb. 13.19 im Farbteil).

Therapie. Sie ist in der Regel langwierig (*cave:* schlechte Compliance der Patienten). Systemisch wird Griseofulvin angewandt, lokal eventuell Nystatin und desinfizierende Agenzien; außerdem bei Bedarf Nagelextraktion, Beseitigung prädisponierender Erkrankungen.

4.2 Hefemykosen

Candidiasis

Häufigster Erreger ist Candida albicans. Prädisponierend wirken ein reduzierter Allgemeinzustand, Kortikosteroide, Zytostatika, Antibiotika, Gravidität, orale Kontrazeptiva sowie ein feuchtes Milieu. Je nach dem Sitz der Infektion unterscheidet man verschiedene Formen:
- *intertriginöse Candidiasis* (Achselhöhle, Analfalte, Submammärregion, Vulva): nässende Rötung durch Zusammenfließen und Erosion vorhandener Pusteln. Am Rand charakteristischerweise Schuppenkrausen (Colorette) und Satellitenpusteln
- *interdigitale Candidiasis:* bevorzugt zwischen dem 3. und 4. Finger auftretende, scharf begrenzte Rötung, Erosion und Rhagadenbildung (auch zwischen den Zehen). Beim Säugling eventuell auch in Glutäal- und Perianalfalten (ähnliches klinisches Bild wie Windeldermatitis)
- *Candidainfektionen der Schleimhäute* (Soor, s.u.)
- *generalisierte Soormykose:* durch Einbruch in die Blutgefäße kann es zur Metastasenabsiedlung in Lunge, Gehirn, Knochenmark und Nieren kommen (besonders bei schlechter Abwehrlage)

Die Candidainfektionen der Schleimhäute lassen sich nach ihrer Lokalisation noch weiter unterteilen:
- *Soor der Mundhöhle:* bevorzugt an Zunge und Wangenschleimhaut auftretende, weißliche, plaqueförmige Beläge, aus einzelnen Stippchen hervorgehend. Beim Abstreifen treten leicht Blutungen auf.
- *Soorbalanitis:* in erster Linie am Sulcus coronarius sowie an Glans und Praeputium lokalisierte weißliche Stippchen auf gerötetem Grund, gelegentlich mit Erosionen. Die Infektion kann auf die Harnröhre übergreifen. Disponierend wirken Adipositas, Diabetes mellitus und Phimose. Subjektiv bestehen starkes Brennen und Ausfluß.
- *Soorvulvitis* (klinisches Bild analog zu Soorintertrigo)
- *Soorparonychie* (Candidiasis der Nägel): oft nach Maniküreschäden, Arbeiten im Wasser, Dyshidrosis, Durchblutungsstörungen. Meist sind Nagelwall und Nagelbett befallen. Bei Befall des Nagelwalls entwickelt sich eine stark schmerzhafte Rötung und Schwellung, seitlich kann Eiter exprimiert werden. Der Nagel ist oft grün-

schwärzlich verfärbt, bei längerem Bestehen kommt es oft zu Wachstumsstörungen

Diagnose. Nativpräparat (Nachweis von Sporen und Hyphen), Kultur, Serologie (Hämagglutination und Immunfluoreszenz).

Therapie. Grundleiden behandeln. Lokalbehandlung: austrocknend mit Antiseptika oder Farbstofflösungen (Brilliantgrün), Antimykotika. Nystatin, Imidazolderivate → Clotrimazol, Ketoconazol, Ciclopiroxolamin, Tolnaftat u.a.

Pityriasis versicolor

Durch *Pityrosporum orbiculare* (Malassezia furfur) hervorgerufene Hauterkrankung. Sie gilt als eine der häufigsten Mykosen des Menschen. Man findet bevorzugt am Stamm (Schulter, Hals, Rücken, Brust) lokalisierte, scharf begrenzte, unterschiedlich große, konfluierende Herde mit kleinlamellöser (hobelspanförmiger) Schuppung (siehe Abb. 13.20 im Farbteil).

Die befallenen Stellen imponieren hellbraun auf normaler Haut, auf gebräunter Haut jedoch weißlich (der Pilz produziert ein Enzym, das die Melaninsynthese hemmt → Pityriasis versicolor alba). Das Auftreten der Pityriasis versicolor wird durch starkes Schwitzen (im Sommer oder bei fieberhaften Erkrankungen) begünstigt. Im Nativpräparat durch Tesastreifenabriß findet man Myzelstränge zwischen runden Sporenhaufen („Spaghetti mit Klößchen"); im Wood-Licht goldgelbe Fluoreszenz.

Therapie. Behandlung der verstärkten Schweißneigung. Lokale Desinfektion der Herde (z. B. Salicylspiritus 3%), Waschen mit sauren Seifen. Bei hartnäckigen Formen hochwirksame Antimykotika (Clotrimoxazol). Die Behandlung sollte noch 2–3 Wochen nach Abklingen der Beschwerden fortgeführt werden (Rezidivneigung!). Kontrolle durch Wood-Licht.

4.3 Schimmelmykosen

Allgemein verbreitete, vorwiegend saprophytische, bei feuchter Wärme gut gedeihende Pilze verschiedener Gattungen, deren Myzel wattebis mehlartige, weiße oder farbige Rasen bzw. Stränge auf bzw. im Nährsubstrat bildet. Die von ihnen gebildeten Enzyme verändern zum Teil Lebensmittel und führen zu deren Verderb. Der Verzehr verschimmelter Lebensmittel kann zu Erkrankungen führen, z.B. *Claviceps purpura* (Secalealkaloide) → Ergotismus, *Aspergillus flavus* → Lebernekrose. Schimmelpilze oder ihre Stoffwechselprodukte (z. B. Penicillin) können gelegentlich auch Allergien auslösen.

5 Protozoenerkrankungen, Epizoonosen

5.1 Leishmaniose

Der Erreger ist *Leishmania tropica*, ein Flagellat. Die Übertragung erfolgt durch Stich oder direkten Kontakt. Die Inkubationszeit beträgt zehn Tage bis mehrere Monate. Zunächst kommt es zur Ausbildung einer von einer Kruste bedeckten Papel, die dann ulzeriert. Die Abheilung erfolgt unter Zurückbleiben einer strahlig eingezogenen Narbe.

Diagnose. Materialentnahme aus dem Ulkusgrund, dann direkter mikroskopischer Nachweis oder Kultur.

Therapie. Metronidazol systemisch. In der Regel gute Prognose.

5.2 Skabies (Krätze)

Diese Hauterkrankung wird durch die Krätzmilbe hervorgerufen und meist durch direkten, oft sexuellen Kontakt, manchmal auch durch Wäschestücke übertragen. Die Milbenweibchen bohren Gänge in die Hornschicht und legen dort Eier ab. Die gangartigen Papeln finden sich vorwiegend in den Fingerzwischenräumen, am Genitale und den Beugeseiten der Unterarme. Besonders nachts tritt quälender Juckreiz auf (durch die Bettwärme angeregt, kriecht die Milbe auf die Oberfläche der Haut). Als diagnostischer Wegweiser gelten Milbengänge mit Eiern und Kotballen.

Therapie. Verbesserung der Körperhygiene; lokal Hexachlorcyclohexan für 2–4 Tage (*cave:* bei Kindern besser Schwefelöl); symptomatische Behandlung des starken Juckreizes.

5.3 Ektoparasiten

Pediculosis (Läusebefall)

Drei Gruppen von Läusen kommen beim Menschen vor: Kopflaus (Pediculus capitis, 2–3 mm groß), Kleiderlaus (Pediculus humanus, 3–4,5 mm groß) und Filzlaus (Phthirus pubis, 1–2 mm groß). Die Kopflaus legt länglich-ovale Eier („Nissen"), die an den Haaren festkleben; sie durchläuft bei der Entwicklung drei Larvenstadien. Der Lebenszyklus ist in 3 Wochen abgeschlossen. Die bevorzugten Temperaturen liegen um 28–30°C.

Epidemiologie. Übertragung von Mensch zu Mensch durch verlauste Kopfbedeckungen, Decken, Kämme etc. Bevorzugt befallen werden Personen mit schlechter körperlicher Hygiene und langen Haaren.

Symptome. Juckreiz durch Stich der Läuse (Blutsaugen); Kratzeffekte am Kopf mit eventuellen Sekundärinfektionen (Impetigo, Ekzeme, regionale Lymphknotenschwellungen hinter den Ohren mit Abszedierung).

Diagnose. Sorgfältige Inspektion; Läuse und Nissen sind mit bloßem Auge oder mit der Lupe sichtbar. Die Nissen haften fest am Haar an (im Gegensatz zu Schuppen).

Komplikationen. Unter hygienisch schlechten Bedingungen sind Läuse oft Überträger von Infektionskrankheiten (z.B. Fleckfieber, Hepatitis?).

Therapie. Haarwäsche mit Essigwasser (löst Nissen ab), Auskämmen mit essigfeuchtem Läusekamm, anschließend Hexachlorcyclohexanpuderung einmal wöchentlich, ggf. Behandlung des Ekzems (oft durch Allergie auf Läuseantigene).

Pulicosis (Flohstich)

Der Flohstich hinterläßt eine runde entzündliche Rötung oder Quaddel, oft mit einem kleinen blutigen Punkt in der Mitte. Gelegentlich kann eine juckende Purpura pulicosa auftreten.

Therapie. Betupfen mit Karbolmethanolspiritus, bei starkem Befall DDT-Puder.

Cimicosis (Wanzenstich)

Nach Wanzenstichen können sich Quaddeln, Blasen oder Exantheme ausbilden. Bei Gewöhnung kann jedoch eine Reaktion völlig ausbleiben.

Therapie. Symptomatisch (juckreizlindernd); wohnungshygienische Maßnahmen.

5.4 Zeckenbiß

Durch den Biß des Holzbockes (Ixodes ricinus) können mehrere Krankheitserreger übertragen werden. Die Zecken werden am besten mit einer Hautstanze entfernt. Bei dem oft praktizierten Betupfen mit Öl oder Herausdrehen im Gegenuhrzeigersinn kann es durch die Hypoxie der Tiere zu einer vermehrten Erregerübertragung kommen.

Übertragen werden sowohl Viren (z.B. FSME-Viren: Frühsommermeningoenzephalitis) als auch Bakterien (z.B. Borrelia burgdorferi).

Die Hauterscheinungen werden fast ausschließlich durch die Spirochäte Borrelia burgdorferi verursacht. Im folgenden werden die dermatologischen Manifestationen der Borrelieninfektion beschrieben, die stadienhaft durchlaufen werden können; jedoch können einzelne Krankheitsbilder auch gänzlich fehlen.

Erythema chronicum migrans (ECM)

Tage bis Wochen nach einem Zeckenbiß entsteht um die Bißstelle herum ein sich zentrifugal ausbreitendes Erythem mit zentraler Abblassung. Weitere mögliche Symptome sind Lymphknotenschwellungen und Abgeschlagenheit.

Lyme-Disease

Mehrere Monate nach einem Zeckenbiß treten Fieber, Kopf- und Gliederschmerzen, arthritische Beschwerden sowie Störungen des Herzerregungsleitungssystems auf. Der Rheumafaktor ist negativ. Das Krankheitsbild ist nach dem nordamerikanischen Ort „Lyme" benannt, in dem dieser Symptomenkomplex in den 70er Jahren nach Zeckenbissen und anschließendem Erythema chronicum migrans endemisch beobachtet wurde.

Garin-Bujardoux-Bannwarth-Syndrom (Meningopolyneuritis und -radikulitis)

Wenige Wochen nach Zeckenbiß und anschließendem Erythema chronicum migrans treten starke einseitige Schmerzen mit sensorischen und motorischen Ausfällen (oft Nervi facialis und abducens) auf. Es besteht häufig eine Liquorpleozytose. Die Erkrankung verläuft meist langwierig.

Lymphadenosis cutis benigna Bäfverstedt

Monate bis Jahre nach Zeckenbiß (oft ohne ECM) kommt es zum Auftreten eines rötlich-lividen Knotens, der histologisch durch eine Lymphozytenansammlung charakterisiert ist (Lymphozytom). Bevorzugte Lokalisation ist das Ohrläppchen.

Acrodermatitis chronica atrophicans Herxheimer

Jahre bis Jahrzehnte nach Zeckenbiß entwickelt sich im Bereich einer Extremität, selten auch beidseitig, ein Areal zigarettenpapierartig gefälteter, atrophischer Haut mit verstärkter Venenzeichnung. Die Atrophie bezieht histologisch alle Hautschichten mit ein. Die Hautveränderungen sind auch unter Therapie kaum rückbildungsfähig. Gleichwohl können fibroide Knoten in Gelenknähe bestehen.

Diagnostik der Borreliose. Eine Borrelieninfektion wird serologisch durch den Nachweis borrelienspezifischer Antikörper (ELISA-Test) oder histologisch gesichert. Im Stadium der Acrodermatitis chronica atrophicans sind diese jedoch häufig nicht mehr nachweisbar. Nach Übertragung der Borrelien müssen nicht notwendigerweise alle oben angeführten Erkrankungen durchlaufen werden.

Therapie der Borreliose. Zur Zeit fehlt noch eine Standardtherapie. Eingesetzt werden Doxycyclin bzw. Amoxicillin, in schweren Fällen Penicilline oder Cephalosporine der dritten Generation (z.B. Ceftriaxon), meist i.v. Die Dosierung richtet sich nach dem Stadium der Erkrankung.

Klinischer Fall

Ein 5jähriges Mädchen wird wegen einer akut auftretenden einseitigen Fazialisparese in die Klinik eingewiesen. In letzter Zeit Klagen über Unwohlsein, Kopf- und Gliederschmerzen, insbesondere Nackenschmerzen. Anamnestisch wird über einen Zeckenbiß am linken Oberarm vor sechs Wochen berichtet. Um die Bißstelle entwickelte sich eine sich allmählich ausbreitende, schließlich handtellergroße erhabene Rötung, die dann von innen nach außen langsam abblaßte und erst vor zwei Wochen wieder ganz abklang. In der linken Achselhöhle sei vorübergehend eine kirschgroße Schwellung aufgetreten. Befund: schlechter Allgemeinzustand, periphere Fazialisparese links, ausgeprägte Nackensteife, Temperatur sublingual 38°C. Lumbalpunktion: Liquor klar, 450 Zellen/µl, vorwiegend Lymphozyten, Liquorzucker 2 mmol/l (44 mg/dl), Liquoreiweiß 70 mg/dl, mikroskopisch und kulturell keine Bakterien nachweisbar. Blutzucker 99 mg/dl.
Diagnose: Lyme-Krankheit durch Borrelieninfektion mit Erythema chronicum migrans

6 Physikalisch und chemisch bedingte Hauterkrankungen

6.1 Lichtdermatosen

Die größte Bedeutung für die Auslösung lichtabhängiger Dermatosen hat das UV-Licht. Das sichtbare Licht (400–780 nm) spielt nur ausnahmsweise eine Rolle. Je nach Wellenlänge werden UV-A-, UV-B- und UV-C-Strahlen unterschieden (siehe Tabelle 13.2).

Als *minimale Erythemdosis (MED)* ist diejenige Lichtdosis (Joule/cm²) definiert, die bei bestimmter Wellenlänge gerade noch eine Rötung hervorruft (abhängig von Wellenlänge und individuellem Hauttyp).
- UV-A: MED ca. 10–50 J/cm²
- UV-B: MED ca. 10–20 mJ/cm² (ca. 1/1000 der Dosis von UV-A)

Dermatitis solaris (Sonnenbrand)

Akuter Lichtschaden durch UV-B, ausnahmsweise auch durch UV-A, mit schmerzhafter Rötung der belichteten Hautpartien, eventuell auch mit Blasenbildung sowie Hypotonie und Kollapsneigung.

Therapie. Lokal Glukokortikoidlotionen; systemisch nichtsteroidale Antiphlogistika, z. B. Indometacin, bei großflächigem Sonnenbrand auch systemische Kortikoidapplikation.

Hautalterung (Skin-Aging)

Durch die lebenslange Summation von UV-A-Bestrahlung hervorgerufener chronischer Hautschaden mit Faltenbildung und Runzeln (Elastosis actinica/senilis). Besonders im Gesicht und Nacken kann es auch zu einer tiefen, rautenförmigen Furchung der Haut kommen (Cutis rhomboidalis nuchae), vor allem bei Landwirten und Wassersportlern. UV-B-Effekte sind aktinische Keratosen, Lentigo maligna, Basaliome und Spinaliome.

Phototoxische Dermatitis

Durch UV-Licht werden bestimmte Substanzen in entzündungsprovozierende Stoffe umgewandelt, die dann eine akute Dermatitis mit ödematöser Rötung und Bläschen hervorrufen. Die Hauterscheinungen bleiben meist streng auf das belichtete Areal beschränkt (im Gegensatz zur photoallergischen Dermatitis). Phototoxisch wirksame Substanzen sind:
- *lokal:* Teer, ätherische Öle, Furocumarine (in bestimmten Pflanzen enthalten)
- *systemisch:* Furocumarine, Tetrazykline, Phenothiazine, Nalidixinsäure
- *systemisch-endogen:* Porphyrine (bei Porphyrien)

Tab. 13.2: Wirkung unterschiedlicher UV-Strahlen

UV-A (400–320 nm)	UV-B (320–280 nm)	UV-C (280–200 nm)
1) Sofortpigmentierung (Dunkelung farbloser Pigmentvorstufen) 2) Hautalterung	1) Indirekte Pigmentierung (Stimulierung der Melanozyten) 2) Karzinogenese	Effekte wie UV-B; wesentlich stärker karzinogen; wird durch Ozonschicht weitgehend absorbiert (noch!)

Klinischer Fall

Eine 42jährige Frau unterzieht sich während der Wintermonate zur Osteoporoseprophylaxe einer UV-Bestrahlung. Seit mehreren Tagen nimmt sie wegen einer Schlafstörung regelmäßig das Phenothiazinderivat Promethazin ein. Etwa acht Stunden nach der zweiten, lege artis durchgeführten UV-Bestrahlung tritt eine akute, sonnenbrandähnliche Dermatitis auf, die streng auf die bestrahlten Areale beschränkt ist.
Wahrscheinliche Diagnose: Photosensibilisierung

Spezielle Formen phototoxischer Dermatitiden

Dermatitis bullosa pratensis (Wiesengräserdermatitis). Dermatitis nach Kontakt mit furocumarinhaltigen Pflanzen, z.B. Wiesengräsern, und anschließender UV-Bestrahlung (Sonnenbad auf Wiese). Man beobachtet strichförmige Rötungen (Abbild der Pflanze) mit Bläschen. Die Effloreszenzen hinterlassen nach Abheilen langdauernde Hyperpigmentierungen.

Berloque-Dermatitis (Photodermatitis pigmentaria). Eine Lichtdermatitis mit Pigmentationen in Form kleiner Uhrkettenanhänger (französisch: berloque), hervorgerufen durch ätherische Öle (z.B. Bergamottöl) spirituöser Kosmetika (z.B. Kölnischwasser).

Photoallergische Dermatitis. Durch UV-Licht können bestimmte lokal applizierte oder systemisch verabreichte Stoffe (sog. Haptene) so verändert werden, daß sie zu einem Allergen werden. Der Körper vermag auf dieses „Allergen" mittels einer Typ-IV-Reaktion nach Coombs zu reagieren (diese Reaktion kann jedoch auch ausbleiben). Man findet eine akute Dermatitis an lichtexponierten Hautarealen. Streureaktionen in angrenzende Gebiete oder auch systemisch sind möglich. Die Reaktion kann bereits bei geringer UV-Dosis auftreten. Zur Diagnose wird der sog. *belichtete Epikutantest* durchgeführt (Nachweis photoallergischer Reaktion durch Aufbringen der vermuteten Substanzen auf die Haut für 24 Stunden, anschließend UV-A-Bestrahlung mit halber MED. Im positiven Fall Auftreten der Dermatitis nach weiteren 24 Stunden). Stoffe mit photoallergischer Potenz sind z.B.:
- lokal: antimikrobielle Substanzen, optische Aufheller, Lichtschutzstoffe
- systemisch: Sulfonamide, Diuretika, Sulfonylharnstoffe, Phenothiazine, Cyclamat (Süßstoff)

Licht kann außerdem das Auftreten bestimmter Erkrankungen provozieren. Dazu gehören: Rosazea (s.u.), Lupus erythematodes (alle Formen), Lichen ruber planus, rezidivierender Herpes, Porphyrien, seborrhoisches Ekzem, eventuell Neurodermitis und Psoriasis.

Merke!

Phototoxische Substanzen sind bei jeder Person toxisch wirksam (chemisches Irritans), photoallergische jedoch nur bei sensibilisierten Personen. Bei der phototoxischen Reaktion steht die Rötung im Vordergrund der Hautveränderung, bei der photoallergischen überwiegt das Ödem.

6.2 Hautschäden durch ionisierende Strahlen

Sie werden meistens hervorgerufen durch Strahlen, die von Isotopen abgegeben oder infolge einer atomaren Explosion freigesetzt wurden.

Akute Radiodermatitis

Die akuten Veränderungen treten nach Stunden bis Tagen auf. Sie verlaufen bei allen Strahlenarten gleich. Man unterscheidet drei Schweregrade (siehe Tabelle 13.3).

Chronische Radiodermatitis (Radioderm)

Chronische Schäden treten oft erst nach Jahren bis Jahrzehnten auf. Typische Veränderungen sind Hautulzerationen, Pigmentverschiebun-

Tab. 13.3: Einteilung der Schweregrade bei der akuten Radiodermatitis

Grad 1	Grad 2	Grad 3
• düsterrotes Erythem • erhöhte Irritabilität mit gesteigertem Dermographismus • reversibler Haarausfall	• entzündliches ödematöses Erythem mit Bläschen und Zerfall der oberflächlichen Hautschichten • irreversibler Haarausfall • Verlust von Nägeln, Talg- und Schweißdrüsen	• tiefgreifende Gewebsnekrose • radiogenes Ulkus

gen, Teleangiektasien, Röntgenkeratosen (Präkanzerosen) mit Entwicklung von Basaliomen und Spinaliomen und bleibende Atrophie der Haut.

6.3 Erfrierungen, Verbrennungen und Verätzungen

Erfrierungen (Congelatio)

Das Ausmaß von Erfrierungen hängt ab von Temperatur, Expositionsdauer, Luftfeuchtigkeit, Kleidung, Körperbewegung und Durchblutung. Als Erstbehandlungsmaßnahme sollte zunächst die Durchblutung gefördert werden, z.B. durch heiße Getränke mit Alkohol oder Medikamente wie Pentoxifyllin (zur Klinik und Therapie siehe Tabelle 13.4).

Perniones (Frostbeulen)

Frostbeulen treten bereits bei Temperaturen um +10°C auf. Oftmals sind junge Frauen mit funktionellen Durchblutungsstörungen betroffen. Es bilden sich livide, ödematöse, polsterartige Infiltrate aus, vor allem an den Akren (Ohren, Nase, Hände, Unterschenkel und Füße). Bei Wiedererwärmung tritt Juckreiz und Brennen auf.

Therapie. Kälteschutz, hyperämisierende Salben (Rubriment), bei starker Rötung kurzfristig kortikoidhaltige Salben.

Verbrennungen

Unter Einwirkung trockener Hitze kommt es zu einem kontinuierlichen Wasserverlust der Haut.

Tab. 13.4: Gradeinteilung der Erfrierungen

	Grad 1	Grad 2	Grad 3
Klinik	• weiße, gefühllose Haut • Schmerzen • bei Wiedererwärmung flüchtiges, juckendes Erythem	• wie Grad 1, nach Wiedererwärmung jedoch seröse oder hämorrhagische **Blasen**	• blauschwarze, harte **Gewebsnekrose**
Therapie	keine	• desinfizierendes Puder • zur Vermeidung von Infektion Blasen nicht eröffnen, höchstens abpunktieren	• desinfizierendes Puder • sterile Verbände • Mumifikation abwarten: vorsichtige chirurgische Nekroseabtragung erst nach dem 3.–5. Tag • Komplikation: feuchte Nekrose mit bakterieller Besiedlung (Gangrän), Sepsisgefahr

Tab. 13.5: Gradeinteilung von Verbrennungen und Verbrühungen

	Grad 1	Grad 2	Grad 3
Klinik	• Erythem • Schwellung • Schmerzen	• Erythem • Ödem • Schmerzen • Blasenbildung	• Zerstörung von Epidermis, Korium und Hautanhangsgebilden • Koagulationsnekrose
Therapie	• Kühlung • Zinkschüttelmixtur • kortikoidhaltige Lotion, Gel oder Creme	• kortikoidhaltige Lotion, Gel oder Creme • zur Vermeidung von Infektion Blasen nicht eröffnen, höchstens abpunktieren • Erosionen mit kortikoidhaltiger Creme, mit Desinfizienz (z. B. Vioform) behandeln • sterile Verbände mit Vioform	• desinfizierende Puderverbände • vorsichtige chirurgische Nekroseabtragung erst nach dem 3.–5. Tag • enzymatisch-nekrolytische Salben • Defektdeckung mit Spalthaut

Die Hautschädigung ist abhängig von Temperatur und Einwirkungsdauer der schädigenden Wärmequelle. Zur Gradeinteilung von Verbrennungen und Verbrühungen siehe Tabelle 13.5.

Therapie. Sofort mit kaltem Wasser abkühlen. Klinikeinweisung bei großflächigen Verbrennungen (*Cave:* Schockgefahr), Gabe von Schmerzmitteln (Morphin etc.), Lokalbehandlung je nach Stadium (siehe Tabelle 13.5).

> **Merke !**
>
> Schmerzen entstehen nur bei intakten Schmerzrezeptoren der oberen Kutis, also bei Verbrennungen 1. und 2. Grades.

Verätzungen

Man unterscheidet zwei Formen:
- **Säureverätzungen:** Säuren führen zu einer Koagulationsnekrose durch Ausfällen von Eiweiß. Die Wirkung ist streng auf die Einwirkfläche begrenzt.
- **Laugenverätzungen:** Laugen verursachen eine Kolliquationsnekrose. Diese ist nicht auf die Einwirkfläche begrenzt, sondern dringt tiefer in die Haut ein.

Therapie. Sofortige, gründliche Spülung mit Wasser, physiologischer Kochsalzlösung oder Ringerlaktatlösung, eventuell lokale Kombination mit Kortikoiden und Antibiotika.

Mechanische Hautschäden

Blasenbildung. Sie kann durch Druck oder Reibung ausgelöst werden.

Schwielenbildung. Ausformung von *Klavi* (Hühneraugen) durch chronischen Reiz (Therapie → Reizmeidung, Salicylate).

Granuloma fissuratum. Druckschwiele, z.B. hinter dem Ohr oder auf dem Nasenrücken bei Brillenträgern.

7 Intoleranzreaktionen und allergisch bedingte Erkrankungen der Haut

7.1 Grundlagen der Immunologie

Normalerweise dient die Immunabwehr dem Schutz des Organismus. Eine überschießende Reaktion kann jedoch auch zu einer Schädigung des Körpers führen. In einem solchen Fall spricht man von Überempfindlichkeit oder Allergie. Coombs und Gell haben 1963 die Überempfindlichkeitsreaktionen in vier verschiedene Allergietypen eingeteilt (siehe Tabelle 13.6).

7.2 Kontaktekzem

Die Begriffe *Dermatitis* und *Ekzem* werden häufig synonym gebraucht. Im eigentlichen Sinne beschreibt Dermatitis eher die akute Form der Hautveränderungen, während sich Ekzem meist auf chronische Hauterscheinungen bezieht. Die Kontaktdermatitiden können in toxische und allergische Dermatitiden sowie nach ihrem Akuitätsgrad eingeteilt werden.

Toxische Kontaktdermatitis

Toxische Stoffe schädigen die Haut direkt. Am Einwirkungsort kommt es zu einer schmerzhaften Rötung, Schwellung und Bläschenbildung, im schweren Fällen sogar zu Blasenbildung und Hautnekrosen. Auslöser sind u.a. Laugen, Säuren und Lösungsmittel. Nach dem Entzug der Noxe kommt es zur raschen Abheilung mit transienten Hyper- oder Hypopigmentierungen. Subjektiv kann Juckreiz auftreten. Chronische Exposition kann zur Atrophie und Lichenifikation der Haut führen (Hausfrauen- oder Friseurhandekzeme). Die Behandlung besteht im Entzug der Noxe. Kortikoidhaltige Cremes beschleunigen die Abheilung.

Allergische Kontaktdermatitis

24–48 Stunden nach Antigenkontakt kann bei sensibilisierten Menschen eine allergische Kontaktdermatitis auftreten. Es handelt sich um eine Typ-IV-Reaktion (T-Zellreaktion vom Spättyp).

Klinik. An der Einwirkungsstelle kommt es nach 24–72 Stunden zu Rötung, Papelbildung und Nässen durch Austritt von Serum. Nach Entzug des Antigens trocknet die Effloreszenz ein. Im Gegensatz zur streng begrenzten toxischen Kontaktdermatitis können bei der allergischen Kontaktdermatitis durch hämatogene Verschleppung des Antigens oder der ausgeschütteten Lymphokine auch *Streureaktionen* an kontaktfernen Körperregionen auftreten. Hält die Antigenexposition über längere Zeit an, kann sich ein chronisches Kontaktekzem mit Rötung, Bläschen, Schuppung und Krustenbildung ausbilden.

Diagnostik. Anamnese (Schmuck, Nickel, Kosmetika, Hobbies etc.), Epikutantestung (Test auf Typ-IV-Reaktion: ein gekammertes Pflaster mit Allergenen wird auf nicht betroffene Haut aufgebracht, das Ergebnis nach 24, 48 und 72 Stunden abgelesen → positive Ergebnisse gegenüber Berufsstoffen müssen der Berufsgenossenschaft gemeldet werden). Häufige Allergene sind Nickel, Kobalt und Chromat (häufig bei Maurern), Parfümduftstoffe, Paragruppenstoffe, Antibiotia (z.B. Chloramphenicol, Neomycin), Salbengrundlagen.

Therapie. Allergenkarenz, feuchte Umschläge (bei akuter, nässender Kontaktdermatitis), kortikoidhaltige Lotio (bei akuter Dermatitis) oder Creme (bei chronischer Dermatitis), teerhal-

Tab. 13.6: Ätiopathogenetische Einteilung der verschiedenen Allergieformen

Typ	I	II	III	IV
Reaktionstyp	anaphylaktisch	zytotoxisch	Immunkomplex-reaktion	T-Zell-vermittelt (Spättyp)
Reaktionszeit beim Sensibilisierten	Sekunden bis Minuten	einige Stunden	Minuten bis Stunden, max. 8 Stunden	12–72 Stunden
Antigene	Pollen, Bienen-, Wespenstiche, Nahrungsmittel, Medikamente	an Zelloberflächen lokalisierte oder fixierte Antigene, z. B. Medikamente an Blutzellen	mikrobielle Antigene, Medikamente, Fremdproteine	mikrobielle Antigene, Medikamente, Fremdgewebe, Kontaktallergen, z. B. Nickel, Salben
Antikörper	IgE (auf Oberfläche von Mastzellen fixiert) gegen spez. Antigen	IgG, IgM gegen die zellständigen Antigene	IgG, IgM und IgA bilden mit den Antigenen lösliche Immunkomplexe, die sich in den Wänden von Gefäßen oder an Membranen ablagern	spezifisch sensibilisierte T-Lymphozyten
Mediator	Histamin, Serotonin, Bradykinin aus Mastzellen	aktivierte Komplementfaktoren, insb. C 5	aktivierte Komplementfaktoren	Lymphokine aus sensibilisierten T-Zellen
Gewebsreaktion	vorwiegend Histamineffekt, wirkt gefäßerweiternd, ödemsteigernd und kontrahierend auf glatte Muskulatur (Bronchien!)	Zytolyse der Zellen, auf denen das Antigen sitzt, durch Makrophagen, Neutrophile und Granulozyten	Chemotaxis von Leukozyten, die lysierende Enzyme freisetzen und dadurch umliegendes Gewebe schädigen	lymphohistiozytäre Entzündung im Korium (Tuberkulintyp) oder in der Epidermis (Ekzemtyp)
klinische Erscheinungsbilder	anaphylaktischer Schock, Urtikaria, Quincke-Ödem, Asthmaanfall, Pollinosis, Nahrungsmittelallergie	medikamenten-induzierte Agranulozytose, Goodpasture-Syndrom, hämolytische Anämie, thrombozytopenische Purpura	Vasculitis allergica (Schoenlein-Henoch), Serumkrankheit, Arthus-Reaktion, exogene Alveolitis (Farmerlunge), Immunkomplex-nephritis	Arzneimittelexantheme, Kontaktallergie, Transplantatabstoßung, akutes und chronisches allergisches Kontaktekzem

tige Salben (bei chronischer Kontaktdermatitis), Antihistaminika (bei starkem Juckreiz), eventuell systemische Kortikoidgabe. Eine Desensibilisierung ist nicht durchführbar, weil es sich um eine Typ-IV-Reaktion handelt (keine ursächliche Beteiligung von IgE).

7.3
Atopisches Ekzem
(endogenes Ekzem, Neurodermitis)

Die *Neurodermitis* ist eine sich meist im Kleinkindesalter manifestierende, chronisch-rezidivierende Hauterkrankung mit genetischer Disposition. Leitsymptome sind der starke Juckreiz, die trockene Haut und Beugenekzeme. Zur Zeit leiden ca. 3–4 % der Kinder an manifester Neurodermitis; die Tendenz ist weiterhin steigend. Die Erkrankung tritt gehäuft mit anderen Krankheiten des atopischen Formenkreises auf, z. B. mit Rhinitis allergica und allergischem Asthma bronchiale. Außerdem besteht eine Assoziation mit der Ichthyosis vulgaris.

Pathogenetisch spielen neben dem multifaktoriellen Erbgang mit Schwellenwerteffekt bestimmte *Provokationsfaktoren,* wie Klima, Nahrungsmittel, Allergene, Streß und Infekte eine wichtige Rolle.

Als *Hauptkriterien* der Atopie gelten: Pruritus, atopische Eigen- oder Familienanamnese, typische Morphe (siehe Abb. 13.21 im Farbteil) und Lokalisation, chronische oder chronisch-rezidivierende Dermatitis.

Nebenkriterien sind: Eosinophilie, erhöhtes Serum-IgE, Xerodermie (trockene Haut), weißer Dermographismus (durch abnorme Gefäßreaktion), Juckreiz beim Schwitzen, positive Hauttests (Soforttyp), Gesichtsblässe oder -rötung, Cheilitis sicca, Mundwinkelrhagaden, gedoppelte Lidfalte *(Denny-Morgan-Falte)*, halonierte Augen, Verlust der lateralen Augenbrauen *(Hertogh-Zeichen)*, pelzmützenartiger Haaransatz, Augenbeteiligung (Katarakt), Woll- und Nahrungsmittelunverträglichkeit, Nickelallergie, dyshidrosiformes Ekzem der Hände und Füße, Pityriasis alba (Hypopigmentierung der Haut nach Abheilung), Ichthyosis vulgaris, Fersenrhagaden.

Klinik. Das klinische Bild ist durch die Vielzahl der oben angeführten Symptome gekennzeichnet. Entsprechend dem zeitlichen Ablauf der Erkrankung können drei Stadien unterschieden werden (siehe Tabelle 13.7).

Komplikationen. Eczema herpeticatum (Superinfektion der ekzematös geschädigten Haut durch Herpes-simplex-Viren → großflächige Bläscheneruption mit starken Allgemeinsymptomen), Eczema molluscatum (Superinfektion mit dem Molluscum-contagiosum-Virus → großflächige Ausbreitung von Dellwarzen), Impetiginisierung (Pyodermisierung, besonders durch Staphylococcus aureus → Pusteln und gelbliche Krusten).

Therapie.
- akute nässende Formen: feuchte Umschläge, desinfizierende Lotio und Cremes, lokale Kortikoide, orale Antihistaminika gegen den Juckreiz (*cave:* Sedation)
- chronische lichenifizierte Formen: Kortikoidsalben (stärker fettend als Lotio), teerhaltige Salben, Ölbäder, rückfettende Salben, Antihistaminika, UV-Bestrahlung
- bei Eczema herpeticatum: Aciclovir i.v. (3× tgl. für 5 Tage), feuchte Umschläge, Antiseptika
- bei Impetiginisation: orale Antibiotika (es wird vermutet, daß bakterielle Antigene die Atopiebereitschaft fördern können), lokale antibiotische oder desinfizierende Salben

7.4 Weitere Ekzeme bzw. Dermatitiden

Seborrhoisches Ekzem

Die seborrhoische Dermatitis ist eine chronisch-rezidivierende Dermatitis in talgdrüsenreichen Arealen. Hyperhidrosis und Seborrhö sind meistens vorhanden, jedoch keine zwingende Voraussetzung. Subjektiv besteht nur selten Juckreiz. Bezüglich der Pathogenese des Krankheitsbildes scheint die Anwesenheit von Pityrosporum orbiculare bzw. ovale, einem Hefepilz, eine Rolle zu spielen.

Klinik. Man beobachtet relativ scharf begrenzte, erythematöse Herde mit gelblich-fettiger, gelegentlich auch feiner Schuppung am behaarten Kopf, der Stirn, im Augenbrauenbereich und paranasal (siehe Abb. 13.22 im Farbteil). Die Rötungen sind follikulär betont. Die Erkrankung tritt gehäuft bei HIV-positiven Pa-

Tab. 13.7: Stadien des atopischen Ekzems

Phase	Alter	Hauterscheinungen
1. Phase (E-Typ)	2. Trimenon bis Ende des 2. Lebensjahres	Papulovesikel, ekzemähnlich
2. Phase (L-Typ)	4.–12. Lebensjahr	Lichenifikation, lichenoide Papel
3. Phase (P-Typ)	ab 13. Lebensjahr	Papel auf urtikariellem Grund, Übergang in Prurigoknoten

tienten (oft als Frühsymptom!), Alkoholikern und psychiatrischen Patienten (möglicherweise neuroleptikainduziert) auf.

Therapie. Mäßige Sonnenbestrahlung, antimykotische Cremes (wegen Pityrosporum ovale), Cremes mit Salicylsäure oder Teer, schwache Steroidcreme (kurzfristig).

Austrocknungsekzem (Eczème craquelée)

Dieses meist bei älteren Menschen auftretende Ekzem zeigt einen sehr langwierigen Verlauf. Als Ursachen findet man oft eine Sebostase, aber auch übertriebene Reinigungsmaßnahmen können eine Rolle spielen. Die trockenen, schuppenden, schwach roten, juckenden Erytheme treten bevorzugt an den Unterschenkeln und den Händen auf. Einrisse in der Hornschicht führen häufig zu einer netzartigen roten Streifung.

Therapie. Reinigungsmaßnahmen reduzieren, rückfettende Cremeseifen, Fettsalben, eventuell mit Harnstoffzusatz.

Mikrobielles Ekzem

Auftreten von münzförmigen (diskoiden), entzündlich roten, schuppig-krustösen Herden mit randständigen Papulovesikeln mit bevorzugtem Befall der Unterschenkel und Handrücken. Subjektiv besteht mäßiger bis starker Juckreiz. Als Ursache wird eine lokalisierte kontaktallergische Reaktion auf bakterielle Antigene angenommen.

Therapie. Antiseptische Steroidcreme, Teersalben.

7.5 Intertrigo und Windeldermatitis

Intertrigo (intertriginöse Dermatitis)

In den Hautfalten, besonders inguinal und submammär, finden sich scharf begrenzte, entzündliche, eventuell nässende Rötungen mit randständigen Pusteln und Schuppenkrausen. Meistens sind ältere Menschen betroffen. Ein Candidabefall ist fast immer vorhanden. Begünstigend wirken Adipositas, Hyperhidrosis, Diabetes mellitus, Immunsuppression und mangelnde Hygiene.

Therapie. Pinselung mit Farbstoffen (z. B. Solutio castellani oder Pyoktanin), Zinkpasten mit Nystatin, Beseitigung begünstigender Faktoren.

Windeldermatitis (Dermatitis ammonicalis)

Die Windeldermatitis ist eine toxische Dermatitis im Windelbereich, die vorrangig durch die Anwesenheit von Ammoniak im Urin ausgelöst wird. Mangelnde Fürsorge, Diarrhö, bakterielle Besiedlung und Candidainfektion (siehe Abb. 13.23 im Farbteil) tragen zur Verschlimmerung des Bildes bei.

Therapie. Austrocknende hygienische Maßnahmen (häufiges Windelwechseln), Behandlung der eventuell bestehenden Diarrhö, Pinselung mit Eosin- oder Pyoktaninlösung, Zinkpasten mit Nystatin.

7.6 Urtikaria, Quincke-Ödem, anaphylaktischer Schock

Urtikaria (Nesselsucht)

Das exanthematische, z. T. blitzartige Auftreten von stecknadelkopf- bis handtellergroßen, runden bis polyzyklischen, hellrosafarbenen bis weißlichen, beetartigen, stark juckenden Hauterhebungen (siehe Abb. 13.24 im Farbteil) ist die Folge eines Ödems in Epidermis und Korium. Ursächlich wird eine Histaminfreisetzung angenommen. Diese kann durch allergische (Nahrungsmittelbestandteile, Medikamente), nichtallergische (Lebensmittelzusätze), physikalische (Kälte, Wärme, Druck) oder toxische Reize (Brennessel, Ameisenbiß) hervorgerufen werden.

Diagnose. Die genaue Anamneseerhebung ist die wichtigste Grundlage der Urtikariadiagnostik. Besonderer Wert sollte auf die zeitlichen Zusammenhänge zwischen Antigenexposition und Auftreten der Krankheitserscheinungen gelegt werden. Man unterscheidet die akute (kürzer als 6 Wochen bestehend) und die chronische Urtikaria (länger als 6 Wochen bestehend). Der akuten Urtikaria liegt meistens eine Allergie zugrunde, während die chronische meist nicht allergisch bedingt ist (oft handelt es sich um eine Pseudoallergie auf Salizylate oder Nahrungsmittelbestandteile. In der Hälfte der Fälle bleibt die Ursache jedoch ungeklärt (sog. idiopathische Urtikaria). Als zusätzliche Untersuchungsverfahren kommen in Frage:

- *zusätzliche allgemeine Untersuchungen:* Candida- und Wurmdiagnostik, bakterielle Fokusabklärung (v.a. Nasen-Rachen-Raum), Tumorabklärung, Hormonuntersuchungen
- *bei Verdacht auf bestimmtes Agens:* Testung auf spezielles Agens. Leider beschränken sich die zur Verfügung stehenden Testreagenzien auf Pollen, Gräser, Tierhaare und Nahrungsmittelbestandteile, die meisten Medikamente können jedoch nicht getestet werden.
- *Prick-Test:* Ein gelöstes Agens wird mittels einer Prick-Nadel in die Haut eingebracht, meist am Unterarm. Nach 20 Minuten wird das Testergebnis abgelesen, als Vergleich dient eine gleichzeitig gesetzte Histaminquaddel (Test auf Typ-I-Reaktion).
- *Intrakutantest:* 0,2 ml einer Allergenlösung werden streng intrakutan mit einer Tuberkulinspritze appliziert. Etwas sensibler als der Prick-Test (Test auf Typ-I-Reaktion)

Therapie. Meidung des auslösenden Agens, eventuell Desensibilisierung. Symptomatische Therapie mit lokaler Applikation von Kortikoidcremes und Einnahme von Antihistaminika, z.B. Ketotifen. In schweren Fällen zusätzlich systemische Kortikoidgaben (40 mg Prednisolon) sowie langfristig Hyposensibilisierung.

> **Merke !**
>
> Das Prinzip der *Hyposensibilisierung* basiert darauf, daß bei mehrmaliger Konfrontation mit dem Antigen sich die AK-Produktion zu Gunsten der IgG-Bildung verschiebt, welche dann das Antigen binden können, bevor es die mastzellständigen IgE-AK erreicht.

Quincke-Ödem

Das Quincke-Ödem (siehe Abb. 13.25) tritt meist im Lidbereich oder perioral auf. Es handelt sich um ein akut auftretendes, meist nicht juckendes, histamininduziertes subkutanes Ödem. Eine Assoziation mit Urtikaria ist häufig. Nach mehreren Stunden verschwindet es in der Regel wieder. Eine Mitbeteiligung des Larynx kann jedoch zu lebensbedrohlichen Komplikationen führen. Eine Ursache läßt sich oftmals nicht eruieren.

Therapie. Ähnlich wie bei Urtikaria mit Kortikoiden und Antihistaminika. Bei Glottisödem intensivmedizinische Behandlung, ggf. Intubation oder Koniotomie.

Anaphylaktischer Schock

Der anaphylaktische Schock stellt die lebensbedrohliche Maximalvariante einer Überempfindlichkeitsreaktion Typ I dar. Der Reihenfolge nach kommt es zu heftigem Juckreiz, Urtikaria, Quincke-Ödem, Übelkeit, Blutdruckabfall, Bronchospasmus, Erbrechen, Krämpfe, Urin- und Stuhlabgang, Kreislaufversagen, Atem- und Herzstillstand. Häufige Auslöser sind Medikamente (z.B. Analgetika, Penicilline), Bienen- und Wespengifte (siehe auch Chirurgie, Kap. 8.1 und Notfallmedizin, Kap. 2).

Therapie. Antigenzufuhr stoppen, großlumigen intravenösen Zugang legen, Volumensubstitution, Antihistaminika, Kortikoide, Theophyllin i.v., Adrenalin langsam i.v., O_2-Gabe.

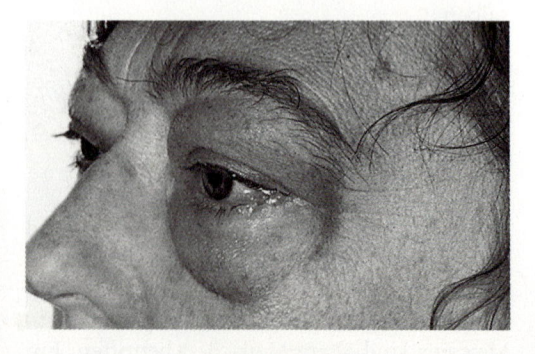

Abb. 13.25: Quincke-Ödem (Zetkin/Schaldach 1998)

7.7
Toxische und allergische Exantheme

Hauterscheinungen stellen eine häufig beschriebene Nebenwirkung von Medikamenten dar. Das klinische Bild ist äußerst vielfältig. Pathogenetisch scheinen sowohl klassische Allergieformen als auch abweichende Intoleranzreaktionen beteiligt zu sein. Oftmals handelt es sich um noch unerforschte Interaktionen zwischen infektiösen Agenzien (Bakterien und Viren) und Medikamenten.

Morphologisch können folgende Exanthemformen beobachtet werden: *morbilliform* (masernähnlich), *scarlatiniform* (scharlachähnlich), *rubeoliform* (rötelnähnlich), *urtikariell, makulopapulös, erythematovesikulös, -bullös, nodös.*

Häufige Auslöser von Arzneimittelexanthemen sind Sulfonamide, Penicilline, Pyrazolone, Salicylate, Hydantoin, Barbiturate und Jodpräparate.

Diagnostik. Genaue Anamnese, Karenz- und Expositionstests (*cave:* nur stationär), eventuell Epi- und Intrakutantestung.

Therapie. Absetzen des Medikaments, Antihistaminika, eventuell Kortikoide.

Medikamentöses Lyell-Syndrom
(Synonyme: toxische epidermale Nekrolyse = TEN, Epidermolysis acuta toxica, Syndrom der verbrühten Haut)

Das Lyell-Syndrom (siehe Abb. 13.26 im Farbteil) ist die Maximalvariante eines erythematobullösen Arzneimittelexanthems und endet in 30–50% der Fälle tödlich. Nach Medikamenteneinnahme, meist wegen eines fiebrigen Infektes, kommt es zuerst zum Auftreten großflächiger Rötungen mit rascher Blasenbildung und konsekutiv zu einer großflächigen Ablösung der Epidermis (Syndrom der verbrühten Haut). Die Schleimhäute sind meist mit betroffen. Die Nikolski-Phänomene I und II (siehe Kap. 8.1) sind positiv. Wegen des hohen epidermalen Flüssigkeitsverlustes besteht Schockgefahr. Das meist sehr hohe Fieber trägt maßgeblich zur Verschlechterung der Prognose bei.

Pathogenetisch scheint die Kombination von Medikament und Infekt eine große Rolle zu spielen. Die häufigsten Auslöser sind Penicilline, Sulfonamide, Pyrazolone, Hydantoine, Barbiturate, Allopurinol. Als weitere mögliche Ursachen vermutet man Allergien vom Typ I, II oder IV oder auch eine Intoleranzreaktion.

Therapie. Absetzen des Medikamentes, intensivmedizinische Betreuung, hochdosierte Gabe von Kortikoiden (nur vor Auftreten der epidermalen Nekrolyse, lokale Schockbehandlung mit Antiseptika und Metallinefolie).

Wichtigste Differentialdiagnose. Staphylogenes Lyell-Syndrom = superfiziell spreitendes Staphylokokkenschälsyndrom = SSSS (siehe Innere Medizin, Abb. 1.58).

7.8
Typ-I-Allergien gegen Bienen- und Wespengift

Hierzu siehe Kapitel 7.1, Tabelle 13.6.

8 Autoimmunkrankheiten

Charakteristisch für Autoimmunkrankheiten ist das Auftreten von Autoantikörpern gegen körpereigenes Gewebe. An der Haut verursachen die Autoantikörper sowohl im Rahmen von systemischen Erkrankungen (z.B. Lupus erythematodes) als auch bei speziellen Autoimmunerkrankungen der Haut charakteristische Krankheitsbilder.

Bei der Diagnostik zahlreicher Autoimmunkrankheiten ist der Nachweis der Autoantikörper mittels verschiedener Methoden ein wichtiges Hilfsmittel. Am bedeutsamsten sind die direkte Immunfluoreszenz (mikroskopische Darstellung von Antikörpern, die gegen die Interzellularsubstanz der Epidermis gerichtet sind) und die indirekte Immunfluoreszenz (Nachweis von Antikörpern mittels fluorochrommarkierter Anti-Immunglobulin-Antikörper im Serum). Die Autoimmunkrankheiten der Haut werden in zwei Gruppen unterteilt:
- blasenbildende Dermatosen: Pemphigus vulgaris, bullöses Pemphigoid, Dermatitis herpetiformis Duhring (zur Differentialdiagnose siehe Tabelle 13.8)
- Kollagenosen

8.1 Blasenbildende Dermatosen

Pemphigus vulgaris

Der Pemphigus vulgaris ist eine chronische blasenbildende Dermatose. Autoantikörper (IgG) gegen oberflächenassoziierte Antigene der Keratinozyten bewirken ein Auseinanderweichen der Epidermiszellen *(Akantholyse)*. In die unteren Epidermislagen dringt Serum ein, und es entstehen intraepidermale Blasen. Die abgelösten, gerundeten Keratinozyten (Pemphiguszellen) lassen sich am Blasengrund zytologisch nachweisen *(Tzanck-Test)*.

Klinik. Die Blasenbildung beginnt häufig an der Mundschleimhaut, die im weiteren Verlauf fast immer betroffen ist (90%). Prädilektionsstellen an der freien Haut sind Gesicht, Kopf, Rumpf und Inguinalregion. Charakteristisch sind schlaffe Blasen mit dünner Blasendecke und serösem Inhalt. Platzen die Blasen, so entstehen schmerzhafte Erosionen, die ohne Narbenbildung abheilen (siehe Abb. 13.27 im Farbteil).

Diagnose. Histologisch herrschen akantholytische Blasen vor, in deren Lumen sich Pemphiguszellen und Leukozyten befinden. Die Nikolski-Phänomene zeigen die Neigung zur Blasenbildung. Durch Schiebedruck auf die noch unbefallene Haut kann eine Blase erzeugt werden. (Nikolski I). Bereits vorhandene Blasen lassen sich durch Druck von der Seite verschieben bzw. vergrößern (Nikolski II). Von diagnostisch wichtiger Bedeutung sind die Pemphigusantikörper, die mittels direkter und indirekter Immunfluoreszenz nachgewiesen werden können:
- *direkte Immunfluoreszenz (erkrankte Haut):* Nachweis von interzellulären IgG- und Komplementablagerungen in der Epidermis
- *indirekte Immunfluoreszenz (Serum des Patienten):* Nachweis von Pemphigusantikörpern (IgG)

Therapie und Verlauf. Unbehandelt verläuft der Pemphigus vulgaris innerhalb von 2–3 Jahren letal (Sekundärinfektionen, Flüssigkeits- und Eiweißverlust). Schmerzhafte Erosionen der Mundschleimhaut führen häufig zu Nahrungsverweigerung und Kachexie. Mittel der Wahl ist die systemische Therapie mit Kortikoiden, meist in Kombination mit Immunsuppressiva (z.B. Azathioprin). Durch Plasmapherese kann eine Reduktion

Tab. 13.8: Differentialdiagnose von Pemphigus vulgaris, bullösem Pemphigoid, Dermatitis herpetiformis Duhring

	Pemphigus vulgaris	bullöses Pemphigoid	Dermatitis herpetiformis
Morphologie	schlaffe Blasen auf normaler Haut, Erosionen	pralle Blasen auf entzündlich veränderter Haut, Erosionen	synchrone Polymorphie von Erythem, Plaques, Blasen und Krusten
Erkrankungsalter	30–60 Jahre	über 60 Jahre	20–50 Jahre
Geschlecht	Frauen = Männer	etwas häufiger Frauen	überwiegend Männer
Prädilektion	Gesicht, Kopf, Rumpf	Unterarmbeugeseiten, Achseln, Oberschenkel	Streckseiten der Extremitäten, Abdomen, Schultern, Glutäalregion
Mundschleimhautbefall	regelmäßig	selten	fast nie
Nikolski-Phänomen I	positiv	negativ	negativ
Nikolski-Phänomen II	positiv	positiv	negativ
Tzanck-Test	positiv	negativ	negativ
Histologie	intraepidermale Blasen, Akantholyse	subepidermale Blasen	subepidermale Blasen, Mikroabszesse an den Papillenspitzen
direkte Immun-fluoreszenz	IgG intrazellulär in der Epidermis	IgG und C3 entlang der Basalmembran	IgA granulär an den Papillenspitzen
Juckreiz	meist keiner	keiner bis gering	brennend oder schmerzend
Therapie	Glukokortikoide, Azathioprin	Glukokortikoide, Azathioprin, Tumorsuche	DADPS, glutenfreie Diät

der Autoantikörper im Serum erreicht werden.

Bullöses Pemphigoid

Das bullöse Pemphigoid ist eine chronische Erkrankung des hohen Lebensalters, die in 10–20% mit malignen Tumoren assoziiert ist (→ Tumorsuche). Autoantikörper gegen Antigene in der Lamina lucida der Basalmembran führen zur Spaltbildung zwischen Epidermis und Korium (subepidermale Blasenbildung). Die intakte Epidermis wird zum Blasendach; ein Auseinanderweichen der Epidermiszellen findet nicht statt. Der Tzanck-Test ist negativ.

Klinik. Prall gespannte, gelegentlich juckende Blasen auf entzündlich veränderter Haut treten am gesamten Körper, bevorzugt aber im Inguinalraum auf (siehe Abb. 13.28 im Farbteil). Die Mundschleimhaut ist in 10–20% der Fälle befallen. Der Blaseninhalt ist klar oder hämorrhagisch. Nach dem Platzen der Blasen entstehen flache krustige Erosionen, die narbenlos abheilen. Das Nikolski-Phänomen I ist negativ, das Nikolski-Phänomen II positiv.

Diagnose. Histologisch herrschen subepidermale Spaltbildungen vor. Die direkte Immunfluoreszenz (erkrankte Haut) zeigt eine lineare IgG- und Komplement-C3-Ablagerung entlang der Basalmembran. Mit der indirekten Immunfluoreszenz (Patientenserum) lassen sich bei 50–70% der Patienten Anti-Basalmembran-Autoantikörper (IgG) nachweisen.

Therapie und Verlauf. Die Prognose des bullösen Pemphigoids ist günstiger als die des Pemphigus vulgaris. Systemische Glukokortikoide, ggf. in Kombination mit Immunsuppressiva, führen meist zu einer Besserung des Krankheitsbildes. Eine Tumorsuche ist in jedem Fall angezeigt.

Dermatitis herpetiformis Duhring

Die Dermatitis herpetiformis Duhring ist eine chronisch-rezidivierende, polymorphe Dermatose mit subepidermaler Blasenbildung, die überwiegend Männer betrifft, durch Jod lokal oder systemisch provozierbar ist und häufig gemeinsam mit glutensensitiven Enteropathien (Sprue) auftritt (in 60–70% Zottenatrophie bei Dünndarmbiopsie). Genetisch ist die Dermatitis herpetiformis Duhring in 80% mit HLA B8 und HLA DRW 3 assoziiert.

Klinik. Auf erythematösen Plaques entstehen herpetiform gruppierte Bläschen mit starkem, z.T. brennendem Juckreiz. Prädilektionsstellen sind die Streckseiten der Extremitäten, Abdomen, Glutäal- und Oberschenkelregion. Die Schleimhäute werden praktisch nicht befallen. Die Bläschen werden aufgekratzt und verkrusten rasch. Charakteristisch ist die synchrone Polymorphie von Erythem, Plaques, Blasen, Bläschen und Krusten.

Diagnose.
- *Histologie:* subepidermale Spaltbildung mit Ansammlung von neutrophilen Granulozyten (Mikroabszesse) in den Papillenspitzen
- *direkte Immunfluoreszenz:* granuläre IgA-Ablagerungen in den Papillenspitzen
- *indirekte Immunfluoreszenz:* im Serum von 60–70% der Patienten mit Dermatitis herpetiformis Duhring und glutensensitiver Enteropathie sind IgA-Retikulinfasern nachweisbar (ihre pathologische Bedeutung ist noch unklar)
- *Labor:* häufig Eosinophilie und erniedrigte IgM-Spiegel bei erhöhtem IgA

Therapie und Verlauf. Eine glutenfreie Diät verbessert die Enteropathie und führt zu einem langsamen Rückgang der Hautveränderungen. Zur Standardtherapie zählen Diaminodiphenylsulfon (DADPS = Dapson) oder andere Sulfone. Antihistaminika sind bei starkem Juckreiz indiziert. Extern: Glukokortikoide, Lotio alba, Teerpräparate.

8.2 Kollagenosen

Unter dem Oberbegriff Kollagenosen werden Krankheiten zusammengefaßt, die durch immunologisch bedingte Veränderungen des kollagenen Gewebes des Körpers gekennzeichnet sind.

Zu den Kollagenosen zählen:
- Lupus erythematodes (systemischer Lupus erythematodes und chronischer diskoider Lupus erythematodes)
- Sklerodermie (progressiv systemische Sklerodermie und zirkumskripte Sklerodermie)
- Dermatomyositis

8.2.1 Lupus erythematodes (LE)

Der Lupus erythematodes ist eine Autoimmunerkrankung mit Bildung von Autoantikörpern v. a. gegen Antigen der Zellkerne (sog. antinukleäre Antikörper = ANA) aber auch gegen Blutzellen und andere Gewebe. Die dadurch entstehenden löslichen Immunkomplexe zirkulieren im Blutkreislauf, lagern sich in Gefäßwände ein und lösen dadurch eine Gefäßentzündung (= Immunkomplexvaskulitis) aus, die je nach Verlaufsform zu einer Reihe charakteristischer Veränderungen an Haut, Gelenken und inneren Organen führen kann. Er kann sich akut als Systemkrankheit (systemischer Lupus erythematodes) mit schlechter Prognose manifestieren oder als eher harmlose, auf die Haut beschränkte chronische Form auftreten (diskoider LE). Daneben existieren Zwischen- und Übergangsformen. Häufiger betroffen sind auch Afrikaner, Orientalen, Asiaten, Indianer und Lateinamerikaner.

Systemischer Lupus erythematodes (SLE)

Definition. Chronisch-entzündliche Multisystemerkrankung, die sämtliche Organe des Körpers befallen kann und mit zellulären und humoralen Autoimmunphänomenen einhergeht. Bevorzugt befallen werden jüngere Erwachsene (um das 30. Lebensjahr), Frauen etwa zehnmal häufiger als Männer.

Diagnose.
- *direkte Immunfluoreszenz:* Lupusband, granuläre IgG- und C3-Ablagerungen bandförmig entlang der epidermalen Basalmembran in kranker und gesunder Haut. Der Nachweis des Lupusbandes in unveränderter, nicht sonnenexponierter Haut gilt als prognostisch ungünstiges Zeichen, da dann mit einer Nierenbeteiligung zu rechnen ist.
- *indirekte Immunfluoreszenz:* Im Serum finden sich Autoantikörper gegen Zellkernantigene (ANA), zytoplasmatische Antigene, Blutzellen und andere gewebsspezifische Antigene. 95% der Patienten haben ANA im Serum. Ein positiver Nachweis ist jedoch nicht beweisend für einen systemischen Lupus erythematodes (siehe auch Innere Medizin, Immunsystem und Bindegewebe, Kap. 2.1).

Klinik. In 70–80% der Fälle treten Hautveränderungen auf (siehe Abb. 13.29 und 13.30 im Farbteil). Typisch ist ein zentrales Gesichtserythem, das „Schmetterlingserythem". An Brust und Rücken finden sich uncharakteristische disseminierte Exantheme, an den Fingern zeigen sich häufig fleckig-gestreifte keratotische Hautveränderungen und ein Raynaud-Syndrom. Am Nagelfalz beobachtet man Hämorrhagien und Teleangiektasien. An der Mundschleimhaut treten sehr schmerzhafte und therapieresistente Ulzera auf. Zur Beteiligung innerer Organe siehe Innere Medizin, Bewegungsapparat, Kap. 13.1.

Therapie.
- milde Symptome, fehlende Nierenbeteiligung: Kortikoide topisch oder intraläsional, konsequenter Lichtschutz
- schwere Form mit Nieren- oder ZNS-Beteiligung: Kortikoide systemisch, Immunsuppressiva (z.B. Azathioprin), Antimalariamittel (z.B. Chloroquin), eventuell Plasmapherese

Prognose. Schubweiser Verlauf über Jahre. 5-Jahres-Überlebensrate beträgt 90%, bei Nierenbeteiligung schlechtere Prognose.

Chronischer diskoider Lupus erythematodes (CDLE)

Definition. Chronisch verlaufende, kutane Form des Lupus erythematodes ohne systemische Beteiligung, die vorwiegend das Gesicht befällt und narbig abheilt. Es erkranken überwiegend Frauen zwischen dem 20. und 40. Lebensjahr.

Klinik. Scheibchenförmige (diskoide), scharf begrenzte, leicht erhabene, mit festhaftenden weißlichen Schuppen bedeckte Erytheme an lichtexponierten Arealen (Gesicht, Ohr, Schultern), die durch Sonnenlicht provozierbar sind (siehe Abb. 13.31 im Farbteil). Zentrifugale Ausbreitung und Ausheilung mit hypopigmentierten Narben. Bei Befall des behaarten Kopfes → narbige Alopezie. Bei *Schleimhautbefall* entwickeln sich hartnäckige erosive Läsionen der Mundschleimhaut und der Gingiva. Typisch sind die *Berührungsempfindlichkeit* (seitlicher Druck auf die Schuppung stimuliert freie Nervenendigungen) und das *Tapeziernagelphänomen* → entfernt man eine Schuppe, ist an ihrer Unterseite ein keratotischer Sporn sichtbar (bedingt durch follikuläre Hyperkeratose).

Histologie. Immunhistologie: Lupusband nur in befallener Haut. Keine Autoantikörper.

Therapie. Systemische Gabe von Chloroquin, lokal Glukokortikoide. Bei Therapieresistenz Diaminodiphenylsulfon (DADPS).

Prognose. Chronischer Verlauf, kosmetische Beeinträchtigung durch Narbenbildung.

8.2.2 Sklerodermie

Progressive systemische Sklerodermie (PSS)

Definition. Chronische Erkrankung des Bindegewebes, die zu einer diffusen Sklerose der Haut und der inneren Organe führt. Erkrankungsbeginn meist zwischen dem 20. und 40. Lebensjahr. Frauen sind drei- bis zehnmal häufiger betroffen als Männer.

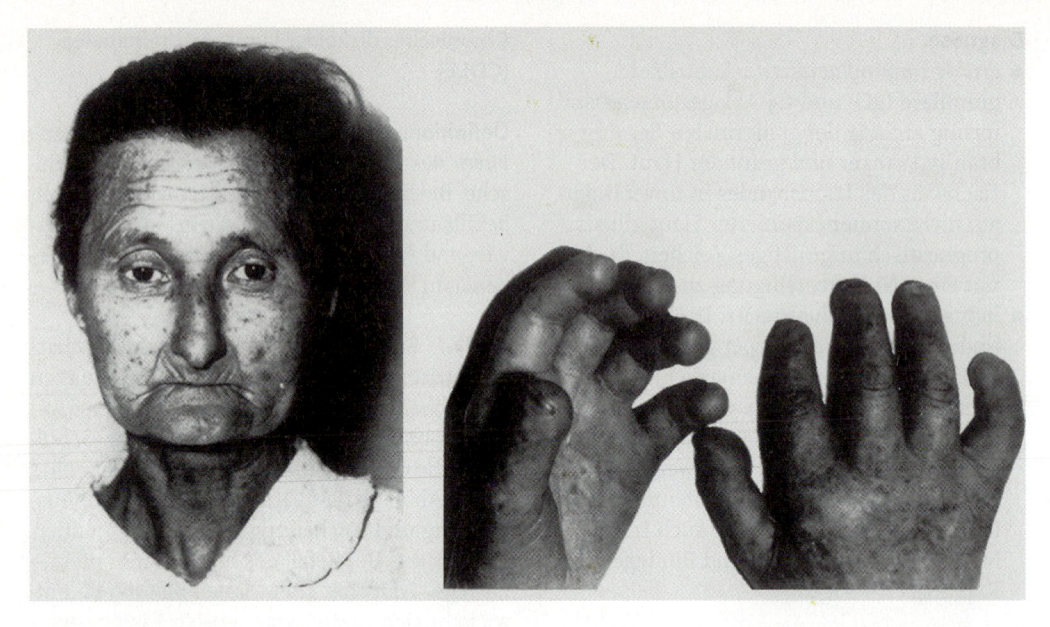

Abb. 13.32: Sklerodermie am Gesicht mit typischer Mikrostomie (verkleinerte Mundöffnung) und Tabaksbeutelmund; an den Händen Beugekontrakturen (IMPP)

Klinik. Die Hauterscheinungen entwickeln sich in Stadien:
1. über Jahre hinweg zunehmende Raynaud-Symptomatik der Hände
2. Stadium oedematosum mit entzündlich-ödematöser Schwellung der Finger und Hände
3. Stadium sclerosum → sklerotische Schrumpfung der Haut mit Beugekontrakturen und Fingerkuppennekrosen
4. Im Endstadium findet man die sogenannte Sklerodaktylie → schlanke, verhärtete, distal verschmälerte Finger in Beugekontraktur (*Madonnenfinger*)

Weitere typische Hautbefunde sind Amimie des Gesichtes, spitze Nase, *Mikrostomie* (verkleinerte Mundöffnung, siehe Abb. 13.32) und der sog. *Tabaksbeutelmund* (verschmälerte Lippen, periorale, radiäre Faltenbildung). Ein diagnostisch wichtiges Frühsymptom ist die *Frenulumsklerose* (siehe Abb. 13.33), d.h. die Verhärtung und Verkürzung des Zungenbändchens. Zur Beteiligung innerer Organe siehe auch Innere Medizin, Bewegungsapparat, Kapitel 13.4.

Diagnostik. Die Immunhistologie liefert keinen spezifischen Befund. In mehr als 95% der Fälle sind antinukleäre Antikörper nachweisbar.

Therapie. Antiinflammatorisch mit Glukokortikoiden und Immunsuppressiva (Azathioprin). Beeinflussung des Kollagenstoffwechsels durch D-Penicillamin; Physiotherapie. Neuere Therapieansätze sind γ-Interferon, Calcitonin und extrakorporale Photopherese.

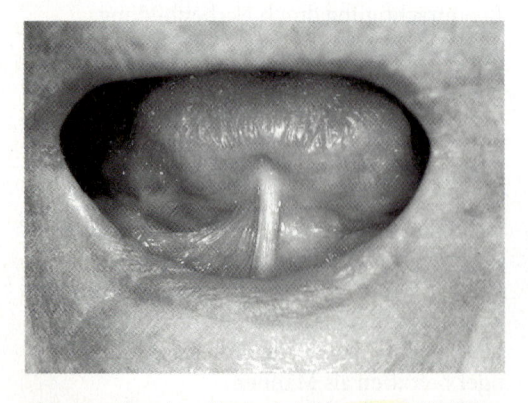

Abb. 13.33: Frenulumsklerose bei Sklerodermie (IMPP)

Zirkumskripte Sklerodermie (ZS, Morphea)

Die ZS ist eine umschriebene Sklerose der Haut ohne systemische Organbeteiligung. Sie tritt häufiger auf als die progressive systemische Sklerodermie und betrifft Frauen dreimal häufiger als Männer. Der Erkrankungsgipfel liegt im 3. und 4. Lebensjahrzehnt. In 30% der Fälle sind im Blut Antikörper gegen Borrelien nachweisbar. Es wird vermutet, daß die Borrelieninfektion sklerodermieartige Hautveränderungen hervorrufen kann.

Klinik. Einzelne oder disseminierte fibrotische Plaques am Stamm, die im Frühstadium von einem entzündlichen Wanderythem (*lilac ring*, Abb. 13.34 im Farbteil) umgeben sind. Im Spätstadium kommt es zur Hautatrophie mit Hyperpigmentierung. Am Kopf findet sich die sog. zirkumskripte lineare Sklerodermie (en coup de sabre = wie ein Säbelhieb).

Diagnose. Histologie wie bei progressiver systemischer Sklerodermie.

> **Merke!**
> Die Morphea heilt häufig spontan innerhalb weniger Monate bis Jahre.

Therapie. Systemische Penicillintherapie (Wirkungsweise unklar), bei Nachweis einer Borrelieninfektion → Tetrazykline, Cephalosporine.

CREST-Syndrom

Gutartige Verlaufsform der systemischen Sklerodermie folgender Symptomkonstellation: *C*alcinosis cutis, *R*aynaud-Syndrom, *E*sophagitis, *S*klerodaktylie, *T*eleangiektasien. Pathognomonisch sind Autoantikörper gegen Zentromere der Chromosomen.

Therapie. Kortikoide und Immunsuppressiva (wie bei progressiver systemischer Sklerodermie).

8.2.3 Dermatomyositis

Diese chronisch-entzündliche Erkrankung der Haut und der Muskulatur hat zwei Häufigkeitsgipfel: Kinder vom 5.–15. Lebensjahr und Erwachsene vom 30.–50. Lebensjahr. Bei Patienten über 50 Jahren ist sie häufig mit einem Malignom vergesellschaftet.

Klinik.
- *Hautveränderungen:* Hypomimie und typischer trauriger Gesichtsausdruck; livid-rötliche Papeln an Fingerrücken (*Gottron-Papeln* bei 60–80% der Patienten), Ellenbogen und Knie; periunguale Hyperkeratose und Teleangiektasien; fliederfarbene Erytheme z.T. mit ödematöser Schwellung an den Wangen und im Decolleté; *Poikilodermie* (= atrophische Plaques am Stamm und an den Extremitäten mit Hyper- und Depigmentierung); Kalkablagerungen (Calcinosis cutis)
- *Muskelsymptomatik:* progrediente Schwäche und Schmerzhaftigkeit besonders der proximalen Extremitätenmuskulatur; Muskelschwund; Dysphagie, Dyspnoe
- *innere Organe:* Glomerulonephritis, Myokarditis

Diagnose. Klinik, BSG ↑, CK ↑, LDH ↑, typisches Elektromyogramm, Muskelbiopsie: herdförmige Degeneration der Myozyten, lymphohistiozytäres Infiltrat. Hautbiopsie: Histologie wie beim Lupus erythematodes.

Therapie. Körperliche Schonung, Tumorsuche und Tumortherapie, Glukokortikoide und Immunsuppressiva wie Azathioprin oder Cyclosporin A. Beim Überwiegen der Hautsymptome gegenüber der Muskelsymptome sind Kortikoide extern und Antimalariamittel (z.B. Chloroquin) ausreichend.

Prognose. Schlecht. Die Mortalität während der ersten 2 Jahre liegt bei 30% (trotz Therapie); die Patienten versterben an Infekten (häufig Pneumonien aufgrund der Ateminsuffizienz und Aspiration), die im Verlauf auftreten.

9 Berufsdermatosen

Berufsdermatosen sind Hauterkrankungen, deren Entstehung ganz oder teilweise auf Einwirkungen während der beruflichen Tätigkeit zurückzuführen ist (siehe auch Arbeitsmedizin, Kap. 4.10). Nach der Berufskrankheitenverordnung (BeKV) vom 1. 4. 1988 sind folgende Hautkrankheiten entschädigungspflichtig:
- § 101: schwere oder wiederholt rückfällige Hauterkrankungen, die zur Unterlassung aller Tätigkeiten gezwungen haben, die für die Entstehung, die Verschlimmerung oder das Wiederaufleben der Krankheit ursächlich waren oder sein können
- § 102: Hautkrebs oder zu Krebsbildung neigende Hautveränderung durch Ruß, Rohparaffin, Teer, Anthrazen, Pech oder ähnliche Stoffe

Berufsdermatosen sind die häufigsten Berufskrankheiten, 10% aller Hautkrankheiten sind Gewerbedermatosen. Jeder Arzt, der einen Verdacht auf das Vorliegen einer berufsbedingten Hautkrankheit hat, muß den Patienten entweder konsiliarisch einem Hautarzt vorstellen oder Anzeige bei der zuständigen Berufsgenossenschaft bzw. dem staatlichen Gewerbearzt erstatten.

Die Anerkennung einer entschädigungspflichtigen Berufsdermatose wird in einem fachdermatologischen Gutachten festgestellt, wenn die Voraussetzungen des § 101 BeKV erfüllt sind.

Allergische Kontaktdermatitis

Die allergische Kontaktdermatitis (siehe Abb. 13.35 im Farbteil) macht 10% aller Berufsdermatosen aus. Die häufigsten Auslöser sind Metalle und Metallverbindungen (Nickel, Kobalt, Dichromat, Quecksilber), organische Lösungsmittel (Terpentin, Benzol-Chlor-Derivate), aromatische Kohlenstoffverbindungen, Farbstoffe, Formaldehyd, Acryl- und Epoxidharze, Gummibestandteile (z.B. Latex in OP-Handschuhen), Arzneimittel.

Besonders gefährdete Berufsgruppen sind Friseure, Köche, Kellner, Maler, Lackierer, Maurer, Beschäftigte in der metallverarbeitenden Industrie, im Baugewerbe, in der chemischen Industrie und im Reinigungsdienst.

> **Merke !**
> Bei Verdacht auf eine Kontaktdermatitis erfolgt eine Epikutantestung.

Gewerbliche Akneformen

Sie werden durch Kontakt mit Teerprodukten (Straßenarbeiter), technischen Ölen (Öl-Teer-Akne bei Schlossern und Automechanikern) oder durch halogenierte aromatische Karbolsäuren (Chlor-Halogen-Akne) verursacht.

Berufliche Hautkrebserkrankungen

Kanzerogene Substanzen sind Teer, Pech, Anthrazen, Rohparaffin, Ruß, Asphalt, Arsen.

Verlauf. Ekzematöser Erstschaden → bläulich fleckige Pigmentierung (Melanose) → Teerwarzen (Präkanzerosen) → spinozelluläres Karzinom.

10 Hautveränderungen bei Erkrankungen des Stoffwechsels und Erkrankungen der inneren Organe

10.1 Porphyrien

Porphyrien sind angeborene oder erworbene Porphyrinstoffwechselstörungen, die auf einem Enzymdefekt der Hämsynthese im Knochenmark oder in der Leber beruhen. Porphyrine wirken in hohen Konzentrationen in der Haut phototoxisch und führen deshalb zu einer erhöhten Lichtempfindlichkeit der Haut. Die Porphyrinkrankheiten werden folgendermaßen unterteilt:
- erythropoetische Porphyrien (Störung der Hämsynthese im Knochenmark): erythropoetische Protoporphyrie, erythropoetische Uroporphyrie (Morbus Günther)
- hepatische Porphyrien (defekte Hämsynthese in der Leber): Porphyria cutanea tarda

Porphyria cutanea tarda

Diese häufigste Porphyrieform tritt bei 1% der Bevölkerung zwischen dem 40. und 70. Lebensjahr auf. Sie ist meist erworben (Leberschädigung durch Alkohol, Medikamente, Hepatitis), selten auch autosomal-dominant vererbt.

Klinik. Große subepidermale, prall elastische Blasen treten meist nach Lichtexposition auf (Handrücken, Unterarm, Gesicht) und heilen mit Krusten, Narben und Milien ab. Im Gesicht imponiert eine starke Elastose in Verbindung mit vermehrter Faltenbildung und Hypertrichose an den Wangen. Ferner kommt es zu einer verstärkten Verletzlichkeit der Haut. Minimaltraumen verursachen Blasen und schlecht heilende Wunden.

Diagnose. Klinik, erhöhte Porphyrinausscheidung im Urin und Stuhl, Nachweis hochkarboxylierter Porphyrine im Urin durch Chromatographie. Rotfluoreszenz des Urins im Wood-Licht, Rotfluoreszenz eines Leberstanzzylinders.

Therapie. Vermeidung lebertoxischer Einflüsse (Alkohol!), Meidung von Sonnenlicht, 1–2mal wöchentlich Aderlaß (500 ml; Wirkung durch Enzyminduktion?), Chloroquin 2×125 mg/Woche (Komplexbildner mit Porphyrinen).

10.2 Diabetes mellitus

Folgende Hautveränderungen bei Diabetes mellitus sind häufig, aber unspezifisch:
- Pruritus sine materia (Juckreiz ohne Hauterkrankung)
- Hautinfektionen durch Staphylokokken und Streptokokken (Furunkel, Karbunkel)
- Candidainfektionen der intertriginösen Räume, Candidavulvitis, Vaginitis und Balanitis
- trophische Ulcera (Mal perforant)
- diabetische Gangrän
- Necrobiosis lipoidica: derbe, blaurote, scharf begrenzte, im Vergleich zum Hautniveau leicht eingesunkene Plaques, meist in der Schienbeinregion lokalisiert

10.3 Lipidstoffwechselstörungen

Xanthome und *Xanthelasmen* entstehen infolge einer lokalen Infiltration der Haut mit lipoproteinhaltigen Perizyten und Makrophagen. Xanthome sind die dermatologischen Leitsymptome der Hyperlipoproteinämien.

Es werden verschiedene Xanthomtypen unterschieden: plane, tuberöse, eruptive, disseminierte und Sehnenxanthome.

Xanthelasmen imponieren als symmetrische, gelbe, flache, weiche Plaques, sie finden sich meist beidseits am Oberlid und im inneren Augenwinkel. Im Gegensatz zu den Xanthomen sind sie selten Folge einer Hyperlipoproteinämie, sondern entstehen meist aufgrund einer lokalen Fettstoffwechselstörung.

10.4
Paraneoplastische Syndrome

Paraneoplasien sind Hauterkrankungen oder -symptome, die gehäuft mit malignen Tumoren oder malignen Systemerkrankungen assoziiert sind. Man unterscheidet *obligate* und *fakultative* Paraneoplasien.

Obligate Paraneoplasien sind:
- *Acanthosis nigricans maligna:* braunschwarze verruköse Veränderungen in den großen Beugen, meist assoziiert mit Adenokarzinomen des Gastrointestinaltraktes (siehe Abb. 13.36)
- *paraneoplastische Akrokeratose:* Hyperkeratose, Nagelveränderungen bei Larynx-, Pharynx- und Bronchialkarzinomen
- *Erythema gyratum repens:* wie Jahresringe eines Baumes bei Karzinomen aller Organe
- *Hypertrichosis lanuginosa acquisata:* plötzliches Auftreten einer lanugoartigen Behaarung am ganzen Körper bei Karzinomen aller Organe

Wichtige fakultativ paraneoplastische Syndrome sind:
- Dermatomyositis
- bullöses Pemphigoid
- akute febrile neutrophile Dermatose

10.5
Erkrankungen innerer Organe

Hier werden lediglich die typischen dermatologischen Nebenbefunde bestimmter innerer Erkrankungen beschrieben.

Schilddrüse

Hyperthyreose. Diffuses telogenes Effluvium, warme, feuchte Haut, prätibiales Myxödem (= apfelsinenschalenartige feste Ödeme mit Hypertrichose).

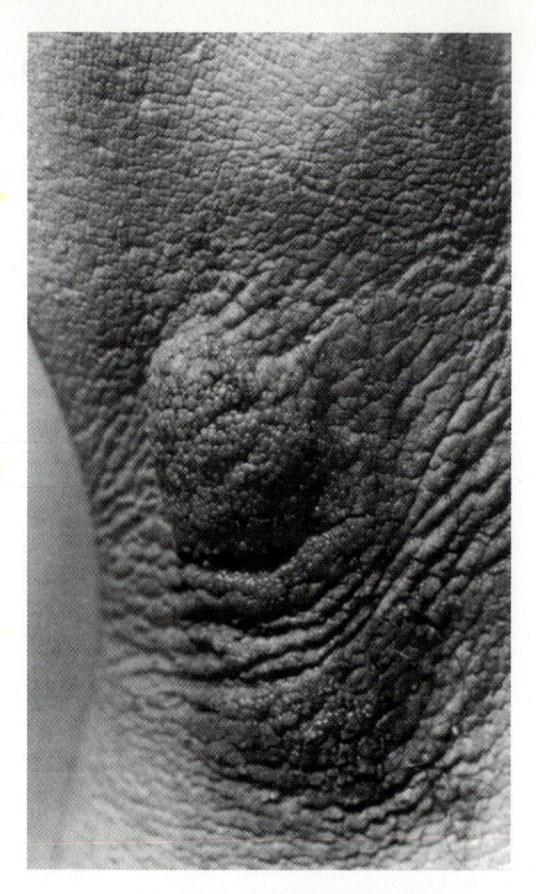

Abb. 13.36: Acanthosis nigricans bei einem Malignom. Man erkennt die typische axilläre Verteilung und die großen, für eine paraneoplastische Genese typischen, warzigen Hyperkeratosen (K. Mach 1995)

Hypothyreose. Diffuses Myxödem (= wächserne Verdickung der Haut im Gesicht und an den Extremitäten), trockene, schuppende Haut, stumpfe abbrechende Haare, Pigmentierung der Akren.

Hepatopathien

Gefäßveränderungen. Spinnennävi, Palmar- und Plantarerythem, petechiale Purpura (als Hauterscheinung einer hämorrhagischen Diathese), Caput medusae.

Hormonell bedingte Phänomene (mangelnder Östrogenabbau in der Leber). Striae, Hodenatrophie oder -hypotrophie, Gynäkomastie, Verlust der Achselhaare, „Bauchglatze", Akne vulgaris; außerdem: Lackzunge, Dupuytren-Kontraktur, Uhrglasnägel, Weißnägel.

Nebennieren

Morbus Cushing. Striae cutis distensae, Hirsutismus, hämorrhagische Diathese, Akne, generalisierte Hautatrophie, erhöhte Verletzlichkeit der Haut, schlecht heilende Wunden, Knöchelödeme.

Morbus Addison. Hyperpigmentierung der Haut, Pigmentierung der Schleimhäute, Vitiligo.

Pruritus (Juckreiz)

Er findet sich als Begleiterscheinung folgender Erkrankungen:
- Cholestase
- primäre biliäre Zirrhose
- Diabetes mellitus
- Niereninsuffizienz
- maligne Lymphome

11 Erythematöse und erythematosquamöse Erkrankungen

11.1 Exanthematische Infektionskrankheiten

Siehe auch Innere Medizin, Infektionskrankheiten, Kapitel 4.2 und Pädiatrie, Kapitel 8.

Scharlach (Scarlatina)

Die Erstinfektion mit Streptokokken der Gruppe A manifestiert sich unter dem Bild einer Angina tonsillaris mit typischen Hautveränderungen. Auslöser der Hauterscheinungen ist ein erythrogenes Toxin. Die Inkubationszeit beträgt 2–5 Tage. Die Übertragung erfolgt durch Tröpfcheninfektion.

Klinik. Erstkontakt: Fieber, Kopfschmerzen, Erbrechen, Pharyngotonsillitis mit Halsschmerzen. Gleichzeitig oder verzögert: blaßrotes, sehr kleinherdiges, follikuläres, makulopapulöses Exanthem, bes. in den Schenkelbeugen, später auch am Stamm. Gesichtsrötung mit charakteristischer perioraler Blässe. Bei Abklingen groblamellöse Abschilferung sowie sog. Himbeerzunge.

Komplikationen. Nekrotisierende Angina, Sinusthrombose, Poststreptokokkenglomerulonephritis, rheumatisches Fieber.

Therapie. Penicillin oral, bei Penicillinallergie Erythromycin oder Tetracyclin.

Masern (Morbilli)

Die Inzidenz dieser durch das Masernvirus, ein RNS-Myxovirus, hervorgerufenen hochkontagiösen Kinderkrankheit ist durch die Einführung der Masernschutzimpfung stark zurückgegangen.

Klinik. Die *Inkubationszeit* beträgt ca. 11 Tage (±2 Tage). Nach einem katarrhalischen Vorstadium (1.–2. Tag) mit Rhinitis, Konjunktivitis und Lichtscheu entwickeln sich weißliche, nicht abwischbare Flecken mit rotem Hof auf der Mundschleimhaut, gegenüber den Prämolaren (sog. Koplick-Flecken). Ab dem 4. Tag folgt das *Exanthemstadium.* Das grobfleckige, konfluierende, zunächst blasse, dann dunkelrote Exanthem beginnt hinter den Ohren und breitet sich dann auf den Hals, den Stamm und die Extremitäten aus, gleichzeitig besteht ein Enanthem an Gaumen, Tonsillen und Uvula. Nach Entfieberung blaßt das Exanthem in der Reihenfolge des Auftretens unter Ausbildung einer kleieförmigen Schuppung ab.

Komplikationen. Otitis media, Bronchopneumonie, Enzephalitis (selten).

Therapie. Symptomatisch.

Prophylaxe. Schutzimpfung mit Masernlebendimpfstoff.

Röteln (Rubeola)

Die durch ein RNS-Virus der Togagruppe hervorgerufene Erkrankung beeinträchtigt das Allgemeinbefinden nur wenig und besitzt eine geringe Kontagiosität. Wegen der Gefahr einer Rötelnembryopathie sollten jedoch alle Mädchen geimpft werden.

Klinik. Das blaßrote, kleinherdige, makulopapulöse Exanthem beginnt im Gesicht und hinter den Ohren und breitet sich dann schnell über den gesamten Körper aus. Außerdem findet sich eine Lymphadenopathie (okzipitale, nuchale und retroaurikuläre LKs).

Komplikation. Rötelnembryopathie (v. a. Augen-, ZNS- und Herzanomalien) bei Infektion einer nicht immunisierten Frau im ersten Schwangerschaftstrimenon.

Prophylaxe. Rötelnimpfung mit Lebendimpfstoff.

Exanthema subitum (Dreitagefieber)

Das Dreitagefieber ist eine seltene, meist bei Kleinkindern auftretende Infektion. Als Erreger wird ein Virus der Herpesgruppe angenommen. Bei der Erkrankung kommt es charakteristischerweise nach dreitägigem hohen Fieber zur Ausbildung eines rötelnähnlichen Exanthems beim Fieberabfall. Im Gegensatz zu den Röteln bleibt das Gesicht ausgespart, und die Lymphadenopathie fehlt. Komplizierend können Fieberkrämpfe auftreten.

Therapie. Symptomatisch → Gabe von Antipyretika (z. B. Paracetamol). Eine Schutzimpfung ist derzeit noch nicht möglich.

Ringelröteln (Erythema infectiosum)

Wahrscheinlich durch Adenoviren ausgelöste sehr seltene, epidemisch auftretende Infektionskrankheit. Meist sind Kinder betroffen. Bei Erwachsenen manifestiert sich die Infektion mit atypischen Exanthemen, Arthralgien, eventuell sogar mit aplastischen Krisen. Die Inkubationszeit beträgt 13–17 Tage. Die Übertragung erfolgt über Tröpfchen.

Klinik. Ohne Prodromalerscheinungen, Allgemeinsymptome oder Lymphadenopathie treten zunächst diffuse Erytheme auf beiden Wangen auf. Diffuse ringförmige Erytheme an den Arminnenseiten entwickeln sich durch Zusammenfließen zu girlandenförmigen Hauterscheinungen. Das Exanthem besteht über Stunden bis Wochen.

Infektiöse Mononukleose (Pfeiffer-Drüsenfieber)

Die infektiöse Mononukleose ist eine meist bei Jugendlichen auftretende Infektion mit dem Epstein-Barr-Virus, einem Virus aus der Herpesgruppe. Die Inkubationszeit der durch Tröpfchen übertragenen Krankheit beträgt 8–21 Tage.

Klinik. Allgemeinsymptome, Fieber, Gelenkschmerzen, generalisierte Lymphadenopathie, simultan Tonsillitis mit graugelben Belägen, Milz- und Leberschwellung (*cave:* Milzruptur). Bei ca. 10% zusätzlich unspezifische scharlach- oder rötelnähnliche Exantheme. Bei (falscher) Behandlung mit Ampicillin kommt es in fast 100% zur Ausbildung eines stammbetonten kleinfleckigen Exanthems. Es handelt sich dabei nicht um eine Ampicillinallergie, sondern wahrscheinlich um einen immunologischen Vorgang, der durch die gleichzeitige Anwesenheit von Virus und Ampicillin ausgelöst wird.

Differentialdiagnose. Ein ähnlicher Symptomenkomplex findet sich bei einer primären Zytomegalievirusinfektion, bei Toxoplasmose und als sog. akutes retrovirales Syndrom bei HIV-Infektion.

Therapie. Symptomatisch.

> **Merke !**
> Bei der infektiösen Mononukleose darf auch bei bakterieller Superinfektion kein Ampicillin gegeben werden.

11.2 Psoriasis vulgaris

Die Psoriasis (Schuppenflechte) ist eine genetisch bedingte, schubweise verlaufende, entzündliche Dermatose. Pathogenetisch liegt eine Verhornungsstörung mit überstürzter Zellproliferation (Steigerung der Epidermopoese um Faktor 10) und fehlerhafter Ausdifferenzierung (parakeratotische Verhornung) vor. Etwa 2–5% der Bevölkerung haben die Disposition, auf bestimmte Reize mit der Ausbildung von Psoriasisherden zu reagieren. Dabei handelt es sich um eine Interaktion bzw. Summation von endogener Bereitschaft und auslösenden exogenen Faktoren. Eine Assoziation mit einigen HLA-Typen wurde beschrieben. Bei der Psoriasis arthropathica liegt häufig eine Koppelung mit HLA-B27 vor.

Folgende Faktoren können einen Psoriasisschub auslösen: Infekte, Medikamente (z.B. Betablocker, nichtsteroidale Antiphlogistika, Lithium, Chloroquin, Gold), Schwangerschaft, Alkohol, Streß, Hautläsionen.

Als diagnostisches Kriterium gilt das *Köbner-Phänomen* (isomorpher Reizeffekt): eine unspezifische Hautreizung löst die typischen Hauterscheinungen einer an anderen Stellen bereits manifesten Hautkrankheit aus. Bei der Psoriasis bildet sich 7–10 Tage nach Kratzen gesunder Haut an derselben Stelle ein Psoriasisherd aus.

Klinik. Klinisch imponieren gerötete, scharf begrenzte, schuppige Herde (siehe Abb. 13.37 im Farbteil). Je nach Ausprägung unterscheidet man eine Psoriasis punctata (oft nach Streptokokkeninfektionen), Psoriasis guttata, Psoriasis nummularis (münzförmig), Psoriasis geographica (landkartenartig) und Psoriasis erythrodermatica (generalisierter Befall der gesamten Haut). Die Patienten leiden gelegentlich unter leichten Juckreiz und Brennen, vor allem beim Aufkeimen und Abheilen der Herde. Prädilektionsstellen der Psoriasis sind mechanisch belastete Körperregionen wie die Streckseiten der Extremitäten (bes. Knie und Ellenbogen), die Steißregion, der behaarte Kopf, die haarnahe Stirn und der Genitalbereich. Von den überstürzten Zellproliferationsvorgängen werden auch die Nägel betroffen. Psoriatische Nagelveränderungen können sich in Form von Tüpfelnägeln (siehe Abb. 13.54 im Farbteil), „Ölflecken", onycholytischen Vorgängen oder als fehlendes Nagelhäutchen manifestieren.

Diagnostik. Nachweis der drei Psoriasisphänomene:
- *Kerzenfleckphänomen:* Die abgekratzten silbriggrauen Schuppen ähneln den abgekratzten Schuppen einer Kerze
- *Phänomen des letzten Häutchens:* Nach Entfernen der Schuppe beobachtet man ein silbrig glänzendes Häutchen
- *Auspitz-Phänomen (Phänomen des blutigen Taus):* Nach Abkratzen des letzten Häutchens kommt es zu punktförmigen Blutungen durch Eröffnung des Papillarkörpers, der charakteristischerweise bei der Psoriasis stärker als gewöhnlich mit der Epidermis verzahnt ist

Histologisch finden sich Hyperkeratose (Verbreiterung der Hornschicht) und Parakeratose (zellkernhaltige Hornlamellen), Akanthose (Verbreiterung des Stratum spinosum, der Stachelzellschicht) sowie eine Einwanderung von neutrophilen Granulozyten in die Epidermis.

11.2.1 Sonderformen der Psoriasis

Psoriasis pustulosa. Die Psoriasis pustulosa ist durch die Ausbildung von makroskopisch sichtbaren Pusteln gekennzeichnet. Ursächlich liegt eine extrem verstärkte Einwanderung der Neutrophilen in die Epidermis vor. Die Pusteln sind immer steril.

Psoriasis arthropathica. Bei ca. 5–7 % der Psoriatiker treten neben den Hautveränderungen auch Gelenkveränderungen auf. Wie bei Morbus Reiter und Morbus Bechterew besteht häufig eine Assoziation mit HLA-B27 (30–45 %). Männer sind häufiger betroffen als Frauen. Die Erkrankung äußert sich unter dem Bild einer akuten, sehr schmerzhaften Gelenk- und Weichteilentzündung. Als Endzustand kann sich eine mutilierende Ankylose entwickeln.

11.2.2 Therapie der Psoriasis

Die Therapie ist individuell je nach Effloreszenztyp und Schweregrad der Erkrankung zu gestalten.

Lokalbehandlung. Als Externa werden eingesetzt:
- *Salicylsäure* (2–5 %) in Vaseline: Ablösung der Schuppen = Keratolyse
- *Cignolin oder Dithranol:* Basismedikamente der Psoriasisbehandlung, die DNS-Synthese und damit Überproliferation hemmen. Nebenwirkung: Reizung der Haut und Braunfärbung

- *Kortikoide:* nur bei Psoriasis des behaarten Kopfes und der Intertrigines
- *Teerpräparate:* sie wirken ebenfalls antiproliferativ, riechen allerdings unangenehm
- *Tioxolon:* zur Behandlung des Kopfes oder am Körper alternierend mit Kortikoiden
- *Calcipotriol* (Vitamin-D_3-Derivat): für leichte bis mittelschwere Fälle; gute Wirksamkeit aber teuer
- *Ingram-Schema:* Kombinationstherapie aus Teer, Ölbad, Ganzkörperbestrahlung (UVB+/UVA) und Dithranol

Eine weitere therapeutische Möglichkeit bietet neben der Klimatherapie mit Sonnenlicht und Salzwasser die UV-Strahlentherapie:
- *selektive Ultraviolett-Phototherapie* (SUP) mit Wellenlängen zwischen 290 und 320 nm: sie wirkt antiproliferativ und ist besonders wirksam bei akut-exanthematischen Psoriasisformen
- *PUVA-Therapie* = Psoralen und UVA-Bestrahlung um 360 nm: lokale oder systemische Gabe von 8-Methoxypsoralen; die anschließende großflächige Bestrahlung wandelt den Stoff phototoxisch um, so daß die überschießende Epidermopoese und die Einwanderung neutrophilen Granulozyten in die Epidermis gehemmt wird. Nebenwirkung: starke Phototoxizität
- *Klimatherapie:* Im Reizklima (Alpen, Totes Meer), Sonnenbestrahlung, Salzbäder; gute Erfolge möglich

Systemische Therapie. Kortikoide (Wirkung nur morbostatisch, hohe Rezidivrate), Retinoide (z. B. Etretinat; die Derivate der Vitamin-A-Säure hemmen die Proliferation der Epidermis und die Epitaxis. Indiziert sind sie bei großflächigen exanthematischen Formen. Cave: Teratogenität, Lebertoxizität und Augenschäden); Methotrexat (Zytostatikum, DNS-Synthese-Hemmer; Einsatz nur in schweren Fällen aufgrund schwerer Nebenwirkungen wie Knochenmarkschädigung, Leberschäden u. a.).

11.3 Morbus Reiter

Hierzu siehe Innere Medizin, Bewegungsapparat, Kapitel 1.2.

11.4 Pityriasis rosea

Meist im jüngeren Erwachsenenalter auftretende, akute Dermatose unklarer Ätiologie ohne stärkere Beeinträchtigung des Allgemeinbefindens. Gewöhnlich erkranken die Patienten nur einmal im Leben.

Klinik. Zunächst bildet sich ein münzförmiger erythrosquamöser Herd, die sog. „Mutterplatte" (Plaque mère), die meist am Stamm lokalisiert ist. Danach kommt es zur exanthematischen Aussaat in den Hautspaltlinien angeordneter, rötlicher Herde mit randständiger Schuppenkrause. Das Gesicht bleibt ausgespart. Juckreiz besteht in der Regel nicht. Nach 1–3 Monaten heilt die Erkrankung narbenlos ab. Die wichtigste Differentialdiagnose, Lues im Sekundärstadium, kann durch die Luesserologie ausgeschlossen werden.

Therapie. Hautpflege, Vermeidung von Hautirritationen durch übertriebenes Duschen und Baden.

11.5 Erythrodermien

Von starken Allgemeinsymptomen begleitete, am gesamten Körper auftretende, entzündliche Rötung und Schuppung der Haut, gelegentlich mit Exsudation. Bei chronischen Verläufen kann sich eine bleibende Pigmentverschiebung ausbilden (Melanoerythrodermie). Bei starken Protein- und Wasserverlusten oder ausgeprägten Kachexiesymptomen kann die Erkrankung auch zum Tode führen. In den meisten Fällen entwickeln sich Erythrodermien nicht auf primär gesunder Haut, sondern auf vorbestehenden Dermatosen, die inadäquat behandelt wurden.

Primäre Erythrodermien

Sie entwickeln sich akut oder chronisch auf vorher unveränderter Haut, z.B. bei Arzneimittelexanthemen (z.B. Lyell-Syndrom), Morbus Hodgkin, Mycosis fungoides oder Sézary-Syndrom (T-Zell-Lymphom der Haut).

Therapie. Absetzen früherer Medikamente. Kortikoide systemisch in hohen Dosen. Lokal je nach Art der Hauterscheinungen Puder, Trockenpinselungen, eventuell antibiotische Sprays.

Sekundäre Erythrodermien

Sie entstehen durch zunehmende Ausdehnung bereits vorhandener Dermatosen wie Neurodermitis, Psoriasis, seborrhoisches Ekzem, staphylogenes Lyell-Syndrom (Dermatitis neonatorum exfoliativa, Morbus Ritter von Rittershain), Pemphigus vulgaris, allergische Kontaktdermatitis, Lichen ruber planus.

Therapie. Sie richtet sich nach dem Grundleiden. Lokal: kortikoidhaltige Externa, weiche Pasten, Zinköl.

12 Papulöse Hauterkrankungen

12.1 Lichen ruber planus

Der Lichen ruber ist eine der häufigsten chronisch-rezidivierenden Krankheiten der Haut und hautnahen Schleimhäute. Meist erkranken Erwachsene, Männer mehr als Frauen. Die Ätiologie ist unbekannt. Am ehesten kommen Autoimmunvorgänge in Betracht, bei denen sensibilisierte T-Lymphozyten die Basalzellen der Epidermis zerstören.

Klinik. Die Hautveränderungen jucken sehr stark. Charakteristische Morphe ist eine polygonale, scharf begrenzte, rötliche Papel mit weißlicher, netzartiger Zeichnung (Wickham-Streifung). Die Papeln können konfluieren. Es findet sich ein positives Köbner-Phänomen (isomorpher Reizeffekt, siehe Kap. 11.2). Prädilektionsstellen sind mechanisch belastete Areale, wie Handgelenkbeugeseiten, Unterschenkelvorderseiten, Sakralgegend, Wangenschleimhaut, eventuell Ellenbeugen und Kniekehlen. An den Schleimhäuten findet sich eine weißliche, netzartige Streifung. Betroffen ist häufig die Mundschleimhaut, meist im Wangenbereich (durch Verbreiterung des Stratum granulosum), seltener die Glans penis und der Introitus vaginae (siehe Abb. 13.38 im Farbteil). Nagelveränderungen können sich in Form von Querstreifungen, rauhen Nagelplatten, eventuell auch Nagelverlust manifestieren.

Histologie. Lymphoidzelliges Infiltrat im oberen Korium, ballonierende Degeneration der Basalzellschicht der Epidermis, verdicktes Stratum spinosum (Akanthose), dadurch insg. verdickte Epidermis, verdicktes Stratum granulosum (Wickham-Streifung) und Hyperkeratose (verbreitertes Stratum corneum; trotzdem glatte Oberfläche).

Verlauf. Meist heilt die Erkrankung unter Hinterlassung einer Hyperpigmentierung nach 1–2 Jahren ab. Sie kann aber auch schubweise über Jahre und Jahrzehnte rezidivieren.

Therapie. Lokal oder intrafokal mit Kortikoiden, Teerpräparaten, Vitamin-A-Säure; PUVA (Psoralen und UV-A); systemisch mit Retinoiden (cave: teratogen und lebertoxisch), eventuell kurzfristig mit Kortikoiden. Antihistaminika und Sedativa gegen den Juckreiz.

Sonderformen des Lichen ruber planus

Lichen ruber verrucosus. Durch stark verhornende Plaques an den Tibiakanten gekennzeichnet; verläuft sehr chronisch.

Lichen ruber generalisatus. Exanthematische Aussaat der Knötchen über den ganzen Körper.

Lichen ruber follicularis. Betroffen sind Haarfollikel, insbesondere der behaarte Kopf. Die Erkrankung kann durch Vernarbung zum irreversiblen Haarverlust führen (Graham-Little-Syndrom).

12.2 Prurigoerkrankungen

Bei den Prurigoerkrankungen handelt es sich um eine heterogene Gruppe exanthematischer Hauterkrankungen, deren gemeinsames Merkmal das Auftreten stark juckender Knötchen ist.

Prurigo acuta (Strophulus infantum, Urticaria papulosa)

Bei Kindern kommt es plötzlich zum Auftreten stark juckender Knötchen. Besonders betroffen sind das Gesicht, die Extremitäten und die

Flanken. Die Schleimhäute bleiben frei. Außerdem Juckreiz ist das Allgemeinbefinden unbeeinträchtigt. Nach Aufkratzen der Papeln bis „aufs Blut" bessert sich der Juckreiz. Pathologisch-anatomisch handelt es sich um urtikarielle Seropapeln. Als Auslösemechanismus wird eine allergische Reaktion auf Insektenstiche oder intestinalen Wurmbefall diskutiert. Die Krankheit verläuft gutartig und selbstlimitierend. Man behandelt lokal juckreizstillend (z.B. Zinkschüttelmixtur). Teepause und Darmsanierung können auch zur Besserung beitragen.

Prurigo simplex subacuta

Diese Erkrankung betrifft vorwiegend Frauen mittleren Alters. Man findet derbe Seropapeln an den Extremitätenstreckseiten, am dorsalen Schulterbereich und am Gesäß. Nach dem Zerkratzen hört der Juckreiz auf, jedoch bleiben oft atrophische Narben und Hyperpigmentierungen zurück. Die Krankheit verläuft schubweise über Monate oder Jahre. Als Auslöser werden verschiedene Faktoren diskutiert, darunter Lebererkrankungen, Gallensteine, hormonelle Veränderungen, Diabetes mellitus, Wurmbefall, psychologische Streßsituationen, Dermatozoenwahn.

Therapie. Kortikoide mit antiseptischen Zusätzen, (Vermeidung einer Infektion der aufgekratzten Knötchen), Beseitigung der Ursache (falls möglich).

12.3
Rosazea, Rhinophym und periorale Dermatitis

Rosazea

Die Rosazea (siehe Abb. 13.39 im Farbteil) ist eine entzündliche Dermatose des Gesichtes mit Erythemen, Papeln und Pusteln. Bei Männern ist sie gelegentlich mit einem Rhinophym assoziiert. Sie manifestiert sich meist im 3. und 4. Lebensjahrzehnt und betrifft Frauen häufiger als Männer.

Klinik. Prädilektionsstellen sind Wangen, Nase, Stirn und Kinn. Periorale und periorbitale Bereiche werden nicht befallen. Der Verlauf läßt sich in drei Stadien einteilen:
- *Stadium I (Rosacea erythematosa):* zunächst flüchtige, flushartige Erytheme, die im Verlauf der Erkrankung schließlich über Stunden persistieren; zusätzlich Teleangiektasien
- *Stadium II (Rosacea papulopustulosa):* Zentrofazial entwickeln sich auf den Erythemen Papeln und Pusteln, Komedonen fehlen
- *Stadium III (hyperplastische Rosazea):* entzündliche Infiltrate und Knoten; die Haut wirkt höckerig und aufgetrieben

Rhinophym

Bei 7–10 % der männlichen Rosazeapatienten entwickelt sich durch Talgdrüsenhypertrophie, Bindegewebshyperplasie und Gefäßerweiterung ein Rhinophym. Die Nase ist knollig ver-

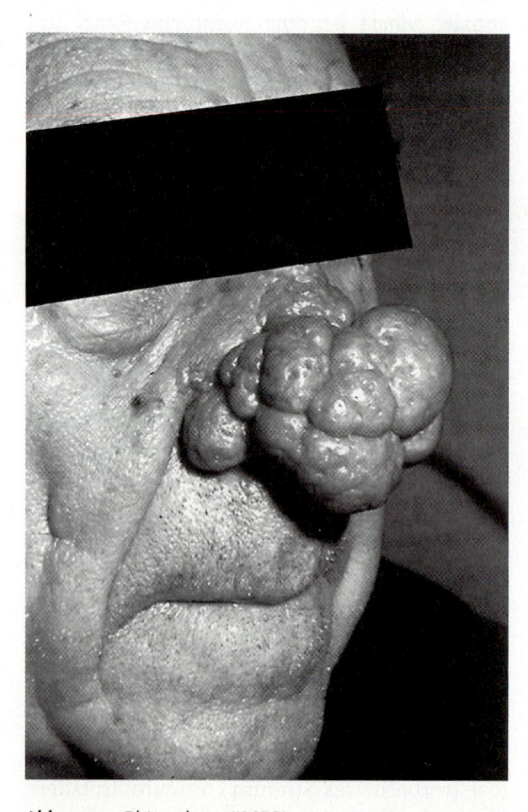

Abb. 13.40: Rhinophym (IMPP)

größert (siehe Abb. 13.40), weitere Anzeichen einer Rosazea können auch fehlen.

Komplikationen. Bei 2–5% der Patienten tritt unabhängig vom Stadium der Rosazea eine Augenbeteiligung mit Konjunktivitis, Blepharitis und Keratitis auf. Die Keratitis kann über eine Hornhautperforation und -trübung zur Erblindung führen (ophthalmologische Kontrollen).

Therapie. Lokale Antibiose mit Tetrazyklinen, Erythromycin oder Metronidazol. Bei Augenbeteiligung orale Tertrazyklingaben. In schweren Fällen: 13-cis-Retinsäure. Meiden von heißen Getränken, scharfen Gewürzen und Alkohol, da diese flüchtige Erytheme provozieren können. Lichtschutz vor allem im Frühjahr, operative Abtragung des Rhinophyms.

Periorale Dermatitis

Es handelt sich um eine entzündliche, periorale, chronische Dermatose mit Papeln und Pusteln. Betroffen sind meist Frauen ab dem 30. Lebensjahr. Die Ätiologie ist ungeklärt. Man diskutiert u.a. fluorierte Zahnpasten und Emulgatoren in Feuchtigkeitscremes als auslösende Faktoren. Am häufigsten bildet sich eine periorale Dermatitis nach Absetzen einer lokalen Steroidbehandlung im Gesicht aus.

Klinik. Papeln und Pusteln auf perioralen Erythemen. Ein schmaler Rand um die Lippen ist nicht befallen (wichtiges diagnostisches Kriterium!). Die Effloreszenzen können sich über das übrige Gesicht ausbreiten, besonders auf die Periorbitalregion. Die Patienten geben ein Brennen und Spannungsgefühl an.

Therapie. Sehr zurückhaltend, da häufig Spontanremission bei sogenannter *Nulltherapie* → Meiden aller Externa (v.a. Kortikoide und Feuchtigkeitscremes), Behandlung begleitender Magen-Darm- oder Menstruationsstörungen.

> **Merke!**
> Kortikosteroide sind kontraindiziert!

13 Granulomatöse und atrophisierende Hautkrankheiten und Hautveränderungen

13.1 Sarkoidose

Diese nichtverkäsende granulomatöse Systemerkrankung unklarer Ätiologie befällt bevorzugt Frauen zwischen dem 20. und 40. Lebensjahr. Die Krankheit manifestiert sich vorwiegend an der Lunge, den hilären Lymphknoten und der Haut. Die Einzeleffloreszenz ist ein blaurötliches Knötchen, das unter Glasspateldruck eine apfelgeleeartige Farbe annimmt. Die Knötchen können großknotig, kleinknotig-disseminiert oder auch in Form eines Narbenlupus auftreten (siehe auch Innere Medizin, Atmungsorgane, Kap. 7).

Therapie. Sehr zurückhaltend wegen hoher Spontanheilungsrate. Kortikoide werden systemisch v.a. bei Befall der Lunge und Hyperkalzämie eingesetzt (Gefahr der Nierenschädigung), eventuell können Glukokortikoide auch intraläsional appliziert werden.

13.2 Granuloma anulare

Diese auf die Haut beschränkte granulomatöse Erkrankung tritt meist bei jungen Mädchen auf.

Klinik. Ringförmige, hautfarbene oder rötlichbraune Papeln meist am Hand- und Fußrücken, kein Juckreiz, meist spontane, narbenlose Abheilung nach Monaten.

Therapie. Zurückhaltend wegen Spontanremission. Suggestionstherapie bei Kindern, eventuell Kortikoidapplikation unter Folie oder intraläsional, eventuell Ausschluß von Diabetes mellitus.

13.3 Lichen sclerosus et atrophicus (Craurosis vulvae)

Bevorzugt bei älteren Frauen auftretende, stark juckende Erkrankung des Genitalbereiches. Die Hautveränderung gilt als fakultative Präkanzerose (siehe auch Gynäkologie, Kap. 9.2).

Klinik. Lichenifizierte, atrophische Herde im Genitalbereich, die sehr stark jucken.

Therapie. Lokalbehandlung mit kortikoid-, testosteron- oder östrogenhaltigen Salben.

> **Klinischer Fall**
>
> Eine 67jährige Patientin kommt wegen Pruritus vulvae zur Behandlung. Die Inspektion der Vulva ergibt Schrumpfungserscheinungen mit atrophischer Haut sowie Pigmentverlust und Kratzeffekte. *Wahrscheinliche Diagnose:* Lichen sclerosus et atrophicus

13.4 Striae cutis distensae

Durch Hautüberdehnung bedingte streifige Atrophie der Epidermis mit Schwund der elastischen Fasern im Korium. Prädilektionsstellen sind Bauch, Oberschenkel und Gesäß. Mögliche Ursachen sind Schwangerschaft, Morbus Cushing (endogen oder iatrogen) sowie rasche Gewichtszu- und -abnahme.

13.5 Altershaut

Hierzu siehe Kapitel 6.1.

14 Tumoren der Haut

14.1 Ektodermale Nävi und gutartige Neoplasien

14.1.1 Ektodermale Nävi

Nävi sind umschriebene, primär gutartige Veränderungen der Haut infolge einer fehlerhaften Ausdifferenzierung des embryonalen Keimmaterials (Harmatome). Je nach den betroffenen Strukturen unterscheidet man folgende Nävi:
- melanozytärer Nävus, epidermal oder dermal
- Nävuszellnävus (NZN)
- Naevus sebaceus (Talgdrüsennävus)

Melanozytärer Nävus

Bedingt durch vermehrte Aggregation von Melanozyten in der Epidermis oder Dermis oder erhöhte Melaninproduktion. Melanozyten sind spindelförmige Zellen, die die Fähigkeit besitzen, Melanin zu produzieren und an ihre Umgebung abzugeben.

Epidermale melanozytäre Nävi. Man unterscheidet:
- *Lentigo simplex (Lentigo = Linsenfleck):* hell- bis dunkelbraune Makula, die auf einer Anhäufung von Melanozyten im Stratum basale beruht
- *Café-au-lait-Fleck:* meist am Stamm lokalisierte, relativ große, scharf begrenzte bräunliche Flecken; mehr als fünf sollten an eine Neurofibromatosis generalisata (Morbus von Recklinghausen) denken lassen
- *Naevus spilus:* Café-au-lait-Fleck mit eingestreuten Pigmentzellnestern → gesprenkeltes Aussehen (dunkelbraune Flecken auf leicht bräunlicher Unterfläche)
- *Epheliden (Sommersprossen):* durch Sonnenlicht provozierbare umschriebene Melaninvermehrung in der Epidermis

Dermale melanozytäre Nävi. Umschriebene Ansammlung stark pigmentierter Melanozyten im Korium. Wegen der relativ tiefen Lage weisen sie meist eine bläuliche oder schwarze Farbe auf. Beispiele:
- blauer Nävus oder Naevus coeruleus (kleines, blauschwärzliches Knötchen)
- Nävus von Ota (im Orbitalbereich lokalisierter, flächenhafter dermaler Nävus)
- Nävus von Ito (im Schulterbereich liegender, flächenhafter dermaler Nävus)

Nävuszellnävus

Sehr häufige, gutartige, angeborene oder erworbene herdförmige Ansammlung von Melanozyten in Epidermis und/oder Korium. Etwa 1% aller Neugeborenen haben Nävuszellnävi (siehe Abb. 13.41 im Farbteil).

Klinik. Gleichmäßig pigmentierte, regelmäßig runde bis ovale, scharf begrenzte, flache oder leicht erhabene Herde, seltener papillomatöse Gebilde; Behaarung möglich. Großflächige pigmentierte Nävuszellnävi (sog. Tierfellnävi) sind selten.

Differentialdiagnose. Vor- und Frühformen maligner Melanome unter dem Bild atypischer Lentigoherde bzw. atypischer Nävuszellnävi (Unregelmäßigkeiten der Pigmentierung, Gestalt, Form, Begrenzung).

Therapie. Bei Verdacht auf maligne Entartung, bei kosmetischer oder mechanischer Beeinträchtigung, Juckreiz oder Schmerzen Exzision im Gesunden und histologische Kontrolle.

Komplikationen. Entzündung (mechanische Irritation, Sekundärinfektion), selten maligne Entartung (malignes Melanom). Großflächige Tierfellnävi mit knotigen Anteilen entarten zu 10–25 % maligne.

Naevus sebaceus (Talgdrüsennävus)

Halbkugeliger, hautfarbener, weicher Tumor, dem eine angeborene, umschriebene Vermehrung der Talgdrüsen zugrunde liegt. Der meist im Kopfbereich auftretende Tumor sollte exzidiert werden, weil er in 30 % der Fälle in ein Basaliom übergeht.

14.1.2 Erworbene gutartige Neoplasien der Haut

Verruca seborrhoica (Alterswarze)

Meist im 4.–5. Lebensjahrzehnt auftretende, oft am Rumpf lokalisierte, gutartige epidermale Neubildung ohne Beteiligung von Melanozyten oder Nävuszellen. Die braunen bis schwärzlichen, breitbasig aufsitzenden Papillome können mit einem scharfen Löffel abgekratzt, bzw. mit flüssigem Stickstoff entfernt werden.

> **Merke !**
> Verrucae seborrhoicae sind im Gegensatz zu den Verrucae vulgares nicht viraler Genese!

Seborrhoische Keratose (seborrhoische Warze)

Definition. Die seborrhoische Keratose ist ein sehr häufiger, benigner epithelialer Tumor des mittleren und späteren Erwachsenenalters. Bezüglich der Pathogenese herrscht noch Unklarheit.

Klinik. Relativ unscharf begrenzter, graubrauner bis schwarzer, exophytisch wachsender Tumor mit gelblich-fettiger Oberfläche und weicher Konsistenz; charakteristische komedoartige Einschlüsse verhornter Zellen (sog. Hornperlen). Das Erscheinungsbild der histologisch als Basalzellpapillome einzuordnenden Effloreszenzen variiert von dünnen Plaques bis zu halbkugligen Knoten (siehe Abb. 13.42 und 13.43 im Farbteil).

Therapie. Nicht notwendig, ggf. Kürettage.

> **Merke !**
> Ein eruptives Auftreten zahlreicher, seborrhoischer Keratosen mit Juckreiz wird als (unsicheres) Zeichen eines paraneoplastischen Syndroms gewertet (Leser-Trélat-Zeichen).

14.2 Mesodermale Nävi, Hyperplasien und gutartige Neoplasien

Von Gefäßen ausgehende Tumoren werden unterteilt in Gefäßaussackungen (Hämangiektasien) und Gefäßneubildungen (Hämangiome).

14.2.1 Hämangiektasien (Gefäßaussackungen)

Naevus flammeus (Feuermal)

Angeborene Erweiterung der arteriellen Blutgefäße. Klinisch imponieren dunkelrote, bizarr geformte Gebilde, die mit einem Spatel ausgedrückt werden können. Das Feuermal bleibt im Laufe des Lebens meist unverändert bestehen.

Medialer Naevus flammeus. Manifestation als sog. Storchenbiß, meist im Nacken lokalisiert. Es besteht keine Assoziation mit anderen Fehlbildungen.

Lateraler Naevus flammeus. Meist einseitig im Bereich des 1. oder 2. Trigeminusastes vorkommend, oft als Symptom von Phakomatosen (z.B. Sturge-Weber-, Hippel-Lindau-, Klippel-Trénaunay-Syndrom).

14.2.2 Gutartige Gefäßneubildungen (Hämangiome)

Kavernöses Hämangiom (Blutschwamm)

Angeborene tumoröse Gefäßneubildung (siehe Abb. 13.44 im Farbteil). Man unterscheidet planotuberöse, tuberöse und subkutane Formen. Im ersten Lebensjahr wächst der rote oder bläuliche, weiche, flach erhabene Blutschwamm oft noch, bildet sich dann aber bis zum 10. Lebensjahr fast immer vollständig zurück. Deshalb sollte trotz Drängen der Eltern zunächst abgewartet werden. Gelegentlich kann mit kurzfristigen hochdosierten Kortisongaben, einer einmaligen großflächigen Röntgenbestrahlung oder einer Kryotherapie eine Regression induziert werden.

Naevus araneus (Spider nevus, Gefäßsternchen)

Von einem Zentralgefäß ausgehende Proliferation arterieller Äste. Während sich die Veränderung bei schwangeren Frauen und Kindern meist zurückbildet, bleiben die Spinnennävi bei Leberkranken oft bestehen.

Angioma senile (seniles Angiom)

Meist multipel auftretendes, rubinrotes Konvolut aus neugebildeten Kapillaren. Diese harmlose Hauterscheinung findet man häufig am Rumpf älterer Menschen.

Granuloma pyogenicum (Granuloma teleangiectaticum)

Blutreiches Granulationsgewebe, das sich im Anschluß an eine Verletzung mit nachfolgender bakterieller Infektion ausbildet. Es entwickelt sich ein pilzförmiger, rötlich-livider Tumor, der leicht blutet und verkrustet.

Glomustumor

Von den arteriovenösen Shunts der Haut ausgehender gutartiger Tumor. Makroskopisch imponiert ein meist solitärer, rotbläulicher, stark druckdolenter Knoten, der häufig subungual (unter den Nägeln) lokalisiert ist. Die Läsionen sollten exzidiert werden.

14.2.3 Von Bindegewebe und Fettgewebe ausgehende gutartige Tumoren

Fibrome

Wahrscheinlich reaktiv bedingte, umschriebene Fibroblasten oder Kollagenvermehrung. Man unterscheidet zwei Formen.

Dermatofibrom (hartes Fibrom). Halbkugeliger, oft an den Extremitäten auftretender, hautfarbener Tumor. Da Fibroblasten auch Hämosiderin und Lipide speichern können, sind auch rötlich-gelbliche Farbschattierungen möglich.

Fibroma pendulans (weiches Fibrom, F. molle). Oft gestielte, hautfarbene weiche Papel. Multiples Vorkommen an Augenlidern und Hals ist häufig.

Lipom

Gutartiger, abgekapselter Fettgewebstumor, der aus reifen Fettläppchen besteht. Diese meist asymptomatische Hautveränderung tritt gehäuft bei früheren Hochleistungssportlern auf. Gefäßreiche (Angiolipome) oder fibrosierende (Fibrolipome) Lipome kommen ebenfalls vor.

Hypertrophe Narbe und Keloid

Nach einer Hautverletzung auftretende überschießende Bindegewebsproliferation. Häufig sind Schulter- und Sternumbereich betroffen. Während die hypertrophe Narbe auf den verletzten Hautbereich beschränkt bleibt, bezieht das Keloid auch umliegendes Gewebe mit ein.

Therapie. *Frische Läsion*: intraläsionale Kortisonapplikation, Röntgenbestrahlung oder Kryotherapie (Vereisung). *Alte Läsion*: nach Exzision prophylaktische Kortisonapplikation oder Röntgenoberflächenbestrahlung.

14.3
Sonstige gutartige Geschwülste und Zysten

14.3.1
Mastozytosen

Umschriebene Mastzellenansammlungen in der Haut (kutane Mastozytose) oder in inneren Organen (systemische Mastozytose). Die Histamingranula in den Mastzellen können mit Spezialfärbungen (Giemsa und Toluidinblau) nachgewiesen werden.

Kutane Mastozytosen

Solitäres Mastozytom. Meist schon bei Geburt vorhandener rötlich-bräunlicher Knoten mit spontaner Rückbildungstendenz.

Urticaria pigmentosa (U.p.). Multiples Auftreten gelb-bräunlicher, kleiner Flecken am Stamm oder ganzen Körper. Nach kräftigem Reiben kommt es durch Histaminfreisetzung zur Ausbildung einer Urtikaria (positives Darier-Zeichen). Histologisch findet man eine Akkumulation von Mastzellen im Korium. Subjektiv besteht oft nur mäßiger Juckreiz. Die U.p. des Kindesalters (juvenile Urticaria pigmentosa) bildet sich meist spontan zurück, während die des Erwachsenenalters (adulte Urticaria pigmentosa) oft in eine systemische Mastozytose übergeht. Keine Therapie bekannt.

Systemische Mastozytose

Hier finden sich Mastzellenaggregationen nicht nur in der Haut, sondern auch in Leber, Milz, Knochenmark und anderen Organen. Durch bestimmte Reize (z.B. Röntgenkontrastmittel, Aspirin oder Wärme) kann die Histaminfreisetzung getriggert werden → Schocksymptome.

Maligne Mastozytose

Sehr seltene systemische Mastozytose mit im Blut zirkulierenden atypischen Mastzellen (wird auch als „Mastzellenleukämie" bezeichnet).

14.3.2
Zysten

Milien (Hautgries)

Stecknadelkopfgroße, hautfarbene Hornzysten aus versprengter Epidermis, häufig im Gesicht von Kindern und Jugendlichen vorkommend. Milien treten oft auf im Gefolge abheilender bullöser Dermatosen (z.B. bullöses Pemphigoid, Epidermolysis bullosa, Porphyria cutanea tarda, Verbrennungen) oder in Assoziation mit Neurodermitis.

Therapie. Anritzen und Ausdrücken (im Gegensatz zu Aknekomedonen hat die Milie keinen Ausführungsgang).

Epidermis-, Trichilemmzyste (Atherom, Grützbeutel, Talgretentionszyste)

Von den Ausführungsgängen der Talgdrüsen ausgehende Retentionszysten. Der Zysteninhalt besteht aus geschichtetem Hornmaterial oder einer amorphen, breiigen Masse. Klinisch findet man hautfarbene, prallelastische bis erbsgroße Zysten. Sie sollten inzidiert und der gesamte Zystensack entfernt werden.

14.4
Präkanzerosen

Präkanzerosen sind Vorläufer bösartiger Hauttumoren. Man unterscheidet *obligate* Präkanzerosen mit hoher Entartungswahrscheinlichkeit und *fakultative* Präkanzerosen, die weniger häufig entarten. Im folgenden soll zwischen Präkanzerosen (→ Übergang in Stachelzellkarzinom) und Präblastomatosen (→ Übergang in malignes Melanom) unterschieden werden, das IMPP differenziert diesbezüglich nicht.

14.4.1
Obligate Präkanzerosen

Keratosis actinica (aktinische Keratose, K. senilis)

In chronisch sonnenexponierter Haut auftretendes, intraepidermales Karzinom. Das klinische Bild ist durch unregelmäßig geformte, scharf begrenzte, rötliche Herde mit unterschiedlich starker Schuppung gekennzeichnet (siehe Abb. 13.45 im Farbteil).

Therapie. Meiden des Sonnenlichtes, Exzision oder Kryotherapie, eventuell Lokalbehandlung mit dem Zytostatikum 5-Fluorouracil.

Morbus Bowen

Meist am Rumpf lokalisiertes Carcinoma in situ. Makroskopisch stellt sich der Herd als rundliche, scharf begrenzte, braunrötliche Läsion mit variabel ausgeprägter Hyperkeratose dar (Differentialdiagnose: Psoriasis oder Ekzem). Histologisch finden sich typischerweise große basaloide Zellen. Die regelmäßige Schichtung der Epidermis ist aufgehoben, die Basalmembran jedoch noch intakt. Ist die Basalmembran durchbrochen, so spricht man von einem Bowen-Karzinom. Eine vorausgegangene Arsenexposition ist häufig (früher wurden Psoriasisherde oft mit Arsen behandelt).

Therapie. Exzision im Gesunden.

Bowenoide Papulose des Genitales

Im Genitalbereich vorkommende papulöse Veränderungen, die histologisch einem Morbus Bowen entsprechen. Ein Übergang in ein Bowen-Karzinom ist denkbar, ein invasives Wachstum wurde jedoch noch nicht beobachtet. Ursächlich wird eine Infektion mit dem humanen Papillomavirus Typ 16 angenommen. Es entwickeln sich meist mehrere rotbraune, bis linsengroße, papulöse Herde. Betroffen sind meist 20–40jährige Patienten.

Therapie. Abwartend, eventuell Lokalbehandlung mit Zytostatika oder Kryotherapie. Die Hautveränderung ist primär gutartig, verläuft jedoch chronisch-rezidivierend.

Keratoakanthom

Gutartiger, schnell wachsender Tumor, der von den Mündungsanteilen der Haarfollikel ausgeht (siehe Abb. 13.46). Das halbkugelige Gebilde mit zentralem Hornpfropf entwickelt sich plötzlich und kann sich innerhalb von sechs Monaten spontan zurückbilden. Die Herde können exzidiert oder mit Methotrexat unterspritzt werden. Die Rückbildung kann auch durch Röntgenbestrahlung gefördert werden.

Papillomatosis cutis carcinoides

Meist an den Unterschenkeln älterer Patienten auftretende, übelriechende, hyperplastische Wucherung mit extrem chronischem Verlauf. Prädisponierend wirken Unterschenkelulzera, z.B. auf dem Boden eines Lymphödems, Erysi-

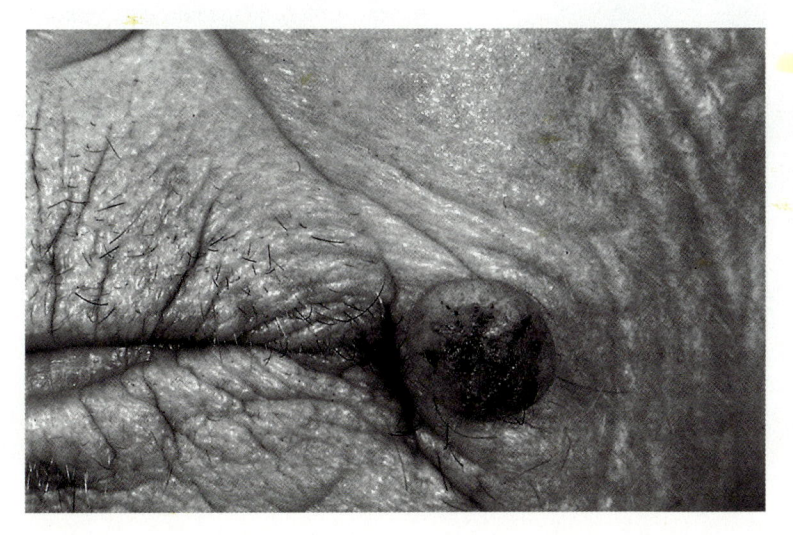

Abb. 13.46: Keratoakanthom: scharf begrenzter, über die Haut erhabener Knoten mit zentraler, mit einem keratotischen Pfropf ausgefüllter Eindellung (IMPP)

pels oder einer chronischen venösen Insuffizienz. Histologisch besteht Ähnlichkeit mit einem hochdifferenzierten Stachelzellkarzinom. Die Ursache ist möglicherweise eine sekundäre Pyodermie mit sekundärer Epithelproliferation. Der Tumor sollte unter systemischer und lokaler antibiotischer Behandlung abgetragen werden.

Erythroplasia Queyrat

Auch als Morbus Bowen der Schleimhäute bezeichneter Tumor. Er kommt meist im Genitalbereich vor und imponiert als scharf begrenzter, rötlicher Herd mit samtartiger Oberfläche.

Therapie. Exzision oder Röntgenbestrahlung.

Cornu cutaneum (Hauthorn)

Hornartige, keratotische Hautgeschwulst (aus hartem Keratin). Entscheidend ist die Zuordnung zu einer der zugrundeliegenden Dermatosen: Viruswarzen, seborrhoische Warzen, aktinische Keratosen, Keratoakanthome und Spinaliome (siehe Abb. 13.47) können alle zur Ausbildung eines Cornu cutaneum führen. Es geht meist mit Zelldysplasien einher, ist jedoch nicht immer maligne.

Leukoplakie

Diese präkanzeröse Schleimhautveränderung befällt häufiger das männliche Geschlecht. Chronische Reizungen wie Tabakrauch und Hitze fördern die Entwicklung der Hautverän-

Abb. 13.47: Cornu cutaneum (Hauthorn) auf dem Boden eines Spinalioms (B. Rohde 1998)

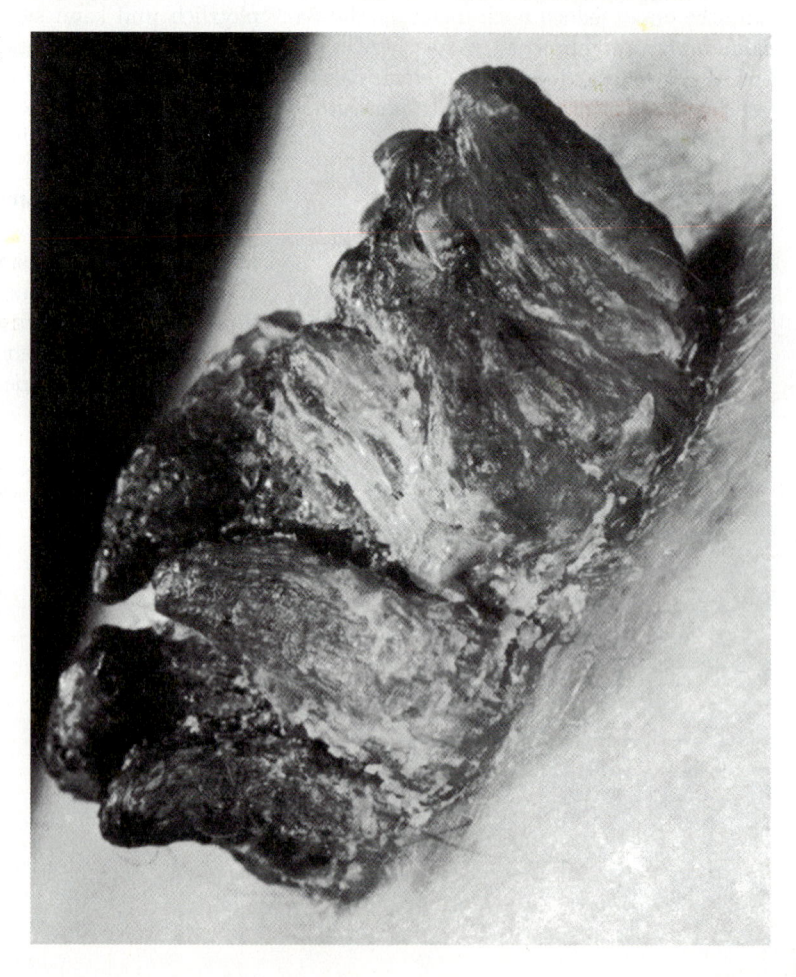

derung (siehe Abb. 13.48 im Farbteil). Klinisch findet man scharf begrenzte, zunächst flache, nicht abwischbare weißliche Herde (Differentialdiagnose: Candida → läßt sich abstreifen). Eine spontane Rückbildung nach Weglassen der Noxe ist möglich. Die verrukösen und erosiven Formen sind jedoch mit einer höheren Entartungswahrscheinlichkeit verbunden.

Therapie. Meidung fördernder Noxen, Exzision verruköser und erosiver Herde, Kryotherapie, Vitamin-A-Säure.

14.4.2 Fakultative Präkanzerosen

Zu den fakultativen Präkanzerosen zählen:

- atrophische Hautbereiche (insbesondere Lupus vulgaris)
- straffe Narbenbezirke (insbesondere Verbrennungsnarben)
- Lichen sclerosus et atrophicans (Craurosis vulvae)
- Radioderm
- Ulcus cruris venosum

14.4.3 Präblastomatosen

Präblastomatosen sind Hautveränderungen, bei denen das Risiko der Entwicklung eines malignen Melanoms besteht.

Lentigo maligna

Melanoma in situ der epidermalen Melanozyten im Bereich chronisch sonnenexponierter Haut. Der unscharf begrenzte, bizarr geformte, bräunlich-schwärzliche Herd entwickelt sich meist langsam (siehe Abb. 13.49 sowie Abb. 13.53). Durch die unregelmäßige Pigmentierung ergibt sich ein wolkiger Eindruck. Das Auftreten von erhabenen Bezirken weist auf einen Übergang in ein Lentigo-maligna-Melanom hin.

Therapie. Exzision im Gesunden, Kryotherapie.

14.5 Bösartige Geschwülste

14.5.1 Primäre Hauttumoren

Basaliom

Von den Basalzellen der Epidermis ausgehender, sog. semimaligner Tumor, der zwar infiltrierend und destruierend wächst, jedoch nicht metastasiert. Basaliome sind die häufigsten „malignen" Tumoren der Haut. Als Auslöser werden chronische UV-Exposition, Arsenbelastung (oft Jahrzehnte zurückliegend) und genetische Faktoren angenommen (siehe Abb. 13.50 im Farbteil).

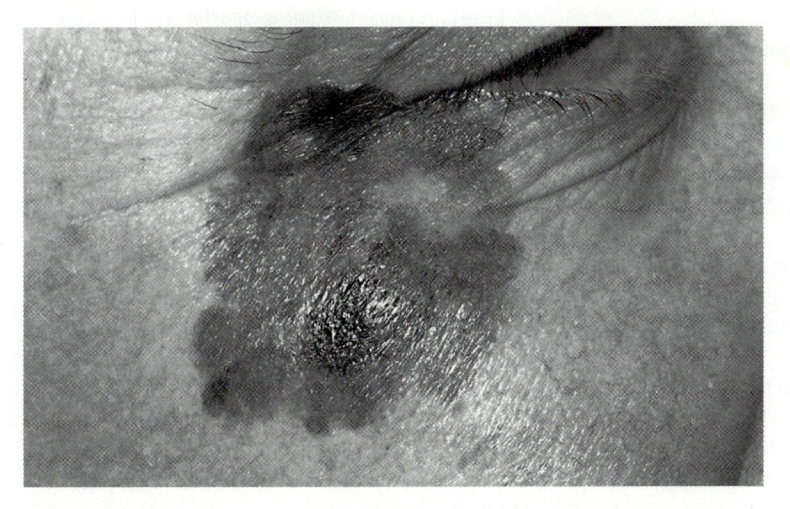

Abb. 13.49: Lentigo maligna (IMPP)

Klinik. Bevorzugter Sitz im Gesicht, besonders im Stirn-, Augenwinkel- und Nasenbereich. Meist sind ältere Personen betroffen. Man unterscheidet:
- *Ulcus rodens:* flächig wachsendes, destruierendes, ulzeriertes Basaliom
- *Ulcus terebrans:* Basaliom, das tieferliegendes Gewebe arodiert und oft zu schwerwiegenden Mutilationen führt

Histologie. Von der Basalzellschicht der Epidermis ausgehende Zellstränge mit Palisadenstellung der untersten Zellreihe. Die Basalmembran kann durchbrochen sein, oft findet sich ein lympho-histiozytäres Infiltrat.

Therapie. Großzügige Exzision wegen Rezidivgefahr, eventuell Röntgenbestrahlung (50–70 Gray) bei Inoperabilität.

Morbus Paget

Intraepidermales Karzinom der Milchdrüsengänge, das histologisch durch große, basophile Zellen, sog. Paget-Zellen, gekennzeichnet ist. Charakteristisch ist ein unscharf begrenzter, krustöser, schuppiger Herd im Bereich der Mamille, der klinisch einem Mamillenekzem sehr ähnlich sehen kann. Extramilläres Vorkommen, z.B. am Genitale, ist möglich.

Therapie. Großzügige Exzision, eine Ablatio mammae ist nicht notwendigerweise erforderlich.

Spinozelluläres Karzinom (Spinaliom)

Dieser häufigste bösartige epitheliale Tumor geht von den epidermalen Stachelzellen aus. Das Spinaliom wächst destruierend und metastasiert frühzeitig lymphogen und hämatogen.

Ätiologie. UV-Strahlen, Röntgenstrahlen, chronische Entzündungszustände der Haut, Tabak-, Teer- und Rußexposition, Smegma.

Klinik. Das Spinaliom tritt fast immer auf vorgeschädigter Haut auf. Männer sind häufiger betroffen als Frauen. Man beobachtet brettharte, nicht schmerzhafte, hautfarbene Plaques, die zentrale Ulzerationen aufweisen können (siehe Abb. 13.51 im Farbteil). Bevorzugte Lokalisationen: Unterlippe (oft bei Pfeifenrauchern), Zunge (schnelle lymphogene Metastasierungstendenz), Penis (über Leukoplakie, chronische Balanitis, seltener bei zirkumzidierten Männern), Vulva (meist in Bezirken mit Craurosis vulvae).

Histologie. Ungeordnete Epidermisschichtung mit bis ins Korium reichenden Tumorzellsträngen. Häufig bestehen Zell- und Kernatypien und atypische Mitosefiguren.

Therapie. Großzügige Exzision; inoperable Fälle → Röntgenweichbestrahlung, lokale Zytostatikatherapie (z.B. 5-Fluorouracil); ausgedehnte Fälle oder Metastasierung → Chemotherapie mit Methotrexat und Bleomycin.

Malignes Melanom

Von den epidermalen Melanozyten ausgehender hochmaligner Tumor. Das maligne Melanom gilt als der bösartigste Tumor der Haut, da er frühzeitig lymphogen und hämatogen metastasiert. In den letzten Jahrzehnten hat die Inzidenz des malignen Melanoms deutlich zugenommen. UV-Bestrahlung und genetische Disposition (z.B. heller Hauttyp, Xeroderma pigmentosum, Syndrom der dysplastischen Nävi u.a.) scheinen pathogenetisch bedeutsam. Das maligne Melanom tritt meistens zwischen dem 30. und 50. Lebensjahr auf. Frauen erkranken etwa doppelt so häufig wie Männer, jedoch mit besserer Prognose.

Pathogenese. 60% entstehen auf der Basis eines Nävuszellnävus, 20% auf unveränderter Haut, 20% auf dem Boden einer Lentigo maligna.

Klinische Manifestationsformen.
- *superfiziell spreitendes Melanom (SSM)* (65%): Dieses durch horizontales Wachstum gekennzeichnete maligne Melanom ist bei Frauen oft am Unterschenkel, bei Männern häufiger am Stamm lokalisiert. Das oft über Jahre wachsende Melanom manifestiert sich als unregelmäßig pigmen-

tierte, unscharf begrenzte Makel (siehe Abb. 13.52 im Farbteil). Gelegentlich beobachtet man zungenförmige Ausläufer oder Inseln depigmentierter Areale (wahrscheinlich durch Autoimmunphänomene bedingte Regressionszonen). Bei Ausbildung erhabener Anteile hat ein Übergang in vertikales Wachstum stattgefunden.

- *noduläres Melanom (NMM):* Charakteristisch für diesen prognostisch ungünstigsten Melanomtyp ist das schnelle vertikale Wachstum. Man findet einen braunen bis tiefschwarzen Tumor mit glatter oder ulzerierter Oberfläche, der leicht blutet. Der Tumor tritt bevorzugt am Rücken, Brust und den Extremitäten auf. Achtung: Auch depigmentierte Formen sind möglich.
- *Lentigo-maligna-Melanom (LMM):* Auf dem Boden einer Lentigo maligna auftretendes malignes Melanom mit bevorzugter Lokalisation im Gesicht älterer Menschen (siehe Abb. 13.53). Klinisch findet man eine große, unregelmäßig pigmentierte Makel mit erhabenen Anteilen. Das Lentigo-maligna-Melanom entwickelt sich ziemlich langsam und hat deshalb eine relativ günstige Prognose.
- *akrolentiginöses Melanom (ALM)(5%):* An den Extremitäten oder Schleimhäuten lokalisiertes Melanom, das histologisch Ähnlichkeiten mit dem Lentigo-maligna-Melanom besitzt, jedoch schneller und aggressiver wächst. Das akrolentiginöse Melanom stellt sich klinisch als unregelmäßig pigmentierte Makel mit papulösen Anteilen dar. Es besteht eine erhöhte Blutungsneigung. Bei subungualem Sitz kann es zur Nagelablösung führen. Dieser Melanomtyp tritt bevorzugt bei dunkelhäutigen Individuen auf.

Warnsignale. Folgende Veränderungen sollten an ein malignes Melanom denken lassen:
- *Befunde:* unregelmäßige Form oder Pigmentierung, unscharfe Abgrenzbarkeit zur Umgebung, Durchmesser größer als 6 mm
- *Veränderungen:* plötzlich einsetzendes Wachstum, Veränderung der Pigmentierung, neuauftretende Nävi nach dem 35. Lebensjahr, Juckreiz und Blutungsneigung, entzündlicher Randsaum

Merke!
Melanomverdächtige Hautveränderungen sollten immer in toto exzidiert werden. Probeexzisionen sind wegen der Gefahr der Metastasensetzung kontraindiziert.

Diagnostisches Vorgehen zur Stadieneinteilung. Lymphknotensonographie, Oberbauchsonographie (häufig Lebermetastasen), Röntgen-Thorax (häufig Lungenbefall), Schädelcomputertomogramm.

Prognose. Die Prognose des malignen Melanoms ist u. a. von folgenden Faktoren abhängig:
- *Größe:* 5-Jahres-Überlebensrate bei Tumor >3 mm → 20–40 %
- *Eindringtiefe:* bei intraepidermalem Tumorsitz praktisch 100 % Heilung
- *Typ:* beste Prognose bei Lentigo-maligna-Melanom > superfiziell spreitendes Melanom > akrolentiginöses Melanom > schlechteste Prognose bei nodulärem Melanom

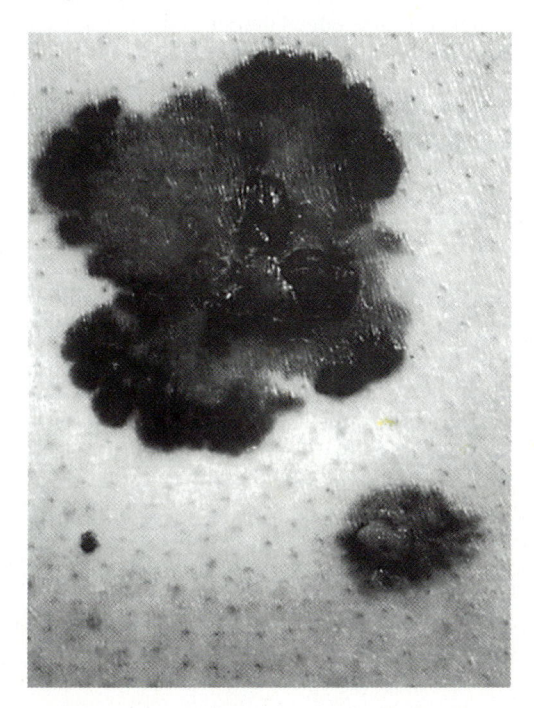

Abb. 13.53: Lentigo-maligna-Melanom (K. Mach 1995)

Therapie. Frühzeitige Entfernung des malignen Melanoms mit 3–5 cm Sicherheitsabstand (neueren Erkenntnissen zufolge sind 2–3 cm genauso effektiv). Die bei Metastasierung indizierte Chemotherapie hat nur mäßige Erfolgsaussichten. DTIC (Dacarbazin) gilt noch als bestwirksames Mittel, eventuell kann eine Röntgenbestrahlung versucht werden.

> **Merke!**
>
> Das frühe maligne Melanom ist eine heilbare Krankheit! Öffentliche Gesundheitserziehung sollte zum frühzeitigen Besuch beim Arzt ermuntern, wenn sich Pigmentläsionen verändern.

14.5.2 Non-Hodgkin-Lymphome

Mycosis fungoides

Niedrigmalignes *T-Zell-Lymphom* der Haut mit chronischem Verlauf und spätem Befall der Lymphknoten und inneren Organe. Männer erkranken doppelt so häufig wie Frauen. Die Krankheit manifestiert sich meist zwischen dem 50. und 60. Lebensjahr. Subjektiv besteht oft quälender Juckreiz. Die Mycosis fungoides kann in drei Stadien eingeteilt werden:
- *Stadium I (prämykosides Stadium):* Auftreten von großflächigen, flachen, geröteten, schuppenden Herden (Differentialdiagnose: Ekzem, Psoriasis). Die Histologie zeigt eine unspezifische entzündliche Reaktion.
- *Stadium II (infiltratives Stadium):* Zunehmende Infiltration der Herde. Charakteristisch sind Inseln gesunder Haut zwischen den Plaques. In der histologischen Untersuchung erkennt man schon T-Zellinfiltrationen im Korium und der Epidermis (Auftreten zerebriformer, sog. Lutzner-Zellen) und T-Zellansammlungen in der Epidermis (Pautrier-Abszesse).
- *Stadium III (tumoröses Stadium):* Rasches Wachstum von rot-bräunlichen, pilzförmigen (fungoiden) Tumoren. Ulzerationen mit konsekutiver bakterieller Superinfektion sind häufig. In diesem Stadium sind oft schon innere Organe befallen.

Therapie. Kortikoide (lokal und systemisch) im Stadium I, PUVA im Stadium I und II, Retinoide und Interferon im Stadium II und III, Röntgenbestrahlung im Stadium II und III. Bei zunehmendem Befall innerer Organe → Chemotherapie (Methotrexat, COPP-Schema).

Sézary-Syndrom

Die Erkrankung beginnt wie Mycosis fungoides, geht dann aber meist in eine generalisierte, stark schuppende Erythrodermie über. Begleitend tritt oft eine generalisierte Lymphknotenschwellung auf. Die Histologie ist durch *Lutzner-Zellen* und *Pautrier-Abszesse* gekennzeichnet. Im Blut kommt es häufig zu einer mäßigen Leukämie mit >10% atypischen T-Zellen (Sézary- oder Lutzner-Zellen). Klinisch besteht oft starker Juckreiz.

Therapie. Leukophorese, systemische Gaben von Kortikoiden und Chlorambucil.

14.5.3 Hautmetastasen

Das klinische Bild metastatischer Hauttumoren läßt selten einen Rückschluß auf den Primärtumor zu. Histologisch kann man jedoch meist den Karzinomtyp bestimmen. Organkarzinome, die häufig in die Haut metastasieren, sind Mamma-, Magen-, Lungen-, Darm- und Nierenkarzinome.

15 Pseudokanzerosen

Die Erkrankungen, die vom GK3 unter dieser GK-Ziffer zusammengefaßt sind, wurden im Kapitel 14.4.1 abgehandelt.

16 Erkrankungen des Pigmentsystems der Haut

16.1 Vitiligogruppe

Vitiligo

Erworbene, fleckförmige Depigmentierung. Pathogenetisch wird eine Autoimmunreaktion gegen Melanozyten vermutet. Dafür spricht die häufige Assoziation mit anderen immunologisch bedingten Erkrankungen, wie Schilddrüsenerkrankungen (z.B. Thyreoiditis), atrophische Gastritis, Morbus Addison und Alopecia areata. Gleichwohl scheinen genetische Faktoren beteiligt zu sein, denn familiäre Häufungen kommen vor. Die Erkrankung ist harmlos, jedoch kosmetisch störend.

> **Merke !**
> Vitiligo betrifft ca. 1% der Bevölkerung und tritt bei Menschen aller Hautfarben auf.

Klinik. Man findet scharf begrenzte, teilweise bizarr geformte, depigmentierte Flecken. Der Rand kann gerötet oder gering hyperpigmentiert sein (Entzündungsreaktion?). Haare auf Vitiligoherden können pigmentiert oder weiß sein. Bevorzugt betroffen sind Extremitäten, Kopf und Genitale.

Therapie. Sie ist insgesamt wenig erfolgversprechend. Eingesetzt werden: SUP, PUVA (vor allem bei frischen Herden) und Beta-Carotin systemisch (→ Hyperpigmentierung der gesamten Haut). Wichtig sind Lichtschutz (die Abwesenheit von Melanin begünstigt die Entwicklung maligner Hauttumoren) und kosmetische Abdeckung.

Perinävische Vitiligo

Nävus mit depigmentiertem Hof. Wahrscheinlich wird die Entfärbung durch eine autoimmunologische Reaktion gegenüber Melanozyten hervorgerufen. Ein Übergreifen auf den gesamten Nävus ist ebenso möglich wie Repigmentierungen.

16.2 Albinismus

Albinismus totalis

Autosomal-rezessiv vererbter Tyrosinasemangel mit nachfolgender verminderter Melaninsynthese. Die Betroffenen haben aufgrund des Fehlens sämtlichen Körperpigmentes weiße Haare, rosaweißliche Haut und rote Iris. Wegen der extrem hohen Lichtempfindlichkeit müssen sich die Menschen lebenslang vor Sonne schützen.

Albinismus parietalis

Autosomal-dominant vererbter umschriebener Mangel an Melanozyten. Die Herde sind meistens am behaarten Kopf lokalisiert, die dort wachsenden Haare sind weiß gefärbt. Die Veränderung bleibt lebenslang bestehen.

16.3 Leukodermie

Depigmentierungen der Haut nach bestimmten Erkrankungen können entweder bleibend oder vorübergehend sein:
- *bleibende Depigmentierung:* z.B. nach Lichen sclerosus et atrophicans, Sklerodermie (systemische und zirkumskripte), Atrophie blanche (nach chronischer venöser

Insuffizienz), atrophische Narben (gel. rückbildungsfähig)
- *vorübergehende Leukodermie:* abgeheilte Psoriasisherde, ältere Ekzemherde (v.a. nach Neurodermitis), Lichen ruber planus (oft auch Abheilung unter Hyperpigmentierung), Lues II (syphilitische Leukoderme, z.B. sog. „Halsband der Venus" im Nacken), Pityriasis-versicolor-Herde (Schuppen absorbieren UV-Licht)

16.4
Chloasma

Meist bei Frauen auftretende erworbene Hyperpigmentierung des Gesichtes. Prädilektionsstellen sind Stirn und Wangen. Sonneneinstrahlung verstärkt die bräunlichen Verfärbungen. Ein ursächlicher Zusammenhang mit Östrogen scheint wahrscheinlich, da derartige Hautveränderungen insbesondere in der Schwangerschaft, manchmal aber auch nach Einnahme von oralen Kontrazeptiva vorkommen.

Therapie. Auslöser meiden, Sonnenexposition verringern, chemische Depigmentierung (Monobenzon = Oxidationsmittel). Die Herde können monatelang bestehen bleiben.

17 Erkrankungen der Nagelplatte und des Nagelbetts

17.1 Nagelpsoriasis

Am Nagel können sich die überstürzten Zellproliferationsvorgänge sowie die Para- und Hyperkeratose der Psoriasis in folgenden Formen manifestieren:
- *Tüpfelnägel:* punktförmige Grübchen der Nagelplatte durch Veränderungen im Nagelmatrixbereich (siehe Abb. 13.54 im Farbteil)
- *Ölflecke:* Psoriasisherde im Bereich des Nagelbetts führen zu gelblich-bräunlichen Flecken
- *Onycholyse:* Ablösung des Nagels durch Hyperkeratose des Nagelbetts
- *Krümelnagel:* verdickter, gelblicher krümeliger Nagel, bedingt durch gleichzeitigen Befall von Nagelmatrix und Nagelbett
- *fehlendes Nagelhäutchen (Cuticula):* hervorgerufen durch Psoriasisherde am Nagelwall

17.2 Nagelmykose

Pilzinfektion des Nagelbetts und der Nagelplatte (Onychomykose). Haupterreger sind keratinophile Dermatophyten (Trichophyton rubrum u.a.), seltener Hefe- (v.a. Candida albicans) oder Schimmelpilze (z.B. Scopularis brevicaulis). Die Füße sind wesentlich häufiger betroffen als die Hände. Zunächst verfärbt sich der Nagel gelblich, dann kommt es zu einer Verdickung mit bröckeligem Zerfall (Onychodystrophie). Am Ende steht die völlige Ablösung des Nagels.

Eine Onychomykose tritt bevorzugt an feuchten, kalten Extremitäten auf. Begünstigend wirken: arterielle Verschlußkrankheit, chronische venöse Insuffizienz, Diabetes mellitus, geschlossenes Schuhwerk (z.B. Gummistiefel oder Turnschuhe).

Therapie. Begünstigende Faktoren ausschalten, Nagelextraktion und desinfizierende Agenzien, Nagelaufweichung (z.B. durch Harnstoff oder Kalium-Jodid-Creme, anschließend antimykotische Cremes), Griseofulvin, Itraconazol systemisch (Therapiedauer bei Fußnägeln bis zu 18 Monaten!).

17.3 Paronychie

Auch als *Panaritium* bezeichnete eitrige Entzündung des Nagelwalls, meist durch eine Infektion mit Staphylokokken oder Candida albicans. Das Eindringen der Erreger wird durch Verletzungen begünstigt. Es kommt zu einer stark schmerzhaften Schwellung und Rötung des Nagelfalz. Auf Druck oder Inzision kann sich Eiter entleeren.

Therapie. Ruhigstellung, feuchte, antiseptische Umschläge, Inzision bei Abszedierung, eventuell systemische Antibiotika (z.B. penicillinasefeste Penicilline), Beseitigung begünstigender Faktoren.

Unguis incarnatus (eingewachsener Nagel)

Ein Einwachsen der Nagelplatte in den seitlichen Nagelfalz mit anschließender schmerzhafter Entzündung tritt oft am großen Zeh auf. Vorher bestanden meist gekrümmte Nägel. Das Tragen von engem Schuhwerk wirkt fördernd.

Therapie. Mechanische Entlastung, Emmert-Plastik (Nagelkeilresektion) → streifenförmige Exzision des eingewachsenen Nagels mit angrenzender Nagelmatrix (Nagel bleibt lebenslang verschmälert).

17.4 Symptomatische Nagelveränderungen

Symptomatische Nagelveränderungen im Rahmen von Dermatosen (z.B. Ekzem) und Allgemeinerkrankungen (z.B. Lungenerkrankungen) sind häufig. Nachfolgend sind die häufigsten Nagelveränderungen aufgelistet:

Dyschromie (Verfärbung).
- gelblich-weiß bei Psoriasis
- streifenförmig weiß bei Morbus Darier (Dyskeratosis follicularis)
- streifenförmig braun bei Nävuszellnävi in der Nagelmatrix
- grünschwarz bei Pseudomonas- oder Schimmelpilzbefall
- komplette Weißfärbung bei Herzfehlern und Lebererkrankungen

Tüpfelnägel. Bei Psoriasis (siehe Abb. 13.54 im Farbteil), Ekzemen, Lichen ruber planus, Alopecia areata und Mykosen.

Onychoschisis. Horizontale Spaltung der distalen Nagelplatte, meist durch zu häufiges Waschen.

Onychorrhexis. Erhöhte Brüchigkeit des freien Nagelrandes, meist bei Vitamin- und Kalziummangel oder Schilddrüsenerkrankungen.

Onychodystrophie. Durch subunguale Hyperkeratose abgehobener, verfärbter Nagel; häufig bei Psoriasis, Ekzemen, Onychomykose und angeborenen Epidermolysen (siehe Abb. 13.55 im Farbteil).

Onychogryposis. Krallenartig gekrümmter Nagel. Oft bei älteren Menschen am großen Zeh. Fördernd wirken enges Schuhwerk und schlechte Nagelpflege.

Koilonychie. Löffelartig eingedellte Nägel, meist bei Eisenmangelanämie.

Mees-Querbänder. Quer über den Nagel verlaufende gelbliche Rillen. Ursachen sind lokale Traumen, Vergiftungen (v. a. Quecksilber), Infektionskrankheiten und Lichen ruber planus.

Uhrglasnägel. Bei schweren Lungenerkrankungen und zyanotischen Herzfehlern auftretende Nagelveränderung. Ein durch Hypoxie vermehrt ausgeschütteter, gefäßproliferativ wirkender Faktor scheint ursächlich beteiligt zu sein.

18 Erkrankungen der Haare und der Haarfollikel

18.1 Grundzüge der Diagnostik

Aufbau und Wachstum des normalen Haares

Der Haarschaft (sichtbares Haar außerhalb der Haut) besteht aus Haarmark und Haarrinde. Die Haarwurzel ist von der Wurzelscheide und Glashaut umgeben und erweitert sich basal zur Haarzwiebel, in welche wiederum die Haarpapille eingestülpt ist. Man unterscheidet verschiedene Haarzyklen:
- *Anagen- oder Wachstumsphase* (1,5–3 Jahre): Anlagerung neuer Haarsubstanz an der Haarzwiebel
- *Katagen- oder Übergangsphase* (wenige Wochen): Produktion neuer Haarsubstanz erlischt, die Haarzwiebel rückt hoch
- *Telogen- oder Ruhephase* (3 Monate): Haarzwiebel wird durch das unter ihr neu nachwachsende Haar ausgestoßen, das Haar fällt aus

Das Haarwachstum wird durch Thyroxin beschleunigt und durch Östrogene verlangsamt. Androgene sind verantwortlich für die Ausbildung der Geschlechts- und Körperbehaarung und hemmen das Wachstum der Kopfhaare.

Erhöhter Haarverlust und Alopezie

Zur Objektivierung eines erhöhten Haarverlustes (Haarausfall, Effluvium) fertigt man ein *Trichogramm* (= Haarwurzelstatus) an. Hierzu wird ein Büschel von 50–70 Haaren frontal oder okzipital ausgerupft und die Haarwurzeln unter dem Lichtmikroskop der jeweiligen Phase des Haarzyklus zugeordnet.

Normalerweise findet man 85% Anagenhaare, 1% Katagenhaare, 14% Telogenhaare, 0% dystrophe Haare.

Unter *Alopezie* wird der Zustand der Haarlosigkeit verstanden, das Ausfallen der Haare bezeichnet man als *Effluvium*. Das Effluvium geht also einer erworbenen Alopezie voraus.

Eine deutlich erhöhte Telogenrate weist auf eine Alopezie vom Spättyp (Effluvium vom verzögerten Typ) oder eine Alopecia androgenetica hin. Einen hohen Anteil dystropher Haare finden wir bei der Alopezie vom Frühtyp (Effluvium vom Soforttyp), z.B. bei schwerer toxischer Schädigung des Haares durch Zytostatika oder Thallium und im Randbereich frischer Alopecia-areata-Herde. In der Gruppe der Erkrankungen der Haare und Haarfollikel unterscheiden wir grobnarbige und nichtnarbige Alopezien.

18.2 Androgenetische Alopezie

Häufigste Alopezie des Erwachsenenalters (95% aller männlichen Alopezien), polygen vererblich, ohne Krankheitswert.

Klinik. Verminderte Haardichte, verkürzte Anagenphase, die Terminalfollikel werden regressiv in Vellushaarfollikel umgewandelt, Telogenhaare im Trichogramm vermehrt. Man unterscheidet:
- „Male pattern": typische Geheimratsecken, später zentrale Haarlichtung im Tonsurbereich bis zur ausgeprägten Glatze mit einem nur noch handtellerbreiten Haarkranz
- „Female pattern": Der Haarausfall beginnt später und verläuft langsamer. Es entwickelt sich eine diffuse Ausdünnung der Haare im Scheitelbereich. Ätiologisch werden abfallende Östrogenspiegel nach der Menopause diskutiert.

Therapie. Wenig effektiv. Extern: östrogenhaltige Haarwasser. In Amerika wird Minoxidil (topisch als 2%ige Lösung anzuwendender Betablocker) als das einzige wirksame Therapeutikum beim Haarausfall des Mannes beschrieben (in Deutschland nicht zugelassen). Intern: Antiandrogene (Langzeitstudien fehlen) bei Frauen. Eventuell Haarimplantation.

18.3
Alopecia areata
(Pelade, kreisrunder Haarausfall)

Definition. Akut einsetzender, potentiell reversibler umschriebener Haarausfall, ohne klinische Entzündungszeichen, wahrscheinlich autoimmunbedingt. Die Haarfollikel werden nicht zerstört, so daß ein erneuter Haarwuchs möglich ist.

Klinik. Beginn in jedem Lebensalter, meist aber im 2. oder 3. Lebensjahrzehnt. Der Patient bemerkt das plötzliche Auftreten von Kahlstellen. Die Kahlstellen sind völlig haarlos, die Follikelöffnungen sind sichtbar, die Kopfhaut erscheint unauffällig (siehe Abb. 13.56 im Farbteil). Am Rand des Herdes findet man „Ausrufungszeichenhaare" (kurze, abgebrochene Härchen, die nur distal pigmentiert und nach proximal verjüngt sind). Im Trichogramm ist bei stark ausgeprägtem Befall ein dystrophes Effluvium, sonst ein telogenes Effluvium nachweisbar.

Therapie. Bei leichten Formen wird die Spontanremission abgewartet. Bei schweren Formen: Glukokortikoide lokal, Dithranol lokal, Photochemotherapie, orale Zinkbehandlung.

18.4
Symptomatischer diffuser Haarausfall

Reversible, diffuse Alopezien ohne Vernarbung mit erhaltenen Haarfollikeln finden sich in der Schwangerschaft und postpartal, bei Schilddrüsenerkrankungen, bei Lues II (Alopecia specificata), Mikrosporie (abgebrochene Haare und Schuppung), bei schweren Allgemeininfektionen, bei Thallium- und Arsenvergiftungen sowie als Nebenwirkung bestimmter Medikamente (Zytostatika, Antikoagulantien, Retinoide).

18.5
Vernarbende Alopezie

Vernarbende Alopezien sind irreversibel. Die Haarfollikel sind meist infolge entzündlicher Veränderungen zerstört, so daß ein Haarwuchs an der betroffenen Stelle nicht mehr möglich ist. Eine haarlose Narbe ist der irreversible Endzustand. Ursachen narbiger Alopezien sind:
- *physikalische Schädigungen:* Verbrennungen, Verätzung, Strahlenschäden (Radioderm), mechanische Verletzungen
- *bakterielle Infektionen:* tiefe Staphylodermien (Furunkel, Karbunkel), Lupus vulgaris, Lepra
- *Pilzinfektionen*: tiefe Trichophytie, Favus
- *Virusinfektionen*: Windpocken, Zoster
- *Dermatosen unklarer Genese:* Pseudopelade Broq (vernarbende Alopezie unklarer Genese mit kleinen, ovalären Herden ohne Entzündungszeichen), Lichen ruber follicularis decalvans, zirkumskripte Sklerodermie, chronischer diskoider Lupus erythematodes, vernarbendes bullöses Pemphigoid

18.6
Hypertrichose

Hypertrichose bedeutet verstärkte Behaarung. *Hirsutismus* bezeichnet die verstärkte, dem männlichen Behaarungstyp entsprechende Behaarung bei Frauen und Kindern. Im Gegensatz zur Hypertrichose ist der Hirsutismus durch Androgene induziert, sei es durch eine erhöhte Androgenempfindlichkeit der Haarfollikel (idiopathisch, ca. 90% der Fälle) oder durch einen erhöhten Androgenspiegel im Blut. Androgenbildende Tumoren v.a. des Ovars, der Nebennierenrinde und des Hypophysenvorderlappens müssen durch die Bestimmung von Testosteron und Dehydroepiandrosteronsulfat im Serum ausgeschlossen werden.

19 Erkrankungen der Talg- und Schweißdrüsen

19.1 Seborrhö und Sebostase

Eine pathologisch verminderte Talgproduktion (Sebostase) findet man bei atopischen Erkrankungen, z.B. Neurodermitis, bei der Ichthyosis vulgaris und bei der ektodermalen Dysplasie. Eine Seborrhö (vermehrte Schweißsekretion mit glänzender Haut und fettigen Haaren) tritt häufig auf bei Akne, Rosazea, seborrhoischem Ekzem und ZNS-Erkrankungen (z.B. Parkinson → Salbengesicht).

19.2 Akneerkrankungen

Zu den Erkrankungen der Talgdrüsenfollikel zählen die Akne, die Rosazea, das Rhinophym, die periorale Dermatitis und das seborrhoische Ekzem.

Die *Acne vulgaris* ist eine der häufigsten Hautkrankheiten. Sie ist eine Erkrankung der Haarfollikel und der Talgdrüsen, die sich in der Pubertät und Adoleszenz manifestiert und gewöhnlich bis zum 25. Lebensjahr abheilt. Männliche Patienten sind wesentlich häufiger und schwerer betroffen als weibliche Patienten, ein familiär gehäuftes Vorkommen spricht für eine genetische Prädisposition.

Akneerkrankungen können auch durch *exogene Faktoren* verursacht werden. Medikamente, die Brom oder Jod in freier, ionisierter Form enthalten, können blaurote Papulopusteln, vor allem im Gesicht und am Rücken, hervorrufen (→ Brom- bzw. Jodakne). Bei langfristiger lokaler oder systemischer Therapie mit Steroiden können follikuläre Hyperkeratosen und Talgzysten als sogenannte Steroidakne resultieren. Androgene, Ovulationshemmer, INH und Vitamin B_{12} können ebenfalls akneiforme Erscheinungen auslösen.

Zu berufsspezifischen Akneformen siehe Kapitel Berufsdermatosen und Arbeitsmedizin.

Pathogenese der Akne

Die Akne ist ein polyätiologisches Geschehen. Wesentliche Faktoren bei der Entstehung der Akne sind Seborrhö und follikuläre Hyperkeratose. In der Pubertät kommt es unter Androgenwirkung zu einer Vergrößerung der Talgfollikel und einer vermehrten Talgproduktion. Eine Proliferations- und Retentionshyperkeratose in den Follikeln führt zur Entstehung von Mikrokomedonen. Korneozyten werden ständig weiter gebildet, so daß schließlich der ganze Follikel von einem stabilen Hornpfropf ausgefüllt ist (geschlossener Komedo, Mitesser).

Lipasebildende Bakterien, vor allem das Propionibacterium acnes, spalten die Triglyzeride des primär sterilen Talges in freie Fettsäuren. Diese sind potente Entzündungsmediatoren und induzieren eine entzündliche Reaktion des Follikels. Es bildet sich eine entzündlich gerötete Papel aus, die bei zentraler Einschmelzung auch eine Pustel tragen kann. Lymphozyten und neutrophile Granulozyten wandern in die Follikelwand ein, der Follikel durchbricht ins umgebende dermale Bindegewebe und entzündliche Knoten, Granulome und Zysten können entstehen.

Klinik der Akne

Das klinische Bild wird im wesentlichen von der Verteilung und der Ausprägung der vier wichtigsten Effloreszenzen geprägt: Komedonen, Papeln, Pusteln, Knoten. Prädilektionsstellen sind die Stirn, die seitlichen Gesichtspartien, der Nacken und die vordere und hintere Schweißrinne. Je nach vorherrschendem

Effloreszenzentyp wird die Akne bezeichnet als: Acne comedonica, Acne papulopustulosa, Acne conglobata.

Die *Acne conglobata* ist die schwerste Verlaufsform. Sie betrifft häufig junge Männer. Charakteristisch sind neben Komedonen, Papeln und Pusteln schmerzhafte Knoten und Fistelkomedonen besonders im Gesicht und am Oberkörper (siehe Abb. 13.57 im Farbteil). Entstellende Narben und Keloide können zurückbleiben.

Acne fulminans (Sonderform). Hier stellt sich bei Patienten mit vorbestehender Acne conglobata aus noch ungeklärter Ursache eine starke Beeinträchtigung des Allgemeinbefindens ein mit Leukozytose, BSG-Beschleunigung, Fieber, Polyarthralgien und hämorrhagischen Nekrosen. Eine stationäre Behandlung ist meist notwendig.

Therapie der Akne

Lokalbehandlung. Gründliche Reinigung mit Syndets oder alkoholischen Lösungen, Sonnen- oder künstliche UV-Bestrahlung, Peeling oder Komedolyse durch Lokalbehandlung mit Benzoylperoxid (Verkleinerung der Talgdrüsen, bakterizid). Bei Acne comedonica Schälbehandlung mit Vitamin-A-Säure und Benzoylperoxid. Bei Acne papulopustulosa lokale antibiotische Therapie mit Erythromycin oder Clindamycin, bei Acne conglobata zusätzlich intraläsionale Injektion von Triamcinolonkristallsuspension.

Systemische Behandlung. Bei starker Pustelbildung werden Tetrazykline oral in niedriger Dosierung gegeben. Propionibacterium acnes ist sehr tetrazyklinempfindlich. Bei Frauen zeigen orale Kontrazeptiva mit antiandrogener Wirkung in Kombination mit Östrogenen gute Erfolge. Ein besonders bei der schweren Acne conglobata sehr wirksames Präparat ist die 13-cis-Retinsäure. Es hat allerdings schwere Nebenwirkungen: Teratogenität, Trockenheit der Haut und Schleimhäute, Muskel- und Gelenkbeschwerden, Cholesterin- und Triglyzeridanstieg im Blut. Eine Indikation ist nur bei schweren oder vernarbenden Akneformen gegeben, bei Frauen ist ein konsequenter Empfängnisschutz während und bis 3 Monate nach der Therapie mit 13-cis-Retinsäure obligat.

19.3 Schweißsekretions- und Schweißtransportstörungen

Die ekkrinen Schweißdrüsen sind über den ganzen Körper verteilt. Als *Hypohidrose* bezeichnet man eine verminderte Schweißsekretion. Wir finden sie bei Atopien, insbesondere der Neurodermitis, bei Ichthyosen, Sklerodermie, Sjögren-Syndrom, Morbus Addison, Diabetes insipidus, Hypothyreose und bei Retinoideinnahme.

Eine universelle *Hyperhidrosis* (vermehrtes Schwitzen) tritt auf bei Diabetes mellitus, im Klimakterium, in der Gravidität, bei Hyperthyreose, Phäochromozytom, akuten Infektionskrankheiten mit Fieber, Tuberkulose, HIV-Infektion, Sarkoidose, ZNS-Störungen, z.B. Parkinson, sowie bei Angst und psychischen Belastungen.

Miliaria

Bei übermäßigem Schwitzen kann es zur Okklusion des Drüsenausführungsganges kommen. Es resultiert eine sogenannte *Miliaria*.

Bei der *Miliaria cristallina* wird der Ausführungsgang der ekkrinen Drüse im Niveau der Hornschicht der Epidermis blockiert, so daß auf der Hautoberfläche kleine, pralle, mit klarem Inhalt gefüllte Bläschen zu sehen sind. Die Miliaria cristallina tritt hauptsächlich bei fieberhaften Erkrankungen auf.

In den Tropen ist häufiger die *Miliaria rubra* zu sehen. Hier liegt die Blockade des Drüsenausführungsganges in der Dermis oder tiefen Epidermisschichten und es kommt zu einer lokalen Entzündungsreaktion. Die Folge sind juckende, gerötete Papeln, die nur z.T. ein Bläschen tragen.

20 Erkrankungen des subkutanen Fettgewebes

20.1 Pannikulitis

Definition. Entzündliche Krankheit des subkutanen Fettgewebes.

Ätiologie. Pankreaserkrankungen, Lupus erythematodes profundus, Kältepannikulitis, Steroidpannikulitis nach subkutaner Injektion von Steroiden in Kristallsuspension.

Klinik. Schmerzhafte, tiefliegende, derbe, rötliche Knoten. Prädilektionsstellen: untere Extremitäten; bevorzugtes Auftreten in der kalten Jahreszeit.

20.2 Erythema nodosum

Definition. Akut entzündliche, schmerzhafte Dermatose der Subkutis, die hauptsächlich im Anschluß an Infektionen auftritt. Früher war die Tuberkulose der häufigste Auslöser des Erythema nodosum, heute sind Streptokokkeninfekte, die Sarkoidose und die Yersiniose die häufigsten Ursachen. Darüber hinaus kommt eine Vielzahl von Infektionskrankheiten als Auslöser in Frage, ebenso kann das Erythema nodosum als Nebenwirkung bei zahlreichen Medikamenten (z.B. Sulfonamide, Penicillin, Analgetika, Antipyretika, Kontrazeptiva, Brom) auftreten. Frauen und Kinder sind bevorzugt betroffen.

Klinik. Nach Prodromen wie Krankheitsgefühl und Gelenkschmerzen entwickeln sich plötzlich hochrote, stark schmerzhafte, teigigderbe, subkutan symmetrisch gelegene Knoten. Prädilektionsstellen sind die Unterschenkelstreckseiten, seltener Unterarme, Oberschenkel oder Gluäen. Häufig besteht Fieber bis ca. 39°C mit schubweisem Verlauf. Die Knoten heilen innerhalb von 2–3 Wochen ab und wechseln dabei oft ähnlich wie ein Hämatom die Farbe von blau über grün bis gelb; gleichzeitig entstehen neue Knoten. Nach 6–8 Wochen bilden sich die Hauterscheinungen meist spontan zurück.

Sonderform. *Löfgren-Syndrom:* Erythema nodosum und bihiläre Lymphadenopathie bei Sarkoidose.

Diagnose. Suche nach der Grundkrankheit, stark beschleunigte BSG, Leukozytose, erhöhter ASL-Titer bei Streptokokkenerkrankungen, Röntgen-Thorax zum Ausschluß einer Tuberkulose oder Sarkoidose.

Therapie. Bettruhe, feuchte Umschläge, heparinhaltige Salben und nichtsteroidale Antiphlogistika, bei starken Beschwerden kurzfristige Kortisongabe, Behandlung der Grundkrankheit.

21 Hautveränderungen bei Gefäßerkrankungen

21.1 Varizen und chronische Veneninsuffizienz (CCV)

Varikosis

Die Varikosis ist eine sehr häufige Erkrankung (ca. 15 % der Bevölkerung), betroffen sind überwiegend Frauen (m : w = 3 : 1).

Definition. Schlauchartige, z.T. ampulläre Erweiterung oberflächlicher Venen. Man unterscheidet:
- *Stammvarikose:* Erweiterung der V. saphena magna und parva durch Klappeninsuffizienz
- *Seitenastvarikose:* Erweiterung der Seitenäste durch Klappeninsuffizienz
- *retikuläre Varizen:* Erweiterung netzartiger intrakutaner Venengeflechte durch Gefäßwandschwäche
- *Besenreiservarizen:* Erweiterung kleinster Hautvenen

Therapie. Primäre Varizen ohne Insuffizienzerscheinungen sind nicht behandlungsbedürftig, sekundäre Varizen sollten frühzeitig behandelt werden, um die chronisch-venöse Insuffizienz zu vermeiden. Es kommen Kompressions-, Verödungs- und chirurgische Behandlungsmethoden („Stripping") zur Anwendung.

Chronische venöse Insuffizienz (CVI)

Definition. Als chronische venöse Insuffizienz bezeichnen wir Hautveränderungen an den distalen Unterschenkeln, die durch venöse Stauung bedingt sind. Beruht die chronisch venöse Insuffizienz auf einer durchgemachten Thrombose, so sprechen wir vom postthrombotischen Syndrom. Mehr als 10 % der erwachsenen Bevölkerung sind vom postthrombotischen Syndrom betroffen, 1 % hatten oder haben ein Ulcus cruris. Zur Diagnostik siehe Chirurgie, Kapitel 14.1.1.

Klinik. Frühsymptome sind neben den abendlichen, belastungsabhängigen Unterschenkelödemen die *Corona phlebectatica paraplantaris* (Besenreiservarizen) unterhalb des Innenknöchels. Im weiteren Verlauf können sich folgende Veränderungen entwickeln:
- *Dermatoliposklerose,* d.h. Verhärtung und Verschwielung der Unterschenkelhaut
- *Hyperpigmentierungen,* besonders die *Purpura jaune d'ocre* (ockergelbe Pigmentierung v.a. im Knöchelbereich)
- *Hypopigmentierungen* wie die *Atrophie blanche* (narbenartige, weißliche atrophische Areale, die wahrscheinlich auf eine herdförmige Degeneration der Endstrombahn zurückzuführen sind)
- *Stauungsdermatitis* (ekzemartige, schuppende Rötung)

Das *Ulcus cruris venosum* ist das Finalstadium der CVI. Es ist ein tiefreichender, feuchter Substanzdefekt der Unterschenkelhaut und wird häufig durch äußere Einwirkungen (Verletzungen, Infektionen) ausgelöst. Fast immer befindet es sich medial im Knöchelbereich oder am Unterschenkel.

> **Merke!**
>
> 90 % aller Beinulzera sind venöse Ulzera, 5 % sind arterielle Ulzera und 5 % haben eine andere Genese (Vaskulitis, Thrombozytose, exulzerierte Malignome etc.).

Therapie. Grundsätzlich so früh wie möglich, um Folgeschäden vorzubeugen. Kompression,

Sklerosierung (Verödung), Operation, Medikamente (Diuretika, venentonisierende Mittel, z.B. Dihydroergotamin).

Thrombophlebitis

Definition. Entzündung oberflächlicher Venenstämme.

Klinik. Rötung, Schwellung, Druck- und Spontanschmerz im Verlauf einer Vene. Bei schweren Verlaufsformen Fieber und Blutbildveränderungen.

Therapie. Mobilisierung, Kompressionsverband, Heparingel lokal, Antiphlogistika systemisch.

Phlebothrombose

Definition. Thrombotischer Verschluß der tiefen Venen oft nach Verletzungen, Operationen und Entzündungen sowie bei hämatologischen und neoplastischen Erkrankungen.

Pathogenese. Die Entstehung von Phlebothrombosen wird durch die von Virchow beschriebenen Faktoren begünstigt.

> **Merke!**
> Virchow-Trias:
> - hohe Blutviskosität
> - Venenwandschädigung
> - Blutgerinnungsstörung

Klinik. Beinödeme, Zyanose, Schwere- und Müdigkeitsgefühl, ziehende Schmerzen in der Wade oder Fußsohle beim Gehen, Kletterpuls, Erweiterung oberflächlicher Venen, hart gespannte Muskulatur, druckschmerzhafte Resistenz in der Tiefe.

Diagnose. Phlebographie, Dopplersonographie, Plethysmographie.

Komplikationen. 3% Lungenembolie, 50% postthrombotisches Syndrom, selten Phlegmasia coerulea dolens: komplette Thrombosierung aller Venenstämme einer Extremität (stark geschwollene, schmerzhafte, prallharte, blauschwarz verfärbte Extremität).

Therapie. Strenge Bettruhe, medikamentöse Thrombolyse (Streptokinase, Urokinase), chirurgische Thrombektomie.

21.2 Lymphödem

Primäres Lymphödem

Ätiologie. Hypo- und Dysplasien von Lymphgefäßen mit konsekutiver Lymphtransportstörung.

Klinik. Abendliche Fußrücken- und Unterschenkelschwellungen mit porzellanfarbener, teigig verdickter Haut; Extremform ist die Elephantiasis (elefantenhautähnliche Hautveränderung).

Komplikationen. Rezidivierende Erysipele.

Verlauf. Chronisch, progredient.

Therapie. Keine kausale Therapie möglich.

Sekundäres Lymphödem

Es entwickelt sich bei Tumorblockade, Filarienbefall, Erysipel und anderen Lokalinfektionen.

> **Merke!**
> Das Lymphödem beteiligt immer die Zehen, das venöse Ödem spart die Zehen meist aus.

21.3 Periphere arterielle Verschlußkrankheit

Hierzu siehe Innere Medizin, Herz und Gefäße, Kapitel 11.

21.4 Morbus Raynaud

Intermittierend auftretende Gefäßspasmen der Endarterien, vor allem im Bereich der Finger,

kommen fast nur bei Frauen vor. Die Finger sind meist symmetrischbefallen. Der Morbus Raynaud verläuft in 3 Phasen:
1. Hautblässe (Arteriolenspasmus)
2. Zyanose, Schwellung (Venolenatonie)
3. Rötung, Schmerzen (reaktive Hyperämie)

Auslösend wirken Kältereiz sowie psychische Erregung. Als Folge können sich rattenbißartige Nekrosen der Fingerspitzen entwickeln.

Therapie. Im Anfall Vasodilatantien, zur Prophylaxe Kalziumantagonisten und physikalische Therapie.

21.5
Angiolopathien

Akrozyanose

Livide, fleckige Verfärbung der Akren meist aufgrund vegetativer Dysregulation, aber auch bei angeborenen Herzfehlern, ovariellen Störungen und Anorexia nervosa, vorwiegend bei jungen Frauen. Meist besteht eine starke Kälteempfindlichkeit. Typisch ist das *Irisblendenphänomen:* nach Druck auf die zyanotische Stelle kommt es zum Abblassen der Haut mit verzögertem Wiederauffüllen der Gefäße von außen nach innen.

Cutis marmorata

Marmorartige Gefäßzeichnung der Haut, kälteprovozierbar, verschwindet nach Wiedererwärmung der Haut, *Ursache:* vegetative Dysregulation, Spasmus der Arteriolen mit Hyperämie der Venolen.

Perniones (Frostbeulen)

Livide, ödematöse, schmerzhafte Schwellungen an kälteausgesetzten Körperteilen (Akren, Gesicht, Knie) bei Patienten mit peripheren Gefäßstörungen.

21.6
Vaskulitis

Hierzu siehe Innere Medizin, Immunsystem und Bindegewebe, Kapitel 2.3

21.7
Angiodysplastische Syndrome

Siehe auch Chirurgie, Kapitel 14.1.5.

Morbus Osler

Autosomal-dominant vererbte, nach der Pubertät auftretende Teleangiektasien (Teleangiectasia hereditaria haemorrhagica).

Klinik. Multiple dunkelrote Flecke und Gefäßknötchen mit radiären Teleangiektasien im Gesicht und an den Schleimhäuten. Prädilektionsstellen: Gesicht, Ohren, Lippen, Hände, Zunge, Mund- und Nasenschleimhaut, aber auch an Schleimhäuten des Gastrointestinaltraktes und der ableitenden Harnwege. Leitsymptom ist Nasenbluten, es können jedoch auch gastrointestinale Blutungen auftreten → Eisenmangelanämie.

22 Erkrankungen der Lippen und der Mundschleimhaut

22.1 Cheilitis (Entzündungen und Ekzeme der Lippen)

Lippenekzeme sind nichtinfektiöse Entzündungen allergischer, (photo-)toxischer oder atopischer Genese.

Allergisches Kontaktekzem der Lippen

Häufige Ursachen sind Lippenpflegemittel, Kosmetika, Zahnpasten und Mundwässer. Beim akuten allergischen Lippenekzem sind die Lippen geschwollen und gerötet, es bilden sich Papulovesikel aus, die unter Krustenbildung abheilen. Das chronische allergische Lippenekzem ist durch rauhe Lippen mit Schuppung und Rötung gekennzeichnet.

Diagnose. Epikutantest zur Identifizierung des auslösenden Agens.

Therapie. Allergenkarenz, kurzfristige Applikation einer Kortisoncreme.

Toxisches Kontaktekzem

Es wird häufig durch hochprozentigen Alkohol, Tabak oder intensive Sonneneinstrahlung ausgelöst. Eine Sonderform ist die *Cheilitis actinica chronica*, eine obligate Präkanzerose, die fast ausschließlich bei Männern auftritt. Hauptsächlich an der Unterlippe kommt es zur Atrophie des Lippenrotes mit keratotischen Auflagerungen.

Therapie. Konsequenter Lichtschutz, bei Cheilitis actinica chronica lokale Exzision.

Atopisches Lippenekzem

Atopiker haben häufig Lippenekzeme. Sie äußern sich in ständig trockenen und geröteten Lippen, die von einer trockenen Schuppung bedeckt sind. Median und auch am Mundwinkel kann es zur Rhagadenbildung (Cheilitis angularis, Perlèche) kommen.

Therapie. Lippenpflege mit fettenden Externa, bei Exazerbation kurzfristig Kortikosteroide.

> **Merke !**
> Eine Mundwinkelentzündung (Cheilitis angularis) tritt außerdem auf bei Zink-, Eisen- und Folsäuremangel, Diabetes mellitus, chronischer Candidose sowie Staphylokokkeninfektion.

22.2 Stomatitis

Gingivostomatitis herpetica

Es handelt sich um eine Erkrankung des Kleinkindesalters, die zu 90 % inapparent verläuft. Ursache ist die Primärinfektion (Tröpfchen- oder Kontaktinfektion) mit dem Herpes-simplex-Virus.

Klinik. Sehr schmerzhafte Aphthen und Vesikel der Mundschleimhaut → Nahrungsverweigerung; außerdem besteht Fieber und Abgeschlagenheit.

Komplikation. Meningoenzephalitis herpetica.

Therapie. Lokal Kamillenlösung, bei Komplikationen (Meningoenzephalitis) systemisch Aciclovir.

Candidose der Mundschleimhaut (Mundsoor)

Mykose der Mundschleimhaut bei Befall mit Candida albicans. Bevorzugt befallen werden abwehrgeschwächte und immunsupprimierte Patienten (HIV; Zytostase), Diabetiker, Kleinkinder sowie alte, pflegebedürftige Patienten.

Klinik. Weißliche Plaques auf geröteter Schleimhaut, die nach dem Abwischen leicht blutende Erosionen hinterlassen.

Therapie. Pyoktaninlösung, Nystatin lokal, eventuell Ketoconazol systemisch.

22.3 Aphthen

Rezidivierende benigne Aphthen

Aphthen sind runde bis ovale, mit Fibrin bedeckte, schmerzhafte, von einem entzündlichen Saum umgebene, häufig rezidivierende Ulzerationen der Mundschleimhaut. Sie kommen bei über 20% der Bevölkerung vor. Die Ätiologie ist unbekannt.

Differentialdiagnostisch sind aphthoide Ulzera bei der Gingivostomatitis herpetica, der Herpangina und der Hand-Fuß-Mund-Krankheit abzugrenzen. Außerdem ist an einen Schleimhautbefall bei Erythema exsudativum multiforme und bei bullösen Dermatosen zu denken.

Therapie. Vermeidung bekannter Auslöser, im Frühstadium lokale Kortikosteroide, Lokalanästhetika, Kamillenlösung.

Lingua geographica

Sehr häufige, harmlose Zungenveränderung ohne Krankheitswert.

Pathogenese. Nekrose der obersten Zellschichten der Zunge, die abgestoßen werden und rote, unregelmäßig begrenzte Areale hinterlassen.

Klinik. Landkartenartige, rote, von gelblichem Randsaum umgebene Flecke (siehe Abb. 13.58), Brennen beim Genuß scharfer und saurer Speisen.

Therapie. Nicht erforderlich.

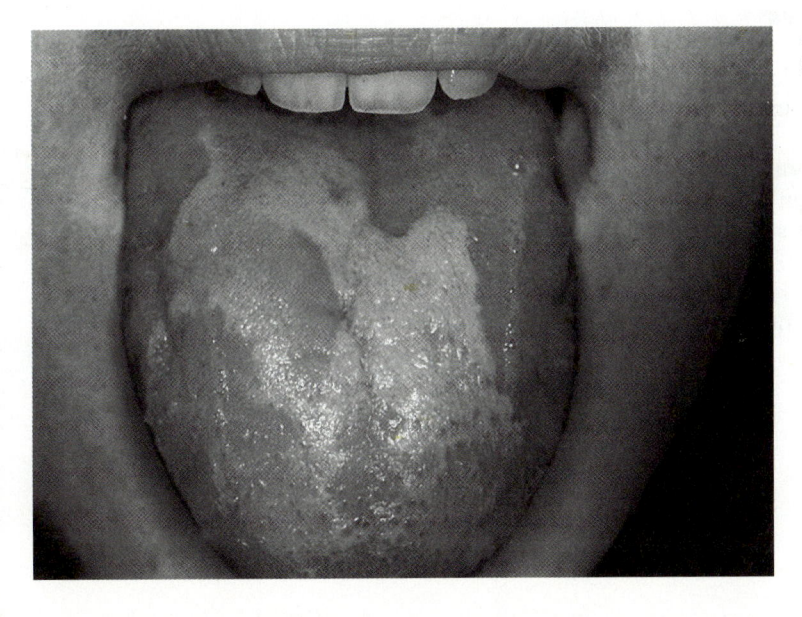

Abb. 13.58: Lingua geographica (IMPP)

> **Merke!**
> Die Lingua geographica ist weder eine Präkanzerose noch ein Hinweis auf Zungenkrebs.

Lingua nigra pilosa (schwarze Haarzunge)

Relativ häufige und harmlose Veränderung der Zunge, die allerdings über Monate hin persistieren kann. Man findet eine haarförmige Verlängerung der verhornten Spitzen der Papillae filiformes mit Bakterienbefall.

Die Zunge ist von pelziger Beschaffenheit und hat eine Farbe von schmutzigweiß bis tiefschwarz. Die Patienten klagen über eine Geschmacksbeeinträchtigung („alles schmeckt nach Pappe").

Pathogenese. Viele nur vermutete Ursachen, wie chromogene Bakterien, Hepatopathien, Nikotinabusus, Vitamin-B-Mangel, Antibiotikatherapie usw.

Therapie. Abtragen der Papillen durch regelmäßiges Bürsten mit einer mittelharten Zahnbürste.

22.4 Mundschleimhautbefall bei Hauterkrankungen

Bei folgenden Hauterkrankungen sind typischerweise auch die Mundschleimhäute betroffen:
- Erythema exsudativum multiforme: flache, krustige Ulzerationen
- Pemphigus vulgaris: schmerzhafte, bizarr geformte Erosionen
- systemischer Lupus erythematodes: schmerzhafte, therapieresistente Ulzerationen
- chronischer diskoider Lupus erythematodes: mit weißlichen Plaques belegte Herde, die zu Ulzerationen neigen
- Lichen ruber planus: netzförmige, baumartige, weißliche Zeichnung
- progressive systemische Sklerodermie: Zungenbandsklerose

22.5 Mundschleimhautveränderungen als Zeichen innerer Erkrankungen

Bei folgenden Erkrankungen finden sich typische Mundschleimhautveränderungen:
- Scharlach: Himbeerzunge
- Masern: Koplik-Flecken
- Herpangina: aphthöse Veränderungen am Gaumen
- Lues: Ulcus durum, Plaques muqueuses, Gumma
- Eisenmangel: Schleimhautatrophie, Mundwinkelrhagaden
- Vitamin-B_{12}-Mangel: Atrophie der Zunge, Hunter-Glossitis
- Riboflavinmangel: Mundwinkelrhagaden
- Leberkrankheiten: rote Lackzunge
- Diabetes mellitus: rezidivierende Candidose
- Sjögren-Syndrom: Xerostomie

Zungenveränderungen bei internistischen Erkrankungen

Bei der *perniziösen Anämie* entwickelt sich eine rot glänzende Zunge mit atrophischen Papillen sowie Zungenbrennen.

Typisch für eine *Eisenmangelanämie (Plummer-Vinson-Syndrom)* ist eine Schleimhautatrophie der Zunge (→glatte und rote Zunge), des Gaumens und des Rachens sowie Schluckbeschwerden und Mundwinkelrhagaden.

23 Anorektaler Symptomenkomplex

Hämorrhoiden

Hämorrhoiden sind Gefäßerweiterungen des Plexus haemorrhoidalis (rectalis), eines subkutan lokalisierten arteriellen Gefäßkissens in der distalen Rektumschleimhaut, das aus den Aa. rectales superiores gespeist wird. Typischerweise sind sie bei 3, 7, und 11 Uhr (Steinschnittlage) lokalisiert.

Ätiologie. Multifaktorielles Geschehen, häufig bei chronischer Obstipation mit falscher, ballaststoffarmer Ernährung.

Stadieneinteilung.
- Stadium I: nur endoskopischer Nachweis der Hämorrhoiden
- Stadium II: Prolaps der Knoten bei Preßversuch, spontane Retraktion
- Stadium III: Knoten ohne Pressen prolabiert, aber manuell reponierbar
- Stadium IV: Hämorrhoiden permanent prolabiert und nicht manuell reponierbar

Stadium I und II werden auch als innere Hämorrhoiden, Stadium III und IV als äußere Hämorrhoiden bezeichnet (siehe Abb. 13.59 im Farbteil).

Klinik. Schmerzfreier Abgang von hellrotem Blut während der Defäkation, seröse Sekretion aus dem After, Juckreiz und Brennen. Folgeerkrankungen können sein: Ekzeme, Fissuren und Thrombosen (s.u.).

Therapie. Ballaststoffreiche Ernährung mit reichlicher Flüssigkeitszufuhr als konservative Therapie im Stadium 1. Sklerosierung der zuführenden Arterien bzw. elastische Gummibandligatur bei Stadium II und III. Submuköse Hämorrhoidektomie bei Stadium III und IV.

> **Merke!**
> Vor jeder Behandlung muß – auch wenn der Hämorrhoidalknoten sichtbar ist – rektal-digital und endoskopisch ein tiefsitzendes, kolorektales Karzinom ausgeschlossen werden.

Analekzem

Das Analekzem ist die häufigste proktologische Erkrankung. Es handelt sich um eine Dermatitis im Analbereich.

Ätiologie. Stauungsekzem bei inneren Hämorrhoiden, Candidaekzem bei intestinaler Candidose, allergisches Kontaktekzem auf Hämorrhoidalsalben und Suppositorien, Psoriasis, Neurodermitis, mangelnde oder übertriebene Hygiene.

Klinik. Pruritus ani (besonders nachts).

Diagnose. Proktoskopie, Stuhluntersuchung auf Candida, Epikutantestung.

Therapie. Kausale Therapie der zugrundeliegenden Erkrankung, also Sklerosierung der Hämorrhoiden, Nystatintherapie bei Candidose, Meiden des Allergens; bei Psoriasis und Neurodermitis: hochenergetische UVA-Therapie, Steroidsalbe.

Analvenenthrombose

Eine akute Thrombosierung einer äußeren Analvene manifestiert sich als perianal gelegener druckdolenter, livider Tumor (siehe Abb. 13.60 im Farbteil). Meist bestehen gleichzeitig innere Hämorrhoiden. Die Patienten geben ein plötzliches Druck- und Spannungsgefühl an und klagen über Schmerzen beim Gehen und Sitzen. Dem akuten Ereignis geht oftmals voraus: übermäßiges Pressen bei der Defäkation, Entbindung, Alkoholabusus, ungewohnte körperliche Anstrengung, Menses.

Therapie. Chirurgisch (Stichinzision mit Exprimation) wird nur bei Schmerzen und während der ersten drei Tage vorgegangen; konservativ wird in jedem Stadium mit oraler Gabe von Antiphlogistika behandelt. Zur Rezidivprophylaxe wird das Hämorrhoidalleiden saniert.

Klinischer Fall

Bei einer 30jährigen obstipierten Patientin hat sich nach starkem Pressen ein schmerzhafter Knoten am After gebildet, der bei der Inspektion bläulich-livide imponiert, von Analhaut bedeckt ist und sich bei der Palpation prall, elastisch anfühlt.
Diagnose: Analvenenthrombose

Analfissur

Sehr schmerzhafter, ovalärer Defekt der Haut des Analringes, in Steinschnittlage meist bei 6 Uhr.

Ätiologie. Trauma bei hartem Stuhl; venöse Abflußstörung bei Hämorrhoiden, die zu Wundheilungsstörungen der Analhaut führt; Infektion.

Klinik. Heftigste, krampfartige Schmerzen bei der Defäkation, die oft mehrere Stunden anhalten; der Patient leidet häufig unter Angst vor der Defäkation.

Diagnostik. Anamnese und Inspektion, unter Umständen in Lokalanästhesie.

Therapie. Bei akuter Fissur konservativ: der Patient bougiert täglich mit einem mit lokalanästhetischer Salbe bestrichenen Dilatator. Bei Versagen der konservativen Therapie und chronischer Analfissur chirurgische Fissurektomie mit Sphinktermyotomie.

Mariske

Marisken sind hypertrophische, perianale Haut- und Schleimhautfalten, die sich beim Pressen im Gegensatz zu äußeren Hämorrhoiden nicht mit Blut füllen.

Klinik. Meist keine Beschwerden, gelegentlich Defäkationsbeschwerden, Analekzem.

Therapie. Bei Beschwerden Abtragen in Lokalanästhesie.

24 Erkrankungen des äußeren Genitales

Balanitis

Eine Entzündung der Glans penis und des Präputiums (Balanoposthitis) wird durch Phimose (Sekretstauung, feuchtes Milieu), unspezifische Urethritis, Diabetes mellitus, Inkontinenz sowie durch mechanische oder chemische Irritation begünstigt. Man unterscheidet zwei Formen:

- *Balanitis erosiva acuta:* Rötliche Erosionen mit graugelben Belägen, Schwellung, Nässen der Eichel und Vorhaut, Juckreiz. Ursache ist eine bakterielle Entzündung, die sich unter den o.g. begünstigenden Faktoren ausbreiten konnte, Erreger sind z.B. Fusospirillen, Staphylokokken, Streptokokken, gramnegative Bakterien. Zur Therapie werden desinfizierende Cremes eingesetzt.
- *Balanitis erosiva circinata:* Landkartenartige Erytheme und Erosionen, die von einem weißlichen Epithelsaum begrenzt sind und das Hauptsymptom bei Morbus Reiter (s.u.) darstellen. Die Therapie besteht in der Behandlung der Grundkrankheit sowie lokalen Kortikoid-Applikationen.

Vulvovaginitis

Entzündung der Vulva und Vagina. Das geschichtete Plattenepithel der Scheide bildet während der Geschlechtsreife eine gute Barriere gegen Gonokokken. Bei Kindern und postmenopausalen Frauen ist das Scheidenepithel aufgrund des Östrogenmangels wenig differenziert und auf wenige Schichten reduziert. Es kann deshalb von Gonokokken besiedelt werden. Eine *Vulvovaginitis gonorrhoica* tritt nur bei kleinen Mädchen und älteren Frauen auf, in Ausnahmefällen bei vorgeschädigten Scheidenepithelien und in der Schwangerschaft.

Als weitere Ursachen einer Vulvovaginitis kommen in Frage: Infektion durch Candida albicans, Trichomonaden, Gardnerella vaginalis, Staphylokokken, Streptokokken, gramnegative und andere Bakterien, Condylomata acuminata, Kontaktallergie auf Intimsprays, Oxyuriasis, mechanische Reizungen, mangelnde oder übertriebene Körperhygiene, Östrogenmangel u.a. (siehe auch Kap. 26).

Therapie. Kamillenbäder, antimikrobielle Salben, Vaginalsuppositorien.

Condylomata acuminata

Hierzu siehe Kapitel 2.3.

25 Grundbegriffe der dermatologischen Therapie mit Externa

Äußerlich anzuwendende Arzneimittel setzen sich aus zwei Komponenten zusammen: einer Trägersubstanz (Vehikel) und einem Wirkstoff (Pharmakon). Durch die Trägersubstanz allein kann eine therapeutische Wirkung erreicht werden. Es werden drei Arten von Trägersubstanzen, nämlich feste, flüssige und fette Trägersubstanzen unterschieden.

Feste Grundstoffe sind in erster Linie mineralische Stoffe, wie Zinkoxidpulver, Talkumpulver (= Magnesiumsilikat), aber auch Kartoffel-, Weizen- und Maisstärke. Ihre Wirkung nach Aufstreuen auf die Haut besteht in einem geringgradig kühlenden Effekt, da die Verdunstungsoberfläche vergrößert wird.

Flüssige Grundstoffe sind Wasser, Alkohol, Aceton, Chloroform, Glyzerin u.a. Durch Verdunstung dieser Grundstoffe wird ein kühlender, entzündungshemmender Effekt erreicht.

Fette Grundstoffe sind pflanzliche Öle wie Erdnuß-, Oliven- und Rizinusöl, tierische Fette wie Woll- und Bienenwachs, mineralische Fette wie weiße und gelbe Vaseline, dick- und dünnflüssiges Paraffin und synthetische Fette wie Polyäthylenglykol. Fette behindern die Abdunstung durch Schaffung eines artifiziellen intertriginösen Raumes. Wirkstoffe können durch die sekretdurchtränkte Haut leichter in die Tiefe vordringen.

Kombination der Grundlagen

Die indifferenten Grundlagen lassen sich zu Therapeutika mit unterschiedlichen Eigenschaften kombinieren. Die Wahl der Grundlagen ist abhängig von der Körperregion, der geplanten Anwendung und dem Zustand der Haut. Salbe, Lösung, Puder, Creme, Paste und Schüttelmixtur werden auch als die sechs klassischen galenischen Zubereitungen bezeichnet (siehe Abb. 13.61).

Verbindungen zwischen Fetten und Flüssigkeiten bezeichnet man als *Emulsionen*. Eine Salbe ist eine Wasser-in-Öl-Emulsion, d.h. der Fettanteil überwiegt; eine Creme bzw. Milch ist eine Öl-in-Wasser-Emulsion, d.h. der Wasseranteil überwiegt.

> **Merke!**
>
> Grundsätze der Therapie:
> - feucht auf feucht: akute nässende Entzündung → feuchter Umschlag
> - trocken auf trocken: akute trockene Entzündung → Puder
> - subakute Entzündung → Creme
> - chronische Entzündung → Salbe
> - in intertriginösen Räumen → Pasten, Puder oder austrocknende Lösungen

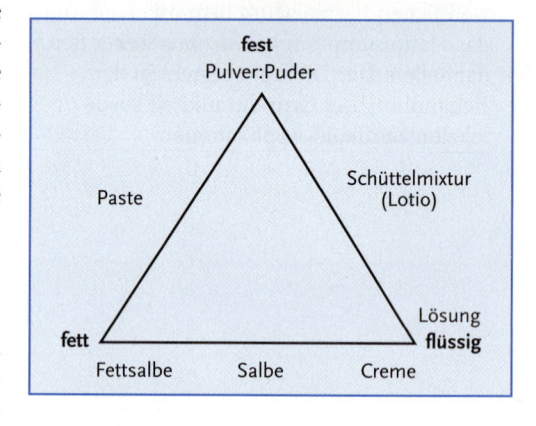

Abb. 13.61: Phasendreieck der Grundlagen der lokalen Hautbehandlung: Die Wahl der Trägersysteme und damit der Grundlagen richtet sich nach der Körperregion, der geplanten Anwendung und dem Hautzustand. Dabei ist von wesentlicher Bedeutung, ob die Hornschicht und deren Lipidbarriere intakt oder durch die Erkrankung alteriert ist

26 Sexuell übertragbare Krankheiten

Sexuell übertragbare Krankheiten (sexually transmitted diseases) sind Infektionskrankheiten, die überwiegend durch Geschlechtsverkehr oder engen körperlichen Kontakt übertragen werden (siehe auch Gynäkologie, Kap. 8 und Innere Medizin, Infektionskrankheiten).

Neben den vier „klassischen" Geschlechtskrankheiten Syphilis, Gonorrhö, Ulcus molle und Lymphogranuloma inguinale zählen zu den sexuell übertragbaren Erkrankungen nach der WHO-Definition auch die unspezifischen Urogenitalentzündungen (Urethritis, Vulvovaginitis, Zervizitis), die durch Trichomonaden, Candida albicans, Neisserien, Mykoplasmen, Chlamydien und Herpesviren hervorgerufen werden; des weiteren AIDS, Virushepatitis, Skabies und Pediculosis.

Syphilis, Gonorrhö, Ulcus molle und Lymphogranuloma inguinale sind meldepflichtige Krankheiten im Sinne des Gesetzes zur Bekämpfung der Geschlechtskrankheiten. Kranke und Krankheitsverdächtige sind zur Untersuchung und Behandlung bei einem Arzt verpflichtet. Der behandelnde Arzt ist bei Diagnose einer Geschlechtskrankheit zur Meldung beim Gesundheitsamt *ohne* Nennung des Namens und der Anschrift des Patienten verpflichtet. Eine namentliche Meldung beim Gesundheitsamt wird jedoch erforderlich, wenn der Patient die Behandlung verweigert, unterbricht oder Nachuntersuchungen ablehnt.

26.1 Syphilis (Lues)

Erreger. Treponema pallidum.

Inkubationszeit. 2–4 Wochen.

Infektion. Meist beim Geschlechtsverkehr durch direkten Kontakt mit erregerhaltigen Läsionen über Epitheldefekte der Haut- und Schleimhaut.

Einteilung. Man unterscheidet die angeborene (Lues connata) von der erworbenen Syphilis. Letztere wird in folgende Stadien eingeteilt:
- Frühsyphilis: Lues I, Lues II, Lues latens seropositiva
- Spätsyphilis (ab 2. Jahr post infectionem): Lues III, Lues latens, Lues IV

> **Merke!**
> Syphilis ist eine anonym meldepflichtige Erkrankung. Bei Therapieverweigerung muß der Patient jedoch namentlich gemeldet werden.

Diagnostik.
- *Dunkelfeldmikroskopie:* direkter Nachweis der Treponemen im Reizserum des Primäraffektes oder von Läsionen der Lues II
- *Syphilisserologie:* Zum spezifischen Nachweis von Antikörpern (IgG und IgM) gegen Treponema pallidum stehen heute *Suchreaktionen* (TPHA), *Bestätigungsreaktionen* (FTA-Abs-Test) und Reaktionen zur Beurteilung der *Aktivität* der Infektion (VDRL) zur Verfügung:
  - TPHA-Test (Treponema-pallidum-Hämagglutinationstest): Suchtest, lebenslang positiv
  - FTA-Abs-Test (Fluoreszenz-Treponema-pallidum-Antikörper-Absorptionstest): Bestätigungstest, bleibt auch nach erfolreicher Behandlung meist bis ans Lebensende positiv
  - VDRL-Test (Test der Venereal Disease Research Laboratories): guter, einfach durchführbarer Test zur Verlaufs- und

Therapiekontrolle. Titer über 1:16 sprechen für das Vorliegen eines aktiven syphilitischen Prozesses. Nach erfolgreicher Behandlung sinkt der Titer ab.
- 19-S-IgM-FTA-Abs-Test: er wird bei Zweifeln, ob eine therapiebedürftige (Früh-)Lues vorliegt, sowie zur Bestätigung einer Lues connata und zur Diagnose eines Reinfektes durchgeführt

Zeitpunkt der frühest positiven Testreaktion:
- IgM-Test: 2 Wochen p.i.
- TPHA-Test: 3 Wochen p.i.
- FTA-Abs-Test: 3 Wochen p.i.
- VDRL-Test: 5 Wochen p.i.
- TPI-Test: 9 Wochen p.i.

Therapie. Mittel der Wahl zur Behandlung der Syphilis ist das Penicillin. Bei Penicillinallergie sind Tetrazykline und Erythromycin wirksame Alternativen. Die Generationszeit von Treponema pallidum beträgt ca. 33 Stunden (die der meisten Bakterien zwischen 15 und 45 Minuten), deshalb muß die Penicillingabe bei Syphilis über einen längeren Zeitraum erfolgen. Bei Frühlues verabreicht man Penicillin G 1 Mio IE/d über 14 Tage, bei Spätlues über 21 Tage. Sechs Wochen nach Therapieende wird eine serologische Kontrolle durchgeführt.

> **Merke!**
>
> Bei erstmaliger Behandlung besteht die Gefahr der Herxheimer-Reaktion: 2–6 Stunden nach Penicillingabe werden durch plötzlichen Erregerzerfall toxische Zerfallsprodukte frei, die eine Allgemeinreaktion mit Temperaturerhöhung, Kopfschmerzen und manchmal Befundverschlechterung verursachen. Prophylaxe/Therapie: Kortikoide i.v.

Prognose. Ohne Therapie kommt es bei 67% der Fälle zur Spontanheilung, bei 16% entstehen Gummen, bei 10% eine kardiovaskuläre Syphilis, bei 7% eine Neurosyphilis. Die antibiotische Therapie führt in jedem Stadium der Infektion zur Heilung. Allerdings können Defektzustände wie Narben oder Organschäden zurückbleiben.

26.1.1 Erworbene Syphilis

Lues I (Primärstadium) (mit derben Rand) Ulcus durum

2–4 Wochen nach Infektion entsteht an der Eintrittspforte (meist Präputium, Sulcus coronarius, Anus, Portio uteri, große und kleine Labien, aber auch an Lippen, Zunge, Finger etc.) ein derbes, indolentes Geschwür (siehe Abb. 13.62 im Farbteil), der *Primäraffekt*.

4–6 Wochen post infectionem (p.i.) bildet sich eine einseitige, derbe, schmerzlose, verschiebliche Schwellung der regionären Lymphknoten aus. Primäraffekt und Lymphadenopathie werden zusammen als *Primärkomplex* bezeichnet.

Die *Diagnose* der Lues I erfolgt durch den mikroskopischen Erregernachweis im Reizserum des Primäraffektes. Unbehandelt heilt der Primärkomplex nach 7–9 Wochen ab.

Lues II (Sekundärstadium)

Etwa 9 Wochen p.i. kommt es zur generalisierten hämatogenen und lymphogenen Aussaat der Treponemen, das Sekundärstadium der Syphilis beginnt. Die Lues II ist gekennzeichnet durch:
- generalisierte Lymphknotenschwellung (Polyskleradenitis); diagnostisch wegweisend ist die Beteiligung der Kubitallymphknoten
- Krankheitsgefühl, Arthralgien, Temperaturanstieg
- syphilitische Exantheme: makulöse, papulöse, papulosquamöse und papulopustulöse Syphilide (siehe Abb. 13.63 im Farbteil)
- Angina specifica: akute eitrige Tonsillitis, Schluckbeschwerden, kein Fieber
- Condylomata lata: flache, nässende Papelbeete im Genitoanalbereich, hochgradig infektiös (besonders geeignet zum Direktnachweis der Treponemen im Dunkelfeldmikroskop)
- Alopecia specifica: 5–6 Monate p.i. auftretender, mottenfraßähnlicher Haarausfall

> **Merke!**
>
> Die Syphilis ist der „Affe" unter den Krankheiten. Sie kann zahlreiche dermatologische Erkrankungen imitieren (siehe auch Tabelle 13.9).

Tab. 13.9: Hautveränderungen bei Syphilis

Stadium	Hautveränderung
I	Ulcus durum, Primärkomplex
II	Condylomata lata, Plaques muqueuses, Plaques opalines, makulopapulöse Exantheme, Enantheme
III	Gummen

Wichtig ist, daß die Syphilide nicht jucken und auf Sondendruck schmerzhaft sind. Unbehandelt klingt das Exanthem 4 Monate p.i. wieder ab. Es kann ein postinflammatorisches Leukoderm (Depigmentierung) hinterlassen (sog. „Halsband der Venus" bei Lokalisation im Nacken). Rezidive des Exanthems können über zwei Jahre hinweg auftreten.

Die Haut- und Schleimhautläsionen im Stadium II der Lues sind stark erregerhaltig und deshalb hochkontagiös. Die Diagnose der Lues II erfolgt durch direkten Erregernachweis in der Dunkelfeldmikroskopie oder durch serologische Tests.

Die weitere Entwicklung der Syphilisinfektion hängt von der Immunitätslage des Patienten ab. Das Sekundärstadium kann sich mit erscheinungsfreien Intervallen (Lues latens seropositiva) über Monate bis Jahre hin erstrecken. Bei ca. 70% der Patienten kommt es zu einer andauernden Latenz. Bei anerger Reaktionslage manifestiert sich 10–20 Jahre p.i. die Neurolues.

Lues III (Tertiärstadium)

Kennzeichnend für die Lues III sind granulomatöse Entzündungen (syphilitische Granulome) der Haut sowie innerer Organe. Typische Veränderungen sind:
- tuberoserpiginöse Syphilide (rötlich-bräunliche, girlandenförmig angeordnete Knötchen)
- Gummen: livide oder braunrote, derbe, indolente Knoten, die schmerzlos ulzerieren, dickflüssigen Detritus absondern und mit Narbenbildung heilen. Gummen können sich in allen Geweben des Körpers ausbilden.
- Mesaortitis luica: sackförmiges Aneurysma der Aorta, Mortalität (76–92%) bei Ruptur
- Lues cerebrospinalis: Parenchymatrophie, Demenz

> **Merke!**
>
> Alle Läsionen der Syphilis im Primär- und Sekundärstadium und der Syphilis congenita praecox sind hochinfektiös. Gummen als Manifestationen der Spätphase sind praktisch nicht infektiös.

Lues IV (Quartärstadium)

Die verschiedenen Manifestationen der Lues IV entwickeln sich bis zu 30 Jahre nach der Erstinfektion.

Neurosyphilis. Syphilis des Nervensystems mit spezifischen mesodermalen (meningealen, vaskulären) Veränderungen.

Tabes dorsalis. Befall der Hinterstränge: Schmerzattacken, Sensibilitäts- und Reflexausfall an den Beinen, Ataxie, reflektorische Pupillenstarre (Argyll-Robertson-Phänomen), trophische Geschwüre an der (gefühllosen) Fußsohle (Malum perforans pedis). Siehe auch Neurologie, Kapitel 3.4.4.

Progressive Paralyse. Psychotische Wesensveränderung, Demenz (siehe auch Neurologie, Kap. 3.4.4).

26.1.2 Lues connata

Eine Infektion des Feten kann während der gesamten Schwangerschaft stattfinden. Das Risiko für den Feten ist um so höher, je kürzer der Zeitraum zwischen der Syphilisinfektion der Mutter und der Konzeption ist. Klinisch unterscheidet man nach pränataler Infektion die *Frühsyphilis* (Lues congenita praecox) und die *Spätsyphilis* (Lues congenita tarda).

Diagnostik. Da IgM nicht plazentagängig ist, deutet der IgM-Syphilisantikörper-Nachweis beim Säugling auf eine Syphilisinfektion hin.

Therapie. Penicillin G i.v. oder i.m. 2 × 25 000 IE/kgKG/d über 10 Tage.

Frühsyphilis

Dieser Begriff schließt alle Krankheitsformen bis zum Ende des 2. Lebensjahres ein.

Symptome. Syphilitischer Schnupfen, Sattelnase, Parrot-Furchen um den Mund, makulopapulöse Exantheme, Condylomata lata, Knochenveränderungen (Osteochondritis, Periostitis, Osteomyelitis) → schmerzbedingte Schonhaltung = Parrot-Pseudoparalyse, entsprechender Organbefall.

Spätsyphilis

Hierunter werden Krankheitsformen ab dem 3. Lebensjahr subsumiert.

Symptome. Hutchinson-Trias → halbmondförmige Defekte der oberen Schneidezähne, Taubheit, Keratitis parenchymatosa. Im Schulalter können Gummen bei Befall der Nasenscheidewand zu einer Sattelnase führen.

26.2 Gonorrhö (Tripper)

Die Gonorrhö ist die häufigste bakterielle Geschlechtskrankheit.

Erreger. Neisseria gonorrhoeae (gramnegative Diplokokken). Inkubationszeit: 2–4 Tage.

Infektion. Übertragung im eitrigen Ausfluß von Schleimhaut zu Schleimhaut.

Lokalisation. Urethra, Zervix, Rektum, Pharynx, Tonsillen, eventuell Konjunktiven, bei Kindern und älteren Frauen auch Vulva und Vagina.

Klinik.
- *Gonorrhö der Frau:* Urethritis mit Dysurie, Zervizitis mit geringem eitrigen Fluor, häufig asymptomatischer Verlauf (untere Gonorrhö). Regionäre Komplikationen durch aufsteigende Entzündung (obere Gonorrhö) z.B. bei der Menstruation → Endometritis, Adnexitis mit Tubenverschluß und Sterilität
- *Gonorrhö des Mannes:* Dysurie, rahmigeitriger Fluor urethralis (siehe Abb. 13.64 im Farbteil), dessen Menge auch ohne Behandlung abnimmt. Regionäre Komplikationen durch aufsteigende Entzündung: Infektion paraurethraler Drüsen, chronische Prostatitis, akute Epididymitis mit Gefahr der Verschlußazoospermie und Sterilität
- *Gonorrhö beim Mädchen oder bei Frauen in der Menopause:* Vulvovaginitis gonorrhoica (weil das Scheidenepithel in diesen Lebensabschnitten keinen ausreichenden Schutz gegen Infektion bietet), Urethritis und Zervizitis

Diagnostik. Mikroskopisch lassen sich nach Methylenblau- oder Gram-Färbung eines Urethralabstriches, eventuell auch eines Zervikal-, Rachen-, Konjunktival- und Rektalabstriches intraleukozytäre Diplokokken nachweisen. Ein kultureller Nachweis ist ebenfalls möglich.

Therapie. Der Erreger ist weltweit penicillinresistent. Bei unkomplizierter Gonorrhö → eine Einzeldosis von Cefuroxim oder Cefotaxim angezeigt. Zur Einmaltherapie ist auch Spectinomycin verwendbar (2 g i.m., Versagerquote ca. 10%). Bei oraler Gabe wirken die Gyrasehemmer (Ofloxacin, Ciprofloxacin) bisher zuverlässig. Kontrollkultur 4–7 Tage nach Therapieende.

> **Merke!**
>
> Vor und sechs Wochen nach der Behandlung sollten Lues- und HIV-Serologie kontrolliert werden. Der Sexualpartner sollte mituntersucht werden.

> **Klinischer Fall**
>
> Zu Ihnen kommt ein junger Mann, der über seit zwei Tagen zunehmendes Brennen beim Wasserlassen sowie Ausfluß klagt. Vor vier Tagen habe er Geschlechtsverkehr mit einer neuen Partnerin gehabt. Bei der Untersuchung sehen sie rahmig-eitrigen Ausfluß aus der Harnröhre; eine tastbare Lymphknotenvergrößerung findet sich nicht.
> *Wahrscheinliche Diagnose:* Gonokokkeninfektion

26.3
Ulcus molle

In Deutschland seltene, hauptsächlich in Tropen und Subtropen verbreitete Erkrankung. *Erreger* ist *Haemophilus ducreyi*.

Inkubationszeit. 2–5 Tage.

Klinik. 2–5 Tage nach Infektion treten sehr schmerzhafte, scharf begrenzte, schmierig belegte Ulzera im Genitalbereich auf. 1–2 Wochen später entwickelt sich eine meist doppelseitige inguinale Lymphadenitis. Die Lymphknoten (Bubonen) sind hochschmerzhaft, stark geschwollen, gerötet, schmelzen ein und perforieren spontan.

Diagnose. Im Abstrich vom Ulkusrand oder Ausstrich von Buboneneiter lassen sich mikroskopisch fischzugartig angeordnete gramnegative Stäbchen nachweisen.

Therapie. Tetrazykline oder Cotrimoxazol.

> **Klinischer Fall**
>
> Ein 25jähriger Mann kommt zur Behandlung wegen eines rasch aufgetretenen, schmerzhaften Geschwürs am Penis. Bei der körperlichen Untersuchung sehen Sie ein scharf begrenztes Ulkus an der Glans penis, das sich bei der schmerzhaften Palpation weich anfühlt. Inguinale Lymphknoten sind nicht tastbar. Auf Befragen bejaht der Mann Geschlechtsverkehr mit einer ihm nur flüchtig bekannten Frau vor acht Tagen.
> *Wahrscheinliche Diagnose:* Ulcus molle

26.4
Lymphogranuloma inguinale

Erreger. Chlamydia trachomatis, Serotyp L1–3. Kleines, obligat intrazelluläres, gramnegatives Bakterium.

Inkubationszeit. 3–10 Tage.

Klinik. Zunächst unscheinbare Primärläsion (Knötchen, Bläschen oder Ulkus), die spontan abheilt. Nach 3–4 Wochen Krankheitsgefühl und einseitige schmerzhafte Lymphknotenschwellung mit eitriger Einschmelzung und Entleerung über Fisteln nach außen.

Diagnose. Direkter Nachweis durch Anzüchtung auf Zellkulturen, Nachweis von Chlamydienantigenen im direkten Immunfluoreszenztest.

Therapie. Doxycyclin oder Erythromycin.

26.5
Unspezifischer Urogenitalinfekt

Als unspezifischen Urogenitalinfekt bezeichnet man urogenitale Infektionen, die nicht durch Neisseria gonorrhoeae verursacht werden. Häufige Ursachen sind:
- Chlamydien (30–50%)
- Mykoplasmen (Ureaplasma urealyticum) (20%)
- Trichomonaden (4%)
- Bakterien (Staphylokokken, E. coli, Pneumokokken, Proteus u.a.)
- Pilze (v.a. Candida)
- Viren (v.a. Herpes simplex)
- physikalische Noxen (z.B. Katheterisierung)
- allergisierende Stoffe
- Allgemeinerkrankungen, z.B. Morbus Reiter

Gemeinsame Symptome der unspezifischen Urogenitalinfekte sind Brennen, Jucken, Dysurie, Ausfluß.

Urogenitalinfekt durch Chlamydia trachomatis

Erreger. Chlamydia trachomatis.

Klinik. Gonorrhöähnlich. Beim Mann entwickelt sich 1–3 Wochen nach Infektion eine seröse Urethritis mit Dysurie und wäßrigem Fluor, bei der Frau eine seröse bis mukopurulente Zervizitis, die meist unerkannt bleibt.

Therapie. Tetrazykline, Erythromycin.

Komplikation. Eine Aszension (Aufsteigen) der Chlamydien führt zur Salpingitis mit Verklebung der Tuben und Sterilität. Bei länger bestehender Chlamydieninfektion kann es zur Perihepatitis, Einschlußkörperchenkonjunktivitis und reaktiven Arthritis (Morbus Reiter) kommen.

Differentialdiagnose. Gonorrhö, Mykoplasmeninfektion.

Urogenitalinfekt durch Trichomonaden

Erreger. Trichomonas vaginalis.

Inkubationszeit. 2–21 Tage.

Klinik. Meist sind Frauen betroffen, es entwickelt sich eine Kolpitis mit weißlich-schaumigem Fluor sowie eine juckende, brennende Vulvitis. Beim Mann kommt es zur chronischen Urethritis mit serösem Fluor, die Infektion kann auch asymptomatisch verlaufen.

Diagnose. Nativpräparat (Urinsediment, Urethral- oder Vaginalsekret), Kultur.

Therapie. Metronidazol 1 × 2 g einmalig oder 2 × 500 mg p.o. für 5–7 Tage.

Urogenitale Candidose

Erreger. Candida albicans.

Klinik. Bei Frauen Kolpitis mit weißlich-käsigem Fluor und typischem Geruch, Vulvitis mit Pruritus. Beim Mann Urethritis, Balanitis.

Diagnose. Abstrich, Kultur.

Therapie. Nystatin oder Clotrimazol in Form von Vaginalzäpfchen oder -cremes.

Haemophilus vaginalis

Die Pathogenität diese fakultativ anaeroben, gramnegativen Stäbchenbakteriums ist umstritten. Es verursacht einen übelriechenden Ausfluß. Bei Zugabe von 1 Tropfen Kalilauge zum Abstrichmaterial entsteht der typische Fischgeruch (KOH-Test).

Therapie. Metronidazol.

Morbus Reiter

Diese Erkrankung des rheumatischen Formenkreises tritt in der Regel im Anschluß an bakterielle gastrointestinale oder auch urogenitale Infektionen auf. Zu 90% sind Männer befallen. Krankheitsauslöser können sein:
- Urethritis durch Chlamydien, Gonokokken oder Ureaplasmen 2–3 Wochen vorher
- Enteritis durch Campylobacter, Salmonellen, Shigellen oder Yersinien mehrere Wochen vorher

Klinik. Krankheitsbild mit typischer Trias:
- *Arthritis* (schmerzhafte Schwellung v.a. der Fuß- und Kniegelenke)
- nichtbakterielle *Urethritis* mit geringem Ausfluß (keine Gonorrhö)
- beidseitige, seröse *Konjunktivitis* (eventuell auch Iridozyklitis)

Häufig treten Hauterscheinungen hinzu, die klinisch und histologisch oftmals nicht von einer Psoriasis abzugrenzen sind. Zusätzlich kann eine *Balanitis circinata* mit rundlichen, polyzyklisch begrenzten Erythemen mit weißlichen Randleisten auf der Glans penis auftreten.

Labor. Rheumafaktoren, ANA und Antistreptolysintiter sind nicht nachweisbar. Die Entzündungsparameter BSG und CRP sind mäßig bis stark erhöht.

Verlauf. In mehr als ²/₃ der Fälle heilt Morbus Reiter nach mehreren Monaten spontan aus. Chronisch-rezidivierende Verläufe mit Gelenkdestruktionen sind selten.

Therapie. Symptomatisch mit nichtsteroidalen Antiphlogistika und Physiotherapie.

> **Merke !**
> Häufigster Erreger eines Harnwegsinfektes ist E. coli, gefolgt von Klebsiellen, Enterokokken und Pseudomonas.. Häufigster Erreger des sog. Urethralsyndroms der Frau (Dysurie, häufiger Harndrang) ist dagegen Chlamydia trachomatis.

26.6 HIV-Infektion und AIDS

Hierzu siehe Innere Medizin, Infektionskrankheiten, Kapitel 4.9.

27 Andrologie

27.1 Andrologische Erkrankungen

Siehe auch Urologie, Kapitel 11.
Wichtige andrologische Erkrankungen sind:
- *Impotentia coeundi*; Unfähigkeit zur Kohabitation
- *Impotentia generandi*: Zeugungsunfähigkeit (Sterilität) des Mannes
- *Deszensusstörungen (Maldeszensus, Hodendystopie, Kryptorchismus)*: siehe unten

Deszensusstörungen

Während des 3.–10. Embryonalmonats wandern die männlichen Keimdrüsen normalerweise in das Skrotalfach.

Nicht deszendierte Hoden sollten so früh wie möglich behandelt werden (1.–5. Lebensjahr), da aufgrund der höheren Umgebungstemperatur eine irreversible Schädigung des Keimepithels mit Einschränkung der Fertilität droht. Die Wahrscheinlichkeit einer malignen Entartung der retinierten Hoden ist um den Faktor 30 erhöht. Eine leichte, nicht behandlungsbedürftige Lageanomalie ist der *Pendelhoden*.

Therapie. Versuch mit LHRH und HCG. Bei Erfolglosigkeit wird die *Orchidopexie* durchgeführt (operative Fixierung des Hodens im Hodensack, ggf. nach Samenstrangverlängerung).

> **Klinischer Fall**
>
> Bei einem Schulanfänger stellt der Schularzt fest, daß beide Hoden im Leistenkanal liegen, durch leichtes manuelles Verschieben lassen sie sich in das Skrotum verlagern und verbleiben dort. Beim Auslösen des Kremasterreflexes, z. B. durch Kälte, steigen die Hoden in den Leistenkanal hoch, gleiten dann aber wieder in das Skrotum zurück.
> *Diagnose:* Pendelhoden

27.2 Andrologische Diagnostik

Siehe auch Tabelle 13.10.

Anamnese. Fragen nach Mumpsorchitis, Operationen und Verletzungen im Genitalbe-

Tab. 13.10: Ejakulatuntersuchung: Spermiogramm (nach fünftägiger sexueller Karenz)

Makroskopisch	Mikroskopisch
• Farbe: weiß bis gelblich-trüb • Konsistenz: zähflüssig • Geruch: kastanienblütenartig • Volumen: 2–6 ml • Aspermie: kein Ejakulat • Hypospermie: <2 ml • Hyperspermie: >6 ml • pH-Wert: 7,2–7,8 • initialer Fruktose-Wert: >1,2 mg/ml • Fruktoseverbrauch: ca. 0,5 mg/ml in 5 h	**Spermiendichte** • normal: 40–250 Mill./ml: Normozoospermie • 1 Mill/ml – 40 Mill./ml: Oligozoospermie • <1 Mill./ml: Kryptospermie • >250 Mill./ml: Polyzoospermie • keine Spermatozoen nachweisbar: Azoospermie **Motilität** • normal: 60–80 % beweglich: Normokinospermie • <40 % beweglich: Astenozoospermie • nur abgestorbene Spermien: Nekrozoospermie **Morphologie** • normal geformt: 60–80 %: Normomorphospermie • <60 % normal: Teratozoospermie

reich, allgemeinen Erkrankungen (Diabetes mellitus, Hypertonie), verspätetem Deszensus, verzögertem Eintritt in die Pubertät, Nikotin- oder Alkoholabusus sowie regelmäßiger Medikamenteneinnahme. Sexualanamnese: Libido, Häufigkeit des Geschlechtsverkehrs, Kinder aus derzeitigen oder früheren Partnerschaften.

Körperliche Untersuchung. Wachstumsproportionen (Klinefelter Syndrom?) Fettverteilung, Hautbeschaffenheit, Behaarungstyp. Inspektion und Palpation von Brust und Genitale, Tasten des Ductus deferens, Ausschluß von Varikozele und Hydrozele, rektale Palpation der Prostata.

Hormonanalyse. Bei Oligo- und Azoospermie wird die Funktion des Hypothalamus-Hypophysenvorderlappen-Hoden-Regelkreises geprüft. Bestimmt wird die Basissekretion von FSH, LH, Prolaktin und Testosteron. Das follikelstimulierende Hormon (FSH) ist beim Mann für die Aufrechterhaltung der Spermiogenese verantwortlich. Das zwischenzellstimulierende Hormon (LH) fördert die Entwicklung der Leydig-Zwischenzellen und die Produktion von Testosteron in diesen Zellen.

Hodenbiopsie. Absolute Indikation bei Azoospermie und normaler Hodengröße. Der Nachweis von Spermien im Tubuluslumen deutet auf einen Verschluß der ableitenden Samenwege hin.

Chromosomenanalyse. Bei V. a. Klinefelter-Syndrom oder Hermaphrodismus.

27.3
Therapie der männlichen Fertilitätsstörungen

Hierzu siehe Urologie, Kapitel 11.

Psychiatrie

Dr. med. Hamid Abdolvahab-Emminger

Inhalt

1	**Psychiatrische Untersuchung, psychopathologischer Befund**	1433
1.1	Anamneseerhebung, Untersuchungstechnik	1433
1.2	Bewußtseinsstörungen, Störungen der Vigilanz	1433
1.3	Störungen der Aufmerksamkeit, Auffassung, Gedächtnis und Orientierung	1434
1.4	Denkstörungen	1435
1.5	Zwangssymptome	1435
1.6	Wahn	1436
1.7	Sinnestäuschungen und Wahrnehmungsstörungen	1437
1.8	Ich-Störungen, Entfremdungserlebnisse	1439
1.9	Störungen der Affektivität	1439
1.10	Antriebsstörungen und psychomotorische Störungen	1441
1.11	Kontaktstörungen	1442
2	**Organische Psychosen**	1443
2.1	Akute organische Psychosen	1443
2.2	Chronische organische Psychosen	1445
3	**Affektive Psychosen**	1447
3.1	Vorkommen und Entstehungsbedingungen	1447
3.2	Endogene Depression	1448
3.3	Endogene Manie	1449
3.4	Verlauf der affektiven Psychosen	1450
3.5	Diagnostik und Differentialdiagnostik	1451
3.6	Therapie	1451
4	**Schizophrene Psychosen**	1454
4.1	Vorkommen und Entstehungsbedingungen	1454
4.2	Symptomatik	1455
4.3	Verlauf	1457
4.4	Diagnostik und Differentialdiagnostik	1458
4.5	Therapie	1459
5	**Abhängigkeit von Alkohol, Arzneimitteln und illegalen Drogen**	1462
5.1	Allgemeines über Abhängigkeit (Sucht)	1462
5.2	Alkoholabhängigkeit	1463
5.3	Mißbrauch und Abhängigkeit von Arzneimitteln	1466
5.4	Abhängigkeit von illegalen Drogen	1467

6	**Erlebnisreaktionen, Neurosen, Persönlichkeitsstörungen**	1469
6.1	Erlebnisreaktionen	1469
6.2	Neurosentheorie	1470
6.3	Spezielle Krankheitsbilder	1473
6.4	Persönlichkeitsstörungen	1476
7	**Kinder- und Jugendpsychiatrie**	1478
7.1	Allgemeine Charakteristik psychischer Störungen	1478
7.2	Intelligenzminderung	1478
7.3	Organische Psychosyndrome	1479
7.4	Spezifische Entwicklungsstörungen im Kindesalter	1479
7.5	Hyperkinetische Störungen	1480
7.6	Spezifische emotionale Störungen	1480
7.7	Störungen des Sozialverhaltens	1481
7.8	Frühkindlicher Autismus	1481
7.9	Psychosen des Kindes- und Jugendalters	1481
7.10	Verhaltensstörungen und Neurosen	1482
8	**Sexualstörungen, Sexualabweichungen**	1484
8.1	Sexuelle Funktionsstörungen	1484
8.2	Abweichendes sexuelles Verhalten, Perversionen	1484
8.3	Homosexuelles Verhalten	1485
8.4	Transsexualismus	1485
9	**Suizidalität**	1487
9.1	Formen	1487
9.2	Epidemiologie	1487
9.3	Einflußfaktoren	1487
9.4	Prophylaxe suizidaler Handlungen	1488
9.5	Therapeutisches Handeln nach Suizidversuchen	1488
10	**Arzt-Patient-Beziehung und Psychotherapie**	1490
10.1	Prinzipien	1490
10.2	Psychoanalytische Verfahren	1491
10.3	Klientenzentrierte Psychotherapie (Gesprächspsychotherapie)	1491
10.4	Verhaltenstherapie und kognitive Therapie	1492
10.5	Suggestive Verfahren	1492
10.6	Führende und stützende Psychotherapie auf längere Sicht	1493
10.7	Psychosomatische Grundversorgung	1493
10.8	Gruppenpsychotherapien	1493
10.9	Paartherapie und Familientherapie	1494
11	**Sozialpsychiatrie**	1495
11.1	Sozialpsychiatrie und psychiatrische Versorgung	1495
11.2	Prävention und Rehabilitation	1496
12	**Forensische Psychiatrie und Begutachtung**	1497
12.1	Allgemeines	1497

1 Psychiatrische Untersuchung, psychopathologischer Befund

1.1 Anamneseerhebung, Untersuchungstechnik

Die psychiatrische Anamnese- und Untersuchungstechnik ist stets mehrgleisig, da sie auf unterschiedliche Sachverhalte gerichtet ist: soziale, somatische, psychiatrische und neurologische Aspekte der Krankheit sind hierbei von besonderer Bedeutung. Dabei wird in einer zunächst unstrukturierten, offenen Gesprächsführung nach den augenblicklichen Beschwerden gefragt. Anschließend erfolgt die Erhebung der Vorgeschichte, biographische Anamnese und die Familienanamnese. Besonders zu eruieren sind auch konflikthafte Erlebnisse (etwa im Sinne von Versuchungs- und Versagungserlebnissen) im Vorfeld der Erkrankung.

1.1.1 Psychische Untersuchung

Die psychische Untersuchung erfolgt vor allem im ärztlichen Gespräch (Exploration) mit dem Patienten. Das Gespräch hat dabei mehrere Funktionen: Beziehungsaufnahme zum Patienten, Erhebung der Anamnese, eigentliche psychische Untersuchung und therapeutische Wirkungen.

1.1.2 Exploration

Einige Regeln des ärztlichen Gesprächs: Der Arzt sollte dem Patienten keine Fragen in bestimmter Reihenfolge vorlegen und sie beantworten lassen, sondern der Patient selbst soll den Gang des Gesprächs weitgehend bestimmen. Statt zu fragen, sollte der Arzt zunächst zuhören und den Patienten beobachten, ohne eine betont explorative Haltung hervorzukehren. Zu achten ist insbesondere auf das äußere Erscheinungsbild, Gestik, Mimik, Sprache, Kontakt zum Untersucher, Gesprächsbereitschaft und Abwehr des Patienten. Ergänzt wird die Untersuchung durch Prüfung der elementaren psychischen Funktionen (Bewußtsein, Auffassung, Orientierung) und einfache Leistungsprüfungen (z. B. Unterschiedsfragen: „Was ist der Unterschied zwischen Kind und Zwerg?"). Latente Denkstörungen treten oft deutlich hervor, wenn man dem Patienten strukturierte Aufgaben stellt: Nacherzählen von Fabeln, Erklären von Sprichwörtern, Definitionsaufgaben (z. B. der Wortschatztest aus dem HAWIE).

1.1.3 Körperliche Untersuchung

Eine eingehende körperliche Untersuchung ist unerläßlich, um eine mögliche körperliche Ursache einer psychischen Störung zu erkennen. Dies gilt nicht nur für organisch begründbare Psychosen, sondern auch für depressive, manische, katatone, paranoid-halluzinatorische und andere Syndrome.

1.2 Bewußtseinsstörungen, Störungen der Vigilanz

Unter Bewußtseinsstörung versteht man die Unfähigkeit, sich der Umwelt mit wacher, fokussierender und selektiver Aufmerksamkeit zuzuwenden und sich mit ihr erkennend und handelnd aktiv auseinanderzusetzen. Sie ist das diagnostische Leitsymptom organisch begründbarer Psychosen.

Klinisch wird die Bewußtseinsstörung eingeteilt in:
- Benommenheit: leichte Bewußtseinstrübung mit verlangsamter Informationsaufnahme

- Somnolenz: Einschlafbereitschaft, durch äußere Reize aber noch weckbar
- Sopor: tiefe Bewußtseinstrübung, keine Weckbarkeit, nur noch Reaktion auf Schmerzreize
- Koma: tiefe Bewußtlosigkeit, ohne Reaktion auf Außenreize

1.3 Störungen der Aufmerksamkeit, Auffassung, Gedächtnis und Orientierung

Aufmerksamkeit

Aufmerksamkeit ist definiert als aktive Hinwendung zu einem Objekt unter Fernhaltung störender Nebeneindrücke. Als übergreifendes Symptom tritt eine Störung der Aufmerksamkeit bei vielen psychiatrischen Krankheitsbildern auf. So wirken halluzinierende Patienten bei einer Unterredung ständig „abgelenkt", sie können ihre Aufmerksamkeit nicht auf die an sie gerichteten Fragen konzentrieren. Oder es gelingt nicht bei bewußtseinsgetrübten oder aber durch ihre psychischen Ängste und Wahnideen völlig in Anspruch genommenen Patienten, ihre Aufmerksamkeit zu wecken.

Gedächtnisstörungen

Gedächtnisstörungen bezeichnen globale oder partielle Beeinträchtigung der Merkfähigkeit und des Reproduktionsvermögens. Das Langzeitgedächtnis des Patienten wird bei der Erhebung der Vorgeschichte getestet. Zur Prüfung des Kurzzeitgedächtnisses läßt man z.B. den Patienten eine Anekdote, die ihm in nicht mehr als ein oder zwei Minuten erzählt wird, mit seinen eigenen Worten wiederholen.

Amnesie

Unter Amnesie versteht man eine inhaltlich und zeitlich begrenzte Gedächtnislücke. Amnesien kommen meist nach funktionell traumatischer Hirnschädigung (Commotio cerebri) vor. Bezogen auf den Zeitpunkt des Auftretens der zerebralen Schädigung unterscheidet man zwischen retrograder (Gedächtnislücke für die Zeit unmittelbar vor der Schädigung) und anterograder (Gedächtnislücke für eine begrenzte Zeitspanne nach der Schädigung) Amnesie.

Geordneter Dämmerzustand

Beim sog. geordneten Dämmerzustand (z.B. bei Epilepsie) kann der Patient trotz veränderten Bewußtseinszustandes auch kompliziertere Handlungen ausführen (zur Arbeit fahren, den Haushalt machen oder ähnliches), aber ohne eigentliche Planung und ohne reflexiven Selbstbezug. Nach einem Dämmerzustand besteht eine (nicht immer totale) Amnesie für die Zeit der Umdämmerung.

Transitorische globale Amnesie

Als transitorische globale Amnesie wird ein paroxysmal auftretender und plötzlich endender Zustand extremer Merkschwäche und retrograde Amnesie bezeichnet. Sie tritt überwiegend in der zweiten Lebenshälfte auf. Als Ursache werden vaskuläre Störungen (basiläre Zirkulationsstörungen), aber auch toxische (Alkohol) oder hypoglykämische Ursachen diskutiert.

Orientierungsstörungen

Im Falle von Orientierungsstörungen bzw. Desorientiertheit ist die Fähigkeit aufgehoben, sich in Raum und Zeit und zur eigenen Person zu orientieren. Man findet sie bei Bewußtseinstrübungen, Intoxikation, Korsakow-Syndrom (siehe unten), Demenz und ähnlichem.

Déjà-vu-Erlebnis

Unter déjà vu oder déjà vécu versteht man das Gefühl, gegenwärtig Erlebtes schon einmal genauso gesehen bzw. gehört zu haben. Sie können bei Psychosen, epileptischer Aura aber auch bei Gesunden auftreten.

Korsakow-Syndrom

Der Begriff beschreibt primär die Korsakow-Psychose der chronischen Alkoholiker. Da das Korsakow-Syndrom aber nosologisch unspezifisch ist, wird diese Bezeichnung heute nur noch im Sinne eines unspezifischen organischen Psychosyndroms unter besonderer Betonung der Gedächtnisfunktionen verwendet.

Symptome. Zu den Symptomen gehören:
- Desorientiertheit zu Zeit und Ort
- Störung von Kurz- und Langzeitgedächtnis
- Konfabulationen (Gedächtnislücken werden mit erfundenen oder in keinem Zusammenhang mit der Situation stehenden Berichten gefüllt)

Vorkommen bei organischen Psychosen, Alkoholismus und ähnlichen Krankheitsbildern.

1.4 Denkstörungen

Denkstörungen sind weitgehend krankheitsunspezifisch. Je nachdem, ob der formale Ablauf oder das inhaltliche Ergebnis des Denkprozesses abnorm ist, kann man zwischen formalen und inhaltlichen Denkstörungen unterscheiden.

1.4.1 Formale Denkstörungen

Sie gehören nach E. Bleuler (1856–1939) zu den Grundsymptomen der Schizophrenie und umfassen die nachfolgend genannten Erscheinungsformen:

Denkhemmung

Das Denken ist in seinem Ablauf verlangsamt. Hinter dem mühsamen, verzögerten Denkablauf („ich komme beim besten Willen nicht mit dem kleinsten Gedankenschrittchen voran") kann beispielsweise die allgemeine psychomotorische Hemmung einer depressiven Psychose stecken.

Ideenflucht

Sie ist die typische Denkstörung des Manischen. Der Patient bringt immer wieder neue Einfälle, die flüchtig und unbeständig sind, dabei redet er viel, meist laut und pausenlos, ohne einen etwas längeren Gedankengang zu Ende zu führen.

Zerfahrenheit

Das Denken wirkt zusammenhangslos und inkohärent. Im Extremfall verfehlt die Sprache jede kommunikative Funktion, wenn Worte nur noch bruchstückhaft zusammengesetzt werden („Wortsalat"). Sie ist typisch für schizophrene Psychosen und kann im Kontext der Krankheit durchaus einen Sinn haben.

Denksperre

Sie bezeichnet eine plötzliche Unterbrechung des Gedankenganges, die von den Patienten als Gedankenabreißen empfunden wird. Sie kommt hauptsächlich bei Schizophrenien vor.

Perseveration

Der Begriff bezeichnet das ständige Wiederholen von gleichen Gedanken, Fragen, Befürchtungen und Redewendungen.

Verbigeration

Das stereotype, auch rhythmische Wiederholen von isolierten Wörtern oder Wortbruchstücken wird als Verbigeration benannt.

1.4.2 Inhaltliche Denkstörungen

Sie umfassen überwertige Ideen, Zwangsdenken und Wahnideen. Nach neueren Klassifikationen werden inhaltliche Denkstörungen nicht mehr als echte Störungen des Denkens angesehen. Zur Erklärung der einzelnen Begriffe siehe unten.

1.5 Zwangssymptome

Definition. Zwang (Anankasmus) liegt vor, wenn sich bestimmte Denkinhalte, Vorstellungen oder Handlungsimpulse immer wieder aufdrängen und nicht unterdrückt werden können, obwohl (im Gegensatz zu Wahnvorstellungen) erkannt wird, daß sie unsinnig oder zumindest ungerechtfertigt sind. Zwang ist eine häufige und unspezifische psychische

Reaktionsweise. Leichte, harmlose Zwangserscheinungen finden sich auch beim Gesunden, wenn z.B. einem eine Melodie nicht aus dem Kopf gehen will. Der Zwangskranke fühlt sich hingegen seinen Zwangsgedanken in quälender Weise ausgeliefert und ist dagegen völlig machtlos.

> **Klinischer Fall**
>
> Ein Patient hat die Angewohnheit entwickelt, auf dem Bürgersteig nicht auf die Plattenfugen zu treten, weil er befürchtet, daß sonst seiner Familie ein Unglück zustößt. Er findet diese Verknüpfung selber unsinnig.
> *Verdachtsdiagnose:* Zwangssymptomatik

Zwangseinfälle

Sie beschreiben die Angst, es könne einem etwas zustoßen, man könne abstürzen, überfahren werden usw. Dabei geht es weniger um die eigene Person (wie bei den Phobien) als um andere Menschen (Angehörige), denen etwas passieren könnte, an deren Unglück man Schuld sei (pathologische Schuldgefühle).

Zwangsbefürchtungen

Zwangsbefürchtungen liegen vor, wenn sich immer wieder Befürchtungen mit meist aggressiv-schädigendem, obszönem oder anderem verbotenem Inhalt aufdrängen. Der Patient befürchtet, andere umgebracht oder ruiniert, in der Kirche etwas Obszönes in die Stille hinein gesagt zu haben.

Zwangsimpulse

Zwangsimpulse beinhalten aufdrängendes, meist aggressives Verlangen, jemandem zu schaden (z.B. mit einem Messer, sobald man eins in der Hand hat), jemanden verletzen oder gar töten zu können, Obszönes oder Blasphemisches, also Verbotenes zu vollziehen. Zwangsimpulse werden fast nie verwirklicht, quälen den Patienten aber besonders und führen zu Schuldgefühlen.

Zwangshandlungen

Zwangshandlungen sind Verhaltensweisen, die oft zur Abwehr von Zwangsimpulsen (z.B. zu waschen, zu kontrollieren) oder Zwangsbefürchtungen durchgeführt werden müssen, da sonst Angst entsteht. Beim Zählzwang muß alles, was in kleineren oder größeren Mengen vorkommt (Eisenbahnwagen, Knöpfe des Gegenübers, Formulare etc.), immer von neuem gezählt werden.

Zwangszeremoniell

Bei einem Zwangszeremoniell muß der Patient eine bestimmte Folge häufig wiederkehrender Verhaltensweisen wiederholen, ehe er Ruhe findet.

Vorkommen. Außer bei Neurosen, kommen Zwänge auch bei Depressionen (anankastische Depression), selten bei Schizophrenie (Zwangsimpulse werden dabei nicht als immer unsinnig erlebt) und bei chronischen hirnorganischen Veränderungen (MS, Epilepsie) vor. Zwangsphänomene sind therapeutisch meist nur schwer anzugehen. Die *Prognose* ist auch bei neurotischer Genese trotz Psychotherapie schlecht.

1.6 Wahn

Definition. Wahn beschreibt Vorstellungen und Ansichten, die spontan im Gedankengang des Patienten auftauchen und die – obwohl sie augenscheinlich falsch sind – für den Patienten den Grad einer unabänderlichen, subjektiven Gewißheit und Überzeugung besitzen. Wahnhafte Überzeugungen bedeuten kein bloßer Irrglaube oder verfälschtes Denken. Es handelt sich vielmehr beim Wahn um ein eigenständiges abnormes Erleben, das sich auf die Erfahrung der Ich-Umwelt-Beziehung erstreckt. ==Wahninhalte werden, solange sie aktuell sind, niemals als unsinnig empfunden==. Man muß beachten, daß Wahnvorstellungen nicht vom Patienten ausgedacht oder erfunden sind, sie basieren vielmehr auf primären psychotischen Erlebnissen und Erfahrungen und sind in diesem Kontext zuweilen verständlich. Wahn-

1 Psychiatrische Untersuchung, psychopathologischer Befund

erlebnisse kommen bei den unterschiedlichsten psychischen Erkrankungen vor (siehe unten).

> **Klinischer Fall**
>
> Ein Patient gibt – beim Erblicken eines Strohhalmes auf der Straße – an: der Strohhalm sei eigens für ihn hingelegt als Zeichen, er solle eine bestimmte Frau aufsuchen.
> *Verdachtsdiagnose:* Wahnwahrnehmung

Wahnkriterien

Um wahnhafte Erlebnisse von anderen psychischen Erscheinungen abzugrenzen, wurden bestimmte Wahnkriterien aufgestellt:
- objektive Falschheit der Wahninhalte
- unmittelbare subjektive Gewißheit des Patienten trotz Unvereinbarkeit mit der Realität
- Unkorrigierbarkeit des Wahns auf dem Höhepunkt der Erkrankung

Wahnerlebnisse

Wesentliche primäre Wahnerlebnisse sind:
- *Wahnstimmung:* Sie ist oft die Vorläuferin des eigentlichen Wahns. Der Patient hat zwar noch keine bestimmten, fest umrissenen Wahnideen, wird aber vom Gefühl einer bedrohlichen und unheimlichen Atmosphäre, von einer ungreifbaren Veränderung umgeben („irgend etwas ist los").
- *Wahneinfall:* Plötzliches Auftreten von wahnhaften Überzeugungen. „Dem Patienten ist es auf einmal klar, daß er der uneheliche Sohn des früheren Kaisers ist"
- *Wahnwahrnehmung:* Wahnhafte Fehlinterpretation einer an sich normalen, realen Sinneswahrnehmung, die nur für den Patienten Gültigkeit besitzt (z.B. ein Sackgassenschild als Zeichen für den Weltuntergang)
- *Wahnarbeit:* Ein Denkvorgang, durch den Wahneinfälle, Wahnwahrnehmungen, wahnhafte Erklärungen (Erklärungswahn, siehe unten) und normale Beobachtungen zu einem Wahnsystem logisch verknüpft werden

Wahnthemen

Wahnerlebnisse können die unterschiedlichsten Themen erfassen. Allerdings gestattet die Kenntnis des Wahninhalts noch keine Zuordnung zu einer bestimmten Krankheit.
- *Bedeutungswahn:* Ein zufälliges Ereignis wird mit einer neuen Bedeutung belegt
- *Beeinträchtigungswahn:* Gefühl der Schädigung durch mißgünstige Menschen, fremde Mächte, eine kriminelle Organisation usw.
- *Beziehungswahn:* Der Patient bezieht alle Ereignisse in seiner Umgebung auf sich (oft bei beginnender Schizophrenie)
- *Verfolgungswahn:* die Überzeugung, von anderen Menschen oder Organisationen verfolgt oder überwacht zu werden; besondere Form der Beeinträchtigungswahn; oft bei Schizophrenie
- *Größenwahn:* krankhafte Selbstüberschätzung, der Patient „weiß", daß er zum König oder Propheten erhöht ist
- *Verarmungswahn:* unbegründete Sorgen um die Existenzgrundlage, oft bei depressiven Zuständen und bei älteren Patienten (seniler Verarmungswahn)
- *Erklärungswahn:* kein unmittelbares Wahnerleben; vielmehr beschreibt er einen Versuch des Patienten, sich sein abnormes Verhalten zu „erklären" bzw. zu rechtfertigen, um sich in der krankhaft veränderten Welt zurechtzufinden.
- *Weitere Wahnthemen:* Sie beinhalten Eifersuchtswahn (endogene Psychosen, Alkoholismus), hypochondrischer Wahn (endogene Depression und Schizophrenie), Versündigungswahn (Depression) und andere

1.7 Sinnestäuschungen und Wahrnehmungsstörungen

1.7.1 Sinnestäuschungen

Definition. Als Sinnestäuschungen bezeichnet man allgemein Trugwahrnehmungen aus dem

Gebiet der verschiedenen Sinnesorgane. Man unterscheidet Halluzinationen, Pseudohalluzinationen, Illusionen und Zönästhesien (siehe unten). Sinnestäuschungen kommen als Symptom meist bei endogenen und organischen Psychosen vor. Allerdings treten Sinnestäuschungen in Extremsituationen auch bei Gesunden auf und sind daher allein zur Diagnosesicherung nicht ausreichend.

Halluzinationen

Die Wahrnehmung von Sinneseindrücken ohne vorhandene Sinnesreize ist definitionsgemäß eine Halluzination. Sie werden leibhaftig empfunden und erscheinen als reale Wahrnehmungen. Halluzinationen können alle Sinnesqualitäten betreffen:
- *akustische Halluzinationen:* Der Patient hört Stimmen, die ihn ansprechen, beschimpfen, sein Handeln kommentieren oder ihm Befehle erteilen. Ferner unstrukturierte Geräusche, Klopfen, Schritte etc. Diese werden oft als Signale wahnhaft verarbeitet. *Vorkommen:* Schizophrenie, organische Psychosen und ähnliches.
- *optische Halluzinationen*: Sie können sowohl ungeformte elementare optische Reize, wie Farben und Lichterscheinungen, wie auch Gegenstände, Bilder, Personen, Tiere etc. beinhalten, die Bezug auf den Wahn des Patienten haben. *Vorkommen*: organische Psychosen, Schizophrenie, Delir, Drogen und ähnliches.
- *zönästhetische Halluzinationen:* Leibhalluzinationen betreffen vielfältige abstruse schmerzhaften oder verformenden Körpermißempfindungen (z. B. Brennen, Zerren) oder Körpergestaltsveränderungen („der Rücken wird immer länger"), die den gesamten Körper umfassen oder auch lokalisiert sein können. Auch die Geschlechtsteile sind oft einbezogen. *Vorkommen*: Schizophrenie, depressive Syndrome, Delir und ähnliche.

> **Klinischer Fall**
>
> Ein Patient berichtet: „Während der Arbeit spürte ich immer wieder deutlich eine starke Hitze an den Oberschenkeln und am Geschlechtsteil. Es war eine Aufgeilung, die von einem bestimmten Vorgesetzten von fern erzeugt wurde."
> *Wahrscheinliche Diagnose:* Leibhalluzinationen (leibliches Beeinflussungserlebnis)

Halluzinose

Als Halluzinose bezeichnet man ein vorwiegend oder ausschließlich von Halluzinationen (auf einem einzigen Sinnesgebiet) bestimmtes Krankheitsbild. Bei der *taktilen Halluzinose* oder *Dermatozoenwahn* sind die Patienten unverrückbar davon überzeugt, daß auf ihrer Haut Ungeziefer oder vergleichbares herumkrabbelt und versuchen, diese durch Desinfektionsmittel oder Einfangen zu vertreiben. Weiterhin kommen *olfaktorische* und *gustatorische* Halluzinationen (Sinnestäuschungen im Bereich von Geruch und Geschmack) vor.

Pseudohalluzinationen

Sie werden im Gegensatz zu Halluzinationen als unwirklich empfunden, der Trugcharakter der Wahrnehmungen wird erkannt. Der Patient ist ihnen nicht ausgeliefert. Pseudohalluzinationen werden oft von Wunschvorstellungen oder Angst bestimmt. *Vorkommen*: beim Einschlafen, Bewußtseinsveränderungen (hypnagoge Sinnestäuschungen), autogenem Training, beginnender Schizophrenie und ähnlichem.

Illusionen

Reale Sinneseindrücke (meist Sehen und Hören) werden fehlgedeutet, tatsächlich vorhandenes für etwas anderes gehalten = verkannt (Beispiel: der Baumstumpf im Dunkeln erscheint in der Angst als lauernde Gestalt). Illusionen treten meist unter Affektdruck auf und ermöglichen so Rückschlüsse auf das Erleben eines Menschen, speziell unbewußte Impulse. Illusionen kommen auch bei Schizophrenien vor, sind aber nicht so kennzeichnend wie Halluzinationen.

1.7.2 Wahrnehmungsstörungen

Definition. Von den eigentlichen Sinnestäuschungen werden die einfachen Wahrnehmungsveränderungen unterschieden. So können schon bei Gesunden in bestimmten Situationen die Qualität und Intensität des Wahrgenommenen als verändert empfunden werden. Sinneseindrücke erscheinen farbiger, intensiver (Manie, LSD-Rausch) oder farbloser (schwere Depressionen), weiterhin treten Verschwommensehen, Verzerrtsehen und Farbigsehen auf. Unter *Metamorphopsie* versteht man eine gestörte Wahrnehmung der Größenproportionen (Makropsie = Größersehen; Mikropsie = Kleinersehen).

1.8 Ich-Störungen, Entfremdungserlebnisse

Das Ich bildet den kohärenten Hintergrund für alles bewußte Erleben. Als eine Art innerseelische Struktur, grenzt sich das Ich gegenüber der Außenwelt ab, aber auch nach innen gegenüber Triebimpulsen. „Wichtig ist das Selbstsein des Ich, das sich seiner selbst als wahrnehmend und erlebend, als aktiv bewußt ist" (Feldmann).

1.8.1 Ich-Störungen

Bei Ich-Störungen geht die Einheit der Person und die Einheit des Erlebens verloren. Denken, Fühlen und Wollen verlieren ihre „Ich-Haftigkeit". Die inneren und äußeren Grenzen des Ich werden dabei durchlässig, die Umwelt kann mit Beeinflussungserlebnissen und „gemachten" Erlebnissen ungehindert eindringen. Von K. Schneider wurden die Ich-Störungen als „Symptome ersten Ranges" bei der Diagnose der Schizophrenie herangezogen (siehe Kap. 4).

Als Ich-Störungen im engeren Sinn bezeichnet man:
- *Beeinflussungserlebnisse:* Gedanken, Gefühle und Handeln werden als von außen „gemacht", eingegeben oder als fremdgesteuert empfunden. Der Patient muß z. B. gegen seinen Willen ständig den Kopf zur Seite drehen
- *Gedankenentzug:* Gedanken werden dem Patienten von außen weggenommen, eventuell durch eine bestimmte Person
- *Gedankenausbreitung (Synonym: Gedankenlautwerden):* Der Patient hat das Gefühl, daß andere unmittelbar an seinen Gedanken teilhaben können

> **Klinischer Fall**
>
> Ein Patient berichtet, er habe bemerkt, daß ihm seine Gedanken weggenommen würden. Er werde von jemand dirigiert, z. B. müsse er gegen seinen Willen bestimmte Bewegungen ausführen. Man verursache, vermutlich durch Apparate, in seinen Körper elektrische Ströme, die in Wellen kämen.
> *Wahrscheinliche Diagnose:* Gedankenentzug und Beeinflussungserlebnisse im Rahmen einer schizophrenen Psychose

1.8.2 Entfremdungserlebnisse

Entfremdungserlebnisse sind im Gegensatz zu schizophrenen Ich-Störungen krankheitsunspezifisch. Dabei werden die Umwelt, eigene Handlungen, Gefühle und Empfindungen als verfremdet, unecht oder unwirklich erlebt. Entfremdungserlebnisse werden eingeteilt in:
- *Depersonalisation:* Gedanken und Gefühle, auch Teile des Körpers, werden als fremd, nicht mehr zum Ich gehörig empfunden
- *Derealisation:* Die vertraute Umwelt, die eigene Wohnung, Mitmenschen erscheinen einem fremd, unwirklich, wie durch eine Glaswand getrennt

1.9 Störungen der Affektivität

Definition. Unter Affektivität wird die Gesamtheit von Gefühlsleben, Stimmungen und Emotionen sowie Lust und Unlust verstanden. Die Affektivität bestimmt Richtung und Kraft des Handelns, sie prägt die persönliche Reaktionsweise, den Charakter. Als Affekt bezeichnet man wiederum eine kurzfristige, aber heftige Gefühlsregung mit vegetativen Begleiterscheinungen, auch mit kurzfristiger Einschränkung der Kontrolle und des Bewußtseins, z.B. Freude, Zorn, Trauer, Begeisterung etc. Psychopathologische Affektzustände treten bei bestimmten Psychosen, aber auch beim Gesunden als allgemeine Fehlreaktion auf starken affektiven Druck auf. Formen der Affektivitätsstörung:

- *Affektlabilität:* schneller, meist durch geringfügige Reize auslösbare Stimmungswechsel; *Vorkommen:* normal bei Kindern und Jugendlichen, ferner bei chronischen organischen Psychosen
- *Affekthandlung:* Handlung aus einem plötzlich aufschießenden Affekt (Wut, Trauer) ohne kritisches Abwägen
- *Affektinkontinenz:* mangelnde Affektkontrolle und -steuerung, plötzliches, grundloses Umschwenken von Lachen zum Weinen; *Vorkommen:* organische Psychosen und verwandte Krankheitsbilder
- *inadäquater Affekt (Parathymie):* eine der Situation oder Denken nicht entsprechende Affektäußerung (z.B. Lachen bei einem Begräbnis); *Vorkommen:* Schizophrenie
- *Affektarmut (Athymie):* Mangel an affektiver Ansprechbarkeit, *Vorkommen:* hirnorganisches Psychosyndrom, Residualzustände schizophrener Psychosen, sogenannte Soziopathien und andere
- *Ambivalenz:* gleichzeitiges Nebeneinander gegensätzlicher, miteinander unvereinbarer Gefühle, Gedanken, Absichten („Patient möchte die Hand geben, zieht sie aber gleich wieder zurück"); *Vorkommen:* Schizophrenien, Neurosen

1.9.1 Angst

Angst wird beschrieben als qualvolles Gefühl von Beklemmung und Unsicherheit, indem man sich ohnmächtig Unbekanntem ohne Möglichkeit der Abhilfe ausgeliefert sieht. Freud spricht von einem Zustand hochgespannter Erwartung, der als Unlust verspürt wird und dessen man durch Entladung nicht Herr werden kann. Angst tritt häufig sekundär bei akuten Psychosen auf (normale oder neurotische Reaktion), aber auch häufig bei endogener Depression und Schizophrenie. Man unterscheidet drei Angstformen:

- *Realangst:* stellt sich bei äußerer Bedrohung und Gefahrensituationen ein
- *neurotische Angst:* Hierfür ist die bis zur Panik gesteigerte, freiflottierende, lähmende Angst kennzeichnend, eine Angst, die sich auf kein bestimmtes Objekt oder Situation richtet

Hypochondrie

Hypochondrie ist eine ängstlich übertriebene Selbstbeobachtung der Körperfunktionen, verbunden mit starker Furcht vor eventuellen Krankheiten.

Vorkommen. Psychosen, Neurosen.

1.9.2 Phobie

Zwanghaft (neurotisch) sich aufdrängende, inadäquate, irrationale Angst vor bestimmten Situationen oder Objekten, obwohl die Tatsache, daß die Befürchtungen unangebracht sind, eingesehen wird und dieser Angst häufig auch ein deutlich empfundener innerer Widerstand entgegensteht.

Manche dieser Ängste sind harmlos, krankhaft werden sie dagegen besonders dann, wenn das Sozialverhalten durch die Ängste und die sekundären Vermeidungsstrategien stärker beeinträchtigt wird.

Einige der vielen Formen der Phobie sind:
- *Agoraphobie:* Angst vor offenen Plätzen
- *Aichmophobie:* Angst vor spitzen Gegenständen
- *Akrophobie:* Höhenangst
- *Erythrophobie:* Angst zu erröten
- *Klaustrophobie:* Angst vor geschlossenen Räumen
- *Phobophobie:* Angst vor der Angst
- *Zoophobie:* Angst vor Tieren

Vorkommen. Neurosen, aber auch bei Gesunden.

1.10 Antriebsstörungen und psychomotorische Störungen

1.10.1 Antriebsstörungen

Definition. *Antrieb* wird als eine ungerichtete, hypothetische Kraft definiert, die allen psychischen Vorgängen und allen Bewegungsabläufen zugrunde liegt und individuell verschieden ist. Störungen des Antriebs sind ein häufiges Symptom bei körperlichen Erkrankungen (z. B. Tumorkachexie), endokrinen Störungen, umschriebenen Hirnschädigungen, organischen und endogenen Psychosen sowie Residualsyndromen schizophrener Psychosen. Folgende Formen der Antriebsstörung werden unterschieden:

Antriebsschwäche, -verlangsamung

Fehlende oder unzureichende Spontaneität bzw. schnelle Erlahmung der Affektivität

Vorkommen. Bei asthenischer Persönlichkeit, Depressionen, zerebralen Störungen und organischem Psychosyndrom.

Antriebshemmung

Herabsetzung der Grundstimmung und des Antriebes verbunden mit einer Hemmung der Bewegungen und Entschlußlosigkeit.

Vorkommen. Zyklothyme Depression, organische Psychosen.

Antriebsarmut

Verlust des ursprünglich vorhandenen Antriebes, meist auf Dauer.

Vorkommen. Chronische zerebrale Prozesse und Residualzustände schizophrener Erkrankungen.

Antriebssteigerung/Enthemmung

Starker, kaum zu bremsender Aktivitätsdrang und Betriebsamkeit, die sich bis zum Toben steigern können.

Vorkommen. Manie, maniforme Schizophrenie, Hyperthyreosen, hirnorganische Schädigung und andere Krankheitsbilder.

1.10.2 Psychomotorische Störungen

Siehe auch Kapitel 4.

Katatones Syndrom

Das katatone Syndrom bezeichnet eine Kombination von psychischen und motorischen Störungen mit bizarren Verhaltensweisen. Auffallend sind häufig eckig oder gezierte Bewegungen, die Patienten zeigen häufig Stereotypien, leere Rituale oder Manierismen, in denen bestimmte Bewegungen wiederholt werden (Rumpfschaukeln, Klopfen mit der Hand, Grimassieren usw.). Es können weiterhin zwanghafte Nachahmung von Handlungen und Äußerungen (Echopraxie und Echolalie) auftreten. Erregtheit und Hyperkinesien wechseln mit Stuporzuständen.

Vorkommen. Vorwiegend Schizophrenien, wobei nach der Einführung der Neuroleptika das Auftreten katatoner Symptome selten geworden ist.

Katatoner Stupor

Katatoner Stupor bezeichnet Bewegungsstarre und Reaktionslosigkeit bei erhaltenem Bewußtsein und Wahrnehmung der Umwelt. Der Patient nimmt die Vorgänge seiner Umgebung mit besonderer Empfindlichkeit wahr, kann an ihnen aber nicht teilnehmen. *Katalepsie* ist das Verharren in bestimmten Haltungen und Stellungen, wobei zunächst vom Patienten der passiven Bewegung der Glieder einen leichten (wächsernen) Widerstand entgegenbringen, dann aber die eingenommene, auch unbequeme Stellung, lange Zeit beibehalten.

Vorkommen. Schizophrenien, hirnorganische Erkrankungen, Hysterie.

Katatone Erregung

Eine starke psychomotorische Erregung mit Hyperkinesien und stereotypen Bewegungsabläufen, Schreien, Gestikulieren, Umsichschlagen und Aggressivität findet man im Rahmen der katatonen Erregung. Als Zeichen der Regression auch Einnässen, Einkoten, Exhibitionieren, puerilistisches (kleinkindhaftes) Verhalten. Bei der lebensbedrohlichen Verlaufsform katatoner Psychosen, der pernizösen Katatonie, finden sich neben der psychomotorischen Störung hohes Fieber, Kreislaufstörungen, Exsikkose, Zyanose und Hämorrhagien. Viele katatone Erscheinungen lassen sich zwischen zwei Polen anordnen (siehe Tabelle 14.1.).

Tab. 14.1: Systematik katatoner Symptome (nach Feldmann)

katatone Erstarrung	↔	katatone Erregung
Katalepsie (Haltungsverharren)	↔	Bewegungsstereotypie
Negativismus	↔	Befehlsautomatie

Negativismus. Der Patient tut grundsätzlich das Gegenteil des Verlangten.

Befehlsautomatie. Automatenhaft wird alles Verlangte ausgeführt.

Manierismus. Verschrobenheit und Skurrilität der Sprache, der Körperhaltung, des Ganges usw. Die Bewegungen werden auffällig, bizarr und ritualisiert durchgeführt, als ob sich hinter jeder Geste bestimmte Signale und Bedeutungen verbergen würden.

1.11 Kontaktstörungen

1.11.1 Formen der Kontaktstörungen

Störungen der Kontaktfähigkeit bzw. Kontaktbereitschaft, sowohl in quantitativer als auch in qualitativer Hinsicht, können bei vielen psychiatrischen Krankheitsbildern beobachtet werden, wobei ein direkter ätiologischer Zusammenhang mit der Krankheit nicht in allen Fällen vermutet werden kann. Durch Retrospektivstudien konnte ein prädestinierender Einfluß der Familienverhältnisse auf das spätere Auftreten von z.B. schizophrenen Psychosen aufgezeigt werden (siehe dort). Als besondere kommunikative Konfliktkonstellation wurde die Double-bind-Situation beschrieben: die Hypothese geht bei jeder Kommunikation von einem verbal geäußerten Inhalt und einem nonverbalen Beziehungsaspekt aus. Bei der paradoxen Kommunikation zwischen den Eltern und dem (später schizophrenen) Kind begegnet das Kind widersprüchlichen Aufforderungen, so daß, wie immer es sich auch verhalten mag, es sich stets falsch verhält. Beispiel: eine Mutter sagt zu ihrem Kind: „Willst du nicht zu mir kommen?", äußert dies aber mit feindseligem Ausdruck.

Kontaktstörungen werden im allgemeinen unterteilt in:

- *quantitative Kontaktstörungen:* übersteigerte Intensivierung des Kontaktstrebens (Kontaktfreudigkeit, Distanzlosigkeit), oder eine Herabsetzung der Kontaktfähigkeit
- *qualitative Kontaktstörungen:* betreffen die Stimmungslage, die die Interaktion trägt (traurig, fröhlich, mißtrauisch usw.); *Vorkommen*: Persönlichkeitsstörungen, Neurosen, Psychosen, organische Veränderungen

2 Organische Psychosen

Synonyme. Exogene, körperlich begründbare, symptomatische Psychosen, siehe auch Kapitel Neurologie.

Definition. Der großen Gruppe der organischen Psychosen ist der ätiologisch nachweisbare Zusammenhang mit einer das Gehirn direkt oder indirekt schädigenden, erworbenen Noxe gemeinsam. Mit dem Namen soll ausgedrückt werden, daß es sich hier nicht um selbständige Geistes- oder Gehirnkrankheiten, sondern um psychische Nebenerscheinungen von anderen Grundkrankheiten handelt. Die organischen Psychosen werden traditionell in akute bzw. chronische organische Psychosen unterteilt.

Ätiologie. Ätiologisch sind organische Psychosen unspezifisch, das heißt, das Gehirn reagiert auf die verschiedenen Krankheitsursachen mit einer begrenzten Anzahl von Syndromen. Je nach Art der das Gehirn schädigenden Noxe unterscheidet man:
- *direkte Noxen:*
  - Schädel-Hirn-Trauma
  - hirneigene Erkrankungen (z.B. Entzündungen, Tumoren, Gefäßerkrankungen)
  - Intoxikationen (Medikamente, Alkohol, Drogen, gewerbliche Vergiftungen mit Blei, anderen Schwermetallen, Kohlenmonoxid)
- *indirekte Noxen*
  - infektiöse Allgemeinerkrankungen (z.B. Typhus, Pneumonie, Sepsis)
  - innere Krankheiten: Herz-Kreislauf-Krankheiten, Stoffwechselkrankheiten, Urämie
  - endokrine Störungen: Morbus Basedow, Diabetes
  - Allgemeinleiden: Kachexie, Erschöpfungs- und Hungerzustände, Anämie
  - Operationen: postoperative Psychose

> **Merke!**
> Bei allen organischen Psychosen zunächst raumfordernde intrakranielle Prozesse ausschließen, auch wenn neurologische Symptome (Hirndruckzeichen etc.) fehlen.

2.1 Akute organische Psychosen

2.1.1 Diagnosekriterien

Die Diagnose einer akuten organischen Psychose ist an folgende Kriterien gebunden:
- Nachweis eines relevanten Körperbefundes
- meist zeitliche Parallelität von körperlicher Krankheit und Psychose
- Vorhandensein bestimmter Leitsymptome

Im Gegensatz zu den chronischen organischen Psychosen zeichnen sich die akuten organischen Psychosen durch häufige Reversibilität nach Abklingen der körperlichen Schädigung aus.

2.1.2 Symptomatik

Bestimmte Krankheiten geben den begleitenden psychischen Störungen zwar eine bestimmte Färbung (z.B. eine ängstlich-depressive bei Grippe oder eine ängstlich-delirante bei Herzinsuffizienz), aber im allgemeinen sind die Symptome einer organischen Psychose unspezifisch, das heißt ein Rückschluß vom psychopathologischen Bild auf die Art der Schädigung ist meist nicht möglich. Das Leitsymptom der akuten organischen Psychose sind Bewußtseinsstörungen mit deren quantitativ unterschiedlichen Graden der Wachheit, Aufmerksamkeit und Orientierung (siehe Kap. 1.2). Daneben kommen auch qualitativ-produktive klinische Bilder der organischen Psychose (Desintegration psychischer Abläufe) mit Verwirrtheit, Dämmerzustand und Delir vor. Es können aber auch depressive, ängstliche oder manische Verstimmungen, sowie Wahnsymptome und Halluzinationen auftreten (z.B. euphorisch-expansive Stimmung bei Sepsis). Weiterhin fallen allgemein auf: Verlangsamung des psychischen Tempos, Antriebsminderung bis Stupor, Gedächtnisstörungen, erhöhte Ablenkbarkeit.

> **Merke!**
>
> Alle schweren Infektionskrankheiten können akute organische Psychosen hervorrufen.

Verwirrtheitszustand (amentielles Syndrom)

Eine mehr oder weniger ausgeprägte Bewußtseinstrübung, die mit Desorientiertheit bezüglich Zeit, Ort, Situation und der eigenen Person einhergehen kann. Typisch ist ein inkohärenter Gedankenablauf mit Neigung zum Haften an einzelnen Gedanken verbunden mit Verkennung der Umwelt (mit Ratlosigkeit, Angst, Aggressivität) und eine Amnesie für den Zeitraum der Verwirrtheit.

Vorkommen. Meist bei zerebralen Durchblutungsstörungen, Schädel-Hirn-Traumen und Medikamentenunverträglichkeiten.

Dämmerzustand

Bewußtseinsveränderung mit Einengung und traumhafte Veränderung des Bewußtseins und Fehlen der kritischen Selbstvergegenwärtigung des eigenen Handelns, wobei die Patienten äußerlich besonnen und umsichtig wirken können (z.B. bei geordnetem Dämmerzustand). Dämmerzustände können zeitlich relativ scharf begrenzt sein. Sie gehen meist in einen terminalen Schlaf über, gefolgt von einer Amnesie für die Dauer des Dämmerzustandes.

Vorkommen. Epilepsie, pathologische Rauschzustände und ähnliche.

Delir

Deutlich ausgeprägte Bewußtseinstrübung mit begleitender starker psychomotorischer Erregung und Unruhe. Charakteristisch sind optische (besonders kleine, bewegte Objekte: Tiere, Fäden), eventuell auch akustische Halluzinationen mit bedrohlichem Charakter, Desorientiertheit, Gedächtnis- und Aufmerksamkeitstörungen, illusionäre Verkennung der Umgebung, grobschlägiger Tremor und vegetativ-vasomotorische Symptome (z.B. starkes Schwitzen).

Vorkommen. Alkoholabhängigkeit, hohes Fieber, Intoxikationen, Medikamentenunverträglichkeiten, zerebrale Gefäßprozesse.

Durchgangssyndrom

Es bezeichnet reversible Symptomenkombinationen, die in der Initialphase einer akuten organischen Psychose, vor dem Übergang in eine Bewußtseinstrübung bzw. bei der Rückbildung der Störung nach einer Bewußtseinstrübung durchlaufen werden. Es bestehen qualitative Bewußtseinsveränderungen im Sinne affektiver (depressiver oder maniformer), amnestischer, paranoider oder halluzinatorischer Syndrome.

Korsakow-Syndrom

Hierzu siehe Kapitel 1.3.

2.1.3 Therapie

Die Therapie der akuten organischen Psychose besteht soweit wie möglich, in der Behandlung der Grundkrankheit (z.B. Operation von raumfordernden Prozessen, Behandlung von Stoffwechselkrankheiten etc.). Daneben Überwachung der Vitalfunktionen, zuverlässige pflegerische Überwachung, bei Selbst- oder Fremdgefährdung Einweisung in eine psychiatrische Klinik. Bei Erregung Anwendung von sedativen bzw. neuroleptischen Medikamenten.

2.2 Chronische organische Psychosen

Synonym. Hirnorganisches Psychosyndrom (HOPS).

Definition. Die hirnorganischen Psychosyndrome stellen die wichtigste psychiatrische Krankheitsgruppe im Alter dar. Im Vordergrund stehen Veränderungen der Persönlichkeit und Abbau intellektueller Leistungen. Beim irreversiblen Verlauf kann die Hirnleistungsschwäche schließlich das Ausmaß einer Demenz annehmen. Es besteht im Gegensatz zu akuten organischen Psychosen keine Bewußtseinseintrübung.

Ätiologie. Als Ursache kommen meist einmalige schwere Hirnerkrankungen oder fortschreitende Hirnprozesse in Frage, die sich nach außen zunächst als Leistungsschwäche und organische Wesensänderung äußern. Wichtigste ätiopathogenetisch in Zusammenhang stehende Erkrankungen sind die Alzheimer-Erkrankung und die vaskuläre (Multiinfarkt-)Demenz. Weniger häufig sind degenerative (Morbus Parkinson), infektiöse (progressive Paralyse, Encephalomyelitis disseminata), metabolische (Morbus Wilson = hepatolentikuläre Degeneration, Hypothyreose, Thiaminmangel), toxische (Medikamente, Alkohol) und traumatische Veränderungen.

Klinischer Fall

Ein 17jähriges Mädchen wird wegen einer paranoid-halluzinatorischen Psychose in einer psychiatrischen Klinik behandelt. Seit dem siebten Lebensjahr bestehe ein zunehmend störender Tremor (der sowohl in Ruhe vorhanden ist – Frequenz 7 Hz – als auch erheblich bei Intentionsbewegungen zunimmt).
Wahrscheinliche Diagnose: Morbus Wilson

2.2.1 Symptomatik

Organische Wesensänderung

Als organische Wesensänderung wird eine unspezifische, erworbene, meist irreversible psychische Veränderung der Persönlichkeitsstrukturen beschrieben. Man beobachtet insbesondere eine Antriebsverarmung, erhöhte Reizbarkeit, leichte Verstimmbarkeit, Minderung von Kreativität und Entschlußfreudigkeit, Störung von Auffassung, Gedächtnis, Denken und Orientierung. Typisch ist die Zuspitzung oder Nivellierung vorbestehender Persönlichkeitszüge. Daneben ist die Affektivität bevorzugt betroffen (Affektlabilität und -inkontinenz).

Klinischer Fall

Ein 68jähriger Mann lebt nach dem Tod seiner Frau vor 6 Jahren allein in seiner Wohnung. Zunehmend verdächtigt er in letzter Zeit die Nachbarn, daß sie ihn durch Schikanen, wie nächtliches Geflüster und Klopfen, zum Auszug zwingen wollen. Er gibt an, Gasgeruch zu vernehmen, und fürchtet, vergiftet zu werden. Auf seine Einsamkeit angesprochen, weint er heftig. Über aktuelle Tagesereignisse ist er nicht unterrichtet. Datum und Ort können nicht benannt werden.
Wahrscheinliche Diagnose: paranoid-halluzinatorische Symptomatik im Rahmen eines hirnorganisches Psychosyndroms

Demenz

Der Endzustand der chronischen organischen Psychose mit schwerem Verlust früherer intellektueller Fähigkeiten wird als Demenz bezeichnet. Als Hauptcharakteristikum dieses fortschreitenden geistigen Verfalls steht die Gedächtnisschwäche im Vordergrund; daneben die Störung der Auffassung (das Denken ist verlangsamt, umständlich, zähflüssig, stereotyp und eingeengt) und die Orientierung (zeitlich, räumlich, personenbezogen) sowie die höheren kortikalen Leistungen (Aphasie, Apraxie), bei eventuell noch erhaltener Fassade. Der Patient ist nicht mehr fähig, seine Umwelt kognitiv ausreichend zu erfassen und sich mit ihr wirksam auseinanderzusetzen. Die Prävalenz schwerer Demenzen in der über 65 Jahre alten Bevölkerung liegt zwischen fünf und acht Prozent, wobei die relative Häufigkeit mit zunehmendem Alter wächst. Die Inzidenz beträgt im Mittel über 1%.

2.2.2
Therapie

Bei chronischen oder residualen psychoorganischen Erscheinungen, z.B. nach Trauma oder senilen Abbauerscheinungen, sind ausreichendes und differenziertes Reizangebot, Rhythmisierung des Tagesablaufes, Aktivierung von Leistung, Anregung von Interessen, aber auch spezielle kognitive Trainingsprogramme therapeutisch von Bedeutung.

3 Affektive Psychosen

Synonyme. Zyklothymien, endogene Depressionen, endogene Manien, manisch-depressive Krankheit.

Definition. Als affektive Psychosen werden krankhafte Verstimmungen bezeichnet, die das Erleben der Wirklichkeit deutlich beeinflussen und beeinträchtigen. Psychopathologische Kennzeichen für diese Erkrankung sind das depressive und das manische Syndrom: vorübergehende, meist restlos heilende aber wiederkehrende, miteinander abwechselnde oder sich durchmischende Zustände von Traurigkeit und Hemmung (Melancholie) oder Heiterkeit und Erregung (Manie). Beide Formen können sich bei einem Patienten abwechseln (bipolarer Verlauf) oder aber einzeln auftreten (monopolarer Verlauf).

3.1 Vorkommen und Entstehungsbedingungen

Epidemiologie. Die Prävalenz liegt bei ca. 0,8 % der Geamtbevölkerung; unter 1000 Menschen sind also etwa acht Personen manisch-depressiv. Wenn man aber auch die leichteren manisch-depressiven Verstimmungszustände, die nicht in ärztliche Behandlung kommen, erfassen könnte, so würde sich eine wesentlich höhere Häufigkeitsziffer ergeben. Dabei überwiegen reine monopolare Depressionen mit zwei Drittel der Fälle. Frauen erkranken an Depressionen häufiger als Männer.

Ätiologie.
- *hereditäre Faktoren:* Das Krankheitsrisiko erhöht sich bei erblicher Belastung mit zunehmendem Verwandtschaftsgrad. Bei Eltern, Kindern und Geschwistern von Patienten mit einer manisch-depressiven Psychose beträgt es 10–15 %. Eineiige Zwillinge sind bis zu 70 % konkordant, bei zweieiigen Geschwistern besteht dagegen kaum ein Unterschied zu anderen Geschwistern (20 %).
- *auslösende Faktoren:* Obwohl die häufigere Inzidenz manisch-depressiver Psychosen in der Familie der Patienten für eine Heredität der Erkrankung sprechen, ist noch unbekannt, welche Faktoren von der Erbanlage bis zur manifesten Erkrankung führen. Eine gewisse Rolle scheinen neurobiochemische Funktionsstörungen der Neurotransmitter zu spielen. Aufgrund der Untersuchung der biochemischen Wirkungen der Antidepressiva und des Antihypertonikums Reserpin wurde die Indolamindefizithypothese aufgestellt: so wurden Veränderungen im Bereich des zerebralen Stoffwechsels von biogenen Aminen nachgewiesen. Einige Befunde haben zu der Hypothese geführt, daß es zwei biochemisch differente Formen endogener Depression gibt, bei denen entweder mehr der Serotonin- oder mehr der Noradrenalinmetabolismus gestört ist. Antidepressiva bewirken eine Anreicherung der Transmitter an den Synapsen. Auch hormonelle Störungen sind in diesem Zusammenhang immer wieder diskutiert worden, wobei die sogenannte klimakterische Depression nosologisch nicht sicher abzugrenzen ist.
- *äußere Faktoren:* Neben einer erblichen Komponente wirken wohl äußere Faktoren bei der Entstehung manisch-depressiver Phasen mit: bei einem Teil der Patienten sind somatische (schwere Infektionen, Operationen, Tumorkrankheiten) oder psychische (schwere seelische Erschütterungen bzw. Konflikte) Ereignisse vorausgegangen.

Zyklothyme Psychosen

Zyklothyme Psychosen können monopolar oder bipolar verlaufen. Monopolare Krankheitsbilder zeigen entweder die manische oder die depressive Komponente der Psychose. Monopolare Depressionen überwiegen (ca. 60%). Der Anteil an bipolaren Verlaufsformen beträgt 30–35%. Monopolare Verläufe mit ausschließlichen manischen Phasen sind sehr selten (ca. 5%).

Affektive Psychosen

Sie beginnen meist etwas später als die Schizophrenie. Die ersten Krankheitsphasen gewöhnlich im 3. bis 5. Lebensjahrzehnt, aber auch zum Teil (20%) schon vor dem 20. Lebensjahr, wobei eine frühe Manifestation besonders manischer Phasen als prognostisch ungünstig gilt. Patienten mit bipolaren Zyklothymien erkranken im Durchschnitt früher als Patienten mit monopolar-depressiven Verlaufsformen.

3.2 Endogene Depression

Definition. Der Begriff „endogen" ist in der Psychiatrie überholt. Er wurde im vorigen Jahrhundert eingeführt unter der Vorstellung, daß die Seele unabhängig von Körper und Umwelt, also von „innen heraus" erkranken kann. Heute versteht man unter dem Begriff „endogen" hauptsächlich Krankheiten unbekannter bzw. nicht eindeutiger Genese.

Bei der endogenen Depression ist die traurige Verstimmung (Schwermut, Trübsinn, Niedergeschlagenheit, Hoffnungslosigkeit) häufig ohne erkennbaren äußeren Anlaß, das heißt nicht durch ein bedrückendes Erlebnis ausgelöst. Es handelt sich dabei weniger um Traurigkeit als um das Erleben eines unbegreiflichen Gefühls der Leere, des Nichtfühlenkönnens.

Symptome. Zu den Symptomen gehören:
- *melancholische Grundstimmung*: Gefühl der Gefühllosigkeit → Unfähigkeit zur wärmeren Anteilnahme, zur lebhaften Gemütsregung, Lust-, Interessen-, Freud- und Hoffnungslosigkeit (das Syndrom der „-losigkeit"), Verlust des Interesses an der Umwelt
- *Willenshemmung (Antriebsarmut)*: Gefühl der Entschluß- und Handlungsunfähigkeit, schleppender Gang, schlaffe und gebeugte Haltung, langsame und zögernde Sprache, Stimme wenig moduliert und monoton, Mundwinkel herabgezogen, Nasolabialfalten vertieft. Der Patient kann sich zu nichts aufraffen, braucht für die einfachsten Verrichtungen (Aufstehen, Ankleiden, Essen usw.) unmäßig lange Zeit, kommt mit der Arbeit nicht voran und versagt im Dienst, was ein Minderwertigkeitsgefühl erzeugt und die Verstimmung reaktiv verstärkt.
- *Denkhemmung*: Dem Patienten fällt nichts ein, er ist im Gespräch unproduktiv und einsilbig und kann dem Gedankengang nur schwer folgen; Konzentrations- und Aufnahmefähigkeit sind beeinträchtigt. Das Denken dreht sich karussellartig um ein bestimmtes Thema; zwanghaftes und selbstquälerisches Grübeln.
- *wahnhafte depressive Ideen:* Minderwertigkeits-, Versündigungs-, Verarmungs- und Krankheitswahn (hypochondrische Ideen). Die Versündigungsideen führen zu Selbstvorwürfen, die sich gewöhnlich auf weit zurückliegende oder geringfügige Handlungen und Unterlassungen beziehen: Lügen oder Naschen in der Kindheit usw. Sie können sich ins Maßlose steigern: mancher Depressive glaubt, am Kriege, an der Not seiner Nachbarn, am Unglück der ganzen Menschheit, überhaupt „an allem" schuld zu sein. Im Zusammenhang mit den Wahnideen gibt es auch illusionäre Verkennungen (Fehldeutung von Wahrnehmungen): eine Patientin sieht den Gärtner graben und weiß, daß ihr Grab geschaufelt wird.

Vital-vegetative Symptome

Endogene Depressionen gehen oft mit vital-vegetativen Beschwerden einher → Verlust der Libido und sexueller Ansprechbarkeit, Appetitlosigkeit mit Gewichtsverlust, Obstipation, gelegentlich Amenorrhö, oft hartnäckige Schlafstörungen, die im Zusammenhang mit Störungen der zirkadianen Rhythmik auftreten, Schwere- und Druckgefühl in verschiedenen Bereichen des Körpers.

Unterformen

Angstdepression. In manchen Fällen besteht keine eigentliche Gedrücktheit, sondern nur eine dumpfe Gleichgültigkeit, ein Verblassen aller Gefühle, auch der Liebe zu den nächsten Angehörigen mit gleichzeitigem Kummer darüber. Die Färbung der gedrückten Stimmung kann aber auch mürrisch, gereizt (*agitierte Depression*) sein. Bei der agitierten Depression herrscht anstatt der Hemmung unruhige, ängstlich Betriebsamkeit und gehetzte innere Unruhe.

Larvierte Depression. Von einer larvierten Depression spricht man, wenn die vegetativ-funktionellen Beschwerden (Kopf- und Brustschmerzen, Schlafstörungen, Obstipationen) in den Vordergrund der Krankheit treten. Die untergeordnete depressive Verstimmung und Antriebshemmung führen oft zu Fehldiagnosen und langen Patientenkarrieren.

Spätdepression oder Involutionsdepression. Erstes Auftreten der depressiven Phase nach dem 45. Lebensjahr. Ihr Erscheinungsbild ist oft ängstlich-agitiert oder hypochondrisch-paranoid gefärbt, der Verlauf eher chronisch schleppend.

Organische Depression. Im Zusammenhang mit einer Hirnerkrankung (Tumor, Traumen usw.) oder sekundär als Folge von Beeinträchtigung der Gehirnfunktion bei extrazerebralen Erkrankungen (z.B. toxisch, postoperativ) auftretende Depression.

Klinischer Fall

Eine etwa 40jährige Patientin klagt ohne erkennbaren Anlaß über Symptome, die seit einigen Wochen aufgetreten sind: Druck über dem Brustkorb, Schlafstörung, Leistungsinsuffizienz und Appetitlosigkeit. Die Stimmung ist besonders am Morgen sehr niedergedrückt. Eine gründliche internistische und neurologische Untersuchung erbrachte keinen pathologischen organischen Befund.
Wahrscheinliche Diagnose: endogene Depression

3.3 Endogene Manie

Definition. Psychopathologisch ist die Manie das Gegenstück der Depression: vorherrschend ist die grundlose, euphorisch-gehobene, ansteckend-unbeschwerte oder gereizte, keinen Widerstand duldende Grundstimmung. Die unkritische Selbstüberschätzung führt beim Maniker nicht selten zu Komplikationen.

Symptome. Zu den Symptomen zählen:
- *gehobene Grundstimmung:* Durch übermütige, rosige, strahlende Laune gekennzeichnet. Der Patient wirkt humorvoll und optimistisch. In manchen Fällen kann die Stimmung jedoch gereizt oder zornig sein.
- *Antriebssteigerung:* äußert sich in erhöhtem, kaum zu bremsenden Aktivitätsdrang, in Betriebsamkeit und ungehemmtem Pläneschmieden. Der Patient empfindet vermehrte Körper- und Geisteskräfte, er schläft kaum mehr und meint keinen Schlaf zu benötigen, er ist sexuell leichter ansprechbar. Die starke Selbstüberschätzung kann sich mit dem übersteigerten Überlegenheitsgefühl bis hin zum Größenwahn entwickeln.
- *Ideenflucht:* Typische Denkstörung des Manikers. Das beschleunigte Denken folgt allen sich anbietenden Assoziationen oft oberflächlicher Art. Er redet pausenlos mit überstürzenden Einfällen, springt von einem Thema zum anderen, verliert sich in Nebensächlichkeiten.

Vital-vegetative Störungen

Ebenso wie bei der depressiven Erkrankung treten bei der Manie Störungen der vital-vegetativen Funktionen auf, wobei die Schlafstörungen meist überwiegen. Diese werden aber vom Maniker im Sinne seiner Überlegenheit, seiner gesteigerten Leistungsfähigkeit interpretiert und nicht als quälend empfunden. Durch sexuelle Enthemmung, zügellose Kauflust (neue Autos), Streitsucht bis zur manischen Erregung, unüberlegte Aktivitäten (Firmengründungen) oder besserwisserische Fehlhandlungen (eigenmächtiges Regeln des Straßenverkehrs) kann der Patient in soziale und wirtschaftliche Schwierigkeiten geraten.

> **Klinischer Fall**
>
> Ein 29jähriger Mann wird von seiner Frau zum Arzt gebracht und ist nur mit Mühe zu einem Explorationsgespräch zu überreden, da er sich nicht krank fühlt. Die Frau berichtet von einem starken Bewegungsdrang und Schlafstörungen seit etwa 14 Tagen. Auch in der Exploration bleibt der Mann nicht mehr als ein paar Minuten auf dem Stuhl sitzen, sondern rennt im Zimmer herum. Dabei redet er pausenlos, beschwert sich über seine Eltern und den Arzt, kann in seinen Ausführungen nicht beim Thema bleiben, sprüht vor Ideenreichtum und berichtet von seinen Plänen, Formel-I-Fahrer zu werden. Das Bewußtsein ist klar, Gedächtnis ungestört. Die neurologische Untersuchung zeigt keine pathologischen Veränderungen.
> *Wahrscheinliche Diagnose:* Manie

3.4 Verlauf der affektiven Psychosen

3.4.1 Verlaufsformen

Die Zyklothymie ist, wie bereits erwähnt, eine phasenhafte Erkrankung. Zwischen den einzelnen Krankheitsphasen kommen beschwerdefreie Intervalle von unterschiedlicher Dauer vor. Die Dauer der Krankheitsphasen ist ebenfalls verschieden: depressive Phasen dauern unbehandelt durchschnittlich ein halbes Jahr, manische etwas kürzer. Mit dem Lebensalter nimmt die Phasendauer zu. Altersdepressionen können jahrelang anhalten.

Intervalle

Obwohl über die Dauer und Verlauf der beschwerdefreien Intervalle kaum eine Prognose möglich ist (Dauer von wenigen Tagen bis Jahrzehnten), läßt sich feststellen, daß vor allem bei bipolarem Verlauf der Krankheit die Abstände zwischen den Krankheitsphasen um so kürzer werden, je häufiger die Phasen auftreten.

Hypomanische Nachschwankungen

Beginn und Abklingen der depressiven bzw. manischen Phasen kann allmählich oder abrupt erfolgen. Das Abklingen einer depressiven Phase kündigt sich meist durch einen Anstieg des Körpergewichts, manchmal auch durch angenehme Träume an. Einer depressiven Phase kann eine kürzere, hypomanische Nachschwankung folgen. Zu einem ähnlichen Phänomen kommt es manchmal bei Manien: kurze subdepressive Vor- und Nachschwankungen. Bei der Hypomanie ist die Stimmung deutlich gehoben, es ist jedoch kein Verlust der Kritikfähigkeit zu beobachten.

Subdepressive Nachschwankungen

Im Gegensatz zu den schizophrenen Psychosen führen Zyklothymien zu keinem tiefgreifenden Persönlichkeitsverlust. Es werden aber in einem Drittel der Fälle leichte Veränderungen, wie Restdepressivität, emotionale Labilität oder uncharakteristische asthenische Residualzustände beobachtet.

3.4.2 Prognose

Depressionen haben im allgemeinen eine gute Prognose unter der Voraussetzung, daß sie gründlich diagnostiziert und behandelt werden. Die Probleme bestehen in der Tendenz zur Rezidivierung, die etwa 20% beträgt. Wegen des hohen Suizidrisikos muß bei gefährdeten Patienten eine stationäre Einweisung erfolgen. Die Prognose bei Patienten mit wiederholten manischen Phasen hat sich im Zuge der Erfolge der Lithiumbehandlung verbessert. Im höheren Alter beobachtet man eine Therapieresistenz bei Patienten, die in frühen Phasen erfolgreich behandelt wurden.

Suizidalität

Viele depressive Patienten sind suizidgefährdet, besonders ältere Patienten, die vor der Erkrankung aktiv und entscheidungsfreudig waren und den depressiven Zustand als Versagen oder Schuld empfinden. Insgesamt sterben etwa 15% der depressiven Patienten durch Suizid. Bei gehemmt-depressiven Patienten kann es unter antidepressiver Therapie zu einer Antriebssteigerung ohne gleichzeitige und ausreichende Stimmungsaufhellung kommen. Diese ungleiche Wirkung auf Antrieb und Stimmung steigert das Suizidrisiko. Die Mortalitätsrate ist auch sonst durch weitere somatische Erkrankungen und Unfälle erhöht.

3.5 Diagnostik und Differentialdiagnostik

3.5.1 Diagnostik

Die entscheidenden Merkmale der manisch-depressiven Psychose sind der phasenhafte Verlauf mit Melancholie und Hemmung oder Heiterkeit und Erregung verbunden mit der Stimmungslage entsprechenden, wahnhaften Ideen („affektiven Wahnideen") und das Fehlen der für andere Psychosen sprechenden Symptome. Bei leichteren Fällen kann die Diagnose durch ungenügende Ausprägung oder gänzliches Fehlen wichtiger Symptome erschwert sein.

Anamnese und Testverfahren

Anamnestisch wird häufig zunächst über unspezifische vegetative Beeinträchtigungen geklagt: hartnäckige Schlafstörungen, Obstipationen, Druckgefühl auf der Brust oder dem Bauch, Herzschmerzen, Magenschmerzen usw., wobei die Abklärung organischer Begleiterkrankungen primär vorrangig ist. Zur Differenzierung der Diagnose können diverse Testverfahren (Leistungstests, Beurteilungsskalen, Fragebogenverfahren, Fremdbeurteilungsverfahren) eingesetzt werden.

3.5.2 Differentialdiagnose

Differentialdiagnostisch sollte primär eine organische Depression ausgeschlossen werden, zumal bei dieser eine kausale Therapie anzustreben ist. Als Ursachen hierfür kommen verschiedene Hirnkrankheiten, innere Erkrankungen, Vergiftungen, Infektionen etc. in Frage, die einer neurologischen bzw. internistischen Abklärung bedürfen → nachweisbares Grundleiden, Bewußtseinstrübung, Inkohärenz statt Ideenflucht. Des weiteren sollten endogene Depressionen gegenüber neurotischen und reaktiven Depressionen, sogenannte Erschöpfungsdepressionen, sekundärvitalisierten depressiven Reaktionen und Depressionen im Rahmen von Persönlichkeitsstörungen abgegrenzt werden.

3.6 Therapie

3.6.1 Organische Depressionen

Sie sind – soweit möglich – kausal durch Therapie der Grundkrankheit zu behandeln. In manchen Fällen ist auch der Einsatz antidepressiver Medikamente gerechtfertigt, die aber bei zerebraler Schädigung vorsichtig zu dosieren sind.

3.6.2 Endogene Depressionen

Bei den endogenen Depressionen ist eine Kombination aus medikamentöser und psychotherapeutischer Behandlung notwendig. Leichte und mittlere Formen der Depression können ambulant behandelt werden; bei schweren Formen ist eine Klinikeinweisung notwendig (Suizidrisiko!).

Medikamentöse Therapie

Siehe auch Klinische Pharmakologie, Kap. 20. Die wichtigsten antidepressiv wirksamen Medikamente sind die Gruppe der trizyklischen Antidepressiva, nichttrizyklischen Antidepressiva und die Monoaminooxydasehemmer (MAO-Hemmer). Mittel der ersten Wahl sind die trizyklischen Antidepressiva. Sie wirken kurzfristig über eine Hemmung des präsynaptischen „Re-uptakes" von Noradrenalin und

Serotonin (Steigerung der Transmitterkonzentration) und langfristig durch eine Reduzierung der als krankheitsunterhaltend angesehenen, erhöhten postsynaptischen β-Rezeptoren (Downregulation).

Trizyklische Antidepressiva. Je nach Vorherrschen und Färbung der Grundsymptomatik kommen verschiedene Gruppen von trizyklischen Antidepressiva zur Anwendung:
- *Amitriptylintyp*: depressionslösend und leicht dämpfend, z.B. Doxepin, Trimipramin; *Indikation*: agitiert-ängstliche Zustände
- *Imipramintyp*: depressionslösend und psychomotorisch aktivierend, z.B. Clomipramin, Dibenzepin; *Indikation*: vital-depressives Syndrom ohne starke Antriebshemmung
- *Desimipramintyp*: depressionslösend und psychomotorisch stark aktivierend, z.B. Desipramin, Nortriptylin; *Indikation*: gehemmt-apathisches depressives Syndrom

> **Merke!**
> Die hemmungslösende Wirkung antriebssteigernder Antidepressiva kann vor ihrer stimmungsaufhellenden Wirkung eintreten und die Suizidalität erhöhen. Daher ist initial die zusätzliche Gabe eines Tranquilizers erforderlich.

MAO-Hemmer. Entsprechend der Symptomatik erfolgt die Auswahl eines Präparates. MAO-Hemmer, z.B. Moclobemid, sind primär stark antriebssteigernd (cave: bei Persistieren der depressiven Verstimmung Suizidgefahr!), vegetativ labilisierend (Blutdruckveränderungen) und stimmungsaufhellend. Aufgrund der geringen therapeutischen Breite und starken Nebenwirkungen werden ältere, irreversible MAO-Hemmer in erster Linie nach Versagen einer vorausgegangenen Antidepressivatherapie eingesetzt (zur Wirkungsweise, Nebenwirkungen und Dosis der einzelnen Medikamente siehe Klinische Pharmakologie, Kap. 20).

Lithium. Wirkt nicht unmittelbar antidepressiv, jedoch antimanisch, hat rezidivprophylaktische Wirkung und sollte eingesetzt werden, wenn innerhalb von drei Jahren mindestens zwei Phasen (depressiv oder manisch) aufgetreten sind (Faustregel).

Schlafentzug

Als kurzfristig sehr wirksame Ergänzung zur medikamentösen Therapie → nach durchwachter Nacht bei 60–80% der Patienten Besserung von Stimmung und Antrieb. Im Erfolgsfall ist zur Stabilisierung 3mal Schlafentzug in wöchentlichem Abstand erforderlich. Vorteil: keine Nebenwirkungen!

Elektrokrampftherapie

Obwohl antidepressiv gut wirksam, wird sie seit Einführung der Psychopharmaka kaum noch angewandt. Bei schweren, therapieresistenten Depressionen und Stuporzuständen sowie bei unbeeinflußbarer Suizidalität ist die Elektrokrampftherapie nach wie vor indiziert.

Psychotherapie

In der akuten Phase hat die Psychotherapie eine begleitende und stützende Funktion: der Patient sollte ernst genommen werden und persönliche Zuwendung erhalten.

> **Merke!**
> Aufdeckende Deutungen und ständige Appelle, sich „zusammenzureißen", können die Suizidalität erhöhen!

Erst nach Remission oder Besserung können längerfristige Therapieansätze erfolgen: Versuch, Risikostrukturen der Persönlichkeit (Anklammerungstendenzen; Aggressionsunterdrückung aus Angst vor Liebesentzug) zu bearbeiten bzw. mit dekompensationsträchtigen Situationen adäquater umgehen zu lernen. Außerdem Bearbeitung prämorbider Probleme, Konflikte, belastender Situationen, aber auch derjenigen Probleme, die durch die Erkrankung entstanden sind (am Arbeitsplatz, innerhalb der Familie). Wichtig sind auch verhaltenstherapeutische und kognitive Trainingsverfahren: schrittweiser Aufbau von Aktivitäten zugleich mit kognitiven Verstärkungen, um dem Patienten wieder positive Erfahrungen zu vermitteln und Aktivitäten wieder attraktiv zu machen (siehe auch Kap. 10).

3.6.3 Manie

Der Patient sollte davor bewahrt werden, in seinem überschießenden Tatendrang verschwenderisch Geld auszugeben und kritiklos Geschäfte abzuschließen (eventuell Einrichtung einer Vermögenspflegeschaft).

Medikamentöse Therapie

Zur akuten medikamentösen Dämpfung der starken affektiven Ansprechbarkeit und Nivellierung der Grundstimmung wird bei der Manie eine Kombination von stärker antipsychotisch wirkenden Neuroleptika (z. B. Haloperidol) und mehr dämpfenden Neuroleptika (z. B. Levomepromazin) eingesetzt. Lithiumsalze sind nicht nur akut therapeutisch wirksam, sondern auch zur Prophylaxe im Intervall zwischen den Phasen geeignet.

4 Schizophrene Psychosen

Definition. Unter schizophrenen Psychosen wird eine Gruppe psychischer Störungen zusammengefaßt, die trotz ihrer mannigfaltigen klinischen Symptomatik, durch die zunehmende Desintegration und Zersplitterung der Persönlichkeit und ihrer Beziehung zur Umwelt gekennzeichnet ist. Der Kontakt zur Umwelt ist gestört. Emotionale Stabilität und Denken sind beeinträchtigt. Die Krankheit geht meist mit Denkstörungen, Wahnideen, Sinnestäuschungen, Gefühls-, Antriebs- und Ich-Störungen sowie absonderlichem, unverständlichem Verhalten einher und führt oft in chronisch fortschreitendem oder schubweisem Verlauf zu bleibenden Persönlichkeitsveränderungen (Defekten).

4.1 Vorkommen und Entstehungsbedingungen

Epidemiologie. Schizophrene Psychosen sind außerordentlich häufig: etwa 0,8–1,0 % der Gesamtbevölkerung erkranken zu irgendeiner Zeit ihres Lebens an einer schizophrenen Störung. Zeitereignisse (Kriege, Hunger, Arbeitslosigkeit) scheinen auf die Erkrankungshäufigkeit keinen Einfluß zu haben. Die Prävalenz beträgt etwa 0,4 %, die Inzidenz 15–40/100 000. Menschen zwischen 15 und 45 Jahren, also in der aktivsten Lebenszeit, sind besonders betroffen. Mehr als die Hälfte aller Schizophrenien beginnt vor dem 30. Lebensjahr. Männer und Frauen erkranken etwa gleich häufig, wobei die Erkrankung bei Frauen durchschnittlich später beginnt (durchschnittliches Erkrankungsalter beträgt bei Männern etwa 30, bei Frauen 36 Jahre). Die *Hebephrenie*, als eine Unterform der Schizophrenie, tritt häufiger im Jugendalter auf (siehe unten). *Spätschizophrenien* werden Erkrankungen jenseits des 40. Lebensjahres genannt. Es sind meist chronisch verlaufende paranoide Formen, die bei ausschließlicher Wahnsymptomatik und gut erhaltener Persönlichkeit auch als *Paraphrenie* bezeichnet werden.

Ätiologie. Für die Schizophrenie wird eine multifaktorielle Ätiologie postuliert. Folgende Faktoren spielen eine Rolle:
- *familiäre Häufung:* Analog zur Zyklothymie wird auch bei der Schizophrenie eine familiäre Häufung beobachtet, die mit dem Verwandtschaftsgrad zunimmt: es finden sich bei 10 % der Eltern schizophrener Patienten ebenfalls Schizophrenie, 10 % bei den Geschwistern, etwa 7 % bei den Halbgeschwistern und 14 % bei den Kindern, falls der Betreffende einen gesunden Partner heiratet. Heiratet der schizophrene Patient einen anderen Schizophrenen, so steigt der Prozentsatz auf 50 %. Die Konkordanzrate beträgt bei eineiigen Zwillingen 40–60 %, bei zweieiigen Zwillingen ist sie der von normalen Geschwistern gleich.
- *Vulnerabilität:* Es wird eine erhöhte Vulnerabilität des Individuums beobachtet, die in einer Störung von Informationsverarbeitung und emotionalen Stabilisierungsfunktionen besteht. Diese kann bedingt sein durch organische (frühkindlicher Hirnschaden, genetische Disposition, Störung des dopaminergen Transmitterstoffwechsels) oder psychosoziale (Defizite der Sozialisation) Faktoren.
- *Streß:* Auf der Grundlage dieser erhöhten Vulnerabilität kann Streß zu kognitiven und affektiven Dysfunktionen führen, die sich bis zur manifesten psychotischen Dekompensation hochschaukeln können. Als Stressoren gelten insbesondere somatisch und psychisch belastende Lebensereignisse (z. B. Generationsvorgänge, familiäre Konflikte), psychosoziale Überstimulation

und kommunikative Konfliktsituationen (z. B. Double bind, siehe oben).
- *schizoide Primärpersönlichkeit:* Viele Autoren sehen eine schizoide Primärpersönlichkeit für die Ätiologie der Schizophrenie als bedeutend an: kühle, meist ruhelose, träumerisch exzentrische oder einsame Menschen, die außerdem schüchtern, sensitiv und mißtrauisch wirken und mit zunehmendem Alter immer unfähiger werden, mit der äußeren Realität fertig zu werden und anderen zu vertrauen. Etwa 35–50 % der Patienten zeigen zuvor Persönlichkeitszüge dieses Zuschnitts.

Dekompensation. Ob es zu einer manifesten schizophrenen Dekompensation kommt, hängt manchmal auch davon ab, inwieweit dem Betreffenden wirksame Bewältigungsstrategien zur Verfügung stehen. Diese können sein: aktive Auseinandersetzung mit dem problematisch gewordenen Wirklichkeitsbereich oder Rückzug und Ausweichen in weniger belastende Situationen.

4.2 Symptomatik

Wesentliche Zustandsbilder der Krankheit können unter den nachfolgend genannten fünf Hauptgesichtspunkten subsummiert werden, die jedoch nicht scharf voneinander zu trennen sind.

Denkstörungen

Die schizophrene Denkstörung kann auch als „verschwommen" bezeichnet werden. Der Denkprozeß selbst ist gestört; die Assoziationen verschiedener Wörtern können nicht klar voneinander unterschieden werden. Folgende Symptome sind kennzeichnend:

Zerfahrenheit. Der Zusammenhang eines Gedanken mit dem vorhergehenden ist gelockert, das Denken entgleitet dem Patienten, es wird vage und faselig. Beispiel: „als lebensernsten Anzeige Ernährerdank der ganzen Konkursschuldner Besitzstand in Stadtroda euch unsichtbaren alten Fischer Riesen Lebensgroßmächte Jesuitan" usw.

Gedankenabreißen. Ein zunächst flüssiger Gedankengang bricht plötzlich ab.

Begriffsverschiebungen. Ein Begriff wird durch einen anderen belegt oder nicht in seinem ursprünglichen Kontext verwendet.

Sprachstörungen. Die Sprechweise Schizophrener wirkt oft abstrus, verschroben, maneriert, pathetisch oder umständlich. Die Sprache verliert langsam ihre kommunikative Funktion. Es kommen vor:
- *Verbigerationen:* stereotypes, auch rhythmisches Wiederholen von Wörtern und Satzteilen
- *Kontamination:* unübliches Zusammenfügen von Wörtern zu einem neuen Begriff (Beispiel: „Glasverrenkung")
- *Neologismen:* Wortneubildungen, die nur noch für den Patienten selbst eine sprachliche Bedeutung haben. Beispiel: „Makulamana ist laki geblieben im Wift"

Ich-Erlebnisstörungen

Die subjektiven Grenzen der Persönlichkeit wirken verwaschen, das Ich transparent. Die schizophrenen Ich-Störungen werden auch als Störungen der Meinhaftigkeit bezeichnet: eigene seelische Vorgänge, Akte und Zustände werden als von außen und von anderen „gemacht" erlebt. Störungen des Ich-Erlebens sind:
- Gedankeneingebung
- Gedankenentzug
- Gedankenausbreitung
- das Gemachte
- Willensbeeinflussung

Näheres hierzu siehe Kapitel 1.8.

> **Klinischer Fall**
>
> Ein Patient berichtet, daß unbekannte Personen ihm Gedanken aufzwingen, daß ihm auch Gedanken weggenommen würden und er wie ein Roboter von außen gelenkt und dirigiert werde.
> *Wahrscheinliche Diagnose:* Schizophrene Störung des Ich-Erlebens

Störung der Affektivität

Bei schizophrenen Verstimmungen ist die vorherrschende Gefühlslage im Gegensatz zu den modulationsfähigen manisch-depressiven Verstimmungen auffallend gleichbleibend. Die emotionale Schwingungsfähigkeit ist stark beeinträchtigt und die gefühlsmäßige Ansprechbarkeit herabgesetzt („Affektsteifigkeit"). Es kann zu Störungen des emotionalen Erlebens (z.B. ängstliche, depressiv-mißtrauische, ekstatische Verstimmung), der Kontaktfähigkeit und des Antriebes (Antriebsminderung, dranghafte Enthemmung, Störung der Impulskontrolle) kommen. Es werden folgende Arten von Störung der Affektivität beschrieben:

Ambivalenz. Gleichzeitiges Auftreten unvereinbarer, gegensätzlicher Gefühlsregungen oder widersprüchlicher Strebungen. Der Gegensatz wird nicht bewußt erlebt.

Autismus. Verlust der Realitätsbeziehung. Von der Umwelt abgekapselt, bezieht sich das Erleben in erster Linie auf die eigene Person. Als sogenannter sekundärer Autismus bedeutet er eine sekundäre Insichgekehrtheit als Vermeidungs- und Schutzreaktion.

Parathymie. Gefühlsreaktionen entsprechen nicht dem Gesagten bzw. dem jeweiligen Gedankeninhalt. Die Patienten bringen manchmal die grausigsten Ideen lächelnd vor oder weinen über Belangloses. Diese „Spaltung" von Denkinhalten und dazugehörigem Gefühlston ist im Namen der Krankheit zum Ausdruck gebracht worden.

Wahnvorstellungen und Sinnestäuschungen

Wahnerlebnisse und Sinnestäuschungen treten bei der Erstmanifestation schizophrener Erkrankungen häufig auf. In der primären Wahnstimmung treten Wahnideen aus einem alles durchdringenden Gefühl von bedeutungsvoller Verworrenheit auf. Es kann sogar zu mysteriösen Überzeugungen von unerklärbaren Veränderungen im Universum oder im Innenleben kommen. Von außen betrachtet erscheint der schizophrene Wahn uneinfühlbar und unverstehbar. Tieferes Eindringen in das schizophrene Erleben, in die Lebensgeschichte des Patienten und in seine besondere Psychodynamik macht jedoch vieles einfühlbar und läßt auch den Wahn als eine besondere Konsequenz einer Persönlichkeitsentwicklung verstehen.

> **Klinischer Fall**
>
> Ein Polizeileutnant klopft in einem Kaffeehaus mit dem Knöchel auf die Tischplatte. Ein in der Nähe sitzender Schizophrener fühlt sich dadurch als ein „Beklopfter" (d.h. Dummkopf) verhöhnt. (nach Kloos)
> *Wahrscheinliche Diagnose:* schizophrener Beziehungswahn

Wahnformen. In der Schizophrenie häufig vorkommende Wahnformen sind: Beziehungswahn, Bedeutungswahn, Beeinträchtigungswahn, Verfolgungswahn, Größenwahn, Verarmungswahn, Erklärungswahn (Näheres siehe Kap. 1.6). Wesentliche primäre Wahnerlebnisse sind Wahnstimmung, Wahneinfall und Wahnarbeit.

Akustische Halluzinationen. Besonders charakteristisch für die Schizophrenie sind akustische Halluzinationen, Stimmen, die den Patienten beim Namen rufen, ihn beschimpfen, Unheil prophezeien, ihn warnen, bedrohen, manchmal auch loben, mit kritischen Bemerkungen sein Handeln kommentieren oder ihm Befehle erteilen (imperative Halluzinationen). Die Stimmen werden oft wegen ihrer Rätselhaftigkeit selbst zum Ausgangspunkt wahnhafter Deutungen. Seltener kommen Geruchs- und Geschmackshalluzinationen vor. Illusionäre Verkennungen, Pseudohalluzinationen und zönästhetische Halluzinationen (abnorme Leibesempfindungen) werden dagegen öfters angegeben.

Störung des Antriebs und der Psychomotorik

Die ganzheitliche Bewegungsgestalt der Körpermotorik und die Ausrichtung der Bewegungen an der Umwelt sind „gespalten", blockiert,

oder die Energie wird sinnlos freigesetzt. Symptome sind:
- *Stupor:* Zustand gespannter Reglosigkeit, der hellwache Patient spricht und bewegt sich kaum noch
- *Katatone Erregungszustände:* stürmische Bewegungsunruhe (Tobsucht), unbändiger Rededrang, Schreien, Heulen, Schimpfen mit Gefahr der Selbstverletzung oder Angriffe auf die Personen der Umgebung; Dauer von wenigen Minuten bis Tagen; heute, nach der Einführung der Psychopharmaka, selten
- *Automatismen:* Bestimmte Bewegungsabläufe und Redensarten werden stereotyp ständig wiederholt
- *Katalepsie:* Bestimmte Körperteile des Patienten können in beliebige Stellungen gebracht werden und verharren darin
- *Negativismus*: Der Patient verweigert sich jeder äußeren Einwirkung oder macht das Gegenteil von dem, was vom auslösenden Motiv her erwartet wird
- *Mutismus:* Beharrliches Schweigen bei intaktem Sprechorgan

Perniziöse Katatonie

Perniziöse Katatonie ist eine heute dank der Einführung wirksamer Psychopharmaka selten gewordene, akut tödlich verlaufende Katatonie mit hohem Fieber und psychomotorischer Unruhe mit Übergang in Bewegungsstarre und dem Ausdruck innerer Gespanntheit. Das Krankheitsbild stellt eine der wenigen verbliebenen Indikationen für Elektrokrampfbehandlung dar.

Besondere Prägnanztypen

Die traditionellen klinischen Varianten der Schizophrenie werden in vier Unterformen unterteilt obwohl die Kategorien nicht klar abgrenzbar sind:

Paranoid-halluzinatorische Form. Das klinisch vorherrschende Bild wird durch Sinnestäuschungen, Wahnbildungen und Denkstörungen geprägt. Schizophrenien mit weitgehend paranoid-halluzinatorischer Symptomatik beginnen meist später als andere Unterformen. Fragwürdige Prognose.

Katatone Form. Tiefgreifende Störung der Psychomotorik im Sinne des Stupors einerseits oder im Sinne von Erregungszuständen. Psychomotorische Unruhe, Echolalie, Mutismus, Hyperkinesien, Stupor, Katalepsie. Akut katatone Schizophrenien haben im allgemeinen eine gute Prognose.

Hebephrene Form. Meist in der Pubertät beginnend mit läppisch-albernem Verhalten, verbunden mit einer bizarren Sprechweise, exzentrischem Auftreten sowie mit flüchtigen Halluzinationen und unsystematischen Wahnvorstellungen. Die Denkzerfahrenheit setzt bei hebephrenen Patienten sehr schnell ein und führt fast immer zu bleibenden Persönlichkeitsveränderungen.

Schizophrenia simplex. Chronisch-schleichender Verlauf verbunden mit gering ausgeprägten formalen Denkstörungen, langsamer Antriebs- und Affektverarmung und dem Auftreten einer apathischen Indifferenz gegenüber der realen Welt. Der meist progrediente Verlauf ist prognostisch ungünstig, da es oft zu ausgeprägten Residualzuständen kommt.

4.3 Verlauf

Schizophrene Psychosen sind häufig durch einen schubweisen Verlauf gekennzeichnet. Nach einem Vorstadium (meist Monate, manchmal Jahre) mit empfindlicher Reizbarkeit, Unzugänglichkeit, subdepressiver oder hypochondrischer Verstimmung und ähnlichem, beginnt die Psychose akut ($2/3$ der Fälle) oder langsam ($1/3$ der Fälle).

Stadien

Ein Schub dauert im Schnitt etwa drei Monate, der Patient ist in den Intervallen gesund. Eine frühe Diagnose mit anschließender Behandlung ist für die Langzeitprognose der Schizophrenien wichtig. Unbehandelt heilen höchstens 20 % der Schizophrenien ohne Residuen ab. Auch bei wiederholten Schüben kann die Schizophrenie folgenlos für die Persönlichkeit abheilen. Die Mehrheit der Erkrankungen hinterläßt mehr oder weniger gravierende Residualbilder. Diese sind durch das dauerhafte Bestehen der schizophrenen Grundsymptome Denkstörung, Affektverarmung und Antriebsstörung gekennzeichnet.

Prognose

Nach Abklingen der Ersterkrankung kann die Schizophrenie unterschiedlich weiter verlaufen. Folgende Kriterien sprechen erfahrungsgemäß für eine günstige Prognose der Erkrankung:
- akuter Krankheitsbeginn
- ausgeprägte depressive oder manische Verstimmungen
- psychoreaktive Auslösung des Schubes
- unkomplizierte Persönlichkeitsstruktur mit Bewältigungsfähigkeit und gute soziale Integration vor Beginn der Erkrankung

Prognostisch ungünstige Faktoren sind:
- schizoide Persönlichkeitszüge mit Kontaktstörungen
- früher oder schleichender Krankheitsbeginn
- häufige Schübe

> **Merke !**
> Akuter Beginn und dramatische Symptomatik sind eher günstig, schleichender Beginn und chronifizierter Verlauf sind eher ungünstig.

4.4 Diagnostik und Differentialdiagnostik

Die Diagnose Schizophrenie darf nur gestellt werden, wenn alle organischen und exogenen Faktoren, die teilweise in ihrem psychopathologischen Bild schizophrenen Psychosen entsprechen, ausgeschlossen werden können.

4.4.1 Diagnosekriterien

Von großer diagnostischer Bedeutung ist die Tatsache, daß das schizophrene Zustandsbild bei klarem Bewußtsein auftritt, und nicht etwa in einem Zustand der Desorientierung, wie bei organischen Psychosen. Meist ist der Schizophrene örtlich und zeitlich genau orientiert, obwohl ihn Ort und Zeit nicht interessieren. Der verwirrte, an einer organischen Psychose leidende Patient hingegen ist desorientiert.

Für die Diagnose Schizophrenie sind im akuten Zustand die von K. Schneider (1887–1967) eingeführten Symptome des ersten Ranges von Bedeutung, bei den chronischen Zuständen vor allem die Grundsymptome nach E. Bleuler (1856–1939); (siehe Tabelle 14.2).

Tab. 14.2: Die zur Diagnose der Schizophrenie herangezogenen Symptome

nach Bleuler	Grundsymptome:	akzessorische Symptome:
	Denkstörung	Halluzinationen
	Affektstörung	Wahnideen
	Antriebsstörung	katatone Symptome
	Ambivalenz	
	Autismus	
	Zerfahrenheit	
nach Schneider	**Symptome 1. Ranges:**	**Symptome 2. Ranges:**
	Gedankeneingebung	Wahneinfall
	Gedankenentzug	Ratlosigkeit
	Gedankenausbreitung	andere Halluzinationen
	Gedankenbeeinflussung	(optische, olfaktorische und
	akustische Halluzinationen	gustatorische Verstimmungs-
	leibliche Beeinflussungs-	zustände)
	erlebnisse (Zönästhesien)	

Akutes Stadium

Die Symptome ersten Ranges sind:
- Gedankeneingebung, Gedankenentzug, Gedankenausbreitung, Gedankenbeeinflussung: Erlebnisse des von anderen Gemachten und Beeinflußten im Fühlen, Streben, Wollen und Denken
- Wahnwahrnehmung
- akustische Halluzinationen: Stimmenhören in Form von Rede und Gegenrede, kommentierender und anredender Stimmen
- leibliche Beeinflussungserlebnisse

Symptome zweiten Ranges

Zu den Symptomen zweiten Ranges gehören: Wahneinfall, Ratlosigkeit, Zönästhesien und andere Halluzinationen (optische, olfaktorische, gustatorische, etc.) und erlebte Gefühlsverarmung und Verstimmungen.

Chronisches Stadium

Zu den Grundsymptomen gehören Denkstörungen, vor allem Denkzerfahrenheit; Störung der Affektivität; die Affektivität verflacht und wird zum Teil inadäquat; Ambivalenz; Autismus.

4.5 Therapie

Die Behandlung schizophrener Patienten muß neben der Pharmakotherapie auch soziotherapeutische und rehabilitative Maßnahmen umfassen. Im Einzelfall kann die Behandlung mit Psychopharmaka zunächst Vorrang haben. Sie schafft durch Beseitigung schwerster Störungen erst die Vorbedingungen für Psychotherapie und sozialpsychiatrische Maßnahmen.

4.5.1 Medikamentöse Therapie

Siehe auch Klinische Pharmakologie, Kap. 20.1.
Im Vordergrund steht die Behandlung mit Neuroleptika, die je nach Präparat eine unterschiedlich starke dämpfende bzw. normalisierende Wirkung hinsichtlich psychomotorischer Erregung, aggressiver Verhaltensweisen, affektiver Spannungen psychotischer Wahrnehmungsstörungen und Wahngedanken aufweisen. Die Halluzinationen werden rückläufig, und die quälenden Wahnerscheinungen nehmen an Schwere ab. Denkstörungen, Autismus und Antriebsstörungen sprechen weniger gut an.

Auswahl der Medikamente

Die Auswahl des geeigneten Präparates erfolgt nach der Zielsymptomatik:

Hochpotente Neuroleptika. Bei akuten Krankheitszuständen, produktiv-psychotischer Symptomatik, starker motorischer Erregung werden z.B. Haloperidol oder Glianimon eingesetzt.

Niederpotente Neuroleptika. Zusätzlich werden bei psychomotorischer Unruhe, Schlafstörungen usw. Levomepromazin, Promethazin u.a. appliziert.

Nebenwirkungen

Die Intensität der therapeutischen Wirkung auf eine produktiv-psychotische, schizophrene Symptomatik ist bei Neuroleptika mit starker neuroleptischer Potenz ausgeprägter als bei Neuroleptika mit schwacher neuroleptischer Potenz. Umgekehrt verhält es sich mit den vegetativen Nebenwirkungen (Hypotonie, Tachykardie, Mundtrockenheit): die Neuroleptika mit starker neuroleptischer Potenz zeichnen sich gegenüber den schwach potenten Neuroleptika durch geringere sedative und vegetative Nebenwirkungen aus.

> **Merke!**
> Die starken Neuroleptika sind schwächer bezüglich vegetativer Nebenwirkungen.

Therapieverlauf

Je nach Applikationsweise (p.o., i.m., i.v.) tritt der dämpfende Effekt nach Minuten bis zu einer Stunde, der antipsychotische Effekt aber erst nach Tagen bis Wochen ein. Die medikamentöse Behandlung wird bei einer Erstmanifestation der Schizophrenie für 3–6 Monate nach Vollremission fortgesetzt. Nach zwei bis drei schizophrenen Phasen innerhalb weniger Jahre wird zur Rezidivprophylaxe in der Regel eine Langzeitneurolepsie (mit Depotneuroleptika, z.B. Flupentixoldecanoat) eingeleitet.

Zu Wirkungsweise, Nebenwirkungen sowie Wechselwirkungen der Neuroleptika mit anderen Medikamenten siehe Klinische Pharmakologie, Kap. 20.1.

4.5.2 Elektrokrampfbehandlung

Die Elektrokrampftherapie, ausgelöst durch Ströme von 400–800 mA mit 60–130 Volt, die ein bis sechs Sekunden lang zwischen zwei an den Schläfen angelegten Elektroden durch den Kopf geleitet werden, stellte vor der Einführung der medikamentösen Therapie die wichtigste Behandlungsmaßnahme bei unbeherrschbaren katatonen Zuständen dar. Heute ist die Indikation schwersten Formen der perniziösen Katatonie vorbehalten.

4.5.3 Psychotherapie

Zu Beginn der Behandlung ist das persönliche Gespräch des Arztes mit dem Patienten sowohl für die Diagnostik als auch für die Therapie unerläßlich. Eine initiale stationäre Einweisung und Applikation von Neuroleptika sind häufig der einzige Weg, um die eskalierte Situation, die von Furcht und gegenseitigen Mißverständnissen zwischen Patient und Umwelt getragen ist, zu stabilisieren. Nach dem Abklingen der akuten Störungen stehen neben der Pharmakotherapie supportive Maßnahmen, psychotherapeutische Gespräche und soziale Hilfen im Vordergrund. Eine aufdeckende analytische Therapie ist in den wenigsten Fällen angebracht (siehe auch Kap. 10).

Psychotherapeutische Gespräche

In psychotherapeutischen Gesprächen wird versucht, zu dem verworrenen, ängstlichen oder mißtrauischen Patienten einen Kontakt herzustellen. Der Patient soll spüren, daß man ihm gerne hilft, daß man seine Nöte mitempfindet und daß man ihn ebenso achtet wie einen geistesgesunden Patienten. Die Grundhaltung des Therapeuten wird von uneingeschränktem Annehmen des Patienten bestimmt. Eine Schwierigkeit der Psychotherapie besteht in der Neigung mancher Patienten, den Therapeuten in ihr Wahnsystem einzubeziehen.

Soziotherapie

Die Förderung der Kontaktmöglichkeiten durch Anregung zur Zusammenarbeit in Stations- und Beschäftigungsgruppen ist ebenfalls ein wichtiges Therapieinstrument. Monotonie, Leerlauf und Sich-selbst-überlassen-Bleiben müssen vermieden werden. Besonders Patienten mit sogenannten Minussymptomen (psychomotorische und sprachliche Hemmung, Motivationslosigkeit, Affektverflachung, kognitive Störungen) bedürfen einer stärkeren sozialen Stimulation.

> **Merke!**
> Keine Überforderung des Patienten durch pausenlose Aktivität und affektive Nähe!

Verhaltenstherapie

Bei der Verhaltenstherapie werden Grundsätze des operanten Konditionierens angewandt, um ein wünschenswertes soziales Verhalten zu fördern. Familientherapeutische Ansätze dienen der Aufklärung der Familie über die Erkrankung und den adäquaten Umgang mit dem Patienten. Zur Veränderung des emotionalen Familienklimas ist in Einzelfällen eine explizite Familientherapie möglich.

Soziotherapie, Rehabilitation

Ergotherapie. Die Ergotherapie soll Eigentätigkeit und Freude an Selbstgeschaffenem aktivieren und damit Selbstbestätigung vermitteln. Das Training kognitiver und sozialer Fertigkeiten in Therapiegruppen fördert die korrekte

Wahrnehmung einer Situation, die Kommunikation darüber und adäquate soziale Verhaltensweisen.

Tageskliniken. Die Langzeittherapie erfolgt ambulant in Tageskliniken, ausgenommen sind Patienten mit schweren Residualbildern, die nicht mehr allein für sich sorgen können. Die Tagesklinik ist eine Übergangseinrichtung mit dem Ziel der Rehabilitation bzw. Vermeidung stationärer Aufenthalte. Hier werden Patienten betreut, die nicht mehr voll hospitalisierungsbedürftig sind oder solche, die bei psychotischen Rezidiven keiner vollstationären Versorgung bedürfen. Nach der beruflichen Wiedereingliederung kann bei Patienten mit ungünstigem sozialen Hintergrund eine Unterbringung in Nachtkliniken erfolgen.

5 Abhängigkeit von Alkohol, Arzneimitteln und illegalen Drogen

5.1 Allgemeines über Abhängigkeit (Sucht)

Definition. Zu allen Zeiten haben Menschen natürliche oder eigens dazu hergestellte Stoffe verwendet, um eine Veränderung ihres Bewußtseins (auch mit Halluzinationen) zu bewirken, die Antriebslage zu steigern oder herabzusetzen, die Leistungsfähigkeit zu verbessern, einen Zustand der Euphorie oder die Dämpfung von Angst oder Schmerzen zu erreichen. Nach Definion der WHO ist die *Abhängigkeit* definiert als unwiderstehlicher Drang, ein Suchtmittel einzunehmen, um entweder ein Gefühl des Wohlbefindens zu erzielen, oder um Mißempfindungen auszuschalten.

Sucht

Rauschgiftabhängigkeit (Medikamentensucht, Toxikomanie) ist wiederum definiert als ein Zustand periodischer oder chronischer Intoxikation, der durch wiederholten Gebrauch einer – natürlichen oder synthetischen – Droge hervorgerufen und für das Individuum und die Gemeinschaft schädlich ist. Die Übergänge von normalem (freiem) Genießen über Gewöhnung zur Abhängigkeit sind fließend. Jede Leidenschaft kann zur Abhängigkeit entarten. Beispiele für nichttoxische Sucht: Machtsucht, Spielsucht. Unter *Mißbrauch* (Abusus) versteht man den qualitativ oder quantitativ abweichenden Gebrauch eines chemischen Stoffes, Medikaments oder Genußmittels.

Zu den *Merkmalen der Abhängigkeit* gehören:
- psychische und/oder physische Abhängigkeit von Rauschmitteln
- Tendenz zur Dosissteigerung (Toleranzentwicklung)
- unwiderstehliches Verlangen, den Drogeneffekt zu wiederholen
- Bedürfnis, sich die Drogen um jeden Preis zu beschaffen (Drogenkriminalität)
- charakteristische Abstinenzsyndrome bei der Entziehung
- Folgeschäden für das Individuum und die Gemeinschaft

Suchtmittel. Die Merkmale der Abhängigkeit werden in hohem Maße von den pharmakologischen Eigenschaften des Suchtmittel bestimmt. Wichtig hierbei ist die Suchtpotenz, die einer Stoffgruppe zukommt. Nach diesen Gesichtspunkten wurden von der WHO die Abhängigkeiten in acht verschiede Prägnanztypen nach den verwendeten Stoffgruppen geordnet:
- Drogenabhängigkeit vom Morphintyp
- Barbiturat-Alkohol-Typ
- Kokaintyp
- Cannabistyp
- Amphetamintyp
- Halluzinogentyp
- Khattyp

Polytoxikomanie. Abhängigkeit von mehreren Suchtmitteln, gleichzeitig oder nacheinander. Bei der Drogenabhängigkeit werden zur Wirkungssteigerung zusätzlich Benzodiazepine oder Barbiturate eingenommen.

Progredienz. Die Progredienz einer Abhängigkeitsentwicklung wird stark durch das Suchtpotential der Droge bestimmt; so entwickelt sich eine Abhängigkeit vom Morphintyp weit schneller als eine vom Alkoholtyp. Kokain und Cannabis erzeugen eine nur geringe körperliche Abhängigkeit, hier ist die psychische Abhängigkeit von größerer Bedeutung.

Entstehung und Entwicklung von Abhängigkeit

Es existiert keine eigentliche „Suchtpersönlichkeit", allerdings kommen überdurchschnittlich häufig empfindsame und verschlossene Persönlichkeitstypen vor, die übergewissenhaftes Verhalten und übertriebenes Leistungsstreben an den Tag legen und bei Diskrepanz von Leistungswunsch und -fähigkeit unter Insuffizienzgefühlen leiden. Es finden sich daneben passive, bequeme Persönlichkeiten mit einem Reizhunger oder einer Stimmungslabilität und Frustrationsintoleranz. Nicht selten bestehen Symptome einer erlebnisreaktiven und neurotischen Persönlichkeitsentwicklung.

Abhängigkeitsmotive. Motivationen, die zur Entwicklung von Abhängigkeit führen können, sind häufig:
- Bekämpfung von Schmerz oder Schlafstörungen
- Lösung von Angst
- Leistungssteigerung
- Beeinflussung von dysphorisch-depressiven Verstimmungszuständen
- Betäubung („Nichts-mehr-wissen-Wollen")
- Berauschung
- Steigerung der Erlebnisfähigkeit

Soziokulturelles Milieu. Bestimmte Mechanismen beeinflussen im Sinne von positiver oder negativer Verstärkung die Entstehung von Abhängigkeit: Suchtgewohnheiten innerhalb der Gesellschaft (Alkohol, Zigaretten), Ablehnung des Leistungsprinzips einer Industriegesellschaft, Zugänglichkeit zur Droge, Modeerscheinungen. Die Abhängigkeitsentwicklung ist in Progredienz und Intensität nach Abhängigkeitstyp, Persönlichkeitsstruktur und Lebensalter unterschiedlich (siehe unten).

Präventive Maßnahmen

Wegen der großen Verbreitung von Suchtkrankheiten kommt der Prävention eine entscheidende Rolle zu. Wichtig sind die sachgerechte, aber nicht drohende oder dramatisierende Information und Aufklärung, besonders von Jugendlichen. Einen wichtigen Einfluß hat die Modellwirkung der Eltern als Vorbild für einen verantwortlichen und kontrollierten Genußmittelverbrauch. Eine Verbesserung des sozialen Image von nichttrinkenden Personen muß mit einem Abbau des positiven Image des Konsumenten („ein Mann kann etwas vertragen") einhergehen. Die Zahl der Abhängigen insgesamt läßt sich durch gesetzgeberische Maßnahmen (Spirituosenverteuerung durch Besteuerung, Strafe bei Alkohol im Straßenverkehr, Verbot der Werbung) senken.

Auswirkungen der Sucht

Die Abhängigkeit geht in der Regel mit gravierenden Folgeschäden für das Individuum und die Gemeinschaft einher. Als individuelle Auswirkungen der Abhängigkeit kommen vor:
- psychische Auswirkungen (z.B. Wesensänderung, Interessenverlust, Störung der Kritikfähigkeit)
- körperliche Auswirkungen (z.B. vegetative Störungen, Schlafstörungen, Gewichtsverlust, neurologische Ausfälle)
- soziale Auswirkungen (z.B. Suizidgefährdung, sozialer Abstieg, Kriminalität)

Therapie

Die Patienten müssen ermutigt werden, ohne den Mißbrauch von giftigen und gefährlichen Substanzen ihr Leben zu gestalten. Als Behandlungsziele gelten Abstinenz, psychosoziale Stabilisierung und Nachreifung der Persönlichkeit. Entziehung ist zwar unerläßlich, aber allein unzureichend: nur die intensive psychosoziale Betreuung innerhalb eines informierten, unterstützenden Umfeldes (Angehörige, Arbeitskollegen, Nachbarn, Freunde) führt nach der Entgiftung über die Entwöhnung zur Freiheit von Abhängigkeit. Mit Ausnahme der Drogen vom Barbiturattyp erfolgt die Entziehung abrupt (siehe unten).

5.2 Alkoholabhängigkeit

Epidemiologie. Man rechnet in der Bundesrepublik mit etwa 2–3% (1,6 bis 2,4 Millionen) behandlungsbedürftigen Alkoholikern und einer Alkoholismusgefährdung von 4–5%. Unter den Patienten von Allgemeinkrankenhäusern sind 11–14%, unter den von psychiatrischen Krankenhäusern etwa 20–35% Alkoholiker, 70% davon sind Männer. Unter Frauen und Jugendlichen wird in den letzten Jahren eine Zunahme der Suchtprobleme beobachtet. Das Verhältnis Männer:Frauen lag bis vor einigen Jahren noch bei 10:1, inzwischen beträgt der Anteil der Frauen ein Viertel der Erkrankungsfälle. Der Pro-Kopf-Verbrauch an reinem Alkohol beträgt in der Bundesrepublik 12,5 Liter im Jahr, der Bierverbrauch, seit Jahren der höchste in der Welt, jährlich etwa 150 Liter pro Person.

Diagnose. Die Diagnose Alkoholabhängigkeit stützt sich auf ein *abweichendes Trinkverhalten*, auf Zeichen körperlicher und psychischer Abhängigkeit sowie auf die unterschiedlichen Folgeschäden. Dabei zeigt sich das abweichende Trinkverhalten besonders in der Trinkmenge (als Richtlinie gelten mehr als 80 g reiner Alkohol täglich und/oder mehr als 240 g Alkohol mehrmals im Monat) und Trinkmuster (morgens trinken, heimlich trinken, in sozial unangemessenen Situationen trinken).

5.2.1
Entwicklung und Formen des Alkoholismus

Nach Bleuler versteht man unter Alkoholismus „den Gebrauch alkoholischer Getränke, der dem Individuum oder der Gesellschaft oder beiden schadet". Mit dieser Definition wird ausgesagt, daß der Alkoholiker unter einer Krankheit leidet, die in soziopsychosomatischen Begriffen gesehen werden muß. Der Terminus Alkoholismus wird heute als allgemeiner Oberbegriff für Alkoholmißbrauch schlechthin und die verschiedenen psychiatrischen Krankheitsbilder gebraucht, die mit Alkoholmißbrauch im Zusammenhang stehen. Es sind dies die Alkoholabhängigkeit sowie die akuten und chronischen Alkoholpsychosen.

Prägnanztypen nach Jellinek

Jellinek (1960) führte die Unterscheidung zwischen fünf verschiedenen Prägnanztypen des Alkoholismus ein (siehe Tabelle 14.3). Zwischen diesen Typen gibt es Übergänge, sie sind aber nicht als Stadien einer Entwicklungsreihe aufzufassen.

- *Alphatyp*: Konflikttrinker ohne Kontrollverlust bei gewisser psychischer Abhängigkeit, Fähigkeit zur Abstinenz erhalten
- *Betatyp*: Gelegenheitstrinker (periodisch aufgrund von Trinksitten), keine psychophysische Abhängigkeit, kein Kontrollverlust
- *Gammatyp*: Suchttrinker mit psychischer Abhängigkeit, Kontrollverlust, später ebenfalls physische Abhängigkeit
- *Deltatyp*: Gewohnheitstrinker, ausgeprägte physische Abhängigkeit ohne Abstinenz-

Tab. 14.3: Typeneinteilung der Alkoholkrankheit nach Jellinek

Typ	Bezeichnung	Kontrollverlust	Klinik, Folgen	Abhängigkeit
Alpha	Konflikttrinker	kein Kontrollverlust	Übergang in Gammatyp möglich, keine Spätfolgen	nur psychisch
Beta	Gelegenheitstrinker	kein Kontrollverlust	Übergang in Epsilontyp möglich, keine Spätfolgen	keine Abhängigkeit
Gamma	Suchttrinker	Kontrollverlust, aber abstinenzfähig	Toleranzentwicklung, soziale Spätfolgen	erst psychisch, dann auch physisch
Delta	Gewohnheitstrinker	kein Kontrollverlust nicht abstinenzfähig	Spiegeltrinker, ohne Rausch	physisch
Epsilon	Quartalstrinker	Kontrollverlust, aber abstinenzfähig	„Dipsomanie", teilweise als larvierte Depression anzusehen	psychisch

möglichkeit, kein Kontrollverlust (oft in Weinanbaugebieten anzutreffen)
- *Epsilontyp*: episodischer Trinker mit episodischem Kontrollverlust („Quartalstrinker", Dipsomanie)

Kontrollverlust

Unter den zentralen Begriff des Kontrollverlustes („kann kein Glas stehenlassen") wird ein Zwang zu kontinuierlichem Abusus mit durchgehend physischer Abhängigkeit verstanden. Delta- und Gammaalkoholismus charakterisieren die Alkoholkrankheit (Alkoholismus) im engeren Sinne. Die übrigen Typen können als Vorformen aufgefaßt werden.

Phaseneinteilung

Allgemein, besonders jedoch beim Gammatyp, lassen sich in der Entwicklung zur schweren Alkoholkrankheit die präalkoholische, prodromale, kritische und chronische Phase differenzieren, ohne daß diese Stadien bei allen Alkoholikern nachweisbar sind. Auch die Zeitspanne, in der sich diese Entwicklung abspielt, variiert: sie beträgt im Durchschnitt sechs bis zwölf Jahre, kann sich aber auch, zumal bei Beginn des Alkoholmißbrauchs in der Jugend, auf zwei bis drei Jahre reduzieren. Außer dem Lebensalter sind aber auch andere Faktoren, wie Persönlichkeitsstruktur, individueller Metabolismus und das Trinkmuster bedeutsam. In der Praxis ist es wichtig, die initialen Stadien des Alkoholismus, die voralkoholische und prodromale Phase, den Alpha- und Betatyp zu kennen, um noch vor Entwicklung schwerwiegender und irreversibler körperlicher, psychischer und sozialer Schäden therapeutisch bzw. präventiv intervenieren zu können (siehe auch Innere Medizin, Herz und Gefäße, Kap. 9 und Neurologie, Kap. 5).

Toleranzentwicklung

Die Toleranzentwicklung ist beim Alkohol ausgeprägt, in späteren Stadien nimmt die Toleranz jedoch wieder ab, so daß bereits geringe Alkoholmengen zur Intoxikation führen.

Therapie. Die Behandlung des Alkoholabhängigen wird üblicherweise in vier Phasen eingeteilt: sogenannte Kontakt-, Entgiftungs-, Entwöhnungs- und Nachsorgephase. Die Kontaktphase kann Tage bis Monate dauern, die Nachsorgephase erstreckt sich bis zum Lebensende. Hierzwischen liegen die relativ kurzen Entgiftungs- und Entwöhnungsphasen. Je nach Erfahrung des Therapeuten können auch Ansätze der Verhaltenstherapie, Selbsthilfegruppen (Anonyme Alkoholiker) und zur Linderung der Entzugserscheinungen Clomethiazoltherapie hilfreich sein. Clomethiazol darf allerdings wegen der Gefahr der Ateminsuffizienz und Abhängigkeit nur im Rahmen des Alkoholentzugssyndroms kontrolliert und zeitlich begrenzt eingesetzt werden. Für die Interaktion zwischen Arzt und Patient ist es wichtig:
- zu erkennen, daß eine Änderung der gegenwärtigen Situation erforderlich ist („So geht es nicht mehr weiter")
- zu akzeptieren, daß für eine Änderung Hilfe durch andere notwendig ist („Ich schaffe es nicht allein")
- die angebotenen Hilfe zu akzeptieren („Ich lasse mir helfen")
- den Alkoholikerstatus anzuerkennen („Ich bin ein Alkoholiker")
- das Abstinenzziel anzuerkennen („Ich darf überhaupt keinen Alkohol mehr trinken")
- das Ziels einer allgemeinen Lebensumstellung anzuerkennen („Ich muß mein Leben anders gestalten, wenn ich abstinent bleiben will")

Alkoholrausch

Trunkenheit ist die Form einer akuten Alkoholintoxikation, die in der Schwere abhängig ist von Art und Menge des Getränks und der Zeitspanne, in der es getrunken wurde, sowie der persönlichen Alkoholverträglichkeit und dem augenblicklichen Gesamtzustand (Ermüdung, Hunger, Verstimmung).

Symptome. Zu den Symptomen gehören:
- verlangsamte ZNS-Funktionen, gestörte Koordination, Nystagmus
- erhöhte Magen-Darm-Motilität (Aspirationsgefahr durch Erbrechen)

- Koma mit Blutdruckabfall, Tachykardie, Hypoglykämie, Areflexie, Atemlähmung, Bewegungsstörungen

Therapie. Die Behandlung sollte aufgrund der Gefährdung von Vitalfunktionen stationär (internistisch oder psychiatrisch-neurologisch) erfolgen (siehe Notfallmedizin und Klinische Pharmakologie). Als Standardmedikation zur Linderung der Entzugserscheinungen während der akuten Entgiftungsphase hat sich Clomethiazol (Distraneurin®) bewährt. Die Anfangsdosis orientiert sich an der Schwere der Abhängigkeit (z.B. zwei Kapseln alle vier Stunden) und wird mit Nachlassen der Entzugssymptomatik (psychomotorische Unruhe, Tremor usw.) langsam ausgeschlichen.

Die Akutbehandlung, das heißt die Entgiftungsphase, sollte als eine der vier Behandlungsphasen (siehe oben) des Alkoholabhängigen gesehen werden. Eine Anschlußheilbehandlung in speziellen Rehabilitationseinrichtungen kann durch Weiterführung und Vertiefung der eingeleiteten therapeutischen und sozialpsychiatrischen Maßnahmen stabilisierend auf den Therapieerfolg wirken.

Komplikationen

Delirium tremens (Alkoholdelir). Akute delirante Psychose mit gesteigerter motorischer Aktivität (z.B. Nesteln) verbunden mit Desorientiertheit, vermehrter Suggestibilität, inkohärentem Denken, meist optischen Halluzinationen, Schlaflosigkeit und in schweren Fällen epileptiformen Entzugsanfällen. Auftreten meist am zweiten oder dritten Tag der Abstinenz, aber auch früher möglich. Häufig in der Folge von akuten Erkrankungen, nach Unfällen und Operationen. Unbehandelt endet das Delir in 15 bis 30 % der Fälle letal.

Pathologischer Rausch. Unter dem sehr seltenen pathologischen Rausch versteht man eine Alkoholunverträglichkeit mit epileptiformen Erregungszuständen, Dämmerzuständen, Halluzinationen und Amnesie nach vergleichsweise geringen Alkoholmengen. Mögliche prädisponierende Faktoren: Hirntraumen, Zerebralsklerose, starke seelische Erregung.

> **Klinischer Fall**
>
> Ein Patient, von dem ein langjähriger Alkoholabusus bekannt ist, berichtet, seit mehreren Tagen Stimmen zu hören, die ihn bedrohen. Es seien viele und sehr laute Stimmen, so als ob das ganze Dorf, in dem er wohne, sich versammelt habe. Aus Angst, daß man ihn totschlagen wolle, wage er kaum noch die Wohnung zu verlassen und verstecke sich vor seinen Feinden.
> *Wahrscheinliche Diagnose:* Alkoholhalluzinose

5.3 Mißbrauch und Abhängigkeit von Arzneimitteln

Definition. Als Medikamentenabhängigkeit oder -mißbrauch wird der nicht bestimmungsgemäße Gebrauch einer Gruppe von Medikamenten in bezug auf Indikation, Dosis und Dauer der Applikation bezeichnet. Am häufigsten handelt es sich hierbei um
- Analgetika
- Sedativa/Hypnotika
- Tranquilizer
- Laxantien

Epidemiologie und Entstehungsbedingungen. Die Zahl der Abhängigen von (auf Rezept oder frei erhältlichen) Medikamenten wird in der Bundesrepublik auf 250 000 bis 900 000 geschätzt. Der Mißbrauch ist sicher um vieles größer. Der Umfang des Medikamentenmißbrauchs ist schwer zu fassen, da die Symptome einer Abhängigkeit und körperliche Schäden erst spät auftreten. Der Pro-Kopf-Verbrauch an Arzneimitteln ist in den letzten Jahren ständig angestiegen. Analgetika, Psychopharmaka und Sedativa/Hypnotika werden mit zunehmendem Alter häufiger verschrieben.

Analgetika

Analgetika (z.B. Salizylate, Phenazetin, Pyrazolon, aber auch Coffein und Codein) werden mißbräuchlich bei Verstimmungen, Kopfschmerz, Spasmen sowie zur Stimulation und Leistungssteigerung verwendet. Frauen sind häufiger betroffen als Männer.

Hypnotika

Hypnotika (z.B. Barbiturate, Chloralhydrat, Piperidinderivate) werden bei Schlafstörungen, Spannung und Unruhe verwendet. Nach längerem Verbrauch aber auch tagsüber (mit zum Teil extrem hohen Dosen) zur Steigerung des Antriebs und Provokation von rauschhaften Zuständen.

> **Merke!**
>
> Barbiturate werden wegen ihrer erheblichen Nachteile nicht mehr zur Therapie von Schlafstörungen eingesetzt.

Benzodiazepine werden als Tranquilizer verwendet bei: Schlafstörungen, Unruhe, Spannung, Angst, Phobien, vegetativen Störungen und Verstimmungen. Die einzelnen Benzodiazepinderivate sind bei Abhängigen weitgehend austauschbar. Zu unterscheiden ist die (relativ seltene) Hochdosisabhängigkeit von der Niedrigdosisabhängigkeit.

Niedrigdosisabhängigkeit. Es werden kontinuierlich niedrige Dosen des Medikaments eingenommen, die meist die ursprünglich verordnete Menge nicht überschreiten. Die Abhängigkeit ergibt sich aus der Befürchtung, daß bei einer Unterbrechung der Therapie die Beschwerden wieder auftreten könnten. Die Therapie besteht in einem konsequenten Absetzen.

Hochdosisabhängigkeit. Aufgrund der früher eintretenden Nebenwirkungen relativ bald auffällig. Eine Muskelerschlaffung (weiche Knie, Artikulationsstörung) verbunden mit depressiver Verstimmung und Antriebsstörungen sollte an einen Benzodiazepinabusus denken lassen. Therapeutisch wird die Tagesdosis unter stationären Bedingungen langsam ausgeschlichen.

5.4 Abhängigkeit von illegalen Drogen

5.4.1 Entwicklung

Drogenabusus und Drogenabhängigkeit waren in Europa bis in die sechziger Jahre kein allgemeines Problem. Opium- und Kokainabhängigkeit waren selten, Barbiturate und Amphetamine wurden meist von Hausärzten über lange Zeiträume neurotischen Patienten verschrieben. Dadurch waren zahlenmäßig nur wenige junge Menschen betroffen.

5.4.2 Faktoren der Entstehungsbedingungen

In den sechziger Jahren begann der Abusus von Opiaten, speziell von Heroin, anzusteigen. Es entwickelten sich Modeströmungen, häufig wurden viele Drogen gemischt und intravenös injiziert. Rauschdrogen werden heute meist vor dem 20. Lebensjahr aufgenommen. Mehr als 90% aller Abhängigen haben ihre erste Drogenerfahrung durch Freunde, die sie in den Gebrauch einführen. Wie oben bereits erwähnt, können bei der Entstehung von Drogenabhängigkeit folgende Faktoren eine Rolle spielen:
- psychopathische Persönlichkeitsstörungen
- Insuffizienzgefühle, Kontakthemmung, dysphorische Stimmung
- erlebnisreaktive und neurotische Störungen
- chronische Schlafstörungen oder Schmerzzustände
- soziokulturell bedingte Verhaltensstile im Umgang mit Drogen
- Verwöhnung und Mangel an Versagung in der Kindheit

Drogenkarriere

Einstiegsdroge ist nach Huber vielfach Haschisch. Aus Probieren und Nachahmen wird nur bei einem Teil der Fälle gewohnheitsmäßiger Drogengebrauch mit Übergang zu harten Drogen (Heroin, LSD, Amphetamin, Kokain). Zumindest am Anfang kommt es immer wieder zu Versuchen, den Abusus aufzugeben oder auf weniger gefährliche Stoffe umzusteigen. Rückfälle verstärken jedoch die Resignation. Schließlich dreht sich alles um den Stoff. In diesem Stadium verliert der Abhängige die sozialen Kontakte. Weitere *Komplikationen* ergeben sich aus den Folgekrankheiten des Rauschdrogenabusus (Unterernährung, Hepatitis, AIDS).

Einzelne Substanzen

Siehe auch Klinische Pharmakologie, Kapitel 18, 20, 23.

Opiate. (Morphin, Heroin, Codein sowie synthetische Morphinersatzmittel Dolantin, Polamidon). Regelmäßiger Gebrauch führt zu ausgeprägter psychischer und physischer Abhängigkeit, Toleranzentwicklung und in der Folge zu Entzugserscheinungen. Oft findet man eine Aushöhlung der Persönlichkeit bei noch erhaltener „Fassade". Zahlreiche *Nebenwirkungen*: Miosis, Hypotonie, Bradykardie, Wechsel von Obstipation und Diarrhö, Potenzstörungen, Schlafstörungen, Müdigkeit, Gewichtsverlust, Leistungsabfall, Antriebsminderung.

Barbiturate. (z. B. Phenobarbital); in der Folge treten auf psychische und physische Abhängigkeit, Toleranzentwicklung und Entzugserscheinungen. Die Psychopharmakologie dieser Substanzen ähnelt dem Alkohol → Beeinträchtigung der höheren zerebralen Funktionen, Erniedrigung der Hemmschwelle, Verlängerung der Reaktionszeit. Entwicklung einer ausgesprochenen Toleranz durch Synthese kataboler Enzyme in der Leber. Bei manchen Menschen wirken Barbiturate nicht sedativ-hypnotisch, sondern zentral erregend und euphorisierend (paradoxe Wirkung).

Kokain. Kokaingebrauch führt zur Entwicklung einer starken psychischen Abhängigkeit, keiner oder nur mäßigen physischen Abhängigkeit, fehlende Toleranz. Beim Kokainrausch wird das „euphorische Stadium" (Antriebssteigerung, inhaltloses Glücksgefühl, Steigerung des Selbstwertgefühls und der Libido, Halluzinationen) vom „depressiven Stadium" (Umschlagen in Angst und Depression) unterschieden. Beim chronischen Kokainkonsum (Kokainismus) kommt es häufig zu paranoid-halluzinatorischen Psychosen, Inappetenz, Abmagerung und taktilen Mikrohalluzinationen.

Halluzinogene. (LSD, Meskalin, Psilocybin). Es kommt zu Entwicklung einer psychischen aber nicht physischen Abhängigkeit. Bei Anwendung von LSD werden häufig Durchgangssyndrome, Halluzinationen und illusionäre Verkennungen beobachtet. Nachhallphänomene (Flash back) können noch Monate nach Absetzen auftreten. Akut treten eine starke Mydriasis und Veränderung im EEG auf.

Psychostimulantien. (Amphetamin, Theophyllin, Dimethyxanthin); es handelt sich um eine chemisch heterogene Gruppe von psychisch anregenden, hauptsächlich antriebssteigernden Pharmaka (sogenannten Designerdrogen). Das subjektive Leistungsgefühl wird stärker gesteigert als die objektive Leistungsfähigkeit. Einzige Indikation für Amphetamine: Hyperkinesie bei Kindern, Narkolepsie.

Cannabistyp. Der Gebrauch führt zu psychischer, aber nicht physischer Abhängigkeit (umstritten); fehlende Toleranzentwicklung (z.B. Haschisch, Marihuana). Als Folge von längerem Cannabisabusus kann sich ein Passivierungssyndrom mit Interessenschwund und Verwahrlosungstendenzen entwickeln.
Therapie
- *stationäre Entziehung und Entgiftung:* Barbiturate und Tranquilizer werden fraktioniert, Opiate abrupt entzogen. Beim Auftreten von Abstinenzerscheinungen Gabe von Neuroleptika (ggf. zusätzlich Antidepressiva).
- *Aufdeckung der Motive*
- *Entwöhnungsbehandlung:* In speziellen Behandlungseinrichtungen für Drogenabhängige werden durch Individual- und Gruppenpsychotherapie, autogenes Training und andere Entspannungsübungen eine Stärkung der Persönlichkeit zur drogenfreien Lebensgestaltung geübt. Intensive, langfristige Fürsorge auch durch Selbsthilfeorganisationen ist notwendig.

6 Erlebnisreaktionen, Neurosen, Persönlichkeitsstörungen

6.1 Erlebnisreaktionen

Definition. Eine Erlebnisreaktion ist eine sinnvoll motivierte, unmittelbare, emotionale Antwort auf ein Erlebnis, mit dem sie zeitlich, ursächlich und thematisch zusammenhängt. Abnorme Erlebnisreaktionen (Synonym: psychoreaktive Störungen) stehen zwar mit dem auslösenden Erlebnis ebenfalls in einem zeitlichen und verständlichen Zusammenhang, weichen nach Beschaffenheit, Intensität und Dauer jedoch vom Durchschnitt der normalen Erlebnisreaktion ab. Zur ungewöhnlichen Intensität gehört auch die Inadäquatheit im Verhältnis zum Anlaß, d.h. zum verursachenden Erlebnis (Beispiele siehe unten).

Entstehungsbedingungen. Psychoreaktive Störungen beruhen nicht auf einer neurotischen Entwicklung, d.h., das belastende Ereignis besteht nicht in den typischen Versuchungs- und Versagungssituationen wie bei den Neurosen (siehe unten). Eine scharfe Trennung zu den neurotischen Reaktionen ist jedoch auch nicht möglich. Es handelt sich um belastende Ereignisse und Situationen, die jeden Menschen betreffen könne. Sie führen aber nur im Einzelfall und nicht zwangsläufig zu einer krankhaften seelischen Reaktion.

Persönliche Faktoren. Der belastende Charakter eines Erlebnisses hängt auch von seinem persönlichen Stellenwert ab, aber auch von Belastbarkeit und Widerstandskraft des Individuums und seinen Verarbeitungsmöglichkeiten. Außerdem spielen intrapsychische Konflikte eine gewisse Rolle (siehe unten). Auch für viele reaktive Störungen werden persönliche Voraussetzungen angenommen. Für Erschöpfungsreaktionen wird eine asthenische, für Erregungszustände eine ängstlich-reizbare Ausgangspersönlichkeit angenommen. Hierbei ist wichtig, daß sehr heftige und massive Belastungssituationen auch bei nicht neurotischen Menschen abnorme psychische Reaktionen hervorrufen können.

Formen
- *abnorme Trauerreaktion:* Eine durch betrübende Erlebnisse (Schicksalsschläge), unüberwindbare Lebensschwierigkeiten oder nach Verlust eines nahestehenden Menschen verursachte reaktive Depression, die im Verhältnis zu ihrem Anlaß übermäßig schwer oder langwierig wird. Nicht selten sind somatische Beschwerden: Kopfschmerzen, Inappetenz, Schlafstörungen, aber auch psychosomatische Reaktionen wie Obstipationen, Durchfälle oder nervöse Atembeschwerden.
- *Erschöpfungsreaktion:* Reaktive Erschöpfungszustände treten besonders bei Menschen auf, die in ihrer psychophysischen Konstitution nicht sehr belastbar (= asthenisch) sind, vor allem wenn Anstrengung und Belastung als sinnlos oder als widersprochen erlebt werden. Erschöpfungsreaktionen können durch rein psychische Symptomatik bis zu vegetativ-funktionellen Beschwerden in Erscheinung treten.
- *Angstreaktion:* Plötzliche und überraschende Erschütterung durch massive Angst kann den Angstschutz, d.h. den Schutz vor extremer Angststimulation, durchbrechen. *Symptome*: motorische Erregung, sinnloses Davonlaufen, Kurzschlußhandlungen, Verwirrtheit, Kurzschlußreaktionen und desorganisiertes Verhalten. Psychogene Körperstörungen (Zittern, Tic, Sprachverlust, Stottern und Lähmungen) können in

vielen Fällen als Fixierungen solcher reflexartiger somatischer Begleitsymptome der Angst aufgefaßt werden.
- *Persönlichkeitsveränderungen unter Extrembelastungen:* Eine bis dato der Psychiatrie nicht bekannte Extrembelastung stellten die Verfolgungssituationen im Dritten Reich dar, durch die es bei einem Teil der Häftlinge der Konzentrationslager zu einem dauerhaften erlebnisreaktiven Persönlichkeitswandel kam. Für die Entstehung sind verantwortlich: die ständige Todesangst und Bedrohung, sadistische Mißhandlungen, die extreme Hungersituation, vor allem aber die vollständige Sinn- und Wertberaubung der persönlichen und sozialen Existenz, menschliche Herabwürdigung, absolute Hoffnungslosigkeit. Typisch bei Überlebenden war eine ängstliche Verunsicherung mit immer wieder auftauchenden Erinnerungen an die Verfolgungssituationen, oft mit phobischer Fixierung auf angstauslösende Signale (Uniformen, Hunde, Klingeln), chronische subdepressive Verstimmung mit Insuffizienzgefühl, Schlafstörungen und vegetative Dysregulationen.

Therapie. Die Therapie erfolgt in Form von Krisenintervention. Dabei bringt der Therapeut sich selbst aktiver ein als bei anderen Psychotherapien (siehe auch Kap. 10), er muß stützen, von eventuellen Schuldgefühlen entlasten, bei lebenspraktischen Problemen helfen. Er muß auch bei heftigeren affektiven Reaktionen der Patienten als konstante Bezugsperson verfügbar sein. Später kann eine konfliktzentrierte Kurzpsychotherapie angezeigt sein.

Prognose. Während die einfachen Erlebnisreaktionen gewöhnlich spontan abklingen, können einfache und besonders neurotische Entwicklungen lebenslang andauern und dabei Lebens- und Leistungsfähigkeit stark einengen.

6.2
Neurosentheorie

Definition. Unter Neurosen versteht man Störungen der Erlebnis- und Konfliktverarbeitung mit seelischen oder körperlichen Folgeerscheinungen. Über die Pathogenese der Neurosen gibt es zahlreiche, voneinander abweichende Vorstellungen und Theorien, von denen im folgenden zwei erläutert werden sollen.

6.2.1
Pathogenese in psychodynamischer Sicht

Aus psychoanalytischer Sicht wird dasjenige Verhalten neurotisch genannt, das direkt oder indirekt aus einem unbewußten intrapsychischen Triebimpuls-Abwehr-Konflikt entsteht. Das Konfliktergebnis stellt nicht die optimal mögliche Lösung dar, sondern eine sogenannte intraindividuelle Kompromißlösung. Als Ergebnis entstehen bestimmte Symptombilder und Verhaltensstörungen, die zu einer Einschränkung der persönlichen und zwischenmenschlichen Entfaltung und Selbstverwirklichung führen können.

Neurotische Symptombildung

Jedes neurotisches Verhalten ist daher zunächst ein Syndrom. Dabei ist das neurotische Symptom als Ausdruck einer Anpassungsstörung an die Realität zu verstehen. Es wird dem Patienten als Störung seiner Auseinandersetzung mit der Realität bewußt. Im Gegensatz dazu sind die psychotischen Syndrome eine Ausdruck einer Störung des Erlebens der Realität. Psychodynamisch müssen hinter den einzelnen neurotischen Syndromen jeweils sehr unterschiedliche Bedingungen und Kräfte angenommen werden.

Unbewußte Konflikte

Nach psychoanalytischer Lehre (Freud, 1895) lassen sich Erlebens- und Verhaltensweisen auf Vorläufer, d.h. auf frühe seelische Vorgänge und Erlebnisse, frühere Konflikte und Beziehungen zur Umwelt zurückverfolgen. Daneben wird alles Verhalten und Erleben von bestimmten inneren Antrieben gesteuert. Ein Großteil dieser motivierenden Antriebe und Gegentriebe, ihre Konflikte sowie die damit verbundenen Wunschvorstellungen, Phantasien und Affekte sind uns jedoch nicht bewußt. Neurotische Symptome sind demnach Ausdruck eines längerfristigen, unbewußten Konfliktes, der durch aktuelle Situationen reaktiviert wurde.

Entwicklungsphasen nach Freud

Als die wesentlichen verhaltensbestimmenden Faktoren gelten in der Psychoanalyse die sexuellen Antriebe und deren ungestörten Entwicklung in der Kindheit. Nach Freud werden verschiedene Phasen der infantilen, psychosexuellen Entwicklung unterschieden. Danach entscheiden die oralen Reiz- und Lustmöglichkeiten, die durch den Mund in der oralen Phase (1. Lebensjahr) vermittelt werden, über Erfahrung des Urvertrauens bzw. Urmißtrauens. Die anale Phase (2./3. Lebensjahr) steht für den Wunsch nach Zurückhalten/Hergeben (Besitzwünsche, Selbstbehauptungs- und Durchsetzungswünsche). In der phallischen Phase (4./5. Lebensjahr) erfährt das Kind Lustgewinn über die Genitalorgane. In diese Phase fällt auch der Ödipuskomplex, der ein bestimmtes Beziehungsmuster zwischen Eltern und Kind beschreibt. Über die anschließende Latenzphase (6./7. Lebensjahr) erreicht das Kind die sogenannte genitale Phase, als Zeit reifer Genitalität und Bindungsfähigkeit.

Charakterentwicklung

Ereignisse in diesen Phasen beeinflussen nach psychoanalytischer Lehre entscheidend die Charakterentwicklung. Außerdem sollen Konflikte, entsprechend der Phase in der sie auftreten, ausschlaggebend für die Form und Thematik späterer psychischer Krankheiten sein.

In der *oralen Phase* liegen narzißtische bzw. Abhängigkeitskonflikte sowie Depressionen und schizophrene Psychosen begründet.

Aus der *analen Phase* resultieren Aggressions- bzw. Autonomiekonflikte und Zwangsneurosen. Die *phallische/ödipale Phase* führt zu ödipalen Konflikten; Hysterie.

Abwehrmechanismen

Es, Ich und Über-Ich sind wesentliche hypothetische Bergriffe der psychoanalytischen Persönlichkeitstheorie. Nach Freud existiert ein Urkonflikt zwischen dem Ich und dem Es, aber auch zwischen dem Über-Ich und dem Ich, als einzelne Instanzen der Persönlichkeit. Unter dem Es sind dabei eine Vielzahl von Trieben (Sexual-, Aggressions-, Macht- und Selbsterhaltungstrieb, Strebungen nach Genuß und Besitz) zu verstehen. Das Ich hat die Funktionen der Kontrolle des Libido genannten Energiepotentials der Triebe, der Integration des Erlebens und Abgrenzung gegen die Außenwelt. Das Über-Ich umfaßt als höchste Instanz der Persönlichkeit die ethischen und sozialen Normen. Als *Abwehrmechanismen* werden in der Psychoanalyse Funktionen des Ich bezeichnet, mit denen unangenehme Inhalte (Triebimpulse, Vorstellungen, Erinnerungen, Ängste usw.) aus der bewußten Wahrnehmung ausgeschlossen werden, nachdem eine Konfliktverarbeitung mißlingt und Konfliktspannung nicht toleriert werden kann. Mittels dieser auf Entlastung zielender Mechanismen kommt es zu einer Konfliktverdrängung und nachfolgender sekundärer neurotischer Symptombildung. Einige der Abwehrmechanismen sind:

- *Verdrängung:* Wegschieben unerwünschter Triebimpulse und der damit verbundenen Vorstellungen aus dem aktuellen Bewußtseinsfeld; häufig bei der hysterischen Neurose
- *Verschiebung:* Ein Triebimpuls (z. B. aufgestaute, meist feindselige Gefühle) wird auf ein Ersatzobjekt verschoben, das leichter und gefahrloser zu erreichen ist; häufig bei Neurosen
- *Reaktionsbildung:* Umkehr von nicht akzeptablen Triebwünschen, Verhaltensweisen, Motiven etc. in gegenteilige, entgegengesetzte Einstellungen und Verhaltensweisen; häufig bei der Zwangsneurose
- *Verleugnung:* Ein Teil der angstmachenden Außenrealität wird von der Wahrnehmung ausgeschlossen
- *Projektion:* Eigene, vom Ich nicht akzeptable Eigenschaften, Gefühle oder Triebregungen werden nach außen verlagert und anderen Personen oder Objekten zugeschrieben
- *Regression.* Wiederaufnahme von bereits überwundenen, entwicklungsmäßig früheren, infantilen Verhaltensweisen. Vorbedingung ist jedoch eine Libidofixie-

rung auf diese Phase, so daß die Libido auf diese Phase zurückverlagert werden kann. Häufig dient Regression als Entlastung in einer aktuellen Konfliktsituation.
- *Sublimierung.* Umwandlung sexueller Triebenergie in sozial oder ethisch höhergestufte Aktivitäten
- *Ungeschehenmachen:* Beseitigung von Schuldgefühlen durch ständig wiederholte Handlungen oder Unterlassungen
- *Rationalisierung:* Ein Verhalten oder Erleben wird nachträglich anders interpretiert und erhält so eine Scheinbegründung

Klinischer Fall

Ein Patient berichtet, daß er unruhig und gespannt wurde, als seine Frau nach ihrem Volkshochschulabendkursus erst mit einer halben Stunde Verspätung nach Hause kam. Er habe sie genau befragt, was sie getan habe und mit wem sie zusammen war. Nach dem Grund befragt, antwortet er: „eigentlich kam mein Ärger wieder hoch, weil mein Seniorpartner am selben Morgen eine Stunde zu spät zur Besprechung kam".
Abwehrmechanismus: Verschiebung

Aufgrund tiefenpsychologisch orientierter Interviews haben sich Hinweise ergeben, daß eine Mutter ihr Kind unbewußt ablehnt. In ihrem offenen Verhalten dem Kind gegenüber ist sie aber überprotektiv und sehr verwöhnend.
Abwehrmechanismus: Reaktionsbildung

Ein an einem metastasierenden Karzinom erkrankter Patient muß sich wiederholt bestrahlen lassen. Er ist trotz sichtbarer Verschlechterung des Allgemeinbefindens unbekümmert und optimistisch. Gespräche über die Erkrankung weicht er aus.
Abwehrmechanismus: Verleugnung

Ein Patient kommt verspätet zur Psychotherapiesitzung. Bei Beginn des Gesprächs äußert er die Befürchtung, der Therapeut habe wohl heute wenig Lust, ihn zu sehen.
Abwehrmechanismus: Projektion

Kriterien der Pathogenität

Abwehrmechanismen sind nicht grundsätzlich pathologische Vorgänge, sondern finden sich ubiquitär. Sie gewinnen ihre Pathogenität erst durch ihre Intensität, Dauer, unzureichende Differenzierung, Rigidität, Realitätsverzerrung und Unangemessenheit.

Primärer Krankheitsgewinn. Wenn die Verdrängung unerträglicher Wunschvorstellungen, Affekte oder Impulse auf Dauer mißlingt, kommt es zur Ausbildung eines neurotischen Symptoms. Die Konfliktspannung hat dann ein Ausmaß angenommen, daß das Symptom als ein Ausweg erscheint. Die dadurch erreichte Entlastung stellt im psychoanalytischen Sinn den primären Krankheitsgewinn für den Patienten dar.

Sekundärer Krankheitsgewinn. Der Begriff des sekundären Krankheitsgewinns beschreibt dagegen objektive Vorteile, welche ein neurotisches Symptom dem Kranken bringt (z.B. Rente). Diese können dazu führen, daß die Symptomatik aufrechterhalten wird.

Auslösende Situationen

Den Neurosen liegen aus psychodynamischer Sicht Fehlentwicklungen der Persönlichkeit zugrunde, die bis in die frühe Kindheit zurückreichen, dem Patienten selbst aber verborgen sind. Die psychoanalytische Neurosentheorie geht von einer mißlungenen Verarbeitung unbewußter Konflikte aus. Diese sind von ihrer Genese her infantile Konflikte (frühkindliche Entwicklungsstörungen), die durch aktuelle, strukturell ähnliche Konfliktsituationen (Versuchungs-/Versagungssituationen = Triebbefriedigungswunsch und seine Abwehr gleichzeitig mobilisiert) reaktiviert werden.

Beispiele für solche Auslösesituationen als Kombination von inneren und äußeren Belastungen/Entlastungen → Wegfall zielgerichteter Anspannung, sind: entwicklungsbedingte Lebensereignisse (z.B. Examensabschluß), Enttäuschungs- und Verlusterlebnisse (Tod des Partners, Trennung), Veränderung zum Besseren hin (z.B. Beförderung im Beruf), schwere

Lebensbelastungen (z.B. Verlust der beruflichen Existenz).

6.2.2
Pathogenese von Neurosen in lerntheoretischer und kognitionspsychologischer Sicht

Definition. Aus lerntheoretischer Sicht sind Neurosen erlernte Fehlverhalten. Bei einfacheren Lernprozessen, insbesondere Angstsyndromen (Phobien) sind Prinzipien der klassischen Konditionierung anwendbar. Angstanlässe werden zunächst gelernt; anschließend treten neue Auslöserreize an die Stelle der ursprünglichen und führen jetzt allein zur Angst. Viele Zwangssymptome haben daneben offenbar eine angstreduzierende Wirkung, so daß hieraus ein verstärkender Faktor entsteht.

Operante Lernbedingungen. Für operante Lernbedingungen neurotischen Verhaltens sind Angst und Unlust wesentliche Faktoren: Vermeidung von Angst oder Unlust bedeutet eine Belohnung und damit negative Verstärkung. Alle Verhaltensweisen, die Angst und Unlust vermeiden helfen (hierzu gehören sehr viele neurotische Verhaltensweisen) haben durch die Angstvermeidung also ein selbstverstärkendes Moment.

Kognitionspsychologie. Einen weiteren Ansatz zur Erklärung neurotischen Verhaltens bildet die Kognitionspsychologie: durch Fehleinschätzung der Situation und der Zielerwartung, durch falsche kognitive und emotionale Bewertung von Verhaltensweisen und deren Folgen gerät der Patient in ein von ihm selbst entworfenes kognitives Schema. Diese unrealistische Sichtweise des Neurotikers mit fälschlichen Erwartungen negativer Handlungsfolgen oder falschen kausalen Zuordnungen (Attributierungen) erfährt beim Neurotiker immer erneute Verstärkung, daß er ungünstige Handlungsausgänge durch sein eigenes Verhalten herbeigeführt und sich immer wieder bestätigt findet (z.B. bei neurotischer Depression, siehe unten).

6.3
Spezielle Krankheitsbilder

6.3.1
Neuroseformen

Die Prävalenz neurotischer Verhaltensstörungen wird mit 10% angegeben, bei Einbeziehung leichterer Fälle bei etwa 25%. In allgemeinärztlicher Praxis machen Neurosen einen beachtlichen Anteil aus. In der nervenärztlichen Praxis bilden die Neurosen etwa 50% der Krankheiten.

Symptomneurose

Die einzelnen Neuroseformen werden nach der jeweils vorherrschenden Symptomatik unterteilt, wobei wegen vieler Überschneidungen keine scharfe Trennung zwischen diesen Formen möglich ist. Daneben muß man zwischen Symptomneurose und Charakterneurose unterscheiden: der Patient sieht bei der Symptomneurose das Symptom zwar von ihm selbst ausgehend, er empfindet dieses jedoch als seltsam oder unsinnig, als ich-dyston. Der entstehende „Leidensdruck" ist für ihn quälend.

Charakterneurosen

Bei der Charakterneurose hingegen wird das Verhalten als ich-synton, als ganz der eigenen Persönlichkeit gehörig erlebt. So ist der zwangsstrukturierte Pedant durch seine Zwanghaftigkeit nicht gequält, er will ja selbst peinlich genau sein und fühlt sich in seiner Haut wohl. Die neurotische Charakterstörung bildet sich oft schon in der Kindheit aus, zu neurotischen Symptombildern kommt es dagegen meist erst später.

Angstneurosen

Psychodynamisch gesehen, handelt es sich Angstneurosen um Trennungsängste bei stark von „Schutzfiguren" abhängigen Menschen, wobei aus der Lebensgeschichte Züge von Trennungsempfindlichkeit zu erfahren sind. Angstneurosen können über Jahre und Jahrzehnte in einer zirkumskripten monothematischen Form persistieren. Symptomatisch beobachtet man häufig motorische Unruhe, Zittern, Herzklopfen, kalten Schweiß, Harndrang, Durchfall, zum Teil auch Übergänge zur Herzneurose.

Von der frei flottierenden, gegenstandslosen (unmotivierten) Angst unterscheidet man die *Phobie*, bei der das Angstgefühl an bestimmte Situationen, Gegenstände, Räume, Tiere oder Menschen gebunden ist: Platzangst (Agoraphobie), Angst sich in engen oder geschlossenen Räumen aufzuhalten (Klaustrophobie), Angst vor einzelnen Tieren (Tierphobie), Angst zu erröten (Erythrophobie).

Therapie. Differentialdiagnostisch müssen Psychosen ausgeschlossen werden: eine heftige und langanhaltende Angst, die sich nicht aus Erlebnissen verständlich ableiten läßt, ist meist Symptom einer Psychose. Zur Behandlung ist psychoanalytisch orientierte Psychotherapie indiziert. Ungeachtet der theoretischen Vorstellungen kann auch Verhaltenstherapie durch eine Dekonditionierung die Angst reduzieren bzw. ihr den zentralen Stellenwert im Leben nehmen. Unterstützende medikamentöse Therapie mit Tranquilizern und Neuroleptika ist meist erforderlich. Spontanheilungen sind möglich.

Neurotische Depression

Sie ist vor allem durch traurige Verstimmung, Antriebsminderung und gestörte emotional Resonanzfähigkeit gekennzeichnet. Es können aber auch körperliche Beschwerden (vegetative Symptome und funktionelle Organstörungen) mehr oder minder das Krankheitsbild bestimmen, so daß die Abgrenzung zu endogenen Depressionen oft schwierig ist. Hinweise auf orale Charakterzüge („orale Fixierung") sind immer zu finden. Der Konflikt des Neurotischdepressiven besteht im Gegensatz zwischen einem starken Anhänglichkeitsbedürfnis und einer uneingestandenen Aggressionshaltung. Auslösend wirken Situationen, die einen Geborgenheitsverlust bedeuten. Da die Patienten versuchen, entsprechend ihrer oralen Wünsche, den Arzt an sich zu binden, können sie auf eine zu rasche Trennung mit schwerer Verlustangst reagieren (Suizidgefahr).

Differentialdiagnose. Differentialdiagnostisch gegenüber endogenen Depressionen beobachtet man ein Alternieren zwischen mehr trauriger und mehr dysphorischer Stimmungslage, stärkere Abhängigkeit von Umwelteinflüssen und bis in die Kindheit zurückreichende neurotische Brückensymptome. Für endogene Depressionen sprechen vor allem wahnhafte Vorstellungen und das Auftreten von manischen Phasen.

Klinischer Fall

Ein 57jähriger Patient entwickelt nach dem Tode seiner Ehefrau, die an einem Dickdarmkarzinom starb, eine hochgradige Obstipation mit schwerem Meteorismus und starken Unterbauchkrämpfen, so daß er das Haus nicht mehr verlassen kann. Eine organische Erkrankung konnte ausgeschlossen werden.
Wahrscheinliche Diagnose: Somatisierung einer reaktiven Depression

Zwangsneurosen

Auftreten von Zwangsideen, Zwangsimpulse und Zwangshandlungen, die von den Betroffenen selbst als persönlichkeitsfremd und unsinnig empfunden werden. Versuche, die Zwangserscheinungen zu unterdrücken, lösen jedoch Angst oder andere negative Affekte aus.

Symptome. Zwangssymptome sind, wie alle psychoneurotischen Symptome, Kompromißbildungen zwischen abzuwehrenden Impulsen und Abwehrtendenzen, wobei einmal der Impulsaspekt (z.B. Zwangsvorstellungen aggressiven Verhaltens), ein anderes Mal mehr die Abwehrkomponente im Vordergrund stehen (z.B. Waschzwang). Dabei stehen die Abwehrmechanismen der Affektisolierung, des Ungeschehenmachens und der Reaktionsbildung im Vordergrund. *Psychoanalytisch* gesehen ist bei der Zwangsneurose eine Fixierung auf die anale Phase anzunehmen, die sich vor allem in der charakterlichen Ambivalenz, dem magischen Denken sowie der Tatsache begründet, daß viele Zwänge einer Verminderung von Beschmutzung und/oder Unordnung implizieren.

Differentialdiagnose und Therapie. Einzelne Zwangserscheinungen für sich allein rechtfertigen nicht die Diagnose Zwangsneurose, da Zwänge in harmlosen Formen bei vielen Gesunden, ferner oft bei psychotischen depressiven Phasen und Schizophrenien vorkommen. Therapeutisch sind Zwangsneurosen schwer angehbar. Es werden neben analytischen Verfahren vor allem verhaltenstherapeutische Methoden eingesetzt.

> **Klinischer Fall**
>
> Ein Patient fühlt sich immer wieder unwiderstehlich gedrängt, Gott zu lästern. Um sich davon abzulenken, sucht er nach abzählbaren Gegenständen (Auto- oder Hausnummern, Stäbe in einem Haustürgitter). Sind diese gradzahlig, hat ihm Gott verziehen. Falls nicht, muß er drei gerade Zahlen hintereinander finden.
> *Wahrscheinliche Diagnose:* Zwangsneurose

6.3.2
Phobien

Definition. Phobien sind unbegründete oder übertriebene, nicht objektiv gerechtfertigte Ängste vor einer Situation oder einem Objekt (zu Formen siehe oben), wobei einzelne Phobien auch bei Psychosen oder anderen psychischen Erkrankungen auftreten. Daher sollte man von einer phobischen Neurose nur bei Überwiegen der phobischen Symptomatik sprechen. Nach der psychoanalytischen Theorie sind Phobien das Ergebnis einer Verdrängung und einer Verschiebung, wobei die Angst, die einer inneren unbewußten Gefahr gilt, auf eine scheinbar belanglose Situation oder einen Gegenstand verschoben wird, die dann systematisch vermieden werden können. Im Falle des kleinen Hans (Freud) verschob der kleine Junge seine ödipale Angst vor dem rivalisierenden Vater und die Furcht vor seiner eigenen Gegenaggression auf Pferde. Es kam zur Pferdephobie mit der Befürchtung, diese würden ihn beißen.

Therapie. Eng umschriebene Phobien ohne schwere chrakterneurotische Störung lassen sich durch Verhaltenstherapie gut behandeln (sogenannte Desensibilisierung). Es kommen aber auch länger andauernde psychoanalytische Behandlungen in Frage.

6.3.3
Konversionssymptome und dissoziative Störungen

Psychodynamisch werden Konversionsneurosen als der Versuch des Patienten verstanden, bei der neurotischen Scheinlösung seiner intrapsychischen Konflikte, diese unbewußt als etwas anderes darzustellen, als sie tatsächlich sind. So kann im Rahmen der Krankheit praktisch jede Form einer organischen Krankheit imitiert werden. Aufgrund einer abnormen Angstverarbeitung sind die Patienten emotional übermäßig stark ansprechbar: schon bei kleinen Anlässen kommt es zu Konversionssymptomen (z.B. Lähmungen, Dämmerzuständen, Anästhesien, Blindheit, Taubheit, Erbrechen) und/oder Dissoziationserscheinungen (z.B. Amnesien, gespaltenes Bewußtsein). Für die Diagnose ist es daher wichtig, daß möglicherweise zugrundeliegende körperliche Erkrankungen sicher ausgeschlossen werden. Schwierig kann auch die Abgrenzung gegenüber Simulationen (vorgetäuschten Störungen) sein.

6.3.4
Hysterische Charakterneurose-Symptomneurose

Es wird eine hysterische Charakterneurose von einer hysterischen Symptomneurose unterschieden, wobei die hysterische Charakterstruktur durch eine erhöhte Tendenz zur Dramatisierung, Suggestibilität, Ich-Bezogenheit und intensive Phantasietätigkeit gekennzeichnet ist. Die körperlichen Konversionssymptome sind psychogene Körperstörungen bei völlig intaktem Organ und intakter Innervierung; es fehlen die von den psychosomatischen Krankheiten bekannten Organläsionen.

Therapie. Schwerpunkt der Therapie liegt auf psychotherapeutischen Verfahren, Psychopharmaka kommen nur in Ausnahmefällen zum Einsatz. Die psychoanalytische Therapie der Konversionssyndrome wird dadurch erschwert, daß die Konflikte in der Übertragungssituation immer neu ausgelebt, aber nicht verbalisiert und bearbeitet werden. Außerdem ist der unerfahrene Arzt von hysterischen Patienten oft zunächst fasziniert. Dadurch kann er sehr schnell in das starke Agieren des Patienten mit einbezogen werden. Bei somatischen Konversionssymptomen kommen Verhaltenstherapie, aber auch suggestive Verfahren (z.B. Hypnose) in Frage.

> **Merke !**
>
> Dem Patienten nie das Gefühl geben, daß die dargebotene organische Symptomatik als eingebildet betrachtet wird.

6.3.5
Hypochondrische Störungen

Als Hypochondrie werden sachlich nicht begründbare ängstlich-mißtrauische Aufmerksamkeitszuwendungen (Sorgen) auf körperliche und/oder seelische Zustände bezeichnet, die in Extremfällen bis zu wahnähnlichen Situationen führen können. Vorkommen oft bei neurotischen Depressionen und anderen Psychoneurosen und sogar vorübergehend bei Nichtkranken. Psychoanalytisch gesehen, werden hypochondrische Reaktionen als Verschiebung von Aufmerksamkeit und Interesse auf eine isolierte Störung des eigenen Befindens interpretiert, wodurch der Patient unbewußt seine diffusen Ängste abwehrt, äußere interpersonelle Belastungen nach innen verschiebt und das eigene Selbstwertgefühl rettet.

Therapie. In der Arzt-Patient-Beziehung kann das starke Drängen des Hypochonders auf immer neue diagnostische Interventionen belastend werden. Nichternstnehmen kann allerdings dazu führen, eine tatsächliche Krankheit zu übersehen. In der Therapie am ehesten sinnvoll sind analytisch oder nichtdirektiv orientierte Gespräche, die sich auf die interpersonalen Probleme des Kranken konzentrieren und ihn die tieferliegende Bedeutung seiner Ängste erkennen lassen.

6.3.6
Psychosomatische Störungen

Psychosomatische Störungen weisen im Gegensatz zu Konversionssymptomen keinen Sinneszusammenhang zum verdrängten Konflikt auf. Bei der Entstehung der Krankheit spielen hier vorgegebene körperliche Faktoren eine wesentliche pathogenetische Rolle, weswegen sie auch als somatopsychische Krankheiten (G. Engel) bezeichnet werden: z.B. Ulcus pepticum, Asthma bronchiale, Colitis ulcerosa. Hier findet bei somatischer Grundkrankheit eine neurotische Verarbeitung der Krankheitssituation statt (angstneurotische oder depressive Symptomatik), wobei die Krankheitsbewältigung dadurch erschwert werden kann, daß eine Dekompensation von bisher stabilisierten neurotischen Strukturen stattfindet.

Differentialdiagnose. Bei gleichzeitigem Vorkommen eines körperlichen und eines psychischen Befundes darf der Körperbefund nicht ohne weiteres als psychogen aufgefaßt werden. Andererseits können psychische Veränderungen Symptome oder Folgen einer somatischen Krankheit sein, z.B. bei symptomatischen Psychosen und Wesensveränderungen bei der Demenz.

Zur Anorexia nervosa siehe Kapitel 7.

6.4
Persönlichkeitsstörungen

Definition. Abnorme Persönlichkeiten werden als ausgeprägte Extremvarianten menschlicher Wesensart aufgefaßt, bei denen die Abweichung vom Durchschnitt weniger im Merkmal an sich, als in dessen Ausprägung und Dominanz liegt. Wesentlich dabei ist, daß es überdauernde, situationsübergreifende stabile Persönlichkeitseigenschaften sind, die sich an regelmäßig wiederkehrenden Verhaltensweisen ablesen lassen. Es besteht oft eine geringere Angst bzw. ein geringerer Leidensdruck als bei neurotischen Störungen, wodurch einerseits die Behandlungsbereitschaft geringer ist und sich andererseits nur zeitweise in für die jeweilige Charakterstruktur kritischen Lebenssituationen behandlungsbedürftige Krisen entwickeln.

6.4.1 Entstehungsbedingungen

Aus psychodynamischer Sicht sind Reifungs- und Entwicklungsstörungen im Bereich der Persönlichkeitsstruktur mit der Folge reduzierten Funktionsniveaus für die Entstehung abnormer Persönlichkeiten verantwortlich (Schwäche der Ich-Funktionen, Unreife der Abwehr, Instabilität des Selbstbildes, narzißtische Störungen der Selbstwertregulation, Unsicherheit der Selbst-Objekt-Differenzierung).

Organische Faktoren. Neben psychosozialen Bedingungen können auch Folgen einer frühkindlichen Hirnschädigung zu Persönlichkeitsstörungen führen. Andererseits können auch später im Leben erworbene leichtere Hirnschädigungen zu Persönlichkeitsveränderungen führen, die fälschlich als Psychopathie betrachtet werden (Pseudopsychopathie).

6.4.2 Prägnanztypen

Es gibt eine Reihe prägnanter Typen abnormer Persönlichkeiten, die aufgrund besonders dominierender, individuell und sozial relevanter Eigenschaften definiert werden. Hierzu gehören:
- anankastisch: pedantisch, perfektionistisch, fest eingefahren, sparsam, solide
- asthenisch: Mangel an Spannkraft, Erschöpfbarkeit, körperlich empfundene Schwäche
- depressiv: negative Lebenseinstellung, still, pessimistische, skeptische Grundauffassung
- haltschwach: willensschwach, leicht verführbar, Hang zur Kriminalität
- hyperthym: oberflächlich heiter, lebhaft, gesteigerte Aktivität, manische Züge
- hysterisch: geltungs-, erlebnis-, kontaktsüchtig
- querulatorisch: fanatisch-rechthaberisch, starrsinnig
- sensitiv: selbstunsicher, daher oft in Konflikte geratend, ehrgeizig, ordentlich
- schizoid: Konfliktmensch, kühl-schroff, aber auch überempfindlich, kontaktgehemmt

Differentialdiagnose und Therapie. Zwischen den Einzeltypen psychopathischer Persönlichkeitsstörungen gibt es vielfältige Übergänge. Außerdem bereitet die differentialdiagnostische Abgrenzung zu neurotischen Verhaltensstörungen, endogen psychotischen Wesensveränderungen und Defizienzsyndromen sowie körperlich begründbaren Psychosen oft Probleme. Therapeutisch kann bei jüngeren Patienten psychoanalytische Gruppenbehandlung versucht werden. Bei älteren Patienten bleibt meist nur die Möglichkeit psychagogischer Betreuung sowie entlastender und stützender Gespräche in aktuellen Schwierigkeiten.

7 Kinder- und Jugendpsychiatrie

7.1 Allgemeine Charakteristik psychischer Störungen

Bei Kindern und Jugendlichen stehen andere seelische Störungen im Vordergrund als bei Erwachsenen. Besonders häufig sind Fälle von Persönlichkeitsstörung und geistiger Behinderung (Oligophrenie, Demenz), ferner Entwicklungsstörungen (retardierte psychosoziale Reifung), angeborene oder früh erworbene Hirnschädigungen sowie Neurosen und Verhaltensstörungen. Die eigentlichen Geisteskrankheiten (Schizophrenie, manisch-depressive Krankheit und ähnliche) sind ausgesprochen selten.

Anamnese. Bei der Anamneseerhebung sollte im Hinblick auf die oft multifaktorielle Genese vieler Störungen auf folgende Aspekte geachtet werden: genetische Dispositionen (Familie), somatische (insbesondere zerebrale) Erkrankungen, genaueste Geburtsanamnese, individuelle Lerngeschichte und spezifische Konflikt- und Umweltsituationen. Besonders wichtig ist die direkte Exploration und Beobachtung des Kindes. Daneben sollten Fremdbeurteilungen und psychodiagnostische Untersuchungsverfahren in die Diagnostik mit einbezogen werden.

7.2 Intelligenzminderung

Oligophrenie

Oligophrenie (Schwachsinn) ist als eine angeborene oder unmittelbar nach der Geburt erworbene Störung der intellektuellen Entwicklung definiert. Außer der Intelligenz sind Auffassung und Aufmerksamkeit, Merk- und Erinnerungsfähigkeit, Sprache und Motorik mehr oder weniger stark beeinträchtigt. Häufig treten auch affektive Störungen, körperliche Dysplasien und eventuell auch vegetative Veränderungen auf.

Diagnose. Statt der früheren Unterscheidung von *Debilität*, *Imbezillität* und *Idiotie* spricht man heute von einer Oligophrenie oder geistigen Unterentwicklung leichten (IQ 50–70), mittleren (IQ 35–50) und schweren (IQ 20–35) Grades. Von Demenzen sind Oligophrenien durch ihre psychopathologische Symptomatik zu unterscheiden: der Untersucher kann erkennen, daß die Entwicklung der Intelligenzfunktionen schon von vornherein beeinträchtigt war, da bei den im Erwachsenenalter entstandenen Demenzen meist Fragmente und Residuen des früher erworbenen Wissens als Hinweise auf das zuvor höhere Intelligenzniveau erkennbar sind.

Organische Faktoren. Bei organischen Ursachen kann man drei Gruppen unterscheiden:
- Stoffwechselstörungen
- Chromosomenanomalien
- angeborene und früh erworbene Hirnschädigungen

Soziokulturelle Faktoren. Soziokulturelle Faktoren bedingen im wesentlichen die leichteren Formen, haben jedoch in Wechselwirkung mit organischen und genetischen Faktoren eine große Bedeutung für die Ausprägung und Beeinflußbarkeit der Intelligenzminderung.

Epidemiologie. Die Häufigkeit der Oligophrenien nimmt mit zunehmendem Schweregrad ab: in der Gesamtbevölkerung sind etwa 0,25 % schwere und etwa 0,5 % mäßige Schwachsinnszustände; der Rest von über 2 % sind leichtere Formen. Die Häufigkeit der Oligophrenien insgesamt wird auf etwa 3 % geschätzt.

Differentialdiagnose. Differentialdiagnostisch sind leichte Oligophrenien abzugrenzen von Teilleistungsschwächen wie der Legasthenie (Lese-Rechtschreib-Schwäche), vom frühkindlichen Autismus, von psychischen Hospitalismus und von neurotisch oder sozial bedingten Formen von Pseudodebilität.

Therapie. Die frühzeitige Diagnostik erlaubt in vielen Fällen stoffwechselbedingter Oligophrenie eine direkte Prävention der Intelligenzminderung, z.B. durch Diäten (z.B. bei Phenylketonurie). Im übrigen ist eine ursächliche Therapie der Oligophrenie nicht möglich. Gleichwohl kann durch förderliche Erziehung, geeignete Schulungsplazierung und Förderung der Grad der geistigen Behinderung in vielen Fällen günstig beeinflußt werden.

Demenz

Ist eine während des Lebens infolge von Hirnerkrankungen erworbene Reduktion der intellektuellen Fähigkeiten (Intelligenz, Auffassung, Gedächtnis usw.). Siehe auch Kapitel 2.2.

7.3 Organische Psychosyndrome

Die angeborenen und frühkindlich erworbenen Hirnschädigungen sind als Ursachen des frühkindlichen exogenen Psychosyndroms und residualer geistiger und motorischer Behinderungen von Bedeutung. Näheres siehe Pädiatrie, Kapitel 17, und Neurologie, Kapitel 3.

> **Klinischer Fall**
>
> Ein neunjähriger Junge wird wegen Schulversagen beim Arzt vorgestellt. Der psychopathologische Befund ist durch hypermotorisches Verhalten, Distanzlosigkeit, Merkfähigkeitsstörungen und Affektlabilität gekennzeichnet. Die Intelligenzuntersuchung ergibt einen Gesamtwert von IQ = 87. In der Anamnese findet sich ein Verkehrsunfall vor zwei Jahren mit zehntägiger retrograder Amnesie.
> *Wahrscheinliche Diagnose:* chronisches organisches Psychosyndrom

7.4 Spezifische Entwicklungsstörungen im Kindesalter

Sprechstörungen

Diagnose. Die Diagnose einer Sprachentwicklungsstörung wird gestellt, wenn ein Kind mit zwei bis zweieinhalb Jahren nur ganz wenige Wörter beherrscht bzw. bis zum Ende des dritten Lebensjahres keine Sprachentwicklung begonnen hat. Es gibt unterschiedliche Formen von Sprechstörungen:

- *Stottern:* unter den Sprechstörungen ist das Stottern besonders auffallend: es ist durch eine tonische Pressung von Atmung, Stimme und Artikulation mit Wiederholung von Einzellauten besonders am Wortanfang gekennzeichnet.
- *Stammeln:* Störung der Artikulation, bei der einzelne Laute fehlen oder durch andere ersetzt werden (z.B. K durch T); zwischen dem 2. und 4. Lebensjahr physiologisch
- *Poltern:* bestürzter, hastiger Redefluß, zum Teil mit verwaschener Artikulation; auch in Kombination mit Stottern möglich
- *Mutismus:* Sprechverweigerung nach normaler Sprachentwicklung; total (selten) oder elektiv (situations- oder personenbezogen; häufig)

> **Merke!**
>
> Die Aufforderung, ruhig zu sprechen, führt beim Poltern zu einer Besserung, beim Stottern aber zu einer Verschlechterung der Symptomatik.

Ätiologie. Ätiologisch spielen hirnorganische Faktoren eine Rolle, überwiegend sind jedoch psychogen-neurotische Momente. Vorübergehende Sprachstörungen im Kindesalter haben eine gute Prognose und bedürfen keiner Behandlung. Durch unangemessene Reaktion der Eltern (Ermahnungen, Bloßstellung, Ungeduld beim Zuhören) ist allerdings eine sekundäre Neurotisierung möglich. *Therapeutisch* kommen Übungsbehandlungen und Verhaltenstherapie in Betracht.

Legasthenie

Die Lese- und Schreibschwäche ist eine Teilleistungsschwäche bei normaler Intelligenz. Die akustische und visuelle Analyse des Wortes bzw. des Textes ist gestört: die Kinder sind nicht in der Lage, einzelne Buchstaben zu erfassen oder ein Wort in Buchstaben zu zerlegen. Es kommt zu Verwechslungen zwischen klanglich gleichlautenden oder optisch ähnlichen Buchstaben.

Psychosoziale Auswirkungen. Die Störung führt zu Schwierigkeiten in der Schule und bringt den Jugendlichen leicht in eine Außenseiterposition mit Insuffizienzgefühlen. Das dissozial-deviante Verhalten kann als Kompensation der erlebten Schwäche verstanden werden. Legasthenie kommt bei Knaben häufiger vor als bei Mädchen (3:1). Eine organische Ursache (minimale zerebrale Dysfunktion) wird diskutiert.

Rechenschwäche

Die Rechenschwäche zählt ebenfalls zu der Teilleistungsstörung. *Klinik* und *Prognose* verläuft ähnlich wie bei der Legasthenie.

7.5 Hyperkinetische Störungen

Hyperkinetische Störungen kommen überwiegend bei Jungen vor und finden sich bei 3–5 % der Grundschulkinder. Meist beginnen sie im Vorschulalter, klingen vielfach bis zur Pubertät ab, können aber auch bis zur Adoleszenz anhalten.

Klinik. Hyperaktivität, beeinträchtigte Aufmerksamkeit und Impulsivität sind Leitsymptome des hyperkinetischen Syndroms. Die Kinder wirken ruhelos, können sich auch in Situationen, die das verlangen, nicht ruhig halten, stören den Unterricht durch Zappeln, Schwätzen usw. Eine auffallende Angst- und Distanzlosigkeit in sozialen Beziehungen und das Überschreiten sozialer Regeln sind begleitend. Sie sind übermäßig impulsiv: Tätigkeiten werden nicht vollendet, häufig gewechselt, die Ablenkbarkeit ist groß.

Psychosoziale Folgen. Unaufhörlicher Bewegungsdrang („Zappelphilipp"), Ungeschicklichkeit und Reibereien mit den anderen Kindern in der Klasse können schließlich dazu führen, daß das Kind von der Schule verwiesen wird und damit im Lernprozeß benachteiligt ist. Bei Jugendlichen können Autoritäts- und Disziplinschwierigkeiten störend werden.

Therapie. Die Behandlung ist stets mehrdimensional: Elternberatung, sonderpädagogische Maßnahmen und medikamentöse Therapie mit Psychostimulanzien (Dextroamphetamin, Ritalin). Bei Ineffektivität sind Behandlungsversuche mit Neuroleptika (Haloperidol) und Antidepressiva indiziert. Von der Pubertät an kommen Psychostimulanzien wegen der Gefahr der Abhängigkeit nicht mehr in Frage.

7.6 Spezifische emotionale Störungen

Da das Kind noch sehr reizoffen reagiert, angstbereiter als die Erwachsenen ist und ganz von Schutz, Fürsorge und Zuwendung der Familie abhängt, ist es auch den Einflüssen aus der Umwelt besonders ausgesetzt.

7.6.1 Angstsyndrome und Phobien

An erster Stelle stehen Störungen mit Trennungsangst, die bereits im Vorschulalter beginnen und sich auf reale und befürchtete Trennungen beziehen. Die Ängste erreichen phobisches Ausmaß und sind geprägt von Besorgnissen, z.B. daß einer Hauptbezugsperson, meistens der Mutter, etwas zustoßen könnte; sie haben weitreichende soziale Folgen, so besonders im Schulalter die Verweigerung des Schulbesuchs im Sinne der sog. Schulphobie. Sie hängt zum Teil mit Leistungsversagen, Kränkungen und Demütigungen, aber auch mit Kontaktstörungen in der Schule zusammen.

Abnorme Ängste

Weniger problematisch sind Störungen, die mit der Unreife des kognitiven Apparates zusammenhängen und sich klinisch als abnorme Ängste zeigen. Sie beziehen sich meist auf einzelne Objekte wie Gewitter, Hund, Dunkelheit. Therapeutisch sind Desensibilisierungsverfahren wirksam, sobald es gelingt, symptomverstärkende Haltungen bei Bezugspersonen abzubauen.

7.7 Störungen des Sozialverhaltens

Überschreitungen sozialer Regeln, die bei Erwachsenen in den Bereich der Delinquenz (Straffälligkeit) fallen, sind der Kern der Symptomatik. Die betroffenen Kinder lassen sich schon früh schlecht lenken, zeigen Wutausbrüche, häufige inner- und außerfamiliäre Konflikte und kommen ihren Pflichten nicht nach. Hinzutreten können körperliche Auseinandersetzungen, aggressives Verhalten, Lügen, Stehlen, Schuleschwänzen, Streunen und Auflehnung gegen jegliche Normen und Autorität.

Ätiologie. Der familiäre Hintergrund ist häufig durch chronischen Streit, aggressive Modelle unter Eltern und Kameraden, große Familien und mangelnde soziale Kontrolle gekennzeichnet. Eine persistierende Delinquenz stellt teilweise ein vorübergehendes Phänomen der späten Kindheit und der Adoleszenz dar. Das Alter, in dem ein antisoziales Verhalten als allgemeines Problem auftaucht, trifft man vom zehnten Lebensjahr an über die gesamte Adoleszenz.

Differentialdiagnose. Differentialdiagnostisch kommen Störungen des Sozialverhaltens im Zusammenhang mit anderen psychiatrischen Störungen in Frage (z.B. organische Psychosyndrome, hyperkinetische Störungen, Teilleistungsstörungen, Psychosen). Die Therapie ist stets mehrdimensional (Verhaltenstherapie, pädagogische Interventionen, Sozialarbeit).

7.8 Frühkindlicher Autismus

Der frühkindlicher Autismus ist eine von frühester Kindheit bestehende und das ganze Leben prägende psychotische Kontaktstörung und Selbstbezogenheit. Das psychopathologische Bild manifestiert sich gewöhnlich innerhalb des ersten Lebensjahres, allenfalls bis zum Alter von drei Jahren. Die Häufigkeit beträgt 2–4 pro 10 000, Jungen sind häufiger betroffen als Mädchen.

Klinik. Symptomatisch steht die Unfähigkeit der Kinder im Vordergrund, soziale Beziehungen einzugehen und aufrechtzuerhalten, sprachliche und nicht sprachliche Kommunikation zu erzeugen, eine Häufung stereotyper Verhaltensweisen und zwanghaftes Festhalten an der jeweiligen Umwelt und sowie ein eingeschränktes Spektrum der Interessen und Aktivitäten. Daraus ergeben sich im frühen Kindesalter ein fehlender Blickkontakt, Verzögerung und drastische Einschränkung der sprachlichen Entwicklung mit Umkehr der Pronomen (z.B. ich statt du) und Neologismen, Echolalie, affektierte Sprechweise, sonderbare Posen, Grimassieren und andere seltsame Angewohnheiten.

Differentialdiagnose. Die Ursache des Krankheitsbildes ist bisher unbekannt. Differentialdiagnostisch müssen Taubheit, Oligophrenien, Sprach- und Sprechstörungen, Psychosen des Kindesalters, Deprivationssyndrome, Sinnesstörungen und autistische Psychopathie ausgeschlossen werden. Die *Prognose* ist schlecht: die meisten Kinder müssen dauernd in stationärer Behandlung bleiben und wachsen mit autistischen und geistig behinderten Erwachsenen auf.

Therapie. Die Behandlung mit Phenothiazin vermag den Gesamtprozeß zwar nicht zu verändern, doch kann sie dazu beitragen, eine gewisse Verhaltenskontrolle bei den Patienten zu erzielen.

7.9 Psychosen des Kindes- und Jugendalters

Vom achten Lebensjahr an treten in seltenen Fällen schon schizophrene Krankheitsbilder auf. Halluzinationen, Wahnvorstellungen und Gefühle der Passivität des Denkens kommen ebenso wie bei den Erwachsenen vor. Oft findet sich eine Belastung mit Schizophrenie in der Familie. Ein organisches Krankheitsbild muß ausgeschlossen werden.

Therapie. Die Behandlung besteht in der Anwendung von Neuroleptika und supportiven psychotherapeutischen Maßnahmen für die gesamte Familie. Die Psychosen sind ausführlich in Kapitel 4 dargestellt.

7.10 Verhaltensstörungen und Neurosen

Neurotische Entwicklungen im Kindesalter können Hinweise auf die Entwicklung einer klassischen Neurose sein. Nicht selten aber sind es vorübergehende Reaktionen und Anpassungsschwierigkeiten, oder es handelt sich um eine sekundäre Neurotisierung, etwa die Ausbildung einer ängstlichen Erwartungshaltung nach demütigend erlebtem Schulversagen. Zwangssymptome, insbesondere solche, die als Rituale ausgestaltet sind, finden sich häufig, in den meisten Fällen jedoch auch als passageres Phänomen.

Klinischer Fall

> Nach dem Tod seiner Mutter aufgrund eines Verkehrunfalls entwickelt ein siebenjähriges Mädchen ein psychopathologisches Bild, das von depressiver Verstimmtheit, Schlafstörungen, Appetitlosigkeit, Leistungsabfall in der Schule und Kontaktschwäche bestimmt wird. Die Symptome bilden sich unter begleitender Psychotherapie innerhalb weniger Monate vollständig zurück.
> *Wahrscheinliche Diagnose:* Anpassungsstörung im Rahmen einer reaktiven Depression

Enuresis

Das Alter, in dem Kinder nicht mehr einnässen, variiert stark. Beim vierjährigen Kind ist die Kontrolle der Darmentleerung zu 98 % erreicht, beim fünfjährigen die Blasenkontrolle tagsüber und nachts bei ca. 90 %. Enuresis nocturna (Bettnässen) ist häufiger als die Enuresis diurna (Einnässen bei Tage). Sie wird als primär bezeichnet, wenn das über vier Jahre alte Kind nie trocken war, und als sekundär bei Wiederauftreten des Einnässens. Die primäre Form tritt etwa doppelt so häufig auf. Knaben sind häufiger als Mädchen betroffen. Die *Enkopresis* (unwillkürlich, wiederholte Stuhlentleerung ohne organische Ursache ab einem Alter von vier Jahren) ist wesentlich seltener.

Ätiologie. Als vorübergehende regressive Reaktion (z.B. nach der Geburt eines Geschwisters) ist Einnässen sicher bedeutungslos. Sonst kommen viele Ursachen in Betracht: forciertes Sauberkeitstraining durch die Mutter, harte mütterliche Erziehungsanforderungen, familiäre Konfliktsituationen usw.

Differentialdiagnose. Differentialdiagnostisch muß an organische Ursachen einer Harninkontinenz, epileptische Anfälle und Harnwegsinfekte gedacht werden. Enuresis hat überwiegend eine günstige Prognose hinsichtlich spontaner Normalisierung.

Therapie. Zur Behandlung werden verhaltenstherapeutische (positive Verstärkung) und medikamentöse (Imipramin) Maßnahmen eingesetzt. Wichtig ist die geduldige Haltung der Eltern und Korrektur von Erziehungsfehlern.

Anorexia nervosa

Sie ist die häufigste Eßstörung mit psychischen Begleiterscheinungen der Pubertät und betrifft etwa 0,5 % der weiblichen Jugendlichen und nur selten männliche Adoleszente. Die Betroffenen mindern ihr Gewicht bzw. stoppen die Gewichtszunahme infolge intensiver Furcht, dick zu werden, wobei Körperform und Körpergewicht von vielen Betroffenen, auch bei Untergewicht, verzerrt wahrgenommen werden.

Klinik. In der Regel besteht sekundäre, bei 20 % auch primäre Amenorrhö. Das Krankheitsbild umfaßt ferner Hypotonie, Hypothermie, Hypokaliämie, Bradykardie, Hypoglykämie, Heißhungerattacken, Obstipation, Krankheitsverleugnung, Hyperaktivität und Kontaktstörungen. Der Verlauf der Anorexie ist schwierig, einige Fälle gehen in eine schizophrene Psychose über.

Therapie. Die Therapie ist ausgesprochen schwierig. Es kommen psycho- und verhaltenstherapeutische Maßnahmen in Betracht. Bei bedrohlichem Körperzustand ist allerdings die Auffütterung unter stationären Bedingungen vordringlich, zur emotionalen Entlastung eventuell unter Neuroleptika.

8 Sexualstörungen, Sexualabweichungen

8.1
Sexuelle Funktionsstörungen

Sexuelle Funktionsstörungen sind nur insoweit Gegenstand der Psychiatrie, als sie im Rahmen psychoreaktiver, neurotischer und psychopathischer Persönlichkeitsstörungen und (seltener) bei endogenen, vor allem depressiven Psychosen auftreten. Im übrigen siehe Gynäkologie, Kapitel 1, und Urologie Kapitel 11.

Impotenz

Impotenz (Impotentia generandi) und Frigidität (Gefühls- oder Geschlechtskälte) sind viel häufiger psychisch als organisch bedingt. Häufige Unterformen der Impotentia generandi beim Mann sind:
- *Impotentia coeundi:* Erektionsschwäche
- *Ejaculatio praecox:* zu früher Samenerguß
- *Ejaculatio retarda:* verzögerter Samenerguß
- *Impotentia satisfactionis:* Gefühl der Unlust nach dem Verkehr

Frigidität

Bei der Frau werden im allgemeinen folgende Störungen unterschieden:
- *Alibidinie:* fehlendes sexuelles Verlangen
- *Anorgasmie:* Fehlen des Höhepunktes beim Geschlechtsverkehr
- *Dyspareunie:* Schmerzen beim Verkehr
- *Vaginismus:* psychogener Scheidenkrampf

Ätiologie. Sexuelle Störungen können, wie erwähnt, zwar auch somatische Ursachen haben, sind aber ganz überwiegend seelischer Natur, z.B. durch erhöhte Erwartungsspannung und willensmäßige Anstrengung, Angst vor erneutem beschämenden Versagen oder auch vor Genitalverletzungen. Andere Faktoren sind Ablehnung des Partners, Angst von ihm/ihr, in Besitz genommen zu werden, und andere mehr oder minder unbewußte neurotische Partnerkonflikte (persistierende libidinöse oder ambivalente Beziehung zu Eltern). Gewöhnlich sind beide Partner, nicht nur der Symptomträger, am Zustandekommen der Störung beteiligt.

Therapie. Therapeutisch kann psychoanalytisch orientierte Psychotherapie (Paar- und Einzeltherapie) sehr wirksam sein. Erfolge sind vor allem dann zu erzielen, wenn die interpersonalen Beziehungen des Patienten beachtet und angesprochen werden. Auch die sogenannte Masters-Johnson-Therapie als eine symptomorientierte Paartherapie sexueller Funktionsstörungen hat sich bewährt.

8.2
Abweichendes sexuelles Verhalten, Perversionen

Bei den sexuellen Deviationen (Perversionen) ist definitionsgemäß entweder die Triebhandlung oder die Objektwahl abnorm und die Befriedigung ausschließlich daran geknüpft. Folgende Formen werden unterschieden:
- *Exhibitionismus:* Zeigen der entblößten männlichen Genitalien vor Frauen und Kindern mit oder ohne gleichzeitiger Masturbation; die Exhibitionisten sind gewöhnlich scheue, selbstunsichere, kontaktschwache Persönlichkeiten
- *Voyeurismus:* sexuelle Befriedigung durch Zuschauen beim Entkleiden oder bei Geschlechtsakt anderer
- *Sadismus:* sexuelle Erregung durch Unterwerfen, Quälen und Demütigen des Partners
- *Masochismus:* sexuelle Erregung durch Erdulden von Schmerzen und Demütigung

- *Fetischismus:* sexuelle Befriedigung durch Masturbation mit Hilfe von Gegenständen, die dem anderen Geschlecht gehören
- *Pädophilie:* der sexuelle Trieb richtet sich wahllos auf Kinder beider Geschlechter; bei homosexueller Beziehung von Männern zu Knaben spricht man von Päderastie
- *Sodomie:* sexuelle Handlungen mit Tieren, meist mit dem lebenden, selten dem toten Tier
- *Transvestismus:* gestörtes Erleben der eigenen Geschlechtsidentität, mit dem Bedürfnis, die Kleidung des Gegengeschlechts zu tragen und in dieser Rolle akzeptiert zu werden

Entstehungsfaktoren. Was als sexuelle Deviation und Perversion aufgefaßt wird, hängt in weiten Teilen von den jeweiligen soziokulturellen Normen ab, wie es das Beispiel der Tabuierung von Inzest demonstriert. Abweichendes Sexualverhalten kann in leichter Form Teilkomponente des normalen Sexualverhaltens sein, auch in Form begleitender Phantasievorstellungen. Manche sexuelle Abweichungen können wiederum Ausdruck von sexueller Unsicherheit oder von Ersatzsuche für unerreichte sexuelle Kontakte sein.

Therapie. Eine Psychotherapie sexueller Deviationen in Form von Verhaltenstherapie oder psychoanalytisch orientierten Verfahren ist nur bei bestehendem Leidensdruck und/oder neurotischer Genese der Störung erfolgversprechend. Bei ausgeprägten sexuellen Perversionen bzw. Delinquenz kommt die „medikamentöse Kastration" (mit Cyproteronacetat) und nur selten die operative Kastration zur Libidominderung in Frage.

8.3
Homosexuelles Verhalten

Homosexuelles Verhalten gehört zur Variationsbreite menschlichen Verhaltens. Eine gleichgeschlechtliche sexuelle Beziehung kommt bei etwa 4% der männlichen und 2% der weiblichen Population vor. Sie wird in die nachfolgend beschriebenen zwei Formen unterteilt.

Neigungshomosexualität

Dauerhafte Festlegung des psychosexuellen Interesses auf das gleiche Geschlecht.

Hemmungshomosexualität

Ist eine neurotische Form der Homosexualität, bei der die gleichgeschlechtliche Wahl nur auf neurotischer Hemmung vor dem anderen Geschlecht beruht.

Enstehungsfaktoren. Die in der Pubertät (bzw. früher Adoleszenz) vorkommende Homosexualität stellt sehr häufig nur eine Episode während der psychosexuellen Reifung dar. Es können bei Homosexuellen in der Regel keine körperlichen, hormonellen und chromosomalen Anomalien gefunden werden. In ihrem interpersonalen Verhalten sind sie, abgesehen von der sexuellen Ausrichtung, im allgemeinen unauffällig. Psychoanalytisch gibt es verschiedene psychodynamische Erklärungsmodelle für homosexuelles Verhalten: Fehlidentifikation aufgrund bestimmter Familienkonstellationen, präödipale Triebfixierungen, Narzißmus, Aggressionshemmung etc.

Therapie. Homosexuelle als solche verspüren keinen manifesten Leidensdruck, leiden jedoch wegen häufiger Partnerkonflikte und der sozialen Isolierung (vor allem im Alter) häufig unter depressiven Verstimmungen mit erhöhtem Suizidrisiko. Diagnostiziert wird die Konflikthaftigkeit der sexuellen Orientierung (ich-dystone versus ich-syntone Homosexualität). Zielsetzung der Psychotherapie ist, die Begleitsymptomatik (depressive Verstimmungen) zu beseitigen. Gegenübertragungsreaktionen des Arztes müssen beim Umgang mit Homosexuellen wegen der üblichen Tabus in besonderer Weise kontrolliert werden.

8.4
Transsexualismus

Beim Transsexualismus handelt es sich um das Verlangen nach Wechsel der Geschlechtszugehörigkeit. Die Betroffenen leiden unter dem Widerspruch, daß deren Anatomie ein anderes Geschlecht ausweist, als sie innerlich empfinden, und streben letztlich eine hormonelle und operative Geschlechtsumwandlung an. Die sexuelle Befriedigung steht beim Transsexualismus nicht im Vordergrund, viel mehr geht es diesen Menschen darum, in der von ihnen akzeptierten Geschlechtsidentität sozial zu leben und auch von anderen anerkannt zu werden.

Ätiologie und Therapie. Ätiologische Erklärungen für Transsexualismus fehlen bislang. Da psychotherapeutische Behandlungsversuche zur Beseitigung der Störung von den Betroffenen zumeist abgelehnt werden, kann bei sehr starkem Leidensdruck (depressive Reaktionen, Suizidversuche, soziale Isolation) und nach längerer sexualmedizinischer Betreuung und vorausgegangener Hormontherapie eine operative Geschlechtsumwandlung in Frage kommen.

9 Suizidalität

9.1 Formen

Fast jeder Mensch beschäftigt sich im Laufe seines Lebens mit dem Gedanken an Suizid. Er kann als eine spezifisch menschliche Entscheidungsmöglichkeit, als letzter Ausdruck menschlicher Freiheit gesehen werden. Manche Suizidhandlungen sind als Appell an die Umwelt angelegt, um bestimmte Interessen durchsetzen zu helfen, wobei zugleich eine starke Verzweiflung vorliegt. Die Motivation mancher Suizidhandlungen läßt wiederum außer der Aggressivität gegen die eigene Person auch die aggressive Absicht gegen die Umwelt erkennen. Die meisten Suizidanten schwanken zwischen dem Wunsch zu sterben und dem zu leben; viele überlassen es dem Zufall und/oder den anderen, sie zu retten. In vielen Fällen bleibt unklar, ob der Patient sich tatsächlich das Leben nehmen, oder sich aus einer ihm unerträglich erscheinenden Situation befreien wollte.

Erweiterter Suizid

Unter einem erweiterten Suizid versteht man eine Selbsttötung, der die Tötung von Bezugspersonen (Familienangehörige, besonders Kinder) gegen deren Willen einschließt.

9.2 Epidemiologie

Nach Schätzungen der WHO sterben jährlich annähernd eine halbe Million Menschen durch Suizid. Für die Bundesrepublik ergibt die Statistik, daß jährlich etwa 20 von 100 000 Einwohnern Selbstmord begehen, wobei die Zahl der Suizidversuche ca. 10mal höher liegt als diejenige der Suizide. Die Suizidversuche der psychisch Kranken führen überdurchschnittlich häufig zum Tode (mindestens ein Drittel), ohne daß diese den größten Teil der Suizidhandlungen insgesamt ausmachen. Im Alter zwischen 15 und 45 ist Suizid die dritthäufigste Todesursache. Die Gesamtzahl der Suizidtoten pro Jahr entspricht in etwa der Zahl der jährlichen Verkehrstoten. Ledige begehen häufiger Suizidversuche als Verheiratete, wobei das männliche Geschlecht deutlich überwiegt. Hinsichtlich der Methoden steht bei den Suizidversuchen die Vergiftung mit Schlafmitteln in etwa $2/3$ der Fälle an erster Stelle. Männer wählen durchschnittlich aggressivere Suizidtechniken als Frauen.

9.3 Einflußfaktoren

Risikofaktoren. Das Suizidrisiko ist für bestimmte Personengruppen besonders hoch: Schizophrene, endogen Depressive, ältere Menschen mit hirnorganischem Psychosyndrom, Alleinstehende, Entwurzelte, Verfolgte, unheilbar Kranke, Suchtkranke und ähnliche Krankheitsbilder. Für ältere Menschen können, abgesehen von Krankheiten aller Art, insbesondere die zunehmende Vereinsamung und mangelnde Möglichkeit, am aktiven Leben teilzunehmen, erhebliche psychische Belastungen darstellen, die nicht selten zu Selbstmordversuchen führen.

Motivation. Die von den Patienten angegebene Motivation ist dabei oft wenig überzeugend. Am häufigsten werden Trennungskrisen oder berufliche Mißerfolge angegeben. Die Phantasien des Suizidanten kreisen um die Vorstellung von Ruhe, Entlastung, Geborgenheit. Im allgemeinen wird nicht der Tod als irreversibler Zustand intendiert. Insgesamt überwiegen bei den Suizidhandlungen Kurzschlußreaktionen bei weitem: Es liegen zwischen dem ersten Gedanken bzw. dem Entschluß und der Ausführung nur wenige Stunden. Dabei erlauben der tödliche Ausgang der Suizidhandlung bzw. das Überleben keine sicheren Rückschlüsse auf die Ernsthaftigkeit der Suizidabsicht.

Prognose. Grundsätzlich können sich Suizidversuche wiederholen, wobei dann die Gefährlichkeit der Suizidhandlung zunimmt, was vor allem für psychisch Kranke gilt. In den ersten Monaten nach einem Suizidversuch besteht, statistisch gesehen, das größte Risiko hinsichtlich einer erneuten Suizidhandlung.

9.4
Prophylaxe suizidaler Handlungen

Vorboten, Verhaltensänderungen und versteckte Andeutungen des Patienten lassen sich meist retrospektiv erkennen. Bei nichtpsychotischen Suizidanten läßt sich ein präsuizidales Syndrom beschreiben:
- Einengung vom Denken und Fühlen auf depressive Inhalte, Gefühl der Einsamkeit und Ausweglosigkeit
- innere ohnmächtige Aggression, Vorwürfe gegen die anderen mit schmerzlicher Resignation und Ankündigung der Suizidabsicht
- Phase der „Ruhe vor dem Sturm": Suizidphantasien mit Ausmalen der den anderen aus dem eigenen Suizid entstehenden Leiden

Risikofaktoren. Der von Kielholz entwickelte Leitfaden zur Abschätzung der Suizidalität zählt einige besonders gefährdende Faktoren auf, die auf einen möglichen Suizidversuch hinweisen:
- eigene frühere Suizidversuche und Suizidhinweise
- Vorkommen von Suizid in der Familie oder Umgebung
- Selbstmordgedanken, ohne daß ein konkreter Plan zur Ausführung der Tat besteht
- direkte oder indirekte Suiziddrohungen
- Äußerung konkreter Vorstellungen über die Durchführbarkeit oder Vorbereitungshandlungen

Prävention. Telefonseelsorgen, Beratungsstellen und Ärzte sind für die Prävention von Suizidhandlungen wichtig, weil sie wegen ihrer Zugänglichkeit, ihrer relativen Unparteilichkeit und ihres Expertenansehens von Suizidgefährdeten am ehesten in Anspruch genommen werden. Einen Arzt suchen Suizidgefährdete zwar häufig auf, sprechen dann aber nicht von ihren Suizidabsichten, sondern von anderen Beschwerden. Wichtig ist bei Suizidgefährdeten die genaue Erhebung der Anamnese bezüglich früherer Suizidversuche.

> **Merke!**
> Bei angekündigten Suizidabsichten oder bei Verdacht auf Suizidneigung sollte man mit dem Betreffenden dieses Thema offen ansprechen. Jede Suizidäußerung muß hierbei ernst genommen werden!

9.5
Therapeutisches Handeln nach Suizidversuchen

Nach Suizidhandlungen muß der Arzt versuchen, durch diagnostische Klärung und Analyse von Vorgeschichte, Vorbereitung, Methode und Durchführung des Suizidversuchs sowie Reaktion des Patienten und seiner Umgebung nach der Tat, ein Urteil über die Intensität der selbstdestruktiven Tendenz und damit eine Einschätzung des Risikos der Wiederholung suizidaler Handlungen zu gewinnen.

Therapiemaßnahmen. Bei einem Teil der Patienten, die einen Suizidversuch unternommen haben, erfährt der zugrundeliegende Konflikt hierdurch eine scheinbare Erledigung. Sie sind vorübergehend zugänglicher für psychotherapeutische Hilfe, so daß ein ärztliches Gespräch zu diesem Zeitpunkt erfolgen sollte. Am wichtigsten ist die Herstellung eines tragfähigen therapeutischen Kontaktes und die Klärung der Diagnose. Bei endogenen Psychosen ist neben supportiver Psychotherapie eine adäquate Behandlung mit Neuroleptika und/oder Thymoleptika (wenn nötig auf einer geschlossenen psychiatrischen Station) wichtig. Bei nichtpsychotischen, psychisch-reaktiven Störungen ist eine psychotherapeutische Behandlung vorrangig. Folgende Maßnahmen kommen hierbei in Betracht: Gesprächspsychotherapie, Betreuung durch Beratungsstellen, supportive Psychotherapie, Gruppentherapie.

10 Arzt-Patient-Beziehung und Psychotherapie

10.1 Prinzipien

Prägnanztypen

Bei jeder Arzt-Patient-Beziehung lassen sich hinsichtlich der Führungsintensität des Arztes und der Abhängigkeit des Patienten drei Prägnanztypen unterscheiden:
- *uneingeschränkte ärztliche Führung:* (z.B. bei komatösen Patienten oder bei schwerem psychotischem Kontaktverlust); lebensgeschichtlicher Vorläufer dieser Beziehung ist das Eltern-Kleinstkind-Verhältnis
- *Arztführung mit Patientenkooperation:* (z.B. medikamentöse Behandlung); Vorläufer → Eltern-Jugendliche
- *arbeitsteilige Partnerschaft*: z.B. bei chronischen Krankheiten, etwa Diabetes); aktuelle lebensgeschichtliche Parallele ist die Partnerschaft

Therapie. Von den verbreitetsten Psychotherapieverfahren wird bezüglich der drei Prägnanztypen der Arzt-Patient-Beziehung die Hypnose eingesetzt als Form der uneingeschränkten ärztlichen Führung, autogenes Training und Verhaltenstherapie als Form der Arztführung mit Patientenkooperation, und die psychoanalytische und Psychotherapie nach Rogers als Modell der arbeitsteiligen Partnerschaft. Eine inadäquate Führungsintensität des Arztes bzw. falsche Patientenrollenerwartung (z.B. selbstverständliche Ergebenheit bei mündigen Patienten mit chronischer Krankheit) kann die Diagnose und Therapie erheblich beeinträchtigen, z.B. indem Anweisungen nicht ausgeführt oder Arztbesuche ganz eingestellt werden.

Behandlungserwartung. Bei psychoneurotischen und psychosomatischen Erkrankungen gibt es im Zusammenhang mit den Vorstellungen der Patienten über die Ursache der Erkrankung (Laienätiologie) typischerweise bestimmte Behandlungserwartungen: die Krankheit ist entweder organisch (womöglich versteckt), psychogen (liegt in eigenen seelischen Problemen) oder sozial (Umweltbelastung) bedingt; damit sind entsprechende Behandlungserwartungen geknüpft. Der Entschluß, zum Arzt zu gehen, ist einer der wesentlichen Aspekte des Krankenverhaltens, da er bestimmt, ob die medizinische Versorgung überhaupt im Krankheitsfalle beansprucht wird. Es gibt bei vielen somatischen Erkrankungen, z.B. Malignomen, arztmeidende Reaktionen, die für die Erkrankung selbst typisch sind und die Behandlung selbst verzögern oder behindern können. Auch bei bestimmten psychogenen Krankheitsbildern beeinflußt das arztmeidende (z.B. bei Depressiven mit Schuldgefühlen) oder das arzthaftende (hypochondrische Reaktionen) Verhalten des Patienten den Verlauf der Behandlung.

Methodenwahl. Die verschiedenen psychotherapeutischen Methoden unterscheiden sich nicht nur durch verschiedenartige theoretische Erklärungsansätze psychiatrischer Erkrankungen und die dafür zur Verfügung gestellten therapeutischen Werkzeuge. Von außerordentlicher Relevanz ist ihre Konfliktzentriertheit: während die psychoanalytischen Behandlungsverfahren (Psychoanalyse, psychoanalytische Psychotherapie, Kurztherapie, Gruppenanalyse) über Introspektion eine Konfliktverarbeitung anzielen, wird z.B. in der Verhaltenstherapie eine Verhaltensmodifikation mit Hilfe des klassischen oder operanten Konditionierens angestrebt.

10.2
Psychoanalytische Verfahren

Die *Psychoanalyse* (Freud) ist eine Untersuchungs- und Behandlungsmethode psychisch Kranker. Nach psychoanalytischer Auffassung ist neurotisches Erleben und Verhalten die intraindividuelle, unteroptimale Lösung eines Trieb-Abwehr-Konfliktes. Aufgabe der Psychoanalyse ist es, die unbewußten Konflikte aufzudecken und dem Patienten aufzuzeigen. Hierbei muß nach bestimmten äußeren Regeln verfahren werden: drei bis vier Wochenstunden, wobei der Analytiker hinter dem auf einer Couch liegenden Patienten sitzt. Dies soll die äußere Wahrnehmung einschränken und die freie Assoziation fördern. Diese freie Assoziation spielt bei der „Materialgewinnung" eine wichtige Rolle: wenn die Psychoanalyse einmal begonnen hat, dann wird alles, was sich in der therapeutischen Beziehung abspielt, einem psychoanalytischen Verständnis zugeführt. Die Beziehung zwischen dem Analysanden und dem Analytiker steht auch im Mittelpunkt des psychoanalytischen Prozesses und wird anhand der freien Assoziation, der Träume und des averbalen Geschehens als Abkömmlinge des Unbewußten studiert. Ursprünglich hatte die Deutung der Träume des Patienten einen besonderen Stellenwert.

Techniken. Von allen anderen psychotherapeutischen Behandlungsverfahren unterscheidet sich Psychoanalyse dadurch, daß sie gezielt eine Übertragungsneurose herstellt, welche als Wiederholung der infantilen Neurose angesehen wird und daß die Psychoanalytiker vorwiegend die Übertragung und den Widerstand deuten. Als Widerstand werden alle sich dem Fortschritt der Behandlung widersetzenden Kräfte bezeichnet (z.B. Widerstände des Patienten gegen das Bewußtwerden peinlicher Erlebnisinhalte). Trotz akzeptierender Grundhaltung soll der Analytiker neurotische Wünsche und Triebbedürfnisse des Patienten nicht befriedigen *(Abstinenzregel)*. Die eigentliche Intervention des Therapeuten besteht aus *Deutung* (der vom Patienten geäußerten freien Assoziationen), *Konfrontation* (des Patienten mit den unbewußten Konflikten und dem Widerstand) und *Klärung* (Durcharbeiten der Ursachen).

Indikationen. Folgende neurotische Erkrankungen können unter anderen eine Indikation zur psychoanalytischen Behandlung darstellen: neurotische Depression, hysterische Neurose, Phobie und Zwangsneurose. Prognostisch ungünstig bei konfliktbearbeitenden Psychotherapien sind fehlender Leidensdruck, geringe Motivation und mäßige Intelligenz.

Psychoanalytisch orientierte Psychotherapie

Die psychoanalytisch orientierte Psychotherapie stellt ein von der Psychoanalyse abgeleitetes Behandlungsverfahren dar, mit einer Behandlungsfrequenz von ein bis zwei Stunden pro Woche im Gegenübersitzen, die auch in Fällen anwendbar ist, die eine Realitätskontrolle erfordern (z.B. paranoische Vorstellungen). Vor der klassischen Psychoanalyse unterscheidet sie sich hauptsächlich dadurch, daß bei dieser die Übertragungsneurose nicht gezielt angestrebt wird. Es werden jedoch die Übertragungen, die deutlich zu fassen sind, auch gedeutet.

Psychoanalytische Kurztherapie

Die psychoanalytische Kurztherapie wird mit etwa einer Behandlungsstunde pro Woche und insgesamt höchstens fünfzig Sitzungen durchgeführt und beschränkt sich darauf, ein Symptom oder einen akuten Konfliktzustand (Angst, Suizidgefahr) zu mildern bzw. zu beseitigen sowie einer chronischen Entwicklung entgegenzuwirken. Als *Indikation* gelten insbesondere akut entstandene Symptome und Verhaltensänderungen wie Depressionen, Panikzustände, Katastrophenreaktionen und ähnliche.

10.3
Klientenzentrierte Psychotherapie (Gesprächspsychotherapie)

„Jeder Arzt praktiziert im Gespräch Psychotherapie. Psychotherapeuten sind wir doch alle." Mit solchen und ähnlichen Äußerungen wird die Existenz einer selbständigen Gesprächspsychotherapie vielerorts von Ärzten in Frage gestellt. *Balint* hat in London als erster versucht, das Sprechstundengespräch des Arztes psychotherapeutisch wirksam werden zu lassen, indem er interessierte praktische Ärzte in Gruppen zusammenfaßte und ihre Fälle unter psychodynamischen Aspekten mit ihnen besprach.

Methoden. Das Fehlen einer speziellen Neurosentheorie unterscheidet die Gesprächstherapie im engeren Sinne von der Psychoanalyse und den lerntheoretischen Verfahren. Sie interessiert sich vielmehr für die bewußten Konflikte des Patienten, für das Hier-und-Jetzt. Die klientenzentrierte Psychotherapie (Gesprächspsychotherapie) nach *Rogers* geht davon aus, daß dem Menschen eine Tendenz zur Selbstgestaltung innewohnt, für die in der Behandlung möglichst gute Entfaltungsmöglichkeiten eröffnet werden sollen. Angestrebtes Ziel ist ein erhöhtes Ausmaß seelischer Funktionsfähigkeit im emotionalen und sozialen Bereich. Dabei berichtet der Patient in der Behandlungsstunde frei über seine Erlebnisse. Der Therapeut versucht dann, die damit verbunden Affekte zu charakterisieren und gibt dem Patienten zu verstehen, daß er sie akzeptiert, wodurch es dem Patienten möglich wird, Abwehrhaltungen aufzugeben und Bereiche in das bewußte Erleben zuzulassen, die bisher ausgeschlossen waren. Dabei korreliert der Therapieerfolg mit bestimmten Eigenschaften des Therapeuten:

- intensive Anteilnahme gegenüber dem Patienten
- Fähigkeit zur Verbalisierung emotionaler Erlebnisinhalte
- Echtheit in der Selbstdarstellung

10.4 Verhaltenstherapie und kognitive Therapie

Die verhaltenstherapeutischen Methoden werden von der Lernpsychologie hergeleitet. Ziel der verschieden Methoden ist es, bestimmte Verhaltensmuster bzw. definierte Symptome unter Anwendung lerntheoretischer Modelle zu beseitigen bzw. anzueignen. Als Lernen wird jede relativ dauerhafte Verhaltensveränderung bezeichnet, die als Folge von Übung und Erfahrung auftritt.

Es werden folgende Arten des Lernens unterschieden:
- klassisches Konditionieren (Erwerben bedingter Reflexe bzw. Reaktionen = Signallernen)
- operantes Konditionieren (Lernen am Erfolg)
- Lernen am Modell (Imitation)

Techniken. Mittels dieser Methoden ermöglichen die sogenannten Aneignungstechniken das Verlernen schlechter und Lernen neuer, normaler Verhaltensweisen. Bei der sogenannten token-economy werden beispielsweise in einer Abteilung für chronische Psychosen den Patienten für erwünschtes Verhalten (z.B. Gespräche miteinander, Körperpflege, Essen am gemeinsamen Tisch) Gutscheine gegeben, die später gegen Vergünstigungen umgetauscht werden können. Die Beseitigungstechniken werden hingegen bei sonst schlecht zugänglichen Zwangsneurosen und Phobien eingesetzt. Wichtigste Beseitigungstechnik ist die systematische Desensibilisierung: hier wird versucht, in einer angenehmen, entspannten Umgebung dem Patienten in einer vorher festgelegten Reihenfolge (Angsthierarchie) angstauslösende Reize zu präsentieren, um eine Extinktion der bedingten Reaktionen zu erhalten.

10.5 Suggestive Verfahren

Hypnose

Bei den Suggestivverfahren handelt es sich um symptomorientierte, meist kurzfristig wirkende psychische Beeinflussungen, die sich dadurch von den konfliktlösenden Psychotherapien unterscheiden. Die klassische Suggestivmethode ist die Hypnose. Sie ist die Einengung des Bewußtseins durch die Einstellung auf den Hypnotiseur und die anschließende Senkung des Bewußtseins in einen schlafähnlichen Zustand. Innerhalb der Hypnose ist es möglich, dem Patienten eine Reihe von beruhigenden und stabilisierenden Verhaltensanweisungen zu geben. Diese ermöglichen dem Patienten nach Beendigung der Hypnose nicht nur eine größere innere Ruhe, sondern auch das Unterlassen neurotischer Handlungen bzw. das Unterdrücken neurotischer Symptome. Es gibt zwei Arten von Hypnose: heterosuggestive (klassische Form) und autosuggestive (abgestufte Aktivhypnose). Indiziert ist die Hypnose bei Schmerzsyndromen, funktionellen Beschwerden bei neurotischen und psychosomatischen Störungen, Angstsyndromen und ähnlichem.

Autogenes Training

Das autogene Training unterscheidet sich von der Fremdhypnose dadurch, daß der Patient die eigene Regie übernimmt. Es stellt eine konzentrative Selbstentspannung dar und beruht darauf, daß gedankliche Vorwegnahme eines Zustandes den körperlichen Nachvollzug bewirken kann. Die Behandlung kann in Einzelsitzungen oder in der Gruppe durchgeführt werden, wobei sich der Patient auf Übungsformeln einstellt, mit deren Hilfe er dann die systematische Entspannung im ganzen Körper erreichen kann. Hauptindikation sind mit Spannung und Verkrampfung einhergehende funktionelle Störungen und Beschwerden.

Progressive Relaxation

Die progressive Relaxation nach *Jacobson* zielt wie das autogene Training auf eine selbstgesteuerte Entspannung. Unter Verzicht auf die Beeinflussung vegetativer Funktionen wird hier jedoch gelernt, sämtliche Muskeln des Körpers zu entspannen, um ein besonders intensives Körpererleben zu erreichen. Sie wird vor allem in Verhaltenstherapien und bei psychosomatisch Kranken verwendet.

10.6
Führende und stützende Psychotherapie auf längere Sicht

Ein stützendes (supportives) und den Aktualkonflikten bearbeitendes Vorgehen einschließlich soziotherapeutische Maßnahmen (siehe unten) hat neben den aufdeckenden, konfliktzentrierten Verfahren bei den meisten psychiatrischen Krankheitsbildern eine Berechtigung. Als Indikationsgebiete gelten unter anderem Psychosen (Kombination mit Pharmakotherapie) und chronische Neurosen.

10.7
Psychosomatische Grundversorgung

Das ärztliche Gespräch ist bei allen organischen und psychischen Krankheiten die Kommunikationsform der patientenzentrierten medizinischen Behandlungsweisen. Der zwischen Arzt und Patient geführte Dialog soll dem Patienten helfen, sich in seinem Kranksein zu verstehen. Er unterscheidet sich vom lediglich helfend-mitmenschlichen Dialog durch die Einbeziehung entwicklungs-, motivations- und persönlichkeitspsychologischen Wissens.

Psychologische Beratung

Die psychologische Beratung stellt ein aktiv-direktives Verfahren dar, das sich auf entwicklungspsychologisches und psychodynamisches Wissen stützt und sich an die Einsicht des Patienten wendet, ohne in jedem Fall die Lösung des intrapsychischen Konfliktes anzustreben.

10.8
Gruppenpsychotherapien

In der Gruppenpsychotherapie werden viele divergierende Methoden angewandt, etwa Psychodrama nach Moreno (spielerische Darstellung unbewußter Konflikte mit Anstreben einer kathartischen Affektentladung) Arbeits- und Beschäftigungsgruppen, Patientenclubs, direktive Gruppentherapie und psychoanalytische Gruppentherapie. Bei letzterer werden die psychoanalytischen Elemente der Übertragung- und Widerstandsdeutung auf das Gruppengeschehen angewandt. Vorteilhaft ist, daß sich multilaterale Übertragungen und Abwehrmechanismen in vielfältiger Weise im Hier- und-Jetzt entwickeln und den Patienten dadurch bewußt werden. Besondere Indikation bilden Kontaktstörungen und Identifikationsprobleme Jugendlicher.

10.9 Paartherapie und Familientherapie

Die Paar- und Familientherapie wurde in den letzten Jahren sehr verbreitet und basiert auf die Erkenntnis, daß Verhaltensstörungen und psychische Konflikte nicht nur auf intrapsychischen Prozessen beruhen, sondern in einer Wechselbeziehung mit interpersonellen Vorgängen in der Familie stehen. Vor allem Kinder und Jugendliche mit delinquenten oder süchtigen Verhaltensstörungen und schizophrenen Erkrankungen im Jugendalter eignen sich für Familientherapien auf der Grundlage von psychoanalytischen, lerntheoretischen oder systemtheoretischen Modellen.

Klinischer Fall

Eine 12jährige Patientin hat seit 2 Jahren Asthma bronchiale. Sie berichtet von häufigen Streitigkeiten zwischen den Eltern. Beide Elternteile würden sich fürsorglich um sie kümmern und auch miteinander besser auskommen, wenn sie asthmatische Beschwerden habe. Das Asthma habe begonnen, nachdem die vier Jahre ältere Schwester wegen einer Anorexia nervosa eine Sonderernährung erhielt. Die Schwester, inzwischen kurz vor dem Abitur stehend, habe ihr Gewicht bislang gut gehalten.
Am ehesten kommt eine Familientherapie in Betracht.

11 Sozialpsychiatrie

11.1 Sozialpsychiatrie und psychiatrische Versorgung

Definition. Die Sozialpsychiatrie erforscht den Einfluß sozialer Faktoren aus Entstehung, Verlauf und Behandlung von psychiatrischen Erkrankungen, mit den Beziehungen zwischen psychisch Kranken und Gesellschaft und Einstellung der Öffentlichkeit zum psychisch Kranken und der Soziologie der Geisteskrankheiten. Jede psychiatrische Störung und Krankheit ist nicht nur ein medizinisches, sondern zugleich ein soziales Problem.

Arbeitsbereiche

Häufigkeit, Verteilung, Art, Ausprägungsgrad psychischer Störungen unter verschiedenen sozialen Bedingungen werden von der psychiatrischen Epidemiologie untersucht, die auch so der Frage nachgeht, inwieweit soziale Faktoren Manifestation, Verlauf, Prognose und Therapieerfolg bei psychischen Störungen beeinflussen. Bei verschiedenen psychiatrischen Krankheitsbildern haben soziale Faktoren ganz unterschiedliche Bedeutung. So kann man für manche psychoreaktiven Störungen eine primäre Soziogenese annehmen, während bei der Entstehung endogener Psychosen soziale Einflüsse nur mitbeteiligt sind. Sozio-ökologische Untersuchungen haben gezeigt, daß beispielsweise schizophrene Erkrankungen in unteren sozialen Schichten und in schlechten Wohngegenden großer Städte häufiger vorkommen, Befunde, die zumindest für eine Mitverantwortung sozio-ätiologischer Faktoren sprechen.

Soziotherapie

Unter Soziotherapie versteht man die verschiedenen Behandlungs- und Rehabilitationsverfahren sowie -institutionen, die jeder psychiatrischen Klinik zur Verfügung stehen sollten und integraler Bestandteil der modernen Psychiatrie sind. Die psychiatrischen Kliniken müssen stets auf einer Integration von biologisch-psychiatrischen, psychopathologischen und sozialpsychiatrischen Grundlagen basieren und neue Erkenntnisse aus diesen Bereichen bei der Behandlung berücksichtigen.

Methoden. Die Mental-Health-Bewegung vereint beispielsweise die verschiedenen psychiatrischen Methoden zu einem Entwicklungsprogramm: sozialpsychiatrische Ambulatorien, Tages- und Nachtkliniken, Patientenclubs, beschützende Werkstätten, Übergangswohnheime, Wohngemeinschaften, Elternvereinigungen bilden ein Behandlungsnetz zur Resozialisierung der Patienten und Vorbeugung eines Hospitalismussyndroms (siehe unten).

Die sogenannte therapeutischer Gemeinschaft basiert auf dem Abbau hierarchischer und autoritärer Strukturen der Krankenhausstation zugunsten einer Partnerschaft zwischen Patienten und Personal, wo das Selbsthilfepotential des Patienten und seine Mitverantwortung für das Gemeinschaftsleben gefördert und für die Behandlung nutzbar gemacht werden.

Versorgung

In der Bundesrepublik (alte und neue Bundesländer) standen 1995 insgesamt knapp 95 000 Betten für die psychiatrische Versorgung zur Verfügung. Zwei Drittel der Betten standen in reinen psychiatrischen Einrichtungen, ca.

25 000 Betten in Fachabteilungen allgemeiner Krankenhäuser und etwa 6000 Betten in Vorsorge- oder Rehabilitationseinrichtungen. Für die Kinder- und Jugendpsychiatrie waren etwa 11 000 dieser Betten bestimmt, für die Behandlung von Suchterkrankungen 13 000 Betten. Gegenüber stationärer Versorgung hat die ambulante Behandlung viele Vorteile; der Trend geht daher zur ambulanten Behandlung und zur Versorgung in Übergangseinrichtungen. Die Realisierung der Reformkonzepte, die von der bestehenden Situation ausgehen müssen, muß gewährleisten, daß mit den vorhandenen, stets begrenzten Mitteln die psychiatrische Versorgung einer möglichst großen Zahl von Patienten möglichst rasch verbessert wird. Als nützlich Alternative bzw. Ergänzung zu den ambulanten, stationären und halbstationären Diensten haben sich die sogenannten komplementären Dienste inzwischen bewährt: Übergangsheime zur Wiedereingliederung, Wohnheime zur Dauerunterbringung, und Tagesstätten insbesondere für Alterskranke und solche Patienten, die sonst in psychiatrischen Krankenhäusern untergebracht werden müßten.

11.2
Prävention und Rehabilitation

Prävention

Die Prävention von psychischen Krankheiten erfolgt überwiegend durch psychosoziale Maßnahmen (Meidung bzw. Korrektur von schädlichen Umwelteinflüssen, Planung und Organisation der Lebensführung). Im gewissen Sinne ist aber auch eine Dauertherapie mit Neuroleptika und stützenden Gesprächen bei Schizophrenen eine „Prävention" vor einem neuen Schub der Erkrankung.

Genetische Beratung. Eine besondere Form der Prophylaxe ist die genetische Beratung. Sie kommt in der Psychiatrie bei Erbkrankheiten (Stoffwechselstörungen mit Oligophrenie, Chorea Huntington usw.) in Frage. Bei endogenen Psychosen ist insbesondere familiäre Häufigkeit von Bedeutung. Eine prophylaktische Bedeutung haben auch Maßnahmen zur Verhinderung von körperlichen Erkrankungen (z. B. Vermeidung von toxischen oder mechanischen Schädigungen in der Schwangerschaft).

Rehabilitation

Unter Rehabilitation werden in der Psychiatrie ärztliche, sozialpädagogische und psychotherapeutische Maßnahmen bzw. Hilfen bezeichnet, mit denen Kranke oder Genesene die Wiedereingliederung in die Gesellschaft erlangen können. Vorrangig geht es dabei um schwerbeeinträchtigte, chronische oder teilremittierte Patienten, vor allem aus dem Formenkreis der Schizophrenien, um Anfallskranke und Hirnverletzte und um ausgeprägte neurotisch-psychopathische Persönlichkeitsstörungen. Soziotherapeutische Programme (siehe oben) helfen, die Zäsur zwischen klinischer und außerklinischer Behandlung zu mildern und eine Kontinuität der Behandlung und damit eine reibungslose Rehabilitation zu ermöglichen.

12 Forensische Psychiatrie und Begutachtung
(siehe auch Rechtsmedizin)

12.1 Allgemeines

Aufgabe des forensisch (rechtsmedizinisch) tätigen Psychiaters ist es, den Geisteszustand von Personen zu beurteilen, bei denen die Verantwortlichkeit für eine bestimmte, in der Vergangenheit begangene Handlung zweifelhaft ist, oder bei denen aufgrund des Geisteszustandes in Zukunft eine Gefahr für die öffentliche Sicherheit befürchtet wird (Zwangsunterbringung im Strafrecht) oder ein besonderes Schutzbedürfnis besteht. Die Unterbringung psychisch Kranker in geschlossene Abteilungen infolge von Gefahren für die Öffentlichkeit oder für den Betreffenden selbst ist unter bestimmten Voraussetzungen möglich. Hierzu werden die Unterbringungsgesetze der einzelnen Bundesländer unabhängig von straf- und zivilrechtlichen Bestimmungen herangezogen.

Kriterien der Verantwortungsfähigkeit

Für die Verantwortungsfähigkeit im Strafrecht (Schuld- bzw. Zurechnungsfähigkeit) und im Zivilrecht (Geschäftsfähigkeit, Prozeßfähigkeit, Testierfähigkeit) sind bestimmte Altersgrenzen gesetzlich festgelegt worden. Bei Erwachsenen wird die Verantwortungsfähigkeit im Straf- und Zivilrecht generell unterstellt. Nur bei Zweifel an der Verantwortungsfähigkeit muß im konkreten Fall eine Überprüfung erfolgen. Bei Jugendlichen (14 bis 17 Jahre) und Heranwachsenden (18 bis 20 Jahre) ist häufig zu prüfen, ob ihr Reifezustand den strafrechtlichen Bestimmungen entspricht. Zu den einzelnen gesetzlichen Bestimmungen betreffend Verantwortungsreife, Zurechnungsfähigkeit bzw. Schuldfähigkeit, Handlungs- bzw. Resozialisierungsfähigkeit im Strafrecht, sowie Deliktfähigkeit, Geschäftsfähigkeit, Testierfähigkeit im Zivilrecht siehe Rechtsmedizin, Kapitel 7 und 8.

Urologie

Dr. med. Peter Hoos

Inhalt

1	**Pathomechanismen, allgemeine Symptomatologie und Prinzipien der Therapie**	1502
1.1	Niereninsuffizienz	1502
1.2	Störungen des Harntransportes	1503
1.3	Renale Hypertonie	1504
1.4	Blasenfunktion	1505
2	**Urologische Leitsymptome**	1506
2.1	Krankhafte Veränderungen des Harns	1506
2.2	Störungen der Harnbereitung und Harnausscheidung	1506
2.3	Störungen der Harnentleerung	1507
2.4	Hämaturie	1507
2.5	Schmerz	1507
2.6	Begleiterscheinungen urologischer Erkrankungen	1508
3	**Urologische Diagnostik**	1509
3.1	Anamnese und Befunderhebung	1509
3.2	Bakteriologische und klinisch-chemische Untersuchungen	1509
3.3	Funktionsdiagnostik	1510
3.4	Bildgebende Verfahren	1511
3.5	Transurethrale Diagnostik	1513
3.6	Punktionsverfahren	1513
4	**Urologische Therapie**	1514
4.1	Konservative Therapie	1514
4.2	Offene Operationen	1514
4.3	Endoskopische Eingriffe	1515
4.4	Extrakorporale Stoßwellenlithotripsie	1516
5	**Fehlbildungen und urologische Erkrankungen im Kindesalter**	1517
5.1	Urologische Erkrankungen im Kindesalter	1517
5.2	Nierenanomalien	1518
5.3	Harnleiteranomalien	1519
5.4	Anomalien von Blase und Harnröhre	1520
5.5	Fehlbildungen des Genitale	1522
5.6	„Akutes Skrotum" im Kindesalter	1524
5.7	Tumoren im Kindesalter	1524
5.8	Harnsteinleiden	1524

6	**Entzündungen**	1525
6.1	Niere und Nierenhüllen	1525
6.2	Harnleiter	1526
6.3	Retroperitonealraum	1526
6.4	Blase	1527
6.5	Harnröhre	1527
6.6	Prostata und Samenblasen	1527
6.7	Hoden und Nebenhoden	1528
6.8	Harnwegsinfektionen	1528
6.9	Urogenitaltuberkulose	1528
6.10	Parasitäre Erkrankungen	1529
7	**Tumoren**	1530
7.1	Nierenparenchym	1530
7.2	Nierenbecken und Harnleiter	1531
7.3	Blase	1531
7.4	Penis	1532
7.5	Hoden und Nebenhoden	1532
7.6	Prostata	1533
8	**Urolithiasis**	1536
8.1	Steinarten	1536
8.2	Ätiologie und Pathogenese	1536
8.3	Nierenstein	1537
8.4	Harnleiterstein	1538
8.5	Blasenstein	1539
9	**Verletzungen von Niere, Harnleiter, Blase, Harnröhre und Genitale**	1540
9.1	Verletzungsarten	1540
9.2	Symptomatik, Diagnostik und Therapie	1540
9.3	Früh- und Spätfolgen nach Verletzungen der Harnorgane	1542
10	**Nebenniere**	1543
10.1	Operable Erkrankungen	1543
11	**Urologische Andrologie**	1545
11.1	Fertilitätsstörungen	1545
11.2	Erektile Dysfunktion	1545
11.3	Sterilisierung des Mannes	1546
12	**Urologische Erkrankungen der Frau**	1547
12.1	Bakteriurie	1547
12.2	Erkrankungen der Harnwege in der Schwangerschaft	1547
12.3	Harnwegsfisteln und -strikturen	1547
12.4	Inkontinenz	1548

13	**Neuropathische Blase**	1549
13.1	Definition und Symptomatik	1549
13.2	Diagnostik	1549
13.3	Therapie	1549
14	**Urologische Notfallsituationen**	1551
14.1	Harnverhaltung – Anurie	1551
14.2	Steinkolik (Harnstauung)	1551
14.3	„Akutes Skrotum"	1551
14.4	Priapismus	1552
14.5	Paraphimose	1522
14.6	Blasentamponade	1552
14.7	Urosepsis	1552
15	**Nierentransplantationen**	1554

1 Pathomechanismen, allgemeine Symptomatologie und Prinzipien der Therapie

1.1 Niereninsuffizienz

Siehe auch Innere Medizin, Niere, Harnwege etc., Kapitel 2.

Definition. Als *Niereninsuffizienz* (NI) bezeichnet man eine Einschränkung der Ausscheidungsfunktion (Oligurie <500 ml Harn/Tag, Anurie <100 ml Harn/Tag) und/oder Homöostasefunktion (Säure-, Basen-, sowie Elektrolythaushalt) der Niere. Ist die Wasserausscheidung eingeschränkt, spricht man von einer *oligurischen* NI, ist dies nicht der Fall, von einer *nichtoligurischen* NI. Außerdem werden die harnpflichtigen Substanzen vermindert ausgeschieden → *Azotämie*; bei einer generalisierten Intoxikation des Körpers mit diesen Substanzen spricht man von *Urämie*.

Pathogenese. Man unterscheidet drei Ursachengruppen der *akuten NI*:
- *prärenal:* Hierbei handelt es sich um zirkulatorisch-ischämisch bedingte Störungen, die z.B. durch Schock, Hypovolämie, Herzinfarkt, intravaskuläre Hämolyse und Nierenarterienverschluß ausgelöst werden.
- *renal:* Die renale NI ist eine Erkrankung des Nierenparenchyms, wie sie bei toxischen (Arzneimittel, Arsen usw.) und entzündlichen Nierenschäden (Goodpasture-Syndrom, akute interstitielle Nephritis) besteht.
- *postrenal:* Abflußbehinderungen der ableitenden Harnwege durch Tumore, Steine, eine Stenose oder Blasenentleerungsstörungen (z.B. durch Querschnittlähmung). Durch den rückgestauten Harn und die so entstehende Druckerhöhung auf das Nierenparenchym (Ischämie) können die Nieren geschädigt werden.

Falls keine Restitutio ad integrum erfolgt, kann die akute in eine *chronische NI* übergehen. Hierbei wird die Niere progredient irreversibel geschädigt. Die häufigsten Ursachen hierfür sind Glomerulonephritis, Pyelonephritis und Zystennieren.

Laborparameter. Bei der NI ist das Serumkreatinin ↑ (Normwert 0,7–1,5 mg/dl gleich 62–133 µmol/l), Harnstoff ↑, Na^+ ↓, außerdem besteht eine metabolische Azidose.

> **Merke !**
>
> Eine sich eventuell entwickelnde Hyperkaliämie (Normwert 3,5–5,5 mmol/l) ist der Laborparameter, der die höchste Gefährdung mit sich bringt, da sich bei Serumkaliumwerten >6 mmol/l lebensgefährliche ventrikuläre Arrhythmien entwickeln können.

Akute Niereninsuffizienz

Symptomatik. Die klinische Symptomatik ist bei akuter und chronischer NI unterschiedlich. Kardinalsymptom der akuten NI ist die plötzliche Reduktion der Harnausscheidung (Oligurie), außerdem finden sich Nausea, Erbrechen und Somnolenz sowie die o.g. Laborparameter.

Therapie. Die Beseitigung der Ursache für die akute NI gestaltet sich je nach Entstehungsort unterschiedlich:
- prärenal → Therapie des Schocks oder der Hypovolämie
- renal → antibiotische Behandlung des entzündlichen Geschehens oder Absetzen der toxischen Substanzen

- postrenal → Entfernung des Abflußhindernisses

Die Prognose ist bei frühzeitigem Handeln günstig.

Chronische Niereninsuffizienz

Symptomatik. Azotämie, Anämie, gastrointestinale und neuromuskuläre Störungen.

Therapie. Ist die Niere bei chronischer NI irreversibel geschädigt, muß durch eine Nierentransplantation oder Dialyse für einen funktionellen Nierenersatz gesorgt werden. Eine Begleitung der Dialyse durch diätetische Maßnahmen (eingeschränkte Trinkmenge, kaliumarme Kost) ist notwendig.

1.2 Störungen des Harntransportes

Pathogenese. Die Ursachen des eingeschränkten Harnabflusses können angeboren oder erworben sein und überall zwischen den Nierenkelchen und dem Meatus urethrae externus liegen. Tabelle 15.1 gibt Aufschluß über die möglichen Pathogenesen (siehe Abb. 15.1).

Akute Harnabflußstörung

Symptomatik. Wellenförmig verlaufende Koliken; außerdem Nausea, Erbrechen und Mikrohämaturie.

Chronische Harnabflußstörung

Symptomatik. Diffuse, dumpfe Flanken- und Kreuzschmerzen; außerdem Nausea, Meteorismus und Obstipation. Häufig kommt es zur Entstehung eines *paralytischen Ileus* und zu Fieber mit Leukozyturie und -ämie (Linksverschiebung).

Folgezustände. Durch den Harnrückstau erhöht sich im Nierenbecken der Druck, (dadurch GFR ↓); die Nierenkelche werden konkav ausgebuchtet *(Hydronephrose)*. Gestaute Nieren sind verstärkt infektanfällig, was wiederum zur Pyelonephritis führen kann. Durch den Druck entsteht weiterhin eine Ischämie, die schließlich zum Untergang von Nierenparenchym führt. Die Homöostase ist eingeschränkt, und es kommt zu *Elektrolytstörungen*.

Laborparameter. Metabolische hyperchlorämische Azidose; Na^+ ↑ (→ Ödembildung); K^+ ↑ (→ Parästhesien, EKG-Zeichen und Kammerflimmern); Ca^{2+} ↓ (Folge: Entstehung eines sekundären Hyperparathyreoidismus); Bakteriämie (kann zur Urosepsis führen).

Therapie. Bei einer bestehenden Urosepsis wird als Sofortmaßnahme zunächst der Schock bekämpft und eine antibiotische Sanierung des Streuherdes betrieben; ansonsten ist bis zu 3 Wochen nach einem kompletten Verschluß die Nierenfunktion wiederherzustellen, da in diesem Zeitraum auftretende Schädigungen prinzipiell reversibel sind. Die Beseitigung des Hinder-

Tab. 15.1: Einteilung der Harnabflußstörungen

Sitz	Entstehung	Ursache
Nierenbeckenkelche	angeboren	Hufeisenniere, Stenosen
	erworben	Steine (z. B. im Kelchhals), Tumore
Ureteren	angeboren	refluxiver Megaureter, Stenose
	erworben	Stein (3 physiol. Engen), Striktur (z. B. radiologisch oder tuberkulös), Retroperitonealfibrose (M. Ormond)
Blase	angeboren	neurogene Blase (z. B. bei Meningomyelozele)
	erworben	Sphinktersklerose
Prostata	erworben	Prostataadenom, -karzinom
Urethra	angeboren	Meatusstenose, Phimose, Urethraklappen
	erworben	Striktur

Abb. 15.1: Mögliche Ursachen der Harnabflußstörungen (W. Senst 1987)

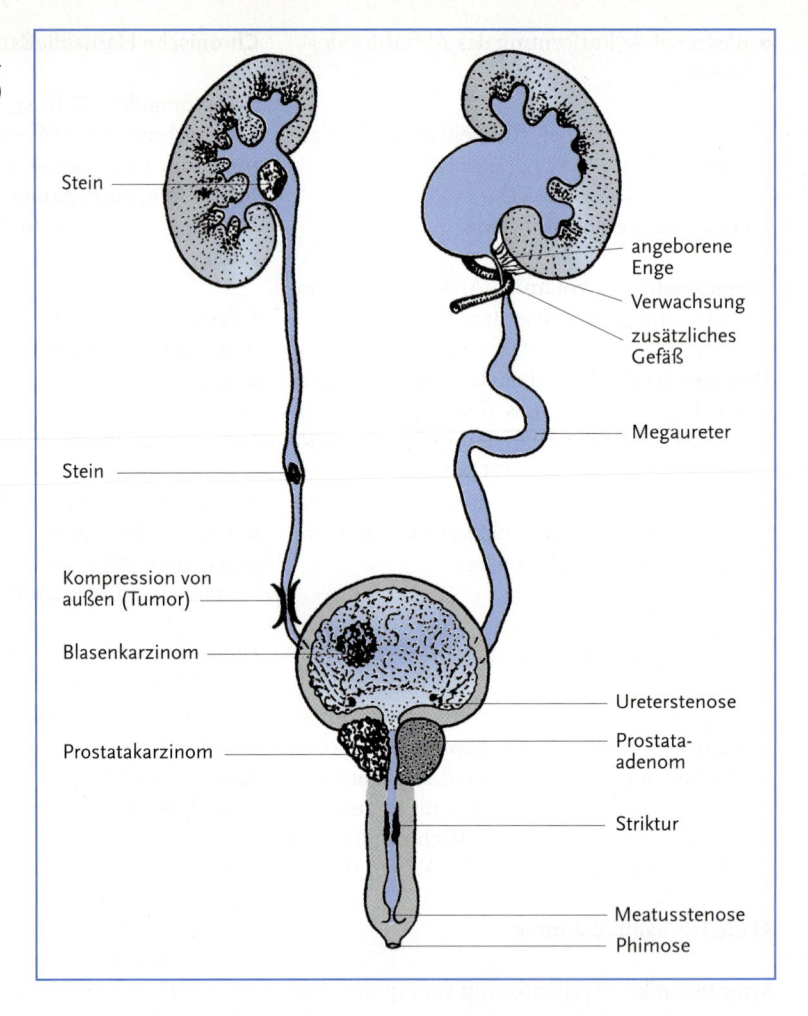

- Stein
- Stein
- Kompression von außen (Tumor)
- Blasenkarzinom
- Prostatakarzinom
- angeborene Enge
- Verwachsung
- zusätzliches Gefäß
- Megaureter
- Ureterstenose
- Prostataadenom
- Striktur
- Meatusstenose
- Phimose

nisses erfolgt operativ. Anschließend entwickelt sich zunächst eine ebenfalls reversible Salzverlustniere, die mehrere Liter Harn/d bildet.

1.3
Renale Hypertonie

Siehe auch Innere Medizin, Herz und Gefäße, Kapitel 9.4.

Ätiologie. Die renale Hypertonie ist eine *sekundäre Hypertonieform*, die durch ein- oder doppelseitige Nierenerkrankungen ausgelöst werden kann. Es werden zwei Formen voneinander abgegrenzt:
- *renal-parenchymatöse* Hypertonie: Sie entsteht durch Parenchymschrumpfung und Ausbildung einer Schrumpfniere (z.B. bei chron. Glomerulonephritis und Pyelonephritis)
- *renovaskuläre* Hypertonie: Ursache hierfür sind fibromuskuläre oder arteriosklerotische Veränderungen der Nierenarterie (Nierenarterienstenose)

Gemeinsam ist beiden Formen der Hypertonie die Reaktion des Körpers über den Renin-Angiotensin-Aldosteron-Mechanismus.

Therapie und Prognose. Entscheidend ist eine frühzeitige Erkennung und eine kausale Therapie der Erkrankung (z.B. Gefäß-OP, Nierenarteriendilatation, Nephrektomie), da es sonst auch zur Schädigung der noch gesunden zweiten Niere kommt und sich der Hochdruck irreversibel manifestiert.

1.4 Blasenfunktion

Funktionelle Anatomie

Die Harnblase besteht aus 3 Muskelschichten (längs-, ring-, längsförmig). Am Blasenhals umfaßt die äußere Muskelschicht von dorsal nach ventral in einer Schleife (Detrusorschleife) die Harnröhre und wirkt so beim Verschluß der Harnblase mit. Im Zusammenspiel mit dem Trigonum vesicae (Dreieck zwischen Ureteren und Blasenausgang) verhindert sie außerdem einen vesikoureteralen Reflux zur Niere. Bei der Miktion wird die Blase durch Kontraktion der Blasenmuskulatur nach dorsal verlagert; damit wird einerseits die Urethra von der Symphyse wegbewegt (Erweiterung des Lumens; Öffnung), andererseits wird die Uvula vesicae aus dem Blasenausgang gezogen und so der Abfluß freigegeben.

Innervierung. Unwillkürlich über den *Parasympathikus* aus der Etage S2–S4 (M.detrusor); der willkürliche Sphinkter externus wird vom *N.pudendus* versorgt.

Pathophysiologie. Eine Miktionsstörung kann zwei Ursachen haben:
- Störung der Innervation (z.B. durch Spina bifida, Dermoidzysten, Querschnittsläsionen oder degenerativ durch Diabetes mellitus und multiple Sklerose)
- Verschluß der Harnabflußwege (Prostataadenom, Harnröhrenklappen usw.)

Siehe auch Kapitel 13 sowie Neurologie, Kapitel 1.4.

Folgen. Hypertrophie der Blasenmuskulatur → *Balkenblase*, aufsteigende Infektionen, Überlaufblase. Letztendlich können alle diese Ursachen zur terminalen Niereninsuffizienz führen.

2 Urologische Leitsymptome

2.1 Krankhafte Veränderungen des Harns

Normaler Urin

Das spezifische Gewicht des Urins schwankt zwischen 1,003–1,030, die Farbe ist gelblich, klar.

Pathologische Veränderungen können sowohl die Konzentration (*Isosthenurie* → spez. Gewicht ca. 1,010; *Hyposthenurie* → spez. Gewicht <1,010) als auch die Farbe des Urins betreffen. Zur Differentialdiagnose der Farbveränderungen siehe Tabelle 15.2.

Pathologische Harnbestandteile

Der normale Urin enthält:
- 0–4 *Erythrozyten* pro Gesichtsfeld (größere Mengen können gelegentlich nach körperlicher Anstrengung oder langen Fußmärschen vorkommen)
- höchstens 1–4 *Leukozyten* pro Gesichtsfeld (mehr weisen auf Infektion hin)
- in geringen Mengen *Plattenepithelien* (größere Mengen zusammen mit Lipideinschlüssen → nephrotisches Syndrom)

Bakterien (ab 10^5 Keimen spricht dies für eine signifikante Bakteriurie; Voraussetzung ist jedoch, daß der Urin richtig gewonnen wurde), *Hefezellen* und *Harnzylinder* sollten *nicht* vorkommen (hyaline Zylinder in geringer Zahl sind physiologisch, granulierte Zylinder haben stets Krankheitswert und weisen auf eine Permeabilitätssteigerung der Glomerula hin).

2.2 Störungen der Harnbereitung und Harnausscheidung

Sie entstehen durch prärenale (Schock, Nierenarterienverschluß etc.) und renale (toxisch, entzündlich) Formen der Niereninsuffizienz. Werden dabei weniger als 500 ml/d Harn ausgeschieden spricht man von Oligurie, sind es weniger als 10 ml/d Harn von Anurie. Postrenale Formen des Nierenversagens werden nicht Anurie sondern *Harnverhaltung* genannt.

Tab. 15.2: Pathologische Veränderungen der Urinfarbe

Urinfarbe	möglicher Befund
Rot	• Hämaturie (Makrohämaturie mit sichtbarem Blut im Urin) • Hämoglobinurie (durch Erythrozytenzerfall bei Transfusionszwischenfällen, hämolytischen Anämien etc.) • nach Einnahme von pyrazolonhaltigen Analgetika
Schwarz	• Seifenhämolyse (Abort) • Melaninurie (malignes Melanom)
Braun	• Bilirubinurie (bei hepatozellulärem und cholestatischem Ikterus, nicht jedoch beim hämolytischen Ikterus)
Trüb	• Bakteriurie • Pyurie (Eiter) • Proteinurie (prärenal oder glomerulär) • Lipidurie (bei nephrotischem Syndrom auch mit Proteinurie kombiniert)

2.3 Störungen der Harnentleerung

Miktionsstörungen

Da die Blasenkapazität 300–400 ml beträgt und täglich 900–1500 ml Urin produziert werden, muß es in 24 h 3–5mal zu einer Miktion kommen. Veränderungen der Miktionsfrequenz, Schmerzen oder die Unfähigkeit, die Miktion zu kontrollieren, werden mit folgenden Begriffen beschrieben:
- *Algurie:* Schmerz bei Miktion
- *Dysurie:* erschwerte Miktion, z.B. bei Prostatahyperplasie
- *Pollakisurie:* erhöhte Miktionsfrequenz, z.B. durch bakterielle Zystitis
- *Nykturie:* nächtlich gehäuftes Urinieren, z.B. bei Herzinsuffizienz
- *Enuresis:* Bettnässen
- *Inkontinenz:* unwillkürlicher Harnabgang

Bei *Veränderungen des Harnstrahles* (verdreht, abgeschwächt oder Nachtröpfeln) muß die Diagnostik immer Stenosen der Urethra abklären (z.B. Prostatahyperplasie, Harnröhrenklappen etc.).

Harninkontinenz

Zu den verschiedenen Formen (z.B. neurogen, durch Überlaufblase etc.) siehe Kapitel 12.4.

Harnverhaltung

Die *Harnverhaltung* muß von der *Anurie* abgegrenzt werden, wobei Anurie eine fehlende Urinbildung (z.B. bei Schock, terminaler NI) und Harnverhaltung die Unfähigkeit, den gebildeten Urin zu entleeren, bedeutet. Ursachen für die Harnverhaltung sind Blasenfunktionsstörungen (siehe Kap. 1.4) und Harnabflußbehinderungen (siehe Kap. 1.2).

2.4 Hämaturie

Definition. Unter Hämaturie versteht man eine Blutbeimengung zum Urin (nicht zu verwechseln mit Hämoglobinurie). Dabei unterscheidet man die *Makrohämaturie* mit sichtbarem Blut und die *Mikrohämaturie* mit klarem Urin, bei dem nur im Sediment Erythrozyten nachweisbar sind.

Ätiologie. Unterschiedliche Faktoren (Steine, Tumoren, Zysten, Fremdkörper, Tuberkulose, Mißbildungen, Rupturen usw.) können an jedem Punkt des Urogenitalsystems zu Blutungen führen.

Diagnostik. Schon der Schmerzcharakter kann zu einer Verdachtsdiagnose führen: schmerzlose Hämaturie → Tumor, Hämaturie mit Koliken → Stein, Hämaturie mit ständigen Schmerzen → Entzündung oder Embolie. Folgende Diagnostik wird außerdem durchgeführt:
- *Anamnese:* Schmerzcharakter, Vorerkrankungen usw.
- *Labor:* Urinstatus (quantitativ Erythrozyten), Blutbild (Leukozytämie mit Linksverschiebung = Entzündung), Blutgerinnung
- *Urographie, Urethro-Zystoskopie:* unbedingt notwendig (siehe Kap. 3.3 sowie Radiologie, Kap. 7)

Klinischer Fall

Ein 70jähriger Patient hat anhaltend einseitige Schmerzen im Nierenlager (keine Kolik), mit plötzlich einsetzender Hämaturie. Der Blutdruck steigt und das EKG zeigt eine absolute Arrhythmie. Es zeigt sich keine Stauung der Nieren.
Diagnose: Nierenarterienembolie durch Thromben bei Herzrhythmusstörungen

2.5 Schmerz

Auf den Unterschied zwischen dumpfem Organschmerz und wellenförmig verlaufenden Koliken, die nur in Hohlorganen vorkommen, wurde schon hingewiesen. Weiterhin können Schmerzen ausstrahlen, da z.B. anatomisch benachbarte Nerven gereizt werden. In Tabelle 15.3 sind die typischen urologischen Schmerzen mit Schmerzcharakter, Projektionszonen und Ursache dargestellt.

Tab. 15.3: Systematisierung urologischer Schmerzen

Organ	Schmerzcharakter	Projektionszone	Ursache
Niere	dumpf, konstant, oft aber auch schmerzlos	kostovertebraler Winkel, Fortleitung in den Rücken oder Richtung Nabel	Anspannung der Nierenkapsel
Ureter	Koliken	Mittel- und Unterbauch, auch in die Leiste, Skrotum bzw. Vulva	Obstruktion
Blase	unerträglicher Schmerz	suprapubische Region	Blasenentzündung (meist mit Harndrang)
Prostata	dumpf, spontan auftretend, stark druckdolent	Dammregion	z. B. Prostatakarzinom, Prostataadenom

Oft ist die Lokalisation eines Koliken verursachenden Abflußhindernisses (z.B. Stein) rein klinisch ohne Einbeziehung bildgebender Verfahren möglich (siehe Abb. 15.2).

Differentialdiagnose. Rückenschmerzen: Spondylarthrose, Wirbelmetastasen, Bandscheibenvorfall usw.; Abdominalbeschwerden: Appendizitis, Divertikulitis.

> **Merke!**
> Möglichst keine Analgetikagabe bevor die Diagnose gesichert ist, da durch die Medikamente die Erkrankung maskiert werden könnte und eine Diagnose erschwert wird.

2.6 Begleiterscheinungen urologischer Erkrankungen

Bei urologischen Erkrankungen bilden sich durch die enge anatomische Beziehung häufig auch gastrointestinale Symptome aus. Dies sind vor allem Übelkeit und Erbrechen.

> **Merke!**
> Als schwerwiegende Komplikation kann es bei der Harnleiterkolik zum paralytischen Ileus kommen.

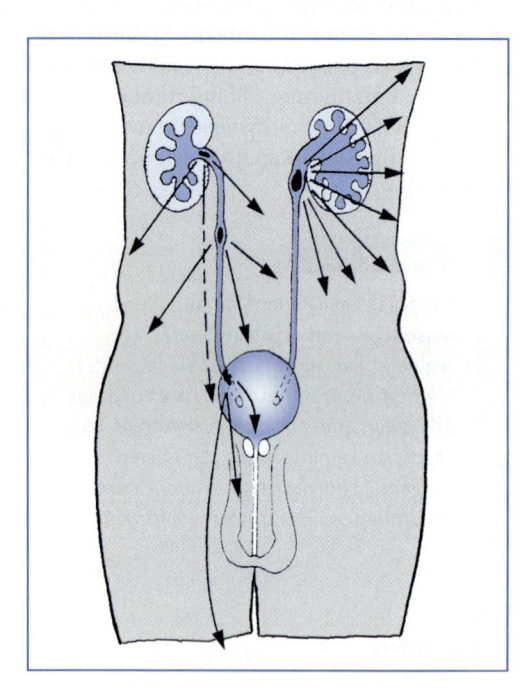

Abb. 15.2: Schmerzausstrahlung in Abhängigkeit von der Steinlokalisation (E. Baudisch 1988)

3 Urologische Diagnostik

3.1 Anamnese und Befunderhebung

Bei der urologischen Anamnese ist immer nach urologischen Vorerkrankungen und den typischen Leitsymptomen (Hämaturie, Kolik, Nausea, Fieber etc.) zu fragen.

Die anschließende körperliche Untersuchung sollte eine rektale Palpation, das Prüfen der Klopfschmerzhaftigkeit der Nierenlager, das Tasten nach Tumoren, sowie eine Sonographie (eventuell auch Beckenübersichtsaufnahme) mit einschließen.

3.2 Bakteriologische und klinisch-chemische Untersuchungen

Blut

Die Serumdiagnostik sollte sowohl eventuelle Nierenfunktionsstörungen als auch z.B. begleitende Entzündungen abdecken. Sinnvoll sind deshalb folgende Routineuntersuchungen: Blutbild, BSG, harnpflichtige Substanzen, Elektrolyte. Bei speziellen Fragestellungen müssen auch weitere spezifischere Laboruntersuchungen – z.B. Erregernachweis bei Verdacht auf Urosepsis – stattfinden.

Harn

Zur bakteriologischen Harndiagnostik sollte nur frischer und unter sterilen Bedingungen gewonnener Urin verwendet werden (beim Mann Mittelstrahlurin, bei der Frau am besten Katheterurin, da Verunreinigungen durch Scheidensekret möglich sind). Ist eine Aufbewahrung dennoch nötig (z.B. Sammelurin), muß das bei +4 °C geschehen. Zu den pathologischen Bestandteilen des Harnsediments nach Zentrifugation und deren Interpretation siehe Kapitel 2.1. Die *qualitativen* chemischen Untersuchungsverfahren sind in Tabelle 15.4 dargestellt.

Als *quantitative Verfahren* sind zur Proteinbestimmung z.B. die Elektrophorese (zum Nachweis von Paraproteinen beim Plasmozytom usw.) und zur Zuckerbestimmung heute hauptsächlich die Polarimetrie im Gebrauch.

Tab. 15.4: Qualitative chemische Untersuchungsverfahren

Nachweis von	Methode	Interpretation
pH-Wert	Indikatorpapier	Norm: pH 4,8–7,5 alkalischer Urin als Zeichen für eine Infektion
Eiweiß	Fällung mit Sulfosalizylsäure	Glomerulonephritis, Rechtsherzinsuffizienz, fieberhafte Infektion
Bence-Jones-Proteine	bei Erhitzung > 60 °C fallen sie aus	Plasmozytom, Osteosarkome
Zucker	Fehling-Probe	Hyperglykämie, renale Glukosurie
Azeton	Natriumnitroprussid	Diabetes mellitus, Nahrungskarenz
konjugiertes Bilirubin	Diazoniumsalze	Leberparenchymschäden, Gallenwegsverschluß
Urobilinogen	Ehrlich-Reagenz	Leberparenchymschäden, kein Gallenwegsverschluß

Sekrete der ableitenden Harnwege

Prostatasekret. Es läßt sich durch rektale Massage der Prostata und Ausstreichen der Harnröhre gewinnen und kann direkt mikroskopisch untersucht werden. Die Anwesenheit von zahlreichen Leukozyten (eventuell Bakterien) ist pathologisch → Prostatitis.

Urethrasekret. Es wird durch Abstrich mit einer Platinöse gewonnen. Indikation hierfür sind Brennen und Ausfluß. Nach der Fluorfärbung ist eine Erregerbestimmung möglich. Bei sexuell übertragbaren Erkrankungen muß sich immer auch eine Partneruntersuchung anschließen (siehe Dermatologie, Kap. 26).

> **Merke!**
> Im Urethrasekret zeigen sich nach erfolgter Fluorfärbung:
> - Trichomonaden → grünlich, schaumig
> - Gonokokken → gelbgrün

3.3 Funktionsdiagnostik

3.3.1 Obere Harnwege

Konzentrationsversuch

Indikation. Nierenfunktionseinschränkung (*Cave*! Nicht bei Niereninsuffizienz).

Prinzip. Bei Trockenobsternährung konzentriert die gesunde Niere den Harn auf ein spez. Gewicht von 1025–1030.

Interpretation. Kleinere Werte sprechen für eine verschlechterte Nierenfunktion im Bereich der distalen Tubuli bzw. Sammelrohre (hier wirkt ADH).

Endogene Kreatinin-Clearance

Indikation. Verlaufskontrolle von Nierenerkrankungen.

Prinzip. Da Kreatinin fast nur glomerulär filtriert wird, eignet es sich zur Bestimmung der GFR.

Interpretation. Normal ist eine GFR von > 95 ml/min. Kleinere Werte sprechen für eine eingeschränkte GFR (Filtrationsdruck ↓ etc.).

Isotopennephrographie

Indikation. Seitengetrennte Funktionsdiagnostik.

Prinzip. Radioaktives Hippuran wird injiziert und über der Niere szintigraphisch gemessen.

Interpretation. Man unterscheidet Initial-, Sekretions- und Exkretionsphase. Bei einer Nierenstauung ist die Exkretionsphase verlängert.

3.3.2 Untere Harnwege

Uroflowmetrie

Indikation. Blasenentleerungsstörungen.

Prinzip. Es wird das maximale Sekundenvolumen des Harns bei der Miktion gemessen.

Interpretation. Normal sind 20–50 ml/sec → kleinere Werte sind pathologisch und sprechen z.B. für eine Prostatahyperplasie.

Beckenboden-EMG

Indikation. Streßinkontinenz.

Prinzip. Mit Klebeelektroden wird die Druckentwicklung der Beckenbodenmuskulatur gemessen.

Interpretation. Da bei Muskelschwäche eine Senkung der Blase stattfindet, ist die Übertragung des intraabdominellen Druckes auf die Urethra (Verschluß) beeinträchtigt.

3.3.3 Genitale

Schwellkörperinjektionstest (SKIT)

Indikation. Erektile Dysfunktion.

Prinzip. Es werden 25–75 mg Papaverin (vasodilatative Substanz) in die Corpora cavernosa des Penis injiziert.

Interpretation. Findet eine Erektion statt, so liegt beim Patienten keine Durchblutungsstörung des Penis vor.

Tumeszenzmessung

Indikation. Erektile Dysfunktion.

Prinzip. Mit einem „Rigiscan" erfolgt eine kontinuierliche Messung von Penisumfang und Rigidität über Nacht.

Interpretation. Nachweis von nächtlichen Tumeszenzen spricht für psychogene Ursachen der erektilen Dysfunktion.

3.4 Bildgebende Verfahren

3.4.1 Sonographie

Da die Sonographie für den Patienten nicht belastend ist und sich bis auf die Harnleiter alle urologisch wichtigen Organe abbilden, ist der Ultraschall zum häufigsten Diagnostikum geworden. Es lassen sich sowohl Form, Größe und Lage der Organe als auch deren Konsistenz und Binnenstruktur beurteilen. Tabelle 15.5 faßt die mit dem Ultraschall zu erhebenden Befunde zusammen.

3.4.2 Ausscheidungs- und Infusionsurographie

Nach der Sonographie ist die *Ausscheidungsurographie* die Standardmethode zur Beurteilung der Morphologie und Funktion des Urogenitalsystems.

Prinzip. Vor jeder Kontrastmittelgabe ist eine Abdomenübersichtsaufnahme obligat. Danach wird ein nierengängiges jodhaltiges Kontrastmittel gespritzt und 5, 10 und 15 min danach jeweils eine Röntgenaufnahme angefertigt.

Interpretation. Kontrastmittelaussparungen können auf Tumoren, Hämatome und Fremdkörper hinweisen; Kontrastmittelnischen können durch Divertikel und Ulzera bedingt sein. Darüber hinaus können folgende Veränderungen dargestellt sein:
- Verdrängung oder Fehlen von Kelchen (Tumor)
- Veränderungen der Nierenkontur (Tumor, Zyste)
- Ausziehung der Kelche mit Verkalkungen und Kelchhalsstenosen (Tuberkulose)
- Verzögerung der Kontrastmittelausscheidung und alleiniges Anfärben des Nierenparenchyms (Harnleiterstenose)
- Kontrastmittelaussparungen der Blase (Tumor, schattennegative Steine) usw.

Tab. 15.5: Typische Sonographiebefunde

Diagnose	Sonographiebefund
normale Niere	Länge: ca. 12 cm; Breite: ca. 7 cm; Breite des zentralen Reflexbandes: ca. 2 cm; Parenchymdicke: ca. 2 cm
Hydronephrose	Hohlsystem dilatiert und Parenchym verschmälert
Nierenzysten	scharf abgegrenzte Raumforderung ohne Binnenechos und ohne dorsale Schallverstärkung
Tumoren	meist unscharf abgegrenzte, teils echoarme und teils echoreiche Raumforderung
Stein	sehr echoreicher, gut abgrenzbarer Schallreflex; hinter dem Stein findet sich ein Schallschatten

> **Merke!**
>
> Schattennegative Steine sind Harnsäuresteine. Schattengebende Steine sind Kalziumphosphatsteine oder Oxalatsteine.

Kontraindikation. Jodallergie. Kreatininerhöhungen >3 mg/dl stellen eine relative Kontraindikation dar, da keine verwertbaren Bilder entstehen.

Sonderformen. Bei der *Infusionsurographie* werden größere Mengen Kontrastmittel infundiert. Dies hat den Vorteil, daß auch bei Niereninsuffizienz noch verwertbare Bilder entstehen können. Mit Hilfe des *Veratmungsurogramms* (1 Bild bei Inspiration, 1 Bild bei Expiration) läßt sich die Beweglichkeit der Niere darstellen (eingeschränkt bei Verwachsungen, paranephritischem Abszeß).

> **Klinischer Fall**
>
> Bei einer Patientin wird während einer Marcumarbehandlung eine Makrohämaturie beobachtet. Das Ausscheidungsurogramm zeigt eine Kontrastmittelaussparung im Nierenbecken.
> *Diagnose:* Blutkoagel (DD: Nierenbeckentumor, Nierenstein)

3.4.3 Spezielle urologische Röntgendiagnostik

Retrograde Ureteropyelographie

Mittels Zystoskop wird eine Harnleitersonde durch die Blase in den Ureter geschoben. Das Kontrastmittel kann so direkt in den Harnleiter und das Nierenbecken injiziert werden.

Indikation. Ausgeprägte Niereninsuffizienz (da hier keine Ausscheidungsurographie möglich ist), Kontrastmittelallergie (keine i.-v.-Applikation des Kontrastmittels nötig), zur Abschätzung von Ureterstenosen.

Miktionszystourethrographie (Refluxzystogramm)

Kontrastmittel wird über einen Katheter in die Blase gebracht. Bei der Miktion (Druckerhöhung) wird geröntgt.

Indikation. Hierdurch lassen sich ein vesikoureterorenaler Reflux des Kontrastmittels sowie die Form der Blase und der Urethra darstellen.

Retrograde Urethrographie

Injektion des Kontrastmittels mittels eines Katheters in die Urethra.

Indikation. Darstellung von Harnröhrenstenosen, -divertikeln oder -verletzungen.

Weitere diagnostische Verfahren

Hierzu siehe auch Tabelle 15.6. Immer häufiger werden außerdem die Computertomographie (Nachteil: Kelchmorphe kann kaum beurteilt werden) und die Kernspintomographie (NMR) angewendet. Beide Verfahren sind jedoch mit sehr hohen Kosten verbunden und schon deshalb nur bei speziellen Indikationen einzusetzen.

Tab. 15.6: Weitere urologische Kontrastmitteluntersuchungen

Verfahren	Prinzip	Indikation
Lymphographie	Injektion in Lymphgefäß am Fuß	Metastasen bei Hoden-, Prostata- und Blasenkarzinom
Angiographie	Femoralkatheter wird in Nierenarterie geschoben	Nierenarterienstenosen, DD zwischen Tumor und Zyste
Cavographie	Injektion in V. cava	Tumoreinbrüche, z. B. bei Hodentumoren

Kontrastmittelzwischenfälle

Vor jeder Kontrastmittelinjektion wird eine Allergieanamnese erhoben. Da die allergischen Reaktionen von Rötungen der Haut bis zum allergischen Schock reichen, werden immer Antiallergika (H_1-Blocker), Kalziumglukonat sowie Glukokortikoide bereitgehalten. Weiterhin sind Geräte zur Intubation und Beatmung vonnöten.

3.5 Transurethrale Diagnostik

Katheterismus

Zum Katheterisieren werden *Nelaton-* (gerade Spitze), *Tiemann-* (vorn gebogen und verjüngt sich) und *Mercierkatheter* (gebogen, verjüngt sich nicht) verwendet. Ihr Kaliber wird in Charriere (1 Charr = $^1/_3$ mm) angegeben. Übliche Katheterstärken sind 14–16 Charr.

Indikation. Entleeren der Blase bei Abflußbehinderungen, Bilanzierung des Wasserhaushaltes, bakterielle Untersuchung des Harns bei der Frau (um Verunreinigungen des Urins durch Scheidenflora zu verhindern) und Kontrastmittelinjektion in die Blase.

Technik beim Mann. In die Urethra wird ein Gemisch aus Anästhetikum und Gleitmittel instilliert. Danach wird der Penis nach ventral und kranial gezogen, bis die Urethra gestreckt ist, und der Katheter unter sterilen Bedingungen vorsichtig 25–30 cm vorgeschoben, bis der Urin fließt. Im Falle eines Dauerkatheters wird nun der Ballon geblockt.

Technik bei der Frau. Es werden 4–5 cm lange Katheter benutzt. Aufgrund der anatomischen Verhältnisse geht das Katheterisieren leichter. Wegen der geringeren Länge der Urethra muß jedoch verstärkt auf sterile Bedingungen geachtet werden (Harnwegsinfekte).

Endoskopie

Das Endoskop kann bei der *Zystoskopie* zur Diagnostik der Blase verwendet werden. Anwendungsbereiche sind hier die Abklärung von Entzündungen der Blasenschleimhaut, Tumoren, Divertikeln, Fremdkörpern, Steinen und unklaren Blutungen unter Sicht. Bei der *Ureterorenoskopie* können die Harnleiter bis zum Nierenbecken eingesehen werden. Ein weiterer Vorteil der Endoskopie ist die Möglichkeit der Biopsierung und der Entfernung von Papillomen etc. (siehe Kap. 4.4).

3.6 Punktionsverfahren

Prostatabiopsie

Möglich ist sowohl der transrektale (vom Rektum aus) als auch der perineale (vom Damm aus) Zugang. Das Material kann per Stanze oder durch Aspiration gewonnen und zur histologischen bzw. zytologischen Untersuchung gegeben werden. Bei beiden Methoden muß palpatorisch vom Rektum aus oder aber sonographisch die Lage der Stanze bzw. Biopsienadel kontrolliert werden. Indikation ist die Tumordiagnostik. Komplikationen sind Infekte oder Blutungen.

Suprapubische Blasenpunktion

2 cm kranial der Symphyse wird mit einer 10 cm langen Nadel eingestochen und der Harn aspiriert. Wichtig ist dabei eine möglichst volle Blase, da sonst die Gefahr einer Peritoneal- oder Darmverletzung besteht. Indikation ist die sterile Gewinnung des Urins für bakteriologische Untersuchungen oder das Legen eines suprapubischen Blasenkatheters (Dauerkatheter).

4 Urologische Therapie

4.1 Konservative Therapie

Zur konservativen Therapie der einzelnen urologischen Erkrankungen (Tumor, Urolithiasis usw.) siehe die jeweiligen Kapitel.

4.2 Offene Operationen

Nierenentfernung (Nephrektomie)

Indikation. Eine Nierenentfernung erfolgt bei Nierenverletzungen (z.B. wenn ein Nierenriß nicht zu nähen ist), bei malignen Tumoren des Nierenparenchyms (möglichst radikale Operation) und bei funktionslosen Nieren (Infektionsherd). Weitere Indikationen sind fortgeschrittene Stadien der renovaskulären Hypertonie, Nierentuberkulose, Urolithiasis und pyelonephritische Destruktion der Niere (erst nach frustraner konventioneller Therapie). Bei manchen Krankheitsbildern (gutartiger Tumor, kleinere Traumen) kann auch eine Nierenteilresektion indiziert sein.

> **Merke!**
> Vor jeder Nephrektomie muß ein Ausscheidungsurogramm zur Abklärung der Funktionstüchtigkeit der kontralateralen Niere erfolgen.

Prognose. Einnierigkeit ist bei voll intakter Niere prognostisch günstig (z.B. *keinerlei* Verschiebungen der Elektrolytwerte). Sind jedoch auch Beeinträchtigungen der übriggebliebenen Niere zu vermuten (Tumor, Tbc), ist die Prognose eher schlecht.

> **Klinischer Fall**
> Ein 24jähriger Patient wurde wegen eines schweren Traumas einseitig nephrektomiert. Zwei Jahre nach diesem Eingriff finden Sie bei einer Routineuntersuchung ein Serum-Kreatinin von 186 mmol/l (2,1 mg%).
> *Diagnose:* Funktionseinschränkung der verbliebenen Niere

Organerhaltende Operationen

In der Urologie werden hauptsächlich angeborene oder erworbene Stenosen durch plastische Operationen korrigiert. Voraussetzung hierfür ist allerdings immer, daß das Nierenparenchym noch nicht zu stark geschädigt ist (Parenchymdicke >1 cm), und daß noch *mindestens 30% der Gesamtclearance* erhalten sind.

Nierenbeckenplastik. Der stenosierte Teil des Ureters wird abgesetzt und dann der restliche Ureter wieder breitbasig mit dem Nierenbecken vernäht (Operation nach Anderson-Hynes). Indikation hierfür sind pyeloureterale Stenosen, die meist anamnestisch durch einen Flankenschmerz bei Flüssigkeitsbelastung oder röntgenologisch durch ein dilatiertes Kelchsystem diagnostiziert werden.

Ureterotomie. Liegt die Stenose tiefer als im oberen Drittel (dort Nierenbeckenplastik) wird die Enge reseziert und eine End-zu-End-Anastomose der Ureterstümpfe durchgeführt.

Blasenhalsstenose. Eine angeborene oder erworbene (oft nach Prostatektomie) Enge des Blasenausganges wird durch eine transurethrale Schlitzung des Blasenhalses erweitert.

Weitere plastische Operationen. Hier sind z.B. die Korrektur der weiblichen Streßinkontinenz (durch Faszienzügelplastik) und die Korrektur von urologischen Mißbildungen bei Kindern (z.B. Zirkumzision bei Phimose) zu nennen.

Harnableitung, Harnumleitung und Blasenersatzoperation

Eine temporäre Harnableitung ist mit einem *Dauerkatheter* möglich. Dieser sollte jedoch wegen der Gefahr von Infektionen und narbigen Stenosierungen durch eine der folgenden Maßnahmen zur definitiven Harnableitung ersetzt werden.

Ureterokutaneostomie. Hierbei wird eine Harnleiter-Haut-Fistel angelegt (Ausschaltung der Blase), wodurch das Tragen eines Auffangbeutels notwendig wird.

Ureteropyelotransversostomie. Hierbei wird der Ureter in das gegenüberliegende Nierenbecken eingenäht, was jedoch eine noch intakte Blase voraussetzt.

Ileum- oder Kolonconduit. Die Ureteren werden in ein „stillgelegtes" Darmstück implantiert. Von diesem Darmstück wird der Harn dann über eine Hautfistel abgeleitet. Vorteil gegenüber der Ureterokutaneostomie sind das niedrigere Infektionsrisiko und eine geringere Neigung zu Stenosierungen.

Ureterosigmoideostomie. Die Ureteren werden in das Sigma implantiert. Vorteil: Es müssen keine Auffangbeutel benutzt werden und auch Stenosierungen der neuen Harnableitung kommen relativ selten vor.

Komplikationen. Bei allen Ureter-Darm-Implantationen besteht die Gefahr einer *hyperchlorämischen Azidose* durch Rückresorption von Urinbestandteilen durch den Darm, einer *Hypokaliämie* sowie von *Infektionen*. Um einer Azidose vorzubeugen, ist eine regelmäßige Blutgasanalyse und Kontrolle des Säure-Basen-Status notwendig.

4.3 Endoskopische Eingriffe

Mit *endoskopischen* Instrumenten (elektrischen Schlingen, Messern, Häkchen, Lasersonden) und Optiken lassen sich Harnröhrenstenosen, Prostataadenome sowie Blasensteine und -tumoren sowohl diagnostizieren als auch entfernen. Die endoskopischen Eingriffe bieten den Vorteil, daß sie in Spinalanästhesie durchgeführt werden können und mit einem wesentlich geringeren Blutverlust einhergehen. Somit wird die Belastung für den Patienten möglichst gering gehalten.

Perkutane Eingriffe

Perkutane Litholapaxie *(PNL)*. Unter Ultraschallkontrolle wird die Niere punktiert. Der Punktionskanal wird aufgespreizt und ein Nephroskop (Instrument mit Optik und Faßzangen) eingeführt. Der Stein wird nun mit der Zange entfernt oder durch eine laserinduzierte Stoßwellenlithotripsie zerstört und dann entfernt. Indikation hierfür sind Steine > 2 cm, sowie Steinleiden in Verbindung mit Infekten der Niere.

Perkutane Nephrostomie. Sie wird bei Versagen der retrograden Pyelographie zur Diagnostik eingesetzt (z.B. bei Ureterobstruktion). Eine 20 cm lange Kanüle wird unter Ultraschallkontrolle in das Nierenhohlsystem vorgeschoben. Ein Katheter (oder ein endoskopisches Instrument) wird nun durch die Kanüle im Hohlsystem plaziert.

Komplikationen. Bei allen perkutanen endoskopischen Eingriffen können Infektionen, Hämaturien, Nachbarorganverletzung und TUR-Syndrom (siehe unten) auftreten.

Transurethrale Eingriffe

Transurethrale Resektion der Prostata (TURP). Indikation sind Miktionsbeschwerden, die durch Prostataadenome ausgelöst werden. Die maximale Größe des Adenoms liegt dabei bei 70g (ansonsten Blutverlust ↑, Risiko für TUR-Syndrom ↑).

Transurethrale Resektion von Blasensteinen. Steine können transurethral durch elektrohydraulische Schlagwellen zertrümmert werden. Anschließend werden die Bruchstücke endoskopisch abgesaugt.

Komplikationen. Endoskopische Optiken müssen zur besseren Sicht mit einer elektrolytfreien Flüssigkeit gespült werden, welche bei lang andauernden Eingriffen oder Verletzung von Venen (besonders bei Prostataresektionen) resorbiert werden kann. Dies kann zu einer Wasserintoxikation oder auch zum Lungenödem und Schock führen *(TUR-Syndrom)*. Die Therapie besteht in NaCl- und Diuretikagaben.

4.4 Extrakorporale Stoßwellenlithotripsie (ESWL)

Prinzip. Der Stein wird unter Ultraschallsicht fokussiert, dann werden im Wasserbad elektrische Druckwellen erzeugt, die über eine Art „Hohlspiegel" in den Stein (Körper) gelenkt werden. Dieser wird so in kleine Fragmente zertrümmert, welche dann mit dem Harn ausgeschieden werden. Der Patient muß hierzu sowohl sediert als auch analgesiert werden.

Indikation. *Steine < 2 cm* und tiefe Harnleitersteine. Zystinsteine sind jedoch kaum zu zertrümmern.

UROLOGIE

5 Fehlbildungen und urologische Erkrankungen im Kindesalter

5.1 Urologische Erkrankungen im Kindesalter

Angeborene Mißbildungen betreffen die Niere häufiger als jedes andere Organ. Häufig ist die Niere auch im Rahmen eines Mißbildungssyndroms betroffen (z.B. Hufeisennieren bei Turner-Syndrom). Aus diesem Grund ist eine prä- und postnatale Ultraschalldiagnostik zur rechtzeitigen Diagnosestellung von großer Bedeutung.

Unterschiedliche urologische Erkrankungen (Harnstauungen, Anomalien etc.) äußern sich bei Kindern in *4 Hauptsymptomen*:
- *Harnwegsinfekt:* Gestaute Harnwege haben ein erhöhtes Infektrisiko; oft geht ein Infekt mit hochfieberhaften Temperaturen einher
- *Bauchschmerzen:* vage abdominelle Beschwerden, Übelkeit, Erbrechen → meist besteht die Ursache in einem Harnverhalt
- *abdomineller Tumor:* Urologische Erkrankungen gehen oft mit der Diagnose

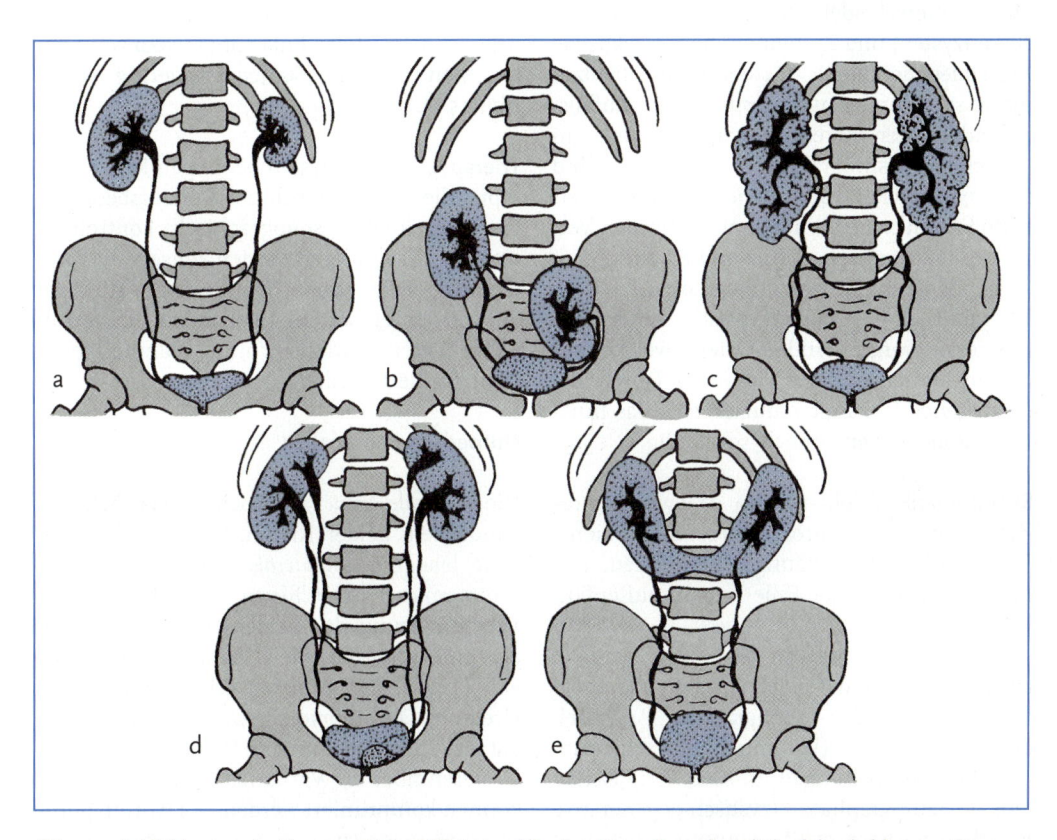

Abb. 15.3: Fehlbildungen der Harnorgane (modifiziert n. Alken). **a** Nierenhypoplasie links, **b** lumbaldystope Niere rechts, sakraldystope Niere links, **c** polyzystische Nierendegeneration, **d** Doppelniere bds. mit Ureter fissus rechts und Ureter duplex links, **e** Hufeisenniere (W. Senst 1987)

"abdominal palpabler Tumor" einher (→ DD Neuroblastom, polyzystische Nierendegeneration, Harnverhalt usw.)
- *anomales Miktionsverhalten:* Bei Neugeborenen legt eine An- oder Oligurie den Verdacht auf Stenosierung der Harnwege nahe

5.2 Nierenanomalien

Die Nierenanomalien lassen sich in zystische Nierenerkrankungen (Nierenzysten, Zystennieren), numerische Nierenanomalien (Agenesie, Doppelniere), Form-Größe-Anomalien der Niere (Hypoplasie) und Lageanomalien (Beckenniere) unterteilen (siehe Abb. 15.3).

Zystische Nierenerkrankungen

Man unterscheidet Nierenzysten (solitäre Nierenzysten) und Zystennieren (polyzystische Nierendegeneration). *Solitärzysten* bleiben meist symptomlos und sind oft ein Zufallsbefund bei der Nierensonographie oder beim Ausscheidungsurogramm. *Zystennieren* sind eine meist bilateral auftretende, dominant vererbte Erkrankung, die auch mit zystischen Veränderungen von Leber, Milz und Pankreas einhergehen kann. Sie treten meist im 4. Lebensjahrzehnt auf. Charakteristisch sind sich progressiv vergrößernde Zysten, welche das Nierenparenchym komprimieren. Durch die entstehende Ischämie reduziert sich das funktionsfähige Nierenparenchym ständig.

Symptomatik. Solitärzysten → symptomlos. Zystennieren → chron. Niereninsuffizienz, Flankenschmerzen, häufige Infektionen, Hämaturie. In 65% der Fälle besteht außerdem eine Hypertonie.

Diagnostik. Bei der polyzystischen Nierendegeneration werden Sonographie, Ausscheidungsurogramm (Verdrängungserscheinungen, Kelchauszeihungen, großer Nierenschatten), Szintigraphie (zystisch-degenerative Bezirke speichern nicht → Aussparung), und Angiographie (gespreizte Gefäße, avaskuläre Zonen) eingesetzt. Zur Diagnostik der Solitärzysten eignen sich die gleichen Untersuchungsmethoden. Wichtig ist bei Nierenzysten immer die DD Tumor vs. Zyste (CT anfertigen). Im Unterschied zur polyzystischen Nierendegeneration ist das Entartungsrisiko von Solitärzysten mit ca. 1% jedoch gering (siehe Abb. 15.4).

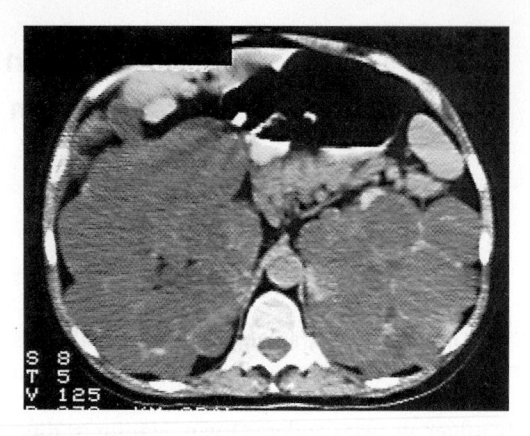

Abb. 15.4: CT einer polyzystischen Nierendegeneration beidseits (IMPP)

Therapie. Solitärzysten benötigen keine Therapie. Sie sollten jedoch zur Verlaufsbeobachtung regelmäßig sonographisch kontrolliert werden. Zystennieren werden konservativ (proteinarme Diät, große Trinkmenge, Therapie der renalen Hypertonie) behandelt. Bei terminaler Niereninsuffizienz muß dialysiert oder transplantiert werden.

Numerische Anomalien

Die *bilaterale Agenesie* bezeichnet das Nichtvorhandensein beider Nieren. Sie ist selten und endet letal. Eine *unilaterale Agenesie* ist dagegen symptomlos. *Doppelnieren* entstehen durch Verschmelzung der beiden Nierenblasten in der Embryonalzeit. Meist handelt es sich um eine Hufeisenniere mit 2 Kelchsystemen und 2 Ureteren. Die embryonale Drehung der Nieren hat oft nicht stattgefunden. Dadurch ziehen die Ureteren über die Vorderfläche der Niere und können komprimiert werden → Hydronephrose, Infektionen (siehe Abb. 15.5).

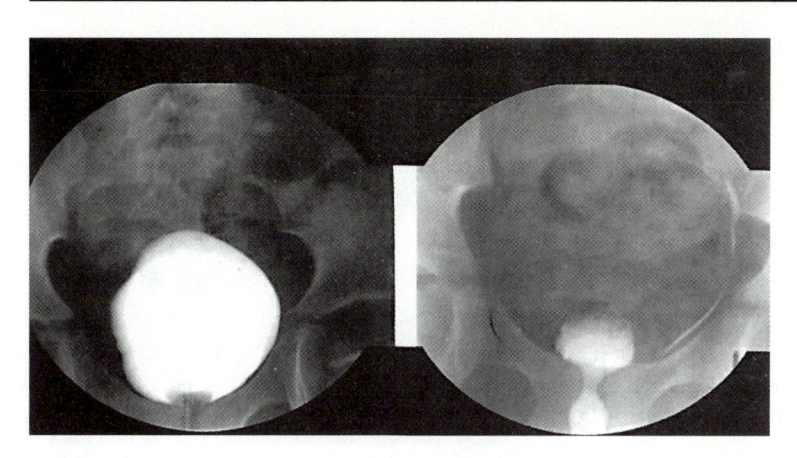

Abb. 15.5: Vesikorenaler Reflux bei Doppelniere (IMPP)

Form-Größe-Anomalien

Die einseitige *Nierenhypoplasie* bleibt meist symptomlos, da sie von einer hypertrophierenden zweiten Niere kompensiert wird. Differentialdiagnostisch sollte jedoch immer auch an eine pyelonephritische Schrumpfniere gedacht werden.

Lageanomalien

Die *Beckenniere* ist die wichtigste kongenitale Lageanomalie. Im Gegensatz zur Senkniere (erworbene Lageanomalie) wird sie durch Gefäße aus der unteren Aorta abdominalis versorgt. Als Komplikationen können Infektionen auftreten. Weiterhin kann eine Beckenniere zu einem Geburtshindernis werden. Die Diagnose kann durch Urogramm und Angiogramm gesichert werden.

5.3 Harnleiteranomalien

Ureter duplex, Ureter fissus

Die Verdopplung des Harnleiters und des Nierenbeckens kann vollständig (Ureter duplex) und unvollständig (Ureter fissus) sein. Ureter fissus → zwei Ureteren entspringen aus zwei Nierenbecken, um sich in ihrem Verlauf zu vereinigen und in einem Ostium in die Blase zu münden.

Diagnostik. Anamnese (Infektionen), Urogramm.

Therapie. Operative Korrektur bei Obstruktion oder Reflux.

> **Merke !**
> Beim Ureter duplex mündet der Ureter vom kaudalen Nierenanteil kranial vom anderen Ureter in die Blase (Meyer-Weigert-Regel).

Ureterozele

Hierbei besteht eine Stenosierung des Harnleiters am Ostium vesicae, wodurch sich der Ureter in die Blase vorwölbt.

Diagnostik. Urogramm.

Therapie. Operative Korrektur, transurethrale Zerstörung der Ureterozele.

Ektope Harnleitermündungen

Diese sind fast immer mit Doppelnieren und Ureter duplex vergesellschaftet. Beim Mann münden die Ureteren meist suprasphinktär, wodurch keine Inkontinenz entsteht; bei der Frau münden sie meist unterhalb des Blasenhalssphinkters in die Vagina → *Inkontinenz*. Oft entstehen Infektionen.

Diagnostik. Genaue Inspektion der Vagina, Urogramm.

Therapie. Das ektope Ureterende wird reseziert und das distale Ureterende in die Blase implantiert.

Kongenitale Uretermündungsinsuffizienz und Ureterobstruktion

Bei beiden Krankheitsbildern kommt es zu einem vesiko-renalen Reflux. Dadurch entsteht eine Hydronephrose, welche wiederum Infektionen begünstigt.

Diagnostik. Der Reflux wird durch das retrograde Miktionszystourethrogramm diagnostiziert, die Obstruktion durch das Urogramm.

Therapie. Uretermündungsinsuffizien → ein Stück des Ureters wird unter die Blasenschleimhaut verlegt und dadurch stärker komprimiert (Antirefluxplastik); Obstruktion → wird reseziert, anschließend wird das distale Ureterende wieder in die Blasenwand implantiert.

5.4 Anomalien von Blase und Harnröhre

Harnblasendivertikel

Sie können sowohl angeboren als auch erworben sein. Erworbene Divertikel entstehen im Rahmen einer Drucksteigerung durch Obstruktionen des Blasenabflusses oder durch eine neurogene Blasenentleerungsstörung. Da Divertikel keine Muskelzellen besitzen, können sie sich nicht kontrahieren, so daß nach der Miktion Restharn in der Blase zurückbleibt. Restharn ist die Basis für rezidivierende Infektionen (siehe Abb. 15.6).

Diagnostik. Ultraschall, Zystoskopie, Miktionszystourethrographie (MZU), Ausscheidungsurogramm.

Therapie. Divertikel werden nur operativ reseziert, wenn sie Beschwerden verursachen oder rezidivierende Infekte entstehen.

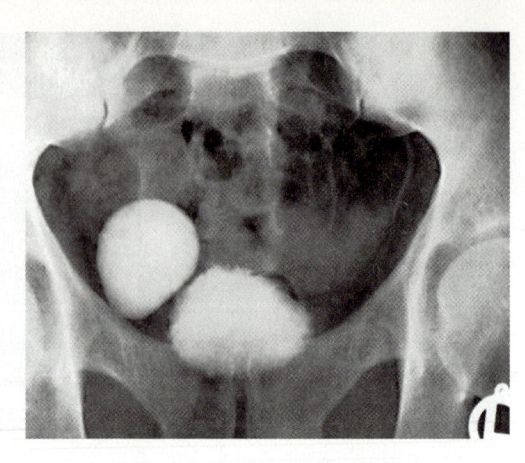

Abb. 15.6: Urogramm eines Blasendivertikels (IMPP)

Urachuspersistenz

Der Urachus ist eine embryonale Struktur, die vom Blasendach zum Nabel zieht. Bleibt die Obliteration unvollständig, kann sich eine *Blasen-Nabel-Fistel* bilden → Austritt von Harn am Nabel. Außerdem können sich im Bereich des Urachus Zysten bilden, die sich infizieren können und ein Entartungsrisiko (Adenokarzinom) darstellen.

Diagnostik. Ein nässender Nabel ist immer verdächtig auf eine Urachuspersistenz (→ Darstellung der Fistel durch Einspritzen von Kontrastmittel).

Therapie. Wegen des Infektions- und Entartungsrisikos müssen alle Urachuszysten und -fisteln reseziert werden.

Epispadie

Die Epispadie ist eine relativ seltene (Knaben: Mädchen 4:1) Fehlbildung. Die Urethralrinne ist hierbei unvollständig verschlossen und endet auf der dorsalen Seite des Penis. Dies kann zu einer Abknickung des Penis nach oben führen. Die Erektionsfähigkeit bleibt jedoch meist ungestört (siehe Abb. 15.7).

Therapie. Möglichst frühkindliche plastische Rekonstruktion mit dem Ziel, die Peniskrümmung zu beheben.

Abb. 15.7: Epispadie mit Endung der Urethralrinne auf der dorsalen Seite des Penis (IMPP)

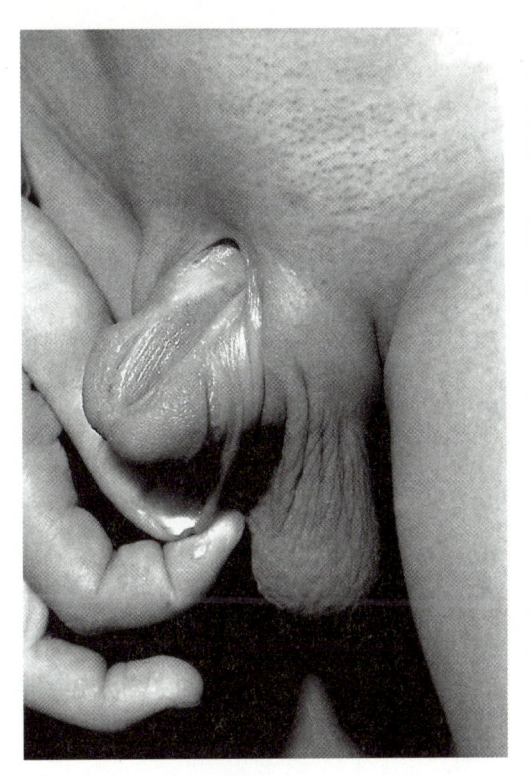

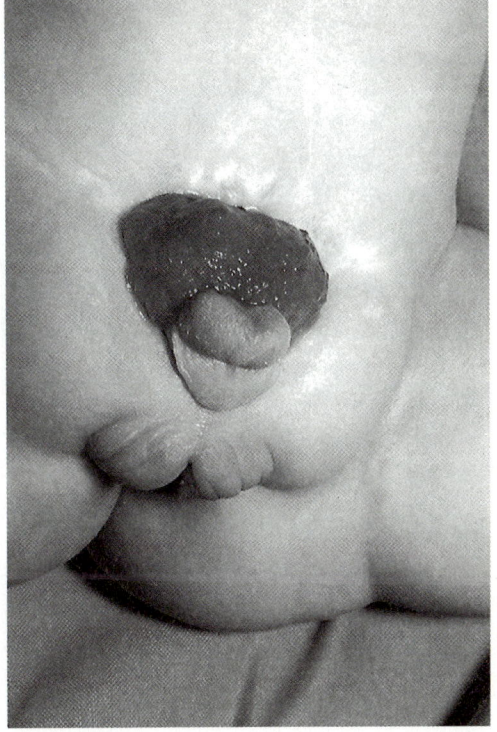

Abb. 15.8: Blasenekstrophie beim Neugeborenen (IMPP)

Blasenekstrophie

Die Blasenekstrophie (siehe Abb. 15.8) ist eine Entwicklungsmißbildung, bei der sich die Bauchwand unterhalb des Nabels, die vordere Blasenwand und die Symphyse nicht entwickeln, so daß die Blasenplatte offenliegt. Sie ist immer mit einer dorsal (epispadial) am Penis endenden Harnröhre kombiniert. Die Blasenekstrophie ist bei Jungen häufiger als bei Mädchen. Typische Komplikationen sind aszendierende Infektionen, die zu einer Nierenschädigung und malignen Entartung der Blasenschleimhaut führen können.

Therapie. Sie sollte möglichst früh erfolgen und zielt darauf ab, normale anatomische Gegebenheiten herzustellen. Dies gelingt nur selten, eine Inkontinenz bleibt immer bestehen. Oft wird eine Harnumleitung nötig (Ileumconduit).

Hypospadie

Die Hypospadie ist die *häufigste Mißbildung* des männlichen Genitale (siehe Abb. 15.9). Bei ihr liegt die Urethraöffnung im Gegensatz zur Epispadie auf der Unterseite des Penis, was eine ventrale Peniskrümmung zur Folge haben kann. Die Mündung der Harnröhre kann überall zwischen Damm und Glans penis liegen.

Therapie. Sie sollte bis zum 3. Lebensjahr abgeschlossen sein und strebt die Aufrichtung des Penis an. Der Erfolg der plastischen Rekonstruktion ist meistens gut.

Harnröhrenklappen

Harnröhrenklappen bewirken meist einen verzögerten Miktionsbeginn und einen abgeschwächten Harnstrahl. Ansonsten prägen sich alle Zeichen eines Harnstaus (Hydronephrose, Balkenblase, Infekte) aus.

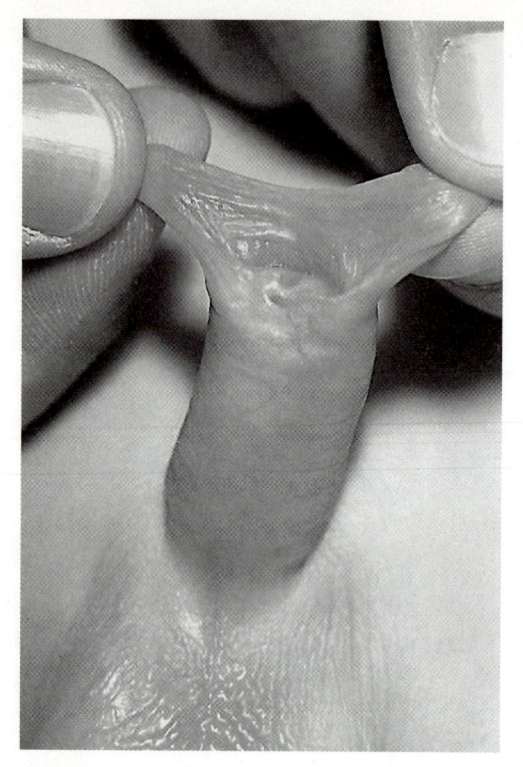

Abb. 15.9: Hypospadia glandis mit Endung der Urethralrinne auf der ventralen Seite des Penis (IMPP)

Therapie. Transurethrale Resektion.

Meatusstenose

Die Meatusstenose ist häufig mit anderen Mißbildungen (Hypospadie) vergesellschaftet. Die Diagnose kann meist schon durch Inspektion und Sondierung gestellt werden. Symptome sind die des Harnstaus.

5.5 Fehlbildungen des Genitale

5.5.1 Zwitterbildung

Siehe auch Gynäkologie, Kapitel 1.1.

Hierbei ist das äußere Genitale intersexuell ausgebildet. Man unterscheidet einen Hermaphroditismus verus (gleichzeitig männl. und weibl. Keimdrüsengewebe) und einen Pseudohermaphroditismus (gonadales Geschlecht stimmt mit dem äußeren Geschlecht nicht überein). Zur Systematisierung soll Tabelle 15.7 beitragen.

Hermaphroditismus verus (echter Zwitter)

Gleichzeitiges Vorkommen von testikulärem und ovarialem Gewebe. Es können dabei sowohl Ovarien und Testes als auch ein sogenannter Ovotestis vorliegen. Der Karyotyp variiert zwischen normal männlichem (etwa zwei Drittel der Fälle) und normalem weiblichen Karyotyp (sehr selten auch Mosaiktyp). Das äußere Genitale und die sekundären Geschlechtsmerkmale können dabei alle Stadien zwischen rein männlich und rein weiblich annehmen.

Therapie. Plastische Operation (wobei bei Minderjährigen den Erziehungsberechtigten die Entscheidungsbefugnis obliegt) und einseitige hormonelle Prägung mit dem Ziel, die Betreffenden in ihrem gewohnten und durch die Erziehung festgelegten Selbstverständnis zu stabilisieren.

Klinefelter-Syndrom

Es handelt sich um eine chromosomale Aberration mit mindestens einem überschüssigen X-Chromosom (XXY etc.) Dies führt zu einem Androgenmangel. Die äußeren Geschlechtsmerkmale sind männlich, jedoch mit Gynäkomastie, Hypospadie und weiblicher Schambehaarung.

Therapie. Androgensubstitution, plastische Operation.

Turner-Syndrom

Hierbei handelt es sich um eine Gonadendysgenesie (hypoplastische Gonaden mit völligem Fehlen der Keimzellen, Karyotyp X0). Es findet sich ein kleines weibliches Genitale und ein Kleinwuchs mit kurzem Hals.

Therapie. Plastische Operation, Hormonsubstitution; wegen des weiblichen Phänotyps ist eine Erziehung der Betreffenden als Mädchen meist sinnvoll.

Tab. 15.7: Abnorme Sexualdifferenzierung

Kategorie	Diagnose	Karyotyp	Gonade	Entwicklung
genetisch	echter Zwitter	XY/Mosaik	Ovar und Testes	männlich oder weiblich
	Klinefelter-Syndrom	XXY	Testes	männl./eunuch.
	Turner-Syndrom	Xo	Ovar	weibl./eunuch.
gonadal	Anorchie	XY	fehlt	eunuchoid
phänotypisch	AGS	XX	Ovar	weibl. (durch Therapie)
	testikuläre Feminisierung	XY	Testes	weiblich

Anorchie

Völliges Fehlen der Keimdrüsenanlage, was durch die mangelnde Induktion zu einem völligen Fehlen der sexuellen Differenzierung führt.

Therapie. Plastische Operation, Hormonsubstitution.

Adrenogenitales Syndrom

Es besteht eine Glukokortikoidsynthesestörung in der Nebennierenrinde. Dadurch wird mehr ACTH ausgeschüttet, welches zu einer erhöhten Androgenproduktion führt. Höhere Androgenspiegel führen zur Vermännlichung in Körperbau und Genitale.

Therapie. Kortisoldauersubstitution.

Testikuläre Feminisierung

Insuffiziente Gewebsandrogenrezeptoren bewirken trotz männlichen Karyotyps die Ausbildung eines weiblichen Genitalphänotyps (hairless women).

Therapie. Kastration der angelegten Leistenhoden (erhöhtes Entartungsrisiko), weibliche Prägung.

5.5.2 Lageanomalien des Hodens

Befindet sich der Hoden nicht in seiner physiologischen Lage im Skrotum, kommt es ab dem 2. Lebensjahr zu einer irreversiblen Schädigung (Spermatogenese stagniert, erhöhtes Risiko einer malignen Entartung des Hodens). Sie entsteht durch die etwa 4 °C höhere Temperatur im Abdomen.

Die Androgenproduktion in den Leydig-Zellen wird jedoch nicht im gleichen Maße gestört.

Therapie. Nach dem 1. Lebensjahr HCG-Kur oder LH-RH-Injektionen; wenn es hierunter nicht zu einem Deszensus kommt, muß sich eine operative Orchidopexie vor Abschluß des 2. Lebensjahres anschließen.

Definitionen

Man unterscheidet folgende Lageanomalien des Hodens:
- Maldescensus testis: alle Abweichungen von der skrotalen Lagerung der Hoden
- Retentio testis: Hodenhochstand = Kryptorchismus
- Testis mobilis: Gleit- bzw. Pendelhoden
- Ectopia testis: Verlagerung der Hoden außerhalb des physiologischen Deszensusweges, z.B. perineal oder inguinal

5.5.3 Phimose

Die Phimose ist eine angeborene Enge des äußeren Vorhautringes, so daß die Vorhaut nicht mehr über die Glans penis zurückgezogen werden kann. Beim Säugling ist sie physiologisch und löst sich meist in den ersten 3 Lebensjahren.

Tab. 15.8: Die Differentialdiagnose des „akuten Skrotums"

Erkrankung	Symptomatik	Therapie
Hodentorsion (s. a. Abb. 15.16)	heftiger Schmerz, Anschwellen einer Skrotalhälfte, Übelkeit, kein Fieber, Patienten befinden sich meist in der Pubertät	operative Detorsion/Fixation von Hoden und Samenstrang
Epididymitis	Fieber, Leukozytose, positives Prehn-Zeichen (weniger Schmerz beim Anheben des Hodens), meist ältere Patienten	Hoden hochlagern, medikamentöse Therapie mit Antibiotika
indirekte Hernie	Bruchpforte ist tastbar, kein Fieber	operativ

Komplikationen. Harnverhaltung, Balanitis (rezidivierende Entzündungen am nicht zu reinigenden Vorhautsack), Präputialsteine (eingedicktes Smegma inkrustiert), Peniskarzinom (durch ständige Irritation und Entzündung).

Therapie. Bildet sich in der Regel von selbst zurück. Verursacht eine Phimose einen akuten Harnverhalt oder bildet sich nicht bis zum 6. Lj. zurück → *Zirkumzision* (Beschneidung).

5.6
„Akutes Skrotum" (Hodenschwellung) im Kindesalter

Meist ist das erste Zeichen der Hodenschwellung ein kolikartig einsetzender Schmerz, den Kinder oft im Unterbauch angeben (DD Appendizitis etc.). Der Befund ist schnell progredient. Es bildet sich ein Ödem des Skrotums und eine leichte Rötung. Die Therapie hat immer sehr schnell zu erfolgen, da nach wenigen Stunden die Schädigung des Keimgewebes einsetzt. Als Ursache sind die in Tabelle 15.8 aufgeführten Erkrankungen möglich.

5.7
Tumoren im Kindesalter

Die häufigsten urologischen Tumoren des Kindes sind *Nephroblastom* (Wilms-Tumor), *Neuroblastom* und *Rhabdomyosarkom*. Diagnose, DD und Therapie siehe Pädiatrie, Kapitel 14.

5.8
Harnsteinleiden

Ein Steinleiden ist bei Kindern eher selten. Die Symptome sind uncharakteristisch (d.h. kolikartige Schmerzen werden als diffuse Schmerzen im Unterbauch angegeben). Rezidivierende Harnwegsinfekte sind wegen der schwierigen Diagnosestellung immer eine Indikation zum Röntgen (siehe auch Kap. 8).

6 Entzündungen

6.1 Niere und Nierenhüllen

Akute Pyelonephritis

Es handelt sich um eine Entzündung des Nierenparenchyms. Diese wird durch Bakterien verursacht, die entweder hämatogen oder aszendierend in die Niere gelangen. Man unterscheidet die *akute primäre* (durch Kälte oder Nässe verursacht) und die *akute sekundäre Pyelonephritis* (hierbei sind prädisponierende Faktoren für eine Infektion mitverantwortlich → Reflux, Stauungen, Schwangerschaft, Diabetes mellitus, instrumentelle Eingriffe).

Therapie. Antibiotische Abdeckung (Amoxicillin, Sulfonamide, Gyrasehemmer) *nach Antibiogramm*. Nach dem Abklingen der akuten Phase Fortführung der Antibiose mit Nitrofurantoin. Weitere Maßnahmen sind Bettruhe und erhöhte Flüssigkeitszufuhr.

Komplikationen. Chronische Pyelonephritis, abszedierende Pyelonephritis, Pyonephrose.

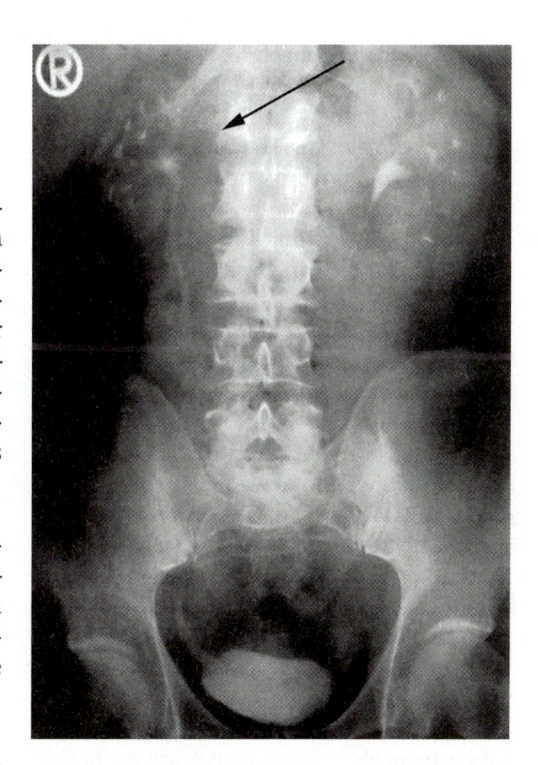

Abb. 15.10: Urogramm einer pyelonephritischen Schrumpfniere rechts (IMPP)

> **Merke!**
> Bei der akuten sekundären Pyelonephritis muß der Grund für den Harnstau beseitigt werden.

Chronische Pyelonephritis (chronisch interstitielle Nephritis)

Sind die Entzündungszeichen *nach 2–3 Monaten* noch nachweisbar, so spricht man von einer chronischen Pyelonephritis. Diese entsteht infolge einer inkonsequenten antibiotischen Behandlung der akuten Pyelonephritis oder von Komplikationen (Obstruktion, Reflux), die nicht angegangen wurden.

Therapie. Gezielter Antibiotikaeinsatz (Penicilline, Cephalosporine) und operative Beseitigung der Ursachen (Reflux, Obstruktion).

Komplikationen. Hypertonie, Schrumpfnieren (siehe Abb. 15.10), Nierenversagen.

Zur DD zwischen akuter und chronischer Pyelonephritis siehe Tabelle 15.9.

Tab. 15.9: Differentialdiagnose akute versus chronische Pyelonephritis

akut	chronisch
Fieber bis 40 °C, Schüttelfrost, klopfschmerzhaftes Nierenlager BB: Leukozytose Urin: Proteine, Bakterien, Kreatinin normal, Hämaturie	subfebrile Temperaturen, Gewichtsabnahme, klopfschmerzhaftes Nierenlager BB: Infektanämie Urin: Proteine Kreatinin ↑

Abszedierende Pyelonephritis

Dies ist eine foudroyant verlaufende Form der akuten Pyelonephritis. Die Patienten haben hohes Fieber, Schüttelfrost und starke Schmerzen. Die Nierenoberfläche ist mit gelblichen Bläschen durchsetzt, die durch Einschmelzung von Nierenparenchym entstanden sind.

Therapie. Hochdosierte Antibiose.

Paranephritischer Abszeß

Der Abszeß entsteht meist aus einer chronischen Pyelonephritis oder als Komplikation eines hämatogen entstandenen Nierenabszesses (Staphylokokken). Er bildet sich zwischen Nierenkapsel und perirenaler Faszie. Es treten hohe Fieberschübe, Schüttelfrost, Rötung der Haut über dem Abszeß und häufig eine Irritation des Psoasmuskels (gleichseitiges Bein wird in Schonhaltung gehalten) auf.

Laborparameter. Anämie, Leukozytose, BSG ↑, Leukozyturie, Mikrohämaturie.

Therapie. Antibiose, operative Drainage, Wärmebehandlung.

Nierenkarbunkel

Ein Nierenkarbunkel entsteht meist durch hämatogene Staphylokokkenstreuung. Bricht ein Karbunkel auf, entsteht ein paranephritischer Abszeß.

Therapie. Antibiose, operative Drainage, Wärmebehandlung.

Pyonephrose

Eine Pyonephrose bildet sich, wenn bei einer Pyelonephritis der Eiter nicht abfließen kann. Sie kann sowohl schleichend als auch hochakut verlaufen.

Therapie. Hochdosierte Antibiose (Flucloxacillin), Beseitigung der Abflußbehinderung.

> **Klinischer Fall**
>
> Bei einem 38jährigen Patienten fällt bei der Erhebung eines Ganzkörperstatus eine bimanuell palpable, druckschmerzhafte Vorwölbung im Nierenlager auf. Die weitere Diagnostik ergibt eine Beschleunigung der BSG und im Ausscheidungsurogramm eine verminderte Atemverschieblichkeit der Niere.
> *Diagnose:* Paranephritischer Abszeß

6.2 Harnleiter

Zur Bilharziose und Tuberkulose siehe Abschnitte 6.9 und 6.10.

6.3 Retroperitonealraum

Retroperitonealfibrose (Morbus Ormond)

Beim Morbus Ormond findet retroperitoneal aus bisher unklarer Genese ein bindegewebiger Umbau statt. Die ebenfalls retroperitoneal liegenden Ureteren werden dabei „eingemauert", was zu Harnstau und Urämie führen kann.

Diagnose. Schmerzen im Harnleiterverlauf, Ausscheidungsurogramm mit zur Wirbelsäule hin verschobenen Ureteren (im Sakralbereich) und Stauungszeichen der Nieren.

Therapie. Konservative Behandlung mit Glukokortikoiden oder operative Ausschälung der Harnleiter und Einlage von Harnleiterschienen.

6.4 Blase

Zystitis

Zystitiden kommen bei Frauen aufgrund der kürzeren Harnröhre häufiger vor. Es handelt sich hierbei um eine bakterielle Entzündung der Blasenschleimhaut, die dadurch ödematös anschwillt → Brennen, Pollakisurie, Hämaturie und Leukozyturie. Häufigste Erreger sind E. coli, Staph. aureus und Proteus. Anamnestisch liegt meist ein Kälte- oder Nässetrauma als Auslöser vor. Eine akute Zystitis kann unter ungünstigen Voraussetzungen (Vorliegen eines Abflußhindernisses, z. B. Stein, Tumor etc.) in eine chronische Form übergehen, deren Symptomatik dann viel unspezifischer ist.

Laborparameter. Keine Leukozytose, keine BSG-Erhöhung, *kein Fieber*. Temperaturerhöhungen sprechen immer für eine Mitbeteiligung der oberen Harnwege.

Therapie. Wärme, reichlich Flüssigkeit, Analgetika und Spasmolytika, Antibiose (Nitrofurantoin, Nalidixinsäure, Sulfonamide).

> **Merke!**
> Blasenspülungen sind bei der akuten Zystitis kontraindiziert.

6.5 Harnröhre

Urethritis

Eine Urethritis entsteht meist durch aszendierende Keime, die beim Geschlechtsverkehr übertragen werden. Die Gefahr liegt dabei im allgemeinen in einer möglichen Chronifizierung sowie der Infertilität durch begleitende Entzündungen der Prostata und Samenblasen. Die Diagnose Urethritis wird durch Abstrich mikroskopisch und kulturell gestellt.

Symptomatik. Leitsymptom ist Fluor (Ausfluß), Jucken und Dysurie.

Therapie. Gonokokken → Penicillin oder Spectinomycin; Hefen → Nystatin; Mykoplasmen und Chlamydien → Tetracyclin; Trichomonaden → Metronidazol. Bei Trichomonaden-, Chlamydien- und Mykoplasmeninfektionen ist eine Partnerbehandlung erforderlich (Ping-Pong-Infektionen).

> **Merke!**
> Die *Gonorrhö* ist meist mit einer Monoarthritis gonorrhoica (Befall eines großen Gelenks, Rheumafaktoren im Serum negativ, eitriges Gelenkpunktat) vergesellschaftet. Beim *Morbus Reiter* besteht eine Urethritis unklarer Genese (außerdem: Befall mehrerer Gelenke, kein eitriges Gelenkpunktat, Konjunktivitis).

6.6 Prostata und Samenblasen

Akute Prostatavesikulitis

Prostata und Samenblasen erkranken wegen ihrer topographischen Lage fast immer gemeinsam. Die *akute Prostatavesikulitis* kann dabei sowohl hämatogen als auch aszendierend von der Harnröhre her entstehen. Die akute Form kann immer in eine chronische Verlaufsform übergehen.

Symptomatik. *Akute Prostatavesikulitis* → Pollakis-, Nykt- und Algurie; Spannungsgefühl im After; Schüttelfrost und septische Temperaturen. *Chronische Prostatavesikulitis* → gering ausgeprägte Beschwerden (DD: Prostatakarzinom, psychovegetatives Urogenitalsyndrom, Prostatatuberkulose).

Diagnostik. Anamnese, rektaler Tastbefund mit außerordentlich empfindlicher und vergrößerter Prostata, transrektaler Ultraschall, BSG ↑.

Therapie. Sitzbäder, Antibiose (Erythromycin, Trimethoprim).

Komplikationen. Bei der akuten Prostatavesikulitis kann sich ein Prostataabszeß bilden (hauptsächlich bei immungeschädigten Patienten).

> **Klinischer Fall**
>
> Ein 54jähriger Diabetiker wird mit kompletter Harnverhaltung stationär eingewiesen. Es bestehen septische Temperaturen und Krämpfe des Analsphinkters. Bei der rektalen Palpation ist eine fluktuierende Vorwölbung der Prostata zu tasten.
> *Diagnose:* Prostataabszeß

6.7 Hoden und Nebenhoden

Akute Epididymitis

Die akute Epididymitis kann deszendierend nach vorangegangener Prostatitis oder bei Zustand nach Prostatektomie (Urin wird bei der Miktion in den Nebenhoden gepreßt) entstehen.

Symptomatik. Skrotalschwellung, druckschmerzhafter und vergrößerter Nebenhoden, Temperaturen bis 40°C, BSG ↑, Leukozytose, Prehn-Zeichen pos.; DD: Hodentorsion → keine Entzündungszeichen, Prehn-Zeichen neg.

Therapie. Instillation von 1%iger Novocainlösung in den Samenstrang und anschließende antibiotische Abdeckung; Hochlagern des Skrotums.

Chronische Epididymitis

Die chronische Epididymitis entsteht aus einer verschleppten akuten Nebenhodenentzündung.

Symptomatik. Mäßig druckdolenter Nebenhoden. DD: Tbc → schmerzlos, sterile Pyurie; Hodentumor → schmerzlos (zur Sicherung der Diagnose wird der Hoden durch einen inguinalen Schnitt chirurgisch freigelegt und mit einem histopathologischen Schnellschnitt untersucht).

Therapie. Meist ist eine operative Ausräumung (= Epididymektomie) und Drainage notwendig.

Orchitis

Eine Orchitis kann durch hämatogene Streuung von Bakterien sowie im Rahmen jeder Infektionskrankheit (z.B. Mumpsorchitis) entstehen.

Symptomatik. Schwellung und Schmerzen im Hoden, Fieber. Oft besteht eine anderweitige Erkrankung, die als Ursache anzusehen ist.

Therapie. Behandlung der Grundkrankheit (z.B. Parotitis epidemica).

6.8 Harnwegsinfektionen

Bei Harnwegsinfektionen finden sich hauptsächlich die gramnegativen Bakterien der Darmflora, wobei man erst ab 10^5 Keimen/ml Urin von einer Bakteriurie spricht. Ursache sind häufig Schmierinfektionen, die durch Obstruktionen begünstigt werden (Katheterträger sind ebenfalls stärker gefährdet). Im ungünstigsten Fall können diese Keime zu Pyelonephritiden oder zur Urosepsis führen.

6.9 Urogenitaltuberkulose

Die *Urogenitaltuberkulose* entsteht durch sekundäre hämatogene Streuung von Mycobacterium tuberculosis. Der Primärherd liegt dabei meist in der Lunge. Die Erkrankung betrifft zuerst die Niere und die Prostata, um dann die anderen Organe des Urogenitaltraktes durch absteigende Infektion zu erfassen. Im *parenchy-*

matösen ersten Stadium bilden sich Kavernen, die im *ulzerokavernösen* zweiten Stadium Anschluß an das Hohlsystem erhalten und dann Tuberkelbazillen streuen. Im ganzen Urogenitaltrakt entstehen durch die floride Entzündung narbige Strikturen, welche zu Obstruktionen führen. Die Einschmelzung von immer neuen Kavernen führt im Endstadium zur totalen Verkäsung der Niere (Dauer ca. 15–20 Jahre).

Symptomatik. Im parenchymatösen Stadium kaum vorhanden (eventuell subfebrile Temperaturen, chron. Epididymitis); im ulzerokavernösen Stadium ist das Leitsymptom die *sterile Leukozyturie* (Pyurie), ansonsten chron. Zystitis, Skrotalhautfisteln, Hämaturie.

Diagnose. Mit Ziehl-Neelsen-Färbung (siehe Abb. 15.11 im Farbteil) und Kulturnachweis mit Hohn-Kulturen. Verdächtig ist aber schon jede sterile Leukozyturie. Radiologisch sind im gesamten Urogenitalsystem Verkalkungen und Divertikel zu sehen (Infusionsurogramm).

> **Merke !**
>
> Negativer Tuberkulintest → keine Tbc, positiver Tuberkulintest → nicht beweisend für eine floride Tbc!

Therapie. Für eine operative Sanierung muß erst 3 Monate tuberkulostatisch vorbehandelt worden sein. Entschließt man sich zu einer konservativen Therapie → ein halbes Jahr Dreifachtherapie (Rifampicin, Ethambutol, Isoniazid), ein halbes Jahr Zweifach- und ein Jahr Monotherapie. Die Prognose ist dabei gut (siehe Spezielle Pharmakologie, Kap. 16.8).

> **Klinischer Fall**
>
> Bei einem 50 jährigen Patienten mit „steriler Leukozyturie" findet sich am rechten Nebenhoden ein kirschgroßer, prallelastischer kugelförmiger TU mit glatter Oberfläche. Diese läßt sich gegen den Hoden gut abgrenzen. Die Diaphanie ist positiv.
> *Diagnose:* Urogenitaltuberkulose
> (*DD:* Spermatozele)

6.10
Parasitäre Erkrankungen

Bilharziose

Bei der Bilharziose liegt ein Nematodenbefall (Schistosoma) des Organismus vor. Diese legen ihre Eier in der Blasenschleimhaut ab. Dadurch entstehen chronische, vernarbende Infektionen von Blase und Niere. *[handschr.: Verkalkungen, Granulombildg.]*

Symptomatik. Eosinophilie, Leukozytose und Hämaturie, *[handschr.: Eier-Ausscheidung/Urin]*

Therapie. Operative Entfernung der narbigen Stenosierungen und medikamentöse Sanierung (Metrifonat, Nitridazol).

[handschr.: Komplikationen:
- bakt. Sekundärinfektion
- Blasenschrumpfung
→ Platten-Epithel-Ca(!)]

7 Tumoren

7.1 Nierenparenchym

Benigne Tumoren des Nierenparenchyms sind selten. Maligne Tumoren sind vor allem das *Hypernephrom* (= Nierenzellkarzinom, „Grawitz-Tumor") und das *Nephroblastom* (= Sarkom, Wilms-Tumor beim Kind, siehe Pädiatrie, Kap. 14). Gemeinsames Symptom fast aller urologischen Tumoren ist die schmerzlose Hämaturie (oft erst sehr spät).

Hypernephrom

Dieses Adenokarzinom befällt hauptsächlich Männer im 6. Lebensjahrzehnt. Die Metastasierung erfolgt sehr früh hämatogen.

Symptomatik. Kardinalsymptom ist die schmerzlose Makrohämaturie. Typisch ist weiterhin die Entstehung einer *Varikozele links*, da die *linke V. spermatica* in die Nierenvene mündet und von einem Tumor komprimiert werden kann. Außerdem können abgehende Blutkoagel zu kolikartigen Flankenschmerzen führen.

Laborparameter. Tumorzellen im Urin (Zytologie), BSG ↑, Albumin im Blut ↓, Quick-Wert ↓, alkalische Phosphatase ↑ (allerdings nur bei schon vorhandenen Knochenmetastasen), Polyglobulie.

Diagnostik. Die *Sonographie* ist heute das erste, weil preiswerteste und sehr schonende Diagnostikum. Weiterhin werden zur Diagnostik des Hypernephroms benutzt:
- Beckenübersichtsaufnahme (vergrößerte, unregelmäßig vorgewölbte Nierenschatten)
- Urogramm (Verdrängungen des Kelchsystems)
- Angiographie (Hypervaskulisation mit pathologischen Gefäßen)
- Szintigraphie (Tumor als kalter, nicht speichernder Knoten)

Zur DD des Hypernephroms siehe Tabelle 15.10 (gemeinsam ist allen dort angegebenen Erkrankungen die Hämaturie).

Metastasierung. Erfolgt hauptsächlich in *Lunge* und *Knochen* (seltener in Leber, Gehirn, Milz, Nebenniere). Sind Metastasen vorhanden, findet man eine Erhöhung des CEA (karzinoembryonales Antigen).

Präoperatives Staging. Erfolgt mit bildgebenden Verfahren (Sono, CT, NMR) und bildet Anhaltspunkte zur OP-Technik.

Tab. 15.10: Differentialdiagnose Hypernephrom zu benignen Erkrankungen

	benigne Erkrankungen	Hypernephrom
Nierenzysten	Angiogramm: gefäßreich	Angiogramm: gefäßreich
Hydronephrose	Urogramm: Ausweitung des Hohlsystems	Urogramm: Einengung des Hohlsystems durch TU
Urogenitaltuberkulose	säurefeste Stäbchen im Urin	*keine* Stäbchen im Urin
Steine	Koliken	selten Koliken (evtl. durch Blutkoagel)

Therapie. Sind keine Metastasen nachweisbar, erfolgt die großzügige Exstirpation der gesamten Niere mit Fettgewebe und Lymphknoten. Bei nachweisbarer Metastasierung ist eine Nephrektomie sinnlos. Bestrahlung sowie Chemotherapie sind nur mit palliativer Zielsetzung sinnvoll.

Prognose. Die 5-Jahres-Überlebensrate beträgt ca. 50%, die 10-Jahres-Überlebensrate ca. 5%.

7.2
Nierenbecken und Harnleiter

Etwa 10% aller Nierentumoren sind Nierenbeckentumoren, Harnleitertumoren sind dagegen selten. Beide sind in der Mehrzahl maligne. Diese Tumoren gehen vom Urothel aus und sind somit histologisch papilläre epitheliale Tumoren. Die Metastasierung erfolgt lymphogen und deszendierend-kanalikulär. Als ätiologische Faktoren der Tumorbildung werden mechanische Reizungen (Steine), chemische Noxen (Phenazetin), Rauchen sowie chronische Entzündungen angenommen.

Symptomatik. Hauptsymptom ist die Hämaturie. Ist der Ureter durch den Tumor selbst oder durch Blutkoagel verlegt, kann es auch zu Koliken kommen. Außerdem sind rezidivierende Infektionen verdächtig.

Diagnostik. Ausscheidungsurogramm (bei Tumoren Kontrastmittelaussparungen mit unscharfer Abgrenzung zum Hohlsystem durch meist papilläre Oberflächenstruktur). Zeigt das Ausscheidungsurogramm einen verdächtigen Befund, schließen sich eine retrograde Urographie sowie eine zytologische Untersuchung (Ureterenkatheter) des Urins an.

Therapie. Nephroureterektomie; sind Metastasen vorhanden, ist diese jedoch sinnlos. Urotheltumoren sprechen auf eine Strahlentherapie nicht und auf eine Chemotherapie schlecht an (die 5-Jahres-Überlebensrate beträgt nur etwa 30%).

7.3
Blase

Das *Blasenkarzinom* ist das zweithäufigste Malignom (nach den Prostatatumoren) des Urogenitalsystems. Es betrifft Männer doppelt so häufig wie Frauen. Der Verteilungsgipfel ist im 6. Lebensjahrzehnt erreicht. Ätiologisch begünstigt wird es durch:
- Zigarettenkonsum
- chronische Zystitiden (Steine oder Bilharziose)
- Anilinfarbstoffe (Beta-Naphthylamin)
- Leukoplakie

Symptomatik. Schmerzlose Hämaturie, Abflußbehinderungen, Pollakisurie.

Diagnostik. Als erstes sollte ein Ausscheidungsurogramm angefertigt werden (ein Tumor ist dabei als Aussparung sichtbar). Zur Sicherung der Diagnose und zum präoperativen Grading und Staging (entscheidend für die therapeutische Vorgehensweise) werden folgende weiterführende Untersuchungen durchgeführt:
- Grading (G_1-G_3) → Urinzytologie und Biopsie mit Hilfe der Zystourethroskopie
- T-Klassifikation (Infiltrationstiefe) → diagnostische transurethrale Resektion, Urogramm, bimanuelle rektale Untersuchung
- N-Klassifikation (Lymphknotenstatus) → Sonographie, CT
- M-Klassifikation (Metastasierung) → Knochenszintigraphie, Rö-Thorax usw.

Therapie. Abhängig von der TNM-Klassifikation:
- T_0-T_1 → transurethrale Resektion des Tumors
- T_2-T_3 → Zystektomie
- T_4 oder M_1 → palliative Strahlentherapie

Da die Rezidivhäufigkeit groß ist, ist über Jahre hinweg eine engmaschige Nachsorge (Zystoskopie) nötig.

7.4 Penis

Das *Peniskarzinom* ist ein Plattenepithelkarzinom, das meist im 6. Lebensjahrzehnt auftritt. Als Präkanzerosen kommen chronische Reizzustände (Phimose, Smegmaretention, Leukoplakie, Erythroplasie, Morbus Bowen) in Frage. Die Metastasierung erfolgt über die Leistenlymphknoten.

Symptomatik. Chronisch-entzündliche Veränderungen an Glans und Präputium, Kontaktblutungen und Schwellung der inguinalen Lymphknoten.

Diagnostik. Biopsie des Tumors und der geschwollenen Lymphknoten. Die TNM-Klassifikation lautet:
- T1 → <2 cm Durchmesser
- T2 → zwischen 2 und 5 cm Durchmesser
- T3 → >5 cm Durchmesser

Differentialdiagnose. Syphilitisches Ulkus → Spirochätennachweis; tuberkulöses Ulkus → säurefeste Stäbchen nach Ziehl-Neelsen-Färbung; Condylomata acuminata → Biopsie.

Therapie. Bei Tumoren im Stadium T1–T2 ist eine Strahlentherapie angezeigt, im Stadium T3 ist die Penisamputation notwendig.

7.5 Hoden und Nebenhoden

Siehe auch Spezielle Pathologie, Kapitel 13.2.4.

Tumoren des Hoden entwickeln sich am häufigsten im Alter zwischen 18–40 Jahren (Zeit der maximalen sexuellen Tätigkeit). Die überwiegende Anzahl ist maligne, und die Metastasierungen erfolgen – mit Ausnahme des Chorionkarzinoms, welches hämatogen streut – ausschließlich lymphogen in die parakavalen und paraaortalen Lymphknoten.

Man unterscheidet Seminome, „Nichtseminome" und Stromatumoren.

7.5.1 Seminome

Seminome sind derb-elastische Tumoren mit Kapselbildung und fibröser Septierung, häufig auch mit Lymphozyteninfiltraten.

Häufigkeit. 35 % aller Hoden-Tumoren.
Tumormarker. Alpha-Fetoprotein normal.
Strahlungssensibilität. Sehr strahlensensibel.
Prognose. Gut (5-Jahres-Überlebensrate 90 %).

7.5.2 „Nichtseminome"

Teratokarzinome

Teratokarzinome zeigen eine unregelmäßige Struktur mit Beteiligung aller 3 Keimblätter.

Häufigkeit. 35 %.
Tumormarker. Alpha-Fetoprotein ↑.
Strahlungssensibilität. Radiosensibel.
Prognose. Schlecht.

Embryonale Karzinome

Dies sind rundliche, weiche Tumoren mit blutigen Suffusionen auf der Schnittfläche.

Häufigkeit. 25 %.
Tumormarker. Alpha-Fetoprotein ↑.
Strahlungssensibilität. Wenig radiosensibel.
Prognose. Mäßig.

Chorionkarzinom

Das Chorionkarzinom ähnelt dem embryonalen Karzinom; mikroskopisch finden sich mehrkernige Riesenzellen (Synzytiotrophoblasten).

Häufigkeit. 5 %.
Tumormarker. β-HCG ↑.
Prognose. Sehr schlecht (5-Jahres-Überlebensrate 0 %).

7.5.3 Stromatumoren

Leydig-Zell-Tumor

Leydig-Zell-Tumoren sind benigne, *androgenbildende* Tumoren.

Sertoli-Zell-Tumor

Sertoli-Zell-Tumoren sind benigne, *östrogenbildende* Tumoren.

7.5.4 Klinik der Hodentumoren

Symptomatik. Wichtigstes Symptom ist die schmerzlose Hodenvergrößerung und ein Schweregefühl im Skrotum. Dieses kann manchmal von einer Begleithydrozele um den Tumor ausgelöst werden. Die hormonbildenden Tumoren führen auch zu einer Pubertas praecox oder zur Gynäkomastie. Allgemeine Tumorsymptome wie Kachexie und Schwäche können in späten Stadien natürlich dazukommen.

Diagnostik. Palpatorisch findet sich ein harter, höckriger Hoden. Weiterhin steigen die Tumormarker im Blut häufig an. Eine sichere Diagnose kann jedoch nur durch eine inguinale Hodenfreilegung und anschließende histologische Untersuchung gestellt werden. Zur weiteren Abklärung der Ausbreitung und Metastasierung eines Tumors eignen sich die normalen Routineuntersuchungen (Sonographie, Rö-Thorax, CT).

Stadieneinteilung. Die Stadieneinteilung erfolgt nach der TNM-Klassifikation:
- T0 → kein Tumor tastbar
- T1 → Tumor auf Hodengewebe beschränkt
- T2 → Tumor greift auf Tunica albuginea über
- T3 → Tumor infiltriert Nebenhoden
- T4 → Tumor infiltriert Samenstrang oder das Skrotum

Seminom

Therapie. Semikastration mit anschließender Nachbestrahlung auch der ersten Metastasierungsstationen.

„Nichtseminome"

Therapie. Semikastration mit Ausräumung der retroperitonealen Lymphknoten und Polychemotherapie.

Chorionkarzinom

Therapie. Semikastration, dann Chemotherapie. Es handelt sich hierbei jedoch um eine palliative Maßnahme.

Klinischer Fall

Ein 27jähriger Patient hat seit etwa 5 Wochen eine Schwellung des linken Hodens bemerkt. Es findet sich ein vergrößerter, nicht druckschmerzhafter Hoden mit vermehrter Konsistenz. Das Skrotum ist nicht geschwollen.
Die Diaphanoskopie ist negativ. Leistenlymphknoten sind nicht palpabel.
Diagnose: Maligner Hodentumor

7.6 Prostata

7.6.1 Benigne Prostatahyperplasie (BPH, Prostataadenom)

Das Prostataadenom ist eine gutartige Erkrankung, die etwa ab dem 6. Lebensjahrzehnt auftritt. Es handelt sich hierbei um eine Wucherung des Stromas und der *periurethralen Drüsen*, wofür ätiologisch ein Abfall der Testosteronproduktion bei anhaltender Östrogenproduktion angenommen wird.

Symptomatik. Durch die BPH wird die Urethra zunehmend verschlossen und der Blasenhals nach oben verdrängt → erschwerte Miktion, Hypertrophie des M. detrusor (Balken-

Tab. 15.11: Klinische Stadieneinteilung der benignen Prostatahyperplasie (BPH)

Stadium	klinische Symptome
1	Dysurie, Pollakisurie, abgeschwächter Harnstrahl *(Reizstadium)*
2	Ausbildung einer Balkenblase, Restharn >100 ml *(Restharnstadium)*
3	Überlaufblase (Ischuria paradoxa), Hydronephrose, Niereninsuffizienz *(Dekompensationsstadium)*

blase), Hydronephrose, Infektneigung und Niereninsuffizienz. Zur klinischen Stadieneinteilung der BPH siehe Tabelle 15.11.

Diagnose. Bei der rektalen *Palpation* tastet man die Prostata prall elastisch, diffus vergrößert und gut abgrenzbar. *Laborparameter*: Im Urinsediment finden sich Leukozyten; ab Stadium 3 sind Serumharnstoff und -kreatinin ↑. Des weiteren unterstützen *bildgebende Verfahren* die Diagnose. Die Entwicklung einer Hydronephrose wird sonographisch, die Entstehung einer Balkenblase zystoskopisch diagnostiziert. Die Prostatagröße und die Restharnmenge werden sonographisch bestimmt.

Differentialdiagnose. Differentialdiagnostisch sollte man an Prostatakarzinom und Blasenstein denken. Beim *Prostatakarzinom* ist die Oberfläche palpatorisch höckriger und derber, außerdem liegen die betroffenen Bezirke beim Prostatakarzinom eher in der Drüsenperipherie und fühlen sich asymmetrisch an. Eine sichere Diagnose läßt sich nur durch Biopsie stellen.

Ein *Blasenstein* kann ebenfalls zu Obstruktionen führen. Typisch ist die stotternde Miktion. Diagnose durch Abdomenübersichtsaufnahme und Zystoskopie.

Therapie. Sie erfolgt nach der Stadieneinteilung. Im *Stadium 1* werden konservative Maßnahmen wie Meiden von alkoholischen Getränken und von Kälte durchgeführt. Außerdem lassen sich medikamentös Erfolge mit pflanzlichen Mitteln erzielen. Im *Stadium 2 und 3* sollte eine operative Therapie angestrebt werden. Da allerdings hierbei eine Vasektomie notwendig sein kann, bedeutet dies eine Infertilität (*keine* Impotenz!). An operativen Methoden stehen die *transurethrale Elektroresektion* sowie die *offene suprapubische* und die *retropubische Adenektomie* zur Wahl. Ist der Patient inoperabel, bieten sich folgende Möglichkeiten: intraprostatischer Stent, suprapubischer und transurethraler Katheter (zur Harnableitung).

7.6.2
Prostatakarzinom

Das Prostatakarzinom ist das häufigste Karzinom des Urogenitaltraktes mit einem Altersgipfel bei etwa 70 Jahren. Es bildet sich meist in der *Außendrüse* und ist somit rektal palpabel (deshalb ist die jährliche Früherkennungsuntersuchung so wichtig!). Die Metastasierung erfolgt lymphogen in die sakralen, lumbalen und iliakalen Lymphknoten. Hämatogen erfolgt sie hauptsächlich in die LWS und das Becken.

Stadieneinteilung. Siehe auch Spezielle Pathologie, Kapitel 13.1.3;
- *Grading*
  - G1 (hoch differenziert → wenig maligne) bis
  - G3 (wenig differenziert → hoch maligne)
- *Staging*
  - T1 → isolierter Knoten
  - T2 → Infiltration tastbar
  - T3 → Organgrenzen überschritten
  - T4 → Fernmetastasen

Symptomatik. Es gibt keine Frühsymptome, deshalb werden häufig erst die Stadien T3–T4 erkannt. Spätsymptome sind: Harnverhalt, Hämaturie, Hämatospermie und Knochenschmerzen (durch Metastasen).

Diagnostik. Bei der rektalen *Palpation* findet sich eine höckrige, derbe, schlecht abgrenzbare Prostata. Ein derartiger Befund muß immer durch eine transrektale bzw. perineale Stanz-

Tab. 15.12: Therapie des Prostatakarzinoms

Stadium	Therapie
T1	radikale Prostatektomie → Infertilität, Inkontinenz
T2	radikale Prostatektomie → Infertilität, Inkontinenz
T3	Bestrahlung, Kastration, Anti-Androgene und Östrogene (vorher Mammabestrahlung, da sonst Gynäkomastie entsteht)
T4	Kastration, Östrogene, Zytostatika (palliativ)

biopsie oder eine transrektale Aspirationsbiopsie abgeklärt werden. *Laborparameter:* prostaspezifisches Antigen ↑, saure Phosphatase ↑, bei Knochenmetastasen auch alkalische Phosphatase ↑.

Therapie. Zur Therapie in Abhängigkeit vom Staging siehe Tabelle 15.12.

Klinischer Fall

Ein 60jähriger Patient klagt seit einigen Wochen über ischialgiforme Beschwerden und „Kreuzschmerzen". Im Röntgenbild zeigen sich fleckförmige Verschattungen im Bereich des knöchernen Beckens und der LWS. Die BSG beträgt 28/40.
Diagnose: Metastasen eines Prostatakarzinoms

8 Urolithiasis

Ätiologisch begünstigen folgende Erkrankungen die Steinbildung:
- *angeborene Stoffwechselstörungen:* Eine Mehrausscheidung organischer Substanzen kann eine Steinbildung (Oxalat, Zystinstein) bedingen
- *Fremdkörper:* An ihrer Oberfläche können steinbildende Substanzen auskristallisieren → Stein
- *Urinstase:* Harnstauung führt zu Infektionen, welche wiederum eine Steinbildung fördern
- *langdauernde Immobilisation:* Durch die erhöhte Kalziumausscheidung kann es zur Steinbildung kommen (→ als Prophylaxe eignet sich eine kalziumarme Diät)

8.1 Steinarten

Tabelle 15.13 zeigt die unterschiedlichen Steinarten mit ihren Charakteristika.

Untersuchungsverfahren (Materialprobe)

Das Material wird zu Pulver zerrieben und zum Glühen gebracht. Dabei verbrennt organisches Material (z.B. Urat = Harnsäure), anorganisches Material verbrennt dagegen nicht (z.B. Oxalat).

Organisches Material. Wird in Salpetersäure gelöst und mit Ammoniak beträufelt. Verfärbung → Urat; keine Verfärbung → Zystin.

Anorganisches Material. Wird in Salzsäure gelöst und mit Ammoniak ausgefällt. Danach versucht man, den Niederschlag in Essigsäure zu lösen: löst es sich → Phosphat; löst es sich nicht → Oxalat.

8.2 Ätiologie und Pathogenese

Die Häufigkeit von Harnsteinen in der Bevölkerung beträgt 2-4 %, wobei Frauen etwa doppelt so häufig betroffen sind wie Männer.

Formale Genese

Zuerst wird eine Steinmatrix (aus Mukopolysacchariden bestehendes Steingerüst) durch auslösende Faktoren (z.B. Infektion) gebildet. Hieran können sich nun unterschiedliche Ionen anlagern. Bedingung ist allerdings das Überschreiten des Löslichkeitsproduktes für diese Ionenart, denn nur dann kann sie auskristallisieren.

Tab. 15.13: Steinarten und deren Charakteristika

Steinart	Häufigkeit	Darstellung im Röntgen	organisch/anorganisch
Kalziumoxalat	70 %	röntgendicht	anorganisch
Harnsäure	20 %	kaum röntgendicht	organisch
Mg-Ammonium-Phosphat	5 %	kaum röntgendicht	anorganisch
Kalziumphosphat	3 %	röntgendicht	anorganisch
Zystin	1 %	nicht röntgendicht	organisch
Xanthin	1 %	nicht röntgendicht	organisch

Tab. 15.14: Steinarten und ihre prädisponierenden Faktoren

Steinart	prädisponierende Erkrankung
Kalziumoxalatstein	• Hyperoxalurie bei Enzymstörung (primär) • M. Crohn (resorptiv)
Harnsäurestein	• Hyperurikosurie bei Gicht alimentär • bei gesteigertem Gewebsabbau (z. B. durch Tumor) • durch medikamentöse Therapie mit Urikosurika • Urin-pH < 7
Kalziumstein	• durch Hyperkalzurie bei primärem Hyperparathyreoidismus (durch TU der Nebenschilddrüse) • Vitamin-D-Intoxikation • Immobilisationsosteoporose • renale tubuläre Azidose (Resorptionsstörung für Ca^{2+})
Phosphatstein	• bei Urin-pH > 7
Xanthinstein	• bei idiopathischem Xanthinoxidasemangel
Mg-Ammonium-Phosphat-Stein	• Harnwegsinfekte (Matrixstein)

≙ Struvit

Kausale Genese

Bei der Harnsteinentstehung handelt es sich um ein multifaktorielles Geschehen. Tabelle 15.14 zeigt, welche prädisponierenden Faktoren die Bildung der unterschiedlichen Steinarten begünstigen. Dehydratation, chronische Harnwegsinfekte und Harnabflußstörungen sind allgemeine Faktoren, die eine Urolithiasis begünstigen.

Klinischer Fall

Ein 45jähriger Mann hat längere Zeit einen dumpfen Druckschmerz im Bereich der Flanke. Im Urogramm zeigen sich Kontrastmittelaussparungen im Bereich des rechten Nierenbeckens mit Kelchstauung ohne konkrementverdächtige Verschattung in der Röntgenübersichtsaufnahme.
Diagnose: Harnsäurestein

maturie und in schwereren Fällen können auch Koliken mit Übelkeit und Erbrechen entstehen. Schwerste Komplikationen können der paralytische Ileus und die Urosepsis sein. Als *Folge* einer Stauung kann immer auch ein Harnwegsinfekt auftreten.

8.3 Nierenstein

Symptomatik. Nierensteine können Kelch-, Nierenbecken- oder Ausgußsteine (siehe Abb. 15.12) sein. Besteht keine Harnabflußbehinderung, bleiben Steine symptomlos. Ansonsten entsteht ein dumpfer Flankenschmerz mit Hä-

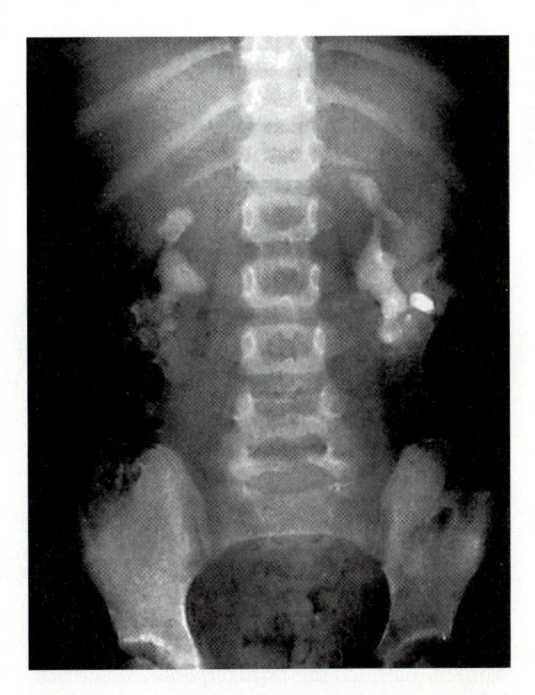

Abb. 15.12: Ausgußsteine der Niere im Urogramm (IMPP)

Diagnostik. Das Beschwerdebild ist häufig so charakteristisch (Koliken), daß die Diagnose anamnestisch gestellt werden kann. Es muß dabei immer auch nach den Risikofaktoren gefragt werden (Gicht, Immobilisation, Medikamente usw.). Im übrigen ist die *Ultraschalluntersuchung* mittlerweile die Screening-Methode der Wahl (Steine ab 5 mm sichtbar). *Laborparameter:* Im Urin finden sich häufig charakteristische Kristalle; Konzentration steinbildender Substanzen ↑; der ph-Wert ist für die Sättigungsgrenze von Ionen von Bedeutung. *Röntgenbefund:* Röntgenpositive Steine (73 %) sind in der Übersichtsaufnahme zu sehen. Bei röntgennegativen Steinen (Urat, Zystin, Xanthin etc.) sieht man im Urogramm Aussparungen.

Differentialdiagnose. Differentialdiagnostisch kommen folgende Krankheiten in Betracht:
- Nierentumor: Urogramm wie beim nicht schattengebenden Stein → zytologische Untersuchung des Urinsediments
- Nieren-Tbc: säurefeste Stäbchen im Urin
- akute Pyelonephritis: Hämaturie, Druckschmerz wie beim Stein → BSG ↑, Fieber

Therapie. *Konservative Behandlung* der unterschiedlichen Nierensteine:
- Harnsäuresteine: Alkalisierung des Urin, Trinkmenge ↑, Harnsäurespiegel im Serum ↓ (z.B. durch Allopurinol, Gewicht und Eiweißzufuhrreduktion)
- Zystinsteine: Alkalisierung des Urin, Trinkmenge ↑, Vitamin C (Zystin-Zystein-Verhältnis wird zugunsten des besser löslichen Zystein verschoben)
- Kalziumoxalatsteine: kalziumarme Diät (wenig Milch), magnesiumreiche Kost (Lösungsvermittler für Oxalat, z.B. Haferflocken), eventuell Thiazide
- Mg-Ammonium-Phosphat-Steine: Ansäuern des Urins (Wachstum alkalischer Bakterien wird verhindert)

Bei den operativen Verfahren zur Steinentfernung sind vor allem 2 Methoden wichtig geworden, nämlich die *extrakorporale Stoßwellenlithotripsie* (ESWL) und die *perkutane Litholapaxie* (PNL). Zum Prinzip und zur Indikation siehe Kapitel 4.4 und 4.3. Die *Schnittoperation* der Niere ist selten geworden, da sie gravierende Nierenschäden hinterläßt und nicht beliebig wiederholbar ist.

8.4
Harnleiterstein

Symptomatik. Es treten Koliken auf, wobei die Projektion der Schmerzen Aufschluß über den Sitz des Steines geben kann:
- im oberen Anteil des Harnleiters → Ausstrahlung in Rücken/Hoden
- prävesikal → Ausstrahlung in Skrotum/Vulva

Diagnostik. Siehe Kapitel 8.3.

Differentialdiagnose. Differentialdiagnostisch muß man bei den typischen Symptomen Kolik und Nierenstauung (Funktionsverlust) immer auch an einen Harnleitertumor (→ Diagnose durch retrogrades Urogramm) und eine extraurethrale Obstruktion (z.B. retroperitoneale Fibrose, Lymphknotenmetastase → Diagnose durch CT, Abdomenübersicht) denken.

Therapie. Ist eine operative Therapie nicht unbedingt notwendig (keine Leukozytose, Fieber etc.), wird konservativ mit Spasmolytika (Kolikbehandlung), Antibiotika (Infektprophylaxe), Steigerung der Trinkmenge und Bewegung behandelt. Die operative Therapie gleicht der bei Nierensteinentfernung. Zusätzlich steht die *Schlingenextraktion* (wenn der Stein im unteren Drittel des Ureter liegt) mit Hilfe der Zeiss-Schlinge zur Verfügung.

Klinischer Fall

Bei einer 33jährigen Patientin treten kolikartige Schmerzen mit Ausstrahlung in die Klitoris, verbunden mit imperativem Harndrang und Pollakisurie, auf.
Diagnose: prävesikaler Harnleiterstein

8.5 Blasenstein

Ätiologie. Männer sind häufiger betroffen als Frauen. Zur Blasensteinbildung kommt es meist im Rahmen von Blasenentleerungsstörungen (z.B. durch Prostataadenom) oder rezidivierender Infekte mit ureasebildenden Bakterien (Proteus mirabilis).

Symptomatik. Hämaturie, Infekte, Ausstrahlung des Schmerzes in den Penis, sehr typisch ist die *„stotternde" Miktion*.

Diagnostik. Sie erfolgt anamnestisch (Hämaturie) und zur Sicherung der Diagnose durch eine Übersichtsaufnahme (schattengebende Steine), Sonographie, Ausscheidungsurogramm (nicht schattengebende Steine) und Zystoskopie.

Therapie. Es wird mittlerweile fast immer die *transurethrale Lithotripsie* eingesetzt.

9 Verletzungen von Niere, Harnleiter, Blase, Harnröhre und Genitale

9.1 Verletzungsarten

Bei den Verletzungen des Urogenitalsystems (UGS) handelt es sich meist um mit anderen Verletzungen kombinierte geschlossene Verletzungen nach Polytraumen. Offene Verletzungen (Messerstich etc.) sind sehr selten. Dieses trifft auch für die isolierten, d.h. auf das Urogenitalsystem beschränkten Verletzungen des Urogenitalsystem zu (sie sind am häufigsten nach operativen Eingriffen).

9.2 Symptomatik, Diagnostik und Therapie

Niere

Die klinische Einteilung der Nierenverletzungen (siehe Abb. 15.13) erfolgt nach dem Schweregrad:
- *Kontusion* eventuell mit Bildung eines subkapsulären Hämatoms
- *Ruptur* eventuell bis zur Eröffnung des Hohlsystems mit nachfolgender Einblutung in das ableitende System

Abb. 15.13: Nierenverletzungen (W. Senst 1987, nach Dutz/Mebel). **a** subkapsuläres Hämatom, **b** Einriß des Nierengewebes, **c** Nierenruptur mit Hämatom in der Nierenumgebung, **d** Abriß des unteren Nierenpols, **e** Nierenzertrümmerung

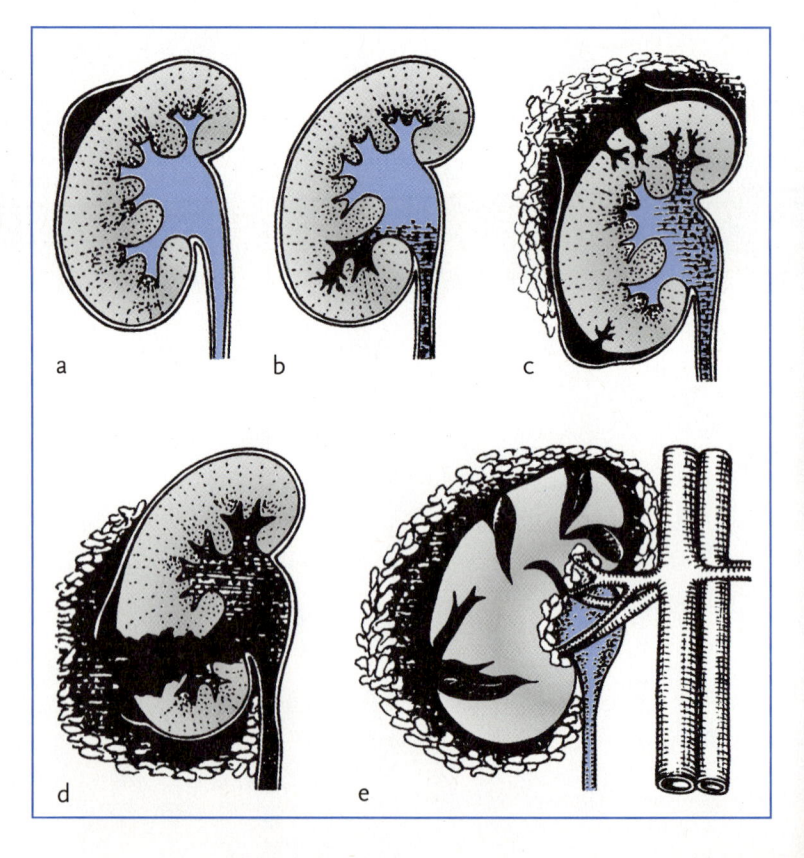

- *Nierenstielverletzung* mit Arterien- oder Venenabriß
- *Fragmentierung des Parenchyms* mit absolutem Funktionsverlust

Symptomatik. Hämaturie (schwach beim subkapsulären Hämatom; stark, wenn die Ruptur eine Verbindung zum ableitenden UGS herstellt).

> **Merke!**
>
> Keine Hämaturie beim Nierenstielabriß, da auch die Verbindung zum ableitenden Urogenitalsystem abreißt, statt dessen schnelle Schockausbildung, palpabler Flankentumor (bei Nierenzertrümmerung), Koliken (durch Blutkoagel in den Ureteren)

Diagnostik. Sie erfolgt durch Urinuntersuchung und Ultraschall. Subkapsuläre Hämatome sowie Kontusionen sind dadurch gut darstellbar. Ausscheidungsurogramm (siehe Abb. 15.14) und Kontrastmittel-CT lassen Rückschlüsse auf die Intaktheit des Hohlsystems und der Nierenkapsel zu.

Therapie. Das Prinzip ist immer zunächst die Organerhaltung, auch wenn dafür eine engmaschige Verlaufsbeobachtung nötig ist. Allgemeine Maßnahmen sind zunächst Schockbekämpfung, Bettruhe und Antibiose. Ansonsten ist das Therapiekonzept abhängig vom Primärbefund:
- geringgradige Verletzung (Kontusion) → konservativ
- schwere Verletzung (Nierenstielabriß) → Schockbekämpfung, operative Rekonstruktion, eventuell Nephrektomie
- Nierenzertrümmerung → Nephrektomie

> **Klinischer Fall**
>
> Bei einem 27jährigen polytraumatisierten Motoradfahrer bleibt die rechte Niere im Urogramm stumm. Eine Hämaturie wird nicht beobachtet.
> *Diagnose:* Nierenstielabriß

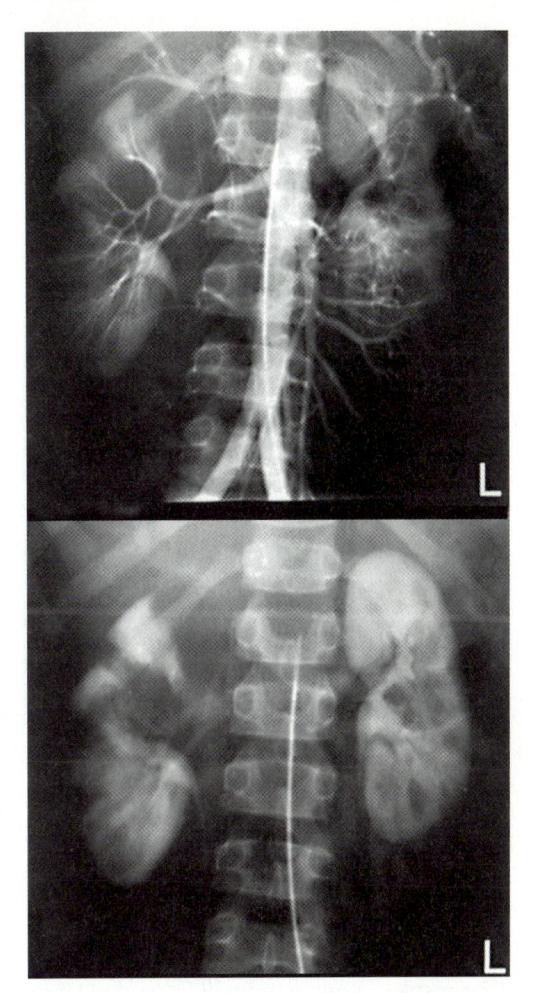

Abb. 15.14: Nierenruptur rechts (IMPP)

Harnleiter

Harnleiterverletzungen sind meistens iatrogener Genese (z.B. nach operativen Eingriffen) oder entstehen bei schweren Trümmerfrakturen des Beckens. Insgesamt sind sie jedoch selten.

Blase

Man unterscheidet zwischen extraperitonealer Blasenruptur durch Spießungsverletzungen bei Beckenringfraktur oder Symphysenabsprengung und intraperitonealer Blasenruptur (durch stumpfes Trauma bei voller Blase); siehe Abbildung 15.15.

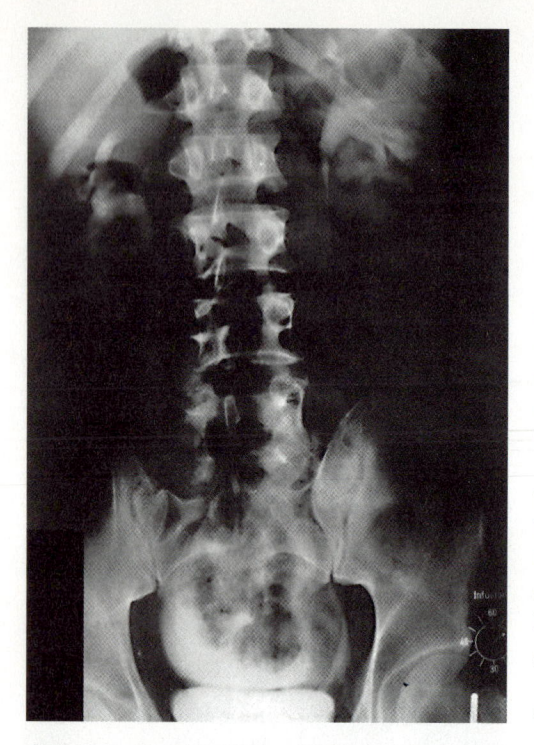

Abb. 15.15: Blasenruptur im Urogramm (IMPP)

Symptomatik. Schock, Spontanschmerz im Unterbauch; bei *extraperitonealer Ruptur* → Blutung aus der Urethra, Hämaturie; bei *intraperitonealer Ruptur* → Peritonitis.

Diagnostik. Kontrastmittelfüllung der Harnblase (Zystogramm), wobei extraperitoneale Rupturen als *„Birnenform"* der Blase auffallen (durch Blasenkompression infolge Urinextravasation). Intraperitoneale Rupturen werden durch den *„zerissenen Blasenschatten"* diagnostiziert.

Therapie. Freilegen der Läsion und sofortige Übernähung. Anschließend erfolgt eine Drainage des Urins und Antibiose.

Harnröhre

Die Pars diaphragmatica der Urethra ist bindegewebig fixiert und hat deshalb keine Möglichkeit bei Unfalltraumen auszuweichen. Ein Harnröhrenabriß ist oft die Folge. Häufigste Ursachen von Harnröhrenverletzungen sind jedoch fehlerhafte Katheterisierung und transurethrale Operationen.

Symptomatik. Blutungen aus der Urethra, unbedingter Harndrang bei nicht möglicher Miktion, Schmerz und Hämatom in der Dammgegend.

Diagnostik. Zuerst erfolgt die rektale Untersuchung zum Nachweis eines perinealen Hämatoms. Weitere diagnostische Verfahren sind das retrograde Urogramm, das Ausscheidungsurogramm und die Sonographie.

Therapie. Der Urin wird durch eine suprapubische Urinfistel abgeleitet, und die gerissene Urethra wird mit einer Seit-zu-Seit-Naht anastomosiert. Durch Schienung mit einem eingelegten Katheter soll eine Stenosierung der genähten Stelle verhindert werden.

Genitale

Verletzungen des Skrotums führen zu ausgedehnten Hämatomen und oft zu Schockzuständen. Die Therapie besteht in der Schockbekämpfung und Hochlagerung des Skrotums. Gegebenenfalls ist auch eine operative Revision vonnöten.

9.3 Früh- und Spätfolgen nach Verletzungen der Harnorgane

Allgemeine Komplikationen bei Verletzungen des Urogenitalsystems sind:
- *Blutverluste:* Nierenstielabriß
- *Schock:* bei allen Verletzungen des Urogenitalsystems
- *Infektionen der Nieren:* besonders bei offenen Verletzungen
- *Schrumpfnieren:* durch chronisch verlaufende Infekte
- *Hypertonus:* infolge einer Schrumpfniere
- *Peritonitis:* besonders bei intraperitonealer Blasenruptur
- *paralytischer Ileus:* z.B. bei Peritonitis

10 Nebenniere

10.1 Operable Erkrankungen

Siehe auch Chirurgie, Kapitel 28.

In der Nebenniere werden Hormone produziert. In der *Nebennierenrinde* sind dies *Glukokortikoide* (Kortisol) und *Mineralokortikoide* (Aldosteron); im *Nebennierenmark* sind es *Katecholamine* (Adrenalin, Noradrenalin). Kommt diese Hormonproduktion aus dem Gleichgewicht, so entstehen typische Syndrome:
- *Cushing-Syndrom* → Glukokortikoide ↑
- *Conn-Syndrom* → Mineralokortikoide ↑
- *Phäochromozytom* → Katecholamine ↑

Häufig werden diese Syndrome durch hormonproduzierende Tumoren von Nebennierenrinde und -mark ausgelöst. Sie können aber auch andere Ursachen haben, z. B. Renin-Angiotensin-Überproduktion bei nephrotischem Syndrom oder ACTH-produzierender Tumor der Hypophyse. Tabelle 15.15 gibt Auskunft über die Symptomatik und Diagnostik der genannten Syndrome.

Zur *Lokalisation* eines Tumors werden folgende bildgebende Verfahren eingesetzt: Sonographie und CT sind heute Untersuchungsmethoden der Wahl (Tumor > 5 mm ist erkennbar), außerdem stehen das Ausscheidungsurogramm (Nebennierenvergrößerungen verdrängen die Niere) und die Szintigraphie mit Jod-131-markiertem Cholesterol zur selektiven Darstellung des Tumors zur Verfügung.

Cushing-Syndrom

Therapie. Beim durch eine Nebennierenrindenhyperplasie hervorgerufenen Cushing-Syndrom besteht die Therapie in der beidseitigen Adrenalektomie (operative Entfernung der Nebennieren); der resultierende Morbus Addison muß durch medikamentöse Substitution mit den nun fehlenden Hormonen behandelt werden. Ist ein Tumor die Ursache, so besteht die Therapie in der Adrenalektomie der betroffenen Seite.

Conn-Syndrom

Therapie. Zunächst muß der Elektrolythaushalt normalisiert werden, dann wird der Tumor operativ entfernt.

Tab. 15.15: Symptomatik und Diagnostik der Nebennierenerkrankungen

Erkrankung	Symptomatik	Labordiagnostik
Cushing-Syndrom	Vollmondgesicht, Akne, Striae, Stammfettsucht, Diabetes, Hypertonie, Osteoporose, Amenorrhö, endokrines Psychosyndrom, Hypogonadismus	Leukozytose, häufig Polyzythämie, Lymphopenie, Kortisol im Urin ↑, 17-Ketosteroide ↑, ACTH-Test
Conn-Syndrom	Hypertonie, Adynamie, Paresen, Parästhesien, Kopfschmerz	K^+ ↓, Na^+ ↑, Mg^{2+} ↑, Hyperaldosteronismus
Phäochromozytom	anfallsweise Hypertonie, Kopfschmerz, Schwitzen, Nervosität	Vanillinmandelsäure im Urin (außerdem Nor- und Metanephrin), Blutzucker ↑, Suppression mit Pentolamin, Provokation mit Histamin

Phäochromozytom

Therapie. Präoperativ wird der Patient mit Beta- bzw. Alphablockern vorbereitet; intra operationem muß die zum Tumor gehörige Vene sofort unterbunden werden, um eine Hochdruckkrise durch freigesetzte Katecholamine zu vermeiden. Nach erfolgter Tumorentfernung können plötzlich hypotone Blutdruckkrisen auftreten (deshalb ist eine Volumensubstitution dringend notwendig).

11 Urologische Andrologie

Die funktionellen Störungen des männlichen Geschlechtsorgans lassen sich in Infertilität (*Impotentia generandi, Sterilität*) und erektile Dysfunktion (*Impotentia coeundi*) unterteilen.

11.1 Fertilitätsstörungen (Impotentia generandi)

Siehe auch Dermatologie, Kapitel 27.2.

Ätiologie. Die Ursachen der männlichen Infertilität sind sehr unterschiedlich und können in folgenden Krankheitsbildern bestehen: *Fehlbildungen* (Anorchie), *Chromosomenaberrationen* (z.B. Klinefelter-Syndrom), *erworbene Hodenschäden* (Mumpsorchitis, Wärme), *Hormonstörungen* (Hypothyreose), *Störungen der Samenableitung/der akzessorischen Drüsen* (durch Epididymitis oder Varikozele), *Antikörper gegen Sperma, Varikozele* (eine varizenartige Erweiterung der V. testicularis und des Plexus pampiniformis, die zur Überwärmung des Hodens und schließlich zur Oligo- bzw. Asthenozoospermie führt). Bei den Varikozelen unterscheidet man:
- *symptomatische Form:* venöse Kompression durch Tumor o.ä.
- *idiopathische Form:* In etwa 90% der Fälle ist die linke V. testicularis betroffen, da sie eine ungünstige, rechtwinklige Einmündung in die V. renalis besitzt. Die Therapie besteht in der retroperitonealen Unterbindung der V. testicularis.

Diagnostik. Spermiogramm, Hormonuntersuchungen und Hodenbiopsie.

Therapie. Mikrochirurgie und medikamentöse Behandlung.

> **Klinischer Fall**
>
> Bei einem 30jährigen Patienten mit fraglicher Impotentia generandi wird ein Spermiogramm angefertigt. Es zeigt sich folgender Befund: Die Menge des Ejakulats beträgt 5 ml bei einer Spermienzahl von ca. 60 Mio./ml; ca. 70% dieser Spermien zeigen eine regelgerechte Motilität.
> *Diagnose:* Normalbefund

11.2 Erektile Dysfunktion (Impotentia coeundi)

Dies ist ein häufiges Krankheitsbild und betrifft etwa 2% der 40jährigen, 7% der 55jährigen und 25% der 65jährigen Männer.

Ätiologie. Anders als früher vermutet sind nur 15% der erektilen Dysfunktionen rein psychogener Genese. Der Großteil stellt sich als Mischform unterschiedlicher Ursachen dar. Tabelle 15.16 zeigt die Ursachen der verschiedenen Erkrankungen und ihre Häufigkeit.

Priapismus

Darunter versteht man eine schmerzhafte Dauererektion des Gliedes aufgrund von Zirkulationsstörungen (gehäuft im Endstadium einer Leukämie).

Diagnostik. Die *Anamnese* spielt eine entscheidende Rolle. Gefragt werden sollte nach Durchblutungsstörungen, Operationen im Becken, Genußmittelabusus, Medikamentenkonsum, Stoffwechselstörungen usw. Außerdem muß eine Sexualanamnese erhoben werden, wobei nach Qualitätsveränderungen des Orgasmus gefragt wird. Hierdurch können be-

Tab. 15.16: Ursachen der Impotentia coeundi

Ursache	Erkrankung	Häufigkeit
vaskulär	Arteriosklerose, Diabetes mellitus, Priapismus, Thrombose	60 %
neurogen	Tabes dorsalis, Poliomyelitis, multiple Sklerose, Rückenmarkstraumen und -tumoren	10 %
psychogen	Angst, Leistungsdruck und Widerwillen	15 %
traumatisch	Beckenfrakturen	5 %
endokrin	Hypogonadismus, HVL-Insuffizienz	5 %
pharmakologisch	Östrogene, Alkohol, Antidepressiva, Antihypertensiva, Barbiturate, Nikotin	5 %

reits Hinweise auf neurogene, vaskuläre oder psychogene Ursachen gewonnen werden. Bei der körperlichen Untersuchung ist u.a. auf Anzeichen eines Hypogonadismus zu achten (kleine Hoden, Gynäkomastie, Körperbehaarung etc.). Im *Labor* sollten Blutbild, Cholesterin, Blutzucker, Plasmatestosteron, TPHA-Test usw. geprüft werden. Zusätzlich kann ein Schwellkörperinjektionstest (SKIT) durchgeführt werden. Hierbei werden durchblutungsfördernde Substanzen (Papaverin, Prostaglandin E1) in die Corpora cavernosa injiziert. Kommt es zu einer Erektion >15 min, ist eine vaskuläre Insuffizienz unwahrscheinlich (siehe auch Kap. 3.3).

Therapie. Sie gestaltet sich entsprechend des Krankheitsbildes sehr unterschiedlich: Sexualtherapie (bei psychogenen Störungen); medikamentöse Therapie (z.B. Testosteronapplikationen bei Hodenerkrankungen); Schwellkörperautoinjektionstherapie (bei vaskulären Störungen); Bypass (operative Schaffung eines arteriovenösen Shunt zwischen A. und V. dorsalis penis); Implantattherapie (z.B. mit semirigider Penisprothese).

11.3 Sterilisierung des Mannes

Bei der *Vasoresektion* wird der Ductus deferens durchtrennt. Da das hormonelle System intakt bleibt, resultieren weder Libido- noch Potenzeinschränkungen. Nach etwa 6 Wochen muß eine Erfolgskontrolle mittels Spermiogramm stattfinden.

Komplikationen. Druckschmerz durch Stauungen im Hoden, Spermagranulome, Bildung von Autoantikörpern gegen Spermien.

12 Urologische Erkrankungen der Frau

12.1 Bakteriurie

Eine Zystitis ist bei der Frau aus folgenden Gründen sehr häufig:
- Die kurze Urethra bietet gute Voraussetzungen für aufsteigende Infektionen
- Die Harnröhre mündet in den Scheidenvorhof und damit in unmittelbarer Nachbarschaft zur keimbesiedelten Vagina

Symptomatik. Die Symptome einer Zystitis sind Pollakisurie, Brennen beim Urinieren und Miktionszwang. Manchmal ist die Bakteriurie hormonabhängig, d.h., daß Frauen im Klimakterium oder während bestimmter Zyklusphasen öfter betroffen sind. Ein Deszensus der Blase wirkt ebenfalls infektionsbegünstigend. Chronische Zystitiden bleiben oft asymptomatisch.

Diagnostik. Anamnese (Symptome, Entstehung nach Verkühlung etc.), Mittelstrahlurin oder besser Katheterurin (Leukozyten, Bakterien), bei rezidivierender Zystitis Anfertigung eines Antibiogramms.

Therapie. Kurzzeitige hochdosierte Gabe von Breitspektrumpenizillinen und Tetrazyklinen. Hormonabhängige Beschwerden sind meist auf einen Östrogenmangel zurückzuführen → Therapie mit niedrigdosierten Östrogenen (z.B. Kontrazeptiva).

12.2 Erkrankungen der Harnwege in der Schwangerschaft

Siehe auch Gynäkologie, Kapitel 3.4 und 3.5.
Etwa 3% aller Graviden erkranken an der sogenannten *Schwangerschaftspyelonephritis*. Sie entsteht durch die Weitstellung der Ureteren, die Verminderung ihrer Peristaltik (infolge des Progesteronanstiegs) und die Kompression der Harnleiter durch den Uterus.

Diagnostik. Anamnese (Fieber, Flankenschmerz), Urinstatus (Pyurie, Bakteriurie, pH-Verschiebungen), Sonographie (Stauungszeichen). Ein Urogramm wird wegen der Strahlenbelastung des Fetus nur selten durchgeführt.

Therapie. Antibiose mit *Cephalosporinen* oder *Ampicillin*, da diese nicht fruchtschädigend sind.

Klinischer Fall

Im 7. Schwangerschaftsmonat klagt eine Patientin über Rückenschmerzen, Obstipation und Dysurie. Die bakteriologische Urinuntersuchung zeigt 10^6 Keime/ml Urin.
Diagnose: Pyelonephritis

12.3 Harnwegsfisteln und Strikturen

Nach gynäkologischen Operationen und Bestrahlungen von Tumoren des Beckens können sich sowohl Fisteln (Ureterscheidenfistel, Blasenscheidenfistel) als auch Strikturen bilden. Das Hauptsymptom der Fisteln ist die Inkontinenz, während Strikturen zum Harnstau und zur Hydronephrose führen.

Differentialdiagnose. Ureterscheidenfistel → ununterbrochener Harnabgang bei ansonsten normaler Miktion. Blasenscheidenfistel → absolute Inkontinenz.

Weiterführende Diagnostik. Urethrozystoskopie und Ausscheidungsurogramm (Fisteln stellen sich positiv dar).

Therapie. Ureterscheidenfistel → Exzision des Fistelgewebes und Neuimplantation des Ureters. Blasenscheidenfistel → Zuwarten, bis Entzündung abgeklungen ist, dann Exzision des Fistelgewebes.

Komplikationen. Innere Fisteln leiten den Urin intraperitoneal ab, was zur Peritonitis führen kann. Äußere Fisteln neigen zu bakteriellen Infekten und aufsteigenden Infektionen.

12.4 Inkontinenz

Hier folgt eine Zusammenfassung der Ätiologie und der Ursachen der verschiedenen Erkrankungen, die unter dem Begriff „Inkontinenz" subsumiert werden (siehe auch Gynäkologie, Kap. 10.2).

Streßinkontinenz

Unwillkürlicher Urinabgang beim Husten, Laufen etc. Entstehung durch Erschlaffung der Beckenbodenmuskulatur, z.B. nach der Geburt oder durch Östrogenmangel. Einteilung:
- Grad 1 → Inkontinenz bei schwerer körperlicher Belastung
- Grad 2 → Inkontinenz bei leichter körperlicher Belastung
- Grad 3 → Inkontinenz im Liegen

Diagnostik. Gynäkologische Untersuchung (Fisteln), Ausscheidungsurogramm (Senkung der Blase), Labor (Infekt, Diabetes), Zystotonometrie (Messung der Druckverhältnisse) und Zystoskopie (Überlaufblase, Infekte).

Therapie. Grad 1 Gymnastik, Grad 2 und 3 operative Beckenbodenhebung.

Urge- bzw. Dranginkontinenz

Durch willentlich nicht unterdrückbare Kontraktionen des M.detrusor kommt es zum Harnabgang.

Therapie. Medikamentöse Dämpfung des M. detrusor.

Überlaufinkontinenz

Ein kompletter Harnverhalt führt schließlich zur Inkontinenz bei prall gefüllter Blase.

Therapie. Beseitigung des Abflußhindernisses.

Sphinkterverletzungen

Verletzungen des M.sphincter internus führen zu inkomplettem Blasenverschluß (z.B. durch Geburt).

Therapie. Operative Implantation eines artefiziellen Sphinkters.

Neurogene Inkontinenz

Sie entsteht durch Verletzungen des Sakralmarks (z.B. Querschnittlähmung).

Therapie. Intermittierender Selbstkatheterismus und Implantation eines Stimulators.

Harnfistelinkontinenz

Siehe Kapitel 12.3.

13 Neuropathische Blase

13.1 Definition und Symptomatik

Blasenentleerungsstörungen können sehr unterschiedliche Ursachen haben (z.B. Querschnittlähmung, Tabes dorsalis, multiple Sklerose, Tumor des Rückenmarks, diabetische Neuropathie usw.). Für die spätere Symptomatik ist dabei von entscheidender Bedeutung, in welcher Höhe eine Läsion eingetreten ist.

Anatomie. Für die Miktion ist das Zusammenspiel des M. detrusor (parasympathisch innerviert) und des M. sphincter externus (vom N. pudendus innerviert) von großer Bedeutung. Das Miktionszentrum liegt zwischen den Sakralsegmenten S2-S4 (zwischen den Wirbelkörpern Th12 und L1).

13.2 Diagnostik

Da durch die neuropathische Blase erstens Harnwegsinfekte mit der Folge einer Pyelonephritis und zweitens Harnstauungen mit Reflux und Ausbildung einer Hydronephrose bis hin zur terminalen Niereninsuffizienz entstehen können, ist eine ständige urologische Kontrolle wichtig: Sonographie (Restharnkontrolle), Zystogramm (vesikoureteraler Reflux), Ausscheidungsurogramm (Grad der Hydronephrose), Zystoskopie (Trabekelbildung bei Balkenblase), urodynamische Untersuchungen (Sphinkter- und Miktionsdruck), Labor (Infektausschluß).

13.3 Therapie

Ist eine konservative Therapie möglich (z.B. bei unvollständigem Querschnitt oder leichterem Grad der diabetischen Neuropatie), erfolgt sie wie in Tabelle 15.17 dargestellt. Bei schwerwiegenderen Befunden, also z.B. im Stadium des spinalen Schocks, muß katheterisiert werden.

Akute Rückenmarksverletzung (spinaler Schock)

Es kommt unabhängig von der Höhe der Läsion zur Anästhesie und schlaffen Lähmung der darunter liegenden Segmente, dies gilt auch für die Blase. Der Füllungszustand der Blase wird nicht wahrgenommen, die Blase füllt sich, und es kommt zur Ausbildung einer Überlaufblase → automatische Miktion.

Nach einigen Wochen klingt der spinale Schock ab; die weitere Symptomatik hängt von der Höhe der Läsion ab.

Blasenfunktionsstörung	medikamentöse Therapie
Detrusorhyperreflexie	• Anticholinergika • trizyklische Antidepressiva
Detrusorhypoaktivität	• Cholinergika • Spasmolytika
Blasenauslaßobstruktion	• α-Sympatholytika
Blasenauslaßinkompetenz	• α-Sympathomimetika

Tab. 15.17: Medikamentöse Therapiemöglichkeiten der Blasenfunktionsstörungen

Spastische Blase

Die Durchtrennung erfolgte oberhalb des Miktionszentrums. Es handelt sich um ein reines Reflexgeschehen zwischen Blase und Rückenmark. Ist die Blase leicht gefüllt, so kontrahiert sich der M.detrusor → die Miktion erfolgt unwillkürlich. Kennzeichen für die spastische Blase sind weiterhin: Blasenkapazität ↓, Pollakisurie, intravesikaler Druck ↑ (Balkenblase).

Therapie. Medikamentöser Behandlungsversuch mit Anticholinergika, Blasentraining. Bei sehr hohen intravesikalen Drücken erfolgt eine supravesikale Harnableitung (Ileumconduit).

Atonische, reflexlose Blase

Die Durchtrennung erfolgte unterhalb oder im Miktionszentrum. Der Reflexbogen ist somit unterbrochen, und es entsteht eine schlaffe Lähmung mit Ausbildung einer Überlaufinkontinenz. Kennzeichnend für die atonische Blase sind weiterhin: Blasenkapazität ↑, keine Kontraktionen des M.detrusor, intravesikaler Druck ↓.

Therapie. Senkung des Widerstands der Urethra durch α-Sympatholytika, Tonuserhöhung des M.detrusor durch Cholinergika.

14 Urologische Notfallsituationen

Da die hier aufgeführten Notfallsituationen bereits besprochen wurden, werden sie hier nur noch stichpunktartig genannt.

14.1 Harnverhaltung – Anurie

Harnverhalt

Pathogenese. Obstruktiv (Prostataadenom), neurogen (Querschnitt S2–S4), pharmakologisch (α- und β-Sympathomimetika, Morphine), traumatisch (Harnröhrenverletzungen).

Diagnose. Anamnese, rektale Palpation, Sonographie.

Therapie. Sofortkatheterisierung, suprapubische Harnableitung.

Anurie

Die Urinausscheidung beträgt unter 100 ml/d. Die Ursache kann prärenal (Schock), renal (Nierenversagen) oder postrenal (Obstruktion) liegen.

Diagnose.
- prärenal → klinisches Bild des Schocks
- renal → Auscheidungsurogramm zeigt stumme Niere, retrograde Ureteropyelographie zeigt Hydronephrose
- postrenal → Ausscheidungsurogramm zeigt Obstruktion, Anamnese

Therapie.
- prärenal → Flüssigkeitsinfusion, Sympathomimetika
- renal → Dialyse
- postrenal → Katheter, Beseitigung der Obstruktion

14.2 Steinkolik (Harnstauung)

Symptome. Wellenförmiger Schmerz, Übelkeit, Unruhe.

Diagnose. Röntgen (schattengebende Steine), Urogramm (schattennegative Steine).

Therapie. Spasmolytika, Analgetika, Steinextraktion.

14.3 „Akutes" Skrotum

Hodentorsion

Vorkommen. Bei Kindern und jungen Männern.

Symptome. Rasches Anschwellen des Hodens (siehe Abb. 15.16), Übelkeit, Erbrechen.

Diagnose. Doppler-Ultraschall (Ischämie).

Therapie. Innerhalb weniger Stunden operative Detorquierung.

Hoden- und Nebenhodenentzündung

Vorkommen. Erwachsene (z. B. Mumps).

Symptome. Ausfluß, Fieber (>40 °C).

Diagnose. Anamnese, Labor (Leukozytose).

Therapie. Procaininjektion in Samenstrang, Antibiose.

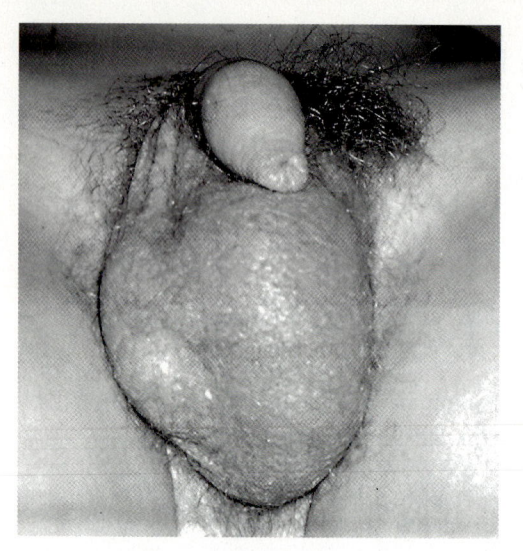

Abb. 15.16: Hodentorsion mit akuter, stark druckdolenter, einseitiger Schwellung (IMPP)

> **Merke!**
>
> Differentialdiagnose: *Hodentorsion* → Prehn-Zeichen negativ, Ischämie; *Epididymitis* → Prehn-Zeichen positiv, Hyperämie (siehe auch Tabelle 15.8).

> **Klinischer Fall**
>
> Bei einem 5 Stunden alten Neugeborenen ist im Bereich des linken Skrotums eine derbe, pflaumengroße Schwellung tastbar. Die Skrotalhaut ist wenig verschieblich und livide verfärbt, die Diaphanoskopie ist negativ.
> *Diagnose:* Hodentorsion

14.4 Priapismus

Es besteht eine Dauererektion durch Stauung der V. dorsalis penis. Bei fibrotischer Umwandlung des gestauten Blutes wird der Zustand irreversibel.

Vorkommen. Hauptsächlich bei Sichelzellenanämie und Leukämien.

Therapie. Punktion der Corpora cavernosa und Heparininjektion, bei ungenügendem Ergebnis operative Ausräumung.

14.5 Paraphimose

Durch eine hinter die Glans penis gerutschte, zu enge Vorhaut kommt es zur Behinderung des venösen Rückflusses und zur ödematösen Schwellung des Praeputiums. Erfolgt keine Behandlung → Nekrose.

Therapie. Manuelles Ausdrücken des Ödems. Bringt dies keinen Erfolg → dorsale Spaltung des stauenden Schnürringes mit anschließender Zirkumzision.

14.6 Blasentamponade

Eine Blasentamponade entsteht im Gefolge einer Makrohämaturie. Durch die hierbei entstehenden Blutgerinnsel können die Harnwege obstruiert werden.

Diagnostik. Anamnese (Hämaturie), palpable Vorwölbung der Blase, Kolik.

Therapie. Freispülung der Blase über Spülkatheter und Koagulation der Blutungsquelle, eventuell Furosemid.

14.7 Urosepsis

Infektionsherd im Urogenitaltrakt mit meist gramnegativen Erregern (E. coli, Pseudomonas, Streptococcus faecalis). Patienten mit reduziertem Allgemeinzustand → Endotoxinschock.

Symptomatik. Schock → Hypotonie, kaltschweißige Haut, Fieber, Schüttelfrost, Tachykardie, Oligurie.

Diagnostik. Labor → Leukozytose, Thrombozytopenie (Verbrauchskoagulopathie), metabolische Azidose.

Therapie. Schockbekämpfung (Flüssigkeitsinfusion), Sanierung des septischen Herdes (Antibiose, operative Beseitigung), unbedingt stationäre Einweisung.

Klinischer Fall

Ein 67jähriger Patient mit rezidivierender Nephrolithiasis erkrankt plötzlich mit Fieber, Schüttelfrost und linksseitigem Flankenschmerz.
Diagnose: Urosepsis

15 Nierentransplantation

Die Indikation zur Nierentransplantation (siehe auch Innere Medizin, Niere) stellt die terminale Niereninsuffizienz dar. Immer ist zwischen der Hämodialyse und der Nierentransplantation zu wählen. Kontraindikationen für die Nierentransplantation und damit Indikationen für die Hämodialyse sind:
- weitere schwere Grunderkrankungen (aktive Tuberkulose, systemische Mykosen, schwerer juveniler Diabetes)
- reduzierter Allgemeinzustand
- eingeschränkte Lebenserwartung

In Tabelle 15.18 sind die Vor- und Nachteile der Nierentransplantation aufgeführt.

Tab. 15.18: Vor- und Nachteile der Nierentransplantation

Vorteile	Nachteile
• erhöhte Lebensqualität durch Vermeidung der 3mal wöchentlichen Dialyse • keine Anämie/Osteopathie/Neuropathie • keine Shuntinsuffizienz • keine erektile Dysfunktion	• perioperative Mortalität bis zu 5 % • Strikturen der Ureter-Blasen-Anastomose • Komplikationen der immunsuppressiven Therapie (Nebenwirkungen von Ciclosporin und Glukokortikoiden)

Augenheilkunde

Thomas Müller

Inhalt

1	**Lider**	1558
1.1	Anatomische Grundkenntnisse	1558
1.2	Untersuchung	1559
1.3	Fehlbildungen und Fehlstellungen	1560
1.4	Stellungsanomalien	1562
1.5	Erkrankungen der Lidhaut, einschließlich der Lidkante	1563
1.6	Erkrankungen der Liddrüsen	1564
1.7	Tumoren	1565
2	**Tränenorgane**	1567
2.1	Anatomische Grundkenntnisse	1567
2.2	Untersuchung	1567
2.3	Funktionsstörungen	1568
2.4	Entzündungen der Tränendrüse	1568
2.5	Tumoren und Pseudotumoren der Tränendrüse	1569
2.6	Tränenwegsstenosen	1569
3	**Bindehaut**	1572
3.1	Anatomische Grundkenntnisse	1572
3.2	Untersuchung	1572
3.3	Entzündung (Konjunktivitis)	1572
3.4	Degenerative Veränderungen und Tumoren	1576
4	**Hornhaut**	1578
4.1	Anatomische und klinisch-physiologische Grundkenntnisse	1578
4.2	Untersuchung	1578
4.3	Fehlbildungen	1578
4.4	Entzündungen (Keratitis)	1579
4.5	Degenerationen/Dystrophien	1581
4.6	Sonstige Hornhautdegenerationen/-dystrophien	1581
4.7	Keratoplastik	1582
5	**Lederhaut**	1583
5.1	Anatomische Grundkenntnisse	1583
5.2	Erkrankungen und Verletzungen	1583

6	**Linse**	1585
6.1	Anatomische Grundkenntnisse	1585
6.2	Untersuchung	1585
6.3	Trübungen (Katarakt)	1585
6.4	Lage- und Formveränderungen der Linse	1587
7	**Gefäßhaut**	1589
7.1	Anatomische Grundkenntnisse	1589
7.2	Untersuchung	1589
7.3	Fehlbildungen und Farbanomalien	1590
7.4	Entzündungen (Uveitis anterior, intermedia, posterior)	1590
7.5	Rubeosis iridis	1592
7.6	Tumoren	1593
7.7	Traumen	1593
8	**Pupille**	1594
8.1	Neurophysiologische Grundlagen	1594
8.2	Untersuchung und Bedeutung der Pupillenreaktionen	1594
8.3	Arzneiwirkungen und toxische Effekte auf die Pupillenweite	1595
8.4	Störungen der Pupillenmotorik	1595
8.5	Leukokorie	1597
9	**Vorderkammer und Glaukom**	1598
9.1	Anatomische und physiologische Grundkenntnisse	1598
9.2	Untersuchung	1598
9.3	Glaukomformen	1600
10	**Glaskörper**	1602
10.1	Anatomische Grundkenntnisse	1602
10.2	Untersuchung	1602
10.3	Trübungen	1602
10.4	„Amaurotisches Katzenauge"	1603
11	**Netzhaut**	1604
11.1	Anatomische und physiologische Grundkenntnisse	1604
11.2	Untersuchung	1604
11.3	Gefäßerkrankungen	1605
11.4	Degenerative/dystrophische Erkrankungen der Netzhaut	1608
11.5	Netzhautablösung (Ablatio retinae)	1609
11.6	Tumoren	1610
12	**Sehnerv**	1611
12.1	Anatomische Grundkenntnisse	1611
12.2	Normvarianten, Anomalien	1611
12.3	Untersuchung	1612
12.4	Stauungspapille	1612
12.5	Papillitis, Neuritis nervi optici	1612
12.6	Ischämische Sehnervenerkrankungen	1614
12.7	Sehnervenatrophie	1614

13	**Sehbahn**	1616
13.1	Anatomische und sinnesphysiologische Grundlagen	1616
13.2	Untersuchung	1617
13.3	Erkrankungen	1617
14	**Augenhöhle**	1619
14.1	Anatomische Grundkenntnisse	1619
14.2	Untersuchung	1619
14.3	Exophthalmus (Protrusio bulbi) als Leitsymptom	1619
15	**Optik und Refraktion**	1621
15.1	Grundlagen	1621
15.2	Refraktionsanomalien	1621
15.3	Korrektur von Brechungsfehlern	1621
15.4	Akkommodationsstörungen	1622
15.5	Presbyopie	1622
16	**Bulbusmotilität, Schielen**	1624
16.1	Sinnesphysiologische Grundlagen	1624
16.2	Untersuchung	1624
16.3	Lähmungsschielen (Strabismus paralyticus)	1625
16.4	Begleitschielen (Strabismus concomitans)	1626
16.5	Nystagmus	1627
16.6	Blicklähmungen	1627
17	**Wichtige Leitsymptome**	1628
17.1	Schwellungen im Bereich des Auges und seiner Umgebung	1628
17.2	Exophthalmus	1628
17.3	Schmerzen	1628
17.4	Rotes Auge	1628
17.5	Tränenträufeln (Epiphora)	1628
17.6	Akute starke Sehverschlechterung	1628
17.7	Doppelsehen	1629
17.8	Blendung	1629
18	**Unfallophthalmologie**	1630
18.1	Verätzungen und Verbrennungen	1630
18.2	Verletzungen der Lider und der Orbita	1630
18.3	Oberflächliche Verletzung des vorderen Augenabschnitts	1631
18.4	Perforierende Verletzungen	1631
18.5	Contusio	1631
18.6	Strahlen-/Lichtschäden	1632
19	**Sehbehinderung, Begutachtung**	1633
19.1	Sehbehinderung	1633
19.2	Blindenwesen	1633
19.3	Begutachtung	1633

1 Lider

1.1 Anatomische Grundkenntnisse

Die Lider schützen das Auge vor dem Austrocknen. In funktionellem Zusammenwirken mit den Tränendrüsen ergibt sich eine Art „Scheibenwaschanlage" der Hornhaut. Die Tränenflüssigkeit setzt sich aus einer von den Tränendrüsen produzierten wäßrigen Phase aus Lipoiden der Lidranddrüsen und Muzinen, die von den konjunktivalen Becherzellen sezerniert werden, zusammen.

Der Lidapparat besteht aus einem Ober- und einem Unterlid, diese bestehen je aus zwei Blättern:

- äußeres Blatt (anteriore Lamelle): M. orbicularis oculi für den aktiven Lidschluß, innerviert vom N. facialis (VII), M. levator palpebrae für die aktive Lidhebung, innerviert vom N. oculomotorius (III); Moll-Drüsen, Zeis-Drüsen, Zilien (Wimpern)
- inneres Blatt (posteriore Lamelle): Lidknorpel (Tarsus), Meibom-Drüsen, M. tarsalis (Müller-Lidheber), innerviert vom Halssympathikus; Konjunktiva des Lides

An den Lidrändern befinden sich drei verschiedene Arten von Drüsen: die *Meibom-* und die *Zeis-Drüsen* sind modifizierte Talgdrüsen,

Abb. 16.1: Horizontalschnitt durch das rechte Auge (G. Leutert 1994)

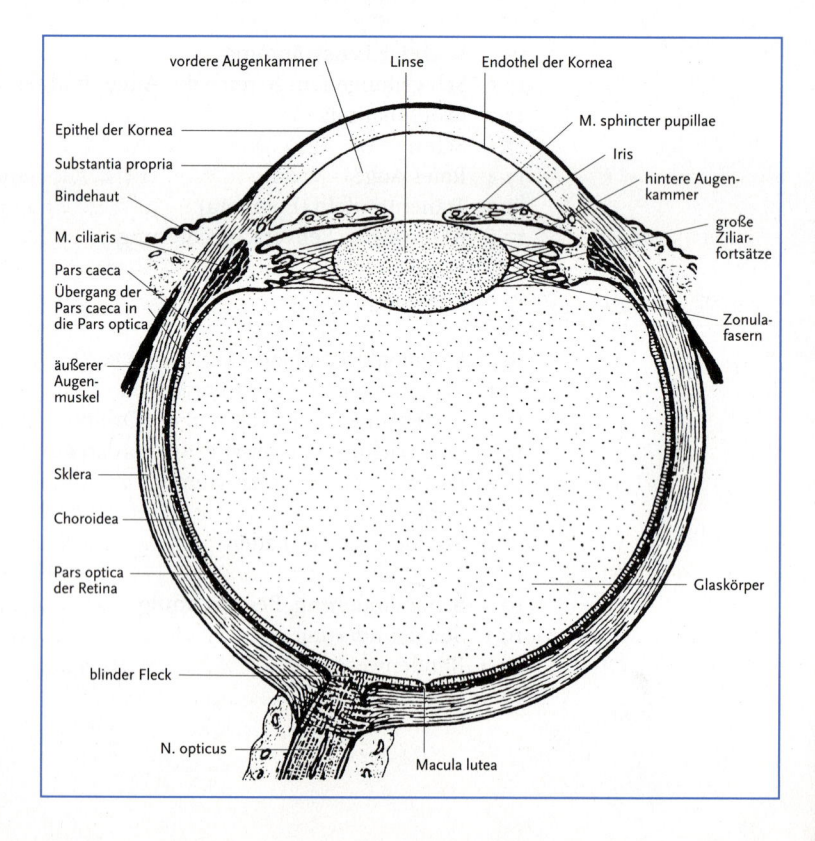

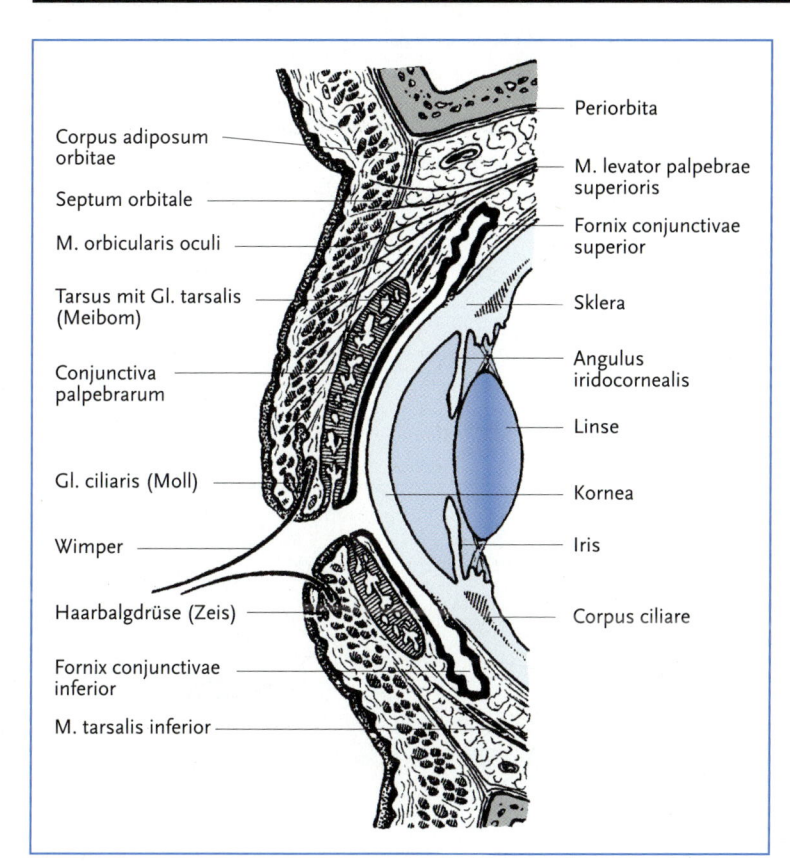

Abb. 16.2: Lider, Bindehaut und vordere Bulbushälfte (Bertolini et al. 1995)

- Corpus adiposum orbitae
- Septum orbitale
- M. orbicularis oculi
- Tarsus mit Gl. tarsalis (Meibom)
- Conjunctiva palpebrarum
- Gl. ciliaris (Moll)
- Wimper
- Haarbalgdrüse (Zeis)
- Fornix conjunctivae inferior
- M. tarsalis inferior
- Periorbita
- M. levator palpebrae superioris
- Fornix conjunctivae superior
- Sklera
- Angulus iridocornealis
- Linse
- Kornea
- Iris
- Corpus ciliare

die *Moll-Drüsen* sind modifizierte Schweißdrüsen.

Die Lider werden durch den N. trigeminus (Oberlid: N. ophthalmicus, V1; Unterlid: N. maxillaris, V2) sensibel innerviert. Äste der A. ophthalmica (aus der A. carotis interna) und Äste der A. facialis und A. angularis (aus der A. carotis externa) sichern die Blutversorgung.

1.2 Untersuchung

Bei der Inspektion beurteilt man die Beschaffenheit der Lider (Tumoren, Chemosis, Exanthem), die Veränderung der Lidspalte in Form und Weite und die Stellung der Lider und des Lidrandes (Ektropium, Entropium s. u.).

Lidspaltenerweiterung. Sie kommt vor bei Buphthalmus (krankhaft vergrößerter Augapfel), exzessiver Myopie, Lagophthalmus, endokriner Ophthalmopathie, Protrusio bulbi und durch raumfordernde Prozesse.

Lidspaltenverengung. Die Lidspalte ist verengt bei Mikrophthalmus, Phthisis bulbi, Ptosis congenita, Okulomotoriusparese, Myasthenia gravis, Ophthalmoplegia progressiva externa (v. Graefe-Syndrom), Horner-Syndrom (Ptosis, Miosis, Enophthalmus), Pseudoptosis bzw. Reizptosis und bei „Blow-out-Fraktur" (traumatischer Enophthalmus).

Bindehaut, Tarsus sowie die Übergangsfalte der Lider werden am Oberlid durch einfaches Ektropionieren (mit Watteträger bzw. Glasstab, siehe Abb. 16.3) oder doppeltes Ektropionieren (mit Desmarres-Lidhalter, siehe Abb. 16.4), am Unterlid durch einfaches Abziehen der Lidkante bei gleichzeitigem Blick nach oben dargestellt (siehe Abb. 16.5).

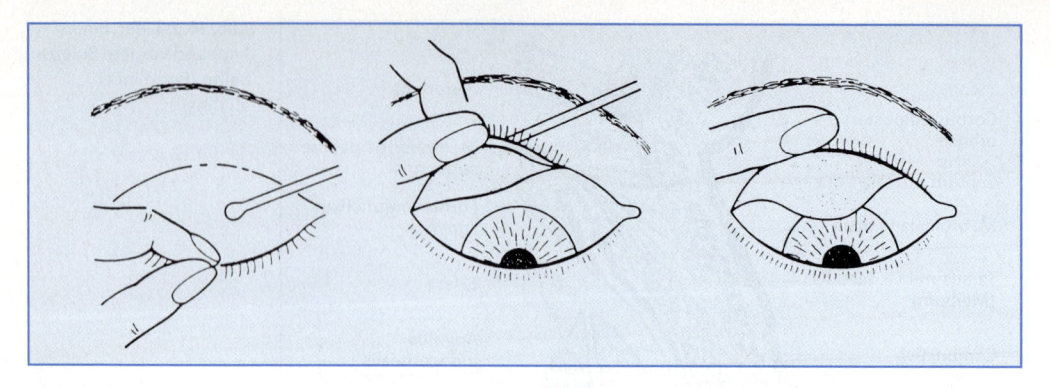

Abb. 16.3: Einfaches Ektropionieren des Oberlides (E. Baudisch 1979)

Abb. 16.4: Doppeltes Ektropionieren des Oberlides mittels Desmarres-Lidhalter (E. Baudisch 1979)

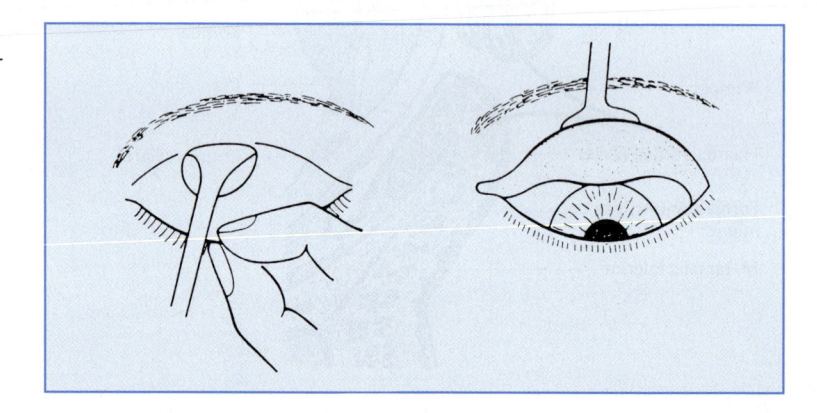

Abb. 16.5: Einfaches Ektropionieren des Unterlides (E. Baudisch 1979)

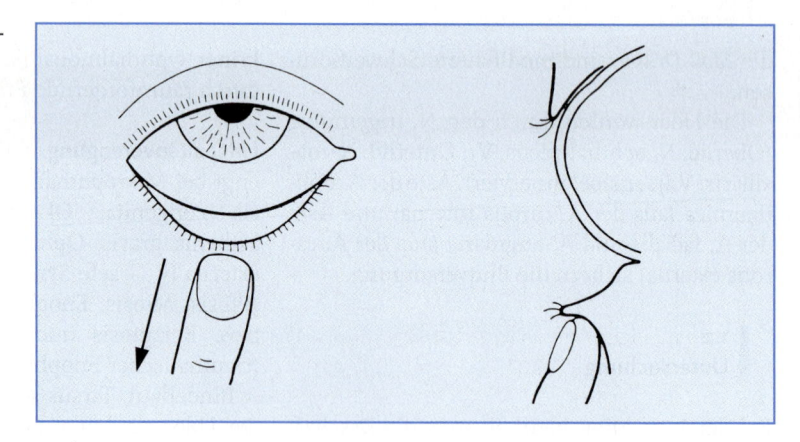

1.3 Fehlbildungen und Fehlstellungen

Ankyloblepharon

Verwachsung zwischen Ober- und Unterlid am äußeren oder inneren Kanthus, teilweise oder vollständig ausgeprägt mit horizontaler Verkürzung der Lidöffnung, häufig mit unterentwickeltem Augapfel vergesellschaftet.

Therapie. Wenn der Bulbus intakt ist, wird das Lid operativ korrigiert.

Blepharophimose. Beidäugige, autosomal dominant vererbte Verengung und Verkürzung der Lidspalte, die häufig mit Ptosis congenita und Epikanthus vergesellschaftet ist (Waardenburg-Syndrom).

Therapie. Strabismus (Schielen), Amblyopie (Sehschwäche) und Refraktionsanomalie sind auszuschließen, eine schwere Ptosis wird operativ korrigiert, Amblyopiegefahr.

Epikanthus

Diese halbmondförmige Hautfalte im inneren Lidwinkel ist mit Trisomie 21 vergesellschaftet. Sie täuscht häufig Strabismus vor (Pseudostrabismus).

Kolobom

Das Kolobom ist ein dreieckförmiger Defekt der Lidkante mit der Basis am freien Lidrand. Es findet sich bevorzugt in der temporalen Hälfte des Unterlides und der nasalen Hälfte des Oberlides. Über ein narbiges Band ist eine Verbindung zur Orbita möglich. Schwere Hornhautkomplikationen durch Exposition sind möglich.

Ursache. Meist ungeklärt oder traumatisch, gelegentlich kongenital.

Therapie. Das Lid wird plastisch gedeckt, bei Hornhautkomplikationen wird konservativ therapiert.

Distichiasis

Diese zusätzliche Wimpernreihe, die teilweise oder vollständig ausgeprägt ist, entwickelt sich häufig aus einer Trichiasis, bei der die Wimpern in eine falsche Richtung wachsen.

Therapie. Bei Trichiasis erfolgt eine mechanische Epilation oder eine Kryoepilation.

Ptosis congenita (einfache kongenitale Ptosis)

Die Ursache für dieses ein- oder beidseitig vorkommende, dominant oder rezessiv vererbte Herabhängen der Lider beruht vermutlich auf einem Ausfall im Kerngebiet des N. oculomotorius (III) und somit auf einer Parese des M. levator palpebrae. Häufig ist der M. rectus superior mitbeteiligt (benachbartes Kerngebiet). Das Kind versucht, durch Rückwärtsneigung des Kopfes und durch Anspannung der Stirnmuskulatur (M. frontalis) durch den freien unteren Teil des Pupillargebiets hindurchzusehen.

Differentialdiagnose. Ein kongenitales Horner-Syndrom und das Arcus-Gunn-Syndrom (kongenitale Erkrankung mit Hebung des herabhängenden Lides bei Mundöffnung und Bewegung des Unterkiefers zur Gegenseite) haben eine ähnliche Symptomatik.

Therapie. Die Dringlichkeit der operativen Korrektur durch eine Levatorresektion richtet sich nach dem Ausmaß der Ptose (Amblyopiegefahr). Die Operation sollte spätestens im Vorschulalter durchgeführt werden. Astigmatismus (Hornhautverkrümmung) und Refraktionsanomalien müssen korrigiert werden.

Komplikationen. Amblyopie, eventuell Astigmatismus durch den unphysiologisch hohen Druck auf die Hornhaut.

> **Merke!**
> Die einseitige Ptose führt unbehandelt immer zu einer Amblyopie, deshalb ist eine frühe Operation im zweiten bis vierten Lebensjahr vordringlich.

Ptosis sympathica

Meist einseitig auftretendes Teilsyndrom des *Horner-Symptomenkomplexes* (Ptosis, Miosis, „scheinbarer" Enophthalmus).

Ursache. Angeborene oder erworbene Schädigung des Halssympathikus und Lähmung des M. tarsalis verursachen eine Ptosis sympathica.

Therapie. Zunächst wird die Ursache konservativ therapiert. Wenn dies unmöglich ist, ist eine Operation angezeigt.

1.4 Stellungsanomalien

Ektropium

Fehlstellung der Lider, fast ausschließlich das Unterlid betreffend, die durch eine Auswärtskehrung der Lidkante gekennzeichnet ist. Es kommt zu einem Kontaktverlust der Lider mit dem Augapfel und das untere Tränenpünktchen taucht nicht mehr in den Tränensee ein (Eversio puncti lacrimalis). Es können ein Tränenträufeln (*Epiphora*) und eine Keratokonjunktivitis durch Austrocknung von Binde- und Hornhaut entstehen.

Komplikationen. Erosio corneae, Ulcus corneae.

Ursachen.
- Ectropium congenitum (dominant vererbt): vermutlich durch Tarsusaplasie
- Ectropium spasticum
- mechanisches Ektropium: Verdrängung des Lides durch Tumoren der Orbita, Buphthalmus, Bindehautverdickung, Exophthalmus
- Ectropium senile: Altersatonie der prätarsalen Anteile des M. orbicularis mit seniler Tarsusatrophie und frühzeitiger Eversio puncti lacrimalis
- Ectropium paralytikum: Erschlaffung des M. orbicularis meist als Folge einer Fazialisparese (VII), dadurch Übergewicht der antagonistischen Lidheber (M. levator palpebrae, M. tarsalis)

Therapie. Es werden Keilexzision, Tarsorrhaphie und eine Lidplastik bei Narbenektropium vorgenommen. Bei Keratitis und Konjunktivitis werden benetzende Augentropfen und -salben verordnet.

> **Merke!**
> Bei peripherer Fazialisparese sind Stirn-, Augen- und Mundast betroffen; die Ursache ist meist ein Apoplex. Es kann zu einer Keratitis e lagophthalmo kommen, die zunächst mit einem Uhrglasverband behandelt wird, manchmal ist auch eine Tharsorrhaphie angezeigt.

Entropium

Im Gegensatz zum Ektropium ist hier das Lid einwärts gekehrt. Meist ist das Unterlid betroffen. Bei gleichzeitiger Trichiasis (Fehlstellung der Wimpernreihe) kann es zu einer chronischen Keratokonjunktivitis mit der Gefahr einer Erosio oder eines Ulcus corneae kommen.

Ursachen. (genauere Ausführung s. Ektropium!)
- Entropium congenitum: hereditäre Tarsusaplasie und Hypertrophie von Fasern des M. orbicularis
- Entropium spasticum: Folge eines reflektorischen Blepharospasmus (siehe unten) bei chronischen Augenleiden wie chronische Keratitis, Keratokonjunktivitis, Sicca-Syndrom, intraokuläre Entzündungen
- Entropium senile: Erschlaffung der Lidretraktoren der Ober- und Unterlider im Alter. Der Oberlidrand sinkt nach unten, der Unterlidrand steigt höher
- Entropium cicatriceum: verursacht durch Narbenzug, auch als Folge eines Trachoms durch Narbenschrumpfung von Bindehaut und Tarsus

Folgen. Die Lidkanten schlagen unphysiologisch aufeinander.

Therapie. Das Unterlid wird durch Heftpflasterstreifen (Zügelpflaster) zur Ruhigstellung abgezogen. Eine operative Korrektur ist z.B. nach Blaskovics oder als Retraktorenraffung mit Schöpfer- beziehungsweise Feldstein-Nähten möglich.

Blepharochalasis/Epiblepharon senile

Atrophische Veränderungen der Lider, die mit dünner, vorgewölbter, gefäßreicher Oberlidhaut und mit rezidivierenden akuten Angioödemen einhergehen (nicht zu verwechseln mit einer Ptosis!).

Therapie. Exzision der überschüssigen Lidhaut.

Tab. 16.1: Stellungsanomalien der Lider durch Innervationsstörungen

periphere Fazialisparese	zentrale Fazialisparese	Okulomotoriusparese	Sympathikusläsion	Störung an der mot. Endplatte bei Myasthenia gravis
Lagophthalmus + Ektropium paralyticum + Keratitis e lagophthalmo	i. d. R. kein Lagophthalmus 1. Facialisast nicht betroffen!	Ptosis paralytica	Ptosis sympathica Horner-Syndrom	*doppelseitige* Ptosis wechselnden Grades mit abendlicher Verschlimmerung

Dermatochalasis

Im Gegensatz zur Blepharochalasis reine Faltenbildung überschüssiger Oberlidhaut.

Stellungsanomalien durch Innervationsstörungen

Die Tabelle 16.1 gibt einen Überblick über mögliche Innervationsstörungen und daraus resultierende Fehlstellungen der Lider.

1.5 Erkrankungen der Lidhaut und der Lidkanten

An den Lidern sind folgende Veränderungen der Haut zu beobachten:
- Exantheme: bei Infektionskrankheiten (z. B. Scharlach, Masern, Varizellen)
- Lidödeme: in angioneurotischer Form als Quincke-Ödem, bei Allergien und Niereninsuffizienz als Urtikaria
- Blasen und Pusteln: nach Vakzineinfektion und beim Zoster ophthalmicus
- Effloreszenzen: bei Lues, Pemphigus vulgaris und Lupus vulgaris
- Lidekzeme: bei Medikamentallergien, z. B. Anästhetika, Antibiotika u. a.

Molluscum contagiosum

Stecknadelkopfgroße, lidrandnahe Knötchen, häufig mit zentraler Eindellung.

Erreger. Viren aus der Pockengruppe.

Therapie. Mit einem scharfen Löffel werden in Lokalanästhesie die Knötchen ausgeschält (siehe Dermatologie).

Erysipel

Sehr schmerzhafte *Streptokokkendermatitis*, die mit intensiver Rötung und Schwellung der Lidhaut und häufig auch mit Allgemeinsymptomen wie Schüttelfrost und Fieber einhergeht.

Komplikation. Lidabszeß.

Therapie. Systemisch hochdosiert Antibiotika und antiseptische Umschläge.

Pyodermie

Impetigo mit Eiterbläschen in der Augenbrauengegend durch *Staphylokokken-* oder *Streptokokkeninfektion*.

Therapie. Systemisch Antibiotika.

Lidabszeß/Lidphlegmone

Heftige entzündliche, schmerzhafte Rötung, Schwellung und Überwärmung der Lidhaut mit daraus resultierender Verengung der Lidspalte.

Ursache. Lidverletzung, Fremdkörper, Ekzem, Impetigo, Erysipel, Hordeolum, Konjunktivitis, Tränenwegs-, Nasennebenhöhlen- und Orbitainfektionen.

Komplikationen. Ausbreitung in die Orbita und nach kranial, Sinus-cavernosus-Thrombose.

Differentialdiagnose. Hordeolum, Blepharitis.

Therapie. Entweder wird eine lokale und systemische Breitbandantibiose (z. B. Gentamicin) oder eine erregerspezifische Antibiotikatherapie nach Antibiogramm durchgeführt. In der Regel ist die stationäre Aufnahme und die Ruhigstellung des Patienten notwendig, es werden antiseptische Umschläge appliziert. Abszesse werden inzidiert und drainiert, zusätzlich lokale Applikation von Antibiotika (z.B. Aminoglykoside).

> **Merke!**
>
> Unterschied zwischen Lidabszeß und Lidphlegmone:
> *Abszeß:* Eiteransammlung, die von einer Membran umgeben ist, tastbare Fluktuation, jedoch ohne Einschränkung der Bulbusmotilität.
> *Phlegmone:* Diffus-eitrige, kutane und subkutane Entzündung ohne Kapselbildung, eingeschränkte Bulbusmotilität.

Zoster ophthalmicus

Durch das Varicella-Zoster-Virus ausgelöste, neuralgiforme, mit allgemeinem Krankheitsgefühl einhergehende Schmerzen im Ausbreitungsgebiet des ersten, seltener des zweiten Trigeminusastes. Die Bläschen platzen einige Tage nach Krankheitsbeginn und es bildet sich eine Kruste *(Merke: Streng segmentale Ausbreitung!).*

Eine Beteiligung der Augen kann als eine mukopurulente Konjunktivitis, als sogenannte Zosterkeratitis mit *Herabsetzung der Hornhautsensibilität,* als Zoster-Iritis, Episkleritis, Sekundärglaukom, Optikusneuritis, Choroiditis, retinale Perivaskulitis oder akutes retinales Nekrosesyndrom beidseits in Erscheinung treten.

Therapie. Virostatika lokal und systemisch (z.B. Aciclovir), Mydriatika (z.B. Atropin, Scopolamin).

Allergische Dermatitis

Sie kann bei lokaler Anwendung von Augenmedikamenten (z.B. Atropin, Pilocarpin, Chloramphenicol, Prokain, Benzalkoniumchlorid als Konservierungsstoff u.a.) auftreten.

Therapie. Die Noxe wird ausgeschaltet und es werden Kortikoide verordnet.

1.6 Erkrankungen der Liddrüsen

Hordeolum (Gerstenkorn)

- *Hordeolum externum:* eine akute purulente Entzündung eines Wimpernfollikels und der angrenzenden *Zeis- oder Moll-Drüsen,* die mit einem Ödem des äußeren Lidrandes und der angrenzenden Bindehaut einhergeht und mit der Bildung eines Eiterpfropfes an der Lidkante fortschreitet (Abb. 16.6). Sie wird meist durch Staphylokokken, seltener durch Streptokokken hervorgerufen. Die Patienten haben Fieber und fühlen sich krank.
- *Hordeolum internum:* eine akute Staphylokokken- oder Streptokokkeninfektion der *Meibom-Drüsen*

Therapie. Trockene Wärme (Rotlicht, Heizkissen) zur schnelleren Einschmelzung, *kein Verband,* antibiotische Augentropfen.

Komplikationen. Lidabszeß, Orbitaphlegmone, Sinus-cavernosus-Thrombose.

> **Merke!**
>
> Bei Rezidiven und multiplem Auftreten (Hordeolosis) an Diabetes mellitus denken!

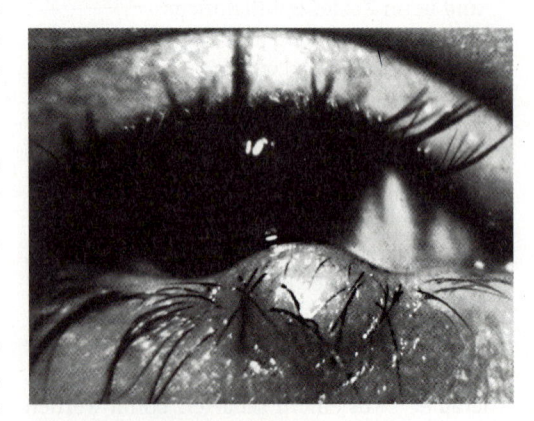

Abb. 16.6: Hordeolum (IMPP)

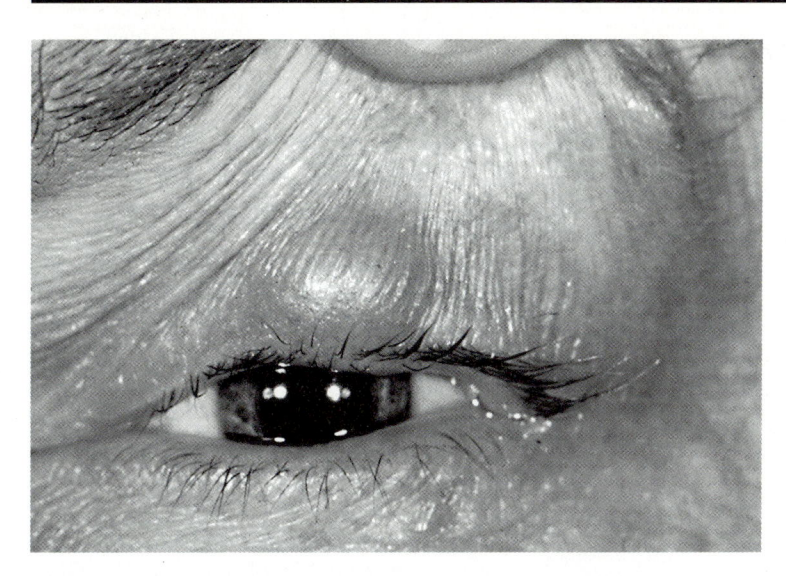

Abb. 16.7: Chalazion (IMPP)

Chalazion (Hagelkorn)

Chronisch granulomatöse Entzündung der Meibom-Drüsen durch Sekretstauung. Der gut abgrenzbare Knoten ist im Gegensatz zum Hordeolum abgekapselt, schmerzlos und reizfrei (siehe Abb. 16.7).

Therapie. Ausschälung von innen oder von außen und eine histologische Untersuchung ist unbedingt erforderlich (Differentialdiagnose Adenokarzinom!).

1.7 Tumoren

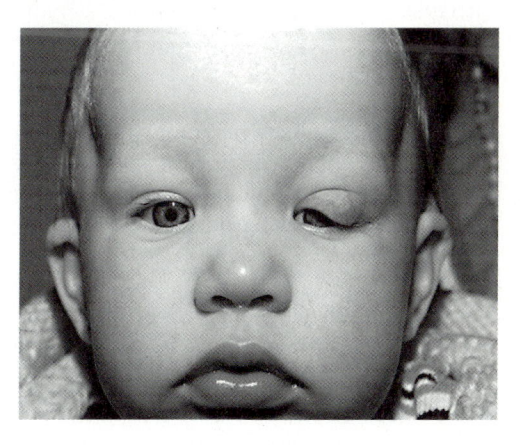

Abb. 16.8: Hämangiom. In diesem Fall ist eine dringende Operation indiziert, da sonst bleibende Sehschwäche (Amblyopie) droht (IMPP)

Dermoidzyste

Die angeborene, kirschkerngroße, kugelige Vorwölbung ist am oberen Orbitarand temporal lokalisiert. Die Haut über der Zyste ist gut verschieblich, sie wächst langsam.

Therapie. Im zweiten Lebensjahr oder später wird die Zyste in toto operativ entfernt.

Ursache. Genuine Gewebsversprengung epithelialen Ursprungs.

Haemangioma simplex oder Haemangioma cavernosum

Angeborene planotuberöse/tuberonodöse, kavernöse Gefäßgeschwulst (Hämangiom) mit bevorzugtem Sitz am Oberlid (Abb. 16.8).

Therapie. Abwartend, wenn das Sehen nicht beeinträchtigt ist. Häufig erfolgt eine Spontanremission. Die Refraktion muß bestimmt werden, wenn nötig wird eine Brille verordnet. Amblyopieprophylaxe, bei Amblyopiegefahr Operation.

Naevus flammeus (Naevus teleangiectaticus)

Planes hereditäres Angiom der Lidhaut und der angrenzenden Gesichtshaut ohne Wachstumstendenz. Häufig mit *Sturge-Weber-Krabbe-Syndrom* (flächenhaftes halbseitiges Hämangiom mit Buphthalmus, intrakraniellen Verkalkungen und Krampfanfällen) vergesellschaftet.

Therapie. Regelmäßige Tonometrie (Kontrolle des Augeninnendrucks), Ophthalmoskopie, eventuell plastische Chirurgie.

Lipom

Seltener, gutartiger, hereditärer Tumor, der subkutan lokalisiert ist.

Therapie. Operative Entfernung.

Neurofibrom

Bindegewebiger, gutartiger Tumor am Oberlid, oftmals Erstsymptom einer *Neurofibromatose v. Recklinghausen* (Neurofibrome der Haut, Café-au-lait-Flecken, Optikusneurinome, intrakranielle Tumoren).

Therapie. Frühzeitige operative Entfernung bei einzelnen Tumoren.

Xanthelasmen

Die flachen, leicht erhabenen gelbbräunlichen Plaques der Lider entstehen durch Cholesterineinlagerung. Sie treten gewöhnlich bilateral auf und sind in 30% der Fälle mit einer der fünf Subtypen der essentiellen und sekundären Hyperlipidämien vergesellschaftet.

Therapie. Exzision kann aus kosmetischen Gründen indiziert sein, der Befund ist harmlos.

Lidkarzinome

Basaliom (Basalzellkarzinom). Dieser häufigste maligne Lidtumor (etwa 85–95% der Fälle) ist bevorzugt im nasalen Drittel des Unterlides lokalisiert. Er beginnt als derbes Knötchen, wird knotig und ulzeriert oberflächlich *(Ulcus rodens)* oder wächst oberflächlich flach indurierend, aber in die Tiefe infiltrierend *(Ulcus terebrans)*. Das Basaliom ist *semimaligne*, in der Regel findet *keine* Metastasierung statt. Metastasierung ist in weniger als 0,6% beschrieben und als Todesursache ungewöhnlich.

Spinaliom (Stachelzellkarzinom). Mit etwa 20% Anteil an den Lidkarzinomen ist das Spinaliom zweithäufigster maligner Tumor am Lid, Lokalisation meist am Unterlid. Oft ist es nur histologisch vom Basaliom zu unterscheiden. Es entsteht auf präkanzeröser Haut und metastasiert in die regionären Lymphknoten, Fernmetastasen kommen nicht vor.

Adenokarzinom. Nur etwa 5% der malignen Lidtumoren sind Adenokarzinome. Das Oberlid ist wegen der hohen Anzahl der Meibom-Drüsen bevorzugt befallen. Es metastasiert in die regionären Lymphknoten und bildet nur selten Fernmetastasen. Eine Differentialdiagnose ist das Chalazion

Therapie. Alle Lidkarzinome werden operativ mit mindestens 0,2 cm Sicherheitsabstand zum Gesunden entfernt. Im Anschluß kann eine plastische Korrektur erfolgen.

Lidsarkome

Diese bösartigen Bindegewebstumoren der Lider sind selten. Es sind intratarsal wachsende, knotige Geschwülste, die sich mit großen Tumormassen rasch ausbreiten. Die Prognose ist schlecht.

Therapie. Eine Exzision im Gesunden wird bei kleinen Tumoren versucht, sonst Exenteratio orbitae und Radiatio.

Lidmelanom

Bösartiger Pigmenttumor, der primär oder sekundär aus einem Nävus entsteht. Zeichen beginnender Malignität sind Pigmentierungszunahme, rasches Wachstum, entzündeter Rand, Blutungen und Juckreiz.

Therapie. Frühzeitige, vollständige Entfernung, keine Probeexzision!

2 Tränenorgane

2.1 Anatomische Grundkenntnisse

Die Funktion des Tränenapparates besteht in der Erhaltung eines Gleichgewichtes zwischen produzierter Flüssigkeitsmenge und deren Abtransport aus dem Bindehautsack in Nase und Rachenraum. Für eine gleichmäßige Befeuchtung des Auges und einen Schutz der Hornhaut sorgen ein intakter präkornealer Tränenfilm und ein ausreichender Lidschlag. Das Tränenorgan wird in einen *tränenerzeugenden* (Tränendrüse, akzessorische Tränendrüsen) und in einen *tränenableitenden* Teil (Tränenpünktchen, Tränensack, Tränennasengang) unterteilt. Die Tränendrüse liegt oberhalb des temporalen Augenwinkels in einer Grube des Orbitadachs und wird durch die Sehne des M. levator palpebrae in einen kompakten *orbitalen* und einen kleineren *palpebralen* Teil unterteilt.

Syntheseort und Zusammensetzung der Tränenflüssigkeit:
- Meibom-Drüsen und Zeis-Drüsen: monomolekulare oberflächliche Lipidschicht
- Tränendrüsen und akzessorische Tränendrüsen: mittlere wäßrige Schicht (Salze und Proteine)
- *Konjunktivale Becherzellen:* tiefe muzinöse Schicht (schafft hydrophile Oberfläche)

Gefäßversorgung. Äußerer und innerer Ast der *A. lacrimalis* aus der *A. ophthalmica*.

Innervation: Die Tränenorgane werden sensibel über den *N. lacrimalis* (erster Ast des N. trigeminus), sekretorisch über die parasympathischen Fasern des N. intermedius versorgt (N. petrosus superficialis major → Ggl. pterygopalatinum → N. zygomaticus → Ramus communicans → *N. lacrimalis*).

2.2 Untersuchung

Tränendrüse

Schirmer-Test. Ein 35 mm langer und 5 mm breiter Filterpapierstreifen wird, nach Lokalanästhesie, in den temporalen Lidwinkel in die untere Übergangsfalte eingehängt (siehe Innere Medizin, Abb. 1.53). Nach fünf Minuten sollten mehr als 15 mm des Papierstreifens angefeuchtet sein, weniger als 15 mm sind pathologisch (Schirmer-Test positiv).

Tränenfilmabrißzeit (Break-up-time, BUT). Intervall zwischen dem letzten Lidschlag und dem Auftreten der ersten nicht fluoreszierenden Tränenfilmdefekte auf der Kornea nach Anfärbung der Tränenflüssigkeit mit Fluoreszin bei Kobaltblaubeleuchtung an der Spaltlampe. Mehr als 15 Sekunden gelten als Norm, weniger als 10 Sekunden deuten auf einen verminderten *Muzingehalt* der Tränenflüssigkeit hin.

Ableitende Tränenwege

Inspektion. Tauchen die Tränenpünktchen in den Tränensee ein? Entleert sich Eiter beim Ausstreichen des Saccus lacrimalis in retrograder Richtung (Indikation zur Tränenwegsspülung)?

Überprüfung der Durchgängigkeit der Tränenwege:
- Farbstoffuntersuchung: Einträufeln von Fluoreszin oder Bengalrot
- Spülung der Tränenwege: Das untere und das obere Tränenpünktchen werden mit einer konischen Sonde nach Tropfanästhesie des Bindehautsackes erweitert, um anschließend eine stumpfe Tränenwegskanüle zur Spülung einzuführen. Man

achte auf eitrigen, schleimigen Reflux an den Tränenpünktchen beim Spülvorgang. In diesem Fall:
- Tränenwegssondierung
- bildgebende Verfahren: Echographie, Dakryozystographie, Radionuklid u.a. geben einen guten Aufschluß über die anatomischen Verhältnisse im Verlauf der ableitenden Tränenwege

2.3 Funktionsstörungen

Epiphora (vermehrter Tränenfluß)

Das Tränenträufeln kann durch eine *Hypersekretion* bei Reizzuständen der vorderen Augenabschnitte im Rahmen der Abwehrtrias (Tränen, Lichtscheu, Blepharospasmus) zustande kommen, sowie bei Dakryoptose (Tiefertreten der Tränendrüse bei Atrophie des Septum orbitale) und als psychisches Weinen bei ZNS-Erkrankungen. Auf der anderen Seite kann auch eine *Störung des Tränenabflusses* bei Eversio puncti lacrimalis (z.B. Ektropium), eine Verlegung des Tränensees durch Tumoren etc., eine Stenose der ableitenden Tränenwege oder eine Pumpinsuffizienz des Tränenpünktchens die Ursache sein.

Therapie. Dakryozystorhinostomie bei Stenose, plastische Korrektur bei Ektropium.

Trockenes Auge

Ursachen.
- Unterfunktion der Tränendrüse bei:
  - Sjögren-Syndrom mit der Trias trockenes Auge, trockener Mund, chronische Polyarthritis
  - senile Tränendrüsenfibrose
  - Ausfall der sekretorischen Innervation bei Kleinhirnbrückenwinkeltumor
  - Systemerkrankungen wie Leukämie, M. Boeck u.a.
  - medikamentös (Betablocker, Atropin, Anästhetika u.a.)
  - Vitamin-A-Mangel → Störung der Muzinproduktion → Verhornung der Bindehaut
- Verödung der Ausführungsgänge der Tränendrüsen durch vernarbende Prozesse (Trachom)
- gesteigerte Verdunstung von Tränenflüssigkeit bei chronischen Entzündungen (→Keratitis e lagophthalmo, Keratitis paralytica)

Therapie. Mit benetzenden Augentropfen (Tränenersatzstoffe) und pflegenden Augensalben (Dexpanthenol, Vitamin A) kann häufig eine Linderung der Beschwerden erzielt werden.

2.4 Entzündungen der Tränendrüse

Dakryoadenitis acuta

Druckschmerzhafte Vergrößerung der Tränendrüse temporal oben mit Rötung und Schwellung (Tumor), meist einseitig auftretend. Man sieht die *Paragraphenform der Lidspalte*.

Ursache. Meist sind es Infektionskrankheiten bei Kindern (Masern, Diphtherie, Scharlach, Mumps, Mononukleose, Grippe u.a.).

Differentialdiagnose. Hordeolum, Lidabszeß, Orbitaphlegmone, Stirnbeinosteomyelitis, Conjunctivitis purulenta.

Therapie. Wärme beschleunigt die Einschmelzung, Antibiotika lokal als Augentropfen (z.B. Gentamicin) und systemisch (z.B. Dicloxacillin); antiseptische Umschläge, HNO-Konsil.

Dakryoadenitis chronica

Sie entsteht oft aus einer nicht ausgeheilten akuten Entzündung. Schmerzen, Rötung und Schwellung sind nicht so ausgeprägt wie bei dem akuten Krankheitsbild. Ätiologisch spielen häufig Systemerkrankungen (Tuberkulose, M. Boeck, Lues, Leukämie, M. Hodgkin u.a.) eine wichtige Rolle. Bei beidseitiger chronischer Dakryoadenitis in Kombination mit Schwellung der Speicheldrüsen spricht man von einem *Mikulicz-Syndrom*.

Therapie. Therapie der Grunderkrankung, Biopsie bei unklarer Genese.

2.5 Tumoren und Pseudotumoren der Tränendrüse

Pseudotumoren

Es gibt zystische Degenerationen der Tränendrüse, die als einseitige, langsam größer werdende Geschwulst unter der Bindehaut temporal oben imponieren (Dakryops), und Dermoidzysten.

Therapie. Exstirpation.

Echte Tumoren

Angiome, Lymphome, Adenolymphome, Plasmozytome und Histiozytome sind die benignen Geschwülste der Tränendrüse. Sie wachsen langsam, infiltrieren das umliegende Gewebe nicht und bilden keine Metastasen. Die malignen Tumoren wachsen schneller und sind fast ausschließlich Mischtumoren, selten Karzinome oder Sarkome.

Symptomatik. Der Bulbus wird nach unten verlagert, es kommt zu einem Exophthalmus und zu Motilitätsstörungen mit Doppelbildern.

Therapie. Die Tumoren müssen frühzeitig und vollständig operativ entfernt werden. Bei Einbruch in die Orbita *Exenteratio orbitae*.

2.6 Tränenwegsstenosen

Kongenitale Dakryostenose

Verschluß an der Einmündungsstelle des Ductus nasolacrimalis in den unteren Nasengang in Gestalt einer dünnen Membran (Hasner-Membran).

Symptome. Epiphora von Geburt an, einige Tage später zeigt sich eine eitrige Konjunktivitis, Eiterentleerung bei Druck auf den Tränensack.

Therapie. Antibiotische (z.B. Kanamycin) und schleimhautabschwellende Augentropfen in Kombination mit Ausstreichen des Tränensacks in Richtung der Stenose mehrfach am Tag für mindestens zwei Wochen. Führt die Therapie nicht zum Erfolg, wird die Hasner-Membran mittels Sondierung durchstoßen.

Aplasie der Tränenpünktchen oder Tränenröhrchen

Sehr selten! Die Therapie besteht in einer operativen Rekanalisation.

> **Klinischer Fall**
>
> Ein 2 Monate altes Kind zeigt einen mäßigen konjunktivalen Reizzustand, eitriges Sekret im Bindehautsack und eine reizfreie Schwellung unterhalb des inneren Lidbändchens.
> *Diagnose:* Dakryozystitis bei kongenitaler Atresie des Tränennasenganges

Erworbene Dakryostenosen

Sie befinden sich am häufigsten an der Einmündung des Tränenröhrchens in den Tränensack.

Ursachen. Fremdkörper, Entzündungen, Verwachsungen durch Narbenbildung nach Verletzungen oder Verätzungen.

Symptome. Epiphora, chronische Dakryozystitis.

Therapie. Die Tränenwegsspülung mit hohem Druck, die Sondierung oder die operative Wiedereröffnung nach *Toti* schaffen eine direkte Verbindung zwischen Tränensack und Nasenhöhle unter Umgehung des stenosierten Ductus nasolacrimalis.

> **Merke !**
>
> Bei allen Tränenwegsstenosen besteht die Gefahr, daß eine chronische Dakryozystitis entsteht.

Abb. 16.9: Dakryozystitis. Medial, d. h. an der anatomischen Einmündung des Tränenröhrchens in den Tränensack erkennbare druckdolente Schwellung (IMPP)

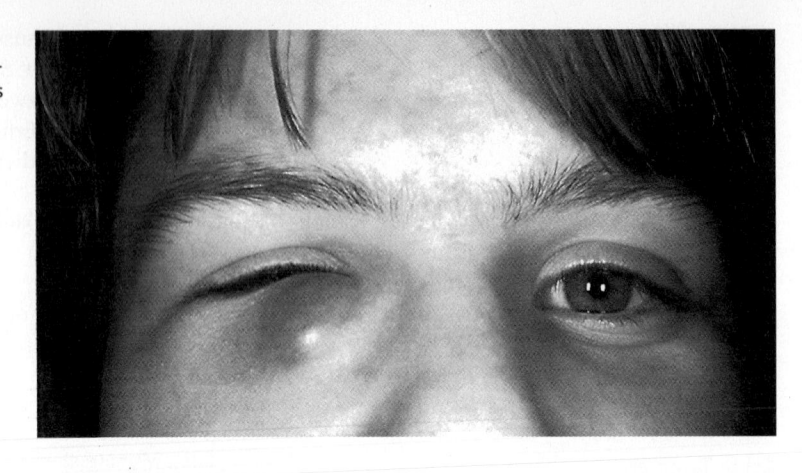

Akute Dakryozystitis

Heftige, druckschmerzhafte Rötung und Schwellung der Tränensackgegend mit Ödem der Umgebung und Bindehautchemosis (siehe Abb. 16.9).

Ursachen. Tränenwegsstenose oder eine akute Exazerbation einer chronischen Dakryozystitis (→ Reflux von eitrigem Tränensackinhalt in den Bindehautsack), auch Keimeinschleppung nach Tränenwegssondierung sind möglich.

Komplikationen. Dakryophlegmone (siehe Abb. 16.10) mit Tränensackfistel, Orbitaphlegmone.

Differentialdiagnose. Hordeolum, Ethmoidal- oder Frontalsinusentzündung, Kanalikulitis.

Therapie. Wärme lokal, Antibiotika lokal (z. B. Gentamicin-Augentropfen und nachts Augensalbe) und systemisch (z. B. Dicloxacillin oral für zwei Wochen); antiseptische Umschläge, HNO-Konsil. Eventuell muß der Abszeß nach Abklingen der Entzündung eröffnet und/oder der erkrankte Tränensack entfernt werden.

Chronische Dakryozystitis

Sie entwickelt sich häufig aus einer akuten Dakryozystitis oder ist die Folge einer fast immer vorhandenen Tränenwegsstenose. Erreger sind Pneumokokken, Streptokokken, Staphylokokken und Escherichia coli.

Symptome. Der vergrößerte Tränensack wölbt sich vor und schrumpft später wieder. Auf Druck entleert sich Eiter aus den Tränenpünktchen.

Therapie. Dakryozystorhinostomia externa (Operation nach Toti).

Abb. 16.10: Tränensackphlegmone (IMPP)

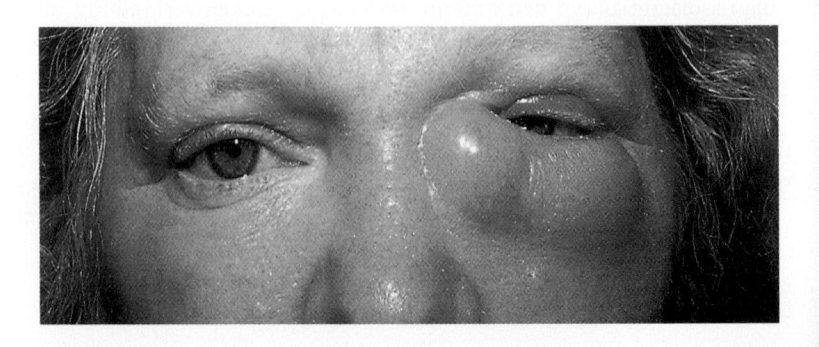

> **Merke!**
>
> Der erkrankte Tränensack ist ein Keimreservoir mit fortlaufender Infektionsgefahr für das Auge und kann bei geringster Hornhautaffektion ein Ulcus serpens corneae verursachen.

Spezifische Dakryozystitis

Chronische Tränenwegsentzündung bei spezifischen Entzündungen wie z.B. Tuberkulose, Syphilis, Trachom oder Pilzerkrankungen.

Kanalikulitis

Rötung und Schwellung von Tränenpünktchen mit Epiphora, häufig Ursache oder Folge einer Infektion der Tränenkanälchen mit Aktinomyces (Pilzinfektion → Aktinomykose).

Therapie. Bei Aktinomyzeten Tetracyclin-Augensalbe und sulfonamidhaltige Augensalbe.

3 Bindehaut

3.1 Anatomische Grundkenntnisse

Die Bindehaut ist eine Schleimhaut, die die Lidrückfläche und die Bulbusvorderfläche bedeckt. Sie erstreckt sich als Conjunctiva bulbi vom Limbus corneae zur oberen und unteren Übergangsfalte (Fornix conjunctivae). Von dort geht sie als Conjunctiva tarsi auf die Innenseite der Lider über. Im nasalen Lidwinkel befindet sich eine bewegliche Schleimhautduplikatur (Plica semilunaris); nasal der Plica liegt die Karunkel.

Gefäßversorgung. Aa. palpebrales mediales et laterales aus der A. ophthalmica und A. lacrimalis, außerdem aus den Aa. ciliares anteriores aus der A. ophthalmica. Der venöse Abfluß erfolgt über die Vv. ciliares anteriores und die Vortexvenen in die V. ophthalmica superior et inferior.

Sensible Nervenversorgung. Das Oberlid wird vom N. ophthalmicus über die Nn. lacrimalis et frontalis innerviert, das Unterlid vom N. trigeminus über den N. maxillaris.

3.2 Untersuchung

Inspektion

Die Lider werden vom Augapfel leicht abgezogen, die Konjunktiven und die Übergangsfalten werden durch Ektropionieren der Lider dargestellt (siehe Kap. 1.2). Ikterus, Anämie und Pigmenteinlagerungen erkennt man am Farbton der Bindehaut. Anhand der Blutgefäße kann man eine *konjunktivale Injektion* von einer *ziliaren Injektion*, wie sie bei Entzündung der tieferen Augenabschnitte (Keratitis, Iritis, Uveitis) vorkommt, unterscheiden. Beweglichkeit (Verwachsungen) und Regelmäßigkeit der Oberfläche geben Auskunft über den Zustand der Lider. Eine ausreichende Befeuchtung weist man mit dem *Schirmer-Test* oder mit dem *Break-up-Test* nach (siehe Kap. 2.2). Bei hartnäckigen und schwer therapierbaren Entzündungszuständen der Bindehaut ist ein Bindehautabstrich angebracht: Staphylokokken, Streptokokken, Pneumokokken und Korynebakterien färben sich bei der *Gram-Färbung* blauviolett an (grampositiv), Gonokokken, Kolibakterien, Haemophilus aegypticus, Moraxella lacunata u.a. rot (gramnegativ). Zellen und Zelleinschlüsse (z.B. Chlamydien) werden mit der *Giemsa-Färbung* nachgewiesen. Die *Methylenblaufärbung* dient der groben zytologischen Differenzierung.

Hyposphagma

Harmlose, meist nur einseitig auftretende, flächenhafte subkonjunktivale Blutung, der eine Kapillarruptur zu Grunde liegt. Sie kann durch einen Hustenanfall, schweres Heben, Reiben der Augen u.a. verursacht werden. Der Patient wird über die Harmlosigkeit der Erkrankung aufgeklärt; eine Therapie ist nicht notwendig.

3.3 Entzündung (Konjunktivitis)

Als Konjunktivitis oder Bindehautentzündung wird ein Reizzustand der Bindehaut bezeichnet, der unterschiedliche Ursachen haben kann.

Hauptsymptome:
- Hyperämie (konjunktivale u. ziliare Injektion)

- Chemosis (ödematöse Bindehautschwellung)
- Pseudoptosis
- Sekretion
- Pseudomembranen und Membranen
- papilläre Hypertrophie
- Follikel
- Epiphora (gesteigerter Tränenfluß)
- subjektive Symptome:
  - Juckreiz
  - Photophobie
  - Blepharospasmus
  - Schmerzen
  - Brennen

Conjunctivitis simplex acuta

Ursache. Mechanische Reizung, physikalisch-chemischer Einfluß, Rauch, Staub, trockene Luft.

Symptome. Brennen, Jucken, Hyperämie, Chemosis, wäßrig-schleimige Sekretion.

Therapie. Adstringierende Augentropfen.

> **Merke!**
> Die Conjunctivitis simplex ist häufig ein hartnäckiges Symptom eines nicht erkannten Brechungsfehlers!

Conjunctivitis photoelectrica

Ursache. UV-Licht (Verblitzung beim Schweißen ohne Schutzbrille, Höhensonne). Siehe auch Kap. 18.6.

Symptome. Beide Augen schmerzen heftig, es besteht ein ausgeprägter Blepharospasmus mit Photophobie und eine Keratitis superficialis mit konjunktivaler Injektion.

Therapie. Ruhigstellung durch Salbenverband (z.B. Gentamicin, Dexpanthenol, Vitamin A).

> **Merke!**
> Keine Lokalanästhetika in Patientenhände! Sie können bei übermäßiger Anwendung zu Hornhautgeschwüren führen.

Conjunctivitis allergica

Ursache. Eine abnorm erhöhte und spezifische Empfindlichkeit gegen bestimmte Antigene (z.B. Pollen, Staub, Gase, Nahrungsstoffe, Medikamente, Parasiten oder bakterielle Toxine) liegt der allergischen Konjunktivitis zugrunde.

Symptome. Starker Juckreiz, wäßrige Sekretion, häufig ausgeprägte Lidchemosis, *eosinophile Granulozyten* im Bindehautabstrich.

Therapie. Das Antigen sollte möglichst vermieden werden. Es werden Medikamente, die die Histaminfreisetzung hemmen (cromoglykathaltige Augentropfen) und Kortikosteroide lokal appliziert.

Conjunctivitis nodosa

Die Ursache ist eine toxische und mechanische Infektion durch Raupenhaare.

Symptome.
- Stadium I: allgemeine Konjunktivitissymptomatik
- Stadium II: Granulombildung in Form von kleinen konjunktivalen Knötchen

Therapie. Die Raupenhaare werden sorgfältig entfernt, die Granulome exzidiert.

Conjunctivitis phlyctaenulosa et scrofulosa

Episodisch auftretende, bakteriell-allergische Blepharokonjunktivitis mit Lidrandschwellung und am Hornhautrand gelegenen, milchig-glasig-grauen Knötchen (sogenannte Phlyktäne) mit hoher Rezidivneigung. Man sollte immer an Tuberkulose denken (Tuberkulintest).

Therapie. Behandlung der Grunderkrankung (z.B. Tuberkulose), kortikosteroidhaltige Augentropfen.

Konjunktivitis bei infektiösen Allgemeinerkrankungen

Auftreten als Begleitkonjunktivitis bei Masern, Röteln, Windpocken und anderen Erkrankungen. Meist liegt eine beidseitige Konjunktivitis mit insgesamt geringer Symptomatik vor. Im Bindehautabstrich können keine Erreger nachgewiesen werden.

Therapie. Therapie der Grunderkrankung.

Keratoconjunctivitis sicca

Ursache ist ein in Qualität oder Quantität nicht ausreichender Tränenfilm (siehe Kap. 2.1 und 2.2). Formen sind die *Keratitis superficialis punctata* oder *Keratitis filiformis* (feine Epithelfädchen werden bei Lidschlag auf der Kornea sichtbar).

Therapie. Benetzende Augentropfen oder -gel.

Conjunctivitis vernalis

Papilläre Hypertrophie mit *pflastersteinartigem* Bild, häufig atopischer Genese (Typ-I-Allergie des äußeren Auges).

Therapie. Cromoglykathaltige Augentropfen (→Hemmung der Mastzellendegranulation), systemisch Antihistaminika.

Konjunktivitis durch Staphylo-, Strepto-, Pneumokokken

Symptome. Sie tritt meist beidseitig mit gelber eitriger Sekretion auf. Es bilden sich Membranen und Pseudomembranen (besonders bei Streptokokken).

Therapie. Neomycin, Kanamycin, Tetracyclin und Sulfonamide lokal.

Gonokokkenkonjunktivitis oder Gonoblenorrhö

Bei Erwachsenen meist einseitiges Auftreten durch Schmierinfektion; bei Neugeborenen Befall beider Augen zwei bis vier Tage nach der Geburt durch Infektion unter der Geburt (Abb. 16.11).

Symptome. Die Augen sind stark vereitert, das Sekret ist hochinfektiös. Es liegt ein Blepharospasmus vor. Cave! Hornhautulkus mit Einschmelzung.

Prophylaxe. Einträufeln einer 1%igen Silbernitratlösung unmittelbar nach der Geburt (Credé-Prophylaxe).

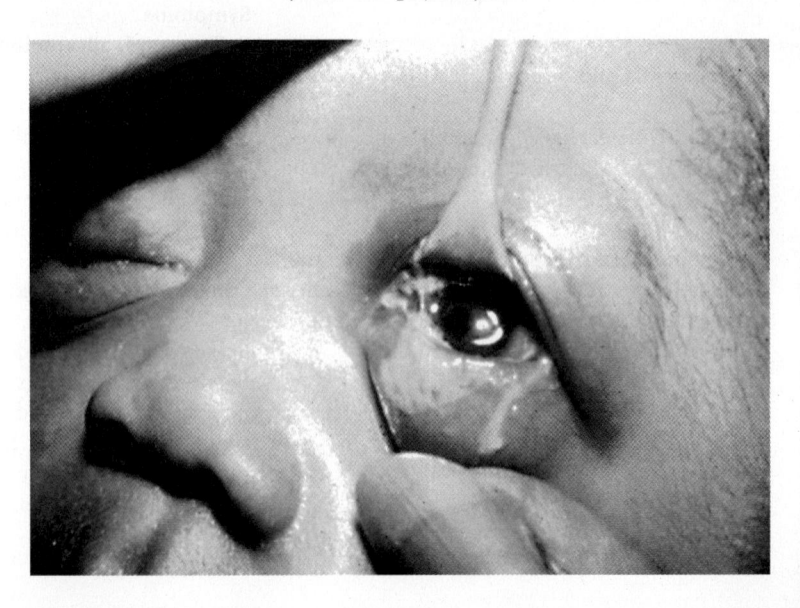

Abb. 16.11: Gonoblenorrhö. Hochgefährliche, durch die Einführung der Credé-Prophylaxe inzwischen selten gewordene Infektion der Bindehaut (IMPP)

Diagnose. Im Nativausstrich können gramnegative Diplokokken nachgewiesen werden.

Therapie. Säuglinge müssen unverzüglich stationär aufgenommen werden! Lokale Antibiose mit Gentamicin, Tetracyclin, Kanamycin, Chloramphenicol; systemische Gabe von wäßrigem Penicillin G.

Blepharoconjunctivitis angularis

Erreger. Haemophilus lacunatus (Diplococcus Morax-Axenfeld).

Symptome. Es sind die Lidwinkel und die Lidränder befallen, wobei die Symptome temporal stärker ausgeprägt sind. Die Lidhaut ist rötlich-livide verfärbt und oberflächlich mazeriert.

Therapie. Zinksulfathaltige Augentropfen.

Conjunctivitis diphtherica

Erreger. Diplococcus diphtheriae.

Symptome. Subtarsal ist die Lidbindehaut nekrotisch, es bilden sich Membranen, die Lymphknoten sind geschwollen, und der Patient hat Fieber. Cave! sekundärer Hornhautbefall, Narbensymblepharon.

Diagnose. Erregernachweis mit der Neisser-Polfärbung.

Therapie. Breitspektrumantibiotika lokal; bereits bei Verdacht systemische Gabe von Diphtherieantitoxin. *Meldepflicht!*

Trachom (Conjunctivitis granulosa)

Erreger. Chlamydia trachomatis. Weltweit häufigste Erblindungsursache!

Symptome. Die Krankheit beginnt schleichend, die Bindehäute sind chronisch gerötet und geschwollen, und es bildet sich Pánnus.
Krankheitsverlauf in vier Stadien (nach MacCallahan):
- Stadium I: lymphoide Hyperplasie
- Stadium II: floride Entzündung mit Follikelbildung und zunehmendem Pannus trachomatis
- Stadium III: Rückgang aller Symptome und Vernarbung von Submukosa und Mukosa
- Stadium IV: abgeheiltes Trachom mit Entropium, Trichiasis, Symblepharon und Xerosis conjunctivae et corneae

Alle vier Krankheitsstadien können zur gleichen Zeit vorkommen (buntes Krankheitsbild).

Diagnose. Im Epithel der Konjunktiven und des Urogenitalsystems können Einschlußkörperchen nachgewiesen werden. Die Erkrankung wird zytologisch, kulturell und serologisch nachgewiesen (Giemsa-Blaufärbung; Gewebekulturen nach McCoy).

Therapie. Tetracycline oder Erythromycin lokal und systemisch, bei Symblepharon und Narbenentropium eventuell plastische Lidchirurgie.

> **Klinischer Fall**
>
> Ein Patient hat folgende Symptome: gerötete Bindehaut mit Follikelschwellungen in der Conjunctiva tarsi der Oberlider mit Narbenbildungen.
> *Diagnose:* Es handelt sich am ehesten um ein Trachom.

Einschlußkörperchenkonjunktivitis

Erreger. Chlamydia oculogenitalis.
- *Blenorrhö des Neugeborenen:* Infektion beider Augen, Übertragung auf dem Geburtsweg, Inkubationszeit acht bis zehn Tage, im Bindehautabstrich oft keine Bakterien nachweisbar, eventuell Pseudomembranenbildung, serös-hämorrhagisches Exsudat; *Differentialdiagnose zur Gonoblenorrhö:* Bei der Gonoblenorrhö ist der Bindehautabstrich immer positiv, das Exsudat ist eitrig-rahmig
- *Schwimmbadkonjunktivitis des Erwachsenen (Paratrachom):* Inkubationszeit zehn bis zwölf Tage; Übertragung in Schwimm-

bädern; starke Schwellung der Follikel, besonders im unteren Tarsusbereich; keine Membranenbildung

Therapie. Bei Neugeborenen gibt man Tetracycline oder Erythromycin lokal, eventuell systemisch Tetracyclin. Bei Erwachsenen genügt meist eine lokale Therapie.

Keratoconjunctivitis epidemica

Erreger. Adenoidal-pharyngeal-konjunktival-Virus. Die Inkubationszeit ist acht bis zehn Tage, hohe Kontagiosität.

Symptome. Die Erkrankung tritt epidemisch auf mit grippeähnlichen Symptomen als Prodromi, Schwellung der präaurikulären Lymphknoten, starker Chemosis der Lider, entzündlicher Pseudoptosis, Rötung und Schwellung der Karunkel und Plica semilunaris und seröser bis eitriger Sekretion (morgens gelbe Verklebungen der Lider). Meist ist am Anfang nur ein Auge betroffen, und das zweite wird später befallen. Eine Visusverschlechterung durch eine Hornhautbeteiligung ist möglich. Sie beginnt mit einer *Keratitis superficialis punctata* etwa eine Woche nach Krankheitsbeginn, dann allmählicher Übergang in die münzenförmige *Keratitis nummularis*, die häufig erst nach Wochen bis Monaten wieder verschwindet.

> **Merke!**
> In vielen Fällen besteht eine lebenslange Immunität.

Therapie. Rein symptomatisch. Lokale Antibiotika vermeiden eine bakterielle Superinfektion (z.B. Gentamicin). Die Gabe kortisonhaltiger Augenpräparate zur Rückbildung oder zur Prophylaxe der Hornhautbeteiligung ist umstritten.

Mykotische Konjunktivitiden

Erreger. Meist Candida albicans. Es kommt selten zu reinen Bindehautentzündungen. Meistens ist eine Beteiligung der abführenden Tränenwege zu beobachten.

Diagnose. Im Nativpräparat mit 10%iger Kalilauge sind die Pilzmyzelien im Mikroskop sichtbar.

Therapie. Nystatin oder Amphotericin B lokal.

3.4 Degenerative Veränderungen und Tumoren

Pinguecula (Lidspaltenfleck)

Elastoide Verquellung der submukösen Kollagenfasern am Limbus corneae, imponiert als gelbliche Verdickung im Bereich der Lidspalte. Höheres Lebensalter und exogene Reizfaktoren (UV-Strahlung, Wind u. a.) spielen ursächlich eine wichtige Rolle. In den meisten Fällen ist keine Therapie erforderlich; bei Malignitätsverdacht chirurgische Abtragung.

Pterygium (Flügelfell)

Proliferatives, gefäßhaltiges Bindegewebe, welches in monate- bis jahrelangem Verlauf, von der Konjunktiva des Limbus ausgehend, in die Hornhaut einwächst. Es entsteht eine dreieckige Bindehautduplikatur, die im Limbusbereich typischerweise mit einer Sonde unterfahren werden kann. Ursächlich nimmt man eine hohe UV-Strahlenbelastung in südlichen Breitengraden an (Abb. 16.12).

Therapie. Eine chirurgische Abtragung ist notwendig, wenn das Flügelfell in den Pupillar-

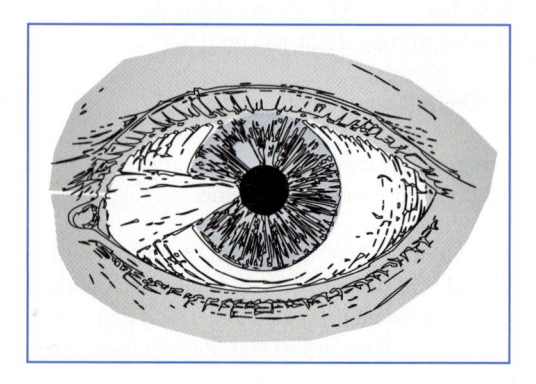

Abb. 16.12: Pterygium

bereich einwächst und zu einer Visusminderung führt; eine konservative Therapie ist selten erforderlich. *Hohe Rezidivrate!*

Papillom

Meist stark vaskularisierte, dadurch zartrosa gezeichnete Tumoren der Bindehaut. Am Limbus imponieren sie häufig als sogenannte Alterspapillome; gestielte Tumoren finden sich meistens an der Karunkel.

Therapie. Eine operative Entfernung ist wegen der, wenn auch geringen, Gefahr der malignen Entartung angezeigt.

Hämangiom

Angeborener, vaskulärer Tumor mit sehr langsamer Wachstumstendenz.

Therapie. Abwartend, wenn das Sehen nicht beeinträchtigt ist. Das Hämangiom besitzt die Fähigkeit zur Spontanremission in den ersten Lebensjahren, später kann es chirurgisch abgetragen werden.

Melanozytärer Nävus (Pigmentnävus)

Angeborene, melaninhaltige, prominente Verdickung der Konjunktiva mit Tendenz zur Umwandlung in ein malignes Melanom.

Therapie. Beobachtung, auch Photodokumentation. Wenn sich der Nävus vergrößert, wird er im Gesunden exzidiert.

Dermoid (epibulbäres Dermoid)

Kongenitale, zystische Fehlbildung am temporal unteren Limbusrand.

Therapie. Das Dermoid wird exzidiert, wenn es sich vergrößert.

Malignes Melanom

Melanozytärer Tumor, geht in den meisten Fällen aus einem Pigmentnävus oder einer *Melanosis conjunctivae* (flächenförmige Ausbreitung von Melanozyten über der Bindehaut) hervor. Das Melanom wächst sehr schnell und hat eine hohe Wahrscheinlichkeit zur Metastasierung.

> **Merke!**
> Auf den Konjunktiven neigt das maligne Melanom nicht so stark zur Malignität wie auf Iris oder Aderhaut.

Therapie. Eher zurückhaltend! Exzision weit im Gesunden; eventuell Enukleation oder Exenteratio orbitae.

Karzinom

Epithelialer Tumor, meist ein Plattenepithelkarzinom, geht häufig aus einer Epitheldysplasie (M. Bowen, Carcinoma in situ mit Leukoplakie) hervor.

Therapie. Exzision im Gesunden, Radiatio.

4 Hornhaut

4.1 Anatomische und klinisch-physiologische Grundkenntnisse

Von außen nach innen unterscheidet man bei der Hornhaut fünf Schichten:
- mehrschichtiges, unverhornendes Plattenepithel
- Bowman-Membran (Lamina limitans externa)
- Hornhautstroma (Substantia propria corneae, etwa 90 % der Korneaschichtdicke)
- Descemet-Membran (Lamina limitans interna)
- einschichtiges Endothel

Die Hornhaut wird peripher über das am Limbus befindliche Randschlingennetz ernährt, zentral durch Diffusion des Kammerwassers von innen und durch Diffusion der Tränenflüssigkeit von außen. Funktionell gesehen schützt die Kornea die inneren Augenabschnitte. Darüber hinaus stellt sie wegen ihrer Gefäßlosigkeit und ihrer Wasserarmut ein optisches Fenster dar. Wegen ihrer Gesamtbrechkraft von 43 Dioptrien ist sie der wichtigste Faktor für die Lichtbrechung und -bündelung im optischen System „Auge".

Der Hornhautdurchmesser beträgt vertikal etwa 10,6 mm, horizontal etwa 11,7 mm, das entspricht einer Schwankungsbreite beim Erwachsenen von 10–13 mm (beim Neugeborenen 8–11 mm). Die Hornhautdicke beträgt zentral etwa 0,52 mm, peripher etwa 0,67 mm. Sensibel versorgt wird die Kornea über marklose Nervenfasern des *N. nasociliaris* aus dem *N. ophthalmicus* (erster Trigeminusast).

4.2 Untersuchung

Die einfachste Untersuchung ist die Inspektion bei Tageslicht ohne Hilfsmittel. Es lassen sich eine *Megalokornea* (Hornhautdurchmesser größer als 13 mm), eine *Mikrokornea* (Hornhautdurchmesser kleiner als 10,5 mm) und ein regelmäßiger oder unregelmäßiger Fensterkreuzreflex (bei Veränderungen der Hornhautoberfläche und des Hornhautkrümmungsradius) erkennen. Darüber hinaus achtet der Untersucher bei der Inspektion auf den Oberflächenglanz der Hornhaut (bei Epithelödem, Entzündungen oder Infiltrationen herabgesetzt). Als unterstützende Hilfsmittel stehen für die Inspektion *Augenspiegel* und *Spaltlampe* zur Verfügung. Im durchfallenden Licht kann man mit dem Augenspiegel Trübungen als schwarze Reflexe vor der rot aufleuchtenden Pupille wahrnehmen (Brückner-Test). Im fokalen Licht stellen sich vorhandene Trübungen grau bis weiß dar. Mit Hilfe der vergrößernden Spaltlampe lassen sich bei fokaler Beleuchtung die Schichten der Kornea, die Vorderkammer und die Linse gut beurteilen. Die *Hornhautsensibilität* läßt sich orientierend mit einem am Ende zusammengedrehten Wattebausch überprüfen. Genauere Untersuchungen der Sensibilität werden mit standardisiertem Reizhaar in allen vier Quadranten durchgeführt. Hornhautepitheldefekte lassen sich gut erkennen, wenn sie mit *Fluoreszeinlösung* angefärbt werden.

4.3 Fehlbildungen

Keratokonus

Kegelförmige Vorwölbung der Hornhaut, gehäuft bei Trisomie 21. Die Genese ist unklar,

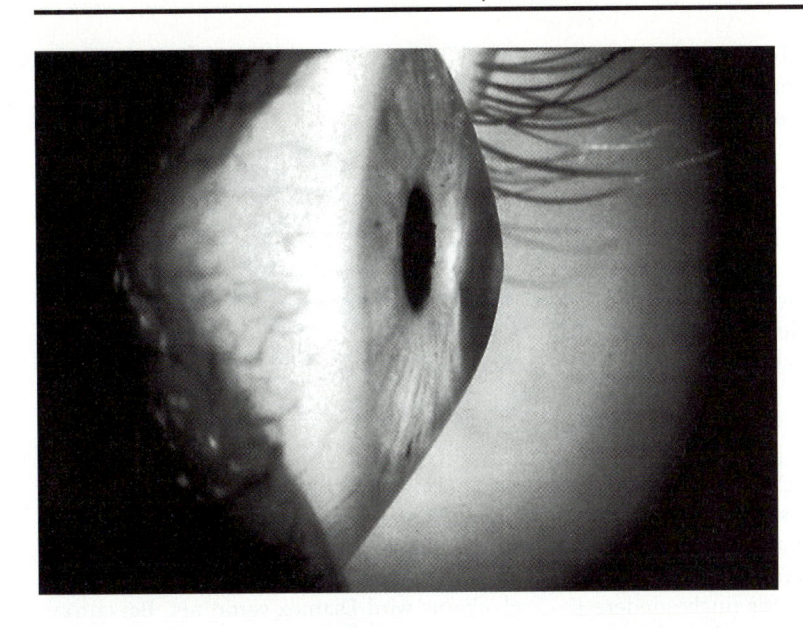

Abb. 16.13: Keratokonus (IMPP)

wahrscheinlich ist diese Fehlbildung erblich bedingt. Ursächlich nimmt man einen Einriß der Lamina limitans interna mit nachfolgendem Einstrom von Kammerwasser in die Kornea an, wodurch diese vorgewölbt wird (Abb. 16.13).

Symptome. Der irreguläre myope Astigmatismus ist mit einer Sehverschlechterung verbunden. Bei fortschreitender Erkrankung kann es durch die Einrisse der Descemet-Membran zu Eintrübungen der Hornhaut kommen (→ akuter Keratokonus).

Therapie. Harte Kontaktlinsen, da eine Brillenkorrektur meist unzureichend ist; bei Fortschreiten der Erkrankung muß eventuell eine Keratoplastik vorgenommen werden.

4.4 Entzündungen (Keratitis)

Oberflächliche Keratitis dentritica

Ursache. Oberflächliche Infektion mit Herpes-simplex-Viren (Abb. 16.14 im Farbteil).

Symptome. Ödembildung und Trübung der Hornhaut, die typischerweise zu einem dentritischen, also bäumchenartigen Ulcus führt; Reduktion der Hornhautsensibilität! Epiphora, Photophobie, starkes Fremdkörpergefühl mit Visusminderung.

Komplikationen. Hohe Rezidivneigung, *Keratitis disciformis*.

Therapie. Virostatische Augensalben und -tropfen (Aciclovir, Trifluorthymidin), lokale Antibiotika zur Prophylaxe bakterieller Superinfektionen, gegebenenfalls oberflächliche Hornhautabrasio.

> **Merke !**
> Bei Keratitis dentritica niemals Kortison geben.

Tiefe Keratitis disciformis

Umschriebene Trübung des Hornhautparenchyms bei intaktem Hornhautepithel.

Ursache. Infektion des Korneaparenchyms mit Herpes-simplex-Viren, seltener mit Herpes zoster oder Windpockeninfektionen vorkommend. Häufig ist die tiefe Keratitis disciformis auch eine Komplikation der Keratitis dentritica.

Symptome. Scheibenförmige Parenchymverdichtung mit Epithelödem und Sehverschlechterung. Das Hornhautepithel ist nicht anfärbbar, die Epitheldecke verschlossen.

Komplikationen. Keratitis metaherpetica, Iridozyklitis, Sekundärglaukom.

Therapie. Kortison nur bei intaktem Korneaepithel, ansonsten lokale Virostatika, bei Iritis/Iridozyklitis auch Mydriatika.

Zoster ophthalmicus

Herpes-zoster-Infektion im Versorgungsgebiet des ersten Trigeminusastes (N. ophthalmicus) mit typischen, einseitig auftretenden Hauteffloreszenzen. Symptomatisch kann es zu einer Konjunktivitis, Keratitis (insbesondere Keratitis superficialis punctata oder Keratitis disciformis) und Uveitis kommen.

Therapie. Eine symptomatische Therapie (Vitamin B, lokale Antibiotika gegen Superinfektionen, orale Analgetika) sowie lokal Aciclovir sind meist ausreichend. In besonderen Fällen ist bei intakter Hornhautoberfläche eine Kortisontherapie angebracht.

Ulcus corneae serpens

Zentrales Hornhautgeschwür nach Eindringen von Bakterien (meist Streptococcus pneumoniae) bei einer oberflächlichen Hornhautverletzung. Prädisponiert sind Patienten mit einer chronischen Dakryozystadenitis. Das Fortschreiten der Erkrankung besteht in einem innerhalb von Tagen größer werdenden Ulkus mit Ansammlung von Eiter am Boden der Vorderkammer (Hypopyon). Einige Tage später kann es zu einer hernienartigen Vorwölbung der Descemet-Membran (Descemetozele) kommen, die als Zeichen einer bevorstehenden Perforation zu werten ist (Abb. 16.15).

Komplikationen. Perforation, Panophthalmitis.

Therapie. Man gibt systemisch Antibiotika hochdosiert. Antibiotische Augentropfen müssen halbstündlich angewendet werden (Neomycin, Polymyxin B, Bacitracin, Rifamycin und Gentamicin, Bindehautabstrich zur Keimbestimmung). Mit Mydriatika wird die Pupille ruhiggestellt, zur Vermeidung eines Sekundärglaukoms wird Diamox verordnet. Bei chronischer Dakryozystadenitis werden die Tränenwege saniert.

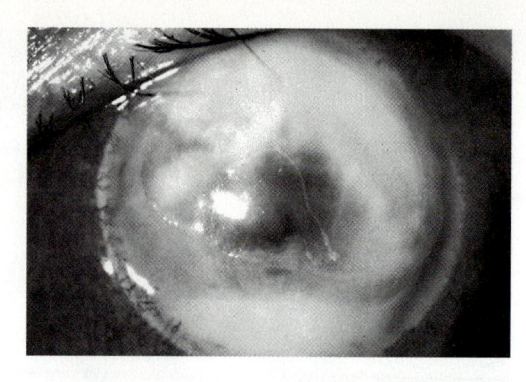

Abb. 16.15: Hypopyonkeratitis (IMPP)

> **Merke !**
>
> Bei jeder Erosio corneae und nach jeder Fremdkörperentfernung ist eine lokale Antibiotikaapplikation über einen Zeitraum von mindestens 24 h unumgänglich.

Mykotische Keratitiden (Keratomykosen)

Oberflächliche Ulzerationen der Hornhaut mit mehreren satellitenartigen Infiltraten, die in einen Abszeß übergehen können.

Ursachen. Sie entstehen meist nach Langzeittherapien mit Antibiotika, Immunsuppressiva und Kortikosteroiden; aber auch nach oberflächlicher Hornhautverletzung mit Kontamination durch pilzhaltiges Fremdkörpermaterial. Die häufigsten Erreger sind Candida albicans, Fusarium, Aspergillus, Penicillium u. a.

Symptome. Zentrale, scheibenförmige, graue Korneainfiltration. Durchdringen die Pilze die Descemet-Membran, kommt es zu einer intraokulären Entzündung mit Hypopyonbildung.

Therapie. Antimykotika (Nystatin, Amphotericin B) lokal, eventuell systemisch.

Keratitis parenchymatosa

Seltene Erkrankung mit allergisch-hyperergischer Ursache bei Tuberkulose, Syphilis und Lepra. Die Entzündung geht in tiefere Hornhautstrukturen über, es kommt zu einem Einbruch in die Bowman-Membran mit Zerstörung tieferer Parenchymanteile.

Symptome. Zunächst sieht man einzelne fleckförmige Trübungen, später eine tiefe Keratitis mit diffuser Hornhauttrübung und tiefer Vaskularisation.

Therapie. Symptomatisch, lokale Kortikoide, Mydriatika, Keratoplastik bei irreversiblen starken Trübungen.

Keratitis marginalis

Häufig in höherem Senium auftretende graue Infiltration oder Geschwürbildung der Hornhaut, die limbusnah und limbusparallel gelegen ist und typischerweise vom Limbus durch eine klare Zone getrennt ist; Rezidivneigung.

Therapie. Antibiotika-Cortison-Mischpräparate.

Medikamentenbedingte Keratitis

Breitspektrumantibiotika, Virostatika, Chloroquin und Kortikosteroide können bei längerer Anwendung zu Keratopathien führen. Besonders Lokalanästhetika stören die Hornhauttrophik und können Ulzerationen verursachen.

Keratitis sicca

Keratitis bei verminderter oder fehlender Tränensekretion oder unvollständiger kornealer Benetzung (siehe Kap. 2.3).

Keratis e lagophthalmo

Folge mangelhaften Lidschlusses bei peripherer Fazialisparese, Narbenektropium oder Koma.

Symptome. Hornhautulkus des unteren Hornhautdrittels bei *erhaltener Hornhautsensibilität*.

Therapie. Pflegende Augensalben (z.B. Dexpanthenol), Uhrglasverband, eventuell Tarsorrhaphie.

Keratitis neuroparalytica

Infolge Leitungsunterbrechung des N. trigeminus im Bereich des Ggl. Gasseri durch Tumoren, Traumata oder Trigeminusneuralgie verursachte Keratitis.

Symptome. *Aufgehobene Hornhautsensibilität*, dadurch hat der Patient keine Beschwerden. Es folgt eine Erosio, später ein Ulcus corneae.

Therapie. Benetzende Augentropfen und pflegende Salben, Antibiotikasalbe bei Sekundärinfektionen.

4.5 Degenerationen/Dystrophien

Arcus senilis (Gerontoxon)

In höherem Lebensalter auftretende Lipoideinlagerung der Hornhaut, die als weißer Ring in der peripheren Hornhaut mit einem ein bis zwei Millimeter breiten, klaren Intervall zum Limbus imponiert.

Therapie. Keine.

Pterygium

Siehe Kapitel 3.4.

4.6 Sonstige Hornhautdegenerationen/-dystrophien

Banddegenerationen

Die seltenen bandförmigen Hornhautdegenerationen sind erworbene Degenerationen mit weißlich-schlolligen Trübungen im Lidspaltenbereich (Abb. 16.16 im Farbteil). Bevorzugtes Auftreten bei M. Still-Chauffard, chronischer

Polyarthritis, Hyperparathyreoidismus, chronischer Niereninsuffizienz und bei Vitamin-A-Mangel (Keratomalazie).

Erbliche Hornhautdystrophien

Die meisten erworbenen Hornhautdystrophien werden autosomal dominant vererbt, sie werden eingeteilt in:
- *Dystrophien der vorderen Hornhautabschnitte:* (Epithel und Bowman-Membran). Dazu zählt man die *juvenile epitheliale Dystrophie nach Meesmann*, die *Reis-Bückler-Dystrophie* und die *Cogan-Dystrophie*
- *Dystrophien des Hornhautparenchyms:* (Stroma); diese Gruppe enthält die häufigsten und bekanntesten Dystrophien: *Granuläre Dystrophie Groenouw I*, die autosomal rezessiv vererbte *makuläre Dystrophie Groenouw II*, *Dystrophie Groenouw III (Biber-Haab-Dimmer)*
- *Dystrophien der hinteren Grenzmembran:* (Descemet-Membran und Endothel). Hierzu zählt man die *Fuchs-Dystrophie*, die besonders bei 50–70jährigen Frauen anzutreffen ist und zu einem Schwund endothelialer Zellen führt. Darüber hinaus kommt es zu Verdickungen der Descemet-Membran, auf der sich sogenannte Exkreszenzen bilden, die in die Vorderkammer hineinragen. Man spricht von einer *Cornea guttata*. Durch die Insuffizienz des Endothels kann es zu einem Parenchym- und Endothelödem kommen, welches zur Bildung sogenannter Bullae und Vesikel führt. Man spricht dann von einer *bullösen Keratopathie*.

Therapie. Bei einfacher Cornea guttata ist keine Therapie notwendig. Bei schweren Dystrophien ist die rechtzeitige Keratoplastik unumgänglich.

Kayser-Fleischer-Ring

In der Hornhautperipherie gelegene, ringförmige, gelblich-bräunliche Verfärbung bei der Wilson-Erkrankung (hepatolentikuläre Degeneration), exogener Kupferzufuhr (Kupferarbeiter) und längerer Kupfermedikation.

4.7 Keratoplastik

Der Hornhautersatz hat zwei Indikationsgebiete:
- Verhütung einer drohenden Perforation bei entzündlichen oder progredienten degenerativen Prozessen
- Ersatz narbig veränderten Hornhautgewebes

5 Lederhaut

5.1 Anatomische Grundkenntnisse

Die porzellanweiße Sklera verleiht dem Auge Festigkeit und Gestalt und ist Teil der äußeren Augenhülle. Vorne geht die Sklera in die Hornhaut, orbitawärts in Durasichten des Fasciculus opticus über. Die Außenschicht bildet eine feine elastische Haut, die Episklera. Die in der Lederhaut verlaufenden Ziliarnerven vermitteln die Schmerzempfindung bei Entzündungen der Sklera.

5.2 Erkrankungen und Verletzungen

Episkleritis

Einseitig auftretende, scharf umschriebene Entzündung mit rötlicher Verfärbung unterhalb der skleralen Bindehaut, umrandet von einem diffusen hyperämischen Bezirk, der buckelförmig vorgewölbt erscheint (Abb. 16.17). Der Prozeß ist sehr schmerzhaft und kann die Sklera, die Tenon-Kapsel und die Bindehaut umfassen.

Ursache. Vermutlich geht die Episkleritis auf ein autoallergisch-hyperergisches Geschehen zurück, das gehäuft bei Kollagenosen (z.B. rheumatoide Arthritis) und Allgemeinerkrankungen wie Tuberkulose, Lues und Gonorrhö auftritt.

Therapie. Lokal Kortikosteroide, gegebenenfalls Mydriatika.

Skleritis

Die Skleritis ist eine seltene chronische Entzündungsform. Kennzeichnend sind starke Augenschmerzen mit Orbitabeteiligung. Bei der Inspektion imponiert eine bläulich-rote, scharf begrenzte Verfärbung unter der skleralen Bindehaut.

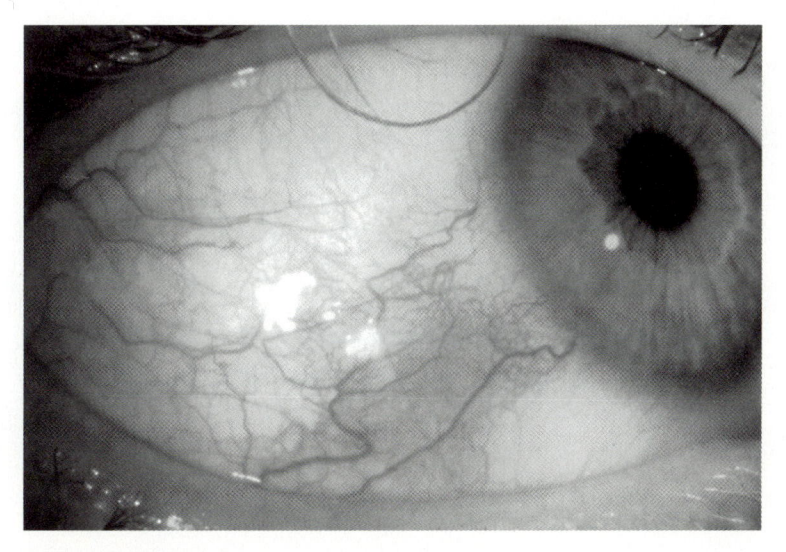

Abb. 16.17: Episkleritis (IMPP)

Therapie. Wie bei Episkleritis, eventuell zusätzlich systemische Kortikosteroidgabe.

Sklerastaphylom

Ektasie der Sklera, begleitet von uvealem Gewebe, die meist als Komplikation einer Skleritis/Episkleritis auftritt, aber auch Ausdruck eines chronisch erhöhten Augeninnendrucks sein kann. Das Staphylom hat eine tiefblaue Farbe und kann nach vorne, äquatorial oder nach hinten ausgebuchtet sein (Abb. 16.18 im Farbteil).

Therapie. Keine.

Blaue Skleren

Die Skleren erscheinen infolge einer diffusen Verdünnung bei durchscheinender Uvea blau. Das Symptom kommt im Rahmen einer dominant vererbten Systemerkrankung des mesenchymalen Bindegewebes (z.B. Osteogenesis imperfecta und Marfan-Syndrom) vor.

Therapie. Nicht möglich.

Skleraverletzung

Häufiger als die Erkrankungen sind perforierende oder stumpfe Verletzungen der Lederhaut.

Symptome. Intraokuläre Schichten (z.B. Uvea) prolabieren durch den Wundspalt, und es kommt zu intraokulären Blutungen, intraokulärer Reizzustand.

Therapie. Kontrolle unter dem Mikroskop mit anschließender Wundreinigung, Rücklagerung prolabierter Strukturen.

6 Linse

6.1 Anatomische Grundkenntnisse

Die Linse ist ein gefäß- und nervenloses epitheliales Organ ektodermalen Ursprungs. Der glasklare, bikonvexe Linsenkörper hat einen Durchmesser von etwa einem Zentimeter und eine Dicke von 0,35–0,45 cm. Die Vorderfläche ist stärker gekrümmt als die Rückfläche. Die Linse hat eine Brechkraft von etwa 15 Dioptrien und ist somit, neben der Kornea (Brechkraft 43 Dioptrien), der zweite Faktor in bezug auf die Gesamtbrechkraft des Auges von 58 Dioptrien. Die Linse ist durch die Fibrae zonulares am Ziliarkörper befestigt. Diese ziehen vom Processus ciliaris zum Linsenäquator und übertragen die Akkommodationsbewegung des Ziliarmuskels auf die Linse.

Die Linse besteht aus:
- Kapsel
- Rinde
- Embryonalkern
- Alterskern

Die Ernährung der Linse beruht auf Diffusionsvorgängen aus dem Kammerwasser.

Entwicklung und Wachstum der Linse

Einstülpung von Ektoderm in den Augenbecher mit Bildung der Linsengrube → Bildung der Linsenblase → Abscheidung der Linsenblasenzellen zur Linsenkapsel → Bildung der Linsenfasern durch innenliegende Zellschichten. Die Linsenfasern werden vom Linsenäquator ausgehend ständig nachproduziert und legen sich schalenartig um ältere Fasern. Durch einen Schrumpfungsprozeß, bei dem Wasser abgegeben wird, werden diese dünner und bilden den sogenannten Linsenkern. Mit fortschreitendem Alter kommt es durch Veränderung der hochmolekularen Linsenkristalline zu einem Elastizitätsverlust der Linse mit nachfolgender Kernsklerose im hohen Alter. Durch den allmählichen Elastizitätsverlust des Linsenkerns entsteht die Altersweitsichtigkeit (Presbyopie), die mit Überschreiten des vierzigsten Lebensjahres beginnt.

6.2 Untersuchung

Inspektion. Eine Linsenluxation ist mit bloßem Auge meist nur bei erweiterter Pupille zu sehen.

Spaltlampe. Gute Beurteilung der einzelnen Linsenschichten und eine genaue Charakterisierung der verschiedenen Kataraktformen unter diagnostischer Mydriasis möglich.

Augenspiegel. Im durchscheinenden Licht werden Trübungen der Linse als dunkle Schatten vor dem rot aufleuchtenden Augenfundus sichtbar (= Brückner-Test).

6.3 Trübungen (Katarakt)

Cataracta congenita (angeborene Linsentrübungen)

Die Anlage der fetalen Linse erfolgt in der fünften bis achten Schwangerschaftswoche. Das Linsengewebe hat noch keinen Schutz durch die Linsenkapsel. Bei Virusinfektionen der Mutter (*Röteln, Masern, Mumps, Toxoplasmose, Varizellen, Poliomyelitis*) kann es in dieser Zeit zu einer fetalen Katarakt kommen.
Folgende kongenitale Linsentrübungen sind möglich:

- Cataracta nuclearis
- Cataracta zonularis
- Cataracta polaris anterior et posterior
- Cataracta totalis (am häufigsten)

Cataracta senilis (Grauer Star)

Ätiologie. Man unterscheidet zwei Gruppen des „Altersstares": Den häufigeren Rindenstar (Cataracta corticalis) mit zwei Ausprägungsformen: supranukleärer tiefer Rindenstar mit Wasserspalten und Radspeichentrübungen; subkapsulärer Rindenstar mit vorderer und hinterer Schalentrübung. Den selteneren Kernstar (Cataracta nuclearis) mit grün-brauner Kernsklerose (→ Cataracta brunescens).

Ursache. Für die Veränderung der sonst klaren Linsenproteine im Alter und die Strukturänderungen der hochmolekularen Kristalline im Linsenkern mit Abnahme der Löslichkeit besteht eine genetische Disposition.

Symptome. Der Patient klagt über Nebelsehen, erhöhte Blendempfindlichkeit und Sehverschlechterung.
- Befund:
  - tiefer Rindenstar: langsame Progredienz, geringe Visusveränderungen
  - subkapsulärer Rindenstar: rasche Progredienz, frühe Visusveränderungen
  - Kernstar: langsame Progredienz, *monokulare Doppelbilder, Myopisierung*
- Stadien der senilen Katarakte:
  - Cataracta incipiens
  - Cataracta provecta
  - Cataracta (prae-)immatura
  - Cataracta matura
  - Cataracta hypermatura

Therapie. Kataraktextraktion (siehe unten) und Implantation einer Kunstlinse. Die am häufigsten angewandte Methode ist das Einsetzen von Hinterkammerlinsen (HKL). Starglässer werden bei beidseitiger *Aphakie* (Linsenlosigkeit) nur noch in Sonderfällen angewendet, bei einseitiger Aphakie kann eine Kontaktlinse getragen werden.

Cataracta complicata

Linsentrübung als Folge einer anderen, meist intraokulären Erkrankung: (chronische Iridozyklitis, rezidivierende Uveitis posterior, Retinopathia pigmentosa, Retinopathia diabetica, hohe Achsenmyopie, Glaukom, Heterochromiezyklitis, Ablatio retinae, Siderosis bulbi nach Verletzungen). Spaltlampenmikroskopisch imponiert eine hintere Schalentrübung.

Cataracta traumatica

Nach Kontusionsverletzung ist an der vorderen oder hinteren Kapsel eine Kontusionsrosette zu sehen (Kontusionskatarakt). Bei einer Perforation kommt es zum Übertritt von Kammerwasser mit Linsenquellung (Perforationskatarakt). Sonderformen der Cataracta traumatica sind die durch Eisensplitter hervorgerufene *Cataracta siderotica* und die durch Kupferspäne ausgelöste *Chalcosis lentis*.

Cataracta diabetica

Subkapsuläre *schneeflockenartige* Trübung der vorderen oder in seltenen Fällen der hinteren Rinde bei juvenilen Diabetikern mit schlecht eingestelltem Blutzucker.

> **Merke !**
>
> Bei Diabetikern wird das Auftreten einer Cataracta senilis früher als bei Gesunden beobachtet.

Strahlenstar

Scheibenförmige hintere Poltrübung, fakultativ begleitet von einer sogenannten Feuerlamelle auf der vorderen Linsenkapsel bei Hochofenarbeitern und Glasbläsern (Infrarotstar). Zwei bis fünf Jahre nachdem eine Person ionisierender Strahlung ausgesetzt war (Ionendosis für Kinder > 200 R, für Erwachsene > 300 R an der Linse) kommt es zu einer tuffsteinartigen hinteren Poltrübung (Röntgenstar).

Kortisonkatarakt

Schalenförmige hintere Poltrübungen nach längerer lokaler oder systemischer Kortisongabe. Kortison sofort absetzen!

Cataracta secundaria (Nachstar)

Nach extrakapsulärer Linsenentfernung (ECCE, siehe unten) entstehende Linsentrübungen, die von persistierenden hinteren Kapselresten ausgehen. Es kommt zu einem erneuten Wachstum verbliebener Linsenepithelien, man nennt dies den regeneratorischen Nachstar. Kommt es zu einer Fibrosierung der Kapselreste (Kapselfibrose), spricht man von einem fibrotischem Nachstar. Die Therapie besteht entweder in einer Nachstarexzision (sekundäre Exzision der hinteren Kapsel) oder in einer Laserkapsulotomie (Beschuß der hinteren Kapsel mit einem YAG-Laser).

Allgemeines zur Kataraktoperation

Das Operationsziel ist zum einen die Entfernung der getrübten Linse, zum anderen die Wiederherstellung der Brechkraft durch Implantation einer Kunstlinse. Operationstechniken:
- *Phakoemulsifikation* mit Implantation einer Hinterkammerlinse (HKL): Ein zentrales Segment der Linsenvorderkapsel wird entfernt, der Kern mit Ultraschall zertrümmert. Die Kernfragmente und die Rindenanteile werden abgesaugt, der Kapselsack (vordere und hintere Kapsel) bleibt als Hülle bestehen. Dann wird die Kunstlinse in den Kapselsack implantiert (Kapselsackfixierung). Diese Methode hat den Vorteil, daß nur ein kleiner Schnitt an der Hornhaut nötig ist und dadurch die Gefahr des postoperativen Astigmatismus geringer wird.
- *extrakapsuläre Kataraktextraktion (ECCE)* mit Implantation einer Hinterkammerlinse (HKL): Diese Methode wird besonders dann angewandt, wenn der Linsenkern zu hart und zu trüb geworden ist. Im Gegensatz zur Phakoemulsifikation wird hier der Linsenkern beziehungsweise die Kernfragmente im Ganzen mittels Schielhaken aus einem dazu nötigen größeren Korneoskleralschnitt herausluxiert. Die Wunde muß mit einer fortlaufenden Kreuzstichnaht verschlossen werden, dadurch entsteht in den meisten Fällen ein größerer postoperativer Astigmatismus.
- *intrakapsuläre Kataraktextraktion (ICCE)*: Diese Methode wird heute äußerst selten angewandt. Hier wird die Linse in toto entfernt (inklusive dem Kapselsack!). Eine solche Operation erfordert dann eine Nahtfixation der Hinterkammerlinse oder das Implantieren einer Vorderkammerlinse (VKL).

Intraoperative und postoperative Komplikationen der Kataraktoperation

Intraoperative Komplikationen. Die Vis a tergo führt zu einem erhöhten Glaskörperdruck. Dies kann zu einer Ruptur der Hinterkapsel mit oder ohne Glaskörperverlust führen. Weiterhin können bei der Operation Kern- oder Rindenfragmente in den Glaskörperraum abrutschen und es kann eine *Zonulolyse* stattfinden.

Postoperative Komplikationen. Wundfistel, Iritis, Fibrinexsudation, zystoides Makulaödem (CME), Hornhautdekompensation durch Endothelschädigung, Ptosis durch Lidsperrer, Aphakie-/Pseudophakieablatio, Endophthalmitis.

6.4 Lage- und Formveränderungen der Linse

Angeborene Linsenektopien.
- Marfan-Syndrom: Arachnodaktylie, Irisschlottern bei Subluxatio lentis, Iriskolobom, Kugellinse, Myopie, Trichterbrust, Herzfehler, Hochwuchs
- Marchesani-Syndrom: Brachydaktylie, Kleinwuchs, Kugellinse, Linsenluxation
- Homozystinurie: Störung des Abbaus schwefelhaltiger Aminosäuren, Kugellinse, Linsenluxation, Katarakt, Hochwuchs, Schwachsinn

Erworbene Linsenektopien. Nach Abriß der Zonulafasern (Iridodialyse) bei Kontusionstraumen kann es zu einer Linsenluxation, -subluxation und Irisschlottern (Iridodonesis) kommen.

> **Merke!**
> Die Vorderkammer kann unterschiedlich tief sein.

Symptome. *Monokulare Doppelbilder.*

Komplikationen. Sekundärglaukom, Linsenphakolyse.

Therapie. Nur bei einer Luxation wird die Linse entfernt, bei Subluxationen ist man zurückhaltend.

7 Gefäßhaut

7.1 Anatomische Grundkenntnisse

Die Uvea wird in drei Abschnitte unterteilt:
- *Iris (Regenbogenhaut):* Hinter der Hornhaut gelegener, mit Chromatophoren besetzter vorderer Abschnitt der Gefäßhaut, welcher eine Grenzstruktur zwischen vorderer und hinterer Augenkammer darstellt. Die Iris wird als „Blende" des optischen Systems Auge bezeichnet; die „Blendenöffnung" wird durch die beiden antagonistischen Muskeln *M. dilatator pupillae (sympathisch innerviert)* und *M. sphincter pupillae (parasympathisch innerviert)* reguliert
- *Corpus ciliare (Ziliarkörper):* wird in zwei Abschnitte unterteilt: Pars plana und Coronaria ciliaris. Die Funktion des Ziliarkörpers besteht zum einen in der Regulation der Akkommodation, an der der M. ciliaris und die Zonulafasern maßgeblich beteiligt sind; zum anderen besteht sie in der Produktion des Kammerwassers, welches in den stark vaskularisierten Ziliarfortsätzen gebildet wird
- *Choroidea (Aderhaut):* Zwischen Sklera und Retina gelegene Gefäßhaut, deren Aufgabe es ist, die äußeren Schichten der Netzhaut und die Lederhaut mit Blut zu versorgen. Die Choroidea besteht aus vier Schichten:
  - Lamina suprachoroidea
  - Lamina vasculosa
  - Lamina choriocapillaris
  - Lamina basilaris *(Bruch-Membran)*

Gefäßversorgung der Uvea:
- Choroidea über Aa. ciliares breves aus der A. ophthalmica
- Ziliarkörper und Iris über Aa. ciliares longae zum Circulus arteriosus iridis
- Vortexvenen

7.2 Untersuchung

Iris. Die beste Untersuchungsmethode der Irisvorderseite ist das Betrachten mit der Spaltlampe. Der Untersucher achtet hierbei auf die Farbe der Regenbogenhaut; Farbunterschiede zwischen beiden Augen werden als *Heterochromie* bezeichnet. Bei Ödem und Exsudation wirkt die Iris matt und glanzlos. Gefäße können durch Hyperämie bei Iritis und Glaukomanfall, sowie durch Gefäßneubildungen im Rahmen einer proliferativen diabetischen Retinopathie sichtbar werden (cave: hämorrhagisches Sekundärglaukom!). Eine *flache Vorderkammer* findet man beim Glaukom, eine *tiefe Vorderkammer* bei Aphakie und Linsenektopien. Um die Iriswurzel und den Kammerwinkel zu untersuchen, ist eine Gonioskopie mit dem Dreispiegelkontaktglas nach Goldmann Methode der Wahl.

Pupille. Der Untersucher achtet auf Abweichungen der normalerweise runden Form der Pupille (z.B. bei Kolobom, Trauma mit Sphinkterriß, Iridodialyse, Synechien, Subluxatio lentis, Tumoren, Irisinfarkt nach akutem Winkelblockglaukom). Die direkte und indirekte Lichtreaktion der Pupille geben einen Aufschluß über die Funktion des M. sphincter pupillae und M. dilatator pupillae (siehe Kap. 8.2).

Corpus ciliare. Es läßt sich spaltlampenmikroskopisch nur mit aufgesetztem Dreispiegelkontaktglas nach Goldmann beurteilen.

Aderhaut. Genauere Aussagen sind nur mit aufwendigeren Methoden wie einer *Fluoreszenzangiographie* machbar.

7.3
Fehlbildungen und Farbanomalien

Aniridie

Kongenitale Nichtanlage der gesamten Iris, die entweder komplett fehlt oder in Form eines kleinen Irisstumpfs angelegt ist.

Symptome. Starke Blendungsempfindlichkeit.

Komplikation. Winkelblockglaukom.

Therapie. Lichtschutzgläser, Kontaktlinsen mit aufgemalter Iris.

Kolobom

Beim *angeborenen* Kolobom, das auf einen unzureichenden Verschluß der embryonalen Augenbecherspalte zurückzuführen ist, kommt es zu einer typischerweise nach nasal unten „ausgezogenen" Pupille (siehe Abb. 16.19). Im Gegensatz dazu wird das *operative* Kolobom nach oben angelegt (z.B. bei peripherer Iridektomie), dadurch wird der künstliche Spalt durch das Oberlid bedeckt.

Heterochromie der Iris

Die Heterochromia simplex ist eine harmlose, dominant vererbte Hemmung der Pigmententwicklung in der Iris eines Auges. Die *Fuchs-Heterochromiezyklitis* tritt im dritten bis vierten Lebensjahrzehnt als einseitige Uveitis anterior auf und imponiert durch Depigmentierung der Iris, „speckige" weiße Präzipitate der Hornhautrückfläche und durch die Entwicklung einer vorzeitigen Katarakt.

Komplikationen. Glaskörpertrübungen und Sekundärglaukom.

Albinismus

Bei dieser autosomal-rezessiv vererbten Erkrankung fehlen die Chromatophoren in der Iris. Es kommt zu einer fehlenden optischen Blendenwirkung mit Lichtscheue, Astigmatis-

Einriß des Sphincter pupillae

Iridodialyse

Pupillenverziehung bei perforierender Korneaverletzung

Pupillenentrundung nach Iritis

operatives (peripheres) Kolobom

operatives (totales) Kolobom

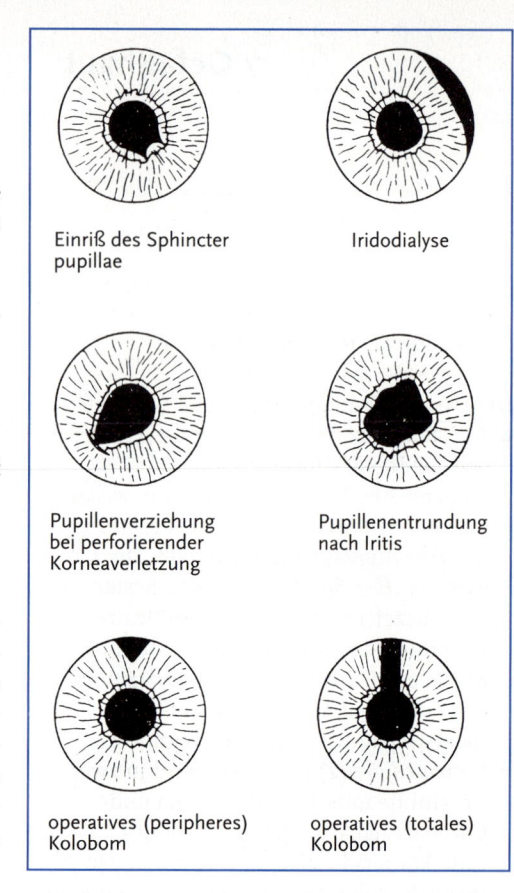

Abb. 16.19: Beispiele für wichtige Formenveränderungen der Pupille (E. Baudisch 1979)

mus, Hypoplasie der Makula, Nystagmus und Visusverschlechterung.

Therapie. Lichtschutzgläser.

7.4
Entzündungen (Uveitis anterior, intermedia, posterior)

Akute Iritis, Iridozyklitis

Steht die Regenbogenhautentzündung im Vordergrund, spricht man von einer Iritis; bei vorherrschender Entzündung des Ziliarkörpers von Iridozyklitis (siehe Tab. 16.2).

Tab. 16.2: Differentialdiagnostische Abgrenzung von Iritis, Glaukom und Konjunktivitis

Befunde	Iritis	Glaukom	Konjunktivitis
Druck, palpatorisch	normal/erhöht	steinharter Bulbus	normal
Vorderkammertiefe	normal	flach bis aufgehoben	normal
Vorderkammerreizung	+++	+/++	–
Kammerwasser	trüb	trüb	normal
Iriszeichnung	verwaschen	verwaschen	normal
Gefäßinjektion	ziliar/gemischt	gemischt	konjunktival
Pupillenweite/-reaktion	eng/träge (Reizmiosis)	weit/reaktionslos	normal
Schmerzcharakter	dumpf/stechend	sehr stark/Erbrechen	mäßig bis leicht

Endogene Ursachen (häufiger).
- hämatogene Keimverschleppung bei: Lues, Tuberkulose, Toxoplasmose, Leptospirose (M. Weil), Bruzellose, Lepra, Viruserkrankungen
- allergisch-hyperergische Genese bei: Tuberkulose (häufiger allergisch-hyperergisch als metastatisch!), Boeck-Sarkoidose, rheumatische Erkrankungen: Spondylarthritis ankylopoetica (M. Bechterew), Still-Chauffard-Syndrom, M. Reiter (Konjunktivitis, Arthritis, Urethritis), M. Behçet
- Teilsymptom systemischer Erkrankungen, z.B. Gicht

Exogene Ursachen. Perforierende Verletzung, Hornhautgeschwür (Ulcus serpens corneae siehe Kap. 4.4), Raupenhaare (Ophthalmia nodosa).

Symptome. Stechender, dumpfer Schmerz, Photophobie, Blepharospasmus, Epiphora, Visusminderung.

Befund. Ziliare oder gemischte Injektion, Hornhauttrübung durch Ödembildung, Reizmiosis, verwaschene Irisstruktur, Eiweiß in der Vorderkammer *(Tyndall-Phänomen)* mit Trübung des Kammerwassers, Fibrinablagerungen, Hypopyon, hintere Synechien (entzündliche Verklebungen der Irisrückfläche mit der Linse) mit Entrundung der Pupille, Glaskörpertrübungen, Abnahme der Akkommodationsbreite. Zur differentialdiagnostischen Abgrenzung gegenüber Glaukom und Konjunktivitis siehe Tabelle 16.2.

Komplikationen. Hintere Synechien, Seclusio und Occlusio pupillae (durch Verklebungen und Schwartenbildung der Iris mit der Linse entsteht eine Unterbrechung der Kammerwasserzirkulation zwischen vorderer und hinterer Augenkammer → napfkuchenartige Vorwölbung der Iris in die Vorderkammer, Cave: Sekundärglaukom!, Cataracta complicata, Traktionsamotio durch Glaskörperschwarten, Phtisis bulbi.

Therapie. Behandlung der Grundkrankheit, lokale und gegebenenfalls systemische Gabe von Cortison, Mydriasis mit Parasympatholytika (homatropin- oder scopolaminhaltige Augentropfen und -salben), trockene Wärme (Rotlicht), Senkung des Augeninnendrucks bei sekundärem Glaukom (Betablocker, Carboanhydrasehemmer).

Chronische Iritis, Iridozyklitis

Ursachen, Komplikationen und Therapie wie bei der akuten Iritis und Iridozyklitis. Die Symptome der chronischen Iritis sind etwas geringfügiger ausgeprägt.

Symptome. Geringerer Schmerz, leichter ausgeprägte Abwehrtrias.

Befund. Geringere Gefäßinjektionen, weniger Eiweiß und Zellen in der Vorderkammer, dreieckförmige Präzipitate der Hornhautrückfläche („*Arlt-Dreieck*"), Synechien, Glaskörpertrübungen.

Choroiditis, Chorioretinitis

Eine Choroiditis und eine Chorioretinitis treten meistens kombiniert auf, wegen der engen nachbarlichen Verhältnisse beider Schichten. Geht die Entzündung primär von der Aderhaut aus, spricht man von Chorioretinitis; bei Beginn in der Netzhaut spricht man von Retinochoroiditis. Man unterscheidet drei Verlaufsformen:
- *Choroiditis disseminata:* Diese Verlaufsform ist am häufigsten. Man sieht multiple, im frischen Stadium unscharfe, später scharf begrenzte Herde mit grau-gelber Färbung am Augenhintergrund, die schubweise auftreten. Die Ursachen sind Tuberkulose, Syphilis und fokale Erkrankungen (Abb. 16.20 im Farbteil)
- *Choroiditis centralis:* (selten) mit einem zentralen gelben Herd am Augenhintergrund bei Systemerkrankungen (rheumatische, granulomatöse Genese) und fokalen Erkrankungen
- *Choroiditis juxtapapillaris Jensen:* (sehr selten), papillennaher zentraler Herd mit Visusminderung. Die Ursache ist Toxoplasmose

Therapie. Behandlung des Grundleidens (Fokussuche und -sanierung), systemisch Kortison und gegebenenfalls Antibiotika.

Retinitis centralis serosa

Eine Erkrankung junger Männer mit unbekannter Ursache, die mit einem Ödem der Netzhautmitte einhergeht, das durch kleine Leckbildungen in den Gefäßwänden der Netzhautgefäße entsteht.

Symptome. Geringe Herabsetzung der Sehschärfe, *Metamorphopsien*, Mikropsien, relatives Zentralskotom, Hyperopisierung, *Quellpunkt bei Fluoreszenzangiographie*.

Therapie. Kausal. Alkohol, Nikotin und Streß sollten vermieden werden. Als symptomatische Therapie gibt man Kortison systemisch. Je nach Lage des Quellpunktes zur Fovea centralis in der Fluoreszenzangiographie kann eine Laserkoagulation des Quellpunktes erfolgen.

> **Klinischer Fall**
>
> Ein 28jähriger Mann bemerkte in den letzten Jahren auf einem Auge wiederholt eine leichte Herabsetzung der Sehschärfe, die sich mit Plusgläsern verbesserte, sowie eine Verkleinerung und Verzerrung der Gegenstände.
> *Verdachtsdiagnose:* Retinitis centralis serosa. Zur endgültigen Abklärung des Krankheitsbildes ist eine Fluoreszenzangiographie unerläßlich.

Sympathische Ophthalmie

Zwei Wochen bis zehn Jahre nach perforierender Augenverletzung oder intraokulärem Eingriff kann das andere Auge von einer chronischen Uveitis befallen werden, die man sympathische Ophthalmie nennt.

Ursache. Vermutlich eine Autoimmunreaktion auf uveales Melanin.

Symptome. Der Ziliarkörperbereich ist druckschmerzhaft, der Patient ist lichtscheu. Die Akkomodationsbreite ist verringert. Man findet eine Glaskörpertrübung, einen erhöhten Zellgehalt des Kammerwassers und eine Sehnervenentzündung. Das Endstadium ist eine Amaurosis.

Therapie. Man entfernt das zuerst betroffene Auge, sofern es erblindet ist (Enukleation). Das „sympathisierende" Auge kann man heute in den meisten Fällen mit hochdosierter Kortison- und Immunsuppressivagabe retten. Auch Antibiotika werden eingesetzt.

7.5 Rubeosis iridis

Gefäßneubildung auf der Iris bei chronischem Sauerstoffmangel, die typischerweise an der Iriswurzel oder am Pupillensaum lokalisiert ist. Die Rubeosis iridis wird durch alle Erkrankungen hervorgerufen, die zu einer Vasoproliferation an den Augen führen, wie z.B. *Zentralvenenverschluß* oder im Rahmen *proliferativer diabetischer Augenveränderungen*. Greifen die Gefäßneubildungen auf den Kammerwinkel über, kann es zu einem *hämorrhagischen Glaukom (= sekundäres Winkelblockglaukom)* kommen.

7.6 Tumoren

Aderhautmelanom

Maligner, pigmenthaltiger Tumor der Aderhaut, der langsam wächst und hämatogen metastasiert.

Symptome. Der Tumor tritt meist einseitig auf als prominenter graubrauner Aderhautherd. Es kommt zur Begleitamotio und zum Sekundärglaukom. Er kann in die Orbita einwachsen und Fernmetastasen bilden. Seltener sind maligne Melanome der Iris und des Ziliarkörpers.

Differentialdiagnose. Nävus der Aderhaut (keine Prominenz, scharfe Begrenzung, geringes Wachstum), Pseudotumor maculae.

Therapie. Enukleation, bei kleineren peripheren Tumoren Blockexzision. Bei kleinen Tumoren und am einzig verbliebenen Auge wird bestrahlt oder eine Lichtkoagulation vorgenommen. Durch episkleral aufgenähte Strahlenträger kann man den Tumor gezielt bestrahlen.

Metastasen

In der Aderhaut kommen hämatogen gestreute Metastasen bei Mamma-, Lungen- und Schilddrüsenkarzinomen vor, die als weißgelbliche Tumoren am hinteren Augenpol imponieren. Sie treten häufig beidseits auf und haben eine infauste Prognose.

7.7 Traumen

Aniridie. Vollständiges Abreißen der Iriswurzel. Cave: Sekundärglaukom!

Iridodialyse. Unvollständiges Abreißen der Iriswurzel, die Pupille ist zur Gegenseite verlagert, der Patient sieht manchmal *monokulare Doppelbilder*.

Sphinkterriß. Die Pupille ist durch einen Einriß des Sphinkters entrundet und weist eine gestörte Lichtreaktion auf.

Iridektomie. Die Iris wird ausgestanzt, um eine Verbindung der hinteren mit der vorderen Augenkammer zu schaffen. Diese Operation dient dem Zweck der Druckentlastung (operatives, peripheres Kolobom, typischerweise bei zwölf Uhr lokalisiert).

8 Pupille

8.1 Neurophysiologische Grundlagen

Die Pupille hat die Funktion einer optischen Blende in unserem Augenapparat; je nach Lichtintensität wird die Weite der Pupille durch zwei autonom innervierte glatte Muskeln reguliert:

- M. dilatator pupillae (Halssympathikus) öffnet die Pupille → *Mydriasis*
- M. sphincter pupillae (Parasympathikus) schließt die Pupille → *Miosis*

> **Merke!**
> In Ruhe überwiegt der Parasympathikus! Das Pupillenspiel reguliert die einfallende Lichtmenge so, daß die Belichtung der Netzhaut nahezu konstant bleibt.

Für die Lichtreaktion und die Naheinstellungsmiosis ist die *Pupillenreflexbahn* verantwortlich.

- *afferenter Schenkel*: Retina → N. opticus → Chiasma → Tractus opticus (Sehbahn) → Abzweigung vor dem Corpus geniculatum laterale → Nuclei praetectales → Edinger-Westphal-Kerne (Okulomotoriuskerngebiet)
- *efferenter Schenkel*:
  - die *sympathischen* Nervenfasern, die den M. sphincter pupillae versorgen, kommen vom Centrum ciliospinale (Übergang HWS/BWS) und verlaufen über den Grenzstrang und das Karotisgeflecht sowie den N. ophthalmicus zur Orbita
  - die *parasympathischen* Nervenfasern des M. dilatator pupillae entstehen im Nucleus oculomotorius Edinger-Westphal und verlaufen mit dem N. oculomotorius (III) über das Ggl. ciliare zum Augapfel

8.2 Untersuchung und Bedeutung der Pupillenreaktion

Inspektion der Pupille an der Spaltlampe. Der Untersucher achtet auf Form (rund, entrundet), Lage (zentral, exzentrisch) und Weite der Pupille (eng, mittelweit, weit, Anisokorie).

Messung der Pupillenweite (Pupillometrie). Bei ruhender, statischer Pupille und bei gleichbleibenden Lichtverhältnissen wird mit einem Pupillometer der Durchmesser der Pupille gemessen. Die normale Pupillenweite ist zwei bis fünf Millimeter. Weniger als 3 mm ist eine *Miosis*; mehr als 5 mm eine *Mydriasis*. Bei Seitenungleichheit über 1 mm spricht man von *Anisokorie*.

Direkte Lichtreaktion. Konzentrische Pupillenverengung des beleuchteten Auges.

Indirekte Lichtreaktion. Gleich starke, konzentrische Pupillenverengung des nicht beleuchteten Auges bei Beleuchtung eines Auges mit einer Visitenlampe.

Naheinstellungs- bzw. Konvergenzreaktion. Konzentrische gleichmäßige Verengung beider Pupillen bei beidäugiger Fixation eines etwa 25–30 cm entfernten Gegenstandes nach vorherigem Blick in die Ferne.

Pharmakologische Pupillentests. Die unterschiedliche Reaktion der Pupille auf bestimmte Medikamente läßt Rückschlüsse auf die Lokalisation einer Läsion zu, z. B. der *Kokain-Pilocarpin-Test* bei Pupillotonie.

Abb. 16.21: Regelrechtes Pupillenverhalten (E. Baudisch 1979)

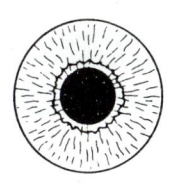

„normal" weite Pupille

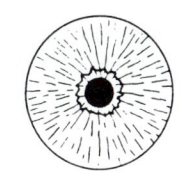

Miosis
bei Belichtung und Naheinstellung der Augen
Untersuchungstests
Lichtreaktion: LR = +
Konvergenzreaktion KR = +

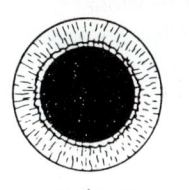

Mydriasis
bei Dunkelheit

8.3 Arzneimittelwirkung und toxische Effekte auf die Pupillenweite

Miotika

- *direkte Parasympathikomimetika* (Pilocarpin, Carbachol) wirken direkt an der Muskelzelle
- *indirekte Parasympathikomimetika* (Prostigmin, Neostigmin, Eserin) hemmen die Cholesterinesterase am Abbau des Acetylcholins
- *Sympathikolytika* (Ergotamin, Yohimbin)

Die Miotika werden bei einer Engwinkelsituation oder einem Glaukomanfall mit dem vorrangigen Ziel der Pupillenverengung eingesetzt.

Kontraindikation. Reizzustände der Vorderkammer (Iritis, Uveitis).

Mydriatika

- *direkte Sympathikomimetika* (Adrenalin, Phenylephrin, Kokain), direkte Sympathikusreizung
- *indirekte Sympathikomimetika* (Amphetamin, Tyramin) setzen Noradrenalin aus den speichernden Vesikeln frei
- *Parasympathikolytika*
  - kurzwirkende blockieren die Effektorzellen für Acetylcholin kurzfristig (Homatropin 3 h, Cyclopentolat bis 24 h, Tropicamid 30 min bis 5 h)
  - langwirkende starke Parasympatholytika blockieren die Effektorzellen für Acetylcholin längerfristig (Atropin bis 14 Tage, Scopolamin 2 bis 3 Tage)

Mydriatika werden bei Reizzuständen der Vorderkammer (Iritis, Uveitis) zur Ruhigstellung des Ziliarkörpers und zur Vermeidung von Synechien gegeben.

Kontraindikation. *Enger Kammerwinkel!* Es kann ein akutes Winkelblockglaukom ausgelöst werden.

Folgende Substanzen können die Pupillenweite beeinflussen: Morphin, Heroin und E605 verursachen eine Miosis, Kokain eine Mydriasis.

8.4 Störungen der Pupillenmotorik

Siehe Tabelle 16.3.

Absolute Pupillenstarre

Direkte und konsensuelle Lichtreaktion und Konvergenzreaktion des erkrankten Auges sind aufgehoben (weite, entrundete Pupille). Die Pupillenreaktionen des anderen, gesunden Auges bleiben unbeeinflußt.

Ursache. Läsion im *efferenten* Schenkel der Pupillenreflexbahn, meist im Bereich des Edinger-Westphal-Kerns oder prä- beziehungsweise postganglionäre Störung im Verlauf des N. oculomotorius (III). Besteht gleichzeitig eine Akkommodationslähmung, liegt eine *Ophthal-*

Tab. 16.3: Störungen der Pupillenmotorik

Erkrankung	Lichtreaktion direkt/ konsensuell	Konvergenzmiosis	Weite der Pupille	Reaktion auf Medikamente
absolute Pupillenstarre	aufgehoben/ aufgehoben	aufgehoben	weit	ja
reflektorische Pupillenstarre	aufgehoben/ aufgehoben	überschießend	eng/ untermittelweit	kaum Ansprechen auf Atropin/Kokain
amaurotische Pupillenstarre	erkranktes Auge: aufgehoben/intakt gesundes Auge: intakt/aufgehoben	beidseits intakt	normal/ seitengleich	normal
Pupillotonie	aufgehoben/ aufgehoben oder tonisch (wurmartig)	tonisch (wurmartig)	entrundet/ übermittelweit	Kokain → Mydriasis Pilocarpin → Miosis

moplegia interna vor (Prozesse im Bereich der Schädelbasis bzw. des Mittelhirns).

Reflektorische Pupillenstarre (Argyll-Robertson)

Enge entrundete Pupille mit Herabsetzung beziehungsweise Aufhebung der direkten und indirekten (konsensuellen) Lichtreaktion bei normaler oder überschießender Naheinstellungsreaktion.

Ursache. Eine Störung im Bereich der Sphinkterkerne, im Schaltneuronensystem der Reflexbahn, die typischerweise im Rahmen einer Tabes dorsalis bei Lues vorkommen kann.

> **Merke !**
> Die Pupillenweite wird durch Kokain oder Pilocarpin kaum beeinflußt.

Amaurotische Pupillenstarre

Die direkte Lichtreaktion des amaurotischen Auges ist aufgehoben, die indirekte (*konsensuelle*) Lichtreaktion und die Konvergenzmiosis bleiben intakt. Die konsensuelle Lichtreaktion des gesunden Auges ist ebenfalls erloschen (Abb. 16.22).

Ursachen. Störung der *afferenten* Reflexbahn infolge eines Schadens im Bereich der Netzhaut oder des Sehnerven *(einseitige Amaurose)*. Die Pupille des erblindeten Auges erscheint im Vergleich zum gesunden Auge etwas weiter.

Pupillotonie

Harmlose, ätiologisch ungeklärte Störung der Pupillenreaktion, meist einseitig und mit weiter bis mittelweiter Pupille auftretend. Die direkte und indirekte Lichtreaktion ist am betroffenen Auge erloschen oder verzögert auslösbar. Die Konvergenzmiosis erfolgt „wurmartig" tonisch verzögert, danach verstärkt, die Miosis kann zehn Minuten oder länger anhalten.

> **Merke !**
> Die Pupille spricht stark auf Pilocarpin und Kokain an. Bei zusätzlichem Ausfall des Patellar- und Achillessehnenreflexes besteht ein *Adie-Syndrom*.

Anisokorie

Ungleiche Pupillenweite beider Augen von mehr als 1 mm Differenz.

Ursachen.
- angeboren
- nach Contusio bulbi
- bei einseitigem Reizzustand der Vorderkammer

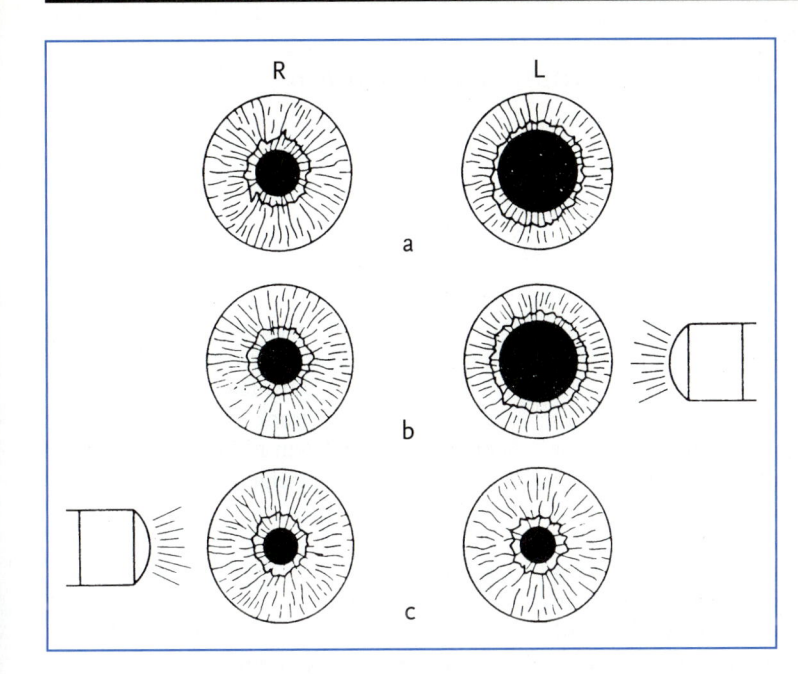

Abb. 16.22: Amaurotische, einseitige (linksseitige) Pupillenstarre. Dabei am linken Auge **a** Pupille weiter, **b** direkte LR = negativ, **c** indirekte LR = positiv (E. Baudisch 1979)

- im akuten Glaukomanfall eines Auges
- bei Hirndruck
- bei Commotio cerebri
- bei einseitiger Medikamentengabe

Horner-Syndrom

Ausfall der sympathischen Innervation mit kompensatorischem Überwiegen des Parasympathikus. Es kommt zu folgender Symptomentrias: *Ptosis, Miosis und Enophthalmus.*

Traumatische Pupillenläsionen

Bei Sphinkterläsion und Iridodialyse kann es zu Verziehungen und Entrundung der Pupille und zur Störung der Pupillenreaktion kommen (siehe Kap. 7.7).

> **Merke !**
> Bei akutem Glaukom kommt es zu einer Mydriasis, bei Iritis/Uveitis zu einer Miosis.

8.5 Leukokorie

Als Leukokorie bezeichnet man ein weißlichgelbes anstelle eines normalen roten Pupillenleuchtens. Bei Kindern ist eine Leukokorie in der Hälfte der Fälle ein Erstsymptom eines *Retinoblastoms*. Bei Erwachsenen findet man eine Leukokorie bei *persistierendem hyperplastischen primären Glaskörper (PHPV = Persistent hyperplastic primary vitreous siehe Kap. 10.4)* und als Folge einer Uveitis oder einer Glaskörperblutung.

9 Vorderkammer und Glaukom

9.1 Anatomische und physiologische Grundlagen

Der Augeninnendruck liegt normalerweise zwischen 10 und 21 mmHg (mittlerer Normwert etwa 15,5 mmHg). Kontrollbedürftig sind Patienten mit einem leicht erhöhten Druck von 21 bis 25 mmHg, die zusätzlich mit *Risikofaktoren* wie *höherem Alter, familiärer Belastung, hoher Myopie, Diabetes mellitus, zu hohem* und *zu niedrigem Blutdruck* und verschiedenen *Gefäßerkrankungen* belastet sind. Patienten mit einem Druck über 25 mmHg und Patienten mit einer Seitendifferenz von mehr als 5 mmHg müssen ebenfalls behandelt und regelmäßig kontrolliert werden. Der Augeninnendruck unterliegt tagesrhythmischen Schwankungen. Die höchsten Werte werden bei einem Patienten mit Glaukom morgens vor dem Aufstehen gemessen, die niedrigsten Werte mittags und nachmittags.

Anatomische Begrenzung der Hinterkammer:
- ventral: Irisrückfläche
- dorsal: Linsenrückfläche, Zonulaapparat
- lateral: Ziliarkörper

Anatomische Begrenzung der Vorderkammer:
- ventral: Hornhautrückfläche
- dorsal: Irisvorderfläche
- lateral: Kammerwinkel

Die Vorderkammer enthält das Kammerwasser, welches für Volumenkonstanz, Ernährung und Stoffwechsel der gefäßlosen Augenbestandteile benötigt wird. Es wird im Epithel des Ziliarkörpers gebildet und von den Ziliarfortsätzen in die Hinterkammer sezerniert. Von dort gelangt das Kammerwasser durch die Pupille in die Vorderkammer. Der Abfluß erfolgt über das *Trabeculum corneosclerale* in den *Schlemm-Kanal* (Kammerwinkelbereich) und von dort aus in die Blutgefäße.

Der intraokuläre Druck ist abhängig von der Sekretionsrate und dem Abflußwiderstand des Schlemm-Kanals, er steigt bei Verdichtung des trabekulären Gewebes.

9.2 Untersuchung

Inspektion mit der Spaltlampe. Man beurteilt die Vorderkammertiefe und den Vorderkammerinhalt (Zellen, Eiweißvermehrung, Trübungen, Einblutungen, Fibrinausschwitzungen).

Bestimmung des Augeninnendrucks. Die Applanationstonometrie nach Goldmann ist die exakteste Methode. Daneben gibt es noch die Impressionstonometrie nach Schiötz.

Gonioskopie. Mit dem Dreispiegelkontaktglas nach Goldmann beurteilt man vor der Spaltlampe die Kammerwinkelweite.

Perimetrie. Die einfachste Methode zur Bestimmung der Grenzen des Gesichtsfeldes ist der *Parallelversuch*. Untersucher und Patient haben das gleiche Auge abgedeckt. Ein Gegenstand wird langsam von außen nach innen in das Gesichtsfeld geführt, der Patient gibt ein Zeichen, wenn er den Gegenstand sieht. Nach demselben Prinzip arbeiten Perimeter. In eine Halbkugel werden Lichtpunkte projiziert, die der Patient, der eine vorgegebene Marke fixiert, erfassen muß. Jeder erkannte Lichtpunkt wird vom Patienten durch ein mechanisches *(Perimeter nach Goldmann,* s. Abb. 16.23) oder elektronisches Signal (elektronisches, computerunterstütztes Perimeter) dem Untersucher oder

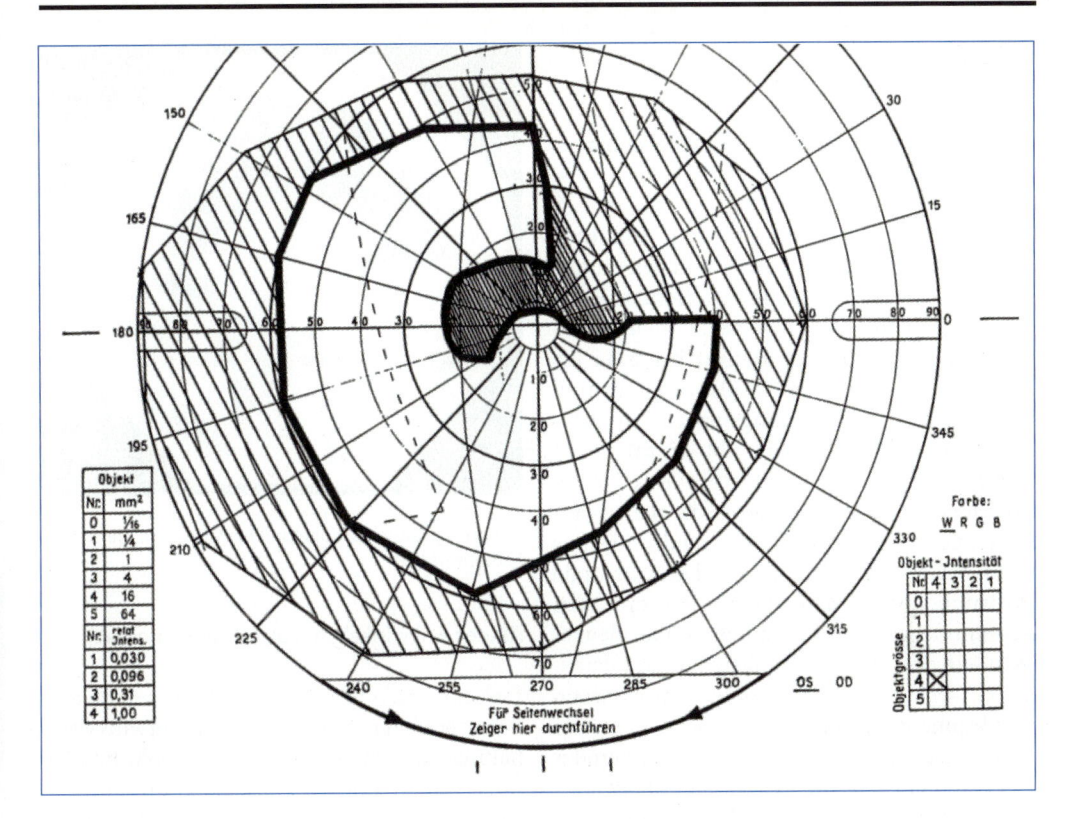

Abb. 16.23: Perimetrischer Gesichtsfeldbefund (nach Goldmann) bei Glaucoma chronicum simplex (IMPP). Schraffierte Fläche: Normalbefund; zentrale weiße Fläche: Patientenbefund (konzentrischer Schaden, papillomakulärer Defekt)

einem Rechner übertragen, der es während der Untersuchung auf einem Diagramm festhält. Bei der Glaukomdiagnostik ist besonders das zentrale Gesichtsfeld (30 Grad) von Bedeutung.

Ophthalmoskopie. Sie dient der Untersuchung einer vermehrten Papillenexkavation. Der Quotient aus dem Durchmesser der Exkavation im Verhältnis zum Gesamtdurchmesser der Papille ist die C/D-ratio (normal bis 0,3). Ist die Papille randständig vital, so hat eine Exkavation, die größer als 0,3 ist, keine krankhafte Bedeutung (physiologische Exkavation). Krankhafte Veränderungen des Sehnervenaustritts, die für ein Glaukom sprechen, sind ein randständiger Gefäßaustritt und ein bajonettförmiges Abknicken der Blutgefäße (Notches) am Rand zur Exkavation (siehe Abb. 16.24).

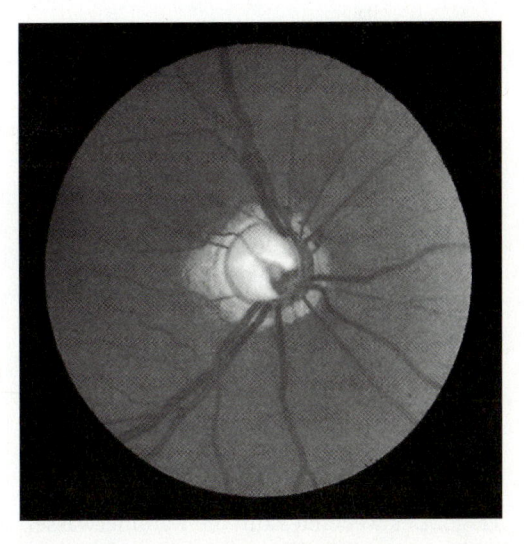

Abb. 16.24: Papille bei Glaukom (IMPP)

9.3 Glaukomformen

Chronisches Weitwinkelglaukom (Glaucoma chronicum simplex)

Ursache. Durch einen erhöhten Abflußwiderstand im Bereich der Trabekel beziehungsweise des Schlemm-Kanals bei offenem Kammerwinkel wird das chronische Weitwinkelglaukom verursacht. Es kommt bei zwei bis drei Prozent der Gesamtbevölkerung vor und ist die häufigste Erblindungsursache in industrialisierten Ländern (siehe Abb. 16.23).

Symptome. Es ist lange Zeit subjektiv asymptomatisch! Erste Symptome sind meistens massive Gesichtsfeldausfälle und eine zentrale Visusminderung. Man findet einen erhöhten Augeninnendruck, eine zunehmende glaukomatöse Exkavation der Papille, einen randständigen Gefäßaustritt am nasalen Papillenrand und bajonettartig abknickende Gefäße. Bei der Perimetrie zeigt sich ein vergrößerter blinder Fleck und ein von ihm ausgehender bogenförmiger Ausfall mit nasalem Sprung (Bjerrum-Skotom siehe Abb. 16.25). Das Endstadium der Papillenschädigung ist die glaukomatöse Optikusatrophie mit weißer, atrophischer Papille.

Therapie. Senkung des Augeninnendrucks, um eine Progredienz des Sehnervenzerfalles aufzuhalten, mit β-Rezeptorenblockern (z.B. Timolol als Augentropfen; Kontraindikationen sind Asthma und AV-Block), Pilocarpin, Carbachol, Clonidin (cave: Blutdruckabfall). Ist der Druck medikamentös nicht mehr senkbar, wird eine *Lasertrabekuloplastik* (LTP) (unsichere Wirkung, hohe Rezidivrate), beim Glaukomanfall eine *basale Iridektomie* durchgeführt. Als ultima ratio bei Versagen aller anderen Maßnahmen kommen fistulierende oder filtrierende *Operationen* (Schaffung eines neuen Kanals [einer Fistel] für den Kammerwasserabfluß zwischen der Vorderkammer und dem Sub-Tenon-Raum), z.B. die *Trabekulektomie (Goniotrepanation)*, in Frage. Des weiteren kann die Kammerwasserbildung im Ziliarkörper durch Vernarbung mittels *Zyklokryokoagulation* (CCK) gedrosselt werden.

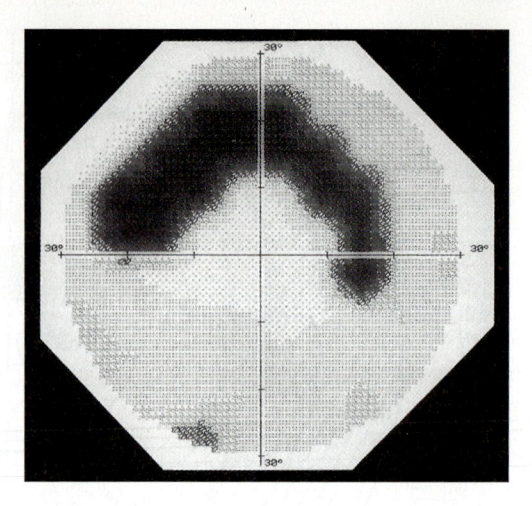

Abb. 16.25: Gesichtsfeldbefund bei Glaukom, Bjerrum-Skotom (IMPP)

Akutes Engwinkelglaukom (Glaukomanfall)

Ursache ist die Verlegung des Kammerwinkels. Prädisponierend sind enge Kammerwinkelverhältnisse bei starker Hyperopie, Mikrophthalmus, Verlagerung der Linse nach vorn und Linsenquellung. Auslöser können sein: Mydriasis, Mydriatika, Aufregung, zu hoher und zu niedriger Blutdruck.

Symptome. Steinharter Bulbus im Anfall, Hornhautepithelödem, weite reaktionslose Pupillen, kongestive Bindehauthyperämie, Epiphora, Schmerzausstrahlung in den gesamten Organismus (Differentialdiagnose: Appendizitis), Übelkeit, Erbrechen, Kopfschmerzen, subjektive Sehstörungen wie Nebelsehen, farbige Ringe um Lichtquellen, Visusverschlechterung.

Differentialdiagnose. Akute Iritis (kein steinharter Bulbus, Reizmiosis! siehe Tab. 16.2).

Therapie. Im akuten Anfall Acetazolamid intravenös, Applikation von 2%igen Pilocarpin-Augentropfen in 15minütigen Abständen zur Pupillenverengung, zwei Gläschen Schnaps sind durchaus legitim! Danach sofortige Einweisung in eine Klinik, dort zusätzlich Mannit-Infusionen und gegebenenfalls operative Druckentlastung durch *basale Iridektomie* oder *YAG-Laseriridotomie*.

Komplikationen. Sehnervenschädigung mit halbmondförmigen nasalen Gesichtsfeldausfällen, Optikusatrophie, Erblindung.

Drohender Winkelblock

Bei flacher Vorderkammer oder auch bei chronischem Weitwinkelglaukom mit Engwinkeldisposition ist ein Glaukomanfall (Winkelblock) jederzeit möglich. Um einen Anfall vorzubeugen, sollte man rechtzeitig eine basale Iridektomie oder eine YAG-Laseriridotomie durchführen.

Angeborenes Glaukom (Hydrophthalmus, Buphthalmus)

Es entsteht aufgrund einer Entwicklungsstörung, die zur Verlegung des Kammerwinkels durch persistierendes embryonales Gewebe führt.

Symptome. Großer Hornhautdurchmesser (Differentialdiagnose Megalokornea, Druck normal), verstrichener Limbus, Myopie, Hornhautepithelödem, Epiphora, Blepharospasmus, Risse der Descemet-Membran durch Überdehnung.

Therapie. *Immer operativ!* Goniotomie nach Barkan, Trabekulotomie. Beide Operationen sollten in den ersten Lebenstagen in Narkose durchgeführt werden. Erblindung bei Nichtbehandlung!

Sekundäre Glaukome

Sie treten nach einer Grundkrankheit auf, die nicht in direktem Zusammenhang mit der Kammerwasserbildung oder dem Kammerwasserabfluß steht und in deren Folge es zu einer Druckerhöhung kommt.

Ursachen. Diabetes mellitus (Verengung des Kammerwinkels durch proliferierende Gefäße bei *Rubeosis iridis* → hämorrhagisches Sekundärglaukom), intraokuläre Tumoren, Iridozyklitis, perforierende Verletzungen, Pseudoexfolatio lentis, Linsendislokation, essentielle Irisatrophie, Zentralvenenverschluß, Morbus Sturge-Weber-Krabbe (Buphthalmus mit Sekundärglaukom durch Naevus vasculosus der Choroidea).

Therapie. Therapie der Grunderkrankung.

Absolutes Glaukom

Als absolutes Glaukom bezeichnet man ein Krankheitsbild, bei dem ein Auge aufgrund eines Glaukoms erblindet ist.

Symptome. Glaukomatöse Optikusatrophie und Blindheit.

10 Glaskörper

10.1 Anatomische Grundkenntnisse

Der Glaskörper (Corpus vitreum) wird embryologisch in drei Entwicklungsabschnitte unterteilt: *Primärer, sekundärer, tertiärer Glaskörper.* Er dient der mechanischen Pufferung für Zug-, Druck- und Stoßkräfte und ist eine Stoffwechselbarriere zwischen vorderem und hinterem Augenabschnitt. Der transparente Glaskörper besteht zu 98% aus Wasser und zu 2% aus Hyaluronsäure und kollagenen Fasern, die ihm Festigkeit verleihen. Er ist nur an zwei Stellen (Papille und Ora serrata) mit der Netzhaut verbunden. Bei Myopie und proliferativer Retinopathie kann es zu zusätzlichen Verbindungen zwischen Netzhaut und Glaskörper kommen (vitreoretinalen Adhärenzen). Die Folge kann eine Netzhautablösung (Traktionsablatio) sein.

10.2 Untersuchung

Der Glaskörper wird mit Spaltlampe, Ophthalmoskop, diaskleraler Durchleuchtung (Diaphanoskopie) und Ultraschall (Echographie) untersucht.

10.3 Trübungen

Mouches volantes („Fliegende Mücken")

Harmlose, degenerative Veränderung, bei der sich der Glaskörper verflüssigt und von der Gel- in die Solform übergeht. Diese Degeneration tritt bei Myopie frühzeitiger auf. Frei flotierende Gerüstsubstanzen werden als schwarze Punkte oder „fliegende Mücken" wahrgenommen. Keine Therapie!

Differentialdiagnose. Glaskörpertrübungen, Netzhautablösungen mit Wahrnehmen von Blitzen und Rußregen.

Synchisis scintillans

Degenerative Glaskörperveränderungen mit freischwimmenden Cholesterinkristallen nach vorausgegangener Ablatio retinae oder anderen schwerwiegenden Schädigungen, ophthalmoskopisch nimmt der Untersucher einen „Goldregen" hinter der Linse wahr.

Blutungen in den Glaskörper

Bei Ablatio retinae, Rupturen von Netzhautgefäßen, diabetischer Retinopathie, Periphlebitis, proliferativer Retinopathie, retrolentaler Fibroplasie, Verletzungen, Tumoren.

Therapie. Allgemeine Maßnahmen bei frischer Glaskörperblutung sind Bettruhe und ein Verband beider Augen zur Ruhigstellung (Binokulus). Dehydrierende Maßnahmen z.B. Mannitol intravenös und Glycerin per os (hyperosmolare Ausschwemmung). Bei erregerbedingter Glaskörperentzündung (Begleitvitritis, Endophthalmitis) ist eine kombinierte lokale-systemische oder intravitreale Antibiotikatherapie erforderlich.

Glaskörperchirurgie. Der Glaskörper wird mit dem Glaskörperschneider (*Pars-plana-Vitrektomie*, PPV mit Vitrektor) entfernt.

Indikationen zur Vitrektomie:
- störende Trübungen in der optischen Achse (Nachstar, Blutungen)
- Stränge und Membranen, die die Netzhaut traktieren
- Fremdkörper (amagnetische Kupfersplitter)

- Schaffung von Raum für Injektionen von Gasen, Silikon oder Antibiotika
- histologische Diagnostik (Keimnachweis)

10.4 „Amaurotisches Katzenauge"

Unter durchscheinender Beleuchtung sieht der Untersucher anstatt des aufleuchtenden Fundusrot einen gelbgrauen Pupillenreflex. Meist ist das Krankheitsbild mit einer *amaurotischen Pupillenstarre* kombiniert, die Sehschärfe ist fast völlig aufgehoben.

Ursache. *Retinoblastom,* Glaskörperabszeß, retrolentale Fibroplasie, komplette Netzhautablösung, Morbus Coats (Retinitis exsudativa externa), Gliome, Pseudogliome.

11 Netzhaut

11.1 Anatomische und physiologische Grundkenntnisse

Die Netzhaut wird nach Rohen als ein vorgeschobener Teil des Zwischenhirns angesehen und stellt die innerste Schicht der drei Augenhüllen dar. Sie umfaßt zehn Schichten, welche in zwei Funktionseinheiten beziehungsweise in drei Neurone unterteilt werden.

Die dem Licht abgewendete, choroideawärts gelegene äußere Einheit enthält die *Photorezeptoren (Stäbchen und Zapfen)* und bildet das als Sinnesepithelschicht (Stratum neuroepitheliale) bezeichnete 1. Neuron. Hier erfolgt die Umwandlung photochemischer Reize in nervale Erregungen. Die Zapfen (zentrale Sehschärfe, Farbensehen) enthalten die Sehpigmente *Jodopsin* und *Zyanopsin*, die Stäbchen (Dämmerungssehen) das *Rhodopsin*. Diese Sehpigmente sind photosensibel und zerfallen durch Lichteinfall. Dadurch wird eine Erregung in den Sinnesrezeptoren (Stäbchen, Zapfen) ausgelöst, welche wiederum Potentialschwankungen in den retinalen Ganglienzellen hervorruft und zu einem spezifischen Erregungsmuster im primären Sehzentrum *(Corpus geniculatum laterale)* führt.

Die dem Licht zugewendete, glaskörperwärts gelegene innere Funktionseinheit der Netzhaut dient der Weiterleitung photochemisch transformierter Reize und bildet mit den Ganglienzellen das als Gehirnschicht (Stratum cerebrale) bezeichnete 2. und 3. Neuron. Als *gelben Fleck (Macula lutea)* bezeichnet man das Zentrum des schärfsten Sehens am Augenhintergrund, er befindet sich in der Netzhautmitte des hinteren Augenpols. Dieser flache, etwa 1,5 mm im Durchmesser große, gefäßlose Bezirk ist durch den Farbstoff *Xanthophyll* zitronengelb gefärbt. In der Mitte liegt die sogenannte Netzhautgrube *(Fovea centralis)*, die dem 1. Neuron zugehörig ist und keine Stäbchen enthält (nur Zapfen!). Hier ist die vorgelagerte Gehirnschicht (2. und 3. Neuron) kaum vorhanden, die den Lichteinfall bremsen könnte, so daß die Lichtreize ungehindert auf die Sinneszellen (1. Neuron) auftreffen können. Dieses erklärt die hohe Sehschärfe in diesem Bereich.

Merke !

Die Retina ist an nur zwei Stellen, der Ora serrata und der Papille, mit der Unterlage verbunden.

11.2 Untersuchung

Ophthalmoskopie. Dem Untersucher stehen drei gängige Möglichkeiten zur Verfügung.
- *Spiegeln im aufrechten Bild (direkte Ophthalmoskopie) bei 16facher Vergrößerung*
- *Spiegeln im umgekehrten Bild (indirekte Ophthalmoskopie) bei 4facher Vergrößerung, monokular oder binokular*
- *Dreispiegelkontaktglas nach Goldmann (exakteste Methode zur Beurteilung der Netzhautperipherie)*

Echographie. Der Vorteil dieser nicht invasiven Untersuchung liegt in einer fehlenden Strahlenbelastung und hoher differentialdiagnostischer Aussagekraft und Treffsicherheit. Indikationen sind alle unklaren intraokulären Prozesse bei Trübungen in den brechenden Medien, vor Vitrektomie, bei perforierenden Verletzungen, intraokulären Fremdkörpern und bei Verdacht auf intraokuläre Tumoren.

Fluoreszenzangiographie. Dient der besseren Beurteilung der physiologischen und pathologischen Zusammenhänge bei der Durchblutung der Netz- und Aderhaut sowie der Prüfung der üblicherweise undurchlässigen Blut-Retina-Schranke.

Farbsinnprüfung. Mit *pseudoisochromatischen Tafeln nach Ishiara* kann eine qualitative Aussage über Farbsehstörungen im Rot-Grün-Bereich gemacht werden. Eine quantitative Untersuchung dieser Farbanomalie erhält man mit dem *Anomaloskop*. Blausinnstörungen lassen sich mit Hilfe der *Farbflecktests nach Panel* objektivieren.

Perimetrie. Gesichtsfelduntersuchung (siehe Kap. 9.2).

> **Merke!**
>
> Am häufigsten in der deutschen Bevölkerung ist die *Deuteranomalie* (Grünschwäche, etwa 4–5 % der Bevölkerung) gefolgt von der *Protanomalie* (Rotschwäche, etwa 1–2 % der Bevölkerung). Männer sind von Farbsinnstörungen häufiger betroffen als Frauen.

Sehschärfe. Die Sehschärfe wird mit standardisierten Zeichen (Optotypen: Landolt-Ringe, Pflüger-Haken, Snellen-Haken, Zahlen- und Buchstabenreihen, Kinderbilder) in einer normierten Entfernung (Fernvisus 5 m, Nahvisus 30–40 cm) geprüft. Die Nahsehschärfe wird mit Lesetafeln (nach Nieden, Birkhäuser) überprüft.

> **Merke!**
>
> Der Visus (zentrale Sehschärfe) ist die Fähigkeit des Auges, zwei eng beieinander liegende Punkte getrennt voneinander wahrzunehmen. Dieses optische Auflösungsvermögen wird als Trennschärfe (= Minimum separabile) bezeichnet und ist eine Leistung der Netzhautmitte (Fovea centralis).

Elektrophysiologische Methoden.
- Das *Elektroretinogramm* (ERG) mißt Potentialschwankungen zwischen der inneren und äußeren Oberfläche der Retina
- Das *Elektrookulogramm* (EOG) registriert Störungen des Pigmentepithels und der Sinnesepithelschicht
- Visuell evozierte Potentiale (VEP) sind Potentiale der Regio occipitalis, die als Antwort auf Lichtreize in Höhe der medialen Hemisphärenfläche des Okzipitallappens abgeleitet und von einem Computer analysiert werden

11.3 Gefäßerkrankungen

Retinopathia praematurorum (retrolentale Fibroplasie)

Sie ist eine proliferative Erkrankung der noch nicht ausdifferenzierten Netzhautgefäße von *Frühgeborenen,* die im Inkubator einem zu hohen Sauerstoffpartialdruck ausgesetzt waren.

Fundus. Die peripheren Netzhautbezirke sind ödematös durchtränkt. Anschließend bilden sich im Glaskörper neue Gefäße, die sich strangartig verzweigen. Die Papille ist temporalwärts verzogen. Schließlich entsteht eine solide *Ablatio retinae* mit einer *retrolentalen Membran*.

Therapie. Es gibt keine kurative Therapie. Eine Spontanheilung ist im Frühstadium möglich. Ansonsten macht man, je nach Stadium, eine Kryo- oder Laserkoagulation, netzhautanlegende Operationen oder eine Vitrektomie.

Prophylaxe. Strenge Indikation zur Sauerstoffbeatmung im Inkubator. Die Sauerstoffkonzentration muß langsam reduziert werden.

Diabetische Retinopathie

Häufigste Erblindungsursache in Mitteleuropa! (siehe Abb. 16.26). Man unterscheidet nach der „Early Treatment Diabetic Retinopathy Study

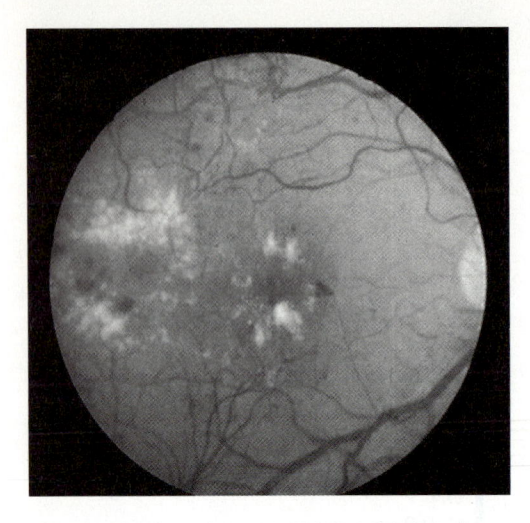

Abb. 16.26: Diabetische Retinopathie und diabetische fokal exsudative Makulopathie (IMPP)

Group" (ETDRS) eine nicht proliferative diabetische Retinopathie (NPDR) von einer proliferativen diabetischen Retinopathie (PDR):

Nicht proliferative diabetische Retinopathie.
Drei Schweregrade:
- *milde/geringe Retinopathie:* wenige intraretinale Blutungen und Mikroaneurysmen. Keine Therapie, Kontrolle nach drei bis sechs Monaten bei Typ-I-Diabetes, nach sechs Monaten bei Typ-II-Diabetes
- *mäßige Retinopathie:* Mikroaneurysmen, intraretinale Blutungen und zusätzlich perlschnurartig veränderte Venen. Kontrolle nach drei Monaten bei Typ-I-Diabetikern, nach sechs Monaten bei Typ-II-Diabetikern
- *schwere Retinopathie (früh präproliferativ):* Mikroaneurysmen und intraretinale Blutungen in allen vier Quadranten oder perlschnurartige Venen in mindestens zwei Quadranten oder intraretinale mikrovaskuläre Anomalien (IRMA's) in mindestens einem Quadranten („*4-2-1-Regel*"). Therapie: *Disseminierte (panretinale) Laserkoagulation* mit etwa 1000 Laserherden in zwei bis drei Sitzungen, insbesondere bei Typ-I-Diabetes und ungenügender Compliance des Patienten; Kontrolle in drei Monaten

Proliferative diabetische Retinopathie (PDR)/ diabetische proliferative Vitreoretinopathie (PVR). Sie ist gekennzeichnet durch Proliferationen der Papille (NVD) und Proliferationen an der peripheren Netzhautoberfläche (NVE) mit präretinalen (subhyaloidalen) Blutungen und Glaskörperblutungen. Therapie: Disseminierte (panretinale) Laserkoagulation mit etwa 2000 Herden in etwa vier bis sechs Sitzungen. Bei PVR *Pars plana Vitrektomie (PPV)*, je nach Befund mit Ölauffüllung und Membranpeeling.

Diabetische Makulopathie

Fokal exsudative Makulopathie. Es gibt umschriebene Zonen von Ödem (Verdickung der Netzhaut mit und ohne Transparenzverlusten), harten Exsudaten, Mikroaneurysmen und intraretinalen Blutungen (siehe Abb. 16.26). Wenn die oben genannten Veränderungen der Netzhautmitte ganz oder teilweise innerhalb eines Papillendurchmessers von der Foveola entfernt liegen, spricht man von einem visusbedrohenden oder *klinisch signifikanten Makulaödem (CSME)*. Therapie: Wenn der Befund nicht klinisch signifikant ist, Kontrolle in drei Monaten, bei klinisch signifikantem, visusbedrohendem Makulaödem: *zentrale Laserkoagulation* der Mikroaneurysmen und Ödemzonen nach Fluoreszenzangiographiebefund oder zentralem Fundusphoto.

Diffuse Makulopathie. Durch generalisierten Zusammenbruch der Blut-Retina-Schranke wird ein diffuses Makulaödem mit ausgedehnten harten Exsudaten und intraretinalen Blutungen hervorgerufen. Therapie: je nach Fluoreszenzangiographiebefund zentrale herdbetonte Laserkoagulation.

Ischämische Makulopathie. Untergang des perifovealen Kapillarnetzes, ist *nur fluoreszenzangiographisch zu sichern!*

Merke!

Liegt eine ischämische Makulopathie vor, ist eine Laserkoagulation kontraindiziert, da hier noch mehr Gewebe zerstört würde.

Ursache der diabetischen Retinopathie/ diabetischen Makulopathie

Die Hyperglykämie induziert pathobiochemische Vorgänge wie Abnahme der Erythrozytenverformbarkeit, Erhöhung der Blutviskosität, Verdickung der Basalmembran der Kapillaren, Perizytenverlust, Bildung von Mikroaneurysmen und Glaskörperstrukturveränderungen.

Ursache der proliferativen Vitreoretinopathie (PVR)

Der oben beschriebene Perizytenverlust und die chronische Gewebshypoxie bewirken eine verminderte Sekretion des Wachstumsfaktors Transforming Growth Factor (negativer Wachstumsfaktor) und verhindern somit eine Hemmung der Endothelzellproliferation.

> **Merke!**
> Ist bei einer koagulationsbedürftigen Retinopathie gleichzeitig eine visusbedrohende klinisch signifikante Makulopathie vorhanden, immer zuerst die Makulopathie zentral lasern.

> **Merke!**
> Besteht bei einer koagulationsbedürftigen Makulopathie/Retinopathie gleichzeitig eine Katarakt, kann man bei relativ gutem Einblick zuerst lasern, bei schlechtem Einblick muß man zuerst die Katarakt operieren.

Arteriosklerose

Arteriosklerotische Gefäße in der Netzhaut treten im Rahmen einer generalisierten Arteriosklerose auf.

Fundus. Die Gefäßwände sind verdickt und das Lumen eingeengt. Die Gefäße, deren Kaliber schwankt, schlängeln sich durch den Elastizitätsverlust der Gefäßwand. Man sieht verbreiterte Reflexstreifen, *Gunn-Kreuzungszeichen*, Mikroblutungen und eine Retinitis circinata bei hochgradigen Durchblutungsstörungen. Im höheren Alter kann es zur Makulopathie, Gefäßverschlüssen und zu einer Arteriitis temporalis kommen.

Hypertonie

Die hypertonen Augenhintergrundveränderungen werden in vier Grade eingeteilt:
- Grad 1–2: fokale oder diffuse Engstellungen der Arteriolen
- Grad 3: zusätzlich harte Exsudate, intraretinale Blutungen, Cotton-wool-Herde, Sternfigur der Makula
- Grad 4: zusätzliches Papillenödem

Therapie. Therapie der Grunderkrankung!

> **Merke!**
> Die hypertensive Retinopathie kommt nur bei hohen Blutdruckwerten vor, wie sie bei Nierenerkrankungen, Phäochromozytom und EPH-Gestose in der Gravidität (Retinopathia eclamptica gravidarum) auftreten.

Zentralarterien-(ZAV) oder Arterienastverschluß (AAV)

Die zentrale Blutzufuhr wird durch einen Thrombus verlegt, der auf der veränderten Gefäßinnenwand bei Arteriosklerose und/oder Hypertonie entsteht (Abb. 16.27. und 16.28 im Farbteil).

Symptome. Der Patient erleidet *innerhalb von Sekunden* einen *schmerzlosen Sehverlust*.

Fundus. Charakteristisches Bild des „Infarktes der Netzhaut" mit milchigweißem Netzhautödem und *kirschrotem Fleck* in der Makula (der orangerote Reflex der intakten Choroidea scheint im Bereich der Fovea durch, umgeben von der im Gegensatz zum restlichen Fundus besonders ödematösen, dicken Retina), blutleere Netzhautarterien.

Therapie. Durchblutungsfördernde Infusionen, systemische Kortisongaben, Ursachenklärung, z.B. durch Doppler-Sonographie der Karotiden, Duplex (Farbduplexsonographie der hirnversorgenden Gefäße) etc.

Verschluß der Zentralvene (ZVV) oder Venenastverschluß (VAV)

Die Venenverschlüsse sind multifaktoriell bedingt und können bei Arteriosklerose, Hypertonie und Gefäßveränderungen, die sich auf die Rheologie auswirken, auftreten (siehe Abb. 16.29 im Farbteil). Die „Apoplexia retinae" ist weitaus häufiger als die Embolie!

Symptome. Innerhalb von Minuten setzt eine schmerzlose Sehverschlechterung ein. Bei der ischämischen Variante kommt es in 20–35 % der Fälle zusätzlich zu Cotton-wool-Herden und harten Exsudaten.

Fundus. Hämorrhagisch verfärbte Papille, Netzhaut- und Makulaödem, *streifige Blutungen bis in die Peripherie*, gestaute Venen.

Komplikationen. *Proliferative Retinopathie (PVR)*, Traktionen mit der Gefahr einer Amotio, Glaskörperblutungen, Rubeosis iridis mit *hämorrhagischem Sekundärglaukom*.

Therapie. Bekämpfung der Ursachen durch Verminderung der Risikofaktoren, rheologische und gefäßabdichtende Medikamente, bei proliferativen Veränderungen disseminierte Fotokoagulation.

Vasculitis retinae, Periphlebitis retinae, Morbus Eales

Die Ursache dieses Krankheitsbildes, das bevorzugt bei jungen Männern (15–35 Jahre) vorkommt, ist unbekannt. Diskutiert wird ein ätiologisch multifaktorielles Geschehen (Tuberkulose, Fokalerkrankungen). Es gibt drei Erscheinungsformen: exsudativ, hämorrhagisch und proliferativ.

Symptome. Perivaskulitis, ein- oder beidseitig auftretend, Glaskörperblutungen, proliferative Retinopathie (PVR) mit in den Glaskörper einsprossenden Gefäßen (Wundernetze), Traktionsamotio.

Therapie. Behandlung der Grunderkrankung, gefäßabdichtende Medikamente, Laserkoagulation bei proliferativem Blutungsgeschehen.

11.4 Degenerative/dystrophische Erkrankungen der Netzhaut

Juvenile Makuladegeneration

Es gibt zwei Erscheinungsformen, die *vitelliforme* und die *Stargardt-Degeneration*. Beide sind hereditär bedingt.

Symptome. *Metamorphopsien* (Verzerrtsehen), Protanomalie.

Fundus. Scheibenförmige *„eidotterartige" Zyste der Makula*.

Diagnose. Angiographie, *ERG normal, EOG pathologisch!*

Therapie. Keine! Fotografische Dokumentation des Krankheitsverlaufes.

Senile Makuladegeneration

Nach Sautter unterscheidet man eine trockene von einer feuchten Form. Statistisch gesehen sind 60jährige in etwa 20 %, 80jährige in etwa 50 % der Fälle betroffen.
- *trockene altersabhängige Makuladegeneration (TAMD):* Ursachen sind Arteriosklerose und myopische Dystrophie. Die zentrale Sehschärfe nimmt ab, es treten Metamorphopsien auf. Die Retina ist blaß und atrophisch, Wall- und Foveolarreflex fehlen. Schwund des Pigmentepithels und Pigmentverschiebung, Drusen.
- *scheibenförmige „feuchte" Makuladegeneration (Sonderform nach Kuhnt-Junius):* progressive, exsudativ-proliferierende Alterserkrankung bei ausgeprägter Arteriosklerose der Netz- und Aderhautgefäße. Die Symptome sind Metamorphopsien, rasche Visusmin-

derung und Zentralskotom, Das Fundusbild zeigt eine glasige Vorwölbung des hinteren Pols durch einen subretinalen Flüssigkeitserguß, eine zeltförmige Abhebung der Makula *(Pigmentblattabhebung)*, submakuläre und hufeisenförmige subretinale Randblutungen *(subretinale Neovaskularisation SRNV)*, im *Narbenstadium* eine grauweiße Scheibe *(subretinale Fibrose oder Pseudotumor der Makula)*. Es ist keine befriedigende Therapie möglich!

Retinopathie durch Chloroquin

Chloroquin wird zur Malariaprophylaxe und als Basistherapeutikum im Rahmen der chronischen Polyarthritis eingesetzt. Hierbei kann es besonders nach langer Anwendung zu einer irreversibler Makulopathie kommen.

Symptome. Störung des Farbensehens und der Lesefähigkeit. Manchmal kommt es zu reversiblen Einlagerung in die Hornhaut.

Fundus. Feinfleckige Pigmentierung der Makula, durch Degeneration und Atrophie des Pigmentepithels entsteht ein heller Ring (Schießscheibenmakula).

Myopische Degeneration

Klinisch schwerwiegende Veränderungen, die *nur bei maligner oder progressiver Myopie*, die mit einer höheren Kurzsichtigkeit einhergeht (bis 30 Dioptrien), vorkommen.

Symptome. Nur bei Komplikationen!

Fundus. (Siehe Abb. 16.30 im Farbteil.) *Conus myopicus* (zirkumpapilläre Aderhautatrophie), Verdünnung der retinalen Gefäße, hellweiße Dehnungsstellen am hinteren Pol, Lacksprünge der Bruch-Membran, *Fuchs-Fleck* in der Makula durch rezidivierende Aderhautblutungen in der Netzhautmitte, *Staphyloma posticum* (Ausbuchtung der Sklera am hinteren Pol).

Komplikationen. Ablatio retinae, rezidivierende Aderhautblutungen, zentraler Gesichtsfeldausfall.

Tapetoretinale Dystrophien

Häufigster Vertreter ist die überwiegend rezessiv vererbte *Retinopathia pigmentosa*, die sich meistens im Schulalter manifestiert.

Symptome. Erstes Zeichen ist die Nachtblindheit (Hemeralopie).

Befund. Vollbild: wachsgelbe atrophische Papille, verdünnte Gefäße, Durchsetzung der Netzhautperipherie mit feinen, knochenkörperartigen Pigmentfleckchen.

> **Merke!**
> Das Elektroretinogramm ist frühzeitig ausgelöscht! Keine Therapie.

11.5 Netzhautablösung (Ablatio retinae)

Primäre Ablatio retinae

Von einem Riß oder einem Loch ausgehende Ablösung der Netzhaut. Disponierende Faktoren sind Kurzsichtigkeit, hohes Alter, Linsenlosigkeit, periphere Netzhautdegeneration, proliferative Vitreoretinopathien (PVR), vitreo-retinale Adhärenzen, Glaskörperverflüssigung.

Symptome. Frühsymptome sind Lichtblitze *(Photopsien)* und Rußregen. Charakteristisches Symptom einer bereits eingetretenen Ablösung ist ein schmerzloses Vorhang-, Schatten- oder Schleiersehen, das nach nächtlicher Ruhe ab- und tagsüber zunehmen kann.

Fundus. Die abgelöste Netzhaut erscheint als weißlich graues, zeltförmiges Gebilde, das in den Glaskörper ragt, der Fundus scheint an der Rißstelle deutlich rot durch (durchscheinende Aderhaut), peripher liegt die Netzhaut in Falten. Nicht immer läßt sich ein Foramen als erkennbare Ursache für die Ablösung entdecken (sorgfältige Anamnese, Untersuchung bei maximal weiter Pupille, Echographie!). Nicht selten ist die Makula mit abgehoben, was zu einer starken Visusminderung führt.

Diffentialdiagnose. Netz- oder Aderhauttumor, Retinoschisis, retrolentale Fibroplasie.

Therapie. Bei einem Foramen ohne Ablösung oder mit geringer Begleitablatio wird eine *Laserkoagulation*, bei ungünstig lokalisierten Foramina eine *retinale Kryokoagulation (RCK)* durchgeführt. Bei Ablatio wird entweder von außen eine Plombe aus Silikon aufgenäht *(Plombenoperation)*, oder es wird der Bulbus mit einem Silikonschläuchlein umschnürt *(Cerclage)*. In schwierigen Fällen muß nach einer Pars-plana-Vitrektomie (PPV) Silikonöl eingebracht werden *(Silikonölendotamponade)*, um die Netzhaut von innen an die Unterlage zu pressen (hauptsächlich bei sekundärer Ablatio).

Sekundäre Ablatio retinae

Die sekundäre Netzhautablösung entsteht im Unterschied zur primären ohne vorausgehenden Einriß der Retina. Ursachen dafür sind pathologische Prozesse zwischen Retina und Choroidea, entzündliche Exsudate, Blutungen und Tumoren (Melano-, Retinoblastome), die einen Druck von hinten auf die Netzhaut ausüben. Auch kann die Netzhaut durch Zug nach vorne, bei Verminderung des Glaskörpervolumens (z.B. nach Schrumpfung) und nach perforierenden Verletzungen abgezogen werden *(Traktionsablatio)*. Symptome und Therapie wie bei primärer Ablatio.

11.6 Tumoren

Retinoblastom

Das in 25% der Fälle an beiden Augen auftretende Retinoblastom entsteht teils hereditär, teils sporadisch (Spontanmutation!) meistens in den ersten drei Lebensjahren aus wuchernden embryonalen Zellen der Retina.

Symptome. Graugelber Pupillenreflex bei erblindetem Auge (amaurotisches Katzenauge), Begleitschielen, weite, reaktionslose Pupille.

Differentialdiagnose. Retrolentale Fibroplasie, Glaskörperabszeß, Ablatio, Pseudogliom, Gliom.

Therapie. Im frühen Stadium bei kleinen Tumoren kann eine Laserbehandlung oder Kobaltbestrahlung erfolgen, bei großem Tumor muß die Enukleation vorgenommen werden.

Prognose. Ernst, bei Infiltration des Sehnerven infaust!

12 Sehnerv

12.1 Anatomische Grundkenntnisse

Der Sehnerv ist ein vorgelagertes Teil des Gehirns und besteht aus den intrabulbär gelegenen marklosen Axonen der retinalen Ganglienzellen. Diese sammeln sich im nasal der Netzhautmitte gelegenen Sehnervenkopf (Papille). Ohne Sinnesepithelzellen (Stäbchen, Zapfen) ist die Papille optisch leer und entspricht dem *blinden Fleck* im Gesichtsfeld. Dura, Arachnoidea und Pia umgeben den von Liquor cerebrospinalis umspülten N. opticus. Der Sehnerv durchzieht in Anpassung an extreme Augenbewegungen s-förmig den retrobulbären Raum bis zum knöchernen Canalis opticus. Von dort erreicht er das Chiasma nach kurzem intrakraniellen Verlauf. Hier vereinigt sich der N opticus mit dem Sehnerven des anderen Auges (weiterer Verlauf siehe Kap. 13.1).

Die Gefäßversorgung erfolgt aus dem Ziliargefäßsystem, das im Niveau der Lamina cribrosa den *Zinn-Gefäßkranz* bildet. Vermutlich gehen auch mit ihm anastomosierende Äste der Zentralarterie ab.

Die normale Papille ist scharf begrenzt, hat eine runde bis längsovale Form (1,5–1,7 mm Durchmesser), ist vital gefärbt, im Niveau der Netzhaut gelegen und hat eine kleine, zentrale (physiologische) Exkavation.

12.2 Normvarianten, Anomalien

Markhaltige Nervenfasern (Fibrae medullares). Weiße, flammig begrenzte, radiär gestreifte Bezirke in Papillennähe ohne klinische Relevanz.

Drusenpapille. Diese Papille hat eine leichtgradig prominente und höckrige Oberfläche (Abb. 16.31). Sie kann mit folgenden Krankheitsbildern assoziiert sein: Neurofibromatose, Retinopathia pigmentosa, Papillitis. Nur in seltenen Fällen hat sie eine klinische Bedeutung.

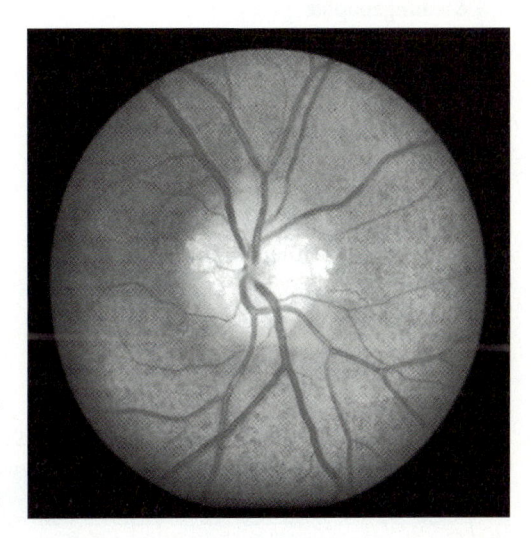

Abb. 16.31: Drusenpapille (IMPP)

Vermehrte Papillenexkavation. Die Exkavation ist noch physiologisch, solange der Rand vital ist und die Lamina cribrosa erkennbar ist. Eine Abgrenzung zur glaukomatösen Exkavation ist nur durch eine genaue Verlaufsbeobachtung möglich.

Pseudopapillitis hyperopica. Papillenunschärfe und geringe Prominenz bei Hyperopen. Im Gegensatz zur echten Papillitis gibt es keine Blutungen und keine Stauungszeichen.

Zilioretinales Gefäß. Anastomose zwischen retinalen und choroidalen Gefäßen, die sich spazierstockartig um den Papillenrand zieht. Hier ist von Vorteil, daß bei einem Zentralarterienverschluß ein auf diesem Weg versorgtes Gebiet weiterhin durchblutet wird.

12.3 Untersuchung

Visus, Ophthalmoskopie, Kampimetrie, Perimetrie (Bestimmung der Größe des blinden Flecks) siehe Kapitel 11.2 und 9.2.

12.4 Stauungspapille

In zwei Drittel der Fälle liegt die Ursache in einem raumfordernden intrakraniellen Prozeß, bei dem es aufgrund eines erhöhten Liquordrucks zu einem Stauungsödem der Papille kommt. (Eine Ausnahme sind Sellatumoren, die ohne Stauungszeichen zu einer absteigenden Atrophie des Sehnerven führen.)

Fundus. Zuerst kommt es in der nasalen Papillenhälfte zu einer Hyperämie und glasigen Schwellung durch das Stauungsödem. Später folgt die temporale Papillenhälfte. Bei voll ausgebildetem Krankheitsbild kommt eine venöse Stauung hinzu, die prall gestauten Venen klettern zur pilzförmig in den Glaskörper ragenden Papille hoch und von da in den Gefäßtrichter hinab. Die prominente, hyperämische Papille weist streifige Blutungen auf.

Therapie. Aus ophthalmologischer Sicht ist bei drohender Papillenatrophie eine Operation notwendig. Die neurochirurgische Abklärung ist erforderlich.

Komplikation. Optikusatrophie.

12.5 Papillitis, Neuritis nervi optici

Siehe Tabelle 16.4.

Tab. 16.4: Differentialdiagnose der Erkrankungen des Sehnerven

Diagnose	Pathogenese	Ursache	Blutungen	NH-Gefäße	Gefäßtrichter	Gesichtsfeld	Sehschärfe
Drusenpapille (sagokornartiges Bild)	Anomalie		keine	normal	normal	mögliche Einschränkung!	mögliche Einschränkung!
Pseudopapillitis hyperopica	Anomalie	verkürzter Bulbus bei Hyperopie	keine	normal	normal	keine Einschränkung	keine Einschränkung
Stauungspapille	Stauungsödem	intrakranielle Drucksteigerung	ausgeprägte Streifenblutungen	gestaut	zunächst erhalten	evtl. vergrößerter blinder Fleck	keine Einschränkung
Papillitis	entzündliches Ödem	Entzündung der Papille z. B. Multiple Sklerose, Infekt	Blutungen möglich nicht obligat!	hyperämisch	verstrichen	sektorenförmig eingeschränkt	herabgesetzt
Retrobulbärneuritis (papillennah)	entzündliches Ödem	Entz. hinter der Papille z. B. Multiple Sklerose, Intoxikation	keine	normal bis hyperämisch	normal bis verstrichen	Zentralskotom (siehe Abb. 16.32)	herabgesetzt
vordere ischämische Optikusneuropathie (AION) z. B. arteriosklerotisch, M. Horton	ischämisches Ödem	nutritiver Gefäßverschluß am N. opticus	Blutungen möglich	blaß, ischämisch	erhalten	Ausfall der unteren GF-hälfte bis Totalausfall	stark herabgesetzt!
GF = Gesichtsfeld							

Papillitis

Eine Entzündung der Papille kann bei Fokalerkrankungen, Systemerkrankungen (Lupus erythematodes), Enzephalomyelitis disseminata und bei Intoxikationen entstehen.

Symptome. Herabsetzung der Sehschärfe (teilweise dramatisch!), zentrale Gesichtsfeldausfälle, sektorenförmige Skotome, Druckschmerzen. Im Gegensatz zur Stauungspapille erlischt die Funktion schlagartig.

Fundus. Peripapilläres Ödem, Exsudat im Gefäßtrichter, Stase im Kapillarnetz. Die Papille ist nur wenig prominent, und der Gefäßtrichter ist durch ein Exsudat verschlossen.

Therapie. Systemisch Cortison, gegebenenfalls immunsuppressive Therapie.

Retrobulbäre Neuritis (Neuritis nervi optici, NNO)

Zu 70 % ist eine *Enzephalomyelitis disseminata (multiple Sklerose)* die Ursache, weniger häufig sind Intoxikationen mit Tabak, Alkohol oder Chinin (Abb. 16.32, Abb. 16.33).

Symptome. Wie bei Papillitis. Häufig kommen Schmerzen bei Druck auf das Auge hinzu (Repulsionsschmerz).

Fundus. Ophthalmoskopischer Normalbefund!

Therapie. Systemische Kortisongaben, Abklärung der Grunderkrankung.

Prognose. Die Neuritiden (intra- und retrobulbär) neigen zu Rezidiven, die Prognose richtet sich danach!

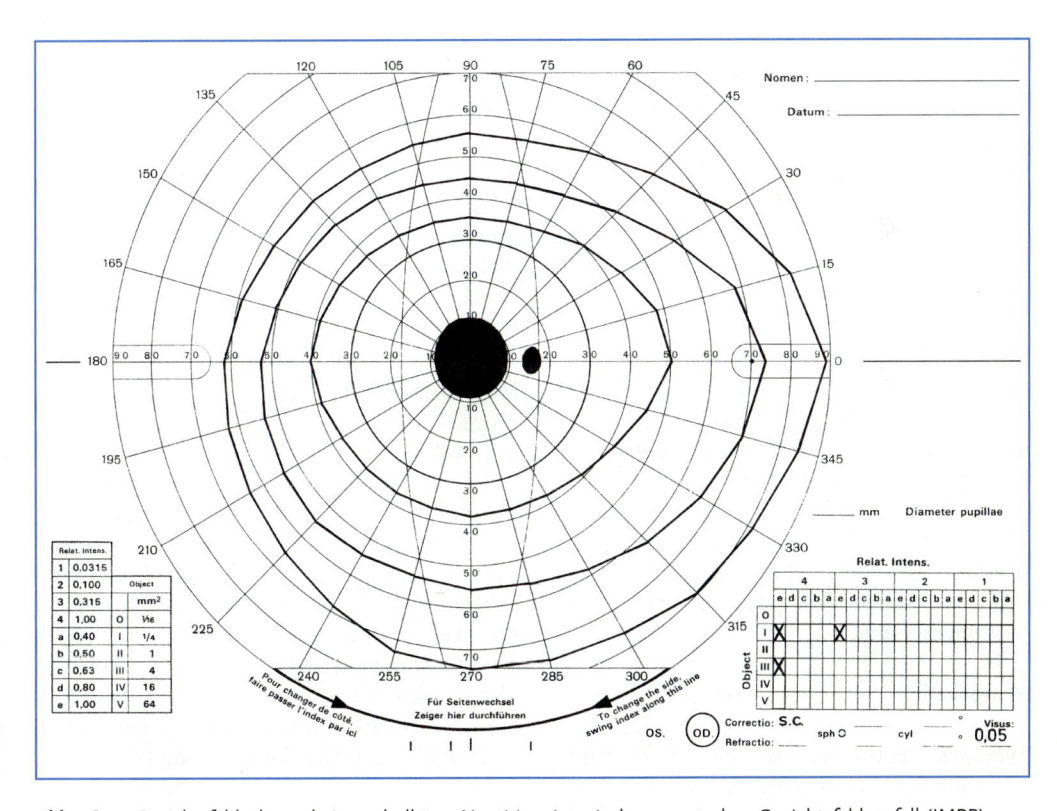

Abb. 16.32: Gesichtsfeldschema bei retrobulbärer Neuritis mit typischem, zentralem Gesichtsfeldausfall (IMPP)

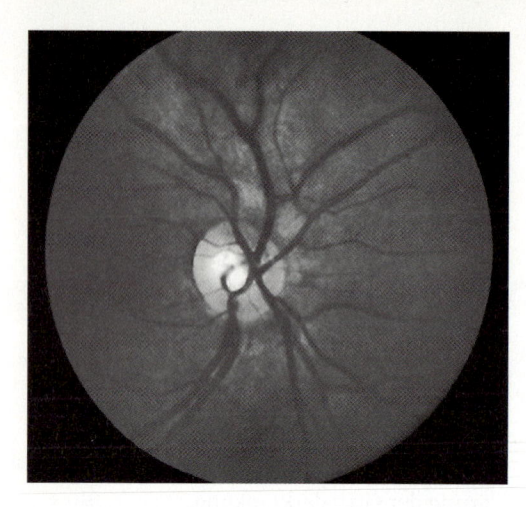

Abb. 16.33: Augenhintergrund bei Retrobulbärneuritis = normaler Fundus! (IMPP)

> **Merke!**
> „Der Patient sieht nichts, und der Arzt sieht auch nichts."

12.6 Ischämische Sehnervenerkrankungen

Ischämische Neuropathie

Ursache ist ein nutritiver Gefäßverschluß bei Risikofaktoren wie Hypertonie, Diabetes mellitus, Arteriosklerose, Morbus Horton etc.

Symptome. Akute Sehverschlechterung, Gesichtsfeldausfälle. Man unterscheidet nach Anatomie der Gefäßverschlüsse:
- *vordere ischämische Optikusneuropathie (AION)* mit ischämischem Papillenödem, Papillenunschärfe, Ausfall der unteren Gesichtsfeldhälfte oder Totalausfall
- *hintere ischämische Optikusneuropathie* mit totalem Gesichtsfeldverfall und normalem Papillenbefund

Komplikation. Partielle Optikusatrophie.

Therapie. Hämorheologische Maßnahmen, wenn möglich Therapie der Grunderkrankung, Ausschaltung der Risikofaktoren.

Arteriitis temporalis

Erkrankung des höheren Alters, überwiegend Frauen. Vermutlich durch ein autoimmunes Geschehen. Arteriosklerotische Gefäßveränderungen werden als prädisponierend angenommen.

Symptome. Einseitig beginnende Sehverschlechterung, die unbehandelt zum Sehverlust führt; das andere Auge zieht bei Nichtbehandlung nach. Ist die Krankheit voll ausgeprägt, geht sie einher mit Übelkeit, *Kauschmerzen*, intensivem Schläfenkopfschmerz, Fieber, *hoher Blutsenkungsgeschwindigkeit*, Blutbildveränderungen (mäßige Leukozytose, hypochrome Anämie). Die Temporalarterie ist geschlängelt, verhärtet und pulslos tastbar. Sind retinale Gefäße beteiligt, kann es zu erheblicher ein- oder beidseitiger Sehverschlechterung kommen bis hin zur Erblindung.

Fundus. *Ischämisches Papillenödem, ischämisches Netzhautbild* (typisches Bild der Zentralarterienembolie, siehe Kap. 11.3), *unverändertes ophthalmoskopisches Netzhautbild* (der Augenhintergrund ist primär unbeteiligt!).

Therapie. Stationäre Aufnahme, sofortige Biopsie/Histologie der A. temporalis zur Diagnosesicherung, Kortisongaben mit hoher Initialdosis (1000 mg intravenös). Häufig ist lebenslang eine niedrig dosierte Kortisonbehandlung nötig (regelmäßige BSG-Kontrolle). Nach Abklingen des Akutstadiums muß eine Kreislaufbehandlung erfolgen.

12.7 Sehnervenatrophie

Die Optikusatrophie mit irreversiblen Axonverlusten ist die Antwort des Sehnerven auf eine progressive Schädigung. Dies führt zu einem progredienten Sehschärfenverlust und endet mit der Amaurose. Man unterscheidet *auf-* und *absteigende* Degenerationen des N. opticus.
- *einfache Optikusatrophie*: absteigende Atrophie nach Druckschädigung (z.B. Hypophysentumor), Tabes dorsalis, vaskuläre Atrophie (nach Optikusmalazie),

nach Retrobulbärneuritis und Intoxikationen. Die Papille ist weiß, *scharf begrenzt* und im Niveau gelegen; bei partieller Atrophie ist sie temporal abgeblaßt
- *postneuritische Optikusatrophie:* bei Papillitis, Enzephalomyelitis disseminata (multiple Sklerose). Die Papille ist weiß, im Niveau gelegen, aber *unscharf begrenzt*
- *glaukomatöse Optikusatrophie*: Weiße, scharf begrenzte Papille mit randständiger, meist kesselförmiger Exkavation und bajonettartig abknickenden Gefäßen (Notches); siehe auch Kap. 9.3
- *retinale Optikusatrophie:* aufsteigende Atrophie mit Schädigung des III. Neurons peripher der Papille. Wachsgelbe, scharf begrenzte Papille mit fadendünnen Gefäßen bei verschiedenen Netzhauterkrankungen (z. B. tapetoretinale Degeneration)

13 Sehbahn

13.1
Anatomische und sinnesphysiologische Grundlagen

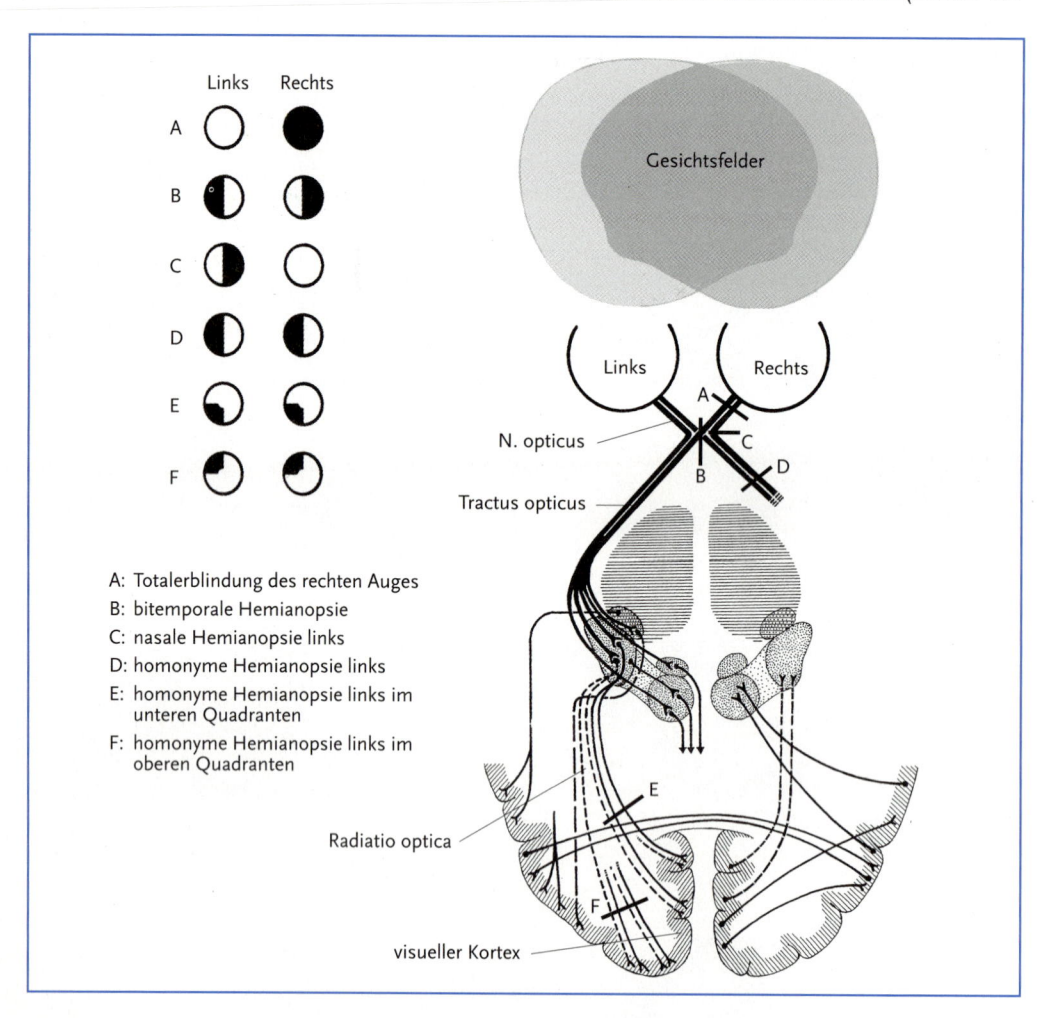

Im Chiasma opticum erfolgt die Kreuzung der medialen Anteile der Sehnervenfasern beider Nn. optici aus den nasalen Hälften der Retina. Der von hier abzweigende rechte Tractus opticus beinhaltet die Faserbündel der rechten Netzhauthälften (linke Gesichtshälfte), umgekehrt enthält der linke Tractus opticus die Fasern der linken Netzhauthälften (rechte Ge-

A: Totalerblindung des rechten Auges
B: bitemporale Hemianopsie
C: nasale Hemianopsie links
D: homonyme Hemianopsie links
E: homonyme Hemianopsie links im unteren Quadranten
F: homonyme Hemianopsie links im oberen Quadranten

Abb. 16.34: Gesichtsfelder und Beispiele für Gesichtsfeldausfälle entlang des N. opticus, des Chiasma opticum, des Tractus opticus und der Sehstrahlung im Kortex

sichtshälfte). Im weiteren Verlauf strahlen die Fasern des Tractus opticus in das Corpus geniculatum laterale („primäres Sehzentrum") ein, das die Verbindung zur *Gratiolet-Sehstrahlung* und über diese zur *Sehrinde* (Radiatio optica) in der Fissura calcarina herstellt (Abb. 16.34).

13.2 Untersuchung

Sehschärfe, Gesichtsfeld (siehe Kap. 9.2), Pupillenreaktionen (siehe Kap. 8.2), neurologische Untersuchung.

13.3 Erkrankungen

Lokalisationen der Sehbahnschädigungen und Gesichtsfeldausfälle

Chiasma opticum. Ursache sind Tumoren (Hypophysenadenom, Kraniopharyngeom, Meningeome des Tuberculum sellae, Olfaktoriusmeningeome, Keilbeinflügelmeningeome, Chiasmagliome, Tumoren der mittleren Schädelbasis) oder ein Aneurysma der A. carotis interna. Das *Chiasmasyndrom* geht einher mit einer Visusminderung, einer *heteronymen (bitemporalen) Hemianopsie* und einer Sehnervenatrophie. Bei Prozessen, die das Chiasma von beiden Seiten einengen (Aneurysma der A. carotis interna, bestimmten Hypophysenadenomen), kann es zu einer *binasalen Hemianopsie* kommen.

Tractus opticus (Abb. 16.35). Außer den Tumoren (Stirnhirn, Schläfenlappen, Thalamus, Vierhügelplatte, Hirnbasis) und Aneurysmen kommen hier auch eine basale Meningitis und Ischämien (Apoplex!) als Ursache in Betracht. Die Symptome sind *homonyme Hemianopsie* oder hemianopischer *Quadrantenausfall*, Visusminderung, Gesichtsfelddefekte, hemianopische Pupillenstarre. Die Papille ist atrophisch, manchmal auch gestaut.

Sehstrahlung. Bei Tumoren des Parietal- und Okzipitallappens, Abszessen, Blutungen und Erweichungen in diesem Gebiet resultiert eine *homonyme Hemianopsie* oder ein *Quadrantenausfall*.

Sehrinde. Blutungen, Erweichungen im Rahmen apoplektischer Geschehen oder Verletzungen im Bereich der Sehrinde verursachen eine *homonyme Hemianopsie mit makulärer Aussparung*. Bei Erblindung durch Ausfall der Sehrinde spricht man von *kortikaler Amaurose (Rindenblindheit)*.

Seelenblindheit. Man versteht darunter die Unfähigkeit, Personen oder Gegenstände, die

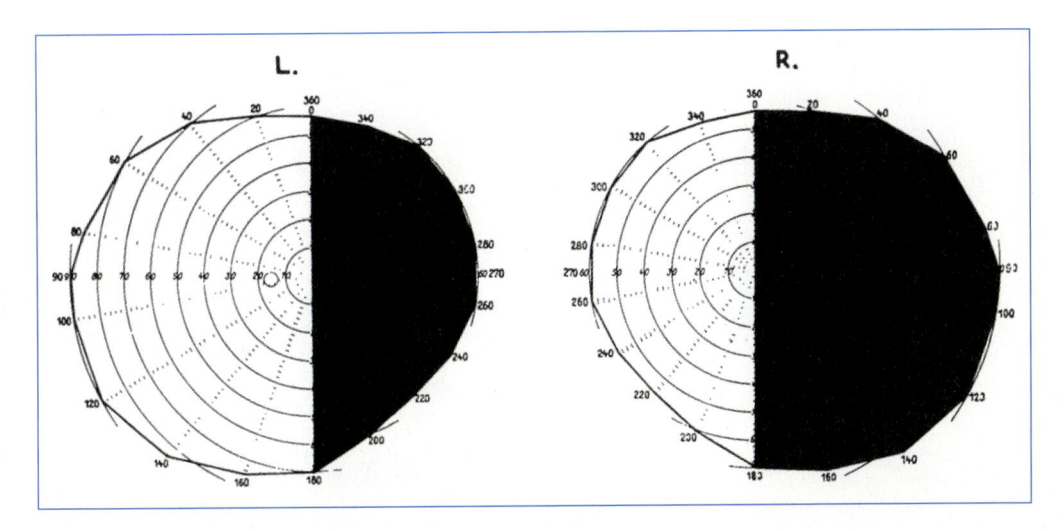

Abb. 16.35: Perimetrie bei homonymer Hemianopsie, Ursachen s. o. (IMPP)

gesehen werden, zu benennen. Die Seelenblindheit kommt bei einer kombinierten Läsion von Okzipital- und Parietallappen vor.

Augenmigräne (Migraine ophtalmique). Spastisch-atonische Zirkulationsstörungen der Sehrinde (A. cerebri posterior), die temporär auftreten, verursachen diese Erkrankung. Die Patienten haben ein einseitig parazentral auftretendes *Flimmerskotom*, welches unter Größenzunahme zackenartig aneinandergereihte Lichtblitze zu einem Halbkreis vereint und Farbsehstörungen. Sie sollten Blendung und Streß vermeiden. Im Anfall gibt man koffeinhaltige Analgetika, langfristig gefäßerweiternde Medikamente.

14 Augenhöhle

14.1 Anatomische Grundkenntnisse

Die Augenhöhle ist ein nach vorne offener Trichter, dessen Achse nach außen divergiert. Der Augapfel beansprucht lediglich $1/4$ der Orbita. Von klinischer Bedeutung ist die enge Beziehung zu den *benachbarten Nasennebenhöhlen*:
- Kieferhöhle unten
- Stirnhöhle oben
- Siebbeinzellen nasal
- Keilbeinhöhle nasal hinten

Erkrankungen dieser Strukturen (Entzündungen, Tumoren) können in die Augenhöhle einbrechen und durch Kompression den Sehnerven schädigen. Frakturen können durch einströmende Luft aus den Siebbeinzellen zum Lidemphysem führen.

14.2 Untersuchung

Inspektion. Einschränkungen der Augenbeweglichkeit, Ex- oder Enophthalmus, Protrusio bulbi. Qualifizierung mit *Exophthalmometer nach Härtel*.

Ultraschalldiagnostik. Die Bulbus- und Orbitagrenzen kann man aufgrund ihrer unterschiedlichen Dichte auf dem Ultraschallbild unterscheiden (A- und B-Mode).

Röntgendiagnostik. Seitliche und frontale Aufnahmen der Orbita werden zur Beurteilung der knöchernen Strukturen (immer im Seitenvergleich!) und zur Darstellung und genauen Lokalisation schattengebender, intraorbitaler Fremdkörper gemacht; bei schwierigeren Fragestellungen werden computertomographische Aufnahmen hinzugezogen.

14.3 Exophthalmus (Protrusio bulbi) als Leitsymptom

Orbitaphlegmone

Am häufigsten ist die fortgeleitete Orbitaphlegmone, die zu einer eitrigen Infektion des orbitalen Gewebes führt. Weniger häufig sind Komplikation bei Lidabszeß, Hordeolum, Erysipel; Tenonitis (Entzündung der Tenon-Kapsel), Pseudotumor orbitae (unspezifische Lymphozyteninfiltration).

Symptome. Prallelastische Lidschwellung, Exophthalmus, Einschränkung der Augenbewegung, Fieber, Schmerzen, BSG-Erhöhung.

Komplikationen. Sinus-cavernosus-Thrombose, Meningitis.

Therapie. Hochdosierte systemische Antibiose.

Sinus-cavernosus-Thrombose

Septische Thrombose durch fortgeleitete Orbitaphlegmone oder andere entzündliche Prozesse der Umgebung wie Furunkel, Lidabszeß oder Felsenbeinprozeß.

Symptome. Wie bei Orbitaphlegmone.

Komplikationen. Meningitis, *akute Lebensbedrohung!*

Therapie. Antibiotika hochdosiert.

Pulsierender Exophthalmus

Vaskulär bedingter Exophthalmus bei Varizen der Orbita (z.B. bei *Morbus Osler*), arteriovenösem Aneurysma zwischen A. carotis interna oder A. ophthalmica und Sinus cavernosus, Sinus-cavernosus-Thrombose und intraorbitalen Blutungen.

Symptome. Exophthalmus, tast- und hörbare Pulsationen, Stauungshyperämie der Lider, der Konjunktiven und der retinalen Gefäße, Sekundärglaukom.

Therapie. Bei AV-Shunt operativ (neurochirurgisch).

Tumoren, Pseudotumoren

Man unterscheidet *primäre* Orbitageschwülste (Dermoidzyste, Neurofibrom, Hämangiom, Rhabdomyosarkom, Lipom, Tränendrüsentumoren, Lymphome) von *sekundären* Tumoren durch Einbruch in die Orbita (Karzinom, Osteom der Nebenhöhlen, Keilbeinmeningiom, Glioblastom sowie Metastasen eines Bronchial- oder Prostatakarzinoms, Plasmozytoms). Als *Pseudotumor orbitae* bezeichnet man ein von einem Tumor oft schwierig zu unterscheidendes, entzündliches Geschehen mit Zeichen einer Vaskulitis oder einer unspezifischen lymphozytären Infiltration.

Symptome. *Einseitiger Exophthalmus* mit Augapfelverlagerung, Bewegungseinschränkung, Lidschwellung und Doppelbildern.

Therapie. Richtet sich nach der Ausdehnung des Tumors (Tumorklassifikation). Totalexstirpation der Geschwulst nach *Orbitotomie*, bei malignen Tumoren *Exenteratio orbitae* (Ausräumung des gesamten Orbitainhalts mit Periost und, wenn nötig, Nasennebenhöhlen), Bestrahlung.

Mukozele

Verlegung eines Ausführungsganges einer Nasennebenhöhle mit einer orbitawärts gelegenen Auftreibung, die einen Exophthalmus verursacht.

Endokrine Ophthalmopathie

Störung des endokrinen Gleichgewichts zwischen Thyreoidea und Hypophyse, die vermutlich autoimmun bedingt ist.

Symptome. Exophthalmus, klaffende Lidspalte, Bindehautödem, Lidflattern und fibrilläres Zucken beim Lidschluß (siehe Abb. 16.36).
- Zurückbleiben des Oberlides beim Blick nach unten *(v. Graefe)*
- seltener Lidschlag *(Stellwag)*
- Konvergenzschwäche *(Möbius)*
- Sichtbarwerden der Lederhaut am oberen Hornhautdrittel *(Dalrymple)*
- Lidheberspasmus *(Gifford)*

Eine Sonderform ist der *Basedow-Exophthalmus* mit der *Merseburger-Trias: Exophthalmus, Struma, Tachykardie.*

Diagnose. Inspektion, Motilität, Exophthalmometer nach Härtel, Röntgendiagnostik, CT, endokrinologische Diagnostik.

Komplikationen. Keratitis e lagophthalmo, Ulcus corneae.

Therapie. Ursächliche Behandlung des Schilddrüsenleidens auf endokrinologischer Ebene, benetzende Augentropfen.

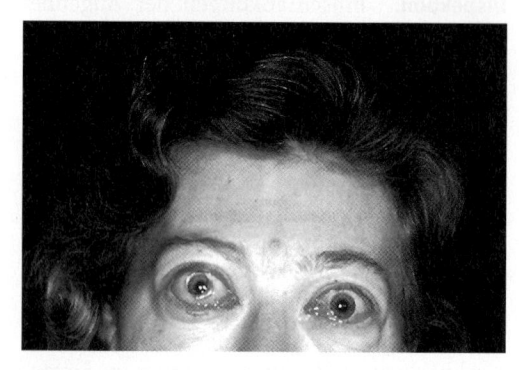

Abb. 16.36: Endokrine Ophthalmo-/Orbitopathie (IMPP)

15 Optik und Refraktion

15.1 Grundlagen

Die Refraktion des Auges, sein Brechungszustand, wird durch die *Brechkraft* (Brechkraft = 1/Brennweite f (in Meter) mit der Einheit Dioptrie) seiner Medien bestimmt. Zur Gesamtbrechkraft von 58 Dioptrien (dpt) trägt die Hornhaut 43 Dioptrien und die Linse 15 Dioptrien bei einer Achsenlänge von etwa 24 mm bei. Der dioptrische Apparat setzt sich aus Hornhaut, Vorderkammer, Linse und Glaskörper zusammen. Der Untersucher mißt die Refraktion *objektiv* mittels *Skiaskopie* oder mit dem *Refraktometer*. Bei Kindern und jungen Erwachsenen wird dabei die Akkommodation medikamentös ausgeschaltet *(Zykloplegie)*. *Subjektiv* wird die Refraktion durch Vorsetzen verschiedener Gläser mit Hilfe eines *Probierbrillengestells* oder des *Phoropters* gemessen.

Akkommodation

Die Veränderung der Linsenbrechkraft bezeichnet man als Akkomodation.

Nahakkommodation. Durch die Kontraktion der Ziliarmuskulatur nimmt die Zugkraft der Zonulafasern ab, und die Linsenkapselspannung verringert sich. Dies führt zu einer verstärkten Linsenkrümmung.

Fernakkommodation. Erschlafft die Ziliarmuskulatur, wirkt die volle Zugkraft der Zonulafasern. Die Spannung der Linsenkapsel erhöht sich, und die Linse wird flacher.

15.2 und 15.3 Refraktionsanomalien und Korrektur von Brechungsfehlern

Das Mißverhältnis zwischen der Brechkraft des Auges und seiner Achsenlänge führt zu einer Fehlsichtigkeit *(Ametropie)*.

Myopie

Am häufigsten wird sie durch einen zu langen Bulbus *(Achsenmyopie)* verursacht, seltener durch eine zu große Brechkraft der Linse *(Brechungsmyopie)*. Der Brennpunkt des optischen Systems liegt bei der Myopie *vor* der Netzhaut.

Symptome. Blinzeln, unscharfes Sehen in der Ferne, *Asthenopie* (Fundusbild siehe Abb. 16.30 im Farbteil).

Korrektur. Zerstreuungslinse (konkav); der Kurzsichtige kann damit sowohl in der Ferne als auch in der Nähe scharf sehen.

> **Merke!**
> Immer das schwächste Minusglas, mit dem eine gute Sehschärfe erreicht wird, verwenden, da eine zu starke Korrektur die Myopie verschlechtern kann.

Bei hoher Myopie (> 8 dpt) ist eine Korrektur durch Kontaktlinsen angebracht, da sie nicht zu einer Bildverkleinerung führen und das Blickfeld nicht behindern (kein brillenbedingtes Ringskotom).

Hyperopie

Am häufigsten durch einen Kurzbau des Auges, seltener durch eine verminderte Brechkraft bei Aphakie und Pseudophakie.

Physiologische Hyperopie. 80 % der Neugeborenen kommen mit einer Hyperopie zur Welt, die sich in den folgenden Lebensjahren allmählich zurückbildet. Der Brennpunkt des optischen Systems liegt *hinter* der Netzhaut.

Symptome. Große akkommodative Anstrengung beim Sehen in der Nähe bei normaler Fernsehschärfe, *Asthenopie* (Kopfschmerzen, Schwindel, Übelkeit) bei latenter Hyperopie. Der *Strabismus convergens* ist bei Kindern häufig mit einer Hyperopie kombiniert; es handelt sich um eine akkommodative Esophorie (latentes Einwärtsschielen, siehe Kap. 16.2).

Korrektur. Sammellinse (konvex); stärkstes Plusglas, mit dem eine optimale Sehschärfe erreicht wird! Kontaktlinsen sind bei höherer Hyperopie sinnvoll, da sie nicht, wie Brillengläser, das Bild vergrößern und das Blickfeld einschränken.

> **Merke!**
>
> Der zu kurz gebaute, hyperope Augapfel mit engem Vorderabschnitt ist im höheren Alter zu einem akuten Glaukom disponiert, der zu lange Augapfel bei der Myopie kann schon im mittleren Alter zu einer Ablatio retinae führen.

Astigmatismus (Stabsichtigkeit)

Durch eine Fehlkrümmung der Hornhaut vereinigen sich parallel einfallende Strahlen nicht zu einem Punkt auf der Netzhaut. Die Folge ist ein „stabförmig" auseinandergezogenes Netzhautbild. Beim *regulären Astigmatismus* weist die horizontale Achse der Hornhaut nicht die gleiche Krümmung auf wie ihre vertikale. Der *irreguläre Astigmatismus* zeigt eine unregelmäßig veränderte Brechkraft, die in der Regel durch Hornhautnarben verursacht wird.

Symptome. Verschwommenes und verzerrtes Sehen.

Korrektur. Zylindergläser. Der irreguläre Astigmatismus läßt sich nur mit Kontaktlinsen annähernd korrigieren.

15.4 Akkommodationsstörungen

Allgemeinerkrankungen. Zu einer Ophthalmoplegia interna mit nachfolgenden Akkommodationsstörungen können folgende Erkrankungen führen:
- Meningitis
- Botulismus
- Diabetes mellitus
- postdiphtherische Parese
- komplette Okulomotoriusparese
- Tumoren
- subdurales Hämatom (Klivuskantensyndrom)

Vergiftungen. Atropin (Tollkirsche), Stechapfel und Bilsenkraut führen zu einer Akkommodationslähmung. Cholinesterasehemmstoffe wie Carbaryl (in der Landwirtschaft eingesetztes Insektizid) und Parathion (E 605) lösen einen Akkommodationskrampf aus.

Medikamente. Parasympathikomimetika (Pilocarpin, Carbachol, Eserin) können einen Akkommodationsspasmus auslösen, Parasympathikolytika (Atropin, Homatropin, Zyklolat) eine Akkommodationslähmung.

> **Merke!**
>
> Parasympathikolytika werden unter anderem zur diagnostischen Zykloplegie eingesetzt.

15.5 Presbyopie

Die alternde Linse verliert aufgrund sklerotischer Prozesse allmählich ihre Verformbarkeit und ist dann immer weniger in der Lage, die zur Naheinstellung erforderliche Kugelform anzunehmen, so daß nahgelegene Gegenstände nicht mehr scharf auf die Netzhaut projiziert werden. Die Akkommodationsbreite beträgt mit 5 Jahren 14 dpt, mit 60 Jahren 1 dpt.

Symptome. Abrücken des akkommodativen Nahpunktes.

Therapie. Nahzusätze (Addition von Plusgläsern zur Refraktion in der Ferne).

16 Bulbusmotilität, Schielen

16.1 Sinnesphysiologische Grundlagen

Augenmuskulatur und Innervation. Sechs *quergestreifte äußere Augenmuskeln* (Abb. 16.37) bewegen den Augapfel in der Orbita:
- *M. rectus lateralis* (N. abducens) und
- *M. medialis* (N. oculomotorius) → Drehung des Bulbus um die vertikale Achse
- *M. rectus superior* (N. oculomotorius)
  → Heben, Adduzieren und Einwärtsrollen
- *M. rectus inferior* (N. oculomotorius)
  → Senken, Adduzieren, Auswärtsrollen
- *M. obliquus superior* (N. trochlearis)
  → Senken, Abduzieren, Einwärtsrollen
  M. obliquus inferior (N. oculomotorius)
  → Heben, Abduzieren, Auswärtsrollen

Okulomotorik. Die Kerne der Augenmuskelnerven liegen im Mittelhirn am Boden des vierten Ventrikels und sind im Gebiet der Vierhügelplatte mit dem Vestibularapparat gekoppelt. Dies garantiert eine Konstanthaltung der Augenstellung im dreidimensionalen Raum.

Netzhautkorrespondenz. Beide Augen fixieren reflektorisch, durch den Fusionszwang bedingt, einen Gegenstand innerhalb der Netzhautgrube (Fovea centralis). In diesem Fall gelangen alle auf dem Sehkreis *(Horopter)* befindlichen Gegenstände beziehungsweise Punkte zur Deckung. Man spricht von einer normalen Netzhautkorrespondenz. Bei einer Schielfehlstellung der Augen ist dies nicht der Fall, es liegt eine anomale Korrespondenz vor.

16.2 Untersuchung

Prüfung auf manifestes und latentes Schielen

Abdecktest (Cover-Test). Der Untersucher fordert den Patienten auf, ein vorgegebenes Objekt zu fixieren, und deckt ein Auge ab (Hand des Untersuchers, Abdeckscheibe). Gleichzeitig achtet er darauf, ob das andere, unverdeckte Auge mit einer sichtbaren Augenbewegung (Einstellbewegung) reagiert, um die Fixation zu übernehmen. Ist dies der Fall, schielt der Patient mit dem betreffenden Auge.

Einseitiger (unilateraler) Abdecktest. Folgt auf die Abdeckung des linken Auges eine blitzschnelle Einstellbewegung des rechten Auges (oder umgekehrt), ist der Test positiv. Dieses Verfahren eignet sich besonders zum Nachweis des *manifesten Schielens*.

Wechselseitiger (alternierender) Abdecktest. Die Abdeckung des linken und rechten Auges erfolgt wechselseitig (alternierend) ohne zwischenzeitliches Offenlassen beider Augen. Kommt es beim einseitigen Abdecktest zu keiner sichtbaren Einstellbewegung, wohl aber beim wechselseitigen Abdecktest, spricht man von *latentem Schielen (Heterophorie)*. Eine Einstellbewegung, die von außen kommt, nennt man *Exophorie*, von innen kommend *Esophorie*.

Prüfung des Binokularsehens

Während Cover-Tests objektiv nachvollziehbare Ergebnisse liefern, muß sich der Untersucher bei der Überprüfung des Binokularsehens auf subjektive Patientenangaben verlassen. Im Rahmen des Binokularsehens werden vor al-

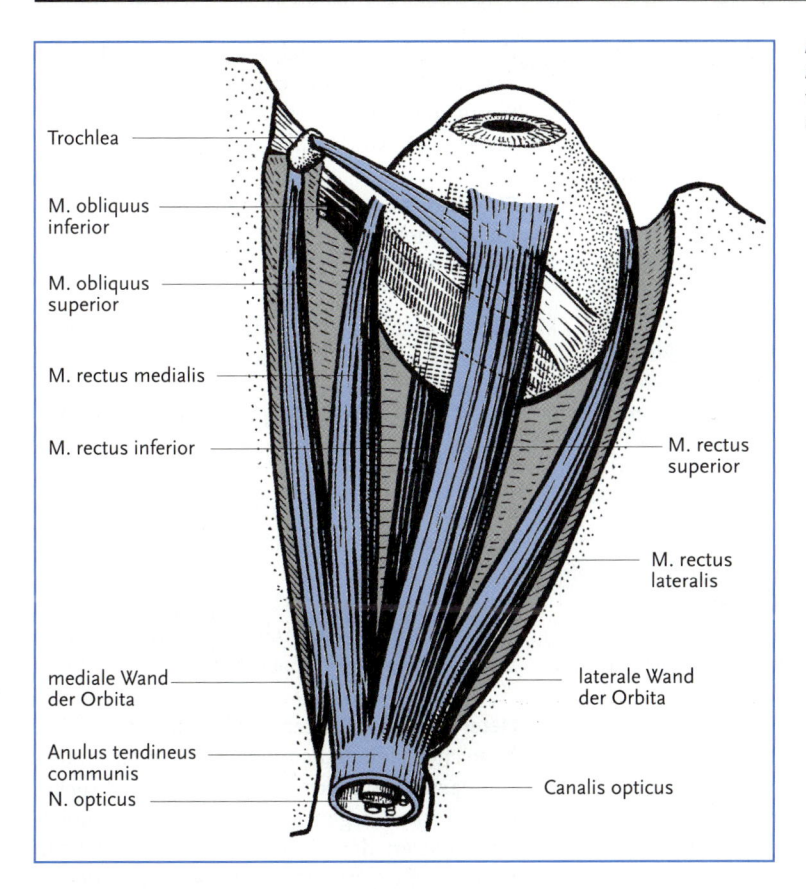

Abb. 16.37: Rechte äußere Augenmuskeln, Ansicht von kranial (Bertolini et al. 1995)

lem Fragen nach Suppression (Unterdrückung des Seheindruckes) und Netzhautkorrespondenz geklärt. Folgende Tests dienen der Überprüfung des Binokularsehens:
- Vier-Lichter-Test nach Worth
- Streifengläser- oder Schweiftest nach Bagolini
- Nachbilduntersuchung nach Hering
- Maddox-Flügel-Test
- Untersuchung mit dem Synoptophor

Genaue Ausführungen dieser Tests sind in speziellen Augenheilkundebüchern nachzulesen.

Schätzung des Schielwinkels

Der Schielwinkel ist der Winkel zwischen der Achse des schielenden Auges und der des normalen Auges. Genauere Angaben liefern Untersuchungen mit vorgesetzten Prismen, am Maddox-Kreuz und am Synoptophor. Auch hier wird auf spezielle Augenheilkundelehrbücher verwiesen.

16.3 Lähmungsschielen (Strabismus paralyticus)

Am häufigsten sind *Abduzens- und Trochlearisparesen (okulärer Schiefhals!)*, seltener sind Okulomotoriusparesen (Ptosis!).

Ursachen. Kongenitale Ursachen sind Aplasie des Okulomotorius- beziehungsweise Abduzenskerngebietes oder Geburtstraumen. Lähmungsschielen kann auch bei Enzephalitis, Meningitis, multipler Sklerose, Poliomyelitis anterior, Herpes zoster, Tumoren, Traumen (Schädelbasisfraktur) und Intoxikationen auftreten.

Symptome. Doppelbilder, *kompensatorische Zwangshaltung des Kopfes.*

Therapie. Behandlung des Grundleidens, Okklusion mit Mattglas zur Ausschaltung von Doppelbildern. Eine operative Korrektur wird nur vorgenommen, wenn innerhalb eines Jahres keine Rückbildung der Lähmung eingetreten ist.

> **Klinischer Fall**
>
> Ein Patient hat eine rechtsseitige Ptose, eine erweiterte Pupille und eine Abweichung des Auges nach außen unten. Verdachtsdiagnose: Okulomotoriusparese.

Okulärer Schiefhals

Kompensatorische Zwangshaltung des Kopfes zur Unterdrückung von Doppelbildern.

Ursache. *Trochlearisparese,* seltener andere Augenmuskellähmungen, bestimmte Nystagmusformen.

Symptome. Drehung und Neigung des Kopfes in Zugrichtung des paretischen Muskels.

Therapie. Behandlung der Lähmung.

16.4 Begleitschielen (Strabismus concomitans)

> **Merke !**
>
> Jedes Kind wird als „potentieller Schieler" geboren.

In 80% der Fälle tritt ein Schielen vor dem zweiten Lebensjahr auf. In Europa findet man bei etwa 4% der Bevölkerung ein Begleitschielen. Die für das Binokularsehen wichtigen Bahnen haben sich bis zum fünften Lebensjahr stabilisiert.

Zu den Ursachen gehören eine erbliche Fusionsschwäche, Refraktionsfehler (Hyperopie, Anisometropie) und Kinderkrankheiten, die durch Toxine die Fusion schwächen. Ein Strabismus convergens kann ein erster Hinweis auf das Vorliegen eines Retinoblastoms sein.

Das Kind hat die Fähigkeit, Doppelbilder, die durch das Schielen entstanden sind, durch Supprimierung eines Auges auszuschalten. Man spricht von *Amblyopie*.

Strabismus concomitans unilateralis. Nur ein Auge schielt und bewegt sich begleitend in alle Richtungen mit. Nur das sehtüchtige, nicht schielende Auge fixiert. Das schielende, schwachsichtige Auge fixiert nicht zentral, sondern außerhalb der Fovea centralis. Das Gehirn unterdrückt permanent sein Bild, um Doppelbilder zu vermeiden, das Auge bleibt dauerhaft amblyop.

Strabismus concomitans alternans. Beide Augen schielen abwechselnd, es kann immer nur ein Auge fixieren. Der Seheindruck des anderen Auges wird wechselhaft supprimiert. Beide Augen werden dadurch „trainiert", *es kann nicht zu einer Amblyopie kommen.*

Heterophorie (latentes Schielen). Bei vielen Menschen stehen die Augen nicht ganz parallel zueinander, sondern leicht divergent *(Exophorie)* oder konvergent *(Esophorie)*. In den höheren Zentren des Gehirns wird diese leichte Fusionsschwäche völlig ausgeglichen. Eine Fusionsschwäche findet man auch bei Alkoholkonsum, Müdigkeit und reduziertem Allgemeinzustand jeglicher Form.

Therapie des Begleitschielens. Zur Korrektur der Fehlsichtigkeit wird eine Brille verordnet. Bei unilateralem Schielen wird das gesunde Auge abgedeckt, um das schwachsichtige Auge zu trainieren (Amblyopiebehandlung des schwachsichtigen Auges), oder das führende Auge wird mit Atropin für die Ferne eingestellt, so daß Nahsehen jetzt nur mit dem amblyopen Auge möglich ist *(Penalisation)*. Der Schielwinkel wird mit einem Prismenglas ausgeglichen *(pleoptische Schulung)*. Bei alternierendem Schielen erfolgt eine *wechselseitige Okklusion*, um die Ausbildung einer anomalen Netzhautkorrespondenz zu verhüten. Das Binokularsehen wird prä- und postoperativ geschult.

Schieloperation. Es bestehen unterschiedliche Meinungen, wann die Kinder operiert werden sollten; günstig ist zwischen dem dritten und sechsten Lebensjahr.

16.5 Nystagmus

Siehe HNO, Kapitel 1.2.

16.6 Blicklähmungen

Siehe Neurologie.

17 Wichtige Leitsymptome

17.1 Schwellungen im Bereich des Auges und seiner Umgebung

Nicht entzündliche Schwellungen. Luftemphysem, Myxödem bei Herz und Nierenerkrankungen, Lymphstauung bei Tumoren und Pseudotumoren, Parasiten, als Kontusionsfolge.

Entzündliche Schwellungen. Hordeolum, Chalazion, allergische Lidekzeme, Herpes simplex, Zoster ophthalmicus, Vakzine, Erysipel, Mykosen, Dakryoadenitis, Orbitaphlegmone, bestimmte Bindehautentzündungen, Verätzungen, endokrine Ophthalmopathie.

17.2 Exophthalmus

Siehe Kapitel 14.3.

17.3 Schmerzen

Schmerzen beim Lesen. Akkommodative Asthenopie (Hyperopie, Myopie, Astigmatismus, Presbyopie, Anisometropie), muskuläre Asthenopie (Konvergenzinsuffizienz), Asthenopie durch Blendung oder bei Trübung und Mydriasis, nervöse Asthenopie.

Schmerzen in der Augenregion. Lidrandentzündung, Bindehautentzündung, Zoster ophthalmicus, Hornhauterkrankungen (Erosio, Ulkus), Episkleritis/Skleritis, Iridozyklitis, Glaukom, Verletzungen; Dakryoadenitis, Arteriitis temporalis, Tenonitis, Orbitaphlegmone.

Schmerzen bei Augenbewegungen. Neuritis nervi optici.

Kopfschmerz mit Augenbeteiligung. Migräne, Neuralgien, Arteriitis temporalis, Hirndruck.

17.4 Rotes Auge

Rötung mit Entzündung. Hyposphagma, Stauungshyperämie.

Rötung ohne Entzündung. Bei konjunktivaler Injektion liegt eine Bindehautentzündung unterschiedlicher Genese vor. Bei ziliarer oder gemischter Injektion handelt es sich um Korneaerkrankungen oder -verletzungen, Iritis, Iridozyklitis, akutes Glaukom oder Bulbusverletzungen.

17.5 Tränenträufeln (Epiphora)

Bei Einwirkung von Noxen, Allergien, Konjunktivitis, Keratitis, Iritis, Episkleritis/Skleritis, Fremdkörpern (Lider/Hornhaut), Trichiasis, Tränenwegsstenose, Hypersekretion der Tränendrüse, Thyreotoxikose (endokrine Ophthalmopathie), Pharmaka (Parasympathikomimetika, Pilocarpin).

17.6 Akute starke Sehverschlechterung

- Zentralarterienverschluß → Sehminderung in *Sekunden*
- Zentralvenenverschluß, Glaskörpereinblutung → Sehverschlechterung in *Minuten*
- akutes Glaukom, akute Iritis → Sehverschlechterung innerhalb von *Stunden*
- Neuritis retrobulbaris, Neuritis nervi optici, zentrale Chorioretinitis → Sehverschlechterung innerhalb von *Stunden bis Tagen*

> **Merke !**
> Bei einer Sehverschlechterung innerhalb von Jahren handelt es sich meist um eine senile Katarakt, ein Glaucoma chronicum simplex oder um diabetische oder hypertone Augenveränderungen.

17.7 Doppelsehen

Binokular. Augenmuskellähmungen (z. B. multiple Sklerose, Hirntumor), Augapfelverdrängung (Orbitatumor, Orbitabodenfraktur, endokrine Ophthalmopathie).

Monokular. Verlagerung der Linse, Iridodialyse, Kernkatarakt.

17.8 Blendung

Bei Mydriasis, Aniridie, Iriskolobomen, Albinismus (Fehlen von Pigmenten in der Iris), Trübungen mit vermehrtem Streulicht (Keratitis punctata, Katarakt, Korneaödem, Netzhautödem).

18 Unfallophthalmologie

18.1 Verätzungen und Verbrennungen

Verätzungen

Säure führt zu einer *Koagulationsnekrose* (Zelleiweiß gerinnt), Lauge beziehungsweise gelöschter Kalk zu einer *Kolliquationsnekrose* (Gewebsverflüssigung). Man unterteilt die Verätzungen in drei Grade:
- Stadium I mit Rötung durch eine konjunktivale Hyperämie, eventuell mit Erosio corneae, Restitutio ad integrum
- Stadium II mit Blasenbildung (Ischämie, Chemosis) mit Restitutio nach Rezirkulation
- Stadium III mit Ischämie und Nekrose durch Erosio und Trübung der Hornhaut, konjunktivale Ischämie bis hin zur Nekrose und Symblepharonbildung

> **Merke!**
>
> Bei Verätzungen entsteht oft ein Ulcus corneae mit Perforationsgefahr. Bei der Verätzung vierten Grades spricht man vom „gekochten Fischauge".

Sofortmaßnahmen. Spülung mit Pufferlösung, z.B. Natriumhydrogenphosphat, ersatzweise mit Wasser, und mechanische Entfernung von Kalkresten am Unfallort.

Augenärztliche Maßnahmen. Puffernde Augentropfen/-salben, epithelialisierende Augensalben, vorbeugende Mydriasis, *Peritomie nach Passow* (Ablassung des subkonjunktivalen Exsudates durch limbusnahe Bindehauteinschnitte), eventuell *Peridektomie nach Schmidt-Martens* (Exzision ischämisch-nekrotischer Bindehaut).

Verbrennungen

Verbrennungen ersten bis dritten Grades mit Rötung, Blasenbildung, Ischämie und Nekrose von Lid- und Bindehaut, Erosio corneae (identisch mit Verätzung!).

Therapie. Wie Verätzungen; später Narbenplastik, Keratoplastik.

18.2 Verletzungen der Lider und der Orbita

Lidverletzung

Blutungen aus Lidwunden sind nach allen Gesichtsverletzungen möglich.

Therapie. Topographisch-schichtweise Zusammenfügung der Wundränder bei Lidrandeinschnitten beziehungsweise bei Lidabrissen nach Windschutzscheibenverletzung. Eingerissene Tränenröhrchen werden über einer Sonde genäht.

Komplikationen. Narbenektropium, Motilitätsstörung, Epiphora.

Brillenhämatom

Einblutung in das periorbitale Bindegewebe als Kontusionsfolge, nach Lid- und Nasenwurzelprellung und bei Schädelbasisfraktur.

Orbitafrakturen

Siehe Contusio orbitae Kap. 18.5.

18.3 Oberflächliche Verletzung des vorderen Augenabschnitts

Subtarsale Fremdkörper

Symptome. Schmerzen bei Lidschlag, Abwehrtrias, konjunktivale Injektion.

Therapie. Entfernung nach einfachem oder doppeltem Ektropionieren (siehe Kap. 1.2).

Hornhautfremdkörper

Symptome. Schmerzen (N. nasociliaris, Trigeminus I), Abwehrtrias, gemischte Injektion.

Therapie. Entfernung mit Fremdkörpernadel nach Tropfanästhesie; Hohlmeißel oder Bohrer zur Entfernung eines Rosthofes; antibiotischer Augensalbenverband (ASV) (z.B. Gentamicin)

Erosio corneae

Oberflächliche Epithelverletzung der Hornhaut durch Gegenstände von außen.

Symptome. Schmerzen, Abwehrtrias, gemischte Injektion, Anfärbbarkeit durch Fluoreszin!

Therapie. Ausschluß subtarsaler Fremdkörper, antibiotischer Salbenverband, eventuell prophylaktische Mydriasis.

18.4 Perforierende Verletzungen

Ursache. Metallische oder nichtmetallische Fremdkörper (Anamnese!), Windschutzscheibenverletzung, spitze Wurfgeschosse, Schußverletzung.

Symptome. Schmerzen (nicht immer!), gemischte Injektion, Pupillenentrundung, *Hyphäma* (Blut in der Vorderkammer), Irisprolaps, Sehverschlechterung, Hypotonie.

Diagnose. Visusbestimmung, fokale Beleuchtung, Spaltlampe, Augenspiegel, Röntgen, Echographie.

Therapie. Tetanusprophylaxe, Antibiose, operativer Verschluß der Perforation, gegebenenfalls Magnetextraktion intraokulärer metallischer Fremdkörper, mikrochirurgische Extraktion nichtmetallischer Fremdkörper, bei Netzhautverletzungen Kryopexie oder Plombenoperation. Cave: Sympathische Ophthalmie, Siderosis Chalkosis bei intraokulären Fremdkörpern.

18.5 Contusio

Contusio bulbi

Ursache. Stumpfe Gewalteinwirkung.

Symptome. Abwehrtrias (Tränen, Lichtscheu, Blepharospasmus), gemischte Injektion, Lidödem, Hyposphagma, Hyphäma, Sphinkterlähmung (traumatische Mydriasis) Sphinkterrisse, Iridodialyse (Irisabriß an ihrer Wurzel), Kontusionsrosette der Linse bei unverletzter Kapsel, Subluxation (Irisschlottern), Sekundärglaukom durch Blutung, Glaskörpervorfall und Linsenverlagerung, *Berlin-Ödem* an der Netzhaut, Makulaforamen, Ablatio retinae.

Therapie. Ruhigstellen der Augen, Bettruhe, operative Behandlung von Netzhautschäden.

Contusio orbitae

Symptome. Lidemphysem (bei Siebbeinfraktur), retrobulbäres Hämatom (kann zur Protrusio bulbi führen), *Blow-out-Fraktur des Orbitabodens* (typisch *hängende Tropfen* in der Röntgenaufnahme, siehe Chirurgie) mit Einklemmung des M. rectus inferior (selten: M. obliquus), Doppelbilder, besonders beim Blick nach oben!

Therapie. Bei Motilitätsstörungen Reposition der Hernie (bei Einklemmung des M. rectus inferior).

18.6 Strahlen-/Lichtschäden

Keratitis photoelectrica (Verblitzung)

Ursache. UV-Strahlung (Schweißen, Gebirge) bewirkt eine Lid-, Binde- und Hornhautreizung.

Symptome. Starker Schmerz nach drei bis fünf Stunden, Abwehrtrias mit starkem *Blepharospasmus*.

Therapie. Analgetika, beidäugiger antibiotischer Salbenverband zur Ruhigstellung (Binokulus).

19 Sehbehinderung, Begutachtung

19.1 Sehbehinderung

Als sehbehindert gelten Personen, die auf dem besseren Auge eine Sehschärfe von unter 0,3 haben, als hochgradig sehbehindert Personen mit einer Sehschärfe von weniger als 0,075 auf dem besseren Auge.

19.2 Blindenwesen

Die *Definition der Blindheit* setzt sich aus zwei Faktoren zusammen: *Restsehschärfe* und Ausdehnung eines noch erhaltenen *Gesichtsfeldes*. Nach dem Bundessozialhilfegesetz (BSHG Fassung von 1974) liegt Blindheit im Sinne des Gesetzes vor, wenn die zentrale Sehschärfe auf dem besseren Auge 1/50 oder weniger beträgt oder bei vergleichbarer Sehschädigung das Gesichtsfeld bis auf weniger als fünf Grad eingeschränkt ist (röhrenförmiges Gesichtsfeld), unabhängig von der Sehschärfe. In Deutschland ist die Gewährung der Blindenhilfe (Blindenpflegegeld) entweder durch die Bundesländer oder durch das Bundessozialhilfegesetz geregelt.

Hilfsmittel für Blinde und hochgradig Sehbehinderte. Weißer Blindenstock, Blindenhund, Ultraschallbrillen, Relieftexte, Blindenschrift nach Braille, Fernrohrbrille, Fernsehlesegerät, gelbe Armbinde.

Möglichkeiten der Ausbildung. Blindenschulen, Blindenheime, Blindenausbildungsstätten für Umschulungen, spezielle Blindenberufsschulen.

19.3 Begutachtung

Minderung der Erwerbsfähigkeit (MdE) bei Erblindung *eines* Auges: 25 %.

Minderung der Erwerbsfähigkeit (MdE) bei Erblindung *beider* Augen: 100 %.

Merke!
Das Glaukom ist in Deutschland die häufigste Erblindungsursache.

Hals-Nasen-Ohren-Heilkunde

Dr. med. Martin Oechler

Inhalt

1	**Ohr**	1637
1.1	Anatomische und physiologische Grundlagen	1637
1.2	Untersuchungsmethoden	1638
1.3	Klinik des äußeren Ohres	1644
1.4	Klinik des Mittelohres	1645
1.5	Klinik des Innenohres	1649
2	**Nase, Nebenhöhlen und Gesicht**	1652
2.1	Anatomische und physiologische Grundlagen	1652
2.2	Untersuchungsmethoden	1653
2.3	Klinik der Nase, der Nasennebenhöhlen und des Gesichts	1654
3	**Mundhöhle und Pharynx**	1661
3.1	Anatomische und physiologische Grundlagen	1661
3.2	Untersuchungsmethoden	1662
3.3	Klinik der Mundhöhle und des Pharynx	1662
4	**Larynx und Trachea**	1669
4.1	Anatomische und physiologische Grundlagen	1669
4.2	Untersuchungsmethoden	1669
4.3	Klinik des Larynx und der Trachea	1670
5	**Ösophagus und Bronchien**	1676
5.1	Anatomische und physiologische Grundlagen	1676
5.2	Untersuchungsmethoden	1676
5.3	Klinik des Ösophagus und der Bronchien	1676
6	**Hals**	1678
6.1	Anatomische und physiologische Grundlagen	1678
6.2	Untersuchungsmethoden	1678
6.3	Klinik des Halses	1678
7	**Kopfspeicheldrüsen**	1683
7.1	Anatomische und physiologische Grundlagen	1683
7.2	Untersuchungsmethoden	1683
7.3	Klinik der Kopfspeicheldrüsen	1683

8	Stimm- und Sprech- bzw. Sprachstörungen	1687
8.1	Funktionsprüfungen	1687
8.2	Klinik	1687
9	Begutachtung	1689
10	Notfälle und Erstmaßnahmen	1690

1 Ohr

1.1 Anatomische und physiologische Grundlagen

Äußeres Ohr. Zum äußeren Ohr gehören die Ohrmuschel und der äußere Gehörgang. Beim äußeren Gehörgang unterscheidet man den lateralen knorpeligen und den medialen knöchernen Anteil. Enge topographische Beziehungen bestehen zum Kiefergelenk, zur Gl. parotis, zum N. facialis und zum Warzenfortsatzsystem.

Mittelohr. Zum Mittelohr zählen das Trommelfell (Membrana tympani), die Paukenhöhle (Cavum tympani) mit den Gehörknöchelchen, die pneumatisierten Räume des Mastoids sowie die Ohrtrompete (Tuba auditiva Eustachii). Topographische Beziehungen der Paukenhöhle bestehen zum Antrum mastoideum, zum horizontalen Bogengang, zum Canalis n. facialis, zur Chorda tympani, zur mittleren Schädelgrube, zum Sinus sigmoideus, zur V. jugularis und zur Schnecke.

Innenohr. Das Innenohr beherbergt das periphere Hör- und das periphere Gleichgewichtsorgan. Zur Anatomie des Innenohres siehe Abbildungen 17.1. und 17.2.

N. facialis. Der N. facialis wird wegen seines Verlaufs durch die Paukenhöhlenwand bei vielen Erkrankungen des Ohres in Mitleiden-

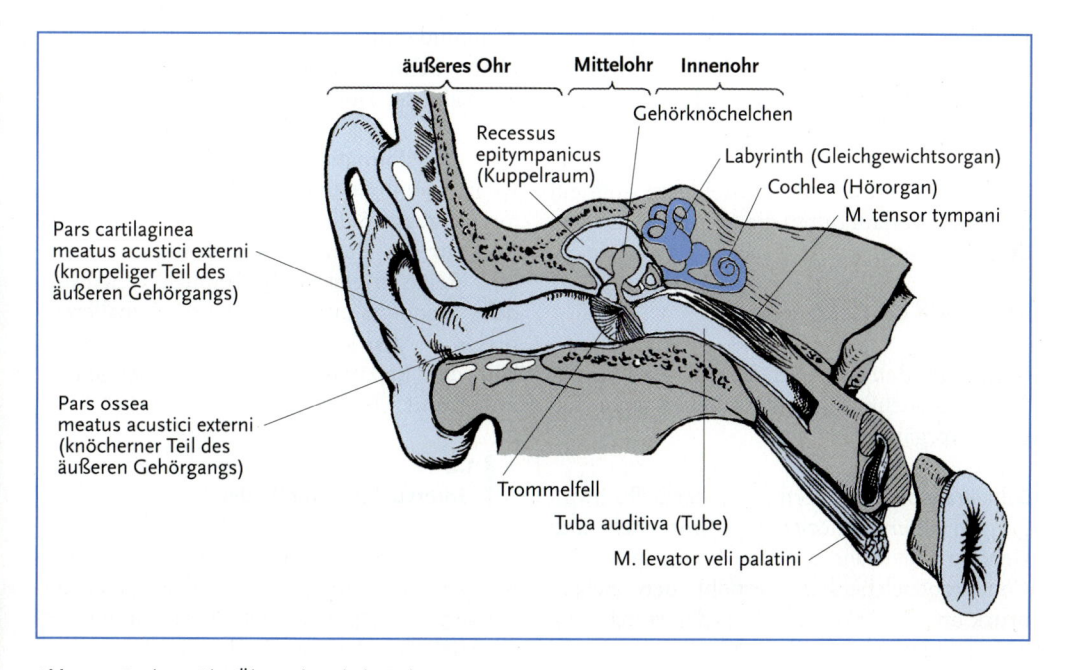

Abb. 17.1: Rechtes Ohr, Übersicht (Plath/Oeken 1993)

Abb. 17.2: Querschnitt durch Mittel- und Innenohr mit knöchernem und häutigem Labyrinth; **H** Hammer, **A** Amboß, **S** Steigbügel (Plath/Oeken 1993)

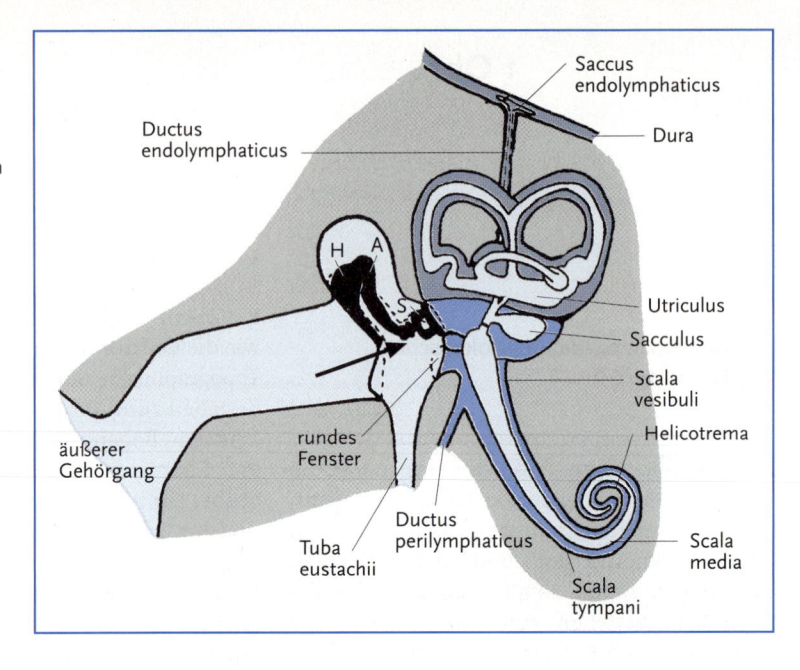

schaft gezogen. Er tritt mit dem N.vestibulocochlearis in den inneren Gehörgang ein, gibt am Ggl.geniculi den N.petrosus major ab (sekretorische Fasern für Tränendrüse und Nasenschleimhautdrüsen), verläuft horizontal durch die Paukenhöhlenwand und gibt am zweiten Knie die Chorda tympani (Geschmacksfasern für die vorderen zwei Drittel der Zunge und sekretorische Fasern für die Gll.submandibularis und sublingualis) und den N.stapedius ab. Der N.facialis verläßt den knöchernen Schädel durch das Foramen stylomastoideum und teilt sich beim Verlauf durch die Gl.parotis in seine drei Hauptäste.

Physiologie des Gehörorgans

Vom Eintreffen eines Schallereignisses bis zur Schallwahrnehmung unterscheidet man folgende Vorgänge:

Schalltransport. Übertragung der Luftschwingungen über Gehörgang, Trommelfell und Gehörknöchelchen auf die Perilymphe. Die Gehörknöchelchenkette erhöht den Schalldruck um den Faktor 22 (Impedanzanpassung zwischen Luft und Perilymphe).

Schallverteilung. Die im ovalen Fenster durch die Bewegung der Steigbügelfußplatte entstandene Wanderwelle erzeugt eine Auslenkung der Basilarmembran. Der Ort der maximalen Amplitude ist frequenzabhängig. Schwingungen mit hoher Frequenz haben ihr Amplitudenmaximum nahe der Stapesfußplatte, Schwingungen niedriger Frequenz in der Nähe des Helicotrema.

Schalltransformation. Die Auslenkung der Basilarmembran und damit der Membrana tectoria erzeugt Scherkräfte, die den adäquaten Reiz für die Haarzellen darstellen, mechanische Reize in elektrische Impulse umzuwandeln. Frequenz und Intensität des Schallereignisses werden kodiert. Der intrazelluläre Ablauf der Reiztransformation ist weitgehend unbekannt.

1.2 Untersuchungsmethoden

Neben allgemeinen Untersuchungsmethoden wie Anamnese, Inspektion und Palpation der Ohrregion, des prä- und retroaurikulären Bereiches und des Mastoids werden Gehörgang und Trommelfell mittels Spiegeluntersuchung beurteilt (Otoskopie). Die Spiegeluntersuchung kann mit Stirnspiegel und Lichtquelle erfolgen oder mit Handotoskopen durchgeführt werden (Ohrtrichter mit integrierter Beleuchtung und Lupe, siehe Abb. 17.3). Eine noch genauere Betrachtung des Gehörgangs und Trommelfells ermöglicht die Benutzung eines Untersuchungsmikroskops (Ohrmikroskopie).

Tubenfunktionsprüfungen

Tubenfunktionsprüfungen werden durchgeführt, um die Durchgängigkeit der Tuba Eustachii zu testen. Man prüft, ob ein Druckausgleich zwischen Paukenhöhle und Umgebung herbeigeführt werden kann.

Valsalva-Manöver. Mit zugehaltener Nase preßt der Patient Luft in den Nasen-Rachen-Raum.

Politzer-Versuch. Mit einem Ballon mit aufgesetzter Olive wird Luft in den Nasen-Rachen-Raum und durch die Tube ins Mittelohr gepreßt, während der Patient durch Sprechen von „K"-Lauten den Nasen-Rachen-Raum verschließt und die Gaumenmuskulatur die Tube öffnet.

Toynbee-Versuch. Schlucken mit zugehaltener Nase.

Alle genannten Tubenfunktionsprüfungen sind positiv, wenn der Patient ein deutliches Knacken im Ohr wahrnimmt oder der Untersucher gleichzeitig eine Trommelfellbewegung beobachtet. Sie sind negativ beim Ausbleiben dieser Reaktionen.

Klassische Hörtests

Hierunter versteht man die Prüfung des Sprachverständnisses für Umgangs- und Flüstersprache auf 8 m Entfernung sowie die Stimmgabelversuche zur Unterscheidung zwischen Schalleitungsschwerhörigkeit und Schallempfindungsschwerhörigkeit.

Weber-Versuch. Mit einer auf die Mitte der Stirn-Haar-Grenze aufgesetzten a^1-Stimmgabel (440 Hz) wird die Knochenleitung getestet:
- normales Gehör: keine Lateralisation
- Mittelohr-(Schalleitungs-)schwerhörigkeit: Lateralisation zum erkrankten Ohr
- Innenohr-(Schallempfindungs-)schwerhörigkeit: Lateralisation zum gesunden Ohr

Rinne-Versuch. Eine a^1-Stimmgabel wird auf den Warzenfortsatz gehalten. Wenn der Patient den Ton über Knochenleitung nicht mehr hört, wird die Stimmgabel vor die Ohrmuschel gehalten:
- normales Gehör: Der Ton wird wieder gehört (Rinne positiv)

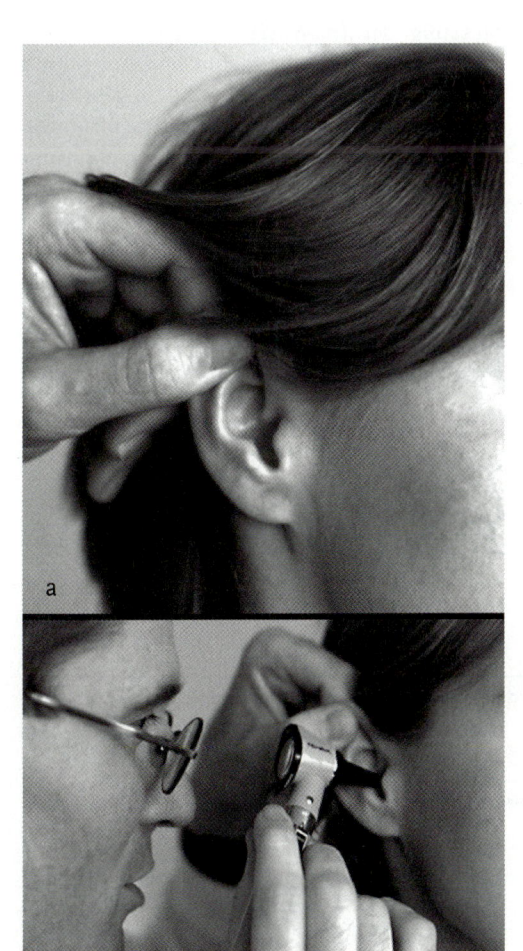

Abb. 17.3: Ohruntersuchung mit dem Otoskop: Durch Zug der Ohrmuschel nach oben außen (**a**) wird der Blick auf das Trommelfell frei (**b**)

- Mittelohr-(Schalleitungs-)schwerhörigkeit: Der Ton wird nicht wieder gehört (Rinne negativ)
- Innenohr-(Schallempfindungs-)schwerhörigkeit: Der Ton wird wieder gehört (Rinne positiv)

Tonaudiometrie

Hierbei werden Töne zwischen 125 Hz und 12000 Hz in 5-dB-Schritten dargeboten. Die Hörschwelle bezeichnet die gerade noch hörbaren Töne für Luft- und Knochenleitung und wird für jedes Ohr getrennt bestimmt (siehe Abb. 17.4). Der Hörverlust wird jeweils für Knochen- und Luftleitung als Differenz zwischen normaler und tatsächlicher Hörschwelle in Dezibel angegeben.

Überschwellige Tonaudiometrie

Diese Tests werden nur bei besonderen Fragestellungen durchgeführt und dienen der genaueren Lokalisation der Hörstörungen.

Messung des Rekruitments nach Fowler (Lautheitsausgleichstest). Bei einseitiger kochleärer Schwerhörigkeit können Töne in beiden Ohren gleich laut empfunden werden, wenn sie über der Hörschwelle des kranken Ohres liegen. Ein positives Rekruitment bedeutet, daß Töne gleicher Schallpegel im überschwelligen Bereich gleich laut empfunden werden; es liegt ein Schaden im Corti-Organ vor. Ein negatives Rekruitment liegt vor, wenn die Differenz der Hörschwellen zwischen gesundem und krankem Ohr auch im überschwelligen Bereich erhalten bleibt. Hier liegt eine neurale oder Schalleitungsschwerhörigkeit vor.

Messung der Intensitätsunterschiedsschwelle nach Lüscher. Ein Innenohrschwerhöriger mit positivem Rekruitment hat auf dem geschädigten Ohr ein besseres Intensitätsunterscheidungsvermögen als auf dem gesunden Ohr, er nimmt kleinere Amplitudenschwankungen wahr.

SISI-Test (Short increment sensitivity index). Ein Dauerton, der 20 dB über der Hörschwelle

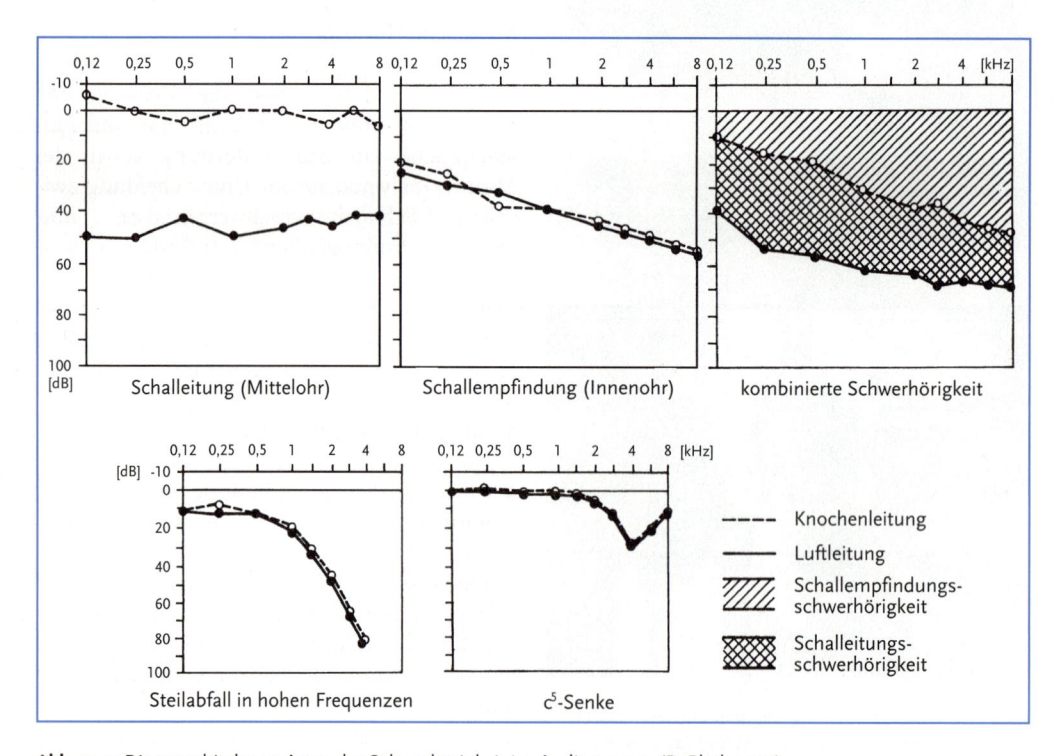

Abb. 17.4: Die verschiedenen Arten der Schwerhörigkeit im Audiogramm (P. Plath 1993)

liegt, wird im Abstand von fünf Sekunden zwanzigmal um ein Dezibel verstärkt.

- SISI negativ (neurale Störung oder Schalleitungsschwerhörigkeit): 0 % bis maximal 25 % der Amplitudensprünge werden gehört
- SISI positiv (kochleäre Störung): 75 bis 100 % der Amplitudensprünge werden gehört

Carhart-Test. Bei einer neuralen Schädigung beobachtet man eine pathologische Hörermüdung, das heißt, ein Prüfton an der Hörschwelle muß mehrfach um fünf Dezibel angehoben werden, damit der Patient den Ton eine Minute lang wahrnimmt.

Bekesy-Audiometrie. Der Patient selbst muß am Audiometer sowohl einen Impulston als auch einen Dauerton lauter oder leiser stellen. Beim Impulston erholt sich das Gehör zwischen zwei Tönen, beim Dauerton ermüdet es, und man muß häufiger nachmodulieren. Dieser Test dient auch zur Diagnostik bei Simulation oder psychogener Störung. Er ist, wie auch der Cahart-Test, ein *Adaptations-* oder *Hörermüdungstest*.

Objektive Hörprüfungen

Hirnstammaudiometrie. Zur genauen Lokalisierung von Hörstörungen und zur Bestimmung der Hörschwelle wird heute vor allem die BERA (Brainstem electric response audiometry) angewendet. Sie ist auch in Narkose und bei Säuglingen durchführbar. Hierbei werden frühe akustisch evozierte Potentiale des Hirnstammes am geschlossenen Schädel gemessen und im Seitenvergleich beurteilt.

Reflex-decay-Test. Eintreffende akustische Reize einer bestimmten Stärke lösen in beiden Ohren eine Kontraktion des M. stapedius aus (Stapediusreflex). Dadurch ändert sich die Lage des Steigbügels, und die Schwingungsamplitude verringert sich. Die Schallintensität, die den Reflex auslöst, kann mit einer im Gehörgang plazierten Sonde (im Rahmen der Tympanometrie, s.u.) gemessen werden. Bei neuralen Schädigungen tritt eine Ermüdung des Stapediusreflexes bei überschwellig angebotenen Tönen auf, was an Impedanzänderungen sichtbar wird. Mit Hilfe des Reflex-decay-Tests, der in der Praxis nur noch selten Verwendung findet, werden diese Impedanzänderungen gemessen.

Otoakustische Emissionen (OAE). Hierbei werden akustische Signale geringer Intensität, die von den kontraktionsfähigen äußeren Haarzellen des Corti-Organs aktiv erzeugt werden, im äußeren Gehörgang mit speziellen, hochempfindlichen Mikrophonen gemessen. Man unterscheidet spontane OAE und evozierte OAE, die durch akustische Reizung des zu messenden Ohres provoziert werden. Jedes Ohr, dessen Hörverlust weniger als 20 dB beträgt, erzeugt OAE. Die moderne Methode ist einfach durchführbar, schnell und preiswert und kann auch bei Neugeborenen zu Screeninguntersuchungen im Hinblick auf kongenitale Hörschäden eingesetzt werden. Die Bedeutung der Methode wächst ständig.

Tympanometrie (Impedanzmessung)

Im äußeren Gehörgang wird zunächst ein Unterdruck, dann ein Überdruck erzeugt. Dabei wird ein Sondenton angeboten und der vom Trommelfell reflektierte Ton gemessen. Die sich verändernde Reflexion ist ein Maß für die Schwingungsfähigkeit des Trommelfells (Compliance). Je geringer die Compliance, um so mehr Schallenergie wird reflektiert. Das Ausmaß der reflektierten Schallenergie hängt ab vom akustischen Widerstand des Trommelfells und des Mittelohres (Impedanz).

Vestibularisprüfungen

Zur Abklärung des komplexen pathologischen Bildes des Schwindels ist eine genaue Anamnese mit gezielten Fragen nach neurologischen, internistischen und orthopädischen Erkrankungen sowie erlittenen Traumen unerläßlich. Mit Koordinationsprüfungen wird das Zusammenspiel zwischen Vestibularorganen und Rumpf- und Extremitätenmotorik getestet:

Romberg-Stehversuch. Der Patient steht mit geschlossenen Augen, streckt die Arme mit den Handflächen nach oben aus und stellt die Füße parallel nebeneinander. Pathologisch sind starke Schwankungen und eine Fallneigung, meist zur Seite des erkrankten Labyrinths.

Unterberger-Tretversuch. Ausgangsstellung wie beim Romberg-Stehversuch. Der Patient tritt auf der Stelle, die Beine werden deutlich angehoben. Pathologisch ist eine Drehung von mehr als 60° zur erkrankten Seite bei periphervestibulären Erkrankungen.

Nystagmusprüfung. Jeder Reiz eines Vestibularorgans führt zu einer Tonusdifferenz zwischen beiden Organen, was durch entsprechende zentralnervöse Verarbeitung und durch Reflexbögen zur Augenmuskulatur einen Nystagmus auslöst. Der Nystagmus wird unter der *Frenzel-Brille* getestet (Leuchtbrille mit 18 Dioptrien zur Vermeidung von Blickfixation) oder mit dem Elektronystagmogramm (ENG) gemessen. Hierbei werden die korneoretinalen Potentiale gemessen, die durch die Augenmuskelbewegungen beim Nystagmus entstehen.

> **Merke !**
>
> Der Nystagmus schlägt immer zu der Seite, deren „Tonus" am höchsten ist, also
> - beim Reiznystagmus zur kranken („gereizten") Seite,
> - beim Ausfallsnystagmus zur gesunden Seite (die ausgefallene ist ohne Tonus).
> Ausnahme: Beim Erholungsnystagmus nach temporärem Ausfall eines Labyrinthes wechselt die Schlagrichtung zum kranken Ohr hin.

Experimentelle Labyrinthprüfung

Kopfdreh- und Kopfschüttelnystagmus. Pathologische Nystagmusformen, die durch Änderung der Kopfhaltung oder durch schnelle Kopfbewegungen provoziert werden können. Beim Gesunden sind sie nicht vorhanden.

Lage- und Lagerungsnystagmus. Nystagmen, die in Abhängigkeit von bestimmten Körperlagen und -positionen auftreten, z.B. in Seitenlage, beim schnellen Aufsetzen und Hinlegen usw.

Thermische Prüfung. Beim liegenden Patienten wird der Kopf um 30° angehoben, um den lateralen Bogengang senkrecht zu stellen. Beide Ohren werden getrennt mit 44 °C warmem und 30 °C kaltem Wasser dreißig Sekunden lang gespült. Durch Erwärmung und Abkühlung der Bogengänge kommt es zu Strömungen und zu Ablenkungen der Cupulae, eines gelatinösen Gebildes, in das die Sinneszellen hineinragen. Pathologisch sind Asymmetrien und Unter- oder Unerregbarkeit eines Vestibularorgans.

> **Merke !**
>
> Warmspülung → Nystagmus zur gespülten Seite
> Kaltspülung → Nystagmus zur entgegengesetzten Seite

Rotatorische Prüfung. Der Patient wird auf einem Drehstuhl in zwanzig Sekunden zehnmal gedreht. Wird er aus der Drehbewegung plötzlich angehalten, beobachtet man einen postrotatorischen Nystagmus zur Gegenseite. Dieser dauert normalerweise zwanzig bis vierzig Sekunden.

Mechanische Prüfung. Bei chronischer Otitis media kann es zu Fisteln im lateralen Bogengang kommen, die z.B. durch Knochendestruktion bei einem Cholesteatom entstanden sind. Mittels eines sogenannten Politzer-Ballons wird im Gehörgang ein Über- oder Unterdruck im Mittelohr erzeugt. Die Druckschwankungen übertragen sich auf den häutigen Bogengangsschlauch und lösen das sogenannte Fistelsymptom aus: Bei Kompression des Ballons entsteht ein Nystagmus zur kranken Seite, bei Sog zur gesunden Seite (Fistelsymptom positiv).

Röntgenuntersuchungen des Felsenbeines (Schläfenbeines)

Zur Diagnostik von Erkrankungen des Ohres und seiner Umgebung werden spezielle Röntgenaufnahmen angefertigt. Von großer Bedeutung sind CT und NMR, wenngleich die konventionellen Röntgenuntersuchungen nach wie vor angewendet werden.

Aufnahme nach Schüller. Die Röntgenplatte liegt dem zu untersuchenden Ohr an. Der Zentralstrahl kommt von der gegenüberliegenden Seite mit einem Neigungswinkel von 20° von oben. Dargestellt werden Warzenfortsatz, Kiefergelenk, knöcherne Begrenzung des Sinus sigmoideus (Sinusschale), äußerer und innerer Gehörgang (übereinanderprojiziert) und Felsenbeinlängsfrakturen (siehe Abb. 17.5 a).

Aufnahme nach Stenvers. Die Röntgenplatte liegt mit einer Neigung von 45° seitlich der Orbita. Der Zentralstrahl kommt von okzipital mit einem Neigungswinkel von 12° von unten und zielt auf die Mitte zwischen lateralem Orbitarand und äußerem Ohr. Dargestellt werden der innere Gehörgang, horizontaler und oberer Bogengang, Pyramidenspitze und Felsenbeinquerfrakturen (siehe Abb. 17.5 b).

Aufnahme nach Mayer. Die Röntgenplatte liegt mit einer Neigung von 45° hinter dem Ohr. Der Zentralstrahl kommt von der gegenüberliegenden Stirnseite mit einem Neigungswinkel von 45° von oben und zielt auf das äußere Ohr der zu untersuchenden Seite. Dargestellt werden äußerer Gehörgang, Paukenhöhle, Mastoid und Kiefergelenk (siehe Abb. 17.5 c).

Fazialisdiagnostik

Der N. facialis versorgt die Gesichtsmuskulatur motorisch, einen Teil des äußeren Gehörgangs sensibel, Tränen- und Speicheldrüsen sekretorisch und die vorderen zwei Drittel der Zunge sensorisch.

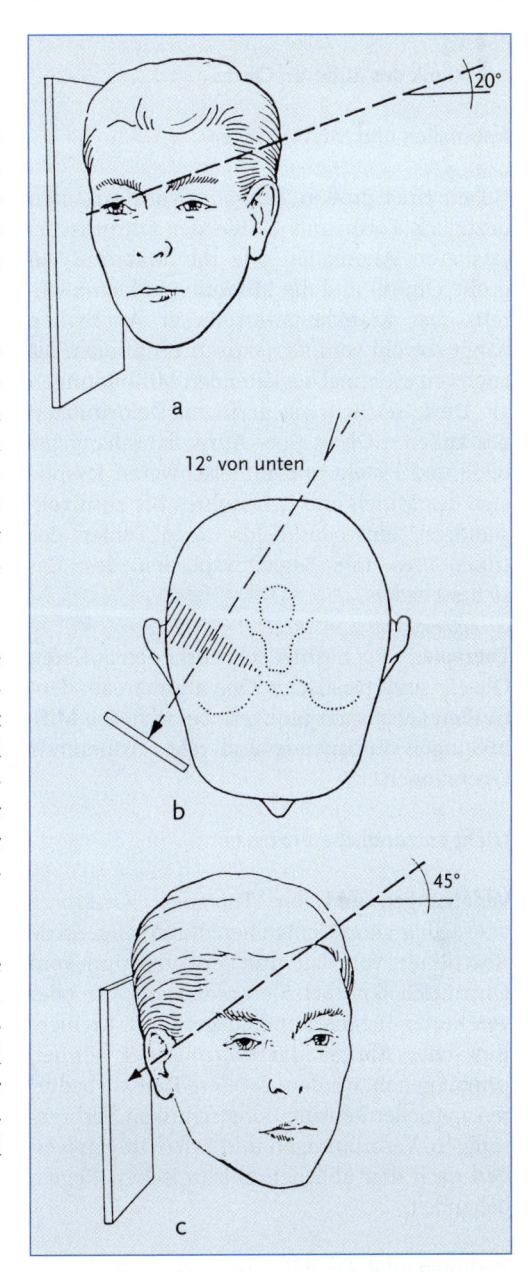

Abb. 17.5: Einstellungen von Röntgenaufnahmen: **a** nach Schüller, **b** nach Stenvers, **c** nach Mayer (H. G. Boenninghaus 1996)

Zentrale Fazialislähmung. Die Stirnmuskulatur ist nicht paretisch, da sie bikortikal innerviert ist.

Periphere Fazialislähmung. Je nach Lokalisation der Schädigung sind Teilfunktionen des Nerven ausgefallen. Aus der Art der Ausfallserscheinungen kann man auf die Lokalisation der Schädigung schließen (Topodiagnostik).

1.3 Klinik des äußeren Ohres

Anomalien und Mißbildungen

Neben einer großen Zahl von Normvarianten bezüglich Form und Größe der Ohrmuschel existieren Anomalien wie die Makrotie (zu große Ohren) und die Mikrotie (zu kleine Ohren). Der Krankheitswert dieser Anomalien hängt sowohl vom subjektiven Empfinden als auch von eventuell begleitenden Mißbildungen ab. Diese reichen von geringen Deformitäten des äußeren Ohres über Aurikularanhangsgebilde und Fisteln und mittelschweren Dysplasien des Mittel- und Innenohres bis zum vollständigen ein- oder beidseitigen Fehlen des Innenohres mit Begleitdysplasien des Gesichtsschädels.

Therapie. Bei kosmetisch störenden äußeren Ohren sind plastische Operationen ab dem fünften Lebensjahr indiziert, bei weiteren Mißbildungen aufbauende und rekonstruierende Operationen.

Nicht entzündliche Prozesse

Verletzungen und ihre Therapie. Otserome oder Othämatome entstehen durch tangentiale Abscherung von Haut und Perichondrium vom Ohrmuschelknorpel. Sie werden von vorn oder von hinten inzidiert und ausgeräumt. Kleinere Ein- oder Abrisse der Ohrmuschel können primär genäht werden. Größere Defekte bedürfen spezieller Replantationstechniken. Verbrennungen, Verbrühungen und Erfrierungen werden nach den üblichen chirurgischen Regeln behandelt.

Zerumen und Fremdkörper. Die Talgdrüsen des Gehörgangs sezernieren das gelbbraune, dickflüssige Zerumen (Ohrenschmalz) in den Gehörgang. Bei mangelnder Selbstreinigung des Ohres kann der Gehörgang verschlossen werden (Cerumen obturans). Das Zerumen wird ebenso wie Fremdkörper im Gehörgang mit speziellen Instrumenten unter Sicht entfernt.

Perichondritis

Bei der Perichondritis handelt es sich um eine stark schmerzhafte Entzündung mit Schwellung der Ohrmuschel, die von kleineren Verletzungen, auch Mikroläsionen oder Punktionen von Othämatomen, ausgeht. Erreger sind häufig gramnegative Keime wie Pseudomonas.

Therapie. Systemische Gabe von Antibiotika, lokal feuchte Umschläge mit Antiseptika. Eine chirurgische Intervention ist nur bei Nekrosenbildung indiziert.

Gehörgangsfurunkel oder Otitis externa circumscripta

Definition. Durch Staphylokokken hervorgerufene Haarbalgentzündung im Gehörgang mit umschriebener Rötung und Schwellung sowie Tragusdruckschmerz.

Therapie. Einlage von Gazestreifen mit antiseptischen Lösungen sowie antibiotika- und kortisonhaltige Salben. Bei Abszedierung Inzision und Abszeßentleerung. Eine systemische Antibiotikagabe ist vor allem bei begleitender Lymphadenitis angezeigt.

Gehörgangsentzündung oder Otitis externa diffusa

Ursachen. Keimbesiedlung, besonders bei Verletzungen, bei Mazerationen durch häufiges Baden (Badeotitis), bei Fremdkörpern (auch Hörgeräteträger) und bei Cholesteatomeiterung; häufig gramnegative Keime (Pseudomonas).

Therapie. Gehörgangsreinigung und Einbringen von antiseptika- und antibiotikahaltigen Salben oder Ohrentropfen in den Gehörgang. Bei schweren Verläufen auch systemische Antibiotikagabe.

Otitis externa negroticans (maligna)

Definition. Superinfektion einer Otitis externa durch Pseudomonas aeruginosa, besonders bei älteren Patienten mit Diabetes mellitus.

Therapie. Hochdosierte systemische Antibiose.

Tumoren

Siehe auch Dermatologie, Kapitel 14.

Grundsätzlich kommen im Bereich des äußeren Ohres alle gut- und bösartigen Tumoren der Haut und des Knorpels vor. Gutartige Geschwülste wie Atherome, Fibrome, Lipome, Naevi, senile Keratosen und Knötchen bei Chondrodermatitis nodularis chronica helicis werden exzidiert, wenn sie als störend empfunden werden. Die häufigsten malignen Tumoren wie malignes Melanom, Basaliom und Spinaliom werden nach den Regeln der chirurgischen Onkologie behandelt. Hierzu zählt die möglichst radikale Entfernung der Tumoren und bei Verdacht auf lymphogene Ausbreitung eine Lymphknotenentfernung im Bereich des Halses (Neck dissection).

1.4 Klinik des Mittelohres

Verletzungen des Trommelfells und des Mittelohres

Ursachen. Zerreißungen des Trommelfells mit oder ohne Luxation der Gehörknöchelchenkette treten durch Manipulation oder durch plötzlichen hohen Druck im Gehörgang auf, zum Beispiel bei Knalltraumen oder Schlag auf das Ohr.

Symptome. Schlagartige Schwerhörigkeit, Druckgefühl, eventuell leichte Blutung aus dem Gehörgang und leichte Schmerzen.

Diagnostik. Schalleitungsschwerhörigkeit im Audiogramm, otoskopisch sichtbare Trommelfellperforationen.

Therapie. Je nach Ausmaß der Verletzung ist eine Trommelfellabdeckung mit Papier oder Silikonfolie für etwa zwei Wochen bis zum Verheilen des Defektes oder eine tympanoplastische Operation angezeigt.

Felsenbeinlängsfrakturen

Sie entstehen durch seitliche Gewalteinwirkung auf den Schädel.

Symptome. Es kommt zu einer Zerreißung des Paukendaches und des Trommelfells. Häufig wird eine Blutung aus dem Gehörgang beobachtet. Neben einer Schalleitungsschwerhörigkeit kommt es in 20% der Fälle zu einer Schädigung des N.facialis.

Diagnostik. Klinische Untersuchung, Audiogramm, Röntgenaufnahme nach Schüller oder CT.

Felsenbeinquerfrakturen

Sie entstehen durch frontale oder okzipitale Gewalteinwirkung.

Symptome. Die Frakturlinie verläuft häufig durch die mediale Paukenhöhlenwand und das Labyrinth. Das Trommelfell bleibt meist intakt. Es kommt zum Hämatotympanon und zum Labyrinthausfall mit massivem Drehschwindel, Nystagmus zur gesunden Seite, Übelkeit, Erbrechen und manchmal auch zur Ertaubung. Der N. facialis wird dabei in 50% der Fälle geschädigt.

Diagnostik. Klinische Untersuchung, Audiogramm, Röntgenaufnahme nach Stenvers oder CT.

Therapie. Neben der symptomatischen Therapie von Schmerzen, Schwindel etc. ist eine sterile Abdeckung des Gehörgangs, antibiotischer Schutz und eine operative Intervention bei Nervenläsionen oder Liquorrhö indiziert.

Komplikationen. Fortgeleitete Infektionen mit Meningitis oder Hirnabszeß, Zerstörung der Mittelohrstrukturen und Cholesteatome sind typische Komplikationen der laterobasalen Frakturen.

Tubenfunktionsstörungen

Die wichtigste Funktion der Tube ist die Belüftung und Drainage der Paukenhöhle. Wird diese Funktion gestört, zum Beispiel durch Infekte im Nasen-Rachen-Raum, Gaumenspalten, große Rachenmandeln oder auch Tumoren (besonders bei Erwachsenen), so kommt es wegen mangelnder Ventilation zunächst zu einem Unterdruck in der Paukenhöhle. Hält die Tubendysfunktion an, führt sie zu einer Retention von Sekret und entzündlicher Schleimhautschwellung. Im akuten Stadium sieht man ein *Serotympanon* (Paukenerguß, akuter Mittelohrkatarrh), bei chronischen Tubenfunktionsstörungen dickt das Sekret ein, dies führt zu einem *Seromukotympanon* (Leimohr).

Symptome und Diagnostik. Leitsymptom ist eine Schalleitungsschwerhörigkeit. Patienten berichten von Druck und Völlegefühl. Otoskopisch ist bei der einfachen Tubendysfunktion ein retrahiertes Trommelfell, beim Seromukotympanon ein vorgewölbtes Trommelfell sowie Flüssigkeitsspiegel hinter dem Trommelfell zu sehen. Im Tympanogramm zeigt sich bei der einfachen Ventilationsstörung ein Unterdruck im Mittelohr. Bei Flüssigkeitsansammlungen in der Paukenhöhle ist die Trommelfellbeweglichkeit stark eingeschränkt und es zeigen sich abgeflachte Kurven.

Therapie. Schleimhautabschwellende Nasentropfen und sekretlösende Medikamente fördern die normale Tubenfunktion. Ist hiermit keine Belüftung und Drainage der Paukenhöhle zu erreichen, muß eine *Parazentese* (siehe unten) durchgeführt werden. Die Einlage eines sogenannten Paukenröhrchens garantiert das Offenbleiben der Parazenteseöffnung. Die weitere Therapie richtet sich nach den Ursachen der Erkrankung (Adenotomie, Infektbehandlung usw.).

> **Merke!**
>
> Parazentese: kleiner Einschnitt im unteren vorderen oder hinteren Quadranten des Trommelfells zur Belüftung und Eiterdrainage.

Akute Otitis media

Aufsteigende Infekte durch die Tuba Eustachii, Superinfektion bei Paukenerguß oder bei Trommelfelldefekten, Infektionen im HNO-Bereich sowie allgemeine Infektionskrankheiten können zur akuten Mittelohrentzündung führen. Die häufigsten Erreger sind β-hämolysierende Streptokokken, Pneumokokken und Haemophilus influenzae.

Symptome und Diagnostik. Schmerzen, Fieber, Gefäßinjektion und Vorwölbung des Trommelfells, häufig Spontanperforation nach etwa einer Woche und Eiterentleerung in den Gehörgang, dabei Nachlassen der Schmerzen. Meist besteht eine Schalleitungsstörung.

Therapie. Zur Vermeidung von Komplikationen sind Antibiotika in jedem Falle angezeigt. Die Mittel der Wahl sind Aminopenicilline (eventuell zusammen mit Clavulansäure) und Cephalosporine. Tetrazykline sind meist nicht ausreichend. Begleitend können Antiphlogistika, Analgetika und schleimhautabschwellende Nasentropfen verabreicht werden. Bei starken Schmerzen und Vorwölbung des Trommelfelles sowie bei drohenden Komplikationen sollte immer eine Parazentese durchgeführt werden.

Komplikationen. Zu den Komplikationen der akuten Otitis media gehören:
- Labyrinthitis (siehe Kap. 1.5)
- entzündliche Fazialisschädigung
- Mastoiditis

Sonderformen. Zu den Sonderformen der akuten Otitis media zählen:
- *Grippeotitis:* Hierbei entstehen hämorrhagische Blasen auf dem Trommelfell
- *Mukosusotitis:* Diese symptomarme Otitis, durch Streptococcus mucosus verursacht, führt zu einer latenten Mastoiditis
- *Säuglingsotitis:* Mittelohrentzündung bei Säuglingen mit intestinalen Beschwerden

Mastoiditis

Die Mastoiditis ist häufig eine eitrige, fortgeleitete Entzündung des Warzenfortsatzsystems nach einer akuten Mittelohrentzündung. Sie führt zu erneutem Fieber, Schmerzen, Schwellung und Rötung hinter dem Ohr. Typisch ist eine abstehende Ohrmuschel.

Diagnostik. In der Röntgenaufnahme nach Schüller oder im CT sieht man eine Verschattung des Mastoids mit Auflösung der typischen kleinen Knochenbälkchen und deren wabenartiger Struktur. Eine erhöhte BSG und Leukozytose mit Linksverschiebung im Blutbild sind typisch.

Therapie. Behandlung der Wahl ist die Mastoidektomie. Hierbei wird das Mastoid von retroaurikulär bis zum Antrum mastoideum ausgeräumt; Tamponaden werden in die Wundhöhle eingelegt. Gleichzeitig erfolgt eine hochdosierte parenterale Antibiotikatherapie.

Komplikationen. Zu den Komplikationen der Mastoiditis gehören:
- Meningitis bei Durchbruch in die mittlere und hintere Schädelgrube
- Hirnabszeß
- Bezold-Mastoiditis: Senkungsabszeß in die Halsweichteile, selten
- Gradenigo-Syndrom: Durchbruch zur Pyramidenspitze

Chronische Otitis media

Für chronisch rezidivierende Mittelohrentzündungen wird eine genetische Disposition vermutet. Häufig findet man eine mangelnde Paukenbelüftung durch Adhäsivprozesse, chronische Tubenfunktionsstörung oder unzureichende Belüftung des Mastoids. Auch aus einer unversorgten Trommelfellperforation kann eine chronische Mittelohrentzündung resultieren.

Komplikationen.
- Zerstörung der Gehörknöchelchen
- Labyrinthitis durch Einbruch von Bakterien, deren Toxine oder durch ein Cholesteatom, das die knöchernen Bogengänge zerstört
- Fazialisparese, häufig
- Sinusthrombose bei Durchbruch der Entzündung in den Sinus sigmoideus, mit neurologischen Ausfallssymptomen und einem septischen Krankheitsbild
- Epiduralabszesse durch Eiteransammlung zwischen Dura und Schädelknochen
- Meningitis bei diffuser Ausbreitung
- Hirnabszesse, meist durch Fortleitung der Infektion entlang der Gefäße (Sinus sigmoideus in hintere Schädelgrube und Kleinhirn) oder direkt durch den Knochen (Paukendach in mittlere Schädelgrube und Temporallappen)

Zur Symptomatik und Therapie von Hirnabszessen siehe Neurologie, Kapitel 3.4.

Chronische Mittelohrentzündung mit mesotympanaler Trommelfellperforation

Symptome. Rezidivierendes Ohrenlaufen, geringe Schmerzen, Hörverlust.

Diagnostik. Zentrale Trommelfellperforation, Eiter im Gehörgang, Schalleitungsschwerhörigkeit im Audiogramm, Röntgen nach Schüller.

Therapie. Medikamentös wie akute Otitis media, operativ Tympanoplastik (siehe Abb. 17.6). Typ I, II und III sind Tympanoplastiken mit Schalldrucktransformation, mit Typ IV und V wird eine Schallprotektion erreicht.

> **Merke!**
>
> Tympanoplastik: Operation zur Mittelohrrekonstruktion, gebräuchliche Einteilung nach Wullstein;
> Typ I: Wiederherstellung des Trommelfells (Myringoplastik)

Chronische Mittelohrentzündung mit epitympanaler Trommelfellperforation, Cholesteatom

Durch einen randständigen Trommelfelldefekt wachsen epidermale Zellen aus dem Gehörgang ins Epitympanon ein und bilden das Cholesteatom, das aus abgeschilfertem Epithel besteht und die Gehörknöchelchen zerstört.

Abb. 17.6: Je nach Erhalt der Gehörknöchelchen teilt man die Tympanoplastiken nach Wullstein in Typen ein (P. Plath 1993):
Typ I: alle Gehörknöchelchen sind erhalten
Typ II: nur Amboß und Steigbügel bzw. Auflagerungen des Trommelfells auf dem Amboß sind erhalten
Typ III: das Trommelfell liegt auf dem Köpfchen des Steigbügels
Typ IV: nur noch die Fußplatte des Steigbügels ist erhalten (kleine Pauke)
Typ V: das Trommelfell liegt auf einer künstlich angelegten Fistel des lateralen Bogengangs (Fensterung)
A) Kolumella-Effekt (2,5 dB); Typ III
B) Schallprotektionsgehör (25–30 dB); Typ IV und V

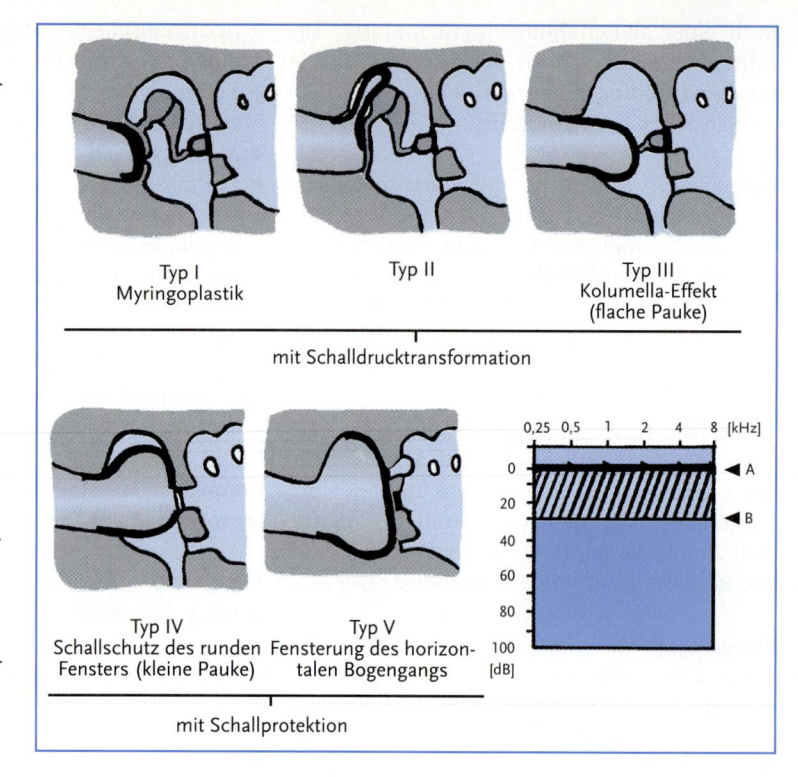

Symptome. Fötider Ohrfluß, epitympanaler Trommelfelldefekt mit Cholesteatomschuppen (durch viele aufeinanderliegende Schichten abgeschilferter Epithelien entsteht ein schuppenartiges Aussehen), eventuell Gehörgangspolypen, Knochendestruktion.

Diagnostik. Gehemmte Mastoidpneumatisation in der Röntgenaufnahme nach Schüller, Knochendestruktion, Schalleitungsschwerhörigkeit im Audiogramm.

Therapie. Zunächst konservativ mit lokaler und systemischer Antibiotikaapplikation zur Besserung der akuten Entzündung. Das Cholesteatom muß operativ komplett entfernt werden. Zur Verfügung stehen die Radikaloperation, bei der von retroaurikulär das Mastoid, das Trommelfell und alle Strukturen des Mittelohres mit Ausnahme des Stapes entfernt werden, und verschiedene konservierende Operationsmethoden, bei denen das Mittelohr weitgehend erhalten oder wiederaufgebaut wird. Ein bis zwei Jahre nach einer Cholesteatomentfernung sollte eine Second-look-Operation durchgeführt werden. Mit Rezidiven ist in 5–25 % der Fälle zu rechnen.

Otosklerose

Definition. Überschußbildung der knöchernen Labyrinthkapsel (lokalisierte Knochenstoffwechselstörung), führt zur Fixation der Stapesfußplatte im ovalen Fenster.

Pathogenese. Ungeklärt, oft familiäre Häufung. Man beobachtet eine Verschlechterung in der Schwangerschaft.

Symptome. Progrediente Schalleitungsschwerhörigkeit ein- oder beidseitig, Tinnitus, durch Labyrintheinengung auch gemischte Schwerhörigkeit.

Diagnostik. Audiogramm (Schalleitungsschwerhörigkeit, Carhart-Senke), fehlender Stapediusreflex, ausgedehnte Pneumatisation im Röntgenbild nach Schüller.

Therapie. Stapedektomie oder Stapedotomie (Ersatz des Steigbügels oder eines Teils davon durch verschiedene Prothesen).

1.4.1 Tumoren

Plattenepithelkarzinom

Das Plattenepithelkarzinom entwickelt sich primär oder als Metastase im Bereich des epithelausgekleideten Mittelohres.

Symptome. Schmerzen, Blutungen, Schwerhörigkeit, Destruktion benachbarter Strukturen.

Diagnostik. Alle bildgebenden Verfahren.

Therapie. Radikale Chirurgie mit Entfernung des Os petrosum, Neck dissection, Radiatio.

Glomustumor

Der Glomustumor entsteht aus nicht chromaffinem Gewebe des Parasympathikus, meist aus dem Glomus jugulare.

Symptome. Pulssynchrones Ohrgeräusch, Schwerhörigkeit, Destruktion von benachbarten Strukturen, eventuell Ausfallserscheinungen (Labyrinth, Hirnnerven), blutender Gehörgangspolyp.

Diagnostik. Bei der Otoskopie sieht man einen blauroten, pulsierenden Tumor, der dem Trommelfell innen anliegt. Röntgen, CT und NMR.

Therapie. Chirurgische Entfernung, eventuell Petrosektomie.

1.5 Klinik des Innenohres

1.5.1 Kochleäre und vestibuläre Störungen

Labyrinthitis

Durch Toxine oder direkten Erregereinbruch bei Entzündungen kommt es zu einer entzündlichen Reizung oder einem totalen Ausfall eines Labyrinths.

Symptome. Übelkeit, Erbrechen, heftiger Drehschwindel, Nystagmus.

Diagnostik. Klinik, Nystagmus (bei Reizung zum kranken, bei totalem Ausfall zum gesunden Ohr), eventuell Nachweis einer Innenohrschädigung (Taubheit).

Therapie. Zunächst symptomatisch mit Antivertiginosa, Beruhigungsmitteln und Antiemetika, dann Therapie der Ursache.

Hörsturz

Definition. Akut auftretende, meist einseitige Schwerhörigkeit unklarer Genese. Vermutet werden Mikrozirkulationsstörungen im Innenohr, die zu einem zunächst reversiblen Haarzellschaden führen. Eine Vielzahl der Patienten weist erhöhte Hämatokrit- und Hämoglobinwerte auf.

Symptome. Schallempfindungsschwerhörigkeit, oft mit Tinnitus, selten mit Schwindel.

Diagnostik. Nachweis der Schallempfindungsschwerhörigkeit, meist mit Hochtonabfall im Audiogramm bis zur Ertaubung; positives Rekruitment.

Therapie. Durchblutungsfördernde und blutverdünnende Maßnahmen wie Aderlaß, Infusion von Ringerlösung und viskositätsverbessernden Lösungen (z. B. Hydroxyethylstärkelösung), durchblutungsfördernde Mittel (z. B. Pentoxyphyllin). Auch Kortikosteroide werden erfolgreich eingesetzt; über die Wirkungsweise wird spekuliert. Eine hyperbare Sauerstofftherapie (Atmen von 100 % Sauerstoff in einer Überdruckkammer) in Kombination mit medikamentöser Therapie führt zu erstaunlich guten Ergebnissen, auch wenn die medikamentöse Therapie alleine versagt. Die Indikationen zur hyperbaren Sauerstofftherapie werden mit größerem Angebot an technischen Voraussetzungen zunehmend großzügiger gestellt.

> **Merke!**
> Ein Hörsturz ist ein Notfall. Eine schnelle Behandlung ist erforderlich. Je früher die Behandlung einsetzt, um so besser ist die Prognose.

Morbus Ménière

Ursachen. Man vermutet einen Hydrops des häutigen Labyrinths durch Elektrolytaustauschstörungen im Bereich der Reissner-Membran, wodurch es zu einer Reizung des Labyrinths kommt. Die Vorstellung einer Vermischung von Peri- und Endolymphe ist sehr mechanistisch und weitgehend überholt.

Symptome. Die klassische Symptomtrias Drehschwindel, Tinnitus und Innenohrschwerhörigkeit geht mit starken vegetativen Symptomen wie Übelkeit und Erbrechen einher. Die rezidivierenden Anfälle dauern wenige Minuten bis einige Stunden.

Diagnostik. Spontannystagmus, meist zur kranken Seite; Schallempfindungsschwerhörigkeit, besonders in tiefen und mittleren Frequenzen; Tinnitus.

Therapie. Im Anfall wird symptomatisch therapiert mit Bettruhe und durchblutungsfördernden Maßnahmen wie beim Hörsturz. Wenn Hb- und Hkt-Werte nicht erhöht sind, auch Entwässerung mit Furosemid (Beeinflussung des Elektrolythaushaltes). Bei Therapieresistenz stehen verschiedene Antivertiginosa zur Verfügung. Invasive Maßnahmen wie z.B. die Injektion von paralysierenden Substanzen ins Mittelohr, die in das Innenohr diffundieren (Labyrinthanästhesie), oder operative Ausschaltung des Vestibularorgans können den Schwindel zum Teil erfolgreich verhindern, sind in ihrer Wirkung auf das Innenohr (Gehör) jedoch manchmal irreversibel.

Neuropathia vestibularis

Ursachen. Sie sind letztlich unbekannt; vermutet werden Durchblutungsstörungen oder Infektionen.

Symptome. Drehschwindel, unter Umständen über Tage, Standataxie, Übelkeit, Erbrechen.

Diagnostik. Zunächst besteht ein Ausfallnystagmus zur gesunden, dann ein Erholungsnystagmus zur kranken Seite. Die Abgrenzung zum Morbus Ménière ist schwierig, im Gegensatz hierzu fehlen meist Tinnitus und Hörverlust, der Schwindel dauert oft Stunden bis Tage.

Therapie. Sie erfolgt symptomatisch; durchblutungsfördernde Maßnahmen (s.o.).

Akutes Lärmtrauma

Bei Schalldrücken über 135dB kommt es in Abhängigkeit, von der Zeit ihres Einwirkens zu Schäden der Haarzellen mit Tinnitus und Schallempfindungsschwerhörigkeit bis hin zu Trommelfellruptur, Luxation der Gehörknöchelchen und Labyrinthschäden.

Symptome. Schmerzen, Tinnitus, Schwerhörigkeit, manchmal auch Schwindel.

Diagnostik. Nachweis einer Schallempfindungsschwerhörigkeit (typisch ist eine Senke im Audiogramm bei C5) oder kombinierten Schwerhörigkeit. Bei der Ohrmikroskopie sieht man Trommelfellrupturen und Blutungen aus dem Gehörgang bei schweren Lärmtraumata.

Therapie. Je nach Ausmaß der Schädigung Behandlung wie beim Hörsturz bis zur chirurgischen Rekonstruktion.

Chronisches Lärmtrauma

Bei langjähriger Exposition gegenüber Schalldruckspitzen über 85dB kommt es zur Degeneration des Hörorgans mit Schallempfindungsschwerhörigkeit, zunächst im Hochtonbereich, bis hin zur Ertaubung.

Therapie. Nur Prophylaxe möglich!

> **Merke!**
> Berufsbedingte Lärmschwerhörigkeit ist eine meldepflichtige Berufskrankheit.

Altersschwerhörigkeit (Presbyakusis)

Definition. Physiologischer, in Abhängigkeit von der Lärmexposition auch vorzeitiger Hörverlust, vor allem im Hochtonbereich, durch degenerative Prozesse des Hörorgans.

Hörhilfen. Bei allen chronischen Erkrankungen des Hörorgans, die mit einem dauernden Hörverlust einhergehen, ist eine kausale Therapie nicht möglich. Gleiches gilt auch für die meisten angeborenen oder frühkindlich erworbenen Hörstörungen. Zur Verfügung steht jedoch eine Vielzahl apparativer und institutioneller Hilfsmittel. Gezieltes Hörtraining an speziellen Einrichtungen, Versorgung mit modernen Hörgeräten sowie Kochlearimplantate können die Lebensqualität der Patienten verbessern. Beim Kochlearimplantat wird ein Bündel von zweiundzwanzig Elektroden in die Cochlea eingebracht, die die sensiblen Endungen des Hörnerven im Corti-Organ direkt reizen. Ihre Signale erhalten sie, über eine epikutane Sende- und eine subkutane Empfangsspule hinter dem Ohr geleitet, aus einem Sprachprozessor, der die Schallsignale in elektrische Impulse umwandelt.

Zoster oticus

Ursache. Endogene oder exogene Reinfektion mit dem neurotropen Varizella-zoster-Virus.

Symptome. Varizellentypische Bläschen im Gehörgang, Lymphadenitis, leichtes Fieber, oft begleitende Fazialisparese, Beteiligung der Nn. VIII, V, IX und X.

Diagnostik. Die klinische Untersuchung ist wegweisend.

Therapie. Antiphlogistika, Aciclovir i.v.

Gleichgewichtsstörungen

Siehe auch Neurologie, Kapitel 1.6.

Neben den Affektionen des Vestibularorgans können viele neurologische Erkrankungen zu Gleichgewichtsstörungen führen. Wichtigste Unterscheidungsmerkmale: Beim zentral bedingten Schwindel sind die Begleitsymptome vielgestaltiger und die Erregbarkeit des Vestibularorgans ist erhalten. Die Differenzierung zwischen peripher und zentral ausgelöstem Schwindel und die Diagnose einer zugrundeliegenden Ursache ist extrem schwierig und erfordert sehr viel Erfahrung. Alle Aspekte hier darzustellen ist nicht möglich. Für Interessierte sei auf die reichlich vorhandene Fachliteratur verwiesen.

1.5.2 Verletzungen

Hierzu siehe Kapitel 1.4.

1.5.3 Tumoren

Akustikusneurinom

Das Akustikusneurinom ist ein benigner Tumor des Kleinhirnbrückenwinkels, der meist von der Schwann-Scheide des *N. vestibularis* ausgeht. Durch die Ausbreitung in den inneren Gehörgang kommt es zu Ausfällen des N. VIII, weiterhin zu Störungen im Bereich der Nn. V und VI.

Diagnostik. Latenzverlängerung in der BERA, erweiterter innerer Gehörgang in der Röntgenaufnahme nach Stenvers sowie eine NMR-Untersuchung bestätigen meist die Verdachtsdiagnose.

Therapie. Nur eine radikale chirurgische Entfernung führt zur Heilung.

2 Nase, Nebenhöhlen und Gesicht

2.1 Anatomische und physiologische Grundlagen

Nasenskelett. Ist aus mehreren knöchernen und knorpeligen Anteilen zusammengesetzt (siehe Abb. 17.7). Knöchern sind das paarige Nasenbein und die beiden Processus frontales des Oberkiefers. Knorpelig setzt sich die Nasenpyramide aus den Flügelknorpeln und den Dreiecksknorpeln zusammen.

Nasenhaupthöhlen (NHH). Sie werden durch das Nasenseptum voneinander getrennt. Dieses besteht in seinem vorderen knorpeligen Anteil aus dem Crus mediale der Flügelknorpel und dem Vierecksknorpel, knöchern schließen sich dahinter kranial die Lamina perpendicularis ossis ethmoidalis und kaudal der Vomer an. Das Dach der NHH bildet die Lamina cribrosa mit der Regio olfactoria. In die NHH ragen von lateral drei Nasenmuscheln (Conchae nasales), die die drei Nasengänge voneinander trennen.

Die Mündungsstellen der Nasennebenhöhlen und des Tränennasenganges sind:
- im unteren Nasengang: Ductus nasolacrimalis
- im mittleren Nasengang: Sinus frontalis, Sinus maxillaris, vordere Ethmoidalzellen
- im oberen Nasengang: hintere Ethmoidalzellen und Sinus sphenoidalis

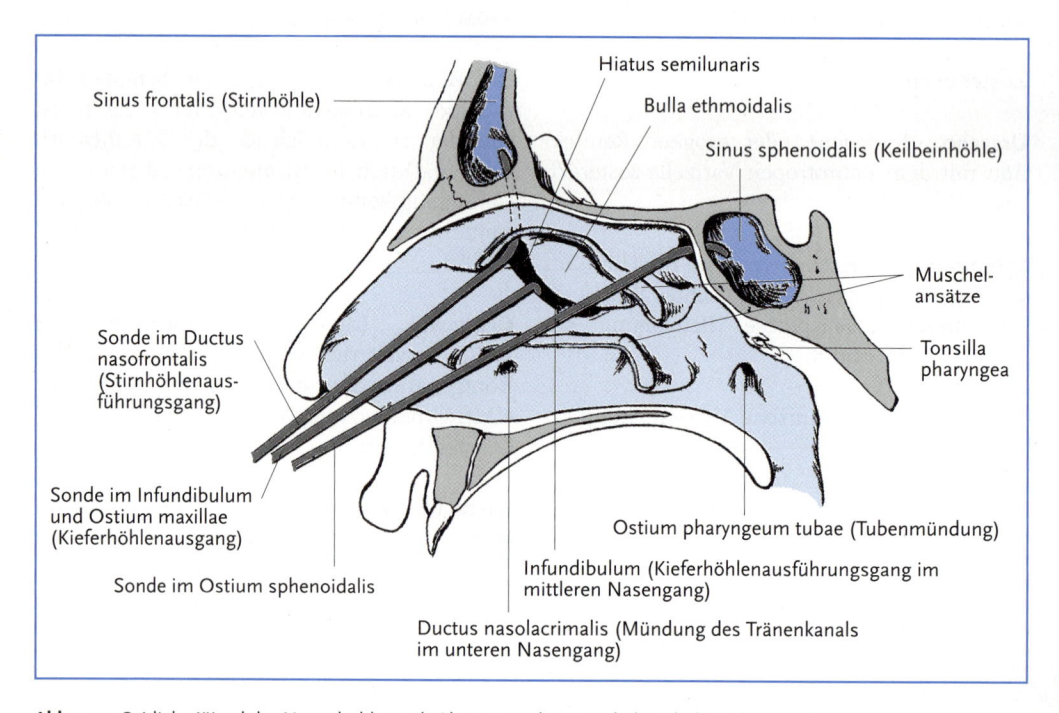

Abb. 17.7: Seitliche Wand der Nasenhöhle nach Abtragung der Muscheln (Plath/Oeken 1993)

Gefäßversorgung der inneren Nase. Durch die Aa. nasales aus der A. sphenopalatina. Diese ist ein Ast der A. maxillaris, die ihrerseits aus der A. carotis externa entspringt. Von oben treten die vordere und hintere A. ethmoidalis in die NHH, die aus der A. carotis interna stammen.

Nasennebenhöhlen (NNH). Es sind paarig angelegte lufthaltige Räume, die von Schleimhaut (Flimmerepithel) ausgekleidet sind. Über ihre Funktion wird lediglich spekuliert.

Topographie der Kieferhöhle (Sinus maxillaris):
- Basis: Alveolarfortsatz des Oberkiefers
- vordere Wand: Fossa canina, in ihr verläuft der N. V2
- hintere Wand: Begrenzung zur Fossa pterygopalatina
- mediale Wand: seitliche Nasenwand
- laterale Wand: Recessus zygomaticus
- Dach: Orbitaboden

Topographie der Stirnhöhle (Sinus frontalis):
- Septum interfrontale: trennt die Stirnhöhlen voneinander
- Lage zwischen Lamina interna und externa des Os frontale
- Orbita bildet den Stirnhöhlenboden
- Hinterwand grenzt an die vordere Schädelgrube

Topographie der Siebbeinzellen (Cellulae ethmoidales). Die Siebbeinzellen liegen zwischen Stirn- und Kieferhöhlen entlang der medialen Orbita.

Topographie der Keilbeinhöhle (Sinus sphenoidalis). Die Keilbeinhöhlen sind durch ein Septum getrennt. Durch die Keilbeinhöhlenhinterwand gelangt man in die Sella turcica.

Physiologische Funktionen der Nase. Reinigung, Anfeuchtung und Erwärmung der Atemluft und Regulation des Atemstromes. Zur Infektabwehr enthält das Nasenschleimhautsekret diverse Enzyme, Interferone, IgA, IgM, IgE und Abwehrzellen. Außerdem beherbergt die Nase das Geruchsorgan. Bei der Artikulation der Sprache dient die Nase als Resonanzraum.

2.2 Untersuchungsmethoden

Zur Untersuchung der Nase gehören Anamnese, äußere Inspektion, Palpation und innere Inspektion. Zur Inspektion der inneren Nase führt man mit Stirnreflektor und Hartmann-Spekulum eine Rhinoskopia anterior durch. Der Nasenrachenraum und die Choanen sind mit einem durch den Mund eingeführten gebogenen Spiegelchen einsehbar (Rhinoskopia posterior). Zur genaueren Inspektion der tiefen Nasenabschnitte und der Nasennebenhöhlen stehen verschiedene Endoskope zur Verfügung.

Die Luftdurchgängigkeit der Nase kann qualitativ durch Exspiration auf eine Metallplatte (Niederschlag der warmen Atemluft auf dem kälteren Metall) oder quantitativ mit Hilfe der *Rhinomanometrie* geprüft werden. Bei der Rhinomanometrie wird der Flow der Atemluft durch beide Nasenlöcher mit speziellen Sonden gemessen (in ml/s).

Mit der *Olfaktometrie* wird der Geruchssinn geprüft. Hierbei werden dem Probanden reine Riechstoffe, Riechstoffe mit Geschmackskomponente und Trigeminusreizstoffe angeboten.

Untersuchungen der Nase und der Nasennebenhöhlen (NNH) mit bildgebenden Verfahren

Röntgenuntersuchungen. Mit verschiedenen Röntgenuntersuchungen lassen sich der Gesichtsschädel und pathologische Veränderungen der NNH darstellen. Wegen häufiger Überlagerungen zahlreicher Strukturen des Schädels bedient man sich unterschiedlicher Aufnahmetechniken. Die gebräuchlichsten sind die okzipitonasale (o.-n.-)Aufnahme zur Darstellung der Stirnhöhlen und der Orbitae und die okzipitomentale (o.-m.-, auch okzipitodentale) Aufnahme zur Darstellung der Kieferhöhlen, der Keilbeine, der Orbitae, eventueller Jochbeinfrakturen und der Nasenpyramide (siehe Abb. 17.8).

Abb. 17.8: a okzipitofrontale und **b** okzipitomentale Röntgenaufnahme (H. G. Boenninghaus 1996)

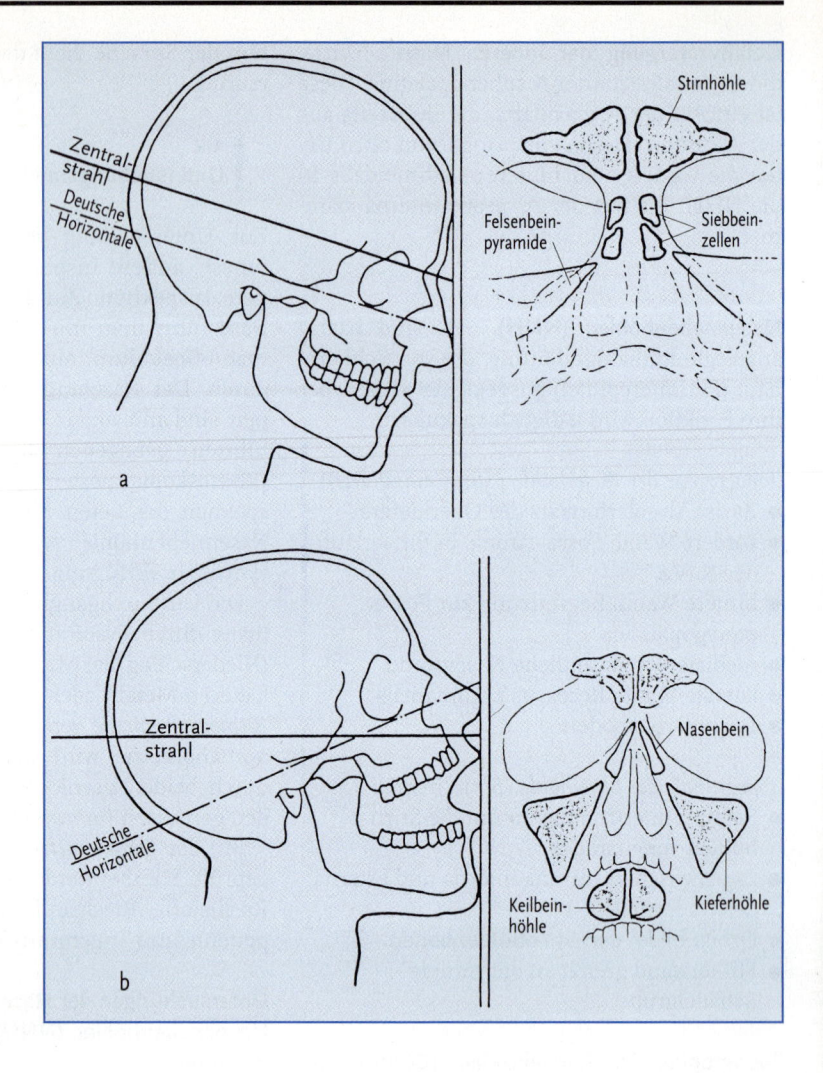

Computertomographie und NMR-Aufnahmen. Diese ergänzen heute die diagnostischen Möglichkeiten. Die Siebbeinzellen sind nur in CT-Aufnahmen sicher zu beurteilen.

Sonographie. Mit dem A-Scan können Kiefer- und Stirnhöhlen hinsichtlich Luft- oder Sekretgehalt, Zysten oder Tumoren untersucht werden. Der B-Scan dient der Darstellung von Halsweichteilen, Speicheldrüsen, Lymphknoten usw.

2.3 Klinik der Nase, der Nasennebenhöhlen und des Gesichts

2.3.1 Frakturen

Nasenbeinfraktur

Die Nasenbeinfraktur tritt durch direkte Gewalteinwirkung oder im Rahmen einer Mittelgesichtsfraktur auf. Sie ist wegen des dünnen Schleimhautüberzuges fast immer eine in die innere Nase offene Fraktur.

Symptome. Zu den Symptomen zählen klassische Frakturzeichen, behinderte Nasenatmung, eventuell Epistaxis.

Diagnostik. Klinische Zeichen, Röntgen Nasenbein seitlich, gegebenenfalls Röntgen o.m.

Therapie. Reposition innerhalb einer Woche in Lokalanästhesie oder Narkose mit einem Elevatorium vom Nasenlumen her. Eine alte Nasenbeinfraktur kann nur mit einer Rhinoplastik reponiert werden.

Komplikationen. Septumhämatome und Septumabszesse müssen gespalten, drainiert und nach chirurgischen Regeln behandelt werden. Entzündungen können in die NNH, die Orbitae und intrakraniell fortgeleitet werden.

Jochbeinfraktur

Es handelt sich um laterale Mittelgesichtsfrakturen mit Frakturlinien durch die laterale Orbitawand, den Orbitaboden, die laterale Kieferhöhlenwand und den Jochbogen, die durch direkte Gewalteinwirkung entstehen (siehe Abb. 17.9).

Symptome. Monokelhämatom, Stufe am Orbitarand, eventuell Doppelbilder, Kieferklemme.

Diagnostik. Klinik, Röntgen o.m., CT.

Therapie. Operative Reposition mit Miniplattenosteosynthese.

Komplikationen. Einklemmung von Augenmuskeln mit Augenmotilitätsstörungen oder Einklemmung des N.V2 im Foramen infraorbitale mit Hypästhesien im Versorgungsbereich des Nerven.

Jochbogenfraktur

Die Jochbogenfraktur entsteht durch direkte Gewalteinwirkung.

Symptome. Abflachung der seitlichen Gesichtskontur.

Diagnostik. Klinik, sogenannte Henkeltopfaufnahme zur Darstellung des Jochbogens.

Therapie. Operative Reposition von außen mit dem Einzinkerhaken oder vom Mundvorhof aus.

Orbitabodenfraktur

Typische Verletzung durch Schlag auf den Bulbus (Tennis- oder Squashball). Das Beispiel einer medialen Orbitafraktur zeigt Abb. 17.10.

Symptome. Monokelhämatom, Enophthalmus, Doppelbilder durch Einklemmung des M.rectus inferior.

Diagnostik. Röntgen o.m.: eingesunkenes Kieferhöhlendach, „hängender Tropfen"; CT.

Therapie. Bei Muskeleinklemmung oder starker Dislokation wird von einem Schnitt im Unterlid aus der Defekt mit Kunststoff, Lyodura oder ähnlichem abgedeckt. Alternativ wird die Fraktur von der Kieferhöhle aus mit einem Ballon abgestützt.

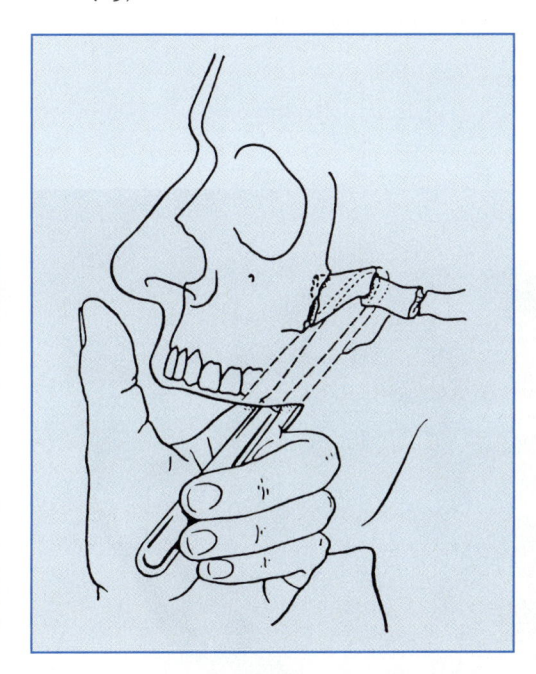

Abb. 17.9: Jochbeinfraktur (H. G. Boenninghaus 1996)

Abb. 17.10: Fraktur der medialen Orbitawand links, CT (IMPP)

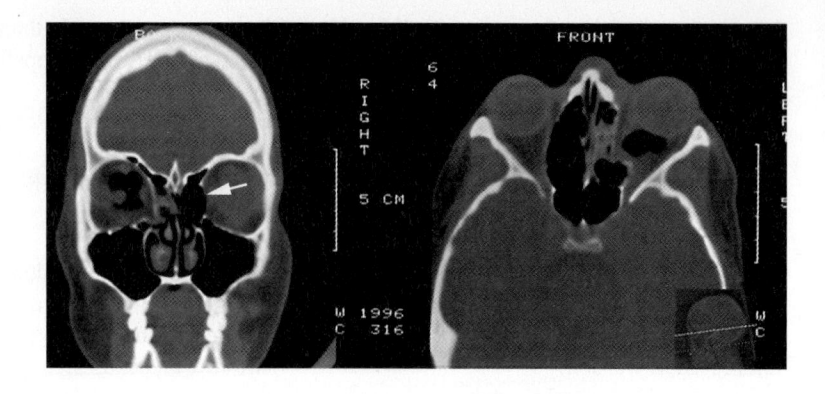

Mittelgesichtsfrakturen

Typischer Unfallmechanismus ist der Aufprall des Gesichts bei nicht angeschnallten Autofahrern. (siehe Chirurgie, Abb. 2.36).

Symptome. Monokel- (siehe Abb. 17.11) oder Brillenhämatom, Blutung, klassische Frakturzeichen, Sensibilitätsstörungen im Versorgungsgebiet der Nn. V1 und V2, Riechstörungen, Rhinoliquorrhö.

Diagnostik. Röntgen o. m., o. n. und Schädelübersicht, CT.

Therapie. Da es sich meist um komplizierte Frakturen handelt, die häufig mit Blutungen, offenem Schädel-Hirn-Trauma und offenen Orbitaverletzungen einhergehen, bedürfen sie der sofortigen operativen Intervention. In Abhängigkeit vom Allgemeinzustand des Patienten wird die eigentliche Behandlung der Frakturen meist mehrzeitig durchgeführt. Zunächst werden sie mit Draht- oder Miniplattenosteosynthese ruhiggestellt, danach erfolgt der Wiederaufbau der Strukturen.

Komplikationen. Spätkomplikationen sind Meningitis und Hirnabszesse, unter Umständen noch nach Monaten, Osteomyelitis, Mukozelen und Liquorfisteln.

Abb. 17.11: Monokelhämatom bei Schädelbasisfraktur (IMPP)

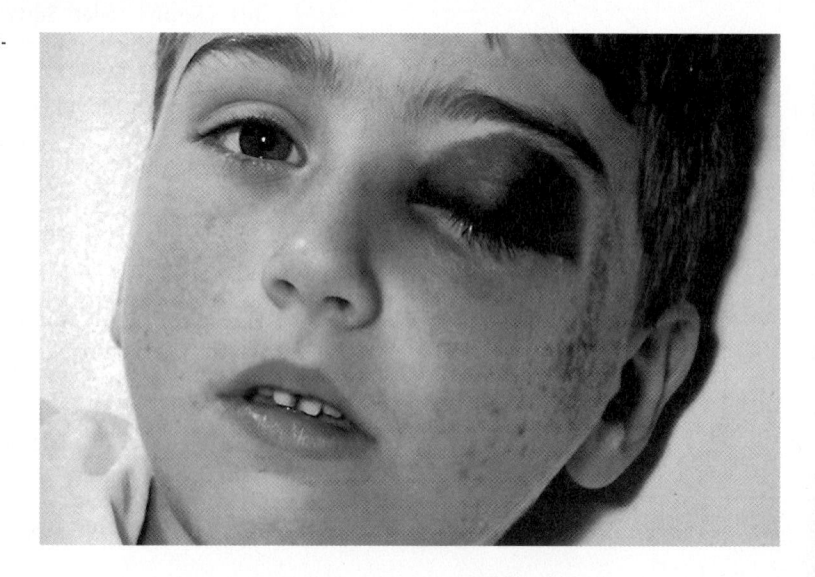

2.3.2 Entzündungen

Nasenfurunkel

Der Nasenfurunkel, eine Staphylokokkeninfektion eines Haarbalgs am Naseneingang.

Symptome. Starker Schmerz, Schwellung und Rötung, Fieber.

Therapie. Systemische und lokale Antibiotikatherapie, Alkoholumschläge.

Komplikationen. Über die V.angularis und V.ophthalmica kann es zu einer Fortleitung der Infektion zum Sinus cavernosus kommen. Folge ist eine Meningitis, eventuell ein Lidödem mit Protrusio bulbi mit endokraniellen und ophthalmologischen Folgeerscheinungen. Bei Fortschreiten der Entzündung über die V.angularis wird diese im medialen Augenwinkel unterbunden.

Akute Rhinitis

Hierunter versteht man den gewöhnlichen Schnupfen (common cold), eine Entzündung der inneren Nase. Ursachen sind meist Rhino-, Adeno- oder Influenzaviren.

Symptome. Schwellung und seröse Sekretion der Nasenschleimhaut, Niesreiz, behinderte Nasenatmung usw.

Therapie. Sie erfolgt symptomatisch mit abschwellenden Nasentropfen, Inhalationen mit Salzwasser oder Kamille, Vitamin-C-Kalzium-Brausetabletten usw.

Komplikationen. Bakterielle Superinfektion und Beteiligung der Nasennebenhöhlen, des Pharynx, Larynx und der Lunge.

Chronische Rhinitis

Über Wochen und Monate anhaltende oder in kurzen Abständen rezidivierende Rhinitis mit den Symptomen einer akuten Rhinitis. Die chronische Rhinitis ist kein eigenständiges Krankheitsbild, sondern Symptom zugrundeliegender Störungen.

Ursachen. Exogene Noxen (Staub, Gewerbegifte, Rauch), Nebenhöhleninfektionen, Tumoren, Tonsillitiden, Allergien, Stoffwechselstörungen, Medikamente (Acetylsalicylsäure).

Therapie. Ausschaltung der Ursache.

Allergische Rhinitis (Heuschnupfen)

Durch eine IgE-vermittelte Soforttyp-Reaktion ausgelöste Rhinitis unterschiedlicher Dauer. Als Auslöser kommen unzählige Allergene in Betracht.

Symptome. Juckreiz, Niesattacken, wäßrige Sekretion, oft begleitende Konjunktivitis, Abgeschlagenheit.

Diagnostik. Typische Anamnese (saisonales oder expositionabhängiges Auftreten), glasige, verdickte Nasenmuscheln, Allergietest (Prick-Hauttest, Intrakutantest oder Provokationstest, Nachweis von allergenspezifischem IgE im Serum).

Therapie. Ursächliche Therapie umfaßt die Ausschaltung der Allergene soweit möglich. Symptomatisch behandelt man mit Nasentropfen, Cromoglicinsäure (Hemmung der Mediatorfreisetzung aus Mastzellen), Antihistaminika und mit Steroiden, lokal und systemisch. Eine Hyposensibilisierung kann unter bestimmten Voraussetzungen die Allergie dauerhaft beseitigen.

Vasomotorische Rhinitis

Diese Form der Rhinitis ähnelt der allergischen Rhinopathie. Als Ursachen vermutet man neurovaskuläre Störungen bei Temperaturwechsel, Lagewechsel, Alkoholgenuß usw.

Symptome. Wie allergische Rhinitis; im Gegensatz hierzu ist die Schleimhaut eher blaß.

Therapie. Ausschaltung der Ursache, lokale Steroidanwendung, Korrektur eventueller anatomischer Störungen wie Septumdeviation, Muschelhyperplasie usw.

Rhinitis atrophicans cum foetore (Ozaena)

Das Synonym heißt *Stinknase*. Aus ungeklärter Ursache kommt es zum Verlust der normalen Nasenschleimhaut und zum bindegewebigen Umbau. Als Ursache werden große chirurgische Manipulationen und genetische Faktoren diskutiert.

Symptome. Große Nasenhöhlen, stinkende, eitrige Borkenbildung, Anosmie.

Diagnostik. Häufig sehr kleine NNH im Röntgenbild.

Therapie. Weiche Nasensalbe, Spülungen mit Salzwasser zum Lösen der Borken, Vitamin-A-haltige Salben, operative Verkleinerung der Nasenhaupthöhlen.

Akute Sinusitis

Pathomechanismus. Durch Viren, Bakterien (meist Pneumokokken, Haemophilus, seltener gramnegative Erreger) und selten Pilze kommt es zu einer serösen Entzündung der Schleimhaut der NNH. Eine ödematöse Schwellung der Schleimhaut verschließt die Ostien der Sinus und es resultiert eine Stase des Sekrets. Diese ist ein idealer Nährboden für Mikroben, so daß es nachfolgend zu einer eitrigen Sinusitis kommt. Am häufigsten sind die Kieferhöhlen und die Stirnhöhlen betroffen. Die Siebbeinzellen sind in der überwiegenden Mehrzahl der chronischen Sinusitiden beteiligt, werden aber oft übersehen. Eine Sinusitis sphenoidalis ist selten.

Symptome. Kopfschmerz, behinderte Nasenatmung, Druckgefühl und Schmerzen über der betroffenen Nebenhöhle, Fieber, allgemeines Krankheitsgefühl.

Diagnostik. Sichtbarer Eiterfluß bei der Rhinoskopie, verschattete Sinus im Röntgenbild der NNH, Schleimhautschwellung und sekretgefüllte Sinus in der Sonographie, diagnostische Punktion der betroffenen Nebenhöhle.

Therapie. Schleimhautabschwellung mit Nasentropfen und Inhalationen, Antibiotika systemisch, Mukolytika; bei persistierenden Beschwerden oder drohenden Komplikationen chirurgische Intervention: von endonasal oder durch geeignete Zugänge von außen werden die Nebenhöhlen eröffnet und Tamponaden oder Röhrchen eingelegt, um den freien Sekretabfluß zu gewährleisten. Die Beck-Bohrung der Stirnhöhle und die Kieferhöhlenpunktion wurden durch moderne endonasale Vorgehensweisen weitgehend abgelöst und bleiben Notfällen und besonderen Indikationen vorbehalten.

Komplikationen. Beim Durchbruch einer Sinusitis maxillaris kann es zu Abszessen im Bereich der Wange kommen. Gefährlich sind die Komplikationen der Sinusitis frontalis und ethmoidalis:
- Lidabszeß, Retrobulbärabszeß und Orbitaphlegmone mit allen Gefahren für das Auge bis zur kompletten Zerstörung
- Osteomyelitis der Schädelknochen
- Epidural- und Subduralabszeß
- Hirnabszeß
- eitrige Meningitis
- Sinusthrombose

Chronische Sinusitis

Sie wird durch Allergien oder entzündliche Foci unterhalten. Betroffen sind meistens Kieferhöhlen und Siebbeinzellen. Die chronische Sinusitis maxillaris geht oft von einem odontogenen Herd aus. Bei der chronischen Sinusitis ist die Schleimhaut fibrös-polypös.

Therapie. Beseitigung der Ursache. Oft führt nur chirurgisches Eingreifen zum Erfolg: Die Nebenhöhlen werden von endonasal her breitflächig eröffnet, und die hyperplastische Schleimhaut wird ausgeräumt. Ältere, nur noch selten angewandte Techniken sind die Kieferhöhlenfensterung vom Mund (nach Caldwell-Luc) oder die Stirnhöhlenoperation von einem Schnitt im medialen Augenwinkel aus (nach Ritter-Janssen).

2.3.3 Tumoren

Rhinophym

Das Rhinophym ist ein gutartiger Tumor der äußeren Nase und ist durch eine Hypertrophie der Talgdrüsen gekennzeichnet (siehe Dermatologie, Abb. 13.40). Es tritt oft zusammen mit einer Rosazea auf. Der pathophysiologische Zusammenhang mit Alkoholismus ist ungeklärt.

Symptome. Zunächst tritt nur eine blaurote Verfärbung und Verdickung der Haut auf, dann bildet sich die sogenannte Kartoffelnase.

Therapie. Chirurgisch; Abtragen oder Abschleifen des überschüssigen Gewebes.

Osteom

Es tritt häufig im Bereich der Stirnhöhle auf, wo nicht selten das Ostium verlegt wird.

Therapie. Chirurgische Entfernung.

Bösartige Tumoren der äußeren Nase

Diese Geschwülste sind Hautgeschwülste. Sie werden daher im Fach Dermatologie, Kap. 14 ausführlich behandelt. Es sei aber darauf hingewiesen, daß 90 % aller malignen Hauttumoren im Gesicht lokalisiert sind. Ihre Diagnostik und Therapie ist daher ein interdisziplinäres Arbeitsfeld.

Bösartige Tumoren der inneren Nase und der Nasennebenhöhlen

Diese Geschwülste sind zu 60 % Plattenepithelkarzinome und zu 20 % Adenokarzinome, der Rest entfällt auf Sarkome, Zylindrome (adenoidzystische Karzinome), Lymphome u. a.

Symptome. Je nach Lokalisation werden zunächst sinusitisähnliche Symptome hervorgerufen, dann treten leicht blutende Polypen auf. Später wird die entsprechende Region aufgetrieben und der Tumor bricht in benachbarte Strukturen durch, z. B. in die Orbita mit Protrusio bulbi, Doppelbildern und Visusminderung oder in die Nasenhaupthöhle mit behinderter Atmung oder in die Mundhöhle.

Diagnostik. Bildgebende Verfahren, eventuell Probenentnahme mit histologischer Untersuchung.

Therapie. Ziel ist immer die radikale chirurgische Entfernung, je nach Lokalisation auch mit Oberkiefer-(teil-)resektion. Anschließend ist je nach Histologie, Ausbreitung und Metastasierung eine Bestrahlung und/oder Chemotherapie angezeigt.

2.3.4 Nasenbluten (Epistaxis)

Lokal bedingtes Nasenbluten

Ursachen sind Verletzungen von Gefäßen des Locus Kieselbachii durch Fremdkörper, heftiges Nasenputzen bei Rhinitis, Nasenbohren, Traumen, große Hitze, Polypen usw.

Symptomatisches Nasenbluten

Häufigste Ursache der Epistaxis überhaupt ist die Hypertonie. Daneben kommen als Ursachen Überdosierung von Antikoagulanzien, hämorrhagische Diathese, Gefäßerkrankungen, Skorbut oder Morbus Rendu-Osler in Frage. Beim Morbus Rendu-Osler handelt es sich um eine hereditäre Erkrankung mit multiplen Teleangiektasien im Bereich der Schleimhäute und der Haut.

Therapie. Zunächst Ausschaltung der vermutlich zugrundeliegenden Ursache, z. B. Gabe schnell wirksamer blutdrucksenkender Medikamente. Bei kleinen Blutungsquellen im Bereich des Locus Kieselbachii wird mit Trichloressigsäure oder Silbernitrat geätzt, bei stärkerer Blutung wird die gesamte Nasenhaupthöhle mit Salbentamponadestreifen, mit Hilfe geeigneter Zangen, tamponiert. Man entfernt die Tamponade nach zwei bis drei Tagen. Sistiert eine Blutung hierdurch nicht, ist eine Bellocq-Tamponade indiziert. Sie wird im Notfall in Lokalanästhesie angelegt, oft ist aber wegen erheblicher Schmerzhaftigkeit eine Vollnarkose unumgänglich (Notfall). Hierbei werden dünne Katheter durch die Nase eingeführt, mit einer Kornzange im Rachen gefaßt und zum Mund herausgeführt. An die Katheterenden werden vorgefertigte Tamponaden mit Fäden fixiert, die beim Herausziehen der Katheter durch die Nase die Choanen im Nasenrachenraum verschließen. Von vorn wird danach eine vordere Nasentamponade eingebracht. Die Nasenhaupthöhle ist so völlig abgeschlossen. Wird hierdurch ebenfalls keine ausreichende Blutstillung erreicht (sehr selten!), ist ein operatives Aufsuchen und Unterbinden der A. ethmoidalis anterior und posterior im medialen Augenwinkel, der A. maxillaris oder der A. carotis externa (extrem selten!) notwendig.

> **Merke!**
>
> Bei Epistaxis handelt es sich meistens um harmlose Blutungen, der Blutverlust wird von den Patienten oft überschätzt. Es kann sich jedoch auch um eine arterielle Blutung handeln, bei der es innerhalb kurzer Zeit zu einem erheblichen Blutverlust kommen kann. Häufig wird er erst spät bemerkt, da der Patient viel Blut verschluckt.

2.3.5 Mißbildungen und Formfehler der äußeren und inneren Nase

Mißbildungen

In der Embryonalentwicklung entsteht das Gesicht durch Faltung und Zusammenschluß mehrerer Processus in der Mittellinie. Durch Hemmung dieser Vorgänge (genetisch oder durch Noxen) kann es zu Mißbildungen und insbesondere zu Spaltbildungen kommen. Gesichts- und Nasenspalten finden sich bevorzugt lateral vom Mund (nach lateral erweiterte Mundöffnung) und im Bereich der Nase (Doppelnase, Rüsselbildung). Nasenfisteln werden oft erst durch Entzündungen bemerkt, die vom Nasenrücken ins knorpelige Septum oder in die Glabella reichen oder blind enden.

Therapie. Plastisch-rekonstruktive Chirurgie; definitive Versorgung erst im Jugendalter.

Stenosen und Atresien

Der Naseneingang kann verengt oder vollständig stenosiert sein. Die Choanen können durch eine dünne Haut oder knöchern ein- oder beidseitig verschlossen sein.

Symptome. Ernährungsprobleme beim Säugling, da dieser beim Saugen durch die Nase atmen muß, bei einseitiger Atresie wird dies oft spät bemerkt; häufig chronische Sinusitis.

Diagnostik. Man versucht, eine dünne Sonde über die Nase in den Rachen einzuführen; Endoskopie, Röntgen mit Kontrastmittelapplikation durch die Nase.

Therapie. Operative Abtragung des Hindernisses, eventuell endoskopisch oder mit Laser.

Formfehler

Angeborene oder durch Traumen erworbene Formfehler können Ursache für Nasenatmungsbehinderung, Sinusitis und eine Reihe weiterer Beschwerden sein. Häufig führen kosmetische Gründe zur Konsultation eines Arztes. Höcker-, Sattel- oder Hakennasen sind die häufigsten Varianten. Sie kommen durch Stellungsfehler der einzelnen knorpeligen und knöchernen Anteile des Nasenskeletts zustande. Auch bei äußerlich normalem Nasenprofil liegt häufig eine Nasenseptumdeviation vor.

Symptome. Behinderte Nasenatmung, häufige Entzündungen, Kopfschmerzen, Schnarchen.

Therapie. Eine operative Korrektur wird von endonasal vorgenommen. Nach Ablösen der Schleimhaut von Knorpel und Knochen werden Stellungsfehler der Nasenskelettanteile korrigiert, überschüssige Skelettanteile reseziert, fehlende durch Transplantate (Rippenknorpel, Beckenkammknochen etc.) ersetzt.

3 Mundhöhle und Pharynx

3.1 Anatomische und physiologische Grundlagen

Die vordere Begrenzung der Mundhöhle sind die Lippen. Zwischen Lippen und Alveolarfortsätzen liegt das Vestibulum oris. Das Dach der Mundhöhle wird vorne durch den harten und hinten durch den weichen Gaumen gebildet. Die Begrenzung zum Oropharynx ist der vordere Gaumenbogen. Am Mundboden ist die Zunge mit dem Frenulum linguae fixiert. Lateral daneben befinden sich die Carunculae mit den Ausführungsgängen der Gll. sublingualis und submandibularis. Der Ausführungsgang der Gl. parotis endet in der Wange gegenüber dem oberen dritten Molaren. In der Mundhöhle nimmt die Zunge den größten Raum ein. Die kräftige Zungenmuskulatur setzt am Zungenbein und am Processus styloideus an. Das Epithel des Zungenrückens bildet zahlreiche Papillen. Sie dienen der Tastempfindung und enthalten Geschmacksknospen und Spüldrüsen.

Papillen der Zunge:
- Papillae filiformes: über den gesamten Zungenrücken verstreut
- Papillae fungiformes: an Zungenrand und -spitze
- Papillae foliatae: am Zungenrand
- Papillae vallatae (siehe Abb. 17.12): v-förmig angeordnet, warzenförmig

Innervation der Zunge:
- motorisch: N. hypoglossus
- sensibel: N. mandibularis
- sensorisch: vordere zwei Drittel durch die Chorda tympani (N. VII), hinteres Drittel durch den N. IX

Der Pharynx wird in Nasopharynx (vom Rachendach bis zum Gaumensegel), Oropharynx (vom Gaumensegel bis zum Oberrand der Epiglottis) und Hypopharynx (vom Oberrand der Epiglottis bis zum Ösophagusmund und Ringknorpel) unterteilt. Die Wand des Nasopharynx trägt Schleimhaut mit Flimmerepithel, Oro- und Hypopharynx nicht verhornendes Plattenepithel.

Am Übergang der Mundhöhle zum Pharynx befindet sich der lymphatische Rachenring (Waldeyer-Rachenring) mit Tonsillae palatinae,

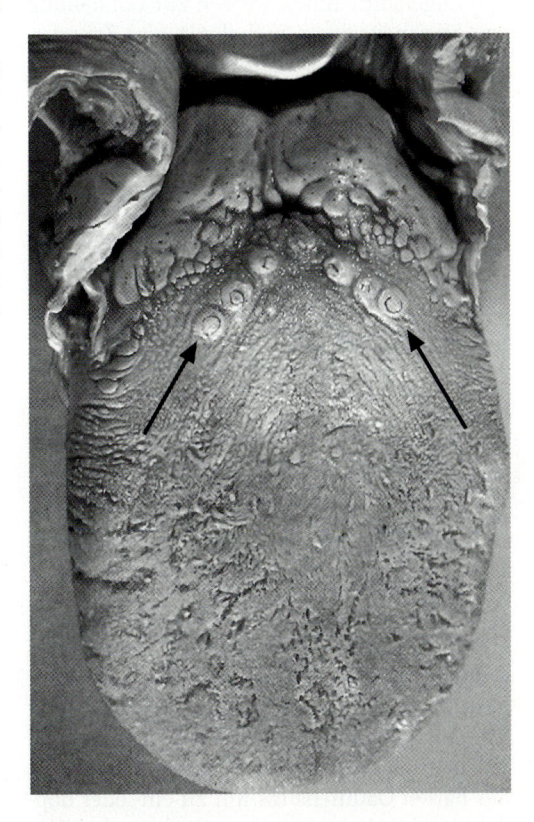

Abb. 17.12: Papillae vallatae, v-förmig angeordnet, dienen der Geschmacks- und Tastempfindung (IMPP)

Tonsilla pharyngea, Tonsilla lingualis und den lymphatischen Seitensträngen (Plicae tubopharyngicae).

Physiologische Funktionen der Mundhöhle und des Pharynx sind Nahrungsaufnahme, mechanische und chemische (Speichel) Nahrungszerkleinerung und Weitertransport in den Magen (Schluckakt), Artikulation der Sprache und Infektionsabwehr.

3.2 Untersuchungsmethoden

Es ist offensichtlich, daß der gründlichen Inspektion und Palpation der Mundhöhle, der Speicheldrüsen, der Ostien, ihrer Ausführungsgänge und der Tonsillen größte Bedeutung zukommt. Die sensorische Funktion der Zunge wird mit einer Geschmacksprüfung getestet. Geprüft werden die vier Grundqualitäten des Geschmacks: süß, sauer, bitter, salzig.

Röntgenaufnahmen werden zur Darstellung von Speichelsteinen, pathologischen Zahnveränderungen, Kieferfrakturen, Tumoren usw. angefertigt.

Bei komplizierten Prozessen im Bereich des Mundes und des Pharynx werden zusätzlich CT- und NMR-Aufnahmen angefertigt. Die Sonographie findet Anwendung bei der Beurteilung von Speicheldrüsen und Weichteilen.

3.3 Klinik der Mundhöhle und des Pharynx

3.3.1 Mißbildungen, Verletzungen, Entzündungen

Hierzu siehe auch Zahn-Mund-Kiefer-Heilkunde.

Spaltbildungen

Die häufigsten Mißbildungen im Bereich des Mundes sind Spaltbildungen. Sie sind genetisch bedingt, wobei Spontanmutationen häufig sind. Spaltbildungen reichen von einem geteilten Zäpfchen (Uvula bifida) über eine Spalte des harten Gaumens bis hin zu ein- oder doppelseitigen Lippen-, Lippen-Kiefer- oder Lippen-Kiefer-Gaumen-Spalten.

Symptome. Trinkschwierigkeiten beim Säugling, da ein intakter Schluckvorgang nicht möglich ist, Näseln (Rhinophonia), Tubenfunktionsstörungen.

Therapie. Operative Korrektur, bei ausgeprägtem Befund in mehrzeitigen Eingriffen.

Biß-, Riß-, Schnittverletzungen

Die Lippen sind am häufigsten betroffen. Solche Verletzungen werden ebenso wie Pfählungsverletzungen (durch Schreibgeräte, Löffel, Gabel etc.) und größere Zungenbißverletzungen genäht.

Verätzungen und Verbrühungen

Unfallursache ist meist das Trinken von ätzenden Substanzen; betroffen sind vor allem Kinder.

Symptome. Rötung, Blasenbildung, Verschorfung, Speichelfluß, Schmerzen, Vergiftungssymptome; schwere Schäden treten vor allem im Ösophagus auf, hier sehr oft im Bereich der ersten Enge.

Diagnose. Anamnese und Inspektion (auch endoskopisch) sind wegweisend.

Therapie. Vorrangig ist die Aufrechterhaltung der Vitalfunktionen und die Therapie der Vergiftung (siehe Notfallmedizin). Eine frühzeitige Tracheotomie kann beim Zuschwellen des Larynxeinganges nötig sein. Wegen Perforationsgefahr soll frühestens nach einer Woche eine Kontrollendoskopie durchgeführt werden, um Spätschäden zu erkennen. Eine Langzeittherapie mit Kortikosteroiden sowie häufige Bougierungen oder operative Interventionen sind oft nicht zu umgehen.

Stomatitis (Mundschleimhautentzündung)

Die Ursachen einer Stomatitis sind vielfältig. Meist sind Gingiva und Lippen mit einbezogen. In Betracht kommen sowohl mikrobielle als auch idiopathische Ursachen, ebenso eine Beteiligung der Mundschleimhaut bei Systemerkrankungen (Morbus Behçet, Pemphigus vulgaris, Herpes zoster mucosae, Leukosen u.a.) und eine allergische Reaktion. Symptome sind fast immer Foetor ex ore, Schmerzen, vermehrter Speichelfluß, oft auch Fieber und vergrößerte Halslymphknoten.

Therapie. Mundhygiene, Spülungen mit Kamille oder desinfizierenden Mundwässern, Antibiotika, lokale Anwendung von Cortisonsalben, Analgetika.
- Stomatitis ulcerosa (Mundfäule): bakterielle Entzündung (Spirochäten, fusiforme Bakterien) mit schmerzhaften Schleimhautulzera
- Stomatitis aphthosa (herpetica): durch Herpes-simplex-Viren verursachte Aphthen oder Bläschen mit typischem roten Hof; spontane Heilung nach ein bis zwei Wochen
- habituelle Aphthen: rezidivierende Aphthen unbekannter Genese, weniger schmerzhaft als Stomatitis ulcerosa und aphthosa, kein Fieber
- Herpangina: durch Coxsackie- oder Echo-Viren verursachte Entzündung mit Bläschen und Aphthen, besonders am weichen Gaumen und den Gaumenbögen

Orale Candidamykose (Soor)

Besonders bei abwehrgeschwächten Patienten, also auch im Rahmen von Aids, tritt gehäuft ein Soor auf. Hierbei handelt es sich um eine Pilzinfektion der Mund-, manchmal auch der Rachenschleimhaut oder auch des gesamten Ösophagus.

Symptome. Brennen, Schluckbeschwerden, weißliche Beläge mit rotem Saum, die abwischbar sind.

Therapie. Antimykotika lokal, z.B. Amphotericin B, bei schwerem Befall auch Antimykotika systemisch.

> **Merke!**
> Als Differentialdiagnose kommt eine Leukoplakie in Betracht. Sie ist im Gegensatz zu den Pilzbelägen nicht abwischbar.

Siphiliden

Bei der Lues im Stadium II kann es zu sogenannten Syphiliden im Sinne von papulösen, oberflächlichen Erosionen an der Mundschleimhaut kommen (Plaques muqueuses).

Veränderungen der Zungenoberfläche

Siehe Dermatologie Kapitel 22.4.

Glossitis

Meist handelt es sich um eine Beteiligung der Zunge an Entzündungen der Mundschleimhaut. Der Begriff Glossitis wird fälschlicherweise oft für das Symptom Zungenbrennen (Glossodynie) benutzt. Zungenbrennen kann als Symptom vieler verschiedener Erkrankungen auftreten. Die häufigsten sind Allergie, Diabetes mellitus, perniziöse Anämie (Hunter-Möller-Glossitis), gastrointestinale Erkrankungen (auch Karzinome), endogene Depression. Diagnose und Therapie bereiten oft größte Schwierigkeiten.

Symptome. Zungenbrennen, oft als alleiniges Symptom, umschriebene oder diffuse Rötung, Schwellung und deutliches Hervortreten der Zungenpapillen.

Therapie. Ausschalten der Ursache.

Akute Pharyngitis

Hierbei handelt es sich um eine Entzündung der Rachenschleimhaut, die durch Rauchen, Luftverunreinigungen, Mundatmung usw. begünstigt wird. Auslöser sind Viren und Bakterien.

Symptome. Gefühl des trockenen Halses, aber auch Schleim, Schluckbeschwerden, Rötung und Schwellung der Schleimhaut, insbesondere der Rachenhinterwand.

Therapie. Beseitigung der Ursache (Rauchverbot etc.), symptomatisch mit Gurgellösungen, Halswickel, Lutschtabletten.

> **Merke!**
> Lokale Antibiotika wirken nicht gegen die häufigsten Erreger (Viren!) und fördern zudem die Selektion resistenter Keime.

Chronische Pharyngitis

Ursachen der *hyperplastischen Form* sind Austrocknung der Rachenschleimhaut bei Mundatmung durch adenoide Vegetationen, Nebenhöhlenerkrankungen, Nasenseptumdeviation, chemische Noxen, Alkohol- und Nikotinabusus und häufige Tonsillitis. Es kommt zu einer Verdickung und Rötung der pharyngealen Schleimhaut. Die *atrophische Form* wird oft von einer Rhinitis sicca sowie von Östrogenmangel in der Menopause verursacht. Man findet eine blasse, dünne Schleimhaut mit zähem Schleim.

Symptome. Leichte Schluckbeschwerden, trockene Schleimhaut, Fremdkörpergefühl, Hustenreiz.

Therapie. Beseitigung der Ursachen, Inhalationen mit salinischen Lösungen (Salzwasser), Lutschtabletten.

Akute Tonsillitis (Angina tonsillaris)

Diese Entzündung der Gaumenmandeln wird oft von hämolysierenden Streptokokken der Gruppe A, selten Pneumokokken, Staphylokokken oder Haemophilus influenzae verursacht.

Symptome. Starke Schmerzen, vor allem beim Schlucken, hohes Fieber, kloßige Sprache, schweres Krankheitsgefühl. Die Tonsillen sind geschwollen und gerötet und zeigen weißliche Beläge oder Stippchen. Die regionalen Lymphknoten (Kieferwinkel, entlang der Gefäß-Nerven-Straße am seitlichen Hals) sind druckdolent geschwollen.

Therapie. Antibiotika sind unbedingt indiziert. Mittel der Wahl ist Penicillin (oral, auch in der Schwangerschaft anzuwenden), bei Penicillinallergie Erythromycin oder Clindamycin. Bettruhe sollte eingehalten werden. Zur Linderung der Beschwerden empfiehlt sich die Anwendung von Analgetika, Antipyretika, Halswickeln und breiiger Kost.

Lokale Komplikationen der Tonsillitis. Häufigste Komplikation ist eine abszedierende Entzündung. Meistens sind tonsillogene Abszesse zwischen Tonsille und M. constrictor pharyngis lokalisiert (Peritonsillarabszeß). Man beobachtet jedoch auch Abszesse im Pharynx oder am Zungengrund. Eine tonsillogene Sepsis ist selten, sie muß aber bedacht werden.

Peritonsillarabszeß

Symptome. Erhebliche Schluckbeschwerden, Kieferklemme, Fieber, Schmerzen mit Ausstrahlung ins Ohr, typische Vorwölbung und Rötung des Gaumenbogens und des weichen Gaumens.

Therapie. Hochdosierte Antibiotikagaben, Abszeßspaltung durch Inzision an der stärksten Vorwölbung in Oberflächenanästhesie und Absaugen des Eiters (Abstrich nicht vergessen). An jedem folgenden Tag muß die Inzision nachgespreizt werden, bis sich kein Eiter mehr entleert; gegebenenfalls Spülung mit antiseptischen Lösungen. Schnellste und sicherste Therapie ist die sofortige Abszeßtonsillektomie.

Mononucleosis infectiosa (Morbus Pfeiffer)

Ursache. Tröpfcheninfektion mit Epstein-Barr-Virus; die Inkubationszeit beträgt vier bis vierzehn Tage.

Symptome. Vergrößerte Tonsillen mit beidseitigen weißlichen Fibrinbelägen, vergrößerte Lymphknoten, vor allem am Hals, aber auch an anderen Körperstellen, Hepatosplenomegalie, Fieber; im Gegensatz zur akuten Tonsillitis ist das Beschwerdebild trotz des erheblichen Befundes geringer.

Diagnostik. Zur Sicherung der Diagnose kann ein Schnelltest (Monosticon-Test) sowie eine positive Paul-Bunell-Reaktion herangezogen werden. Beweisend ist der Nachweis spezifischer IgG- und IgM-Antikörper.

Therapie. Symptomatisch mit Mundspülungen, Analgetika, Bettruhe; nur bei drohender Atemnot sofortige Tonsillektomie.

Diphtherie

Ursache. Aerogene Infektion mit Corynebacterium diphtheriae. Die Inkubationszeit beträgt zwei bis sechs Tage.

Symptome. Halsschmerzen, Fieber, beidseits vergrößerte Tonsillen mit grau-weißen festhaftenden Belägen (Pseudomembranen), bei deren Entfernung es zu Blutungen kommt, regionale Lymphknotenschwellung, Foetor ex ore.

Diagnose. Sie stützt sich auf den Nachweis der Corynebakterien aus einem Abstrich (mikroskopisch, kulturell), bzw. einen positiven Antikörpernachweis.

Therapie. Die Therapie beginnt mit Impfung im Kindesalter als Prophylaxe. Schon beim Verdacht auf die Erkrankung appliziert man Diphtherieantitoxin i. m. oder i. v. und hochdosiert Penicillin. Daneben ist strenge Bettruhe einzuhalten, der Patient muß isoliert werden.

Komplikationen. Häufigste Komplikationen sind Schock und Kreislaufversagen durch Myokarditis sowie Erstickung.

> **Merke !**
> Diphtherie ist eine meldepflichtige Erkrankung.

3.3.2 Tonsillektomie und Adenotomie

Tonsillektomie

Indikationen. Indikationen für eine Tonsillektomie stellen häufig rezidivierende Tonsillitiden (mindestens drei pro Jahr), mechanische Atmungsbehinderung durch Tonsillenvergrößerung, sogenannte *„kissing tonsills"*, Peritonsillarabszesse und Herderkrankungen dar. Herd- oder Fokalerkrankungen sind Krankheiten, die als direkte oder indirekte Folge rezidivierender oder chronischer Tonsillitiden angesehen werden. Sie werden zum Teil durch Immunkomplexe aus Antikörpern und Streptokokkenantigen hervorgerufen, zum Teil ist ihr Pathomechanismus noch unbekannt. Die häufigsten Herderkrankungen sind akutes rheumatisches Fieber, Poststreptokokken-Glomerulonephritis, Endokarditis und Chorea minor. Das Auftreten von Hauterkrankungen wie Psoriasis und Neurodermitis sowie einiger Augenerkrankungen und Neuritiden soll durch rezidivierende Tonsillitiden und andere Infektionen des HNO-Bereiches getriggert werden können. Bei Verdacht auf einen Tonsillentumor erfolgt die diagnostische Tonsillektomie. Eine Probeentnahme (PE) gilt als obsolet, da sich häufig kleine Tumoren in der Tiefe der Tonsillenkrypten befinden, die mit einer PE nicht erfaßt werden.

> **Merke !**
> Eine negative PE ist kein Beweis für die Abwesenheit eines Tumors.

Prinzip. In Lokalanästhesie oder Vollnarkose wird die Tonsille aus ihrem Bett herausgeschält, mit einer Tonsillenzange gefaßt und am Gefäßstiel am Zungengrund mit einem sog. *Tonsillenschnürer* (Drahtschlinge) abgetrennt. Anschließend erfolgt eine sorgfältige Blutstillung durch Kompression, Koagulation oder, in seltenen Fällen, Ligatur. Nachblutungen treten gehäuft am ersten und siebten postoperativen Tag auf.

Adenotomie

Adenoide (adenoide Vegetationen, Rachenmandelhyperplasie, volkstümlich Polypen): Entzündung und Vergrößerung der Rachenmandel im Kindesalter.

Symptome. Behinderte Nasenatmung, Tubenfunktionsstörungen, Seromukotympanon, Schwerhörigkeit, Mundatmung und Schnarchen, damit verbunden Schlafstörungen und Nachlassen der Konzentrations- und Leistungsfähigkeit tagsüber, „geschlossenes Näseln", rezidivierende NNH-Infektionen.

Diagnostik. Die genannten Symptome und eine eingehende Nasen-Rachen-Raum-Inspektion führen zur Diagnose.

Therapie. Adenotomie; am hängenden Kopf wird in Vollnarkose mit dem Beckmann-Ringmesser die Rachenmandel entfernt.

> **Merke !**
>
> Die Symptome einer Rachenmandelhyperplasie beim Erwachsenen sind verdächtig auf einen Tumor im Nasenrachenraum, da sich Adenoide in der Jugend meist zurückbilden.

3.3.3 Tumoren

Juveniles Nasenrachenangiofibrom

Hierbei handelt es sich um einen benignen, nicht metastasierenden, jedoch lokal destruierenden Tumor, der gehäuft bei männlichen Jugendlichen vor der Pubertät auftritt. Die Ursache der Erkrankung ist unbekannt. Der derbe Tumor sitzt breitbasig am Rachendach, ist sehr gut vaskularisiert und neigt zu Blutungen.

Symptome. Wie bei Adenoiden, zusätzlich Blutungen.

Diagnostik. Rhinoskopie, Palpation, Röntgen NNH-seitlich, CT, eventuell Angiographie zur Klärung der Vaskularisation, Probeentnahme (PE), *cave:* Blutungsgefahr.

Therapie. Chirurgische Exzision.

Maligne Tumoren der Mundhöhle

Siehe hierzu Tabelle 17.1.
Im Bereich der Mundhöhle (Zunge, Mundboden, Mundschleimhaut, Alveolarkämme, harter Gaumen) sind die malignen Tumoren in mehr als 90% Plattenepithelkarzinome (siehe Abb. 17.13 und Abb. 17.14 im Farbteil). Diese treten gehäuft bei starken Rauchern und Alkoholikern auf, in mehr als 70% sind Männer betroffen mit einem Altersgipfel von 50 Jahren. Als obligate Präkanzerosen gelten Leukoplakien. Im Anfangsstadium sind diese Tumoren häufig symptomarm. In späteren Stadien treten Schmerzen, Foetor ex ore, Kieferklemme und Lymphknotenschwellungen auf. Vorrangig ist die radikale chirurgische Entfernung. Eine ein- oder beidseitige Neck dissection ist fast immer notwendig. Bei ausgedehnteren Befunden schließt sich eine adjuvante Polychemotherapie oder Bestrahlung an. Eine kombinierte Radio-Chemo-Therapie kommt bei primär inoperablen Befunden in Frage.

Zungenkarzinome

Sie sind meist am Zungenrand lokalisiert, so daß bei geringerer Ausdehnung eine Keilexzision durchgeführt wird. Die Entfernung größerer Zungenanteile ist für den Patienten verstümmelnd, da Sprache und orale Nahrungsaufnahme damit meist sehr erschwert oder unmöglich werden. Wegen der ohnehin sehr schlechten Prognose fortgeschrittener Zungenkarzinome ist die Indikationsstellung zu solch ausgedehnten Eingriffen schwierig. Bei Infiltration des Unterkiefers ist eine Unterkieferteilresektion angezeigt.

Mundboden-, Zungengrund- und Wangenkarzinome

Karzinome dieser Lokalisation sind prognostisch besonders ungünstig. Operativ werden in Abhängigkeit von der Ausdehnung Zungenteilresektionen, Mundbodenteilresektionen mit suprahyoidaler Ausräumung und Neck dissection nach Unterkieferdurchtrennung und eventuell -teilresektion durchgeführt.

Maligne Tumoren in Naso- und Oropharynx

Hier findet man meist Karzinome und Lymphome (hauptsächlich Non-Hodgkin-Lymphome) (siehe Tabelle 17.1 und Abb. 17.14 im

Tab. 17.1: Die TNM-Klassifikation von malignen Mundhöhlen- und Pharynxtumoren

	T-Klassifikation der Mundhöhlentumoren	T-Klassifikation der Nasopharynxtumoren
		Der Nasopharynx wird in folgende Bezirke unterteilt: Rachendach, Rachenhinterwand, Rachenseitenwand und Rosenmüller-Grube, dorsaler Anteil des weichen Gaumens
T 1	Tumor < 2 cm	ein Bezirk betroffen
T 2	Tumor 2–4 cm	mehr als ein Bezirk betroffen
T 3	Tumor > 4 cm	zusätzlich Nase oder Oropharynx betroffen
T 4	auf benachbarte Strukturen übergreifend	Schädelbasis und Hirnnerven betroffen
Die N- und M-Klassifikation gilt für alle malignen Tumoren im HNO-Bereich		
N 0	keine Lymphknoten	
N 1	solitäre Lymphknotenmetastase ipsilateral < 3 cm	
N 2	(a) solitäre Lymphknotenmetastase ipsilateral > 3 cm (b) mehrere ipsilaterale Lymphknotenmetastasen < 6 cm (c) bi- oder kontralaterale Lymphknotenmetastasen < 6 cm	
N 3	Lymphknotenmetastasen > 6 cm	
N x	nicht beurteilbar	
M 0	keine Fernmetastasen	
M 1	Fernmetastasen	
M x	nicht beurteilbar	

Farbteil). Bei den Karzinomen handelt es sich meist um verhornende oder nichtverhornende Plattenepithelkarzinome, lymphoepitheliale Karzinome (Typ Schmincke-Regaud) oder anaplastische Karzinome. Das Tonsillenkarzinom ist der zweithäufigste maligne Tumor im oberen Respirationstrakt nach dem Larynxkarzinom.

Symptome. Bei Nasopharynxtumoren im Anfangsstadium Tubenventilationsstörungen (wie bei kindlichen Adenoiden), bei Oropharynxtumoren Schluckbeschwerden, Foetor ex ore, Kieferklemme, Schmerzen. Häufig werden maligne Pharynxtumoren erst durch Lymphknotenmetastasen bemerkt.

Diagnostik. Inspektion, bildgebende Verfahren, PE.

Therapie. Pharynxtumoren sind oft nicht radikal zu entfernen. Dann schließt sich an eine chirurgische Tumorverkleinerung fast immer eine Bestrahlung und/oder Chemotherapie an.

Maligne Lymphome sind mit Radiatio und Polychemotherapie wesentlich günstiger zu beeinflussen als Karzinome.

Prognose maligner Tumoren der Mundhöhle und des Pharynx

Die Prognose ist stark abhängig von der Ausdehnung und Operabilität des Tumors sowie dem Vorhandensein oder Fehlen von Metastasen. Sie ist insgesamt jedoch als schlecht einzustufen. Die 5-Jahres-Überlebenszeit von Tumorpatienten im Frühstadium T1, N0 beträgt zwar über 90%, jedoch werden nur wenige Tumoren in diesem Stadium entdeckt. Im Stadium T3 beträgt die 5-Jahres-Überlebenszeit weniger als 20%. Etwa zwei Drittel der Tumoren befinden sich bei Diagnosestellung schon in fortgeschrittenen Tumorstadien (>T2 oder >N1)

Pulsionsdivertikel (Zenker-Divertikel)

Hierzu siehe Chirurgie, Kapitel 18.2.

Grundzüge regionaler plastisch-rekonstruktiver Maßnahmen

In der Tumorchirurgie im Mund-Pharynx-Hals-Bereich kommt es bei ausgedehnten Eingriffen zu erheblichen Weichteilverlusten, die funktionell und kosmetisch wiederhergestellt werden müssen. Hierzu steht eine Vielzahl plastisch-chirurgischer Verfahren zur Verfügung. Bei kleinen Defekten bedient man sich unterschiedlicher Rotations- und Verschiebelappen. Sind die Substanzdefekte zu groß, als daß sie mit regionalen Verschiebelappen gedeckt werden könnten, werden häufig gestielte Lappen aus der Brust- oder Schulterregion verwendet, z.B. M.-pectoralis-major-Lappen, wobei ein Teil des M.pectoralis major mit der darüberliegenden Haut abpräpariert wird und ein Gefäßstiel mit der A.thoracoacromialis erhalten bleibt. Dieser myokutane Lappen wird zum Hals geschwenkt und dort zur Defektdeckung eingenäht. Modernere Verfahren benutzen freie revaskularisierte Transplantate, z.B. M.-latissimus-dorsi-Lappen, osteomyokutane Lappen mit Beckenkammknochen oder das sogenannte Jejunumtransplantat. Hierbei wird ein Teil dieses Dünndarmabschnitts reseziert und zur Defektdeckung im Pharynx benutzt. Bei dieser Methode muß eine Gefäßanastomosierung durchgeführt werden.

Schlafapnoe-Syndrom (SAS)

Unter Schlafapnoe versteht man rezidivierende, abnorm lange Atempausen während des normalen Schlafes, die zu einer Hypoxie führen (mindestens zehn Apnoephasen pro Stunde Schlafzeit). Männer sind sieben- bis zehnmal häufiger betroffen als Frauen, etwa 30% leiden gleichzeitig an arterieller Hypertonie und Linksherzinsuffizienz. Die Prävalenz wird auf 1–10% geschätzt.

Pathomechanismus. Der genaue Mechanismus ist unbekannt. Man vermutet zentralnervöse Störungen, die eine regelrechte Aktivierung der oropharyngealen Muskulatur verhindern (obstruktives SAS, evtl. in Kombination mit anatomischen Anomalien des oberen Respirationstraktes). Am häufigsten wird das sog. gemischte SAS beobachtet, bei dem auf zentrale Atemstörungen eine Erschlaffung der Pharynxmuskulatur folgt, was wiederum zu einer Verlegung der Atemwege führt.

Symptome. Müdigkeit am Tage, selbst oder vom Partner bemerkte Atempausen im Schlaf, Schnarchen, oft Übergewicht, kardiovaskuläre und psychische Folgeerkrankungen, die durch häufige Hypoxie verursacht werden, wie Hypertonie, Cor pulmonale, Herzrhythmusstörungen, Linksherzinsuffizienz, psychische Veränderungen durch Schlafstörung.

Diagnostik. Genaue Eigen- und Fremdanamnese, allgemeine Diagnostik möglicher Folgeerkrankungen (EKG, Lungenfunktionsuntersuchung usw.) und Polysomnographie (Schlaflaboruntersuchung) sind zur Sicherung der Diagnose nötig. Dabei werden die Apnoephasen in Frequenz und Dauer genau aufgezeichnet.

Therapie. Gewichtsreduktion, Alkoholverbot, Versuch einer geregelten Lebensweise (regelmäßiger Schlaf, keine Schichtarbeit etc.), medikamentöser Versuch mit Theophyllin vor dem Schlafengehen und trizyklische Antidepressiva können durch Unterdrückung des REM-Schlafes die Apnoephasen unterdrücken.

> **Merke!**
>
> Vorsicht bei Schlafmitteln, sie können die Symptomatik verstärken.

Dysphagie

Als Dysphagie bezeichnet man Schluckbeschwerden und Schmerzen beim Schlucken. Die Ursachen sind vielfältig, Dysphagie ist mehr Symptom als eigenständiges Krankheitsbild.

Diagnostik und Therapie richten sich nach den Ursachen.

4 Larynx und Trachea

4.1 Anatomische und physiologische Grundlagen

Kehlkopf

Der Kehlkopf setzt sich aus dem knorpeligen Kehlkopfskelett und der Kehlkopfmuskulatur mit den zugehörigen Nerven und Gefäßen zusammen.
 Das Kehlkopfskelett besteht aus:
- *Ringknorpel* (Cartilago cricoidea)
- *Schildknorpel* (Cartilago thyroidea)
- *Stellknorpeln* (Cartilagines aryepiglotticae)
- *Kehldeckel* (Epiglottis)

Der Kehlkopfraum wird in drei Etagen unterteilt: *supraglottischen*, *glottischen* und *subglottischen* Raum (siehe Abb. 17.15).
 Alle inneren Kehlkopfmuskeln mit Ausnahme des M. cricothyroideus werden vom N. laryngeus inferior (recurrens) innerviert. Der M. cricothyroideus wird vom N. laryngeus superior innerviert, der ebenso wie der N. recurrens ein Ast des N. vagus ist. Der N. laryngeus superior versorgt sensibel die Schleimhaut bis zur glottischen Falte, der N. recurrens versorgt sensibel die Schleimhaut im subglottischen Raum.

Histologie. Die Schleimhaut im Bereich des Kehlkopfes besteht aus mehrreihigem Flimmerepithel. Die Stimmbänder, die Taschenbänder und die laryngeale Epiglottis weisen hingegen mehrschichtiges, nichtverhornendes Plattenepithel auf.
 Funktionen des Kehlkopfes:
- Trennung des Speiseweges und Luftweges durch den komplizierten Schluckvorgang
- Phonation

Trachea

An den Ringknorpel schließt sich die Trachea an. Sie ist zehn bis dreizehn Zentimeter lang und besteht aus fünfzehn bis achtzehn hufeisenförmigen Trachealringen aus hyalinem Knorpel. Dorsal werden die halboffenen Knorpelringe durch die bindegewebige Pars membranacea verschlossen. Die Trachea ist mit respiratorischem Flimmerepithel ausgekleidet.

4.2 Untersuchungsmethoden

Da der Kehlkopf dicht unter der Haut liegt, wird zunächst seine äußere Kontur und seine Beweglichkeit beim Schlucken inspiziert. Palpiert werden vorhandene Lymphknoten, Schwellungen und die Schilddrüse. Mit Kehlkopfspiegel, Lampe und Stirnreflektor kann der Kehlkopf von innen inspiziert werden (indirekte Laryngoskopie). Etwas genauer läßt sich der Kehlkopf mit einem Lupenlaryngoskop inspizieren, eine vergrößernde Winkeloptik mit eingebauter Lichtquelle. Bei speziellen Fragestellungen, diagnostischen und kleineren therapeutischen Eingriffen wird der Kehlkopf mit flexiblen Fiberglasendoskopen, die nasal eingebracht werden, oder mittels der sogenannten Stützlaryngoskopie mit speziellen Laryngoskopen untersucht. Radiologische Verfahren, von der einfachen Röntgenaufnahme a.p. und seitlich über Aufnahmen mit Kontrastmittelapplikation bis hin zu CT und NMR, kommen bei entsprechenden Fragestellungen zum Einsatz. Während Nativ- und Kontrastmittelaufnahmen zur Darstellung der Kehlkopfstrukturen angewendet werden, setzt man CT und NMR zur Darstellung von Weichteilstrukturen (insbesondere zur Beurteilung der Ausdehnung von Tumoren) ein. Mit der Sono-

Abb 17.15: Anatomie des Kehlkopfes (von dorsal); (Plath/Oeken 1993)

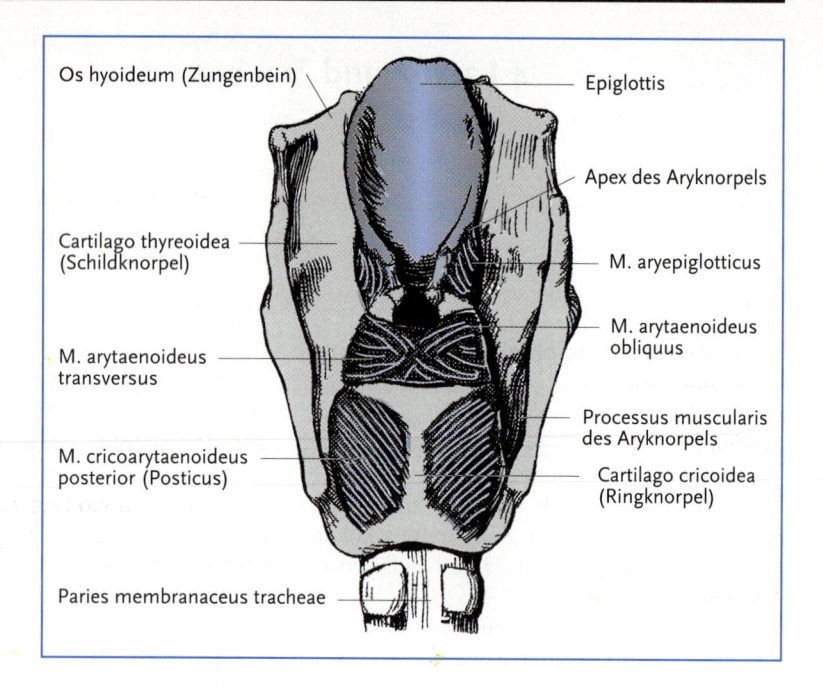

- Os hyoideum (Zungenbein)
- Epiglottis
- Apex des Aryknorpels
- Cartilago thyreoidea (Schildknorpel)
- M. aryepiglotticus
- M. arytaenoideus obliquus
- M. arytaenoideus transversus
- Processus muscularis des Aryknorpels
- M. cricoarytaenoideus posterior (Posticus)
- Cartilago cricoidea (Ringknorpel)
- Paries membranaceus tracheae

graphie können Halsweichteile, Schilddrüse, Lymphknoten, Zysten usw. beurteilt werden.

4.3
Klinik des Larynx und der Trachea

Mißbildungen

Fehlbildungen von Larynx und Trachea sind sehr selten. Es kommen Kehlkopfatresie, Zysten, Hämangiome, Ösophagotrachealfisteln (siehe Spezielle Pathologie, Kap. 8.4) und Trachealstenosen vor.

Stridor congenitus

Ursache und Symptomatik. Durch abnorm weiches Knorpelgewebe bei Säuglingen kollabiert der Kehlkopf oder Teile der Trachea bei der Inspiration, so daß ein inspiratorischer Stridor entsteht, der sich in Rückenlage verstärkt.

Diagnostik. Endoskopie und Sonographie, vor allem zum Ausschluß seltener Fehlbildungen.

Therapie. Vorwiegende Bauchlage, die Symptomatik verliert sich meist im ersten Lebensjahr.

Verletzungen

Infolge stumpfer oder scharfer Gewalteinwirkung von außen (Schlag, Strangulation, Stichverletzung) kommt es zu Hämatomen und Ödemen der Larynxschleimhaut, was zu einer Verlegung des Atemweges führen kann. Bei großen Verletzungen kann eine operative Rekonstruktion von Kehlkopf und Halsweichteilen indiziert sein. Bei perforierenden Verletzungen findet man ein Hautemphysem im Halsbereich. Verletzungen des Larynx von innen können durch Fremdkörper, die versehentlich verschluckt wurden und sich im Larynxbereich verhaken (Fischgräten), Verbrühungen und Verätzungen bei Kindern oder Suizidversuche und Intubationsschäden verursacht werden.

Symptome. Fremdkörper oder Verbrühungen und Verätzungen führen zu Hustenreiz, Blutungen, ödematöser Schwellung der Larynxschleimhaut und Atemnot. Häufige Intubationsverletzungen sind die Luxation der Aryknorpel und Stimm- und Taschenbandverletzungen, was zu Heiserkeit, Stridor oder Atemnot führen kann. Spätfolgen sind Nekrosen und Granulome, Kehlkopfsynechien und Stenosen (besonders nach Langzeitintubation).

Therapie. Bei Atemnot Intubation oder Tracheotomie, bei kleineren Verletzungen Eiskrawatte und Antiphlogistika. Fremdkörper werden endoskopisch oder chirurgisch entfernt, gegebenenfalls unter Antibiotikaschutz. Besonders bei Verbrühungen und Verätzungen und bei ausgedehntem Schleimhautödem wird mit hohen Corticosteroiddosen therapiert. Nekrosen und Verwachsungen werden mikrochirurgisch oder laserchirurgisch abgetragen.

Akute Laryngitis

Ursachen. Stimmüberlastung, besonders in Kombination mit Inhalationsnoxen und hochprozentigen Alkoholika, Infekte der oberen Atemwege.

Symptome und Befund. Heiserkeit bis Aphonie, Halsschmerzen, Räusperzwang, Verschleimung; Stimmbänder und Larynxschleimhaut sind gerötet und ödematös.

Therapie. Stimmruhe (auch nicht flüstern), Karenz der auslösenden Noxen, Inhalationen und Gurgeln mit Kamille, Salbei oder Sole, bei bakteriellen Infektionen Antibiotika.

> **Merke!**
> Jede Heiserkeit, die länger als drei Wochen andauert, ist tumorverdächtig und bedarf einer weiterführenden Diagnostik.

Laryngitis subglottica acuta (Krupp-Syndrom, Infektkrupp)

Es besteht eine Schleimhautschwellung im unteren Kehlkopfausgang und in der oberen Trachea. Betroffen sind Säuglinge und Kleinkinder.

Ursachen. Meist virale Infektion, begünstigt und verstärkt durch Luftverschmutzung (auch Tabakrauch), selten bakterielle Infektionen.

Symptome. Bellender Husten, inspiratorischer Stridor, Atemnot, Fieber bei vorbestehender Infektion. Subglottische Fibrinbeläge und Borkenbildung können zu einer stenosierenden Laryngotracheitis führen.

Chronische Laryngitis

Ursachen. Nicht ausgeheilte akute Laryngitis, chronische Entzündungen der oberen Atemwege (z.B. Nasennebenhöhlen, Tonsillen), chronische Einwirkung von Noxen wie Rauch, Hitze, Staub, chronische Überlastung der Stimme vor allem in typischen Sprechberufen.

Befund. Stimmbänder und Schleimhaut sind leicht gerötet; Schleim.

Symptome. Heiserkeit, Räusperzwang, Reizhusten, Globusgefühl.

Therapie. Ausschalten der Noxen, Stimmschonung, Inhalation mit Salzwasser, Mukolytika, Antiphlogistika.

Differentialdiagnosen der Laryngitis

Der sogenannte „echte Krupp" mit inspiratorischem Stridor und Aphonie ist häufigstes und gefährlichstes Symptom der Diphtherie, die unbehandelt meist tödlich verläuft.

Wenngleich auch selten, kann der Larynx auch Manifestationsort einer Tuberkulose sein. Im Rahmen von AIDS können verschiedene Infektionen den Rachen-Kehlkopf-Trachea-Bereich befallen.

Therapie. Hochdosiert Cortison (bis zu 250 mg Prednisolonäquivalent), Anfeuchten der Atemluft, stationäre Einweisung, antibiotischer Schutz, Bereitschaft zur Intubation bzw. Tracheotomie und maschinellen Beatmung; Lebensgefahr!

Akute Epiglottitis

Betroffen sind Kindergarten- und Schulkinder und Erwachsene.

Ursachen. Bei Kindern meistens bakterielle Entzündung mit Haemophilus influenzae, selten Staphylococcus aureus, bei Erwachsenen oft auch virale Genese oder allergisches Ödem. Das Krankheitsbild ist bei Kindern sehr viel seltener als das Krupp-Syndrom.

Symptome. Fulminanter Verlauf mit heftigen Schmerzen, Atemnot, kloßiger Sprache, inspiratorischem Stridor und Fieber, kein Husten!

> **Merke!**
> Es handelt sich um ein akut einsetzendes, lebensgefährliches Krankheitsbild, die Letalität ist nach wie vor hoch.

Befund. Hochrote, ödematöse Epiglottis, Glottis oder Aryknorpelregion.

Therapie. Sedierung! Sofortige Einweisung in eine Klinik, antibiotische Therapie sofort einleiten (z.B. Ampicillin und Flucloxacillin, Cephalosporine), frühzeitige Intubation, gegebenenfalls auch Tracheotomie.

Kehlkopfperichondritis

Ursachen. Bakterielle Infektion z.B. nach Verletzungen oder Operationen im Larynxbereich, radiogene Perichondritis.

Symptome. Zunehmender Stridor, Heiserkeit, Schmerzen im Kehlkopfbereich.

Therapie. Antibiotikatherapie nach Antibiogramm (Abstrich entnehmen!), bei Bedarf operative Sanierung mit Ausräumung abgestorbener Knorpelteile und Rekonstruktion.

Kehlkopflähmungen (Stimmbandlähmungen)

Am häufigsten liegt eine Lähmung des N. laryngeus inferior (Rekurrenslähmung) vor.

Ursachen. Verletzungen nach Strumektomie, wobei es sich in den allermeisten Fällen um reversible Zug- oder Druckschädigungen handelt und nur selten um eine Durchtrennung des Nerven, Struma maligna, Metastasen und Tumoren im Mediastinum, linksseitige Lähmung nach Operationen am Ductus Botalli, thorakales Aortenaneurysma, toxische Nervenschädigung nach Infektionen. Oft ist die Rekurrenslähmung einziges Symptom einer Lähmung des N. vagus (in Kombination mit Lähmungen weiterer kaudaler Hirnnerven).

Symptome. Bei einseitiger Stimmbandlähmung treten oft keine Symptome auf, manchmal aber rasche Stimmermüdung oder Heiserkeit. Bei beidseitiger Parese reicht die Symptomatik von Heiserkeit bis zu Atemnot und inspiratorischem Stridor.

Diagnostik. In der indirekten oder direkten Kehlkopfspiegelung sieht man die fehlende Beweglichkeit des betroffenen Stimmbandes bei der Phonation. Das Stimmband ist in paramedianer Stellung fixiert. Bei doppelseitiger Stimmbandparese ist die Glottisspalte eng.

Therapie. Zur allgemeinen Therapie gehört vor allem die Diagnostik und Behandlung der Ursache, spezielle therapeutische Verfahren sind die Stimmübungsbehandlung (Logopädie), bei doppelseitiger Parese und bei bestehender Atemnot ist eine Tracheotomie indiziert. Besteht keine Hoffnung auf eine Wiederkehr der Stimmbandbeweglichkeit, so führt man eine *Laterofixationsoperation* durch. Dabei wird ein gelähmtes Stimmband nach lateral fixiert und die Stimmritze somit erweitert (verschiedene Operationsverfahren).

Gutartige Tumoren des Larynx

- Polypen: Sie kommen bei Stimmüberlastung und chronischer Laryngitis vor. Man findet gestielte und ungestielte Polypen
- Sänger- oder Schreiknötchen: begrenzte Hyperkeratosen der Stimmbänder, die bei Stimmüberlastung auftreten können. Betroffen sind vor allem Patienten in Sprechberufen

- Papillome: Man findet die blumenkohlartigen, exophytisch wachsenden Tumoren unterschiedlicher Größe an den Stimmbändern, der Larynxschleimhaut oder in der Trachea. Es handelt sich um virusinduzierte Tumoren
- Laryngozele: Durch chronische Druckbelastung im Larynx (Trompeter, Glasbläser) oder genetisch determinierte Anlage kann es zu Aussackungen des Sinus Morgagni kommen. Bei einer inneren Laryngozele resultiert eine Vorwölbung des Taschenbandes, bei einer äußeren Laryngozele eine Aussackung in die Halsweichteile

Symptome. Bei allen gutartigen Kehlkopftumoren ist Heiserkeit das Leitsymptom.

Therapie. Operative, mikrochirurgische oder laserchirurgische Abtragung und histologische Untersuchung.

Larynxkarzinom

Nach der Lokalisation unterscheidet man supraglottische, glottische und subglottische Karzinome.

Stadieneinteilung der Larynxkarzinome:
- T1a: Ein Stimmband betroffen, Stimmbandbeweglichkeit normal
- T1b: Tumor hat zweites Stimmband ergriffen, Stimmbandbeweglichkeit normal
- T2: Stimmband einschließlich Supra- oder Subglottis betroffen, Stimmbandbeweglichkeit eingeschränkt
- T3: wie T2, Stimmbänder fixiert
- T4: Larynx wird vom Tumor überschritten

Ursachen. Multifaktoriell; Nikotin- und Alkoholabusus sind begünstigend.

Symptome. Anhaltende Heiserkeit, Fremdkörpergefühl, Reizhusten, Räusperzwang, Schluckbeschwerden, Atemnot im fortgeschrittenen Stadium. Nicht selten sind bereits bei der Diagnosestellung Lymphknotenmetastasen vorhanden. Regionäre Lymphknoten sind am Kieferwinkel (submentale Gruppe), entlang der V. jugularis (zervikale Gruppe), prälaryngeal und paratracheal lokalisiert. Die weitere Metastasierung erfolgt entlang der Lymphbahnen in das Mediastinum.

Therapie. Operation. Je nach Ausdehnung des Tumors stehen Verfahren von einer endolaryngealen Tumorabtragung über vertikale und horizontale Kehlkopfteilresektionen (siehe Abb. 17.16) bis zur Laryngektomie zur Verfügung. Bei der Laryngektomie wird der Kehlkopf mit dem Zungenbein entfernt. Parallel führt man zur Entfernung von regionalen Lymphknotenmetastasen meist eine Neck dissection durch. Bei der *radikalen Neck dissection* wird die laterale Halsregion weitgehend ausgeräumt unter Entfernung des M. sternocleidomastoideus, des M. omohyoideus, der V. jugularis interna, der Gl. submandibularis, des Halsfettes und der Halslymphknoten. Die A. carotis communis und die A. carotis interna sowie nach Möglichkeit der N. accessorius und die A. carotis externa werden erhalten. Die *konservative (funktionelle, prophylaktische) Neck dissection* wird bei Tumoren durchgeführt, bei denen eine Lymphknotenmetastasierung befürchtet wird, aber noch nicht nachgewiesen ist. Der N. accessorius, der M. sternocleidomastoideus und die V. jugularis interna bleiben dabei in der Regel erhalten.

Prognose. Die Prognose von Glottiskarzinomen ist wegen der meist frühen Diagnosestellung gut. Die 5-Jahres-Überlebensrate beträgt etwa 70%. Für Patienten mit supraglottischen Karzinomen beträgt die 5-Jahres-Überlebensrate 35–50%, bei subglottischen Karzinomen liegt sie unter 15%.

> **Merke!**
> Das Plattenepithelkarzinom der Stimmbänder wird als meldepflichtige Berufskrankheit bei beruflicher Feinstaubexposition (z.B. Asbest) anerkannt.

Rehabilitation der Kehlkopflosen

Zur Bildung einer Ersatzstimme stehen verschiedene Verfahren zur Verfügung. Die häufigsten sind:

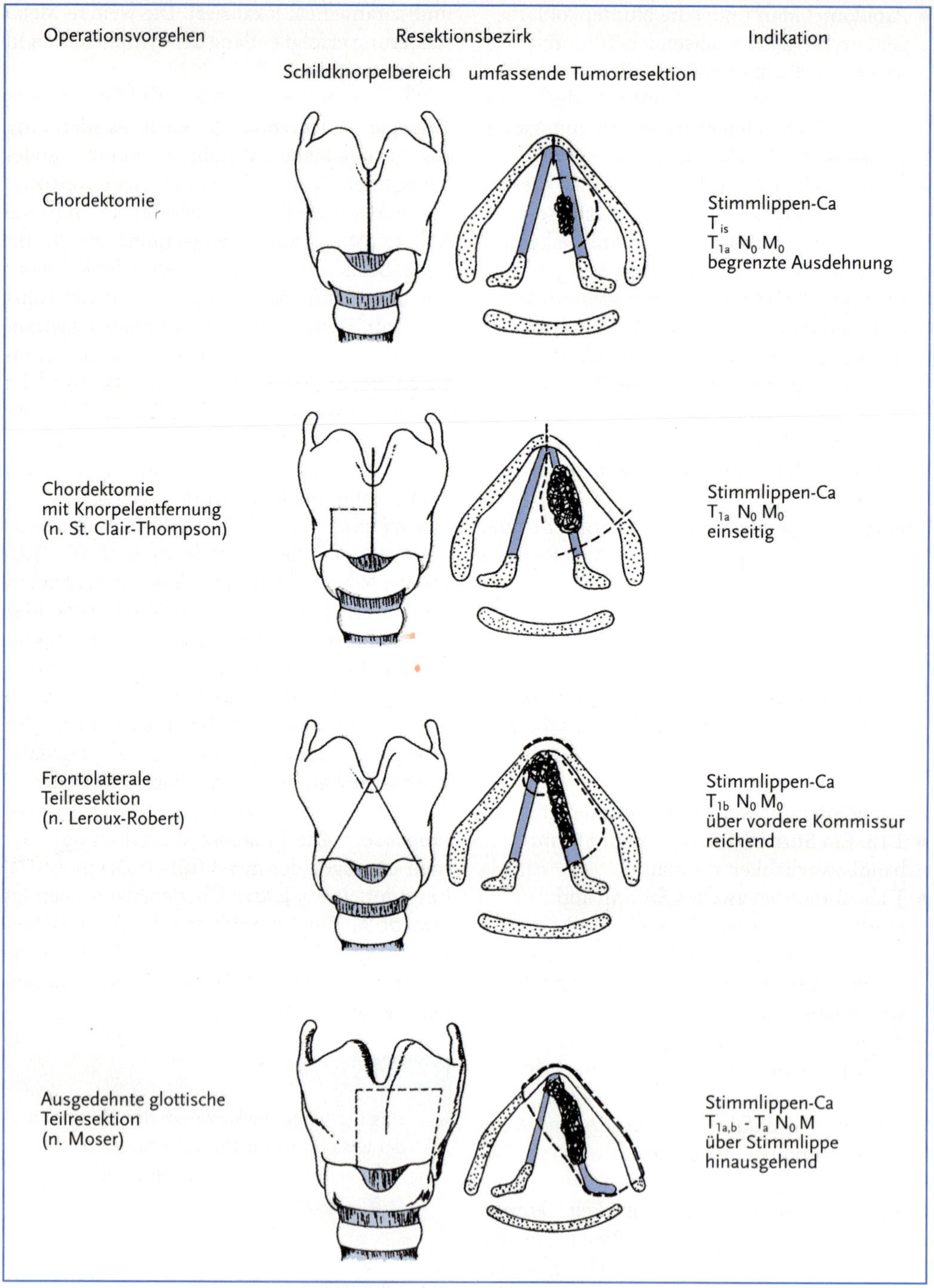

Operationsvorgehen	Resektionsbezirk		Indikation
	Schildknorpelbereich	umfassende Tumorresektion	
Chordektomie			Stimmlippen-Ca T_{is} T_{1a} N_0 M_0 begrenzte Ausdehnung
Chordektomie mit Knorpelentfernung (n. St. Clair-Thompson)			Stimmlippen-Ca T_{1a} N_0 M_0 einseitig
Frontolaterale Teilresektion (n. Leroux-Robert)			Stimmlippen-Ca T_{1b} N_0 M_0 über vordere Kommissur reichend
Ausgedehnte glottische Teilresektion (n. Moser)			Stimmlippen-Ca $T_{1a,b} - T_a$ N_0 M über Stimmlippe hinausgehend

Abb. 17.16: Glottische Teilresektionen und ihre Indikationen (P. Plath 1993)

- *Ruktussprache (Ösophagussprache):* Der Patient transportiert Luft in den Ösophagus und gibt sie portionsweise zur Stimmanbahnung ab
- *elektrische Sprechhilfe:* Ein Gerät mit einer vibrierenden Membran und einem Sprachverstärker kann zur Sprachanbahnung benutzt werden
- *Prothesen:* Bestimmte Kanülen und Kunststoffprothesen, die z.T. operativ eingebracht werden, stellen Verbindungen zwischen Trachea und Ösophagus bzw. Hypopharynx her und können zur Sprachanbahnung genutzt werden

Alle genannten Verfahren bedürfen eines intensiven Übungsprogrammes und der Betreuung durch Logopäden. Verschiedene Einrichtungen stehen zur technischen, medizinischen, psychologischen und sozialen Betreuung der Betroffenen zur Verfügung.

Tracheotomie

Die Tracheotomie dient der Aufrechterhaltung des Atemweges bei Verlegungen im Bereich des Larynx. Nach horizontaler Hautinzision (Kocher-Kragenschnitt) und Freipräparation der Trachea im Bereich des Schilddrüsenisthmus, der meist umstochen und durchtrennt werden muß, wird die Trachea in Höhe des zweiten oder dritten Trachealringzwischenraumes eröffnet oder ein Fenster in die Trachea gestanzt und eine Trachealkanüle eingebracht.

Indikationen. Verlegungen im Larynxbereich durch Fremdkörper, Tumoren etc., Operationen im HNO-Gebiet, Langzeitbeatmung, schwere Traumen usw.

Koniotomie

Sie ist ein Notfalleingriff, bei dem nach Hautinzision das Lig. conicum zwischen Ring- und Schildknorpel punktiert wird, um die Atmung zu sichern. Neben speziellen Koniotomen können im Notfall auch großlumige Kanülen oder ähnliches verwendet werden.

Komplikationen von Tracheotomie und Koniotomie

Durch beide Verfahren können Blutungen, Verlegungen der Kanülen durch Borkenbildung oder starke Verschleimung und Infektionen entstehen (Ringknorpelperichondritis). Durch zu hohen Manschettendruck der Kanülen oder durch Entzündungen im Wundbereich einer Tracheotomie können Stenosen in Larynx und Trachea entstehen. Sie werden je nach Lage und Ausdehnung bougiert oder operativ beseitigt. Ihre Behandlung, zu der viele verschiedene Verfahren angewandt werden, ist oft sehr schwierig und langwierig.

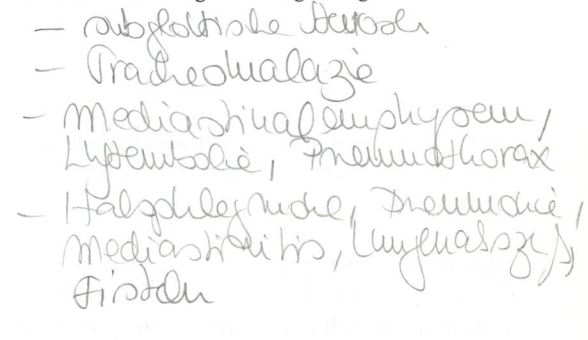

5 Ösophagus und Bronchien

5.1 Anatomische und physiologische Grundlagen

Ösophagus. Er ist beim Erwachsenen ca. 25–30 cm lang und weist drei physiologische Engen auf:
- hinter dem Ringknorpel den Ösophagusmund (Höhe HWK 6)
- in Höhe der Trachealbifurkation und des Aortenbogens
- im Bereich der Kardia beim Durchtritt durch das Zwerchfell (Höhe BWK 11)

Die Aufgabe des Ösophagus ist der Weitertransport der Speise in den Magen. Die Ösophagusschleimhaut besteht aus mehrschichtigem, unverhorntem Plattenepithel. Die Muskulatur setzt sich aus einer inneren Ring- und einer äußeren Längsmuskelschicht zusammen, die im oberen Drittel aus glatter Muskulatur besteht und nach distal in quergestreifte Muskulatur übergeht. Innerviert wird der Ösophagus von Fasern des Sympathikus, des N. glossopharyngeus und des N. vagus.

Trachea. Sie teilt sich in einen rechten und einen linken Hauptbronchus, die sich wiederum weiter auffächern. Hier findet man Knorpelspangen.

Bronchien. Der Aufbau der Bronchien entspricht weitgehend dem Aufbau der Trachea, nur findet man hier anstelle der Knorpelspangen Knorpelringe. Die Bronchien gehören zu den unteren Luftwegen. Durch das oralwärts schlagende Flimmerepithel und die Schleimbildung übt die Bronchialschleimhaut eine wichtige Reinigungsfunktion aus.

5.2 Untersuchungsmethoden

Mit flexiblen und starren Instrumenten (Ösophagoskop, Bronchoskop), die mit speziellen Vorrichtungen und Optiken ausgestattet sind, können Ösophagus, Trachea und Hauptbronchien inspiziert werden. Indikationen sind Diagnostik, Fremdkörperentfernungen, Bougierungen, Probeexzisionen sowie auch kleinere therapeutische Eingriffe.

Zur Diagnostik mediastinaler Krankheitsprozesse gehört eine Röntgenaufnahme des Thorax. Bei Erkrankungen des Ösophagus kann ein Ösophagusbreischluck angefertigt werden (siehe Radiologie). Bei bestimmten Fragestellungen wie Diagnostik mediastinaler Lymphknoten, intrapulmonaler Prozesse usw. können CT und NMR indiziert sein.

5.3 Klinik des Ösophagus und der Bronchien

Fremdkörper

Symptome. Unstillbarer Hustenreiz bei Fremdkörpern im Bronchialsystem, Fremdkörpergefühl und Würgereiz bei Ösophagusfremdkörpern.

Diagnostik. Röntgenaufnahme (*cave:* bei V. a. Perforation nur wasserlösliche Kontrastmittel verwenden), Endoskopie.

Therapie. Endoskopische Entfernung des Fremdkörpers.

Komplikationen. Perforationen mit Schmerzen im Thorax, Fieber, Verschlechterung des Allgemeinbefindens. Sie werden je nach Schweregrad konservativ unter Antibiotikaschutz behandelt oder operativ verschlossen. Schwerste Komplikation einer Ösophagusverletzung ist die Perforation mit Entwicklung einer Mediastinitis, einem Krankheitsbild mit noch immer sehr hoher Letalität. Eine Ösophagusperforation kann sich auch nach starkem Würgen bei einem großen Ösophagusfremdkörper oder Bolus entwickeln.

Verätzungen des Ösophagus

Sie treten nie isoliert auf, sondern gehen immer mit Verätzungen im Bereich der Mundhöhle einher (siehe Kap. 3.3).

6 Hals

6.1 Anatomische Grundlagen

Unter der Haut des Halses befindet sich das unterschiedlich stark ausgeprägte Platysma. Die vordere Halsmuskulatur wird in die suprahyoidale und infrahyoidale Gruppe unterteilt. Zur suprahyoidalen Muskulatur gehören die Mm.mylohyoideus, digastricus und stylohyoideus, zur infrahyoidalen Muskulatur zählen die Mm.thyrohyoideus, sternohyoideus und sternocleidomastoideus. Die Gefäße und Nerven der seitlichen Halsweichteile sind in den Abbildungen 17.17 bis 17.19 dargestellt. Die Kenntnis der Lage von Lymphabflußwegen des Kopfes ist für die Erkennung von Metastasen maligner Tumoren des HNO-Gebietes von größter Bedeutung. Abbildung 17.20 gibt eine Übersicht über die Lymphknotenstationen im Halsbereich.

6.2 Untersuchungsmethoden

Bei der Inspektion achtet man auf Veränderungen der Haut und auf Schwellungen. Mit der Palpation fahndet man in erster Linie nach Lymphknoten, deren Konsistenz, Größe, Verschieblichkeit und Schmerzhaftigkeit beurteilt wird.

Die Sonographie schließt sich der manuellen Untersuchung bei auffälligen Befunden an. Größe und Konsistenz vorhandener Schwellungen (Struma, Zysten, Lymphknoten) können hiermit sehr gut beurteilt werden. Die Szintigraphie, bei der radioaktiv markierte Substanzen injiziert werden, die sich über bestimmte Stoffwechselprozesse in den gewünschten Organen anreichern und dort mittels Strahlendetektoren nachgewiesen werden können, findet am Hals besonders in der Schilddrüsendiagnostik Anwendung. Mit konventionellen Röntgenaufnahmen sowie CT und NMR lassen sich Tumoren, Lymphknoten und Verletzungen darstellen.

6.3 Klinik des Halses

Mediane Halszysten und -fisteln

Ursache. Persistierende Teile des Ductus thyreoglossus, Beschwerden meist im Kindesalter.

Lokalisation. Kranial der Schilddrüse in der Mittellinie des Halses, unter Umständen durch das Zungenbein bis zum Foramen caecum reichend.

Symptome. Bis faustgroße, prallelastische, glatt begrenzte, kugelige Schwellung, bei Fisteln kleine Öffnung, Entzündungszeichen bei Infektionen der Zysten oder Fistelgänge.

Therapie. Chirurgische Exstirpation in toto, gegebenenfalls mit Zungenbeinteilresektion.

Laterale Halszysten und -fisteln

Ursache. Fistel- oder Zystenbildung im Bereich des zweiten, dritten oder vierten embryonalen Kiemenbogens, Beschwerden oft erst im Erwachsenenalter.

Lokalisation. Fistelöffnung häufig am Vorderrand des M. sternocleidomastoideus. Die Fistelgänge reichen oft bis zur Tonsille und ziehen durch die Karotisgabel. Auch beidseitiges Vorkommen ist möglich.

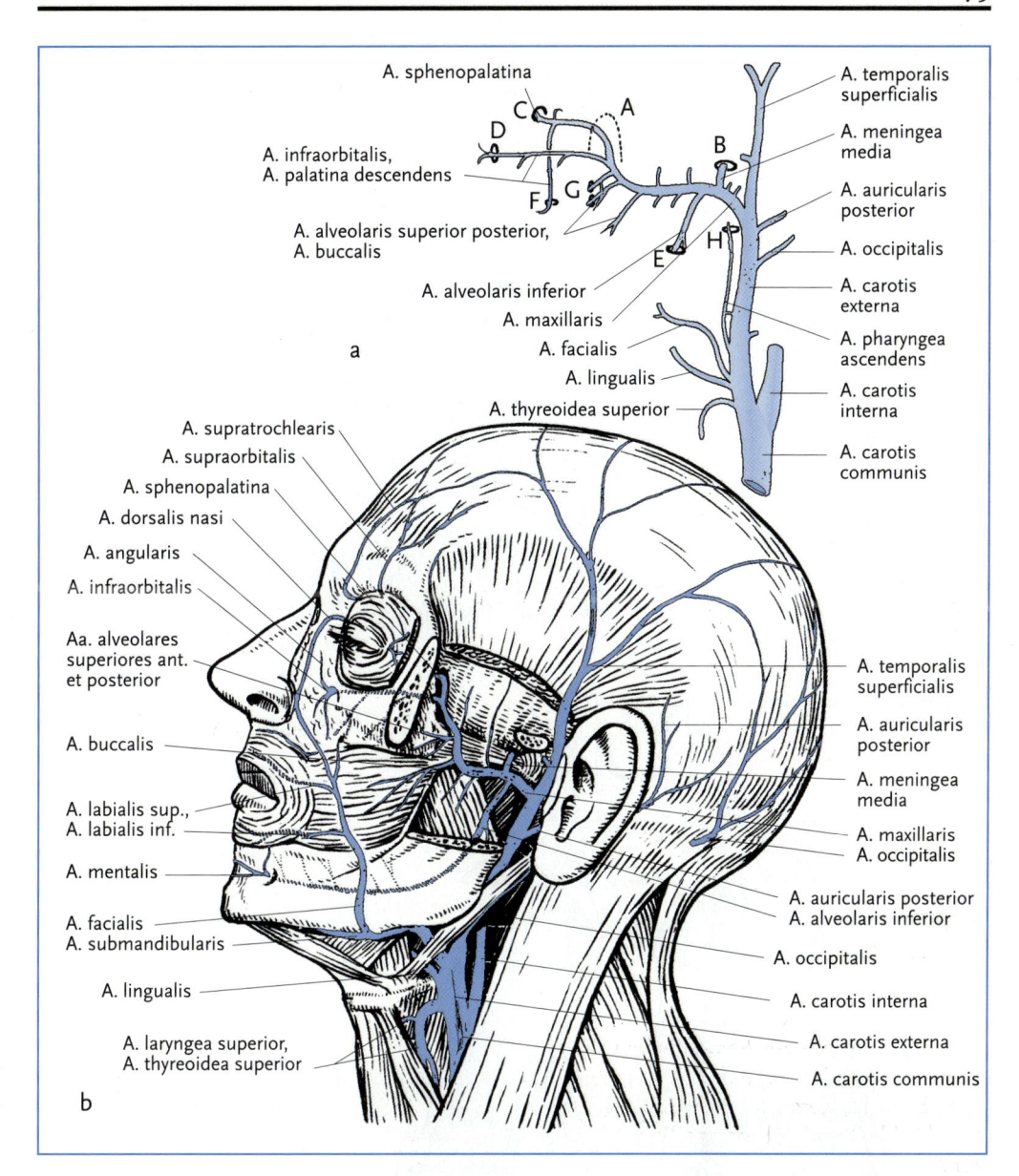

Abb. 17.17: Arterien des Halses und Kopfes: **a** Verzweigungen der A. carotis ext.; **A** Fossa pterygopalatina, **B** Foramen spinosum, **C** Foramen sphenopalatinum, **D** Foramen infraorbitale, **E** Foramen mandibulare, **F** Foramen palatinum majus, **G** Foramina alveolaria, **H** Foramen jugulare; **b** Oberflächliche und tiefe Arterien des Kopfes (Bertolini et al. 1995)

Symptome. Gut sichtbarer Tumor am lateralen Hals, fötide Absonderungen aus Fisteln, bei Infektion Schwellung, Rötung, Schmerzen.

Therapie. Totalexstirpation.

Lymphadenitis colli

Definition. Ein- oder beidseitige Halslymphknotenschwellung infolge bakterieller oder viraler Infektionen.

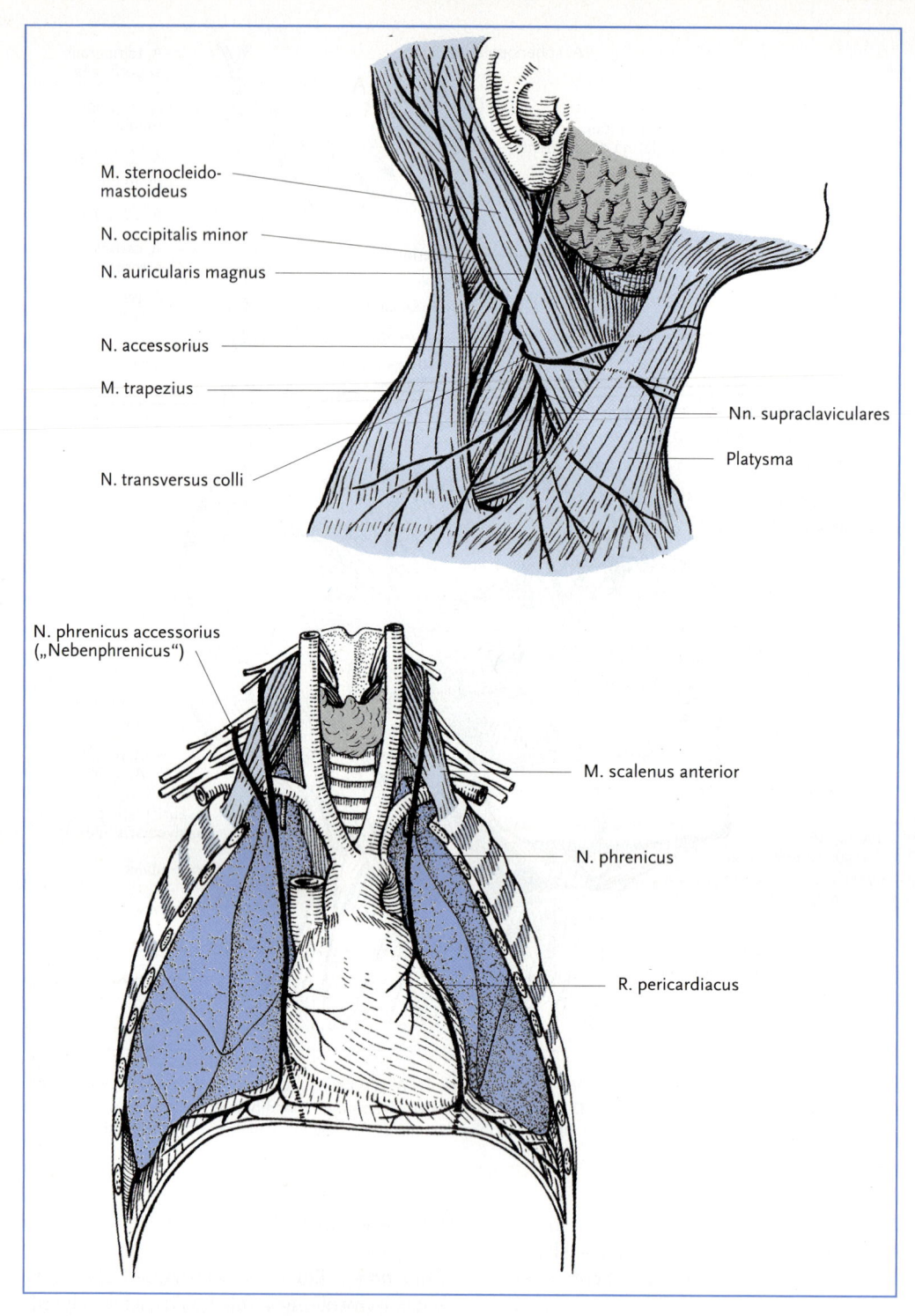

Abb. 17.18: Nerven des Punctum nervosum (Bertolini et al. 1995)

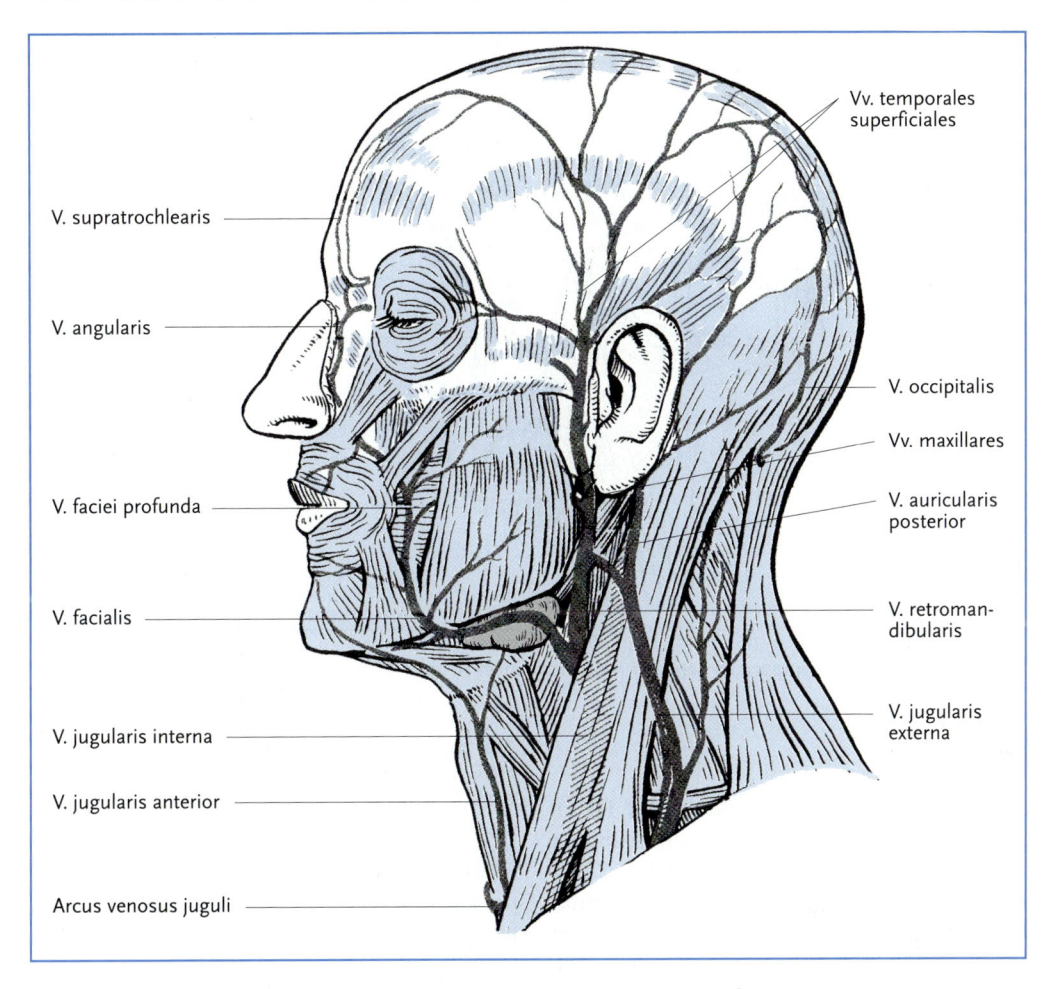

Abb. 17.19: Venen des Kopfes und Halses (Bertolini et al. 1995)

Ursachen. Unspezifische Lymphadenitis als Mitreaktion auf Entzündungen im Kopf-Hals-Bereich (viele Kinderkrankheiten), als generalisierte Lymphknotenschwellung bei Systemerkrankungen (besonders hämatologische Erkrankungen, Lymphome, Leukämien), bei Mononucleosis infectiosa; als spezifische Entzündung bei Tuberkulose, Toxoplasmose, Katzenkratzkrankheit, Ornithose, Borelliose u.a.

Diagnostik. Genaue Inspektion und Palpation, Spiegeluntersuchung des Rachens, Entzündungsparameter im Blut, spezielle Serumdiagnostik (Antikörpertiter gegen die häufigsten Erreger), Tuberkulin-Test, Sonographie. Oft bleibt die Ursache unklar, nur die Exstirpation eines Lymphknotens und die histologische Untersuchung bietet eine sichere Diagnose.

Therapie. Nach Diagnosestellung spezifische Therapie je nach Ursache. Eine kurzzeitige probatorische Antibiotikagabe (ein bis zwei Wochen) ist lege artis.

> **Merke!**
> Eine zunehmende schmerzlose Halslymphknotenschwellung mit fehlenden Allgemeinsymptomen ist immer auch verdächtig auf eine Lymphknotentuberkulose.

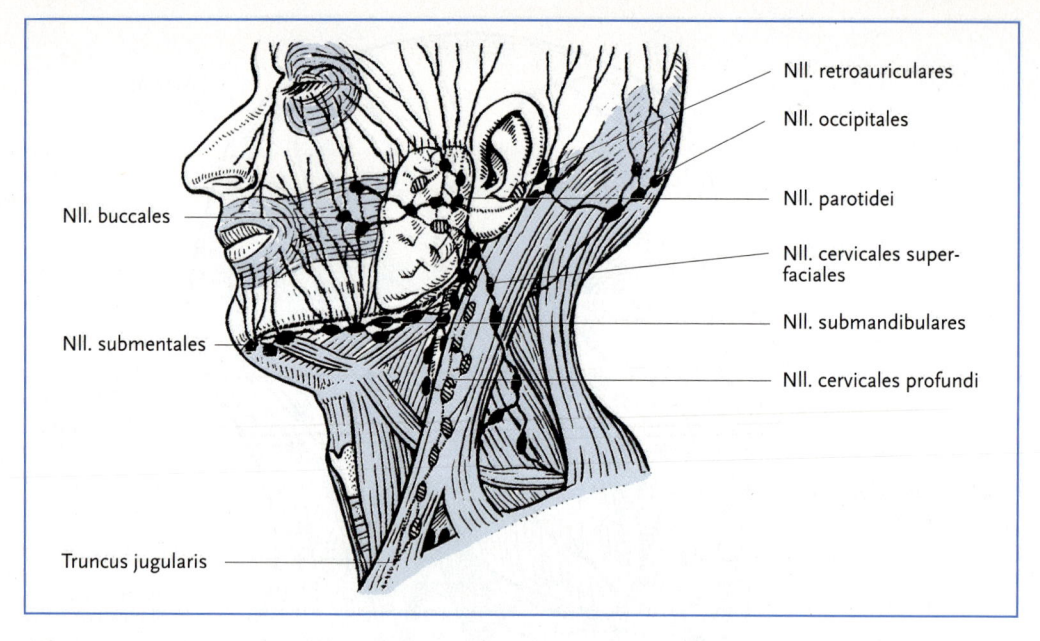

Abb. 17.20: Lymphknotengruppen an Kopf und Hals (Bertolini et al. 1995)

Tumoren

Die weitaus häufigsten Tumoren des Halses sind Lymphknotenmetastasen von malignen Tumoren der Kopf-Hals-Region. Zur TNM-Klassifikation maligner Tumoren und Lymphknotenmetastasen siehe Tabelle 17.1. Zur Therapie von Halslymphknotenmetastasen siehe Kapitel 4.3.

Tab. 17.2: Durchschnittliche Metastasierungsrate von HNO-Tumoren in Halslymphknoten (modifiziert nach Weerda)

Lokalisation	Metastasierungshäufigkeit
Hypopharynx	>70%
Epipharynx, Tonsillen	70%
Supraglottis	40%
Speicheldrüsen	35–40%
Mundboden	30%
Nasennebenhöhlen	20%
Gesicht, Lippen, Zunge	<20%
Glottis	7%

7 Kopfspeicheldrüsen

7.1 Anatomische und physiologische Grundlagen

Die Parotis ist die größte der drei paarig angelegten großen Speicheldrüsen, neben denen es noch viele kleinere Drüsen im Kopfbereich gibt. Die Parotis sitzt vor dem Ohr und reicht nach kaudal bis zum Unterkieferwinkel, und nach ventral bis zum M. masseter. Der Ausführungsgang der Parotis (Stenon-Gang) zieht über diesen Muskel hinweg und mündet gegenüber des zweiten oder dritten Molaren in die Mundhöhle. In der Parotis teilt sich der N. facialis in seine peripheren Äste und teilt so die Parotis in zwei Lappen. Die Parotis wird sensorisch *nicht* vom N. facialis, sondern von Fasern aus dem N. salivatorius versorgt, die mit dem N. glossopharyngeus bis zum Ggl. oticum ziehen und dort auf den N. auriculotemporalis umgeschaltet werden. Die Glandula submandibularis sitzt kaudal des M. mylohyoideus. Ihr Ausführungsgang (Wharton-Gang) führt nach kranial und endet in der Caruncula sublingualis. Sie wird sensorisch von Fasern der Chorda tympani versorgt. Die Glandula sublingualis sitzt kranial des M. mylohyoideus und besitzt mehrere Ausführungsgänge. Der größte von ihnen mündet gemeinsam mit dem Wharton-Gang in der Caruncula sublingualis.

> **Merke!**
>
> Die Parotis produziert serösen Speichel, ca. 25% der Gesamtmenge.
> Die Gl. submandibularis produziert gemischten Speichel, ca. 70% der Gesamtmenge.
> Die Gl. sublingualis produziert überwiegend mukösen Speichel, ca. 5% der Gesamtmenge.

Täglich werden 1–1,5 l Speichel produziert. Speichel ist ein eiweißreiches Gleitmittel für die Nahrung und enthält Amylasen zur Kohlenhydrataufspaltung, Elektrolyte (Natrium-, Kalium-, Kalzium-, Chlorid-, Phosphat-, Bikarbonationen) sowie IgA-Proteinkomplexe.

7.2 Untersuchungsmethoden

Die Ostien der Ausführungsgänge in der Mundhöhle werden inspiziert und auf Rötung oder Austritt von Eiter oder Sekret untersucht. Bei der Parotis wird auf ein- oder beidseitige Schwellung geachtet. Alle Speicheldrüsen können von außen, die Gll. submandibularis und sublingualis auch von oral palpiert werden. Dabei wird auf Resistenzen, Verdickungen und Konsistenzänderungen geachtet. Auf Röntgenaufnahmen in zwei Ebenen können kontrastgebende Steine ebenso wie mit der Sonographie nachgewiesen werden.

Bei der *Sialographie* wird Kontrastmittel in den Ausführungsgang einer Speicheldrüse injiziert und die Struktur des Gangsystems somit auf dem Röntgenbild sichtbar gemacht. Aussparungen durch Steine, Gangektasien, Füllungsdefekte usw. lassen sich so erkennen. CT, NMR und Szintigraphie sind weitere diagnostische Verfahren, die speziellen Fragestellungen vorbehalten bleiben.

7.3 Klinik der Kopfspeicheldrüsen

Frey-Syndrom (auriculotemporales Syndrom)

Synonym: Gustatorisches Schwitzen

Symptome. Hautrötung und Schweißabsonderung über der Wange beim Essen.

Ursache. Regeneration von sekretorischen Nervenfasern nach Parotidektomie und Einwachsen in Schweißdrüsen der Haut.

Therapie. Unterdrückung der Schweißsekretion mit lokaler Anwendung von Scopolaminsalben oder Aluminiumchloridlösung, eventuell Neurektomie.

7.3.1 Sialadenitis, Sialolithiasis, Sialosen

Parotitis epidemica (Mumps)

Es handelt sich um eine Virusinfektion mit einer Inkubationszeit von ein bis drei Wochen, bei der es neben einer Virämie zu einer Schwellung beider Ohrspeicheldrüsen und Allgemeinsymptomen kommt. Meist sind Kinder betroffen. Die Therapie ist symptomatisch.

Akute Sialadenitis

Bei Fehl- und Mangelernährung, schweren konsumierenden Erkrankungen und Speicheldrüsensteinen kann es zu einer bakteriellen Entzündung der Speicheldrüsen kommen, wobei vor allem die Gl. submandibularis betroffen ist. Der Ausführungsgang ist gerötet, es kann sich Eiter entleeren. Häufig kommt es zur Abszedierung. Parotiszysten und Abszesse kommen gehäuft bei Aids-Patienten vor.

Therapie. Antibiotika nach Abstrich und Antibiogramm, bei Abszessen auch Inzision und Abszeßdrainage, Behandlung der Grundkrankheit.

Myoepitheliale Sialadenitis (Sjögren-Syndrom)

Vor allem die Parotis ist von dieser chronischen Entzündung betroffen, die zum rheumatischen Formenkreis zählt und deren Ursache unbekannt ist. Betroffen sind hauptsächlich Frauen nach der Menopause.

Symptome. Trockener Mund, zäher Speichel, Parotisatrophie, trockene Augen mit rezidivierenden Keratokonjunktivitiden, chronisch-rezidivierende Gelenkentzündungen.

Heerfordt-Syndrom

Eine der Sarkoidose ähnliche, epitheloidzellige, granulomatöse Parotitis mit begleitender Uveitis und Fieber, Fazialisparesen und gelegentlich auch mit Symptomen, die denen bei Meningoenzephalitis ähnlich sind.

Sialolithiasis

Definition. Steine im Ausführungsgang einer Speicheldrüse, meist in der Gl. submandibularis, selten in der Parotis.

Ursache. Erhöhte Viskosität des Speichels führt zur Ausfällung von Kalziumkarbonat oder -phosphat.

Symptome. Schwellung und Schmerzen in der betroffenen Drüse, besonders bei gustatorischem Reiz (vor und beim Essen).

Diagnostik. Palpation, Sonographie, Röntgen.

Therapie. Extraktion des Steins durch Schlitzen des Gangs in Lokalanästhesie. Wenn die Steine auf diese Weise nicht zugänglich sind, wird die gesamte Drüse operativ entfernt. Eine Ultraschall-Stoßwellen-Lithotrypsie ist unter bestimmten Umständen möglich, ist jedoch keine allgemein anerkannte Methode (hohe Rezidivrate!).

Sialadenosen

Definition. Nichtentzündliche Sekretbildungsstörung mit endokrin-metabolischer Ursache (Schwangerschaft, Diabetes, hormonelle Störungen, Fehlernährung, Alkoholismus usw.) oder bei primären Neuropathien des autonomen Nervensystems.

Symptome. Rezidivierende, schmerzlose Speicheldrüsenschwellungen.

Diagnostik. Feinnadelbiopsie und histologische Untersuchung, Diagnosestellung schwierig!

Therapie. Je nach Ursache.

7.3.2
Tumoren (Sialome)

Mehr als 80% der Speicheldrüsentumoren kommen in der Parotis vor.

Gutartige Tumoren

- *Pleomorphes Adenom:* Dieser sogenannte Mischtumor ist mit 80% der häufigste gutartige Speicheldrüsentumor, aus dem sich allerdings in 5% der Fälle ein Karzinom entwickelt. Er zeigt histologisch ein buntes, überwiegend epitheliales Zellbild mit eingestreuten mesenchymalen Anteilen (schleimige, knorpelähnliche Bezirke). Die Tumoren können sehr groß werden.
- *Monomorphes Adenom:* gutartiger, abgekapselter epithelialer Tumor, manchmal beidseitig. Häufigstes monomorphes Adenom ist das Zystadenolymphom (Warthin-Tumor), das sich wahrscheinlich aus versprengtem Parotisgewebe in drüsennahen Lymphknoten entwickelt
- *Ranula:* Retentionszyste eines akzessorischen Ausführungsganges der Gl. sublingualis unter der Zunge

Symptome. Langsam zunehmende, schmerzlose Schwellung, derbe Tumoren.

Diagnostik. Sonographie, Sialographie, Probeexzision und histologische Untersuchung.

Therapie. Exstirpation unter Schonung des N. facialis. Besonders das Zystadenolymphom ist sehr rezidivfreudig, wenn nur kleine Reste verbleiben.

Bösartige Tumoren

Etwa 20% aller Speicheldrüsentumoren sind maligne.
- Azinuszelltumor: sehr rezidivfreudig, metastasiert selten
- Mukoepidermoidtumor: Es existieren eine ausdifferenzierte Form mit relativ günstiger Prognose und eine undifferenzierte Form mit schlechterer Prognose wegen einer höheren Metastasierungsrate
- adenoidzystisches Karzinom (Zylindrom): langsam, aber unaufhaltsam infiltrativ wachsender, maligner Tumor, der entlang der Nervenscheiden des N. facialis wächst, frühzeitig lymphogen und vor allem hämatogen metastasiert. Die Prognose ist schlecht
- Adenokarzinom: hochmaligner Tumor mit schlechter Prognose, schnell wachsend

Symptome. Schnelles Tumorwachstum (Ausnahme: Zylindrom), schmerzhafte Schwellung, Fazialisparese, Kieferklemme. Lymphknotenmetastasen sind beweisend für das Vorliegen eines malignen Tumors.

Diagnostik. Sonographie, Sialographie, CT, Probeexzision.

Therapie. Radikale Parotidektomie, wobei der N. facialis häufig geopfert werden muß (spätere Rekonstruktion manchmal möglich) mit begleitender Neck dissection, Nachbestrahlung.

Tab. 17.3: Tumorstadien von Speicheldrüsentumoren

T1:	Tumor < 2 cm
T2:	Tumor > 2 cm < 4 cm
T3:	Tumor > 4 cm < 6 cm
T4:	Tumor > 6 cm
Für alle Stadien gilt: Zusatz a: keine lokale Ausbreitung (in Haut, Knochen, Nerven), Zusatz b: klinisch lokale Ausbreitung Zur Klassifikation der N- und M-Stadien siehe Tab. 17.1	

7.3.3
Fazialisparesen

Idiopathische Fazialisparese (Bell-Parese)

Die idiopathische Fazialisparese ist eine plötzlich auftretende, meist einseitige periphere Lähmung des N. facialis. Sie kommt bei Autoimmunerkrankungen, bei Diabetikern und in der Schwangerschaft gehäuft vor, bei Aids-Patienten in etwa 10% der Fälle. Die Ätiologie ist ungeklärt. Bakterielle oder virale Genesen werden diskutiert (Herpesviren, Borrelien).

Diagnostik. Eine sorgfältige Anamnese ist zum Ausschluß anderer Ursachen wichtig, des weiteren klinische Untersuchung, Topodiagnostik der Fazialislähmung (siehe Neurologie) Blutbild, BSG, Serumtiter auf Antikörper.

Therapie. Zunächst konservativ mit Infusionen zur Hämodilution und Verbesserung der Fließeigenschaften des Blutes mit niedermolekularem Dextran oder Hydroxyethylstärke und vasoaktiven Substanzen (Wirkung umstritten), Kortikosteroide über ein bis zwei Wochen. Antiphlogistika (Diclofenac) und konsequente Krankengymnastik (Gesichtsübungen, Grimassierungen) sind wichtigster Teil der Therapie. Bei Verdacht auf infektiöse Ätiologie werden Antibiotika und/oder Virostatika verordnet, bei ausbleibender Besserung chirurgische Verfahren (s.u.).

Fazialisparesen anderer Genese

Hierunter fallen alle traumatischen Fazialisschädigungen, Paresen durch Tumordestruktion des Nerven und Entzündungen im Verlauf des N. facialis durch das Felsenbein (siehe Kap.1, Komplikationen der Otitis media).

Möglichkeiten der Rekonstruktion

Mit der wiederherstellenden Chirurgie soll eine weitgehende Gesichtssymmetrie erreicht werden. Wichtige Funktionen wie der Augenschluß stehen im Vordergrund. Im Idealfall erreicht man eine willkürliche Innervation.
Chirurgische Prinzipien:
- direkte Reanastomosierung des Nerven nach traumatischer Durchtrennung
- Nerveninterposition (N. suralis, N. auricularis magnus) nach Substanzverlust
- Hypoglossusanastomose nach Substanzverlust oder postinfektiöser Lähmung. Hierbei wird der periphere Nervenstumpf des N. facialis mit dem zentralen Anteil des N. hypoglossus anastomosiert. Die vom N.facialis innervierte Muskulatur erhält durch die Reize einen Tonus. Nach langem Training kann eine willkürliche Innervation erreicht werden. Die Hypoglossusfunktion einer Seite wird dabei geopfert.
- Aufhängeplastik der erschlafften mimischen Muskulatur mit einem Faszientransplantat der Fascia lata. Eine Gesichtssymmetrie in Ruhe kann so wiederhergestellt werden.

8 Stimm- und Sprech- bzw. Sprachstörungen

8.1 Funktionsprüfungen

Zur Erhebung des *Stimmstatus* gehören die Prüfung der Atemtechnik, des Stimmumfanges, der Tonqualität von Sprech-, Ruf- und Singstimme usw. Es werden physiologisch-physikalische Parameter des Stimmerzeugungsapparates bestimmt.

Beim *Sprachstatus* werden komplexe Funktionen wie freies Sprechen und Lesen, Nacherzählen, Sprachverständnis und Artikulation geprüft sowie psychologische und neurologische Untersuchungen durchgeführt.

Mit der *Stroboskopie* werden Stimmlippenschwingungen sichtbar gemacht, indem schnelle Lichtblitze mit den Stimmlippenschwingungen synchronisiert werden. In der Lupenlaryngoskopie entsteht so ein stehendes Bild. Somit können funktionelle und/oder anatomische Veränderungen sichtbar gemacht werden.

8.2 Klinik

Normale Sprachentwicklung

- ab 2. Monat   Lallen
- ab 8. Monat   Echolalie, erstes Sprachverständnis
- ab 1. Jahr   Einwortsätze
- ab 18. Monat   Zweiwortsätze
- mit 3 Jahren   Mehrwortsätze
- mit 4 Jahren   vollständiger Spracherwerb

Verzögerte Sprachentwicklung

Unzureichende Anregung, Isolation, familiäre Sprachschwäche und Intelligenzminderung sind psychologische Ursachen für eine verzögerte Sprachentwicklung. Hirnschädigungen oder -teilleistungsschwächen und Hörstörungen können ebenso dafür verantwortlich sein. Etwa 4 % aller Schulkinder leiden unter (oft unerkannten) Hörstörungen. Ein normales Gehör ist für einen regelgerechten Spracherwerb unerläßlich, daher ist eine frühzeitige Diagnose und Therapie (siehe Kap. 1.5) anzustreben.

Symptome. Nicht altersgemäßer Wortschatz, unkorrekter Satzbau, Stammeln.

Therapie. Nach Ausschluß organischer Ursachen logopädische Behandlung.

Sprach- bzw. Sprechstörungen

Stammeln (Dyslalie). Hierzu gehören folgende Lautbildungs- und Artikulationsstörungen:
- Sigmatismus (Lispeln): S- und Z-Laute werden unkorrekt ausgesprochen
- Rhotazismus: R-Laute werden fehlerhaft verwendet
- Lambdazismus: ein R wird fehlerhaft als L ausgesprochen

Dysgrammatismus. Störung, die von leichten Satzbaufehlern bis zur Unfähigkeit, Sätze zu bilden, reicht.

Rhinophonie. Näseln. Sowohl das offene Näseln (Rhinophonia aperta) bei fehlendem Verschluß des Nasenrachenraumes durch das Gaumensegel als auch das geschlossene Näseln (Rhinophonia clausa) bei Adenoiden besitzen eine organische Ursache, die beseitigt werden sollte.

Poltern. Aussprachefehler bei überhasteter, undeutlicher Sprache, oft mit Sigmatismus verbunden, Rededrang bei guter Intelligenz. Die Prognose ist gut.

Stottern. Störung des Redeflusses durch Hemmung (tonisches Stottern) oder ständige Unterbrechungen mit Silben- oder Wortwiederholungen (klonisches Stottern). Die Therapie ist schwierig, die Prognose unsicher.

Zentrale Sprachstörungen

Dysarthrie. Störung der Sprechmotorik durch Erkrankungen des zentralen Nervensystems.

Aphasie. Störung des Sprachverständnisses oder der Sprachformulierung durch Erkrankungen des Gehirns (motorische und sensorische Aphasie, siehe Neurologie).

Stimmstörungen

Organische Stimmstörungen. Für eine Dysphonie (Heiserkeit) oder Aphonie kommen die verschiedenen pathologischen Prozesse im Bereich der Stimmlippen und des Larynx als Ursache in Frage (siehe Kap. 4.3).

Funktionelle Stimmstörungen
- konstitutionelle Dysphonie: erhöhte Anstrengung (Muskelkraft) bei der Stimmbildung und rasche Stimmermüdung
- habituell bedingte Dysphonie: falsche Atemtechnik, häufiges Räuspern, oft in typischen Sprechberufen (Lehrer, Pfarrer, Sänger, aber auch Mütter von kleinen Kindern)
- psychosomatisch bedingte Dysphonie

9 Begutachtung

Bei Rentenverfahren, Berufsunfähigkeitsfeststellungen, bei der Beurteilung von Unfallfolgen oder bei Gericht kann an den Arzt die Frage nach der Einschätzung des Schweregrades einer gesundheitlichen Störung gestellt werden. Für Unfallfolgen muß die Invalidität geschätzt werden, für Rentenfragen die Minderung der Erwerbsfähigkeit (MdE, siehe Arbeitsmedizin).

Bestimmte Erkrankungen sind im Hinblick auf die MdE tabellarisch erfaßt und können zur Schätzung herangezogen werden.

Beispiele:
- Taubheit beidseits: MdE 80–100 %
- Hörrest beidseits: MdE 80–90 %
- Taubheit einseitig: MdE 10–20 %
- Kehlkopfverlust: MdE 50–70 %

10 Notfälle und Erstmaßnahmen

Die Themen wurden in den jeweiligen Kapiteln behandelt.

Klinische Radiologie

Dr. med. Oliver Erens

Inhalt

1	**Radiologische Diagnostik von ZNS und seinen Hüllen**	1693
1.1	Methoden und Indikationen	1693
1.2	Radiologische Befunde	1694
2	**Radiologische Diagnostik von Gesichtsbereich und Hals**	1701
2.1	Methoden und Indikationen	1701
2.2	Radiologische Befunde	1702
3	**Radiologische Diagnostik des Bewegungsapparates**	1707
3.1	Methoden und Indikationen	1707
3.2	Radiologische Befunde	1708
4	**Radiologische Diagnostik von Herz, Blut und Gefäßen**	1718
4.1	Herz	1718
4.2	Blut und Gefäße	1725
4.3	Lymphsystem	1728
5	**Radiologische Diagnostik der Atmungsorgane**	1729
5.1	Methoden und Indikationen	1729
5.2	Radiologische Befunde	1730
6	**Radiologische Diagnostik der Verdauungsorgane**	1737
6.1	Ösophagus	1737
6.2	Magen	1739
6.3	Dünndarm	1740
6.4	Kolon	1741
6.5	Leber und Galle; Milz	1742
6.6	Pankreas	1744
7	**Radiologische Diagnostik von Becken und Retroperitoneum**	1745
7.1	Niere und ableitende Harnwege	1745
7.2	Nebenniere	1749
7.3	Organe des weiblichen Beckens	1750
8	**Radiologische Diagnostik der Mamma**	1751
8.1	Untersuchungsmethoden und -indikationen	1751
8.2	Radiologische Befunde	1751

9	**Radiologische Untersuchungsverfahren im Kindesalter**	1752
9.1	Untersuchungsmethoden und -indikationen	1752
9.2	Radiologische Befunde	1752
10	**Klinische Strahlentherapie, Radioonkologie und nuklearmedizinische Tumortherapie**	1756
10.1	Radioonkologie maligner Tumoren	1756
10.2	Strahlentherapie gutartiger Erkrankungen	1758
10.3	Anwendung umschlossener Strahler	1758
10.4	Therapie mit offenen radioaktiven Stoffen	1758

1 Radiologische Diagnostik von ZNS und seinen Hüllen

1.1 Methoden und Indikationen

1.1.1 Konventionelle Röntgendiagnostik des Kopfes und der Wirbelsäule

Am *Schädel* werden Übersichtsaufnahmen im lateralen, sagittalen, axialen (Film parallel zur Horizontalen, Zentralstrahl senkrecht dazu) und halbaxialen Strahlengang (Hinterhauptsaufnahme, Zentralstrahl 30° zur Horizontalen) angefertigt.

Die *Wirbelsäule* wird im seitlichen oder sagittalen Strahlengang abgebildet. Die Framina intervertebralia sind auf Schrägaufnahmen beurteilbar.

1.1.2 Zerebrale und spinale Computertomographie

Schichtebenen durch den *Schädel* werden in der Schädelbasis im Abstand von 3–5 mm, im Gehirnschädel im Abstand von 8–10 mm gelegt (parallel zur Orbitomeatalebene), darüber hinaus sind auch andere Ebenen möglich (z.B. koronar). Durch Kontrastmittelgabe kommt es zu einem Dichteanstieg des Hirngewebes in Abhängigkeit vom Vaskularisationsgrad. Bei Störungen der Blut-Hirn-Schranke kann Kontrastmittel in den interstitiellen Raum austreten und eine intensive Verdichtung auslösen. Bei der CT-Luftzisternomeatographie wird intrathekal Luft injiziert, um den Kleinhirnbrückenwinkel und insbesondere den N. vestibulocochlearis darzustellen.

Mit dem CT können die knöchernen Strukturen des *Spinalkanals* sowie *Raumforderungen* (z.B. Sequester) direkt dargestellt werden. Eine verbesserte Darstellung kann durch intravenöse Applikation von Kontrastmittel erreicht werden. Bei der *CT-Myelographie* (Kontrastmittel intrathekal) sind die intraspinalen Strukturen noch besser abgrenzbar.

1.1.3 Zerebrale und spinale Magnetresonanztomographie

Im Gegensatz zur Computertomographie können in der Magnetresonanztomographie Schnitte des Hirnschädels in allen Raumebenen angefertigt werden. Sie erlaubt eine wesentlich bessere Abgrenzung von anatomischen Strukturen des Kleinhirns und Hirnstamms; die Sensitivität bei kleinen Läsionen ist höher als bei der Computertomographie.

Bei der spinalen Magnetresonanztomographie erlauben sagittale Schnittbilder einen Überblick über größere Abschnitte des Spinalkanals. Zur Darstellung intraspinaler Veränderungen ist sie die Methode der Wahl. Durch die intravenöse Gabe von Kontrastmittel ist eine bessere Differenzierung möglich.

1.1.4 Myelographie, CT-Myelographie

Bei der Kontrastmitteldarstellung des *spinalen Subarachnoidalraumes* kommen wasserlösliche, nichtionische Kontrastmittel zur Anwendung. Obwohl sie mittlerweile von CT und NMR ersetzt wird, kann die Myelographie insbesondere noch in Kombination mit der CT-Myelographie bei bestimmten Fragestellungen (z.B. Bandscheibensequester) indiziert sein.

1.1.5 Zerebrale und spinale Angiographie

Bei der *Blattfilmangiographie* werden jeweils Aufnahmen simultan in zwei Ebenen angefertigt. Das Kontrastmittel kann über eine direkte Karotispunktion (*perkutane Karotisangiographie* mit Punktion der A. carotis communis) oder, wie in der *Rückstromangiographie*, über die A. brachialis (Injektion von Kontrastmittel unter hohem Druck mit Darstellung der Aa. vertebrales und Aa. carotides bei Injektion in die rechte A. brachialis und der A. vertebralis bei Injektion in die linke A. brachialis) injiziert werden. Wesentlich schonender ist die *Katheterangiographie*, bei der ein Katheter transfemoral selektiv mit der Seldinger-Technik in die A. carotis communis oder A. vertebralis gelegt wird.

Die *digitale Subtraktionsangiographie (DSA)* ersetzt immer häufiger die Blattfilmangiographie. Hier werden rechnergestützt die sich nicht verändernden Strukturen vom Füllungsbild „subtrahiert", so daß ein reines Gefäßbild entsteht. Die DSA ist besonders empfindlich beim Nachweis von Sinusthrombosen. Indikationen für Schädelangiographien stellen vaskuläre Erkrankungen (Aneurysmen, Angiome) bzw. die präoperative Gefäßdarstellung bei Raumforderungen dar.

Bei der *spinalen Angiographie* werden die Vertebral-, Interkostal- oder Lumbalarterien selektiv mit der Seldinger-Technik sondiert, um in erster Linie Gefäßmißbildungen und -tumoren abzubilden.

1.1.6
Sonographie

Der Schädel wird im eindimensionalen A-Mode untersucht, mit dem man die Lage reflektierender Grenzen und die Dichteunterschiede benachbarter Medien beurteilen kann. Dabei liegt der Schallkopf über der Temporalschuppe. Die Echoenzephalographie hat jedoch an Bedeutung verloren und wird meist nur noch bei Kindern eingesetzt.

1.1.7
Nuklearmedizinische Untersuchungsverfahren

Die *Single-Photonen-Emissions-Computertomographie* (SPECT) hat hierbei die größte Bedeutung. Nach intravenöser Applikation von Radiopharmaka (z. B. ^{99m}Tc-HMPAO) kann eine quantitative Auswertung ihrer Verteilung Aussagen über den regionalen Blutfluß ermöglichen. Indikationen sind vorwiegend zerebrovaskuläre Erkrankungen, Migräne und fokale Epilepsien.

1.2
Radiologische Befunde

1.2.1
Schädel-Hirn-Verletzungen

Bei einer *Schädelfraktur* können Röntgenaufnahmen in zwei Ebenen und eine halbaxiale (Towne-Projektion) angefertigt werden. Frakturen der Schädelbasis sind auf Übersichtsaufnahmen oftmals nicht erkennbar. Die Indikation zur Schädel-CT sollte großzügig gestellt werden, da Schädelfrakturen häufig mit intrakraniellen Läsionen einhergehen und die Schädelbasis im CT besser beurteilbar ist.

Auf ein *traumatisches (epidurales) Hämatom* weisen Schädelfrakturen hin, welche die meningealen Gefäßbahnen kreuzen. Im CT sieht man in diesen Fällen eine *bikonvexe* Raumforderung zwischen Schädelkalotte und Hirnoberfläche. Außerdem bestehen Zeichen einer intrakraniellen Raumforderung (siehe Kap. 1.2.3).

Das *subdurale Hämatom* (siehe Abb. 18.1) zeichnet sich im CT durch eine sichelförmige hyperdense (gelegentlich auch iso- oder hypodense) Raumforderung zwischen Schädelkalotte und Hirnoberfläche aus, die mit Raumforderungszeichen und Ödem einhergeht.

Bei einer *Hirnkontusion* kann man im CT, je nach Schweregrad, umschriebene bis multiple Dichteminderungen erkennen, oft auch in Verbindung mit Raumforderungszeichen oder Blutungsherden. Schwerere Kontusionen sind oft auch mit Subarachnoidalblutungen kombiniert, die in den Sulci hyperdens imponieren. Darüber hinaus kann es zu einem perifokalen Ödem kommen.

Von *offenem Schädel-Hirn-Trauma* spricht man, wenn es durch das Trauma zu einer Eröffnung der Dura gekommen ist (bei penetrierenden Verletzungen, Schußverletzungen, Schädelbasisfrakturen mit Beteiligung der NNH und bei Felsenbeinfrakturen). Manchmal erkennt man auf Übersichtsaufnahmen intrakra-

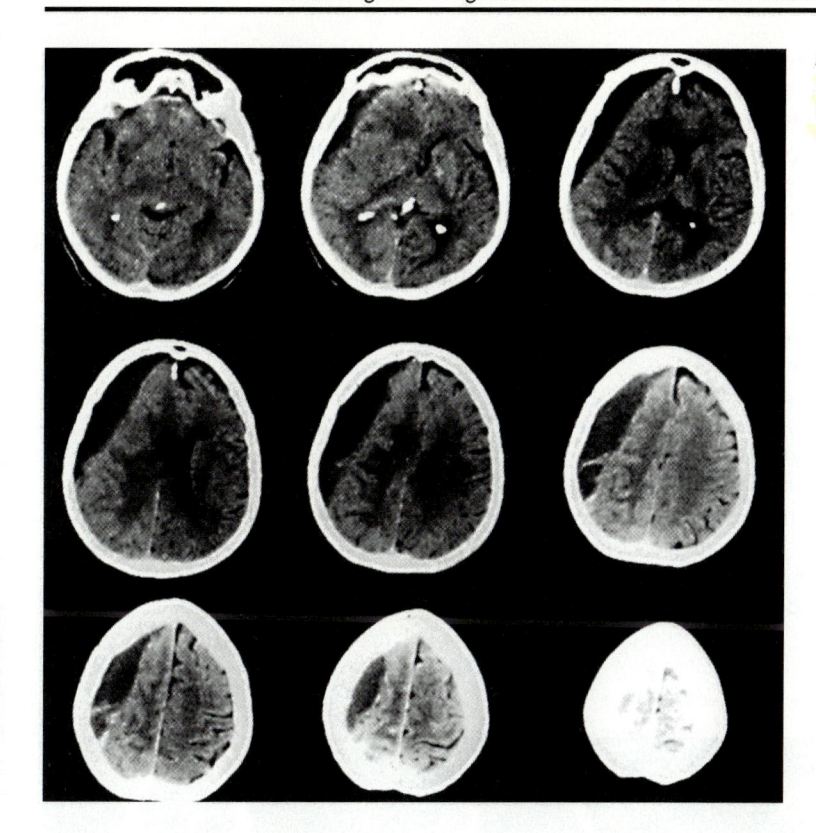

Abb. 18.1: CT eines chronischen subduralen Hämatoms, welches sich hypodens darstellt (IMPP)

nielle Lufteinschlüsse. Die Durchführung eines CT ist obligat!

1.2.2
Fehlbildungen des Schädels und des Gehirns

Bei der *Kraniostenose* (Verschluß einzelner oder aller Schädelnähte) kommt es zu charakteristischen Umformungen des Schädels und manchmal zur Ausbildung eines Wolkenschädels, wenn es aufgrund des erhöhten Schädelinnendruckes durch das wachsende Gehirn zu einer Atrophie der Tabula interna entlang der Gyri kommt.

Zu den Fehlbildungen der *kraniozephalen Übergangsregion* gehören:
- die *basiläre Impression*, bei der es zu einem Hochstand des Dens axis kommt, der in das Foramen occipitale magnum hineinragt
- das *Klippel-Feil-Syndrom*, bei dem es zusätzlich zur basilären Impression zu einer Blockbildung von Halswirbelkörpern kommt. Zum Nachweis dieser Läsionen dient die seitliche Röntgenaufnahme und eventuell ein sagittales und frontales CT

Zu den Fehlbildungen des *Gehirns* gehören:
- Fehlbildung des *Septum pellucidum* mit liquorisodenser Struktur von länglich-ovaler Form im CT
- Fehlbildungen des *Balkens* mit Darstellung des III. Ventrikels zwischen den Seitenventrikeln, Auseinanderweichen der Vorderhörner, Zysten oder Lipomen im Interhemispärenspalt (CT)
- *Dandy-Walker-Syndrom* (Kleinhirnanomalie) mit liquorisodenser, mittelständiger zystischer Struktur in der hinteren Schädelgrube durch Aufballonierung des IV. Ventrikels

Phakomatosen
- Die *tuberöse Hirnsklerose* ist im CT durch Tumorknoten mit Verkalkungen und subependymale Lokalisation charakterisiert

- Der *Morbus Sturge-Weber* zeigt in der Übersichtsaufnahme typische schollige Verkalkungen temporal und okzipital. Im CT ist eine Hemiatrophie mit asymmetrischer Schädelkalotte, gyralen Verkalkungen und Anreicherung von Kontrastmittel in der Rinde erkennbar.

1.2.3
Intrakranielle Tumoren

> **Merke !**
>
> Bei der Diagnostik intrakranieller Raumforderungen sind Computertomographie und Kernspintomographie die wichtigsten Untersuchungsverfahren. Sie stellen nicht nur den Tumor, sondern auch die Raumforderung dar.

Raumforderung.
- Indirekte Tumorzeichen in der konventionellen Röntgenaufnahme sind: „Drucksella" (unscharfe, entkalkte hintere Sellaanteile), erweiterte Sella turcica und eine Erweiterung des Canalis opticus
- Direkte Tumorzeichen sind Hyperostosen und Sklerosen (Meningeome), Verkalkungen (Meningeome, Oligodendrogliome, Kraniopharyngiom) und ossäre Destruktionen. In CT und NMR zeigt sich eine Raumforderung anhand einer Verlagerung der Mittellinie zur Gegenseite, einer Ventrikelkompression (und -verlagerung), verstrichener Hirnfurchenzeichnung, eines Eintritts der Kleinhirntonsillen ins Foramen magnum und eventuell eines Hydrocephalus occlusus. Weiterhin ist meist auch ein perifokales Ödem erkennbar.

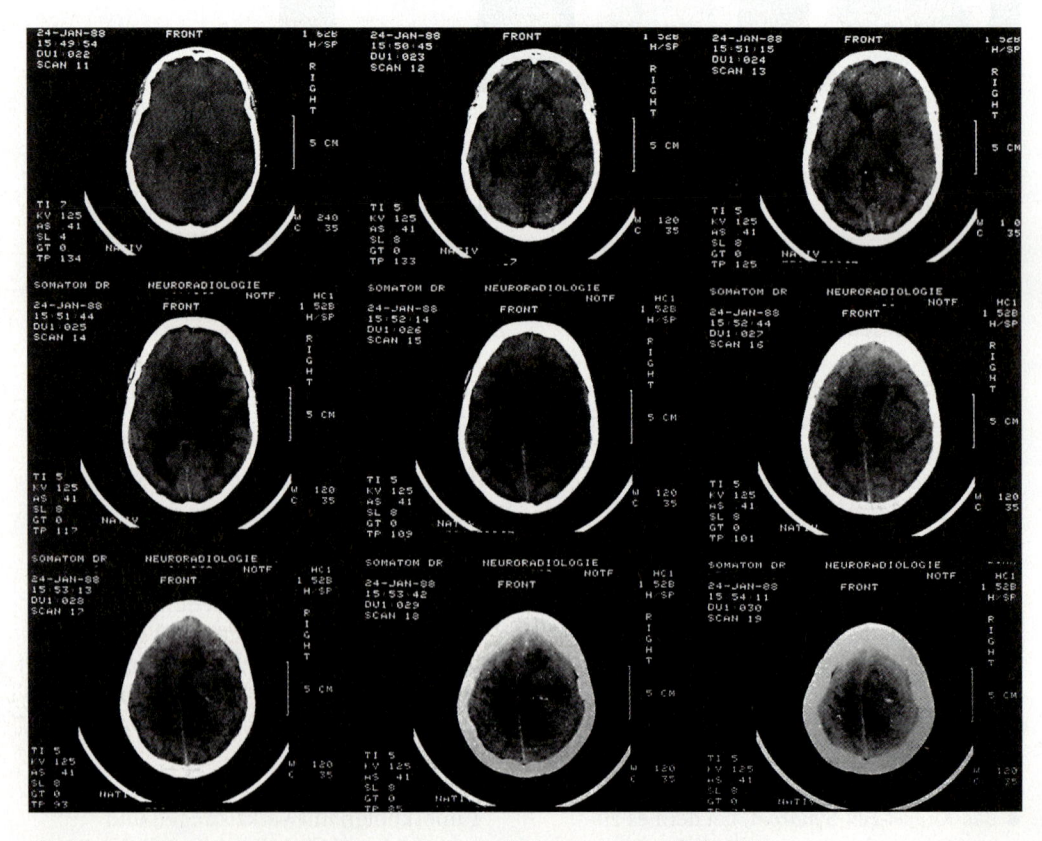

Abb. 18.2: Meningeom, das sich im CT (ohne Kontrastmittel) nur erahnen läßt (IMPP)

Typische (angiographisch nachweisbare) *Gefäßveränderungen bei Tumoren* sind arteriovenöse Shunts mit hohem Durchfluß, „frühe Vene", Kalibersprünge, besenreiser- oder korkenzieherartige Gefäße und Blutseen.

Beim *Astrozytom* und *Oligodendrogliom* sind in der Angiographie meist keine Tumorgefäße, jedoch Gefäßverlagerungen sichtbar. Im CT sieht man eine hypodense (oftmals geringfügige) Raumforderung im Marklager. Die Tumoren zeigen nach KM-Gabe meist keine, allenfalls eine fleck- oder ringförmige Anreicherung.

Glioblastome zeichnen sich angiographisch durch die typischen Gefäßveränderungen (siehe oben) aus. In CT und NMR sind hypodense Raumforderungen zu erkennen, nach KM-Gabe kommt es zu ring- oder girlandenförmigen Anreicherungen, die soliden Tumoranteilen entsprechen. Bei den zentralen (hypodensen) Bereichen handelt es sich um Tumornekrosen.

Das *Medulloblastom* stellt sich in CT und NMR meist als hyperdense, glatt begrenzte Raumforderung, meist in der hinteren Schädelgrube, dar. Nach KM-Gabe kommt es zu einer homogenen Anreicherung.

Meningeome zeigen sich meist als hyperdense Raumforderung mit Ödem und starker KM-Anreicherung. Aus der Angiographie ist ersichtlich, daß sie von meningealen Ästen der A. carotis externa versorgt werden. Der Tumor hat einen zentralen Nabel mit radiär verlaufenden Gefäßen (siehe Abb. 18.2 und 18.3).

Akustikusneurinome sind indirekt schon auf der konventionellen Aufnahme erkennbar, wenn der Meatus acusticus internus im Vergleich zur Gegenseite aufgeweitet ist. Im CT ist eine isodense Raumforderung im Kleinhirnbrückenwinkel zu erkennen.

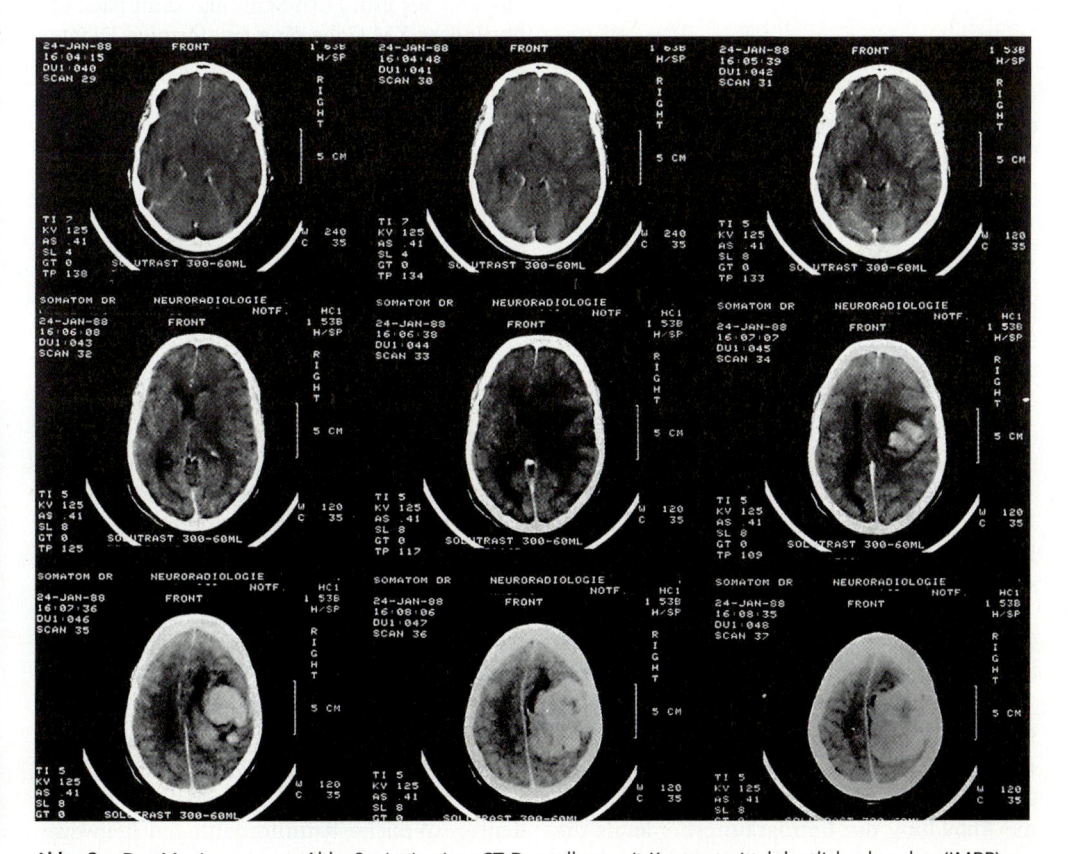

Abb. 18.3: Das Meningeom aus Abb. 18.2 ist in einer CT-Darstellung mit Kontrastmittel deutlich erkennbar (IMPP)

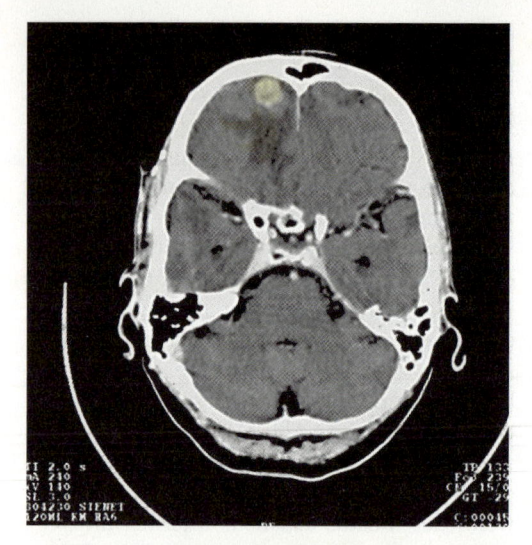

Abb. 18.4: Hirnmetastase eines Bronchialkarzinoms. Rechts frontale Läsion mit angedeutet ringförmiger Kontrastmittelanreicherung. Umgebendes Marklagerödem (K. Papke, Münster, mit freundlicher Genehmigung)

Hypophysentumoren werden durch Aufweitung der Sella turcica nachgewiesen, wenn sie eine bestimmte Größe überschreiten. Wesentlich früher lassen sie sich mit Hilfe der Kernspintomographie darstellen.

Metastasen (siehe Abb. 18.4) können sich hyper- oder isodens darstellen, gleichzeitig kann ein mehr oder weniger ausgeprägtes perifokales Ödem bestehen. Das CT sollte immer nativ und nach intravenöser KM-Gabe durchgeführt werden.

1.2.4
Degenerative Erkrankungen

Bei der *Atrophie* sind im CT die Liquorräume erweitert; im Marklager und periventrikulär sind hypodense Areale zu finden.

Bei der *Multiplen Sklerose* lassen sich kleine, rundliche hypodense Herde (meist periventrikulär) im Marklager erkennen, die Kontrastmittel anreichern. Bei chronisch-progredientem Verlauf kann es zu einer globalen Atrophie kommen. Die Magnetresonanztomographie besitzt eine wesentlich höhere Sensitivität für die Abbildung der Entmarkungsherde als die Computertomographie. Sie erscheinen als signalintensive Läsionen. Die Kernspintomographie eignet sich besonders zur Verlaufsbeobachtung.

Beim *Hydrozephalus* lassen sich in CT und NMR die erweiterten Liquorräume gut erkennen.

1.2.5
Vaskuläre Erkrankungen

Auf konventionellen Schädelaufnahmen können zwar *Gefäßverkalkungen* erkannt werden, *Hirninfarkte* können damit jedoch weder bewiesen noch ausgeschlossen werden. In der Angiographie dagegen lassen sich Gefäßverschlüsse erkennen, auch hier ist jedoch kein Rückschluß auf das ischämische Hirnareal möglich. Im CT zeigen sich 8–12 Stunden nach Ischämie Dichteminderungen in den betroffenen Versorgungsgebieten und eventuell auch Raumforderungszeichen. Als Zeichen einer Störung der Blut-Hirn-Schranke kann nach intravenöser KM-Gabe eine ringförmige Dichtesteigerung in der Peripherie auftreten. Im SPECT ist die regionale Nuklidanreicherung oft schon frühzeitig herabgesetzt. Später kann sie im Sinne einer Luxusperfusion der Ischämierandgebiete stark erhöht sein.

Zerebrale *Blutungen* können auf der konventionellen Aufnahme an einer Verlagerung der physiologischen Verkalkungsstrukturen (Pinealis, Plexus) erkannt werden. In der Angiographie finden sich als Raumforderungszeichen bogige Verlagerungen der Hirngefäße. Im CT stellt sich die zerebrale Blutung mit einer umschriebenen Dichteanhebung dar. Bei größeren Blutungen können Raumforderungszeichen und ein perifokales Ödem hinzukommen. Die Hälfte aller Massenblutungen brechen ins Ventrikelsystem ein, wobei dieses ganz ausgefüllt werden kann (Ventrikeltamponade). Bei einer Subarachnoidalblutung ist im CT hyperdenses Blut im Subarachnoidalraum sichtbar.

In der Angiographie stellen sich *Aneurysmen* als kontrastmittelgefüllte Aussackungen dar, wobei thrombosierte Anteile nicht zur Darstellung kommen. Im CT können leicht hyperdense, rundliche Raumforderungen (teilweise mit Verkalkungen) sichtbar sein. Nach intravenöser KM-Gabe kommt es zu einer starken Dichteerhöhung.

Zur Darstellung von *Angiomen* ist präoperativ die Angiographie die wichtigste Untersuchung. Typische Zeichen sind erweiterte zu- und abführende Gefäße, die frühe Darstellung ableitender Venen, Gefäßknäuel und traubenförmige, kontrastmittelgefüllte Strukturen, ebenso Steal-Phänomene aus entfernten Versorgungsgebieten und Gefäßspasmen. In der Vorfelddiagnostik ist die Angiokernspintomographie das wichtigste Verfahren.

Zum Nachweis von *(Sinus-)Thrombosen* ist die Angiographie bzw. die Angiokernspintomographie das Verfahren der Wahl. Typische Zeichen in der Angiographie sind fehlende Darstellung von Venen oder Sinusabschnitten, unregelmäßige Kontrastmittelaussparungen, dilatierte und geschlängelte Kollateralvenen und globale oder regionale Zirkulationsverzögerung.

1.2.6
Entzündliche Erkrankungen

Meningitiden

Akute Meningitis. Bei der akuten Meningitis ergibt sich im CT meist ein unauffälliger Befund, während sie im NMR mit hoher Sensitivität (KM-Anreicherung, meningeale Verdickungen mit erhöhter Signalstärke) dargestellt wird. Röntgenaufnahmen sind lediglich zur Fokussuche (Sinusitis, Otitis) indiziert.

Chronische Meningitis. Bei der chronischen Meningitis (Tbc, Lues, Pilzinfektionen) sind die basalen Zisternen meist durch ein Exsudat verlegt. Tuberkulome sind im Röntgenbild als Verkalkungen erkennbar, im CT stellen sie sich als kleine Knötchen unterschiedlicher Dichte mit KM-Aufnahme dar. Pilzgranulome sind hingegen im CT nicht sicher nachweisbar, allenfalls als kleine, diffus verteilte, punkt- oder knötchenförmige Anreicherungen. Wichtige CT-Differentialdiagnose ist die Meningeosis carcinomatosa.

Enzephalitiden

Herpesenzephalitis. Sie zeigt im CT zunächst einen einseitigen Befund mit temporalen Dichteminderungen und stippchenförmigen, hyperdensen Einblutungen. Später sind diese Zeichen auch kontralateral und frontal nachweisbar.

Toxoplasmose. Bei der Toxoplasmose sind im CT multiple Kalkherde paraventrikulär, in den Stammganglien und im Marklager sowie ein Hydrozephalus internus zu sehen. Im floriden Stadium finden sich nach KM-Gabe noduläre Anreicherungen, besonders in den Basalganglien und der Mark-Rinden-Grenze.

Echinokokkose. Bei der Echinokokkose bilden sich große intrazerebrale raumfordernde Zysten mit liquorähnlicher Dichte aus. Die Zystenkapsel zeigt meistens keine KM-Aufnahme. Die Kernspintomographie erfaßt die genannten Befunde bei Enzephalitiden meist in größerer Ausdehnung als die Computertomographie.

Hirnabszesse

Größere Hirnabszesse sind auf Röntgenübersichtsaufnahmen anhand von Luftansammlungen erkennbar, wenn eine Verbindung zu den NNH besteht. Angiographisch sind avaskuläre Raumforderungen zu erkennen. In CT und NMR sind ringförmige, KM-anreichernde Läsionen mit perifokalem Ödem sichtbar.

Subdurale Empyeme sind in CT und NMR als hypodense sichelförmige Raumforderung mit randständiger KM-Anreicherung zu erkennen.

1.2.7
Erkrankungen des Rückenmarks

Wirbelfrakturen werden primär mit der konventionellen Aufnahme in zwei Ebenen beurteilt. Zur Beurteilung des Spinalkanals und der Stabilität der Fraktur ist ein CT erforderlich.

Traumatische *Wurzelausrisse* werden myelographisch bzw. mit der Kernspintomographie diagnostiziert.

Dysraphien sind auf Übersichtsaufnahmen als Bogenschlußstörungen mit Erweiterung des Spinalkanals erkennbar. Im Myelogramm sieht man einen erweiterten Duralsack und das Rückenmark als tiefstehende KM-Aussparung, wobei die Zele KM-gefüllt ist. Im CT läßt sich ein weiter Spinalkanal mit Defekten des Wirbelbogens erkennen, ferner eine liquordichte Ausstülpung mit oder ohne Darstellung von Rückenmarksanteilen.

2 Radiologische Diagnostik von Gesichtsbereich und Hals

2.1 Methoden und Indikationen

2.1.1 Sonographie (Sono)

Schilddrüse und *Nebenschilddrüsen* werden sonographisch (Längs- und Querschnitt) nach Lage, Kontur, Echostruktur und Größe beurteilt. Normalerweise stellt sich die Schilddrüse als gleichmäßige, feine Echostruktur dar, die von umgebenden Strukturen gut abgrenzbar ist. Die Nebenschilddrüsen stellen sich echoarm dar.

Auch die (lufthaltigen) *Nasennebenhöhlen* können sonographisch dargestellt werden.

Auge und *Orbitatrichter* werden ebenfalls in einem standardisierten transokularen A-Bild echographisch abgebildet. Die Sonographie ist die Methode der Wahl zur Darstellung pathologischer Veränderungen im Bulbus oculi; hierbei sind Vorderkammer, Linse, Iris und die Rückwand des Bulbus oculi sicher voneinander abzugrenzen.

2.1.2 Konventionelle Röntgendiagnostik

Bei der *Panoramaaufnahme* der Zähne werden mit einer speziellen Röntgenanlage Ober- und Unterkiefer abgebildet.

Das *Kiefergelenk* wird bei Bewegungsschmerzen und -einschränkungen mittels Zielaufnahme bzw. Kernspintomographie oder Computertomographie aufgenommen.

Die *NNH* werden konventionell im okzipitofrontalen Strahlengang *(Welin I)* zur Beurteilung von Stirnhöhle, Orbita, Nasenhaupthöhle und Siebbeinzellen aufgenommen. Kieferhöhle, vordere Siebbeinzellen und Orbitaboden stellen sich im okzipitomeatalen Strahlengang *(Welin II)* dar.

Für das *Felsenbein* kommen neben den Standardaufnahmen in zwei Ebenen folgende Spezialprojektionen zum Einsatz (siehe HNO, Kap. 1.2, Abb. 17.5):
- Felsenbein nach *Schüller* zur Darstellung des Warzenfortsatzes und des Mittelohres: Der Zentralstrahl ist im Winkel von 20–30° auf den gegenüberliegenden Gehörgang gerichtet
- Felsenbein nach *Stenvers* zur Darstellung der Pyramide und des Innenohres: Aufnahme in Bauchlage und bei um ca. 45° gedrehtem Kopf (kranke Seite aufliegend)

Die *Orbitaaufnahme nach Rhese* ist eine Feinstfokusaufnahme der Orbita. Sie stellt die Orbitaspitze und den Canalis opticus überlagerungsfrei dar. Sie ist bei Tumoren des Sehnerven und bei Hirndrucksteigerungen indiziert, da hierbei eine Erweiterung des Canalis opticus gesehen werden kann. Die Orbitaaufnahme im okzipitonasalen Strahlengang ermöglicht eine orthograde Abbildung des vorderen Orbitabodens und eine gute Beurteilbarkeit der Siebbeinzellen, Stirnhöhlen, kleinen Keilbeinflügel und der Fissurae orbitales superiores. Diese Projektion wird in der Diagnostik von Orbitabodenfrakturen, -randfrakturen und intraorbitalen Verkalkungen eingesetzt. Ferner können damit entzündliche oder tumoröse Raumforderungen sowie intrabulbäre schattengebende Fremdkörper nachgewiesen werden. Die *Comberg-Aufnahme* dient zur Lokalisation von Fremdkörpern: Nach Aufsetzen einer Kontaktlinse mit vier Markierungspunkten werden Aufnahmen in senkrecht zueinander stehenden Ebenen gemacht. Dadurch wird eine Lokalisation in allen drei Raumebenen ermöglicht. Bei der *Dakrozystographie* werden Tränensack und -kanal mittels Kontrastmittel dargestellt und so auch die Durchgängigkeit geprüft.

Zur Abklärung von Steinbildungen und chronischen Entzündungen der Mundspeicheldrüsen steht die *Sialographie* (mit wasserlöslichem, jodhaltigem Kontrastmittel) nach selektiver Sondierung der Ausführungsgänge zur Verfügung.

2.1.3
Computertomographie

Die konventionelle Tomographie (Schichtaufnahmen) von Gesicht und Hals wurde weitgehend durch die Computertomographie ersetzt, wobei Kontrastmittelinjektion oder intrathekale Luftinsufflation den Informationsgehalt erhöhen. Die CT kommt zum Einsatz, wenn Übersichts- oder Spezialaufnahmen den Verdacht auf eine Läsion nahelegen. Am Auge wird der Retrobulbärraum mit Hilfe des CT dargestellt. Hierbei können Tumoren, Fehlbildungen, Frakturen und Fremdkörper diagnostiziert werden.

2.1.4
Magnetresonanztomographie
(Nuclear magnetic resonance, NMR, Kernspintomographie)

Durch die Vielzahl von Weichteilstrukturen auf engem Raum in Kopf-Hals-Bereich und an der Orbita ist insbesondere die Kernspintomographie geeignet, diese Regionen abzubilden. Zusätzlich kann Gadolinium-DTPA als Kontrastmittel eingesetzt werden.

2.1.5
Angiographie

Meist als *Subtraktionsangiographie* durchgeführt, dient sie einer präoperativen Abklärung der Gefäßversorgung (z.B. von Tumoren) bzw. des Gefäßstatus (z.B. Karotisstenose). Darüber hinaus kann die Angiographie therapeutisch bei Embolisation von gefäßreichen Tumoren oder AV-Fisteln zum Einsatz kommen. Am Auge dient die angiographische Darstellung der A. ophthalmica nach selektiver Sondierung der A. carotis interna zum Nachweis einer Fistel zwischen A. carotis interna und Sinus cavernosus.

2.1.6
Nuklearmedizinische
Untersuchungsverfahren

Die *Schilddrüsenszintigraphie* macht eine Aussage über Lage, Form, Größe und funktionelle Veränderungen. Als Radionuklid wird ^{99m}Tc oder ^{123}J (geringere Strahlenbelastung als ^{131}J) verwandt, das von den Thyreozyten vorübergehend aufgenommen wird. Mit einer Gammakamera wird die Verteilung und der Uptake des Nuklids in der Schilddrüse gemessen und damit sowohl die Funktion als auch die Ausdehnung des funktionsfähigen Parenchyms dargestellt.

2.2
Radiologische Befunde

2.2.1
Orbita

Bei *Verletzungen* kann es zur Verlagerung des Orbitainhaltes kommen (Blow-out-Fraktur, siehe Abb. 18.5). Die Diagnose wird meist auf Schädelübersichtsaufnahmen gestellt, auf denen man eine Konturunterbrechung und Absenkung des Orbitabodens, eine Verschattung (und Flüssigkeitsspiegel) des Sinus maxillaris (Hämatosinus) und Lufteinschlüsse in der Or-

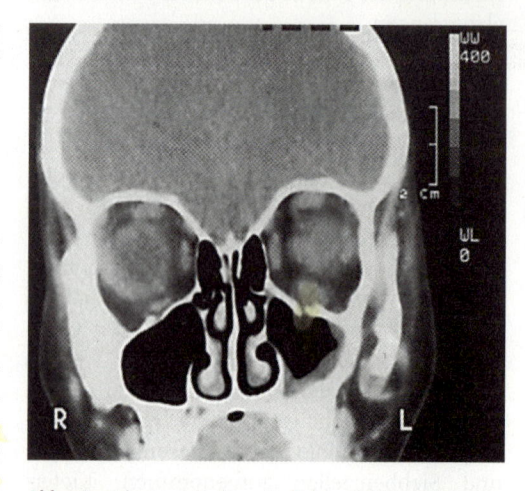

Abb. 18.5: Blow-out-Fraktur der linken Orbita nach stumpfem Gesichtstrauma. Konturunterbrechung des linken Orbitabodens; die Verschattungen in der linken Kieferhöhle sind Einblutungen (IMPP)

bita erkennt. Intrabulbäre Fremdkörper werden ebenfalls in der konventionellen Aufnahme gesehen; es sei denn, sie sind nicht schattengebend, dann müssen sie sonographisch oder im CT dargestellt werden. Zu achten ist weiterhin auf ein Orbitaemphysem.

Fehlbildungen

An *Fehlbildungen* sind insbesondere Keilbeinaplasie, Dysostosen, Buphthalmus und Enzephalozelen zu nennen (siehe Ophthalmologie).

Tumoren

- Das *Aderhautmelanom* wird in der Fluoreszenzangiographie dargestellt, darüber hinaus in Ultraschall und Kernspintomographie. Es zeigt sich eine intrabulbäre Raumforderung, im Sonogramm mit hoher Schallabsorption.
- Das *Retinoblastom* wird mit Hilfe von Sonographie und CT diagnostiziert; es zeigt sich ein intraokularer Tumor mit multiplen Verkalkungen
- Bei *retrobulbären Tumoren* stellen Computertomographie bzw. Kernspintomographie die Verfahren der Wahl dar. In der Aufnahme nach Rhese führen Optikusscheidenmeningiome und Optikusgliome zu einer Aufweitung des Canalis opticus. Computertomographisch ist eine Auftreibung des N. opticus nachweisbar. Meningiome sind anhand von Verkalkungen und starker KM-Aufnahme zu erkennen.

Retrobulbäre *vaskuläre Malformationen* (z.B. arteriovenöse Angiome) führen zu einem progredienten Exophthalmus. Die Diagnose erfolgt mittels (Doppler-)Sonographie, CT und Angiographie (Orbitaphlebographie oder Arteriographie), ebenso bei orbitalen Varizen und Sinuscavernosus-Fistel.

Bei der endokrinen Orbitopathie ist sonographisch und im CT eine Muskelverdickung zu erkennen und im CT eine Kompression des Sehnerven in der Orbitaspitze nachweisbar. Die Kernspintomographie zeigt eine Signalvermehrung bei akut ödematösen und entzündlichen Veränderungen.

2.2.2
Gesichtsschädel und Schädelbasis

Siehe auch Chirurgie, Kapitel 15.

Verletzungen

Kommt es durch eine direkte Gewalteinwirkung auf den Gesichtsschädel zur Fraktur des knöchernen Nasengerüstes, brechen in der Regel beide Nasenbeine gemeinsam. Die Fraktur ist dann auf der seitlichen Nasenbeinaufnahme erkennbar.

Jochbeinfrakturen erfordern eine frühzeitige Reposition, da sonst Störungen der Kaufunktion und Gesichtsdeformitäten resultieren.

Bei direkter Gewalteinwirkung auf die *Orbita* entsteht eine Impressionsfraktur *(Blow-out-Fraktur)* des Orbitabodens und der medialen Orbitawand. Bei Unterkieferfrakturen handelt es sich meist um Längsbrüche. Man unterscheidet Frakturen des horizontalen und des aufsteigenden Unterkieferastes sowie Brüche im Kiefergelenk.

Mittelgesichtsfrakturen werden nach LeFort in drei Typen eingeteilt. Diesen ist die abnorme Beweglichkeit der Fossa pterygopalatina, die Beidseitigkeit und eine abnorme Beweglichkeit eines Teiles des Gesichtsschädels gemein:

- *LeFort I (tiefe maxilläre Querfraktur)*: Querbruch durch den Oberkiefer oberhalb der Zahnreihe, das Fragment beinhaltet den Alveolarfortsatz des Oberkiefers. Beweisend ist in der seitlichen Aufnahme die Rückverlagerung der Maxilla
- *LeFort II (zentrale Mittelgesichtsfraktur)*: Das Mittelgesicht wird in Höhe des Nasenbeins und des Orbitabodens von der Schädelbasis abgesprengt. Fraktur durch die laterale Kieferhöhlenwand, durch die Orbitaränder bis zur Nasenwurzel und durch den Processus pterygoideus
- *LeFort III (zentrale und laterale Mittelgesichtsfraktur)*: Der gesamte Gesichtsschädel wird von der Schädelbasis abgesprengt. Zusätzlich zum Frakturverlauf der Le-Fort-II-Fraktur eine beidseitige Sprengung der Sutura frontozygomatica

Frakturen des *Siebbeinlabyrinths* werden tomographisch nachgewiesen; es zeigen sich die üblichen Frakturzeichen, eventuell zusätzlich eine Einklemmung des M. rectus medialis mit Enophthalmus.

Stirnhöhlenfrakturen können zum Hämatosinus führen, es ist auf eine mögliche Meningitis oder Liquorrhö zu achten.

Keilbeinfrakturen werden auf axialen Aufnahmen nachgewiesen. Ein indirektes Frakturzeichen ist ein Flüssigkeitsspiegel.

Schläfenbeinfrakturen führen sehr häufig zu einer Liquorrhö aus Nase oder Ohr. Es findet sich eine Aufhellungslinie und Kortikalisunterbrechung sowie eine Verschattung aus Blut oder Exsudat des Mittelohres.

> **Merke !**
>
> Bei der Komplexität der Strukturen im Gesichtsschädel und der Schädelbasis genügt häufig die konventionelle Übersichtsaufnahme nicht. Zur besseren räumlichen Darstellung von Verletzungen sollte ein CT durchgeführt werden.

Kiefergelenkerkrankungen

- *Arthropathien* (meist belastungsinduziert) führen zu Diskusverlagerungen. Auf Übersichtsaufnahmen kann nur der Verdacht geäußert werden. In CT oder NMR kann der Diskus direkt dargestellt werden, beweisend ist die Arthrographie, welche die Luxation des Diskus zeigt.
- Die *Ankylose* des Kiefergelenkes ist anhand einer Obliteration des Gelenkspaltes zu diagnostizieren
- Die *rheumatoide Arthritis* des Kiefergelenkes zeigt die üblichen Zeichen (ossäre Destruktionen mit Usuren, Abnahme der Gelenkspaltweite)

Nasennebenhöhlenentzündungen (*Sinusitiden*) umfassen zwei wesentliche röntgenologische Zeichen: Die Verschattung (Transparenzminderung entweder durch Schleimhautschwellung oder durch Exsudat) und die Veränderung der knöchernen Begrenzungen.

Entzündungen des Mittelohres werden auf der Aufnahme nach Schüller nachgewiesen: Eine Verschattung des pneumatischen Systems und unscharf abgebildete Zellsepten beweisen die Otitis media. Im CT ist eine Sekretansammlung im pneumatischen System nachweisbar.

2.2.3
Hals und Weichteile des Gesichtsbereichs

Siehe auch Chirurgie und HNO, Kapitel 6.3.

Fehlbildungen wie Halszysten und -fisteln werden durch Kontrastmittelfüllung dargestellt.

Bei *Tumoren* werden verschiedene Verfahren angewendet: bei Glomus-caroticum-Tumoren Sonographie und Kernspintomographie, bei Hämangiomen und Lymphangiomen Doppler-Sonographie und Angiographie, bei neurogenen Tumoren Schrägaufnahmen und Kernspintomographie, bei Lymphknotentumoren Sonographie und Kernspintomographie.

Zur Diagnose von *Entzündungen* (spezifische Lymphknotenerkrankungen, Lymphknotentuberkulose, Sarkoidose) werden Sonographie, Computertomographie und Kernspintomographie eingesetzt, bei Abszessen Computertomographie und Kernspintomographie.

2.2.4
Schilddrüse

Siehe auch Innere Medizin, endokrine Organe, Kapitel 2 und Chirurgie, Kapitel 16.

Lage, Form, Größe und Funktion der Schilddrüse können szintigraphisch erfaßt werden:
- Bei einer *normalen Schilddrüse* findet sich eine homogene Aktivitätsverteilung
- Bei einem *kompensierten Adenom* finden sich ein oder mehrere Areale mit verstärkter Aktivität (heiße Knoten), während das umliegende Schilddrüsengewebe weniger speichert. Die Patienten sind euthyreot.
- Beim *dekompensierten Adenom* stellt sich nur der heiße Knoten, nicht jedoch die Peripherie der Schilddrüse dar. Diese Patienten sind hyperthyreot.
- Eine *Autonomie* kann über die *Schilddrüsen-Supressionsszintigraphie* bewiesen werden. Zuvor erhält der Patient einige Tage oral Levothyroxin-Natrium. Bei Autonomie der Thyreozyten läßt sich die Aufnahme des

radioaktiven Indikators durch die Applikation von Levothyroxin-Natrium nicht oder fast nicht unterdrücken (siehe Abb. 18.6).

Mit dem (In-vitro-)*TSH-basal-Test* kann eine Schilddrüsenüberfunktion ausgeschlossen werden. TSH wird radioimmunologisch oder mit einem Enzymfluoreszenzassay bestimmt. Basale TSH-Werte zwischen 0,4 und 3,5 mE/ml schließen eine Funktionsstörung der Schilddrüse aus. Bei grenzwertig supprimierten TSH-Basalwerten ist zum Ausschluß einer latenten Hyperthyreose ein (In-vitro-)TRH-Test indiziert, der den TSH-Anstieg nach TRH-Applikation nachweist. Die Schilddrüsenhormonkonzentration (T_3 und T_4) wird als RIA oder Enzymessay in Form des FT_4 und FT_3 bestimmt.

Der *Radiojodtest* erlaubt eine Aussage über den intrathyreoidalen Jodumsatz. In der ersten Phase wird dem Patienten ^{131}Jod oral verabreicht. Die Aufnahmespeicherung und die Jodaktivität über der Schilddrüse wird mit einer

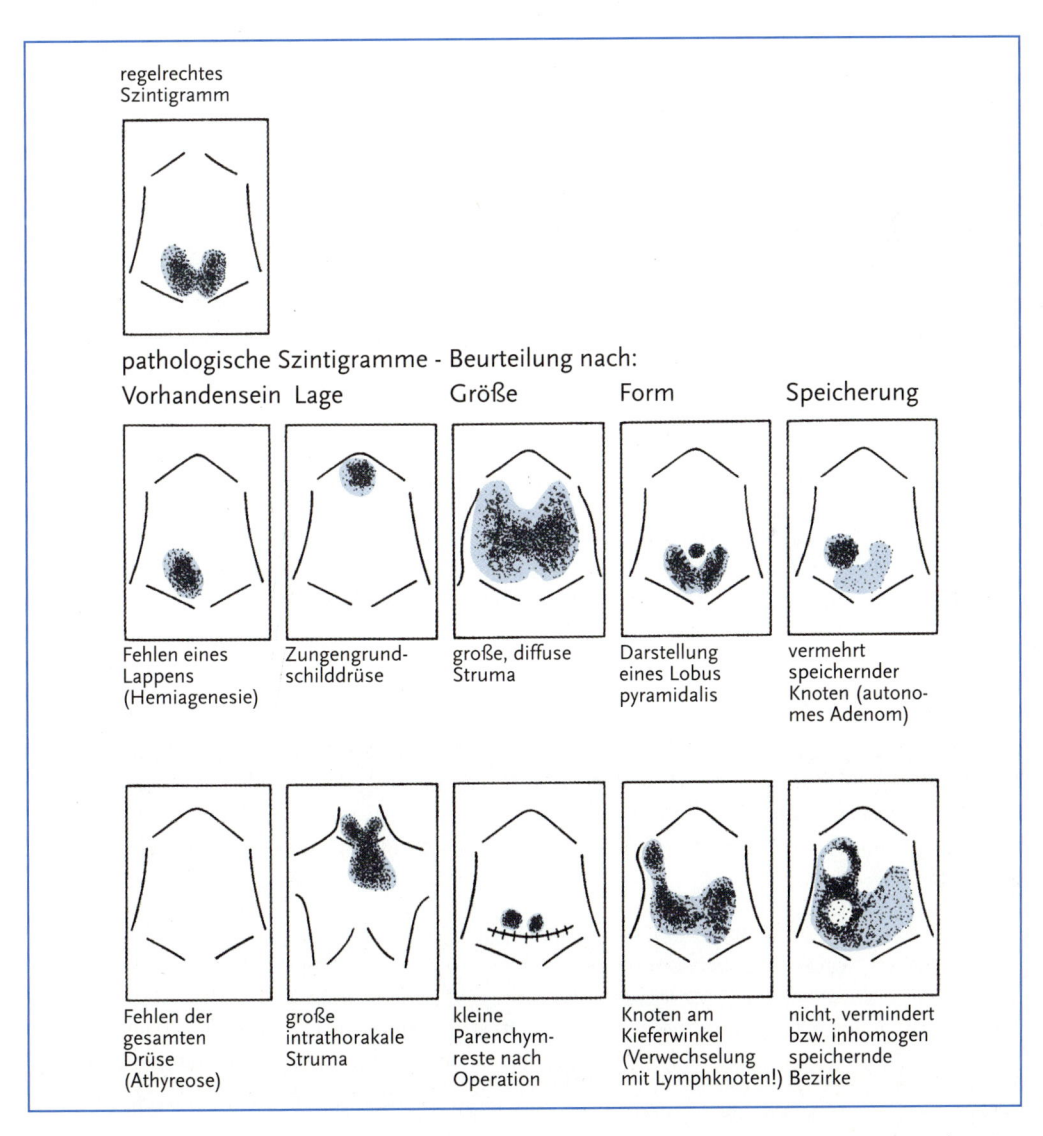

Abb. 18.6: Beispiele für die normale und pathologische Nuklidanreicherung in der Schilddrüse (Correns et al. 1988)

Szintillationssonde 2, 4, 6, 24, 48 und 72 Stunden nach Einnahme des Radiodiagnostikums untersucht. In einer zweiten Phase (nach 24 Stunden) werden in einer Blutprobe Gesamtserumjod und proteingebundenes Jod bestimmt. Der Radiojodtest mit ^{131}Jod wird, wegen der hohen Strahlenbelastung, nur noch vor einer geplanten Radiojodtherapie zur Bestimmung der zu applizierenden Radiojoddosis durchgeführt.

2.2.5
Nebenschilddrüse

Beim Vorliegen eines Adenoms, Karzinoms oder einer primären Hyperplasie sind in der Regel eine oder mehrere Nebenschilddrüsen vergrößert. In der Sonographie stellen sich Adenome echoarm dar, im CT hypodens mit einer gering erhöhten KM-Anreicherung, in der Subtraktionsszintigraphie erscheinen sie als Regionen mit vermehrter Nuklidanreicherung.

3 Radiologische Diagnostik des Bewegungsapparates

3.1 Methoden und Indikationen

3.1.1 Konventionelle Aufnahmen

In der *konventionellen Röntgendiagnostik* von Knochen und Bewegungsapparat werden Übersichtsaufnahmen in zwei Ebenen (meist a.p. und seitlich) angefertigt. Besonders in der Traumatologie ist eine zweite Ebene notwendig, da sich Frakturen und Luxationen bei Darstellung in nur einer Ebene dem röntgenologischen Nachweis entziehen können. Falls ein begründeter Verdacht auf Verletzungen vorliegt, können zusätzlich Tomographien angefertigt werden.

Bei der *konventionellen Tomographie (Schichtaufnahme)* sind die Bewegungen der Röntgenröhre und des -filmes so koordiniert, daß unter gleichbleibenden geometrischen Verhältnissen ein Detail der gewählten Schichtebene auf dieselbe Stelle des Röntgenfilmes projiziert bleibt und damit scharf abgebildet wird. Strukturen in darüber- oder darunterliegenden Ebenen werden verwischt. Die konventionelle Tomographie ist weitgehend von der Computertomographie ersetzt worden.

Verletzungen von Gelenken und Bändern können oftmals erst mit Hilfe von *Belastungs-(„gehaltenen") Aufnahmen* nachgewiesen werden. Bei möglichst isolierter Belastung des zu prüfenden Bandes wird die Bandinsuffizienz erkennbar. Es kommt dabei zum Auseinanderweichen (Aufklappen) der durch das Band verbundenen Knochen bzw. des Gelenkspaltes.

3.1.2 Arthrographie

Bei der *Arthrographie* wird der Gelenkraum punktiert und eine geringe Menge Kontrastmittel eingebracht. Zur Erzielung eines Doppelkontrastes kann zusätzlich Luft appliziert werden. Unter Durchleuchtung werden Zielaufnahmen des Gelenkes angefertigt. Untersucht werden häufig Schultergelenk (Verletzungen der Rotatorenmanschette), Ellenbogengelenk (Kapselbandriß, freier Gelenkkörper), Radiokarpalgelenk (Dysplasien, Luxationen bei Kindern, Prothesenlockerung bei Erwachsenen), Kniegelenk (Meniskusläsionen), Sprunggelenk (fibulotalare Bandläsionen).

3.1.3 Sonographie

Es werden Gelenkveränderungen (Hüftgelenke im Säuglingsalter) und Weichteilläsionen dargestellt.

3.1.4 Nuklearmedizinische Untersuchungsverfahren

Bei der *Skelettszintigraphie* werden abhängig von der Osteoblastentätigkeit des Knochens ^{99m}Tc (technetium-)markierte Radiopharmaka an der Knochenoberfläche angelagert. Die Skelettszintigraphie liefert also ein funktionsorientiertes Bild des Knochens. Zwei bis drei Stunden nach Injektion werden Aufnahmen des gesamten Skeletts mit einer Gammakamera gemacht. Die Indikationen umfassen Metastasensuche (können u. U. mehrere Monate früher als im Röntgenbild gesehen werden), degenerative Erkrankungen, Traumen, entzündliche Veränderungen, Knochenischämie und Systemerkrankungen (Osteomalazie, Osteoporose, Hyperparathyreoidismus).

3.1.5
Computertomographie

Die Computertomographie liefert überlagerungsfreie Abbildungen in transversaler Ebene, wobei Knochen und angrenzender Weichteilmantel beurteilbar sind. Die Indikationen umfassen Frakturen, Luxationen, Kapselbandläsionen, Entzündungen und Tumoren. Gelenkveränderungen können nach KM-Applikation dargestellt werden.

3.1.6
Magnetresonanztomographie

Vorteile der Kernspintomographie gegenüber dem CT sind die Möglichkeit der multiplanaren Schichtführung und die größere Kontrastauflösung. Indikationen sind Knochen- und Weichteiltumoren, Knochennekrosen, Gelenkläsionen und entzündliche Veränderungen.

3.1.7
Angiographie

Die *Angiographie* kommt bei Weichteiltumoren, traumatischen Weichteilveränderungen mit Gefäßverletzung und bei Verdacht auf Nutritionsstörungen des Knochens zum Einsatz.

3.1.8
Biopsie

Die Biopsie kann röntgen-, CT- oder ultraschallkontrolliert vorgenommen werden. Sie kommt bei Verdacht auf Tumoren und Nutritionsstörungen zum Einsatz.

3.2
Radiologische Befunde

3.2.1
Verletzungen

Siehe auch Chirurgie, Kapitel 31.

Verletzungsformen

- Bei einer *Luxation* kommt es zur Verschiebung zueinander gehöriger Gelenkenden, so daß die Gelenkflächen keinen Kontakt mehr zueinander haben. Berühren sie sich noch teilweise, spricht man von einer Subluxationsstellung. Bei einer Luxationsfraktur kommt es zur Fraktur des gelenkbildenden Knochens mit Verletzungen des Kapsel-Band-Apparates, die zur Verrenkung führen.
- Bei einer *Fissur* verläuft der Frakturspalt längs zur Knochenachse, durchzieht jedoch nicht den gesamten Knochen und ist an einer feinen Aufhellungslinie ohne Dislokation der Fragmente erkennbar
- *Frakturen* (Knochenbrüche) entstehen durch direkte oder indirekte Gewalteinwirkung auf den Knochen. Es kommt zu einer vollständigen Kontinuitätsunterbrechung des Knochens.

Allgemeine Frakturzeichen im Röntgenbild

- Aufhellungslinie
- Unterbrechung der Spongiosabälkchen
- Stufe in der Kortikalis
- scharf begrenzte oder „ausgefranste" Knochenfragmente
- Spongiosaverdichtungen bei Einstauchung von Fragmenten
- begleitende Weichteilschwellung durch Hämatom

Sind die Fragmente nicht disloziert, kann der Nachweis einer Fraktur erschwert sein. Bei entsprechendem klinischen Verdacht können Aufnahmen in anderen Ebenen und tomographische Aufnahmen angefertigt werden, und es kann nach Ruhigstellung eine Befundkontrolle in etwa einer Woche erfolgen. In dieser Zeit kommt es meist durch Resorptionen im Frakturgebiet zur Demarkation des Frakturspaltes (siehe Abb. 18.7).

Funktionsaufnahmen (z. B. an der Halswirbelsäule in Flexion und Extension) erlauben den Nachweis von (disko-)ligamentären Verletzungen bei Bewegungseinschränkung. Gehaltene Aufnahmen sollten an Gelenken bei Verdacht

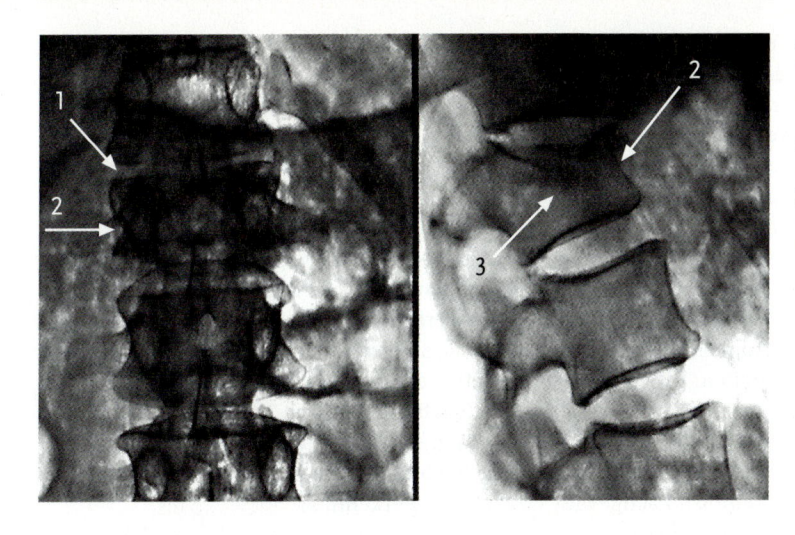

Abb. 18.7: Fraktur des 1. LWK bei einem 59jährigen Mann. **1** Bandscheibenerniedrigung, **2** Stufenbildung (Deckplatte und Vorderkante), **3** Verdichtungszone (Spongiosakompression) (Baudisch et al. 1988)

auf Bandläsionen angefertigt werden. Bei Schädigung des Bandapparates läßt sich das Gelenk stärker aufklappen.

Szintigraphisch ist ein bis zwei Tage nach dem Frakturereignis eine vermehrte Nuklideinlagerung nachweisbar. Daher ist bei unauffälligem Befund und weiter bestehendem Frakturverdacht die Szintigraphie als sensitive Suchmethode einsetzbar.

Man unterscheidet die *traumatische*, also durch einen Unfall entstandene, von der *pathologischen* Fraktur, die im Rahmen einer anderen Knochenerkrankung (Tumor, Metastase) entsteht. Da die Stabilität des kranken Knochens verringert ist, kommt es häufig schon bei Bagatelltraumen zur Fraktur. Eine Sonderform der pathologischen Fraktur ist der Ermüdungsbruch. Er entsteht, wenn ein gesunder Knochen innerhalb seiner Elastizitätsgrenzen über längere Zeit belastet wird (z. B. Marschfraktur des Os metatarsale II oder III).

Nach der Morphologie im Röntgenbild unterscheidet man die Quer-, Schräg- und Spiralfraktur, sowie die Stück-, Trümmer- und Kompressionsfraktur. Je nach Stellung der distalen gegenüber den proximalen Frakturfragmenten wird der Befund folgendermaßen beschrieben:
- Dislocatio ad axim: Abknickung der Knochenlängsachse
  - Varusstellung: Abknickung nach innen
  - Valgusstellung: Abknickung nach außen
- Dislocatio ad latus: Parallelverschiebung zur Seite
- Dislocatio ad longitudinem: Verschiebung entlang der Knochenlängsachse
  - cum contractione: Einstauchung der Fragmente
  - cum distractione: Fragmente liegen voneinander entfernt
- Dislocatio ad peripheriam: Rotationsfehlstellung

Sonderformen.
- *Frakturen der Wirbelsäule* (siehe Abb. 18.7):
  - Bei einer *Impressionsfraktur* handelt es sich um eine Stauchung der Wirbelsäule, bei der die Grund- und Deckenplatten eingedrückt werden. Im Röntgenbild sieht man strich- oder bandförmige Verdichtungen in diesem Gebiet. Die angrenzenden Intervertebralräume sind meist höhengemindert, denn das Bandscheibengewebe wird durch die Impressionsfraktur ebenfalls eingestaucht.
  - Nach einer *Kompressionsfraktur* ist der Wirbelkörper meist höhengemindert oder verbreitert, die Spongiosa ist verdichtet. Vielfach findet sich eine ventrale oder seitliche Schnabel- oder Stufenbildung an der Ober- oder Unterkante. Quer- und Dornfortsatzfrakturen sind durch Aufhellungslinien vom übrigen Wirbelkörper abgrenzbar. Zu achten ist ferner auf Einengungen des Spinalkanals im CT. Eine Verletzung des Rückenmarkes (Einblutung durch

Quetschung) kann nur im NMR direkt nachgewiesen werden. Bei Verdacht auf Schleudertrauma (z. B. bei Auffahrverletzung) findet man Veränderungen besonders im mittleren HWS-Abschnitt. Vorsichtige Funktionsaufnahmen helfen, eine Steilstellung, Knickbildung oder Bewegungsblockierung zu objektivieren.

- *Rippenfrakturen* sind durch eine Aufhellungslinie im Verlauf der jeweiligen Rippe nachzuweisen. Häufig kommt es zu Stufenbildungen und Dislokationen. Rippenserienfrakturen treten überwiegend in den dorsolateralen Rippenabschnitten auf und betreffen überwiegend die 3. bis 10. Rippe. Wichtig ist es, insbesondere bei nachgewiesener Rippenfraktur, auf einen *Pneumothorax* (siehe Abb. 18.8) zu achten. Darüber hinaus können zusätzlich hämorrhagische Ergüsse (Hämatothorax), Lungeneinblutungen und -kontusionen vorliegen.
- Bei klinischem Verdacht auf eine *Sternumfraktur* sollte eine Sternumzielaufnahme im seitlichen Strahlengang angefertigt werden, eventuell auch Tomographien. Es handelt sich meist um Querfrakturen mit nur geringer Dislokation. Bei Nachweis einer Sternumfraktur sollte an mögliche Begleitverletzungen (Aortenruptur, Pneumothorax, Herzkontusion) gedacht werden.

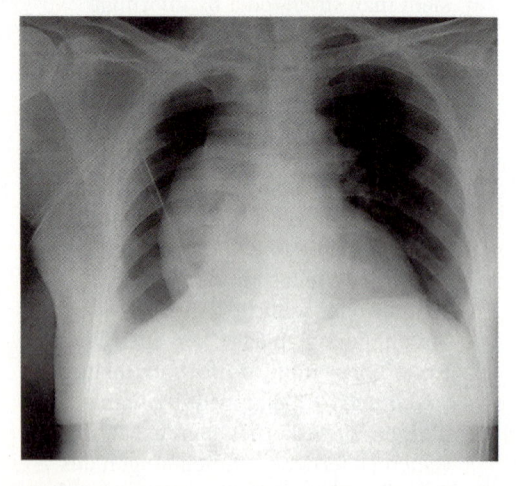

Abb. 18.8: Spontanpneumothorax links mit Mediastinalverlagerung nach rechts (IMPP)

Frakturheilung

Eine primäre Knochenbruchheilung liegt vor, wenn es zur knöchernen Durchbauung der Fraktur ohne Ausbildung von Ersatz- oder Überbrückungsknochen (Kallus) kommt. Hierfür ist die exakte Ruhigstellung der Fragmente unter Druck Voraussetzung. Bei der sekundären Knochenbruchheilung kommt es zur Überbrückung des Bruchspaltes durch Kallus. Röntgenzeichen der voranschreitenden Frakturheilung sind zunehmende Unschärfe des Frakturspaltes und Nachweis einer Kallusbildung. Die endgültige Frakturheilung ist an der Ausbildung einer radikulären Spongiosazeichnung erkennbar.

3.2.2
Fehlbildungen

Beim *Turner-Syndrom* können unterschiedliche Knochenmißbildungen vorliegen. Der Thorax ist breit, ebenso die Zwischenwirbelräume. Häufig besteht eine Kyphoskoliose und die Wirbelkörper erscheinen abgeflacht. An den Händen findet sich das sogenannte Metakarpalzeichen, das heißt, die Verbindungslinie der distalen Epiphyse von Metakarpale V und IV berührt den Rand der Epiphyse von Metakarpale III. Der Epiphysenschluß ist meist nicht vor dem 25. Lebensjahr vollendet.

Beim *Down-Syndrom* findet sich häufig eine Klinodaktylie des 5. Strahles und Brachymesophalangie. Das Schädelskelett zeigt eine Hypoplasie des Gesichtsschädels mit einer Verkürzung der Mandibula sowie einer Gaumenverkürzung. Oftmals sind nur elf Rippenpaare angelegt.

3.2.3
Tumoren

Hierzu siehe auch Orthopädie, Kapitel 2.4.

Benigne Knochentumoren

Das *Osteom* zeigt im Röntgenbild eine dichte, homogene Raumforderung von runder, ovaler oder polyzyklischer Form mit glatter Begrenzung.

Das *Osteoidosteom* ist ein benigner Tumor mit zentralem Hohlraum (Nidus), der auch im

Röntgenbild zu sehen ist und in 25–30 % verkalkt ist. Um den Nidus herum sieht man Sklerose oder Hyperostose. Das angiographische Bild mit Hypervaskularisation in der arteriellen und venösen Phase ist pathognomonisch.

Beim *Chondrom* sieht man einen blasigen, gekammerten Strukturdefekt mit scharfer Begrenzung, der den Knochen auftreibt. An dieser Stelle ist die Kortikalis verdünnt. Zentral sieht man schollige Verkalkungen.

Das *Osteochondrom* (kartilaginäre Exostose) wird charakterisiert durch eine breitbasige oder gestielte Knochenneubildung bei regelrechter Spongiosa. An der Spitze ist die Knorpelkappe verkalkt (siehe Abb. 18.9).

Maligne Knochentumoren

Beim *Chondrosarkom* zeigt das Röntgenbild eine ossäre Destruktion, unscharfe Grenzen und große Weichteiltumoren, sowie in 50 % der Fälle fleckige Tumorverkalkungen und periostale Knochenneubildungen, erkennbar an der Kompaktaverdickung.

Je nach Erscheinungsform des *Osteosarkoms* unterscheidet man verschiedene Zeichen im Röntgenbild: Beim osteolytischen Typ kommt es zu einer inhomogenen Strukturauslöschung mit unscharfer Kontur zum gesunden Knochen und hochgradig verdünnter oder destruierter Kortikalis. Beim sklerosierenden Typ sieht man eine dichte Sklerose mit unscharfer Grenze zum gesunden Knochen und radiäre oder vertikal zur Knochenachse stehende, ossale Verkalkungen (Spiculae). Beim gemischten Typ kommen unregelmäßige, fleckige Osteolysen, unscharfe Sklerosen und Spiculae vor. Das angiographische Bild des Osteosarkoms zeigt Zeichen eines malignen Tumors (Hypervaskularisation, Gefäßunregelmäßigkeiten, Abbrüche, Shuntbildungen, Blutseen).

Das typische Röntgenbild beim *Ewing-Sarkom* (siehe Abb. 18.10) ist gekennzeichnet von unregelmäßigen Destruktionen (mottenfraßähnlich), zentralem Beginn an den Röhrenknochen, Ausbreitung auf die Kortikalis, Spiculae und ganz typischen, zwiebelschalenartigen Periostverkalkungen. Das verknöcherte Periost wird vom Tumor unterminiert und angehoben, wodurch im Röntgenbild ein dreieckiger Schatten, die Codman-Triangel, entsteht.

Röntgenbilder des *Fibrosarkoms* lassen im Markraum massive Destruktionen, eine unscharfe Grenze zum gesunden Knochen, wenig reaktive Knochenneubildungen, Kortikaliszerstörung, Spiculae und Verkalkungen in Tumornekrosen erkennen.

Beim *Plasmozytom* finden sich osteolytische Defekte, meist in der Beckenschaufel oder an

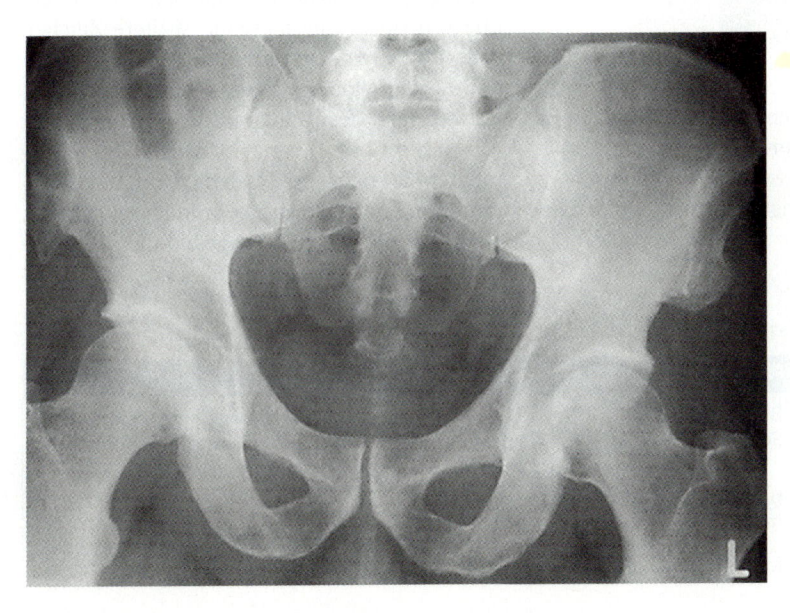

Abb. 18.9: Osteochondrome. Im Bereich der Spina iliaca anterior inferior finden sich beidseits glatt begrenzte Ausziehungen, die annähernd Knochenstruktur aufweisen bzw. kalkdicht erscheinen (IMPP)

Abb. 18.10:
Ewing-Sarkom: Mottenfraßähnliche, fleckig unscharfe Osteolyse der Spongiosen mit zwiebelschalenartiger periostaler Reaktion (IMPP)

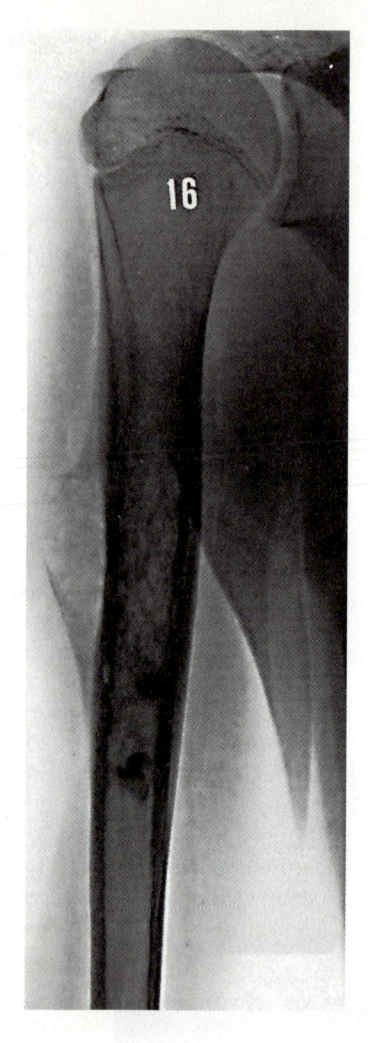

3.2.4 Störungen der Knochenstruktur

Entzündliche Knochenerkrankungen

Siehe auch Orthopädie, Kapitel 2.3.

Werden zum Beispiel durch eine offene Fraktur oder perioperativ Mikroorganismen in den Knochen verschleppt, so kann es zu entzündlichen Erkrankungen (Osteomyelitiden) des Knochens kommen. Auch eine endogene hämatogene oder lymphogene Osteomyelitis ist möglich. Sekundäre Osteomyelitiden sind Knochenerkrankungen, die als Folge von Infektionen des umgebenden Weichteilmantels (Abszesse, Dekubitus, Ulzera) entstehen.

Bei der *akuten Osteomyelitis* kommt es zunächst zu einer Verdichtung und Verdickung der Weichteile. Die Grenzlinien zwischen Knochen und Weichteilen sind verstrichen. Später kommt es zur Entkalkung der betroffenen Spongiosaabschnitte und Destruktion der Kompakta, wobei sich Defekte und Sequester (dichte Schatten in destruierten Abschnitten) ausbilden können. Darüber hinaus kommt es zu Periostverkalkungen und im weiteren Verlauf zu periostalen Knochenneubildungen.

Bei der *chronischen Osteomyelitis* erkennt man im Röntgenbild Sklerosierungen, Strukturvergröberungen und Aufhellungen mit Sequestern. Der befallene Knochen ist verdickt und unregelmäßig begrenzt. Weitere Zeichen sind Entkalkungen der betroffenen und benachbarten Spongiosabezirke, Periostverkalkungen und Destruktionen der Kompakta mit Ausbildung von Defekten. In der Kernspintomographie sieht man relativ früh im Markraum eine mit nekrotischem Material gefüllte, von einem Randsaum umgebene Höhle. Eine seltene (primär chronische hämatogene) Osteo-

der Schädelkalotte (Schrotschußschädel) und Wirbelkörperzusammenbrüche.

Knochenmetastasen werden radiologisch in osteolytische, osteoplastische und gemischte eingeteilt (siehe Tabelle 18.1).

Tab. 18.1: Knochenmetastasen

Knochenmetastase	Primärtumor	Röntgenbefunde
osteolytischer Typ	Bronchus, Kolon, Schilddrüse	Strukturauslöschung, unscharfe Begrenzung, unterschiedl. Größe der Läsionen, anfangs Spongiosa, später Kompakta betroffen
osteoblastischer Typ	Prostata, Magen	runde oder ovale Verdichtung, unscharfe Begrenzung, diffuse Sklerosierung
gemischter Typ	Mamma, Magen	sowohl osteolytische als auch sklerotische Veränderungen

myelitis ist der *Brodie-Abszeß*. Dabei handelt es sich um chronisch abszedierende Herde in den Metaphysen langer Röhrenknochen. Es zeigt sich eine runde oder ovale Aufhellung, die von einem Sklerosesaum glatt begrenzt wird.

Spezifische Osteomyelitiden sind die tuberkulöse (Bevorzugung der Wirbelsäule, nicht von den unspezifischen Osteomyelitiden zu unterscheiden) und luetische Form mit verbreiterten Randsäumen, vor allem im Periost der Tibia (daher „Säbelscheidentibia"), und Gummen in Meta- und Diaphyse.

Entzündliche Gelenkerkrankungen (Arthritiden)

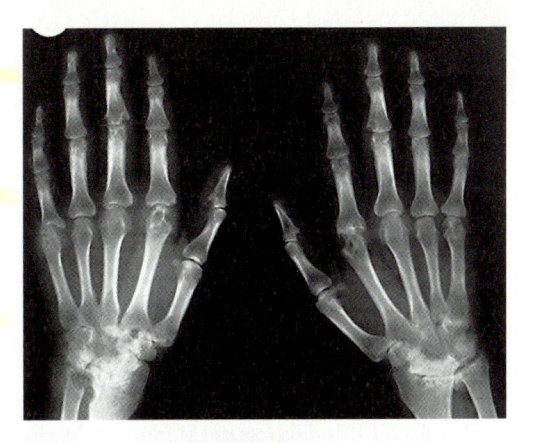

Abb. 18.11: Rheumatoide Arthritis (IMPP)

Siehe auch Orthopädie, Kapitel 2.9.

Sie führen zunächst zur Schädigung von Gelenkknorpel und später zu Veränderungen am gelenknahen Knochen. Zunächst sind folgende Weichteilzeichen erkennbar: Volumenzunahme durch Gelenkerguß, subchondrale Aufhellung und Distanzierung der Metatarsalköpfchen. Später verschmälert sich der Gelenkspalt durch Knorpeluntergang, es kommt zu Defekten an der Knorpel-Knochen-Grenze (Usuren) und zu periostalen Knochenneubildungen. Es resultieren Fehlstellungen und/oder knöcherne Durchbauung (Ankylose). Entzündliche Manifestationen an den Gelenkweichteilen können frühzeitig mit der Weichteilszintigraphie, bei ossärer Beteiligung auch mit dem Knochenszintigramm, erfaßt werden.

Allgemeine radiologische Zeichen siehe Tabelle 18.2.

Beim akuten *Gichtanfall* ist röntgenologisch lediglich eine Schwellung der Weichteile zu erkennen. Erst rezidivierende Gichtanfälle führen zu einer chronischen Arthritis. Im Röntgenbild sieht man Osteolysen, Gelenkspaltverschmälerung, Usuren, Tophi, Periostverkalkungen am Tophusrand und Weichteilverkalkungen.

Beim *Gelenkrheumatismus* werden arthritische Weichteilzeichen und Entkalkungen beobachtet. Als Spätfolgen kommt es zu arthrotischen Gelenkveränderungen.

Bei der *chronischen Polyarthritis (rheumatoide Arthritis)* finden sich insbesondere am Handskelett die Zeichen der Arthritis (siehe Abb. 18.11) und als charakteristische Veränderungen dorsoradiale Usuren an den Basen der Grundphalangen II bis V, Weichteilschwellung lateral des Processus styloideus ulnae (bedingt durch eine Tendovaginitis des M. extensor carpi ulnaris), Usuren des Processus styloideus ulnae und Subluxationen mit ulnarer Deviation der Finger.

Tab. 18.2: Allgemeine radiologische Zeichen der Arthritiden

Bezeichnung	Auftreten	Röntgenbild
Weichteilzeichen	Tage bis Wochen nach Beginn	Volumenzunahme durch Gelenkerguß, Distanzierung der Metakarpalköpfchen, abgedrängte Fettlamellen
Kollateralphänomene	Wochen bis Monate nach Beginn	verwaschene Spongiosastruktur, gelenknahe Osteoporose
Direktzeichen	Monate bis Jahre nach Beginn	Schwund der subchondralen Grenzlamelle, Gelenkspaltverschmälerung durch Knorpelschwund, subchondrale Aufhellungen, Usuren an der Knochen-Knorpel-Grenze, Destruktionen im gelenknahen Bereich, periostale Knochenneubildungen, Fehlstellungen, knöcherne Durchbauung (Ankylose)

Die Röntgenzeichen der *Gelenktuberkulose* (meist im Kniegelenk lokalisiert) sind Usuren, höckrige Gelenkfläche, Gelenkspaltverschmälerung, Destruktionen und reaktive Sklerosen, Subluxationen.

Entzündliche Wirbelsäulenerkrankungen (Spondylitis, Spondylodiszitis) zeigen im Röntgenbild eine Höhenabnahme der Zwischenwirbelräume (Frühzeichen), Destruktionen an Wirbelkörpergrund- und Wirbelkörperdeckplatten, Wirbelkörperverformungen (z.T. mit Gibbusbildung), reaktive Sklerosen (reparative Mechanismen) und im Endstadium Blockwirbel.

Die *Spondylitis ankylosans (Morbus Bechterew,* siehe Abb. 18.12) zeigt sich meist zuerst im Bereich der Iliosakralfugen mit Zeichen der Destruktion und Lyse (Erweiterung der Iliosakralfugen), Sklerose und Ankylose (Verknöcherung) sowie an der Wirbelsäule mit Syndesmophytenbildung (Verknöcherung der Bandscheiben mit Überbrückung der Zwischenwirbelräume). Das Vollbild der Erkrankung führt zur Bambusstabwirbelsäule, deren Beweglichkeit aufgehoben ist.

Aseptische Knochennekrosen

Eine Vielzahl von Erkrankungen der Epiphysen, Apophysen und der kleinen Knochen verursachen aseptische Knochennekrosen. Sie treten meist bei Kindern, Jugendlichen oder jungen Erwachsenen auf. Pathogenetisch handelt es sich um Aufbau- und Durchblutungsstörungen sowie konstitutionelle und chronisch traumatische Einflüsse, die zu Spongiosainfarkten führen. Prädilektionsorte sind die Epi-, Meta- und Apophysen der Röhrenknochen sowie die enchondral verknöchernden Hand- und Fußwurzelknochen:

- Morbus Kienböck (Os lunatum)

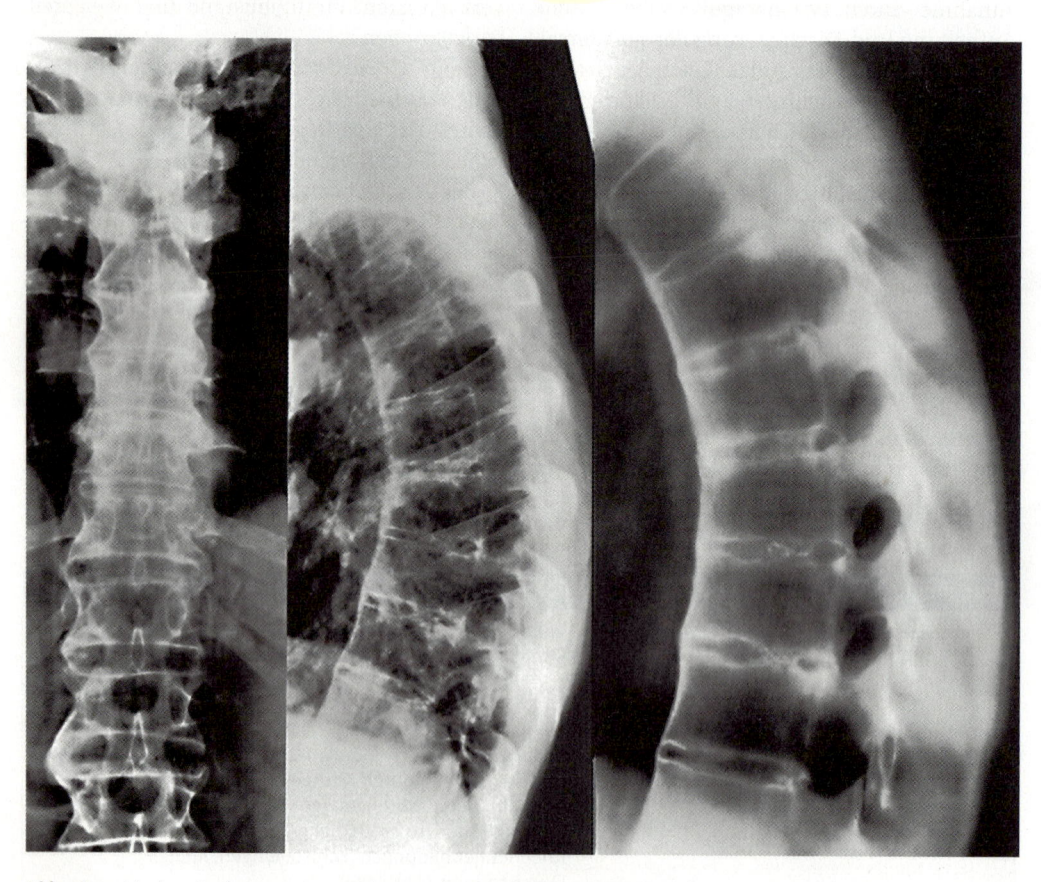

Abb. 18.12: Morbus Bechterew mit typischer Bambusstabwirbelsäule (IMPP)

- Morbus Perthes (Caput femoris, siehe Abb. 18.13)
- Morbus Osgood-Schlatter (Tuberositas tibiae)
- Morbus Köhler I (Os naviculare)
- Morbus Köhler II (Metatarsalköpfchen)

Auch Bestrahlungen von Knochenpartien mit Gesamtdosen über 60 Gy können aseptische Knochennekrosen und infolgedessen Spontanfrakturen nach sich ziehen.

Röntgenzeichen bei diesen Erkrankungen sind unregelmäßige Konturierung, Abflachung, Fragmentation, Aufhellungen und Verdichtungen des nekrotischen Knochengewebes sowie Verbreiterung des Gelenkspaltes (siehe Abb. 18.13).

Trophische Knochenerkrankungen

Knocheninfarkte treten überwiegend metaphysär in den langen Röhrenknochen auf. Röntgenologisch sieht man zunächst Strukturaufhellungen und Rarefizierungen der Spongiosa mit Randsklerose. Es folgen fleckförmige Verdichtungen durch Zusammensintern nekrotischen Knochens und reaktive Knochenneubildungen. Im Spätstadium sind sehr dichte trauben-, ketten- oder ringförmige Verkalkungsfiguren in der Spongiosa erkennbar. Bei epiphysärer Ausbreitung kommt es infolge einer Instabilität des subchondralen Knochens zu Einbrüchen der Gelenkflächen.

Die nekrotischen Veränderungen bei der idiopathischen Hüftkopfnekrose sind vorwiegend im vorderen, kranialen Quadranten des Femurkopfes lokalisiert. Am Übergang des Femur-

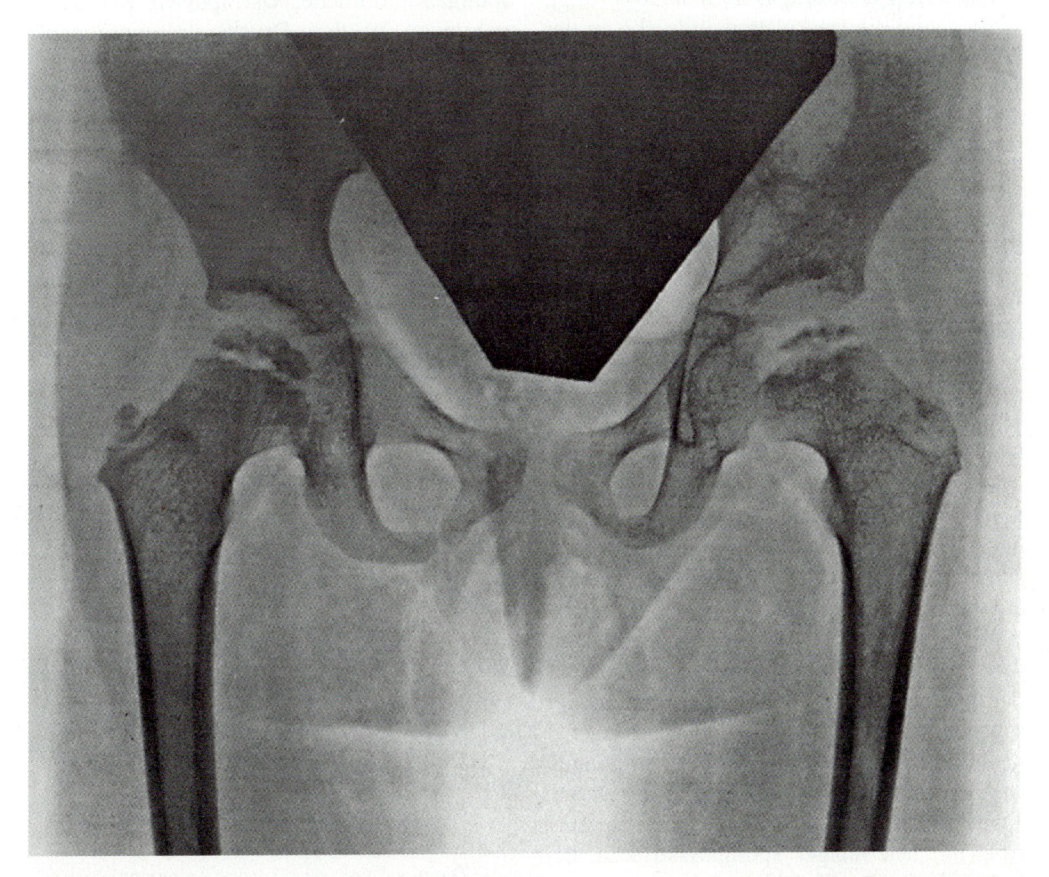

Abb. 18.13: Morbus Perthes (li > re) bei einem 5jährigen Mädchen. Krümelige Verkleinerung und Verdichtung der Knochenstruktur an der Hüftkopfepiphyse (IMPP)

kopfes zum -hals findet sich eine Sklerosezone und periostale Verdickungen an der unteren Schenkelhalskontur. Strukturveränderungen im Bereich der Nekrose und Formveränderungen des Femurkopfes sind bereits als Spätzeichen zu werten. Bei Verdacht auf Femurkopfnekrose sollte ein NMR angefertigt werden.

Metabolische Knochenerkrankungen

Siehe auch Orthopädie, Kapitel 2.2.

Die *Osteoporose* zeigt folgende Röntgenzeichen: Dichteminderung des Knochens und dadurch erhöhte Strahlentransparenz, scharf gezeichnete Struktur von Spongiosa und Kompakta (rahmenartige Akzentuierung), Rarefizierung der querverlaufenden Spongiosatrabekel bei gleichzeitiger Verdichtung der längsverlaufenden Trabekel (strähniges Bild), Verschmälerung und Aufblätterung der Kompakta (Spongiosierung). Typisch sind die Deckplatteneinbrüche an der Wirbelsäule, die zu Keil- und Fischwirbelbildung führen. Betroffen sind besonders BWS und der thorakolumbale Übergang.

Bei der *Osteomalazie* steht die Transparenzminderung des Knochens durch fehlende Mineralisation im Vordergrund. Es finden sich eine verwaschene Spongiosastruktur und eine verdünnte Kompakta mit unscharfen, kaum abgrenzbaren Konturen. *Looser-Umbauzonen* sind kleine Ermüdungsfrakturen mit Aufhellungsband (Frakturlinie) und Bruchheilungszeichen. Sie finden sich meist an den Rippen, Schambeinästen, Schenkelhälsen, proximaler Fibula oder Metatarsalia.

Beim *Hypoparathyreoidismus* kommt es im Röntgenbild zu diffusen Skelettverdichtungen und Ausbildung von periartikulären *Osteophyten* (siehe unten). Daneben finden sich Minderwuchs und Zahnentwicklungsstörungen.

Röntgenologische Veränderungen bei *Hyperparathyreoidismus* sind subperiostale Resorptionen mit Verdünnung oder Unterbrechung der subchondralen Grenzlamelle und kleine, gelenknahe Erosionen. Später kommt es zu Spongiosierung und Osteolysen im Bereich der Akren. Typisches Zeichen ist die Transparenzminderung mit netzwabiger Spongiosastruktur. Bei fortgeschrittenem Krankheitsbild treten sogenannte braune Tumoren auf. Es handelt sich hierbei um osteolytische Aufhellungsareale, meist in der Dia- oder Metaphyse der Röhrenknochen. Es kann auch zu Spontanfrakturen kommen. Weichteilverkalkungen ergänzen die Knochenveränderungen im Röntgenbild.

Die auf *renale Osteopathie* zurückzuführende Osteomalazie wird am frühesten am Handskelett sichtbar: Es finden sich subchondrale Resorptionen mit Unterbrechung der Grenzlamelle, Zähnelung der Kompakta, Spongiosierung der Kortikalis und Akroosteolysen.

Degenerative Gelenkerkrankungen

Siehe auch Orthopädie, Kapitel 2.2.

Sie führen zu den typischen Zeichen der *Arthrose:* Verschmälerung des Gelenkspalts, Sklerose und Verdichtung der subchondralen Spongiosa, subchondrale Aufhellungen durch Spongiosaeinbrüche, Osteophyten (Randausziehungen in den Druckentlastungszonen), Gelenkdeformationen, Fehlstellungen, Ankylose. In der Szintigraphie sind die knöchernen Umbauvorgänge als vermehrte Aktivitätsanreicherung sichtbar.

Die *Hüftgelenksarthrose* ist besonders an einer Pseudofrakturlinie durch die Pfannenwülste am Schenkelhals und an einer periostalen Knochenapposition am unteren Rand des Femurhalses erkennbar.

> **Klinischer Fall**
>
> Eine 83jährige Frau kann seit ein paar Wochen wegen stärkster Knieschmerzen ihren Haushalt nur noch mühsam versorgen; es ist ihr nicht mehr möglich, Treppen zu steigen und auf die Straße zu gehen. Seit Jahren verordnet ihr ein Orthopäde Krankengymnastik und Antiphlogistika. Diese Therapie bringt ihr jedoch in letzter Zeit keine wesentliche Linderung ihrer Beschwerden. Bei der klinischen Untersuchung des linken Knies finden Sie einen leichten Kniegelenkerguß, eine schmerzhafte Streckung/Beugung von 0-30-80, sowie eine massive Seitenbandinstabilität. Abbildung 18.14 zeigt den Röntgenbefund.
> *Diagnose:* Fortgeschrittene Kniegelenksarthrose.

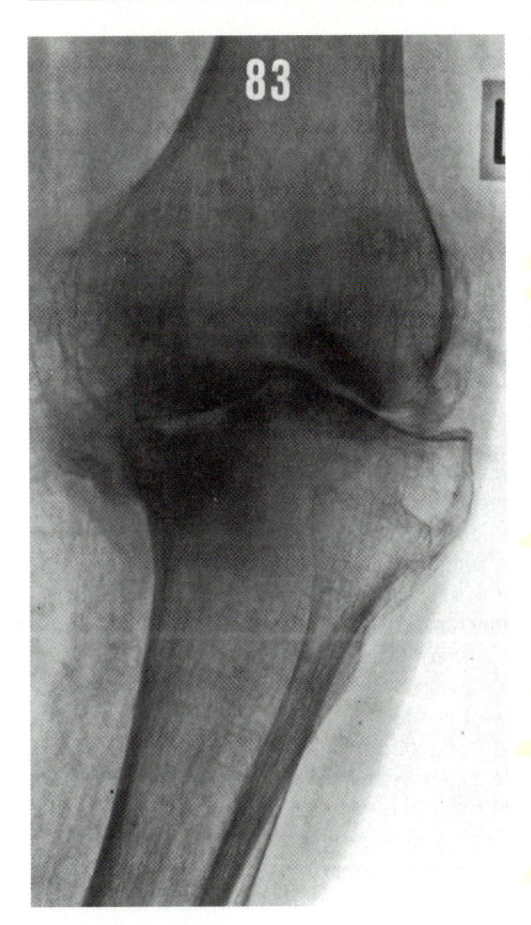

Abb. 18.14: Röntgenbild zum klinischen Fall: 83jährige Frau mit fortgeschrittener Kniegelenksarthrose (IMPP)

Degenerative Veränderungen der *Bandscheiben* ohne Beteiligung der Knochen werden als *Chondrose*, mit Beteiligung der Knochen als *Osteochondrose* bezeichnet. Bei der Chondrose findet man im Röntgenbild eine Minderung der Zwischenwirbelräume, eine Steilstellung des betroffenen Segmentes und Diskusverkalkungen, bei der Osteochondrose zusätzlich Randzacken an den Abschlußplatten, Sklerose der Processus uncinati und Einbrüche der Deckplatten.

Der *Morbus Paget (Ostitis deformans Paget)* kann radiologisch in drei Stadien eingeteilt werden (siehe Tabelle 18.3). Das Röntgenbild zeigt eine Kalksalzminderung und eine verwaschene, fein- oder grobwabige Strukturzeichnung. Aufgrund des hohen Knochenumbaus weist der Morbus Paget szintigraphisch die höchsten Anreicherungsraten auf.

3.2.5 Postoperative Veränderungen, Komplikationen

Nach einer *Osteosynthese* muß im Röntgenbild die Frakturstellung und -heilung beurteilt werden. Insbesondere ist hierbei auf Lockerungen und Infektionen des Osteosynthesematerials zu achten. Zeichen der Materiallockerung sind Aufhellungen durch Resorptionen, Kallusbildungen und persistierende Frakturlinien und Dislokationen von Implantaten. Derartige Lockerungen können auch szintigraphisch mit einer vermehrten Nuklideinlagerung nachgewiesen werden.

Kommt es innerhalb von sechs Monaten nicht zur knöchernen Durchbauung, so spricht man von einer *Pseudoarthrose*. Diese ist im Röntgenbild anhand von aufgetriebenen Frakturenden, einem klaffenden Frakturspalt (Pseudogelenksspalt) und sklerosierten Rändern diagnostizierbar.

Die *Sudeck-Knochenatrophie* führt in den frühen Stadien zu einer fleckförmigen Entkalkung der gelenknahen Knochenabschnitte. Sie entsteht meist am Hand- und Fußskelett. Schreitet die Erkrankung weiter fort, setzt schließlich eine gleichmäßige Atrophie von Spongiosa und Kompakta ein.

Stadium	Röntgenbild
Stadium I aktives osteolytisches Stadium	Osteolysen und Destruktionen aufgrund einer erhöhten Osteoklastenaktivität
Stadium II kombiniertes Stadium	Osteoblastenaktivität nimmt zu, kompakter Knochen wächst in die Spongiosa ein, der Knochenumfang nimmt zu
Stadium III Sklerosestadium	zunehmende Sklerose und Volumenvermehrung des Knochens, Deformierungen

Tab. 18.3: Röntgenologische Stadien des Morbus Paget

4 Radiologische Diagnostik von Herz, Blut und Gefäßen

4.1 Herz

4.1.1 Methoden und Indikationen

Röntgen

Zur Beurteilung des Herzens dient die *Herzfernaufnahme in zwei Ebenen* (Strahlengang posterior-anterior und während Inspiration). Der Film-Fokus-Abstand sollte mindestens 2 m betragen. Dadurch wird die Aufnahme in nahezu parallelem Strahlengang angefertigt und das Herz etwa 1:1 abgebildet. Die *Seitaufnahme* sollte linksanliegend durchgeführt werden, damit das Herz möglichst nahe am Röntgenfilm liegt. Ihr kommt besondere Bedeutung zu, da auf ihr Befunde der p.-a.-Aufnahme gewichtet werden können und Prozesse, die sich hinter dem Herzschatten befinden, nachgewiesen oder ausgeschlossen werden können.

Auf der Herzfernaufnahme kann eine Herzgrößenmessung durchgeführt werden. Bei der Beurteilung des Transversaldurchmessers wird zunächst der Thoraxdurchmesser (vom Innenrand der Rippen in Höhe des linken Zwerchfelles horizontal zum Innenrand der Rippen rechts) gemessen. Danach wird der Transversaldurchmesser des Herzens ermittelt (größter Abstand von der Medianlinie zum rechten und linken Herzrand). Der Herztransversaldurchmesser darf höchstens die Hälfte des Thoraxtransversaldurchmessers betragen.

Bei immobilen Patienten (z.B. Intensivstation) werden häufig Thoraxaufnahmen im Liegen angefertigt (mit Hilfe eines transportablen Röntgengerätes). Dabei beträgt der Film-Fokus-Abstand selten mehr als 1 m, daher muß der Vergrößerungsfaktor bei der Beurteilung der Herzgröße berücksichtigt werden.

Bei bestimmten Fragestellungen können zusätzlich *Schrägaufnahmen* (rechte und linke vordere Schrägdarstellung) durchgeführt werden oder eine Aufnahme bei gleichzeitiger *Kontrastmittelfüllung* des Ösophagus angefertigt werden (z.B. zum Nachweis oder Ausschluß einer mediastinalen Gefäßanomalie, Vergrößerung des linken Vorhofs). Die *Röntgendurchleuchtung* dient immer als Zusatzuntersuchung zu Thoraxübersichtsaufnahmen. Mit ihrer Hilfe werden fragliche Thoraxverschattungen eingegrenzt und dynamische Vorgänge (z.B. Pulsationen) dargestellt.

Computertomographie

Die Computertomographie des Herzens wird nur mit einer intravenösen Kontrastmittelinjektion aussagekräftig, mit der man eine ausreichende Dichtedifferenz zwischen Herzwand- und Höhle erzielt. Das kardiale CT setzt eine EKG-Triggerung voraus, da die Umlauf-

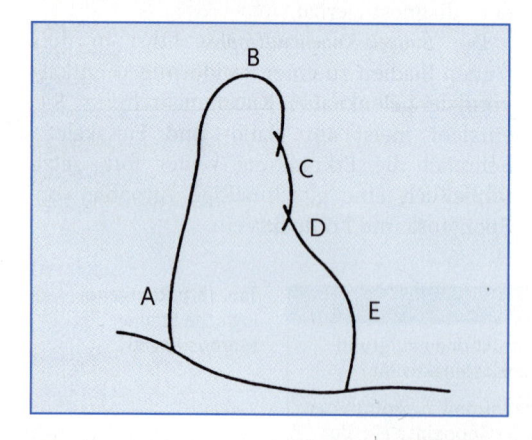

Abb. 18.15: Herzkontur einer Thorax-Aufnahme (p.a.), **A** rechte laterale Kontur des rechten Vorhofes, **B** Aortenbogen, **C** Conus pulmonalis, **D** linkes Herzohr, **E** linke, laterale Begrenzung des linken Ventrikels (IMPP)

zeit pro Schicht länger ist als eine Herzaktion. Aus dem Summenbild mehrerer CT-Umläufe werden dann durch den EKG-Trigger phasenspezifische Bilder erstellt. Mit dem CT können insbesondere Form, Größe und Volumen einzelner Herzhöhlen in axialen Schichten dargestellt werden. Im Cine-CT werden Funktionsabläufe des Herzens sichtbar.

Magnetresonanztomographie

Bei der Magnetresonanztomographie des Herzens ist keine Kontrastmittelinjektion notwendig, da fließendes Blut ein anderes Signal als das Myokard hat. Zusätzlich zur axialen Ebene des CT sind im NMR auch koronare und sagittale Schichten möglich. Ein Vorteil des NMR besteht darin, daß Infiltrationen (Perikarditis, mediastinale und hiläre Tumoren) direkt dargestellt werden können.

Herzkatheterisierung mit Angiokardiographie

Diese Untersuchung erlaubt es, intrakavitäre und intraluminale Drücke zu messen, Stoffwechseluntersuchungen durchzuführen und nach Applikation von Kontrastmittel die Herzhöhlen mit den proximalen Anteilen der zu- und abführenden herznahen Gefäße abzubilden. Somit ist es möglich, Vorlast, Nachlast und Kontraktilität direkt zu messen, und es können intraatriale oder intraventrikuläre Septumdefekte, extrakardiale Shunts und Regurgitationsvolumina bestimmt werden.

Bei der *Koronarangiographie* werden die Koronararterien mit Kontrastmittel selektiv dargestellt, um Stenosen (z.B. bei koronarer Herzkrankheit) nachzuweisen. Bei der Rechts- und der Linksherzkatheterisierung werden die Katheter meist nach *Judkins* (transfemoral) oder nach *Sones* (transbrachial) in der *Seldinger-Technik* (der Katheter wird über eine Führungssonde in das Gefäß eingeführt) vorgeschoben.

Nuklearmedizinische Methoden

Die *Myokardszintigraphie* wird mit ^{201}TlCl (Thalliumchlorid) durchgeführt, das nach Belastung (z.B. Fahrradergometer unter EKG-Kontrolle) in eine periphere Vene injiziert wird. Bei Ischämien des Myokards findet man nach körperlicher Belastung reversible Verminderungen der Thalliumfixation im Versorgungsgebiet einer stenosierten Koronararterie im Frühszintigramm (5–30min nach Thalliuminjektion) und eine Normalisierung der Thalliumverteilung im Spätszintigramm (1, 3 und 4 Stunden nach Injektion bei körperlicher Ruhe und Redistribution). Myokardnarben (z.B. nach Herzinfarkt) zeigen hingegen eine irreversible Verminderung der Thalliumfixation. Bei der *Radionuklidventrikulographie* wird eine Funktionsszintigraphie über einen ganzen Herzzyklus registriert. Als radioaktiv markierte Substanzen dienen ^{99m}Technetium-Human-Serumalbumin oder in vivo/in vitro markierte Erythrozyten. Quantitativ auswertbar sind die Auswurffraktion, die Volumina und die Wandbewegung der Ventrikel sowie die Parameter der Herzvolumenkurve.

Echokardiographie (UKG)

Dies ist ein sonographisches Verfahren zur Darstellung kardialer und perikardialer (Nachweis eines Perikardergusses!) Strukturen einschließlich der großen herznahen Gefäße. Außerdem werden damit Bewegungsabläufe des Herzens (im Real-time-mode) untersucht. Eine Sonderform stellt das transösophageale UKG dar, mit dem z.B. direkt eine Vergrößerung des linken Vorhofes nachgewiesen werden kann. Mit Hilfe des Farb-Doppler-UKG können sowohl qualitativ als auch quantitativ Blutflußrichtung (z.B. Sichtbarmachung einer Regurgitation bei Klappeninsuffizienz) und Blutflußgeschwindigkeit abgebildet werden.

4.1.2 Radiologische Befunde

Herzinsuffizienz

Siehe auch Innere Medizin, Herz und Gefäße, Kap. 1.

Das früheste und sensibelste röntgenmorphologische Zeichen einer Linksherzinsuffizienz ist die pulmonalvenöse Umverteilung mit Betonung der Oberlappengefäße (siehe Abb. 18.16). Hierbei können der Herzschatten

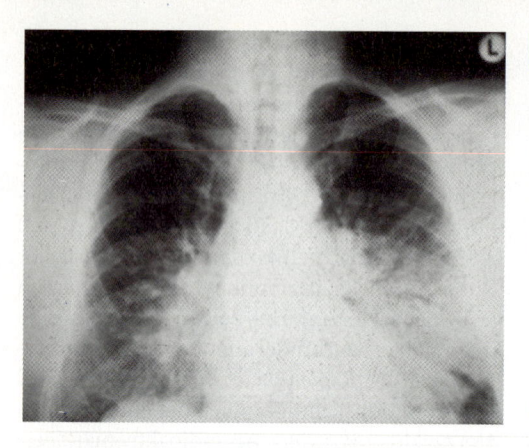

Abb. 18.16: Akute Linksherzinsuffizienz mit Lungenstauung (H. Löllgen, Remscheid, mit freundlicher Genehmigung)

Klinischer Fall

In der Vorderwand des linken Ventrikels eines Patienten zeigt sich im ^{201}Tl (Thallium-)Szintigramm unter maximal möglicher körperlicher Belastung ein Speicherdefekt. 2–3 Stunden später füllt sich der Defekt wieder auf.
Diagnose: Stenose im Ramus interventricularis anterior.

und die einzelnen Herzhöhlen noch völlig unauffällig und normal groß sein. Es können pulmonale Ergüsse auftreten, rechts etwas häufiger als links. Eine Rechtsherzinsuffizienz erkennt man an einer Verbreiterung des mediastinalen Gefäßbandes (hervorgerufen durch eine Erweiterung der V. cava superior) und einer Vergrößerung von rechtem Vorhof und Ventrikel.

Koronare Herzkrankheit (KHK)

Siehe auch Innere Medizin, Herz und Gefäße, Kap. 3.

Koronargefäße und Bypässe sind auf der konventionellen Röntgenaufnahme oder bei Durchleuchtung nur dann sichtbar, wenn sie Verkalkungen bzw. Gefäßclips aufweisen. Wesentlich leichter sind die Verkalkungen im EKG-getriggerten CT sichtbar. Myokardiale Ischämien oder nichttransmurale Infarkte sind im NMR oder CT an einer umschriebenen (regionalen) Myokardwandverdünnung oder Wandausbuchtung erkennbar. Transmurale Infarkte führen ab einem Durchmesser von ca. 3–4 cm zu hypo-, dys- oder akinetischen Bewegungsmustern, die bei einer Durchleuchtung an der äußeren Kontur des Herzschattens sichtbar werden können.

Kardiomyopathien

Siehe auch Innere Medizin, Herz und Gefäße, Kap. 4.

Wesentliches Substrat der *dilatativen Kardiomyopathien* ist die Dilatation des linken und/oder rechten Ventrikels; gelegentlich liegt zusätzlich ein Perikarderguß vor. Infolge der zentralen Stauung wird die V. cava superior erweitert und dadurch das mediastinale Gefäßband nach rechts verbreitert. Die aortale Ausflußbahn erscheint verschmälert. Als Folge der Linksherzinsuffizienz kommt es zu einer pulmonalvenösen Druckerhöhung, erkennbar an der pulmonalvenösen Gefäßumverteilung mit oder ohne Ausbildung eines interstitiellen bzw. alveolären Lungenödems. Pleuraergüsse kommen ebenfalls häufig vor. In der Angiokardiographie sowie im EKG-getriggerten CT erscheint der linke Ventrikel kugelförmig dilatiert (im Gegensatz zur ovalen Form bei Aortenstenose oder -insuffizienz).

Bei den *hypertrophen Kardiomyopathien* kann radiologisch nicht zwischen der obstruktiven und nichtobstruktiven Form unterschieden werden. Auf konventionellen Aufnahmen sieht man entweder ein völlig normales Bild oder einen grenzwertig großen linken Ventrikel mit Vergrößerung des linken Vorhofes sowie einer Dilatation der Aorta ascendens. Im CT können die Form des Septum interventriculare und der Myokardwände sowie die Konfiguration der ventrikulären Lumina beurteilt werden und somit Hinweise auf das Vorliegen einer Obstruktion gewonnen werden.

Die *restriktive Kardiomyopathie* zeigt im Röntgenbild in Abhängigkeit von der Hämodynamik meist normal große Ventrikel, vergrößerte

Vorhöfe und die Zeichen einer pulmonal- (linksventrikuläre Prädilektion) oder zentralvenösen (rechtsventrikuläre Prädilektion) Druckerhöhung. Dadurch ist das Krankheitsbild kaum von der globalen perikardialen Konstriktion zu unterscheiden. Die eigentliche Myokardfibrose ist nicht darstellbar.

Myokarditiden zeigen kein charakteristisches Bild, können aber in ihrer akuten und chronischen Form zu einer Störung der Ventrikelfunktion und zur Herzgrößenzunahme führen.

Herzklappenfehler und Shuntvitien

Herzklappenfehler führen zu Größenänderungen der Herzhöhlen und der angrenzenden Gefäße. Im einzelnen findet man folgende Befunde:

- *Pulmonalklappenstenose* (siehe Abb. 18.17 und 18.18): Herz normal groß, rechter Ventrikel nach links rotiert und links randbildend, linker Ventrikel nach dorsal verlagert; Lungengefäßzeichnung normal oder leicht vermindert
- *Pulmonalklappeninsuffizienz:* Dilatation der A. pulmonalis, verstärkte Pulsationen des Pulmonalstammes und der Hili, Vorhöfe normal groß, rechter Ventrikel vergrößert, Herz insgesamt normal groß oder leicht vergrößert

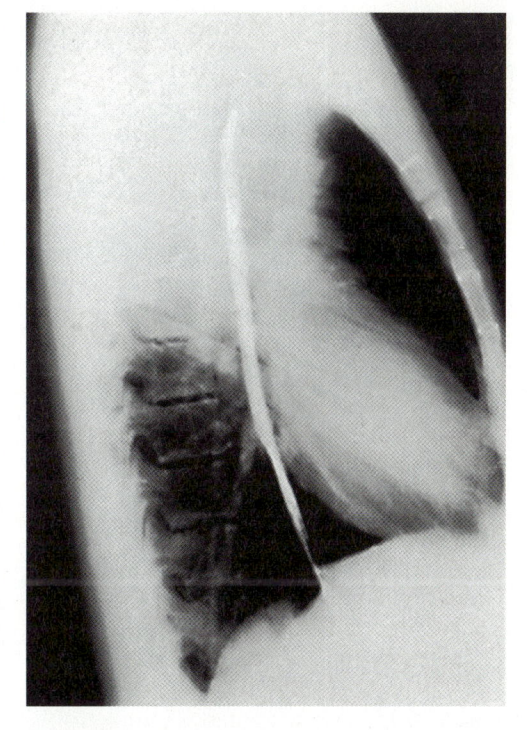

Abb. 18.18: Pulmonalklappenstenose (im seitlichen Strahlengang), linker Ventrikel nach dorsal verlagert (IMPP)

- *Aortenklappenstenose* (siehe Abb. 18.19 und 18.20): Herzspitze nach kaudal in den Zwerchfellschatten verlagert, linker Ven-

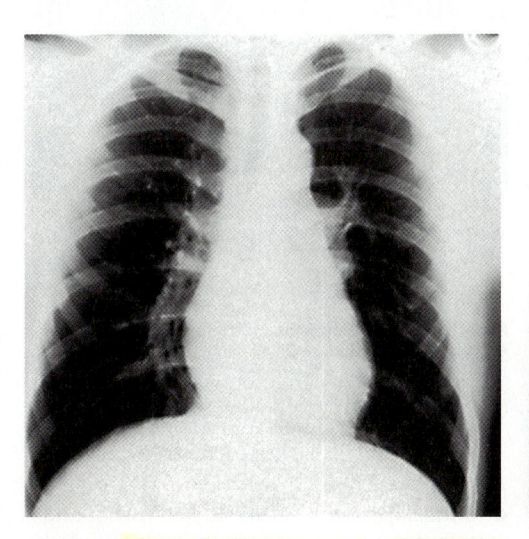

Abb. 18.17: Pulmonalklappenstenose (a.p.), rechter Ventrikel nach links rotiert und links randbildend (IMPP)

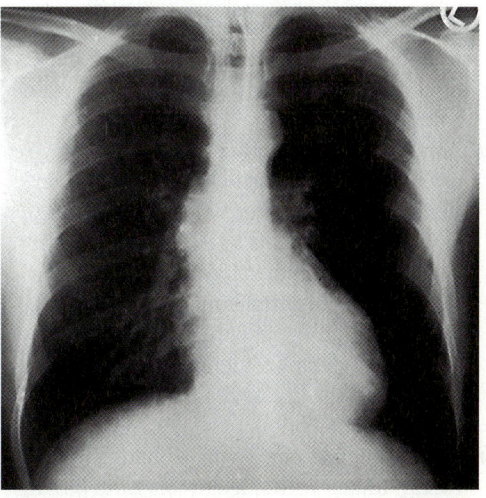

Abb. 18.19: Aortenklappenstenose (p.a.), linker Ventrikel deutlich vergrößert (IMPP)

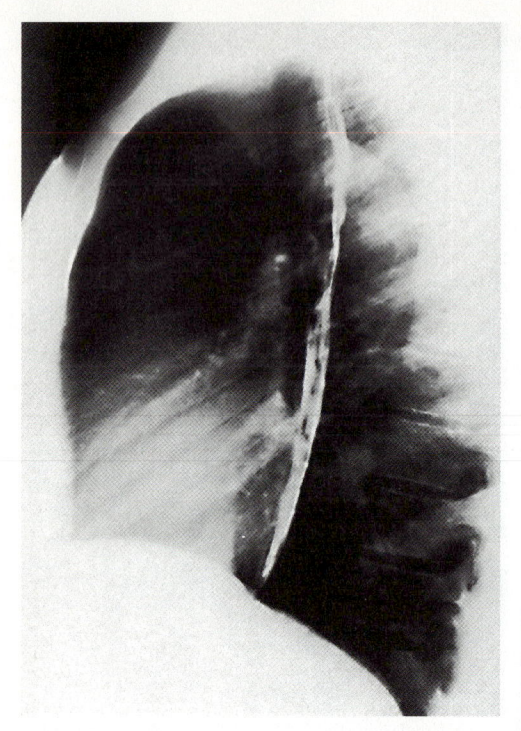

Abb. 18.20: Aortenklappenstenose (im seitlichen Strahlengang), Herzspitze nach kaudal in den Zwerchfellschatten verlagert (IMPP)

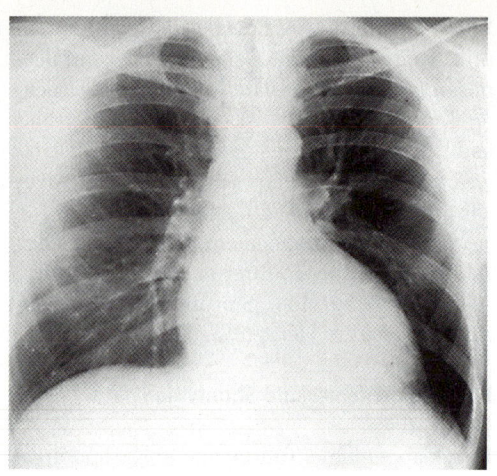

Abb. 18.21: Aortenklappeninsuffizienz (a.p.), aortal konfiguriertes Herz mit elongierter Aorta (IMPP)

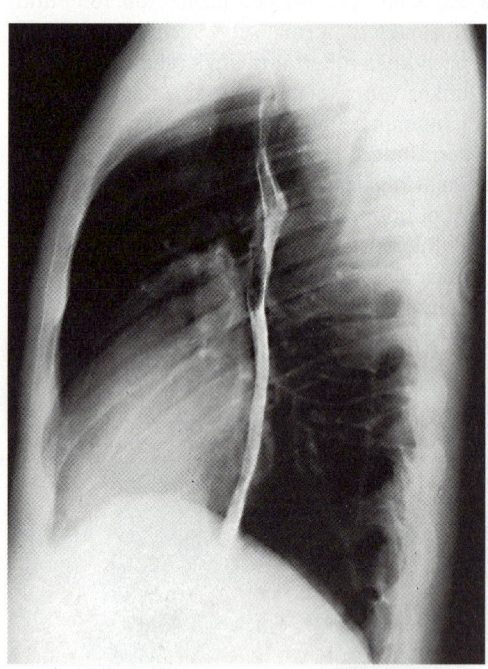

Abb. 18.22: Aortenklappeninsuffizienz (im seitlichen Strahlengang) (IMPP)

trikel deutlich vergrößert (aortale oder Holzschuhkonfiguration); der rechte Ventrikel wird durch die linke Kammer nach rechts verlagert; poststenotische Dilatation des Herzens. Es findet sich eine pulmonalvenöse Stauung, wenn es zur linksventrikulären Insuffizienz gekommen ist.
- *Aortenklappeninsuffizienz* (siehe Abb. 18.21 und 18.22): Herz normal groß, bzw. linker Ventrikel bei schwerer Volumenbelastung vergrößert (reicht bis an die Thoraxwand); Ösophagus kann durch den Ventrikel eingeengt sein; aortal konfiguriertes Herz mit dilatierter und eventuell elongierter Aorta ascendens; vermehrte Pulsationen des linken Ventrikels und der Aorta; normal großer linker Vorhof
- *Mitralklappenstenose* (siehe Abb. 18.23 und 18.24): linker Vorhof leicht- bis mittelgradig vergrößert; pulmonale Hyperämie, Hypertrophie und Vergrößerung des rechten Ventrikels; linker Ventrikel und Aorta normal groß
- *Mitralklappeninsuffizienz:* linker Vorhof und Ventrikel vergrößert; bei schwerer Mitralinsuffizienz findet sich zusätzlich eine Rechts-

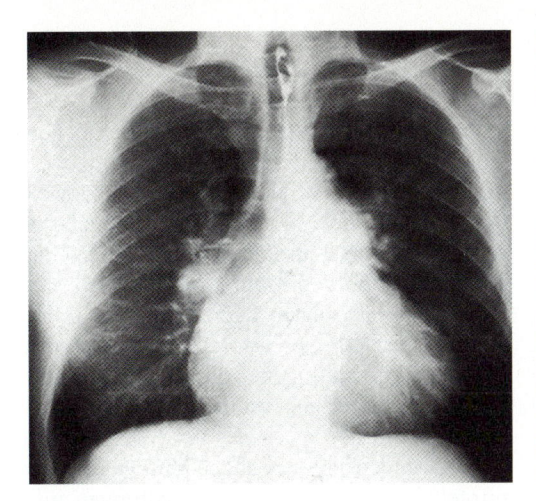

Abb. 18.23: Mitralklappenstenose (a.p.), Vergrößerung von rechtem Ventrikel und linkem Vorhof (IMPP)

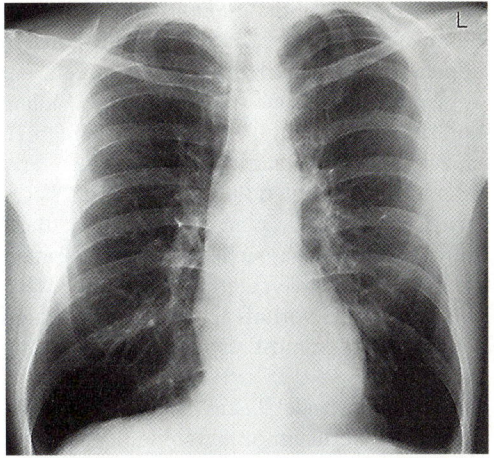

Abb. 18.25: Aortenisthmusstenose (a.p.), prästenotisch dilatierte Aorta ascendens (IMPP)

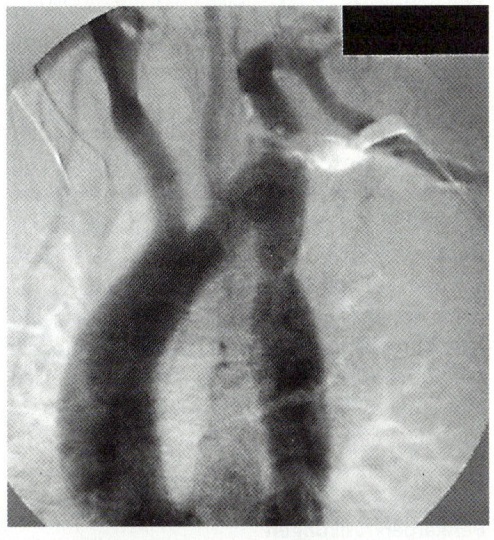

Abb. 18.26: Aortenisthmusstenose (DSA), Stenose und poststenotische Dilatation (IMPP)

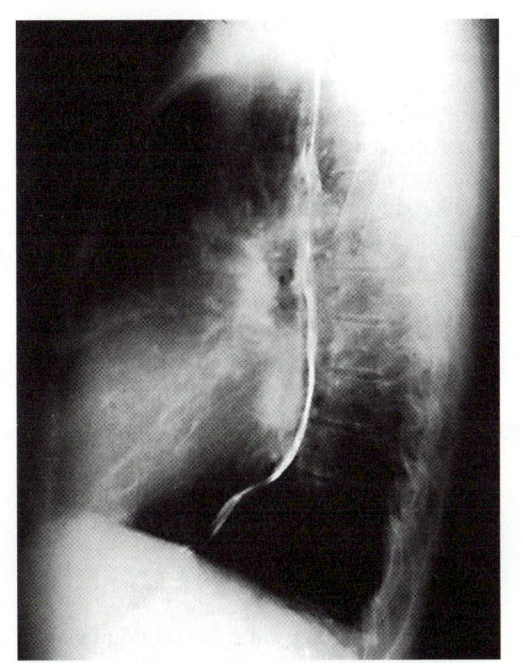

Abb. 18.24: Mitralklappenstenose (im seitlichen Strahlengang) (IMPP)

herzbelastung mit Vergrößerung des rechten Ventrikels und der Pulmonalarterie (eventuell pulmonalvenöse Stauung); linker Vorhof nach dorsal verlagert, dellt den Ösophagus ein; Aorta normal groß

- *Aortenisthmusstenose* (Abb. 18.25 und 18.26): linker Ventrikel meist vergrößert, Aorta ascendens prästenotisch dilatiert; Einziehung im Verlauf der Aorta entspricht der Stenose und die darauf folgende Ausbuchtung der poststenotischen Dilatation; Rippenusuren sind in den dorsalen Rippenabschnitten sichtbar, wobei die erste und zweite Rippe ausgespart bleiben

Intra- und extrakardiale *Shunts* sind ab einem Shuntvolumen von ca. 30% auf der konventionellen Röntgenaufnahme zu vermuten. Bei Verdacht auf einen Shunt besteht eine Indikation zur Röntgendurchleuchtung, um eventuell tanzende Hili (verstärkte kraniolaterale Pulsationen der zentralen Pulmonalarterien) nachzuweisen. Nach kurzen körperlichen Belastungen vergrößert sich das Shuntvolumen und kann somit leichter nachgewiesen werden. Sowohl bei Vorhof- als auch bei Ventrikelseptumdefekt kommt es zur Herzvergrößerung.

Der *persistierende Ductus Botalli* kann meist nur in der Kernspintomographie oder mittels Angiokardiographie dargestellt werden.

Die Röntgenzeichen bei der *Fallot-Tetralogie* sind normal großes oder nach links verbreitertes Herz mit angehobender und abgerundeter Herzspitze. Der rechte Ventrikel ist vergrößert und kann links randbildend werden. Die Herzbucht ist konkav mit fehlendem Pulmonalissegment, die Lungenarterien kaliberschwach und die Lungen hell aufgrund des verminderten Lungendurchflusses. Häufig zeigt sich ein rechtsseitiger Aortenbogen.

Bei der *Transposition der großen Arterien* ist die sogenannte „liegende Eiform" des Herzschattens charakteristisch, wobei beide Ventrikel ungefähr gleichermaßen vergrößert sind. Die Anteposition der Aorta sowie die dorsale Überkreuzung der Ausflußbahnen ist typisch. Die Lungengefäßzeichnung ist (bei Kombination mit einem Vitium) bereits in den ersten Lebenswochen vermehrt.

Perikarderkrankungen

Ein *periepikardiales Exsudat* ist im UKG, CT und NMR gut erkennbar. Jede Verbreiterung der periepikardialen Linie vor dem rechten Herzen und/oder jede erkennbare Darstellung des übrigen Periepikards in der konventionellen Röntgenaufnahme, im CT oder im NMR ist ein Hinweis auf das Vorliegen eines akuten (glatt begrenzt) oder chronisch-entzündlichen (unregelmäßig konturiert oder kalzifiziert) periepikardialen Prozesses. Ein Perikarderguß ist nur im CT oder NMR sicher nachweisbar; zu achten ist hierbei besonders auf Zeichen einer beginnenden oder drohenden Tamponade. Siehe auch Innere Medizin, Herz und Gefäße, Kap. 5.

Eine *Pericarditis constrictiva* zeigt Zeichen einer ventrikulären Füllungsbehinderung: vergrößerte Vorhöfe, verkleinerte Ventrikel, erweiterte V. cava superior, schmale Pulmonalarterien, erweiterte Pulmonalvenen. Gleichzeitig kommen Konturunregelmäßigkeiten im Bereich der perikardialen Begrenzung des Herzschattens vor (fibrosiertes, starres Perikard mit und ohne Verkalkungen) und grenzen die perikardiale Konstriktion von der restriktiven Kardiomyopathie ab.

Herzwandaneurysmen sitzen dem Herzen als nur teilweise abgrenzbare Verschattungen auf.

Primäre Herztumoren

Sie sind selten, man unterscheidet intrakavitäre (fast ausschließlich in den Vorhöfen), intramurale (im Vorhof- oder Ventrikelmyokard) und Perikardtumoren (sehr selten). Sekundäre Herztumoren können als Metastasen aller Primärtumoren auftreten. Insbesondere Bronchialkarzinom, Mammakarzinom und Leukosen metastasieren bevorzugt ins Myokard.

Postoperative Herzveränderungen

Nach Herztransplantationen wird nach postoperativen Herzveränderungen gesucht, um vermutete Komplikationen nachzuweisen oder auszuschließen. Bei einer Abstoßungsreaktion finden sich in der Kernspintomographie veränderte Relaxationszeiten.

Commotio und Contusio cordis

Sie sind meist Folge eines Verkehrsunfalls mit Myokardkontusion. Es können Blutungen induziert werden, die zu Rupturen der Herzwand führen. Folge ist ein Hämoperikard mit der Möglichkeit der akuten Herzbeuteltamponade (Nachweis mit UKG oder CT).

4.2
Blut und Gefäße

4.2.1
Methoden und Indikationen

Sonographie

Bei der *Doppler-Sonographie* wird die Strömungsgeschwindigkeit der korpuskulären Blutelemente registriert und hörbar gemacht. Im B-Bild sind die Gefäße wie bei der konventionellen Sonographie in beliebigen Schnittebenen darstellbar. Damit können z.B. arteriosklerotische Bezirke, Dissektionen oder Aneurysmen sichtbar gemacht werden. Die *Duplexsono* ist eine Kombination beider Verfahren; es können z.B. in stenosierten Gefäßabschnitten die hämodynamischen Effekte beurteilt werden.

Angiographie

Es wird zwischen der Darstellung von Arterien (Arteriographie) und Venen (Phlebographie) mit Hilfe von Kontrastmittel unterschieden. Bei der Arteriographie (siehe Abb. 18.27) erfolgt in Lokalanästhesie eine Punktion der Arterie in Seldinger-Technik (siehe Kap. 4.1). Das Kontrastmittel wird dann beim flach liegenden Patienten entweder über die liegende Kanüle ins Gefäß injiziert oder es wird über einen Führungsdraht ein Angiographiekatheter in die zu untersuchende Region vorgeschoben und das Kontrastmittel anschließend appliziert. Bei der Phlebographie wird eine distal gelegene Vene punktiert und das Kontrastmittel dem halb aufgerichteten Patienten injiziert. Mit beiden Verfahren können Stenosen, Thrombosen und Embolien, Kollateralen, Entzündungen, Aneurysmen, Tumoren (radiologische Zeichen von malignen Tumoren: arteriovenöse Shunts, Kalibersprünge und besenreiser- oder korkenzieherartige Gefäße, Blutseen) nachgewiesen werden. Am venösen System können darüber hinaus Venenklappeninsuffizienzen und die Vv. perforantes sichtbar gemacht werden.

Durch die *digitale Subtraktionsangiographie* (DSA) ist es möglich, Gefäßstrukturen überlagerungsfrei (d.h. ohne Abbildung von z.B. Knochen) darzustellen. Dabei wird rechnergestützt vom Bild mit kontrastmittelgefüllten Gefäßen ein „Leerbild" abgezogen; es resultiert ein kontrastverstärktes Subtraktionsbild.

Bei der *retrograden Brachialisüberdruckangiographie* (auch Rückstromangiographie, siehe Kap. 1.1) wird nach Punktion einer A. brachialis das Kontrastmittel mit hoher Flußrate appliziert, so daß es bis zum Aortenbogen zu einer Stromumkehr in den Gefäßen kommt. Dadurch können links die A. vertebralis mit intrakraniellen Ästen und rechts die A. carotis com-

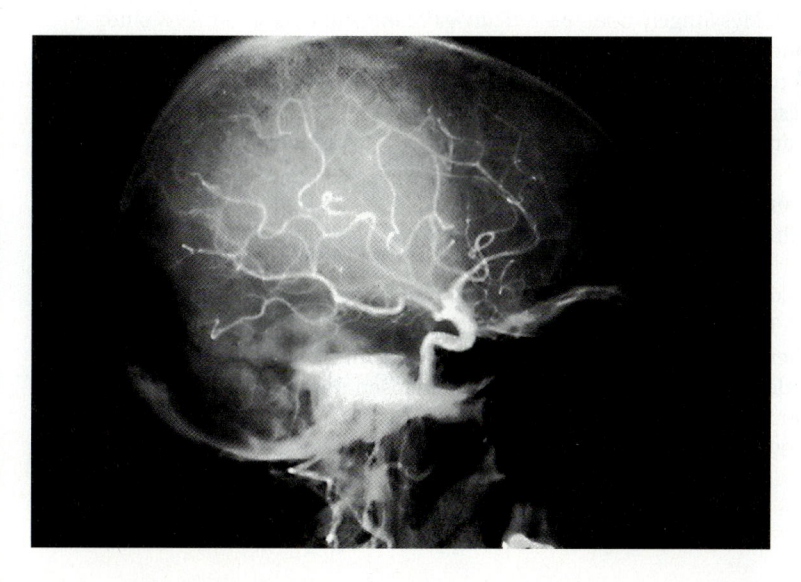

Abb. 18.27: Angiographie der A. carotis (Normalbefund) (IMPP)

munis und A. vertebralis mit intra- und extrakraniellen Ästen dargestellt werden.

Nuklearmedizinische Methoden

Bei der Sequenzszintigraphie wird die radioaktive Substanz (^{99m}Tc-DTPA) in Bolustechnik injiziert und die Gammakamera auf das zu untersuchende Organ gerichtet. Bei der Radionuklidphlebographie wird ein venöser Thrombus indirekt durch verzögerten oder nicht vorhandenen Abfluß nachgewiesen. Ein direkter Thrombosenachweis gelingt mit ^{131}J-Fibrinogen.

Die *Erythrozytenüberlebenszeit* kann nach radioaktiver Markierung der Erythrozyten mit ^{51}Cr (Chrom, Halbwertszeit 28 Tage, emittiert Gammastrahlung mit 320 keV) als Natriumchromat bestimmt werden. NaCr geht mit Häm eine feste Bindung ein. Nach Reinjektion der in vitro markierten Erythrozyten werden in bestimmten zeitlichen Abständen Blutproben entnommen und die noch vorhandene Radioaktivität gemessen. Aus diesen Werten kann die Halbwertszeit der markierten Erythrozyten errechnet werden (Normalwert ca. 30 Tage). Mit dieser Methode werden insbesondere periphere Hämolysen erfaßt.

Mit der gleichen Methode kann bei unklaren hämolytischen *Anämien* der *Ort des Erythrozytenabbaus* bestimmt werden. Nach Reinjektion werden mit einer Szintilationssonde bzw. mit der Gammakamera Messungen über bestimmten Körperregionen vorgenommen.

Basierend auf der Verdünnung einer Indikatorsubstanz in der Gesamtzahl aller zirkulierenden Erythrozyten kann das *Blutvolumen* bestimmt werden.

Das *Erythrozytenvolumen* kann nach In-vitro-Markierung von Erythrozyten mit ^{51}Cr bestimmt werden.

Das *Plasmavolumen* kann mit Hilfe von radioaktiv markiertem Humanserumalbumin oder Nukliden mit hoher Plasmaeiweißkörperbindung bestimmt werden. Bei allen Methoden wird nach Injektion eine Blutprobe entnommen und ihre Radioaktivität gemessen.

4.2.2 Radiologische Befunde

Renale Hypertonie

Zur Abklärung einer renalen Hypertonie werden Sonographie, Ausscheidungsurographie, nuklearmedizinische Perfusions- und Funktionsuntersuchungen sowie angiographische Verfahren eingesetzt. Darüber hinaus werden im Rahmen der Angiographie intravasale prä- und poststenotische Druckmessungen vorgenommen.

Arterielle Verschlußkrankheit (AVK)

Siehe auch Innere Medizin, Herz und Gefäße, Kap. 11.

Sie wird meist durch die Klinik des Patienten, die körperliche Untersuchung und die Doppler-Sonographie diagnostiziert. Prädilektionsstellen sind große Arterien ohne Seitenäste, dichotone Aufzweigungen und rechtwinklig abgehende Seitenäste. In konventionellen Röntgenaufnahmen von Thorax, Abdomen, Becken oder Extremitäten sind oft verkalkte und elongierte Gefäße erkennbar. Bei der Angiographie sind folgende Befunde zu erheben: arteriosklerotische Plaques mit unregelmäßiger Gefäßwandkontur (Einengungen und Ulzerationen), Gefäßverschlüsse, Dilatationen (Aneurysmen), Elongationen, Kollateralen. *Häufige Manifestationsorte* der AVK sind:
- supraaortale Äste und Halsarterien (Subclavian-steal-Syndrom, Thoracic-outlet-Syndrom, TIA, PRIND, Schlaganfall); Diagnose durch Doppler- und Duplexsonographie
- thorakale Aorta (Aortenbogensyndrom); Diagnose meist durch Arteriographie
- abdominale Aorta (Stenosen der Viszeralarterien, Angina abdominalis; die A. mesenterica superior ist in 90% von akuten Gefäßverschlüssen betroffen; Nierenarterienstenosen mit renovaskulärem Hochdruck); Diagnose durch Angiographie, z.T. auch DSA
- untere Extremität (Stadieneinteilung nach Fontaine; Diagnose orientierend mit Doppler-Sonographie, exakt mittels DSA

Arteriovenöse Fisteln

AV-Fisteln werden mittels Angiographie exakt lokalisiert. Dabei kann auch das Shuntvolumen bestimmt werden. Eine Phlebographie kann die radiologische Diagnostik ergänzen.

Arterielle Aneurysmen

Siehe auch Innere Medizin, Herz und Gefäße, Kap. 11.

Es werden drei Formen von Aneurysmen unterschieden: *Aneurysma verum, Aneurysma dissecans* und *Aneurysma spurium*. Die Diagnose von Aneurysmen gelingt mit der Sonographie, dem CT und der Angiographie.

Am häufigsten ist das *Aortenaneurysma* (siehe Abb. 18.28), bei dem die Aorta auf mehr als 4 cm dilatiert ist. Im CT ist ein Thrombus im Vergleich zum kontrastmittelangereicherten Blut hypodens; beim Aneurysma dissecans sieht man Intimaflaps, also die abgelöste Intimaschicht, die das wahre vom falschen Lumen trennt. Die Angiographie zeigt zusätzlich noch als indirekte Zeichen Elongationen, Verschlüsse von Lumbalarterien und exzentrische Dilatationen. Ist ein Aneurysma rupturiert, kann im CT oder in der Angiographie ein Kontrastmittelextravasat nachgewiesen werden.

Phlebothrombose

Siehe auch Innere Medizin, Herz und Gefäße, Kap. 11

Bei einer Phlebothrombose fehlen in der Phlebographie einzelne oder alle tiefen Venen, man sieht einen kontrastmittelumflossenen Thrombus (Kuppelzeichen) und Kollateralkreisläufe. Insbesondere bei Verdacht auf eine Lungenembolie, die ihren Ausgangspunkt in einer Phlebothrombose haben kann, müssen Phlebographien beider Beine und des Beckens angefertigt werden.

Varikosis

Siehe auch Innere Medizin, Herz und Gefäße, Kap. 11

Die sackartige Dilatation oberflächlicher Venen kann punktuell mittels Doppler- und B-Bild-Sonographie nachgewiesen werden. Bei der Phlebographie des gesamten Bein- und

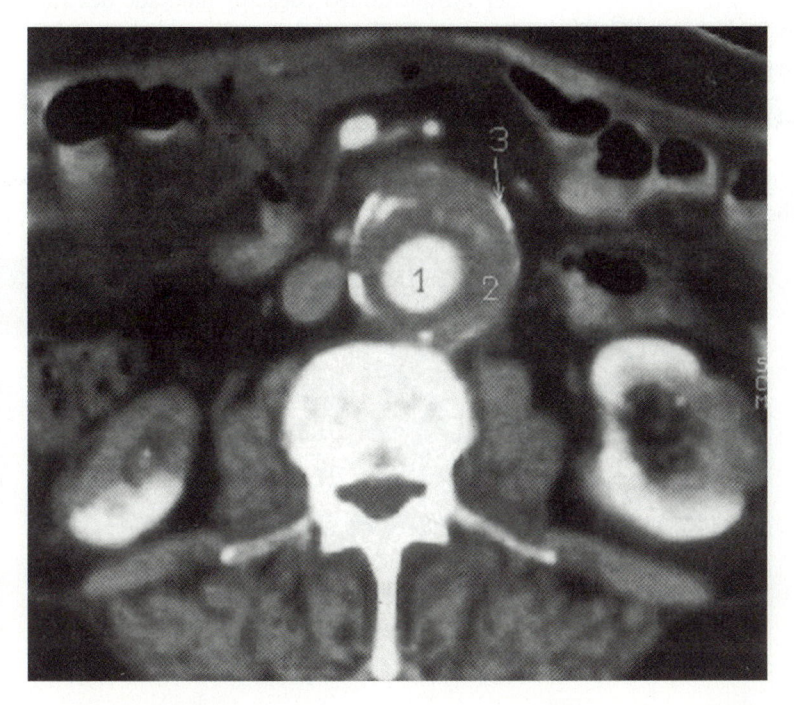

Abb. 18.28: Aortenaneurysma (CT, Kontrastmittel-Bolus-Gabe). **1** durchströmtes Gefäßlumen, **2** wandständiges Thrombusmaterial (keine Kontrastmittelaufnahme), **3** Aortenwand (IMPP)

Beckenvenensystems können insuffiziente Perforansvenen anhand eines Blutflusses von den tiefen zu den oberflächlichen Venen nachgewiesen werden. Außerdem können die Vv. perforantes dilatiert sein oder horizontal verlaufen (normalerweise spitzer Winkel zur kaudalen Leitvene).

4.3
Lymphsystem

4.3.1
Methoden und Indikationen

Bei der *Lymphographie* wird durch die Injektion eines Farbstoffes ein größeres Lymphgefäß angefärbt, das dann freipräpariert wird. In dieses Lymphgefäß wird eine Kanüle eingelegt, über die das Kontrastmittel zwei Stunden lang einläuft. Anschließend können Übersichtsaufnahmen angefertigt werden, auf denen die Lymphbahnen sichtbar sind. Nach 24 Stunden sind auch die kontrastmittelhaltigen Lymphknoten sichtbar.

4.3.2
Radiologische Befunde

Siehe auch Innere Medizin, Herz und Gefäße, Kap. 11.

Maligne Lymphknotenerkrankungen

Es wird zwischen Lymphknoteninfiltration durch primären Tumorbefall oder durch Metastasierung unterschieden. Diagnostische Kriterien in der Füllungsphase sind Strömungsverlangsamung (bzw. Stase), retrograde Füllung oder Füllungsdefekte, Lymphgefäßverlagerung und Kontrastmittelextravasate. In der Speicherphase sind Lymphknotenvergrößerungen, abnorme Speicherstrukturen und Speicherdefekte nachweisbar. *Maligne Lymphome* werden ebenfalls anhand der Kriterien von Füllungs- und Speicherphase diagnostiziert, es gibt jedoch keine spezifischen Merkmale. Im Gegensatz zu Lymphknotenmetastasen finden sich bei malignen Lymphomen ausgeprägte Lymphknotenveränderungen bei meist nur geringen Lymphabflußstörungen. Mit der Lymphknotenszintigraphie können zwar wegen der schlechten Auflösung einzelne Lymphknoten nicht dargestellt werden, jedoch kann der Verlauf einer Erkrankung dokumentiert werden, da ein verändertes Speicherverhalten von Lymphknotengruppen oftmals durch eine neu aufgetretene Metastasierung oder einen Rückgang derselben erklärt werden kann.

Lymphödem

Beim Lymphödem kommt es zur Reduktion der Lymphbahnen oder zur Blockade des Abflusses von Lymphe aus Lymphbahnen. Im Lymphangiogramm zeigen sich entsprechend Rarefizierungen der Lymphbahnen, segmentale Gefäßabbrüche und Kontrastmittelextravasate.

5 Radiologische Diagnostik der Atmungsorgane

5.1 Methoden und Indikationen

Auf der *Thoraxübersichtsaufnahme* werden Lunge, Mediastinum und Zwerchfell in posterior-anteriorem und seitlichem Strahlengang im Stehen beurteilt. Im Gegensatz zur Übersichtsaufnahme kann bei *Durchleuchtung* aufgrund der höheren Auflösung und der Möglichkeit zur Helligkeitsregulierung eine bessere räumliche Zuordnung erreicht werden. Sie ist als Zusatzuntersuchung anzusehen und dient v.a. der Beurteilung von beweglichen Strukturen (Zwerchfellbeweglichkeit, Atemverschieblichkeit von Strukturen usw.).

Mit Hilfe der *Tomographie* ist die überlagerungsfreie Abbildung einer longitudinalen Schichtebene möglich. Sie ist weitgehend von der Computertomographie abgelöst worden. Indikationen sind Bronchiektasen, Lungenabszesse, Tumoren und (tuberkulöse) Kavernen.

Bei der *Bronchographie* werden über ein Bronchoskop die Bronchiallumina eines Lungenareals mit wäßrigem, jodhaltigem Kontrastmittel kontrastiert. Es können damit insbesondere Veränderungen, die mit dem Bronchoskop nicht direkt zu erreichen sind, dargestellt werden, z.B. Bronchiektasen, Stenosen des Bronchialbaumes und Fisteln.

Mit der *Computertomographie* wird eine axiale Schicht des Körpers abgebildet. Um mediastinale Gefäße besser abgrenzen zu können, wird Kontrastmittel intravenös im Bolus gegeben. Indikationen für diese Untersuchung sind u.a. Tumoren, Metastasen und interstitielle Lungenerkrankungen.

Bei der *Pulmonalisarteriographie* (meist in DSA-Technik) wird über einen zentralvenösen Zugang Kontrastmittel in den rechten Vorhof injiziert. Es können in erster Linie embolische Verschlüsse sowie Wandveränderungen und Tumorinfiltrationen der Hauptstämme der A. pulmonalis diagnostiziert werden. Im Falle einer Embolie kann über den liegenden Katheter sofort eine Lysetherapie eingeleitet werden.

Bei der *Kavographie* erfolgt die KM-Injektion peripher venös. Es können Kompressionen (z.B. durch Tumor) oder Thrombosen der V. cava nachgewiesen werden.

Bei der *Perfusionsszintigraphie* werden dem liegendem Patienten ^{99m}Tc-markierte Albuminpartikel in eine Kubitalvene injiziert, die Mikroembolien erzeugen, wobei etwa jede 10000ste Lungenkapillare verschlossen wird. Peripher von Gefäßeinengungen oder -verschlüssen werden verminderte bzw. aufgehobene Aktivitäten gemessen. Indikation ist der Verdacht auf Lungenembolie. Bei der *Ventilationsszintigraphie* wird radioaktives Gas (z.B. ^{133}Xe, Xenon) inhaliert bzw. bei der *Inhalationsszintigraphie* mit Technetium radioaktiv markierte Aerosole.

Die *Magnetresonanztomographie* dient vorwiegend der Abklärung mediastinaler Raumforderungen und Erkrankungen der thorakalen Gefäße. Ein Vorteil gegenüber der Computertomographie ist, daß die großen intrathorakalen Gefäße ohne Kontrastmittel darstellbar sind. Sie ist daher die Methode der Wahl zur Abklärung von Gefäßanomalien und -verschlüssen und Aortenaneurysmen. Die Aufnahmen werden EKG-getriggert, um eine verbesserte Bildqualität zu erreichen.

Mit der *Sonographie* können die Lungen nicht untersucht werden, da Ultraschallwellen durch Luft fast vollständig reflektiert werden. Benutzt man Leber oder Milz als Schallfenster, so läßt sich der Pleuraraum (insbesondere Pleuraergüsse) darstellen. Zur Untersuchung von Thoraxabszessen und Mediastinalprozessen wird der Schallkopf in einem Interkostalraum aufgesetzt.

5.2
Radiologische Befunde (s. Abb. 18.29)

Mißbildungen

Hypoplastische Lungen sind nur rudimentär vorhanden, darüber hinaus ist eine zystische Umwandlung möglich.

Bronchusatresien sind oft kurzstreckig und betreffen einen Lappen- oder Segmentbronchus. Die Bronchien peripher der Atresie sind normal entwickelt und teilweise schleimgefüllt (Mukozele). Der Bronchusverschluß kann mit der Bronchographie dargestellt werden.

Bronchogene Zysten sind meist in den Unterlappen lokalisiert. Falls sie das Bronchialsystem perforieren, bilden sie Ringschatten.

Primäre und sekundäre neoplastische Veränderungen

Siehe auch Innere Medizin, Atmungsorgane, Kap. 5.

Der häufigste Befund bei einem *Bronchialkarzinom* (siehe Abb. 18.30 und 18.31) ist die Bronchusstenose oder der Abbruch eines Lappen- oder Segmentbronchus, als deren Folge sich Dys- oder Atelektasen entwickeln. Meist läßt sich auch ein Tumorschatten (im Hilus oder peripher) nachweisen. Die wichtigsten Malignitätszeichen sind unscharfe Kontur der Bronchi, Kontureinkerbung durch tumorversorgende Gefäße, radiäre Streifenzeichnung in die Peripherie durch Streuung innerhalb der Lymphgefäße und exzentrische Kaverne (besonders bei Plattenepithelkarzinom).

Es werden verschiedene Formen von Metastasen in der Lunge unterschieden, die man im thorakalen CT nachweist (siehe Tabelle 18.4).

Entzündliche Veränderungen und Inhalationsschäden

Siehe auch Innere Medizin, Atmungsorgane, Kap. 2 und 3.

Bronchitis. Im Gegensatz zur *akuten* sind bei der *chronischen Bronchitis* Röntgenveränderungen sichtbar: feinfleckige, fibrotische Zeichnungsvermehrung, z.T. mit hilären Lymphknotenvergrößerungen. Die Bronchialwände sind peribronchitisch infiltriert und imponieren als Ringschatten. Im akuten Asthmaanfall kann man die Zeichen des *Volumen pulmonum acu-*

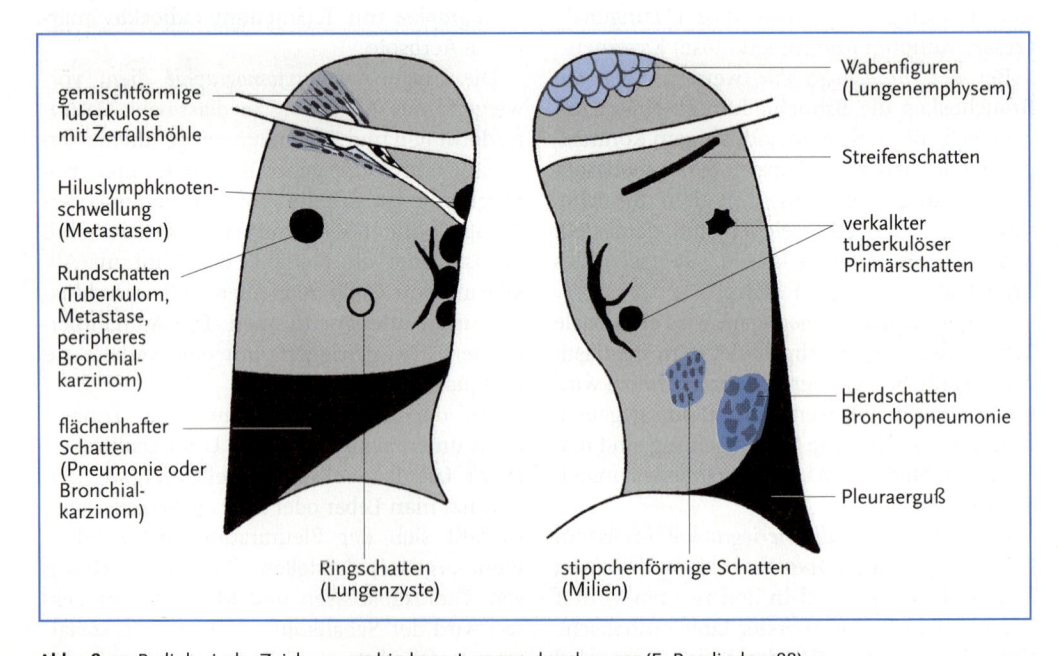

Abb. 18.29: Radiologische Zeichen verschiedener Lungenerkrankungen (E. Baudisch 1988)

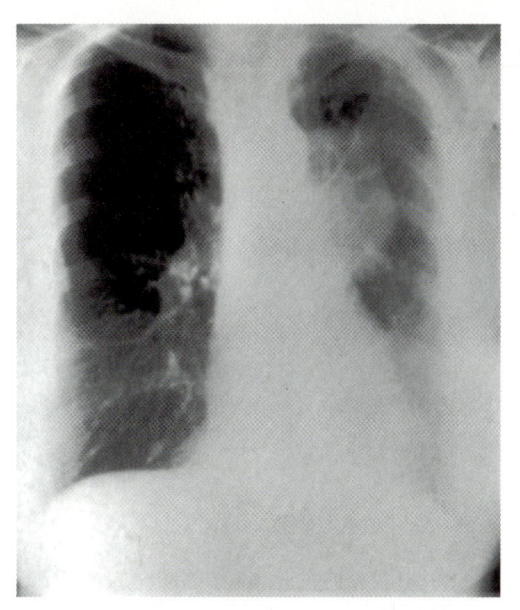

Abb. 18.30: Bronchialkarzinom (a.p.) (IMPP)

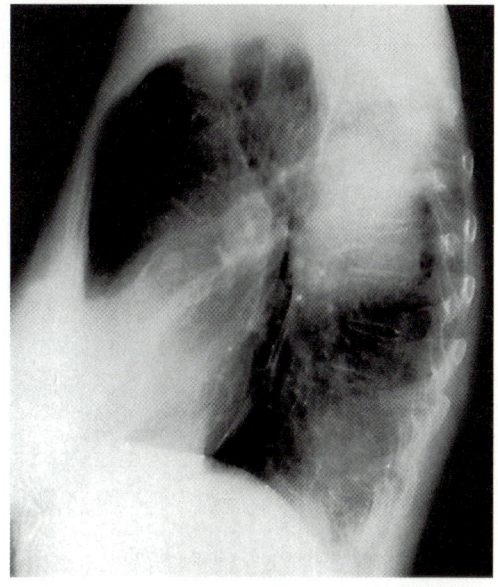

Abb. 18.31: Bronchialkarzinom (im seitlichen Strahlengang) (IMPP)

tum (abgeflachte Zwerchfelle und erweiterte Interkostalräume) erkennen.

Pneumonien. Die Verschattungen bei *Lobärpneumonien* halten sich streng an anatomische Grenzen (Lappen oder Segmente). Aufgrund der intraalveolären Flüssigkeitsansammlung sind die lufthaltigen Bronchien auch in der Peripherie zu erkennen (positives Pneumobronchogramm). Es kann zur Minderbelüftung (Dystelektase) des befallenen Lungenabschnitts kommen. Das Silhouettenzeichen ist positiv (an betroffene Lungenabschnitte angrenzende Strukturen gleicher Röntgendichte sind nicht mehr eindeutig abgrenzbar). Es tritt ein Pleuraerguß auf. Typisch für die *Bronchopneumonie* sind grobfleckige Verschattungen, meist in den Unterlappen, und basale Plattenatelektasen. Der Befund bei *interstitieller Pneumonie* ist gekennzeichnet von einer netzartigen Zeichnungsvermehrung, kombiniert mit fleckigen alveolären Infiltraten. Die Röntgenzeichen der *Tuberkulose* (siehe Abb. 18.32 und Innere Medizin, Atmungsorgane, Kap. 6) können je nach Stadium sehr unterschiedlich sein. Einen Überblick gibt Tabelle 18.5.

Vaskuläre Erkrankungen

Siehe auch Innere Medizin, Atmungsorgane, Kapitel 4.

Bei einer *Stauungslunge* infolge Linksherzinsuffizienz sind erweiterte Lungenvenen, Kerley-Linien (ödematöse, aufgequollene Inter-

sekundäre Lungenveränderung	Röntgenbefund
Rundherdmetastasen	glatt begrenzt, meist keine Einschmelzung, keine Verkalkungen
Lymphangiosis carcinomatosa	strangförmige Tumorausbreitung in den Lymphwegen mit Kerley-A- und -B-Linien, evtl. Pleuraergüsse
Pleuritis carcinomatosa	Pleuraerguß, evtl. Schwiele

Tab. 18.4: Sekundäre maligne Lungenveränderungen und ihre Röntgenbefunde

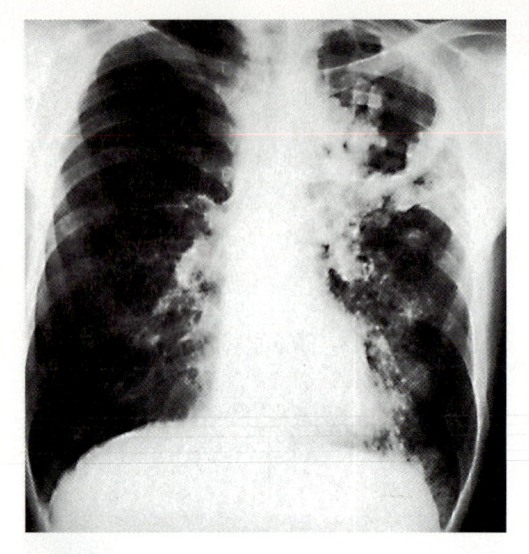

Abb. 18.32: Lungentuberkulose (a.p.) (IMPP)

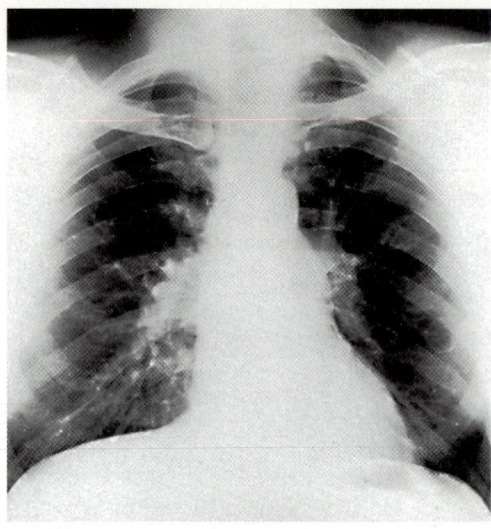

Abb. 18.33: Cor pulmonale (a.p.) (IMPP)

lobulärsepten), verbreiterte Interlobärspalten, unscharfe Gefäße, verdickte Bronchialwände, Pleuraergüsse und verbreiterte Hili sichtbar.

Das *Cor pulmonale* (siehe Abb. 18.33) kann radiologisch in vier Stadien eingeteilt werden (siehe Tabelle 18.6). Häufigste Ursache für das akute Cor pulmonale ist die Lungenembolie. Das chronische Cor pulmonale wird meist durch obstruktive Erkrankungen oder eine pulmonale Hypertonie verursacht.

Bei der *pulmonalen Hypertonie* sind im Röntgenbild die Lungengefäße in der Peripherie rarefiziert, es bestehen Kalibersprünge von erweiterten Lappenarterien zu verengten Segmentarterien (Hilusamputation), der Pulmonalarterienhauptstamm ist dilatiert, das rechte Herz vergrößert und die Ausflußbahn des rechten Ventrikels im Seitbild vorgewölbt.

Bei der *Lungenembolie* kann man u. U. ein völlig normales Röntgenbild sehen. Mögliche Hin-

Tab. 18.5: Röntgenzeichen der Lungentuberkulose

Stadium	Befund	Röntgenzeichen
Primärperiode	tuberkulöser Primärkomplex	unscharfer Herdschatten, meist im Oberlappen
Postprimärperiode/ Generalisationsstadium	Simon-Spitzenherde	kleine, konfluierende Herde in den Lungenspitzen, die meist verkalken oder vernarben
	Miliar-Tbc	gleichmäßig verteilte, weiche Fleckschatten
	Pleuritis exsudativa	miliäre Tuberkel in den Pleurablättern, seröser Erguß
Postprimärperiode/ Organstadium	exsudative Tbc	weiche, konfluierende Herde wie bei Bronchopneumonie
	käsige Pneumonie	homogen-dichte Infiltration, meist an Lappen- oder Segmentgrenze
	produktive Tbc	schärfer begrenzte, konfluierende, verkalkte Rundschatten
	Kaverne	Ringschatten mit Anschluß an das Bronchialsystem
	Tuberkulom	runder, scharf begrenzter Herd

Tab. 18.6: Radiologische Stadien des Cor pulmonale

Stadium	Befund
Stadium I	kleines Herz Dilatation des Conus pulmonalis
Stadium II	dilatiertes Pulmonalissegment eingeengter Retrosternalraum im Seitbild! vergrößerter rechter Vorhof Herzgröße im oberen Normbereich
Stadium III	Linksverbreiterung des Herzens durch Vergrößerung des rechten Ventrikels Rechtsverbreiterung des Herzens durch Vergrößerung des rechten Vorhofes
Stadium IV	weiter zunehmende Vergrößerung des rechten Vohofes Pleuraerguß, meist rechtsseitig

weise auf ein embolisches Ereignis sind lokale oder diffuse Oligämie, Kaliberreduktion der Arterien distal des Verschlusses, Erweiterung der Arterien proximal des Thrombus, akutes Cor pulmonale. Indirekte Zeichen einer Lungenembolie können ipsilateraler Zwerchfellhochstand oder Pleuraerguß sein. Mit Hilfe des Lungenperfusionsszintigramms kann direkt das Ausmaß des Perfusionsausfalls dargestellt werden, in der Ventilationsszintigraphie findet sich eine normale Ventilation dieses Bereichs. Dieses sogenannte „Mismatch" ist typisch für eine Lungenembolie. Auch die Pulmonalisangiographie sichert die Diagnose; gleichzeitig kann eine Lysetherapie eingeleitet werden.

Posttraumatische und postoperative Veränderungen

Beim *Pneumothorax* (siehe auch Innere Medizin, Atmungsorgane, Kap. 8) befindet sich Luft zwischen den beiden Pleurablättern. Die abgelöste Pleura bildet eine feine Linie, welche die Lunge umgibt; lateral von ihr ist keine Lungengefäßzeichnung erkennbar. Beim *Spannungspneumothorax* (progredienter Pneu aufgrund eines Ventilmechanismus) findet sich ein Totalkollaps der betroffenen Lunge mit Verlagerung des Mediastinums zur gesunden Seite (siehe Abb. 18.34). Beim Seropneumothorax befinden sich Luft und Flüssigkeit im Pleuraraum; man erkennt dies im Stehen an einer horizontalen Spiegelbildung.

Beim *Pleuraerguß* (siehe Abb. 18.35 und 18.36 und Innere Medizin, Atmungsorgane, Kap. 8) befindet sich Flüssigkeit zwischen den beiden Pleurablättern; sie verschattet im Seitbild den Sinus phrenicocostalis und im p.-a.-Bild den kostodiaphragmalen oder mediastinodiaphragmalen Winkel.

Im Gefolge von Pleuritis, Serothorax oder Empyem kann sich eine *Pleuraschwiele* oder *-schwarte* entwickeln. Dabei kommt es zur narbigen, flächenhaften Verwachsung der Pleura, die sich im Röntgenbild als scharf begrenzter Streifenschatten in die Pleura projiziert. Gleichzeitig sind Verziehungen der Nachbar-

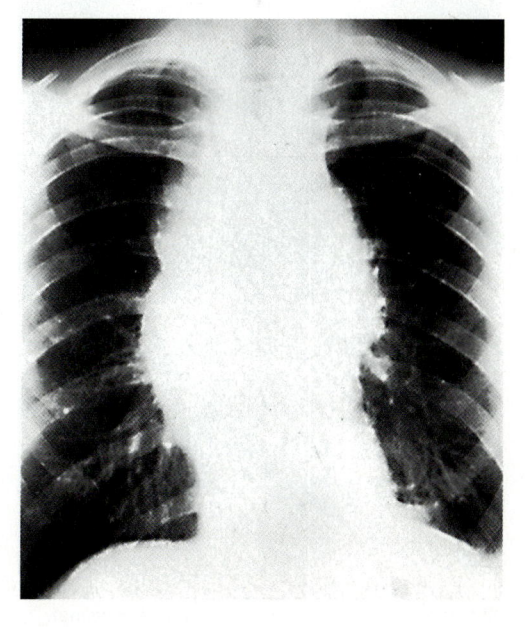

Abb. 18.34: Spannungspneumothorax (a.p.) (IMPP)

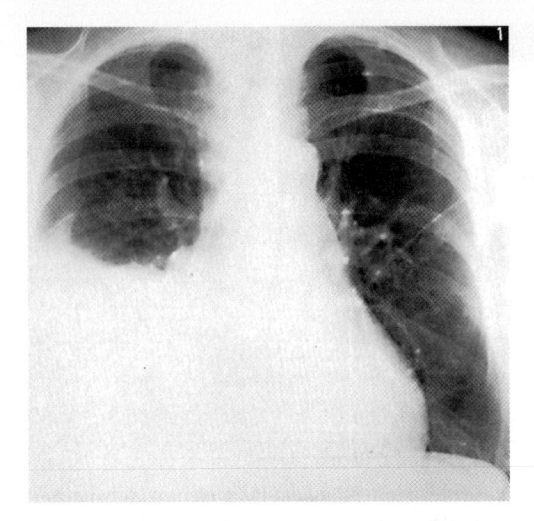

Abb. 18.35: Pleuraerguß rechts (a.p.) mit deutlicher Verschattung (IMPP)

organe oder Schrumpfungen der betroffenen Thoraxseite nachweisbar. Pleuraschwarten können auch verkalken. Im Gegensatz zum Erguß ist eine Schwiele oder Schwarte nicht lageverschieblich.

Bei einer *Lungenkontusion* kommt es zu interstitiellen und intraalveolaren Blutungen mit Ödem. Es kann sich ein Atemnotsyndrom (ARDS) entwickeln. Im Röntgenbild finden sich fleckige und konfluierende Verschattungen, sowohl auf der Seite der Verletzung als auch gegenüber. Intrapulmonale Hämatome imponieren als sehr dichte, rundliche Verschattungen mit scharfer Außenkontur. Posttraumatische Atelektasen entstehen bei Bronchusverschluß durch Koagel oder Aspiration. Radiologisch liegen segmentale oder an die Lappengrenzen gebundene homogene Verschattungen vor.

Trachea oder *Bronchus* können *rupturieren*. Jedoch sind diese Verletzungsmuster sehr selten und treten nur bei schweren Thoraxtraumen auf. Radiologisch finden sich Atelektasen, Pneumothorax und ein Mediastinalemphysem.

Häufig ist die *Fremdkörperaspiration* (siehe auch Innere Medizin, Atmungsorgane, Kap. 2). Der rechte Hauptbronchus ist wegen seines steilen Abgangs häufiger betroffen als der linke. Klinisch kommt es zum Hustenreiz und eventuell auch zu Dyspnoe. Im Röntgenbild sind röntgendichte Fremdkörper direkt sichtbar. Indirekte Zeichen eines nicht schattengebenden Fremdkörpers können einseitig helle Lunge (durch Überblähung bei Ventilstenose), Mediastinalwandern (unter Durchleuchtung und in Exspiration bewegt sich das Mediastinum zur gesunden Seite), Atelektase oder poststenotische Pneumonie sein (wenn der Fremdkörper schon länger liegt). Fremdkörper sollten

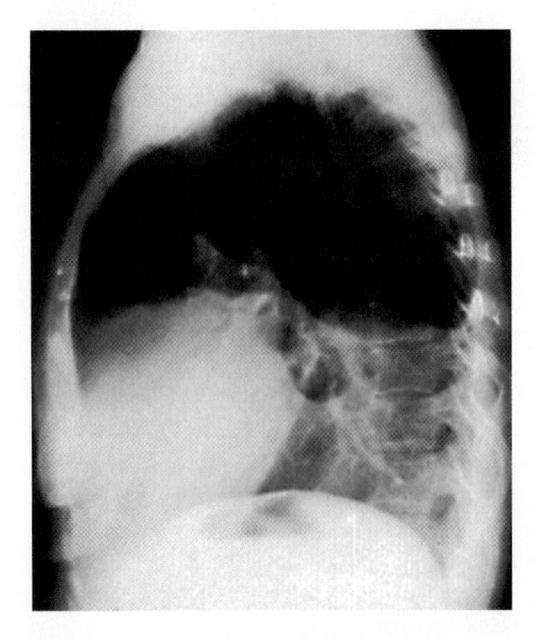

Abb. 18.36: Pleuraerguß (im seitlichen Strahlengang), Verschattung des Sinus phrenicocostalis (IMPP)

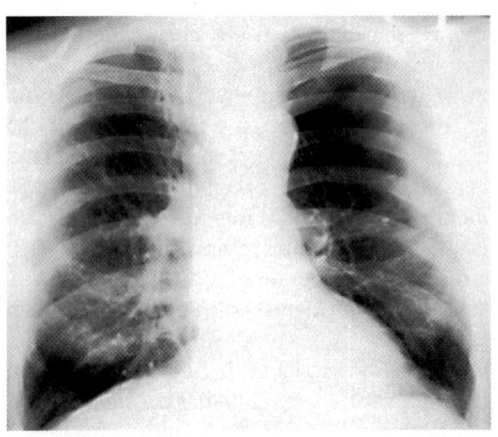

Abb. 18.37: Lungenemphysem (a.p.), tiefstehende Zwerchfelle (IMPP)

Befund	Röntgenzeichen
Faßthorax	vergrößerter Sagittaldurchmesser, verbreiterte Zwischenrippenräume
Zwerchfelltiefstand	abgestumpfter Rippen-Zwerchfell-Winkel, verringerte Zwerchfellexkursionen
Bullae	dünnwandige Rundschatten
Kalibersprünge	dilatierte zentrale Arterien und verengte periphere Arterien

Tab. 18.7: Röntgenzeichen des Lungenemphysems

nach Diagnosestellung schnellstens bronchoskopisch entfernt werden.

Degenerative Veränderungen

Emphyseme (siehe Abb. 18.37, Abb. 18.38 und Innere Medizin, Atmungsorgane, Kap. 2) sind durch Lungenüberblähung charakterisiert. Es kommt zu einer obstruktiven Ventilationsstörung mit Dyspnoe und Zyanose. Das Endstadium stellt die Rechtsherzdekompensation dar. In Tabelle 18.7 sind die Röntgenzeichen des Emphysems zusammengefaßt.

Interstitielle Lungenerkrankungen und Lungenfibrosen

Bei der *Silikose*, einer Pneumokoniose durch anorganischen Staub, handelt es sich um eine Sonderform der Lungenfibrose. Sie imponiert entweder als Rundschatten oder als retikuläres, feinstreifiges Muster bei Ausbreitung entlang der Septen. Es werden vier Typen unterschieden, die auch kombiniert vorliegen können (siehe Tabelle 18.8).

Auch die *Asbestose* ist eine Pneumokoniose, welche durch anorganischen Staub entsteht. Es

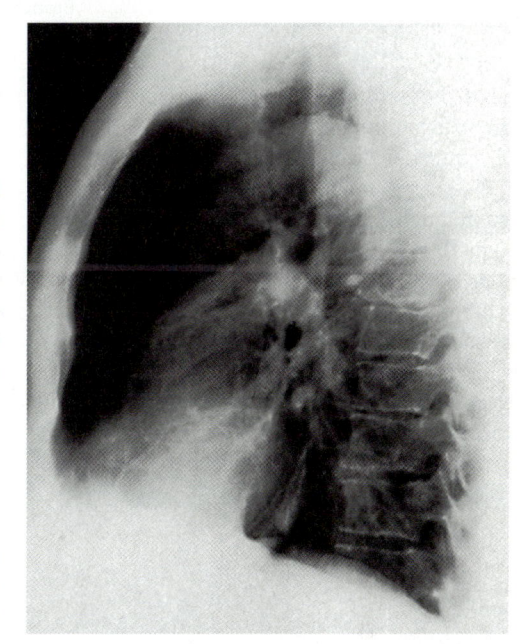

Abb. 18.38: Lungenemphysem (im seitlichen Strahlengang), Faßthorax (IMPP)

bilden sich pleurale Fibroseplatten, die verkalken können. Im Röntgenbild sieht man außerdem Pleuraergüsse und besonders basal eine

Befund	Röntgenzeichen
nodöse Fibrose	multiple, scharf begrenzte, rundliche Verschattungen, die Knoten kalzifizieren in 20%
diffuse retikuläre Fibrose	netzartige Zeichnungsvermehrung, im Spätstadium Honigwabenlunge
Eierschalensilikose	schalenförmig verkalkte und vergrößerte hiläre Lymphknoten
progressive massive Fibrose	homogene, großflächige Verschattungen mit strahligen Ausläufern

Tab. 18.8: Röntgenzeichen der Silikose

Tab. 18.9: Radiologische Stadien der Sarkoidose

Stadium	Befund	Röntgenzeichen
I	bilaterale Hiluslymphome	symmetrische, polyzyklische Vergrößerung der hilären LK mit scharfen Außenkonturen
	unilaterale Hiluslymphome	einseitiger LK-Befall, LK evtl. verkalkt
	mediastinale Lymphome	Befall der mediastinalen LK
II	Rückbildung der Lymphome	perihiläre, interstitielle Verschattungen
III	Fibrose	hilifugale Streifenschatten, Narbenstränge, grobretikuläre Zeichnungsvermehrung, als Spätfolgen Narbenemphysem, Bronchiektasen, pulmonaler Hypertonus, Cor pulmonale

deutliche retikuläre Zeichnungsvermehrung; im Spätstadium entwickelt sich ein Narbenemphysem oder Bronchiektasen.

Das typische Bild bei der *Lungenfibrose* (siehe auch Innere Medizin, Atmungsorgane, Kap. 3), z.B. im Gefolge von Pneumokoniose oder Kollagenose, ist die interstitielle Verschattung. Aufgrund der vermehrten Bindegewebseinlagerung treten streifige und netzartige, sehr dichte Schatten auf, die von ihrer Nachbarschaft scharf abzugrenzen sind. Es kommt durch die narbige Zerstörung des Lungenparenchyms zum chronischen Cor pulmonale.

Bronchiektasen

Siehe auch Innere Medizin, Atmungsorgane, Kap. 2.

Bronchiektasen sind in der Thoraxübersicht anhand von Streifenschatten, ringförmigen Verdichtungen (eventuell mit Sekretspiegel) und einer peribronchialen Entzündung erkennbar. Im CT sieht man flüssigkeitsgefüllte, dilatierte Lumina. Eine genaue Lokalisation der befallenen Lungensegmente ist mit der Bronchographie möglich.

Bei der *Sarkoidose* (siehe auch Innere Medizin, Atmungsorgane, Kap. 3) werden radiologisch drei Stadien unterschieden (siehe Tabelle 18.9).

6 Radiologische Diagnostik der Verdauungsorgane

Allgemeines

Die *Abdomenübersichtsaufnahme* wird im allgemeinen im Stehen angefertigt. Die Aufnahme kann auch im Liegen gemacht werden, sie sollte dann jedoch im seitlich-horizontalen Strahlengang zum Nachweis ventraler Luftdepots angefertigt werden.

In der Röntgendiagnostik des Gastrointestinaltraktes kommen sehr oft *Kontrastmittel* zum Einsatz (siehe Tabelle 18.10). Bei Untersuchungen des oberen Intestinaltraktes trinkt der nüchterne Patient das Bariumkontrastmittel fraktioniert (Ösophagusbreischluck, Magen-, Dünndarmpassage); der Magen und das Duodenum werden nach Einnahme eines gasbildenden Pulvers im Doppelkontrastverfahren dargestellt, nachdem medikamentös eine Hypotonie von Magen und Darm herbeigeführt wurde, z.B. mit Butylscopolaminiumbromid. Die Untersuchung des Dünndarmes läßt sich am besten in Form des Enteroklysmas nach Sellink durchführen, dabei wird über eine im oberen Jejunum liegende Dünndarmsonde Bariumkontrastmittel instilliert, dieser KM-Bolus wird nachfolgend mit Methylzellulose durch den Dünndarm transportiert. Bei der Kontrastmitteluntersuchung des unteren Intestinaltraktes wird Bariumkontrastmittel rektal instilliert und mit der anschließenden, dosierten Insufflation von Luft der gesamte Dickdarm im Doppelkontrastverfahren dargestellt. Durch die Haftung des Mittels an der Darmschleimhaut resultiert eine zarte Kontrastierung des Schleimhautfaltenreliefs.

Merke!

Bei Verdacht auf einen Ileus oder eine Perforation im Bereich des Gastrointestinaltraktes ist die Bariumsulfatsuspension kontraindiziert. In diesen Fällen müssen wasserlösliche jodierte Kontrastmittel verwendet werden.

6.1 Ösophagus

6.1.1 Untersuchungsmethoden und -indikationen

Zum Einsatz kommen der *Doppelkontrast*, möglichst in Hypotonie (z.B. nach Butylscopolaminiumbromid), zur Beurteilung morphologischer Veränderungen wie Ösophagusvarizen und Gleithernien, und der *Einfachkontrast* (siehe Abb. 18.39) ohne Hypotonie, wenn die Motilität untersucht werden soll.

Tab. 18.10: Kontrastmittel zur Anwendung im Gastrointestinaltrakt

Kontrastmittel	Charakteristik
Bariumsulfatsuspension (nichtresorbierbar)	Indikation: Standard-KM, gute Adhäsion an den Schleimhautoberflächen, keine Resorption Kontraindikation: Verdacht auf Perforation, da intraperitoneal Fremdkörpergranulome verursacht werden können! Technik: Prallfüllung oder Doppelkontrastdarstellung
jodierte Kontrastmittel (wasserlöslich, resorbierbar)	Indikation: Verdacht auf Perforation oder zur postoperativen Passagekontrolle. Bei Kindern Einsatz wegen Blutisotonität des Kontrastmittels. Technik: wegen fehlender Schleimhautadhäsion nur Prallfüllung

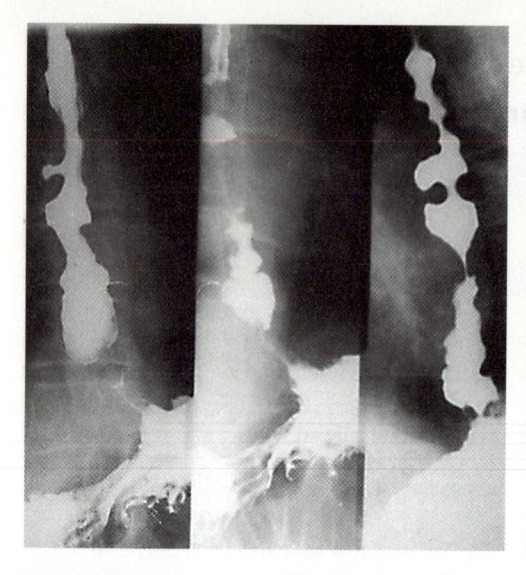

Abb. 18.39: Röntgenologische Darstellung des Ösophagus mit Ösophagospasmen (sog. Korkenzieherösophagus); (Nilius/Rink 1995)

6.1.2
Radiologische Befunde

Die *Achalasie* ist im Ösophagusbreischluck als glattwandige, konzentrische distale Stenose sichtbar. Kranial davon ist der Ösophagus dilatiert (Megaösophagus). Die Entleerung in den Magen erfolgt verzögert und intermittierend.

Ösophagusdivertikel stellen sich bei der KM-Untersuchung meist als breitbasige Aussackungen der Ösophaguswand dar.
- *Traktionsdivertikel* sitzen meist im mittleren Ösophagusdrittel und sind an einer spitzzipfeligen Ausziehung der Ösophaguswand zu erkennen
- Das *epiphrenische Divertikel* liegt proximal des ösophagogastralen Überganges. Der Divertikelsack ist wesentlich größer als der -hals.
- Das *Zenker-Divertikel* stellt sich als sackförmige Ausstülpung an der Hypopharynxhinterwand dar

Hiatushernien

Die *axiale Gleithernie* kommt am häufigsten vor. In der KM-Darstellung findet sich Magenschleimhaut im intrathorakalen Bereich (siehe Abb. 18.40), der Bulbus oesophagei ist dilatiert,

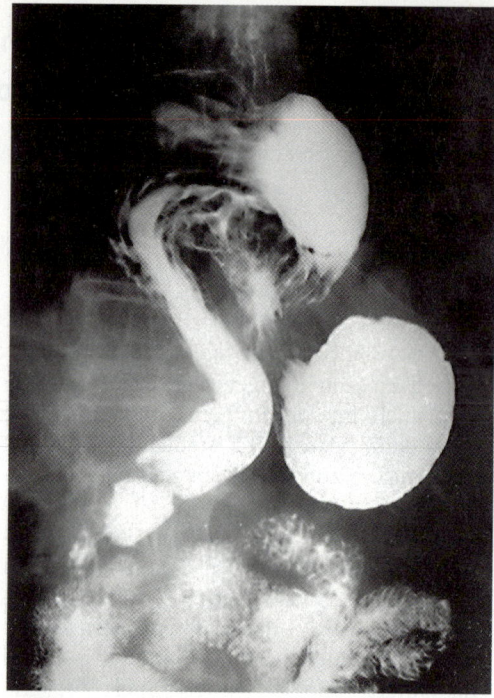

Abb. 18.40: Hiatushernie (Magen-Darm-Passage): Nachweis von Magenschleimhaut in intrathorakalen Bereichen (IMPP)

und es tritt der sogenannte Schatzki-Ring auf, eine zirkuläre Einengung des Ösophagus am Übergang vom Platten- zum Zylinderepithel.

Bei den *paraösophagealen Hernien* fließt das Kontrastmittel zunächst über die Kardia in den Magen und erst anschließend in den hernierten Magenanteil.

Verlagert sich der Magen vollständig über das Zwerchfell, so spricht man vom *Upside down stomach*.

Tumoren

Benigne Tumoren (Leiomyom, Polyp, Papillom) zeigen im Röntgenbild eine glatt begrenze Raumforderung, eventuell mit Aufdehnung des Ösophaguslumens.

Maligne Tumoren (Plattenepithel-, Adenokarzinom) stellen sich als polypöse Raumforderung dar, oft in Verbindung mit einem zentralen Ulkus. Das normale Schleimhautrelief bricht ab, bei Stenosen kommt es zu einer prästenotischen Dilatation.

Ösophagusvarizen

Bei portaler Hypertension stellen sich Ösophagusvarizen nach KM-Einnahme als längsgeschlängelte, glatt begrenzte Strukturen dar, meist im distalen Ösophagus. Erleichtert wird die Diagnose durch Formänderung der Varizen bei unterschiedlichen Füllungszuständen (Valsalva, Kopftieflage, Aufrichten).

Klinischer Fall

Bei einem 54jährigen Alkoholiker zeigt sich anläßlich einer Magen-Darm-Untersuchung der in Abbildung 18.41 dargestellte Befund. *Diagnose:* Ösophagusvarizen

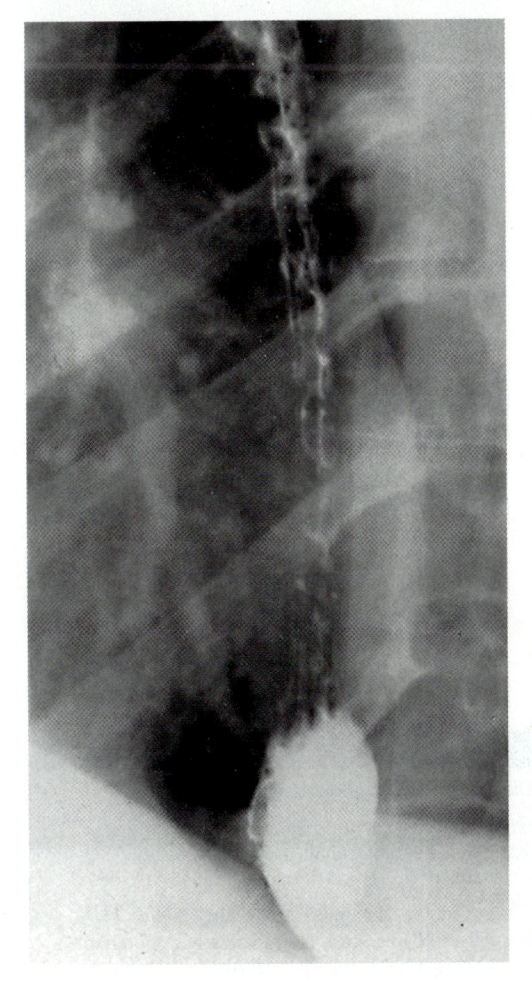

Abb. 18.41: Ösophagusvarizen (IMPP)

Ösophagusruptur

Eine traumatisch bedingte Ösophagusruptur ist extrem selten und nur nach ausgedehnten stumpfen Thoraxtraumen zu beobachten. In der Thoraxübersichtsaufnahme zeigt sich ein Pneumomediastinum mit Flüssigkeitsspiegeln im hinteren Mediastinum. Zum sicheren Nachweis der Ruptur ist eine Kontrastmitteldarstellung des Ösophagus (mit wasserlöslichem Kontrastmittel!) notwendig.

6.2
Magen

6.2.1
Untersuchungsmethoden und -indikationen

Doppelkontast, Reliefdarstellung, Vollfüllung und *dosierte Kompression* in Hypotonie dienen der Beurteilung morphologischer Veränderungen. Der *Einfachkontrast* ohne Hypotonie erlaubt die Beurteilung des funktionellen Verhaltens.

6.2.2
Radiologische Befunde

Die entzündlichen Magenschleimhautveränderung bei einer *Gastritis* können bei KM-Untersuchung als flache Ulzerationen oder komplette Erosionen erscheinen. Es sind rundliche KM-Depots zu erkennen, die von einem Randwall umgeben sind, der keinen KM-Beschlag aufweist. Die Magenfalten können vergröbert sein.

Das typische Röntgenzeichen des *Ulkus* ist die KM-gefüllte Ulkusnische, welche die Magenwand überschreitet. Im Profil bei Prallfüllung zeigen sich die durch das Ulkus unterminierten Schleimhautränder als zarte Aufhellungslinien *(Hampton-Linien).* Spastische Kontraktionen der Magenwand verursachen teilweise eine konzentrisch auf das Ulkus zulaufende Faltenkonvergenz oder auch Einziehungen an der gegenüberliegenden Magenwand.

Benigne Tumoren stellen sich meist als glatt begrenzte, polypoide Füllungsdefekte ohne Ulzerationen dar, die das Schleimhautrelief komprimieren.

Die *malignen Magentumoren* zeigen im Gegensatz zu den benignen regelmäßig Ulzerationen mit Schleimhautdestruktion und eine gestörte Peristaltik. Hinzu kommt eine ausgeprägte Raumforderung und Randwallbildung. Die typische Magenform ist bei ausgedehnten Karzinomen nicht mehr erkennbar.

> **Merke !**
>
> Röntgenologisch ist die Differenzierung zwischen benignen und malignen Prozessen sehr schwierig, daher muß jedes Magenulkus histologisch abgeklärt werden (Magenspiegelung mit Biopsien!).

Bei der *postoperativen Röntgenuntersuchung* werden die veränderten anatomischen Gegebenheiten dargestellt, die Anastomosenregionen auf mögliche Insuffizienzen oder Fistelbildungen untersucht (wasserlösliches Kontrastmittel!), und die Funktion (Weitertransport von Kontrastmittel, Reflux?) beurteilt.

6.3
Dünndarm

6.3.1
Untersuchungsmethoden und -indikationen

Für die *Doppelkontrastuntersuchung* wird mit der *Sellink-Technik* eine Duodenalsonde (Bilbao-Sonde) positioniert, die bis über das Treitz-Band vorgeschoben wird. Kontraindiziert ist dieses Verfahren bei Ileus und postoperativ.

6.3.2
Radiologische Befunde

Siehe auch Innere Medizin, Verdauungsorgane, Kapitel 3.

Dünndarmdivertikel sind röntgenologisch als rundliche bis längliche, glatt konturierte, gestielte Ausstülpungen unterschiedlicher Größe zu erkennen. Im Divertikelstiel ist Dünndarmschleimhaut nachweisbar. Eine Sonderform im distalen Dünndarm ist das Meckel-Divertikel, ein Rest des fetalen Ductus omphaloentericus.

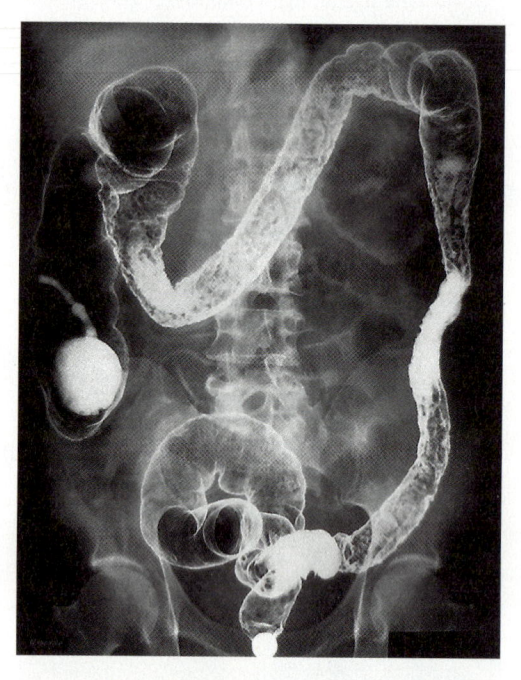

Abb. 18.42: Morbus Crohn (Doppelkontrast). Typisches Befallsmuster des Kolons mit Übergang von unauffälliger Darmschleimhaut in den pathologischen Bezirk ("Skip lesions"), Wandverdichtung, "Pflastersteinrelief" und kurzstreckige Stenosen (IMPP)

Tab. 18.11: Radiologische Stadien des Morbus Crohn

Stadium	Befunde
Frühstadium	Faltenverbreiterung, Verdickung der Darmwand, lymphonoduläre Hyperplasie
Akutstadium	Darmwand deutlich verdickt, Pflastersteinrelief (große, noduläre KM-Aussparungen), Darmwandulzerationen mit kleinem Kanal nach endoluminal (Kragenknopfulzera, penetrieren in alle denkbaren Nachbarschaftsstrukturen), Pseudopolypen, Starre des befallenen Darmsegmentes, Fistelkanäle
Spätstadium	Schleimhaut des befallenen Segmentes vollständig zerstört, Darm völlig bewegungslos, pseudodivertikelartige Aussackungen der Schleimhaut, Fistelgänge, Abszeßhöhlen, Ausbildung von Konglomerattumoren durch entzündliche Begleitreaktionen

Typisch für den *Morbus Crohn* (*Ileitis terminalis*, siehe Abb. 18.42) ist der segmentale, diskontinuierliche Befall (Skip lesions). Radiologische Einteilung in drei Stadien (Tab. 18.11).

Der *mechanische Dünndarmileus* ist Folge einer Obstruktion. Prästenotisch finden sich geblähte Schlingen mit Luft-Flüssigkeits-Spiegeln. Poststenotische Darmabschnitte erscheinen gasfrei. Mit Hilfe von Abdomenaufnahmen im Stehen und im Liegen kann die Obstruktion lokalisiert werden.

Beim *paralytischen Ileus* finden sich meist im gesamten Dünndarm geblähte Schlingen mit Luft-Flüssigkeits-Spiegeln.

6.4
Kolon

6.4.1
Untersuchungsmethoden und -indikationen

> **Merke !**
>
> Vor Beginn jeder KM-Untersuchung des Kolons ist das Rektum digital auszutasten, um einen möglicherweise stenosierenden Tumor nachzuweisen und eine iatroge Darmwandperforation zu vermeiden.

Beim Kolonkontrasteinlauf wird zunächst eine Einfachkontrastuntersuchung (jedoch keine Prallfüllung), anschließend durch dosierte Luftinsufflation eine Doppelkontrastuntersuchung vorgenommen. Bei hochgradig entzündlichen Veränderungen des Kolons (z. B. toxisches Megakolon, Colitis ulcerosa) ist dieses Verfahren jedoch kontraindiziert.

Der Erfassung von funktionellen Störungen der Defäkation dient die Defäkographie.

6.4.2
Radiologische Befunde

Siehe auch Innere Medizin, Verdauungsorgane, Kap. 4.

Kolondivertikel sind radiologisch als glatt begrenzte, rundliche Ausstülpungen aus dem Darmlumen mit breiter Basis zu sehen. Das Kontrastmittel verbleibt oft tagelang im Divertikellumen. Entleert sich der Divertikelinhalt verzögert, so führt dies zum klinischen Bild der Divertikulitis; betroffene Divertikel sind dann nur noch teilweise mit Kontrastmittel darstellbar, das Lumen des Kolons erscheint wegen der ödematösen Schwellung eingeengt. Die Schleimhautfalten stellen sich verbreitert dar.

Bei der *Colitis ulcerosa* finden sich im Doppelkontrast oberflächliche Erosionen im Rektum und Sigma, sowie eine Vergröberung und Granulierung des Schleimhautreliefs. Es kommt zum Verlust der Haustrierung. Im weiteren Verlauf der Erkrankung bilden sich multiple, lineare Ulzerationen und Pseudopolypen.

Beim *toxischen Megakolon* greift die Entzündung auf die gesamte Darmwand über, was zu einer starken Dilatation des Kolons führt.

Benigne Tumoren, z. B. *gestielte Polypen*, erkennt man im Doppelkontrast als ringförmige, KM-bedeckte, intraluminale Strukturen, die bei Lagewechsel beweglich erscheinen. Breitbasig aufsitzende Polypen imponieren als wandständige KM-Aussparungen, deren Größe glatt bis unregelmäßig strukturiert erscheint.

> **Klinischer Fall**
>
> Bei einem Patienten wurde bei einer Doppelkontrastdarstellung des Dickdarms die in Abbildung 18.43 dargestellte Ausschnittsaufnahme der linken Flexur und des deszendierenden Kolons im Stehen angefertigt.
> *Diagnose:* gestielter Polyp

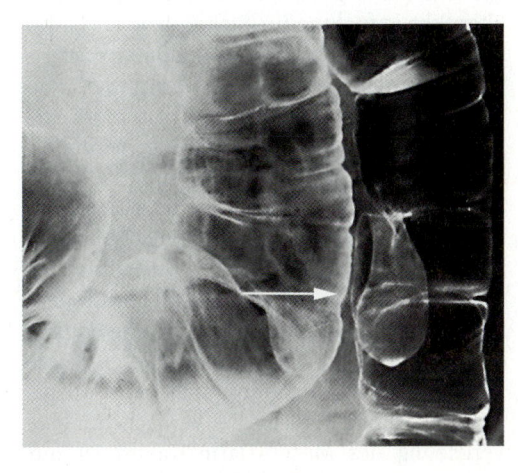

Abb. 18.43: Gestielter Polyp (IMPP)

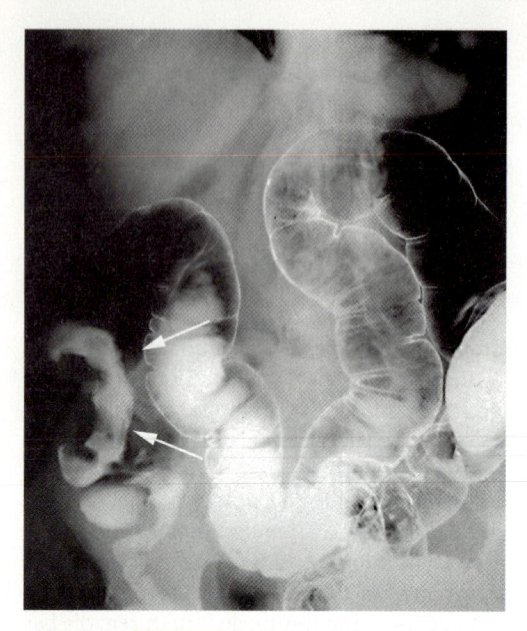

Abb. 18.44: Kolonkarzinom (Doppelkontrast) (IMPP)

Im Kolon-KM-Einlauf imponiert das Kolonkarzinom als blumenkohlartige oder polypoide Raumforderung mit Ulzerationen (siehe Abb. 18.44). Die befallene Darmwand ist starr und grenzt sich wulstartig von der normalen Darmwand ab.

Verletzungen des Magen-Darm-Traktes treten meist an fixierten Abschnitten auf und betreffen überwiegend das Duodenum, das proximale Jejunum und das distale Ileum sowie Rektum und Sigma. Mit Hilfe der Abdomenübersichtsaufnahme im Stehen bzw. in Linksseitenlage kann freie Luft im Abdomen nachgewiesen werden, die auf eine Darmperforation hindeutet. In der Übersichtsaufnahme im Stehen sammelt sich die freie Luft intraperitoneal als sichelförmige Aufhellung unterhalb des Zwerchfelles und in Linksseitenlage zwischen Leber und rechter Bauchwand an. Bei Verletzungen des Duodenums mit freier Luft im Retroperitonealraum sieht man eine teils streifenförmige, teils blasige Luftansammlung entlang der Psoasmuskeln sowie um die Nieren. Diese Luftansammlung verändert sich bei Umlagerung des Patienten nicht. Bei Verdacht auf eine Verletzung des Magen-Darm-Traktes ist nur eine Röntgenuntersuchung mit wasserlöslichem Kontrastmittel zulässig! Ein KM-Austritt in die freie Bauhöhle ist dann beweisend.

6.5
Leber und Galle; Milz

6.5.1
Untersuchungsmethoden und -indikationen

Die *Sonographie* ist das Verfahren der Wahl in der *Leberdiagnostik*. Die Auflösung erlaubt den Nachweis von minimal 2–3 mm großen, fokalen Veränderungen. Mit der Doppler-Sonographie können auch das arterielle und portalvenöse Stromgebiet dargestellt werden. An der Gallenblase dient diese Untersuchungsmethode in erster Linie dem Nachweis von Gallensteinen und der Beurteilung der Gallengänge. Durch ein interkostales Schallfenster kann auch die *Milz* sonographisch gut abgebildet werden.

An der Leber erfolgt die *Computertomographie* als native oder KM-Untersuchung. Ihr besonderer Vorteil ist, daß die Abbildung nicht von Darmgas überlagert wird und in mehreren, vom Untersucher unabhängigen, reproduzierbaren Schnittebenen angefertigt werden kann. Die Milz kann in ihrer gesamten Ausdehnung artefakt- und überlagerungsfrei dargestellt werden.

Bei der *Arteriographie* der Leber wird über einen transfemoralen Zugang der Truncus coeliacus bzw. seine Aufzweigungsäste selektiv oder superselektiv dargestellt. Die V. portae kann mit der sogenannten Rückstromangiographie nach KM-Injektion in die A. lienalis dargestellt werden. Die *Lebervenen* werden retrograd über die V. cava kontrastiert. Indikation der Leberangiographie ist meist die präoperative Darstellung der intrahepatischen Gefäße, auch im Hinblick auf eventuell vorhandene Anomalien. Eine Milzangiographie erfolgt über einen transfemoralen Zugang nach Sondierung des Truncus coeliacus. Neben dem arteriellen System werden über die indirekte Splenoportographie auch die V. lienalis und V. portae dargestellt. Durch Injektion radioaktiv markierter Erythrozyten kann die Milz als Sequestrationsort gealterter Erythrozyten beurteilt werden. Die A. lienalis kann über einen transfemoralen Zugang nach Sondierung des Truncus coeliacus dargestellt werden. Über die indirekte Splenoportographie können auch die V. lienalis und die V. portae untersucht werden.

Von den *nuklearmedizinischen Methoden* erlaubt die *Funktionsszintigraphie* Aussagen zur Leberperfusion und zum hepatozellulären Stoffwechsel. Bei Lebertumoren zeigen sich Speicherdefekte; Hämangiome können mit markierten Erythrozyten nachgewiesen werden. Zur funktionellen Diagnostik der Gallenausscheidung kommen Tc-markierte Essigsäurederivate zum Einsatz, welche gallegängig sind. Mit dieser Technik ist die Trennung von parenchymatösem und obstruktivem Ikterus sowie von proximalem und distalem Gallenwegsverschluß möglich.

Bei der oralen *Cholezystographie* wird das Kontrastmittel in Kapselform oral gegeben. Nach Konjugation mit Glukuronsäure wird das Kontrastmittel über die Leber ausgeschieden. Die Kontrastierung der Gallenblase erfolgt nach ca. 16 Stunden.

Durch die *intravenöse Cholezystocholangiographie* wird eine exakte Abgrenzung der Gallengänge möglich. Sie kontrastieren sich ca. 30 min nach Injektion. Nach einer Reizmahlzeit (z. B. Schokolade) läßt sich die Kontraktionsfähigkeit der Gallenblase überprüfen.

Bei der *endoskopisch retrograden Choledochopankreatikographie (ERCP)* wird mit Hilfe eines Endoskops die Papilla vateri sondiert. Anschließend kann Kontrastmittel direkt in die Gallenwege bzw. in das Pankreasgangsystem injiziert werden. Indikation ist die Abklärung distaler Gallenwegsobstruktionen. In gleicher Sitzung sind auch Papillotomie, Steinextraktion oder Einbringung von Stents (Prothesen für Gallenwege) möglich.

Bei der *perkutanen transhepatischen Cholangiographie* wird unter Durchleuchtungskontrolle rechts in der mittleren Axillarlinie punktiert und eine Nadel transhepatisch in einem Gallengang plaziert. Die Darstellung der Gallengänge erfolgt mit wasserlöslichem Kontrastmittel. So können Abflußbehinderungen diagnostiziert werden. Über den liegenden Katheter kann gestautes Gallensekret nach extern abgeleitet werden.

6.5.2
Radiologische Befunde

Das *hepatozelluläre Karzinom* stellt sich in der Sonographie als polyzyklisch begrenzter Tumor mit inhomogenem Echomuster dar. In der Angiographie zeigt sich ein regelloses Gefäßmuster mit arteriovenösen Kurzschlußverbindungen.

Lebermetastasen können in der Sonographie je nach Primärtumor echoreich, echoarm und sogar echofrei imponieren, meist ist um die Metastase ein Areal verminderter Echogenität nachweisbar. Im CT sind sie nativ hypodens, nach KM-Gabe jedoch gut sichtbar.

Leberzysten (siehe Abb. 18.45) erkennt man in der Sonographie als glatte, rundliche, echofreie, intrahepatische Raumforderungen mit dorsaler Schallverstärkung. Im CT stellen sie

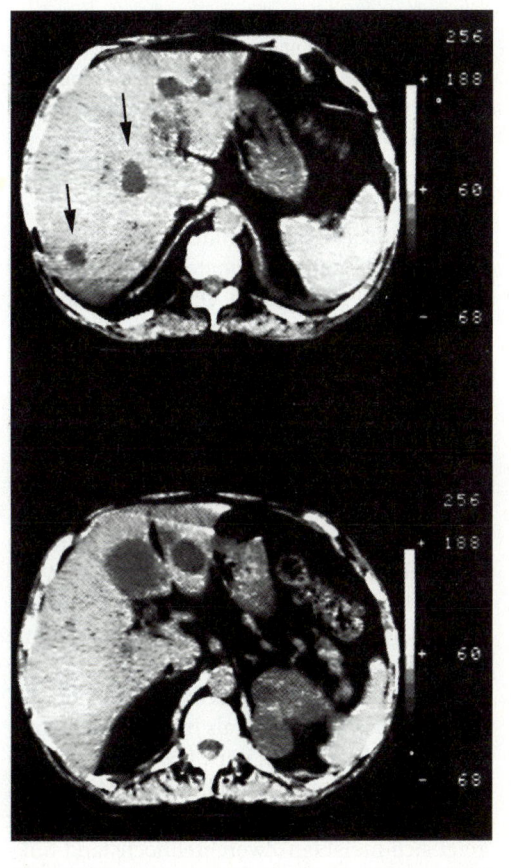

Abb. 18.45: Leberzysten (CT) (IMPP)

sich als glatt berandete, rundliche Areale mit wasseräquivalenter Dichte dar, die nach KM-Gabe keinen Dichteanstieg aufweisen.

Gallensteine sind häufig schon auf der konventionellen Röntgenaufnahme erkennbar, wenn sie verkalkt sind, besonders gut sichtbar sind sie jedoch im Sonogramm. Sie zeigen einen echogenen Kuppenreflex, einen distalen Schallschatten und Lagebeweglichkeit. In der Gallenblasenwand können sich Kalkeinlagerungen finden (Porzellangallenblase). Bei einer ERCP oder Cholangiographie sind Steine in den Gallengängen an den KM-Aussparung erkennbar.

Klinischer Fall

Auf einer Abdomenübersichtsaufnahme ist Luft in den Gallengängen erkennbar (Aerobilie).
Mögliche Diagnosen: Perforation eines Gallengangsteins in den Darm mit biliodigestiver Fistel, Zustand nach endoskopischer Papillotomie, Zustand nach Anlage einer biliodigestiven Anastomose, versehentliche Luftinjektion bei postoperativer T-Drainagen-Kontrolle

Bei rechtsseitigem *Bauchtrauma* kann es zu einem subkapsulären Hämatom oder einer zentralen offenen *Leberruptur* kommen. In der Sonographie lassen sich Organvergrößerung, subkapsuläre und intrahepatische Hämatome sowie Parenchymeinrisse nachweisen. Im CT lassen sich Hämatome sowohl nativ, als auch und nach KM-Applikation darstellen. In der Abdomenübersicht sieht man einen Zwerchfellhochstand rechts sowie einen vergrößerten Leberschatten.

Die häufigste Organverletzung im Rahmen eines stumpfen Bauchtraumas ist die *Milzruptur*. In der Sonographie können die subkapsulären oder in der Milz gelegenen Hämatome als weitgehend echofreie Zonen mit dorsaler Schallverstärkung dargestellt werden. Im CT erscheint das Hämatom als hyperdense Raumforderung. Einrisse in der Milz lassen sich als unregelmäßig begrenzte Linien im Milzparenchym erkennen. In der Abdomenübersicht zeigt sich meist ein Zwerchfellhochstand links und ein nicht abgrenzbarer Psoasschatten.

6.6
Pankreas

6.6.1
Untersuchungsmethoden und -indikationen

Für die Beurteilung des Pankreas hat schon die *konventionelle Röntgenaufnahme* große Bedeutung: Intrapankreatische Verkalkungen und Duodenal- bzw. Jejunaldilatation als Zeichen einer Atonie können auf eine Pankreatitis hinweisen.

Die *Sonographie* ist das erste gezielt durchzuführende bildgebende Untersuchungsverfahren bei Verdacht auf Pankreasaffektion. Bei der *Pankreatitis* finden sich eine Organvergrößerung mit gleichzeitiger Verminderung der Echogenität, unscharfe Randkonturen und peripankreatische Flüssigkeit.

Die *endoskopisch retrograden Pankreatikographie (ERP)* ist das sensitivste Verfahren zum Nachweis entzündlicher Veränderungen und Tumoren des Pankreas.

Merke !

Bei der *akuten* Pankreatitis ist die ERP kontraindiziert!

6.6.2
Radiologische Befunde

Bei der *Pankreatitis* ist das Organ sonographisch insgesamt oder umschrieben vergrößert. Es finden sich eine Verminderung der Echogenität und unscharfe Randkonturen. Auch im CT ist das Pankreas unscharf vergrößert. Die chronisch-rezidivierende Form zeigt auch Verkalkungen.

Das *Insulinom* ist in der Sonographie an der geringen Konturirregularität erkennbar. Im CT nach KM-Gabe und in der Angiographie kann eine Hyperperfusion nachgewiesen werden.

Maligne Tumoren zeichnen sich durch eine umschriebene Vergrößerung des Pankreas aus, wobei auch eine Kompression der Nachbarorgane möglich ist. Eine Dilatation von Ductus choledochus und pancreaticus ohne Steinnachweis ist häufig.

7 Radiologische Diagnostik von Becken und Retroperitoneum

7.1 Niere und ableitende Harnwege

7.1.1 Methoden und Indikationen

Bereits mit Hilfe der *Abdomenübersichtsaufnahme* sind Aussagen über Form, Lage und Größe der Nieren möglich, da Nierenparenchym und umgebende Fettkapsel unterschiedliche Absorption aufweisen. Da auch die Psoasmuskulatur gut erkannt werden kann, ist eine Aussage über mögliche retroperitoneale Tumoren möglich. Schattengebende Konkremente oder Verkalkungen außerhalb der Niere sind ebenfalls sichtbar.

Bei der *Ausscheidungsurographie (i.v.-Pyelographie)* wird wasserlösliches, nierengängiges Kontrastmittel intravenös appliziert (siehe Abb. 18.46). Nach 5, 10, 15 und 30 Minuten werden Röntgenaufnahmen angefertigt. In erster Linie ist diese Untersuchung indiziert bei entzündlichen Veränderungen, Nierentumoren und -zysten, Nephrolithiasis, Harnstauung, Nierentraumen und zur präoperativen Beurteilung des Ureterenverlaufs.

Bei der *retrograden Pyelographie* wird über einen im Ureter liegenden Katheter Kontrastmittel appliziert, welches dann die Ureteren und das Nierenbeckenkelchsystem darstellt. Indikationen sind Steine und Tumoren im Nierenbecken oder Ureter.

Die *Arteriographie* wird sowohl in der Diagnostik (Nierenarterienstenose, präoperative Abklärung der Gefäßversorgung bei Tumoren, Nierentrauma) als auch in der Therapie eingesetzt (präoperative Tumorembolisation, Dilatation von Arterienstenosen).

Bei der *Kavographie* erfolgt die KM-Injektion in die Beckenvenen. Sie dient dem Nachweis eines Tumoreinbruchs in die V. cava.

Die *Computertomographie* kann sehr gut zur Differenzierung zwischen flüssigkeitshaltigen Strukturen (Zysten) und soliden Weichteilprozessen (Tumoren) beitragen. Darüber hinaus

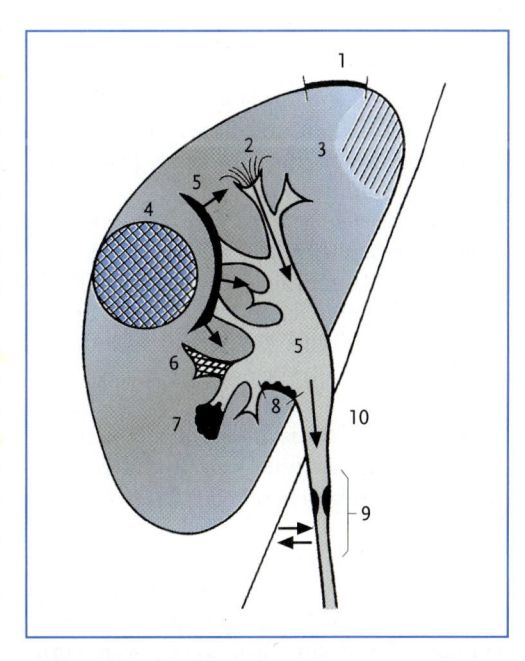

Abb. 18.46: Bildanalyse bei Urographie (Füllungsbilder) (E. Baudisch et al.1988)
1 Abgrenzbarkeit der Nierenkonturen und Verlauf (Vergleich mit der Nativaufnahme)
2 Ausscheidung (Beginn, Stärke, Seitenvergleich)
3 nephrographischer Effekt (homogene Stärke)
4 Hinweise auf Raumforderungen, Parenchymverdichtungen oder Aussparungen und Beziehung zur Nierenkontur und zum Nierenbecken
5 Nierenbecken (Gestaltung, Gliederung, Deformierung durch Verdrängung)
6 Füllung mit Kontrastharn (vollständige Aussparungen)
7 Kelche (Deformierungen, Aussparungen)
8 Konturen (Schärfe, Verlauf)
9 Ureter (Weite, Lage, Konturen, Füllung)
10 Abfluß (Zeichen von Harnstau)

ist sie indiziert bei Nierentrauma und -abszeß und nach extrakorporaler Stoßwellenlithotripsie. Das KM-CT erlaubt Aussagen über die Vaskularisation von raumfordernden Prozessen und damit über die Differenzierung zwischen Zyste und Tumor.

Die *Magnetresonanztomographie* liefert insbesondere bei Erkrankungen im Bereich des Harnblasenbodens und -daches sowie der Prostata bessere Bilder als die Computertomographie.

Die *Sonographie* der Niere hat besonderen Stellenwert bei der Diagnostik von Veränderungen des Nierenparenchyms und Nierenbeckenkelchsystems. Indikationen sind renale Raumforderungen, Nephrolithiasis, Harnstauung und Entzündungen. Die Sonographie der Blase (in gefülltem Zustand) macht eine Aussage über Tumoren und Blasensteine, und es kann eine Restharnbestimmung (nach Miktion) vorgenommen werden.

Bei der *Zystourographie* wird Kontrastmittel über einen Katheter in die Blase injiziert. Es können so Blasentumoren, -divertikel, -fisteln und Konkremente dargestellt werden. Bei der Urethrographie wird Kontrastmittel retrograd in die Urethra injiziert und Urethrastrikturen nachgewiesen.

Bei der *Miktionszystourographie* wird die Blase mit Kontrastmittel gefüllt und dann geprüft, ob bei Miktion ein Reflux in die Ureteren erfolgt.

Bei der *statischen und dynamischen Funktionsszintigraphie* werden technetiummarkierte Radiopharmaka verabreicht. Die statische Szintigraphie erlaubt eine Beurteilung von Form, Lage und Größe der Nieren, dystope Nieren können dargestellt werden. Bei der dynamischen (Perfusions-)Szintigraphie wird die aortale und renale Anflutung der radioaktiven Substanz gemessen. Damit können Nierenperfusionsstörungen nachgewiesen werden, z.B. bei Transplantatabstoßung, Nierenarterienstenose und -venenthrombose. Benutzt man zur Funktionsszintigraphie Radiopharmaka, die tubulär sezerniert werden (z.B. ^{123}J-Hippuran oder ^{99m}Tc-MAG-3), so kann die Anflutung, Sekretion und Exkretion der Nieren seitengetrennt untersucht werden. Indikationen sind Harnausscheidungsstörungen,

Durchblutungsstörungen (z.B. Nierenarterienstenose) und Nierenparenchymerkrankungen.

7.1.2
Radiologische Befunde

Mißbildungen

Agenesie, Aplasie und Hyperplasie der Nieren sowie Dystopie, Hufeisenniere, doppeltes Nierenbeckenkelchsystem und Zystennieren sind meist in der Abdomenübersicht oder sonographisch sichtbar. Der Ureterverlauf kann in der Sonographie jedoch nicht beurteilt werden, hierfür ist eine Ausscheidungsurographie notwendig.

Entzündungen, parenchymatöse Nierenerkrankungen

Nephritiden (siehe Abb. 18.47) zeigen in der konventionellen Röntgenaufnahme und Sonographie bei fortgeschrittener Erkrankung eine Verkleinerung der Nieren mit irregulärer, welliger Außenkontur, eventuell sind auch Parenchymverkalkungen nachweisbar.

Ein *Nierenabszeß* bedingt in der (KM-)Röntgenaufnahme eine unscharfe Begrenzung des Psoasschattens und eventuell eine Verdrängung des Nierenbeckenkelchsystems durch die

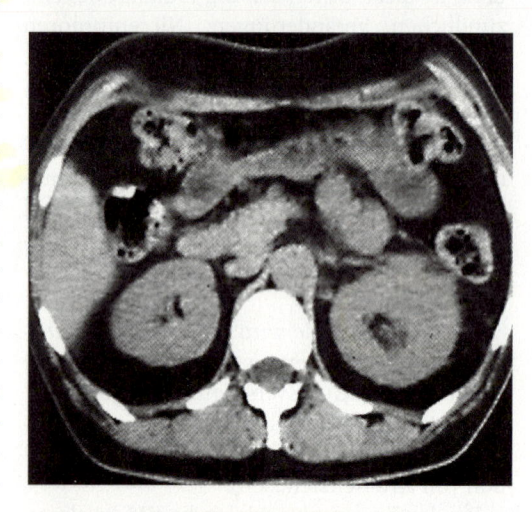

Abb. 18.47: Diffuse akute Pyelonephritis links (CT). Man erkennt eine Organvergrößerung und unscharfe Randkonturen (M. Lüning 1989)

entzündliche Raumforderung. Im Sonogramm sind unscharfe Organauftreibungen typisch. Bei eingeschmolzenen Prozessen finden sich flüssigkeitsgefüllte Höhlenbildungen mit echoreichem Randsaum und echoarmem Zentrum.

Die *Tuberkulose* der Nieren und ableitenden Harnwege zeigt in der Abdomenübersicht im Anfangsstadium stippchenförmige Verkalkungen, die im Spätstadium konfluieren. Dabei ist auf tuberkulöse Veränderungen der Wirbelsäule und der Iliosakralgelenke zu achten. In der Ausscheidungsurographie zeigen sich mottenfraßähnliche Destruktionen der Pyramidenspitzen, retrograd gefüllte Markkavernen, plump erweiterte und narbig verschlossene Kelche. Im Endstadium gelingt die retrograde Pyelographie wegen den narbigen Stenosen nicht mehr.

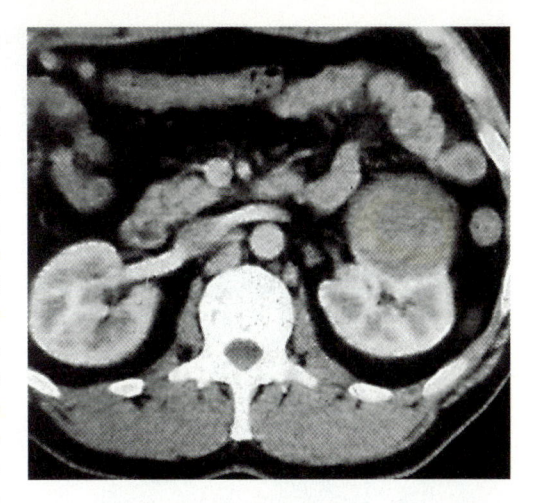

Abb. 18.48: Nierenzellkarzinom links (CT). Der runde, solide Tumor scheint der Niere aufzusitzen, dabei kommt es zur „Spornbildung" des Nierenparenchyms. Deutliche Differenzierung von Nierenmark und -rinde nach Kontrastmittelapplikation (M. Lüning 1989)

Tumoren

Benigne Tumoren (Angiomyolipom, Nierenadenom) sind sonographisch als sehr echoreiche, gut abgrenzbare Raumforderungen darstellbar. In der Abdomenübersicht ist lediglich eine unspezifische Vergrößerung und Auftreibung der Nieren sichtbar. Im KM-CT sieht man eine hypodense Raumforderung. Angiographisch ist nur eine geringe Vaskularisation nachweisbar. Ausnahme sind die Hämangiome, die sich als Gefäßkonvolute mit arteriovenösen Fisteln darstellen.

Allen *malignen Tumoren* (siehe Abb. 18.48) ist als unspezifisches Bild eine Vergrößerung, Deformierung und Verlagerung des Nierenschattens und der betroffenen Kelchgruppen gemeinsam. Ein Tumoreinbruch in den peri- bzw. pararenalen Raum sowie eine tumorbedingte Thrombosierung der V. cava oder V. renalis kann im CT nachgewiesen werden (wichtig zur Stadieneinteilung).

Beim *Hypernephrom* ist in der Angiographie eine Hypervaskularisation mit korkenzieherartigen Tumorgefäßen und arteriovenösen Fisteln typisch.

Besonders beim *Wilms-Tumor* ist die Stadieneinteilung von der Ausbreitung in den Bauchraum abhängig (CT!).

Nierenbeckentumoren stellen sich in der Angiographie meist hypovaskularisiert dar, im KM-CT sind sie nur schwer als kleine Raumforderung im Sinus renalis nachweisbar. Die Auscheidungsurographie zeigt unregelmäßige Füllungsdefekte im Nierenbeckenkelchsystem.

Harnleitertumoren sind im retrograden und antegraden Pyelogramm an unregelmäßigen Füllungsdefekten des Ureters erkennbar, proximal staut sich der Harn.

Blasentumoren sitzen meist in der lateralen Blasenwand und zeigen sich in der Ausscheidungsurographie als unregelmäßig begrenzte und lagekonstante KM-Aussparung. Mit der Sonographie können diese Tumoren als gemischt echogene Raumforderung dargestellt werden.

Urolithiasis

Bei der Urolithiasis (siehe Abb. 18.49) werden verschiedene Nierenkonkremente unterschieden.
- *röntgenpositive Konkremente* (80 %):
  - Kalziumoxalatsteine
  - Zystinsteine
  - Phosphatsteine
- *röntgennegative Konkremente* (20 %):
  - Uratsteine
  - Xanthinsteine

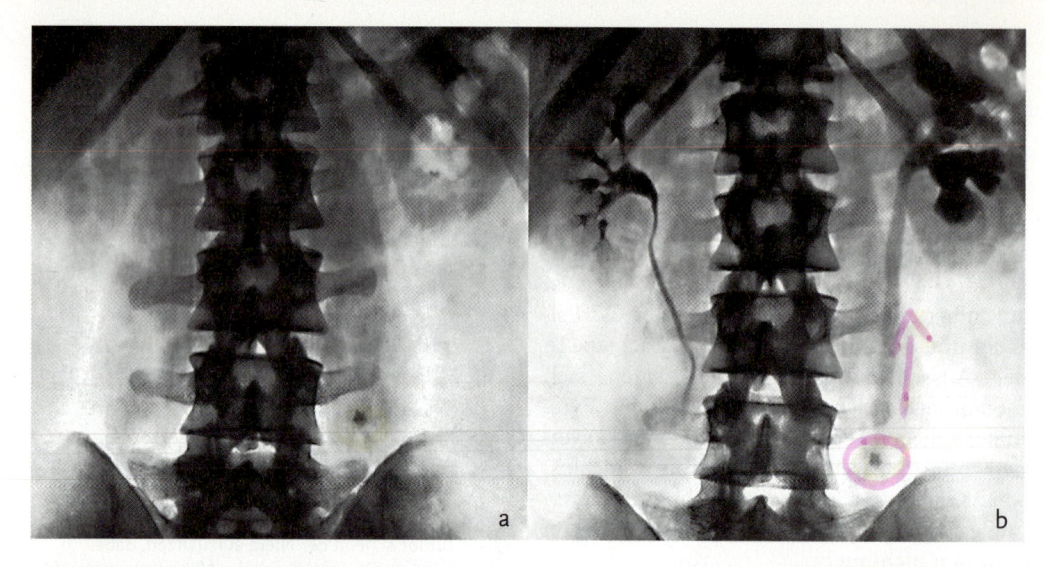

Abb. 18.49: Steinleiden mit Harnstauung bei einem 31jährigen Mann, **a** Nativaufnahme: 8 mm große, unregelmäßig gestaltete Verkalkung unterhalb des linken Querfortsatzes des 4. Lendenwirbels, **b** Urogramm: Harnstauung mit Stopp des Kontrastharns in Höhe des Konkrements (E. Baudisch et al. 1988)

Röntgenpositive Steine können bereits auf der Abdomennativaufnahme gesehen werden. In der Ausscheidungsurographie sind die röntgennegativen Steine an einer Kontrastmittelaussparung zu erkennen. Im Sonogramm sind Konkremente indirekt an einem distalen Schallschatten erkennbar. Bei beiden Untersuchungen ist auf eine Dilatation proximal der Konkremente zu achten, die auf eine Obstruktion hinweist.

Abflußstörungen, obstruktive Uropathien

Eine Harnstauung kann intraluminal, z.B. durch Konkremente, Tumoren, angeborene Stenosen, Klappenbildungen und Entzündungen, oder extraluminal durch retroperitoneale Tumoren, Prostatahypertrophie, Tumoren des kleinen Beckens oder Störungen der Innervation bedingt sein. Neben einer Dilatation des Nierenbeckenkelchsystems kommt es zur Ureteraufweitung (Hydroureter), die in der Auscheidungsurographie sowie in der Sonographie gut dokumentierbar ist. Da sich das Hohlraumsystem oftmals erst verspätet kontrastiert, sind Spätaufnahmen (Langzeiturographie) erforderlich.

Nierenarterienstenose

Mit der intravenösen digitalen Subtraktionsangiographie werden Lokalisation und Ausmaß einer Nierenarterienstenose diagnostiziert. Schrumpfnieren werden in der Parenchymphase der Untersuchung erkannt. Sie sind darüber hinaus sonographisch, die Stenosen Doppler-sonographisch zu erfassen. Als sensitivstes Verfahren zum Nachweis einer Nierenarterienstenose gilt die dynamische Nierensequenzszintigraphie (mit ^{99m}Tc-MAG-3 oder ^{123}J-Hippuran) nach Captoprilgabe.

Renale Osteopathie

Bei chronischer Niereninsuffizienz kommt es aufgrund einer Synthesestörung von Vitamin D zur Osteomalazie (siehe Innere Medizin, endokrine Organe, Kap.5).

Verletzungen

Besonders im Zusammenhang mit *Beckenfrakturen* muß an eine Beteiligung der Harnblase oder der Harnröhre gedacht werden. Untersuchungsmethode der Wahl ist ein Ausscheidungsurogramm. Bei einer Ruptur tritt Kontrastmittel in das perivesikale Gewebe aus. Die retrograde Zystographie erlaubt den Nachweis einer Blasenruptur wesentlich schneller und genauer.

Nierenverletzungen kommen schon durch leichte Bauchtraumen zustande. Auch hier kommt der Sonographie entscheidende Bedeutung in der Akutdiagnostik zu. Nierenrupturen lassen sich durch Unterbrechung der Nierenrandkontur diagnostizieren. Nierenkontusionen gehen in der Regel mit einer Organvergrößerung einher. Blutungen zeigen ein weitgehend echofreies Reflexionsmuster. Die exakte Ausdehnung von Verletzungen ist am sichersten mit der Computertomographie zu beurteilen. In der Ausscheidungsurographie sind traumatisierte Parenchymanteile urographisch stumm. Ferner zeigt sich eine Diskrepanz zwischen kontrastiertem Parenchym und Größe des Nierenschattens auf der (konventionellen) Leeraufnahme. Bei Verletzungen des Nierenhohlraumsystems sowie des Ureters kommt es zu KM-Austritt in den Retroperitonealraum. Füllungsdefekte im Bereich des Nierenhohlraumsystems weisen auf Blutkoagel hin. Bei fehlender KM-Ausscheidung der Nieren muß an eine Läsion bzw. an einen Verschluß der A. renalis gedacht werden. In diesen Fällen muß eine Angiographie angeschlossen werden.

7.2
Nebenniere

7.2.1
Untersuchungsmethoden und -indikationen

Die *Sonographie* ist das Verfahren der Wahl zur Darstellung der Nebennieren. Rechts dienen Leber und Niere, links Milz und Niere als Schallfenster.

Die *Computertomographie* ist das zweite Verfahren nach der Ultraschalluntersuchung. Sie erfolgt nativ oder nach intravenös appliziertem Kontrastmittel.

Die Ortsauflösung der *Magnetresonanztomographie* ist schlechter, sie hat jedoch bei bestimmten Erkrankungen eine höhere Spezifität als die Computertomographie.

Die *Phlebographie* mit selektiver Blutentnahme zur Hormonbestimmung dient dazu, hormonal aktive Raumforderungen zu differenzieren, wenn Ultraschall und CT keine sichere Entscheidung erlauben.

Bei den *nuklearmedizinischen Untersuchungsverfahren* werden meist radioaktiv markierte Hormonvorstufen zur Markierung der Nebennierenrinde bzw. radioaktiv markierte antiadrenerge Substanzen zur Markierung des Nebennierenmarkes eingesetzt. Durch Messung des Uptakes kann eine Aussage über die Organfunktion gemacht werden.

7.2.2
Radiologische Befunde

Eine *Hyperplasie* der Nebenniere ist sonographisch meist nicht darstellbar, im CT sind Zeichen der Hyperplasie Verdickungen der Nebennierenschenkel mit konvexer Randkontur. In der Nuklearmedizin werden verstärkt speichernde Nebennieren gefunden, auch wenn mit Dexamethason supprimiert wird.

Adenome stellen sich sonographisch schwach echogen dar. Im CT liegen wegen des hohen Cholesteringehalts niedrige Dichtewerte vor, die Differentialdiagnose zu Zysten ist schwierig. Nach KM-Gabe reichern Adenome jedoch an. Die Nuklearmedizin läßt auch eine Aussage über die endokrine Aktivität zu (Dexamethason-Hemmtest). In der Arteriographie zeigen Adenome eine vermehrte KM-Anreicherung, das Gefäßmuster ist jedoch fein und geordnet. In der Phlebographie ist eine verstärkte Vaskularisation zu erkennen.

Im Ultraschall stellen sich *Nebennierenkarzinome* mit gemischtem Reflexverhalten dar. In CT und NMR zeigen sich Raumforderungszeichen, wenn die Tumoren mindestens 3 cm groß sind, nekrotische Areale, Einblutungen und Verkalkungen. In Arterio- und Phlebographie zeigen Karzinome nur eine geringe Vaskularisation. In der Urographie sind sie ebenfalls als expansive Tumoren mit Verlagerung der Nieren erkennbar.

Das Echobild des *Phäochromozytoms* kann homogen oder mit gemischter Echogenität imponieren, wobei echofreie Bezirke durch Einblutungen oder Nekrosen hervorgerufen werden. Im CT sind Phäochromozytome glatt begrenzt. Sie reichern Kontrastmittel stärker an als Adenome. Mit ¹³¹J-markiertem Metajodbenzylguanidin (MIBG) können intra- und extraadrenale Phäochromozytome nachgewiesen werden. Arterio- und Phlebographie zeigen eine verstärkte KM-Aufnahme, wobei die zu- und abführenden Gefäße meist sehr kräftig sind.

> **Merke!**
>
> Nach selektiver KM-Injektion besteht die Gefahr der hypertonen Entgleisung.

Metastasen (Bronchialkarzinom, maligne Lymphome) sind meist echoarm oder gemischt echogen. Im CT weisen sie mittlere Dichtewerte auf und sind oftmals von anderen Nebennierentumoren nicht zu unterscheiden.

7.3 Organe des weiblichen Beckens

7.3.1 Untersuchungsmethoden und -indikationen

Neben *Sonographie* und *Röntgenübersichtsaufnahmen* wird die *Hysterosalpingographie* eingesetzt. Sie dient zur Darstellung des Cavum uteri und der Tuben und wird postmenstruell durchgeführt. Nach Einlage eines Katheters in den Zervikalkanal wird unter Durchleuchtungskontrolle ein wasserlösliches Kontrastmittel injiziert, bis dieses nach Tubenpassage intraperitoneal nachweisbar ist. Mit dieser Methode können Uterusanomalien (Uterus arcuatus, septus und subseptus, sowie Uterus unicornis, bicornis, unicollis und bicollis) dargestellt und die Tubendurchgängigkeit geprüft werden.

Mit der *Computertomographie* werden in der Gynäkologie zystische von soliden Weichteilveränderungen unterschieden, Tumorausdehnung, Lymphknoten und Knochenmetastasen beurteilt und das therapeutische Vorgehen geplant. Durch Kontrastmittelgabe (intravenös, rektal, oral) können die umliegenden Strukturen zur Orientierung dargestellt werden und der Vaskularisationsgrad ermittelt werden. Schließlich ist auch ein Staging und eine Verlaufskontrolle möglich.

8 Radiologische Diagnostik der Mamma

8.1 Untersuchungsmethoden und -indikationen

Die *Mammographie* ist die derzeit sicherste Methode, ein Mammakarzinom zu diagnostizieren. Sie wird in Weichstrahltechnik unter Kompression der Brust durchgeführt (Reduktion von Volumen und Streustrahlung). Sie sollte bei Risikopatientinnen ab dem 40. Lebensjahr in regelmäßigen Abständen (1–2 Jahre) durchgeführt werden.

Bei der *Galaktographie* werden die Milchgänge nach Sondierung der mamillären Ausführungsgänge mit wasserlöslichem Kontrastmittel dargestellt.

Tumoren zeigen eine erhöhte metabolische Aktivität, die sich in einer erhöhten Wärmeabgabe über die Haut äußert. Diese kann in der *Thermographie* mittels Infrarotgeräten gemessen werden. Es können Temperaturdifferenzen von 0,2 bis 0,3 °C nachgewiesen werden. Im Gegensatz zur *Sonographie* ist die Thermographie als Screening-Methode nicht geeignet.

Mehr und mehr wird die *Kernspintomographie* in der Diagnostik der Mamma eingesetzt.

8.2 Radiologische Befunde

Mammatumoren stellen sich dichter dar als das sie umgebende Gewebe.

Für die *Benignität* eines Tumors sprechen die Übereinstimmung seiner Größe bei der Palpation und im Röntgenbild, die homogene Dichte und die scharf begrenzte Randkontur mit schmalem Aufhellungssaum gegenüber der Umgebung (Zeichen des expansiven Wachstums).

Für die *Malignität* sprechen unscharfe Randkontur mit besenreiserartigen Krebsfüßchen, inhomogene und vermehrte Dichte, Mikroverkalkungen und eine Diskrepanz zwischen getasteter und radiologisch bestimmter Tumorgröße (siehe Abb. 18.50).

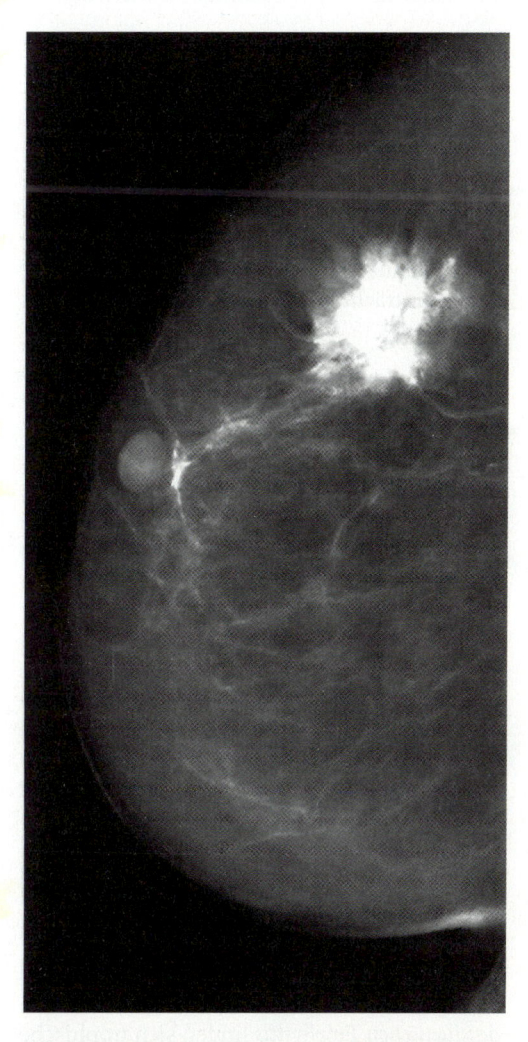

Abb. 18.50: Szirrhöses Adenokarzinom der Mamma mit sternförmiger Verschattung. Die strahlige Konfiguration mit irregulären Ausläufern ist auf den hohen Gehalt an faserreichem Stroma zurückzuführen (IMPP)

9 Radiologische Untersuchungsverfahren im Kindesalter

Die in diesem Abschnitt nicht aufgeführten Erkrankungen zeigen beim Kind die gleichen Röntgenzeichen wie beim Erwachsen. Sie werden daher hier nicht nochmals beschrieben.

9.1 Untersuchungsmethoden und -indikationen

Es gelten die in den vorangegangenen Abschnitten genannten Indikationen, die aber in der Regel enger zu stellen sind, insbesondere bei Untersuchungen, durch welche die Gonaden beeinträchtigt werden könnten.

9.2 Radiologische Befunde

9.2.1 Vorgeburtliche und geburtstraumatische Schädigungen

Siehe auch Pädiatrie, Kapitel 3 und Kapitel 4.4.

Bei der *Rötelnembryopathie* tritt an der distalen Femur- und proximalen Tibiametaphyse eine Metaphysitis auf, die sich in irregulären, sklerotischen metaphysären Verdichtungen und longitudinalen streifigen Aufhellungen ohne periostale Reaktionen äußert. Am Schädel kommt es durch Störung der desmalen Knochenbildung zur Mikrozephalie sowie Disproportionierung von Gesichts- und Hirnschädel. Gehäuft finden sich auch Herz- und Nierenmißbildungen, sowie Klumpfüße.

Die *konnatale Lues* erfaßt das gesamte Skelett. Befallen sind vor allem die Diaphysen und Metaphysen der großen Röhrenknochen. Bei der *luetischen Epiphysitis* finden sich trophische Störungen, die als Aufhellungsbänder oder -herde imponieren, es kommt auch zu pathologischen Frakturen. Periostale Reaktionen mit teilweise manschettenartiger Neubildung sowie mottenfraßähnliche Knochendefekte sind Zeichen der *luetischen Diaphysitis*.

Bei der konnatalen *Toxoplasmose* finden sich Chorioretinitis, intrakranielle Verkalkungen und Hydrozephalus.

Bei der *Zytomegalie* kommt es zu Hepatosplenomegalie, Meningoenzephalitis, Chorioretinitis, Mikro- und Hydrozephalus und periventrikulären Verkalkungen.

Von den geburtstraumatischen Schädigungen sind die *Frakturen* der Klavikula und der Diaphysen von Humerus und Femur am häufigsten. Bei Zangenentbindungen finden sich auch Frakturen am Schädel.

Seltener kommt es zu geburtstraumatischen *Epiphysiolysen* (besonders an der proximalen Humerusepiphyse). Hierbei sind im Röntgenbild eine Verlagerung des Humeruskopfkerns sowie bei Funktionsaufnahmen eine abnorme Beweglichkeit des Humerus im Bezug auf das Gelenk sichtbar. Oftmals kommt es unter der Geburt auch zu Dislokationen, bei denen insbesondere das Hüftgelenk betroffen ist.

9.2.2 Erkrankungen der Atmungsorgane

Siehe auch Pädiatrie, Kapitel 12.

Atemstörungen des Neugeborenen

Infolge einer *Asphyxie* kommt es im Gehirn zu Erweichungsherden, Porenzephalie, Hirnatrophie, Hydrozephalus und zur Demyelinisierung (v. a. der Basalganglien).

Beim *idiopathischen Atemnotsyndrom* sieht man in der Thoraxübersicht eine feine granuläre Zeichnungsvermehrung, der Herzschatten ist nicht mehr abgrenzbar, und es findet sich ein positives Aerobronchogramm.

Nach Sauerstoffüberdruckbeatmung kann sich eine *bronchopulmonale Dysplasie* entwickeln, die anhand vermehrter Transparenz (Überblähung) und wabig-streifiger hilifugaler Zeichnungsvermehrung erkennbar ist.

Fehlbildungen und Obstruktionen der Trachea und der Bronchien

Bei der *Bronchusatresie* findet sich ein umschriebenes Emphysem des Oberlappens, das die benachbarten Lungenabschnitte und den Hilus komprimiert.

Bei *tracheoösophagealen Fisteln* besteht ein proximal luftgefüllter Ösophagusblindsack, der Gastrointestinaltrakt ist stark luftgefüllt.

Fremdkörperaspiration. Hierzu siehe Kapitel 5.1.

Mukoviszidose

Bei dieser Erkrankung kommt es oftmals zu rezidivierenden bilateralen Bronchopneumonien mit Atelektasen, streifiger interstitieller Verschattung, Pneumatozelen, Bronchiektasen und Tracheomegalie.

Pneumonien

Aspirationsfolgen imponieren als fleckige Verschattungen, die entweder hilusnah lokalisiert sind oder bis weit in die Peripherie reichen. Es kann sich eine Aspirationspneumonie aufpfropfen.

9.2.3
Erkrankungen des Verdauungskanals

Siehe auch Pädiatrie, Kapitel 13.

Bei der *Ösophagusatresie* kommt es durch eine Fistelbildung mit der Trachea zu einem luftgefüllten Verdauungstrakt.

Bei der *Pylorusstenose* findet sich in der KM-Untersuchung ein stenosierter und verlängerter Pyloruskanal mit verzögertem KM-Übertritt ins Duodenum sowie eine Hyperperistaltik.

Bei *Duodenalstenose* und *-atrophie* zeigt sich ein Doppelspiegel: links der Wirbelsäule die Magenblase, rechts die Duodenalblase. Bei Atresie ist der übrige Darm luftleer, bei Stenose luftarm.

Die Lokalisation der *Analatresie* ist in Bauchhängelage an der Luftfüllung des Rektums erkennbar.

Beim *Megacolon congenitum (Morbus Hirschsprung)* kommt es zur relativen Weitstellung der Kolonschlingen im Vergleich zu normallumigen Dünndarmschlingen. Es findet sich nur eine geringe Gasansammlung im Rektum. Im Kolonkontrasteinlauf sieht man ein enggestelltes Segment, das proximal in das Megakolon übergeht.

9.2.4
Erkrankungen der Niere und ableitenden Harnwege

Zu den *Fehlbildungen* siehe Kapitel 7.1.

Beim *vesikoureteralen Reflux* besteht eine Fehleinmündung der Ureteren in die Harnblase. Beim Miktionszystourethrogramm wird die Harnblase perkutan punktiert und mit Kontrastmittel aufgefüllt. Bei Reflux läuft das Kontrastmittel retrograd in den Ureter oder ins Nierenbecken. Zu beachten ist, daß ein Reflux oftmals auch temporär während eines Harnwegsinfektes auftritt.

Der *Wilms-Tumor (Nephroblastom)* stellt sich in der Sonographie als große Raumforderung in der Niere dar. Teilweise finden sich echofreie Areale (Nekrosen). In der KM-Darstellung ist das Nierenbeckenkelchsystem verlagert oder nicht mehr darstellbar. Zu achten ist weiterhin auf mögliche Lungenmetastasen.

9.2.5
Erkrankungen des Blutes und der blutbildenden Organe

Anämien führen über Knochenmarkshyperplasien zu Skelettveränderungen. Am Schädel kommt es zu einer Verbreiterung der Diploe und einer spongiösen Umwandlung der Tabula externa (Bürstenschädel), an den Röhrenknochen zu einer wabigen Strukturauflockerung; die Knochen selbst sind verplumpt und die Metaphysen verdickt. An der Wirbelsäule sind die Wirbelkörper fischwirbelartig verformt. Die vergrößerte Milz und Leber können sonographisch dargestellt werden, die Erythrozytenüberlebenszeit wird nuklearmedizinisch bestimmt.

Leukosen zeichnen sich im Röntgenbild durch eine allgemeine Osteoporose mit querverlaufenden, metaphysären Aufhellungsbändern in Zonen mit starkem Wachstum aus. In Schädel, Becken und in den Metaphysen der langen Röhrenknochen finden sich herdförmige Osteolysen; die Schädelnähte klaffen meist. Im Abdomen sind Lymphome und eine Hepato-/Splenomegalie nachweisbar.

Lymphosarkome zeigen mediastinale und hiläre Lymphknotenvergrößerungen und bei peripherer Infiltration unscharfe Verdichtungen bzw. metastasenartige Rundschatten. Am Skelett kommt es zu fleckigen oder flächigen Destruktionen der Knochenstruktur. Sind Wirbel befallen, kommt es zu Kompressionsfrakturen.

Die *Histiozytosis X* ist ein Überbegriff für folgende Erkrankungen: *eosinophiles Granulom* (scharf begrenzte Osteolysen an Schädel, Becken und Wirbelsäule), *Schüller-Christian-Hand-Krankheit* (multiple osteolytische Herde, Landkartenschädel), *Abt-Letterer-Siewe-Krankheit* (geringer Knochenbefall, feingranuläre oder disseminierte miliare Verschattungen auf der Lunge).

Teratome enthalten oft Zähne oder knöcherne Anteile.

9.2.6
Erkrankungen des Skelettsystems

Das *Skelettalter* wird durch Vergleich einer Aufnahme des linken Handskelettes mit einem Skelettalteratlas bestimmt. Eine Retardierung oder Akzeleration des Skelettalters *(Wachstumsstörung)* liegt vor, wenn das per Atlas bestimmte Knochenalter vom chronologischen Alter des Patienten abweicht. Beim *Minderwuchs* wird die *proportionierte* (Kind zu klein, aber die Proportionen stimmen) von der *disproportionierten* (Mißverhältnis zwischen Stamm und Extremitäten) Form unterschieden.

Kindliche Knochenfrakturen

Am kindlichen Skelett findet sich häufig die sogenannte *Grünholzfraktur,* bedingt durch die Elastizität des kindlichen Knochens („weichere" Strukturierung). Diese Diagnose kann gestellt werden, wenn abgeknickte Spongiosabälkchen und Knickbildungen in der Kompakta vorliegen (Wulstbildungen) und wenn kein Frakturspalt abgrenzbar ist.

Da die Epiphysenfugen im Kindesalter noch nicht oder nicht vollständig geschlossen sind, kommt es oftmals auch zur Abtrennung der Epiphyse in der Epiphysenfuge. Dies wird als *Epiphyseolysis* bezeichnet; der Nachweis gelingt oft nur im direkten Vergleich mit der Gegenseite. Ist dabei auch der angrenzende Knochen beteiligt, so werden die drei Typen der Osteoepiphyseolyse nach Aitken unterschieden:
- Aitken I: partielle Epiphyseolysis mit metaphysärer Fraktur
- Aitken II: Epiphysenfraktur mit partieller Epiphyseolysis
- Aitken III: durch die Epiphysenfuge ziehende Fraktur der Epi- und Metaphyse

Kindesmißhandlungen

Beim *Battered child syndrome* finden sich multiple Frakturen (meist in verschiedenen Heilungsstadien, also zu verschiedenen Zeitpunkten entstanden), für die in der Anamnese keine überzeugende Erklärung zu finden ist. Besonders typische Röntgenzeichen sind Kantenabsprengungen der Metaphysen und die durch subperiostale Blutung bedingte Abhebung des Periosts. An diesen Stellen resultiert eine traumatische kortikale Hyperostose. Weiterhin findet man nicht selten subdurale Hämatome und Verletzungen innerer Organe.

9.2.7
Endokrine Erkrankungen

Bei *Dystopien der Schilddrüse* können intrathorakale Strumen prä-, para- oder retrotracheal liegen. Sie sind im Thoraxbild als weichteildichte Raumforderung erkennbar, welche die Trachea verlagert. Retrotracheale Strumen können auch den Ösophagus verlagern.

Bei der angeborenen *Hypothyreose* ist die Skelettentwicklung bereits bei Geburt retardiert und es kann sonographisch und szintigraphisch kein Schilddrüsengewebe gefunden werden (allenfalls ektop).

Beim *hypophysären Zwergwuchs (Hypopituitarismus)* sieht man im Röntgenbild eine große Schädelkalotte und Skelettreifungsstörungen mit verzögertem Epiphysenschluß. Beim *hypophysären Riesenwuchs* findet sich eine vergrößerte Sella turcica und ein verspäteter Epiphysenschluß.

9.2.8
Erkrankungen des Nervensystems

Entzündliche Erkrankungen des ZNS werden klinisch und durch Liquorbefund, Komplikationen in CT und NMR nachgewiesen. *Tumoren des ZNS* können bei offener Fontanelle oder klaffenden Schädelnähten mit der zerebralen Sonographie untersucht werden.

Beim *Neuroblastom* findet sich eine Raumforderung, die von der Nebenniere ausgeht oder im Retroperitoneum liegt. Sie zeigt eine unscharfe Außenkontur, ist inhomogen (Nekrosen und Blutungen) und enthält Verkalkungen.

10 Klinische Strahlentherapie, Radioonkologie und nuklearmedizinische Tumortherapie

10.1
Radioonkologie maligner Tumoren

10.1.1
Richtlinien zur radioonkologischen Behandlung

Verschiedene Spezialisten (Chirurg, Strahlentherapeut, internistischer Onkologe, Histologe) sollten gemeinsam (multidisziplinär) die Indikation zur Bestrahlung stellen und einen Behandlungsplan ausarbeiten. Während der Therapie sollte der Patient engmaschig überwacht werden, damit Nebenwirkungen oder Komplikationen frühzeitig erkannt werden. Regelmäßige Nachuntersuchungen zur Beurteilung der Therapie müssen geplant und organisiert werden, denn Rezidive oder Metastasen sollen frühzeitig aufgedeckt werden, damit die Behandlung optimiert werden kann. Daten aller behandelten Patienten sollten in einem klinischen Krebsregister gespeichert werden, um eine Qualitätskontrolle zu ermöglichen.

Vor Beginn der Bestrahlungsbehandlung ist eine genaue Herdlokalisation notwendig. Am sichersten ist dies nach chirurgischen Eingriffen möglich, wenn charakteristische Stellen und Begrenzungen z.B. mit Clips markiert wurden. Ansonsten kann das zu bestrahlende Volumen (Zielvolumen) auch mittels CT oder Sonographie (unter Einbeziehung aller diagnostischen Hilfsmittel wie Kontrastmitteldastellung, Lymphadenographie, usw.) lokalisiert werden. Das Bestrahlungsfeld wird auf der Körperoberfläche markiert und anhand der entsprechenden CT-Schnitte rechnergestützt die günstigste Bestrahlungstechnik und die Isodosenverteilung bestimmt. Wichtig dabei ist es, darauf zu achten, daß gesunde und strahlensensible Risikoorgane mit einer möglichst geringen Dosis belastet werden.

10.1.2
Therapieziele der Radioonkologie

Man unterscheidet die *kurative,* heilende, von der *palliativen* Therapie, die die Beschwerden lindert und die Lebensqualität verbessert. Meistens wird die Strahlentherapie in Kombination mit anderen Verfahren (z.B. Chemotherapie, Operation) eingesetzt.

Die *präoperative* Bestrahlung kann helfen, einen primär inoperablen Tumor in einen operablen umzuwandeln oder die intraoperative Tumoraussaat zu vermindern. Es ist notwendig, einen genauen Zeitplan zu erstellen, damit die Operation genau dann erfolgen kann, wenn die Tumorrückbildung durch die Bestrahlung ihr Optimum erreicht hat. Zur *intraoperativen* Bestrahlung siehe Kapitel 10.3. Die *postoperative* Bestrahlung ist dann indiziert, wenn durch die Kombination beider Techniken eine Verbesserung der Heilungsquote nachgewiesen wurde.

Durch eine Kombination von Chemo- und Strahlentherapie *(Radiochemotherapie)* werden die Tumorzellen zunächst gegen Strahlen sensibilisiert, um so die Wirkung der Strahlen zu erhöhen. Bestimmte Chemotherapeutika blockieren die Zellteilung vorübergehend in einer bestimmten Phase. Auf diese Weise sammeln sich mehr Zellen in einer strahlungssensiblen Phase an und können zum richtigen Zeitpunkt bestrahlt werden. Auch durch Temperaturerhöhung *(Hyperthermie)* auf 41–44°C kann die Strahlenempfindlichkeit heraufgesetzt werden.

10.1.3
Tumordosis

Die Tumordosis *(Herddosis)* entspricht der Dosis im Zielvolumen. Sie kann auf einen festgelegten Punkt oder auf eine den Tumor umgebenden Isodosenlinie berechnet werden. Leitender Grundsatz der Strahlentherapie ist es, eine möglichst weitgehende Zerstörung des Tumors bei möglichst geringer Schädigung des gesunden Gewebes zu erreichen. Durch *Fraktionierung* (zeitliche Dosisverteilung) wird die Gesamtdosis auf viele kleine Einzeldosen verteilt. Dadurch wird die Wirkung der Strahlung auf den Tumor und das Gewebe zwar vermindert, auf rasch proliferierendes Tumorgewebe jedoch geringer als auf gesundes Gewebe mit geringer Zellteilungsrate. Die gesunde Umgebung „erholt" sich rascher, die Elektivität der Strahlenbehandlung steigt. Nur durch Fraktionierung ist in der Regel eine kanzerizide Dosis zu erreichen, ohne die gesunde Umgebung über ihre Toleranz zu belasten.

Die *Gesamtdosis* ist abhängig von der Strahlensensibilität und der Ausdehnung des Tumors. Es besteht eine direkte Beziehung zwischen histologischem Grading und der Strahlensensibilität. Bei ausgedehnten Tumoren, bei denen eine hohe Volumendosis verabreicht wird, muß die Feldgröße dem zu bestrahlenden Tumorvolumen ständig angepaßt werden (shrinking field technique).

Die Strahlenwirkung ist abhängig von der Sauerstoffversorgung der Tumorzelle, insbesondere bei wenig dicht ionisierender Strahlung. Durch Anwendung von Neutronen, Sauerstoffüberdruckbehandlung oder sensibilisierenden Substanzen kann die biologische Wirkung erhöht werden.

10.1.4
Perkutane kurative Strahlentherapie

Sie dient der Zerstörung des Tumorgewebes unter möglichster Schonung des umgebenden normalen Gewebes.

Primäre Hirntumoren werden generell operativ behandelt. Indikation zur postoperativen Bestrahlung sind die inkomplette Resektion und die Inoperabilität.

Sowohl Operation als auch Bestrahlung von *Tumoren der Orbita* sind umstritten.

Die enge Nachbarschaft zum Rückenmark macht die Bestrahlung von *Tumoren des Hals-Nasen-Ohren-Bereiches* problematisch. Die notwendigen Strahlendosen liegen weit über der Toleranzdosis des Rückenmarks. Durch Bestrahlung über größere Felder und Kombination von Photonen mit Elektronen kann eine radiogene Myelitis jedoch vermieden werden.

Non-Hodkin-Lymphome sind sehr strahlensensibel. Es werden Großfeldbestrahlungen in Mantelfeldtechnik (umgekehrtes Y) vorgenommen.

Beim *Bronchialkarzinom* werden der Tumor selbst und zusätzlich die ipsi- und kontralaterale Supraklavikulargrube sowie das Mediastinum bestrahlt. Auch hierbei ist das Rückenmark gefährdet, so daß eine Fraktionierung vorgenommen werden muß.

Beim *Mammakarzinom* erfolgt die Bestrahlung der Brust tangential, eventuell unter Beteiligung der Parasternalregion.

Bei *Tumoren der Bauchhöhle* kommt meist eine Mehrfeldertechnik zur Anwendung, welche die umliegenden Organe schonen soll.

Tumoren des inneren und äußeren weiblichen und männlichen Genitale siehe Kapitel 10.3.

Nebenwirkungen

An den Augen kann es zur Linsentrübung kommen. Die Funktion der Speicheldrüsen wird schon in niedrigen Dosen eingeschränkt und erholt sich bei Dosen oberhalb 5000 rad nicht mehr. Folge sind Störungen der Geschmackssinne, Infektionen, Schluckbeschwerden, Karies. Besondere Schwierigkeiten bei Bestrahlung des Hals-Thorax-Bereiches können durch Strahlung hervorgerufene Ösophagitiden verursachen. Im Abdomen führen entzündliche Reaktionen am Magen, Dünndarm und Dickdarm zu Schmerzen, Appetitlosigkeit, Diarrhöen, Elektrolytverschiebungen, Veränderungen der Darmflora und anderem mehr. Bestrahlung von Hoden oder Ovar führt zu Sterilität. Knochenmark wird in Fettmark umgewandelt. Das Rückenmark kann sich entzünden (Myelitis), und es kann zur Querschnittlähmung kommen. An der Haut führt Strahlenbelastung zur Epidermolyse. An den Knochen entstehen Nekrosen und es kommt zu pathologischen Frakturen. Die oben genannten Veränderungen müssen nicht unbedingt mit der Strahlentherapie einhergehen, sondern sie können auch Spätfolgen der Behandlung sein.

10.1.5
Palliative Strahlentherapie

Hierunter versteht man die Behandlung von Tumoren mit dem Ziel eines temporären Wachstumsstillstandes und der Besserung von Allgemeinbeschwerden (Schmerzen, Einflußstauungen, Querschnittlähmungen, Blutungen). Die Prinzipien und Methoden sind die gleichen wie bei der kurativen Therapie, die Dosierung beträgt jedoch lediglich zwei Drittel der kurativen Dosis. Häufig sind auch Kombinationen mit Operationen, Zytostatika und Hormonen sinnvoll.

Indikationen für die palliative Strahlentherapie sind zum Beispiel Schmerzen bei Knochenmetastasen (besonders des Mammakarzinoms), Verringerung der Frakturgefahr bei Knochenmetastasen (Statikgefährdung!), Einflußstauung bei Mediastinaltumoren, Atelektase bei Lungentumoren, Meningitis carcinomatosa, Schmerzen bei Hirnmetastasen, frische Querschnittlähmung innerhalb der ersten 8 Stunden und obere Einflußstauung.

10.2
Strahlentherapie gutartiger Erkrankungen

In kleinen Dosen (0,2–1,0 Gy) haben ionisierende Strahlen antiphlogistische und analgetische Wirkung. Sie werden daher auch zur Therapie entzündlicher Erkrankungen (Panaritien, Furunkel, Schweißdrüsenentzündungen usw.) eingesetzt. Weitere Indikationen sind Reizzustände der Sehnen- und Muskelansätze (Epikondylitis, Peritendinitis usw.). Auch die prophylaktische Bestrahlung ist möglich. Sie soll das Wachstum proliferierender Zellen bremsen, z.B. bei Keloiden, Hämangiomen usw.

10.3
Anwendung umschlossener Strahler

Umschlossene Radionuklide eignen sich besonders gut zur Kontaktbestrahlung, da sie hierbei besonders nahe an den Tumor herangebracht werden können.

Bei der intrakavitären Therapie werden die Einlagen intrauterin, intrazervikal oder intravaginal eingebracht, meist im Afterloading-(Nachlade-)Verfahren, um die Strahlenexposition des Personals möglichst gering zu halten. Indikationen sind Corpus-, Collum- und Vaginal-, Ösophagus-, Gallenwegs- und Rektumkarzinome.

Bei der interstitiellen Therapie werden die Radionuklide unmittelbar ins Gewebe eingebracht. Die temporäre Implantation erfolgt meist mit Hilfe von ^{192}Ir(Iridium-)Drähten. Für die permanente Implantation stehen ^{198}Gold-Seeds zur Verfügung. Indikationen sind Zungen- und Mundbodenkarzinome, Hirntumoren, Anal- und Prostatakarzinome. Auch *intraoperativ* ist eine „Spickung" von nicht entfernbaren Tumorresten möglich (z.B. bei Lungenspitzen-, Mediastinal- und Pankreastumoren).

Bei der Oberflächentherapie (Kontakttherapie) kommen ^{90}Sr(Strontium-)Platten zur Anwendung. Es liegt hierbei eine protrahierte (kontinuierliche) Bestrahlung mit geringer Dosisleistung vor (im Gegensatz zur fraktionierten perkutanen Therapie). Häufig werden auch beide Verfahren miteinander kombiniert.

10.4
Therapie mit offenen radioaktiven Stoffen

Bei der nuklearmedizinischen Therapie wird ein möglichst reiner β-Strahler in der Läsion konzentriert, wo er die Strahlung ausreichend lange abgibt.

Bei der Radiojodtherpie von *Schilddrüsenerkrankungen* wird ^{131}J (Jod) in der Schilddrüse metabolisch angereichert. Es bewirkt dort eine selektive Bestrahlung des funktionellen Parenchyms. Indikationen sind Hyperthyreosen (Morbus Basedow, Adenom), blande Strumen und Schilddrüsenkarzinome (postoperativ).

Bei der *Polycythaemia vera* kann ^{32}P (Phosphor) eingesetzt werden, da es sich in Geweben mit erhöhtem Zellumsatz anreichert (Knochenmark).

Bei der Behandlung von *Skelettmetastasen* wird der Betastrahler ^{89}Sr an Stellen verstärkter Osteoblastenaktivität angereichert.

Die Therapie mit radioaktiv markierten *monoklonalen Antikörpern* stellt eine weitere Behandlungsform dar, die aber erst noch weiterentwickelt werden muß.

Klinischer Fall

Im Zuge einer kurativen Strahlentherapie entwickelt ein Patient Übelkeit, Erbrechen, massive Durchfälle und einen ausgeprägten Schockzustand. Im Blutbild sind Lympho-, Leuko- und Thrombozytopenie nachweisbar.
Diagnose: akutes Strahlensyndrom

Zahn-, Mund- und Kiefererkrankungen

Dr. med Jan Raimund Schäfer

Inhalt

1	**Entwicklung des Mund-Rachen-Bereiches**	1762
1.1	Ontogenese	1762
1.2	Mißbildungen	1763
1.3	Milchgebiß	1764
1.4	Wechselgebiß	1765
1.5	Bleibendes Gebiß	1766
2	**Anatomische Grundlagen**	1767
2.1	Morphologie der Zähne	1767
2.2	Knochen und Weichteile des Mundbereichs	1767
3	**Erkrankungen der Zahnhartsubstanz und der Pulpa**	1769
3.1	Erkrankungen der Zahnhartsubstanz: Karies	1769
3.2	Erkrankungen der Pulpa: Pulpitis/Pulpanekrose	1770
4	**Erkrankungen des Zahnbetts**	1772
4.1	Marginale Parodontopathie	1772
4.2	Apikale Parodontitis	1773
5	**Vorbeugende Zahn-, Mund- und Kiefer-Heilkunde**	1774
5.1	Kariesprophylaxe	1774
5.2	Prophylaxe marginaler Parodontopathien	1774
5.3	Allgemeinerkrankungen und ihre Erscheinungen in der Mundhöhle	1774
6	**Zahnextraktion und -ersatz**	1776
6.1	Zahnextraktion	1776
6.2	Zahnersatz	1776
7	**Erkrankungen an Weichteilen und Knochen**	1778
7.1	Erkrankungen von Schleimhaut und Weichteilen	1778
7.2	Erkrankungen an Knochen und Gelenken	1780
8	**Traumen im Kiefer- und Gesichtsbereich**	1783
8.1	Zähne, Alveolarfortsätze und Unterkiefer	1783
8.2	Mittelgesichtsfrakturen	1783

1 Entwicklung des Mund-Rachen-Bereiches

1.1 Ontogenese

1.1.1 Zahnanlagen

Die Zähne und der Zahnhalteapparat stammen zum Teil aus dem Ektoderm der Mundbucht (Schmelz) und zum Teil aus dem Kopfmesenchym aus der Neuralleiste (Dentin, Zement). Entwicklungsgeschichtlich senken sich Teile des Mundhöhlenepithels in die Tiefe ab und bilden dort die Zahnleiste, aus denen sich die Zahnknospen entwickeln, die vom Zahnsäckchen umgeben sind. Aus den Zahnknospen entstehen dann die Schmelzorgane, die den Schmelz bilden, und die Zahnglocken bzw. Zahnkappen, die die Pulpa bilden (siehe Abb. 19.1).

1.1.2 Mineralisierung

Die Ameloblasten (schmelzbildende Zellen) sezernieren zuerst organische Matrix und bilden dann sogenannte Tomes-Fasern, an denen sich Apatit anlagert. Die Odontoblasten (Dentinbildner) bilden ebenfalls solche Fortsätze, die in das sich bildende Zahnbein (Dentin) hineinragen. Die Odontoblasten können während des ganzen Lebens Prädentin bilden, welches zu Dentin verkalkt, z.B. bei einem chronischen Entzündungsreiz durch Dentinkaries. Der Zement wird durch Zementoblasten in desmaler Ossifikation gebildet, der Alveolarknochen entsteht durch chondrale Ossifikation.

Abb. 19.1: Gaumenentwicklung: **a** bis **c** schematisierte Frontalschnitte durch das Mittel- und Untergesicht von Embryonen, **d** bis **f** Darstellungen der Gaumenbildungen in der Aufsicht (G.-H. Schumacher 1993)
1 Nasenscheidewand
2 primäre Mundhöhle
3 Zungenanlage
4 Meckel-Knorpel
5 Gaumenfortsätze
6 bleibender Gaumen
7 Zwischenkiefer
8 primärer Gaumen

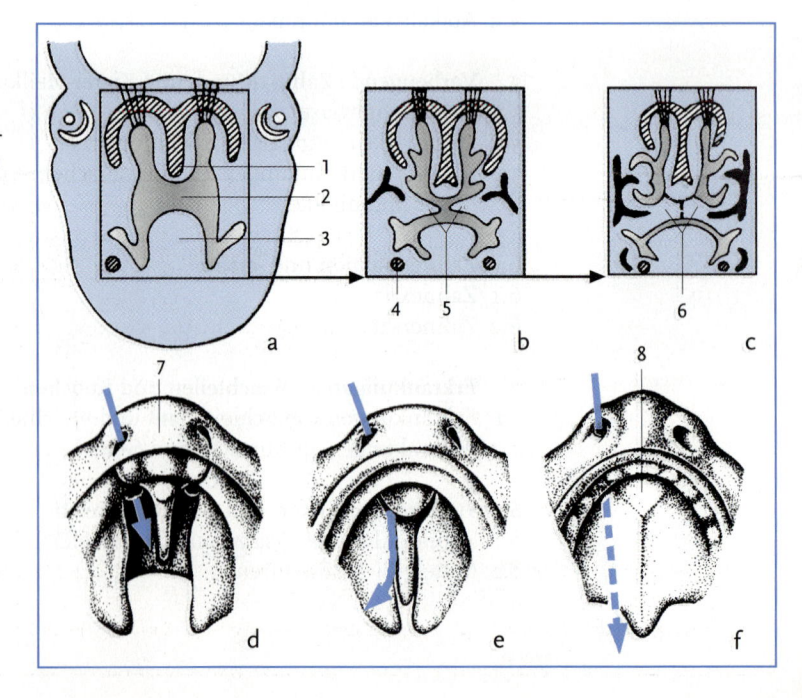

1.2 Mißbildungen

1.2.1 Spaltbildungen

Die Häufigkeit von Spaltbildungen liegt bei 1–2 auf 1000 Geburten. 57 % aller Spaltkinder haben durchgehende Lippen-Kiefer-Gaumen-Spalten, 13 % weisen isolierte Lippen- oder Lippen-Kiefer-Spalten auf und 30 % haben isolierte Spaltbildungen von Gaumensegel und/oder Gaumen. Lippen-Kiefer-Gaumen-Spalten können Atmung (besonders beim Pierre-Robin-Syndrom, s.u.) und Nasenfunktion, Nahrungsaufnahme (eine Gaumenspalte verhindert effektives Saugen), sowie Stimmbildung bzw. Phonation beeinträchtigen. Außerdem begünstigt eine Fehlbildung des Gaumensegels rezidivierende Katarrhe der Tuba auditiva, da der Belüftungsmechanismus nicht richtig funktioniert (→ chronische Mittelohrentzündung). Ferner sollte man an spätere psychische Beeinträchtigungen denken (siehe Abb. 19.2).

Aufgrund der genannten, mannigfaltigen Folgen einer versäumten oder unzureichenden Behandlung einer Spaltbildung ist bei jedem Spaltkind unverzüglich eine interdisziplinäre Therapie durch Zahnärzte, Kieferorthopäden, HNO-Ärzte, Stimm- und Sprachtherapeuten (Logopäden) sowie Psychologen einzuleiten (siehe Tabelle 19.1). Spaltpatienten sollten eine

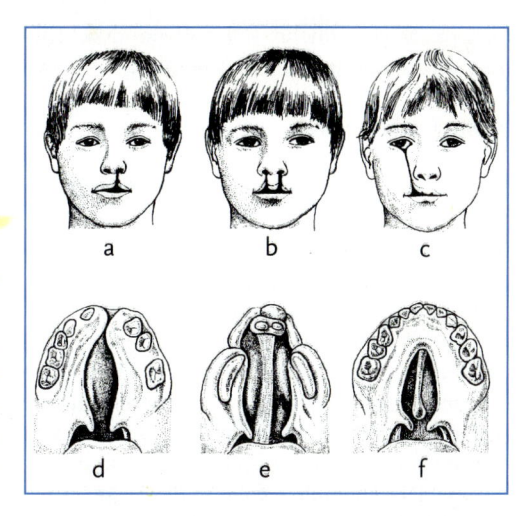

Abb. 19.2: Verschiedene Formen von Spaltbildungen: **a** einseitige seitliche Lippenspalte, **b** doppelseitige seitliche Lippenspalte, **c** schräge Gesichtsspalte, **d** einseitige Kiefer-Gaumen-Spalte, **e** doppelseitige Kiefer-Gaumen-Segel-Spalte, **f** mittlere Gaumenspalte (G.-H. Schumacher 1993)

Tab. 19.1: Therapieplan bei Lippen-Kiefer-Gaumen-Spalten (Beispiel)

Alter	Therapie	Therapieziel
Neugeborenes	Gaumenplatte	ermöglicht das Saugen und Schlucken und formt den Kiefer (Beginn der kieferorthopädischen Behandlung)
ca. 3 Monate	Lippenspaltplastik evtl. Nasenseptumkorrektur	verschließt Nasenboden, korrigiert starke Septumdeviation
7–9 Monate	Lippenspaltplastik	verschließt Lippe und Vestibulum oris
9–12 Monate	Veloplastik	Verschluß des weichen Gaumens
ab 3. Lebensjahr	logopädische Therapie	Verbesserung der Sprache
bis 3. Lebensjahr	knöcherner Verschluß der Gaumenspalte	erleichtert normale Sprachentwicklung
vor Einschulung	Pharyngoplastik	Verlängerung des weichen Gaumens zur Verbesserung der Sprache
	Lippenkorrekturen	ästhetische Verbesserung, damit Kinder nicht gehänselt werden
ca. 12. Lebensjahr	Osteoplastik (Knochentransplantation) des Gaumens	Einstellung der spaltnahen Zähne
nach 15. Lebensjahr	Korrekturoperationen der Nasenflügelknorpel	ästhetische und HNO-ärztliche Indikation

besonders gründliche Zahnpflege durchführen, da sie anfälliger für Karies sind.

Pierre-Robin-Syndrom

Dieses Syndrom ist gekennzeichnet durch die Trias:
- *Mikrogenie*: zu kleiner Unterkiefer
- *Glossoptose:* Zurückfallen der Zunge
- hufeisenförmige *Gaumenspalte*

Äußerlich fallen ein fliehendes Kinn, eine kleine Zunge und eventuell Unterernährung auf. Eine gefürchtete Komplikation ist die Verlegung der Atemwege durch die zurückfallende Zunge. Die Therapie erfolgt in der Regel durch eine Extensionsbehandlung des Unterkiefers, der nach vorn gezogen wird (6–8 Wochen). Die Gaumenspalte wird im zweiten oder dritten Lebensjahr operativ verschlossen.

1.3 Milchgebiß

Das Milchgebiß hat fünf Zähne in jedem Kieferquadranten. Es besteht aus insgesamt acht Milchschneidezähnen, vier Milcheckzähnen und acht Milchmolaren. Beim Durchbruch der Zähne (siehe Tabelle 19.2) kann es zu sogenannten Dentitionsbeschwerden kommen. Diese äußern sich oft unspezifisch, z.B. in Unruhe, dem Bedürfnis, auf etwas herumzukauen und leichtem Fieber (Dentitionsfieber).

Die Milchzähne haben die Aufgabe, als vorübergehendes Gebiß zu fungieren, bis die bleibenden Zähne sich ausreichend entwickelt haben. Deshalb hat ein vorzeitiger Milchzahnverlust, z.B. durch Karies oder Unfall, einen negativen Einfluß auf die Entwicklung der bleibenden Zähne. Ursache hierfür ist die Narbenbildung an der Stelle des frühzeitig verlorengegangenen Milchzahns.

Die Milchzähne stimulieren auch das Wachstum des kindlichen Kiefers, so daß bei Verlust mehrerer Zähne der Kiefer für die bleibenden Zähne zu klein bleibt (*Mikrognathie* des Oberkiefers, *Mikrogenie* des Unterkiefers). Außerdem können Schäden der Bißlage und Artikulation entstehen. Besondere Bedeutung in der Statik des Milchgebisses kommt den hinteren drei Zähnen eines jeden Kieferquadranten zu (Eckzahn, erster und zweiter Milchmolar). Bei vorzeitigem Verlust eines dieser Zähne kommt es zu einer kinnwärtsgerichteten Wanderung (Mesialwanderung) der bleibenden oder der Milchmolaren und -prämolaren, woraus ein Platzmangel im Frontzahnbereich mit einem Eckzahnhochstand (siehe Abb. 19.3) im bleibenden Gebiß resultiert.

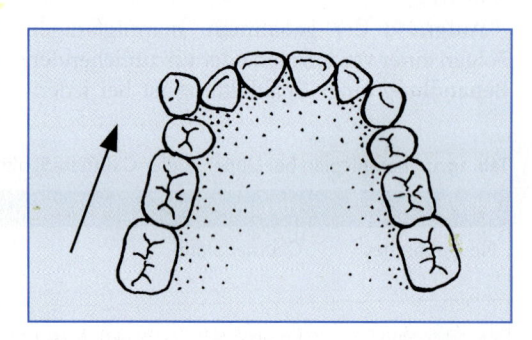

Abb. 19.3: Eckzahnhochstand von unten

Tab. 19.2: Zahnung (Durchbruchzeiten der Milchzähne)

Alter	Zähne
6.–8. Monat	mittlere Schneidezähne im Unterkiefer
8.–10. Monat	mittlere Schneidezähne im Oberkiefer
10.–14. Monat	seitliche Schneidezähne oben und unten
14.–18. Monat	vordere Milchmolaren
18.–24. Monat	Milcheckzähne
24.–30. Monat	hintere Milchmolaren

Zahnfehlstellungen

Daumenlutschen im Kindesalter ist eine der häufigsten Ursachen für Zahnfehlstellungen. Durch zu intensives Lutschen am Daumen weichen die Oberkieferzähne nach vorne und die Unterkieferzähne nach hinten ab, es kommt zu einem *offenen Biß* (siehe Abb. 19.4). Ferner kommt es zu Veränderungen am Gaumen im Sinne eines *hohen Gaumens* (siehe Abb. 19.5).

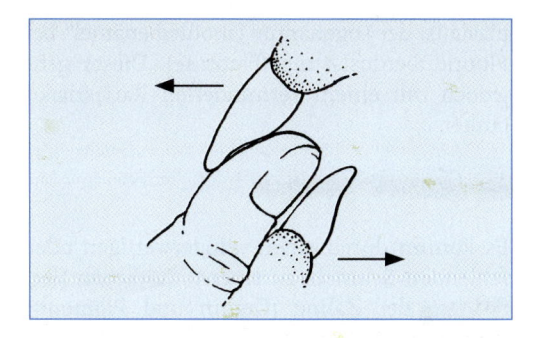

Abb. 19.4: Protrusion oben, Retrusion unten

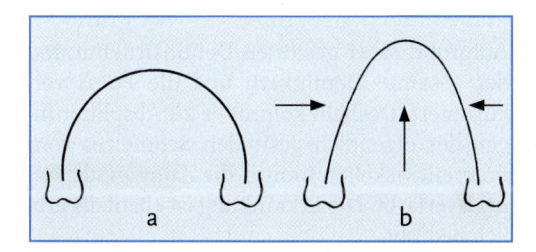

Abb. 19.5: Gaumenformen: **a** normaler Gaumenbogen, **b** hoher Gaumen

Vorbeugung. Frühzeitiges Abgewöhnen des Lutschens (oft nicht realisierbar) oder Umgewöhnung des Kindes auf kieferformende Schnuller.

Zahnverfärbungen

Nach einer *Tetracylintherapie* im Kindesalter oder bei Kindern, deren Mütter während der Schwangerschaft Tetracycline eingenommen haben, treten bräunlich-gelbe Verfärbungen sowohl an den Milchzähnen als auch an den bleibenden Zähnen auf. Diese Schmelzhypoplasien finden sich auch bei unreif geborenen Kindern. Die Zähne sind dann besonders kariesgefährdet. Weitere Ursachen für Zahnverfärbungen können Devitalität, Morbus haemolyticus neonatorum und hochgradige Fluoridüberdosierung sein.

1.4 Wechselgebiß

Das Wechselgebiß ist das Gebiß, in dem Milchzähne und bleibende Zähne nebeneinander existieren.

1.4.1 Zahnwechsel

Der Durchbruch der bleibenden Zähne kommt etwa im sechsten Lebensjahr in Gang und wird als *zweite Dentition* bezeichnet (siehe Tabelle 19.3). Vor dem Durchbruch der bleibenden Zähne müssen Wurzeln und Zahnhalteapparat der Milchzähne resorbiert werden, so daß diese ohne Narbenbildung ausfallen können. Die Kaufunktion bleibt in der Regel während der gesamten Wechselgebißphase voll erhalten. Wenn die bleibenden Zähne beim Durchbruch nicht genug Platz vorfinden, kann es unter Umständen zu Dentitionsbeschwerden kommen.

Tab. 19.3: Durchbruchszeiten der bleibenden Zähne

Alter	Zähne
6.–7. Lebensjahr	1. Molaren (6-Jahr-Molaren)
7.–8. Lebensjahr	mittlere Schneidezähne
8.–9. Lebensjahr	seitliche Schneidezähne
9.–11. Lebensjahr	1. Prämolaren
11.–13. Lebensjahr	2. Prämolaren
11.–13. Lebensjahr	Eckzähne
12.–14. Lebensjahr	2. Molaren (12-Jahr-Molaren)
17.–30. Lebensjahr	3. Molaren (Weisheitszähne)

1.4.2 Dysgnathien und Zahnstellungsanomalien

Zu den Dysgnathien zählt man:
- *Kreuzbiß*: obere und untere Zahnreihe kreuzen sich
- *Progenie* (Überbiß): Unterkiefer im Vergleich zum Oberkiefer zu groß
- *Prognathie* (Rückbiß): Unterkiefer im Vergleich zum Oberkiefer zu klein; die Patienten haben ein fliehendes Kinn
- *frontal-offener Biß*: die oberen und die unteren Frontzähne berühren sich nicht mehr, zwischen ihnen besteht eine Öffnung

Der Zahnengstand (Platzmangel der Zähne) als Folge des zu schmalen Kiefers führt ebenfalls zu Zahnstellungsanomalien, er äußert sich in „zusammengeschobenen" Frontzähnen. Gesichtsasymmetrien entstehen, wenn einer oder beide Kieferknochen auf einer Seite über- oder unterentwickelt sind. Ursachen können u.a. einseitige Kiefergelenksdysplasien, Traumen, Wachstumsstörungen und Osteomyelitiden sein. Ein vorzeitiger Zahnverlust während der Wechselgebißphase kann zu Zahnstellungsanomalien der später noch zuwachsenden Zähne führen.

Therapie. Die Zeit der Wechselgebißphase (das Alter zwischen neun und zwölf Jahren) ist der wichtigste und am häufigsten gewählte Behandlungszeitraum der Kieferorthopädie. Eine Behandlung dauert im Durchschnitt drei bis vier Jahre mit Kontrollsitzungen alle drei Wochen. Indikationen zur Behandlung sind u.a. Beeinträchtigung der Kaufunktion, Autodestruktion des Gebisses, erhöhte Kariesneigung und Parodontalerkrankungen. Als Geräte stehen herausnehmbare (Plattenapparate und funktionskieferorthopädische Geräte) und festsitzende (Multibandapparatur) zur Verfügung. Die Indikation zur Operation wird bei einer schwerwiegenden, anders nicht therapierbaren funktionellen Störung oder bei einer entstellenden Dysgnathie mit daraus resultierender psychischer Belastung gestellt.

1.5 Bleibendes Gebiß

1.5.1 Störungen

Schmelzhypoplasien

Die Inzidenz beträgt bei Kindern etwa 8 %. Die möglichen Ursachen sind vielfältig (Rachitis, Trauma, Infektionen, medikamentös-toxisch, erblich bedingt, Entzündungen, Hormonstörungen). Eine Besserung ist durch Ionendiffusion (Fluor) aus dem Speichel in den Schmelz möglich. Eine Sonderform der Schmelzhypoplasie ist der sogenannte „mottled enamel" bei Fluoridüberdosierung (Fluorose). Dieser geht jedoch mit einem verminderten Kariesrisiko einher.

Amelogenesis imperfecta

Es kommt durch einen minderwertigen oder fehlenden Schmelz zu einer bräunlichen Verfärbung der Zähne (Dentin und Pigment); x-chromosomal vererbt.

Dentinogenesis imperfecta

Aufgrund einer gestörten Dentinstruktur sind der gesamte Dentinkern und die Pulpa verkümmert. Deshalb kommt es zu Absplitterungen des eigentlich gesunden Schmelzes vom unterentwickelten Dentin, die Zähne sind blaugrau verfärbt. Die Erkrankung ist ebenfalls erblich bedingt.

Follikuläre Kieferzyste

Die Retention eines Zahnes im Kiefer kann zur Bildung einer follikulären Kieferzyste führen, die vom den Zahn umgebenden Epithel (Zahnsäckchen) ihren Ausgang nimmt.

1.5.2 Altersveränderungen

Im Laufe des Lebens unterliegen die Zähne einer ständigen Beanspruchung. Substanzverluste werden durch Regeneration nicht immer vollständig ausgeglichen, so daß sich das Gebiß mit zunehmendem Alter abnutzt. Ein Zahnverbrauch im Alter ist physiologisch, sein zeitlicher Ablauf kann allerdings durch gute Zahngesundheit enorm verzögert werden. Nach dem Zahnverlust flachen die Alveolarfortsätze aufgrund einer Inaktivitätsatrophie des Knochens ab, es bildet sich der sogenannte *Greisenkiefer*.

2 Anatomische Grundlagen

2.1 Morphologie der Zähne

Das *Milchgebiß* hat zwanzig Zähne, fünf Zähne in jedem Kieferquadranten: zwei Milchschneidezähne, ein Milcheckzahn und zwei Milchmolaren. Die Milchzähne sind kleiner als die bleibenden Zähne und haben eine kleinere Wurzel. Sie werden beim Kauen stärker abgenutzt und ihre Wurzeln werden resorbiert, wenn die bleibenden Zähne wachsen.

Das *bleibende Gebiß* besteht aus acht Zähnen je Kieferquadrant, zwei Schneidezähne (Incisivi), ein Eckzahn (Dens caninus), zwei Prämolaren und drei Molaren, wobei die dritten Molaren (Weisheitszähne) bei vielen Menschen fehlen. Ferner können sie oft verlagert oder retiniert sein. Die Schneide- und Eckzähne haben normalerweise eine Wurzel, ebenso die Prämolaren (Ausnahme: erster Prämolar im Oberkiefer mit zwei Wurzeln). Die Molaren haben im Oberkiefer meistens drei, im Unterkiefer zwei Wurzeln. Bei der Zahl der Wurzeln gibt es jedoch Variationsmöglichkeiten, besonders bei den Weisheitszähnen (siehe Abb. 19.6). Die Nomenklatur der Zähne erfolgt nach einer Empfehlung der Fédération Dentaire Internationale (FDI) mit zweistelligen Zahlen (siehe Tabelle 19.4), wobei beim bleibenden Gebiß die erste Ziffer den Kieferquadranten bezeichnet.

Die Fähigkeit, Dentin und Zement zu bilden, bleibt den Zähnen auch nach Abschluß des Wachstums erhalten. Dadurch ist es zu erklären, daß die Pulpahöhle durch Dentinneubildung mit zunehmendem Alter enger wird.

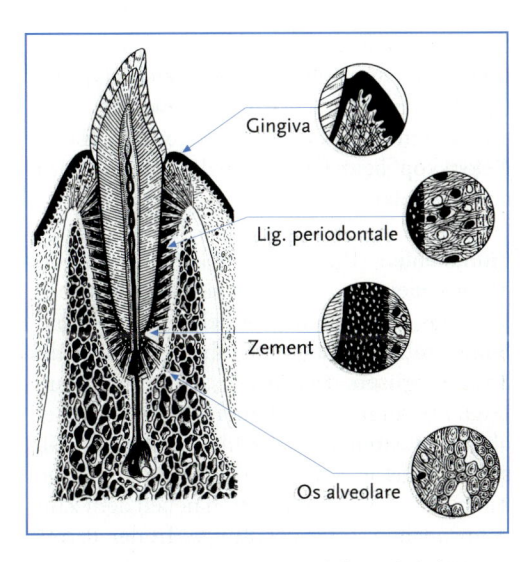

Abb. 19.6: Die Teile des Zahnes und des Zahnhalteapparates (G.-H. Schumacher 1993)

2.2 Knochen und Weichteile des Mundbereichs

Knöcherner Anteil des Kauorgans. Er besteht aus Maxilla und Mandibula sowie aus der Fossa mandibularis und dem Tuberculum articulare

Tab. 19.4: FDI-(Fédération Dentaire Internationale-)Klassifikation der Zähne

		Rechts	Mitte	Links
bleibendes Gebiß	Oberkiefer	18, 17, 16, 15, 14, 13, 12, 11	21, 22, 23, 24, 25, 26, 27, 28	
	Unterkiefer	48, 47, 46, 45, 44, 43, 42, 41	31, 32, 33, 34, 35, 36, 37, 38	
Milchgebiß	Oberkiefer	55, 54, 53, 52, 51	61, 62, 63, 64, 65	
	Unterkiefer	85, 84, 83, 82, 81	71, 72, 73, 74, 75	

des Schläfenbeins. Der Oberkiefer ist starr mit dem Schädel verbunden, der Unterkiefer dagegen ist beweglich.

Kiefergelenk. Es besteht aus folgenden Anteilen: Caput mandibulae, Discus articularis, Fossa mandibularis und Tuberculum articulare des Ostemporale. Es ist ein kombiniertes Gleit- und Scharniergelenk, es sind also sowohl Scharnier- (Öffnen/Schließen) als auch Gleitbewegungen (vorwärts/rückwärts/seitwärts) möglich. Die Rotationsachse des Gelenks verläuft in etwa durch die Foramina mandibularia, da der Gelenkkopf beim Öffnen auf die Tubercula articularia gleitet.

Mundhöhle. Die Mundhöhle wird von der Mundschleimhaut ausgekleidet, die aus unverhorntem Plattenepithel besteht. In die Mundhöhle münden die Ausführungsgänge der Speicheldrüsen. Der Parotisausführungsgang (Stenon-Gang) mündet in Höhe des zweiten oberen Molaren in das Vestibulum oris, die Gll. sublingualis et submandibularis münden gemeinsam als Ductus Wharton neben dem Zungenbändchen unter der Zunge. In der Parotis verzweigt sich der N. facialis.

Gefäßversorgung der Zähne. Die Zähne werden, wie der größte Teil der Mundhöhle, über die A. maxillaris versorgt, die mit der A. alveolaris inferior via Canalis mandibulae die Unterkieferzähne, und mit anderen Ästen die Kaumuskeln und den Oberkiefer versorgt.

Nervale Versorgung der Unterkieferzähne. Sie erfolgt über den N. alveolaris inferior, aus dem N. mandibularis, der im Canalis mandibulae durch den Unterkieferknochen verläuft.

Nervale Versorgung der Oberkieferzähne. Sie werden vom Plexus dentalis aus dem N. maxillaris versorgt.

Lymphabfluß des Mund- und Rachenraumes. Die Lymphe fließt über die Nodi lymphatici submentales, cervicales superficiales, parotidei bzw. submandibulares zu den Nodi lymphatici cervicales profundi.

Kaumuskulatur. Zu den Kaumuskeln gehören der M. masseter, M. temporalis, die Mm. pterygoidei medialis et lateralis. Die drei erstgenannten Muskeln schließen den Kiefer, die Mundbodenmuskulatur öffnet ihn und der M. pterygoideus lat. schiebt den Kiefer nach vorne (Mahlbewegung). Alle vier Kaumuskeln werden vom motorischen Anteil des N. mandibularis innerviert.

Diagnostik

Als radiologisches Verfahren zur Beurteilung der Zähne steht in erster Linie der *Zahnfilm* zur Verfügung. Es handelt sich hierbei um einen Röntgenfilm von der Größe 3 × 4 cm, welcher eine Darstellung von 3 bis 4 Zähnen pro Film ermöglicht. Mit etwa 11 Zahnfilmen kann der Zahnstatus eines Gebisses erhoben werden. Für Aufnahmen des gesamten Kauorgans werden *Orthopantomogramme* (Schichtdarstellung beider Kiefer) angefertigt. Für das Kiefergelenk gibt es Spezialaufnahmen.

3 Erkrankungen der Zahnhartsubstanz und der Pulpa

3.1 Erkrankungen der Zahnhartsubstanz

Karies

Während der letzten 250 Jahre kam es zu einem deutlichen Anstieg der Kariesrate. Die Ursache liegt wahrscheinlich im vermehrten Genuß von Zucker und industriell aufbereiteter Nahrung. Ein kariöser Prozeß ist multifaktoriell bedingt und wird in der Hauptsache ausgelöst durch lokal auf den Zahn einwirkende Noxen, leicht vergärbare Kohlenhydrate (die entstehenden Säuren entkalken die Zähne) und Mikroorganismen, die den Zahnbelag (Plaque) bilden. Speichel übt eine reinigende, karieshemmende Wirkung aus. Die sogenannte *„Bäckerkaries"* ist als Berufskrankheit anerkannt. Sie ist durch die kohlenhydratreiche Luft in Bäckerei- und Konditoreibetrieben bedingt und wird auch als Zahnfleischrandkaries bezeichnet, weil sie bevorzugt die Zahnhälse befällt.

Pathogenese. Die *Fissurenkaries* beginnt in den Fissuren und Grübchen der Molaren oder Prämolaren punkt- oder strichförmig und dringt bis zur Schmelz-Dentin-Grenze ampullenförmig vor. Die *Approximalkaries* entwickelt sich an oder um die interdentalen Kontaktstellen erst flächenförmig, dann bei Erreichen des Dentins unterminierend. Bei der *Glattflächenkaries* werden die freien Kronenflächen der Zähne betroffen. Diese Form hat immer eine besondere Ursache; zu den bekanntesten gehört die oben erwähnte Bäckerkaries.

Epidemiologie. In Europa leiden 99% der Bevölkerung an Zahnkaries. 1967 hatten in der Bundesrepublik 99% der 15–18jährigen Oberschüler kariöse Zähne; bei den meisten Personen dieser Gruppe waren fast die Hälfte der Zähne betroffen. Bei Studenten bis zu dreißig Jahren nimmt diese Zahl zu und steigt auf 75% der Zähne. Befallsgipfel treten nach dem 5., 12. und 45. Lebensjahr auf.

Symptome. Man unterscheidet die akute und die chronische Form der Karies. Die akute Karies ist eine schnelle Verlaufsform der kariösen Zerstörung unter Zurücklassung von stark erweichtem Dentin. Sie führt immer zu Schmerzen. Bei der chronischen Karies kommt es durch Säuberung zur Entfernung der Bakterienplaques, das erweichte Dentin wird durch Mineraleinlagerung wieder ausgehärtet. So bilden sich flache, muldenförmige Kavitäten, die keine Schmerzen verursachen. Bei den meisten Patienten liegt die Erkrankungsform zwischen akut und chronisch, es treten keine oder nur gelegentlich leichte Schmerzen auf. Die Progredienz hängt dann von der Effektivität der Mundhygiene ab. Karies ist die häufigste Ursache für Pulpitiden. Es entsteht eine typische Infektion der Pulpa, die meist in eine infizierte Nekrose übergeht (Pulpagangrän, vgl. Kap. 3.2).

Therapie. Die häufigste Therapie der konservierenden Zahnheilkunde ist die Füllungstherapie. Der kariöse Herd wird mit Bohrern in seiner gesamten Ausdehnung freigelegt. Dann werden die kariösen Hartsubstanzen bis ins harte gesunde Dentin vollständig entfernt und die entstehenden Löcher mit Füllungen verschlossen. Eine direkte Schädigung der Pulpa durch thermische, chemische und bakterielle Reize ist in diesem Zustand möglich. Die unterschiedlichen Füllungsmaterialien müssen ihrer Indikation entsprechend eingesetzt werden. Tabelle 19.5 gibt eine Übersicht über die verschiedenen Füllstoffe und ihre Indikationen.

Tab. 19.5: Füllstoffe in der Zahnheilkunde

Füllstoff	Indikation	Nebenwirkungen
Zemente	Unterfüllung beim Verschluß von Dentinwunden	pulpatoxisch während der Abbindphase
Kunststoffe	Ästhetische Indikation zum Verschluß von Defekten im Frontzahnbereich	wegen toxischem Monomeranteil Unterfüllung nötig, weitere NW werden diskutiert
Silberamalgam	Defekte im Seitenzahnbereich mit hoher mechanischer Belastung	Allergien; z.Zt. kontroverse Diskussion um weitere NW (Quecksilbertoxizität)
Gold	Ausgedehnter Verlust von Zahnsubstanz, Kontraindikationen für andere Füllungsmaterialien, Patientenwunsch	hohe thermische Leitfähigkeit → Schädigung darunterliegender Gewebe

3.2 Erkrankungen der Pulpa: Pulpitis/Pulpanekrose

Pulpitis

Eine Pulpitis ist eine Entzündung des Zahnmarkraumes. Hierbei spielen einige anatomische Besonderheiten eine Rolle. Einerseits liegt die Zahnpulpa in einer anatomischen Sackgasse, d.h., sie wird nur durch die im Wurzelkanal verlaufenden Gefäße ernährt. Diese zuführenden Gefäße können bei Schwellung durch Hyperämie oder Trauma sehr leicht komprimiert oder abgerissen werden, was eine Pulpanekrose zur Folge hat. Andererseits hat die Pulpa keine Lymphgefäße, weshalb Pulpitiden keine Lymphknotenschwellungen auslösen. Die Ursache einer Pulpitis kann infektiös oder traumatisch sein. Die weitaus häufigste infektiöse Ursache ist Karies. Ihre Erreger oder deren Stoffwechselprodukte (Toxine) bewirken eine irreversible Pulpaschädigung. Weitere infektiöse Ursachen können fortgeleitete Infektionen aus dem Zahnhalteapparat oder den Alveolarknochen sein (z. B. Osteomyelitis, entzündete tiefe Zahnfleischtaschen, Sinusitiden, apikale Parodontitis). Auch eine mögliche Keimverschleppung in die Pulpa bei Sepsis wird diskutiert.

Traumatische Ursachen können Zahnfrakturen, Zahnluxationen mit Ischämie der Pulpa, starke Absplitterungen an den Zähnen und zu forcierte kieferorthopädische Behandlung sein. Außerdem kommen auch thermische Traumen in Frage, wenn z.B. der Bohrer beim Bohren nicht ausreichend gekühlt wurde oder wenn nicht isolierte Zahnfüllungen thermische Reize in den Markraum fortleiten, so daß die Pulpa geschädigt wird. Fehlerhafte Bißlagen nach Zahnüberkronung, Zahnfüllung oder Brückenimplantation können ebenfalls zu Pulpitiden führen. Theoretische und praktische Einteilung der Pulpitiden sind nicht identisch. Die theoretischen, histopathologischen Stadien beginnen mit der Hyperämie, dann geht der Prozeß in eine Pulpitis partialis über, gefolgt von einer Pulpitis totalis bis hin zur Pulpitis purulenta. Eine partielle Pulpitis hat im Gegensatz zur totalen Pulpitis noch nicht den ganzen Zahnmarkraum erfaßt. Die Pulpagangrän ist eine bakteriell besiedelte Totalnekrose der Pulpa. Sie ist unter anderem an dem unangenehmen Geruch zu erkennen und erfordert die Trepanation des betreffenden Zahnes.

Pulpapolyp (Pulpitis chronica aperta granulomatosa). Chronische Pulpitis, bei der die Pulpahöhle zum Mund hin eröffnet ist und bei der eine starke Abwehrreaktion erfolgt. Sie kommt meist bei Kindern und Jugendlichen vor.

Akute Pulpitis. Sie bereitet, je nach Stadium der Erkrankung, unterschiedlich starke Schmerzen. Die beginnende Pulpitis verursacht Schmerzempfindungen nur auf thermische (Hitze, Kälte) oder osmotische (Süßes, Saures) Reize. Die eitrige oder sogar schon gangränöse Pulpitis ist mit unerträglichen Zahnschmerzen verbunden, die zum Teil bis in die Augen oder Ohren fortgeleitet werden und sich nach der Trepanation sofort bessern.

Chronische Pulpitis. Sie bereitet kaum Beschwerden. Die körpereigene Abwehr steht im Gleichgewicht mit den schädigenden Einflüssen (Erregern). Allerdings ist bei Schwächung der Abwehr ein Übergang in die akute Form möglich.

Differentialdiagnose. Kiefergelenksbeschwerden, Erkrankungen des Zahnhalteapparates (Parodontopathien), Sinusitis maxillaris, Trigeminusneuralgie, atypischer Gesichtsschmerz, Dentikel (intrapulpale Hartsubstanzablagerungen), Mittelohrentzündung.

Therapie. Die Therapie erfolgt außer bei Milchzähnen immer durch eine Wurzelbehandlung (endodontische Behandlung). Der Zahn wird zuerst trepaniert (aufgebohrt), dann exstirpiert man die Pulpa. Anschließend wird der Wurzelkanal gesäubert und erweitert, um ihn in einer zweiten Sitzung zu füllen. Das Ergebnis muß röntgenologisch kontrolliert werden. Neben dieser Vitalbehandlung gibt es noch die Mortalbehandlung. Hierbei wird das entzündete Pulpagewebe mit Paraform oder Arsentrioxid abgetötet. Die Mortalbehandlung sollte wegen ihrer Toxizität nur bei Notfällen unter großem Zeitdruck vorgenommen werden.

Die Bildung von Pulpapolypen kann man in der Pulpitistherapie von Milchzähnen nutzen; der pulpitische Zahn wird einfach aufgebohrt, um eine Exazerbation zu verhindern. Eine Pulpitistherapie durch Wurzelbehandlung ist bei Kindern oft nicht durchführbar.

4 Erkrankungen des Zahnbetts

4.1 Marginale Parodontopathie

Hauptursachen für die Entstehung der Parodontitis marginalis sind mikrobielle Zahnbeläge, Zahnstein und Konkremente, meist infolge unzureichender Mundhygiene. Als *exogene Faktoren* treten lokale Reize und funktionelle Einflüsse hinzu, die in Verbindung mit Kau-, Schluck- oder Sprechakt stehen. Des weiteren können auch Fehl- und Parafunktionen des Gebisses (z.B. durch zu hohe Füllungen oder Kronen oder durch Zähneknirschen) zur Parodontitis marginalis führen. Als *endogene Faktoren* werden hormonelle Störungen (HVL-Unterfunktion, Über- oder Unterfunktion der Schilddrüse, Störungen der Nebennierenrindenfunktion, Veränderungen bei den Sexualhormonen, z.B. in der Pubertät) Diabetes mellitus, Sub- oder Anazidität des Magensaftes, Mangel der Vitamine A, B, C (Skorbut) und D, Blutkrankheiten (Agranulozytose, oft in Verbindung mit Medikamentenallergien), Thrombozytopenie und -pathie, Hämophilie, Metallintoxikationen (Wismut, Blei, Quecksilber) und medikamenteninduzierte Veränderungen (z.B. Hydantoin-Präparate bei Epilepsie, Zytostatika) genannt.

Gingivitis

Die Einwirkungen der mikrobiellen Plaques führen zur Gingivitis. Dabei wird das Zahnfleisch ödematös und blutet leicht (Gingivitis ist eine häufige Ursache für Zahnfleischbluten beim Zähneputzen), später entstehen vertiefte Zahnfleischtaschen und Zahnstein an den Kronen sowie Konkremente in den Taschen. Zahnstein und Konkremente entstehen aus verkalkenden Plaques. In der Folge wird der knöcherne und bindegewebige Zahnhalteapparat durch Bakterientoxine immer stärker geschwächt. Beim Vorliegen von Zahnfleischtaschen ohne Knochenbeteiligung spricht man von einer Parodontitis marginalis superficialis, liegen Knochentaschen vor, so handelt es sich um eine Parodontitis marginalis profunda.

Therapie. Die lokale Behandlung der pathologischen Zahnfleischtasche beginnt mit Zahnstein- und Konkremententfernung und einer Glättung der freiliegenden Wurzeloberflächen. Hiernach wird pathologisch verändertes Epithel von den Taschenwänden und vom Taschenboden mit einer Kürette entfernt. Ziel der Behandlung ist ein festeres Zusammenhalten des Zahnfleisches mit der Zahnhartsubstanz durch die entstehende „Vernarbung". Beträgt die Taschentiefe mehr als 3 mm, muß eine subgingivale Kürettage durchgeführt werden. Bei der Gingivektomie werden überschüssige Zahnfleischwülste exzidiert und die Konkremente entfernt. Bei der Lappenoperation wird der Alveolarknochen komplett freigelegt, die Beläge und das Granulationsgewebe werden unter Sicht entfernt und das Zahnfleisch wird als mukogingivaler Lappen wieder angelegt. Im Rahmen jeder Parodontalbehandlung sollten Fehlfunktionen des Gebisses, die durch Lücken oder Gleithindernisse entstanden sind, beseitigt werden, damit sich der Kaudruck gleichmäßig verteilt.

Parodontose

Die Parodontose ist eine langsam progrediente Zahnhalteapparat- und Alveolarknochenatrophie ohne Taschenbildung. Grundlage jeder Therapie ist eine Optimierung der individuellen Mundhygiene.

4.2 Apikale Parodontitis

Apikale Parodontitiden entwickeln sich meist aus akuten oder chronischen Pulpitiden, können aber auch durch eingepreßte Wurzelfüllungen oder Prozesse in der Nachbarschaft bedingt sein. Man unterscheidet akute und chronische apikale Parodontopathien:

- *akute apikale Parodontitis:* hier finden sich begleitend starke Zahnschmerzen, Lymphadenitis, Schwellung der Mundschleimhaut und zum Teil Fieber
- *chronische apikale Parodontitis:* wird meist zufällig beim Röntgen als Strahlentransparenz, selten auch als Sklerosierung, an der Wurzelspitze entdeckt. Sie wird auch als apikales Granulom oder apikale Ostitis bezeichnet und ist häufiger als die akute apikale Parodontitis

Komplikationen. Entstehung von apikalen Zysten, Abszedierung, Fistelung, Kieferhöhlenempyem. Ein Durchbruch in das Weichteilgewebe kann einen Wangenabszeß (Parulis) verursachen. Die Bildung von bakteriellen Streuherden kann Herzerkrankungen (z.B. Endokarditis mit Klappenschädigung), und rheumatologische Erkrankungen nach sich ziehen.

Therapie. Bei beginnender akuter apikaler Parodontitis erfolgt die Trepanation des betreffenden Zahns zur Druckentlastung und Schmerzlinderung. Dadurch geht die akute apikale Parodontitis in eine chronische über. Eine zu spät behandelte akute apikale Parodontitis führt zu einem Durchbruch der Entzündung in die Weichteilgewebe. Dann wird eine Drainagebehandlung von intra- oder extraoral erforderlich. Chronische apikale Parodontitiden werden durch Wurzelkanalbehandlung mit späterer Wurzelspitzenresektion behandelt. Hierbei wird der Wurzelkanal zuerst ausgeräumt und mit einem aushärtenden antimikrobiellen Material gefüllt. In zweiter Sitzung wird dann die Wurzelspitze mit ihrem schlecht zugänglichen Kanalsystem reseziert, damit sich dort kein Rezidiv bilden kann. Alternativ kann der Zahn auch extrahiert werden.

5 Vorbeugende Zahn-, Mund- und Kiefer-Heilkunde

5.1 Kariesprophylaxe

Zahnkaries ist ein bakterieller Vorgang, bei dem von außen Zahnsubstanz abgebaut wird. Die Läsionen erreichen frühzeitig ein nicht mehr therapierbares Stadium, so daß nur das Ausbohren im Gesunden ein Fortschreiten verhindern kann. Karies kann sich bei schlechter Mundhygiene auch schon an den Milchzähnen entwickeln.

Die Entstehung der Karies basiert auf vier Faktoren:
- Zahnoberfläche: Fissuren und Läsionen begünstigen die lokale Kariesentstehung, auf den freien Kauflächen ist sie selten
- Mikroorganismen (Plaques): bauen Zahnsubstanz irreversibel ab
- Substrat für die Mikroorganismen: z.B. Zucker, Xylit, Sorbit, Mannit oder Nahrungsreste
- Zeit: Verstoffwechslung der Substrate durch die Mikroorganismen

Aus diesen Faktoren lassen sich auch die Empfehlungen zur Kariesprophylaxe ableiten.

Sorgfältige Mundhygiene. Dabei werden Nahrungsreste und Plaques entfernt. Voraussetzung ist die regelmäßige Anwendung einer geeigneten Zahnbürste und die richtige Putztechnik (kreisende Bewegungen, ausreichend lange Putzdauer von zwei bis vier Minuten); zusätzlich empfiehlt sich die Reinigung der Zahnzwischenräume mit Zahnseide.

Verzicht auf Zucker und leicht aufschließbare Kohlenhydrate. Dies ist eine der effizientesten Kariesprophylaxen. Ein kontinuierlich über den Tag verteilter Konsum von Süßigkeiten ist wegen der langen Kontaktzeit schädlicher als der Genuß einer größeren Menge in kurzer Zeit.

Fluoridmedikation. Fluorid kann lokal (Zahnpasta, Kautabletten) oder systemisch (Tabletten, Trinkwasserfluoridierung) zugeführt werden. Besonders bei Kindern wird eine systemische Zufuhr empfohlen, da so auch die noch nicht durchgebrochenen Zähne erreicht werden. Es werden allerdings immer noch Bedenken gegen eine allgemeine Fluoridprophylaxe geäußert. Deshalb hat man sich in Deutschland bislang noch nicht für eine Trinkwasserfluoridierung entschieden, obwohl diese Prophylaxe am einfachsten und effektivsten wäre.

Regelmäßige zahnärztliche Kontrolluntersuchungen. Sie ermöglichen die Früherkennung kariöser Läsionen.

5.2 Prophylaxe marginaler Parodontopathien

Eine sorgfältige Durchführung der in Kapitel 5.1 beschriebenen Kariesprophylaxe bewirkt insbesondere auch einen Schutz des Parodontiums. Ferner sollte eine regelmäßige Kontrolle von Bißlage und Gebißfunktion erfolgen, damit es nicht durch Para- oder Fehlfunktionen zur Schädigung des Parodontiums kommt.

5.3 Allgemeinerkrankungen und ihre Erscheinungen in der Mundhöhle

Herpeserkrankungen, Skorbut (Vitamin-C-Mangel-Erkrankung) sowie diverse Vergiftungen (Schwermetalle) und Arzneimittelnebenwirkungen können sich in der Mundhöhle manifestieren (siehe Kap. 7.1). Ebenso kommt es bei Patienten mit Diabetes mellitus, bedingt durch hohen Glukosegehalt des Speichels und herabgesetzte Abwehrfunktion, gehäuft zu Infektionen im Bereich der Mundhöhle. Weitere Beispiele sind die Manifestationen der HIV-Infektion in der Mundhöhle (Soor, Parodontitis, Hairy-cell leucoplacia etc.), die Hunter-Glossitis bei Vitamin-B_{12}-Mangel, die Koplik-Flecken bei Masern und die Parodontitis bei Agranulozytose.

6 Zahnextraktion und -ersatz

6.1 Zahnextraktion

6.1.1 Anästhesien

Zahnextraktionen und kleinere zahnärztliche Eingriffe werden in Lokalanästhesie bzw. in Leitungsanästhesie durchgeführt.

Infiltrationsanästhesien im Mund- und Kieferbreich

Hierbei wird der Plexus dentalis des jeweiligen Zahns betäubt. Es wird ein Depot des Anästhetikums supraperiostal gesetzt (nicht subperiostal!). Von dort diffundiert es durch die Kompakta des Alveolarknochens zum Plexus dentalis. Dieses Verfahren eignet sich besser für Eingriffe am Oberkiefer, da dort die Kompakta wesentlich dünner ist als am Unterkiefer. Am Unterkiefer können mit der Infiltrationsanästhesie allenfalls Eingriffe an den Frontzähnen durchgeführt werden.

Leitungsanästhesien

Hier werden Nervenstämme anästhesiert. Der zu betäubende Nerv wird mit Lokalanästhetikum umspült, um die Reizleitung zu blockieren. Gebräuchliche Leitungsanästhesien in der Zahnheilkunde:
- Foramen mandibulae: komplette Unterkieferseite
- Foramen infraorbitale: obere Frontzähne einseitig
- Foramen incisivum: Gaumenseite der oberen Schneide- und Eckzähne
- Tuber maxillae: gleichseitige Molaren

6.1.2 Komplikationen

Bei einer Lokalanästhesie können Gefäßverletzungen (→Hämatom), Allergien oder eine versehentliche intravasale Injektion mit Herz-Kreislauf-Komplikationen vorkommen. Eine häufige Komplikation nach Zahnextraktion ist die Nachblutung. Eine wenige Stunden nach der Extraktion einsetzende Blutung ist in der Regel auf ein Nachlassen der vasokonstriktorischen Komponente des Anästhetikums zurückzuführen. Eine später einsetzende Nachblutung erfordert die Revision der Alveole, wobei verletzte Gefäße umstochen oder koaguliert werden. Bei diffusen Blutungen können Hämostyptikastreifen in die Wunde eingelegt werden. Nach Extraktion der Molaren oder Prämolaren kann es nach einem Durchstoßen des Kieferhöhlenbodens zur Eröffnung der Kieferhöhle kommen, eine ebenfalls häufige und darüber hinaus gravierende Komplikation der Zahnextraktion, die zu einer chronischen Sinusitis maxillaris führen kann. Die Diagnose ist gesichert, wenn sich die Kieferhöhle durch die Extraktionswunde sondieren läßt oder wenn der Patient beim Schneuzen mit zugehaltener Nase Luft aus der Wunde in die Mundhöhle bläst (sogenannter Nasenblasversuch). Eine eröffnete Kieferhöhle muß möglichst frühzeitig mit einer Lappenplastik operativ verschlossen werden. Spätere Operationen sind immer radikal im Sinne einer Amputation der Kieferhöhlenschleimhaut (z.B. Operation nach Caldwell-Luc) (vgl. HNO).

6.2 Zahnersatz

Kronen. Sie ersetzen verlorengegangene Zahnhartsubstanz und dienen dem Wiederaufbau zerstörter Kauflächen. Sie werden benötigt, wenn wegen der Defektgröße eine Füllung nicht mehr möglich ist, und schützen den Zahn vor weiterer Zerstörung. Kronen können auch zur Befestigung von Brücken oder Prothesen nötig sein und haben außerdem eine ästhetisch-phonetische Funktion.

Stiftkronen. Diese Form kommt bei wurzelbehandelten Zähnen zum Einsatz. Der in den Wurzelkanal eingeführte Stift kann mit der Krone fest verbunden sein oder als Träger für eine Krone dienen. Letzteres hat den Vorteil, daß man die Krone auswechseln kann.

Brücken. Brücken schließen unterbrochene Zahnreihen. Sie werden an den der Lücke benachbarten überkronten Zähnen befestigt. Diese sogenannten Brückenpfeiler müssen gesunde und festsitzende Zähne sein. So wird eine Wiederherstellung der Kaufunktion, der Ästhetik und der Phonetik erreicht. Durch die Rekonstruktion des Zahnbogens werden kieferorthopädische Folgeschäden vermieden.

Implantate. Sie werden zunehmend als Halteelemente für Prothesen, Brücken oder Einzelzahnersatz herangezogen. Probleme können durch Infektionen, Lockerung oder Abstoßung des Implantats innerhalb des ersten Jahres nach der Einpflanzung entstehen. Die Implantatverweildauer beträgt bis zu zehn Jahren.

Teilprothesen. Dieser Ersatz kann bei allzu großen Lücken oder zur Vereinfachung der Mundhygiene eingesetzt werden. Teilprothesen werden, wenn möglich, wie eine Brücke an den verbliebenen Zähnen abgestützt (parodontale Abstützung); sind die Restzähne dazu nicht geeignet oder ist der zahnlose Bogen zu groß, so kann die Teilprothese auch wie eine Vollprothese auf der Schleimhaut (gingival) abgestützt werden. Teilprothesen werden mit Klammern, Bügeln etc. am Restgebiß befestigt. Vollprothesen finden bei zahnlosen Kiefern Verwendung und sind immer gingival abgestützt.

7 Erkrankungen an Weichteilen und Knochen

7.1 Erkrankungen von Schleimhaut und Weichteilen

Entzündungen der beweglichen Mundschleimhaut (Stomatitiden) können durch physikalische und chemische Einwirkung und durch Erreger (Bakterien, Pilze, Viren etc.) ausgelöst werden. Oft sind Stomatitiden auch mit anderen Erkrankungen assoziiert. Man kennt die *tuberkulöse Stomatitis*, die *Radiostomatitis*, die nach Bestrahlungen auftreten kann, und die *Stomatitis nach Schwermetallvergiftung* (Hg, Pb, As).

Skorbut

Skorbut ist eine früher vor allem von Seefahrern und Soldaten gefürchtete Vitamin-C-Mangel-Erkrankung, die sich am deutlichsten am Bindegewebe der Mundschleimhaut manifestiert. Zur Vorbeugung genügt eine ausreichende Ascorbinsäurezufuhr z.B. durch Obst oder Obstsäfte.

Mundsoor

Mundsoor ist eine Pilzinfektion mit Candida albicans. Diese gehören zur physiologischen Mundflora. Zu einer Erkrankung kommt es nur bei immungeschwächten Patienten (Aids, Immunsuppression), während Antibiotikatherapie, bei Diabetikern und bei Kindern. Klinisch-morphologisch beobachtet man einen weißlichen Belag auf Mundschleimhaut und Zunge.

Therapie. Sie erfolgt lokal mit Antimykotika, bei generalisierter Candidiasis auch systemisch.

Stomatitis ulcerogangraenosa

Bei Agranulozytose kann es zur Stomatitis ulcerogangraenosa kommen, die mit starkem Mundgeruch einhergeht. Die hämorrhagischen Nekrosen werden sekundär von Fäulnisbakterien befallen, da die körpereigenen Abwehrfunktionen nicht ausreichen.

Stomatitis herpetica

Bei dieser Herpes-simplex-Infektion zeigen sich rundliche, abgegrenzte Erosionen, die besonders bei Erstmanifestation oft schmerzhaft sind, aber nicht exulzerieren. Wie auch der Herpes labialis kann diese Erkrankung chronisch rezidivierend verlaufen.

Abszesse

In den bestehenden Logen des Mund-, Kiefer- und Halsbereiches breiten sich leicht Abszesse der Weichteile aus. Die häufigste Lokalisation ist die perimandibuläre Loge, ihr folgt die paramandibuläre (Wangen- und Parotis-)Loge, die massetericomandibuläre Loge und die pterygomandibuläre Loge. Die Ursachen der Abszesse sind fast immer odontogen. Seltener sind sie auf andere Ursachen wie Fremdkörper, Schleimhautinfektionen, Herpes oder lymphogene Keimverschleppung zurückzuführen. Die Therapie von Weichteilabszessen besteht in der Regel in einer Eröffnung mit Drainage. Später muß dann kausal therapiert werden.

Phlegmonen

Wesentlich seltener als Abszesse sind Phlegmonen. Sie können lebensbedrohlich sein, da sich die Erreger entlang der Logen ungehindert zum Mediastinum und zur Schädelbasis hin ausbreiten können. Dort können sie unter anderem eine Mediastinitis, eine Thrombose der Hirnsinus, oder eine Vena-jugularis-interna-Thrombose verursachen. Die Therapie besteht in einer breiten chirurgischen Eröffnung, hochdosierter Antibiotikagabe und gegebenenfalls einer Intensivüberwachung.

Syphilis

Bei Syphilis kommt es in etwa 4 % der Fälle zur Manifestation in der Mundhöhle. Im Primärstadium finden sich harte, im Sekundärstadium weiche Ulzera. Im Rahmen der Spätsyphilis kann es zu Tabes dorsalis und gummösen Defektbildungen (z.B. Osteomyelitis gummosa) kommen.

Gutartige Tumoren

Gutartige Neubildungen stellen die Hyperplasien (Exostosen, Zahnfleischwucherungen) und die reaktiven Hyperplasien dar. Zu letzteren gehört die Epulis, eine Granulationsgewebevermehrung, die dem Alveolarfortsatz aufsitzt. Sie stellt in der Regel eine reaktive Hyperplasie auf einen mechanischen oder entzündlichen Reiz dar. Die Therapie der Wahl ist die Exzision, eventuell muß zusätzlich der schuldige Zahn extrahiert werden. Fibrome, Hämangiome, Lymphangiome, Riesenzellgranulome, Papillome sowie die meisten Tumoren der Speicheldrüsen (mono- und pleomorphe Adenome) sind ebenfalls gutartige Tumoren.

Therapie. Tumorexzision, bei der Parotis unter Schonung des N. facialis. Bei benignen Tumoren besteht Rezidivgefahr, in einigen Fällen erfolgt auch eine spontane Rückbildung.

Maligne Tumoren der Mundhöhle

Sie entstehen oft aus einer Dysplasie der Schleimhaut (Leukoplakie). Hierbei zeigt sich eine abnorme Verhornungstendenz der Schleimhaut mit den typischen histologischen Zeichen einer Präkanzerose. Leukoplakien sollten nach Möglichkeit exzidiert werden. Zumindest aber sollten eine Probeexzision und häufige Kontrolluntersuchungen vorgenommen werden.

Mundschleimhautkarzinome. Sie entwickeln sich häufig aus Schleimhautdysplasien und finden sich am häufigsten bei Männern zwischen sechzig und siebzig Jahren. Ein Risikofaktor ist das Rauchen, besonders in Verbindung mit hochprozentigen Alkoholika. Etwa jedes zwanzigste aller Karzinome ist in der Mundhöhle lokalisiert, die 5-Jahres-Überlebensrate liegt bei ca. 35 %.

Maligne Tumoren der Kieferhöhle. Sie sind meist Plattenepithelkarzinome und werden im allgemeinen sehr spät entdeckt. Sie verursachen die Symptome einer chronischen Sinusitis und fallen zum Teil durch eine Parästhesie des N. infraorbitalis auf.

Lippenkarzinome. Befallen werden fast nur Männer, bevorzugt an der Unterlippe. Pathogenetisch spielen Rauchen (zusammen mit Alkohol) und Sonnenexposition eine Rolle. Die Prognose ist gut; 70–90 % überleben fünf Jahre, da die Tumoren sehr früh erkannt werden.

Bösartige Tumoren der Speicheldrüsen. Das Adenokarzinom leitet sich vom Drüsenepithel ab und besitzt eine geringe Strahlensensibilität. Das adenoid-zystische Karzinom befällt meist die Parotis und nimmt seinen Ausgang von den Schaltstücken.

Therapie. Alle Malignome im Mund-, Kiefer- und Gesichtsbereich werden wenn möglich radikal chirurgisch entfernt. Bei Parotistumoren wird der N. VII dann reseziert. Meistens wird auf der erkrankten Seite zusätzlich eine Neckdissection durchgeführt. Ist auf der anderen Seite ebenfalls eine Neck-dissection erforderlich, wird sie in einer zweiten Operation durchgeführt, da sonst der venöse Abfluß des Kopfes durch die postoperative Schwellung gefährdet wäre. An die chirurgische Therapie schließt sich in der Regel eine Strahlen- und/oder Chemotherapie an (siehe HNO, Kap. 3 und 7).

7.2 Erkrankungen an Knochen und Gelenken

Osteomyelitis der Kieferknochen

Osteomyelitiden der Kieferknochen sind meist odontogen bedingt, kommen aber auch nach offenen Frakturen und Injektionen vor. Eine hämatogen entstandene Osteomyelitis ist, außer bei Säuglingen, eine Rarität. Der Unterkiefer ist aufgrund der schlechteren Blutversorgung häufiger betroffen als der Oberkiefer.

Akute Osteomyelitis. Sie ist selten und betrifft Gebiete, in denen Osteozyten abgestorben sind (Sequester). Die abgestorbenen Zellen dienen als Nährboden für die Erreger. Die Therapie ist primär antibiotisch.

Chronische Osteomyelitis. Es herrscht ein Gleichgewicht zwischen Erregern und Abwehr. Durch Granulationsgewebe kommt es zum Knochenab- und -umbau, sowie zum peripheren Knochenanbau. Eine Verschlechterung der Abwehrlage verursacht akute Schübe der Erkrankung. Die Therapie ist daher in der Regel chirurgisch; man entfernt den auslösenden Herd in toto und frischt das gesunde Gewebe der Umgebung an.

Alveolitis nach Zahnextraktion. Das Zahnfach wird durch eine Streifeneinlage offengehalten; es erfolgt eine Sekundärheilung.

Osteoradionekrose. Sie tritt nach Bestrahlung im Kopf-Hals-Bereich auf. Bei einer geschwächten Abwehrlage können schon kleinste Läsionen zu einer Osteomyelitis führen. Daher sollte vor einer Radiatio immer eine Zahnsanierung vorgenommen werden.

Osteomyelitis sicca. Verläuft nichteitrig und sklerosierend. Die Virulenz der Erreger ist oft verringert.

Kiefergelenksarthritis

Diese Erkrankung ist selten und meist durch Prozesse in der Nachbarschaft verursacht, z.B. durch eine Otitis media oder eine Gehörgangsverletzung. Auch Allgemeininfektionen wie Gonorrhö, Lues oder Tuberkulose können sich am Mandibulargelenk manifestieren. Häufiger ist jedoch ein Befall der Kiefergelenke bei primär chronischer Polyarthritis oder Morbus Bechterew.

Akute Kiefergelenksarthritis. Es kommt zu einer schmerzhaften Schwellung und zur sogenannten „Bonnet-Schonhaltung", bei der der Patient den Unterkiefer zur gesunden Seite nach vorn schiebt. Das Gelenk schmerzt bei Stauchung, die regionären Lymphknoten sind geschwollen. Radiologisch sieht man einen verbreiterten Gelenkspalt. Komplikationen der akuten Kiefergelenksarthritiden sind Kieferklemme, Einbruch in benachbarte Strukturen und Gelenkversteifung.

Chronische Kiefergelenksarthritis. Sie zeigt eine weniger ausgeprägte Symptomatik. Der Kiefer weicht beim Öffnen des Mundes zur gesunden Seite ab. Das Kiefergelenk ist meist druckschmerzhaft, was eine klinische Abgrenzung gegenüber einer Kiefergelenksarthrose erlaubt.

Therapie. Akute Kiefergelenksarthritiden werden hochdosiert antibiotisch behandelt, eventuell durch entlastende Punktion und mit feuchten Umschlägen. Chronische Kiefergelenksarthrititiden werden mit Bewegungsübungen (Kieferspreizer), intra- und periartikulären Kortisoninjektionen sowie mit systemischen Antirheumatika und Antiphlogistika und Wärmeapplikation behandelt.

Arthropathia deformans des Kiefergelenks (Kiefergelenksarthrose)

Eine degenerative Erkrankung, bei der nach primärer Knorpelschädigung ein sekundärer Knochenabbau mit nachfolgender Gelenkdeformierung erfolgt.

Ursachen. Meistens Über- und Fehlbelastungen der Gelenke, die häufig Folge von Dysgnathien, Okklusionsstörungen, Fehlen der seitlichen Stützzonen, Gelenktraumata oder Arthritis sind.

Symptome. Neuralgieartige Schmerzen, die in Auge, Ohr, Hinterkopf oder Zunge ausstrahlen können. Typisch ist das „Gefühl des eingerosteten Gelenks" mit Besserung im Verlauf des Tages. Klinisch kommt es zu einer Einschränkung der Mundöffnung, eingeschränkter Beweglichkeit und Kieferknacken. Radiologisch findet sich eine Gelenkspaltverschmälerung.

Therapie. Wärmeapplikation, Massagen, Bewegungsübungen, Korrektur von Bißfehlstellungen (z.B. Aufbißplatte, Operation), Infiltration mit Lokalanästhetika und Kortisoninjektionen; ultima ratio ist eine Gelenkkopfresektion.

Costen-Syndrom

Das Costen-Syndrom (besser Dysfunktions-Schmerz-Syndrom) ist die Folge einer muskulären Überlastung aufgrund von Okklusions- und Artikulationsstörungen. Klinisch und radiologisch fallen Druckschmerzen in den Kaumuskeln, eine Zahn- oder Bißfehlstellung und eine Fehlstellung des Kiefergelenks auf. Mit einer Aufbißschiene kann man den Schmerz akut nehmen. Die kausale Therapie besteht in der Korrektur der Biß- und Okklusionsstörung.

Kiefergelenksluxationen

Symptome. Ein luxierter Unterkiefer steht in Unterkiefervorbißstellung, der Mund ist halb geöffnet, der Kieferschluß nicht mehr möglich. Bei einseitiger Luxation ist der Unterkiefer zur gesunden Seite verschoben. Die Luxationen werden in drei Gruppen unterteilt:
- traumatische
- fixierte habituelle
- nichtfixierte habituelle

Therapie. Traumatische Luxationen werden in Narkose reponiert, sind aber meistens mit Kollumfrakturen vergesellschaftet und werden dann durch intermaxilläre Fixation konservativ therapiert (zwei Wochen starre Fixation, dann schrittweise Bewegungsübungen). Bei habituellen Luxationen gleitet der Gelenkkopf bei starker Mundöffnung über das Tuberculum articulare. Bleibt er dort fixiert, so muß mit dem *Hippokrates-Handgriff* reponiert werden: Die Daumen beider Hände liegen im Mund auf den Zahnreihen, die Finger umfassen den Unterkieferknochen; dann wird der gesamte Kieferknochen kräftig nach unten gedrückt, damit die Gelenkköpfchen über die Tubercula in die Pfanne zurückgleiten können. Bei der nichtfixierten habituellen Luxation gleitet der Unterkiefer beim Mundschluß anstandslos in die Gelenkpfanne zurück. Eine kausale Therapie ist notwendig. Sie erfolgt meist konservativ durch Aufbißplatte, Prothese oder Einschleifen, seltener operativ. Subluxationen liegen vor, wenn Diskus und Gelenkkopf gegeneinander verschoben sind; sie werden in Narkose reponiert.

Odontogene Zysten

Zysten können im Bereich der Kieferknochen als Tumoren imponieren, sind aber keine ech-

Tab. 19.6: Odontogene Zysten (Auswahl)

Zyste	Ursache/Pathogenese	Lage der Zyste
radikuläre Zyste (am häufigsten)	chronische apikale Parodontitis bei toten Zähnen, Malassez-Epithelreste wachsen in Granulationsgewebe ein	Zahnwurzel ragt in die Zyste hinein
follikuläre Zyste	zystisch entartete Zahnsäckchen, umschließen Krone eines noch nicht durchgetretenen Zahnes	Krone eines retinierten Zahnes ragt in die Zyste
laterale Zyste	wie radikuläre Zyste, jedoch akzessorischer seitlicher Kanal	Zyste lateral des Zahnes
Residualzyste	radikuläre Zyste nach Zahnextraktion	nur Zyste, kein Zahn mehr
parodontale Zyste	vom Zahnhalteapparat ausgehende Zyste	Zyste neben einem (vitalen) Zahn

ten Geschwülste. Sie können verschiedene Ursachen haben (siehe Tabelle 19.6).

Therapie. Ausschließlich operativ. Bei der *Zystostomie* wird die Zyste an die Mundhöhle angeschlossen, was einer offenen Wundbehandlung entspricht und heute selten angewandt wird. Bei der *Zystektomie* wird die Zyste in toto entfernt und die Wunde primär verschlossen.

Nichtodontogene Zysten

Zu den nichtodontogenen Kieferzysten zählen solitäre Knochenzysten, fissurale Zysten (Fehlbildungszysten aus bei der Gesichtsentwicklung zurückgebliebenen Epithelresten, z.B. Naseneingangszyste), Speicheldrüsenzysten, mediane und laterale Halszysten, Zysten des Ductus nasopalatinus sowie Dermoid- und Epidermoidzysten. Die Therapie besteht ebenfalls in einer Zystektomie oder seltener in einer Zystostomie.

Ameloblastom (Adamantinom)

Das Ameloblastom leitet sich vom Zahnleistenepithel ab. Es ist gutartig und meist im Kieferwinkel des Unterkiefers lokalisiert. Der Tumor wächst langsam und wird oft erst im fortgeschrittenen Stadium bemerkt. Er kann maligne entarten.

Odontome

Odontome entstehen aus zwei Keimblättern, dem Epithel und dem Mesenchym, letzteres bildet den Knochen. Auch sie können maligne entarten. Die Therapie der benignen Kiefertumoren erfolgt im allgemeinen durch Exzision.

Maligne Tumoren

Am häufigsten sind das Osteosarkom des Kiefers und die Kiefermetastasen anderer Malignome, aber auch maligne Entartungen ursprünglich benigner Kiefertumoren sind möglich.

8 Traumen im Kiefer- und Gesichtsbereich

8.1
Zähne, Alveolarfortsätze und Unterkiefer

Zahnluxation

Jede Zahnluxation ist von einer Zahnlockerung begleitet. Sie sind zunächst zu reponieren und dann mit einer Schiene für vier bis sechs Wochen ruhigzustellen. Ist der betroffene Zahn nur gelockert, sitzt aber noch in der Alveole, so spricht man von Subluxation. Nach Zahnluxationen und -subluxationen bleiben die betroffenen Zähne meistens devital, was eine Wurzelkanalbehandlung nötig macht.

Zahnfraktur

Zahnfrakturen können im Kronen- oder im Wurzelbereich als Längs-, Quer- oder Splitterfrakturen auftreten. Kronenfrakturen können normalerweise. leicht durch geeignete Restaurationsmaterialien wiederhergestellt werden. Wurzelfrakturierte Zähne sind dann erhaltungswürdig, wenn sie eine intakte Pulpa haben und zwischen Bruchspalt und Mundhöhle keine Verbindung besteht. Ausgeschlagene Frontzähne sollten in jedem Fall ersetzt werden; es muß abgewogen werden, ob dies durch ein Implantat, eine Brücke oder eine Prothese geschieht; ein Ersatz durch einen Stiftzahn ist nicht möglich. In Ausnahmefällen (junge Patienten, glatt ausgeschlagener Zahn, Unfall vor ein bis zwei Stunden) kann eine Reimplantation versucht werden. Der Transport des Zahnes erfolgt dann am besten in der Mundhöhle des Patienten.

Kiefer- und Kiefergelenksfrakturen

Bei Alveolarfortsatzfrakturen ist der Unterkieferkörper intakt. Die Therapie erfolgt durch Drahtbogenkunststoffschienen (Schuchardt-Schiene) oder Miniplastschienen. Frakturen im zahntragenden Kieferteil stellen grundsätzlich offene Frakturen dar; was eine Antibiotikaprophylaxe erforderlich macht. Unterkieferbrüche fallen durch Kinnasymmetrie, Okklusionsstörungen, Druckschmerz, oder Kieferklemme auf. Es finden sich manchmal Stufenbildungen innerhalb der Zahnreihe. Die Behandlung erfolgt nach Möglichkeit konservativ durch intermaxilläre Verdrahtung oder operativ durch Osteosynthese (Miniplatten) mit anschließender intermaxillärer Fixation. Die Luxationsfraktur des Kiefergelenkes wird heute ebenfalls meist konservativ behandelt, man reponiert das Gelenk und stellt den Kiefer durch intermaxilläre Fixation ruhig.

8.2
Mittelgesichtsfrakturen

Siehe auch HNO, Kapitel 2.

Laterale Mittelgesichtsfrakturen

Das Jochbein ist mit 25% der am häufigsten betroffene Knochen bei allen Mittelgesichtsfrakturen. Häufige Befunde bei lateralen Mittelgesichtsfrakturen sind auch Hypoanästhesien oder Anästhesien des N. infraorbitalis, Enophthalmus, Bulbustiefstand mit Diplopie und Stufenbildung des lateralen und inferioren Orbitarandes. Diese kommen speziell bei der sogenannten Blow-out-Fraktur vor, bei der nur der Orbitaboden eingebrochen ist und alle anderen Orbitawände intakt sind. Die Reposition des Jochbogens erfolgt durch Hakenzug mit anschließender Miniplattenfixierung. Der eingebrochene Orbitaboden wird operativ dargestellt, reponiert oder durch Einlage einer resorbierbaren Schale abgedeckt.

Zentrale und zentrolaterale Frakturen

Zu den zentralen und zentrolateralen Mittelgesichtsfrakturen werden die Frakturen zwischen Alveolarfortsatz des Oberkiefers und der Nasenwurzel gezählt. Die Einteilung erfolgt nach LeFort: (siehe Chirurgie, Abb. 2.36)
- LeFort-I-Fraktur: Querfraktur der Maxilla mit horizontaler Absprengung des Nasen- und Kieferhöhlenbodens
- LeFort-II-Fraktur: Pyramidalfraktur mit Absprengung der Maxilla mit oder ohne Nasenbeteiligung
- LeFort-III-Fraktur: Absprengung des gesamten Mittelgesichts von der Basis

Bei LeFort-I-Frakturen findet sich eine abnorme Oberkieferbeweglichkeit, bei LeFort-II-Frakturen zusätzlich eine Nasenbeweglichkeit. Bei LeFort-III-Frakturen kommt noch eine tastbare Stufe am lateralen Orbitarand hinzu.

Therapie. Grundsätzlich Refixation am Schädel (z.B. durch Miniplatten), so daß eine regelgerechte Okklusion in bezug auf den Unterkiefer wiederhergestellt wird.

Weichteilverletzungen

Für eine gute Prognose von Weichteilverletzungen im Gesichtsbereich ist die Ruhigstellung der Wunde Grundvoraussetzung. Nach Entfernung etwaiger Fremdkörper und Knochensplitter und Reinigung mit Wasserstoffperoxyd- und NaCl-Lösung bleiben alle noch gestielten Hautteile erhalten, die durchtrennten mimischen Muskeln werden rekonstruiert. Zur Vermeidung von postoperativen Narbenzügen verwendet man Z-Plastiken. Bei starkem Substanzverlust wird eine Wundabdeckung mittels Spalthauttransplantaten oder Nah- und Fernplastiken vorgenommen. Durchtrennungen des N. facialis werden durch eine spannungslose Nervennaht versorgt. Wenn keine spannungsfreie Adaptation möglich ist, erfolgt eine Transplantation des N. suralis oder des N. auricularis magnus. Ein durchtrennter Parotisausführungsgang wird durch einen Kunststoffkatheter überbrückt.

Hygiene

Ralf Ludwig

Inhalt

1	**Individualhygiene**	1787
1.1	Grundlagen der Hygiene, der Ernährung und der Nahrung	1787
1.2	Beurteilung der Grundlebensmittel und daraus hergestellter Produkte	1795
1.3	Verhütung gesundheitlicher Schäden durch Lebensmittel	1795
1.4	Körperpflege und Kleidung	1796
1.5	Infektionsprophylaxe	1796
2	**Umwelthygiene**	1797
2.1	Wasserbedarf, -verbrauch und -vorkommen	1797
2.2	Hygiene des Trinkwassers	1798
2.3	Hygiene der natürlichen Badegewässer	1799
2.4	Hygiene der gewerblichen und öffentlichen Schwimm- und Badeeinrichtungen	1800
2.5	Abwasserhygiene	1801
2.6	Abfallstoffhygiene	1802
2.7	Atmosphärisch bedingte Einflüsse auf die Gesundheit	1803
2.8	Gesundheitliche Schäden durch Luftverunreinigungen	1804
2.9	Wohnungshygiene	1804
2.10	Lärmbedingte Gesundheitsgefährdung	1805
2.11	Hygiene der exogenen Krebsnoxen	1805
3	**Verhütung und Bekämpfung von Infektionen und Kontaminationen**	1806
3.1	Verfahren und Maßnahmen	1806
3.2	Seuchenhygiene	1811
4	**Krankenhaushygiene**	1813
4.1	Krankenhausinfektionen	1813
4.2	Infektionserreger im Krankenhaus	1813
4.3	Infektionsketten	1813
4.4	Maßnahmen zur Unterbrechung von Infektionsketten	1814
4.5	Krankenhausbau und -betrieb	1814
4.6	Praxishygiene	1814
5	**Sozialhygiene**	1815
5.1	Demographische Grundlagen	1815
5.2	Gesundheitsvorsorge und Gesundheitsfürsorge in einzelnen Lebensabschnitten	1815

5.3	Prävention und sozialhygienische Faktoren bei Volkskrankheiten	1816
5.4	Fürsorge für Behinderte und Randgruppen	1817
6	**Öffentliches Gesundheitswesen**	1818
6.1	Struktur und Aufgaben des öffentlichen Gesundheitswesens	1818
6.2	Gesetzgebung im Gesundheitswesen	1818
6.3	Aufgaben der Gesundheitsämter	1818

1 Individualhygiene

1.1 Grundlagen der Hygiene, der Ernährung und der Nahrung

1.1.1 Nahrungsmittelhygiene

Nahrungsmittel können durch *Mikroorganismen* (→ Lebensmittelinfektion), durch von Mikroorganismen produzierte *Toxine* (→ Lebensmittelintoxikation), *chemische Zusatzstoffe* oder eine *falsche Zusammensetzung* eine erhebliche gesundheitliche Belastung darstellen. Im folgenden Kapitel werden die Übertragungswege, Wirkung der Toxine auf den Menschen dargestellt.

1.1.2 Lebensmittelinfektionen

Einen Überblick über die für Lebensmittelinfektionen verantwortlichen Mikroorganismen gibt Tabelle 20.1.

Bakterielle Lebensmittelinfektionen

Salmonella typhi und paratyphi. Das *Wirtspektrum* von Salmonella typhi und paratyphi ist im Gegensatz zu den übrigen Salmonellenspezies auf den Menschen beschränkt. Die *Übertragung* erfolgt direkt durch kontaminierte Lebensmittel oder Trinkwasser (fäkal-orale Übertragung). Aus diesem Grund sind Epidemien in Ländern mit niedrigen Hygienestandards häufiger. Als infektiöse Dosis sind wenige Erreger ausreichend. Charakteristische *Symptome* sind der typische Fieberverlauf mit Stadium incrementi, Continua und Stadium decrementi, Trübung des Sensoriums, Obstipation, Bradykardie, Leukopenie und Eosinopenie. Es besteht *Meldepflicht* bei Krankheitsverdacht, Erkrankung und Tod, Ausscheider müssen ebenfalls gemeldet werden.

Brucellen. Brucella abortus (Rind) ist der Erreger des Morbus Bang. Brucella melitensis (Schaf, Ziege) ist der Erreger des Maltafiebers. Die *Übertragung* erfolgt durch direkten Kontakt mit infizierten Tieren oder indirekt durch den Genuß kontaminierter Rohmilch oder daraus hergestellter Produkte (siehe Abb. 20.1). Typische *Symptome* sind vergrößerte Lymphknoten und undulierendes Fieber; ein chronischer Verlauf ist möglich. Die meisten Infektionen verlaufen jedoch subklinisch. *Meldepflicht* besteht bei Erkrankung und Todesfall.

Listerien. Listeria monocytogenes, der Erreger der menschlichen Listeriose, ist ubiquitär verbreitet (Erdboden, Wasser, Pflanzen, Tiere). Die *Übertragung* erfolgt durch Milch und Käse

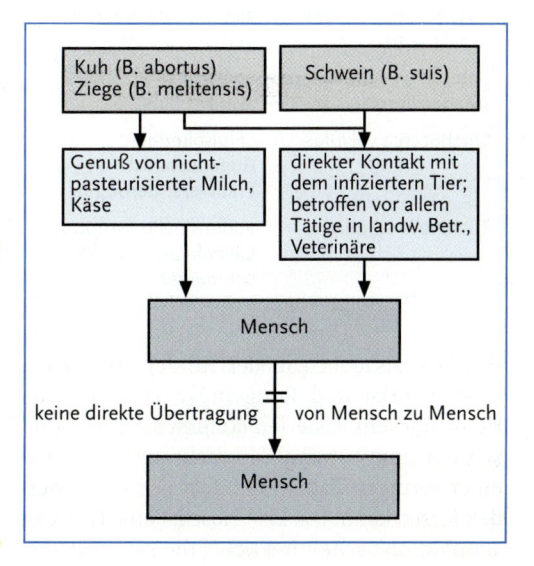

Abb. 20.1: Infektionskette der Brucellen

Tab. 20.1: Infektionen durch Lebensmittel

Erreger	Krankheit und Klinik	Übertragung	Besonderheit
Bakterien			
Salmonella typhi und S. paratyphi	Typhus, systemische Fiebererkrankung	Mensch alleiniger Wirt, fäkal-orale Übertragung	Meldepflicht schon bei Verdacht
Brucellen	M. Bang, Maltafieber, meist inapperenter Krankheitsverlauf	ausschließlich von Tier auf Mensch	Meldepflicht bei Erkrankung und Todesfall
Listerien	Listeriose, intrauterine Infektion oder Meningitis	Milch, Käse, Rohgemüse	opportunistische Infektion
Yersinien	Leibschmerzen, Fieber	Trinkwasser, Milchprodukte, Fleisch	vermehrt sich auch bei +4°C
Viren			
Hepatitis-A-Virus	Hepatitis	fäkal-oral	Meldepflicht bei Erkrankung
Protozoen			
Entamoeba histolytica	Amöbenruhr, Durchfälle (eitrig und blutig)	fäkal-oral, Analverkehr	Minuta- und Magnaform
Toxoplasma gondii	LK-Schwellung, ZNS-Schäden des Feten	rohes Fleisch, Katzen	–
Schistosoma haematobium	Bilharziose, allergische Entzündungsreaktion	frei im Wasser schwimmende Zerkarien	komplexer Lebenszyklus (Abb. 20.3)
Taenia saginata (Rinderbandwurm)	meist unbemerkter Infekt	Infektionskette Rind– Mensch (rohes Fleisch)	hitze- und kältelabil
Taenia solium (Schweinebandwurm)	Zystenbildung vor allem im ZNS und Muskel	Infektionskette Schwein– Mensch (rohes Fleisch)	u.U. lebensbedrohliche Infektion
Echinokokken	Zystenbildung möglich in vielen Organen	Hund und Fuchs sind Zwischenwirt und Überträger	vorsichtige chirurgische Entfernung der Zysten
Ascaris lumbricoides (Spulwurm)	abdominelle Beschwerden, Pneumonien	fäkal-oral	–
Enterobius vermicularis (Madenwurm)	analer Juckreiz, meist symptomlos	fäkal-oral (bei Kindern oft Autoinfektion)	Nachweis mit Klebestreifenmethode
Onchocerca volvulus	„Flußblindheit", Augenschaden, Hautveränderungen	Kriebelmücke ist Vektor	–
Trichinella spiralis	abdominelle Symptome, Gelenk- und Muskelschmerzen	infiziertes Fleisch (z.B. Schweinefleisch)	allergische Reaktion für klinisches Bild entscheidend

(hier hauptsächlich in der Rinde). Aber auch Fleisch, Salat und Rohgemüse können listerienhaltig sein. Listerien können sich bei Kühlschranktemperaturen vermehren, was aus einer geringen Zahl eine infektiöse Dosis werden lassen kann. Die Listeriose ist eine typische „opportunistische Infektion", die sich fast ausnahmslos bei Risikopatienten mit gestörter oder unreifer Immunabwehr manifestiert. Bei infizierten Schwangeren kann es zu Aborten und Frühgeburten kommen. Es besteht *Meldepflicht* bei Erkrankung sowie bei Tod infolge angeborener Listeriose.

Yersinien. Yersinia enterocolitica kommt vor in Trinkwasser, Milchprodukten, Fleisch, Fisch,

Austern, Muscheln und Geflügel. Der Erreger ist als psychrophiler Keim in der Lage, sich auch bei Kühlschranktemperaturen (+4 °C zu vermehren. Typische *Symptome* einer Yersinieninfektion sind Fieber, heftige Leibschmerzen und z. T. Diarrhö.

Lebensmittelinfektionen durch Viren

Hepatitis-A-Viren (HAV). Hepatitis A ist in Ländern mit gutem Hygienestandard inzwischen sehr selten („Reisehepatitis"). Die *Übertragung* erfolgt fäkal-oral durch kontaminiertes Trinkwasser oder Lebensmittel, z. B. Muscheln (siehe Abb. 20.2). Die Inkubationszeit beträgt 2–6 Wochen. Nach einem uncharakteristischen Prodromalstadium treten nach Tagen Fieber und Ikterus auf, die Leber ist deutlich vergrößert, der Stuhl ist hell und der Urin bierbraun verfärbt. *Meldepflicht* besteht bei Erkrankung und Tod.

Lebensmittelinfektionen durch Protozoen

Entamoeba histolytica. Entamoeba histolytica ist ubiquitär verbreitet und der Erreger der Amöbenruhr. Die *Übertragung* erfolgt durch Zysten der Entamoeba histolytica, die durch kontaminierte Lebensmittel (kopfgedüngte Gemüse und Salat) und Getränke aufgenommen werden. Fliegen können ebenfalls als Zwischenwirt fungieren, indem sie Zysten von den Fäzes des Ausscheiders auf Lebensmittel übertragen. Analverkehr ist ein weiterer Übertragungsweg. Aus den Zysten entwickeln sich die relativ harmlose *Minutaform* und die aggressive *Magnaform,* die im Dickdarm Gewebe auflösen (→ *histolytica*) und starke Entzündungsreaktionen hervorrufen kann. Von der Darmwand ausgehend können die Magnaformen auf hämatogenem Weg die Leber oder das Gehirn befallen. Warum in einem bisher asymptomatischen Träger die Magnaform entsteht, ist noch unklar. Typische *Symptome* sind Abdominalbeschwerden und schleimig-blutige Durchfälle.

Toxoplasma gondii. Toxoplasma gondii ist der Erreger der Toxoplasmose. Die häufigste *Übertragung* erfolgt durch den Genuß von rohem, zystenhaltigen Fleisch oder durch direkten Kontakt mit infizierten Tieren (Katzen) und deren Ausscheidungen. *Symptome* sind Lymphknotenschwellungen und Leber- und Milzvergrößerung. Bei Befall von Schwangeren können die Toxoplasmen diaplazentar auf den Feten übertragen werden; die Folge sind Fehlgeburten oder schwere ZNS-Schäden des Feten.

Schistosoma haematobium. Schistosoma haematobium ist der Erreger der Schistosomose oder *Bilharziose* (nach ihrem Entdecker Bilharz). Es handelt sich um eine Tropenkrankheit, die vor allem in Afrika und Südwestasien von Bedeutung ist (200 Millionen Infizierte). In Gewässern mit relativ hohen Wassertemperaturen (ca. 22 °C) können die Zerkarien frei umherschwimmen und bei Kontakt mit einem Menschen durch die Haut eindringen. Von den Kapillaren und Venolen aus gelangen sie in die Pfortader und von dort in die Leber, wo sie sich zu adulten Würmern entwickeln. Dort paaren sich auch Männchen und Weibchen und geben ihre Eier ins Blut ab, von wo sie u. a. in die Lunge und ins ZNS gelangen (siehe Abb. 20.3). Typische *Symptome* in der akuten Phase (3–10 Wo-

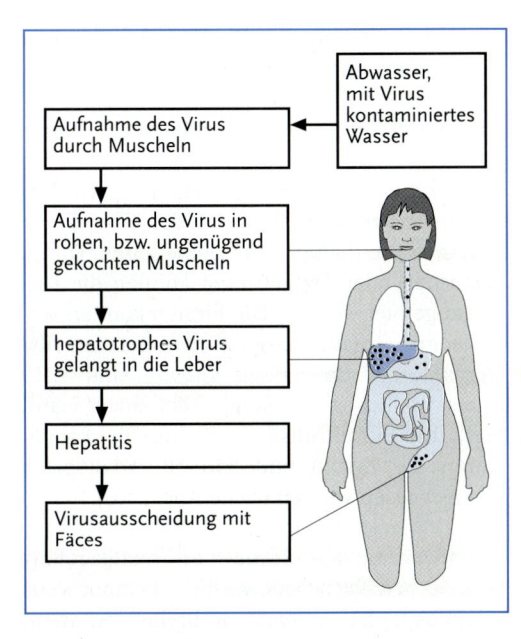

Abb. 20.2: Ein möglicher Infektionsweg der Hepatitis A: Verzehr kontaminierter Muscheln

Abb. 20.3: Lebenszyklus von Schistosoma (Roitt et al., G. Thieme Verlag 1987, 1995)

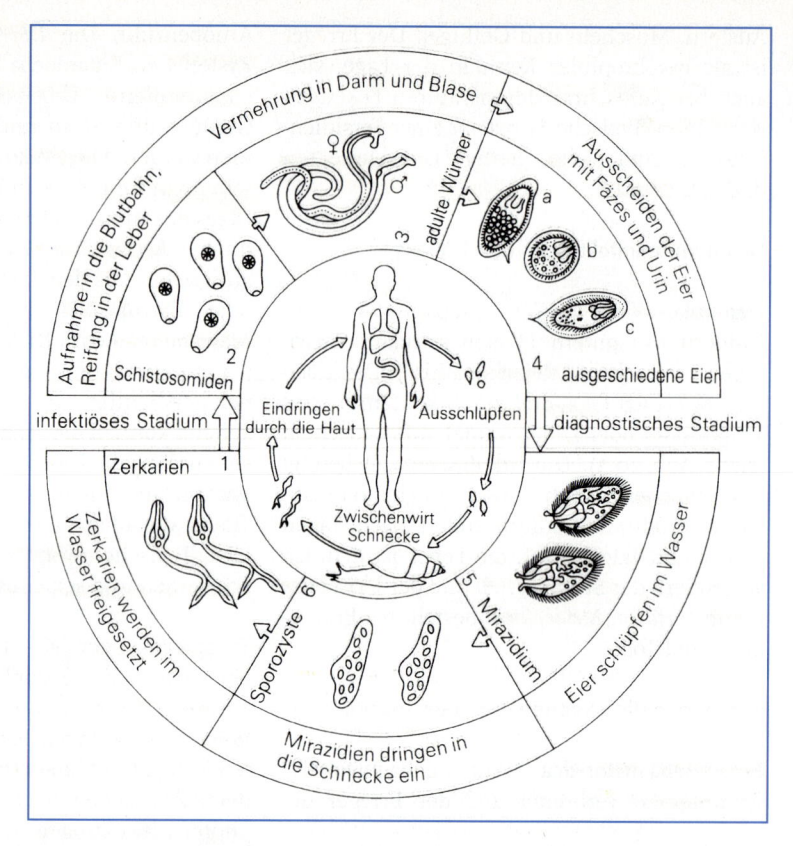

chen nach der Erstinfektion) sind Fieber, Kopf- und Gliederschmerzen sowie eine Schwellung der Leber und der Milz.

Taenia saginata (Rinderbandwurm). Taenia saginata ist ubiquitär verbreitet (40 Millionen Infizierte). Die *Übertragung* erfolgt durch den Genuß von rohem, finnenhaltigen Rindfleisch. Im Dünndarm heftet Taenia saginata sich an die dortige Mukosa und entwickelt sich zum adulten Wurm, der aus einzelnen Gliedern aufgebaut ist und eine Länge von bis zu 10 m erreichen kann. Etwa 3 Monate nach der Infektion werden die ersten Glieder abgestoßen, die dann im Stuhl erscheinen. Die einzelnen Glieder beherbergen die infektiösen Eier, die mit dem Abwasser auf die Rinderweiden gelangen. Im Dünndarm des Rindes schlüpfen dann aus den Eiern Onkosphären, die in die Darmwand einwandern und von dort über den Blutstrom in die quergestreifte Muskulatur gelangen, wo sie zu Finnen heranwachsen. Durch Kochen oder Tiefgefrieren des Rindfleisches können die Finnen abgetötet werden.

Taenia solium (Schweinebandwurm). Taenia solium ist in Ländern mit vorgeschriebener Schlachttieruntersuchung selten geworden. Die *Übertragung* erfolgt durch den Genuß von rohem, finnenhaltigen Schweinefleisch. Durch Abkochen oder Tiefgefrieren können die Larven abgetötet werden. Die Finnen können verschiedene Organe des Menschen befallen (Zystenbildung). Bevorzugte Organe sind ZNS (meist tödlicher Ausgang), aber auch Haut, Herz und Skelettmuskulatur. Zum Teil kalzifizieren die Zysten und können radiologisch nachgewiesen werden (siehe Abb. 20.4).

Echinococcus granulosus und multilocularis (Hunde- bzw. Fuchsbandwurm). Echinococcus granulosus ist weltweit verbreitet, während Echinococcus multilocularis in der nördlichen Hemisphäre vorkommt. Der Mensch kann

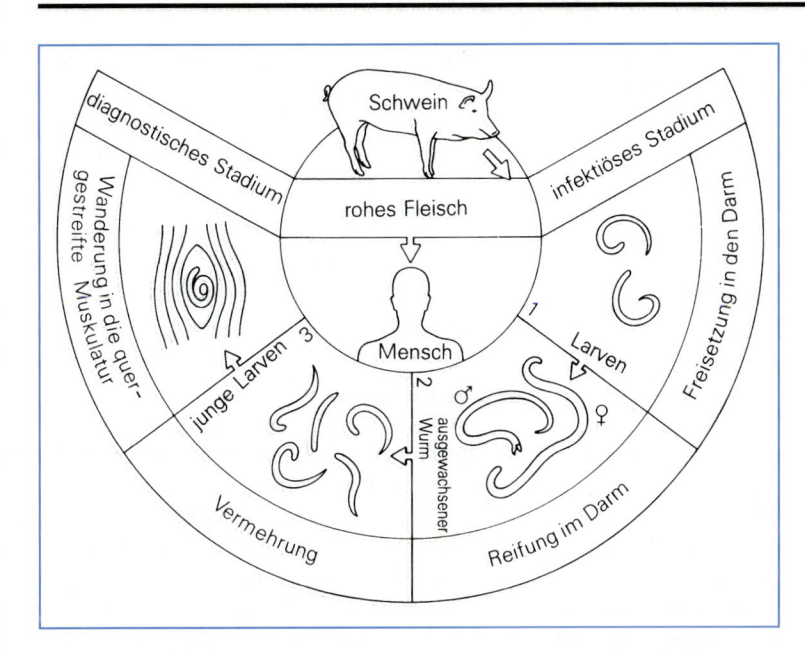

Abb. 20.4: Lebenszyklus von Taenia solium (Roitt et al., G. Thieme Verlag 1987, 1995)

durch orale Aufnahme der Echinokokkeneier infiziert werden, entweder durch direkten Kontakt mit einem infizierten Tier oder indirekt durch kontaminiertes Trinkwasser oder Nahrungsmittel (z.B. Waldheidelbeeren). Nach der Infektion werden im Dünndarm Onkosphären freigesetzt, die dann auf dem Blutweg in Leber, Lunge und ZNS gelangen, wo die Finnen heranwachsen. Die Finne von Echinokokkus wird auch als *Hydatide* bezeichnet, da es sich um eine mit Flüssigkeit gefüllte Blase handelt; sie wächst wie ein bösartiger Tumor. Die *Therapie der Wahl* ist die chirurgische Entfernung der Zysten. Eine Ruptur der Zysten muß dabei möglichst vermieden werden, da das Freiwerden von Flüssigkeit zur Metastasierung (Bildung von Sekundärzysten) und eventuell zum anaphylaktischen Schock führen kann.

Ascaris lumbricoides (Spulwurm). Ascaris lumbricoides ist weltweit verbreitet. Die *Übertragung* erfolgt durch orale Aufnahme der Askariseier, durch verunreinigte Nahrungsmittel (kopfgedüngter Salat) oder kontaminiertes Trinkwasser. Nach der oralen Aufnahme schlüpfen im Dünndarm die Larven, die im Blutstrom zunächst zur Leber und anschließend zur Lunge transportiert werden. Über die Trachea und den Pharynx gelangen sie wieder in den Magen-Darm-Trakt. Der weibliche Wurm wird im Dünndarm bis zu 25 cm lang und setzt täglich ca. 200 000 Eier frei, die mit dem Stuhl ausgeschieden werden.

Enterobius vermicularis (Madenwurm). Enterobius vermicularis ist ubiquitär verbreitet. Die Infektion erfolgt auf oralem Weg. Bei Kleinkindern spielt die Übertragung der Eier vom Anus in den Mund eine große Rolle (Autoinfektion), während bei Erwachsenen die Kontaktübertragung der klebrigen Eier auf Gebrauchsgegenständen eine Rolle spielt. Die aufgenommenen Eier schlüpfen im Dickdarm. Von dort wandern die Weibchen zum Anus. Dort legt jedes Weibchen wiederum Eier ab, wodurch ein starker Juckreiz hervorgerufen wird. Ein typischer Einachweis besteht in der „Klebestreifenmethode" (vor dem morgendlichen Waschen dünnschichtigen Klebstreifen auf die Analöffnung legen und mikroskopisch auf Eier untersuchen).

Onchocerca volvulus. Der Erreger kommt endemisch in tropischen Gebieten Afrikas sowie Mittel- und Südamerikas vor. Die *Übertragung* erfolgt durch die Kriebelmücke, deren Larven in fließendem Gewässer leben. Onchocerca volvulus ist der Erreger der Onchozerkose, einer Erkrankung, die sich in Hautveränderungen, einer Lymphadenopathie und Augenveränderungen (→ „Flußblindheit") äußert. Pathogenetisch handelt es sich bei der Onchozerkose um eine allergische Reaktion des Körpers gegen die absterbenden Parasiten.

Trichinella spiralis. *Infektionsquelle* ist rohes, ungenügend erhitztes oder tiefgefrorenes, trichinenverseuchtes Schweinefleisch. Nach oraler Aufnahme der eingekapselten Trichinen erfolgt im Dünndarm die Entwicklung zu Darmtrichinen, die wiederum Larven freisetzen. Die Larven gelangen auf dem Blutweg in den gesamten Organismus. Allerdings sind sie für ihren weiteren Lebenszyklus auf die quergestreifte Muskulatur angewiesen, wo sie sich zur Muskeltrichine entwickeln. Typische *Symptome* einer Muskeltrichinose sind Fieber, Muskelschmerzen, Lidödem und Eosinophilie.

1.1.3 Lebensmittelintoxikationen durch mikrobielle Toxine

Bestimmte Bakterien und Pilze bilden potente Toxine, die sich auch in der Nahrung befinden können. Da diese Toxine meist auf den Magen-Darm-Trakt wirken, werden sie als *Enterotoxine* bezeichnet. Enterotoxine werden von Bakterien abgegeben, sind somit *Exotoxine*.

Tabelle 20.2 faßt die Lebensmittelintoxikationen durch mikrobielle Toxine zusammen.

> **Merke !**
>
> Enterotoxine sind Exotoxine (Synonym: Ektotoxin), die auf den Magen-Darm-Trakt wirken.

Staphylococcus aureus. Staphylococcus aureus ist der *häufigste* Erreger von Lebensmittelvergiftungen. Er bildet Enterotoxine (Typ A–F), die Erbrechen hervorrufen. Das Erbrechen wird zentral (Mechanismus?) durch das Toxin verursacht. Häufig sind Milch- und Milchprodukte, Eis und Kartoffelsalat kontaminiert. Je höher die Ausgangskeimzahl, um so kürzer ist die Inkubationszeit (30 min bis 7 h). Da Staphylokokkenenterotoxine thermostabil sind, reichen Kochtemperaturen zur Elimination nicht aus. Bei Verdachts-, Erkrankungs- und Todesfall besteht Meldepflicht.

Clostridium botulinum. Das von dem Anaerobier *Clostridium botulinum* produzierte Ektotoxin ist das wirksamste biologische Toxin (Letaldosis: 0,1–1,0 Mikrogramm!). Verdächtig sind alle *bombierten Konserven,* d.h. alle Konserven,

Tab. 20.2: Mikrobielle Toxine in Lebensmitteln

Mikroorganismus	Toxin/Wirkung	Klinik	Besonderheiten
Staphylococcus aureus	Enterotoxine A–F	Erbrechen, Durchfall	thermostabil
Clostridium botulinum	Botulinustoxin (Hemmung der ACh-Ausschüttung)	Lähmung der Muskulatur	wirksamstes biologisches Toxin
Bacillus cereus	–	Erbrechen	thermolabil
Salmonellen	cAMP ↑, Wasser in Darm	Duchfälle	keine dauernde Immunität
Enterotoxische E. coli (ETEC)	Guanylatzyklase ↑ →, Wasser in Darm	Durchfälle	thermolabil
Vibrio cholerae	s. Salmonellen	reiswasserartige Durchfälle	–
Aspergillus	Aflatoxin (hepatotoxisch)	● akut in hohen Dosen: Leberausfallskoma ● chronisch: evtl. primäres Leberzell-Ca.	thermostabil

die durch Gasentwicklung aufgetrieben sind (das anaerobe Milieu in Konserven bildet ein ideales Nährmedium für Clostridium botulinum). Botulinustoxin verhindert an den Synapsen den Kalziumeinstrom und somit die Ausschüttung von Acetylcholin. Aus diesem Grund treten nach kurzer Zeit *Lähmungserscheinungen* auf. Charakteristisches Symptom ist das Doppelsehen, welches auf Augenmuskellähmungen zurückzuführen ist. Der Tod tritt durch Atemlähmung ein. Das Ektotoxin ist thermolabil und läßt sich durch Kochen zerstören. Meldepflicht besteht bei Verdacht, Erkrankung und Todesfall.

Clostridium perfringens. Der Anaerobier *Clostridium perfringens* zählt neben Staphylococcus aureus zu den häufigen Erregern von Lebensmittelvergiftungen. Er produziert ein thermolabiles Enterotoxin, welches Durchfälle, heftige Bauchschmerzen und Übelkeit hervorruft. Clostridium perfringens ist auch Erreger des Gasbrandes.

> **Klinischer Fall**
>
> Bei einer Lebensmittelintoxikation stehen folgende Symptome in Vordergrund: Doppelsehen, Schluck- und Sprechschwierigkeiten, Obstipation und trockene Schleimhäute.
> *Wahrscheinliche Diagnose:* Intoxikation durch Clostridium botulinum

Bacillus cereus. Der Erreger, ein grampositiver Sporenbildner, lebt im Erdboden. Die Kontamination von Speisen (Suppen, Soßen, Gemüse) erfolgt entweder durch unsaubere Arbeitsweise oder durch sporenhaltige Gewürze. Typische Symptome sind heftige Durchfälle und Bauchkrämpfe.

Salmonellen. Erreger der Salmonellenenteritis sind Salmonella typhimurium und Salmonella enteritidis. Die *Übertragung* erfolgt u.a. durch Verfütterung von infiziertem Fischmehl an Viehbestände (siehe Abb. 20.5). Der Mensch infiziert sich anschließend durch kontaminiertes Fleisch, Milch, Eier oder Eiprodukte. Typische *Symptome* sind Brechdurchfälle, wobei der Wasserverlust und die Störung des Elektrolythaushaltes die Schwere des Krankheitsbildes bestimmen. In den meisten Fällen heilt die Samonellose ohne Antibiotika aus; diese sollten nur bei schweren Fällen eingesetzt werden. Eine Infektion mit Salmonellen hinterläßt keine bleibende Immunität, da es sich vor allem um eine lokale Infektion handelt (siehe Abb. 20.6) und es über 1000 verschiedene Sal-

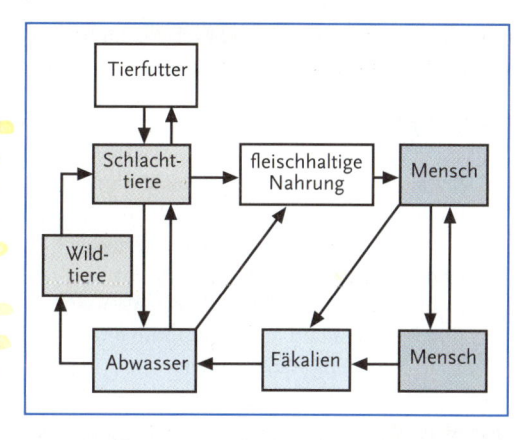

Abb. 20.5: Übertragunswege der Salmonellen (nicht S. typhi und S. paratyphi)

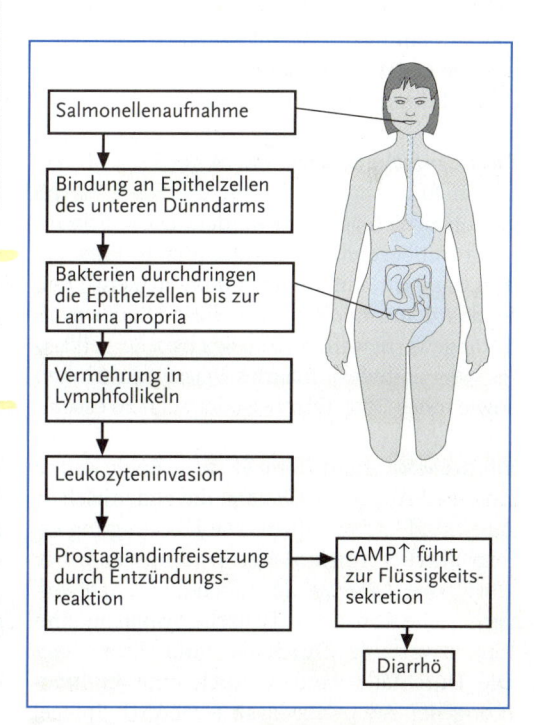

Abb. 20.6: Pathogenese der durch Salmonellen verursachten Gastroenteritis

monellentypen gibt. Meldepflicht besteht bei Verdacht, Erkrankung und Todesfall.

> **Merke!**
>
> Antibiotikagaben verkürzen weder die Dauer der Salmonellose noch verringern sie die Symptome. Antibiotika verlängern jedoch die Persistenz der Erreger. Sie sollten deswegen nur bei Risikopatienten (Kinder, ältere und immunsupprimierte Menschen) eingesetzt werden.

Shigellen. (Shigella dysenteriae, Shigella flexneri, Shigella sonnei); Shigellen sind die Erreger der bakteriellen Ruhr, einer hauptsächlich pädiatrischen Krankheit. Die *Übertragung* erfolgt über kontaminierte Lebensmittel (Milch, Wasser, Gemüse, Obst). Typische *Symptome* sind krampfartige Bauchschmerzen, heftige Durchfälle und Temperaturanstieg. Für die Symptome wird die Invasion der Shigellen in die Lamina epithelialis verantwortlich gemacht; die Bedeutung des produzierten Enterotoxins für die Pathogenese ist noch unklar. Bei Aufnahme ins Krankenhaus erfolgt eine strenge Isolation. Meldepflicht besteht bei Verdacht, Erkrankung und Todesfall.

Enterotoxische Escherichia coli (ETEC). ETEC bilden Enterotoxine, die für die Reisediarrhö verantwortlich gemacht werden. Diese Erkrankung tritt besonders bei Reisenden in Entwicklungsländern mit mangelndem hygienischen Standard auf. Bei Reisen in diese Länder muß davor gewarnt werden, ungekochtes, ungefiltertes oder nichtdesinfiziertes Wasser zu trinken sowie rohes Obst, Gemüse oder Salat zu essen.

Vibrio cholerae und Vibrio El Tor. Beide Keime sind die Erreger der Cholera, die endemisch in Asien und Afrika auftritt. Die Übertragung erfolgt durch kontaminiertes Trinkwasser, rohes Obst, Salat, Gemüse, aber auch durch Schalentiere (siehe Abb. 20.7). Typische *Symptome* sind reiswasserartige Durchfälle und Erbrechen. Die Durchfälle werden durch eine Enthemmung der Adenylatzyklase ($\rightarrow$ cAMP-Spiegel $\uparrow$) verursacht. *Meldepflicht* besteht bei Verdacht, Erkrankung und Todesfall.

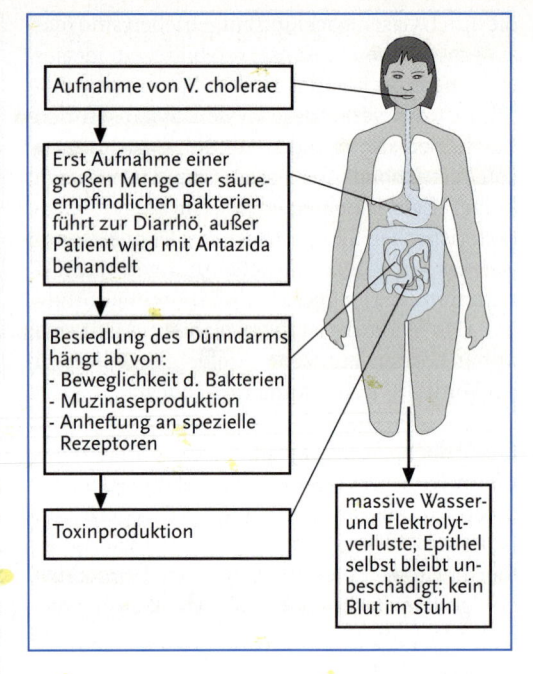

Abb. 20.7: Pathogenese der Cholera

Aspergillus. Der Schimmelpilz Aspergillus bildet Aflatoxine. Sie wirken besonders hepatotoxisch, mutagen, teratogen und kanzerogen. Zu den Gefahrenquellen zählen verschimmelte Lebensmittel, wie z.B. verschimmeltes Brot oder kontaminierte Erdnüsse, Reis oder Mais. Da es sich bei den Aflatoxinen um *thermostabile* Toxine handelt, werden sie durch Kochen, Pasteurisierung oder Sterilisierung nicht inaktiviert.

1.1.4
Chemische Lebensmitteltoxine

Nahrungsmittel können auf verschiedenen Wegen mit chemischen Toxinen belastet werden. Beispiele:
- Anreicherung in der Nahrungskette (z.B. Schwermetalle)
- Reste von Düngemitteln, Pestiziden oder Herbiziden
- chemische Zusatzstoffe (Konservierungs- und Farbstoffe) können akkumulieren und eventuell Schäden verursachen

Chemische Intoxikation durch Metalle (Quecksilber, Blei und Cadmium). Quecksilber, Blei und Cadmium kumulieren über die Nahrungskette im menschlichen Körper. Die WHO hat daher Grenzwerte festgelegt. Der WHO-Grenzwert für Quecksilber liegt z.B. bei 0,5 mg/kg Fisch.

Chemische Intoxikationen durch Umweltchemikalien (Organochlorverbindungen). Zu den Organochlorverbindungen, die hauptsächlich als Insektizide auf dem Markt sind, zählen das DDT (Dichlordiphenyltrichloräthan), Lindan (Hexachlorcyclohexan), Thiodan und die polychlorierten Biphenyle (PCB). DDT ist eine lipophile Substanz, die sich in Nahrungsketten anreichert. Als Induktor unspezifischer Oxygenasen aktiviert es Leberenzyme. DDT ist überall auf der Erde nachweisbar und wird vom Menschen produziert (sog. anthropogener Ursprung). DDT und PCB sind beide schlecht abbaubar und neigen daher zur Akkumulation.

Lebensmittelzusatzstoffe. Zu den Zusatzstoffen von Lebensmitteln zählen Konservierungsstoffe (Benzoesäure, PHB-Ester, Sorbinsäure und Ameisensäure; aber nicht: Alginsäure!), Farbstoffe (Karotin, Riboflavin, Amaranth), Antioxidanzien (Tocopherol, Ascorbinsäure), Süßstoffe (Cyclamat, Saccharin) und Geschmacksstoffe (Glutamat, Inosinat).

1.1.5 Gesundheitsschäden durch fehlerhafte Zusammensetzung der Nahrung

Fehlernährung tritt als Mangel- und Unterernährung in den Entwicklungsländern und als Überernährung in den Industrieländern auf (siehe auch Innere Medizin, Endokrine Organe, Kap. 5 und 7).

1.2 Beurteilung der Grundlebensmittel und daraus hergestellter Produkte

Tierische Lebensmittel sind wichtige Grundnahrungsmittel, die durch die zuvor genannten Bakterien, Parasiten und Pilze kontaminiert sein können. *Pflanzliche Lebensmittel* spielen eine wichtige Rolle in einer ausgewogenen Ernährung. Eine Kontamination kann durch Salmonellen, Askariden, Nitrate und Pestizidrückstände hervorgerufen werden. Die verschiedenen *Getränke* unterscheiden sich hinsichtlich ihres Kalorien- und Mineralstoffgehaltes und hinsichtlich der stimulierenden Inhaltsstoffe.

1.3 Verhütung gesundheitlicher Schäden durch Lebensmittel

Rechtliche Grundlagen

Am 1.1.1975 trat das *Lebensmittel- und Bedarfsgegenständegesetz* (LMBG) in Kraft. Eine Neufassung des LMBG erschien am 8.7.1993 im Bundesgesetzblatt. Nach §11 des LMBG ist es grundsätzlich verboten, Zusatzstoffe zu verwenden, die nicht ausdrücklich zugelassen sind.

Ein anderes wichtiges Gesetz ist das *Bundesseuchengesetz*. In §17 regelt es das Tätigkeits- und Beschäftigungsverbot für Personen, die an Cholera, Enteritis infectiosa, Typhus abdominalis, Paratyphus, Shigellenruhr und Virushepatitis erkrankt sind oder als Ausscheider von Salmonellen, Shigellen oder Choleravibrionen gelten.

Lebensmittelverderb

Verdorbene Lebensmittel sind durch oxidative Prozesse, durch mikrobiellen Befall etc. in ihrem Aussehen und Geschmack verändert.

Konservierung von Lebensmitteln

Die Konservierung von Lebensmitteln dient der Haltbarmachung. Zu den thermischen Verfahren zählen Kochen, Pasteurisieren, Sterilisieren, Kühlen und Gefrieren, chemischen Verfahren sind Einsalzen, Pökeln und Räuchern. Durch Kochen (Erhitzen auf 95–98°C und Pasteurisieren (Erhitzen auf 65–80°C) werden alle vegetativen Formen der Bakterien abgetötet, Sporen bleiben allerdings vermehrungsfähig. Die Abtötung von Sporen und die Inaktivierung von Viren erfolgt durch die Sterilisation (Temperaturen über 120°C). Die Strahlensterilisation ist in Deutschland zur Haltbarmachung von Lebensmitteln nicht erlaubt. Durch Kühlen (Temperatursenkung auf 10 °C) soll die Vermehrung von Mikroorganismen in Lebensmitteln verlangsamt, durch Tiefgefrieren (Temperatursenkung auf bis zu −18 °C) die Vermehrung von Mikroorganismen verhindert werden.

Hygienisch einwandfreie Verarbeitung

Von einer *primären* Kontamination von Lebensmitteln sprechen wir, wenn kontaminierte Lebensmittel durch zu lange Lagerung oder ungenügende Erhitzung die Gesundheit des einzelnen gefährden.

Als Ursache für eine *sekundäre* Kontamination kann die mangelnde Reinigung und Desinfektion und die Tätigkeit von kranken und keimausscheidenden Personen in Betracht gezogen werden. Dieses Problem stellt sich heute besonders infolge der zunehmenden Verpflegung der Bevölkerung in Großküchen.

Grundzüge der Produktionshygiene

Die Produktionshygiene beschäftigt sich mit den hygienischen Anforderungen, die bei der gewerblichen und industriellen Verarbeitung von Rohstoffen zu Fertigprodukten erfüllt werden müssen.

1.4
Körperpflege und Kleidung

Die tägliche Körperpflege ist für die Gesundheit und das Wohlbefinden des einzelnen sehr wichtig. Die Individualhygiene umfaßt neben der Körperpflege die *Bekleidungshygiene*. Beide Bereiche zählen zu den primären Präventionsmaßnahmen.

1.5
Infektionsprophylaxe

Zu Schutzimpfungen und Infektionsrisiken siehe Kapitel 3.2.

2 Umwelthygiene

2.1 Wasserbedarf, -verbrauch und -vorkommen

Physiologischer Wasserverbrauch

Der *physiologische Wasserbedarf* eines Menschen ist abhängig von seiner körperlicher Tätigkeit und vom Lebensalter und beträgt im Durchschnitt bei einem 2–4jährigen Kind 75 ml/kg Körpergewicht pro Tag. Beim Erwachsenen liegt der physiologische, tägliche Wasserbedarf nur bei 35–45 ml/kg Körpergewicht, da das Verhältnis von Körperoberfläche zu Körpervolumen günstiger und deshalb die Wasserverdunstung geringer ist.

Wasserverbrauch

Der *Wasserverbrauch im Haushalt* beträgt durchschnittlich für eine WC-Spülung 10 l, für ein Brausebad 40–80 l, für ein Wannenbad 180–250 l und für eine Pkw-Wäsche 50–500 l.

Wasservorkommen

Das *Wasservorkommen* erstreckt sich auf Grundwasser, Oberflächenwasser, Quellwasser und Regenwasser (siehe Tabelle 20.3).

Grundwasser. Das Grundwasser stammt vorwiegend aus Niederschlägen. Es versickert in den Boden und sammelt sich im Boden auf einer undurchlässigen oder wenig durchlässigen Bodenschicht. Bei genügender Verweildauer im Untergrund und bei entsprechendem Grundwasserschutz (Wasserschutzgebiet) ist das Grundwasser durch die Filterwirkung des durchsickerten Bodens *praktisch keimfrei* und eignet sich daher zur Trinkwasserversorgung.

Oberflächenwasser. Es stammt aus Bächen, Flüssen, Seen, Talsperren usw. Es muß aufbereitet werden, um den hygienischen Anforderungen der Trinkwasserverordnung gerecht zu werden.

Flußwasser. Auch Flußwasser (vor allem aus dem Rhein) wird nach entsprechender Aufbereitung in der Bundesrepublik als Trinkwasser genutzt.

Quellwasser. An den Stellen, an denen der Grundwasserspiegel die Erdoberfläche schneidet, tritt Quellwasser aus dem Erdboden. Die hygienische Qualität des Quellwassers wird meist überschätzt. Nur wenige Quellen, die von Regen- und Schneeschmelze unbeeinflußt

Wasserart	Vorkommen	Verunreinigungen
Regenwasser	Sammlung z.B. in Zisternen	Vogelexkremente und chemische Schadstoffe (saurer Regen)
Oberflächenwasser	Seen, Talsperren, Flüsse	Abwasser aus Haushalten und Gewerben
Grundwasser	im Erdreich auf einer wasserundurchlässigen Schicht	durch Filtrationsprozeß meist keimfrei
Quellwasser	s.o.	s.o.
Meerwasser	Weltmeere	Entsalzung notwendig, evtl. chemisch und mikrobiell verseucht

Tab. 20.3: Klassifikation des Wassers nach Vorkommen

bleiben und beständig klares, keimarmes Wasser liefern, dürfen für die Trinkwasserversorgung genutzt werden.

> **Merke!**
>
> Aus Brunnen gewonnenes Wasser ist für die Trinkwasserversorgung besser geeignet als Quellwasser.

2.2 Hygiene des Trinkwassers

Wasserförderung und -aufbereitung

Die Förderung des Wassers erfolgt durch Flach- oder Tiefbrunnen oder durch Fassungen von Quellwasser. Zur Trinkwasseraufbereitung sind folgende Stoffe gesetzlich zugelassen:
- Chlor, Chorkalk, Natriumhypochlorit, Kalziumhypochlorit, Magnesiumhypochlorit
- Natrium-, Kalium- und Kalziumsalze der Mono- und Polyphosphorsäuren
- Kieselsäure und ihre Natriumverbindungen
- Silber, Silberchlorid und Silbersulfat
- Ozon
- als physikalisches Verfahren die UV-Desinfektion des Wassers

> **Merke!**
>
> Nach Abschluß der Aufbereitung des Trinkwassers mit Chlor muß ein Gehalt von mindestens 0,1 mg/l freies Chlor nachweisbar sein. Da Chlor ein reaktionsfreudiges Gas ist, können folgende Stoffe entstehen: Chloroform, Bromoform, Tetrachloräthan, Chlorid, Hypochlorid, Haloforme, halogenierte Huminsäuren etc., aber kein Hexachlorcyclohexan!
> Für die Prüfung sollte man sich auch merken, daß die Chlorierung zur Trinkwasserdesinfektion der UV-Bestrahlung vorzuziehen ist. Ob diese Generalisierung zutrifft, ist u. U. fraglich. Der Vorteil des Chlors liegt in seiner anhaltenden Wirkung, die die UV-Bestrahlung nicht aufweist.

Trinkwasserqualität

Das Trinkwasser soll nach DIN 2000 folgenden Anforderungen entsprechen:
- Trinkwasser muß *frei sein von Krankheitserregern* und darf keine gesundheitsschädigenden Eigenschaften haben
- Trinkwasser muß *keimarm* sein, d.h., in „nicht desinfiziertem Trinkwasser" dürfen maximal 100 Kolonien je ml bei einer Bebrütung von 20 ± 2 °C oder 36 ± 1 °C nicht überschritten werden. „Desinfiziertes Wasser" darf maximal 20 Kolonien/ml bei einer Bebrütungstemperatur von 20 ± 2 °C aufweisen.
- Trinkwasser soll *appetitlich* sein und nach seiner äußeren Beschaffenheit zum Genuß anregen. Es soll daher klar, kühl, geruchlos und von gutem Geschmack sein.
- *Der Gehalt an gelösten Stoffen soll sich in gewissen Grenzen halten.* Er soll bei bestimmten Stoffen (Eisen, Mangan etc.) so gering wie möglich sein (s.u.).
- Trinkwasser soll möglichst *keine Korrosion hervorrufen*
- Trinkwasser soll stets in *genügender Menge* und mit ausreichendem Druck zur Verfügung stehen

Trinkwasserbeurteilung

Zur Kontrolle und Beurteilung des Wassers stehen mehrere Möglichkeiten zur Verfügung.

Ortsbesichtigung. Die Ortsbesichtigung dient dazu, die Herkunft und Förderung des Wassers beurteilen zu können, ferner wird auf Verunreinigungen des Wassers durch Schneeschmelze, Hochwasser und starken Regen geachtet und Wasser zur mikrobiologischen und chemisch-physikalischen Untersuchung entnommen. Vor Ort können Geschmack, Geruch, Färbung und Trübung des Wassers überprüft werden.

Laboruntersuchungen. Die Laboruntersuchungen dienen der Bestimmung der Gesamtkeimzahl und dem Nachweis von Escherichia coli und coliformen Bakterien. Als chemisch-physikalische Untersuchungen werden die Bestimmung des pH-Wertes, des Sauerstoffgehaltes, der Leitfähigkeit und Temperatur und der Chlornachweis durchgeführt. Die Bestimmungen haben spätestens nach 6 Stunden zu erfolgen. Ein Ergebnis der mikrobiellen Untersuchung auf Escherichia coli und coliforme Bakterien ist frühestens nach 72 Stunden zu erwarten.

Grenzwerte der bakteriologischen und chemischen Untersuchung. Der bakteriologische Grenzwert ist in § 1 der Trinkwasserverordnung festgelegt, in dem gefordert wird, daß Trinkwasser von Krankheitserregern frei sein muß. Diese Forderung gilt als erfüllt, wenn in 100 ml Trinkwasser kein Escherichia-coli-Keim, keine coliformen Bakterien und keine Fäkalstreptokokken enthalten sind. Die Grenzwerte für chemische Stoffe sind in Tabelle 20.4 enthalten.

> **Merke!**
>
> Der Nitratgrenzwert der Trinkwasserverordnung liegt bei 50 mg/l. Um jedoch bei Säuglingen die gefürchtete Methämoglobinopathie zu vermeiden, sollte zur Zubereitung von Säuglingsnahrung nur Wasser verwendet werden, dessen Nitratgehalt unter 10 mg/l liegt!

Tab. 20.4: Grenzwerte der bakteriologischen und chemischen Untersuchung des Trinkwassers

Bezeichnung	Grenzwert in mg/l
Arsen	0,01
Blei	0,04
Cadmium	0,005
Chrom	0,05
Zyanid	0,05
Fluorid	1,5
Nickel	0,05
Nitrat	50,00
Nitrit	0,1
Quecksilber	0,001
polyzyklische aromatische Kohlenwasserstoffe insgesamt	0,0002

Krankheitserreger im Trinkwasser

Infektionskrankheiten können durch kontaminiertes Trinkwasser übertragen werden. Folgende Keime können Trinkwasserepidemien auslösen: Salmonellen, Choleravibrionen, Hepatitis-A-Viren (nicht jedoch die parenteral übertragenen Hepatitis-B-Viren), Leptospiren, Ruhramöben und Polioviren. Trinkwasserepidemien verlaufen meist als *Explosivepidemien*, da in sehr kurzer Zeit eine Vielzahl von Krankheitsfällen gleichzeitig auftreten.

Schadstoffe im Trinkwasser

Gesundheitliche Schäden können durch Trinkwasser hervorgerufen werden, wenn Inhaltsstoffe des Wassers (z.B. Arsen, Blei, Eisen, Mangan, Nitrat, Nitrit etc.) die jeweiligen Grenzwerte überschreiten und dadurch toxisch werden. Eine Verunreinigung des Trinkwassers kann auch durch Substanzen wie Mineralöle, Pestizide, polyzyklische aromatische Kohlenwasserstoffe etc. erfolgen, wenn diese in größeren Mengen ins Trinkwasser gelangen. Eine weitere Verschmutzungsquelle sind alte Rohrleitungssysteme, in denen Metalle wie Zink, Blei, Kupfer etc. in höheren als den erlaubten Konzentrationen freigesetzt werden.

2.3 Hygiene der natürlichen Badegewässer

Badeseen

Folgende Anforderungen müssen nach der Richtlinie des Rates der Europäischen Gemeinschaften über die Qualität der Badegewässer (1975) erfüllt sein.

Mikrobiologische Qualitätsanforderungen. Tabelle 20.5 zeigt die erlaubten Höchstkonzentration der in Badeseen zulässigen Keime.

Physikalische und chemische Qualitätsanforderungen.
- pH-Wert: 6–9
- Färbung: keine anomale Änderung der Färbung
- Sauerstoffsättigung: 80–120 %

Tab. 20.5: Höchstkonzentration pathogener Keime in Badeseen

Keime	Richtwert in 100 ml	Grenzwert in 100 ml
gesamtkoliforme Bakterien	max. 500	10 000
fäkalkoliforme Bakterien	max. 100	2 000
Streptococcus faecalis	max. 100	keine
Salmonellen und Darmviren	keine	keine

- Transparenz: 2 m
- Mineralöle: 0,3 mg/l
- Teer, schwimmende Körper, wie z.B. Holz, Flaschen etc.: keine

Infektionsgefährdung. Durch Parasiten, wie z.B. Acanthamoeba und Naegleria fowleri (Amöbenart), die sich im Schlamm von Baggerseen befinden, können Enzephalitiden bei Säuglingen und Kleinkindern hervorgerufen werden. Ist das Badewasser durch Salmonellen kontaminiert, können Gastroenteritiden die Folge sein.

2.4 Hygiene der gewerblichen und öffentlichen Schwimm- und Badeeinrichtungen

Infektionsgefährdung in Schwimm- und Badeeinrichtungen

Staphylokokken und *Streptokokken* (Eitererreger) können durch die verletzte Haut eindringen und eitrige Wundentzündungen hervorrufen. *Chlamydia trachomatis* ist der Erreger der Schwimmbadkonjunktivitis. *Pseudomonas aeruginosa* ist ein Feuchtkeim, der sich besonders bei Temperaturen zwischen 36°C und 42°C vermehrt. Auch Pilze, z.B. *Trichophyton* und *Epidermophyton*, können in Schwimmbädern übertragen werden und Fußpilz hervorrufen.

> **Merke!**
>
> In den Whirlpools der Schwimmbäder findet Pseudomonas günstige Wachstumsbedingungen. In den USA hat man bei ca. 55% der Badegäste, die Sprudelbäder besuchen, Hautausschläge nachgewiesen, die auf Pseudomonas aeruginosa zurückzuführen sind.

Qualitätsanforderungen an das Schwimm- und Badebeckenwasser

Die mikrobiologischen, chemischen und physikalisch-chemischen Qualitätsanforderungen an das Beckenwasser sind in Tabelle 20.6 und 20.7 dargestellt.

Schwimm- und Badebeckenwasseraufbereitung

Zur Badewasseraufbereitung wird Chlor verwendet. Nach Einleitug des reaktionsfreudigen Gases Chlor in das Beckenwasser entsteht „freies Chlor", das stark desinfizierend wirkt. Durch Reaktion des Chlors mit stickstoffhaltigen Verbindungen entstehen Chloramine = „gebundenes Chlor". Ein hoher Gehalt an diesem „gebundenen Chlor" führt zu Augenreizungen und weist auf eine schlechte Wartung der Anlage hin. Der Gehalt an „freiem Chlor" sollte mindestens 0,3 mg/l – 0,6 mg/l betragen.

Eine Aufbereitung des Badewassers kann auch mit Ozon erfolgen. Ozon ist ein stärkeres Oxidationsmittel als Chlor. Wegen seiner toxi-

Tab. 20.6: Mikrobiologische Qualitätsanforderungen an Schwimm- und Badebeckenwasser

mikrobiologische Parameter	Einheit	Beckenwasser: Minimal- und Maximalwert
Koloniezahl (bei 20°C + 36°C)	1/ml	0–100
coliforme Bakterien (bei 36°C)	1/100ml	nicht nachweisbar
E. coli (bei 36°C)	1/100ml	nicht nachweisbar
Pseudomonas aerug. (bei 36°C)	1/100ml	nicht nachweisbar

Tab. 20.7: Physikalisch-chemische Qualitätsanforderungen an Schwimm- und Badebeckenwasser

physikalisch-chemischer Parameter	Einheit	Minimal- und Maximalwert
pH-Wert		6,5–7,8
Ammoniumkonzentration	mg/l	0–0,1
freies Chlor	mg/l	0,3–0,6
gebundenes Chlor (pH 6,5–7,2)	mg/l	0–0,3
gebundenes Chlor (pH 7,2–7,8)	mg/l	0–0,5

schen Wirkung darf es nicht im Schwimmbeckenwasser vorliegen. Das Badewasser muß nach der Aufbereitung mit Ozon durch Aktivkohle ozonfrei gemacht werden und anschließend noch gechlort werden. Der Gehalt an freiem Chlor sollte auch in sogenannten „Ozonschwimmbädern" bei 0,2 mg/l – 0,5 g/l liegen.

> **Merke!**
> Freies Chlor wirkt stärker desinfizierend als gebundenes.

2.5 Abwasserhygiene

Herkunft und Zusammensetzung

Nach der Herkunft der Abwässer werden häusliche Abwässer, gewerbliche Abwässer, industrielle Abwässer und Krankenhausabwässer unterschieden.

Infektionshygienische Bewertung

Sind Abwässer mit Infektionserregern kontaminiert, besteht Infektionsgefahr bei direktem Kontakt, z.B. beim Baden in Flüssen, aber auch bei Kanalisations- und Kläranlagenarbeitern. Gefahr droht auch dort, wo Fäkalien direkt ins Oberflächenwasser eingeleitet werden. Pathogene Bakterien wie Vibrio cholerae, Salmonella typhi etc. können sich unter günstigen Bedingungen vermehren und eine Trinkwasserepidemie hervorrufen.

Schadstoffbelastung des Menschen durch Abwasser

Vor allem schwer abbaubare Stoffe mit langer biologischer Halbwertszeit können an Schwebstoffe gebunden im Wasser transportiert werden, über die Nahrungskette in den Menschen gelangen und im Gewebe akkumulieren. Typische Beispiele sind Chlorkohlenwasserstoffe (polychlorierte Biphenyle = PCB), Kohlenwasserstoffe (polyzyklische, aromatische Kohlenwasserstoffe und Mineralöle), Schwermetalle (Eisen, Blei etc.) usw.

Abwasseraufbereitung

In den Kläranlagen durchläuft das Abwasser drei Reinigungsstufen (siehe Tabelle 20.8).

1. Stufe: mechanische Reinigung. Im *Absetzbecken* wird die Fließgeschwindigkeit des Abwassers so weit herabgesetzt, daß die darin enthaltenen Schwebstoffe sedimentieren. Durch Zugabe chemischer Stoffe kann die Sedimentation durch Ausflockung noch weiter gesteigert werden. Besonders Wurmeier setzen sich in dieser Stufe ab und erscheinen im Klärschlamm. Grobe Verunreinigungen (Zahnprothesen) werden abgesiebt.

Tab. 20.8: Schritte der Abwasserklärung

Klärschritt	entfernt werden...
mechanische Reinigung	grober Dreck, Schwebstoffe, Wurmeier
biologische Reinigung	hauptsächlich organische Abfälle (z.B. Fäkalien), u.U. Quecksilber
chemische Reinigung	Phosphate

2. Stufe: biologische Reinigung. Die biologische Reinigung erfolgt im mit Sauerstoff belüfteten *Belebungsbecken*. Organische Substanzen werden mit Hilfe von Bakterien unter aeroben Bedingungen abgebaut. Die sich rasch vermehrenden Bakterien ballen sich zu Flocken zusammen, die den Belebtschlamm bilden. Diese Flocken sind in der Lage, schwer abbaubare Schwermetalle zu absorbieren. Wenn die Flocken eine bestimmte Größe erreicht haben, sinken sie zu Boden und werden ebenfalls abgeräumt. Auch die Schwermetalle werden dabei aus dem Abwasser entfernt. Der Klärschlamm ist dadurch verhältnismäßig hoch mit Schadstoffen belastet und sollte nicht zur landwirtschaftlichen Düngung genutzt werden.

> **Merke !**
>
> Die Bakterien bauen die organischen Substanzen zu H_2O und CO_2 ab.

3. Stufe: chemische Reinigung. In dieser dritten Stufe wird das im Abwasser enthaltene Phosphat durch Zugabe von Eisen- und Aluminiumionen ausgefällt. Gesteigerte Phosphatkonzentrationen im Abwasser sind eine Folge von Phosphatzusätzen in Waschmitteln, der Einschwemmung von Phosphatdüngern und der Freisetzung von Phosphat bei der Zersetzung von organischen Substanzen in der 2. Stufe der Abwasserreinigung. Durch diese dritte Stufe wird die Eutrophierung der Gewässer vermindert (siehe ökologische Folgen).

Desinfektion von Krankenhausabwässern

Grundsätzlich hat das Abwasser aus allgemeinen Krankenhäusern dieselbe mikrobielle Zusammensetzung wie Abwasser aus den Gemeinden. Ob und wieweit Abwasser aus Krankenhäusern vor dem Einleiten in das Kanalisationssystem speziell desinfiziert werden muß, ist daher im Einzelfall zu entscheiden.

Ökologische Folgen der Kläranlagenabwasser für die Fließgewässer

Enthält ein Gewässer reichlich gelöste organische und mineralische Stoffe, wie z. B. Phosphate und Nitrate, entwickelt sich im Sommer reichlich Phytoplankton. Durch Absinken großer Mengen des absterbenden Phytoplanktons werden die Sauerstoffvorräte im Gewässer rasch aufgebraucht → *„Umkippen des Gewässers"*.

2.6 Abfallstoffhygiene

Prinzipien der Müllbeseitigung und -verwertung

Zur Abfallstoffbeseitigung stehen heute folgende Verfahren zur Verfügung: die geordnete Deponie, die Kompostierung und die Verbrennung.

Deponie. Die Lagerung des Mülls auf Deponien ist auch heute noch eine vorherrschende Methode der Abfallbeseitigung. Die Lagerung des Mülls auf ungeordneten Deponien (Müllkippen) ist aus hygienischen und ökologischen Gründen abzulehnen. Mit geordneten Deponien versucht man den hygienischen und ökologischen Anforderungen gerecht zu werden. Das bedeutet: Das Deponiegelände muß an einem Ort plaziert werden, an dem eine Belastung des Wassers mit Schadstoffen verhindert werden kann. Der Boden der Deponie ist gegebenenfalls durch Beton, Lehm etc. wasserundurchlässig abzudichten. Das anfallende Sickerwasser, welches eine Vielzahl von anorganischen und organischen Substanzen enthält, darf unter keinen Umständen ins Grundwasser gelangen und muß entsorgt oder aufbereitet werden.

Kompostierung. Bei der Kompostierung werden organische Stoffe unter aeroben Bedingungen durch Bakterien und Pilze ersetzt. Dabei werden Temperaturen über 65°C erreicht, wodurch pathogene Erreger abgetötet werden. Voraussetzung dieses Verfahrens ist eine gut funktionierende Sortierung des Rohmülls. Wenn Schwermetalle und toxische Stoffe zuvor eliminiert wurden, kann der Kompost zur Bodenverbesserung im Gartenbau oder in der Landwirtschaft wiederverwertet werden.

> **Merke!**
> Bei der Kompostierung werden die Bakterien weitestgehend beseitigt.

Müllverbrennung. Bei der Müllverbrennung werden die brennbaren Bestandteile des Mülls beseitigt und damit das Abfallvolumen erheblich reduziert. Probleme entstehen jedoch durch die Freisetzung toxischer Stoffe, wie z. B. Rauchgase und Asche, deren Emission durch Filteranlagen verhindert werden muß.

Hygienische und ökologische Probleme der Müllbeseitigung

Wie bereits bei den einzelnen Verfahren erwähnt, zählen hierzu die Grundwasserverunreinigung in der Nähe von Deponien, Emissionsprobleme und Geruchsbelästigung bei der Müllbeseitigung durch Verbrennungsanlagen.

2.7 Atmosphärisch bedingte Einflüsse auf die Gesundheit

Normalzusammensetzung der Luft

Die Luft setzt sich normalerweise zusammen aus 78,10 Vol.-% Stickstoff, 20,94 Vol.-% Sauerstoff, 0,93 Vol.-% Argon, 0,03 Vol.-% Kohlendioxid und 0,01 Vol.-% Wasserstoff.

Wetter und Klima

Das Wettergeschehen wird durch verschiedene Faktoren bestimmt, z. B. Lufttemperatur, -druck, -dichte, -feuchtigkeit, -strömung und -strahlung. Klima und Wetter, zusammen auch als biometeorologische Faktoren bezeichnet, können bei Föhn- und Inversionswetterlagen zu Gesundheitsstörungen führen.

Bei Inversionswetterlage bildet sich ein *Smog vom sogenannten London-Typ*. Typisch hierfür ist folgende Konstellation: Im Frühjahr und Herbst liegt eine kalte Luftschicht am Boden und in größerer Höhe eine warme Luftschicht darüber. Durch diese Luftschichtung ist ein vertikaler Luftaustausch nicht mehr möglich. Die entstehenden Schadstoffe, wie z. B. Schwefeldioxid, Nitrosegase und Rußpartikel, reichern sich in der unteren Schicht an und bilden mit Wasser ein saures Aerosol, von dem der Name SMOG (zusammengesetzt aus „smoke" und „fog") abgeleitet wird.

In der warmen Jahreszeit werden Nitrosegase und Kohlenwasserstoffe, die hauptsächlich von Pkws freigesetzt werden, durch die intensive Sonnenstrahlung (UV-Strahlung) zersetzt. Es entstehen aggressive Sauerstoffradikale, die mit dem molekularen Sauerstoff zur Freisetzung von Ozon und anderen photochemischen Oxidantien, wie z. B. Peroxyacetylnitrat (PAN) führen. Die höchsten Ozonkonzentrationen werden zu den Zeiten des höchsten Verkehrsaufkommens gemessen. Ozon ist die Leitsubstanz des photochemischen SMOG, der auch als *Los-Angeles-Smog* bezeichnet wird.

Luftdruck

Druckschwankungen, die im Rahmen des normalen Wettergeschehens auftreten, wirken sich im Organismus praktisch nicht aus. Diese Tatsache läßt sich auf die charakteristische Sauerstoffsättigung des Hämoglobins zurückführen. Auch in 3000 m Höhe beträgt die Sauerstoffsättigung des Hämoglobins noch mehr als 90 %. Wird diese Höhe jedoch rasch erreicht (z. B. mit dem Berglift), kann es zur sogenannten Höhenkrankheit mit Kopfschmerz, Übelkeit, Erbrechen und leichter Dyspnoe kommen. 24–60 Stunden nach Ankunft in größerer Höhe können auch Tachykardie, Fieber und blutiges Sputum sowie Halluzinationen u. a. neurologische Symptome auftreten.

Luftfeuchte, -bewegung und -temperatur

Diese drei Faktoren wirken kombiniert auf den Organismus ein und spielen eine wichtige Rolle im menschlichen Wärmehaushalt. Die maximale Luftfeuchtigkeit ist definiert als die höchstmögliche Wasserdampfaufnahme der Luft bei einer bestimmten Temperatur. Die absolute Luftfeuchtigkeit gibt die tatsächliche Wasserdampfmenge bei einer bestimmten Temperatur an, und die relative Luftfeuchtigkeit gibt die absolute Luftfeuchtigkeit in % an (bezogen auf die maximale Luftfeuchtigkeit). Die optimale relative Luftfeuchtigkeit liegt bei 40%–60%.

2.8
Gesundheitliche Schäden durch Luftverunreinigungen

Definitionen

Als *Emission* bezeichnet man die Freisetzung von luftverunreinigenden Stoffen aus sogenannten Emissionsquellen wie Fabrikschornsteinen. Als *Immission* definieren wir Luftverunreinigungen (Stickoxide, Ozon, aber auch Lärm), die auf den Menschen einwirken.

Grenzwerte

Maximale Emissionskonzentration (MEK). Die MEK gibt die maximale Konzentration an Gasen oder Schwebstoffen an, die von Emissionsquellen ausgestoßen werden dürfen, damit die MIK-Werte eingehalten werden können.

Maximale Immissionskonzentration (MIK). Die MIK-Werte geben die Höchstkonzentrationen luftverunreinigender Stoffe an, bei deren Überschreiten mit einer Schädigung des Menschen zu rechnen ist.

Emissionsprodukte und Emissionsquellen

Zu den Emissionsprodukten zählen aromatische und aliphatische Kohlenwasserstoffe, Kohlenmonoxid, Kohlendioxid, Schwefeldioxid, Nitrosegase, Photooxidantien, Salzsäure, polychlorierte Biphenyle (PCB) etc. Die wichtigsten Emissionsquellen sind mit 63% Kraftwerke und Fernheizwerke, mit 10% die Industrie, mit 13% das Gewerbe, mit 10% die Haushalte und mit 5% der Verkehr.

Belebte Luftverunreinigungen

Dazu zählen allergene Substanzen, z.B. Hautschuppen von Mensch und Tier, Bakterien, Pilze, Algen und Schimmel. Eine bedeutsame Rolle spielt auch der Kot der Hausstaubmilbe, der möglicherweise an der Zunahme des allergischen Asthmas beteiligt ist.

Inkorporation von Luftverunreinigungen

Staubförmige Immissionen unterscheiden sich hinsichtlich ihrer Korngröße und damit auch hinsichtlich ihrer Resorption und Elimination aus dem Körper. Die akute Gesundheitsbedrohung hängt von der Jahreszeit, der Wetterlage und der geographischen Lage ab. Reizgase wie Schwefeldioxid und Ozon können die Lungenreinigung beeinträchtigen. Folgen einer chronischen Einwirkung sind Ablagerung von Feinstaub, chronische Bronchitis, Bronchialasthma, Asbestose oder Bronchialkarzinom. Zudem muß berücksichtigt werden, daß die Schadstoffe untereinander additive, synergistische und potenzierende Wirkungen zeigen und ihre Wechselwirkungen undurchschaubar sind.

2.9
Wohnungshygiene

Raumklima

Das Klima von Wohn- und Arbeitsräumen hängt ab von der Lufttemperatur, der relativen Luftfeuchte, der Windgeschwindigkeit und der mittleren Strahlungstemperatur, die zusammengefaßt auch als Luftzustandsgrößen bezeichnet werden.

Raumluftqualität

Die Luftqualität kann grundsätzlich beeinträchtigt werden durch Außenluftverunreinigungen, durch Emissionen, die vom Menschen ausgehen (z.B. Tabakrauch), und durch Emissionen, die ihren Ursprung in Baumaterialien, Einrichtungsgegenständen oder Reinigungsmitteln haben (z.B. Formaldehyd).

Biogene Verunreinigungen

Biogene Verunreinigungen sind zurückzuführen auf das Vorhandensein von Viren, Bakterien, Pilze, Protozoen und Milben.

Messung

Durch Bestimmen der CO_2-Konzentration in Räumen kann objektiv der Lüftungsbedarf festgestellt werden.

Heimtierhaltung

Vor der Anschaffung eines Haustieres sollten Überlegungen erfolgen, ob neben dem Platz- und Zeitbedarf auch die hygienischen Anforderungen erfüllt werden können. Es ist auch daran zu denken, daß Tiere häufig Überträger von Krankheiten (z.B. Psittakose) und Träger von Parasiten (Flöhe, Läuse, Würmer) sind.

2.10 Lärmbedingte Gesundheitsgefährdung

Lärmimmissionen und Möglichkeiten der Lärmminderung

Nach dem Immissionsschutzgesetz gilt, daß als schädliche Einwirkungen diejenigen Geräusche anzusehen sind, die den Menschen gefährden, erheblich belästigen oder erheblich benachteiligen. Als Anhaltspunkte gelten folgende Werte:
- Lärmschwerhörigkeit: ca. 85 dB
- Belästigungen (z.B. Fluglärm): ca. 77 dB
- Störungen bei Büroarbeiten: ca. 70 dB
- Schlafstörungen: ca. 35 dB

Zu den technischen Maßnahmen zur Lärmbekämpfung zählen die Beseitigung der Lärmquelle, die Begrenzung der Lärmausbreitung und der Einsatz von Gehörschutzmitteln.

2.11 Hygiene der exogenen Krebsnoxen

Begriffe der Karzinogenese

Karzinogene. So bezeichnet man Stoffe, die an der Tumorentstehung beteiligt sind. Beispiele sind aromatische Amine, Asbest oder die polyzyklischen aromatischen Kohlenwasserstoffe.

Kokarzinogene. Sie verstärken den Effekt von Karzinogenen, ohne selbst kanzerogen zu sein.

Synkarzinogenese. Darunter versteht man das Zusammenwirken verschiedener Faktoren, die zu Zellmutationen führen.

Exogene Krebsnoxen (Karzinogene)

Chemische Krebsnoxen. Zu den chemischen Krebsnoxen, die das Krebsrisiko in der Bevölkerung steigern, gehören: polychlorierte Biphenyle, chlorierte Pestizide (DDT), Nitrosamine, Quecksilber, Blei, Kadmium, Selen, Arsen, Äthylenoxid und die Konservierungsstoffe.

Physikalische Krebsnoxen. Hierzu zählt die Belastung des Menschen mit ionisierenden Strahlen und UV-Strahlen.

Biologische Krebsnoxen. Ein Beispiel für eine biologische Krebsnoxe ist Helicobacter pylori, ein den Magen befallendes Bakterium. Infizierte weisen eine erhöhtes Risiko für die Entstehung eines Magenkarzinoms auf. Weitere mit malignen Erkrankungen assoziierte Mikroorganismen sind das Epstein-Barr-Virus (Burkitt-Lymphom) und das HTLV (human T-cell-leucaemia-virus).

> **Merke!**
> Karzinogene können organisch oder anorganisch sein.

Prophylaktische Maßnahmen

Eine erfolgreiche Prophylaxe muß zum Ziel haben, die bekannten Krebsnoxen aus der Umwelt zu eliminieren oder zumindest zu reduzieren. Im medizinischen Bereich muß bei der Anwendung krebsbegünstigender Medikamente (z.B. Zytostatika) im Einzelfall immer wieder der Nutzen und das Risiko der Therapie überdacht werden.

> **Merke!**
> Zu den prophylaktischen Maßnahmen zählt auch die Filterung des Tageslichts durch gewöhnliches Fensterglas, da dieses das UV-Licht absorbiert.

3 Verhütung und Bekämpfung von Infektionen und Kontaminationen

3.1 Verfahren und Maßnahmen

Begriffsdefinitionen und allgemeine Grundlagen

Entkeimung. Das Entfernen von Mikroorganismen (auch der toten Formen) aus Gasen und Flüssigkeiten durch Ultrafiltration.

Sterilisation. Das Abtöten bzw. irreversible Inaktivieren aller vermehrungsfähigen Mikroorganismen (Definition der DIN 58980).

Desinfektion. Die gezielte Reduktion von Keimen auf ein Niveau, von dem keine Infektion ausgehen kann.

Antiseptik. Abtötung oder Wachstumshemmung von Mikroorganismen durch Desinfektionsmittel.

Konservierung. Haltbarmachung von Lebensmitteln durch Sterilisation, Pasteurisation oder chemische Konservierung.

Tyndallisieren (fraktioniertes Erhitzen). Abtötung aller Mikroorganismen in Flüssigkeiten durch Erhitzung auf 65°C–110°C über 30–60 min an drei aufeinanderfolgenden Tagen. Dieses Verfahren dient dem Auskeimen und Abtöten von Sporen.

Mikrobizidie. Abtötung von Mikroorganismen (Bakterizidie, Fungizidie etc.).

Mikrobistase. Hemmung der Vermehrung der Mikroorganismen (Bakteriostase etc.).

Virusinaktivierung. Inaktivierung von Viren durch Ausschalten ihrer Reproduktionsfähigkeit.

Expositonsprophylaxe. Seuchenhygienische Maßnahmen, die die Verbreitung von Krankheitserregern verhindern. Beispiele: Isolierung Erkrankter bzw. Quarantäne, Desinfektion, Sterilisation, Verwendung von Kondomen im Rahmen der Aidsprophylaxe etc.

> **Merke !**
>
> Auch nach dem Bundesseuchengesetz (§ 10c) angeordnete Desinfektionen werden zur Expositionsprophylaxe gerechnet, da hierdurch die Keimzahl reduziert und damit die Exposition vermindert wird.

Dispositionsprophylaxe. Maßnahmen zur Förderung der körpereigenen Abwehrmechanismen. Dazu zählen die aktive und passive Immunisierung und die Chemoprophylaxe.

Sterilisation mittels thermischer Verfahren

Sterilisieren mit feuchter Hitze (Autoklavieren). Beim Autoklavieren verwendet man gesättigten, unter Druck stehenden Wasserdampf. Bei einer Temperatur von 121°C und einem Dampfdruck von 2,5 bar erfolgt die Abtötung der Mikroorganismen bereits nach 5 Minuten. Durch den hohen Druck im Autoklaven kann das Wasser Temperaturen über 100°C erreichen. Die Mikroorganismen können hinsichtlich ihrer Widerstandsfähigkeit gegenüber der feuchten Hitze in vier Resistenzstufen eingeteilt werden:

- Zur Resistenzstufe 1 gehören *vegetative Bakterien, Pilze einschließlich der Sporen und Viren*. Diese Keime können bei einer Temperatur von 100°C, die über einen Zeitraum von Sekunden bis Minuten einwirkt, abgetötet werden.

- Resistenzstufe 2 umfaßt *bakterielle Sporen niederer Resistenz*, wie z.B. Bacillus anthracis. Bei einer Einwirkzeit von 5 min und einer Einwirktemperatur von 105°C können diese Keime abgetötet werden.
- Zu Resistenzstufe 3 zählen *Bakteriensporen höherer Resistenz*, die bei einer Einwirkzeit von 5–10 min und einer Temperatur von 100°C abgetötet werden können. Native Erdsporen gehören auch in diese Gruppe. Sie werden bei einer Einwirkzeit von 15 min und einer Einwirktemperatur von 121°C abgetötet. Auch die Sporen von Clostridium tetani gehören die in die Resistenzstufe 3. Sie werden in 3 min bei 134°C abgetötet.
- Resistenzstufe 4 umfaßt die bakteriellen Sporen. Diese werden bei einer Einwirkzeit bis zu 6 Stunden und einer Einwirktemperatur von 134°C vernichtet.

Die Dampfsterilisation erfolgt in vier Phasen: In der *Anheizzeit* wird die gewünschte Sterilisationszeit erreicht. In der sich anschließenden *Ausgleichszeit* wird die gewünschte Sterilisationstemperatur auch im Innern des Sterilisationsgutes erreicht. In der *Sterilisationszeit* werden die Erreger abgetötet. Und in der *Abkühlungszeit* erreicht der Autoklav wieder die Anfangstemperatur.

Sterilisation mit trockener Hitze (Heißluftsterilisation). Im Vergleich zum Autoklavieren sind bei dieser Methode höhere Temperaturen und längere Einwirkzeiten erforderlich. Außerdem darf die Heißluftsterilisation nur bei Materialien eingesetzt werden, die thermostabil sind. Auch bei dieser Methode können vier Phasen unterschieden werden (s.o.).

Kontrolle des Sterilisationseffektes. Hierfür stehen uns Thermo- oder Chemoindikatoren und Bioindikatoren zur Verfügung. Bei den Thermoindikatoren handelt es sich um Teststreifen, die sich nach ausreichender Temperatur und Einwirkzeit dunkel verfärben. Beim Einsatz von Bioindikatoren wird ein Testkeim zusammen mit dem Sterilisiergut sterilisiert und nach der Sterilisation auf seine Anzüchtbarkeit hin untersucht.

Sterilisation mittels energiereicher Strahlung

Zur Strahlensterilisation werden Elektronenstrahlen und Gammastrahlen verwendet. Aufgrund der hohen Kosten dieser Methode ist ihr Einsatz weitgehend auf die Sterilisation medizinischer Produkte beschränkt, z.B. auf die Sterilisation von Bluttransfusionsgeräten, Infusionsbestecken etc., die nicht hitzebeständig und somit nicht zur Hitzesterilisation geeignet sind.

Gassterilisationsverfahren

Für die Gassterilisation stehen das reaktionsfreudige Gas Äthylenoxid und Formaldehyd zur Verfügung. Die Sterilisation mit Hilfe dieser beiden Gase ermöglicht eine Sterilisation von thermolabilem Material. Äthylenoxid hat den Nachteil, mit Luft ein explosives Gemisch zu bilden. Es reizt die Haut und die Atemwege und zeigt im Tierversuch kanzerogene Eigenschaften.

Formaldehyd stellt eine Alternative zum Äthylenoxid dar. Es hat den Vorteil, nicht explosiv und nicht brennbar zu sein.

Keimentfernung mittels Filtration

Die Keimentfernung mittels Filtermaterial zählt nicht zu den eigentlichen Sterilisationsmethoden, da eine irreversible Inaktivierung oder Abtötung aller Mikroorganismen mit diesem Verfahren nicht möglich ist. Mit Hilfe eingebauter Filter ist es lediglich möglich, Bakterien, Pilze und einige Virusarten auszufiltern, und zwar in Abhängigkeit von der Keimart und Keimgröße, der Porenweite der Filter, der Ausgangskeimzahl und der Betriebsdauer der Filter. Es handelt sich dabei um ein aseptisches Verfahren, das vor allem in der pharmazeutischen, kosmetischen und Lebensmittelindustrie eingesetzt wird.

Thermische und chemisch-thermische Desinfektion

Die thermische Desinfektion dient der Desinfektion von Instrumenten, die chemisch-thermische Desinfektion der Desinfektion von Textilien, z.B. der Desinfektion der Krankenhauswäsche. Bei der chemischen Desinfektion wird die Wäsche 12 h lang in Desinfektionslösung eingelegt, z.B. in Formaldehydlösung (0,5–4 %).

Desinfektion mittels Chemikalien

Die Desinfektion mit Hilfe von Chemikalien erfolgt durch die nachfolgend aufgeführten Wirkstoffe.

Säuren (z.B. Peressigsäure). Sie werden zur Desinfektion von Instrumenten und zur Desinfektion von hitzeempfindlichem Material eingesetzt. Sie wirken bakterizid, fungizid und können Sporen und Viren inaktivieren.

Laugen (z.B. Kalkmilch). Sie werden zur Desinfektion von Sputum, Stuhl und Harn verwendet.

Oxidationsmittel (z.B. Ozon). Sie dienen der Trinkwasser- und Schwimmbadwasserdesinfektion. Ozon wirkt mikrobizid, virusinaktivierend, durchblutungsfördernd und granulationsfördernd und kann auch zur Wunddesinfektion eingesetzt werden.

Halogene (z.B. Chlorgas, Jod). Sie dienen der Desinfektion von Trinkwasser, Abwasser und Schwimmbadwasser. Jodtinktur wird zur Desinfektion kleiner Wunden eingesetzt.

Alkohole. Zur Haut- und Händedesinfektion wird hauptsächlich 60–70 %iges Isopropanol eingesetzt. Alkohole wirken durch ihre denaturierende Wirkung auf Proteine desinfizierend. Das Wirkungsspektrum der Alkohole erstreckt sich auf vegetative Keime, Bakteriensporen werden nicht abgetötet. Die Wirksamkeit der Alkohole wird durch Anwesenheit von Blut, Serum und hartem Wasser beeinträchtigt. Man spricht in diesem Zusammenhang auch vom „Eiweißfehler der Alkohole".

Aldehyde (z.B. Formaldehyd). Sie werden zur Flächen-, Raum- und Instrumentendesinfektion eingesetzt. Aldehyde haben ein breiteres Wirkspektrum als Alkohole. Sie wirken mikrobizid, inaktivieren Viren und wirken bei höheren Temperaturen auch sporozoid. Auch Aldehyde haben einen „Eiweißfehler", so daß Keime, die von Eiweiß oder Blut umgeben sind, erst nach längerer Einwirkzeit abgetötet werden. Von Bedeutung ist auch die allergisierende Wirkung der Aldehyde. Formaldehyd ist eines der häufigsten Kontaktallergene.

Anionische, kationische und amphotere Detergenzien = oberflächenaktive Substanzen. Anionische, kationische und amphotere Verbindungen steigern die Permeabilität der Bakterienmembran. Amphotere Seifen tragen eine anionische Gruppe, die für die gute Waschwirkung verantwortlich ist, und eine kationische Gruppe, die desinfizierend wirkt. Die kationischen Tenside (z.B. quartäre Ammoniumverbindungen) tragen eine positive, hydrophile Gruppe. Sie haben den Vorteil, daß sie gut hautverträglich sind. Als Nachteil hat sich herausgestellt, daß sie bei gleichzeitiger Anwendung von Seifen ihre keimtötende Wirkung verlieren und nur in hohen Konzentrationen mikrobizid wirken. Außerdem wird ihre Desinfektionskraft durch den „Eiweißfehler" reduziert.

Zugelassene Verfahren. Vom Bundesgesundheitsamt (BGA) wurde am 8. 8. 1987 eine Liste mit geprüften und anerkannten Desinfektionsmitteln und Desinfektionsverfahren herausgegeben. Die in dieser Liste aufgeführten Desinfektionsmittelkonzentrationen und Einwirkzeiten müssen zur Desinfektion eingehalten werden.

Spezielle Anwendungsbereiche und Verfahren zur Desinfektion

Händedesinfektion. Grundsätzlich unterscheidet man zwischen einer hygienischen und einer chirurgischen Händedesinfektion. Die *hygienische Händedesinfektion* sollte nach jedem Kontakt mit Blut oder Ausscheidungen von Patienten oder infektiösem Material durchgeführt werden. Dabei erfolgt zunächst die Desinfektion der Hände mit einem alkoholischen Desinfektionsmittel. Bei stärkerer Verschmutzung werden die Hände anschließend mit Seife gewaschen. Die hygienische Händedesinfektion dient der Reduzierung der transienten Hautflora, d.h. der Reduktion von Kontaktkeimen der Haut. Die *chirurgische Händedesinfektion* wird vor Operationen durchgeführt. Als erstes erfolgt eine Vorwaschung der Hände mit Waschlotion (1–2 min) und eine sorgfältige Waschung der Nägel und Nagelfalze mit einer sterilisierten Handbürste. Nach der Händetrocknung wird die Desinfektion mit einem zugelassenen Händedesinfektionsmittel durchgeführt, die ca. 5 min dauern sollte. Mit Hilfe der chirurgischen Händedesinfektion werden die residenten Keime um 99,9 % vermindert.

Haut-, Schleimhaut- und Wunddesinfektion. Vor Blutentnahmen oder Injektionen muß die entsprechende Hautstelle mit einem Hautdesinfektionsmittel (meist Alkohol) desinfiziert werden. Die Einwirkzeit von 30–60 s muß besonders beim Legen einer Verweilkanüle berücksichtigt werden.

Desinfektion von Stuhl, Urin und Auswurf. Die Desinfektion von Stuhl und Urin erfolgt bevorzugt in Spülautomaten (Automaten zur Reinigung und Desinfektion von Urinflaschen und Steckbecken). Da Stuhl Escherichia coli, Salmonellen, Hepatitisviren, HIV-1 etc. enthalten kann, muß zur Desinfektion die vierfache Menge eines geeigneten Desinfektionsmittels verwendet werden. Zur Sputumdesinfektion sollten vor allem Einmalspuckschalen verwendet werden, die durch Verbrennung entsorgt werden können. Bei Verwendung von Spuckschalen aus Porzellan muß die Schale vor erneutem Gebrauch mit einem geeigneten Desinfektionsmittel gefüllt und damit desinfiziert werden.

Desinfektion von Textilien (z.B. Matratzen und Decken). Die Desinfektion von Textilien soll einerseits das Material schonen, andererseits aber auch alle pathogenen Keime im Innern der Textilien abtöten. Als Verfahren stehen die chemische und thermische Trockenreinigung zur Verfügung.

Desinfektion von Flächen. Große Flächen werden heute mit Hilfe eines Mopsystems desinfiziert. Dabei wird ein sogenannter Mop auf ein Wischgerät aufgezogen, mit der Desinfektionslösung befeuchtet und die Fläche anschließend damit gereinigt und desinfiziert. Kleine Flächen (z.B. Babywaagen) können durch Sprühdosen, die im allgemeinen konzentrierte alkoholische Lösungen enthalten, desinfiziert werden. Dabei ist zu beachten, daß das Desinfektionsmittel antrocknen muß und nicht abgewischt werden darf.

Desinfektion von medizinischen Geräten und Instrumenten. Medizinische Geräte, z.B. Endoskope, Narkosegeräte, Operationsbestecke etc., müssen gründlich desinfiziert werden, da sie häufig vom vorhergehenden Patienten mit Blut, Eiter, Sputum kontaminiert wurden. Zur Desinfektion von Endoskopen eignen sich spezielle Wannen, in denen die Endoskope in einem Instrumentendesinfektionsmittel eingelegt werden. Operationsinstrumente können durch Autoklavierung sterilisiert werden.

> **Merke !**
> Bei nicht ausreichender Reinigung des Endoskops nach Gastroskopie kann u.U. Helicobakter pylori übertragen werden.

Desinfektion und Entwesung

Mit Hilfe der Desinfektion werden medizinische Instrumente und Materialien von pathogenen Mikroorganismen gereinigt und damit in einem Zustand versetzt, in dem sie nicht infektiös sind. Unter Entwesung verstehen wir die Beseitigung von Insekten und Nagern, die Gesundheitsschäden hervorrufen können, sowie das Vernichten von Wohnungsungeziefer.

Schutzimpfungen

Siehe auch Pädiatrie, Kapitel 8.1.

Nach den Vorschriften der Weltgesundheitsorganisation (WHO) werden für den internationalen Reiseverkehr bestimmte Schutzimpfungen empfohlen. Danach werden bei Einreise in bestimmte Länder, z.B. Mittel- und

Südamerika, Gelbfieberimpfungen empfohlen. Die Impfung gegen Cholera wird zwar von der WHO nicht mehr gefordert, kann aber bei Einreise in asiatische Länder von den dortigen Gesundheitsbehörden verlangt werden. Je nach Zielland ist auch eine Schutzimpfung gegen Polio, Typhus, Tetanus und Hepatitis A und B zu empfehlen.

Nach §§ 51 ff Bundesseuchengesetz gilt, daß Personen, die sich einer öffentlich empfohlenen Impfung unterziehen und einen Impfschaden davontragen, Anspruch auf Entschädigung haben. Zu den öffentlich empfohlenen Impfungen gehören Schutzimpfungen gegen:
- Diphtherie (ab 3. Lebensmonat)
- Keuchhusten (ab 3. Lebensmonat)
- Wundstarrkrampf (ab 3. Lebensmonat)
- Haemophilus influenzae B (ab 3. Lebensmonat)
- Masern mit Lebensimpfstoff (ab 15. Lebensmonat)
- Kinderlähmung (ab 3. Lebensmonat)
- Tuberkulose mit BCG-Impfstoff für alle tuberkulose-ansteckungsgefährdeten Personen, einschließlich Neugeborenen, die tuberkulinnegativ sind
- Grippe für Personen über 60 Jahre mit dem jeweils aktuellen Stamm von Influenza A
- Röteln (ab 15. Lebensmonat)
- Mumps (ab 2. Lebensjahr)
- Tollwut bei infektionsgefährdeten Personen (Förster, Waldarbeiter)

> **Merke !**
> Alle durchgeführten Impfungen müssen im internationalen Impfpaß eingetragen werden!

Passive Immunisierung. Bei der passiven Immunisierung werden Antikörper (Immunglobulinpräparate) gegen bestimmte Antigene injiziert. Der Vorteil liegt in einem sofortigen Schutz, der Nachteil in der zeitlich begrenzten Wirkung der übertragenen Antikörper infolge des körpereigenen Abbaus der Immunglobuline. Man unterscheidet:
- passive Immunisierung mit heterologen Antiseren (s.u.), z.B. gegen Botulismus, Gasbrand und Diphtherie
- passive Immunisierung mit homologen Antiseren, z.B. gegen Röteln, Masern, Tetanus, Hepatitis A und B, Tollwut und Frühsommermeningoenzephalitis (FSME)

Aktive Immunisierung. Bei der aktiven Immunisierung injiziert man dem Körper unschädliche Mengen abgeschwächter oder toter Erreger, die dann als Antigene fungieren und im Organismus eine Infektion mit dem natürlichen Erreger nachahmen. Der Nachteil der aktiven Immunisierung ist, daß bis zur Ausbildung eines ausreichenden Impfschutzes mehrere Tage bis Wochen vergehen. Der Vorteil liegt in der längeren Dauer der erworbenen Immunität. Man unterscheidet:
- aktive Immunisierung mit Lebendimpfstoffen: orale Polioschluckimpfung nach Sabin, Gelbfieberimpfung und Impfungen gegen Masern, Röteln, Tuberkulose, Typhus, Mumps und Varizellen
- aktive Immunisierung mit abgetöteten Erregern: Polioimpfung nach Salk, Impfung gegen Pertussis, Cholera, Tollwut und FSME
- aktive Impfung mit Erregerinhaltsstoffen: Impfung gegen Hepatitis-B-Viren, gegen Influenzaviren sowie gegen Meningokokken und Pneumokokken
- aktive Impfung mit Toxinen: Impfungen gegen Tetanus und Diphtherie

> **Merke !**
> Die Immunität muß nicht immer direkt gegen den Erreger gerichtet sein. Im Fall einer Infektion mit Clostridium tetani werden die Bakterien schnell vom Immunsystem eliminiert. Das Tetanustoxin kann jedoch immer noch seine neurotoxische Wirkung (Hemmung von Glycin) entfalten. Bei der aktiven Tetanusimpfung wird Immunität gegen das Toxin induziert. Die gebildeten Antikörper neutralisieren das Tetanustoxin.

Immunisierung mit heterologen oder homologen Antiseren. Die heterologen Antiseren werden vom Pferd, Rind, Schaf etc. gewonnen und als gereinigtes Serum therapeutisch eingesetzt. Dabei kann die Injektion von artfremdem

Eiweiß zur Antikörperbildung und zu hyperergischen Reaktionen führen. Deswegen ist eine passive Immunisierung mit homologen Antiseren einer passiven Immunisierung mit heterologen Antiseren vorzuziehen.

> **Merke !**
>
> Heterologe Antiseren → artfremde Immunglobuline.
> Homologe Antiseren → arteigene Immunglobuline.

3.2 Seuchenhygiene

Seuchenbekämpfung

Nachfolgend einige wichtige Definitionen:

Seuche. Von einer Seuche sprechen wir, wenn die Ursache der Erkrankung ein vermehrungsfähiger Erreger ist, der die Tendenz hat, sich massenhaft auszubreiten.

Epidemie. Unter einer Epidemie versteht man das gehäufte, aber zeitlich und räumlich begrenzte Auftreten einer Infektionskrankheit in einer bestimmten Bevölkerungsgruppe.

Endemie. Unter Endemie versteht man das zeitlich unbegrenzte Auftreten einer Krankheit in einem umschriebenen Gebiet.

Pandemie. Breitet sich eine Epidemie über Länder und Kontinente aus, so spricht man von einer Pandemie.

Kontagionsindex. Darunter versteht man das Verhältnis von manifest Erkrankten zur Zahl der Infizierten. Ein hoher Kontagionsindex bedeutet, daß fast alle Infizierten auch manifest erkranken. Beispiele: Masern, Pocken, Influenza.

Infektiosität. Infektiosität kennzeichnet die Eigenschaft eines Erregers, in den Organismus einzudringen und sich dort zu vermehren. Das bedeutet jedoch noch nicht, daß in jedem Fall eine manifeste Krankheit ausgelöst wird.

Virulenz. Die Virulenz eines Erregers wird durch seine Pathogenität und Infektiosität bestimmt.

Merkmale von Seuchen

Da sich Infektionskrankheiten über das ganze Land ausbreiten, spricht man auch von Seuchenwanderungen. Viele Seuchen unterliegen jahreszeitlichen Schwankungen. Im Winter steigt die Zahl derjenigen, die an Influenza, Diphtherie, Scharlach, Masern etc. erkranken. Die *Extensität* kennzeichnet die Zahl derjenigen Menschen, die von einer Seuche befallen sind. Die *Intensität* erfaßt den Prozentsatz derjenigen, die an der Seuche sterben. Beispiel: Influenza ist gekennzeichnet durch eine hohe Extensität und eine niedrige Intensität.

Infektionsquellen

Zu den Infektionsquellen gehören Erkrankte und gesunde Dauerausscheider, aber auch tierische Überträger (z.B. Rinder, Schafe oder Ziegen bei Brucellose), kontaminiertes Wasser oder kontaminierte Lebensmittel.

Übertragungsmechanismen

Typische Übertragungswege sind Kontakt-, Tröpfchen-, Staub- (z.B. Tuberkelbakterien) und Schmierinfektion.

Schutz- und Verhütungsmaßnahmen

Oberstes Gebot der Seuchenbekämpfung ist die frühe Erkennung und Erfassung der ersten Erkrankungsfälle sowie die Ausschaltung der Infektionsquelle.

Im *Bundesseuchengesetz* ist die Meldepflicht für übertragbare Infektionskrankheiten geregelt (siehe Tabelle 20.9).

Infektionsrisiken in Gemeinschaftseinrichtungen

Bei der Bekämpfung von Infektionen in Gemeinschaftseinrichtungen, z.B. Altersheimen, Schulen oder Kindergärten, unterscheiden wir Maßnahmen des Einzelschutzes und des Massenschutzes. Zum Massenschutz zählen alle

Tab. 20.9: Übersicht über meldepflichtige Erkrankungen

schon bei Verdacht	Erkrankung und Tod	nur bei Tod
Enteritis infectiosa (Cholera, Typhus)	aktive Tuberkulose	Influenza
Botulismus	Brucellose	Keuchhusten
Fleckfieber	Diphtherie	Masern
Lepra	Gelbfieber	Scharlach
Milzbrand	Leptospirose	Puerperalsepsis
Ornithose	Malaria	Tod nach Verletzung durch ein tollwütiges Tier
Pest	bakterielle oder virale Meningitis/Enzephalitis	
Pocken	Q-Fieber	
Polio	Hepatitis	
Rückfallfieber	Gasbrand	
Tollwut	Tetanus	
Tularämie		

Maßnahmen, die der Abwehr von Infektionserregern dienen, wie die Einhaltung von Sauberkeitsregeln, die Sicherung einwandfreier Qualität von Lebensmitteln etc. Der einzelne kann sich schützen, indem er seine eigenen Abwehrkräfte stärkt.

Prävention von Kontaminationen bei der Lebensmittelherstellung und -bearbeitung

Betriebe, in denen Lebensmittel hergestellt bzw. bearbeitet werden, unterliegen regelmäßig strengen Kontrollen. Außerdem schreibt § 17 des Bundesseuchengesetzes vor, daß sich Personen vor Aufnahme einer Tätigkeit im Lebensmittelgewerbe einer Untersuchung unterziehen müssen, bei der überprüft wird, ob der Betreffende krank, erkrankungsverdächtig oder Ausscheider ist.

Infektionsrisiken bei Freizeit, Sport und im Reiseverkehr

In Schwimmbädern, auf Campingplätzen und bei Fernreisen ist das Infektionsrisiko besonders hoch. Es empfiehlt sich daher, sich vor einer Fernreise von seinem Hausarzt oder vom zuständigen Hygieneinstitut beraten zu lassen, welche Impfungen für das betreffende Zielland noch durchzuführen sind. Im Land selbst sollten dann auch die allgemeinen Hygieneregeln eingehalten werden.

4 Krankenhaushygiene

4.1 Krankenhausinfektionen

Definition. Eine Krankenhausinfektion (nosokomiale Infektion) ist eine durch Mikroorganismen hervorgerufene Infektion, die im direkten Zusammenhang mit einem Krankenhausaufenthalt steht, unabhängig davon, ob Krankheitssymptome bestehen oder nicht. Treten derartige Krankenhausinfektionen nicht nur vereinzelt auf, so besteht Meldepflicht gegenüber dem zuständigen Gesundheitsamt.

Häufigkeit. Die Angaben zur Häufigkeit von Krankenhausinfektionen bei stationär behandelten Patienten in Akutkrankenhäusern schwanken zwischen 5,7 % und 6,3 %. Am häufigsten treten Harnwegsinfektionen (40 %) auf, an zweiter Stelle stehen Infektionen der unteren Atemwege (25 %) und an dritter Stelle Wundinfektionen (15 %). Als Ursache für die steigende Zahl von Krankenhausinfektionen gelten der ungezielte Einsatz antibiotischer Substanzen mit nachfolgender Resistenzentwicklung.

Bekämpfung. Zur Bekämpfung von Krankenhausinfektionen stehen folgende Maßnahmen zur Verfügung:
- Ausschaltung möglicher Infektionsquellen durch Verwendung von Einwegmaterial
- Sterilisations- und Dekontaminationsverfahren

4.2 Infektionserreger im Krankenhaus

Die Erreger von Krankenhausinfektionen unterscheiden sich von den Erregern der klassischen Infektionskrankheiten dadurch, daß sie infolge von Selektionsvorgängen eine komplizierte Resistenzlage aufweisen. Der häufigste Erreger von Krankenhausinfektionen ist *Escherichia coli* (26,1 %), ein Feuchtkeim, der beispielsweise durch Katheter oder Drainagen übertragen wird. An zweiter Stelle steht der Trockenkeim *Staphylococcus aureus*, der über Staub übertragen wird und Trockenheit recht gut übersteht. *Proteus-Providencia* spp. hat einen Anteil von 11,2 %, *Klebsiella* spp. ist mit 7,2 % beteiligt. An nächster Stelle steht der Feuchtkeim *Pseudomonas aeruginosa*, dessen Nährstoffbedarf außerordentlich gering ist und der in vielen Krankenhäusern einen echten Problemkeim darstellt, weil er gegenüber zahlreichen Desinfektionsmitteln und Antibiotika resistent ist.

> **Merke!**
> Der Erreger Pseudomonas aeruginosa wird seinem Namen nicht gerecht: Er fühlt sich im Gegensatz zum Staphyloccus aureus in Feuchtigkeit wohler als im Staub (aero-).

Während vor ca. 10 Jahren noch die grampositiven Bakterien den Hauptteil der Erreger von Krankenhausinfektionen darstellten, überwiegen in den letzten Jahren gramnegative Bakterien (z.B. Pseudomonas, Enterobacter, Klebsiellen etc.). Dabei handelt es sich um weitgehend resistente Bakterienstämme, die sich trotz Einsatz modernster Antibiotika, Antiseptika und Desinfektiosmittel weiter vermehren können.

4.3 Infektionsketten

Die wichtigsten Infektionsquellen sind neben bestimmten Vektoren (z.B. Rind, Schaf bei Brucellose) Erregerreservoire wie z.B. der Patient selbst oder das Krankenhauspersonal.

Die wichtigsten Übertragungswege sind Kontakt-, Schmier-, Tröpfcheninfektion, aerogene Infektion etc. Zu den Übertragungsfaktoren zählen Hände, Instrumente, Wäsche etc.

Prädisponierende Faktoren

Besonders gefährdet sind diejenigen Patienten, deren Immunsystem geschwächt ist. Zu diesen Risikopatienten zählen:
- Frühgeborene und alte Menschen
- Patienten mit bestimmten Grunderkrankungen (z.B. Diabetes mellitus, Verbrennungen und Polytraumen)
- Patienten, deren Immunsystem medikamentös supprimiert ist (z.B. durch Zytostatika, Kortikosteroide etc.)
- Patienten, die an einer Immunschwäche wie Aids leiden

4.4
Maßnahmen zur Unterbrechung von Infektionsketten

Zu den grundsätzlichen Maßnahmen gehören:
- Isolierungsmaßnahmen von abwehrgeschwächten Risikopatienten
- Sorgfalt bei pflegerischen, diagnostischen oder therapeutischen Eingriffen
- Stärkung des Hygienebewußtseins beim Krankenhauspersonal
- Ausbau von baulich-funktionellen Maßnahmen und deren Beachtung beim Neubau von Krankenhäusern, wie z.B. der Bau von Schleusen
- Begutachtung des Hygienestandards eines Krankenhauses und Besprechung von Schwachstellen in der Hygienekommission
- Bei der Planung und Durchführung von Neubauten oder Umbauten müssen die Grundlagen der Krankenhaushygiene berücksichtigt werden. Das Robert-Koch-Institut (Nachfolger des Bundesgesundheitsamtes) hat diesbezüglich die „Richtlinie für die Krankenhaushygiene und Infektionsprävention" veröffentlicht.
- Alle oben genannten Maßnahmen müssen kontrolliert werden, z.B. durch das Anlegen einer Kultur von *Abklatschplatten*

4.5
Krankenhausbau und -betrieb

Um die Übertragung von Keimen auf den Patienten zu erschweren, ist es sinnvoll, das Krankenhaus in Funktionseinheiten zu gliedern. So sind z.B. septische Stationen, septische Operationsräume und septische Infektionsabteilungen streng von hoch aseptischen Intensivpflegebereichen und Operationsräumen zu trennen. Die *raumlufttechnischen* (RTL-)Anlagen bieten eine weitere Möglichkeit, die Keimzahlen zu reduzieren. Sie werden überall dort eingesetzt, wo höchste Anforderungen an die Keimarmut und an die Luftqualität gestellt werden, z.B. in OP-Räumen und Intensivstationen. Mit Hilfe dieser RTL-Anlagen erfolgt ein rascher Abtransport von Mikroorganismen und die rasche Zufuhr möglichst keimfreier Luft. Gleichzeitig wird in den OP-Räumen durch einen Überdruck das Einströmen keimhaltiger Luft aus anderen Bereichen unterbunden.

4.6
Praxishygiene

Während Krankenhausinfektionen das herausragende hygienische Problem in Krankenhäusern darstellen, findet man in Arztpraxen häufig Erreger, die noch auf Chemotherapeutika und Antibiotika ansprechen. Dennoch sollten bei allen diagnostischen und therapeutischen Handlungen in der Praxis die hygienischen Regeln beachtet werden, um eine Übertragung von Keimen zu vermeiden.

5 Sozialhygiene

5.1 Demographische Grundlagen

Bevölkerungsentwicklung

Die Lebenserwartung der Bevölkerung hat sich in den letzten Jahrzehnten in der Bundesrepublik Deutschland drastisch erhöht. 1988/90 betrug sie 72,6 Jahre bei Männern und 79,0 Jahre bei Frauen. Diese Entwicklung ist vor allem auf die Gesundheitsvorsorge, die moderne Medizin und die Präventivmedizin zurückzuführen.

Infolge des starken Geburtenrückgangs und der gestiegenen Lebenserwartung hat sich eine relative Überalterung der Bevölkerung entwickelt. Diese veränderte Zusammensetzung der Bevölkerung wirkt sich auf die sozialen, gesundheitlichen und ökologischen Verhältnisse aus. Im medizinischen Bereich führt dies einerseits zu einer stärkeren Inanspruchnahme des Gesundheitswesens durch alte Menschen, andererseits zu einer Verlagerung des Erkrankungsspektrums zu chronischen und degenerativen Erkrankungen.

Morbidität, Mortalität, Letalität

Die *Morbidität* kennzeichnet die Zahl der an einer bestimmten Krankheit erkrankten Personen (bezogen auf 100000 Einwohner). Die *Mortalität* kennzeichnet die Zahl der an einer Krankheit Verstorbenen (bezogen auf 100000 Einwohner). Die *Letalität* gibt ebenfalls die Zahl der an einer Krankheit Verstorbenen an (aber bezogen auf die Zahl der Erkrankten).

Die Anzahl der Todesfälle und deren Ursachen werden in der Todesursachenstatistik erfaßt. Diese Statistik zeigt eine deutliche Zunahme der chronischen Erkrankungen bei gleichzeitiger Abnahme der akuten Todesursachen (z.B. Kfz-Unfälle). Auch die Infektionskrankheiten haben als Todesursache an Bedeutung verloren. Die Gründe hierfür liegen im medizinischen und hygienischen Bereich.

5.2 Gesundheitsvorsorge und Gesundheitsfürsorge in einzelnen Lebensabschnitten

Ehe- und Familienberatung

Eheberatung, genetische Beratung und Familienberatung gehören in den Bereich der primären Prävention. Als *primäre Prävention* bezeichnen wir alle Maßnahmen, die der Gesunderhaltung, der Gesundheitsförderung und der Krankheitsverhütung dienen. Verantwortliche Institutionen sind neben Gesundheitsämtern und den Ärztekammern auch die Landesverbände und eingetragenen Vereine zur Gesundheitsaufklärung und -erziehung (z.B. Pro Familia). Zu ihren Aufgaben gehört neben der Sexualerziehung, Beratungen bei Schwangerschaft etc. auch die genetische Beratung.

Gesundheitsvorsorge während und nach der Schwangerschaft

Mit der Neufassung des *Mutterschutzgesetzes* vom 18. 4. 1968 mit Änderung vom 22. 12. 1983 wurden Vorsorgeuntersuchungen während der Schwangerschaft als Regelleistungen der gesetzlichen Krankenkassen eingeführt. Diese Vorsorgeuntersuchungen umfassen Untersuchungen und Beratungen während der Schwangerschaft durch den Arzt und die Hebamme. Sie haben das Ziel, erste Abweichungen vom normalen Schwangerschaftsverlauf so früh wie möglich zu erkennen und damit Dauerschäden während oder nach der Schwangerschaft vorzubeugen. Dadurch sollen Gefahren für Mutter und Kind frühestmöglich erkannt und die mütterliche und kindliche Sterblichkeit so niedrig wie möglich gehalten werden.

Mutterschutz. Nach dem *Mutterschutzgesetz* vom 18. 4. 1968 mit Änderung vom 30 Juni 1989 gelten folgende Schutzvorschriften:
- § 3 regelt das Beschäftigungsverbot für werdende Mütter. Darin heißt es: „Werdende Mütter dürfen nicht beschäftigt werden, soweit nach ärztlichem Zeugnis Leben oder Gesundheit von Mutter oder Kind bei Fortdauer der Beschäftigung gefährdet ist."
- § 6 enthält das Beschäftigungsverbot nach der Entbindung. Wöchnerinnen dürfen demnach bis zum Ablauf von 8 Wochen nach der Entbindung nicht beschäftigt werden. Für Mütter nach Früh- und Mehrlingsgeburten verlängert sich diese Frist auf 12 Wochen.
- § 8 regelt die Mehrarbeit, Nacht- und Sonntagsarbeit
- § 9 enthält das Kündigungsverbot. Demnach ist eine Kündigung während der Schwangerschaft bis zum Ablauf von 4 Monaten nach der Niederkunft unzulässig, wenn dem Arbeitgeber die Schwangerschaft bekannt war oder sie ihm innerhalb von zwei Wochen nach Ausspruch der Kündigung mitgeteilt wird.

Gesundheitsvorsorge im Säuglings- und Kleinkindalter, im Schulalter und bei Jugendlichen

Die Vorsorge- und Früherkennungsuntersuchungen sind seit dem Jahr 1971 als kostenlose Leistungen der Krankenkasse verankert. Insgesamt neun Vorsorgeuntersuchungen sollen zwischen dem 1. Lebenstag und dem 6. Lebensjahr von den Eltern wahrgenommen werden (siehe Pädiatrie, Kap.1.1). Mit Hilfe dieser weitgehend lückenlosen Kontrolle sollen Fehlbildungen und Gesundheitsstörungen, die die normale körperliche und geistige Entwicklung des Kindes gefährden, möglichst frühzeitig erkannt und behandelt werden. Zur Rachitis- und Kariesprophylaxe sollen Vitamin D und Fluor verabreicht werden.

Gesundheitsvorsorge und Fürsorge für alte Menschen

Durch die steigende Lebenserwartung, die steigenden Lebenshaltungskosten und niedrige Rentenbeträge geraten alte Menschen zunehmend in Not. Das *Bundessozialhilfegesetz* (BSHG) bietet Hilfen für alte Menschen an. Diese Hilfen umfassen laufende Leistungen zum Lebensunterhalt (§ 21 BSHG), Hilfe zur Pflege (§ 68 BSHG), Hilfen zur Weiterführung des Haushaltes (§§ 70/71 BSHG), Altenhilfe (§ 75 BSHG) etc. Seit dem 1. 4. 95 erhalten pflegebedürftige Menschen bzw. deren Angehörige Leistungen aus der neu eingeführten *Pflegeversicherung* (siehe Sozialmedizin, Kap. 4.2).

5.3
Prävention und sozialhygienische Faktoren bei Volkskrankheiten

Grundsätzlich unterscheidet man zwischen primären, sekundären und tertiären Präventionsmaßnahmen. Ziel der primären Prävention ist es, gesundheitgefährdende Risiken zu vermeiden und die Entstehung von Krankheiten zu verhindern. Ziel der Sekundärprävention ist die Krankheitsfrüherkennung und nachfolgende Behandlung. Ziel der tertiären Prävention ist es, das Fortschreiten einer Krankheit und mögliche Rezidive zu verhindern und Behinderte zu resozialisieren.

Infektionskrankheiten

Durch das Bundesseuchengesetz (BSG) vom 18. 12. 1979 ist die Anzeige von übertragbaren Infektionskrankheiten geregelt. Das Bundesseuchengesetz definiert nach § 1 „übertragbare Krankheiten als durch Krankheitserreger verursachte Krankheiten". Das BSG unterscheidet zwischen kranken Personen, krankheitsverdächtigen Personen, ansteckungsverdächtigen Personen, Ausscheidern und ausscheidungsverdächtigen Personen (kennt aber keine infizierten Personen!).

Das „Gesetz zur Bekämpfung der Geschlechtskrankheiten" wurde 1970 wiedereingeführt. Nach diesem Gesetz muß jeder Fall einer ansteckungsfähigen Geschlechtskrankheit,

z. B. Syphilis, Gonorrhö, weicher Schanker und venerische Lymphknotenentzündungen, von dem behandelnden Arzt ohne Nennung des Namens und der Anschrift des Erkrankten an das zuständige Gesundheitsamt gemeldet werden. Falls der Erkrankte eine Behandlung ablehnt oder eine ernste Gefahr für andere Menschen besteht, ist der behandelnde Arzt verpflichtet, Namen und Anschrift des Erkrankten dem zuständigen Gesundheitsamt zu melden.

Psychische Störungen und Suchtkrankheiten

Typische Merkmale einer Sucht sind die physische und psychische Abhängigkeit von Rauschmitteln, das unwiderstehliche Verlangen, den Drogeneffekt zu wiederholen, die Tendenz zur Dosissteigerung und das Auftreten charakteristischer Abstinenzsyndrome beim Entzug der Drogen. In Hessen regelt beispielsweise das Gesetz vom 19. 5. 1952 mit Änderung vom 5. 2. 1992 über die Entziehung der Freiheit geisteskranker, geistesschwacher, rauschgift- oder alkoholsüchtiger Personen im ersten Abschnitt die Zulässigkeit der Unterbringung. Dort steht in §1: „Geisteskranke, geistesschwache, rauschgiftsüchtige oder alkoholsüchtige Personen sind auch gegen ihren Willen in einer geschlossenen Krankenabteilung oder in einer anderen Verwahrung unterzubringen, wenn aus ihrem Geisteszustand oder ihrer Sucht eine erhebliche Gefahr für ihre Mitmenschen droht und diese nicht anders abgewendet werden kann."

5.4 Fürsorge für Behinderte und Randgruppen

Behindertenfürsorge

Ca. 2,4 Millionen anerkannte Behinderte waren 1973 in der Bundesrepublik Deutschland gemeldet, von denen die Hälfte eine Erwerbsunfähigkeit von mindestens 50% aufwies. Bei ca. 35% der Behinderten sind die Gliedmaßen betroffen, ca. 10% der Behinderten leiden an Nerven- und Geisteskrankheiten und Hirnverletzungen und weitere 10% leiden an Erkrankungen der Atemwege und Verdauungsorgane; es folgen mit 7% Herz-Kreislauf-Erkrankungen und mit 5% Augenerkrankungen und Augenverletzungen. Von besonderer Wichtigkeit ist neben der Beratung der Behinderten die medizinische und berufsfördernde bzw. soziale Wiedereingliederungshilfe.

Besondere Fürsorgeeinrichtungen

Dazu zählen die freien Wohlfahrtsverbände, die Nichtseßhaftenhilfe, die Bahnhofsmission, die Gefangenen- und Haftentlassenenfürsorge, die Suchtkrankenfürsorge etc.

Bundessozialhilfegesetz (BSHG)

Nach § 11 BSHG ist demjenigen Hilfe zum Lebensunterhalt zu gewährleisten, der seinen notwendigen Lebensunterhalt nicht oder nicht ausreichend aus eigenen Kräften und Mitteln, vor allem aus seinem Einkommen und Vermögen, beschaffen kann.

Das BSHG enthält Hilfen für die Eingliederung von Behinderten, Hilfen für werdende Mütter und Wöchnerinnen, Krankenhilfe, Altenhilfe etc.

6 Öffentliches Gesundheitswesen

6.1 Struktur und Aufgaben des öffentlichen Gesundheitswesens

Definitionen und Abgrenzungen der Begriffe

Das *öffentliche Gesundheitswesen* dient den gesundheitlichen Erfordernissen der Gemeinschaft und ist Ausführungsorgan der Bundesregierung bzw. der Länderregierungen in ihrer Verantwortung für die Gesundheit der Bevölkerung. Der öffentliche Gesundheitsdienst umfaßt Einrichtungen der Bundesregierung, der Länderregierungen und der Bezirksregierungen zur Durchführung der Aufgaben des Gesundheitswesens (Gesundheitsämter etc.).

Struktur und Aufgaben des öffentlichen Gesundheitswesens in Deutschland

Auf kommunaler Ebene erfüllen die Gesundheitsämter die öffentlich-rechtlichen Aufgaben auf dem Gebiet des Gesundheitswesens.

Auf Landesebene ist das Landesgesundheitsministerium als oberste Landesbehörde beauftragt, die nachgeordneten Behörden (höhere Landesbehörden, Landesgesundheitsbehörde etc.) zu beaufsichtigen und die vom Bund erlassenen Gesetze durchzuführen. Als sogenannte höhere Landesbehörde hat das Regierungspräsidium die Aufgabe, die Einrichtungen des Gesundheitswesens zu beaufsichtigen sowie den Verkehr von Arzneimitteln zu kontrollieren.

Auf Bundesebene ist das Bundesministerium für Jugend, Familie, Frauen und Gesundheit für alle Fragen des Gesundheitswesens zuständig. Diesem Ministerium unterstehen die vier Nachfolginstitute des Bundesgesundheitsamtes und die Bundeszentrale für gesundheitliche Aufklärung in Köln.

Internationale Organisationen

Zu den internationalen Organisationen zählen u.a. die Weltgesundheitsorganisation (WHO), die Europäische Gemeinschaft und der Europarat.

6.2 Gesetzgebung im Gesundheitswesen

Gesetzgebungskompetenzen

Nach Art. 72, Abs. 1 des Grundgesetzes haben die Länder „die Befugnis zur Gesetzgebung, solange der Bund von seinen Gesetzgebungsrechten keinen Gebrauch macht". Diese Regelung wird auch als *Rahmengesetzgebungsbefugnis* des Bundes bezeichnet. Zu den wichtigsten Gesundheitsgesetzen zählen das Gesetz über die Vereinheitlichung des Gesundheitswesens, die Ländergesundheitsgesetze, das Bundesseuchengesetz etc.

6.3 Aufgaben der Gesundheitsämter

Allgemeine Aufgaben

Zu den allgemeinen Aufgaben der Gesundheitsämter gehören die Überwachung der gesundheitlichen Lebens- und Arbeitsverhältnisse sowie deren statistische Auswertung (z.B. Todesursachenstatistik), die Mitwirkung bei der Bedarfsermittlung und -planung von Krankenhäusern, Sozialstationen, Alten- und Pflegeheimen, die Gesundheitserziehung, Ausstellung amtsärztlicher Zeugnisse etc.

Aufgaben beim Gesundheitsschutz

Die Aufgaben der Gesundheitsämter beim Gesundheitsschutz umfassen die Seuchenbekämpfung und das Impfwesen. Zur Seuchenbekämpfung gehören die Ermittlung meldepflichtiger Infektionskrankheiten, die Gesundheitsüberwachung der Beschäftigten in Lebensmittelbetrieben, Küchen etc., Tätigkeitsverbote, die Überwachung von Desinfektions- und Entwesungsmaßnahmen etc. Zu den Aufgaben des Impfwesens zählen die Organisation und Durchführung öffentlicher Impftermine, die Impfungen im internationalen Reiseverkehr und die Überwachung der Hygiene in öffentlichen Einrichtungen.

Aufgaben bei der Gesundheitshilfe

Die Gesundheitsämter wirken außerdem mit bei der Mütterberatung, bei der Betreuung Alkoholkranker und psychisch Kranker, bei der Aidshilfe und bei der Behindertenhilfe.

Aufgaben bei der Gesundheitserziehung

In den Aufgabenbereich der Gesundheitsämter fallen auch präventive Maßnahmen, wie z.B. die Mitwirkung bei der gesundheitlichen Aufklärung und die Unterrichtung der Öffentlichkeit über gesundheitliche Fragen (z.B. Aidskampagnen).

Rechtsmedizin

Dr. med. Klaus-Peter Schaps

Inhalt

1	**Thanatologie**	1823
1.1	Tod	1823
1.2	Leichenveränderungen	1825
1.3	Leichenschau und Obduktion	1829
1.4	Plötzlicher Tod aus natürlicher Ursache	1831
2	**Forensische Traumatologie**	1833
2.1	Rechtsbegriffe, Rechtsbereiche, Kausalitätsfragen	1833
2.2	Allgemeine forensische Traumatologie	1833
2.3	Stumpfe Gewalt	1835
2.4	Scharfe Gewalt, halbscharfe Gewalt	1838
2.5	Schuß	1840
2.6	Ersticken (äußeres)	1843
2.7	Hitze, Kälte, Strahlung	1848
2.8	Elektrische Energie	1850
2.9	Verkehrsunfall	1851
2.10	Kindesmißhandlung	1852
2.11	Vergewaltigung	1852
2.12	Schwangerschaftsabbruch	1853
2.13	Perinatalmortalität/Kindstötung	1854
3	**Vaterschaft**	1856
3.1	Rechtsgrundlagen	1856
3.2	Prinzipien der medizinischen Begutachtung	1856
4	**Spurensicherung**	1858
4.1	Bedeutung	1858
4.2	Biologische Spuren	1858
4.3	Ärztliche Spurensicherung	1860
5	**Forensische Toxikologie**	1861
5.1	Giftaufnahme, Giftbeibringung	1861
5.2	Vergiftungen	1861
5.3	Drogenmißbrauch	1864
5.4	Nachweis	1864
5.5	Leichenschau, Obduktion	1865

6	**Verkehrsmedizin**	1866
6.1	Fahrtauglichkeit	1866
6.2	Arzneimittel und Drogen	1866
6.3	Alkohol	1866
7	**Forensische Psychophysiologie**	1872
7.1	Schuldfähigkeit	1872
7.2	Haft- und Verhandlungsunfähigkeit	1872
7.3	Rechtsfragen	1872
8	**Forensische Sexualmedizin**	1874
8.1	Delikte	1874
8.2	Zivilrecht	1874
9	**Ärztliche Rechts- und Berufskunde**	1875
9.1	Ausübung der Heilkunde	1875
9.2	Ärztlicher Eingriff	1877
9.3	Ärztliche Haftpflicht	1879
9.4	Arzt-Patient-Vertrag	1880
9.5	Aufklärungspflichten	1881
9.6	Ärztliche Hilfspflichten	1882
9.7	Schweigepflicht	1882
9.8	Klinische Prüfungen und wissenschaftliche Versuche	1884
10	**Ärztliche Begutachtungskunde**	1885
10.1	Versicherungsmedizin	1885
10.2	Der Arzt als Zeuge und als Sachverständiger	1885
10.3	Gutachten	1885

1 Thanatologie

1.1 Tod

1.1.1 Begriffe

Bei der Definition des Todes werden die Begriffe klinischer Tod, Hirntod, Individualtod und biologischer Tod unterschieden.

Klinischer Tod. Darunter versteht man das Zustandsbild, welches klinisch den äußeren Anschein des Todes bietet, ein irreversibler Stillstand von Kreislauf und Atmung. Je nach Ausprägung findet man Pulslosigkeit, Apnoe bzw. fehlende Spontanatmung, Muskelerschlaffung, Pupillenerweiterung und fehlende Lichtreaktion, sowie ein tiefes Koma mit fehlenden zentralen Reflexen.

Hirntod. Er ist gekennzeichnet durch das Erlöschen der Gehirnfunktion aufgrund einer irreversiblen Zellschädigung. Die wichtigsten Symptome sind tiefes Koma ohne Reaktion auf (Schmerz-)Reize, Fehlen zentraler Reflexe (okulozephaler, Korneal-, Pharyngeal-Tracheal-Reflex), Atonie der Muskulatur und totale Apnoe. Das Nullinien-EEG gilt als Beweis für den Eintritt des Hirntodes!

Individualtod. Er ist immer gleichzusetzen mit dem Hirntod, mit dem klinischen Tod nur dann, wenn feststeht, daß Herztätigkeit und Atmung auch nach Reanimationsmaßnahmen irreversibel sistieren.

Biologischer Tod. Darunter versteht man das Absterben der letzten Zelle einzelner Organe als Folge ihrer Anoxie.

1.1.2 Todeszeichen

Im Rahmen der Todesfeststellung unterscheidet man die sicheren von den unsicheren Todeszeichen:

Unsichere Todeszeichen sind neben den unter „klinischer Tod" und „Hirntod" genannten Symptomen: Hautblässe, Abkühlung, Reflexlosigkeit (Areflexie), Pupillenstarre, Atemstillstand, der Pulslosigkeit, nicht auskultierbare Herztönen und Vertrocknungen an Haut und Schleimhäuten.

Als *sichere* Todeszeichen sind nur Totenflecke, Totenstarre und späte Leichenveränderungen wie z.B. Fäulniserscheinungen anzusehen. Hilfsweise kann das gemeinsame Auftreten der Symptome des zerebralen Funktionsausfalls über mindestens 12 Stunden bei primärer Hirnschädigung (Hirnverletzung, Blutungen) bzw. über mindestens drei Tage bei sekundärer Hirnschädigung (Hypoxie, Kreislaufstillstand) zusammen mit einem mindestens 30minütigen Null-Linien-EEG (wünschenswert sind 24 Stunden) und einem über mindestens 30 Minuten bestehenden Zirkulationsstillstand in einer beidseitigen Karotisangiographie den Tod sicher beweisen.

1.1.3 Scheintod

Der Scheintod zeigt im wesentlichen die Merkmale des klinischen Todes bzw. der unsicheren Todeszeichen. Nur in EKG und EEG können noch Zeichen vitaler Grundfunktionen gefunden werden. Man differenziert den Scheintod in eine *Vita reducta*, einen Krisenzustand, der keine spontane Erholung gestattet, und eine *Vita minima*, bei der zusätzlich ein Herzstillstand eingetreten ist. Da die wichtigsten Lebensvorgänge auf einer verminderten Lebensstufe unbemerkt weiterbestehen, ist der Scheintod grundsätzlich reversibel. Gerade bei den nachfolgenden Erkrankungen, Vergiftungen oder Unfällen („Symbole" nach Bahrmann) kann der oberflächliche Untersucher den Tod bereits für eingetreten halten (Merkregel: A E I O U):

- A (Anämie, Anoxämie, Alkohol)
- E (Epilepsie, Elektrizität, auch Blitzschlag)
- I (Injury = Schädeltrauma)
- O (Opium, Betäubungsmittel, CO- und Barbituratvergiftung)
- U (Urämie, Unterkühlung)

Früher wurden zur Feststellung des Todes verschiedene *Lebensproben* durchgeführt, zu denen auch die *Siegellackprobe* gehört. Hierbei wird heißer Siegellack auf die Haut getropft, und beobachtet, ob eine Rötung der Haut eintritt.

1.1.4 Agonie

Als Agonie (griech.: Kampf, Todeskampf) bezeichnet man den Zeitraum der Absterbevorgänge bis zum Eintreten des Individualtodes. Während der Agoniephase beobachtet man nur unsichere Todeszeichen. Ihre forensische Bedeutung liegt in der Ansammlung von Stoffwechselprodukten, die in bestimmten Fällen Rückschlüsse auf die Art des Todes zulassen: Während in den Fällen eines plötzlichen, schlagartigen Todes (Blitzschlag, reflektorischer Herzstillstand) eine Agonie und damit biochemische Veränderungen völlig fehlen können, spielt sich der gewaltsame Tod vor einem entsprechenden adrenergen Hintergrund ab. Bei langen Agonieformen überwiegt demgegenüber die cholinergische Reaktionslage, teilweise fallen schon intravital Autolyseprodukte an. Während der Agonie können besonders bei altersschwachen Personen durch das Nachlassen der Herz-Kreislauf-Tätigkeit insbesondere im Gesicht Hautveränderungen auftreten, die man *Kirchhofrosen* nennt. Diese ähneln vom Aussehen den „echten" Totenflecken, dürfen aber nicht mit solchen verwechselt werden, da sie Zeichen der agonalen („intravitalen") peripheren Durchblutungsstörung sind!

1.1.5 Intermediäres Leben

Das intermediäre Leben als Zeitraum zwischen Individualtod und biologischem Tod ist durch das allmähliche Absterben zunächst noch überlebender Organe und Organsysteme gekennzeichnet. Die gegenüber einen Sauerstoffmangel weniger empfindlichen Organe überleben den Gesamtorganismus deshalb längere Zeit (Herz 5–10 Minuten, Spermatozoen bis zu 80 Stunden). Experimente bezüglich der Wiederbelebungszeit der einzelnen lebenswichtigen Organe haben folgende Zeiten ergeben: Gehirn 8–10 Minuten, Herz 15 Minuten, Leber 30 Minuten, Lunge 60 Minuten, Niere 90–120 Minuten, Muskulatur 2–8 Stunden.

Die zentrale Herz-Kreislauf-Regulation fällt mit dem Erlöschen der Hirnfunktion aus. Die Herz- und Atemtätigkeit kann jetzt nur noch künstlich aufrechterhalten werden. Für die Möglichkeit der Organtransplantation ist dies eine wichtige Voraussetzung.

Als *supravitale Reaktionen* bezeichnet man die in dieser Phase auslösbaren Reaktionen überlebender Gewebe. Sie spielen für die Bestimmung der Todeszeit eine wichtige Rolle.

- Der Muskel ist mechanisch durch Beklopfen bis zu etwa 2 Stunden (maximal 6 Stunden) nach dem Tod erregbar (sog. „idiomuskulärer Wulst"), durch elektrische Reizung 1–8 Stunden
- Die Pupille reagiert bis zu 5 Stunden post mortem auf Eintropfen von Atropin mit Erweiterung, von Eserin mit Verengung (bei Einspritzen in die vordere Augenkammer bis zu 20 Stunden)
- Die Schweißdrüsen reagieren noch bis zu 30 Stunden auf eine subkutane Adrenalininjektion und auf elektrische Reizung
- Histaminchlorid kann die Mm. arrectores pilorum kontrahieren, die Flimmerepithelzellen der Trachea sind noch etwa 36–48 Stunden erregbar
- Im EKG lassen sich bis 2 Stunden nach Eintritt des Todes Potentiale auf elektrische Reize erhalten

- Durch Anfärbung ist die Vitalität der Nebenhodenschwanzspermatozoen (Spermien) nachweisbar

1.1.6 Todeszeit

Für die Aufklärung von Verbrechen, aber auch in Erbrechtsfragen, kann die Feststellung der Todeszeit von ausschlaggebender Bedeutung sein. Die Todeszeit bezeichnet üblicherweise die Zeit zwischen Eintritt des Todes und Auffinden der Leiche *(= Leichenzeit)*. Gelegentlich kann auch die Bestimmung der Zeit von einem bestimmten (zeitlich bekannten) Ereignis bis zum Eintritt des Todes *(= Todeseintrittszeit, Überlebenszeit)* von Bedeutung sein. Zu ihrer Bestimmung kann der Füllungszustand des Magen-Darm-Kanals und der Verdauungsgrad der Speisen in Beziehung zur letzten Mahlzeit des Verstorbenen gesetzt werden.

Zur Schätzung der Leichenzeit dienen die Ausbildungsstadien der Leichenerscheinungen, innerhalb der ersten 24 Stunden vor allem die Messung der Rektaltemperatur im Vergleich zur Umgebungstemperatur, die Auslösbarkeit der supravitalen Reaktionen (Feststellung der elektrischen und mechanischen Muskelerregbarkeit), die Ausprägung der Totenstarre und der Totenflecke und ggf. Erscheinungen in der Umgebung der Leiche, wie z. B. Regen, Schneefall oder Pflanzenwuchs.

Wird eine Leiche nach Ablauf des frühen postmortalen Intervalls aufgefunden, so kann die Todeszeit nur anhand der späten Leichenveränderungen abgeschätzt werden.

1.2 Leichenveränderungen

1.2.1 Frühe Leichenveränderungen

Abkühlung

Wenn auch die Abkühlung nicht zu den sicheren Todeszeichen gehört, so kann sie bei sicher festgestelltem Tod zur Bestimmung der Todeszeit herangezogen werden. Die Rektaltemperatur nimmt bei einer Umgebungstemperatur von 18–20 °C anfänglich stündlich um 1 °C ab, später gleicht sie sich der Umgebungstemperatur langsamer an. Je nachdem in welchem Maße die Abkühlung durch Leitung, Konvektion, Strahlung oder Verdunstung erfolgt, erkaltet der menschliche Körper nach dem Tode schneller oder langsamer: Die Abkühlung durch Strahlung (z. B. bei freihängender Leiche) erfolgt langsamer als durch Leitung (Wasserleichen, Verschüttete). Von Bedeutung sind außerdem andere äußere Faktoren: Bekleidung, Bedeckung, Stärke des Unterhautfettgewebes (bei Adipositas langsamer), Körperoberfläche (bei Kindern schneller), Außentemperatur (bei hohen Außentemperaturen langsamer), Wetterverhältnisse (Luftfeuchtigkeit, Wind, Sonneneinstrahlung), Lagerung der Leiche (bei Freihängenden langsamer als bei Vergrabenen) und eventuelle bakterielle Keimbesiedlungen (postmortale Bakterienbildung durch Fäulnis oder Autolyse kann zu Temperaturerhöhung führen).

Für die Todeszeitbestimmung aufgrund der Messung des Temperaturabfalls ergibt das Temperatur-Todeszeit-Bezugsnomogramm nach Henßge die Todeszeit in Stunden (mit einem Toleranzbereich 95 %iger Wahrscheinlichkeit). Trotzdem kann dieser Wert nur mit Vorsicht und unter Berücksichtigung der anderen Verfahren der Todeszeitbestimmung verwendet werden.

Totenflecke (Livores)

Hypostatische Totenflecke entstehen durch den postmortalen prallen Füllungszustand von Hautgefäßen herabhängender Körperteile. Die ersten Totenflecke können in der Agonie v.a. bei altersschwachen Personen in den unteren Wangenpartien manchmal bereits vor Eintritt des Todes sichtbar werden (= Kirchhofrosen, s. Kap. 1.1.4).

Inhibitions- oder *Diffusionstotenflecke* entstehen durch Hämolyse und Durchwandern des roten Blutfarbstoffes in das umliegende Gewebe. Im Gegensatz zu den hypostatischen Totenflecken sind sie nicht umlagerbar oder wegdrückbar.

Mit Ausnahme der Auflagestellen oder von Stellen, an denen die Haut unter Druck steht

(z. B. Gürtel, Ringe), sind die Totenflecke nach 20–60 Minuten deutlich in den abhängenden Körperpartien sichtbar, zuerst meist am Hals. Nach etwa 2 Stunden konfluieren sie, bis dahin sind sie noch vollständig umlagerbar. Unvollständig umlagerbar bleiben sie noch bis zu 12 Stunden. Oben liegende Totenflecke deuten deshalb auf eine Umlagerung der Leiche nach mindestens 6 Stunden post mortem hin. Bis zu 12 Stunden nach Eintritt des Todes sind Totenflecke vollständig wegdrückbar, mittels starkem Druck noch teilweise wegdrückbar bis zu 36 Stunden. Totenflecke können nicht verschwinden, sie werden jedoch durch später eintretende Leichenveränderungen wie Fäulnis und Autolyse überlagert.

Durch den postmortalen Sauerstoffverbrauch stellen sich die Totenflecke normalerweise als blauviolette, livide Verfärbung dar. In einigen Fällen erlaubt die *Farbe* der Totenflecke diagnostische Rückschlüsse:

- hell- bis kirschrote Totenflecke: bei Unterkühlung (wegen des geringeren Sauerstoffverbrauchs des Gewebes), bei Kohlenmonoxidvergiftung (wegen der höheren Affinität des CO zum Hämoglobin als Sauerstoff), bei Blausäure- bzw. Zyanidvergiftung (wegen der höheren Affinität des Zyanidions zum Atmungsferment), bei Feuchtigkeit (wegen der Diffusion von Sauerstoff durch die feuchte Haut)
- blau- bis violettbraune Totenflecke: bei äußerer Erstickung
- graublaue bis braunrote Totenflecke: bei starker Methämoglobinämie (bei Vergiftungen mit Barbituraten, Anilin, Nitriten, Phenacitin, Phenylhydralazin etc.) oder infolge großem postmortalem Wasserverlust (besonders an den Lippen oder an Stellen mit dünnem oder fehlendem Epithelbelag)
- grünblaue bis blaue Totenflecke: bei Fäulnis oder Sulfhämoglobinämie
- blaßrosafarbene Totenflecke: bei Anämie oder bei größeren Blutverlusten (bei sehr großen Blutverlusten entstehen manchmal gar keine Totenflecke oder sie treten erst sehr spät auf)
- violett bis rote Totenflecke: bei Wärme (durch Aufoxidation des Blutes) oder einer Stauung vor dem Herzen

Während der Ausbildung der Totenflecke kann ein erhöhter Senkungsdruck durch Kapillarberstungen zu dunkelroten, punktförmigen Hautblutungen (= *Vibices*) führen.

Im Falle eines Ertrinkungstodes treiben die meisten Leichen aufgrund des Massenschwerpunktes des Körpers in Bauchlage mit hochliegendem Gesäß im Wasser. Die Totenflecke liegen somit typischerweise im Bereich der Körpervorderseite.

Totenstarre (Rigor mortis)

Nach Eintritt des Todes tritt zunächst durch Erhöhung des intramuskulären ATP-Gehaltes eine Erweichung und Erschlaffung der Muskulatur ein. Durch den Abbau des ATP erstarrt nach etwa 30 Minuten bis 4 Stunden die gesamte Muskulatur, beginnend im Bereich der Muskeln, die vital am stärksten beansprucht wurden oder einem Dauertonus unterliegen (Unterkiefer), dann häufig in einer „absteigenden Reihe" zu den Beinen fortschreitend (Nysten-Regel). Nach 6–9 Stunden ist die Totenstarre vollständig ausgebildet. Gegen die Schwerkraft erhobene Körperteile deuten also auf eine Veränderung der Lage der Leiche nach mindestens 9 Stunden hin.

Ein Eingriff in den ATP-Stoffwechsel durch Gifte (Pentachlorphenol, Dinitrophenol) oder eine starke Beanspruchung der Muskulatur direkt vor dem Tode kann zum Erscheinen der Totenstarre direkt mit Eintritt des Todes führen (= kataleptische Totenstarre). Der Eintritt der Totenstarre und ihr Ausprägungsgrad ist u.a. abhängig von der Umgebungstemperatur. Sie tritt bei warmen Temperaturen in der Regel schneller ein als bei Kälte. Differentialdiagnostisch sind auch die Kältestarre (Erstarren eines Körpers aufgrund der Außentemperatur) und die Starre bei extremen Wasserverlusten zu berücksichtigen. Bei der Cholera zum Beispiel begünstigen Krampfanfälle in der agonalen Phase eine besonders schnelle Starreentwicklung.

Wird die Totenstarre in den ersten Stunden (6.–10. Stunde nach dem Todeseintritt) ihrer Entstehung gewaltsam gelöst, kann sie erneut um so stärker wieder eintreten, je früher der Lösungsversuch unternommen wurde. Dies ist damit zu erklären, daß der Abbau von ATP der einzelnen Fibrillen nicht gleichzeitig stattfindet, so daß nach mechanischer Lösung der Starre in der frühen postmortalen Phase bereits erstarrte Fibrillen selbstverständlich nicht mehr erstarren können, noch nicht erstarrte Fibrillen jedoch eine erneute Erstarrung der Muskulatur bewirken.

Im allgemeinen erfolgt nach 2–3 Tagen die spontane Lösung der Totenstarre. Sie hält um so länger an, je kühler die Temperatur ist. Starke prämortale Beanspruchung oder Gifte, die den Eintritt der Starre beschleunigen, wirken sich auch auf die Rigordauer aus.

In zahlreichen Todesfällen, z.B. bei einem Tetanus (Wundstarrkrampf), tritt nach dem Todeseintritt keine Totenstarre auf.

Hautveränderungen

Vertrocknung. Durch die Wasserabgabe des Gewebes entstehen an einzelnen Stellen der Haut postmortale Vertrocknungen. Sie imponieren als braunrote, lederartige Hautveränderungen. Zu unterscheiden ist die Vertrocknung unverletzter Hautpartien von denen durch (traumatische) Abschürfungen oder Tierfraß hervorgerufenen.

Bei offenen Augen ist schon nach einer Stunde eine Trübung der Cornea festzustellen (bei geschlossenen Augen erst nach 24 Stunden). Die Konjunktiven trocknen mit der Zeit graubräunlich ein, und die Schleimhäute (Lippenrot, Skrotum, Vorhaut, Labien) werden braunrot mit fester lederartiger Konsistenz. Das postmortale Hervortreten der Barthaare beruht nicht auf einem weiteren Wachstum, sondern einem Verlust des Hautturgors durch Eintrocknung.

Verfärbungen. Die Farbveränderungen der blutunterlaufenden Haut bei Hämatomen entstehen durch den Abbau der Blutfarbstoffe. Nach einer Verletzung zeigt das betroffene Areal bis zu 6 Tage eine blauviolette Verfärbung. Nach 6–8 Tagen wird der Bezirk grünlich und nach ca. 8 Tagen zeigt er eine gelbliche Farbe. Die Blutfarbstoffe intraperitonealer Hämatome werden postmortal durch Fäulnisbakterien (siehe auch unten) aus dem Darm (E. coli, Proteus, Bacillus subtilis, Clostridien) abgebaut. Die resultierenden Farbveränderungen entsprechen der Verteilung des Bluts im Bauchraum mit Betonung der Flanken.

Abschürfungen. Alle Abschürfungen der Oberhaut, ob intravital oder direkt nach Eintritt des Todes, zeichnen sich postmortal sehr deutlich durch ihre braunroten, teils helleren, teils dunkleren, lederartig festen Vertrocknungen ab. Reifenspuren, Würgegriffe oder Einschußverletzungen ergeben so ein charakteristisches Verletzungsmuster.

Tierfraß. Je nach Lage der Leiche und Witterung können durch Tiere hervorgerufene Substanzdefekte zu Verwechslungen mit vitalen Vorgängen führen. Am bekanntesten ist der Madenfraß, durch den eine Leiche in 10 bis 40 Tagen skelettiert werden kann. Fliegenlarven können durch ihre Stoffwechselprodukte eine graubraune Hautverfärbung hervorrufen. Weiterhin ist an Ameisen (landkartenähnliche Hautvertrocknungsspuren), Ratten und Mäuse (unregelmäßige, manchmal stichähnliche Verletzungen durch Nagezähne), Füchse (verschleppen Leichenteile) oder Hunde (bogenförmige Abschürfungen) zu denken.

Waschhaut. Bei Wasserleichen kommt es bereits nach einigen Stunden durch Quellung und Runzelung der Haut an Fingern und Zehen zur sog. Waschhautbildung (Abb. 21.1). Sie tritt an den Fingerkuppen nach einer bis eini-

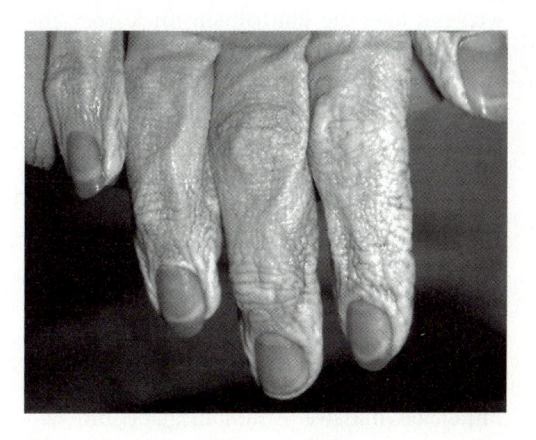

Abb. 21.1: Waschhautbildung (IMPP)

gen Stunden, am Handteller nach 2–3 Tagen und am Handrücken nach 4–6 Tagen auf. Nach 2–4 Wochen läßt sich die gesamte Oberhaut an Händen und Füßen handschuhartig mitsamt den Nägeln ablösen.

1.2.2 Späte Leichenveränderungen

Zu den späten Leichenveränderungen zählen Autolyse, Fäulnis und Verwesung.

Autolyse

Autolyse ist der Abbau organischer Zell- und Gewebsstrukturen durch freiwerdende Zellenzyme ohne Hilfe von Bakterien. Beispiele sind das „autolytisch erweichte" Nebennierenmark, die „angedaute" Magenschleimhaut oder die Selbstverdauung des Pankreas auf.

Fäulnis

Fäulnis wird durch aus dem Darm ausgewanderte oder durch Mund- und Nasenhöhle eingewanderte Bakterien (u. a. Proteus, Coli, Amylobacter, Pneumokokken, Bacillus subtilis) verursacht. Durch eine Sulfhämoglobinbildung (Verdoglobin) unter dem Einfluß der fäulnisbedingten Freisetzung von H_2S bei Eiweißzerstörung (Proteolyse) tritt eine Grünverfärbung des Unterbauches auf, gefolgt von einem düsterroten Durchschlagen der Venennetze durch das an den Gefäßen austretende Hämoglobin. Die Fäulnisbakterien breiten sich überwiegend über die Blutbahnen im Körper aus. Die bei der Fäulnis entstehenden Gase führen zu einer Auftreibung des Leichnams (Bauchhöhle, Skrotum) und zu mit Gewebswasser und Fäulnisflüssigkeit gefüllten Fäulnisblasen. Mit dem Öffnen der Blasen in der 2.–3. Woche beginnt die Ablösung von Haut, Nägeln und Haaren. Auch die inneren Organe zeigen charakteristische Veränderungen („Schaumleber" mit gasbedingter Hohlraumbildung oder pastenartiges, grünlich-rötlich verflüssigtes Gehirn). Von Bedeutung für die Todeszeitbestimmung ist, daß sich der Fäulnisvorgang durch intravitale massive Antibiotikagabe um Wochen verzögern läßt.

Besonders nach längerer Liegezeit der Leiche ist eine Abgrenzung der Fäulnis gegen das *Hautemphysem* notwendig. Dieses erkennt man am typischen Luftknistern. Es ist sofort nach dem Tode, aber auch beim Lebenden erkennbar.

Verwesung

Im Anschluß an die Fäulnis treten häufig Verwesungsprozesse auf. Nachdem die Flüssigkeiten abgesondert sind, führen trockene, oxidative Prozesse zu einem Schrumpfen der Haut und zu einer völligen Skelettierung der Leiche, die Weichteile verschwinden nach etwa 3–4 Jahren, der Knochen entfettet und trocknet erst nach über 10 Jahren aus (Liegezeit bis zu 1000 Jahren).

Die Geschwindigkeit der Fäulnisentwicklung schwankt je nach Temperatur und Lagerungsart (Bodenbeschaffenheit), sie verhält sich in etwa entsprechend der Casper-Regel: 1 Woche Luft = 2 Wochen Wasser = 8 Wochen Erde.

Sonderformen

Mumifizierung. Unter Mumifizierung versteht man das Sistieren der an Wasser gebundenen chemischen Umsetzungen, die sonst zur Fäulnis führen würden. Bei heißer trockener Luft kommt es infolge des Feuchtigkeitsverlusts der Haut zu einem Schrumpfen und lederartigen Vertrocknungen der Weichteile. Der Prozeß dauert im allgemeinen mehrere Jahre, als kürzester Zeitraum wurden 17 Tage angegeben. Durch das Erhaltenbleiben der äußeren Kontur und Anzeichen eventueller Verletzungen sowie der Möglichkeit langjähriger Identifizierung besitzt die Mumifizierung eine forensisch bedeutsame Rolle.

Fettwachsbildung. Bei abnorm feuchter Lagerung wandeln sich unter Luftverschluß durch Hydrolyse und durch Verflüssigung von Fett Weichteile in Fettwachs um. Innerhalb von 3–6 Monaten bildet sich eine grauweiße, weiche, zunächst pastenartige Substanz, die sich später zu einem harten Panzer ausbilden kann, der ebenfalls die äußere Form und Spuren etwaiger Gewalteinwirkungen zu konservieren vermag.

Moorleichen. Eine Fixierung mit der sich besonders in Mooren bildenden Huminsäure gerbt das elastische Bindegewebe, entkalkt den Knochen (erinnert an Hartgummi) und färbt die Haare rot, während Muskulatur und innere Organe verwesen.

1.3 Leichenschau und Obduktion

1.3.1 Aufgaben des Arztes als Leichenschauer

Menschliche Leichen und Totgeburten sind zur *Feststellung des Todes*, des *Todeszeitpunktes*, der *Todesart* und der *Todesursache* von einem Arzt zu untersuchen. Jeder vollapprobierte Arzt ist verpflichtet, diese Leichenschau auf Verlangen vorzunehmen. Neben den nächsten Angehörigen können auch Personen, die beim Tode zugegen waren oder in deren Wohnung sich der Sterbefall ereignete, verpflichtet sein, die Leichenschau zu veranlassen. Das Ergebnis der ärztlichen Untersuchung wird auf einem *Leichenschauschein* (= Todesbescheinigung) eingetragen; dieser ist Voraussetzung für die standesamtliche Beurkundung des Sterbefalles.

Die Leichenschau und das Bestattungswesen unterliegen der Gesetzgebung der einzelnen Länder.

Der Leichenschauschein besteht aus einer offenen Vorderseite, auf der Personalangaben, Ort und Zeitpunkt des Todes, Todesart, der zuletzt behandelnde Arzt und eventuell das Vorliegen einer übertragbaren Krankheit im Sinne des Bundesseuchengesetzes einzutragen sind, sowie einer vertraulichen Rückseite, in der Todesursache, Grundleiden und ein eventueller Sektionsbefund festgehalten werden.

Weitere Informationen zu den Todesumständen, die der ärztlichen Schweigepflicht unterliegen, müssen der zuständigen Behörde von dem Arzt in einem verschlossenen Umschlag übermittelt werden. Die ärztliche Schweigepflicht besteht auch nach dem Tode des Patienten weiter.

Sorgfaltsbegriff

Grundsätzlich ist jede Leiche nach vollständigem Entkleiden von allen Seiten bei guten Lichtverhältnissen zu untersuchen (Ausnahme nur beim nicht natürlichen Tod zum Zwecke der Spurensicherung). Prinzipiell darf ein Totenschein nur ausgestellt werden, wenn nach den Kriterien zur Feststellung des Todes (→ sichere Todeszeichen) der Tod auch tatsächlich eingetreten ist. Es muß mindestens ein sicheres Todeszeichen eindeutig festgestellt worden sein. Wichtig im Falle nicht natürlicher bzw. ungeklärter Todesursache können auch äußere Umstände beim Auffinden der Leiche sein, wie Spritzen, Medikamente, Alkohol oder Lage und Bekleidung der Leiche.

1.3.2 Todesart

Im Leichenschauschein einzutragen ist die Todesart „natürlicher Tod" oder „nicht natürlicher Tod". Bei unbekannter Vorgeschichte und fehlenden Hinweisen für einen nicht natürlichen Tod ist „nicht aufgeklärt, ob natürlicher oder nicht natürlicher Tod" zu vermerken.

Natürlich ist der Tod, der völlig unabhängig von rechtlich bedeutsamen äußeren Faktoren eingetreten ist, z.B. infolge von Krankheit, Mißbildungen oder Lebensschwäche. Der natürliche Tod ist ein Tod aus innerer Ursache. Er läßt sich durch die Leichenschau allein selten diagnostizieren, es sei denn aus der Vorgeschichte und der bisherigen klinischen Beobachtung ist eine lückenlose Kausalitätskette erstellbar. Nach Feststellung einer natürlichen Todesart kann die Bestattung einer Leiche erfolgen.

Nicht natürlich (= unnatürlich) ist jeder durch fremdes (Körperverletzung, Tötung, Vergiftung) oder eigenes (Unfall, Suizid) Verschulden hervorgerufene Tod. Im Falle einer nicht natürlichen oder nicht geklärten Todesart hat der Leichenschauer die Polizei zu benachrichtigen, die gegebenenfalls weitere staatsanwaltliche Ermittlungen einleiten wird. Der Arzt hat dann dafür zu sorgen, daß die Auffindungssituation unverändert bleibt. Steht am Anfang einer den Tod auslösenden Kette eine nicht natürliche Ursache, so handelt es sich auch dann um einen nicht natürlichen Tod, wenn das letztlich zum Tode führende Geschehen an sich eine „natürliche" Ursache wäre.

1.3.3
Identifizierung

Unbekannte Tote lassen sich anhand verschiedenster Merkmale identifizieren.

Als *sichere Identitätsmerkmale* gelten das Papillarlinienrelief, die Form der Ohrmuschel und der Zahnstatus.

Bei frischen Leichen können bereits der Vergleich mit Lichtbildern, die Art der Kleidung oder besondere Merkmale, wie Narben, Tätowierungen, Frakturen o.ä., zur Identifizierung führen.

Zur *Altersbestimmung* eignen sich die Entwicklung und Abnutzung des Gebisses, die Beschaffenheit der Knochen, die Dicke des Unterhautfettgewebes, das Behaarungsmuster und die Haarbeschaffenheit (Farbe) sowie eventuelle Intimaveränderugen an den Arterien oder atrophische innere Organe.

Zur *Geschlechtsbestimmung* können neben allgemeinen Hinweiszeichen, wie Kleidung oder Aussehen, der Knochenbau (Messung des Mediansagittalbogens am Gesichtsschädel, geschlechtsspezifische Beckenmorphologie, siehe Abb. 21.2) und chromosomal-zytologische Merkmale (Bestimmung des Geschlechtschromatins → Barr-Körper) herangezogen werden.

Die *Körpergröße* läßt sich durch das Messen und Berechnen der Verhältnisse einzelner langer Röhrenknochen ermitteln.

1.3.4
„Leichenrecht"

Eine Leiche ist rechtlich keine Person oder „verkehrsfähige" Sache, weshalb eine unbefugte Leichenöffnung keine Sachbeschädigung, son-

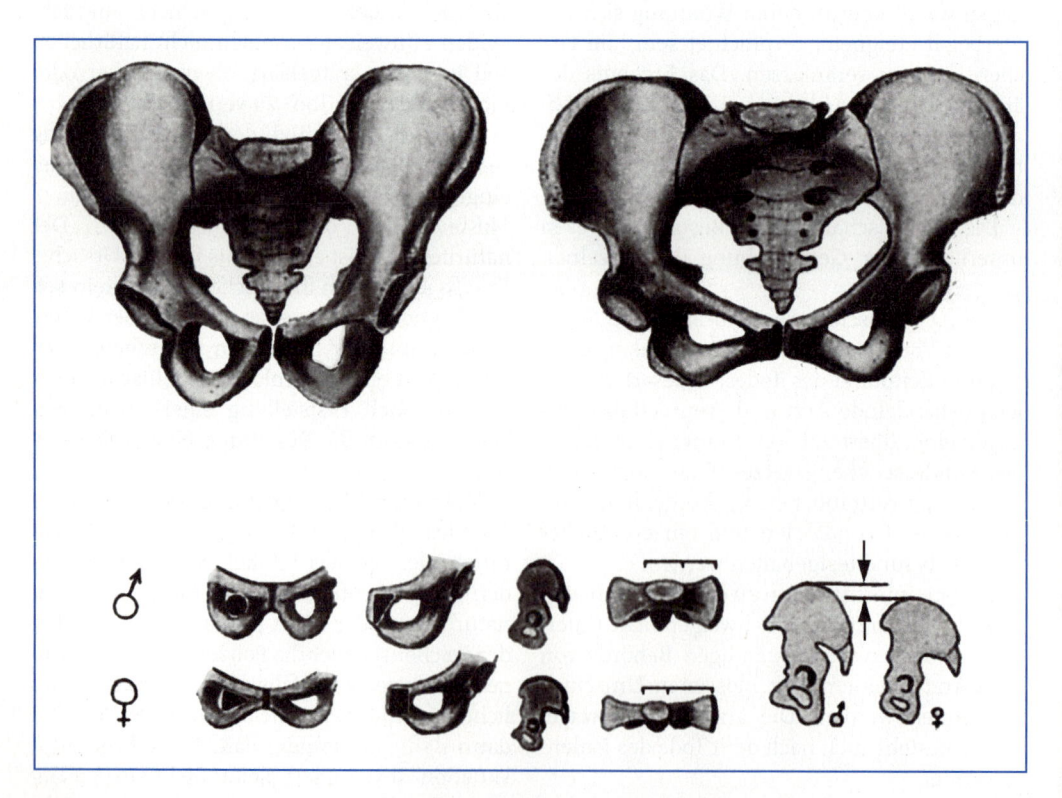

Abb. 21.2: Geschlechtsunterschiede am Becken, schematisch dargestellt (Reiman et al. 1990)

dern eine Störung der Totenruhe darstellt. Dennoch haben die Angehörigen ein gewisses Verfügungsrecht über die Leiche (z. B. Ort und Zeit der Bestattung).

Für Organentnahme zu Transplantationszwecken gilt in Deutschland seit Juni 1997 folgende Regelung:
- Eine Organentnahme ist nur dann zulässig, wenn der Verstorbene zu Lebzeiten einer solchen eingewilligt hat oder, falls keine derartige Zustimmung vorliegt, die gesetzlich bestimmten Angehörigen nach dem „mutmaßlichen Willen" des Verstorbenen entscheiden. Dieses Gesetz entspricht der erweiterten Zustimmungslösung
- Die Zustimmung zur Organentnahme durch den Betroffenen selbst hat Priorität
- Angehörige haben die Möglichkeit, mit dem Arzt eine Vereinbarung zu treffen, nach der sie ihre Entscheidung zur Organentnahme innerhalb einer bestimmten Frist widerrufen können
- Das Kriterium für den Tod eines Menschen ist der endgültige, nicht behebbare Ausfall aller Hirnfunktionen (Hirntodkriterien)
- Voraussetzung für die Organentnahme ist die Feststellung des unumkehrbaren Todes nach den Hirntodkriterien durch zwei unabhängige und dafür qualifizierte Ärzte, die weder an der Entnahme noch an der Übertragung der Organe beteiligt sein dürfen
- Zulässig sind Organübertragungen nur in dafür zugelassenen Transplantationszentren
- Das Transplantationsgesetz enthält Vorschriften zur Strafbarkeit des Handels mit menschlichen Organen sowie unrechtmäßigen Verhaltens bei der Organentnahme bzw. Übertragung und der Verwendung medizinischer Angaben und personenbezogener Daten Beteiligter
- Die Regelungen gelten nicht für Blut und Knochenmark sowie embryonale und fetale Organe und Gewebe

1.3.5 Obduktion

Der formale Ablauf einer Obduktion ist durch den § 87 der Strafprozeßordnung geregelt. Danach darf der unmittelbar vor dem Tod behandelnde Arzt die Obduktion nicht durchführen. Er soll der Leichenöffnung jedoch beiwohnen, um aus der Krankengeschichte Hinweise auf die Todesursache zu geben.

Die *klinische Obduktion* wäre im strafrechtlichen Sinne nicht rechtswidrig, sollte aber nur mit dem Einverständnis der Angehörigen vorgenommen werden.

Nicht der Einwilligung der Angehörigen bedarf die *gerichtliche Obduktion*, die zur Klärung der Todesart und -ursache, zur Todeszeitbestimmung oder zur Rekonstruktion des Tatgeschehens von einem Amtsrichter (→ gerichtlicher Beschluß) oder der Staatsanwaltschaft angeordnet werden kann. Auch bei Seuchenverdacht (nach §32 Abs.4 des Bundesseuchengesetzes) oder vor einer Feuerbestattung (nach dem Feuerbestattungsgesetz), wenn über die Todesursache Unklarheit besteht, kann diese Obduktion angeordnet werden. Sie ist durch die Strafprozeßordnung geregelt.

Die *berufsgenossenschaftliche Obduktion* kann von den Sozialversicherungsträgern zur Klärung der Leistungspflicht verlangt werden. In diesem Fall tritt dann die *Reichsversicherungsordnung (RVO)* nach einem Arbeitsunfall oder einer Berufskrankheit in Kraft. Danach kann eine Obduktion zwar angeordnet, nicht aber erzwungen werden; es bedarf der Einwilligung der Angehörigen. Verweigern die Angehörigen jedoch ihre Zustimmung, so müssen sie unter Umständen mit dem Verlust des Versicherungsanspruches rechnen.

In bestimmten Fällen kann zur Klärung der Todesursache auch später noch die *Exhumierung*, die Ausgrabung einer schon beerdigter Leiche, gerichtlich angeordnet werden. Organische Gifte und insbesondere Metallgifte sind noch bis zu Jahre nach dem Tod nachweisbar.

1.4 Plötzlicher Tod aus natürlicher Ursache

Bedeutung, Besonderheiten

Unter dem plötzlichen Tod aus natürlicher Ursache versteht man einen plötzlichen, unerwarteten Tod aus scheinbar vollster Gesundheit, nach kurzen banalen Krankheitserscheinungen oder nach rapider Verschlechterung einer für unbedeutend gehaltenen Störung des Allgemeinbefindens. Da diese Fälle für den Leichenschauer nicht eindeutig zu klären sind, sollte er im Leichenschauschein den nicht natürlichen oder nicht aufgeklärten Tod vermerken.

Plötzlicher Tod im Erwachsenenalter

Die häufigsten Ursachen für den *plötzlichen Tod im Erwachsenenalter* sind Herz-Gefäß-Erkrankungen (Atherosklerose, Infarkt), gefolgt von Erkrankungen der Lungen (Pneumonie, Embolie) und des Gehirns (Apoplex, Aneurysma), seltener des Verdauungsapparates. Auch in scheinbar klaren Fällen sind in jedem Fall die Differentialdiagnosen, wie Vergiftungen o.ä., auszuschließen.

Plötzlicher Tod im Kindesalter

Zu den häufigsten Ursachen für den *plötzlichen Tod im Säuglingsalter* zählen Lungenaffektionen und zerebrale Läsionen. Mit zunehmendem Alter gewinnen neben den Erkrankungen des Respirationstraktes die des Verdauungstraktes an Bedeutung. Die Ursache des Todes sollte – auch zur Entlastung der Eltern – immer durch eine Obduktion festgestellt werden.

Die Ursachen des plötzlichen Kindstodes im engeren Sinne (SIDS = Sudden Infant Death Syndrom) innerhalb des 1. (–2.) Lebensjahres sind zumeist nicht zu klären. Diskutiert werden Elektrolytverschiebungen im Herzen, synkopales Aussetzen der Atmung, Hyperthermie und zerebrale Läsionen.

Klinischer Fall

Bei einem Fußballspiel zweier Gymnasialklassen im Rahmen des Sportunterrichts fängt ein 46jähriger Studienrat als Torwart einen aus 15 m Entfernung abgeschossenen Ball mit dem Brustkorb ab. Wenige Sekunden später bricht er zusammen und verstirbt unmittelbar danach. Bei der Obduktion findet sich im Anfangsteil des Ramus interventricularis anterior der A. sinistra ein frischer, okklusiver Thrombus.
Diagnose: Tod aus natürlicher Ursache

2 Forensische Traumatologie

2.1 Rechtsbegriffe, Rechtsbereiche, Kausalitätsfragen

Körperverletzung, Tötung

Das Strafrecht unterscheidet verschiedene Straftaten gegen die Gesundheit oder das Leben.

Körperverletzungsdelikte.
- einfache Körperverletzung
- gefährliche Körperverletzung: Die Klassifizierung der Gefährlichkeit einer Verletzung orientiert sich *nicht* an den medizinischen Folgen der Straftat, sondern am Tatwerkzeug!
- schwere Körperverletzung: bei schwerwiegenden Gesundheitsfolgen nach § 223 StGB
- beabsichtigte schwere Körperverletzung
- Körperverletzung mit Todesfolge

Tötungsdelikte. Mord, Totschlag, Tötung auf Verlangen, Kindstötung, Schwangerschaftsabbruch, fahrlässige Tötung. Für die Beurteilung dieser Straftaten spielt die Schuldfrage eine wesentliche Rolle:
- *Vorsätzlich* handelt, wer mit Wissen und Wollen der Tatumstände einen gesetzlichen Straftatbestand erfüllt
- *Fahrlässig* handelt, wer eine ihm obliegende Sorgfaltspflicht außer acht läßt

Unfall, „Unglücksfall"

In Zivilrecht, Strafrecht und Sozialversicherungsrecht gelten unterschiedliche Kausalitätsprinzipien, nach denen die Ursache eines Unfalls rechtlich beurteilt wird:

Zivilrecht. Ein Ereignis ist dann als kausal anzusehen, wenn die Schadensursache nach allgemeiner Erfahrung üblicherweise geeignet war, den eingetretenen Schaden auszulösen (Adäquanztheorie).

Strafrecht. Ein Erfolg wird dann durch eine Handlung verursacht, wenn die Handlung nicht hinweggedacht werden kann, ohne daß der Erfolg entfiele = „Conditio sine qua non" (Äquivalenztheorie).

Sozialrecht. Theorie der wesentlich mitwirkenden Ursache.

Suizid, Suizidversuch, Selbstbeibringung

Rechtlich gesehen ist der Selbstmord straflos, die Beihilfe zum Selbstmord kann unter bestimmten Umständen allerdings als Tötungsdelikt geahndet werden. Wichtig für die Feststellung des Eigen- bzw. Fremdverschuldens ist eine genaue Beurteilung der Tatortsituation (siehe dazu die einzelnen Todesursachen).

2.2 Allgemeine forensische Traumatologie

2.2.1 Todesursachen, Pathomechanismen

Je nach Art und Weise der Gewalteinwirkung sind die Gefahren und Todesursachen sehr mannigfaltig:
- Nach Schnitt-, Stich- und Hiebverletzungen ist in erster Linie an die *Verblutung* zu denken. Der Eintritt des Todes hängt hier von der Schnelligkeit und Menge des Blutverlustes sowie dem Allgemeinzustand des Betroffenen ab. Gerade bei inneren Verblutungen ist eine Diagnosestellung häufig nicht sofort möglich, da sich in den Körperhöhlen bis zu 2–3 l Blut ansammeln können.

- Ab etwa 50–120 ml Luft besteht bei der Verletzung von herznahen Venen die Gefahr einer *Luftembolie*
- Aus dem Knochen oder den Körpergeweben mobilisiertes Fett kann innerhalb schnellster Zeit zur *Fettembolie* führen
- Durch Aspiration von Blut oder Erbrochenem kann der Tod durch *Ersticken* eintreten
- Die vorgenannten Komplikationen können im Rahmen einer *Schocksymptomatik* zu verschiedenen organischen Veränderungen führen: Schocklunge, Schockniere usw.
- Als Spätfolge der Verletzungen können *Entzündungen* und *Infektionen* auftreten

2.2.2
Vitale Reaktionen

Vitale Reaktionen sind Reaktionen des Körpers auf Einwirkungen oder Schädigungen, die nur am Lebenden zu beobachten sind, d.h. nicht mehr nach Eintritt des Todes (postmortal) erfolgen können. Es werden lokale und allgemeine vitale Reaktionen unterschieden.

Lokale Reaktionen sind örtlich begrenzt: Schwellung, Hämatom und Entzündung (Blutungen können auch postmortal durch Gefäßzerreißungen entstehen).

Allgemeine Reaktionen zeigen eine Mitbeteiligung von Kreislauf, Atmung oder humoralem System (→ lokale oder systemische Immunantwort) an: Ausblutung der inneren Organe (→ setzt eine erhaltene Herz-Kreislauf-Funktion und Blutzirkulation voraus), Fettembolie, Luftembolie, Aspiration von Blut, Mageninhalt oder Fremdkörpern, Verschlucken, Ausschüttung von Katecholaminen, Phosphatiden und Histaminen sowie ein erhöhter CO-Hb-Wert im Körperinneren (z.B. lokal gemessene Werte im Herzblut).

Schürfwunden oder Schwellungen von Wundrändern können auch postmortal entstehen. Erst wenn die verletzten Gebiete Zeichen reparativer Vorgänge, z.B eine Einwanderung von Lymphozyten etc., aufweisen, liegt eine vitale Reaktion vor. Erhöhte CO-Hb-Werte in den Hautgefäßen können auch postmortal durch Diffusion entstanden sein.

2.2.3
Wundalterbestimmung

Zur Bestimmung des Wundalters können charakteristische Merkmale, wie Blutung (sofort), Leukozytenreaktion (1. h), Hyperämie (4.–6. h), Zellproliferation (16.–48. h) Epithelialisierung (2.–3. d), Granulationsbildung (5.–10. d) und Narbenbildung (2.–3. Woche) herangezogen werden (s. Chirurgie, Kap. 6.2).

2.2.4
Spurenmorphologie, Spurensicherung

Für die Rekonstruktion von Tathergängen (Richtung einer Einwirkung, zeitliche Abfolge usw.) oder zur Identifizierung von Personen sind alle relevanten Materialanhaftungen an Opfer, Täter, Tatwerkzeugen oder tatortbezogenen Gegenständen zu sichern. Dazu können Blut, Sperma, Speichel, Mageninhalt, Urin, Kot, Vaginalsekret, Haare, Haut und Organteile gehören. Festzuhalten sind aber auch Verletzungen, Strommarken, Hitzeeinwirkungen o.ä.

Blutspuren können sich in ihrer Form unterscheiden und dadurch Hinweise auf das Tatgeschehen geben: Runde Tropfspuren entstehen bei senkrechtem, Spritzspuren bei schrägem Auftreffen des Blutes auf die Oberfläche, Wisch- und Schmierspuren sind Folge des streifenden Kontakts blutender Wunden oder blutdurchtränkter Kleidung. Trockene Blutspuren können mit einem Spurenträger, durch Abkratzen oder mit feuchter Watte, feuchte Blutspuren mit einer Spritze oder Pipette gesichert werden.

Versucht man eine Blutspur mittels eines Reagenz zu asservieren, verändert man die Zusammensetzung des zu sichernden Blutes. Dies erschwert die Bestimmung und Zuordnung der Blutspur erheblich.

Die Wundmorphologie gibt am ehesten Aufschluß über das Tatwerkzeug. Das Wundalter kann mittels Farbveränderungen der Wunde und histologische Untersuchungen (s.o.) zum Nachweis der in den einzelnen Stadien zu erwartenden reparativen Vorgängen ermittelt werden.

2.2.5
Handlungsfähigkeit

Für die Beurteilung einer Tatortsituation kann die Frage der Handlungsfähigkeit (= die Fähigkeit des Verletzten, nach Erhalt einer Verletzung adäquat auf Umweltreize zu reagieren) von Bedeutung sein. Sie kann u.U. erhalten bleiben, z.B. bei Stichverletzungen des Gehirns und einseitigen Lungenverletzungen. Handlungsunfähigkeit tritt auf bei Verletzungen beider Karotiden (innerhalb von 5–10 sec), Ventrikelverletzungen > 2–3,5 cm oder Eröffnung der Aorta bzw. der Arteria pulmonalis.

2.2.6
Untersuchung lebender Personen

Im wesentlichen unterscheidet sich die Spurensicherung und Untersuchung lebender Personen nicht von der verstorbener. Zur versicherungsrechtlichen (z.B. Arbeitsunfall), strafrechtlichen (z.B. Alkohol im Straßenverkehr, Kindestötung) und/oder zivilrechtlichen (z.B. Verkehrsunfall) Beurteilung eines Tatbestandes sind alle voneinander örtlich getrennt vorliegenden Spuren zu sichern und schnellstmöglich auszuwerten sowie alle erhobenen Befunde zu dokumentieren (fotografisch, schriftlich) und adäquat zu lagern.

2.3
Stumpfe Gewalt

2.3.1
Verletzungsbiomechanik

Von stumpfer Gewalt (Gegenteil: scharfe Gewalt) spricht man bei der Einwirkung von breitflächigen oder stumpfkantigen Gegenständen. Während die Gewalteinwirkung mit scharfen Instrumenten deutlich geformte Verletzungen hervorruft, hinterläßt stumpfe Gewalt an der Haut keine typische, der einwirkenden Fläche entsprechend geformte Spur. Je nach Art und Richtung der Gewalteinwirkung unterscheidet man die direkten Verletzungen durch Druck-, Zug-, Scher- und Torsionsbeanspruchungen von den indirekten, nicht am Ort der Gewalteinwirkung auftretenden Verletzungen.

2.3.2
Haut und Weichteile

An Haut und Weichteilen können je nach Art und Richtung der stumpfen Gewalteinwirkung verschiedene Verletzungen auftreten:
- Exkoriationen = Hautabschürfungen, bei denen die Oberhaut in Richtung der weitgehend tangentialen Gewaltrichtung abgeschoben wird → Schiffsbugwellenphänomen

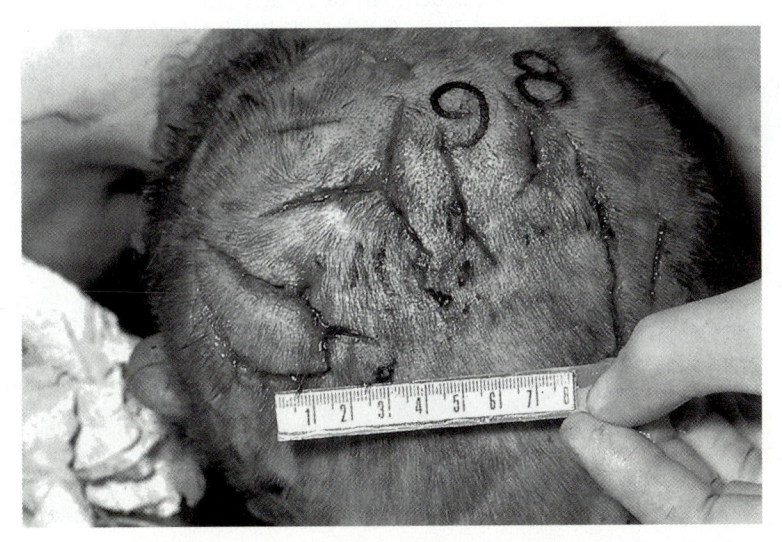

Abb. 21.3: Platzwunden nach stumpfer Gewalteinwirkung (IMPP)

- Décollement = die Haut schert großflächig vom darunterliegenden Gewebe durch zerrende, quetschende oder abscherende Kräfte (Bsp.: Überrollungsvorgang) ohne Zerreißung der Cutis ab → Ablederung (Abb. 21.4)
- Suffusionen = Blutunterlaufungen durch subkutane Gefäßruptur (vgl. Hämatome, Sugillationen)
- Platzwunden an Stellen stumpfer Gewalteinwirkung, unter denen Knochen ohne wesentliches Fettpolster liegt (Abb. 21.3). Sie unterscheiden sich von scharfen Verletzungen zumeist durch einen gezackten oder gelappten Rand und durch zum Teil unverletzt gebliebene Sehnen, Nerven und Gefäße, die *Gewebsbrücken* bilden. Die Wundränder von Platzwunden zeigen ein unterschiedliches Aussehen. Sie können gezackt, gelappt, glattrandig oder unscharf blutunterlaufen sein. In einigen Fällen erkennt man am Wundrand unregelmäßig breite Schürfungen bzw. Vertrocknungen, den sog. *Schürfsaum*
- Rißwunden durch Überdehnung oder Zug
- Quetschwunden durch Druck auf umschriebenem Raum (Abb. 21.5 im Farbteil)
- Bißverletzungen (Tierbiß als Rißquetschwunde mit schlitzförmiger Hautdurchspießung, Menschenbiß mit bogig konturierten, zentral abgeblaßten Hämatomen → Bißringe)

2.3.3
Innere Organe

Obwohl äußerlich häufig kaum sichtbar, können Verletzungen der inneren Organe zu wesentlichen funktionellen Einschränkungen führen:
- Bauchhöhle: Milz- und Leberkontusion bzw. -ruptur, selten Nierenruptur, Magenruptur fast nur bei Füllung, selten Dünndarmruptur wegen Fixierung, Geschlechtsorgane, Blase
- Brusthöhle: Lungeneinriß mit Blutungen und Aspiration, Pneumothorax, längere Kompression mit Blutstauung und Asphyxie, Rippenfrakturen, Brustbeinfraktur, Herzruptur, Aortenruptur
- Gefäße: Ausbildung von Aneurysmen und Thrombosen

Für die klinische Diagnosestellung ist neben dem äußeren Befund und dem klinischen Bild des Patienten häufig die Kenntnis des Unfallhergangs und seiner typischen Verletzungsfolgen von ausschlaggebender Bedeutung.

2.3.4
Knochen

Knochenbrüche entstehen direkt oder indirekt, fernab des Orts der Einwirkung, zumeist aufgrund einer stumpfen Gewalt, seltener auch durch scharfe Gewalt oder Schußverletzungen. Je nach Art und Richtung der Gewalteinwirkung unterscheidet man Biegungs-, Berstungs-, Stauchungs-, Dreh-, Abscher- und Abrißfrakturen. Eine typische Extremitätenverletzung des Fußgängers beim Verkehrsunfall ist der Messerer-Bruch, ein Keilbruch (Messerer-Keil), dessen Basis (konkave Seite) auf der gewaltnahen Seite liegt (Abb. 21.6). Die Gewalteinwirkung wirkt also in Richtung der Spitze (konvexe Seite) des Dreiecks.

Abb. 21.4: Décollement durch tangentiale Gewalteinwirkung (Krause et al. 1998)

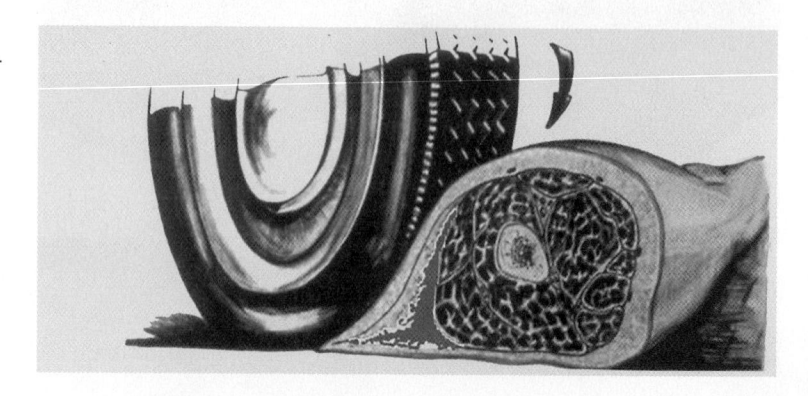

Klinischer Fall

Ein Fußgänger mit einer Körpergröße von 1,75 m wird von hinten von einem Pkw mit flacher Fronthaube erfaßt, der trotz Bremsvorgang nicht mehr rechtzeitig zum Stehen gebracht wird.
Diagnose: Tibiafraktur beim Primäranstoß

Schädelfrakturen

Für die Einteilung von *Schädelbrüchen* gelten darüber hinaus folgende, speziellen Klassifikationen:

Lokalisation. Kalottenfraktur, Basisfraktur (→ typ. äußere Zeichen: Monokel- bzw. Brillenhämatom), Gesichtsschädelfraktur.

Ausbreitungsgeometrie. Eine Fraktur des Schädels verläuft aufgrund der anatomischen Gegebenheiten der Schädelbasis in der Richtung der Gewalteinwirkung: Längsbruch (durch Längsdruck, Bsp.: Sturz auf den Hinterkopf → Gewalteinwirkung von vorne nach hinten), Querbruch (durch Querdruck), Ringbruch (als Sonderform des Biegungsbruches, z.B. als Schädelbasisringfraktur ringförmig um das Foramen occipitale). Die Gewalteinwirkung wird entlang der Nähte weitergeleitet, sind diese noch nicht verknöchert. Folge ist die Aufsprengung der Schädelnähte.

Umfang der Dislokation. Linearbruch, Lochbruch bzw. Impressionsfraktur (durch direkte Gewalteinwirkung auf ein kleines Areal, meist unter 4 × 4 cm), Terrassenbruch (durch schräg auftreffende Gegenstände), Scharnierbruch (= querverlaufende Frakturen).

Gewalteinwirkung. Biegungsbruch (direkter und ungeformter Bruch am Ort der Gewalteinwirkung → äquatoriale Bruchlinien), Berstungsbruch (Abb. 21.7) (indirekter Bruch als Folge einer allgemeinen bzw. tangentialen Schädelverformung → radiäre Bruchlinien), geformter Bruch (entsprechend der Schlagfläche des auftreffenden Gegenstandes), Knochenaussprengung (bei Einführung eines Tatwerkzeuges in eine natürliche Schädelöffnung, z.B.: Gehörgänge). Schädelbasisfrakturen sind meist die Folge einer allgemeinen Schädelverformung und zählen damit zu den Berstungsfrakturen.

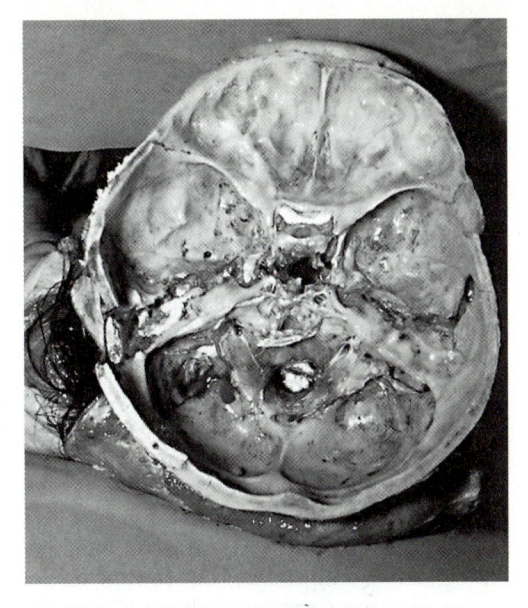

Abb. 21.7: Berstungsfraktur (IMPP)

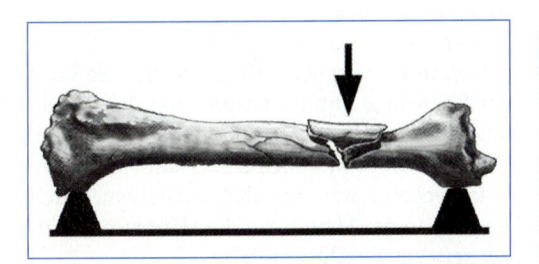

Abb. 21.6: Messerer-Bruch. Der Pfeil zeigt in die Richtung der Gewalteinwirkung. (Reiman et al. 1990)

Merke !

Als Faustregel für die zeitliche Rekonstruktion mehrfacher Schädelfrakturen gilt nach der *Puppé-Regel:* Die Bruchlinien später entstandener Brüche enden an bereits bestehenden Bruchlinien früherer Brüche.

2.3.5
Hirn und Hirnhäute

Gewalteinwirkungen auf den Kopf können Verletzungen des Schädelinhalts hervorrufen. Man unterscheidet *offene* (mit Verbindung zwischen Außenwelt und Schädelinnerem) und *gedeckte* Verletzungen (ohne entsprechende Verbindung).

Nach Dauer und Intensität der Hirnfunktionsstörung zählen zu den gedeckten Verletzungen v.a. Commotio und Contusio cerebri. Die *Commotio cerebri* ist eine voll reversible Schädigung der Hirnfunktion, bei der keine patho-anatomischen Veränderungen nachgewiesen werden können. Die *Contusio cerebri* zeigt eine länger anhaltende Bewußtlosigkeit. Charakteristisch sind die anatomisch faßbaren Hirnrindenprellungsherde, die sowohl direkt an der Seite der Gewalteinwirkung (Coup) als auch an der dem Stoß gegenüberliegenden Seite (Contrecoup) als Folge des plötzlichen Unterdruckes auftreten können.

Blutungen nach Gewalteinwirkungen können neben der beschriebenen Rindenprellungsblutung als Hirnhautblutung, Epiduralblutung (durch Verletzung der A. meningea media), Subduralblutung (durch Verletzung von Brückenvenen) oder Subarachnoidalblutung (bei Aneurysmarupturen) imponieren. Prellungsblutungen bilden bei der Ausheilung kraterförmige narbige Einziehungen, denen Reste von Blutfarbstoff eine gelblichbraune Pigmentierung verleihen (= Plaques jaunes).

> **Merke!**
> Bei der Beurteilung stumpfer Gewalteinwirkungen erleichtert die *Hutkrempenregel* die Unterscheidung zwischen Sturz oder Schlag: Sturzverletzungen liegen zumeist unterhalb, Schlagverletzungen oberhalb einer gedachten Hutkrempenlinie.

2.4
Scharfe Gewalt, halbscharfe Gewalt

2.4.1 Verletzungsbiomechanik

Durch scharfe Gewalt (= Einwirkung scharfer oder spitzer Gegenstände wie Messer, Schere o. ä.) können Stich- oder Schnittverletzungen, durch halbscharfe Gewalt (z.B. Äxte, Beile, Hacken) Pfählungs- und Hiebverletzungen entstehen. Für die Beurteilung des die Verletzung verursachenden Gegenstandes ist zu beachten, daß Wundlänge und Stichtiefe je nach Tathergang länger oder kürzer als das Instrument sein können. Die Stichrichtung läßt sich nur bei bekannter Haltung des Opfers während des Stichs ermitteln.

2.4.2 Verletzungsformen

Stichverletzungen (Abb. 21.8 und 21.9)

Sie sind im allgemeinen glattrandig begrenzt, die Hautwundlänge ist kürzer als die Wundtiefe. Im Gegensatz zu stumpfer Gewalteinwirkung finden sich keine Gewebsbrücken in der Tiefe. Bei Messerstichen tritt durch eine Drehung beim Herausziehen häufig eine typische „Schwalbenschwanzform" auf. Bleiben bei „Wehrlosigkeit" des Opfers Täter und Opfer während der Tat in derselben Position, so findet man eine annähernd parallele Anordnung der erkennbaren Stichwunden. Weiterhin sind die Wundränder spitz zulaufend und nicht schwalbenschwanzförmig ausgezogen.

Die Morphologie des Stichkanals kann sehr unterschiedlich sein. Häufig ist der Stichkanal kürzer als das eigentliche Tatwerkzeug. Wurde jedoch mit großer Wucht zugestochen, so kann der Stichkanal durch Kompression der Weichteile (Unterhautfettgewebe) verlängert sein. Auch die Breite des Stichkanals kann sich dementsprechend sehr variabel darstellen; durch Retraktion der Haut kann die Hautwunde kürzer sein als die Klingenbreite.

Bei einmaligem Zustechen kann es zu mehreren stichförmigen Durchtrennungen der

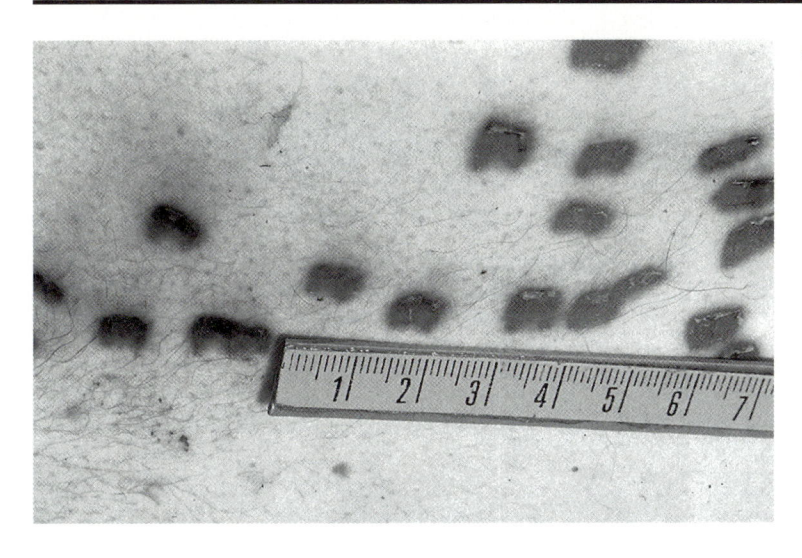

Abb. 21.8: Messerstiche (IMPP)

Kleidung kommen, wenn die Kleidung durch Faltenbildung umgeschlagen ist → *Scherenschnittprinzip*.

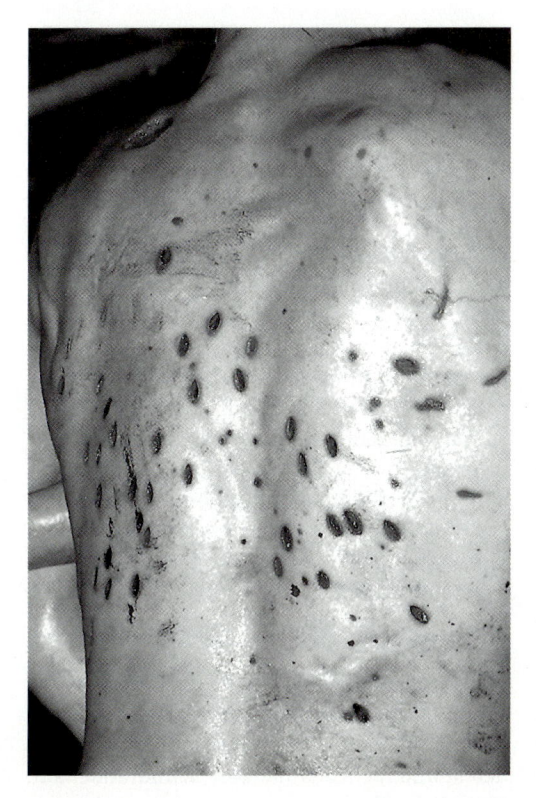

Abb. 21.9: Stichwunden am bewegungsunfähigen Opfer (IMPP)

Schnittverletzungen

Sie sind im allgemeinen scharfrandig begrenzt, die Hautwundlänge ist größer als die Wundtiefe.

Pfählungsverletzungen

Sie unterscheiden sich von reinen Stich- und Schnittverletzungen durch ausgeprägte Quetschungen und Schürfungen an den Wundrändern sowie unregelmäßigere Wundkanäle. Sie entstehen beim Eindringen länglicher, stumpfer Gegenstände in den Körper.

Hiebverletzungen

Darunter fallen Verletzungen durch scharfe oder halbscharfe Gegenstände wie Säbel, Beil o. ä., die mit größerer Wucht als Schnittverletzungen ausgeführt werden. Sie können in ihrem Aussehen Schnittverletzungen ähneln, oft lassen sich darüber hinaus Schürfungen an den Wundrändern, Blutunterlaufungen unter dem Wundgrund und Gewebsbrücken nachweisen.

Selbstbeibringung

Für eine Selbstbeibringung sprechen bei Stich- und Schnittverletzung insbesondere vorher ausgeführte sogenannte Probierschnitte (Abb. 21.10), eine geringere Stichtiefe und die typische

Abb. 21.10: Schnittverletzungen in suizidaler Absicht (IMPP)

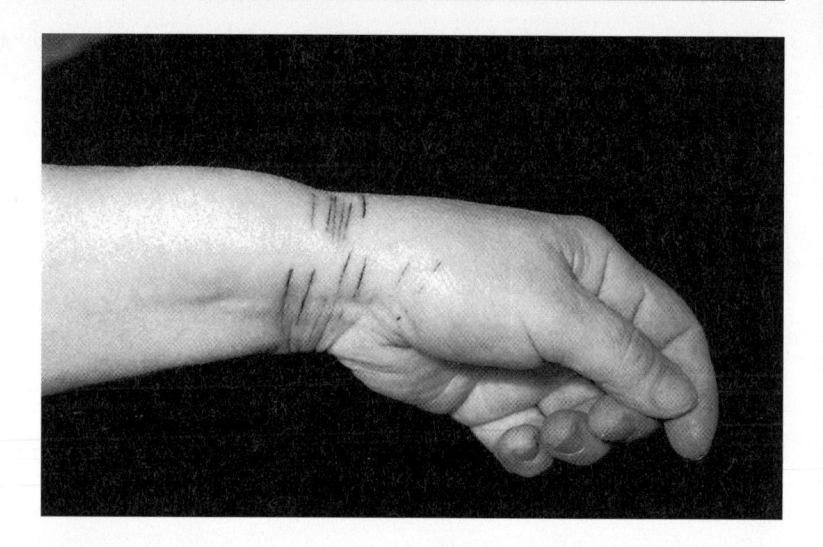

Schrägrichtung bei Halsschnitten von links oben nach rechts unten (beim Rechtshänder).

Fremdbeibringung

Auf eine Fremdbeibringung lassen eine bekleidete Leiche, der Nachweis von Abwehrverletzungen (→ Schnittverletzungen in der Handinnenfläche), Kampfspuren, eine große Anzahl wahllos gesetzter Stiche und durch die Wucht der Ausführung verursachte Knochenverletzungen schließen.

2.5
Schuß

2.5.1
Verletzungsbiomechanik

Die Wirkung eines Geschosses hängt ab von der getroffenen Körperregion (Herz- und Kopfdurchschuß im Gegensatz zum Extremitätendurchschuß), von der Art des Geschosses (Blei- und Teilmantelgeschosse können sich im Körper zerlegen und eine „Dum-Dum-Wirkung" entfalten) und von der Geschwindigkeit des Geschosses (Geschosse mit hoher Geschwindigkeit können beim Durchschuß Sprengwirkungen in der Nachbarschaft des Schußkanals erzeugen). Die kinetische Energie eines Geschosses ist abhängig von dessen Masse und Treibladung.

Formal werden Schußverletzungen zu den Verletzungen durch stumpfe Gewalt gerechnet, da ein Geschoß als das verursachende Tatwerkzeug an sich stumpf ist.

2.5.2
Schußformen

Als Schußformen zur Unterscheidung der einzelnen Formen, der Befunderhebung und kriminalistischen Spurensicherung beschreibt man:
- Durchschuß
- Streifschuß
- Steckschuß
- Kontur- bzw. Riegelschuß (das Geschoß folgt der Kontur des Knochens; Bsp.: ein Schuß auf den Schädel durchdringt diesen und folgt dann der inneren Kontur des Schädels)
- Prellschuß (ohne Eindringen des Projektils)

2.5.3
Schußverletzungen

Einschuß

Der Einschuß ist in der Regel kleiner als der Ausschuß und weist einen zentralen Gewebsdefekt und nicht adaptierbare Wundränder auf. Vom Schußloch nach außen folgen der Abstreif- oder Schmutzring, der durch am Ge-

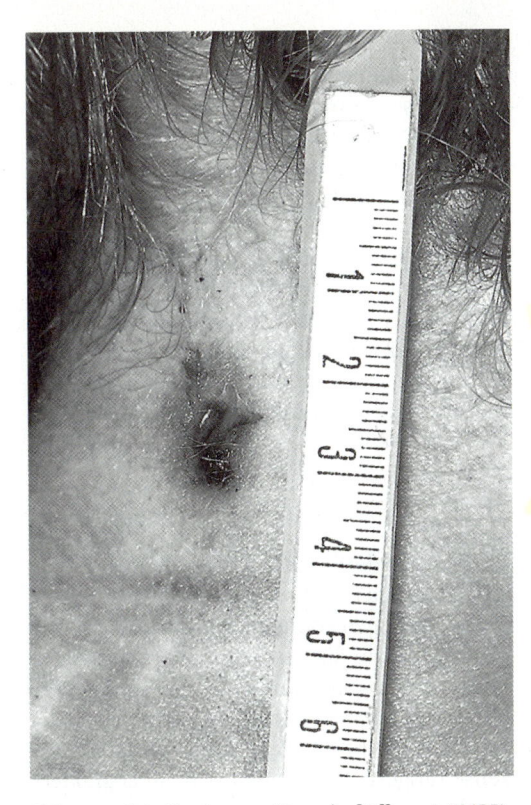

Abb. 21.11: Schußverletzung (Ausschußöffnung) (IMPP)

schoßkopf und seiner Ummantelung haftende Ölreste, Abriebreste und Schmauchbestandteile (Pulver und Zündsatz) aus dem Lauf der Waffe besteht und beim Hauteintritt abgestreift wird. Der Abstreifring entspricht somit in etwa dem Geschoßkaliber. Weiterhin folgt der Schürfsaum (durch nach außen spritzende Gewebspartikel), der innerhalb von 24 Stunden braun-lederartig vertrocknet (→ Vertrocknungssaum), und ganz außen ein schwach rötlicher Kontusionshof (durch von innen nach außen abnehmende Blutungen in der sogenannten temporären Wundhöhle). Als sichere Einschußzeichen gelten der Schmutzring, Textilfasern und alle Nahschußzeichen (s.u.).

Ausschuß

Der Ausschuß ist durch Geschoßstauchung oder mitgerissene Gewebsteile meist größer als der Einschuß, besitzt fetzige, unregelmäßige, mehrstrahlige, meist adaptierbare Wundränder

und manchmal einen Schürfsaum, ähnlich dem des Einschusses. Über das Ausmaß der Ausschußöffnung können keine Rückschlüsse auf die Schußentfernung gezogen werden. Ebenso gibt es keine sicheren Zeichen eines Ausschusses.

Nahschuß

Absoluter Nahschuß. Der Einschuß des absoluten Nahschusses (mit aufgesetzter Waffe) imponiert durch eine Schwärzung im Anfangsteil des Schußkanals (durch Pulvergase), durch eine Schmauchhöhle (durch Pulvergase entstandene Auftreibungen der Haut), eine Stanzfigur (Umrisse der Laufmündung auf der Haut) und insbesondere bei dicht unter der Haut liegendem Knochen durch sternförmige, mehrstrahlige Hautaufplatzungen, die größer als der Ausschuß sein können (durch Rückexpansion der sich in der Schmauchhöhle ausbreitenden Pulvergase kommt es für ca. 1 ms zur Ausstülpung der Haut über die Laufmündung und dabei zur sternförmigen Aufreißung).

Relativer Nahschuß. Der Einschuß des relativen Nahschusses (Haut-Mündungs-Abstand bis zu 2 m) zeichnet sich durch einen Schmauchhof (Pulverschmauchablagerungen auf Kleidung und Haut), Pulvereinsprengungen (40–70 cm), Nachweis von Zündsubstanzen (Antimon, Blei, Barium) und Verbrennungen (bei Schwarzpul-

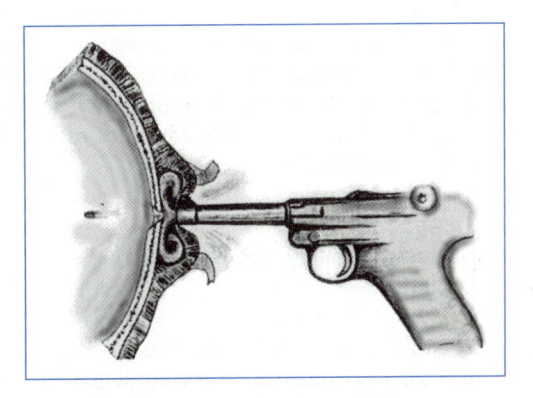

Abb. 21.12: Schematische Darstellung der Entstehung einer Schmauchhöhle unter der Haut des Schädels bei absolutem Nahschuß (Reiman et al. 1990)

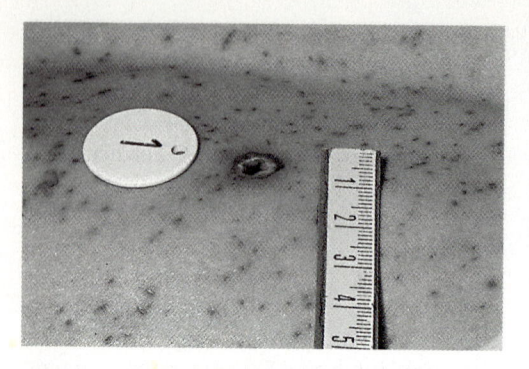

Abb. 21.13: Schußverletzung mit Schmauchhof (Einschußöffnung) (IMPP)

schrägem Auftreffen oval ausgezogen. Die Beschmauchung erscheint bei senkrechtem Auftreffen eher konzentrisch, bei schrägem Auftreffen exzentrisch. Zur Beurteilung können auch Knochenaussprengungen, die sich in Schußrichtung trichterförmig erweitern, herangezogen werden.

Unter forensischen Aspekten ist noch die Feststellung der Schußentfernung (absoluter Nahschuß, relativer Nahschuß, Nahschuß, Fernschuß), der Schußanzahl und der Waffenart durch Untersuchung der Schußwundenmorphologie und durch Sicherstellung des Projektils notwendig.

vermunition) aus. Diese Kriterien werden als *allgemeine Nahschußzeichen* bezeichnet.

In der Differentialdiagnostik der Nahschußarten besitzt die Größe der Einschußöffnungen keine Aussagekraft.

Fernschuß. Der Einschuß des Fernschusses ist im wesentlichen nur am Fehlen von offensichtlichen Nahschußzeichen zu erkennen. Diese fehlen in der Regel ab einer Entfernung von 50–100 cm bei Pistolen und ab 150 cm Schußentfernung bei Gewehren. Ansonsten gelten die oben erwähnten allgemeinen Charakteristika des Einschusses mit der typischen Anordnung von innen nach außen.

2.5.4
Schußwirkungen

Als Folge von Schußverletzungen kann neben der direkten Schädigung von Geweben und Knochen mit Organzerstörungen, Blutverlust und entsprechenden Schocksymptomen insbesondere bei Treffern des Bauchraumes reflektorisch ein plötzlicher Tod eintreten.

2.5.5
Schußentfernung, Schußrichtung, Schußkanal

Die Schußrichtung wird durch Messen des Abstands von Einschuß- und Ausschußwunde bezogen auf die Fußsohle und Körperhaltung des Opfers ermittelt. Beim senkrechten Auftreffen ist der zentrale Gewebsdefekt eher rund, bei

Sonderformen

Zu den Sonderformen der Geschosse zählen z.B. Teilmantelgeschosse (die sich im Körper in Splitter zerlegen können), Schrotmunition (mit zahlreichen rundlichen Schrotkorneinschlägen und zugehörigem Kontusionsring in der Peripherie, deren Streuung zur Beurteilung der Schußentfernung herangezogen wird) und Bolzenschußgeräte (bei denen sich ein charakteristische Beschmauchungsmuster mit zwei seitlichen scheibenförmigen Schwärzungen findet).

2.5.6
Differentialdiagnose

Die Differentialdiagnose Unfall, Suizid oder Tötung durch fremde Hand stützt sich neben einer Klärung der gesamten persönlichen Situation und dem bisherigen Umgang des Getöteten mit Waffen im wesentlichen auf die Beurteilung der *Handlungsfähigkeit*: Handlungsunfähigkeit wird in der Regel bei Kopf-, Herz- und Bauchdurchschüssen mit rasantem Geschoß, Genick- und sagittalen Gehirnschüssen sowie schweren Herz-, Aorten- und Karotisverletzungen beobachtet. Bei Herz-, Lungen-, Bauch- und Extremitätenschüssen kann die Handlungsfähigkeit des Opfers genauso erhalten bleiben wie bei Kopfdurchschüssen von Schläfe zu Schläfe.

Für eine *Fremdbeibringung* sprechen vor allem wahllos verstreut liegende Einschüsse in untypischen Körperregionen (beim Suizid meist die Herzregion oder die rechte Schläfe

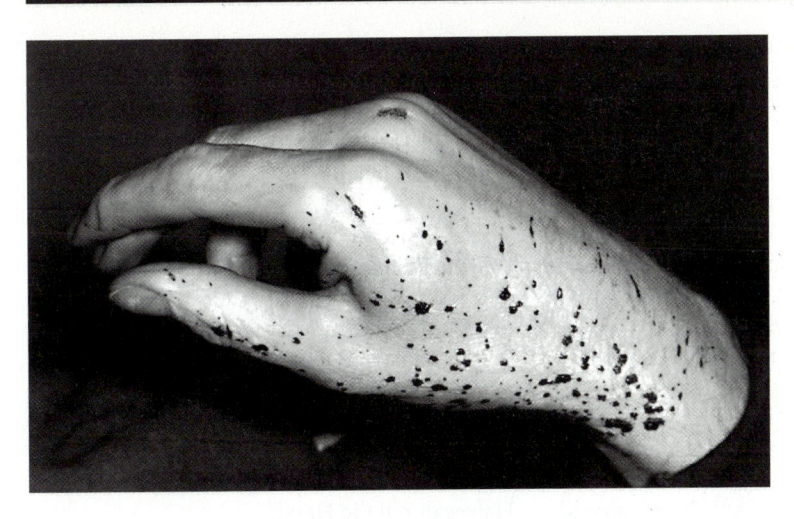

Abb. 21.14: Schußhandspuren bei Suizid (IMPP)

beim Rechtshänder). Beim *Suizid* lassen sich an der Schußhand häufig Schmauchbestandteile, Blutspritzer($\rightarrow$ je nach Auftreffhöhe: Facetten- oder Kronenform) und Gewebsteilchen nachweisen (Abb. 21.14). Der Selbstmörder entfernt (ebenso bei Verletzungen durch Stichwerkzeuge) in der Regel die Kleidung an der zum Einschuß ausgesuchten Stelle. Durch die postmortal sofort eintretende Erschlaffung der Muskulatur (Muskelatonie) gleitet die Waffe meistens aus der Hand. Dies geschieht jedoch nicht zwingenderweise, da sich die Finger oder Teile der Hand auch verklemmen und somit ein Entgleiten der Schußwaffe verhindern können.

Neben den bereits genannten Kriterien dient die Sicherstellung und Untersuchung von Waffen und Projektilen sowie die Asservierung und Fixierung von Schmauchspuren auf der Kleidung der Beurteilung der Gesamtsituation. Zur Identifikation müssen insbesondere bei nicht aufzufindender Waffe alle Geschosse und Patronenhülsen gefunden und gesichert werden.

2.6
Ersticken (äußeres)

2.6.1
Pathophysiologie

Im allgemeinen versteht man unter Erstickungstod den Tod, bei dem die O_2-Zufuhr (Sauerstoffmangel) und CO_2-Abgabe durch besondere Umstände gestört bzw. aufgehoben sind. Bei der äußeren Erstickung (meist als hypoxisch-asphyktische Form) können die Alveolen aufgrund einer mechanischen Behinderung (z.B. Fremdkörperaspiration) oder eines stark verminderten Sauerstoffangebots (z.B. Behinderung der Atemexkursion des Thorax) nicht genügend Sauerstoff aufnehmen (hypoxische Form); bei der inneren Erstickung (histotoxische oder anämische Form) liegt eine Störung des Blut-Gewebe-Sauerstoffaustauschs vor. Eine äußere Erstickung aufgrund natürlicher Ursachen (z.B. Stenosen der Atemwege, Lähmungen der Atemmuskulatur, Spontanpneumothorax) oder nicht natürlicher Ursachen (z.B. Verschüttung, Ertrinken, mechanisch bei Erhängen, Erdrosseln, Erwürgen) läuft in vier Phasen ab (nach Forster/Ropohl):

- **1. Phase:** Vermehrte und vertiefte Atemzüge; inspiratorische, später auch exspiratorische Dyspnoe, Zyanose, Tachykardie. Dauer: 60–90 Sekunden (überwiegend CO_2-Wirkung).
- **2. Phase:** Bewußtlosigkeit, tonisch-klonische Krämpfe, Bradykardie, Kot- und Urinabgang, eventuell Erektion mit Ejakulation. Dauer: 90–120 Sekunden (überwiegend O_2-Mangelwirkung).
- **3. Phase:** Apnoe; wieder steigende Pulsfrequenz (Vaguslähmung). Dauer: 60–120 Sekunden
- **4. Phase:** Terminale Atembewegungen (Schnappatmung). Die Herztätigkeit kann

noch etwa 10–20 (bis 30) Minuten überdauern. Dauer: 60–240 Sekunden

2.6.2
Pathomorphologie

Zu den bei Leichen und Überlebenden erhobenen allgemeinen *äußeren Befunden* können zählen:
- bläuliche Verfärbung des Gesichts (Zyanose) mit Blutstauung und Anschwellung des Gesichts (venöse Stauung)
- petechiale (punktförmige) Bindehaut- und Gesichtshautblutungen → Erstickungsblutungen (vitale Reaktion)
- Rötung und Schwellung von Zungengrund und Rachenwand
- gelegentlich Kotabgang, Ejakulation und Zungenbiß

Als *Obduktionsbefunde* können sich finden:
- flüssiges Leichenblut in Herz und Gefäßen durch Fibrinolysesteigerung
- punktförmige, kleinflächige Blutungen in den serösen Häuten der Brustorgane, die durch die Druckerhöhung beim Erstickungsvorgang hervorgerufen werden (→ Tardieu-Flecken)
- stark geblähte Lungen (erkennbar als auf die einzelnen Lobuli begrenzten dunkelroten Blutaspirationsherde)
- dunkelviolette Totenflecke
- Vakuolisierung der Herzmuskelzellen und hydropische Degeneration der Leberepithelien (→ nur im histologischen Präparat erkennbar)
- Hyperämie von Lungen, Leber und Nieren
- kontrahierte und blutarme Milz

Diese Befunde sind jedoch nicht beweisend für einen Erstickungstod.

Der Tod durch äußeres Ersticken tritt in der Regel innerhalb weniger Minuten ein. Das Leichenblut ist in solchen Fällen meist flüssig (siehe auch Vergiftungen). Findet man bei der Obduktion jedoch *Speckhautgerinnsel* oder geronnenes Blut, so deutet dies auf eine lange Agoniephase hin, d.h., daß der Tod langsam eingetreten ist.

Beim sog. äußeren Ersticken kommt es typischerweise zu einer Druckerhöhung *nur* im Kopf und im Brustbereich (→ lokalisierte Erstickungsblutungen in diesem Bereich).

2.6.3
Strangulation

Zu den Formen der Strangulation gehören das *typische Erhängen* (Zuziehen einer um den Hals liegenden Schlinge durch das eigene Körpergewicht mit symmetrischer Strangmarke bei meist freihängendem Körper), das *atypische Erhängen* (bei nicht frei hängendem Körper und vorne oder seitlich liegendem Knoten), *Erdrosseln* (Zuziehen eines Strangwerkzeuges durch fremde Hand) und *Erwürgen* (Kompression des Halses durch die Hand).

Bei Suiziden wird das atypische Erhängen häufiger beobachtet, es gilt jedoch nicht als Beweis für einen Selbstmord. Häufig wird aber ein Täter, der nach dem Tötungsvorgang ein suizidales Erhängen vortäuschen möchte, in Unwissenheit dieser Tatsache die typische Position des Erhängens wählen.

Erhängen

Der Tod durch *Erhängen* tritt zumeist durch eine Unterbindung der Gefäßversorgung (akute Ischämie) des Gehirns (Aa. carotis/vertebralis) mit der Folge einer sofortigen Bewußtlosigkeit ein (kausaler Faktor), kann aber auch durch eine Verlegung der äußeren Luftwege oder eine Reizung der Halsnervengeflechte (Karotissinus) hervorgerufen werden. Sehr selten kommt eine Verletzung der Halswirbelsäule (Genickbruch) mit Schädigung des Halsrückenmarks nach einem Sturz in die Schlinge als Todesursache in Betracht. Schon ein Gewicht von 3,5–5 kg ist ausreichend zur Kompression der Halsweichteile; deshalb ist das Erhängen in sitzender Position alleine durch das Eigengewicht des Kopfes (ca. 5 kg) möglich.

Die *Befunde* beim typischen Erhängen sind spärlich (es fehlen äußere und innere Erstickungszeichen und lokale vitale Reaktionen), als lokaler Befund lassen sich nur eine nach hinten ansteigende Strangmarke oberhalb des Kehlkopfs und eine blasse Gesichtsfarbe erheben. Befindet sich die Leiche schon länger in hängender Position, so findet man die Totenflecke (Livores) an den unteren Extremitäten (→ Strumpfhosenzeichen). Durch erhöhten Kapillarinnendruck oder als Diapedeseblutungen entstehen postmortal innerhalb der Totenflecke punktförmige Stauungsblutungen (→ Vibices). Nur beim atypischen oder protrahierten Erhängen (mit nur teilweiser Abklemmung der Karotiden) können vitale Reaktionen und Erstickungszeichen auftreten.

Hinweise auf Fremd- oder Eigenverschulden geben insbesondere die Tatortsituation (für einen autoerotischen Unfall sprechen z.B. das Aufstellen von Spiegeln, die mehrfache, trickreiche Fesselung oder Strangulationsvorrichtung, Knebelungen und das Entblößen des Genitale), der Obduktionsbefund (Kampfspuren o. ä.) sowie Aufhängungspunkt, Lage der Totenflecke und die Art der Schlinge.

Histologisch läßt sich im Bereich der Strangmarke eine erhöhte Konzentration an Histamin (biogenes Amin) nachweisen. Durch Irritation der Hautzellen durch das Strangwerkzeug wird es in der Strangfurche vermehrt freigesetzt und kann zur Unterscheidung zwischen postmortal und vital herangezogen werden. Die bräunlichen Hautvertrocknungen innerhalb der Strangmarke entstehen sowohl prä- als auch postmortal durch Zuziehen des Strangwerkzeuges. Als Strangwerkzeuge werden in der Regel faserhaltige Seile oder Stricke verwendet. Werden bei Auffindung der Leiche Anhaftungen von Fasern der gleichen Art an den Händen des Toten gefunden, so spricht dies für ein suizidales Erhängen.

Erdrosseln

Der Tod durch *Erdrosseln* tritt ebenfalls durch manuelle Abklemmung der Karotiden mit dem Strangwerkzeug, seltener durch ein Zurückdrücken des Zungengrundes (Tamponade des Nasen-Rachen-Raumes) oder den Karotissinusreflex ein. Typische *Befunde* sind deutliche Stauungszeichen (Karotiden werden später abgeklemmt als die Jugularvenen) mit Gesichtszyanose, Konjunktivalblutungen (= Ekchymosen) usw. Bei der Obduktion finden sich häufig auch Brüche des Kehlkopfskeletts und Blutungen der Halsmuskulatur (= innere Strang-

marke). Die äußerlich sichtbare Drosselmarke verläuft annähernd horizontal und weiter kaudal als beim Erhängen. Die *Zwischenkammblutung* wird durch zwischen den einzelnen Furchen des mehrfach geführten Stranges austretendes Blut hervorgerufen. Sie gilt als besondere vitale Reaktion des Erdrosselns (eventuell auch beim atypischen Erhängen). Der Zwischenkamm dient als Kriterium zum Ausschluß des postmortalen Aufhängens; er ist jedoch kein obligater Befund bei der Erdrosselung. Beim Erdrosseln liegt meist Fremdverschulden vor (Achten auf Kampf- und Abwehrspuren). Für ein Eigenverschulden können die Spuren weiterer Selbstmordversuche oder die Anwendung eines Knebels sprechen.

Erwürgen

Der Tod durch *Erwürgen* (Abb. 21.15) kann ähnlich dem Erhängen oder Erdrosseln auch durch Abklemmung der Karotiden (Hypoxie des Ge-

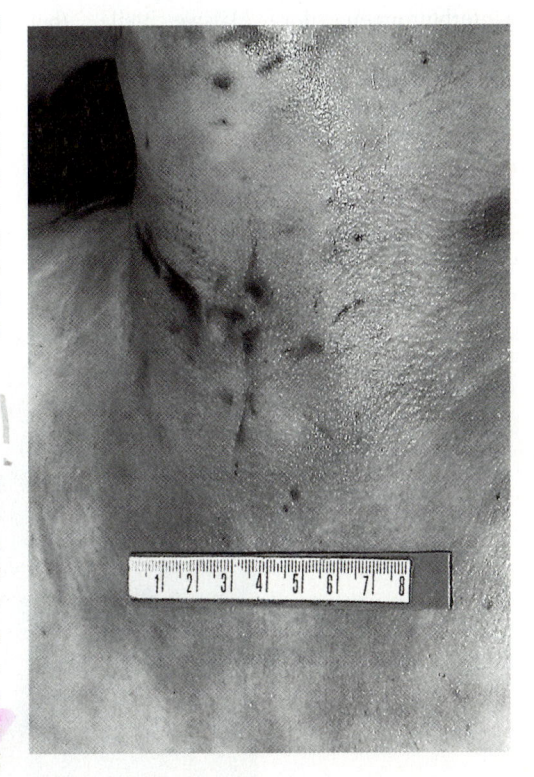

Abb. 21.15: Halsbefund beim Tod durch Erwürgen (IMPP)

hirns) oder den Karotissinusreflex durch Strangulation mit der Hand hervorgerufen werden. Meist führt aber der Verschluß des Kehlkopfs und die Verengung der Luftwege zum Tod. Durch die frühere Kompression der Jugularvenen sind auch hier die bereits erwähnten Stauungszeichen (→ beim Erwürgen meist stärker ausgeprägt als beim Erdrosseln) zu erwarten. Am Hals des Opfers sind oft Kratzspuren, die an Fingernageleindrücke erinnern, erkennbar. Eine typisch vitale Reaktion ist die Ausbildung eines weißlichen bis rosaroten feinblasigen Schaums in der Luftröhre und vor dem Mund, der durch eine vermehrte antimortale Bronchialsekretion entsteht.

Durch die Fingernägel des Täters werden die klassischen *Würgemale* (Fingerkratzspuren) hervorgerufen; sie können jedoch auch fehlen. Es handelt sich dabei um Unterblutungen mit Epithelläsionen, die als Hautvertrocknungen imponieren und häufig erst nach einer gewissen Liegezeit der Leiche deutlich hervortreten. Bei der Obduktion finden sich typischerweise Unterblutungen der Halsweichteile (bei schichtweiser Präparation der Halsorgane in Blutleere), Blutungen in die Kehlkopfschleimhaut und Frakturen des Kehlkopfes und/oder des Zungenbeines. Der Tod durch Erwürgen ist nur im Fall des Karotissinusreflexes eigenhändig möglich, da die würgende Hand bei Eintritt der Bewußtlosigkeit sofort erschlaffen würde.

Karotissinusreflex. Der Karotissinusreflex kann durch Reizung des Karotissinus oder im Rahmen eines vagal (N. vagus) ausgelösten Blutdruckabfalls sowie eines reflektorischen Herzstillstandes und Atemstillstandes zum Tod führen. Bei diesem sog. *Reflextod* fehlen alle Erstickungszeichen; nur selten lassen sich Zeichen der Gewalteinwirkung im Halsbereich erkennen.

2.6.4
Spezialformen

Zu den Spezialformen des Erstickungstodes zählen folgende Arten:
- weiche Bedeckung der Atemwege und einfaches Zuhalten von Mund und Nase; mit allgemeinen Erstickungszeichen; häufig bei der Tötung Neugeborener
- Knebelung zur Hinderung der Lösung eines Strangwerkzeuges beim Erdrosseln
- Aspiration von Speisebrei (z.B. bei Säuglingen oder nach schwerer Alkoholisierung), von Blut (z.B. nach Schädelbasisfrakturen, bei Nasenbluten Bewußtloser, Abb. 21.16 im Farbteil) oder von sonstigen Fremdkörpern (z.B. Sand, Kohlenstaub o. ä. nach Arbeitsunfällen in Betrieben)
- Bolustod als Sonderform des Reflextodes (durch Verlegung der Atemwege z.B. durch Steckenbleiben eines Speisebrockens mit anschließendem Vagusreflex)

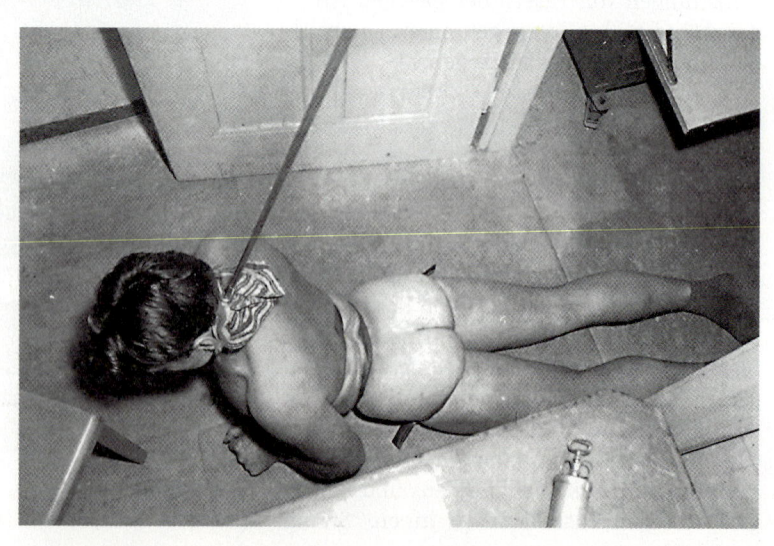

Abb. 21.17: Autoerotischer Unfall (IMPP)

- atmosphärische Erstickung (Sauerstoffmangelzustände bei Höhenkrankheit, in engen Räumen, in Weinkellern o. ä.) mit deutlich ausgeprägten Tardieu-Flecken
- Thoraxkompression (z.B. bei Verschüttungen, in Paniksituationen, bei Unglücksfällen) mit Rippenfrakturen und Stauungsblutungen neben allgemeinen Erstickungszeichen
- autoerotischer Unfall (= Selbststrangulation zur Erhöhung des sexuellen Reizes durch Sauerstoffmangel, Abb. 21.17)

> **Klinischer Fall**
>
> Die Leiche eines unbekleideten Mannes wird im Wald auf dem Beifahrersitz eines Pkw's mit einer über den Kopf gestülpten, geschlossenen Plastiktüte aufgefunden, aus der es nach Äther riecht.
> *Verdachtsdiagnose:* Autoerotischer Unfall

2.6.5 Tod im Wasser

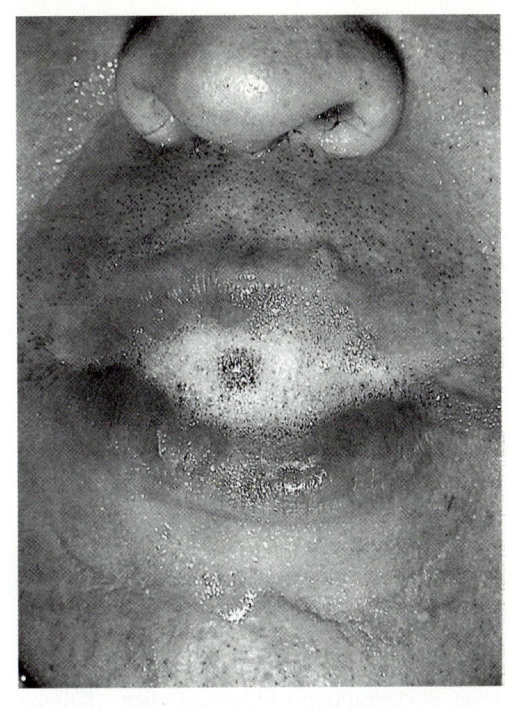

Abb. 21.18: Schaumpilz beim Tod durch Ertrinken (IMPP)

Beim *Tod durch Ertrinken* handelt es sich um einen Tod durch Ersticken (Hypoxie des Gehirns) infolge einer Aspiration von Flüssigkeit (hypoxisch-asphyktisches Ersticken). Er läuft in mehreren Phasen (Einteilung nach Mueller) ab:
1. tiefe Einatmung als Reaktion auf den Kältereiz
2. Anhalten des Atems (30–60 Sekunden)
3. zwanghaftes Atmen mit krampfartigen Exspirationen (60–150 Sekunden); Dyspnoe
4. Krampfstadium; heftige Exspiration
5. Stadium der Apnoe
6. terminale Atembewegungen

Der gesamte Vorgang dauert etwa 3–5 Minuten, bei zwischenzeitlichem Auftauchen länger, bei Kreislaufversagen, Reflextod oder Aspiration von Erbrochenem kürzer. Äußerlich können allgemeine Erstickungszeichen (Zyanose oder blasse Asphyxie) sowie ein Schaumpilz (durch Vermischung von Wasser, Luft und Bronchialsekret, Abb. 21.18) auffallen.

Bei längeren Ertrinkungsvorgängen führt das aufgenommene Wasser zu Elektrolytverschiebungen im Blut. Beim Ertrinken in Süßwasser kommt es zur *Hämodilution* (Blutverdünnung), da das Süßwasser gegenüber den Körperflüssigkeiten hypoton ist. Folglich tritt es sofort in die Blutbahn ein und bedingt eine osmotische Hämolyse mit der Freisetzung von Kalium und Hämoglobin. Der *Gefrierpunkt* des Blutes erhöht sich, und die Gerinnungsfähigkeit ist stark eingeschränkt.

Beim Ertrinken in Salzwasser kommt es zur *Hämokonzentration*, da das Salzwasser den Körperflüssigkeiten gegenüber hyperton ist. Die Folge ist ein Anstieg der Serumelektrolyte, eine Hyperproteinämie und ein ausgeprägtes Lungenödem infolge des Einstroms eiweißreicher Flüssigkeit in die Alveolen.

Obduktionsbefunde:
- massiv geblähte, trockene Lunge (Emphysema aquosum) in Süßwasser (Süßwasser wird rasch resorbiert) oder ein schaumiges Lungenödem (Edema aquosum) in Salzwasser (Salzwasser induziert Wassereinstrom)
- Ballonierung der Lungen
- Paltauf-Flecken (durch Hämolyse und Wasser verwaschene kleine Kapillarblutungen unter der Pleura visceralis)

- Sehrt-Schleimhauteinrisse (Schleimhautrisse im Magen) und Dreischichtung des Mageninhalts (Schaum, Wasser, Speisebrei)
- Wasser im Magen und Duodenum
- Blutstauung von Leber und Nieren
- Dilatation der rechten Herzkammer
- Nachweis von Kieselalgen (Diatomeen) in den Organen (→ gilt nur dann als Beweis für den sicheren Ertrinkungstod, wenn sie aufgrund des bei Eintritt des Todes noch intakten Kreislaufsystems in den peripheren Organen des großen Kreislaufs und in den subpleuralen Abschnitten gefunden werden)

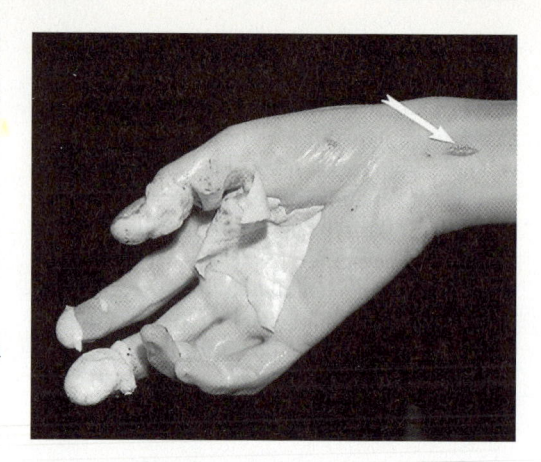

Abb. 21.19: Wasserleiche mit typischer Waschhautbildung. Der Pfeil markiert eine Schnitt- oder Stichwunde. (IMPP)

Beim *Badetod* („Versinken" eines leblosen Körpers im Wasser) handelt es sich in engerem Sinne um einen Reflextod durch das Medium Wasser oder im weiteren Sinne um einen zufälligen Tod im Wasser durch eine andere Ursache. Zu den Todesfällen im engeren Sinne gehören insbesondere die durch anaphylaktische Kältereaktion, Ebbecke-Reflex (Kälteflex), Vestibularisreiz, Vasolabilität, Kollapszustand oder Vagusreflex hervorgerufenen. Es handelt sich dabei nicht um einen Erstickungstod, da die typischen Ertrinkungszeichen fehlen und die Bewußtlosigkeit bzw. die Leblosigkeit des Betroffenen als Voraussetzung gilt.

Differentialdiagnostisch kommen für eine im Wasser aufgefundene Leiche Suizid (z.B. durch Beschwerungen), Leichenbeseitigung (z.B. nach Tötung durch fremde Hand), Unfall (z.B. nach Alkoholgenuß) und Tötung durch fremde Hand (z.B. in der Badewanne) in Frage.

Die typische *postmortale Veränderung* an Wasserleichen bei langer Wasserliegezeit ist die sog. Waschhautbildung besonders an den Händen und Füßen (s. Kap. 1.2). Sie ist auf eine Quellung und Faltung der Oberhaut zurückzuführen. Einige Tage nach dem Todeseintritt lassen sich die Kopfhaare leicht ausziehen und die Finger- und Fußnägel lockern. Durch den postmortalen Flüssigkeitsverlust entstehen Schrumpfartefakte, wie z.B. der Eindruck eines Nagelwachstums. Zusätzlich können postmortal Verletzungen in treibendem Wasser (Schleifspuren), durch Schiffsschrauben und Schleusen oder durch Tierfraß entstehen (Abb. 21.19). Durch eine fäulnisbedingte Aufblähung der Körperhöhlen treiben die Leichen in der Regel in Bauchlage und mit dem Kopf nach unten im Wasser. Dementsprechend finden sich auch die meisten Treibverletzungen an der Stirn von Wasserleichen.

Zur Beurteilung der *Wasserliegezeit* ist die Feststellung der Wassertemperatur hilfreich, da es im Wasser schnell zum Abfall der Körpertemperatur kommt. Die Messung der Rektaltemperatur der Leiche ist dann wenig sinnvoll.

2.7
Hitze, Kälte, Strahlung

2.7.1
Hitze

Schädigungen des Körpers bzw. der Tod durch Hitzeeinwirkung sind abhängig von der Dauer, der Art und dem Ausmaß der Hitze.

Direkte Hitzewirkungen

Hautwunden durch Verbrennungen werden folgendermaßen eingeteilt:
- Erythem (Grad 1)
- Blasenbildung (Grad 2)
- Nekrose (Grad 3)
- Verkohlung (Grad 4)

Verbrennungen von 40 % (Kinder 15 %) der Körperoberfläche können lebensgefährlich sein (9er-Regel, siehe Kapitel Chirurgie). Zum Tod führen können:

- während des Brandes: Sauerstoffmangel und innere Erstickung durch Einatmung von Rauchgasen (Blausäure- und CO-Vergiftung)
- im Frühstadium: Wasserverluste durch periphere Gefäßkonstriktionen, Elektrolyt- und Permeabilitätsstörungen mit nachfolgendem Serumaustritt ins Gewebe (Hypovolämischer Verbrennungs- oder Hitzeschock)
- im Spätstadium: Schädigungen durch Eiweißabbauprodukte, Leberschädigung, Urämie, Nierenschädigung durch massive Hämolyse, schwere Infektionen mit Hospitalismuskeimen, anaphylaktische Reaktionen, blutende Streßulcera, Schocklungensyndrom (direkte Folge der Einatmung heißer Dämpfe) und Sepsis

Als typische Zeichen für eine *Lebendverbrennung* (Vitalzeichen) werden eine Rußeinatmung bis in die tiefen Luftwege, verschluckte Rußteilchen (bis in Magen oder Duodenum), „Krähenfüße" neben den Augenwinkeln (= unbewußte Falten bei unwillkürlichem Zukneifen der Augen), große Fettpartikel in der Lunge, Erytheme am Rand von Brandblasen und ein erhöhtes CO-Hb (> 10 %) gewertet. Charakteristische postmortale Zeichen sind Brandhämatome (= epidurale Blutansammlungen von ziegelroter Farbe und trockener Beschaffenheit durch Blutaustritt aus der Diploe oder Blutgefäßen), Fechterstellung der Gliedmaßen (= Fixierung der durch Hitze geschrumpften Beuge- und Streckmuskulatur in halber Beugekontraktur), Hautaufplatzungen und Knochenzersprengungen. Diese Kriterien sind besonders zur Unterscheidung zwischen Lebend- und Todverbrennung entscheidend.

Indirekte Hitzewirkungen

Zu den indirekten Hitzewirkungen zählen der *Hitzschlag* (= starke und plötzliche Überwärmung des Körpers auf Werte bis zu 44 °C durch Sonnenstrahlung und hohe Luftfeuchtigkeit), *Hitzekrämpfe* (durch starken Kochsalzverlust) und der *Sonnenstich* (= Reizung des Gehirns und seiner Häute durch Strahlungswärme). Es kommt zu einer hypoxischen und direkten Wärmeschädigung der verschiedenen Organe mit den klinischen Symptomen deliranter Zustände, klonischer Krämpfe und völliger Bewußtlosigkeit. Im wesentlichen finden sich bei der Obduktion allgemeine Zeichen des Kollapses wie Blutfülle der inneren Organe, Diapedeseblutungen in der Haut und in den Hirnhäuten (infolge von Kapillarschädigungen), kontrahierte Milz, Gefäßverquellungen, Lungenödem, hämorrhagische Enzephalitis (mit Erstickungs- und Ringblutungen), Leber- und Herzmuskelnekrose und -verkalkungen mit folgender Herzinsuffizienz (bei Spätschäden).

2.7.2 Kälte

Zur *Unterkühlung* kommt es bei erhöhtem Wärmeentzug des Körpers bei nasser Kleidung, Bewegungsmangel, Alkoholkonsum, Aufenthalt in kalten Gewässern etc. Lebensgefahr besteht ab einer Körperkerntemperatur von 25–27 °C durch Herzrhythmusstörungen und Kammerflimmern. Der Kältetod kann durch reflektorischen Vagusreiz oder akute Freisetzung von Histamin eintreten. Kurz vor Eintritt der Bewußtlosigkeit kann es durch das Phänomen des paradoxen Wärmegefühls („Kälteidiotie") zum Entkleiden kommen (Differentialdiagnose: Sexualdelikt!).

Bei der Obduktion finden sich hellrote Totenflecke (da der Sauerstoff in der Kälte eine höhere Affinität zum Hämoglobin besitzt), Blutfülle der Organe, Wischnewsky-Flecken (= relativ spezifische, hämorrhagische Erosionen der Magenschleimhaut), Hirnödem (eventuell mit kleinen Blutungen), Pneumonie und hypoxische Leberverfettung.

Lokale Erfrierungen unterteilt man in:
- Erythem (Grad 1)
- Schwellung, Blasenbildung (= Frostbeulen, Congelatio bullosa, besonders an Händen und Füßen) (Grad 2)
- Nekrose (Grad 3)

2.7.3 Strahlung

Die biologische Wirkung von Strahlen hängt von ihrer Art, Energie und Dauer ab. Zu den typischen akuten Schäden zählen Hautrötung, Schwellung, Blasenbildung, Störungen der Hämatopoese und gastrointestinale Störungen, im chronischen Stadium sind Störungen der Embryonalentwicklung, Chromosomenanomalien, Knochenmarksversagen und eine erhöhte Krebsrate zu erwarten.

2.8 Elektrische Energie

2.8.1 Technische Bedingungen/ Elektrizitätswirkungen

Elektrischer Strom erzeugt im Körper unspezifische (Wärme), spezifische (Nervenerregung) und bei sehr hohen Stromstärken mechanische Wirkungen, die abhängig sind von:

- *Spannung:* Kleinspannung unter 65 V ist harmlos, Mittelspannung bis 1000 V führt zu Kammerflimmern, Hoch- und Höchstspannungen führen zu schweren Verbrennungen; beim üblichen Haushaltsstrom von 220 V und 50 Hertz stehen elektrospezifische Wirkungen mit Erregung der Armmuskulatur und unwillkürlichem Faustschluß im Vordergrund, Wechselspannungen können einen Tetanus mit unkontrollierten Muskelkontraktionen zur Folge haben (in den betroffenen Abschnitten kann die Totenstarre dann weniger kräftig ausgeprägt sein)
- *Stromstärke:* ab 25 mA kontrahiert sich die Armmuskulatur, v.a. die Armbeuger, wodurch es unmöglich wird, die Stromquelle loszulassen (abhängig vom Widerstand des Körpers zwischen beiden Kontaktstellen und vom Widerstand der Bodenbeschaffenheit, Kleidung und Schuhwerk)
- *Widerstand* (Hautwiderstand an Ein- und Austrittsstelle sowie Innenwiderstand des Körpers an der Durchflußbahn)
- *Stromart* (Gleichstrom ist weniger gefährlich als Wechselstrom)
- *Frequenz*
- *Kontaktdauer* (Durchströmungszeit)
- *Stromweg durch den Körper* (Herz innerhalb oder außerhalb des Stromweges)

Der Tod kann eintreten durch Kammerflimmern, zentrale Lähmung (bei Gehirnbeteiligung) oder sekundär durch Nierenversagen (→ Crush-Niere).

Befunde

Als Obduktionsbefunde finden sich neben Lungenödem, flüssigem Leichenblut und Weichteilödemen charakteristische *Strommarken* an den Ein- und Austrittsstellen des Stroms (bevorzugt an der Beugeseite der Finger), die durch Wärmewirkung (elektrothermischer Schaden durch Hitzeentwicklung bei Durchströmung) zustande kommen (Abb. 21.20). Sie fehlen bei großflächiger Berührung oder feuchter Haut wegen einer entsprechend größeren Wärmeverteilung (eine kleine Kontaktfläche führt zur Verdichtung der Stromflußlinien). Form und Größe der Strommarke werden vom stromführenden Gegenstand bestimmt, in der Regel sind sie rundlich, eingedellt, grauweiß bis schwärzlich und wenige Millimeter groß, der Rand ist manchmal wallartig aufgeworfen und von blasser, porzellanähnlicher Farbe. Sie können auch postmortal entstehen. Histologisch erkennt man eine Wabenbildung der Hornschicht im Wallbereich, eine Abhebung der Epidermis von der Kutis und eine strichförmige Ausziehung der Basalzellkerne. Als Be-

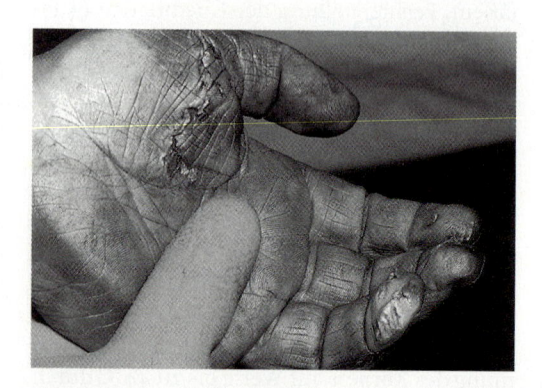

Abb. 21.20: Strommarken (IMPP)

weise für eine Stromeinwirkung gelten die metallbeschmauchten, punkt- oder schießscheibenförmigen Durchschlagstellen in der Haut und die histochemisch nachgewiesene Metallisation der Hautanhangsgebilde.

Die Differentialdiagnose Unfall, Suizid oder Tötung durch fremde Hand läßt sich meist nur aufgrund des Urteils eines elektrotechnischen Sachverständigen stellen, selten kann bereits die Tatortsituation eindeutige Hinweise geben.

2.8.2 Sonderformen

Hochspannungsunfälle sind auch ohne direkte Berührung mit dem Stromleiter durch Stromübertritt (Flammenbogen) möglich. Der Tod tritt nicht durch Kammerflimmern, sondern durch die Wärmewirkung des Stroms (Verbrennungen bis Verkohlungen) ein.

Beim *Blitzschlag*, einer kurzzeitigen Höchstspannungsentladung (Mortalität von über 30 %), können äußerlich neben Verbrennungen der Kleider und geschmolzenen Metallteilen, bräunlich gefärbte und baumartig (Farnkrautzeichen) verzweigte Blitzfiguren an der Haut auffallen (Lichtenberg-Blitzfigur). Die Ausbreitung dieser Blitzfigur auf der Haut orientiert sich anhand der Hautfalten. Parallel zum Blitzeinschlag entsteht häufig eine Druckwelle, die die Zerfetzung von Kleidung bewirken kann. Ein Blitzeinschlag in den Boden kann auch bei verlangsamter Stromausbreitung im Erdboden eine weiter entfernte Person verletzen.

> **Klinischer Fall**
>
> Im Juli bei 30 °C Außentemperatur und 80 % relativer Luftfeuchtigkeit wird ein Mann 20 m von einer Straße entfernt in einem Wiesengelände tot aufgefunden. Auffallend sind zerfetzte Schuhe und Strümpfe sowie Verbrennungen 2.–3. Grades an rechter Stirnseite, rechter Brustseite und Oberschenkelstreckseite rechts.
> *Diagnose:* Tod durch Blitzschlag

2.9 Verkehrsunfall

Unfälle im Straßenverkehr entstehen meist aufgrund mangelnder Eignung, Alter, Krankheiten, Ermüdung, Alkohol- und Medikamenteneinwirkungen oder technischer Fehler.

Fußgänger

Zu den durch unmittelbaren Anstoß hervorgerufenen Verletzungen des *Fußgängers* zählen v. a. die bereits erwähnten Messerer-Brüche (s. Kap. 2.3), daneben finden sich aber auch Hautabschürfungen, Unterblutungen, Wundtaschen etc. Als zusätzliche Verletzungen durch Hinschleudern oder Mitschleifen können flächenhafte Hämatome im Gesäß- und Rückenbereich, Rippen- und Wirbelfrakturen, Schädelverletzungen, beim Überrollen zusätzlich auch Profilabdruckspuren am Körper resultieren. Anfahren von hinten kann zu Becken- und Nierenverletzungen, von der Seite zu Leber- und Milzrupturen führen.

Zweiradfahrer

Zweiradfahrer weisen neben den durch Anstoß und Schleudern hervorgerufenen bereits erwähnten Verletzungen häufig Sattelverletzungen an der Innenseite der Oberschenkel auf.

Autofahrer

Typische Verletzungen des *Autofahrers*, sofern er nicht angeschnallt ist, sind Brustkorbquetschungen mit Sternalfrakturen (durch Aufprall auf das Lenkrad), Schädel- und Gesichtsverletzungen mit Schnitt- und Platzwunden (durch Aufprall auf die Windschutzscheibe), Fußwurzelverletzungen (durch Stauchung gegen die Pedale), Armaturenbrettfrakturen (Stauchungsbruch der Patella, Biegungsbruch des Femurs, Hüftpfannenbruch, eventuell Beckenringfraktur, Abb. 21.21) und Schleuderverletzungen (HWS-Syndrom). Bei angeschnallten Kraftfahrzeuginsassen finden sich (als Verletzungen durch den Sicherheitsgurt) Abdruckspuren am Körper oder ein stumpfes Bauchtrauma. In allen Fällen ist auch an eine Aortenruptur zu denken.

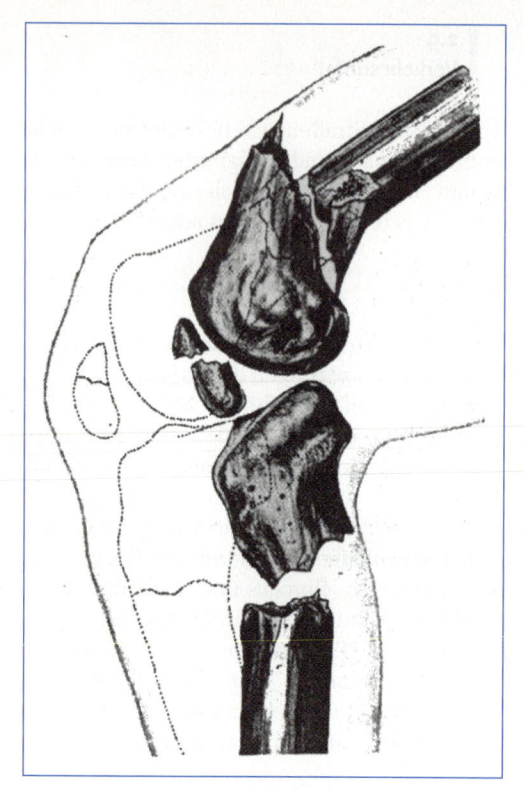

Abb. 21.21: Armaturenbrettverletzung durch Anprall des Knies (Reiman et al. 1990)

Eisenbahnunfälle

Zu den typischen *Eisenbahnunfällen* zählen Verletzungen der Bahnarbeiter, das Fallen bzw. Gestoßenwerden aus dem Zug und das Überfahrenlassen bzw. Überfahrenwerden. Zur Klärung des Verschuldens können die Tatortsituation (Selbstmörder lassen sich meist nur den Kopf überfahren) oder das Auffinden vitaler Reaktionen (Fehlen beim nachträglichen Überfahrenlassen) geben.

2.10
Kindesmißhandlung

Unter *Kindesmißhandlung* versteht man die Beeinträchtigung des körperlichen Wohlbefindens eines Kindes meist durch schmerzhaftes körperliches Quälen oder rohes Mißhandeln, aber auch durch Vernachlässigung, mangelhafte Pflege oder unzureichende Ernährung.

Zu den typischen Verletzungsbildern der Mißhandlung zählen Frakturen an Kopf und Extremitäten, Hautverletzungen im Gesicht (auch Mundschleimhautverletzungen durch gewaltsames Einstoßen eines Löffels), am Rücken, am Gesäß und an der Rückseite der Beine, Bißverletzungen, Verletzungen durch Hitze- (z.B. Zigaretten) oder Kältewirkung und zerebrale (häufig subdurale Blutungen) oder innere Organverletzungen. Stockschläge (Abb. 21.5 im Farbteil) führen zu doppelkonturierten Streifenhämatomen, eventuell mit einem anämischen Mittelsaum. Epiphysen- und Metaphysenlösungen sowie periostale Verkalkungen weisen ziemlich sicher auf Kindesmißhandlungen hin (Battered-Child-Syndrom).

Die Folgen einer *Vernachlässigung* sind Unterernährung, Ernährungsstörungen, Kachexie, Austrocknung, Hauterkrankungen etc.

Bei der Untersuchung können mißhandelte oder vernachlässigte Kinder eine aufgezwungene Stellung mit eingefrorener Wachsamkeit und fehlender Schreckhaftigkeit (z.B. auf kalte Hand oder Stethoskop) bieten (sog. Gliederpuppe). Der Arzt muß bei Verdacht der Kindesmißhandlung im Einzelfall entscheiden, ob er eine Meldung gegen die ärztliche Schweigepflicht vornimmt, da auch die Nichtanzeige u.U. rechtliche Konsequenzen haben kann. Differentialdiagnostisch kann neben den genannten typischen Untersuchungsbefunden bereits die Lage der Verletzungen Hinweise zur Abgrenzung der Mißhandlung von Unfällen (z.B. Sturz) geben: Sturzverletzungen finden sich besonders an den Streckseiten der Extremitäten (Ellbogen und Knie), an den Handflächen und unterhalb der sog. Hutkrempenlinie (s. Kap. 2.3).

2.11
Vergewaltigung

Verführung ist der Beischlaf mit Mädchen unter 16 Jahren ohne Gewaltanwendung oder Drohung.

Sexuelle Nötigung sind alle sexuellen Handlungen, die nicht Beischlaf sind.

Vergewaltigung ist die Nötigung zum außerehelichen Beischlaf (Eindringen des männlichen Gliedes in den Scheidenvorhof) durch

Gewaltanwendung oder Drohung mit Gefahr für Leib oder Leben einer Frau. Eine frische Defloration zeigt sich meist durch Einrisse am Hymen, die Blutunterlaufungen, Schwellungen und Rötungen aufweisen. Im Rahmen einer Gewaltanwendung können neben allen durch stumpfe und scharfe Gewalt möglichen Verletzungen insbesondere Verletzungen an den Brüsten, im Gesicht und am Hals sowie Hämatome an den Oberarmen und den Innenseiten der Oberschenkel auftreten. Würgen und Drosseln führen zu typischen konjunktivalen Blutungen. Echte Abwehrverletzungen sprechen immer gegen eine Vortäuschung des Tatbestandes.

Die *ärztliche Untersuchung des Opfers* sollte auch aus diesem Grunde möglichst genau erfolgen und ggf. durch Fotografien ergänzt werden. Sie dient einerseits der genauen Befundaufnahme, andererseits aber auch der Überprüfung der Glaubwürdigkeit des Opfers.

Der Arzt sollte alle Spuren sachgemäß dokumentieren und asservieren: Haare und Fasern an Kleidung, Schamhaaren (Schamhaarauskämmung) und Fingernägeln, Sicherung von Blut- und Speichelproben, Sperma an Kleidung und im Scheidenabstrich (hinteres Scheidengewölbe und Zervikalkanal), Blutspuren (DD: Menstrualblut) und Speichelproben. Weiterhin sollte eine Blutprobe zur Feststellung einer Schwangerschaft, der Blutgruppe und einer eventuellen HIV-Infektion Bestandteil der Untersuchung durch den Arzt sein. Lebende Spermien sind durchschnittlich 5–8 Stunden nach der Kohabition nachweisbar, unbewegliche bis etwa 48 Stunden. An der Leiche lassen sie sich in Abhängigkeit von unterschiedlichen Faktoren (Verunreinigung der Scheide, Ejakulatmenge, Zyklusphase) noch nach bis zu zwei Wochen nachweisen.

2.12
Schwangerschaftsabbruch

Als Schwangerschaftsabbruch bezeichnet man die künstlich herbeigeführte vorzeitige Beendigung der Schwangerschaft. Die Schwangerschaft beginnt rechtlich mit der Nidation (ca. 14 Tage nach der Befruchtung).

2.12.1
Legaler Schwangerschaftsabbruch

Neben den bisherigen Indikationen zum Schwangerschaftsabbruch ist seit dem 1.10.95 der umstrittene § 218 und der § 218a neu geregelt. Die frühere Notlagenindikation wurde endgültig abgeschafft, unter bestimmten Voraussetzungen kann allerdings die Straflosigkeit des Schwangerschaftsabbruchs verwirklicht werden (s.u.). Dies bedeutet keine Erlaubnis zum Abbruch, jedoch eine fehlende Strafverfolgung.

Gültige *Indikationen* zum Schwangerschaftsabbruch (die Rechtswidrigkeit ist in diesen Fällen ausgeschlossen) sind:
- medizinische Indikation: Die Beendigung der Schwangerschaft ist notwendig, um Gefahr vom Leben der Schwangeren abzuwenden (keine zeitliche Begrenzung)
- kriminologische Indikation: Bei Sexualdelikten ist die Beendigung bis zur 12. Woche post conceptionem erlaubt

Die embryopathische Indikation bei zu erwartender schwerwiegender Schädigung des Kindes (nach dem alten Gesetz legale Interruptio bis zur 22. Woche p.c.) ist im neuen Gesetz nicht mehr ausdrücklich vorgesehen, in der Praxis ist sie jedoch in der medizinischen Indikation aufgegangen.

Liegt keine der oben genannten Indikationen vor, ist ein Abbruch der Schwangerschaft nach § 218 StGB strafbar.

Straflosigkeit wird nach §218a StGB unter folgenden Voraussetzungen gewährt:
- Vorliegen einer der oben genannten Indikationen
- Die Schwangere verlangt den Abbruch und weist dem Arzt durch eine Bescheinigung nach, daß sie sich mindestens drei Tage vor dem Eingriff hat beraten lassen
- Der Abbruch wird von einem Arzt vorgenommen
- Seit der Empfängnis sind nicht mehr als zwölf Wochen vergangen

Andernfalls droht Freiheitsstrafe bis zu drei Jahren oder Geldstrafe.

2.12.2
Illegaler Schwangerschaftsabbruch

Im Rahmen *illegaler* Abtreibungen durch Laien bestehen folgende Gefahren:
- Stichverletzungen der Frucht an Kopf oder Bauch
- Blutungen und Verblutung der Mutter durch mechanische Verletzungen und Manipulationen am Muttermund
- Infektionen und Sepsis (Staphylokokkensepsis) bis zum Waterhouse-Friderichsen-Syndrom (hämorrhagischer Nebenniereninfarkt)
- septischer Schock
- Seifenintoxikation (durch das zur Abtreibung verwendete Seifenwasser) mit Hämolyse, Hämoglobinurie, Tubulusnekrose der Nieren, Anurie und Urämie
- Endotoxinschock
- Luft- bzw. Lungenembolie (durch in den intervillösen Raum der Plazenta gelangte Luft)

Bei der *Obduktion* sind insbesondere zwei Fragen von besonderer Bedeutung:

Hat eine Geburt stattgefunden? Es lassen sich dann u.a. ein vergrößerter Uterus (Morphologie des Gebärmutter), positive Schwangerschaftsreaktionen (immunologischer Gonadotropinnachweis), blutiger Scheideninhalt mit dezidualen Zellverbänden und Chorionzotten, geöffneter Muttermund sowie Plazenta- und Eihautreste nachweisen.

Handelte es sich um eine (illegale) Abtreibung oder einen Spontanabort? Antwort hierauf kann der Nachweis der beschriebenen Verletzungen oder Komplikationen geben.

Wichtig zu erwähnen ist der Unterschied zur Kindstötung nach § 217 StGB, welcher in Kraft tritt, wenn ein Kind während oder nach der Geburt vorsätzlich getötet wird. Strafrechtlich von untergeordneter Bedeutung ist dabei die Frage, ob das Kind zum Tötungszeitpunkt gelebt hat oder lebensfähig war.

2.13
Perinatalmortalität/ Kindstötung

2.13.1
Definitionen

Lebendgeburt. Kind, bei dem nach der Scheidung vom Mutterleib entweder das Herz geschlagen, die Nabelschnur pulsiert oder die natürliche Lungenatmung eingesetzt hat

Zeigt ein Kind keines dieser Zeichen, ist es eine *Totgeburt*, wenn es mindestens 500 g wiegt, oder aber eine *Fehlgeburt*, wenn es weniger als 500 g wiegt.

Frühgeburt. Kind, das nach der 28. und vor Ende der 38. Schwangerschaftswoche geboren wird.

Reifezeichen. Als wichtigste Zeichen der Reife gelten neben Länge (48–52 cm), Gewicht (etwa 3000 g), Kopfumfang (fronto-okzipital 34–35 cm), Schulterbreite (12,5 cm) und Hüftbreite (9,5 cm) insbesondere das Überragen der Nägel über die Fingerkuppen, deszendierte Hoden, das Bedecken der kleinen Labien durch die großen und eine weitgehend geschwundene Lanugobehaarung.

2.13.2
Kindstötung, Fragestellung, Befunde

Kindstötung (§ 217 StGB) ist die vorsätzliche Tötung eines unehelichen Kindes durch die leibliche Mutter während (d.h. nach der ersten Wehe) oder gleich nach der Geburt (d.h. bis zu einigen Stunden). Der Sache nach handelt es sich aufgrund der besonderen Situation der Mutter im Vergleich zu anderen Tötungsdelikten um einen Fall verminderter Schuld.

Bei Verdacht der Kindstötung sind folgende Untersuchungen von Bedeutung:

Feststellung des Neugeborenseins. Blutbeschmierungen am Körper des Kindes ohne Verletzungen, käsige Schmiere (Vernix caseosa) hinter den Ohren oder in Gelenkbeugen, Nabelschnur in Verbindung mit der Plazenta und Geburtsgeschwulst (nicht bei Sturzgeburten!)

Feststellung der Reife. Siehe oben.

Nachweis der Lebensfähigkeit. Lebensunfähigkeit kann bei Unreife, geburtsbedingten Faktoren (z. B. intrazerebrale Blutungen, intrauterine Asphyxie), konnatalen Erkrankungen oder Mißbildungen vorliegen.

Nachweis des Gelebthabens. Bei Beatmung der Lunge schwimmt diese in Wasser oder in NaCl-Lösung = positive *Lungenschwimmprobe* (falsch positive Ergebnisse bei Fäulnis, künstlicher Beatmung und gefrorenen Lungen, falsch negative Ergebnisse bei reiner Bronchialatmung, postmortaler Luftresorption, Flüssigkeitsaspiration und Tötung vor dem ersten Atemzug).

Zeitdauer des Gelebthabens. Mittels der *Magen-Darm-Schwimmprobe* lassen sich folgende Überlebenszeiten schätzen:
- Luft im Magen und oberen Dünndarm → bis 30 min
- Luft im ganzen Dünndarm → etwa 6 h
- Luft im ganzen Dickdarm → über 12 h
- Mekonium im ganzen Dickdarm → < 2 d
- Mekonium nur noch in den Darmbuchten → 2–3 d

Mißbildungen, Infektionen, geburtstraumatische Schädigungen, Blutgruppenunverträglichkeiten u. a. können zum natürlichen Tod in der Neugeborenenperiode führen. Getötet werden kann ein Kind passiv durch Liegenlassen ohne Versorgung oder aktiv (gewaltsam) durch Ersticken, Erdrosseln, Knebelung, Unterkühlung oder stumpfe Gewalt. Die Kindesmütter behaupten zum Schutz oft, daß:
- sie während der Geburt ohnmächtig geworden seien
- sie von der Geburt überrascht worden seien, nichts von ihrer Schwangerschaft gewußt hätten
- ihr Kind aus der Nabelschnur verblutet sei (nur bei starker Asphyxie möglich)
- ihr Kind von der Nabelschnur umschlungen worden sei (ist nur in seltenen Fällen bei abnorm kurzer Nabelschnur möglich)
- sie den Geburtsbeginn verkannt hätten
- sie sich selbst hätten helfen wollen
- das Kind zu Boden gefallen sei (gegen die sog. Sturzgeburt sprechen ein enges Becken, ein reifes Kind, eine ausgeprägte Geburtsgeschwulst, Schädelbasisbrüche und Brüche des Schädeldachs mit mehrfachen Bruchzentren)

3 Vaterschaft

3.1 Rechtsgrundlagen

Wird die Vaterschaft eines nichtehelichen Kindes nicht anerkannt, reicht das Jugendamt als Vertreter des Kindes Klage beim Amtsgericht ein. Als Vater ist der Mann festzustellen, der das Kind gezeugt hat. Grundsätzlich wird vermutet, daß ein Kind von dem Mann gezeugt ist, welcher der Mutter während der Empfängniszeit (Zeit vom 181. bis zum 302. Tag vor dem Tag der Geburt des Kindes) beigewohnt hat (→ Putativvater = in Frage kommender Vater). Die Vermutung gilt nicht, wenn nach Würdigung aller Umstände schwerwiegende Zweifel an der Vaterschaft des betreffenden Mannes verbleiben.

3.2 Prinzipien der medizinischen Begutachtung

Die rechtliche Grundlage zur Feststellung einer Vaterschaft ist in § 1600 des Bürgerlichen Gesetzbuches (BGB) geregelt. Zur Klärung der Abstammung dienen dem Gericht die nachfolgend erläuterten Gutachten.

Fertilitätsgutachten (Begutachtung der Zeugungsfähigkeit)

Zeugungsunfähigkeit liegt vor bei fehlender Befruchtungsfähigkeit (= Impotentia generandi); sie kann vorliegen bei fehlender Begattungsfähigkeit (= Impotentia coeundi), bei Erektionsstörungen, Gliedmißbildungen o.ä. Hierzu zählt jedoch nicht die schwere psychische Potenzstörung.

Tragzeitgutachten (Zeit zwischen Zeugung und Geburt)

Kann die Zeugung an einem anhand der Reifemerkmale ermittelten Kohabitionstermin stattgefunden haben? Für reife Kinder gilt als Normaltragezeit 260–270 Tage, als Minimaltragezeit 230–240 Tage und als Maximaltragezeit 300–310 Tage.

Anthropologisch-erbbiologische Begutachtung (Erbbildanalyse)

Anhand einer möglichst großen Zahl körperlicher Merkmale (Eigenschaften wie Haar- oder Hautpigmentierung, Augenfarbe, Struktur der Iris, Körpergröße, Gesichtsform, Nasenform, Ohrenkonfiguration, Hautleisten- und Papillarliniensystem etc.) wird die Ähnlichkeit zwischen dem mindestens 3jährigen Kind und dem fraglichen Vater begutachtet. Auch wenn äußere Merkmale von mehreren Genen gesteuert, d.h. polygen vererbt werden, so bieten sie doch die Möglichkeit eines positiven Vaterschaftshinweises. Allerdings wird dieser indirekte Ausschluß einer Vaterschaft seit Einführung der DNA-Analyse (s.u.) seltener durchgeführt.

Begutachtung des Chromosomenpolymorphismus

Nachweis genetisch bedingter morphologischer Unterschiede der Chromosomen v.a. bei Blutsverwandten (Putativväter, Zeugen und Beklagte können nach § 372a ZPO und § 81 StPO zur Entnahme einer Blut- und Genprobe gezwungen werden, wenn als Folge kein gesundheitlicher Schaden des Betroffenen zu befürchten ist).

Blutgruppengutachten

Der klassische Ausschluß bzw. Nachweis der Vaterschaft beruht auf der Feststellung der nach den Mendel-Regeln vererbte und während des Lebens konstanten Blutgruppenmerkmale. Danach ergeben sich aus der Kreuzung entgegengesetzt reinerbiger Eltern in der ersten Generation Mischlinge, die untereinander sowohl im Geno- als auch im Phänotyp völlig gleich sind (→ Uniformitätsregel). Ein Kind aus dieser Beziehung muß in dem Merkmal mischerbig sein, welches bei den Eltern beiderseits reinerbig vorliegt. Es ergeben sich folgende Möglichkeiten der Berechnung der Vaterschaftswahrscheinlichkeit und des Ausschlußes einer Vaterschaft:

- *klassischer Ausschluß*: das Kind besitzt ein Merkmal, das die Mutter nicht vererben kann, das aber auch nicht vom Vater stammen kann (Bsp. Kind A0, Mutter AA, Vater AB). Diese Blutgruppenmerkmale sind bereits bei der Geburt ausgeprägt, die Antikörper entstehen jedoch erst später nach Einwirkung von antigenen Reizen. Nach einer Bluttransfusion sollte drei Monate bis zur Durchführung der Blutgruppenanalyse gewartet werden, da es zu kurzfristigen Veränderungen verschiedener serologischer Merkmale kommen kann
- *Ausschluß der entgegengesetzten Reinerbigkeit*: das Kind ist entgegengesetzt reinerbig zum Vater (Bsp. Kind NN, Mutter MN, Vater MM)
- *indirekter Ausschluß*: Eltern und Verwandten werden zur Klärung des Genotyps einbezogen (Bsp.: bei Phänotyp A_I kann der Vater die Genotypen A_I0, A_IA_I oder A_{I2} besitzen).

Aussagekraft der Untersuchung hängt direkt von der Anzahl der verwendeten Systeme (möglichst unterschiedlicher Blutfraktionen) ab:
- **Erythrozytensysteme**: AB0-System (wird bei 75–85% aller Menschen auch in hoher Konzentration mit Körperflüssigkeiten ausgeschieden → Sekretoren), MNSs-System, Kell-System, Duffy(FY)-System, CDE(Rhesus)-System, Kidd-System u.a.
- **Serumsysteme**: Haptoglobin (Hp), Gc, C3, Transferrin, Gammaglobulinmolekül (Gm), Alpha-1-Antitrypsin, Plasminogen u.a.
- **Immunglobulineigenschaften**: Gammaglobulinsystem, Km-System
- **Enzymsysteme**: saure Erythrozytenphophatase, Phosphoglukomutase-1 (PGM), Adenylatkinase, Adenosindesaminase (ADA), 6-Phosphoglukonatdehydrogenase, Glutamat-Pyruvat-Transaminase (GPT), Esterase D (SSD) u.a.
- **Haplotypen- bzw. HLA-System** (Leukozytenantigene)
- **DNA-Untersuchungen**

Klinischer Fall

Ein Kind hat die Blutgruppe 0 (Null), seine Mutter A2. Ein Mann ist als Erzeuger dann ausgeschlossen, wenn er welcher Blutgruppe angehört?
Diagnose: Blutgruppe A1B

Zusammenfassung

Die Berechnung der Vaterschaftswahrscheinlichkeit basiert auf der höheren Wahrscheinlichkeit des Auftretens der genannten Merkmale bei wahren Väter als bei Nichtvätern. Eine Vaterschaft ist wahrscheinlich bei Werten über 95%, mit an Sicherheit grenzender Wahrscheinlichkeit nachgewiesen bei Werten über 99,8% und weitgehend ausgeschlossen bei Werten unter 50%.

Zusammenfassend kann man sagen, daß sich zur Vaterschaftsbegutachtung alle Merkmalsgruppen eignen, die die folgenden Eigenschaften besitzen:
- dominanter Vererbungsgang
- Umwelt- und Altersstabilität der Merkmalsgruppen
- Polymorphismus (→ ein gemeinsamer Genort steuert viele unterschiedliche Allele bzw. Merkmalsausprägungen; davon sind über 100 bekannt und untersuchbar)
- reproduzierbare Nachweismethoden
- günstige Merkmalsverteilung in der Bevölkerung (→ je höher die Anzahl der Allele, desto niedriger der Verteilungsgrad und die Gemeinsamkeiten eines Unterscheidungskriteriums in der Bevölkerung)

4 Spurensicherung

4.1 Bedeutung

Die Spurensicherung dient der Aufklärung von Straftaten, Unfällen o.ä., der Identifikation tatverdächtiger Personen und der Rekonstruktion von Tathergängen. Bei der ärztlichen Befunderhebung hat der Untersucher besonders auch an Simulation (Vortäuschen von Krankheitserscheinungen), Aggravation (Übertreibung) und Selbstbeschädigung zu denken.

4.2 Biologische Spuren

Zu den biologischen Spuren zählen Blutspuren, Sekretspuren, Haare, Hautpartikel und Gewebeanteile.

4.2.1 Blut

Vor der Konservierung von *Blutspuren* sollte auf Form, Verteilung und Menge geachtet werden.

Trockene Blutspuren werden mit dem Spurenträger zusammen asserviert (ansonsten abgekratzt). In einer angetrockneten Blutspur lassen sich mittels der indirekten Methode, die auf Bindung von Antikörpern durch Rezeptoren der Blutgruppenmerkmale beruht, nur noch ein Teil der Erythrozytenmerkmale nachweisen. In diesem Fall werden der Absorptionsversuch nach Holzer und Schiff (Abb. 21.22), die Mischagglutination nach Coombs und Dodd, die Absorptionselutionsmethode sowie der Versuch nach Lattes angewandt. Weitere Schädigungen erfährt das getrocknete Blut durch Zersetzung und bakterielle Verunreinigungen.

Flüssige Blutspuren werden mit einer Spritze oder Pipette aufgesogen. Die Anwendung von Hitze oder einer Kochsalzlösung verdünnt, verändert oder zerstört die Blutmerkmale.

Nachweis- und Untersuchungsmethoden

Zum Nachweis von Blut dienen die verschiedenen *Vorproben* (Wasserstoffsuperoxidprobe, Benzidin- bzw. p-Diaminodiphenylprobe, Luminolprobe, Ninhydrintest, Chemoluminenzprobe, Leukomalachitprobe, Phenolphthaleinprobe). Zum Nachweis von Blut in unterschiedlichen Spuren dient auch die Kristallreaktion

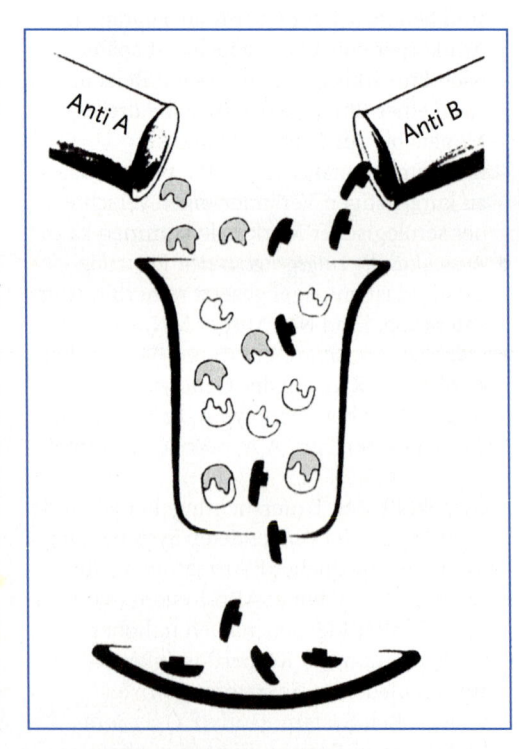

Abb. 21.22: Blutfleckabsorptionsversuch nach Holzer und Schiff (Schema). Die Spur bindet hier das Anti-A und kann somit als Blutgruppe A identifiziert werden. (Reiman et al. 1990)

nach Takayama. Das verdächtige Material wird mit Natronlauge, Pyridin und Glucoselösung versetzt und anschließend der Farbumschlag und die Auskristallisation ausgewertet.

Alle Vorproben funktionieren nach dem Prinzip der Peroxidasefähigkeit des Hämoglobins und seiner Derivate (z.B. Nomoglobin bei der Takayama-Reaktion) und können Blut bis zu einer Verdünnung von 1:4000–8000 nachweisen. Die Vorproben sind demnach empfindlicher, aber wesentlich unspezifischer als die *Beweisproben* (Nachweis kernloser Erythrozyten im Mikroskop, Kristallisationsproben, Porphyrinprobe, Spektrophotometrie, Spektroskopie etc.), die nur auf den Blutfarbstoff positiv reagieren.

Unter forensischen Gesichtspunkten wichtig ist die Untersuchung des *Blutalters* und der Zugehörigkeit zu bestimmten Körperregionen (Menstrualblut, Normalblut, Abortblut etc.). Die *Blutart* (Mensch oder Tier) läßt sich mittels der Uhlenhuth- oder Ouchterlony-Präzipitinreaktion bestimmen. Danach erkennen Antiseren das zugehörige Proteinantigen und verbinden sich in der klassischen Antigen-Antikörper-Reaktion. *Geschlechts-* und eventuell *ethnische Zugehörigkeit* lassen sich durch Nachweis des Sexchromatins (Barr-Körperchen = heterochromatisch umgewandelte X-Chromosomen in den Haut-, Schleimhaut- und Haarwurzelzellen der Frau, Drumsticks = trommelschlegelartige Anhangsgebilde in den Kernen der Granulozyten einer Frau, Y-Chromatin) bestimmen.

4.2.2
Sekrete

Sekretspuren können als *Speichelspuren* (z.B. an Kaugummi, Zigaretten, Bißwunden) durch Abreiben mit angefeuchtetem Leinenstoff, als *Schweißspuren* (z.B. an Kleidung) oder als *Genitalsekret* (z.B. an Bettwäsche oder Genitalien) mittels Abstrich oder Stieltupfer gesichert werden. Zum Nachweis von Spermaflüssigkeit dient die Phosphatasereaktion.

4.2.3
Haare

Haare können auf folgende Merkmale untersucht werden:
- Länge
- Farbe (Einlagerung von Pigment in die Rindensubstanz)
- Zuordnung zu den einzelnen Körperregionen (Kopfhaare: 0,05–0,09 mm Durchmesser, Schamhaare: 0,11–0,15 mm, Barthaare: 0,14–0,15 mm)
- Schichtung (Tierhaare: schmale Rinde bei breitem Markstrang, Menschenhaare: breite Rinde)
- Mark-Rinden-Verhältnis (Anteil des Marks beim Mensch: $1/4$–$1/5$, beim Tier: $1/2$–$2/3$)
- Blutgruppe
- Geschlecht (→ Nachweis des Sexchromatins kann nur aus der Wurzelscheide erfolgen)
- Blutgruppeneigenschaften

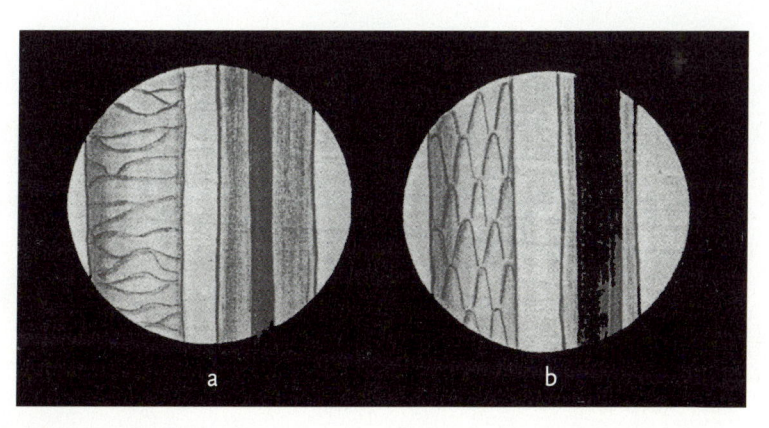

Abb. 21.23: Markstrangverlauf im Haarlängsschnitt, **a** Menschenhaar, **b** Tierhaar (Reiman et al. 1990)

Das Menschenhaar zeigt als weiteres Merkmal den typischen dreischichtigen Aufbau aus Oberhäutchen (Kutikula) mit dachziegelartig übereinanderliegenden Epidermiszellen, Rindensubstanz und Markstrang (Abb. 21.23).

4.3 Ärztliche Spurensicherung

Siehe dazu die jeweiligen Tatbestände. Alkoholbestimmung siehe Kap. 6.3. Vergiftungen siehe Kap. 5. Vergewaltigung siehe Kap. 2.11.

5 Forensische Toxikologie

Die forensische Toxikologie beschäftigt sich mit dem Nachweis von Giften im Körper und in Spuren, insbesondere auch im Leichnam, sowie mit der Beurteilung dieser Befunde. Wichtig ist dabei die Unterscheidung zwischen einer akuten und einer chronischen Verlaufsform einer Vergiftung.

Definition. Ein Gift ist eine unbelebte Substanz, die oberhalb einer von ihrer Einwirkungsform und von Art, Zustand und individueller Verträglichkeit des betreffenden Organismus abhängigen Konzentration in diesem biochemische Fehlleistungen auszulösen vermag.

5.1 Giftaufnahme, Giftbeibringung

Gifte können auf verschiedenen Wegen aufgenommen werden: peroral, perkutan, per injectionem, per inhalationem, rektal, vaginal, nasal. Vergiftungen können absichtlich durch eigene oder fremde Hand oder unabsichtlich bei gewerblichen und medizinischen Vergiftungen oder Unfällen im Haushalt geschehen. Heimlich sind Gifte in Flüssigkeiten und Speisen beizubringen, häufig in Abstimmung zu Geschmack (Zyankali zu Marzipan) und Warnfarbe (blauviolette Insektizide in Traubensaft) des entsprechenden Gifts. Im medizinischen Bereich läßt sich ein Gift auch als angebliches Arzneimittel verabreichen.

5.2 Vergiftungen

5.2.1 Kohlenmonoxid (CO)

Kohlenmonoxid ist ein farb- und geruchloses Gas, das bei unvollständigen Verbrennungen entsteht; es führt durch seine im Vergleich zu O_2 200–300fach höhere Affinität zum Hb zur inneren Erstickung. Nach Beendigung einer CO-Exposition wird das Gas rasch abgeatmet. Die Halbwertszeit von CO beträgt 2–3 Stunden. Das 12%ige Gemisch von CO und Sauerstoff ist explosiv.

Klinische Zeichen.
- bis 20%: keine Symptome
- 20–35%: Kopfschmerz, Schwindel, Übelkeit, Konzentrationsschwäche, Erbrechen
- 35–45%: Verwirrtheit, Ohnmacht bei Anstrengung, Mydriasis
- 45–55%: Bewußtseinstörung, Koma, Lebensgefahr
- >55%: akute Lebensgefahr durch Atemlähmung

Befunde. Hellrote Totenflecken, frische lachsrote Muskulatur, flüssiges hellrotes Leichenblut, Hirnödem, Purpura cerebri, Erweichungsherde im Gehirn.

Nachweis. Gaschromatographisch und photometrisch im Vollblut.

5.2.2 E 605 (Parathion)

E 605, der Hauptvertreter der Gruppe der organischen Schädlingsbekämpfungsmittel (Alkylphosphate), ist ein Cholinesterasehemmer mit resultierenden endogenen Acetylcholinvergiftungen und Übererregung der cholinergen postganglionären Synapsen im Bereich des vegetativen Nervensystems (Gegenmittel: Atropin). Der Geruch ist süßlich-übel, die Farbe gelbbraun (vorschriftsmäßig ist E 605 jedoch mit türkisblauer Warnfarbe zu versehen). Es wird in flüssiger oder Pulverform hergestellt und wirkt ab 20–100 mg reinen Stoffes tödlich (300–500 mg des Handelspräperates). Parathion ist noch nach bis zu 17 Jahren nachweisbar.

Klinische Zeichen. Parasympathische Erregung mit Schweißausbruch, Speichelfluß, Übelkeit, Erbrechen, Bronchospasmus, Dyspnoe, Schwäche, Abdominal- und tonisch-klonische Krämpfe, Bewußtlosigkeit, Tremor, psychische Störungen, Harn- und Kotabgang, Miosis (Pupillen bleiben postmortal eng) und Sehstörungen.

Befunde. Blutfülle der Organe, Lungenödem, Geruch beim Eröffnen des Abdomens, Mageninhalt mit blau/blaugrünem Warnfarbstoff.

Nachweis. Gaschromatographisch, Drosophila-Fliegentest.

> **Klinischer Fall**
>
> 1. Eine junge Frau trinkt aus einem Magenbitterfläschchen. 10 Minuten später bricht sie unter Krämpfen, Atemnot und mit engen Pupillen zusammen und stirbt nach Eintreffen des Notarztes.
> 2. Ein 18jähriges Mädchen erbricht eine bläuliche Flüssigkeit. Es werden sehr enge Pupillen, Schweißausbruch, starker Speichelfluß und tonisch-klonische Krämpfe beobachtet. Das Krankheitsbild endet innerhalb kurzer Zeit mit dem Tod.
> *Diagnose:* Vergiftung mit Parathion (E 605)

5.2.3 Paraquat

Paraquat gehört zur Gruppe der Herbizide und ist ein Bipyridyliumderivat. Es wirkt ätzend in Mund, Rachen und Speiseröhre. Der Tod tritt durch Ateminsuffizienz nach Lungenödem ein, bei protrahiertem Verlauf kommt es zur Lungenfibrose.

Klinische Zeichen. Symptome der Herz-, Leber-, Lungen- und Nierenschädigung.

5.2.4 Quecksilber

Quecksilber ist bei peroraler Aufnahme relativ ungefährlich. Metallischer Quecksilberdampf und die anorganischen Quecksilber-II-Salze (Mercurichlorid, Sublimat) sind jedoch extrem toxisch (siehe auch Arbeitsmedizin).

5.2.5 Thallium

Thallium ist ein als Rattengift verwendetes, farb-, geschmack- und geruchloses Schwermetall. Es gehört zur Gruppe der anorganischen Metalle und ist dementsprechend lange (bis zu 9 Jahre) nachweisbar.

Klinische Zeichen. Parästhesien in Fingern und Zehen (nach 1–2 Tagen), Wadenschmerz (Neuritis), gastrointestinale Störungen, Haarausfall (in der 2. Woche), Mees-Nagelbänder (nach 1 Monat).

Befunde. Uncharakteristisch.

Nachweis. Atomabsorptionsspektrometrie im Urin, Magen- und Darminhalt.

5.2.6 Blausäure (HCN)

Blausäure gehört zur Gruppe der Zyanide. Das bei der Schädlingsbekämpfung verwandte Gift wirkt durch Störung der Sauerstoffabgabe im Gewebe und gehört neben Nikotin zu den stärksten und am schnellsten wirkenden Giften. Die Freisetzung der eigentlichen toxischen Substanz, der Zyanwasserstoffsäure, erfolgt im Magen unter Einfluß des salzsäurehaltigen Magensaftes (bei Sub- oder Anazidität des Magens können höhere Blausäuredosen toleriert werden). Zyanid besitzt eine starke Affinität zu den Hämoproteinen mit dreiwertigem Eisen und blockiert deshalb schlagartig die Atmungskette mit resultierender schwerer Hypoxie. Es ist leicht flüchtig und wandelt sich bei Lagerung an der Luft in die entsprechenden Carbonate um. Der Nachweis der Substanz unter forensischen Gesichtspunkten muß deshalb sehr schnell erfolgen.

Klinische Zeichen. Übelkeit, Erbrechen, Kopfschmerzen, Atemnot, Tachykardie, Mydriasis, Krämpfe, Atemlähmung bzw. Atemstillstand.

Befunde. Hellrote bis blauviolette Totenflecke (in 70 % aller Fälle), charakteristischer Bittermandelgeruch, düsterrote (eventuell verätzte) Magenschleimhaut.

Nachweis. Photometrisch in Urin, Mageninhalt und Organteilen.

5.2.7 Äthylalkohol

Siehe Kap. 6.3.

5.2.8 Methylalkohol

Methylalkohol ist ein in Lacken, Beizen o.ä. vorkommendes Gift; es wirkt durch Enzymhemmung und Blockierung von Oxidationsvorgängen (Wirkmechanismus: Kumulation der giftigen Ameisensäure).

Klinische Zeichen. Rausch, Kopfschmerz, Schwindel, Sehstörungen (Degeneration des Sehnervs) bis zur Erblindung, Übelkeit, Koliken, Erbrechen, Zyanose, Tod durch Atemlähmung.

Befunde. Oft uncharakteristisch, fettige Degeneration von Leber, Nieren, Herzmuskel, Darmkontraktion, Putamennekrose.

Nachweis. Gaschromatographisch vom Probendampfraum im Serum.

5.2.9 Arzneimittel

Häufig mißbräuchlich verwendet werden Hypnotika (Barbiturate, Bromureide), Psychopharmaka (Benzodiazepine, Phenothiazine, trizyklische Antidepressiva), Rauschgifte wie Opiate, Cannabis, Kokain und LSD (→ typischerweise verschwinden im Gegensatz zur Parathionvergiftung bei einer Opiatvergiftung die engen Pupillen postmortal!), Alkaloide wie z.B. Atropin oder Scopolamin (→ charakteristisches Zeichen sind hier die weiten Pupillen) und Inhalationsnarkosemittel (halogenierte Kohlenwasserstoffe). Die Symptome beim Mißbrauch dieser Stoffe entsprechen in den meisten Fällen denen einer Schlafmittelintoxikation. Der Tod tritt häufig durch eine zentrale Atemlähmung ein. Barbiturate und Bromureide sind noch bis zu einem Jahr in der Leiche nachweisbar (siehe auch die entsprechenden Kapitel Innere Medizin, Spezielle Pharmakologie).

Barbiturate

Klinische Zeichen des Mißbrauchs. Schlaflosigkeit, Halluzinationen, psychischer und physischer Verfall, Entzugssymptome und Delir.

Befunde. Druckblasen an den Aufliegestellen (Holzer-Blasen) durch vasomotorische Störungen (DD: Fäulnisblasen mit schmutzig-braunem Inhalt, Hautblasen mit blutiger Flüssigkeit nach Kontakt mit elektrischem Strom, lokal begrenzte Erfrierungsblasen, generalisierte Blasenbildung beim anaphylaktischen Schock), Gehirn- und Lungenödem, gelegentlich flüssiges Blut.

Nachweis. Dünnschichtchromatographisch, gaschromatographisch, enzymimmunologisch in Blut, Urin und Mageninhalt, auch im Inhalt eventuell gebildeter Holzer-Blasen.

Psychopharmaka

Klinische Zeichen. Mundtrockenheit, Desorientiertheit, Somnolenz, Koma.

Befunde. Uncharakteristisch.

Nachweis. Dünnschichtchromatographisch, gaschromatographisch, enzymimmunologisch.

Alkaloide

Atropin- und Scopolaminvergiftung nach Verzehr von Tollkirschen oder Stechapfelsamen.

Klinische Zeichen. Mydriasis, Erregungszustände, Krämpfe, Hautrötung, Bewußtlosigkeit, Atemlähmung.

Befunde. Uncharakteristisch.

5.2.10
Pilze

Am bedeutsamsten sind Vergiftungen durch Fliegen- und Knollenblätterpilze mit hepato- und nephrotoxischen Wirkungen.

Klinische Zeichen. Schweißausbruch, Speichelfluß, Erbrechen (nach 24 h), reiswasserähnliche Diarrhöen, Oligurie, gelbe Leberdystrophie (nach ca. 5 Tagen).

Befunde. Bis auf Leberdystrophie uncharakteristisch.

5.2.11
Blei

Blei ist ein in Malerfarben, Akkumulatorenfabriken, der keramischen Industrie und als Treibstoffzusatz verwandtes Gift.

Klinische Zeichen. Nervenschäden (N. radialis), Enzephalopathie, Bleisaum am Zahnfleischrand, basophile Tüpfelung der Erythrozyten, Anämie, Porphyrinurie, Mees-Bänder nach Bleivergiftungen.

Befunde. Hautgelbfärbung (Ikterus), entzündliche Veränderungen im Magen-Darm-Trakt, Leber- und Nierenschädigungen.

5.2.12
Arsen

Arsen ist ein geruch-, farb- und geschmackloses Gift.

Klinische Zeichen. Gastroenteritische Erscheinungen, Hautpigmentierung, Neuritiden, Hyperkeratosen, Mees-Bänder (= weiße Querstreifen) an Fuß- und Fingernägeln (nach längerer Zeit).

Befunde. Schwellung und Rötung der Schleimhaut an Magen und Dünndarm, Exsikkose, Nekrosen.

Nachweis. Atomabsorptionsspektrometrie von Urin, Mageninhalt, Haarproben, Organteilen.

5.3
Drogenmißbrauch

Zu den verwendeten Substanzen gehören i.v. (Heroin, andere Opioide, Amphetamin, Ersatzstoffe) oder oral bzw. über die Nasenschleimhäute applizierte Drogen (Kokain, „Schnüffeln" technischer Lösungsmittel, Haschisch, Marihuana). Für den Abhängigen ergeben sich neben dem Verlust sozialer Kontakte und Veränderungen der Persönlichkeit häufig körperliche Folgekrankheiten wie Hepatitis, Schädigung des Herzmuskels, Veränderungen an den Nägeln, Unterernährung, AIDS u.a.

Unter *Body-Packer-Syndrom* versteht man den Vergiftungszustand eines Drogenschmugglers, der die Drogen in seinem eigenen Körper versteckt hat. Die Drogen werden bei Auflösung des Verpackungsmaterials freigesetzt und verursachen dann die typischen Vergiftungserscheinungen und eventuell den Tod.

Klinische Zeichen einer Rauschgiftintoxikation. Pupillenverengung, Bewußtseinsstörung, Atemdepression.

Befunde. Uncharakteristisch.

Nachweis. Dünnschichtchromatographisch, gaschromatographisch, enzymimmunologisch in Blut, Urin und Haaren.

5.4
Nachweis

Als *Asservate* eigenen sich beim Lebenden Harn, Erbrochenes, Mageninhalt, Blut und Haare. Bei der Leiche können auch Herzblut, Femoralvenenblut, Gallenflüssigkeit, Augenkammerwasser und Proben von Leber, Muskulatur, Nieren, Lungen und Gehirn zum Nachweis verwendet werden.

Der Nachweis von Giften gelingt im Blut häufig nur am selben Tag, im Urin noch wenige Tage später. Kohlenmonoxid und organische Gifte sind noch nach Monaten, E 605 noch nach ca. 17 Jahren, Metallgifte häufig auch noch nach der Einäscherung nachweisbar.

Als *Leichengift* bezeichnet man durch Fäulnis entstandene Ptomaine. Eine Kontaktaufnahme oder Inokulation ist allerdings ungefährlich. Ansteckungsgefahr besteht jedoch bei einer bestehenden Infektion des Toten (z. B. Tuberkulose, HIV-Infektion oder Typhus); sie verringert sich mit zunehmender Liegezeit der Leiche.

5.5 Leichenschau, Obduktion

Zum Nachweis einer Vergiftung ist immer die chemisch-toxische Untersuchung von Körperflüssigkeiten indiziert. Für die Leichenschau sind die meisten Befunde unspezifisch, wenig aussagekräftig und lediglich von hinweisendem Charakter; als charakteristisch für bestimmte Gifte können nur einige Befunde gelten (siehe unten).

Allgemeine Befunde

Zeichen des akuten Herz-Kreislauf-Versagens mit flüssigem Leichenblut, Schockzeichnung der Nieren sowie enge Pupillen sprechen für eine Vergiftung mit einer zentral wirksamen Substanz.

Totenflecke

- bei Anämie, Hämolyse oder Blei → keine bzw. Leichenblässe
- bei CO, HCN, Zyaniden, Kälte (DD zur CO-Vergiftung: bei Kälte behalten die Totenflecke an den geschützten Körperstellen, z. B. unter Fingernägeln, ihre ursprüngliche Farbe) oder Nässe → hellrot
- bei Barbituraten → blauviolett
- bei Methämoglobinämie (bei Vergiftungen durch Sulfonamide, Phenacetine, Phenylhydralazin, Anilin und dessen Derivate, Nitrite, Nitrobenzol, Kalium- und Natriumchlorat) → fahlgrau-zyanotisch oder braunrot

Hautverfärbung

- gelb bzw. ikterisch bei Lebergiften
- grün bei Arsen
- blau-violett-rot bei E 605, Quecksilber, Thallium oder Fluor
- braun bei Chrom oder Nitroderivaten aromatischer Kohlenwasserstoffe

Geruch

- aromatisch bei Alkohol, Lösungsmitteln, ätherischen Ölen oder Insektiziden (E 605)
- Bittermandelgeruch bei Nitrobenzol, Blausäure oder Zyaniden
- Knoblauchgeruch bei Phosphor-, Tellur-, Selen- oder Arsenverbindungen
- Lauchgeruch bei E 605
- cave: bei längeren Leichenliegezeiten treten Fäulniserscheinungen und -geruch in den Vordergrund

6 Verkehrsmedizin

6.1 Fahrtauglichkeit

Für die Verkehrssicherheit sind drei Voraussetzungen erforderlich: *Fahrfertigkeit* (= Fähigkeit, ein Kraftfahrzeug zu lenken), *Fahrtauglichkeit* (= psychophysische Leistungsfähigkeit) und *Verkehrszuverlässigkeit* (Verläßlichkeit). Akute oder chronische Erkrankungen, Behinderungen, Medikamente (z.B. Digoxin bereits in therapeutischer Dosierung) oder toxische Substanzen (z.B. Alkohol) können die Fahrtauglichkeit beeinträchtigen.

Der Arzt unterliegt der ärztlichen Schweigepflicht, kann jedoch die Fahruntüchtigkeit seines Patienten an die zuständigen Behörden melden, wenn er durch das Weiterbestehen der Fahrerlaubnis ein höheres Rechtsgut bedroht sieht (z.B. bei konkreter Gefährdung anderer Verkehrsteilnehmer). Er ist verpflichtet, seine Patienten auf die Auswirkungen der Erkrankungen sowie der von ihm eingeleiteten Behandlungsmaßnahmen auf die Verkehrstauglichkeit hinzuweisen.

Fahrtauglichkeit liegt insbesondere bei folgenden Erkrankungen bzw. Behinderungen *nicht vor*:
- bei Hypertonie mit einem diastolischen Wert konstant über 140 mm Hg
- bei Herzrhythmusstörungen (nicht bei regelmäßiger Überwachung und guter therapeutischer Einstellung)
- nach Herzinfarkt (mindestens 3–6 Monate)
- bei Niereninsuffizienz
- bei Diabetes mellitus mit Neigung zu schwerer Stoffwechselentgleisung
- bei Anfallsleiden (fahrtauglich nur bei u.a. mindestens 2jähriger anfallsfreier Zeit)
- bei Schädel-Hirn-Verletzungen (für mindestens 3 Monate)
- bei endogenen Psychosen, Schwachsinn und schwerwiegenden senilen oder präsenilen Hirnerkrankungen
- bei schweren Persönlichkeitsstörungen
- bei Gliedmaßenausfällen (bei technischen Veränderungen am Fahrzeug kann nach einem Gutachten Fahrtauglichkeit vorliegen)
- bei gestörtem Sehvermögen (soweit keine Brillenkorrektur möglich ist)

6.2 Arzneimittel und Drogen

Folgende Arzneimittel und Drogen können die Fahrsicherheit beeinflussen: Narkosemittel und Lokalanästhetika, Schlaf- und Beruhigungsmittel, Tranquilizer, Antiepileptika, Antihistaminika (→ Sedation), Antihypertensiva (→ Sedation, orthostatische Dysregulation), Ophtalmika, Analgetika, spinale Muskelrelaxantien (→ Koordinationsstörungen), Antidiabetika, Psychostimulanzien (→ Unruhe, Koordinationsstörungen) und alle eine Abhängigkeit erzeugenden Fremdstoffe (→ Leichtsinn, Gleichgültigkeit, Euphorie, Bewußtseinsstörungen, sinnesphysiologische Störungen).

6.3 Alkohol

6.3.1 Alkoholstoffwechsel

Resorption

Alkohol wird von den Schleimhäuten in allen Abschnitten des Magen-Darm-Kanals, v.a. im oberen Dünndarm aufgenommen. Die *Resorptionsgeschwindigkeit* des Alkohols ist abhängig von der Menge und der Konzentration des Getränks, dem Füllungszustand des Magens, der Motilität des Magen-Darm-Traktes und der Durchblutung der Schleimhäute. *Kurze* Resorptionszeiten finden sich bei nüchternem Magen, guter Schleimhautdurchblutung und nicht eingeschränkter Magenmotilität; die Aufnahme ist dann nach etwa 20–60 Minuten abgeschlossen. *Verlängerte* Resorptionszeiten findet man bei Magen-Darm-Erkrankungen, bei Bewußtlosigkeit, im Schockzustand oder nach schweren Traumen. Ein *Resorptionsdefizit* von 10–30 % kann sich ergeben durch Bindung des Alkohols an unresorbierbare Nahrungsbestandteile, Veresterung von Alkohol und Aminosäuren oder vorzeitigen Abbau in der Leber, der Alkohol nicht in den Blutkreislauf gelangen läßt.

Als *Sturztrunk* bezeichnet man die Aufnahme großer Mengen Alkohol kurze Zeit vor einem Fahrtantritt.

Verteilung

Gleichzeitig mit der Resorption erfolgt die Verteilung des Alkohols im Körper mit Hilfe des Blutstroms. Die Verteilung ist abhängig vom Wassergehalt des Organsystems (Durchschnittswassergehalt des Mannes 70 %, der Frau 60 %). Im Gehirn findet aufgrund der hohen Durchblutung ebenso wie im Nierengewebe ein schneller Konzentrationsausgleich statt. Der Alkoholgehalt der Leber ist aufgrund des hohen Gehalts an Alkoholdehydrogenase besonders niedrig (das Verhältnis Blutalkohol:Leberalkohol ist 2:1). Alkohol läßt sich auch in der Augenflüssigkeit und in der Muttermilch nachweisen.

Elimination

Alkohol wird zu 90–95 % in der Leber durch Alkoholdehydrogenase verbrannt (→ eine endokrine oder exokrine Lebererkrankung oder -zirrhose verlangsamt dementsprechend den Abbauprozeß), der Rest wird unverändert über Atmung, Schweiß, Speichel und Urin ausgeschieden. Über Atmung und Schweiß werden je 2 % der aufgenommenen Menge wieder abgegeben. Starkes Schwitzen bei schwerer körperlicher Arbeit oder eine forcierte Atmung können die Alkoholelimination jedoch nicht wesentlich beschleunigen. Der geradlinige Abfall der Alkoholkurve (→ Ausscheidungsgeschwindigkeit) nach der Resorptionsphase wird durch die Leistung des Enzymsystems der Leber bestimmt. Die Eliminationsgeschwindigkeit beträgt etwa 0,1–0,24 ‰ pro Stunde. Sie ist nur bei schwersten Störungen vitaler Funktionen (nicht bei Leberschädigungen oder größeren Blutverlusten) verlangsamt.

Aus den beschriebenen physiologischen Gesetzmäßigkeiten läßt sich ein typischer Verlauf einer Blutalkoholkurve ermitteln (Abb. 21.24).

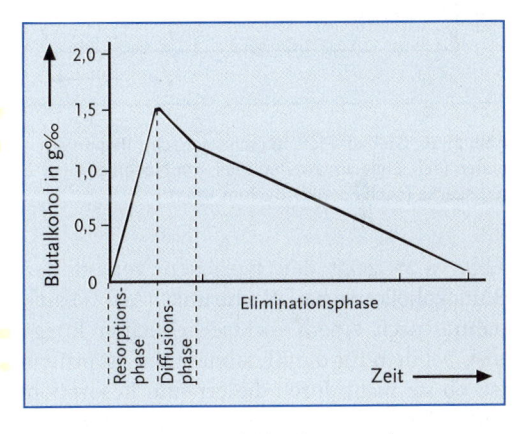

Abb. 21.24: Ideale Alkoholabbaukurve (nach Forster/Joachim 1997)

Abb. 21.25 zeigt das Bild, das typischerweise bei sehr raschem Trinken konzentrierter alkoholischer Getränke entsteht: steiler Anstieg (shooting over) durch schnelle Anreicherung des Alkohols im Blut und starker Abfall (Diffusionssturz) durch Resorption des überschüssigen Blutalkohols ins Gewebe.

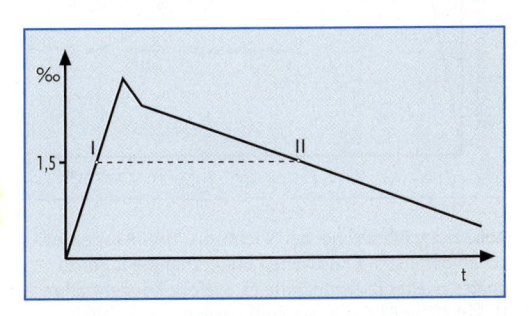

Abb. 21.25: Punktegleiche Konzentration in der Verlaufskurve

In Abb. 21.26 ist ein flacherer Kurvenverlauf dargestellt, der typischerweise nach fettreicher Mahlzeit beobachtet werden kann (mit Ausbildung des sogenannten Grehant-Plateaus).

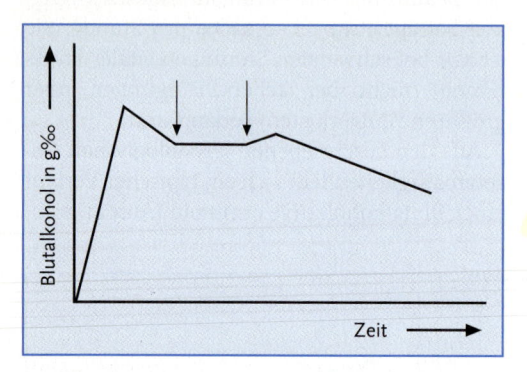

Abb. 21.26: Grehant-Plateau (schematisch); Beginn am ersten Pfeil, Ende am zweiten Pfeil, mit Nachresorptionszacke (nach Forster/Joachim 1997)

Abb. 21.27 zeigt den typischen Verlauf der Blutalkoholkurve bei „Nachtrunk" (Alkoholaufnahme nach einem rechtserheblichen Ereignis), bei dem für die Blutabnahmen zu prüfen ist, ob sie nicht durch die erneute Resorption verfälscht wird (→ eventuell Doppelabnahme innerhalb von 45 Min.). Die Ursache für die erneut gestiegene Blutalkoholkonzentration liegt darin, daß der „nachgetrunkene" Alkohol zum Zeitpunkt der ersten Blutabnahme nicht vollständig resorbiert war.

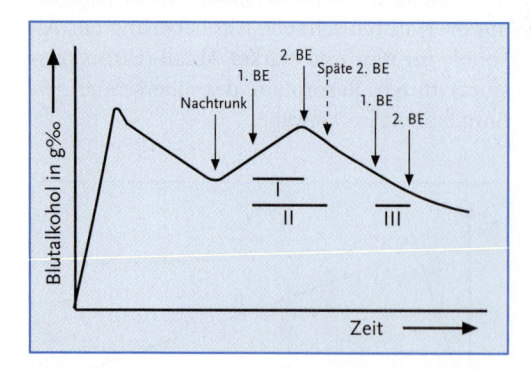

Abb. 21.27: Blutalkohol bei Nachtrunk, BAK-Anstieg zwischen der ersten und zweiten Blutentnahme **I**. Bei zu später zweiter Blutentnahme ca. gleiche Konzentration **II**. Abfall der BAK (Blutalkoholkonzentration), falls schon die erste Entnahme zu spät erfolgt **III**. (nach Forster/Joachim 1997)

Berechnung der Alkoholkonzentration

Zur Berechnung der *Blutalkoholkonzentration* wird die sog. Widmark-Formel verwendet:

$$c = A/p \times r$$

Die Alkoholkonzentration (c in ‰) entspricht der aufgenommenen Alkoholmenge (A in Gramm = Vol% des aufgenommenen Stoffes × 0,8) geteilt durch das Körpergewicht (p in Kilogramm) und den Verteilungsfaktor (r) 0,7 bei Männern bzw. 0,6 bei Frauen.

Zur Berechnung der wahrscheinlichen Alkoholkonzentration im Blut (BAK) ist das Resorptionsdefizit von 10 % von der aufgenommen Alkoholmenge abzuziehen.

Bei der Rückrechnung auf den Tatzeitpunkt sind Alkoholabbau und Resorptionsdefizit entsprechend einzurechnen:

$$c_{Tatzeit} = c_{Blutentnahme} + c_{Elimination}$$

Ist ein niedrigerer Wert günstig für den Beschuldigten (z.B. Alkohol am Steuer) und liegt eine Blutanalyse vor, so nimmt man für die Rückrechnung niedrigere Abbauwerte (0,1 ‰/h); ist ein hoher Wert günstig (z.B. bei alkoholbedingter Schuldunfähigkeit), so unterstellt man hohe Abbauwerte (0,2–0,3 ‰/h plus einmaliger Zuschlag von 0,2 ‰).

> **Klinischer Fall**
>
> Ein 80 kg schwerer, 1,89 m großer Mann trinkt gleichmäßig innerhalb einer Stunde einen Liter Weißwein, der 80 g Äthanol enthält. Wenn man die durch Alkoholelimination (Abbau und Ausscheidung) bewirkte Verminderung des Blutalkoholspiegels mit 0,15 Promille pro Stunde veranschlagt und wenn weder ein Resorptionsdefizit noch eine Resorptionsverzögerung bzw. -verlangsamung unterstellt werden, errechnet sich als wahrscheinlicher Wert für die Blutalkoholkonzentration, die der Mann drei Stunden nach Trinkende hat:
> *Diagnose:* 0,8 Promille

Der *Urinalkohol* hinkt der Blutalkoholkurve nach, für die jeweilige Blutalkoholkonzentration gibt er nur sehr ungenaue Aufschlüsse. Zwischen *Atemalkohol* und Blutalkohol bestehen enge Beziehungen, was man sich in der Verwendung von Alcotestprüfröhrchen zunutze macht.

Als *Restalkohol* wird die Alkoholmenge bezeichnet, die im Körper nach vorangegangener Alkoholaufnahme nach der Nachtruhe zurückgeblieben ist.

6.3.2
Alkoholwirkung

Die Wirkung des Alkohols hängt von Alter, Ernährungszustand und Art der Alkoholzufuhr, aber kaum von Gewöhnung ab. Chronische Zufuhr kann zu Organschäden an Leber, Pankreas, Gehirn und Herz führen, bei akuter Zufuhr sind verkehrsmedizinisch v.a. die Wirkungen auf Psyche, Sinnesorgane und Nervensystem wichtig (→ riskante Fahrweisen, Schlangenlinienfahren, Abkommen von der Fahrbahn, Auffahrunfälle).

Eingeteilt werden die Stadien der Trunkenheit nach folgendem Schema:
- 0–1,5 ‰ = leichte Trunkenheit
- 1,5 ‰ = 2,5 ‰ – mittlere Trunkenheit
- 2,5 ‰ = 3,0 ‰ – schwere Trunkenheit
- >3 ‰ = schwerste Trunkenheit mit unmittelbarer Lebensgefahr

Folgende Wirkungen sind – in den meisten Fällen – zu erwarten (nach Forster/Ropohl):
- 0,5 ‰: leichte Enthemmung, Beginn des sog. „Gesellschaftsschwipses"
- 0,5–1 ‰: häufig bereits deutlich erkennbarer „Schwips" mit Rededrang, Enthemmung, Selbstüberschätzung, Euphorie, Kritikschwäche; in vielen Fällen bei guter Alkoholgewöhnung keine erkennbaren äußerlichen Trunkenheitszeichen, bei Intoleranz dagegen schon sehr starke Symptome
- 1–2 ‰: deutliche Zeichen des Angetrunkenseins, häufig eindeutige Ataxie, Beeinträchtigung der Sehleistung (verminderte Tiefensehschärfe und herabgesetzte Fähigkeit zur Fixation, Hell-Dunkel-Adaptation und Konvergenz), Distanzlosigkeit, teilweise Aggressivität, Uneinsichtigkeit, leichte Beeinflußbarkeit (beginnende „toxische Reizoffenheit")
- 2–3 ‰: deutliche Trunkenheit, Rausch, starke Ataxie (Torkeln, Lallen), psychische Störungen (Denkstörungen, Orientierungsstörungen), später eventuell Amnesie; dem Wesen des Betreffenden „fremd" erscheinende Handlungen
- über 3 ‰: schwerer Rausch, Benommenheit, eventuell Bewußtlosigkeit, in vielen Fällen Lebensgefahr (Atemlähmung, Aspiration von Erbrochenem, Unterkühlung). Bei chronischen Trinkern jedoch oft überraschend wenig Trunkenheitszeichen
- Die tödliche Dosis liegt etwa bei 6–8 ‰

Klinisch faßbar bei der ärztlichen Untersuchung sind unsicherer Gang, unsichere Finger-Finger-Probe, unsicherer Finger-Nase-Versuch, unsicherer Romberg-Stehversuch (Aufrechtstehenlassen mit geschlossenen Füßen unter beidseitigem Lidschluß), lallende Sprache, verzerrtes Schriftbild und verlängerter Drehnachnystagmus (Patienten in 10 Sekunden 5mal um die eigene Achse drehen lassen und nach Anhalten das Augenzucken bei Fixieren des vorgehaltenen Zeigefingers in Sekunden messen → normal bis 6 Sekunden). Bei der Untersuchung und Behandlung bewußtloser Patienten ist immer auch an eine Kombination einer alkoholischen mit einer traumatischen Bewußtseinsstörung zu denken (Commotio cerebri, intrakranielle Blutungen etc.).

Die Bezeichnung „Alkoholkrankheit" wird bei langdauerndem Alkoholkonsum mit Alkoholsucht und bereits eingetretenen körperlichen Schäden verwendet.

6.3.3
Blutentnahme

Eine Blutentnahme kann nach §§ 81a und 81c der Strafprozeßordnung (StPO) zur Feststellung der Blutalkoholkonzentration (BAK) erzwungen werden. Diese Maßnahme der Beweissicherung kann sich sowohl auf den Beschuldigten als auch auf einen eventuellen Zeugen beziehen und darf auch ohne Einwilligung des Betroffenen geschehen. Die Blutentnahme erfolgt durch Venenpunktion mittels

Vakuumvenüle. Die Hautdesinfektion erfolgt mit Sublimat (nicht mit Alkohol!). Die Venüle wird zur Blutabnahme vorbereitet, indem mit einer Ampullensäge die Glaskappe der Kanüle entfernt wird, ohne den Winkel zwischen Kanüle und Röhrchen zu verändern (→ Ausgleich des Vakuums). Die Venüle wird mit Daumen, Zeige- und Mittelfinger vor dem Gummistopfen gehalten. Erst wenn der Einstich erfolgt ist und die Nadel gut in der Vene liegt, darf das Ventil durch Verkleinern des Winkels zwischen Kanüle und Röhrchen geöffnet werden. Die durchzuführende Untersuchung und Befragung (nach Blutverlust, Schock, Erbrechen, Medikamenteneinnahme etc.) durch den Arzt hat das Ausmaß der körperlichen und psychischen Störungen zu erfassen (s.o.). Die Identität des Beschuldigten wird von polizeilicher Seite festgestellt; die Untersuchungsstelle hat dafür zu sorgen, daß keine Verwechslungen von Blutproben vorkommen.

An der *Leiche* soll Blut grundsätzlich aus der Femoralvene entnommen werden (nicht aus dem Herzen wegen der Möglichkeit postmortaler Diffusionsvorgänge aus dem Magen). Der postmortale Alkoholverlust über Verdunstung kann durch die Wasserbestimmung des Blutes errechnet werden.

6.3.4
Nachweismethoden

Zum Nachweis von Alkohol dienen folgende Verfahren:
- Widmark-Verfahren = jodometrisches Titrationsverfahren, das die reduzierenden Eigenschaften des Äthylalkohols ausnutzt (nicht alkoholspezifisch → Ketonkörper und Narkotika führen zu erhöhten Werten)
- ADH-(Alkoholdehydrogenase-)Verfahren = alkohol-, aber nicht äthanolspezifische photometrische NADH-Bestimmung (aus der Oxidation von Alkohol zu Acetaldehyd)
- gaschromatographische Verfahren erlauben eine Trennung verschiedener Alkohole und eine Aussage über deren Konzentrationen. Sie haben das Widmark-Verfahren abgelöst und stellen die schnellste Nachweismethode dar
- Alcotestverfahren = grobquantitatives Verfahren auf ähnlicher Grundlage wie das Widmark-Verfahren zur Bestimmung des Alkoholgehaltes der Ausatemluft (wird nur als Vorprobe verwandt, da die Fehlermöglichkeiten beträchtlich sind)

6.3.5
Alkoholeinfluß, Rechtsfolgen

Die Führung eines Fahrzeugs nach Alkoholkonsum kann wegen Trunkenheit im Verkehr bzw. Gefährdung des Straßenverkehrs bestraft werden. *Absolute* Fahruntüchtigkeit liegt vor bei einer Blutalkoholkonzentration von über 1,1 ‰ (Autofahrer) bzw. über 1,7 ‰ (Fahrradfahrer), *relative* Fahruntüchtigkeit bei einer Blutalkoholkonzentration von 0,3–1,1 ‰ und bewiesenem Kausalzusammenhang zwischen Alkoholeinfluß und Unfall. Überschreitet ein motorisierter Verkehrsteilnehmer den Gefahrengrenzwert (0,8 ‰) z.B. im Rahmen einer Verkehrskontrolle, so liegt eine Ordnungswidrigkeit vor, die mit Fahrverbot und Geldbuße geahndet wird (der Tatbestand gilt ohne weitere Blutalkoholbestimmung bereits durch die Aufnahme einer Alkoholmenge, die zu einem solchen Wert führt, als erfüllt). Sozial- und Privatversicherungen verweigern bei Werten ab 1,1 ‰ in der Regel den Versicherungsschutz.

6.3.6
Verkehrstüchtigkeit, Arzneimittel-Alkohol-Kombination

Folgende Wechselwirkungen zwischen Alkohol und Medikamenten sind verkehrsmedizinisch relevant:
- Unverträglichkeit von Alkohol durch Tetrathiuramdisulfid, Pyrazolderivate, INH-Verbindungen und Sulfonylharnstoffpräparate
- Verstärkung der Alkoholwirkung durch Sedativa, Hypnotika, Antihistaminika, Morphinderivate, Neuroleptika, Tranquilizer und Antidepressiva
- abnorme Alkoholreaktion durch Psychopharmaka, Mischpräperate und Barbiturate
- Verringerung der Alkoholwirkung (fraglich)

Der Arzt hat den Patienten – auch zum eigenen Schutz vor straf- und zivilrechtlichen Folgen – über die Wechselwirkungen der von ihm verordneten Medikamente aufzuklären. Wird Medikamenteneinnahme geltend gemacht, sollten möglichst eine Blut- und eine Harnprobe sichergestellt werden.

7 Forensische Psychophysiologie

Siehe auch Neurologie und Psychiatrie.

7.1 Schuldfähigkeit

Schuldunfähigkeit liegt vor, wenn der Täter aufgrund krankhafter seelischer Störungen (z.B. exogene und endogene Psychosen, chronische hirnorganische Störungen, Schizophrenie, Zyklothymien), tiefgreifender Bewußtseinsstörungen (z.B. Schlaftrunkenheit, Hypnose, Übermüdung, Erschöpfung, psychogene Bewußtseinstörungen, Steuerungs- und Einsichtsdefizit, Affektzustände), Schwachsinn oder anderer schwerer seelischer Abartigkeit (z.B. sexuelle Triebstörungen, Psychopathien, Neurosen) unfähig ist, das Unrecht einer Tat einzusehen oder nach dieser Einsicht zu handeln (§ 20 StGB). Zur Beurteilung der Schuldfähigkeit ist für den Rechtsmediziner oder forensischen Psychiater die Täterpersönlichkeit, der psychische Zustand während der Tatausübung und das Alter des Beschuldigten von entscheidender Bedeutung; generell schuldunfähig ist eine Person, die zum Zeitpunkt der Tat ein Alter von 14 Jahren noch nicht erreicht hatte.

Verminderte Schuldfähigkeit liegt vor, wenn die Einsicht des Täters, das Unrecht der Tat einzusehen oder nach dieser Einsicht zu handeln, aus o.g. Gründen vermindert ist (§ 21 StGB).

Der *Alkoholrausch* kann entsprechend der genannten Vorschriften zu einer erheblichen Verminderung der Schuldfähigkeit führen, wenn sich der Täter nicht vorsätzlich oder fahrlässig in den Zustand des Rausches versetzt hat, um dann eine Tat auszuführen (sogenannte vorverlegte Schuld oder actio libera in causa [§ 323 a StGB]). Die Beurteilung der Schuldfähigkeit orientiert sich an der Höhe der Blutalkoholkonzentration zu einem bestimmten Zeitpunkt. In der Regel kann erst ab Werten von 3 Promille von einem Vollrausch mit verminderter Schuldfähigkeit ausgegangen werden. Die Blutalkoholkonzentration gilt jedoch aufgrund der individuell unterschiedlichen Alkoholverträglichkeit lediglich als Indiz. Als weitere Kriterien zur Begutachtung der Schuldfähigkeit bei einem Alkoholrausch gelten die Primärpersönlichkeit, die Beurteilung und Würdigung des Gesamtverhaltens und die Hemmschwelle des Täters.

7.2 Haft- und Verhandlungsunfähigkeit

Haftunfähigkeit liegt nur in seltenen Fällen vor, wenn der Verurteilte in Geisteskrankheit verfällt, wenn sich der Verurteilte in naher Lebensgefahr befindet oder wenn eine sofortige Vollstreckung nicht vereinbar mit dem körperlichen Zustand des Verurteilten ist.

Verhandlungsunfähigkeit liegt vor bei schweren körperlichen Mängeln, schweren seelischen Mängeln oder schweren Krankheiten, wenn diese nicht vorsätzlich oder fahrlässig herbeigeführt wurden.

7.3 Rechtsfragen

Rechts- und Geschäftsfähigkeit

Die *Rechtsfähigkeit* beginnt zivilrechtlich mit der Geburt (z.B. Erbberechtigung), mit Vollendung des 18. Lebensjahres wird die *volle Geschäftsfähigkeit* erlangt.

Geschäftsunfähig sind außerdem Personen, die sich in einem die freie Willensbestimmung ausschließenden Zustand krankhafter Störung der Geistestätigkeit befinden, sofern der Zustand seiner Natur nach ein vorübergehender ist, oder Personen, die wegen Geisteskrankheit entmündigt sind.

Wird eine Person unter Betreuung gestellt, so bezieht sich diese Betreuung nicht auf alle Lebensbereiche. Die Betreuung kann z.B. auf die Geschäftsfähigkeit eingeschränkt sein.

Entmündigt werden können auch Personen, die durch Verschwendung sich oder ihre Familie der Gefahr des Notstandes aussetzen, infolge von Trunksucht ihre Angelegenheiten nicht zu besorgen vermögen oder ihre Familie der Gefahr des Notstandes aussetzen oder die Sicherheit anderer gefährden.

Besondere Bestimmungen bei Kindern und Jugendlichen

Strafrechtlich werden Kinder unter 14 Jahren als strafunmündig betrachtet. Bis zum 18. Lebensjahr werden sie in Abhängigkeit ihrer Verstandesreife, ethischen Reife und Widerstandsfähigkeit bzw. Willensbildungsfähigkeit als bedingt strafmündig behandelt und unterliegen dem Jugendstrafgesetz. In einem solchen Fall ist eine individuelle Prüfung durch das Gericht notwendig, ob Entwicklungs- oder Milieumängel zu einer Verzögerung des Reifungsprozesses geführt haben. Im Alter von 18 bis 21 können sowohl das Erwachsenen- als auch das Jugendstrafrecht angewandt werden. Ab dem 21. Lebensjahr sind Personen voll strafmündig.

Zivilrechtlich ist eine Person für den Schaden, den sie einem anderen zufügt, bis zum 7. Lebensjahr generell nicht verantwortlich *(delikt- und geschäftsunfähig)* und bis zum 18. Lebensjahr nicht verantwortlich, wenn sie bei Begehung der schädlichen Handlung nicht die Erkenntnis der Verantwortlichkeit hat *(bedingt delikt- und geschäftsfähig)*; wirksame Rechtsgeschäfte können bis zum 18. Lebensjahr nur mit Einwilligung des gesetzlichen Vertreters getätigt werden. Die volle Geschäftsfähigkeit erreicht eine Person nach dem Zivilrecht mit dem 18. Lebensjahr. Die *Verhandlungsfähigkeit* gilt für den momentanen Zeitpunkt der Gerichtsverhandlung und bezieht sich nicht auf eine Geschäftsunfähigkeit für die Tat, wenn sie zu dem betreffenden Zeitpunkt noch nicht eingetreten war.

Die *Testierfähigkeit* ist mit Vollendung des 16. Lebensjahres gegeben (Ausnahme: Entmündigung oder krankhafte Störungen der Geistestätigkeit, Geistesschwäche oder Bewußtseinsstörungen mit fehlender Einsicht der Bedeutung der abgegebenen Willenserklärung).

8 Forensische Sexualmedizin

8.1 Delikte

Folgende Tatbestände sind strafbar:
- Vergewaltigung (s. Kap. 2.11)
- sexueller Mißbrauch von Kindern (unter 14 Jahren) nach § 176 StGB
- sexueller Mißbrauch von Schutzbefohlenen (zur Erziehung, Ausbildung, Betreuung oder im Rahmen eines Arbeitsverhältnisses anvertraute Personen unter 16 bzw. 18 Jahren)
- Förderung oder Duldung sexueller Handlungen von Minderjährigen
- Einwirken auf Minderjährige durch Vorzeigen pornographischer Darstellungen
- Verführung Minderjähriger (unter 16 Jahren) zum Beischlaf kann nach § 182 StGB auf Antrag verfolgt und bestraft werden. Heiratet der „Täter" jedoch die „Verführte" oder ist dieser bei Ausübung der Tat unter 21 Jahren alt, so kann von einer Bestrafung abgesehen werden
- Inzest (Beischlaf zwischen Verwandten)
- Homosexualität nach § 175 StGB (wenn eine über 18jährige Person homosexuelle Handlungen an einem Minderjährigen vornimmt)

8.2 Zivilrecht

Zivilrechtlich relevante Störungen sind diejenigen, die die eheliche Gemeinschaft unmöglich machen: Impotentia coeundi (Störung der Beiwohnungsfähigkeit durch z.B. Erektionsstörungen oder Vaginismus) und Impotentia generandi (Störung der Fortpflanzungsfähigkeit).

Zu den sonstigen Deviationen und Perversionen zählen:
- Exhibitionismus = Zurschaustellen der Genitalien in der Öffentlichkeit
- Fetischismus = Partnerersatz an Gegenständen
- Frotteur = Reiben des Genitals im Gedränge
- Nekrophilie = sexuelle Handlungen an Leichen
- Pädophilie = sexuelle Neigung zu Kindern
- Sadomasochismus = Zufügen oder Erdulden von Schmerz
- Sodomie = Unzucht mit Tieren
- Transsexualismus = Anlegen von Kleidern des anderen Geschlechts
- Voyeurismus = sexuelle Befriedigung durch Beobachten anderer während sexueller Handlungen

9 Ärztliche Rechts- und Berufskunde

9.1 Ausübung der Heilkunde

9.1.1 Approbation, Berufsverbot

Die *(Voll-)Approbation* ist Voraussetzung für die Ausübung des ärztlichen Berufs. Sie wird von den obersten Gesundheitsbehörden des Landes auf Antrag bei Vorliegen der Voraussetzungen erteilt: Deutscher oder heimatloser Ausländer, der ein sechsjähriges Studium der Medizin (plus 18 Monate Arzt im Praktikum) gemäß der Bundesärzteordnung abgeschlossen, sich keines unwürdigen oder unzulässigen Verhaltens schuldig gemacht und nicht wegen körperlicher oder geistigen Schwächen oder Sucht für den ärztlichen Beruf ungeeignet ist.

Die Approbation
- muß zurückgenommen werden, wenn die entsprechenden Voraussetzungen nicht vorlagen
- muß widerrufen werden, wenn sich nachträglich aus dem Verhalten des Arztes Unwürdigkeit oder Unzuverlässigkeit ergeben
- kann ruhen, wenn sich der Verdacht der Unwürdigkeit oder Unzuverlässigkeit aus einem eingeleiteten Strafverfahren gegen den Arzt ergibt (z.B. bei Sucht)
- wird ausgesetzt, wenn der Antragsteller zur Zeit seiner Antragstellung aufgrund eines Strafverfahrens als unzuverlässig gilt

Die Approbation kann nur von der zuständigen Verwaltungsbehörde entzogen werden.

Die Ausübung der Heilkunde ist nach § 1 des Heilpraktikergesetzes von 1939 möglich, wenn eine Heilpraktikererlaubnis vorliegt.

Berufsverbote können nur von ordentlichen Gerichten für 3 bis 5 Jahre, u.U. auch lebenslänglich, aufgrund von richterlichen Strafverfahren verhängt werden, in denen der Betroffene wegen einer rechtswidrigen Tat verurteilt wurde, die er unter Mißbrauch seines Berufes oder unter grober Verletzung der damit verbundenen Pflichten begangen hat.

Der Arzt hat mit Erhalt der Approbation theoretisch die Möglichkeit sich niederzulassen. Besteht in einem Gebiet eine zu große Ärztedichte, werden Niederlassungsbeschränkungen ausgesprochen.

9.1.2 Berufsgerichte

Ärzte können unabhängig von Straf- oder Zivilverfahren und deren Urteil bei Verstößen gegen Berufs- und Standespflichten mit Verwarnung, Verweis, Rüge, Geldstrafe, Feststellung der Berufsunwürdigkeit und Aberkennung des Wahlrechts zur Ärztekammer bestraft werden. Die Aussprechung eines Berufsverbotes mit Entzug der Approbation ist dem ärztlichen Berufsgericht jedoch nicht möglich.

9.1.3 Weiterbildung, Fortbildung

Aufgaben der Ärztekammern

Die *Bundesärztekammer* ist eine privatrechtliche Vereinigung, die einer freiwilligen Arbeitsgemeinschaft der Landesärztekammern entspricht. Sie hat den Rechtsstatus eines eingetragenen Vereins und bemüht sich um einen Erfahrungsaustausch zwischen den Ärztekammern, die Pflege des Zusammengehörigkeitsgefühles der Ärzte und die Organisation, Förderung und Abstimmung einer möglichst einheitlichen Regelung der ärztlichen Fort- und Weiterbildung.

Landesärztekammern sind – im Gegensatz zur Bundesärztekammer – gesetzlich begründete Standesorganisationen und somit Körperschaften des öffentlichen Rechts. Sie unterstehen jeweils der Aufsicht der obersten Gesundheitsbehörde des Landes. Zu den Aufgaben der Landesärztekammern gehören die Überwachung und Regelung der ärztlichen Berufsausübung, die Förderung der ärztlichen Fortbildung, die Vertretung der Belange der Ärzte, der Erlaß von rechtsverbindlichen Berufs- und Weiterbildungsordnungen und die Prüfung und Anerkennung von Gebietsärzten.

Die *Kassenärztlichen Vereinigungen* sind organisiert als genossenschaftliche Vereinigungen der Kassenärzte. Ihre Aufgaben sind die Sicherstellung der ärztlichen Versorgung der Kassenpatienten, die kooperative Erfüllung der Verpflichtungen und die Wahrung der Wirtschaftlichkeit der kassenärztlichen Versorgung.

Aufgaben der Gesundheitsämter

Der einheitlichen Durchführung des öffentlichen Gesundheitsdienstes dienen die *Gesundheitsämter*. Sie sind kommunale oder staatliche Einrichtungen, die besonders die Abwehr und Verhütung gesundheitlicher Gefahren, die Gesundheitshilfe, die Gesundheitsberatung und -erziehung, die Überwachung des Lebensmittelverkehrs, die Bekämpfung und Verhütung übertragbarer Krankheiten, die Überwachung der Arzneimittel und Gifte, die Betreuung von Tuberkulosekranken und die Aufsicht über Berufe und Einrichtungen des Gesundheitswesens als Aufgabe haben.

Pflichten der Ärzte

Die *Berufsordnung* normiert die Berufspflichten und regelt die Berufsausübung der Ärzte mit Bestimmungen u.a. über das Verhalten gegenüber den Patienten und gegenüber anderen Ärzten (Werbeverbot, Schweigepflicht, Richtlinien zur Honorarforderung etc.), über die Fortbildungspflicht, zur Anfertigung und Aufbewahrung von Aufzeichnungen oder über die Beteiligung am Notfalldienst.

Die *Bundesärzteordnung* ist ein Bundesrecht, das die Ausübung des ärztlichen Berufes als Ausübung der Heilkunde, dazu notwendige Vorschriften und die Voraussetzungen zur Erteilung und zum Entzug der Approbation (Approbationsordnung) definiert. Für Ärzte besteht nach dieser Ordnung kein genereller *Kurierzwang* (Kurierfreiheit), so daß z.B. ein Nichtkassenarzt die Behandlung eines Kassenpatienten ablehnen kann, wenn sich dadurch keine Nachteile für das Wohl des Patienten, das Risiko einer gesundheitlichen Gefährdung oder der Tatbestand einer unterlassenen Hilfeleistung im Sinne des Strafgesetzbuches ergibt. Der bei einer gesetzlichen Krankenkasse zugelassene Arzt (Kassenarzt) ist jedoch verpflichtet, einen Kassenpatienen in seinem Zulassungsbezirk zu behandeln. Für Nichtärzte wurde die Kurierfreiheit durch das Heilpraktikergesetz von 1939 eingeschränkt.

Die Weiterbildungsordnung nennt die Voraussetzungen für die Qualifizierung in Gebieten, bestimmten Untersuchungs- und Behandlungsmethoden in Gebieten (Fachkunde), Schwerpunkten und Bereichen, die zum Führen von Facharzt-, Schwerpunkt- und Zusatzbezeichnungen erforderlich sind.

Die Berufs- und Weiterbildungsordnung ist eine auf dem Gesetz beruhende, unmittelbare, rechtsverbindliche autonome Satzung der Ärztekammer.

9.1.4 Behandlungspflichten

Siehe Kap. 9.4 und 9.6.

9.1.5 Sterbehilfe

Sterbehilfe ist die Herbeiführung des Todes eines Menschen, um beispielsweise ein qualvolles Leiden zu beenden. Sie ist weder aktiv (z.B. durch die Gabe toxischer wirkender Stoffe oder das Abstellen der Beatmungsmaschine → rechtliche Bewertung: Tötung bzw. Tötung auf Verlangen) noch passiv (durch Unterlassen der Behandlung Schwerkranker oder Behinderter) zur Abkürzung des Lebens erlaubt. Wohl aber kann der Arzt nach sorgfältiger Abwägung z.B. bei einem moribunden Karzinompatienten die Therapie z.B. einer Urosepsis unterlassen.

9.2 Ärztlicher Eingriff

9.2.1 Rechtliche Einordnung

Jeder ärztliche Eingriff stellt im strafrechtlichen Sinne den objektiven Tatbestand einer Körperverletzung nach §§ 223, 223a, 230 StGB dar. Die Tatsache der Körperverletzung ist unabhängig davon, ob ein Eingriff erfolgreich verlaufen ist oder zu bleibenden Schäden geführt hat oder ob der Arzt kunstgerecht bzw. fehlerhaft fahrlässig gehandelt hat. Nur die Einwilligung des Patienten (sog. Selbstbestimmungsrecht) hebt, wenn sie bestimmte Voraussetzungen erfüllt (s.u.), die Rechtswidrigkeit des Eingriffs, nicht aber den Tatbestand der Körperverletzung, auf.

9.2.2 Einwilligung

Die Rechtmäßigkeit des ärztlichen Eingiffs setzt eine entsprechende Indikation (einziges oder bestes Mittel, Leben, Gesundheit oder Wohlbefinden des Patienten zu erhalten oder wiederherzustellen), die Aufklärung (s. Kap. 9.5) und die schriftliche Einwilligung des Patienten, seines gesetzlichen Vertreters (bei Minderjährigen) oder des Sorgeberechtigten (bei Willensunfähigen) voraus. Die Einwilligung eines Minderjährigen ist gültig, wenn „er nach seiner geistigen und sittlichen Reife die Bedeutung und Tragweite des Eingriffs und seiner Gestattung zu ermessen vermag" (Neue Juristische Wochenschrift 1959, 811). Widersetzen sich Sorgeberechtigte bzw. gesetzliche Vertreter einem lebenserhaltenden Eingriff, so ist der Arzt berechtigt, im Interesse des Minderjährigen den Eingriff vorzunehmen und eine Entscheidung des Vormundschaftsgerichts nachträglich herbeizuführen.

In Ausnahmefällen kann die Einwilligung des Patienten auch mündlich erfolgen, wenn außer dem behandelnden Arzt noch zwei weitere Zeugen anwesend sind.

9.2.3 Einwilligung bei Spezialfällen

Bewußtlosigkeit

Eine Einwilligung ist nur dann rechtswirksam, wenn der Patient klar einsichtig ist. Ist der Patient bewußtlos, wird der „mutmaßliche Wille" des Patienten, gesund zu werden, unterstellt, womit der ärztliche Eingriff im Rahmen einer „Geschäftsführung ohne Auftrag" vorgenommen werden kann. Der Arzt benötigt bei vitaler Indikation ebenfalls keine Einwilligung zum Eingriff, wenn nur rasches Handeln eine Lebensgefahr beseitigen kann oder andere Sorgeberechtigte nicht rechtzeitig gefragt werden können. Eine schriftliche Dokumentation des Sterbenwollens, die vor Eintritt einer Bewußtlosigkeit abgegeben wurde, ist als Grund für einen Behandlungsabbruch nicht ausreichend, da durch den Eintritt der neuen Situation eine Willensänderung des Patienten nicht ausgeschlossen werden kann. Im Falle des Nichthandelns würde der Arzt dann auch den Tatbestand einer unterlassenen Hilfeleistung (nach §323c StGB) erfüllen.

Suizid

Gegen den Willen eines voll einsichtsfähigen Selbstmörders darf der Arzt keinen Eingriff vornehmen (auch nicht bei vitaler Indikation), bei bewußtlosen Selbstmördern geht die Rechtsprechung allerdings davon aus, daß unterstellt werden muß, daß der Patient die Einwilligung wahrscheinlich nicht verweigern würde, wenn er sie geben könnte, da niemand wissen könne, ob er nicht im Augenblick des Behandlungsbeginns vom Suizidversuch zurückgetreten wäre. Da der Selbstmord keine strafbare Handlung darstellt, erfüllt ein Arzt, der eine Beihilfe zum Selbstmord durch an sich nicht strafbare Maßnahmen begeht, keinen Straftatbestand.

> **Klinischer Fall**
>
> Ein Notarzt wird zu einer bewußtlosen 17jährigen Patientin gerufen, neben der zwei leere Tablettenschachteln eines Schlafmittels sowie eine leere Flasche Rotwein liegen. Ferner findet sich ein Zettel mit den Worten: „Ich bin todunglücklich aus Liebeskummer. Laßt mich sterben, keine ärztliche Hilfe oder Krankenhaus!" Der Notarzt untersucht die bewußtlose Patientin kurz-orientierend.
> *Entscheidung:* Der Notarzt ist zu notfallmäßigem Eingreifen und sofortiger Verbringung der Patientin ins Krankenhaus verpflichtet.

9.2.4 Erzwingbare Eingriffe und Duldung von Operationen

Ohne Einwilligung können ärztliche Eingriffe aus folgenden Gründen erzwungen werden:

- nach dem Gesetz zur Bekämpfung von Geschlechtskrankheiten
- nach dem Bundesseuchengesetz
- nach dem Unterbringungsgesetz
- nach § 81a der Strafprozeßordnung (Blutentnahme bei Alkohol im Straßenverkehr)
- nach § 81c der Strafprozeßordnung (Blutentnahme bei Zeugen, wenn dies zur Erforschung der Wahrheit erforderlich ist)
- nach § 372a der Zivilprozeßordnung (z.B. bei Vaterschaftsgutachten)

Entzieht sich ein Verletzter ohne triftigen Grund einer zumutbaren Maßnahme der Heilbehandlung (auch Operationen, wenn sie keinen erheblichen Eingriff in die körperliche Unversehrtheit bedeuten) oder der Berufshilfe oder einer Nachuntersuchung oder Beobachtung, so können sozialversicherungsrechtliche Leistungen ganz oder teilweise versagt werden, wenn er auf diese Folgen vorher schriftlich hingewiesen worden ist.

Die Durchführung eines ärztlichen Eingriffs gegen den Willen des Patienten kann nur von einem Arzt in einem entsprechenden Dienstverhältnis (z.B. als Polizei- oder Amtsarzt) erzwungen werden.

9.2.5 Zwangsunterbringung

Geisteskranke, Geistesschwache, Alkohol- und Rauschgiftsüchtige oder andere Personen können, wenn sie eine Gefahr für sich selber oder die öffentliche Ordnung darstellen, vorübergehend in einem geschlossenen Teil eines Krankenhauses zwangsuntergebracht werden. Voraussetzungen für die Zwangseinweisung sind das Zeugnis des einweisenden Arztes (nach gründlicher eigener Untersuchung) und die richterliche Entscheidung (rechtskräftiges Strafurteil, richterlicher Verwahrungsbeschluß, richterlicher Beschluß einer vorläufigen Unterbringung oder vorrichterliche Entscheidung). Im Fall akuter Gefahr kann die Einweisung nach der ärztlichen Untersuchung auch durch die Polizei erfolgen, wenn innerhalb bestimmter Fristen bis 24 Uhr des folgenden Tages von einem auf der Station diensttuenden Arzt der richterliche Beschluß nachträglich herbeigeführt wird (siehe auch Psychiatrie, Kap. 12).

9.2.6 Sterilisation, Kastration, Geschlechtsumwandlung

Sterilisation

Sterilisation ist die Unterbindung der Samen- oder Eileiter auf operativem Weg. Sie ist erlaubt bei Vorliegen einer medizinischen, eugenischen oder schwerwiegenden sozialen Indikation, jedoch nur bei rechtswirksamer Einwilligung des über 25jährigen Patienten.

Kastration

Kastration ist die Unfruchtbarmachung durch operative, physikalische oder chemische Ausschaltung bzw. Entfernung von Hoden oder Eierstöcken. Sie ist wie die Sterilisation erlaubt bei Vorliegen einer medizinischen (Tumoren, Prostatakarzinom etc.) oder kriminologischen Indikation (abnormer Geschlechtstrieb, der die Begehung rechtswidriger Taten erwarten läßt), jedoch nur bei rechtswirksamer Einwilligung des über 25jährigen Patienten.

Geschlechtsumwandlung

Eine *Geschlechtsumwandlung* kann „wegen der Schwere des körperlichen Eingriffs in organisch gesunde Körperteile und ihrer die gesamte Persönlichkeit verändernden Auswirkungen nur in ganz eindeutigen Ausnahmefällen, in denen sie zur Vermeidung schwerster seelischer und körperlicher Beeinträchtigungen unerläßlich erscheint, als nicht sittenwidrig bewertet werden" (Neue Juristische Wochenschrift 1972, 330).

9.2.7 Insemination

Homologe Insemination ist die künstliche Befruchtung der Ehefrau mit dem Samen des Ehemannes. Sie bleibt bei einem Einverständnis beider Partner zivil- und strafrechtlich ohne Folgen. Das Kind gilt als ehelich. Bei einer Insemination ohne Zustimmung der Ehefrau kann sie Haftpflichtansprüche gegen den Arzt und ihren Ehemann geltend machen.

Heterologe Insemination ist die künstliche Befruchtung der Ehefrau mit dem Samen eines/mehrerer Dritter oder die Befruchtung einer unverheirateten Frau. Beim Einverständnis beider Partner ergeben sich keine strafrechtlichen Folgen wie Körperverletzung, Nötigung oder Beleidigung. Zivilrechtlich kann der Ehemann trotz seines einmal gegebenen Einverständnisses später die Ehelichkeit anfechten, ebenso das Kind selbst. Gegen den Arzt oder den Spender können dann Haftpflichtansprüche (Alimente) geltend gemacht werden.

9.3 Ärztliche Haftpflicht

9.3.1 Verantwortlichkeit und Verschulden

Für seine eigenen Fehler haftet der Arzt strafrechtlich und zivilrechtlich, für die Fehler seiner Erfüllungsgehilfen (Arzthelferin, MTA oder sein Vertreter) nur zivilrechtlich. Im Team gleichgeordneter Kollegen haftet der einzelne Arzt nicht für die Fehler der anderen. Grundsätzlich muß dem Arzt ein schuldhaftes, d.h. vorsätzliches oder fahrlässiges, Handeln bzw. Unterlassen nachgewiesen werden. Dies kann darin bestehen, daß er einen Fall übernommen hat, von dem er wissen konnte oder mußte, daß er aufgrund seiner Erfahrung und Ausbildung nicht in der Lage sein würde, den Patienten „lege artis" zu behandeln (= *Übernahmeverschulden*). Gleichzeitig haftet er aber auch für Schäden, die auf einer fehlenden oder unzureichenden Aufklärung beruhen.

9.3.2 Rechtliche Grundlagen der Haftung

Zivilrechtlich kann der Arzt bei der Behandlung eines Patienten haftbar gemacht werden, weil er durch den Arzt-Patienten-Vertrag die Verpflichtung der Behandlung übernommen hat *(Vertragshaftung)* oder weil er sich einer unerlaubten Handlung *(Deliktshaftung)* schuldig gemacht hat. Bei der Vertragshaftung muß der Arzt auch die Fehler seiner Erfüllungsgehilfen verantworten, der Patient kann Ersatz seines Vermögensschadens (Verdienstausfall, Behandlungskosten etc.) erhalten. Auch bei Haftung aus unerlaubter Handlung haftet der Arzt für seine Erfüllungsgehilfen, er kann allerdings den sog. „Entlastungsbeweis" führen (= Nachweis, daß er das Personal sorgfältig ausgewählt hat). Der Arzt wird dann aus der Deliktshaftung befreit, während der Schuldige persönlich haftbar gemacht werden kann. Der Geschädigte kann neben seinem Vermögensschaden u.U. Schmerzensgeld erhalten.

9.3.3 Beweislast

Grundsätzlich muß dem Arzt nachgewiesen werden, daß sein Fehlerhalten ursächlich für den Schaden (die Körperverletzung, den Tod) des Patienten war. Nur bei typischen Folgen grober Behandlungsfehler braucht der Patient diesen Beweis nicht zu führen, sondern der Arzt muß nunmehr beweisen, daß entgegen dem ersten Anschein („prima-facie-Beweis") sein Handeln nicht ursächlich für den eingetretenen Schaden war (→ Beweislastumkehr) (zu den verschiedenen Kausalitätsprinzipien in Zivil-, Straf- und Sozialrecht s. Kap. 2.1).

9.3.4
Fahrlässigkeit

Im *zivilrechtlichen* Sinne handelt derjenige fahrlässig, der die erforderliche (nicht die übliche) Sorgfalt (z.B. Kenntnis und Erfahrung der neuen Erkenntnisse der Heilkunde) außer acht läßt. Für die Beurteilung des Verschuldens unterscheidet man einerseits die *unbewußte* (= der Schädigende hat die Folgen seines Tuns nicht bedacht) und die *bewußte* Fahrlässigkeit (= der Schädigende hat zwar die Folgen bedacht, aber darauf vertraut, daß sie nicht eintreten würden), andererseits die *leichte*, *grobe* und *konkrete* Fahrlässigkeit. Die Abgrenzung der Grade der Fahrlässigkeit orientiert sich an einem objektiven, abstrakten Maßstab und nicht an der Person des Schädigenden (wie im Strafrecht).

Im *strafrechtlichen* Sinne handelt derjenige fahrlässig, der eine ihm obliegende Sorgfaltspflicht verletzt. Im Gegensatz zum Zivilrecht orientiert sich das Verschulden an den Kenntnissen und Erfahrungen des Täters und nicht am allgemeinen Durchschnittsmaßstab. Wie im Zivilrecht wird auch im Strafrecht die unbewußte von der bewußten Fahrlässigkeit unterschieden.

Wird ein Patient im Krankenhaus geschädigt, kann er das Krankenhaus bzw. den Eigentümer des Krankenhauses (z.B. die Stadtverwaltung) auf Schadensersatz verklagen. Nur im Fall grober Fahrlässigkeit (oder bei Vorsatz) kann der Krankenhausträger im Innenverhältnis Regreßansprüche gegen den betreffenden Arzt geltend machen.

9.3.5
Kunstfehler

Als Kunstfehler bezeichnet man einen nicht definierten Verstoß gegen die von Wissenschaft und Praxis anerkannten und zur Zeit des Eingriffs gültigen Regeln und Erkenntnisse der ärztlichen Kunst in Diagnose und Therapie. Das Abweichen von dieser Regel muß begründet sein, auch wenn eine regelrechte ärztliche Tätigkeit in keinem Gesetzestext verankert ist. Für eine zivilrechtliche oder strafrechtliche Haftung muß dem Arzt ein Verschulden (s.o.) nachgewiesen werden.

9.4
Arzt-Patient-Vertrag

9.4.1
Definitionen

Zwischen Arzt und Patient wird bei einer medizinischen Behandlung (oder bereits bei einer telefonischen Beratung) stillschweigend ein Vertrag geschlossen. Dieser Vertrag verpflichtet den Patienten bzw. seine Krankenkasse zur Zahlung eines Honorars, den Arzt zur ärztlichen Behandlung (gewissenhafte Untersuchung, sorgfältige Behandlung nach den Regeln der ärztlichen Heilkunst, Durchführung aller erforderlichen Maßnahmen, um Schaden vom Patienten abzuwenden, Dokumentation der Befunde und Ausstellung von Zeugnissen). Für den Arzt besteht eine *Garantenpflicht* für Gesundheit und Leben des Patienten, die grundsätzlich über die allgemeine Hilfeleistungspflicht hinausgeht. Der Arzt sichert dem Patienten somit eine optimale Behandlung, nicht aber einen Behandlungserfolg zu (*Dienstvertrag*, im Gegensatz zum *Werkvertrag* nach § 93 BGB, der ein bestimmtes Ergebnis bzw. einen Erfolg verlangt). Der Abschluß eines Arzt-Patienten-Vertrages durch eine übereinstimmende Willenserklärung und eine eventuelle Haftung aus diesem sind in den zivilrechtlichen Vertragsbestimmungen des Bürgerlichen Gesetzbuches (BGB) geregelt. Im Rahmen der Bestimmungen eines Arzt-Patienten-Vertrages übernimmt der Arzt sowohl die Haftung für sein eigenes Handeln als auch die Haftung für ein Verschulden der bei ihm angestellten Arzthelferinnen, medizinisch-technischen Assistenten, Pflegern oder Krankenschwestern (Erfüllungsgehilfen) (nach § 278 BGB).

Bei der Behandlung von Privatpatienten kommt ein direkter Vertrag zwischen Arzt und Patient zustande. Mit einem Kassenpatienten kommt kein direkter Vertrag zustande, die Behandlung erfolgt zu Lasten einer gesetzlichen Krankenkasse.

Im Krankenhaus kann der Patient mit dem Träger einen *totalen Krankenhausvertrag* (Vertrag über Pflege, Unterkunft und ärztliche Behandlung) oder einen *gespaltenen Krankenhausvertrag* (Vertrag über Pflege und Unterkunft mit dem Träger, über die Behandlung mit einem Arzt) abschließen.

9.4.2
Hinzugezogener Arzt

Ein Arzt kann einen Patienten an einen anderen Kollegen überweisen, wodurch ein neuer Vertrag zwischen Patient und Arzt entsteht, jedoch keine Vertragsbeziehung zwischen den beiden Ärzten. Er kann aber auch Untersuchungsmaterial an einen Kollegen übersenden (Labor oder Pathologie), wodurch ein Vertrag zwischen beiden Ärzten, jedoch kein neuer Arzt-Patient-Vertrag zustande kommt.

9.4.3
Ärztliche Unterlagen

Krankenunterlagen sind alle Aufzeichnungen eines Arztes über die Behandlung eines Patienten sowie alle Gegenstände, die aus Anlaß der Behandlung angefertigt bzw. sichergestellt worden sind. Sie sollen in der Regel 5 Jahre, Röntgenbilder und Sektionsbefunde 10 Jahre aufbewahrt werden.

Alle Unterlagen verbleiben im Eigentum des Arztes, können aber in einem Strafverfahren beschlagnahmt werden, wenn sie als Beweismittel gegen den Arzt dienen. Der Patient hat lediglich das Recht, innerhalb der Unterlagen objektive Befunde und Berichte über therapeutische Maßnahmen einzusehen, nicht jedoch durch den Arzt getroffene Wertungen.

9.5
Aufklärungspflichten

9.5.1
Rechtliche und ethische Begründung

Der Arzt muß seinen Patienten über folgende Punkte aufklären:

- seine Diagnose und geplante Eingriffe (ergibt sich aus dem Behandlungsvertrag)
- erforderlicher Eingriff (als Erfordernis der Rechtmäßigkeit der Einwilligung zum Eingriff)
- Folgen, typische und seltene Komplikationen und Risiken des ärztlichen Eingriffs
- Auswirkungen (z.B. eine eingeschränkte Fahrtauglichkeit)

Für ein Gericht gelten Häufigkeitsangaben über Komplikationen in der Literatur nur als grobe und somit nicht verbindliche Orientierungshilfe. Die Grenze, ab der Komplikationen aufklärungspflichtig sind, liegt allgemein bei 1–3 Prozent.

Je nach Dringlichkeit eines Eingriffs (→ Notfallsituation) kann auch die Aufklärung über typische Risiken ausreichend sein. Der Patient wiederum hat das Recht, auf eine Aufklärung zu verzichten (→ Ausnahmen: bei legalem Schwangerschaftsabbruch oder bei übertragbaren Geschlechtskrankheiten).

Die Aufklärung vor einem ärztlichen Eingriff ist zwingend vorgeschrieben, während die Aufklärung über Diagnose und Therapiemöglichkeiten insbesondere bei schwerwiegenden Erkrankungen (z.B. Karzinom) im Einzelfall von der Persönlichkeit des Patienten abhängig gemacht werden kann, wenn starke Beeinträchtigungen der psychischen Gesundheit des Patienten zu befürchten sind.

9.5.2
Verfahren und Inhalte

Der Arzt hat seinen Patienten vor einem geplanten Eingriff aufzuklären über Befund und Diagnose seiner Erkrankung, über Indikation, Art, Umfang (eventuell geplantes Abweichen vom Plan, Erweiterung des Eingriffs), typische Risiken und Komplikationen (typisch heißt in einer Häufigkeit von mindestens 1–3%) und Folgen des Eingriffs bzw. Folgen der Nichtbehandlung. Der Umfang des Aufklärungsgesprächs steht im umgekehrten Verhältnis zur Dringlichkeit: Bei einer Operation aus vitaler Indikation kann eine eingeschränkte Aufklärung erfolgen, bei einem Wahleingriff sollte eventuell auch über Schmerzen, Dauer der

Bettlägerigkeit, Aussehen (Kosmetik) und Wohlbefinden gesprochen werden. Der Umfang der Aufklärung richtet sich auch nach dem Vorwissen, der Einsicht und den Wünschen des Patienten: Der Patient kann die Aufklärung auch über Minimalrisiken wünschen, er kann die Aufklärung auch ganz ablehnen.

9.5.3
Spezialfragen

Ein ärztlicher Eingriff darf auch bei Einwilligung des Patienten nicht gegen die guten Sitten verstoßen.

Einwilligung und Inhalte der Aufklärung sollten zur rechtlichen Absicherung des Arztes schriftlich festgehalten werden (eventuell vorhandene Formblätter verwenden) (zur Aufklärung und Einwilligung Minderjähriger und psychisch Kranker s. Kap. 9.2.2/3).

9.6
Ärztliche Hilfspflichten

9.6.1
Rechtliche Definition und Inhalte

Für den Arzt gilt nicht nur die allgemeine Hilfeleistungspflicht wie für jeden anderen Staatsbürger, sondern auch die Pflicht zur Hilfeleistung und zur Behandlung eines Patienten. Dies gilt insbesondere in folgenden Fällen:
- als *Vertragsarzt* aus dem Vertragsarztverhältnis (Ablehnung ist nur in begründeten Einzelfällen, nicht bei Notfällen, möglich); der Arzt darf die Behandlung nur dann abbrechen, wenn schwerwiegende Gründe bestehen, z.B. Beleidigung oder gleichzeitige Behandlung durch einen Heilpraktiker
- als *Krankenhausarzt* zumindest durch eine erste Untersuchung
- im *Bereitschaftsdienst* (der Arzt muß für den Patienten erreichbar sein → Garantenstellung)
- in allen *dringenden Notfällen* (Ausnahmen: er macht sich dadurch selber strafbar, z.B. alkoholisierte Autofahrt zu einem Hausbesuch, er ist selber krank, erschöpft oder ein anderer Arzt verrtit ihn)

Unerheblich für die Pflicht zur Hilfeleistung ist, ob sie erfolgreich ist bzw. den späteren Tod verhindern kann (Ausnahme: offensichtlich aussichtslose Fälle). Als Unglücksfall gelten nicht nur plötzliche von außen kommende Ereignisse, sondern auch die plötzliche Verschlimmerung einer bereits bestehenden Erkrankung.

Auch bei einem Suizidversuch ist der Arzt grundsätzlich zur Hilfeleistung verpflichtet, wenn nicht der Patient bei vollem Bewußtsein entscheidet, daß er nicht behandelt werden will (zur Hilfeleistung bei bewußtlosen Patienten s. Kap. 9.2.3).

Klinischer Fall

Ein Arzt fährt – als Privatperson – an einem Unfallort mit Verletzten vorbei, ohne zu helfen. Einer der Verletzten stirbt kurze Zeit darauf an einer Blutaspiration.
Tatbestand: Der Straftatbestand der unterlassenen Hilfeleistung ist erfüllt

9.7
Schweigepflicht

9.7.1
Rechtsgrundlagen

Die Schweigepflicht (nach § 203 StGB) gilt als eine der wesentlichsten Grundlagen des Vertrauensverhältnisses zwischen Arzt und Patient (Standespflicht des Arztes). Sie ist deshalb nicht nur im Strafrecht (Verletzung von Privatgeheimnissen oder Verwertung fremder Geheimnisse) und Zivilrecht (Vertragsverletzung, Geschäftsführung ohne Auftrag oder aus unerlaubter Handlung), sondern auch in der Berufsordnung geregelt. An die Schweigepflicht gebunden sind alle Angehörigen eines Heilberufes (nicht Heilpraktiker und Sozialarbeiter) und einige andere Berufsgruppen sowie ihre berufsmäßig tätigen Gehilfen und sich in der Vorbereitung auf diesen Beruf befindliche Personen (z.B. Medizinstudenten, Praktikanten). Unter die Schweigepflicht fallen alle ihm im Rahmen seiner Eigenschaft als Arzt anvertrauten oder sonst bekanntgewordenen Geheimnisse (= auf einen bestimmten Personenkreis begrenztes Wissen, das nicht offenkundig oder allgemein bekannt ist). Sie erstreckt sich neben medizinischen Angelegenheiten (z.B. der Diagnose oder der Tatsache, daß der Patient überhaupt in Behandlung ist) auch auf nichtmedizinische Belange, die die Person oder das Umfeld des Patienten betreffen (z.B. Familienangelegenheiten oder berufliche Dinge). Die Schweigepflicht besteht für den Arzt grundsätzlich gegenüber jedermann, auch gegenüber Angehörigen des volljährigen Patienten, Angehörigen des minderjährigen Patienten (eventuelle Rechtsgüterabwägung zwischen dem Erziehungsrecht der Angehörigen und der Schweigepflicht), Versicherungsträgern, Arbeitgebern, Gerichten oder anderen Ärzten (Ausnahmen Kap. 9.7.3–5). Sie gilt auch nach dem Tod des Patienten fort.

Nach dem Zeugnisverweigerungsrecht, welches in § 53 der StPO geregelt ist, hat der Arzt das Recht, die Aussage über Angelegenheiten, die der Schweigepflicht unterliegen, zu verweigern.

9.7.2
Geheimnisbruch

Die Verletzung der Schweigepflicht (Geheimnisbruch) ist eine strafbare Handlung (nach §§ 203 und 205 StGB und § 53 der Strafprozeßordnung). Sie wird jedoch nur auf Antrag verfolgt; auch muß der Arzt bewußt und gewollt (vorsätzlich) den Geheimnisbruch begangen haben. Die Schweigepflicht besteht auch unter Schweigepflichtigen (z.B. von Arzt zu Arzt). Zur Anzeige meldepflichtiger Krankheiten und bei Mitteilungen an Versicherungsträger muß die Schweigepflicht durchbrochen werden (weitere Ausnahmen, siehe Kap. 9.7.3–5).

9.7.3
Entbindung von der Schweigepflicht

Der Patient kann den Arzt von der Schweigepflicht entbinden: Der Arzt ist dann befugt, den Personen gegenüber, für die ihm die Befugnis erteilt wurde, oder zu dem Zweck, zu dem ihm die Befugnis erteilt wurde, Aussagen zu machen. Er besitzt allerdings weiterhin das sog. Zeugnisverweigerungsrecht bzw. Schweigerecht (Ausnahme: die Entbindung als Zeuge, Gutachter oder Sachverständiger vor Gericht verpflichtet den Arzt zur Offenbarung; dies gilt jedoch nicht für Tatsachen, die ihm aus einer früheren ärztlichen Behandlung vor Beginn der Begutachtung bekanntgeworden sind). Der Patient kann die Entbindung jederzeit und nach seinem Ermessen einschränken oder widerrufen. Die Angehörigen eines Patienten besitzen nicht das Recht zur Entbindung des Arztes von der Schweigepflicht.

9.7.4
Durchbrechen der Schweigepflicht

In folgenden Fällen ist der Arzt zur Offenbarung generell verpflichtet:
- gemäß §§ 138 und 139 StGB (Nichtanzeige geplanter Straftaten, wie z.B. Hochverrat, Völkermord, Taten terroristischer Vereinigungen, Menschenhandel, Mord, Totschlag oder Raub)
- gemäß Bundesseuchengesetz (Meldung innerhalb von spätestens 24 Stunden an das zuständige Gesundheitsamt)
- gemäß Gesetz zur Bekämpfung von Geschlechtskrankheiten (Meldung der Erkrankung ohne Nennung von Namen und Anschrift an das zuständige Gesundheitsamt, namentlich nur bei Verweigerung der Behandlung, Übertragungsgefahr, offensichtlich falschen Angaben des Erkrankten über die Ansteckungsquelle oder sittlich gefährdeten Erkrankten unter 18 Jahren)
- gemäß § 1543 RVO (Auskünfte gegenüber den Sozialversicherungen, die diese zur Durchführung ihrer Aufgaben benötigen), wenn der Patient nicht auf der Schweigepflicht des Arztes besteht (dies kann allerdings zu Leistungseinschränkungen der Versicherung führen)
- gemäß Personenstandsgesetz (Anzeige von Geburt und Tod gegenüber dem Standesamt, falls die Angehörigen dies unterlassen)
- gemäß Berufskrankheitenverordnung (unverzügliche Meldung bei Feststellung einer anerkannten Berufskrankheit an das zuständige Versicherungsamt)

- über Körperbehinderungen (bei Minderjährigen, wenn die Angehörigen die Behandlung nicht durchführen lassen oder vernachlässigen)

Auch kann die Wahrung erheblicher Eigeninteressen (z.B. bei Honorarfragen oder als Beschuldigter in einem Strafverfahren) den Arzt zur Offenbarung berechtigen.

Bei Interessen- oder Pflichtenkollision kann der betroffene Arzt zwischen der Schweigepflicht bzw. der Pflicht zur Meldung und verschiedenen anderen Rechtsgütern eine Güterabwägung zugunsten des höherwertigen Rechtsgutes vornehmen (z.B. Kindesmißhandlung, Abtreibung, erhebliche Gefährdung für die Allgemeinheit, Warnung Betroffener bei einer geplanten Straftat, epileptische Kraftfahrer u.a.). Der Arzt kann in einzelnen Fällen also unter Berufung auf seine ärztliche Schweigepflicht auf die Erstattung einer Anzeige verzichten, wenn er sich statt dessen ernstlich bemüht, den Täter von einem geplanten Verbrechen abzuhalten. Folglich kann ein Arzt weder straf- noch zivilrechtlich für eventuell eingetretene Folgen zur Verantwortung gezogen werden, wenn er auf seiner Schweigepflicht besteht.

9.8
Klinische Prüfungen und wissenschaftliche Versuche

Klinische Prüfungen erfolgen in mehreren Phasen unter Einschaltung des Bundesgesundheitsamtes.

Wissenschaftliche Versuche dürfen am einsichtsfähigen Patienten nur dann vorgenommen werden, wenn der Patient über alle denkbaren Risiken aufgeklärt wird, der Patient einwilligt, der Versuch nicht gegen die guten Sitten verstößt und nicht mit dem Risiko des tödlichen Ausgangs verbunden ist.

10 Ärztliche Begutachtungskunde

10.1
Versicherungsmedizin

Siehe Sozialmedizin, Kap. 3, Arbeitsmedizin, Kap. 7.

Nach der Reichsversicherungsordnung (RVO) ist der Begriff *Krankheit* als regelwidriger Körper- oder Geisteszustand definiert, der die Notwendigkeit einer Heilbehandlung und/oder Arbeitsunfähigkeit zur Folge hat. Nur im Falle einer Berufskrankheit (z.B. Lungenfibrose bei Metallarbeitern) oder eines Wege- oder Arbeitsunfalls handelt es sich um einen gesetzlichen Versicherungsfall, der jedoch stets durch eine ärztliche Untersuchung zu objektivieren ist.

Der Begriff *Unfall* ist nach den allgemein gültigen Versicherungsbedingungen als eine durch ein plötzlich von außen einwirkendes Ereignis unfreiwillig erlittene Gesundheitsschädigung definiert. Ein gesetzlicher Versicherungsfall liegt nicht vor, wenn sich der Unfall als Folge von Bewußtseins- oder Geistesstörungen (z.B. bei starker Trunkenheit) oder während einer privaten Tätigkeit ereignet hat.

10.2
Der Arzt als Zeuge und als Sachverständiger

Der Arzt kann (es besteht außer vertraglichen oder gesetzlichen Bestimmungen hierzu keine Pflicht) als sachverständiger Gutachter in Zivil- und Strafprozessen, sozialgerichtlichen Verfahren und von Behörden herangezogen werden, um Beweismaterial sorgfältig und nach bestem Wissen und Gewissen auszuwerten und daraus Schlüsse zu ziehen, die eine Urteilsfindung auf Gebieten ermöglichen, für die die Sachkunde der Entscheidenden nicht ausreicht. Der Arzt kann als Gutachter aus verschiedenen Gründen (z.B. Besorgnis der Befangenheit) genauso wie ein Richter abgelehnt werden oder selbst von seinem Verweigerungsrecht Gebrauch machen.

Im Rahmen seiner Gutachtenerstattung ist die ärztliche Schweigepflicht in bezug auf Tatsachen, die der Arzt im Rahmen seiner gutachterlichen Tätigkeit erfährt, aufgehoben. Die Schweigepflicht über Tatsachen, die er im Rahmen früherer ärztlicher Tätigkeiten erfahren hat, besteht jedoch weiter.

10.2.1
Pflicht zur Gutachtenerstattung

Entsprechend der Zivil- und Strafprozeßordnung *muß* begutachten, wer zur Erstattung von Gutachten öffentlich bestellt ist, wer als Gutachter vor Gericht bestellt ist, wer eine Wissenschaft, Kunst oder ein Gewerbe, deren Kenntnis Voraussetzung der Begutachtung ist, öffentlich zum Erwerb ausübt oder hierfür öffentlich bestellt ist und wer sich zur Erstellung eines Gutachtens bereit erklärt hat.

10.3
Gutachten

Das freie Gutachten (im Gegensatz zum Formulargutachten bzw. Fragebogen mit vorgegebenem Schema für Versicherungsgesellschaften und Behörden) sollte folgende Gliederung enthalten:
- Auftrag und Fragestellung
- Vorgeschichte aufgrund der Akten
- eigene Untersuchung
- Beurteilung und Beantwortung der Beweisfrage
- Zusammenfassung

Im Zivil- und Strafrecht gelten die Begriffe der „an Sicherheit grenzenden Wahrscheinkeit" (99,8 %), der „Sicherheit" (100 %) oder »mit hoher Wahrscheinlichkeit (90 %). Im Sozialrecht gilt der Begriff der Wahrscheinlichkeit (> 50%).

10.3.1
Folgen unrichtiger Zeugnisse und Gutachten

Bei Falschgutachten kann der Arzt bestraft werden wegen:

- Meineids (wenn er vereidigt wissentlich ein falsches Gutachten vorlegt)
- fahrlässigen Falscheids (wenn er vereidigt fahrlässig ein falsches Gutachten vorlegt)
- uneidlicher Falschaussage (wenn er nicht vereidigt ein falsches Gutachten vorlegt)
- Verletzung der Berufsordnung

Arbeitsmedizin

Ralf Hosse

Inhalt

1	**Wichtige Arbeitsschutzvorschriften**	1889
1.1	Bedeutsame medizinische Sachverhalte in Gesetzen	1889
1.2	Bedeutsame medizinische Sachverhalte in Verordnungen	1892
1.3	Empfehlungen und Richtlinien internationaler Organisationen	1893
1.4	Organisationen und Aufgaben	1893
1.5	Verhütung und Früherkennung beruflich bedingter Schäden, Begutachtung	1895
2	**Analyse von Arbeitsplatz- und Berufsbelastungen**	1897
2.1	Arbeitsphysiologische Aspekte	1897
2.2	Arbeitspsychologische Aspekte	1900
2.3	Arbeitsplatz und Umgebungseinflüsse	1900
2.4	Lärm am Arbeitsplatz	1901
2.5	Vibrationen am Arbeitsplatz	1902
2.6	Überdruck und Unterdruck am Arbeitsplatz	1902
2.7	Nichtionisierende Strahlen und Elektrizität	1902
2.8	Ionisierende Strahlen und Radionuklide	1903
2.9	Stäube, Gase, Rauche, Dämpfe, Flüssigkeiten	1903
3	**Toxizität von Arbeitsstoffen**	1904
3.1	Bedeutsame Arbeitsstoffe	1904
3.2	Pathophysiologische Auswirkungen	1904
3.3	Arbeitsmedizinisch relevante Beurteilungskriterien	1904
3.4	Begutachtung	1905
4	**Berufskrankheiten**	1906
4.1	Allgemeines	1906
4.2	Durch Metalle und Metalloide verursachte Berufskrankheiten	1907
4.3	Erstickungsgase	1911
4.4	Lösungsmittel, Schädlingsbekämpfungsmittel (Pestizide) und sonstige chemische Stoffe	1912
4.5	Durch physikalische Einwirkungen verursachte Berufskrankheiten	1918
4.6	Durch Infektionserreger oder Parasiten verursachte Berufskrankheiten sowie Tropenkrankheiten	1922
4.7	Lungenerkrankungen infolge anorganischer Stäube	1923

4.8 Erkrankungen der Atemwege infolge organischer Stäube . 1927
4.9 Obstruktive Atemwegserkrankungen 1929
4.10 Berufskrankheiten der Haut 1930

5   Arbeitsunfälle 1932
5.1 Allgemeines 1932
5.2 Verletzungsarten 1932
5.3 Erste-Hilfe-Maßnahmen 1933
5.4 Arbeitsunfälle als wesentliche Teilursache für die
     Exazerbation bestehender chronischer Leiden 1933
5.5 Bestehende chronische Leiden als Risikofaktor
     und wesentliche Teilursache bei Arbeitsunfällen 1933

6   Begutachtungskunde 1935
6.1 Allgemeine Grundlagen 1935
6.2 Begutachtung 1935

7   Ärztliche Aspekte der Rehabilitation 1937
7.1 Allgemeines 1937
7.2 Rehabilitationsverfahren 1937

1 Wichtige Arbeitsschutzvorschriften

Das Grundgesetz garantiert jedem Bürger das Recht auf körperliche Unversehrtheit. Um dieses Recht sicherzustellen, werden vom Staat Gesetze und Verordnungen erlassen, welche die rechtlichen Grundlagen des Arbeits- und Gesundheitsschutzes darstellen. Für die Überwachung der Gesetze sind die Stellen des staatlichen Arbeitsschutzes (staatliche Gewerbeaufsicht, staatlicher Gewerbearzt, siehe Kap. 1.4) zuständig. Sie überwachen die Einhaltung der Verordnungen, für die die einzelnen Unternehmer in ihren Betrieben selbst verantwortlich sind.

1.1 Bedeutsame medizinische Sachverhalte in Gesetzen

Der Gesetzgeber hat in mehreren Gesetzen die Rahmenbedingungen für einen umfassenden Arbeitsschutz festgelegt.

Arbeitssicherheitsgesetz (ASiG)

Eines der Kernstücke dieser Gesetze ist das Arbeitssicherheitsgesetz. In diesem Gesetz werden die Tätigkeiten und Anforderungen an Betriebsärzte, Sicherheitsingenieure und andere Fachkräfte für Arbeitssicherheit geregelt. Derzeit gilt das Arbeitssicherheitsgesetz nur für Betriebe mit mehr als 30 Arbeitnehmern, stufenweise sollen jedoch bis 1999 alle Arbeitnehmer auch in Kleinbetrieben arbeitsmedizinisch und sicherheitstechnisch betreut und überwacht werden.

Gesetz über Betriebsärzte

Paragraph 2. Dieser Paragraph regelt die Bestellung der Betriebsärzte. Der Arbeitgeber hat hiernach unter anderem abhängig von der Betriebsart und den damit verbundenen Unfall- und Gesundheitsgefahren sowie der Zahl und der Zusammensetzung der Arbeitnehmer Betriebsärzte schriftlich zu bestellen. Der Arbeitgeber muß die Erfüllung der Tätigkeit der Betriebsärzte überwachen und ist verpflichtet, erforderliche Räume, Material und eventuelle Hilfskräfte zur Erfüllung der betriebsärztlichen Tätigkeit zur Verfügung zu stellen. Außerdem hat er den Betriebsärzten die zur Erfüllung ihrer Aufgaben notwendige Fortbildung zu ermöglichen, die Betriebsärzte sind zu ständiger Fortbildung verpflichtet.

Paragraph 3. Hier werden die gesetzlichen Aufgaben der Betriebsärzte geregelt. §3 ist im genauen Wortlaut im Kapitel 1.4.3, betrieblicher Arbeitsschutz aufgeführt.

Paragraph 4. Er regelt die Anforderungen an Betriebsärzte. Als Betriebsarzt darf tätig werden, wer approbiert ist und entweder die Gebietsbezeichnung „Arzt für Arbeitsmedizin" oder die Zusatzbezeichnung „Betriebsmedizin" führen darf, beziehungsweise bereits wesentliche Teile der Weiterbildung zur Zusatzbezeichnung „Betriebsmedizin" absolviert hat.

Ausbildung zum Arzt für Arbeits- oder Betriebsmedizin

Die Gebietsbezeichnung „Arbeitsmedizin" erfordert eine vierjährige Weiterbildungszeit: zwei Jahre innere Medizin, davon ein Jahr Akutkrankenhaus (sinnvoll, aber nicht Bedingung, sind Tätigkeiten in Dermatologie, Chirurgie und Orthopädie, welche neben einigen kleineren Gebieten auf die klinische Zeit angerechnet werden können), sowie zwei Jahre Arbeitsmedizin bei einem weiterbildungsberechtigten Arzt mit gleichzeitigem Besuch von arbeitsmedizinischen Kursen. Die Anforderungen an die Zusatzbezeichnung „Betriebsmedizin" sind deutlich geringer. Es wird eine zweijährige Fortbildung, die auch neben einer anderen Tätigkeit absolviert werden kann, verlangt. Alternativ wird auch eine durchgehende regelmäßige Tätigkeit als Betriebsarzt in einem geeigneten Betrieb mit einem Mindestumfang von derzeit 500 Std. pro Jahr über zwei Jahre anerkannt (Genaueres wird auf Anfrage bei der zuständigen Landesärztekammer mitgeteilt). Die Anforderungen an Betriebsärzte sind auch in der Unfallverhütungsvorschrift VBG 123 geregelt.

Gesetz über technische Arbeitsmittel (GtA)

Darin ist geregelt, daß Maschinen und Arbeitsgeräte so beschaffen sein müssen, daß sie bei ordnungsgemäßer Benutzung den Anwender und andere nicht gefährden. Der Gesetzgeber macht auch den Hersteller und eventuelle Importeure haftbar, falls von ihnen vertriebene Geräte gegen dieses Gesetz verstoßen. Letztendlich hat jedoch der Betreiber der Maschinen die Hauptverantwortung.

Chemikalien- und Atomgesetz

Hier werden der Umgang mit den entsprechenden Substanzen sowie unter anderem die daraus resultierenden Anforderungen an den Arbeitsschutz geregelt.

Bundesimmisionsschutzgesetz (BImSchg)

Es legt den Schutz der Bevölkerung vor schädlichen Umwelteinwirkungen durch Luftverunreinigungen, Geräusche, Erschütterungen und ähnliche Einflüsse fest.

> **Merke!**
> Immission: Einflüsse (wie Lärm, Luftschadstoffe), die auf Menschen, Tiere oder Sachen einwirken.
> Emission: Einflüsse, die von einer Anlage ausgehen.

Da dieses Gebiet im Fachgebiet Hygiene ausführlicher abgehandelt wird, sei hier nur beispielhaft anhand von Luftverunreinigungen der Regelungsablauf erläutert:

Ergänzend zum BImSchg existiert in Deutschland die „Technische Anleitung zur Reinhaltung der Luft" (TA-Luft). Luftverunreinigungen gemäß TA-Luft sind Veränderungen der natürlichen Luftzusammensetzung durch Staub, Gase, Ruß, Aerosole, Dämpfe. Es werden sowohl Grenzwerte für die Emission von Schadstoffen aus einer Anlage als auch maximal zulässige Immissionswerte (MIK) für Langzeiteinwirkung (IW 1) oder Kurzzeiteinwirkung (IW 2) sowie unter Berücksichtigung des Zeitfaktors maximale Immissionsraten (MIR) festgelegt. Bei Überschreitung der Emissionswerte einer Anlage muß diese abgeschaltet oder verändert werden, bis sie den Anforderungen genügt. Bei Überschreitung von Immissionsgrenzwerten können ganze Verursachergruppen mit Einschränkungen belegt werden, um so die Gesamtemissionen zu vermindern, zum Beispiel Fahrverbote für Kfz bei Überschreitung von NO_x, CO und SO_2 sowie seit 1995 auch Ozon O_3.

Gesetze zum Schutz einzelner Arbeitnehmergruppen

Gesetz zur Sicherung der Eingliederung Schwerbehinderter in Arbeit und Beruf. Als schwerbehindert gilt, wer einen durch Gutachten des Versorgungsamtes bestätigten Grad der Behinderung von mindestens 50% hat. Für Schwerbehinderte ist ein besonderer Kündigungsschutz sowie Zusatzurlaub vorgesehen. Außerdem ist jeder Betrieb mit mehr als 16 Mitarbeitern verpflichtet, 6% der Arbeitsplätze mit Schwerbehinderten zu besetzen oder eine Ausgleichsabgabe zu entrichten. Für schwerbehinderte Mitarbeiter schreibt das Gesetz einen eigenen Obmann zur Personalvertretung vor. Die Arbeitsmedizin hat durch eine engmaschige und konsequente Betreuung dieser Arbeitnehmer die Verschlimmerung des Grundleidens oder Folgeschäden zu verhindern. Dies wird durch Anpassung des Arbeitsplatzes mit technischen Hilfen an die körperlichen Möglichkeiten des Arbeitnehmers, Anpassung des

Arbeitsablaufs und der Arbeitsbelastung sowie Verhinderung aller sonstigen schädlichen Faktoren am Arbeitsplatz erreicht.

Gesetz zum Schutze der Jugend (Jugendarbeitsschutzgesetz). Dieses Gesetz bezieht sich auf alle Arbeitnehmer, die noch nicht 18 Jahre alt sind, unabhängig davon, ob sie sich in der Ausbildung befinden oder andere Tätigkeiten ausüben. Jugendliche dürfen nicht mehr als 8 Stunden pro Tag und nicht mehr als 40 Stunden in der Woche arbeiten. Des weiteren dürfen sie nur zwischen 7 und 20 Uhr und nicht an Samstagen, Sonn- und Feiertagen arbeiten. Ausnahmen sind z. B. Bäckereien, Gaststätten oder Krankenanstalten. Ferner besteht für Jugendliche ein Verbot von Tätigkeiten unter Tage, im Akkord, von Tätigkeiten, bei denen sie außergewöhnlicher Kälte oder Hitze oder gefährlichen schädigenden Stoffen ausgesetzt sind. Ausnahmen sind auch hier möglich, wenn es der Ausbildung des Jugendlichen dient.

Die Beschäftigung von Jugendlichen unter 15 Jahren ist grundsätzlich verboten. „Grundsätzlich" ist hier im juristischen Sinn zu verstehen, das heißt, es gibt Ausnahmen. So dürfen Jugendliche unter 15 Jahren, die der Vollzeitschulpflicht nicht mehr unterliegen, im Berufsausbildungsverhältnis mit leichten, für sie geeigneten Tätigkeiten bis zu sechs Stunden täglich und 35 Std. wöchentlich beschäftigt werden. Personen unter 14 Jahren gelten dem Gesetz nach als Kind. Kinder dürfen als Ausnahmen im Rahmen des Betriebspraktikums während der Vollzeitschulpflicht, zum Zwecke der Beschäftigungs- und Arbeitstherapie oder aufgrund einer richterlichen Weisung beschäftigt werden. Außerdem dürfen Kinder über 13 Jahre in der Landwirtschaft bis zu drei Stunden werktäglich, mit dem Austragen von Zeitungen bis zu zwei Stunden werktäglich sowie mit Handreichungen beim Sport bis zu zwei Stunden täglich beschäftigt werden, soweit die Tätigkeit leicht und für Kinder geeignet ist. Diese Tätigkeiten dürfen nicht zwischen 18 und 8 Uhr, vor oder während des Schulunterrichts ausgeübt werden. Für noch jüngere Kinder können Ausnahmegenehmigungen für Veranstaltungen durch die Aufsichtsbehörden erteilt werden.

Jeder Jugendliche muß vor Beginn eines Beschäftigungsverhältnisses von einem Arzt seiner Wahl untersucht werden. Diese Untersuchung muß nach einem Jahr beruflicher Tätigkeit wiederholt werden. Über beide Untersuchungen sind dem Arbeitgeber Bescheinigungen vorzulegen, ohne die der Jugendliche nicht beschäftigt werden darf. Der Arzt hat in dieser Bescheinigung Arbeiten zu vermerken, bei denen er den Jugendlichen in seiner Gesundheit oder Entwicklung für gefährdet hält. Der Jugendliche darf dann für diese Tätigkeiten nicht mehr eingesetzt werden. Im Einvernehmen mit dem Arzt kann eine solche Tätigkeit durch die Aufsichtsbehörde mit Auflagen zugelassen werden. Der Arbeitgeber hat den Jugendlichen für diese Untersuchungen freizustellen, die Kosten für die Untersuchung trägt das jeweilige Bundesland.

Gesetz zum Schutze der erwerbstätigen Mutter (Mutterschutzgesetz). Im Mutterschutzgesetz ist geregelt, daß werdende Mütter sechs Wochen vor und acht Wochen (bei Mehrlingsschwangerschaften 12 Wochen) nach der Entbindung nicht beschäftigt werden dürfen. Auf Wunsch der werdenden Mutter darf diese jedoch auch in den sechs Wochen vor der Entbindung arbeiten. Für werdende Mütter gelten Beschäftigungsverbote für Tätigkeiten, die mit dem Heben von schweren Lasten einhergehen oder bei denen sie gesundheitsschädlichen Stoffen, Strahlen, Staub, Gasen, Dämpfen, Hitze, Kälte, Nässe, Erschütterungen oder Lärm ausgesetzt sind. Außerdem gilt ein Verbot der Akkord- und Fließbandarbeit sowie der Nacht- und Feiertagsarbeit. Im Bereich des Gesundheitswesens darf eine werdende Mutter zum Beispiel keine Bereitschaftsdienste mehr leisten und muß keine (darf aber) Tätigkeiten mit stechenden oder schneidenden Instrumenten (wie zum Beispiel Blutentnahmen) ausführen. Werdende Mütter genießen Kündigungsschutz. Um in den Schutz des Gesetzes zu gelangen, ist es notwendig, daß die Schwangere ihrem Arbeitgeber ihren Zustand mitteilt, sobald ihr die Schwangerschaft bekannt ist. Der Arbeitgeber kann ein Attest eines Arztes oder einer Hebamme verlangen. Nach der Entbindung kann die Mutter bis zu drei Jahren Erziehungsurlaub beantragen. Dies ist auch dem Vater möglich, jedoch können nicht beide Elternteile gleichzeitig Erziehungsurlaub bekommen. Während des Erziehungsurlaubs darf der entsprechende Elternteil bis zu 19 Stunden pro Woche beim gleichen Arbeitgeber arbeiten.

Allgemeine den Arbeitsschutz betreffende Rahmenbedingungen. Sie sind in der Arbeitszeitordnung und im Betriebsverfassungsgesetz geregelt. Fragen der Unfallversicherung sind im Sozialgesetzbuch und der Reichsversicherungsordnung (RVO) geregelt. In der RVO § 551 ist geregelt, daß eine Berufskrankheit als Arbeitsunfall gilt. Soweit diese Gesetze besonders relevant sind, wird bei den entsprechenden speziellen Abschnitten darauf eingegangen.

1.2 Bedeutsame medizinische Sachverhalte in Verordnungen

Verordnung über gefährliche Stoffe (GefStoffV)

Diese Verordnung existiert seit 1986 ergänzend zum Chemikaliengesetz. Die Verordnung regelt den Umgang mit Gefahrstoffen einschließlich ihrer Aufbewahrung, Lagerung und Vernichtung. Die Verordnung erstreckt sich von Fragen der Einstufung in Gefahrklassen und Kennzeichnung von Stoffen über Vorschriften, die den Umgang mit giftigen, krebserzeugenden, erbgutverändernden oder entzündlichen Gefahrstoffen regeln, bis zu vorgeschriebenen Vorsorgeuntersuchungen beim Umgang mit Gefahrstoffen. Eine Gefahrstoffliste, in der ca. 1500 Stoffe inklusive der zu beachtenden Schutzmaßnahmen und Beschäftigungsverbote explizit genannt und eingestuft werden, schließt die Verordnung ab. Konkrete Inhalte sind bei den einzelnen Stoffen aufgeführt.

Arbeitsstättenverordnung

Die Arbeitsstättenverordnung regelt die Anforderungen, die zum Schutz vor Unfällen und Gesundheitsschäden an eine Arbeitsstätte zu stellen sind. Die Verordnung ist als Grundlage zu verstehen, die durch die Arbeitsstättenrichtlinien ergänzt wird. Diese enthalten sicherheitstechnische, arbeitsmedizinische und hygienische Regeln, nach denen Arbeitsplätze gestaltet werden sollen. Sie betreffen völlig normale Büroräume und erstrecken sich über Arbeitsplätze im Freien und Baustellen bis zu Arbeitsplätzen auf Wasserfahrzeugen und schwimmenden Anlagen auf Binnengewässern. In den Richtlinien sind Fragen der Räume, Verkehrswege und Einrichtungen in Gebäuden geregelt, wie zum Beispiel Lüftung, Raumtemperatur, Beleuchtung, Brandschutz und Rettungswege. Aber auch die Raumabmessungen, der Luftraum, die Größe und Anzahl der Sozial- und Pausenräume, der Schutz der Nichtraucher und die Frage der Waschräume auf Baustellen sind hier geregelt.

Strahlenschutz- und Röntgenverordnung

Diese Vorschriften betreffen Genehmigungs- und Betriebsfragen entsprechender Anlagen. Am Beispiel der Röntgenverordnung gezeigt sind dies:

- Anwendungsbereich (Art der Anlagen, für die die Verordnung gilt § 1)
- Begriffsbestimmung (Wer ist strahlenexponiert? Was sind Röntgenuntersuchungen?) (§ 2)
- Genehmigung des Betriebs von Röntgeneinrichtungen (§ 3)
- Wartung und Instandsetzung von Röntgenröhren (§ 6)
- Strahlenschutzverantwortlicher (für jede Anlage muß ein Verantwortlicher benannt werden!) (§ 11)
- allgemeine Schutzmaßnahmen (§ 12)
- Messung der Dosisleistung bei Röntgeneinrichtungen zur Behandlung von Menschen (§ 13)
- Kontrollbereich und Überwachungsbereich (§ 14)
- Schutzkleidung (§ 19)
- zur Anwendung berechtigte Personen (§ 20)
- höchstzulässige Dosen für beruflich strahlenexponierte Personen (§ 32)
- anzeigepflicht bei Dosisüberschreitung (§ 36)
- ärztliche Untersuchung der beruflich strahlenexponierten Personen (§ 42)

Unfallverhütungsvorschriften (UVV)

Sie können von den Berufsgenossenschaften erlassen werden und richten sich sowohl an Arbeitnehmer als auch an Arbeitgeber. Hervorzuheben seien hier die UVV arbeitsmedizinische Vorsorge VBG 100, die UVV Erste Hilfe VBG 109, die UVV Schutz gegen gesundheitsgefährdenden mineralischen Staub VBG 119 und die UVV Betriebsärzte VBG 123.

1.3
Empfehlungen und Richtlinien internationaler Organisationen

Im Rahmen eines zusammenwachsenden europäischen Marktes treten auch Empfehlungen und Richtlinien der Europäischen Gemeinschaft, des internationalen Arbeitsamtes und der Weltgesundheitsorganisation stärker in den Vordergrund. Soweit diese wichtig sind, werden sie bei den verschiedenen Stoffen abgehandelt.

1.4
Organisationen und Aufgaben

1.4.1
Staatlicher Arbeitsschutz

Der Staat erläßt die Gesetze des Arbeitsschutzes und überwacht deren Einhaltung. Zu diesem Zweck sind dem Bundesarbeitsministerium die einzelnen Landesregierungen und diesen vor Ort wiederum die Gewerbeaufsichtsämter nachgeschaltet. In den staatlichen Stellen sind die „Staatlichen Gewerbeärzte" tätig. Sie sorgen einerseits für die Überwachung der Arbeitsschutzgesetze, wie zum Beispiel Mutterschutzgesetz, Jugendarbeitsschutzgesetz (siehe Kap. 1.2), in der Wirtschaft und öffentlichen Einrichtungen, andererseits sind sie auch in der Unterrichtung von Arbeitgebern, Arbeitnehmern und Ärzten tätig. Außerdem ermächtigt der staatliche Gewerbearzt andere Ärzte, die Arbeitsmediziner, zur Untersuchung von Beschäftigten in besonders überwachten Bereichen. Dies sind Beschäftigte, die beispielsweise unter dem Schutz der Gefahrstoffverordnung, der Strahlenschutzverordnung oder der Röntgenverordnung (siehe Kap. 1.2) stehen.

1.4.2
Berufsgenossenschaften

Wie bereits oben erwähnt, sind Fragen der Unfallversicherung in der RVO und dem Sozialgesetzbuch geregelt. Hier ist festgelegt, daß die Berufsgenossenschaften (BG) Träger der gesetzlichen Unfallversicherung für die gewerbliche Wirtschaft sind. Für die öffentliche Hand nehmen die Gemeindeunfallversicherungsverbände diese Aufgaben wahr. Es gibt für jeden Gewerbezweig eine eigene BG, zum Beispiel Bau-BG, Eisen- und Stahl-BG, Landwirtschaftliche-BG und andere. Ähnlich den Krankenkassen sind die Unfallversicherungsträger Körperschaften des öffentlichen Rechts mit Selbstverwaltung, deren Organe (Vorstand und Vertreterversammlung) paritätisch aus Vertretern der Versicherten und der Arbeitgeber zusammengesetzt sind. Jeder Arbeitgeber ist Pflichtmitglied in seiner Berufsgenossenschaft. Selbständige Ärzte, Zahnärzte und Apotheker sind versicherungsfrei. Die Kosten der Berufsgenossenschaften werden durch die Mitgliedsbeiträge gedeckt, die ausschließlich von den Arbeitgebern zu entrichten sind.

Aufgaben der Berufsgenossenschaften

Diese sind die Unfallverhütung, die Heilbehandlung, die Berufshilfe und die Entschädigung durch Renten.

Unfallverhütung. Die Berufsgenossenschaften haben das Recht, Unfallverhütungsvorschriften (UVV) zu erlassen und zu überwachen. In diesen Unfallverhütungsvorschriften sind zum Beispiel die Regeln bezüglich der ärztlichen Untersuchung für Mitarbeiter in den verschiedenen Gefährdungsbereichen festgelegt. Zu den Maßnahmen der Unfallverhütung gehört auch eine Ausbildung von Sicherheitsbeauftragten in den Mitgliedsfirmen.

Kostenübernahme. Die Kosten einer Heilbehandlung für Berufskrankheiten oder Arbeitsunfälle werden von der Berufsgenossenschaft übernommen. Wenn eine vollständige Heilung nicht möglich ist, werden auch die Kosten für eine eventuelle Umschulung sowie die Absicherung der Angehörigen während dieser Zeit übernommen. Falls eine Erwerbsminderung durch eine Berufskrankheit oder einen Arbeitsunfall vorliegt, zahlt die Berufsgenossenschaft eine Rente.

1.4.3 Betrieblicher Arbeitsschutz

Die Verantwortung für den betrieblichen Arbeitsschutz obliegt dem Unternehmer selbst. Er hat dafür Sorge zu tragen, daß die verschiedenen ihn betreffenden Verordnungen wie zum Beispiel Arbeitsstättenverordnung oder Gefahrstoffverordnung in seinem Betrieb eingehalten werden. Er hat die im Arbeitssicherheitsgesetz geforderten Fachkräfte für Arbeitssicherheit fest oder frei zu beschäftigen. Laut § 11 ASiG hat er im Betrieb einen Arbeitssicherheitsausschuß einzurichten. Diesem gehören Betriebsärzte, Sicherheitsbeauftragte, Sicherheitsingenieure, Fachkräfte für Arbeitssicherheit sowie ein Beauftragter des Arbeitgebers oder er selbst und zwei Betriebsratsmitglieder an.

Die Betriebsärzte haben auf Wunsch dem Arbeitnehmer das Ergebnis arbeitsmedizinischer Untersuchungen mitzuteilen.

Zu den Aufgaben der Betriebsärzte gehört es nicht, Krankmeldungen der Arbeitnehmer auf ihre Berechtigung zu überprüfen.

In diesem Zusammenhang ist festzustellen, daß der Betriebsarzt nur seinem ärztlichen Gewissen verantwortlich ist. Nach § 8 ASiG hat er die Regeln der ärztlichen Schweigepflicht zu beachten und darf Diagnosen einzelner Arbeitnehmer nicht dem Arbeitgeber mitteilen.

Beispielhaft seien hier die Aufgaben der Betriebsärzte laut § 3 des Arbeitssicherheitsgesetzes angeführt.

Paragraph 3 ASiG, Aufgaben der Betriebsärzte

Die Betriebsärzte sollen den Arbeitgeber beim Arbeitsschutz und bei der Unfallverhütung in allen Fragen des Gesundheitsschutzes unterstützen. Sie haben folgende Aufgaben:

Beratung. Betriebsärzte beraten den Arbeitgeber und die sonstigen für den Arbeitsschutz und die Unfallverhütung verantwortlichen Personen zu beraten, insbesondere bei
- Planung, Ausführung und Unterhaltung von Betriebsanlagen und von sozialen und sanitären Einrichtungen
- Beschaffung von technischen Arbeitsmitteln und der Einführung von Arbeitsverfahren und Arbeitsstoffen
- Auswahl und Erprobung von Körperschutzmitteln
- arbeitsphysiologischen, arbeitspsychologischen und sonstigen ergonomischen sowie arbeitshygienischen Fragen, insbesondere des Arbeitsrhythmus, der Arbeitszeit und der Pausenregelung, der Gestaltung der Arbeitsplätze, des Arbeitsablaufs und der Arbeitsumgebung
- Organisation der ersten Hilfe im Betrieb
- Fragen des Arbeitsplatzwechsels sowie der Eingliederung und Wiedereingliederung Behinderter in den Arbeitsprozeß

Untersuchung. Sie untersuchen die Arbeitnehmer, sie beraten und beurteilen sie arbeitsmedizinisch und weiterhin erfassen sie die Untersuchungsergebnisse und werten sie aus.

Arbeitsschutz. Die Betriebsärzte beobachten die Durchführung des Arbeitsschutzes und der Unfallverhütung. Dazu ist es erforderlich,
- die Arbeitsstätten in regelmäßigen Abständen zu begehen und festgestellte Mängel dem Arbeitgeber oder der sonst für den Arbeitsschutz und die Unfallverhütung verantwortlichen Person mitzuteilen, Maßnahmen zur Beseitigung dieser Mängel vorzuschlagen und auf deren Durchführung hinzuwirken
- auf die Benutzung der Körperschutzmittel zu achten
- Ursachen von arbeitsbedingten Erkrankungen zu untersuchen, die Untersuchungsergebnisse zu erfassen und auszuwerten und dem Arbeitgeber Maßnahmen zur Verhütung dieser Krankheiten vorzuschlagen

Aufklärung. Die Betriebsärzte haben darauf hinzuwirken, daß sich alle im Betrieb Beschäftigten den Anforderungen des Arbeitsschutzes und der Unfallverhütung entsprechend verhalten, insbesondere sie über die Unfall- und Gesundheitsgefahren, denen sie bei der Arbeit ausgesetzt sind, sowie über die Einrichtungen und Maßnahmen zur Abwendung dieser Gefahren zu belehren und bei der Einsatzplanung und Schulung der Helfer in „Erster Hilfe" und des medizinischen Hilfspersonals mitzuwirken.

1.5
Verhütung und Früherkennung beruflich bedingter Schäden, Begutachtung

1.5.1
Allgemeine Vorsorgeuntersuchungen

Zu den allgemeinen Vorsorgeuntersuchungen werden die Einstellungs- und Eignungsuntersuchungen gezählt. Beispielsweise gehört hierzu die im Jugendarbeitsschutzgesetz vorgeschriebene Untersuchung des Jugendlichen bei Erstantritt zur Arbeit oder die obligatorische Einstellungsuntersuchung, die der Personalarzt bei jedem neuen Mitarbeiter routinemäßig durchführt.

1.5.2
Spezielle Vorsorgeuntersuchungen

In der Gefahrstoffverordnung und in der UVV Arbeitsmedizinische Vorsorge VBG 100 sind Vorschriften für spezielle Untersuchungen erlassen. Die VBG 100 schreibt Vorsorgeuntersuchungen für alle Arbeitnehmer, die biologischen, chemischen, physikalischen oder sonstigen gefährdenden Einflüssen ausgesetzt sind, vor. Auch ist hierin geregelt, daß bestimmte chronische Erkrankungen als Ausschlußkriterien für bestimmte Tätigkeiten zu werten sind. Als solche kommen Arteriosklerose, Hypertonie, Diabetes mellitus, Zerebral- und Anfallsleiden oder Hepatopathie in Betracht. Als Beispiel sei die regelmäßig erforderliche Untersuchung von Berufsbusfahrern in der Personenbeförderung genannt. Anfallsleiden, aber auch ein schlecht eingestellter Hypertonus oder Diabetes führen zum Erlöschen der Beförderungserlaubnis. Auch der umgekehrte Fall ist möglich. Besteht bei einem Arbeitnehmer die Gefahr der Verschlimmerung seines Leidens durch die Tätigkeit, so darf er diese nicht mehr ausüben. Diese speziellen Untersuchungen werden immer mit Blick auf die spezielle Tätigkeit des Arbeitnehmers durchgeführt. Es gibt durch die Berufsgenossenschaften festgelegte Grundsätze, wie diese Untersuchungen durch einen von der Gewerbeaufsicht oder den Berufsgenossenschaften ermächtigten Arzt durchgeführt werden müssen. Derzeit existieren ca. 50 dieser Grundsätze, die sich nach folgendem Schema richten:

- Anwendungsbereich
- Untersuchungsarten
- Erstuntersuchung (allgemeine und spezielle Untersuchung, arbeitsmedizinische Kriterien)
- Nachuntersuchungen (Fristen, allgemeine und spezielle Untersuchung, Kriterien)
- Nachgehende Untersuchung (nach Ende der Exposition)
- Ergänzende Hinweise (Vorkommen und Gefahrenquellen, Aufnahme, Wirkweise, Krankheitsbild, Analytik, Literatur)

Beispielhaft seien hier die BG-Grundsätze G20 Lärm, G25 Fahr-, Steuer- und Überwachungstätigkeiten, G37 Bildschirmarbeitsplätze sowie G42.3 Hepatitis-B-Viren erwähnt. Teilweise sind die Untersuchungen zwingend in der Anlage 1 zur VBG 100 vorgeschrieben (G20, G42.3), teilweise sind die Untersuchungen freiwillig im Rahmen einer Betriebsvereinbarung geregelt (G25, G37). Die Untersuchungsergebnisse werden dem Arbeitgeber nur als Beurteilung der erhobenen Befunde in Form eines standardisierten Satzes mitgeteilt. Das Schema erstreckt sich von „Keine gesundheitlichen Bedenken" über „Keine gesundheitlichen Bedenken unter bestimmten Auflagen" bis hin zu „Befristete" oder „Dauerhafte gesundheitliche Bedenken".

1.5.3
Technischer Arbeitsschutz

Der technische Arbeitsschutz dient der Verringerung der gesundheitlichen Risiken am Arbeitsplatz durch möglichst maximale Entschärfung der Arbeitsplätze. Hier sind zu nennen:

- Absaugung schädlicher Stäube, Gase und Dämpfe am Entstehungsort
- geschlossene Systeme, wenn zum Beispiel die Möglichkeit des Austritts von radioaktivem Material besteht
- Absonderung von Arbeitsräumen, in denen schädliche Substanzen verwendet werden oder in denen großer Lärm entsteht
- Ersatz schädlicher Arbeitsstoffe durch weniger schädliche
- konstruktive Änderungen von Maschinen zum Schutz vor Fehlbedienungen, wie zum Beispiel Einsatz der Zweihandbedienung, damit kein Arbeiter mit einer freien Hand in die laufende Maschine fassen kann

1.5.4
Persönlicher Arbeitsschutz

Hierzu zählt man Arbeitskleidung und Körperschutzmittel. Die Arbeitskleidung soll Kontakt des Körpers mit Schadstoffen verhindern (wie Labor- oder Arztkittel), mechanische Einwirkungen vermindern (durch Sicherheitsschuhe mit Stahleinlage) oder auch Strahlenschäden reduzieren (zum Beispiel mittels einer Bleischürze beim Röntgen). Zu den Körperschutzmitteln zählt man Schutzhelme oder Ohrstöpsel, aber auch Hautpflegemittel oder Handschuhe, gerade im medizinischen Bereich.

2 Analyse von Arbeitsplatz- und Berufsbelastungen

2.1 Arbeitsphysiologische Aspekte

2.1.1 Belastung und Beanspruchung

Eine Belastung ist eine von außen auf den Menschen einwirkende Einflußgröße. Die Veränderungen des Organismus, die durch diese Einflüsse hervorgerufen werden, nennt man Beanspruchung. Es werden folgende Beanspruchungen unterschieden:
- Beanspruchung der Muskulatur
- Beanspruchung der Sensomotorik
- Beanspruchung des kardiopulmonalen Systems
- Beanspruchung des Intellekts

Muskuläre Leistungsfähigkeit. Diese entspricht der Messung der Muskelarbeit, die von einer Muskelgruppe willentlich aufgebracht werden kann. Man unterscheidet dynamische (Bewegung) und statische (Haltearbeit) Muskelarbeit. Während bei dynamischer Arbeit durch die Muskelpumpe Blut in der Muskulatur ausgetauscht wird, ist dieser Mechanismus bei statischer Beanspruchung (Haltearbeit) durch die konstante Anspannung der Muskulatur nicht verfügbar. Es kommt, verstärkt durch die Kompression der Blutgefäße, zur Ansammlung von Stoffwechselabbauprodukten und infolgedessen zu Muskelermüdung und reversiblen Muskelschmerzen. Die Muskelarbeit wird mit einem Dynamometer mit standardisierten Meßpositionen bestimmt, da nur statische Messungen vergleichbar sind. Die muskuläre Leistungsfähigkeit erreicht zwischen dem 25. und 30. Lebensjahr ihr Maximum (Frauen ca. 20 % weniger als Männer) und fällt bis zum 65. Lebensjahr auf ca. 80 % ab.

Sensomotorische Leistungsfähigkeit. Sie betrifft Bewegungsgeschwindigkeit, Körperbeherrschung, Koordinationsfähigkeit und Handgeschicklichkeit. Letztere wird zum Beispiel durch den Finger-Dexterity-Test nach O'Conner gemessen (Stifte müssen in eine Lochplatte gesteckt werden, die benötigte Zeit wird gemessen). Diese Leistungsfähigkeit nimmt schon nach dem 35. Lebensjahr ab.

Kardiopulmonale Leistungsfähigkeit. Sie wird durch die O_2-Transportfähigkeit limitiert. Diese kann man durch die maximale Sauerstoffaufnahme messen. Hierzu bedient man sich der Spiroergometrie. Atemfrequenz, Ventilation, O_2-Aufnahme, CO_2-Abgabe und Herzfrequenz können unter EKG-Kontrolle gemessen werden. Die Leistungsfähigkeit ist von Trainingszustand, Alter und Geschlecht abhängig. In der Praxis setzt man den Probanden auf ein Fahrradergometer und ermittelt die geleistete Wattzahl bei einer definierten Pulsfrequenz von 170. Die so ermittelte W 170 gilt als Vergleichsmaßstab für die kardiopulmonale Dauerleistungsfähigkeit. Die maximale individuelle Dauerbelastbarkeit eines Probanden erkennt man daran, daß der O_2-Verbrauch in ein Steady-State übergeht. Wenn kein Steady-State erreicht werden kann, sondern der O_2-Verbrauch ständig weiter steigt, ist die Arbeit erschöpfend. Außerdem kann man aus der O_2-Aufnahme mittels indirekter Kalorimetrie auf den Energieumsatz schließen.

Mentale Leistungsfähigkeit. Sie umfaßt Wahrnehmung, Informationsaufnahme, Informationsverarbeitung und Informationsabgabe. Persönlicher Intellekt und Motivation spielen eine nicht zu unterschätzende Rolle.

Physiologische Leistungsfähigkeit. Sie ist von Trainingszustand, Alter und Geschlecht abhängig. Diese Faktoren haben einen Einfluß auf die Muskelkraft und die O_2-Aufnahme. Durch Training lassen sich zusätzlich Herz- und Blutvolumen sowie die Vital- und Totalkapazität beeinflussen. Das Alter beeinflußt die Koordinationsleistung und die maximale Pulsfrequenz.

Energieumsatz. Er läßt sich, wie oben erwähnt, bei körperlicher Arbeit mittels indirekter Kalorimetrie berechnen. Der Energieumsatz berechnet sich aus Grundumsatz, der einschließlich dem Freizeitumsatz bei ca. 2000–2300 kcal = 8400–9600 kJ liegt. Hinzu kommt der Arbeitsumsatz; dieser liegt in acht Stunden unter leichter Arbeit bei bis zu 1000 kcal für Männer und 700 kcal für Frauen, für mittelschwere Arbeit bei 1000–1500 kcal für Männer und 700–1000 kcal für Frauen, für schwere Arbeit bei 1500–2000 kcal für Männer und 1000–1350 kcal für Frauen sowie für sehr schwere Arbeit bei über 2000 kcal für Männer und über 1350 kcal für Frauen. Die Dauerleistungsgrenze für Männer liegt bei ca. 4 kcal/min, für Frauen bei ca. 2,6 kcal/min.

Belastungsgrenzen. Die Unterteilung der Arbeit in verschiedene Schweregrade läßt sich auch anhand der Herzschlagfrequenz vornehmen. Die Steigerung der Herzfrequenz (bei einer Ruheherzfrequenz von 70/min) um bis 20 Schläge/min steht für leichte Arbeit, 21–30 Schläge/min für mittelschwere Arbeit, 31–40 Schläge/min für schwere Arbeit sowie über 40 Schläge/min für sehr schwere Arbeit. Die Dauerleistungsgrenze über acht Stunden liegt für Männer bei 35 Schlägen/min, für Frauen bei 30 Schlägen/min. Die Dauerleistungsgrenze gilt als eingehalten, wenn während der Arbeit die Pulsfrequenz nicht weiter ansteigt und innerhalb von 15 Minuten nach Arbeitsende die Ruhefrequenz wieder erreicht wird.

Streß. Als Folge von Über- oder Fehlbelastung körperlicher oder geistiger Art reagiert der Organismus als Selbstschutz mit Streß. Dieser äußert sich zunächst in einer erhöhten Alarmbereitschaft, die sich als Flucht- oder Kampfbereitschaft zeigen kann. Streß sollte durch Erholung oder Änderung der Anforderungen abgebaut werden, da sich sonst Folgestörungen am Herz-Kreislauf-System, am Verdauungssystem oder im endokrinen System einstellen können. Das Streßempfinden ist individuell sehr unterschiedlich, manche Menschen gelangen erst unter sehr hohen Anforderungen zu Höchstleistungen. Im Gegensatz zum belastenden „Disstreß" steht der eher euphorisierende „Eustreß", der sich bei oder nach der erfolgreichen Bewältigung von großen Anforderungen einstellt.

2.1.2
Arbeit und Ermüdung

Arbeitszeit

Sie beträgt gegenwärtig je nach Tarifvertrag 37,5 bis 40 Stunden in der Woche, verteilt auf fünf Tage. Außer den Arbeitszeitelementen, zu der Hauptzeiten und Nebenzeiten (zum Beispiel Reinigung von Gerät und Arbeitsplatz), Pausen, aber auch arbeitsgebundene Freizeit, wie Wegezeiten, gerechnet werden, unterteilt man den Tag noch in Freizeit und Schlafzeit.

Ermüdung

Sie tritt als Folge von Belastungen auf und bewirkt eine reversible Leistungs- und Funktionsverminderung. Die Ermüdung äußert sich in einem Nachlassen der Arbeitsfreude, einer Steigerung des Anstrengungsgefühls und Störungen von Wahrnehmung, Bewegungskoordination, Konzentration und des Aktivitätsniveaus. Eine Erholung ist durch Pausen möglich.

Pausenformen und Wirkungen

Eine Pause ist eine Arbeitsunterbrechung unterschiedlicher Länge während einer Arbeitsschicht. Man unterscheidet:

Ruhepausen. Sie sind arbeitsrechtlich vorgeschrieben, bei einer Arbeitszeit von mehr als sechs Stunden mindestens eine halbe oder zweimal ein Viertelstunde. Arbeiterinnen haben schon nach viereinhalb Stunden Anspruch auf eine 20minütige, Jugendliche auf eine

30minütige Pause. Um den gesetzlichen Anforderungen an eine Ruhepause zu genügen, muß die Pause mindestens 15 Minuten dauern, im voraus feststehen und Teil der Arbeitsordnung sein.

Erholungspausen. Sie sind erforderlich, wenn die Arbeit so schwer ist, daß mit einer Überlastung des Arbeiters zu rechnen ist. Diese zusätzlichen Pausen werden als Erholungszuschlag (Erholungszuschlag ist kein Geldbetrag) bezeichnet.

Ablaufbedingte Wartezeiten. Bei Fließbandarbeit, aber auch an anderen Orten mit mangelhafter Organisation (zum Beispiel in Kliniken) treten sie meist auf. Sie sind unvorhersehbar und haben keinen Erholungswert, eher einen nachteiligen Effekt.

Willkürliche Pausen. Dies sind Pausen, die der Arbeiter unabhängig von geregelten Pausenzeiten einlegt. Diese Pausen, die oft nur sehr kurz sein können (zum Beispiel einmal zurücklehnen und entspannen), haben einen relativ guten Erholungswert.

Kaschierte Pausen. Dies sind solche, bei denen der Arbeiter keine echte Unterbrechung der Arbeit vornimmt, sondern unwesentliche Nebentätigkeiten mit geringerer Arbeitsintensität verrichtet.

Pauseneffektivität. Sie beruht entscheidend auf Dauer und Anzahl der Pausen. Der Erholungswert einer Pause ist zu Beginn am höchsten, um dann langsam abzufallen. Sehr lange Pausen steigern daher den Erholungswert nicht mehr, besser ist es, mehrere Pausen mittlerer Länge einzulegen. Wenn die Produktionseinbuße während einer Pause durch eine Produktionssteigerung nach oder schon kurz vor der Pause wieder ausgeglichen wird, spricht man von einer lohnenden Pause.

2.1.3 Besondere Arbeitsformen

Akkordarbeit. Darunter versteht man ein leistungsbezogenes Entlohnungssystem, wobei sich die Entlohnung beim Stückgeldakkord nach gefertigter Stückzahl pro Zeiteinheit richtet. Beim Zeitakkord richtet sich die Entlohnung nach dem Verhältnis der benötigten Zeit zu einer festgelegten Vorgabezeit.

Fließbandarbeit. Sie beinhaltet als arbeitsmedizinische Probleme hauptsächlich die Monotonie der Arbeit und die Gefahr der Arbeitshetze für ungeübte Arbeiter bei individuell zu hoher Bandgeschwindigkeit. Job enlargement (Erweiterung der Arbeitsinhalte) und Job rotation (Ausübung mehrerer Tätigkeiten, „Springer") sollen diesen Gefahren abhelfen. Ein Schritt zur Humanisierung der Arbeitswelt ist die Bildung von Produktionsgruppen von Arbeitern, in denen Arbeitsmethoden und Aufgabenverteilung von der Gruppe selbst geregelt werden.

Nacht- und Schichtarbeit. Diese Arbeitsformen verursachen Wechselschichtarbeitern häufig Appetitlosigkeit, Schlafmangel, Störungen im sozialen Leben und ein Gefühl verminderter Leistungsfähigkeit während der Nachtschichtperioden. Die Arbeiter leiden häufig unter Störungen des Gastrointestinaltraktes.

Der dem Menschen angeborene 24-Stunden-Rhythmus wird von Zeitgebern, wie zum Beispiel Zeitbewußtsein und sozialer Kontakt, synchronisiert. Diese Zeitgeber können durch die Schichtarbeit nicht umgestellt werden, so daß der Schichtarbeiter immer gegen seinen eigenen Rhythmus leben muß, eine Adaptation ist nicht möglich. Aus diesen Gründen ist Nachtarbeit für Personen unter 25 und über 50 Jahren oder für Arbeitnehmer mit Tendenz zu Erkrankungen des Gastrointestinaltraktes oder mit schweren Vorerkrankungen (Diabetes, Anfallsleiden, psychische Erkrankungen) abzulehnen.

Überwachungs-, Kontroll-, und Steuertätigkeiten. Dabei tritt die körperliche Arbeit in den Hintergrund, da diese Tätigkeiten hauptsächlich die geistige Aufmerksamkeit beanspruchen. Es müssen eine Vielzahl optischer und akustischer Signale wahrgenommen und geistig richtig ausgewertet werden. Je länger diese Beanspruchung andauert, desto höher ist die Fehlerquote.

2.1.4 Arbeitsplatzgestaltung

Mensch-Maschine-System. Bei der Entwicklung neuer Maschinen wird gefordert, die Maschinen dem durchschnittlichen Menschen soweit wie möglich anzupassen. Umgekehrt wird bei der Auswahl der Arbeiter darauf geachtet, daß der Arbeiter zu der Maschine „paßt". Bei einer guten Kombination kann gesteigerte Produktivität bei geringerem Arbeitsaufwand aus diesen Überlegungen resultieren. Wichtige Faktoren in diesem System sind beim Menschen Intelligenz, gutes Gedächtnis, gute Signalverarbeitungsfähigkeit. Bei der Maschine begünstigen eine hohe mögliche Arbeitsgeschwindigkeit, konstante Leistung, Mehrkanaligkeit bei komplexen Tätigkeiten ein gutes System.

Anthropometrische Größen. Abhängig von den Körpermaßen sind bei der Gestaltung von Arbeitsplätzen die Körperhaltung, der Blickwinkel, die Höhe von Arbeitsflächen sowie der Wirkraum zu beachten. Exemplarisch sei hier bei der Berücksichtigung anthropometrischer Größen der Greifraum genannt. Dieser ist normalerweise durch die Unterarmlänge bestimmt und umfaßt den Bereich, der ohne Anheben der Oberarme erreicht werden kann. Der maximale Greifraum ist der Bereich, der der Länge des ausgestreckten Armes entspricht. Arbeiten im normalen Greifraum sind durch die geringere Haltearbeit weniger ermüdend als solche im maximalen Greifraum. Bei der Gestaltung von Arbeitsplätzen lassen sich durch Verbesserung der Ergonomie erhebliche Verbesserungen der Produktionsabläufe erzielen.

Physiologische Parameter. Ihre Berücksichtigung bei der Planung zum Beispiel von Anzeigevorrichtungen ergibt, daß bei quantitativen Anzeigen für das Ablesen numerischer Werte ein nur kleiner Ablesebereich (kleiner sichtbarer Skalenteilbereich im sogenannten offenen Fenster) die geringsten Ablesefehler produziert. Außerdem sollten alle Anzeigen eines Arbeitsplatzes möglichst gleich gestaltet werden. Bei qualitativen Anzeigen (Ampel) sollten deutliche Unterschiede in Farbe und Position geplant werden.

2.2 Arbeitspsychologische Aspekte

Zu den Aufgaben der Arbeitspsychologie zählen Aufgabenanalyse, Anforderungsanalyse und Erstellung von Anforderungsprofilen mit den psychischen und physischen Anforderungen, die an den Arbeitnehmer und an den speziellen Arbeitsplatz gestellt werden. Eine wichtige Rolle spielen dabei:

Motivation. Sie resultiert aus dem Drang nach der Befriedigung verschiedener Bedürfnisse wie Grundbedürfnisse (Nahrung, Kleidung, Wohnung), Gewinnbedürfnis, soziale Bedürfnisse, Sicherheitsbedürfnis und Entfaltungsbedürfnis.

Arbeitszufriedenheit. Sie hängt von den Aufstiegsmöglichkeiten, der Arbeitsplatzsicherheit, den Entfaltungsmöglichkeiten, den Vorgesetzten, der Bezahlung und den Arbeitsplatzbedingungen ab. Diese Faktoren kann man als Betriebsklima zusammenfassen. Bei gutem Betriebsklima sinkt der Krankenstand und steigt die Produktivität, bei schlechtem Betriebsklima ist es umgekehrt.

Monotonie und Sättigung. Monotonie (ständig gleichförmige Arbeitsabläufe) und Sättigung (Reizüberflutung gleichartiger Reize) führen zu rascher Ermüdung mit dem Risiko vegetativer Fehlsteuerung und psychoneurotischer Verhaltensweisen. Die körperliche Auswirkung mentaler Tätigkeit sowie die Arbeit unter Zeitdruck äußert sich in Reaktionen des endokrinen Systems (erhöhte Katecholaminausschüttung) oder als Leistungsminderung des Sensoriums (zum Beispiel Verkleinerung der Akkomodationsbreite).

2.3 Arbeitsplatz und Umgebungseinflüsse

2.3.1 Allgemeine Anforderungen an Arbeitsräume

Die Anforderungen an Arbeitsräume sind in der Arbeitsstättenverordnung und durch Arbeitsplatzrichtlinien (siehe Kap. 2.1.4) geregelt.

2.3.2
Klima am Arbeitsplatz

Klimaeinzelfaktoren. Dies sind die Lufttemperatur und Luftfeuchtigkeit (Messung mit Psychrometer), die Luftbewegung (Messung mit Anemometer) und die Wärmestrahlung (Messung mit Globethermometer). Der Luftgeschwindigkeit kommt wegen der Zuglufterscheinungen besondere Bedeutung zu (für Bürotätigkeit nicht über 0,1 m/sec). Zu hohe Luftfeuchtigkeit behindert die Wärmeabgabe durch Schwitzen, zu niedrige Luftfeuchte führt zu Reizerscheinungen der Atemwege.

Klimasummenmaße. Diese beinhalten die Normaleffektivtemperatur (bezogen auf Personen in Straßenkleidung), die Basiseffektivtemperatur (bezogen auf Personen mit unbekleidetem Oberkörper) und die korrigierte Effektivtemperatur, die die Wärmestrahlung berücksichtigt.

Hitzearbeitsplatz. Ein Arbeitsplatz, bei dem bereits in Ruhe die Regulation der Körpertemperatur durch Schwitzen erfolgt, wie zum Beispiel am Hochofen, wird als Hitzearbeitsplatz bezeichnet. Folgeerscheinungen sind Ermüdung, Nachlassen von Arbeitsleistung und Aufmerksamkeit sowie Hitzekollaps und Hitzschlag. Arbeitstechnische Schutzmaßnahmen sind Schutzkleidung, Abschirmung und Abkühlungspausen. Eine Hitzeadaption kann zum Teil durch Erhöhung der Schweißmenge auf bis zu drei Liter pro Stunde bei sinkender Salzkonzentration bereits innerhalb von zehn bis 14 Tagen erfolgen, geht aber auch binnen sieben Tagen wieder verloren. Hitzearbeiter werden nach BG-Grundsatz G30 betreut.

Kältearbeitsplatz. An Kältearbeitsplätzen (Kühlhaus) sind besondere Anforderungen an den Schutz der Akren vor Kälteschäden zu berücksichtigen. Kältearbeiter werden nach BG-Grundsatz G21 betreut.

Zur Klimatisierung von Arbeitsplätzen bedient man sich einer Erhöhung der Luftbewegung, der Luftkühlung, der Lufttrocknung sowie der Luftfilterung. Das Behaglichkeitsempfinden variiert sehr stark, es ist daher nicht möglich, für mehr als 60% der Personen in klimatisierten Zonen ein Klima herzustellen, das als behaglich empfunden wird.

2.3.3
Licht und Beleuchtung am Arbeitsplatz

Für grobe Arbeiten mit geringen Ansprüchen an die Beleuchtung reichen 100–200 Lux als Allgemeinbeleuchtung aus. Für mittlere Ansprüche (Stanzen, Verpacken) sind 200–500 Lux, für hohe Ansprüche (Lesen, Schreiben, Justieren) sind 500–1000 Lux erforderlich. Bei sehr feinen Tätigkeiten ist eine Platzbeleuchtung von bis zu 3000 Lux sowie eine Allgemeinbeleuchtung von 300 Lux notwendig. Das Licht soll blendungsfrei und gleichmäßig sein. Bei Blendung unterscheidet man Absolutblendung durch den Leuchtkörper selbst von der Relativblendung durch Reflektionen von Flächen in der Umgebung. Zur Vermeidung von Blendung sollen sich im Gesichtsfeld keine Leuchtkörper befinden. Der Blickwinkel zwischen der Horizontalen und dem Leuchtkörper soll größer als 30° sein. Ältere Menschen haben einen erhöhten Lichtbedarf und längere Adaptationszeiten.

2.4
Lärm am Arbeitsplatz

2.4.1
Beurteilungsmaße

Die objektive Schallmessung erfolgt auf der Basis des Schalldrucks in Dezibel. Bezugspunkt ist die Hörschwelle bei 1000 Hz (0 dB = 2 × 10^{-4} µbar).

Der Schalldruck ist definiert als: p (dB) = 20 log × (tatsächlicher Schalldruck/Bezugsschalldruck).

Die Schmerzschwelle liegt bei 2 × 10^2 µbar = 120–130 dB.

Da der Mensch hohe und tiefe Töne anders empfindet als den Hauptlärmbereich zwischen 800 und 3000 Hz, filtert man bei der Lärmmessung die hohen und tiefen Frequenzen heraus. Die so erhaltenen Werte bezeichnet man mit der Einheit dB (Dezibel = A), wobei A für den Filter steht. Andere Frequenzgemische kann man auch mit anderen Filtern messen, diese Messungen erkennt man am anderen Zusatz (B) oder (C). Die Phonskala beruht auf der subjektiven Lautheitsempfindung. Bei 1000 Hz sind die Phon und Dezibelskala deckungsgleich. Die logarithmische Natur der Dezibelskala bewirkt, daß eine Zunahme um ca. 10 dB etwa eine Verdopplung der Lautstärkewahrnehmung darstellt. Eine Zu- oder Abnahme um 3 dB bewirkt eine Verdopplung der Schallenergie. Als äquivalenten Dauerschallpegel bezeichnet man den mittleren Pegel zum Beispiel während einer Arbeitsschicht, unter der Annahme, daß der veränderliche Pegel sich in seiner Wirkung von einem gleichmäßigen Pegel nicht unterscheidet. Dieser Pegel sollte bei geistiger Arbeit ca. 55 dB(A), bei einfachen Tätigkeiten 70 dB (A), und bei allen anderen Tätigkeiten 85 dB (A) nicht überschreiten. Ab einem Pegel von 85 dB(A) (für Schwangere ab 80 dB (A)) sind persönliche Lärmschutzmittel zu tragen. Für Lärmspitzen gibt es Begrenzungen, die für eine momentane Einwirkung gelten.

2.4.2
Lärmeffekte

Die wichtigsten Lärmwirkungen sind Behinderung der Kommunikation und der akustischen Umweltorientierung, Gehörschädigung und eine nicht zu unterschätzende Leistungsbeeinflussung. Extraaurikulär aktiviert Lärm die Formatio reticularis und kann Veränderungen des Blutdrucks, der Muskelaktivität, der Atemfrequenz sowie der Magen-Darm-Motilität bewirken. Zu Erkrankungen siehe Kapitel 4.5.10.

2.5
Vibrationen am Arbeitsplatz

Vibrationen werden nach VDI 2057 systematisiert in drei senkrecht aufeinanderstehenden Richtungen erfaßt, es resultiert eine *bewertete Schwingstärke* (K-Wert), die als dimensionslose Maßzahl angegeben wird. Frequenzen unter 16 Hz, aber auch bis 80 Hz, können beim Menschen gesundheitliche Störungen verursachen. Besonders Frequenzen im Bereich der Körpereigenfrequenzen (4, 12, 30 Hz) werden als unangenehm empfunden. Aufgrund ihrer Unterschiedlichkeit in Exposition und Wirkung werden Ganzkörpervibrationen von Hand-Arm-Vibrationen unterschieden. Folgen der Beanspruchungen durch mechanische Schwingungen können sein: Störungen des Wohlbefindens, Unbehagen bis Schmerzen in Bauch- und Brustorganen, in Kopf und Wirbelsäule, Durchblutungsstörungen, Degenerationen der Bandscheiben, Störungen der Sehschärfe, der Atmung und der Sprache, Reflexanomalien und Kinetosen.

2.6
Überdruck und Unterdruck am Arbeitsplatz

Schäden entstehen ab einem Überdruck von 1 bar und mehr. Häufigkeit, Lokalisation und Ausmaß sind abhängig von Höhe der Isokompression (Tauchtiefe), Dauer der Isokompression (Tauchdauer) sowie Dauer der Dekompression (Länge der Auftauchphase). Unter hohem Druck wird in den Körperflüssigkeiten vermehrt Stickstoff physikalisch gelöst. Bei zu schneller Dekompression tritt dieser Stickstoff rasch aus, so daß eine Gasembolie resultieren kann. Akute Dekompressionssymptome sind Gelenk- oder Muskelschmerzen, Hautjucken (Taucherflöhe), Hautmarmorierung, Herz-Kreislauf- und Atembeschwerden sowie zentralnervöse Erscheinungen. Als Spätschäden sind aseptische Knochennekrosen besonders in Femur und Humerus gefürchtet. Taucher werden nach BG-Grundsatz G31 betreut.

Beschäftigungsverbot an Druckluftarbeitsplätzen. Dort dürfen Personen mit Übergewicht (30 % nach Broca), Anfallsleiden, Gerinnungsstörungen, Herz-Kreislauf-Störungen, mit Erkrankungen der Atemwege, des Verdauungstraktes, der Gelenke, der Ohren, der Nebenhöhlen und des Nervensystems nicht beschäftigt werden.

2.7
Nichtionisierende Strahlen und Elektrizität

Als nichtionisierende Strahlung werden magnetische, elektrische und elektromagnetische Wellen von 0 Hz bis 300 GHz, Infrarot, sichtbares Licht und der UV-Bereich (siehe Ta-

Tab. 22.1: Anwendung und Wirkung elektromagnetischer Strahlung (K. Ruppe 1996)

Faktor	Anwendung/Vorkommen	Wirkungen
statische elektrische Felder	elektrostat. Aufladungen, Gleichspannungsanlagen	Muskelkontraktionen, Schreck
statische magnetische Felder	Elektrolyse, Beschleuniger	Wärmeeffekte, Störungen des vegetativen Nervensystems
50-Hz-Felder (elektrische)	Arbeiten an oder unter Hochspannungsanlagen, Elektrolichtöfen	elektrische Entladungen, Reizwirkungen
50-Hz-Felder (magnetische)	Widerstandsschweißen	Störungen des vegetativen Nervensystems
hochfrequente elektromagnetische Felder (30 kHz–300 MHz)	Nachrichten, Funk, Fernsehen. kapazitive u. induktive Erwärmung Diathermie	thermische Wirkungen biologische Wirkungen
höchstfrequente Felder Mikrowelle, (300 Mhz–300 GHz)	Radar, Richtfunk, Vulkanisation (Mikrowellenherde)	1. thermische Wirkungen 2. grauer Star, thermische Wirkung
Infrarotstrahlung	Wärmestrahlung von Aggregaten, Geräten, Öfen	Hitzebelastung, lokal: grauer Star
Laserstrahlen	Vermessung, Forschung, Fernmeldewesen, Medizin	meist unfallartige Erwärmung von Geweben, Augenschäden
UV-Strahlung	Freiluftarbeitsplätze, polygraphische Industrie, Therapie	Pigmentierung, Verbrennung, Hautkarzinome

belle 22.1) zusammengefaßt. Nach der Definition der WHO wird auch Ultraschall als mechanische Schwingung zur nichtionisierenden Strahlung gerechnet.

Gesundheitliche Auswirkungen.
- Infrarotstrahlung an Hochöfen oder in der Glasbläserei kann zur Trübung der Augenlinsen führen. Der strahlungsbedingte graue Star unterscheidet sich nicht von anderen Starformen.
- UV-Strahlen haben hauptsächlich eine Wärmewirkung
- UV-B-Strahlung kann Tumoren indizieren
- Laserstrahlung verursacht in der Hauptsache Verbrennungen durch die Wärmewirkung bei der Absorption der Strahlen, meist am Auge
- Mikrowellen können Schrittmacherstörungen verursachen. Derzeit ist das Schlagwort Elektrosmog sehr aktuell. Mikrowellen werden danach als Ursache für umfangreiche psychovegetative Störungen verantwortlich gemacht.

2.8
Ionisierende Strahlen und Radionuklide

Sie sind potentielle Gefahrenquellen im medizinischen und technischen Bereich (Materialprüfung) sowie in Energiegewinnung und Forschung. Man unterscheidet akute Strahlenschäden nach Ganzkörperbestrahlung: Strahlenkater, Schäden in der Blutbildung mit Gerinnungsstörungen. Chronische Schäden nach Ganzkörperbestrahlung verlaufen weniger dramatisch, aber ähnlich. Auf die akuten Schäden wird unter Kap. 4.5.12 genauer eingegangen.

2.9
Stäube, Gase, Rauche, Dämpfe, Flüssigkeiten

Auf die gesundheitlichen Auswirkungen wie Reizungen, Entzündungen und Fibrosen wird bei den einzelnen Stoffen und deren Berufskrankheiten näher eingegangen.

3 Toxizität von Arbeitsstoffen

3.1
Bedeutsame Arbeitsstoffe

Ganz allgemein sind Eigenschaften wie Toxizität, Resorption, Verteilung, Metabolismus, Ausscheidung von Metallen und ihren Verbindungen, Reizgasen, Erstickungsgasen sowie organischen Verbindungen wichtig. Soweit speziell arbeitsmedizinische Aspekte relevant sind, werden diese unter den einzelnen Berufskrankheiten abgehandelt.

3.2
Pathophysiologische Auswirkungen

Hier seien nur allgemeine Grundbegriffe wie Belastung, Beanspruchung, Belästigung, Schädigung, Allergien, Reizwirkungen, humankanzerogene und mutagene Wirkungen, Neurotoxizität und Schädigungen parenchymatöser Organe erwähnt. Soweit nicht bereits erläutert, werden spezielle arbeitsmedizinisch relevante Aspekte unter den einzelnen Berufskrankheiten abgehandelt.

3.3
Arbeitsmedizinisch relevante Beurteilungskriterien

Um Grenzwerte für Belastungen festzulegen, bedarf es der Definition von arbeitsmedizinischen Grenzwerten. Bei Einhaltung dieser Grenzwerte sollten keine Schädigungen oder Belästigungen der Arbeiter bezogen auf eine Acht-Stunden-Schicht und 40 Wochenarbeitsstunden eintreten. Diese Werte werden ständig durch die Senatskommission der DFG überarbeitet und neuesten Erkenntnissen angepaßt. Alle hier genannten Werte entsprechen dem Stand von 1998 (36. Mitteilung der Senatskommission); im Zweifelsfall sind die entsprechenden Veröffentlichungen zu Rate zu ziehen.

MAK-Wert

Der MAK-Wert (maximale Arbeitsplatzkonzentration) ist die höchstzulässige Konzentration eines Arbeitsstoffes als Gas, Dampf oder Schwebstoff in der Luft am Arbeitsplatz, die nach dem gegenwärtigen Stand der Kenntnis auch bei wiederholter und langfristiger, in der Regel täglich achtstündiger Exposition, im allgemeinen die Gesundheit der Beschäftigten nicht beeinträchtigt und nicht unangemessen belästigt. Gemessen werden die Werte in mg/m^3 oder ml/m^3 (ppm = parts per million). Die Werte gelten für toxische und irritative Wirkungen der Stoffe und berücksichtigen neben der Inhalation auch die Hautresorption. Sie werden als Mittelwert über eine 8-Stunden-Arbeitsschicht angegeben. Da Gefahrstoffe meist nicht kontinuierlich anfallen, werden Kurzzeitexpositionen, welche über dem MAK-Wert liegen, für viele Stoffe zugelassen. Diese Spitzenbegrenzungen werden in Kategorien von I–V eingeteilt, welche sich nach maximaler Höhe der Überschreitung, Überschreitungsdauer sowie Überschreitungshäufigkeit je Arbeitsschicht unterscheiden. Weiterhin werden mit dem MAK-Wert Informationen über krebserzeugende, erbgutverändernde und fruchtschädigende Konzentrationen sowie Hinweise auf Allergenität und Hautresorption gegeben. MAK-Werte gelten grundsätzlich nur für Reinstoffe und nicht für Gemische. Für bekannt kanzerogene Stoffe und solche, bei denen eine kanzerogene Wirkung im Tierversuch nachgewiesen wurde, können Grenzwerte nicht festgelegt werden, hierfür werden TRK-Werte festgelegt.

TRK-Wert

Unter der technischen Richtkonzentration (TRK) eines gefährlichen Stoffes versteht man diejenige minimale Konzentration als Gas, Dampf oder Schwebstoff in der Luft, die nach dem Stand der Technik erreicht werden kann und die als Anhalt für die zu treffenden Schutzmaßnahmen und die meßtechnische Überwachung heranzuziehen ist. Die Einhaltung der TRK-Werte können das Risiko einer Krebserkrankung nur vermindern, nicht aber ausschließen. Durch technische Verbesserung können die Werte gesenkt werden. MAK und TRK beziehen sich auf Konzentrationen, denen ein Arbeiter ausgesetzt ist, im Gegensatz zum BAT-Wert.

BAT-Wert

Der BAT-Wert (biologischer Arbeitsstofftoleranzwert) gibt die beim Menschen höchstzulässige Quantität eines Arbeitsstoffes beziehungsweise seiner Metaboliten oder die dadurch ausgelöste Abweichung eines biologischen Indikators von der Norm an, die nach dem gegenwärtigen Stand der wissenschaftlichen Kenntnis im allgemeinen die Gesundheit der Beschäftigten auch dann nicht beeinträchtigt, wenn sie durch Einflüsse am Arbeitsplatz regelmäßig erzielt wird. Der BAT-Wert ist demnach ein Wert, der die aufgenommene Menge eines Stoffes direkt oder indirekt mißt. Man nennt dies auch *biologisches Monitoring*. Beispiel: Blei im Blut und daraus resultierende Erhöhung der d-Aminolävulinsäure im Urin als Indikator. Für BAT-Werte gibt es genaue Entnahmerichtlinien, die einen definierten zeitlichen Abstand zur Exposition sowie teilweise auch eine bestimmte Expositionsdauer vorschreiben. Ferner sind bei einzelnen Stoffen definierte Gerinnungshemmer oder metallfreie Entnahmebestecke zu verwenden.

Arbeitsmedizinische Bedeutung. MAK-, TRK- und BAT-Werte beziehen sich ausschließlich auf den Arbeitsplatz. Werte, die für die Umwelt und die Bevölkerung relevant sind, müssen wesentlich niedriger sein. Ein solcher Wert ist zum Beispiel der MIK-Wert (maximale Immissionskonzentration), der im Teil Hygiene unter Lufthygiene abgehandelt wird.

3.4 Begutachtung

Siehe Kapitel 1.4.2 und Sozialmedizin Kapitel 5.6.

4 Berufskrankheiten

4.1 Allgemeines

4.1.1 Gesetzliche Definitionen

Berufskrankheit. Der Begriff der Berufskrankheit ist in § 551 der RVO geregelt. Hier wird festgelegt, daß eine Berufskrankheit einem Arbeitsunfall versorgungsrechtlich gleichgestellt ist. Eine Berufskrankheit liegt dann vor, wenn ein Versicherter sie bei einer versicherten Tätigkeit erleidet und diese Erkrankung in der Berufskrankheitenliste (BK-Liste) vom Verordnungsgeber erfaßt ist. Die Erkrankten müssen dabei der auslösenden Noxe in deutlich höherem Umfang ausgesetzt gewesen sein als die übrige Bevölkerung. Außerdem kann der Verordnungsgeber festlegen, daß nur Erkrankungen in bestimmten Unternehmen als Berufskrankheiten anerkannt werden.

Im Einzelfall können auch nicht in der BK-Liste genannte Erkrankungen entschädigt werden, wenn ein Kausalzusammenhang der Erkrankung mit der ausgeübten Tätigkeit nachgewiesen werden kann (zum Beispiel eine HIV-Infektion bei medizinischem Personal).

Arbeitsbezogene und arbeitsbedingte Erkrankungen. In Abgrenzung zur Berufskrankheit stehen die arbeitsbezogenen und arbeitsbedingten Erkrankungen, welche nicht unter das Berufskrankheitenrecht fallen. Sie sind ätiologisch multifaktoriell bedingt und stehen nicht notwendigerweise in ursächlichem Zusammenhang mit der ausgeübten Tätigkeit (WHO-Definition), wie zum Beispiel das chronische unspezifische respiratorische Syndrom.

Wegeunfälle. Ein Wegeunfall liegt vor, wenn der Unfall auf dem Weg zu oder von einer versicherten Tätigkeit geschieht. Es muß ein kausaler Zusammenhang zwischen Weg und versicherter Tätigkeit bestehen, Umwege (Einkaufen) führen zum Erlöschen des Versicherungsschutzes.

Arbeitsunfall. Ein Arbeitsunfall liegt vor, wenn ein plötzlich von außen einwirkendes Ereignis infolge eines Arbeitsvollzugs unfreiwillig eine Gesundheitsschädigung hervorruft. Auch hier wird ein direkter Zusammenhang mit der Tätigkeit gefordert. Ein Unfall, der sich zum Beispiel beim Brötchenholen in der Pause ereignet, ist kein Arbeitsunfall, während Unfälle auf dienstlichen Fahrten als Arbeits- und nicht als Wegeunfall behandelt werden.

4.1.2 Berufskrankheitenverordnung

Gemäß der Berufskrankheitenverordnung ist der Arzt verpflichtet, jeden Verdacht auf eine Berufskrankheit zu melden. Diese Meldung ergeht an den jeweiligen Träger der gesetzlichen Unfallversicherung. Diese Träger leiten dann entweder eigene Untersuchungen ein oder beauftragen andere Gutachter. In dem Verfahren wird festgestellt, ob die Erkrankung durch die Tätigkeit bedingt ist und in die BK-Liste eingeordnet wird. Gegebenenfalls wird die Höhe der Minderung der Erwerbsfähigkeit (MdE) festgelegt. Eine Entschädigung für Berufskrankheiten wird erst ab 20 % MdE geleistet.

4.1.3 Epidemiologie der Berufskrankheiten

Die gewerblichen Berufsgenossenschaften registrierten 1992 mehr als 11 000 Fälle anerkannter Berufskrankheiten und mehr als

64 000 Anzeigen auf Verdacht einer Berufskrankheit. Die häufigste berufsbedingte Krankheit ist Lärmschwerhörigkeit. Auf sie entfällt rund ein Drittel aller Berufskrankheiten. Es folgen Hauterkrankungen (24 %) und durch Asbest verursachte Erkrankungen (11 %). Tendenziell ist jedoch ein deutlicher Zuwachs bei den allergischen Atemwegserkrankungen festzustellen, während Silikosen und Asbestosen rückläufig sind.

4.1.4
Unspezifische Arbeitsplatzeinflüsse als Mitursache berufsunabhängiger Erkrankungen

Unspezifische Arbeitsplatzeinflüsse wie Witterung oder körperliche Belastung können zur Exazerbation bestehender oder zur Manifestation anlagebedingter Erkrankungen führen. So kann es bei einem vorhandenen Wirbelsäulensyndrom durch versehentliche Bewegungen zu einem Bandscheibenvorfall kommen. Meist handelt es sich aber um multifaktoriell bedingte Erkrankungen, wie zum Beispiel das chronische unspezifische respiratorische Syndrom bei unspezifischem Luftschadstoffgehalt. Die Begutachtung solcher Erkrankungen ist im Regelfall schwierig, da entschieden werden muß, ob die Krankheit ein spontaner Verlauf der Grunderkrankung ist oder durch die Arbeit hervorgerufen wurde. Eine wesentliche Verantwortung bei der Verhinderung solcher Erkrankungen, aber auch der Erkennung von möglichen Kausalzusammenhängen, liegt hier bei den Ärzten im Rahmen der arbeitsmedizinischen Vorsorgeuntersuchungen.

4.2
Durch Metalle und Metalloide verursachte Berufskrankheiten

4.2.1
Blei und seine Verbindungen

Anorganisches Blei

Vorkommen. Die Herstellung und Verarbeitung von Blei (Pb) erfolgt in der Farben-, Glas- und Akkumulatorenindustrie, außerdem wird es beim Recycling von Altmetall mit Bleigehalt freigesetzt.

Aufnahme und Pathophysiologie. Die Aufnahme erfolgt zum größten Teil inhalatorisch, weniger über den Magen-Darm-Trakt (Essen während der Arbeit). Nach der Inkorporation verteilt sich Blei zunächst über 90 % an Erythrozyten gebunden im gesamten Organismus. Langfristig verdrängt es im Skelettsystem die Kalziumionen aus ihren Bindungen. Die Ausscheidung erfolgt zu zwei Dritteln über die Galle und zu einem Drittel über den Urin. Die Bleianämie beruht auf der Wirkung des Bleis als Enzyminhibitor der Hämsynthese. In der Hauptsache wird die d-Aminolävulinsäuredehydratase (d-ALA) gehemmt. Daraus resultiert eine erhöhte Ausscheidung von d-ALA und Koproporphyrin III im Urin. Die Folge ist eine sideroachrestische Anämie. An den Erythrozyten zeigt sich eine basophile Tüpfelung, die bei Färbung nach Manson und Schwarz sowie bei Dunkelfeldbetrachtung erkennbar ist. Bis 1000 Tüpfelzellen/Million Erythrozyten gelten als unbedenklich, eine beginnende Bleieinwirkung liegt bei 2000–3000 Tüpfelzellen vor, Werte ab 3000 Tüpfelzellen sprechen für eine Bleivergiftung.

Symptome. Klinische Zeichen der Bleiintoxikation sind Müdigkeit, Abgespanntheit, Reizbarkeit, Magen-Darmstörungen, Anämie, rauchgraues Bleikolorit der Haut, Radialislähmung sowie der schwärzliche 1–2 mm breite Bleisaum (Bleisulfid) am Zahnfleisch. Bleikoliken treten bei ausgeprägter Vergiftung als periodische, oft tage- und wochenlang anhaltende Darmkrämpfe mit hartnäckiger Stuhlverstopfung auf.

Diagnose. Entscheidend ist die d-ALA-Bestimmung im Urin sowie die direkte Bestimmung der Bleikonzentration im Vollblut (Normwert bis 350 µg/l).

Grenzwerte. Der BAT-Wert für Blei beträgt beim Mann 700 µg/l, bei der Frau 300 µg/l Vollblut, für d-ALA 15 bzw. 6 mg/l Urin. Der MAK-Wert für zweiwertiges Blei beträgt 0,1 mg/m³. Vorsorgeuntersuchung nach BG-Grundsatz G2, BK-Liste Nr. 1101.

Organisches Blei

Aufnahme. Sie erfolgt inhalativ (Bleitetraethyl, Bleitetramethyl aus verbleitem Benzin), ingestiv (Verbleiung der Vegetation) und auch perkutan. Organische Bleiverbindungen sind lipophil, daher erfolgt die Verteilung bevorzugt in Nervensystem und Nebennieren.

Symptome. Klinische Anzeichen sind: Vagotonie (RR-Abfall, Bradykardie, Hypothermie), Kopfschmerzen, Ohrensausen, Schlaflosigkeit mit Schreckträumen (Bleialkylpsychose), Tod.

Grenzwerte. Der MAK-Wert für Bleitetraethyl und Bleitetramethyl beträgt 0,05 mg/m³. Vorsorge nach BG-Grundsatz G3.

Therapie. Die Therapie einer Bleivergiftung besteht in der Gabe von Na_2-Ca-EDTA oder D-Penicillamin zur Förderung der Bleiausscheidung.

Prävention. Es werden hauptsächlich technische Maßnahmen zur Absaugung und Beseitigung von Bleistäuben eingesetzt. Nach der Erstuntersuchung der Mitarbeiter sind Nachuntersuchungen nach zwei und 12 Monaten (bei anorganischem Blei) beziehungsweise sechs und 24 Monaten (bei organischen Bleiverbindungen) vorgeschrieben.

4.2.2
Quecksilber und seine Verbindungen

Quecksilber

Vorkommen. Quecksilber (Hg) wird in der Meßgeräteherstellung (Thermo-, Barometer), in der Elektrotechnik, in der Hochvakuumtechnik, in der Sprengstoffherstellung sowie in Verbindungen als Holzschutzmittel oder Saatgutbeize eingesetzt.

Aufnahme. Sie erfolgt durch die Atemwege (hoher Dampfdruck des Hg), durch die Haut und den Magen-Darm-Trakt. Anorganische Quecksilberverbindungen werden in Nierenrinde und Leber gespeichert, organische Quecksilberverbindungen reichern sich bevorzugt in Fettgewebe und Gehirn an. Quecksilber bewirkt eine Eiweißdenaturierung. Die Ausscheidung erfolgt zu 90 % über Harn und Stuhl.

Akute Vergiftung. Sie äußert sich in einer Reizung der Luftwege (bei inhalativer Aufnahme), gastroenteritischen Erscheinungen und Nierenversagen. Dabei treten starker Speichelfluß, Erbrechen, Diarrhöen, Oberbauchschmerzen sowie Schock und Urämie auf.

Chronische Vergiftung. Es kommt zur Ausbildung eines blauvioletten Hg-Saumes am Zahnfleisch, Leber- und Nierenfunktionsstörungen. Außerdem sind Erethismus mercurialis (Zustand von ängstlicher Befangenheit, Empfindlichkeit, Stimmungslabilität und zeitweiliger hemmungsloser Erregung), Tremor mercurialis (Zittern der Finger und Arme) und Psellismus mercurialis (Stottern und verwaschene Sprache) beschrieben. Veränderungen an der vorderen Linsenkapsel der Augen erscheinen bei der Untersuchung mit der Spaltlampe als hellgraubraune bis dunkelrotbraune Farbreflexe (Atkinson-Reflex).

Grenzwerte. Die MAK-Werte für Hg betragen 0,1 mg/m³, für organische Quecksilberverbindungen als Gesamtstaub 0,01 mg/m³. BAT-Werte sind für metallische und anorganische Quecksilberverbindungen: in Vollblut 50 µg/l, in Harn 200 µg/l; für organische Quecksilberverbindungen: in Vollblut 100 µg/l. Vorsorge nach BG-Grundsatz G9, Beschäftigungsverbot von Jugendlichen und schwangeren oder stillenden Frauen. BK-Liste Nr. 1102.

4.2.3
Chrom und seine Verbindungen

Vorkommen. Chrom (Cr) wird in der Galvanoindustrie, der Farben- und Lackherstellung, der Glas- und Kunststoffindustrie sowie in der Zementherstellung eingesetzt. Für die toxischen Wirkungen von Chrom sind fast ausschließlich die sechswertigen Chromverbindungen verantwortlich.

Symptome. Chrom kann Verätzungen und kreisrunde, tiefgehende Hautulzera hervorrufen. Bei wiederholter Inkorporation können Ulzera des Magen-Darm-Traktes entstehen. Charakteristisch ist eine schmerzlose Perforation der Nasenscheidewand bei Chromverschmutzung der Finger. Chronische Chromatstaubexposition kann zunächst zur Chromstaublunge und schließlich auch noch Jahre nach Ende der Exposition zum Chromatlungenkrebs führen. Häufigste Berufserkrankung ist das durch Kaliumdichromat verursachte allergische Kontaktekzem bei Maurern (siehe Abbildung 22.1 im Farbteil).

Grenzwerte. Da alle Cr(VI)-Verbindungen kanzerogen sind, existiert in Deutschland lediglich ein TRK-Wert von 0,1 mg/m^3 bei Lichtbogenhandschweißen und der Herstellung von löslichen Cr(VI)-Verbindungen sowie von 0,05 mg/m^3 für alle übrigen Expositionen. Ein BAT-Wert existiert noch nicht. Cr(VI)-Exponierte werden nach BG-Grundsatz G15 betreut; Beschäftigungsverbot besteht für Jugendliche sowie schwangere oder stillende Frauen. BK-Liste Nr. 1103.

4.2.4
Cadmium und seine Verbindungen

Vorkommen und Aufnahme. Cadmium (Cd) wird verwendet als Legierungszusatz, in der Galvanik, der Akkumulatorenherstellung sowie als Farbstoffkomponente in der Keramik- und Kunststoffherstellung. Zigarettenraucher haben vierfach höhere Cadmiumspiegel im Blut als Nichtraucher. Die Aufnahme erfolgt meist inhalativ, seltener oral.

Symptome der akuten Intoxikation. Bei der akuten inhalativen Cadmiumvergiftung kommt es zu Kopfschmerzen, Schwindel, Übelkeit, Durstgefühl und Trockenheit im Hals. Die Beschwerden lassen bei Beendigung der Exposition rasch nach um nach einem beschwerdefreien Intervall von ein bis zwei Tagen erneut mit starker Symptomatik aufzutreten. Es entwickelt sich eine Tracheitis, Bronchitis, eventuell eine Bronchopneumonie, in schweren Fällen auch ein letal verlaufendes Lungenödem. Die orale Aufnahme von Cadmium verursacht eine Gastroenterokolitis mit Erbrechen und Durchfall.

Symptome der chronischen Intoxikation. Bei der chronischen Cadmiumvergiftung treten Nieren- und Leberparenchymschäden, Atrophie und Ulzerationen der Nasenschleimhaut mit eventueller Anosmie sowie ein chronisches Lungenemphysem auf. Typisch ist eine Gelbfärbung der Zahnhälse (nicht des Zahnfleisches).

Grenzwerte. Tierexperimentell liegen Hinweise auf Kanzerogenität vor, daher gibt es keinen MAK, sondern nur einen TRK-Wert von 0,03 mg/m^3 für die Batterieherstellung, thermische Zink-, Blei- und Kupfergewinnung, im übrigen 0,015 mg/m^3. Vorsorge nach BG-Grundsatz G33, BK-Liste 1104.

4.2.5
Mangan und seine Verbindungen

Vorkommen. Mangan (Mn) wird in der Düngemittel-, Eisen-, Farben-, Feuerwerks- und Batterieherstellung verwendet.

Symptome. Es treten Reizerscheinungen an den Atemwegen auf, die in schweren Fällen zur Manganpneumonie führen können. Durch jahrelange Manganexposition können neurologische Ausfälle entstehen, die als Manganismus einem Parkinson-ähnlichen Krankheitsbild entsprechen. Durch die Anreicherung in der Leber sind Leberparenchymschäden beschrieben worden.

Grenzwerte. In Deutschland inzwischen von untergeordneter Bedeutung, ist die Manganvergiftung in China eine der häufigsten Berufskrankheiten. Der MAK-Wert beträgt 0,5 mg/m^3. Beschäftigungsverbot besteht für Jugendliche und schwangere oder stillende Frauen. BK-Liste Nr. 1105.

4.2.6
Thallium und seine Verbindungen

Vorkommen. Es wird zur Herstellung von Legierungen und Verbindungen in der Farbstoff-, Glas-, Schädlingsmittel-, pharmazeutischen und pyrotechnischen Industrie verwendet.

Symptome. Die akute Vergiftungsform ist durch ein toxisches Allgemeinsyndrom mit Abgeschlagenheit, Appetitlosigkeit, Verstopfung, Durstgefühl und Erbrechen gefolgt von einer polyneuritischen Symptomatik mit Parästhesien, *burning feet* und Reflexabschwächung gekennzeichnet. Nach Inkorporation größerer Mengen kommt es zusätzlich zu Haarausfall, der den ganzen Kopf betrifft. An den Nägeln bilden sich weiße Lunulastreifen. Im Endstadium der Vergiftung findet man eine Okulomotorius- und Optikusneuritis. Psychische Veränderungen sowie Nierenfunktionsstörungen sind ebenfalls beschrieben. Als Antidot wird „Berliner Blau" empfohlen.

Grenzwerte. Der MAK-Wert für Thalliumverbindungen beträgt 0,1 mg/m^3. BK-Liste Nr. 1106.

4.2.7
Vanadium und seine Verbindungen

Vorkommen und Aufnahme. Vanadium findet seine Verwendung bei Reinigungsarbeiten von Feuerungsanlagen, in der Werkzeugproduktion sowie bei der Verwendung als Katalysator in der chemischen Industrie und als Rostumwandler. Die Aufnahme erfolgt ingestiv und inhalativ.

Symptome. Es entstehen akute Reizerscheinungen an Haut und Schleimhäuten wie Augenbrennen, Schnupfen und Heiserkeit. Eine grünlich-schwärzliche Verfärbung der Zunge ist ein sicherer Hinweis auf eine Intoxikation. Bei chronischer Vanadiumexposition kommt es zu chronischen Bronchitiden, Bronchopneumonien und asthmaähnlichen Zuständen, selten auch zu Ekzemen und Parkinsonismus.

Grenzwerte. Der MAK-Wert für Vanadium beträgt 0,5 mg/m^3, für Vanadiumpentoxid ist er 0,05 mg/m^3, der BAT-Wert 70 µg/g Kreatinin im Harn. BK-Liste Nr. 1107.

4.2.8
Arsen und seine Verbindungen

Vorkommen und Aufnahme. Arsen findet seine Verwendung bei der Herstellung von Pigmenten und Anstrichmitteln sowie in der Glasindustrie. Toxisch wirken die drei- und fünfwertigen Verbindungen und das Gas Arsenwasserstoff. Die Aufnahme erfolgt zum größten Teil inhalativ; die Speicherung in Leber, Haaren (wichtig für Diagnostik) und Haut; die Ausscheidung überwiegend renal.

Symptome der akuten Intoxikation. Das akute Krankheitsbild umfaßt krampfartigen Husten, Thoraxschmerzen, Atemnot, gastrointestinale Störungen und Störungen des ZNS. Eine akute Arsenwasserstoffintoxikation beginnt mit allgemeinem Krankheitsgefühl (Übelkeit, Leibschmerzen, Unruhe, Zyanose). Es kommt zu einer Hämolyse, in deren Folge Dunkelverfärbung des Urins eintritt, der Eiweiß und Hämoglobinderivate enthält. Durch Verstopfung der Nierentubuli mit Hämoglobinschollen und daraus resultierender Oligo- und Anurie kann der Tod durch Urämie eintreten. Diagnostisch hilfreich ist der nach Knoblauch riechende Atem.

Symptome der chronischen Intoxikation. Arbeitsmedizinisch relevanter sind die chronischen Gesundheitsschädigungen mit lokalen Reizwirkungen auf die Haut, die zu Hyperkeratosen der Handflächen und Fußsohlen, zu Hautpigmentierungen (der sogenannten Arsenmelanose, tritt nie an Schleimhäuten auf), zu diffusem Haarausfall sowie zu weißen Querstreifen an den Nägeln, den Mees-Bändern, führen können. Auf dem Boden einer Hyperkeratose kann es zur malignen Entartung in Form von Spinaliomen kommen.

Grenzwerte. Der MAK-Wert für Arsenwasserstoff beträgt 0,2 mg/m^3, für andere Arsenverbindungen gilt wegen der Kanzerogenität der TRK-Wert von 0,1 mg/m^3. Beschäftigungsverbot besteht für Jugendliche, schwangere oder stillende Frauen. Vorsorge nach BG-Grundsatz G16, BK-Liste Nr. 1108.

4.2.9
Phosphor und seine Verbindungen

Vorkommen und Aufnahme. Verwendung in der chemischen und pharmazeutischen Industrie sowie in der Pyrotechnik. Aufnahme durch Atemwege und Haut.

Symptome. Bei direkter Einwirkung auf die Haut entstehen Brandwunden und Nekrosen. Nach oraler Aufnahme zeigen sich Übelkeit, Diarrhöen und blutiges Erbrechen, danach treten Schockzustände, Leber- und Nierenparenchymschäden auf. Durch fortgesetzte Inhalation von Phosphordämpfen kommt es zur chronischen Verlaufsform, deren Symptome Appetitlosigkeit, Mattigkeit, Blutungen an Haut und Schleimhäuten, Osteoporose und Osteomyelitis (vorzugsweise der Kieferknochen) sind.

Grenzwerte. Der MAK-Wert für Tetraphosphor P_4 beträgt 0,1 mg/m³, für Phosphorpentoxid 1 mg/m³. Vorsorge nach BG-Grundsatz G12. BK-Liste Nr. 1109.

4.2.10
Beryllium und seine Verbindungen

Vorkommen und Aufnahme. Beryllium wird in der Elektrotechnik und zur Herstellung von Schleif- und Schweißmaterialien eingesetzt. Die Aufnahme erfolgt meistens durch Inhalation von Berylliumstäuben, die in Lunge, Leber, Knochen und lymphatischen Gewebe gespeichert werden.

Symptome der akuten Intoxikation. Die Inhalation führt zu Pharyngitis, Tracheobronchitis und zur Berylliumpneumonie. Die Patienten leiden unter schwerer Atemnot mit quälendem Husten und nur geringem Auswurf. Bei nur geringer Temperaturerhöhung, retrosternalen Schmerzen und Zyanose sind feinblasige Rasselgeräusche auskultierbar.

Symptome der chronischen Intoxikation. Die chronische Berylliumexpositon führt zu einer granulomatösen interstitiellen Lungenfibrose (Berylliose). Die Granulome sind auch in den anderen Beryllium speichernden Geweben auffindbar. Die Berylliose kann zu einem Spontanpneumothorax führen.

Grenzwerte. Tierexperimentell wird Kanzerogenität beschrieben, daher existiert kein MAK-Wert. TRK-Wert: 0,005 mg/m³ beim Schleifen von berryliumhaltigen Stoffen, 0,002 mg/m³ für alle anderen Expositionen. BK-Liste Nr. 1110.

4.3
Erstickungsgase

4.3.1
Erstickungsgase allgemein

Man unterscheidet zwischen äußerer Erstickung, bei der Sauerstoff der Atmosphäre durch andere Gase, zum Beispiel Kohlendioxid, Stickstoff, Methan oder Propan verdrängt wird, und innere Erstickung, bei der Aufnahme und Transport von Sauerstoff in den Organismus durch eine Blockade von Stoffwechselvorgängen verhindert wird, zum Beispiel bei Kohlenmonoxid, Blausäure und Schwefelwasserstoff.

4.3.2
Kohlenmonoxid

Vorkommen und Aufnahme. Kohlenmonoxid (CO) entsteht bei der unvollständigen Verbrennung von Kohlenstoff, zum Beispiel in Autoabgasen (auch mit Katalysator), bei schlechtziehenden Öfen oder sonstigen Verbrennungsanlagen. Die Aufnahme erfolgt über die Atemwege. Kohlenmonoxid bindet sich mit einer ca. 250–300fach höheren Affinität an Hämoglobin als Sauerstoff. Dieses COHb steht für den Sauerstofftransport nicht mehr zur Verfügung, es kommt zur inneren Erstickung.

Symptome. Die akuten Symptome, durch Sauerstoffmangel verursacht, sind Tachykardie, Kopfschmerzen, Atemnot, Bewußtlosigkeit. Spätschäden können am Herz-Kreislauf-System (Hypotonie, Rhythmusstörungen und Myokardnekrosen durch Myokardischämien während der Exposition) und im ZNS (Psychosen, neurologische Ausfälle, Amnesie, Lähmungen) auftreten. Die Diagnose wird durch die Bestimmung von COHb gesichert. Zur Prävention versucht man die Verbrennungsvorgänge zu optimieren.

Grenzwerte. Der MAK-Wert beträgt 33 mg/m³. Der BAT-Wert liegt lediglich bei 5% COHb, Raucher bieten in schweren Fällen jedoch auch ohne zusätzliche CO-Exposition bereits COHb Werte bis 10% vom Gesamt-Hb. Vorsorge nach BG-Grundsatz G7. BK-Liste Nr. 1201.

4.3.3
Schwefelwasserstoff

Vorkommen und Aufnahme. Schwefelwasserstoff (H_2S) entsteht bei Fäulnisprozessen organischen Materials. Charakteristisch ist der Geruch nach faulen Eiern, wobei die Geruchswahrnehmung bei sehr hohen Schwefelwasserstoffkonzentrationen inaktiviert werden kann. Die Aufnahme erfolgt über die Atemwege, kann aber auch über Haut und Schleimhäute erfolgen. Das Gas blockiert die Zellatmung und führt so zur inneren Erstickung.

Symptome der akuten Intoxikation. Die akute Symptomatik äußert sich in Schleimhautreizung, Störung des Geruchs- und Geschmackssinns (Metallgeschmack), Schädigung des Nerven- und Herz-Kreislauf-Systems. Eine Vergiftung kann ab 200 mg/m³, mit letalem Ausgang ab 700 mg/m³ eintreten. Bei entsprechend hohen Konzentrationen (über 1800 mg/m³ ist der sofortige Tod möglich.

Symptome der chronischen Intoxikation. Bei chronischer Vergiftung kommt es zu eher allgemeinen Symptomen wie Gewichtsabnahme, Störungen des Gastrointestinaltraktes und Einschränkung der geistigen Leistungsfähigkeit. Charakteristischer sind Polyneuritiden und das sogenannte Spinnerauge, eine Keratitis punctata oder superficialis.

Grenzwerte. Der MAK-Wert beträgt 15 mg/m³. Vorsorge nach BG-Grundsatz G11. BK-Liste Nr. 1202.

4.4
Lösungsmittel, Schädlingsbekämpfungsmittel (Pestizide) und sonstige chemische Stoffe

4.4.1
Lösungsmittel allgemein

Als organische Lösungsmittel bezeichnet man eine Gruppe von chemischen Verbindungen, die in flüssiger Form vorliegen und wasserunlösliche Stoffe aufnehmen. Ihr hohes Fettlösungsvermögen begünstigt die perkutane Aufnahme und ihre hohe Flüchtigkeit die sehr gute inhalative Aufnahme. Die Lipophilie der Lösungsmittel bewirkt eine Anreicherung im Nervensystem. Die Metabolisierung erfolgt in der Leber, wobei hydrophile Produkte entstehen. Dieser Umbau ermöglicht die Ausscheidung über Niere und Galle. Diese Wirkmechanismen erklären den oft zweiphasigen Verlauf einer Vergiftung. Zuerst tritt durch die rasche Anflutung im Nervensystem ein rauschartiger Zustand ein, danach kommt es durch die Metabolisierung zu den einzelnen Organschädigungen. Als Stoffgruppen sind hervorzuheben:
- Alkohole und Ketone wie Azeton
- aliphatische Kohlenwasserstoffe wie Hexane und Tetrachlorkohlenstoff
- aromatische Kohlenwasserstoffe wie Benzol, Phenol, Toluol, Xylol
- halogenierte Kohlenwasserstoffe wie Dichlormethan, Chloroform, Trichlorethylen
- Ester wie Butylacetat

4.4.2
Schädlingsbekämpfungsmittel allgemein

Als Schädlingsbekämpfungsmittel setzt man organische Phosphorverbindungen, chlorierte Kohlenwasserstoffe, Carbamate und aromatische Nitroverbindungen ein. Die Wirkmechanismen der einzelnen Stoffgruppen sind verschieden:
- organische Phosphorverbindungen blockieren die Cholinesterase (indirekte Parasympathikomimetika); der bekannteste Vertreter dürfte Parathionethyl (E 605) sein
- Carbamate sind ebenfalls Cholinesterasehemmer, wirken aber nur kurzzeitig
- chlorierte Kohlenwasserstoffe führen durch Bildung freier Radikale zu Membranschädigungen an den Mitochondrien und am endoplasmatischen Retikulum. Außerdem bilden sie kanzerogene Epoxide sowie CO. Da sie sehr langsam abgebaut werden, reichern sie sich in der Nahrungskette an. Bekannte Beispiele sind DDT, DDD und die polychlorierten Biphenyle (PCB)
- aromatische Nitroverbindungen hemmen die ATP-Bildung und blockieren die oxidative Phosphorylierung

4.4.3 Aromatische Amine

Vorkommen und Aufnahme. Die aromatischen Amine, zu denen man Stoffe wie Benzidin, b-Naphtylamin und 4-Aminodiphenyl zählt, finden ihre Verwendung in der Farbenindustrie. Die Aufnahme erfolgt über Atemwege und Haut, die Ausscheidung entweder unverändert oder durch Abbauprodukte über die Harnwege.

Symptome. Nach anfänglich entzündlichen Veränderungen der Harnwege mit zum Teil rezidivierenden Pyelonephritiden, kommt es nach langjähriger Exposition zur Methämoglobinbildung und zu Blasenkarzinomen. Zur Prävention sind daher regelmäßige Harnuntersuchungen unerläßlich. Die aromatischen Amine liegen mit knapp 9% Anteil auf dem 2. Platz (hinter Asbest mit ca. 70%) der beruflich bedingten Krebserkrankungen. Vorsorge nach BG-Grundsatz G33. BK-Liste Nr. 1301.

4.4.4 Halogenkohlenwasserstoffe

Für alle halogenierten Kohlenwasserstoffe gilt BK-Liste Nr. 1302.

Vorkommen und Symptome. In fast allen Bereichen des täglichen Lebens findet diese Stoffklasse als Lösungsmittel (siehe Kap. 4.4.1), Kältemittel (Frigene), Treibgas, Pestizid (DDT), Narkosemittel (Halothan), Weichmacher (polychlorierte Biphenyle) oder Ausgangsmaterial von Kunststoffen (PVC) seine Verwendung. Die akute Intoxikation ist gekennzeichnet durch: ZNS-Störungen (Benommenheit, Schwindel, Tremor, Kopfschmerzen, Lähmungen), Reizerscheinungen an den Schleimhäuten sowie Beeinträchtigungen der Herzfunktion in Form von Rhythmusstörungen. Bei chronischer Exposition kann es zu bleibenden Organschädigungen, besonders der Leber und Nieren, kommen. In der Folge sind einige Stoffe exemplarisch angeführt:

- Dichlormethan ist als Lösungsmittel in Gebrauch. Es bildet im Rahmen seines Abbaus im Körper CO, so daß die Gefahr einer COHb-Bildung besteht. MAK-Wert 360 mg/m^3, BAT-Wert 1 mg/l im Vollblut oder 5% COHb
- Trichlorethylen (Tri) wirkt nach seiner inhalativen Aufnahme zunächst leicht irritativ und kann im Verlauf eine narkotisierende Wirkung ausüben. In der Exzitationsphase kommt es zu Rausch- und Euphoriezuständen. Diese Wirkungen auf das ZNS können zum Tod durch Atemlähmung führen, bei chronischer Exposition können hirnorganische Veränderungen vorkommen. Außerdem hat Tri eine kardiotoxische Wirkung, die zu Herzmuskelschäden und Herzrhythmusstörungen bis zum Exitus führen kann. Tri hat ein hohes Suchtpotential als Schnüffelstoff, das Suchtbild ähnelt dem des Alkoholismus. Bei Kontakt mit offener Flamme oder heißen Gegenständen zersetzt sich Tri zu Phosgen (Kampfgas) mit entsprechender Lebensgefahr. Vorsorgeuntersuchung nach BG-Grundsatz G14. Tri ist seit 1996 auf der Liste der Stoffe mit gesicherter Kanzerogenität, daher ist der bis 1995 genannte MAK-Wert von 270 mg/m^3 zwar noch aktuell, da eine TRK noch nicht existiert. BAT-Werte: Trichlorethanol 5 mg/l Vollblut; Trichloressigsäure 100 mg/l Harn
- Tetrachlorethylen (Per) wirkt ebenfalls auf ZNS, Herz, Leber und Nieren. Tri und Per können sich im Fettgewebe anreichern und über Muttermilch oder Nahrungskette aufgenommen werden. Da Per zur Zeit noch nicht kanzerogen und weniger toxisch als Tri ist, soll Tri durch Per ersetzt werden. MAK-Wert 345 mg/m^3, BAT-Wert 1 mg/l im Vollblut. Vorsorge nach BG-Grundsatz G17
- Monochlorethylen, besser unter dem Namen Vinylchlorid bekannt, ist das Monomer des an sich ungiftigen PVC. Vinylchlorid verursacht Leberzellschäden, Splenomegalie, Osteolyse der Fingerendphalangen, sklerodermieähnliche Hautveränderungen sowie ein Raynaud-Syndrom der Finger. Die wesentliche Gefahr stellt aber die epidemiologisch gesicherte kanzerogene Wirkung (insbesondere Hämangiosarkome der Leber) dar. Aufgrund dieser Kanzerogenität existiert kein MAK-Wert, der TRK-Wert für Vinylchlorid

beträgt 8 mg/m³ für bestehende Anlagen, für neue Anlagen 5 mg/m³. Vorsorge nach BG-Grundsatz G36

- Chlorierte zyklische Kohlenwasserstoffe (wie polychlorierte Biphenyle, PCB) wurden als Schmiermittel, zur Wärmeübertragung, in der Elektroindustrie (Transformatoren) und als Weichmacher in der Kunststoffindustrie eingesetzt. Ihre Produktion ist seit 1983 in Deutschland verboten, aufgrund ihrer bis zu 50 Jahren dauernden Abbauzeiten sind Expositionsmöglichkeiten zum Beispiel beim Austausch von Kühlflüssigkeiten in Transformatoren noch immer gegeben. Die akute Vergiftung macht sich durch neurologische Symptome bemerkbar wie Schwindel, Tremor, Krämpfe und Verwirrtheit. Bei chronischer Exposition treten Leberschäden, Chlorakne und Polyneuropathien auf. MAK-Wert für Chlorgehalt über 42 % 1 mg/m³, für Chlorgehalt über 54 % 0,5 mg/m³
- Ebenfalls zu den chlorierten zyklischen Kohlenwasserstoffen zählen die Dioxine, sie werden in der Papierherstellung (Chlorbleichen) und als Holzschutzmittel eingesetzt. Die Vergiftungserscheinungen ähneln denen der PCB. Zu dieser Stoffklasse zählt auch das sogenannte *Seveso-Gift* 2, 3, 7, 8-TCDD

Prävention. Für alle Stoffe sollte die Vorsorge neben einer Untersuchung der möglicherweise betroffenen Organsysteme (Leberwerte, Nierenleistung) auch eine Bestimmung des Stoffes im Blut umfassen. Aufgrund der noch nicht ausreichenden Datenbasis konnten für Dioxine bisher weder TRK- noch BAT-Werte erarbeitet werden, fest steht, daß ein Kontakt unbedingt vermieden werden sollte. Vorsorgeuntersuchungen sollten nach BG-Grundsatz G40 durchgeführt werden.

4.4.5
Benzol und seine Homologe

Vorkommen und Aufnahme. Benzol gilt als klassisches Lösungsmittel, seit 1972 darf es in Deutschland nicht mehr eingesetzt werden, wenn geeignete Ersatzstoffe vorhanden sind. Es ist aber noch immer in Vergaserkraftstoffen enthalten und bewirkt mit einer Menge von 50 000 t pro Jahr in den Abgasen eine große Umweltbelastung. Derzeit wird auf europäischer Ebene ein Konsens zur Verminderung des Benzolanteils im Vergaserkraftstoff gesucht. Die Aufnahme erfolgt über die Atemwege und nur zu einem geringen Teil über die Haut. Benzol wird zu ca. 50 % wieder ausgeatmet. Die verbleibende Menge wird in der Leber zu Benzolepoxid umgewandelt und dann, zu Phenol und Dihydroxybenzol umgesetzt, über den Harn ausgeschieden.

Symptome der akuten Intoxikation. Die akute Vergiftung äußert sich in zentralnervösen Symptomen, Leber und Nierenschäden sind beschrieben.

Symptome der chronischen Intoxikation. Die chronische Vergiftung kann (nach einer Expositionszeit von drei Monaten bis 30 Jahren) hämatologische Schäden bewirken, die zu akuten myeloischen oder unreifzelligen Leukämien führen können. Diese lange Zeitspanne deutet auf große Unterschiede der individuellen Empfindlichkeit und ist typisch für die Benzolvergiftung. Welche Komponente für die toxische und leukämogene Eigenschaft verantwortlich ist, ist noch offen, eine zytotoxische Wirkung des Epoxids wird diskutiert.

Grenzwerte. Aus der Kanzerogenität resultiert ein TRK-Wert, der für Kokereien, Tankfelder und beim Umgang mit Otto-Kraftstoff bei 8 mg/m³ liegt, für alle übrigen Bereiche bei 3,2 mg/m³. Beschäftigungsverbot besteht für Jugendliche sowie schwangere oder stillende Frauen. Arbeitnehmer, die bereits einmal eine Benzolvergiftung erlitten haben, sind bei erneuter Exposition überdurchschnittlich gefährdet und dürfen daher nie wieder exponiert werden. Vorsorge nach BG-Grundsatz G8. BK-Liste Nr. 1303.

Toluol (Methylbenzol) und Xylol (Dimethylbenzol)

Sie sind deutlich weniger giftig als Benzol und haben dieses als Lösungsmittel weitgehend ersetzt.

Vorkommen und Metabolismus. Die Homologen Toluol und Xylol werden oxidiert und nach einem Kopplungsschritt als Hippursäure beziehungsweise als Methylhippursäure über den Urin ausgeschieden. Diese Hippursäuren werden zum biologischen Monitoring genutzt.

Symptome. Beide Homologe sind neurotoxisch; die Wirkungen am ZNS äußern sich als Benommenheit, Müdigkeit und Erbrechen. Bei chronischer Exposition kommt es zur Ausbildung einer Enzephalopathie im Sinne eines hirnorganischen Psychosyndroms, zerebellären oder extrapyramidalen Störungen. Blutbildveränderungen durch Xylol scheinen ausgeschlossen zu sein. Für Toluol ist dies zu Zeit noch nicht zu sagen, da bisher die Verunreinigung des Toluols durch Benzol bis zu 15 % betrug.

Grenzwerte. Die MAK-Werte betragen für Toluol 190 mg/m^3, für Xylol 440 mg/m^3. BAT-Werte für Toluol 1 mg/l im Vollblut oder 3 mg/l o-Kresol im Harn, für Xylol 1,5 mg/l im Vollblut, alternativ 2000 mg/l Methylhippursäure im Harn. Vorsorge nach BG-Grundsatz G29 (Toluol) und G2 (Xylol). BK-Liste Nr. 1303.

4.4.6
Nitro- und Aminoverbindungen des Benzols, seiner Homologe und ihrer Abkömmlinge

Durch Bindung von NO$_2$-Gruppen an Benzolringen entstehen die Nitroverbindungen, durch NH$_2$ die Aminoverbindungen des Benzols.

Vorkommen und Aufnahme. Sie werden als Farb- und Sprengstoffe sowie als Herbizide eingesetzt. Bekannt sind hier Stoffe wie Trinitrotoluol (TNT), Nitrobenzol, Trinitrophenol, Pikrinsäure als Nitro-, Anilin (MAK-Wert 8 mg/m^3, BAT-Wert 1 mg/l im Harn oder 100 µg aus Hämoglobin-Konjugat) und Benzidin als Aminoverbindungen. Die Aufnahme erfolgt über die Atemwege, die Ausscheidung renal.

Symptome. Beide Stoffgruppen führen im Rahmen ihres Abbaus zu Methämoglobinbildung, durch die es zu Sauerstoffmangel kommen kann. Eine Anämie kommt durch Hämolyse zustande, als Charakteristikum finden sich Heinz-Innenkörper in den Erythrozyten. Einige Verbindungen sind hepatotoxisch (Trinitrotoluol, Trinitrobenzol), andere können Blasenschäden bis zum Blasenkarzinom verursachen. Pikrinsäure ruft eine Gelbverfärbung der Haut, Haare und Skleren hervor, Trinitrotoluol (MAK-Wert 0,1 mg/m^3) kann zu einer rötlichen Verfärbung der Haare führen. Vorsorge nach BG-Grundsatz G33. BK-Liste Nr. 1304.

4.4.7
Schwefelkohlenstoff

Vorkommen und Aufnahme. Schwefelkohlenstoff spielt bei der Viskoseherstellung und -verarbeitung sowie bei der Extraktion von Fetten aus Samen und Knochenabfällen eine Rolle. Die Aufnahme erfolgt hauptsächlich über die Atemwege, in geringem Maße auch über die Haut. Durch die gute Fettlöslichkeit lagert sich CS$_2$ bevorzugt im Nervensystem ein und wirkt durch Enzymhemmung hepatotoxisch.

Symptome. Bei der akuten Intoxikation steht die ZNS-Wirkung (Euphorie, Erregungszustände, Bewußtlosigkeit) im Vordergrund. Die chronische Exposition führt neben zentralen und peripheren Schäden des Nervensystems (Polyneuropathie, Enzephalopathie) zu psychischen Veränderungen und Leberfunktionsstörungen sowie durch die Störung des Fett- und Glukosestoffwechsels zu Gefäßschädigungen im Sinne einer Arteriosklerose.

Grenzwerte. Der MAK-Wert liegt bei 30 mg/m^3. Das Risiko einer Fruchtschädigung ist wahrscheinlich. Der BAT-Wert beträgt 8 mg/l im Harn. Vorsorge nach BG-Grundsatz G6. BK-Liste Nr. 1305.

4.4.8
Methanol

Vorkommen und Metabolismus. Methanol wird als Lösungsmittel in der Farbenindustrie eingesetzt, außerdem zur Vergällung von Äthylalkohol. Die Aufnahme erfolgt inhalativ, über die Haut oder per os. Methanol wird vom

Organismus zum Teil unverändert abgeatmet, der Rest wird in der Leber metabolisiert. Als Endprodukt entsteht Ameisensäure, die eine Azidose bewirkt.

Symptome und Therapie. Methanol ist hepato- und nephrotoxisch und führt zu Rauscherscheinungen und Schädigung des Nervensystems. Typisch sind die durch Methanol verursachten Sehstörungen, die bis zur Erblindung führen. Als Therapie bekämpft man die Azidose und versucht durch Gabe von Äthylalkohol Methanol aus der Leber zu verdrängen. Bereits 30 ml Methanol können tödlich sein.

Grenzwerte. Der MAK-Wert beträgt 260 mg/m^3, der BAT-Wert 30 mg/l im Harn. Vorsorge nach BG-Grundsatz G10. BK-Liste Nr. 1306.

4.4.9
Organische Phosphorverbindungen

Vorkommen und Aufnahme. Organische Phosphorverbindungen finden als Lösungsmittel und Weichmacher in der Kunststoffindustrie Verwendung. Bekannter ist aber ihr Einsatz als Schädlingsbekämpfungsmittel. Die Aufnahme kann über die Atemwege, die Haut oder per os erfolgen. Die Alkylphosphatverbindungen (Thiophosphorsäureester wie Parathion oder E 605) blockieren die Cholinesterase, es kommt zu einem Anstieg des Acetylcholinspiegels, der zu Störungen des zentralen und peripheren Nervensystems führt.

Symptome. Typischen Symptome treten an den Augen (enge Pupillen), der glatten Muskulatur (Bronchospasmus, erhöhte Peristaltik des Magen-Darm-Traktes mit Koliken, Durchfällen, Erbrechen) und den sekretorischen Drüsen (Speichelfluß, Bronchialsekretion) auf. Die Intoxikationserscheinungen können bei oraler Aufnahme bereits nach 10 Minuten deutlich ausgeprägt sein.

Diagnose und Grenzwerte. Die Diagnose wird durch den Nachweis einer erniedrigten Acetylcholinesteraseaktivität (BAT-Wert < 70 % des Bezugswertes in Erythrozyten oder Vollblut, alternativ 500 µg/l p-Nitrophenol im Harn) gestellt. Als Antidot gibt man Obidoxim oder Atropin. MAK-Wert zum Beispiel für Parathion 0,1 mg/m^3. BK-Liste Nr. 1307.

4.4.10
Fluor und seine Verbindungen

Vorkommen und Aufnahme. Fluor wird in Form seiner wässerigen Lösung als Flußsäure sowie den Salzen dieser Säure, den Fluoriden in der Industrie zur Glasherstellung, zum Galvanisieren, bei der Aluminiumgewinnung und bei der Metallverarbeitung eingesetzt. Die Aufnahme erfolgt über die Haut, die Atemwege und in geringem Umfang über den Magen-Darm-Trakt.

Symptome der akuten Intoxikation. Im Vordergrund stehen die Verätzungen durch die Säure und deren Salze, die die Haut durchdringen und nach einer Latenzzeit zu tiefen Gewebsnekrosen führen. Bei inhalativer Aufnahme sind Schleimhautreizungen mit Tränenfluß und pulmonale Symptome, die von Bronchitis bis zum Lungenödem reichen, zu erwarten. Bei oraler Aufnahme kommt es zu Übelkeit, blutigem Erbrechen sowie blutiger Diarrhö, auch sind Leber-, Herz- und Nierenschäden beschrieben.

Symptome der chronischen Intoxikation. Die chronische Exposition zeigt sich in einer Störung des Kalziumstoffwechsels, der Fluorose. Bei dieser Knochenerkrankung, die sich zunächst in rheumatoiden Beschwerden äußert, entstehen nebeneinander Osteoporose und Osteosklerose, bevorzugt an Becken und Wirbelsäule. Im weiteren Verlauf tritt eine Verkalkung des Bandapparates ein.

Therapie und Grenzwerte. Zur Therapie der akuten Vergiftung gibt man bei oraler Vergiftung nach einer Magenspülung Kalziumgluconat, bei Verätzung der Haut erfolgt eine lokale Spülung mit Natriumhydrogencarbonatlösung sowie eine Umspritzung mit 10 %iger Kalziumgluconatlösung. MAK-Wert für F_2 0,2 mg/m^3. BAT-Wert 7 mg/g Kreatinin bei Schichtende. Vorsorge nach BG-Grundsatz G34. BK-Liste Nr. 1308.

4.4.11
Salpetersäureester

Vorkommen und Wirkungsweise. Salpetersäureester finden in der Sprengstoffherstellung, zum Beispiel als Nitroglyzerin, Verwendung. Wie aus der Pharmakologie bekannt, wirken Nitrokörper erweiternd auf die Blutgefäße, wobei zunächst der systolische und später auch der diastolische Blutdruck absinkt.

Symptome. Die Symptomatik besteht in Kopfschmerzen, Brechreiz, Schwindel, Appetitlosigkeit und Schlafstörungen. Bei länger andauernder Exposition tritt häufig eine Gewöhnung ein, und nach einer Arbeitsunterbrechung (Wochenende) kann es zu einer Verminderung oder zum Verschwinden der Beschwerden kommen. Da die Beschwerden nach Wiederaufnahme der Tätigkeit erneut auftreten, bezeichnet man diese Erkrankung auch als Montagskrankheit.

Grenzwerte. Der MAK-Wert beträgt für Nitroglyzerin 0,5 mg/m^3, der BAT-Wert 0,5 µg/l 1,2-Glycerindinitrat im Serum am Schichtende. Vorsorge nach BG-Grundsatz G5. BK-Liste Nr. 1309.

4.4.12
Halogenierte Alkyl-, Aryl- oder Alkylaryloxide

Vorkommen und Aufnahme. Diese Stoffe werden als Pflanzen- und Holzschutzmittel sowie als Desinfektionsmittel eingesetzt. Außerdem finden sie in der Herstellung von Epoxidharzen und Klebstoffen Verwendung. Die Aufnahme findet über die Atemwege, in geringem Umfang auch über die Haut statt.

Symptome. Die Chlorhydrine (ein Vertreter ist Epichlorhydrin zur Epoxidharzherstellung) haben eine hohe Reizwirkung auf Haut und Schleimhäute. Sie können Asthmaanfälle auslösen und sogar zum Lungenödem führen. Daneben verursachen sie Schäden an Leber, Nieren und ZNS. Chlorphenole (wie PCB, Pentachlorphenol, siehe Kap. 4.4.4, inzwischen verbotenes Holzschutzmittel) verursachen ZNS- und Leberschäden und die sogenannte Chlorakne, außerdem kann es zu Störungen des Wärmehaushalts kommen. Dichlordimethyläther löst Bronchialkarzinome aus. Dioxine gehören ebenfalls in diese Stoffklasse (siehe Kap. 4.4.4). BK-Liste Nr. 1310.

4.4.13
Halogenierte Alkyl-, Aryl- oder Alkylarylsulfide

Diese Stoffklasse hat traurige Berühmtheit als Kampfgas in den Weltkriegen erlangt. Dichloräthylensulfid gilt unter dem Namen Senfgas als Ausgangssubstanz für einige weitere Verbindungen (Lost). Die Inhalation führt zu Bronchitiden, Lungenödem, Magen-Darm-Störungen und Nephritiden. Auf Haut und Schleimhäuten bilden sich Blasen und Ulzera. Die Lostverbindungen sind kanzerogen. Arbeitsmedizinisch spielen diese Stoffe nur noch bei der Kampfmittelbeseitigung eine Rolle. Durch die billige Herstellung gelangen diese Stoffe aber in diversen kriegerischen Auseinandersetzungen wieder zu einer medizinischen Bedeutung. BK-Liste Nr. 1311.

4.4.14
Erkrankungen der Zähne durch Säuren

Arbeitsmedizinisch relevant sind von den mineralischen Säuren die Salz-, Schwefel- und Salpetersäure. Sie werden in Metallbeizereien, bei der Batterieproduktion und in der Zinkelektrolyse verwendet. Von den organischen Säuren sind besonders die kurzkettigen Vertreter Ameisen- und Essig- sowie Oxal-, Wein- und Zitronensäure zu nennen. Sie werden in der Textilindustrie und -reinigung eingesetzt und in der pharmazeutischen und Lebensmittelindustrie verwendet. Allen gemeinsam ist die Verursachung von Zahnschäden. MAK-Wert für Ameisensäure 9 mg/m^3, für Essigsäure 25 mg/m^3. Vorsorge nach BG-Grundsatz G22. BK-Liste Nr. 1312.

4.4.15
Benzochinon

Benzochinon entsteht als Zwischenprodukt bei der Herstellung von Hydrochinon, welches als

Antiseptikum und Entwickler eingesetzt wird. Benzochinon führt zu Reizerscheinungen an Konjunktiven und Kornea. Nach längerer Exposition kommt es zu Trübungen der Hornhaut und Verquellungen, die zu einem irreversiblen Astigmatismus führen können. Auch nach Ende der Exposition können noch nach Jahren schwere Rezidive bis hin zu einem Ulcus serpens auftreten. MAK-Wert 0,4 mg/m^3. BK-Liste Nr. 1313.

4.4.16
p-t-Butylphenol

Verwendung findet para-tertiär-Butylphenol (ptBP) in Form von Klebstoffen und Kunstharzen in der Automobilindustrie, aber auch als Lackrohstoff, Emulgator oder Antioxidans. Es verursacht Leberfunktionsstörungen und wirkt auf den Schilddrüsenstoffwechsel so ein, daß eine Struma resultieren kann. Dominierend sind aber die durch ptBP verursachten symmetrischen vitiligoartigen Depigmentierungen der Haut, die bevorzugt an Handrücken und proximalen Extremitäten, einschließlich der Axillen und des Genitalbereichs, auftreten. MAK-Wert 0,5 mg/m^3, BAT-Wert 2 mg/l im Harn. BK-Liste Nr. 1314.

4.5
Durch physikalische Einwirkungen verursachte Berufskrankheiten

4.5.1
Allgemeines

Relevant für die Entstehung einer Berufskrankheit durch physikalische Einwirkungen ist in den meisten Fällen ein Zusammenhang zwischen den Belastungsfaktoren wie Dauer und Intensität der Belastung sowie der Beanspruchung, die diese auf den Belasteten ausüben. Das Maß der Beanspruchung ist zum Beispiel von der Konstitution des Belasteten abhängig. Zur Definition von Belastung und Beanspruchung siehe Kapitel 2.1.1.

4.5.2
Sehnenscheidenerkrankungen

Ursachen und Symptomatik. Sehnenscheidenerkrankungen kommen bei einseitiger oder langandauernder mechanischer Beanspruchung vor. Am häufigsten dürfte die Tendovaginitis im Bereich des Handgelenks und des Unterarms vorkommen. Charakteristisch ist ein Bewegungsschmerz im betroffenen Bereich mit Schwellung, Druckempfindlichkeit und Knirschgeräuschen.

Arbeitsmedizinische Aspekte. In der Regel führt die Erkrankung nur zu einer vorübergehenden Arbeitsunfähigkeit. Daher wird eine Entschädigung wegen einer Berufskrankheit nur gewährt, wenn die Erkrankung zur Unterlassung aller Tätigkeiten zwingt, die zur Entstehung, Verschlimmerung oder zum Wiederaufleben der Erkrankung führen können oder dafür ursächlich sein können (diese Einschränkung der Entschädigung gilt auch für die vibrationsbedingten Durchblutungsstörungen sowie die allergisch und chemisch-irritativ verursachten Atemwegserkrankungen). Aufgrund der vielfältigen, auch außerberuflichen, Möglichkeiten, sich eine Sehnenscheidenerkrankung zuzuziehen und der obigen Einschränkung werden nur etwa 1% der gemeldeten Erkrankungen entschädigt.

Prävention. Zur Vorbeugung sollen die Vermeidung einseitiger Muskelbeanspruchung, eine richtige Sitzgestaltung, ergonomische Maschinengestaltung und Kurzpausen mit Lockerungsübungen dienen. BK-Liste Nr. 2101.

4.5.3
Meniskusschäden

Bis 1988 wurde lediglich eine Entschädigung an Bergleute gezahlt, die mindesten drei Jahre unter Tage gearbeitet hatten. Inzwischen ist diese Beschränkung entfallen, so daß jetzt auch andere Berufsgruppen mit vorwiegend kniender Tätigkeit, zum Beispiel Fliesenleger, eine Entschädigung erhalten können. Die Menisken werden bei kniender Tätigkeit mit gleichzeitiger aktiver Gelenkarbeit besonders belastet. Als

Frühsymptome werden Schmerzen beim Laufen oder bestimmten Bewegungen und Knackgeräusche in den Knien angegeben. BK-Liste Nr. 2102.

4.5.4
Erkrankungen durch Erschütterungen bei Arbeiten mit Druckluftwerkzeugen

Bevorzugt an Os lunatum, Os naviculare sowie im Ellbogen- und Schultereckgelenk kommt es durch Tätigkeit mit Werkzeugen, die mechanische Schwingungen und Rückstoßerscheinungen auf den Anwender bewirken, zu degenerativen Knochenveränderungen. Die Anerkennung als Berufskrankheit setzt eine mindestens 2jährige Tätigkeit mit solchen Werkzeugen voraus, im Durchschnitt scheint für diese Veränderungen eine ca. 10jährige Expositionszeit notwendig. Jährlich werden etwa 200 Fälle neu als BK anerkannt. BK-Liste Nr. 2103.

4.5.5
Vibrationsbedingte Durchblutungsstörungen an den Händen

Ursachen. Bei der Arbeit mit Werkzeugen, die eine Schwingungsfrequenz von 20–800 Hz auf den Körper übertragen (dies sind in erster Linie Bohrer, Meißel, Fräsen, Sägen und Schleifmaschinen), kommt es zu Schäden an Gefäßen und Nerven im Bereich der Hände, die zu Durchblutungs- und Sensibilitätsstörungen führen können. Prädisponierend können Kälteexposition, Nikotinabusus und eine individuelle Disposition sein.

Symptomatik. Die Erkrankung beginnt an einer distalen Phalanx der Finger 2–5 (der Daumen ist nie befallen) und breitet sich über die anderen Finger proximal aus. Die Finger sind während eines Anfalls, der Minuten bis Stunden dauern kann, zunächst weiß, dann zyanotisch, es besteht Gefühllosigkeit und Kribbeln. Die Wiederdurchblutung soll oft sehr schmerzhaft sein, die Anfallsfrequenz steigt im Verlauf der Belastung an.

Arbeitsmedizinische Aspekte. Wie bereits erwähnt, wird nur bei Zwang zur Aufgabe aller ursächlichen Tätigkeiten eine Entschädigung nach BK-Liste Nr. 2104 geleistet. Über sonstige Vibrationsfolgen siehe auch Kapitel 2.5.

4.5.6
Chronische Erkrankungen der Schleimbeutel durch ständigen Druck

Betroffen sind Personen mit dauernder kniender Tätigkeit (bei Befall der Knie). Selten sind Ellbogen und Schulter betroffen. Zur Prävention sollen Knieschützer getragen werden, die eine bessere Druckverteilung ermöglichen. 1991 wurden lediglich 618 Fälle angezeigt, von denen nur 8 nach BK-Liste Nr. 2105 entschädigt wurden. Es bestehen gute operative Heilungschancen.

4.5.7
Drucklähmungen der Nerven

Betroffen sind bei arbeitsbedingten Fehlhaltungen hauptsächlich die Nn. ulnaris und fibularis. BK-Liste Nr. 2106.

4.5.8
Abrißbrüche der Wirbelfortsätze, Schipperkrankheit

Abrißbrüche der Dornfortsätze im unteren HWS- und oberen BWS-Bereich traten erstmals beim Bau der Reichsautobahnen auf, als Ungeübte langandauernde Schaufelarbeiten verrichteten, daher der Name Schipperkrankheit. Es handelt sich um Ermüdungsbrüche, die bei unphysiologischer Beanspruchung meist im Bereich von C7 und Th1 auftreten. BK-Liste Nr. 2107.

Die beiden letztgenannten Erkrankungen sind heute selten geworden.

Erkrankungen der HWS und LWS

Im Jahr 1993 sind bandscheibenbedingte Erkrankungen der Hals- und Lendenwirbelsäule in die Liste der Berufskrankheiten aufgenommen worden. Sie seien kurz erwähnt, da sie in naher Zukunft sicher eine große arbeitsmedizinische und volkswirtschaftliche Bedeutung erlangen werden. Allen Wirbelsäulenerkrankungen ist gemeinsam, daß eine Entschädigung nur geleistet wird, wenn die Erkrankung zur Aufgabe der Tätigkeit zwingt.

Risikogruppen. Betroffen sind Berufe, die durch ständiges Heben oder Tragen von Lasten geprägt sind, wie zum Beispiel Bauberufe, Bergbau (verstärkt durch ständige gebückte Haltung), Kranken-, Alten- und Behindertenpflege. Zur Klinik und Therapie siehe Orthopädie, Kapitel 3.1 und 3.7.

Arbeitsmedizinische Aspekte. Präventionsmaßnahmen sind Lastenbegrenzung und grundsätzliche Vermittlung und Beachtung von Hebe- und Trageregeln. Für die Begutachtung ist die Korrelation von Beschwerden und funktionellen Störungen mit den Röntgen-/CT-Befunden gefordert sowie ein Zusammenhang mit der Exposition. Allgemein wird eine mindestens 10jährige Exposition mit einer ausreichenden Häufigkeit und Regelmäßigkeit der Beanspruchung gefordert.

BK-Liste Nr. 2108 für HWS und 2109 für LWS.

Vibrationsbedingte Bandscheibenleiden

Ebenfalls seit 1993 sind vibrationsbedingte Bandscheibenleiden der LWS durch vertikale Schwingung im Sitzen als BK unter der Nr. 2110 anerkannt. Betroffen sind in erster Linie Fahrer von Schleppern, Baggern, Kettenfahrzeugen, aber auch von Gabelstaplern und Lkws sowie Hubschrauberbesatzungen.

4.5.9
Erkrankungen durch Druckluft

Siehe dazu Kapitel 2.6.

4.5.10
Erkrankungen durch Lärm

Die Gefahr einer Gehörschädigung ist abhängig von der Höhe der Schallpegel und der Dauer der Einwirkung, wobei unter 80 dB(A) (Grundlagen in Kap. 2.4.1) eine Schädigung auszuschließen ist. Ab 120 dB(A) können Schäden schon nach Minuten, ab 140 dB(A) sofort (Knalltrauma) entstehen (siehe Tabelle 22.2.).

Definition und Stadieneinteilung. Bei der Lärmschwerhörigkeit handelt es sich um eine irreversible Innenohrschwerhörigkeit, die durch Zerstörung der Haarzellen gekennzeichnet ist. Die Ausbildung einer Lärmschwerhörigkeit verläuft in charakteristischen Stadien. Es wird zwischen TTS = Temporary Threshold Shift (reversible Hörschwellenverschiebung) und PTS = Permanent Threshold Shift (irreversible Hörschwellenverschiebung) unterschieden. Zu Anfang tritt eine vorübergehende Störung (TTS) im Hochtonbereich zwischen 4 und 6 kHz auf. Da die menschliche Sprache im Bereich um 1–3 Hz angesiedelt ist, kann diese Phase eventuell vom Betroffenen unbemerkt verlaufen. Klingt diese Störung nach 16 Stunden nicht mehr ab, spricht man definitionsgemäß von einer Hörerschöpfung. Besteht diese nach einem Jahr weiter, handelt es sich

Tab. 22.2: Beispiele für Schalldruck (K. Ruppe 1996)

Hörempfindung	Schalldruckpegel (in Dezibel [dB])	Schallintensität (in W/m²)
Hörschwelle (bei 1 kHz)	0	10^{-12}
Blätterrauschen	20	10^{-10}
leiser Tischventilator	20	10^{-10}
normale Unterhaltung	60	10^{-6}
lautes Rufen	80	10^{-4}
Aufbrechhammer	100	10^{-2}
Start eines Düsenflugzeugs	120	10^{-1}
Schmerzgrenze	130	10

um eine Lärmschwerhörigkeit. Die Lärmschwerhörigkeit entwickelt sich in verschiedenen Phasen:
- Phase der Gewöhnung: Nach Beginn der Exposition gewöhnt sich der Betroffene an den Lärm, die PTS ist gering ausgeprägt
- Phase der Kompensation: Diese Phase kann acht bis 15 Jahre dauern und ist die Phase der besten Lärmverträglichkeit, PTS nur gering verändert
- Phase des Zusammenbruchs: Ohne erkennbaren Anlaß verschlechtert sich die PTS rapide in kurzer Zeit (1–5 Jahre)
- Phase der Sättigung: Das Gehör verschlechtert sich nicht mehr, trotz anhaltender Lärmbelastung, die PTS bleibt auf ihrem hohen Niveau bestehen

Audiometrische Befunde. Charakteristisch ist die sog. C5-Senke (4096 Hz) im Audiogramm (siehe Abbildung 22.2), im Gegensatz zur Altersschwerhörigkeit, bei der vor allem die ganz hohen Frequenzen betroffen sind. Es lassen sich bei der Lärmschwerhörigkeit audiometrisch keine Unterschiede zwischen Knochen- und Luftleitung feststellen, da es sich um eine reine Innenohrschwerhörigkeit handelt. Zur Feststellung einer Lärmschwerhörigkeit wird von den Berufsgenossenschaften die Durchführung eines SISI-Tests verlangt. Dieser mißt indirekt das Recruitment (siehe Hals-Nasen-Ohren-Heilkunde, Kap. 1.2).

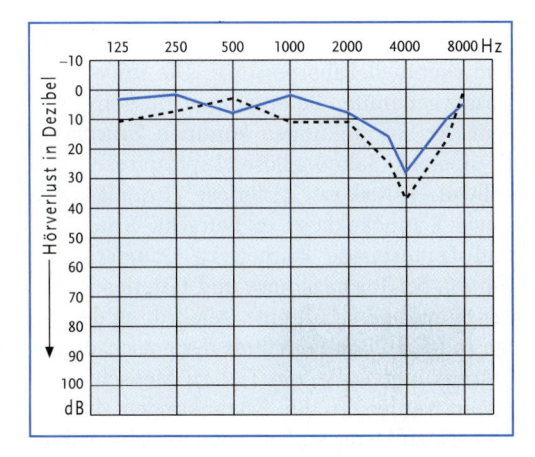

Abb. 22.2: Audiogramm mit C-5-Senke, beginnende Schwerhörigkeit (K. Ruppe 1996)

Arbeitsmedizinische Aspekte. Zur Prävention sind an allen Arbeitsplätzen mit einem Bezugsschallpegel von über 85 dB(A) persönliche Gehörschutzmittel zu tragen. Arbeitsbereiche, in denen der Lärmpegel nicht unter 90 dB(A) herabgesetzt werden kann, sind als Lärmbereiche zu kennzeichnen, die dort Beschäftigten nach BG-Grundsatz G20 entsprechend zu überwachen. Lärmschwerhörigkeit ist die häufigste Berufskrankheit, nach 10jähriger Exposition bei 90 dB(A) ist bei 10%, bei 110 dB(A) sogar bei 50% der Beschäftigten eine Lärmschwerhörigkeit festzustellen. Die Anzeige eines Verdachts auf Lärmschwerhörigkeit muß bereits durch entsprechende Befunde abgesichert sein. Als relevant wird ein Hörverlust von 40 dB(A) auf dem besser hörenden Ohr angesehen.

4.5.11
Erkrankungen durch Wärmestrahlung

Siehe Kapitel 2.7.

4.5.12
Erkrankungen durch ionisierende Strahlen

Berufliche Strahlenschäden sind eher selten. Man unterscheidet zwischen stochastischen (zufällig verteilten) Schäden, wie Leukämien und Tumoren, und nichtstochastischen dosisabhängigen Schäden, den akuten oder chronischen Strahlensyndromen. Das akute Strahlensyndrom äußert sich in Lokalschädigungen der Haut mit Rötung, Ödem, Ulzerationen, besonders bei Teilkörperbestrahlung, Störungen des Magen-Darm-Traktes sowie Blutbildungsstörungen. Bei chronischer Strahlenexposition kommt es zu Schäden an parenchymatösen Organen (Leber, Lunge, ZNS), Tumoren (Mammakarzinom, Bronchialkarzinom, Leukämien) und chronischen Hautschädigungen mit Haarausfall und Teleangiektasen. Genauere Strahlenauswirkungen siehe Tabelle 22.3.

Arbeitsmedizinische Aspekte. Die Strahlenschutz- und Röntgenverordnung legt fest, welche Beschäftigten in welchen Bereichen wie zu untersuchen sind und welche Grenzwerte zu beachten sind. So darf zum Beispiel im Kon-

Tab. 22.3: Akute Wirkungen ionisierender Strahlen (Gesamtkörperbestrahlung), (K. Ruppe 1996)

Dosis	Sofortsymptome	Spätsymptome
1–2 Gy	Erbrechen, Übelkeit	nach 4 Wochen reversibles Sinken der Anzahl der Granulozyten u. Thrombozyten
2–4,5 Gy	Schwindel, Übelkeit, Erbrechen, Lymphozyten fallen unter $0,5 \times 10^9/l$	nach 3–4 Wochen Fieber, Hämorrhagien, Infekte, Granulo- und Thrombozytopenie
4,5–9 Gy	unstillbares Erbrechen, Schwindel, Fieber, Lymphozytenabfall unter $0,5 \times 10^9/l$	nach 1 Woche Hämorrhagien, Diarrhöen, Haarausfall, Erytheme, schwere Granulo- und Thrombozytopenien
9–16 Gy	unstillbares Erbrechen, Schock, Fieber, Bewußtseinstrübung, Lymphozytopenie gegen Null, Granulozytose	nach Stunden Diarrhöen, Schleimhautulzerationen, ab 5. Tag schwere Granulo- u. Thrombozytopenien
Über 16 Gy	Kreislaufkollaps, unstillbares Erbrechen, Diarrhöen, Blutungen	sofort: Koma, gastrointestinale Symptome, meist kurzfristig letal

trollbereich eine Jahresdosis von 50 mSv bei Ganzkörperexposition nicht überschritten werden, für Teilkörperbestrahlungen gelten Jahreshöchstdosen von 500 mSv für Hände und Unterarme und 50 mSv für Keimdrüsen oder rotes Knochenmark. Die teratogene Strahlenwirkung bedroht vor allem Föten im ersten Trimenon, eine Fruchtdosis von 20 rad (Rö-Thorax: ca. 50–100 mrad Organdosis) gilt als Indikation zum Schwangerschaftsabbruch.

4.6
Durch Infektionserreger oder Parasiten verursachte Berufskrankheiten sowie Tropenkrankheiten

Siehe Innere Medizin, Infektionskrankheiten und Hygiene, Kapitel 3.2.

4.6.1
Allgemeines

Um als Berufskrankheit anerkannt zu werden, müssen einige Bedingungen erfüllt sein: Es muß sich bei den Erkrankungen um während der Berufstätigkeit unter Beachtung der Inkubationszeiten neu aufgetretene Ansteckungen handeln. Die Infektionsquelle sollte nachweisbar sein oder mit hoher Wahrscheinlichkeit im Bereich der Berufstätigkeit liegen. Bei nicht nachweisbarer Quelle muß die berufsbedingte Infektionsgefährdung wesentlich höher sein als die nicht berufsbedingte. Im Gesundheitswesen erstreckt sich die Verordnung auch auf Personen, die nur vorübergehend in infektionsgefährdeten Bereichen tätig sind, wie zum Beispiel Reinigungspersonal, Hausmeister oder Mitarbeiter in Kläranlagen. Um diesen Kriterien zu genügen, empfiehlt es sich, vor Antritt einer neuen Stelle durch den Personalarzt eine Hepatitis- und HIV-Serologie als Leerwert bestimmen zu lassen, sofern dies nicht sowieso gefordert wird.

4.6.2
Von Tieren auf Menschen übertragbare Krankheiten

Gefährdete Personengruppen sind diejenigen, die beruflich mit Tieren zu tun haben, also Landwirte, Schlachthofmitarbeiter, Tierärzte und eventuell Laborpersonal. Die im vorigen Absatz genannten Bedingungen müssen erfüllt sein. An Erkrankungen kommen Brucellose, Erysipeloid, Salmonellose, Leptospirose, Tbc, Tollwut, Psittakose, Listeriose, Toxoplasmose sowie Echinokokkose in Betracht. Brucellose und Leptospirose können zu Dauerschäden führen, bei Toxoplasmose und Listeriose ist in der Schwangerschaft eine Gefährdung des Feten möglich. Das Verhältnis der entschädigten Erkrankungen, die von Tier zu Mensch übertragen werden, zu den Erkrankungen, die von Mensch zu Mensch übertragen werden, beträgt etwa 1 : 20.

4.6.3
Wurmkrankheiten der Bergleute

Diese Erkrankungen sind in den Tropen und Subtropen beheimatet. In Mitteleuropa relevant könnte nur eine Einschleppung durch dort tätige Arbeitskräfte sein. Als Erreger kommen Ankylostoma duodenale und Strongyloides stercoralis in Frage. Die Diagnose des Befalls mit Ankylostoma duodenale erfolgt durch Eiernachweis im Stuhl oder Larvenanzüchtung aus eierhaltigem Stuhl, für Strogyloides stercoralis gelingt der Nachweis nur durch Larven in frischem Stuhl.

4.6.4
Tropenkrankheiten

Als häufigste Berufskrankheiten treten hier Amöbiasis, Malaria, Bilharziose und Filariose in Erscheinung. Waren früher nur Seeleute und Luftfahrtpersonal arbeitsmedizinisch relevant, hat sich der Kreis der zu Überwachenden heute auf alle beruflich im Ausland Tätigen ausgedehnt. Vorsorge nach BG-Grundsatz G35. BK-Liste Nr. 3104.

4.7
Lungenerkrankungen infolge anorganischer Stäube

Man unterscheidet zwischen Lungenerkrankungen infolge organischer oder anorganischer Stäube. Als Staub bezeichnet man fein verteilte Feststoffe mit einer Korngröße bis zu 200 µm in Gasen. Die Staubkonzentration wird in mg/m^3, bei faserigen Stäuben in Fasern/m^3 angegeben. Unter einer Pneumokoniose versteht man die Ansammlung und Ablagerung von Staub in den Lungen. Die Erkrankungen durch anorganische Stäube werden dabei als Pneumokoniosen im engeren Sinne bezeichnet. In der Liste der Berufskrankheiten finden sich 13 Pneumokoniosen, die in den folgenden Abschnitten besprochen werden. Von den geleisteten Entschädigungen durch die Berufsgenossenschaften entfällt die Hälfte aller Zahlungen auf Lungenerkrankungen, obwohl die Zahl der neuangezeigten Fälle in den letzten 15 Jahren stark rückläufig war.

Pathogenese. Die Schwere der Schädigung der Atmungsorgane ist von der Konzentration des eingeatmeten Staubs, der Dauer der Exposition, der Schadstoffwirkung und der Staubteilchengröße abhängig. Zur Beurteilung der Staubteilchengröße betrachtet man den aerodynamischen Durchmesser, der neben dem geometrischen Durchmesser auch die Sinkgeschwindigkeit in strömender und ruhiger Luft umfaßt. Ein aerodynamischer Durchmesser von bis zu 10 µm ist alveolargängig, die meisten dort vorgefundenen Stäube liegen im Bereich um 1–2 µm, Stäube unter 0,05 µm werden sofort wieder exhaliert. Staubpartikel, die größer sind als 10 µm, werden im Bronchial- und Nasen-Rachen-Raum zurückgehalten. In den Alveolen wird der Staub durch Makrophagen phagozytiert, in den höher gelegenen Bereichen transportiert das Flimmerepithel die Staubteilchen nach kranial. Diese Transportmechanismen werden durch toxische Nebenwirkungen der Stäube gestört, so daß eine Elimination erschwert wird.

Symptomatik. Entsprechend der Eindringtiefe lassen sich Störungen im Bereich der Bronchien oder des Lungenparenchyms oder in beiden Systemen feststellen. Lang andauernde Expositionen führen oft zu kombinierten Störungen, die als chronisches unspezifisches respiratorisches Syndrom (CURS) bezeichnet werden. Die reinen Bronchopathien imponieren als obstruktive Ventilationsstörungen, die Pneumopathien treten als restriktive Störung in Erscheinung.

Diagnostik. Der wichtigste Punkt in der Diagnostik ist die genaue Berufs- und Arbeitsplatzanamnese, bei der sämtliche mögliche Schadstoffe erfaßt werden sollten. Im Anschluß daran erfolgt die Röntgenuntersuchung. Zur Klassifizierung hat das ILO (International Labour Office in Genf) ein rein deskriptives Schema entwickelt, das eine internationale Vergleichbarkeit der Befunde ermöglicht. Man beurteilt Form, Größe, Anzahl und Lokalisation der Schatten sowie zusätzlich Befunde wie Cor pulmonale und Pleuraerguß und bezeichnet diese mit definierten Klein- oder Großbuchstaben.

4.7.1
Quarzstaublungenerkrankungen (Silikose)

Betroffen sind Beschäftigte im Berg- und Stollenbau und an allen sonstigen Arbeitsplätzen mit Quarzsandbelastung. Silikogener Staub enthält kristalline Kieselsäure SiO_2, besser als Quarz bekannt. Kohle weist einen Quarzgehalt von 2–7 % auf, aber andere Stoffe wie zum Beispiel Glas (ca. 65 % Quarzanteil) oder Emaille (ca. 25 %) weisen zum Teil deutlich höhere Quarzkonzentrationen auf. Die Teilchengröße liegt zwischen 0,5 und 5 µm, ist also alveolargängig. In den Alveolen werden die Partikel durch Makrophagen phagozytiert. Die Makrophagen zerfallen und werden wiederum phagozytiert. Daraus resultiert die Bildung von hyalin-schwieligen Granulomen, sogenannten Silikoseknötchen, und eine retikuläre und kollagene Bindegewebsneubildung.

Ätiologie. Das Ausmaß der Schädigung hängt von der Expositionsdauer, der Staubkonzentration und der stofflichen Zusammensetzung ab. Im Regelfall entwickelt sich eine Silikose über Jahre hinweg, es sind aber auch nach sehr hoher Exposition bereits nach einigen Monaten auftretende akute Silikosen beschrieben. Rauchen oder chronische Lungenerkrankungen begünstigen durch Beeinträchtigung der Reinigungsfähigkeit der Atemwege die Entstehung von Silikosen.

Symptomatik. Am Beginn steht eine restriktive Ventilationsstörung, im Verlauf kommt eine obstruktive Störung mit Beeinträchtigung des Gasaustausches hinzu. Im Spätstadium entwickelt sich ein Emphysem mit zusätzlichen Symptomen der kardiopulmonalen Insuffizienz. Die Beschwerden sind eher unspezifisch: Luftnot, Husten, Auswurf.

Diagnostik. Die Diagnose wird anhand der Arbeitsplatzanamnese, der Lungenfunktion und des Röntgenbildes gestellt. Dieses wird nach der ILO Staublungenklassifikation (siehe oben) beurteilt. Im Frühstadium (siehe Abbildung 22.3) zeigen sich multiple, verteilt bilaterale, einzeln stehende Fleckschatten mit gleicher Dichte sowie multiple, dem Bronchienverlauf folgende, Streifenschatten. Die Hili stellen sich vergrößert mit verkalkten Lymphknoten dar. Im Spätstadium zeigen sich typische Bilder wie die Schrotkorn-, Schneegestöber- oder Honigwabenlunge (siehe Abbildung 22.4). Es sind auf den Aufnahmen zahlreiche, meist im Lungenmantel befindliche, unscharf begrenzte Fleckschatten von gleicher Dichte und Pleuraschwielen zu finden.

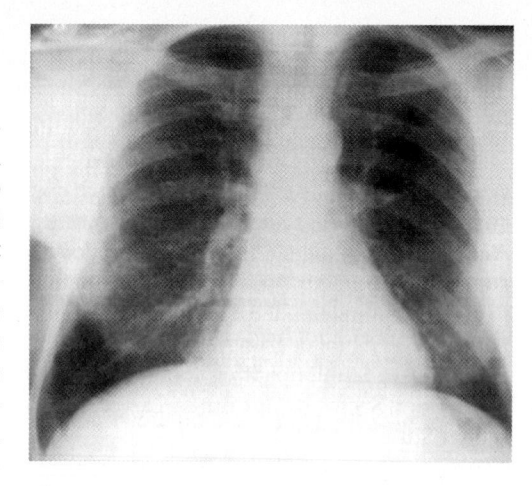

Abb. 22.3: Silikose I. Geringe Herdbildung im Lungenmantel (2/1; p/p) nach ILO-Klassifikation (B. Wiesner 1996)

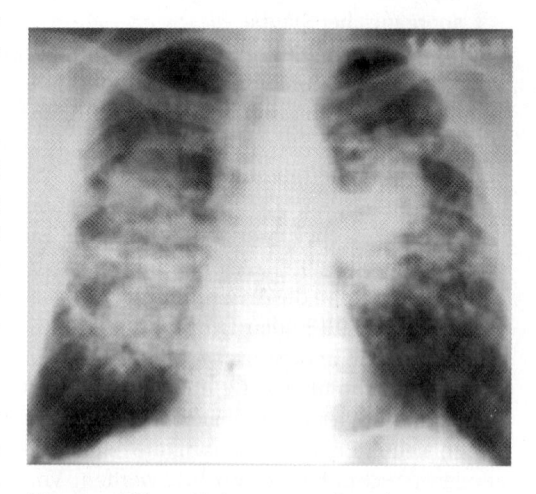

Abb. 22.4: Silikose III. Ausgeprägte doppelseitige Schwielenbildung und grobknotige Veränderungen in beiden Lungen. Nach ILO: Silikose III, C (Schwielenbildung größer als der rechte Oberlappen) und große unscharfe Herde (3–10 mm) in beiden Lungen (3/3; n/n). (B. Wiesner 1996)

Arbeitsmedizinische Aspekte. Die karzinogene Wirkung von Quarzstaub ist im Gegensatz zu Asbest nicht erwiesen, jedoch sollte die Möglichkeit eines Lungenkrebses nie außer acht gelassen werden. Arbeitsmedizinisch wird ein Zusammenhang dann angenommen, wenn der Tumor von einer silikotischen Veränderung der Lunge ausgeht. Für die Minderung der Erwerbsfähigkeit ist nicht das radiologische Bild, sondern die funktionelle Einschränkung der Lungenfunktion ausschlaggebend. Vorsorge nach BG-Grundsatz G1.1. MAK-Wert für Feinstäube aus Quarz 0,15 mg/m³, für quarzhaltige Stäube ist der Wert seit 1998 aufgehoben. BK-Liste Nr. 4101.

4.7.2
Silikotuberkulose

Eine der möglichen Komplikationen der Silikose ist die Silikotuberkulose, die bei bis zu 20% aller Silikosen auftritt. Es kann sich hierbei um eine Exazerbation alter Herde oder um eine Neuerkrankung handeln. Die Symptomatik entspricht der einer normalen Tbc, die Differentialdiagnostik und Behandlung ebenfalls (siehe Innere Medizin, Atmungsorgane, Kap. 6.5). Solange die Tuberkulose aktiv ist, wird die Erkrankung als eigene Berufskrankheit gewertet, nach Abheilung der Tuberkulose wird wie bei normaler Silikose verfahren. Aus der Tatsache, daß Personen mit Silikose ca. 100mal häufiger als Normalpersonen eine Tuberkulose bekommen, folgt, daß dieser Personenkreis regelmäßigen Tuberkulintests unterzogen werden sollte. BK-Liste Nr. 4102.

4.7.3
Asbeststaublungenerkrankung (Asbestose) oder durch Asbeststaub verursachte Erkrankungen der Pleura

Vorkommen. Asbest wird zur Herstellung von Isoliermaterial, Bremsbelägen (heute nur noch vereinzelt), Dichtungen und Filtern eingesetzt. Außerdem hat es als Asbestzement und Spritzasbest zur Feuerhemmung in Gebäuden die Schaffung von asbestbelasteten Bauruinen gefördert (Palast der Republik in Berlin).

Definition und Pathogenese. Asbest ist ein faseriges Mineral (Magnesiumsilikat = Chrysotil = Weißasbest, Natriumeisensilikat = Krokydolith = Blauasbest) mit einer Faserdicke bis unter 0,1 µm, aber einer Faserlänge von bis zu 250 µm. Ab einer Länge von unter 100 µm und einer Dicke von unter 3 µm gelangen die Fasern bis in die Alveolen. Hier werden sie durch Makrophagen phagozytiert. Durch die ungünstige Form der Fasern ragen die Enden der Fasern aus den Makrophagen heraus und spießen sich in das Lungeninterstitium. Diese Eigenschaft wird als Ursache für die Fibrose und die tumorinduzierende Wirkung der Fasern angesehen. Im Verlauf bilden sich so Fibrosierungen besonders im Mittel- und Unterlappen heraus, es entstehen Pleura- und Zwerchfelladhäsionen.

Histologie. Histologisch lassen sich Fremdkörperriesenzellen und die typischen Asbestosekörperchen finden. Asbestosekörperchen sind hantelfömige Asbestnadeln, die von einer eisenhaltigen Eiweißschicht umgeben sind. Diese Eiweißschicht führt zu einer Anfärbbarkeit mit Berliner Blau. Es ist also nicht die chemische Zusammensetzung, sondern die Form der Faser, die die pathogene Potenz besitzt.

Symptome. Die klinische Symptomatik ist wie schon bei der Silikose unspezifisch: Reizhusten, zäher, schleimiger Auswurf und eine stadienabhängige Belastungsdyspnoe.

Diagnostik. Auskultatorisch findet sich feinblasiges Knisterrasseln. Zu Beginn besteht eine restriktive Ventilationsstörung, die sich im Verlauf zu einer kombinierten obstruktiven und restriktiven Lungenfunktionsstörung entwickelt. Zur Diagnostik wird wie bei Silikosen das Röntgenbild nach der ILO-Klassifikation herangezogen. Die Befunde entsprechen denen einer klassischen Lungenfibrose, die sich auch im CT zeigt (siehe Abbildungen 22.5 und 22.6). Bei der Asbestose sieht man multiple, zu einem Netz verbundene Streifenschatten sowie unregelmäßige kleine Fleckschatten in Unterfeldern und Pleura (Pleuraplaques). Die Silikose ist dagegen in den Mittelfeldern und basalen Anteilen der Oberfelder lokalisiert und geht

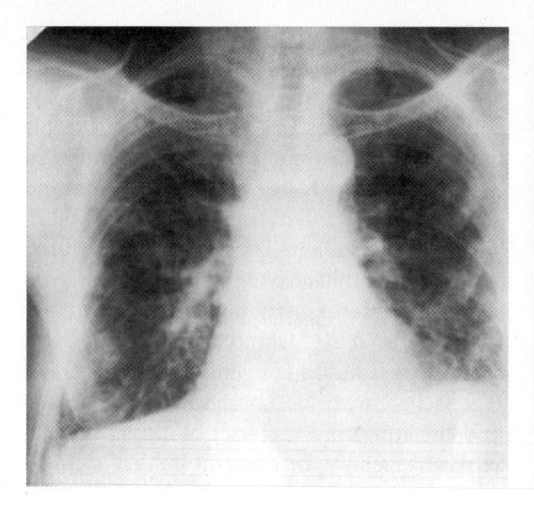

Abb. 22.5: Asbestose mit fibrösen-wabigen Veränderungen in beiden Unterlappen und Pleuraplaques links (B. Wiesner 1996)

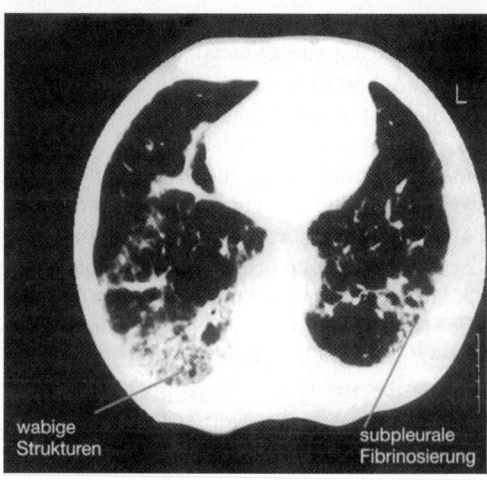

Abb. 22.6: Typische subpleurale Fibrose im CT (anderer Patient). (B. Wiesner 1996)

mit einer Verkalkung der Hiluslymphknoten einher.

Arbeitsmedizinische Aspekte. Die Höhe der Minderung der Erwerbsfähigkeit bemißt sich ausschließlich an der Stärke der Funktionseinschränkungen des kardiopulmonalen Systems, der reine Nachweis von Asbestosekörperchen bestätigt lediglich die Exposition. Da die Asbestose eine sehr lange Latenzzeit hat, steigen die Erkrankungsmeldungen immer noch an, obwohl der Einsatz von Asbest ständig zurückgeht und seit 1994 in Deutschland ganz verboten ist. Problematisch ist die Entwicklung von Ersatzstoffen, da die eigentliche Gefahr des Asbests in der Faserform liegt und somit ein Restrisiko auch bei Neuentwicklungen bestehen dürfte.

4.7.4
Lungenkrebs durch Asbest

4.7.5
Mesotheliome durch Asbest

Auf dem Boden einer Asbestose entwickeln sich besonders bei Rauchern Bronchialkarzinome und, auch bei Nichtrauchern, Pleura- und Peritonealmesotheliome. Fasern mit einer Länge von über 10 μm und einer Dicke von unter 0,3 μm gelten als besonders karzinogen. Krokydolith scheint die stärkste karzinogene Wirkung zu haben. Die Latenzzeiten sind extrem lang, es sind im Falle des Mesothelioms Zeiträume von bis zu 40 Jahren beschrieben, in der Regel beträgt die Latenzzeit ca. 10 bis 15 Jahre. Diagnostik, Therapie und Verlauf entsprechen den durch andere Ursachen entstandenen Tumoren.

Arbeitsmedizinische Aspekte. Diese Tumoren werden bereits bei dem Nachweis einer Minimalasbestose ohne funktionale Einschränkungen als Berufskrankheit anerkannt. Asbestosen und asbestinduzierte Malignome werden nach BK-Liste Nr. 4103, 4104 und 4105 entschädigt. Für Abbruchs- und Sanierungsarbeiten gibt es keine TRK-Werte, es wird maximale Vorsorge in Form von Schutzmitteln empfohlen, lediglich bei nachgewiesener Belastung von unter 15000 F/m³ kann davon abgewichen werden. Vorsorge nach BG-Grundsatz G1.2.

4.7.6
Aluminium oder seine Verbindungen

Aluminiumhaltige Stäube führen zu einer diffus-interstitiellen Lungenfibrose mit starker Schrumpfungsneigung der Lunge (Korundschmelzerlunge) und möglichem Pneumothorax. Sie können aber auch zu einem chronischen unspezifischen respiratorischen Syndrom (CURS) führen.

4.7.7 Metallstäube

Hier sind insbesondere die chronische Aufnahme von Wolfram, Titan, Kobalt und Chrom zu nennen. Es treten unspezifische Symptome wie Husten und Dyspnoe auf. Im Röntgenbild finden sich unregelmäßige streifige Verdichtungen verstärkt in Mittel- und Oberfeldern. Zu Beginn besteht meist eine restriktive Ventilationsstörung, aus der sich eine Fibrose mit CURS entwickeln kann.

4.7.8 Thomasmehl (Thomasphosphat)

Thomasmehl führt zu einer primär obstruktiven Ventilationsstörung mit häufigen Katarrhen und Herdverschattungen im Röntgenbild. Bei chronischer Exposition sind Lungenfibrosen beschrieben.

4.7.9 Nickel oder seine Verbindungen

Nickelsalze sind in der Regel ungiftig (Ausnahme: Nickelzyanid), dafür aber stark kanzerogen und sehr stark sensibilisierend (Kontaktekzeme, bekanntes Beispiel ist der Jeansknopf).

Arbeitsmedizinische Aspekte. Die Kanzerogenität auf Lunge und Atemwege hat eine TRK von 0,5 mg/m³ für Nickel und seine Verbindungen zur Folge. Für Nickelverbindungen in Form von atembaren Tröpfchen gilt ein Wert von 0,05 mg/m³. Beschäftigungsverbot besteht für Jugendliche und schwangere oder stillende Frauen. Vorsorge nach BG-Grundsatz G38. BK-Liste Nr. 4109.

4.7.10 Kokereirohgase

Wenn organisches Material unter Sauerstoffmangel erhitzt wird oder verbrennt, entstehen in Abhängigkeit von Ausgangsmaterial und Reaktionsbedingungen unterschiedlich zusammengesetzte Gemische, die, unter vielen anderen Stoffen, polyzyklische aromatische Kohlenwasserstoffe enthalten. In diesen äußerst komplexen Gemischen kommen, soweit bisher überprüft, nebeneinander in sehr unterschiedlichen Anteilen krebserzeugende, fördernde und hemmende Anteile vor. Unter den polyzyklischen aromatischen Kohlenwasserstoffen, die in Pyrolyseprodukten auftreten, sind zahlreiche im Tierversuch kanzerogen. Der Anteil dieser Stoffe ist in Kokereirohgasen besonders hoch, diese Stoffgruppe führt daher zu bösartigen Neubildungen, bevorzugt im Bereich der Lungen.
BK-Liste Nr. 4110.

4.8 Erkrankungen der Atemwege infolge organischer Stäube

4.8.1 Exogen-allergische Alveolitis

Durch Inhalation von verschiedenen Antigenen kommt es im Alveolarbereich zu einer Immunreaktion vom Typ III, und es entwickelt sich eine allergische Alveolitis. Antigene können Staubbestandteile organischer Substanzen wie Pflanzenrückstände, Heu, Getreide, Käseschimmel, Taubenstallmist etc. sein. Entsprechend dem auslösenden Allergen werden die einzelnen Krankheitsbilder benannt, wie zum Beispiel Farmerlunge, Taubenzüchterlunge, Käsearbeiterlunge.

Symptome. Charakteristisch ist das verzögerte Auftreten von Symptomen ca. drei bis 24 Stunden nach dem Antigenkontakt. Husten, Dyspnoe und Fieber sind die typischen Symptome, auskultatorisch finden sich feinblasige Rasselgeräusche. Ein typisches Röntgenbild mit fleckförmigen Lungeninfiltraten zeigt Abbildung 1.30, Kap. Innere Medizin. Zu Beginn der Erkrankung imponiert eine restriktive Ventilationsstörung mit einer kombinierten Gasaustauschstörung, nach chronischer Exposition kann es zu einer Lungenfibrose kommen.

Tab. 22.4: Ätiologie der exogen allergischen Alveolitis (B. Wiesner 1996)

Krankheit	Antigenquelle	Antigen
Farmerlunge	verschimmeltes Heu und Getreide	Micropolyspora faeni, Thermoactinomyces vulgaris, T. candidus, T. viridis, Aspergillus, Pleurodus sapidus
Pilzarbeiterlunge	Kompost als Nährboden für Pilzkulturen	Micropolyspora faeni Thermoactinomyces vulgaris
Bagassosis	verschimmelte Zuckerrohrrückstände (Bagasse)	Thermoactinomyces vulgaris
Befeuchterfieber	kontaminierte Luftbefeuchter, Klimaanlagen, Heizsysteme	Thermoactinomyces vulgaris, candidus, Pullularia, Amöben
Byssinosis	Baumwoll-, Flachs- und Hanfstaub	unbekanntes Antigen
Weizenkäferkrankheit	verschimmelter Weizen bzw. Mehl	Sitophilus granarius
Käsewäscherkrankheit	Fremdschimmel auf Käserinden	Penicillium casei, Acarus siro
Holzarbeiterlunge	verschimmeltes Holz	Alternaria tenuis
Ahornrindenschälerkrankheit	kontaminierte Borke des Ahorns	Cryptostroma corticale
Malzarbeiterlunge	verschimmelte Gerste und Malz	Aspergillus clavatus, A. fumigatus
Paprikaspalterlunge	verschimmelte Paprikaschoten	Mucor stolonifer
Kaffeearbeiterlunge	Kaffeebohnenstaub	unbekanntes Antigen
Suberosis	verschimmelte Eichenrinde, Korkstaub	Penicillium frequentans, thermophile Actinomyceten
Sequoiosis	verschimmeltes Redwoodholz, Sägemehl	Aureobasidum pullans Graphicum spp.
Silolunge	landwirtschaftliche Fermentationssilos	Streptomyces albus
Waschmittellunge	proteolytische Enzyme	Bacillus subtilis
Lycoperdonose	Bovist („puff-ball")	Lycoperdon-Sporen
„New Guinea lung"	Staub von verschimmelten Strohdächern	Streptomyces olivaceus, Phoma violacea
Kürschnerlunge	Pelze	Tierhaare (?)
Weinbergsprüherlunge		thermophile Actinomyceten
Pituitary snuff taker's disease	Hypophysenhinterlappenextrakte	Fremdeiweiß (Schwein, Rind)
Vogel- bzw. Taubenzüchterkrankheit	Tauben, Wellensittich, Papageien	Serumeiweiß in Ausscheidungen und an Federn
Hühnerzüchterkrankheit	Hühner	Serumeiweiß in Ausscheidungen und an Federn

Diagnostik. Zur Diagnostik werden inhalative Provokationstests eingesetzt, Hauttestungen sind nutzlos. Einen Auszug aus den ca. 30 verschiedenen Typen einer exogen allergischen Alveolitis gibt die Tabelle 22.4 wieder.

4.8.2
Baumwoll-, Rohflachs- oder Rohhanfstaub

Diese Stäube können eine Alveolitis mit einer obstruktiven Ventilationsstörung auslösen (Byssinose). Pathogenetisch geht man von einer Histaminfreisetzung der Mastzellen aus.

Diese These erklärt die charakteristische Montagssymptomatik, da nach expositionsfreiem Wochenende die nun wieder aufgefüllten Mastzellen schlagartig ihre Mediatoren freisetzen. Es kommt dann zu Abgeschlagenheit, Kurzatmigkeit mit Husten und Auswurf. Bei chronischer Exposition sind die Symptome auch in der expositionsfreien Zeit nachweisbar.

4.8.3
Stäube von Eichen- oder Buchenholz

Epidemiologische Untersuchungen ergaben, daß Adenokarzinome der Nasenhaupt- und Nebenhöhlen gehäuft bei Personen auftraten, die in der Holzindustrie den Stäuben von Eichen- und Buchenholz ausgesetzt waren. Die genaue Ursache konnte bisher nicht gefunden werden, jedoch gehen die Experten davon aus, daß sie in den Holzinhaltsstoffen zu suchen ist und nicht in den Konservierungsstoffen oder Lösungsmitteln, die bei der Verarbeitung eingesetzt werden. Die Latenzzeiten sind mit durchschnittlich 40 Jahren sehr lang. Vorsorge nach BG-Grundsatz G44. BK-Liste Nr. 4203.

4.9
Obstruktive Atemwegserkrankungen

4.9.1
Allergisierende Arbeitsstoffe

Mehl, Getreidesorten, Haare, Federn, Pilzsporen, Hölzer und andere Stoffe können allergische Typ-I-Reaktionen (IgE) auslösen, die sich in einer allergisch bedingten obstruktiven Atemwegserkrankung äußern. Selten sind auch Typ-III-Reaktionen (IgG) möglich. Bekanntester Vertreter dürfte das Bäckerasthma sein. Die Erkrankung ist durch eine Sensibilisierung mit einer anschließenden Antigen-Antikörper-Reaktion gekennzeichnet, die zu einem Bronchospasmus führt.

Symptome. Charakteristisch ist ein dreiphasiger Verlauf. Zu Beginn zeigt sich lediglich eine Rhinitis mit Niessalven, starker Sekretion und Schwellung der Nasenschleimhäute. In der zweiten Phase treten die eigentlichen asthmatischen Beschwerden wie Bronchospasmus bei Ödem der Bronchialschleimhaut mit den klinischen Zeichen einer obstruktiven Dyspnoe auf. Das Erscheinen dieser Phase wird auch als Etagenwechsel bezeichnet, weil nun auch tiefere Lungenabschnitte betroffen sind. In der dritten Phase treten Sekundärkomplikationen auf wie Emphysembronchitis, respiratorische und rechtskardiale Insuffizienz und eine unspezifische Hyperreagibilität des Bronchialsystems, die auch zu allergischen Reaktionen bei anderen Allergenen führt.

Diagnostik. Die Diagnose wird durch Anamnese, Nachweis von IgE mittels RAST (Radio-Allergo-Sorbent-Test) und durch inhalative Provokationstestung mittels Ganzkörperplethysmographie gestellt. Die Hauttestung spielt eine untergeordnete Rolle, da ihre Aussagekraft auf das Bronchialsystem sehr beschränkt ist.

Therapie und arbeitsmedizinische Aspekte. Die Therapie richtet sich nach den üblichen Behandlungsprinzipien des Asthma bronchiale. Die wichtigste Maßnahme stellt hier die Allergenkarenz, im Extremfall durch Arbeitsplatz- und Berufswechsel, dar. Die Höhe der MdE ist von der funktionalen Einschränkung des kardiopulmonalen Systems abhängig, eine Entschädigung wird aber nur geleistet, wenn die Erkrankung zur Aufgabe der versicherten Tätigkeit führt. Meist tritt die Erkrankung in den ersten Berufsjahren auf, 50 % der Betroffenen sind unter 30 Jahre alt. Daher steht die berufliche Rehabilitation meist in Form einer Umschulung oder eines Arbeitsplatzwechsels im Vordergrund.

4.9.2
Chemisch-irritativ oder toxisch wirkende Arbeitsstoffe

Diese Stoffe haben entweder eine direkte lokale irritative Reizwirkung, die zu einer Reflexbronchokonstriktion führt, oder sie sind in der Lage, eine toxische Wirkung auf Schleimhäute und Lungenparenchym hervorzurufen. Die Erkrankung kann akut, aber auch langsam unter dem Bild einer chronischen obstruktiven Lungenerkrankung verlaufen. Die Wasserlöslichkeit der einzelnen Stoffe bestimmt ihren Wirkungsort. Stoffe mit einer hohen Wasserlöslichkeit greifen an Augen und im oberen Teil der Atemwege (Larynx, Trachea) an. Zu diesen Stoffen gehören: Fluor, Chlor, Brom, Ammoniak, Schwefeldioxid, Formaldehyd, Diisocyanate, Säuredämpfe. In den tiefen Anteilen der Atemwege greifen an: Ozon, Phosgen, Stickoxide, Nickelkarbonyl, Äthylenimin, Dimethylsulfat. Einige Stoffe wie Phosgen, Dimethylsulfat und Stickoxide entfalten ihre Wirkung erst nach einer bis zu 12 Stunden währenden Latenzzeit und können dann zu einem Lungenödem führen. Metalldämpfe von Magnesium, Kupfer und Zink können ebenfalls zu einem, den obstruktiven Atemwegserkrankungen ähnlichen, Krankheitsbild führen, das mit grippeähnlichen Symptomen nach ca. 24 Stunden abklingt. Eine Entschädigung durch die Berufsgenossenschaften wird nur geleistet, wenn auch nach Aufgabe der versicherten Tätigkeit eine Schädigung zurückbleibt.

4.10
Berufskrankheiten der Haut

4.10.1
Allergische, infektiöse und toxisch bedingte Hauterkrankungen

Eine immer größer werdende Anzahl von Stoffen wirkt auf die Haut allergisierend, beispielhaft seien hier nur die wichtigsten erwähnt: Chromate, Nickel, Kobalt, Arsen, Gummi- und Gummiinhaltsstoffe, Weichmacher, Formaldehyd, Desinfektionsmittel, Haarfärbe- und Haarwellpräparate und Arzneimittel. Für das Auftreten von Kontaktekzemen sind die Sensibilisierungsfähigkeit und die Konzentration der Substanz, die Häufigkeit und Dauer des Kontakts mit der Haut sowie deren Zustand relevant.

Das allergische Kontaktekzem

Es entsteht durch eine Typ-IV-Reaktion, ist also zellvermittelt mit einer Reaktionszeit zwischen einem und 14 Tagen. Nach einer erfolgten Sensibilisierung reichen auch kleine Stoffmengen aus, um eine Reaktion der Haut auszulösen. Seltener ist auch eine Typ-I-Reaktion mit Urtikaria und Quaddeln möglich.

Symptome. Das allergische Kontaktekzem durchläuft mehrere Stadien, die sich bei einmaliger Exposition als monochrome Polymorphie zeigen. Nach initialer Rötung kommt es zu ödematöser Schwellung, Papeln, Pusteln, Blasenbildung, Krustenbildung, lamellöser Desquamation, Resterythem und Restitutio ad integrum. Bei chronischer Exposition entwickeln sich sämtliche Stadien nebeneinander, es kommt zu einer metachromen Polymorphie.

Das toxische Kontaktekzem

Es kann durch Säuren, Laugen, Lösungsmittel, Desinfektions- und Reinigungsmittel, Mineralöle und Lacke verursacht werden. Es entsteht durch direkte Einwirkung der obligat toxischen Substanz auf die Haut. Hierbei kann es sich um eine Ätzwirkung handeln (durch Säuren oder Laugen) oder auch um eine Anlösung der Haut (durch Lösungsmittel wie Benzol, Toluol, Xylol).

Symptome. Es kommt zu Rötung, Blasenbildung, Erosionen, Krusten und Schuppenbildung im betroffenen Bereich.

Diagnostik und arbeitsmedizinische Aspekte. Zur Diagnostik bedient man sich der Epikutantestung, Intrakutantestung, RAST und Alkaliresistenztestung. Letztere ist eine Hautfunktionstestung, deren prognostische Aussage umstritten ist. Als Berufskrankheit anerkannt werden diese Hauterkrankungen nur dann, wenn der sichere Nachweis der beruflichen Verursachung gegeben ist und die Erkrankung sich nach ausreichend langer sachgemäßer Behandlung als therapieresistent erwiesen hat. Dies wird dann als gegeben angenommen, wenn nach Ausheilung mindestens zwei Rezidive aufgetreten sind. Eine Entschädigung wird ferner nur gewährt, wenn die Erkrankung zur Unterlassung der versicherten Tätigkeit gezwungen hat.

Berufsakne

Sie wird durch Mineralöle sowie Chlorderivate aromatischer Kohlenwasserstoffe und einige andere Stoffe ausgelöst. Es entwickelt das Bild einer typischen Akne an untypischen Stellen, also auch an Körperstellen, die nicht talgdrüsenreich sind. So findet sich zum Beispiel die Ölakne meist an den Vorderseiten der Oberschenkel und Unterarme. Bevorzugt werden Personen mit unzureichender Hautpflege und seborrhoischem Hauttyp befallen. Als Vertreter der Dermatomykosen spielen Trichophytie und Candidiasis bei Berufen im feucht-warmen Milieu oder Tierkontakt (Landwirtschaft) eine Rolle.

4.10.2
Abnutzungsdermatosen

Die Abnutzungsdermatose ist ein chronisch kumulativ-toxisches Kontaktekzem. Es entsteht durch unterschwellig toxisch wirkende chemische oder physikalische Reize. Hierbei steht die wiederholte Einwirkung kleiner Dosen einer Noxe im Vordergrund, die langsam zu einem Verlust der Regenerationsfähigkeit der Haut durch Schädigung der Hornschicht führt. Als Noxen kommen organische Lösungsmittel und mechanische Reize in Betracht. Bei entsprechender Disposition (Sebostase, Atopie, Dyshidrosis) und vernachlässigter Hautpflege ist das Risiko besonders erhöht. Klinisch zeigen sich schmerzhafte Rhagaden, Bläschen, Krusten und eine starke Tendenz zur Lichenifikation, eine Sensibilisierung muß nicht nachweisbar sein.

4.10.3
Ruß, Rohparaffin, Teer, Anthrazen, Pech oder ähnliche Stoffe

Diese Stoffe sind in der Lage, Hautkrebs zu verursachen. Bereits 1775 beschrieb Perceval Pott den durch Ruß induzierten Hautkrebs am Skrotum englischer Schornsteinfeger. Zu Beginn können akut-dermatitische oder chronisch-ekzematöse Reaktionsformen der Haut imponieren. Im weiteren Verlauf kann es zu Follikulitis und Pigmentierungen kommen, das Auftreten von Keratosen ist bereits als Präkanzerose zu werten. Diese Präkanzerosen können in Spinaliome übergehen. Derzeit beläuft sich der Anteil an den gesamten beruflich bedingten Krebserkrankungen auf 2%. Als Ursache können auch hier polyzyklische aromatische Kohlenwasserstoffe angesehen werden. Siehe auch Kapitel 4.7.10.

5 Arbeitsunfälle

5.1 Allgemeines

Definition. Zur Definition von Arbeitsunfall, Wegeunfall und Berufskrankheit siehe Kapitel 4.1.1.

Unfallanalyse

Eine wichtige Aufgabe in der Verhinderung von Unfällen kommt der Erforschung der Unfallursache zu. Durch Rekonstruktion und Analyse des Unfallgeschehens nach Unfallbedingung, -hergang und -folge sollen die Unfallursachen ermittelt werden. Man unterscheidet zwischen direkten (persönlichen) Unfallursachen und indirekten Unfallursachen.

Direkte Unfallursachen. Dazu gehören Nichtbenutzung, falsche Benutzung oder mangelhafte Instandsetzung von Schutz- und Sicherheitseinrichtungen, Ignorieren von Sicherheitsvorschriften, mangelnde Zusammenarbeit, Unordnung, Fahrlässigkeit.

Indirekte Unfallursachen. Sie bestehen in Umwelteinflüssen und körperlich-psychischen Eigenschaften. Letztere sind Leichtsinn, persönlichen Probleme, Ermüdung oder sonstigen Gefährdungen, die aus einer körperlichen, geistigen oder nervösen Schwäche resultieren, zuzuordnen.

Arbeitsmedizinische Aspekte. Das Risiko, einen Arbeitsunfall zu erleiden, ist bei jungen und unerfahrenen Arbeitern sowie Gastarbeitern erhöht; Frauen haben dagegen ein geringeres Risiko als Männer. Bei der Ursachenforschung ergeben sich als sachliche Mängel häufig Mängel in Ausführung von Bauten, Konstruktionen, Werkstoffen und Maschinen, aber auch Mängel bei der Arbeitsplatzgestaltung (Lärm, Luftbeschaffenheit, Beleuchtung). In ca. 15–20 % der Arbeitsunfälle ist Schätzungen zufolge Alkohol beteiligt. Der überwiegende Teil aller Verletzungen betrifft die Hände (50 %), dann folgen Füße (15 %) und der Kopf.

Durchgangsarzt

Bei allen Arbeitsunfällen muß der Patient dem Durchgangsarzt, kurz als D-Arzt bezeichnet, vorgestellt werden. Dieser ist nicht mit dem Betriebsarzt identisch, sondern von den Berufsgenossenschaften ermächtigt. Es handelt sich meist um Chirurgen, die für diese Tätigkeit eine definierte Vorbildung haben und organisatorische Voraussetzungen erfüllen müssen, zum Beispiel die Bereitstellung eines kleinen OPs. Der D-Arzt entscheidet, ob der Patient berufsgenossenschaftlich (durch ihn oder ein Krankenhaus) behandelt wird oder ob eine kassenärztliche Behandlung erfolgt.

Heilverfahrensarzt

Der Heilverfahrensarzt (H-Arzt) wirkt ergänzend an der berufsgenossenschaftlichen Heilbehandlung mit und ist von der Vorstellung seiner Patienten beim D-Arzt befreit.

5.2 Verletzungsarten

Mechanische Unfälle. Sie ereignen sich am häufigsten als Arbeitsunfälle. Gegenstände fallen auf die Körperteile der Arbeiter, Arbeiter stürzen oder verletzen sich an Maschinen oder Werkzeugen. Die einschlägigen Vorschriften zum Schutz der Beschäftigten sind unter anderem im Arbeitssicherheitsgesetz und den Unfallverhütungsvorschriften geregelt.

Verbrennungen und Verbrühungen. Sie stellen eine weitere Hauptgruppe möglicher Verletzungen dar. Bei beiden Gruppen ist das Tragen von Körperschutzmitteln (Sicherheitsschuhe mit Stahlkappen, Handschuhe, Schutzbrille, Helm, Gehörschutz) oberstes Gebot zur Unfallverhütung. Auch Hör- und Sehtests spielen in der Unfallvermeidung eine Rolle.

Unfälle mit elektrischem Strom. Da sie zwar selten, aber oft tödlich sind, sind gerade im Umgang mit Strom die Sicherheitsvorschriften unbedingt zu beachten. Die Schwere eines Unfalls mit elektrischem Strom hängt von Stromstärke, Spannung, Frequenz, Stromweg und Dauer der Einwirkung ab. Weiteres siehe Rechtsmedizin, Kapitel 2.8.1.

Akute Schäden durch ionisierende Strahlen. Siehe Kapitel 2.8 und 4.5.12.

Akute Schäden durch nichtionisierende Strahlen. Siehe Kapitel 2.7.

Unfälle durch chemische Substanzen. Sie entstehen meist durch Säuren und Laugen in Form von Verätzungen oder durch Inhalation von Reizstoffen. Die konkreten Wirkungen der einzelnen Stoffe finden sich bei den entsprechenden Substanzen.

5.3
Erste-Hilfe-Maßnahmen

Der Betriebsarzt hat laut ASiG und der UVV „Erste Hilfe" VBG 109 die Versorgung des Betriebes mit entsprechend ausgebildeten Ersthelfern sowie des dafür notwendigen organisatorischen Umfelds sicherzustellen. Je nach der Art des Betriebes müssen 5–10 % der Mitarbeiter als Ersthelfer ausgebildet sein. Ab 500 Mitarbeitern ist ein Betrieb verpflichtet, einen Betriebssanitäter zu haben, und ebenso muß Rettungsmaterial für die im Betrieb möglichen Unfälle vorhanden sein. Jede Hilfeleistung muß im Verbandbuch eingetragen werden. Die Ersthelfer müssen in der Lage sein, neben lebensrettenden Sofortmaßnahmen auch die Rettungskette (bestehend aus lebensrettenden Sofortmaßnahmen, Notfallmeldung, Erster Hilfe, Krankentransport, ärztlicher Versorgung) richtig auszulösen.

5.4
Arbeitsunfälle als wesentliche Teilursache für die Exazerbation bestehender chronischer Leiden

Arbeitsunfälle können neben dem eigentlichen Unfallschaden auch Auswirkungen auf andere Systeme des Organismus haben. So können durch unfallbedingten psychischen Streß Angina-pectoris-Anfälle auftreten, die zu einem Herzinfarkt führen können, oder bei einer plötzlich notwendigen Ausweichbewegung Schäden am Bewegungsapparat (Wirbelsäule, Knie) resultieren. Da für eine Anerkennung als Folge eines Arbeitsunfalls ein kausaler Zusammenhang zwischen Ereignis und Folge nachgewiesen oder sehr wahrscheinlich sein muß, ergibt sich für den Gutachter das Problem, ob der Unfall oder beispielsweise eine bestehende KHK für den beim Unfall eingetretenen Infarkt verantwortlich ist. Diese Probleme ergeben sich auch bei Apoplektikern mit vorbestehender Hypertonie und Zerebralsklerose, bei Leberzellschäden durch Intoxikation bei vorgeschädigter Leber oder bei Stoffwechselentgleisungen durch Unfallereignisse bei bestehendem Diabetes mellitus.

5.5
Bestehende chronische Leiden als Risikofaktor und wesentliche Teilursache bei Arbeitsunfällen

Umgekehrt kann sich natürlich auch ein bestehendes chronisches Leiden als Teilursache bei Arbeitsunfällen auswirken. Beispiele sind Epilepsie, Diabetes mellitus, Hypertonie, chronische Bronchitis, Alkohol- und Drogenabhängigkeit. Zwar ist durch verbesserte medikamentöse Einstellung in den letzten Jahren eine deutlich erhöhte Integration möglich geworden, dennoch gelten gewisse Einschränkungen.

Epilepsie. Patienten mit Anfallsleiden können nicht auf Arbeitsplätzen mit Eigen- oder Fremdgefährdung eingesetzt werden (Fahr-, Steuer- und Überwachungstätigkeiten). Bei der auszuübenden Tätigkeit sollte darauf geachtet werden, daß keine anfallauslösenden Einflüsse auf den Mitarbeiter einwirken. Diese Möglichkeiten müssen realistisch anhand des konkreten Arbeitsplatzes betrachtet werden, eine abstrakte Arbeitsplatzbeschreibung wird diesem Anspruch oft nicht gerecht.

Diabetes mellitus. Diabetiker dürfen, auch wenn sie gut eingestellt sind, nicht für Fahr-, Steuer- und Überwachungstätigkeiten eingesetzt werden. Für andere Tätigkeiten gelten Diabetiker als bedingt gesund. Aus Gründen der persönlichen Sicherheit sollten sie jedoch Berufe mit möglicher Eigengefährdung meiden, ebenso ist ihnen von einer Tätigkeit mit unregelmäßiger Lebensweise abzuraten, da die Möglichkeiten zur Einhaltung von Diät oder Insulininjektion eingeschränkt sein können.

Hypertonus und koronare Herzerkrankung. Für an Hypertonie oder KHK Erkrankte oder Personen, die einen Herzinfarkt hatten, gilt ebenfalls ein Ausschluß für Fahr-, Steuer- und Überwachungstätigkeiten. Tätigkeiten mit Akkord, Nachtarbeit oder hoher psychischer Belastung sollten von Personen nach einem Herzinfarkt nicht ausgeübt werden.

Suchterkrankung. Auf die Risiken, die durch Alkohol- oder Drogenabhängigkeit am Arbeitsplatz entstehen, wird hier nicht weiter eingegangen. Siehe dazu die entsprechenden Kapitel in Innerer Medizin, Psychiatrie u.a.

6 Begutachtungskunde

6.1 Allgemeine Grundlagen

Hier sei auf die Unfallversicherung im System der sozialen Sicherung hingewiesen. Alles Wissenswerte hierüber ist in 1.4.2 und im Fachgebiet Sozialmedizin 5.6 aufgeführt.

6.2 Begutachtung

6.2.1 Begriffe

Arbeitsunfähigkeit

Sie liegt dann vor, wenn der Betroffene infolge einer Krankheit nicht oder nur unter der Gefahr der Verschlimmerung seines Zustands in der Lage ist, seine Erwerbstätigkeit auszuüben.

Berufsunfähigkeit

Sie besteht, wenn ein Versicherter, dessen Erwerbsfähigkeit infolge von Krankheit, anderen Gebrechen oder Schwäche seiner körperlichen oder geistigen Kräfte auf weniger als die Hälfte der Erwerbsfähigkeit eines körperlich und geistig Gesunden mit vergleichbarer Ausbildung, Kenntnissen und Fähigkeiten abgesunken ist.

Erwerbsunfähigkeit

Sie liegt vor, wenn ein Versicherter infolge von Krankheit, anderen Gebrechen oder Schwäche seiner körperlichen oder geistigen Kräfte auf nicht absehbare Zeit eine Erwerbstätigkeit in gewisser Regelmäßigkeit nicht mehr ausüben oder nicht mehr als nur geringfügige Einkünfte durch Erwerbstätigkeit erzielen kann.

6.2.2 Zusammenhang zwischen schädigendem Ereignis und Gesundheitsschaden

Die Zusammenhänge zwischen Ursache und Wirkung werden in den unterschiedlichen Rechtssystemen unterschiedlich bewertet.

Strafrecht. Es gilt die *Äquivalenztheorie*, die besagt, daß alle Bedingungen, die nicht außer acht gelassen werden können und ohne die das Ereignis nicht eingetreten wäre, gleichwertig sind.

Zivilrecht. Im Zivilrecht gilt die *Adäquanztheorie*, nach der alle Bedingungen, die zu einem Ereignis geführt haben, nach dem Grad ihrer Mitwirkung unterschieden werden. Als adäquate Bedingungen werden die Ursachen bezeichnet, die nach allgemeiner Erfahrung zu dem Ereignis geführt haben.

Sozialrecht. Hierbei gilt die deutlich einschränkendere Theorie der *wesentlichen Bedingung*. Es werden nur noch die Ursachen berücksichtigt, die wesentlich am Eintritt eines Ereignisses beteiligt waren. Der kausale Zusammenhang muß dabei im Einzelfall konkret nachgewiesen werden.

Kausalität

In der Begutachtung von Gesundheitsschäden betrachtet man eine Kausalkette, die aus versicherter Tätigkeit, Unfallereignis und Gesundheitsschaden besteht. Die sogenannte haftungsbegründende Kausalität bedeutet, daß eine Haftung durch den Unfallversicherungsträger nur dann besteht, wenn bei einer versicherten Person eine versicherte Tätigkeit Anlaß des schädigenden Ereignisses war. Die haftungsausfül-

lende Kausalität bedingt, daß der eingetretene Gesundheitsschaden in Form einer Berufskrankheit auch tatsächlich durch das schädigende Ereignis verursacht worden ist. Alle Kausalzusammenhänge müssen mindestens wahrscheinlich sein. Die Wortwahl ist im einzelnen:
- *sicher*: Es ist völlig ausgeschlossen, daß ein anderes Ereignis die Ursache des Gesundheitsschadens ist
- *zweifelsfrei*: Es besteht kein begründeter Zweifel, daß andere Ereignisse die Ursache des Gesundheitsschadens sind
- *wahrscheinlich*: Es spricht nach geltenden wissenschaftlich gesicherten Erkenntnissen mehr für das Ereignis als Ursache der Gesundheitsschädigung als dagegen
- *möglich*: Es ist nicht auszuschließen, daß das Ereignis die Ursache der Gesundheitsschädigung ist

6.2.3
Ursache und Verschlimmerung

Man unterscheidet den Zusammenhang im Sinne der Entstehung und den Zusammenhang im Sinne der Verschlimmerung.

Zusammenhang im Sinne der Entstehung. Er ist gegeben, wenn ein Gesundheitsschaden durch ein schädigendes Ereignis erstmalig entstanden ist. Dabei ist es unerheblich, ob vor dem Ereignis ein pathologisch-anatomischer Vorschaden bestand, sofern dieser klinisch-funktionell unbedeutend war.

Zusammenhang im Sinne der Verschlimmerung. Wenn beim Eintritt eines schädigenden Ereignisses bereits ein klinisch-funktioneller Vorschaden bestand, handelt es sich um einen Zusammenhang im Sinne einer Verschlimmerung. Der bestehende Vorschaden könnte sich auch ohne berufliche Belastung weiter verschlechtern, daher teilt man die beruflich bedingten Verschlimmerungen in vorübergehend, anhaltend begrenzt und richtunggebend ein. Eine vorübergehende Verschlimmerung läßt sich durch Behandlung wieder auf den Stand vor dem schädigenden Ereignis zurückführen. Eine anhaltend begrenzte Verschlimmerung verschlechtert den Zustand des Betroffenen dauerhaft, aber überschaubar begrenzt. Eine richtunggebende Verschlimmerung bewirkt eine Beschleunigung und Erschwerung des Krankheitsverlaufs. Zur Beschreibung und Abgrenzung der Schäden unterscheidet man:
- Vorschaden (bestand vor dem Ereignis)
- Restschaden (der Teil des Schadens, der sich nicht mehr beheben läßt)
- Folgeschaden (der Schaden, der durch das Ereignis entsteht)
- Nachschaden (Gesamtschaden nach dem Ereignis)

6.2.4
Minderung der Erwerbsfähigkeit (MdE)

Am Ende einer Begutachtung steht meist die Frage nach dem Grad der Minderung der Erwerbsfähigkeit. Die vor dem schädigenden Ereignis vorhandene Erwerbsfähigkeit wird auch bei bestehenden Vorschäden als 100 % betrachtet. Unter Berücksichtigung des allgemeinen Arbeitsmarktes wird nun die Differenz zwischen der Erwerbsfähigkeit vor und nach dem Ereignis festgestellt. Aus dieser Regel ergibt sich, daß die einzelnen MdEs aus verschiedenen Ereignissen nicht einfach addiert werden dürfen, sich andererseits aber MdEs von über 100 % ergeben können. Ab einer MdE von 20 % wird eine Rente geleistet.

MdEs als Anhaltswerte. Der Verlust der rechten Hand bei Rechtshändern bedingt eine MdE von 60 %, der Verlust eines Beins im Hüftgelenk 80 %, der Verlust beider Beine 100 %, der Verlust aller Zehen an einem Fuß 20 %, einseitiger Gehörverlust 15 % (also keine Rente), der Verlust eines Auges 25 %, beider Augen 100 %, posttraumatische Epilepsie 20–100 % und bronchopulmonale Erkrankungen je nach pulmokardialer Funktionseinbuße 30–100 %.

7 Ärztliche Aspekte der Rehabilitation

7.1 Allgemeines

Die Rehabilitationsmaßnahmen werden ausführlich im Fachgebiet Sozialmedizin behandelt, so daß hier nur kurze Stichworte oder spezielle arbeitsmedizinisch relevante Punkte erwähnt werden.

7.1.1 Gesetzliche Leistungsträger im gegliederten System der sozialen Sicherheit

Siehe Sozialmedizin, Kapitel 3.3.

7.1.2 Leistungen zur Rehabilitation

Zu den Leistungen zählen die Kosten für ärztliche Behandlung, Rehabilitationsaufenthalte in Kurorten, Kur- und Spezialeinrichtungen sowie die Kosten für Krankengymnastik, für die Versorgung mit technischen Hilfsmitteln und für psychologische Hilfen.

7.1.3 Einrichtungen zur Rehabilitation

Hier sind vor allem folgende Gruppen zu nennen: Rehabilitationskliniken zur beruflichen Rehabilitation (dies können Krankenhäuser mit Reha-Abteilung, Kur- oder Spezialeinrichtungen sein), Werkstätten, Berufsförderungs- und Schuleinrichtungen für Behinderte.

7.2 Rehabilitationsverfahren

7.2.1 Indikationen für Rehabilitationsverfahren

Es wird zwischen medizinischer, beruflicher und sozialer Indikationen unterschieden (siehe Sozialmedizin).

7.2.2 Einleitung einer Rehabilitation

Rehabilitationsmaßnahmen müssen vom Versicherten selbst beantragt werden.

Procedere. In der Regel spricht ein Sozialberater mit dem Antragsteller das Verfahren durch. Für die berufliche Rehabilitation sind die Anträge an die Arbeitsverwaltung (Arbeitsämter) zu stellen. Der Kostenträger holt nach Antragseingang entsprechende Gutachten bei den behandelnden Ärzten ein und entscheidet über die Genehmigung einer Reha-Maßnahme. Für die Durchführung der Reha-Maßnahme wird von allen am Heilungsprozeß Beteiligten ein interdisziplinärer Reha-Plan erstellt.

Maßnahmen der beruflichen Rehabilitation. Sie umfassen die innerbetriebliche Umsetzung, technische Hilfen am Arbeitsplatz, Arbeitserprobung mit zunächst nur stundenweiser Arbeit sowie eine eventuell notwendige Umschulung.

Kostenübernahme. Die Bundesanstalt für Arbeit ist bei der beruflichen Rehabilitation vorleistungspflichtig, das heißt, sie übernimmt zunächst die Kosten, kann sich diese Kosten aber bei anderen Kostenträgern zurückholen, falls dort eine Zahlungsverpflichtung besteht.

Sozialmedizin

Dr. med. Frank Stubbe

Inhalt

1	**Epidemiologie**	1941
1.1	Aufgaben, Begriffe, Methoden	1941
1.2	Soziale Umwelt und Krankheit	1947
1.3	Sozialmedizinische Aspekte von Krankheiten	1948
1.4	Gesundheitsrelevante Verhaltensweisen und sozialmedizinische Aspekte von Unfällen	1951
2	**Gesundheitsbildung und Krankheitsverhütung**	1954
2.1	Prävention	1954
3	**Rehabilitation**	1955
3.1	Zielsetzung und Definitionen	1955
3.2	Rechtliche Grundlagen und Grundsätze der Rehabilitation	1956
3.3	Gesetzliche Leistungsträger der Rehabilitation	1957
3.4	Berechtigte Personenkreise, Einleitung und Ablauf der Rehabilitationsverfahren	1957
3.5	Leistungen im Rahmen der medizinischen Rehabilitation	1957
3.6	Leistungen im Rahmen der beruflichen, schulisch-pädagogischen und sozialen Rehabilitation	1958
4	**Medizinische Versorgung**	1959
4.1	Grundbegriffe	1959
4.2	Inanspruchnahme von Versorgungseinrichtungen und Leistungserbringern	1960
4.3	Einrichtungen der ambulanten, teilstationären und stationären Versorgung	1960
4.4	Berufe des Gesundheitswesens	1962
4.5	Kooperation im Gesundheitswesen	1963
5	**Grundfragen der sozialen Sicherung und des Sozialrechts**	1964
5.1	Lebensrisiken und die sozialen Auswirkungen auf die biologische und psychosoziale Existenz der Betroffenen	1964
5.2	Träger der sozialen Sicherung und ihre Finanzierung	1964
5.3	Prinzipien der sozialen Sicherung und ihrer Zuordnung zu verschiedenen Trägern	1964
5.4	Gesetzliche Krankenversicherung (GKV)	1965

5.5 Gesetzliche Rentenversicherung (RV) 1966
5.6 Gesetzliche Unfallversicherung und Arbeitslosenversicherung 1966
5.7 Grundzüge der sozialmedizinischen Begutachtung 1967

6 Ökonomische Probleme in Gesundheit und Krankheit (Gesundheitsökonomie) 1968
6.1 Das Gesundheitssystem in der Volkswirtschaft 1968
6.2 Finanzierung des Gesundheitssystems 1968
6.3 Finanzierung der Gesundheitsversorgung 1968
6.4 Steuerungselemente im Gesundheitssystem 1969
6.5 Evaluation 1969

1 Epidemiologie

1.1
Aufgaben, Begriffe, Methoden

1.1.1
Aufgaben der Epidemiologie

Die Epidemiologie ist die Wissenschaft, die sich mit der Verteilung von physiologischen Variablen sowie von Krankheiten und deren physikalischen, chemischen, psychischen und sozialen Determinanten und deren Folgen in der Bevölkerung befaßt. Sie ist die Grundlagenwissenschaft der Sozial- und Präventivmedizin. Ziele und Aufgaben der Epidemiologie sind entsprechend der Definition der Internationalen Epidemiologischen Gesellschaft (IEA) folgende:
- Beschreibung und Untersuchung der Verteilung und Häufigkeit von Krankheiten in menschlichen Populationen
- Identifikation ätiologischer Faktoren in der Pathogenese von Krankheiten
- Bereitstellung von Daten für Planung, Durchführung und Beurteilung von Maßnahmen zur Vorbeugung, Bekämpfung und Behandlung von Krankheiten und für die Festlegung von Prioritäten zwischen den verschiedenen Maßnahmen

1.1.2
Begriffe der Epidemiologie

Maße für die Krankheitshäufigkeit

Inzidenz. Sie gibt die Zahl des Neuauftretens einer Krankheit in einer Population in einem bestimmten Zeitraum an. Die *Inzidenzrate* ist definiert als Zahl neuer Fälle oder Zahl der Personen mit Neuerkrankung pro Zeiteinheit im Verhältnis zur Anzahl der exponierten Personen.

Prävalenz. Sie gibt den Bestand oder die Häufigkeit einer Krankheit oder eines Merkmales zu einem Zeitpunkt (Punktprävalenz) oder in einem Zeitraum (Periodenprävalenz, selten) an. Die *Prävalenzrate* ist definiert als die Zahl der Erkrankten bzw. die Häufigkeit des Merkmales im Verhältnis zur Anzahl der untersuchten Personen.

Krankheits- bzw. Morbiditätsrate. Darunter versteht man die in einem bestimmten Zeitraum registrierte Zahl der Krankheitsfälle einer bestimmten Krankheit, bezogen auf die Bevölkerungszahl.

Sterbe- bzw. Mortalitätsziffer. Sie ist definiert als das Verhältnis der Anzahl der Sterbefälle zum Durchschnittsbestand einer Population.

Letalitätsrate. Sie ist definiert als das Verhältnis der Anzahl der an einer bestimmten Krankheit Verstorbenen zur Anzahl der Neuerkrankungsfälle. Sie ist nur bei akuten Krankheiten sinnvoll zu berechnen.

Mortalität (Sterblichkeit). Sie gibt den Rückgang der Bevölkerung durch Todesfälle an und ist das Ergebnis zweier voneinander unabhängiger Determinanten: der Häufigkeit einer Erkrankung (Morbidität) und ihrer Gefährlichkeit (Letalität). Letztere ist definiert als die Anzahl der Todesfälle, bezogen auf die Zahl der Erkrankten.

Zusammenhangsmaße

Relatives Risiko. Dies ist ein Maß für den Zusammenhang zwischen einem Risikofaktor und einer Krankheit. Es gibt an, um welchen Faktor eine bestimmte Krankheit bei Personen mit Risikofaktor häufiger (oder seltener) auftritt als bei Personen ohne den Risikofaktor (siehe Tabelle 23.1).

Tab. 23.1: Risikofaktor

Risikofaktor	Krankheit	
	ja	nein
ja	a	b
nein	c	d

Relatives Risiko = (relative Krankheitshäufigkeit der Exponierten)/(relative Krankheitshäufigkeit der Nichtexponierten) = $(a/(a+b))/(c/(c+d))$

Beispiel:

Cholesterin im Serum	Herzinfarkt	
	ja	nein
>250 mg%	10	125
<250 mg%	21	449

Relatives Risiko = $(10/(10+125))/(21/(21+449))$ = 1,66 → das relative Risiko, bei einem Cholesterinwert über 250 mg% an einem Herzinfarkt zu erkranken, ist 1,66mal höher als bei einem Wert unter 250 mg%.

Direkte Altersstandardisierung. In der amtlichen Statistik wird im allgemeinen die direkte Altersstandardisierung angewandt. Ihr Ziel ist es, diejenige Sterbeziffer der untersuchten Bevölkerung zu berechnen, die diese aufwiese, wenn sie den Altersaufbau einer Standardpopulation hätte. Die altersspezifischen Sterbeziffern werden mit der Personenzahl der jeweiligen Altersgruppe der Standardpopulation multipliziert, dann werden die Produkte summiert und durch die Gesamtpersonenzahl der Standardpopulation dividiert.

Indirekte Altersstandardisierung. Ihr Ziel ist es, die erwarteten Sterbefälle in einer Bevölkerung zu berechnen, wenn dort die altersspezifischen Sterbeziffern der Standardpopulation gelten würden. Den Quotienten aus der beobachteten und der erwarteten Zahl der Sterbefälle multipliziert man dann mit der Sterbeziffer der Standardpopulation.

Arten von Zusammenhängen. Ein Zusammenhang zwischen einem Merkmal und einer Krankheit besteht, wenn eine statistische Abhängigkeit vorliegt. Es werden drei Arten von Zusammenhängen unterschieden: Artefakte oder unechte Zusammenhänge (beruhen auf systematischen Fehlern), sekundäre Zusammenhänge (untersuchtes Merkmal und Krankheit haben einen gemeinsamen Faktor) und kausale Zusammenhänge (Ursache-Wirkungs-Beziehung).

1.1.3 Methoden der Epidemiologie

Epidemiologische Studientypen

Querschnittsstudien. Es gibt zwei Möglichkeiten, eine Querschnittsstudie (Punkt-Prävalenz-Studie) zu erheben. Entweder wird der Anteil der Bevölkerung, der durch ein oder mehrere Merkmale gekennzeichnet ist, oder die Verteilung der Häufigkeiten verschiedener Stufen von quantitativen Werten (z.B. relatives Körpergewicht oder Blutdruck) in einer definierten Bevölkerung zu einem bestimmten Zeitpunkt ermittelt. Die Studie dient zur exakten Prüfung von Hypothesen, die anhand von Mortalitäts- oder Morbiditätsstatistiken oder auch bei klinischen Vergleichsstudien an Patienten aufgestellt wurden. Überprüft wird der Kausalzusammenhang, d.h., man nimmt an, daß ein Faktor, der gleichzeitig mit der Erkrankung gefunden wird, auch die Krankheit verursacht haben könnte.

Ökologische Studien. Darunter versteht man Forschungsansätze, bei denen Merkmale von Gruppen (Aggregaten) beobachtet und analysiert werden. Sie dienen zur Kennzeichnung der regionalen Verteilung sowie des zeitlichen Verlaufs. Es lassen sich vier Typen dieser Studien unterscheiden:
- *explorative Studie*: Für bestimmte Merkmale (z.B. Krankheits- und Sterbeziffern) werden geographische Verteilungsmuster ermittelt, so daß ersichtlich wird, in welcher Region welches Merkmal gehäuft auftritt
- *Gruppenvergleich*: Für bestimmte Bevölkerungsgruppen und -gebiete wird der Zusammenhang zwischen Expositionsniveau gegenüber bestimmten Risikofaktoren und Krankheits- bzw. Sterbeziffern untersucht
- *Zeittrendstudie*: Diese Studie stellt den Zusammenhang zwischen der Veränderung

der durchschnittlichen Exposition gegenüber einem Risikofaktor in einem Zeitraum in einer Bevölkerung zu der Veränderung von Krankheits- bzw. Sterbeziffern dar
- *kombiniertes Studiendesign*: Diese Studie ist eine Kombination des multiplen Gruppenvergleichs und der Zeittrendstudie

Merke !

Es ist ein *ökologischer Fehlschluß*, von den Randverteilungen auf die bedingten Verteilungen zu schließen.

Beispiel

Exponiert Faktor X	Todesursache Y		gesamt
	ja	nein	
ja	a	b	A
nein	c	d	B
gesamt	C	D	

Es ist nicht zulässig, von der äußeren bekannten Verteilung (A, B, C, D) auf die innere Verteilung (a, b, c, d) zu schließen.

Weitere epidemiologische Studientypen.
- *Fall-Kontroll-Studie*: Ihr Ziel ist der Vergleich einer Gruppe von Personen mit der in Frage stehenden Krankheit (Fälle) und einer Gruppe ohne diese Krankheit (Kontrollpersonen). Die Einflußnahme auf Quantität und Qualität der Daten kann bei der retrospektiven Fall-Kontroll-Studie eingeschränkt sein.
- Die *Kohortenstudie* geht von gesunden Personen aus, die in unterschiedlichem Ausmaß den vermuteten Risikofaktoren ausgesetzt sind
- Die *prospektive Kohortenstudie* klassifiziert die zu Beginn der Untersuchung gesunden Personen in Exponierte und Nichtexponierte und beobachtet sie in Hinblick auf das Auftreten einer bestimmten Krankheit. Ihr Vorzug liegt darin, auf Planung, Durchführung, Auswertung und Interpretation der Ergebnisse in größtmöglicher Weise Einfluß nehmen zu können.
- Die *Interventionsstudie* ist eine quasi-experimentelle Langzeitstudie, in der durch eine Veränderung oder das Ausschalten von vermutlich krankmachenden Faktoren erzielte Effekte auf die Gesundheit von Bevölkerungsgruppen (z.B. Wirksamkeit von Präventivmaßnahmen) untersucht werden

Klinischer Fall

Es wurde vermutet, es bestehe ein Zusammenhang zwischen der Einnahme eines bestimmten „Appetitzüglers" und dem Auftreten einer pulmonalen Hypertonie. Zur Abklärung des Verdachtes wurde eine repräsentativ zusammengesetzte Gruppe erkrankter Personen einer adäquat gebildeten Gruppe Nicht-Erkrankter gegenübergestellt. In beiden Gruppen wurde die Anzahl der Probanden, die den „Appetitzügler" eingenommen hatten, ermittelt.
Antwort: Es handelt sich um eine Fall-Kontroll-Studie

Standardisierung von Diagnosen chronischer Krankheiten

Zur Erstellung von Häufigkeitsverteilungen ist es sinnvoll, Diagnosen zu kodieren, d.h., jede Diagnose muß eindeutig durch eine Nummer zu identifizieren sein. Es gibt mehrere Klassifikationssysteme für Krankheitsdiagnosen in der Medizin.

Internationale Klassifikation der Krankheiten und Todesursachen (ICD). Von der WHO aufgestellter vierstelliger Diagnoseschlüssel, der vom Statistischen Bundesamt Wiesbaden veröffentlicht und für die BRD als verbindlich erklärt wurde. Die ICD wurde ursprünglich zur Erfassung der Todesursachen entwickelt. Sie wird ca. alle 10 Jahre erneuert. Vom 1.1.96 an sollten alle an der vertragsärztlichen Versorgung teilnehmenden Ärzte die Diagnosen nach dem ICD-10 verschlüsseln. Diese Vereinbarung ließ sich aber noch nicht vollständig umsetzen. Die ICD läßt sich in zwei Teile gliedern: Teil I ist das Verzeichnis der Krankheiten, Syndrome, pathologischen Zustände, Verletzungen, Symptome, Befunde, Probleme und sonstigen Gründe für die Inanspruchnahme des Gesundheitswesens (A00.0–T98.9 und Z00.0–Z99.9). Teil II ist das Verzeichnis der äußeren Ursachen von Verletzungen (V01.0–Y98.9).

Systematizide Nomenclature of Pathology (SNOP). Für die Pathologie aufgestellter vierstelliger Zahlencode mit den Dimensionen Topographie (T), Morphologie (M), Ätiologie (E) und Funktionsstörung (F) (z.B.: T 1349 = Muskel, Larynx, ohne nähere Angaben).

Systematizide Nomenclature of Medicine (SNOMED). Auf den Prinzipien von SNOP aufbauende, um Nosologie (N) und Therapie (T) erweiterte, mit ca. 45000 Begriffen umfangreichste Nomenklatur der Medizin.

Klinischer Diagnoseschlüssel (KDS). Für die klinische Dokumentation entwickelter 5stelliger numerischer Diagnoseschlüssel, dessen Positionen 1 und 2 die Topographie, Positionen 3 und 4 die Nosologie und dessen 5. Position eine örtliche oder krankheitsabhängige Modifikation beschreiben.

Epidemiologische Untersuchungsmethoden

Beobachtende Studien. Sie sollen entweder einen Zustand nur beschreiben (deskriptive Studien) oder auch Hypothesen untersuchen (analytische Studien).

Experimentelle Studien. Sie sollen zeigen, welche Veränderungen auftreten bzw. ob erwartete Veränderungen eintreten, wenn man in ein System steuernd eingreift. Zum Vergleich zieht man oft ein Kontrollsystem heran, in dem man den experimentellen Eingriff nicht vornimmt, um seine Auswirkungen von Veränderungen abzugrenzen, die sich ohnehin vollziehen und die man sonst fälschlich als eine Folge des Experimentes ansehen könnte.

Interviews. Bei wissenschaftlichen Interviews mit epidemiologischen, statistischen Fragestellungen muß im Gegensatz zur einfachen Anamneseerhebung zu ausschließlich diagnostischen Zwecken die intra- und interpersonelle Vergleichbarkeit gegeben sein. Zu diesem Zweck stehen Fragebögen und Computer-Dialog-Systeme zur Verfügung.

Postbefragung. Eine besondere Form der Befragung mittels Fragebogen ist die Postbefragung. Ihre Vor- und Nachteile sind in Tabelle 23.2 aufgeführt.

Gütekriterien für Fragebögen. Wesentlich sind Objektivität, Reliabilität und Validität. Als Nebengütekriterien kommen in Frage: Vollständigkeit bezüglich des Problembereichs, Zumutbarkeit für den Probanden, Wirtschaftlichkeit und Dokumentierbarkeit.

Fehlermöglichkeiten. Messungen physiologischer oder klinisch-chemischer Parameter weisen häufig Abweichungen auf, weil sie den in Tabelle 23.3 aufgeführten Faktoren unterworfen sind. Um einen *zufälligen* Fehler auszugleichen ist es sinnvoll, die Anzahl der Messungen möglichst hoch zu wählen. Einen *systematischen* Fehler kann man vermeiden, indem man die Außenkriterien wie Vorerfahrung, andere Erhebungen und Normwerte genau überprüft.

Tab. 23.2: Vor- und Nachteile der Postbefragung

Vorteile	Nachteile
geringerer Kosten- und Zeitaufwand	kann nicht mit Beobachtung verbunden werden
Personen erreichbar, die weit verstreut wohnen	Unkontrollierbarkeit der Erhebungssituation
Befragte stehen nicht unter Zeitdruck	spontane Antworten fallen weg
kein Interviewereinfluß	häufig niedrige Rücklaufquote Unkenntnis der Art der Ausfälle

Ort des Fehlers	Ursache des Fehlers
Meßinstrumente	technischer Zustand, Kalibrierung bzw. Eichung
Untersucher	Qualifikation, Konzentrationsfähigkeit
Umgebungseinflüsse Dritter	Lärm, Raumtemperatur, Anwesenheit
Proband	biologische, psychische Verfassung

Tab. 23.3: Fehlermöglichkeiten bei standardisierten Untersuchungsverfahren

Beschreibung, Darstellung und Zusammenfassung epidemiologischer Daten

Im allgemeinen ist mit der Bezeichnung *Mittelwert* der arithmetische Mittelwert gemeint; er ist der Quotient aus der Summe der Meßwerte und ihrer Anzahl.

Der *Median* ist der Wert, der bei aufsteigender Reihe aller Meßwerte in der Mitte liegt. Bei gerader Anzahl von Meßwerten ist das arithmetische Mittel zwischen den beiden mittleren Werten der Median.

Die *Streuung* ist ein Maß für die Abweichung von Werten in einer Meßserie; z.B. ausgedrückt in der Standardabweichung (Wurzel aus der Varianz).

Störfaktoren

Der *Zufall* spielt bei Studien, die einen genügend großen Umfang haben und keine systematischen Fehler beinhalten, nur eine untergeordnete Rolle. Mit abnehmender Zahl der Untersuchten nimmt aber die Rolle des Zufalls an Bedeutung zu.

Bei der *Zusammenstellung von Probandengruppen* können (zusätzlich zu den beabsichtigten Auswahlkriterien) durch das Auswahlverfahren oder durch andere Gründe weitere Kriterien wirksam werden, in denen sich die Probanden unterscheiden. Dies führt zu *Ergebnisverzerrungen* (Bias).

Störvariablen (Confounder) sind Größen, die bei einer Studie nicht untersucht werden, aber Einfluß auf das Ergebnis haben.

Statistische Beziehungen und Ursache-Wirkungs-Beziehungen

Kausaler Zusammenhang. Unter einem kausalen Zusammenhang zwischen einem Faktor und einer Krankheit wird eine Ursache-Wirkungs-Beziehung verstanden. Voraussetzung ist eine statistische Abhängigkeit. Ein kausaler Zusammenhang liegt vor, wenn ätiologische Faktoren Teil eines Komplexes von Bedingungen bilden, der die Wahrscheinlichkeit des Auftretens der Krankheit erhöht, und wenn die Verminderung eines oder mehrerer dieser Faktoren zu einem Rückgang der Erkrankungshäufigkeit führt. Es gibt verschiedene Arten von Kausalitätsbeziehungen:
- Dosis-Wirkungs-Beziehung (je stärker der Faktor, um so ausgeprägter die Krankheit)
- Alles-oder-Nichts-Beziehung (wenn Faktor, dann Krankheit; z.B. Allergien)
- direkte oder indirekte Beziehung (ohne oder mit Zwischenglied; z.B. RR ↑ → Arteriosklerose → KHK

Nachweis des Zusammenhangs. Er kann nur unter den künstlichen Bedingungen eines streng kontrollierten Experiments erbracht werden. Hierbei werden die Stärke des Zusammenhangs, die Konsistenz (verschiedene Methoden, Populationen und Zeiten, aber ähnliche Ergebnisse), die zeitliche Abfolge von Krankheiten und Faktoren, die Spezifität (wenn ein bestimmter Faktor auch mit anderen Krankheiten in Beziehung steht, ist ein Kausalzusammenhang weniger wahrscheinlich), die biologische Plausibilität und die Persistenz (der Zusammenhang sollte auch dann bestehen, wenn andere Risikofaktoren wegfallen) überprüft.

Risikofaktoren. Ein bestimmter Einfluß für eine Krankheit ist als Risikofaktor anzusehen, wenn die Personen, die diesem Einfluß ausgesetzt sind, erfahrungsgemäß mit größerer Wahrscheinlichkeit von dieser Krankheit befallen werden als Personen, die diesem Einfluß nicht ausgesetzt sind. Es gibt jedoch Personen, die keinen bekannten Risikofaktor aufweisen, aber dennoch erkranken, und andere, die Risikofaktoren ausgesetzt sind, aber nicht erkranken. Sie heißen *paradoxe Fälle*.

Beispiel für einen Risikofaktor: Cholesteringehalt im Blut ↑ → Arteriosklerose

Epidemiologische Grundlagen der Krankheitsfrüherkennung (Screening)

Prinzipien der Krankheitsfrüherkennung. Es müssen geeignete Untersuchungsverfahren vorhanden sein, die zuverlässig und ohne Schaden eingesetzt werden können. Für die zu entdeckenden Krankheiten müssen effektive therapeutische Maßnahmen zur Verfügung stehen. Der Aufwand bei der Krankheitssuche muß in einem sinnvollen Verhältnis zum Ergebnis stehen.

Objektivität. Dies ist ein Gütekriterium für Testverfahren, welches beschreibt, in welchem Umfang die Ergebnisse durch die Person des Untersuchenden verändert werden bzw. ob verschiedene Auswerter zu identischen Meßergebnissen gelangen (Intersubjektivität).

Reliabilität (Zuverlässigkeit). Dies ist ein Gütekriterium für Testverfahren, welches beschreibt, mit welcher Sicherheit eine Messung bei Wiederholung zu identischen Ergebnissen führt (sog. Retest-Stabilität), wie ähnlich eine Messung gegenüber solchen mit anderen Instrumenten ist (Paralleltest-Reliabilität) oder wie konsistent (beständig) die Verteilung der Messungen einer nach dem Zufall in zwei Hälften geteilte Studiengruppe bei Vergleich beider Hälften ist (sog. innere Konsistenz).

Validität (Gültigkeit). Dies ist ein Gütekriterium für Testverfahren, das beschreibt, wie tauglich ein Testverfahren zur Abbildung des zu messenden Sachverhaltes ist. Zur Prüfung der Validität dienen u.a. Vergleiche mit Messungen anderer Merkmale am gleichen Individuum (kriteriumsbezogene Validität) oder die Prüfung der Vereinbarkeit der Meßergebnisse mit dem zugrundeliegenden Konstrukt (Konstruktvalidität). Die Validität kann auch anhand von Sensitivität und Spezifität des Tests beurteilt werden.

Sensitivität. Darunter versteht man die Fähigkeit eines diagnostischen Tests, Personen mit der fraglichen Krankheit vollständig herauszufiltern. Sie ist definiert als das Verhältnis der Personen mit positivem Testergebnis zu den tatsächlich Kranken (zu denen auch die Personen mit falsch-negativen Ergebnissen gehören).

Spezifität. Darunter versteht man die Fähigkeit eines diagnostischen Tests, ausschließlich Personen mit der fraglichen Krankheit zu erfassen. Sie ist definiert als das Verhältnis der Personen mit negativen Testergebnissen zu den Nichtkranken.

Prädiktion (Vorhersage, Voraussage). Sie gibt die Wahrscheinlichkeit an, bei einem positiven (bzw. negativen) Testergebnis an einer bestimmten Krankheit zu leiden (bzw. nicht zu leiden). Sie ist abhängig von der Spezifität und Sensitivität des Tests sowie von der Prävalenz der Krankheit.

> **Merke!**
> Sensitivität und Spezifität stehen meist in umgekehrtem Verhältnis zueinander, d. h., je spezifischer ein Test ist, desto unvollständiger ist die Erfassung und umgekehrt!

Daten für die Epidemiologie in Deutschland

Primärerhebung. Sie liegt vor, wenn Forscher mangels Rückgriffsmöglichkeit auf anderes geeignetes Datenmaterial für eine bestimmte Aufgabenstellung eine spezielle Erhebung vornehmen. Hierzu gehören die prospektive Kohortenstudie, mit Einschränkungen die retrospektive Fall-Kontroll-Studie und die Querschnitts- und Longitudinalstudien.

Sekundärerhebung. Sie liegt vor, wenn bereits vorhandenes Material unabhängig vom ursprünglichen Zweck und Bezugsrahmen der Datensammlung ausgewertet wird. Hierzu gehören Sekundäranalysen mit Zahlen der amtlichen Statistik (z.B. Mikrozensuserhebungen), Sekundäranalysen mit Daten aus nichtamtlichen Statistiken (z.B. Prozeßdaten der GKV) und Sekundäranalysen mit Primärerhebungen anderer Personen und Institutionen (z.B. Daten aus dem Krebsregister Hamburg).

1.2
Soziale Umwelt und Krankheit

Einflüsse soziokulturell vermittelter Lebensstile

Die Inzidenz und Prävalenz vieler Krankheiten ist von den soziokulturellen Verhaltensweisen der Gesellschaft direkt abhängig. Hier sind in erster Linie *Ernährungsgewohnheiten* zu nennen. In Deutschland sind dies vor allem gutes, reichhaltiges, fettes Essen (Statussymbol), sanktionierter Alkoholgenuß und Rauchen → Übergewicht, Alkoholismus, Diabetes mellitus, Arteriosklerose etc.

Hinzu kommen weitere Faktoren wie z.B. eine zunehmende Zahl von Single-Haushalten, in denen das Kochen „sich nicht lohnt" → Ernährung vorwiegend durch Kantinenessen, Fast food und Konserven → Übergewicht.

Eine nicht zu unterschätzende Rolle spielt auch die *Werbung*, die den Menschen eine Idealfigur suggeriert, die von den meisten nur mit strengster Diät zu erreichen ist. Hieraus resultieren oft psychosomatische Ernährungsstörungen (z.B. Bulimie). Viele Menschen ernähren sich deshalb von sog. Light-Lebensmitteln. Auf der anderen Seite gibt es auch immer mehr Vegetarier und Anhänger der Vollwertküche.

Ein weiterer wichtiger Faktor ist der *Bewegungsmangel* mit daraus resultierenden Erkrankungen des Stütz- und Bewegungsapparates (z.B. chronische Rückenschmerzen).

Schließlich muß auch noch der *Streß* in allen seinen Erscheinungsformen genannt werden (beruflich, Freizeitstreß, Streben nach Statussymbolen etc.).

Einflüsse soziodemographischer Variablen

Im Berufsleben verzeichnet man eine Abnahme der körperlich anstrengenden Tätigkeiten zugunsten von sitzenden Tätigkeiten. Der Trend zu Fließbandarbeit und stark rationalisierten, d.h. oft gleichförmigen Arbeitsabläufen hält an, es werden immer mehr Arbeitnehmer leistungsorientiert bezahlt. So wird eine Gliederung nach Beruf, Ausbildung, Einkommen sinnvoll.

Die *sozialen Unterschiede*, speziell zwischen Arbeitern und Angestellten, sind beinahe verschwunden. Potentielle Konflikte ergeben sich heute eher durch die Zuwanderung von Menschen aus anderen Ländern. Viele von ihnen haben einen anderen gesellschaftlichen Hintergrund; mangelnde Sprachkenntnisse kommen häufig erschwerend hinzu. Diese Menschen könnten in der Zukunft eine neue soziale Unterschicht bilden.

Die Bildungsunterschiede haben in den letzten 20 Jahren deutlich abgenommen. Trotzdem finden sich manche Krankheiten (z.B. Alkoholismus und degenerative Gelenkerkrankungen) häufiger in Familien mit niedrigerem Bildungsstand, deren Mitglieder körperlich hart arbeiten.

Soziale Mobilität. Darunter versteht man den Auf- oder Abstieg von einer sozialen Schicht in eine andere. Man unterscheidet Intergenerationenmobilität (z.B. Arbeitertochter wird Akademikerin) und Intragenerationenmobilität (z.B. Arbeiter wird auf zweitem Bildungsweg Ingenieur, oder Arzt wird durch Sucht zum Sozialhilfeempfänger).

Geographische Mobilität. Damit bezeichnet man die Änderung des sozialen Umfeldes z.B. bei Wohnortwechsel.

Soziale Inkongruenz. Dies ist gegeben, wenn z.B. Eheleute aus verschiedenen sozialen Schichten stammen → soziale Konflikte. In den letzten 15 Jahren ist ein deutlicher Trend weg von der Großfamilie und hin zu kleinen Familien zu erkennen. Durch die hohen Scheidungsraten nimmt die Zahl der alleinerziehenden Mütter/Väter ständig zu, und es entstehen immer mehr Single-Haushalte. Die Wohnverhältnisse, zumindest die Differenzierung zwischen (Groß-)Stadt und Land, spielen eine Rolle bei der epidemiologischen Erfassung von Krankheitshäufigkeiten.

Einflüsse des sozialen Wandels

Bevölkerungsstrukturen lassen sich wie folgt einteilen:
1. Primärbereich: land- und forstwirtschaftliche Produktion
2. Sekundärbereich: Industrie und Handwerk
3. Tertiärbereich: Dienstleistungssektor

Im Moment befindet sich Deutschland in der „Zweiten industriellen Revolution", d.h., die Zahl der Beschäftigten verschiebt sich aus den Bereichen 1. und 2. mehr und mehr in den Bereich der Dienstleistung. Probleme ergeben sich durch Rationalisierung; besonders in der Industrie werden vor allem ältere Arbeitnehmer entlassen, die aufgrund ihres Alters und ihrer Ausbildung kaum Chancen auf dem Arbeitsmarkt haben.

Ein völlig neuer Aspekt ist der zunehmende Freizeitstreß. Die Reduzierung der Wochenarbeitszeit und veränderte Freizeitgewohnheiten haben dazu geführt, daß viele Menschen sich in ihrer Freizeit völlig verausgaben. Technologische und wirtschaftliche Entwicklungen führen dagegen eher zu einer gewissen Bequemlichkeit (z.B. kurze Strecken werden mit dem Auto zurückgelegt, Besuche oder Briefe werden durch Telefongespräche ersetzt usw.).

Sozialmedizinische Bedeutung der Arbeitswelt

Die Untersuchungen der Beziehungen zwischen Arbeitsbedingungen und Krankheit gehören primär in den Bereich der Arbeitsmedizin (siehe auch Arbeitsmedizin).

Sozialanamnese

Die Sozialanamnese ist oft ein wichtiger Hinweis auf Krankheitsursachen und Ansatzpunkt zur Therapie. Hier ist besonders der Hausarzt gefordert, der in der Regel ja auch das soziale Umfeld seiner Patienten genau kennt. Ein schlechtes soziales Umfeld kann ein Krankheitsgeschehen bedingen (z.B. Alkoholikerfamilien), ebenso kann eine intakte soziale Umwelt viele Krankheiten entscheidend positiv beeinflussen.

1.3 Sozialmedizinische Aspekte von Krankheiten

Koronare Herzkrankheit (ICD I25.9)

Die *Inzidenz* nimmt in Europa von Norden nach Süden ab. Grundsätzlich ist sie bei Männern höher als bei Frauen und nimmt im Alter ab. Die Gesamtmortalität betrug 1994 für Männer 20,1% und für Frauen 19,7%. Die 5-Jahres-Letalität bei Männern mit akutem Herzinfarkt im Alter bis 65 Jahren betrug im Zeitraum von 1970 bis 1980 45%, die 10-Jahres-Letalität 62%.

In der BRD zeigen die Sterbeziffern seit 1980 bei Männern keinen, bei Frauen nur einen geringen Anstieg, wenn man sie auf den Altersaufbau von 1970 bezieht. In anderen Ländern gilt dieses schon seit Anfang der 70er Jahre.

Zu den typischen *Risikofaktoren* werden heute Hyperlipoproteinämie, Hypertonie, Diabetes mellitus, Rauchen, Übergewicht, Bewegungsarmut und genetische Disposition gerechnet. Es gibt eine Anzahl von sozialen Risikofaktoren, sog. Stressoren (Verstädterung, geographische und berufliche Mobilität, Arbeitsplatzsituation, Lebenskrisen, Trauer, Depression u.a.), die beim Menschen zum Streß führen, d.h. physiologische und biochemische Reaktionsabläufe im Körper auszulösen vermögen.

Als subjektive Diagnosemethode eignet sich ein von der WHO empfohlener Fragebogen, der zur Erfassung der Schmerzanamnese dient. Als objektive Diagnosemethode dient das EKG neben der Erfassung von Laborwerten.

Schlaganfall (Apoplex) (ICD I64.–)

Die WHO rechnet in Westeuropa mit einer Inzidenz von 1–4 Fällen pro Jahr und 1000 Einwohner. Die Gesamtmortalität betrug 1994 für Männer 9,4% und für Frauen 14,1%.

Die Risikofaktoren für den Schlaganfall sind Hypertonie, KHK und andere arterielle Gefäßerkrankungen, Rauchen, Diabetes mellitus und erhöhte Blutfettwerte. Außerdem stehen

Alkoholismus, Kontrazeptiva, Übergewicht und Polyglobulie in der Diskussion.

Hypertonie (ICD I10.–)

Die Hypertonie ist definiert als anhaltende Erhöhung des systolischen Blutdrucks auf 160 mmHg und mehr und/oder des diastolischen Blutdrucks auf 90 mmHg oder mehr. Die WHO teilt die Hypertonie in verschiedene Schweregrade von Grad I (leichte Hypertonie mit geringen, häufig vorübergehenden Blutdruckerhöhungen ohne Organkomplikationen) bis hin zum Grad IV (maligne Hypertonie mit diastolischen Werten über 120 mmHg, schweren Organkomplikationen mit nekrotisierenden Gefäßveränderungen) ein.

In Westeuropa liegt die Prävalenz der Hypertonie zwischen 4 % und 10 %. Die Quote ist bei Männern höher als bei Frauen und wächst mit zunehmendem Alter annähernd linear.

> **Merke!**
> Der Bluthochdruck stellt die wichtigste zum Tode führende Einzelerkrankung dar.

In den Industrienationen tritt die Hypertonie häufiger in den unteren sozialen Schichten auf als in den oberen, in Entwicklungsländern verhält es sich umgekehrt. Epidemiologische Studien haben gezeigt, daß 50 % der Hypertoniker nichts von ihrem Leiden wissen, 25 % wissen davon, lassen sich aber nicht behandeln und die verbleibenden 25 % werden zu gleichen Teilen ausreichend und nicht ausreichend behandelt.

Die Compliance der Hypertoniker schwankt zwischen 20 % und 50 %, was durch fehlenden Leidensdruck, Komplexität der Anordnungen, Länge der Behandlung und Nebenwirkungen bedingt ist (siehe auch Innere Medizin, Herz und Gefäße, Kap. 9).

Hypercholesterinämie (ICD E78.0)

Die gewöhnliche Hypercholesterinämie ist bei weitem die häufigste Ursache für ein Ansteigen des Serumcholesterins und Ausdruck von Wechselwirkungen einer Vielzahl von Genen mit diätetischen und anderen umweltbezogenen Faktoren.

Die Diagnose erfolgt durch die Bestimmung des Cholesterins und der Triglyceride im Serum 12 h nach der letzten Nahrungsaufnahme; eventuell Lipoproteinelektrophorese. Zu den Risikofaktoren gehören männliches Geschlecht, Rauchen, Diabetes mellitus, Hypertonus, Herzinfarkt eines Familienmitgliedes relativ jungen Alters, Herzschmerzen und orale Kontrazeptiva.

Patienten mit Fettstoffwechselstörungen dieser Art sollten vor allem eine lipidsenkende Diät halten. Diese beinhaltet eine Verringerung der Gesamtfettaufnahme und eine Verringerung der gesättigten Fettsäuren, des Cholesterins und Natriums in der Nahrung. Statt dessen sollte die Nahrung einen hohen Proteinanteil, mehr komplexe Kohlenhydrate, Ballaststoffe und etwas mehr ungesättigte Fettsäuren enthalten.

Diabetes mellitus (ICD E10.– bis E14.–)

Es werden zwei Typen von Diabetes mellitus unterschieden: Typ I (insulinabhängig) und Typ II (insulinunabhängig). Der Typ I tritt vorwiegend im jugendlichen Alter auf.

In den letzten 10 Jahren nahmen die Mortalitätsraten in der BRD bei Männern und Frauen kontinuierlich ab. Die Gesamtmortalität betrug 1994 für Männer 1,8 % und für Frauen 3,7 %. Die Ein-Jahres-Inzidenz beträgt 0,14–0,3 %. Die Prävalenz in der BRD beträgt beim Typ I 0,3 % und beim Typ II 4 %.

Die einzige heute mögliche Prophylaxe ist die Vermeidung der Überernährung, was durch den Rückgang der Morbidität in den Zeiten der Nahrungsmittelknappheit zu belegen ist. Neben dem Übergewicht führen eine familiäre Häufung, humorale Faktoren u.a. zu einer Risikoerhöhung.

Bei epidemiologischen Untersuchungen sollte man zunächst den Urinzucker und den postprandialen Blutzucker (2 h nach einer kohlenhydratreichen Mahlzeit) bestimmen. Ist einer der beiden Werte erhöht, sollte ein Glukosetoleranztest durchgeführt werden. Die Basistherapie eines Diabetikers sollte in einer bedarfsangepaßten Ernährung mit einer gemischten Kost aus 50% Kohlenhydraten, 30% Fett und 20% Eiweiß bestehen.

Für Diabetiker gilt, daß sie eine regelmäßige Nahrungsaufnahme sicherstellen müssen. Daher sollte der Arbeitsplatz dieser Anforderung genügen. Wegen der Gefährdung der allgemeinen und der eigenen Sicherheit dürfen Diabetiker nicht als Piloten, Lokomotivführer o.ä. arbeiten. Berufe, bei denen Absturzgefahr besteht (z.B. Dachdecker), sind ebenfalls ausgeschlossen. Ansonsten ist der gut eingestellte Diabetiker als vollwertige Arbeitskraft zu betrachten.

Rheumatische Erkrankungen (ICD M79.0)

Die Todesfälle an rheumatischen Erkrankungen haben nur einen Anteil von 0,3% an der Gesamtmortalität. Diese Krankheiten stellen aber die *zahlenmäßig größte Morbiditätsursache* dar.

Neben anderen Erkrankungen stehen die rheumatischen Erkrankungen sowohl in der Häufigkeit als auch in der Dauer der durch sie bedingten Arbeitsunfähigkeit weit vorne. Die durchschnittliche Dauer der Arbeitsunfähigkeit beträgt hier zwischen 20 und 30 Tagen. Eine Häufung innerhalb einer sozialen Schicht oder einer Region wird nicht festgestellt.

Der Deutsche Rheumaliga Bundesverband e.V. dient der Unterstützung der Rheumakranken. Er gibt Informationen über Funktionshilfen und koordiniert die Zusammenarbeit von Ärzten, anderen Gesundheitsberufen und Laienhelfern. Zusätzlich bietet die Rheumaliga Gymnastik- und Beratungsstunden an. So ist es möglich, die meisten Rheumakranken ambulant zu behandeln.

Bösartige Neubildungen (ICD C80.–)

Bösartige Tumoren machten 1994 in der BRD bei Männern 26,2% (Frauen 22,1%) der Gesamtmortalität aus.

Frauen im Alter zwischen 30 und 55 Jahren haben eine höhere Mortalität als Männer. Bei jüngeren und älteren Personen (15–20 Jahre und älter als 55 Jahre) verhält es sich umgekehrt (siehe Abb. 23.1).

Die Häufigkeit des Magen-Ca nimmt in den letzten Jahrzehnten stetig ab; dagegen nehmen Lungen-, Mamma- und Prostata-Ca an Häufigkeit zu. Die Abnahme des Magen-Ca läßt sich durch die verbesserte Behandlung von Lebensmitteln erklären (Konservierung).

Krebsfrüherkennungsuntersuchungen gehören seit 1971 zu den Regelleistungen der Krankenversicherung (für Männer ab 45 Jahren, für Frauen gestaffelt: Vagina/Zervix ab 20 Jahren, Mamma ab 30 Jahren, Mastdarm ab 45 Jahren). Die Teilnahmerate bei Früherkennungsuntersuchungen ist allerdings gering (Männer 21%, Frauen 40%). Die Prävention umfaßt neben der Ermittlung und Eliminierung der Risikofaktoren auch die Früherkennung von Krankheitssymptomen (Pränotion).

Für die Nachsorge ist die psychosoziale Betreuung von besonderer Bedeutung, damit der enorme psychische Leidensdruck, der auf dem Patienten einwirkt, gemindert wird. Im Anschluß an die akute Behandlung steht dem Patienten eine *Anschlußheilbehandlung* in einer Nachsorgeklinik zur Verfügung; eine ambulante Betreuung am Heimatort, eventuell mit der Unterstützung einer Selbsthilfegruppe, ist ebenfalls möglich.

Prädisponierende Faktoren (nach Heilmann u. Steidl, 1990).
- *Lungen-Ca* → Nikotin, Luftverschmutzung
- *Magen-Ca* → untere soziale Schicht, Ernährungsgewohnheiten
- *Mamma-Ca* → hohes Alter, obere soziale Schicht (hormonelle Ursachen: Nulliparität, späte erste Schwangerschaft, selteneres Stillen o.ä.)
- *Endometrium-Ca* → Adipositas, Diabetes, Hypertonie, Übergröße, höhere soziale Schicht
- *Zervix-Ca* → junges Alter beim ersten Koitus, häufig wechselnde Geschlechtspartner, mangelnde Genitalhygiene

Psychosoziale Faktoren können auch bei der Krebsgenese von entscheidender Bedeutung sein (z.B. Verlusterlebnisse oder gestörte bzw. ungelöste Eltern-Kind-Beziehungen). Ebenfalls nach Heilmann u. Steidl (1991) sind Krebspatienten häufig unfähig, aggressive und feindselige Gefühle zu äußern.

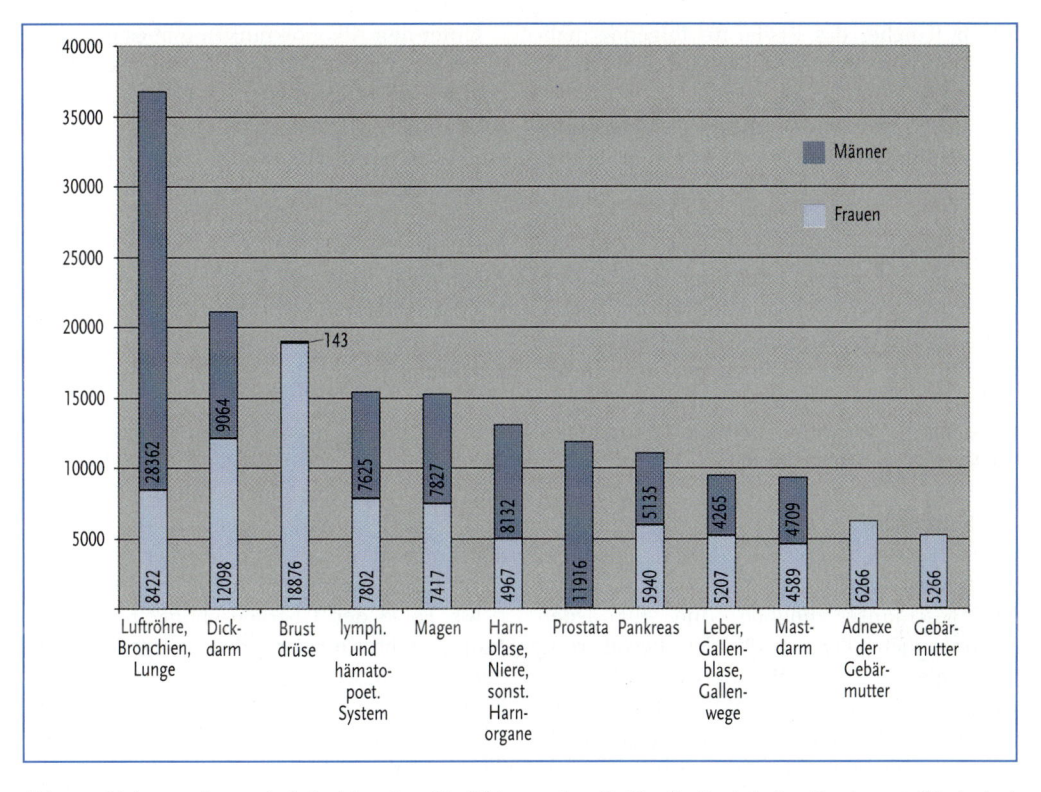

Abb. 23.1: Todesursachenstatistik der bösartigen Neubildungen (1996); (Quelle: Statistisches Bundesamt, Wiesbaden)

Ein *Krebsregister* enthält die Gesamtzahl der Neuerkrankungen in einem regionalen Bezirk, die Anzahl der Todesfälle an einer vorher nicht diagnostizierten Krankheit und die Struktur der Bevölkerung und der Patienten (Alter, Geschlecht, Beruf u.ä.).

Infektionskrankheiten

Zur Epidemiologie der Infektionskrankheiten siehe Hygiene, Kap. 3.

**1.4
Gesundheitsrelevante Verhaltensweisen und sozialmedizinische Aspekte von Unfällen**

Rauchen

In der Bundesrepublik sind ca. 50 % aller männlichen und ca. 30 % aller weiblichen Erwachsenen Raucher. Arbeiter rauchen mehr als Angestellte, in ländlichen Gebieten wird weniger geraucht als in den Städten. Z.Zt. werden in der BRD knapp 2000 Zigaretten im Jahr pro Einwohner verbraucht. Eine normale Raucherkarriere dauert 20–30 Jahre, beginnt in der Pubertät und hört mit der sog. Midlife-crisis wieder auf. Diejenigen, die weiterrauchen, drosseln ihren Zigarettenkonsum oder steigen auf Pfeife oder Zigarre um.

Rauchen hat oft auch eine soziale oder kulturelle Funktion, deshalb rauchen die meisten Raucher auch wesentlich mehr, wenn sie in Gesellschaft sind. Die ökonomischen Einflüsse des Rauchens werden deutlich, wenn man sich überlegt, daß ein Raucher, der täglich eine Schachtel Zigaretten (5 DM) raucht, dann ca. 1800 DM im Jahr nur für Zigaretten ausgibt.

Rauchen ist eine der häufigsten Ursachen für Krebs und Arteriosklerose. Ca. 70 % der Bevölkerung wissen um die Schädlichkeit von Tabakrauch, der selbst bei Passivrauchern das Krebsrisiko erhöht. Besonders stark erhöht ist für Raucher das Risiko für folgende maligne Tumoren: Bronchial-Ca, Mundhöhlen-Ca, Kehlkopf-Ca und Ösophagus-Ca.

Rauchen ist nach Meinung vieler Mediziner als Suchtform zu betrachten, trotzdem gibt es gerade unter Ärzten viele Raucher.

Leider gibt es noch keine sicheren Ansätze zu einer sicheren und dauerhaften Raucherentwöhnung, deswegen muß hier der Schwerpunkt auf Aufklärung und Prävention liegen. Werbung für Tabakprodukte ist in Deutschland bislang noch nicht verboten, sie ist lediglich reglementiert, u.a. müssen auf jeder Zigarettenpackung Warnhinweise des Gesundheitsministers abgedruckt werden.

Alkoholkonsum

Der Genuß von Alkohol ist in Deutschland fast uneingeschränkt möglich und für jeden erschwinglich. Etwa 60% der Bevölkerung konsumieren regelmäßig alkoholische Getränke (fast 50% täglich!). Alkoholkonsum ist in allen Sozialschichten und Altersgruppen üblich (Jugendliche trinken meist schon vor dem 16. Lebensjahr zum ersten Mal Alkohol). Der Konsum von Bier, Wein oder Spirituosen hat oft soziale und kulturelle Funktion, man trinkt eben „ein Bier zusammen". Bei den meisten Festlichkeiten spielt der Alkoholkonsum eine große Rolle (Schützenfeste, Karneval, Hochzeiten, Polterabende, Geburtstagsfeiern etc.). Deshalb hängen auch große Wirtschaftszweige mehr oder weniger am Alkoholkonsum (Brauereien, Winzer, Kneipiers usw.).

Jeder Erwachsene trinkt im Schnitt über 150 Liter Bier jährlich. Über die Hälfte aller Erwachsenen trinken täglich Alkohol. Daraus ergibt sich die hohe Inzidenz und Prävalenz von Alkoholismus (1–3 Millionen Alkoholiker in Deutschland) und seinen Begleiterkrankungen (Pankreatitis, Leberzirrhose, Enzephalopathie etc.). Enorme Bedeutung haben auch die sozialen Folgen von Alkoholismus (Verwahrlosung, Kündigung, Scheidung, Schulden usw.). Von einer Gesundheitsgefährdung muß man bei Männern ab einem Konsum von mehr als 60 g reinen Alkohols pro Tag ausgehen, bei Frauen schon ab 20–40 g pro Tag (eine Flasche Bier enthält ca. 25 g reinen Alkohol).

Unter den Alkoholkranken gibt es etwa drei bis vier mal mehr Männer als Frauen, der Frauenanteil steigt allerdings. Bei Berufs- und Verkehrsunfällen spielt Alkoholgenuß ebenfalls eine führende Rolle. Etwa 20–40% aller Verkehrsunfälle und 10–30% aller Arbeitsunfälle passieren unter Alkoholeinfluß. Wichtige Anlaufstellen für Alkoholiker sind die Anonymen Alkoholiker (AA), die Guttempler, der Kreuzbund, das Blaue Kreuz u.a.

Ernährung

Die Ernährungsgewohnheiten haben sich in den letzten Jahren deutlich gewandelt (siehe Kap. 1.2). Insgesamt hat der Konsum von Milch und Kartoffeln stark abgenommen, während der Konsum von Fleisch, Zucker, Obst und Gemüse zugenommen hat.

Als Folge der Übergewichtigkeit wird das Auftreten bestimmter Erkrankungen mit zunehmendem Alter häufiger. Hierzu gehören KHK, Bluthochdruck, Diabetes, Gicht u.a. Es gibt drei wesentliche Indizes für die Ermittlung des Normalgewichts:
1. *Sheldon-Index:* (Körpergröße in m) / Wurzel 3 (Körpergewicht in kg) = 41,0
2. *Broca-Index:* (Körpergewicht in kg) / (Körpergröße – 100 in cm) = 1,0
3. *Massenindex:* (Körpergewicht in kg) / (Körpergröße ↑ 2 in m) = 24,0

Die gesamte Fettmasse kann über Caliper-Messungen (Bestimmung der Dicke der subkutanen Fettschicht an verschiedenen Körperstellen = Hautfaltendicke) näherungsweise bestimmt werden.

Der Mikrozensus von 1978 ergab, daß das Körpergewicht von 27% der Männer und 22% der Frauen über 15 Jahren den Broca-Index um 10% oder mehr überstieg. Mit zunehmendem Alter nimmt der Anteil der übergewichtigen Personen zu.

In der modernen Industriegesellschaft ist bei einem vergleichsweise hohen Lebensstandard der gesamten Bevölkerung eine übermäßige Nahrungsaufnahme bei zunehmender Bewegungsarmut in Alltag und Beruf zu beobachten.

Körperliche Aktivität

Vermehrte körperliche Aktivität betrifft muskuläre Beanspruchungen, nicht nur im Sport sondern auch im Beruf. Der tägliche Kalorienumsatz von Schwerarbeitern kann ähnlich hoch sein wie bei Sportlern. Dennoch entwickelt sich kein vergrößertes Sportherz, da die Belastungsintensität, gemessen z.B. an den Pulszahlen nur für jeweils kurze Zeit während eines Arbeitstages so hoch ansteigt, wie es zur Ausbildung von Trainingseffekten notwendig wäre. Intermittierend können bei körperlicher Aktivität im Beruf Belastungsspitzen mit erheblichen Blutdruckanstiegen auftreten, besonders bei muskulären Beanspruchungen mit hohem Krafteinsatz mit gleichzeitiger Preßatmung.

Hinsichtlich des durch *Bewegungsarmut* bedingten Übergewichts findet zur Zeit ein Umbruch in der Gesellschaft statt. Es werden dem Übergewichtigen Freude an der körperlichen Aktivität und veränderte Eßgewohnheiten nahegebracht, dem Wirtshausbesucher nicht mehr Bier, sondern alkoholfreie Getränke als billigste Durstlöscher angeboten und insgesamt gesundheitsfördernde Verhaltensweisen positiv bewertet.

Sozialmedizinische Aspekte von Unfällen

Die meisten Unfälle passieren im Straßenverkehr, gefolgt von den Unfällen im Haushalt und in der Freizeit (dort vor allem Sportunfälle). Die Anzahl der Verkehrstoten in den alten Bundesländern ist seit 1970 rückläufig. Im Jahr 1995 war im Vergleich zum Vorjahr ein Rückgang der Getöteten von 3,5 % in den alten Bundesländern und 3,0 % in den neuen Bundesländern zu verzeichnen. Hauptursachen hierfür sind mehr Sicherheit in Fahrzeugen und auf Straßen sowie die Einführung der Gurtpflicht (siehe Tabelle 23.4). Die Zahl der Verletzten ging in den alten Bundesländern um 0,7 % zurück, in den neuen Bundesländern hingegen stieg sie infolge der zunehmenden Verkehrsdichte um 2,4 %.

Tab. 23.4: Unfallstatistik 1994/95

Unfallart	Tödliche Unfälle
Verkehr	9896 (ca. 39,4 %)
Arbeit und Schule	869 (ca. 3,5 %)
Hausbereich	6854 (ca. 27,3 %)
Freizeit	389 (ca. 1,5 %)
sonstiges	7114 (ca. 28,3 %)
gesamt	25122 (100 %)

Die Unfallursache Nummer 1 ist und bleibt der Alkoholkonsum (siehe auch Kap. 1.4)! Aber auch hier ist 1995 in den alten Ländern ein Rückgang von 5,7 % im Vergleich zu 1994 zu verzeichnen.

Bei Unfällen von Kindern hat sich ein Zusammenhang mit der Familienstruktur zeigen lassen. Eine unglückliche Kindheit disponiert zu Unfällen.

Bei Straßenunfällen sind fast 20 % der getöteten Fußgänger Jugendliche unter 15 Jahren; bei den Verletzten sind es weit über 40 %.

Unfälle, die bei der Arbeit (Arbeitsunfälle) bzw. auf dem Weg zum und vom Arbeitsplatz (Wegeunfälle) passieren, fallen unter das berufsgenossenschaftliche Heilverfahren, d.h., die Behandlungs- und Folgekosten (inkl. Rentenansprüche) werden von der Berufsgenossenschaft getragen (siehe Kap. 5.6).

2 Gesundheitsbildung und Krankheitsverhütung

2.1 Prävention

Unter *Präventivmedizin* versteht man alle medizinischen und sozialen Anstrengungen, die die Gesundheit fördern, Krankheiten und Unfälle sowie deren Folgen verhüten und das Fortschreiten einer Krankheit verhindern oder verlangsamen.

Gesundheitsbildung und primäre Prävention

Gesundheitsbildung. Sie umfaßt die drei Bereiche *Aufklärung, Erziehung* und *Beratung.* Ziel einer effektiven Aufklärung muß die Vermittlung von Zusammenhängen sein. Kinder müssen von vornherein zu allgemeiner Hygiene, konsequenter Mundhygiene, gesunder Ernährung usw. angehalten werden. Dazu ist aber auch eine stetige Weiterbildung der Eltern, Lehrer und Erzieher notwendig. Eine Gesundheitsberatung kann durch Ärzte oder anderes geschultes Personal wie Diätassistentinnen oder Krankengymnasten erfolgen.

Das Gesundheitsverhalten ist jedoch oft von kognitiver Dissonanz gekennzeichnet (Beispiel: Ärzte rauchen, obwohl sie wissen, daß es schädlich ist, und ihren Patienten davon abraten.) Rauchende Ärzte sind daher schlechte Vorbilder, ebenso rauchende Prominente. Das „Health-believe-Modell" will den Patienten die Überzeugung von der Richtigkeit bestimmter Verhaltensweisen vermitteln.

Primäre Prävention. Darunter versteht man die Gesundheitsförderung und Krankheitsverhütung durch die Beseitigung von direkt an der Krankheitsentstehung beteiligten Ursachen. Man spricht von spezifischen Maßnahmen, wenn gezielt bestimmte Krankheiten verhindert werden. Dazu gehören Impfungen (Pocken, Poliomyelitis, Masern, Tetanus etc.), Trinkwasserfluoridierung (Karies), Kochsalzjodierung (Struma) u.a. Von unspezifischen Maßnahmen wird gesprochen, wenn die Gesundheit gefördert wird, ohne daß gezielt bestimmte Erkrankungen verhindert werden sollen. Dazu gehören gute Ernährung, adäquate Kleidung und Wohnung, Verbesserung der Arbeitsverhältnisse, Urlaub, Umweltschutz u.a.

Sekundäre Prävention. Die sekundäre Prävention ist gekennzeichnet durch die Krankheitsfrüherkennung und die nachfolgende Behandlung. Zu diesem Zweck werden Filteruntersuchungen (Screenings) durchgeführt. Hierzu gehören u.a. die Tbc-Vorsorgeuntersuchungen.

In der RVO § 181 ist das Recht auf *Früherkennungsuntersuchungen* für bestimmte Personengruppen festgeschrieben: Kinder sollen bis zur Vollendung des 64. Lebensmonats ($5^1/_2$ Jahre) auf Krankheiten untersucht werden, die sie in besonderem Maße gefährden (U1–U9). Frauen können sich vom 20. und Männer vom 45.Lj. an einmal jährlich kostenlos auf Krebserkrankungen untersuchen lassen.

Um Präventionsstrategien zu entwickeln, ist das Wissen um die kausalen Zusammenhänge einer Krankheit notwendig. Diese Zusammenhänge können dann in einem Modell einander zugeordnet werden.

Beispiel (von Koch entwickelt): Als Variablen gibt es das Agens (Krankheitserreger), den Wirt (der Mensch, der dem Agens ausgesetzt ist) und die Umwelt (Ort, Zeit und Umstände). Nun ist es möglich, in diesen Zusammenhängen steuernd einzugreifen: beim Erreger durch Impfung, beim Wirt durch Resistenzverbesserung oder bei der Umwelt durch Isolierung von Infizierten.

Tertiäre Prävention. Die tertiäre Prävention verhütet das Fortschreiten einer bereits eingetretenen Krankheit (s. Kap.4).

3 Rehabilitation

3.1 Zielsetzung und Definitionen

Aufgaben, Ziele und Erfolgskriterien

Rehabilitation stellt sich als Gemeinschaftsaufgabe, allen Menschen entsprechend ihren Fähigkeiten zu helfen, einen angemessenen Platz in der Gesellschaft einzunehmen. Ziel der Rehabilitation (Reha) ist es, Behinderte und Kranke dauerhaft in Gesellschaft und Beruf wiedereinzugliedern. Sie hat nach Möglichkeit kurative Ziele, oft kann jedoch nur palliativ rehabilitiert werden. Der Erfolg einer Rehabilitation sollte an dem vorher aufgestellten Reha-Plan gemessen werden. Dabei darf aber nicht der Patient in seiner Persönlichkeit außer acht gelassen werden.

Wesentliche Begriffe

Schädigung. Anspruch auf Reha-Maßnahmen haben alle Behinderten (z.Zt. ca. 4 Mio. in Deutschland). Der Behinderung liegt eine Schädigung zugrunde, die unterschiedliche Ursachen haben kann, z.B. kann ein Unfall, aber auch ein Knochentumor zur Amputation eines Beines führen und damit zur erheblichen Einschränkung der Bewegungsfunktion.

Behinderung. Die Behinderung wird als nicht nur vorübergehende Erwerbsminderung > 10 % definiert. Einbezogen sind 55 Arten der Behinderung mit 8 Ursachen (einschließlich Suchtkrankheiten). Eine Schwerbehinderung liegt vor bei einer dauerhaften Erwerbsminderung > 50 %.

Die Begriffe „impairment" (Feststellung eines Schadens), „disability" (Muster an funktionellen Einschränkungen) und „handycap" (Beeinträchtigung im sozialen Feld) helfen bei einer umfassenden Definition von Behinderung. Es ist Aufgabe des Arztes, den Patienten entsprechend dieser Klassifikation der WHO einzuordnen, um ihm ein optimales Rehabilitationskonzept anbieten zu können. So kann sein sozialer Nachteil so gering wie möglich gehalten werden.

Für die abgestufte Beurteilung der Behinderungen werden Tabellen verwendet (siehe Tabelle 23.5). Bei einer Mehrfachbehinderung ist immer von der schwersten auszugehen; im Einzelfall muß ein Gutachter prüfen, inwieweit die anderen Behinderungen das Leiden verstärken.

Berufsunfähigkeit. Berufsunfähig ist nach § 1246 RVO ein Versicherter in der Gesetzlichen Rentenversicherung (GRV), dessen Er-

Tab. 23.5: Grad der Behinderung (Beispiele)

Art der Behinderung	Grad der Behinderung
Verlust des Kehlkopfes	70–80 %
schweres Stottern	30 %
schwere Form der Hypertonie	0–100 %
Colitis ulcerosa	50–70 %
Verlust der Gebärmutter in jungen Jahren	20 %
Versteifung des Hüftgelenks	30–60 %
degenerative Veränderung der Wirbelsäule	20–30 %

werbsfähigkeit auf weniger als die Hälfte eines gesunden Versicherten mit gleichen Voraussetzungen (Ausbildung, Kenntnisse, Fähigkeiten) abgesunken ist.

Erwerbsunfähigkeit. Eine Erwerbsunfähigkeit liegt nach § 1247 RVO vor, wenn ein Versicherter der GRV auf nicht absehbare Zeit keine oder nur noch geringfügige Erwerbstätigkeiten ausüben kann. Das ärztliche Gutachten hat vor allem ein positives und negatives Leistungsbild zu erstellen, aus dem hervorgeht, was der Begutachtete noch zu leisten vermag und wozu er nicht mehr in der Lage ist.

Pflegebedürftigkeit. Die Pflegebedürftigkeit der Wohnbevölkerung betrifft ca. 5% und wird in 3 Grade eingeteilt:
- *Pflegestufe 1:* Das ist die Pflegestufe für Personen, die bei mindestens zwei Verrichtungen aus mindestens einem der drei Bereiche Körperpflege (Hygiene), Ernährung und Fortbewegung (Mobilität) einmal täglich Hilfe benötigen. Mehrmals wöchentlich ist Unterstützung im Haushalt erforderlich.
- *Pflegestufe 2:* Sie gilt für diejenigen Pflegebedürftigen, denen in den drei oben benannten Bereichen mindestens dreimal täglich zu verschiedenen Zeiten geholfen werden muß. Hauswirtschaftliche Hilfestellung muß mehrfach pro Woche geleistet werden.
- *Pflegestufe 3:* Diese Einstufung erfolgt bei einer notwendigen Rund-um-die-Uhr-Versorgung. Hauswirtschaftliche Hilfestellung muß ebenfalls mehrfach pro Woche geleistet werden.

Mit Wirkung vom 1.4.95 wird für die häusliche Pflege ein Pflegegeld je nach Pflegestufe in Höhe von 400/800/1300 DM pro Monat gezahlt. Alternativ werden die Kosten von Pflegeeinsätzen durch ambulante Dienste erstattet, und zwar je nach Einstufung bis zum Betrag von 750/1800/2800 DM pro Monat.

Einrichtungen der Reha. Dazu zählen u.a. Rehakrankenhäuser (privat oder in Trägerschaft der Rentenversicherung und Kurkliniken), Berufsförderungswerke, Berufsbildungswerke und Werkstätten für Behinderte.

Arten der Rehabilitation

Die *medizinische Rehabilitation* läßt sich als Fortsetzung der medizinischen, technisch orientierten Behandlung verstehen, d.h. eine Behandlung durch Arznei-, Verbands- und Heilmittel, Prothesen und orthopädische Hilfsmittel sowie Krankengymnastik, bewegungs-, beschäftigungs- und sprachtherapeutische Maßnahmen.

Die *schulisch-pädagogische Rehabilitation* bezieht ihre Maßnahmen auf angeborene oder im Kindesalter erworbene Behinderungen durch Frühförderung oder andere pädagogisch-therapeutische Hilfen.

Die *berufliche Rehabilitation* umfaßt berufsfördernde Maßnahmen wie die Hilfe zur Erhaltung oder Erlangung eines Arbeitsplatzes.

Die *soziale Rehabilitation* soll die Wiedereingliederung in soziale Lebenszusammenhänge (Familie, Nachbarschaft, Gemeinde u.a.) fördern.

3.2 Rechtliche Grundlagen und Grundsätze der Rehabilitation

Reha-Maßnahmen müssen vom Versicherten selbst beim Kostenträger beantragt werden. Nach Prüfung der medizinischen Notwendigkeit wird eine berechtigte Maßnahme dann vom Kostenträger zugewiesen. Vor jeder Maßnahme sollte ein Reha-Plan erstellt werden, dieser wird dann in Reha-Kliniken oder Berufsförderungswerken umgesetzt.

Das Sozialgesetzbuch (SGB) stellt eine Kodifikation des Sozialrechts in 11 Büchern dar: SGB I (allg. Teil), SGB II (Ausbildungsförderung), SGB III (Arbeitsförderung), SGB IV (Gemeinsame Vorschriften für die Sozialversicherung), SGB V (Gesetzliche Krankenversicherung), SGB VI (Wohngeld), SGB VII (Kindergeld), SGB VIII (Jugendhilfe), SGB IX (Sozialhilfe), SGB X (Verwaltungsverfahren) und SGB XI (Pflegeversicherung).

Insbesondere das Rehabilitationsangleichungsgesetz bringt den reformerischen Grundsatz zum Ausdruck, daß alle Behinderten und von Behinderung bedrohten Personen einen Rechtsanspruch auf medizinische und berufliche Wiedereingliederung haben, unabhängig von der Art und der Ursache ihrer Behinderung.

3.3
Gesetzliche Leistungsträger der Rehabilitation

Die Rehabilitation wird von den verschiedensten Körperschaften getragen. Die Träger sind in der Bundesarbeitsgemeinschaft für Rehabilitation zusammengeschlossen. Die Zuständigkeit richtet sich nach dem Versicherungsstatus des Versicherten.

Träger der gesetzlichen Krankenversicherung sind: Ortskrankenkassen, Betriebskrankenkassen, Innungskrankenkassen, Seekrankenkasse, Ersatzkassen, Bundesknappschaft und Landwirtschaftliche Krankenkassen.

Träger der Rentenversicherung sind: Landesversicherungsanstalt, Bundesbahn-Versicherungsanstalt, Seekasse, Bundesversicherungsanstalt für Angestellte, Bundesknappschaft und Landwirtschaftliche Alterskassen.

Träger der gesetzlichen Unfallversicherung sind: Gewerbliche Berufsgenossenschaften, See-Berufsgenossenschaft, Landwirtschaftliche Berufsgenossenschaften, Gemeindeunfall-Versicherungsverbände, Ausführungsbehörden für Unfallversicherungen des Bundes, der Länder und Gemeinden und Feuerwehr-Unfallversicherungskassen.

Träger der Bundesanstalt für Arbeit sind die Landesarbeitsämter und die Arbeitsämter.

Die *Sozialhilfe* hat örtliche und überörtliche Träger.

Träger der sozialen Entschädigung bei Gesundheitsschäden nach dem Bundesversorgungsgesetz sind: Landesversorgungsämter, Versorgungsämter, Hauptfürsorgestellen und Fürsorgestellen.

3.4
Berechtigte Personenkreise, Einleitung und Ablauf der Rehabilitationsverfahren

Maßnahmen der Rehabilitation beziehen sich im wesentlichen auf behinderte Menschen, die durch ein angeborenes Leiden, eine Verletzung, einen Unfall oder eine chronische Krankheit persönlich, beruflich oder sozial benachteiligt sind. Der Antrag auf eine Rehabilitationsmaßnahme wird vom Versicherten selbst gestellt. Sein Hausarzt gibt Auskunft über seinen Gesundheitszustand (Attest). Nach Prüfung der versicherungsrechtlichen (6 Pflichtbeiträge innerhalb der letzten 24 Monate oder 60 Monate Versicherungszeit) und medizinischen Voraussetzungen (Prüfung durch einen sachverständigen Arzt) weist der Versicherungsträger den Versicherten einer Klinik zu, die diesen nach einer Wartezeit einbestellt. Ein dort interdisziplinär erstellter Reha-Plan bildet die Grundlage der Maßnahme. Der Betroffene ist verpflichtet, bei der Durchführung der Reha-Maßnahme nach Kräften mitzuwirken.

3.5
Leistungen im Rahmen der medizinischen Rehabilitation

Träger der medizinischen Rehabilitation sind die Rentenversicherungen, die Berufsgenossenschaften, die Versorgungsämter sowie *subsidiär* (d.h., wenn keine anderen Träger zuständig sind) die gesetzlichen Krankenkassen. In der Regel umfaßt die medizinische „Reha-Kur" einen drei- bis vierwöchigen stationären Aufenthalt in einem Rehabilitationskrankenhaus oder einen ambulanten Aufenthalt in einer Kurklink, der um zwei Wochen verlängert werden kann. Die Patienten sind hierbei nicht arbeitsunfähig, es droht aber oft eine Erwerbsunfähigkeit, die durch die Kur hinausgezögert oder abgewendet werden soll. Solche Reha-Heilmaßnahmen können im allgemeinen alle 4 Jahre wiederholt werden, bei drohender Arbeitsunfähigkeit kann dieser Zeitraum unterschritten werden. Während dieser Maßnahmen muß der Arbeitgeber bis zu 6 Wochen Lohnfortzahlung leisten, danach zahlt die Rentenversicherung ein Übergangsgeld.

Anschlußheilbehandlungen (AHB) sind Maßnahmen, die arbeitsunfähige Patienten im Anschluß an eine meist stationäre Behandlung möglichst schnell in das Arbeitsleben zurückführen sollen. AHB sollen spätestens 3 Wochen nach Entlassung aus der Akutklinik beginnen.

Zur stufenweisen Wiedereingliederung in den Arbeitsprozeß, werden neben den genannten medizinischen Leistungen auch Maßnahmen der beruflichen Rehabilitation unternommen.

Ein Beispiel für ärztlich verordneten Rehabilitationssport ist der Koronarsport, der für Patienten mit Zustand nach Infarkt und stabiler Verfassung eine Kompensation des Kontraktilitätsdefektes bewirken sowie einen Reinfarkt verhüten soll. Gleichzeitig soll ihm sein körperliches Selbstbewußtsein wiedergegeben werden. Ferner gibt es noch Kinder- und Rentnerkuren, Müttergenesungskuren sowie Krebsnachsorgekuren.

3.6
Leistungen im Rahmen der beruflichen, schulisch-pädagogischen und sozialen Rehabilitation

Berufliche Rehabilitation

Berufliche Rehabilitation umfaßt häufig eine betriebsinterne Umsetzung, technische Hilfen am Arbeitsplatz oder eine Umschulung im Berufsförderungswerk, so daß eine Neuvermittlung möglich wird. Bei den Kosten für die berufliche Rehabilitation ist die Bundesanstalt für Arbeit vorleistungspflichtig. Je nach Versicherungsstatus können auch die folgenden anderen Träger die Kosten übernehmen: Rentenversicherung (für Mitglieder, die über 15 Jahre Beiträge gezahlt haben), Kriegsopferversorgung, Unfallversicherung und Sozialhilfe.

Schulisch-pädagogische Rehabilitation

Einrichtungen der schulisch-pädagogischen Rehabilitation sind Zentren der Frühförderung, Sonderkindergärten, -tagesstätten und -schulen (für Blinde, Gehörlose, körperlich oder geistig Behinderte etc.). Tätig sind hier Pädagogen, Sozialpädagogen, Heilpädagogen, Erzieher, Psychologen u.a.

Soziale Rehabilitation

Oft müssen Behinderte vor oder während einer Berufstätigkeit (nach-)geschult werden, um in Schule und Beruf bestehen zu können. Im Rahmen der sozialen Rehabilitation können dem Behinderten Zuschüsse zum Kraftfahrzeug, zu Behindertentransporten oder zu einer Wohnung gewährt werden. Ferner können die Sozialversicherungsbeiträge übernommen werden, und es kann Übergangsgeld bezahlt werden.

Zur sozialen Rehabilitation gehören Maßnahmen zur Entwicklung der geistigen und körperlichen Fähigkeiten vor der Schulpflicht, zur angemessenen Schulbildung, Verbesserung der wohnungsmäßigen Unterbringung u.a. Auf dem Arbeitsmarkt nicht mehr vermittelbare Behinderte können in einer Werkstätte für Behinderte auf Dauer beschäftigt werden, für jugendliche Behinderte, die keinen Ausbildungsplatz finden, kann die Ausbildung in einem Berufsbildungswerk erfolgen.

4 Medizinische Versorgung

4.1 Grundbegriffe

Versorgungseinrichtungen

Zu den *ambulanten* Versorgungseinrichtungen zählen die Einzelpraxis, die Gemeinschaftspraxis, die Nachfolgegemeinschaft, die Praxisgemeinschaft und die Polikliniken der Universitäten. Die Tageskliniken stellen den Bereich der *teilstationären* und die Krankenhäuser den der *stationären* Versorgung dar. Seit dem 1. 7. 1977 beteiligt sich das Krankenhaus aufgrund des neuen Kostendämpfungsgesetzes an der ambulanten Versorgung der Bevölkerung. Es sorgt für eine zeitlich begrenzte vorstationäre Diagnostik sowie eine nachstationäre Behandlung (siehe auch Kap.4.3).

Leistungserbringer

Die Kassenärztliche Vereinigung (KV) ist die von den niedergelassenen Kassenärzten frei gewählte Selbstverwaltung, die die Zusammenarbeit mit den Krankenkassen sicherstellt (Sicherstellungsauftrag) und die gesamten Honorarverhandlungen mit den Krankenkassen (Interessenwahrung) übernimmt. Außerdem überwacht sie die Wirtschaftlichkeit der niedergelassenen Ärzte (Gewährleistungsauftrag).

Durch das Krankenhaus-Neuordnungsgesetz (KHNG) von 1984 und die Bundespflegesatzverordnung (BPflV) von 1985 werden im Rahmen des geltenden Selbstkostendeckungsprinzips ansatzweise ökonomische Anreize eingeführt. Dieses besagt, daß ein leistungsfähiges und wirtschaftliches Krankenhaus aus beiden Einnahmequellen (Kassen, Bundesländer) seine für einen zukünftigen Zeitraum kalkulierten Kosten erstattet bekommen muß (§ 4 Krankenhausfinanzierungsgesetz, KHG).

Krankenhäuser sind grundsätzlich Non-profit-Organisationen und auf Bedarfsdeckung orientiert.

Kriterien der medizinischen Versorgung

Die gesetzliche Grundlage bildet das Sozialgesetzbuch mit seinen Teilen Reichsversicherungsordnung (RVO), Gesetz über die Krankenversicherung der Landwirte (KVLG), Reichsknappschaftsgesetz (RKG) u. a. Hiernach haftet der Kassenarzt nach bürgerlichem Vertragsrecht gegenüber dem Versicherten (§ 368d IV RVO). Die Kassenärztliche Vereinigung regelt mit den KVen und den Krankenhäusern die Kostenfragen. Für Notfälle gilt, daß Versicherte auch die Hilfe von Ärzten in Anspruch nehmen können, die keine Kassenzulassung haben (§ 368d I 2 RVO).

Inanspruchnahme

Die Nachfrage nach und die Inanspruchnahme von medizinischen Leistungen müssen nicht notwendigerweise übereinstimmen. So kann z.B. eine bestimmte Untersuchung vom Patienten gewünscht werden, der Arzt unterläßt diese Untersuchung jedoch, weil er sie nicht für notwendig hält. Die Inanspruchnahme von medizinischen Leistungen wird also sowohl vom Arzt als auch vom Patienten bestimmt.

Selbstbeteiligung und Mitwirkung

Über eine Selbstbeteiligung der Versicherten wird versucht, die Nachfrage nach medizinischen Leistungen zu beeinflussen. Beispiele hierfür sind Rezeptgebühren oder Zuzahlungen beim Zahnersatz. Die Mitwirkung zur Gesunderhaltung wird dem Versicherten abverlangt, wenn er von seiner Krankenkasse die

Auflage erhält, regelmäßige Vorsorgeuntersuchungen durchführen zu lassen (Zahnarzt).

4.2
Inanspruchnahme von Versorgungseinrichtungen und Leistungserbringern

Alte Menschen

Die Inanspruchnahme medizinischer Leistungen durch alte Menschen ist überdurchschnittlich hoch. Gründe hierfür sind, daß 80% der über 65jährigen Personen räumlich getrennt von der nachfolgenden Generation leben und häufiger krank sind als jüngere Menschen (häufig Multimorbidität). So erklärt sich, daß die GKV für jeden Rentner doppelt soviel wie für die übrigen Mitglieder ausgeben muß.

Pflegebedürftige

Der überwiegende Teil der zu Hause lebenden Hilfs- und Pflegebedürftigen wird im Rahmen der familiären Hilfen gepflegt und betreut. Seit dem 1. 4. 95 haben sie Anspruch auf Geld- oder Sachleistungen der Pflegeversicherung. Vor diesem Zeitpunkt erhielten nur knapp über 50% der betroffenen Hilfsbedürftigen finanzielle Hilfen auf gesetzlicher Grundlage (Versicherungsleistungen, Sozialhilfe, staatliche Versorgungs- oder Entschädigungsleistungen u.a.), da versicherungsrechtlich zwischen „Behandlungsfällen" und „Pflegefällen" unterschieden wurde.

Sozial Benachteiligte

Bei einem großen Teil der signifikanten Korrelationen zwischen Krankheitshäufigkeit und sozialer Schicht scheint es sich eher um Hinweise auf schichtspezifische Inanspruchnahme, Behandlungs- und Versorgungsmuster als um Hinweise auf schichtspezifische Ursachen der Krankheitsentstehung zu handeln. Selbst dort, wo ätiologische Faktoren vermutet werden dürfen, stellt die soziale Schicht keine erklärende Variable dar. Sie muß mit dem individuellen Verhalten verglichen werden. Möglichkeiten zu einem solchen Vergleich bieten Theorien wie die Sozialisations-, die Bezugs-

gruppen-, die Deprivationstheorie u.a. Am deutlichsten zeigt sich eine Benachteiligung der unteren Sozialschichten bei umweltbedingten Krankheiten, wie Unfälle, Vergiftungen, Atemwegs- und Infektionskrankheiten bei Jugendlichen, Atemwegs-, Urogenital- und Verdauungskrankheiten bei Erwachsenen, Unfälle und Krebs bei Männern und Kreislauferkrankungen bei Frauen.

Ausländische Bürger

In der Bundesrepublik Deutschland leben etwa 6 Millionen Ausländer, in der Hauptsache Menschen aus den Mittelmeerländern. Die Tuberkuloseinfektion ist bei ihnen doppelt so häufig wie bei der deutschen Bevölkerung, wobei die Infektion meist im Herkunftsland erfolgt. Eine weitere häufige Erkrankung ist das Ulcus duodeni, das auf die vielfältigen psychosozialen Probleme zurückzuführen ist. Die Altersstruktur ist günstig; deshalb entstehen keine Mehraufwendungen für die GKV, obwohl die Unfallhäufigkeit bei Gastarbeitern erhöht ist.

Regionale Disparitäten

Zwischen der ökonomischen Lage einer Region und der medizinischen Versorgung besteht ein kumulativer Effekt, d.h., die ökonomisch starken Regionen weisen eine überdurchschnittlich hohe, die armen eine geringere Arztdichte auf. Diesen Trend zur Disparität können selbst zentral eingesetzte Mittel zur Verbesserung der Infrastruktur nicht aufheben.

4.3
Einrichtungen der ambulanten, teilstationären und stationären Versorgung

Versorgungsebenen

Die *Primärversorgung* muß laut WHO-Forderung an jedem Ort und zu jeder Zeit sichergestellt sein. Im wesentlichen wird sie durch den Hausarzt erfüllt. Zu seinen Aufgaben gehören die Betreuung von Kranken und Gesunden auch über längere Zeiträume, die Behandlung von allen Kranken unter besonderer Berücksichtigung ihrer Umweltfaktoren und das Erkennen und Behandeln von Notfällen aus allen Gebieten. Die *Sekundär-* und *Tertiärversorgung* wird von Fachärzten und weiterführenden Einrichtungen geleistet.

Krankenhäuser

Die Krankenhausstruktur sollte lokal von der Bevölkerungsdichte und den Verkehrsverbindungen abhängig gemacht werden. Krankenhausfinanzierungsgesetz und Bundespflegesatzverordnung regeln die Einstufung der Krankenhäuser in verschiedene Betriebstypen, von der *Grundversorgung* über die *Regelversorgung* bis hin zur *Maximalversorgung*.

Die Krankenhausversorgung wird von öffentlichen, freigemeinnützigen und privaten Trägern übernommen. Die Zahl der Krankenhäuser pro Trägergruppe ist ungefähr gleich groß (etwa 1000 im Jahre 1994). Auf die öffentlichen Krankenhäuser entfallen aber etwa die Hälfte aller Betten (etwa 340 000). Die freigemeinnützigen Häuser (insbesondere von Kirchen geleitet) haben eine durchschnittliche Bettenzahl von ca. 230, die privaten von ca. 100 Betten pro Haus.

Gliederung. Der Krankenhausbetrieb gliedert sich in drei Teile: *Administration, ärztlicher Sektor* und *Krankenpflege*. Diesen hierarchisch organisierten Handlungsbereichen stehen der Verwaltungsdirektor, der ärztliche Direktor und die Pflegedienstleitung vor. Der Verwaltungsdirektor plant den gesamten Betrieb, koordiniert die Investitionen, schafft die Voraussetzungen für den Einkauf und die Lagerhaltung, steht der Verwaltung im engeren Sinne vor und bereitet die jährlichen Pflegesatzverhandlungen vor. Der ärztliche Direktor hat die Verantwortung für die Koordination der fachärztlichen Tätigkeit, für die Koordination der ärztlichen Ausbildung sowie für die Krankenhaushygiene und für Fragen der Qualitätssicherung. Die Pflegedienstleitung verantwortet die Gestaltung des Dienstplanes, den Personaleinsatz, die Fortbildung im pflegerischen Dienst, die langfristige Personalplanung und die Bestimmung des pflegerischen Sachbedarfs, außerdem hat sie ein Auswahl- und Vorschlagsrecht bei Einstellungen.

Finanzierung. Der durchschnittliche allgemeine Tagespflegesatz in den Krankenhäusern ist 1993 um 13,4 % gestiegen. Ende des Jahres lag er bei 402,55 DM. 1993 sind die Pflegesätze in den neuen Bundesländern besonders drastisch angestiegen. Der Durchschnittswert lag am 31. Dezember 1993 bei 364,73 DM je Tag (+28,3 %). Der Verwaltungsdirektor wird bemüht sein, finanzielle Risiken zu vermeiden und die langfristige Existenz des Krankenhauses in den Vordergrund zu stellen. Der ärztliche Direktor hingegen stellt die Fragen der Qualität, des Leistungsumfangs und des Versorgungsniveaus über alles andere, und die Pflegedienstleitung strebt neben einem hohen Pflegeniveau eine nach Art und Umfang ausreichende Personalbesetzung im Pflegedienst an. Somit ist zwischen diesen drei Personen ein Konflikt über die Verteilung der finanziellen Mittel vorprogrammiert. Die Lösung dieses Konfliktes liegt immer in einem Kompromiß, der zu einer wirtschaftlichen, aber ausreichenden Versorgung im Krankenhaus führen soll.

Praxen niedergelassener Ärzte

Organisationsformen. Der Arzt ist in seiner Praxis fast immer der Inhaber und übt seinen Beruf annähernd selbständig aus. Seine individuelle Freiheit, aber auch sein Risiko sind bei dieser Praxisform am größten.

Die *Gemeinschaftspraxis* ähnelt sehr der Einzelpraxis. Der einzige Unterschied ist, daß sich zwei oder mehr Ärzte das Risiko und die Kosten teilen und ihre erbrachten Leistungen gemeinsam der Kassenärztlichen Vereinigung in Rechnung stellen (*eine abrechnungstechnische Einheit*). Voraussetzung hierfür ist eine gute Harmonie der Partner. Zu dieser Praxisform gehört auch die *Nachfolgegemeinschaft*, bei der ein Übergang zwischen dem bisherigen und zukünftigen Praxisinhaber fließend gestaltet wird. Hiervon zu unterscheiden ist die *Praxisgemeinschaft*, bei der mehrere Ärzte die gemeinsam angeschafften Geräte in Anspruch nehmen und die Mitarbeiter bezahlen. So werden Gerätschaften (Röntgen, Labor o.ä.) besser ausgelastet und können wirtschaftlicher arbeiten. Gegenüber der Kassenärztlichen Vereinigung tritt jedoch jeder Arzt als Einzelunternehmen auf (*mehrere* abrechnungstechnische Einheiten).

Polikliniken sind Einrichtungen der Hochschulen mit angestellten Ärzten. Hier können Patienten u.a. vor und nach stationärem Aufenthalt ambulant betreut werden. So können Hochschulen ihre Lehr- und Forschungsaufgaben auch im ambulanten Bereich erfüllen.

Weitere Einrichtungen

Um die Lücke zwischen Entlassung aus dem Krankenhaus und der Wiedereingliederung am Wohn- und Arbeitsort zu schließen, sind Sozialstationen (ambulant) und Übergangsheime (stationär) eingerichtet worden. Gleichzeitig mit der Tätigkeit der Gemeindekrankenpflege können die weiteren notwendigen Maßnahmen der beruflichen und sozialen Situation veranlaßt und beobachtet werden. Vor allem profitieren alte und hilfsbedürftige Menschen von den Hausbesuchen.

4.4 Berufe des Gesundheitswesens

Heil- und Hilfsberufe

Sozialarbeiter. In Krankenhäusern dürfen die Kosten für einen Sozialarbeiter je 260 Krankenbetten in den Pflegesatz eingehen. Im Akutkrankenhaus besteht aufgrund der kurzen Verweildauer die Hauptaufgabe darin, die poststationäre Versorgung vor allem für ältere Patienten sicherzustellen. In Sonderkrankenhäusern stehen betreuende Aufgaben im Vordergrund.

Heilpraktiker. Dies ist eine geschützte Berufsbezeichnung. Der Heilpraktiker darf grundsätzlich alle Behandlungs- und Untersuchungsmethoden ausführen; ausgenommen sind die Behandlung meldepflichtiger Krankheiten, Geburtshilfe, Leichenschau, die Verordnung von verschreibungspflichtigen Medikamenten und Betäubungsmitteln und die eigenverantwortliche Anwendung von Röntgenstrahlen. Die Vergütung erfolgt meist privat.

Hebammen, Entbindungspfleger. Sie müssen nach dem HebG von der Schwangeren oder dem Arzt bei der Entbindung hinzugezogen werden. Sie betreuen die Wöchnerin und das Neugeborene im Rahmen der nachgehenden Fürsorge.

Weitere Heil- und Hilfsberufe. Krankengymnasten, Masseure, Psychologen u.a.

Über- und Unterversorgung

Zur Zeit kommt auf etwa 800 Personen ein niedergelassener Arzt. Damit wird die ambulante Versorgung als durchweg gesichert angesehen, wenn auch regional in ländlichen Gebieten noch eine Unausgeglichenheit besteht.

Kassenärztliche Vereinigung und Ärztekammern

Kassenärztliche Vereinigung (KV). Sie ist ein öffentlich-rechtlicher Zusammenschluß kassenärztlich tätiger Ärzte und Ärztinnen auf Landesebene; die KVen sind in der Kassenärztlichen Bundesvereinigung (KBV) zusammengeschlossen. Zwischen den KVen und der KBV einerseits und den gesetzlichen Krankenkassen und ihren Bundesverbänden andererseits besteht ein öffentlich-rechtliches Vertragssystem, das die Honorarbeziehungen zwischen dem einzelnen Kassenarzt und den Krankenkassen regelt.

Ärztekammern. Die Berufsorganisationen der Ärzte sind die Ärztekammern, denen jeder Arzt kraft Gesetzes angehört. Die Ärztekammern (eine in jedem Bundesland, zwei in Nordrhein-Westfalen) unterliegen als Körperschaften des öffentlichen Rechts der staatlichen Aufsicht; sie sind in der Bundesärztekammer, deren Hauptversammlung der *Deutsche Ärztetag* („Parlament der Ärzte") ist, zusammengeschlossen. Die Ärztekammern regeln in den Berufsordnungen und dem weiteren Standesrecht die Berufsausübung und überwachen die Einhaltung der Berufspflichten. Verstöße werden auf Antrag durch Berufsgerichte geahndet.

4.5 Kooperation im Gesundheitswesen

Obwohl der Hausarzt (i.d.R. Allgemeinmediziner oder praktischer Arzt bzw. Internist) im wesentlichen die primäre ärztliche Versorgung sicherstellt, bedarf er in 10–20% der Fälle gebietsärztlicher Hilfe. Eine Überweisung an einen anderen Arzt beinhaltet aber immer das ökonomische Problem, den Patienten mit seinem Leiden an den anderen Arzt zu „verlieren". Aus diesem Grund wird sich der zuerst aufgesuchte Arzt immer genau überlegen, ob er nicht einen Therapieversuch wagen kann. Einfacher ist dieses Problem zu handhaben, wenn sich die in einer Region niedergelassenen Ärzte untereinander kennen und sich regelmäßig treffen, um über solche Dinge zu sprechen.

Umstritten ist das Ausmaß der prä- und poststationären Versorgung, da hier das Krankenhaus und der niedergelassene Arzt miteinander konkurrieren. Rehabilitation zur Wiedereingliederung und medizinische Nachsorge zur Therapie der Krankheit müssen in intensiver Zusammenarbeit zwischen Ärzten und anderen Therapeuten betrieben werden. Außerdem sollte der Arzt die Notwendigkeit der Hilfe durch anderes medizinisches Personal für den Patienten beurteilen und gegebenenfalls auch unterstützen (Überweisung zum Krankengymnasten, Psychologen o.ä.). Laienhelfer sind meist eine willkommene Unterstützung, die ohne größere Kosten durch Fahrdienste o.ä. dem Patienten sinnvoll helfen können.

Praxisbeispiele zur kooperativen Versorgung sind die therapeutische Gemeinschaft in psychiatrischen und psychosomatischen Einrichtungen, Sozialarbeiter und Psychologen in der primärmedizinischen Versorgung und die Förderung der Kooperation von Selbsthilfe, Laieneinsatz und professioneller Hilfe.

Unter *Konsultation* versteht man die ärztliche Beratung (auch im Sinne eines Konsiliums), aber auch das Sich-beraten-Lassen durch einen Arzt. Nur Ärzte können die Versicherten an Nichtärzte oder Einrichtungen überweisen, so an Psychologen, an Krankengymnasten, an Sehschulen u.a., die dann ihrerseits mit der Krankenkasse abrechnen können.

5 Grundfragen der sozialen Sicherung und des Sozialrechts

5.1 Lebensrisiken und die sozialen Auswirkungen auf die biologische und psychosoziale Existenz der Betroffenen

Das soziale Netz in der Bundesrepublik Deutschland hat die unterschiedlichsten Aufgaben. Es sichert z.B. Menschen sozial ab, die durch Unfall, akute oder chronische Krankheit, Invalidität, Alter, Arbeitslosigkeit, Armut, Krieg und Gewalt in ihrem normalen Leben beeinträchtigt worden sind.

5.2 Träger der sozialen Sicherung und ihre Finanzierung

Geschichtlich geht die soziale Sicherung (seit 1911 im Rahmen der Reichsversicherungsordnung, RVO) auf die Zeit Bismarcks zurück; sie steht auf fünf „Füßen": Arbeitslosenversicherung (seit 1927), Krankenversicherung (1883 Krankenversicherungsgesetz), Rentenversicherung (1889 Invaliditäts- und Altersversicherung), Unfallversicherung (1884 Unfallversicherung) und Pflegeversicherung (1995). Dazu kommen noch das Versorgungswesen (Kriegs-, Gewalt-, Wehr- bzw. Zivildienstopfer) und Sozialhilfe, letztere schließt Lücken im sozialen Netz.

Die Beiträge zur Arbeitslosenversicherung werden zu gleichen Teilen vom Arbeitgeber und vom Arbeitnehmer bestritten. Defizite der Arbeitslosenversicherung gleicht der Bund aus. Die Beiträge zur gesetzlichen Krankenversicherung werden ebenfalls paritätisch von Arbeitnehmer und Arbeitgeber gezahlt, ebenso die Beiträge zur Rentenversicherung. Dagegen muß der Arbeitgeber die Beiträge zur gesetzlichen Unfallversicherung komplett leisten. Versorgungsleistungen und Sozialhilfe werden aus Steuermitteln finanziert.

5.3 Prinzipien der sozialen Sicherung und ihrer Zuordnung zu verschiedenen Trägern

Prinzipien

Eigenverantwortung und Eigenvorsorge. Dies ist die erste Möglichkeit der sozialen Absicherung. Hierbei versucht der einzelne individuell, sich vor einem Notstand zu schützen. Allerdings ist dafür ein beträchtlicher finanzieller Rückhalt notwendig.

Solidargemeinschaft. In einer sog. Solidargemeinschaft zahlt jeder Beiträge (jedes Mitglied entsprechend dem wirtschaftlich für ihn tragbaren Ausmaß); aus dem Beitragspool werden die Leistungen bestritten. In der gesetzlichen Krankenversicherung z.B. zahlen die Gesunden mehr Beiträge, als sie an Leistungen in Anspruch nehmen, während die Kranken mehr Leistungen in Anspruch nehmen, als sie an Beiträgen bezahlen (dieses Prinzip gilt auch bei anderen Versicherungen wie der Autohaftpflichtversicherung).

Versorgungsprinzip. Beispiele sind Kriegsopferversorgung und Impfschädenversorgung (nach Impfungen, die vom Staat empfohlen oder angeordnet wurden). Hierbei leistet der Staat Wiedergutmachung, ohne daß vorher Beiträge bezahlt wurden.

Subsidiaritätsprinzip (Fürsorgeprinzip). Dies ist das Prinzip der Sozialhilfe. Der Staat springt ein, wenn bei Bedürftigkeit kein anderer Träger zahlen muß. Dies entbindet aber z.B. nahe Verwandte nicht von der Unterstützungspflicht entsprechend ihren Möglichkeiten.

Äquivalenzprinzip. Hier sind die ausgezahlten Beträge den eingezahlten annähernd äquivalent (z.B. bei privaten Unfall- oder Lebensversicherung). Soziale Entschädigung und Vorsorge sowie sozialer Ausgleich und Fürsorge sind weitere Prinzipien der sozialen Sicherung.

Versicherungspflicht

Versicherungspflicht besteht für Arbeiter, Angestellte, Rentner, Arbeitslose und bis zu einer bestimmten Einkommensgrenze zum Teil auch für Selbständige. Ansonsten besteht die Möglichkeit zur freiwilligen Versicherung oder die Wahl einer privaten Krankenkasse. Eine freiwillige Höherversicherung kann zusätzlich erfolgen.

Leistungen und Aufgaben

Die *Leistungen* der gesetzlichen Krankenkassen erfolgen als Geld-, Dienst- (ärztliche Behandlung, Krankenhauspflege) oder Sachleistungen (Arzneimittel). Krankenkassen nehmen öffentliche Aufgaben in eigener Verantwortung unter staatlicher Aufsicht wahr. Die von der Krankenversicherung Betroffenen (Versicherte und Arbeitgeber) sind über eine *Selbstverwaltung* an der Durchführung der Krankenversicherung aktiv beteiligt. Bei den Ersatzkassen sind die Arbeitgeber nicht an der Selbstverwaltung beteiligt. Die Rentenversicherung ist ebenfalls eine Selbstverwaltungseinrichtung, bei der Arbeitnehmer und Arbeitgeber zu gleichen Teilen die Leistungsgremien besetzen. Bei der Unfallversicherung liegt die Verwaltung bei den branchenspezifischen Trägern.

Mitwirkungsmöglichkeiten und -pflichten von Ärzten liegen z.B. in der gutachterlichen Tätigkeit. Das *Durchgangsarztverfahren* (D-Arztverfahren) regelt die Versorgung Unfallverletzter (siehe Kap. 5.6).

5.4 Gesetzliche Krankenversicherung (GKV)

Grundbegriffe

Krankheit. Die Voraussetzung für das Wirksamwerden einer Krankenversicherung ist das Eintreten einer Krankheit. Eine Krankheit ist im weiteren Sinne definiert als das Fehlen von Gesundheit, im engeren Sinne als das Vorhandensein von subjektiv empfundenen bzw. objektiv feststellbaren körperlichen, geistigen oder seelischen Veränderungen bzw. Störungen.

Arbeitsunfähigkeit. Als Arbeitsunfähigkeit wird ein Zustand bezeichnet, bei dem der Versicherte überhaupt nicht oder nur mit dem Risiko einer Verschlimmerung seines Zustandes fähig ist, seiner bisher ausgeübten Tätigkeit nachzugehen.

Gleichmäßigkeit. Dies ist ein weiterer Grundsatz der GKV. Er sichert allen Versicherten eine Behandlung zu, erlaubt aber keine Bevorzugung.

Wirtschaftlichkeit. Die Wirtschaftlichkeit der diagnostischen Maßnahmen, der Verordnungen u.ä. wird von der KV überprüft. Die Krankenkassen wirken bei diesen Prüfungen mit. Unwirtschaftliches Tätigwerden des Arztes ist mit dem teilweisen oder vollständigen Entzug seines Honorars bedroht. Qualität und Humanität der Versorgung soll jedoch vor den Kosten über die Vorgehensweise der GKV entscheiden.

Versicherungen und Versicherte

Etwa 50 % der Bundesbürger sind in den Allgemeinen Ortskrankenkassen (AOK) versichert. Alternativ dazu gibt es die Möglichkeit, sich in den Ersatzkassen (z.B. Barmer Ersatzkasse) oder in berufsspezifischen Krankenkassen (z.B. Innungskrankenkassen, Betriebskrankenkassen, Seekasse, Bundesknappschaft, landwirtschaftliche Krankenkasse etc.) versichern zu lassen.

Ortskrankenkassen, Innungskrankenkassen, Seekasse und Bundesknappschaft werden unter dem Begriff *RVO-Kassen* zusammengefaßt. Die Beiträge zur gesetzlichen Krankenversicherung teilen sich Arbeitgeber und Arbeitnehmer zu gleichen Teilen, z.Zt. sind es ca. 13 % des Bruttolohnes des Versicherten. Arbeiter und Angestellte, deren Verdienst geringer als 75 % der Beitragsbemessungsgrenze für die Rentenversicherung ist, sind automatisch Mitglied der gesetzlichen Krankenversicherung. Berentete Mitglieder und Familienangehörige von Mitgliedern und Rentnern sind ebenfalls pflichtversichert. Selbständige und Angestellte mit einem höheren Verdienst können sich als freiwillige Mitglieder in der gesetzlichen Krankenversicherung versichern.

Leistungen der GKV

Die ambulanten und stationären Leistungen der GKV umfassen Maßnahmen zur Prävention (primäre, sekundäre und tertiäre), die Mutterschaftshilfe, das Sterbegeld und sonstige Hilfen (Beratung zur Empfängnisverhütung o.ä.). Die Beziehung der GVK zu den Kassenärztlichen Vereinigungen ist eine öffentlich-rechtliche. Sie zahlt der KV eine Gesamtvergütung für die Gesamtzahl der ärztlichen Leistungen. Die GKV und die KV wirken bei der Sicherstellung der ärztlichen Versorgung zusammen. Die GKV hat außer der Mitwirkung bei Prüfungen der Wirtschaftlichkeit keine direkte Beziehung zu den Kassenärzten.

Zu Krankenhäusern unterhält die GKV Beziehungen, die vertraglich geregelt sind.

Medizinischer Dienst der GKV

Der Medizinische Dienst hat neben der Prüf- und Kontrollfunktion vor allem Begutachtungs- und Beratungsfunktionen. Er nimmt sich vorwiegend der Problempatienten (Langzeitkranke o.ä.) an und prüft gegebenenfalls die Einleitung eines Rehabilitationsverfahrens, kann jedoch auch zur Prüfung der Arbeitsfähigkeit herangezogen werden. Die Beratungsfunktion nimmt er bei schwierigen medizinischen Sachverhalten zur Unterstützung der Krankenkassen wahr.

5.5 Gesetzliche Rentenversicherung (RV)

Grundbegriffe

Erwerbsunfähigkeit. Sie liegt vor, wenn ein Versicherter infolge von Krankheit auf nicht absehbare Zeit nicht in der Lage ist, eine regelmäßige Erwerbstätigkeit auszuüben oder mehr als geringfügige Einkünfte zu erzielen.

Berufsunfähigkeit. Sie liegt vor, wenn die Erwerbsfähigkeit eines Versicherten wegen Krankheit auf weniger als die Hälfte der Erwerbsfähigkeit eines gleichaltrigen und gleichqualifizierten Gesunden abgesunken ist.

Versicherungen und Versicherte

Träger der Rentenversicherung sind die Landesversicherungsanstalten (LVA), die Bundesversicherungsanstalt für Angestellte (BfA) sowie die Knappschaft und einige weitere Alterskassen (z.B. die landwirtschaftliche Alterskasse und Seekasse). Alle Beschäftigten sind Pflichtmitglieder in der Rentenversicherung, Selbständige können sich freiwillig versichern.

Leistungen

Die Rentenversicherung bestreitet neben der Altersversorgung ihrer Mitglieder auch Renten wegen Minderung der Erwerbsfähigkeit und Rehabilitationsmaßnahmen zur Wiederherstellung der Erwerbsfähigkeit (sofern diese nicht berufsbedingt sind).

5.6 Gesetzliche Unfallversicherung und Arbeitslosenversicherung

Unfallversicherung

Mitglied in der gesetzlichen Unfallversicherung sind alle Arbeitnehmer. Die Unfallversicherung versichert seine Mitglieder gegen alle Erkrankungen, die in kausalem Zusammenhang mit der versicherten beruflichen Tätigkeit auftreten. Dies sind vorwiegend *Arbeitsunfälle*, aber auch Unfälle auf dem Weg von und zur Arbeitsstelle (*Wegeunfälle*) sowie *Berufskrankheiten* (siehe auch Arbeitsmedizin, Kap. 5).

Die Berufsgenossenschaften als Träger der gesetzlichen Unfallversicherung haben Verträge mit *Durchgangsärzten* (sog. D-Ärzte). Diese Ärzte, meist Chirurgen oder Orthopäden, sind in der Regel nach jedem Arbeitsunfall aufzusuchen. Sie entscheiden darüber, welche weitere Behandlung erfolgen soll und überweisen die Patienten dorthin bzw. führen diese selber durch. Bei jedem Arbeitsunfall erstellt der D-Arzt einen Durchgangsarztbericht, der zur Grundlage weiterer Begutachtung wird.

Arbeitslosenversicherung

Die Beiträge zur Arbeitslosenversicherung werden ebenfalls zu gleichen Teilen von Arbeitgeber und Arbeitnehmer bestritten. Zur Zeit sind es 4,3% vom Bruttolohn des Versicherten. Die Leistungen der Arbeitslosenversicherung sind Arbeitslosengeld (für Arbeitslose, die während der letzten 3 Jahre mindestens 360 Tage gearbeitet haben), Arbeitslosenhilfe (wenn kein Anspruch auf Arbeitslosengeld besteht), Kurzarbeits-, Winter- und Schlechtwettergeld sowie berufliche Rehabilitation.

Die *Bundesanstalt für Arbeit* ist Träger der Arbeitslosenversicherung. Außerdem kümmert sie sich auch um Arbeitsbeschaffung, Arbeitsvermittlung, berufliche Rehabilitation und Berufsberatung.

Bei Begutachtung nach dem *Schwerbehindertengesetz* wird ein Grad der Behinderung (GdB) festgestellt. Das Bezugssystem ist die gesamte soziale Existenz, nicht etwa die Erwerbsfähigkeit. Ab einem GdB von 50% erfolgt die Einstufung als Schwerbehinderter. Daraus ergeben sich steuerliche und sonstige Vergünstigungen, jedoch keine verkürzte Arbeitszeit.

5.7 Grundzüge der sozialmedizinischen Begutachtung

In seiner *gutachterlichen Tätigkeit* hat der Arzt die spezifischen Rechte, Pflichten und Aufgaben eines Sachverständigen, z.B. vor Gericht und in Verwaltungsverfahren. Er muß in dieser Funktion unabhängig sein.

Man unterscheidet verschiedene Formen von Gutachten. *Formulargutachten* finden oft bei Versicherungen und Behörden Verwendung; sie bestehen zumeist aus einem standardisierten Fragebogen. *Freie Gutachten* hingegen werden vom Gutachter frei formuliert.

Typische *Gutachterfehler* treten u.a. im Selbstverständnis, in der Beziehung zum Begutachteten, in der Befunderhebung und -darstellung und im Umgang mit Rechtsbegriffen auf.

6 Ökonomische Probleme in Gesundheit und Krankheit (Gesundheitsökonomie)

6.1 Das Gesundheitssystem in der Volkswirtschaft

Gesundheitsökonomie ist die Lehre von den wirtschaftlichen Zusammenhängen der Gesundheit und des medizinischen Systems. Zur Erklärung und Prognosestellung dienen gesundheitsökonomische Analysen. Gesundheitspolitiker benutzen diese Analysen u.a., um mit einem minimalen Verbrauch von Ressourcen (Arbeitszeit, Geräte, Rohstoffe, Energie u.a.) einen maximalen Gesundheitszustand der Bevölkerung zu erreichen.

Die Inanspruchnahme des Systems der gesundheitlichen Versorgung ist auch abhängig vom Angebot und der persönlichen ökonomischen Betroffenheit des Nachfragers. Die Kosten der GKV in Bezirken mit überdurchschnittlicher Arztdichte sind höher. Die wirtschaftliche Entwicklung (z.B. Wachstum und Rezession, Arbeitslosigkeit) wirkt steuernd auf das Gesundheitssystem, so daß eine Relation zwischen dem Wohlstand einer Bevölkerung und seiner Gesundheit entsteht.

6.2 Finanzierung des Gesundheitssystems

Den größten Anteil gesundheitsbezogener Ausgaben mit ca. 50 % haben die gesetzlichen Krankenkassen zu tragen. 16 % der Ausgaben tragen die Arbeitgeber, 13 % die öffentlichen Haushalte, 8 % private Haushalte, 7 % die Rentenversicherungen, 5 % die privaten Krankenversicherungen und 3 % die gesetzlichen Unfallversicherungen. 1995 betrug der Anteil der Ausgaben für die Gesundheit in der BRD ca. $1/8$ (380 Mrd.) des Bruttosozialproduktes.

6.3 Finanzierung der Gesundheitsversorgung

Als *Vergütungsarten* stehen Gehalt, Kopf-, Fallpauschale und Einzelleistungsvergütung zur Verfügung. Gesamtvergütung und Punktberechnung sind die zwischen GKV und KV bzw. zwischen KV und Kassenarzt üblichen Abrechnungsarten; Sonderregelungen (Festbeträge, Zuschüsse, Erstattungen) ergänzen diese. Die stationäre Versorgung, wird nach dem Prinzip der dualistischen Finanzierung gesichert.

Die *Ausgaben des Gesundheitswesens* stiegen in den letzten 10 Jahren um 6–9 %. Die Abgrenzung der Gesundheitsleistung zur Berechnung der Gesamtausgaben ist zum Teil willkürlich. Nicht einbezogen werden z.B. Maßnahmen zur Lärmbekämpfung, zum Arbeitsschutz und Rentenzahlungen bei Berufsunfähigkeit. Einbezogen werden dagegen z.B. die Ausgaben der gesetzlichen und privaten Krankenversicherung, die Beamtenbeihilfe, Ausgaben für Ausbildung und Forschung.

Wichtigste Ausgabenträger sind die GKV (47 %), der Staat (17 %) und die Arbeitgeber (siehe auch Kap. 6.2). Verwendet werden die Mittel in der Hauptsache für das Krankenhaus (21 %), die ambulante Versorgung (18 %) und Arzneien, Heil- und Hilfsmittel (13 %).

Die Gesundheitssicherung verursachte 1995 Gesamtausgaben in Höhe von 380 Mrd. DM; das waren im Durchschnitt 4720 DM je Einwohner. Die privaten Haushalte steuerten 165 Mrd. DM zur Finanzierung bei. Fast ebenso groß war der Anteil der Arbeitgeber mit 167 Mrd. DM. Weitere 76 Mrd. DM stammten aus den öffentlichen Haushalten.

6.4 Steuerungselemente im Gesundheitssystem

Auf dem *Personalsektor* steht für eine Bedarfsplanung nur die Begrenzung der Ausbildungskapazitäten als Steuerungsmechanismus zur Verfügung. Die KV hat durch die Vergabe von Krediten zur Praxisneugründung die Möglichkeit, einer regionalen Unterversorgung entgegenzuwirken. Ferner kann sie durch Sperrung von gutbesetzten Planungsbezirken eine regionale Überversorgung zu vermeiden versuchen. Die BMÄ und die GOÄ (Gebührenordnung für Ärzte) sind die Grundlage für die Berechnung der Vergütungen für die beruflichen Leistungen der Ärzte. Durch die Höher- oder Tieferbewertung einzelner Gebührenziffern kann eine Steuerung der ausgeführten Leistungen erfolgen. Die Festsetzungen (Pflegesätze, Festbeträge) werden von der GKV überwacht und auf ihre Notwendigkeit überprüft.

Die Länder stellen *Bettenbedarfspläne* auf. Kriterien für Bedarfspläne sind z. B. die Nähe einer Klinik für Notgeburten oder die Verfügbarkeit eines Rettungswagens innerhalb von 15 Minuten. Steuerungsmöglichkeiten sind die Vertragsabschlüsse der Leistungsträger mit den Herstellern von Heil- und Hilfsmitteln, mit der KBV und mit den Krankenhausträgern.

Die *Selbstbeteiligung* hat den Zweck, durch ein teilweises Ersetzen der Preise für medizinische Leistungen Anreize für ein effizienzsteigerndes Verhalten der Nachfrager zu vermitteln. Die *Kontingentierung* (Beschränkung auf eine bestimmte Menge) für bestimmte medizinische Güter ist ebenfalls eine Möglichkeit, die Kostenentwicklung zu kontrollieren.

Die §§ 11 und 12 SGB V besagen, daß Versicherte einen Anspruch auf Leistungen zur Förderung der Gesundheit, zur Verhütung, Früherkennung und Behandlung von Krankheiten und bei Schwerpflegebedürftigkeit haben. Diese Leistungen müssen ausreichend, zweckmäßig und wirtschaftlich sein. Sie dürfen aber das Maß des Notwendigen nicht überschreiten. Nicht notwendige oder unwirtschaftliche Leistungen können Versicherte nicht beanspruchen, dürfen die Leistungserbringer nicht bewirken und die Krankenkassen nicht bewilligen.

Bei der Wirtschaftlichkeit einer Arzneimittelverordnung ist vor dem Preis der therapeutische Nutzen entscheidend. Die Höhe der Arzneimittelausgaben ist abhängig vom Verordnungsverhalten der Ärzte und von den Arzneimittelpreisen.

6.5 Evaluation

Arten der Evaluation. Für den *stochastischen Prozeß* gilt, daß eine Abhängigkeit zwischen Dosis und Wirkung besteht; bei *nichtstochastischen Prozessen* existiert eine Schwellendosis, bei deren Überschreiten Schäden eintreten. Struktur, Ergebnis und Wirkungsgrad sind weitere Möglichkeiten der Beurteilung.

Bewertung der ambulanten und stationären Versorgung. Sie erfolgt durch Transparenzprojekte oder Stichprobenprüfungen. In der Arzneimittelversorgung ist die Erstellung von Transparenzlisten durch eine unabhängige Transparenzkommission für verschiedene Indikationsgebiete eine Möglichkeit, Kosten zu sparen. Zusätzlich gibt der Bundesausschuß der Ärzte und Krankenkassen eine Preisvergleichsliste heraus.

Kriterien für die Beurteilung der Gesundheit. In erster Linie sind dies die mittlere Lebenserwartung oder die Mortalitätsrate. Es sind aber noch Maße für gesundheitliche Beeinträchtigung oder die Lebensqualität notwendig (Morbidität, Unfallziffern, vorzeitige Berentungen o. ä.). Die Bewertung von Gesundheitsprogrammen kann z. B. in die Bereiche Prävention und Rehabilitation untergliedert werden. Dort ist dann die Effizienz und Effektivität gefragt.

Effizienz und Effektivität

Effizient ist die Produktion von Gütern in einer Volkswirtschaft dann, wenn entweder eine vorgegebene Versorgung der Bevölkerung mit Gütern durch einen minimalen Verbrauch von Ressourcen oder bei einem vorgegebenem Verbrauch von Ressourcen eine maximale Versorgung erreicht wird.

Effektiv ist eine Maßnahme oder ein Verfahren, welche in hohem Umfang ein Ziel zu erreichen in der Lage ist (unabhängig vom Ressourcenverbrauch). Der Nutzen einer medizinischen Leistung ist das Produkt aus dem Umfang zusätzlicher Gesundheit, die aus der Leistung resultiert, und der maximalen Zahlungsbereitschaft pro Einheit zusätzlicher Gesundheit. Um die Schwierigkeiten bei der Bestimmung der maximalen Zahlungsbereitschaft zu umgehen, wird gelegentlich nur die Kosten-Wirksamkeits-Analyse benutzt. Dort verzichtet man auf die Bewertung der zusätzlichen Gesundheit und stellt diese nur den zusätzlichen Kosten gegenüber. Zur Effektivitätssteigerung bieten sich die Legalisierung des Reimports von Medikamenten aus dem Ausland, Gerätegemeinschaften, sinnvolle Dimensionierung diagnostischer Maßnahmen und Einschränkung der Labordiagnostik sowie eine stärkere Kontrolle der pharmazeutischen Industrie an.

Indikatoren

Die vom Statistischen Bundesamt herausgegebene amtliche Krankenhausstatistik publiziert jährlich Daten über Krankenhäuser und Betten, stationär behandelte Patienten und in den Krankenhäusern tätiges Personal.

Der Krankenstand in der BRD ist schwer zu erfassen, da Krankmeldungen, die nur 1–2 Tage dauern, in der Regel nicht an die Krankenkasse gemeldet werden. Der Durchschnitt liegt bei ca. 5 %.

1995 gab es 2980 Krankenhäuser mit ca. 630 000 Betten, d. h. 780 Betten pro 100 000 Einwohner, sowie ca. 240 000 berufstätige Ärzte, von denen ca. 120 000 im Krankenhaus arbeiteten. 1993 wurden über 15 Mio. Patienten mit einer durchschnittlichen Verweildauer von ca. 11,4 Tagen stationär behandelt. Die Verweildauer ist damit im Vergleich zu den Vorjahren (1986: 17,5 Tage) deutlich rückläufig.

Medizinische Statistik und Informatik

Dr. med. Oliver Erens

Inhalt

Einleitung 1973

1 **Statistiken im öffentlichen Gesundheitswesen** 1976
1.1 Krankheitsstatistiken 1976
1.2 Todesursachenstatistiken 1976

2 **Prinzipien der therapeutischen Prüfung** 1978
2.1 Vorprüfungen auf Verträglichkeit und Wirksamkeit 1978
2.2 Kontrollierte klinische Prüfung 1978
2.3 Phase IV: therapeutische Prüfung und epidemiologische Studien 1978

3 **Unterstützung von Diagnostik und Prognostik** 1980
3.1 Analyse des diagnostischen und prognostischen Prozesses . 1980
3.2 Modelle zur Entscheidungsunterstützung 1980

4 **Grundlagen der medizinischen Informatik** 1981
4.1 Grundbegriffe 1981
4.2 Informationssysteme in der Medizin 1981
4.3 Aufbau und Funktionsweise von Computern 1981
4.4 Planung, Entwicklung und Auswahl von Anwendungssystemen 1981

5 **Medizinische Dokumentation** 1983
5.1 Grundlagen 1983
5.2 Schlüsselsysteme in der Medizin 1984
5.3 Medizinische Register 1984
5.4 Qualitätssicherung ärztlichen Handelns 1984

6 **Anwendungssysteme in der Medizin** 1986
6.1 Zentrale Krankenhausanwendungssysteme 1986
6.2 Dezentrale Anwendungssysteme im Krankenhaus 1986
6.3 Arztpraxissysteme 1986
6.4 Daten- und Wissensbanken in der Medizin 1986
6.5 Lernsysteme 1987

7 **Datenschutz** 1988
7.1 Prinzipien des Datenschutzes 1988
7.2 Rechtliche Vorschriften 1988
7.3 Maßnahmen zur Gewährleistung des Datenschutzes 1988

Einleitung

Grundlagen der Biometrie und Statistik

Allgemeine Grundbegriffe

Eine *Population* als Gruppe von Menschen ist durch mindestens ein gemeinsames Merkmal definiert (z.B. Bevölkerung eines Landes, einer Region oder von einer bestimmter Erkrankung betroffene Patienten).

Im *Normbereich* liegt ein sehr hoher Anteil (z.B. 95%) aller Ausprägungen eines Merkmals. Der Normbereich wird aufgrund der Verteilung des Merkmals in der gesunden Normalbevölkerung errechnet. Meistens handelt es sich dabei um eine Normalverteilung.

Grundbegriffe für Testverfahren

Die *Objektivität* beschreibt die Unabhängigkeit des Testergebnisses von den an der Auswertung und Interpretation beteiligten Personen.

Die *Reliabilität (Zuverlässigkeit)* prüft die Stabilität der Ergebnisse bei der Wiederholung einer Untersuchung.

Die *Validität (Gültigkeit)* macht eine Aussage darüber, ob der Test auch wirklich das mißt, was er zu messen vorgibt. Die Validität eines Tests ist abhängig von Sensitivität und Spezifität.

Die *Sensitivität* ist der Quotient aus richtig positivem Testergebnis und der Summe der richtig positiven und falsch negativen Testergebnisse (siehe Tabelle 24.1). Es wird z.B. geprüft, ob Kranke auch wirklich als Kranke erkannt werden.

Die *Spezifität* ist der Quotient aus richtig negativen Testergebnissen und der Summe der falsch positiven und richtig negativen Testergebnisse (siehe Tabelle 24.1). Es wird z.B. geprüft, ob Gesunde auch wirklich als gesund erkannt werden.

Die *positive Prädiktion (positiver Vorhersagewert)* ist der Quotient aus der Anzahl richtig positiver Testergebnisse und der Anzahl aller positiven Testergebnisse (siehe Tabelle 24.1).

Die *negative Prädiktion (negative Vorhersage)* ist der Quotient aus der Anzahl richtig negativer Testergebnisse und der Anzahl aller negativen Testergebnisse (siehe Tabelle 24.1).

in Wirklichkeit ist der Patient	Testergebnis positiv (Diagnose „krank")	Testergebnis negativ (Diagnose „gesund")	Summe	
krank	a	b falsch negativ = Fehler 2. Art	a + b	Sensitivität = $\frac{a}{(a+b)}$
gesund	c falsch positiv = Fehler 1. Art	d	c + d	Spezifität = $\frac{d}{(c+d)}$
Summe	a + c positive Prädiktion = $\frac{a}{(a+c)}$	b + d negative Prädiktion = $\frac{d}{(b+d)}$		

Tab. 24.1: Begriffe zur Charakterisierung von Testverfahren

Mathematische Grundbegriffe

Der *arithmetische Mittelwert* ist die Summe aller Werte geteilt durch die Anzahl der Werte.

Der *Modalwert* ist der am häufigsten auftretende Wert.

Der *Median* liegt genau in der Mitte aller Werte, er wird also jeweils von der Hälfte der Werte über- bzw. unterschritten.

Streuungsmaße

Die *Spannweite (Range)* ist die Differenz zwischen dem größten und kleinsten Wert.

Die *Varianz (s^2)* erhält man, wenn man die Abweichung eines jeden Wertes vom Mittelwert quadriert, die Resultate addiert und diese Summe durch die Anzahl der Werte teilt.

Die *Standardabweichung (s)* ist die Quadratwurzel der Varianz. Für die Gauß- oder Normalverteilung gilt:
- im Intervall $x \pm 1\,s$ liegen ca. 68 % der Meßwerte
- im Intervall $x \pm 2\,s$ liegen ca. 95 % der Meßwerte
- im Intervall $x \pm 3\,s$ liegen ca. 99,5 % der Meßwerte

Der *Variationskoeffizient* gibt prozentual die Abweichung des arithmetischen Mittels von der Standardabweichung an.

Wahrscheinlichkeitsrechnung

Die *relative Häufigkeit* ist ein durch Beobachtungsreihen gewonnener Erfahrungswert.

Die *Wahrscheinlichkeit (P)* ist ein theoretischer Wert, der eine Voraussage über zukünftige Beobachtungen macht.

P (A) ist die Wahrscheinlichkeit, daß das Ereignis A eintritt.

P (B) ist die Wahrscheinlichkeit, daß das Ereignis B eintritt.

P (A/B) ist die A-posteriori-Wahrscheinlichkeit (bedingte Wahrscheinlichkeit) des Eintretens von Ereignis A, wenn Ereignis B vorliegt.

P (B/A) ist die A-posteriori-Wahrscheinlichkeit (bedingte Wahrscheinlichkeit) des Eintretens von Ereignis B, wenn Ereignis A vorliegt.

Die *Wahrscheinlichkeitsrechnung* macht Aussagen über das Auftreten bestimmter Ereignisse, z.B. kann man mit der *Formel nach Bayes* errechnen, mit welcher Wahrscheinlichkeit P (A/B) die Krankheit A vorliegt, nachdem Symptom B festgestellt wurde.

Vereinbar sind Ereignisse, wenn sie gleichzeitig vorliegen können, *nicht vereinbar*, wenn sie nicht gleichzeitig vorliegen können.

Abhängig sind Ereignisse, wenn die Wahrscheinlichkeit für ein Ereignis das Auftreten eines zweiten Ereignisses beeinflußt. Andernfalls sind die Ereignisse *unabhängig*.

Durchführung eines statistischen Tests

- *Nullhypothese* („Testergebnisse sind Zufallsprodukt") und *Alternativhypothese* („Testergebnisse spiegeln die Grundgesamtheit wider") formulieren
- *Signifikanz* festlegen
- *Testverfahren* auswählen (siehe Tabelle 24.2)
- *Prüfgröße* aus den vorliegenden Werten errechnen

Tab. 24.2: Testverfahren

Testverfahren für	unverbundene Stichproben	verbundene Stichproben
Normalverteilung der Daten	Student-t-Test für unverbundene Stichproben	Student-t-Test für verbundene Stichproben
unbekannte Verteilung der Daten	Wilcoxon-Test, U-Test	Wilcoxon-Test
nur qualitative Werte	Vierfeldertest	Vierfeldertest
Vergleich mehrerer Stichproben	Varianzanalyse	Varianzanalyse
Abhängigkeit zweier Merkmale		Chi-Quadrat-Test

Beispiele für klinische Anwendung der Statistik

Neben der reinen Beobachtung besteht in der Medizin auch die Möglichkeit des Experimentes. Dieses unterscheidet sich von der Beobachtung darin, daß Prozesse nicht spontan ablaufen, sondern speziell gestartet werden, wobei Einflußgrößen systematisch geändert und Störgrößen möglichst konstant gehalten werden.

Grundbegriffe für Experimente

Prüf- und Kontrollgruppe sollen nach der Zufallsverteilung zusammengesetzt werden, damit unbekannte Störfaktoren möglichst ausgeschaltet werden.

Die *Zielgröße* ist das zu untersuchende Merkmal.

Eine *Einflußgröße* ist ein Faktor, der das zu untersuchende Merkmal beeinflußt.

Eine *Störgröße* wirkt wie eine Einflußgröße, ist jedoch quantitativ nicht beschreibbar.

Eine *Stichprobe* ist *repräsentativ,* wenn in ihr Ziel- und Einflußgrößen im gleichen Verhältnis vorliegen wie in der Grundgesamtheit. Andernfalls handelt es sich um eine *selektive Stichprobe.*

1 Statistiken im öffentlichen Gesundheitswesen

1.1 Krankheitsstatistiken

1.1.1 Kenngrößen

Die *Inzidenz* (Neuerkrankungsrate) kennzeichnet die Häufigkeit des Neuauftretens einer bestimmten Erkrankung in einer bestimmten Stichprobe. Eine hohe Inzidenz bedeutet ein hohes Erkrankungsrisiko.

Merke!

$$\text{Inzidenz} = \frac{\text{Zahl der Neuerkrankungen}}{\text{Gesamtzahl der Bevölkerung}}$$

Unter *Prävalenz* (Krankenstand) versteht man die Anzahl von Personen in der Bevölkerung, die zu einem bestimmten Zeitpunkt an einer bestimmten Krankheit erkrankt sind. Eine Verringerung der Prävalenz kann z.B. verursacht sein durch eine Verringerung der Inzidenz, durch Verkürzung der durchschnittlichen Krankheitsdauer oder durch Tod.

Merke!

$$\text{Prävalenz} = \frac{\text{Zahl der Erkrankten}}{\text{Gesamtzahl der Bevölkerung}}$$

1.1.2 Quellen

Krankheitsstatistiken (Diagnosestatistiken) wurden in der Vergangenheit meist nur von großen Kliniken geführt. Damit können nur Aussagen über stationär behandelte Patienten gemacht werden. Seit 1978 müssen alle Krankenhäuser eine nach ICD-Standard strukturierte Diagnosestatistik vorlegen. Auch in statistischen Jahrbüchern können z.B. Bundes- oder Landesgesundheitsberichte gefunden werden. Schließlich sind epidemiologische Register weitere Informationsquellen (Krebsregister, siehe Kap. 5.3).

1.2 Todesursachenstatistiken

1.2.1 Erhebung und Aufbereitung

Die Todesursachenstatistik wird von statistischen Ämtern auf Basis der Totenscheine erstellt. Allerdings haben die auf dem Leichenschauschein angegebenen Todesursachen nur begrenzte Aussagekraft, da meistens nicht die Grunderkrankung, sondern deren Folge zum Tode führt (z.B. Kreislauf- oder Atemversagen).

Patientendaten können anonymisiert oder mit Patientenidentifikation gespeichert werden, was jedoch aus Gründen des Datenschutzes problematisch sein kann. Werden Daten anonym verarbeitet, so ist es sicher, daß die ärztliche Schweigepflicht gewahrt wird, andererseits ist es unmöglich, Mehrfachmeldungen auszuschließen. Darüber hinaus ist die Möglichkeit der Polymorbidität zu beachten.

Wichtig ist es, die erhobenen Daten zu standardisieren, damit Störgrößen, die einen systematischen Fehler bewirken, möglichst eliminiert werden.

1.2.2 Demographische Kenngrößen

Die *Mortalität* ist die Zahl der Gestorbenen bezogen auf die Gesamtzahl der Bevölkerung.

Die *perinatale Mortalität* ist die Anzahl der während der Geburt oder bis zu 7 Tage nach der Geburt verstorbenen Säuglinge mit einem Geburtsgewicht von mehr als 1000 g, bezogen auf 1000 Geburten.

Die *relative Mortalität* gibt den Anteil einer bestimmten Todesursache an der Gesamtmortalität an.

Die *Letalität* ist die Anzahl der (in einem festgelegten Zeitraum) an einer Krankheit Verstorbenen bezogen auf die Zahl der Neuerkrankungen an dieser Krankheit.

Sterbetafeln verdeutlichen, wie eine bestimmte Population im Laufe der Zeit stirbt. Sie geben Auskunft über Sterbens- und Überlebenswahrscheinlichkeiten jeder Altersgruppe sowie über die mittlere Lebenserwartung der Personen im Altersjahrgang.

Die *allgemeine Sterbeziffer* ist die Anzahl der in einem Jahr Gestorbenen bezogen auf 1000 Personen der Bevölkerung.

Die *altersspezifische Sterbeziffer* ist ein Maß für die Sterblichkeit innerhalb von Altersgruppen in einem Jahr bezogen auf 1000 Personen dieser Altersgruppe.

Die *ursachenspezifische Sterbeziffer* umfaßt alle an einer bestimmten Krankheit verstorbenen Personen in einem Jahr bezogen auf 100 000 Personen der Bevölkerung.

Wanderungen (Immigration, Emigration) beschreiben die Veränderung der Bevölkerungszusammensetzung durch Zu- und Abwanderung in einem bestimmten Zeitraum.

2 Prinzipien der therapeutischen Prüfung

2.1 Vorprüfungen auf Verträglichkeit und Wirksamkeit

Phase-I-Studie

Sie dient der Prüfung von Kinetik, Bioverfügbarkeit und Verträglichkeit eines Medikamentes an wenigen gesunden Probanden.

Phase-II-Studie

Sie dient der Prüfung der Wirksamkeit eines Medikamentes an wenigen Patienten mit Erkrankungen aus dem vorgesehenen Indikationsgebiet mit dem Ziel der Dosisfindung und klinischen Erprobung.

2.2 Kontrollierte klinische Prüfung

Phase-III-Studie

Sie stellt ein Feldversuch an zahlreichen Patienten dar und soll die Wirksamkeit und Unbedenklichkeit eines Medikamentes nachweisen.

Zu Beginn einer kontrollierten klinischen Prüfung muß die klinische Fragestellung in eine statistische Hypothese umgesetzt werden. In einem Studienplan müssen Fragestellung, Zielkriterien und Vorgehensweise genau festgelegt werden. Es werden darin u. a. die Ein- und Ausschlußkriterien beschrieben und das Auswerteverfahren festlegt und struktur- und beobachtungsgleiche Behandlungsgruppen erzeugt (Randomisierung). Eine Randomisierung ist jedoch nur dann zulässig, wenn bei Studienbeginn kein Beweis vorliegt, welche Studientherapie die bessere ist. Diese Tatsache wird durch eine Ethikkommission geprüft. Voraussetzung für den Beginn von Phase III ist weiterhin die Feststellung von Wirksamkeit und Unbedenklichkeit im Tierversuch und in Phase I und II. Weitere Voraussetzungen sind die Anzeige beim Bundesgesundheitsamt sowie Aufklärung, Einwilligung und Versicherungsschutz der teilnehmenden Patienten.

Zulassung von Arzneimitteln

Die Grundsätze für die ordnungsgemäße Planung und Durchführung der klinischen Prüfung von Arzneimitteln enthält das Arzneimittelgesetz (AMG).

2.3 Phase IV: therapeutische Prüfung und epidemiologische Studien

Therapieforschung nach der Zulassung

Unerwünschte Arzneimittelwirkungen werden in dieser Phase *(Postmarketing-Studien)* auf ihre Ätiologie untersucht, und Umweltrisiken werden aufgezeigt. Insbesondere sollen Indikationserweiterungen und -einschränkungen festgestellt werden.

Maßzahlen für unerwünschte Wirkungen

Als *Risiko* wird die Häufigkeit oder Wahrscheinlichkeit des Auftretens eines Ereignisses bezogen auf die Population bezeichnet. Risikofaktoren sind die Eigenschaften eines Individuums, die das persönliche Risiko beeinflussen können.

Das *relative Risiko* gibt an, wieviel mal häufiger oder seltener ein bestimmtes Ereignis in einer Population auftritt. Es ist der Quotient aus der Wahrscheinlichkeit, daß A auftritt, wenn B vorliegt, und der Wahrscheinlichkeit, daß A auftritt, wenn B nicht vorliegt: Relatives

Patient ist	exponiert („B")	nicht exponiert	Summe
krank („A")	a	b	a + b
gesund	c	d	c + d
Summe	a + c	b + d	

Tab. 24.3: Relatives und zuschreibbares Risiko

Risiko = a / [a + c] geteilt durch b / [b + d] (siehe Tabelle 24.3).

Das *zuschreibbare Risiko* ist die Differenz der geschätzen Wahrscheinlichkeiten von Risikoexponierten und Nichtexponierten: zuschreibbares Risiko = a / [a + c] minus b / [b + d] (siehe Tabelle 24.3).

Studientypen

Prospektive Studie. *(Kohortenstudie);* eine Gruppe mit dem Merkmal „A" wird mit einer zweiten Gruppe ohne dieses Merkmal verglichen. Beide Gruppen werden über einen definierten Zeitraum hinsichtlich des Auftretens einer bestimmten Krankheit beobachtet *(Longitudinalstudie).* Ebenso können z.B. unerwünschte Wirkungen von Arznei- oder Genußmitteln untersucht werden. Prospektive Studien eignen sich besonders zur Ermittlung von Erkrankungsrisiken. Bei geringer Inzidenz einer Krankheit wird daher jedoch ein großes Ausgangskollektiv benötigt. Nachteil solcher Studien ist, daß manche Personen vorzeitig ausscheiden, deren Fälle somit unklar sind *(drop outs).* Ferner ist bei sehr großen Kollektiven eine Beobachtungsgleichheit nur schwer oder mit erheblichem Aufwand zu realisieren.

Retrospektive Studie. *(Fallkontrollstudie);* Personen, die an einer bestimmten Krankheit leiden, werden vergleichbaren Personen ohne diese Krankheit gegenübergestellt; es wird keine Randomisierung vorgenommen. Um möglichst eine Strukturgleichheit bezüglich Alter, Geschlecht usw. zu erzielen, kommt die *Matched-pairs-Bildung* zur Anwendung. Hierbei wird jeder erkrankten Person ein „statistischer Zwilling" zugeordnet, der dieser in Hinblick auf Alter, Geschlecht usw. möglichst ähnlich ist. Vorteile der retrospektiven Studien sind, daß relativ schnell eine große Anzahl von Fällen untersucht und daher zügig eine Antwort auf bestimmte Fragestellungen gegeben werden kann. Nachteil ist häufig, daß eine optimale Matched-pairs-Bildung nicht möglich ist, sei es durch mangelnde Strukturgleichheit der Kontrollgruppe oder Verfälschungen bei der Befragung.

Querschnittsstudie. Eine bestimmte Population wird zu einem bestimmten Zeitpunkt untersucht (z.B. Einschulung). Jede Person wird nur einmal untersucht.

Kontrollierte klinische Therapiestudie (kkT). Eine Longitudinalstudie. Es werden Patienten zur Prüfgruppe (z.B. mit einem neuen Medikament) und zur Kontrollgruppe (z.B. mit einem Plazebo) randomisiert. Ziel ist die Feststellung der therapeutischen Wirksamkeit und der unerwünschten Nebenwirkungen eines Arzneimittels oder einer anderen Therapieform (siehe Kap. 2.2).

Fehlerquellen bei der Durchführung nichtexperimenteller Studien

Eine Vielzahl von Fehlerquellen kann im Verlauf einer Studie Einfluß auf das Endergebnis haben. Neben Fehlern bei der Datenerhebung und Übermittlung (reporting) treten folgende Fehler besonders häufig auf: Fragestellung ungenau, Studienplan ungenau, Studienplan nicht eingehalten, Fehler bei der Selektion der Beobachtungs- oder Vergleichsgruppe, Rekrutierung der Patienten langsamer als geplant, Drop-outs, Fehler bei der statistischen Auswertung, intervenierende Faktoren.

3 Unterstützung von Diagnostik und Prognostik

3.1 Analyse des diagnostischen und prognostischen Prozesses

Filteruntersuchungen (Screening) dienen dazu, in einem Kollektiv diejenigen Personen herauszufinden, die besonders verdächtig sind, an einer bestimmten Erkrankung zu leiden oder die eine bestimmte Krankheitsursache aufweisen. Es handelt sich dabei meist um Krankheiten mit großer Verbreitung, die auch in Vorstadien (Latenz) gut diagnostizierbar sind (hohe Sensitivität der Screening-Tests). Voraussetzung für die Durchführung von Screening-Untersuchungen ist die wirkungsvolle Therapie oder Verhütung der gesuchten Krankheiten. Darüber hinaus soll ein Screening-Test eine möglichst hohe Spezifität aufweisen (nur erkrankte Personen werden angezeigt).

3.2 Modelle zur Entscheidungsunterstützung

Hier gibt es u.a. Entscheidungstabellen, Diagnose-Symptom-Matrix, Entscheidungsbäume, Bayes-Ansatz, Diskriminanzanalyse, logistische Regression.

4 Grundlagen der medizinischen Informatik

4.1 Grundbegriffe

Daten und *Signale* können Zahlen oder Buchstaben, oder ganz allgemein „Zeichen" sein. Werden sie nach einer bestimmten Verarbeitungsschrift behandelt, so entstehen daraus *Informationen*, die der Benutzer einer Datenverarbeitungsanlage (DVA) interpretieren kann.

Biosignale sind alle vom Körper ausgehenden Signale, die in Form von elektrischen Strömen oder Spannungen aufgezeichnet werden, z.B. EKG, EEG, aber auch Darmperistaltik, Temperatur, Blutdruck oder Sonographie- und Röntgenergebnisse. Diese Daten liegen in analoger Form vor und werden meist in Grafiken dokumentiert. Eine Speicherung solcher Daten ist sehr aufwendig. Mit Hilfe eines Analog-Digital-Wandlers werden analoge Daten in digitale umgewandelt, die dann nur noch in Form von diskreten (bestimmten) Werten vorliegen (z.B. Buchstaben, Ziffern, Zeichen).

4.2 Informationssysteme in der Medizin

Medizinische Informationssysteme bieten vielfältige Einsatzmöglichkeiten. Sie alle darzustellen, würde den Rahmen des Buches sprengen; hier jedoch einige Beispiele:

Patientenaufnahme: Ein Patienteneinbestellsystem vergibt Termine und minimiert Wartezeiten.

Patientenidentifikation: (z.B. anhand des Geburtsdatums) ermöglicht das schnelle Auffinden aller gewünschten Daten. So können Formulare einfach und rationell mit sämtlichen Informationen beschriftet werden.

Labordaten: Untersuchungsergebnisse werden gemeinsam mit allen übrigen Daten des Patienten digital gespeichert und können jederzeit abgerufen werden. Qualitätskontrollen und Kontrollproben sind jederzeit einfach möglich.

Befundberichte oder *Zwischenbefunde* können automatisch ausgegeben werden. Die Dokumentation aller Patientendaten ist zentralisiert und somit einheitlich.

Die Administration des Krankenhauses nutzt die Datenverarbeitung zur *Abrechnung, Finanz- und Anlagenbuchhaltung* sowie zur *Lagerhaltung* und für die *Materialwirtschaft*.

4.3 Aufbau und Funktionsweise von Computern

Die *Hardware* eines Computers sind die elektronischen Bauteile. Im Gegensatz dazu stellt die *Software* die Gesamtheit aller Programme (Befehlsfolgen) eines Computersystems dar. *Programme* sind also Folgen von Instruktionen in einer Programmiersprache (z.B. BASIC, PASCAL, FORTRAN, C, C++) zur Lösung eines Problems. Zum Erstellen von Programmen benötigt man zunächst ein Verfahren, mit dem die zu lösende Aufgabe in logische Einzelschritte zerlegt wird, einen *Algorithmus*. Diese Einzelschritte werden dem Computer in Form von Befehlen eingegeben.

Mit einer *Textverarbeitung* ist die Eingabe, das Bearbeiten (Editieren) und die Ausgabe von Texten möglich (z.B. auf den Drucker). In *Datenbanken* werden zusammengehörige Datenfelder in Datensätzen gespeichert, die Summe aller Datensätze ergibt die Datei.

4.4 Planung, Entwicklung und Auswahl von Anwendungssystemen

Zu Beginn der Planung eines Anwendungssystems steht oft die Systemanalyse, mit der die

Interaktion der einzelnen Vorgänge für das Einsatzgebiet geprüft wird. Es soll damit der optimale Einsatz des Computers unter den gegebenen Bedingungen gewährleistet werden. Aus einer Ist-Analyse wird ein Soll-Konzept entwickelt. Danach kann eine Auswahl aus verfügbaren Programmen getroffen weren, gegebenfalls ist aber auch eine Modifizierung bestehender Programme oder die Erstellung eines neuen Programmes erforderlich.

5 Medizinische Dokumentation

5.1 Grundlagen

Ziele

Klinische Daten müssen als *Gedächtnisstütze* dokumentiert werden, um eine Kommunikation, Analyse, Rechtfertigung (forensische Medizin!) und Erinnerung zu ermöglichen. Die Dokumentation sämtlicher Befunde gehört zur Standespflicht des Arztes. Man unterscheidet die *freie* (problemorientiertes Krankenblatt), *strukturierte* (fest vorgegebenes Schema) und *automatisierte* (Rechnersysteme mit Klartexterkennung) Dokumentation. Mit dokumentierten Daten kann auch eine Analyse durchgeführt werden, ähnlich einer Qualitätskontrolle.

Arten

Daten können *frei* (z.B. in Form von Freitexten, Briefen, Berichten und in der Literatur) oder aber *standardisiert* (z.B. Erhebungsbögen, Erfassungsmasken) dokumentiert werden. Die *Basisdokumentation* in der Klinik umfaßt die Dokumentation der Daten des „allgemeinen Krankenblattkopfes" mit Personendaten, Diagnosen, Gefährdungen, Allergien, Aufnahme- und Entlassungsdaten. Die *allgemeine* klinische Dokumentation wird in einer Einheitsakte vorgenommen, in der Daten über mehrere Behandlungen gesammelt werden. Eine *Spezialdokumentation* wird von einzelnen Abteilungen innerhalb des Krankenhauses angefertigt.

Aufbau

Die Daten am Anfang jeder Dokumentation dienen der Patientenidentifikation (Geburtsdatum, Name, Krankenblattnummer). Es folgt eine kasuistische bzw. patientenübergreifende Dokumentation, die meist verlaufsorientiert ist. Jede Dokumentation soll die Möglichkeit enthalten, Patientendaten zusammenzuführen und multipel zu verwenden.

Wiederauffinden von Dokumenten

Krankenblätter werden in Krankenblattarchiven gesammelt. Bei niedergelassenen Ärzten werden die Akten meist alphabetisch abgelegt. In Kliniken kommen als Ordnungskriterien meist Krankenaktennummer, Geburtsdatum oder I-Zahl (Identifikationszahl, die sich aus Geburtsdatum, Geschlecht und weiteren Ziffern zusammensetzt) zur Anwendung. Immer öfter werden die gesamten Krankenblätter auch mikroverfilmt oder in EDV-Systemen gespeichert. Bei *sequentieller Speicherung* liegen die Daten in einer vorgesehenen Reihenfolge vor und müssen zum Auffinden einer Information stets von vorn nach hinten durchsucht werden. Bei einer Speicherung mit *Direktzugriff* ist durch verschiedene Inhaltsverzeichnisse ein schnellerer Zugriff auf die gewünschten Daten möglich.

Grundbegriffe, welche die Suche von Daten innerhalb einer Datenbank beschreiben:
- *Retrieval* bezeichnet den Vorgang des Wiederauffindens von gespeicherten Informationen
- *Recall* gibt das Verhältnis zwischen gefundenen relevanten (den Suchbedingungen entsprechenden) Dokumenten und der tatsächlichen Zahl der relevanten Dokumente an
- *Präzision* mißt das Verhältnis zwischen den gefundenen relevanten Dokumenten und den insgesamt gefundenen Dokumenten

Vorschriften zur Dokumentation

Wie oben bereits erwähnt, gehört die Dokumentation zu den Pflichten des Arztes, die in der ärztlichen Berufsordnung festgelegt sind. Außerdem verlangen die Abrechnungsrichtlinien zur ambulanten und stationären Versorgung ebenfalls eine ausreichende Dokumentation. Auch *Null-Befunde*, also unauffällige oder physiologische Befunde sollten dokumentiert werden, da nur so eine spätere Veränderung eindeutig nachgewiesen werden kann. Auch zur Abrechnung ist eine vollständige Befunddokumentation nötig. Die Krankenakten sind grundsätzlich 30 Jahre lang aufzubewahren.

5.2 Schlüsselsysteme in der Medizin

Ziele

Ein Diagnoseschlüssel ist ein für Dokumentationszwecke entwickelter, nach hierarchischen Gesichtspunkten konstruierter Zahlen- oder Buchstabenschlüssel für Diagnosen. Mit Hilfe eines solchen Schlüssels ist die eindeutige Zuordnung einer Diagnose zu einem vorgegebenen Schema möglich. Dabei wird sichergestellt, daß z.B. eine Hepatitis auch unter Leberentzündung oder Non-A-Non-B-Hepatitis gefunden wird.

Grundbegriffe und Struktur

Ein in der medizinischen Dokumentation verwandter Schlüssel muß folgende Eigenschaften haben:
- *Umfassend:* Der Schlüssel muß sämtliche möglichen Werte umfassen
- *Disjunkt:* Schlüssel dürfen sich nicht überschneiden

Beispiele für Diagnoseschlüssel sind:
- *ICD* (International Classification of Diseases)
- *KS* (Klinischer Diagnoseschlüssel)
- *TNM* (Tumor, Nodus, Metastasis)
- *SNOMED* (Systematized Nomenclature of Medicine)
- *SNOP* (Systematized Nomenclature of Pathology)

5.3 Medizinische Register

Man unterscheidet folgende Registertypen:
- *klinische Register*
- *epidemiologische Register*
- *Spontanregister*

Beispiele. Aufgabe eines *Krebsregisters* ist es, fortlaufend statistische Daten über Auftreten, Entstehung und Verlauf von Malignomen zu erheben und zu verarbeiten. Diese Daten werden dann der Forschung zugänglich gemacht. Entsprechend werden auch andere Register geführt: Register für *Arzneimittelnebenwirkungen*, *Transplantationsregister*, *Herzschrittmacherpatienten-Register* usw.

Möglichkeiten und Grenzen der Auswertung

Mit Hilfe eines Registers können Inzidenz und Prävalenz bestimmter Krankheiten eingeschätzt werden. Darüber hinaus können klinische und epidemiologische Studien entsprechend geplant und Hypothesen formuliert werden. Prognostische Faktoren werden untersucht. Register dienen außerdem als Organisationshilfe bei der Krankenversorgung.

5.4 Qualitätssicherung ärztlichen Handelns

Messen der Qualität

Um zu erkennen, ob bestimmte Verfahren „aus dem Ruder laufen", werden Qualitätskontrollen durchgeführt und die Ergebnisse mit Standards verglichen. Hierbei unterscheidet man *Struktur-* (abhängig vom Ausgangswert), *Prozeß-* (abhängig vom Untersuchungsverfahren) und *Ergebnisqualität* (abhängig vom Meßverfahren).

Methoden der Qualitätssicherung

Man unterscheidet *permanentes Qualitätsmonitoring* von *Problemanalysen*, die nur dann durchgeführt werden, wenn ein Fehler bereits erkannt wurde. Anschließend wird dann nach erfolgter Problemlösung die Qualität erneut evaluiert.

Beispiele. Im Labor wird zu Anfang und Ende jeder Serie sowie nach etwa jeder zehnten Probe eine Kontrollmessung durchgeführt. Der ermittelte Wert wird dann mit einem Referenzwert verglichen. Ähnliche Qualitätskontrollen erfolgen in der Röntgendiagnostik, Strahlentherapie, Perinatologie und Chirurgie.

Rechtliche Vorschriften. Siehe Sozialgesetzbuch V sowie KBV-Richtlinien.

6 Anwendungssysteme in der Medizin

6.1 Zentrale Krankenhausanwendungssysteme

Prinzipien eines rechnergestützten Krankenhausinformationssystems

In einer zentralen Datenbank werden alle Daten jedes Patienten gespeichert. Mit Hilfe der Anwendungssoftware (zunächst Abfrage der Zugangsberechtigung) kann das Personal dezentral (z.B. auf Station) über Kommunikationsnetze mit der zentralen Datenbank in Verbindung treten und Daten abrufen.

Anwendungsbeispiele. Bereits bei der Aufnahme des Patienten werden alle notwendigen Daten gespeichert und dem Patienten eine Identifikationsnummer gegeben. Die Basisdokumentation wird sofort erledigt. Befunde aus anderen Einrichtungen werden in das System übertragen. Die Software unterstützt auch den Betriebsablauf und vergibt z.B. je nach Auslastung Termine für verschiedene angeforderte Untersuchungen. Dabei steht das Management zur Erzielung eines optimalen Ablaufes im Vordergrund. Automatisch werden alle Leistungen erfaßt und in die Abrechnung übertragen.

6.2 Dezentrale Anwendungssysteme im Krankenhaus

Prinzipien

Dezentrale Anwendungssysteme stehen für sich allein und sind nicht mit der zentralen Anlage vernetzt. Es handelt sich z.B. um Textverarbeitungssysteme oder um Systeme zur Meßdatenverarbeitung.

Beispiele. Systeme zur Arztbriefschreibung, zur klinischen Dokumentation, zur Biosignal- und Bildverarbeitung, ferner Anwendungssysteme in Kardiologie, Labor, Intensivmedizin und Radiologie.

6.3 Arztpraxissysteme

Prinzipien

Ähnlich wie im Krankenhaus können auch in der Praxis des niedergelassenen Arztes Computer zur Unterstützung der Arbeitsabläufe eingesetzt werden. Wichtigste Funktionen sind hierbei Praxisorganisation, Befunddokumentation sowie Abrechnung. Zunehmende Bedeutung gewinnt auch die Labordatenübertragung. Darüber hinaus beginnt schon heute in vielen Bereichen die „Telemedizin", Wirklichkeit zu werden. Diese erlaubt Informationsaustausch und Kommunikation zwischen weit voneinander entfernten Ärzten mittels Videokamera und Computer z.B. zur konsiliarischen Hinzuziehung spezialisierter Kollegen bei der Diagnosefindung.

6.4 Daten- und Wissensbanken in der Medizin

Patientendatenbanken. Sie sind integraler Bestandteil rechnergestützter Informationssysteme für Arztpraxis und Krankenhaus.

Wissensbanken in der Medizin. Sie unterstützen den diagnostischen Prozeß bzw. weisen auch auf mögliche Differentialdiagnosen hin. Für bestimmte Krankheiten sind gesonderte Wissensbanken verfügbar. Dies ist insbesondere in Bereichen sinnvoll, in denen die Forschung noch nicht abgeschlossen ist (z.B. BSE,

Aids). Neuerdings sind Datenbanken auch über (teilweise) multimediale Online-Dienste (Internet, WWW) abrufbar.

Literaturdatenbanken in der Medizin. DIMDI und MEDLINE sind Beispiele von Datenbanken, die medizinische Literatur aufarbeiten und optimal verfügbar machen (z.B. offline auf Diskette, CD-ROM oder online im Internet). Das Internet bietet inzwischen weitreichende Möglichkeiten der weltweiten Literaturrecherche und den Zugriff auf Befunddatenbanken (z.B. Bilddatenbanken).

Faktendatenbanken in der Medizin. Beispiele für Faktendatenbanken sind Arzneimitteldatenbanken („Rote Liste im PC"), Proteindatenbanken oder toxikologische Datenbanken, die inzwischen vielfach auch offline (als CD-ROM) erhältlich sind.

6.5 Lernsysteme

Prinzipien

Mit Hilfe von Simulationen, Darstellung von Krankheitsfällen oder Angabe von Laborparametern kann der Student computergestützt lernen. Durch die Möglichkeit der Überprüfung des erlernten Wissens wird zum einen eine Lernkontrolle vorgenommen und durch die „Prüfungssituation" der Stoff stärker eingeprägt (programmiertes Lernen). Lernsysteme in vielen Fachgebieten der Medizin haben bereits Marktreife erreicht.

7 Datenschutz

7.1 Prinzipien des Datenschutzes

Um den Mißbrauch personenbezogener Daten zu verhindern, ist Datenschutz notwendig. Sollen Daten über Personen gespeichert werden, so ist zuvor ihre Einwilligung einzuholen. Werden Daten (z.B. im Rahmen einer Studie) veröffentlicht, so sind sie zu anonymisieren. Auf der „Patienten-Chipkarte" sind lediglich Name, Anschrift, Geburtsdatum, Geschlecht und krankenkasseninterne Ziffern gespeichert. Erst mit der Einführung sogenannter „Diagnose- und Therapie-Chipkarten" könnte die Vision vom gläsernen Patienten (teilweise) Realität werden, da hier u.a. krankheitsbezogene Daten gespeichert werden.

Auf der „Arzt-Chipkarte" (z.B. Health Professional Card) sind Daten des Behandlers gespeichert, die in Zukunft den Zugriff auf Patientendaten ermöglichen können.

Mit Hilfe der „Digitalen Signatur" wird sichergestellt, daß Daten (z.B. elektronisches Rezept, eMail etc.) auch wirklich von einem eindeutig zu identifizierenden Arzt stammen und nicht von Dritten.

7.2 Rechtliche Vorschriften

In der öffentlichen Verwaltung ist das Speichern von Daten zum Zweck der weiteren Verwendung und das Verändern nur zulässig, wenn es zur rechtmäßigen Erfüllung der Aufgaben der öffentlichen Stelle erforderlich ist. In diesem Rahmen ist auch die Datenübermittlung rechtens. Sie ist ebenfalls gestattet, wenn der Empfänger ein berechtigtes Interesse an den Daten nachweist und dadurch schutzwürdige Belange des Betroffenen nicht verletzt werden. Sollen Daten an Dritte (z.B. zur statistischen Auswertung) weitergegeben werden, so sind sie zu anonymisieren.

7.3 Maßnahmen zur Gewährleistung des Datenschutzes

In der Diagnosedokumentation werden die vertraulichen Daten innerhalb eines Klinikums gespeichert. Diese Daten dürfen nur in der Dokumentationsabteilung abgefragt werden. Vorher muß eine Abfrageberechtigung geprüft (Paßwort, Code-Karte, Kryptografie) und es müssen entsprechende Zugangskontrollen passiert werden. Diese vertraulichen Daten dürfen nachträglich nicht verändert werden, und ihre Weitergabe ist nicht erlaubt.

Allgemeinmedizin

Dr. med. Wolfgang Miesbach

Inhalt

1	**Funktionen und Besonderheiten in der Allgemeinmedizin**	1991
1.1	Haus- und familienärztliche Funktion	1991
1.2	Weitere wichtige Funktionen des Allgemeinarztes	1991
1.3	Häufigkeitsverteilung von Gesundheitsstörungen	1991
1.4	Diagnostik und Therapie	1992
1.5	Allgemeinmedizinische Geriatrie	1994
1.6	Telefonische Beratung	1995
1.7	Hausbesuche	1995
1.8	Behandlung von Notfällen	1996
1.9	Behandlung chronisch Kranker	1997
1.10	Betreuung Sterbender und ihrer Angehörigen	1997
2	**Prävention und Früherkennung von Krankheiten**	1999
2.1	Gesundheitsbildung	1999
2.2	Früherkennungsmaßnahmen	1999
2.3	Impfungen	2000
2.4	Gesetzliche Bestimmungen bei Infektionskrankheiten	2001
3	**Allgemeinärztliche Betreuung von Patienten**	2003
3.1	Beschwerden am Bewegungs- und Stützapparat	2003
3.2	Störungen an Atemwegen/Lunge bzw. beim Kauen/Schlucken	2005
3.3	Beschwerden an mehreren Organsystemen als Folge einer Infektion	2008
3.4	Beschwerden an mehreren Organsystemen aufgrund psychischer Probleme	2009
3.5	Störungen der Herz- und Gefäßfunktion	2009
3.6	Beschwerden an Verdauungsorganen und Bauchwand	2012
3.7	Suchtproblemen (am Beispiel der Alkoholkrankheit)	2013
3.8	Erkrankungen des Nervensystems und der Psyche	2014
3.9	Stoffwechselstörungen	2016
3.10	Störungen im endokrinologischen Bereich	2017
3.11	Sexualprobleme	2018
3.12	Erkrankungen der Niere, Harnwege und Geschlechtsorgane	2018
3.13	Hauterkrankungen	2020
3.14	Störungen des blutbildenden und des lymphatischen Systems	2021
3.15	Störungen an Auge bzw. Ohr	2021

4	**Bewertung von Hausmitteln und Selbstmedikation, von Naturheilmitteln und Homöopathie und von Arzneistoffen**	2023
4.1	Hausmittel und Selbstmedikation	2023
4.2	Naturheilverfahren und Homöopathie	2023
4.3	Arzneistoffe	2023
5	**Aufgaben im sozialen Bereich**	2024
5.1	Sozial- und arbeitsrechtliche Fragen	2024
5.2	Soziale Hilfen	2026
5.3	Rehabilitation	2026

1 Funktionen und Besonderheiten in der Allgemeinmedizin

Definition. „Allgemeinmedizin ist die Langzeitbetreuung und -behandlung von gesunden und kranken Menschen mit körperlichen und seelischen Gesundheitsstörungen, unabhängig von Alter und Geschlecht, unter besonderer Berücksichtigung der Gesamtpersönlichkeit, der Familie und der sozialen Umwelt" (Dt. Gesellschaft für Allgemeinmedizin). Die Weiterbildung zum Facharzt für Allgemeinmedizin dauert z. Zt. 3 Jahre und beinhaltet die Fächer Innere Medizin, Chirurgie und Allgemeinmedizin. Die Genehmigung zum Führen der Bezeichnung erteilt die zuständige Landesärztekammer.

1.1 Haus- und familienärztliche Funktion

Dem Allgemeinarzt obliegt die ärztliche Basisversorgung der Bevölkerung bei Gesundheit und Krankheit in dem gesamten Lebensbereich. Als Hausarzt ist er während der Langzeitbetreuung von Patienten mit den persönlichen Problemen der ganzen Familie vertraut und übernimmt familienärztliche Aufgaben, wie etwa die Versorgung der Familie in mehreren Generationen. Als Vertrauter der Familie und durch Hausbesuche erhält der Allgemeinarzt Einblick in die mitmenschliche Beziehung der Familienmitglieder untereinander. Der Allgemeinarzt sieht den Patienten nicht nur als Individuum, sondern auch im Kontext zu seiner Umgebung, wie auch die Familie in der Beziehung zu ihrem Wohn- und Lebensraum. Die Allgemeinmedizin versorgt den Patienten in seinem häuslichen Milieu und seiner weiteren sozialen und beruflichen Umwelt. Es besteht eine besondere, private Beziehung zwischen dem Patient und seinem Hausarzt durch den gemeinsamen örtlichen Lebensbereich.

1.2 Weitere wichtige Funktionen des Allgemeinarztes

Der Allgemeinarzt ist der Gesundheitsanwalt der Familie; durch umfassende Beratung trägt er zur Gesunderhaltung der Familie bei (*Gesundheitsbildungsfunktion*). Viele Patienten suchen bei Anzeichen einer Erkrankung zuerst den Allgemeinarzt auf. Manche kommen auch mit einem Präsentiersymptom (vorgetäuschtes Symptom, um Kontakt zum Arzt zu erlangen und Probleme anzusprechen) oder einer schon fertigen Diagnose. Der erfahrene Allgemeinarzt hat die Aufgabe, eine Vielzahl von Beschwerden und Befunden nach Dringlichkeit der Therapie zu ordnen und lebensbedrohliche Krankheitszustände zu erkennen und abzuwenden (*Sieb- und Notfallfunktion*). Ferner integriert er soziale und rechtliche Hilfen in die Behandlung, vermittelt zwischen gesellschaftlichen und medizinischen Aspekten und organisiert die häusliche Pflege bei Bettlägerigen (*Integrationsfunktion*). Dem Allgemeinarzt obliegt als Hausarzt die Steuerung der Diagnostik und Therapie. Die Behandlung des Patienten durch verschiedene Ärzte stimmt er aufeinander ab und paßt sie den Bedürfnissen des Patienten an (*Koordinationsfunktion*).

1.3 Häufigkeitsverteilung von Gesundheitsstörungen

Die Krankheiten der Gesamtbevölkerung sind je nach Beobachtungsfeld unterschiedlich verteilt. Eine Stadtpraxis ist mit anderen Störungen konfrontiert als eine Landpraxis. Nach dem Braun-Fälleverteilungsgesetz sind unter ähnlichen Umständen lebende Bevölkerungsgruppen ähnlichen Gesundheitsstörungen unterworfen. Es ist bekannt, daß häufige Krankheiten häufig und seltene Krankheiten selten diagnostiziert werden, so daß die Häufigkeitsverteilung als diagnostisches Kriterium mißbraucht wird. Die Hälfte der Behandlungen durch den Allgemeinarzt sind sogenannte leichte Erkrankungen; nur jedem zehnten Krankheitsbild läßt sich eine eindeutige klinische Diagnose zuordnen. In einer Universitätsklinik dagegen werden weniger als 1% aller Krankheitsfälle behandelt. Der tägliche Fall in der Klinik stellt somit die Ausnahme in der Praxis dar. Der Gegensatz ist damit zu erklären, daß für die Praxis Funktionsstörungen noch ohne feste Diagnosestellung und die chronischen Erkrankungen den größten Platz einnehmen, während die Therapie akut gefährdender Erkrankungen (z.B. Appendizitis, Herzinfarkt) und bösartiger Tumoren der Klinik vorbehalten bleibt.

Am häufigsten wird der Allgemeinarzt konsultiert wegen:
- fieberhafter Infekte
- Infektionskrankheiten
- Krankheiten des Bewegungsapparates
- Herz- und Kreislauferkrankungen

Über 70% der Erkrankungen stammen aus dem Bereich der Inneren Medizin, die Hälfte davon zeigt einen chronischen Verlauf.

1.4 Diagnostik und Therapie

Anamnese

Es ist sinnvoll, die Anamnese in eine Persönlichkeits- und eine medizinische Anamnese zu unterteilen. Die *Persönlichkeitsanamnese* ist gerade für den Allgemeinarzt von Bedeutung, um die Krankheit vor dem Lebenshintergrund des Patienten zu sehen: der Biographie und der sozialen und beruflichen Umwelt. Die *medizinische Anamnese* setzt sich aus der Familienanamnese, der Krankheitsvorgeschichte und der Anamnese der aktuellen Krankheit zusammen.

Je nach Möglichkeit erhebt der Allgemeinarzt eine erlebte, gezielte oder Situationsanamnese: Im Durchschnitt kennt der Allgemeinarzt einen großen Teil seiner Patienten über 5 Jahre und länger. Die enge Arzt-Patient-Beziehung und die Betreuung von Familienmitgliedern sowie die oben geschilderte örtliche Identität der Lebensbereiche geben dem Allgemeinarzt mittels der erlebten Anamnese ein Bild der Privatperson des Patienten. So ist es dem Allgemeinarzt möglich, den Patienten in kurzer Zeit und mit weniger diagnostischem Aufwand adäquat zu betreuen. Ist eine ausführliche Anamnese aus Zeitgründen nicht möglich oder zweckmäßig, verschafft sich der Allgemeinarzt durch eine gezielte Anamnese einen schnellen Überblick. Bei Verletzungen oder Unfällen erhebt der Allgemeinarzt eine rasche Situationsanamnese, ohne der Persönlichkeit und Vorgeschichte des Patienten besondere Beachtung zu schenken. Die verschiedenen Anamneseformen, durchzuführen je nach Gelegenheit und Möglichkeit, sind in Tabelle 25.1 zusammengefaßt.

Diagnostik an der Grenze zwischen Gesundheit und Krankheit

Als primärversorgender Arzt erlebt der Allgemeinarzt häufig Frühstadien von Krankheiten mit uncharakteristischen Beschwerden wie

Tab. 25.1: Unterteilung der Anamnese

Art der Anamnese	Vorgehen bei der Erhebung
Persönlichkeitsanamnese	nach der Biographie und Umwelt fragen
medizinische Anamnese	von der Familienanamnese und der (bekannten?) Vorgeschichte ausgehend zur aktuellen Krankheit überleiten
erlebte Anamnese	die gemeinsame Lebenssituation erhöht die Information
gezielte Anamnese	schnellen Überblick durch gezielte Fragen gewinnen
Situationsanamnese	Kenntnis über den Hergang von Verletzungen oder Unfällen erlangen

Unwohlsein, Leistungsminderung, erhöhte Temperatur, Übelkeit oder Herzrasen. Im Gegensatz zur Klinik, wo auf eine eingrenzende Diagnose hin therapiert wird, behandelt der Allgemeinarzt ein breitgefächertes, mehrdimensionales Krankheitsspektrum, das nicht immer mit nur einer Diagnose zutreffend zu beschreiben ist. Nachdem der Allgemeinarzt gefährliche und abwendbare Erkrankungen durch die Anamnese, körperliche Untersuchung und differentialdiagnostische Überlegungen ausgeschlossen hat, bietet sich ihm die Möglichkeit, die endgültige Diagnose offenzuhalten, bis mehrere Dimensionen der Krankheit abgeklärt sind oder der weitere Krankheitsverlauf diagnostische Klarheit bringt. Dieses abwartende Offenlassen gewährt dem Allgemeinarzt einen größeren Einblick in die Krankheit und bewahrt ihn vor einer vorschnellen Festlegung auf eine Diagnose, muß jedoch in der Sicherheit erfolgen, zur rechten Zeit therapeutisch intervenieren zu können.

Einbeziehung des familiären Umfeldes

Sowohl für die Diagnose als auch für die Therapie soll das familiäre Umfeld berücksichtigt werden. Lebt der Patient allein (zunehmende nichtfamiliäre Lebensform), in einer Klein- oder Großfamilie? Einige Erkrankungen lassen sich durch die familiäre Situation erklären, andere Erkrankungen treten familiär gehäuft auf. Manche Erkrankungen (Stoffwechsel-, Suchtkrankheit) erfordern es auch, die Familie in die Behandlungsstrategie mit einzubeziehen.

Diagnostische Handlungsleitwege

Das diagnostische Vorgehen des Allgemeinarzt erfolgt in zwei Stufen:
- 1. Stufe: abgrenzendes Vorgehen: Ausschließen gefährlicher und abwendbarer Krankheiten (Siebfunktion).
- 2. Stufe: eingrenzendes Vorgehen: weiterführende Diagnostik unter Berücksichtigung der wahrscheinlichen Krankheitsursache.

Erst nachdem der Allgemeinarzt jeden Verdacht auf gefährliche oder abwendbare Erkrankungen (z.B. Herzinfarkt, Ileus, Appendizitis), die dringend eine sofortige Versorgung benötigen, ausgeschlossen hat, kann der Allgemeinarzt weiter tätig werden. Für die weiterführende Diagnostik verfügt der Allgemeinarzt über begrenztere Mittel als die Klinik. Unter den ambulanten Bedingungen muß er abwägen zwischen Zumutbarkeit und Notwendigkeit für den Patienten und eigenen wirtschaftlichen Überlegungen.

Klinischer Fall

Bei einer 42jährigen Patientin, die seit 2 Tagen über allgemeines Krankheitsgefühl, trockenen Husten und Kratzen im Hals klagt, stellen Sie bei der Auskultation und Perkussion von Herz und Lunge keine pathologischen Veränderungen fest. Die Körpertemperatur beträgt rektal 38,0 °C.
Verdachtsdiagnose: banaler Infekt der oberen Luftwege
Vorgehen: Verordnung von Bettruhe, Inhalationen und Kontrolluntersuchung in 2 Tagen. Im Rahmen der Wirtschaftlichkeitspflicht sind weitergehende Diagnostik (Rö-Thorax) und Therapie (Antibiotika) zunächst nicht indiziert.

Im Praxislabor kann grundlegende Diagnostik durchgeführt werden, z.B. BSG, Teststreifen- und mikroskopische Untersuchung von Urin und Blut. Weiterführende Diagnostik, wie Blutbild oder Elektrolyte, ist in einer gut eingerichteten Praxis möglich oder wird an eine Laborgemeinschaft weitergeleitet. Wirtschaftliche Erwägungen spielen auch für den Praxisarzt eine immer größere Rolle. Jeder Diagnoseansatz soll sorgfältig überdacht werden, um überflüssige Untersuchungen zu vermeiden, und eine weiterführende Diagnostik ist nur dann einzuleiten, wenn sich daraus Konsequenzen für die Therapie ergeben: Grenzwertig pathologische Untersuchungsergebnisse oder Ergebnisse ohne therapeutische Konsequenzen können das vermeintliche Leiden des Patienten verstärken und den Arzt zu immer weiterer Diagnostik verleiten. Solche sogenannte Befundkranke gilt es ebenso zu vermeiden wie ein allzu starkes Eingrenzen des Patienten auf seine Diagnose.

Therapeutische Handlungsleitwege

Der Patient erwartet vom Hausarzt eine schnelle und wirksame Linderung seiner Beschwerden. Ist eine Soforttherapie notwendig (z.B. bei starken Schmerzen, hohem Fieber), wirkt sie oft nur symptomatisch. Nach der eigentlichen Ursache der Erkrankung muß dann später gesucht werden. Für die Auswahl der Therapie besteht ein Wirtschaftlichkeitsgebot. Nach der gültigen Reichsversicherungsordnung (RVO) kann der Versicherte keine Leistungen beanspruchen, die für die Erzielung des Heilerfolgs nicht notwendig oder unwirtschaftlich sind. Aber auch die gewährten Leistungen bleiben oft ungenutzt: Zumindest 20% aller verordneten Medikamente werden nicht eingenommen, was eine steigende volkswirtschaftliche Belastung von über 2,5 Mrd. DM/Jahr ergibt. Jedem Patienten sollte daher eine individuelle Therapieanleitung gegeben werden, die seine Wünsche und seine Belastbarkeit berücksichtigt (Problem der Zumutbarkeit von diagnostischen und therapeutischen Maßnahmen). Die *Compliance* des Patienten wächst mit der Zufriedenheit in seiner Arzt-Patient-Beziehung und kann nicht allein durch Therapieüberwachung geregelt werden.

Maßnahmen zur Verbesserung der Compliance sind:

- Vermittlung klarer Therapieanweisungen: Die Therapie soll klar und verständlich vermittelt und gegebenenfalls für den Patienten schriftlich fixiert werden.
- Berücksichtigung subjektiver Widerstände: Gegen den inneren Widerstand des Patienten ist selten eine Therapie erfolgreich. Falls möglich, ist die Therapie den Vorstellungen des Patienten anzupassen und eventuell auf Hausmittel auszuweiten.
- Anregung der therapeutischen Mitarbeit des Patienten: Es ist zu beobachten, daß der Gesundungsprozeß beschleunigt wird, wenn der Patient aktiv daran beteiligt ist (z.B. an Maßnahmen der physikalischen Therapie: Umschläge, Bestrahlungen, Inhalationen, Bäder und Massagen).

Langzeitbehandlung

Mehr als ein Drittel der Patienten sucht den Arzt wegen chronischer Erkrankungen auf und bedarf einer fortlaufenden Langzeitbehandlung. Für die häufigsten chronischen Erkrankungen (Herz-, Kreislauf- und Stoffwechselerkrankung) werden durchschnittliche Kontrollabstände von zwei bis sechs Wochen gefordert. Vielfach kommt dem Allgemeinarzt auch die Aufgabe zu, Pflegefälle langfristig oder lebenslang zu betreuen.

1.5
Allgemeinmedizinische Geriatrie

Bei über 70jährigen stationären Patienten finden sich im Durchschnitt sieben verschiedene Krankheiten. In der Allgemeinpraxis werden bei rund der Hälfte der über 75jährigen mehr als drei verschiedene Diagnosen gestellt. Die Multimorbidität, vor allem bei älteren Patienten, ist ein Charakteristikum der Allgemeinmedizin. Die meisten Gesundheitsstörungen im Alter verlaufen chronisch, zeigen auch vielfach einen schleichenden Beginn mit atypischer Symptomatik. Krankheitsbilder weisen im Alter oft ein verändertes klinisches Bild auf; das Vorliegen klar definierter Symptome ist eher ungewöhnlich. Es handelt sich meist um sehr häufige Krankheitsbilder.

Häufige Krankheitskombinationen sind Hypertonie/Diabetes mellitus/Gicht oder Bronchitis/Emphysem/Herzinsuffizienz. Um die Gefahr zu vermeiden, daß die Krankheiten sich gegenseitig potenzieren und es zu Wechselwirkungen der Medikamente kommt, gehört es zu den Aufgaben des Allgemeinarztes, die Behandlung der unterschiedlichen Erkrankungen zu koordinieren. Besonders zu beachten ist bei eingeschränkter Nierenfunktion im Alter die Pharmakotherapie nierengängiger Medikamente. Der Prävention und Rehabilitation altersbedingter Erkrankungen kommt besondere Bedeutung zu (siehe Kap. 5.3).

1.6 Telefonische Beratung

Ein mit dem Patienten gut vertrauter Allgemeinarzt kann den Hausbesuch durch eine Beratung am Telefon ersetzen bzw. vereinbaren, weiter telefonisch über den Stand der Erkrankung unterrichtet zu werden. Wichtige Symptome können jedoch dabei übersehen werden, da der Patient meist nur seine subjektiven Beschwerden schildert und einer objektiven Untersuchung nicht zugänglich ist.

1.7 Hausbesuche

Der Allgemeinarzt führt annähernd 90 % aller registrierten Hausbesuche durch. Jede zehnte Konsultation des Allgemeinarztes ist ein Hausbesuch. Der größere Anteil an Hausbesuchen findet auf dem Land und in Gebieten mit hohem Anteil älterer Menschen statt.

Die häufigsten Diagnosen bei notärztlichen Hausbesuchen sind:
- akute Ischialgie
- Asthma bronchiale
- Angina pectoris
- grippaler Infekt und akute Bronchitis
- Übelkeit und Erbrechen

Klinischer Fall

In Ihrem Praxisbereich kommen zur Zeit gehäuft Gastroenteritiden vor. Sie werden morgens telefonisch von der Mutter eines einjährigen Kindes informiert, daß ihr Kind erbricht, nicht ißt und nicht trinkt, außerdem starke Durchfälle habe. Das Kind sei müde und schlapp, weine und schreie jedoch nicht.
Diagnose: akute Gastroenteritis
Vorgehen: sofortiger Hausbesuch, da das Kind im Rahmen der Gastroenteritis akut ein gefährliches Flüssigkeitsdefizit entwickeln kann.

Bei dem erheblichen Zeitaufwand bietet der Hausbesuch dem Allgemeinarzt auch Vorteile: Die häusliche Atmosphäre und der Patient in seinen eigenen vier Wänden zeigen oft ein völlig anderes Bild als in der Praxis, wenn auch die Diagnosemöglichkeit durch mangelhafte Bedingungen im Haus des Patienten erschwert sein kann.

Indikation und Dringlichkeit

Jeder Patient hat Anspruch auf einen Hausbesuch seines Allgemeinarztes, falls es ihm nicht möglich oder zuzumuten ist, in die Sprechstunde zu kommen (Besuchspflicht des Allgemeinarztes).

Nach dem Bundesmantelvertrag hat der Allgemeinarzt jeden gewünschten Hausbesuch durchzuführen, außer es liegen folgende Ablehnungsgründe vor, die dazu führen, daß ein Kollege schneller am Einsatzort sein kann:
- zu weite Entfernung (mehr als 50 km oder 30 min Fahrzeit; in ländlichen Gebieten das Doppelte)
- Überschreitung der Zumutbarkeit (gesundheitliche Gründe beim Allgemeinarzt oder dessen Übermüdung)
- eingeschränkte Fahrtauglichkeit des Allgemeinarztes

Zu unterscheiden ist zwischen termingerechtem Hausbesuch (Folgebesuch im Rahmen der Langzeitbetreuung von immobilen Patienten) und dringlichem Hausbesuch (Erstbesuch zur Notfallversorgung akut erkrankter Patienten). Ist die Dringlichkeit telefonisch abgeklärt, hat der Allgemeinarzt jeden Notfall als gefährlich einzustufen, bis er eine Lebensbedrohung ausgeschlossen hat.

Organisation der Besuchstätigkeit

Der Hausbesuch erfolgt je nach Dringlichkeit vor, während oder nach der Sprechstunde und auch in der Freizeit (Nachtbesuch). Es ist notwendig, schon am Telefon gezielte Fragen zur Symptomatik, Dauer und eventueller Ursache der Erkrankung zu stellen. Wird ein dringender Hausbesuch während der Sprechstunde angefordert, so hat er Vorrang vor den wartenden Patienten, auch wenn es dadurch zu Störungen im Praxisablauf kommt.

Medizinische Ausrüstung

Zur notwendigen Ausrüstung gehören die Arzttasche, der Notfallkoffer sowie wichtige Formulare (Rezept, Attest).

Inhalt der *Arzttasche* sind:
- Instrumente: RR-Meßgerät, Taschenlampe, Otoskop, Stethoskop, Holzspatel, Thermometer, Reflexhammer, Staubinde, chirurgische Instrumente
- Verbrauchsmaterialien: Kanülen, Spritzen, Verbandsmaterial, Einmalkatheter, Handschuhe, Desinfektionsmittel
- Medikamente: Adrenalin, ASS, Atropin, Biperiden, Butylscopolamin, Clemastin, Diazepam, Diclofenac, Dimenhydrinat, Furosemid, Haloperidol, Lidocain, Metoclopramid, Morphin, Nifedipin, Nitroglycerin, Pilocarpin, Penizillin G, Prednison, Theophyllin

Der *Notfallkoffer* beinhaltet zusätzlich Infusionslösungen (Glukose, HAES, Ringer), Sauerstoff, EKG, Defibrillator und Intubationsbesteck.

1.8 Behandlung von Notfällen

Zur Behandlung von Notfällen siehe auch Notfallmedizin. Der niedergelassene Arzt ist durch die Berufsordnung verpflichtet, am ärztlichen Notdienst teilzunehmen. Generell soll jeder Patient mit lebensbedrohlichen Störungen sofort in die geeignete Klinik überwiesen werden. Bestimmend für den Erfolg der Weiterbehandlung sind jedoch oft die ersten therapeutischen Schritte. Zuerst muß nach einer kurzen Orientierung über Ort und Person die Funktion der Zirkulationsorgane, der Atmung und der zentralen Koordination (Bewußtsein, Pupillenreaktion) überprüft werden (ABC-Schema). Das Verhältnis von Beatmung zu Thoraxkompression beträgt bei der Einhelfermethode 2:15; bei der Zweihelfermethode 1:5.

Sofortmaßnahme bei akutem Abdomen

Das akute Abdomen ist eine vorläufige, präoperative Bezeichnung. Das notfallmäßige Vorgehen bis zur Notoperation richtet sich nach der vermuteten Ursache. An erster Stelle stehen Schmerz- und Schockbekämpfung, sowie Nahrungskarenz. Als diagnostische Maßnahmen geeignet sind Röntgenabdomenleeraufnahme (freie Luft, Verschattungen), Sonographie und Labor (Urinuntersuchung, Leukozyten, Hämoglobin, Hämatokrit, Amylase, Lipase).

Als therapeutische Erstmaßnahme können indiziert sein:
- nasales Einführen einer Magensonde (Aspirationsprophylaxe)
- hoher Schwenkeinlauf (Anregung der Darmtätigkeit bei Ileus)

Myokardinfarkt

Da die Letalität in den ersten Stunden am höchsten ist, ist schon bei geringstem Verdacht (Symptome, EKG, Labor) Schmerz- und Schockbekämpfung, Sedierung und die intravenöse Gabe von ASS und Heparin sowie liegender Transport, evtl. mit O_2-Gabe, in die Klinik indiziert. Anstieg der Enzyme: CK-MB nach 3–4 Stunden, ASAT (früher: GOT) nach 4–8 Stunden und HBDH nach 8–10 Stunden. Eine intramuskuläre Schmerzmittelgabe ist wegen der Enzymdiagnostik und evtl. Lysetherapie kontraindiziert.

Anaphylaktischer Schock

Ursache ist meist eine Reexposition des Patienten mit Allergenen wie Arzneimitteln (z.B. Penizilline, Cephalosporine, Dextrane, jodhaltige Kontrastmittel) oder Nahrungsmitteln. Leitsymptome sind Hypotonie, Tachykardie, Urtikaria und evtl. Bronchospasmus mit Glottisödem. Es sollte sofort ein venöser Zugang geschaffen und der Oberkörper tief gelagert werden (Freihalten der Atemwege). Das Mittel der Wahl ist Adrenalin (0,1 bis 1 mg i.m., bei akuter Lebensgefährdung etwa 0,3 mg 10fach verdünnt langsam i.v. unter Pulskontrolle). Im Anschluß daran kann Volumensubstitution notwendig werden (Dextran). Glukokortikoide und Antihistaminika wirken nicht schnell genug und werden deshalb bei subakuten anaphylaktischen Reaktionen oder im Anschluß an die Adrenalingabe eingesetzt (bis zu 1 g Hydrocortison i.v. und Dimetinden i.v.).

Unfall

Bei Unfällen und Notfällen liegt es in der Verantwortung des einweisenden Arztes, die Vorgeschichte des Patienten und die bisherigen diagnostischen und therapeutischen Schritte dem Klinikarzt zu übermitteln. Meist übernimmt er auch die Information der Angehörigen.

1.9
Behandlung chronisch Kranker

Der chronisch Kranke benötigt eine engmaschige kontinuierliche Betreuung durch den Allgemeinarzt. Oft sind es chronische Schmerzen, die den Patienten zum Allgemeinarzt führen, vor allem Kopf-, Rücken- oder Tumorschmerzen. Hierbei ist eine sorgfältige Abklärung nötig, bevor ein Schmerzmittel wiederholt gegeben wird (Entscheidungshilfen für die Arzneimittelwahl siehe auch Therapie chronischer Schmerzen).

Bei jeder Schmerztherapie ist ein Therapieplan mit dem Patienten abzusprechen, der die tägliche Dosis und Dauer der Medikation enthalten soll. Besonders soll der Patient auf die häufigsten und gefährlichsten Nebenwirkungen hingewiesen werden. Es ist auch an den Einsatz von Naturheilverfahren und an eine psychische Betreuung zu denken. Andere Regeln gelten für Tumorpatienten. Hierbei sollen Opiate ohne Vorbehalte eingesetzt werden. Sie gelten als nebenwirkungsarm (vor allem Obstipation, Übelkeit) und zeigen keine Toleranzentwicklung. So können Patienten mit karzinombedingten Schmerzen über mehrere Jahre kontinuierlich mit Opioidanalgetika behandelt werden, ohne daß Dosissteigerungen notwendig werden. Die Abhängigkeitsentwicklung ist hierbei geringer als erwartet, vielleicht weil durch die konstante Zufuhr Schwankungen der Plasmakonzentration unterbleiben und der euphorisierende Effekt ausbleibt. Das hierfür benötigte Betäubungsmittelrezept (BtM-Rezept) besteht aus drei Teilen, wovon die ersten beiden Teile bei der Apotheke verbleiben und der dritte Teil vom Allgemeinarzt drei Jahre lang aufbewahrt wird. Der Allgemeinarzt erhält die Formblätter zur Verordnung vom Bundesgesundheitsamt (Berlin) und hat sie diebstahlsicher aufzubewahren. Die Gültigkeitsdauer ist auf sieben Tage beschränkt. Es ist pro Mittel und Patient eine Tageshöchstmenge festgelegt. Im begründeten Einzelfall kann der Arzt auf einem BtM-Rezept mehr als ein Mittel ohne Berücksichtigung der Höchstmengen und ohne Beachtung der zeitlichen Begrenzungen verschreiben.

1.10
Betreuung Sterbender und ihrer Angehörigen

Beim Sterbenden können häufig folgende psychische Begleiterscheinungen (Sterbephasen) beobachtet werden: Dem Schock auf die Mitteilung oder Entdeckung der schweren Krankheit begegnet der Patient mit Verdrängungsprozessen der Verleugnung und Isolierung. Es folgen Groll, Wut und Neid. Danach verhandelt er quasi um Aufschub, und sobald die Wirklichkeit nicht mehr zu verneinen ist, fällt der nun auch subjektiv aussichtslos Kranke in Verzweiflung und tiefe Depression. Zuletzt willigt er „fast frei von Gefühlen" in das Unvermeidliche ein.

Zu unterscheiden ist zwischen aktiver und passiver Sterbehilfe und der Hilfe beim Sterben:

- aktive Sterbehilfe: Eine gezielte Lebensverkürzung ist gesetzlich unzulässig, auch wenn sie auf ausdrückliches Verlangen des Patienten erfolgt. Eine Beihilfe zur Selbsttötung bleibt hingegen straffrei. Von indirekter Sterbehilfe spricht man, wenn als Nebenwirkung einer zulässigen Maßnahme (z.B. Schmerzlinderung) eine Lebensverkürzung eintritt; sie ist kein Straftatbestand.
- passive Sterbehilfe: Lebensverlängernde Maßnahmen werden bei aussichtsloser Prognose oder einem für den Patienten unerträglichen Leiden unterlassen
- Hilfe beim Sterben: Dies ist eine typische hausärztliche Aufgabe mit dem Ziel, die Menschenwürde des Patienten in allen Stadien des Sterbens zu bewahren (z.B. durch symptomatische Behandlung, Schmerzlinderung und Vermeidung unnötiger diagnostischer oder therapeuti-

scher Maßnahmen), so eventuell das Sterben zu Hause zu ermöglichen und bewußt mit dem Kranken über seine Situation zu kommunizieren, soweit ein Bedürfnis nach Information zu erkennen ist.

Keineswegs selten werden Todkranke vom Allgemeinarzt eher gemieden oder es werden distanzierende Gesprächstechniken angewandt (Vermeidungsverhalten). Dabei ist vom Allgemeinarzt ein aktiver Sterbebeistand gefordert, damit nicht „der soziale Tod dem biologischen Tod vorausgeht" (Huppmann/Wilker).

Zu den weiteren Aufgaben gehört es, den Tod festzustellen, den Totenschein auszustellen und für die Betreuung der Angehörigen zu sorgen, etwa durch Unterstützung bei der Trauerarbeit (langdauernder Prozeß, sich von einem geliebten Menschen zu lösen).

2 Prävention und Früherkennung von Krankheiten

2.1 Gesundheitsbildung

Die Gesundheitsberatung als ärztliche Aufgabe umfaßt Maßnahmen zur Beeinflussung individuellen Handelns mit dem Ziel, das Bewußtsein der Verantwortung für die eigene Gesundheit zu stärken und dadurch das Individualverhalten dauerhaft so zu beeinflussen, daß die Gesundheit gefördert wird (Verhaltensprävention). Eingeschlossen hierin ist die Tätigkeit des Allgemeinarztes in den Bereichen der Prophylaxe, Rehabilitation, Hygiene, Ernährung, Ehe- und Sexualberatung. Die primäre Prävention setzt zum Zeitpunkt der Gesundheit an, um Krankheiten durch Beseitigung ursächlicher Faktoren (z.B. Risikofaktoren, Bewegungsmangel) zu verhüten. Die sekundäre Prävention interveniert zu einem Zeitpunkt, an dem die Erkrankung schon existiert, aber noch keine Beschwerden oder Symptome verursacht; es soll die Prognose durch Früherkennung und Frühbehandlung verbessert werden. Die tertiäre Prävention umfaßt ähnlich wie die Rehabilitation Maßnahmen, die Leistungsfähigkeit und Lebensqualität nach einer Erkrankung zu erhalten und Folgeschäden zu verhindern. Der frühzeitigen Erkennung von Berufskrankheiten dient die gesundheitliche Betreuung beim Eintritt in das Arbeitsleben und beim Ausscheiden aus der Berufstätigkeit.

2.2 Früherkennungsmaßnahmen

Vorsorgeuntersuchungen sind freiwillige, von den Krankenkassen getragene Untersuchungen zur Früherkennung von Erkrankungen, besonders in gefährdeten Lebensabschnitten.

Kinderrichtlinien

Die Vorsorgeuntersuchung bei Neugeborenen, Säuglingen und Kleinkindern bis zum 6. Lebensjahr (U1 bis U9) wird standardisiert erhoben und in einem Vorsorgebuch dokumentiert. Während die Neugeborenenerst-(U1-) und die Basisuntersuchung (U2) vorwiegend in der Klinik durchgeführt werden, beginnt die Vorsorge beim Allgemeinarzt in der Regel mit der 4.–6. Lebenswoche (U3). Neben den zu erhebenden Befunden ist es wichtig, diese erste Untersuchung zur Vertrauensbildung und Motivation für Folgeuntersuchung sowie zur Beurteilung der durch den Säugling eventuell veränderten Familiendynamik (mit möglicher Überlastung vor allem der Mutter) zu nutzen. Insbesondere die beiden letzten Vorsorgeuntersuchungen im 4. (U8) und 6. (U9) Lebensjahr bieten dem Allgemeinarzt Gelegenheit zur Überprüfung der geistig-seelischen Entwicklung und des sozialen Verhaltens des Kindes. Es gilt hierbei, die Bedeutung einer eventuell notwendigen Erziehungsberatung zu erkennen und behutsam korrigierende Impulse zu setzen.

Untersuchungen nach dem Jugendarbeitsschutzgesetz

Dieses Gesetz betrifft ins Arbeitsleben eintretende Personen, die mindestens 14, aber noch keine 18 Jahre alt sind. Gesetzlich vorgeschrieben ist eine standardisierte Anamneseerhebung und Untersuchung vor Aufnahme der Berufstätigkeit und vor Ablauf des ersten Beschäftigungsjahres. Die Beschäftigung darf erst nach Vorlage der Bescheinigung über die durchgeführte Untersuchung erfolgen. Gegenüber der Erstuntersuchung enthält die Nachuntersuchung Erhebungen zum während des ersten Arbeitsjahres veränderten Gesundheitszustand.

Mutterschaftsrichtlinien

Ziel der Mutterschaftsrichtlinien ist das frühzeitige Erkennen von Risikoschwangerschaft und Risikogeburt. Durchgeführte Untersuchungen und Befunde werden im „Mutterpaß" dokumentiert.

Gesundheitsuntersuchungsrichtlinien

Versicherte ab einem Alter von 35 Jahren haben Anspruch auf eine alle zwei Jahre durchzuführende Gesundheitsuntersuchung, die der Früherkennung von Krankheiten dient. Dieser Anspruch besteht auch dann, wenn sich der Versicherte bereits wegen einer der Zielkrankheiten in ärztlicher Behandlung befindet.
Die Untersuchung umfaßt:
- Erhebung der Anamnese mit Erfassung sämtlicher Risikofaktoren
- klinische Ganzkörperuntersuchung
- Laboruntersuchung auf Glukose, Harnsäure, Kreatinin, Urinstreifentest und Cholesterin
- Ruhe-EKG
- eingehende Beratung mit Erörterung einer möglichen Prävention

Krebsfrüherkennungsrichtlinien

Die gesetzlichen Krankenversicherungen tragen abhängig vom Alter der Versicherten die Kosten jährlicher Vorsorgeuntersuchungen, die folgende Leistungen umfassen:
- für Frauen
- vom 20. Lebensjahr an Untersuchung des Genitales
- vom 30. Lebensjahr an zusätzlich Untersuchung der Brust und der Haut
- vom 45. Lebensjahr an zusätzlich Untersuchung des Dickdarms
- für Männer
- vom 45. Lebensjahr an Untersuchung des Genitales, der Prostata, der Haut und des Dickdarms

Die Untersuchung besteht aus Anamnese, körperlicher Untersuchung, evtl. radiologischer Untersuchung (Mammographie) und Labortest (kann hinweisen auf eine BSG-Beschleunigung, Veränderung der Plasmaproteine, Anämie). Tumormarker sind bisher nicht zur Frühdiagnostik geeignet, sondern dienen der Verlaufsbeobachtung. Die Teilnehmerrate an diesen Untersuchungen ist enttäuschend gering (20 % der Männer, 40 % der Frauen).

Sporttauglichkeitsuntersuchung

Die Untersuchung, die nicht von den gesetzlichen Krankenkassen getragen wird, umfaßt vor allem die Prüfung der Herz-Kreislauf- und der Lungenfunktion. In der Sportmedizin wird zwischen Übung, Training und Sport unterschieden:
- Übung beinhaltet die systematische Wiederholung gezielter Bewegungsabläufe zur Leistungssteigerung, die aufgrund geringerer Intensität nicht zu morphologisch faßbaren Veränderungen führt
- Training stellt die systematische Wiederholung überschwelliger Muskelanspannung zur Leistungssteigerung dar, die wegen der Qualität und Quantität der Beanspruchung zu morphologischen Anpassungserscheinungen führt
- Sport beinhaltet muskuläre Beanspruchung mit Wettkampfcharakter

Die Empfehlung des Allgemeinarztes richtet sich nach der Grundkrankheit und der gegenwärtigen Belastbarkeit des Patienten. Personen mit vegetativen Allgemeinstörungen ohne körperlichen Befund können Sport betreiben. Für Patienten mit koronarer Herzkrankheit und hoher Belastbarkeit empfiehlt sich Training, aber kein Sport. Für Patienten mit Herzinsuffizienz kann Übung indiziert sein, nicht aber Training oder Sport.

2.3 Impfungen

In der Allgemeinpraxis werden Impfungen aller Art durchgeführt. Das gilt einmal für Kinder, die auf Wunsch ihrer Eltern vom Allgemeinarzt geimpft werden, und auch zunehmend für Erwachsene, die Auffrischimpfungen und Impfungen vor Auslandsreisen erhalten sollen. Bei zunehmender Impfmüdigkeit der Bevölkerung ist der Allgemeinarzt aufgerufen, zur Teilnahme zu motivieren.

Indikationen

Man unterscheidet Impfungen mit breiter Anwendung (*Routineimpfung*) und bei spezieller Indikation (*Indikationsimpfung*). Routineimpfungen werden nach dem Impfplan für Kinder durchgeführt. Indikationsimpfungen werden je nach Disposition (z.B. Hepatitis-B-Impfung bei medizinischem Personal; Kontrolle des Impferfolges anhand des Hbs-Ak-Titers) oder Reiseziel empfohlen. Im internationalen Reiseverkehr ist einzig teilweise noch die Gelbfieberimpfung vorgeschrieben und darf, wegen Einhaltung der Kühlkette bei begrenzter Haltbarkeit des Lebendimpfstoffes, nur von bestimmten Stellen (z.B. Tropeninstitut) durchgeführt werden. Zwischen unterschiedlichen aktiven Impfungen mit abgeschwächten Erregern muß ein Sicherheitsabstand von 4 Wochen eingehalten werden. Bei Unfällen und fehlender oder unzureichender Grundimmunisierung ist eine Tetanussimultanimpfung erforderlich (aktive Immunisierung mit passiver Immunprophylaxe).

Impfabstände

Die Grundimmunisierung durch die Routineimpfungen erfolgt im Säuglingsalter. Die Tabelle 25.2 gibt die empfohlenen Termine zur Auffrischung wieder.

Kontraindikationen

Als allgemeine Kontraindikation gilt das Vorliegen akuter Infektionskrankheiten. Bei Lebendimpfstoffen (z.B. Masern, Mumps, Röteln, Typhus, Poliomyelitis, Gelbfieber) ist zusätzlich auf Immundefekte, immunsuppressive Therapie und Schwangerschaft zu achten.

Anzuwendende Technik

Während es bei Lebendimpfstoffen möglich ist, den natürlichen Infektionsweg zu imitieren (z.B. durch orale Gabe wie bei dem oralen Poliovirusimpfstoff), werden Totimpfstoffe (z.B. Diphtherie, Tetanus, Pertussis, Tbc) grundsätzlich injiziert (meist i.m., Tbc-Impfung aber streng intrakutan).

2.4 Gesetzliche Bestimmungen bei Infektionskrankheiten

Bundesseuchengesetz

Dieses Gesetz regelt die Meldepflicht von übertragbaren Erkrankungen in Deutschland. Je nach Erkrankung ist innerhalb von 24 Stunden der Krankheitsverdacht, die Erkrankung oder der Tod dem zuständigen Gesundheitsamt mitzuteilen.

Der Kranke darf dann möglicherweise nicht mehr in seinem bisherigen Arbeitsbereich beschäftigt werden (betrifft vor allem Beschäftigte im Lebensmittel- oder Gesundheitsbereich)

Tab. 25.2: Impfabstände bei Routineimpfungen

Impfung gegen	Zeitpunkt zur Auffrischimpfung
Diphtherie	im 6.–8. Lebensjahr und dann alle 10 Jahre (mit reduzierter Toxoidmenge)
Haemophilus influenzae	die dritte Injektion mit Beginn des 2. Lebensjahres (Impfungen nach dem 5. Lebensjahr nicht mehr erforderlich)
Masern, Mumps, Röteln	im 6. Lebensjahr; bei Mädchen soll die Rötelnimpfung im 11.–15. Lebensjahr wiederholt werden
Poliomyelitis	alle 10 Jahre
Tetanus	alle 10 Jahre
FSME	in Endemiegebieten alle 3 Jahre

und muß eventuell isoliert werden, um eine Ausbreitung der Infektion zu verhindern.

Gesetz zur Bekämpfung der Geschlechtskrankheiten

Jeder Fall einer ansteckungsfähigen Geschlechtserkrankung (z.B. Lues, Gonorrhö, nicht aber eine HIV-Infektion) muß vom behandelnden Arzt ohne namentliche Nennung an das zuständige Gesundheitsamt gemeldet werden. Eine Angabe des Namens und der Anschrift des Patienten ist nur dann notwendig, wenn der Erkrankte versucht, sich einer Behandlung zu entziehen und eine ernste Gefahr der Übertragung darstellt.

3 Allgemeinärztliche Betreuung von Patienten

3.1 Beschwerden am Bewegungs- und Stützapparat

Bis zu 50 % der in der Praxis geäußerten Beschwerden gehören in den orthopädischen Bereich. Das liegt einerseits an heute verbreiteten Fehlhaltungen und Fehlbelastungen, andererseits an der veränderten Altersstruktur einer Gesellschaft mit zunehmender Multimorbidität. Oft zu behandeln sind rezidivierende Wirbelsäulenbeschwerden, degenerative Gelenkerkrankungen sowie chronisch verlaufende, entzündliche Gelenkerkrankungen. Aber auch Haltungsschwächen bei Jugendlichen (schlaffer Rundrücken), Fibromyalgien und Überlastungsschäden sind langfristig zu betreuen.

Kreuzschmerzen

Häufigste Ursachen von Kreuzschmerzen sind Myalgien mit Haltungsstörungen, degenerative LWS-Veränderungen und gynäkologische Erkrankungen. Degenerative Erkrankungen der Wirbelsäule machen sich durch Bewegungseinschränkungen und schmerzhafte Muskelverspannungen bemerkbar. In seltenen Fällen ist die häufige Beschwerde Kreuzschmerzen durch morphologische Veränderungen zu erklären. So ist ärztliches Vorgehen mehr vom Krankheitsverhalten des Patienten als von tatsächlich physikalischen Normabweichungen oder neurologischen Befunden abhängig. Diagnostisch unterscheidet man zwischen radikulären (z. B. Ischialgie) und nichtradikulären Schmerzen: Verlagert sich das Bandscheibengewebe nach dorsal, als Diskusprolaps vor allem in den Segmenten L4 bis S1, dann imponieren stechende Schmerzen, Sensibilitätsausfälle, motorische Störungen. Die Therapie kann konservativ (Stufenbett, Antiphlogistika, Krankengymnastik) oder operativ erfolgen. Liegen keine Paresen vor und lassen sich die Schmerzen keinem Dermatom zuordnen, so ist das Vorliegen einer akuten Wurzelkompression unwahrscheinlich (siehe hierzu Orthopädie, Kap. 3).

Gelenkbeschwerden und Arthrosen

Der Allgemeinarzt sieht häufig uncharakteristische Gelenkbeschwerden mit wechselnder Lokalisation und morgendlichen Schmerzen. Die radiologische Diagnostik trägt wenig zur Klärung bei, da bei beinahe jedem der über 60jährigen degenerative Gelenkveränderungen nachzuweisen sind. Die meisten Arthrosen lassen sich rein anamnestisch feststellen. Bei der körperlichen Untersuchung kann eine Schwellung, Überwärmung oder Druckdolenz gefunden werden. Oft besteht ein reaktiv erhöhter Muskeltonus und eine unnatürliche Schonhaltung, die den degenerativen Prozeß noch weiter beschleunigt. Deshalb ist die Frühdiagnose und konsequente Behandlung von entscheidender Bedeutung. Von der Arthrose abzugrenzen sind Beschwerden unklarer Genese wie die Fibromyalgie (eine psychosomatische, disseminierte Muskelverhärtung).

> **Klinischer Fall**
>
> Ein 50jähriger Patient ist morgens mit starken Schmerzen in der linken Schulter, die in den Arm ausstrahlen, aufgewacht. Er hält den Arm adduziert. Jede Bewegung der Schulter, insbesondere die Innenrotation, ist schmerzgehemmt. Das Schultergelenk ist äußerlich unauffällig, die neurologische Untersuchung ohne Befund. *Verdachtsdiagnose:* Periarthropathia humeroscapularis

An der oberen Extremität spielt die Periarthropathia humeroscapularis (Tendinitis und Bursitis des Schultergelenks) als Schmerzursache vor allem beim Heben des Armes die wichtigste Rolle. Da das Schultergelenk bei Immobilisierung besonderes schnell zur Versteifung neigt, ist hier eine Fixierung im Desault-Verband kontraindiziert. Therapeutisch sinnvoll sind Antiphlogistika, Eisbeutelapplikation und frühzeitige Bewegungsübungen. Die Epicondylitis humeri radialis ist charakterisiert durch lokalen Druckschmerz am Epicondylus lateralis und die schmerzhafte Supination des Unterarms (siehe auch Orthopädie, Kap. 3).

> **Klinischer Fall**
>
> Ein 35jähriger Patient leidet an rezidivierenden Kniegelenksergüssen. Bei der Anamnese erwähnt er tiefe Rückenschmerzen in den frühen Morgenstunden und morgendliche Steifheit.
> *Verdachtsdiagnose:* Spondylitis ankylosans (Syn.: Spondylitis ancylopoetica, Morbus Bechterew)

Schmerzen im Bereich der Sakralfugen und eine Iridozyklitis als Frühsymptom runden das Bild des Morbus Bechterew ab. Er tritt gehäuft bei Männern unter 40 Jahren auf und ist zu 95% mit positivem HLA-B 27 assoziiert. Bei häufigen Gelenkschmerzen ohne äußere Anlässe denke man auch an rheumatische Erkrankungen und endokrine Störungen (Akromegalie, Hyperparathyreoidismus, Schilddrüsenerkrankungen und Diabetes mellitus). Ursächlich für Kniegelenksergüsse können neben Verletzungen die entzündlichen Erkrankungen oder eine fortgeschrittene Gonarthrose, seltener Chondrokalzinose oder eine Baker-Zyste sein (zur Therapie dieser Erkrankungen siehe unter dem jeweiligen Fachgebiet).

Osteoporose

Die Osteoporose vorwiegend als Erkrankung des höheren Lebensalters betrifft vor allem Frauen mit später Menarche, früher Menopause und Nullipara. Begünstigend wirken geringe Skelettmasse, schwache Muskulatur und eine sitzende Lebensweise, sowie Nikotin-, Alkoholabusus und langdauernde Glukokortikoidmedikation (siehe Orthopädie, Kap. 2.2).

Rheumatische Erkrankungen

Die rheumatoide Arthritis (Synonym chronische Polyarthritis, cP) beginnt schleichend; anfangs sind in der Regel nur die kleinen Gelenke schmerzhaft geschwollen. Durch schubweises, zentripetales Fortschreiten kann der gesamte Gelenkapparat weitgehend versteifen. Frauen sind dreimal häufiger betroffen als Männer. Frühsymptome sind die morgendliche Steifigkeit und Durchblutungsstörungen. Der Rheumafaktor ist in ca. 70% der Fälle positiv (allerdings auch bei Kollagenosen und anderen rheumatischen Erkrankungen, wie z.B. Weichteilrheumatismus). Diagnostische Schwierigkeiten bereiten Übergangsformen zu den Kollagenosen, speziell zum systemischen Lupus erythematodes (SLE). Eine Eingrenzung erlaubt neben Anamnese und Untersuchung die Labordiagnostik in Tabelle 25.3.

Der Rheumakranke erscheint häufig als aggressiver Patient, der unter gereizter Anspannung steht. Ziel der Therapie ist die Erleichterung oder Beseitigung des chronischen Schmerzes sowie die bestmögliche Vermeidung eines Funktionsverlustes der betroffenen Gelenke. Der medikamentösen Therapie stehen symptomatisch wirkende Antiphlogistika und Basistherapeutika zur Verfügung. Die hohe Nebenwirkungsrate dieser Medikamente verlangt vom Allgemeinarzt eine kontinuierliche Betreuung des Patienten (z.B. regelmäßiges Blutbild) sowie Flexibilität bei der Auswahl der individuellen Therapie (unter Berücksichtigung der physikalischen Therapie), wobei der Patient mit der Zeit eventuell – seinem jeweiligen Zustand angepaßt – seine notwendige Dosierung selbst einstellen kann. Bei mehrjähriger Behandlung ist es nicht erwiesen, daß Basistherapeutika den Verlauf der rheumatoiden Arthritis verändern. Auch operative Maßnahmen können notwendig werden (Synovektomie, Gelenkersatz, siehe Orthopädie).

Tab. 25.3: Labordiagnostik zur Klärung rheumatischer Erkrankungen

Laborparameter	Erkrankung
BSG	unspezifischer Parameter von entzündlichen Erkrankungen, z.B. rheumatoide Arthritis
CRP	wie BSG; als Akute-Phase-Protein schneller als die BSG normalisiert (nach 2 Wochen)
Rheumafaktor	Autoantikörper gegen menschliches IgG, bei rheumatoider Arthritis und Felty-Syndrom oder syst. Lupus erythematodes (SLE), jedoch auch bei Gesunden
ANF	(antinukleäre Faktoren) Autoantikörper gegen Zellkernbestandteile, bei SLE
HLA-B27	häufig bei M. Bechterew, aber auch bei 8% der Normalbevölkerung, sowie bei reaktiven Arthritiden
Antistreptolysin- (ASL-) Titer	hoch bei rheumatischem Fieber oder sekundärer Arthritis nach Streptokokkeninfektion
alkalische Phosphatase	erhöht nach Knochenaufbau- und Knochenumbauvorgängen, bei rheumatoider Arthritis, Knochentumoren, M. Paget

Verletzungsfolgen

Neben der Erstversorgung am Unfallort wird der Allgemeinarzt auch in der Praxis mit Verletzungen aufgesucht. Meist handelt es sich um Prellungen, Zerrungen, Luxationen oder Frakturen. Bei der Untersuchung ist auf die Farbe der Haut, die Durchblutung, Sensibilität und Motorik zu achten.

> **Klinischer Fall**
>
> Ein Kind wird beim Spielen umgestoßen und fällt auf den rechten Ellenbogen. Danach kann es den Arm nicht mehr heben. Bei der Untersuchung werden eine deutlich deformierte Schulterwölbung und eine schmerzhafte, federnd fixierte Bewegungseinschränkung des rechten Oberarms festgestellt.
> *Verdachtsdiagnose:* traumatische Schulterluxation

Die traumatische Schulterluxation ist die häufigste Luxation und wird meist durch Sturz auf den Ellbogen oder den gestreckten Arm ausgelöst. Dabei ist immer die Sensibilität des N. axillaris zu prüfen! Nach schneller Reposition in Kurznarkose wird das Schultergelenk zwei Wochen im Desault-Verband immobilisiert. Allgemein gilt, daß bei den meisten Verletzungen nach der Erstversorgung unverzüglich eine entsprechende Diagnostik und Therapie einzuleiten ist. Aufgabe des Allgemeinarztes ist die Verlaufsbeobachtung und das Vornehmen kleinerer chirurgischer Eingriffe (z.B. Wundversorgung).

3.2 Störungen an Atemwegen/Lunge bzw. beim Kauen/Schlucken

Husten

Husten spielt eine wichtige Rolle zur Abwehr inhalierter körperfremder Stoffe und Reinigung der Bronchialwege. Unter den oft geklagten Beschwerden ist der Husten das häufigste Symptom von Krankheiten des Respirationstraktes und kann, wie in Tabelle 25.4 dargestellt, verschiedene Ursachen haben, die durch genaue Anamnese voneinander abzugrenzen sind.

Therapie. Je nach Ursache expektorationsfördernd, sekretolytisch, antitussiv, antibiotisch. Nach einigen Tagen erneute Untersuchung und Überprüfung des Behandlungserfolgs. Bei Therapieresistenz spätestens nach drei Wochen Sputum- und Röntgenuntersuchung.

Tab. 25.4: Leitsymptom Husten

Hustenart	Erkrankung
akut	bei viralen, weniger bei bakteriellen Infektionen, häufig mit Fieber
chronisch	bei chronischen Lungenerkrankungen, z.B. chronische Bronchitis, Asthma bronchiale, Tbc oder Lungenkarzinom
produktiv	wirft Sekret aus, bei akuten und chronisch-entzündlichen Lungenerkrankungen
Hämoptyse	Expektoration mit Blutbeimengung bei schweren Grundkrankheiten, z.B. Bronchiektasen, Tbc oder Lungenkarzinom
nichtproduktiv	Reizhusten; ausgelöst durch mechanische (Fremdkörper, Tumor), chemische (Tabakrauch) oder thermische Reize
bellend	Krupphusten mit Beteiligung von Larynx oder Epiglottis (kloßige Sprache und inspiratorischer Stridor)
Schmerz	retrosternal bei Tracheitis (Reizhusten mit zähem Sputum)
paroxysmal	mit inspiratorischem Stridor bei Pertussis
morgens	bei Bronchiektasen oder chronischer Bronchitis
nachts	bei Linksherzinsuffizienz

Merke!

Jeder Husten, der länger als drei Wochen dauert, muß auf ein malignes Geschehen hin abgeklärt werden (Lungenkarzinom).

Klinischer Fall

Ein 3jähriger Junge wird wegen Appetitmangel in der Praxis vorgestellt. Die Nasenatmung ist stark behindert und der Mund ständig halbgeöffnet. Er habe häufig Schnupfen und schnarche nachts. Es findet sich ein den Nasen-Rachen-Raum fast ausfüllender, lappiger, weicher Tumor.
Verdachtsdiagnose: Rachenmandelhyperplasie

Angina tonsillaris

Der häufig vorgebrachten Beschwerde, Halsschmerzen mit Fieber über 38 °C, einer Pharyngitis und vergrößerten zervikalen Lymphknoten, liegt zu über 90 % eine Infektion mit beta-hämolysierenden Streptokokken zugrunde (Nachweis: Rachenabstrich; der ASL-Titer steigt erst 4 Wochen post infectionem).

Therapie. Penicillin V maximal 1,5 Mio/Tag für eine Dauer von 10 Tagen (bei Säuglingen und Kleinkindern 40 000 bis 60 000 IE/kg KG). Die Wirksamkeit des Penizillins zur Verhütung von Streptokokkenfolgekrankheiten ist (einzig) beim rheumatischen Fieber nachgewiesen.

Die Hyperplasie von Rachen- oder Gaumenmandeln ist bis zur Schulzeit physiologisch. Eine Indikation zur Tonsillektomie besteht nur bei rezidivierender Otitis media oder Sinusitiden.

Akute und chronische Bronchitis

Akute und chronische Erkrankungen der Atemwege sind in der Bevölkerung weit verbreitet. Sie führen den Patienten jedoch meist erst dann in die Praxis, wenn neben Husten und Auswurf auch Dyspnoe auftritt. Pulmonale Ursachen akuter Atemnot sind in Tabelle 25.5

Tab. 25.5: Differentialdiagnostik akuter Dyspnoe

Erkrankung	Symptomatik
akute Bronchitis	Tachypnoe, Nasenflügelatmung bei Kleinkindern, trockener Husten, exspiratorische Dyspnoe
„Pseudo-Krupp"	bellender Husten, inspiratorischer Stridor
akute Epiglottitis	hochgradige Dyspnoe mit Schluckbeschwerden und kloßiger Sprache, Fieber
Bronchialverschluß durch Fremdkörper	inverse Atmung, Atelektase, inspiratorischer Stridor
Pneumonie	hohes Fieber, oberflächliche Tachypnoe, Leukozytose
Lungenembolie	atemsynchroner Schmerz, Tachypnoe, Zyanose, Tachykardie, Hämoptoe
Pneumothorax	plötzlicher Schmerz bei aufgehobenem oder vermindertem Atemgeräusch über der jeweiligen Lunge

aufgeführt. Es ist aber auch an die kardiale Dyspnoe bei Linksherzinsuffizienz oder Cor pulmonale (Asthma cardiale) zu denken und bei akuter Erstickungsgefahr an einen Insektenstich, eine allergische Reaktion oder das angioneurotische Glottisödem.

Akute Bronchitis. Sie manifestiert sich als häufiger, meist banaler Virusinfekt mit hyperämisch geschwollener Bronchialschleimhaut. Der bei bakterieller Superinfektion auch eitrige Schleim wird durch schmerzhaftes Husten ausgeworfen. Tachypnoe, Nasenflügelatmung, hohes Fieber und exspiratorische Dyspnoe treten besonders bei Kindern auf. Neben Bettruhe reichen Inhalationen und Expektorantien (mit viel Flüssigkeit einzunehmen) meist völlig aus. Bei Kindern ist eine sorgfältige Nachbetreuung nötig, da die akute Bronchitis nicht selten eine hyperreagible Bronchialschleimhaut hinterläßt, die den Boden für ein exogen-allergisches Asthma bronchiale bereiten kann. Bei Kleinkindern mit trockenem Reizhusten denke man auch an die stenosierende Laryngotracheitis (Pseudo-Krupp). Bei dieser Viruserkrankung erfordert die plötzlich auftretende Dyspnoe mit Heiserkeit, bellendem Husten und inspiratorischem Stridor eine sofortige Sedierung und Kortikosteroidgabe.

Chronische Bronchitis. Sie ist die häufigste Ursache für Frühinvalidität. Betroffen sind ein Drittel der 50- bis 60jährigen Männer. Einer langjährigen Reizung der Schleimhaut durch Rauchen und Einatmen von Staub und Gasen folgen rezidivierende Infekte und führen zu narbiger Bronchialdestruktion. Die Verengung der Atemwege und ein vergrößertes Residualvolumen steigern sich zur Emphysembronchitis. Zur differentialdiagnostischen Abgrenzung der chronisch obstruktiven Lungenerkrankungen (COLD) siehe Tabelle 25.6.

Tab. 25.6: Differentialdiagnostik COLD

Erkrankung	Symptomatik
chronische Bronchitis	zäher Auswurf, trockene u./o. feuchte RGs, verlängertes Exspirium
obstruktives Emphysem	vergrößertes Residualvolumen, eingeschränkte Vital- und Sekundenkapazität, hypersonorer Klopfschall
Asthma bronchiale	anfallsweise Atemnot, Giemen und Brummen, exspiratorischer Stridor oder fehlendes Atemgeräusch

Asthma bronchiale

Asthma bronchiale ist gekennzeichnet durch wiederholte Anfälle von Atemnot (mit pfeifender Exspiration) im Wechsel mit völlig beschwerdefreien Intervallen (siehe auch Innere Medizin, Atmungsorgane, Kap. 2). Bei längerem Erkrankungszeitraum kann die obstruktive Ventilationsstörung auch andauern und sich das Vollbild eines COLD bis zu schweren restriktiven Veränderungen und Cor pulmonale entwickeln. Die Möglichkeit einer psychotherapeutischen Betreuung, oder beim Kind etwa einer Familientherapie, soll mitberücksichtigt werden, ebenso auch die Kranken-, Atemgymnastik und Kuraufenthalte. Der Asthmakranke gilt als schwierig und fordernd; oft sucht er eine besonders enge Beziehung zu seinem Arzt. Der Allgemeinarzt ist darüber hinaus noch mit erheblichen Problemen der Compliance konfrontiert. So kann die weitverbreitete Kortisonangst den Patienten dazu verleiten, sich nicht strikt an die Basismedikation zu halten. Individuelle Modifikationen des Therapieplans bei regelmäßiger Betreuung verlangen vom Allgemeinarzt Geduld und Bereitschaft zu kleinen Schritten. Regelmäßige Untersuchungen sind nach Tabelle 25.7 notwendig, um möglichst frühzeitig Kortikosteroidnebenwirkungen zu erkennen.

Pneumonie

Siehe hierzu Innere Medizin, Atmungsorgane, Kapitel 3.

3.3 Beschwerden an mehreren Organsystemen als Folge einer Infektion

Fieberreaktion

Fieber ist als Sollwerterhöhung der Körpertemperatur ein wichtiges Symptom vieler Erkrankungen. Zur Diagnose ist die Fieberdauer, der Krankheitsbeginn und -verlauf zu beachten.

Einige Krankheiten zeigen einen charakteristischen Fieberverlauf:
- *Kontinua*: gleichmäßig hohe Temperatur ohne große Schwankungen (Typhus, Paratyphus, Erysipel)
- *remittierend*: Unterschiede zwischen Morgen- und Abendtemperatur bis 2°C (Tbc, Viruserkrankungen, rheumatoide Arthritis)
- *intermittierend*: Die Morgentemperatur ist oft normal, das Fieber entwickelt sich zum Abend hin (Pleuritis, Pyelonephritis)
- *periodisch*: Wechsel von febrilen mit afebrilen Tagen, regelmäßiger Wechsel bei Malaria, unregelmäßig bei Bruzellosen

Unklares Fieber

Unter „unklarem Fieber" versteht man subfebrile Temperatur (bis 38 °C) ohne eindeutige diagnostische Zuordnung. Der weiteren Diagnostik dienen Urin- und Stuhluntersuchung, BSG, CRP, Blutbild, Elektrophorese und Transaminasen. Hinweisend auf Viruserkrankungen ist ein biphasischer Fieberverlauf (z. B. bei

Tab. 25.7: Überwachung längerfristiger Kortisontherapie

Kontrollzeitraum	Anamnese und Untersuchung von
alle 14 Tage	Magenbeschwerden (Ulkus) Rückenschmerzen (Osteoporose) Gesicht (M. Cushing) Blutdruck (Natrium- und Wasserretention) Temperatur (Infektionsgefahr)
alle 3 Monate	BSG (Infektionsgefahr, Wirkungskontrolle) Glukosetagesprofil (diabetogene Wirkung) Urinsediment und -kultur (Infektionsgefahr) Augen (Glaukom und Katarakt)
einmal im Jahr	Rö-Thorax (Tbc) Röntgen der Wirbelsäule (Osteoporose) Gastroskopie (Ulkus)

Masern, Hepatitis) und häufige Organbeteiligung mit vegetativen Begleitsymptomen. Im Blutbild findet sich meistens eine normale oder verminderte Leukozytenzahl (nichteitrige Entzündung) mit charakteristischer Lymphozytose.

Sepsis

Eine Sepsis entsteht durch kontinuierliches Eindringen von pathologischen Bakterien aus einem Krankheitsherd in den Blutkreislauf. Das Fieber kann schnell wechselnd remittieren und mit Schüttelfrost einhergehen.

Therapie von Fieber. Symptomatisch (Kühlung, Flüssigkeitsgabe, Antipyretika) und gegebenenfalls antibiotisch (nach Antibiogramm).

Grippale Infekte

Erreger von grippalen Infekten sind überwiegend Adenoviren, Echoviren und Coxsackie-Viren. Für enterale Infekte kommen Bakterien (z.B. Staphylokokken, E. coli) oder Viren in Betracht. Die Symptomatik grippaler und enteraler Infekte klingt schon nach einigen Tagen ab mit sehr günstiger Prognose (mit Exanthemen einhergehende Infektionskrankheiten siehe Pädiatrie, Kap. 8).

Grippe

Bei der echten Grippe tritt eine Infektion mit Influenzaviren A, B oder C auf. Die *Influenza* oder echte Virusgrippe tritt in Abständen von einigen Jahren epidemisch mit jeweils geänderten Antigeneigenschaften (Antigendrift, Antigenshift) auf. Nach einer Inkubationszeit bis zu vier Tagen geht sie mit ausgesprochenem Krankheitsgefühl, Abgeschlagenheit und steilem Fieberanstieg einher.

Bei den grippalen Infekten und der Influenza geht die Gefährdung meist nicht von den fieberhaften Infekten selbst, sondern von den Komplikationen (Bronchopneumonie, Nasennebenhöhlen- und Mittelohrbeteiligung) und Folgezuständen (chronischer Verlauf) aus. Die meisten Fälle einer chronischen Bronchitis, chronischen Sinusitis oder chronischen Otitis media gehen aus einem fieberhaften Infekt hervor.

3.4
Beschwerden an mehreren Organsystemen aufgrund psychischer Probleme

Psychovegetative Allgemeinstörungen

Dieses auch als vegetative Dystonie bezeichnete Krankheitsbild tritt als eigenständiges Symptom oder als Begleitsymptom körperlicher und psychischer Erkrankungen auf. Charakteristischerweise kann der damit einhergehende Erschöpfungs- bzw. Spannungszustand nicht gelöst werden und sich bis zum „Nervenzusammenbruch" steigern. Bei etwa 30 % seiner Patienten stellt der Allgemeinarzt diese Diagnose (ca. 25 % der Bevölkerung gerät im Lauf ihres Lebens in eine psychische Krise).

Ätiologie. Meist durch psychosoziale Belastungssituation hervogerufen.

Symptomatik. Zahlreiche, atypisch wechselnde Beschwerden (Schlafstörungen, allg. Schwäche, Magen- und Darmbeschwerden, Kopf-, Halsschmerzen, Muskelverspannungen, Wirbelsäulenbeschwerden, depressive Verstimmung).

Differentialdiagnose. Beginnende Organerkrankung, larvierte Depression.

Therapie. Gesprächstherapie, um den Patienten emotional zu entlasten.

3.5
Störungen der Herz- und Gefäßfunktion

Mit über 50 % der Todesfälle sind Herz- und Kreislauferkrankungen die häufigste Todesursache unter der Bevölkerung in den Industrieländern. Jeder zweite Bundesbürger stirbt an den Folgen von Herz-Kreislauf-Erkrankungen.

Folgende Auflistung gibt Auskunft über Symptome bei Herz-Kreislauf-Erkrankungen:
- *Dyspnoe:* genaue Schilderung der Atemnot und der zumutbaren Belastung (wie viele Stufen einer Treppe?). *DD:* pulmonal,

extrathorakal (Hypoxie, Anämie, metabolische Azidose)
- *Angina pectoris:* Schmerzen unter Belastung oder in Ruhe? Zunehmende Schmerzintensität? Vernichtungsschmerz (Herzinfarkt)? Abklärung der Koronarsklerose durch Belastungs-EKG oder evtl. Koronarangiographie
- *Rhythmus:* regelmäßig oder unregelmäßig? Supraventrikuläre oder ventrikuläre Extrasystolen? Vorhofflimmern? Digitalisüberdosierung? Diagnose durch EKG
- *Blutdruck:* erhöht bei jedem zehnten Erwachsenen. Ursachen einer sekundären Hypertonie (10 %) können endokrine Erkrankungen, renovaskuläre und parenchymatöse Nierenerkrankungen oder Aortenisthmusstenose sein.
- *Ödeme:* seitengleiches Anschwellen der Beine, besonders abends bei nächtlicher Rückbildung. (Die bei liegenden Patienten meist dorsal entstehenden Ödeme werden Anasarka genannt.) *DD:* lokale Ursache (z.B. Varikosis) oft einseitig, eventuell Thrombophlebitis
- *Nykturie:* nächtliche Ausschwemmung der Ödeme. *DD:* Pollakisurie bei nervöser Schlaflosigkeit, Urethritis

Der akute Herzinfarkt wird in der Allgemeinpraxis nicht selten diagnostiziert. Der Allgemeinarzt beschäftigt sich aber vorwiegend mit der Prophylaxe und Rehabilitation von Herz-Kreislauf-Erkrankungen. Darunter fällt die Ausschaltung und Therapie von Risikofaktoren (ersten Grades: Hypercholesterinämie, Nikotin, Hypertonie; zweiten Grades: Diabetes, Gicht, Adipositas), Behandlung der Frühsymptomatik und Langzeitbetreuung von Herzkranken.

Brustschmerz und koronare Herzkrankheit (KHK)

Bei akutem Brustschmerz muß zuerst ein Herzinfarkt oder eine KHK ausgeschlossen werden, bevor, wie in Tabelle 25.8 dargestellt, andere Ursachen in Betracht gezogen werden. Weit verbreitet ist das kostovertebrale Syndrom, ein vielgestaltiges Krankheitsbild mit Fehlhaltung, Muskelverspannung oder Knor-

Tab. 25.8: Differentialdiagnostik des akuten Brustschmerzes

Diagnose	Schmerzcharakteristik
Thoraxwandsyndrom	bewegungs- und atemabhängiger Schmerz, oft durch Kälteeinwirkung und Muskelverspannung verstärkt; Besserung durch Lokalanästhetika
Tietze-Syndrom	druckschmerzhafte Verdickung der Rippenknorpel der 2. und 3. Rippe am Sternalansatz
Mondor-Thrombophlebitis	Phlebitis der V. thoracica oder V. epigastrica an der vorderen Brustwand
Herzneurose	zuerst spitzer, dann diffuser Schmerz über Tage, mit Ausstrahlung von der Herzspitze, unabhängig von körperlicher Belastung
KHK	dumpfer Schmerz mit retrosternaler Enge und Ausstrahlung, oft nur wenige Minuten bei Belastung, mit prompter Besserung auf Nitroglycerin
Herzinfarkt	wie KHK, steigert sich zu Todesangst und Vernichtungsgefühl, kann aber auch stumm verlaufen, unvorhersehbare Dauer, nicht auf Nitroglycerin sensibel
Pleuritis	schneidender, inspiratorisch verstärkter Schmerz mit Pleurareiben
Ösophagitis	dumpfer retrosternaler Schmerz mit Dysphagie
Pneumothorax	plötzlicher stechender Schmerz, Dyspnoe
Lungenembolie	akuter Thoraxschmerz, Tachykardie, ausgeprägte Dyspnoe
thorakales Aortenaneurysma	starker Thoraxschmerz, ggf. Pulsdifferenz an beiden Armen
Pneumonie	stechender Schmerz, Fieber, Dyspnoe
Peri-/Myokarditis	stechender retrosternaler Schmerz, verstärkt im Liegen

pelveränderung (Tietze-Syndrom). Ein großer Teil der Patienten leidet an dem durch Ausschlußdiagnose festzustellenden funktionellen kardiovaskulären Syndrom, der Herzneurose. Hier ist besondere Vorsicht geboten, den Patienten nicht in der Somatisierungstendenz seiner seelischen Anspannung zu verstärken und ihm trotzdem das Gefühl zu geben, er werde richtig verstanden. Kontraindiziert ist hier die Verordnung von Kardiaka: „Es ist unmöglich, einen Patienten zu überzeugen, daß sein Herz gesund sei, wenn man ihm gleichzeitig Herzmittel verordnet" (von Uexküll).

Herzinsuffizienz (HI)

Die wachsende Zahl älterer Menschen mit nachlassender Herzmuskelkraft macht es notwendig, Frühzeichen einer beginnenden Herzinsuffizienz zu erfassen, um rechtzeitig einer weiteren Progredienz vorzubeugen. In Tabelle 25.9 sind die eher unspezifischen Frühsymptome einer Herzinsuffizienz im Stadium I bis II (NYHA) zusammengestellt.

Ob eine latente Herzinsuffizienz medikamentös behandelt werden soll, ist zur Zeit umstritten. In jedem Fall ist eine Beseitigung der Grundkrankheit anzustreben (z.B. Hypertonie, Hyperthyreose). Bei manifester Herzinsuffizienz sind *Diuretika* indiziert, entweder allein oder in Kombination mit *ACE-Hemmern*, evtl. mit Glykosiden.

Die größte Wirkung erzielen *Herzglykoside* bei der Herzinsuffizienz, die durch Koronarsklerose und chronische Druck- oder Volumenbelastung verursacht ist. Die Digitalisierung stellt, einmal begonnen, im allgemeinen eine Dauerbehandlung dar. Ihre geringe therapeutische Breite macht verantwortungsvolle Verordnung und regelmäßige Kontrolluntersuchungen notwendig, mit Überprüfung des EKG, der Kreatininclearance, des Kalium- und Glykosidspiegels. Bei Patienten jenseits des 75. Lebensjahres muß wegen der eingeschränkten Nierenfunktion mit einer herabgesetzten Digoxintoleranz gerechnet werden (dagegen wird Digitoxin hauptsächlich über die Leber metabolisiert).

Hypertonie

Auch der Hochdruckkranke muß vom Allgemeinarzt langfristig betreut werden. Über 90% der Hypertonien sind essentiell; sekundäre Hypertonien (zum größten Teil renaler Ursache) sollten ausgeschlossen werden. Um Meßfehler zu vermeiden, ist auf Entspannung der Armmuskulatur, eventuelle Mißverhältnisse zwischen Oberarmumfang und Manschettenweite und auf abschnürende Kleidung oberhalb der Manschette zu achten.

Vor der medikamentösen antihypertensiven Therapie sollen allgemeine Maßnahmen, wie Streß-, Gewichtsreduktion (Salzreduktion), Rauchentwöhnung und vermehrte körperliche Betätigung angestrebt werden. Die für den Patienten günstigste Kombination von Arzneimitteln wird häufig erst durch langsames Austesten gefunden und muß gegebenenfalls lebenslang verordnet werden. Außer bei einer hypertensiven Krise (Therapie mit Nifedipin, Urapidil, Clonidin) ist eine rasche Senkung des Blutdrucks nicht erwünscht. Um frühzeitig

Minderversorgung	Frühsymptom
zerebral	geringe Belastbarkeit, Konzentrationsschwäche, Depressivität, Schwindel, Kopfschmerzen, Schlafstörungen, Beeinträchtigung des Hör- und Sehvermögens
kardial und kreislaufbedingt	Unfähigkeit, flach zu liegen, Gefühl der schweren Beine, Belastungsdyspnoe, Herzrhythmusstörungen
pulmonal	Husten, Belastungsdyspnoe
gastrointestinal	Verdauungsstörung, Appetitlosigkeit, Meteorismus
urogenital	Änderung der Miktionsgewohnheiten, Nykturie, Impotenz

Tab. 25.9: Mögliche Frühsymptome einer Herzinsuffizienz (mit Minderdurchblutung bestimmter Gefäßprovinzen) nach Haas

Tab. 25.10: Schema des zeitlichen Ablaufs von Kontrolluntersuchungen bei bestehender Hypertonie

Zeitlicher Abstand	Untersuchung
alle 3–6 Wochen	Blutdruckmessung Routineuntersuchung des Herz-Kreislauf-Systems
alle 12 Wochen	Blut- und Harnuntersuchung
alle 12 Monate	EKG (Ruhe- und Belastungs-EKG) Augenhintergrunduntersuchung Untersuchung des Gefäßsystems Röntgen der Thoraxorgane Nierenfunktionsprüfung Untersuchung des Fett-, Kohlenhydrat- und Harnsäurestoffwechsels sowie der Leberfunktion

Folgekrankheiten und Nebenwirkungen der Blutdrucksenker zu erkennen, soll der Patient nach Tabelle 25.10 engmaschig kontrolliert werden.

3.6
Beschwerden an Verdauungsorganen und Bauchwand

Magenbeschwerden

Funktionelle Oberbauchbeschwerden können sonographisch eine Tonussteigerung mit Hypermobilität und Hypersekretion zeigen, bieten aber selten einen Organbefund. Typisch ist der chronische Verlauf und die enge Beziehung der Schmerzen zur Stimmungslage. Während beim Reizmagen unverarbeitete Konflikte auslösend sein können, steht beim Colon irritabile die neurotische Persönlichkeitsstruktur des Patienten im Vordergrund. Das ärztliche Gespräch bildet bei den psychosomatischen Beschwerden einen wesentlichen Teil der Behandlung. Wichtig ist, Konfliktsituationen und neurotische Strukturanteile herauszuarbeiten, und eventuell eine aufdeckende Psychotherapie anzubieten.

Ulcus ventriculi und duodeni

Es hat sich gezeigt, daß die Erkrankungssituation und Psychodynamik des Patienten mit funktionellen Oberbauchbeschwerden nur schwer abzugrenzen ist von der Problematik der Ulkuskranken („Ulkuspersönlichkeit"). Beim Ulkus treten die Beschwerden meist in zeitlicher Abhängigkeit von der Nahrungsaufnahme auf (Ulcus ventriculi: Sofortschmerz nach Nahrungsaufnahme, Ulcus duodeni: Spät- oder Nüchternschmerz).

Therapie. Die konservative Ulkustherapie kann ambulant unter Streßreduktion, Diät und Säuresuppression erfolgen. Als Komplikation ist die Perforation des Ulkus mit akutem Abdomen gefürchtet. Beim Ulcus ventriculi muß endoskopiert werden, um durch Biopsie das Entartungsrisiko zu klären (early cancer). Beim Ulcus duodeni erfolgt im Falle der zu 95 % wahrscheinlichen Helicobacter-pylori-Assoziation eine sog. Eradikationstherapie.

Postoperative Magenbeschwerden

Der Allgemeinarzt ist in der Nachbehandlung mit vielfältigen postoperativen Störungen konfrontiert. Andauernde Ernährungsstörungen können durch eine agastrische Dystrophie nach Magenexstirpation, Dumping-Syndrom oder das Syndrom der zuführenden Schlinge (beide Syndrome vorwiegend nach Billroth II) verursacht sein. Erforderlich sind bei jedem Magenoperierten regelmäßige Nachuntersuchungen mit endoskopischer Biopsie (hohe Rate der Rezidivulzera und Magenstumpfkarzinome).

Leberschäden

Die Fettleber ist der häufigste pathologische Leberbefund in der Praxis. Eine medikamentöse Therapie ist meist nicht notwendig, wenn die zugrundeliegende Störung angegangen wird. Zur Abklärung, inwieweit die Leber zirrhotisch verändert ist, ist eine Biopsie erforderlich. Das

Fortschreiten der fibrotischen Umwandlung kann in der Regel nicht gestoppt werden, besonders wenn die ursächliche Noxe (Alkohol, chronische Hepatitis) weiterbesteht.

Krankheitsfolgen einer Leberzirrhose, wie therapieresistenter Aszites, primäres Leberkarzinom oder die Ösophagusvarizenblutung können rapide zum Tode führen. Jedoch kann ein Kranker mit gesicherter Leberzirrhose auch jahrelang ohne Beschwerden bleiben. Zu beachten ist die bei Leberinsuffizienz verlängerte Wirkung von Medikamenten, die in der Leber metabolisiert werden, z.B. Benzodiazepine, Morphine, Lidocain, Theophyllin. Bei manifester Leberschädigung sollten auch keine lebertoxischen Medikamente, z.B. Tetracycline oder Paracetamol verwendet werden.

Obstipation

Jeder dritte Bundesbürger und ein Großteil der über 65jährigen leidet an chronischer Verstopfung.

Ätiologie. Bei Kindern ist an das aganglionäre oder häufiger an das idiopathische Megakolon zu denken. Bei Erwachsenen können die vielfältigsten psychischen und körperlichen Erkrankungen eine chronische Verstopfung bedingen, bei älteren Menschen auch unzureichende Flüssigkeitszufuhr bei mangelndem Durstgefühl.

Symptomatik. Der Begriff Obstipation bezeichnet eine Stuhlfrequenz von weniger als 3 Stühlen pro Woche. Als Begleitsymptome werden diffuses Unbehagen, Abgeschlagenheit, Schlaflosigkeit und Kopfschmerzen genannt.

Therapie. Je nach Grunderkrankung; Laxantien werden viel zu häufig benutzt. Laxantienabusus verstärkt über den Kaliumverlust die Obstipation. Vor der medikamentösen Therapie steht die Aktivierung des Patienten mit Wiedereingliederung in den Tagesrhythmus (Wiedererlernen des gastrokolischen Reflexes), Ernährungsumstellung auf ballastreiche Kost und ausreichende Flüssigkeitszufuhr (zwei Liter täglich) sowie leichtes körperliches Training und Entspannungsübungen. Oft hat die Obstipation eine langjährige Vorgeschichte. Klagt ein Patient erstmalig über Verstopfung, so wird man eine digitale Austastung des Enddarms vornehmen und den Stuhl auf okkultes Blut untersuchen. Zur Erfassung eines Rektumkarzinoms (70 % der Kolonkarzinome) ist die rektaldigitale Untersuchung als wichtigste zu nennen, weil sie kaum aufwendig ist und damit über die Hälfte aller Rektumkarzinome erfaßt werden können (Koloskopie oder Kolonkontrasteinlauf für Karzinome mit weiter proximalem Sitz).

3.7 Suchtprobleme (am Beispiel der Alkoholkrankheit)

Die Behandlung Alkoholkranker hat in den letzten Jahren in der Praxis an Bedeutung zugenommen. Sie umfaßt nicht nur die Organtherapie des betroffenen Patienten (Leber, Pankreas, Herz, ZNS), sondern auch die Betreuung der Angehörigen. Meist kann man mit mehreren Personen in der Umgebung des Alkoholkranken rechnen, die hierdurch indirekt gesundheitlich geschädigt sind. Da kaum ein Alkoholkranker wegen seiner Suchtproblematik den Allgemeinarzt aufsucht, ist es wichtig, auf Frühzeichen der Alkoholkrankheit zu achten: Neben dem äußeren Aspekt (z.B. gerötete Augen, ödematöses Aussehen) gibt vor allem eine Erhöhung der Gamma-GT den ersten Hinweis. In der Frühphase der Krankheit fühlt sich der Patient noch nicht zum Alkoholiker stigmatisiert, und so kann der Alkoholkonsum vorsichtig thematisiert werden, ohne den Patienten zu verletzen. Zur weiteren Aufgabe des Allgemeinarztes zählt die jahrzehntelange Nachsorge. Ausgehend von der Tatsache, daß eine Sucht zwar nicht zu heilen, aber zu stoppen ist, wird der Suchtkranke seinen Alltag aufmerksamer gestalten müssen als der Gesunde (Selbsthilfegruppen als Möglichkeit, Gefühle wahrzunehmen, auszutauschen und mit unangenehmen Gefühlen umzugehen). Die Suchtkrankheit ist eine chronische Krankheit, die in Schüben verlaufen kann. Suchtkranke sollen beim Allgemeinarzt eine dauerhafte Beziehung finden, wo sie sich auch nach einem Rückfall nicht verbergen müssen.

3.8 Erkrankungen des Nervensystems und der Psyche

Kopfschmerzen

Schmerzen werden von Patienten mit einer großen Variationsbreite erlebt (unterschiedliche Schmerzschwelle und Schmerzerfahrung). Am Beispiel von Kopfschmerzen wird in Tabelle 25.11 gezeigt, wie sich die unterschiedlichen Schmerzqualitäten unter drei häufig gestellten Diagnosen einordnen lassen. Bei 90% der Patienten liegen chronische Kopfschmerzen aus dem Formenkreis der Migräne und des Spannungskopfschmerzes vor. Die restlichen 10% verteilen sich auf Kopfschmerzen verschiedener organischer Ursachen.

> **Klinischer Fall**
>
> Eine 42jährige Patientin klagt über Kopfschmerzen, die vor allem morgens auftreten, im Nacken beginnen, über den Scheitel nach vorne ziehen und in der Stirn lokalisiert bleiben. Sie dauern Stunden an, sind oft einseitig betont und beeinträchtigen die Patientin stark. Sie waren deutlich verstärkt nach der Geburt des zweiten Kindes vor 10 Jahren, nach Wiederaufnahme der beruflichen Tätigkeit als Sekretärin vor 3 Jahren und jetzt akut nach dem Tod der Mutter. Insgesamt sind Intensität und Häufigkeit progredient. Röntgenaufnahmen zeigen deutlich degenerative Veränderungen an der HWS. Bei der Untersuchung wird ein Blutdruck von 150/80 mm Hg gemessen.
> *Verdachtsdiagnose:* Spannungskopfschmerz

Therapie. Es wird unterschieden zwischen Akuttherapie (Metoclopramid, Domperidon, ASS, Ergotamin) und Intervalltherapie (Beta-Blocker, Lisurid, Methysergid). Bei Kopfschmerzen, die aus dem Schema der chronischen Kopfschmerzformen fallen, sollte man nach einer organischen Erkrankung forschen (Hirntumor, Subarachnoidalblutung) und eventuell zum Neurologen überweisen.

Folgende Alarmsymptome weisen auf nichtbanalen Kopfschmerz hin (nach Mumenthaler):
- erstmals auftretender Kopfschmerz, besonders bei über 40jährigen
- Dauerkopfschmerz: konstante Schmerzen mit zunehmender Häufung
- zunehmender intensiver Kopfschmerz
- lokalisierter, seitenkonstanter Kopfschmerz
- Begleitsymptome: Erbrechen, neurologische Ausfälle

Angst und Depression

Akute, eindeutig psychiatrische Krankheitsbilder (z.B. Schizophrenie) finden sich selten im Patientenstamm des Allgemeinarztes.

Somatisierung. Oft werden jedoch psychische Erkrankungen als somatisches Leiden präsentiert (Präsentiersyndrom). Diesen funktionellen Organbeschwerden liegt eine Verlagerung psychischer Konflikte in die körperliche Ebene zugrunde. Die Somatisierungstendenz wird durch den Allgemeinarzt zunächst noch verstärkt, da er nach körperlichen Befunden sucht, um eine Organbeteiligung auszuschließen, und so gehören die Patienten mit funktio-

Tab. 25.11: Leitsymptom Kopfschmerz: Chronische Kopfschmerzformen

Kopfschmerz	Symptomatik
klassische Migräne	anfallsartig rezidivierender Schmerz, meist halbseitig, mit Übelkeit und Erbrechen, dauert mehrere Stunden bis 2 Tage
Spannungskopfschmerz	dumpfer, diffuser Schmerz, ausgelöst durch Muskelverspannung oder Fehlhaltung
Cluster-Kopfschmerz (Bing-Horton)	tritt häufig (in den Morgenstunden) bei Männern auf als intensiver, unilateraler, periorbitaler Schmerz, oft mit Tränenfluß auf der betroffenen Seite, periodisch gehäuft, dauert wenige Minuten bis 2 Stunden

nellen Beschwerden zu den am besten untersuchten Patienten.

Neurotische Persönlichkeit. Für den Allgemeinarzt ist es wichtig, die neurotische Persönlichkeitsstruktur des Patienten zu erkennen. Sie kann sich äußern in zwanghaften Handlungen, ausgeprägter Angstsymptomatik oder verschiedenen funktionellen Beschwerden.

Depression. Depressive Verstimmungen kommen in vielfältiger Ausprägung vor, wobei das Vollbild einer Depression selten vom Allgemeinarzt alleine behandelt wird. Schwierigkeiten bereitet das Erkennen einer larvierten Depression („versteckte Depression"): Verschiedene Einzelsymptome (Kopfschmerzen, Obstipation) oder eine Fülle nicht zuzuordnender Beschwerden können die depressive Genese verdecken.

Es kann hilfreich sein, Patienten ohne verifizierbaren organischen Befund einige Fragen aus dem Depressionsfragebogen nach Kielholz zu stellen:
- Haben Sie das Gefühl verloren, sich freuen zu können?
- Sind Sie weniger initiativ als noch vor Wochen oder Monaten?
- Hat Ihr Interesse an den Dingen des Lebens generell nachgelassen?
- Plagt Sie das Gefühl, Ihr Leben sei sinnlos geworden?
- Fällt es Ihnen schwer, Entscheidungen zu treffen?

Bejahende Antworten auf diese Fragen, zusammen mit unspezifischer funktioneller Symptomatik, Erschöpfung, überhöhter Ängstlichkeit, Schlafstörung, Appetitverlust und Impotenz vermehren den Verdacht auf eine larvierte Depression. Die Diagnose kann erhärtet werden, wenn die depressive Verstimmung schon längere Zeit besteht oder vom Patienten als kaum mehr beherrschbar empfunden wird, so daß er selbst den Wunsch nach Hilfe äußert. Die Behandlung durch den Allgemeinarzt ist grundsätzlich möglich, wobei nur der psychotherapeutisch ausgebildete Arzt eine spezielle Psychotherapie anbieten kann. Häufig ist die depressive Symptomatik auch bei älteren Patienten mit zerebralem Abbau zu beobachten.

Die Basis der Behandlung bildet ein vertrauensvolles ärztliches Gespräch, in dem der Patient lernt, seine Depression als Krankheit zu akzeptieren und gemeinsam mit dem Arzt nach individuellen Lösungsmöglichkeiten zu suchen. Die medikamentöse antidepressive Therapie wird bevorzugt bei der phasenhaft verlaufenden endogenen Depression eingesetzt, die aber selten vom Allgemeinarzt allein betreut wird. Besonders wichtig ist eine frühzeitige Diagnose und Therapie, da jeder depressive Patient als suizidgefährdet zu gelten hat. Die Selbstmordneigung muß unbedingt während der Behandlung angesprochen und darf, falls vorhanden, nicht verharmlost werden.

Erkennung der Suizidgefahr und Nachbetreuung nach Suizidversuch

Die Zahl der Selbsttötungen steigt seit Jahren kontinuierlich an (mit zehnmal höherer Dunkelziffer der Suizidversuche). Suizid und Suizidversuch werden bei Schizophrenie, Zyklothymien, psychoreaktiven Störungen und im Rahmen der Suchtproblematik beobachtet. Am häufigsten treten Suizide in Zusammenhang mit depressiven Störungen auf; besonders gefährdet sind sozial isolierte Menschen. Bei der Mehrzahl der Suizide lassen sich retrospektiv eindeutige Hinweise und Ankündigungen erkennen. Das besondere Vertrauensverhältnis in der Praxis ermöglicht es dem Allgemeinarzt, die schwierige Situation des Patienten anzusprechen und zu versuchen, eine tragische Entwicklung zu verhindern. Ob Selbstmorddrohungen als Druckmittel eingesetzt werden oder realen Hintergrund haben, ist auch für Psychiater nicht einfach zu erkennen. Es empfiehlt sich, nach der Selbsteinschätzung der Suizidalität (nach Ringel) zu fragen:
- Haben Sie eine Bezugsperson, der Sie vertrauen können, und wie ist der Kontakt zu ihr?
- Was wünschen Sie sich momentan?
- Was ist nach Ihrer Sicht der Grund für die Verschlechterung Ihres Zustandes?
- Wie soll es Ihrer Ansicht nach weitergehen?

Oft führt ein solches Gesprächsangebot bei Suizidgefährdeten zu deutlicher Erleichterung, sich öffnen zu können. Falls ein früherer Suizidversuch vorliegt, besteht vor allem in den ersten Monaten danach eine deutlich erhöhte Wiederholungsgefahr. Je mehr Information man über den früheren Suizidversuch erhält, desto besser ist die Möglichkeit, Wiederholungsfälle zu verhindern. Wer vor der Tat autoaggressive Gedanken hatte und sich auch danach nicht besser oder gar schlechter fühlt, ist extrem gefährdet und sollte stationär überwacht werden. Ein tragfähiger Kontakt mit dem Therapeuten bietet die Grundlage einer umfassenden Nachbehandlung, die regelmäßige Gesprächstherapie, Familientherapie und Gruppentherapie beinhalten kann.

Gerade die psychischen Erkrankungen lassen sich nie isoliert von der Umwelt des Patienten betrachten. So haben sich neben der Psychotherapie auch Formen der Familien- und Soziotherapie etabliert. Der Allgemeinarzt besitzt hier durch langjährige Kenntnis der Persönlichkeit des Patienten, seinem Krankheitsverhalten und seinem familiären und sozialen Umfeld diagnostische Vorteile gegenüber einem Spezialisten. Im Rahmen der Verteilerfunktion nimmt er im Interesse des Patienten Kontakt auf mit Sozialarbeitern, Beratungsstellen und Psychologen und integriert die dadurch erweiterten soziopsychologischen Kenntnisse in die Behandlung.

3.9
Stoffwechselstörungen

Im Erwachsenenalter sind Fettstoffwechselstörungen mit einer Inzidenz von 4 % die häufigsten Stoffwechselkrankheiten vor dem Diabetes mellitus (3 %) und der Hyperurikämie (3 %). Bei der Multimorbidität vor allem älterer Menschen ist die Stoffwechselkrankheit meist nur eine von mehreren, längerfristig zu betreuenden Krankheiten. Häufig leiden die Patienten an einer Krankheitskombination von Adipositas, Hypertonie, Hyperlipoproteinämie und Diabetes mellitus. Die Faktoren dieses sogenannten metabolischen Syndroms (Syndrom X) begünstigen sich gegenseitig und führen über die Makro- und Mikroangiopathie zu gemeinsamen Folgekrankheiten (z. B. arterielle Verschlußkrankheit (AVK), Glomerulosklerose, Pankreatitis und Myokardinfarkt). Um die Folgeschäden von Stoffwechselkrankheiten zu vermeiden, ist es entscheidend, schon bei beginnender Störung therapeutisch zu intervenieren. Die allgemeinärztliche Betreuung ist dabei unbedingt auf die aktive Mitarbeit des Patienten angewiesen (Einhaltung von Diät und Therapie).

Diabetes mellitus

Um eine normoglykämische Stoffwechsellage zu erreichen, muß beim Typ-I-Diabetiker die Nahrungszufuhr optimal mit der Insulinzufuhr abgestimmt werden, während beim übergewichtigen Typ-II-Diabetiker der Gewichtsreduktion höchste Priorität zukommt. Die Diabetesstandarddiät schlägt folgende Zusammensetzung der Kost vor: Kohlenhydrate (KH) 50 %, Fette bis 30 %, Eiweiß 20 %.

Es wird empfohlen, langsam resorbierbare, ballaststoffreiche Kohlenhydrate auf mehrere Mahlzeiten zu verteilen. Die mengenmäßig wichtigsten Kohlenhydrate sind in Kartoffeln und Getreide. Zuckeraustauschstoffe (Sorbit, Xylit) werden im Rahmen diätetischer Diabetesbehandlung eingesetzt, da sie insulinunabhängig verstoffwechselt werden. Zu meiden sind schnell resorbierbare Zucker (Glukose, Saccharose) sowie Alkohol.

Bei leichter körperlicher Arbeit errechnet sich der Energiebedarf (in kcal) aus dem Sollgewicht (Körperlänge in cm minus 100) multipliziert mit der Zahl 32. Eine Broteinheit entspricht 12 g Kohlenhydratäquivalent oder 25 g Brot. Zur Berechnung der Broteinheiten wird der biologische Brennwert benötigt. Der biologische Brennwert ist die nach Tabelle 25.12 beim Abbau im Organismus freigesetzte Energiemenge.

Die maximal zulässige Kohlenhydratmenge entspricht der Tagesmenge, bei der die Blutzuckerwerte nach einer Mahlzeit unter 150 mg% bleiben und keine Glukosurie auftritt. Besondere Beachtung verdienen zuckerkranke Mütter. Ihr Blutzucker sollte streng kontrolliert und die Therapie auf Insulin umgestellt werden. Zu beachten ist die veränderte Insulinempfindlichkeit in der Schwangerschaft.

Nahrungsstoff	Energiemenge in kcal/g	kJ/g
Kohlenhydrate	4,1	17,2
Proteine	4,1	17,2
Fette	9,3	39,0
Alkohol	7,2	30,0

Tab. 25.12: Der biologische Brennwert

Gicht

Auch die Hyperurikämie kann am metabolischen Syndrom und dem multimorbiden Symptomenkomplex beteiligt sein (über die diabetische Nephropathie und verminderte Harnsäureausscheidung wird eine sekundäre Gicht begünstigt). Gewichtsreduktion und (purinarme) Diät stehen zu Beginn der Behandlung. Alkohol (Laktatazidose) und Diuretika (verminderte tubuläre Sekretion) sollten vermieden werden.

Die biologische Wertigkeit von Nahrungseiweißen gibt an, wieviel Körperstickstoff durch 100 g resorbierten Nahrungsstickstoff ersetzt wird. Die Höhe ist abhängig vom Gehalt essentieller Aminosäuren, die vor allem in Fleisch und Tierprodukten, jedoch auch in Kartoffeln vorliegen.

Der akute Gichtanfall geht meist mit einer Hyperurikämie (ab 9 mg%) einher und manifestiert sich am häufigsten am dann schmerzhaften, livide verfärbten Großzehengrundgelenk. In über 95% der Fälle sind Männer betroffen. Der Anfall kann durch eine üppige Mahlzeit oder Alkoholgenuß ausgelöst werden.

Therapie. Ruhigstellung, kühlende Umschläge, Antiphlogistika (Indometacin), Colchizin.

Hyperlipoproteinämie

Oberhalb von 200 mg% Gesamtcholesterin steigt die Infarktmorbidität linear an, ist bei 250 mg% verdoppelt und bei 300 mg% vervierfacht. In der Altersgruppe über 60 Jahren hat ein Großteil der Patienten erhöhte Cholesterinwerte. Der Allgemeinarzt muß abwägen zwischen der akuten Gefährdung (z.B. bei mehreren Risikofaktoren), der Zumutbarkeit und dem Nutzen einer Diät oder Lipidsenkungstherapie. Besondere Bedeutung kommt dem LDL/HDL-Quotient (normal unter 4) zu; bei erniedrigtem HDL (unter 35 mg%) sollte LDL soweit wie möglich gesenkt werden.

Besonders geeignet zur Therapie von Hyperlipoproteinämien sind ungesättigte Fettsäuren (Distel- und Leinsamenöl und mit geringerem Gehalt auch Sonnenblumen-, Soja- und Weizenkeimöl). Das Verhältnis von ungesättigten zu gesättigten Fettsäuren soll den Wert 0,8 erreichen.

3.10 Störungen im endokrinologischen Bereich

Ausgeprägte endokrinologische Krankheitsbilder fallen mit Ausnahme der Schilddrüsenerkrankungen eher selten in das Aufgabengebiet des Allgemeinarztes. Ihre Symptomatologie spielt eine wichtige Rolle für differentialdiagnostische Überlegungen (Siebfunktion des Allgemeinarztes).

Erkrankungen der Schilddrüse

Die euthyreote Struma ist die häufigste endokrinologische Erkrankung und umfaßt etwa 90% aller Schilddrüsenerkrankungen. Unter den Bedingungen der Allgemeinpraxis wird ein palpatorischer Befund erhoben, ergänzt durch Puls, Augenbefund und Laborwerte (TSH, ergänzend fT3 und fT4).

Regelstörungen

Bei dem sehr dehnbaren Krankheitsbegriff der Dysmenorrhö ist an psychische (gegebenenfalls Verbesserung durch Ovulationshemmer) oder auch organische Ursachen (z.B. Endometriose, Myom, Ovarialzyste) zu denken.

Beschwerden im Klimakterium

Im Klimakterium erfolgt eine Umstellung vieler Stoffwechselfunktionen, die weit über den gynäkologischen Bereich hinaus bedeutsam ist. Neben den typischen Beschwerden der Wechseljahre (Hitzewallungen, Schweißausbrüche, depressive Verstimmung) führt die Abnahme der Östrogenbildung zu einer Zunahme von sogenannten Alterskrankheiten, z.B. Adipositas, Diabetes mellitus, Hypertonie und Osteoporose. Prophylaktisch zu erwägen ist eine Östrogensubstitutionstherapie (in Kombination mit Gestagen). Dabei können folgende Nebenwirkungen zum Absetzen führen: Thromboembolien, starker Blutdruckanstieg, erstmalig auftretende starke Kopfschmerzen, cholestatischer Ikterus.

3.11 Sexualprobleme

Der Stellenwert sexualmedizinischer Information und Beratung ist je nach Arzt-Patient-Beziehung unterschiedlich und hängt stark von der Fähigkeit des Arztes ab, Sexualität zu thematisieren, unbefangen darüber zu sprechen und sich jeder Wertung zu enthalten. Die Sexualberatung gibt keine Ratschläge an den Patienten weiter, sondern versucht, mit Hilfe des ärztlichen Informationsvorsprungs eine „gemeinsame Wirklichkeit" (von Uexküll) aufzubauen, um tabubedingte Denk- und Verhaltensblockaden zu lockern.

Anorgasmie und Impotenz

Die Anorgasmie (Ausbleiben des Orgasmus bei Geschlechtsverkehr oder Masturbation) bei Frauen wird in verschiedene Formen (primäre und sekundäre (situative)) eingeteilt. Die Therapie richtet sich nach der Ursache der Störung. Bestehen beim Mann über drei Monate eine erektile Impotenz (Impotentia coeundi) oder Ejakulationsstörungen mit Abnahme der Libido, so ist eine Abklärung indiziert. Mit zunehmendem Alter steigt die Impotenzrate (25% bei den über 65jährigen, 50% bei den über 75jährigen). Die meisten Fälle von Impotenz sind vaskulärer (60%) und psychogener (15%) Art. Patienten mit AVK oder Risikofaktoren für eine Gefäßerkrankung sollten regelmäßig auf eine Erektionsstörung angesprochen werden (Verdacht auf penile arterielle Verschlußkrankheit). Medikamentös bedingte erektile Dysfunktion kann durch Alkoholabusus und die Einnahme von Psychopharmaka, Hormonen, Opiaten u.a. hervorgerufen werden. Zu organischen Ursachen siehe Urologie, Kapitel 11.

Sexualität im Alter

Morphologische und hormonelle altersbedingte Veränderungen bei Mann und Frau können das Sexualverhalten im Alter verändern, führen aber keineswegs zu einer Beendigung des Sexuallebens (Fast alle älteren Menschen, 97% der über 60jährigen, sind an Sexualität interessiert).

3.12 Erkrankungen der Niere, Harnwege und Geschlechtsorgane

Harnwegsinfekt

Frauen sind 5mal häufiger von Harnwegsinfekten betroffen als Männer (kurze Urethra, Nachbarschaft zur Vagina). Jede fünfte Frau in Deutschland hat in ihrem Leben einmal einen Harnwegsinfekt mit Dysurie, Pollakisurie, Leukozyturie und Nachweis von Bakterien im Urin (meist E. coli). In der Regel verschwinden die Beschwerden nach der Einmaldosis eines Antibiotikums (Amoxicillin, Trimethoprim). Therapiedauer je nach Antibiotikum 1–5 Tage. Zur Differentialdiagnose der akuten Dysurie mit Leukozyt- und Bakteriurie siehe Tabelle 25.13.

Gonorrhö

Die Gonorrhö als häufigste sexuell übertragbare Erkrankung verursacht beim Mann ab dem dritten Tag post infectionem Miktionsbeschwerden und gelbgrünlichen Ausfluß. Bei der Frau verläuft die Gonorrhö bis zu 50% asymptomatisch, häufig verursacht erst die Adnexitis Symptome. In der Praxis sollten Abstrichkontrollen einmal während und dreimal

Tab. 25.13: Differentialdiagnose des akuten Harnwegsinfekts der Frau

Symptome	Diagnose
Pollakisurie, suprapubischer Schmerz, Nykturie, Inkontinenz	Zystitis
Fieber, Flankenschmerz, Bauchschmerzen, Hämaturie, Erbrechen	akute Pyelonephritis
Kinder bis zu drei Jahren, Nierensteine, Diabetes mellitus, Harnwegsstenose	subklinische (chronische) Pyelonephritis
neuer Sexualpartner, gelbgrüner Fluor	Gonokokkenurethritis
neuer Sexualpartner, muköser Fluor vaginalis	Chlamydienurethritis
neuer Sexualpartner, Herpesbläschen	Herpes-simplex-Urethritis
Fluor vaginalis, genitaler Pruritus	Kolpitis

nach der Behandlung (mit Spectinomycin, Ceftriaxon) erfolgen, um Reinfektion und Komplikationen rechtzeitig verhindern zu können.

Prostataadenom

Eine benigne Prostatahyperplasie ist bei den meisten Männern nach dem 60. Lebensjahr palpatorisch nachzuweisen (glatt vergrößert, indolent, gut abgrenzbar), ohne daß notwendigerweise obstruktive Zeichen, wie Pollakisurie, Dysurie und ein abgeschwächter Harnstrahl auftreten. Die Therapie richtet sich nach dem Stadium der Symptomatik und den Komplikationen.

Prostatakarzinom

Bei jeder schmerzlosen Hämaturie ist an einen malignen Tumor zu denken, wobei das Prostatakarzinom durch Harnwegskompression zusätzlich eine Dysurie verursachen kann. Bei Männern über 50 Jahren sollte routinemäßig eine Krebsvorsorge stattfinden. (Palpatorischer Verdacht auf ein Karzinom ergibt sich bei höckrig vergrößerter, schlecht abgrenzbarer Prostata; Tumormarker: PSA.)

Harninkontinenz

Harninkontinenz beruht meist auf mechanischen Abflußstörungen, z.B. iatrogene Sphinkterläsion, postpartal, Prostatakarzinom oder auf neurologischen Störungen (Versorgung von Blase und Sphinkter durch das zweite bis vierte Sakralsegment). Eine relative Harninkontinenz entwickeln Frauen mit posttraumatischer oder konstitutioneller Lockerung des Stütz- und Suspensionsapparates (Deszensus).

Niereninsuffizienz

Die chronische, irreversible Niereninsuffizienz mit der Retention harnpflichtiger Substanzen erfordert vom Allgemeinarzt regelmäßige Laboruntersuchungen: Kreatinin, Harnstoff, Elektrolyte und pH-Wert, wie in Tabelle 25.14.

Therapie. Die chronische Niereninsuffizienz bleibt oft über Jahre kompensiert, wenn eine entsprechende Behandlung erfolgt.

Durch konservative Maßnahmen kann der Übergang in das Urämiestadium verzögert werden:
- Vermehrte Flüssigkeitszufuhr kann im Anfangsstadium bei Steigerung der Diurese die Harnstoffausscheidung fördern
- Korrektur der Elektrolytstörungen und des Säure-Basen-Haushaltes
- Senkung harnpflichtiger Substanzen des Eiweißmetabolismus durch diätetische Eiweißreduktion
- Therapie der renalen Hypertonie, Anämie (mit Erythropoetin) und Osteopathie (mit Phosphatbindern und Vitamin D)
- Berücksichtigung der Retention nierengängiger Medikamente

Konservative Maßnahmen sind jedoch erschöpft, wenn der Serumkreatininwert 10 mg%,

Tab. 25.14: Elektrolyte und pH-Wert bei chronischer Niereninsuffizienz

Paramter	Veränderung
Phosphat	Anstieg durch Einschränkung der renalen Phosphatausscheidung bei Herabsetzung der Kreatinin-Clearance um 50%
Kalzium	Absinken durch geringere Produktion von Vitamin D in der Niere führt zu sekundärem Hyperparathyreoidismus
Natrium	Absinken auf bis zu 60% der Natriumreabsorption
Kalium	Anstieg wird lange durch gesteigerte tubuläre Sekretion kompensiert
pH-Wert	metabolische Azidose durch Säureretention, Aminogenese und Plasmabikarbonat

der Serumharnstoffwert 200 mg% überschreiten und urämische Symptome auftreten.

3.13 Hauterkrankungen

Chronische Hauterkrankungen stellen für die Betroffenen über Jahre hinaus eine psychische Belastung dar. Über mangelnde ärztliche Zuwendung klagen vor allem Akne- und Neurodermitispatienten. Hier hat der Allgemeinarzt in der Langzeittherapie die Möglichkeit, die dermatologische Lokaltherapie mit dem gezielten Einsatz psychotherapeutischer Gesprächstechniken zu kombinieren.

Kontaktdermatiden

Die Allgemeinbehandlung dieser allergischen Reaktion vom Spättyp (Typ IV, zellulär vermittelt) hat mildernde Maßnahmen, eine reizlose Kost und die Vermeidung jeglicher erneuter Antigenexposition zum Grundsatz. Oft kann die als Allergen in Frage kommende Noxe durch Befragung des Patienten eruiert werden. Ist das nicht möglich, wird eine epikutane Testung auf fragliche Allergene vorgenommen.

Atopische Dermatitis

Hierbei handelt es sich um das endogene Ekzem (Neurodermitis). Die Inzidenz dieser ätiologisch ungeklärten Erkrankung stieg 1986 auf 12%. Häufig im Säuglingsalter beginnend, können im Jugend- oder Erwachsenenalter begleitend Rhinitis allergica oder Asthma bronchiale auftreten. Mit zunehmendem Alter nimmt die atopische Dermatitis an Intensität ab und verschwindet meist zwischen dem 50. und 60. Lebensjahr. Die Relevanz einer Nahrungsmittelallergie wird auf 15% geschätzt. Pruritus ist das Hauptsymptom der atopischen Dermatitis; im Gegensatz dazu verläuft die auch im Säuglingsalter auftretende seborrhoische Dermatitis ohne Juckreiz. Generalisierter Pruritus kann bei Erkrankungen der Leber (Hepatitis, Gallengangsverschluß, Ikterus), der Niere (Urämie), bei Diabetes und Gicht auftreten. Weitere Ursachen siehe Tabelle 25.15.

Therapeutisches Ziel bei der atopischen Dermatitis ist, möglichst frühzeitig den Teufelskreis „Juck-Kratz-Juck" medikamentös zu unterbinden (z.B. mit Glukokortikoidexterna).

Akne

Gerade bei Aknepatienten ist eine psychologisch einfühlsame Arzt-Patient-Beziehung entscheidend für den Therapieerfolg. Dabei sollte der Allgemeinarzt berücksichtigen, daß der objektive Befund für den Patienten weniger wichtig ist als die Art und Weise, in der dem Patient dieser Befund präsentiert wird.

Psoriasis

Etwa 2% der Bevölkerung leiden an der chronisch-rezidivierenden Schuppenflechte, deren latente Bereitschaft autosomal-dominant vererbt wird. Der Ausbruch ist schließlich abhängig vom endogenen Eruptionsdruck und auslösenden Triggerfaktoren (toxisch-allergischer

Tab. 25.15: Differentialdiagnosen des Pruritus

Pruritus	Diagnose
mit unscharf begrenzten Erythemen mit nässenden Erosionen und Krusten, vorwiegend Gesicht	atopisches Ekzem
mit ekzemähnlichem Exanthem mit Krustenbildung bes. an Fingern, Interdigitalfalten (Kopf und Rücken meist frei), parasitäre Kontaktinfektion, Therapie: Lindan	Scabies
mit uncharakteristischen polymorphen Ausschlägen	Mykosis fungoides
ohne sichtbare Hauterscheinungen	Fiberglasdermatitis
anogenital	Analfissuren, Hämorrhoiden
mit Nachtschweiß, Gewichtsverlust, Lymphknotenschwellung	Hodgkin-Lymphom
mit Blässe, Glossitis, vorzeitigem Haarverlust	Eisenmangelanämie
mit Leukoplakien und Craurosis vulvae, oft bei Diabetes mellitus	Pruritus vulvae

Kontakt). Da eine ursächliche Heilung nicht möglich ist, zielen therapeutische Maßnahmen auf die Abheilung der Krankheitsschübe.

3.14 Störungen des blutbildenden und des lymphatischen Systems

Siehe Innere Medizin, Blutzellsystem und Hämostase, Kapitel 2 und 3.

Anämien

Zur Unterscheidung verschiedener Anämieformen dient die Laboruntersuchung von Hämoglobin, Erythrozyten, Retikulozyten, Serumeisen und der LDH. Die häufigste Anämie, die Eisenmangelanämie kann durch perorale 2wertige Eisengabe beseitigt werden. Der Eisenbedarf des Erwachsenen beträgt 1–2 mg/Tag und ist in der Schwangerschaft (2–4 mg), während der Laktation (5 mg) und bei der Monatsblutung (bis 30 mg) erhöht.

3.15 Störungen an Auge bzw. Ohr

Hörstörungen

Eine grobe Orientierung über die Art einer Schwerhörigkeit liefern in der Allgemeinpraxis die Stimmgabelversuche (Weber- und Rinne-Versuch). Dazu gehört auch das Screening auf Hörstörungen im Säuglingsalter. Die genauere Hördiagnostik bleibt dem Facharzt überlassen. Ohrgeräusche, wie Ohrensausen, weisen bei niederen Frequenzen auf Erkrankungen des Mittelohrs, bei höheren Frequenzen auf Erkrankungen des Innenohrs oder zentrale Ursachen hin. Wesentlich ist auch die Klärung der Frage, ob und in welcher Art Schwindel auftritt (z. B. intermittierender Drehschwindel mit Tinnitus bei Morbus Menière).

Otitis media

Die akute Otitis media ist eine häufige Infektionskrankheit (meist Streptokokken, Pneumokokken oder Hämophilus influenzae), die in jedem Lebensalter vorkommt. Die manifeste Säuglingsotitis geht mit heftigem Fieber, Schmerzen, Ohrenlaufen und Tragusdruckschmerz einher. Die Therapie besteht neben abschwellenden Nasentropfen in der Gabe von Beta-Lactam-Antibiotika.

Reizungen der Augenschleimhaut

Jede Rötung der Augenschleimhaut weist auf eine Entzündung hin, wogegen die einseitige Rötung gegen eine banale Konjunktivitis spricht. Es ist die bei einer Konjunktivitis vor-

Tab. 25.16: Augenbeteiligung bei Allgemeinerkrankungen

Erkrankung	häufigste Augenbeteiligung
rheumatoide Arthritis	Skleritis, Keratokonjunctivitis sicca
M. Still	Uveitis
M. Bechterew	Iritis
Sjögren-Syndrom	Keratokonjunctivitis sicca
M. Reiter	Konjunktivitis, Skleritis, Uveitis
Arteriitis temporalis	Visusminderung mit ischämischer Stauungspapille
Riesenzellarteriitis	Beteiligung der A. centralis retinae
Kawasaki-Syndrom	Konjunktivitis
M. Boeck (Sarkoidose)	Uveitis
Myasthenia gravis	Doppelbilder, Ptosis
Multiple Sklerose	Optikusneuritis
Diabetes mellitus	Retinopathie (Mikroaneurysmen und Gefäßneubildungen)

liegende konjunktivale Injektion (oberflächlicher, baumartig verzweigter Gefäßstamm) streng von einer ziliaren Injektion (tiefer liegender perikornealer blauroter Ring ohne einzelne Gefäßzeichnung) zu unterscheiden. Das Auge ist nach Tabelle 25.16 bei vielen Allgemeinerkrankungen mitbeteiligt, und seine Untersuchung wird zur allgemeinen Diagnose genutzt (Fundusveränderungen bei Hypertonie und Arteriosklerose).

Katarakt

Die Hornhauttrübung ist selten sekundär (myotonische Dystrophie, Tetanie), medikamentös (Steroide) oder traumatisch bedingt. Anzutreffen ist der senile Katarakt bei 15% der über 60jährigen.

4 Bewertung von Hausmitteln und Selbstmedikation, von Naturheilmitteln und Homöopathie und von Arzneistoffen

4.1 Hausmittel und Selbstmedikation

Vor allem zu Beginn einer Erkrankung, beim Wahrnehmen der ersten Symptome, betreibt ein Großteil der Erwachsenen Selbstdiagnose und Selbstmedikation. Bei leichten Gesundheitsstörungen werden bevorzugt Hausmittel eingesetzt, z.B. Inhalationen mit Wasserdampf oder Wickel. Gerade bei respiratorischen Virusinfekten sind Hausmittel für die Linderung der Beschwerden meist völlig ausreichend. Der volkswirtschaftliche Nutzen von richtig angewandten Hausmitteln ist somit beachtlich. Nicht selten jedoch erregen Patienten den ärztlichen Unmut, wenn sie statt der verschriebenen Medikamente diverse Hausmittel oder andere Pharmaka einsetzen (Problem der Non-Compliance).

Bei der Selbstmedikation (z.B. unkontrollierte Einnahme rezeptfreier antipyretischer Analgetika, wie Acetylsalicylsäure, Paracetamol oder Ibuprofen) können folgende Gefahren auftreten:
- Verwendung längst verfallener Medikamente
- Einnahme falscher Medikamente
- Gewöhnung an das Medikament und Medikamentenabusus
- Nebenwirkungen (z.B. Schwindel und Sehstörungen bei salicylathaltigem Weidenrindenextrakttee)

4.2 Naturheilverfahren und Homöopathie

Siehe Grundlagen, Möglichkeiten und Grenzen von Naturheilverfahren und Homöopathie.

4.3 Arzneistoffe

Rund drei Viertel aller Arzneimittel im ambulanten Sektor werden von praktischen Ärzten, Allgemeinärzten und Internisten verordnet. Das sind ca. 40 Verschreibungen pro Tag mit einer jährlichen Belastung der Krankenkassen von 27 Milliarden DM (1996).

Allgemein wird der Konsum an Arzneimitteln als zu hoch angesehen, und dem Arzt wird vorgeworfen, zu viele, zu teure und zu einem Teil auch Medikamente mit ungesicherter Wirkung (z.B. Venenmittel) zu verordnen. Dem steht der Anspruch des Patienten gegenüber, die Praxis ohne Rezept nicht verlassen zu wollen (Wunschverordnung).

Rationale Arzneimittelauswahl soll nach den Gesichtspunkten Wirksamkeit, Sicherheit, Eignung für den individuellen Patienten und Wirtschaftlichkeit erfolgen. Der Allgemeinarzt verordnet pro Quartal etwa 600 verschiedene Arzneimittel. Um einen Überblick über die bedeutendsten Indikationen, Kontraindikationen und Interaktionen, die unerwünschten Wirkungen und den Stellenwert des Pharmakons innerhalb eines Indikationsgebietes zu erlangen, werden für die Praxis Individuallisten mit einer systematischen Zusammenstellung der wichtigsten Arzneimittel entwickelt.

5 Aufgaben im sozialen Bereich

5.1 Sozial- und arbeitsrechtliche Fragen

Es gehört unter anderem zu den Aufgaben des Allgemeinarztes, den Gesundheitszustand von Patienten für Ansprüche von Krankengeld oder Berentung zu begutachten. Grundlage für die Kranken-, Unfall- und Rentenversicherung ist die Reichsversicherungsordnung (RVO) (siehe auch Sozialmedizin).

Arbeitsunfähigkeit

Die „Krankschreibung" geschieht mit der *Arbeitsunfähigkeitsbescheinigung* (AU-Bescheinigung) zur Vorlage beim Arbeitgeber: bei Mitgliedern von gesetzlichen Krankenkassen auf einem Formblatt mit den Personendaten des Patienten und den relevanten Krankendaten (fraglicher Unfall, Befunde, Diagnose, Hinweis auf Rehabilitation), bei Privatpatienten auf Privatrezept ohne Angabe der Diagnose. Arbeitgeber und Krankenkasse erhalten einen Durchschlag der AU, wobei nur die Krankenkasse Kenntnis über Art und Dauer der Erkrankung erhält; gegenüber dem Arbeitgeber ist auf die Wahrung des Arztgeheimnisses zu achten. Im Durchschnitt befinden sich 5% der Erwerbstätigen regelmäßig im Krankenstand; über 70% der AU werden vom Hausarzt ausgestellt. Die Kopie des ausgefüllten Formulars hat der Allgemeinarzt mindestens ein Jahr lang aufzubewahren. Eine Rückdatierung des Beginns der AU ist nur in Ausnahmefällen bis zu zwei Tagen zulässig (Angestellte können bis zu drei Tagen ohne ärztliche Bescheinigung dem Arbeitsplatz fernbleiben, während Arbeiter schon am ersten Krankheitstag eine AU-Bescheinigung vorlegen müssen). Seit 1991 existiert eine rechtlich geregelte Maßnahme zur stufenweisen Wiedereingliederung arbeitsunfähig erkrankter Patienten. Solch ein Wiedereingliederungsversuch soll einen Zeitraum von sechs Monaten nicht überschreiten. Voraussetzung ist eine vertrauensvolle Zusammenarbeit zwischen Allgemeinarzt, Patient, Krankenkasse und Arbeitgeber, da eine standardisierte Betrachtungsweise nicht möglich und für jeden Patienten individuell zu entscheiden ist.

Berufsunfähigkeit

Von der AU zu unterscheiden ist die zu Rentenansprüchen führende Berufsunfähigkeit und Erwerbsunfähigkeit. Berufsunfähig ist der Versicherte, dessen Erwerbsfähigkeit aufgrund von Krankheit auf weniger als die Hälfte im Vergleich zu einem gesunden Berufskollegen abgesunken ist.

Erwerbsunfähigkeit

Erwerbsunfähig ist der Versicherte, der infolge von Krankheit auf absehbare Zeit eine Erwerbstätigkeit in gewisser Regelmäßigkeit nicht mehr ausüben oder nicht mehr als nur geringfügige Einkünfte durch Erwerbstätigkeit erzielen kann.

Behinderung

Die für Behinderte und chronisch Kranke einschlägigen gesetzlichen Bestimmungen sind nicht in einem einheitlichen Gesetzbuch zusammengefaßt. Nach der heutigen Gesetzeslage findet sich das Behindertenrecht im Schwerbehindertengesetz, Sozialversicherungsgesetz und Sozialhilfegesetz (viele behinderte oder chronisch kranke Menschen sind auf Sozialhilfe angewiesen).

Schwerpflegebedürftigkeit

Erhebliche Bewegungs-, Gehstörungen und die Unfähigkeit, sich aufgrund körperlicher oder psychischer Behinderung selbst zu versorgen, führen zur Schwerpflegebedürftigkeit. Zur Zeit werden die Kosten für die häusliche Pflege bis zu 2800 DM monatlich von der Pflegeversicherung übernommen.

Überweisung, Einweisung und Konsil

Der erfahrene Allgemeinarzt hat die Aufgabe, eine Vielzahl von Beschwerden und Befunden nach Dringlichkeit der Therapie zu ordnen. Gerät er bei speziellen oder gefährlichen Erkrankungen an die Grenze seiner Kompetenz, überweist er den Patienten gezielt zum zuständigen Facharzt oder in die Klinik (Einweisung zur stationären Weiterbehandlung). Der aufgrund einer Überweisung tätige Arzt ist an den ihm erteilten Auftrag gebunden.

Eine Auflistung der sich ergebenden Leistungspflichten je nach Art der Überweisung:
- *Auftragsbehandlung*: Es ist eine genau beschriebene ärztliche Tätigkeit zu erbringen (z.B. Röntgen)
- *Konsiluntersuchung*: Es ist eine diagnostische Abklärung verlangt, jedoch ohne weitere Behandlungstätigkeit
- *Mitbehandlung*: Es wird eine eigenständige und selbstverantwortliche diagnostische und therapeutische Leistung erbracht
- *Weiterbehandlung*: Es werden sämtliche notwendige Maßnahmen, unabhängig vom eigentlichen Überweisungsgrund, durchgeführt

Bei Überweisung kommt ein neuer Arzt-Patient-Vertrag zustande. Von allen Patienten, die einen Allgemeinarzt aufsuchen, werden allerdings die meisten direkt in der Praxis behandelt und nur wenige zum Facharzt überwiesen. In einzelnen Fällen, etwa bei gestörter Arzt-Patient-Beziehung, ist auch ein Arztwechsel innerhalb einer Fachgruppe möglich.

Gesetzliche Regelungen zur Lohnfortzahlung und Leistungen der gesetzlichen Krankenkasse

Bei einer AU bis zu einer Dauer von sechs Wochen bleibt für den Beschäftigten der Anspruch auf Lohnfortzahlung bestehen. Dieser Anspruch besteht grundsätzlich für jede AU neu. Allerdings muß bei AU infolge derselben Krankheit grundsätzlich ein Zeitraum von sechs Monaten zwischen den beiden Erkrankungen liegen. Bei Arbeitern ist das Lohnfortzahlungsgesetz, bei Angestellten das Bürgerliche Gesetzbuch sowie das Handelsgesetzbuch die rechtliche Grundlage. Betriebe decken das Risiko der Lohnfortzahlung an Arbeiter durch eine Lohnfortzahlungsversicherung bei der Allgemeinen Ortskrankenkasse oder Innungskrankenkasse ab. Bei stationärem Aufenthalt und länger als sechs Wochen dauernder AU hat der Versicherte zeitlich unbefristeten Anspruch auf Krankengeld (80% des regelmäßigen Bruttoarbeitsentgelts). Für den Fall der Arbeitsunfähigkeit wird es jedoch längstens für 78 Wochen innerhalb von drei Jahren gezahlt.

Zusammenarbeit des Kassenarztes mit dem Medizinischen Dienst

Bei langwierigen Krankheitsverläufen oder bei Verdacht auf Simulation besteht die Möglichkeit, Überwachungsmaßnahmen der Krankenkasse anzufordern, so daß diese eine Kontrolluntersuchung durch ihren Medizinischen Dienst veranlaßt. Das kann insbesondere dann erforderlich werden, wenn die Arzt-Patient-Beziehung durch kontrollierende oder diktierende Maßnahmen (z.B. Beendigung des Krankenstands) gefährdet ist.

Berufskrankheiten

Berufskrankheiten gelten als Arbeitsunfall mit langer Einwirkungsdauer der Schädigung am Arbeitsplatz. Diese Erkrankungen (z.B. Lärmschwerhörigkeit, Silikose) sind in der Berufskrankheitenverordnung genannt und unterliegen der Meldepflicht an den Träger der Unfallversicherung.

5.2 Soziale Hilfen

In sozialen Notlagen, persönlichen Krisensituationen, sowie im Rahmen der Langzeitbetreuung von Patienten integriert der Allgemeinarzt verschiedene Hilfsangebote, stimmt sie aufeinander ab und übt folgende soziale Mittlerfunktionen aus:
- Zusammenarbeit mit Sozialstationen und Nachbarschaftshilfen
- Vermittlung zwischen Vertretern anderer Berufsgruppen (z.B. Gemeindeschwester, Sozialarbeiter) und dem Patienten
- Unterstützung beim Herausfinden sozialer Hilfsangebote
- Vermittlung von Hilfen im Rahmen des Sozialhilfegesetzes

Der Allgemeinarzt sollte die regionale Struktur der sozialen Hilfsangebote (z.B. örtliche Selbsthilfegruppen) kennen und auch über die Organisationsformen der Altenarbeit informiert sein (z.B. Altenclubs, Altentagesstätten, Essen auf Rädern, Altenwohnheime, Altenpflegeanlagen). Die häusliche Pflege von Schwerkranken und Bettlägerigen soll unter Berücksichtigung der Familiendynamik organisiert und überwacht werden.

5.3 Rehabilitation

Unter Rehabilitation versteht man Maßnahmen zur Wiedereingliederung chronisch Kranker. Man unterscheidet:

Medizinische Rehabilitation

Sie umfaßt alle erforderlichen medizinischen Maßnahmen (neben den ärztlichen Maßnahmen und Heilmitteln auch Bewegungstherapie, Prothesen und andere Sanierungsmaßnahmen, ferner Belastungserprobung und Arbeitstherapie). Die Leistungen werden meist während einer stationären Behandlung in Kurkliniken erbracht.

Berufliche Rehabilitation

Sie besteht insbesondere in Hilfen zur Erlangung oder Erhaltung des Arbeitsplatzes (z.B. Umschulungsmaßnahmen) und Leistungen an den Arbeitgeber zur Förderung der Eingliederung und sollte schon mit Beginn der medizinischen Rehabilitation eingeleitet werden.

Soziale Rehabilitation

Sie beinhaltet ergänzende Leistungen während einer medizinischen oder beruflichen Rehabilitation zur Erreichung und Sicherung des Rehabilitationszwecks (z.B. Übergangsgeld, Behindertentransport, Haushaltshilfe). Insbesondere im Alter gehen Rehabilitation und Prävention ineinander über, da von jeder rehabilitativen Maßnahme zugleich präventive Wirkungen ausgehen.

Wenn das Rehabilitationsverfahren mehrere Maßnahmen umfaßt oder mehrere Stellen daran beteiligt sind, so ist ein Gesamtplan aufzustellen. Für dessen Einleitung, Fortschreibung und kontinuierliche Mitberatung zeigt sich der behandelnde Arzt verantwortlich. Der bleibende Erfolg eines Reha-Plans ist nur zu erwarten, wenn der Patient eigenverantwortliche Übungsprogramme übernimmt und das nahe Umfeld mit in den Rehabilitationsprozeß einbezogen wird. Der Allgemeinarzt sollte Rehabilitationsmaßnahmen schon frühzeitig vorschlagen. Auf der AU-Bescheinigung an die Krankenkasse ist ein Hinweis darauf möglich, damit durch Rehabilitationsmaßnahmen die Arbeitsfähigkeit möglicherweise früher wiederhergestellt werden kann. So lassen sich die Kosten der durch Berufs- und Erwerbsunfähigkeit verursachten Rentenansprüche aufgrund gezielter und frühzeitig eingeleiteter Reha-Maßnahmen verringern. Dem Bemühen um Wiedereingliederung kann aber das Rentenbegehren des Rehabilitanten entgegenstehen. In Tabelle 25.17 sind die gesetzlichen Träger der Rehabilitation genannt. Auf Antrag wird von den Kostenträgern bei medizinischer oder beruflicher Rehabilitation ein Übergangsgeld gezahlt.

Kostenträger	Zuständigkeit
Krankenkasse	medizinische Rehabilitation
Kriegsopferversorgung	Behinderung als Folge von Kriegs- und Wehrdienstbeschädigung
Berufsgenossenschaft	Behinderung als Folge von Arbeitsunfällen und Berufskrankheiten
Rentenversicherung	Behinderung nach Eintritt in das Berufsleben bei Mitgliedern der gesetzlichen Rentenversicherung
Arbeitsamt	berufliche Rehabilitation
Sozialhilfeträger	wenn kein anderer Träger zuständig ist

Tab. 25.17: Gesetzliche Träger der Rehabilitation

Bildquellennachweis

Amendt, P. in H. Patzer, P. Großmann, W. Braun: Pädiatrie, Ein Lehrbuch für Studenten, 4. unveränd. Aufl. VEB Verlag Volk und Gesundheit. Berlin 1988

Ammer, K., R. Petschnig, O. Rathkolb in E. Conradi (Hrsg.): Schmerz und Physiotherapie. Verlag Gesundheit GmbH. Berlin 1990

Badtke et al. in G. Badtke, I. Mudra (Hrsg.): Neuraltherapie. 2. Aufl. Ullstein Medical Verlagsgesellschaft mbH & Co. Wiesbaden 1998

Barrasso, R., E. A. Gross in E. A. Gross/R. Barrasso (Hrsg.): Human Papilloma Virus Infecion. A Clinical Atlas. Ullstein Mosby GmbH & Co. KG. Berlin/Wiesbaden 1997

Bartel, J. in H. Patzer, P. Großmann, W. Braun: Pädiatrie, Ein Lehrbuch für Studenten, 4. unveränd. Aufl. VEB Verlag Volk und Gesundheit. Berlin 1988

Baudisch, E. (Hrsg.): Grundlagen der medizinischen Diagnostik, 2. Auflage. Verlag Volk und Gesundheit. Berlin 1979

Baudisch, E. (Hrsg.): Grundlagen der medizinischen Radiologie, 4. Auflage. Verlag Volk und Gesundheit. Berlin 1988

Baumgarten, R. in H. Stobbe, G. Baumann (Hrsg.): Innere Medizin, 7. vollständig überarbeitete Aufl. Ullstein Mosby GmbH & Co. KG. Berlin/Wiesbaden 1996

Bertolini et al.: Systematische Anatomie des Menschen, 5. vollständig neubearbeitete Auflage. Ullstein Mosby. Berlin/Wiesbaden 1995

Boenninghaus, H. G.: Hals-Nasen-Ohrenheilkunde, 10. überarbeitete und ergänzte Aufl. Springer-Verlag GmbH & Co. KG. Heidelberg 1996

Borchert, K., H. Hache: Anästhesie und Intensivtherapie, 2. erw. Auflage. VEB Verlag Volk und Gesundheit. Berlin 1990

Braun et al. in H. Patzer, P. Großmann, W. Braun: Pädiatrie, Ein Lehrbuch für Studenten, 4. unveränd. Aufl. VEB Verlag Volk und Gesundheit. Berlin 1988

Burg G., M. Schramm, M. Widmer, P. Elsner: Dermatologie Multimedial: Ekzeme. Ullstein Mosby GmbH & Co. KG. Berlin/Wiesbaden und 3 V Multimedia, Ismaning, 1996

Conradi, E. (Hrsg.): Schmerz und Physiotherapie. Verlag Gesundheit GmbH. Berlin 1990

Correns et al. in E. Baudisch (Hrsg.): Grundlagen der medizinischen Diagnostik, 4. Auflage. Verlag Volk und Gesundheit. Berlin 1988

Daute, K.-H., H. Patzer in H. Patzer, P. Großmann, W. Braun: Pädiatrie, Ein Lehrbuch für Studenten, 4. unveränd. Aufl. VEB Verlag Volk und Gesundheit. Berlin 1988

Dietel, K. in H. Patzer, P. Großmann, W. Braun: Pädiatrie., Ein Lehrbuch für Studenten, 4. unveränd. Aufl. VEB Verlag Volk und Gesundheit. Berlin 1988

Fiehring et al. in H. Patzer, P. Großmann, W. Braun: Pädiatrie, Ein Lehrbuch für Studenten, 4. unveränd. Aufl. VEB Verlag Volk und Gesundheit. Berlin 1988

Forster, B., H. Joachim: Blutalkohol und Straftat. Ferdinand Enke Verlag. Stuttgart 1997

Gross, G. E., S. Jablonska, H. Hügel in E. G. Gross, R. Barrasso (Hrsg.): Human Papilloma Virus Infecion. A Clinical Atlas. Ullstein Mosby GmbH & Co. KG. Berlin/Wiesbaden 1997

Gross, G. E.: Lehrsammlung der Universitätsklinik für Dermatologie und Venerologie, Rostock, Direktor: Universitätsprofessor Dr. med. G. E. Gross

Harnack, G. A. von, B. Koletzko: Kinderheilkunde. 9. Aufl. Springer-Verlag, Heidelberg 1994

Hecht, A.: Spezielle Pathologie, 2. überarb. Aufl. Verlag Volk und Gesundheit. Berlin 1989

Hiepe, F. in H. Stobbe, G. Baumann (Hrsg.): Innere Medizin, 7. vollständig überarbeitete Aufl. Ullstein Mosby GmbH & Co. KG. Berlin/Wiesbaden 1996

Janda, V.: Manuelle Muskelfunktionsdiagnostik, 3. überarbeitete Aufl. Ullstein Mosby. Berlin 1994

Jung E. G. (Hrsg.): Dermatologie. Duale Reihe. 3. Aufl. Hippokrates Verlag. Stuttgart 1995

Kleber, F. X. in H. Stobbe, G. Baumann (Hrsg.): Innere Medizin, 7. vollständig überarbeitete Aufl. Ullstein Mosby GmbH & Co. KG. Berlin/Wiesbaden 1996

Klingberg, F. in E. Conradi (Hrsg.): Schmerz und Physiotherapie. Verlag Gesundheit GmbH. Berlin 1990

Krause, D., V. Schneider, R. Blaha: Leichenschau am Fundort. Ein rechtsmedizinischer Leitfaden. Ullstein Medical Verlagsgesellschaft mbH & Co. Wiesbaden 1998

Leutert, G., W. Schmidt: Systematische und funktionelle Anatomie des Menschen für medizinische Assistenzberufe, 8. überarb. Aufl. Ullstein Mosby GmbH & Co. KG. Berlin/Wiesbaden 1997

Liebe, S.: Allgemeine Krankheitslehre, Bd. 2, VEB Verlag Volk und Gesundheit. Berlin 1981

Loddenkemper, R. in H. Stobbe, G. Baumann (Hrsg.): Innere Medizin, 7. vollständig überarbeitete Aufl. Ullstein Mosby GmbH & Co. KG. Berlin/Wiesbaden 1996

Lohr, M., B. Bös: GK2 Pathophysiologie, Pathobiochemie, 8. Aufl. Chapman & Hall. Weinheim 1995

Lohr, M., B. Keppler: Innere Medizin. Ullstein Medical Verlagsgesellschaft mbH & Co. Wiesbaden 1998

Lohr, M., B. Bös: Pathophysiologie/Pathobiochemie. Thieme Verlag. Stuttgart 1998

Löllgen, H., Prof. Dr. med., Chefarzt der Medizinischen Klinik Kardiologie, Pneumologie, Klinikum Remscheid GmbH, Remscheid

Lößner, J., U. Thies in J. C. Cordes, W. Arnold, B. Zeibig (Hrsg.): Physiotherapie. Neurologie, Psychiatrie, Psychotherapie. Verlag Gesundheit. Berlin 1990

Lüning, M. in M. Lüning, R. Felix (Hrsg.): Komplexe bildgebende Diagnostik. Abdomen. VEB Georg Thieme. Leipzig 1989. S. 210–268

Mach, K.: Dermatologie. Ferdinand Enke Verlag. Stuttgart 1995

Moll, I. in E. G. Jung (Hrsg.): Dermatologie. Hippokrates Verlag GmbH. Stuttgart 1989

Natusch, R., Goebel, U. in H. Stobbe, G. Baumann (Hrsg.): Innere Medizin, 7. vollständig überarbeitete Aufl. Ullstein Mosby GmbH & Co. KG. Berlin/Wiesbaden 1996

Nilius, R., C. Rink.: Gastroenterologie und Hepatologie. Ullstein Mosby GmbH & Co. KG. Berlin/Wiesbaden 1995

Novosel, D.: WinHeart 2.0. EKG-Trainingsprogramm. Ullstein Medical Verlagsgesellschaft mbH & Co. Wiesbaden 1998

Oeken, F.-W., Federspil in F.-W. Oeken, P. Plath, P. Federspil: Hals-Nasen-Ohren-Heilkunde, 7. überarbeitete Aufl. Ullstein Mosby GmbH & Co. KG. Berlin 1993

Palitzsch, D.: Pädiatrie, 3. Aufl. Ferdinand Enke Verlag. Stuttgart 1990

Papke, K. Dr. med.: Institut für Klinische Radiologie der Universität Münster

Patzer, H. in H. Patzer, P. Großmann, W. Braun: Pädiatrie, Ein Lehrbuch für Studenten, 4. unveränd. Aufl. VEB Verlag Volk und Gesundheit. Berlin 1988

Peters-Gawlik, M.: Praxishandbuch Stomapflege. Ullstein Medical Verlagsgesellschaft mbH & Co. Wiesbaden 1998

Plath, P., F.-W. Oeken in F.-W. Oeken, P. Plath, P. Federspil: Hals-Nasen-Ohren-Heilkunde, 7. überarbeitete Aufl. Ullstein Mosby GmbH & Co. KG. Berlin 1993

Rakosi, T.: Diagnose und Therapie der Fuß- und Nagelmykosen – Stand heute. Der informierte Arzt-Gazette Médicale 19: 231–234, 1998

Rauterberg, A. in E. G. Jung (Hrsg.): Dermatologie. Hippokrates Verlag GmbH. Stuttgart 1989

Reifferscheid, M., S. Weller: Chirurgie, 7. neubearbeitete Aufl. Georg Thieme Verlag. Stuttgart 1986

Reiman W., O. Prokop, G. Geserick: Vademecum Gerichtsmedizin, 5. überarbeitete Auflage. Verlag Gesundheit GmbH. Berlin 1990

Rohde, B.: Dermatologie in Stichworten. Glaxo GmbH 1998

Roitt et. al.: Kurzes Lehrbuch der Immunologie. Georg Thieme Verlag. Stuttgart 1987, 1995

Romrell, L., A. Mancuso, L. Larkin, K. Rarey, P. Mahan, M. Ross: Kopf und Hals. Ullstein Mosby GmbH & Co. KG. Berlin 1996

Ruppe, K. in H. Stobbe, G. Baumann (Hrsg.): Innere Medizin, 7., vollständig überarbeitete Aufl. Ullstein Mosby. Berlin/Wiesbaden 1996

Schumacher, G.-H.: Anatomie des Kiefer-Gesichts-Bereiches, 4. überarbeitete Aufl. Ullstein Mosby GmbH & Co. KG. Berlin 1993

Schwarz, R., U. Retzke: Gynäkologie und Geburtshilfe, 5. Aufl. VEB Verlag Volk und Gesundheit. Berlin 1989

Senst et al. in Senst, W.: Spezielle Krankheitslehre – Chirurgie, Anästhesiologie, Urologie. 2. überarbeitete Auflage. VEB Verlag Volk und Gesundheit. Berlin 1987

Spiro, S. G. Mediastinal Masses. Medicine International 1986; 36: 1475. Mit freundlicher genehmigung: The Medicine Publishing Group

Stagelschmidt, P. in Consilium Cedip Practicum, 24. deutsche Auflage. PMSI Cedip Verlagsgesellschaft mbH. München 1996

Stobbe, H., Prof. Dr. med., Berlin

Stobbe, H.: Untersuchungen von Blut und Knochenmark, 4. überarbeitete Aufl. Verlag Volk und Gesundheit. Berlin 1991

Stobbe, H., G. Baumann (Hrsg.): Innere Medizin,

7. vollständig überarbeitete Aufl. Ullstein Mosby GmbH & Co. KG. Berlin/Wiesbaden 1996

Thal, W. in H. Patzer, P. Großmann, W. Braun: Pädiatrie, Ein Lehrbuch für Studenten, 4. unveränd. Aufl. VEB Verlag Volk und Gesundheit. Berlin 1988

Voigtländer, V. in G. E. Jung (Hrsg.): Dermatologie. Hippokrates Verlag Stuttgart. Stuttgart 1989

Wacker, J. Dr. med., Frauenklinik der Ruprecht-Karls-Universität Heidelberg

Wehner, W., E. Sander (Hrsg.): Unfallchirurgie. VEB Verlag Volk und Gesundheit. Berlin 1981 und 1988

Wiesner, B. in H. Stobbe, G. Baumann (Hrsg.): Innere Medizin, 7. vollständig überarbeitete Aufl. Ullstein Mosby GmbH & Co. KG. Berlin/Wiesbaden 1996

Wilhelm, Chr. in B. Christ, F. Wachtler: Medizinische Embryologie. Ullstein Medical Verlagsgesellschaft mbH & Co. Wiesbaden 1998

Zetkin, M., Schaldach, H.: Lexikon der Medizin, 16. neubearbeitete Auflage. Ullstein Medical Verlagsgesellschaft mbH & Co. Wiesbaden 1998

Zimmermann, M. in Bergener, C. Herzmann: Das Schmerzsyndrom – eine Aufgabe, Edition medizin. VCH. Weinheim 1987

Zippel, H.: Orthopädie, Leitfaden für Studierende, 3. überarb. Aufl. VEB Verlag Volk und Gesundheit. Berlin 1988

Abb. 1.17: Facies mitralis (periphere Zyanose) bei Mitralstenose (IMPP)

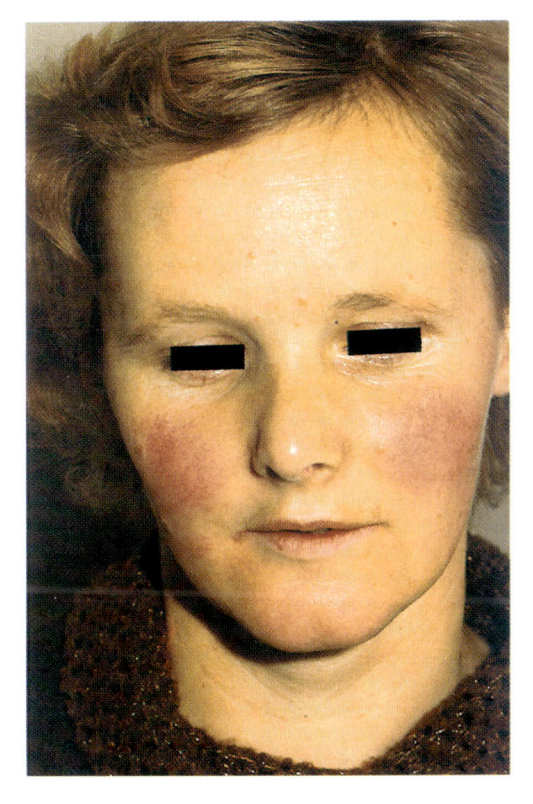

Abb. 1.59: Unterschenkel-Erysipel infolge einer Streptokokkeninfektion (IMPP)

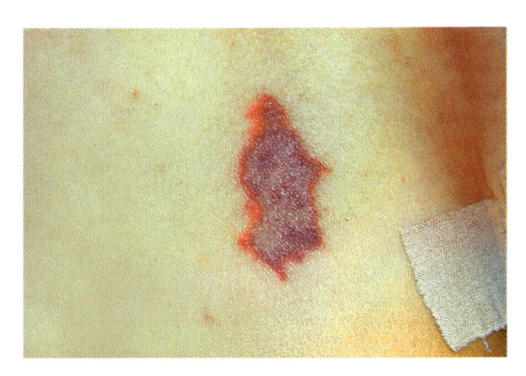

Abb. 1.60: Die fulminante Meningokokkenseptikämie ist gekennzeichnet durch ausgedehnte Purpura, hohes Fieber, Schock und Anzeichen von disseminierter intravasaler Gerinnung (Zetkin/Schaldach 1998)

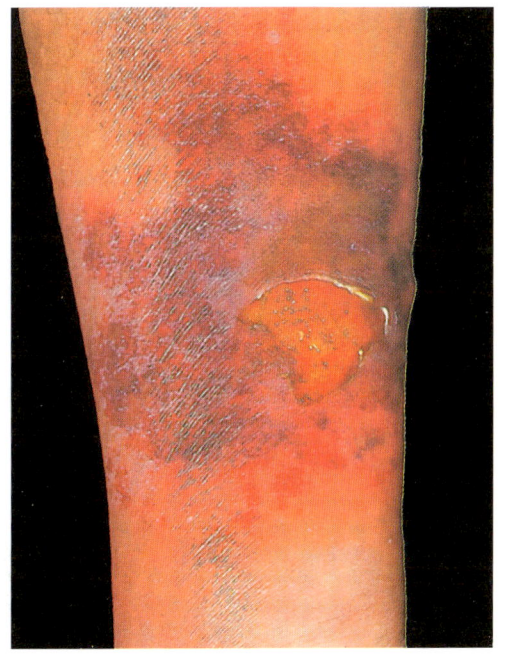

Abb. 2.13: Erysipel des Unterschenkels (IMPP)

Abb. 2.55: Dünndarmnekrose beim akuten Verschluß der A. mesenterica superior (IMPP)

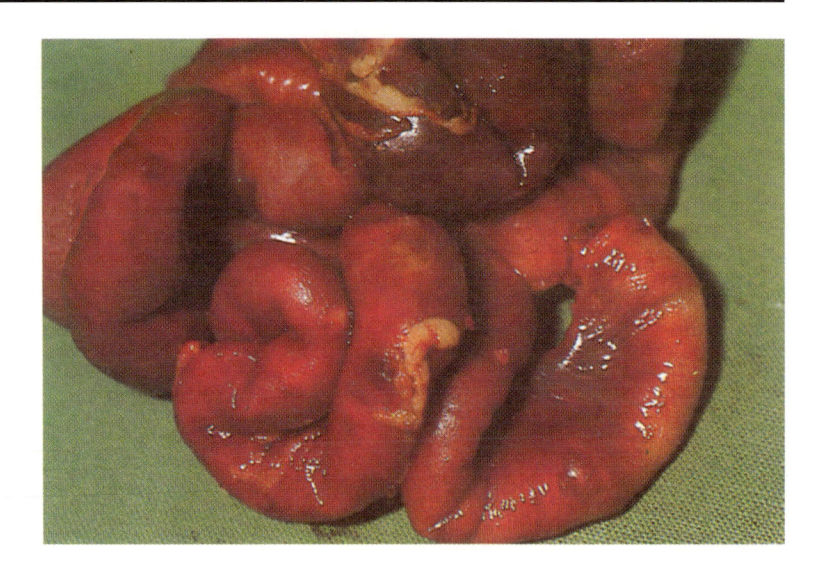

Abb. 9.16: Angioblastom (IMPP).

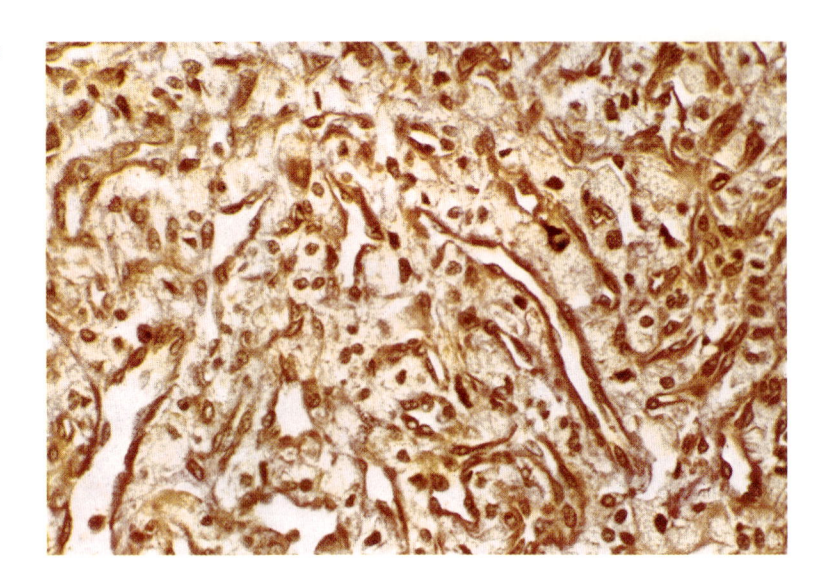

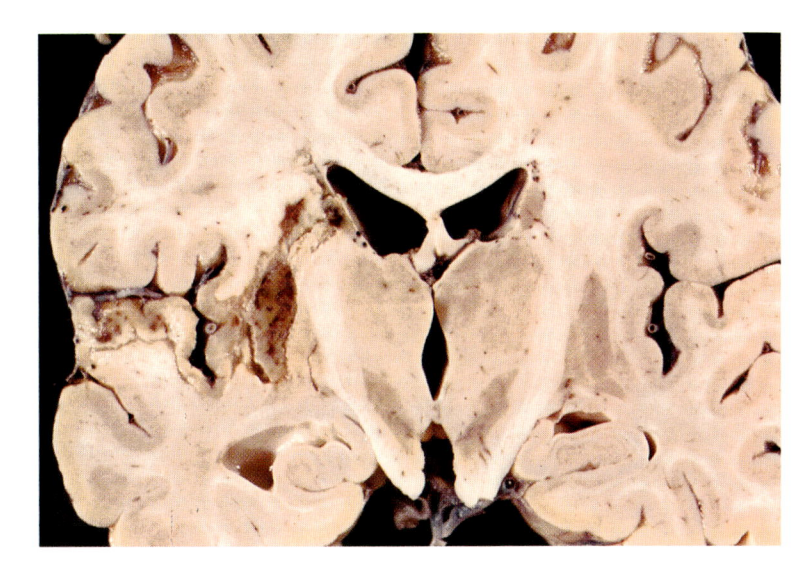

Abb. 9.22: Verschluß der A. cerebri media (IMPP)

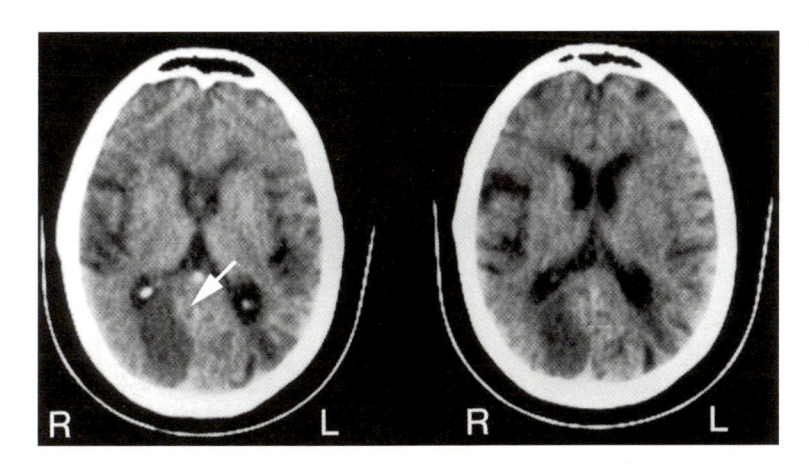

Abb. 9.23: Ischämischer Infarkt im Versorgungsgebiet der A. cerebri posterior, rechts, CT (IMPP)

Farbabbildungen

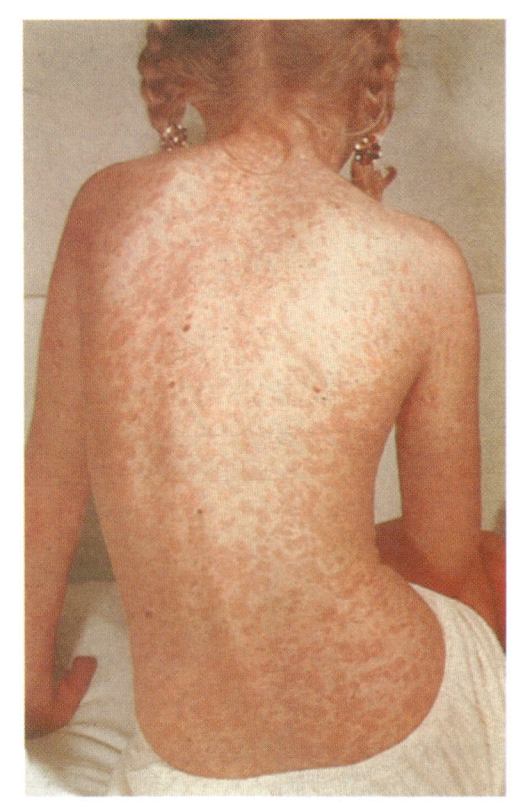

Abb. 11.17: Atopische Dermatitis (IMPP)

Abb. 11.15: Masernexanthem mit dem typischen makulopapulösen, konfluierenden Effloreszenzbild (IMPP)

Abb. 15.11: Nierentuberkulose; Mykobakterien in der Ziehl-Neelsen-Färbung (IMPP)

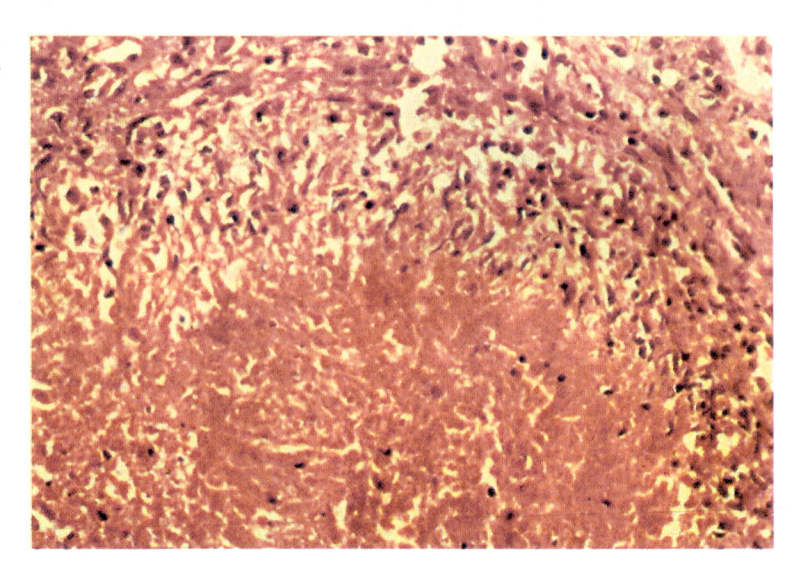

Farbabbildungen

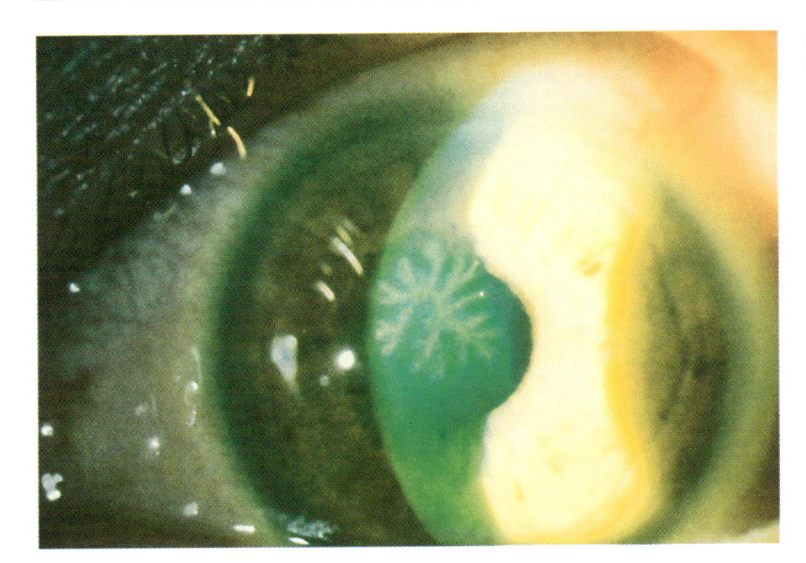

Abb. 16.14: Herpes dendritica (IMPP)

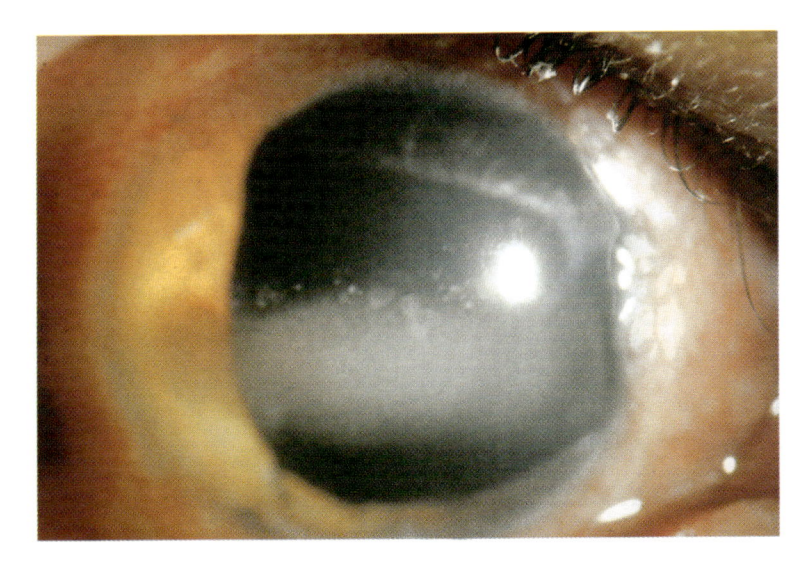

Abb. 16.16: Bandkeratopathie (IMPP)

Farbabbildungen

Abb. 16.18: Sklerastaphylom (IMPP)

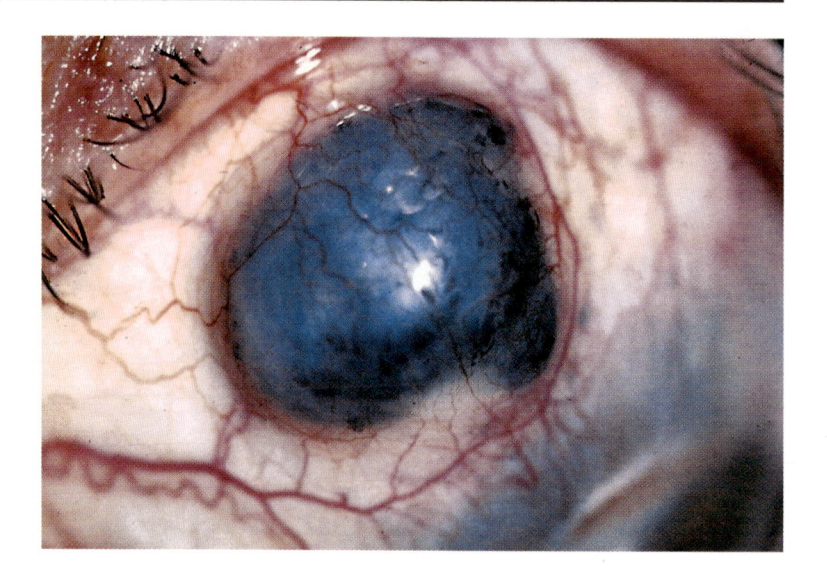

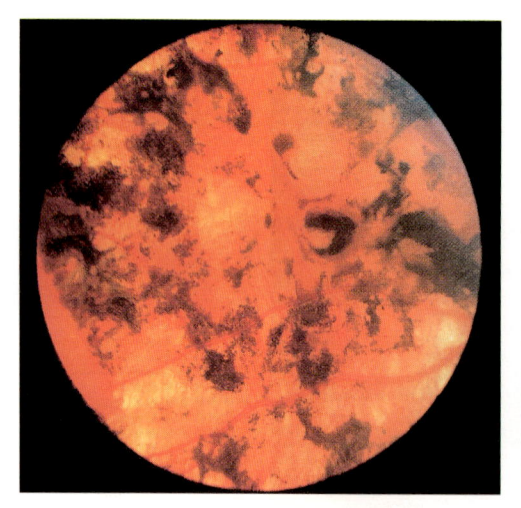

Abb. 16.20: Chorioretinitis disseminata (IMPP)

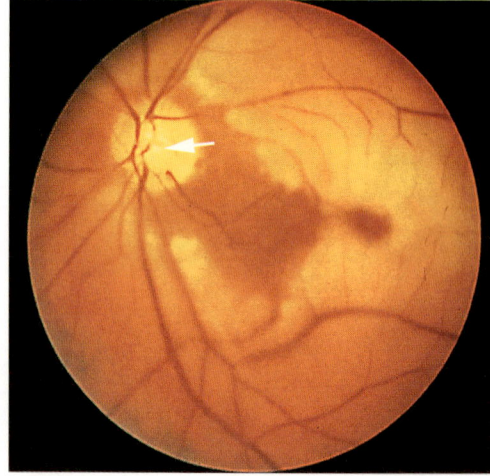

Abb. 16.27: Arterienverschluß der Netzhaut (IMPP)

Farbabbildungen

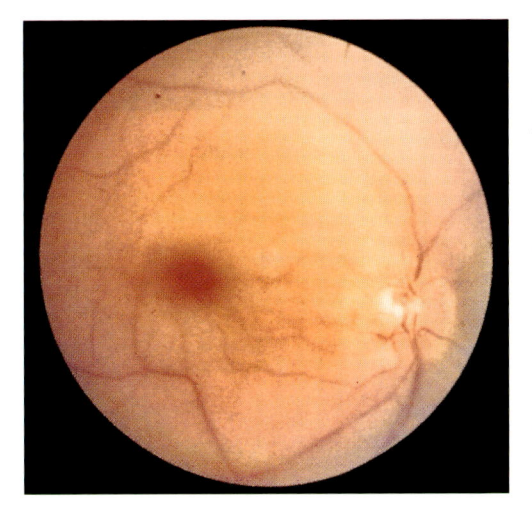

Abb. 16.28: Zentralarterienverschluß der Netzhaut mit abgeblaßter Retina (IMPP)

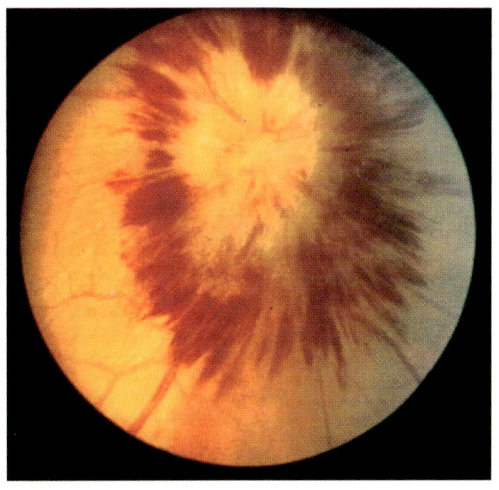

Abb. 16. 29: Kompletter Verschluß der Zentralarterie mit Fundusblutungen (IMPP)

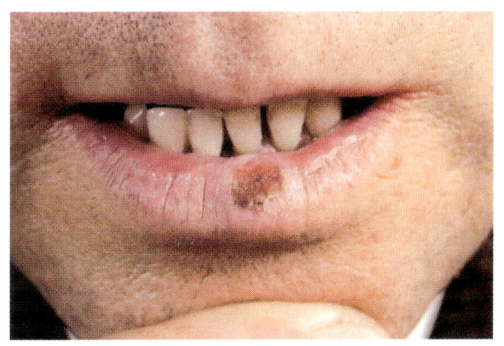

Abb. 17.13: Plattenepithelkarzinom der Unterlippe (IMPP)

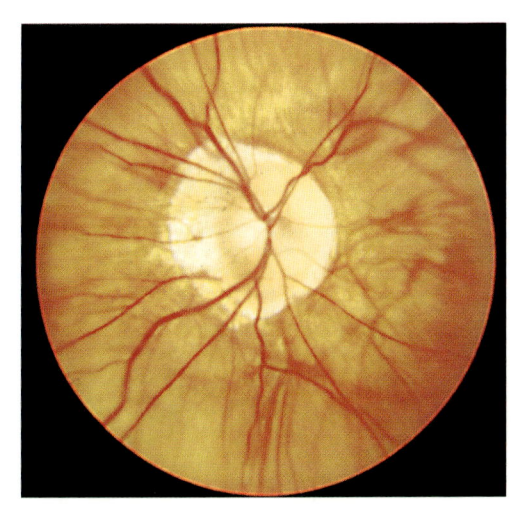

Abb. 16.30: Fundus myopicus (IMPP)

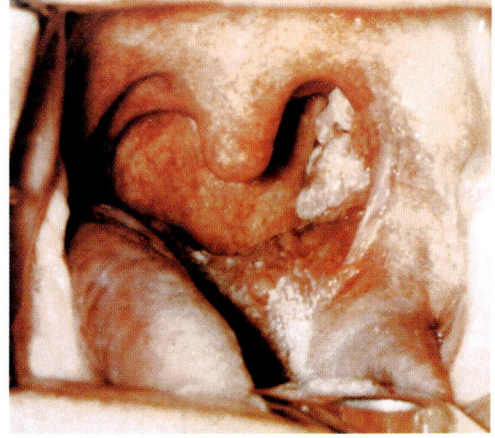

Abb. 17.14: Plattenepithelkarzinom der Tonsillen (IMPP)

Farbabbildungen

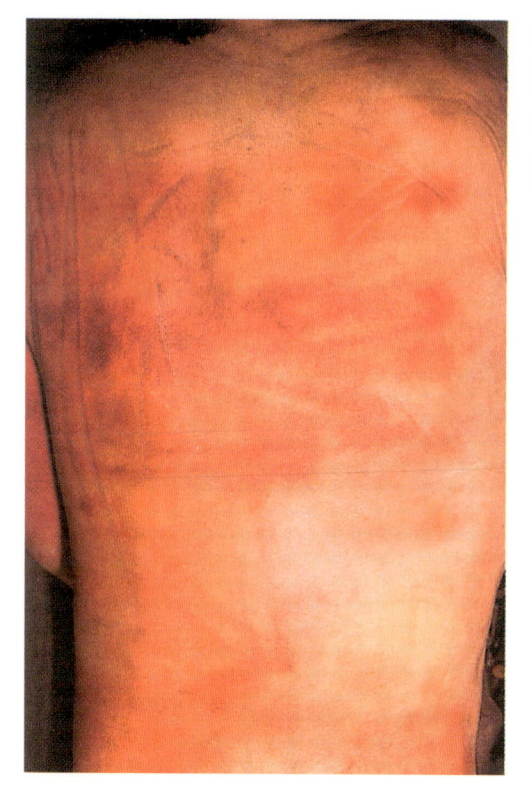

Abb. 22.1: Chronisches Handekzem durch Chromate (Burg et. al. 1996)

Abb. 21.5: Doppelkonturierung nach Stockschlägen (IMPP)

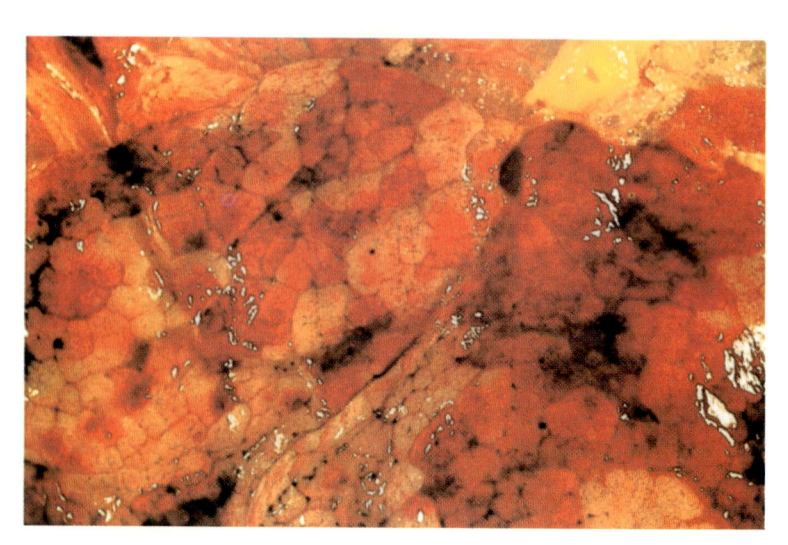

Abb. 21.16: Lungenbefund bei Blutaspiration (IMPP)

Autoren der ersten Auflage

Dr. med. Ilka Bergmann Dermatologie
Würzburg

Tatiana Kostanecka Orthopädie
Kassel

Edith Kullmann Hygiene
Hochheim

Jens Lipinski Rechtsmedizin
Köln

Dr. med. Corinna Dermatologie
Nierhoff
Mainz

Dr. med. Barbara Pädiatrie
Wiewrodt
Sulzbach

Dr. med. Rainer Pädiatrie
Wiewrodt
Sulzbach

Markus Zarse Innere Medizin
Frankfurt

Sachwortverzeichnis

A
AB0-Erythroblastose 1036
AB0-Inkompatibilität 1116
Abdecktest siehe Cover-Test
Abdomen, akutes 555, 670, 1996
Abdomenleeraufnahme 241, 1737
Abhängigkeit 1462
Ablatio retinae 1609
Ablederung 1836
Abnutzungsdermatose 1931
Abort 1031 ff.
Abrasio, fraktionierte 1070
Abrißbruch 584, 1836, 1919
Abruptio placentae 1051
Abscence 1217
– Epilepsie 977
Abscherbruch 584, 1836
Abschürfung siehe Erosion
Absorptions-Elutions-Methode 1858
Absorptionsmethode nach Holzer und Schiff 1858
Abstinenzregel 1490
Abstoßungsreaktion bei Transplantation 406
Abszeß 420
–, analer 535
–, intramedullärer 448
–, paranephritischer 603, 1526
–, periproktischer 553
–, perityphlitischer 541
Abtropfmetastase 952
Abusus 1465
Abwasseraufbereitung 1801 ff.
Abwehrmechanismus 1471
Acanthosis nigricans maligna 1380
Acarbose 225, 783
Acebutolol 755
ACE-Hemmer 756 ff., 763
Acetylcystein 773
Acetylsalicylsäure 824, 863, 1199
– Vergiftung 824
Achalasie 157, 513, 515, 703, 1738
Achillessehnenruptur 628
Achillodynie 1323
Achondroplasie 745, 1249
Achsenmyopie 1621

Aciclovir 817, 1349
Acne conglobata 1408 ff.
Acrodermatitis chronica atrophicans Herxheimer 959, 1360
Actinomycetes israelii 342, 418 ff.
ACVB siehe Venenbypass, aortokoronarer
Adamantinom 500
Adams-Stokes-Anfall 19
Adäquanztheorie 1833, 1935
Addison-Krise 210, 426
Adenoide siehe Rachenmandelhyperplasie
Adenolymphom 703
Adenom, hepatozelluläres 710
–, monomorphes 1685
–, pleomorphes 499, 702, 1685
Adenoma sebaceum 1344
Adenomatose, multiple endokrine 574
Adenomatosis coli siehe Polypose, familiäre
Adenotomie 1665
Adenovirusinfektion 1147, 1345
Aderhautmelanom 1593
Aderlaß 234
ADH
– Infusion 519
– Mangel 195, 238, 240
– Mechanismus 262
– Refraktärität 245
– Sekretion, inadäquate 196
– Verfahren 1870
Adie-Syndrom siehe Pupillotonie
Adipositas 31, 229, 1101
Adnexitis 1060 ff.
Adoleszentenkyphose siehe Morbus Scheuermann
Adrenalektomie 573
Adson-Test 1285
Adsorption 353
Adult respiratory distress syndrome 138, 557, 581, 1834, 1849
Adversivanfall 978, 1217
Aerobilie 565, 1744
Affekt
– Armut 1440
– Inkontinenz 1440, 1456, 1460
Affektivitätsstörung 1439

Affektkrampf, respiratorischer 1216
Afferent-loop-Syndrom 528
Aflatoxin 370, 1792, 1794
AFP siehe Alpha-Fetoprotein
Agammaglobulinämie, kongenitale 1155
–, X-chromosomale 307
Agarophobie 1440, 1474
Agenesie 1518
Aggressionstrieb 1471
Agranulozytose 93, 735
Agyrie 678
Aichmophobie 1440
AIDS 358 ff., 360 ff., 365
Ajmalin 766
Akantholyse 1372
Akanthose 1337
Akathisie 830
Akinese 954
Akkomodation 1621 ff.
Akneerkrankung 1408, 2020
Akranie 678
Akrodermatitis siehe Acrodermatitis
Akromegalie 199, 572
Akrophobie 1440
Akrozephalopolysyndaktylie 1207
Akrozephalosyndaktylie siehe Apert-Syndrom
Akrozephalus 1207
Akrozyanose 1380, 1413
Aktinomykose 342 ff., 419, 1354
Aktivität, körperliche 1953
Aktivkohle 842
Akupunktur 876, 909, 1242
Akustikusneurinom 951, 1651, 1697
Albendazol 377, 818
Albinismus 1402
Albuminmangel 180
Alcotestverfahren 1870
Alcuronium 641
Aldehyd 1808
Aldosteronantagonist 799
Alfentanil 640
Alginsäure 1795
Algodystrophie siehe Reflexdystrophie, sympathische
Algurie 238, 1507
Alibidinie 1484
Alimente 1879
Alkalose 275 ff., 797
–, hypochlorämische 407, 523
–, metabolische 276
–, respiratorische 277, 407
Alkohol
– Abhängigkeit 1463 ff., 1869, 1952
– Delir 1465 ff., 1872
– Konsum 1867, 1950

– Stoffwechsel 1866 ff.
Alkylans 821
Alkylaryloxid 1917
Alkylarylsulfid 1917
Alkyloxid 1917
Alkylsulfid 1917
ALL siehe Leukämie, akute lymphatische
ALL siehe Leukämie, akute lymphoblastische
Allergie 1159, 1367
Alles-oder-Nichts-Beziehung 1944
Allgemeinanästhesie 636
Allgemeinmedizin 1991
Allodynie 851
Allopurinol 780
Alopezie 338, 1406 ff.
Alpha-1-Proteinaseinhibitormangel 123, 126
Alpha-Fetoprotein 183, 563, 1042
Alpha-Hydroxybutyratdehydrogenase 35
Alpha-Interferon 179
ALP-Index 103
Alport-Syndrom 251, 721, 1202, 1525
ALS siehe Lateralsklerose, amyotrophische
Altersemphysem 126
Altersschwerhörigkeit siehe Presbyakusis
Altersstandardisierung 1942
Altinsulin 781
Aluminium 1926
– Hydroxid 791
Alveolarzellkarzinom 141
Alveolitis, exogen-allergische 131, 317, 1927 ff.
Alzheimerfibrillen 953
Amanitin 843
Amantadin 818, 837
Amastie 507
Amaurosis fugax 970
Ambivalenz 1440, 1456, 1458
Amblyopie 1626
Ambroxol 773
Ameisensäure 1917
Amelie 1248
Ameloblast 1762
Ameloblastom 1782
Amelogenesis imperfecta 1766
Amenorrhö 1017 ff.
Ameziniummetilsulfat 760
Amine, aromatische 1913
4-Aminodyphenyl 1913
Aminopterin 822
Amiodaron 766
Amitriptylin 832
AML siehe Leukämie, akute myeloische
Ammoniak 176, 1930
Amnesie 945, 1434
Amnioskopie 1053
Amniozentese 1042

Amöbenruhr 183, 707, 805, 1788 ff.
Amöbiasis 374 ff., 563, 817, 1923
Amphetamin 1467
Amphotericin B 466, 814
Ampicillin 1383
Amputation 70, 594, 1244
Amyloidose 43, 235, 248, 721
Amyotrophie, diabetische 927
ANA siehe Antikörper, antinukleäre
Anaesthesia dolorosa 851, 855
Anal
– Atresie 550, 1111
– Ekzem 1417
– Fissur 552, 1418
– Fistel 552
– Karzinom 173, 553
– Prolaps 551
– Venenthrombose 1417
Analgesie 851, 860
Analgetikanephropathie 250
Analgetikum, morphinartiges 825
–, nichtopioides 863
Anämie 420, 1165, 2021
–, aplastische 96, 734, 1166
–, autoimmunhämolytische 86, 313
– Differentialdiagnostik 81
–, hämolytische 82, 775, 1166
–, hypochrome 88, 1166
–, immunhämolytische 1167
–, infektiös-toxische 1167
–, kongenitale dyserythropoetische 1166
–, kongenitale hypoplastische 1165
–, megaloblastäre 88, 528, 536, 774, 1166
–, passagere aregeneratorische 1166
–, perniziöse 88, 315, 704, 1166
–, renale 89 ff., 243 ff., 774
–, sekundäre 89
–, sideroachrestische 93
–, sideroblastische 1167
Anamnese 3, 1992
Anankasmus siehe Zwang
Anasarka 263
Anästhesie
– Risiko 635
– Vorbereitung 634
Anastomose
–, bilobiliäre 567
–, biliodigestive 567
Anastomosenulkus 162, 527
Anatomie, topographische 384
Ancrod 770
Ancylostoma duodenale 378, 818
Ancylostomiasis 378
Androgenmangel 214
Anenzephalie 678

Aneurysma 440, 488 ff., 974, 1698
– dissecans 488
Anfall
–, epileptischer 441, 838, 840
–, fokaler 976
–, komplex-partieller 976
–, narkoleptischer 980
–, nichtepileptischer 977
–, psychomotorischer 979, 1217
–, pyknoleptischer 1217
–, zerebraler 1215
Anfallsleiden 976
–, hirnorganisches 838
Angina
– abdominalis 70, 487, 537
– agranulocytotica 94
– lacunaris 800, 1185
–, mikrovaskuläre 32
– pectoris 30, 32, 477, 696, 767
– Plaut-Vincenti 702, 800
– syphylitica 338
– tonsillaris 702, 800, 1184, 1664, 2006
Angioblastom 953
Angiofibrom 688
Angiographie 448, 1512, 1725
Angiom 1699
–, seniles siehe Angioma senile
–, spinales 448
Angioma senile 1393
Angiomatose, enzephalotrigeminale siehe
    Sturge-Weber-Krankheit
Angiomepilepsie 441
Angioneuropathie siehe Raynaud-Syndrom
Angioödem, hereditäres 308
Angiophakomatose 1344
Angioplastie, dynamische 70, 486
Angiotensin converting enzyme 147
Angst 1440
– Depression 1449
– Neurose 1473
– Reaktion 1469
Anion gap 275
Aniridie 1590, 1593
Anismus 170
Anisokorie 443, 1596
Ankyloblepharon 1560
Ankylostoma duodenale 1923
Anomaloskop 1605
Anophelesmücke 372
Anorchie 1523
Anorexia nervosa siehe Magersucht
Anorgasmie 1482, 2018
Anosmie 435
Anosognosie 945
ANP siehe Peptid, atriales natriuretisches

Anschlußheilbehandlung 1950, 1957
Antazidum 791
Antetorsionswinkel 1233
Anthrax 341
Anthrazen 1931
Anthropozoonose 328
Antiarrhythmikum 765 ff.
Antibasalmembran-Glomerulonephritis 246, 255
Antibiotikum 441, 800
Anticholinergikum 837
Antidepressivum 866
–, nichttrizyklisches 832
–, trizyklisches 831, 1451 ff.
Antidiabetikum, orales 783
Anti-D-Prophylaxe 1036
Antiemetikum 790
Antiepileptikum 838
Antifibrinolytikum 113
Antikoagulans 410
Antikoagulation, orale 770
Antikonvulsivum 866
Antikörper
–, antimitochondriale 180
–, antinukleäre 316, 1162, 1374
–, antizentromere 310
Antikörpersuchtest 318
Antimetabolit 822
Antimykotikum 814
Antirheumatikum, nichtsteroidales 777
Antisepsik 1806
Antiserum 1811
Antisympathotonikum 756
Antitachykardieschrittmacher 478
Antithrombin III 113, 410
Antitopoisomerase 1255
Antrektomie 527
Antrieb 1441, 1448 ff., 1458
Anulus fibrosus 448
Anurie 238, 427, 1502, 1551
Anus praeter naturalis siehe Kolostoma
Aorta, reitende 473
Aortenaneurysma 72, 488
Aortenbogenanomalie 470
Aortendissektion, akute 71
Aorteninsuffizienz siehe Aortenklappeninsuffizienz
Aortenisthmusstenose 65, 470, 1175, 1723
Aortenklappenersatz 475
Aortenklappeninsuffizienz 475, 1722
Aortenklappenstenose 51, 469, 474, 1175, 1721 ff.
Aortenruptur 459, 1851
Aortitis 492
Apathie 1214
Apert-Syndrom 1207
Apfelsinenhaut 509

APGAR-Index 1055, 1091
Aphakie 1586
Aphasie 945, 1688
–, motorische siehe Broca-Aphasie
–, sensorische siehe Wernicke-Aphasie
Aphthe 1415
Apley-Grinding-Test 627
Apomorphin 842
Aponeurektomie 618
Apophysenausriß 1281
Apoplex 1948
Appendizitis 540, 708, 1197
Approbation 1875 ff.
Approximalkaries 1769
Apraxie 182, 930, 945
Aprindin 766
Aprotinin 113
APUD-System 140
Äquivalenztheorie 1833, 1935
Arachnodaktylie siehe Marfan-Syndrom
Arbeitsform 1899
Arbeitslosenversicherung 1966
Arbeitsplatzgestaltung 1900 ff.
Arbeitsschutz 1893 ff.
Arbeitssicherheitsgesetz 1889
Arbeitsstättenverordnung 1892
Arbeitsunfähigkeit 1935, 2023
Arbeitsunfall 1906, 1953
Arbeitszeitordnung 1892
Arbeitszufriedenheit 1900
Arbovirusinfektion 356
Arcus aortae duplex 470
Arcus senilis 1581
Arcus-Gunn-Syndrom 1561
ARDS siehe Adult respiratory distress syndrome
Argyll-Robertson-Pupille siehe Pupillenstarre, reflektorische
Arhinenzephalie 678
Arlt-Dreieck 1591
Armplexusläsion 1285
– Typ Erb-Duchenne 923, 1286
– Typ Klumpke 923, 1286
Arnold-Chiari-Syndrom 947
Arrhythmie, respiratorische 1177
Arsen 1910
– Melanose 1910
– Polyneuropathie 1008
– Vergiftung 1864, 1910
– Wasserstoff 1910
Arteria basilaris 971
Arteria cerebri media 441
Arteria lusoria 470
Arteria meningea media 443
Arteria vertebralis 971
Arteria-cerebri-anterior-Syndrom 971

Arteria-cerebri-media-Syndrom 971
Arteria-cerebri-posterior-Syndrom 971
Arteria-spinalis-anterior-Syndrom 989
Arterienverschluß, akuter 68, 70, 483, 769
Arteriitis 71
– cranialis siehe Arteriitis temporalis Horton
– temporalis Horton 72, 296, 700, 941, 1614, 2022
Arteriosklerose 3, 65, 68
Arthritis
–, eitrige 1276
–, HLA-B27-assoziierte reaktive 283
–, infektassoziierte 1163
–, infektiöse 285
–, juvenile rheumatoide 1161, 1275
– psoriatica 283
–, rheumatoide siehe Polyarthritis, chronische
– urica siehe Gicht
–, virale 284
Arthrodese 1244
Arthrographie 1707
Arthropathie 747
– bei Neuropathie 290
–, hämophile 1277
–, intestinale 283
–, tabische 962
Arthroplastik 1244
Arthrose 1716, 2003
Arthrosis deformans 288
Arthrotomie 1244
Arthus-Reaktion 1367
Aryloxid 1917
Arylsulfid 1917
Arzneimittel
– Reaktion, allergische 1160
– Vergiftung 1863 ff.
Arzt für Allgemeinmedizin 1889
Arzt, niedergelassener 1961
Ärztekammer 1962
Arzt-Patient-Beziehung 1490
Arzt-Patient-Vertrag 1879 ff.
Asbestose 1925
Asbeststaublungenerkrankung siehe Asbestose
Ascariasis 377
Ascaris lumbricoides 377, 818, 1788, 1791
Asherman-Syndrom 1020
ASiG siehe Arbeitssicherheitsgesetz
Aspergillom 370, 692
Aspergillose 317, 370
Aspergillus 370, 466, 1792, 1794
– flavus 1358
– fumigatus 815
Asphyxie 1113
Aspiration 129, 411, 644
ASS siehe Acetylsalicylsäure

Asservat 1864
Asthenopie 1621
Asthenurie 256
Asthma bronchiale 124 ff., 316, 661, 690, 772 ff., 1188, 2007 ff.
Astigmatismus 1622
A-Streptokokken 346
Astrozytom 682, 949, 1697
Asystolie 274
Aszites 180 ff., 404, 480, 561 ff., 712
Ataxie 439, 932, 1157, 1215
– Ataxia teleangiectatica 1157
–, spinopontozerebelläre 985
–, spinale 932
Atelektase 129, 690
Atemalkohol 1869
Atemdepression 660
Atemgeräusch, pueriles 1092
Atemnot siehe Dyspnoe
Atemnotsyndrom
–, akutes 464
–, idiopathisches 1114
Atemstillstand 663
Atemstörung 132, 455
Atemtherapie 653
Atemtyp, pathologischer 119
Atemwegserkrankung, obstruktive 1929
Atemwegsicherung 661
Atemzentrum 118
Atenolol 755
Athelie 507
Atherom 1394
Atherosklerose 699
Athetose 273, 931, 1215
Äthylenimin 1930
Athymie siehe Affektarmut
Athyreose 1135
Atkinson-Reflex 1908
Atlasassimilation 390
Atmung
–, paradoxe 460, 600
–, periodische 119
Atmungsstörung, akute 660
Atopie 1368, 1160
Atracurium 641
Atrophie 1100, 1341
– blanche 1411
Atropin 766
Attacke, transitorische ischämische 442, 970
A-Typ-Persönlichkeit 31
AU siehe Arbeitsunfähigkeit
Audiometrie 1640
Auer-Stäbchen 101
Aufklärung 1877
– Pflicht 1881 ff.

Aufmerksamkeit 1434
Augen 1619, 1628, 2021 ff.
– Bewegungsstörung 934
– Hintergrund 3
– Migräne siehe Migraine ophthalmique
Aura 979
Auskultation 4
Auspitz-Phänomen 1384
Ausrufungszeichenhaar 1407
Ausschälplastik 486
Ausscheidungsurographie 1511, 1745
Austin-Flint-Geräusch 54
Austrocknungsekzem 1369
Autismus 1456, 1458, 1481
Autoimmungastritis 162
Autoimmunopathie, polyendokrine 315
Autoimmunsyndrom 1136, 1372
Autoinokulation 1347
Autoklavieren 1806
Autolyse 1828
Automatismus 1457
Autosplenektomie 741
Autotransfusion 425, 650
AV-Block 25, 27, 274, 1178
AV-Fistel 73
AVK siehe Verschlußkrankheit, chronische arterielle
AV-Knoten 9
AV-Reentry-Tachykardie 21
Axonotmesis 919
Azeton 1912
Azidose 275, 797
– Atmung 120
–, metabolische 242, 276, 407, 426
–, renale tubuläre 257
–, respiratorische 277, 407, 477
Azidothymidin 367
Azithromycin 802
Azotämie 242, 1502

B

Babinski-Reflex 1085
Bacillus
– anthracis 341, 421
– cereus 334, 1792 ff.
Bäckerasthma 1929
– Karies 1769
Backwash Ileitis 541
Bacteroidaceae 348
Bacteroides sp. 350
Badetod 1848
Bahrmann-Symbolik 1824
Bajonettstellung 613
Baker-Zyste 281, 749
Bakteriämie 420

Bakterienruhr 331
Bakteriurie 239, 1506, 1547
Balanitis 1205, 1419
– circinata 1419, 1426
Balint 1492
Balkan-Grippe siehe Q-Fieber
Balkenblase 725, 1505, 1534
Ballismus 931
Ballon-Atrio-Septotomie nach Rashkind 474
Ballondilatation 33, 70, 477
Ballonkatheter nach Fogarty 484
Ballonpulsation, intraaortale 481
Balneotherapie 899
Bandplastik 1244
Bandscheibenleiden 1298, 1920
Bandscheibenoperation 875
Bandscheibenveränderung, degenerative 448, 1283
Bandscheibenvorfall 449 ff., 1299
Bandverletzung 1315
Bankart-Läsion 606
Bannwarth-Syndrom 284
Barbiturat 828
– Vergiftung 673
Barrett-Ösophagus 516, 703
Barr-Körper 1830, 1859
Bartholinitis 1059
Basaliom 500, 1397
Basalmembranopathie 1202
Basaltemperatur 1023
Base excess 275
Basedow-Exophthalmus 1620
Basilarmembran 1638
Basistherapeutikum 777, 779
Battered-child-Syndrom 1852
BAT-Wert 1905
Bauchaortenaneurysma 489
Bauchtrauma 601 ff.
Bayes-Formel 1974
BCG siehe Lebendimpfstoff
Beanspruchung (am Arbeitsplatz) 1897 ff.
Beatmung 652, 661
Beben, mimisches 962
Becken 1830
– Bein-Gips 624
– Boden 1014, 1510
– Endlage 1048
– Fraktur 619, 1307
– Luxation 1307
– Niere 718, 1519
– Venenthrombose 494
Bedeutungswahn 1437
Beeinträchtigungswahn 1437
Befruchtungsfähigkeit, fehlende 1856
Begleitschielen 1626

Begriffsverschiebung 1455
Begutachtung, chirurgische 432
Begutachtungskunde, ärztliche 1885 ff.
Behandlung, postoperative 1245
Behindertenfürsorge 1817
Behinderung 1955, 2024
Beikost 1122
Beinkompression, pneumatische 410
Beinverkürzung 621
Bekesy-Audiometrie 1641
Bekleidungshygiene 1796
Belastung 1897
Belastungsasthma 1189
Belastungs-EKG 32
Belastungsschmerz 1236
Belebungsbecken 1802
Bellocq-Tamponade 1659
Bell-Parese 1685
Bell-Phänomen 996
Bence-Jones-Protein 108, 239, 736, 1509
Bennett-Fraktur 615, 1296
Benommenheit 1433
Benserazid 837
Benzamid 829
Benzbromaron 780
Benzidin 1913
Benzochinon 1917
Benzodiazepin 640, 827
– Vergiftung 673
Benzol 1912, 1914 ff.
Benzothiadiazid 755
Bephenium 818
Bereitschaftsdienst 1882
Berliner Blau 1910
Berlin-Ödem 1631
Berloque-Dermatitis 1363
Berstungsfraktur 1836 ff.
Berufs
– Dermatose 1378, 1930
– Krankheit 1245, 1906
– Krankheitenverordnung 1378, 1883, 1906
– Kunde, ärztliche siehe Rechtskunde, ärztliche
– Unfähigkeit 1935, 1955, 2024
– Verbot 1875
Beryllium 1911
Betablocker 767
Betäubungsmittelverschreibung 862
Betriebsmedizin 1889 ff., 1894
Bettnässen siehe Enuresis
Beugesehnenverletzung 616
Bevölkerungsentwicklung 1815
Bewegungs
– Schmerz 1236
– Starre 1441
– Therapie 897

Beweislastumkehr 1880
Bewußtlosigkeit 441
Bewußtseinsstörung 443, 1433
Bezafibrat 784
Beziehungswahn 1437
BGB siehe Gesetzbuch, bürgerliches
Bias 1944
Biegungsbruch 583, 1836 ff.
Bifonazol 814
Bigeminus 22
Biguanid 225, 783
Bildungsunterschied 1947
Bilharziose 378, 1529, 1789, 1923
Billroth-Operation 527
Bimalleolarfraktur 628
BimSchg siehe Bundesimmisionsschutzgesetz
Bindegewebsmassage 880, 1242
Bindehaut 1572
Binokularsehen 1624
Biopsie, endomyokardiale 43
–, stereotaktische 439
Biosignal 1981
Biot-Atmung 120
Biphenyl, polychloriertes 1912
Biß, offener 1764
Bißverletzung 1836
Biuret-Methode 942
Bizepssehnen
– Ruptur 610, 1288
– Syndrom 1274
Blackfan-Diamond-Anämie siehe Anämie, kongenitale hypoplastische
Bläschen siehe Vesicula
Blase siehe Bulla
Blase, atonische 1550
–, spastische 1550
Blasen
– Ekstrophie 1521
– Entleerungsstörung 1549
– Funktion 1505
– Karzinom 1504, 1531, 1913, 1915
– Mole 1029
– Punktion, suprapubische 1513
– Ruptur 1541
– Sprung 1045 ff., 1049
– Stein 1539
– Tamponade 1552
– Verletzung 603
Blastenkrise 101
Blastopathie 1102
Blastozyste 1026
Blausäurevergiftung 674, 1826, 1862 ff.
Blei 1907 ff.
– Polyneuropathie 1008
– Vergiftung 1864

Blepharochalasis 1562
Blepharoconjunctivitis angularis 1575
Blepharophimose 1561
Blickparese 935
Blindheit 1633
Blind-loop-Syndrom siehe Syndrom der blinden Schlinge
Blitz-Nick-Salaam-Krampf siehe BNS-Krampf
Blitzschlag 1824, 1851
Block, alveolokapillärer 118
Blount's disease siehe Tibia vara
Blount-Verband 610
Blow-out-Fraktur 498, 1655, 1702
Blumberg-Schmerzpunkt 540
Blut
– Alkoholkonzentration 1867 ff.
– Art 1859
– Ersatz 410
– Gerinnungsstörung 110
– Gruppeninkompatibilität 1035, 1116
– Hochdruck siehe Hypertonus
– pH-Wert 275
– Reinigungsverfahren 654 ff.
– Schwamm siehe Hämangiom
– Transfusion 1857
– Vergiftung siehe Lymphangitis
– Verlust 90
Blutung
– Anämie 90
–, epidurale 451
–, intestinale 535
–, intraabdominelle 601
–, intrakranielle 439, 441
–, intrazerebrale 444, 974, 1698
– Neigung, gesteigerte 109
–, obere gastrointestinale 519, 531
–, petechiale 422
– Übel 1115
–, uterine 1077
–, vaginale 1077
– Zeit 109
b-Naphtylamin 1913
BNS-Krampf 977, 1217
Bochdalek-Hernie 521
Body mass index 229
Body-Packer-Syndrom 1864
Boerhaave-Syndrom 160, 514
Böhler-Gips 614
Böhler-Winkel 630
Bohrlochtrepanation 445
Bolustod 1846
Bonnet-Schonhaltung 1780
Bordetella pertussis 1151
Borke siehe Crusta
Bornholm-Erkrankung 355

Borrelia burgdorferi 284, 1360
Borreliose siehe Lyme-Krankheit
Botulinustoxin 157, 335, 843, 1792
– Vergiftung 672
Botulismus 335, 992
Bouchard-Arthrose 288, 1274, 1293
Bowing fracture 593
Bowman-Membran 1578
Brachialgia paraesthetica nocturna 994
Brachialgie 449
Brachyösophagus 516
Brachyzephalus siehe Akrozephalus
Bradykardie, relative 326
Braun-Anastomose 527
Break-up-time siehe Tränenfilmabrißzeit
Brechkraft 1621
Brechungsmyopie 1621
Brennwert, biologischer 2017
Brillenhämatom 446, 498
Brill-Zinser-Krankheit 328
Broca-Aphasie 945
Broca-Index 229, 1952
Brodie-Abszeß 422, 1210
Brom 1930
Bromocriptin 837, 1058
Bromoprid 789
Bronchialadenom 141, 466
Bronchialkarzinom 140 ff., 252, 467, 693
Bronchiektase 127, 465, 689, 1189, 1736
Bronchiolitis 1187
Bronchitis
–, akute 122, 772, 800, 2006
–, chronische 122, 690, 772, 801, 1187, 2006
Bronchokonstriktion 125
Bronchophonie 129
Bronchopneumonie siehe Pneumonie
Bronchoskopie 455, 464
Bronchospasmolyse 125
Bronchus
– Fraktur 600
– Papillom 466
– Polyp 466
Broteinheit 225
Brown-Séquard-Syndrom 933
Brucellen 1787 ff.
Brucellose 1922
Brücke 1777
Brudzinski-Zeichen 938
Brushfield-spots 1096
Brustbeinfraktur 599
Brustentwicklung 1088
Brustschmerz, akuter 2010
BSE siehe Enzephalopathie, bovine spongiöse
B-Streptokokken 347
B-Symptomatik 104

Buchenholzstaub 1929
Budd-Chiari-Syndrom 76, 181, 560, 708
Bülau-Drainage 405, 456 ff., 460
Bulbärhirnsyndrom 939
Bulbärparalyse 930, 984
Bulbusmotilität 1624
Bulla 1341
Bündelnagelung nach Hackethal 609
Bundesanstalt für Arbeit 1957, 1966
Bundesärztekammer 1875
Bundesärzteordnung 1875 ff.
Bundesgesundheitsamt 1884
Bundesimmisionsschutzgesetz 1890
Bundespflegesatzverordnung 1959
Bundesseuchengesetz 1795, 1829, 1831, 1878, 1883, 2001
Bundessozialhilfegesetz 1225, 1816 ff.
Buphthalmus 1601
Buprenorphin 825
Burning feet 1910
Bursitis 1322
Bürstenschädel 83
Buruli-Ulkus 340
Busulfan 821
Butylacetat 1912
Butylscopolamin 789
Butyrophenon 829
Bypass 486
Bypassgraft, koronararterieller 33
Byssinose 131, 1927 ff.
B-Zell-Nesidioblastose 1125

C

C5-Senke 1921
CA 19-9 175
CABG siehe Bypassgraft, koronararterieller
Cadmium 1909
Café-au-lait-Fleck 1344, 1391, 1212
Calcinosis cutis 1377
Calcipotriol 1385
Calcitonin 867
Caliper-Messung 1952
Campylobacterenteritis 332
cANCA 312
Cancer en cuirasse 461
Candida albicans 350, 466, 1064
Candidamykose, orale siehe Soor
Candidiasis 361, 1064, 1157, 1357, 1931
Cannabisabusus 1468
Caput medusae 560
Caput succedaneum siehe Geburtsgeschwulst
Carbachol 789
Carbamat 1912
Carbamazepin 838 ff.
Carbimazol 786

Carbo medicinalis 793
Carhart-Senke 1648
Carhart-Test 1641
Carpenter-Syndrom siehe Akrozephalopolysyndaktylie
Casper-Regel 1828
Castleman-Tumor 695
Cataracta siehe Katarakt
Catgut 401
Cava-inferior-Schirm 77
CCD-Winkel siehe Centrum-Collum-Diaphysen-Winkel
CD4/CD8-Ratio 366
CD4-Zellen 366
CEA 175
Cefazolin 802
Cefotaxim 802
Cefotiam 802
Cefuroxim 802
Centrum-Collum-Diaphysen-Winkel 1232
Cerumen siehe Zerumen
Chalazion 685, 1565
Charakterneurose 1473, 1475
Charcot-Leyden-Kristalle 690
Charriere 1513
Chassaignac-Lähmung 614, 1289
CHE siehe Cholinesterase
Chediak-Higashi-Syndrom 1158
Cheilitis 1414
Chemikalien- und Atomgesetz 1890
Chemonukleolyse 451
Chemopapain 451
Chemoprophylaxe 324
Chemosis 441
Chenodeoxycholsäure 566
Cheyne-Stokes-Atmung 119, 120
Chiasma opticum 1616
Chiasmakompression 435
Chiasmasyndrom 1617
Child-Klassifikation 561
Chinidin 766
Chinin 815
Chirotherapie 1242
Chlamydien 338, 1060, 1063, 2019
– Chlamydia psittaci 337
– Chlamydia trachomatis 1425, 1800
Chloasma 1403
Chlor 1798, 1800 ff., 1930
Chlorakne 1917
Chloralhydrat 828
Chlorambucil 821
Chlorhydrin 1917
Chloroform 1912
Chloroquin 779, 815 ff.
Chlorpromazin 829

Chlorprothixen 829
Choanalatresie 1182
Cholangiographie 187, 567
Cholangiokarzinom 183
Cholangiolithiasis 185
Cholangitis 187, 710, 805
Choledocholithiasis 185, 565
Choledochopankreatikographie 185, 1743
Choledochotomie 566 ff.
Cholelithiasis 185, 565, 794
Cholera 333, 1794, 1826
Cholestase 176 ff., 567, 709
Cholesteatom 685, 1647
Cholezystektomie 566, 568
Cholezystitis 186 ff., 565, 805
Cholezystolithiasis 185
Cholinesterase 176
Chondroblastom 1209
Chondrokalzinose 286, 1315
Chondrom siehe Enchondrom
Chondromalacia patellae 1317
Chondropathia patellae 1316
Chondroplastik 459
Chondrosarkom 1263
Chondrose 1283, 1298
Chordotomie 876
Chorea major (Huntington) 679, 931, 956
Chorea minor (Sydenham) 51, 956, 1164
Chorionepitheliom 1029, 1030
Choriongonadotropin, humanes 1028, 1030 ff.
Chorionkarzinom 1532 ff.
Chorionzottenbiopsie 1042
Chorioretinitis 1592
Choroidea 1589
Choroiditis 1592
Chrom 1908, 1927
– Staublunge 1909
Chromosomenpolymorphismus 1856
Chrysotil 1925
Churg-Strauss-Vaskulitis 312, 492
Chvostek-Zeichen 217 ff., 272, 1007
Chylomikronen 230
Chyloperikard 45
Chylothorax 150
Cicatrix siehe Narbe
Ciclopiroxolamin 1355
Cimetidin 790
Cimicosis 1360
Cimino-Brescia-Fistel 258
CIN siehe Neoplasie, zervikale intraepitheliale
Ciprofloxacin 802
Circulus arteriosus Willisii 975
Cisplatin 822
CK-MB 35
Claudicatio intermittens 69

Claudicatio spinalis 451
Claviceps purpura 1358
Clearance, bronchiale 690
Clindamycin 802
CLL siehe Leukämie, chronische lymphatische
Clofibrat 784
Clomethiazol 1466
Clomifen 1020
Clomipramin 832, 1452
Clonidin 756, 825, 867
Clostridien 350, 418
Clostridium
– botulinum 335, 1792 ff.
– difficile 173, 334
– perfringens 342, 418, 1793
– tetani 419, 1153
Clotrimoxazol 814, 1355
Clozapin 829
Clusterkopfschmerz 883, 940, 2014
CML siehe Leukämie, chronische myeloische
Coalitio tarsi 1330
Codein 825
Codman-Dreieck 1209, 1711
Coeruloplasmin 234
Coitus interruptus 1022
Colchizin 779
COLD siehe Lungenerkrankung, chronisch-obstruktive
Colestipol 784
Colestyramin 784, 793
Colitis ulcerosa 171, 316, 541, 792
Collen-Zeichen 570
Colles-Fraktur siehe Radiusextensionsfraktur loco typico
Colles-Fraktur, umgekehrte siehe Radiusflexionsfraktur
Collum chirurgicum 608
Coma diabeticum siehe Koma, ketoazidotisches
Common variable immunodefiency 307
Commotio
– cerebri 442, 964, 1838, 1869
– cordis 458
– spinalis 451, 987
Compliance 1992
Compressio
– cerebri 965
– spinalis 988
Computertomographie 133, 241, 1238
Condylomata
– acuminata 1064, 1346
– lata 338
Confounder siehe Störvariable
Congelatio siehe Erfrierung
Conjunctivitis siehe Konjunktivitis
Conn-Syndrom 65, 270, 276, 573, 716, 1543

Contre-coup-Herd 444
Contusio
– bulbi 1631
– cerebri 442, 964, 1838
– cordis 458
– spinalis 451, 987
Coombs-Test 86
Copolymer 1963
Cor pulmonale, akutes 135, 1732
Cornea guttata 1582
Cornu cutaneum 1396
Corpus ciliare 1589
Corrigan-Zeichen 54
Corti-Organ 1640
Corynebacterium
– diphtheriae 423, 1152
– minutissimum 1354
Costen-Syndrom 1781
Cotton-wool-Herd 1608
Coup-Herd 444
Couplets 22
Courvoisier-Zeichen 192, 567 ff.
Cover-Test 1624
Coxa
– antetorta 1310
– retrotorta 1310
– saltans 1312
– valga 1310
– vara 1309
Coxarthrose 620
Coxiella 327
– burnetii 337
Coxitis fugans 1312
Coxsackie-Virus-Infektion 39, 355, 1147
CP siehe Polyarthritis, chronische
Craurosis vulvae siehe Lichen sclerosus et atrophicus
Creatin-Phosphokinase 35
Credé-Prophylaxe 339, 1224
CREST-Syndrom 310, 1377
Creutzfeldt-Jakob-Krankheit 358, 682, 960
CRH-Test 210
Crigler-Najjar-Syndrom 1117
Cromoglicinsäure 773
Crossektomie 493
Crouzon-Syndrom siehe Dysostose, kraniofaziale
Crus varum congenitum 1253
Crush-Niere 1850
Crusta 1341
Crutchfield-Klammer 598
CT siehe Computertomographie
CTG 1046, 1052
CT-Myelographie siehe Myelographie
Cubitus valgus 1096
Cumarin 409, 771, 1103

CURS siehe Syndrom, chronisches unspezifisches respiratorisches
Curschmann-Spiralen 690
Curschmann-Steinert-Syndrom 1000
Cushing-Syndrom 65, 210 ff., 270, 573, 716, 1138, 1543
Cutis hyperelastica 1343
Cutis marmorata 1413
Cyclooxygenase 865
Cyclophosphamid 821
Czerny-Atmung 660

D

Dacarbazin 821
Dachziegelverband 600
Dakryoadenitis 685, 1568
Dakryostenose 1569
Dakryozystitis 1570
Dakryozystographie 1568
Dakryozyt 83
Dämmerattacke 1217
Dämmerzustand 1434, 1444
Dammhämatom 603
Dammschnitt siehe Episiotomie
Dampfsterilisation 397, 1807
Dandy-Walker-Syndrom 1695
Darapan-Shunt 561
Darmatonie 427, 789
Darmgangrän 537
Darmgeräusch, spritzendes 558
Darminfarkt 536 ff.
Darmintubation 559
Darmkolik 789
Darmsteifung 558
Darmverschluß siehe Ileus
Darmwandhernie siehe Richter-Littrè-Hernie
D-Arzt siehe Durchgangsarzt
Dashboard-Verletzung 620
Datenbank, medizinische 1986
Datenschutz 1988
Dauerausscheider 326, 327
Dauerrente 432
Daunorubicin 822
DDD 1912
DDT 1912
Deafferentierungsschmerz siehe Anaesthesia dolorosa
Debilität 1478
Débridement nach Friedrich 415
Décollement 413, 1836
Defektfraktur 584
Defektpseudarthrose 589
Defibrillation 664
Defizit, prolongiertes reversibles ischämisches 442, 970

Defloration 1853
Degeneration, hepatolentikuläre siehe Morbus Wilson
Degeneration, myopische 1609
Dehydratation 1128
–, hypertone 263, 267
–, hypotone 266
–, isotone 265
Déjà-vu-Erlebnis 1434
Dekompressionsverfahren 875
Dekortikation 480
Delavirdin 367
Delir 1444
Delirium tremens 1466
Dellwarze siehe Molluscum contagiosum
Delpech-Lichtblau-Quotient 963
Demenz 954, 1445, 1479
Denguefieber 357
Denkhemmung 1435, 1448
Denkstörung 1435, 1458
Denny-Morgan-Falte 1368
Dentin 1762
Dentitionsbeschwerden 1766
Depersonalisation 1439
Deponie 1802
Depression 2014 ff.
–, agitierte 1449
–, endogene 1448, 1451
–, larvierte 1449
–, neurotische 1474
–, organische 1449, 1451
Derealisation 1439
Dermatitis 1366
–, atopische 1160, 1212, 1367, 2020
– exfoliativa 1214
– – neonatorum (Ritter) 345, 1118, 1214, 1351
– herpetiformis Duhring 1374
–, periorale 1389
–, seborrhoische 1212
– solaris 1362
Dermatochalasis 1563
Dermatofibrom 1393
Dermatom 926
Dermatomykose 1355, 1931
Dermatomyositis 295, 311, 1000, 1162, 1377
Dermatophyt 814, 1355
Dermatose, blasenbildende 1372
Dermis 1338
Dermographismus 1368
Desault-Verband 605 ff., 2005
Descemet-Membran 1578
Descemetozele 1580
Descensus uteri 1075
Desferoxamin 234
Desinfektion 1806 ff., 1809

Desipramin 832, 1452
Desobliteration 486
Destroyed lung 466
Deszendorektostomie 547
Deszensusstörung 1428
Detergens 1808
De-Toni-Debré-Fanconi-Syndrom 1124, 1202
Detrusorschleife 1505
Deuteranomalie 1605
Deutsche Rheumaliga 1950
Déviation conjugée 936
Dexamethason-Test 210 ff.
Dextran 410 ff., 759, 769
Dextroamphetamin 1480
Dextroposition der Aorta 473
Dezerebrationssyndrom siehe Syndrom, apallisches
Dezidua 1026
Diabetes insipidus centralis (neurohormonalis) 195, 713, 1132
Diabetes insipidus renalis 195, 256, 1132
Diabetes mellitus 31, 158, 223 ff., 315, 780, 1104, 1124 ff., 1774, 1934, 1949, 2016
– Typen 1949
Diagnoseschlüssel 1984
Dialyse siehe Hämodialyse
Diarrhö 792, 793
Diastematomyelie 1254
Diätetik 902
Diathermie 404
Diathese 895
–, hämorrhagische 109
Diäthylcarbamazin 378
Diazepam 640, 827
Diazoxid 758
Dibenzepin 1452
DIC siehe Gerinnung, disseminierte intravasale
Dichlordimethyläther 1917
Dichlormethan 1912 ff.
Didanosin 367
Differentialblutbild 93
DiGeorge-Syndrom 307, 1136, 1157
Digitalisglykosid 763, 766
– Intoxikation 672, 762 ff., 843
Digitus quintus varus 1329
Di-Guglielmo-Syndrom 735
Dihydralazin 757
Dihydroergotamin 761, 887
Diisocyanat 1930
Dilatation nach Dotter 484
Diltiazem 756, 766
Dimethylsulfat 1930
Dioxin 1914
Diphenoxylat 804
Diphenydramin 827

Diphenylbutylpiperidin 829
Diphtherie 992, 1152, 1665
- Krupp 689, 1185, 1186
Diphyllobothrium latum 377
Diplopie 441, 497
Dipsomanie 1464
Dipyridamol 768
Dirty chest 123
Diskordanz, ventrikuloarterielle 474
Diskusprolaps 1283
Dislokation, atlantoaxiale 281
Disopyramid 766
Disposition 895
- Prophylaxe 324, 1806
Dissoziation, zytoalbuminäre 942, 993
Dissoziationserscheinung 1475
Distichiasis 1561
Distickstoffoxid siehe Lachgas
Distraneurin 1466
Diurese, forcierte 843
Diuretikum 755, 763, 798 ff.
Divertikel, epiphrenisches 1738
Divertikulitis 171, 542
Divertikulose 170, 542
DNS-Synthese 88
Dolichozephalus 1207
Dolor localisatus siehe Nozizeptorenschmerz
Dolor projectus siehe Schmerz, neuralgischer
Dolor translatus siehe Schmerz, übertragener
Domperidon 789, 887
Donath-Landsteiner-Hämolysin 86
Dopamin 759 ff., 789, 837
Doppelniere 1517 ff.
Doppler-Sonographie 68, 1725
Dosis-Wirkungs-Beziehung 1944
Double-bubble-Phänomen 523, 1110
Douglas-Abszeß 1061
Down-Syndrom 1096, 1710
Doxapram 826
Doxepin 825, 832, 1452
Doxorubicin 822
Doxycyclin 802
Doxylamin 827
Drainage
-, ventrikuloatriale 438
-, ventrikuloperitoneale 438
Dranginkontinenz siehe Urge-Inkontinenz
Drehbruch siehe Torsionsfraktur
Drehschwindel 936
Dreiphasenskelettszintigraphie 1239
Dreitagefieber siehe Exanthema subitum
Dressler-Syndrom 44
Drogenabhängigkeit 1467
Drogenmißbrauch 1864
Droperidol 640

Drop-Finger 616
Drosselmarke 1845
Druck, positiver endexspiratorischer 652
Druckgradient, intraventrikulärer 42
Drucklähmung 1919
Druckluftwerkzeuge, Arbeiten mit 1902, 1919
Drucksteigerung, intrakranielle 435
Druse 343, 419
Drusenpapille 1611
DSA siehe Substraktionsangiographie, digitale
Dubin-Johnson-Syndrom 709, 1117
Duchenne-Muskeldystrophie siehe Muskeldystrophie Typ Duchenne
Ductus
- arteriosus Botalli, persistierender 73, 473, 1175
- pancreaticus 185
- thymopharyngeus 501
- thyreoglossus 501
- Wharton 1768
Dukes-Einteilung 174
Dumping-Syndrom 164, 528
Duncan's disease siehe X-linked lymphoproliferative syndrome
Dunkelfeldmikroskopie 1421
Dünndarm
- Atresie 523, 1110
- Resektion 535
- Saugbiopsie 168
- Stenose 523
- Verletzung 533
Duodenal
- Divertikel 523
- Stenose 526, 569, 1753
- Tumor, maligner 530
- Ulkus 790
Duodenographie, hypotone 530
Dupuytren-Kontraktur 180, 617 ff., 1295
Durchblutungsstörung 769
-, vibrationsbedingte 1919
-, zerebrale 968
Durchgangsarzt 1932
Durchgangssyndrom 1444
Durchwanderungsperitonitis 536, 557
Durstversuch 195
D-Xylose-Test 167
Dysarthrie 932, 944, 1688
Dysästhesie 851
Dysdiadochokinese 932
Dysfunktion, erektile siehe Impotentia coeundi
Dysgnathie 1765
Dyskranie 1206
Dyskrinie 122
Dyslalie 944, 1479, 1687
Dysmenorrhö 1017, 2017

Dysmetrie 932
Dysostose, kraniofaziale 1206 ff.
Dysostosis multiplex 1127
Dyspareunie 1484
Dysphagie 157, 419, 512 ff., 519, 1668
Dysplasie
– Art 1234
–, bronchopulmonale 1108, 1190
–, fibröse 1271
Dyspnoe 123, 1181, 2007
Dysraphie 678, 946, 1699
Dysregulation
–, asympathikotone 66
–, hypertone 66
–, orthostatische 66, 760, 1178
–, sympathikotone 66
–, vasovagale 66
Dysthelie 507
Dystrophia adiposogenitalis siehe Morbus Fröhlich
Dystrophie 1100
– Groenouw, granuläre 1582
–, myotone siehe Curschmann-Steinert-Syndrom
–, tapetoretinale 1609
Dysurie 238, 249, 1507, 1534

E

E 605 siehe Parathion
E. coli siehe Escherichia coli
Early cancer siehe Magenfrühkarzinom
Ebbecke-Reflex 1848
Ebola-Virus 357
Echinococcus granulosus (cysticus) 183, 377, 466, 562, 1790 ff.
Echinococcus multilocularis (alveolaris) 183, 377, 466, 562, 1790 ff.
Echinokokkose 183, 377, 1788
Echographie 1604
Echokardiographie 6, 50, 1174
Echolalie 1441
Echopraxie 1441
ECHO-Virus 39, 1149
Economo-Enzephalitis 679
Ectopia testis 1523
Eczema herpeticum 353, 1150, 1349
Eczema vaccinatum 1348
Eczème craquelée siehe Austrocknungsekzem
Edema aquosum 1847
Effloreszenz
–, primäre 1338
–, sekundäre 1341
Effluvium 1406
EHEC siehe Escherichia coli, enterohämolytische
Ehlers-Danlos-Syndrom 747, 1343
Eichenholzstaub 1929

EIEC siehe Escherichia coli, enteroinvasive
Eifersuchtswahn 1437
Eigenblutspende 410, 650
Einflußgröße 1975
Einflußstauung, obere venöse 462, 464, 488
Eingriff, ärztlicher 1877
Einklemmung
–, obere 435
–, untere 435
Einschlußkörperchenkonjunktivitis 338, 1575
Einweisung 2025
Eisberg-Phänomen 618
Eisenbahnunfall 1852
Eisenbindungskapazität, totale 87
Eisenintoxikation 88
Eisenmangelanämie 87, 774, 1166, 2021
Eisenmenger-Reaktion 472
Eisenstoffwechsel 87 ff.
Eisenverteilungsstörung 324
Eiterbläschen siehe Pustula
Eiweißverlustniere siehe Syndrom, nephrotisches
Eizelle 1026
Ejaculatio
– praecox 1484
– retarda 1484
Ejektionsfraktion 15, 32
Ekchymosen 1845
EKG 6, 10
Eklampsie 1035
Ektoparasit 327
Ektropium 1562
Ekzem 1366
–, atopisches 1367, 2021
–, endogenes 1160
–, mikrobielles 1369
–, seborrhoisches 1368
Elastorrhexis generalisata 1343
Elefantenfußpseudarthrose 589
Elek-Ouchterlony-Test 337
Elektrizität 1850, 1902
Elektrokardiogramm siehe EKG
Elektrokoagulation 404
Elektrokrampftherapie 1452, 1460
Elektrolytstörung 796
Elektrookulogramm 1605
Elektroretinogramm 1605
Elektrotherapie 879, 901, 1241 ff.
Elephantiasis 77, 378, 420
Ellenbogengelenk 391
Ellenbogengelenkluxation 613, 1289
Elliptozytose 734
Embolektomie 70
Embolie 70, 483
Embryonentransfer 1020
Embryopathie 1027, 1102

Emission 1804, 1890
–, otoakustische 1641
Emissionskonzentration, maximale 1804
Emphysem 123, 126, 464, 690, 1735, 2007
Emphysema aquosum 1847
Empyem 420
Empyema necessitatis 461
Emulsion 1420
Encephalomyelitis disseminata siehe Multiple Sklerose
Encephalomyocarditis neonatorum siehe Coxsackie-Virus-Infektion
Enchondrom 1261
Endangiitis obliterans 71 ff., 492
Endarteriitis Heubner, obliterierende 338
Endemie 1811
Ender-Nagel 587, 623
Endobrachyösophagus 158
Endokarditis 50, 698
–, bakterielle 698
– Endocarditis fibroplastica Löffler 43
– Endocarditis parietalis fibroelastica (Löffler) 698
– Endocarditis verrucosa rheumatica 48, 51, 698
– Endocarditis verrucosa simplex 48, 698
– Libman-Sacks 301, 698
–, rheumatische 51, 698
Endometriose 728, 1066
Endometritis 730, 1057, 1060
Endometrium 730
– Karzinom 1950
Endotoxinschock 1854
End-zu-End-Ileotransversostomie 547
Enfluran 639
Engpaßsyndrom siehe Kompressionssyndrom
Engwinkelglaukom 1600
Enkopresis 1482
Enolase, neuronenspezifische 141, 358
Entamoeba histolytica 183, 374, 805, 1788 ff.
Entenschnabelfraktur 630
Enteric-Cytopathogenic-Human-Orphan-Virus siehe ECHO-Virus-Infektion
Enteritis 705, 803
–, akute 166, 333, 803, 805, 1107, 1196
–, bakterielle 330
– regionalis 166, 316, 534, 792, 1740
Enterobacter 348, 350
Enterobacteriaceae 347
Enterobius vermicularis 378, 818, 1788, 1791
Enterokokken 347, 350, 418
Enterokolitis siehe Enteritis
Enteropathie, exsudative 169
Enterotoxin 1792
Enterozele 577
Enthirnungsstarre siehe Syndrom, apallisches

Entkeimung 1806
Entlastungslaminektomie 447
Entmündigung 1873
Entropium 1562
Entwicklung
–, intellektuelle 1089
–, körperliche 1083
–, motorische 1083, 1085
–, statomotorische 1083
Enuresis 1092, 1482, 1507
Enzephalitis 959, 1219, 1699
Enzephalopathie 561
–, bovine spongiöse 357
–, hepatische 182
–, urämische 243
EPEC siehe Escherichia coli, enteropathogene
Ependymom 1221 ff.
Ephelides 1391
EPH-Gestose 65, 1034
Epiblepharon senile 1562
Epicondylitis 1290
Epidemie 1811
Epidemiologie 1941
Epidermis 1337
Epidermolyse 1211, 1342 ff.
Epididymitis 726, 1524, 1528, 1552
Epiduralabszeß, spinaler 448
Epiduralanästhesie 869
Epiduralblutung 1838
Epiduritis siehe Epiduralabszeß, spinaler
Epiglottis 1670
Epiglottitis acutissima 1185 ff., 1672, 2007
Epikanthus 1096
Epilepsia partialis continua 979
Epilepsie 976, 1215 ff., 1933
Epipharyngitis 1184
Epiphora 1568, 1628
Epiphysenfraktur 591
Epiphysenfugenfraktur 592
Epiphysenlösung 591 ff., 1311
Epiphysiodese 591
Episiotomie 1047
Episkleritis 1583
Epispadie 727, 1520 ff.
Epistaxis 1659
Epithelkörperchenhyperplasie 218
Epstein-Barr-Virus 702, 1146, 1156, 1158
EPT siehe Papillotomie, endoskopische
Epulis 701, 1779
Erbbildanalyse 1856
Erb-Lähmung siehe Armplexusläsion
Erbrechen 276, 523, 555, 558, 790
ERCP siehe Choledochopankreatikographie
Erdrosseln 1845
Erethismus mercurialis 1908

Erfrierung 413, 1364
Erfüllungsgehilfe 1880
Ergotamin 887
Ergotherapie 1241, 1460
Erhängen 1844 ff.
Erklärungswahn 1437
Erkrankung, rheumatische 1950, 2004
Erkrankung, sexuell übertragbare 1063
Erlebnisreaktion 1469
Ermüdungsbruch siehe Marschfraktur
Ernährung 1120, 1952
–, künstliche 654
Ernährungstherapie 902
Erntefieber 329
Erosio corneae 1580, 1631
Erosion 1341
Erreger, opportunistischer 344
Erregungsbildungsstörung 18
Erregungsleitungsstörung 9, 18, 24
Erregungszustand 666
–, katatoner 1442, 1457
Ersatzmagen 530
Erschöpfungsreaktion 1469
Ersthelfer 1933
Ersticken 1826, 1834, 1843, 1846
Erstickungsgas 1911
Ertrinken 1847
Erweichungszyste 681
Erwerbsfähigkeit, Minderung der 432, 1936
Erwerbsunfähigkeit 1935, 1956, 2024
Erwürgen 1845
Erysipel 346, 420, 1214, 1351, 1563
Erysipeloid 421
Erysipelothrix rhusiopathiae 421
Erythema
– chronicum migrans 959, 1360
– gyratum repens 1380
– induratum 492
– infectiosum 1147, 1383
– marginatum 51
– multiforme 336
– nodosum 492, 535, 1410
– toxicum neonatorum 1118
Erythrodermie 1385
Erythrophobie 1440, 1474
Erythroplasia Querat 1396
Erythropoese 87
Erythropoetin 92
Erythrozytenkonzentrat 650
Erythrozytenzylinder 239, 246
Erythrozytose, sekundäre 92
Es 1471
Escherichia coli 347, 349, 426, 1813
–, enterohämolytische 348, 1170
–, enteroinvasive 348

–, enteropathogene 347
–, enterotoxinbildende 334, 1170
–, enterotoxische 348, 1792, 1794
Esmarch-Handgriff 661
Esophorie 1626
Essigsäure 1917
ESWL siehe Stoßwellenlithotripsie, extrakorporale
Etagenfraktur 584
ETEC siehe Escherichia coli
Ethambutol 813
Ethosuximid 839
Etilefrin 760
Etomidat 639
Euhydratation 262, 267
Eulenaugenzellen 1103
Euler-Liljestrand-Mechanismus 117
Eumenorrhö 1017
Eunuchoidismus 713
Evaluation 1969
Ewing-Sarkom 1209, 1264, 1711
Exanthem 324, 1371
Exanthema subitum 1146, 1383
Exartikulation 594
Exfoliantin 345
Exhibitionismus 1484, 1874
Exhumierung 1831
Exkoriation 1341, 1835
Exner-Reflex 524
Exophorie 1626
Exophthalmus 503, 1619
Exotoxin 1792
Exploration 1433
Expositionsprophylaxe 323, 1806
Exsikkose 264, 1129
Exspirium, verlängertes 125
Extension
– am Weber-Tisch 624
– in der Schmerztherapie 879
Extrasystole, ventrikuläre 22
Extrauteringravidität 1031
Extrembelastung 1470
EZF siehe Flüssigkeit, extrazelluläre

F

Fachkunde 1876
Facies myopathica 999
Fadenpilz siehe Dermatophyt
Fahrlässigkeit 1880
Fahrtauglichkeit 1866
Fahruntüchtigkeit 1870
Faktor IX 111, 409
Faktor VIII 111, 409
Faktor, granulozyten/makrophagenstimulierender siehe GM-CSF

Faktor, granulozytenstimulierender siehe G-CSF
Faktor-XIII-Mangel 112
Faktor-XII-Mangel 112
Fall, paradoxer 1946
Fall-Kontroll-Studie 1943, 1946, 1979
Fallot-Tetralogie 473, 1175
Falschgutachten 1886
Falxmeningeom 949
Familientherapie 1494
Famotidin 163, 790
Fanconi-Anämie 1166
Fangopackung 878
Farbsinnprüfung 1605
Farbstoffinjektion 77
Farmerlunge 131, 1367, 1927
Farnkrautphänomen 1016
Fasciitis necroticans 346
Fastenkur 903
Fäulnis 1826
Faustschlußprobe 68, 485
Favismus 83
Favus 1357
Fazialisdiagnostik 1643
Fazialisparese 435, 1113, 1562, 1643, 1685
Federnagel, elastischer siehe Ender-Nagel
Fehlgeburt 1031, 1854
Fehlschluß, ökologischer 1943
Feigwarze siehe Condylomata acuminata
Feinnadelbiopsie 429, 464
Feinnadelpunktion 404
Feldfieber siehe Erntefieber
Felsenbeinfraktur 1645
Felty-Syndrom 281, 2005
Feminisierung, testikuläre 1013, 1523
Femoralislähmung 453
Femurepiphysenlösung 1113
Femurschaftfraktur 623
Fenofibrat 784
Fenoterol 1049
Fensterung, interlaminäre 450
Fentanyl 640, 825
Fernembolektomie 484
Ferritin 87
Fersensporn, plantarer 1330
Fertilitätsgutachten 1856
Fertilitätsstörung 1019
Fetalblutanalyse 1053
Fetalentwicklung 1028
Fetischismus 1485, 1874
Fetopathie 1029, 1102
Fettembolie 137, 411, 1834
Fettstoffwechselstörung 784
Fettsucht siehe Adipositas
Fettwachsbildung 1828
Feuermal siehe Naevus flammeus lateralis

FFP 650, 771
Fiberglasdermatitis 2021
Fibrinogenmangel 112
Fibrinogenspiegel 31
Fibrinolyse 71, 768
Fibroadenom 731
Fibrom
–, nichtossifizierendes 1209, 1267
–, ossifizierendes 1267
Fibroma pendulans 1393
Fibromatose, plantare siehe Morbus Ledderhose
Fibroplasie, retrolentale 1107 ff.
Fibrosarkom 1268
Fibrose
–, subendokardiale 43
–, zystische siehe Mukoviszidose
Fibularisphänomen 1007
Fieber 326 ff., 329, 420, 1092, 1216, 2008
–, (akutes) rheumatisches 283, 777, 1164
–, hämorrhagisches 357
FIGO-Klassifikation 1069
Filariose 378, 1923
Filtration 1807
Filzlaus 1359
Finger, schnellender 1270
Finger-Boden-Abstand 432
Finger-Nase-Versuch 1869
Fingerschiene 423
Fischbandwurm siehe Diphyllobothrium latum
Fissur 583
Fissurenkaries 1769
Fistel
–, anale 535
–, biliodigestive 565
Fixateur externe 588
Fixer-Endokarditis 48, 59
Flachwarze siehe Verruca plana juvenilis
Flake fracture 584
Flankenschmerz 603
Flaschenzeichen, positives 920
Fleck siehe Macula
Fleckfieber 327 ff.
Flimmerskotom 1618
Flohstich siehe Pulicosis
Floppy-infant-Symptomatik 984
Fluconazol 814
Flucytosin 814
Flügelfell siehe Pterygium
Fluid lung 245
Flumazenil 640, 827
Flunitrazepam 640, 827
Fluor 1916, 1930
Fluor genitalis 1060
Fluoreszenzangiographie 1605
Fluoridprophylaxe 1774

Fluorocytosin 466
Fluorose 1916
5-Fluorouracil 822
Fluoxetin 832
Fluphenazin 829
Fluspirilen 829
Flußblindheit 1791
Flüssigkeit
–, extrazelluläre 262
–, interstitielle 262
–, intravasale 262
–, intrazelluläre 262
Flüssigkeitsbilanz 266 ff., 1092
Fluvoxamin 832
Foetor ex ore 512
Fogarty-Katheter 484
Folgeschaden 1936
Follikelpersistenz 1018
Follikulitis 421, 1352
Folsäuremangel 88
Foramen ovale 1090
–, offenes 70, 472
Forestier-Ott-Syndrom siehe Spondylosis hyperostotica
Formaldehyd 1808, 1930
Formulargutachten 1835
Fortbildungspflicht 1876
Forzepsextraktion siehe Zangenentbindung
Foster-Kennedy-Syndrom 435, 949
Fourchettestellung 613
Fragmentozyt 1170
Fraktur 583, 585, 1783
Frakturheilung 589
Freezing effect 955
Fremdbluttransfusion 410
Fremdkörperaspiration 660, 1188
Frenulumsklerose 1376
Fresh frozen plasma siehe FFP
Freud, S. 1470
Frey-Syndrom 1683
Friedländer-Pneumonie siehe Pneumonie
Friedreich-Ataxie 985, 1217
Frigidität 1484
Froin-Syndrom 447
Froment-Zeichen 453, 920, 1291
Frontalhirnschädigung 929
Frostbeule siehe Pernio
Frotteur 1874
Fruchtwasser 1028
– Embolie 1051
Frühdumpingsyndrom 164, 528
Frühdyskinesie 830
Früherkennungsuntersuchung 510, 1083, 1895, 1999
Frühgeborenenenzephalopathie 1107

Frühgeburt 1050, 1854
Frühgestose 1033
Frühmobilisation 410
Frühsommermeningoenzephalitis 960, 1360
Frühsyphilis 1421
Fruktoseintoleranz 1125
FSH siehe Hormon, Follikel-stimulierendes
FSME siehe Frühsommermeningoenzephalitis
FTA-Abs-Test 1421
Fuchsbandwurm siehe Echinococcus multilocularis
Fuchs-Dystrophie 1582
Fundoplicatio nach Nissen 158, 515
Fundus 1605
– Stand 1039
Fünftagefieber 328
Funktionseisen 87
Furosemidtest 245
Furunkel 421, 1352
Fußpilz siehe Tinea pedis
Fußzonenreflexmassage 898, 1242

G

G-6-PDH-Mangel siehe Glukose-6-Phosphat-Dehydrogenase-Mangel
Galaktographie 1072
Galaktosämie 1125
Galea 445
Galeazzi-Fraktur 612, 1296
Gallamin 641
Gallenblasen
– Empyem 565
– Gangrän 565
– Hydrops 565
– Karzinom 188, 565, 567
Gallengang
– Atresie 560, 1199
– Karzinom 188
– Verschluß 1200
Gallenkolik 565
Gallensäureverlustsyndrom 536
Gallenstein
– Ileus 565
– Leiden 565, 1744
Gallopamil 766
Galvanisation 879
Gamete-intrafallopian-transfer 1020
Gametopathie 1102
Gangataxie 932
Ganglion 1292
Gangrän 68
Garantenpflicht 1880
Garantenstellung 1882
Gardner-Syndrom 537
Gargoylismus 1128

Garin-Bujardoux-Bannwarth-Syndrom siehe
    Meningopolyneuritis
Gartenschlauchphänomen 171
Gasaustauschstörung 126, 660
Gasbrand 342, 416 ff.
Gasser-Syndrom siehe Syndrom, hämolytisch-
    urämisches
Gassterilisation 397, 1807
Gastrin 163
Gastrinom 163, 572
Gastritis 704
–, akute 161
–, chronische 162, 529
– Typ B 162
– Typ C 162
Gastroduodenostomie 527
Gastroenteritis 1196
Gastrojejunostomie 527
Gastropexie 517 ff.
Gaucher-Krankheit 1127
Gaumen, hoher 1764
Gaumenentwicklung 1762
Gaumenform 1765
Gaumenmandelhyperplasie 1184
Gaumenplatte 1763
Gaumen-Segel-Spalte 1763
Gaumenspalte 1763
G-CSF 94
Gebärmutterkrebs 1070
Gebärmutterschleimhautentzündung siehe
    Endometritis
Gebärmuttersenkung 1075
Gebiß, bleibendes 1766 ff.
Geburt 1044 ff., 1048
– Einleitung 1054
– Geschwulst 1113
– Gewicht 1083
– Länge 1083
– Termin 1029
Gedächtnisstörung 1434
Gedanken
– Abreißen 1455
– Ausbreitung 1439, 1455, 1458
– Eingebung 1455, 1458
– Entzug 1439, 1455, 1458
Gedeihstörung 1099
Gefäß, zilioretinales 1611
Gefäßhaut 1589
Gefäßkrankheit 967
Gefäßspasmus 34, 975
Gefäßsystem 384
Geheimnisbruch 1883
Gehgips 625
Gehörgang 1637
– Entzündung siehe Otitis externa

– Furunkel 1644
Gelbfiebervirus 356
Gelegenheitstrinker 1464
Gelenk
– Beschwerden 2003
– Blutung 109
– Chondromatose 1278
– Mobilisation 1244
– Punktion 404
– Rheumatismus 747
– Verletzung 1281
Gemeindekrankenpflege 1962
Gemfibrozil 784
Genitale
– Entwicklung 1088
– Nekrose 420
– Sekret 1859
– Tuberkulose 1061
Genotyp 1857
Gentamicin 445, 802
Genu valgum 393
Genu varum 393, 1318
Geradstand, hoher 1048
Geräusch, akzidentelles
Geriatrie, allgemeinmedizinische 1994
Gerinnung, disseminierte intravasale 113, 350,
    425, 427, 1169
Gerinnungsfaktorenkonzentrat 650
Gerinnungssystem bei Infektionskrankheit
    325
German measles siehe Röteln
Gerontotoxon siehe Arcus senilis
Gerstenkorn siehe Hordeolum
Gerstmann-Sträußler-Syndrom 358
Geruchssinn 1653
Gesamtkörperbestrahlung 1922
Gesamt-T_4 200
Geschäftsfähigkeit 1872 ff.
Geschlechtskrankheit 337
Geschlechtsumwandlung 1879
Geschwulsttherapie, operative 430
Geschwür siehe Ulkus
Gesetz
– Buch, bürgerliches 1880
– über technische Arbeitsmittel 1890
– zum Schutze der erwerbstätigen Mutter siehe
    Mutterschutzgesetz
– zum Schutze der Jugend siehe Jugendarbeits-
    schutzgesetz
– zur Bekämpfung der Geschlechtskrank-
    heiten 1891
– zur Sicherung der Eingliederung Schwer-
    behinderter in Arbeit und Beruf 1890
Gesichtfeldausfall 1616
Gesichtsrose 420

Gesichtsschmerz 883, 939
Gestagentest 1019
Gestose 732, 1034
Gesundheitsamt 1818, 1876
Gesundheitsbildung 1954, 1991, 1999
Gesundheitsökonomie 1968
Gesundheitssystem 1968
Gesundheitsuntersuchung 2000
Gesundheitswesen, öffentliches 1818
Gewalt
–, scharfe 1838
–, stumpfe 1835
Gewebsbrücke 1836
Gewebshypoxie 426
Gewebsplasminogenaktivator 768
Gewerbedermatose 1378
Gewohnheitstrinker 1464
Giardia lamblia 805
Gicht 231 ff., 286, 779 ff., 1255, 2017
Giftaufnahme 1861
Giftbeibringung 1861
Gigantismus 1098
–, hypophysärer 1134
Gilbert-Meulengracht-Syndrom 709, 1117
Gilchrist-Verband 605
Gingivitis 1772
GIPom 572
Gipsverband 586
GKV siehe Krankenversicherung, gesetzliche
Glandula parotis 1637, 1683
Glandula submandibularis 1683
Glasgow-Coma-Scale 442, 666
Glaskörper 1602
Glattflächenkaries 1769
Glaukom 1591, 1598 ff.
Gleichgewichtsstörung 1651
Gleithernie, axiale 158, 1193
Gleithoden 726, 1205
Gliadin 168
Glianimon 1459
Gliederpuppe 1852
Glioblastom, 683, 950, 1697
Globalinsuffizienz, respiratorische 118
Globulin, thyroxinbindendes 200
Glomerulonephritis 247, 719
–, akute 1201
–, mesangioproliferative 246
–, rapid progressive 247
Glomustumor 491, 1393, 1649
Glossitis 1663
Glossopharyngeusneuralgie 939
Glottiskarzinom 1673
Glottisödem 420, 1185
Glukagonom-Syndrom 192
Glukokortikoid 778

Glukose-6-Phosphat-Dehydrogenase-Mangel 83, 1166
Glukosurie 230
–, renale 256
Gluten 168
Glykogenose
– Typ I (von Gierke) 1126
– Typ II (Pompe) 1002
– Typ V (McArdle) 1002
GM2-Gangliosidose 957, 1126
Glykogenspeicherkrankheit 1126
Glyzerin 793
GM-CSF 94
Gnomenwade 998
Goldpräparat 779
Gonadendysgenesie 1013
Gonadotropin-Releasing-Hormon 1016
Gonarthrose 1320
Gonioskopie 1598
Gonitis, abakterielle 1321
Gonoblenorrhö siehe Gonokokkenkonjunktivitis
Gonokokken 1510
– Konjunktivitis 1574
– Urethritis 2019
Gonorrhö 338, 808, 1063, 1424, 2018
Goodpasture-Syndrom 244, 246 ff., 255, 316 ff., 721
Gottron-Papel 1377
Gowers-Zeichen 998
Grand mal 840, 977, 1217
– Status 665
Granisetron 790
Granulation 415
Granulom
–, eosinophiles 739, 1209, 1304
–, epitheloidzelliges 329
Granuloma
– anulare 1390
– fissuratum 1365
– pyogenicum (teleangiectaticum) 1393
Granulomatose, allergische (Churg-Strauss) 134
–, progressive septische 1158
Granulomatosis infantiseptica 341
Granulozytendefekt 1158
Granulozytopenie 811
Gratiolet-Sehstrahlung 1616 ff.
Grauer Star siehe Katarakt
Grawitz-Tumor siehe Hypernephrom
Gregg-Syndrom 1103
Grehant-Plateau 1868
Greifreflex 1085
Grenzwerthypertonie 61
Grey-Turner-Zeichen 570
GRFom 192
Grippe 2009

– Otitis 1646
Griseofulvin 814
Grönblad-Strandberg-Syndrom siehe Pseudoxanthoma elasticum
Größe, anthropometrische 1900
Größenwahn 1437
Großwuchssyndrom 1099
Grünholzfraktur 592, 612
Gruppenpsychotherapie 1452, 1493
Grützbeutel siehe Atherom
GtA siehe Gesetz über technische Arbeitsmittel
Guillain-Barré-Syndrom 314, 684, 993
Gültigkeit siehe Validität
Gumme 338, 1422
Gummibandligatur nach Barron 551
Gummibauch 570
Gummihaut 1343
Gumprecht-Kernschatten 106
Gunn-Kreuzungszeichen 1607
Gürtelrose siehe Varicella zoster
Gutachten 1245, 1885 f.
Guthrie-Test 680, 1123
Gynäkomastie 180, 507, 1099

H

H_1-Rezeptor-Antagonist 827
H_2-Atemtest 169
Haarausfall 1910
Haarnestgrübchen siehe Sinus pilonidalis
Haarverlust 1406
Haarzelle 1638
Haarzellenleukämie 107, 739
Haarzunge, schwarze siehe Lingua nigra pilosa
Hackenfuß 1328
Haemophilus
– ducreyi 1425
– influenzae 348, 1154, 1186
– vaginalis 1426
Haftpflicht, ärztliche 1879 ff.
Haftunfähigkeit 1872
Hagelkorn siehe Chalazion
Hahnemann, Samuel 911
Hairless women 1523
Hakenwurm siehe Ancylostoma duodenale
Halbseitensymptomatik 441, 443
Hallopeau-Siemens-Krankheit siehe Epidermolysis bullosa hereditaria dystrophia
Hallux
– rigidus 1331
– valgus 1329
Halluzination 1438, 1456, 1458
Halluzinogen 1468
Halluzinose 1438
Halofantrin 815
Halo-Fixateur externe 598

Halogen 1808
Haloperidol 829, 1459
Halothan 639
Halsband der Venus 1403, 1422
Halsfistel 501, 1678
Halsrippe 387
Halsvenenverletzung 501
Halsverletzung 501
Halszyste 501, 1678
Hämangiektasien 1392
Hämangiom 1565
–, kapilläres planotuberöses 1211
–, kavernöses 491, 1392
Hämangiosarkom 182 ff., 1913
Hämarthros 624
Hamartom 466
Hämatemesis 514, 531
Hämatom
–, epidurales 443, 965, 1219
–, intrapulmonales 600
–, retroaurikuläres 446
–, subdurales 443, 446, 965, 1219
–, traumatisches intrazerebrales 966
Hämatomediastinum 456, 459
Hämatomevakuation 443
Hämatoperikard 45
Hämatosinus 497
Hämatothorax 150, 456, 459, 600
Hämaturie 49, 1507
– Makrohämaturie 239, 251 ff., 603, 1507
– Mikrohämaturie 239, 251, 603, 1507
–, idiopathische familiäre 1202
Hamman-Rich-Syndrom 132, 693
Hammerzehe 281, 1329
Hämochromatose 233, 709
Hämodiafiltration 654
Hämodialyse 244 ff., 258, 654
Hämodilution 650
Hämofiltration 259, 654
Hämoglobindefekt 84
Hämoglobinelektrophorese 84
Hämoglobinopathie 1165
Hämoglobinsynthesestörung 1166
Hämoglobinurie 86, 239
Hämolyse 240
Hämolysin, bithermisches 86
Hämoperfusion 259
Hämoperikard 698
Hämophilie 111, 409, 1169
Hämoptoe 55
Hämoptyse 146
Hämorrhoiden 550, 560, 1417
Hämosiderin 87
Hämosiderose, sekundäre 233
Händedesinfektion 397 ff., 1808

Hand-Fuß-Mund-Krankheit siehe Coxsackie-Virus-Infektion
Handgelenk 391
– Arthrose 1292
Handlungsfähigkeit 1835, 1842
Handlungsunfähigkeit 1835
Handpilz siehe Tinea manum
Hand-Schüller-Christian-Krankheit 739
Handwurzelluxation, perilunäre 615, 1296
Hanging-cast-Verband 609
Hangman's fracture 597
Hantavirus 357
Harnabflußstörung 1503 ff.
Harnblasendivertikel 1520
Harnblasenpunktion 404
Harnentleerung 1507
Harninkontinenz 450, 1075, 2019
Harnleiteranomalie siehe auch Ureter fissus; Ureter duplex
Harnleiterersatz 603
Harnorgane, Fehlbildungen 1517
Harnröhrenklappe 1521
Harnröhrenverletzung 1542
Harnsäure 240
Harnsäurebilanz 232
Harnsäurestein 1537
Harnverhalt 603, 1506, 1551
Harnwegsfistel 1547
Harnwegsinfekt 805 ff., 1202, 1528, 2018 ff.
Harrison-Furche 1256
Harris-Sonde 559
Hartung-Verband 605
H-Arzt siehe Heilverfahrensarzt
Haschisch 1467
Hashimoto-Thyreoiditis 315
Hasner-Membran 1569
Häufigkeit, relative 1974
Hausarzt 1962, 1991
Hausbesuch 1991, 1995
Hautalterung 1362
Hautanhangsgebilde 1338
Hautaufbau 1337
Hautemphysem 457, 498
Hauterkrankung 1930, 2020
–, blasenbildende 1342
Hautgrieß siehe Milien
Hauthorn siehe Cornu cutaneum
Hautkrebs 1931
Hautleistenmuster 1097
Hautplastik 595
Hautspaltlinie 402
Hauttransplantation 595
Hauttuberkulose 1353
Hauttumor 1397
Hb-S 85

HCC siehe Karzinom, hepatozelluläres
HCG siehe Choriongonadotropin, humanes
HDL 230
Head-Zone 927
Hebamme 1962
Hebephrenie 1457
Heerfordt-Syndrom 1684
Hefepilz siehe Sproßpilz
Heilpraktiker 1962
– Gesetz 1875 ff.
Heilungsphase, lymphozytär-eosinophile 324
Heilverfahrensarzt 1932
Heimlich-Handgriff 661
Heine-Medin-Krankheit siehe Poliomyelitis acuta anterior
Heinz-Innenkörper 83, 1915
Heiserkeit 502
Heißluftsterilisation 397, 1807
Helicobacter pylori 162 ff., 792
HELLP-Syndrom 1035
Hemeralopie 1609
Hemianopsie 1616
–, bitemporale 435
Hemiballismus 931
Hemihepatektomie 563
Hemikolektomie 532, 547
Hemikranie siehe Migräne
Hemilaminektomie 451
Hemiparese
–, kontralaterale 70, 443 ff.
–, spastische 448
Hemiplegie siehe Hemiparese
Hemisphärendominanz 944
Hemisphärensyndrom 929
Hepatitis 316, 709, 1199
– A 177, 1789
– B 177, 563
– C 177
–, chronische 178
– D 177
– E 177
– G 177
Hepatoblastom 183
Hepatojejunostomie 567
Hepatom siehe Karzinom, hepatozelluläres
Hepatoportojejunostomie nach Kasai 560
Herberden-Arthrose 288, 1274, 1293
Herdanfall 978, 1217
–, motorischer 1217
–, sensorischer 1217
Herdenzephalitits, embolische metastatische 961
Herdnephritis, glomeruläre 254
Herdpneumonie siehe Pneumonie
Herdsymptom, zerebrales 949

Heredoataxie, zerebelläre 985
Heredopathie atactica polyneuritiformis siehe Morbus Refsum
Hering-Regel 911
Hermaphroditismus verus 1522
Hernie 577
– Hernia epigastrica 579
– Hernia femoralis 579
–, paraösophageale 1193
– Hernia umbilicalis 579
Heroin 673, 1467
Herpangina siehe Coxsackie-Virus-Infektion
Herpes 353, 808, 1146, 1345, 1348, 1774
– genitalis 1064, 1149
– labialis 1149
– simplex 353, 665, 682, 959, 1149, 1348, 1778, 2019
– zoster 361, 992, 1350
Hertogh-Zeichen 1368
Herxheimer-Reaktion 327, 338, 1422
Herzachse 9, 11
Herzatrophie 696
Herzbeuteltamponade 45, 458 ff., 479, 482
Herzerkrankung, koronare siehe Herzkrankheit, koronare
Herzfehler 1176
Herzfrequenz 11
Herzgeräusch 5
–, akzidentelles 1174
Herzgewicht, kritisches 696
Herzglykosid 762
Herzhypertrophie 696
Herzinfarkt siehe Myokardinfarkt
Herzinsuffizienz 14, 211, 263, 762 ff., 1177, 2011
–, akute 764
– Belastungsinsuffizienz 14
–, chronische 763
– Globalherzinsuffizienz 14
– Linksherzinsuffizienz 14, 1720
– Rechtsherzinsuffizienz 14
– Ruheinsuffizienz 14
Herzkatheter 8, 1719
Herzklappe, künstliche 482
Herzklappenfehler 1721
Herzkrankheit, koronare 30, 33, 477, 767, 1720, 1934, 1948, 2010
Herz-Kreislauf-Stillstand 428
Herz-Kreislauf-Störung 662
Herz-Lungen-Maschine siehe Zirkulation, extrakorporale
Herz-Lungen-Transplantation 319
Herzneurose 2010
Herzrhythmus 9, 11
– Störung 18, 22, 765, 1178
Herzschrittmacher 478

Herzspitzenstoß 4
–, hebender 475
Herzstillstand 663, 1824
Herztamponade, extrakardiale 458
Herztöne 4 ff., 55
Herztransplantation 17, 319, 482
Herztumor 479
Herzverletzung 458 ff.
Herzversagen 662
Herzvitium 1175
Herzwandaneurysma 697
Heterochromie 1590
Heterophorie 1624
Heterotopie 678
Heubner-Sternenkarte 1150, 1350
Heuschnupfen siehe Rhinitis, allergische
Hexan 1912
Hexenschuß 449
HHV 6b siehe Herpesvirus, humanes
Hiatushernie 516, 1193, 1738
Hiebverletzung 1838
High density lipoproteins siehe HDL
High output failure 15
Hilfeleistung, unterlassene 1877
Hilfspflicht, ärztliche 1882
Hill-Sachs-Läsion 606, 1288
Hinterhauptslage 1044
Hinterstrangschädigung 933
Hinterwandinfarkt 36
Hippel-Lindau-Syndrom 491, 948
Hippokrates 895
Hippokrates-Handgriff 1781
Hirnabszeß 437, 446, 961, 1220, 1699
Hirnangiom 440
Hirndrucksonde 444
Hirndrucksteigerung 439, 441, 938
Hirndruckzeichen 441, 928
Hirndurchblutung 967
Hirnerschütterung siehe Commotio cerebri
Hirnhaut 384
Hirninfarkt 69, 442, 970, 972, 1698
Hirnkontusion 1694
Hirnmetastase 953
Hirnnervenausfall 440
Hirnödem 435, 438, 442
Hirnoperation, stereotaktische 876
Hirnschädigung 1823
Hirnsinusthrombose 973
Hirnsklerose, tuberöse 948, 1344
Hirnstammaudiometrie 1641
Hirnstammgliom 1222
Hirnstamminfarkt 972
Hirnstammsyndrom 930
Hirntod 260, 1823, 1831
–, dissoziierter 966

Hirntumor 949
Hirnvenenthrombose 441, 973
Hirnverletzung 964, 966
Hirsutismus 1407
His-Bündel-EKG 18
Histiozytose 1169
– Histiozytosis X 739, 1169, 1209, 1304
Hitzeeinwirkung 1848
Hitzekrampf 1849
Hitzeschock 1849
Hitzschlag 1849
HIV-Enzephalopathie 365
HIV-Infektion 358, 368
HLA siehe Leukozytenantigene
HLA-B27 333
HLM siehe Herz-Lungen-Maschine
HMG-CoA-Reduktase-Hemmer 784
HMSN siehe Neuropathie, hereditäre motorisch-sensible
Hochdosisabhängigkeit 1467
Hochfrequenzläsionsverfahren 875
Hochspannungsunfall 1851
Hochwuchs, konstitutioneller (familiärer) 1098
Hockstellung 473
Hodenschwellung siehe Skrotum, akutes
Hodentorsion 1204, 1524, 1551 ff.
Hodgkin-Lymphom siehe Morbus Hodgkin
Hodgkin-Zelle 103
Hoffmann-Tinel-Zeichen 454, 994
Hohlfuß 1326
Hohlhandphlegmone 619
Holzbock siehe Ixodes ricinus
Holzer-Blasen 1863
Homans-Zeichen 76, 494
Homograft 56
Homöopathie 911, 914
Homosexualität 1485, 1874
Homozystinurie 1123
Honeymoon-Zystitis 806
Honorarforderung, Ärzte 1876
HOPS siehe Psychose, chronisch organische
Hordeolosis 1564
Hordeolum 685, 1564
Hormon
– Follikel-stimulierendes 1016
– in der Schwangerschaft 1027
–, luteinisierendes 1016
Horner-Syndrom 140, 488, 928, 1597
Horner-Trias 464
Hornhaut 1578
Hornhautdystrophie 1582
Hornhautgeschwür 1580
Hörprüfung, objektive 1641
Hörstörung 1183, 2021
Hörsturz 1649

Hörtest 1639
Hospitalismus, infektiöser 398
Howell-Jolly-Körperchen 97
HPL siehe Plazenta-Laktogen, humanes
HRCT siehe Computertomographie
HRS siehe Syndrom, hepatorenales
HSV siehe Herpes simplex
5-HT3-Antagonist 790
Hufeisenniere 718, 1517
Hüftdysplasie, angeborene 1252
Hüftgelenk 392
– Dislokation, paralytische 1313
– Infektion 1312
– Luxation 620, 1307
Hüftkopfnekrose 620, 1311
Hüftpfannenbruch 620
Hüftschraube, dynamische 623
Hühnerbrust siehe Pectus carinatum
Humanalbumin 650
Humaninsulin 781
Humerus
– Epiphysenlösung 1113
– Fraktur 607, 609, 1289
– Kopfnekrose 609
– Schaftfraktur 609
Humoralmedizin 895
Humoralpathologie 895
Hundebandwurm siehe Echinococcus granulosus
Hunger 234
Hungry-bone-syndrome 273
HUS siehe Syndrom, hämolytisch-urämisches
Husten 1180, 2005
Hutchinson-Trias 1103
Hutkrempenregel 1838, 1852
HWS-Schleudertrauma 597 ff., 988, 1851
HWS-Syndrom 1851
Hydatide 1791
Hydramnion 512
Hydrocele testis 726
Hydrocephalus siehe Hydrozephalus
Hydrolysatnahrung 1121
Hydronephrose 1503, 1511, 1530, 1534
Hydrophthalmus 1601
Hydrotherapie 900
Hydroxyethylstärke 759, 769
Hydroxyurea 103
Hydrozele 577, 579
Hydrozephalus 438, 446, 946, 1112
– Hydrocephalus communicans 438
– Hydrocephalus e vacuo 947
– Hydrocephalus externus 947
– Hydrocephalus internus 947
– Hydrocephalus occlusus 438
Hymenalatresie 1014, 1204

Hypalgesie 852
Hyperabduktionssyndrom 487, 1285
Hyperaldosteronismus 573
Hyperalgesie 852
Hyperaminoazidurie 256
Hyperästhesie 852
Hyperbilirubinämie 1107
Hypercholesterinämie 248
Hyperemesis gravidarum 790, 1033
Hyperexzitabilitätssyndrom 1104
Hyperfibrinolyse 112
Hyperglykämie 224
Hypergranulose 1337
Hyperhydratation 263, 266, 268, 1129
Hyper-IgE-Syndrom 1157
Hyperinsulinismus 31, 1125
Hyperkaliämie 269, 276, 796, 1129
Hyperkalzämie 272, 797
– Syndrom 108, 219, 272, 1131
Hyperkapnie 118
Hyperkortisolismus 210
Hyperkortizismus 1138
Hyperlipidämie 31
Hyperlipoproteinämie 229, 1127, 2017
Hypermagnesiämie 274
Hypermenorrhö 1017
Hypernaträmie 265, 267 ff., 797
Hypernephrom 252, 1530
Hyperopie 1622
Hyperöstrogenismus 507
Hyperparathyreoidismus 218, 243, 251, 272, 505, 745, 1136, 1234, 1254
Hyperpathie 852
Hyperpigmentierung 209
Hyperplasie, fokalnoduläre 563
Hypersensitivität Typ III 131
Hypersensitivitätsangiitis 72
Hypersplenismus 97, 575, 741
Hypertelorismus 1096
Hypertension, portale 180, 560
Hyperthermie 1756
–, maligne 645, 1003
Hyperthyreose 65, 202 ff., 714, 786 ff., 1136
Hypertonus 31, 61, 755 ff., 1934, 1949, 2011
–, endokriner arterieller 65
–, maligner 61
–, pulmonaler 55, 135
–, renaler 63, 65, 243, 1504
–, schwangerschaftsinduzierter 1034
Hypertrichose 1407
– Hypertrichosis lanuginosa acquisita 1380
Hyperurikämie 231 ff., 2017
Hyperventilationstetanie 120, 217
Hypervitaminose 1130
Hyphäma 1631

Hypnoanalgetikum 640
Hypnose 881, 1492
Hypochondrie 1440, 1476
Hypogammaglobulinämie, variable 1156
Hypoglykämie 226 ff., 1125
–, akute 1006
–, idiopathische leuzinsensible 1125
–, transitorische 1091
Hypogonadismus 1140
–, idiopathischer hypogonadotroper 215
–, männlicher 214
Hypokaliämie 13, 270, 796, 1129
Hypokalzämie 272, 276, 797
Hypomagnesiämie 273
Hypomenorrhö 1017
Hypomimie 1377
Hyponaträmie 265 ff., 797
Hypoparathyreoidismus 216, 715, 1136
–, parathyreopriver 504
–, transitorischer 1091, 1136
Hypophosphatämie, familiäre siehe Phosphatdiabetes
Hypophysen
– Adenom 197, 952
– Dysfunktion 1234
– Nekrose, postpartale siehe Sheehan-Syndrom
– Tumor 1698
– Vorderlappeninsuffizienz 196
– Vorderlappentumor, hormonaktiver 197
Hypoproteinämie 263
Hypoprothrombinämie 409
Hypopyonkeratitis 1580
Hypospadie 727, 1521 ff.
Hyposphagma 1572
Hyposthenurie 238, 1506
Hypothermie 480
Hypothyreose 202, 714, 785, 1135
Hypotonie 66 ff., 760
Hypovitaminose 1130
Hypovolämie 264
Hypoxie 117

I

IABP siehe Ballonpulsation, intraaortale
ICB siehe Blutung, intrakranielle
ICD siehe Klassifikation der Krankheiten und Todesursachen, internationale
Ich 1471
– Störung 1439
Ichthyosis 1211 ff., 1342
Icterus siehe Ikterus
IDDM siehe Diabetes, insulinabhängiger
Ideenflucht 1435, 1449
Identifizierung 1830
Idiotie 1478

–, infantile amaurotische siehe GM2-Gangliosidose
IgA-Glomerulonephritis 1201
IgA-Mangel, selektiver 1155
IgE-Antikörper 125
IgG-Subklassendefekt 1156
19S-IgM-FTA-Abs-Test 1421
IgM-Mangel, selektiver 1156
IHSS siehe Subaortenstenose, idiopathische hypertrophische
Ikterus 562, 567
– Icterus gravis 1118
– Icterus neonatorum simplex 1118
– Icterus praecox 1118
– Icterus prolongatus 1118
–, physiologischer 1117
–, schmerzhafter 565
Ileitis terminalis siehe Enteritis regionalis
Ileosigmoideostomie 547
Ileostoma 548
Ileozökalresektion 535
Ileumconduit 1515
Ileus 558, 705, 1196
– bei Neugeborenen 533
–, gemischter 559
–, mechanischer 558
–, paralytischer 536, 559
Illusion 1438
ILO-Klassifikation 1923
IMA 477
Imbezillität 1478
Imipenem 802
Imipramin 832
Immission 1804, 1890
Immissionskonzentration, maximale 1804, 1890, 1905
Immundefekt 1155
–, humoraler 307
–, malignombedingter 308
–, physiologischer 1155
–, primärer 307
–, schwerer kombinierter 307, 1156
–, sekundärer 308
–, stoffwechselbedingter 308
– Syndrom 358
–, zellulärer 307
Immundefizienz
–, humorale 1156
–, iatrogene 309
–, parainfektiöse 308
–, postinfektiöse 308
Immunglobulinmangel, transitorischer 1091
Immunisierung 1142, 1810
Immunkomplex-Glomerulonephritis 246 ff., 702

Immunneutropenie 313
Immunskelettszintigraphie 1239
Immunsuppression 406
Immunsuppressivum 482
Immunthrombozytopenie 313
Impedanz 1641
Impetigo contagiosa 346, 1150, 1214, 1351
Impfabstand 2001
Impfempfehlung 1142
Impfmasern 1144
Impfung 1041, 1810, 2000
Implantat, kardiovaskuläres 482
Implantation 1026
Impotentia
– coeundi 1545 ff., 1856, 1874
– generandi 1545, 1856, 1874
Impotenz 1484, 2018
Impression, basiläre 946, 981
Impressionsfraktur 445, 1837
Impulsiv-Petit-mal 977, 1217
IMV siehe Intermitted mandatory ventilation
Inanspruchnahme 1959
Indikanurie 559
Indikation, ärztlicher Eingriff 1877
Indinavir 367
Individualtod 1823
Indometacin 473, 780
Infarkt siehe Myokardinfarkt
Infekt, grippaler 354, 2009
Infektanämie 89, 90
Infektion
–, apparente 323, 418, 1813, 1950
–, bakterielle 326, 1151
–, inapparente 323
–, lokale 418
–, nosokomiale 398, 1813
–, pränatale 1102
–, putride 418
–, septische 810
–, systemische 418
Infektiosität 1811
Infektkrampf 1216
Infiltrationsanästhesie 647, 869
Influenzavirusinfektion 354, 1147
Infraktion 583
Infundibulumresektion 469
Infusionspyelographie 241
Infusionsurographie 1511 ff.
Ingram-Schema 1385
Inguinalhernie 577
Inhalationsanästhetikum 637
Inhalationstherapie 653
Injektionsanästhetikum 639
Inkongruenz, soziale 1947
Inkontinenz 1075, 1507, 1548

–, neurogene 1548
Innenohr 1637
Insektengiftallergie 1160
Insektenstichverletzung 1229
Insemination 1879
Insertio velamentosa 1050
Insertionstendinose 297, 1322
Insuffizienz, respiratorische 117, 455, 660
Insulin-Hypoglykämietest 210
Insulinom 192, 572
Insulinresistenz 31
Insult siehe Apoplex
–, kompletter siehe Hirninfarkt
–, progredienter 970
Integrationsfunktion 1991
Intelligenzniveau 1478
Intentionstremor 932
Interdigitalphlegmone 619
Interferon B 1963
Intermitted mandatory ventilation 652
Interphalangealarthrose 288
Intersexualität 1013
Intertrigo 1369
Interventionsstudie 1943
Interview 1944
Intimektomie 486
Intoxikation siehe Vergiftung
Intrauterinpessar 1023
Intrinsic Factor 88
Intubation 642
Invagination 1194
In-vitro-Fertilisation 1020
Involutionsdepression 1449
Inzest 1874
Inzidenz 1947, 1976
Inzision 420
Ipratropiumbromid 766, 773
IPV siehe Totimpfstoff
Iridektomie 1593
Iridodialyse 1587, 1593
Iridodonesis siehe Irisschlottern
Iridozyklitis 1590
Iris 1589
– Blendenphänomen 1413
– Schlottern 1588
Iritis 1590, 2022
Ischämie
–, stumme 32
–, zerebrale 442
Ischialgie 449
Isofluran 639
Isoniazid (INH) 812
Isopropanol 1808
Isosthenurie 238, 1506
Isotopennephrographie 1510

ITP siehe Purpura, idiopathische thrombozytopenische
IUP siehe Intrauterinpessar
IVUS 8, 32, 68
Ixodes ricinus 1360
IZF siehe Flüssigkeit, intrazelluläre

J

Jackson-Anfall 978, 1217
Jaffé-Lichtenstein-Syndrom siehe Knochendysplasie, fibröse
Janeway-Läsion 49
Jeep's disease siehe Sinus pilonidalis
Jefferson-Fraktur 597
Jejunumbiopsie 168
Jellinek-Einteilung 1464
Jervell-Lang-Nielsen-Syndrom 1179
Job-Syndrom siehe Hyper-IgE-Syndrom
Jochbeinfraktur 497, 1655, 1783
Jochbogenfraktur 497, 1655
Jod, radioaktives 787
Jodid 785
Jodmangel 201, 714
Jodopsin 1604
Johanson-Blizzard-Syndrom 1200
Jones-Kriterien 284
Jugendarbeitsschutzgesetz 1999

K

Kachexie 1100
Kahnbein
– Fraktur siehe Navikularefraktur
– Quartett 614
Kaiserschnitt 1054
Kala-Azar 376
Kalibersprung 123
Kalium 269, 796
– Dichromat 1909
– Haushalt 796
– Jodid 787
Kalkaneusfraktur 630
Kallmann-Syndrom 1141
Kallus 1710
Kalottenfraktur 443
Kälteagglutininkrankheit 86
Kälteanwendung 879, 1849
Kälteidiotie 1849
Kalzium 272, 797
– Antagonist siehe Kalziumkanalblocker
– Haushalt 797
– Kanalblocker 756, 763, 767, 769
– Oxalatstein 1537
– Stein 1537
Kammerflattern 24
Kammerflimmern 24, 664

Kampfphase, neutrophile 324
Kanalikulitis 1571
Kantenschmerz 1057
Kapillarresistenztest 110
Kapsulitis, adhäsive 1287
Karbunkel 421, 1352
Kardiomyopathie 39, 482, 697, 1720
Kardiotokogramm siehe CTG
Karies 1769, 1774
Karotisangiographie, perkutane 1694
Karotissinusreflex 1846
Karotisstenose 487
Karpaltunnelsyndrom 453, 994, 1295
Kartenherzbecken 220
Karzinogen 1805
Karzinoid 538, 706
Karzinom
–, adenoidzystisches 688
–, follikuläres 714
–, hepatozelluläres 183, 563
–, kolorektales 544
–, medulläres 714
–, papilläres 714
–, spinozelluläres siehe Spinaliom
Kasabach-Merrit-Syndrom 113
Käsearbeiterlunge 1927
Kassenärzte 1876
Kassenärztliche Vereinigung 1876
Kassenpatient 1876, 1880
Kastration 1878
Katabolismus 408
Katalepsie 1441, 1457
Kataplexie 980
Katarakt 1585 ff., 2022
Katatonie, perniziöse 1457
Katheter 1513
Katheterismus 1513
Katzenauge, amaurotisches 1603
Kaudasyndrom 451, 983, 1299
Kaumuskulatur 1767 ff.
Kausalgie 850, 852, 854, 889, 927
Kaverne 146
Kavernom 563
Kavographie 1512, 1745
Kawasaki-Syndrom 312, 1162, 2022
Kayser-Fleischer-Kornealring 234, 1582
Kearns-Sayre-Syndrom 1002
Kehlkopf 1669
– Lähmung 1672
– Perichondritis 1672
Kehr-Zeichen 575
Keilbeinhöhle 1653
Keimresistenzstufe 397
Keloid 1393
Kent-Bündel 21

Kephalhämatom 1113
Keratitis
– dentritica 1579
– disciformis 1579
– e lagophthalmo 1581
– marginalis 1581
– neuroparalytica 1581
– parenchymatosa 1581
– punctata 1912
– sicca 1581
Keratoakanthom 1395
Keratoconjunctivitis
– epidemica 1576
– herpetica 353, 1149
Keratokonus 1578
Keratomykose 1580
Keratoplastik 1582
Keratose, aktinische 1394
–, seborrhoische 1392
Keratosis actinica siehe Keratose, aktinische
Keratosis follicularis 1342
Kerley-A-Linien 137, 476
Kerley-B-Linien 56, 137, 476
Kernig-Zeichen 938
Kernspintomographie 241, 1239
Kerzenfleckphänomen 1384
Ketamin 640
Ketoazidose 226
–, diabetische 276
Ketoconazol 814, 1355
Ketotifen 773
Kettenfraktur 584
Keuchhusten 1151
KHK siehe Herzkrankheit, koronare
Kiefer
– Fraktur 1783
– Gaumen-Spalte 1763
– Gelenk 1768, 1780 ff., 1783
– Höhlenfraktur 497
– Klemme 497 ff.
– Orthopädie 1766
– Zyste, follikuläre 1766
Kiel-Klassifikation 739
Kiemenbogen 501
Kindergartenreife 1089
Kinderrichtlinie 1999
Kindersterblichkeit 1224, 1228
Kindesmißhandlung 1226, 1852
Kindstod, plötzlicher 1832
Kindstötung 1854 ff.
Kirchhofrosen 1824 ff.
Kirschner-Draht 587
Kissing disease siehe Mononukleose, infektiöse
Klassifikation der Krankheiten und Todesursachen, internationale 1943

Klaustrophobie 1440, 1474
Klaviertastenphänomen 605
Klavikulafraktur 604, 1112
Klebsiellen 348, 350, 803
Kleinhirn
– Astrozytom 1221
– Rindenatrophie 1007 ff.
– Tumor 1221
Kleinwuchs, hypophysärer 1133
Klimaeinzelfaktor 1901
Klimakterium 1020, 2018
Klimasummenmaß 1901
Klimatherapie 898
Klimazone 899
Klinefelter-Syndrom 214, 1099, 1522 ff.
Klingelknopfzeichen 1344
Klinodaktylie 1096
Klippel-Feil-Syndrom 947, 1254, 1695
Klippel-Trénaunay-Syndrom 491, 1211
Klonus 929
Klumpfuß 1325
Klumpke-Lähmung siehe Armplexusläsion
Knaus-Ogino-Methode 1023
Knick-Senk-Fuß 1327
Kniegelenk 392
– Empyem 1321
– Luxation 625, 1253
Kniescheibenspitzensyndrom 1317
Knisterrasseln 132
Knochen
– Alter 1086
– Bruch 1836
– Dysplasie, fibröse 1206
– Eiterung siehe Osteomyelitis
– Granulom, eosinophiles Jaffé-Lichtenstein 1206
– Hämangiom 1269
– Implantation 746
– Marktransplantation 319
– Metastase 300
– Nekrose, aseptische 1210
– Sequester 746
– Tumor im Kindesalter 1209
– Wachstum 1232
– Zyste 1266, 1209
Knollenblätterpilz 182
– Vergiftung 673, 843, 1864
Knopflochphänomen 616
Knötchen siehe Papula
Knoten siehe Nodus
Koagulationsnekrose 413
Koagulopathie
–, disseminierte intravasale siehe Gerinnung, disseminierte intravasale
–, kongenitale 1169

Kobalt 1927
Köbner-Phänomen 1384
Kocher-Kragenschnitt 503
Koenen-Tumor 1344
Kognitionspsychologie 1473
Kohlenmonoxid 1911
– Vergiftung 673, 1826, 1861, 1911
Kohlensäurebad 899
Kohlenwasserstoff, chlorierter zyklischer 1914
Kohortenstudie 1943, 1979
Koilonychie 1405
Kokain 1467 ff.
Kokarzinogen 1805
Kokereirohgas 1927
Kokzygodynie 1307
Kolitis, autoaggressive 707
–, infektiöse 173
–, ischämische 172
–, pseudomembranöse 173, 805
–, rheumatische
Kollagenose 1162, 1374
Kolliquation 273
Kolobom 1561, 1590
Kolon
– Conduit 1515
– Divertikel 542, 707, 1741
– Karzinom 173 ff., 1742
Koloskopie 174
Kolostoma 548
Kolostrum 1121
Kolpitis 1060, 2019
Kolposkopie 1070
Kolumellaeffekt 1648
Koma 928
– bei Hirnverletzung 441, 443
–, diabetisches 244, 270, 668
–, hyperglykämisches 669
–, hyperosmolares 226, 669
–, hypoglykämisches 226, 669
–, hypophysäres 426
–, ketoazidotisches 226
–, urämisches 243, 668
Kommissurotomie 469, 475 ff.
Kompartmentsyndrom 585 ff., 588, 1270
Komplementdefekt 308, 1158
Komplementsystem 308
Kompostierung 1802
Kompressionsatelektase 129
Kompressionsfraktur 584, 1836 ff.
Kompressionssyndrom 453, 933
Kompressionsverband 410
Konditionieren 1492
Kondom 1022
Kondylom siehe Condylomata acuminata
Konfabulation 1435

Konflikt, unbewußter 1470
Konfliktspannung 1471
Konflikttrinker 1464
Konfliktverarbeitung 1471
Koniotomie 387
Konisation 1070
Konjunktivitis 338, 1572 ff., 1591, 2022
Konservierung 1806
Konstitution 895
Konstitutionstherapie 908
Konsultation 1962
Kontagionsindex 1811
Kontaktdermatitis 1366, 1378, 1909, 1930, 2020
Kontaktekzem siehe Kontaktdermatitis
Kontaktstörung 1442
Kontamination 1455, 1796
Kontraktionsatelektase 129
Kontrastmitteluntersuchung 1238
Kontrazeption 1025
Kontrazeptivum 65
Kontusionsherd 444
Konus-Kauda-Syndrom 452
Konussyndrom 982
Konvergenzreaktion 1594
Konversionsneurose 1475
Konzeption 1026
Koordinationsfunktion 1991
Koordinationsstörung 439
Kopfschmerz 883, 939, 2014
– bei SAB 440
–, medikamentös induzierter 888
–, vasomotorischer 939
Kopfschüttelnystagmus 1642
Kopfschwartenverletzung 445
Koplik-Flecken 1143
Koronar
– Angiographie 8, 1719
– Dilatator 768
– Insuffizienz 30, 42
– Ischämie 31
– Sklerose, degenerative 477
Körperpilz siehe Tinea corporis
Körperverletzung 1833, 1877
Korpuskarzinom 1067, 1070
Korsakow-Psychose 680, 1434
Kortikosteroid 867, 2008
Korundschmelzerlunge 1926
Koryza 1103
Kostoklavikularsyndrom 487, 1285
Koxarthrose 1313
Koxitis, rheumatische 1313
Kragenknopf
– Abszeß 171
– Panaritium 618

– Phänomen 541
Krähenfüße 1849
Krallenzehe 1329
Krampfader siehe Varizen
Kraniopharyngeom 683, 951, 1221 ff.
Kraniorhachischisis 678
Kraniostenose siehe Schädelnahtsynostose
Kraniotabes 1255
Kraniotomie 443, 445
Krankengymnastik 879, 897, 1241
Krankenhaus 1961
– Arzt 1882
– Infektion siehe Infektion, nosokomiale
– Vertrag 1881
Krankenversicherung, gesetzliche 1245, 1876, 1880, 1957, 1965
Krankheit 408, 1885
– Früherkennung 1946
– Gewinn 1472
– Rate 1941
Krätze siehe Skabies
Kreatinin-Clearance 240, 1510
Krebsfrüherkennungsuntersuchung 1816, 1950, 2000
Krebsregister 1950
Kreislaufinsuffizienz 759
Kreislaufschock 244
Kreislaufumstellung 1090
Kreißsaal 1046
Kreuzband 392
Kreuzbiß 1765
Kreuzprobe 318
Kreuzschmerz 450, 1297, 2003
Kriebelmücke 1791
Krise
–, cholinerge 1004
–, hyperkalzämische 272, 425
–, hypertensive 62 ff., 758
–, paroxysmale hypertone 574
–, thyreotoxische 425
Kristallreaktion nach Takayama 1858 ff.
Krokydolith 1925
Krukenberg-Greifzange 1243
Krukenberg-Tumor 728
Krümelnagel 1404
Krupp, echter siehe Diphtherie
Kruppsyndrom 1185
Kruste siehe Crusta
Kryotherapie 874, 877, 901, 1240
Kryptenabszeß 171
Kryptorchismus 1205
Kugelzellanämie 82, 734
Kugelzelle 1166
Kunstfehler 1880
Kunststoffaden 401

Küntscher-Nagelung 587, 608
Kupfer 234, 1930
Kupfer-T-Pessar siehe Intrauterinpessar
Kurierfreiheit 1876
Kuru 358
Kurzdarmsyndrom, proximales 168
Kurzschädel siehe Akrozephalus
Kurzwellentherapie 879
Kussmaul-Atmung 120, 242, 276, 660, 669
Kutikula 1860
Kwashiorkor 1100

L

Labiensynechien 1204
Labyrinthitis 1649
Labyrinthprüfung 1642
Lachgas 638
Lackzunge 180
Lagerungsprobe nach Ratschow siehe Ratschow-Lagerungsprobe
Lagerungsschwindel, benigner paroxysmaler 936
Lagetyp des Herzens 11
Lagophthalmus 996, 1563
Lähmung
–, hyperkaliämische 1001
–, hypokaliämische 1001
–, paroxysmale 1001
–, periodische 1001
–, periphere schlaffe 919
–, schlaffe 1278
–, spastische 1278
–, zentrale spastische 919
Lähmungsschielen 1625
Laktasemangel 169
Laktatazidose 276
Laktatdehydrogenase 35
Laktation 1056 ff.
Laktat-Ischämie-Test 1002
Laktoseintoleranz 169, 1126
Laktosemalabsorption 1126
Lambert-Eaton-Syndrom 314, 1005
Laminektomie 447 ff., 451
Laminotomie 447
Lamivudin 367
Landaureflex 1085
Landesärztekammer 1875 ff.
Landolt-Ringe 1605
Landry-Paralyse 993
Langer-Spaltlinie 402
Langschädel siehe Dolichozephalus
Langzeitblutdruckmessung 61
Lanugobehaarung 1854
Lanz-Schmerzpunkt 540
LAP siehe Leucinaminopeptidase

Lappenelephantiasis 1344
Lärm 1901 ff., 1920
Laryngitis 688, 1185 ff., 1671
Laryngomalazie 1181 ff.
Laryngoskopie 1669
Laryngospasmus 411, 644
Laryngotracheobronchitis
Larynxkarzinom 689, 1673
Larynxödem, angioneurotisches 688
Laserangioplastie 486
Lassa-Virus-Infektion 357
Latenzphase 1471
Lateralsklerose, amyotrophische 984
Lattes, Versuch nach 1858
Laurence-Moon-Bardet-Biedl-Syndrom 1101
Läusebefall siehe Pediculosis
Lautheitsausgleich 1640
Lavage, bronchoalveoläre 147
Laxans 170, 270, 793 ff.
Lazeration 451
LDL 230
L-Dopa 836
Leben, intermediäres 1824
Lebendgeburt 1854
Lebendimpfstoff 1142 ff.
Lebendverbrennung 1849
Lebensmittel 1795
– Infektion 334 ff., 1787 ff.
– Intoxikation 1792, 1794
Lebensprobe 1824
Leber 708
– Abszeß 183, 562
– Alkohol 1808, 1867
– Erkrankung 176
–, grüne 567
– Hämangiom 182
– Hautzeichen 180
– Insuffizienz
– Koma 668
– Metastase 564
– Ruptur 561
– Schaden 176, 182, 2012
– Transplantation 255, 319, 710
– Tumor 183, 563, 710
– Zellkarzinom, primäres 183
– Zellverfettung 427
– Zirrhose 179 ff., 710, 1190, 1199
– Zyste 1743
Lederhaut 1338, 1583
Legasthenie 1480
Legionellose 343
Leichen
– Gift 1865
– Schau 1825, 1829 ff., 1865
Leiomyom 730

Leishmaniose 376, 1359
Leitungsanästhesie 869
Lennox-Syndrom 977, 1217
Lentigo
– maligna 1397 ff.
– simplex 1391
Leopold-Handgriff 1039
Lepra 1353
Leptospirose 329, 1922
Leriche-Syndrom 69, 487
Lernpsychologie 1492
Lerntheorie 1473
Lese-/Schreibschwäche siehe Legasthenie
Leser-Trélat-Zeichen 1392
Letalität 1815, 1941, 1977
Leucinaminopeptidase 567
Leukämie 735
–, akute 99
–, akute lymphatische 100
–, akute lymphoblastische 1168
–, akute myeloische 735
–, chronische lymphatische 105 ff.
–, chronische myeloische 101, 735
– Blastenschub 101
Leukenzephalopathie, progressive multifokale 365, 1007
Leukoderma syphylitica 338
Leukodermie 1402
Leukodystrophie, metachromatische 680, 957
Leukokorie 1597
Leukoplakie 701, 1396, 1663
Leukozytenantigene 1162
Leukozytenphosphatase, alkalische 101
Leukozytenskelettszintigraphie 1239
Leukozytenzylinder 239
Leukozytose 420
Leukozyturie 239, 1529
Levomepromazin 829, 1459
Levomethadon 825
Leydig-Zell-Tumor 1533
Lezithin-Sphingomyelin-Quotient 1042
LGL-Syndrom 1179
LH siehe Hormon, luteinisierendes
Libido 1471
Libman-Sacks-Endokarditis 48
Lichen
– pilaris siehe Keratosis follicularis
– ruber 1387
– sclerosus et atrophicus 1390
Lichtdermatose 1362
Lichtenberg-Blitzfigur 1851
Lidabszeß 1563
Lidocain 766
Lidphlegmose 1563
Lidsarkom 1566

Lidspaltenfleck siehe Pinguecula
Liegekomplikation 411
Lilac ring 1377
Lilakrankheit siehe Dermatomyositis, juvenile
Lingua
– geographica 1415
– nigra pilosa 1416
Linksherzkatheter 17
Links-Rechts-Shunt 472
Linksschenkelblock 27
Linksverschiebung 460, 735
Linse 1585
Linsenluxation 1588
Linsentrübung, angeborene siehe Cataracta congenita
Linton-Nachlaßsonde 519
Linton-Test 74
Lipidsenker 784
Lipodystrophia intestinalis siehe Morbus Whipple
Lipoidnephrose 1201
Lipolyse 226
Lipom 1268
Liposarkom 1268
Lippenbremse 124
Lippenekzem 1414
Lippen-Kiefer-Gaumen-Spalte 1763
Lippenkorrektur 1763
Lippenspaltplastik 1763
Lippes-Loop siehe Intrauterinpessar
Liquor
– Befund 942, 958
– Drainage 405, 436
– Fistel 446, 451, 966
– Metastase 436
– Syndrom 941
Listeriose 340, 361, 1154, 1787 ff., 1922
Lisurid 837
Lithium 274, 833
Litholapaxie, perkutane 1515
Litholyse 794
Lithotrypsie 251
Liver-kidney-microsomal antiboby 178, 316
Livores siehe Totenfleck
LKM siehe Liver-kidney-microsomal antiboby
Lobärpneumonie siehe Peumonie
Lochialsekret 1056
Lochien 1056
Locus Kieselbachii 1659
Löffler-Endokarditis 48
Löfgren-Syndrom 147, 1410
Löhlein-Herdnephritis 49
Lokalanästhesie 867 ff., 1242, 1776
Longitudinalstudie 1946, 1979
Long-QT-Syndrom 12, 18, 28

Looser-Umbauzone 1716
Loperamid 804
Lorazepam 827
Lost 1917
Lösung, kardioplegische 480 ff.
Lösungsmittel 1912
Louis-Bar-Syndrom siehe Ataxia teleangiectatica
Low density lipoproteins siehe LDL
Low output failure 15
Low-Dose-Heparinisierung 410
Lown-Ganong-Levin-Syndrom siehe LGL-Syndrom
LSD 1467 ff.
Lues 338, 681, 961, 1063, 1422 ff.
Luftembolie 501, 1834
Luftfeuchtigkeit 1803
Luftsichel, perikardiale 600
Luftverunreinigung 1804
Lugol-Lösung 787
Lumbalgie 449 ff.
Lumbalisation 390
Lumbalpunktion 390, 941 ff.
Lumboischialgie 449
Lunatummalazie 1274, 1293
Lungen
– Abszeß 465, 600
– Adenomatose, maligne 141
– Compliance 132
– Echinokokkus-Zyste 466
– Embolie 137, 411, 495, 662
– Emphysem 126, 1182, 1735
– Erkrankung durch anorganischen Staub 1923
– Erkrankung, autoimmune 316
– Erkrankung, chronisch obstruktive 2007
– Erkrankung, eosinophile 134
– Fibrose 132, 692, 1925
– Gangrän 465
– Hypoplasie 521
– Karzinom 1926, 1950
– Kollaps 456
– Kontusion 457
– Krebs siehe Lungenkarzinom
– Metastase 142
– Ödem 137, 411, 661
– Resektion, atypische 468
– Schwimmprobe 1855
– Tuberkulose 146, 466
–, weiße 1115
Lupus erythematodes
–, arzneimittelinduzierter 302
–, chronischer diskoider 1374
–, systemischer 247 ff., 301, 310, 720, 1162, 1374
Lupus vulgaris 1353
Lupusnephritis 254

Lupuspneumonitis 317
Luxatio cordis 459
Luxation 583, 591, 1234
–, perilunäre 615, 1296
Lyell-Syndrom 1371
Lyme-Disease 284, 959, 1360
Lymphadenitis 78, 420 ff., 496, 1679
Lymphadenoma colli congenitum 502
Lymphadenopathie 95
Lymphangiektasie, primäre intestinale 1157
Lymphangiographie 77
Lymphangiosis carcinomatosa 142, 694
Lymphangitis 78, 421, 496, 700
Lymphdrainage 880
Lymphknoten 324, 737 ff.
– Syndrom, mukokutanes siehe Kawasaki-Syndrom
– Tuberkulose 145
Lymphödem 77, 495, 700, 1412
Lymphogranuloma inguinale 338, 1425
Lymphogranulomatose siehe Morbus Hodgkin
Lymphographie 1512
Lymphom, malignes 738
Lysetherapie 37, 484
Lyssavirus 356

M

Machttrieb 1471
Macula 1338
– lutea 1604
Maddox-Flügel-Test 1625
Madelung-Deformität 1252
Madenwurm siehe Enterobius vermicularis
Maffuci-Syndrom 1262
Magen 162
– Atonie, postoperative 527
– Beschwerden, postoperative 2012
– Darm-Schwimmprobe 1855
– Fixierung siehe Gastropexie
– Karzinom 163, 529 ff., 705, 1950
– Polyp 529
– Ruptur 661
– Sonde 388
– Spülung 842
– Tumor, benigner 163
– Ulkus 790
Magersucht 1100, 1482
Magnesium 791, 1930
Maisonneuve-Fraktur 628
Major-Test 318
Makroangiopathie 972
–, diabetische 74, 227
Makrohämaturie siehe Hämaturie
Makrolid 802
Makropsie 1439

Makuladegeneration 1608
Makulopathie, diabetische 1606
MAK-Wert 1904
Malabsorption 167, 272, 536, 706, 1197
Maladie de Boutonniére siehe Knopfloch-
  phänomen
Malaria 372, 815 ff., 961, 1923
Malassezia furfur 1358
Malassimilation 167
Maldescensus testis 726, 1205, 1523
Maldigestion 167, 1197
Malgaigne-Fraktur 619
Malignomschmerz 883
Malleolarfraktur 628
Mallet-Finger 616
Mallory-Weiss-Syndrom 160, 531, 703
Malrotation des Darmes 1193 ff.
Maltafieber 329, 1788
MALT-Lymphom 739
Mamma aberrata 507
Mammaaugmentationsplastik 507
Mammahyperplasie 507
Mammakarzinom 252, 509, 731, 1067, 1072, 1950
Mammareduktionsplastik 507
Mammatumor 1751
Mammographie 1751
Mangan 1909
Manie, endogene 1449
Manierismus 1442
Mantelfeld 105
Mantelkantensyndrom 439, 930
MAO-Hemmer 831, 1451 ff.
Mapping, intrakardiales 18
Maprotilin 832
Marasmus 1100
Marchesani-Syndrom 1587
Marcumarisierung 770
Marfan-Syndrom 53, 747, 1099, 1206
Mariske 1418
Markhöhlenphlegmone 422
Marknagelung nach Küntscher 623
Markschwammniere 252
Marschfraktur 583, 631, 1281
Marsupialisation 1059
Masern 1143 ff., 1185, 1382
Masochismus 1484, 1874
Massage 880, 897 ff., 1240 ff.
Massenindex 1952
Massenverschiebung, zerebrale 435
Mastektomie
– nach Rotter-Halsted 510
–, radikale 510
Master-Johnson-Therapie 1484
Mastitis 1058, 1062

Mastoiditis 1183, 1646 ff.
Mastopathie 508, 731, 1067
Mastozytose 1394
Mastzellenleukämie 1394
Mayer-Aufnahme 1643
Mayer-v.-Rokitansky-Syndrom 1014
May-Löwenberg-Zeichen 494
McBurney-Schmerzpunkt 540
McCune-Albright-Syndrom 1140, 1272
MdE siehe Erwerbsfähigkeit, Minderung der
MEA siehe Adenomatose, multiple endokrine
Meatusstenose 1504, 1522
Mebendazol 377, 818
Meckel-Divertikel 533
Median 1944, 1974
Medianuslähmung, proximale 453
Mediastinalemphysem 152, 457, 458
Mediastinaltumoren 152
Mediastinalverlagerung 152
Mediastinitis 152, 462, 514, 695
Mediastinoskopie 455, 464
Mediastinotomie 458, 462
Medikamentenabhängigkeit 1466
Medizin, anthroposophische 914
–, chinesische 909
Medulloblastom 436, 683, 952, 1221 ff., 1697
Mees-Nagelband 1405, 1862, 1864, 1910
Mefloquin 815
Megacolon congenitum siehe Megakolon
Megakaryopoese 110
Megakolon 171, 535, 539, 707, 1194, 1753
Megaösophagus 158
Megaureter 1504
Mehrfachklappenersatz 476
Mehrfragmentfraktur 584
Mehrlingsschwangerschaft 1036
Meigs-Syndrom 1072
MEK siehe Emissionskonzentration, maximale
Mekonium 1093
– Ileus 1189
Melaena 531
Melanom, malignes 252, 1398
Melanose 706
–, transitorische neonatale pustulöse 1118
Melperon 829
MEN siehe Neoplasie, multiple endokrine
Menarche 1015
Mendel-Regel 1857
Ménétrier-Syndrom 704
Meningeom 436, 682, 949, 1697
Meningeosis carcinomatosa 959
– leucaemica 101, 1168
Meningismus 440, 441, 448
Meningitis 446, 451, 810, 1699
–, bakterielle 351, 957

–, eitrige 422
–, lymphozytäre 958
–, neonatale 1118
–, tuberkulöse 145, 958
Meningokokken 350
Meningomyelozele 947
Meningopolyneuritis Garin-Bujardoux-
   Bannwarth-Syndrom 959, 1360
Meningozele 947
Meniskektomie 627
Meniskus 392
– Läsion 626, 1281
– Riß 1315
– Schaden 1918
– Zeichen 626
Menopause 1020
Menorrhagie 1017
Mensch-Maschine-System 1900
Menstruation 1017
Meralgia paraesthetica 453, 995
6-Mercaptopurin 822
Merozoit 372
Mesalazin 792
Mesaortitis
– luetica 53, 1422
– luica 1422
– tuberculosa 492
Mesenterialarterieninfarkt 71
Mesenterialarterienverletzung 533
Meskalin 1468
Mesotheliom 1926
Messerer-Bruch 1836 ff., 1851
Metamizol 865
Metamorphopsie 1439, 1592
Metaplasie, intestinale 704
Metastasenchirurgie 430
Meteorismus 558
Metformin 225, 783
Methämoglobin 1911
Methämoglobinämie 1165, 1826
Methämoglobinbildung 1915
Methämoglobinopathie 1165
Methanol 1915
– Vergiftung 120, 673
Methohexital 639
Methotrexat 822
Methoxyfluran 639
Methyldopa 756
Metixen 837
Metoclopramid 789, 887
Metoprolol 755
Metrorrhagie 1017
Mexikanerhutzelle 84
Mexiletin 766
Mianserin 832

Miconazol 814
Midazolam 640, 827
Migraine cervicale siehe Zephalgie
Migräne 885, 940, 2014
–, gewöhnliche 885
–, klassische 2014
– Migraine accompgnée 885
– Migraine ophthalmique 1618
–, ophthalmoplegische 886
–, retinale 886
MIK siehe Immissionskonzentration, maximale
Mikroalbuminurie 253
Mikroangiopathie 246, 972
–, diabetische 74, 226
Mikrobistase 1806
Mikrobizidie 1806
Mikrogenie 1764
Mikrognathie 1764
Mikrohämaturie siehe Hämaturie
Mikropsie 1439
Mikrosporie 1356
Mikrostomie 1376
Mikrothrombus, hyaliner 427
Mikrowellentherapie 879
Mikrozensuserhebung 1947
Miktionsstörung 1507
Miktionszentrum 1549
Miktionszystourographie 1512, 1746
Mikulicz-Syndrom 1168
Milchbildung 1057
Milchgebiß 1764, 1767
Milchschorf 1212
Milchzahnverlust, vorzeitiger 1764
Miliaria 1213, 1409
Miliartuberkulose 145, 1353
Milien 1394
Miller-Abbot-Sonde 559
Milzbrand siehe Anthrax
Milzbrandkarbunkel 341
Milzinfarkt 576
Milzruptur 575
Milztransplantation, heterotope autologe 575
Milztumor 420
Milzvenenthrombose 561, 741
Milzverlust 97
Minderwuchs 1095 ff.
Minerva-Gips 598
Minimal-change-Glomerulonephritis 1201
Minor-Test 318
Miosis 928, 1594
Miotikum 1595
Mirazidien 1790
Miserere 558
Misoprostol 790
Mißbrauch, sexueller 1874

Missed abortion 1032
Mitosehemmstoff 822
Mitralinsuffizienz siehe Mitralklappen-
 insuffizienz
Mitralklappenersatz 476
Mitralklappeninsuffizienz 15, 42, 57, 476, 1722
Mitralklappenöffnungston 55
Mitralklappenprolaps 57 ff.
Mitralklappenstenose 55, 475, 1722 ff.
Mittelfußfraktur 631
Mittelgesichtsfraktur 497 ff., 1703, 1783
Mittelhandfraktur 615, 1296
Mittelhirnsyndrom 939
Mittelohr 1637
Mittelwert 1974
Mobilität, geographische 1947
–, soziale 1947
Modalwert 1974
Molluscum contagiosum 731, 1348, 1563
Molsidomin 767
Mönckeberg-Atherosklerose 69, 699
Mondor-Thrombophlebitis siehe Thrombophle-
 bitis
Mongolenfleck 1211
Monoaminooxydasehemmer siehe MAO-
 Hemmer
Monochlorethylen siehe Vinylchlorid
Monokelhämatom 446, 1837
Mononeuropathia multiplex 927
Mononukleose, infektiöse 702, 1146, 1383, 1664
Monotonie 1900
Montagskrankheit 1917
Monteggia-Fraktur 612, 1296
Moorleiche 1829
Morbidität 1224, 1815, 1941 ff.
Morbilli siehe Masern
Morbus Abt-Letterer-Sive 1169
Morbus Addison siehe Nebennierenrinden-
 insuffizienz, primäre
Morbus Ahlbaeck 1318
Morbus Alzheimer 679, 953
Morbus Bang 329, 1787 ff.
Morbus Basedow 203 ff., 206, 315, 714
Morbus Bechterew siehe Spondylitis ankylosans
Morbus Behçet 312
Morbus Boeck siehe Sarkoidose
Morbus Bourneville-Pringle siehe Hirnsklerose,
 tuberöse
Morbus Bowen 1395
Morbus Bruton siehe Agammaglobulinämie,
 kongenitale
Morbus Calvé siehe Granulom eosinophiles
Morbus Crohn siehe Enteritis regionalis
Morbus Cushing siehe Cushing-Syndrom
Morbus Dupuytren siehe Dupuytren-Kontraktur

Morbus Durand-Nicolas-Favre siehe Lymphogra-
 nuloma inguinale
Morbus Eales siehe Periphlebitis retinae
Morbus Freiberg-Köhler siehe Morbus Köhler II
Morbus Fröhlich 1101
Morbus haemolyticus neonatorum 1035, 1115
Morbus haemorrhagicus neonatorum 1116
Morbus Hand-Schüller-Christian 1169
Morbus Hirschsprung siehe Megakolon
Morbus Hodgkin 103, 739, 1168, 2021
Morbus Jaffé-Lichtenstein siehe Dysplasie,
 fibröse
Morbus Kahler siehe Plasmozytom
Morbus Kienböck siehe Lunatummalazie
Morbus Kimmelstiel-Wilson siehe Nephropathie,
 diabetische
Morbus Köhler I 1209, 1323
Morbus Köhler II 1209, 1324
Morbus Ledderhose 1295, 1331
Morbus Ménière 936, 1650
Morbus Ollier 1262
Morbus Ormond siehe Retroperitonealfibrose
Morbus Osgood-Schlatter 1209, 1318
Morbus Osler 490, 1413
Morbus Paget der Mamille 1072, 1398
Morbus Paget siehe Osteodystrophia deformans
Morbus Parkinson 679, 836, 954
Morbus Perthes 1209, 1310
Morbus Pick siehe Pick-Atrophie
Morbus Raynaud siehe Raynaud-Syndrom
Morbus Recklinghausen siehe Neurofibroma-
 tose
Morbus Refsum 991
Morbus Reiter siehe Reiter-Syndrom
Morbus Rendu-Osler 1659
Morbus Ritter von Rittershain siehe Dermatitis
 exfoliativa neonatorum
Morbus Scheuermann 1302
Morbus Sever 1209
Morbus Sinding-Larsen 1209
Morbus Still 1161, 2022
Morbus Still-Chauffard 1581
Morbus Sudeck siehe Sudeck-Syndrom
Morbus Tay-Sachs siehe GM2-Gangliosidose
Morbus Waldenström 107
Morbus Weil 329
Morbus Werlhof siehe Purpura, idiopathische
 thrombozytopenische
Morbus Whipple 168
Morbus Wilson 234, 957
Morbus Winiwarter-Buerger siehe Thrombangi-
 itis obliterans
Morgagni-Hernie 521
Moro-Umklammerungsreflex 1085
Morphea siehe Sklerodermie, zirkumskripte

Mortalität 1224, 1941 ff., 1976 ff.
Morton-Interdigitalneuralgie 1330
Mosaik, chromosomales 1095
Motivation 1900
Mouches volantes 1602
Moxibustion 909
Mukoepidermoidtumor 703
Mukopolysaccharidose 1127
Mukosusotitis 1646
Mukoviszidose 1189
Mukozele 1620
Müllbeseitigung 1802
Müllverbrennung 1803
Multiinfarktdemenz 681, 972
Multimorbidität 1994
Multiple Sklerose 314, 682, 962, 1698, 2022
Mumifizierung 1828
Mumps 1145, 1684
Mundbodenkarzinom 1666
Mundhöhletumoren 1667, 1768
Mundschleimhautentzündung siehe Stomatitis
Mundschleimhautkarzinom 1779
Mundsoor siehe Soor
Mundwinkelentzündung 1414
Murphy-Zeichen 565, 567
Muskatnußleber 709
Muskel
– Fiederung 342, 419
– Hämatom 109
– Hypotonie 932
– Pumpe 410
– Relaxans 640 ff.
Muskelatrophie
–, neurale 1217
–, progressive spinale 983
–, spinale 742, 983 ff., 1217
Muskeldystrophie
–, fazioskapulohumerale 999
–, progressive 1271
–, Typ Duchenne 742, 998
Muskelrelaxation nach Jakobson 881
Musset-Zeichen 54
Mutismus 1457, 1479
Mutterpaß 2000
Mutterschaftsrichtlinie 2000
Mutterschutz 1041, 1816, 1891
Muzilaginosa 904
Myalgia acuta epidemica 355
Myasthenie 314
– Myasthenia gravis 742, 1003, 1221
–, passagere neonatale 1221
Mycobacterium tuberculosis 143, 419
Mycosis fungoides 739, 1399, 2021
Mydriasis 435, 443 ff., 1594
Mydriatikum 1595

Myelinose, zentrale pontine 1008
Myelitis transversa 986
Myelographie 1693
Myelom, multiples siehe Plasmozytom
Myelomalazie 988
–, angiodysplastische 448
Myelom-Nephropathie 253
Myelopathie, zervikale 449, 451, 1283
Myeloperoxidasedefekt 307
Myelose, funikuläre 88, 985
Mykobakterium, atypisches 146, 340
Mykoplasmenpneumonie 336
Myocardial strain 13
Myodese 594
Myogelose 1269
Myokardbiopsie 40
Myokardinfarkt 36, 69, 697, 768, 1996
Myokardprotektion 481
Myokardszintigraphie 6
Myoklonie 932
Myom 1065
Myometrium 730
Myopathie 296, 742, 928, 1002 ff.
Myopie 1621
Myoplastik 594, 1244
Myosin-Leichtketten 35
Myositis 742, 1221
– ossificans 596, 1290
Myotomie 42, 1244
Myotonia congenita 999, 1000
Myotonie 999, 1000
Myringoplastik 1648
Myxödem 203, 425, 1380

N

Nabelhernie siehe Hernia umbilicalis
Nabelinfektion 1118
Nabelkolik 1198
Nabelschnurvorfall 1050
Nachschaden 1936
Nachtrunk 1868
Nacken-Arm-Syndrom siehe Brachialgie
Nackenblase 1095
Nacken-Hinterkopf-Syndrom siehe Zephalgie
Nackenreflex
–, asymmetrisch-tonischer (ATNR) 1085
–, symmetrisch-tonischer (STNR) 1085
Nackenschmerz 441
Naegele-Regel 1029
Naevus
– araneus 1393
– flammeus 491, 1211, 1392
– sebaceus 1391 ff.
– spilus 1391
Nagel, eingewachsener siehe Unguis incarnatus

Nagelmykose siehe Onychomykose
Nagelpsoriasis 1404
Nagelumlauf siehe Paronychie
Nahrungsmittelallergie 1160
Nahschußzeichen 1841 ff.
Nahtentfernung 415
– Material 401
– nach Kessler 617
– Technik 404
Nairovirus 357
Naratriptan 887
Narbe 1341
–, epileptogene 446
–, hypertrophe 1393
Narkolepsie 980
Narkose 452, 634, 636 ff., 643
Nasenbeinfraktur 1654
Nasenbluten siehe Epistaxis
Nasenfurunkel 1657
Nasenhaupthöhle 1652
Nasennebenhöhle 1653
Nasennebenhöhlenentzündung siehe Sinusitis
Nasenrachenangiofibrom 1666
Nasenskelett 1652
Native valve endocarditis 48
Natrium 797
Natriumhaushalt 797
Naturheilverfahren 893 ff.
Navikularefraktur 614, 1296
Nävus 1211, 1391
Nävuszellnävus 1212, 1391
Nebelsehen 1586
Nebenniere 1543
Nebennierenrindendysfunktion 1234
Nebennierenrindeninsuffizienz 209, 274, 315, 716, 1137, 1543
Nebennierenrindenüberfunktion 716
Nebenschilddrüsenadenom 219
NEC siehe Enterokolitis, nekrotisierende
Neck dissection 500, 505, 1673
Negativismus 1442, 1457
Nekrolyse, toxische epidermale siehe Lyell-Syndrom
Nekrophilie 1874
Nelfinavir 367
Neologismus 1455
Neoplasie
– multiple endokrine 207, 504, 574, 1136, 1139
–, vulväre intraepitheliale 1068
–, zervikale intraepitheliale 1068
Nephrektomie 603, 1514
Nephroblastom 252, 722, 1171, 1530
Nephrokalzinose 254, 257
Nephrolithiasis siehe Urolithiasis
Nephronophtise, familiäre juvenile 1202

Nephropathie 270
–, diabetische 227, 253, 721
– – Glomerulosklerose Kimmelstiel-Wilson 253
–, hereditäre 1202
–, hyperkalzämische 254
–, hypokaliämische 254, 271
– – Tubulopathie, ADH-refraktäre 254
Nephrosklerose 243, 718, 1131
Nephrostomie 1515
Nervenblockade 647, 870 ff.
Nervenlähmung, druckbedingte 1919
Nervenstimulation, transkutane elektrische 877
Nervensystem
–, autonomes 927
–, peripheres 919
– Schädigung, komplette 920
– Schädigung, partielle 919
Nerventransplantation 453
Nervenverletzung, periphere 618
Nervenwurzel 924
– Kompression 1299
Nervus axillaris 920
Nervus facialis 995, 1637
Nervus femoralis 392, 923
Nervus hypoglossus 997
Nervus ischiadicus 392, 923
Nervus medianus 920
Nervus peroneus 392, 923
Nervus radialis 920
Nervus tibialis 392, 923
Nervus ulnaris 920
Nervus-abducens-Parese 935
Nervus-trochlearis-Parese 935
Nesselsucht siehe Urtikaria
Nesteln 1466
Nestschutz 1091
Netzhaut 1604
Netzhautablösung siehe Ablatio retinae
Netzhautkorrespondenz 1624
Netztransplantat 595
Neubildung, bösartige 1950
Neugeborenen
– Hämoglobin 1091
– Hyperbilirubinämie 1117
– Ikterus siehe Ikterus
– Konjunktivitis 339
– Krampf 1216
– Periode 1106
Neugeborenes 1093, 1106
Neuner-Regel 413, 582, 671, 1849
Neuralgie 852, 889, 939
Neurapraxie 919
Neurinom 453, 684, 951
Neuritis 852

– nervi optici (retrobulbaris) 936, 1612 ff.
–, retrobulbäre siehe Neuritis nervi optici
Neuroblastom 717, 1171
Neurodermatitis siehe Dermatitis, atopische
Neurodystrophie 298
Neurofibrom 684
Neurofibromatose 537, 948, 1254, 1272, 1344
Neuroleptanalgesie 640
Neuroleptikamedikation 1009
Neuroleptikum 829, 866, 1459
Neurolues 961
Neurolyse 453, 874
Neurom 684
Neuronitis vestibularis 936
Neuropathia vestibularis 1650
Neuropathie 852
–, hereditäre motorisch-sensible 994
Neurose 829
Neurosenform 1473
Neurosentheorie 1470
Neurosyphilis 1423
Neurotmesis 919
Neutral-Null-Methode 432, 1237
Neutropenie, zyklische 1167
Nezelof-Syndrom 1156
NI siehe Niereninsuffizienz
Nickel 1927
– Karbonyl 1930
Niclosamid 377, 818
NIDDM siehe Diabetes, nichtinsulinabhängiger
Nidus 1209, 1710
Niedrigdosisabhängigkeit 1467
Niemandslandverletzung 616
Nieren
– Amyloidose 253
– Angiographie 241
– Anomalie 1518
– Arterienstenose 63, 1748
– Beckenplastik 1514
– Biopsie 241
– Ciclosporinniere 260
– Degeneration, polyzystische 251, 1517 ff.
– Entfernung siehe Nephrektomie
– Erkrankung 1234
– Erkrankung, autoimmune 316
– Erkrankung, tubulär-interstitielle 248
– Hypoplasie 1517, 1519
– Insuffizienz 242 ff., 250, 257, 1203, 1502 ff., 1534, 2019
– Karbunkel 1526
– Karzinom siehe Hypernephrom
– Kelchdeformierung 249
– Parenchymtumor, sekundärer 252
– Schrumpfung 249
– Sonographie 241

– Transplantation 244, 260, 319, 405, 1554
– Tuberkulose 255 ff., 720
– Verletzung 602, 1540 ff.
– Versagen, akutes 244, 255, 276, 427
– Zellkarzinom 1530
– Zyste 718, 1511, 1518
Nifedipin 756
Nikolski-Phänomen 1373
Nikotinabusus 31
Nikotinsäure 784
Nikotinylalkohol 784
Nilson-Tumor 573
Nimodipin 442
Nisse 1359
Nitrat 763, 767, 769, 789, 1799
Nitrazepam 827
Nitroglyzerin 1917
Nitroprussid-Natrium 758
Nizatidin 790
NMR siehe Kernspintomographie
NNR-Insuffizienz siehe Nebennierenrindeninsuffizienz, primäre
Nodus 1341
Nomogramm 271
Non-Hodgkin-Lymphom 105, 739, 1168
Nonne-Pierre-Marie-Krankheit siehe Heredoataxie, zerebelläre
Non-Q-wave-infarction 36
Normonaträmie 265
Normotonie 61
Nortriptilin 832, 1452
Notfallendoskopie 531
Notfallfunktion 1991
Notfallkoffer 1996
Notfallmaßnahme 1996
Nötigung, sexuelle 1852
Nozizeptor 852
Nozizeptorenschmerz 850
NSAR siehe Antirheumatikum, nichtsteroidales
NSE siehe Enolase, neuronenspezifische
NTM siehe Mykobakterium, atypisches
Nucleus pulposus 448
Nukleosidanalogon 366
Nukleotomie, perkutane 451
Nullhypothese 1974
Nullinien-EEG 1823
Nykturie 1507, 2010
Nystagmus 435, 932, 1642
Nystatin 814
Nysten-Regel 1826

O

Obduktion 1831, 1865
O-Bein siehe Genu varum
Oberarmgipsverband 613

Oberflächenanästhesie 646, 869
Obidoxim 1916
Objektivität 1946, 1973
Oblongatasyndrom, dorsolaterales siehe
   Wallenberg-Syndrom
Obstipation 170, 793, 2013
Obstruktionsatelektase 129
Obstruktionsileus 558
Ochronose 286
Ödem 3, 797
–, hereditäres angioneurotisches 1158
Ödemneigung 238
Ödipuskomplex 1471
Odontoblast 1762
Ofloxacin 802, 807
Ohr, äußeres 1637
Ohrzwang 1183
Okkasionsanfall 1216
Okklusionsileus 558
Okulomotorik 1624
Okulusmotoriusparese 441, 935
Ölakne 1931
Olekranonfraktur 610, 1290
Olfaktometrie 1653
Olfaktoriusrinnenmeningeom 949
Ölfleck 1404
Oligodendrogliom 683, 950, 1697
Oligohydramnie 732
Oligomenorrhö 1018
Oligophrenie 1478
Oligurie 238, 244, 1502
Omalgie 449
Omarthrose 1274
Omentozele 577
OMS siehe Osteomyelofibrose, primäre
Onchocerca volvulus 1788, 1791
Onchozerkose 1791
Ondansetron 790
Onkosphäre 1790
Onkozytom 721
Ontogenese 1762
Onychodystrophie 1405
Onychogryposis 1405
Onycholyse 1404
Onychomykose 1357, 1404
Onychorrhexis 1405
Onychoschisis 1405
Oophoritis 728
Operation 394 ff., 635
– nach Bergmann 579
– nach Bigelow 470
– nach Cloward 450
– nach Jannetta 875
– nach Milligan-Morgan 551
– nach Müller-Dammann 472
– nach Narath 494
– nach Putti-Platt 606
– nach Shouldice 578
– nach Smith-Robinson 450
– nach Strömbeck 507
– nach Weber 606
– nach Winkelmann 579
– nach Witt 606
Ophthalmopathie, endokrine 503, 1620
Ophthalmoplegie 934 ff.
Ophthalmoskopie 1599, 1604
Opiatanalgesie, peridurale 863
Opioid 825
Opisthotonus 438, 938
OPSI-Syndrom 97, 576, 741
Optik 1621
Optikusatrophie 1614
Optikusneuritis, retrobulbäre 963, 2022
Optikusneuropathie 1614
Optotyp 1605
Orbitabodenfraktur siehe Blow-out-Fraktur
Orbitaspitzensyndrom 935
Orbitotomie 1620
Orchidopexie 1428
Orchitis 726, 1528
Ordnungstherapie 908
Organentnahme 1831
Organtransplantation 405
Orientbeule 376
Ornithose 337
Orthese 1241
Orthomyxovirus siehe Influenzavirusinfektion
Orthopantomogramm 1768
Orthopnoe 125
Ortolani-Zeichen 1308
Os tibiale externum 1331
Os trigonum 1331
Osler-Knötchen 49
Ösophagitis 158
Ösophagotomie, transthorakale 514
Ösophagus 157
– Atresie 512, 1109, 1753
– Divertikel 158, 512 ff., 703, 1738
– Enge 1676
– Kardiomyotomie 515
– Karzinom 159, 518
– Manometrie 157, 515
– Perforation 514
– Spasmus 157, 1738
– Sphinkter, unterer 157
– Varizen 181, 560, 703
– – Blutung 519, 1737, 1739
– Verätzung 159, 1197
– webs 159
Ossifikation, enchondrale 1249

–, periostale 1249
Osteochondrom 1209, 1260
Osteochondrose 1283, 1298
Osteochondrosis dissecans 747, 1290, 1317
Osteodystrophia deformans 222, 300, 1273, 1717, 2005
Osteodystrophia fibrosa generalisata siehe Morbus Recklinghausen
Osteogenesis imperfecta 745, 1250
Osteoidosteom 1209
Osteoklastom 218, 1264
Osteolyse 251, 272
Osteom 1263, 1659
Osteomalazie 220, 257, 293, 745, 1256
Osteomyelitis 587, 746, 809, 1257
–, akute hämatogene 345, 422, 1208, 1257
–, chronische 1258
– Erwachsenenosteomyelitis 422, 1258
–, juvenile 1258
– der Kieferknochen 1780
–, kindliche 422
–, posttraumatische 1258
– Säuglingsosteomyelitis 422, 1258
–, tuberkulöse 1259
Osteomyelofibrose 102, 576, 736
Osteopathia fibrosa cystica (von Recklinghausen) siehe Ostitis fibrosa cystica
Osteopathie 746
–, renale 243
Osteopetrosis Albers-Schönberg 746
Osteoplastik 1244
Osteoporose 221, 293, 745, 1021, 1257, 1302, 2004
Osteoradionekrose 1780
Osteosarkom 1209, 1263
Osteosynthese 587, 608, 1244
Osteotomie 1244
Ostiofollikulitis 1352
Ostitis deformans Paget 746
Ostitis fibrosa cystica 219, 505
Ostium-primum-Defekt 471
Ostium-secundum-Defekt 471
Östradiol 1028
Östrogen 1028
Östrogen-Gestagen-Test 1019
Otitis externa 1644
Otitis media 1182, 1646, 2021
Otosklerose 1648
Ott-Maß 282
Ouchterlony-Präzipitinreaktion 1859
Ovarialfunktion, endokrine 1018
Ovarialkarzinom 1067, 1071
Ovarialtumor 1066
Overhead extension 624
Overlap-Syndrom 311

Overwhelming postsplenectomy infection siehe OPSI-Syndrom
Ovulationsauslösung 1020
Ovulationshemmer 563
Oxitriptan 832
Oxytocin 1048, 1056, 1057
Oxyuriasis 378
Oxyzephalus 1207
Ozaena 1658
Ozon 1800, 1808, 1930

P

P mitrale 56
Paartherapie 1494
Pachygyrie 678
Pachymeningitis externa siehe Epiduralabszeß, spinaler
Pädophilie 1485, 1874
Paeu d'orange siehe Apfelsinenhaut
Paget-(von-)Schroetter-Syndrom 76, 494, 495
Paigen-Test 1125
Palliativoperation 430
Palmarfibromatose siehe Dupuytren-Kontraktur
Palmoplantarkeratose 1342
Palpitation 3
Paltauf-Flecken 1847
Panaritium 423, 618, 1404
Panarteriitis nodosa 254, 302, 699
pANCA 311
Pancoast-Tumor 140, 461, 693
Pancreas anulare 569
Pancuronium 641
Pandemie 1811
Pandy-Reaktion 942
Panenzephalitis, subakute sklerosierende 1144
Panhypopituitarismus 713, 1133
Pankreas
– Fibrose 708
– Insuffizienz 570, 1200
– Karzinom 191, 572
– Kontusion 569
– Pseudozyste 571
– Stellung 571
– Tumor, endokrin aktiver 191
– Verletzung 569
– Zirrhose 570
– Zyste 571
Pankreatitis 189, 565, 570, 708, 794, 1200
Panmyelopathie siehe Anämie, aplastische
Panmyelophtise 735, 736
Pannikulitis 1410
– Weber-Christian 492
Panzerherz 46, 479, 699
Panzytopenie 575
Papageienkrankheit siehe Ornithose

Papanicolaou-Einteilung 1069, 1070
Papilla
- filiformis 1661
- foliata 1661
- fungiformis 1661
- vallata 1661
Papillenexkavation 1611
Papillennekrose 250
Papillenödem 62, 441
Papillitis 1612 ff.
Papillom 466, 1577
Papillomatosis cutis carcinoides 1395
Papillomavirus, humanes 1064, 1068, 1345
Papillotomie, endoskopische 185, 566 ff.
Papula 1338
Paracelsus 893
Paracetamol 865
Paraffinum subliquidum 793
Parainfluenzavirus-Infektion 1147
Paralyse, progressive 338, 962, 1423
Paralysis agitans siehe Morbus Parkinson
Parameter, physiologischer 1900
Paramyxovirus 1345
Paraparese, spastische 448
Paraphimose 1552
Paraprotein 108
Paraproteinämie 107
Parasiten 1922
Paraspastik 934
Parästhesie 447, 852
Parathion 672, 1861 ff., 1912, 1916
Parathormonmangel 216
Parathymie siehe Affektinkontinenz
Parathyreoidektomie 506
Paratyphus 326
Paravertebralabszeß 420
Parazentese 1646
Parierfraktur 612, 1295
Parietalhirnschädigung 929
Parinaud-Syndrom 936
Parkbanklähmung 920
Parkes-Weber-Syndrom 491
Parkinson-Syndrom 836, 931
Parodontalbehandlung 1772
Parodontitis
- apikale 1773
- marginalis 1772
Parodontose 1772
Paronychie 423, 618, 1404
Parotismischtumor 499
Parotitis epidemica siehe Mumps
Parrot-Pseudoparese 1103
Partialanfall 1217
Partialinsuffizienz, respiratorische 117
Parulis 1773

Parvovirus B 19 siehe Erythema infectiosum
Pasqualini-Syndrom 215
Patchprothese 459
Patella partita 1253
Patelladislokation 1316
Patellafraktur 624
Patellaluxation 626, 1316
Patellektomie 625
Patey-Operation 510
Patient controlled analgesia 860
Paul-Bunell-Reaktion 1665
Pauwels-Einteilung 621, 1314
Pavor nocturnus 1216
Payr-Zeichen 76, 626
PCA siehe Patient controlled analgesia
PCB siehe Biphenyl, polychloriertes
PCP siehe Polyarthritis, primär chronische
PCV siehe Polycythaemia vera
P-dextroatriale 59
Peak-Flow 125
Pearl-Index 1022
Pectus carinatum 459, 1297
- excavatum 459, 1296
Pediculosis 1359
PEEP siehe Druck, positiver endexspiratorischer
Peitschenschlagmechanismus 598
Peitschenschlagverletzung 597
Peitschenwurm 818
Pelade siehe Alopecia areata
Pemphigoid 345, 1214
-, bullöses 1373
Pemphigus
- neonatorum siehe Pemphigoid
- syphilitica 1214
- vulgaris 1372
Pemphiguszellen 1372
Pendelhoden 726, 1205, 1428
Pendelübung nach Poelchen 609
Penetration 353
Penicillamin 251, 779
Peniskarzinom 727, 1532
Peptid, atriales natriuretisches 262
Per siehe Tetrachlorethylen
Perazin 830
Perchlorat 787
Peressigsäure 1808
Perforationsperitonitis 557
Perfusionsszintigraphie 137, 1729
Periarteriitis nodosa 72, 311
Periarthropathia humeroscapularis 298, 1274, 1286
Periarthrosis calcarea 1274
Periarthrosis humeroscapularis siehe Periarthropathia humeroscapularis
Pericardial knock 47

Pericardiotomia inferior 479
Pericarditis
– calcarea 479
– constrictiva 479
– epistenocardiaca 35, 44, 697
– exsudativa 44
– sicca 44, 699
– tuberculosa 44, 45
Perichondritis 1644
Peridektomie 1630
Periduralanästhesie 647, 1047
Perikarderguß 45, 479
Perikardiolyse 480
Perikarditis 45 ff., 243, 479
Perikardpunktion 404
Perikardreibegeräusch 44
Perikardtamponade siehe Herzbeuteltamponade
Perilymphangiitis 420
Perimetrie 1598
Perimyokarditis 39
Perinatalmortalität 1854
Perinatalperiode 1090, 1106
Perinatalzeit siehe Perinatalperiode
Periphlebitis retinae 1608
Peristaltikveränderung 555, 789
Peritonealkarzinose 529, 712
Peritoneallavage 405, 601
Peritonealspülung siehe Peritoneallavage
Peritonitis 557, 569, 601, 712
Peritonsillarabszeß 1664
Perkussionsmyotonie 999
Perlèche siehe Cheilitis angularis
Permanent threshold shift 1920
Pernio 1364, 1413
Perodaktylie 1248
Peromelie 1248
Perphenazin 830
Perseveration 1435
Personenstandsgesetz 1883
Persönlichkeitstheorie, psychoanalytische 1471
Perthes-Test 74, 493
Pertussis siehe Keuchhusten
Perzentile 1083
Pes adductus siehe Sichelfuß
Pes calcaneus siehe Hackenfuß
Pes equinus siehe Spitzfuß
Pes excavatus siehe Hohlfuß
Pes planus siehe Plattfuß
Pes transversoplanus siehe Spreizfuß
Petechien 109
Petit mal 977, 980, 1217
Peutz-Jeghers-Syndrom 537
Peyer-Zeichen 494
Pfählungsverletzung 1838
Pfaundler-Hurler-Syndrom 1127

Pfeiffer-Drüsenfieber siehe Mononukleose, infektiöse
Pflastersteinrelief 535
Pflegebedürftigkeit 1956, 1960
Pflüger-Haken 1605
Pfortaderthrombose 181, 709
Pfötchenstellung 1007
Phagozytosedefekt, kongenitaler 307
Phakoemulsifikation 1587
Phakomatose 948, 1344, 1695
Phalangenfraktur 615
Phalangenluxation 616
Phalen-Test 994
Phalloidin 843
Phänomen des letzten Häutchen 1384
Phänotyp 1857
Phantomschmerz 594, 889
Phäochromozytom 65, 212, 574, 717, 1138, 1543 ff.
Pharmakotherapie, altersabhängig 845 ff.
Pharyngitis 1184, 1663 ff.
Pharyngoplastik 1763
Pharynxtumoren 1667
Phase
–, anale 1471
–, genitale 1471
–, hepatoliennale 1091
–, medulläre 1091
–, mesenchymale 1091
–, orale 1471
–, phallische 1471
Phenacetin 250, 720, 825
Phenobarbital 838
Phenol 1912
Phenothiazin 829, 1481
Phenylalanin 680, 1123
Phenylbutazon 778
Phenylketonurie 680, 1123
Phenytoin 766, 839
Philadelphia-Chromosom 101
Phimose 727, 1204, 1504, 1523
Phlebektasie 700
Phlebitis 700
Phlebographie 74
Phlebothrombose 75, 76, 410, 494, 700, 1412
–, oberflächliche siehe Thrombophlebitis
Phlegmasia coerulea dolens 76, 484, 494
Phlegmone 423
Phobie 1440, 1474 ff.
Phobophobie 1440
Phokomelie 1248
Phonokardiographie 16
Phosgen 1930
Phosphat 1802
Phosphatase, alkalische 563, 567 ff.

Phosphatdiabetes 256, 1128, 1202, 1256
Phosphatstein 1537
Phosphor 1910, 1912, 1916
Photodermatitis pigmentaria siehe Berloque-Dermatitis
Photonen-CT 32
Photorezeptor 1604
Phrenikusparese 154, 1113
PHS siehe Periarthropathia humeroscapularis
Physiotherapie 878
Phytotherapie 904 ff.
Pick-Atrophie 954
Pickwick-Syndrom 121
Picornavirus 1345
Pierre-Robin-Sequenz 1182, 1764
Pigmentnävus 1211
Pigmentspeicherkrankheit 709
Pille 1017, 1022
Pilon-tibial-Fraktur 628
Pilzinfektion 370, 813, 1154
– Vergiftung 1864
Pilzpneumonie siehe Pneumonie
Pinguecula 1576
Piperacillin 802
Pirenzepin 791
Piritramid 825
Pityriasis
– rosea 1385
– versicolor 1358
PKU siehe Phenylketonurie
Placenta praevia siehe Plazenta
Plagiozephalus 1207
Plantarwarze 1346
Plaque 30
Plaques jaunes 1838
Plaques muqueuses 338
Plasma, frisch gefrorenes siehe FFP
Plasmaersatzmittel 759
Plasmaexpander 759
Plasmapherese 255, 650
Plasminogenaktivator-Inhibitor 31
Plasmodium 372, 815
Plasmozytom 107 ff., 253, 736
Plateauphänomen 509
Plattenosteosynthese 587
Plattfuß 631, 1326
Platzangst siehe Agoraphobie
Platzwunde 1836
Plazenta 1027
– Placenta praevia 1050
Plazenta-Laktogen, humanes 1028
Plazentalösung 1052, 1054
Pleiochromie 565
Pleozytose 942
Pleuradekortikation 151

Pleuraempyem 150, 460, 692
Pleuraerguß 149, 150, 461, 1734
Pleuramesotheliom 150, 461
Pleuraplaque 1925
Pleurapunktion 404
Pleuraschwarte 151
Pleuraschwiele 151, 461
Pleuratumor, primärer 460
Pleurektomie, partielle 461
Pleuritis 145, 149 ff.
Pleurodynie siehe Coxsackie-Virus-Infektion
Pleuropneumonektomie 461
Plexus myentericus Auerbach 515, 707
Plexus-coeliacus-Blockade 874
Plexuslähmung 923
Plummer-Vinson-Syndrom 1416
PML siehe Leukoenzephalopathie, progressive, multifokale
PMMA-Kette 596
Pneumatozephalus 446
Pneumokokken 350
Pneumokoniose 133, 693, 1923
Pneumonektomie 465
Pneumonie 130, 351, 411, 692, 801
–, atypische 337
– Bronchopneumonie 801, 1190
– Friedländer-Pneumonie 803
– Herdpneumonie 691
–, interstitielle 692, 802, 1190
– im Kindesalter 1190
– Lobärpneumonie 130, 692, 801, 1190
–, neonatale 1115
– Pilzpneumonie 692
– Pneumocystis-carinii-Pneumonie 361, 391, 692, 803
–, primär bakterielle 802
–, sekundäre 802
Pneumothorax 149, 456 ff., 514, 600, 1733, 2007
PNH siehe Hämoglobinurie, paroxysmale nächtliche
Pocken 1345, 1347
Poikilodermie 1377
Poliklinik 1962
Poliomyelitis 355, 986, 1145
Politzer-Versuch 1639
Pollakisurie 238, 249, 1092, 1507, 1534
Poltern 944, 1479, 1687
Polyarthritis, (primär) chronische 280 ff., 747, 777, 1274, 1285, 2004
Polychemotherapie 820
Polycythaemia vera 91, 736
Polydaktylie 1248
Polydipsie, psychogene 195, 1132
Polyglobulie 252, 1117

Polymastie 507
Polymenorrhö 1018
Polymikrogyrie 678
Polymorphie, metachrome 1930
Polymyalgia arteriitica 312
Polymyalgia rheumatica 72, 295, 1001
Polymyositis 295, 311, 743, 1000, 1001
Polyneuritis 927
Polyneuropathie 926, 990
–, alkoholische 991
–, diabetische 227, 990, 1280
–, axonale 684
–, demyelisierende 684
–, interstitielle 684
– bei Porphyrie 991
–, toxische 992
Polypose, familiäre 549
– intestini 537
Polyradikulitis 1145
Polythelie 507
Polytoxikomanie 1462
Polytrauma 580, 670
Polytraumaschlüssel 580
Polyurie 238
Population 1973
Porenzephalie 678, 948
Poritis/Periporitis 1214
Porphyria acuta intermittens 232
– cutanea tarda 233, 1379
Portiokappe 1022
Portioschiebeschmerz 1061
Postaggressionssyndrom 407, 408
Postbefragung 1944
Postcholezystektomiesyndrom 188
Postdiskektomiesyndrom 1300
Postinfarktangina 37
Postmenopause 1021
Postperfusionssyndrom 480
Poststreptokokken-Glomerulonephritis 238
Postvagotoniesyndrom 164, 528
Potential, visuell evoziertes 1605
Potenzstörung 450
Pott-Trias 420
Poxvirus siehe Pockenvirus
PQ-Zeit 274
Präblastomatose 1397
Prader-(Labhardt-)Willi-Syndrom 215, 1097, 1101
Prädiktion 1946, 1973
Präeklampsie 1035
Präexzitationssyndrom 18
Präinfarktsyndrom 32
Prajmalin 766
Präkanzerose 1394
Prämedikation 636 ff.

Präsentiersymptom 1991
Pratt-Warnvene 494
Prävalenz 1941, 1947, 1976
Prävention 1815 ff., 1954
Praziquantel 377, 818
Präzision 1983
Prednison 482
Prellungsblutung 1838
Presbyakusis 1651
Presbyopie 1622
Priapismus 1545, 1552
Prick-Test 1370
Prima-facie-Beweis 1879
Primaquin 815
Primäreffloreszenz siehe Effloreszenz
Primärerhebung 1946
Primärkomplex
– bei Lues 338
–, tuberkulöser 143
Primärnaht, verzögerte 416
Primärpersönlichkeit 1872
PRIND siehe Defizit, prolongiertes reversibles ischämisches
Prinzmetal-Angina 32, 37
Prionerkrankung, infektiöse siehe Slow-virus-Infektion
Privatpatient 1880
Probenecid 780
Probucol 784
Procainamid 766
Produktionshygiene 1796
Progesteron 1028
Projektion 1471
Proktokolektomie 172, 542
Prolaktin 1016
– Mangel 196
Prolaktinom 197
Prolaps uteri 1075
Promethazin 827, 829, 1459
Pronatio dolorosa siehe Chassaignac-Lähmung
Propafenon 766
Propofol 639
Propylthiouracil 786
Prostaglandin E 474, 769
Prostata
– Adenom 1504, 1533, 2019
– Biopsie 1513
– Hyperplasie 238, 725, 1533
– Karzinom 725, 1504, 1533 ff., 1950, 2019
– Resektion, transurethrale 1515
– Sekret 1510
– Vesikulitis 1527
Prostatitis 725
Protaminsulfat 769
Protanomalie 1605

Proteasehemmer 366
Protein C 113
Protein S 113
Proteinurie 239
Proteus sp. 348
Prothese 1241
Prothesenendokarditis 49
Prothrombinkomplex 111
Prothrombinzeit 409
Protonenpumpenhemmer 163
Protozoen 372
Protozoonose 815
Protrusio
– acetabuli 1312
– bulbi 441
Prüfung, klinische 1884
Prurigo
– acuta 1387
– simplex subacuta 1388
Pruritus 567, 2021
– ani 1417
– vulvae 2021
Psellismus mercurialis 1908
Pseudarthrose 589, 746, 1253
Pseudoappendizitis 332
Pseudobulbärparalyse 930
Pseudocholinesterase 641
Pseudo-Crohn 332
Pseudohalluzination 1438
Pseudohermaphroditismus femininus 1137
Pseudo-Krupp 689, 2007
Pseudomonas aeruginosa 349, 418, 1813
Pseudomykose 1354
Pseudoobstipation 170
Pseudopapillitis hyperopica 1611
Pseudopolyp 542
Pseudopsychopathie 1477
Pseudopubertas praecox 1137, 1140
Pseudoxanthoma elasticum 1343
Psilocybin 1468
Psittakose 1922
Psoriasis 2020
– arthropathica 1384
– pustulosa 1384
– vulgaris 1383
PSS siehe Sklerodermie, progressive systemische
PSV siehe Vagotomie, proximale selektive
Psychiatrie, forensische 1497
Psychoanalyse 1471, 1490
Psychopathie 1477
Psychophysiologie, forensische 1872 ff.
Psychose 561, 829
–, affektive 1447 ff., 1450
–, organische 1443 ff., 1479
–, schizophrene 829, 1454

–, zyklothyme 1448
Psychosyndrom, hirnorganisches siehe Psychose, organische
Psychotherapie 1460, 1490
PTA siehe Angioplastie, perkutane, transluminale
p-t-Butylphenol 1918
PTC siehe Cholangiographie, perkutane transhepatische
PTCA 33, 477
Pterygium 1576
– colli 1095
Ptomain 1865
Ptosis 441, 928, 1561
PTS siehe Permanent threshold shift
PTT siehe Thromboplastinzeit, partielle
Pubarche 1015, 1088
–, prämature 1139
Pubertas praecox 1015, 1140
Pubertas tarda 214, 1095, 1140
–, idiopathische 1095
Pubertätsentwicklung 1140
Pubertätsgynäkomastie 1139
Pubertätsmakromastie 507
Pubertätsstadien (nach Tanner) 1088
Pubertätszeichen 1087
Puerperium 1056
Puffersystem des Blutes 275
Pulicosis 1360
Pulmonalis-Anastomose nach Blalock-Taussig 474
Pulmonalklappeninsuffizienz 1721
Pulmonalklappenstenose 469, 1175, 1721
Pulpahyperplasie 738
Pulpanekrose 1770
Pulpapolyp 1770
Pulpitis 1769 ff.
Pulsdefizit 4
Pulsionsdivertikel 512 ff.
Pulsqualität 4
Pulsus
– altus 54, 475
– celer 54, 475
– paradoxus 46
– parvus 52
– tardus 52
Punctum nervosum 1680
Punktion 404
Punktionszytologie 429
Pupille 1589, 1594
Pupillenmotorik 1594
Pupillenreflexbahn 1594
Pupillenstarre 934, 1595
–, absolute 934, 1595
–, amaurotische 934, 1597

–, reflektorische 934, 962, 1596
Pupillenstörung 934
Pupillometrie 1594
Pupillotonie 934, 1596
Puppé-Regel 1837
Purpura 109
– fulminans 1150
–, idiopathische thrombozytopenische 110, 313, 361, 1170
– jaune d'ocre 1411
– Schönlein-Henoch 492, 1162
–, thrombotisch-thrombozytopenische 348
–, thrombozytopenische arzneimittelbedingte 110
Purtilo-Syndrom siehe X-linked lymphoproliferative syndrome
Pustula maligna 341, 421, 1341
Putativvater 1856
PUVA-Therapie 107, 1385
P-Welle 10
Pyelographie 1745
Pyelonephritis 249, 719, 807, 1547
–, abszedierende 1746
–, akute 249, 1525 ff., 2019
–, chronische 249, 1525 ff., 2019
Pyloroplastik 527
Pylorotomie nach Weber-Ramstedt 523, 1111
Pylorusstenose 523, 526, 1111, 1753
Pyocyaneusruhr 349
Pyodermie 808, 1351, 1563
Pyonephrose 1526
Pyothorax 460
Pyrantel 818
Pyrazinamid 813
Pyrazolon 825

Q

Q-Fieber 328, 337
QRS-Komplex 10
QRS-Pause 25
Quaddel siehe Urtica
Quaddeltherapie 871
Quadrantenausfall 1617
Quadrantensyndrom 927
Quadrizeps-Reflex 925
Quadrizepssehnenruptur 624
Qualitätssicherung 1984
Quartalstrinker 1464
Quarzstaublungenerkrankung siehe Silikose
Queckenstedt-Zeichen 447
Quecksilber 1908
– Vergiftung 1862, 1908
Querlage 1048
Querschnittslähmung 449 ff., 1278
Querschnittsstudie 1942, 1946, 1979

Querschnittsyndrom 447, 451 ff., 932
Querstand, tiefer 1048
Quervain-Luxationsfraktur 614
Query Fever 328
Quetelet-Index 229
Quetschwunde 1836
Quick-Test 109, 409
Quincke-Ödem 688, 1370
Quincke-Zeichen 54
Q-wave-infarction 36
Q-Zacke, pathologische 42

R

Rabies siehe Tollwut
Rachenmandelhyperplasie 1184, 2006
Rachischisis 947
Rachitis 220, 745, 1128, 1234, 1255
Radialislähmung 452, 920
Radikaloperation 430
Radiochemotherapie 1756
Radiodermatitis 1363
Radiojodtherapie 503, 504, 787
Radionuklid 1903
Radius
– Aplasie 1251
– (Extensions)fraktur loco typico 613, 1296
– Flexionsfraktur 613, 1296
– Köpfchenfraktur 612
– Köpfchenluxation 1289
– Köpfchensubluxation 614
Ragged red fibers 1002
Randomisierung 1978
Ranitidin 163, 790
Ranula 701, 1685
RAST 125
Rationalisierung 1472, 1948
Ratschow-Lagerungsprobe 68, 485
Rauchen 1950
Raumforderung, spinale 981
Raumklima 1804
Rausch, pathologischer 1466
Raynaud-Syndrom 303, 486, 1375, 1412, 1913
Reaktion, supravitale 1824
Reaktion, vitale 1834
Reaktionsbildung 1471
Reanimation, kardiopulmonale 663
Rebound-Phänomen 932
Recall 1983
Rechtsfähigkeit 1872 ff.
Rechtsherzinsuffizienz siehe Herzinsuffizienz
Rechtskunde, ärztliche 1875 ff.
Rechts-Links-Shunt 469
Rechtsschenkelblock 27
Redon-Drainage 405
Redression 1240

Reflex
– im ersten Lebensjahr 1085
–, statischer 1235
Reflex-decay-Test 1641
Reflexdystrophie siehe Sudeck-Syndrom
Reflexdystrophie, sympathische siehe Kausalgie
Reflexinkontinenz 1076
Reflextod 1846
Reflux
–, vesikorenaler 1519
–, vesiko-uretero-renaler 1112
Refluxkrankheit 515, 792
Refluxösophagitis 516, 517
Refraktion 1621
Regenbogenhaut 1589
Regionalanästhesie 645 ff., 875
Register, medizinisches 1984
Regreßanspruch 1880
Regression 1471
Regurgitation 157
Rehabilitation 38, 1243 ff., 1937, 1954, 1956 ff., 2026
Reichsversicherungsordnung 1831, 1885
Reifezeichen 1091, 1854, 1856
Reinfektion 323
Reisediarrhö 334, 804, 1794
Reisekrankheit 790
Reissner-Membran 1650
Reiter-Syndrom 282, 331 ff., 1426, 2022
Reithosenanästhesie 450, 452
Reizeffekt, isomorpher 1384
Reizmagen 161
Reizpleozytose 942
Reiztherapie 894
Rekrutenabszeß siehe Sinus pilonidalis
Rektum
– Atresie 550, 1111
– Polyp 553
– Prolaps 552, 1190
Rektusdiastase 579
Rekurrensparese 488, 1672
Relaxation, progressive 1493
Reliabilität 1946, 1973
REM-Schlaf 827
Renin-Angiotensin-Aldosteron-System 262
Rentenneurose 964
Rentenversicherung, gesetzliche 1245, 1957, 1966
Replantation 594
Reserpin 756
Residualsyndrom, neurologisches 1215
Resistenz, osmotische 83
Respiratory-Syncytial-Virus siehe RS-Virus-infektion
Restalkohol 1869
Restharnbildung 450

Restkaverne 466
Restschaden 1936
Retentio testis 1523
Retention
–, dekompensierte 243
–, kompensierte 243
Rethorakotomie 482
Retikulozyt 89
Retikulumzelle 734
Retina 1604
Retinitis centralis serosa 1592
Retinoblastom 685, 1170, 1610
Retinopathia praematurorum 1107, 1605
Retinopathie
–, diabetische 227, 1605
–, hypertensive 62
Retrieval 1983
Retroperitonealfibrose 1526
Retrovirus 1345
Rezidivoperation 430
Rhabdomyolyse 274, 1005
Rhabdomyom 1269
Rhabdomyosarkom 1171, 1269
Rhagade 1341
Rhese-Aufnahme 1701
Rhesuserythroblastose 1035
Rheumafaktor 1164
Rhinitis
–, akute 688, 772, 1183, 1657
–, allergische 1657
– atrophicans cum foetore siehe Ozaena
Rh-Inkompatibilität 1116
Rhinohämatorrhö 446
Rhinoliquorrhö 446
Rhinomanometrie 1653
Rhinopharyngitis 1183
Rhinophonie 1687
Rhinophym 1388, 1659
Rhizarthrose 288, 1274, 1292
Rhizotomie 875
Rhodopsin 1604
Rhythmik, zirkadiane 61
Richter-(Littrè-)Hernie 577, 579
Rickettsia 327
Rickettsienpocken 328
Rickettsiose 327
Riedel-Struma 205
Riesenbaby 1106
Riesenzellarteriitis 2022
Riesenzellhepatitis 1199
Riesenzelltumor siehe Osteoklastom
Rifampicin 802, 813
Rigidität 1215
Rigor 954
– Dauer 1827

– mortis siehe Totenstarre
Rinderbandwurm siehe Taenia saginata
Rinderinsulin 781
Rinderwahnsinn siehe Enzephalopathie, bovine spongiöse
Ringelröteln siehe Erythema infectiosum
Ringpankreas siehe Pancreas anulare
Ringsideroblast 89, 734
Rinne-Versuch 1639
Rippen
– Aplasie 460
– Deformität 460
– Fraktur 599
Risiko, relatives 1941, 1942
Risikofaktor 1942, 1944
Risikoschwangerschaft 1033
Rißwunde 1836
Risus sardonicus 419, 1153
Ritalin 1480
Ritonavir 367
Ritter-Krankheit siehe Dermatitis exfoliativa neonatorum
RIVA 477
Rizinusöl 793
Rochalimea 327
Rocky Mountain Spotted Fever 328
Rogers 1492
Rohparaffin 1931
Rolando-Epilepsie 1217
Rolando-Fraktur 615, 1296
Rolle, heiße 878
Romano-Ward-Syndrom 1179
Romberg-Stehversuch 1642, 1869
Röntgenaufnahme
–, okzipitofrontale 1654
–, okzipitomentale 1654
Röntgenverordnung siehe Strahlenschutz- und Röntgenverordnung
Rooting-Reflex 1085
Rosazea 1388
Roseola infantum siehe Exanthema subitum
Rotatorenmanschette 607, 1286
Rotavirus 166
Röteln 1382, 1034, 1103, 1145
Rotlauf siehe Erysipel
Rotor-Syndrom 1117
Roux-Y-Anastomose 527
Rovsing-Schmerzpunkt 540
RR-Intervall 11
RS-Virusinfektion 1149
Rubeola siehe Röteln
Rubeosis iridis 1592
Rückbiß 1765
Rückenmark
– Ischämie siehe Myelomalazie

– Schädigung, zentrale 933
– Verletzung 451
Rucksackverband 604
Rückstromangiographie 1694
Rückwärtsversagen 14, 16
Ruhedyspnoe 123
Ruheinsuffizienz 475
Ruheschmerz 1236
Ruhr, bakterielle 707
Rumination 1198
Rumpel-Leede-Test 109
Rumpfataxie 932
Ruß 1931
RV siehe Rentenversicherung, gesetzliche
RVO siehe Reichsversicherungsordnung
R-Zacke 10

S

SAB siehe Subarachnoidalblutung
Säbelscheidentibia 220, 1713
Säbelscheidentrachea 502
SA-Block 24
Saccharose-Isomaltase-Mangel 1126
Sacroileitis condensans 1307
Sadismus 1484, 1874
SAE siehe Enzephalopathie, subkortikale arteriosklerotische
Sakralisation 390
Sakroileitis 282
Sakroiliakalgelenkarthrose 1306
Salizylsäurevergiftung 120
Salmonella
– enteritidis 1793
– paratyphi 326, 1787 ff.
– typhi 326, 1787 ff.
– typhimurium 1793
Salmonellose 330, 804, 1792 ff.
Salpetersäureester 1917
Salpingektomie 1031
Salpingitis 728, 1061
Salve 22
Salzverlustsyndrom 257, 1137, 1138
Sandalenfurche 1096
Sanduhrmagen 526
Saponine 905
Saquinavir 367
Sarkoidose 43, 147, 1390, 1736, 2022
Sarkom 500
SAS siehe Schlaf-Apnoe-Syndrom
Sättigung 1900 (arbeitsphysiologisch)
Sauerstoffmangel, intrauteriner 1055
Sauerstofftherapie, hyperbare 1649
Säuglingsfolgenahrung 1122
Säuglingsmilchnahrung 1121
Säuglingsotitis 1646

Säuglingsperiode 1106
Säuglingsskoliose 1305
Säuglingssterblichkeit 1224
Säuglingsstuhl 1121
Saugreflex 1085
Säure-Basen-Haushalt 796
Säuresekretionshemmer 790
Scarlatina siehe Scharlach
Schädelbasisfraktur 445 ff., 966
Schädelbasisringfraktur 1837
Schädelfraktur 445, 1694, 1837
Schädel-Hirn-Trauma 442 ff., 665, 1694, 1838
Schädelnahtsynostose 1207, 1695
Schädigung 1955
Schädlingsbekämpfungsmittel 1912
Schalldruckpegel 1920
Schalleitungsschwerhörigkeit 1640
Schallempfindungsschwerhörigkeit 1640
Schallintensität 1920
Schalltransformation 1638
Schalltransport 1638
Schallverteilung 1638
Schambehaarung 1088
Schanz-Krawatte 598
Scharlach 1152, 1382
Schatzki-Ring 159
Schaumleber 1828
Schaumpilz 1847
Scheibenmeniskus 1315
Scheidenkrampf 1484
Scheintod 1823
Schenkel
– Bruch siehe Hernia femoralis
– Fraktur 621 ff., 1314
– Kopfnekrose 622
Scherenschnittprinzip 1839
Schiefhals 1208, 1284, 1626
Schiefschädel siehe Plagiozephalus
Schielen 1624, 1626
Schieloperation 1626
Schielwinkel 1625
Schiene nach Kleinert, dynamische 617
Schießscheibenzelle 84
Schiffsbugwellenphänomen 1835
Schilddrüsen
– Autoantikörper 201
– Autonomie 200, 203
– Entzündung 715
– Hormon 200
– Karzinom 206 ff., 504, 714
– Szintigraphie 200, 1702, 1704
Schilling-Test 89
Schimmelmykose 1358
Schimmelpilz 466, 815, 1355
Schipperkrankheit 1918

Schirmer-Test 1567
Schistosoma haematobium 378, 818, 1788 ff.
Schistozyt 1170
Schizogonie 372
Schizophrenie 1454 ff.
Schlafapnoe 1668
Schlaf-Apnoe-Syndrom 121, 1668
Schlafentzug 1452
Schlafstörung 827
Schlaganfall 277, 441, 969
Schlaganfall siehe Apoplex
Schlammfieber siehe Erntefieber
Schlangenmensch 1343
Schleifendiuretikum 799
Schleimbeutelerkrankung, chronische 1919
Schlemm-Kanal 1598
Schleudertrauma siehe HWS-Schleudertrauma
Schluckreflex 1085
Schluckstörung 435, 502
Schmauchhof 1841 ff.
Schmauchhöhle 1841
Schmelz 1762 (Zahnschmelz)
Schmelzhypoplasie 1766
Schmelzorgan 1762
Schmerz 823 ff., 850, 854, 857, 883, 889
–, epigastrischer 526
–, neuralgischer 850, 853
–, neuropathischer siehe Schmerz, neuralgischer
–, pseudoradikulärer 1236
–, radikulärer 447 ff., 1236
–, reaktiver siehe Kausalgie
–, übertragener 850, 854, 1236
–, urologischer 1508
–, zentraler 851, 854, 1236
Schmerztherapieschema der WHO 860 ff.
Schmerzzustand, psychosomatischer 890
Schmetterlingserythem 301, 1375
Schmierblutung 1017
Schmorl-Knötchen 1302
Schnappatmung 120, 1843
Schneeballknirschen 458
Schober-Maß 282, 432
Schock 427, 662 ff., 1996
–, anaphylaktischer 425, 760, 1370
–, hypovolämischer 425, 663, 759
– Index nach Allgöwer 427
–, kardiogener 17, 37, 38, 426, 663, 1177
– Lagerung 425
– Lunge siehe Adult respiratory distress syndrome
– Niere 244, 1834
–, septischer 350, 420, 425 ff., 663, 760
–, spinaler 1549
– Symptomatik 1834

- Syndrom, toxisches 1078
- Zustand, endokriner 425
Schokoladenzyste 728
Schraubenosteosynthese 587
Schrotkugelbrust 508
Schrotschußschädel 108
Schrunde siehe Rhagade
Schubbruch 584
Schuh, orthopädischer 1241
Schularzt 1225
Schuldfähigkeit 1872
Schüller-Aufnahme 1643, 1701
Schulphobie 1480
Schulreife 1090
Schulteramyotrophie, neuralgische 924
Schulter-Arm-Syndrom 33
Schulterblatthochstand, angeborener 1251
Schulterblattkrachen 1289
Schultergelenk 391, 605
- Luxation 606, 1288, 2005
Schulternekrose 609
Schulterreposition 606
Schulterschmerz 561
Schultersteife siehe Kapsulitis, adhäsive
Schuppe siehe Squama
Schürfsaum 1836
Schuß 1840 ff.
Schutzimpfung 1143
Schwangerenbetreuung 1038
Schwangerschaft, ektopische 1031
Schwangerschaftsabbruch 1853 ff.
Schwangerschaftshypertonie 65, 758
Schwangerschaftsnachweis 1038
Schwangerschaftspyelonephritis 1547
Schwangerschaftsverhütung 1022
Schwangerschaftszeichen 1038
Schwankschwindel 936
Schwartz-Bartter-Syndrom 196
Schwefelbad 899
Schwefeldioxid 1930
Schwefelkohlenstoff 1915
Schwefelwasserstoff 1912
Schweigepflicht, ärztliche 1829, 1876, 1882 ff.
Schweinebandwurm siehe Taenia solium
Schweinerotlauf siehe Erysipeloid
Schweißsekretion 928
- Störung 1409
- Test 1190
- Transportstörung 1409
Schwellkörperinjektionstest 1511, 1546
Schwerbehindertengesetz 1245, 1966
Schwielenbildung 1365
Schwimmbadkonjunktivitis 338, 1575, 1800
Schwindel 449, 936
Schwitzen, gustatorisches siehe Frey-Syndrom

SCID siehe Immundefekt, schwerer kombinierter
Screening 1946, 1980
Seborrhö 1408
Sebostase 1408
Sectio caesaria siehe Kaiserschnitt
Sedation 830
Seelenblindheit 1617
Sehbahn 1616
- Behinderung 1633
- Nerv 1611
- Nervenatrophie siehe Optikusatrophie
- Verschlechterung, akute 1628
Sehnenscheidenentzündung 1270, 1918
Sehnenverletzung 607
Seifenintoxikation 1854
Sekretinom 572
Sekundärefloreszenz siehe Effloreszenz
Sekundärerhebung 1946
Selbstbestimmungsrecht des Patienten 1877
- Medikation 2023
- Mord 1833, 1847
Selegilin 837
Semilenteinsulin 781
Seminom 1532 ff.
Sengstaken-Blakemore-Sonde 519
Senkungsabszeß 420
Sensation, optische 439
Sensibilitätsstörung 447
Sensitivität 1946, 1973
Sepsis 420, 810
Septikämie 349 ff.
Sequenzszintigraphie 1726
Serienfraktur 584
Seromukotympanon 1646
Serotoninwiederaufnahmehemmer 832
Serotympanon 1646
Sertoli-Zell-Tumor 1533
Serumferritin 87
Serumkrankheit 1160, 1367
Seuche 1811
Seveso-Gift 1914
Sexchromatin 1859
Sexualdifferenzierung 1013, 1523
Sexually transmitted disease siehe Erkrankung, sexuell übertragbare
Sexualmedizin, forensische 1874
Sexualtrieb 1471
Sézary-Syndrom 1400
Sheehan-Syndrom 196, 713, 1057
Sheldon-Index 1952
Shigellen 331 ff., 805, 1794
- Shigella dysenterica 1794
- Shigella flexneri 1794
- Shigella sonnei 1794
SHT siehe Schädel-Hirn-Trauma

Shunt
–, splenorenaler 561
–, venös-arterieller 118
Shuntvitium 1721
Shwachman-Syndrom 1200
SIADH siehe ADH-Sekretion, inadäquate
Sialadenitis 702
Sialadenose 1684
Sialographie 1684
Sialolithiasis 1683, 1702
Sialom 1685
Sicca-Syndrom siehe Sjögren-Syndrom
Sichelfuß 1327
Sichelzellanämie 84, 85, 734, 1166
Sichelzellkrise 85
Sicherung, soziale 1964 ff.
Sickerwasser 1802
Sick-Sinus-Syndrom 19
Siderozyt 734
SIDS siehe Sudden infant death syndrome
Siebbeinzelle 1653
Siebfunktion 1991
Siegelringzellen 705
Silikose 1735, 1924
Silikotuberkulose 133, 1925
Single-Photonen-Emissions-Computertomographie
Singultus 154, 462, 517
Sinnestäuschung 1437, 1456
Sinterungsfraktur 221
Sinus
 – durae matris 384
 – frontalis 1652
 – maxillaris 1652
 – pilonidalis 550
 – sphenoidalis 1652
Sinusarrhythmie 1177
Sinusbradykardie 19
Sinus-cavernosus-Thrombose 441, 1619
Sinushistiozytose 738
Sinusitis 1658, 1704, 1776
Sinusknoten 9
 – Syndrom 1178
Sinustachykardie 19, 1178
Sinusthrombose 1699
Sipple-Syndrom 207, 574, 1136, 1139
SISI-Test 1640, 1921
Sitosterin 784
Sjögren-Syndrom 304, 311, 1568, 1684, 2022
Skabies 1359
Skalenus(lücken)syndrom 453, 487, 1285
Skalenuslücke 386
Skapulafraktur 604
Skelettdeformität 1233
Skelettentwicklung 1086

Skelettszintigraphie 1239, 1707
Skiaskopie 1621
Skip lesions 167
SKIT siehe Schwellkörperinjektionstest
Sklerastaphylom 1584
Skleraverletzung 1584
Skleritis 1583, 2022
Sklerodermie
–, progressive systemische 158, 247, 255, 303, 310, 1375
–, zirkumskripte 1376
Sklerose, tuberöse siehe Hirnsklerose, tuberöse
Sklerosiphonie siehe Knisterrasseln
Skoliose, strukturelle 1305
Skoliosewinkel nach Cobb 1235
Skorbut 1774, 1778
Skotom 439
Skrotum, akutes 1524, 1551
SLA siehe Soluble liver antibody
SLE siehe Lupus erythematodes, systemischer
Slow-virus-Infektion 357
Sludge-Phänomen 662
SMA siehe Smooth muscle antigen
Smith-Fraktur siehe Radiusflexionsfraktur
Smog 1803
Smooth muscle antigen 178
Snellen-Haken 1605
SNOMED 1944
SNOP 1944
Sodomie 1485, 1874
Sofortlaparotomie, notfallmäßige 555
Sofortschmerz 525
Sojamilch 1121
Soluble liver antibody 178, 316
Somatogramm 1083
Somatostatinom 192
Sommergrippe siehe Coxsackie-Virus-Infektion
Somnolenz 441, 1434
Sonnenbrand siehe Dermatitis solaris
Sonnenstich 1849
Sonnenuntergangsphänomen 438
Sonographie 1238
Soor 361, 1357 ff., 1415, 1663, 1778
Sopor 1434
Sorgfaltsbegriff 1829
Sotalol 766
Sotos-Syndrom 1099
Sozialanamnese 1948
Sozialarbeiter 1962
Sozialentwicklung 1225
Sozialgesetzbuch 1956
Sozialpsychiatrie 1495
Sozialrecht 1935
Sozialstation 1962
Soziotherapie 1460

Spaltbildung 1042, 1763
Spalthauttransplantat 595
Spaltlampe 1598
Spannungskopfschmerz 883, 888, 940, 2014
Spannungsmediastinalemphysem 600
Spannungspneumothorax 149, 456 ff., 661
Spannweite 1974
Spasmus facialis 997
Spastik 928, 1215
Spätdepression 1449
Spätdumpingsyndrom 164, 528
Spätdyskinesie 830
Spätepilepsie 446
Spätsyphilis 1421
Speckhautgerinnsel 1844
SPECT siehe Single-Photonen-Emissions-
 Computertomographie
Speichelspur 1859
Speichereisen 87
Spermiendichte 1428
Spermieninjektion 1020
Spermiogramm 1428
Sperrliquor 447
Spezifität 1946, 1973
Sphärozytose 82, 1166
Spickdrahtosteosynthese 588
Spicula 1711
Spider naevus siehe Naevus araneus
Spikulabildung 541
Spina bifida 454, 947
Spinalanästhesie 647, 869
Spinal-Epidural-Anästhesie, kombinierte 860
Spinalerkrankung, funikuläre siehe Myelose,
 funikuläre
Spinaliom 1398, 1931
Spinalkanal, enger siehe Claudicatio spinalis
Spinalkanalstenose, degenerative 1300
Spinnennävus siehe Naevus araneus
Spinnerauge 1912
Spirale siehe Intrauterinpessar
Spironolacton 573
Spitzfuß 1326
Spitzschädel siehe Oxyzephalus
Splenomegalie 561, 575, 741
Spondarthritis, HLA-B27-assoziierte 281
Spondylarthritis ankylopoetica siehe Spondylitis
 ankylosans
Spondylarthropathie 1162
Spondylarthrose 1284, 1298
Spondylitis 1303
– ankylosans 282, 747, 1276, 1714, 2004 ff.,
 2022
–, infektiöse 285
–, juvenile ankylosierende 1162
– tuberculosa 285, 419

Spondylodiszitis 1303
Spondylolisthesis 1301
Spondylolyse 1301
Spondylosis deformans 1298
Spondylosis hyperostotica 292
Spontanabort 1854
Spontanpneumothorax 149, 457
Sporozoit 372, 816
Sporttauglichkeitsuntersuchung 2000
Spotting 1018
Sprachentwicklung 1088, 1687
Sprachstörung 1455
Sprechhilfe 1675
Sprechstörung 1479, 1687
Spreizfuß 1328
Spritzenlähmung 452
Sproßpilz 466, 814, 1355
Sprue, einheimische siehe Zöliakie
Sprunggelenk
– Fraktur 629
–, oberes 392
–, unteres 392
Spüldrainage 420
Spulwurm siehe Ascaris lumbricoides
Spurenmorphologie 1834
Spurensicherung 1834, 1858 ff.
Squama 1341
SSPE siehe Panenzephalitis, subakute sklerosie-
 rende
Stabsichtigkeit siehe Astigmatismus
Stack-Schiene 616
Stadium
– decrementi 326
– fastigii 326
– incrementi 326
Stammeln siehe Dyslalie
Stammfettsucht 573
Standardabweichung 1974
Standataxie 932
Standespflicht, ärztliche 1882
Stanzfigur 1841
Stapedektomie 1649
Stapedotomie 1649
Staphylococcus aureus 334, 344, 422, 508, 595,
 1792
Staphylokokken 334, 349, 420 ff., 423, 1854
Staphyloma posticum 1609
Status
– asthmaticus 126, 773
– epilepticus 665, 979, 1217
Stauchungsbruch siehe Kompressionsfraktur
Stauungsdermatitis 1411
– Leber 480, 708
– Lunge 690
– Papille 435, 439, 1612

Stavudin 367
Steatorrhö 167, 536
Stein-Leventhal-Syndrom 1019
Steinmann I 626, 627
Steinmann II 626, 627
Steinmann-Nagel 587
Steißbeinfistel siehe Sinus pilonidalis
Stellatumblockade 873
Stellatumresektion 486
Stenon-Gang 1683, 1768
Stent 38
Stenvers-Aufnahme 1643, 1701
Sterbehilfe 1876, 1997
Sterbeziffer siehe Mortalitätsziffer
Sterilisation 397, 1795, 1806, 1878
– des Mannes 1546
– der Frau 1025
Sterilität 1019
Sternberg-Riesenzelle 103, 739
Sternoklavikularluxation 605
Sternotomie 464
Sternumspalte 460
Stichprobe 1975
Stickoxid 1930
Stickoxydul siehe Lachgas
Stiernacken 573
Stiftkrone 1777
STIKO siehe Impfempfehlung
Stillen 1120
Still-Syndrom 1276
Stimmfremitus 129
Stimmstörung 1688
Stinknase siehe Ozaena
Stoffwechselkoma 668
Stoffwechselmyopathie 1002
Stomatitis 1662, 1778
– aphthosa 353, 1149
Storchenbiß siehe Naevus flammeus medialis
Störfeldanästhesie 868
Störung
–, hyperkinetische 1480
–, normonatriämische 265
–, psychovegetative 2009
Stoßwellenlithotripsie, extrakorporale 185, 566, 1516
Stottern 944, 1479, 1688
Strafprozeßordnung, ärztlicher Eingriff 1878
Strafrecht 1935
Strahlenpneumonitis 133
Strahlenschutz- und Röntgenverordnung 1892
Strahlensterilisation 397
Strahlentherapie 1756
Strahlung 1850, 1902 ff., 1921
Strangmarke 1845
Strangulation 1844

Strangulationsileus 558
Strecksehnenverletzung 616
Streifenhämatom 1852
Streptococcus pyogenes 346
Streptokokken 350, 420, 496
–, (beta)hämolysierende 346, 420, 1152, 1164
Streptomycin 813
Streß 1947
– Fraktur 220
– Inkontinenz 1075, 1548
– Ulkus 1198, 1849
Streuung 1944
Striae cutis distensae 1390
Stridor 1181 ff., 1670, 2007
Stripping 493, 1411
Strommarke 1850
Strongyloides stercoralis 1923
Strophulus infantum siehe Prurigo acuta
Struma
–, blande 504, 785 ff., 1134
–, endemische 714
–, euthyreote 201, 502, 714
–, hyperthyreote 503
– maligna 504
– neonatorum 1134
Strumpfhosenzeichen 1845
Stückfraktur 584
Studie
–, beobachtende 1944
–, experimentelle 1944
–, explorative 1942
–, kontrollierte klinische 1979
–, ökologische 1942
–, prospektive 1979
–, retrospektive 1979
Stuhl, blutiger 536
Stuhlinkontinenz 450
Stumpfkrankheit 594
Stumpfschmerz 889
Stupor 1457
–, katatoner 1441
Sturge-Weber-(Krabbe)-Syndrom 491, 948, 1211, 1566
Sturzgeburt 1854
Sturztrunk 1867
Subakromialsyndrom 1274
Subaortenstenose, idiopathische hypertrophische 41
Subarachnoidalblutung 440 ff., 448, 974, 1838
Subclavian-steal-Syndrom 488, 973
Subduralblutung 1838
Sublimierung 1472
Subokzipitalpunktion 941
Substanz, membranstabilisierende 867
Sub-Tenon-Raum 1600

Subtraktionsangiographie, digitale 68, 1694, 1702
Suchreflex 1085
Sucht 1462, 1464, 1934, 2013
Sudden infant death syndrome 1228, 1832
Sudeck-Syndrom 587, 590, 613, 1280, 1717
Suffusion 1836
Suizid 667, 1487, 1833, 1843 ff., 1877, 1882, 2015
Sulcus-ulnaris-Syndrom 920, 1291
Sulfasalazin 792
Sulfentanil 640
Sulfhämoglobinämie 1826
Sulfhämoglobinbildung 1828
Sulfonylharnstoff 225, 782
Sulpirid 829
Sumatriptan 887
Supinatorlogensyndrom 1291
Supraskapulariskompression 1289
Supraspinatussehnensyndrom 1286
Suralistransplantat 447
Swimming pool granulomata 340
Switchoperation 474
Swyer-Syndrom 1013
Sympathektomie 486
Sympathikusblockade 873 ff.
Sympathomimetikum 760
Symphysendehiszenz 1307
Symptom, psychopathologisches 928
Symptomneurose 1473, 1475
Synchisis scintillans 1602
Syndaktylie 1249
Syndrom
– der blinden Schlinge 535
– der inneren Kapsel 930
– der verbrühten Haut siehe Lyell-Syndrom
– der zuführenden Schlinge 528
– X 32
–, adrenogenitales 65, 257, 574, 716, 1013, 1137, 1523
–, amentielles 1444
–, apallisches 435, 443, 929
–, chronisches myeloproliferatives 102
–, chronisches unspezifisches respiratorisches 1923, 1927
–, extrapyramidales 931
–, hämolytisch-urämisches 243, 245, 348, 719, 1170, 1203
–, hepatorenales 255
–, katatones 1441
–, meningeales 937 ff.
–, myelodysplastisches 97, 734
–, nephrotisches 238, 248, 1201
–, paraneoplastisches 467, 1007, 1380
–, postthrombotisches 76, 494, 495
–, prämenstruelles 1017
–, zerebellares 932

–, zerebrales 928
Synkarzinogenese 1805
Synkope 1179, 1216
Synoptophor 1625
Synostose, radioulnare 1251
Synovektomie 1244
Synovialom 1268
Synovialsarkom 747, 1269
Syphilis siehe auch Lues 337, 420, 813, 1421, 1779
Syphilom 338
Syringobulbie 981
Syringomyelie 454, 981
System, transdermales therapeutisches 859
Systematrophie 679
Szintigraphie 74

T

Tabaksbeutelmund 1376
Tabes dorsalis 338, 681, 962, 1280, 1423
Tachykardie 21 ff., 1179
Taenia saginata 377, 818, 1788, 1790
Taenia solium 377, 818, 1788, 1790 ff.
Tagesklinik, psychiatrische 1461
Takayasu-Arteriitis 312
Talgretentionszyste siehe Atherom
Talkum 1420
Talusfraktur 629
Talusnase 1331
Talusnekrose 630
Tamoxifen 511, 1072
Täniose 377
Tapeverband, funktioneller 1240
Tapeziernagelphänomen 1375
Tardieu-Fleck 1844, 1847
Target-Zellen 1166
Tarsaltunnelsyndrom 630, 995, 1323
Taschenmesserphänomen 928
Täterpersönlichkeit 1872
Tatzenhand 1096
Taubenzüchterlunge 1927
Taubheit 1689
Tawara-Schenkel 9
Tay-Sachs-Krankheit siehe GM2-Gangliosidose
TBG siehe Globulin, thyroxinbindendes
TEA siehe Thrombendarteriektomie
TEBK siehe Eisenbindungskapazität
Teer 1931
– Stuhl 529
Teilkörperbestrahlung 1922
Teleangiektasien 180
Tellergesicht 498
Temperatur-Todeszeit-Bezugsnomogramm 1825
Temporal
– Hirnschädigung 929

– Lappenanfall 1217
– Schuppe 443
Temporary threshold shift 1920
TEN siehe Lyell-Syndrom
Tender point 297
Tendinitis 297
– calcarea 1287
Tendinose siehe Tendopathie
Tendopathie 297, 1270, 1281
Tendovaginitis 297, 1270
– crepitans 749
– stenosans de Quervain 1270
Tenon-Kapsel 1583
Tenosynovitis 297, 1270
Tenotomie 1244
TENS siehe Nervenstimulation, transkutane elektrische
Tensilontest 1004
TEP siehe Totalendoprothese
Teratokarzinom 1532
Termingeborenes 1106
Territorialinfarkt 972
Terry-Zeichen 243
Testierfähigkeit 1873
Testis mobilis 1523
Tetanie 216, 217, 272 ff., 277, 425, 504, 1006
Tetanolysin 419
Tetanospasmin 419
Tetanus 416, 419, 1153, 1827
Tethered-cord-Syndrom 1254
Tetrachlorethylen 1913
Tetrachlorkohlenstoff 1912
Thalamussyndrom 973
Thalassaemia
– major 84, 1166
– minor 84, 1166
Thalassämie 84
Thallium 1909
– Moykardszintigraphie 32
– Polyneuropathie 1009
– Vergiftung 674
Thanatologie 1823
Thelarche 1015, 1088
–, prämature 1139
Thelitis 508
Theophyllin 773
Therapie
–, kognitive 1492
–, manuelle 880, 1242
–, neurochirurgische 875
–, physikalische 897, 1240
–, supportive 821
Thermographie 1751
Thermokoagulation, kontrollierte 875
Thermotherapie 901, 1240

Thiamazol 204, 786
Thiaziddiuretikum 797
Thiersch-Lappen 595
Thioamid 786
Thiopental 639
Thioridazin 829
Thioxanthen 829
Third space 262
Thomasmehl 1927
Thomasphosphat 1927
Thoracic-outlet-Syndrom 387, 487, 1285
Thorakoplastik 461
Thorakoskopie 456
Thorakotomie 456, 462
Thorax
– Abduktionsschiene 609
– Arm-Gipsverband 606
–, instabiler 460, 600, 660
– Übersichtsaufnahme 1729
– Verletzung 456
– Wandverletzung 599, 2010
Thorotrast 183
Thrombangiitis obliterans 69, 313, 699
Thrombasthenie Glanzmann-Naegeli 113
Thrombembolie 410
Thrombendangiitis siehe Thrombangiitis
Thrombendarteriektomie 486
Thrombinzeit 109
Thromboembolieprophylaxe 410
Thrombopenie 420, 769
Thrombophlebitis 75, 494, 572, 700, 1412, 2010
Thromboplastinzeit 109
Thrombose siehe Phlebothrombose
– Prophylaxe 768, 770
Thrombozytenkonzentrat 650
Thrombozytenzahl 109
Thrombozythämie, primäre essentielle 103
Thrombozytopathie 113
– May-Heggelin 113
Thrombozytopenie 110
Thymus 695
Thyreoiditis
–, akute 502
– de Quervain 205, 502
– Hashimoto 205, 502
– invasiv-fibrosierende 205
– lymphomatosa 205
– Riedel 205, 502
Thyreostatikatherapie 503
Thyreostatikum 786
Thyreotoxikose 786 ff.
Thyroxin 786
TIA siehe Attacke, transitorische ischämische
Tibia vara 1319
Tibiafraktur, subperiostale 592

Tibiagelenkfraktur siehe Pilon-tibial-Fraktur
Tibiakopffraktur 625
Tibialis-anterior-Syndrom 588, 625, 995
Tic doloreux siehe Trigeminusneuralgie
Tiegel-Ventil 661
Tierfraß 1827
Tierphobie siehe Zoophobie
Tietze-Syndrom 33, 2010
Tinea 1355 ff.
Titan 1927
TNM-System 430
Tobsucht 1457
Tocainid 766
Tod
–, biologischer 1823
–, klinischer 1823
–, plötzlicher 1831
Todes
– Art 1829, 1831
– Bescheinigung 1829
– Feststellung 1823
– Ursache 1833
– Zeichen 1823
– Zeit 1824 ff.
– – Bestimmung 1825, 1828, 1831
Todverbrennung 1849
Tokographie 1052
Tollwut 356, 423
Tolnaftat 814, 1355
Toluol 1912, 1914
Tomes-Faser 1762
Tonaudiometrie 1640
Tonsillektomie 1665
Tonsillitis siehe Angina tonsillaris
Tonusverlust, affektiver 980
Torsade-de-Pointes-Tachykardie 23
Torsionsfraktur 584, 1836 ff.
Torticollis siehe Schiefhals, muskulärer
Torticollis spasticus 931
Totalendoprothese 622
Totenflecke 1825 ff., 1844 ff., 1865
Totenruhe 1831
Totenstarre 1826 ff.
Totenstille 536
Totgeburt 1854
Totimpfstoff 1143
Tötung 1833
Tötungsdelikt 1833
Tourniquet-Syndrom 71
Toxic shock syndrome 345
Toxikologie 1861 ff.
Toxoidimpfstoff 1143
Toxoplasma gondii 682, 1788 ff.
Toxoplasmose 362, 375, 816, 1034, 1154, 1922
Toynbee-Versuch 1639

tPA siehe Gewebsplasminogenaktivator
TPHA-Test 1421
Trachea 1669
– Fraktur 600
– Verletzung 501
Tracheitis 121, 1185
Tracheomalazie 502, 689
Tracheotomie 387, 1675
Trachom siehe Conjunctivitis granulosa
Tractus opticus 1616
Tragezeitgutachten 1856
Traglinie des Beines 393
Training, autogenes 881, 1493
Traktionsdivertikel 158, 513, 703, 1738
Tram lines 128
Tränenfilmabrißzeit 1567
Tränenfluß siehe Epiphora
Tränenorgan 1567
Tränenträufeln siehe Epiphora
Tranexamsäure 113
Tranquilizer 835
Transaminase 176
Transferrin 87
Transformationszone 729
Transfusionsverfahren 650
Transplantation 399, 1831
Transposition der großen Gefäße 474, 1175
Transsexualismus 1485, 1874
Transvestitismus 1485
Tranylcypromin 832
Trauerreaktion 1469
Traumamanagement 580
Traumatologie, forensische 1833
Trazodon 832
Tremor 273, 954
Trendelenburg-Operation 495
Trendelenburg-Test 74, 493
Trennungsangst 1480
Trepanation 443
Treponema pallidum 338
Triazolam 827
Triceps-surae-Reflex 925
Trichilemmzyste siehe Atherom
Trichinella spiralis 377, 1788, 1792
Trichlorethylen 1912 ff.
Trichogramm 1406
Trichomaden 1510
Trichomonas vaginalis 1060, 1064, 1426
Trichophytia barbae siehe Tinea barbae
Trichophytia capilliti siehe Tinea capitis
Trichophytie 1931
Trichterbrust siehe Pectus excavatum
Trieb 1471
Triebimpuls-Abwehr-Konflikt 1470
Trifluridin 818

Trigeminus 22
– Neuralgie 888 ff., 939
Triggerpunkt 872
Trikuspidalinsuffizienz 15, 59, 476
Trikuspidalstenose 58
Trimalleolarfraktur 628
Trimenonreduktion 1091
Trimipramin 832, 1452
Trinkwasser 1798 ff.
Tripper siehe Gonorrhö
Trismus 419, 1153
Trisomie 21, 1042
TRK-Wert 1905
Trochlearisparese 1626
Trommelbauch 558
Trommelfell 1637
– Perforation 1647
– Verletzung 1645
Trommelschlegelfinger 3, 132, 473
Trommlerlähmung 616
Trömner-Reflex 925
Tropenkrankheit 1922
Trophoblast 1026, 1029
Tropisetron 790
Troponin T 35
Trousseau-Zeichen 217 ff., 272, 1007
Trümmerfraktur 584
TSS siehe Toxic shock syndrome
Tsutsugamushi-Fieber 328
TTS siehe System, transdermales therapeutisches
TTS siehe Temporary threshold shift
Tuba auditiva Eustachii 1637
Tubenfunktionsprüfung 1639
Tubenfunktionsstörung 1646
Tubenkarzinom 1071
Tuberculosis cutis luposa siehe Lupus vulgaris
Tuberkulintest 143
Tuberkulom 466
Tuberkulose 143 ff., 419, 812
Tubocurarin 641
Tubulopathie, angeborene 1202
Tubulusnekrose 719
Tumeszenzmessung 1511
Tumor
– Anämie 89, 90
– Ausbreitung 430
–, brauner 1267
–, duraler 447
–, hormonaktiver 572
–, medullärer 447, 982
– Nachsorge 431
–, spinaler 1223
Tüpfelnagel 1404
Tüpfelzelle 1907
Turner-Syndrom 1013, 1522 ff., 1710

TURP siehe Prostataresektion, transurethrale
TUR-Syndrom 1516
T-Welle 10
Tympanometrie 1641
Tympanoplastik 1648
Tyndallisieren 1806
Tyndall-Phänomen 1591
Typhus abdominalis 326, 706, 1788
Tzanck-Test 1372
T-Zell-Lymphom, kutanes 107

U

Überbein siehe Ganglion
Überbiß 1765
Überdruck 1902
Überdruckbeatmung 411
Übergangsheim 1962
Übergangsstuhl 1094
Über-Ich 1471
Überlaufblase 1534
Überlaufinkontinenz 1548
Übernahmeverschulden 1879
Überstimulationssyndrom, ovarielles 1078
Übertragung 1106
– Infektion 323
Überweisung 2025
Überwindungsphase, monozytäre 324
Uhlenhuth-Präzipitinreaktion 1859
Uhrglasnagel 3, 132, 473, 1405
Ulcus
– (corneae) serpens 1580, 1917
– cruris venosum 1411
– duodeni 526, 2012
– durum 338
– molle 1425
– pepticum 162
– rodens 1398
– terebrans 1398
– ventriculi 162, 525, 2012
Ulkuskrankheit 525, 1198
– Persönlichkeit 2012
– Rezidiv 527
Ullrich-Turner-Syndrom 1095
Ulnafraktur, distale 613
Ulnarislähmung 453
Ulnarisrinnensyndrom 453
Ultrafiltration 655
Ultralenteinsulin 781
Ultraschallbehandlung 1241
– in der Schmerztherapie 878
–, intravaskuläre siehe IVUS
Ultraviolett-Phototherapie, selektive 1385
Ulzeration, luische 420
Umschlag, feuchter 421
Umstechungsligatur 404

Uncoating 353
Unfall 1833, 1885, 1893, 1932, 1953
–, autoerotischer 1845, 1847
– Versicherung 1245, 1957, 1966
Ungeschehenmachen 1472
Unguis incarnatus 1404, 1329
Unhappy triad 627
Uniformitätsregel 1857
Unkovertebralarthrose 1284
Unterarm
– Fraktur 612, 1295
– Gipsschiene, dorsale 423, 613
Unterberger-Tretversuch 1642
Unterbringungsgesetz, ärztlicher Eingriff 1878
Unterdruck 1902
Unterkieferluxation 499
Unterkühlung 1826, 1849
Unterschenkelgips 631
Unterschenkelschaftfraktur 625
Unterschied, sozialer 1947
Untersuchung
–, gynäkologische 1017
–, neurologische 439
–, psychiatrische 1433
Upside-down-stomach 518, 1193
Urachuspersistenz 1520
Urämie 242, 1502
Uratnephropathie 231, 253 ff.
Ureter duplex 1517, 1519
Ureter fissus 1517, 1519
Uretermündungsinsuffizienz 1520
Ureterobstruktion 1520
Ureterokutaneostomie 1515
Ureteropyelographie, retrograde 1512
Ureteropyelotransversostomie 1515
Ureterosigmoideostomie 1515
Ureterotomie 1514
Ureterozele 1519
Ureterstenose 1504
Ureterverletzung 603
Ureterzystoneostomie 603
Urethrasekret 1510
Urethraverletzung 603
Urethritis 807, 1527
Urethrographie, retrograde 1512
Urgeinkontinenz 1075, 1548
Urikostatikum 780
Urikosurikum 780
Urinalkohol 1868
Urinfarbe 1506
Urinosmolarität 240
Uroflowmetrie 1510
Urogenitalinfekt 1425
Urogenitaltuberkulose 1061, 1528, 1530
Urogramm, retrogrades 603

Urolithiasis 251, 254, 257, 1536, 1747
Urosepsis 1552 ff.
Urothelkarzinom 250
Ursodeoxycholsäure 566
Urtica 1341
Urtikaria 1369
– Urticaria papulosa siehe Prurigo acuta
– Urticaria pigmentosa 1394
Uterus 1014 ff.
– Karzinom 1067, 1070
– Mißbildung 1015
– Myom siehe Myom
– Ruptur 1049, 1051
Uveitis 1590, 2022
UV-Licht 1362
Uvulo-Palato-Pharyngo-Plastik 121
UVV siehe Unfallverhütungsvorschrift

V

Vaginalkarzinom 1068
Vaginalmilieu 1059
Vaginalseptum 1014
Vaginismus 1484, 1874
Vagotomieverfahren 526 ff.
Vakuumextraktion 1054
Validität 1946, 1973
Valproinsäure 838
Valsalva-Manöver 1639
Valvuloplastie 56
Vanadium 1910
Vancomycin 173, 805
Vanillinmandelsäure 574
Varianz 1974
Variationskoeffizient 1974
Varicella zoster 1150, 1349,
Varikophlebitis 494
Varikosis 74 ff., 392, 492, 1411
Varikozele 252
Variola vera siehe Pockenvirus
Varizen siehe Varikosis
Varizenstripping 75, 1411
Vaskulitis 311 ff., 491, 1162
– Vasculitis retinae 1608
Vasodilatator 767
Vasopressin siehe ADH
Vasospasmus 442
Vaterschaft 1856 ff.
Vaterschaftsgutachten 1878
VDRL-Test 1421
Vecuronium 641
Vektor 323
Vena saphena magna 493
Venen
– Bypass, aortokoronarer 477
– Insuffizienz, chronische 1411

- Thrombose siehe Phlebothrombose
- Verschlußplethysmographie 68
Ventilationsstörung, restriktive 132
Ventilpneumothorax siehe Spannungspneumothorax
Ventrikelseptumdefekt 472, 1175
Ventrikelsystem 384
Ventrikelvolumen 15
Ventrikulozisternostomie 438
Verapamil 756, 766
Verarmungswahn 1437
Verätzung 413, 1365
Verbigeration 1435, 1455
Verblutung 1833
Verbrauchskoagulopathie siehe Gerinnung, disseminierte intravasale
Verbrennung 413, 581 ff., 671, 1364 ff.
Verbrühung 413
Verbundosteosynthese 588
Verdrängung 1471
Vereinigung, kassenärztliche 1876, 1959, 1962
Verfolgungswahn 1437
Verführung 1852
Vergewaltigung 1852
Vergiftung 276, 671 ff., 842, 1229, 1862 ff., 1910, 1916
- Alkaloide 1916
- Arzneimittel siehe Arzneimittelvergiftung
- Äthylalkohol 1866 ff.
- Methylalkohol 1826, 1861, 1911
Verhaltenstherapie 1460, 1492
Verhandlungsfähigkeit 1873
Verhandlungsunfähigkeit 1872
Verhornungsstörung 1342
Verhütungsmittel 1023
Verkehrsmedizin 1866 ff.
Verkehrsunfall 1851
Verletzung 1839
-, direkte 1835
-, epiphysäre 1322
-, indirekte 1835
Verleugnung 1471
Verner-Morrison-Syndrom 192, 572
Vernix caseosa 1854
Verordnung über gefährliche Stoffe 1892
Verriegelungsnagelung 587
Verruca
- filiformis 1346
- plana juvenilis 1345
- seborrhoica 1392
- vulgaris 1346
Verschiebung 1471
Verschlußikterus 567
Verschlußkrankheit, chronische arterielle 69 ff., 484

Versicherungsmedizin 1885
Versorgung, medizinische 1959
Versorgungsebene 1960 ff.
Versorgungseinrichtung 1959
Versuch, wissenschaftlicher 1884
Versündigungswahn 1437
Vertebra plana siehe Granulom eosinophiles
Vertragsarzt 1882
Verwesung 1828
Very low density lipoproteins siehe VLDL
Vesicula 1341
Vestibularisprüfung 1641
Vibices 1826, 1845
Vibration (am Arbeitsplatz) 1902
Vibrio cholerae 1792, 1794
Vibrio El Tor 1794
Viloxazin 832
VIN siehe Neoplasie, vulväre intraepitheliale
Vinylchlorid 182, 1913
VIPom siehe Verner-Morrison-Syndrom
Virchow-Drüse 164, 529
Virchow-Trias 75, 410
Virulenz 1811
Virushepatitis 176, 357
Virusinaktivierung 1806
Virusinfektion 353, 1143
Visus 1605
Vitalfunktion 1091
Vitalzeichen 3
Vitamin A 1130
Vitamin B_{12} 88, 1006
Vitamin C 1131
Vitamin D 1131
Vitamin K 111 ff., 409, 1131
Vitiligo 1402
Vitrektomie 1602
Vitreoretinopathie 1607
VLDL 230
Vogelhalterlunge 131
Volkmann-Dreieck 629
Volkmann-Kontraktur 588
Vollblutkonserve 649
Vollhard-Trias 246
Vollhauttransplantat 595
Vollmondgesicht 573
Volumenersatz 649
- Mangel 425, 759
Volvulus 705, 1194
von Willebrand-Faktor 111
von-Esmarch-Blutleere 404
Vorderwandinfarkt 36
Vorhersagewert siehe Prädiktion
Vorhof
- Flattern 21
- Flimmern 21, 55

- Myxom 479
- Septumdefekt 471 ff., 1175
Vormundschaftsgericht, ärztlicher Eingriff 1877
Vorschaden 1936
Vorsorgeuntersuchung siehe Früherkennungsuntersuchung
Vorwärtsversagen 14, 16
Voyeurismus 1484, 1874
V-Phlegmone 391, 619
VSD siehe Ventrikelseptumdefekt
Vulvakarzinom 1067
Vulvovaginitis 1059, 1205, 1419

W

Waagebalkenphänomen 154
Waardenburg-Syndrom 1561
Wabenlunge 689
Wachstum 1083
Wachstumskurvennormogramm 1083
Wachstumsstörung 1095
Wahn 1436 ff., 1458
Wahrnehmungsstörung 1439
Wahrscheinlichkeit 1974
Waldenström-Syndrom 739
Wallenberg-Syndrom 930
Waller-Degeneration 919
Wangenkarzinom 1666
Wanzenstich siehe Cimicosis
Wärmeantikörper 86
Wärmeanwendung, lokale 878
Wärmetherapie 901
Warming-up-Phänomen 999
Warze siehe Verruca vulgaris
Waschhaut 1827
Wasser
- Bedarf, physiologischer 1797
- Haushalt 262
- Verbrauch 1797
Wasting-Syndrom (HIV-Kachexiesyndrom) 265
Waterhouse-Friderichsen-Syndrom 113, 716, 1169, 1854
Weaning siehe Beatmungsentwöhnung
Weber-Einteilung 628
Weber-Versuch 1639
Wechselgebiß 1765
Wegener-Granulomatose 247, 254, 312, 721
Wegeunfall 1906
Wehen 1045
Weil-Felix-Reaktion 328
Weisheitszahn 1767
Weiterbildungsordnung 1876
Weitwinkelglaukom 1600
Wenckebach-Periodik 25
Wendel-Tubus 411
Werbeverbot 1876

Werkvertrag 1880
Wermer-Syndrom 207, 1136, 1139
Wernicke-Aphasie 945
Wernicke-Enzephalopathie 680, 1007
Wernicke-Mann-Gangbild 930
Wertheim-Meigs 1070, 1071
Western blot 365
West-Syndrom siehe BNS-Krampf
Wharton-Gang 1683
Whiplash injury siehe Peitschenschlagverletzung
Whipple-Operation 571, 572
Widal-Reaktion 327
Widmark-Formel 1868, 1870
Wiederbelebungszeit 1824
Willebrand-Syndrom 111
Willensbeeinflussung 1455
Willenshemmung 1448
Wilms-Tumor siehe Nephroblastom
Windeldermatitis 1213, 1369
Windkesselfunktion 54, 473
Windpocken siehe Varicella zoster
Winkelblock 1601
Winterstein-Fraktur 615
Winterstein-Schiene 616
Wirbel
- Bogenfraktur 1301
- Kanalstenose 1300
- Körperfraktur 597, 1301
- Körperveränderung, degenerative 449
- Metastase 294
- Säulenverletzung 596 ff.
Wischnewsky-Fleck 1849
Wiskott-Aldrich-Syndrom 1157
Wochenbett 1056
Wohnungshygiene 1804
Wolff-Parkinson-White-Syndrom siehe WPW-Syndrom
Wolfram 1927
Wood-Licht 1355
WPW-Syndrom 18, 21, 1179
Wuchereria bancrofti 378
Wulstbruch 593
Wund
- Arten 413 ff.
- Diphtherie 423
- Heilung 415
- Morphologie 1834
- Rose siehe Erysipel
- Starrkrampf siehe Tetanus
- Versorgung 145, 405, 415 ff.
Würgemale 1846
Wurmerkrankung 817, 1923
Wurminfektion 377
Wurzelbehandlung 1771, 1773
- Kompressionssyndrom 448

– Spitzenresektion 1773
– Syndrom 925
– Tod 450

X
Xanthelasmen 180, 1379
Xanthinstein 1537
Xanthom 3, 1379
Xanthophyll 1604
X-Bein siehe Genu valgum
Xerodermie 1368
Xerophthalmie 304
Xerostomie 304
X-linked lymphoproliferative syndrome 1158
XLP-Syndrom siehe X-linked lymphoproliferative syndrome
Xylol 1912, 1914
Xylometazolin 772

Y
YAG-Laser 1587
YAG-Laseriridotomie 1601
Yersinia enterocolitica siehe Yersinien
Yersinien 332, 805, 1788 ff.
Y-Feld 105

Z
Zahn 1762 ff., 1765 ff., 1772
– Entwicklung 1086
– Erkrankung durch Säuren 1917
– Fraktur 1770, 1783
– Infarkt 709
Zalcitabin 367
Zangenentbindung 1054
Zeckenbiß 1360
Zeckenfieber 328
Zehenfraktur 631
Zeiss-Schlinge 1538
Zellschaden 269
Zellulitis, anaerobe 342
Zenker-Divertikel 158, 512, 703, 1738
Zentralarterienverschluß 1607
Zentralisation 420, 427
Zephalgie 449
Zerfahrenheit 1435, 1455, 1458
Zerkarie 378, 1789
Zerumen 1644
Zervixkarzinom 729, 1067 ff., 1950
Zervixpolyp 1065
Zervizitis 1060
Zeugnisverweigerungspflicht 1883
Zeugungsunfähigkeit 1856
Zidovudin 367

Ziehl-Neelsen-Färbung 256
Zielgröße 1975
Ziliarkörper siehe Corpus ciliare
Zink 1420, 1930
Zinn-Gefäßkranz 1611
Zirkulation, extrakorporale 472, 480
Zirrhose, primäre biliäre 179, 315
Zivilprozeßordnung, ärztlicher Eingriff 1878
Zivilrecht 1935
Zöliakie 168, 706, 1197
Zollinger-Ellison-Syndrom 162, 163, 192, 526, 704, 716
Zolmitriptan 887
Zönästhesie 1458
Zoonose 323
Zoophobie 1440, 1474
Zoster ophthalmicus 993, 1564, 1580
Zoster oticus 993, 1651
Zoster siehe Varicella zoster
Zuggurtung 587
Zungengrundkarzinom 1666
Zungengrundstruma 714
Zuverlässigkeit siehe Reliabilität
Zwang 1435
Zwangs
– Einweisung 1878
– Handlung 1436
– Neurose 1474 ff.
Zweifingergipsschiene 615
Zwerchfell
– Hernie 1111
– Hochstand 154
– Lücke 521
– Ruptur 521
Zwiebelschalenbildung 1209
Zyanidvergiftung 674, 1826
Zyanopsin 1604
Zyanose 3
Zyklokryokoagulation 1600
Zykloplegie 1621 ff.
Zyklothymie, bipolare 1448
Zyklus, ovulatorischer 1016
Zylindrom 703
Zystadenolymphom 1685
Zyste, odontogene 1781
Zystenlunge 689
Zystenniere 251, 718, 1518
Zystinose 1124
Zystitis 1527, 1547, 2019
Zystoskopie 1513
Zystourographie 1746
Zytomegalie 1151
Zytostatikatherapie 274, 820

Jedes Jahr neu.

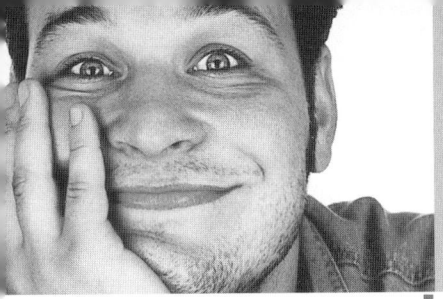

Lohr/Keppler
Innere Medizin
Auflage 1999

verstanden.
bestanden!

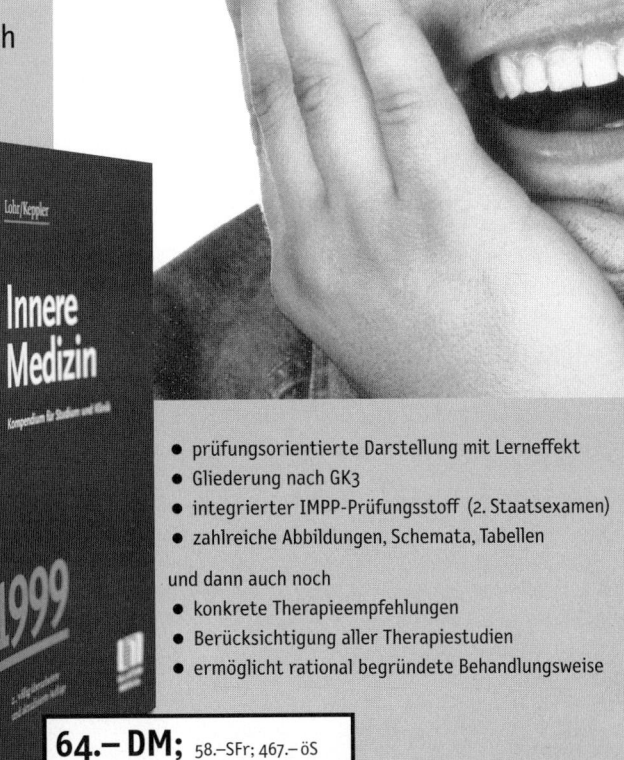

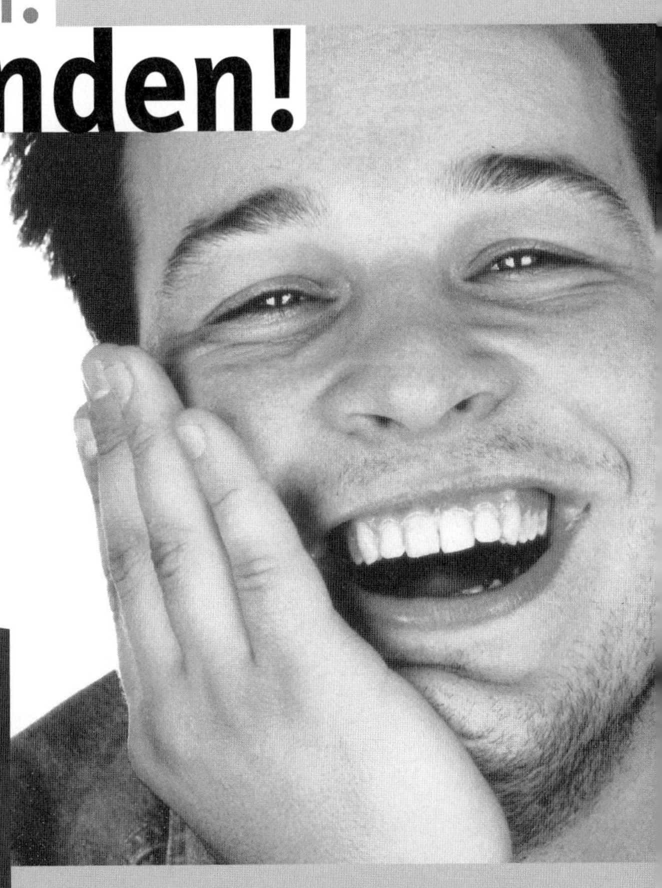

Sie studieren Medizin. Die Innere ist dran. Und wenn Prüfung ist, Frage, sind Sie dann dran? Kleiner Tip: Mit dem Lohr/Keppler kriegen Sie das hin!
Der Lohr/Keppler ist das Prüfungsbuch für die Innere Medizin.

Das Klinik- und Prüfungsbuch für Medizinstudenten!

- prüfungsorientierte Darstellung mit Lerneffekt
- Gliederung nach GK3
- integrierter IMPP-Prüfungsstoff (2. Staatsexamen)
- zahlreiche Abbildungen, Schemata, Tabellen

und dann auch noch
- konkrete Therapieempfehlungen
- Berücksichtigung aller Therapiestudien
- ermöglicht rational begründete Behandlungsweise

64.– DM; 58.–SFr; 467.– öS
ISBN 3-86126-182-0

Der Lohr/Keppler: Innere Medizin
Prüfungsbuch. Klinikbuch. Verstehbuch.

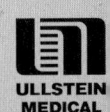

ULLSTEIN MEDICAL

Hier
können wir Sie leider
nicht versichern

Noch nicht...

Egal, wo Sie als MPJ, AiP oder Assistenzarzt landen, die DBV-Winterthur bietet Ihren Mitgliedern Sternstunden der Versicherung:

- **Für MPJ** kostenlose Berufs- und Privathaftpflichtversicherung mit weltweiter Deckung (auch USA und Kanada).
- **Für AiP** 1 Jahr kostenlose Berufs- und Privathaftpflichtversicherung, **für Assistenzärzte** besonders günstige Beiträge. Europadeckung inklusive, Weltdeckung optional.
- Partner und Kinder sind in der Privathaftpflicht weltweit mit eingeschlossen.

Der Countdown läuft, schreiben Sie uns.

Bitte lassen Sie mir Infomaterial zukommen:
- ☐ Haftpflicht für junge Mediziner
- ☐ Ratgeber für junge Mediziner
- ☐ sonstige wichtige Hinweise für junge Mediziner

Bitte Coupon einsenden an:
DBV-Winterthur Versicherungen
639 Ärzte-Service
Leopoldstraße 204
80804 München
Telefax (089) 36 06 - 33 19
e-mail: wehn@dbvwin3.m.eunet.de

Name, Vorname / Geburtsdatum
Straße
PLZ, Ort
Telefon / Ausbildungs-/Weiterbildungsabschnitt
Ich möchte nach: (Land) für (Dauer) als (Fam./MPJ/AiP/Ass.-Arzt)

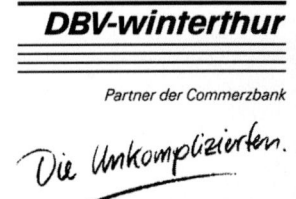

DBV-winterthur

Partner der Commerzbank

Die Unkomplizierten.

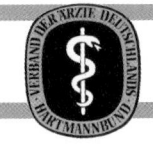

Über 9000 Medizinstudenten und Ärzte im Praktikum sind bereits Mitglied im

Hartmannbund

Verband der Ärzte Deutschlands

dem größten freien Ärzteverband in Deutschland

Der Hartmannbund

- vertritt **alle** Arztgruppen (niedergelassene und Krankenhausärzte, Medizinstudenten und AiP),

- hat darüber hinaus einen eigenen Ausschuß „Medizinstudenten" sowie die Zeitschrift **STUDMED**,

- lehnt nach wie vor die schlechtbezahlte AiP-Zeit ab,

- setzt sich engagiert für die Interessen seiner Mitglieder gegenüber Regierungen und Parlamenten ein und

- setzt sich ein für eine Verbesserung der Arbeitsbedingungen für Assistenzärzte

Darüber hinaus können Medizinstudenten im Praktischen Jahr und Ärztinnen und Ärzte im Praktikum, die Mitglieder des Hartmannbundes sind, auf Antrag beim Hartmannbund eine **kostenlose Haftpflichtversicherung** erhalten. Des weiteren bietet der Hartmannbund in Kooperation mit der Apotheker- und Ärztebank günstige **Kreditprogramme** für Medizinstudentinnen und -studenten während des Praktischen Jahres an. Die Rückzahlung erfolgt erst nach dem AiP.

Alle diese Leistungen gibt es für Medizinstudentinnen und -studenten für 12,- DM Beitrag im Jahr, für Ärztinnen und Ärzte im Praktikum für 36,- DM Beitrag im Jahr.

Interessiert? Dann einfach Unterlagen anfordern:

**Hartmannbund
Verband der Ärzte Deutschlands e.V.
Godesberger Allee 54
53175 Bonn**

Informations-Gutschein

Ja, senden Sie mir bitte weitere Informationen zu Hartmannbund und die Vorteile einer Mitgliedschaft für Medizinstudneten zu

Mein Name

Vorname

Straße, Hausnummer

PLZ   Ort

Universität   Semester

Mich interessieren insbesondere:

❑ kostenlose Haftpflichtversicherung für Medizinstudenten im PJ

❑ kostenlose Haftpflichtversicherung für Ärzte im Praktikum

❑ kostenloses Abonnement der Zeitschrift **STUDMED**

❑ Infoblätter des Hartmannbundes

❑ Kontakt zu anderen studentischen Mitgliedern und AiPs

FÜR SIE KOSTENLOS

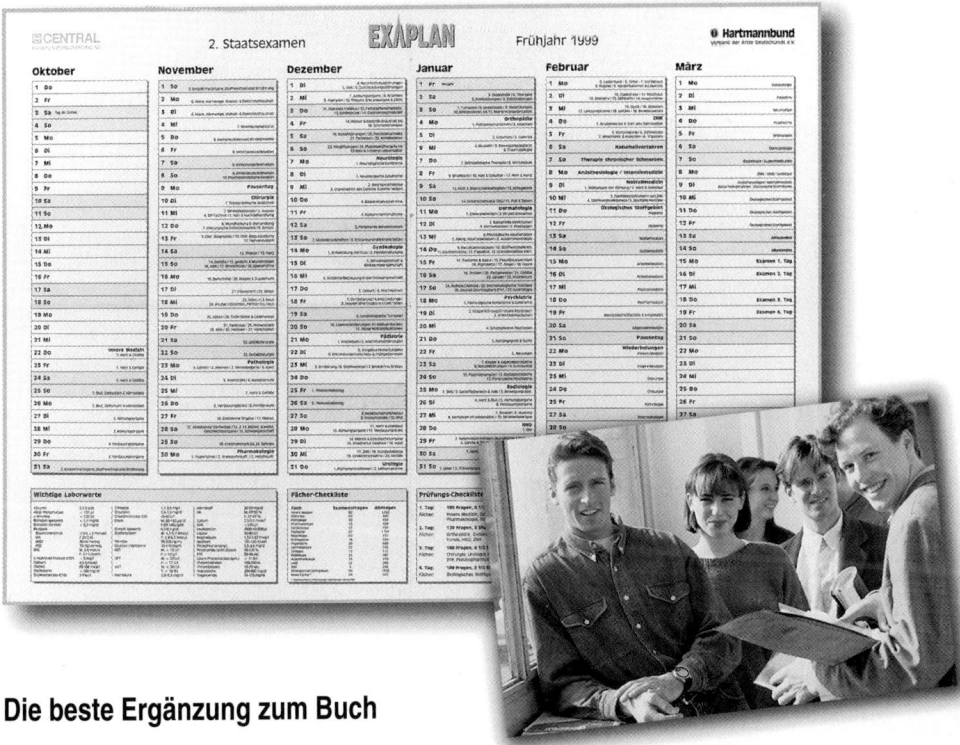

Die beste Ergänzung zum Buch

Jetzt optimieren Sie Ihre Prüfungsvorbereitung noch schneller. Mit dem neu aufgelegten EXAPLAN.

EXAPLAN ist ein großer Wandkalender, der den gesamten Prüfungsstoff enthält. Durch ein präzises Verteilen aller Prüfungsfächer auf die verfügbare Zeit ist eine genaue Zeit- und Fächerplanung möglich.

Überzeugen Sie sich selbst. Ihr Exemplar liegt druckfrisch für Sie bereit. Es erscheint zu jedem Examenstermin neu.

Bestellen Sie noch heute. Einfach den Coupon ausfüllen und ab damit in den Briefkasten.

Gutschein

Absender:

Name

Vorname

Staße

PLZ/Ort

Tel.-Nr

Geb.-Datum

Universität

Mitglied im Hartmannbund ❑ ja ❑ nein
Versichert bei der CENTRAL ❑ ja ❑ nein

Bitte senden Sie mir kostenlos und unverbindlich für die Prüfung Frühjahr/Herbst 199.... einen EXAPLAN für das:

❑ Physikum ❑ 1. Staatsexamen ❑ 2. Staatsexamen

Ich wünsche weitere Informationen zu den Themen:

❑ Studium und Krankenversicherung

❑ AiP und Absicherungsformen

❑ Leistungen des Hartmannbundes

❑ Ich bin einverstanden, daß Sie mich bei

❑ Neuigkeiten telefonisch kontaktieren

EXAPLAN

CENTRAL KRANKENVERSICHERUNG AG, Marketing-Service, Hansaring 40-50, 50670 Köln, Tel.: 02 21/16 36-24 45